Lehrbuch

Altenpflege

2., überarbeitete und erweiterte Auflage

Dr. Felix Büchner – Handwerk und Technik – Hamburg

Hinweis für den Leser: Erkenntnisse in Pflege und Medizin entwickeln sich durch Forschung und klinische Erfahrungen ständig weiter. In diesem Werk wurde sorgfältig geprüft, dass alle Inhalte, insbesondere therapeutische Angaben, dem derzeitigen Wissensstand entsprechen. Für Änderungen und Fehler, die trotz sorgfältiger Überprüfung aller Angaben nicht völlig auszuschließen sind, wird keinerlei Verantwortung oder Haftung übernommen. Jeder Nutzer sollte anhand weiterer Informationsquellen überprüfen, ob es abweichende Angaben gibt und seine Entscheidungen in eigener Verantwortung treffen. Für die Vollständigkeit und Auswahl der aufgeführten Medikamente, Dosierungsanweisungen und Applikationsformen übernimmt der Verlag keine Gewähr. Jede Dosierung oder Applikation erfolgt auf Verantwortung des Benutzers.

Ein Markenzeichen kann warenrechtlich geschützt sein, ohne dass dieses besonders gekennzeichnet wurde.

ISBN 978-3-582-**04600**-0

Verlag Dr. Felix Büchner – Handwerk und Technik GmbH,
Lademannbogen 135, 22339 Hamburg; Postfach 63 05 00, 22331 Hamburg – 2014
E-Mail: info@handwerk-technik.de – Internet: www.handwerk-technik.de

Layout: Prinz 5 GmbH, 86150 Augsburg
Satzausführung: PER Medien+Marketing GmbH, 38102 Braunschweig

Umschlagmotiv: v.l.n.r.: iStockphoto, Berlin: © Anita_Bonita; Shutterstock Images LLC, New York, USA: © Kiselev Andrey Valerevich; iStockphoto, Berlin: © Stockphoto4u; © ZoneCreative; © francesco_de_napoli; © FredFroese; © ZoneCreative; © southerlycourse; © asiseeit; Walle, Andreas, Hamburg; iStockphoto, Berlin: © drbimages; © jane; © delihayat; © AWelshLad; © Squaredpixels; © photospower

Druck: Offizin Andersen Nexö, 04442 Zwenkau

Autoren:

Roswitha Baur-Enders, Lehrerin für Pflegeberufe, Frankenberg

Thorsten Berkefeld, Diplom-Gesundheitslehrer, Diplom-Pflegelehrer, Fachleiter für Pflege am Staatlichen Studienseminar Speyer, Neustadt/Weinstraße

Anette Brockmann, Krankenschwester, Krankenschwester für Psychiatrie, Fachwirtin für Alten- und Krankenpflege (inkl. Pflegedienst- und Heimleitung), Karlsruhe

Barbara Ebert, Dipl.-Rechtspflegerin (FH), Rechtsassessorin, Dozentin für Recht in der Alten- und Krankenpflege, Karlsruhe

Siegfried Dallmann, Fachlehrer für Rechts- und Sozialkunde in der Altenpflege, Studiendirektor a. D., Reinbek

Adelgunde Fuchs, Krankenschwester/Diplom Pädagogin, Düsseldorf

Anke Gößling-Brunken, Diplom-Sozialpädagogin, Mediatorin, rechtliche Betreuerin und Verfahrenspflegerin, Hamburg

Monika Heinis, Diplom-Oecotrophologin und Oberstudienrätin am Berufskolleg im Bereich Gesundheit und Soziales, Herford

Barbara Käppner, Fachkrankenschwester in der Intensivpflege und Anästhesie, Diplom-Pflegewissenschaftlerin (FH), Berlin

Prof. Dr. Helen Kohlen, Krankenschwester, Studienrätin, Gesundheits- und Sozialwissenschaftlerin, an der Philosophisch-Theologischen Hochschule, Vallendar, Koblenz

Katrin Meckbach, Studium Philologie, Krankenschwester, Heilpraktikerin, zertifizierte Wundexpertin, Hamburg

Eva Querfurt (verst. 2011), Krankenschwester, PDL, Koordinatorin AHPB (Ambulanter Hospiz- und Palliativer Beratungsdienst), zertifizierte Palliative Care Trainerin, Hamburg

Christine Schwerdt, München

Dorothea Simpfendörfer, Fachlehrerin für Hauswirtschaft, Schwalmstadt

Dr. Ansgar Stracke-Mertes, Dipl. Sozialwissenschaftler/Dipl. Psychologe, Raeren

Prof. Dr. Otto Ungerer, Professor für Gesundheitserziehung/Sozialhygiene, Kirchheim/Teck

Monika Weritz, Dipl. Pflegepädagogin (FH), Kinderkrankenschwester, Fachkrankenschwester für Anästhesie- und Intensivmedizin, Lehrerin für Pflege, Hemmoor

Kay Winkler-Budwasch, Diplom Pflegewirt, Fachkrankenpfleger für Anästhesie und Intensivmedizin, Hamburg

Hans-Udo Zenneck, Arzt für Allgemeinmedizin Psychotherapie, Sozialmedizin, Lehr- und Prüfungstätigkeit in der Altenpflege, Hamburg

Unter Mitarbeit von:

Karsten Bron, Rechtsassessor, stellv. Schulleiter (Berufskolleg), Oberhausen

Caroline Dietrich, Gesundheits- und Krankenpflegerin, St. Gallen

Bernd Sens-Dobritzsch, Diplom-Medizinpädagoge, Lehr- und Prüfungstätigkeit in der Gesundheits- und Krankenpflege, Hamburg

Dr. med. Ulrike Evermann, Kreis Pinneberg

Klaus Fenzl, Gesundheits- und Krankenpfleger, Lehrer für Pflegeberufe, Schongau

Andreas Heimann-Heinevetter, Wetter (Ruhr)

Dr. Annett Horn, Krankenschwester, Dipl. Pflegewirtin (FH), Bielefeld

Markus Kiesel, Gesundheits- und Krankenpfleger, staatlich anerkannte Hygienefachkraft, Mainz

Elke Kirchhoff-Rode, Lehrerin für Pflegeberufe und Pflegeexpertin für Menschen mit Demenz, Breitenburg

Dr. med. Michael Kneußel, Facharzt für Innere Medizin & Kardiologie/Notfallmedizin, Mühltal

Vanessa Marquardt, Apothekerin, Neumünster

Gerhard Schröder, Gesundheits- und Krankenpfleger, Fachkrankenpfleger für Anästhesie und Intensivpflege, Lehrer für Pflegeberufe, Wundexperte, Göttingen

Dr. Kim-Oliver Tietze, Professor für Organisations- und Wirtschaftspsychologie, Hamburg

Dr. med. Klaus Waldmann, Neurologe, Hamburg

Dorothée Wiederhold, Diplompflegeexpertin, Hannover

Dr. Veronika Wanschura, Hannover

Vorwort

Viele Menschen verbinden mit dem Alter nur Krankheit und Pflegebedürftigkeit. Doch dies trifft nicht auf jeden alten Menschen zu. Zudem bringt jeder alte Mensch seine individuelle Biografie mit, also seinen persönlichen Lebensweg mit all seinen Erfahrungen und Erlebnissen.

Die meisten Menschen möchten auch im Alter ihr Leben aktiv mitgestalten. Sie möchten entscheiden, wie sie die letzte Zeit ihres Lebens verbringen. Zu einer professionellen Altenpflege gehört, den pflegebedürftigen Menschen in alle Entscheidungen einzubeziehen. Altenpfleger erfragen die Bedürfnisse des Menschen und lernen sie zu erkennen, wenn der Mensch seine Anliegen nicht mehr äußern kann. Auf diese Weise können sie im Sinne des Menschen handeln.

Durch Information, Beratung und Anleitung beziehen Altenpfleger den von ihnen versorgten Menschen und bei Bedarf seine Angehörigen in Entscheidungen ein. Sei es z. B. bei der Ernährung, beim Einsatz von Hilfsmitteln oder bei Maßnahmen zur Krankheitsverhütung.

Neben einer guten Kommunikation benötigen Altenpfleger ein hohes Maß an Empathie also Einfühlsamkeit. Weiterhin sind ein fundiertes Fachwissen und eine hohe soziale Kompetenz notwendig. Gleichzeitig unterstützen diese eine gute Zusammenarbeit mit anderen Berufsgruppen, z. B. Ärzten, Physiotherapeuten und Hauswirtschaftern.

Zum Fachwissen in der Altenpflege zählen die konkreten Pflegemaßnahmen, z. B. das Waschen eines bettlägerigen Menschen, die Versorgung eines Katheters und die Verhütung eines Druckgeschwürs. Aber auch Kenntnisse aus vielen anderen Bereichen, z. B. Hygiene, Anatomie, Krankheits- und Arzneimittellehre, Ernährung und gesetzliche Vorgaben sind wichtig für angehende Altenpfleger.

Zuhören können, Vertrauen vermitteln und Menschen in der Phase des Sterbens begleiten – all diese Situationen erleben Altenpfleger immer wieder. Die Verantwortung für andere Menschen und die eigene Verlässlichkeit spielen in ihrem Beruf eine wichtige Rolle.

Das Ziel der Pflege alter Menschen besteht darin, ihre Fähigkeiten sowie Möglichkeiten zu nutzen und zu erhalten. Krankheit und Pflegebedürftigkeit sollen vermieden bzw. gering gehalten werden. Altenpfleger unterstützen den Menschen dort, wo er Hilfe braucht. Sie bevormunden ihn nicht und nehmen ihm keine Tätigkeiten ab, die er selbst durchführen kann und möchte. Eine wesentliche Fähigkeit von Altenpflegern besteht darin, mit offenen Augen durchs Leben zu gehen und zu erkennen, wann ihre Hilfe benötigt wird.

Die Pflege alter Menschen findet in den meisten Fällen über einen längeren Zeitraum statt. Dies bringt den Beziehungsaufbau zwischen Altenpfleger und dem zu pflegenden Menschen mit sich. Wichtig ist, dass Pflegefachkräfte sich auf diese Beziehung einlassen, aber auch ihre persönlichen Grenzen wahren. Der zu pflegende Mensch hat einen Anspruch auf eine gute Versorgung: Um diese leisten zu können, ist die eigene Gesundheit der Altenpfleger eine wichtige Voraussetzung.

Das »Lehrbuch Altenpflege« zeigt und erklärt die Pflege alter Menschen in all ihren Facetten. Anschaulich und verständlich erleichtert es das Verständnis – zum Erlernen eines verantwortungsvollen Berufs mit Zukunft.

Autoren und Verlag wünschen viel Freude und Erfolg beim Lehren und Lernen mit diesem Buch.

Inhalt

Lernbereich 1 Aufgaben und Konzepte in der Altenpflege

Lernfeld 1.1 Theoretische Grundlagen in das altenpflegerische Handeln einbeziehen

Lernfeld 1.3 Alte Menschen personen- und situationsbedingt pflegen

Inhalt

Lernfeld 1.4 Anleiten, beraten und Gespräche führen

Lernfeld 1.5 Bei der medizinischen Diagnostik und Therapie mitwirken

Inhalt

Lernbereich 2: Unterstützung alter Menschen bei der Lebensgestaltung

Lernfeld 2.1 Lebenswelten und soziale Netzwerke alter Menschen beim altenpflegerischen Handeln berücksichtigen

Lernfeld 2.2 Alte Menschen bei der Wohnraum- und Wohnumfeldgestaltung unterstützen

Lernfeld 2.3 Alte Menschen bei der Tagesgestaltung und bei selbst organisierten Aktivitäten unterstützen

Inhalt

Lernbereich 3 Rechtliche und institutionelle Rahmenbedingungen altenpflegerischer Arbeit

Lernfeld 3.1 Institutionelle und rechtliche Rahmenbedingungen beim altenpflegerischen Handeln berücksichtigen

Lernfeld 3.2 An qualitätssichernden Maßnahmen in der Altenpflege mitwirken

Lernbereich 4 Altenpflege als Beruf

Lernfeld 4.1 Berufliches Selbstverständnis entwickeln

Lernfeld 4.2 Lernen lernen

Lernfeld 4.3 Mit Krisen und schwierigen sozialen Situationen umgehen

Lernfeld 4.4 Die eigene Gesundheit erhalten und fördern

Anhang

Zum Gebrauch des Buches

Das Lehrbuch Altenpflege orientiert sich am aktuellen Lernfeldkonzept. Es ist, dem Altenpflegegesetz von 2003 entsprechend, nach den vier Lernbereichen und den insgesamt 14 Lernfeldern gegliedert. Das Lehrbuch Altenpflege richtet sich an die dreijährige Altenpflegeausbildung.

Hervorgehobene Definitionen erleichtern das Lernen.

> ➜ Definition **Gerontologie** (griech. geron = Greis, logos = Lehre, Wissen): Wissenschaft vom Alter

Merke-Kästen machen auf wichtige Aussagen und Lerninhalte aufmerksam.

> ! Merke Bei der Ersthilfe ist auf **Eigenschutz** zu achten, deshalb Handschuhe tragen.

Gelb hinterlegte **Fallbeispiele** führen praxisnah in das jeweilige Thema ein.

> Frau Anke Fritz ist eine rüstige ältere Dame. Sie ist 70 Jahre alt und hat mit ihrem Mann Klaus einen kleinen Bauernhof auf dem Land. Mittlerweile besitzt das Ehepaar Fritz nur noch Hühner und der Operation wahrscheinlich Schmerzen haben werde. Frau Fritz ist darauf vorbereitet. Und tatsächlich: als sie wieder auf der Station ist, spürt sie stärker werdende Schmerzen, rechts mehr als

Mit den **Aufgaben** am Ende des Kapitels können die wichtigsten Inhalte wiederholt und vertieft werden.

Tipp-Kästen halten weiterführende Informationen und Anregungen für die Pflegepraxis bereit.

> ✔ Tipp Um die Erfahrungen im Umgang mit Sterbenden und dem Tod verarbeiten zu können, sollten Sie unbedingt das Gespräch mit Kollegen suchen und mit ihnen über Erfahrungen und Probleme diskutieren. Die Inanspruchnahme von Supervisionen ist in diesem Zusammenhang von großer Hilfe.

Die **Quellenhinweise**, wie

... Zusammenhang zwischen dem Milzbranderreger und der Erkrankung Milzbrand nach (2, S. 66).

... Bevölkerung waren über 60 Jahre alt. (9)

finden Sie ab Seite 1298 unter dem jeweiligen Lernfeld und Kapitel.

Zahlreiche Verweise auf Inhalte anderer Kapitel vernetzen die Inhalte der Lernfelder miteinander.

Leistungen der Pflegeversicherung (► LF 3.1, Kap. 3.4.1, S. 1029 f.)

> **Aufgaben**
> - Erläutern Sie die Aussage, dass Alter ein soziales Konstrukt ist.
> - Erklären Sie, warum der Eintritt in die Rente einen entscheidenden Zeitpunkt im Leben darstellt und welche Schwierigkeiten damit verbunden sein können.
> - An welche Ereignisse erinnern sich alte Menschen besonders gut? Wie lässt sich das erklären?

Lernfeld 1.1

Theoretische Grundlagen in das altenpflegerische Handeln einbeziehen

Quellenhinweise, weiterführende Literatur und Internethinweise zu den einzelnen Kapiteln **► S. 1298**

1 Alter, Gesundheit, Krankheit, Behinderung, Pflegebedürftigkeit

1.1 Das Alter

Im Leben eines Menschen werden drei Phasen unterschieden:

- Kindheit und Jugend
- Erwachsenenalter
- Alter

Das **Alter** beginnt für viele Menschen mit dem Ende des Berufslebens, da dieses meist einen bedeutenden Einschnitt im Lebenslauf darstellt. Von der Politik wird der Begriff älterer Mensch mit dem Erreichen des 65. Lebensjahrs verbunden (1, S. V). Der Umgang mit dem Alter und der Stellenwert alter Menschen in der Gesellschaft haben sich im Laufe der Zeit immer wieder gewandelt. Lebenserfahrung galt früher als bedeutender und wurde stärker genutzt als heute. In manchen Kulturen, außerhalb der westlichen Industrienationen, verbindet man das Alter auch heute noch sehr stark mit Weisheit.

Gerontologie

Definition **Gerontologie** ist die Wissenschaft, die sich mit der »Beschreibung, Erklärung und Modifikation von körperlichen, psychischen und sozialen, historischen und kulturellen Aspekten des Alterns und des Alters, einschließlich der Analyse der alternsrelevanten und alternskonstituierenden Umwelten und sozialen Institutionen beschäftigt.« (Margret und Paul Baltes 1992)

Soziale Gerontologie ist der sozialwissenschaftliche Zweig der Gerontologie. Sie fragt nach alterstypischen Veränderungen in den sozialen Lebenssituationen und Lebenslagen der älter werdenden und älteren Menschen, nach typischem Alter(n)sverhalten, nach spezifischen Alter(n)smerkmalen und durch was diese bedingt sind.

Soziale Gerontologie möchte Erkenntnisse gewinnen, was soziales Alter(n) bedeutet und welche gesellschaftlichen Chancen und Probleme aus dem individuellen und kollektiven Altern einer immer größer werdenden Zahl von Menschen resultieren können.

Wenn z.B. ein Mangel an Arbeitskräften herrscht, erfahren ältere Menschen eine hohe Wertschätzung, da ihre Arbeitskraft und Erfahrungen benötigt werden.

Dies spiegelt sich auch im sogenannten **gesetzlichen Rentenalter** wider: Zu Beginn des 20. Jahrhunderts begann das Rentenalter mit 70 Jahren. Gegen Ende des 20. Jahrhunderts galt Freizeit zunehmend als wertvoll, gleichzeitig gab es zu viele Arbeitskräfte. Die Folge davon war: Die sogenannte **Frührente** wurde immer beliebter und viele Menschen traten in den Ruhestand ein, bevor sie das 60. Lebensjahr erreicht hatten. Inzwischen gibt es wieder einen Wandel: Die Einführung der »Pille« zog geburtenschwache Jahrgänge nach sich, daher steuern viele westliche Industrienationen auf einen Arbeitskräftemangel zu.

Die Grenze zwischen jung und alt verwischt immer mehr. Früher zeichneten sich, bedingt durch schwere körperliche Arbeit, alte Menschen fast immer durch Krankheit und Gebrechlichkeit aus. Heute prägen die »jungen Alten« zunehmend das Gesellschaftsbild: Menschen, die auch im Ruhestand noch sehr aktiv sind und am gesellschaftlichen Leben teilnehmen, sind keine Ausnahme mehr. Gleichzeitig vergrößert sich – aufgrund des medizinischen Fortschritts – eine neue Altersgruppe: die Hochaltrigen über 80 Jahre (► LF 1.1, Kap. 1.1.4, S. 8).

1.1.1 Altersbilder

Bilder vom Alter ► LF 2.1, Kap. 2.1.1, S. 894 f.

Unter einem **Altersbild** versteht man die allgemeine Vorstellung vom Alter, also die Situation sowie die Fähigkeiten eines alten Menschen. Körperliche, geistige, seelische und soziale Veränderungen machen ein Altersbild aus.

In der Vergangenheit standen folgende Merkmale im Vordergrund des allgemeinen Altersbildes:

- geringe Aktivität, z. B. keine sportliche Betätigung
- ruhige Beschäftigung, z. B. Handarbeit
- geistiger Abbau, z. B. Vergesslichkeit
- Hilfebedürftigkeit, z. B. bei der Körperpflege
- Gebrechlichkeit, z. B. mangelndes Gehvermögen
- geringe Bedürfnislage, z. B. niedriges Konsumverhalten

Diese Vorstellung wird alten Menschen jedoch nicht gerecht, denn einerseits haben sich die **Lebensumstände** in den letzten Jahren stark gewandelt. Andererseits sind die **Lebensgestaltungen** alter Menschen, ihre Fähigkeiten und Interessen ebenso vielfältig wie bei jungen Menschen. Insbesondere hängt die Situation eines alten Menschen von folgenden **Faktoren** ab:

- Selbstständigkeit und Hilfebedarf
- Gesundheit und Krankheit
- finanzielles Auskommen
- Fähigkeiten und Interessen
- eigene Einstellung zum Alter
- Sichtweise der eigenen Rolle, Rechte und Pflichten

Neben Rentnern, die den Winter z. B. auf einer spanischen Ferieninsel verbringen, gibt es alte Menschen mit einem Einkommen am Rand des Existenzminimums. Neben sportlichen und agilen älteren Menschen gibt es solche mit körperlichen und/oder geistigen Beeinträchtigungen und einem hohen Pflegebedarf. Zunehmend leben auch alte Menschen aus fremden Kulturkreisen in Deutschland und es treten Menschen mit Behinderungen in das Rentenalter ein. Alter hat also viele Facetten.

! Merke Das eine, immer passende Altersbild gibt es nicht. Die Lebensumstände im Alter sind so vielfältig, wie es alte Menschen gibt. Um alte Menschen professionell pflegen zu können, ist es für Pflegefachkräfte in der Altenpflege sinnvoll, sich zunächst mit den eigenen Vorstellungen vom Alter auseinanderzusetzen.

1.1.2 Altersmodelle

Aus den Vorstellungen über das Alter haben sich verschiedene **Altersmodelle** entwickelt. Die Aufgabe eines Modells ist es, die Wirklichkeit abzubilden. Je nachdem, ob der alte Mensch als passiv und zurückgezogen oder als aktiv gesehen wird, ergeben sich unterschiedliche Sichtweisen und damit unterschiedliche Altersmodelle.

Defizitmodell

Das **Defizitmodell** geht davon aus, dass der alte Mensch körperliche und geistige Fähigkeiten verliert. Lange Zeit galt dieses Modell als realistisch. Inzwischen jedoch ist bekannt, dass das Modell die Realität falsch widerspiegelt und damit nicht zutrifft (1, S. 231).

Disengagementmodell

Das **Disengagementmodell** (engl. disengagement = Loslösung) besagt, dass der alte Mensch sich aus gesellschaftlichen Aufgaben und Verpflichtungen zurückzieht, weil sein Wunsch nach Ruhe und Frieden zunimmt. Dadurch erhöht er seine Zufriedenheit und die Besinnung auf sich selbst.

Aktivitätsmodell

Vertreter des **Aktivitätsmodells** sind der Meinung, dass alte Menschen sich ungebraucht und überflüssig fühlen, wenn sie keine Aufgaben mehr

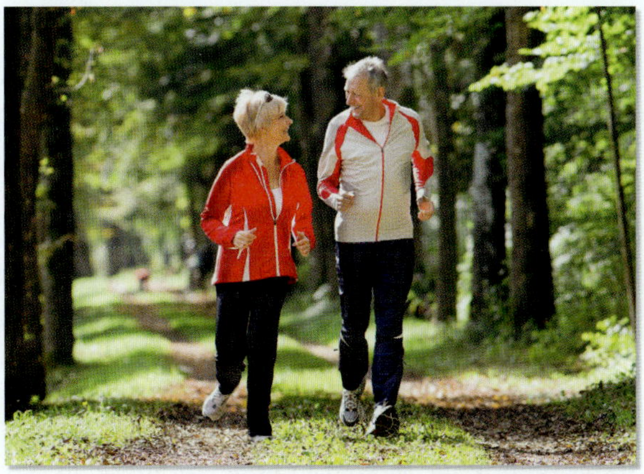

Abb. 1.1: Viele ältere Menschen treiben regelmäßig Sport. Das Altersbild eines inaktiven alten Menschen gilt nicht mehr.

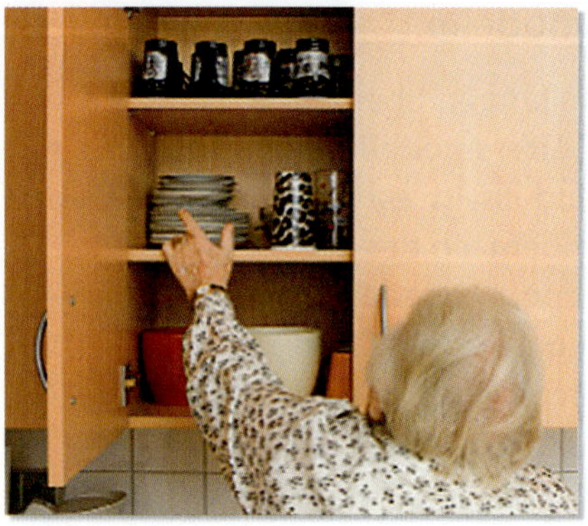

Abb. 1.2: Eine Bewegungseinschränkung macht Alltägliches unmöglich.

Abb. 1.3: Wenn die Umstände auf den alten Menschen eingestellt werden, lassen sich vorhandene Einschränkungen kompensieren. Dinge, die unerreichbar waren, werden erreichbar angeordnet.

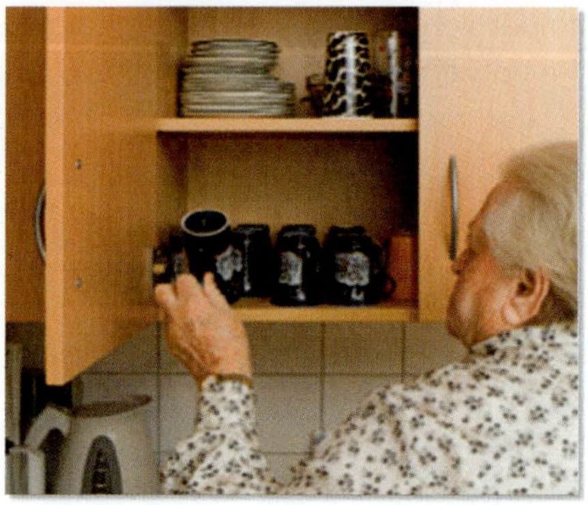

haben. Ihrer Ansicht nach sollten alte Menschen aktiv am gesellschaftlichen Leben teilhaben, Beschäftigungen nachgehen und soziale Kontakte pflegen, um ein zufriedenes Leben führen zu können.

Kompetenzmodell

Das **Kompetenzmodell** konzentriert sich auf die Fähigkeit alter Menschen, sich geistig und körperlich weiterhin zu entwickeln. Die Fähigkeiten eines alten Menschen können demnach bis ins hohe Alter gefördert werden, indem man sie trainiert, z. B. durch Gedächtnisübungen, Gymnastik oder den Umgang mit Erkrankungen.

Soziale Kontakte vermeiden den inneren Rückzug. Durch Beschäftigung, Aufgaben und Verantwortung bleibt der Mensch Teil der Gesellschaft. Einbußen durch altersbedingte biologische Abbauprozesse können ausgeglichen werden, z. B. durch:

- technische Hilfsmittel wie Gehhilfen, Hörgerät, Hausnotruf
- soziale Hilfen wie Essen auf Rädern, Nachbarschaftshilfen

Modell-Vielfalt

Aus Sicht des Kompetenzmodells sind alte Menschen nicht weniger, sondern anders leistungsfähig. Längst ist bekannt, dass jedes Altersmodell Grenzen hat. Genauso, wie es nicht den alten Menschen gibt, so gibt es auch nicht ein Modell, welches das Alter für alle zutreffend darstellt. Sinnvoll ist es, von einer **Modell-Vielfalt** auszugehen. So kann ein einzelner Mensch sich gleichzeitig in einem Bereich zurückziehen und in einem anderen Bereich sehr aktiv sein. Gelingt ihm eine Tätigkeit nicht mehr, so kann er möglicherweise eine andere Tätigkeit aufgrund seiner Erfahrung viel besser ausüben als früher.

1.1.3 Alterungsprozesse

Kalendarisches Alter

Das **kalendarische Alter** beginnt mit der Geburt und bezeichnet die Anzahl der Lebensjahre. Es wird auch als **chronologisches Alter** bezeichnet und ist wichtig für gesellschaftliche Normen, beispielsweise das Alter bei der Geburt des ersten Kindes oder das Alter, in dem ein Mensch in den beruflichen Ruhestand eintritt.

Das kalendarische Alter ist jedoch kein Maßstab für geistige oder körperliche Fähigkeiten. Auch gibt es keine Regel, die besagt, wie ein Gesicht mit 60 Jahren auszusehen hat. Dennoch haben die meisten Menschen eine ungefähre Vorstellung davon, wie Menschen in den verschiedenen Altersspannen aussehen. Entspricht die Vorstellung nicht dem kalendarischen Alter, bezeichnet man den Menschen als jünger aussehend oder als vorgealtert.

Biologisches Alter

Bereits bei einem Neugeborenen sind alle Organe und Körperteile vorhanden, aus denen sich das Kind bis zum Erwachsenen entwickelt. Zwar wird unter Alter erst die Phase jenseits des 65. Lebensjahres verstanden, gleichwohl beginnt der **Alterungsprozess** schon früher. Das **biologische Alter** hängt vom jeweiligen körperlichen, geistigen und seelischen Zustand ab und verläuft bei jedem Menschen anders.

So gibt es 90-Jährige, die körperlich fit und geistig rege sind. Ebenso gibt es 60-Jährige, die Hilfe und Pflege benötigen. Junge Männer mit Glatzenbildung oder Frauen, die vor dem 40. Lebensjahr in die Menopause kommen, zeigen ebenfalls, dass Alterungsprozesse unterschiedlich verlaufen und viel früher einsetzen als die Lebensphase Alter. Schon bald nach dem 20. Lebensjahr, wenn die körperliche Entwicklung des Heranwachsenden beendet und ausgereift ist, setzen die ersten Alterungsprozesse ein.

Entwicklung im Alter

Häufig werden dem Vorgang des Alterns ausschließlich negative Merkmale zugeschrieben. Es wird gleichgesetzt mit körperlichen Gebrechen, dem Verlust an geistiger Vitalität, dem Verlust von Freunden. Auch Einsamkeit und Tod verbinden viele Menschen als Erstes mit dem Älterwerden.

Menschen sind aber auch im Alter weiterhin in der Lage, sich zu entwickeln. Deshalb kann das Alter auch mit vielen positiven Erfahrungen verbunden sein. Menschen können reifen und eine umfassendere Sicht der Dinge erlangen. Durch ihre Erfahrungen können sie selbstsicherer werden und Entscheidungen schneller und sicher treffen. Die **Lebensspanne Alter** ist demnach keine Phase, die zwangsläufig durch deprimierende Erfahrungen gekennzeichnet sein muss.

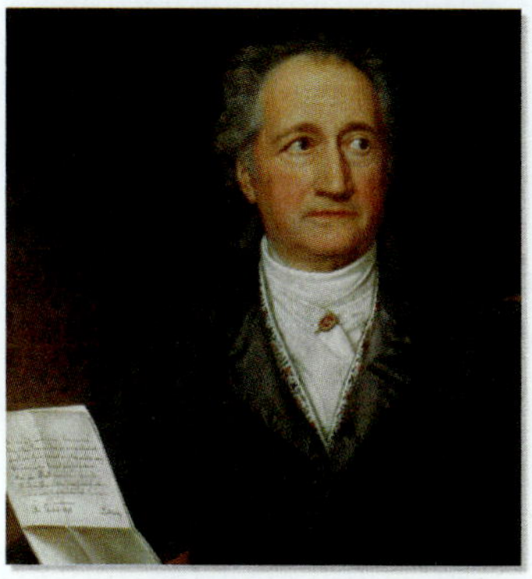

Abb. 1.4: Die Lebensspanne Alter kann sehr erfolgreich sein. So hat Goethe mit ca. 80 Jahren noch erfolgreich publiziert, z. B. Faust II.

Ob und wie es Menschen gelingt, sich im Alter weiterzuentwickeln, neue Dinge zu erlernen oder bereits bekannte zu vertiefen, hängt nicht nur von ihrer persönlichen Einstellung ab. Auch die **Lebenswelt**, in der ein alter Mensch lebt, beeinflusst seine Entwicklung. Ist diese Lebenswelt reich an Anregungen, so fällt die Entwicklung im Alter leichter.

Die Lernfähigkeit bleibt generell bis ins hohe Alter erhalten. Aufgrund von biologischer Alterungsprozesse kann es jedoch zu Verschiebungen kommen. Die Fähigkeiten zur Informationsaufnahme, das Allgemeinwissen und die Konzentrationsfähigkeit sowie die Merkfähigkeit verändern sich im Alter nur geringfügig.

Die Lernprozesse werden aber mit zunehmendem Alter störanfälliger, z. B. Verringerung der Reaktionsgeschwindigkeit, Erhöhung der selektiven Aufmerksamkeit sowie Probleme in der Informationsverarbeitung.

Geragogik

➔ **Definition** **Geragogik** (griech. Geraios/Geraros in der Bedeutung von »alt« bzw. der/die »Alte« und »Ago«, das »ich führe hin, ich geleite, ich zeige den Weg«) wissenschaftliche Disziplin, die sich systematisch mit Lern- und Bildungsprozessen im Alter und den gesellschaftlichen Rahmenbedingungen des Alter(n)s befasst.

Die Anforderungen der zukünftigen Arbeitswelt müssen von insgesamt weniger und zugleich älteren Erwerbspersonen bewältigt werden. Durch die steigende Lebenserwartung weitet sich die Altersphase zunehmend aus. Gleichzeitig kommt es zu einer Strukturveränderung des Lebenslaufs: Die traditionelle Dreiteilung des Lebenslaufs in eine Bildungs-, Berufs- und Ruhestandsphase ist nicht mehr länger gültig.

Einschlägige Literatur verweist mittlerweile auf das vierte Lebensalter (ab 80 Jahre). Dies macht eine Anpassung des Bildungssystems an die Bedürfnisse und Erwartungen der Älteren sowohl im Erwerbsleben, als auch in der nachberuflichen Phase nötig. Ältere lernen anders: Lernen als selbstreflektierter Prozess, bei dem Erfahrungen auf Erfahrungen aufbauen, erfordert, dass neues Wissen anschlussfähig ist. Daher ist es notwendig, das Lernen der Älteren didaktisch zu unterstützen und altersspezifische Qualifikationsmaßnahmen anzubieten.

Soziale Netzwerke im Alter

Soziale Netzwerke ► LF 2.1, Kap. 1, S. 893 f.

Geprägt wird die Lebenswelt älterer Menschen – genau wie die jüngerer – von persönlichen **sozialen Netzwerken**. Heute verstehen junge Menschen unter sozialen Netzwerken vor allem Facebook und Co. Dabei ist der Begriff des sozialen Netzwerks nicht neu:

- Zu einem persönlichen sozialen Netzwerk, auch **primäres Netzwerk** genannt, gehören neben der Familie auch Freunde, Bekannte, Nachbarn und ehemalige Arbeitskollegen.
- Daneben gibt es gesellschaftliche Netzwerke, auch **sekundäre Netzwerke** genannt. Hierzu zählen u. a. soziale Dienste, öffentliche Einrichtungen oder Verkehrssysteme. Auch diese sind für die Entwicklung im Alter wichtig. Ist der Zugang zu ihnen eingeschränkt, so verkleinert sich die Lebenswelt des älteren Menschen.
- Da sekundäre Netzwerke mitunter nicht bekannt sind, z. B. die Leistungen der Pflegeversicherung (► LF 1.1, Kap. 1.5.3, S. 16), und daher auch nicht genutzt werden, gibt es auch Netzwerke mit einer vermittelnden Funktion, die **tertiären Netzwerke**. Zu ihnen zählen z. B. Bürgerinitiativen, Selbsthilfegruppen, aber auch professionelle Pflegedienste.

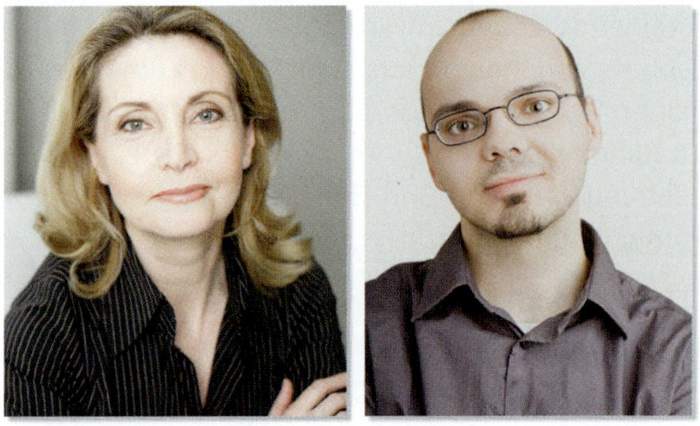

Abb. 1.5: Äußere Zeichen von Alter geben nicht immer Aufschluss über das tatsächliche chronologische Alter.

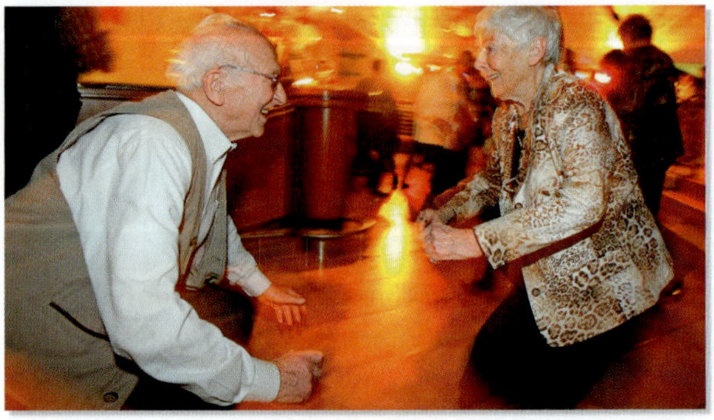

Abb. 1.6: Vorstellungen von Alter verändern sich. Ältere Menschen in einer Diskothek sind heute nicht mehr ungewöhnlich.

Soziale Netzwerke dienen der gegenseitigen Unterstützung von Menschen. Im Alter kann ein tragendes soziales Netzwerk dazu führen, dass der alte Mensch länger in seiner gewohnten Umgebung verbleiben darf, wenn er dort die benötigte Unterstützung erhält. Auch können soziale Netzwerke der Vereinsamung alter Menschen entgegenwirken.

> **! Merke** Professionell Pflegende haben als tertiäres Netzwerk eine wichtige Funktion: Sie können ältere Menschen über Möglichkeiten der Teilhabe am gesellschaftlichen Leben und Unterstützungsmöglichkeiten im Alltag informieren.

Nicht zuletzt ist Alter immer auch vom **Umfeld** eines Menschen abhängig. In manchen Zusammenhängen, z. B. im Profisport, gelten Menschen schon mit 40 Jahren als alt. In anderen Bereichen, z. B. in Aufsichtsräten großer Firmen, würde derselbe Mensch noch als jung oder gar als zu jung für seine Aufgabe gelten.

> **! Merke** Altern ist ein physiologischer Vorgang, der bereits bei der Geburt in jedem Menschen angelegt ist, und keine Krankheit. Das chronologische Alter und das biologische Alter stehen oft nicht im Einklang.

Soziales Alter

Das **soziale Alter** zeigt, zu welcher **Altersstufe** ein Mensch gehört: Kind, Jugendlicher, Erwachsener oder ein alter Mensch. Zu jeder Altersstufe gibt es gesellschaftliche Vorstellungen, was »normal« oder »unnormal« ist, was man macht oder nicht macht. Diese Zuordnung trifft die Gesellschaft und nicht der einzelne Mensch. Verstößt ein Mensch gegen diese »ungeschriebenen Gesetze«, so kann die Folge davon Geringschätzung oder, im Extremfall, Ausschluss oder Diskriminierung sein. Eine tolerante Gesellschaft zeichnet sich dadurch aus, dass jeder Einzelne entscheiden kann und darf, für welche Aufgabe oder Tätigkeit er sich zu jung oder zu alt fühlt – solange er damit keine gesetzlichen Regelungen oder die Freiheit eines anderen Menschen verletzt.

Altersbedingte Veränderungen

Wichtig ist, zwischen Alter und Krankheit zu unterscheiden. Das gleiche Symptom kann – je nach Ursache – sowohl einer Erkrankung als auch dem Alterungsprozess zugeordnet werden. Schmerzen im Kniegelenk können z. B. Folge einer Entzündung durch sportliche Überlastung, aber auch eine altersbedingte Verschleißerscheinung sein.

Auch wenn das Alter keine Krankheit ist, so gehen mit dem Altern unterschiedliche **Veränderungen** einher. Oft zeigen sich Leistungseinbußen im Vergleich zu jüngeren Personen. Die altersbedingten Veränderungen betreffen **biologische, psychische** und **soziale Veränderungen**. Alterungsprozesse lassen sich verlangsamen, jedoch nicht umkehren.

Die in Abb. 1.7 genannten Veränderungen führen nicht zwangsläufig zu einer verminderten Lebensqualität. Entscheidend ist, ob ein alter Mensch die Veränderungen annimmt und seinen Alltag darauf

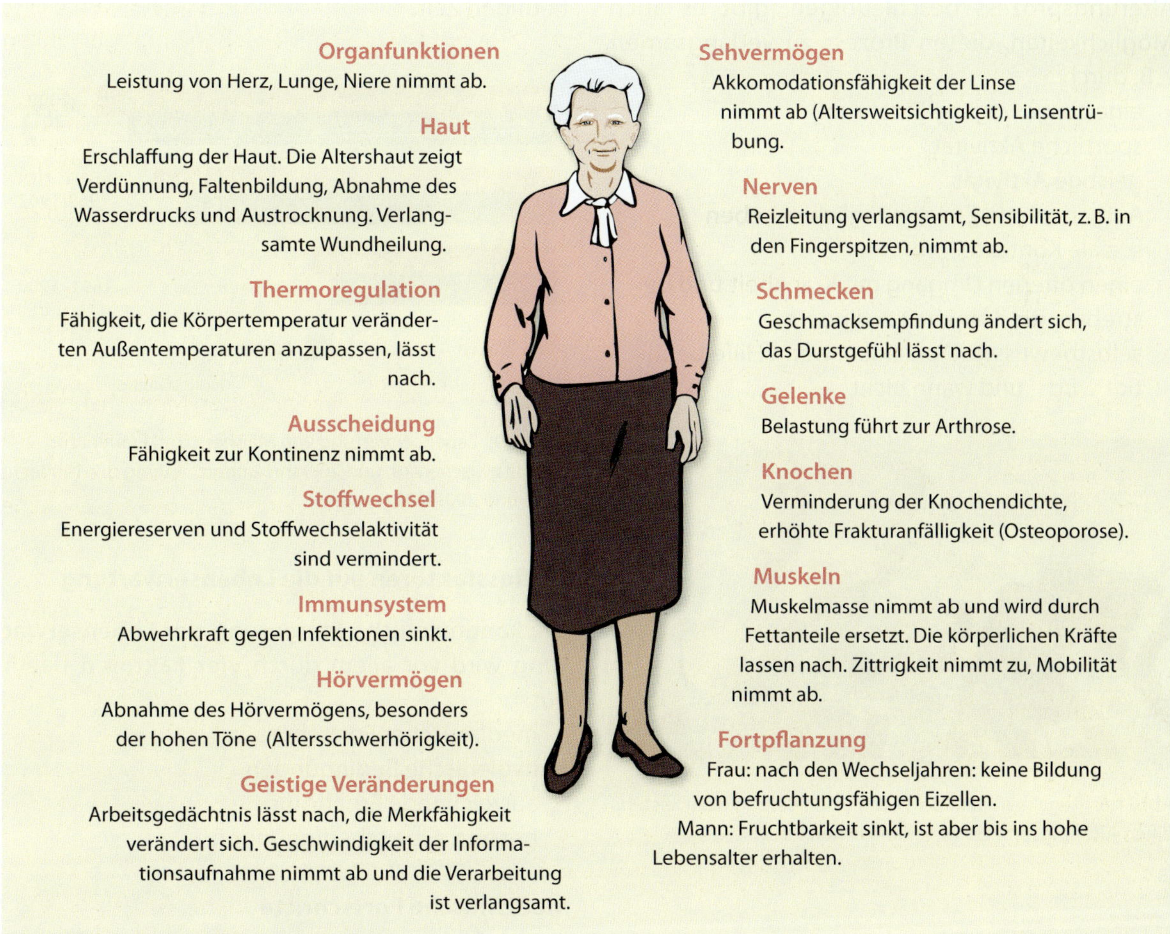

Abb. 1.7: Anatomische und physiologische Veränderungen im Alter.

einstellt. Den Veränderungen im Alter liegen unterschiedliche **Ursachen** zugrunde:

- **Genetische Ursachen:** Menschliche Zellen können sich nicht unbegrenzt teilen, jede Zelle hat ein Alterungsprogramm.
- **Chemische Ursachen:** Durch den Stoffwechsel der Zellen entstehen sogenannte freie Radikale, welche die Zellen schädigen und ihre Alterung bewirken.
- **Umweltbedingte Ursachen:** UV-Strahlen und Chemikalien beeinflussen die Alterung.
- **Persönliche Ursachen:** Unausgewogene Ernährung, Rauchen, übermäßiger Alkoholgenuss, geistige Trägheit, Bewegungsmangel, schwere körperliche Arbeit sowie psychischer Stress und mangelnde soziale Kontakte beschleunigen den Alterungsprozess.

Neben den verschiedenen Ursachen, die den Alterungsprozess beschleunigen, gibt es auch Möglichkeiten, diesen Prozess zu verlangsamen, z. B. durch:

- eine ausgewogene Ernährung
- sportliche Aktivität
- geistige Aktivität
- Aufgaben und Ziele im täglichen Leben
- soziale Kontakte
- einen offenen Umgang mit Krankheit und Bestreben, die Krankheit zu lindern
- selbstbewusstes Aufzeigen, wenn Hilfe benötigt wird – und wann nicht

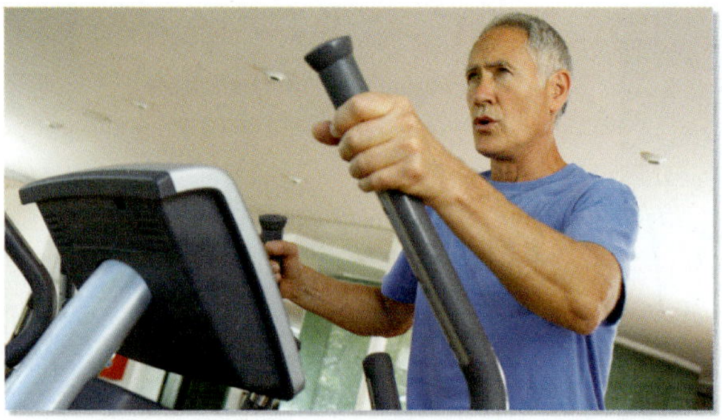

Abb. 1.8: Regelmäßiger Sport kann einen Beitrag dazu leisten, einen Alterungsprozess zu verlangsamen.

1.1.4 Lebenserwartung und Altersstruktur

Um das Jahr 1900 lag im damaligen Deutschen Reich die **Lebenserwartung** neugeborener Jungen bei rund 41 und neugeborener Mädchen bei rund 44 Jahren. Bei einem Jungen, der im Jahr 2009 geboren wurde, beträgt die statistische Lebenserwartung bereits rund 77 Jahre. Für ein Mädchen desselben Jahrgangs gilt eine Lebenserwartung von rund 83 Jahren (2, S. 13).

Die **Altersstruktur** der Bevölkerung hat sich damit stark verändert: Menschen von 40 Jahren galten um 1900 als alt, heute zählt man sie zum frühen mittleren Lebensalter. Menschen, die ihren 85. Geburtstag feiern, sind heute keine Seltenheit, vor rund 100 Jahren allerdings schon. Die sogenannte **Hochaltrigkeit** ist damit eine Errungenschaft der heutigen Zeit.

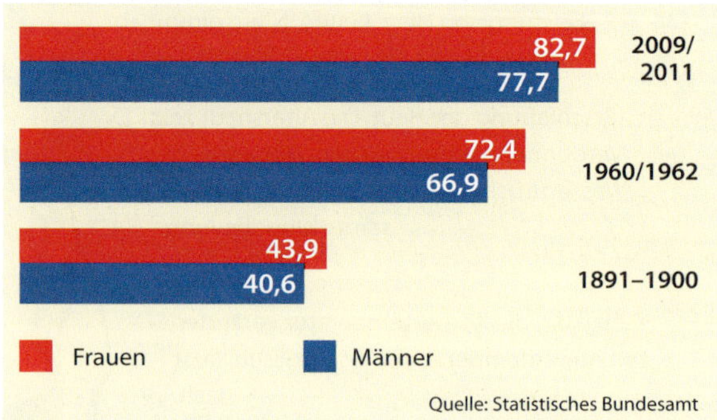

Abb. 1.9: Lebenserwartung von Männern und Frauen: zur Wende zwischen 19. und 20. Jahrhundert, Anfang der 1960er-Jahre und 2009/2011.

Einflussfaktoren auf die Lebenserwartung

Die kontinuierliche **Steigerung der Lebenserwartung** wird vor allem durch **vier Faktoren** beeinflusst:

- medizinischer Fortschritt
- hygienische Bedingungen
- ausreichende Ernährung
- bessere Arbeitsbedingungen

Medizinische Fortschritte

In der **Pharmazie** (griech. pharmacon = Heilmittel) wurden und werden kontinuierlich neue Medikamente entwickelt, um gefährliche Krankheitsverläufe zu mildern. Als Folge daraus sank auch die krankheitsbedingte Sterblichkeit. Mithilfe von Schutzimpfungen konnten die Kindersterblichkeit und mithilfe von Antibiotika die Sterblichkeit durch Infektionskrankheiten deutlich gesenkt werden.

Hygienische Bedingungen

Um die entscheidende Rolle der **Hygiene** (► LF 1.3, Kap. 5, S. 336) für die Lebenserwartung von Menschen zu verdeutlichen, war es zunächst notwendig, die Mikroorganismen zu entdecken. Im Jahr 1862 gelang dies **Louis Pasteur**, einem französischen Naturwissenschaftler. Nur wenige Zeit später, im Jahr 1876, wies **Robert Koch** den Zusammenhang zwischen dem Milzbranderreger und der Erkrankung Milzbrand nach (3, S. 66).

Für die Gesunderhaltung, die Krankheitsvermeidung und die Krankheitsbekämpfung waren diese Entdeckungen von unschätzbarem Wert. Durch sie konnte belegt werden, wie wichtig hygienische Bedingungen sind, die letztendlich die Lebenserwartung der Menschen mit beeinflussen. Maßnahmen wie die **Sterilisation** und **Desinfektion**, der Bau von Trinkwasserleitungen und Kanalisationen trugen dazu bei, gefährliche Epidemien zu vermeiden.

Ernährung

In den westlichen Industrienationen ist es heute ohne Weiteres möglich, sich ausgewogen und gesund zu ernähren. Eine **Mangelernährung**, d.h. eine zu geringe Aufnahme von Energie und/oder von Nährstoffen, ist in einer Wohlstandsgesellschaft eine Ausnahme. Tritt sie dennoch auf, so hat sie in der Regel krankheitsbedingte, psychosoziale oder umgebungsbedingte Ursachen. Für Pflegefachkräfte ist wichtig zu wissen, dass es sowohl im Krankenhaus als auch in der häuslichen Pflege sowie in der stationären Altenpflege besondere **Risikofaktoren** für eine Mangelernährung gibt. In der stationären Altenpflege sind dies u.a. störende Umgebungsfaktoren wie Lärm oder auch nicht geäußerte Wünsche (4, S. 33).

Arbeitsbedingungen

Das **Arbeitszeitgesetz** (ArbZG) schreibt u.a. vor, dass Arbeitnehmer nur unter bestimmten Bedingungen mehr als acht, nicht aber mehr als zehn Stunden täglich arbeiten dürfen. Das **Arbeitsschutzgesetz** (ArbSchG) spielt vor allem eine Rolle, wenn es um die Vermeidung von Gefahren im Rahmen der Arbeit geht. Beide Gesetze zeigen, dass auch die Politik für die Gesunderhaltung der arbeitenden Bevölkerung Verantwortung übernimmt. Schließlich haben Maschinen schwere Arbeiten übernommen, welche ehemals durch Menschen durchgeführt werden mussten. All dies war nicht immer so – und hat noch zu Anfang des 20. Jahrhunderts dazu geführt, dass viele Menschen mit erheblichen gesundheitlichen Problemen in den Ruhestand gegangen sind.

> **! Merke** Die erhöhte Lebenserwartung hat dazu beigetragen, dass der Anteil älterer Menschen an der Gesamtbevölkerung stark gewachsen ist.

Hochaltrigkeit und demografischer Wandel

Die Gruppe der alten Menschen ist keineswegs homogen. Spricht man ab dem 65. Lebensjahr von Alter, so umfasst das Alter eine Lebensspanne von etwa 30 Jahren. Dies bedeutet, dass eine 65-jährige Frau und eine 90-jährige Frau gleichermaßen als alt angesehen werden. In der Realität aber haben beide wahrscheinlich nur sehr wenig gemeinsam, sie gehören nicht einmal zur selben Generation.

Da es noch Mitte des 20. Jahrhunderts als Ausnahme galt, wenn ein Mensch über 90 oder gar 100 Jahre alt wurde, ist die **Hochaltrigkeit** und **Langlebigkeit** vor allem ein Phänomen der heutigen Zeit. Als hochaltrig werden Menschen bezeichnet, die 80 Jahre und älter sind. 1950 machten die Hochaltrigen 1% der Bevölkerung aus, 1970 waren es 2% und 1990 3,8%. Im Jahr 2009 machte diese Altersgruppe 5,1 % aus – Tendenz steigend (Abb. 1.11; 5).

Gleichzeitig geht die **Geburtenrate** in Deutschland zurück. Brachte zu Anfang der 1960er-Jahre eine Frau im Durchschnitt noch 2,5 Kinder zur Welt, so waren es im Jahre 2010 nur noch 1,39 Kinder (6). Aus diesem Grund stehen immer weniger Kinder immer mehr alten Menschen gegenüber.

LF 1.1

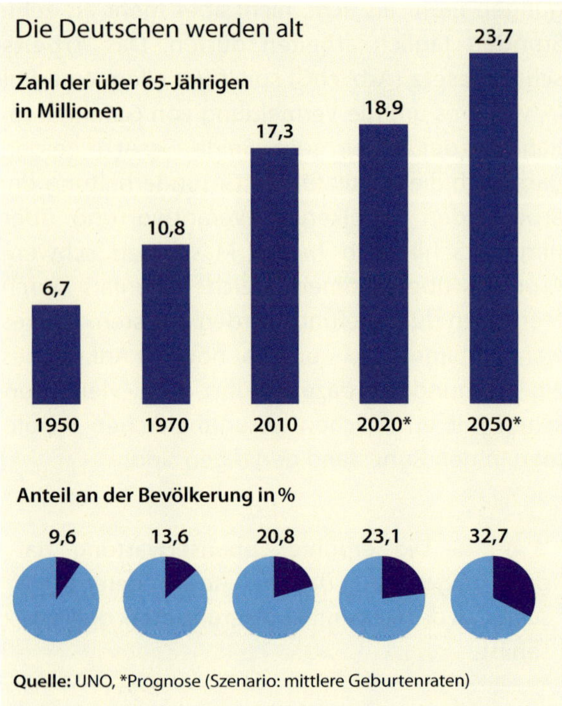

Abb. 1.10: Der Anteil der Menschen über 60 Jahre an der deutschen Bevölkerung hat seit 1950 um mehr als 10 % zugenommen.

Die grafische Darstellung des **Altersaufbaus** der Gesellschaft ähnelte 1950 einer Pyramide. Es wurden viele Kinder geboren, nur 14,6 % der Bevölkerung waren über 60 Jahre alt (5).

Die **Demografie** (griech. demos = Volk, grafein = schreiben) beschreibt die Bevölkerung auf statistische Weise. Da sich die Altersverteilung (Abb. 1.10) immer stärker ändert, spricht man vom **demografischen Wandel**. Die altersmäßige Zusammensetzung der Bevölkerung ist demnach nicht starr, sondern in erster Linie abhängig von der Geburtenrate und der Lebenserwartung.

Probleme, mit denen aufgrund des demografischen Wandels zu rechnen ist, sind vor allem:

- Um immer mehr alte Menschen können sich immer weniger junge Menschen kümmern.
- Immer weniger junge, arbeitende Menschen zahlen mit ihrem Rentenversicherungsbeitrag für immer mehr alte Menschen, die Leistungen aus der Rentenkasse erhalten.

Die altersmäßige Verteilung der Bevölkerung ähnelt heute einem Tannenbaum. Es werden weniger Kinder geboren als es pro Altersjahrgang Men-

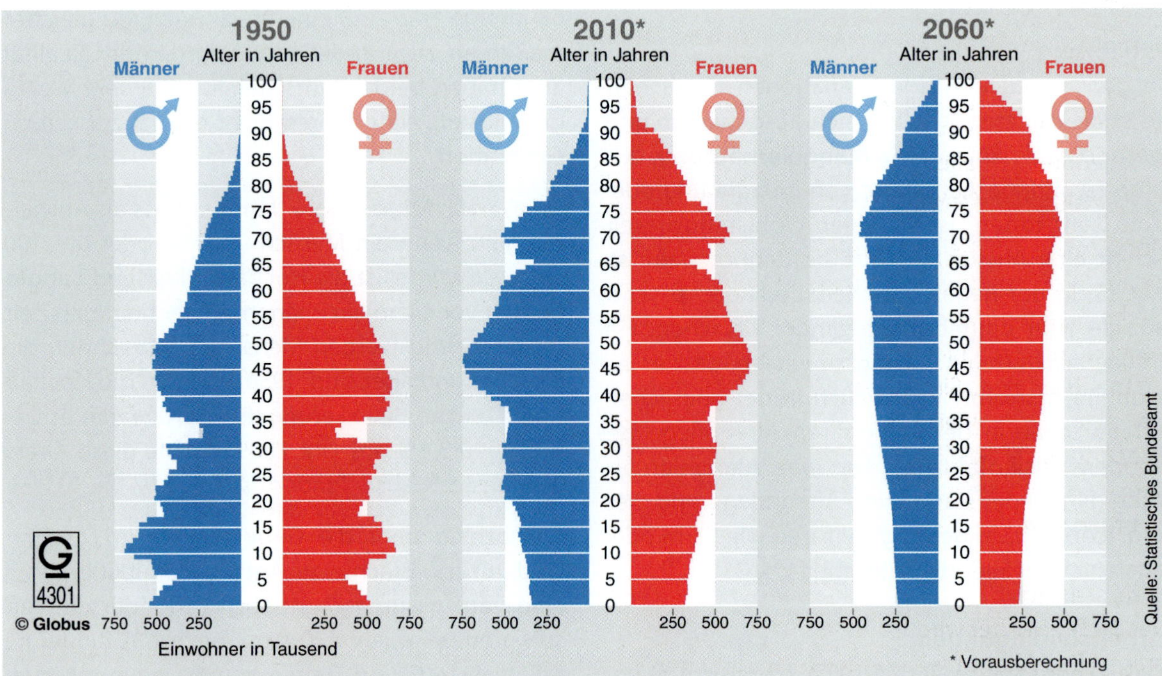

Abb. 1.11: Pyramide von 1950, Tannenbaum von 2010, Säule von 2060.

schen bei den bis zu 75-Jährigen gibt. Erst bei den Menschen über 75 Jahre gibt es pro Altersjahr weniger alte Menschen als Neugeborene. Ein Grund dafür ist, dass die Sterblichkeit in diesem Alter zunimmt. Der Einschnitt in der Bevölkerungszahl bei den heute 60- bis 70-Jährigen ist eine Folge des 2. Weltkriegs. Die 1960er-Jahre zeigen den sogenannten **Babyboom**. Der darauffolgende Einschnitt ist der Antibabypille zuzuschreiben, er wird auch als Pillenknick bezeichnet.

Für das Jahr 2060 rechnet man mit weiteren Veränderungen. Dann gehören die geburtenstarken Jahrgänge des Babybooms zu den Alten. Bei einer kontinuierlich niedrigen Zahl an Kindern wird sich das Problem des demografischen Wandels somit weiter verstärken.

Veränderungen der Bevölkerungsstruktur

Neben der sogenannten Überalterung gibt es weitere **Veränderungen der Bevölkerungsstruktur**.

Singularisierung

Bei älteren Menschen gibt es immer mehr 1-Personen-Haushalte. Dies trifft bundesweit auf etwa 40 % der Bevölkerung ab 65 Jahre zu. Häufig ist dieser Zustand nicht selbst gewählt:

- Auszug der erwachsenen Kinder aus dem Haushalt
- nach Tod des Ehepartners bleibt der/die Überlebende meist allein
- die Angehörigen wohnen weit entfernt

Doch auch Ehescheidungen und Familien mit nur einem Elternteil führen zur Singularisierung im Alter. Immer mehr Menschen möchten bewusst alleine leben und sich nicht an einen Partner oder eine Partnerin binden. Singularisierung hat häufig Isolation und Einsamkeit zur Folge. Bei Krankheit und Pflegebedürftigkeit ist es oft schwierig, innerhalb der eventuell vorhandenen restlichen Familie Hilfe zu organisieren.

Feminisierung

Das Bild vom Alter wird weitgehend von Frauen geprägt: »Das Alter ist weiblich.« Aufgrund der längeren Lebenserwartung und der sehr hohen Sterberate der Männer während des zweiten Weltkrieges überwiegt ihr Anteil in der deutschen Altenbevölkerung. Auf ca. fünf Frauen über 75 kommt nur ein Mann. Derzeit beträgt der Frauenanteil bei den 60-jährigen und Älteren über 60 %. Mit zunehmendem Alter wächst dieser Anteil weiter an. Bei Frauen, die ehemals einen Partner hatten, kann der Witwen-Status im Alter mit einer seelischen Belastung einhergehen.

Verjüngung des Alters

Typische Probleme des Alters werden durch z. B. Frühpensionierung und Frühverrentung »vorverlegt.« Nur ein geringer Teil der Arbeitnehmer bleiben bis zum Renteneintrittsalter berufstätig. Der Verlust der Berufsrollen ist eher selten geplant und nur in wenig Fällen wirklich freiwillig. Deshalb fühlen sich viele ältere Menschen noch leistungsfähig, können aber diesen Rollenverlust nicht mit andern Rollen ausreichend kompensieren oder für sich positiv bewerten. Hinzu kommen die speziellen Probleme der Langzeitarbeitslosigkeit.

Entberuflichung:

Die Entscheidung zur Berufsaufgabe können die meisten Menschen nicht selbst treffen. Für ältere, leistungsfähige Menschen wird es zunehmend schwieriger, ihre Berufstätigkeit nach eigenen Wünschen zu gestalten oder diese zu beenden. Vorruhestandsregelungen dienen häufig ausschließlich der betrieblichen Interessenlage und nur selten werden dabei die Wünsche und Interessen der Arbeitnehmer berücksichtigt.

Nach dem 2. Weltkrieg, verstärkt aber zu Beginn der 1960er-Jahre, warb Deutschland **ausländische Arbeitskräfte** an, man sprach von sogenannten Gastarbeitern. Ihre Arbeitskraft wurde benötigt, um Deutschland nach dem Krieg wirtschaftlich wieder aufzubauen. Die Anwerbeprogramme sahen vor, dass die Menschen nach einigen Jahren, spätestens jedoch bei Beendigung ihres Berufslebens, wieder in ihr Herkunftsland zurückkehren. Viele Gastarbeiter holten jedoch nach einiger Zeit auch ihre Familien nach Deutschland und wurden zunehmend vertraut mit diesem Land. Bei Erreichen des **gesetzlichen Rentenalters** (►LF 1.1, Kap. 1.1, S. 2) sahen viele Deutschland inzwischen als ihre Heimat oder zumindest als sehr vertraute Umgebung an und blieben hier.

In der Altenpflege begegnet man daher nicht selten Menschen mit **Migrationshintergrund**. Ihre Gewohnheiten und Vorlieben, z. B. beim Essen, im Umgang mit der Familie und bei ihrer Religion, gilt es im Rahmen der pflegerischen Versorgung zu berücksichtigen (► LF 2.1, Kap. 4, S. 915).

1.2 Alter und Gesundheit

Gesundheit und Krankheit sind Zustände des menschlichen Befindens und Verhaltens. Im Allgemeinen werden Krankheit und Gesundheit als zwei gegensätzliche Zustände aufgefasst. Die Weltgesundheitsorganisation (WHO) definiert Gesundheit so:

> ➔ **Definition** **Gesundheit** ist der Zustand vollständigen körperlichen, seelischen und sozialen Wohlbefindens und mehr als nur die Abwesenheit von Krankheit. (7)

Dieser Definition nach ist Gesundheit ein **Idealzustand**, den der Mensch dauerhaft fast nicht erreichen kann. Wie oft lässt sich beispielsweise das seelische Wohlbefinden durch ein Alltagsärgernis zumindest kurzfristig trüben. Dennoch ist die WHO-Definition hilfreich, um ein Ziel vor Augen zu haben: das bestmögliche körperliche, seelische und soziale Wohlbefinden.

Nicht zu vergessen bleibt, dass jeder Mensch sein Wohlbefinden anders empfindet: Während der eine sich längst krank fühlt, kann sich ein anderer Mensch mit den gleichen Symptomen noch gut und gesund fühlen.

Schließlich geht die WHO-Definition nicht gezielt auf chronische Erkrankungen ein und es bleibt offen, ob z. B. Menschen mit Diabetes, Neurodermitis oder Migräne dauerhaft als krank zu bezeichnen sind – auch wenn sie keine akuten Erkrankungssymptome haben bzw. mit ihrer chronischen Krankheit im Alltag sehr gut zurechtkommen.

Die **Bedeutung der Gesundheit** erkennen viele Menschen erst im zunehmenden Alter, wenn erste alterstypische Einschränkungen auftreten.

Aus gesetzlicher Sicht ist relevant, dass in Deutschland der Staat seinen Bürgern im **Grundgesetz**, Artikel 2, das Recht auf körperliche Unversehrtheit zugesteht.

1.3 Alter und Krankheit

Krankheit (lat. morbus = Krankheit) lässt sich beschreiben als Störung der körperlichen Funktionen, des Denkens, des Empfindens oder Verhaltens. Krankheit zeigt sich demnach an
- objektiven Befunden, Krankheitszeichen,
- einem durch die Krankheit veränderten Verhalten,
- einer Veränderung des Befindens.

Eine einheitliche Definition von Krankheit gibt es nicht. Betrachtet man die WHO-Definition von Gesundheit, so lässt sich im Umkehrschluss ableiten: Krankheit ist ein Zustand körperlichen, geistigen oder sozialen Missempfindens.

Die Krankenkassen sind vor allem für das Thema Krankheit zuständig. Im **5. Sozialgesetzbuch** (SGB V), in § 11 zeigt die **sozialrechtliche Definition** den Zuständigkeitsbereich der Krankenkassen auf. Die Versicherten haben danach Anspruch auf:
- Leistungen zur Verhütung von Krankheiten und deren Verschlimmerung,
- Leistungen zur Früherkennung von Krankheiten,
- Leistungen zur Behandlung von Krankheiten.

Unterschieden wird im SGB V zwischen Erkrankungen mit einer Behandlungsnotwendigkeit und Maßnahmen, die ausschließlich einer erhöhten Lebensqualität dienen. Während die Krankenkassen für medizinisch notwendige Behandlungen die Kosten tragen, so ist dies für kosmetische oder sogenannte »Wellness-Leistungen« nicht der Fall. Zu diesen Leistungen zählen beispielsweise Brustimplantate oder die Potenz fördernde Arzneimittel.

Scheint dieser Unterschied auf den ersten Blick noch klar, so ist er es beim zweiten Hinsehen nicht mehr: Eine starke Narbenbildung im Gesicht, die zwar keine funktionelle Beeinträchtigung, aber eine Depression nach sich zieht, ist sicherlich ein Grenzfall.

Dies zeigt, dass nicht nur die Abgrenzung zwischen Krankheit und Gesundheit schwierig ist: Auch der Übergang zu den **Befindlichkeitsstörungen** ist fließend. Unter Befindlichkeitsstörungen versteht man einen Zustand, der aus subjektiver Sicht einen Krankheitswert haben kann, bei dem objektiv jedoch keine Krankheitszeichen vorhanden sind. Beispiele hierfür sind Müdigkeit oder Verdauungsbeschwerden.

Es ist damit zu rechnen, dass sich der Krankheitsbegriff aufgrund der Weiterentwicklung diagnostischer und therapeutischer Möglichkeiten ändern wird. Was heute noch als Befindlichkeitsstörung gilt, kann in einigen Jahren als Krankheit angesehen werden.

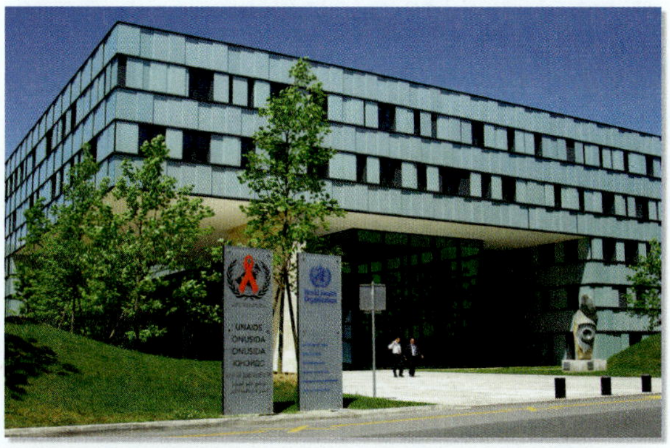

Abb. 1.12: Sitz der Weltgesundheitsorganisation in Genf (WHO = World Health Organization); die WHO ist eine Sonderorganisation der UN (United Nations), also der Vereinten Nationen.

Die Definition von Krankheit hat also erhebliche finanzielle und sozialpolitische Auswirkungen. Die Therapie eines Zustandes, der als Krankheit angesehen wird, wird von den Krankenkassen gezahlt. Da es im SGB V jedoch keine konkrete Definition von Krankheit gibt, lässt dieses einen gewissen Spielraum in Bezug auf zu zahlende Leistungen.

Schließlich wird im Gesetz auch zwischen Krankheit und Pflegebedürftigkeit unterschieden. Mag dieses auch für den Betroffenen relativ unwichtig sein, so ist es doch entscheidend, um zu klären, wer beispielsweise die Kosten für einen Rollstuhl oder die häusliche Pflege trägt.

Im Alter ist das Krankheitsrisiko durch die verringerte Anpassungs- und Widerstandsfähigkeit des Organismus erhöht. Besonders betroffen sind das Herz-Kreislauf-System sowie der Bewegungsapparat. Chronische Erkrankungen nehmen zu. Oft bestehen zudem mehrere Erkrankungen nebeneinander, man spricht von **Multimorbidität**. Chronische Erkrankungen und auch die Multimorbidität führen nicht selten zu einer seelischen Belastung und verringern oft soziale Kontakte.

1.4 Alter und Behinderung

➔ **Definition Behinderung:** »Menschen sind behindert, wenn ihre körperliche Funktion, geistige Fähigkeit oder seelische Gesundheit mit hoher Wahrscheinlichkeit länger als sechs Monate von dem für das Lebensalter typischen Zustand abweichen und daher ihre Teilhabe am Leben in der Gesellschaft beeinträchtigt ist. Sie sind von Behinderung bedroht, wenn die Beeinträchtigung zu erwarten ist.« § 2, SGB IX

Ist von einer **Behinderung** die Rede, so stellt sich schnell die Frage nach ihren Auswirkungen auf die tägliche Lebensgestaltung. Probleme, die im Alltag aufgrund einer Behinderung entstehen können, sind jedoch nicht nur von der Behinderung selbst abhängig. Entscheidend sind auch:

- Fähigkeiten, die eventuell vor dem Eintritt der Behinderung vorhanden waren
- Vorlieben bei der Alltagsgestaltung
- Menschen und Bedingungen im Umfeld des Menschen mit Behinderung

Damit weltweit in einer »Sprache« gesprochen werden kann, wenn es um die Beschreibung von Gesundheit oder eines Gesundheitszustandes geht, hat die WHO die **Internationale Klassifikation der Funktionsfähigkeit, Behinderung und Gesundheit** (**ICF**) entwickelt. Die ICF ist auf jeden Menschen anwendbar. Neben der gemeinsamen Sprache erfüllt sie den Zweck einer wissenschaftlichen Grundlage rund um das Thema Gesundheit, sie ermöglicht statistische Vergleiche zwischen verschiedenen Ländern und dient als Verschlüsselungssystem für Gesundheitsinformationen (8, S. 11).

Die ICF wurde im Jahr 2001 international eingeführt. Ihre Informationen gliedern sich in zwei Teile, die beide zwei sogenannte Komponenten umfassen:

- Funktionsfähigkeit und Behinderung:
  - Körper
  - Aktivitäten und Partizipation (Teilhabe)
- Kontextfaktoren:
  - Umweltfaktoren
  - personenbezogene Faktoren

Um das Ziel der gemeinsamen Sprache zu erfüllen, sind in den ICF einige Begriffe definiert, z. B.:

- **Körperfunktionen** sind die physiologischen Funktionen von Körpersystemen (einschließlich psychologische Funktionen).
- **Schädigungen** sind Beeinträchtigungen einer Körperfunktion oder -struktur, wie z. B. eine wesentliche Abweichung oder ein Verlust.
- **Partizipation** (Teilhabe) ist das Einbezogensein in eine Lebenssituation.
- **Umweltfaktoren** bilden die materielle, soziale und einstellungsbezogene Umwelt ab, in der Menschen leben und ihr Dasein entfalten.« (8, S. 16)

In der deutschen Gesetzeslage spiegeln sich die Inhalte des ICF im **9. Sozialgesetzbuch** (SGB IX) wider. Vorrangiges Ziel des Gesetzes ist es, Menschen mit einer Behinderung und Menschen, die von einer Behinderung bedroht sind, ihre Selbstbestimmung und eine gleichberechtigte Teilhabe am Leben in der Gesellschaft zu ermöglichen. Dabei gilt es stets, den Eintritt einer Behinderung oder einer chronischen Erkrankung zu vermeiden. Bei den Leistungen, die Menschen mit Behinderung oder von Behinderung bedrohten Menschen nach dem Gesetz zustehen, werden unterschieden:

- Leistungen zur medizinischen Rehabilitation
- Leistungen zur Teilhabe am Arbeitsleben
- unterhaltssichernde und andere ergänzende Leistungen
- Leistungen zur Teilhabe am Leben in der Gemeinschaft

In der deutschen Gesetzgebung wird auch zwischen **behindert** und **schwerbehindert** unterschieden. Als schwerbehindert gilt ein Mensch, wenn der Grad seiner Behinderung 50 % oder mehr beträgt. Die Feststellung des Behinderungsgrades ist Auftrag von Behörden, die vom Staat mit dieser Aufgabe betraut werden.

! Merke Das Grundgesetz der Bundesrepublik Deutschland untersagt, Menschen zu diskriminieren: »Niemand darf wegen seiner Behinderung benachteiligt werden.« Artikel 3, GG

Bei einer Behinderung steht nicht im Vordergrund, dass die betroffene Person körperlich, geistig oder seelisch eingeschränkt ist. Im Vordergrund steht, dass sie durch die Einschränkung beeinträchtigt ist, am sozialen Leben teilzunehmen. Vor diesem Hintergrund macht es Sinn, den Begriff Gesundheit (► LF 1.1, Kap. 1.2, S. 12) um die Definition von Hurrelmann, einem deutschen Soziologen, zu erweitern:

➔ Definition »**Gesundheit** bezeichnet den Zustand des objektiven und subjektiven Befindens einer Person, der gegeben ist, wenn diese Person sich in den physischen, psychischen und sozialen Bereichen ihrer Entwicklung in Einklang mit den eigenen Möglichkeiten und Zielvorstellungen und den jeweils gegebenen äußeren Lebensbedingungen befindet.« (9, S. 16)

1.5 Alter und Pflegebedürftigkeit

Die meisten Menschen wünschen sich, im Alter gesund und selbstständig zu bleiben. Viele Menschen haben Angst vor **Pflegebedürftigkeit** und Abhängigkeit von anderen Menschen. Wer als pflegebedürftig gilt, wird im **11. Sozialgesetzbuch** (SGB XI), dem sogenannten Pflegeversicherungsgesetz, geregelt.

1.5.1 Pflegebedürftigkeitsbegriff

Definition **Pflegebedürftig** [...] sind Personen, die wegen einer körperlichen, geistigen oder seelischen Krankheit oder Behinderung für die gewöhnlichen und regelmäßig wiederkehrenden Verrichtungen im Ablauf des täglichen Lebens auf Dauer, voraussichtlich für mindestens sechs Monate, in erheblichem Umfang oder höherem Maße der Hilfe bedürfen.
§ 14 SGB XI

Betrachtet man die Definition genauer, so wird schnell klar, dass die Begriffe Krankheit und Behinderung zu konkretisieren sind. Im SGB XI gelten laut § 14 als Krankheit oder Behinderung:

- Verluste, Lähmungen oder andere Funktionsstörungen am Stütz- und Bewegungsapparat
- Funktionsstörungen der inneren Organe oder der Sinnesorgane
- Störungen des Zentralnervensystems wie Antriebs-, Gedächtnis- oder Orientierungsstörungen sowie endogene Psychosen, Neurosen oder geistige Behinderungen

Die Umschreibung »gewöhnliche und regelmäßig wiederkehrende Verrichtungen« beschreibt, dass es um Alltagstätigkeiten geht. Kann ein Mensch im Alter ein Hobby, z. B. Fallschirmspringen, nicht mehr ausüben, so ist dies kein Argument für eine Pflegebedürftigkeit. Auch akute Erkrankungen oder geringer Unterstützungsbedarf, z. B. beim Umgang mit modernen technischen Geräten, gelten nicht als Grund, einen Menschen als pflegebedürftig einzustufen.

! Merke Als pflegebedürftig gelten Menschen, die in folgenden Bereichen des Alltags teilweise oder vollständig Unterstützungsbedarf aufweisen:

- Körperpflege
- Ernährung
- Mobilität
- hauswirtschaftliche Versorgung

Die Bereiche Körperpflege, Ernährung und Mobilität werden zusammenfassend auch als **Grundpflege** bezeichnet. § 14 und 15, SGB XI

1.5.2 Gesetzliche Pflegestufen

Die einen Menschen brauchen wenig oder kaum Unterstützung in dem einen Bereich, dafür viel Unterstützung in einem anderen Bereich. Andere Menschen wiederum benötigen in allen Bereichen sehr viel Unterstützung. Pflegebedürftigkeit ist also nicht gleich Pflegebedürftigkeit, daher unterscheidet auch das Gesetz zwischen sogenannten **Pflegestufen**:

- Pflegestufe I – erhebliche Pflegebedürftigkeit
- Pflegestufe II – Schwerpflegebedürftigkeit
- Pflegestufe III – Schwerstpflegebedürftigkeit

Die Pflegestufe III kann ergänzt werden um die sogenannte Härtefallregelung, diese trifft auf Personen zu, für die »ein außergewöhnlich hoher und intensiver Pflegeaufwand erforderlich ist, der das übliche Maß der Pflegestufe III weit übersteigt« (§ 43 SGB XI). Als Beispiele für Personen, auf die die Härtefallregelung zutreffen kann, werden Menschen mit schwerster Demenz und Krebs im Endstadium genannt.

Wem eine Pflegestufe zusteht, entscheidet der **Medizinische Dienst der Krankenversicherung** (MDK) im Einzelfall (§ 44 SGB XI). Entscheidend für die Eingruppierung in eine Pflegestufe ist »der Zeitaufwand, den ein Familienangehöriger oder eine andere nicht als Pflegekraft ausgebildete Pflegeperson für die erforderlichen Leistungen der Grundpflege und hauswirtschaftlichen Versorgung benötigt« (§ 15 SGB XI). Dieser muss, je nach Pfle-

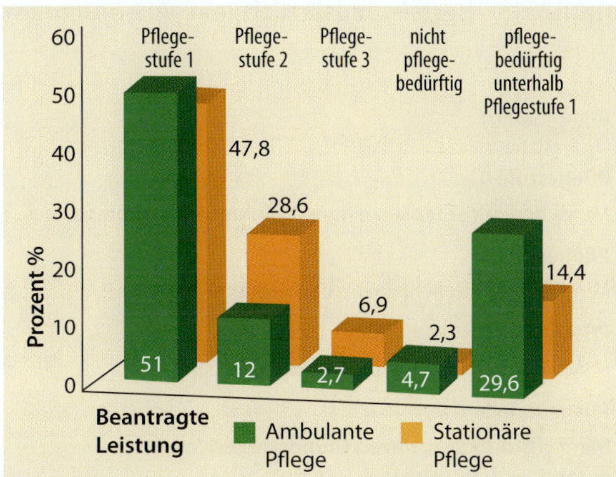

Abb. 1.13: Einteilung in Pflegestufen: Erstbegutachtungen des MDK in 2012 (Quelle: MDK)

gestufe, im wöchentlichen Tagesdurchschnitt bestimmte Zeitwerte erreichen. Gleichzeitig darf der hauswirtschaftliche Unterstützungsbedarf nie im Vordergrund stehen:

- Pflegestufe I: mindestens 90 Minuten Unterstützungsbedarf im Tagesdurchschnitt – davon mehr als 45 Minuten in der Grundpflege
- Pflegestufe II: mindestens drei Stunden im Tagesdurchschnitt – davon mindestens zwei Stunden in der Grundpflege
- Pflegestufe III: mindestens fünf Stunden im Tagesdurchschnitt – davon mindestens vier Stunden in der Grundpflege

1.5.3 Leistungen der Pflegeversicherung

Leistungen der Pflegeversicherung ► LF 3.1, Kap. 3.4.1, S. 1087 f.

Sowohl aus Sicht des Betroffenen und seiner Angehörigen, aber auch aus Sicht der Pflegefachkräfte kommt der Pflegestufe eine wichtige Bedeutung zu: Die Pflegestufe entscheidet darüber, welche **Sachleistungen** oder **Pflegegeld** einem Pflegebedürftigen zustehen.

Für Menschen mit erheblich eingeschränkter Alltagskompetenz, z.B. demenziell Erkrankte, gibt es auch ohne Pflegestufe Leistungen (§ 45 SGB XI). Je nach Schweregrad der Einschränkung sind dies € 100,– (Grundbetrag) oder € 200,– (erhöhter Betrag).

Nach dem **Pflegeneuausrichtungsgesetz** (seit 01.01.2013) besteht zusätzlich ein Anspruch im Rahmen der jeweiligen Pflegestufe. Dabei gibt es nur für diesen Personenkreis die sogenannte **Pflegestufe 0**, also Leistungen, auch wenn die Kriterien der erheblichen Pflegebedürftigkeit nicht erfüllt sind (Tab. 1.1). Eingeführt sind darüber hinaus Leistungen der häuslichen Betreuung, d.h. Hilfen bei der Alltagsgestaltung, wie Spazierengehen oder Vorlesen.

! Merke

Pflegesachleistungen sind Leistungen, die Pflegefachkräfte oder Pflegehilfskräfte im Rahmen der häuslichen Pflege für den Pflegebedürftigen erbringen. § 36 SGB XI

Pflegegeld ist eine finanzielle Leistung, mit der der Pflegebedürftige seine grundpflegerische und hauswirtschaftliche Versorgung selbst sicherstellen kann. § 37 SGB XI

Um sicherzustellen, dass das Pflegegeld zum Wohl des Pflegebedürftigen eingesetzt wird und dieser sich in einem guten Pflegezustand befindet, schreibt das **Pflegeversicherungsgesetz** in § 37 eine Beratung des Pflegebedürftigen vor (► LF 1.4, Kap. 2.3, S. 818). Diese Beratung wird durch bestimmte Einrichtungen, z.B. ambulante Pflegedienste, die eine entsprechende Zulassung besitzen, durchgeführt. Je nach Pflegestufe gilt eine unterschiedliche Beratungsfrequenz:

- Pflegestufe I und II: eine Beratung pro Halbjahr
- Pflegestufe III: eine Beratung im Vierteljahr

Pflegebedarf	Sachleistungen zur Pflege/mtl.	Pflegegeld/ mtl.	bei stationärer Pflege/mtl.
Pflegestufe 0 Menschen mit erheblich eingeschränkter Alltagskompetenz	225 €	120 €	
Pflegestufe 1 Mind. 90 Min. täglich, davon Grundpflege 45 Min.	450 € 665 €[1]	235 € 305 €[1]	1023 €
Pflegestufe 2 Mind. 3 Std. täglich, davon Grundpflege 2 Std.	1100 € 1250 €[1]	440 € 525 €[1]	1279 €
Pflegestufe 3 Mind. 5 Std. täglich, davon Grundpflege 4 Std. Zur Vermeidung von Härten	1550 € 1918 €	700 €	1550 € 1918 €

Tab. 1.1: Leistungen der Pflegeversicherung ([1] = Pflegestufe sowie Vorliegen einer dauerhalften erheblichen Einschränkung der Alltagskompetenz)

1.5.4 Diskussion um einen neuen Pflegebedürftigkeitsbegriff

Bereits seit einigen Jahren ist bekannt, dass der aktuelle **Pflegebedürftigkeitsbegriff** nicht ausreicht. Der größte Kritikpunkt ist, dass er einseitig den körperlichen Unterstützungsbedarf betrachtet. 2009 wurde im Auftrag des Bundesgesundheitsministeriums von einem Beirat ein Gutachten für einen neuen **Pflegebedürftigkeitsbegriff** vorgelegt. Die Mitglieder dieses Beirates kamen aus verschiedenen Bereichen, z. B. Pflegewissenschaft, Interessenverbände, Gesetzgebung, Krankenkassen, Ministerien. Der Bericht ließ allerdings noch zahlreiche Fragen offen. Im März 2012 nahm der Expertenbeirat seine Arbeit zur konkreten Ausgestaltung eines neuen Pflegebedürftigkeitsbegriffs wieder auf. Am 27. Juni 2013 legte er einen Bericht zur konkreten Ausgestaltung des neuen Pflegebedürftigkeitsberichts vor (www.bmg.bund.de). Dort empfiehlt der Expertenbeirat z. B. »die Schaffung eines neuen Begriffs der Pflegebedürftigkeit, der fünf Pflegegrade anstelle der bisherigen drei Pflegestufen umfasst. Die neuen Pflegegrade sind maßgebend für die Höhe der Sach- und Geldleistungen. Sie erlauben unter Berücksichtigung des Teilleistungssystems

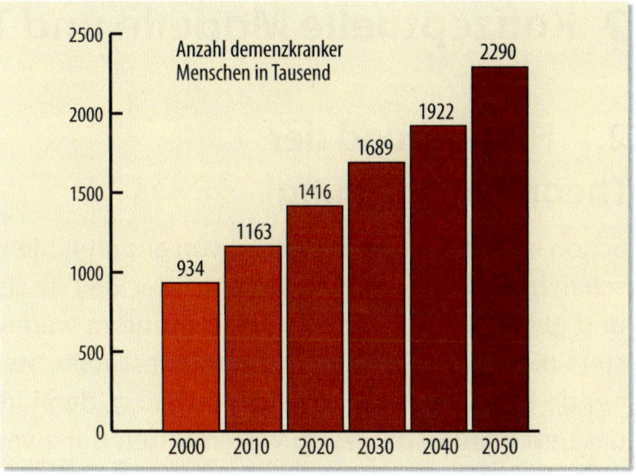

Abb. 1.14: Entwicklung der Anzahl der Demenzkranken (MDK).

der Pflegeversicherung eine differenziertere Einstufung von erwachsenen Pflegebedürftigen und pflegebedürftigen Kindern und führen zu mehr Gerechtigkeit." (10, S. 8)

Im Koalitionsvertrag „Deutschlands Zukunft gestalten" der Bundesregierung heißt es, dass „der neue Pflegebedürftigkeitsbegriff auf der Grundlage der Empfehlungen des Expertenbeirates in dieser Legislaturperiode so schnell wie möglich eingeführt" (11, S. 59) werden soll.

Aufgaben

- Nennen und erläutern Sie verschiedene Altersmodelle.
- Erklären Sie die Unterschiede zwischen kalendarischem, biologischem und sozialem Alter.
- Welche Funktion hat ein soziales Netzwerk?
- Nennen Sie Beispiele für anatomische und physiologische Veränderungen im Alter. Welche Ursachen können diesen Veränderungen zugrunde liegen?
- Erklären Sie, welche Faktoren die Zunahme der Lebenserwartung beeinflussen.
- Was bedeuten die Singularisierung, die Feminisierung und die Zunahme älterer Migranten für die Pflege?
- Wie definiert die WHO den Begriff »Gesundheit«?
- Welcher Zuständigkeitsbereich der Krankenkassen ist in § 11 des 5. Sozialgesetzbuchs (SGB V) festgehalten?
- Wie wird der Begriff »Pflegebedürftigkeit« im Pflegeversicherungsgesetz definiert? Erläutern Sie diese Definition.
- Wie viele Pflegestufen gibt es? Was sind die Kriterien für die Eingruppierung in eine Pflegestufe?

2 Konzeptuelle Modelle und Theorien der Pflege

2.1 Hintergrund der Theorieentwicklung

Schon immer wurden Menschen von anderen Menschen gepflegt, sei es weil sie krank oder weil sie alt und gebrechlich waren. Vor Jahrtausenden waren stets die eigene Familie oder zumindest nahe stehende Personen für die Pflege zuständig, denn in der Bevölkerung gab es im Wesentlichen nur zwei Aufgabenbereiche:

- Sich um das Haus und die Kinder zu kümmern, war die Aufgabe der Frauen.
- Sich um die Nahrungsbeschaffung und körperliche Schwerstarbeit zu kümmern, war Aufgabe der Männer.

Im Zuge der **Entwicklung von Berufen** änderte sich dies. Es gab Menschen, die sich weder mit der Essensbeschaffung noch mit deren Zubereitung beschäftigten. Der Grund hierfür war: Sie kümmerten sich um andere Aufgaben und Leistungen, welche die Bevölkerung benötigte. Die dabei erstellten Gegenstände oder getätigten Leistungen tauschten sie gegen Nahrung ein. Diese Tauschpraxis wich später der Praxis, für Produkte oder Leistungen zu bezahlen.

In diesem Zusammenhang wurde auch die traditionell weibliche Aufgabe, kranke und alte Menschen zu pflegen, zu einem Beruf. Was ursprünglich vor allem ein Akt der Nächstenliebe und Selbstverständlichkeit innerhalb der Familie war, wurde nun bezahlt oder, beispielsweise bei Ordensfrauen, mit Kost und Wohnraum honoriert.

Vor dem Hintergrund, dass früher alle Familienmitglieder für die Pflege zuständig waren, ging man lange Zeit davon aus, dass jeder Mensch in der Lage sei, kranke und alte Menschen zu pflegen. Inzwischen ist, um als **Pflegefachkraft** zu arbeiten, eine dreijährige Ausbildung notwendig. Wird diese erfolgreich beendet, so erhält der Absolvent eine Urkunde, die ihm erlaubt, die entsprechende Berufsbezeichnung zu tragen, z. B. Altenpflegerin oder Gesundheits- und Krankenpflegerin. Dies ist eine **geschützte Berufsbezeichnung**, die im Alten- bzw. Krankenpflegegesetz geregelt wird (►LF 4.1, Kap. 2.1, S. 1184). Bezeichnet sich eine Person z. B. als Altenpflegerin, auch wenn sie die dreijährige Ausbildung nicht oder nicht erfolgreich absolviert hat, so gilt dies als Ordnungswidrigkeit.

Doch **was ist Pflege**? Was macht den Beruf einer Pflegefachkraft aus? Und warum wird heutzutage gesagt, dass nicht jeder pflegen kann?

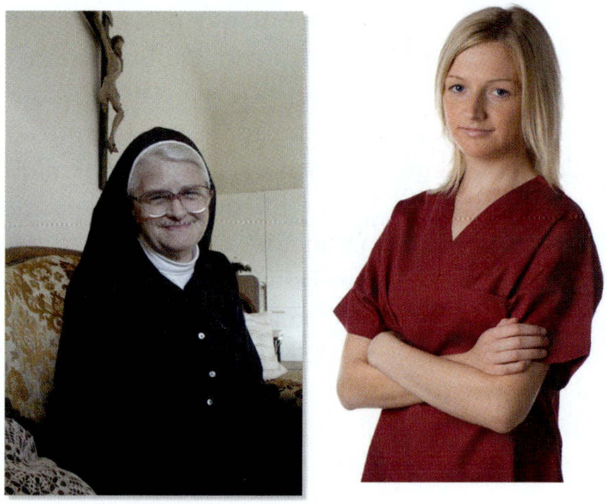

Abb. 2.1: Entwicklung der Pflege im Bild

Lange Zeit wurden kranke und alte Menschen einfach nach bestem Wissen und Gewissen gepflegt. Der älteste bekannte Text, der über die Pflege geschrieben wurde, stammt von **Florence Nightingale**. Ihre Erfahrungen in der Krankenpflege sammelte sie in den 1850er-Jahren im Krimkrieg, als sie kranke und verwundete Soldaten pflegte.

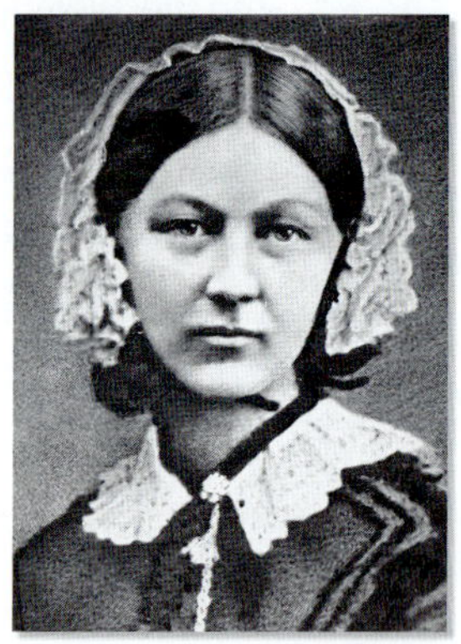

Abb. 2.2: Florence Nightingale lebte von 1820 bis 1910. Sie wurde erheblich älter als der Durchschnitt ihres Geburtsjahrgangs.

Im Jahr 1859 veröffentlichte sie ihr Buch mit dem Titel »Notes on Nursing«, was soviel bedeutet wie »Anmerkungen zur Krankenpflege«. Das Buch enthielt vor allem kurze und knappe Anweisungen, was Pflegende zu tun und was sie zu lassen haben. Damit gilt das Buch von Florence Nightingale als das erste Pflegelehrbuch.

Mit ihrem Vorgehen brachte Florence Nightingale einen Stein ins Rollen: Sie thematisierte als Erste, dass die pflegerische Tätigkeit einen Einfluss nimmt auf den Gesundheits- und Pflegezustand eines Menschen.

Nach den praxisorientierten Anmerkungen von Nightingale fand die erste theoretische Auseinandersetzung mit Pflege um die Wende vom 19. zum 20. Jahrhundert in den USA statt (1, S. 17). In der zweiten Hälfte des 20. Jahrhunderts nahmen sich die sogenannten Pflegetheoretikerinnen der ersten Stunde der Frage an, was Pflege ist (►LF 1.1, Kap. 2.2.4, S. 22). Um ihre Theorien der Pflege zu verstehen, ist es sinnvoll, sich zunächst mit einigen gängigen Begriffen aus der Pflegetheorie zu beschäftigen.

2.2 Pflegetheoretische Begriffe

Pflegetheoretische Begriffe helfen, Pflegewissen zu ordnen. Dabei ist es wichtig zu wissen, was mit welchem Begriff gemeint ist und wie verschiedene Begriffe zueinander im Verhältnis stehen.

Zum Ende des 20. Jahrhunderts gab es hinsichtlich der Bedeutung pflegetheoretischer Begriffe allerdings Uneinigkeit unter einigen Pflegewissenschaftlern. Insbesondere wurden die Begriffe **Pflegemodell** (►LF 1.1, Kap. 2.2.2, S. 20) und **Pflegetheorie** (►LF 1.1, Kap. 2.2.4, S. 22) unterschiedlich definiert (2, 1).

Letztendlich jedoch, so die Meinung von Afaf Meleis, einer in den USA tätigen Professorin für Pflegewissenschaft, »sollten die Fähigkeiten der Wissenschaftler […] besser für Diskussionen wichtiger Sachthemen eingesetzt werden« (1, S. 30). Ob man einen theoretischen Inhalt als Theorie oder als Modell bezeichnet, ist für sie zwar nicht unwichtig, aber nachrangig. Im Vordergrund steht ihrer Meinung nach, dass überhaupt theoretisch über Pflege nachgedacht wird und dass durch Forschung die Pflegepraxis Fortschritte macht (1, S. 30).

Trotz dieser Unstimmigkeiten ist es sinnvoll, sich mit den theoretischen Begriffen der Pflege auseinanderzusetzen. Nur so kann erreicht werden, dass eben nicht jede Pflegefachkraft nach eigenem Ermessen pflegt, sondern dass zumindest innerhalb eines Teams bzw. einer Einrichtung alle Pflegenden ein gemeinsames Ziel vor Augen haben. Die beschriebenen Unstimmigkeiten erklären jedoch, warum mitunter in einem Buch etwas als Theorie bezeichnet wird, was in einem anderen Buch als Modell benannt wird.

2.2.1 Das Metaparadigma

> ➔ **Definition** **Metaparadigma** (griech. meta = zwischen, paradigma = Muster) der Pflege: die abstrakteste Ebene der Pflegetheorie

Für die Pflege gibt es verschiedene **Metaparadigmen**, das bekannteste stammt von **Jacqueline Fawcett**, einer amerikanischen Pflegewissenschaftlerin.

Die **vier Bereiche des Metaparadigmas** nach Fawcett sind:

- Person = Menschen oder Gruppen von Menschen, z. B. Familien, die Pflege empfangen
- Umwelt = Bezugspersonen des Pflegebedürftigen sowie seine Umgebung, z. B. die eigene Wohnung oder das Seniorenheim
- Gesundheit = Zustand des Menschen von der völligen Gesundheit bis zur unheilbaren Krankheit oder ein Zustand dazwischen
- Pflege = Informationssammlung zu Pflegeproblemen, Planung und Durchführung von Pflegemaßnahmen sowie Prüfung der Pflegeergebnisse (2, S. 18), also alle Schritte des Pflegeprozesses (►LF 1.2, Kap. 2, S. 88)

LF 1.1

! Merke Für alle Metaparadigmen gilt gleichermaßen: Für die Pflegepraxis sind sie zu allgemein und nicht direkt umsetzbar. Ihr Vorteil besteht jedoch darin, dass sie:

- den Rahmen, in dem Pflege stattfindet, beschreiben,
- auf der ganzen Welt gültig sind,
- nicht nach Altersgruppe, Kultur oder Bevölkerungsgruppe unterscheiden.

Damit ist das Metaparadigma eine »grundlegende Arbeitsgrundlage« (2, S. 16) und wird auch als »Weltanschauung« der Pflege bezeichnet (3, S. 68).

Aus dem Metaparadigma können verschiedene konzeptuelle Modelle entwickelt werden.

2.2.2 Konzeptuelle Modelle

Die Aufgabe eines **Modells** ist es, die Wirklichkeit abzubilden (► LF 1.1, Kap. 1.1.2, S. 3). Im Alltag begegnen dem Menschen immer wieder Modelle, oft werden sie als solche gar nicht mehr wahrgenommen. Modelle werden häufig körperlich dargestellt (Abb. 2.4).

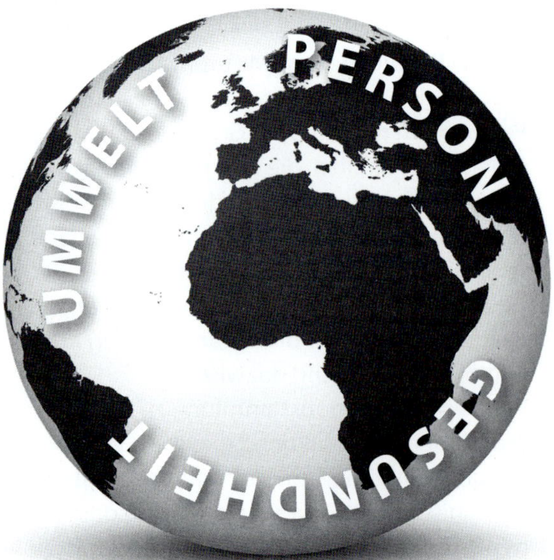

Abb. 2.3: Das Metaparadigma beschreibt alle Bereiche, die Pflege umfasst – überall auf der Welt.

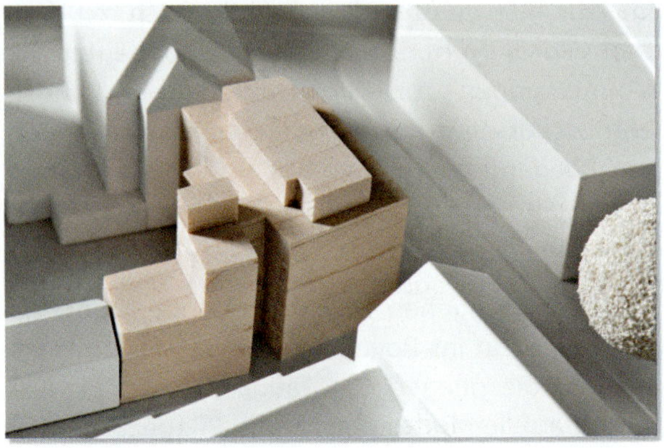

Abb. 2.4: Das Modell eines Hauses veranschaulicht das geplante Haus.

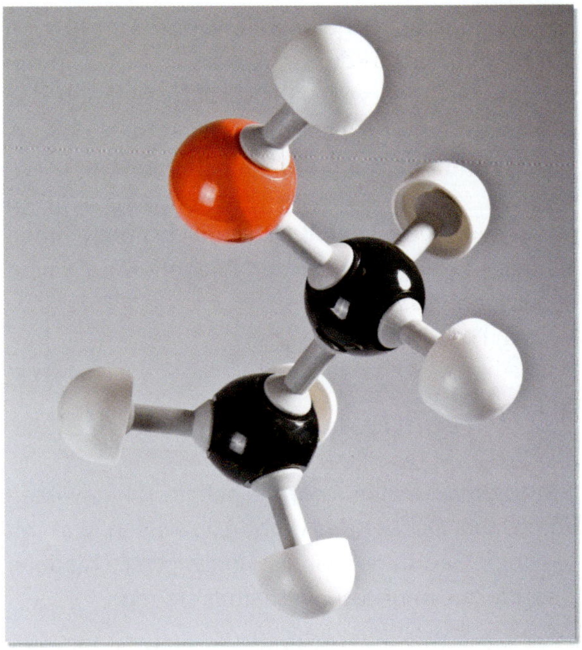

Abb. 2.5: Das Modell von Aufbau und Funktion eines Moleküls erleichtert das Verstehen der Funktion.

Von einem **konzeptuellen Modell** wird gesprochen, wenn es um die Darstellung eines geistigen Bildes geht.

➜ Definition Fawcett bezeichnet als **konzeptuelles Modell**: »... eine Reihe abstrakter, allgemeiner Vorstellungen, ergänzt durch inhaltliche Annahmen, die diesen Vorstellungen eine bedeutsame Form verleihen.« (2, S. 12)

Das Lexikon der Pflegeforschung definiert das **konzeptuelle Modell** als

> **Definition** »eine schematische und vereinfachte grafische Darstellung oder verbale Beschreibung der strukturellen und inhaltlichen Zusammenhänge einer Theorie, um so […] die Theorie leichter […] erfassbar zu machen.« (3, S. 58)

Konzeptuelle Modelle gibt es nicht nur in der Pflege, sondern in jedem Lebensbereich. Sie können nicht oder nur sehr abstrakt als Gegenstand dargestellt werden, da Konzepte eben auch keine Gegenstände sind.

Die Vorteile eines konzeptuellen Modells bestehen darin,

- die Vorstellungen verschiedener Pflegefachkräfte, was Pflege ist, auf einen Nenner zu bringen,
- eine leichtere Kommunikation unter den Pflegefachkräften zu ermöglichen,
- die Organisation der Praxis zu erleichtern und
- den Fortschritt der Pflegewissenschaft voranzutreiben (2, S. 15f).

Ein konzeptuelles Modell besteht aus mehreren Konzepten (2, S. 12) und wird »durch mehrere allgemeine oder konkretere Theorien spezifiziert« (2, S. 39, ► LF 1.1, Kap. 2.2.4, S. 22).

> **! Merke** Konzeptuelle Modelle sind richtungsweisend für Fragestellungen aus der Praxis, sie zeigen den Sinn und den Umfang von Pflege auf. (2, S. 14)

2.2.3 Konzepte

> **Definition** Der Begriff **Konzept** wird von Fawcett wie folgt umschrieben: »die geistige Vorstellung von Phänomenen […]. Konzepte sind so allgemein, dass sie weder in der realen Welt direkt beobachtet noch auf eine bestimmte Person, Gruppe oder Situation beschränkt werden können.« (2, S. 12)

Meleis berichtet, dass für viele Pflegetheoretikerinnen Konzepte »die Eckpfeiler ihrer Theorie« bedeuteten und nennt als Beispiel u. a. die Selbstfürsorge (1, S. 24).

In dem von Silvia Käppeli, einer schweizerischen Pflegewissenschaftlerin, herausgegebenen Buch wird Konzept beschrieben als »Überbegriffe, Verallgemeinerungen für ein Phänomen oder verschiedene ähnliche Phänomene […], die sich in der täglichen Arbeit zeigen.« (4, S. 11)

Weiter heißt es hier, dass Konzepte Erfahrungen aus der Praxis verwenden und dadurch neue Erkenntnisse liefern (4, S. 11).

All diese Definitionen haben eine Gemeinsamkeit: Unter Konzept wird ein geistiges Bild verstanden, das ein Mensch von einer Situation oder einem Zustand hat. So haben die meisten Menschen beispielsweise ein Bild im Kopf, wie sie sich Urlaub vorstellen. Vergleicht man ihre Konzepte, so stellt man fest, dass es nicht das eine, stets passende Konzept von Urlaub gibt. Die einen Menschen verstehen möglichst viel sportliche Aktivität unter Urlaub. Das Urlaubskonzept anderer Menschen beinhaltet zwangsläufig einen Strand und mindestens 25 °C im Schatten.

Das Konzept eines Pflegebedürftigen kann von dem der Pflegefachkraft abweichen. Beispielsweise mag im Konzept eines Pflegebedürftigen zum Thema Harnkontinenz ein sehr leichtes Harnträufeln noch völlig in Ordnung sein, z. B. weil er dieses seit Jahrzehnten gewohnt ist. Dem Verständnis der Pflegefachkraft nach mag es sich nicht mehr um eine Harnkontinenz handeln, weil ihr Konzept von einer Harnkontinenz kein Harnträufeln vorsieht.

Dass die Konzepte von Pflegebedürftigen und Pflegefachkräften immer wieder abweichen, ist verständlich und kann nicht vermieden werden. Umso wichtiger ist es jedoch, die jeweiligen Konzepte und Auffassungen zu klären, um die Pflege im Sinne des zu pflegenden Menschen zu gestalten.

Für eine gemeinsame Wissensbasis und um die Qualität der Pflegepraxis weiterzuentwickeln, sind Konzepte zwingend notwendig (2, S. 13).

LF 1.1

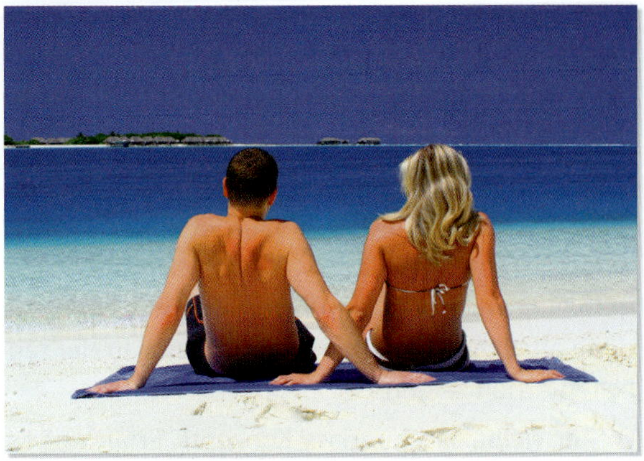

Abb. 2.6: Urlaub: Erholung durch Entspannung am Strand

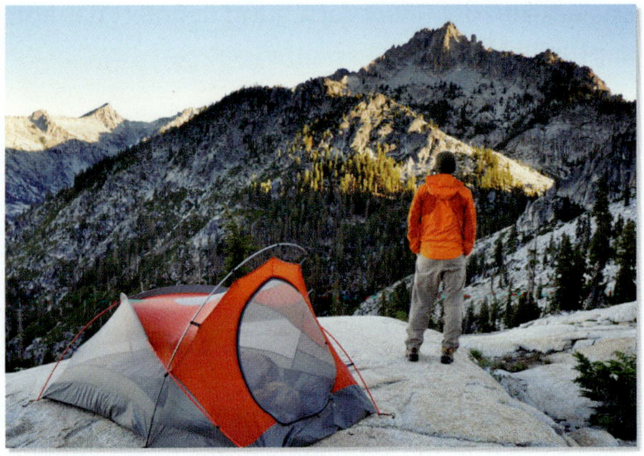

Abb. 2.7: Urlaub: Erholung durch Bergwandern

✔ **Tipp** Eine professionelle Pflege erfordert, dass sich alle Pflegefachkräfte einer Einrichtung oder zumindest innerhalb des Teams einig sind, wie ihre Konzepte einzelner Pflegesituationen aussehen. Nur auf diese Weise ist es möglich, gemeinsam an einem Ziel zu arbeiten. Die Pflegeplanung (► LF 1.2, Kap. 2.3.4, S. 101) bietet hierzu eine ideale Unterstützung.

2.2.4 Pflegetheorien

So, wie es nicht nur in der Pflege, sondern in jedem Bereich des Lebens konzeptuelle Modelle gibt, so gibt es auch in jedem Bereich des Lebens Theorien. In der Pflege spricht man von **Pflegetheorien**. Der Unterschied zwischen einem konzeptuellen Modell (► LF 1.1, Kap. 2.2.2, S. 20) und einer Theorie liegt im Abstraktionsgrad: Theorien sind konkreter als konzeptuelle Modelle (2, S. 42).

➔ **Definition** Bartholomeyczik, eine deutsche Pflegewissenschaftlerin, und andere definieren **Theorie** wie folgt: »ein System von Aussagen zur Erklärung von Sachverhalten. Die elementaren Bausteine einer Theorie sind theoretische Begriffe, die durch Aussagen über deren Beziehung zueinander (...) miteinander verbunden sind« (3, S. 113).

Weiterhin zitieren sie Meleis, die der Meinung ist, dass Theorien

- Phänomene, z. B. Angst, Schmerz, Ruhelosigkeit, beschreiben,
- Beziehungen zwischen Phänomenen erklären und
- aus diesen Erklärungen Handlungsanweisungen für die Praxis ableiten (5, zit. nach 3, S. 113).

Die Theorien, die in der Pflege verwandt werden, können direkt aus der Pflege stammen, z. B. von Pflegetheoretikern. Zudem werden in der Pflege auch Theorien aus anderen Wissenschaften verwandt, z. B. aus der Psychologie oder aus der Sozialwissenschaft. In diesen Fällen spricht man von Bezugswissenschaften.

Nach Meleis hat die Entwicklung der Pflegetheorien selbst eine Entwicklung durchlaufen. Sie unterscheidet **vier Phasen**:

1. Die **Praxisphase:** Hierzu zählt beispielsweise Florence Nightingale (► LF 1.1, Kap. 2.1, S. 18), die praktische Anweisungen für die Pflege theoretisch niederlegte.

2. Die **Ausbildungsphase:** In diese Phase fällt die Zeit, in der das Niveau der Ausbildungen in der Pflege erhöht wurde. Immer wichtiger wurde, dass schriftliche Anweisungen für die Praxis begründet werden konnten und dass transparent war, woher diese Aussagen stammten. Auch zeichnet sich diese Phase durch die Pflegestudiengänge aus, die Ende des 20. Jahrhunderts in Deutschland entwickelt wurden.

3. Die **Forschungsphase:** Sie war eine notwendige Folge der Ausbildungsphase, denn irgendwann reichte es nicht mehr zu wissen, woher eine Aussage stammte, sondern es wurde der Punkt erreicht, dass eine Aussage auch begründet werden musste. Dies wurde durch Forschung möglich.
4. Die **Theoriephase:** In dieser Phase wird mit der Entwicklung von Pflegetheorien begonnen. Die Aufgaben und Ziele von Pflege stehen zunehmend im Mittelpunkt (1, S. 19f).

Die Theoriephase setzte in den USA in den 1950er-Jahren und damit wesentlich früher ein als in Deutschland. Dementsprechend wurden Ergebnisse aus der Pflegeforschung in den USA ebenfalls schon erheblich länger in der Praxis berücksichtigt als es in Deutschland der Fall war. Dafür war es Pflegewissenschaftlern und -theoretikern außerhalb der USA möglich, aus den dort gemachten Erfahrungen zu lernen.

Die Frage »Was ist Pflege« spielte zu Beginn der Theoriephase die größte Rolle. Bei dem Versuch zu klären, was die Aufgaben und Ziele von Pflege sind, haben sich **vier Schwerpunkte** gebildet (1, S. 20):

- Bedürfnistheorien
- Interaktionstheorien
- humanistische Theorien
- Ergebnistheorien

Bedürfnistheorien

Im Mittelpunkt der **Bedürfnistheorien** steht, die Grundbedürfnisse des Menschen, also z. B. Essen und Schlafen, zu befriedigen. Ist einem Menschen dies aus eigener Kraft nicht möglich, so ist es Aufgabe der Pflegenden, ihn hierbei zu unterstützen. Die erste Vertreterin der Bedürfnistheorien war **Virginia Henderson**, die im Auftrag des International Council of Nursing (ICN) der Frage »Was ist Pflege?« nachging (1, S. 20). Eine weitere sehr bekannte Bedürfnistheorie stammt von **Dorothea Orem;** sie beschäftigt sich mit dem Thema Selbstfürsorge (► LF 1.1, Kap. 2.4, S. 25).

Interaktionstheorien

Interaktion ist ein zwischenmenschlicher Prozess. Die **Interaktionstheorien** beschäftigen sich mit Prozessen zwischen einem Menschen, der Hilfe benötigt, und einem anderen Menschen, der Hilfe geben kann. Die Pflegefachkraft und der pflegebedürftige Mensch beeinflussen sich wechselseitig und treten miteinander in Beziehung. Überdies spielen Vertrauen und die persönliche Entwicklung bei diesem theoretischen Ansatz eine große Rolle. Eine Vertreterin der Interaktionstheorien ist z. B. **Imogene King**, in deren Theoriemittelpunkt der Begriff System steht.

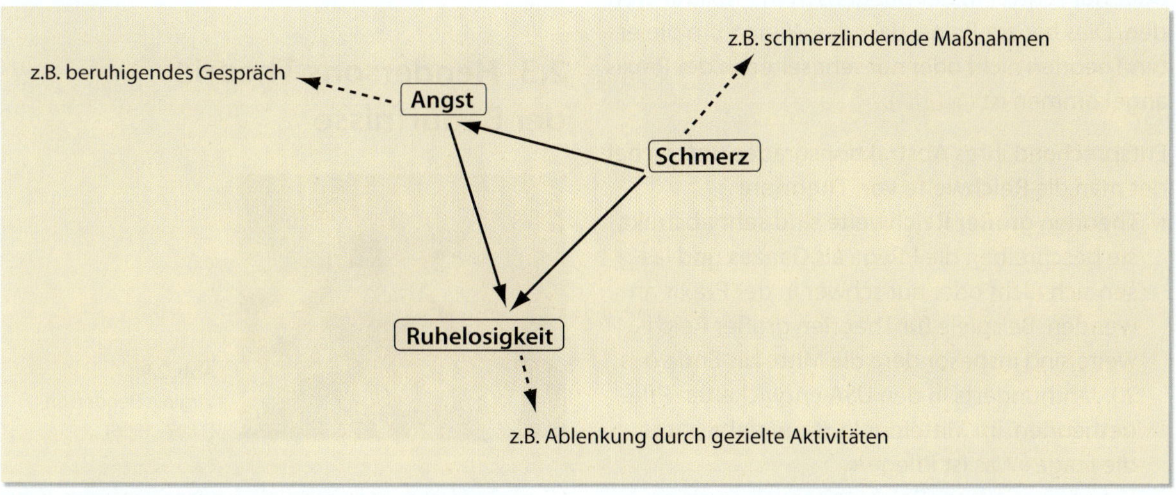

Abb. 2.8: Pflegephänomene stehen zueinander in Beziehung und ziehen bestimmte Maßnahmen nach sich. Schmerz, Angst und Ruhelosigkeit stehen hier als Beispiele für Pflegephänomene. Die durchgezogenen Linien zeigen die Beziehungen zwischen den Pflegephänomenen. Die gestrichelten Linien verweisen auf Beispiele für konkrete Maßnahmen.

LF 1.1

Humanistische Theorien

Für die Vertreterinnen der **humanistischen Theorien** steht der Mensch mit seinen Bedürfnissen im Mittelpunkt. Ihn zu betreuen und für ihn zu sorgen, ist der Kern der humanistischen Theorien. Zu den Theoretikerinnen dieses Ansatzes zählen z. B. **Josephine Paterson** und **Loretta Zderad**, in ihrer gemeinsamen Theorie stehen Pflegephänome im Vordergrund, beide haben einen beruflichen Hintergrund in der Psychiatrie (1, S. 163).

Ergebnistheorien

Für die Vertreterinnen der **Ergebnistheorien** zählt vor allem das Ergebnis, das durch Pflege erzielt wird. Der Weg zum Ziel gilt dabei als zweitrangig. Als wichtig gilt in diesem Theoriezweig, dass sich der Mensch in einem harmonischen Gleichgewicht befindet. Vertreten wird dieser Ansatz z. B. durch **Martha Rogers** und ihr sogenanntes Energiefeldmodell (1, S. 141).

Ziele und Reichweiten der Pflegetheorien

Ziel der ersten Theorien, die in den USA und ausschließlich von Frauen entwickelt wurden, war es, zu beschreiben, was Pflege ist und welche Aufgaben sowie Ziele sie hat. Da die Theorien jeweils die gesamte Pflege beschreiben sollten, blieben sie sehr abstrakt. Die Theorien »der ersten Stunde« haben daher eines gemeinsam: Sie lassen sich nicht oder nur schwer in der pflegerischen Praxis anwenden. Dies hat zur Folge, dass das Wissen um die ersten Theorien nicht oder nur sehr selten in der Praxis angekommen ist (6, S. 51).

Entsprechend ihres Abstraktionsgrades unterscheidet man die **Reichweite von Theorien:**

- Theorien **großer Reichweite** sind sehr abstrakt, sie beschreiben die Pflege als Ganzes und lassen sich nicht oder nur schwer in der Praxis anwenden. Beispiele für Theorien großer Reichweite sind insbesondere die Mitte bis Ende des 20. Jahrhunderts in den USA entwickelten Pflegetheorien. Im Mittelpunkt stand dabei stets die Frage »Was ist Pflege?«.
- Theorien **mittlerer Reichweite** weisen einen weitaus höheren Praxisbezug auf. Sie beschäftigen sich vor allem mit dem Erleben von Pflegebedürftigen. In der Altenpflege könnte beispielsweise das Erleben von Abhängigkeit bei Alltagsaktivitäten eine Theorie mittlerer Reichweite ausmachen.
- Theorien **geringer Reichweite** werden auch als situationsspezifische Theorien bezeichnet. Sie berühren die Praxis sehr stark. Grundstein für die oben genannte Theorie zum Erleben von Abhängigkeit könnten beispielsweise situationsspezifische Theorien zum Thema Essen anreichen oder Übernahme der Körperpflege sein.

Mit den Theorien großer Reichweite hoffte man, die Frage »Was ist Pflege?« zu beantworten. Dies ist zwar gelungen – allerdings hat jede Pflegetheoretikerin ihre eigene Antwort gefunden. Die Hoffnung, mit Theorien großer Reichweite die Pflegepraxis theoretisch auf sichere Füße zu stellen, ist nicht erfüllt worden (6, S. 51). Pflegetheorien sind jedoch Voraussetzung für Pflegeforschung (► LF 1.1, Kap. 3, S. 29). Aus diesem Grund sind Theorien mittlerer sowie geringer Reichweite gleichermaßen für die Praxis sinnvoll und als Basis für Forschung notwendig.

Eine Antwort auf die Frage »Was ist Pflege?« hat schließlich die American Nurses Association (ANA) geliefert, indem sie als **Pflege** definiert: »Diagnose und Therapie menschlicher Reaktionen auf aktuelle oder potenzielle Gesundheitsprobleme«. (7, S. 10)

2.3 Hendersons Theorie der Bedürfnisse

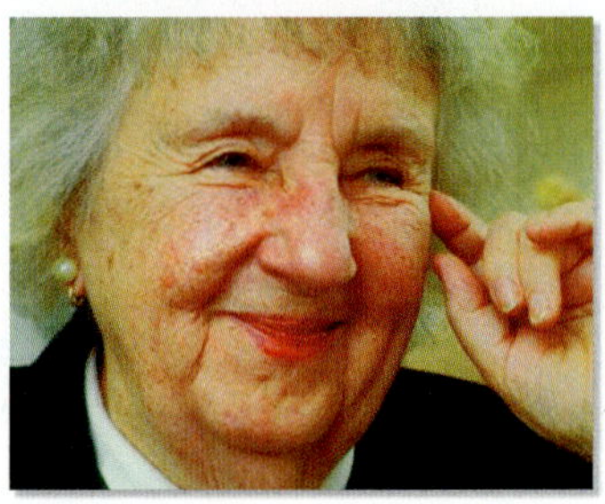

Abb. 2.9: Virginia Henderson (1897–1996)

Virginia Henderson war eine amerikanische Krankenschwester. Nach jahrelanger Erfahrung in der Praxis war sie in der Ausbildung von Pflegefachkräften tätig (1, S. 297). Ihr Hauptanliegen war, zu beschreiben, welche Aufgaben die Pflege hat, und diese Aufgaben wissenschaftlich zu begründen. Sehr wichtig war ihr, die Pflege als selbstständiges Aufgabengebiet zu etablieren und nicht einfach als einen Teil der Medizin zu sehen.

Die **Bedürfnisse** und **Lebensaktivitäten** eines Menschen sind ein zentraler Bereich der Pflegetheorie nach Henderson. Im Gegensatz zu den meisten anderen Theorien ihrer Zeit hatte Henderson die Pflegepraxis sehr klar vor Augen (1, S. 39). Pflege verstand sie als Hilfe zur Selbsthilfe: Ihrer Auffassung nach sollten Pflegende Hilfestellungen leisten, damit der Pflegebedürftige so rasch wie möglich wieder selbstständig seinen Bedürfnissen nachkommen kann. Henderson listete **15 Aktivitäten** auf, bei denen die Pflegenden bei Bedarf unterstützen sollten:

- »normal atmen
- ausreichend essen und trinken
- körperliche Abfallprodukte ausscheiden
- sich bewegen und an der Körperhaltung arbeiten
- schlafen und ruhen
- passende Kleidung aussuchen, sich an- und auskleiden
- durch entsprechende Bekleidung und Veränderung der Umwelt die Körpertemperatur im Normalbereich halten
- den Körper reinigen, pflegen und die Haut schützen
- Selbstgefährdung und Gefährdung anderer vermeiden
- durch Äußerung von Gefühlen, Bedürfnissen, Ängsten usw. mit anderen kommunizieren
- sich entsprechend seiner Religion betätigen
- in einer Art und Weise arbeiten, die das Gefühl vermittelt, etwas Sinnvolles zu leisten
- spielen oder an Freizeitaktivitäten teilnehmen
- lernen, entdecken oder die Neugier befriedigen, die eine ‚normale' Entwicklung und Gesundheit zur Folge hat
- die vorhandenen Gesundheitsversorgungseinrichtungen nutzen« (1, S. 47)

Dass Hendersons Theorie auch heute noch eine große Relevanz für die praktische Pflege besitzt, zeigen die Zitate in Tab. 2.2.

Die vorangegangenen Beispiele zeigen, dass es auch in der heutigen Zeit Sinn macht, sich näher mit der Theorie von Virginia Henderson zu beschäftigen, viele ihrer Ansätze haben auch heute noch Gültigkeit und sind praxisnah umsetzbar.

2.4 Orems Selbstfürsorge-Defizit-Theorie

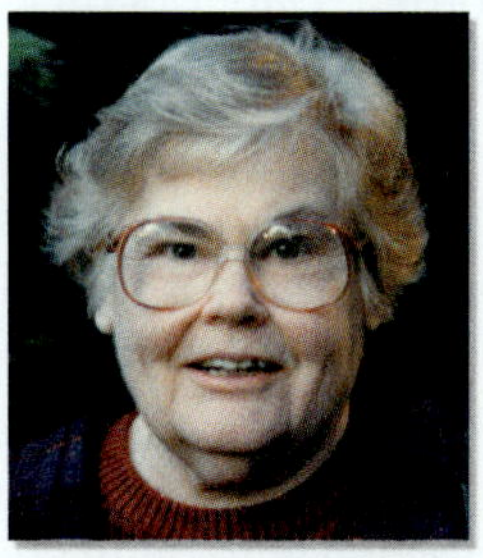

Abb. 2.10: Dorothea Orem (1923–1966)

Dorothea Orem war eine amerikanische Krankenschwester und Pflegepädagogin. Darüber hinaus war sie als Pflegedirektorin sowie als Pflegeberaterin in einer US-Behörde tätig (1, S. 299). Während Henderson ihren Blick auf die Bedürfnisse eines

Das Zitat aus der Theorie von Henderson …	… spiegelt sich in der heutigen professionellen Pflege wider:
» … sehe […] den Zweck der Pflege darin, den Tagesablauf für den einzelnen so normal wie möglich zu erhalten« (1, S. 45)	• biografie-orientierte Pflegeplanung • Nutzung von Ressourcen
»dass zu einer wirklich effektiven Pflege die ständige Analyse und Überprüfung des Bildes gehört, das sich die Pflegefachkraft von den Bedürfnissen des Patienten machte« (1, S. 46)	• Pflegeprozess • ressourcen-orientierte Pflegeplanung • aktivierende Pflege
»Ehe sie dem Patienten eine Handlung abnimmt, fragt sie sich, welchen Teil der Handlung er selbst verrichten könnte.« (1, S. 49)	• ressourcen-orientierte Pflegeplanung • aktivierende Pflege

Tab 2.2: Zitate von Virginia Henderson und ihr praktischer Bezug in der heutigen professionellen Pflege.

LF 1.1

Menschen legte, fokussierte Orem die **Selbstfürsorgekompetenz** des Menschen. Unterstützungsbedarf durch professionell Pflegende sah Orem erst dann, wenn die Familie und nahe stehende Personen die Pflege nicht mehr leisten können (1, S. 85).

Das größte Ziel der professionellen Pflege ist laut Orem, die Selbstfürsorgekompetenz eines Menschen wiederherzustellen. Aus diesem Grund übernimmt die Pflegefachkraft auch nur die Aufgaben der Selbstfürsorge, zu denen der Pflegebedürftige nicht mehr in der Lage ist. Pflegetätigkeiten kann sie vollständig oder unterstützend übernehmen oder anleiten.

Orem selbst unterteilt ihre **Selbstfürsorge-Defizit-Theorie** noch einmal in drei Teiltheorien:

- Theorie der Selbstfürsorge
- Theorie der Selbstfürsorge-Defizite
- Theorie der Pflegesysteme

In der **Theorie der Selbstfürsorge** geht es Orem vor allem um die Fähigkeiten, die ein Mensch besitzt, um selbst für sich zu sorgen. Dabei berücksichtigt sie, dass sich die Selbstfürsorge-Fähigkeiten eines Menschen ändern können. Als Ursache für eine Änderung kommen infrage:

- gesundheitsstörungsbedingte Ursachen
- entwicklungsbedingte Ursachen
- allgemeine Ursachen (1, S. 89)

Durch die oben genannten Ursachen wird deutlich, dass Orems Theorie unterschiedliche Altersgruppen berücksichtigt hat. Geht man davon aus, dass sich Menschen auch im Alter noch entwickeln, so wird deutlich, dass neben Kindern auch alte Menschen eine besondere, eben entwicklungsbedingte Selbstfürsorge aufweisen.

In der **Theorie der Selbstfürsorge-Defizite** beschreibt Orem, »warum bestimmte Personen der Pflege bedürfen und warum ihnen durch Pflege geholfen werden kann« (1, S. 90). Ein Selbstfürsorge-Defizit kann entstehen durch:

- interne Faktoren der Gesundheit
- externe Faktoren der Gesundheit
- äußere Bedingungen

Dies kann dazu führen, dass die Fähigkeit, für sich selbst zu sorgen, ganz oder teilweise entfällt. Auch dass ein Mensch nicht mehr in der Lage ist, sein Selbstfürsorge-Defizit zu erkennen, kann eine Folge sein (1, S. 90). Die Faktoren, die zu einem Selbstfürsorge-Defizit führen können, sind also vielfältig. Ebenso wie die Ursache im Menschen selbst liegen kann, wird auch dem personellen sowie sachlichen Umfeld eines Menschen eine große Bedeutung zugemessen.

Die **Theorie der Pflegesysteme** beleuchtet, dass es in einer Pflegebeziehung immer einen Menschen gibt, der bereit ist, Pflege anzunehmen (1, S. 92). Der Pflegebedürftige ist also kein passiver Empfänger von Pflegeleistungen, sondern er bestimmt selbst, was er braucht. Pflege wird ergänzend tätig.

Auf der anderen Seite gibt es jedoch mindestens einen Menschen, der bereit ist zu pflegen (1, S. 92). Die Betonung des Beziehungscharakters verdeutlicht, dass die Kommunikation zwischen Pflegebedürftigem und Pflegenden als Voraussetzung für eine Beziehung eine wichtige Rolle spielt. Dass auch andere Berufsgruppen des Gesundheitswesens Einfluss auf das Pflegesystem nehmen, blendet Orem nicht aus – und betont dadurch die interdisziplinäre Zusammenarbeit (1, S. 95).

2.5 Fördernde Prozesspflege nach Krohwinkel

Vermutlich hat sich keine deutsche pflegewissenschaftliche Einzelstudie so sehr auf die Pflegetheorie ausgewirkt wie jene von **Monika Krohwinkel**. Die Studie wurde 1987, als die Pflegeforschung in Deutschland noch in den Kinderschuhen steckte, durchgeführt (8, S. 9). Untersucht wurde die Pflege von Apoplexie-Patienten im Krankenhaus.

Den Namen Krohwinkel bringen viele Pflegefachkräfte mit den **Aktivitäten, Beziehungen** und **existenziellen Erfahrungen des Lebens**, kurz **ABEDL®** genannt, in Verbindung. Von vielen Seiten werden die ABEDL® als Modell, Theorie, Konzept o.Ä. bezeichnet. Monika Krohwinkel selbst spricht in ihrem Buch von der **fördernden Prozesspflege** und bezeichnet diese als **System** (8). Auch wenn die ursprünglichen Erkenntnisse zu diesem System im Krankenhausbereich liegen, so findet die fördernde Prozesspflege vor allem in der Altenpflege starken Anklang. Viele Pflegefachkräfte oder auch Einrichtungen der Altenpflege sprechen davon, »nach Krohwinkel« zu pflegen. Die Erkenntnisse und theoretischen Überlegungen, die Krohwinkel durch ihre Studie gewonnen hat, haben einen sehr starken Praxisbezug.

Um die fördernde Prozesspflege zu erklären, arbeitet Krohwinkel mit einem sogenannten **Rahmenkonzept**. Ausgangspunkt des Konzeptes sind vier **Schlüsselkonzepte**, die den vier Bereichen des Metaparadigmas nach Fawcett (►LF 1.1, Kap. 2.2.1, S. 19) ähneln. Auf Basis des theoretischen Konzeptes entwickelte Krohwinkel die **13 ABEDL®**:

- kommunizieren können
- sich bewegen können
- vitale Funktionen des Lebens aufrecht erhalten können
- sich pflegen können
- essen und trinken können
- ausscheiden können
- sich kleiden können
- ruhen, schlafen und sich entspannen können
- sich beschäftigen, lernen und entwickeln können
- die eigene Sexualität leben können
- für eine sichere und fördernde Umgebung sorgen können
- mit existenziellen Erfahrungen umgehen und sich dabei entwickeln können
- soziale Beziehungen sichern und gestalten und dabei mit existenziellen Erfahrungen umgehen können

! Merke Die ABEDL® »kommunizieren können«, »sich bewegen können« und »vitale Funktionen aufrechterhalten können« haben eine übergeordnete Bedeutung und beeinflussen die übrigen ABEDL®. Die ABEDL® »mit existenziellen Erfahrungen umgehen und sich dabei entwickeln können« steht nicht für sich, sondern wirkt in jeder anderen Lebensqualität.

Mit zwei Ausnahmen gehen die ABEDL® im Wesentlichen auf die Lebensaktivitäten von Nancy Roper und damit auch auf Henderson (►LF 1.1, Kap. 2.3, S. 24) zurück.

Die ABEDL® **Soziale Beziehungen sichern und gestalten können** entwickelte Krohwinkel, um zu betonen, wie wichtig es ist, die nachklinische Versorgung eines Patienten vorzubereiten (8, S. 31). Dass dieses Thema auch heute – mehr als 20 Jahre nach der Studie von Krohwinkel – noch immer von großer Bedeutung ist, zeigt die Tatsache, dass es einen **Expertenstandard** (►LF 1.1, Kap. 3.4.2, S. 41) zum Thema Entlassungsmanagement gibt (9). Die Situation des Menschen vor der Aufnahme sieht Krohwinkel ebenfalls als wichtig an und betont, dass sie wichtige Informationen für die stationäre pflegerische Versorgung geben kann (8, S. 35).

Name des Bereichs bei Fawcett bzw. des Schlüsselkonzeptes bei Krohwinkel	Bedeutung bei Fawcett	Bedeutung bei Krohwinkel
Person	Menschen oder Gruppen von Menschen, die Pflege empfangen	Pflegebedürftige und pflegende Person
Umwelt	Bezugspersonen des Pflegebedürftigen und seine Umgebung	andere Menschen und weitere Lebewesen; ökologische, physikalische, materielle und gesellschaftliche Faktoren
Gesundheit	Zustand des Menschen von der völligen Gesundheit bis zur unheilbaren Krankheit oder ein Zustand dazwischen	dynamische Prozesse; pathologische Abweichungen ebenso wie Fähigkeiten des Menschen
Pflege	Informationssammlung zu Pflegeproblemen, Planung und Durchführung von Pflegemaßnahmen und Prüfung der Pflegeergebnisse	Bedürfnisse und Fähigkeiten des Menschen, die ganzheitlich gesehen werden

Tab. 2.1: Unterschiede zwischen den Bereichen des Metaparadigmas nach Fawcett und den Schlüsselkonzepten nach Krohwinkel (2, S. 18; 8, S. 29f).

LF 1.1

Die ABEDL® **Mit existenziellen Erfahrungen des Lebens umgehen** kann sowohl Themen enthalten, welche die Existenz fördern, als auch Themen, welche die Existenz gefährden (8, S. 32). Durch dieses Verständnis werden die Fähigkeiten und Ressourcen des Menschen berücksichtigt, der Blick wird nicht einseitig auf Probleme oder mangelnde Fähigkeiten gelenkt. In Krohwinkels Rahmenkonzept gilt das primäre pflegerische Interesse dem Pflegebedürftigen, seiner Bezugsperson und ihren ABEDL® (8, S. 34).

Die ABEDL® können sich jedoch ändern und Krohwinkel kommt es darauf an, dass Pflegefachkräfte den Pflegebedürftigen in seinen ABEDL® voranbringen. Damit verdeutlicht sie, dass Pflegefachkräfte kotherapeutisch tätig werden können und einen Einfluss auf den Gesundheits- und Pflegezustand eines Menschen haben.

➧ **Definition** Faktoren, die die Situation des Pflegebedürftigen beeinflussen, sind ihrer Meinung nach:
- »Umgebung und Lebensverhältnisse
- Gesundheits- und Krankheitsprozesse
- Diagnostik und Therapie einschließlich Fähigkeiten, Ressourcen und Defizite« (8, S. 32).

Ein weiterer Bereich im Rahmenmodell der fördernden Prozesspflege ist die **primäre pflegerische Zielsetzung**. Ebenso wie es unterschiedliche Menschen gibt, so kann auch das Ziel bei gleichem Pflegeproblem je nach Mensch unterschiedlich aussehen und darin bestehen,
- einen Zustand zu erhalten,
- einen Menschen zu fördern und zu befähigen, mit den Einschränkungen in seinen ABEDL® im Alltag umzugehen oder
- Wohlbefinden und Unabhängigkeit in den Vordergrund zu stellen (8, S. 34).

Den letzten Teil im Rahmenkonzept machen die **primären pflegerischen Hilfeleistungen** aus. Diese können – je nach Situation des Pflegebedürftigen – darin bestehen, dass eine Tätigkeit voll oder teilweise von den Pflegefachkräften übernommen bzw. durch eine Pflegefachkraft angeleitet wird. In diesem Bereich lehnt Krohwinkel sich an die Selbstfürsorge-Defizit-Theorie von Orem an (► LF 1.1, Kap. 2.4, S. 25).

Dem Pflegeprozess misst Krohwinkel eine hohe Bedeutung bei. Seine konsequente Durchführung hält sie für notwendig, um professionell zu pflegen (► LF 1.2, Kap. 2, S. 88).

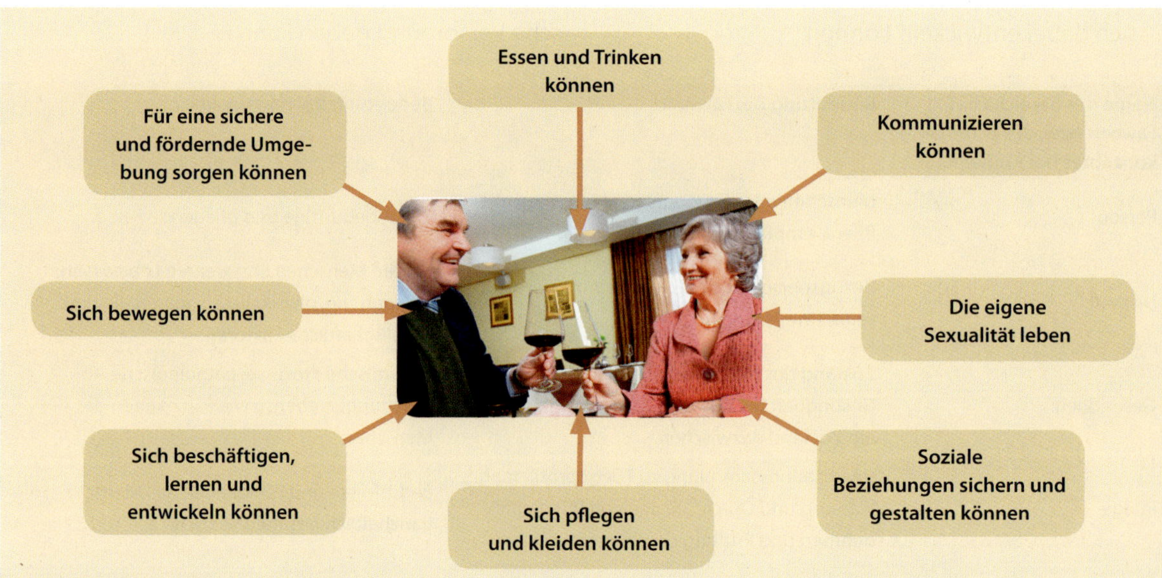

Abb. 2.11: In der abgebildeten Situation stehen die genannten ABEDL® untereinander in Beziehung.

Aufgaben

- Wer war Florence Nightingale, und welche Bedeutung kommt ihr zu?
- Was ist ein Metaparadigma?
- Was sind die vier Bereiche des Metaparadigmas nach Jacqueline Fawcett?
- Erklären Sie die Vorteile eines konzeptuellen Modells in der Pflege.
- Was versteht man unter einer Theorie und wo liegt der Unterschied zwischen einem konzeptuellen Modell und einer Theorie?
- Erläutern Sie die vier Phasen der Entwicklung der Pflegetheorien nach Meleis.
- Zeigen Sie die Merkmale von Bedürfnistheorien, Interaktionstheorien, humanistischen Theorien und Ergebnistheorien auf.
- Was stellt nach Dorothea Orem das vorrangige Ziel der Pflege dar?
- Nennen Sie die Aktivitäten, Beziehungen und existenziellen Erfahrungen des Lebens (ABEDL®) nach Krohwinkel.
- Vergleichen Sie die vier Schlüsselkonzepte von Krohwinkels Rahmenkonzept mit den vier Bereichen des Metaparadigmas nach Fawcett.

3 Pflegeforschung und Umsetzung von Forschungsergebnissen

3.1 Wozu dient Pflegeforschung?

Der Fingerhut, eine Pflanze, enthält Stoffe, die für den Menschen giftig und tödlich sind. Forscher haben jedoch herausgefunden, dass man Extrakte des Fingerhutes, wenn man sie in der richtigen Dosierung einsetzt, nutzen kann, um bestimmte Herzerkrankungen zu lindern (Abb. 3.1). Dass Medikamente vor ihrem Einsatz durch Forschung untersucht werden, ist heute selbstverständlich und wird erwartet. Doch dies war nicht immer so.

Auch in der Pflege wurden kranke und alte Menschen lange Zeit so versorgt, wie es die pflegenden Personen jeweils für richtig hielten. Inzwischen ist jedoch bekannt, dass es nicht egal ist, wie ein Mensch gepflegt wird. Zweifellos ist Erfahrungswissen von Pflegefachkräften bedeutsam. Allerdings wurden trotzdem in der Vergangenheit immer auch Pflegemaßnahmen durchgeführt, die sich im Nachhinein nicht als sinnvoll oder gar als gefährlich herausgestellt haben.

Beispielsweise kann ein Dekubitus mit hoher Wahrscheinlichkeit vermieden werden, wenn bestimmte Pflegemaßnahmen angewandt oder auch unterlassen werden (► LF 1.3, Kap. 1.9.4, S. 275). Lange Zeit jedoch wurden Maßnahmen zur Dekubituspro-

LF 1.1

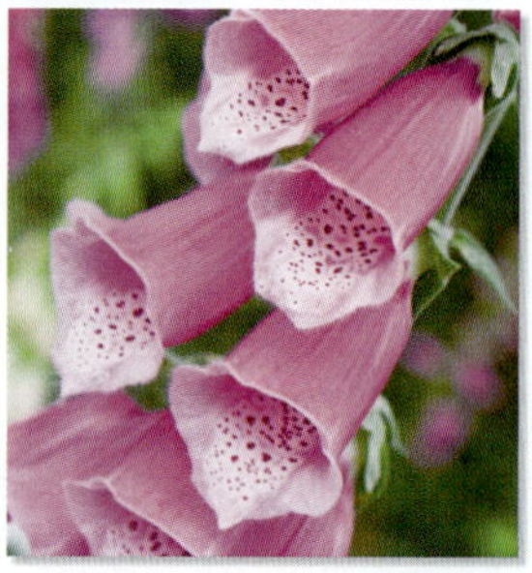

Abb. 3.1: Der Fingerhut ist eine an sich für den Menschen giftige Pflanze. Durch Forschung wurde herausgefunden, dass er auch heilsame Seiten besitzt – »Die Dosis macht das Gift«.

phylaxe eingesetzt, von denen angenommen wurde, dass sie einen Dekubitus vermeiden würden, z. B. die Maßnahme, ein Schaffell ins Bett zu legen. Dass ein Schaffell einen Dekubitus vermeiden kann, konnte nicht nachgewiesen werden (1, S. 56). Im Umkehrschluss heißt dies: Über Jahre wurde eine Pflegetätigkeit durchgeführt, die zwar Zeit gekostet und so manchen bettlägerigen Menschen angestrengt hat. Das eigentliche Ziel, die Vermeidung eines Dekubitus, wurde mit dieser Maßnahme jedoch nicht erreicht.

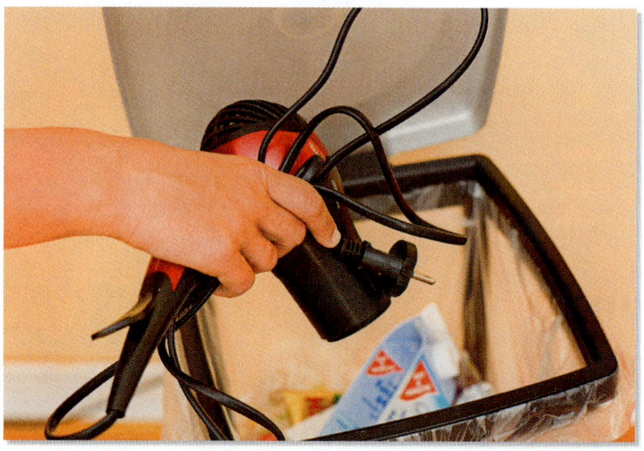

Abb. 3.2: Lange Jahre wurde ein Dekubitus abwechselnd mit Kälte, in Form von Eiswürfeln, und Hitze, in Form von Föhnwärme behandelt. Heute weiß man, dass dieses Vorgehen nicht einfach nutzlos, sondern sogar schädlich ist.

Durch **Pflegeforschung** wird es in immer mehr Bereichen möglich, Pflegemaßnahmen durch wissenschaftliche Erkenntnisse zu begründen. In der Pflegeforschung wird also die Praxis auf ihre Wirkung untersucht. Dazu werden Probleme systematisch betrachtet, Forschungsergebnisse interpretiert und Schlussfolgerungen gezogen. Für eine qualitativ gute Pflege ist es anschließend notwendig, die Erkenntnisse in der Praxis umzusetzen.

Insbesondere ist Forschung notwendig, um
- die **Validität**, d. h. die Sicherheit, dass das, was gemessen wird, auch gültig ist, zu erfüllen sowie
- die **Reliabilität**, d. h., dass das gemessene Ergebnis auch verlässlich ist (► LF 1.1, Kap. 3.2.2, S. 33), zu bestätigen.

! Merke Ziele der Pflegeforschung:
- pflegerische Maßnahmen wissenschaftlich begründen
- die Pflegepraxis verbessern
- die Pflegeberufe professionalisieren

Das berufliche Selbstverständnis der Pflegefachkräfte hat sich in den letzten Jahren stark gewandelt. Die Pflege alter und kranker Menschen ist komplexer geworden und die fachlichen Anforderungen an die Pflege sind gestiegen. Um dem heutigen Anspruch einer qualitativ hochwertigen Pflege gerecht zu werden, müssen Pflegefachkräfte den Nachweis erbringen können, dass ihre Pflegemaßnahmen wirksam sind. Aus diesem Grund ist es wichtig, über den aktuellen Wissensstand in der Pflege informiert zu sein.

! Merke Die Pflegeforschung befasst sich mit allen Bereichen der Pflege:
- Pflegepraxis
- Pflegemanagement
- Pflegeausbildung

3.2 Methoden der Pflegeforschung

Jeder Forschung liegt eine Fragestellung zugrunde, die beantwortet werden soll. Oft wird schon durch die Fragestellung deutlich, welche Vorgehensweise sinnvoll ist, um die Frage zu beantworten. Die unterschiedlichen Vorgehensweisen werden als **Methoden** bezeichnet, unterschieden wird zwischen
- qualitativen Forschungsmethoden und
- quantitativen Forschungsmethoden.

3.2.1 Qualitative Pflegeforschung

Die **qualitative Pflegeforschung** ist ein Bereich der Sozialwissenschaften. Sinnvoll ist qualitative Pflegeforschung immer dann, wenn es darum geht,

- Grundlagenforschung zu betreiben, weil es noch keine oder nur wenige Erkenntnisse zu einem Thema gibt,
- das Erleben einer bestimmten Situation aus Sicht der betroffenen Menschen zu untersuchen.

In diesen Fällen gibt es keine Vorannahmen, die zu überprüfen sind, sondern es geht darum, Erkenntnisse zu gewinnen, die es zuvor noch nicht gab.

Qualitative Methoden

Qualitative Methoden zielen darauf ab, die für ein Thema relevanten Kernbereiche in Erfahrung zu bringen. Beispielsweise wurde der Frage, welche Bedeutung der Heimeinzug eines alten Menschen für dessen ebenfalls alten Partner hat, bisher kaum nachgegangen. Daher macht es Sinn, zunächst in Erfahrung zu bringen:

- Welcher Teil der Situation ist am schwierigsten? Z. B. der Beschluss des Heimeinzugs, das Packen der Sachen oder der Abschied am ersten Abend an der Tür des Pflegeheims?
- Wie ist es den Menschen ergangen? Z. B. haben sie sich machtlos gefühlt, sind sie erleichtert gewesen, waren sie traurig oder wütend?

In der qualitativen Forschung gibt es **drei Methoden**, um Daten zu sammeln (2, S. 435):

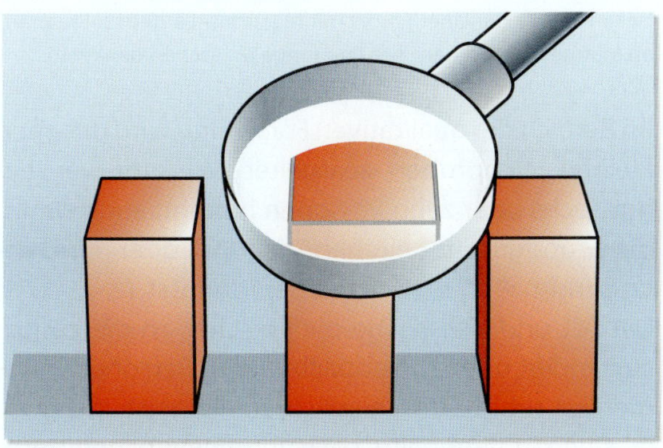

Abb. 3.3: In der qualitativen Forschung, werden wenige Beispiele genauestens unter die Lupe genommen.

- **Beobachtung**, z. B. von Verhalten und Äußerungen
  - Die Rahmenbedingungen der Beobachtung werden vorab festgelegt, z. B. Dauer und Ort.
  - Die Schwerpunkte der Beobachtung werden vorab festgelegt, z. B. Beobachtung der Mimik/Gestik oder Beobachtung der Handlungen.
- **Befragung**, z. B. von Situationen oder Gefühlen
  - Die Rahmenbedingungen der Befragung werden vorab festgelegt, z. B. Dauer und Ort.
  - Das Vorgehen während der Befragung wird vorab festgelegt, z. B. soll es sich um ein offenes Interview handeln, bei dem der Forscher situativ im Gespräch die Fragen stellt, oder soll es einen sogenannten halbstrukturierten Interviewleitfaden geben, der dem Forscher Fragen bzw. Themen für das Interview an die Hand gibt.
- **Bewertung von Schriftstücken**, z. B. der Pflegeplanung oder des Überleitungsberichtes
  - Welche Texte bewertet werden, wird vorab festgelegt, z. B. Herkunft, Umfang und Ausschnitte der Texte.
  - Worauf in den Texten geachtet werden soll, wird vorab festgelegt, z. B. auf Gefühlsäußerung oder Nachvollziehbarkeit von Pflegemaßnahmen.

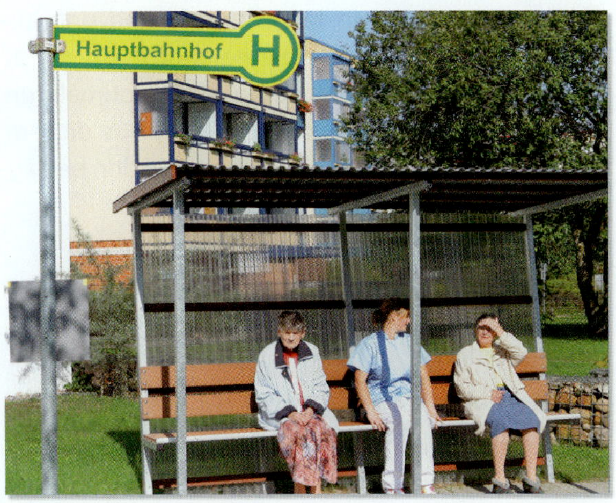

Abb. 3.4: Corry Bosch stellte in ihrer qualitativen Studie fest, dass viele demente Frauen in Pflegeheimen nach Hause möchten, wo sie den größten Teil ihres Lebens verbrachten (3, S. 65). In dieser Einrichtung geht man darauf ein – und begegnet Weglauftendenzen.

LF 1.1

Nachdem die Informationen gesammelt wurden, wird in den Ergebnissen nach Übereinstimmungen und Schwerpunkten gesucht. Gemeinsamkeiten und Abläufe werden so erkennbar. Im Anschluss an diese Phase kann die Forschung weitergeführt werden. Bei Bedarf werden noch weitere Personen, Situationen oder Dokumente untersucht. Die Voraussetzungen können dabei geändert werden, z. B. eine längere Betrachtung bestimmter Situationen. Wichtig ist allerdings, die Änderungen zu dokumentieren. Auf diese Weise kommen die Forscher der **Erkenntnis** Stück für Stück näher.

! Merke In der qualitativen Forschung wird von Einzelfällen auf die Allgemeinheit geschlossen, man spricht von Induktion oder induktivem Vorgehen.

Erfahrenen Forschern und Lesern von Forschungsberichten ist bewusst, dass die Erkenntnisse aus einer qualitativen Studie nicht auf alle Menschen bzw. Situationen übertragen werden können. Es besteht eine gewisse Wahrscheinlichkeit, dass die befragten Personen Ausnahmen sind und sich besonders verhalten oder ausgefallene Ansichten haben. Auch spielt die Umgebung, in der die Untersuchung stattfindet, eine Rolle. Beispielsweise kann es sein, dass ein Mensch aufgrund ungünstiger baulicher Dinge Probleme angibt, die für einen anderen Menschen, der in einer optimaleren Umgebung lebt, keine Rolle spielen. Aus diesem Grund ist es wichtig, die **Stichprobe** der befragten Personen näher zu betrachten.

Stichprobe

Definition

Stichprobe: »eine Gruppe von Elementen, die Teile einer bestimmten Grundgesamtheit sind« (4, S. 107)

Grundgesamtheit: »Gesamtheit aller Personen oder Dinge, die ein bestimmtes Merkmal aufweisen« (4, S. 38)

Beispiele für Elemente sind:

- Situationen, z. B. wenn ein Mensch Hilfe beim Waschen benötigt. Als Grundgesamtheit kommen alle Situationen, in denen der Mensch Hilfe bei der Körperpflege benötigt, infrage.
- Menschen, z. B. über 80-Jährige, deren Partner in ein Pflegeheim aufgenommen wurde. Als Grundgesamtheit kommen alle Menschen, deren Partner in ein Pflegeheim aufgenommen wurde, infrage.
- Dokumente, z. B. alle Pflegeüberleitungsbögen aus der Zeit vom 1. 1. 2011 bis zum 31. 12. 2011. Als Grundgesamtheit kommen alle Pflegeüberleitungsbögen, die jemals ausgefüllt wurden, infrage.

! Merke Die Grundgesamtheit wird oft auch als Population bezeichnet.

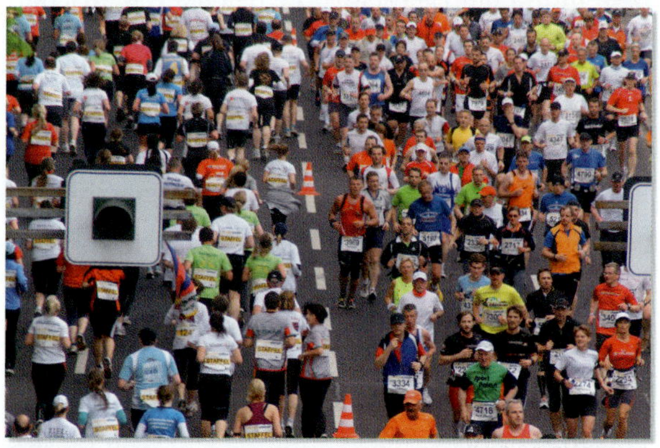

Abb. 3.5: Um eine Stichprobe richtig zu wählen, sollte die zu untersuchende Menschengruppe bzw. Grundgesamtheit bekannt sein. Bei einer Studie mit Marathon-Läufern sollte man an Männer und Frauen, alte und junge Menschen denken.

Im Bereich der qualitativen Forschung wird mit eher kleinen Stichproben gearbeitet. Mitunter werden nur sechs oder zehn Personen befragt, auch wenn die Grundgesamtheit mehr als zehn- oder hunderttausendmal so viele Personen umfasst (2, S. 434). Die Art und Weise, wie die Forscher an die zu befragenden oder zu beobachtenden Personen kommen, ist sehr unterschiedlich. Denkbar ist, dass z. B. in einem Pflegeheim nach Interviewteilnehmern gefragt wird. Auch ist es möglich, zunächst nur ein oder zwei Personen zu befragen und diese um wei-

3.3.5 Daten erheben

Im fünften Schritt des Forschungsprozesses werden die **Daten** erhoben. Wichtig ist, dass die festgelegten Forschungsmethoden, die Stichprobengewinnung und das Vorgehen konsequent eingehalten werden. Nur auf diese Weise lässt sich sicherstellen, dass die erhobenen Daten verglichen werden können. Abweichungen, z.B. ein nicht zu Ende geführtes Interview, protokolliert die Pflegefachkraft.

3.3.6 Daten analysieren

Im Anschluss an die Datensammlung findet die **Datenanalyse** statt. Zunächst ordnet die Pflegefachkraft die Daten. Quantitative Daten können statistisch ausgewertet und Zusammenhänge errechnet werden. Bei qualitativen Daten bildet die Pflegefachkraft Gruppen bzw. Kategorien und sortiert Gemeinsamkeiten sowie Unterschiede.

! Merke Für eine größtmögliche Transparenz dokumentiert die Pflegefachkraft, wie sie bei der Datenanalyse vorgeht.

Die Ergebnisse quantitativer Daten können als Tabellen, Grafiken oder Diagramme dargestellt und durch Text näher erklärt werden. Qualitative Daten werden in Textform dargestellt.

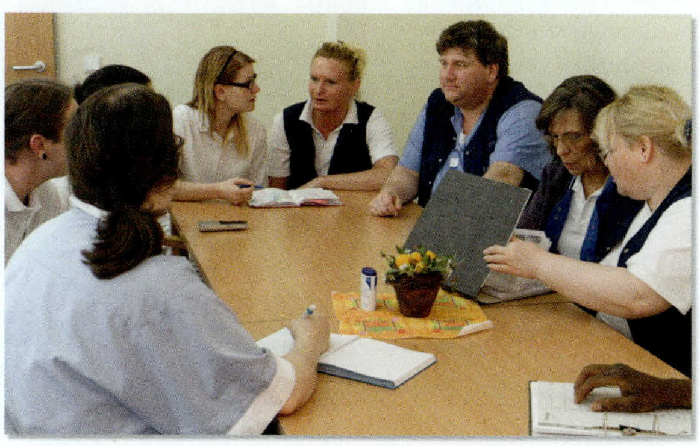

Abb. 3.12: Um neue Erkenntnisse erfolgreich umzusetzen, sollten alle Beteiligten über diese informiert und in die Umsetzung einbezogen werden.

3.3.7 Konsequenzen ziehen

Die Pflegefachkraft vergleicht die Ergebnisse der Datenanalyse mit der Forschungsfrage. Die Hypothesen bestätigt oder widerlegt sie. Schwierigkeiten bei der Datengewinnung, z.B. unvollständige Datensätze durch unvollständige Fragebögen, berücksichtigt sie ebenso wie Schwierigkeiten in der Datenanalyse. Mit diesem Hintergrundwissen zieht die Pflegefachkraft **Konsequenzen** bzw. leitet Empfehlungen ab, sofern andere Personen bei den Konsequenzen ein Mitentscheidungsrecht haben.

! Merke Schlussfolgerungen und Empfehlungen allein reichen nicht aus, um die Pflegepraxis zu verbessern. Auch ist es notwendig,

- Entscheider, z.B. die Pflegedienstleitung, über notwendige Änderungen zu informieren und ihr Einverständnis einzuholen,
- die an der Änderung beteiligten Pflegefachkräfte zu informieren und ggf. zu schulen,
- andere beteiligte Berufsgruppen, z.B. die Hauswirtschaft, zu informieren,
- Pflegestandards anzupassen,
- Dokumente, die den untersuchten Bereich betreffen, zu aktualisieren,
- festzulegen, wann die Umsetzung in Kraft treten soll,
- einen Zeitpunkt festzulegen, an dem überprüft wird, ob die Veränderung tatsächlich umgesetzt wird.

3.3.8 Forschungsbericht erstellen

Einen **Forschungsbericht** zu erstellen und zu veröffentlichen, hat viele Vorteile:

- Die mehrfache Beforschung des gleichen Themas kann vermieden werden, wenn es bereits gültige Ergebnisse gibt.
- Das Wissen erweitert sich nicht nur unter den Forschern, sondern steht der gesamten Fachöffentlichkeit zur Verfügung.
- Forschungsergebnisse können zeitnah in weite Teile der Praxis umgesetzt werden.
- Neue Forschungsvorhaben können auf schon vorhandenen Erkenntnissen aufbauen.

Ein guter Forschungsbericht berücksichtigt alle Schritte des Forschungsprozesses und beschreibt sie transparent. Auf diese Weise ist nachvollziehbar, ob die forschende Person nach wissenschaftlichen Kriterien vorgegangen ist. Auch kann der Leser des Forschungsberichtes auf diese Weise entscheiden, ob sich die Ergebnisse auf seine Situation oder Einrichtung übertragen lassen.

3.4 Umsetzung von Forschungsergebnissen in der Pflege

Der weitaus größte Anteil an **Forschungsergebnissen** in der Pflege stammt bislang aus den USA. Dies liegt vor allem daran, dass dort schon viel früher mit der Pflegeforschung begonnen wurde. In Deutschland wird vielfach noch **Grundlagenforschung** betrieben. Qualitative Studien mit sehr kleinen Stichproben sind für den Aufbau der Pflegeforschung in Deutschland sehr wichtig. Ihre Ergebnisse in die Praxis zu übertragen, ist jedoch nicht immer leicht und auch nicht immer sinnvoll, z. B. wenn die Ergebnisse noch nicht für die Grundgesamtheit (► LF 1.1, Kap. 3.2.1, S. 31) als gesichert gelten.

Um dennoch auch heute schon wissenschaftliche Erkenntnisse in die Pflegepraxis einzuführen, wird die evidenzbasierte Pflege genutzt. Da dieses Vorgehen aus den USA stammt, wird auch in Deutschland meist von Evidence-based Nursing gesprochen.

3.4.1 Evidence-based Nursing (EBN)

Evidence-based Nursing (EBN) bedeutet »die Nutzung der derzeit besten wissenschaftlich belegten Erfahrungen« (9, S. 21).

Im Rahmen der EBN werden also wissenschaftliche Erkenntnisse in die Praxis – mit dem Ziel der bestmöglichen Versorgung – umgesetzt. Aber nicht jedes wissenschaftliche Ergebnis ist gleich gut gesichert. Daher gibt es für quantitative Studien nach der Arbeitsgemeinschaft der Wissenschaftlichen Medizinischen Fachgesellschaften **sechs Stufen der Evidence** (1, S. 48). Welche Stufe der Evidence eine wissenschaftliche Erkenntnis erreicht, hängt von folgenden Faktoren ab:

- Anzahl der berücksichtigten Studien
- Vorhandensein einer Kontrollgruppe
- Zusammensetzung, Größe und Gewinnung der Stichprobe
- Anzahl beteiligter Experten

! Merke Wissenschaftlich abgesicherte Erkenntnisse sind noch nicht für jede Pflegehandlung vorhanden.
Ziel der Pflegeforschung ist es, mehr und mehr gesicherte Erkenntnisse in die Pflegepraxis zu tragen, um die pflegerische Versorgung zu verbessern. Dies kann jedoch nur gelingen, wenn
- Pflegefachkräfte sich in der Praxis fortbilden und stetig aktuelles Wissen aneignen,
- Pflegepädagogen in der Ausbildung aktuelles Wissen vermitteln und
- auszubildende Pflegefachkräfte neue Erkenntnisse aus dem theoretischen Unterricht in die Praxis tragen.

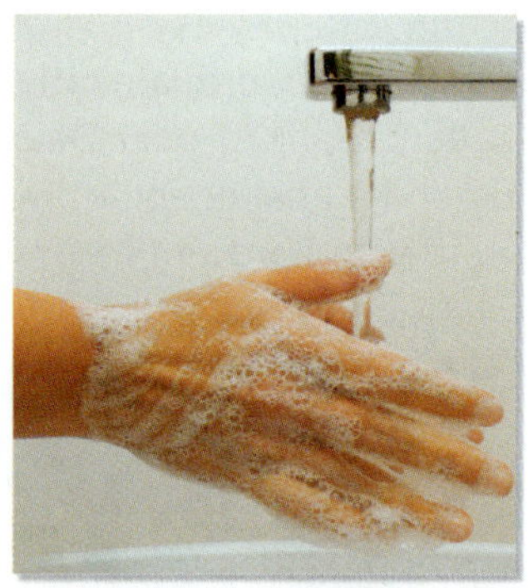

Abb. 3.13: Ein Alltagsthema in der Pflege: die Reinigung und Desinfektion der Hände. Doch auch dies ist Evidence-based Nursing. Schon mehrfach wurde nachgewiesen, dass eine gute Händehygiene die Ausbreitung von Infektionserkrankungen vermeidet.

Um EBN in der Praxis umzusetzen, macht es Sinn, zunächst die vorhandenen Erkenntnisse zu recherchieren. Danach kann geprüft werden, welche Themen zur eigenen Situation bzw. zur Einrichtung passen. Anschließend ist es notwendig, die entsprechenden Pflegestandards, Formulare und Abläufe zu prüfen und bei Bedarf zu aktualisieren. Je nachdem, in welchem Umfang Änderungen in der Praxis notwendig sind, empfiehlt sich eine Informationsveranstaltung, um allen Beteiligten die Neuerung zu erklären.

3.4.2 Deutsches Netzwerk für Qualitätsentwicklung in der Pflege (DNQP)

Das **Deutsche Netzwerk zur Qualitätsentwicklung in der Pflege (DNQP)** (www.dnqp.de) hat es sich zur Aufgabe gemacht,

- evidenzbasierte Expertenstandards zu entwickeln,
- in der Fachöffentlichkeit einen Konsens zum jeweiligen Expertenstandard herzustellen und
- Expertenstandards in den verschiedenen Pflegeeinrichtungen einzuführen (10).

Entwicklung der Expertenstandards

Mit der Entwicklung des ersten **Expertenstandards** wurde im Jahr 1999 begonnen. Das Thema des ersten Expertenstandards lautete »**Dekubitusprophylaxe in der Pflege**«, der bereits in der 1. Aktualisierung von 2010 vorliegt.

Seither sind weitere Expertenstandards mit den folgenden Themen entwickelt worden:

- **Entlassungsmanagement in der Pflege**
- **Schmerzmanagement in der Pflege bei akuten Schmerzen**
- **Sturzprophylaxe in der Pflege**
- **Förderung der Harnkontinenz in der Pflege**
- **Pflege von Menschen mit chronischen Wunden**
- **Ernährungsmanagement zur Sicherstellung und Förderung der oralen Ernährung in der Pflege**
- **Schmerzmanagement in der Pflege bei chronischen Schmerzen**

Der Expertenstandard »**Erhaltung und Förderung der Mobilität**« ist derzeit in Arbeit.

Die Entwicklung der Expertenstandards unterliegt einem festgelegten Vorgehen:

Zunächst wird eine unabhängige **Expertenarbeitsgruppe** gebildet. Zu jedem Thema arbeitet eine 8 bis 12-köpfige Expertenarbeitsgruppe, die etwa zu gleichen Teilen aus Mitgliedern der Pflegepraxis und -wissenschaft mit ausgewiesener Fachexpertise zusammengesetzt ist. Hinzu kommt eine Vertretung aus einem Patienten- und/oder Verbraucherschutzverband.

Im nächsten Schritt wird die für das Thema relevante Fachliteratur national und international recherchiert. Im Anschluss wird sie hinsichtlich ihrer Evidence (► LF 1.1, Kap. 3.4.1, S. 40) bewertet. Nur Literatur mit einem ausreichenden Evidence-Grad wird in der weiteren **Literaturstudie** berücksichtigt.

Aus den Aussagen der Literatur wird ein **Standard-Entwurf** gebildet.

Der Standard-Entwurf wird im Rahmen einer sogenannten **Konsensus-Konferenz** präsentiert. An dieser Konferenz kann die gesamte Fachöffentlichkeit nach Anmeldung teilnehmen. Nach der Präsentation besteht für das Fachpublikum die Möglichkeit, Anregungen, Gedanken und Meinungen vorzutragen. Die Anmerkungen werden protokolliert und anschließend in der Expertenarbeitsgruppe diskutiert. Je nach Entscheid der Expertenarbeitsgruppe werden die Anregungen anschließend verworfen oder eben in den Expertenstandard aufgenommen.

Der nun **endgültige Expertenstandard** ist als Buch, in dem die Methode sowie die Ergebnisse aus der Literaturstudie bewertet werden, käuflich zu erwerben.

Im nächsten Schritt findet die **modellhafte Einführung** des Expertenstandards in etwa 25 Krankenhäusern, ambulanten Pflegediensten und Pflegeheimen statt. Die an diesem Prozessschritt teilnehmenden Einrichtungen können sich freiwillig melden und werden durch das DNQP sowie die Expertenarbeitsgruppe wissenschaftlich begleitet. Auf diese Weise wird getestet, ob der Expertenstandard in der Praxis umgesetzt werden kann.

Am Ende der modellhaften Einführung findet ein **Qualitätsaudit** statt, bei dem gemessen wird, ob der Expertenstandard positive Ergebnisse in der Praxis zeigt. Für diese Bewertung werden zum jeweiligen Thema passende Frage- bzw. Beurteilungsbögen, sogenannte **Auditinstrumente**, verwandt.

Die **Auditinstrumente** werden vom DNQP ausgewertet und die Ergebnisse veröffentlicht.

In einem sogenannten **Netzwerk-Workshop** können sich die Modell-Einrichtungen austauschen.

Einrichtungen, welche den jeweiligen Standard noch nicht eingeführt haben, können von ihren Erfahrungen profitieren.

Da sich die Erkenntnisse der Wissenschaft immer weiter entwickeln, findet jeweils im Abstand von einigen Jahren eine **Aktualisierung der Literaturrecherche** statt.

> ✓ **Tipp** »Rückmeldungen aus der Praxis zeigen, dass die Expertenstandards in der Pflegepraxis weitgehend große Akzeptanz finden und von Pflegekräften häufig als Aufwertung der eigenen Arbeit erlebt werden.« (10)

Die Expertenstandards sind frei auf der Website des DNQP zu beziehen; die Ergebnisse der Literaturstudie sowie die Bewertungsbögen sind frei verkäuflich.

Aufbau der Expertenstandards

Der eigentliche Expertenstandard ist eine einzige Seite lang, da das komplette Wissen aus der Literaturrecherche in drei Bereichen auf den Punkt gebracht wird:

Struktur, d.h. einerseits Voraussetzungen, die die Pflegefachkräfte mitbringen sollten, z.B. Fachwissen, sowie Voraussetzungen, die die Einrichtung mitbringen sollte, z.B. eine bestimmte Ausstattung, aber auch Verfahrensregelungen, wie in bestimmten Situationen vorzugehen ist. **Beispiel:** »Die Pflegefachkraft verfügt über aktuelles Wissen zur Identifikation von Sturzrisikofaktoren« (5, S. 27).

Prozess, hier wird beschrieben, welche Aufgaben die Pflegefachkräfte haben. **Beispiel:** »Die Pflegefachkraft identifiziert unmittelbar zu Beginn des pflegerischen Auftrags systematisch die personen- und umgebungsbezogenen Risikofaktoren aller Patienten/Bewohner, bei denen ein Sturzrisiko nicht ausgeschlossen werden kann …« (5, S. 27).

Ergebnis, dieser Bereich beschreibt, welche Situation vorliegen sollte, wenn die Struktur und Prozesskriterien erfüllt sind. **Beispiel:** »Eine aktuelle, systematische Erfassung der Sturzrisikofaktoren liegt vor« (5, S. 27).

Ergänzt wird der Expertenstandard um eine **Zielsetzung**, die mit dem Expertenstandard verfolgt wird, und eine **Begründung**, warum der Expertenstandard notwendig ist. Eine ca. ein- bis dreiseitige Präambel führt in das Thema des jeweiligen Expertenstandards ein.

Gültigkeit der Expertenstandards

Die Expertenstandards sind kein Hobby irgendwelcher Pflegewissenschaftler. Da sie in der Praxis bereits gute Ergebnisse gezeigt haben, hat auch der **Gesetzgeber** reagiert. Im **11. Sozialgesetzbuch (SGB XI)** beispielsweise, das die Soziale Pflegeversicherung regelt, wird in § 112 ausdrücklich gefordert, dass Pflegeeinrichtungen verpflichtet sind, Expertenstandards anzuwenden.

Aufgaben

- Zählen Sie die Ziele der Pflegeforschung auf.
- Worin liegen die Unterschiede zwischen der qualitativen und der quantitativen Pflegeforschung?
- Was bedeutet »theoretische Sättigung«?
- Erklären Sie den Unterschied zwischen Induktion und Deduktion.
- Beschreiben Sie die Bereiche der quantitativen Methoden.
- Erläutern Sie, inwieweit ethische Aspekte in der Pflegeforschung eine Rolle spielen.
- Beschreiben Sie die acht Schritte des Forschungsprozesses.
- Welche Forschungsmethoden kennen Sie? Welche Punkte sind bei jeder Forschungsmethode festzulegen?
- Was bedeutet Evidence-based Nursing (EBN)?
- Erklären Sie, was Expertenstandards sind und wie diese entwickelt werden.

4 Gesundheitsförderung und Prävention

Definition Gesundheit ►LF 1.1, Kap. 1.2, S. 12
Definition Krankheit ►LF 1.3, Kap. 4.1.1, S. 314

➔ Definition

Gesundheitsförderung: Maßnahmen, die den Menschen darin unterstützen, gesund zu bleiben und unter gesunden Bedingungen zu leben

Prävention: Maßnahmen, die Krankheiten und Unfällen sowie deren Folgen vorbeugen

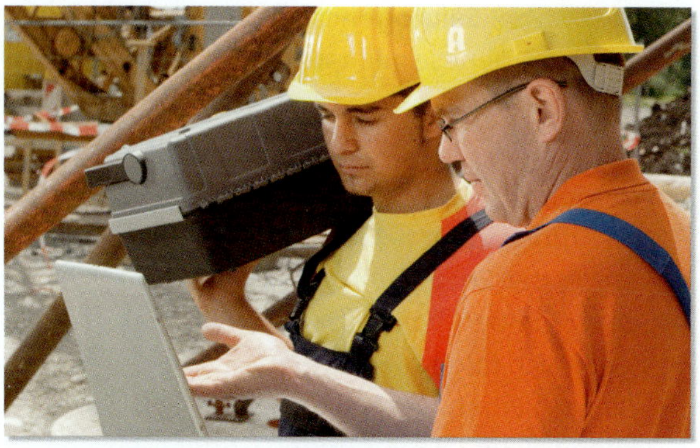

Abb. 4.1: Der unterschiedliche Ansatz von Gesundheitsförderung und Prävention: Ressourcen stärken (durch eine nahrhafte Mahlzeit), Risikofaktoren minimieren (mithilfe z. B. eines Helms vor Verletzungen).

Gesundheitsförderung und **Prävention** folgen dem Ziel: »Gesund alt werden«. Die Grenze zwischen Gesundheitsförderung und Prävention ist fließend. Sie betreffen körperliche, seelische und soziale Bereiche des alten Menschen und verfügen über ein großes Spektrum unterschiedlicher Angebote.

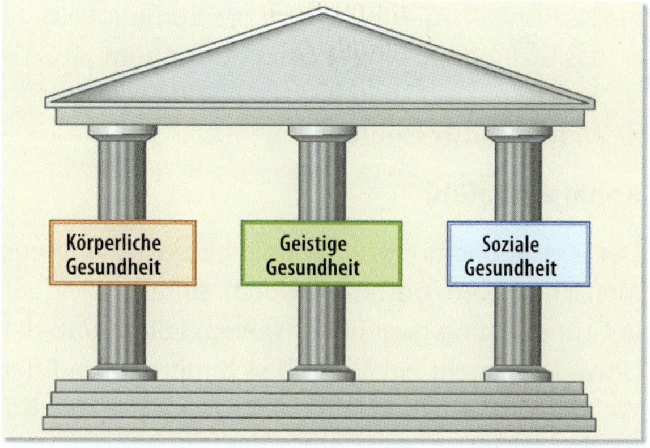

Abb. 4.2: Um die gesamte Dimension von Gesundheit zu fördern, ist eine Zusammenarbeit gesellschaftlicher Institutionen unerlässlich.

4.1 Gesundheitsförderung

Der Begriff **Gesundheitsförderung** wurde durch eine Konferenz der Weltgesundheitsorganisation (WHO) 1986 in Ottawa geprägt. Wesentliche Aussagen dieser Konferenz sind:

- Gesundheitsförderung setzt einen Prozess in Gang, der allen Menschen ein höheres Maß an Selbstbestimmung über ihre Gesundheit ermöglicht und sie damit zur Stärkung ihrer Gesundheit befähigt.
- Voraussetzungen für Gesundheitsförderung sind: Friede, Wohnmöglichkeiten, Bildung, Nahrung, Einkommen, eine stabile Umwelt, nachhaltige Ressourcennutzung, soziale Gerechtigkeit und Chancengleichheit.

Weiterhin sagt die WHO: Um die Gesundheit in ihren körperlichen, seelischen und sozialen Dimensionen zu fördern, ist es nötig, dass Regierungen, Gesundheits- und Sozialeinrichtungen, Wirtschafts- und Bildungsbereiche, Medien und nichtstaatliche Einrichtungen zusammenarbeiten.

Nach der Ottawa-Konferenz hat sich der Begriff der Gesundheitsförderung durchgesetzt und zu einem **veränderten Gesundheitsverständnis** geführt. Bis dahin prägte das **Krankheitsmodell** den Umgang mit Gesundheit und Krankheit (►LF 1.3, Kap. 4.1.2, S. 314). Medizin und Pflege orientierten sich an der Entstehung von Krankheiten (Pathogenese). Die Hauptfrage war: »Was macht den Menschen krank?« Die Gesundheitsförderung hingegen soll die Gesundheit eines Menschen stärken und so die Entstehung von Krankheiten vermeiden. Deshalb lautet die Frage nun: »Was hält den Menschen gesund?«

4.1.1 Salutogenese – ein Modell zur Gesundheitsförderung

➔ **Definition** **Salutogenese** (lat. salus = Gesundheit, griech. genese = Entstehung): Gesundheitsentstehung

Ein Modell zur Gesundheitsförderung wurde von **Aaron Antonovsky** (1923–1994) entwickelt. Es stellt die Frage der **Entstehung von Gesundheit (Salutogenese)** in den Vordergrund. In der Salutogenese stellen sich folgende Fragen:

- Warum bleiben Menschen gesund?
- Unter welchen Bedingungen ist der Mensch gesund?
- Welche Faktoren schützen und erhalten Gesundheit?

Kernbegriffe von Antonovskys Modells sind

- das Kohärenzgefühl (Gefühl der Stimmigkeit),
- das Gesundheits-Krankheits-Kontinuum,
- Stressoren und Spannungszustände sowie
- Widerstandsressourcen.

Kohärenzgefühl

Der Gesundheits- bzw. Krankheitszustand eines Menschen wird bestimmt durch seine individuelle Grundhaltung gegenüber seinem Leben und der Umwelt. Je mehr ein Mensch sich mit sich und der Welt im Einklang fühlt, also je ausgeprägter sein **Kohärenzgefühl** ist, desto gesünder sollte er sein bzw. desto schneller sollte er wieder gesund werden.

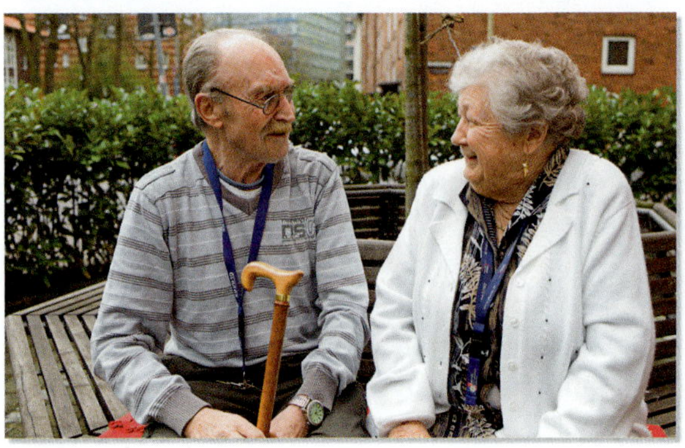

Abb. 4.3: Gesund mit kranken Anteilen. Frau Baier sagt: »Ich bin zwar zuckerkrank, aber wenn ich mich gesund ernähre, in Bewegung bleibe und meine Medikamente nehme, fühle ich mich wohl.«

Diese Grundhaltung setzt sich aus drei Elementen zusammen:

- Das Gefühl der Verstehbarkeit (Sense of Comprehensibility) beschreibt die Fähigkeit eines Menschen, die Welt zu verstehen, Eindrücke und Reize als Informationen verarbeiten zu können und von ihnen nicht überfordert zu sein.
- Das Gefühl der Bewältigbarkeit (Sense of Manageability) beschreibt die Überzeugung eines Menschen, dass er mit Schwierigkeiten umgehen und sie bewältigen kann.
- Das Gefühl der Sinnhaftigkeit (Sense of Meaningfulness) beschreibt, dass ein Mensch sein Leben als sinnvoll empfindet und eine positive Erwartung an das Leben hat. Ohne dieses Gefühl empfindet der Mensch das Leben als Last.

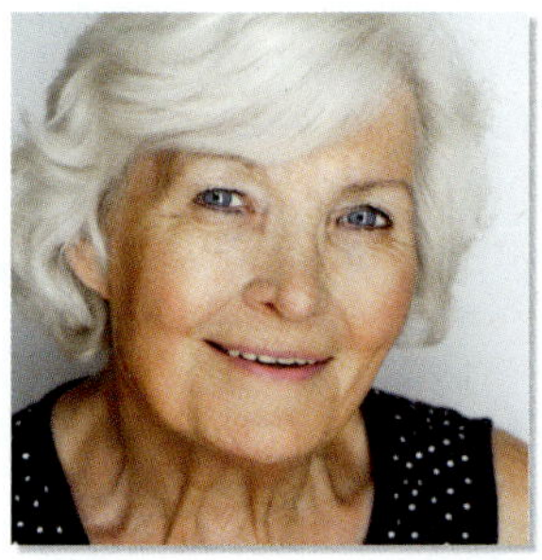

Abb. 4.4: Frau Adam hat ein ausgeprägtes Kohärenzgefühl. Sie sagt: »Ich komme zurecht. Und wenn es mal ein Problem gibt, dann gibt es auch einen Weg, es zu lösen. Ich finde das Leben schön.«

Gesundheits-Krankheits-Kontinuum

Antonovsky kritisiert die Trennung in gesund und krank. Seiner Überzeugung nach sind völlige Gesundheit oder völlige Krankheit für einen Menschen nicht zu erreichen. Gesundheit und Krankheit sind die beiden Pole eines Kontinuums (**Gesundheits-Krankheits-Kontinuum**). Jeder Mensch befindet sich dauerhaft in Bewegung zwischen diesen beiden Polen, ist mehr oder weniger gesund und gleichzeitig mehr oder weniger krank, je nachdem, wie weit er von den beiden Polen entfernt ist.

Stressoren und Spannungszustände

Stressoren sind Anforderungen, die von außen kommen. Werden sie bewusst, entsteht ein **Spannungszustand** und das emotionale und körperliche Gleichgewicht des Organismus wird gestört. Nur durch eine Handlung kann dieser Spannungszustand gelöst und das Gleichgewicht wiederhergestellt werden. Wenn die Spannungsbewältigung glückt, wirkt sie gesundheitserhaltend oder -fördernd.

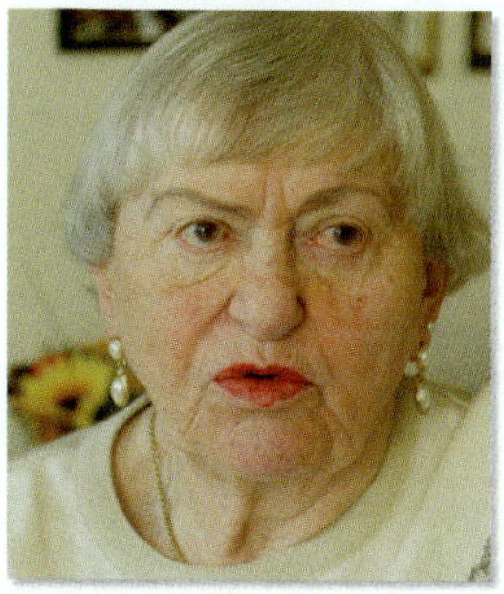

Abb. 4.5: Stressor und Spannungszustand. Frau Behrens denkt: »Die Altenpflegerin heut Morgen war ziemlich unfreundlich zu mir. Soll ich sie noch einmal ansprechen?«

Widerstandsressourcen

Widerstandsressourcen erleichtern eine erfolgreiche Spannungsbewältigung. Sie erhöhen die Widerstandskraft eines Menschen und haben Einfluss auf den Erhalt oder die Verbesserung der Gesundheit.

Widerstandsressourcen können sein:

- individuelle Faktoren, wie ein gesundes Immunsystem, Intelligenz, finanzielle Mittel,
- soziale Faktoren, z. B. Unterstützung durch die Familie,
- kulturelle Faktoren, z. B. ein Rollenverhalten, das Sicherheit gibt.

Die Widerstandsressourcen ermöglichen es einem Menschen, positive Erfahrungen zu machen und Herausforderungen zu bewältigen.

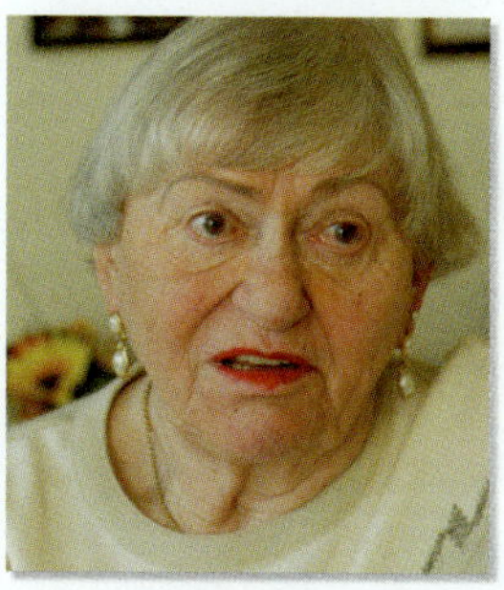

Abb. 4.6: Spannungszustand und Widerstandsressource. Frau Behrens denkt weiter: »Ach, so schlimm war es auch nicht, jeder kann ja mal einen schlechten Tag haben, ich frage einfach, was los war.«

! Merke Nach dem Modell der Salutogenese ist das **Ziel pflegerischer Intervention**, jedem Menschen Wissen und Werkzeuge zu geben, damit er in der Lage ist, die eigene Gesundheit zu beeinflussen. Nicht die Anforderungen des Lebens machen demnach krank, sondern unbearbeitete Spannungen, die sich in Belastungen umwandeln. Ein starkes Kohärenzgefühl ist dabei der entscheidende Faktor, um alltägliche Anforderungen und Stressoren zu bewältigen.

4.1.2 Resilienz oder Selbstkompetenz

➔ Definition **Resilienz** ist »die psychische Widerstandsfähigkeit gegenüber biologischen, psychologischen und psychosozialen Entwicklungsrisiken« (1, S. 18)

Es gibt eine große Bandbreite der Reaktionsweisen auf psychische Konflikte und traumatische Erfahrungen. Menschen können mit fortgesetzter Panik und starken Ängsten, mit tiefer depressiver Verstimmung, mit paranoiden Verhaltensweisen oder auch mit körperlicher Krankheit reagieren.

Wie ausgeprägt die psychische Widerstandskraft ist, hängt von vielen inneren und äußeren Faktoren ab. Insbesondere eine stabile und empathische Beziehung und ein stabiles Konfliktlösungsmuster haben Einfluss darauf, ob und wie belastende Situationen verarbeitet werden können.

Die **emotionale Widerstandsfähigkeit** wird als **Resilienz** bezeichnet. Sie beruft sich auf individuelle und soziale Ressourcen, die helfen, Belastungserfahrungen zu verarbeiten. Resiliente Menschen sind fähig, sich an veränderte Lebensbedingungen anzupassen und die traumatische Erfahrung in ihr Selbstkonzept und Weltverstehen zu integrieren.

Die Bewältigung von Verlusten und Belastungen im Alter ist von den sozialen und individuellen Ressourcen abhängig. Der erfolgreiche Umgang mit Stress kann die Entwicklung von Depression und Verwirrtheit verhindern. Resilienz ist somit eine schützende Kraft in der Auseinandersetzung mit dem Älterwerden. Alte Menschen können darin unterstützt werden, sich an neue Lebenssituationen anzupassen und alte Bewältigungsmuster zu korrigieren.

Eine zentrale Gelingensbedingung für Resilienz ist die häufige Erfahrung, Situationen selbstbestimmt und kompetent bewältigen zu können. Das Vertrauen in die **eigene Selbstwirksamkeit** (vgl. Bandura) motiviert, auch schwierigste Situationen durch eigene Handlungen und Haltungen zu beeinflussen und zu bewältigen. Diese individuelle Disposition schützt vor Selbstentwertungsgefühlen und damit vor der Gefahr, psychisch zu erkranken. Resilienz ist ein **dynamischer Anpassungs- und Entwicklungsprozess**, somit eine variable Größe.

4.1.3 Öffentliche Gesundheitsförderung

Berufliche Gesundheitsförderung ► LF 4.4, Kap. 1, S. 1268 ff.

Die **öffentliche Gesundheitsförderung** hat das Ziel,

- die Lebenskompetenz der Bevölkerung zu fördern,
- ein eigenverantwortliches Gesundheitshandeln zu unterstützen,
- die Entwicklung von gesundheitlichen Ressourcen zu stärken,
- das Risiko, krank zu werden, zu vermindern,
- die Menschen, die bereits Gesundheitseinschränkungen haben, zu befähigen, selbstbestimmt damit zu leben und ihre Gesundheit zu stärken.

Öffentliche Gesundheitsförderung verfolgt einen umfassenden Ansatz, indem es die körperlichen und seelischen Ressourcen sowie das soziale Umfeld einbezieht. Daher arbeiten in der öffentlichen Gesundheitsförderung unterschiedliche Institutionen eng zusammen, wie Landeszentralen für Gesundheitsförderung, der öffentliche Gesundheitsdienst, kirchliche Einrichtungen, Wohlfahrtsverbände, Vereine oder Selbsthilfegruppen. **Beispiele sind:**

- Elternschule
- Projekte zur Suchtvorbeugung
- Informationsveranstaltungen zu bestimmten Krankheiten
- Fortbildungen zum gesunden Älterwerden
- Angebote der offenen Altenhilfe

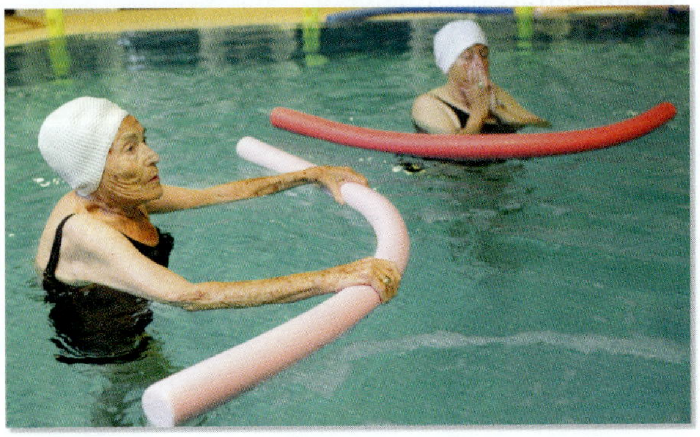

Abb. 4.7: Öffentliche Gesundheitsförderung: In Altentagesstätten oder Sozialstationen treffen sich ältere Menschen oder sie nutzen das Angebot des örtlichen Sportvereins.

4.2 Prävention

Maßnahmen zur **Prävention** lassen sich nach ihrem Zeitpunkt unterscheiden in

- Primärprävention,
- Sekundärprävention,
- Tertiärprävention.

4.2.1 Primärprävention

Die **Primärprävention** versucht, die Entstehung von Krankheiten zu verhüten. Sie zielt auf Risikofaktoren ab, die zu bestimmten Krankheiten führen können. Hierunter fallen z. B. alle Schutzimpfungen, die eine Infektionskrankheit verhindern. Zur Primärprävention zählen auch sämtliche Prophylaxen (► LF 1.3, Kap. 1.9, S. 267) in der Pflege alter Menschen.

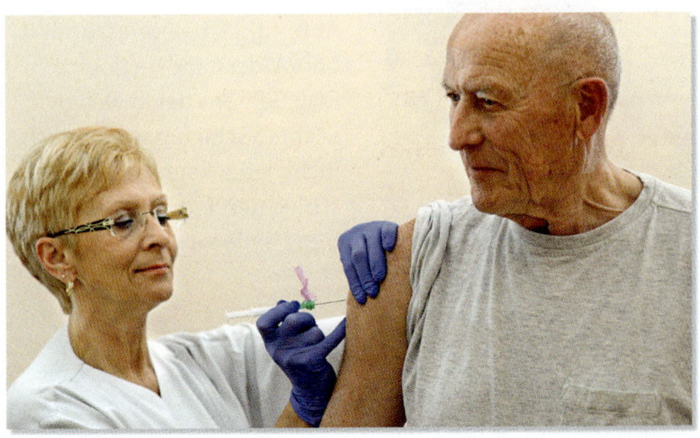

Abb. 4.8: Primärprävention ist Vorbeugung von Krankheiten, z. B. Grippeschutzimpfung im Herbst.

Häufige **Risikofaktoren im Alter** sind:

- Nachlassen der Sinnesorgane
- Beeinträchtigung der Beweglichkeit
- Abnahme der geistigen Fähigkeiten
- Einsamkeit
- chronische Erkrankungen
- Multimorbidität

4.2.2 Sekundärprävention

Die **Sekundärprävention** hat das Ziel der Krankheitsfrüherkennung, also Krankheiten in einem Vorstadium zu erkennen, in dem sie noch aufgehalten werden können. Hierzu zählen alle Früherkennungsuntersuchungen, z. B. von Herz-Kreislauf-Erkrankungen, Diabetes mellitus, Krebserkankungen.

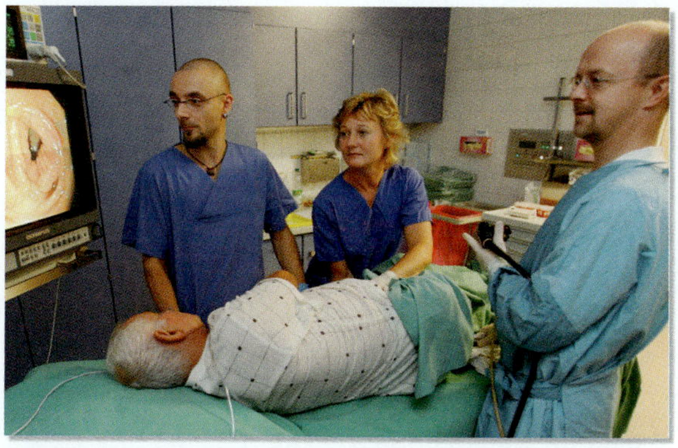

Abb. 4.9: Sekundärprävention. Vorsorge treffen und einen Termin, z. B. zur Früherkennungsuntersuchung von Darmkrebs, ausmachen.

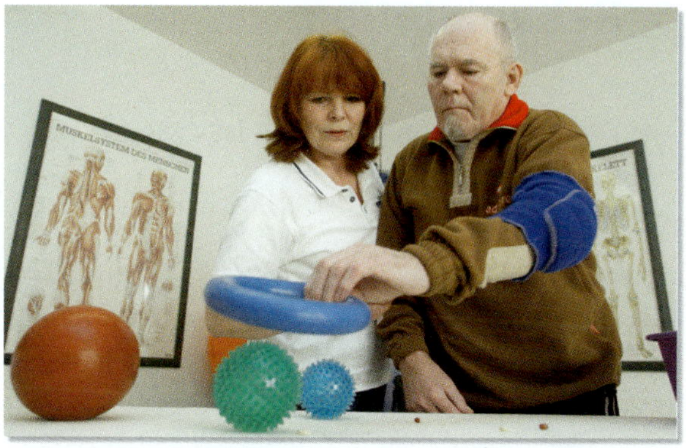

Abb. 4.10: Tertiärprävention soll den Krankheitsverlauf günstig beeinflussen, z. B. durch aktivierende Pflege oder Mobilisation nach einem Schlaganfall.

4.2.3 Tertiärprävention

Die **Tertiärprävention** soll Krankheitsverläufe günstig beeinflussen, Verschlimmerungen, Komplikationen, Begleiterkrankungen und Rückfälle verhindern. Die Lebensqualität soll so gut es geht wieder erreicht werden. Die tertiäre Prävention leitet fließend in die **Rehabilitation** über.

! Merke Im Vordergrund aller Bemühungen im Rahmen der Gesundheitsförderung und Prävention steht eine selbstständige Lebensführung bei einer zufriedenstellenden Lebensqualität.

Aufgaben

- Die Ottawa-Konferenz der WHO hat 1986 den Begriff »Gesundheitsförderung« geprägt. Seitdem geht es um die Frage: Was hält den Menschen gesund? Bis zu diesem Zeitpunkt wurde eher gefragt: Was macht den Menschen krank? Erklären Sie den Unterschied.
- Nennen Sie Merkmale der Gesundheitsförderung und Merkmale der Prävention.
- Erklären Sie das Modell der Salutogenese.
- Erläutern Sie die Kernbegriffe der Salutogenese.
- Nennen Sie die Ziele der öffentlichen Gesundheitsförderung.
- Welche Maßnahmen der Primärprävention kennen Sie?
- Was versteht man unter Sekundär- und Tertiärprävention?

LF 1.1

5 Rehabilitation

Definition **Rehabilitation:** lat. wieder passend, wieder funktionierend

Der Begriff Rehabilitation wird vielfältig eingesetzt, insbesondere zur **Wiederherstellung eines Gesundheitszustandes**, der beispielsweise vor einem Unfall bestanden hat und durch diesen beeinträchtigt wurde. Aber auch in folgenden Fällen spricht man von Rehabilitation:

- **berufliche Rehabilitation** zur Wiedereingliederung eines Menschen in das Arbeitsleben
- **strafrechtliche Rehabilitation**, z. B. bei Opfern politisch motivierter Unrechtstaten wie in der ehemaligen DDR durch die Stasi

5.1 Rahmenbedingungen

5.1.1 Sichtweise der Weltgesundheitsorganisation (WHO)

Die **Weltgesundheitsorganisation** rückt bei ihrer Definition von Rehabilitation Menschen mit einer **Behinderung** in den Mittelpunkt. Als Ziel der Rehabilitation definiert sie, dass jeder Mensch in den folgenden Bereichen den für ihn optimalen Level erreicht und hält:

- physischer Zustand
- sensorische Fähigkeiten
- intellektuelle Fähigkeiten
- psychologische Fähigkeiten
- soziale Situation

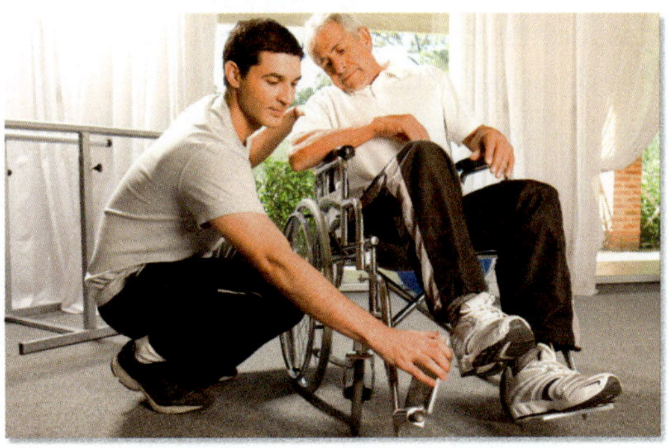

Abb. 5.1: Ziel der Rehabilitation ist es, die Selbstständigkeit eines Menschen soweit wie möglich zu fördern.

Die Begriffe **Unabhängigkeit** und **Selbstbestimmung** hebt die WHO im Zusammenhang mit der Rehabilitation hervor (1).

5.1.2 Rehabilitation und Teilhabe behinderter Menschen – Neuntes Sozialgesetzbuch (SGB IX)

In Deutschland wird im **Neunten Sozialgesetzbuch** (SGB IX) die Rehabilitation und Teilhabe behinderter Menschen geregelt. Auch gilt das SGB IX für Situationen, in denen ein Mensch von einer Behinderung bedroht ist. Wie die Definition der WHO stellt auch das SGB IX die Selbstbestimmung und **gleichberechtigte Teilhabe** am Leben in der Gesellschaft in den Vordergrund. **Benachteiligungen** sollen nach § 1 vermieden oder ihnen entgegengewirkt werden. Unterstützt wird dieser Anspruch durch Artikel 3 des **Grundgesetzes:** Niemand darf aufgrund seiner Behinderung benachteiligt werden.

! **Merke** Generell gilt: Laut § 3 SGB IX hat die **Prävention** und damit die Vermeidung einer Behinderung stets Vorrang. D. h., das Auftreten einer Behinderung oder chronischen Erkrankung soll bereits vermieden werden.

Definition Behinderung § 2 S6B IX ► LF 1.1, Kap. 1.4, S. 13

Verschiedene Behinderungsgrade

Vor dem Gesetz ist Behinderung nicht gleich Behinderung. Unterschieden wird zwischen verschiedenen **Graden** der Behinderung. Den Grad einer Behinderung legen in Deutschland die sogenannten **Versorgungsämter** fest.

Entscheidend für den Grad einer Behinderung ist, in welchem Ausmaß die betroffene Person Funktionseinschränkungen aufweist. Der niedrigste Grad einer Behinderung liegt bei 20. Als **schwerbehindert** gelten Personen, die einen Behinderungsgrad von mehr als 50 aufweisen.

Leistungen nach SGB IX

Menschen, die nach dem SGB IX als behindert gelten, haben einen gesetzlichen Anspruch auf

Leistungen zur Teilhabe. Die nach diesem Gesetz möglichen Leistungen werden in vier sogenannte **Leistungsgruppen** aufgeteilt. Je nach Leistungsgruppe werden unterschiedliche **Ziele** verfolgt.

Die Rehabilitation kann in unterschiedlichen **Einrichtungen** stattfinden:
- im **Akutkrankenhaus** während oder unmittelbar nach dem Abklingen der akuten Phase
- in speziellen **Rehabilitationseinrichtungen** nach der Krankenhausbehandlung. Diese Rehabilitation ist sowohl ambulant als auch teilstationär und stationär möglich.

Finanzierung der Leistungen

Die **Finanzierung** von Leistungen zur Rehabilitation und Teilhabe können verschiedene Institutionen übernehmen. Welche Institution im individuellen Fall als **Rehabilitationsträger** die Kosten übernimmt, hängt von der Ursache der Behinderung sowie dem Alter und der Arbeitssituation des Menschen ab. Infrage kommen beispielsweise die Krankenkassen bei einer medizinischen Rehabilitation oder die Unfallversicherung.

> **! Merke** Für die Altenpflege ist von Bedeutung, dass auch die gesetzlichen **Rentenversicherungsträger** die Kosten von Leistungen zur Teilhabe tragen können.

Die Leistungen des Rehabilitationsträgers können – wie auch bei Leistungen der Pflegeversicherung (► LF 1.1, Kap. 1.5.3, S. 16) – aus **Sachleistungen** oder **Geldleistungen** bestehen. Die Geldleistungen werden als sogenanntes **persönliches Budget** bezeichnet, das insbesondere die selbstbestimmte Lebensführung ermöglichen soll.

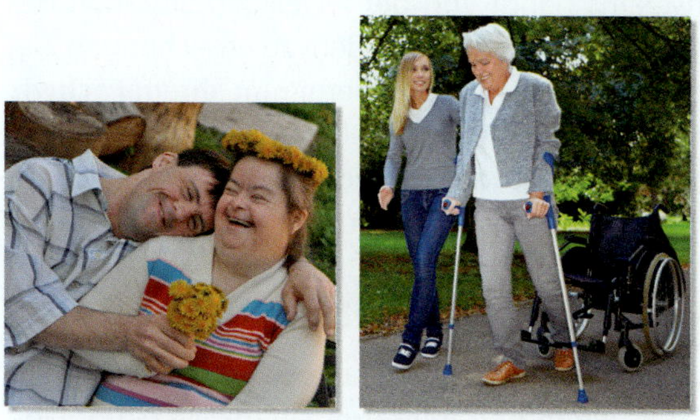

Abb. 5.2-3: Behinderung ist nicht gleich Behinderung: Neben der Unterscheidung zwischen geistiger, körperlicher und seelischer Behinderung spielt der Grad der Behinderung eine Rolle für die Leistungen, die ein Mensch mit Behinderung erhält.

5.2 Geriatrische Rehabilitation

Die **geriatrische Rehabilitation** ist eine besondere Form der medizinischen Rehabilitation.

5.2.1 Grundvoraussetzungen für eine geriatrische Rehabilitation

Um an einer geriatrischen Rehabilitation teilzunehmen, sind folgende **Grundvoraussetzungen** zu erfüllen:
- Der alte Mensch ist multimorbide, d. h., er weist mindestens zwei Erkrankungen auf.
- Die Erkrankungen sind geriatrietypisch, d. h., es handelt sich um Erkrankungen, die typischerweise im Alter auftreten. Hierzu zählen beispielsweise:
- Apoplex (► LF 1.3, Kap. 18.4.8, S. 655)
- hüftgelenksnahe Frakturen (► LF 1.3, Kap. 12.4.1, S. 485)
- Immobilität
- Harninkontinenz (► LF 1.3, Kap. 14.4.3, S. 549)
- Der alte Mensch ist 70 Jahre oder älter (2).

Für die **Genehmigung** einer Rehabilitationsmaßnahme spielt die Aussicht auf Erfolg eine wichtige Rolle. Wenn also nicht davon auszugehen ist, dass der alte Mensch durch die intensiven therapeutischen Maßnahmen Fortschritte erzielt, so wird die Rehabilitationsmaßnahme nicht genehmigt. Auch wenn die Kooperation des alten Menschen fehlt, z. B. aufgrund einer Desorientiertheit, werden Rehabilitationsmaßnahmen nicht genehmigt.

- ☑ mindestens zwei geriatrische Erkrankungen
- ☑ Alter: mindestens 70 Jahre
- ☑ Rehabilitationsbedürftigkeit
- ☑ Rehabilitationsfähigkeit
- ☑ alltagsrelevante und realistische Rehabilitationsziele
- ☑ gute Rehabilitationsprognose

Abb. 5.4: Kriterien, die für eine geriatrische Rehabilitation zu erfüllen sind (2).

LF 1.1

Der Genehmigung geht ein **Gutachten** durch den MDK (► LF 3.2, Kap. 2.1.2, S. 1170) voraus. Das für die Begutachtung am häufigsten benutzte Assessment-Instrument (► LF 1.2, Kap. 2.3.1, S. 93) ist laut MDS der Barthel-Index (3). Ebenso kann mithilfe der ICF der Grad der Behinderung beschrieben werden (► LF 1.1, Kap. 1.4, S. 13). Über die Genehmigung der Rehabilitationsmaßnahme entscheidet die Krankenkasse.

! Merke Im Gegensatz zu den meisten anderen Rehabilitationsangeboten kann die Krankenkasse bei einer geriatrischen Rehabilitation von vornherein eine **Dauer** von mehr als drei Wochen genehmigen, wenn dadurch die Aussicht auf einen Erfolg der Rehabilitation erhöht wird (4).

Das **Ziel der geriatrischen Rehabilitation** ist, Pflegebedürftigkeit zu vermeiden bzw. zu vermindern. Wie alle Bereiche der Rehabilitation dient auch die geriatrische Rehabilitation dazu, die Teilhabe (► LF 1.1, Kap. 5.1.2, S. 48) zu fördern. Damit ist auch für die Genehmigung entscheidend, dass das verfolgte Ziel **alltagsrelevant** ist. Nicht entscheidend ist, dass der alte Mensch wieder komplett selbstständig wird. Auch der Verbleib in der gewohnten häuslichen Umgebung oder das selbstständige Aufstehen aus dem Bett können beispielsweise das Ziel einer geriatrischen Rehabilitation sein.

Die geriatrische Rehabilitation kann sowohl **stationär** als auch **ambulant** stattfinden. Eine Sonderform der ambulanten geriatrischen Rehabilitation ist die sogenannte **mobile Rehabilitation**. Diese findet in der häuslichen Umgebung des alten Menschen statt.

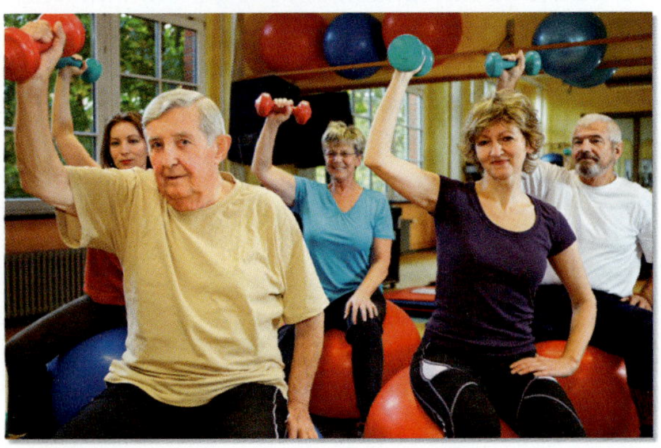

Abb. 5.5: Entscheidend für die Genehmigung einer geriatrischen Rehabilitation ist die Alltagsrelevanz der Therapie. Krafttraining unterstützt die Selbstständigkeit im Alltag.

! Merke Der **Vorteil der mobilen geriatrischen Rehabilitation** besteht darin, dass das Wohnumfeld des alten Menschen einschließlich der ihn betreuenden Personen optimal in die Rehabilitation einbezogen werden können. Alltagsaufgaben kann der alte Mensch auf diese Weise in einem realistischen Umfeld einüben.

5.2.2 Rehabilitationsteam

Da das zu erreichende Ziel des alten Menschen (► LF 1.1, Kap. 5.2.1, S. 49) meistens sowohl körperliche als auch geistige und soziale Bereiche betrifft, besteht das **Rehabilitationsteam** aus verschiedenen Berufsgruppen, z. B.

- Ärzte: Therapien festlegen, Behandlungsplan erstellen
- Pflegefachkräfte: beobachten, begleiten, anleiten, unterstützen, motivieren, aktivierend pflegen

Therapeuten, z. B.

- Physiotherapeuten: Bewegung, Koordination und Muskelkraft einüben
- Ergotherapeuten: motorische Fähigkeiten verbessern, Wahrnehmung trainieren
- Sozialarbeiter: bei Anträgen unterstützen, Hilfen vermitteln

Die genaue Zusammensetzung des Rehabilitationsteams hängt von der jeweiligen Situation des alten Menschen und von dem zu erreichenden Ziel ab. Jede Berufsgruppe übernimmt, ihrem **Fachwissen** entsprechend, spezielle Aufgaben in der Versorgung und Therapie. Die Leitung des Rehabilitationsteams liegt beim Arzt (4).

5.2.3 Rehabilitationsplan

Das Rehabilitationsteam erstellt, unter Leitung des Arztes, einen **Rehabilitationsplan**. Die Grundlage des Plans bilden die Ziele, die durch die Rehabilitation erreicht werden sollen. Weitere Inhalte des Rehabilitationsplans sind:

- »Art und Ausmaß der jeweiligen Schädigungen, Fähigkeitsstörungen und Beeinträchtigungen«
- »Art und Umfang der erforderlichen Rehabilitationsleistungen«
- Informationen zur Nachsorge (4)

Wie in der Pflegeplanung (► LF 1.2, Kap. 2, S. 88) ist auch der Rehabilitationsplan regelmäßig auf seine Aktualität zu prüfen und bei Bedarf anzupassen. Der Rehabilitationsplan wird schriftlich **dokumentiert**.

> **! Merke** Der alte Mensch ist in die Gestaltung seines Rehabilitationsplans einzubeziehen (4).

5.2.4 Aufgaben der Pflegefachkräfte

Die **Aufgabe** der Pflegefachkraft besteht darin, die Selbstständigkeit des alten Menschen zu fördern. Hierzu wendet sie die Prinzipien der **aktivierenden Pflege** (► LF 1.1, Kap. 2.3, S. 24) an. Sie beobachtet die Ressourcen des alten Menschen und bezieht sie in die Pflege ein.

Die in den Therapien erlernten Inhalte trainiert die Pflegefachkraft mit dem alten Menschen, um sie im **Alltag** umzusetzen. Bei Bedarf trifft sie hierzu Absprachen mit den jeweiligen Therapeuten und lässt sich ggf. selbst anleiten.

Leistungsgruppe nach § 5, SGB IX	Ziele der Leistungsgruppe	Beispiele für Leistungen
Leistungen zur medizinischen Rehabilitation	• Behinderung und chronische Krankheiten abwenden, beseitigen, mindern bzw. ihre Verschlimmerung verhüten • Einschränkungen der Erwerbsfähigkeit und Pflegebedürftigkeit vermeiden, überwinden, mindern, Verschlimmerung verhüten • den vorzeitigen Bezug von laufenden Sozialleistungen vermeiden oder laufende Sozialleistungen mindern	• Behandlung durch Ärzte, Zahnärzte und Angehörige anderer Heilberufe, soweit deren Leistungen unter ärztlicher Aufsicht oder auf ärztliche Anordnung ausgeführt werden • Arznei- und Verbandsmittel • Versorgung mit Hilfsmitteln • Aktivierung von Selbsthilfepotenzialen • Vermittlung von Kontakten zu örtlichen Selbsthilfe- und Beratungsmöglichkeiten • Training lebenspraktischer Fähigkeiten § 26
Leistungen zur Teilhabe am Arbeitsleben	• die Erwerbsfähigkeit behinderter oder von Behinderung bedrohter Menschen entsprechend ihrer Leistungsfähigkeit erhalten, verbessern, herstellen oder wiederherstellen • ihre Teilhabe am Arbeitsleben möglichst auf Dauer sichern	• Hilfen zur Erhaltung oder Erlangung eines Arbeitsplatzes einschließlich Leistungen zur Aktivierung und beruflichen Eingliederung • individuelle betriebliche Qualifizierung im Rahmen unterstützter Beschäftigung • Aktivierung von Selbsthilfepotenzialen • Training lebenspraktischer Fähigkeiten § 33
unterhaltssichernde und andere ergänzende Leistungen	• Ergänzung der Leistungen zur medizinischen Rehabilitation und zur Teilhabe am Arbeitsleben	• Krankengeld • Versorgungskrankengeld • Verletztengeld • Übergangsgeld • Ausbildungsgeld oder Unterhaltsbeihilfe • ärztlich verordneter Rehabilitationssport § 44
Leistungen zur Teilhabe am Leben in der Gemeinschaft	• Ermöglichung oder Sicherung der Teilhabe am Leben in der Gesellschaft • unabhängig von Pflege	• Versorgung mit Hilfsmitteln • Hilfen zur Förderung der Verständigung mit der Umwelt • Hilfen bei der Beschaffung, dem Umbau, der Ausstattung und der Erhaltung einer Wohnung § 55

Tab. 5.1: Leistungsgruppen nach SGB IX, ihre jeweiligen Ziele und Beispiele für mögliche Leistungen.

LF 1.1

Mögliche **rehabilitativ-pflegerische Aufgaben** sind:

- Mobilität fördern
- beim Wiedererlangen der Fähigkeiten zur Körperpflege unterstützen
- Hilfestellung bei der Nahrungsaufnahme leisten
- Toilettentraining (► LF 1.3, Kap. 14.5.2, S. 556) anleiten
- Benutzung von Hilfsmitteln anleiten
- Gesundheitserziehung und Prävention, z.B. Veränderung von Ess- und Trinkgewohnheiten

Mit Zustimmung des alten Menschen bezieht die Pflegefachkraft auch **Angehörige** in ihre Überlegungen und Tätigkeiten ein. Sie informiert und berät sie, bei Bedarf leitet sie die Angehörigen an (► LF 1.4, Kap. 2, S. 812).

Aufgaben

- Was versteht man unter »Rehabilitation«? Was sind ihre Aufgaben und Ziele?
- Was ist im Sozialgesetzbuch IX zum Thema Rehabilitation geregelt?
- Nennen Sie Merkmale der medizinischen, beruflichen und sozialen Rehabilitation.
- Was macht den geriatrischen Patienten aus?
- Bei der geriatrischen Rehabilitation arbeiten berufsübergreifende Teams zusammen. Welche Berufsgruppen können das sein?
- Beschreiben Sie die Aufgaben der Pflegenden in der geriatrischen Rehabilitation.
- Erklären Sie anhand von Beispielen, wie der Pflegebedürftige zur Mitarbeit motiviert werden kann.

6 Biografiearbeit

> **Definition**
> **Biografie** (griech.): Lebensbeschreibung
> **Biografiearbeit:** Methode, mithilfe der Lebensbeschreibung eines Menschen Verständnis für ihn zu gewinnen und auf seine individuellen Bedürfnisse einzugehen. Hat besondere Bedeutung in der Pflege demenzkranker Menschen.

Das Wissen um die **Biografie** eines Menschen hilft, ihn in seinem Denken, Erleben, Verhalten und Handeln zu verstehen. Eine Biografie ist immer individuell, bei jedem Menschen verläuft sie anders. Die Gegenwart eines jeden Menschen erschließt sich aus seiner Vergangenheit, aus seiner Lebensgeschichte. Professionelle Pflege nutzt die Biografie als Hilfsmittel, um zielgerichtet zu planen und zu handeln **(Biografiearbeit).**

6.1 Wertvorstellungen und Lebensumstände früher und heute

6.1.1 Sozial- und Alltagsgeschichte

Um die Bedeutung der Biografiearbeit in der Pflege alter Menschen zu verstehen und Erkenntnisse über das Leben eines alten Menschen einordnen zu können, ist es wichtig, **Wertvorstellungen** und **Lebensumstände** aus dem 20. Jahrhundert zu kennen. Dazu zählen sowohl Ereignisse in der Geschichte, etwa besonders gravierende politische Einschnitte wie der Zweite Weltkrieg, als auch der Alltag mit seinen nur auf den ersten Blick unbedeutenden Details.

> **Definition**
> **Sozialgeschichte:** Bereich der Geschichtswissenschaft. Beschäftigt sich mit der Sozialstruktur (Gruppen, Schichten, Klassen) einer Gesellschaft (in der Vergangenheit).
> **Alltagsgeschichte:** Bereich der Geschichtswissenschaft. Beschäftigt sich mit dem besonderen Erleben des Einzelnen (in der Vergangenheit).

Um mit der Geschichte eines Menschen umgehen zu können und ihn zu verstehen, ist es notwendig, dass sich Pflegefachkräfte mit der Geschichte des sozialen Lebens im 20. Jahrhundert auseinandersetzen (Tab. 6.1). Dabei berücksichtigen sie, dass ihre eigene Lebenssituation die Einstellung zur Geschichte beeinflusst und damit auch die Haltung gegenüber einem anderen Menschen. So können Verständnis und Sympathie, aber auch Unverständnis und Irritation ausgelöst werden.

Jeder Mensch nimmt seine eigene Situation subjektiv wahr. Deshalb ist es sinnvoll, sich die eigenen Bewertungskriterien und ihre Gewichtung bewusst zu machen, um die Situation von anderen Menschen zu verstehen.

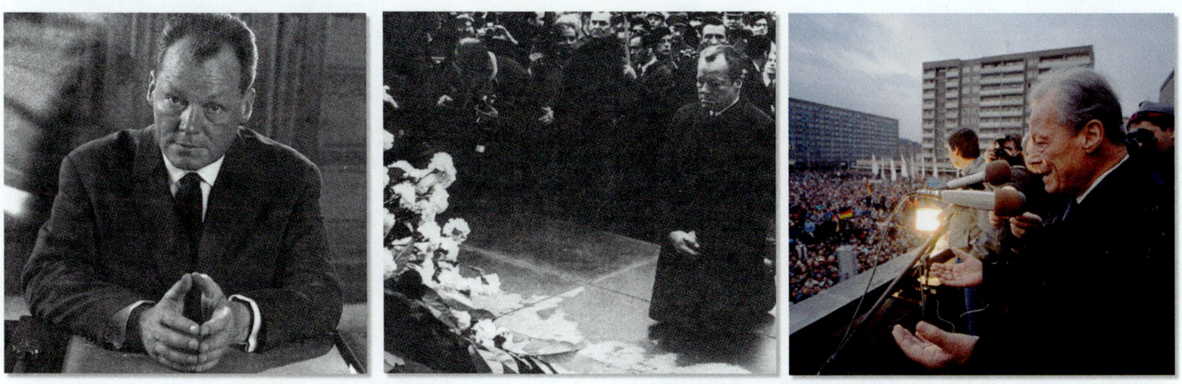

Abb. 6.1: Erlebnisse aus Kindheit und Jugend beeinflussen Entscheidungen und Haltungen als Erwachsener und älterer Mensch: So haben Willy Brandts Erlebnisse während der NS-Zeit sein politisches Agieren als regierender Bürgermeister im geteilten Berlin, als Kanzler der Aussöhnung und als Befürworter der deutschen Wiedervereinigung geprägt.

LF 1.1

Das 20. Jahrhundert in Zahlen, mit Ausblick auf das 21. Jahrhundert		
1990 Wiedervereinigung	2011 Tsunami und Atomkatastrophe in Japan 2008 Weltwirtschaftskrise 2004 Hartz IV 2002 Euroeinführung 2001 11. September Terroranschlag 1990 Währungsunion 1990 Wiedervereinigung	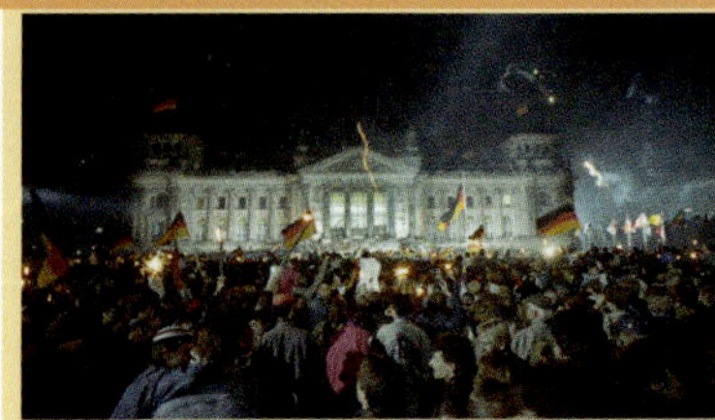
1949 – 1990 Bundesrepublik Deutschland 1949 – 1990 Deutsche Demokratische Republik	1989 Fall der Berliner Mauer 1989 World Wide Web (www) 1986 Reaktorunfall Tschernobyl 1985 Glasnost, Perestroika 1973 Ölkrise 1969 Mondlandung 1968 Notstandsverfassung 1960er-Jahre – »Wirtschaftswunder« 1961 Bau der Berliner Mauer 1957 EWG – Römische Verträge 1956 P 50 (Vorgänger Trabant) 1955 letzte Kriegsgefangene kehren heim 1954 Deutschland Fußball-Weltmeister 1953 17. Juni, Volksaufstand DDR 1952 regelmäßiges Fernsehprogramm 1949 Grundgesetz/ Verfassung der DDR	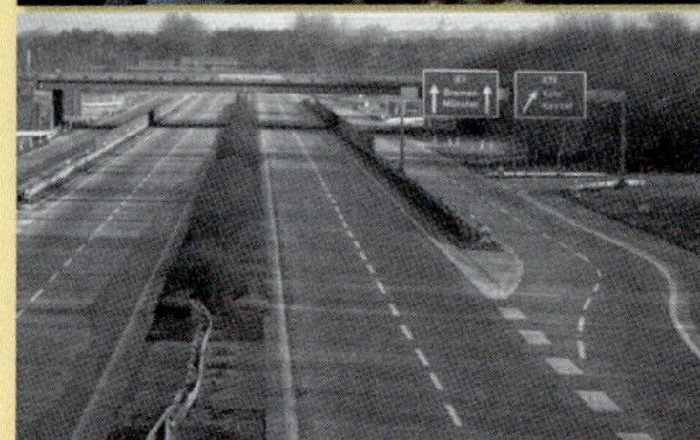 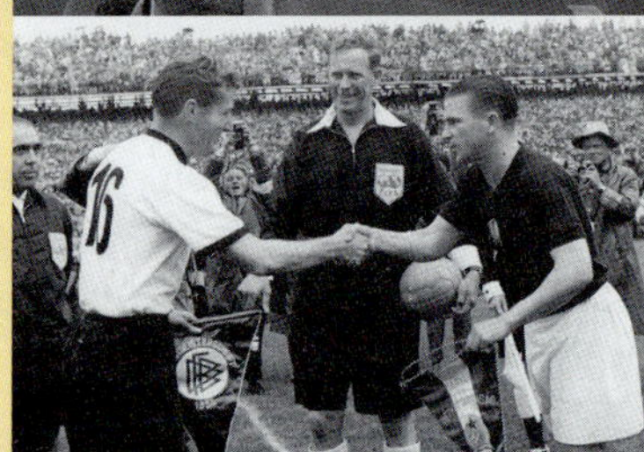
1945 – 1949 das besetzte Deutschland	1948/49 Berliner Blockade 1948 Währungsreform 1947 VW-Käfer Typ 1	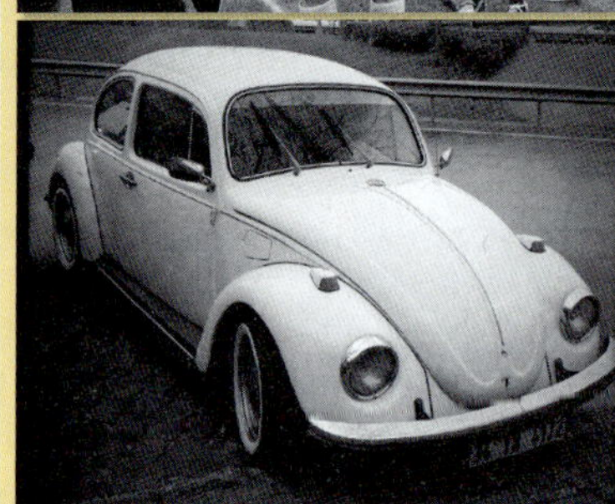
1939 – 1945 Zweiter Weltkrieg		
1933 – 1945 Nationalsozialismus	1938 Reichspogromnacht 1935 Rassengesetze 1933 Machtergreifung	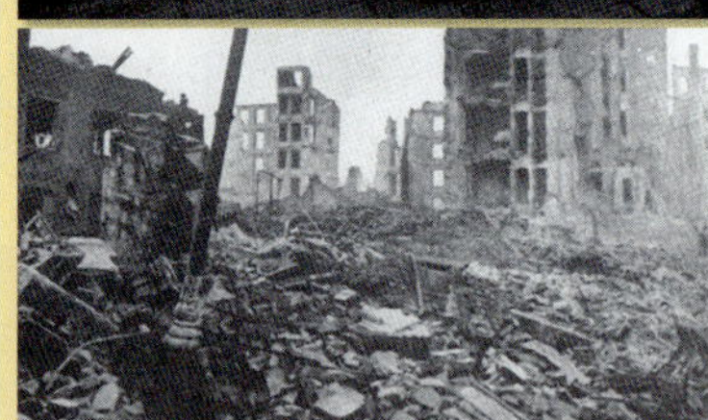
1918 – 1933 Weimarer Republik	1932 6 Mio. Arbeitslose 1930 Weltwirtschaftskrise 1923 Hörfunk: erste Rundfunkgeräte	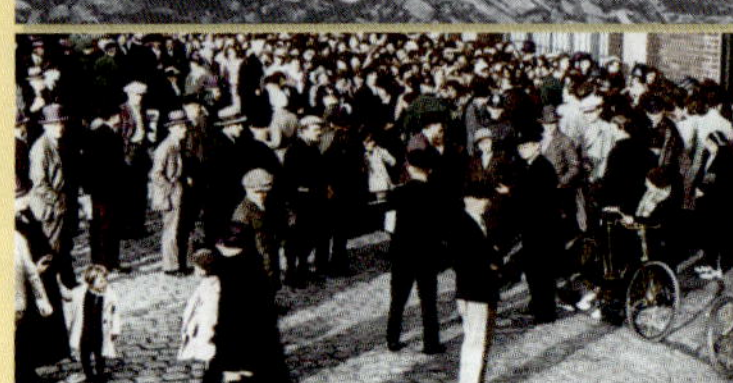
1914 – 1918 Erster Weltkrieg		

Tab. 6.1: Nicht nur die Mode, die Wohnverhältnisse, die Arbeitswelt oder die Freizeitbeschäftigungen unterliegen einem ständigen Wandel, sondern auch soziale, politische oder kulturelle Wertvorstellungen. Ausgewählte Daten des 20. Jahrhunderts dienen der Einordnung wichtiger politischer, sozialer und kultureller Ereignisse.

6.1.2 Lebensphasen und Lebensbereiche

Lebensphasen

Von Biografen wird der zeitliche Ablauf einer Lebensgeschichte in vier **Lebensphasen** eingeteilt:
- Kindheit
- Jugendzeit
- Erwachsenen(Erwerbs-)alter
- Ruhestand

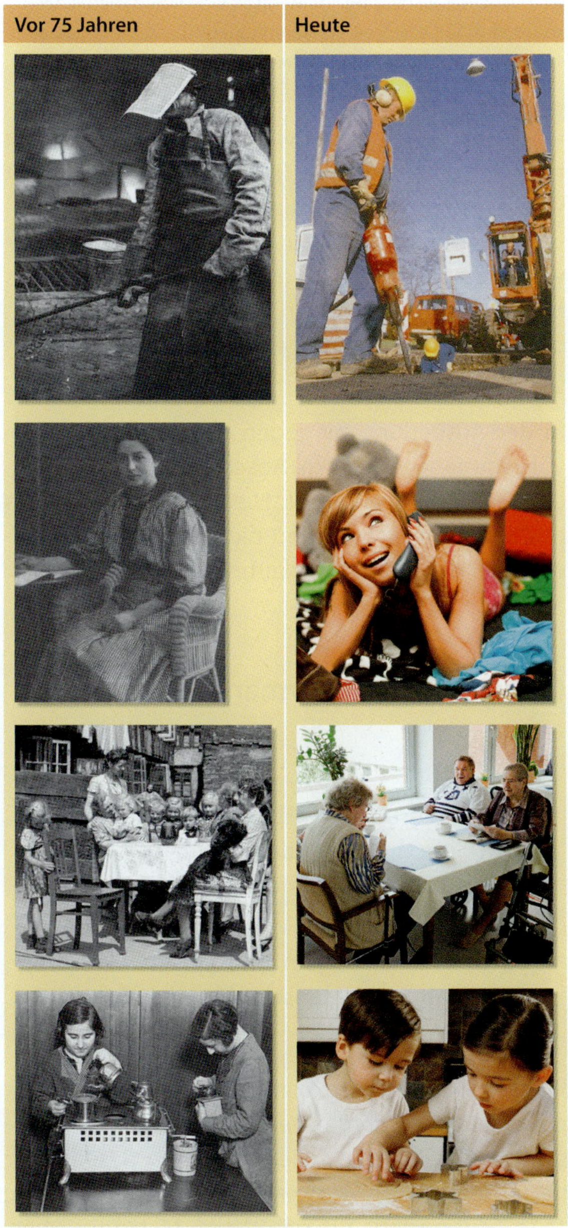

Abb. 6.2: Die vier Lebensphasen: früher und heute

Lebensbereiche

Neben den Lebensphasen spielen die **Lebensbereiche** eine bedeutende Rolle. Sie gliedern sich in:
- Wohnen
- Arbeit
- Freizeit
- Bildung

Wohnen

In der Altenpflege hat **Wohnen** viele Varianten, z. B. betreutes Wohnen, Wohnheim, Seniorenwohnung, Pflegeheim, behindertengerechtes Wohnen, Wohngemeinschaften (►LF 2.2, Kap. 4, S. 989). Wohnen heißt, dass eine Zeitspanne in einer Wohnung verbracht wird. Sie ist ein Ort der Individualität, des Rückzugs, der Gestaltung und der Selbstdarstellung – ein Bereich, in dem sich Menschen wohlfühlen sollten.

Welchen Stellenwert das Wohnen für einen Menschen hat, hängt von seiner Lebenssituation ab. Ein älterer Mensch, der nur mit fremder Hilfe die Wohnung verlassen kann, hält sich überwiegend in seiner Wohnung auf. In einer Einrichtung des betreuten Wohnens werden Unterstützung oder Anleitung gegeben. Auch hier gelten die Wünsche nach Rückzug, Individualität und nach eigenen Gestaltungsmöglichkeiten.

Arbeit

Arbeit wird in Lexika mit »Mühe« oder »Plage« beschrieben. Arbeit ist zielgerichtetes Handeln zur Existenzsicherung (einschließlich Haushaltsführung und Kindererziehung) und dient der Befriedigung von Einzelbedürfnissen.

Ein großer Teil der Bevölkerung zwischen dem 18. und 65. Lebensjahr geht einer Arbeit nach. Die Bedeutung von Arbeit und ihr Stellenwert werden dann deutlich, wenn jemand zum Beispiel aus Altersgründen aus dem Arbeitsprozess ausscheidet und es zu einer Verschiebung der Lebensbereiche kommt, da ein ganzer Bereich plötzlich wegfällt.

Freizeit

Freizeit ist die Zeit, die zur Erholung zur Verfügung steht. Diese Zeit wird individuell gefüllt. Die sozialen Bedingungen haben einen großen

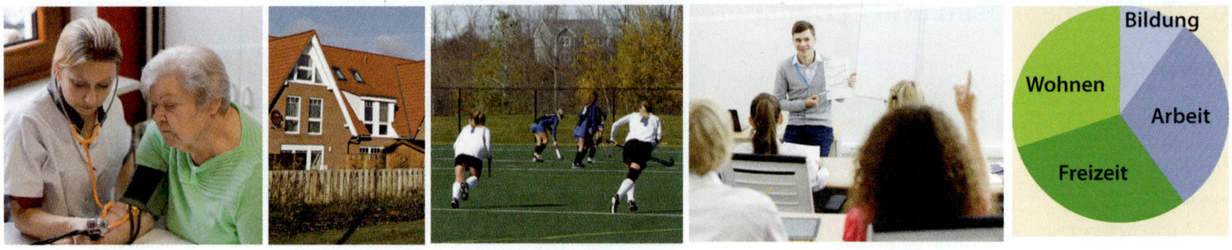

Abb. 6.3: Gewichtung der vier Lebensbereiche der Pflegefachkraft Corinna Krüger. Frau Krüger ist 35 Jahre alt, verheiratet und hat eine Tochter (7 Jahre). Frau Krüger arbeitet 22 Stunden in der Woche in einem Pflegeheim. Familie Krüger wohnt in einem Reihenhaus. Die Tochter besucht die 1. Klasse der Grundschule im Wohnbezirk. In der Freizeit geht die Familie begeistert dem Hockeyspielen nach. Frau Krüger absolviert gerade an fünf Wochenenden eine Schiedsrichterausbildung. Ihr Mann ist ein leidenschaftlicher Koch und verwöhnt die Familie oft mit einem schönen Essen. Die Hausarbeit ist auf alle drei Familienmitglieder aufgeteilt, sodass alle ihren Verpflichtungen im schulischen, beruflichen und häuslichen Bereich nachkommen können.

Einfluss auf die Freizeitgestaltung. Im Ruhestand bekommt dieser Lebensbereich eine besondere Bedeutung. Ältere Menschen, die nach der Berufstätigkeit endlich Zeit für ihre Hobbys und Interessen finden, sehen diesem Lebensabschnitt mit Freude entgegen. Andere wiederum haben Angst vor der Leere, vor der Situation, nicht mehr gebraucht zu werden oder ihren gewohnten Lebensrhythmus zu verlieren.

! Merke Viele ältere Menschen in der stationären Pflege können aufgrund ihrer körperlichen Verfassung ihre Freizeitaktivitäten schlecht oder gar nicht planen. Deshalb ist Unterstützung vonseiten der Pflegenden notwendig und ein hohes Maß an Einfühlungsvermögen, um Ideen zur Freizeitgestaltung zu entwickeln. Mithilfe der Biografiearbeit gelingt es Pflegefachkräften, die Wünsche der Betroffenen herauszufinden und zu erfüllen.

Bildung

Unter **Bildung** versteht man die Entwicklung des Menschen im Hinblick auf seine geistigen, seelischen, kulturellen und sozialen Fähigkeiten. Bildung ist ein lebenslanger, nie abgeschlossener Prozess. Er wird unterschieden in Ausbildung und Allgemeinbildung.

Diese Unterscheidung in Ausbildung und Allgemeinbildung ist für die Pflege alter Menschen von großer Bedeutung, da es in der Altenpflege immer um Menschen geht, die viel Freizeit zur Verfügung haben. Durch sinnvolle Tätigkeiten in der Freizeit wird der Mensch in die Lage versetzt, sich in ihn interessierenden, selbst ausgewählten Themen freiwillig zu bilden. Die Freiwilligkeit ist besonders hervorzuheben, denn ein selbst ausgewähltes Bildungsthema wird durch eigene Motivation vorangetrieben.

In der Ausbildung hingegen wird ein von außen vorgegebenes Ziel, ein Abschluss, eine Prüfung, ein Zertifikat, angestrebt. Hier ist es das Ziel, das das Lernen motiviert, und nicht nur allein die Sache oder der Prozess des Lernens (► LF 4.2, Kap. 1.4, S. 1218).

6.1.3 Werte und Normen

➔ Definition

Werte sind grundlegende Zielvorstellungen. Sie geben Sinn und Orientierung für das Handeln und das soziale Zusammenleben.

Normen leiten sich aus Werten ab. Sie sind konkret, beinhalten Regeln und setzen Maßstäbe zum Verhalten der Menschen in einer Gruppe.

Werte sind abhängig von Einzelnen, einer Gruppe, einer gesellschaftlichen Schicht oder einer gesamten Gesellschaft. In der deutschen Gesellschaft herrschen andere Werte als z. B. in Lateinamerika. Jede Gruppe legt für sich Werte fest oder übernimmt festgelegte Werte.

Normen bieten eine Orientierung und Stabilität des Einzelnen in einer Gemeinschaft. Außerdem bieten sie Schutz für den Einzelnen innerhalb einer Gemeinschaft, da immer nach einem festgelegten Regelwerk vorgegangen wird.

Veränderung von Werten und Normen

Im Laufe der Generationen **verändern** sich **Werte** und **Normen** in einer Gesellschaft. Da sie eine Orientierung für die Menschen sind, irritiert es insbesondere ältere Menschen, wenn sie mit diesen Veränderungen konfrontiert werden. Die alten und bekannten Regeln geben ihnen Sicherheit und einen Sinn. Die Öffnung für Neues und ein Hinterfragen alter Werte sorgt für Unsicherheit und kann für den älteren Menschen zu einem schwierigen Prozess werden.

Werte und Normen im Wandel: Zusammenhalt der Familie

Früher wie auch heute ist der Zusammenhalt der Familie ein sehr wichtiger Wert. Allerdings hat sich im Laufe der Zeit die Norm verändert, wie eine Familie diesen Wert verwirklicht. Früher bestand eine Familie aus dem Vater, der zur Arbeit ging und Geld verdiente, und aus seiner Ehefrau, die den Haushalt führte, die Kinder erzog und so den Alltag der Familie zusammenhielt.

Heutzutage sind Frauen beruflich aktiver als vor 50 Jahren, u. a. auch deshalb, weil ihnen die Werte Gleichberechtigung und Selbstständigkeit wichtig sind und um ihren Beitrag für das Familieneinkommen zu leisten. Väter hingegen nutzen zunehmend die heutzutage mögliche Erziehungszeit und beteiligen sich somit aktiv an der Kindererziehung. Obwohl in vielen Familien beide Elternteile berufstätig sind, stärken etliche Familien den Wert Zusammenhalt durch gemeinsame Aktivitäten und Gespräche.

Viele ältere Menschen können sich nur schwer vorstellen, dass der Zusammenhalt in den Familien weiterhin möglich ist, wenn die Mutter berufstätig ist und nicht den ganzen Tag für die Kinder da sein kann. Diese veränderte Situation verunsichert sie.

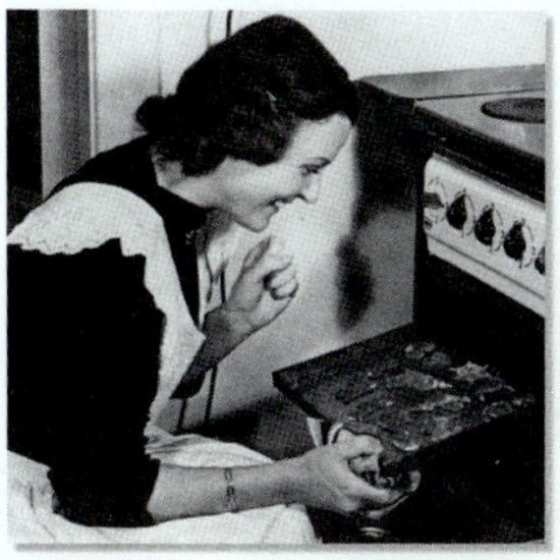

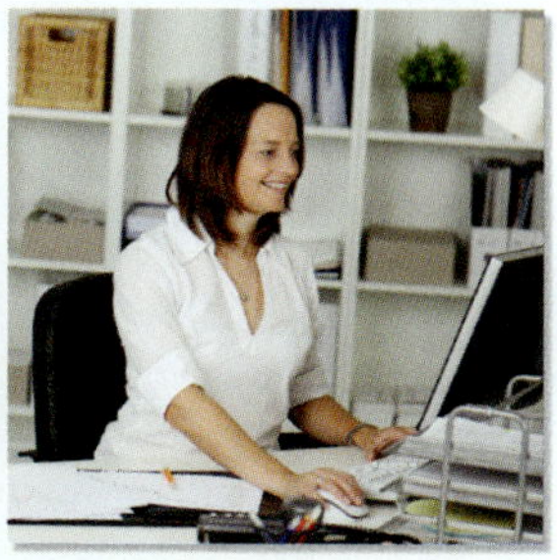

Abb. 6.4: Rolle der Frau im Wandel. Links: In den fünfziger Jahren des letzten Jahrhunderts, rechts: heute.

Die Werte von Herrn L., 75 Jahre alt

Früher war alles anders ... So beginnen häufig Gespräche mit älteren Menschen, auch das mit Herrn L. Er berichtet vom starken Zusammenhalt der Familie. Nach der Arbeit war es selbstverständlich, dass jeder innerhalb der Familie entsprechend seinem Können etwas für die Gemeinschaft tat. Herr L. bewirtschaftete einen Garten gemeinsam mit seinem Vater und ging gerne angeln. Damit trug er erheblich zur Versorgung der Familie mit Nahrungsmitteln bei. Darüber hinaus erhielt er viel Anerkennung für seine Tätigkeiten.

Auch später, als er schon verheiratet war, lebten er und seine Frau bei seinen Eltern, da sie nicht sofort eine bezahlbare Wohnung fanden.

Herr L. schwärmt von seiner Arbeit als Fliesenleger. Alle in der Firma wussten, was sie zu tun hatten. Der Chef sagte, was gearbeitet werden sollte, und alle richteten sich danach. Da wurde nicht viel gefragt. Pünktlichkeit und Fleiß waren selbstverständlich. In den letzten Jahren seiner Berufstätigkeit wäre das nicht immer so gewesen, erzählt er. Der Juniorchef hätte das Geschäft nicht so streng wie sein Vater geführt. Da hätten sich die Lehrlinge einiges rausgenommen.

Große Bedenken äußert Herr L. zur Situation seiner Schwiegertochter. Sie arbeitet als Verwaltungsangestellte. Die Kinder gehen nach der Schule in einen Hort und kommen erst um 16.30 Uhr nach Hause. Früher war eine Mutter zu Hause und die Kinder sind nach der Schule zum Mittagessen gekommen. Heute ist eine Familie nur noch selten zusammen. Da ist es doch kein Wunder, dass so viele Familien auseinanderbrechen, meint er.

6.2 Umgang mit Biografien

6.2.1 Einfluss der Lebensgeschichte

Der **Einfluss der Lebensgeschichte** auf die Gegenwart des alten Menschen ist verschieden. Nicht immer löst das Positive, was ein alter Mensch aus der Vergangenheit berichtet, auch positive Gefühle in der gegenwärtigen Situation aus. Es kann schmerzlich sein, beim Versuch alte Kompetenzen zu reaktivieren, an Grenzen zu stoßen. Das eigene Idealbild nimmt Schaden und die Motivation, Neues zu entdecken und zu wagen, lässt nach (Abb 6.6).

Daher lassen sich die Erfahrungen und Kompetenzen eines alten Menschen unter zwei Aspekten betrachten:

- Ist die einzelne Erfahrung im Alter nutzbar und somit übertragbar in die Gegenwart?
- Bedeutet das Übertragen der einzelnen Erfahrung in die Gegenwart einen Gewinn oder Verlust und Traurigkeit?

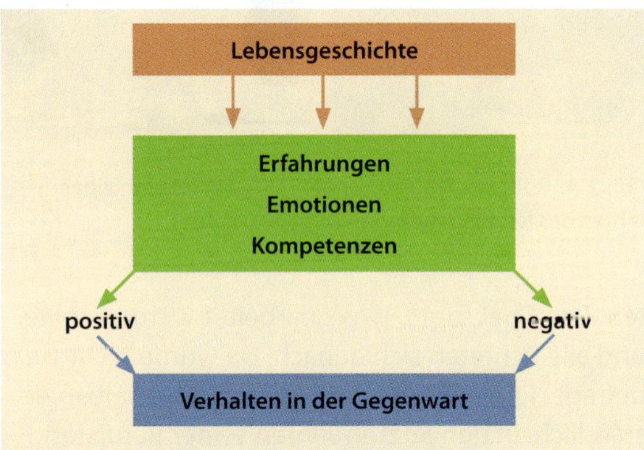

Abb. 6.5: Der Einfluss der Lebensgeschichte auf das Verhalten in der Gegenwart.

6.2.2 Lebensläufe und Geheimnisse

Die eigene Geschichte beinhaltet gute Erlebnisse, die auch gute Gefühle und Emotionen freisetzen. Es gibt aber auch Erlebnisse, die in Vergessenheit geraten sind **(Geheimnisse)**. Das kann unterschiedliche Gründe haben; z. B. weil Erlebnisse für das eigene Leben nicht von großer Bedeutung waren und vergessen wurden oder weil bei Gedanken an sie negative Gefühle wach werden (traumatische Erlebnisse). Daher lassen sich Geheimnisse unterscheiden in

- Vergessen wegen Bedeutungslosigkeit
- Nichtmitteilenwollen, Schweigenwollen, Verdrängenwollen.

✔ **Tipp** Bei der Biografieerstellung beachten Pflegefachkräfte, dass niemand gedrängt werden darf, aus seinem Leben Geheimnisse preiszugeben. Das Ermessen, welche Erlebnisse und besonderen Ereignisse aus dem Leben öffentlich werden, liegt bei der Person selber oder einer Person ihres Vertrauens.

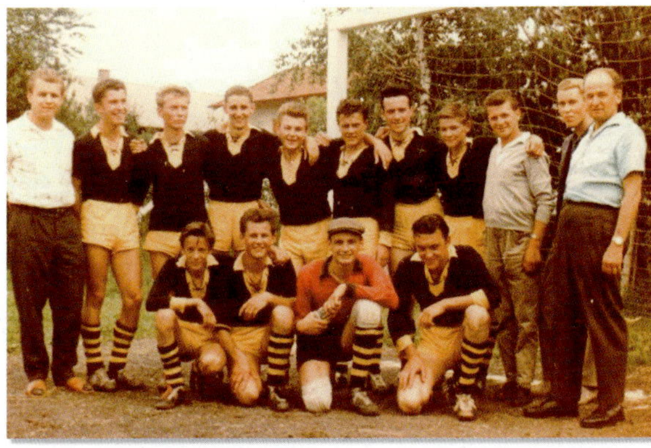

Abb. 6.6: Herr Bertel war in jungen Jahren ein toller Fußballspieler. Er kann aufgrund geschädigter Kniegelenke nicht mehr gut laufen. Es macht ihn traurig, dass er nicht mehr aktiv am Sport teilnehmen kann. Das ist für ihn ein Verlust an Lebensqualität und Lebensfreude, der auch durch das Zuschauen bei Fußballspielen nicht kompensiert wird. Es macht ihn eher noch trauriger, andere spielen zu sehen.

Die besondere Situation der Kriegskinder

Im Zusammenhang mit Geheimnissen ist die besondere Situation der Menschen, die in der Zeit von 1930–1940 geboren sind, zu betrachten. Die Menschen dieser Generation haben den Zweiten Weltkrieg als Kinder und Jugendliche erlebt und kaum Gelegenheit bekommen, das Erlebte zu verarbeiten. Traumatisierungen durch Konzentrationslager oder Bombenalarm, der Verlust von Angehörigen, Ausbombung, Hunger, Schmutz und vieles mehr wurden häufig in der Kriegs- und Nachkriegszeit verdrängt.

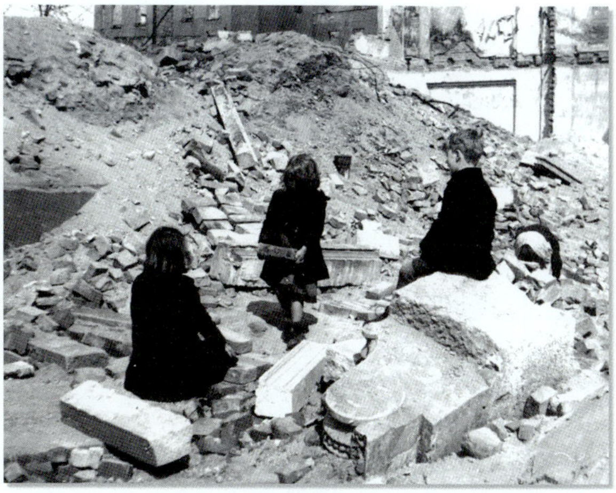

Abb. 6.7: Kinder im Sommer 1945. Von den bei Kriegsende 1945 unter 18-Jährigen lebten 2012 nach fast 16 Millionen Menschen.

In der vierten Lebensphase, in der der Mensch mehr Zeit hat und zur Ruhe kommt, werden Erinnerungen wach und können zur Belastung werden. Mögliche Anzeichen, die dafür sprechen, dass besondere und über lange Zeit verdrängte Erlebnisse den Betreuten beschäftigen und belasten, versuchen Pflegefachkräfte frühzeitig zu erkennen und im Gespräch zu klären.

Wenn der Betroffene nicht über seine Erlebnisse redet, gibt es meist Anzeichen im Verhalten, die die aufmerksame Pflegefachkraft beobachten kann. Das sind **Verhaltensweisen** wie

- **Rückzug** in die eigene, innere Welt,
- **Angstzustände** bei kleinen Veränderungen im täglichen Leben,
- Verhalten, welches auf **Depressionen** schließen lässt (► LF 1.3, Kap. 20.4.4, S. 703),
- **Resignation**, »ohnmächtiges« Verhalten gegenüber anderen Menschen,
- **Trauer** darüber, dass das Leben so verlaufen ist und nicht anders.

Wenn die Pflegefachkraft ein solches Verhalten beobachtet oder im Gespräch mit dem alten Menschen Anzeichen dafür entdeckt, dass unverarbeitete Kriegserlebnisse zu oben genannten Symptomen führen, ist das Gespräch mit einer Fachkraft (z. B. Stationsleitung, Psychologe), den Angehörigen oder dem Hausarzt des Bewohners zu suchen.

! Merke Die Aufgabe der Pflegefachkräfte ist es, ein offenes Ohr für mögliche Kriegsbiografien zu haben und die daraus resultierenden Probleme zu erkennen. Es führt allerdings über die Pflegetätigkeit hinaus, diese Probleme bewältigen zu wollen. Wichtig ist, zu erkennen, dass Unterstützung für den Betreuten organisiert werden muss.

✓ Tipp Weiterführende Informationen zu Hilfsmaßnahmen finden sich z. B. unter der Internetadresse www.kriegskind.de. Hinter der Adresse verbirgt sich ein gemeinnütziger Verein, der sich mit Spätfolgen von Kriegstraumatisierungen beschäftigt.

6.3 Methoden der Informationssammlung

Für eine professionelle Pflege alter Menschen ist es wichtig, die Situation des anderen zu verstehen. Dazu sind Informationen über die Lebenssituation notwendig. Es sollten objektive Tatsachen wie auch die individuelle Beurteilung des Betroffenen zusammengetragen werden. Folgende **Methoden der Informationssammlung** stehen zur Verfügung:

- Gespräch mit dem Betroffenen
- Gespräch mit Angehörigen
- Akteneinsicht
- runder Tisch mit allen Beteiligten

Vor der Sammlung von Informationen ist die Fragestellung oder der Auftrag dazu zu klären. Gründe für die Erstellung einer Biografie können sein:

- Es gehört in das Konzept der Pflegeeinrichtung, den individuellen Werdegang in den Umgang mit Pflegebedürftigen einzubeziehen.
- Der alte Mensch leidet an Demenz und lebt in der Vergangenheit, kann die Gegenwart nicht in sein Handeln integrieren.
- Der pflegebedürftige Mensch kann sich aufgrund seiner körperlichen Situation nicht sprachlich äußern (Koma/Schlaganfall).
- Die Pflegeplanung wird auf die individuelle Biografie der betroffenen Person ausgerichtet.

LF 1.1

6.3.1 Welche Daten sind wichtig?

In der Regel ist ein Stammblatt (► LF 1.2, Kap. 3.1, S. 110) für jeden Pflegebedürftigen vorhanden. Dort finden sich alle Informationen zur Person, zu den Bezugspersonen und Kostenträgern, zur Pflegestufe, Therapie etc. Für die Biografiearbeit sind weiterführende Daten notwendig:

Soziale Daten

- Beschreibung der Wohnform
- Beschreibung der sozialen Integration im Wohnumfeld
- Übersicht, mit welchen anderen Menschen Kontakte bestehen (Familie, Vereine, Einzelpersonen, Gruppen, Nachbarn usw.)
- Beschreibung der Aktivitäten, an denen der Betroffene teilnimmt
- besondere Kompetenzen und Ressourcen

Daten aus der Geschichte

- In welcher Umgebung ist der Betreffende aufgewachsen?
- Gestaltung der Lebensphasen
- Besonderheiten in der Biografie
- Seit wann ist Unterstützung notwendig?

Besonderheiten

- Vorlieben und Abneigungen
- (Lieblings)musik
- (Lieblings)essen
- Hobbys
- (Lieblings)kleidung
- Was mag die Person überhaupt nicht?

Die Informationen können formlos oder mit Unterstützung eines strukturierten Fragebogens gesammelt werden. Beigefügte Fotografien erweitern das Gesamtbild.

Menschen, die aufgrund einer gesundheitlichen Einschränkung nicht die Möglichkeiten der sprachlichen Äußerungen haben, können ihre Geschichte natürlich nicht erzählen. Die Informationszusammenstellung ist in diesen Fällen über die anderen oben genannten Methoden möglich. Dabei sollte aber nicht vernachlässigt werden, den Menschen über nonverbale Kommunikationsmethoden doch mit ins »Gespräch« zu integrieren, z. B. Malen, Bewegung, Beobachtung.

ST. CYRIAK
Wohnen und Pflege im Herzen der Stadt

Biografiebogen

Fragen zur Person

Name: ____________ Vorname: ____________

Rufname : ____________ Geburtsort: ____________

Geburtsdatum: ____________ Konfession: ____________

Aufgewachsen in: ____________

Sonstige Wohnorte:

____

____

Bisherige Wohngegend (z.B. Wohnung, Haus, Garten, Balkon, ländlich, Stadtrand o -zentrum)

____

Schulbildung: ____________

Welchen Beruf haben Sie erlernt? ____________

Welche berufliche Tätigkeit haben Sie ausgeübt? ____________

Welchen Beruf hätten Sie gerne erlernt? ____________

Wie beurteilen Sie Ihr Arbeitsleben im Nachhinein ?

❑ Als erfüllt und positiv ❑ Eher negativ ❑ Sonstiges

____

Name der Eltern: ____________

Meine Bezugsperson war: ❑ Mutter ❑ Vater ❑ Beide

❑ Sonstige Person(en) ____________

Abb. 6.8: Einstieg eines Biografiebogens

6.3.2 Gespräch über die Biografie

Beim Erarbeiten einer Biografie mit der Methode des direkten Gesprächs mit der Person sollten die Gesprächsinhalte strukturiert werden. Zu Beginn dieses Kapitels wurden vier Lebensphasen beschrieben. Diesen Lebensphasen können folgende Ereignisse zugeschrieben werden:

- Kindheit – Geschwister, Einschulung
- Jugendzeit – Schule, Ausbildung
- Erwachsenenalter – Heirat, Kinder, Beruf
- Ruhestand – Ressourcen, Einschränkungen

Um das Gespräch zu eröffnen und den »roten Faden« zu behalten, ist es sinnvoll, Fragen zu den oben genannten Themen zu stellen. Der Erzähler wird die ihm wichtigen Erlebnisse aus der jeweiligen Lebensphase erzählen. Der Zuhörer sollte sensibel zuhören und versuchen, Brüche im Lebenslauf zu erkennen und die Bedeutung dieser Brüche eventuell durch Nachfragen thematisieren. Hier ist es hilfreich, Daten aus der Geschichte des 20. Jahrhunderts parat zu haben (► LF 1.1, Kap. 6.1, S. 53).

6.3.3 Gespräch über die Biografie einer Person mit Angehörigen

Es gibt Situationen, in denen der Betroffene selbst die Informationen zu seiner Biografie nicht geben kann. Dann ist es wichtig, vor der Durchführung des Gesprächs zu entscheiden, ob der Betroffene daran teilnimmt oder nicht. Dies sollte mit dem Betroffenen und/oder seinen Angehörigen abgewogen werden.

Um Gespräche dieser Art zu führen, sind Rahmenbedingungen zu schaffen, die allen Gesprächsteilnehmern bekannt sein müssen:

- der Ort, an dem man sich trifft
- ein abgeschlossener Raum
- ein abgesteckter Zeitrahmen
- die Sitzordnung
- die Teilnehmer am Gespräch
- die Anrede (Namen kennen)

! Merke Die Biografiedatensammlung ist nie abgeschlossen. Durch Gespräche und Situationen fließen immer wieder neue Aspekte ein.

6.4 Umsetzung der Erkenntnisse in die Pflegepraxis

Folgende Geschichte zeigt, wie das Wissen um die Biografie eines Menschen hilft, mit ihm im Alter würdig und individuell umzugehen.

Marmelade im Tee

Frau Jause lebt seit drei Monaten in einem Seniorenheim. Sie leidet an Demenz und wird in einer speziell für diesen Personenkreis eingerichteten Gruppe betreut. Sie fühlt sich nach kurzer Eingewöhnungszeit sehr wohl in der Gemeinschaft. Ein festes Ritual in der Gruppe ist das gemeinsame Einnehmen der Mahlzeiten.

Beim Frühstück schenkt sich Frau Jause jeden Morgen eine Tasse Tee ein. Danach greift sie zur Erdbeermarmelade, nimmt einen Löffel davon und füllt diesen in ihren Tee. Die Pflegefachkraft versucht ihr klar zu machen, dass auch Zucker zum Süßen auf dem Tisch steht. Frau Jause tut diesen Einwand mit einem Achselzucken ab.

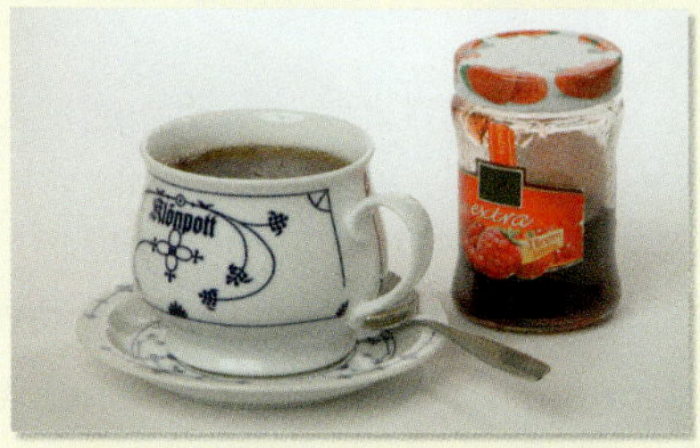

Dieser Vorgang geschieht über 10 Tage jeden Morgen in ähnlicher Abfolge. Im Gespräch mit dem Sohn wird dieses Verhalten, diese Gewohnheit thematisiert. Der Sohn berichtet, dass die Mutter auf dem Land aufgewachsen ist. In der Kriegs- und Nachkriegszeit wurde aus Mangel an Zucker mit Marmelade gesüßt. Dies hat die Mutter beibehalten.

Es gibt also eine logische, nachvollziehbare Erklärung für das Verhalten von Frau Jause. Da jüngere Menschen diese Art der Improvisation nicht erlebt haben und die Gewohnheiten heute anders sind, konnte das Verhalten erst einmal nicht erklärt werden. Beim Gespräch über die Lebensgeschichte wurde die Erklärung gefunden. Die Pflegefachkräfte werden morgens nicht mehr eingreifen, wenn Frau Jause ihren Tee mit Marmelade süßt. Das Verhalten wird nicht als dumm oder destruktiv bewertet, sondern unter anderen Aspekten eingeschätzt und ins richtige Licht gerückt.

Es sind nicht die »großen Probleme«, die mit dem Wissen um die Biografie eines Menschen gelöst werden. Gewonnene Erkenntnisse über einen Menschen können aber sensibel in die Pflege integriert werden. Der Umgang mit Eigenarten wird erleichtert, sie können belassen werden, wenn kein anderer dadurch gestört oder eingeschränkt wird. Häufig wird dadurch der Alltag für beide Seiten – Pflegebedürftige und Pflegende – entspannter.

Durch die personelle Ausstattung des Arbeitsbereichs muss gewährleistet werden, dass die Pflegenden nicht mit den Lebensgeschichten überschüttet werden und die Möglichkeit erhalten, Abstand zum Geschehen zu bekommen, um nicht im Mitleid für die zu Pflegenden zu erstarren. Das kann durch regelmäßige Teambesprechungen und in Einzelgesprächen mit professioneller Supervision erfolgen.

! Merke Von der Biografiearbeit können alle Beteiligten profitieren. Durch das Verständnis für manchmal ungewöhnliche Verhaltensweisen wird der respektvolle Umgang miteinander gefördert.

Aufgaben

- Beschreiben Sie, wozu die Biografiearbeit in der Altenpflege dienen kann.
- Welche vier Lebensbereiche stellen den individuellen Lebensrahmen eines Menschen dar?
- Welche Bedeutung hat die Freizeit für einen Menschen im Ruhestand?
- Wodurch werden Werte und Normen beeinflusst? Welche Rolle spielen sie für den Menschen?
- Nennen Sie Beispiele für Werte und Normen, die sich in Deutschland in den letzten Jahrzehnten geändert haben.
- Durch welche Verhaltensweisen kann sich die Belastung durch verdrängte Erlebnisse äußern?
- Nennen Sie Methoden der Informationssammlung.
- Welche Daten sind für die Biografiearbeit wichtig?
- Erläutern Sie die Gesprächsführung zur Erarbeitung einer Biografie.
- Wie lassen sich die Erkenntnisse in der täglichen Pflegepraxis umsetzen?

7 Ethik in der Altenpflege

Ethik hat mit Fragestellungen zu tun, die unsere Wertvorstellungen berühren, z. B.: Wann darf ein Mensch sterben? Wer hat ein Recht, darüber zu entscheiden? Wo liegt meine Verantwortung? Die zentrale ethische Frage lautet: »Was soll ich tun? Was ist moralisch gutes Handeln?«

Klassische ethische Themen finden sich besonders zum Beginn und zum Ende des menschlichen Lebens. Hierzu gehören ethische Fragen im Bereich des Schwangerschaftsabbruchs, der Organtransplantation und der Sterbehilfe.

Innerhalb dieses Spektrums beschäftigt sich die Pflege alter Menschen vor allem mit Maßstäben zu **moralischem Handeln am Lebensende**. Die in der letzten Lebensphase entstehenden Fragen der Selbstbestimmung und der Fürsorge berühren speziell den Umgang mit alten Menschen (Abb. 7.1).

7.1 Grundlagen: Unterscheidung der Begriffe Ethos, Moral und Ethik

Die Begriffe **Ethos, Moral** und **Ethik** werden in der Alltagssprache häufig nicht unterschieden. Im Bereich einer fachlichen Disziplin, z. B. in der Medizin und Pflege, ist eine Unterscheidung jedoch üblich.

➔ **Definition Ethos** (gr. Sitte, Brauch): ein die menschliche Haltung bestimmendes System moralischer Normen

Jede Berufsgruppe hat ihr **Ethos**. Das Ethos gilt als Orientierungsrahmen für berufliches Handeln und findet seinen Ausdruck in Regeln und Normen, die sich unter anderem in Leitlinien spiegeln können (z. B. ICN Ethikkodex ► LF 1.1, Kap. 7.2, S. 64).

➔ **Definition Moral** (lat. mores: die Sitten): Verwirklichung einer sittlichen Handlung

Eine Moral ist der Ausdruck jener Normen und Werte, die durch gemeinsame Anerkennung als verbindlich gesetzt worden sind und in Form von Geboten (»Du sollst ...«) oder Verboten (»Du sollst nicht ...«) an die Gemeinschaft der Handelnden appellieren.

Wenn eine Moral verinnerlicht ist, laufen moralische Handlungen oft unbewusst ab. »Moralisch« wird sehr häufig in der Bedeutung von »moralisch richtig« oder »moralisch gut« verwendet. Ob etwas moralisch richtig oder falsch ist, kann aber nur vom Standpunkt einer bestimmten Moral (z. B. der christlichen Moral) aus beurteilt werden. »Unmoralisch« bedeutet demzufolge lediglich, den Normen einer bestimmten Gruppe nicht zu entsprechen.

➔ **Definition Ethik** (gr. »Sittlichkeit«, »Sittenlehre«): Lehre vom sittlichen Handeln

Ethik ist eine wissenschaftliche Disziplin der Philosophie, aber auch der Theologie. Während die Philosophie keinem religiösen oder weltanschaulichen Standpunkt verpflichtet ist, bezieht sich die theologische Ethik ausdrücklich auf das gelebte Ethos einer bestimmten Religion, z. B. des Christentums. Im praktischen Sinne beinhaltet angewandte Ethik, über beobachtetes und eigenes Handeln nachzudenken, d. h. zu reflektieren.

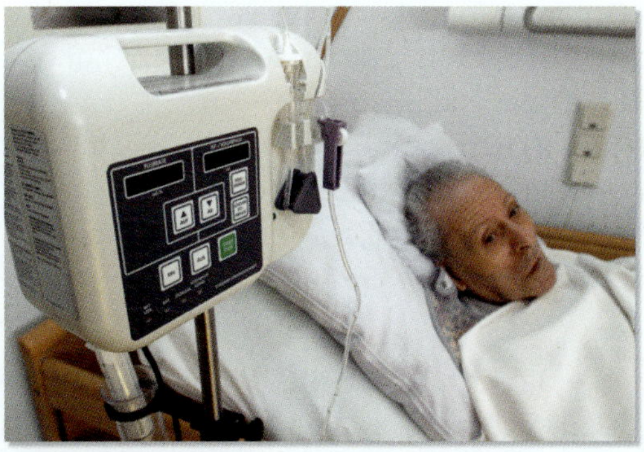

Abb. 7.1: Für Pflegende ist es oft schwierig, mit der Nahrungsverweigerung eines Bewohners umzugehen. Die Frage, ob der Wille des Bewohners zu respektieren sei oder ob der Fürsorgepflicht gefolgt werden müsse, wird kontrovers diskutiert. Entscheidungen werden von Fall zu Fall unterschiedlich getroffen. Nicht selten wird ein Bewohner vom Altenheim ins Krankenhaus überwiesen und erhält dann eine Ernährungssonde zur künstlichen Ernährung.

Wertvorstellungen und Verhaltensregeln
Wertvorstellungen und Verhaltensregeln wandeln sich im Laufe der Zeit und zeigen kulturelle Unterschiede (►LF1.1, Kap. 6.1.3, S. 56), viele Werte und Regeln bleiben allerdings konstant. So sind Dienst am Nächsten und **Mitgefühl** Werte in der Pflege, die bis heute gesellschaftlich gelten.

> **! Merke** Jede Moral ist als geschichtlich entstandene immer eine Gruppenmoral, deren Geltung nicht ohne Weiteres über die Mitglieder der Gruppe hinaus ausgedehnt werden kann.

Die Moral wie auch das Ethos eines Einzelnen oder einer Gruppe werden aufgrund von Traditionen akzeptiert und stabilisiert. Gerät ein Ethos oder die Moral ins Wanken und erfordert eine Konfliktlösung, bedarf es der Ethik. Vereinfacht geht es dabei um eine Überprüfung des Ethos und der Moral. Dabei wird z. B. die Frage gestellt, ob und inwiefern bestimmte Sitten, Gebräuche und Gewohnheiten sowie Werte und Normen noch ihre ursprünglich anerkannte Gültigkeit besitzen.

Überprüfung von Ethos und Moral
Es können drei Ebenen unterschieden werden, auf denen Ethos und Moral überprüft werden:
- die **Beziehungsebene**: Alter Mensch/Patient und pflegende Person (**Beziehungsethik**)
- die **Organisationsebene**: Der Einfluss der Institution, z. B. des Altenheims, auf die Beziehungsebene (**Organisationsethik**)
- die **gesellschaftspolitische Ebene:** Der Einfluss der Gesellschaft, der politischen sowie rechtlichen Regelungen auf die Beziehungs- und Organisationsebene (**Sozialethik**)

> **! Merke** Je nach beruflicher Position können sich Pflegefachkräfte in eine ethische Diskussion einbringen und den Standpunkt der Altenpflege zu einer ethischen Fragestellung vertreten. Auf der Beziehungsebene wäre dies die vor Ort tätige Person, auf der Organisationsebene die Pflegedienstleitung und auf der gesellschaftspolitischen Ebene z. B. eine Vertreterin der Altenpflege im Berufsverband.

7.2 Ethik in der Altenpflegepraxis

7.2.1 Ethikkodex für die Pflege

Seit 1953 existiert ein internationaler **Ethikkodex für die Pflege.** Er wurde seinerzeit vom Weltverband der Krankenschwestern und Krankenpfleger **ICN** (International Council of Nurses) angenommen. Der Kodex ist inzwischen mehrfach überprüft und geändert worden. Die folgende Fassung ist aus dem Jahr 2012.

ICN-Ethikkodex für Pflegende

Präambel
Pflegende haben vier grundlegende Verantwortungsbereiche:

Gesundheit zu fördern, Krankheit zu verhüten, Gesundheit wiederherzu-stellen, Leiden zu lindern. Es besteht ein universeller Bedarf an Pflege.

Untrennbar von Pflege ist die Achtung der Menschenrechte, einschließlich kultureller Rechte, des Rechts auf Leben und Entscheidungsfreiheit auf Würde und auf respektvolle Behandlung. Pflege wird mit Respekt und ohne Wertung des Alters, der Hautfarbe, des Glaubens, der Kultur, einer Behinderung oder Krankheit, des Geschlechts, der sexuellen Orientierung, der Nationalität, der politischen Einstellung, der ethnischen Zugehörigkeit oder des sozialen Status ausgeübt.

Die Pflegende übt ihre berufliche Tätigkeit zum Wohle des Einzelnen, der Familie und der sozialen Gemeinschaft aus; sie koordiniert ihre Dienstleistungen mit denen anderer beteiligter Gruppen.

Der ICN-Ethikkodex
Der ICN-Ethikkodex für Pflegende umfasst vier Grundelemente, die den Standard ethischer Verhaltensweise bestimmen.

1. Pflegende und ihre Mitmenschen
Die grundlegende professionelle Verantwortung der Pflegenden gilt dem pflegebedürftigen Menschen. Bei ihrer professionellen Tätigkeit fördert die Pflegende ein Umfeld, in dem die Menschenrechte, die Wertvorstellungen, die Sitten und Ge-

wohnheiten sowie der Glaube des Einzelnen, der Familie und der sozialen Gemeinschaft respektiert werden.

Die Pflegende gewährleistet, dass die pflegebedürftige Person zeitgerecht die richtige und ausreichende Information auf eine kulturell angemessene Weise erhält, auf die sie ihre Zustimmung zu ihrer pflegerischen Versorgung und Behandlung gründen kann.

Die Pflegende behandelt jede persönliche Information vertraulich und geht verantwortungsvoll mit der Weitergabe von Information um.

Die Pflegende teilt mit der Gesellschaft die Verantwortung, Maßnahmen zugunsten der gesundheitlichen und sozialen Bedürfnisse der Bevölkerung, besonders der von benachteiligten Gruppen, zu veranlassen und zu unterstützen.

Die Pflegende setzt sich für Gleichheit und soziale Gerechtigkeit bei der Verteilung von Ressourcen, beim Zugang zur Gesundheitsversorgung und zu anderen sozialen und ökonomischen Dienstleistungen. Die Pflegende zeigt in ihrem Verhalten professionelle Werte wie Respekt, Aufmerksamkeit und Eingehen auf Ansprüche und Bedürfnisse, sowie Mitgefühl, Vertrauenswürdigkeit und Integrität.

2. Pflegende und die Berufsausübung

Die Pflegende ist persönlich verantwortlich und rechenschaftspflichtig für die Ausübung der Pflege sowie für die Wahrung ihrer fachlichen Kompetenz durch kontinuierliche Fortbildung.

Die Pflegende achtet auf ihre eigene Gesundheit, um ihre Fähigkeit zur Berufsausübung nicht zu beeinträchtigen.

Die Pflegende beurteilt die Fachkompetenzen der Mitarbeitenden, wenn sie Verantwortung delegiert.

Die Pflegende achtet in ihrem persönlichen Verhalten jederzeit darauf, ein positives Bild des Pflegeberufes zu vermitteln und das Ansehen sowie das Vertrauen der Bevölkerung in den Pflegeberuf zu stärken.

Die Pflegende gewährleistet bei der Ausübung ihrer beruflichen Tätigkeit, dass der Einsatz von Technologie und die Anwendung neuer wissenschaftlicher Erkenntnisse vereinbar sind mit der Sicherheit, der Würde und den Rechten der Menschen.

Die Pflegende strebt danach, in der beruflichen Praxis eine Kultur ethischen Verhaltens und offenen Dialoges zu fördern und zu bewahren.

3. Pflegende und die Profession

Die Pflegende übernimmt die Hauptrolle bei der Festlegung und Umsetzung von Standards für die Pflegepraxis, das Pflegemanagement, die Pflegeforschung und Pflegebildung.

Die Pflegende beteiligt sich an der Entwicklung forschungsbasierter beruflicher Kenntnisse, die eine evidenzbasierte Berufsausübung unterstützt.

Die Pflegende beteiligt sich an der Entwicklung und Aufrechterhaltung von zentralen professionellen Werten.

Über ihren Berufsverband setzt sich die Pflegende für die Schaffung einer positiven Arbeitsumgebung und für den Erhalt von sicheren, sozial gerechten und wirtschaftlichen Arbeitsbedingungen in der Pflege. Die Pflegende handelt zur Bewahrung und zum Schutz der natürlichen Umwelt und ist sich deren Bedeutung für die Gesundheit bewusst.

Die Pflegende trägt zu einem ethisch verantwortlichen Arbeitsumfeld bei und engagiert sich gegen unethisches Handeln und unethische Rahmenbedingungen.

4. Pflegende und ihre Kolleginnen

Die Pflegende sorgt für eine gute und respektvolle Zusammenarbeit mit ihren Kolleg/-innen und mit den Mitarbeitenden anderer Bereiche.

Die Pflegende greift zum Schutz des Einzelnen, der Familie und der sozialen Gemeinschaft ein, wenn deren Wohl durch eine Pflegende oder eine andere Person gefährdet ist.

Die Pflegende ergreift geeignete Schritte, um Mitarbeitende bei der Förderung ethischen Verhaltens zu unterstützen und zu leiten.

LF 1.1

7.2.2 Pflegerische Verantwortung und Autonomie des alten Menschen

Aus dem ICN-Ethikkodex leitet sich eine umfassende Verantwortung für die Pflege ab, die allerdings nicht als Verantwortung für den pflegebedürftigen, alten Menschen missverstanden werden darf. Ein solches Verständnis wahrt die Autonomie des Pflegebedürftigen, führt aber in der Praxis immer wieder zu ethischen Konflikten. Dies aus dem Grund,

- weil häufig unklar ist, ob der Betroffene wirklich alle Informationen hatte, die ihn zu einer für ihn vernünftigen Entscheidung befähigen, z. B.: Einem alten Herrn geht es schlecht. Er hustet und entwickelt zur Nacht Fieber, verweigert aber das Einschalten des ärztlichen Notdienstes, weil er auf einen Besuch seines Hausarztes warten will.
- weil unklar ist, ob der Betroffene überhaupt in der Lage ist, sich zu entscheiden, z. B.: Eine an Demenz erkrankte sehr alte Bewohnerin verweigert die Nahrung. Eine Kollegin schlägt eine Einweisung in ein Krankenhaus zum Legen einer Ernährungssonde vor.
- weil der Betroffene entscheidungsunfähig ist, z. B.: Eine schwer krebskranke Frau wird erhängt in der Toilette gefunden. Es sind offenbar nur wenige Minuten vergangen, eine Wiederbelebung wäre noch möglich.

7.2.3 Würde, Fürsorge und Selbstbestimmung am Lebensende

! Merke Das menschliche Wesen kann seine Würde nicht verlieren, selbst nicht durch Krankheit, Behinderung oder den nahenden Tod. Der Respekt gegenüber einer Person kann nicht von bestimmten Fähigkeiten abhängig gemacht werden (z. B. vom Denkvermögen), sondern ist in der Tatsache begründet, dass jede Person ein einzigartiges Wesen ist.

Was bedeutet Selbstbestimmung?

Worum geht es kranken alten Menschen und was verstehen sie unter **Selbstbestimmung**? Eine Befragung von über 12 600 (2003) Patienten aus 51 Krankenhäusern in den USA nach ihrer Entlassung ergab: Das Hauptanliegen der Betroffenen ist es, mit Respekt und Würde behandelt zu werden und den Ärzten vertrauen zu können. Weniger Gewicht wurde der Möglichkeit beigemessen, selbstbestimmte Entscheidungen zu treffen.

Was das Verständnis von Selbstbestimmung (Autonomie) angeht, sind die Vorstellungen unterschiedlich. Eine Untersuchung in Deutschland hat ergeben, dass für einige Menschen Selbstbestimmung bedeutet, Fragen stellen zu können, während andere darunter verstehen, aktiv Entscheidungen treffen zu können. Einig sind sich die meisten alten Menschen und Patienten über das Bedürfnis, als selbstbestimmte einzelne Personen und nicht als Unmündige behandelt zu werden.

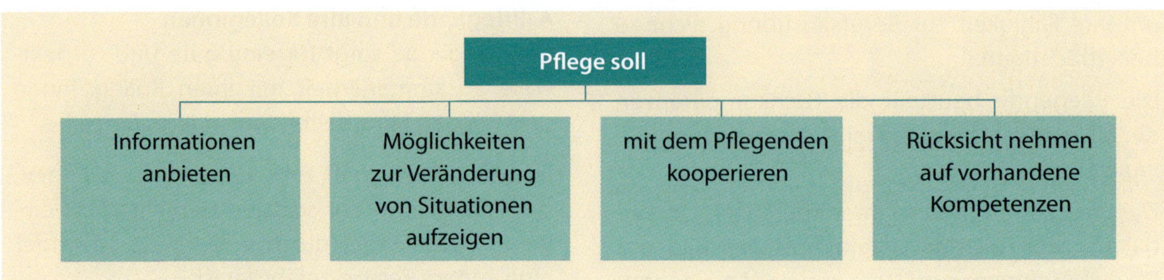

Abb. 7.2: Pflegerische Verantwortung: Pflege soll … aber keine Entscheidung für den Pflegebedürftigen treffen!

7.3 Ethische Herausforderungen in der Altenpflege

! Merke Der niederländische Pflegewissenschaftler und Ethiker Arie van der Arend begreift Pflegeethik als ein »Nachdenken über verantwortliches Handeln im Rahmen der Berufsausübung von Pflegenden«.

Nach diesem Verständnis ist ethisches Handeln nicht delegierbar an besondere Institutionen oder Ethik-Kommissionen (diese können bei Entscheidungen Hilfestellung leisten), sondern ist Bestandteil des beruflichen Alltags.

Betrachtet man nun die Geschichte der Altenpflege (► LF 4.1, Kap. 1, S. 1176), so war sie immer ethisch ausgerichtet als Übernahme der Fürsorge für den alten, hilflos werdenden Menschen. Es konnte über lange Zeit der beruflichen Entwicklung davon ausgegangen werden, dass die erbrachte Pflege im Einklang stand mit den Bedürfnissen der zu Pflegenden und von daher auch verantwortlich war. Es bestand eine Übereinstimmung in der Auffassung, dass Altenpflege eine gesellschaftliche Pflicht ist.

Dies hat sich mittlerweile verändert. Es stellen sich »neue« **ethische Herausforderungen in der Altenpflege**:

- Durch die zunehmenden Möglichkeiten der medizinischen Versorgung, einschließlich der Verzögerung des Sterbens durch Einsatz technischer Geräte, muss entschieden werden zwischen den Möglichkeiten und dem Willen des Betroffenen, entweder durch diesen selbst oder durch Pflegende.
- Durch die Institutionalisierung der Pflege entwickeln sich Eigeninteressen der Institutionen, die nicht immer übereinstimmen mit den Interessen der zu Versorgenden.
- Als Folge steigender Kosten der Pflege werden Abwägungen über den zeitlichen und inhaltlichen Rahmen erforderlich, die den Pflegealltag berühren.
- Die zunächst als selbstverständlich geltende Überzeugung einer Pflicht zur Versorgung der alten Menschen wird zunehmend durch eine ökonomische Betrachtung ersetzt mit Überlegungen zur Eingrenzung von Leistungen.

7.4 Ethische Konflikte in der Altenpflege

Die ethischen Herausforderungen in der Altenpflege können in **ehtische Konflikte** münden. Typische Konflikte sind:

- **Rollenkonflikte**
- Konflikte im Zusammenhang mit **berufsethischem Verhalten**
- ethische Konflikte zwischen persönlichen und professionellen Werten
- Sterbebegleitung statt Tötung auf Verlangen
- Nahrungsverweigerung: Trinken und Essen unter Zwang

Rollenkonflikte

Rollenkonflikte können sich ergeben

- aus der Notwendigkeit einer Entscheidung **zwischen verschiedenen Rollenanforderungen** (► LF 4.3, Kap. 2.1, S. 1235): Eine alte, alleinstehende Dame klagt über Schwäche, ihr Blutdruck ist niedrig. Eine Kontrolle und Begleitung der Situation ist erforderlich, die Altenpflegerin muss allerdings ihr Kind aus dem Hort abholen.
- aus der Notwendigkeit einer Entscheidung **zwischen dem Rollenverständnis und den äußeren Bedingungen:** Die Grundpflege bei einer Bewohnerin ist wegen erneuten Einkotens sehr aufwendig, wegen der schlechten personellen Besetzung müssen bei anderen Bewohnern Abstriche an der Versorgung gemacht werden.

In der Praxis zeigt sich, dass nicht alle ethischen Probleme unlösbar sind. Wichtig ist vor allen Dingen, sich klarzumachen und zu reflektieren, dass ein Problem vorliegt.

Ein ethisches Problem, das nur die Alternative einer Entweder-oder-Entscheidung mit unbefriedigendem Ausgang lässt, wird als **ethisches Dilemma** bezeichnet. Ein solches Dilemma liegt beispielsweise vor, wenn – in einem kleinen Heim

– nachts nur eine examinierte Nachtwache tätig ist. Während sie versucht, eine Bewohnerin mit Atemnot in eine atemerleichternde Lage zu bringen, ruft die Hilfskraft von der anderen Station an, dass ein Bewohner schweißnass mit Herzschmerzen im Bett liegt.

Berufsethisches Verhalten

Berufsethisches Verhalten zeigt sich zunächst in der Ausübung des Berufs selbst. Angesichts der Zunahme von Wissen um pflegerische Interventionen wird eine lebenslange berufliche Fort- und Weiterbildung immer wichtiger. Doch noch heute lassen sich sogenannte Pflegerituale (»das haben wir immer so gemacht«) beobachten, z. B. bei der Behandlung des Dekubitus, trotz ausreichender Hinweise auf deren Unwirksamkeit (► LF 1.1, Kap. 3.1, S. 29). Der ICN-Ethikkodex lässt Zweifel nicht aufkommen: »Die Pflegende ist persönlich verantwortlich und rechenschaftspflichtig für die Ausübung der Pflege sowie für die Wahrung ihrer fachlichen Kompetenz durch kontinuierliche Fortbildung.«

Da Pflege in einem Beziehungsgeflecht stattfindet (► LF 4.3, Kap. 2.5, S. 1247), kann eine Pflegefachkraft in einen **ethischen Konflikt** geraten:

- **in der Beziehung zur eigenen Berufsgruppe**: Sie stellen fest, dass eine ältere, erfahrene und sehr beliebte Kollegin sich nicht an vereinbarte Pflegestandards hält.
- **in der Beziehung zu anderen Berufsgruppen:** Ein Patient hat nach einem Schlaganfall Schluckstörungen, die Ernährung ist nur unzureichend möglich. Sie halten eine Abklärung durch einen Logopäden für erforderlich, der Hausarzt verweigert eine Überweisung mit dem Hinweis darauf, dass der Patient eben Zeit brauche, sich zu erholen.

Ethische Konflikte zwischen persönlichen und professionellen Werten

Menschliche Handlungen sind abhängig von Werten und Normen (► LF 1.1, Kap. 6.1.3, S. 56). Das gilt auch für ethische Entscheidungen. Die Lösungen ethischer Konflikte können immer nur für den Einzelfall und unter Berücksichtigung der Handelnden gefunden werden. Dies bedeutet auch, dass unter Umständen eine Altenpflegerin in einen ethischen Konflikt kommt, wenn die eigenen Werte und Normen mit den professionellen nicht übereinstimmen. Am deutlichsten wird dies bei Betrachtung der Ausrichtung und Entwicklung der Pflege in der Zeit des Nationalsozialismus (► LF 4.1, Kap.1.2.3, S. 1178).

Aber auch in der heutigen Zeit gibt es Problemfelder mit ethischen Konflikten:

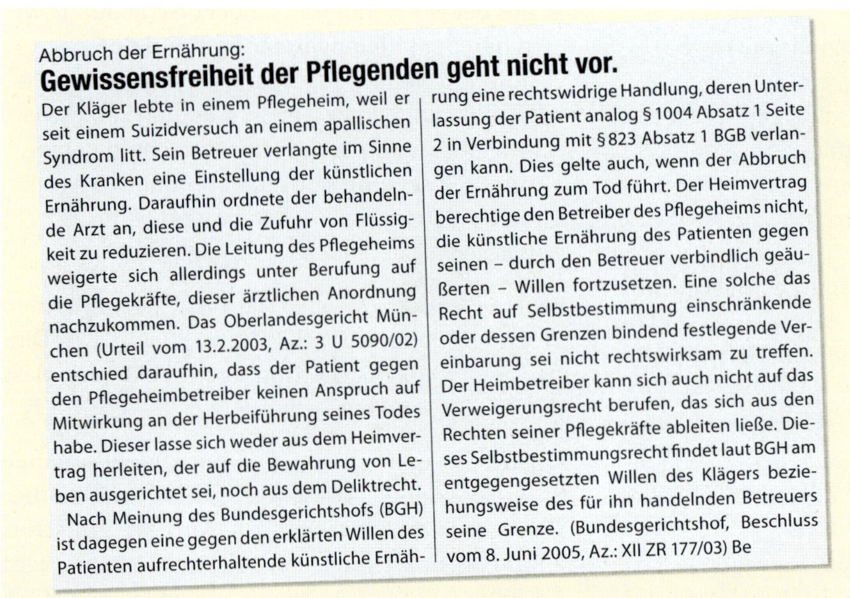

Abbruch der Ernährung:

Gewissensfreiheit der Pflegenden geht nicht vor.

Der Kläger lebte in einem Pflegeheim, weil er seit einem Suizidversuch an einem apallischen Syndrom litt. Sein Betreuer verlangte im Sinne des Kranken eine Einstellung der künstlichen Ernährung. Daraufhin ordnete der behandelnde Arzt an, diese und die Zufuhr von Flüssigkeit zu reduzieren. Die Leitung des Pflegeheims weigerte sich allerdings unter Berufung auf die Pflegekräfte, dieser ärztlichen Anordnung nachzukommen. Das Oberlandesgericht München (Urteil vom 13.2.2003, Az.: 3 U 5090/02) entschied daraufhin, dass der Patient gegen den Pflegeheimbetreiber keinen Anspruch auf Mitwirkung an der Herbeiführung seines Todes habe. Dieser lasse sich weder aus dem Heimvertrag herleiten, der auf die Bewahrung von Leben ausgerichtet sei, noch aus dem Deliktrecht.

Nach Meinung des Bundesgerichtshofs (BGH) ist dagegen eine gegen den erklärten Willen des Patienten aufrechterhaltende künstliche Ernährung eine rechtswidrige Handlung, deren Unterlassung der Patient analog § 1004 Absatz 1 Seite 2 in Verbindung mit § 823 Absatz 1 BGB verlangen kann. Dies gelte auch, wenn der Abbruch der Ernährung zum Tod führt. Der Heimvertrag berechtige den Betreiber des Pflegeheims nicht, die künstliche Ernährung des Patienten gegen seinen – durch den Betreuer verbindlich geäußerten – Willen fortzusetzen. Eine solche das Recht auf Selbstbestimmung einschränkende oder dessen Grenzen bindend festlegende Vereinbarung sei nicht rechtswirksam zu treffen. Der Heimbetreiber kann sich auch nicht auf das Verweigerungsrecht berufen, das sich aus den Rechten seiner Pflegekräfte ableiten ließe. Dieses Selbstbestimmungsrecht findet laut BGH am entgegengesetzten Willen des Klägers beziehungsweise des für ihn handelnden Betreuers seine Grenze. (Bundesgerichtshof, Beschluss vom 8. Juni 2005, Az.: XII ZR 177/03) Be

Abb. 7.3: »Abbruch der Ernährung: Gewissensfreiheit der Pflegenden geht nicht vor.« Artikel aus: Deutsches Ärzteblatt 103, 27.01.2006.

- Religiöse und kulturelle Normen sowohl aufseiten der Pflegenden als auch aufseiten des Pflegebedürftigen sind häufig schwer miteinander vereinbar. Lösungen werden gesucht durch eine kultursensible Pflege (► LF 2.1, Kap. 4.3, S. 917) oder durch die Gründung von Heimen/Pflegediensten, in denen beide Seiten dem gleichen Kulturkreis entstammen.
- Bestimmte Auffassungen über Sexualität machen es schwer, die Bedürfnisse alter Menschen angemessen zu berücksichtigen oder zu unterstützen (► LF 2.1, Kap. 5, S. 923).

Wohl am deutlichsten wird der Konflikt zwischen eigenen und beruflichen Werten und Normen in der Auseinandersetzung um die Hilfe zum Sterben (► LF 3.1, Kap. 5.8, S. 1149). Mittlerweile wird diese Diskussion öffentlich geführt und es gibt Bemühungen zu einer gesetzlichen Entscheidungsunterstützung. Beides ist geprägt durch die Entscheidung einiger europäischer Länder (Niederlande, Belgien), die Tötung auf Verlangen zuzulassen.

Damit wächst der Druck auf Entscheidungen im beruflichen Alltag. Die Entscheidung selbst bleibt aber ein ethischer Konflikt und muss weiterhin für den Einzelfall und durch den Einzelnen entschieden werden.

Sterbebegleitung statt Tötung auf Verlangen

In der letzten Lebensphase müssen die menschliche Würde sowie das Selbstbestimmungsrecht auch bei der **Begleitung Sterbender** berücksichtigt werden. Menschen im Sterben haben das Recht auf eine angemessene Betreuung. Wenn eine Lebensverlängerung nicht mehr sinnvoll ist, stehen die Linderung der Beschwerden sowie eine psychosoziale Betreuung im Vordergrund. Auch spirituelle Bedürfnisse und individuelle Wünsche sollten in der letzten Lebensphase Raum finden.

Durch die englische Hospizbewegung wurden die Begriffe **palliative Medizin** und **palliative Pflege** (engl. Palliative care) eingeführt. Dabei steht die Befreiung oder Linderung von Symptomen neben der Kommunikation mit dem sterbenden Menschen und seinen Angehörigen im Mittelpunkt der Fürsorge. Aufrichtigkeit bei der Mitteilung von »schlechten Nachrichten« und Hilfestellung bei der Trauerverarbeitung sind ebenfalls wesentliche Elemente des Palliativ- bzw. Hospizkonzepts (► LF 1.3, Kap. 23.1.2, S. 758).

Die künstliche Ernährung ist nach diesem Konzept kein absolutes Muss. Es kommt vielmehr darauf an, dass der Mensch am Lebensende nicht unnötig leiden muss.

Eine gezielte Lebensverkürzung durch Maßnahmen, die den Tod herbeiführen, ist unzulässig und mit Strafe bedroht, auch wenn der Patient sie verlangt. Juristisch handelt es sich um **Tötung auf Verlangen** (► LF 3.1, Kap. 5.8, S. 1150). Die Erfahrungen haben gezeigt, dass Menschen, denen eine schmerzlindernde Begleitung am Lebensende angeboten wird, seltener eine Tötung auf Verlangen wünschen.

Trinken und Essen unter Zwang?

Die Frage, ob ein alter, schwer kranker Mensch mit Zwang ernährt werden soll oder nicht, ist ein ethisches Problem. Der Grundsatz, Leben zu schützen, kann im Widerspruch zur Willensäußerung des Menschen stehen. Nahrungsverweigerung zeigt einen Konflikt zwischen der **Selbstbestimmung** (Autonomie) des Bewohners und einer beruflichen **Fürsorgepflicht** der Pflegefachkräfte, seine Ernährung zu kontrollieren und sicherzustellen.

Autonomie und Fürsorge stehen miteinander in Beziehung. D.h., die fürsorgliche Zuwendung zum alten Menschen tut der Achtung vor seiner Autonomie keinen Abbruch. Im Gegenteil, sie ist vielmehr die Voraussetzung, damit die Pflegefachkraft verstehen kann, was der Wille und die Wünsche eines (alten) Menschen sind.

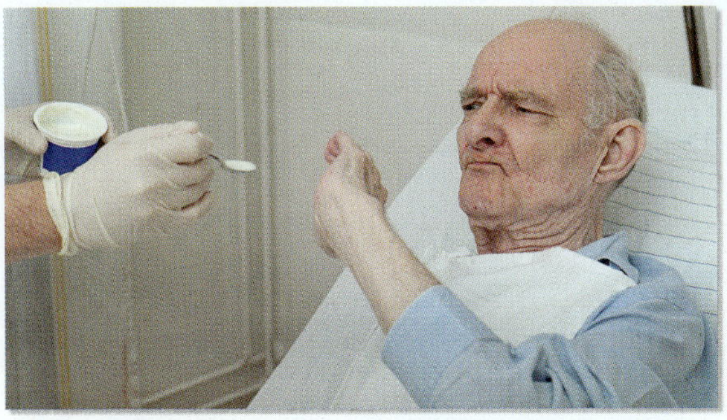

Abb. 7.4: Der Bewohner verweigert die Nahrungsaufnahme.

LF 1.1

Ethische Grundsätze, in diesem Falle »Fürsorge« und »Selbstbestimmung«, beruhen auf gesellschaftlich anerkannten Werten und Normen. Diese können in unterschiedlichen Ländern und Kulturen verschieden sein.

In neun Einrichtungen der Langzeitpflege in Israel befragten die Wissenschaftlerinnen Norberg und Hirschfeld (1995) 60 Mitarbeiter. Sie sollten über ihre Erfahrungen, Gedanken und Gefühle beim zwangsweisen Eingeben des Essens bei demenzkranken Pflegebedürftigen berichten. Als die Autorinnen das Ergebnis einer vergleichbaren Studie aus Schweden gegenüberstellten, stellten sie fest, dass es für die Mehrheit israelischer Pflegender selbstverständlich ist, demenzkranke Pflegebedürftige ohne Schuldgefühle mit Zwang zu ernähren.

Was verstanden sie unter einem Eingeben von Essen unter Zwang? Die israelischen Pflegekräfte öffneten vorsichtig den Mund des Patienten mit dem Löffel oder Finger und lösten bei tiefem Einschieben des Löffels in den Rachen einen Schluckreflex aus. Sie rechtfertigten ihre Entscheidung mit einer traditionellen jüdischen Grundhaltung, die besagt, dass das Leben heilig ist und daher jedes Menschenleben erhalten werden muss. Im Gegensatz hierzu verglichen sie den Entzug der Nahrung mit Sterbehilfe, die nach dem jüdischen Gesetz dem Mord gleichkommt.

Im Vergleich zum Pflegeethos ihrer israelischen Kollegen, lassen sich schwedische Pflegende von der Vorstellung der Lebensqualität als höchstem Wert leiten. Da ihnen oft klare Regeln im Umgang mit demenzkranken Pflegebedürftigen fehlen, kommen sie in ausweglose Situationen: Sie wünschen einerseits, Patienten Nahrung zukommen zu lassen, und andererseits schrecken sie davor zurück. Sie geraten in einen Gewissenskonflikt.

7.5 Ethik in Gespräch und Entscheidungsfindung

7.5.1 Ethik im Dialog

Bei der Auseinandersetzung mit schwierigen Fragen, wie sie insbesondere in der Ethik vorkommen, suchen Pflegende oft den **Dialog** und Austausch mit einem Menschen, den sie gut kennen (*kollegiale Beratung* ► LF 4.4, Kap. 3.1, S. 1292).

Kollegiale Beratung – ein Beispiel

Rita und Britta sind Freundinnen. Sie kennen sich seit ihrer Schulzeit. Rita macht jetzt eine Altenpfle-

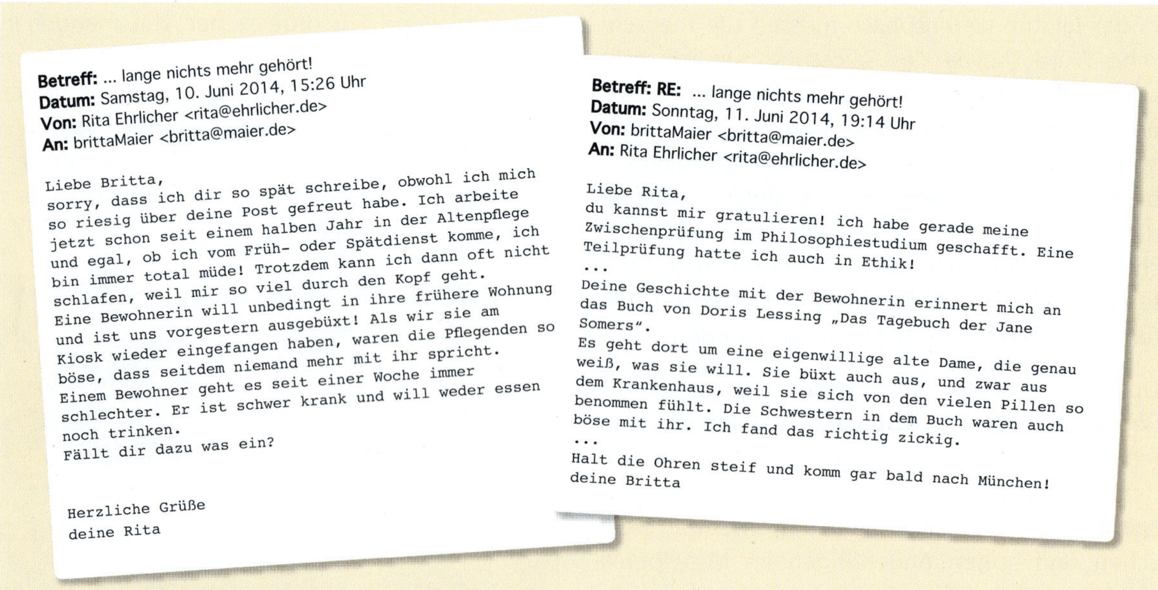
Betreff: ... lange nichts mehr gehört!
Datum: Samstag, 10. Juni 2014, 15:26 Uhr
Von: Rita Ehrlicher <rita@ehrlicher.de>
An: brittaMaier <britta@maier.de>

Liebe Britta,
sorry, dass ich dir so spät schreibe, obwohl ich mich so riesig über deine Post gefreut habe. Ich arbeite jetzt schon seit einem halben Jahr in der Altenpflege und egal, ob ich vom Früh- oder Spätdienst komme, ich bin immer total müde! Trotzdem kann ich dann oft nicht schlafen, weil mir so viel durch den Kopf geht.
Eine Bewohnerin will unbedingt in ihre frühere Wohnung und ist uns vorgestern ausgebüxt! Als wir sie am Kiosk wieder eingefangen haben, waren die Pflegenden so böse, dass seitdem niemand mehr mit ihr spricht.
Einem Bewohner geht es seit einer Woche immer schlechter. Er ist schwer krank und will weder essen noch trinken.
Fällt dir dazu was ein?

Herzliche Grüße
deine Rita

Betreff: RE: ... lange nichts mehr gehört!
Datum: Sonntag, 11. Juni 2014, 19:14 Uhr
Von: brittaMaier <britta@maier.de>
An: Rita Ehrlicher <rita@ehrlicher.de>

Liebe Rita,
du kannst mir gratulieren! ich habe gerade meine Zwischenprüfung im Philosophiestudium geschafft. Eine Teilprüfung hatte ich auch in Ethik!
...
Deine Geschichte mit der Bewohnerin erinnert mich an das Buch von Doris Lessing „Das Tagebuch der Jane Somers".
Es geht dort um eine eigenwillige alte Dame, die genau weiß, was sie will. Sie büxt auch aus, und zwar aus dem Krankenhaus, weil sie sich von den vielen Pillen so benommen fühlt. Die Schwestern in dem Buch waren auch böse mit ihr. Ich fand das richtig zickig.
...
Halt die Ohren steif und komm gar bald nach München!
deine Britta

Abb. 7.5: Der Briefwechsel der Freundinnen

geausbildung in Berlin und Britta studiert Philosophie in München. Sie schreiben sich oft und tauschen sich aus (Abb. 7.5).

Untersuchungen in den USA haben ergeben, dass bei 80 % der ethischen Konflikte im Gesundheitswesen eine Störung der Kommunikation zu beobachten ist. Entsprechend kann im genannten Beispiel nach der Qualität der Kommunikation zwischen der Bewohnerin und den Pflegenden gefragt werden.

Ob und in welcher Form diese Kommunikation stattgefunden hat, ist nicht bekannt. Bekannt ist nur das Resultat: Die Bewohnerin ist auf eigene Faust in Richtung Kiosk gegangen. Als die Pflegenden sie dort gefunden haben, haben sie nicht mehr mit ihr gesprochen, d. h., sie haben sie bestraft. Wofür? Dafür, dass sie die Regel verletzt hat, sich abzumelden?

Ein solcher Umgang käme einer Missachtung der Persönlichkeitsrechte der Betroffenen gleich und beinhaltet ein unprofessionelles kommunikatives Handeln im Umgang mit Konflikten. Der Wert einer fürsorglichen Beziehung und Respekt vor der Selbstbestimmung der Bewohnerin können auf diese Weise verletzt werden.

> **! Merke** Die Geschichte von der alten Dame, die Britta aus der Literatur erzählt (Abb 7.5), gibt einen Einblick, wie ein abhängiger Mensch die Welt in einer Pflegeeinrichtung wahrnimmt. D. h., zur Beurteilung der Situation ist die Einbeziehung der Perspektive des anderen notwendig. Ein Einlassen auf den Wunsch der Bewohnerin, in ihre frühere Wohnung zu wollen, bedeutet, ihr zuzuhören und sie ernst zu nehmen. Dies ist unabhängig davon, ob sich der Wunsch realisieren lässt.

7.5.2 Ethische Fallbesprechung

Ein Instrument, ethische Fragen im Einzelfall zu klären, ist die **ethische Fallbesprechung** vor Ort in der Klinik oder im Altenheim. Typische Anlässe sind, wenn in der Diagnostik und Therapie von Patienten ein ethisches Problem abzusehen ist oder bereits eingetreten ist. Dies kann z. B. sein, wenn Würde und Autonomie des Patienten verletzt zu werden drohen, bei Fragen der Therapiebegrenzung oder der Sterbebegleitung. Eine wichtige Frage im Zusammenhang mit dem im Brief von Rita genannten Beispiel wäre: Welchen Einfluss kann die Demenz auf die Willensäußerung des Pflegebedürftigen haben?

An einer solchen Fallbesprechung sollten alle beteiligt sein, die für die Pflege und Betreuung des Betroffenen zuständig sind, möglichst auch die Angehörigen.

In Kliniken und in Altenpflegeeinrichtungen werden seit einigen Jahren interdisziplinäre Foren zur Ethikberatung eingerichtet, bekannt als klinische Ethik-Komitees. Zusammengesetzt sind solche Komitees aus verschiedenen Berufsgruppen: Vertreter der Pflege, Medizin und Seelsorge. Aber auch Vertreter des Rechts und der Sozialarbeit sind üblich. Zu den Aufgaben dieser Komitees gehören neben der Besprechung und Begutachtung von Einzelsituationen die Entwicklung von Leitlinien für ethisches Handeln und die Organisation von Fortbildungen zu aktuellen ethischen Themen, z. B. dem Umgang mit Patientenverfügungen (► LF 3.1, Kap. 5.4.9, S. 1131).

Situationsanalyse	• persönliche Reaktion • die Sicht der anderen: Perspektiven aller am Fall beteiligten Personen; alternative Handlungsmöglichkeiten und ihre Folgen für die Betroffenen
Ethische Reflexion	• Benennung des ethischen Problems • Formulierung von Werten und Normen, die für diese Situation von Bedeutung sind • Verantwortungsebenen: persönlich, institutionell, gesellschaftspolitisch
Ergebnisse	• ethisch begründete Beurteilung • Konsens / Dissens • nötige praktische Konsequenzen und ihre Durchsetzung

Tab. 7.1: Modell für die ethische Reflexion (aus: Rabe, Marianne: Arbeitsgruppe »Pflege und Ethik« der Akademie für Ethik in der Medizin, »Für alle Fälle …«, Arbeit mit Fallgeschichten, Hannover, 2005)

LF 1.1

7.5.3 Modell für die ethische Reflexion

Die meisten Modelle in der Medizin- und Pflegeethik sind handlungs- und lösungsorientiert. Dieses vereinfachte Modell (Tab. 7.1) legt den Schwerpunkt auf eine **praxisorientierte ethische Reflexion**. Die **Situationsanalyse** dient vor allem der Klärung von Gefühlen und spontanen Gedanken, die eine Fallgeschichte hervorruft. Die Einnahme der Perspektive aller am Fall beteiligten Personen schult die Fähigkeit, von sich selbst Abstand zu nehmen und die eigene Wahrnehmung zu erweitern. Auch die Suche nach unterschiedlichen Handlungsmöglichkeiten soll zeigen, dass es meist mehr als einen Lösungsweg gibt. Hierbei können Gewohnheiten und scheinbare Zwänge überdacht werden. In einem zweiten Schritt kann dann die Frage nach dem ethischen Problem ins Zentrum gerückt werden (**ethische Reflexion**). Bei der Frage der Verantwortung sollen die verschiedenen Ebenen zur Klärung beitragen.

Die Formulierung der **Ergebnisse** kann zu Unstimmigkeiten führen. Wesentlich sind hier die Begründungen. Letztlich sollte eine praktische Konsequenz formuliert werden. Hierzu gehören auch scheinbare Kleinigkeiten.

Aufgaben

- Erläutern Sie die Begriffe Ethos, Moral und Ethik.
- Was ist unter Pflegeethik zu verstehen?
- Nennen Sie die drei Ebenen der Pflegeethik.
- Was ist in der Präambel des ICN-Ethikkodex für Pflegende über die Rolle und Aufgaben von Pflegenden festgehalten?
- Erläutern Sie, warum dem Dialog bei ethischen Fragen eine große Rolle zukommt.
- Ethische Normen und Werte können in unterschiedlichen Ländern und Kulturen verschieden sein. Welche Konsequenzen hat das für ethische Grundsätze?
- Erläutern Sie die ethische Dimension der Frage, ob ein alter schwer kranker Mensch mit Zwang ernährt werden soll oder nicht.
- Was versteht man unter palliativer Medizin und palliativer Pflege?
- Welche Aufgaben haben Ethik-Komitees im Altenpflegeheim oder in Kliniken?

Lernfeld 1.2

Pflege alter Menschen planen, durchführen, dokumentieren und evaluieren

Quellenhinweise, weiterführende Literatur und Internethinweise zu den einzelnen Kapiteln ►S. 1300

1 Wahrnehmen und beobachten

Der Mensch hat viele verschiedene Möglichkeiten, seine Umgebung **wahrzunehmen** und zu **beobachten**. Im wachen Zustand nimmt er nahezu kontinuierlich **Reize** auf, d.h. Informationen aus seiner und über seine Umwelt. Selbst im Schlaf nimmt er – wenn auch eingeschränkt – wahr, z.B. indem er Kälte verspürt.

> **! Merke** Wahrnehmungen und Beobachtungen bilden die Grundlage des Pflegeprozesses (► LF 1.2, Kap. 2, S. 88).

1.1 Wahrnehmen

> **Definition** **Wahrnehmung** ist ein Prozess, bei dem der Mensch mithilfe seiner Sinnesorgane aus der Umwelt und aus seinem Körper Reize aufnimmt und diese in Informationen wandelt. Die Informationen werden durch seelische und geistige Prozesse bearbeitet und beeinflusst.

Da die Augen das **Wahrnehmungsorgan** Nr. 1 sind, wird Wahrnehmung oft mit Sehen gleichgesetzt. Tatsächlich hat der Mensch jedoch wesentlich mehr Möglichkeiten, sich selbst und seine Umwelt wahrzunehmen (Tab. 1.1).

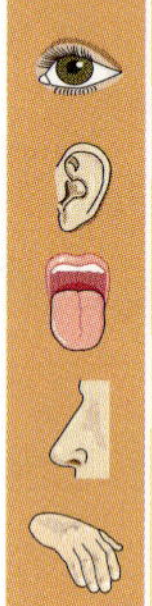

Sinnesorgan	Reizwahrnehmung
Auge	visuelle Wahrnehmung = sehen
Ohren	auditive Wahrnehmung = hören
Mund	gustatorische Wahrnehmung = schmecken
Nase	olfaktorische Wahrnehmung = riechen
Haut	• taktile Wahrnehmung = tasten, berühren • haptische Wahrnehmung = erfühlen • Temperaturwahrnehmung

Tab. 1.1: Arten der Sinneswahrnehmung.

Die **Art** der **Wahrnehmung** wird einerseits nach der **Quelle der Information** unterschieden:

- **Selbstwahrnehmung**, dies sind
  - eigene körperliche Bedürfnisse oder Zustände, z.B. Hunger oder Kurzatmigkeit
  - eigene seelische Bedürfnisse oder Zustände, z.B. Bedürfnis nach Zuneigung oder Traurigkeit
  - eigene Verhaltensweisen, z.B. einfühlsames/empathisches Zuhören
- **Fremd- und Umweltwahrnehmung**, dies sind
  - körperliche Bedürfnisse oder Zustände anderer Personen, z.B. Notwendigkeit, die Haut zu fetten, Zittern
  - seelische Bedürfnisse oder Zustände anderer Personen, z.B. Gesprächsbedürfnis, Wut
  - Verhaltensweisen anderer Personen, z.B. überrumpelndes Verhalten
  - Zustände und Gegebenheiten in der Umwelt, z.B. Kälte, Unordnung, Stolperfallen

Andererseits wird die Wahrnehmung danach unterschieden, mit welchem **Bewusstsein** Informationen wahrgenommen werden, man spricht von

- **bewusster Wahrnehmung,** z.B. die Tätigkeiten anderer Personen,
- **unbewusster Wahrnehmung**, z.B. die Raumtemperatur.

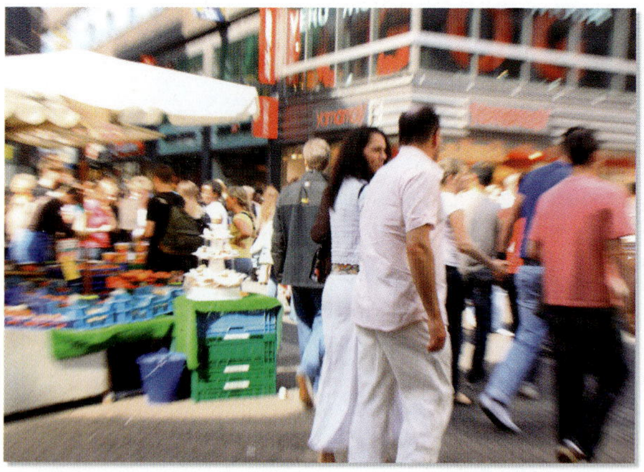

Abb. 1.1: Wenn um den Menschen herum viel passiert, nimmt er nur die Bereiche wahr, die ihm am nächsten sind, die am meisten auffallen oder die aktuell für ihn die wichtigste Bedeutung haben.

Pflegefachkräfte nutzen die in Tab. 1.1 beschriebenen Sinne, um die von ihnen versorgten Menschen zu beobachten und Veränderungen in ihrem Zustand und Verhalten wahrzunehmen. Die folgenden Sinne können Menschen nur für sich selbst einsetzen. Eine Fremdbeobachtung ist nur möglich, wenn die gestörte Sinneswahrnehmung Folgen zeigt:

- Durch den **Lage- und Bewegungssinn** nehmen Menschen ihre Körperhaltung und Lage wahr. Bei länger andauernder Bettlägerigkeit kann dieser Sinn abnehmen. Pflegefachkräfte können die Folge eines Ausfalls dieses Sinns erst wahrnehmen, wenn der bettlägerige Mensch beispielsweise länger dauernden Auflagedruck nicht verspürt – es besteht die Gefahr eines Dekubitus!
- Beim **Gleichgewichtssinn** ist eine Fremdwahrnehmung nur möglich, wenn er ausfällt und die betroffene Person schwankt und Unterstützung benötigt, um nicht zu stürzen.
- Mitgefühl, wenn eine andere Person **Schmerz** empfindet, ist zwar nicht ungewöhnlich, den Schmerz selbst kann jedoch nur die betroffene Person verspüren. Folgen oder Begleitsymptome von Schmerz, z. B. ein schmerzverzerrtes Gesicht, kann hingegen auch von anderen Personen wahrgenommen werden.

1.1.1 Der Wahrnehmungsprozess

Der **Wahrnehmungsprozess** verläuft in festen Schritten:

- **Aufnahme des Reizes**, z. B. Hand auf einer warmen Herdplatte.
- **Weiterleitung des Reizes** an das Gehirn.
- **Interpretation des Reizes**, z. B. bemerken, dass die Finger heiß sind und dass die Ursache dafür die Herdplatte ist.
- **Reaktion auf die Interpretation**, z. B. die Hand wird von der Herdplatte genommen.

Die einzelnen Schritte der Wahrnehmung laufen in sehr kurzer Zeit ab und werden nicht Schritt für Schritt erlebt. Eine verlangsamte **Reizleitung** ist oft bei Kleinkindern zu sehen, beispielsweise nach einem Sturz: Das Kleinkind fällt hin, dann steht es wieder auf. Bis der Schmerz, z. B. durch eine Schürfwunde, interpretiert wird, kann es einige Sekunden dauern, erst dann tritt die Reaktion, das Weinen, ein. Ebenso wie die verlangsamte Reizleitung im Kindesalter physiologisch, d. h. entwicklungsbedingt normal ist, so ist auch eine verlangsamte Reizaufnahme im Alter nicht ungewöhnlich.

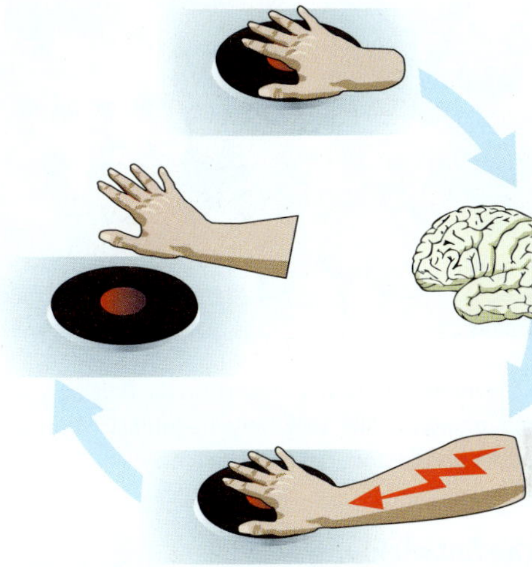

Abb. 1.2: Der Reiz der heißen Herdplatte muss zunächst an das Gehirn geleitet werden, dieses interpretiert ihn und sendet Informationen an die Hand. Die Reaktion besteht darin, dass die Hand von der Herdplatte genommen wird.

1.1.2 Einwirkungen auf die Wahrnehmung

Erlernte Reize und Reaktionen

Voraussetzung für eine Reaktion auf einen **Reiz** ist, dass erlernt wurde, wie ein Reiz aussieht und wie darauf zu reagieren ist. Einige **Reaktionen** auf Reize sind angeboren, z. B. wenn ein Säugling weint, weil er Hunger hat. Das Schreien als Reaktion auf den Anblick einer Spinne hingegen bringt der Mensch nicht mit auf die Welt – diese Reaktion kann nur erlernt werden. Erlerntes Wissen, eigene Erfahrungen und persönliche Empfindungen beeinflussen die Wahrnehmung. Insbesondere Reize, die in der Vergangenheit sehr negativ bewertet wurden, z. B. aufgrund von Schmerzen, sorgen in der Zukunft meist für ein erhöhtes Augenmerk, um den erneuten Reiz zu vermeiden. Angst verstärkt ganz allgemein die Wahrnehmung, weil negative Situationen befürchtet werden und vermieden werden sollen.

> **! Merke** Reaktionen, die ein Mensch auf einen Reiz zeigt, sind immer subjektiv geprägt.

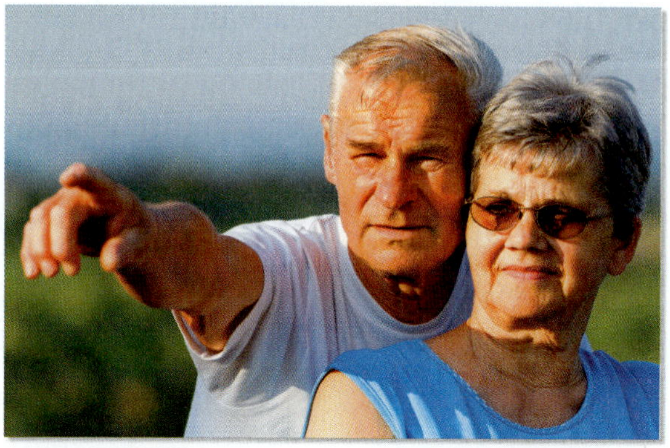

Abb. 1.3: Die Wahnehmung eines Reizes und die Reaktion darauf können unterschiedlich sein. Der eine fühlt sich von der Sonne geblendet und gestört, der andere nicht.

Persönliche Entwicklung

Wahrnehmungen werden im Idealfall so **objektiv** wie möglich bewertet. Hierzu ist wichtig zu wissen, dass die Fremdwahrnehmung durch die **persönliche Entwicklung** beeinflusst wird. Meistens nehmen Menschen andere Menschen mit dem eigenen Maßstab wahr bzw. bewerten ihn danach. Sinnvoll ist, folgende Fragen zu beantworten, um die Wahrnehmung anderer Personen zu objektivieren:

- Wie sieht der eigene soziale und kulturelle Hintergrund aus?
- Welche Rollenerwartung hat man von sich, von anderen, von Männern und Frauen im Allgemeinen?
- Wie steht es um das eigene Wissen? Ist es auf dem aktuellen Stand?
- Wie steht es um eigene Erfahrungen?
- Was hat das eigene Leben geprägt und die Persönlichkeit beeinflusst?
- Welche Werte sind wichtig?

> **✔ Tipp** Durch den bewussten Umgang mit der eigenen Entwicklung kann die Pflegefachkraft den alten Menschen objektiver wahrnehmen. Ist sie sich unsicher in ihrer Einschätzung, so zieht sie Kollegen zurate.

Aktuelle Einflüsse

Die Fremdwahrnehmung von Pflegefachkräften ist kontinuierlich gefordert. Aber auch Pflegefachkräfte sind »nur« Menschen und ihre Fähigkeit zur Fremdwahrnehmung kann eingeschränkt sein. **Negativen Einfluss** auf die Wahrnehmungsfähigkeit haben:

- Übermüdung,
- Zeitdruck,
- Personalmangel,
- Überforderungssituationen,
- Ausgebranntsein, Krankheit,
- eigene Probleme, welche die Aufmerksamkeit binden.

Auch wenn die Pflegefachkraft sehr auf sich und ihre Gesundheit achtet, können diese Einflüsse nicht zu 100 % vermieden werden. Eine professionelle Pflegefachkraft erkennt entsprechende Situationen. Durch Absprachen im Team, Einplanung eines freien Tages und eine professionelle Abgrenzung, die persönliche Probleme während der Arbeit außen vor lässt, kann die **Sicherheit** der zu pflegenden Menschen gestärkt werden.

Umgekehrt kann es auch aufseiten des zu pflegenden Menschen **Selbstwahrnehmungsprobleme** geben, z. B. durch

- eine verzögerte oder fehlende Reizwahrnehmung, z. B. aufgrund einer Lähmung oder
- die fehlende Fähigkeit, eigenständig auf Reize zu reagieren, z. B. bei Bettlägerigkeit.

Im Rahmen der **Pflegeanamnese** (► LF 1.2, Kap. 2.3.1, S. 93) werden Probleme in der Selbstwahrnehmung in Erfahrung gebracht und in der **Pflegeplanung** (► LF 1.2, Kap. 2.3.4, S. 101) berücksichtigt.

> **✔ Tipp** Ein besonderes Augenmerk legt die Pflegefachkraft auf Menschen, deren Reizwahrnehmung gestört ist und/oder die nicht allein auf Reize reagieren können.

Positiv wirken sich auf die **Wahrnehmungsfähigkeit** der Pflegefachkraft aus:

- ausreichend Zeit für die Pflegebedürftigen,
- eigene Ausgeglichenheit und regelmäßige Ruhezeiten,

- Freude und Interesse an der Arbeit,
- eine gute Arbeitsatmosphäre.

Wird also von **Selbstpflege** der Pflegefachkräfte gesprochen, so ist dies keine leere Worthülse, sondern Grundvoraussetzung, um gute Arbeit leisten zu können.

1.1.3 Umgang mit Wahrnehmungen

Verschiedene Ursachen und Umstände führen zu einer **verzerrten Wahrnehmung**. Dies ist nicht ungewöhnlich. Wichtig hingegen ist, dass die Pflegefachkraft ihren **Umgang mit der Wahrnehmung** entsprechend schult, sich Verzerrungen bewusst macht und sie in ihrer Bewertung berücksichtigt.

Aussagen von Dritten beeinflussen oft die eigene Wahrnehmung. Beispielsweise nimmt eine Pflegefachkraft eine neu aufgenommene alte Frau anders wahr, wenn ihr bei der Übergabe bereits gesagt wurde, dass die Frau einen sehr freundlichen Eindruck macht. In diesem Fall erhält die Frau wahrscheinlich einen **Vertrauensbonus**. Hätte die Kollegin bei der Übergabe erwähnt, dass die neue Bewohnerin sehr anstrengend und fordernd ist, so wäre die Pflegefachkraft ihr hingegen vielleicht schon beim ersten Kontakt reserviert begegnet. Obwohl sie sich noch gar nicht gekannt hätten, hätte die Pflegefachkraft ein **Vorurteil** mitgebracht.

Oft heißt es »Der **erste Eindruck** zählt«. Begegnet man einem Menschen zum ersten Mal, so bildet sich innerhalb der ersten Minuten ein Bild. Den ersten Eindruck beeinflussen vor allem: Aussehen, Körperbau, Kleidung, Stimme, Aussprache und das Benehmen. Der Inhalt des ersten Gesprächs bleibt meist weniger in Erinnerung.

Nachteilig ist, dass sich der erste Eindruck vor allem an **äußeren Merkmalen** oder **körperlichen Gegebenheiten** orientiert. Ist die Stimme beispielsweise unsicher und brüchig, so kann der ganze Mensch als hilfebedürftig angesehen werden – obschon er eigentlich nur erkältet ist. In diesem Fall spricht man vom **Halo-Effekt**: Der erste Eindruck beeinflusst die gesamte Wahrnehmung. Einen ersten Eindruck später zu korrigieren, fällt den meisten Menschen äußerst schwer.

Das Sprichwort »Wer einmal lügt, dem glaubt man nicht und wenn er doch die Wahrheit spricht« ist ein Beispiel für die **Generalisierung**. Ein einmal beobachtetes Verhalten wird **verallgemeinert** und im Folgenden immer wieder wahrgenommen. Menschen werden dadurch leicht in eine »Ecke« gestellt, in die sie vielleicht gar nicht gehören – und aus der sie nur schwer wieder entkommen können.

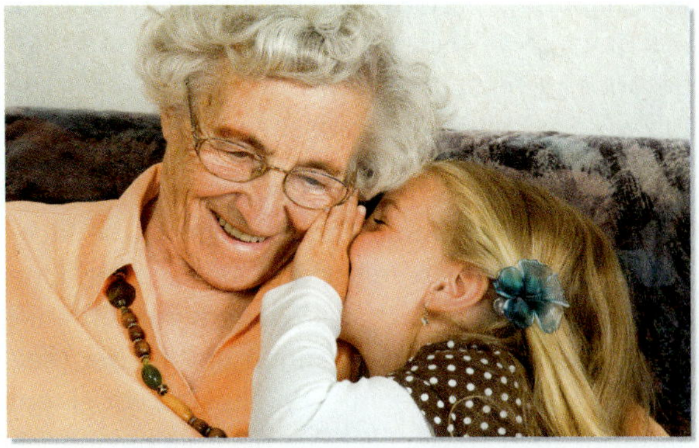

Abb. 1.4: Der erste Eindruck zählt. Wer würde glauben, dass diese Frau, die sich nett lächelnd mit ihrer Enkelin unterhält, auch einmal nicht nett sein könnte?

Die **Interpretation** einer Situation kann sehr unterschiedlich sein: Während die eine Pflegefachkraft einen geschenkten Blumenstrauß als Dankeschön für eine besonders gute Pflege interpretiert, denkt die andere an Bestechung. Eine dritte Pflegefachkraft interpretiert die Blumen als Wiedergutmachung, weil die alte Frau in der letzten Zeit mit ihrer Versorgung nie zufrieden war.

Von einem **Kontrastfehler** spricht man, wenn der Unterschied zwischen zwei Wahrnehmungen zu einer falschen Bewertung führt. Äußert beispielsweise eine Person in einer Diskussion mehrfach und lautstark ihre Meinung, so wird diese als wichtiger angesehen als die Meinung einer Person, die einmalig und in ruhigem Ton ihre Bedenken geäußert hat. Dies kann **Fehlentscheidungen** nach sich ziehen.

Werden vorschnell Schlüsse gezogen, so spricht man von einem **Logikfehler**. Trägt beispielsweise ein ansonsten düster gekleideter depressiver Mensch auf einmal bunte Kleidung, so kann die Pflegefachkraft vermuten, dass der Mensch heute weniger depressiv ist. Möglicherweise hängt die Kleiderwahl jedoch nur damit zusammen, dass alle anderen Kleidungsstücke zurzeit in der Wäsche sind. Es liegt ein Logikfehler vor.

Der **Mildefehler** kommt vor allem jenen Menschen zugute, die einen sympathischen Eindruck machen. Geht ihnen etwas schief, sind sie einmal schlecht gelaunt oder leisten sie weniger als andere, so wird ihnen dies nachgesehen, man »lässt Milde walten«. Personen, die keinen **Sympathie-Bonus** mitbringen, haben es deutlich schwerer. Selbst wenn sie sich genauso verhalten wie die andere Person, werden ihnen schlechte Ergebnisse oder ein launischer Tag wesentlich weniger verziehen.

Bei einem **Projektionsfehler** deutet die Pflegefachkraft eine wahrgenommene Situation in die Richtung, in der sie sich selbst gerade befindet. Eine Pflegefachkraft, die sich seit Langem ausgebrannt fühlt, sieht eine Kollegin gähnen und ist der Meinung, dass diese Kollegin ebenfalls kurz vor einem Burn-out steht. Tatsächlich hat die Kollegin jedoch nur schlecht geschlafen, weil ihre kleinen Kinder zurzeit krank sind. Die Pflegefachkraft hat ihre Situation auf sie projiziert.

Stereotype sind vorgefasste Einstellungen, oft werden sie als **Schubladendenken** bezeichnet. Eine Stereotype sagt allen Menschen einer bestimmten Gruppe die gleichen Eigenschaften nach, z.B. alle alten Menschen sind schwerhörig oder alle Rheinländer haben ein fröhliches Gemüt. Dass diese Aussagen nicht stimmen, liegt auf der Hand.

Wenn ein Mensch danach beurteilt wird, mit welchen Gegenständen er sich umgibt, dann spielen **Umgebungsreize** eine große Rolle. Das Auto, das ein Mensch fährt, oder die Kleidung, die er trägt, werden zu **Statussymbolen**. Auch hier wird der Mensch nicht nach inneren Werten, sondern nach **Äußerlichkeiten** bewertet.

Der Mensch kann nicht alles wahrnehmen, was um ihn herum geschieht. Daher nimmt er vor allem das wahr, was ihn interessiert, und schaltet damit einen **Wahrnehmungsfilter** ein. Auf diese Weise kann er zwar die für ihn interessanten Dinge leichter bewerten, möglicherweise schaltet er jedoch Informationen, die für das Gesamtbild der Situation sehr hilfreich wären, gleichzeitig aus.

»Wie es in den Wald hinein schallt, so schallt es wieder heraus«, lautet ein Sprichwort. In der Tat gibt es eine **Wechselwirkung** zwischen dem Verhalten der Pflegefachkräfte und der von ihnen versorgten Menschen. Beeinflusst wird diese durch die beiderseitige Wahrnehmung.

Kommt die Pflegefachkraft morgens gut gelaunt ins Zimmer und nimmt der alte Mensch die Pflegefachkraft als freundlich wahr, so ist die Wahrscheinlichkeit, dass er selbst auch freundlich reagiert, hoch. Eine unter jungen Leuten nett gemeinte flapsige Antwort der Pflegefachkraft kann jedoch von dem alten Menschen falsch interpretiert werden: Er fasst die Antwort als unfreundlich auf und reagiert ebenso. Eine witzige Bemerkung eines alten Menschen wird umgekehrt von jungen Menschen nicht immer verstanden und der alte Mensch als seltsam wahrgenommen, obschon er dies gar nicht ist.

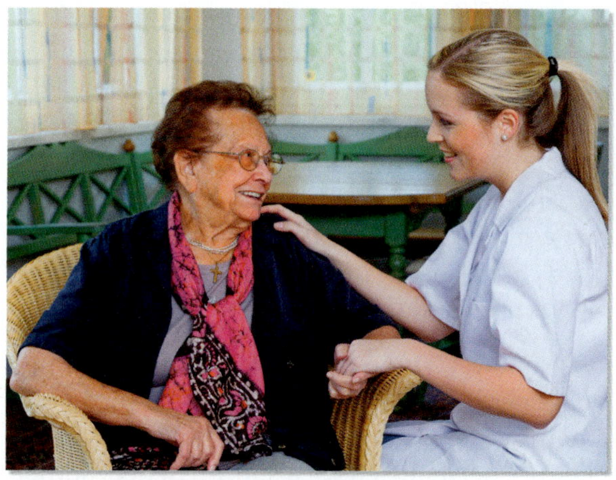

Abb. 1.5: Wer als freundlich wahrgenommen wird, nimmt oft auch andere Personen als freundlich war. Ursache hierfür ist die Wechselwirkung in der Wahrnehmung.

All die oben beschriebenen Möglichkeiten einer verzerrten Wahrnehmung sind **typisch menschlich**. Und Menschen machen Fehler. Im Sinne eines **guten und fairen Umgangs** sowie einer guten pflegerischen Versorgung bedenkt die Pflegefachkraft mögliche Wahrnehmungsfehler. Um eine Wahrnehmung objektiv wiederzugeben, beschreibt sie die Situation. **Persönliche Empfindungen** lässt sie nicht einfließen.

✔ **Tipp** Die Wahrnehmung ist ein unbeabsichtigter Prozess, der durch viele Faktoren beeinflusst wird. Indem sie nicht vorschnell urteilen, die Wahrnehmungen von mehreren Pflegefachkräften zusammenfügen und erst dann bewerten, können Pflegefachkräfte Wahrnehmungen weitgehend objektiv im Pflegeprozess berücksichtigen.

1.2 Beobachten

Aus pflegewissenschaftlicher Sicht ist mit **Beobachtung** die Erfassung von Verhaltensweisen gemeint (1, S. 7).

Die Beobachtung im Alltag von Pflegefachkräften dient dazu, Menschen zielgerichtet und geplant zu pflegen. Beobachtung meint in diesem Zusammenhang »eine besondere Art des Wahrnehmens« (2, S. 3). Dabei geht die Pflegefachkraft besonders aufmerksam und mit Absicht vor und beachtet bestimmte Aspekte. Damit ist die Beobachtung wesentlich geplanter, als die einfache Wahrnehmung im Alltag (2, S. 3). Die Pflegefachkraft vergleicht ihre Beobachtung mit ihrem **Wissen** und ihren **Erfahrungen**. Darauf aufbauend kann sie die Pflege des Menschen planen (► LF 1.2, Kap. 2.3.4, S. 101).

✔ **Tipp** Da nur pflegen kann, wer selbst gesund ist, kommt gerade in den Pflegeberufen der Selbstbeobachtung eine wichtige Rolle zu. Eigene körperliche und psychische Be- und Überlastungen sollte jede Pflegefachkraft genau beobachten und darauf reagieren.

1.2.1 Der Beobachtungsprozess

Der **Beobachtungsprozess** ist eine Erweiterung des Wahrnehmungsprozesses (► LF 1.2, Kap. 1.1.1, S. 75). Ein Reiz wird aufgenommen und an das Gehirn geleitet. Die dort angenommene Information wird nun jedoch nicht einfach nur interpretiert und z. B. in die Kategorie »heiß« oder »rot« eingeordnet, sondern auch mit Erfahrungswissen verknüpft.

! Merke Die Verknüpfung einer wahrgenommenen Information mit Erfahrungswissen unterscheidet die Beobachtung von der einfachen Wahrnehmung.

Eine Situation, in der ein alter Mensch auf ein am Boden liegendes Kabel zuläuft, nimmt ein Kleinkind ohne Erfahrung wahr als »Mensch + Laufen + Kabel«. Eine Pflegefachkraft hingegen beobachtet die Situation und bewertet sie. In diesem Fall ist das Ergebnis ihrer Bewertung, dass der alte Mensch das Kabel nicht sieht oder nicht sehen könnte. Sie folgert daraus, dass er stürzen könnte und handelt. Sie macht den Menschen auf das Kabel aufmerksam, entfernt das Kabel oder führt ihn bewusst über das Kabel hinüber. Auf diese Weise hat die Beobachtung dazu geführt, dass Schaden vermieden werden konnte. Eine einfache Wahrnehmung hätte dies nicht vermocht.

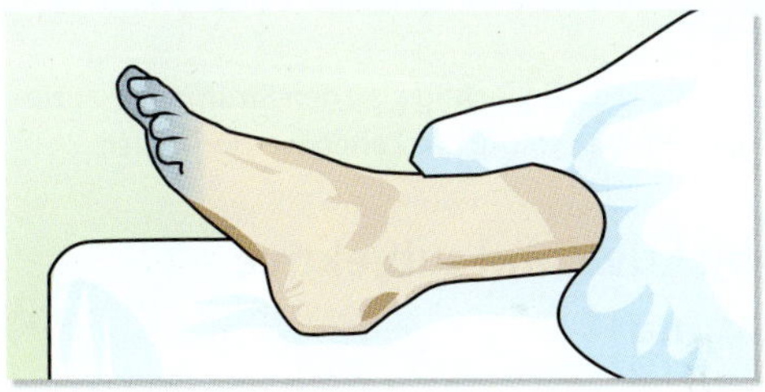

Abb. 1.6: Im Beobachtungsprozess nimmt die Pflegefachkraft die Situation zunächst wahr. In diesem Fall stellt sie fest, dass die Zehen des zu pflegenden Menschen blau gefärbt sind, was für eine schlechte Durchblutung bzw. Sauerstoffmangel spricht.

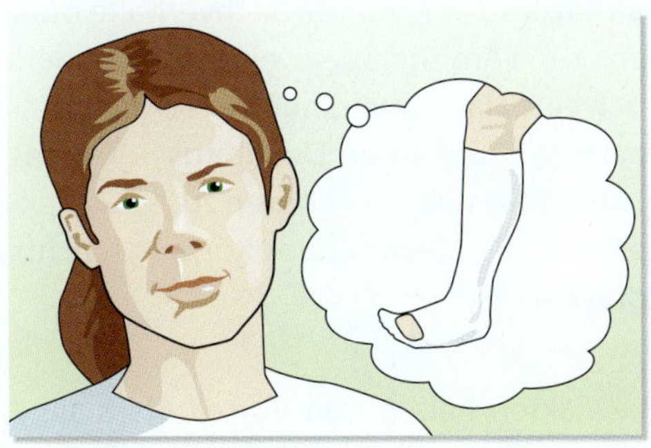

Abb. 1.7: Im nächsten Schritt des Beobachtungsprozesses verknüpft die Pflegefachkraft die Situation mit ihren Erfahrungen und ihrem Wissen. Der Zusammenhang zwischen blauen Zehen und Antithrombosestrümpfen ist ihr bekannt.

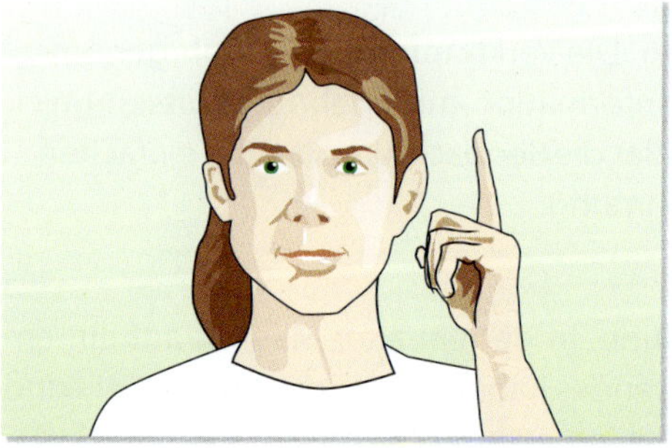

Abb. 1.8: Die Pflegefachkraft bewertet Situation, Wissen und Erfahrungen. Sie kommt zu dem Schluss, …

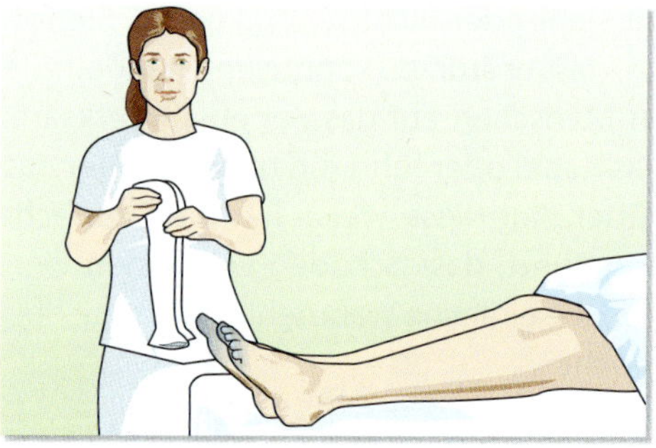

Abb. 1.9: … dass das einzig Richtige ist, den Strumpf auszuziehen. Der Erfolg zeigt sich sofort: Die Zehen werden heller.

1.2.2 Objektive und subjektive Beobachtung

! Merke Eine Beobachtung kann **objektiv** oder **subjektiv** erfolgen.

Eine **objektive Beobachtung** ist neutral, sie bezieht sich auf **Fakten**, also anerkannte Sachverhalte oder Messungen, z. B. »Am Steißbein eines Bewohners befindet sich eine Hautrötung mit 2 cm Durchmesser. Es könnte sich um einen Dekubitus 1. Grades handeln«. Auch **Messungen** gehören zu den objektiven Daten, z. B. die Messung des Körpergewichts oder Blutdrucks.

! Merke Fakten haben den Vorteil, dass sie nur wenig Interpretationsspielraum zulassen. Ob ein Blutzuckerwert gut oder bedenklich ist, muss nicht diskutiert werden, sondern kann klar anhand von Vorgaben bewertet werden.

Eine **subjektive Beobachtung** bezieht sich auf die **Eindrücke** und **Gefühle** des Beobachters. Dadurch fallen subjektive Beobachtungen von zwei verschiedenen Menschen nie genau gleich aus. Auch sind sie nicht anhand von klaren Messwerten bewertbar. Um eine subjektive Beobachtung zu **überprüfen**, bespricht die Pflegefachkraft ihre Beobachtung mit Kollegen. Eine weitere Möglichkeit, die Beobachtung zu überprüfen, besteht darin, den Betroffenen selbst zu befragen. Hat die Pflegefachkraft beispielsweise den Eindruck, dass sich ein alter Mensch traurig fühlt, so kann sie ihm ihren Eindruck schildern und ihn auf seine Sicht und sein Empfinden ansprechen.

! Merke Subjektive Beobachtungen sind weniger eindeutig als objektive Bewertungen. Dennoch spielen sie in der Pflege eine große Rolle, da das **Erleben** und der seelische Zustand eines Menschen ein wichtiger Beobachtungsbereich von Pflegefachkräften ist.

Die **Selbstreflexion** hilft, subjektive Beobachtungen soweit wie möglich neutral zu halten. Der Umgang mit Wahrnehmungen (► LF 1.2, Kap. 1.1.3, S. 77) spielt hierbei eine große Rolle. Professionelle Pflegefachkräfte machen sich die **Einflussfaktoren** auf ihre Beobachtungen bewusst. Auf diese Weise können sie ihre Beobachtungen bei Bedarf relativieren und zu einer möglichst realistischen Einschätzung kommen.

1.2.3 Ziele der Beobachtung

Die Beobachtung erfolgt, anders als die Wahrnehmung, **zielgerichtet.** Ein Mensch nimmt viele Situationen und Umstände wahr, die Beobachtung grenzt er jedoch gezielt auf bestimmte Bereiche ein. Wird ein bislang unbekannter Mensch pflegerisch versorgt, so grenzt die Pflegefachkraft ihre Beobachtung zunächst weniger ein. Sie hält ihre Sinne offen, um die **Pflegeprobleme** des Menschen zu erfassen. Dieser Beobachtungsphase kommt eine besondere Bedeutung zu, kein aktuelles oder potenzielles Pflegeproblem, für das der Mensch Risikofaktoren besitzt, darf übersehen werden.

Sobald die aktuellen und potenziellen Pflegeprobleme in der **Pflegeplanung** (► LF 1.2, Kap. 2.3.4, S. 101) festgelegt sind, bilden sie den Beobachtungsschwerpunkt.

> **! Merke** Pflegefachkräften ist bewusst, dass sich der Pflegezustand eines Menschen ändert. Zwar beobachten sie besonders die in der Pflegeplanung dokumentierten Probleme. Gleichzeitig achten sie aber auch auf möglicherweise neu entstehende Pflegeprobleme. Ziel ist es, diese frühzeitig zu erkennen, um entsprechend handeln zu können.

> **✓ Tipp** Es ist klug um Rat zu fragen! Auszubildende und noch unerfahrene Pflegefachkräfte wenden sich an erfahrene Kollegen, wenn sie bei ihrer Beobachtung unsicher sind. Dieses Vorgehen ist professionell. Unprofessionell wäre es, den Gesundheitszustand eines Menschen durch eine unsichere Beobachtung zu gefährden. Bei seltenen Pflegeproblemen kann es auch für langjährig erfahrene Pflegefachkräfte sinnvoll sein, die Meinung von Kollegen einzuholen.

Im Sinne einer **aktivierenden** und **ressourcen-orientierten Pflege** beobachtet die Pflegefachkraft:
- Welche Aufgaben kann der Mensch selbst übernehmen?
- Welche **Ressourcen** können genutzt werden?
- Welche Tätigkeiten kann der Mensch weiter ausbauen oder erlernen?

Gelegenheit, diese Bereiche zu beobachten, hat die Pflegefachkraft bei jedem Kontakt mit dem Menschen. Überdies kann sie im Gespräch mit ihm klären, welche Ziele er erreichen möchte.

1.2.4 Die Bedeutung der Beobachtung für die Pflege

Die Beobachtung pflegebedürftiger Menschen ist der **Ausgangspunkt des Pflegeprozesses** (► LF 1.2, Kap. 2, S. 88). Um den Menschen in seiner Gesamtsituation zu erfassen, begrenzt die Pflegefachkraft ihre Beobachtung nicht auf das Erkennen von körperlichen Störungen und Krankheiten. Sie beobachtet auch die **Ressourcen** eines Menschen, seinen **geistigen** sowie **seelischen Zustand** und seine **soziale Situation.**

Gelegenheit zur Beobachtung gibt es bei jedem Kontakt mit dem Menschen, sei es z. B. bei der Körperpflege, beim Anreichen der Mahlzeit oder bei einem kurzen Gespräch auf dem Flur.

Ein **vollständiges Bild** des Menschen ergibt sich, wenn
- alle Teammitglieder ihre Beobachtungen zusammentragen,
- bekannt ist, was bei dem jeweiligen Menschen als »normal« gilt bzw. schon immer so war und
- die Gesamtsituation des Menschen vertraut ist.

Ziel der Beobachtung	Was wird beobachtet
akute Pflegeprobleme erkennen	• körperlicher Zustand • geistiger Zustand • seelischer Zustand • soziale Kontakte • Anleitungs- und Unterstützungsbedarf
potenzielle Pflegeprobleme erkennen	• Risikofaktoren für Pflegeprobleme • Bedarf an prophylaktischen Maßnahmen • soziale Situation
Ressourcen erkennen	• körperliche Fähigkeiten • geistige Fähigkeiten • seelische Fähigkeiten • soziales Netz
Erfolg der Pflegemaßnahmen einschätzen	• Veränderung/Verlauf körperlicher Pflegeprobleme • Veränderung/Verlauf geistiger Pflegeprobleme • Veränderung/Verlauf seelischer Probleme
Gefährdungen frühzeitig bemerken	• Gefahrenpotenzial im Umfeld des alten Menschen • Gefahrenpotenzial durch Handlungen des alten Menschen • Gefahrenpotenzial durch den geistigen und seelischen Zustand des alten Menschen • Schwächen des sozialen Netzes

Tab. 1.2: Ziele und Aspekte der Beobachtung.

LF 1.2

> **! Merke** Was bei dem einen Menschen »normal« ist, z. B. ein etwas nachlässiges äußeres Erscheinungsbild, kann bei einem anderen Menschen ein neues Problem darstellen. Um zu erkennen, dass sich der körperliche, geistige oder seelische Zustand bzw. die Fähigkeiten eines Menschen verändern, ist es notwendig, die Ausgangssituation zu kennen.

1.2.5 Dokumentation der Beobachtung

Die **Dokumentation** der Beobachtung findet sowohl im **Pflegebericht** als auch in der **Pflegeplanung** (► LF 1.2, Kap. 3.1, S. 110) statt.

Frage	Konkretisierung
Was	• … ist neu? • … hat sich (nicht) verändert? • … ist (nicht mehr) vorhanden? • … ist (nicht mehr) möglich? • …
Womit	• … hat der Mensch (keine) Probleme? • … kann der Mensch (nicht mehr) umgehen?
Wie	• … geht der Mensch mit dem Problem (nicht) um? • … kann sich der Mensch (nicht) helfen? • … hat sich das Problem entwickelt? • … haben sich Fähigkeiten/Kenntnisse (nicht) weiterentwickelt?
Wann	• … tritt das Problem (nicht) auf? • … wurde das Problem wahrgenommen? • … hat sich der Zustand/die Fähigkeit geändert?
Wie oft/ wie lange	• … tritt das Problem (nicht) auf? • … tritt die Ressource (nicht) auf?
Wo	• … tritt das Problem (nicht) auf? • … tritt das Problem in bestimmten Situationen (nicht) auf?
Wer	• … ist in das Problem (nicht) involviert? • … kann Informationen zu der Entwicklung des Problems geben? • … kennt den Menschen ohne das jeweilige Problem?

Tab. 1.3: Die Beobachtungs-Checkliste hilft, bei der Beobachtung nichts zu vergessen.

Akute Änderungen und kleinschrittige Entwicklungen dokumentiert die Pflegefachkraft im **Pflegebericht**.

Bei der Erstellung und Aktualisierung der **Pflegeplanung** berücksichtigt sie die Beobachtungen seit der letzten Überarbeitung der Pflegeplanung.

Um bei der Beobachtung nichts zu vergessen, ist es sinnvoll, gedanklich die Fragen aus Tab. 1.3 durchzugehen.

1.3 Beobachtung in der Altenpflege

Die **Beobachtung in der Altenpflege** ist von großer Bedeutung, um den Bedürfnissen des jeweiligen Menschen nachzukommen. Je nachdem, um welchen Körperbereich oder welche körperliche bzw. geistige Funktion es sich handelt, achtet die Pflegefachkraft auf bestimmte Bereiche.

> **! Merke** Um mehr über die Fähigkeiten und Einschränkungen eines Menschen zu erfahren, ist es sinnvoll, ihn in seinem **Alltagsumfeld** zu beobachten. Anders als in einer Arztpraxis oder einem Beobachtungslabor kann hier unter realistischen Bedingungen gesehen werden,
> - welche Ressourcen der Mensch mitbringt,
> - wo er welchen Unterstützungsbedarf hat
> - und welche Ziele er durch aktivierende Pflege erreichen könnte.

1.3.1 Beobachtung von Geschlecht, Alter und Statur

Geschlecht, **Alter** und **Statur** sind Merkmale eines Menschen, die auf Anhieb ins Auge fallen. Das **Geschlecht** ist bei den meisten Menschen klar an äußerlichen Merkmalen erkennbar und unveränderlich.

Das **Alter** eines Menschen regelmäßig zu beobachten, macht Sinn. Für das Auge sichtbar ist nur das biologische Alter (► LF 1.1, Kap. 1.1.3, S. 4). Manchmal spricht man davon, dass ein Mensch in kurzer Zeit besonders alt geworden ist. Ursache dafür kann z. B. ein unerwarteter Schicksalsschlag sein. Beobachtet die Pflegefachkraft eine kurzfristig beschleunigte äußere Alterung, so achtet sie besonders auf weitere Alterungserscheinungen, z. B. abnehmende Beweglichkeit, Mobilität und körperliche Kraft. Auf diese Weise kann sie Folgen der beschleunigten Alterung frühzeitig entdecken.

Beobachtungsbereiche	Beispiele
Geschwindigkeit der Alterung	• vorzeitige Alterung • verzögerte Alterung
Art der Statur	• eher zart • eher kräftig

Tab. 1.4: Beobachtungsbereiche bei Geschlecht, Alter, Statur.

Mögliche Beobachtungen	Beispiele für Ursachen
entspannter Gesichtsausdruck	• Zufriedenheit • inneres Gleichgewicht • körperliche, geistige und seelische Bedürfnisse sind befriedigt
angespannter Gesichtsausdruck	• Unzufriedenheit • Angst • Schmerz • Unwohlsein • Hunger • Nervosität
freundlicher Gesichtsausdruck	• Zugewandtheit zu einer Person • Freude
zorniger, wütender Gesichtsausdruck	• fremdbestimmte Behandlung • mangelnde Mitentscheidungsmöglichkeit
schmerzverzerrter, grimassierender Gesichtsausdruck	• Schmerz • Hunger • geistige Qualen
gleichgültiger Gesichtsausdruck	• Resignation • Depression
ängstlicher Gesichtsausdruck	• Angst • Schmerz • fremdbestimmte Behandlung • Unsicherhheit
trauriger Gesichtsausdruck	• Trauer • Verlust • fremdbestimmte Behandlung • Machtlosigkeit
eingeschränkte Mimik	• motorische Lähmung (► LF 1.3, Kap. 18.4.3, S. 650)

Tab. 1.5: Gesichtsausdrücke und mögliche Ursachen.

Die **Statur** eines Menschen setzt sich zusammen aus seinem Gewicht, seiner Größe und seiner Haltung. Sie sagt etwas aus über die Widerstandskraft eines Menschen. Ernährung sowie körperliche und seelische Zustände beeinflussen die Statur.

1.3.2 Beobachtung des Gesichtsausdrucks

Wie ein Mensch sich fühlt, ist oft an seinem **Gesichtsausdruck** abzulesen. Die Bewegung seines Gesichtsausdrucks wird **Mimik** genannt, sie drückt nonverbal (lat. nicht sprachlich) **Gefühle** aus. Mimik unterstreicht die Sprache oder ersetzt sie. Sie hilft der Pflegefachkraft, die geistige und seelische Verfassung des Menschen und damit auch seine Bedürfnisse zu verstehen.

1.3.3 Beobachtung der Körperbewegung

Die **Beobachtung der Körperbewegung** setzt sich zusammen aus der Beobachtung der **Mimik**, der **Gestik**, der **Körperhaltung** und des **Gangs**.

Die Gestik

Ebenso wie die Mimik unterstreicht auch die **Gestik** den Gefühlszustand eines Menschen. Sie kann jeden Körperteil einbeziehen, meist werden jedoch die Arme eingesetzt, um Gefühle und sprachliche Äußerungen zu verstärken oder zu ersetzen. Jeder Mensch hat eine für ihn typische Gestik. Was bei dem einen »normal« ist, z. B. regelmäßiges Wippen mit dem Fuß, kann bei einem anderen Menschen eine auffällige Bedeutung haben und z. B. Nervosität signalisieren. Im Alter nimmt die Gestik aufgrund körperlicher Einschränkungen ab, die Bewegungen werden langsamer.

Die Körperhaltung

Die **Körperhaltung** wird sowohl vom seelischen Zustand eines Menschen als auch von Erkrankungen oder Alterserscheinungen beeinflusst.

LF 1.2

Mögliche Beobachtungen	Beispiele für Ursachen
ruhige Gestik	• Ausgeglichenheit • Zufriedenheit • Lähmungen • körperliche Kraftlosigkeit
hektische, unruhige Gestik	• Nervosität • Schmerz • Angst • Eindruck, dass die eigenen Bedürfnisse nicht wahrgenommen werden
verkrampfte und angespannte Gestik	• Schmerz • Angst • innere Unruhe
eingeschränkte Gestik	• motorische Lähmung (► LF 1.3, Kap. 18.4.3, S. 650)

Tab. 1.6: Gestik und ihre möglichen Ursachen.

Mögliche Beobachtungen	Beispiele für Ursachen
gerade Haltung	• Zufriedenheit • Aufrichtigkeit
gebeugte Haltung	• Trauer • gedrückte Stimmung • altersbedingte Beugung der Wirbelsäule (► LF 1.3, Kap. 12.2, S. 484)

Tab. 1.7: Körperhaltungen und ihre möglichen Ursachen.

Der Gang

Der **Gang** lässt Rückschlüsse auf die körperliche und seelische Situation eines Menschen zu. Bei einem jungen, gesunden Menschen ist der Gang aufrecht, elastisch und federnd, die Arme schwingen mit. Der Gang eines Menschen ist unverwechselbar, oft lassen sich Personen schon von Weitem an ihrem Gang erkennen.

1.3.4 Beobachtung der Sprache und Stimme

Die **Sprache** ermöglicht eine Verständigung untereinander. Sie gibt dem Menschen Möglichkeiten, sich auszudrücken, und lässt Rückschlüsse auf Herkunft und Bildung zu. Ein gesunder Mensch kann sich durch Sprache verständlich und situationsbezogen ausdrücken. Die Sprache kann langsam oder schnell sein, klar oder verwaschen, zögernd, stockend, wortreich oder wortarm. Der Sprachfluss kann unzusammenhängend oder wirr sein. Die Sprache weist darauf hin, in welcher Region ein Mensch aufgewachsen ist.

Mögliche Beobachtungen	Beispiele für Ursachen
schleppender Gang	• Trauer • Schmerz • innere Unruhe • unsichere Koordination • Kraftlosigkeit • Angst zu stürzen
federnder Gang	• gute Laune • körperliche und seelische Zufriedenheit
fehlende Armschwingung beim Gehen	• Lähmungen (► LF 1.3, Kap. 18.4.3, S. 650) • Morbus Parkinson (► LF 1.3, Kap. 18.4.5, S. 651)
hektischer Gang	• Eile • innere Unruhe • Desorientierung und/oder Weglauftendenzen (► LF 1.3, Kap. 8.2, S. 396) • Wut
unsicherer Gang	• vorangegangene Bettlägerigkeit/Immobilität • körperliche Kraftlosigkeit • beeinträchtigtes Sehvermögen • unbekannte Umgebung
trippelnder Gang	• Morbus Parkinson (► LF 1.3, Kap. 18.4.5, S. 651)

Tab. 1.8: Gangarten und ihre möglichen Ursachen.

Mögliche Beobachtungen	Beispiele für Ursachen
klare Sprache und Stimme	• Selbstbewusstsein • innere Zufriedenheit
verwaschene Sprache	• Apoplex/Schlaganfall (► LF 1.3, Kap. 18.4.8, S. 655)
brüchige Stimme	• körperliche Kraftlosigkeit • Heiserkeit • Trauer

Tab. 1.9: Beobachtungsmerkmale der Stimme und Sprache sowie Beispiele für ihre Ursachen.

Mithilfe der **Stimme** kann durch Lautstärke, Stimmlage und Klang das Gesagte unterstrichen werden. Die Stimme kann laut oder leise, schwach oder stark sein. Die Stimmlage kann hoch oder niedrig, der Klang einförmig oder abwechslungsreich sein. Die Stimme kann sich traurig oder fröhlich anhören, sie kann schneidend oder bebend sein, abweisend, unbeherrscht, aggressiv oder beleidigend. Sie kann krächzend sein oder »versagen«.

1.3.5 Beobachtung der Stimmung

Die **Stimmung** bezeichnet einen **Gefühlszustand**. Dieser drückt sich aus durch sprachliche Äußerungen sowie Gestik und Mimik eines Menschen. Auswirkungen hat die Stimmung auch auf die Körperbewegung und -haltung (► LF 1.2, Kap. 1.3.3, S. 83).

✔ **Tipp** Die Beobachtung der Stimmung hängt stark von der eigenen Gefühlslage ab. Daher ist es besonders wichtig, dass die Pflegefachkraft in ihrer Beobachtung möglichst objektiv bleibt.

Mögliche Beobachtungen	Beispiele für Ursachen
zufriedene, ausgeglichene Stimmung	• innere Ausgeglichenheit • Gefühl der Handhabbarkeit • optimistische Haltung
traurige, gedrückte Stimmung	• Verlust nahe stehender Personen • Verlust der Selbstständigkeit und Unabhängigkeit • Streit in der Familie • Gefühl der Hilflosigkeit
wütende, gereizte Stimmung	• Gefühl der Machtlosigkeit • Unzufriedenheit mit der eigenen Situation • körperliche Abbauprozesse
ängstliche Stimmung	• Gefühl der Hilflosigkeit • körperliche Abbauprozesse • geistige Abbauprozesse • Leben in der Vergangenheit
Stimmungsschwankungen	• psychische Labilität • Demenz (► LF 1.3, Kap. 8, S. 391)

Tab. 1.10: Stimmungslagen und ihre möglichen Ursachen.

1.3.6 Beobachtung der persönlichen Hygiene und der Bekleidung

Die **persönliche Hygiene** zeigt die Fähigkeit zur **Selbstpflege** an. Ebenso kann sie Ausdruck sein für das Lebensgefühl und die Stimmung eines Menschen. Dies gilt gleichermaßen für Frisur, Nägel, Rasur und auch die **Kleidung**.

Das **äußere Erscheinungsbild** hat einen großen Einfluss auf das Ansehen einer Person, ihre Beliebtheit und die Möglichkeit, neue Kontakte zu knüpfen.

✔ **Tipp** Eine Pflegefachkraft, die Wert legt auf ihre persönliche Hygiene, Körperpflege und saubere Kleidung, wird von den zu pflegenden Menschen positiver wahrgenommen.

Mögliche Beobachtungen	Beispiele für Ursachen
unangenehmer Körpergeruch	• starkes Schwitzen • Harninkontinenz (► LF 1.3, Kap. 14.4.3, S. 549) • Stuhlinkontinenz (► LF 1.3, Kap. 13.4.17, S. 522) • mangelnde Körperhygiene
Atemgeruch	• zu geringe Flüssigkeitsaufnahme • mangelnde Mundhygiene • Diabetes (► LF 1.3, Kap. 15.4.2, S. 576) • Infektionen der Mundhöhle (► LF 1.3, Kap. 13.4.1, S. 510)
ungepflegte Haut, Haare und Nägel	• Körperpflege wird vergessen • Körperpflege wird als unwichtig empfunden • beeinträchtigtes Sehvermögen • Unterstützungsbedarf bei der Körperpflege, dem nicht nachgekommen wird
ungepflegte Kleidung	• unzureichende Auswahl an Kleidung • beeinträchtigtes Sehvermögen • Kleiderpflege wird als unwichtig empfunden oder vergessen
jahreszeitlich unangemessene Kleidung	• fehlende oder beeinträchtigte Wahrnehmung der Temperatur • Demenz (► LF 1.3, Kap. 8, S. 391)

Tab. 1.11: Anzeichen einer mangelnden Körper- und Kleiderpflege sowie mögliche Ursachen.

1.3.7 Beobachtung der Haut

Die **Haut** prägt das Aussehen eines Menschen. Sie verrät viel über sein seelisches Befinden und den körperlichen Zustand. Die gesunde Haut eines hellhäutigen Menschen hat eine blassrosa Farbe, ist elastisch, trocken und warm.

Mögliche Beobachtungen	Beispiele für Ursachen
fettige Haut	• starke Talgsekretion • Verwendung zu fetthaltiger Hautpflegemittel
trockene, schuppige Haut	• verminderte Talgsekretion • fehlende Verwendung von Hautpflegemitteln • Verwendung von austrocknenden Hautpflegemitteln • Neurodermitis (► LF. 1.3, Kap. 17.4.9, S. 637)
verschwitzte Haut	• zu warme Kleidung • luftundurchlässige Kleidung • Fieber (► LF 1.3, Kap. 1.3.1, S. 148) • Anstrengung • warme Außentemperatur
entzündete Haut (Rötung, Schwellung, Schmerz, Bläschen-, Fleck- und Quaddelbildung)	• Mykose/Pilzinfektion (► LF 1.3, Kap. 17.4.4, S. 633) • Intertrigo (► LF. 1.3, Kap. 17.4.3, S. 633) • Hautwunden (► LF. 1.3, Kap. 17.4.7, S. 635) • virale Erkrankungen (► LF. 1.3, Kap. 17.4.5, S. 634) • Neurodermitis
dünne, pergamentartige Haut	• altersbedingte Veränderung der Haut • Haut an einer Stelle, an der sich ehemals ein Dekubitus befand • Haut, die häufig hohem Druck ausgesetzt ist
Zyanose/Blaufärbung der Haut	• Sauerstoffmangel (► LF 1.3, Kap. 9.1.1, S. 407)
verbrannte Haut	• Sonnenbrand • Verbrennung oder Verbrühung
blasse Haut	• heller Hauttyp • Sauerstoffmangel • zu wenig Aufnahme von Sonnenlicht • Anzeichen körperlicher Schwäche • Anzeichen einer beginnenden Erkrankung • Angst
Gelbfärbung der Haut/Ikterus	• Hepatitis (► LF 1.3, Kap. 13.4.10, S. 516) • Gallenstein (► LF 1.3, Kap. 13.4.13, S. 519)
Pigmentstörungen	• physiologische Altersflecken (► LF 1.3, Kap. 3.2.6, S. 294)

Tab. 1.12: Beobachtungen der Haut und mögliche Ursachen.

1.3.8 Beobachtung der Kommunikations- und Kontaktfähigkeit

Die meisten Menschen zeigen Interesse an **Kontakten** zu anderen Menschen. Absolute Einzelgänger sind die Ausnahme. Gerade im Alter kann die **Kommunikations- und Kontaktfähigkeit** jedoch eingeschränkt sein. Nicht immer ist dies so gewollt. Um negative Folgen aufgrund einer Kontakt- und Kommunikationsarmut zu vermeiden, beobachtet die Pflegefachkraft das Kontakt- und Kommunikationsverhalten der von ihr versorgten Menschen.

Mögliche Beobachtungen	Beispiele für Ursachen
nimmt keinen Kontakt auf	• introvertierte Persönlichkeit • geringes Selbstbewusstsein • körperliche Schwierigkeiten hindern an der Kontaktaufnahme • psychische Erkrankung (► LF 1.3, Kap. 20, S. 695)
reagiert nicht auf Ansprache	• möchte keinen Kontakt • schlechtes/fehlendes Gehör • psychische Erkrankung
isoliert sich	• Scham aufgrund der Pflegebedürftigkeit • fühlt sich unverstanden • möchte keinen Kontakt • psychische Erkrankung
ist sehr schüchtern	• introvertierte Persönlichkeit • geringes Selbstbewusstsein • schlechte Erfahrung mit Kontakten in der Vergangenheit

Tab. 1.13: Mögliche Beobachtungen der Kommunikations- und Kontaktfähigkeit und ihre Ursachen.

1.3.9 Beobachtung des geistigen und seelischen Zustands

Der gesunde Mensch nimmt die Umwelt über seine Sinne (LF 1.2, Kap. 1.1, S. 74) wahr, verarbeitet diese Eindrücke und reagiert darauf. Den größten Einfluss auf das **Wohlbefinden** eines Menschen haben sein **geistiger** und **seelischer Zustand**. Für diese gibt es allerdings **keine Norm**. Auch ein Mensch mit geistiger Behinderung kann sich sehr wohlfühlen. Auf der anderen Seite kann sich ein Mensch mit einer hohen Intelligenz seelisch sehr unwohl fühlen.

✔ **Tipp** Gerade der seelische Zustand eines Menschen hängt stark davon ab, wie seine Umwelt auf ihn reagiert. Durch
- ein freundliches, entgegenkommendes Verhalten,
- Offenheit für die Probleme des jeweiligen Menschen und
- seine Einbeziehung in ihn betreffende Entscheidungen,

kann die Pflegefachkraft den seelischen Zustand des von ihr betreuten Menschen positiv beeinflussen.

1.3.10 Beobachtung des Ernährungszustands

Das Gewicht beeinflusst die Statur eines Menschen (► LF 1.2, Kap. 1.3.1, S. 82) und prägt damit den ersten Eindruck. Bei einem gesunden **Ernährungszustand** passen Gewicht und Körpergröße zueinander und entsprechen dem Alter.

Zur Berechnung eines angemessenen Verhältnisses zwischen Körpergröße und Gewicht wird oft der Body-Mass-Index (BMI) genutzt (► LF 1.3, Kap. 6.2.1, S. 345). Dieser errechnet sich wie folgt:

$$\frac{\text{Körpergewicht}}{\text{Körpergröße (in Metern)} \times \text{Körpergröße (in Metern)}}$$

Der BMI ist nicht unumstritten, da er gleichermaßen für Frauen und Männer verwandt wird. Auch berücksichtigt er keine fehlenden Körperteile, z. B.

Mögliche Beobachtungen	Beispiele für Ursachen
verminderte geistige Leistungsfähigkeit	• geistige Behinderung (► LF 2.1, Kap. 6.2, S. 929) • Demenz (► LF 1.3, Kap. 8, S. 391) • psychische Erkrankung (► LF 1.3, Kap. 20, S. 695)
Konzentrationsstörung	• Ablenkung • Desinteresse • Demenz • psychische Erkrankung
Vergesslichkeit	• neue/unbekannte Umgebung • Stress • Flüssigkeitsmangel • Demenz • psychische Erkrankung
Desorientierung	• neue Umgebung, neue Situation • Flüssigkeitsmangel • Demenz • psychische Erkrankung
Antriebslosigkeit	• Depression (► LF 1.3, Kap. 20.4.4, S. 703) • Trauer • Einsamkeit
Angst	• ungewohnte Umgebung, neue Situation • Verlust vertrauter Menschen • allgemeiner Pessimismus • Gefühl der Machtlosigkeit • fremdbestimmte Behandlung
unruhiges Verhalten	• Aufregung, Stress • Demenz • psychische Erkrankung
Wahrnehmungsstörung	• Apoplex/Schlaganfall (► LF 1.3, Kap. 18.4.8, S. 655) • Delir (► LF 1.3, Kap. 20.4.2, S. 702) • Depression
Bewusstseinsstörung	• Synkope (► LF 1.3, Kap. 24.4.2, S. 784) • Apoplex/Schlaganfall • Krampfanfall (► LF 1.3, Kap. 24.4.2, S. 785) • hypoglykämisches Koma (► LF 1.3, Kap. 24.4.2, S. 785)

Tab. 1.14: Beeinträchtigungen des geistigen und seelischen Zustands und mögliche Ursachen.

nach Amputation. Bei alten Menschen mit einem sehr gebeugten Rücken ist der BMI ebenfalls nur schwer anwendbar. Daher gilt: Der BMI gibt eine Richtung vor, die Pflegefachkraft überprüft diese jedoch aufgrund ihrer Beobachtungen und Erfahrung.

Mögliche Beobachtungen	Beispiele für Ursachen
kachektischer Ernährungszustand/Untergewicht	• fehlende oder eingeschränkte Fähigkeit der Nahrungsaufnahme (► LF 1.3, Kap. 23.5.4, S. 770) • bösartige Erkrankungen • Nahrungsverweigerung
adipöser Ernährungszustand/Übergewicht	• übermäßige Nährstoffaufnahme • Hypothyreose (► LF 1.3, Kap. 15.4.1, S. 574)

Tab. 1.15: Ernährungszustand und mögliche Ursachen.

Aufgaben

- Was ist der Unterschied zwischen wahrnehmen und beobachten?
- Beschreiben Sie den Wahrnehmungsprozess.
- Nennen Sie Beispiele für angeborene und erlernte Reaktionen auf Reize.
- Was kann sich negativ auf die Wahrnehmungskraft auswirken?
- Erläutern Sie Ursachen einer verzerrten Wahrnehmung.
- Welche Bereiche sollte eine Pflegefachkraft besonders beobachten?
- Die Beobachtung pflegebedürftiger Menschen ist der Ausgangspunkt des Pflegeprozesses. Erläutern Sie diese Aussage.
- Wie sollte die Beobachtung dokumentiert werden?
- Welche Aspekte sollten bei der Beobachtung in der Altenpflege berücksichtigt werden?
- Wie berechnet man den Body-Mass-Index? Welcher BMI gilt als normal?

2 Pflegeprozess

2.1 Prozesshaft denken und handeln

Bei nahezu jeder Handlung denken und handeln Menschen in **Prozessen.** Dieses Vorgehen lernt und übt der Mensch schon im Kindesalter. Im Zuge des Erwachsenwerdens laufen die verschiedenen Prozesse immer schneller ab.

Übung spielt eine wichtige Rolle, um Denk- und Handlungsprozesse zu beschleunigen: **Situationen**, die ein Mensch bereits erlebt hat, kann er schneller durchdenken. **Handlungen**, die nicht mehr neu sind, gehen schneller von der Hand als Aufgaben, die ein Mensch zuvor noch nie gelöst hat.

Denkprozesse werden im **Alter** nicht zwangsläufig langsamer. Liegt keine geistige oder seelische Einschränkung vor, so können alte Menschen von ihren **Erfahrungen** profitieren und so manche Situation schneller durchschauen als ein junger Mensch. Handlungen, die auf einen Denkprozess folgen, werden im Alter zunehmend langsamer durchgeführt. Ursachen hierfür sind die abnehmende Beweglichkeit sowie die abnehmende körperliche

Kraft. Durch körperliche und geistige Erkrankungen sowie durch **Pflegebedürftigkeit** können Denk- und Handlungsprozesse verlangsamt oder auch unmöglich werden.

> **! Merke** Handlungsprozesse verlaufen in folgenden Schritten:
> - Zunächst werden die Situation und die Ausgangsbedingungen betrachtet.
> - Dann wird überlegt, welches Ziel erreicht werden soll.
> - Nun wird bedacht, welche Handlungen notwendig sind, um das Ziel zu erreichen.
> - Die Handlungen werden durchgeführt.
> - Es wird deutlich, ob das vorgenommene Ziel erreicht wurde oder nicht.

Jeder Mensch durchläuft am Tag viele **Handlungsprozesse**, z. B. wenn er Hunger hat, wenn er ein neues Kleidungsstück kaufen möchte oder wenn er einen Freund um Rat bittet. Jugendliche und Erwachsene sind in den Handlungen des täglichen Lebens in der Regel so geübt, dass sie die einzelnen Schritte nicht mehr wahrnehmen, sondern nach einer kurzen Überlegung sehr schnell handeln können. Kleinkindern hingegen kann man mitunter sogar beim Denken und Handeln zusehen, beispielsweise wenn sie lernen, Nahrung mit dem Löffel in den Mund zu bringen.

2.2 Der Pflegeprozess als Hilfsmittel

Das **Altenpflegegesetz** fordert in § 3 »die sach- und fachkundige, den allgemein anerkannten pflegewissenschaftlichen, insbesondere den medizinisch-pflegerischen Erkenntnissen entsprechende, umfassende und geplante Pflege«. Damit ist gesetzlich festgelegt, dass die pflegerische Versorgung dem allgemeinen Handlungskreislauf folgt, man spricht vom **Pflegeprozess**.

> **! Merke** Der Pflegeprozess: Erst wird überlegt, dann gepflegt.

Die Pflegefachkraft kann mithilfe des Pflegeprozesses systematisch und zielgerichtet arbeiten. Sie erfasst Probleme und arbeitet auf deren Lösung hin. Der Pflegeprozess ist damit immer auch ein **Problemlösungsprozess.**

Der Pflegeprozess bildet den **Rahmen** für
- eine Pflege, die sich an den Bedürfnissen des alten Menschen orientiert,
- Pflegehandlungen, die durchdacht sind, sich auf Fachwissen stützen und die Pflegequalität sichern,
- die Zusammenarbeit im Pflegeteam,
- die Dokumentation von Pflegeproblemen, Pflegehandlungen und Ergebnissen.

Der Pflegeprozess ist also ein **abstraktes Hilfsmittel**, um der Pflege eine Richtung zu geben. Dadurch dient er einerseits dem Wohl des gepflegten Menschen, andererseits erleichtert er den Pflegefachkräften die Arbeit, die durch den Pflegeprozess eine **Struktur** erhält.

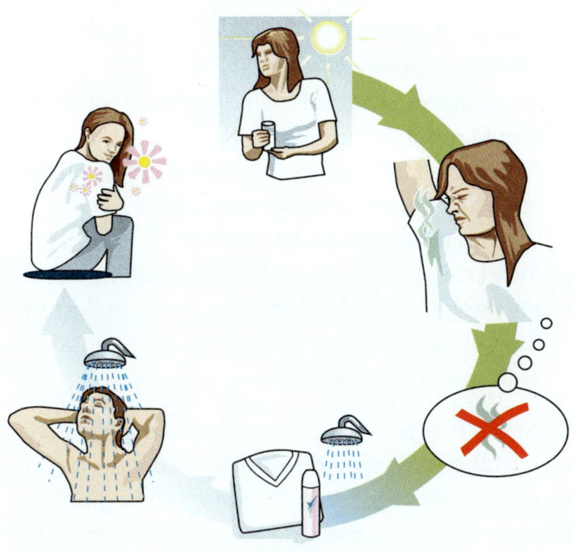

Abb. 2.1a-e: Ein Prozess der Selbstpflege: Aufgrund der Sommerhitze kommt es zu Körpergeruch, der mit der Nase wahrgenommen wird. Schnell ist klar: Der Schweißgeruch muss verschwinden.
Folgende Handlungen werden überlegt: sich waschen, ein Deodorant benutzen, ein frisches T-Shirt anziehen?
Gesagt, getan: Alle Handlungen werden umgesetzt. Die Nase nimmt einen angenehmen Geruch wahr: Ziel erreicht.

LF 1.2

2.3 Der Regelkreis des Pflegeprozesses

Je nach Autor besteht der Pflegeprozess aus vier, fünf oder **sechs Schritten**. Das im deutschen Sprachraum wohl geläufigste **Modell des Pflegeprozesses** enthält sechs Schritte und stammt von Fiechter und Meier. Im Kern beinhalten jedoch alle Modelle folgende Schritte:

- Die Pflegefachkraft sammelt **Informationen** über den Zustand und das Befinden des pflegebedürftigen Menschen sowie über seine Situation. Man spricht von **Anamnese**.
- Anschließend bewertet sie die Informationen. Handelt es sich um Fähigkeiten und Voraussetzungen, so spricht man von **Ressourcen**. Bei fehlenden Fähigkeiten, körperlichen oder seelischen Zuständen, die den alten Menschen einschränken oder ihm gar schaden, sowie bei ungünstigen Situationen, spricht man von **Pflegeproblemen**. Insgesamt wird dieser Schritt als **Pflegediagnostik** bezeichnet.
- Auf Basis der festgestellten Ressourcen und Pflegeprobleme legt die Pflegefachkraft fest, welcher Zustand bzw. welche Situation als **Ziel** erreicht werden soll.
- Im nächsten Schritt erstellt die Pflegefachkraft den **Maßnahmenplan**.
- So wie die Maßnahmen geplant wurden, findet auch ihre **Durchführung** statt. Dieser Schritt wird als **Intervention** bezeichnet.
- Im letzten Schritt des Pflegeprozesses **bewertet** die Pflegefachkraft, ob der angestrebte Zustand bzw. die angestrebte Situation erreicht wurde. Man spricht von **Evaluation**.

Stellt die Pflegefachkraft fest, dass der angestrebte Zustand bzw. die angestrebte Situation des alten Menschen nicht erreicht wurde, so beginnt der Pflegeprozess von vorn. Bei den Ressourcen sowie aktuellen Pflegeproblemen können sich zwischenzeitlich **Änderungen** ergeben haben.

Jeder Schritt im Pflegeprozess hat seine Bedeutung. Wird ein Schritt vergessen oder nicht fachgerecht ausgeführt, so ergeben sich daraus Probleme (Tab. 2.1).

✔ **Tipp** Der Pflegeprozess gibt eine Handlungsreihenfolge vor, die jedoch nicht unumstößlich ist. Möglicherweise bemerkt die Pflegefachkraft, während sie eine Pflegemaßnahme durchführt, ein neues, bisher unbekanntes Problem. In diesem Fall führt die Pflegefachkraft die geplanten Maßnahmen nicht stur weiter durch, sondern sie überlegt, ob die angestrebten Ziele und geplanten Maßnahmen trotz des neuen Problems noch aktuell sind oder angepasst werden müssen.

! Merke Um den Pflegeprozess verständlich zu machen, stellt die Auflistung der sechs Schritte des Pflegeprozesses nur die Sicht der Pflegefachkraft dar. Im Rahmen einer professionellen Pflege bezieht die Pflegefachkraft jedoch den alten Menschen und bei Bedarf seine Angehörigen mit ein. Auf diese Weise kann sie gewährleisten, dass

- keine Informationen übersehen werden,
- die aus Sicht des alten Menschen wichtigsten Probleme im Vordergrund stehen,
- die verfolgten Pflegeziele im Sinne des alten Menschen sind und
- die geplanten und durchgeführten Maßnahmen von dem alten Menschen akzeptiert werden.

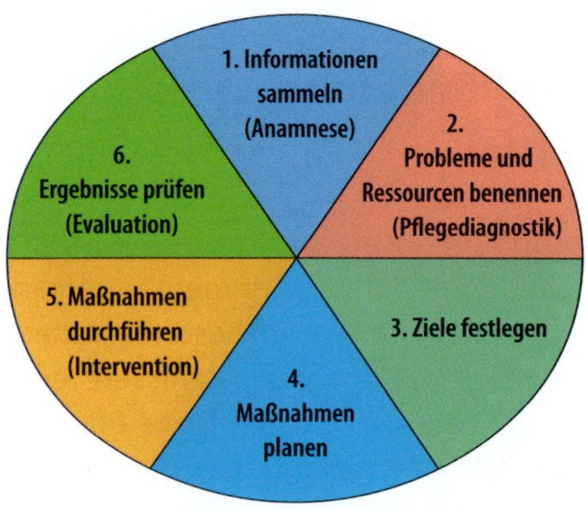

Abb. 2.2: Der Pflegeprozess in sechs Schritten. Manche Autoren fassen die Informationssammlung sowie die Festlegung von Ressourcen und Problemen in einem Schritt zusammen. Andere Autoren fassen die Planung und Durchführung der Maßnahmen in einem Schritt zusammen. Aus diesem Grund wird der Pflegeprozess teilweise auch in vier oder fünf Schritten dargestellt.

! Merke Die Pflegedokumentation (▶ LF 1.2, Kap. 3, S. 110) zieht sich durch den gesamten Pflegeprozess. Indem jeder Schritt dokumentiert wird, kann
- der Pflegeprozess durch jede Pflegfachkraft nachvollzogen und
- das Ergebnis des Pflegeprozesses ausgewertet werden.

Assessment

➜ Definition **Assessment** (engl.): Bewertung, Begutachtung

Im Pflegeprozess wird das **Assessment** in zwei Teile geteilt: die **Informationssammlung** (Anamnese) und später die **Festlegung von Pflegeproblemen und Ressourcen** (Pflegediagnostik). In der Praxis sind diese Schritte jedoch nicht klar trennbar. Schildert ein alter Mensch beispielsweise, dass er unter Schlafstörungen leidet und mindestens fünf Tassen Kaffee am Tag trinkt, so wird die Pflegefachkraft bereits während der Informationssammlung

Schritt im Pflegeprozess	Folgen, wenn der Schritt ausgelassen wird
Informationen sammeln (Anamnese)	Ohne Informationssammlung kann die Pflegefachkraft nur »drauflos pflegen«. Die Pflegefachkraft hat keine Wissensbasis, aus der sie Probleme und Ressourcen ableiten kann.
Pflegeprobleme und Ressourcen benennen (Pflegediagnostik)	Die Pflegefachkraft kann: • entscheidende Probleme übersehen, • Ressourcen übersehen, • nicht festlegen, welches Ziel erreicht werden soll.
Ziele festlegen	Ziele, die nicht festgelegt werden, kann die Pflegefachkraft auch nicht überprüfen. Der alte Mensch bleibt eventuell hinter seinen Möglichkeiten zurück, weil die Pflegefachkraft durch einen kleinen Erfolg übersieht, dass der Mensch ein größeres Ziel erreichen könnte.
Maßnahmen planen	Die Pflegefachkraft hat keine »Richtschnur«, an der sie die pflegerische Versorgung orientieren kann. Jede Pflegefachkraft versorgt den Menschen so, wie sie es für richtig hält. Damit kann nicht jede Versorgung gleichermaßen optimal auf die Bedürfnisse des Pflegebedürftigen ausgerichtet sein. Besteht das Pflegeproblem nach einigen Tagen oder Wochen immer noch, so kann die Pflegefachkraft nicht erkennen, welche (nicht) durchgeführten Maßnahmen dazu geführt haben, dass sich der Zustand des alten Menschen nicht gebessert hat. Besteht das Pflegeproblem nach einigen Tagen oder Wochen nicht mehr, so kann die Pflegefachkraft nicht erkennen, welche Maßnahmen zur Lösung des Problems geführt haben. Sie gewinnt keine Erfahrung, die sie auf andere Pflegebedürftige übertragen könnte.
Maßnahmen durchführen (Intervention)	Verzichtet die Pflegefachkraft ohne gute Gründe darauf, eine Pflegemaßnahme durchzuführen, so gilt dies als fahrlässig. Besteht das Pflegeproblem nach Tagen oder Wochen immer noch, so kann die Pflegefachkraft nicht erkennen, ob die falsche Maßnahme geplant wurde oder ob die unregelmäßige Durchführung der Maßnahme der Grund dafür ist, dass sich der Zustand des alten Menschen nicht gebessert hat.
Ergebnisse prüfen (Evaluation)	Ohne die Ergebnisse zu prüfen, kann die Pflegefachkraft nicht erkennen, welche Probleme nach wie vor bestehen, wo es Fortschritte gibt und welche Probleme komplett behoben sind. Nicht mehr notwendige Pflegemaßnahmen laufen weiter, weil die Pflegefachkraft nicht bemerkt hat, dass ein Problem längst behoben ist. Damit verschwendet sie Zeit, die sie anderweitig sinnvoller einsetzen könnte. Die Pflegefachkraft gewinnt keine Erkenntnisse, die sie für die Versorgung anderer Pflegebedürftiger nutzen könnte.

Tab. 2.1: Der Pflegeprozess nach Fiechter und Meier mit Folgen, die auftreten, wenn ein Prozessschritt ausgelassen wird.

bewerten können, dass der Kaffeekonsum und die Schlaflosigkeit wahrscheinlich einen **Zusammenhang** aufweisen.

Assessment-Instrumente

Da die Pflegeanamnese der **erste Schritt** im Pflegeprozess ist, kommt ihm eine immense Bedeutung zu. Die Pflegeanamnese ist einerseits sehr zeitaufwendig, andererseits kann es leicht passieren, dass wichtige Fragen vergessen oder unzureichend beantwortet werden.

Aus diesem Grund hat es immer wieder Bestrebungen gegeben, mit einem sogenannten **Assessment-Instrument** die Situation und den Pflegebedarf eines Menschen möglichst vollständig und zuverlässig zu erfassen. Gleichzeitig ist damit der Anspruch verbunden, den Pflegebedarf verschiedener Personen miteinander vergleichen zu können.

Voraussetzungen an Assessment-Instrumente
Hinter Assessment-Instrumenten in der Pflege, die den **Pflegebedarf** eines Menschen ermitteln sollen, verbergen sich meist **Fragebögen**. Doch nicht jeder Fragebogen ist gleich ein Assessment-Instrument, denn dieses sollte bestimmte **Kriterien** erfüllen:

- Festlegung einer klaren **Zielgruppe**, für die das Assessment-Instrument angewandt werden kann
- standardisierte **Anwendbarkeit**, um Vergleiche zwischen verschiedenen pflegebedürftigen Menschen ziehen zu können
- **leichte Anwendbarkeit** im Pflegealltag
- **zuverlässige** und **gültige Ergebnisse**

Eine Zeit lang galten Assessment-Instrumente als das Allheilmittel, um **systematisch** zu erfassen, welchen **Pflegebedarf** ein Mensch aufweist. Inzwischen jedoch steht fest, dass es nicht möglich ist, mit einem einzigen Instrument allen Menschen, die pflegebedürftig sind, gerecht zu werden. Schon bei den einzelnen Altersstufen gibt es große Unterschiede in der Pflegebedürftigkeit. Hinzu kommen unzählige verschiedene Krankheiten, die einen Pflegebedarf verursachen können.

Die Tendenz in der Entwicklung von Assessment-Instrumenten geht aktuell dahin, für **kleinere Ausschnitte des Pflegebedarfs**, z. B. die Ernährung, Assessment-Instrumente zu entwickeln. Instrumente, die den gesamten Pflegebedarf eines Menschen erfassen sollen, werden schnell unübersichtlich, sehr aufwendig oder ungenau.

Resident Assessment Instrument (RAI)
Das **Resident Assessment Instrument** wurde entwickelt, um den Pflegebedarf von Menschen in der **Langzeitpflege** und in der **geriatrischen Rehabilitation** zu entwickeln. Es wurde in den USA entwickelt und dort in den 1990er-Jahren eingeführt. In Deutschland gibt es erste Erfahrungen mit **RAI**, eine flächendeckende Einführung hat es jedoch nicht gegeben.

RAI erfasst die typischen Probleme, Bedürfnisse und Fähigkeiten von hilfe- und pflegebedürftigen alten Menschen. Auf diese Weise ist eine umfassende Einschätzung der Pflegesituation möglich. Als Schwäche des RAI gilt, dass es nicht auf Menschen mit einer Demenz angewandt werden kann. Das Instrument besteht aus drei Teilen, von denen der erste bereits 250 Fragen in rund 18 Bereichen umfasst.

Die Tatsache, dass es in vielen Bereichen der Pflege noch keine Assessment-Instrumente gibt, verlangt, dass die Pflegefachkraft umso mehr auf ihr Wissen aus der Pflegeausbildung und ihre Erfahrungen zurückgreift. Dadurch kann sie aktuelle und potenzielle Pflegeprobleme eines Menschen erkennen. Geht die Pflegefachkraft nach dem Pflegeprozess vor, so kann sie auf diese Weise ihren Erfahrungsschatz erweitern, für die Pflege anderer alter Menschen einsetzen und in das Team einbringen. Fallbesprechungen im Team helfen, bei dem einzelnen Menschen keine Pflegeprobleme zu übersehen.

Pflegeplanung

Die **Pflegeplanung** ist ein Teil des Pflegeprozesses. Da in der schriftlichen Pflegeplanung nur die Schritte

- Pflegeprobleme und Ressourcen benennen,
- Ziele festlegen,
- Maßnahmen planen

dokumentiert werden, haben viele Pflegefachkräfte nur noch diese Schritte der Pflegeplanung vor Augen. Dabei vergessen sie mitunter, dass die Pflegeplanung ein Teil des Pflegeprozesses ist.

Zwar kann sie als Kern des Pflegeprozesses bezeichnet werden, ohne die Schritte der Informationssammlung, Intervention (►LF 1.2, Kap. 2.3.5, S. 104) und Evaluation (►LF 1.2, Kap. 2.3.6, S. 105) wäre die Pflegeplanung jedoch sinnlos.

Wird die Pflegeplanung konsequent durchgeführt, so bietet sie viele Vorteile für alle Beteiligten, z. B.:

- Die Pflegeprobleme des Pflegebedürftigen werden genau festgelegt und dokumentiert.
- Alle Tätigkeiten der Pflegenden sind auf definierte Ziele ausgerichtet.
- Die Pflegenden handeln einheitlich und „ziehen an einem Strang". Es wird vermieden, dass jeder so pflegt, wie er es gerade für richtig hält.
- Fortschritte des Pflegebedürftigen sind leichter auf bestimmte Maßnahmen zurückzuführen und können Anhaltspunkte sein für andere Pflegeplanungen.
- Nicht jede Pflegende muss sich jeweils selbst überlegen, wie der Pflegebedürftige zu versorgen ist.

2.3.1 Informationen sammeln (Anamnese)

Für die Pflegefachkraft ist wichtig zu wissen,

- welche Fähigkeiten ein Mensch besitzt,
- in welchen Bereichen er Unterstützung benötigt,
- wo er körperliche oder geistige Schädigungen/Erkrankungen aufweist und
- wo seine körperliche oder geistige Gesundheit gefährdet ist.

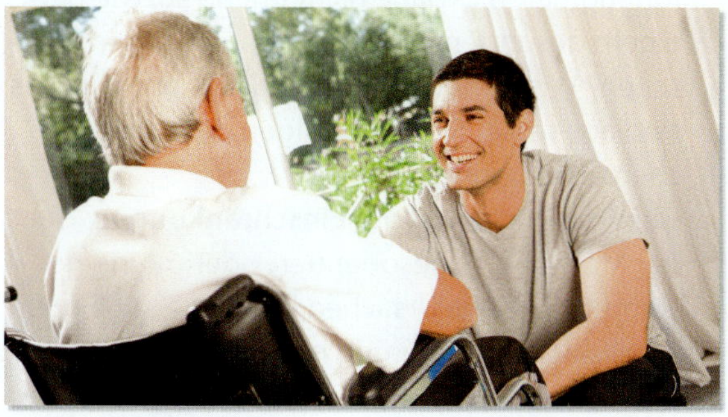

Abb. 2.4: Für das Anamnesegespräch und weitere Situationen zur Informationssammlung wählt die Pflegefachkraft einen geschützten Raum. Körperliche und geistige Probleme im Beisein anderer Menschen, z. B. im Speisesaal, zu besprechen, ist nicht angemessen.

Nur mithilfe dieser **Informationen** kann die Pflegefachkraft den Menschen später pflegerisch so versorgen, wie es seinem **Bedarf** entspricht. Aus diesem Grund beginnt die pflegerische Versorgung eines alten Menschen generell damit, dass die Pflegefachkraft Informationen über den Menschen sammelt. Die **Informationsquellen**, die der Pflegefachkraft für die Anamnese zur Verfügung stehen, sind vielfältig (Tab. 2.2).

LF 1.2

Informationsquellen	Beispiele
Gespräche	• mit dem alten Menschen • mit den Angehörigen • mit anderen Beteiligten und anderen Berufsgruppen, z. B. zuvor versorgende Pflegefachkraft aus der häuslichen Pflege, Hausarzt
Dokumente	• Pflegeüberleitungsbericht • Arztbrief
Messungen	• Gewicht • Temperatur • Blutdruck • Trinkmenge
Beobachtung	• sehen, z. B. Schwellungen, Gestik und Mimik • fühlen, z. B. einen harten Bauch • hören, z. B. Darmgeräusche • riechen, z. B. Wundgeruch

Tab. 2.2: Informationsquellen, die die Pflegefachkraft für die Anamnese nutzen kann.

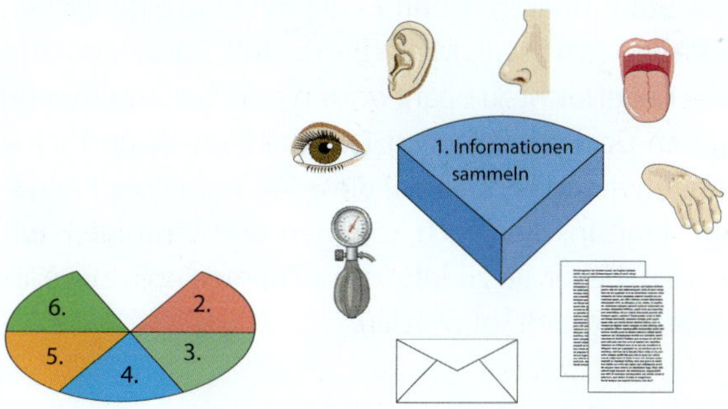

Abb. 2.3: Für die Informationssammlung nutzt die Pflegefachkraft verschiedene Quellen.

Anamnesegespräch

➔ **Definition** **Anamnese** (griech. anámnēsis): Erinnerung. In der Anamnese werden mit dem alten Menschen und/oder seinen Angehörigen sein Gesundheitszustand und sein Pflegebedarf besprochen.

Auch Erkrankungen, die sich auf die pflegerische Versorgung auswirken, spielen eine Rolle. Die Anamnese ist keine spezifische Technik der Pflege, sondern sie wird in jedem Beruf im Gesundheitswesen, in dem es direkten Kontakt zu Patienten und Pflegebedürftigen gibt, durchgeführt, z. B. also auch von Ärzten und Ergotherapeuten. Jede Berufsgruppe hat im Anamnesegespräch ihre eigenen Schwerpunkte.

Die Basis der Informationssammlung bildet das **Stammblatt** (►LF 1.2, Kap. 3.1, S. 110). Pflegeheime und ambulante Pflegedienste verfügen meist über vorgefertigte Formulare. Auf dem Stammblatt werden allgemeine Informationen zum Namen, Alter, zuständige Pflegekasse usw. eingetragen. Auch die Kontaktdaten von Angehörigen oder ggf. vorhandenen gesetzlichen Betreuern (►LF 3.1, Kap. 5.4, S. 1123) spielen eine wichtige Rolle. In vielen Einrichtungen werden diese Daten bereits vor der Aufnahme erhoben und dokumentiert. Ist dies nicht der Fall, so beginnt das **Anamnesegespräch**, nachdem sich die Pflegefachkraft vorgestellt hat, mit der Erhebung der Stammdaten.

Die **Stammdaten** haben wenig mit dem eigentlichen **Pflegebedarf** eines Menschen zu tun. Da sie jedoch in der Regel leicht zu beantworten sind, bieten sie einen guten Gesprächseinstieg: Der alte Mensch und seine Angehörigen können auf diese Weise mit der Pflegefachkraft ins Gespräch kommen und Vertrauen aufbauen, bevor sie zu intimeren Themen, z. B. zur Ausscheidung, befragt werden.

! Merke Aufgabe der Pflegefachkraft ist es, das Gespräch angenehm zu gestalten und nicht im Stil eines Verhörs ablaufen zu lassen.

✓ **Tipp** Als **Einleitung** des Gesprächs ist es mitunter sinnvoll, es mit Smalltalk, z. B. über das Wetter, oder einem Bericht, z. B. über das letzte Fest im Pflegeheim, zu beginnen. Der Einstieg in die eigentliche Pflegeanamnese gelingt am besten, indem der alte Mensch bzw. seine Angehörigen zunächst über ihren typischen Tagesablauf berichten. Die geübte Pflegefachkraft wird schnell bemerken, welche ihrer Fragen hierdurch bereits beantwortet werden und zu welchen Themen konkretere Rückfragen notwendig sind.

In der eigentlichen Anamnese, dem **Hauptteil** des Gesprächs, spricht die Pflegefachkraft mit dem alten Menschen bzw. seinen Angehörigen über die **Situation** und seinen **Pflegebedarf**. Dabei benutzt sie die Technik des aktiven Zuhörens (►LF 1.4, Kap. 1.2.3, S. 800). Inhalte der Anamnese sind **sämtliche Aktivitäten, Beziehungen und existenziellen Erfahrungen des täglichen Lebens (ABEDL®)** (►LF 1.1, Kap. 2.5, S. 26). Von besonderer Bedeutung für die Pflegefachkraft sind:

- **Fähigkeiten**: Welche Tätigkeiten kann der alte Mensch komplett oder teilweise selbst übernehmen?
- **Unterstützungsbedarf**: Bei welchen Tätigkeiten benötigt der Mensch Unterstützung? Wann, wie oft, wie und durch wen benötigt er sie?
- **Körperliche Schädigungen**: Hat der Mensch z. B. Verletzungen, fehlen ihm Gliedmaßen oder funktionieren Organe nicht (mehr) so, wie bei einem gesunden, nicht pflegebedürftigen Menschen? Wie geht der Mensch damit um und was sind aus seiner Sicht die Folgen der körperlichen Schädigung?
- **Geistige** und **seelische Einschränkungen**: Ist der Mensch z. B. desorientiert oder traurig gestimmt? Sind die Ursachen für die geistige oder seelische Einschränkung bekannt und verwenden der Mensch bzw. seine Angehörigen Hilfsmittel oder Strategien, um mit den Einschränkungen im Alltag umzugehen?
- **Potenzielle Pflegeprobleme**: Gab es in der Vergangenheit Pflegeprobleme, die zurzeit keine Rolle spielen, aber wieder auftreten könnten?

Bringt der alte Mensch Risikofaktoren für neue Pflegeprobleme mit, z. B. eine geringe Mobilität, die zu einer Obstipation führen könnte? Rechnet der Mensch selbst mit neuen Pflegeproblemen und wenn ja: mit welchen?

- **Allgemeine Ressourcen**: Welche Fähigkeiten, Personen oder Dinge im Umfeld wirken sich positiv auf die Situation des alten Menschen aus oder können genutzt werden, um seine Selbstständigkeit zu fördern und seinen Pflegebedarf zu verringern?
- **Gewohnheiten und Wünsche**: Wie sehen die Gewohnheiten und Wünsche des alten Menschen aus? Was ist ihm in der pflegerischen Versorgung wichtig?

> **! Merke** Die Pflegefachkraft nimmt den alten Menschen und seine Angehörigen ernst. Sieht der alte Mensch ein Problem als sehr wichtig an, das aus Sicht der Pflegefachkraft unbedeutend ist, so versucht sie im Gespräch zu klären, welche Sicht der alte Mensch von dem Problem hat und welches Ziel er erreichen möchte.

Nicht selten sind der alte Mensch und seine Angehörigen im Anamnesegespräch **aufgeregt** und **vergessen** wichtige Informationen. Daher schließt die Pflegefachkraft die Informationssammlung nicht mit dem Anamnesegespräch ab, sondern sie hält weiterhin ihre Augen und Ohren offen und beobachtet den alten Menschen. Weitere Gelegenheit, um Informationen zu erfragen, hat sie bei nahezu jedem Kontakt mit dem alten Menschen, sobald ein diskreter Umgang damit möglich ist.

> **! Merke** Da sich die Situation und die Fähigkeiten eines alten Menschen ändern, schließt die Pflegefachkraft die Informationssammlung nie ab. Neue Informationen fließen in den laufenden Pflegeprozess ein und können eine Änderung der Ziele und Maßnahmen notwendig machen.

Vor dem **Abschluss** des Gesprächs fasst die Pflegefachkraft die wichtigsten Punkte noch einmal zusammen. Auf diese Weise prüft sie, ob sie den alten Menschen und seine Angehörigen richtig verstanden hat. Sollte dies nicht der Fall sein, so können Missverständnisse an dieser Stelle geklärt werden. Nicht zuletzt gibt die Pflegefachkraft dem alten Menschen und seinen Angehörigen die Gelegenheit, Fragen zu stellen.

Die Pflegefachkraft dokumentiert die Erkenntnisse des Anamnesegesprächs auf dem **Anamnesebogen** (► LF 1.2, Kap. 3.1, S. 110). Weitere Informationen nimmt sie an der jeweils zuständigen Stelle in der **Pflegedokumentation** (► LF 1.2, Kap. 3.1, S. 110) auf. Eine saubere und lückenlose Dokumentation ist notwendig, weil der komplette weitere Pflegeprozess auf den Informationen aufbaut.

2.3.2 Ressourcen und Pflegeprobleme benennen (Diagnostik)

Im zweiten Schritt des Pflegeprozesses ordnet und bewertet die Pflegefachkraft die gesammelten Informationen. Anschließend benennt sie die **Ressourcen** und **Pflegeprobleme** des jeweiligen Pflegebedüftigen. Dieser Schritt wird als **Diagnostik** bezeichnet.

> **! Merke** Die festgelegten Ressourcen und Pflegeprobleme eines Pflegebedüftigen wirken sich auf dessen Pflegeziele sowie die durchzuführenden Maßnahmen aus. Daher kommt dem Schritt der Pflegeproblem- und Ressourcenfestlegung eine besondere Bedeutung zu. Geht die Pflegefachkraft an dieser Stelle gewissenhaft vor, so kann sie später die passenden Pflegemaßnahmen planen.

Pflegeprobleme benennen

Ein **Pflegeproblem** beschreibt einen Zustand, der durch Pflege gelindert werden kann.

Von einem **Pflegeproblem** spricht man, wenn ein Pflegebedürftiger

- seine **Lebensaktivitäten** nicht uneingeschränkt selbstständig ausführen kann oder

- eine körperliche, geistige oder seelische **Erkrankung** oder **Schädigung** aufweist, die zu pflegerischem Unterstützungsbedarf führt.

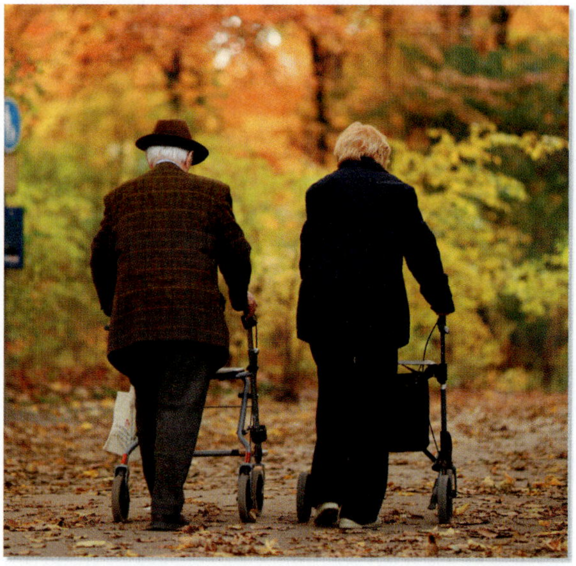

Abb. 2.5: Wie die Rollatoren zeigen, besteht bei diesem Paar ein Problem mit der Mobilität. Die Rollatoren dienen jedoch als Ressource, sodass ein Waldspaziergang auf geraden Wegen möglich ist. Ein potenzielles Problem liegt in diesem Fall in einer erhöhten Sturzgefahr, bedingt durch den unsicheren Gang.

Im Umkehrschluss heißt dies: Einschränkungen, die der Pflegebedürftige allein ausgleichen kann, stellen kein Pflegeproblem dar. Dies ist z. B. der Fall, wenn eine alte Frau allein unsicher läuft, durch einen Gehstock jedoch ausreichend Halt hat und damit selbstständig unterwegs ist.

✔ **Tipp** Im Sinne einer bewohner- bzw. patientenzentrierten Pflege bespricht die Pflegefachkraft mit dem alten Menschen, welche Probleme im Vordergrund stehen. Sieht der alte Mensch andere Pflegeprobleme als vordergründig an, so besprechen sie ihre jeweiligen Sichtweisen, um zu einem gemeinsamen Ergebnis zu kommen. Weist ein Pflegebedürftiger sehr viele Pflegeprobleme auf, so stuft die Pflegefachkraft gemeinsam mit ihm die Probleme nach ihrer **Dringlichkeit** ein.

Viele Pflegeprobleme wirken sich auf **unterschiedliche Lebensaktivitäten** aus. Trinkt ein Pflegebedürftiger beispielsweise zu wenig, so kann dies eine Obstipation, eine verringerte Gedächtnisleistung und auch Kreislaufprobleme nach sich ziehen.

Aktuelle und potenzielle Pflegeprobleme

Je nachdem, ob ein Pflegeproblem bereits vorhanden ist oder für den alten Menschen die Gefahr eines bestimmten Pflegeproblems besteht, spricht die Pflegefachkraft von einem aktuellen oder potenziellen Pflegeproblem.

Aktuelle Probleme sorgen schon gegenwärtig für Schwierigkeiten und rufen Unterstützungsbedarf hervor. Ein bereits bestehender Dekubitus gilt als aktuelles Pflegeproblem.

Potenzielle Probleme sind nicht vorhanden, es besteht jedoch ein erhöhtes Risiko, dass das Problem eintreten wird. Ein Mensch, der im Rollstuhl sitzt und keine Eigenbewegung aufweist, besitzt z. B. ein potenzielles Risiko für einen Dekubitus.

! Merke Je nach Alter, Vorerkrankungen, körperlichen Fähigkeiten und Allgemeinzustand bringen bestimmte Personengruppen bestimmte potenzielle Pflegeprobleme mit. Da dies bekannt ist, gibt es Prophylaxen (► LF 1.3, Kap. 1.9, S. 267). Diese dienen dazu, einen Großteil der potenziellen Probleme erst gar nicht akut werden zu lassen.

Pflegeprobleme formulieren

Im Anschluss an die Besprechung der Pflegeprobleme **formuliert** und **dokumentiert** die Pflegefachkraft diese. Dabei geht sie so vor, dass eine fremde Pflegefachkraft die Probleme auf Anhieb verstehen kann. Im Idealfall bringt sie das Problem in wenigen Worten auf den Punkt. Tab. 2.3 zeigt, welche Punkte bei der Problemformulierung zu berücksichtigen sind.

! Merke Die Problembeschreibung sollte beinhalten (vgl. Sauter et al.):

P = Problem (was)
U/E = Ursache / Einflussfaktor (warum)
S = Symptom (wie)

Beispiel: Herr K. kann aufgrund einer Demenz (U) die eigene Person nicht erinnern (P), vergisst z. B. seinen Namen (S).

Problem und Symptom können identisch sein! Ebenso sollten **Ressourcen**, die das Pflegeproblem relativieren, genannt werden. Mitunter kann die Ursache unbekannt sein.

! Merke Im Sinne einer aktivierenden Pflege formuliert die Pflegefachkraft die Probleme so, dass auch erkennbar ist, welche Fähigkeiten des Menschen nicht eingeschränkt sind. Auf diese Weise ist allen Mitgliedern des Pflegeteams bekannt, welche Tätigkeiten der Mensch selbst ausführen kann.

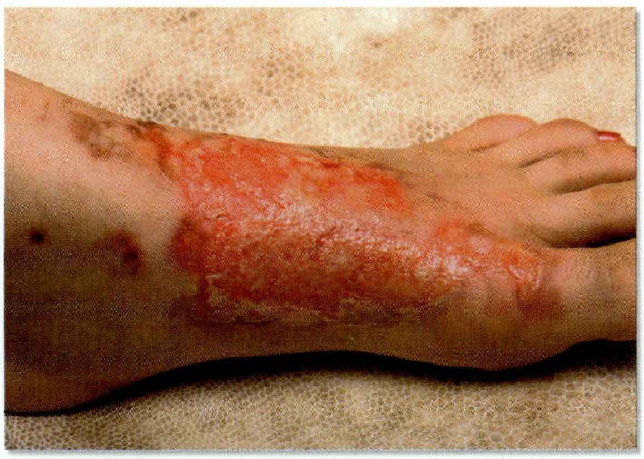

Abb. 2.6: Die genaue Beschreibung eines Pflegeproblems ist wichtig, um seinen Verlauf zu beurteilen. Fehlt die genaue Beschreibung, so würde sich im Fall dieser Brandverletzung die Frage stellen: Sieht die Wunde heute besser oder schlechter aus als zum Zeitpunkt der Problemfeststellung?

Ressourcen benennen

➔ Definition Ressource (lat.-fr.): Hilfsmittel, Reserve. In der Pflege sind mit Ressourcen Fähigkeiten, Hilfsmittel oder Umstände gemeint, die sich günstig auf die Situation des Pflegebedürftigen auswirken. Akute oder potenzielle Pflegeprobleme können durch Ressourcen positiv beeinflusst werden.

Eine **Ressource** kann dazu führen, dass ein Pflegeproblem nicht mehr relevant ist, weil der alte Mensch eine Möglichkeit hat, mit dem Problem umzugehen. Oder das Pflegeproblem wird durch eine Ressource abgeschwächt und schränkt den Menschen weniger ein, als wenn die Ressource nicht vorhanden wäre.

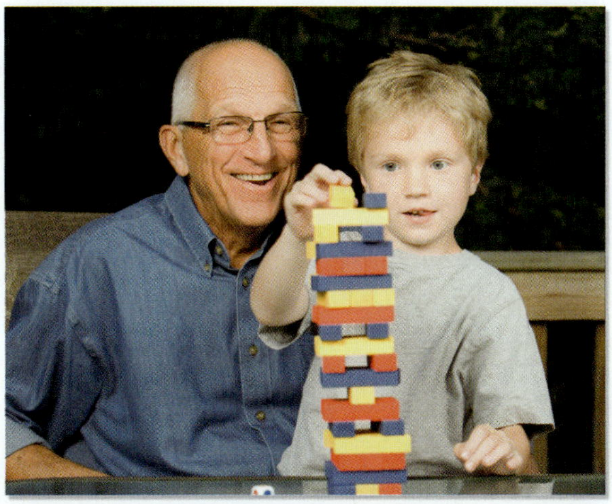

Abb. 2.7: Auch Enkelkinder können eine Ressource darstellen, indem sie traurige Stimmung, beispielsweise weil ein geliebtes Hobby nicht mehr ausgeübt werden kann, vertreiben.

Wie Tab. 2.4 zeigt, können Ressourcen aus verschiedenen Bereichen kommen.

! Merke Durch die Berücksichtigung der Ressourcen beteiligt die Pflegefachkraft den alten Menschen aktiv am Pflegeprozess. Sie fördert seine Selbstständigkeit und steigert dadurch sein Selbstwertgefühl.

Fragen	Beispiele	Hilfreiche Hinweise für die korrekte Formulierung
Welcher Körperteil ist betroffen?	Das linke Schienbein, ca. 10 cm unterhalb des Knies bis zum Fußgelenk.	• links und rechts unterscheiden • Größe beschreiben • betroffenen Körperteil benennen
Welcher (angrenzende) Körperteil ist nicht betroffen?	Alle rechten Zehen, bis auf die Kleinzehe sind betroffen.	• an das betroffene Körperteil angrenzende Körperteile • bei doppelt oder mehrfach vorhandenen Körperteilen • bei Bedarf zu anderen Körperteilen Stellung nehmen • Grenze zwischen betroffener und nicht betroffener Körperregion erkennbar machen
Welche Körperfunktion ist betroffen?	Ist komplett urininkontinent	• Grad, in dem die Körperfunktion beeinträchtigt ist (komplett / teilweise – welcher Teil) • Folgen der beeinträchtigten Körperfunktion • Zusammenhang der Funktion mit dem geistigen Zustand
Welche vor- oder nachgeschaltete bzw. ähnliche Körperfunktion ist nicht betroffen?	• ist stuhlkontinent • kann allein zur Toilette gehen	• ähnliche Körperfunktionen bedenken • Körperfunktionen, die sich typischerweise an die betroffene Funktion anschließen oder ihr vorausgehen • Körperfunktionen, die Voraussetzung oder Folge der betroffenen Funktion sind • Körperfunktionen, die die betroffene Funktion kompensieren können
Welche Tätigkeit ist betroffen?	Nahrung zerschneiden	• Körperteile, die für die Tätigkeit notwendig sind • Tätigkeiten, welche die beeinträchtigte Tätigkeit kompensieren können • frühere Gewohnheiten • Zusammenhang der Tätigkeit mit dem geistigen Zustand
Welche vor-/nachgelagerte bzw. verknüpfte Tätigkeit ist nicht betroffen?	Kann ohne Probleme Gabel und Löffel zum Mund führen.	• Tätigkeit, die typischerweise der betroffenen Tätigkeit vorausgeht oder ihr folgt • ähnliche Tätigkeiten • Tätigkeiten innerhalb eines Handlungsablaufs, die unproblematisch sind • Tätigkeiten, die die betroffene Tätigkeit kompensieren
Welche Beziehung ist betroffen/bereitet Probleme?	Kontakt zur Tochter nur noch … mal in … Wochen/Monaten	• Stimmungslage bei fehlenden/nach sozialen Kontakten • verbale Äußerungen zur Gefühlslage • Verhalten gegenüber Personen
Wie äußert sich das Problem?	Zieht sich vor anderen Personen zurück.	• körperliche Äußerungen • geistige Äußerungen • Äußerungen im Sozialverhalten • Verhalten des sozialen Umfeldes • frühere Gewohnheiten
Was beeinflusst das Problem?	Kaffeegenuss führt zu Obstipation.	• Situationen und Faktoren, die das Problem positiv bzw. negativ beeinflussen
Welche Folgen hat das Problem?	Verliert zunehmend an Gewicht.	• körperliche Auswirkungen • geistige Auswirkungen • verändertes Sozialverhalten • Reaktionen des sozialen Umfeldes • Änderung von Gewohnheiten
Wann zeigt sich das Problem?	Zittrigkeit besteht morgens nach dem Aufstehen, bei großer Müdigkeit sowie in stressigen Situationen	• Zeiten/Situationen, in denen das Problem mehr/weniger auftritt • körperliche, geistige und soziale Auslöser des Problems • Angewohnheiten und Neigungen
Wann zeigt sich das Problem nicht?	Weglauftendenzen verschwinden, wenn Frau X. ein Telefon zur Verfügung gestellt wird.	• Zeiten/Situationen, die das Auftreten des Problems verhindern • Gegenstände oder Tätigkeiten im sozialen Umfeld, die das Auftreten des Problems verhindern

Fragen	Beispiele	Hilfreiche Hinweise für die korrekte Formulierung
Wird das Problem kompensiert? Kann es kompensiert werden?	Herr M. kann seinem früheren Hobby (Fußball) nicht mehr nachgehen. Stattdessen schaut er Fußballspiele im Fernsehen.	• Lösungsmöglichkeiten des Pflegebedürftigen • Tätigkeiten, die das Problem ausgleichen oder überdecken (könnten) • Ersatzhandlungen • Erfahrungen im Umgang mit dem Problem
Welche Hilfe ist notwendig?	Benötigt jeden Morgen Hilfe beim Einstieg in die Dusche.	• notwendige Hilfstätigkeit • Umfang der Hilfstätigkeit • Häufigkeit der Hilfstätigkeit
Wie sieht der Pflegebedürftige das Pflegeproblem?	Frau K. ist über ihre abnehmende Konzentrationsfähigkeit sehr traurig.	• Äußerungen des Pflegebedürftigen • Gestik und Mimik • geistiger Zustand • seelischer Zustand • Sichtweise des Pflegebedürftigen • Lösungsideen des Pflegebedürftigen

Tab. 2.3: Fragen, die helfen, ein Pflegeproblem kompetent zu formulieren

Pflegeklassifikationssysteme: Pflegediagnosen

Nach der Entwicklung von Pflegetheorien großer Reichweite (► LF 1.1, Kap. 2.2.4, S. 22) wurde es immer gängiger, sogenannte **Pflegeklassifikationssysteme** zu entwickeln. Im Gegensatz zu den großen Pflegetheorien sind diese stärker auf die Pflegepraxis ausgerichtet. Ihr Ziel ist es – je nach System – Pflegeprobleme, Pflegemaßnahmen oder Pflegeergebnisse zu ordnen und einheitlich zu beschreiben. Auf diese Weise sollen sie zwischen verschiedenen Personen und Einrichtungen vergleichbar werden.

Im Bereich der Pflegeprobleme spricht man von **Pflegediagnosesystemen**. Anstelle von frei formulierten Problemen werden Pflegediagnosen verwendet.

Die Pflegediagnosen der NANDA-I

Das weltweit bekannteste und am weitesten verbreitete Pflegediagnosesystem stammt von der **NANDA International**. Bis zum Jahr 2002 war diese als North American Nursing Diagnosis Association (NANDA) bekannt. Um die weltweite Nutzung der NANDA-Diagnosen zu verdeutlichen, wurde der Name geändert und der Begriff »International« hinzugenommen. In Kurzform wird auch von der **NANDA-I** gesprochen (2).

Bereich der Ressource	Fragen, die helfen, Ressourcen zu erkennen
Fähigkeit	• Welche Fähigkeiten besitzt der Mensch? • Welche Tätigkeiten kann er selbst ausüben? • Wie ist er bisher mit dem Problem umgegangen? • Ist er geistig, seelisch, körperlich fit? • Welche Stärken hat der Mensch?
Wissen	• Welche Lösungsmöglichkeiten kennt der Mensch, um seinem Problem zu begegnen? • Hat er bereits Lösungsstrategien? • Ist er lernbereit?
Bereitschaft	• Ist der Mensch bereit, an der Lösung des Problems zu arbeiten? • Gibt es Ersatzhandlungen für die problembehaftete Handlung und ist der Mensch bereit, sie anzunehmen? • Ist er kooperativ? • Ist er bereit, etwas zu verändern?
Umfeld	• Welche Möglichkeiten gibt es im Umfeld des Menschen, um das Problem zu lösen? • Welche Hilfsmittel stehen dem Menschen zur Verfügung? • Mit welchen Hilfsmitteln kann er gut umgehen? • Gibt es unterstützende Personen? • Welche Möglichkeiten bietet das Umfeld?

Tab. 2.4: Nicht jede Ressource ist auf Anhieb erkennbar. Die Fragen rechts in der Tabelle helfen, die Ressourcen eines pflegebedürftigen Menschen zu entdecken.

Der Grundstein der NANDA International wurde bereits im Jahr 1973 auf einer Pflegekonferenz gelegt, seitdem wurden immer mehr **Pflegediagnosen** entwickelt und bestehende Pflegediagnosen aktualisiert. Zurzeit liegen 206 Pflegediagnosen der NANDA-I vor. Jede Pflegediagnose wird einer von 13 Kategorien zugeordnet. Kategorien sind beispielsweise Ernährung, Aktivität und Ruhe, Gesundheitsförderung.

Alle NANDA-I-Diagnosen sind wie folgt aufgebaut:

- Name der Diagnose
- Definition
- bestimmende Merkmale
- Risikofaktoren
- verbundene Faktoren

Der **Einsatz** der NANDA-I-Diagnosen ist sehr unterschiedlich. In den USA sind sie sehr weit verbreitet, in Deutschland werden sie von einigen Krankenhäusern, Pflegeheimen und ambulanten Pflegediensten eingesetzt. Eine flächendeckende Einführung ist jedoch nicht in Sicht. Ein Grund dafür ist, dass die in den USA erstellten Diagnosen zum Teil Inhalte berücksichtigen, die in Deutschland nicht Aufgabe der Pflegefachkräfte, sondern der Ärzte sind.

! Merke Während medizinische Diagnosen die Krankheit eines Menschen benennen, beschreiben Pflegediagnosen, wie der Mensch auf das Gesundheitsproblem reagiert, wie er damit zurechtkommt, welche Einschränkungen er im Alltag erlebt und welche pflegerische Unterstützung er benötigt.

2.3.3 Ziele festlegen

Nachdem die Pflegefachkraft die Pflegeprobleme und Ressourcen eines Menschen klar formuliert hat, legt sie gemeinsam mit ihm für jedes Pflegeproblem fest, welches **Ziel** erreicht werden soll. Die Ziele eines Menschen lassen sich aus den folgenden Bereichen ableiten:

- **Zustand**, z. B. intakte Haut
- **Fertigkeit**, z. B. selbstständige Messung des Blutzuckers
- **Wissen**, z. B. um die Bedeutung, nach der Insulininjektion zu essen
- **Verhalten**, z. B. Nutzung des gelähmten Arms in bestimmten Situationen

Ein Ziel ist also ein angestrebter Zustand, eine Fähigkeit oder Verhaltensweise, die der Pflegebedürftige durch die Unterstützung, Anleitung oder Beratung der Pflegefachkraft erreichen kann.

Ein Ziel kann darin bestehen, dass ein Pflegebedürftiger

- etwas Neues erlernt oder
- wieder komplett selbstständig ist.

Gerade in der Altenpflege besteht ein **realistisches Ziel** jedoch oft darin, dass

- vorhandene Fähigkeiten erhalten bleiben,
- der Unterstützungsbedarf geringer wird,
- das Problem nicht weiter zunimmt,
- die Lebensqualität erhalten bleibt.

! Merke Potenzielle Pflegeprobleme (► LF 1.2, Kap. 2.3.2, S. 95) haben stets zum Ziel, dass das Problem erst gar nicht eintritt.

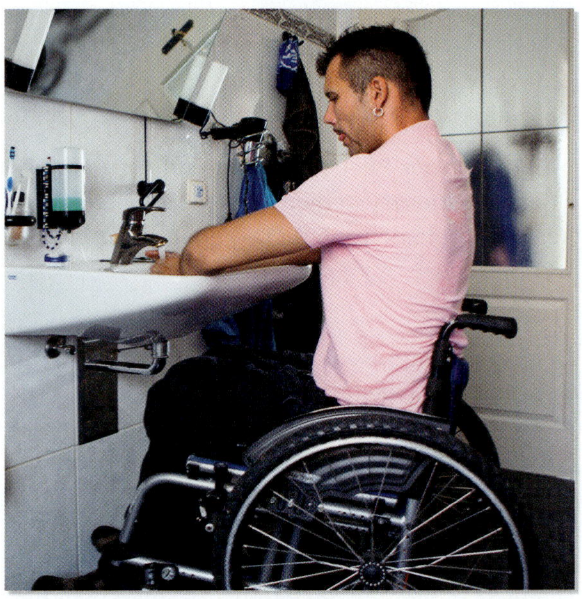

Abb. 2.8: Ein Pflegeziel muss nicht zwangsläufig in 100 %iger Selbstständigkeit bestehen. Auch der Erhalt der aktuellen Fähigkeiten, hier das selbstständige Waschen der Hände am Waschbecken, kann ein Pflegeziel sein.

Die **Ressourcen** des alten Menschen werden in die Festlegung der Ziele einbezogen, sie können genutzt werden, um ein Ziel schneller oder überhaupt zu erreichen. Ebenso spielt die **Biografie** des alten Menschen eine wichtige Rolle. Ziele anzustreben, die im bisherigen Leben nie eine Rolle gespielt haben, macht in den meisten Fällen keinen Sinn. Hat ein Mensch z. B. sein ganzes Leben lang lieber Limonade als Wasser getrunken, so macht es wenig Sinn, als Ziel festzulegen, dass er nur noch Wasser trinkt. Gibt es gesundheitliche Gründe, die gegen die Limonade sprechen, so kann die Pflegefachkraft ihn zu alternativen Getränken beraten. Als Ziel könnte gemeinsam mit dem alten Menschen festgelegt werden, dass er z. B. auf zuckerfreie Limonade umsteigt.

Damit die Erreichung der Ziele später überprüft werden kann, sollte jedes Ziel die in Tab. 2.5 genannten **Kriterien** erfüllen.

Kriterium, das ein Ziel erfüllen soll	Gelungenes Beispiel	Misslungenes Beispiel
Das Ziel ist spezifisch/konkret.	Trinkt mindestens 1,5 l am Tag.	Trinkt ausreichend. Problem der Formulierung: Es ist nicht klar, was genau mit »ausreichend« gemeint ist.
Das Ziel ist messbar/beobachtbar.	Äußert mündlich seine Zufriedenheit.	Ist zufrieden. Problem der Formulierung: Zufriedenheit ist nicht einfach messbar. Auch kann Zufriedenheit nicht pauschal beobachtet werden.
Das Ziel ist realistisch.	Nimmt innerhalb von sechs Wochen 5 kg zu.	Nimmt innerhalb von zehn Tagen 5 kg zu. Problem der Formulierung: Das Ziel ist von vornherein nicht erreichbar.
Das Ziel ist terminiert.	Wunde ist bis spätestens 10.12.2013 verheilt.	Wunde verheilt. Problem der Formulierung: Es wird nicht deutlich, wann das Ziel erreicht sein soll. Das Problem und die durchgeführten Maßnahmen sollten jedoch erneut überdacht werden, wenn die Zielerreichung zu lange auf sich warten lässt.

Tab. 2.5: Kriterien, die ein Pflegeziel erfüllen sollte, und gelungene sowie misslungene Beispiele.

Zeitfaktor der Zielerreichung

Nicht jedes Ziel ist gleich schnell erreichbar und manche Ziele werden dauerhaft verfolgt. Daher unterscheidet die Pflegefachkraft zwischen **Nahzielen**, **Fernzielen** und **fortlaufenden Zielen**. Einen festen Zeitraum zur Unterscheidung zwischen Nah- und Fernzielen gibt es nicht.

> **! Merke** Die Pflegefachkraft entscheidet im Gespräch mit dem alten Menschen, welches Ziel bis wann erreicht werden soll. Jedes Ziel erhält damit einen eigenen Überprüfungszeitpunkt.

Ein **Nahziel** beschreibt die nächste zu erreichende Zieletappe. Ein Nahziel kann das endgültige Ziel eines Pflegeproblems sein oder aus mehreren Nahzielen kann schrittweise ein Fernziel werden. Bei einem Menschen, der unter starkem Gewichtsverlust leidet, kann das Nahziel darin bestehen, dass er nicht weiter an Gewicht verliert.

Fernziele benötigen oft längere Zeit, bis sie erreicht werden können. Bei einem Menschen, der unter starkem Gewichtsverlust leidet, kann das Fernziel darin bestehen, dass er 10 kg an Gewicht gewinnt. Das erste Nahziel wäre die Gewichtserhaltung, das zweite Nahziel könnte in einer grundsätzlichen Gewichtszunahme bestehen. Ein drittes Nahziel könnte die Gewichtszunahme von 3 kg sein. Über diese Nahziele kann der alte Mensch in Etappen sein Fernziel erreichen.

Bei **fortlaufenden Zielen**, z. B. der Vermeidung von Kontrakturen, macht eine zeitliche Begrenzung keinen Sinn, denn diese Ziele sind dauerhaft anzustreben. Sinn hingegen macht es, das Problem regelmäßig auf seine Aktualität zu prüfen. Besteht beispielsweise keine Gefahr mehr für eine Kontraktur, so kann mit dem Problem auch das Ziel aus der Planung verschwinden. Fortlaufende Ziele werden teilweise auch als **Erhaltungsziele** bezeichnet.

2.3.4 Maßnahmen planen

Mitunter gibt es mehrere **Pflegemaßnahmen**, um ein Ziel zu erreichen. Nicht jede Maßnahme und

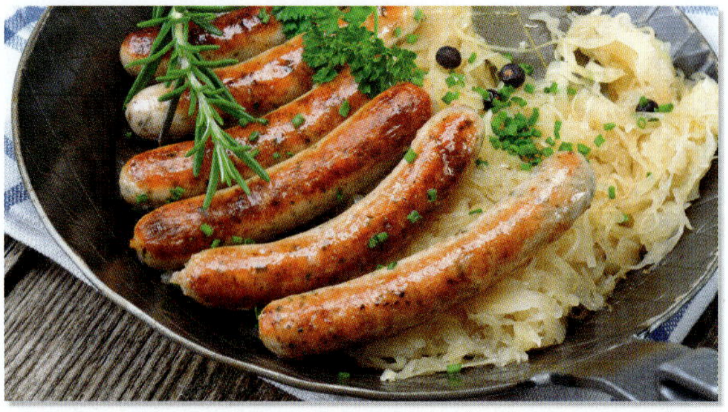

Abb. 2.9: Lebenslange Gewohnheiten lassen sich nicht von heute auf morgen ändern. Aufgabe der Pflegefachkraft ist es, den alten Menschen über eine gesunde Lebensweise zu informieren, seinen biografischen Hintergrund einzubeziehen und gemeinsam mit ihm das Pflegeziel, z. B. eine vitaminreichere Ernährung, festzulegen.

nicht jede Art und Weise der Durchführung ist jedoch gleich gut. Daher ist es von großer Bedeutung, dass Pflegefachkräfte nicht »drauflos« pflegen, sondern ihre Tätigkeiten zuvor planen. Auf diese Weise kann auch sichergestellt werden, dass alle Pflegefachkräfte eines Teams den Menschen

W-Fragen	Beispiele
Was ist durchzuführen? (genaue Tätigkeit)	Schwellung kühlen
Womit wird es durchgeführt? (zu verwendende Ver- und Gebrauchsgegenstände sowie Hilfsmittel)	mit einem Coldpack im Waschhandschuh
Wie soll es durchgeführt werden? (Art und Weise der Durchführung)	durch leichtes Tupfen
Wann wird es durchgeführt? (Zeitpunkt oder Situation)	nach jeder Mahlzeit
Wie oft/wie lange wird es durchgeführt? (Anzahl der Wiederholungen, zeitliche Dauer)	für 10 Minuten
Wo wird die Maßnahme durchgeführt? (Raum, Platzierung)	auf dem grünen Sessel von Frau R.
Wer führt es durch? (Qualifikation oder Merkmale, die die durchführende Person erfüllen sollte)	Herr P. selbst, Pflegefachkraft mit Einweisung in …

Tab. 2.6: Die Fragen in der linken Spalte helfen, die geplanten Maßnahmen genau zu beschreiben und dadurch ein einheitliches Vorgehen der einzelnen Pflegefachkräfte zu gewährleisten.

in gleicher Art und Weise versorgen. Sollten die Maßnahmen nicht zum Ziel führen, so kann genau gesehen werden, wie die Maßnahmen aussahen und wo es Veränderungsspielraum gibt. Die W-Fragen in Tab. 2.6 helfen, geplante Maßnahmen genau zu beschreiben.

Maßnahmen sind nicht zwangsläufig Tätigkeiten, die »am Menschen« verrichtet werden, wie beispielsweise die Ganzkörperwaschung. Maßnahmen können auch darin bestehen, einen Menschen zu beobachten, z. B. sein Essverhalten, oder ihn zu etwas aufzufordern, z. B. zur Teilnahme an einem Gruppenangebot.

! Merke Die Einigkeit im Pflegeteam, wie ein Mensch versorgt werden soll, ist eine Voraussetzung für eine fachlich gute pflegerische Versorgung. Eine zweite Voraussetzung besteht darin, dass sich die Pflegefachkräfte regelmäßig über neue Erkenntnisse in der Pflegewissenschaft und -forschung informieren. Maßnahmen, die gestern noch als gut galten, können morgen als schädlich widerlegt werden und sollten somit keine Anwendung mehr finden.

! Merke Ein **ressourcenorientierter Maßnahmenplan** berücksichtigt, welche Tätigkeiten der alte Mensch selbst übernehmen kann.

Ein **biografieorientierter Maßnahmenplan** berücksichtigt die Vorlieben und Gewohnheiten des alten Menschen.

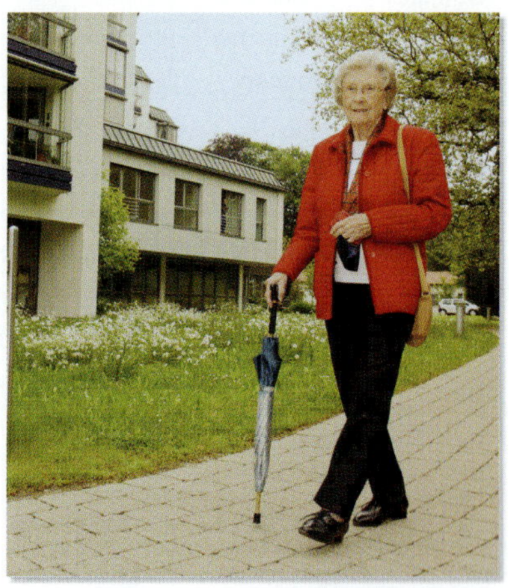

Abb. 2.10: Regelmäßige Spaziergänge sind ein Lösungsansatz für mehrere Probleme, u. a. bei Obstipation, Schlafstörungen und mangelndem Appetit.

Pflegestandards

Pflegestandards legen ein **Qualitätsniveau** fest. Für die jeweilige Einrichtung sind sie verbindlich und vermeiden, dass jede Pflegefachkraft nach eigenem Ermessen pflegt. Dadurch sichern Pflegestandards die **Pflegequalität**, machen die Pflegeleistung nachvollziehbar und beurteilbar.

Liegen im Pflegeheim bzw. in der Sozialstation **Pflegestandards** vor, die auf einem aktuellen Erkenntnisstand und inhaltlich komplett sind, so kann die Pflegefachkraft bei der Maßnahmenplanung auf den entsprechenden Standard verweisen. Die Planung der Maßnahmen wird dadurch erleichtert; **Qualitätsanforderungen** und **gesetzliche Bestimmungen** werden gleichzeitig erfüllt.

Weicht eine Pflegefachkraft von dem im Pflegestandard vorgegebenen Verfahren ab, so hat sie dies zu begründen.

Reichweite von Pflegestandards

Pflegestandards, die in einer einzelnen Pflegeeinrichtung oder einem Einrichtungsverbund entwickelt werden, werden als **Praxisstandards** bezeichnet. Sie berücksichtigen die Rahmenbedingungen und das zu leistende Qualitätsniveau der jeweiligen Einrichtung. Ihr Ziel ist, die Anwendung und Durchführung bestimmter Pflegemaßnahmen auf einem **praxisnahen Niveau** zu regeln.

Praxisstandards werden meistens von Arbeitsgruppen mit Praktikern und Führungskräften aus der Pflege erarbeitet. Größere Einrichtungen, in denen es wissenschaftliche Mitarbeiter gibt, beziehen diese ein. Um die **Aktualität** von Praxisstandards zu gewährleisten, sind diese in festgelegten Zeiträumen zu überarbeiten und aktuelle Erkenntnisse zeitnah anzupassen.

Da die meisten Praxisstandards zu einem erheblichen Teil auf **Erfahrungswissen** beruhen und große Literaturstudien (► LF 1.1, Kap. 3.3.2, S. 37) meist nicht finanzierbar sind, ist das wissenschaftliche Niveau von Praxisstandards in der Regel gering.

Der Begriff **Expertenstandard** (► LF1.1, Kap. 3.4.2, S. 41) wird in Deutschland für inzwischen acht, bald neun Standards verwandt, die von jeweils unterschiedlichen Expertenarbeitsgruppen erarbeitet wurden. Die Expertenarbeitsgruppen wurden vom **Deutschen Netzwerk für Qualitätsentwicklung in der Pflege** (DNQP) berufen. Ziel der Expertenstandards ist, den Umgang mit bestimmten Pflegeproblemen deutschlandweit zu klären und dazu gesicherte wissenschaftliche Erkenntnisse zu verwenden.

Da die Expertenstandards für viele verschiedene Einrichtungen Gültigkeit besitzen, sind sie wesentlich **abstrakter** als Praxisstandards. Um einen Expertenstandard in einer Einrichtung anzuwenden, ist er zunächst gemeinsam mit Praktikern und Führungskräften aus der Pflege auf die jeweilige Einrichtung anzupassen. Die Expertenstandards werden im Abstand von einigen Jahren jeweils durch das **DNQP** aktualisiert.

Allen Expertenstandards liegt eine umfangreiche Literaturrecherche zugrunde, ihr **wissenschaftliches Niveau** ist damit hoch.

Aufbau eines Pflegestandards

Pflegestandards werden klassischerweise aus drei Bereichen aufgebaut:

- Struktur
- Prozess
- Ergebnis

Die **Struktur** beschreibt die **Bedingungen**, die vorausgesetzt werden, damit ein bestimmtes Ergebnis erreicht werden kann. Zur Struktur gehören die Anzahl und Qualifikation der Mitarbeiter, die Räumlichkeiten und auch Materialien.

Im **Prozess** wird das **praktische Vorgehen** erläutert, also wie eine Handlung durchzuführen ist, um das Pflegeziel zu erreichen. Dazu gehören die Vorbereitung und Einbeziehung des alten Menschen, die schrittweise Durchführung sowie die Dokumentation.

Das **Ergebnis** beschreibt, welches Ziel angestrebt wird. Am Ergebnis orientiert sich auch die Prüfung, ob das angestrebte Ziel erreicht wurde.

LF 1.2

2.3.5 Maßnahmen durchführen (Intervention)

Im fünften Schritt des Pflegeprozesses werden die zuvor geplanten **Pflegemaßnahmen durchgeführt**. Dieser Schritt wird auch als **Pflegeintervention** bezeichnet.

> **Definition** **Intervention** (lat. intervenire): einschreiten. Mit Intervention ist ein Eingriff gemeint, den eine Person vornimmt. Im Bereich der Pflege spricht man von Pflegeintervention. Aber auch in der Medizin wird von Intervention gesprochen, beispielsweise bei einem chirurgischen Eingriff.

Der **Maßnahmenplan** ist für alle Pflegefachkräfte, die den Menschen versorgen, **verbindlich**. Nur in Ausnahmefällen, z.B. wenn sich der Pflege- oder Gesundheitszustand des Menschen akut ändert oder wenn er eine Maßnahme verweigert, kann die Pflegefachkraft vom Maßnahmenplan abweichen. Damit diese Umstände bei der späteren Ergebnisprüfung nicht vergessen werden, dokumentiert die Pflegefachkraft,

- welche Maßnahmen sie nicht wie geplant durchgeführt hat,
- welche Maßnahmen sie stattdessen durchgeführt hat,
- ob und wie sie geplante Maßnahmen in veränderter Form durchgeführt hat und
- warum sie von den ursprünglich geplanten Maßnahmen abgewichen ist.

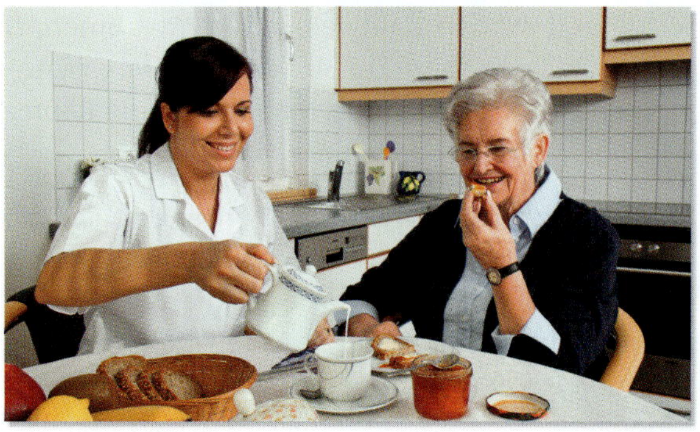

Abb. 2.11: Geplant wurde, das Frühstück zuzubereiten und der älteren Dame dabei Gesellschaft zu leisten. Grund dafür war, dass die ältere Dame in der Vergangenheit ihr Frühstück oft vergaß. Die Pflegefachkraft leistet ihr nun wie geplant Gesellschaft.

Weiterführung von Pflegemaßnahmen

Pflegemaßnahmen unermüdlich weiterzuführen, macht keinen Sinn. Sicherlich ist ein gutes Engagement bei der Versorgung alter Menschen zu begrüßen, dennoch gibt es Gründe, Pflegemaßnahmen nicht (weiter) durchzuführen oder sie abzubrechen:

- **Dauerhaft ausbleibender Erfolg**: Die Pflegefachkraft überprüft, ob die Maßnahmen zum Problem und Ziel passen.
- **Verschlimmerung des Problems** trotz planmäßig durchgeführter Maßnahmen: Die Pflegefachkraft überprüft, ob möglicherweise die falsche Maßnahme ausgewählt wurde.
- Maßnahmen **gegen den Willen des alten Menschen**: Die Pflegefachkraft bespricht mit dem alten Menschen, ob ihm die Folgen der nicht durchgeführten Maßnahme bewusst sind. Ist dies nicht der Fall, so informiert sie den Menschen über den Sinn der Maßnahme und die Folgen einer Unterlassung. Auf diese Weise kann der alte Mensch eine informierte Entscheidung treffen, ob die Pflegemaßnahme durchgeführt werden soll. Steht der alte Mensch unter einer amtlichen Betreuung, so bezieht die Pflegefachkraft den Betreuer mit ein, sofern eine verweigerte Maßnahme zu einer dauerhaften Gefährdung des Pflegebedürftigen führen würde.

Führt eine der drei oben genannten Ursachen zu einem Abbruch von Pflegemaßnahmen, so ist dies ein Grund, den Pflegeprozess zu unterbrechen und erneut Informationen zu sammeln.

Pflegemaßnahmen durch Angehörige

Gerade in der häuslichen Pflege, aber auch im Pflegeheim kann es vorkommen, dass **Angehörige** den alten Menschen selbst versorgen. Bevor Interventionen von Angehörigen durchgeführt werden, erklärt die Pflegefachkraft die geplanten Maßnahmen und bringt in Erfahrung, inwieweit der Angehörige **Informations**-, **Beratungs**- oder **Anleitungsbedarf** aufweist. Bei Bedarf informiert und berät sie ihn bzw. leitet den Angehörigen an. Dabei stellt sie sicher, dass

- der Angehörige die Maßnahme versteht und beherrscht,
- der Angehörige sich bei Rückfragen melden kann,
- der Angehörige die Maßnahme auch tatsächlich durchführt,
- der Angehörige keine Maßnahmen übernimmt, für die er eine fachliche Qualifizierung bräuchte,
- Pflegefachkräfte die Maßnahme durchführen, sobald der Angehörige dazu nicht in der Lage ist.

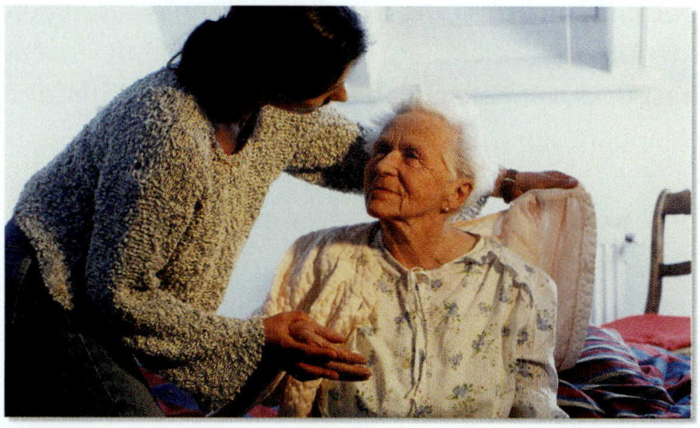

Abb. 2.12: Übernehmen Angehörige Teile der Pflege des alten Menschen, so stellt die Pflegefachkraft durch Information, Anleitung und Beratung sicher, dass der alte Mensch im Sinne des Pflegeprozesses versorgt wird.

Pflegeklassifikationssysteme: Pflegeinterventionen

Wie die Pflegediagnosen der NANDA-I (► LF 1.2, Kap. 2.3.2, S. 95), ist auch die **Nursing Intervention Classification**, kurz **NIC** genannt, ein **Klassifikationssystem** für die Pflege. Die NIC wird seit 1987 in den USA entwickelt (3, S. V). Ziel der NIC ist es, Pflegemaßnahmen zu ordnen und damit vergleichbar zu machen.

Die NIC umfasst zurzeit **542 Pflegemaßnahmen**, jede Pflegemaßnahme setzt sich wie folgt zusammen:

- Name der Pflegemaßnahme
- Definition
- Liste an Aktivitäten, welche die Pflegefachkraft ausführen kann
- Liste mit Literaturquellen

Ähnlich wie die Pflegediagnosen der NANDA-I, so ist auch die NIC-Klassifikation ursprünglich für den **amerikanischen Markt** erstellt worden. Aus diesem Grund tauchen in der Liste der Aktivitäten Tätigkeiten auf, die in Deutschland Ärzten vorbehalten sind und hierzulande nicht von Pflegefachkräften durchgeführt werden. Eine direkte Übertragung der NIC in die Pflegeberufe in Deutschland ist damit nicht möglich. Allerdings wurde in der NIC je Pflegemaßnahme eine Fülle an Aktivitäten zusammengetragen. Damit ist die NIC auch für den deutschen Markt als Nachschlagewerk geeignet.

Inzwischen gibt es Bestrebungen, die NANDA-I-Diagnosen mit den Pflegemaßnahmen der NIC zu verknüpfen.

2.3.6 Ergebnisse überprüfen (Evaluation)

Der letzte Schritt des Pflegeprozesses dient der **Überprüfung der Pflegeergebnisse**, er wird auch als **Evaluation** bezeichnet. Ob ein **Pflegeziel** erreicht wurde, lässt sich in den meisten Fällen im Rahmen der täglichen Versorgung des alten Menschen beobachten, z. B. im Rahmen der Grundpflege. Auch wenn die Pflegeziele (► LF 1.2, Kap. 2.3.3, S. 100) terminiert, d. h. zeitlich befristet sind, beobachtet die Pflegefachkraft dennoch in der Regel schon vor dem **Überprüfungstermin**, wie sich ein Problem entwickelt. Besteht ein Ziel beispielsweise darin, dass eine Wunde heilt, so wird die Pflegefachkraft nicht erst zum Überprüfungstermin die Wunde ansehen, sondern sie bei jeder Wundversorgung beobachten und ihre **Entwicklung** beurteilen.

> **! Merke** Entwickelt sich ein Pflegeproblem erheblich besser oder schlechter als geplant, so nimmt die Pflegefachkraft situativ schon vor dem geplanten Überprüfungszeitpunkt eine Aktualisierung der Pflegeplanung vor.

Der Termin, an dem überprüft wird, ob eine Maßnahme erfolgreich war und das geplante Ziel erreicht wurde, ist dennoch ein entscheidender Punkt im **Pflegeprozess**. Spätestens jetzt überprüft die Pflegefachkraft gezielt, wie sich ein Problem entwickelt hat und ob das Ziel erreicht wurde. Ähnlich wie eine Halskette, die einen Anfang und ein Ende hat, die man jedoch durch einen Verschluss verbinden kann, so verbindet sich mit der Evaluation des Pflegeprozesses auch die Informationssammlung.

> **! Merke** In dem Moment, in dem die Pflegefachkraft das Pflegeergebnis überprüft, sammelt sie gleichzeitig Informationen über den aktuellen Zustand des alten Menschen.

Überprüft die Pflegefachkraft beispielsweise, ob ein alter Mensch allein aus dem Sessel aufstehen kann, so sammelt sie dabei gleichzeitig die Information, dass er z. B. nur allein aufstehen kann, wenn er dazu seinen Gehstock verwendet.

Auf der Basis der neu gewonnen Erkenntnisse aktualisiert die Pflegefachkraft die **Pflegeplanung** und dokumentiert, ob

- das Pflegeproblem behoben ist oder
- neue Pflegeprobleme aufgetaucht sind, die in die Pflegeplanung aufzunehmen sind.

Wurde für den alten Menschen ein fortlaufendes Ziel (► LF 1.2, Kap. 2.3.3, S. 100) festgelegt, z. B. die ausreichende Flüssigkeitsaufnahme, so nimmt die Pflegefachkraft am **dokumentierten Überprüfungszeitraum** ebenfalls eine Einschätzung des Pflegeproblems vor und dokumentiert dessen Entwicklung.

> **✓ Tipp** Ebenso wie die Pflegefachkraft den alten Menschen schon in die Informationssammlung am Anfang des Pflegeprozesses (► LF 1.2, Kap. 2.3.1, S. 93) einbezieht, so bespricht sie auch die Zielerreichung mit ihm.

Immer ist es leichter, Pflegetätigkeiten wie gewohnt weiterzuführen, dennoch ist es das **Ziel** der Evaluation, zu überlegen:

- Wurde das verfolgte Ziel erreicht?
- Besteht das Pflegeproblem weiterhin und ist das verfolgte Ziel noch immer realistisch?
- Sind die Maßnahmen, durch die das Ziel erreicht werden soll, unter den aktuellen Umständen noch richtig?
- Welche Pflegeprobleme stehen inzwischen im Vordergrund?

> **! Merke** Nur eine Pflegeplanung, die regelmäßig überprüft, aktualisiert und an die veränderten Umstände bzw. Situationen angepasst wird, trägt zu einer dauerhaft guten pflegerischen Versorgung bei.

Im Anschluss an die Evaluation bzw. mit der **erneuten Informationssammlung** beginnt der Pflegeprozess von Neuem: Nicht mehr aktuelle Probleme und Ressourcen werden aus der Pflegeplanung entfernt, neue Probleme und Ressourcen werden aufgenommen. Ziele legt die Pflegefachkraft erneut fest und plant anschließend die durchzuführenden Maßnahmen.

Pflegeklassifikationssysteme: Pflegeergebnisse

Neben den Pflegediagnosen der NANDA-I (► LF 1.2, Kap. 2.3.2, S. 95) und der Nursing Intervention Classification (NIC) (► LF 1.2, Kap. 2.3.5, S. 104) ist auch die **Nursing Outcome Classification (NOC)**, ein Klassifikationssystem für die Pflege. Die NOC wird seit 1991 in den USA entwickelt und ist damit von diesen drei Klassifikationssystemen das jüngste. Allerdings wird die NOC, wie die anderen beiden Systeme auch, stetig aktualisiert und weiterentwickelt.

Ziel der NOC ist es, die **Ergebnisse** des pflegebedürftigen Menschen, die sich aus den Pflegemaßnahmen ergeben, zu beschreiben.

Die NOC umfasst zurzeit **330 Pflegeergebnisse**, jedes Pflegeergebnis setzt sich wie folgt zusammen:

- Name des Pflegeergebnisses
- Definition
- Liste von Indikatoren, die das Pflegeergebnis umschreiben
- Bewertungsskala für jeden Indikator
- Liste mit Literaturquellen

Auch die NOC wurde für den **amerikanischen Markt** erstellt, sodass sie nur bedingt für den deutschen Markt geeignet ist. Wie auch die NIC so wurde auch die NOC inzwischen mit den NANDA-I-Diagnosen verknüpft.

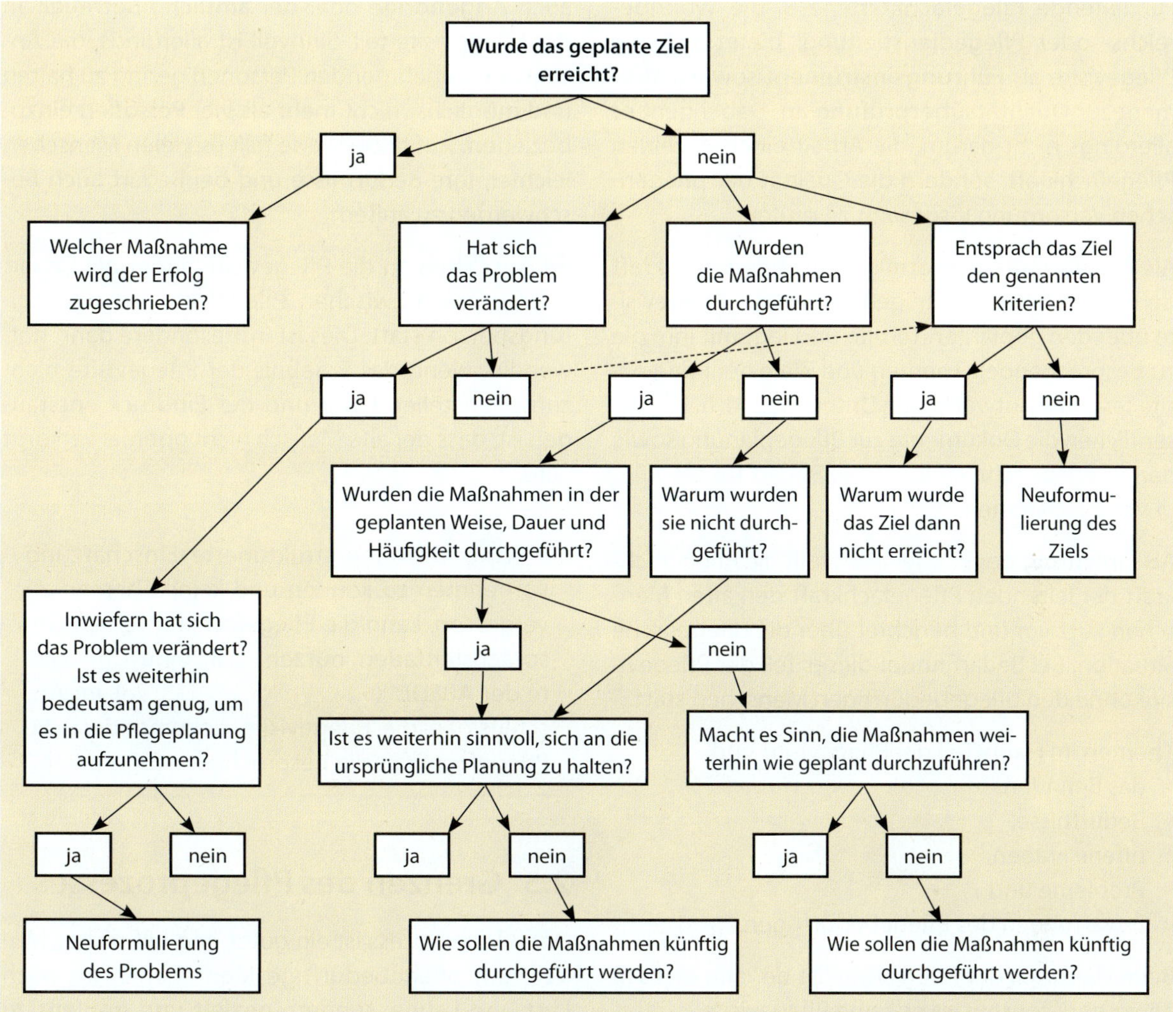

Abb. 2.13: Um zu klären, warum ein Pflegeziel nicht erreicht wurde, geht die Pflegefachkraft systematisch Schritt für Schritt vor.

2.4 Pflegevisite

Die Pflegefachkraft bezieht den pflegebedürftigen Menschen während des gesamten Pflegeprozesses (►LF 1.2, Kap. 2.3, S. 90) mit ein. Auf diese Weise kann er seine Wünsche und Ansichten zu Problemen, Ressourcen, Zielen und Maßnahmen äußern. Die Pflegefachkraft nimmt diese Wünsche sowie Anregungen auf und verbindet sie mit ihrem Fachwissen. Um diesem Vorgehen Zeit einzuräumen und es nicht im Vorbeigehen zu erledigen, ist es sinnvoll, eine regelmäßige **Pflegevisite** durchzuführen.

Die Pflegevisite findet in regelmäßigen, **festgelegten Abständen** statt, z. B. alle sechs Wochen. Wie bei der ärztlichen Visite der Arzt, so besucht bei der Pflegevisite die Pflegefachkraft den alten Menschen in seinem **Wohnumfeld**. Auf diese Weise kann sie seine Alltagssituation und seinen Umgang mit den Alltagsaktivitäten am besten einschätzen.

> **! Merke** Aus aktuellem Anlass, z. B. bei einer Beschwerde des alten Menschen über die Pflegesituation, kann die Pflegevisite auch außerhalb des geplanten Turnus kurzfristig stattfinden.

Für leitende Pflegefachkräfte, z. B. die Wohnbereichs- oder Pflegedienstleitung, bietet sich die Pflegevisite als **Führungsinstrument** sowie Instrument zur **Qualitätsüberprüfung** an. Dabei geht es allerdings nicht darum, die Arbeit einer einzelnen Pflegefachkraft, sondern die Qualität der pflegerischen Versorgung insgesamt zu prüfen.

Als **Vorbereitung** informiert die Pflegefachkraft den alten Menschen einige Tage vor der Pflegevisite über den geplanten Termin und legt mit ihm die zu besprechenden Themen und Ziele der Pflegevisite fest. Alle notwendigen Unterlagen, d. h. im Wesentlichen die Dokumente zur Pflegeplanung sowie den Pflegebericht, stellt sie bei Bedarf für die Pflegevisite zusammen.

Als **Einleitung** der Pflegevisite stellt die Pflegefachkraft der leitenden Pflegefachkraft den alten Menschen kurz vor und berichtet über die pflegerische Situation. Bei Bedarf findet dieser Teil der Pflegevisite ohne den pflegebedürftigen Menschen statt.

Themen im **Hauptteil** der Pflegevisite sind
- das Befinden,
- Bedürfnisse,
- offene Fragen,
- Probleme und
- Erwartungen des Pflegebedürftigen.

Beim Hauptteil der Pflegevisite ist der alte Mensch anwesend, sonst wäre es keine Pflegevisite.

Bei Bedarf, z. B. wenn sich der alte Mensch nicht äußern kann oder wenn er dies wünscht, nehmen auch **Angehörige** oder der **amtliche Betreuer** an der Pflegevisite teil. Sinnvoll ist allerdings, die Anzahl der teilnehmenden Personen gering zu halten und möglichst nicht mehr als vier Personen einzubeziehen. Auf diese Weise fällt es vielen Menschen leichter, ihre Bedürfnisse und bei Bedarf auch Beschwerden zu äußern.

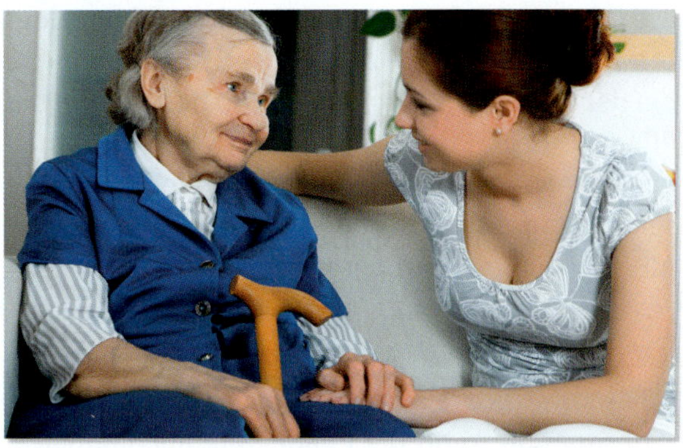

Abb. 2.14: Pflegevisite im alltäglichen Wohnumfeld des alten Menschen: Hier lassen sich Probleme im täglichen Leben am besten erklären und verstehen.

Im **Anschluss** an die Pflegevisite findet bei Bedarf ein Gespräch zwischen Pflegefachkraft und Leitungsperson statt. Dies ist insbesondere dann notwendig, wenn das Ergebnis der Pflegevisite nicht zufriedenstellend war und der Eindruck entstanden ist, dass der alte Mensch nicht optimal versorgt wird.

✓ **Tipp** Um eine strukturierte Einschätzung vornehmen zu können und keine Themen zu vergessen, kann die Pflegefachkraft einen Gesprächsleitfaden nutzen, z. B. eine Checkliste der ABEDL® (► LF 1.1, Kap. 2.5, S. 26). Im Anschluss an die Pflegevisite dokumentiert die Pflegefachkraft die besprochenen Ergebnisse.

2.5 Grenzen des Pflegeprozesses

Der Pflegeprozess ist ein gutes und hilfreiches Modell, um pflegebedürftige Menschen nicht nach Lust und Laune, sondern **gezielt** und **geplant** zu **versorgen**. Auf diese Weise erhält der Mensch von allen Pflegefachkräften die gleiche pflegerische Versorgung. Dadurch wird sichtbar, welche Pflegemaßnahmen sinnvoll sind und das Problem reduzieren bzw. helfen, das Ziel zu erreichen.

Nicht zuletzt ist es Pflegeteams, die den Pflegeprozess konsequent einsetzen, möglich, **Erfahrungswissen** aufzubauen. Die Teammitglieder können nachvollziehen, welche Maßnahmen bei welchem Pflegeproblem sinnvoll waren. Dieses Erfahrungswissen können sie bei der Versorgung anderer Menschen wieder abrufen und einsetzen.

Dennoch hat auch der Pflegeprozess **Grenzen** und fordert **Flexibilität** von den Pflegefachkräften. Einem Menschen, für den geplant und mit dem vereinbart ist, dass er mindestens 1,5 Liter Wasser am

Tag trinkt, wird keine Pflegefachkraft ein großes Glas Wasser nahelegen, wenn er kurz zuvor erbrochen hat. In diesem Fall sind das **Fachwissen** und die **kurzfristige Entscheidung** der Pflegefachkraft gefragt. Sie passt die Pflegemaßnahmen der aktuellen Situation an und rückt das Ziel, 1,5 Liter Wasser am Tag zu trinken, kurzfristig in den Hintergrund.

Der Pflegeprozess ist also kein Modell, das Pflegefachkräften ermöglicht, stur nach Plan und ohne nachzudenken zu arbeiten. Er gibt jedoch eine **Richtung** für die Versorgung des jeweiligen Menschen an. Für jede einzelne Maßnahme, welche die Pflegefachkraft durchführt, trägt sie die **Durchführungsverantwortung**, auch wenn es sich um eine geplante Maßnahme handelt.

Aufgaben

- Erklären Sie den Begriff »Pflegeprozess«.
- Nennen Sie die sechs Schritte des Pflegeprozesses nach Fiechter und Meier.
- Welche Informationsquellen kann die Pflegefachkraft für die Anamnese nutzen?
- Welche Struktur sollte ein Anamnesegespräch haben? Welche Themen sollten besprochen werden?
- Was versteht man unter einem Assessment-Instrument? Wozu dient es?
- Welche Punkte sind bei der Problemformulierung zu berücksichtigen?
- Zählen Sie verschiedene Bereiche auf, aus denen Ressourcen kommen können. Durch welche Fragen lassen sich diese Ressourcen erkennen?
- Welche Kriterien sind bei der Festlegung von Pflegezielen zu beachten?
- Was versteht man unter »Pflegestandards«?
- Welche Fragen sollten bei der Evaluation beantwortet werden?

3 Dokumentation

LF 1.2

In der **Pflegedokumentation** spiegelt sich der gesamte **Pflegeprozess** wider. Die Pflegefachkraft dokumentiert so, dass eine fremde, qualifizierte Pflegefachkraft auf der Basis der Dokumentation die Situation des alten Menschen verstehen und ihn pflegen könnte.

> **! Merke**
> Ziele der Pflegedokumentation sind,
> - die prozesshafte und individuelle Pflege darzustellen,
> - die erbrachten Leistungen nachzuweisen und sie überprüfbar zu machen,
> - Informationen an andere Pflegefachkräfte und weitere Berufsgruppen weiterzugeben und
> - eine kontinuierliche pflegerische Versorgung zu ermöglichen.

Die Dokumentation der Pflege ist in § 13 des **Heimgesetzes** (HeimG) (► LF 3.1, Kap. 5.2.1, S. 1109) gesetzlich vorgeschrieben. Hier heißt es, dass aus der Dokumentation die Pflegeplanung und die Pflegeverläufe des gepflegten Menschen ersichtlich werden müssen.

Auch die **Ausbildungs- und Prüfungsverordnung** für den Beruf der Altenpflegerin und des Altenpflegers (AltPflAPrV) besagt, dass die Pflegedokumentation Aufgabe der Pflegefachkräfte ist. Gesetzlich festgelegt ist dies in der Anlage 1 zu § 1, Absatz 1.

Zudem fordert auch das **11. Sozialgesetzbuch** (SGB XI) zur Sozialen Pflegeversicherung in den Maßstäben und Grundsätzen zur Sicherung und Weiterentwicklung der Pflegequalität, dass eine den Pflegeprozess unterstützende Dokumentation angewandt wird.

Der pflegebedürftige Mensch hat nach § 810 des **Bürgerlichen Gesetzbuches** (BGB) ein **Einsichtsrecht** in die ihn betreffenden Unterlagen (► LF 1.2, Kap. 3.2, S. 116). Neben dem alten Menschen darf die Dokumentation von den Personen, die direkt oder indirekt an der pflegerischen oder medizinischen Versorgung beteiligt sind, also Pflegefachkräfte, Ärzte, Therapeuten, eingesehen werden. Ebenfalls zur Einsichtnahme berechtigt sind der Medizinische Dienst der Krankenversicherung (MDK), die Heimaufsicht und im Fall eines Rechtsstreits Gerichte und Staatsanwaltschaft. Ein Einsichtsrecht für Angehörige ist aus gesetzlicher Sicht nicht pauschal vorgesehen.

> **! Merke** Die Dokumentation führt immer die Pflegefachkraft aus, welche die dokumentierte Tätigkeit, Beobachtung oder das Gespräch durchgeführt hat.

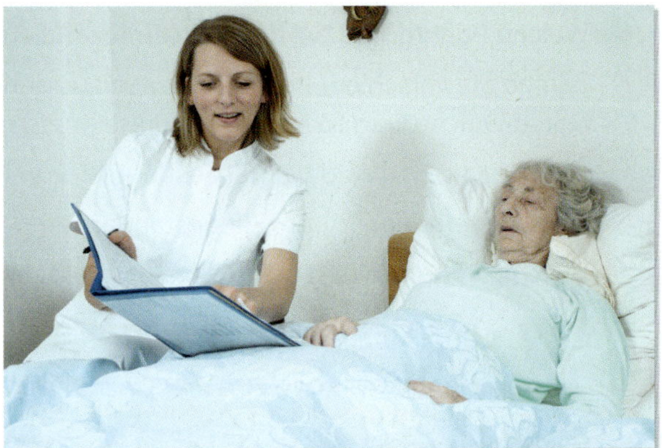

Abb. 3.1: Per Gesetz hat der pflegebedürftige Mensch das Recht, die ihn betreffenden Unterlagen einzusehen. Auch aus diesem Grund sind wertende Informationen von Pflegefachkräften in der Pflegedokumentation nicht sinnvoll.

3.1 Die Dokumentation im Pflegeprozess

In einigen Pflegeheimen dokumentieren die Pflegefachkräfte auf **Papier**, andere Pflegeheime verwenden eine **EDV-gestützte** Pflegedokumentation. Für beide Varianten sind vorgefertigte Formulare bzw. Systeme erhältlich. Die zu dokumentierenden Inhalte sind von dem Medium, in dem sie dokumentiert werden, unabhängig. Auch selbst erstellte Dokumentationssysteme sind möglich.

Schritt im Pflegeprozess	Verwendete Dokumente
Informationen sammeln (Anamnese)	• Stammblatt • Pflegeanamnesebogen • Assessment-Instrumente, z. B. Skala zur Einschätzung des Dekubitus-Risikos • Biografie-Bogen
Pflegeprobleme und Ressourcen benennen (Pflegediagnostik)	• Pflegeplanung • ggf. Assessment-Instrumente für eine vertiefte Risikoerhebung
Ziele festlegen	• Pflegeplanung
Maßnahmen planen	• Pflegeplanung • ergänzende Planungsbögen, z. B. Bewegungsplan, Wundversorgungsplan • Pflegeüberleitungsbogen (bei geplanter Verlegung) • Bogen mit ärztlichen Anordnungen (vom Arzt auszufüllen)
Maßnahmen durchführen (Intervention)	• Durchführungsnachweis • ergänzende Dokumentations- bzw. Protokollbögen, z. B. Flüssigkeitsbilanzierung, Vitalzeichen-Dokumentation, Trinkprotokoll • Pflegebericht
Ergebnisse prüfen (Evaluation)	• Pflegeanamnesebogen • Pflegebericht • ergänzende Verlaufsdokumentation, z. B. Wundprotokoll

Tab. 3.1: Der Pflegeprozess in sechs Schritten und die jeweils benötigten Dokumente. Je nach Pflegebedarf können besondere Formulare zusätzlich notwendig sein.

Oft finden sich in der Dokumentationsmappe auch Verordnungen und Informationen der **ärztlichen Dokumentation**. Diese Dokumente gehören formal nicht zur Pflegedokumentation. Da es praktikabel ist, werden sie jedoch oft gemeinsam mit der Pflegedokumentation aufbewahrt. Datenschutzrechtlich (► LF 1.2, Kap. 3.2, S. 116) unterliegen sie den gleichen Regelungen.

Damit die Dokumentation von allen beteiligten Personen gleichermaßen verstanden wird, beachtet die Pflegefachkraft folgende **Dokumentationsregeln**:

- deutlich schreiben
- Formulare vollständig ausfüllen
- Sachverhalte und Beobachtungen vollständig und für Pflegefachkräfte verständlich dokumentieren
- objektiv beschreiben
- kurze, auf den Punkt gebrachte Informationen
- nur in der Einrichtung allseits bekannte Abkürzungen und Symbole verwenden (► LF 1.2, Kap. 3.2, S. 116)
- bei Bezug auf Pflegestandards Version des Standards angeben
- zeitnah nach der Beobachtung bzw. Tätigkeit dokumentieren

✔ **Tipp** In der Praxis kommt es vor, dass eine zeitnahe Dokumentation nach der Beobachtung oder Tätigkeit nicht möglich ist, z. B. weil ein anderer Mensch spontan Hilfe benötigt. Zum eigenen Schutz der Pflegefachkraft vor haftungsrechtlichen Fragen ist es jedoch dringend notwendig, **besondere Vorkommnisse** umgehend zu dokumentieren. Hierzu zählt beispielsweise der Übergriff eines alten Menschen auf einen anderen, eine Verletzung oder plötzlich auftauchende starke Krankheitssymptome. In diesem Fall bittet die Pflegefachkraft eine Kollegin, dem anderen Menschen spontan zu helfen, damit sie zeitnah dokumentieren kann.

Einige Einrichtungen verfügen über besondere **Verfahrensanweisungen** in Bezug auf die Dokumentation besonderer Vorfälle. Da es in der akuten Situation oft schnell gehen muss, beschäftigt sich die Pflegefachkraft vorab mit der Verfahrensanweisung und beachtet sie im Fall eines besonderen Vorfalls.

Stammblatt

Das **Stammblatt** (Abb. 3.2) wird entweder schon bei der **Anmeldung** des alten Menschen im Pflegeheim bzw. beim Pflegedienst oder als Erstes im **Anamnesegespräch** (► LF 1.2, Kap. 2.3.1, S. 93) ausgefüllt. Das Stammblatt enthält vor allem **aktuelle persönliche Daten**, dies sind unter anderem:

- soziodemografische Daten, z. B. Name, Geburtsdatum, Wohnort
- Kontaktpersonen, z. B. Angehörige, Hausarzt, amtlicher Betreuer

LF 1.2

- Informationen zum Kostenträger und zur Finanzierung der Pflege, z. B. Pflegestufe, zuständige Pflegekasse, sonstige Kostenträger
- verwendete Hilfsmittel, z. B. Rollator, Inhalationsgerät
- gerichtliche Anordnungen, z. B. Versorgungsvollmacht, angeordnete freiheitsbeschränkende Maßnahmen

Das Stammblatt bereits **vor der Aufnahme** auszufüllen, hat den Vorteil, dass die aufnehmende Einrichtung bereits einen ersten groben Eindruck von dem alten Menschen hat und sich dadurch schon auf ihn einrichten kann. Vergeht jedoch einige Zeit zwischen dem Ausfüllen des Stammblattes und der Aufnahme des Menschen, so sind die Angaben im Rahmen des Anamnesegesprächs zu **aktualisieren**.

Der Vorteil, wenn das Stammblatt erst im **Anamnesegespräch** ausgefüllt wird, besteht darin, dass der alte Mensch und seine Angehörigen die Fragen leicht beantworten können. Diese Situation bietet einen leichteren Gesprächseinstieg als schwer zu beantwortende Fragen oder intimere Themen.

Dokumentation der Pflegeanamnese

Im **Anamnesebogen** (Abb. 3.3) dokumentiert die Pflegefachkraft die Inhalte des Anamnesegesprächs. Als Ergebnis des Gesprächs liegt damit ein schriftlich dokumentierter **Gesamteindruck** über die Situation des alten Menschen vor. Da die Situation des Menschen nicht konstant gleich bleibt, wird der Anamnesebogen bei Änderungen aktualisiert.

Die Pflegefachkraft erfragt in der Anamnese sowohl die körperliche als auch die geistige und seelische **Situation** des alten Menschen. Fragen zur **Biografie** und damit auch zu Vorstellungen und Wünschen für das tägliche Leben runden die Anamnese ab.

> **! Merke** Was allgemein für die Dokumentation gilt, gilt besonders für die Pflegeanamnese: Die Pflegefachkraft dokumentiert die Angaben des alten Menschen bzw. seiner Angehörigen, sie wertet sie jedoch nicht.

STAMMBLATT für ▸ — Appartement/Zimmer ▸ — Datum ▸

Einrichtung ▾

Heimaufenthalt ▾
vom — bis

Name
Nachname ▸
Geburtsname ▸
Vorname ▸
Geburtsdatum ▸
Geburtsort ▸
Fam.-Stand ▸ verwitwet ☐ geschieden ☐ verheiratet ☐ ledig ☐
Religion ▸ ev. ☐ rk. ☐ o.K. ☐
Staatsangehörigkeit ▸
Kostenträger ▸

Pflegestufe
Pflegestufe ▸ — ab

Weitere Kostenträger

Bisheriger Wohnort
Straße ▸
PLZ, Ort ▸

Hilfsmittel/Leihgeräte ▾

Angehörige/Bezugsperson
Name ▸
Straße ▸
PLZ, Ort ▸
Telefon dienstl. ▸
Telefon privat ▸
Fax ▸

Name ▸
Straße ▸
PLZ, Ort ▸
Telefon ▸

Letzter behandelnder Arzt
Facharzt ▸
Hausarzt ▸

Betreuer/in
Name ▸
Straße ▸
PLZ, Ort ▸

Amtsgericht
Straße ▸
PLZ, Ort ▸
Telefon ▸
Aktenzeichen ▸

Behandelnde/r Arzt/Ärzte
Hausarzt ▸
PLZ, Ort ▸
Telefon ▸
Stammblatt per Fax am ▸
Facharzt ▸
PLZ, Ort ▸
Telefon ▸
Stammblatt per Fax am ▸
Name ▸
PLZ, Ort ▸
Telefon ▸
Name ▸
PLZ, Ort ▸
Telefon ▸
Zahnarzt ▸
PLZ, Ort ▸
Telefon ▸

Gerichtliche Anordnungen ▾
Aufenthaltsbestimmungen ja ☐ nein ☐ — bis
Vermögenssorge/Post ja ☐ nein ☐ — bis
Gesundheitsfürsorge ja ☐ nein ☐ — bis
Vorsorgevollmacht liegt vor für
freiheitsbeschränkende Maßnahmen
Gurt ☐ von — bis
Tisch ☐ von — bis
Bettgitter ☐ von — bis
Chip ☐ von — bis

Wichtige Informationen ▾

Krankengymnastik/Logopädie/Ergotherapie ▾

Krankenhausaufenthalte ▾

Befreiung von Zuzahlung ▾
beantragt am — genehmigt ab ☐
Mitteilungen an Hausarzt und Apotheke

Diagnosen ▾

Abb. 3.2: Beispiel für ein Stammblatt

Auch für die Anamnese gibt es vorgefertigte Formulare. Je nach Anbieter weisen die Formulare unterschiedliche Gliederungen auf. Gängig ist eine Aufteilung nach **Lebensaktivitäten**, z. B. nach den ABEDL® (►LF 1.1, Kap. 2.5, S. 26).

Dokumentation der Pflegeplanung

Die generelle **Pflicht**, eine Pflegeplanung zu führen, ergibt sich aus § 11 des **Heimgesetzes** (HeimG). Dieser sieht vor, dass eine Pflegeplanung zu erstellen und auch umzusetzen ist.

Ebenso wie die **Pflegeplanung** (►LF 1.2, Kap. 2.3.4, S. 101) der Kern des Pflegeprozesses ist, so ist auch die Dokumentation der Pflegeplanung eines der zentralen Dokumente. Insbesondere der **Durchführungsnachweis** (Abb. 3.5) sowie der **Pflegebericht** sollten sich auf die Inhalte der Pflegeplanung (Abb. 3.4) beziehen. Pflicht für jedes Pflegeplanungsformular sind Felder für:

- Datum,
- Handzeichen für die planende sowie für die kontrollierende Pflegefachkraft,
- Pflegeprobleme,
- Ressourcen,
- Pflegeziele,
- Pflegemaßnahmen,
- geplantes Kontrolldatum,
- tatsächliches Kontrolldatum.

Eine **fachgerecht** dokumentierte Pflegeplanung bietet folgende **Vorteile**:

- Alle Beteiligten gehen von den gleichen, im Vordergrund stehenden Pflegeproblemen aus.
- Alle Pflegefachkräfte können bei Bedarf nachschlagen, auf welche Ziele ihr Handeln ausgerichtet ist.
- Die Pflegefachkräfte können einheitlich handeln. Es wird vermieden, dass jeder nach eigenem Ermessen pflegt.
- Nicht jede Pflegefachkraft muss sich jeweils selbst überlegen, wie der alte Mensch zu versorgen ist.

Da auch die Pflegeprobleme Veränderungen unterliegen, macht es Sinn, die Pflegeprobleme eindeutig zu **nummerieren**. Auf diese Weise kann in anderen Dokumenten, z. B. im Durchführungsnachweis und im Pflegebericht, auf die Probleme Bezug

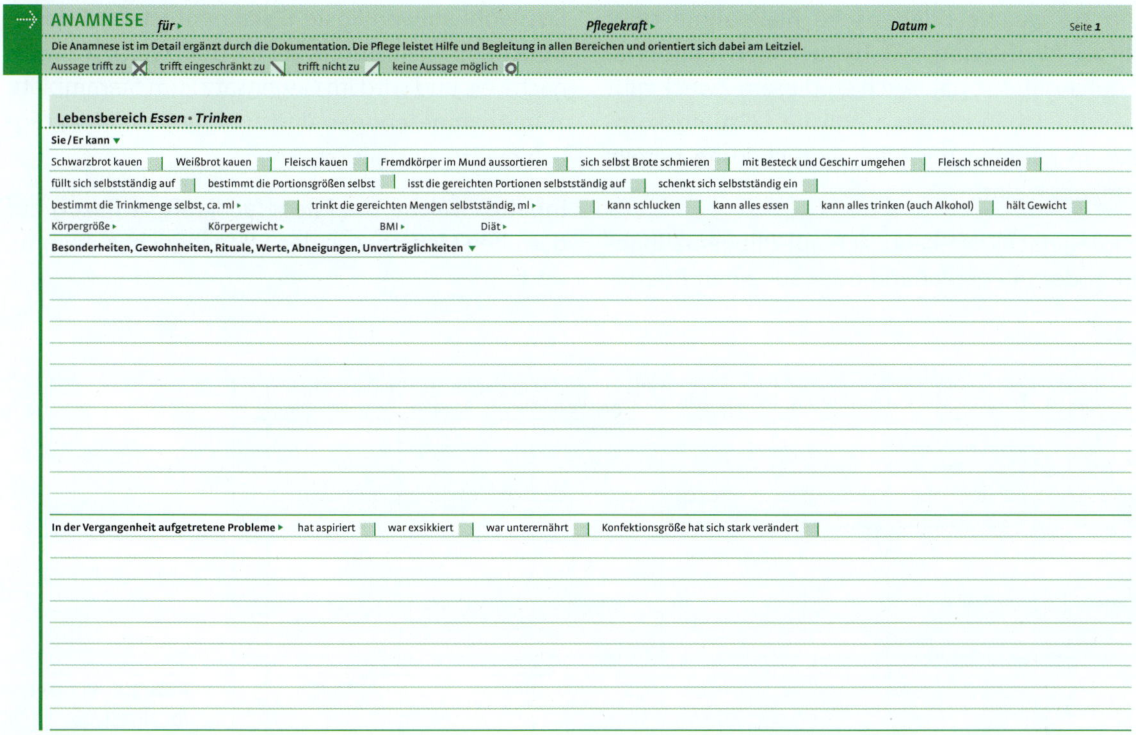

ANAMNESE für ▸ Pflegekraft ▸ Datum ▸ Seite 1

Die Anamnese ist im Detail ergänzt durch die Dokumentation. Die Pflege leistet Hilfe und Begleitung in allen Bereichen und orientiert sich dabei am Leitziel.

Aussage trifft zu ☒ trifft eingeschränkt zu ╲ trifft nicht zu ╱ keine Aussage möglich ○

Lebensbereich *Essen* • *Trinken*

Sie / Er kann ▼

Schwarzbrot kauen | Weißbrot kauen | Fleisch kauen | Fremdkörper im Mund aussortieren | sich selbst Brote schmieren | mit Besteck und Geschirr umgehen | Fleisch schneiden

füllt sich selbstständig auf | bestimmt die Portionsgrößen selbst | isst die gereichten Portionen selbstständig auf | schenkt sich selbstständig ein

bestimmt die Trinkmenge selbst, ca. ml ▸ | trinkt die gereichten Mengen selbstständig, ml ▸ | kann schlucken | kann alles essen | kann alles trinken (auch Alkohol) | hält Gewicht

Körpergröße ▸ Körpergewicht ▸ BMI ▸ Diät ▸

Besonderheiten, Gewohnheiten, Rituale, Werte, Abneigungen, Unverträglichkeiten ▼

In der Vergangenheit aufgetretene Probleme ▸ hat aspiriert | war exsikkiert | war unterernährt | Konfektionsgröße hat sich stark verändert

Abb. 3.3: Beispiel für einen Anamnesebogen

genommen werden. Die Pflegefachkraft passt die Pflegeplanung nach jeder Überprüfung an.

> ✔ **Tipp** Verwirrungen zwischen der Nummerierung in der Pflegeplanung und in den darauf Bezug nehmenden Dokumenten, z. B. im Durchführungsnachweis, sind unbedingt zu vermeiden. Um nachzuvollziehen, welches Pflegeproblem jeweils gemeint ist, werden die Probleme fortlaufend nummeriert. D. h., sollte das Pflegeproblem mit der Nummer 1 behoben sein und aus der Pflegeplanung gestrichen werden, so wird die Nummer 1 nicht an ein neues Pflegeproblem vergeben. Neue Pflegeprobleme erhalten eine nachfolgende Nummer, die bisher noch nicht vergeben wurde.

Einige Dokumentationsformulare sehen von vornherein vor, die Pflegeplanung mit dem Durchführungsnachweis zu kombinieren.

Durchführungsnachweis

Die Pflegefachkraft dokumentiert im **Durchführungsnachweis** (Abb. 3.5) mit Datum und Uhrzeit, wann sie welche pflegerische Maßnahme oder ärztliche Anordnung, z. B. bei der Arzneimittelgabe, durchgeführt hat. Auch zu diesem Zweck gibt es Vordrucke, in denen mögliche Leistungskomplexe im Rahmen der Pflegeversicherung bereits vorgegeben sind.

Die Pflegefachkraft kann sich auf Pflegemaßnahmen in der Pflegeplanung oder auf einen **Pflegestandard** beziehen. In diesem Fall sorgt sie dafür, dass der Bezug zwischen den Dokumenten eindeutig ist und bei Bedarf, z. B. im Fall eines Rechtsstreits, auch im Nachhinein nachvollzogen werden kann.

> ✔ **Tipp** Auch durchgeführte **Prophylaxen** finden sich im Durchführungsnachweis wieder.

> **! Merke** Die Pflegefachkraft zeichnet die von ihr durchgeführten Tätigkeiten mit ihrem **Handzeichen** ab, nachdem sie sie durchgeführt hat.
> Eine Maßnahme vor der Durchführung abzuzeichnen, weil die Pflegefachkraft vorhat, die Maßnahme gleich durchzuführen, ist nicht gestattet und gilt als Dokumentenfälschung.
> Die Dokumentation findet zeitnah nach der Pflegemaßnahme statt.
> Im Fall eines Rechtsstreits gilt eine nicht dokumentierte Maßnahme als nicht durchgeführt.

Pflegebericht

Das wohl aufwendigste Dokument ist der **Pflegebericht**. Er ist ausführlicher als der Durchführungsnachweis und wird im Gegensatz zum Stammblatt, zum Anamnesebogen und zur Pflegeplanung **täglich** mehrmals genutzt.

Inhalte, welche die Pflegefachkraft in Bezug auf den alten Menschen in den Pflegebericht aufnimmt, sind:

Pflegeplanung

Nr.	Datum	Hz.	Pflegeproblem	Ressourcen	Pflegeziele	Pflegemaßnahmen	geplantes Kontrolldatum	tatsächliches Kontrolldatum	Hz.

Abb. 3.4: Beispiel für ein Pflegeplanungsformular.

- körperlicher Zustand, z. B. Verletzungen, Mobilität
- geistiger Zustand, z. B. Orientierung
- seelischer Zustand, z. B. traurige Stimmung
- Fragen und Anliegen, z. B. Wunsch nach größerer Essensportion
- Tätigkeiten, auch Fort- und Rückschritte, z. B. steigende Weglauftendenz
- Fähigkeiten, auch Fort- und Rückschritte, z. B. abnehmende Fähigkeit zu laufen
- Reaktionen, z. B. auf Äußerungen des Tischnachbarn
- Sozialkontakte, z. B. Besuch der Tochter
- Informationen und Kenntnisse, z. B. nächster Besuchstermin des Sohnes
- Informationen aus anderen Berufsgruppen, z. B. Anliegen der Physiotherapeutin
- sonstige Auffälligkeiten

Generell dokumentiert die Pflegefachkraft mit Datum, Uhrzeit und eigenem Handzeichen. Den Text für den Pflegebericht verfasst die Pflegefachkraft frei. Sie verwendet kurze, genaue, objektive, wertfreie und leicht verständliche **Formulierungen**. Nimmt sie wörtliche Patientenaussagen auf, so kennzeichnet sie diese, z. B. mit Anführungsstrichen am Anfang und am Ende. Subjektive Einschätzungen nimmt die Pflegefachkraft nicht in den Pflegebericht auf.

! Merke

- Der Pflegebericht orientiert sich am Zustand, den Tätigkeiten und Bedürfnissen des alten Menschen.
- Pflegetätigkeiten gehören nicht in den Pflegebericht, sondern in den Durchführungsnachweis.
- Pflegeplanung, -bericht und Durchführungsnachweis müssen zueinander passen. Die Unterlassung von geplanten, aber nicht durchgeführten Pflegemaßnahmen wird im Pflegebericht begründet.

Die Pflegefachkraft dokumentiert auch die von ihr wahrgenommene **Aufsichtspflicht**. Je nach Art der Beaufsichtigung und nach üblichem

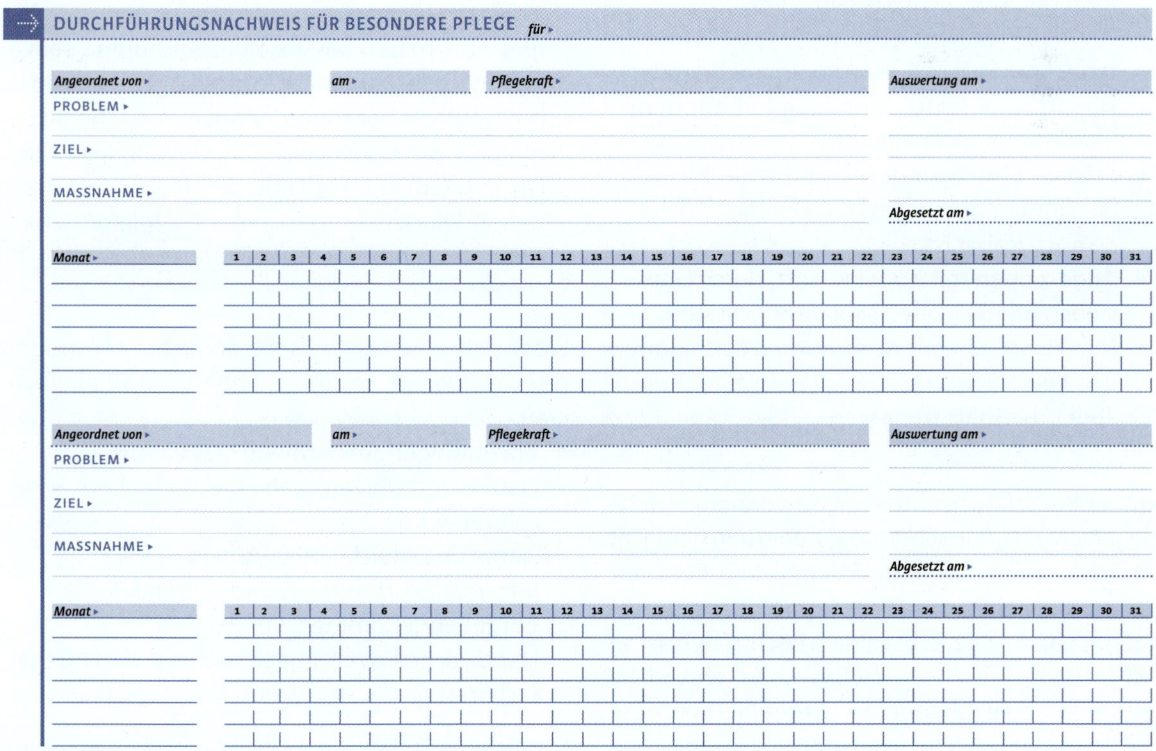
DURCHFÜHRUNGSNACHWEIS FÜR BESONDERE PFLEGE *für*

Angeordnet von | *am* | *Pflegekraft* | *Auswertung am*

PROBLEM

ZIEL

MASSNAHME

Abgesetzt am

Monat | 1 | 2 | 3 | 4 | 5 | 6 | 7 | 8 | 9 | 10 | 11 | 12 | 13 | 14 | 15 | 16 | 17 | 18 | 19 | 20 | 21 | 22 | 23 | 24 | 25 | 26 | 27 | 28 | 29 | 30 | 31

Angeordnet von | *am* | *Pflegekraft* | *Auswertung am*

PROBLEM

ZIEL

MASSNAHME

Abgesetzt am

Monat | 1 | 2 | 3 | 4 | 5 | 6 | 7 | 8 | 9 | 10 | 11 | 12 | 13 | 14 | 15 | 16 | 17 | 18 | 19 | 20 | 21 | 22 | 23 | 24 | 25 | 26 | 27 | 28 | 29 | 30 | 31

Abb. 3.5: Beispiel für einen Durchführungsnachweis

Vorgehen in dem Pflegeheim dokumentiert sie diese im Pflegebericht oder im Durchführungsnachweis. Dabei berücksichtigt sie, welche Maßnahmen sie wann durchgeführt hat um z. B. weglaufgefährdete Menschen zu beaufsichtigen oder selbst- bzw. fremdgefährdete Menschen vor Schaden zu schützen.

3.2 Richtig dokumentieren

Die Pflegedokumentation zu führen, ist eine **Sorgfaltspflicht**. Sämtliche Unterlagen der Pflegedokumentation gelten als **Urkunden** und werden bei Bedarf in einem Rechtsstreit als **Beweismaterial** herangezogen.

Praxis der Dokumentation

Um rechtssicher zu dokumentieren, sind neben den bisher beschriebenen Inhalten und der zeitlichen Reihenfolge auch einige **Formalien** zu beachten.

> **! Merke**
> - **Eintragungen** sollten leserlich, der Reihe nach und übersichtlich sein.
> - Für die Dokumentation wird ein **dokumentenechter Stift**, z. B. ein Kugelschreiber oder Filzstift, verwendet. Eintragungen mit dem Bleistift sind nicht erlaubt.
> - **Falsche Eintragungen** streicht die Pflegefachkraft so durch, dass das Durchgestrichene noch lesbar ist.
> - **Änderungen** mit Korrekturstift, durch Überkleben oder Radieren sind nicht gestattet.
> - Die Pflegefachkraft darf bei ihren Eintragungen **keine Spalte, Zeile oder ein zwischenliegendes Blatt freilassen.**

Um bei Bedarf nachvollziehen zu können, welche Pflegefachkraft eine schriftliche Äußerung gemacht hat, wird jede Dokumentation mit dem individuellen **Handzeichen** der Pflegefachkraft abgezeichnet. Im Bedarfsfall, z. B. bei einem Rechtsstreit, ist so auch im Nachhinein noch nachzuvollziehen, welche Person eine Pflegehandlung vorgenommen oder eine Beobachtung gemacht hat. Aus diesem Grund ist eine **Liste** mit den aktuellen Handzeichen der Mitarbeiter notwendig. In der Regel wird diese bei der Pflegedienst- oder Heimleitung hinterlegt.

Auch über die im jeweiligen Pflegedienst gebräuchlichen **Abkürzungen** für Begriffe und Tätigkeiten, beispielsweise ATS für Antithrombosestrümpfe, wird ein Verzeichnis geführt und zentral aufbewahrt.

Doppeldokumentationen sind einerseits ein zusätzlicher, nicht notwendiger **Arbeitsaufwand**, andererseits sind sie eine **Fehlerquelle**. Wird bei einer Doppeldokumentation an der einen Stelle eine Information oder Aussage aktualisiert, so wird leicht vergessen, diese Information auch an der anderen Stelle zu hinterlegen. Aus diesem Grund vermeidet die Pflegefachkraft jegliche Doppeldokumentation, z. B. auf separaten Dokumentationsblättern.

Der Arzt zeichnet seine **Verordnungen** ab. Eine Verordnung, die er während eines Besuchs im Pflegeheim tätigt, kann direkt im Dokumentationssystem festgehalten und abgezeichnet werden.

> **! Merke** Telefonische Anordnungen durch den Arzt sollten die absolute Ausnahme sein. Ist eine telefonische Anordnung unumgänglich, so ist sie dem anordnenden Arzt schnellstmöglich zur Gegenzeichnung vorzulegen. Ein Fax mit dem Briefkopf und der Unterschrift des behandelnden Arztes kann eine telefonische Anordnung mitunter umgehen.

Lässt sich eine telefonische ärztliche Anordnung nicht umgehen, so dokumentiert die Pflegefachkraft:
- die entgegengenommene Maßnahme,
- Datum und Uhrzeit, wann die Maßnahme angeordnet wurde,
- Name des anordnenden Arztes,
- Information, dass die Anordnung telefonisch entgegengenommen wurde,
- Handzeichen der entgegennehmenden Pflegefachkraft.

Um sicherzustellen, dass die angeordnete Maßnahme korrekt verstanden wurde, **wiederholt** die Pflegefachkraft die Anordnung am Telefon und lässt sich die **Richtigkeit** vom Arzt bestätigen.

Bestehen Unklarheiten, wie eine telefonisch angeordnete Maßnahme durchzuführen ist, so hält die Pflegefachkraft erneut Rücksprache mit dem anordnenden Arzt. Die **Durchführungsverantwortung** für die Maßnahme trägt die Pflegefachkraft.

Generell muss aus der Dokumentation ersichtlich sein, wann welcher Arzt welche Anordnungen getroffen hat.

EDV-gestützte Dokumentation

Die **EDV-gestützte Dokumentation** unterliegt inhaltlich denselben Anforderungen wie die Dokumentation auf Papier. Je nach Einrichtung sind für ihre Einführung verschiedene technische Voraussetzungen zu beachten. Empfehlenswert ist, in die **Auswahl** eines elektronischen Dokumentationssystems auch Pflegefachkräfte aus der Praxis, die später täglich mit dem System umgehen werden, einzubeziehen.

Neben einer freien Texteingabe verfügen viele EDV-gestützte Dokumentationssysteme über **Textbausteine**, z. B. für fest nach einem Standard ablaufende Pflegemaßnahmen.

Analog dem Handzeichen bei der Papierdokumentation besitzt jede Pflegefachkraft für die EDV-gestützte Dokumentation ein eigenes **Passwort**. Auf diese Weise wird erkennbar, welche Pflegefachkraft eine Eintragung vorgenommen hat. Die **Weitergabe** des Passwortes ist nicht sinnvoll und in vielen Einrichtungen nicht gestattet.

> **! Merke** Ist eine EDV-gestützte Pflegedokumentation nicht möglich, z. B. wegen Stromausfalls, so ist die Pflegedokumentation auf Papier weiterzuführen.

Datenschutz und Aufbewahrung

Sowohl die Vorschriften zum **Datenschutz** als auch zur **Aufbewahrung** dienen dem Wohl und Schutz des alten Menschen.

Datenschutz

Der für die Pflegedokumentation notwendige **Datenschutz** resultiert aus dem Recht der einzelnen Person auf **informationelle Selbstbestimmung**. Dieses Recht wird in der Charta der Grundrechte der Europäischen Union in Artikel 8 geregelt. Es bedeutet, dass jede Person das Recht hat, zu entscheiden, wem sie ihre Daten preisgibt und wie sie verwendet werden dürfen.

Da in der pflegerischen Versorgung eines alten Menschen immer Informationen und Daten über ihn notwendig sind und anfallen, regelt der **Vertrag** zwischen dem Pflegeheim bzw. dem Pflegedienst und der pflegebedürftigen Person die Verwendung der Daten. Gleichzeitig versichert das Pflegeheim bzw. der Pflegedienst, dass Dritte, z. B. andere Bewohner in einem Pflegeheim, keine Einsicht in die Dokumentation des betreffenden Menschen erhalten.

Abb. 3.6: Der Datenschutz ist gesetzlich vorgeschrieben. Auch wenn Akten in der Regel nicht einzeln verschlossen werden können, trifft die Pflegefachkraft Maßnahmen zum Datenschutz. Beispielsweise sorgt sie dafür, dass die Dokumente nicht frei und unbeaufsichtigt zugänglich sind.

Das **Einsichtsrecht** erstreckt sich nicht automatisch auf die **Angehörigen** des alten Menschen. Diese benötigen, um die Pflegedokumentation einsehen zu dürfen, eine entsprechende Vollmacht. Im **Pflegeheim** ist die Verweigerung der Einsicht gegenüber Angehörigen möglich. In der **häuslichen Pflege** ist dies in der Regel nicht vollumfänglich möglich, da die Pflegefachkraft nicht kontinuierlich anwesend ist.

Aufbewahrung

Da der alte Mensch ein Einsichtsrecht in die Dokumentation hat und die Dokumentation jederzeit bei der pflegerischen Versorgung sowie im Notfall vorliegen muss, verbleibt in der **häuslichen Pflege** die Pflegedokumentation bei dem alten Menschen.

Laut § 199 des Bürgerlichen Gesetzbuchs (BGB) beträgt die Verjährungsfrist bei **Schadensersatzansprüchen**, welche die Verletzung des Lebens, des Körpers oder der Gesundheit betreffen, 30 Jahre. Aus diesem Grund ist auch die Pflegedokumentation **30 Jahre** lang nach dem Kalenderjahr ihrer Erstellung verschlossen zu archivieren. Durch die **Aufbewahrung** der Pflegedokumentation wird sichergestellt, dass im Fall eines **Rechtsstreits** auch im Nachhinein die Situation und Versorgung des alten Menschen dargestellt werden kann.

! Merke Nur im Ausnahmefall wird die Pflegedokumentation der häuslichen Pflege nicht bei dem alten Menschen, sondern gesichert in den Räumen des Pflegedienstes aufbewahrt. Dies ist z. B. der Fall, wenn die Aufbewahrung der Dokumentation bei dem alten Menschen nicht sichergestellt ist, z. B. weil er die Dokumentation regelmäßig verlegt.

Aufgaben

- Pflege muss dokumentiert werden. Nennen Sie die fünf wichtigsten Dokumentationsformulare.
- Wie lange muss die Dokumentation aufbewahrt werden? Auf welcher gesetzlichen Grundlage basiert die Aufbewahrungspflicht?

4 Überleitungspflege und Case Management

Die medizinisch-pflegerische Versorgung hat sich in den letzten Jahren geändert. Einerseits werden Patienten zunehmend früher aus den Krankenhäusern entlassen und benötigen anschließend im häuslichen Bereich oder in Pflegeeinrichtungen weiterhin eine zum Teil spezielle und aufwendige pflegerische Versorgung. Die dabei zu lösenden Probleme fallen in den Bereich der sogenannten **Überleitungspflege**, welche als **Bindeglied** zwischen Krankenhäusern und stationären oder ambulanten Pflegeeinrichtungen fungiert.

Andererseits wächst der Anteil von älteren und chronisch kranken Menschen. Sich im Gesundheitssystem mit seinen vielfältigen Möglichkeiten zurechtzufinden, wird immer schwieriger. Um die Versorgung des Einzelnen sicherzustellen, wurde das Verfahren des **Case Managements** entwickelt.

4.1 Überleitungspflege

➔ Definition **Überleitungspflege** (auch Entlassungsmanagement, Pflegeüberleitung): organisiert die bedarfsgerechte und kontinuierliche Versorgung von kranken und pflegebedürftigen Menschen nach der Krankenhausentlassung. Sie vermeidet Versorgungsbrüche und Wiederaufnahmen.

Überleitungspflege ist auch umgekehrt notwendig: beim Übergang von ambulanten oder stationären Pflegeeinrichtungen in die Krankenhäuser. Das gesammelte pflegerische Wissen über die Betreuung des alten Menschen soll nach der Überleitung angewendet und erprobte pflegerische Maßnahmen sollen weitergeführt werden.

! **Merke** Die Überleitungspflege gewährleistet, dass die Betreuungs- und Pflegequalität des Betroffenen aufrechterhalten bleibt und es nicht zu Versorgungsbrüchen beim Übergang kommt.

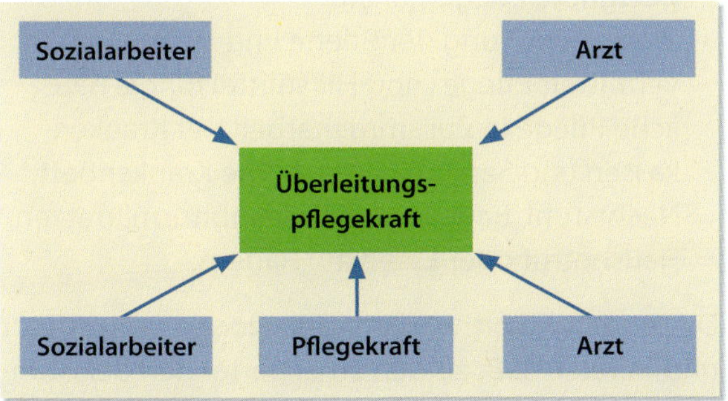

Abb. 4.1: Die Überleitungspflege setzt an der Schnittstelle zwischen Betroffenen, Angehörigen, Pflegeteam, Ärzten und anderen beteiligten Berufsgruppen an. Bei der Überleitungspflegekraft laufen alle Informationen zusammen.

4.1.1 Aufgaben der Überleitungspflege

In Krankenhäusern gibt es multiprofessionelle Teams (Abb. 4.1), die die Überleitung vom Krankenhaus in nachsorgende Einrichtungen oder nach Hause organisieren und begleiten. Solche Teams gibt es zunehmend in ambulanten oder stationären Einrichtungen der Altenpflege. Von hier aus werden Betroffene aus **akuten Gründen** (z. B. Sturz) oder **geplant** (Operationen) in die Krankenhäuser **verlegt** und wieder rückverlegt. Folglich wird unterschieden:

- **Überleitung vom Krankenhaus** in eine Pflegeeinrichtung oder in die eigene Häuslichkeit
- **Überleitung** aus einer Pflegeeinrichtung oder der eigenen Häuslichkeit **ins Krankenhaus**

Expertenstandard Entlassungsmanagement in der Pflege

Vom DNQP (► LF 1.1, Kap. 3.4.2, S. 41) wurde der **Expertenstandard »Entlassungsmanagement in der Pflege«** entwickelt. Dieser Expertenstandard definiert Standards, die für die Überleitung von einem Ort der Pflege an einen anderen gelten.

! **Merke** **Ziele des Expertenstandards Entlassungsmanagement**

- es entsteht kein Versorgungsbruch
- gutes Überleitungsmanagement
- hohe Pflegequalität bleibt erhalten (1)

LF 1.2

✔ **Tipp** Auf der Seite des DNQP (www.dnqp.de) können Sie einen Auszug der aktuellen Version des Expertenstandards »**Entlassungsmanagement in der Pflege**« herunterladen. Vergleichen Sie ihn mit dem heruntergebrochenen Expertenstandard Ihrer Einrichtung. Sind alle im Expertenstandard angegebenen Struktur-, Prozess- und Ergebniskriterien enthalten?

Pflegefachkräfte nehmen folgende Maßnahmen vor:

- Bei anstehender (und ggf. geplanter) **Verlegung aus dem Pflegeheim in eine andere Einrichtung**, z. B. Krankenhaus,
  - Verlegung mit dem Menschen besprechen.
  - Aufnehmende Einrichtung vor Aufnahme informieren über: Pflegebedarf, Pflegeprobleme.
  - Überleitungsbogen ausfüllen und zur Aufnahme mitgeben.
  - Besondere Gegenstände und Hilfsmittel, z. B. Inhalationsgerät, Rollator, mitgeben bzw. klären, ob die Mitnahme notwendig ist.
- **Nach Verlegung in eine andere Einrichtung**
  - Weitere Personen, die an der Versorgung beteiligt sind, über die Verlegung informieren, z. B. Physiotherapeutin.
  - Innerhalb von 48 Stunden nach Verlegung mit der aufnehmenden Einrichtung Kontakt aufnehmen.
  - Anbieten, für Rückfragen zur Verfügung zu stehen.
  - Voraussichtlichen Entlassungstermin erfragen.
  - Pflegebedarf, der voraussichtlich bei Entlassung bestehen wird, erfragen.
  - Bei neuen Pflegetätigkeiten voraussichtlichen Schulungs- und Anleitungsbedarf für die Pflegefachkraft im Pflegeheim erfragen und Anleitungstermin vereinbaren.

LF 1.2

  - Voraussichtlichen Bedarf an neuen Hilfsmitteln und/oder Medikamenten erfragen und entsprechend beschaffen.
  - Weiteres Gespräch vereinbaren: ggf. Zwischengespräch, spätestens aber 24 Stunden vor der Entlassung findet noch ein Gespräch statt.
  - Anleitungs-/Schulungstermin wahrnehmen, bei Bedarf weiteren Termin vereinbaren.
  - 24 Stunden vor der Entlassung Pflegebedarf erneut erfragen.
  - Bedarf an speziellen Hilfsmitteln, Medikamenten erneut erfragen und ggf. noch bestellen.
  - Klären, wer den Rücktransport des Menschen organisiert.
  - Klären, dass der Mensch einen Überleitungsbogen mitbringt.
- **Nach Rückkehr**
  - Pflegeplanung aktualisieren.
  - Nach Rückkehr innerhalb eines festgelegten Zeitraums die Pflegeplanung erneut aktualisieren und
  - weitere Beteiligte über die Rückverlegung informieren, z. B. Logopäden.

4.1.2 Besonderheiten bei der Überleitung vom Krankenhaus in eine Pflegeeinrichtung oder in die eigene Häuslichkeit

Die Pflegefachkraft, die für den Patienten während seines stationären Aufenthaltes zuständig ist, koordiniert mit anderen Berufsgruppen auch die Überleitungspflege. Zunächst werden die Fähigkeiten, Ressourcen und der Pflegebedarf des Patienten ermittelt. Dann werden unter Einbeziehung der Angehörigen dessen Wünsche im pflegerischen und sozialen Bereich abgeklärt.

Überleitung vom Krankenhaus in eine Pflegeeinrichtung

Sollte der Betroffene nach dem Krankenhausaufenthalt nicht mehr in der Lage sein, in die eigene Häuslichkeit zurückkehren zu können, hilft das Überleitungsteam, eine geeignete Pflegeeinrichtung zu finden. Es unterstützt den Betroffenen und seine Angehörigen bei der Antragstellung auf Leistungen der Pflegeversicherung und bereitet sie auf die Begutachtung vor.

Überleitung vom Krankenhaus in die eigene Häuslichkeit

Bei einer Entlassung nach Hause informiert, berät und unterstützt die Pflegefachkraft Patienten und deren Angehörige bei allen Belangen und hilft, praktische Probleme zu lösen.
Sie gibt Informationen über

- geeignete Pflegedienste,
- die Finanzierung der Pflege und
- vermittelt Pflege- und Hilfsmittel für die häusliche Pflege in Zusammenarbeit mit Krankenkassen und Sanitätshäusern, wie Krankenbett, Nachtstuhl, Badelifter, Antidekubitusmatratzen, Hausnotruf oder Essen auf Rädern.

Die Angehörigen werden einbezogen, unterstützt und beraten, z. B. zu den zu erwartenden Belastungen in der häuslichen Pflege. Sie erhalten Informationen zu

- Pflegekursen für pflegende Angehörige,
- Selbsthilfegruppen, z. B. Gesprächskreis für pflegende Angehörige.

Fortführende Zusammenarbeit nach der Krankenhausentlassung

Die Pflegefachkraft arbeitet mit den Einrichtungen, welche die Weiterversorgung übernehmen, zusammen. Mit dem Einverständnis des Betroffenen werden relevante Informationen an den künftigen Pflegedienst weitergegeben. Die Entlassung wird koordiniert und der Betroffene wird an den Pflegedienst oder die Einrichtung übergeben.

Dazu sind unter anderem erforderlich:

- Gespräche im Vorfeld mit Betroffenen und ihren Angehörigen, um Kontakte aufzubauen und den Dienst oder die Einrichtung vorzustellen.
- Informationen über die Situation des Betroffenen, seine Möglichkeiten und Einschränkungen. In vielen Einrichtungen gibt es Überleitungsbögen, in denen alle relevanten Informationen aufgeführt werden können.
- Informationen über die bisherigen Pflegemaßnahmen.
- Information des behandelnden Arztes über die Entlassung, damit erforderliche Verordnungen und Rezepte rechtzeitig erstellt werden können.

- Frühzeitige Informationen über ärztliche Diagnosen und erforderliche Medikamentengaben, da Pflegeeinrichtungen und -dienste Medikamente nicht vorrätig haben (Abb. 4.2).
- Frühzeitige Informationen zur Behandlungspflege, damit z. B. bei Ernährung über eine Sonde die Nahrung im Vorfeld besorgt werden kann.
- Informationen über den genauen Zeitpunkt der Verlegung.

Nach der Entlassung sucht die Pflegefachkraft des Bereichs Überleitung den Pflegebedürftigen noch einmal auf, um die Umsetzung der geplanten, kontinuierlichen Weiterbehandlung zu überprüfen.

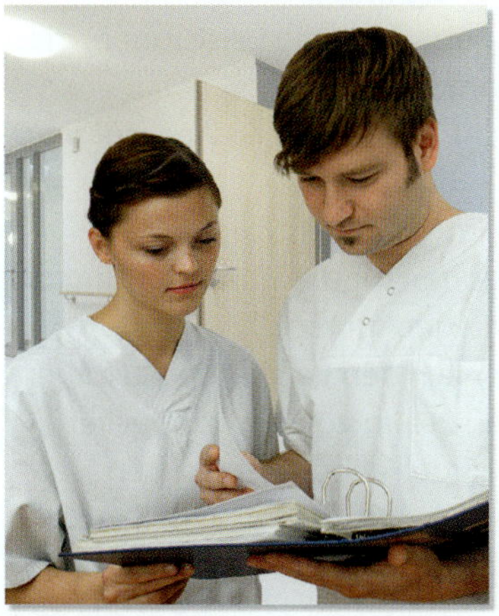

Abb. 4.2: Häufig treten nach der Krankenhausentlassung Schwierigkeiten bei der Beschaffung von Medikamenten auf: »Wo soll ich bloß an einem Mittwochnachmittag die Medikamente her bekommen?« Die Überleitungspflege dient der Vermeidung solcher Schwierigkeiten.

4.1.3 Überleitung aus einer Pflegeeinrichtung oder der eigenen Häuslichkeit ins Krankenhaus

Bei einer geplanten Krankenhauseinweisung, z. B. zu einer Operation, ist genügend Zeit, die Verlegung zu planen. Die meisten Krankenhauseinweisungen sind aber ungeplant und entspringen Notsituationen, z. B. bei einem Sturz oder Schlaganfall. Die Zeit für eine Planung oder Vorbereitung ist dann nicht gegeben.

> **! Merke** Auch bei der Pflegeüberleitung ins Krankenhaus ist das Ziel die kontinuierliche Fortsetzung der Pflege und die Übergabe relevanter Informationen.

Daher ist es notwendig, standardisierte Abläufe im Vorfeld festzulegen. Dazu gehören auch das Führen und Aktualisieren eines **Pflegeüberleitungsbogens** (Abb. 4.3).

Zu den **Aufgaben bei Verlegung ins Krankenhaus** gehören:

- Benachrichtigung der/des nächsten Angehörigen.
- Betreuung des Betroffenen während der Überleitung. Wenn es vonseiten des Pflegeteams nicht möglich ist, den Transport zu begleiten, sollte man die Angehörigen fragen, ob sie die Aufgabe übernehmen können.
- Ausfüllen des Pflegeüberleitungsbogens. Auf dem Bogen werden auch die Medikamente vermerkt, die der Betroffene zuletzt eingenommen hat, sowie eine Telefonnummer für Rückfragen.
- Für den Betroffenen die notwendige Wäsche und seine Pflegemittel packen. Falls der Pflegebedürftige seine Hilfsmittel, wie Brille, Zahnprothese oder Hörgerät, nicht trägt, werden sie gesondert (mit Hinweis) verpackt.
- Die Tasche mit dem Namen des Betroffenen versehen.
- Den Pflegeüberleitungsbogen mit dem Transportschein, der Krankenhauseinweisung und der Versichertenkarte in einen Umschlag legen, damit keine losen Unterlagen verloren gehen.

> **! Merke** Während der Betroffene in der Klinik behandelt wird, sollte der Kontakt nicht abreißen.

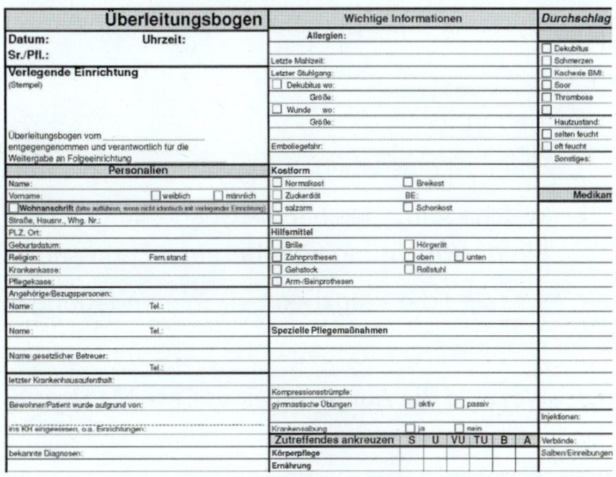

Überleitungsbogen

Datum: Uhrzeit:
Sr./Pfl.:

Verlegende Einrichtung
(Stempel)

Überleitungsbogen vom ....
entgegengenommen und verantwortlich für die Weitergabe an Folgeeinrichtung

Personalien
Name:
Vorname: ☐ weiblich ☐ männlich
☐ **Wohnanschrift** (bitte aufführen, wenn nicht identisch mit verlegender Einrichtung)
Straße, Hausnr., Whg. Nr.:
PLZ, Ort:
Geburtsdatum:
Religion: Fam.stand:
Krankenkasse:
Pflegekasse:
Angehörige/Bezugspersonen:
Name: Tel.:
Name: Tel.:
Name gesetzlicher Betreuer:
Tel.:
letzter Krankenhausaufenthalt:
Bewohner/Patient wurde aufgrund von:
ins KH eingewiesen, o.a. Einrichtungen:
bekannte Diagnosen:

Wichtige Informationen
Allergien:
Letzte Mahlzeit:
Letzter Stuhlgang:
☐ Dekubitus wo:
Größe:
☐ Wunde wo:
Größe:
Emboliegefahr:

Kostform
☐ Normalkost ☐ Breikost
☐ Zuckerdiät BE:
☐ salzarm ☐ Schonkost
☐

Hilfsmittel
☐ Brille ☐ Hörgerät
☐ Zahnprothesen ☐ oben ☐ unten
☐ Gehstock ☐ Rollstuhl
☐ Arm-/Beinprothesen

Spezielle Pflegemaßnahmen
Kompressionsstrümpfe:
gymnastische Übungen ☐ aktiv ☐ passiv
Krankensalbung ☐ ja ☐ nein

Zutreffendes ankreuzen	S	U	VU	TU	B	A
Körperpflege						
Ernährung						

Durchschlag
☐ Dekubitus
☐ Schmerzen
☐ Kachexie BMI:
☐ Soor
☐ Thrombose
☐
Hautzustand:
☐ selten feucht
☐ oft feucht
Sonstiges:

Medikam
Injektionen:
Verbände:
Salben/Einreibungen

Abb. 4.3: Ausschnitt aus einem Überleitungsbogen.

LF 1.2

4.2 Case Management

Definition **Case Management** (auch Fallsteuerung, Fallmanagement): eine auf den Einzelfall gerichtete Methode zur koordinierten Bearbeitung komplexer Fragestellungen im Gesundheitsbereich

Durch das **Case Management** werden sämtliche Versorgungsleistungen eines Betroffenen (Hausarzt, Fachärzte, Krankenhaus, Pflegedienst, Pflegeeinrichtungen) geplant, überwacht und koordiniert und sich auf gemeinsame Ziele und Ergebnisse verständigt. Es wird ein Versorgungszusammenhang über professionelle und institutionelle Grenzen hinweg hergestellt.

Das Case Management zielt darauf ab, Kontinuität und Verlässlichkeit in der Behandlung für den Betroffenen unter Berücksichtigung von Qualität und Kosten sicherzustellen.

Die Aufgaben eines Case Managers

Der **Case Manager** hat eine **anwaltschaftliche Funktion**, bei der er notwendige bedarfs- und bedürfnisgerechte Versorgungsangebote sichert. Dies ist besonders wichtig für Menschen, die nicht in der Lage sind, ihre Interessen geltend zu machen.

Außerdem hat der Case Manager eine **Vermittlerfunktion**, indem er in der Unübersichtlichkeit des komplexen und arbeitsteiligen Gesundheits- und Sozialsystems eine optimale Versorgung abstimmt.

Weiterhin hat der Case Manager eine **selektierende Funktion**. Er steuert das Versorgungsangebot, um einen wirtschaftlichen Umgang mit den Ressourcen des Versorgungssystems zu gewährleisten. Eine Pflegefachkraft steht dabei als Kontakt-, Anlauf- und Vermittlungsperson zur Verfügung. Sie vermittelt Hilfen im pflegerischen, hauswirtschaftlichen, psychosozialen, medizinischen und gerontopsychiatrischen Bereich. Sie kooperiert mit den unterschiedlichen Berufsgruppen, führt mit dem Klienten ein Assessment durch, erstellt einen Versorgungs- oder Hilfeplan, steuert, überwacht und evaluiert alle klientenbezogenen Leistungen.

So achtet sie z. B. auf Folgendes:
- Wo und wie der Betroffene die Leistungen, die er benötigt, bekommt.
- Wann er wo welche Leistungen in Anspruch nehmen kann.
- Was vorher erledigt sein muss.
- Welche Informationen für die Durchführung der Maßnahmen vorliegen müssen.
- Was unmittelbar nach den Leistungen erfolgen muss, um den Versorgungsbedarf zu decken.
- Sie führt regelmäßige Fallbesprechungen durch.

! Merke Case Management orientiert sich am Pflegebedürftigen und bezieht ihn ein. Es erleichtert den Überblick und die Ergebnissicherung im vielschichtigen Gesundheitswesen.

Aufgaben
- Wann ist eine Überleitungspflege notwendig?
- Welche Aufgaben hat die Überleitungspflege bei der Überleitung von einem Krankenhaus in eine Pflegeeinrichtung oder bei einer Entlassung nach Hause?
- Was sind die Aufgaben bei einer Verlegung ins Krankenhaus?
- Erklären Sie, was man unter Case Management versteht.
- Was sind die Aufgaben eines Case Managers?

Lernfeld 1.3

Alte Menschen personen- und situationsbedingt pflegen

Quellenhinweise, weiterführende Literatur und Internethinweise zu den einzelnen Kapiteln ► S. 1301

1 Menschen pflegen

LF 1.3

Der Begriff **pflegen** wird in vielen Zusammenhängen verwandt. Menschen pflegen:

- Beziehungen und Kontakte
- den Garten und die Wohnung
- Dokumente und Programme auf Computern

In all diesen Bereichen hat der Einzelne entweder mit Dingen zu tun oder mit Menschen, die ihm unabhängig gegenüberstehen.

In der Pflege von alten und kranken Menschen sieht dies anders aus. Die von einer Pflegefachkraft versorgten **Menschen** bringen **eigene Erfahrungen** und **Vorstellungen** davon mit, wie sie versorgt werden möchten. Gleichzeitig ist es ihnen nicht immer möglich, ihre Wünsche zu äußern. Mitunter sind sie sogar vollständig von einer Pflegefachkraft abhängig, z. B. wenn sie nicht selbstständig essen können oder Hilfe benötigen, um das Bett zu verlassen. Sie benötigen eine menschliche empathische Unterstützung, damit ihre Rechte, ihre Wünsche und Bedürfnisse wahrgenommen werden.

! Merke Zu pflegen erfordert von einer Pflegefachkraft daher

- ein hohes Maß an **Verantwortung** und
- eine sehr gute **Beobachtungsgabe** (► LF 1.2, Kap. 1, S. 74).

Die Pflegefachkraft übernimmt verschiedenste **Aktivitäten des täglichen Lebens** vollständig oder teilweise für den alten Menschen. Sie informiert sowie berät ihn und bei Bedarf auch seine Angehörigen. Neue Tätigkeiten, die er oder seine Angehörigen übernehmen werden, leitet sie an.

Kann der alte Mensch sich nicht äußern oder ist seine Wahrnehmung eingeschränkt, so **beobachtet** ihn die Pflegefachkraft. Gefahrensituationen erkennt und vermeidet sie frühzeitig. Bedürfnisse nimmt sie wahr und kommt ihnen entgegen. Bei bereits eingetretenen Störungen und Schädigungen trägt sie dazu bei, dass der alte Mensch den für ihn bestmöglichen Grad an Selbstständigkeit und Gesundheit wiedererlangt.

! Merke Die pflegerische Versorgung stimmt die Pflegefachkraft mit dem alten Menschen ab. Dabei berücksichtigt sie seine Fähigkeiten und trägt dazu bei, diese je nach Situation zu erhalten bzw. zu erweitern. Wenn sie die Pflege des Pflegebedürftigen plant, stimmt sie die Pflegeplanung mit ihm ab.

1.1 Vitalfunktionen beobachten und sichern: Atmung

Die **Atmung** gehört zu den **lebensnotwendigen Körperfunktionen**. Nach nur wenigen Minuten, in denen ein Mensch nicht atmet und sein Gehirn nicht mit Sauerstoff versorgt wird, kommt es zu dauerhaften körperlichen Schädigungen bzw. zum Tod. Wie lange ein Mensch auskommt, ohne zu atmen, ist individuell unterschiedlich. Durch die vorherige Einatmung von 100 %igem Sauerstoff kann die atemfreie Zeit, die auch als **Apnoe** bezeichnet wird, verlängert werden. Dies wird in der Anästhesie- und Intensivmedizin vor Intubationen genutzt.

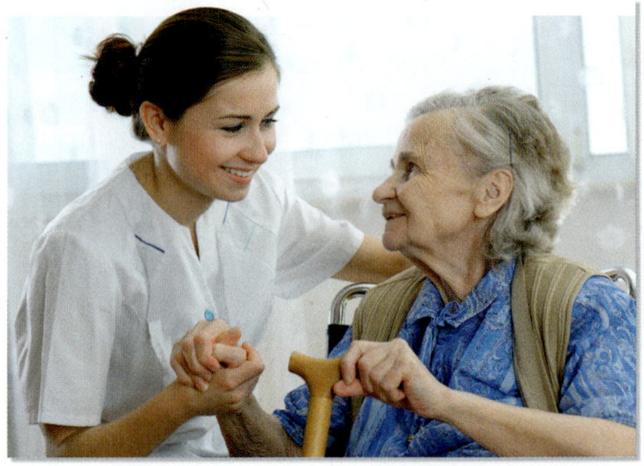

Abb. 1.1: Zu pflegen erfordert Verantwortungsübernahme und eine gute Beobachtungsgabe. Gepflegt zu werden, fordert viel Vertrauen. All das macht eine gute Pflegebeziehung aus.

Der inoffizielle Weltrekord eines sogenannten **Apnoetauchers** lag, bei vorheriger Einatmung von 100 %igem Sauerstoff, im Jahr 2007 bei 16 Minuten und 14 Sekunden. Ohne vorherige Sauerstoffgabe kam dieselbe Person nur rund 9 Minuten aus, ohne zu atmen (1). Im Normalfall kommt es schon nach einer erheblich kürzeren Apnoedauer zu massiven körperlichen Schädigungen.

! Merke Die Atmung unterliegt dem vegetativen Nervensystem (► LF 1.3, 18.1.3, S. 645), d. h., der Mensch atmet auch, wenn er nicht bewusst daran denkt. Menschen, die nicht selbstständig atmen können, können nur mithilfe einer künstlichen Beatmung am Leben gehalten werden.

✔ Tipp Bei Atemproblemen richtet die Pflegefachkraft immer eine erhöhte Aufmerksamkeit auf den alten Menschen.

1.1.1 Beobachtung der Atmung

Die Pflegefachkraft **beobachtet** die Atmung des Pflegebedürftigen gezielt bei
- der Neuaufnahme,
- Herzerkrankungen,
- Lungenerkrankungen,
- der Gabe von Sauerstoff,
- Schock,
- Schluckstörungen und
- Bewusstlosigkeit.

✔ Tipp Ein Mensch, der sich seiner Atmung bewusst ist, beeinflusst seine Atmung. Für die Beobachtung der Atemfrequenz ist die unbewusste Atmung entscheidend. Daher misst die Pflegefachkraft die Atmung so, dass es der alte Mensch nicht bemerkt. Dies ist möglich, indem die Pflegefachkraft direkt im Anschluss an die Pulsmessung (► LF 1.3, Kap. 1.2.3, S. 146) für eine weitere Minute das Handgelenk hält, dabei jedoch unauffällig zählt, wie oft sich der Brustkorb hebt bzw. senkt.

Atemfrequenz

Die **Atemfrequenz** zeigt an, wie oft der Mensch atmet. Üblicherweise misst die Pflegefachkraft die Anzahl der Atemzüge im Zeitraum einer Minute. Die Ein- und Ausatmung wird gemeinsam als ein Atemzug gezählt.

Auch im **Schlaf** kann die Atemfrequenz unbemerkt gemessen werden. Bei ruhigem Schlaf ist die Atemfrequenz allerdings niedriger als beim wachen Menschen.

Weist der Betroffene eine sehr **flache Atmung** auf, z. B. aufgrund einer Bewusstlosigkeit, so erfühlt die Pflegefachkraft die Atembewegungen. Dazu legt sie ihre flache Hand auf den unteren Rippenbogen des alten Menschen. Die Atmung auf diese Weise unbemerkt zu messen, ist erheblich schwieriger.

Atmung	Atemfrequenz	Mögliche Ursache
Tachypnoe (beschleunigte Atmung)	> 20	• Anstrengung • Aufregung • Schmerzen • Fieber • Schock • Lungenerkrankungen
Normale Atmung	16–20	
Bradypnoe (verlangsamte Atmung)	< 12	• Schlaf • Schädigung des Zentralnervensystems (► LF1.3, Kap. 18.1.2, S. 643) • Vergiftung • Stoffwechselstörung
Apnoe (Atemstillstand)	0	• Tod • als sogenannte Schlafapnoe = längere Atempausen zwischen zwei Atemzügen • bei erweitertem Herz-Kreislaufschock

Tab. 1.1: Veränderung der Atemfrequenz.

✔ Tipp Die Pflegefachkraft dokumentiert:
- Atemfrequenz und Messdauer
- Zeitpunkt sowie Situation vor und während der Messung, z. B. Messung im Schlaf
- bewusste Beeinflussung der Atemfrequenz durch den alten Menschen
- Atemtiefe

LF 1.3

Atemtiefe

Die **Atemtiefe** wird davon bestimmt, wie kräftig ein Mensch einatmet. Die Atemtiefe wird vom **Atemzugvolumen**, d. h. der Menge der bei einem Atemzug eingeatmeten Luft, bestimmt:

- **Flache Atmung**
  - Der Mensch atmet nur sehr oberflächlich ein. Seine Atmung ist leicht und geschieht mit wenig Anstrengung. Das Atemzugvolumen ist gering. Man spricht von einer **Hypoventilation**.
  - Ursache einer flachen Atmung kann z. B. eine Pleuritis sein. Tiefere Atemzüge würden Schmerzen hervorrufen und werden daher von dem alten Menschen bewusst vermieden. Man spricht von einer **Schonatmung**.
- **Tiefe Atmung**
  - Der Mensch nutzt sein gesamtes Lungenvolumen. Er strengt sich bei der Atmung an und nutzt seine **Atemhilfsmuskulatur** (► LF 1.3, Kap. 9.1.1, S. 407). Das Atemzugvolumen ist hoch. Man spricht von einer **Hyperventilation**.
  - Ursache einer tiefen Atmung kann z. B. Aufregung aber auch ein Schädel-Hirn-Trauma, Stoffwechselentgleisungen wie diabetisches Koma oder Lungenerkrankungen (Mucoviszidose, Lungenemphysem) sein.

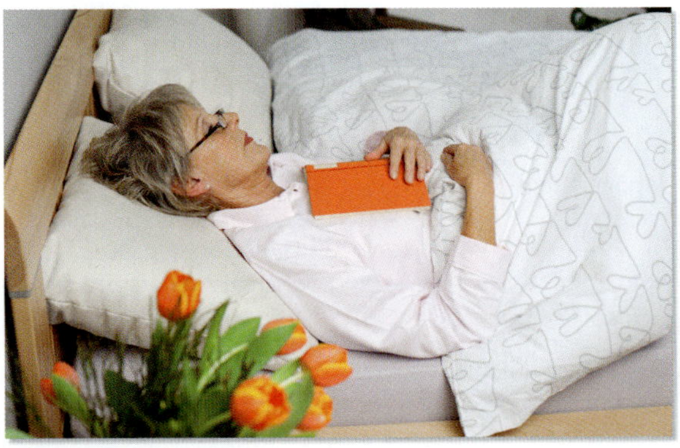

Abb. 1.2: Langes Liegen fördert eine flache Atmung und erhöht das Risiko für eine Pneumonie. Eine Prophylaxe ist notwendig.

! Merke Die Atemtiefe kann bewusst gesteuert werden. Unbewusst wird die Atemtiefe durch den Sauerstoffbedarf des Körpers und den CO_2-Gehalt des Blutes reguliert.

Sowohl die Atemtiefe als auch die Atemfrequenz spielen bei den folgenden beiden Veränderungen eine Rolle:

- **Hyperventilation**: Der Mensch atmet besonders tief und besonders häufig ein. Dies führt zu einem verringerten CO_2-Gehalt im Blut. Die Pflegefachkraft versucht den Betroffenen z. B. zu beruhigen, damit die Atmung sich normalisiert, oder sie leitet ihn an, in die vor die Nase gelegten Hände oder in die Bettdecke zu atmen und bleibt bei ihm. Als Ursache kommt beispielsweise psychischer Stress infrage. Bei Bedarf informiert die Pflegefachkraft den Arzt.
- **Hypoventilation**: Der Mensch atmet besonders flach und selten ein. Dies führt zu einem erhöhten CO_2-Gehalt im Blut. Als Ursache kommen Atemlähmungen oder z. B. das Schlafapnoesyndrom infrage. Die Pflegefachkraft handelt entsprechend der Ursache in Absprache mit dem Arzt. Tritt die Hypoventilation erstmalig auf, so ruft die Pflegefachkraft je nach Schweregrad direkt den Arzt bzw. berichtet ihm davon.

✓ Tipp Die Pflegefachkraft dokumentiert:

- Atemtiefe
- Zeitpunkt, Dauer sowie Situation vor und während der Beobachtung, z. B. vorangegangene Mobilisation
- Nutzung der Atemhilfsmuskulatur und Körperhaltung
- Begleitsymptome, z. B. Schmerzäußerungen

Atemrhythmus

Ein gesunder Mensch atmet regelmäßig und gleichmäßig tief ein und aus. Dabei dauert die Ausatmung etwa doppelt so lange wie die Einatmung. Zwischen zwei Atemzügen ist eine kurze Atempause zu beobachten. Ist der **Atemrhythmus** unregelmäßig oder weicht das Verhältnis zwischen Ein- und Ausatmung ab, so spricht man von einem **pathologischen Atemmuster**. Tab. 1.2 zeigt verschiedene Beispiele.

✔ **Tipp** Die Pflegefachkraft dokumentiert:
- Atemrhythmus und Beobachtungsdauer
- Zeitpunkt, Dauer sowie Situation vor und während der Beobachtung, z. B. Aufregung
- Begleitsymptome, z. B. starkes Schwitzen

Atemgeräusche

Die Atmung des gesunden Menschen ist kaum hörbar. Auffällige **Atemgeräusche** zeigen an, dass die Atemwege beeinträchtigt sind. Die Pflegefachkraft beobachtet die Atemgeräusche sowie eventuell vorhandene Begleitsymptome wie Ängstlichkeit oder Schmerzäußerungen.

! Merke Atemgeräusche können auf einen akuten Notfall hinweisen. Nie dürfen sie übersehen werden. Aufgabe der Pflegefachkraft ist es, sich ein Bild von der Situation des Pflegebedürftigen zu machen und bei Bedarf umgehend den Arzt zu informieren sowie Erste Hilfe zu leisten.

Eine **Sekretansammlung** im Bereich der Bronchien, z. B. durch eine Pneumonie (► LF 1.3, Kap. 9.4.5, S. 420), führt zu sogenannten **Rasselgeräuschen**. Nach ärztlicher Anordnung führt die Pflegefachkraft Inhalationen (► LF 1.3, Kap. 1.1.4, S. 135) durch bzw. leitet den Betroffenen dazu an. Zur Sekretlösung kann eine Vibrationsmassage (► LF 1.3, Kap. 1.1.6, S. 139) sinnvoll sein.

Atemmuster		Häufige Ursachen
normale Atmung	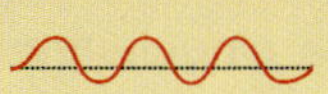	
Kussmaul-atmung	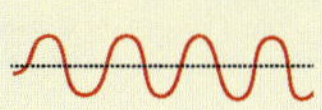	Stoffwechselentgleisung, z. B. diabetisches Koma (► LF 1.3, Kap. 15.5.1, S. 561)
Cheyne-Stokes-Atmung	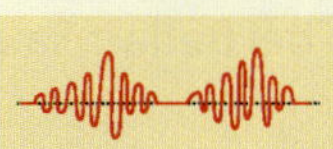	Herzerkrankungen, Schlafapnoe, Hirnschädigungen
Schnapp-atmung	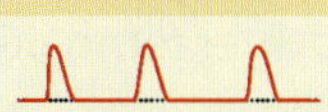	kurz vor Todeseintritt
Biot-Atmung	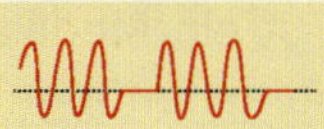	erhöhter Hirndruck

Tab. 1.2: Normale Atmung im Vergleich zu krankhaft veränderten Atemmustern.

Die Verengung der Atemwege ruft einen **Stridor** hervor. Hierbei handelt es sich um ein pfeifendes Geräusch. Je nachdem, an welcher Stelle die Atemwege verengt sind, kommt es bei der Ein- oder Ausatmung zu einem Stridor.

- **Inspiratorischer Stridor**: Liegt die Verengung im Bereich des Kehlkopfes, der Luftröhre oder der Hauptbronchien, so ist das pfeifende Geräusch während der **Einatmung** zu hören. Die Ursache für einen inspiratorischen Stridor kann beispielsweise eine Epiglottitis, die Entzündung des Kehldeckels (► LF 1.3, Kap. 9.1.2, S. 412), sein.

! Merke Ein inspiratorischer Stridor kann einen nahenden Notfall anzeigen. Die Pflegefachkraft handelt in diesem Fall wie bei einem Pflegebedürftigen mit Atemnot.

- **Exspiratorischer Stridor**: In diesem Fall liegt die Verengung im Bereich der Bronchien. Das pfeifende Geräusch ist während der **Ausatmung** zu hören. Ein exspiratorischer Stridor tritt beispielsweise beim Asthma bronchiale (► LF 1.3, Kap. 24.4.4, S. 786) auf. Die Pflegefachkraft leitet den Pflegebedürftigen zur Lippenbremse (Abb. 1.4) sowie zum Kutschersitz (► LF 1.3, Kap. 1.1.2, S. 132) an. Nach ärztlicher Anordnung verabreicht sie Inhalationen bzw. Dosieraerosole.

Auch das **Schnarchen** zählt zu den Atemgeräuschen. Solange es nicht von längeren Atempausen, sogenannten **Schlafapnoen**, begleitet wird, ist es unbedenklich und kein Krankheitszeichen.

✔ **Tipp** Die Pflegefachkraft dokumentiert:
- Art der Atemgeräusche
- Zeitpunkt und Dauer der Atemgeräusche
- Begleitumstände und -symptome, z. B. vorangegangene Nahrungsaufnahme, Angstäußerungen des alten Menschen, Zyanose
- ggf. Zeitpunkt, zu dem ein Arzt informiert wurde

Atemgeruch

Die ausgeatmete Luft ist normalerweise geruchlos oder nachvollziehbar verändert, z.B. wenn der Mensch zuvor Knoblauch oder Kaffee zu sich genommen hat. Ein unangenehmer und nicht nachvollziehbarer **Atemgeruch** wird als **Foetor ex ore** bezeichnet. Er kann Zeichen sein für eine **mangelhafte Mundhygiene**, **Zahnerkrankungen** oder auf eine andere **Erkrankung** hindeuten. Die Pflegefachkraft beobachtet das Auftreten des Atemgeruchs sowie Begleitsymptome wie starkes Schwitzen oder eine auffällige Urinausscheidung. Über ihre Beobachtungen informiert die Pflegefachkraft den Arzt. Löst die mangelhafte Mundhygiene den Atemgeruch aus, so leitet die Pflegefachkraft den Pflegebedürftigen in der Mundpflege (► LF 1.3, Kap. 1.7.6, S. 220) an bzw. unterstützt ihn dabei.

Atemgeruch	Mögliche Ursache
obstartig (Azeton, Nagellackentferner)	diabetisches Koma
süßlich	eitrige Bronchitis
Urin	Nierenversagen
faulig	Karzinom der Mundhöhle

Tab. 1.3: Atemgerüche und ihre möglichen Ursachen.

✔ **Tipp** Die Pflegefachkraft dokumentiert:
- Art des Atemgeruchs
- Zeitpunkt, zu dem der Atemgeruch bemerkt wird
- Begleitsymptome

Atemnot

! Merke Atemnot ist ein Warnsignal! Die Pflegefachkraft entscheidet und handelt zeitnah:
- Wird ein Notarzt benötigt?
- Ist Erste Hilfe zu leisten?

Kennzeichen der Atemnot sind:
- mühevolles Ringen nach Luft
- aufgerichteter Oberkörper
- seitliches Abstützen der Arme, um den Schulter-Brust-Bereich zu entlasten
- Hervortreten der **Atemhilfsmuskulatur** am Hals
- weit geöffneter Mund
- Zyanose

Nicht jeder Mensch weist bei Atemnot alle der genannten Kennzeichen auf. Auch wenn eines oder mehrere Kennzeichen fehlen, kann eine Atemnot vorliegen. Umgekehrt müssen allein ein weit geöffneter Mund und ein aufgerichteter Oberkörper nicht zwangsläufig eine Atemnot bedeuten. Aufgabe der Pflegefachkraft ist es, den Betroffenen genau zu **beobachten**, um bei Bedarf frühzeitig eingreifen zu können.

Ein eindeutiges Zeichen für einen **Sauerstoffmangel** ist die Blaufärbung der Haut, sie wird als **Zyanose** bezeichnet und tritt in der Regel zunächst an den Lippen sowie an den Fingern auf.

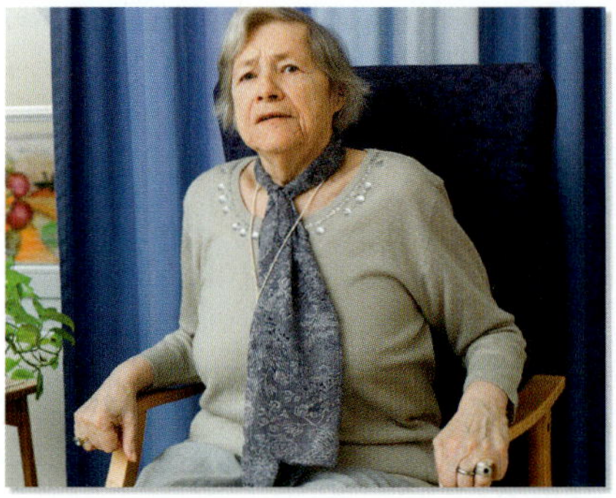

Abb. 1.3: Körperhaltung bei Atemnot

✔ **Tipp** Wird ein Mensch mit Atemnot allein gelassen, so verschlimmert sich die Atemnot. Daher sorgt die Pflegefachkraft dafür, dass der Betroffene nicht allein ist. Sie bleibt bei ihm, informiert ihn über die eingeleiteten Maßnahmen und beruhigt ihn.

Weitere Maßnahmen bei Atemnot sind:
- einengende Kleidung lockern
- für Frischluft sorgen, bei Bedarf Sauerstoff verabreichen (► LF 1.3, Kap. 9.5.1, S. 423)
- Lippenbremse (Abb. 1.4) anleiten
- unerwünschte Beobachter fernhalten

! Merke Sauerstoff ist ein Medikament, das eine ärztliche Anordnung benötigt. Nur bei einem Notfall dürfen Pflegefachkräfte Sauerstoff verabreichen, bis der Arzt eintrifft.

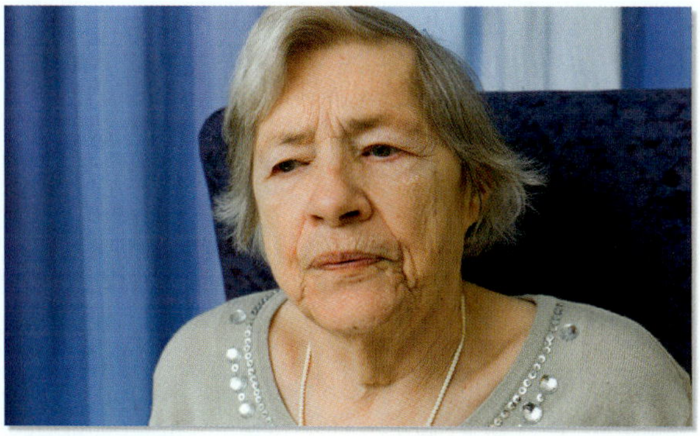

Abb. 1.4: Bei der Lippenbremse verschließt der Mensch die Lippen bis auf einen schmalen Spalt und atmet durch diesen aus.

✔ **Tipp** Die Pflegefachkraft dokumentiert:
- Zeitpunkt und Dauer der Atemnot
- Umstände der Atemnot, z. B. in Ruhe oder bei Anstrengung
- Begleitsymptome, z. B. Schmerzen
- eingeleitete Maßnahmen
- ggf. Zeitpunkt, zu dem ein Arzt informiert wurde
- Umgang des Pflegebedürftigen mit seiner Atemnot

Husten

Der **akute Husten** ist ein **Schutzreflex**, um die Atemwege von Fremdkörpern oder Sekret zu befreien. Von **chronischem Husten** spricht man, wenn dieser länger als drei Wochen anhält (2). Zeigt ein Pflegebedürftiger chronischen Husten, so informiert die Pflegefachkraft den zuständigen Hausarzt.

Beim **produktiven Husten** lösen sich Sekrete und der Mensch bringt Sputum (► LF 1.3, Kap. 1.1, S. 130) hervor: Dieser Vorgang wird als **Abhusten** (► LF 1.3, Kap. 1.9.1, S. 270) oder **Sekretolyse** bezeichnet. Die Pflegefachkraft stellt dem Pflegebedürftigen hierzu eine Auswurfschale, z. B. eine Einweg-Nierenschale, zur Verfügung und entsorgt diese später fachgerecht.

Hustet der Mensch aufgrund einer Reizung der Atemwege oder bei sehr fest sitzenden Sekreten, die sich nicht abhusten lassen, so spricht man von einem trockenen **Reizhusten.** Dieser kann mitunter sehr schmerzhaft sein.

Häufige oder länger andauernde Hustenanfälle können für den Menschen anstrengend sein. Die Pflegefachkraft sorgt daher für eine ruhige Umgebung und achtet darauf, dass der Betroffene starke körperliche Anstrengungen vermeidet.

Nach ärztlicher Anordnung verabreicht die Pflegefachkraft dem Pflegebedürftigen **schleimlösende Substanzen**, sogenannte **Sekretolytika**. Dies kann in Form von oral eingenommenen Arzneimitteln oder als Zusatz zur Inhalation (► LF 1.3, Kap. 1.1.4, S. 135) geschehen. Gleichzeitig achtet sie darauf, dass er Gelegenheit hat, das gelöste Sekret auch abzuhusten, z. B. durch atemunterstützende Lagerungen (► LF 1.3, Kap. 1.1.2, S. 132) oder eine Vibrationsmassage des Brustkorbs (► LF 1.3, Kap. 1.1.6, S. 139).

! Merke Auch eine gute Flüssigkeitsaufnahme dient der Sekretolyse. Die Pflegefachkraft achtet darauf, dass der Pflegebedürftige mindestens 1,5 l Flüssigkeit täglich zu sich nimmt, soweit er keine Trinkmengenbeschränkung, z. B. bei Herz- und Niereninsuffizienz hat.

➔ **Definition** **Antitussiva** (lat. anti tussis: gegen Husten): Arzneimittel, meist in Tropfenform, die den Hustenreiz unterdrücken. Antitussiva werden auch als Hustenstiller oder hustendämpfende Substanzen bezeichnet.

Die Pflegefachkraft wendet **Antitussiva** nur nach ärztlicher Anordnung an. Da Antitussiva die Selbstreinigung der Lunge reduzieren, werden sie nur sparsam eingesetzt. Konnte ein Pflegebedürftiger aufgrund des starken Hustens jedoch mehrere Nächte kaum schlafen, so wird ein durch Antitussiva erreichter ruhiger Nachtschlaf die Genesung sicherlich fördern.

Viele Menschen halten sich als **Hygienemaßnahme** beim Husten die Hand vor den Mund. Sinnvoll ist dies, um Erreger nicht offen im Raum zu verteilen. Fasst der Mensch allerdings nach dem Husten z. B. einen Türgriff an oder schüttelt er einem anderen die Hand, so verteilt er auf diesem Weg die Erreger weiter.

LF 1.3

! **Merke** Der Mensch hustet
- in die Ellenbeuge oder
- in ein sauberes Taschentuch und entsorgt dieses anschließend.

Die Pflegefachkraft leitet zu diesem Vorgehen an bzw. bittet den Betroffenen, wenn er in die Handfläche hustet, anschließend die Hände zu waschen.

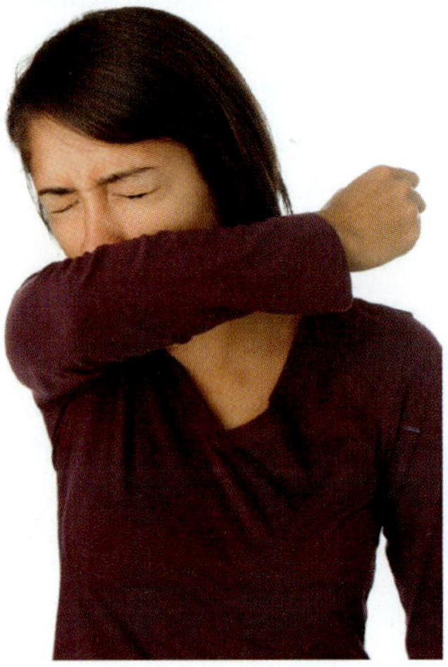

Abb. 1.5: Viele Menschen wurden dazu erzogen, sich beim Husten die Hand vor den Mund zu halten. Bei nachfolgenden Tätigkeiten führt dies jedoch zu Schmierinfektionen. Sinnvoll ist es, in die Ellenbeuge zu husten – auch für die Pflegefachkraft.

✔ **Tipp** Die Pflegefachkraft dokumentiert:
- Zeitpunkt und Dauer des Hustens
- Qualität des Hustens: produktiv oder eher trockener Reizhusten
- Hustengeräusch, z. B. bellend, heiser
- Begleitsymptome, z. B. Erbrechen

In Absprache mit dem Arzt legt die Pflegefachkraft ein **Hustenprotokoll** an, um ein Muster im Auftreten des Hustens erkennen zu können.

Sputum

In geringen Mengen ist ein glasig-farbloses **Sputum**, auch Auswurf genannt, beim Husten normal. Ein vermehrtes und damit pathologisches Sputum erkennt die Pflegefachkraft an
- der Farbe, z. B. rostfarben, gelblich,
- dem Geruch, z. B. faulig, süßlich,
- der Menge,
- der Beschaffenheit, z. B. zäh, schleimig, flüssig,
- den Beimengungen, z. B. Blut, Eiter,
- dem Zeitpunkt der Entleerung, insbesondere vermehrt morgens oder kontinuierlich während des Tages und der Nacht.

! **Merke** Sputum gilt grundsätzlich als **infektiös** und ist entsprechend zu handhaben.

Oft kann die Pflegefachkraft das Sputum nicht beurteilen, da der Pflegebedürftige es meist bewusst oder unbewusst schluckt. Zur Beurteilung des Sputums bzw. zur Entnahme einer Probe leitet die Pflegefachkraft ihn daher an, das Sputum in ein **Kunststoffgefäß** zu entleeren und dieses anschließend zu verschließen.

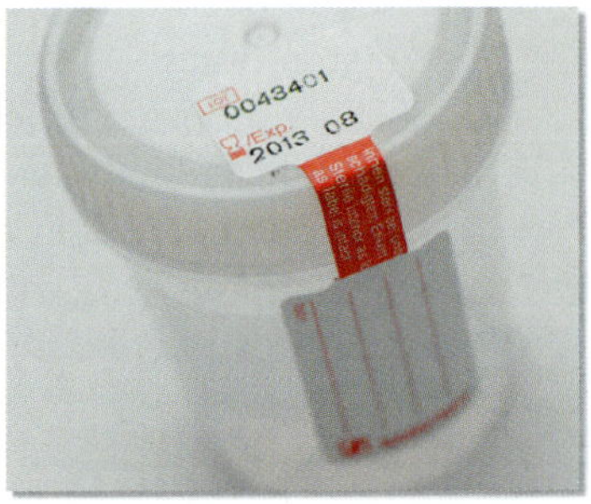

Abb. 1.6: Soll der Auswurf im Labor untersucht werden, so nutzt die Pflegefachkraft hierfür einen sterilen Kunststoffbecher mit Deckel.

✔ **Tipp** Die Pflegefachkraft dokumentiert:
- Farbe, Geruch, Menge, Beschaffenheit und Beimengungen des Sputums
- Zeitpunkt der Entleerung des Sputums

Pneumonierisiko

➔ **Definition** **Pneumonie** (engl. pneumonia): Entzündung der Lunge, Lungenentzündung

Die **Pneumonie** (► LF 1.3, Kap. 9.4.5, S. 420) ist die häufigste Todesursache unter den Infektionserkrankungen (3). Die Sterblichkeit bei Pneumonien steigt mit zunehmendem Alter kontinuierlich an (4). Daher schätzt die Pflegefachkraft im Rahmen der ersten pflegerischen Versorgung bei jedem Pflegebedürftigen das Risiko für eine Pneumonie ein. Hierzu kann die **Atemerfassungs-Skala** von Christel Bienstein genutzt werden (Abb. 1.7).

Atemerfassungs-Skala nach Bienstein

Patient Name: ______________ Vorname: ______________ Station: ________

			Punkte		
Bereitschaft zur Mitarbeit	**0** kontinuierliche Mitarbeit **1** Mitarbeit nach Aufforderung	**2** nur nach Aufforderung **3** keine Mitarbeit			
Vorliegend, akute Atemwegserkrankung	**0** keine **1** leichter Infekt (Nase / Rachen)	**2** Bronchialinfekt **3** Lungenerkrankung			
Frühere Lungenerkrankung	**0** keine **1** leichte „grippale“ Infekte	**2** schwere Verläufe **3** mit bleibender Einschränkung der Atmung			
Immunschwäche	**0** keine **1** leicht (lokale Infektion)	**2** erhöhte **3** völlige			
Raucher (R) / Passivraucher (P)	**0** Nichtraucher, P geringfügig **1** 6 leichte Zigaretten / Tag / P regelmäßig	**2** 6 starke Zigaretten / Tag / P regelmäßig **3** mehr als 6 starke Z. / Tag / P ständig			
Schmerzen	**0** keine **1** leichte (Dauer-)Schmerzen	**2** mäßige Schmerzen, atmungsbeeinflussend **3** wie vor, jedoch stark			
Schluckstörungen	**0** keine **1** bei flüssiger Nahrung	**2** bei breiiger Nahrung **3** komplette Schluckstörung			
Manipulative oro-tracheale Maßnahmen	**0** keine **1** Nasen- und Mundpflege	**2** oro-nasale Absaugung **3** oro-nasale und endotracheale Absaugung			
Mobilitätseinschränkungen	**0** keine **1** Gehhilfen	**2** hauptsächlich Bettruhe **3** völlige Immobilität			
Berufstätigkeit	**0** nicht lungengefährdend **1** Arbeit < in lungengefährdendem Beruf	**2** 2–10 Jahre in ... **3** > 10 Jahre in ...			
Intubationsnarkose Beatmung	**0** keine in den letzten 3 Wo. **1** kurze (< 2 Std.)	**2** länger (> 2 Std.) **3** lang (> 12 Std.)			
Bewusstseinslage	**0** eine Einschränkung **1** leichte E. (reagiert adäquat auf Ansprache)	**2** reagiert (jedoch inadäquat) **3** keine Reaktion auf Anspr.			
Atemanstrengung Zwerchfell- u. Thoraxatmung	**0** ohne Anstrengung **1** mit Anstrengung	**2** mit großer Hilfestellung **3** keine Zwerchfell- u. Thoraxatmung möglich			
Atemfrequenz	**0** 14–20 Atemzüge / min. **1** Atmung unregelmäßig	**2** Atmung brady- oder tachypnoeisch **3** Atmung sehr unregelmäßig			
Medikamente mit atemdepressiver Wirkung	**0** keine **1** unregelmäßige Einnahme, geringe Atemdepression	**2** regelmäßige Einnahme, mäßige Atemdepression **3** regelmäßige Einnahme (Opiate, Barbiturate)			
	Datum	Hz Summe:			
	Datum	Hz Summe:			
	Datum	Hz Summe:			

Bewertung:
0 – 6 Punkte = nicht gefährdet
7 – 15 Punkte = gefährdet ▸ prophylaktische Maßnahmen!
16 – 45 Punkte = stark gefährdet ▸ prophylaktische Maßnahmen!

Abb. 1.7: Die Atemerfassungs-Skala nach Bienstein ermöglicht, Pflegebedürftige mit einer erhöhten Pneumoniegefährdung frühzeitig zu erkennen. Auf diese Weise kann die Pflegefachkraft gezielt mit der Pneumonieprophylaxe (► LF 1.3, Kap. 1.9.1, S. 269) beginnen.

LF 1.3

! Merke Durch bestimmte Voraussetzungen kann es vorkommen, dass ein Mensch pneumoniegefährdet ist, auch wenn die Atemerfassungs-Skala anderes aussagt. Daher verlässt sich die Pflegefachkraft nie rein auf das gemessene Ergebnis, sondern sie bringt ihre Erfahrungen ein, um die Gefährdung des Pflegebedürftigen einzuschätzen.

Auch bei einem Menschen, der laut Atemerfassungs-Skala kein Risiko für eine Pneumonie aufweist, kann sich die Situation ändern. Je nach der **individuellen Situation** und den in der Einrichtung vereinbarten Standards prüft die Pflegefachkraft auch bei nicht gefährdeten Pflegebedürftigen in regelmäßigen Abständen, ob eine Gefährdung eingetreten ist.

! Merke Ändert sich die Situation des Pflegebedürftigen, z. B. durch eine akute Erkrankung, so bewertet die Pflegefachkraft die Pneumoniegefährdung kurzfristig erneut und wartet nicht bis zum nächsten geplanten Kontrolltermin.

Zeigt sich als Ergebnis der Atemerfassungs-Skala sowie der Einschätzung der Pflegefachkraft, dass der Pflegebedürftige ein erhöhtes **Pneumonierisiko** aufweist, so leitet die Pflegefachkraft Maßnahmen der **Pneumonieprophylaxe** ein (► LF 1.3, Kap. 1.9.1, S. 269).

✔ Tipp Die Pflegefachkraft dokumentiert:
- welches Instrument zur Einschätzung der Pneumoniegefährdung verwendet wurde, z. B. Atemerfassungs-Skala nach Bienstein
- Ergebnis der Einschätzung mit dem Instrument
- Ergebnis der Einschätzung der Pflegefachkraft durch ihre Erfahrungen
- eingeleitete Maßnahmen und weiteres Vorgehen
- geplanter Kontrolltermin für die nächste Einschätzung

1.1.2 Atemunterstützende Lagerungen

Atemunterstützende Lagerungen sind eine Möglichkeit, mit der die Pflegefachkraft im Alltag selbstständig die Entstehung einer Erkrankung der tieferen Atemwege vermeiden kann.

Indikationen und Ziele

Die wichtigste **Indikation** für **atemunterstützende Lagerungen** ist die Pneumoniegefährdung. Diese kann z. B. aufgrund einer kompletten Bettlägerigkeit oder durch eingeschränkte Bewegungsmöglichkeiten bestehen. Das **Ziel** aller atemunterstützenden Lagerungen ist, jeweils bestimmte Lungenareale gut zu belüften. Durch die Anwendung verschiedener Lagerungen sollen letztendlich alle Lungenareale gut belüftet und dadurch eine Pneumonie vermieden werden.

Dehnlagerungen

Beispiele für **Dehnlagerungen** sind
- die **VAT-Lagerungen** und
- die **Halbmondlagerung**.

Für die **VAT-Lagerungen** werden zwei Kissen von ca. 20 cm Breite benötigt. Die Länge der Kissen hängt von der Oberkörperlänge des Menschen ab. Alternativ kann die Pflegefachkraft leicht gefüllte und als sogenannte »Schiffchen« doppelt gelegte bzw. eingestülpte Kopfkissen verwenden. Die Bezeichnung der Lagerungen ist von der Form abgeleitet, in der die Kissen auf das Bett gelegt werden.

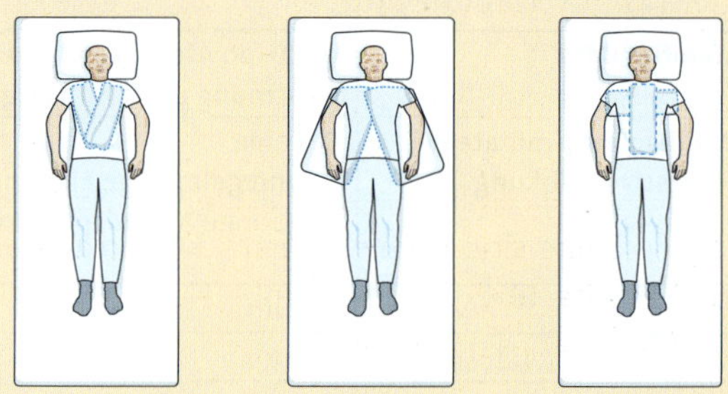

Abb. 1.8: Die VAT-Lagerungen dienen dazu, alle Lungenareale gut zu belüften.

Der Betroffene liegt mit dem Rücken auf den Kissen, sein Kopf wird separat gestützt (Abb. 1.8).

Die VAT-Lagerungen sollten ca. 10 bis 30 Minuten andauern und mehrmals täglich wiederholt werden (5). Bevor die Pflegefachkraft die Lagerungen anwendet, desinfiziert sie ihre Hände und bespricht die Maßnahme mit dem Pflegebedürftigen. Bei der erstmaligen Anwendung bleibt sie zunächst in seiner Nähe, um die **Toleranz** der Lagerung zu beobachten. Gleichzeitig achtet sie darauf, ob der alte Mensch sicher im Bett liegt oder ob die Lagerung einen Sturz aus dem Bett fördern könnte. Toleriert der alte Mensch die Lagerung und besteht kein Risiko für einen Sturz, so reicht es, wenn sich die Pflegefachkraft in Hörweite befindet oder er sie rufen kann, z. B. durch eine Klingel.

! Merke Durch die VAT-Lagerungen liegen Teile des Körpers frei. Gleichzeitig wird der Auflagedruck in anderen Körperbereichen deutlich erhöht. Die Pflegefachkraft prüft die **Dekubitusgefährdung** des Pflegebedürftigen, bevor sie die Lagerung anwendet. Ist diese erhöht, so entscheidet sie nach ihrem Fachwissen, die Lagerung ggf. zu unterlassen.
Nach der Lagerung kontrolliert sie die Haut auf möglicherweise entstandene Hautrötungen, die einen Dekubitus 1. Grades (► LF 1.3, Kap. 17.4.1, S. 629) darstellen könnten.

Bei der **Halbmondlagerung** wird jeweils eine Körperseite gedehnt (Abb. 1.9). Hierzu legt der Betroffene die rechte Handfläche hinter den Kopf und kippt den Kopf im Liegen so weit wie möglich nach links. Den Oberkörper wölbt er gleichzeitig nach rechts aus. Seine Beine sind parallel gestreckt und zeigen ebenfalls weitestmöglich nach links. Nach ca. 10 bis 30 Minuten wechselt er die Körperseite, der Halbmond zeigt nun zur anderen Seite.

Weitere atemerleichternde Lagerungen

Auch wenn sie nicht zu den Dehnlagerungen gezählt werden, so erleichtern auch die folgenden Lagerungen die Atmung:
- die **Oberkörperhochlagerung**
- die **Seitenlagerung**

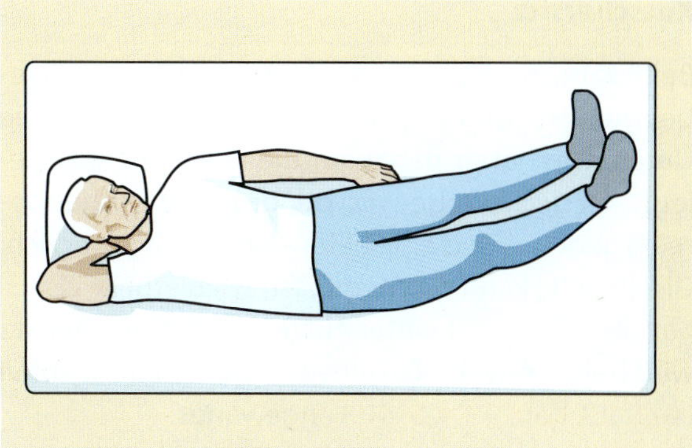

Abb. 1.9: Halbmondlagerung

Bei der **Oberkörperhochlagerung** befindet sich der alte Mensch in einer **sitzähnlichen Position**. Auf diese Weise sinkt das Zwerchfell nach unten und die Atmung fällt leichter, da sich die Lunge besser ausdehnen kann. Die Pflegefachkraft achtet darauf, dass die Hüfte des Pflegebedürftigen nicht zu stark gebeugt ist, um einen Rückstau der Beinvenen zu vermeiden. Um die Bauchmuskulatur zu entspannen, legt sie dem Pflegebedürftigen eine Kissenrolle unter die Knie. Wie auch die Dehnlagerungen wird diese Lagerung nur zeitweise durchgeführt.

Bei der **Seitenlagerung** liegt der alte Mensch auf der Seite. Das Bein und der Arm der jeweils oben liegenden Seite liegen vor dem Körper, der Arm ist dabei leicht, das Bein etwas stärker gebeugt. Für eine angenehmere Haltung legt die Pflegefachkraft ein Kissen unter den Arm bzw. das Bein. Bei Bedarf stützt sie den Rücken durch ein zusätzliches Kissen. Ebenso wird der Kopf durch ein separates Kissen gestützt.

Viele alte Menschen haben eine Rechtsherzinsuffizienz, einige eine Linksherzinsuffizienz. Seitenlagerung sollte mit dem alten Menschen abgesprochen werden, da die meisten eine Lieblingsseite haben.

✓ Tipp Die Pflegefachkraft dokumentiert:
- Art der durchgeführten Lagerung
- Zeitpunkt und Dauer der Lagerung
- Toleranz der Lagerung durch den alten Menschen
- besondere Vorkommnisse, z. B. anschließende Rötungen an bestimmten Hautarealen

Kutschersitz

Beim **Kutschersitz** sitzt der Mensch in einer vorgebeugten Haltung (► LF 1.3, Abb. 24.4,.4 S. 786). Die Unterarme hat er dabei auf die Oberschenkel gelegt. Auf diese Weise wird der gesamte Lungenbereich gedehnt und eine tiefere Einatmung möglich. Gleichzeitig kann die Atemhilfsmuskulatur (► LF 1.3, Kap. 9.1.1, S. 407) unterstützen. Der Kutschersitz wird beispielsweise bei einem akuten Asthmaanfall (► LF 1.3, Kap. 9.4.4, S. 419) angewandt.

✔ **Tipp** Die Pflegefachkraft dokumentiert:
- Zeitpunkt und Dauer des Kutschersitzes
- Toleranz des Kutschersitzes durch den alten Menschen
- Veränderung der Situation durch den Kutschersitz
- begleitende Symptome
- ggf. weitere eingeleitete Maßnahmen

1.1.3 Atemstimulierende Einreibung

Unter einer **atemstimulierenden Einreibung** versteht man die Einreibung des Rückens nach einem bestimmten Muster (Abb. 1.10) mit Cremes oder Ölen, mit oder ohne Wirkstoffe. Wie der Name sagt, dient ihre Anwendung der bewussten Atmung sowie der Prophylaxe von Atemwegserkrankungen.

Indikationen und Ziele

Die atemstimulierende Einreibung unterstützt das **Körperbewusstsein** und fördert die **Entspannung**. **Indikationen** für eine atemstimulierende Einreibung sind:
- Pneumoniegefährdung
- Schmerzen bei der Atmung
- Atemübung und Atemtraining
- Wahrnehmungsverluste

Ziele der atemstimulierenden Einreibung sind:
- für eine ruhige, bewusste und dabei tiefe Atmung sorgen
- die Körperwahrnehmung unterstützen
- die Durchblutung der Haut fördern
- das Wohlbefinden steigern
- für Entspannung sorgen

Durchführung

Die Pflegefachkraft kommt dem alten Menschen während der atemstimulierenden Einreibung sehr nah. Gerade wenn er diese Maßnahme nicht kennt, kann er sie als Übertritt in seine **Intimsphäre** empfinden, da er sie ggf. als nicht notwendig empfindet. Daher bespricht die Pflegefachkraft die Maßnahme zunächst mit ihm. Gleichzeitig erfragt sie bekannte **Allergien**, um diese bei der Wahl des Mittels zur Einreibung zu berücksichtigen.

! Merke Medikamentöse Einreibepräparate oder Pflegemittel mit ätherischen Zusätzen verwendet die Pflegefachkraft grundsätzlich nicht für die atemstimulierende Einreibung.

Um **Verletzungen** zu vermeiden, arbeitet die Pflegefachkraft ohne Handschuhe, da diese leicht **Scherkräfte** auf der Haut verursachen könnten. Auch Schmuck und insbesondere Fingerringe legt sie ab. Dann reinigt und desinfiziert sie ihre Hände und sorgt dafür, dass die Hände sowie das Zimmer nicht kalt sind. Der alte Mensch sitzt mit freiem Rücken auf der Bettkante oder auf einem Hocker und stützt sich mit den Armen bequem ab.

! Merke Bettlägerige alte Menschen bringt die Pflegefachkraft in eine **halbe Bauchlage**, indem sie sie in ca. 135° auf den Bauch legt. Ein untergelegtes Kissen sorgt dafür, dass der alte Mensch nicht flach auf den Bauch rollt.

Für die Einreibung verwendet die Pflegefachkraft **Hautlotion** oder ein Körperöl, das sie gemeinsam mit dem Betroffenen auswählt. Zunächst verteilt sie die Lotion bzw. das Öl gleichmäßig in ihren Handflächen. Dann gibt sie eine weitere kleine Menge in ihre Hände. Diese legt sie zu Beginn auf die Schultern des alten Menschen. Dabei versucht sie, dessen **Atemrhythmus** zu erspüren. Dann reibt sie den Rücken in gleichmäßig kreisenden Bewegungen vom Nacken zum Steiß im Atemrhythmus ein (Abb. 1.10). Die Finger der Pflegefachkraft bleiben dabei geschlossen und werden nicht gespreizt.

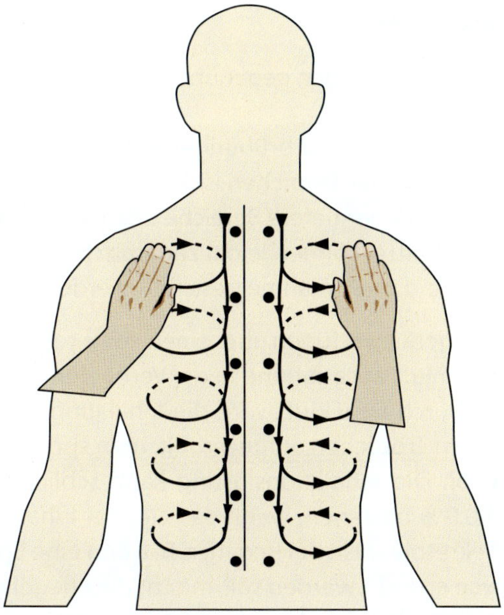

Abb. 1.10: Gleichmäßig mit beiden Händen kreisend reibt die Pflegefachkraft den Rücken des alten Menschen ein. Beide Hände bleiben dabei immer gleichzeitig am Körper.

Rechts und links neben der Wirbelsäule übt die Pflegefachkraft mit dem Daumen oder Zeigefinger einen etwas stärkeren Druck aus. Abb. 1.10 zeigt diese Punkte an. Ist die Pflegefachkraft mit ihren Händen am unteren Rücken angelangt, so hebt sie sie ab und setzt sie oben an den Schultern wieder an. Den gesamten Vorgang wiederholt sie fünf- bis achtmal.

Nach der Einreibung streicht die Pflegefachkraft den Rücken beidseits der Wirbelsäule von oben nach unten aus. Danach ruht der alte Mensch noch einige Minuten und lässt die Einreibung nachwirken. Die Pflegefachkraft reinigt und desinfiziert abschließend ihre Hände.

✔ **Tipp** Die Pflegefachkraft dokumentiert:
- Zeitpunkt und Dauer der atemstimulierenden Einreibung
- verwendete Körperlotion bzw. Körperöl
- Verträglichkeit der Einreibung
- Befinden des alten Menschen
- Begleiterscheinungen, z. B. verstärktes Abhusten

1.1.4 Inhalation

➔ **Definition Inhalation** (lat. inhalare: hauchen): Einatmung von Gasen, Dämpfen oder Aerosolen zur Prävention oder Therapie von Atemwegserkrankungen

LF 1.3

Bei der therapeutischen Inhalation atmet der alte Mensch **Dämpfe** mit oder wohne zugesetzte Arzneimittel ein. Tab. 1.4 zeigt die verschiedenen Inhalationsformen.

Inhalationsform	Prinzip	Erreichte Atemwege
Aerosolgerät	Durch Druckluft wird Flüssigkeit verwirbelt.	Luftröhre und Bronchien
Ultraschallvernebler	Durch Ultraschall werden feinste Tröpfchen erzeugt.	bis zu den Alveolen
Dosieraerosol	Durch Treibgas wird ein Medikament in die Alveolen befördert.	bis zu den Alveolen

Tab. 1.4: Inhalationsformen, das ihnen zugrundeliegende Prinzip sowie die jeweils erreichten Bereiche der Atemwege.

! Merke Die Inhalation von Arzneimitteln sowie spezielle Inhalationsgeräte, z. B. Dosieraerosole, setzt die Pflegefachkraft nur nach ärztlicher Anordnung ein.

Indikationen und Ziele

Die **Indikationen** für eine Inhalation sind vielfältig:
- akute Atemwegserkrankungen, z. B. im Rahmen einer Erkältung oder Pneumonie
- chronisch-obstruktive Atemwegserkrankungen, z. B. Asthma bronchiale
- Prophylaxe von Atemwegsinfekten bei abwehrgeschwächten Menschen

Je nach Indikation werden unterschiedliche **Ziele** mit der Inhalation verfolgt. Im Wesentlichen lassen sich folgende Ziele unterscheiden:

- **Sekretolyse**, d. h. die Lösung von Sekret in den Atemwegen
- **Spasmolyse**, d. h. die Lösung von Verkrampfungen und Schwellungen der Atemwege
- **Befeuchtung** der Atemwege, um eine Erkrankung zu vermeiden

Neben den **Inhaltsstoffen** des Dampfes ist auch die **Tröpfchengröße** der bei der Inhalation zugeführten Stoffe entscheidend.

> **! Merke** Je kleiner die Tröpfchen, desto tiefer dringen sie in die immer engeren Verzweigungen der Atemwege vor.

Besteht das Ziel darin, bei einem Asthmaanfall einen Bronchospasmus zu lösen, so ist ein ärztlich angeordnetes Dosieraerosol notwendig.

> **✔ Tipp** Inhaliert der alte Mensch zum Zweck der Sekretolyse, so sorgt die Pflegefachkraft dafür, dass er nach der Inhalation der schleimlösenden Substanzen abhusten kann. Hierzu wendet sie atemunterstützende Lagerungen (► LF 1.3, Kap. 1.1.2, S. 132) und Vibrationsmassage des Brustkorbs (► LF 1.3, Kap. 1.1.6, S. 139) an.

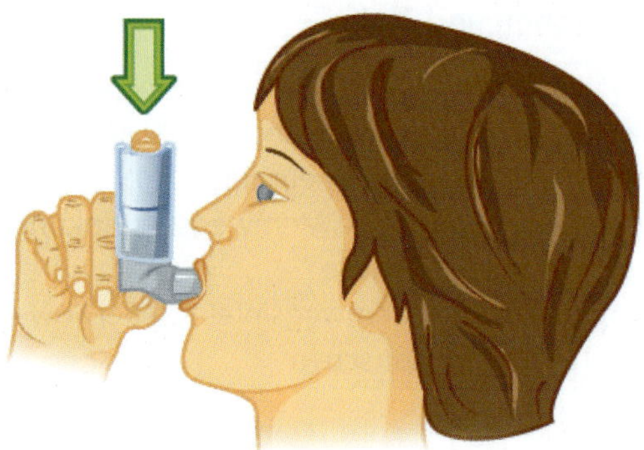

Abb. 1.11: Mithilfe des Dosieraerosols lassen sich Medikamente bis in die Alveolen transportieren.

Aerosolgerät

Aerosolgeräte haben gegenüber Dampfbädern folgende **Vorteile**:

- Die Gefahr von Verbrühungen entfällt.
- Die Größe der Tröpfchen ist kleiner, der Dampf erreicht daher tiefere Bereiche der Atemwege.
- Arzneimittel können leicht zugemischt und ihre vollständige Einnahme gesichert werden.

Aerosolgeräte verfügen über einen Kompressor, der die Raumluft ansaugt und in die Verneblerkammer leitet. Durch **Druckluft** wird die Inhalationslösung zu feinen Tröpfchen aufgewirbelt, man spricht von **Aerosol**. Die Inhalationslösung kann schlicht aus NaCl 0,9 % bestehen, wenn das Ziel der Inhalation die Sekretolyse ist. Bei Bedarf, z. B. wenn eine **Spasmolyse** erreicht werden soll, mischt die Pflegefachkraft nach ärztlicher Anordnung Arzneimittel, sogenannte **Spasmolytika**, zu.

Die Inhalationslösung beträgt beim Aerosolgerät nur wenige Milliliter. Die Pflegefachkraft kann daher eindeutig prüfen, ob der alte Mensch die gesamte Lösung bzw. das gesamte **Arzneimittel** eingenommen hat. Um dies zu erreichen, inhaliert der alte Mensch, bis die komplette Inhalationslösung aufgebraucht ist; zu diesem Zeitpunkt ändert sich das Geräusch des Gerätes und es dringt kein sichtbarer Nebel aus.

Bei Bedarf führt die Pflegefachkraft, nachdem sie ihre Hände desinfiziert hat, zunächst eine **Mund-** und/oder **Nasenreinigung** (► LF 1.3, Kap. 1.7.6, S. 220; LF 1.3, Kap. 1.7.7, S. 223) durch bzw. leitet den Betroffenen dazu an. Je nach Fähigkeiten kann er das Aerosol über eine Maske oder ein Mundstück einatmen.

Eine **Maske** hält der alte Mensch oder die Pflegefachkraft gut abschließend auf Mund und Nase.

Bei der Verwendung eines **Mundstücks** achtet die Pflegefachkraft darauf, dass der alte Mensch den Ansatz zwischen die Zähne nimmt, ihn mit den Lippen fest umschließt und nicht durch die Nase atmet.

Die Pflegefachkraft fordert den alten Menschen auf, ruhig und normal zu atmen. Eine übermäßig schnelle und tiefe Inhalation würde eine **Hyperventilation** (► LF 1.3, Kap. 1.1.1, S. 126) fördern und ist zu vermeiden.

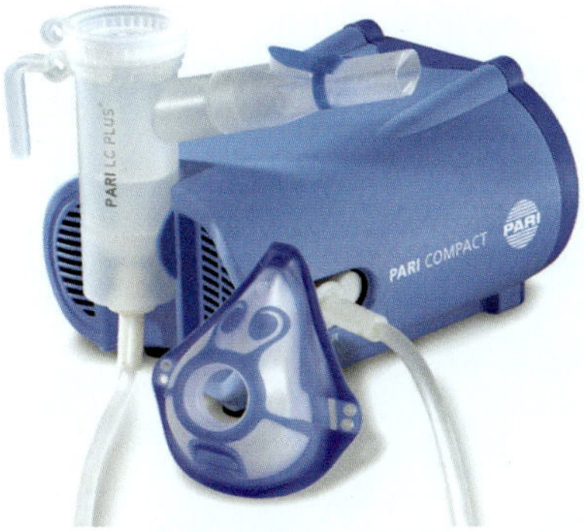

Abb. 1.12: Aerosolgeräte vernebeln kleinere Tropfen, die in die tieferen Atemwege vordringen können. Medikamente können mit Aerosolgeräten genau dosiert werden.

- Während der alte Mensch einatmet, betätigt er den Intervallhebel des Gerätes.
- Danach legt er eine kurze Atempause ein, damit die Inhalationslösung wirken kann. Gleichzeitig stoppt er die Aerosolzufuhr über den Intervallhebel.
- Durch die Nase atmet der alte Mensch langsam aus. Anschließend beginnt der Vorgang von vorn.

Nach der Inhalation ruht der alte Mensch etwa 20 bis 30 Minuten und vermeidet kalte Außenluft. Nach ärztlicher Anordnung führt die Pflegefachkraft nach der Inhalation eine Vibrationsmassage (► LF 1.3, Kap. 1.1.6, S. 139) durch.

Ultraschallvernebler

Beim **Ultraschallvernebler** wird durch die Wirkung des Ultraschalls Nebel erzeugt. Da der Ultraschallvernebler nicht direkt an den Mund oder die Nase des alten Menschen gehalten, sondern ca. 50 cm Abstand eingehalten wird, werden dem Gerät keine Arzneimittel zugesetzt. Diese würden den alten Menschen nicht zuverlässig erreichen, gleichzeitig würde aber z. B. auch die Pflegefachkraft, wenn sie den Raum betritt, das Medikament einatmen.

Ultraschallvernebler sind in der Vergangenheit oft in die **Kritik** geraten. Grund dafür ist, dass sie zum **Gesundheitsrisiko** werden, wenn Hygienevorschriften nicht eingehalten werden. So sind sowohl die Schläuche des Gerätes als auch der Bakterienfilter und das Reservoir des Aqua dest. sehr häufig und regelmäßig nach den Herstellerangaben zu reinigen. Geschieht dies nicht, so können sich Keime leicht vermehren und werden über die Vernebelung in den gesamten Raum getragen.

> ✔ **Tipp** Die Pflegefachkraft dokumentiert:
> - Zeitpunkt, Dauer und Art der durchgeführten Inhalation
> - Verträglichkeit der Inhalation
> - Reaktionen nach der Inhalation, z. B. Auswurf, starkes Abhusten

1.1.5 Atemübungen

Die Durchführung spezieller **Atemübungen** wird ärztlich verordnet und ist Aufgabe der Physiotherapeuten. Die Pflegefachkraft unterstützt die Ziele der Physiotherapie, indem sie den Betroffenen im Alltag mehrmals täglich zum vertieften Atmen anregt und Teilübungen anleitet, z. B. im Rahmen der Grundpflege. Zudem achtet sie auf eine Körperhaltung bzw. Lagerung des alten Menschen, welche die freie Atmung nicht beeinträchtigt, sondern unterstützt.

Indikationen und Ziele

Indikationen für Atemübungen sind:
- Bettlägerigkeit und Immobilität
- chronisch-obstruktive Atemwegserkrankungen
- akute Erkrankungen der unteren Atemwege, z. B. Pneumonie

Ziel der Atemübungen ist, die Lungenventilation, d. h. die Belüftung aller Alveolen, zu fördern. Die Ein- und Ausatmungsphasen werden durch die Atemübungen vertieft und die Blutzirkulation des alten Menschen aktiviert.

Richtiges Atmen

Als Basis der Atemübungen leitet die Pflegefachkraft den alten Menschen zum **richtigen Atmen** an. Die Einatmung durch die Nase und die Ausatmung durch den Mund unterstützen den Atemvorgang so, wie er physiologisch vorgesehen ist.

Um die tiefe Einatmung zu erklären, weist die Pflegefachkraft auf die sogenannte **Bauchatmung** hin.

Das Heben und Senken des Bauches ist für den Betroffenen ein gut erkennbares Zeichen, um seine Atemtiefe einzuschätzen.

> ! **Merke** Eine bewusste, vertiefte Bauchatmung kann bei Personen, die sie nicht gewohnt sind, zu Schwindel führen. Die Pflegefachkraft bleibt daher bei dem alten Menschen und beobachtet ihn. Bei Bedarf leitet sie ihn an, zunächst etwas weniger tief einzuatmen und die Atemtiefe dann langsam zu steigern. Gleichzeitig achtet sie darauf, dass der alte Mensch nicht zu schnell atmet, um eine Hyperventilation zu vermeiden.

Die **Brustatmung** wird dem alten Menschen bewusst, indem er seine Hände mit leichtem Druck auf den Brustkorb und seitlich an die Flanken legt. Auf diese Weise kann er seine Atembewegungen erspüren und eine vertiefte Atembewegung aktiv steuern. Zur **Steigerung** dieser Atemübung fordert die Pflegefachkraft den alten Menschen auf, die aufgelegten Hände »wegzuatmen«. Sobald er die Übung verstanden hat, kann er sie täglich mehrmals selbstständig durchführen.

Atemtrainer

Als **Atemtrainer** bezeichnet man Geräte, die dazu dienen, die Ein- oder Ausatmung zu unterstützen. Atemtrainer gelten als Hilfsmittel und werden vom Arzt verordnet. Ihre Anwendung wird mehrmals täglich wiederholt.

> ➔ **Definition** **SMI** (engl. sustained maximal inspiration: anhaltende maximale Einatmung): SMI-Trainer dienen dazu, die Einatmung zu trainieren.

Der Drei-Ball-Trainer, meist Triflow genannt, ist ein Beispiel für einen SMI-Trainer. Durch eine tiefe **Einatmung** soll der Ball in der ersten Kammer und – bei geübten Menschen – auch der Ball in der zweiten und dritten Kammer in der Schwebe gehalten werden. Anfangs führt der alte Mensch die Übung mit acht bis zehn Atemzügen durch und wiederholt die Übung fünf- bis zehnmal täglich (24). Später kann die Anzahl der Atemzüge noch etwas gesteigert werden.

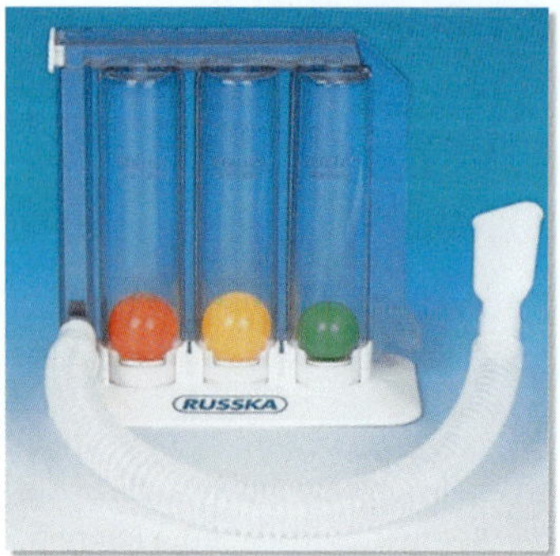

Abb. 1.13: SMI-Trainer zum Training der Einatmung. Dieses Gerät ist nur für den Gebrauch durch eine Person bestimmt.

Der **VRP1®**-Flutter-Trainer gehört zu den Atemtrainern, welche die **Ausatmung** fördern. Eine Kugel innerhalb des Gerätes stellt einen Widerstand dar, gegen den der alte Mensch ausatmet. Der Druck seiner Ausatmung steigt dadurch an und die Kugel rollt die Trichterwand hoch. Die Luft gleitet an der Kugel vorbei und strebt über die Löcher am oberen Rand des Gerätes nach außen, die Kugel sackt zurück. Auf diese Weise entstehen Schwingungen, die sich in den Bronchien fortsetzen und dazu führen, dass sich das vorhandene Sekret löst.

Die Pflegefachkraft leitet die Verwendung der Atemtrainer an und erinnert den alten Menschen später bei Bedarf an die **regelmäßige Benutzung**. Je nach Herstellerangaben sorgt die Pflegefachkraft zudem für eine fachgerechte **Reinigung** und **Desinfektion** des Gerätes.

> ! **Merke** Nach dem Einsatz schleimlösender Substanzen, z. B. im Rahmen der Inhalation (►LF 1.3, Kap. 1.1.4, S. 135), fördert die Pflegefachkraft das Abhusten des Sekrets. Der VRP1®-Flutter kann hierbei unterstützen.

Atemtraining im Alltag

Mehr als jede andere Berufsgruppe nehmen Pflegefachkräfte am **Alltag** des alten Menschen teil. Da die Atmung eine lebenswichtige Funktion ist, nimmt die Pflegefachkraft das **Atemtraining** ernst und integriert es in den Alltag. Möglichkeiten hierfür sind beispielsweise:

- Luftballons, die dazu einladen, sie wegzupusten
- ein Mobilé zum Anpusten über dem Bett eines bettlägerigen alten Menschen
- ein Strohhalm, mit dem in einem Gefäß mit Wasser ein Blubbern erzeugt werden kann

Auch das in den Alltag integrierte Atemtraining sollte jeweils nicht länger als etwa zehn Minuten dauern, um eine Hyperventilation zu vermeiden. Zudem kann das Atemtraining gerade für alte Menschen anstrengend sein. Es ist jedoch möglich, das Atemtraining mehrmals täglich zu wiederholen.

✔ **Tipp** Die Pflegefachkraft dokumentiert:

- Häufigkeit, Zeit, Dauer und Art der durchgeführten Atemübungen
- Effekte der Atemübungen
- Haltung bzw. Lagerung
- Ablauf des Atemvorgangs, z. B. Einatmung durch den Mund oder durch die Nase
- Tendenz zur Bauch- oder Brustatmung
- Atemtiefe
- Kreislaufsituation bei den Atemübungen
- besondere Zwischenfälle, z. B. Veränderung der Gesichtsfarbe, Hyperventilation

1.1.6 Vibrationsmassage

Die **Vibrationsmassage**, im Alltag oft als »Abklopfen« bezeichnet, schließt sich an die Maßnahmen der **Sekretolyse**, z. B. die Inhalation, an. Die Pflegefachkraft führt die Vibrationsmassage mit einem eigens dafür gedachten Gerät durch.

! Merke In folgenden Fällen darf keine Vibrationsmassage durchgeführt werden:

- akuter Herzinfarkt
- Herzrhythmusstörungen
- Blutungen im Bereich der Atemwege
- Thrombose/Embolie
- Frakturen im Brust- und Rückenbereich

Nur nach Rücksprache mit dem Arzt:

- nach Schlaganfall
- bei Osteoporose

Indikationen und Ziele

Die **Indikation** für eine Vibrationsmassage besteht unter anderem bei

- sehr flacher Atmung, auch **Atemdepression** genannt,
- **Bettlägerigkeit**, da diese das Risiko für eine flache Atmung und Minderbelüftung der Alveolen erhöht,
- akuten Erkrankungen der unteren Atemwege.

Die **Ziele** der Vibrationsmassage sind:

- Sekret in den Atemwegen lockern
- Abtransport/Abhusten des Sekrets erleichtern
- Pneumonieprophylaxe (► LF 1.3, Kap. 1.9.1, S. 269)

Durchführung

Zunächst sorgt die Pflegefachkraft für **Sichtschutz**, dann desinfiziert sie ihre Hände und entkleidet den Oberkörper des alten Menschen. Sie setzt den alten Menschen auf die Bettkante bzw. fordert ihn auf, sich entsprechend hinzusetzen.

Bettlägerige alte Menschen liegen in **Bauchlage** von ca. 135° mit einer Kissenunterpolsterung. Das Vibrationsgerät wendet die Pflegefachkraft jeweils auf der Körperseite an, die mit dem Kissen unterpolstert ist. Sie entfernt das Kopfkissen, sodass der Kopf leicht nach unten zeigt.

Für anfallenden **Auswurf** reicht die Pflegefachkraft dem alten Menschen eine Nierenschale und Zellstofftücher.

Die **Richtung** der Vibrationsmassage entspricht dem Weg der Einatmung, d. h., die Pflegefachkraft beginnt im Bereich der Oberlappen. Der Pflegebedürftige muss erst das Sekret aus den Oberlappen abhusten, bevor das Sekret aus den Mittel- und Unterlappen nachfolgen kann. Während der Massage fordert die Pflegefachkraft den alten Menschen auf, auszuatmen und bewusst **abzuhusten**. Zwischendurch unterbricht sie die Massage kurz, um ihn gezielt zur Einatmung anzuleiten. Dabei achtet sie auf einen insgesamt **ausgewogenen Atemrhythmus**.

! Merke Die Wirbelsäule sowie die Nieren spart die Pflegefachkraft bei der Vibrationsmassage aus, d.h., die Vibrationsmassage endet am unteren Rippenbogen.

Bei Bedarf findet nach der Vibrationsmassage eine **Mundpflege** statt (► LF 1.3, Kap. 1.7.6, S. 220).

✓ Tipp Die Pflegefachkraft dokumentiert:
- Zeit und Dauer der Vibrationsmassage
- Atemfrequenz und -tiefe
- Art des Hustens und Hustenintervalle
- Farbe, Konsistenz und Menge des Sputums
- Äußerungen des alten Menschen
- Begleiterscheinungen, z.B. Schwindel, Übelkeit, Schmerzen

1.1.7 Absaugen der Atemwege

Das **Absaugen** der Atemwege dient dazu, die Nase sowie den Mund- und Rachenraum von Sekret zu befreien, wenn der alte Mensch nicht in der Lage ist, zu schnäuzen bzw. das Sekret abzuhusten. Auch tiefere Bereiche des Atemtraktes können abgesaugt werden, z.B. bei beatmeten Menschen oder bei Trägern einer Trachealkanüle (► LF 1.3, Kap. 9.5.2, S. 425). Diese Aufgabe ist jedoch speziell ausgebildeten Pflegefachkräften vorbehalten.

! Merke Nur in Notfällen dürfen Pflegefachkräfte ohne ärztliche Anordnung absaugen.

Indikationen und Ziele

Da das Absaugen von den meisten alten Menschen als unangenehm empfunden wird und eine **invasiveMaßnahme** darstellt, d.h. in den Menschen eindringt, werden die **Indikationen** für das Absaugen sehr eng gestellt. Infrage kommen:
- fehlende Kraft, die Nase, Mundhöhle und Rachenraum selbstständig von Sekret zu befreien
- Schluckstörungen und -lähmungen
- Gefahr einer Aspiration

Das **Ziel** des Absaugens besteht darin,
- Sekret zu entfernen,
- eine freie Nasenatmung zu ermöglichen und
- eine Aspiration mit ggf. nachfolgender Infektion der Atemwege zu verhindern.

Durchführung

Um einerseits die Nase bzw. den Mund- und Rachenraum gut zu erreichen und andererseits eine Aspiration während des Absaugens zu vermeiden, liegt der alte Mensch in einer möglichst hohen **Oberkörperhochlage**.

Wegen der meist im Sekret enthaltenen Erreger zieht die Pflegefachkraft **Handschuhe** an, nachdem sie ihre Hände desinfiziert hat. Bei Bedarf, z.B. bei hochinfektiösen Erkrankungen, trägt sie zudem einen Mundschutz sowie einen Schutzkittel.

Den Absaugkatheter setzt die Pflegefachkraft, ohne ihn zu berühren, auf den Absaugschlauch und belässt ihn in der Verpackung, bis sie ihn benötigt. Sofern der alte Mensch eine **Zahnprothese** trägt, entfernt sie diese. Auf diese Weise vermeidet sie, dass die Prothese beschädigt oder verschluckt wird. Zudem sind der Mund- und Rachenraum besser zugänglich.

Bevor die Pflegefachkraft den **Absaugkatheter** einführt, befeuchtet sie ihn mit NaCl 0,9%. Nun führt sie ihn **ohne Sog** in die Nase bzw. den Mund ein, indem sie das Sogloch nicht mit dem Finger bedeckt. Dann verschließt sie das Sogloch und stellt dadurch einen Sog her. Mit leichten Drehbewegungen saugt sie die Nase bzw. den Mund- und Rachenraum ab und zieht den Absaugkatheter dabei langsam aus der Nase bzw. dem Mund heraus.

! Merke Saugt die Pflegefachkraft den Mund- und Rachenraum ab, so achtet sie darauf, nicht zu weit in den Rachen vorzudringen, sondern im sichtbaren Bereich zu bleiben, um einen Würgereiz zu vermeiden. Das Zäpfchen (► LF 1.3, Kap. 9.1.2, S. 410) berührt sie dabei nicht.

Die **Dauer** eines Absaugvorgangs sollte nicht mehr als 10 Sekunden dauern, um dem alten Menschen Zeit zum Atmen zu geben. Daher wiederholt die Pflegefachkraft den Vorgang bei Bedarf.

✓ Tipp Während die Pflegefachkraft absaugt, achtet sie auf
- die Atmung des alten Menschen,
- eine vorsichtige und behutsame Handhabung des Absaugkatheters, um Verletzungen der Schleimhäute zu vermeiden,
- Widerstände, diese versucht sie nicht zu überwinden,
- Knicke des Absaugkatheters, die das Absaugen behindern,
- Würgereize des alten Menschen.

Ist die Nase bzw. der Mund- und Rachenraum vom Sekret befreit, so wickelt die Pflegefachkraft den Katheter um die Hand, zieht den Handschuh darüber aus und legt beides hygienisch ab, z. B. in eine Abwurfschale.

Nach dem Absaugen führt die Pflegefachkraft bei Bedarf eine **Mund- und Nasenpflege** (► LF 1.3, Kap. 1.7.6, S. 220; LF 1.3, Kap. 1.7.7, S. 223) durch. Anschließend bringt sie den alten Menschen wieder in die gewünschte bzw. nach dem Lagerungsplan (► LF 1.3, Kap. 1.8.6, S. 264) vorgesehene Lage.

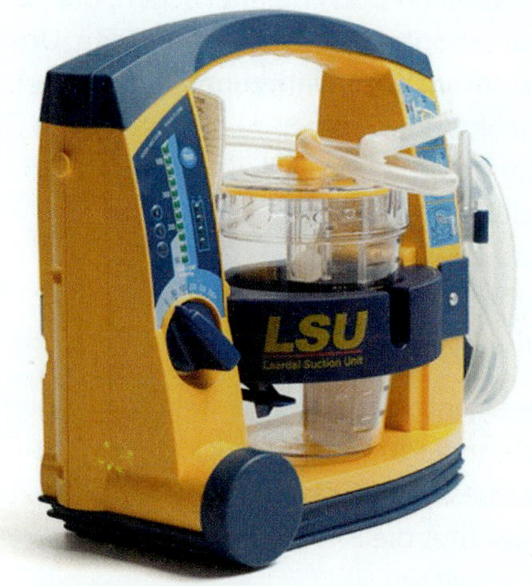

Abb. 1.14: Ein Absauggerät besteht klassischerweise aus einem Absaugschlauch, einem Sekretbehälter sowie einem Sogregulator.

Das Material entsorgt bzw. reinigt und desinfiziert die Pflegefachkraft. Abschließend desinfiziert sie ihre Hände.

✓ Tipp Die Pflegefachkraft dokumentiert:
- Zeitpunkt des Absaugens
- Menge, Farbe, Geruch und ggf. Beimengungen des Sekrets
- Reaktion des alten Menschen auf das Absaugen

1.2 Vitalfunktionen beobachten und sichern: Herz-Kreislauf

Neben der Atmung ist auch der **Herz-Kreislauf** eine lebensnotwendige Körperfunktion. Er sorgt dafür, dass das Blut und mit ihm Sauerstoff und Nährstoffe in alle Bereiche des Körpers transportiert werden. Der Herz-Kreislauf ist damit quasi eine Art Lieferservice für die Ernährung und Gesunderhaltung der Zellen und damit für alle Organe und Körperteile.

1.2.1 Beobachtung des Herz-Kreislaufs

Entscheidend bei der Beobachtung des Herz-Kreislaufs ist:
- Mit welchem Druck wird das Blut vom Herz in den Blutkreislauf gepumpt? Wie hoch ist der **Blutdruck**?
- Mit welcher Frequenz oder »Taktstärke« wird das Blut vom Herz in den Blutkreislauf gepumpt? Wie hoch ist der **Puls**?

! Merke Gemeinsam mit der Atmung werden der Blutdruck und Puls oft als Vitalzeichen bezeichnet. Ordnet der Arzt beispielsweise an, dreimal täglich die Vitalzeichen zu kontrollieren, so beobachtet die Pflegefachkraft dreimal täglich jeweils Blutdruck, Puls und Atmung.

LF 1.3

Die Pflegefachkraft **beobachtet** den Blutdruck und Puls gezielt bei
- der Neuaufnahme,
- Herzerkrankungen,
- Lungenerkrankungen,
- Gefäßerkrankungen,
- Fieber,
- akuten Erkrankungen,
- Schwindel und Übelkeit,
- der Gabe vonSauerstoff,
- Bewusstlosigkeit.

Blutdruck

Entscheidend bei der Beobachtung des Blutdrucks sind folgende Werte:
- **systolischerWert**
- **diastolischer Wert**
- **Blutdruckamplitude**, d. h. die Spanne zwischen den beiden Werten

> **! Merke** Große sowie kleine Gefäße, Arterien ebenso wie Venen weisen einen Blutdruck auf. Im Bereich der Medizin ist, wenn von Blutdruck gesprochen wird, stets der Druck innerhalb der größeren Arterien gemeint.

Der **systolische Wert** zeigt den Druck an, der entsteht, wenn sich das Herz anspannt und zum Auswurf des Blutes durch die Taschenklappen in den Herz- sowie Lungenkreislauf (► LF 1.3, Kap. 10.1.1, S. 429) bereit macht.

Der **diastolische Wert** zeigt den Druck an, der entsteht, wenn das Herz sich gerade vom Auswurf des Blutes erholt, die Herzkammern (► LF 1.3, Kap. 10.1.1, S. 428) erschlafft sind und langsam von den Vorhöfen wieder mit Blut gefüllt werden.

Die **Blutdruckamplitude** zeigt die Differenz zwischen diesen beiden Spannungszuständen an. Bei einem gesunden Menschen beträgt sie weniger als 50 mmHg.
- Liegt die Blutdruckamplitude höher, so kann dies z. B. ein Anzeichen für eine **Hyperthyreose** (► LF 1.3, Kap. 15.4.1, S. 574) sein.
- Liegt die Blutdruckamplitude wesentlich unter 50 mmHg, so kann dies z. B. ein Zeichen für einen **Schock** sein.

Systolischer Wert (mmHg)	Diastolischer Wert (mmHg)	Bewertung
< 110 beim Mann < 100 bei der Frau (unter Ruhebedingungen)	< 60 (unter Ruhebedingungen)	Hypotonie (zu niedriger Blutdruck)
ca. 120	ca. 80	optimal
ca. 130	ca. 85	normal
ca. 130–139	ca. 85–89	noch normal
≥ 140	≥ 90	Hypertonie (Bluthochdruck)

Tab. 1.5: Systolische und diastolische Blutdruckwerte sowie ihre Bewertung (6, S. 966; 7).

Aufgabe der Pflegefachkraft ist, einen plötzlich auftretenden sehr hohen oder sehr niedrigen Blutdruck zu erkennen, um ärztlich verordnete Bedarfsmedikamente ggf. zeitnah zu verabreichen bzw. bei Bedarf einen Arzt zu rufen.

- Eine **hypertensive Krise** ist ein kurzfristig auftretender, sehr hoher systolischer und diastolischer Blutdruck. Sie kann sowohl bei Menschen auftreten, die normalerweise einen normalen Blutdruck haben als auch bei Menschen, die generell einen erhöhten Blutdruck aufweisen. Um eine hypertensive Krise wahrzunehmen, achtet die Pflegfachkraft auf folgende Symptome:
  - Kopfschmerzen
  - Schwindel
  - Ohrensausen
  - Sehstörungen
  - Engegefühl im Brustkorb
- Unter einer **hypotonen Krise** versteht man einen kurzfristig sehr niedrigen Blutdruck. Es besteht die Gefahr eines Kreislaufkollapses. Um diesen zu vermeiden, achtet die Pflegefachkraft auf
  - starkes Schwitzen,
  - kalte Extremitäten,
  - Schwarzsehen,
  - Schwindel.

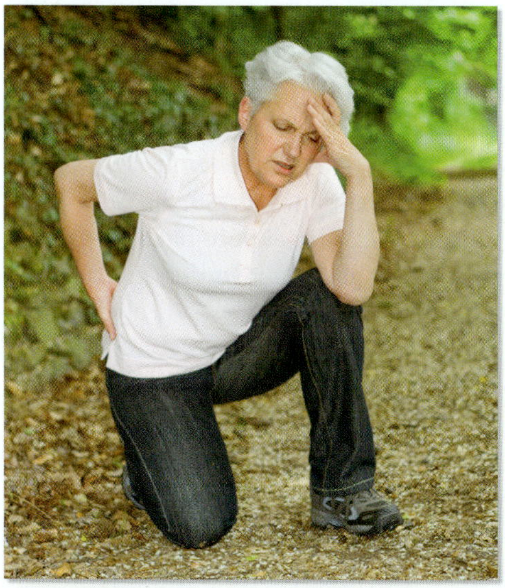

Abb. 1.15: Schwindel kann ein Zeichen sein sowohl für eine Hypertonie als auch eine Hypotonie – und ist daher immer ernst zu nehmen.

! Merke Es können sowohl ein erhöhter als auch ein erniedrigter Blutdruck jederzeit auftreten. Die Pflegefachkraft nimmt daher Andeutungen über Schwindel, Kopfschmerzen und Kreislaufprobleme immer ernst. Im Zweifelsfall überprüft sie ihren Eindruck durch die Messung von Puls und Blutdruck.

Dokumentation des Blutdrucks
► LF 1.3, Kap. 1.2.2, S. 144

Puls

Bei der Beobachtung des **Pulses** achtet die Pflegefachkraft auf die folgenden drei Eigenschaften:

- Die **Pulsfrequenz** zeigt an, wie oft das Herz des Menschen schlägt und ist abhängig vom Alter und Geschlecht. Zudem spielen äußere Einflüsse, z. B. Aufregung oder Ruhe, eine Rolle. Die Pulsfrequenz wird üblicherweise in Schlägen pro Minute angegeben. Tab. 1.6. zeigt unterschiedliche Pulsfrequenzen.
- Der **Pulsrhythmus** sagt etwas über den »Takt« des Pulses aus. Im Normalfall ist der Puls regelmäßig und gleich stark. Kurze unregelmäßige Pausen oder zwischenzeitlich auftretende, nah aufeinanderfolgende Pulsschläge weisen auf Herzrhythmusstörungen (► LF 1.3, Kap. 10.4.2, S. 442) hin. Tab. 1.7. zeigt unterschiedliche Herzrhythmusstörungen.
- Die **Pulsqualität** wird durch die Spannung der Arterien und deren Füllungszustand beeinflusst.
  - Der Puls kann sehr **hart** sein, z. B. bei einer Hypertonie (► LF 1.3, Kap. 10.4.5, S. 446).
  - Eine Hypotonie oder ein Fieberschub können zu einem sehr **weichen**, schwachen Puls führen.
  - Der **fadenförmige Puls** ist kaum tastbar und hat meist eine hohe Frequenz. Er zeigt eine ungenügende Füllung des Gefäßsystems bei Kollaps- oder Schockzuständen an.

Pulsfrequenz	Bezeichnung	Beispiele für mögliche Ursachen	Symptome
< 60 Schläge pro Minute	Bradykardie, zu langsamer Puls	• Herzinfarkt (► LF 1.3, Kap. 10.4.4, S. 445) • Schlafapnoesyndrom • Medikamente, z. B. Schlafmittel	• Schwindel • Übelkeit • Synkope (► LF 1.3, Kap. 24.4.2, S. 784)
60–100 Schläge pro Minute	Normokardie, normaler Puls		
> 100 Schläge pro Minute	Tachykardie, zu schneller Puls	• Störungen der Erregungsleitung • Herzinsuffizienz • Hyperthyreose (► LF 1.3, Kap. 15.4.1, S. 574) • Fieber • Volumenmangel (Flüssigkeitsdefizit)	Je nach Ursache, z. B. • Atemnot (► LF 1.3, Kap. 23.5.2., S. 766) • Schwindel • Schwäche • Synkope • kardiogener Schock (► LF 1.3, Kap. 10.4.7, S. 448)

Tab. 1.6: Die Pulsfrequenz kann normal, zu niedrig oder zu hoch sein, entsprechend hat sie unterschiedliche Bedeutungen.

LF 1.3

! Merke Herzschläge, die nicht als Pulswellen spürbar sind, werden als Pulsdefizit bezeichnet.

Dokumentation des Pulses ► LF 1.3, Kap. 1.2.3, S. 146

LF 1.3

1.2.2 Blutdruckmessung

Die **Blutdruckmessung** kann auf ärztliche Anordnung in regelmäßigen Abständen und bei Bedarf auch mehrmals täglich stattfinden. Allgemein ist für die Blutdruckmessung keine ärztliche Anordnung notwendig. Gerade im Notfall misst die Pflegefachkraft den Blutdruck aus Eigeninitiative.

Die immer noch übliche Abkürzung für den Blutdruckwert ist **RR**, sie steht für **Riva-Rocci**. Scipione Riva-Rocci war ein italienischer Kinderarzt und Internist, der von 1863–1937 lebte. Er erfand das erste Gerät zur **unblutigen Messung** des Blutdrucks. Die heute noch verwandte Blutdruckmanschette geht auf ihn zurück.

Die gängigste **Einheit** für den Blutdruck ist mmHg, auch Millimeter Quecksilbersäule genannt. Neuere elektronische Geräte geben die Werte in der Einheit kPa, also Kilopascal an.

Indikationen und Ziele

Indikationen für eine regelmäßige Blutdruckmessung auf ärztliche Anordnung sind:

- akute Herz-/Gefäßkrankheiten (► LF 1.3, Kap. 10.4, S. 437)
- Arteriosklerose (► LF 1.3, Kap. 11.4.1, S. 460) und deren Folgeerkrankungen
- Gabe von Arzneimitteln, welche den Blutdruck beeinflussen, z. B. Antihypertonika (► LF 1.3, Kap. 7.1.5, S. 381)

Insbesondere in den folgenden Situationen misst die Pflegefachkraft bei Bedarf aus **Eigeninitiative** den Blutdruck:

- Übelkeit
- Sehstörungen
- akute Kreislaufregulationsstörungen, z. B. Schock (► LF 1.3, Kap. 10.4.7, S. 448)
- Stoffwechselentgleisungen, z. B. hypoglykämisches Koma (► LF 1.3, Kap. 15.4.2, S. 579)
- Vergiftungen (► LF 1.3, Kap. 24.4.7, S. 788)

Das **Ziel** der Blutdruckmessung besteht darin,

- pathologische Abweichungen des Blutdrucks zu erkennen,
- in Notfallsituationen die vitale Bedrohung des alten Menschen einzuschätzen und
- therapeutische Maßnahmen, z. B. die Gabe von Antihypertonika bzw. Reaktionen auf Medikamente, die neu gegeben werden, zu überwachen.

Bezeichnung	Charakteristik	Bedeutung
Arrhythmie	unregelmäßige Pulswellen	• Störung der Erregungsleitung • Herzklappenerkrankungen (► LF 1.3, Kap. 10.4.3, S. 444)
Extrasystolie	zusätzliche Herzaktionen	• Herzerkrankungen (► LF 1.3, Kap. 10.4, S. 437) • Medikamentennebenwirkung
Bigeminuspuls, auch Zwillingspuls genannt	doppelte Pulswellen	• Überdosierung von Digitalispräparaten (► LF 1.3, Kap. 10.4.1, S. 439) • koronare Herzkrankheit (► LF 1.3, Kap. 10.4.4, S. 444)
Asystolie	fehlender Herzschlag	• Herzstillstand

Tab. 1.7: Herzrhythmusstörungen, ihre Charakteristika und Bedeutungen.

Durchführung

Der Blutdruck sollte stets in **Ruhe** gemessen werden, da Stress und Hektik den Blutdruck beeinflussen. Seit der letzten Aktivität des alten Menschen sollten mindestens 5 Minuten vergangen sein. Der alte Mensch sitzt oder liegt bei der Blutdruckmessung.

! Merke Bei der ersten Blutdruckmessung misst die Pflegefachkraft an beiden Armen. Auf diese Weise kann sie Differenzen feststellen, die z. B. durch eine arterielle Durchblutungsstörung hervorgerufen werden können. Abweichungen teilt sie dem Arzt mit. Die weiteren Messungen führt die Pflegefachkraft an dem Arm durch, der den höheren Wert aufgewiesen hat.

Zur **Blutdruckmessung** verwendet die Pflegefachkraft

- ein **manuelles Blutdruckmessgerät** mit aufblasbarer Manschette und Federmanometer sowie ein Stethoskop oder
- ein **vollautomatisches Gerät**.

! Merke Die Pflegefachkraft misst den Blutdruck grundsätzlich nicht an verletzten, geschwollenen, entzündeten oder gelähmten Armen.

Um die Werte verschiedener Messzeitpunkte vergleichen zu können, misst die Pflegefachkraft den Blutdruck stets am selben Arm. Der alte Mensch befindet sich dabei stets in der gleichen sitzenden bzw. liegenden Position.

Vollautomatische Geräte weisen, je nach Hersteller, Besonderheiten auf. Um das Gerät korrekt anzuwenden, richtet sich die Pflegefachkraft nach den Herstellerangaben und nimmt an einer Geräteschulung teil.

Die **Größe** der Blutdruckmanschette richtet sich nach dem Umfang des Oberarms, sie sollte ca. drei Viertel der Länge des Oberarms umschließen. Der Abstand zur Ellenbeuge beträgt ca. 2,5 cm.

Vor der **manuellen Messung** desinfiziert die Pflegefachkraft ihre Hände und lässt zunächst die Luft aus der Manschette entweichen und verschließt danach das **Ventil**. Dann entkleidet sie den Oberarm oder schiebt dem Ärmel nach oben, sofern dieser dann nicht eng anliegt und die Durchblutung behindert. Anschließend legt sie die Manschette um den Oberarm. Der Unterarm lagert in Herzhöhe mit leicht angewinkeltem Ellbogen, z. B. auf einem Tisch. Nun beginnt die Pflegefachkraft, die Manschette aufzupumpen. Währenddessen fühlt sie den **Radialispuls** (► LF 1.3, Kap. 1.2.3, S. 147) am Handgelenk.

Sobald sie den Radialispuls nicht mehr spürt, pumpt sie die Manschette noch weitere 30 mmHg auf. Nun setzt sie das **Stethoskop** auf die Ellenbeuge und lässt die Luft langsam, ca. 2 bis 3 mmHg pro Sekunde, durch das Ventil entweichen. Dabei achtet sie auf den Zeiger des **Manometers**. Der Wert, der angezeigt wird, sobald sie den ersten Ton hört, ist der systolische Blutdruckwert. Die Pflegefachkraft merkt sich diesen Wert zunächst und dokumentiert ihn später. Der Zeigerstand, bei dem sie den letzten Ton hört, zeigt den diastolischen Blutdruckwert an. Steht dieser fest, so lässt die Pflegefachkraft die restliche Luft aus der Manschette entweichen und nimmt sie ab. Danach desinfiziert sie wiederum ihre Hände.

! Merke Blutdruckmessgerät regelmäßig nach Hygienestandard der Einrichtung desinfizieren. Bei infektiösen Pflegebedürftigen Blutdruckmessgerät im Zimmer lassen.

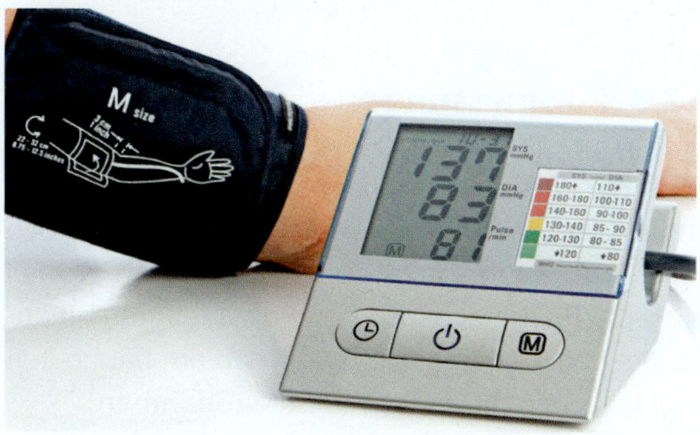

Abb. 1.16: Vollautomatisches Blutdruckmessgerät. Die meisten Geräte geben gleichzeitig auch die Pulsfrequenz an.

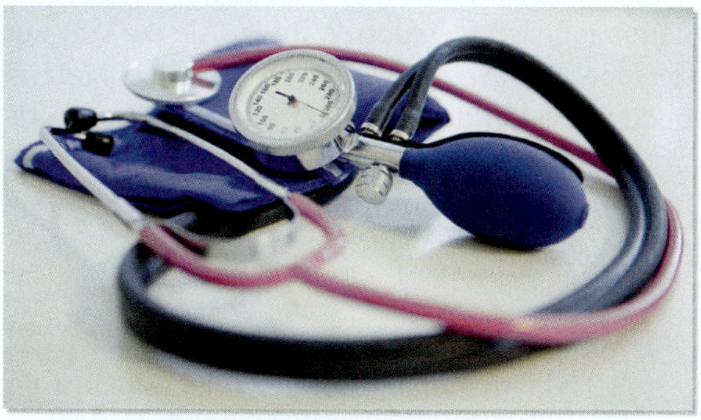

Abb. 1.17: Blutdruckmessgerät mit Manschette und separatem Stethoskop. Bei einigen Geräten ist das Stethoskop bereits in das Gerät integriert.

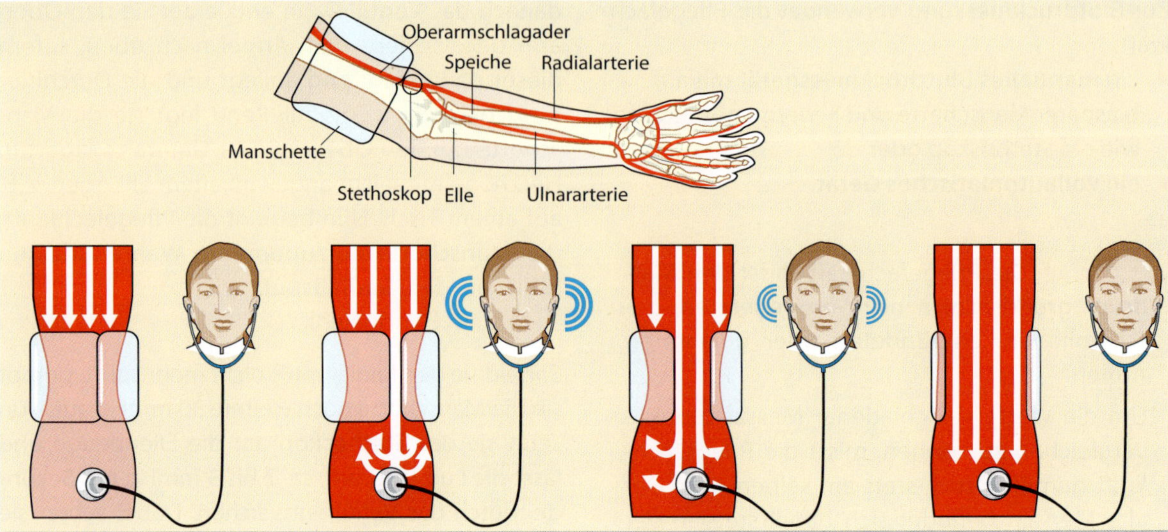

Abb. 1.18: RR-Messung mit Stethoskop. Der erste und letzte hörbare Ton geben die Blutdruckwerte an.

! Merke
- Erster hörbarer Ton = systolischer Wert
- Letzter hörbarer Ton = diastolischer Wert

Bei alten Menschen ist, aufgrund von Arteriosklerose, häufig bis zum Ende ein Strömungsgeräusch zu hören. In diesem Fall gilt das deutliche Abnehmen des Geräusches als Messpunkt für den diastolischen Blutdruck.

Sind die Strömungsgeräusche schlecht zu hören, so wendet die Pflegefachkraft die **palpatorische Blutdruckmessung** an, bei der sie auf ein Stethoskop verzichtet. Der Ablauf ähnelt der oben beschriebenen manuellen Messung. Während sie die Luft aus der Manschette ablässt, fühlt die Pflegefachkraft jedoch weiterhin den Puls. Der Messwert beim ersten fühlbaren Puls entspricht dem systolischen Blutdruck. Der diastolische Wert wird bei der palpatorischen Messung nicht gemessen.

! Merke
- Bei fehlerhaften Messungen oder unplausiblen Werten wartet die Pflegefachkraft mindestens zwei Minuten bis zur nächsten Messung, um den Wert nicht zu verfälschen.
- Auffällige Werte und starke Blutdruckschwankungen werden dem Arzt gemeldet.

✓ Tipp Die Pflegefachkraft dokumentiert:
- die ermittelten Blutdruckwerte, zuerst nennt sie stets den systolischen Wert
- Zeitpunkt und Situation der Blutdruckmessung
- Haltung des alten Menschen und bemessener Arm
- Besonderheiten während der Messung, z.B. Schwierigkeiten bei der Messung
- ggf. geäußerte Beschwerden oder Befindlichkeitsstörungen
- Besonderheiten bei der Einnahme von Arzneimitteln, die den Blutdruck beeinflussen

1.2.3 Pulsmessung

Auch die **Pulsmessung** kann vom Arzt regelmäßig angeordnet werden. Allgemein ist für sie jedoch keine Anordnung notwendig. Gerade im Notfall misst die Pflegefachkraft den Puls aus Eigeninitiative. Die Pulsmessung gehört zu den am häufigsten angewandten **diagnostischen Maßnahmen**.

Indikationen und Ziele

Der **Puls** ist ein aussagekräftiges Beobachtungskriterium und dient dazu, den Herz-Kreislauf des Menschen zu beurteilen. Die **Indikationen** und **Zie-**

le der Pulsmessung gleichen denen der Blutdruckmessung (► LF 1.3, Kap. 1.2.2, S. 144). Deshalb wird selten der Blutdruck gemessen, ohne den Puls zu messen. Da die Pflegefachkraft für die Pulsmessung lediglich eine Uhr benötigt, die sie oft in der Tasche bei sich trägt, kann sie den Puls leicht spontan messen, ohne, wie bei der Blutdruckmessung, zunächst ein Gerät zur organisieren.

Durchführung

Die Pflegefachkraft misst den Puls grundsätzlich in Ruhe, man spricht vom **Ruhepuls**. Da Aufregung und körperliche Anstrengung den Puls erhöhen, wartet die Pflegefachkraft bei Bedarf mit der Pulsmessung, bis sich der alte Mensch beruhigt hat.

> **! Merke** Die erste Pulsmessung führt die Pflegefachkraft an beiden Armen durch und zählt eine Minute um eine Arrythmie festzustellen.

Da sich der Puls im Laufe des Tages ändern kann, z. B. durch die Erschöpfung des alten Menschen, misst die Pflegefachkraft den Puls immer zur gleichen **Tageszeit**. Nach Rücksprache mit dem Arzt schließt sie solche Zeiten von der Pulsmessung aus, in denen **Medikamente**, die die Herzleistung beeinflussen, ihre höchste Wirksamkeit zeigen.

Für die **Pulsmessung** palpiert, d. h. ertastet, sie den Puls. Jeder Mensch hat

- **zentrale** Pulsmesspunkte, die etwas kräftiger sind, weil sie an größeren Arterien liegen und
- **periphere Pulsmesspunkte**, an denen der Puls sich etwas leichter anfühlt, weil es sich hier um weniger große Arterien handelt.

Den **zentralen Puls** tastet die Pflegefachkraft an der

- Halsschlagader (A. carotis),
- Oberschenkelschlagader (A. femoralis) oder
- Schlüsselbeinschlagader (A. subclavia).

Den **peripheren**, d. h. vom Herzen entfernten Puls tastet sie an den übrigen Arterien, z. B.

- an den Handgelenken (A. ulnaris und A. radialis),
- an der Schläfe (A. temporalis),
- am vorderen Fußrücken (A. dorsalis pedes) oder
- an der Innenseite des Fußknöchels (A. tibialis posterior).

> **! Merke** In Notfällen misst die Pflegefachkraft den zentralen Puls an der Halsschlagader, da diese in der Regel leicht zugänglich und die Pulswelle stark ist.

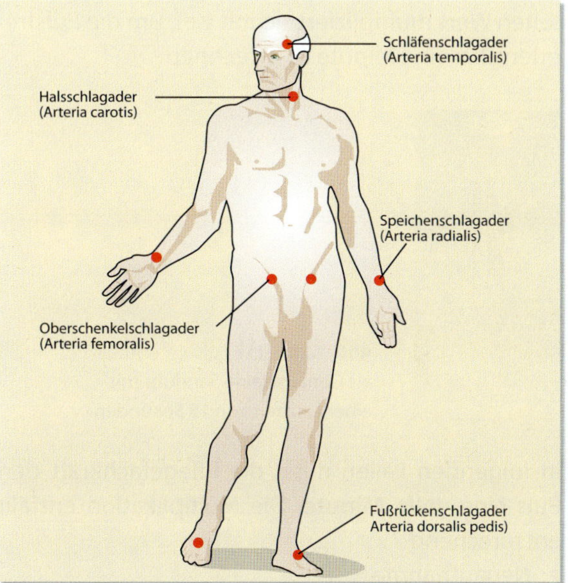

Abb. 1.19: Zentrale und periphere Pulsmesspunkte

Wegen der guten Zugänglichkeit misst die Pflegefachkraft den Puls im Alltag meistens an der **A. radialis**. Vor der Maßnahme desinfiziert sie ihre Hände, außer sie hat gerade eine Blutdruckmessung bei dem Betroffenen vorgenommen. Der alte Mensch sitzt oder liegt entspannt. Zunächst **ertastet** die Pflegefachkraft die Pulswelle mit der Fingerkuppe des Zeige-, Mittel- oder Ringfingers an der Innenseite des Handgelenks. Leicht zu finden ist der Puls, indem die Pflegefachkraft am **Daumen** des alten Menschen hinunter zum Handgelenk gleitet.

Ihren eigenen Daumen verwendet die Pflegefachkraft nicht für die Pulsmessung, da sie dadurch ihre eigene, im Daumen spürbare Pulswelle mit dem Puls des alten Menschen verwechseln könnte.

> **✔ Tipp** Durch einen leichten Druck der Finger auf die Arterie kann die Pflegefachkraft den Puls leichter spüren. Erst wenn sie den Puls eindeutig spürt, beginnt sie, den Puls zu zählen.

LF 1.3

Um den Puls zeitlich korrekt zu messen, verwendet die Pflegefachkraft eine Uhr mit **Sekundenzeiger** oder eine sogenannte **Pulsuhr**.

Sobald sie den Puls eindeutig ertastet hat, zählt die Pflegefachkraft die Pulsschläge des alten Menschen über einen Zeitraum von **15 Sekunden**. Den ermittelten Wert multipliziert sie mit vier, um die Pulsfrequenz für eine Minute zu errechnen.

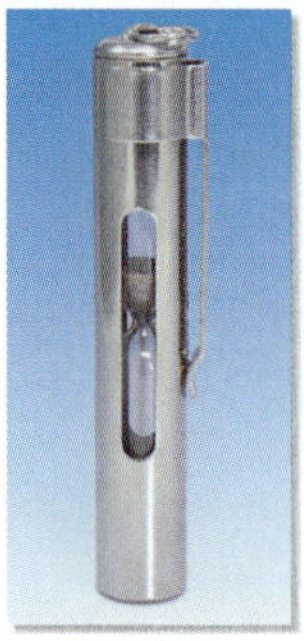

Abb. 1.20: Eine Pulsuhr enthält als Gehäuse eine Sanduhr mit einer Laufzeit von 15 Sekunden.

In folgenden Fällen misst die Pflegefachkraft den Puls eine **volle Minute**. Die Multiplikation entfällt entsprechend.

- Neuaufnahme
- Herz-Kreislauf-Erkrankungen
- sehr langsame Herzaktion
- unregelmäßiger Pulsrhythmus

Bei unklaren oder **nicht plausiblen Werten** misst die Pflegefachkraft den Puls zur Kontrolle am anderen Handgelenk. Eine Wartezeit bis zur nächsten Messung ist nicht notwendig. Die Händedesinfektion beendet die Maßnahme.

! Merke Bei gravierenden Abweichungen von der Norm oder von den anderen Messwerten des alten Menschen hält die Pflegefachkraft Rücksprache mit dem Arzt. Parallel misst sie den Puls engmaschig weiter.

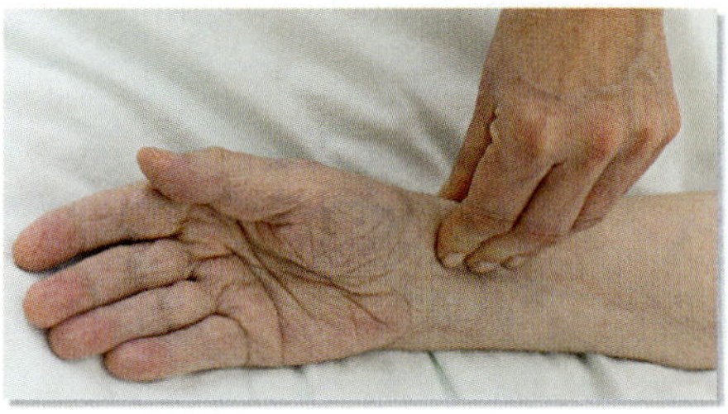

Abb. 1.21: Technik des Pulsfühlens

✔ Tipp Die Pflegefachkraft dokumentiert:

- Zeitpunkt und Situation der Pulsmessung
- Pulsfrequenz pro Minute
- Besonderheiten der Pulsfrequenz, des Pulsrhythmus und der Pulsqualität
- Dauer der Pulsmessung, sofern sie länger als 15 Sekunden gemessen hat
- Einnahme von Medikamenten, falls diese nicht zur üblichen Tageszeit stattgefunden hat

1.3 Vitalfunktionen beobachten und sichern: Körpertemperatur

Die meisten **Körperfunktionen** hängen von der **Körpertemperatur** ab. Aus diesem Grund ist die Körpertemperatur bei allen gesunden Menschen, unabhängig vom Alter, im Rahmen einer kleinen Spannweite gleich.

Bei normalen **äußeren Temperaturschwankungen** kann sich der Körper selbst helfen, z. B. indem er die Haut durch **Schweiß** kühlt. Bei Kälte hingegen stellen sich die Körperhaare auf, um die Haut vor weiteren **Wärmeverlusten** zu schützen, sichtbar wird dies z. B. bei einer »Gänsehaut«.

Von **Fieber** spricht man bei einer Körpertemperatur von über 38 °C. Fieber ist keine Krankheit, sondern ein Symptom für einen Krankheitsprozess, z. B. eine Reaktion auf eine Infektion (► LF 1.3, Kap. 16.1.2, S. 600). Der Körper versucht, sich durch das Fieber selbst zu helfen.

! Merke **Die Körpertemperatur** ist das Ergebnis des Ausgleichs zwischen der Wärmeproduktion durch den Stoffwechsel und dem Wärmeverlust über die Haut, die Atmung und die Ausscheidungen.

1.3.1 Beobachtung der Körpertemperatur

Die **normale Körpertemperatur** des Menschen liegt zwischen 36,0 und 37,4 °C. Je nach **Messort**

(► LF 1.3, Kap. 1.3.2, S. 150) kann die Körpertemperatur um bis zu 0,5 °C schwanken.

Von der **Kerntemperatur** spricht man bei einem rektal ermittelten Wert. Wird die Körpertemperatur außerhalb des Körpers ermittelt, z. B. bei der axillaren Messung, so spricht man von **Schalentemperatur**.

! Merke

- Die **axillare** Temperatur (► LF 1.3, Kap. 1.3.2, S. 150) liegt in der Regel 0,5 °C unter der Kerntemperatur.
- Die **sublingual** gemessene Temperatur (► LF 1.3, Kap. 1.3.2, S. 150) liegt in der Regel 0,3 °C unter der Kerntemperatur.

Die Pflegefachkraft beachtet diese Unterschiede, da für fiebersenkende Maßnahmen die Kerntemperatur entscheidend ist.

Auch bei Temperaturen, die die normale Körpertemperatur über- oder unterschreiten, werden verschiedene **Temperaturstadien** unterschieden (Tab. 1.9).

Messorte	Normbereich (Grad Celsius)
axillare Messung (Messung in der Achsel)	36,0 – 37,0
rektale Messung (Messung im Anus)	36,5 – 37,5
sublinguale Messung (Messung im Mund unter der Zunge)	36,2 – 37,2

Tab. 1.8: Messorte zur Temperaturmessung und Normbereiche.

Temperaturbereich (Kerntemperatur in Grad Celsius)	Bezeichnung
< 36,0	Hypothermie (Untertemperatur)
36,0–37,4	normale Körpertemperatur
37,5–38,0	subfebrile Temperatur/erhöhte Temperatur
38,1–39,0	mäßiges Fieber
39,1–40,0	hohes Fieber
> 40,0	sehr hohes Fieber

Tab. 1.9: Temperaturstadien von der Hypothermie bis zum sehr hohen Fieber.

Fieberzeichen

Bei den **Anzeichen für Fieber** wird zwischen folgenden Fieberzeichen unterschieden:

- **Subjektive Fieberzeichen**
  - allgemeines Krankheitsgefühl
  - Gefühl der Schwäche, Müdigkeit und Appetitlosigkeit
  - abwechselnde Hitze- und Kälteempfindung
  - erhöhter Muskeltonus (► LF 1.3, Kap. 3.3.3, S. 301)
  - Kopf- und Gliederschmerzen
  - großer Durst
  - Gesichtsrötung
- **Objektive Fieberzeichen**
  - erhöhte Temperatur
  - erhöhte Herz- und Atemfrequenz

Fieberphasen

Beim Fieber lassen sich meistens **vier Phasen** beobachten, die jeweils durch unterschiedliche Anzeichen gekennzeichnet sind. Die Pflegefachkraft ergreift, je nach Fieberphase, unterschiedliche Maßnahmen. Abb. 1.22 zeigt die Fieberphasen, ihre Kennzeichen sowie die Maßnahmen, welche die Pflegefachkraft ergreift.

Fiebertypen

Je nach Verlauf und Höhe der erreichten Körpertemperatur werden vier **Fiebertypen** unterschieden:

- **Kontinuierliches Fieber**: Die Temperatur liegt mehrere Tage lang um die 39 °C und schwankt um ca. 1 °C. Ursache kann beispielsweise eine Endokarditis, die Entzündung des Endokards (► LF 1.3, Kap. 10.1.1, S. 428) sein.
- **Remittierendes Fieber**: Das Fieber schwankt stark, die Körpertemperatur ist jedoch mindestens subfebril und die Fieberspitzen kehren wieder. Ursache kann beispielsweise ein Harnwegsinfekt sein.
- **Intermittierendes Fieber**: Fieberspitzen und Körpertemperaturen im Normalbereich wechseln sich ab. Auch eine Hypothermie ist zwischenzeitlich möglich. Als Ursache kommen eitrige Entzündungen infrage.
- **Rückfallfieber**: Fieberschübe, die mehrere Tage andauern, werden von fieberfreien Tagen unterbrochen. Ursache kann beispielsweise eine Borreliose sein.

Hypothermie

Eine **Hypothermie**, d.h. eine Körperkerntemperatur unter 36 °C, tritt wesentlich seltener auf als Fieber. Zudem ist ihre Ursache nicht selten durch äußere Umstände bedingt. Als Gründe für eine Hypothermie kommen infrage:

- Faktoren des Menschen selbst, z.B.
  - Kreislaufkollaps (► LF 1.3, Kap. 10.4.6, S. 447)
  - Hypothyreose (► LF 1.3, Kap. 15.4.1, S. 574)
  - Kachexie (► LF 1.3, Kap. 6.2.2, S. 347)
- Wärmeverluste durch eine kalte Umgebung, z.B. bei Ertrinkungsunfällen
- bewusst gesteuerte Hypothermie, z.B. im Rahmen bestimmter Operationen, um den Stoffwechsel gezielt zu verlangsamen

> ✔ **Tipp** Die Pflegefachkraft dokumentiert:
> - Zeitpunkt der Temperaturmessung
> - Ergebnis der Temperaturmessung
> - Messort
> - Verhalten und Äußerungen, z.B. Schwitzen, Zittern, Gänsehaut
> - äußere Ursachen für Fieber oder für eine Hypothermie

1.3.2 Messung der Körpertemperatur

Die **Messung der Körpertemperatur** ist eine wichtige und häufig durchgeführte Maßnahme der Pflegefachkraft. Das Ergebnis gibt ihr einen Einblick in den Gesundheitszustand des alten Menschen.

Indikationen und Ziele

Indikationen für die Messung der Körpertemperatur sind:

- allgemeines Krankheitsgefühl
- reduzierter Allgemeinzustand
- akute Erkrankung
- diffuse Schmerzen

Das **Ziel** der Temperaturmessung ist, frühzeitig zu erkennen, dass sich der Körper gegen eine Erkrankung wehrt. Ebenso soll bei subfebrilen Temperaturen der Anstieg des Fiebers frühzeitig erkannt werden, um entsprechende Maßnahmen zur Fiebersenkung (► LF 1.3, Kap. 1.3.3, S. 152) einzuleiten.

Hat der alte Mensch bereits Fieber, so zeigt die Messung an, in welcher **Fieberphase** (Abb. 1.22) er sich befindet. Ein hohes und nicht senkbares Fieber weist darauf hin, dass er aus eigener Kraft nicht gegen die Erkrankung ankommt. Die Pflegefachkraft informiert den Arzt und verabreicht nach Anordnung fiebersenkende Arzneimittel.

> **! Merke** Erhöht sich die Körpertemperatur um 1 °C, so steigt die Pulsfrequenz aufgrund des erhöhten Stoffwechsels. Deshalb misst die Pflegefachkraft ab einer erhöhten Temperatur auch den Puls, wenn sie die Körpertemperatur kontrolliert.

Durchführung

> **! Merke** Sämtliche Temperaturmessungen beginnen und enden mit der Händedesinfektion der Pflegefachkraft.

Im Idealfall misst die Pflegefachkraft die **Kerntemperatur**. Da die rektale Messung von den meisten Menschen jedoch als unangenehm empfunden wird und einen Eingriff in die Intimsphäre darstellt, weicht die Pflegefachkraft meist auf andere Messstellen aus. Generell ist eine Messung an folgenden Körperstellen möglich:

- Achselhöhlen = **axillare** Messung
- Leistenbeugen = **inguinale** Messung
- Mundhöhle, unter der Zunge = **sublinguale** Messung
- Enddarm = **rektale** Messung
- Ohr = **aurikuläre** Messung

Die **beliebtesten Messstellen** sind die Achselhöhlen sowie der Mund. Beide Stellen sind leicht zugänglich und beeinflussen die Intimsphäre in geringerem Maß als die rektale Messung. Meist verwendet die Pflegefachkraft ein **digitales Thermometer**. Dieses schaltet sie vor der Messung an, ein Signalton zeigt, wann das Thermometer zur Messung bereit ist und eingeführt werden kann. Ebenso wird das Ende der Messung durch einen Signalton erkenntlich. Digitale Thermometer sind für alle Messstellen mit Ausnahme des Ohres geeignet.

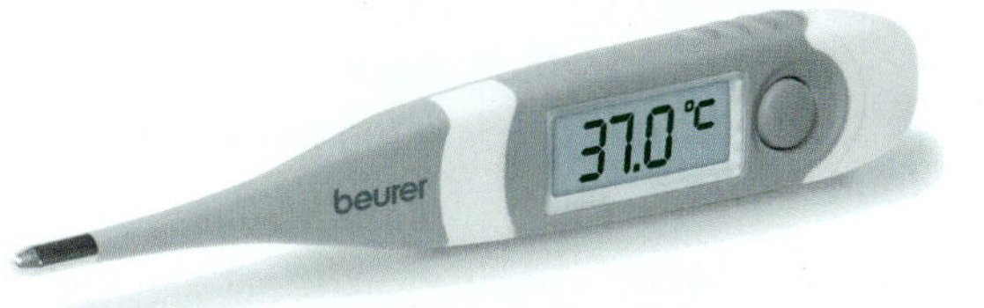

Abb. 1.23: Digitales Thermometer

Auch die **aurikuläre Messung** wird in den letzten Jahren immer beliebter, insbesondere da die Geräte weiterentwickelt wurden und inzwischen verlässliche Werte liefern. Je nach Gerät sind bestimmte Punkte bei der Anwendung zu beachten, z. B. in welche Richtung die Thermometerspitze zeigen soll.

Die Pflegefachkraft verwendet das Gerät nach den Angaben des Herstellers. Der Vorteil der Infrarot-Thermometer, die für die aurikuläre Messung genutzt werden, besteht in der Schnelligkeit der Messung. Ein Nachteil besteht darin, dass bei starker Zerumenbildung keine verlässlichen Werte geliefert werden.

(1) Fieberanstieg

Zu beobachten:
Abwechselnd kalt und warm, frieren, Gänsehaut.
Anstieg der Temperatur, kühle, blasse Haut, allgemeines Krankheitsgefühl, Stoffwechselerhöhung; unruhig, diffuse Schmerzen an Kopf, Gliedern und Rücken

(1a) Evtl. Schüttelfrost

Zu beobachten:
Muskelzittern und Zähneklappern, steiler Temperatur- und Fieberanstieg, blass, später rosige Gesichts- und Hautfarbe, Fiebernder rollt sich zusammen, macht sich ganz klein (weniger Wärmeabgabe durch Oberflächenreduzierung), Unruhe, Unbehagen

(2) Fieberhöhe

Zu beobachten:
Anstieg der Herz- und Atemfrequenz, Temperaturmaximum, Unruhe, Unbehagen, trockene, heiße, gut durchblutete Haut (rot), glänzende Augen, trockene Lippen und evtl. Zunge, Herpes labialis, Flüssigkeitsdefizit, verminderte Ausscheidung, dunkler Urin, Appetitlosigkeit, Angst, verwirrt

(3) Fieberabfall

Zu beobachten:
Rote, warme Haut, oft mit warmem, großperligem Schweiß bedeckt, evtl. Schweißausbruch, erhöhte Flüssigkeitsabgabe über die Haut und Atmung, Hautspannung herabgesetzt, konzentrierter Urin,
entweder: langsamer Temperaturabfall (Lysis), Herz- und Atemfrequenz sinken, Hautfarbe normalisiert sich
oder: schneller Temperaturabfall (Krisis), kalter feinperliger Schweiß, hohe Kreislaufbelastung

(4) Erschöpfungsschlaf/Erhohlungsschlaf

Zu beobachten:
Herz-, Atemfrequenz und Blutdruck sind wieder im Normbereich. Betroffener ist müde und erschöpft, hat ein ausgeprägtes Krankheitsgefühl (Gliederschmerzen), ist evtl. noch etwas unruhig

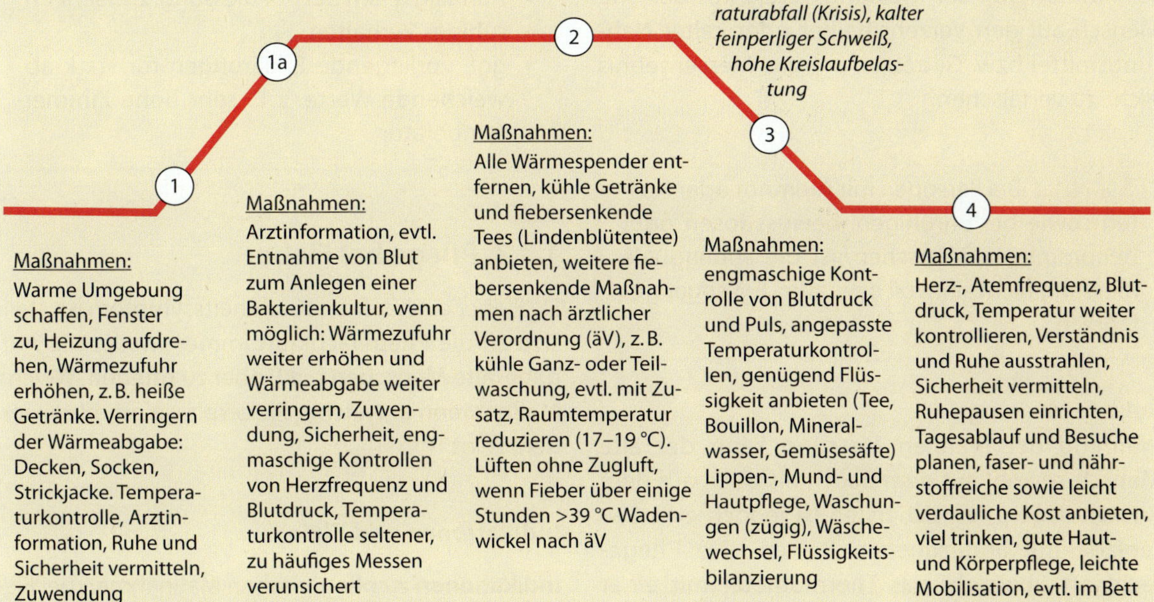

Maßnahmen (1):
Warme Umgebung schaffen, Fenster zu, Heizung aufdrehen, Wärmezufuhr erhöhen, z. B. heiße Getränke. Verringern der Wärmeabgabe: Decken, Socken, Strickjacke. Temperaturkontrolle, Arztinformation, Ruhe und Sicherheit vermitteln, Zuwendung

Maßnahmen (1a):
Arztinformation, evtl. Entnahme von Blut zum Anlegen einer Bakterienkultur, wenn möglich: Wärmezufuhr weiter erhöhen und Wärmeabgabe weiter verringern, Zuwendung, Sicherheit, engmaschige Kontrollen von Herzfrequenz und Blutdruck, Temperaturkontrolle seltener, zu häufiges Messen verunsichert

Maßnahmen (2):
Alle Wärmespender entfernen, kühle Getränke und fiebersenkende Tees (Lindenblütentee) anbieten, weitere fiebersenkende Maßnahmen nach ärztlicher Verordnung (äV), z. B. kühle Ganz- oder Teilwaschung, evtl. mit Zusatz, Raumtemperatur reduzieren (17–19 °C). Lüften ohne Zugluft, wenn Fieber über einige Stunden >39 °C Wadenwickel nach äV

Maßnahmen (3):
engmaschige Kontrolle von Blutdruck und Puls, angepasste Temperaturkontrollen, genügend Flüssigkeit anbieten (Tee, Bouillon, Mineralwasser, Gemüsesäfte) Lippen-, Mund- und Hautpflege, Waschungen (zügig), Wäschewechsel, Flüssigkeitsbilanzierung

Maßnahmen (4):
Herz-, Atemfrequenz, Blutdruck, Temperatur weiter kontrollieren, Verständnis und Ruhe ausstrahlen, Sicherheit vermitteln, Ruhepausen einrichten, Tagesablauf und Besuche planen, faser- und nährstoffreiche sowie leicht verdauliche Kost anbieten, viel trinken, gute Haut- und Körperpflege, leichte Mobilisation, evtl. im Bett mit Atem-, Dehn- und Anspannungsübungen beginnen, Dokumentation

Abb. 1.22: Fieberphasen, ihre Kennzeichnen sowie die einzuleitenden Maßnahmen.

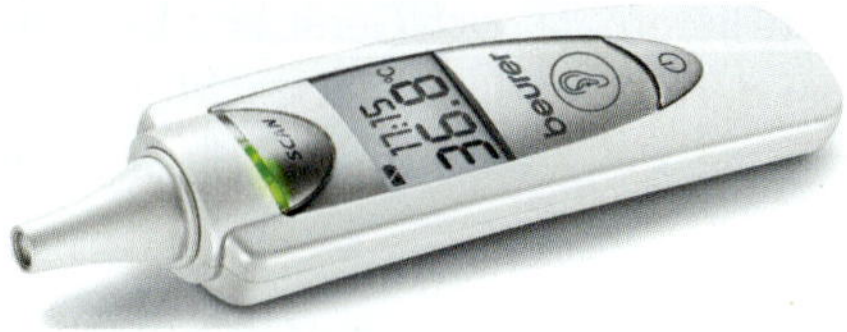

Abb. 1.24: Infrarot-Ohrthermometer

LF 1.3

> **! Merke** Da **körperliche Anstrengung** den Stoffwechsel aktiviert und dies die Körpertemperatur erhöht, misst die Pflegefachkraft frühestens 30 Minuten nach der Aktivität die Temperatur.

Axillare Messung
Die Pflegefachkraft platziert das Thermometer mit der Spitze in der trockenen **Achselhöhle**. Während des Messvorgangs hält der alte Mensch den Arm dicht am Körper und verhält sich ruhig.

Sublinguale Messung
Die Pflegefachkraft platziert das Thermometer mit der Spitze rechts oder links vom **Zungengrund** unter der Zunge. Während der Messung hält der alte Mensch die Lippen geschlossen. Etwa 15 Minuten vor der Messung verzichtet der alte Mensch auf den Verzehr heißer oder kalter Nahrungsmittel bzw. Getränke, um das Messergebnis nicht zu verfälschen.

> **! Merke** Bei Personen mit Atemnot oder Husten sowie bei unruhigen, bewusstlosen oder benommenen Menschen, ist die sublinguale Messung nicht sinnvoll bzw. zum Teil sogar gefährlich.

Rektale Messung
Während der rektalen Messung kann der alte Mensch sowohl auf dem Bauch als auch auf dem Rücken liegen. Am sichersten ist jedoch eine Seitenlage mit angezogenen Beinen. Die Pflegefachkraft überzieht das Thermometer mit einer **Schutzhülle**, die häufig mit einem Gleitmittel versehen ist. Steht keine Schutzhülle zur Verfügung, so benetzt sie die Spitze mit Wasser oder fettfreier Salbe, um das Einführen zu erleichtern.

Liegt der alte Mensch in Rückenlage, so unterpolstert die Pflegefachkraft das Gesäß mit einem Kissen oder Sandsack, um das Thermometer unter Sicht einführen zu können.

Anschließend führt sie unter Sicht mit einer leicht drehenden Bewegung die Spitze des Thermometers in den **Enddarm** ein. Während der Messung sorgt die Pflegefachkraft für Sichtschutz.
- Die Pflegefachkraft führt das Thermometer nie gegen Widerstand ein, um eine Darmverletzung zu vermeiden.
- Bei ausgeprägten Hämorrhoiden verzichtet die Pflegfachkraft auf eine rektale Messung.
- Bei unruhigen, verwirrten oder bewusstlosen Personen hält die Pflegefachkraft das Thermometer während der Messung fest.

Nach der Messung **desinfiziert** die Pflegefachkraft das Thermometer fachgerecht nach den Angaben des Herstellers.

> **✔ Tipp** Die Pflegefachkraft dokumentiert:
> - Zeitpunkt der Temperaturmessung
> - verwendete Messstelle
> - vorangegangene Aktivitäten
> - Auffälligkeiten bei der Messung, z. B. sehr unruhiges Verhalten
> - ggf. vorliegende Erklärungen für stark abweichende Werte, z. B. sehr hohe Zimmertemperatur

1.3.3 Pflege bei Fieber

Da Fieber ein häufiges Krankheitssymptom ist, stellt sich an die Pflegefachkraft immer wieder die Aufgabe, alte Menschen mit Fieber zu **pflegen**. Welche Maßnahmen in welcher Fieberphase ergriffen werden, zeigt Abb. 1.22.

Indikationen und Ziele

Indikationen zu pflegerischen Maßnahmen bei Fieber bestehen in allen Fieberphasen ab subfebrilen Temperaturen (Tab. 1.9) aufwärts. Welche Maßnahmen die Pflegefachkraft ergreift, ist abhängig von

- Fieberphase,
- Höhe der Temperatur,
- Toleranz und
- Verhalten und Bedürfnisse des alten Menschen.

Das **Ziel** der Pflege bei Fieber besteht darin
- die Fiebersenkung zu unterstützen,
- eine gute Kreislaufsituation zu erhalten und
- für Wohlbefinden zu sorgen.

Fiebersenkende Waschung

Die Pflegefachkraft wendet **fiebersenkende Waschungen** im Stadium der Fieberhöhe oder des Fieberabfalls an. In diesen Phasen bildet der Körper vermehrt **Schweiß**, durch den er versucht, die Haut zu kühlen. Die fiebersenkende Waschung unterstützt dieses Ziel. Zudem fördert sie das **Wohlbefinden**.

Ist dem fiebernden alten Menschen eine **Ganzkörperwaschung** (► LF 1.3, Kap. 1.7.3, S. 209) zu anstrengend oder lässt seine Kreislaufsituation diese nicht zu, so ist auch eine **Teilwaschung**, z. B. des Gesichts und der Arme, möglich.

> **! Merke** **Voraussetzung** für eine fiebersenkende Waschung ist ein stabiler Kreislauf und ein warmer Körper.

Die **Wassertemperatur** liegt höchstens 10 °C unter der aktuellen Körperkerntemperatur. Eine kältere Wassertemperatur würde einen Kältereiz hervorrufen, der die Gefäße verengt und das Fieber weiter ansteigen lässt.

Vor der Maßnahme desinfiziert die Pflegefachkraft ihre Hände. Je nach Vorliebe und Toleranz des alten Menschen fügt sie dem Wasser **Zusätze** wie Zitrone oder Pfefferminztee bei, wenn diesbezüglich keine Allergien bekannt sind. Diese bewirken eine leichte zusätzliche **Oberflächenkühlung**.

Wenn der alte Mensch dies toleriert, trocknet die Pflegefachkraft ihn nicht ab, um den Effekt der **Verdunstungskälte** zu nutzen. Körperfalten und Zehenzwischenräume werden jedoch grundsätzlich abgetrocknet.

> **! Merke** Je größer die gewaschene Körperfläche, desto intensiver ist die Wirkung, aber auch die Kreislaufbelastung.

Im Anschluss an die fiebersenkende Waschung wechselt der alte Mensch seine Wäsche, die Pflegefachkraft bezieht das Bett frisch. Danach desinfiziert sie ihre Hände.

LF 1.3

> **✓ Tipp** Die Pflegefachkraft dokumentiert:
> - die vor der Waschung gemessene Körpertemperatur
> - Zeitpunkt der Waschung
> - gewaschene Körperteile
> - im Wasser verwendete Zusätze
> - Kreislaufsituation während der Waschung
> - Äußerungen oder besondere Vorkommnisse während der Waschung
> - Wechsel der Wäsche und des Bettbezugs
> - Körpertemperatur eine halbe Stunde nach der Waschung

Wadenwickel

Der **Wadenwickel** ist eine Möglichkeit, die Körpertemperatur bei Fieber, das mehrere Stunden mit über 39 °C besteht, zu senken. Die Pflegefachkraft führt Wadenwickel in Eigenverantwortung durch, in einigen Einrichtungen wird eine ärztliche Anordnung vorausgesetzt. **Ziel** ist, die Körpertemperatur um ca. 1 °C zu senken.

> **! Merke** Die Pflegefachkraft führt keine Wadenwickel durch bei
> - offenen Wunden an den Unterschenkeln,
> - Lähmungen, Durchblutungs- oder Empfindungsstörungen an den Unterschenkeln,
> - Kreislaufinstabilität,
> - kalten Beinen oder anderen kalten Körperteilen.

Bevor die Pflegefachkraft die Wadenwickel anlegt, stellt sie eine angenehme **Zimmertemperatur** nach den Wünschen des alten Menschen her. Da die Wickel nur ihre Wirkung zeigen, wenn sie eine bis anderthalb Stunden lang durchgeführt werden, fordert die Pflegefachkraft den alten Menschen auf, bei Bedarf die Toilette aufzusuchen. Dann desinfiziert sie ihre Hände.

Um sicherzustellen, dass die **Kreislaufsituation** des alten Menschen stabil ist, misst die Pflegefachkraft zunächst Puls, Atmung, Blutdruck und Temperatur. Zudem kontrolliert sie den Bewusstseinszustand.

! Merke Das für die Wadenwickel verwandte Wasser sollte idealerweise 10 °C unter der aktuellen Körperkerntemperatur des Pflegebedürftigen liegen. Ist diese Temperatur zu kalt, so kann wärmeres Wasser verwendet und die Wassertemperatur im Laufe der Durchgänge langsam gesenkt werden. In jedem Fall liegt die Temperatur unter der Körperkerntemperatur des alten Menschen.

Unter die entkleideten Waden legt die Pflegefachkraft einen **Bettschutz** sowie unter jede Wade ein **Frottiertuch**. Dann taucht sie die **Innentücher** aus Baumwolle oder Leinen in die Waschschüssel mit Wasser und wringt sie aus. Um zu vermeiden, dass der Pflegebedürftige erschrickt, informiert die Pflegefachkraft ihn darüber, dass sie die nassen Tücher nun um die Waden legen wird. Die Tücher wickelt sie glatt um die Waden. Um die nassen Tücher wickelt die Pflegefachkraft jeweils das Frottiertuch. Bei Bedarf legt sie über die Beine ein dünnes Baumwolllaken.

Während die Wadenwickel anliegen **beobachtet** und **prüft** die Pflegefachkraft regelmäßig

- Atmung, Puls und Blutdruck,
- Kreislaufsituation,
- das Empfinden des alten Menschen, Anzeichen des Frierens,
- Wärme der Füße und
- Schweiß auf der Stirn.

Nach **5–15 Minuten**, bevor die Innentücher warm sind, nimmt die Pflegefachkraft sie ab und wäscht sie gut aus, damit sie erneut kühl werden. Zeigen die Waden eine gute Hautfarbe und sind sie nicht zu blass, so legt die Pflegefachkraft die Tücher erneut um die Waden. Je nach **Kreislaufbelastung** des Pflegebedürftigen wiederholt sie diese Prozedur drei- bis viermal. Danach legt sie eine Pause ein und kontrolliert die Temperatur. Ist die Temperatur um 1 °C gesunken, so beendet sie die Maßnahme.

! Merke Zeigt der alte Mensch Anzeichen einer Kreislaufinstabilität, ist ihm unwohl, friert er oder sind seine Unterschenkel kalt, so bricht die Pflegefachkraft die Maßnahme sofort ab.

Nach der Maßnahme trocknet die Pflegefachkraft die Unterschenkel gut ab und achtet auf Hautschäden. Auf Wunsch zieht sie dem alten Menschen Strümpfe an, deckt ihn zu und sorgt für Ruhe. Abschließend desinfiziert sie ihre Hände.

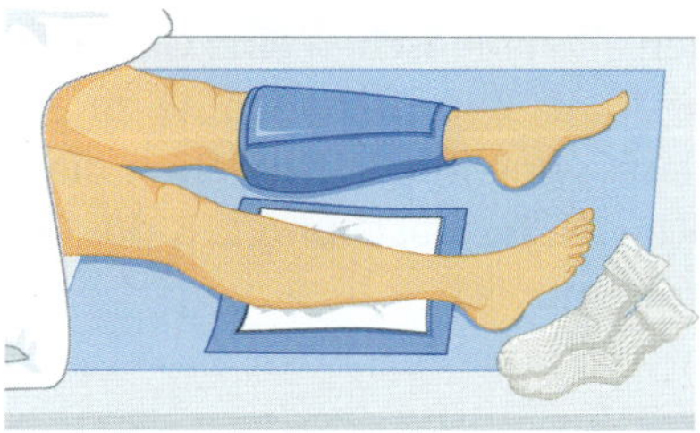

Abb. 1.25: Wadenwickel sind eine effektive, nicht medikamentöse Möglichkeit, um Fieber zu senken.

Allgemeine Maßnahmen bei Fieber

Durch das starke Schwitzen bilden sich leicht feuchte Kammern, die einen **Intertrigo** (► LF 1.3, Kap. 17.4.3, S. 633) nach sich ziehen können. Die Pflegefachkraft achtet daher auf eine sorgfältige Intertrigoprophylaxe (► LF 1.3, Kap. 1.9.8, S. 279).

Manchmal braucht die vom Fieber und hohen Flüssigkeitsverlust **ausgetrocknete Haut** zusätzliche Pflege. Hierzu verwendet die Pflegefachkraft eine Öl-in-Wasser-Lotion mit einem möglichst geringen Fettgehalt. Eine Fettsalbe würde die Hautporen verstopfen und den Wärmestau zusätzlich fördern.

Fiebernde Menschen bevorzugen meist, wenn sie überhaupt Nahrung zu sich nehmen möchten, Flüssigkeiten. Da diese nicht gekaut werden müssen, werden die Speicheldrüsen wenig aktiviert. Aus diesem Grund sorgt die Pflegefachkraft für eine regelmäßige **Mundpflege** (► LF 1.3, Kap. 1.7.6, S. 220) sowie eine **Parotitisprophylaxe.** Zusätzlich bietet sie erfrischendes Mundwasser, frisches Obst oder auch zuckerfreies Kaugummi an.

Bettruhe kann bei Fieber erforderlich und sinnvoll sein, um die bereits bestehende Stoffwechselbelastung nicht noch weiter zu steigern. Auf der anderen Seite führt dauerhaftes Liegen zu
- Kreislaufbelastung,
- erhöhtem Pneumonierisiko,
- erhöhtem Dekubitusrisiko,
- erhöhtem Thromboserisiko.

Die Pflegefachkraft mobilisiert den Pflegebedürftigen daher regelmäßig, um diese Risiken zu minimieren. Weiterhin führt sie bei Bedarf die entsprechenden Prophylaxen durch (► LF 1.3, Kap. 1.9, S. 267).

✔ **Tipp** Die Pflegefachkraft dokumentiert:
- Zeitpunkt, Dauer und Art der fiebersenkenden Maßnahme
- Wirkung und Verträglichkeit der Maßnahme
- Puls, Blutdruck, Atmung, Temperatur und Kreislaufsituation während der Maßnahme
- Empfinden des alten Menschen

1.3.4 Pflege bei Hypothermie

Von einer **Hypothermie** spricht man bei einer Körpertemperatur < 35 °C. Eine Hypothermie führt zu einem verlangsamten Stoffwechsel oder – bei einer schweren Hypothermie – zum Tod. Schon bei einer leichten Hypothermie nimmt die Durchblutung ab.

! Merke Eine Hypothermie, beispielsweise nach einem Ertrinkungsunfall oder nachdem ein desorientierter Mensch im Winter weggelaufen ist, verlangt spezielles Wissen zur Behandlung. Die Pflegefachkraft zieht daher immer einen Arzt zurate, bei Bedarf einen Notarzt.

Indikationen und Ziele

Eine **Indikation** zur Pflege bei Hypothermie besteht immer, wenn die Körpertemperatur 35 °C unterschritten hat. Außerhalb eines Krankenhauses behandelt die Pflegefachkraft allenfalls eine leichte Hypothermie, sofern ein Arzt hierüber informiert ist.

Das **Ziel** der Pflege ist stets, eine normale Körpertemperatur von mindestens 36 °C wiederherzustellen.

Maßnahmen zur Hypothermiebehandlung

Die Pflegefachkraft ergreift folgende **Maßnahmen**, um die Körpertemperatur wieder in den Normbereich zwischen 36,0 und 37,4 °C zu bringen. Voraussetzung ist, dass der alte Mensch bei Bewusstsein ist und mindestens eine Körpertemperatur von 34 °C aufweist.

- Wärme zuführen durch:
  - warme Getränke
  - warme Kleidung
  - Decken
- Regelmäßige Beobachtung von:
  - Puls und Blutdruck
  - Atmung
  - Temperatur
  - Bewusstsein
  - Hautfarbe
  - Durchblutung der Hände und Füße

Die Pflegefachkraft achtet darauf, dass die Körpertemperatur pro Stunde um nicht mehr als 0,5 °C gesteigert wird, um den Kreislauf des Pflegebedürftigen nicht zu stark zu belasten.

! Merke Eine Hypothermie ist mehr als »einfaches Frieren«. Auch kann eine zu schnelle oder zu starke Wärmezufuhr dem Kreislauf unter Umständen mehr schaden als nützen. Jede Hypothermie, die Kreislaufprobleme oder Bewusstseinseinschränkungen nach sich zieht, gehört in die Hände von klinisch tätigen Pflegefachkräften und Ärzten.

✔ **Tipp** Die Pflegefachkraft dokumentiert:
- Zeitpunkt, Art und Dauer der Maßnahmen
- ermittelte Vitalzeichen, Temperatur und Bewusstseinslage

1.4 Vitalfunktionen beobachten und sichern: Bewusstsein

Das **Bewusstsein** eines Menschen umfasst
- das Wissen um die eigene Person,
- das Verständnis der Situation,
- die zeitliche Orientierung und
- die räumliche Orientierung.

Im Laufe des frühen Kindesalters wird dem Menschen bewusst, dass er eine **eigenständige Person** ist, die Bedürfnisse und Emotionen hat. Durch dieses Wissen ist es ihm möglich, den eigenen Bedürfnissen nachzukommen und Emotionen einzuordnen.

Das Verständnis der **Situation** ermöglicht dem Menschen, der Situation entsprechend zu handeln. Fehlt das Verständnis der Situation, so handelt oder spricht der Mensch mitunter in einer Art und Weise, wie es sein Umfeld nicht erwartet. Er kann das passende bzw. gesellschaftlich übliche Verhalten nicht erinnern.

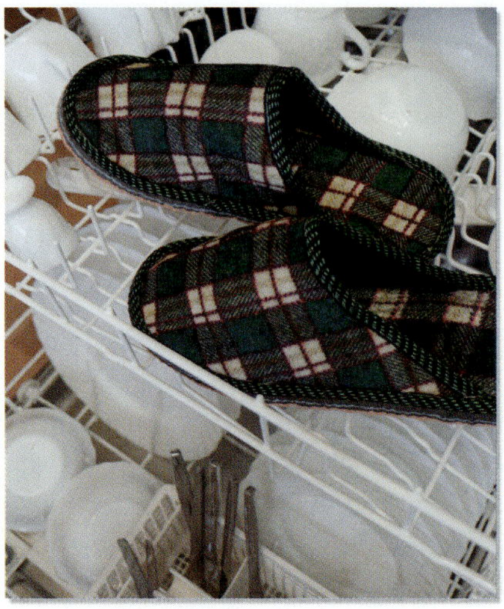

Abb. 1.26: Fehlende situative Orientierung.

Die **zeitliche Orientierung** spielt im sozialen Leben sowie in der Organisation des Alltags eine wichtige Rolle. Ist der Mensch zeitlich orientiert, so fällt es ihm leicht, zu einer ähnlichen Zeit wie andere Menschen zu schlafen bzw. wach zu sein. Auf diese Weise kann er an sozialen Ereignissen, z. B. gemeinsamen Mahlzeiten, teilhaben. Für allein Lebende ist die zeitliche Orientierung auch wichtig, um Alltagstätigkeiten zu erledigen, z. B. Einkäufe innerhalb der Geschäftsöffnungszeiten.

Die **örtliche Orientierung** sorgt dafür, dass sich der Mensch in seiner Umwelt zurechtfindet. Er erkennt Räume, weiß, wo er welche Gegenstände erwartet und findet bei Bedarf den Weg nach Hause.

1.4.1 Beobachtung des Bewusstseins

Ein nicht gestörtes Bewusstsein lässt sich in der **Beobachtung** schnell erkennen: Der alte Mensch ist wach, wenn die Pflegefachkraft sein Bewusstsein prüft. Seine Augen sind in der Lage, Blickkontakt aufzunehmen.

Im **Gespräch** mit dem Pflegebedürftigen erfährt die Pflegefachkraft sehr schnell, ob er orientiert ist. Kann er ihre Fragen, z. B. nach seinem Befinden, seinen Zielen für den Tag oder seinem Wunsch für das Frühstück, plausibel beantworten und weiß der alte Mensch, wo er sich befindet, so ist sein Bewusstsein nicht gestört.

Antwortet der alte Mensch hingegen nicht, obschon er sprechen kann, antwortet er sehr zögerlich oder passen seine Antworten nicht zu den gestellten Fragen, so kann eine **Bewusstseinsstörung** vorliegen.

> **! Merke** Eine plötzlich auftretende Bewusstlosigkeit ist immer ein Grund, den Arzt zu rufen! Bis der Arzt da ist, lässt die Pflegefachkraft den alten Menschen nicht allein. Sie informiert den Notarzt über
> - Situation des Auffindens,
> - sofern vorhanden: vermutete Ursachen der Bewusstlosigkeit,
> - Grunderkrankungen und eingenommene Medikamente.

Formen der Bewusstseinsstörung

Zwei Formen der **Bewusstseinsstörungen** werden unterschieden:
- **quantitative Bewusstseinsstörung**: Sämtliche Funktionen des Bewusstseins sind, je nach Ausmaß der Störung, mehr oder weniger ein-

geschränkt. Ursache sind z. B. traumatische Verletzungen des Gehirns, Apoplexie, Stoffwechselentgleisungen, Vergiftungen.

- **qualitative Bewusstseinsstörung**: Nur einzelne Bereiche des Bewusstseins sind eingeschränkt. Ursache sind z. B. psychische Erkrankungen (► LF 1.3, Kap. 20, S. 695), starke Belastungssituationen, Rauschmittel.

> **Definition** **Vigilanz** (lat. vigilantia = Wachsamkeit): Die Vigilanz beschreibt die Wachheit und Aufmerksamkeit.

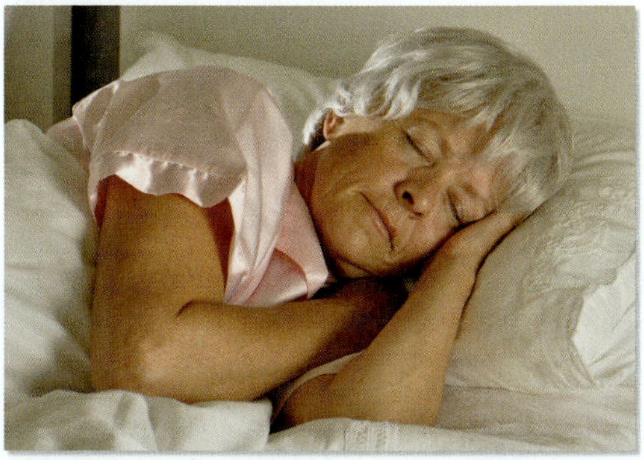

Abb. 1.27: Der Schlaf entspricht einer physiologischen Bewusstlosigkeit. Aus dieser kann der Mensch jedoch jederzeit erweckt werden, sodass er wieder bei Bewusstsein ist.

Quantitative Bewusstseinsstörungen

Quantitative Bewusstseinsstörungen gehen mit einer Minderung der Vigilanz einher. Der Mensch erlebt seine Umwelt nur noch teilweise oder nicht mehr bewusst. Je nach Ausmaß der Bewusstseinsstörung werden vier Stadien unterschieden (6, S. 268):

- **Benommenheit**: Der Mensch denkt und handelt verlangsamt, sich zu orientieren fällt ihm schwer. Dabei ist er jedoch noch relativ wach und kann auf Fragen antworten.
- **Somnolenz**: Der Mensch ist sehr schläfrig, kann jedoch noch geweckt werden. Auf Fragen kann er nicht mehr angemessen antworten.
- **Sopor**: Der Mensch schläft tief und kann nicht mehr vollständig geweckt werden. Nur durch sehr starke Reize, z. B. Schmerzreize, können Reaktionen hervorgerufen werden.
- **Bewusstlosigkeit**: Der Mensch ist nicht erweckbar und reagiert auch auf Reize nur sehr eingeschränkt. Je nach Dauer der Bewusstlosigkeit unterscheidet man zwischen Synkopen (► LF 1.3, Kap. 24.4.2, S. 784), die Sekunden bis Minuten dauern, und dem länger andauernden Koma.

Um den Bewusstseinszustand eines alten Menschen einzuschätzen, benutzt die Pflegefachkraft die **Glasgow Coma Scale** (Tab. 1.10). Je niedriger der Punktwert, desto kritischer ist der Bewusstseinszustand. Bei der Anwendung beachtet die Pflegefachkraft Probleme mit der Sinneswahrnehmung; so kann beispielsweise ein schwerhöriger Mensch, der die Pflegefachkraft nicht richtig hört, auch nicht angemessen auf ihre Fragen antworten.

Die Glasgow Coma Scale wird wie folgt bewertet (6, S. 786):

- 15–14 Punkte: leichtes Schädelhirntrauma
- 13–9 Punkte: mittelschweres Schädelhirntrauma
- 8–3 Punkte: schweres Schädelhirntrauma
  - > 7 Punkte: leichtes Koma
  - 7–6 Punkte: mittelschweres Koma
  - < 6 Punkte: tiefes Koma

Qualitative Bewusstseinsstörungen

Bei den **qualitativen Bewusstseinsstörungen** werden drei Zustände unterschieden (6, S. 268):

- **Bewusstseinstrübung**: Der Mensch kann Informationen seines Körper und seiner Umwelt nicht mehr ausreichend erfassen und miteinander verknüpfen. Entsprechend kann er seine Handlungen nicht korrekt ausrichten und sich nicht angemessen mitteilen. Der Mensch wird als verwirrt bezeichnet.
- **Bewusstseinseinengung**: Der Mensch engt seine Wahrnehmung und seine Handlungen auf einen kleinen Ausschnitt des Lebens ein.
- **Bewusstseinserweiterung**: Der Mensch fühlt sich sehr wach und nimmt seine Umwelt intensiver als üblich wahr.

> **! Merke** Bei einer Demenz (► LF 1.3, Kap. 8, S. 391) stehen qualitative Bewusstseinsstörungen im Vordergrund.

Im Rahmen einer qualitativen Bewusstseinsstörung kann es zu einer **Orientierungsstörung** kommen. Typischerweise ist der Mensch in folgender Reihenfolge nicht mehr orientiert:

- zeitlich
- situativ
- örtlich
- eigener geistiger Zustand (6, S. 1548)

Um die Orientierung des Pflegebedürftigen einzuschätzen, bieten sich beispielsweise folgende **Fragen** an:

- **zeitliche Orientierung:** Frage nach der Tageszeit, dem Wochentag, dem Monat, der Jahreszeit
- **situative Orientierung:** Frage nach der aktuellen Tätigkeit, nach dem aktuellen Vorhaben, nach den Menschen in der Umgebung
- **örtliche Orientierung:** Frage nach dem Möbelstück, das der alte Mensch gerade nutzt, nach dem Zimmer, in dem sich er sich befindet, nach der Adresse, nach der Stadt
- **eigener geistiger Zustand:** Frage nach dem Namen, nach dem Befinden

1.4.2 Maßnahmen bei Bewusstseinsstörung

Bewusstseinsstörungen sind, solange sie nicht dauerhaft vorliegen und der Umgang mit ihnen zum Alltag gehört, z. B. bei einem lang andauernden Koma, immer eine **Akutsituation**. Entsprechend ist **schnelles Handeln** gefordert.

Indikation und Ziele

Eine **Indikation** zum Handeln besteht immer dann, wenn das Bewusstsein gestört ist.

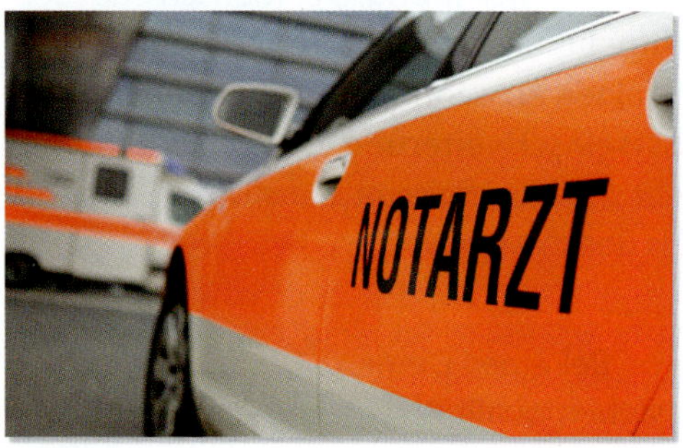

Abb. 1.28: Bei akuter Bewusstlosigkeit ruft die Pflegefachkraft den Notarzt.

Das **Ziel** sämtlicher Maßnahmen bei Bewusstseinsstörungen besteht darin,

- eine Verschlimmerung des Zustandes zu vermeiden,
- den Menschen vor Schaden, z. B. Aspiration (► LF 1.3, Kap. 1.5.4, S. 175), zu schützen und
- die Orientierung zu fördern (► LF 1.3, Kap. 8.2, S. 400).

Erste-Hilfe-Maßnahmen

Die Maßnahmen bei einer akut auftretenden Bewusstlosigkeit entsprechen im Wesentlichen dem Vorgehen der **Ersten Hilfe** (► LF 1.3, Kap. 24, S. 776).

Zunächst prüft die Pflegefachkraft die **Vitalzeichen** (► LF 1.3, Kap. 1.2, S. 141) des alten Menschen. Je nachdem, ob er atmet und/oder ein Puls tastbar ist, führt die Pflegefachkraft bei Bedarf eine **Reanimation** (► LF 1.3, Kap. 24.2.2, S. 776) durch. Ist die Kreislaufsituation stabil und atmet er, so bringt die Pflegefachkraft den alten Menschen in die **stabile Seitenlage** (► LF 1.3, Kap. 24.2.2, S. 777), um eine Aspiration zu verhindern.

Während sie den alten Menschen versorgt, versucht die Pflegefachkraft durch Rufen und ohne ihn allein zu lassen, Hilfe zu holen. Mit einer zweiten Person kann die Pflegefachkraft den alten Menschen einer-

Funktion	Reaktion	Punkte
Augenöffnen	• spontan • nach Aufforderung • auf Schmerzreiz • nicht	4 3 2 1
Sprache	• orientiert, klar • verwirrt • einzelne Wörter • einzelne Laute • keine	5 4 3 2 1
Motorik	• nach Aufforderung • gezielte Abwehrbewegung • ungezielte Abwehrbewegung • Beugesynergien • Strecksynergien • keine	6 5 4 3 2 1

Tab. 1.10: Die Glasgow Coma Scale wird verwendet, um den Grad der quantitativen Bewusstseinsstörung zu bestimmen (6, S. 786).

seits leichter betreuen und andererseits dafür sorgen, dass der **Notarzt** gerufen wird.

Die **Grenzen** zwischen Wahrnehmung und Bewusstlosigkeit sind sehr fließend. Daher spricht die Pflegefachkraft selbst dann, wenn davon auszugehen ist, dass der alte Mensch ihre Worte nicht wahrnimmt, nicht in seiner Gegenwart über ihn, sondern nur mit ihm.

> **! Merke** Gerade ältere Menschen trinken oft zu wenig. Hält dieser Zustand längere Zeit an, so kann dies Ursache für eine Bewusstseinsstörung sein. Die Pflegefachkraft sorgt daher für eine Dehydratationsprophylaxe (► LF 1.3, Kap. 1.5.2, S. 164).

Förderung und Hilfe bei der Orientierung
► LF 1.3, Kap., 8.2, S. 400

1.5 Nahrungsaufnahme

Durch die tägliche **Nahrungsaufnahme** erhält der Mensch die Energie, die er für seine täglichen Aktivitäten braucht. Aber auch Menschen, die körperlich nicht oder kaum aktiv sind, z. B. aufgrund einer Lähmung, benötigen Nahrung:

- Einerseits ist die Gehirnleistung auf Nährstoffe (► LF 1.3, Kap. 6.4.1, S. 349) angewiesen.
- Andererseits benötigen alle Körperfunktionen, z. B. die Atmung, die Herzleistung und der Temperaturhaushalt, Energie, um ihren Aufgaben nachzukommen.

Je nach Gewicht und körperlichem Zustand kann ein Mensch einige Tage ohne Essen auskommen. Gleichwohl zehrt der **Nahrungsentzug** an seinen Energiereserven.

Mit einem **Flüssigkeitsentzug** kommt der Mensch nur sehr viel kürzer aus. Da er keine Wasservorräte anlegen kann, ist er auf eine regelmäßige Flüssigkeitszufuhr angewiesen, um die Nährstoffe mit dem Blut in alle Bereiche des Körpers zu transportieren.

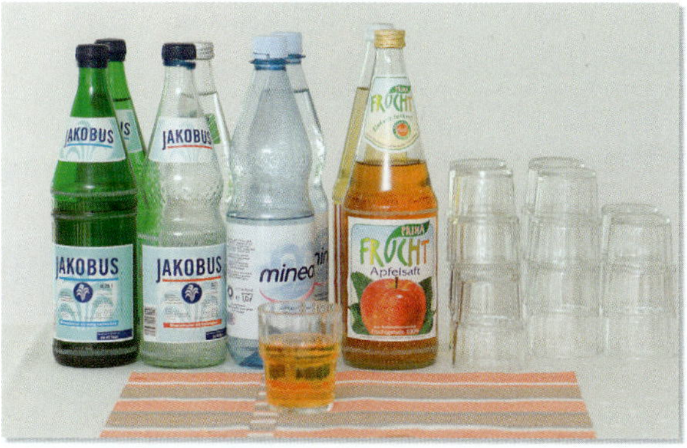

Abb. 1.29: Gerade im Alter trinken viele Menschen zu wenig, weil ihr Durstgefühl abnimmt. Getränke-Inseln können daran erinnern und dazu einladen, regelmäßig zu trinken.

> **! Merke** Regelmäßig zu essen und zu trinken sind Voraussetzungen für einen gesunden Körper und körperliche sowie geistige Leistungsfähigkeit. Kann der alte Mensch diesen Bedürfnissen nicht selbstständig nachkommen, so unterstützt ihn die Pflegefachkraft. Dabei setzt sie ihr Fachwissen ein, um dem Pflegebedürftigen eine bedarfsgerechte und ausgewogene Nahrungsaufnahme zu ermöglichen, die seinen Bedürfnissen und Gewohnheiten gerecht wird.

Bei der Aufnahme erklärt die Pflegefachkraft dem alten Menschen die von der Einrichtung angebotenen Mahlzeiten. Ebenso stellt sie das Angebot an Nahrungsmitteln und Getränken dar. Gleichzeitig klärt sie mit ihm, im Sinne einer **biografie-orientierten** Pflege, seine Ess- (► LF 1.3, Kap. 1.5.1, S. 160) und Trinkgewohnheiten (► LF 1.3, Kap. 1.5.2, S. 164). Auch bringt sie die von ihm bevorzugten Lebensmittel, eventuell vorhandene Lebensmittelallergien sowie Nahrungsmittelunverträglichkeiten in Erfahrung.

Nicht zuletzt bespricht sie mit dem alten Menschen die **Rahmenbedingungen**, die er bei der Nahrungsaufnahme gewohnt ist, z. B.

- das Bedürfnis, in Gesellschaft zu essen,
- Rituale rund um die Mahlzeit,
- bereits vorhandene Hilfsmittel für die Nahrungsaufnahme (► LF 1.3, Kap. 1.5.4, S. 171; LF 1.3, Kap. 1.5.5, S. 176).

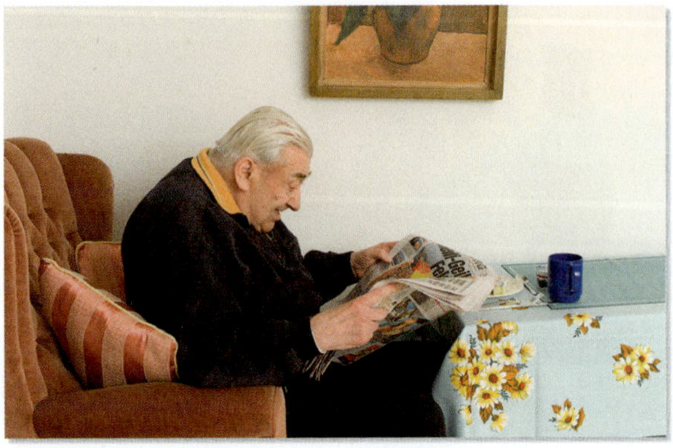

Abb. 1.30: Ihre gewohnten Mahlzeiten und Rituale möchten Menschen auch im Alter nicht aufgeben, auch nicht, wenn sie in ein Pflegeheim einziehen.

1.5.1 Beobachtung des Essens

Die **Beobachtung des Essens** wird in zwei Bereiche unterschieden:

- Wie **verhält** sich der alte Mensch beim Essen?
- Welche und wie viele **Nahrungsmittel** nimmt er auf?

Beide Beobachtungsbereiche können der Pflegefachkraft **Hinweise** geben auf

- vorhandene Erkrankungen und
- Risiken für ernährungsbedingte Krankheiten.

Beobachtung des Essverhaltens

Um das **Essverhalten** eines alten Menschen zu beobachten, achtet die Pflegefachkraft in erster Linie auf die **Mahlzeiten**, die er einnimmt. Dabei verfolgt sie

- Anzahl der Mahlzeiten innerhalb von 24 Stunden,
- Zeitpunkt der Mahlzeiten,
- Hauptmahlzeiten, in denen der alte Mensch den größten Teil seines Nährstoffbedarfs deckt, und Zwischenmahlzeiten, in denen er kleinere Mengen oder Snacks zu sich nimmt,
- Regelmäßigkeit der Mahlzeiten.

Hilfebedarf beim Essen

Als Kleinkind lernt der Mensch, allein zu essen. Von da an entscheidet er zunehmend selbstständig, was er wann und in welchen Mengen essen möchte. Je höher der **Hilfebedarf** eines Menschen bei der Nahrungsaufnahme ist, desto größer ist die Gefahr, dass die Institution oder die Pflegefachkraft das Essverhalten und die Zeitpunkte der Mahlzeiten vorgibt – und damit nicht immer sein Bedürfnis trifft.

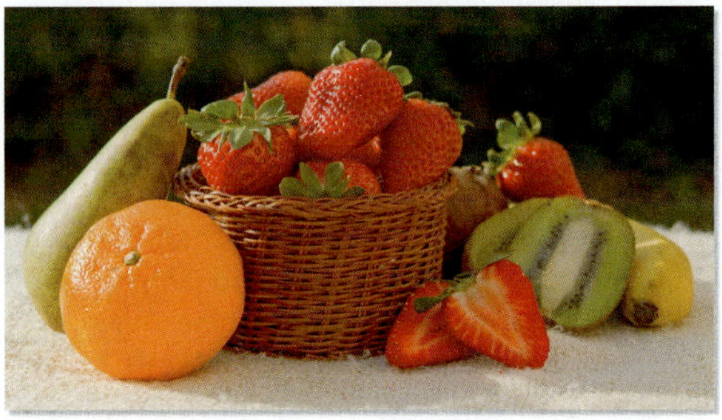

Abb. 1.31: Sich bei Bedarf spontan eine Zwischenmahlzeit, wie hier aus dem Obstkorb, zu genehmigen, ist vielen Pflegebedürftigen nicht möglich. Weil sie das Obst z. B. nicht greifen können, sind sie auf Hilfe angewiesen, um ihren Appetit zu befriedigen.

Aus diesem Grund und zumal die Nahrungsaufnahme auch der **körperlichen Befriedigung** dient, beobachtet die Pflegefachkraft, in welchen Bereichen der alte Mensch Hilfe benötigt. Sie bespricht mit ihm, wie sie ihn unterstützen und seine Selbstständigkeit fördern bzw. erhalten kann.

Folgende Fragen geben bereits ersten Aufschluss über den **Unterstützungsbedarf** des alten Menschen:

- Benötigt er Unterstützung, um die Mahlzeit **vorzubereiten**, z. B. weil er nicht mobil genug ist, die benötigten Lebensmittel auf dem Tisch bereitzustellen?
- Braucht er Hilfe **während** der Mahlzeit, z. B. um das Essen zum Mund zu führen?
- Hat er Probleme mit der **Nachbereitung** der Mahlzeit, z. B. weil er kein Sättigungsgefühl bemerkt und die Mahlzeit nicht allein beenden kann?

Gleichzeitig beobachtet die Pflegefachkraft, ob das Problem in der **Feinmotorik** (► LF 1.3, Kap. 12.5.1, S. 492) liegt oder ob der alte Mensch Probleme bei **groben Bewegungsabläufen** aufweist. Je nach Ursache unterstützt sie ihn bzw. organisiert Hilfsmittel (► LF 1.3, Kap. 1.5.4, S. 171), die ihm erlauben, selbstständig zu essen.

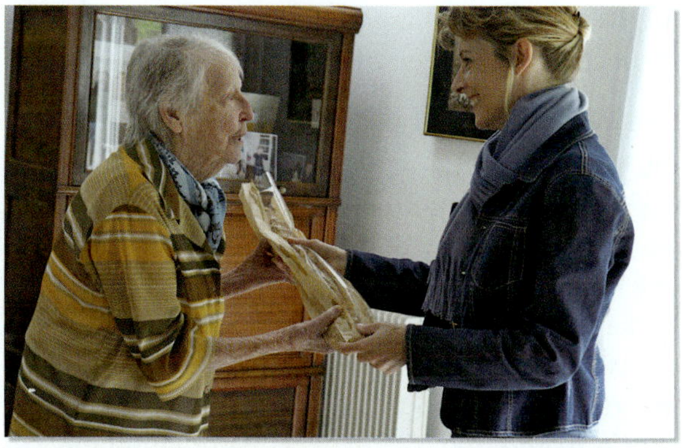

Abb. 1.32: Der Unterstützungsbedarf beim Essen kann sehr unterschiedlich sein und muss nicht zwangsläufig im Anreichen der Nahrung bestehen. Die Pflegefachkraft beobachtet den gesamten Prozess der Mahlzeit, von der Vorbereitung bis zur Nachbereitung. Auf diese Weise kann sie die notwendigen Unterstützungsmaßnahmen einleiten.

! Merke Die meisten Menschen sind gewohnt, in **Gesellschaft** zu essen. Die Nahrungsaufnahme ist eine gute Gelegenheit, sich auszutauschen und Sozialkontakte zu pflegen. Viele Menschen, die nicht selbstständig essen können oder die gängigen »Tischmanieren« nicht beherrschen, neigen dazu, ihre Mahlzeiten allein einzunehmen. Die Pflegefachkraft achtet auf diese **Rückzugstendenzen** und bespricht mit dem alten Menschen Lösungswege, um seine sozialen Kontakte zu erhalten. Zudem achtet sie auf die Zusammensetzung der Tischgemeinschaften und ob diese miteinander auskommen.

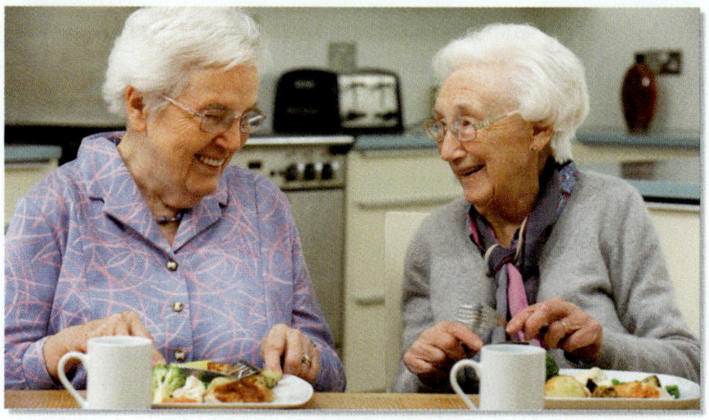

Abb. 1.33: Gemeinsame Mahlzeiten sind ein soziales Ereignis. Zieht sich der alte Mensch von gemeinsamen Mahlzeiten zurück, so bespricht die Pflegefachkraft mit ihm die Ursache für den Rückzug. Allerdings sind es einige schon immer gewohnt, allein zu essen. Auch diesen Wunsch respektiert die Pflegefachkraft.

Gerade wenn der alte Mensch sich nicht äußern kann, bemerkt die Pflegefachkraft **Schluckprobleme** oft erst, wenn der Pflegebedürftige sich bereits verschluckt hat. Da verschluckte Nahrung zu einer Aspirationspneumonie (► LF 1.3, Kap. 9.4.5, S. 420) führen kann, achtet die Pflegefachkraft insbesondere bei neu aufgenommenen Menschen auf deren Schluckverhalten. Bei Bedarf ergreift sie die Maßnahmen der **Aspirationsprophylaxe** (► LF 1.3, Kap. 1.5.4, S. 175).

✓ **Tipp** Die Pflegefachkraft dokumentiert:
- bei Neuaufnahme: Gewohnheiten und Bedürfnisse bezüglich der Mahlzeiten
- eingenommene Mahlzeiten und deren Zeitpunkt
- Abweichungen von den üblicherweise eingenommenen Mahlzeiten, z. B. Verzicht auf eine Mahlzeit und Begründung
- Hilfebedarf bei der Nahrungsaufnahme und dessen Ursache
- weiterhin führt sie das Ernährungsscreening durch: Größe, Gewicht, BMI, Zeichen von Mangelernährung z. B zu weit gewordene Kleidung, Gewichtsabnahme in den letzten 3 Monaten mehr als 5 %, Zeichen von Flüssigkeitsmangel z. B. Hautfalten, trockener Mund (► LF 1.3, Kap. 1.5.3, S. 168).

Wahl der Nahrungsmittel

»Der Mensch ist, was er isst«, lautet ein berühmtes Zitat. Es stammt von Ludwig Feuerbach, einem deutschen Philosophen, der im 19. Jahrhundert lebte (8). Im Gegensatz zur heutigen Zeit war der **Zusammenhang** zwischen **Gesundheit** und einer **ausgewogenen Ernährung** früher weniger bekannt. Allerdings: Damals gab es auch weniger künstliche Nahrungsmittel und eine kleinere Auswahl an Lebensmitteln als heute.

Art und Menge der Nahrungsmittel

In der Theorie wissen viele Menschen, welche Lebensmittel **gesund** und welche weniger gesund sind. Im Alltag hingegen werfen viele ihr Wissen über Bord und essen ganz einfach, was ihnen schmeckt.

Auf Schokolade, Pommes frites und Co. muss in der Tat auch niemand verzichten, solange keine Erkrankung, z. B. eine Lebensmittelallergie, dagegenspricht. Entscheidend ist die **Menge**, in welcher der Mensch z. B. sehr fettige, stark zuckerhaltige oder sehr stark verarbeitete Lebensmittel zu sich nimmt. Denn ein anderes Sprichwort, das von Paracelsus stammt (9), lautet: »Die Dosis macht das Gift«. Diesem Sprichwort nach darf jeder Mensch jedes Lebensmittel zu sich nehmen – allerdings in Maßen.

Alte Menschen sind jedoch häufiger eher untergewichtig.

Die Pflegefachkraft **beobachtet**
- **was** der alte Mensch isst,
- **wie viel** er von dem jeweiligen Lebensmittel isst und
- ob die über den Tag verteilten Mahlzeiten seinem **Energiebedarf** (► LF 1.3, Kap. 6.3.1, S. 348) entsprechen.

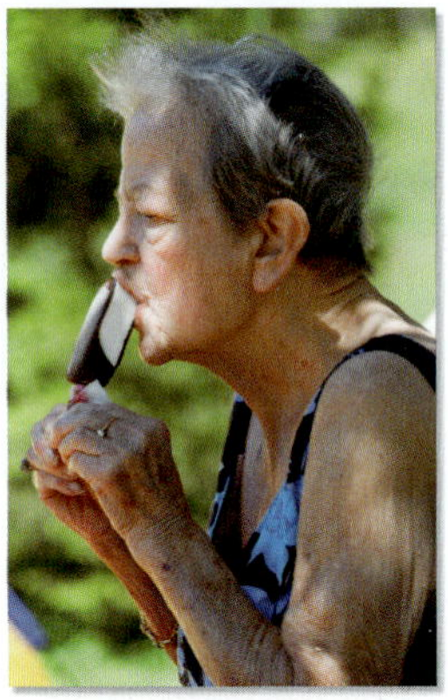

Abb. 1.34: Essen hat für viele Menschen mit Genuss zu tun und ein Eis im Sommer erfrischt!

> **! Merke** Lebensmittelallergien können bei schwerem Verlauf zum Schock (► LF 1.3, Kap. 10.4.7, S. 448) oder gar Tod führen. Die Pflegefachkraft erfragt daher, ob bei dem Pflegebedürftigen bereits Lebensmittelallergien bekannt sind. Neu auftretende Nahrungsmittelunverträglichkeiten meldet sie dem Arzt, ebenso sorgt sie dafür, dass der alte Mensch das betreffende Lebensmittel nicht weiterhin verzehrt.

Je nachdem, wie sich ein Mensch ernährt oder wie er sich, z. B. aufgrund einer Erkrankung, ernähren sollte, werden verschiedene **Kostformen** unterschieden. Tab. 1.11 zeigt die gängigsten Kostformen bei erwachsenen Pflegebedürftigen.

Die **Wunschkost** ist vor allem für Menschen wichtig, die kachektisch sind (► LF 1.3, Kap. 6.2.2, S. 347) oder denen aufgrund einer zehrenden Krankheit ein starker Gewichtsverlust droht. Geht dieser Zustand auch noch mit einem starken Appetitmangel einher, so kann die Wunschkost der letzte Ausweg sein, um den Pflegebedürftigen oral (durch den Mund) zu ernähren und ihm möglichst viel der benötigten Nährstoffe zuzuführen. Wunschkost wird häufig mit Zusatzdrinks aus der Apotheke ergänzt.

Beobachtet die Pflegefachkraft eine **unausgewogene Ernährung**, z. B. weil der alte Mensch sehr fettig oder zu wenig isst, so informiert sie ihn über eine gesunde und bedarfsgerechte Ernährung (► LF 1.3, Kap. 6.5, S. 357). Im Anschluss berät sie ihn, wie er seine Ernährung umstellen könnte, dabei berücksichtigt sie seine:
- Gewohnheiten
- Vorlieben
- Allgemeinzustand und Gewicht
- Nahrungsmittelunverträglichkeiten
- Erkrankungen, die bestimmte Anforderungen an die Ernährung stellen

Wenn dies nicht zum Erfolg führt, bespricht sie mit dem Arzt, ob eine professionelle Ernährungsberatung hinzugezogen werden soll.

Gerade in einem Pflegeheim kann die Pflegefachkraft durch Absprachen mit der **Hauswirtschaft** die gesunde Ernährung des alten Menschen unterstützen. Allerdings ist auch hier seine **Zustimmung** notwendig. Eine Nahrungsmittelauswahl gegen seinen Willen gilt weder als aktivierende Pflege noch kann in diesem Fall von Selbstbestimmung gesprochen werden.

> **! Merke** Die Pflegefachkraft betrachtet stets die individuelle Situation des alten Menschen. Hat dieser z. B. eine schwere Erkrankung oder eine deutlich eingeschränkte Lebenserwartung, so kann dieser Umstand dafür sprechen, allgemeine Ernährungsmaßstäbe zu vernachlässigen – die **Lebensqualität** steht im Vordergrund.

Verträglichkeit der Lebensmittel

Neben der Art und Menge der Lebensmittel beobachtet die Pflegefachkraft auch ihre **Verträglichkeit**. Diese erkennt sie an

- Reaktionen unmittelbar nach dem Verzehr von Lebensmitteln, z. B. Magenschmerzen, Hautausschlag (► LF 1.3, Kap. 1.7.1, S. 200) oder an
- verzögerten Reaktionen auf bestimmte Lebensmittel, z. B. Obstipation, Abgang von Winden (► LF 1.3, Kap. 1.6.4, S. 190), die erst einige Stunden oder gar Tage nach der Aufnahme der Lebensmittel auftreten.

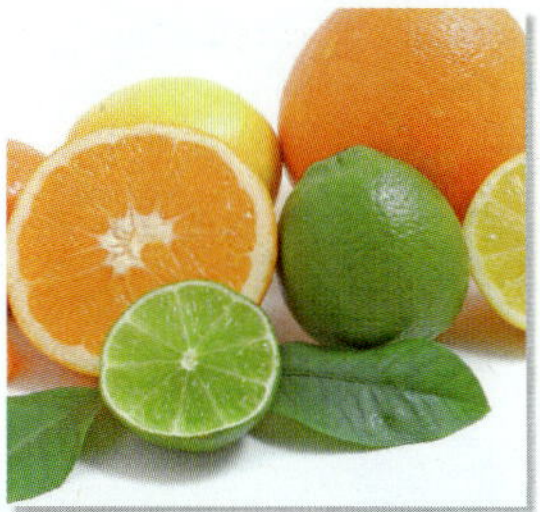

Abb. 1.35: Zitrusfrüchte können aufgrund ihres hohen Säuregehalts auf den Magen schlagen. Die Pflegefachkraft erfragt bei jedem Pflegebedürftigen bzw. Angehörigen, ob Nahrungsmittelunverträglichkeiten bekannt sind.

Doch zur Verträglichkeit zählt nicht nur, wie das **Verdauungssystem** mit dem Lebensmittel zurechtkommt. Um zu beurteilen, ob ein Lebensmittel bzw. die Menge, in der es aufgenommen wird, für einen Pflegebedürftigen verträglich ist, achtet die Pflegefachkraft auch auf seine

- **Fähigkeit**, Lebensmittel zu sich zu nehmen, z. B. Bedarf an weicherer Kost bei einer schlecht sitzenden Zahnprothese,
- **Erkrankungen**, die eine Rücksichtnahme auf bestimmte Lebensmittel erfordern, z. B. Diabetes mellitus (► LF 1.3, Kap. 15.4.2, S. 576), Allergien gegen bestimmte Nahrungsmittel und
- seinen **Ernährungszustand** (► LF 1.3, Kap. 6.2, S. 345) und Bedarf, **Gewicht** zu gewinnen oder zu verlieren.

✓ **Tipp** Verzögerte Unverträglichkeitsreaktionen sind meist schwer zuzuordnen, da in der Regel verschiedene Lebensmittel als Ursache infrage kommen. In diesem Fall dokumentiert die Pflegefachkraft,

- wann der alte Mensch welche Lebensmittel in welcher Menge zu sich nimmt und
- wann welche Reaktionen auftreten.

Auf diese Weise kann sie Zusammenhänge erkennen und die betreffenden Lebensmittel in Absprache mit dem Betroffenen vom Speiseplan streichen.

Kostform	Beispiele	Beispiele zur Indikation
Vollkost	(Vollkorn-)Brot, Gemüse, Obst, Milchprodukte – alle üblichen Lebensmittel und Speisen in einem ausgewogenen Verhältnis	Gesunde Menschen, die weder über- noch untergewichtig sind und nicht aufgrund einer Erkrankung einer speziellen Diät bedürfen
leichte Vollkost	Alle leicht verträglichen Speisen und Lebensmittel wie bei der Vollkost, nicht infrage kommen Lebensmittel, die schwer verträglich sind oder den Magen angreifen, z. B. Zitrusfrüchte, Kohlsorten, stark zucker- oder fetthaltige Speisen	Magen-Darm-Erkrankungen
passierte Kost, auch pürierte Kost genannt	Sämtliche Lebensmittel, die passiert werden können, nicht infrage kommt Fisch mit Gräten, Fleischsorten mit kleinen Knochen, z. B. Hühnchen	Menschen, die aufgrund eines fehlenden Kauvermögens oder bedingt durch massive Schluckprobleme keine feste Kost zu sich nehmen können
hochkalorische Kost	In der Regel spezielle Trinknahrung	Menschen mit massivem Untergewicht oder stark zehrenden Erkrankungen
Aufbaukost	In der Regel mit einigen Schlucken Wasser beginnend, dann (sehr) kleine Nahrungsportionen, unter Verzicht auf starke Würzung; fettarm, säurearm, wenig gewürzt und wenig gezuckert	Nach Magen-Darm-Infekten oder längerer Nahrungskarenz
Diätkost	Sehr unterschiedlich, je nach Erkrankung	Erkrankungen, die eine bestimmte Diätform erforderlich machen, z. B. Diabetes, Rheuma, Nahrungsmittelallergien

Tab. 1.11: Die gängigsten Kostformen mit beispielhaften Speisen und Indikationen.

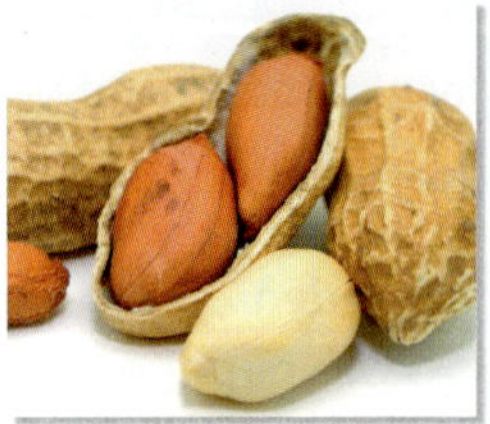

Abb. 1.36: Erdnüsse sind dafür bekannt, bei entsprechenden Allergikern sehr starke Reaktionen hervorzurufen. Bekannte Allergien erfragt die Pflegefachkraft bei der Aufnahme und dokumentiert diese.

LF 1.3

✔ Tipp Die Pflegefachkraft dokumentiert:
- Art, Menge und Zeitpunkt der aufgenommenen Lebensmittel
- Gewohnheiten bei der Auswahl der Nahrung
- bekannte oder neu entdeckte Nahrungsmittelunverträglichkeiten und, sofern bekannt, deren (vermutete) Ursache
- vereinbarte Auswahl der Nahrungsmittel

1.5.2 Beobachtung der Flüssigkeitsaufnahme

Die Pflegefachkraft beobachtet täglich die **Flüssigkeitsaufnahme** des Pflegebedürftigen, da
- der Mensch nur sehr wenige Tage ohne Flüssigkeit auskommt,
- Flüssigkeitsmangel sehr schnell negative Folgen nach sich zieht, z.B. eine schlechtere Gedächtnisleistung,
- ausreichend Flüssigkeit notwendig ist, um wasserlösliche Stoffwechselprodukte über die Niere auszuscheiden, und weil
- gerade ältere Menschen aufgrund eines abnehmenden Durstgefühls nicht selten zu wenig Flüssigkeit zu sich nehmen.

Beobachtung des Trinkverhaltens

Bei der Beobachtung des Trinkverhaltens spielt eine Rolle, wie viele **Trinkpausen** oder -mahlzeiten der Pflegebedürftige am Tag einnimmt und ob er **Hilfe** benötigt, um trinken zu können.

Trinkmahlzeiten

Viele **Trinkmahlzeiten** finden nebenbei statt, z.B. wenn der Pflegebedürftige während der Mahlzeit oder vor dem Fernseher etwas trinkt. Die Pflegefachkraft beobachtet, wann der Pflegebedürftige trinkt und ob er zwischenzeitlich Anzeichen von **Durst** oder gar **Flüssigkeitsmangel** in Form einer Dehydratation (► LF 1.3, Kap. 1.5.2, S. 166) zeigt.

Ihre Beobachtungen geben einen ersten Hinweis, ob der Pflegebedürftige ausreichend trinkt oder ob über den Tag verteilt längere Phasen bestehen, in denen er keine Flüssigkeit zu sich nimmt. Gleichzeitig kann die Pflegefachkraft durch ihre Beobachtungen Schlüsse ziehen, z.B. zu welchen Tageszeiten oder Situationen der Pflegebedürftige besonders starken **Durst** hat oder wann er besonders wenig trinkt.

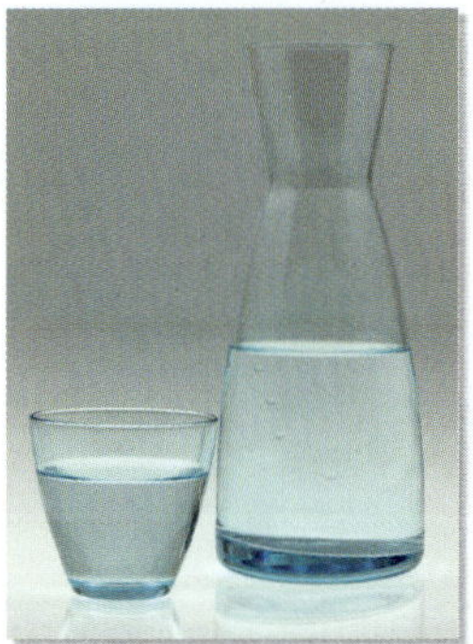

Abb. 1.37: Eine Wasserkaraffe kann den alten Menschen daran erinnern, wie viel Flüssigkeit er im Laufe des Tages noch zu sich nehmen sollte. Die Karaffe sollte zu seinen motorischen Fähigkeiten passen.

Indem die Pflegefachkraft ihre Beobachtungen mit dem Pflegebedürftigen bespricht, kann sie **Gründe** für sein Trinkverhalten erfahren, z.B. wenn er am Abend wenig trinkt, um nachts nicht zur Toilette gehen zu müssen. Auf Basis ihrer Beobachtungen sowie der Information des Pflegebedürftigen bespricht sie mit ihm, wie eine ausreichende Flüssigkeitszufuhr sichergestellt werden kann. Bei kontinuierlichem Flüssigkeitsmangel erstellt die Pflegekraft gemeinsam mit dem Pflegebedürftigen und/oder seinen Angehörigen eine Pflegeplanung, wie er zu ausreichend Flüssigkeit kommt.

! Merke Im Idealfall ist die Flüssigkeitszufuhr gleichmäßig über den Tag verteilt. Letztendlich ist jedoch entscheidend, dass der alte Mensch innerhalb von 24 Stunden ausreichend Flüssigkeit zu sich nimmt (► LF 1.3, Kap. 6.4.1, S. 356).

Hilfebedarf beim Trinken

Der **Hilfebedarf beim Trinken** kann, wie der Hilfebedarf beim Essen (► LF 1.3, Kap. 1.5.4, S. 171), sehr unterschiedlich aussehen. Während der eine Pflegebedürftige beispielsweise Unterstützung benötigt, um das Getränk einzugießen, benötigt der andere Hilfe, um das Trinkgefäß an den Mund zu führen.

Die Pflegefachkraft beobachtet und bespricht mit dem Pflegebedürftigen, worin genau der Hilfebedarf besteht und richtet ihre **Unterstützung** entsprechend aus (► LF 1.3, Kap. 1.5.5, S. 176).

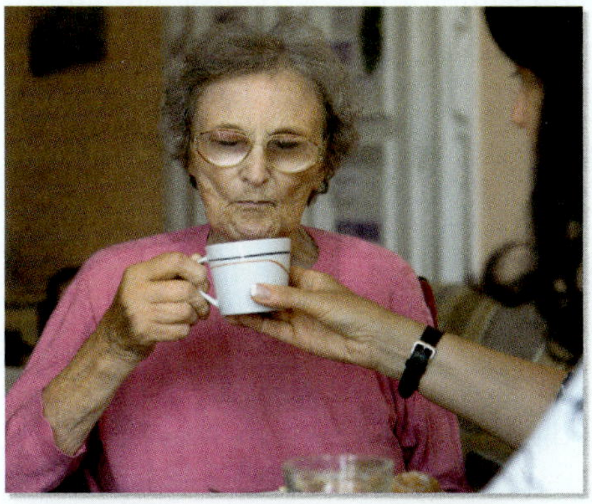

Abb. 1.38: Um einen alten Menschen beim Trinken zu unterstützen, sind nicht zwangsläufig spezielle Trinkgefäße notwendig, mitunter hilft es auch, wenn die Pflegefachkraft gemeinsam mit ihm das Gefäß zum Mund führt.

Schnabelbecher sollten niemals standardmäßig eingesetzt werden. Sie verhindern ein normales Schlucken und die Selbstbestimmung des Pflegebedürftigen, da dieser nicht die Lippen schließen kann, wenn er genug hat.

Bei einer Dysphagie mit einem neurologischen Hintergrund sollte auf eine Schnabeltasse ganz verzichtet werden. Die Bewegung beim Trinken aus einer Schnabeltasse ist eine andere als aus einer normalen Tasse: der Kopf wird weiter in den Nacken gelegt. Diese Bewegung ist unerwünscht, weil damit das Risiko einer Aspiration steigt.

! Merke Der Hilfebedarf kann, z. B. bei Demenzerkrankten, auch darin bestehen, dass sie eine Erinnerung benötigen, um das Trinken nicht zu vergessen. In diesem Fall bespricht die Pflegefachkraft im Team feste Zeiten oder Situationen, in denen Getränke angeboten werden.

✓ Tipp Die Pflegefachkraft dokumentiert:

- Zeitpunkt der Trinkmahlzeit, Getränk und dessen Menge
- Hilfebedarf und geleistete Unterstützung

Getränkewahl und -menge

Die meisten Menschen haben **Lieblingsgetränke** zu bestimmten Tageszeiten. Bei einem ohnehin niedrigen Durstgefühl kann dieses den Menschen bewegen, mehr zu trinken. Die Pflegefachkraft bespricht daher mit dem alten Menschen, welche Getränke er bevorzugt. Kann sich dieser nicht selbst äußern, so befragt die Pflegefachkraft die Angehörigen nach seinen Lieblingsgetränken oder achtet auf die Gestik und Mimik, die er beim Trinken verschiedener Getränke zeigt.

Lange Zeit hieß es, dass für einen guten Flüssigkeitshaushalt vor allem Wasser, ungesüßte Tees und leichte Saftschorlen infrage kämen. Doch auch der **Appetit** auf Getränke hängt von deren Abwechslung ab. Zudem spielen die Gewohnheiten eines Menschen eine wichtige Rolle. Hat ein Mensch sein Leben lang viel Kaffee getrunken, so möchte er dies auch im Alter wahrscheinlich nicht aufgeben. Dass Kaffee ein **Flüssigkeitsräuber** ist, zu dem immer ein Glas Wasser getrunken werden sollte, ist inzwischen widerlegt (10). Allerdings: Ein zusätzliches Glas Wasser schadet nicht.

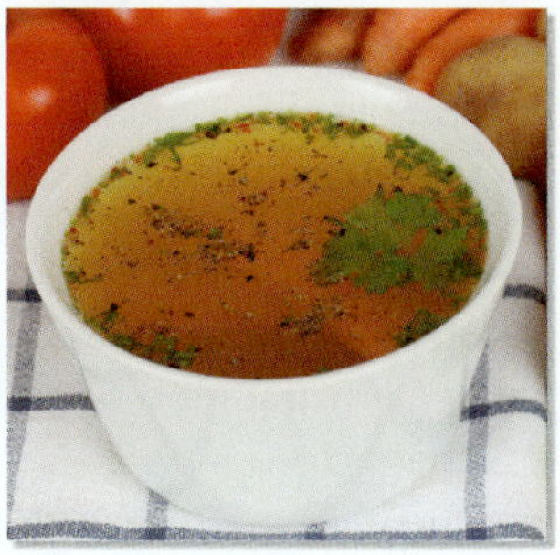

Abb. 1.39: Auch eine klare Brühe kann als Flüssigkeitslieferant dienen.

Die Pflegefachkraft achtet darauf, welche Getränke der alte Mensch zu sich nimmt. Besteht seine **Getränkewahl** vor allem aus stark zuckerhaltigen, sehr fettigen oder alkoholischen Getränken, so bespricht sie mit ihm die Getränkeauswahl und berät ihn in Bezug auf eine gesunde Getränkewahl.

✓ **Tipp** Die meisten Menschen nehmen vor allem durch Getränke Flüssigkeit auf. Allerdings können auch Nahrungsmittel, z.B. eine klare Brühe, gute Flüssigkeitslieferanten sein.

Die Pflegefachkraft achtet daher nicht nur auf die Getränke, die der alte Mensch zu sich nimmt, sondern auch auf flüssigkeitsreiche Nahrungsmittel. Übersieht sie diese, so kann sie ein mangelndes Durstgefühl und eine zu niedrige Trinkmenge vermuten, obschon der alte Mensch ausreichend Flüssigkeit zu sich nimmt.

Ferner können flüssigkeitsreiche Nahrungsmittel eine willkommene Abwechslung darstellen, gerade wenn das Durstgefühl gering ist. Entscheidend ist, dass der alte Mensch seinen Flüssigkeitsbedarf deckt.

Dehydratation

➔ **Definition** **Dehydratation:** Abnahme der Körperflüssigkeit bzw. des Körperwassers. Mitunter wird die Dehydratation auch als Hypohydratation bezeichnet.

Der Mensch scheidet auf verschiedenen Wegen Wasser aus: über den Urin, durch starkes Schwitzen, durch Erbrechen und über den Stuhl. Scheidet der Mensch in erhöhtem Maße Flüssigkeit aus, so ist es besonders wichtig, dass er auch ausreichend Flüssigkeit aufnimmt (► LF 1.3, Kap. 6.4.1, S. 356), um eine **Dehydratation** zu vermeiden.

Die Pflegefachkraft achtet im Sinne einer **Dehydratationsprophylaxe** auf die folgenden **Anzeichen** einer Dehydratation bzw. fragt den Pflegebedürftigen danach:

- Durst
- konzentrierter, riechender Urin
- trockene Zunge und Schleimhäute
- verminderte Hautspannung, geringer Hautturgor (► LF 1.3, Kap. 17.1.1, S. 623)
- Hypotonie/zu niedriger Blutdruck (► LF 1.3, Kap. 1.2.1, S. 142)
- allgemeine Schwäche

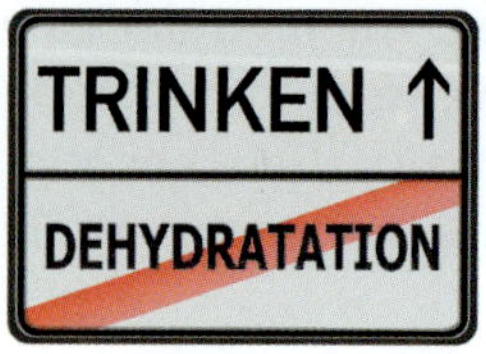

Abb. 1.40: Eine Dehydratation hat Folgen: Kreislaufschwäche, Gedächtnisstörungen, Obstipation, verringerte Ausscheidung wasserlöslicher Stoffwechselprodukte. Durch eine ausreichende Flüssigkeitszufuhr können diese Folgen vermieden werden.

Einzeln gesehen müssen die genannten Symptome nicht immer für eine Dehydratation stehen. Auch können einige Symptome, z.B. die Hypotonie, andere Ursachen haben. Die Pflegefachkraft betrachtet daher nicht nur die einzelnen Symptome, sondern sieht sie im **Zusammenhang**. Vergleicht sie ihren Eindruck mit dem Flüssigkeitsverlust und der Flüssigkeitsaufnahme, so kann sie leicht erkennen, ob der Pflegebedürftige dehydriert.

! Merke Die Beobachtung des Trinkverhaltens und die Hilfestellung beim Trinken (► LF 1.3, Kap. 1.5.5, S. 176) werden gemeinsam als **Dehydratationsprophylaxe** bezeichnet.

Eine starke Dehydratation führt zu einer **Exsikkose**. Gründe dafür können sein:

- zu geringe Trinkmenge
- heiße Temperaturen
- Diarrhö
- Fieber
- Erbrechen
- Sepsis
- Verbrennungen
- Diabetes insipidus (Wasserharnuhr)
- Therapie mit Diuretika

Hyperhydratation

➔ **Definition** **Hyperhydratation:** Überschuss an Körperwasser, verursacht durch eine zu hohe Flüssigkeitszufuhr und/oder eine zu geringe Ausscheidung des Wassers über die Niere.

Ebenso wie bei der Dehydratation können die Ursachen einer **Hyperhydratation** krankheitsbedingt sein. Aber auch Ärzte sowie Pflegefachkräfte können diesen Zustand ungewollt fördern, indem sie den alten Menschen nicht fachgerecht versorgen und beispielsweise trotz einer verminderten Nierenleistung zu viel Flüssigkeit zuführen.

! Merke Menschen mit psychiatrischen Diagnosen neigen manchmal dazu, viel zu viel zu trinken (mehr als 3 Liter am Tag).

Eine Hyperhydratation äußert sich durch folgende **Symptome**:

- glatte, glänzende Haut
- Gewichtszunahme durch Ödembildung (► LF 1.3, Kap. 1.7.1, S. 201)
- Hypertonie (► LF 1.3, Kap. 1.2.1, S. 142)
- Elektrolytmangel (Natrium)

Wie auch bei der Dehydratation achtet die Pflegefachkraft besonders darauf, ob die Symptome im **Zusammenhang** auftreten. Neben der Menge der aufgenommenen Flüssigkeit beobachtet sie auch die Menge des Urins.

Die **Behandlung** der Hyperhydratation richtet sich nach der Ursache, die zu der Überwässerung geführt hat, und wird vom Arzt angeordnet. Sowohl eine veränderte Ernährung, eine eingeschränkte Flüssigkeitszufuhr als auch eine medikamentöse Therapie kommen infrage.

Bilanzierung der Ein- und Ausfuhr

Um festzustellen, ob die Aufnahme und Ausscheidung von Flüssigkeiten im richtigen Verhältnis zueinander stehen, führt die Pflegefachkraft eine **Bilanzierung** durch. Diese Beobachtungsmaßnahme ist angezeigt, wenn die Gefahr einer Dehydratation besteht, z. B. bei einer Nierenerkrankung, oder wenn der alte Mensch Anzeichen einer Hyperhydratation zeigt, z. B. durch starke Ödembildung.

! Merke Die Bilanzierung der Ein- und Ausfuhr findet in der Regel über einen Zeitraum von 24 Stunden statt. Führt die Pflegefachkraft diese Beobachtungsmaßnahme häufiger durch, so beginnt sie damit jeweils zur gleichen Uhrzeit, z. B. um 8 Uhr morgens.

Beobachtungsfokus	Beobachtungskriterien
Einfuhr (Plusseite der Bilanz)	Messung: Getränke, sehr flüssige Kost, z. B. Suppen, Sondenkost, Infusionen Schätzung: mit der Nahrung aufgenommene Flüssigkeit, z. B. sehr wässriges Obst, z. B. Orangen
Ausfuhr (Minusseite der Bilanz)	Messung: Urin, Drainageflüssigkeiten Schätzung: Stuhl, Erbrochenes

Tab. 1.12: Bilanzierung der Ein- und Ausfuhr.

- Ist die Einfuhr größer als die Ausfuhr, so spricht man von einer **positiven** Bilanz.
- **Ausgeglichen** ist die Bilanz, wenn die Einfuhr ≥ 200 ml ist als die Ausfuhr.
- Ist die Ausfuhr größer als die Einfuhr, so handelt es sich um eine **negative** Bilanz.

Die Pflegefachkraft dokumentiert auf einem Bilanzierungsbogen:

- Name
- Datum und Uhrzeit des Messbeginns
- Einfuhrmengen
  - in Milliliter
  - einschließlich Zeitpunkt der Aufnahme
  - Art der Flüssigkeit
  - bei Bedarf mit dem Hinweis, dass die Menge geschätzt wurde
- Ausfuhrmengen
  - in Milliliter
  - einschließlich Zeitpunkt der Ausscheidung
  - Art der Ausscheidung
  - bei Bedarf mit dem Hinweis, dass die Menge geschätzt wurde

✔ Tipp Sieht der Arzt vor, den ausgeschiedenen Urin untersuchen zu lassen, so nimmt die Pflegefachkraft einen Teststreifen oder fängt den Mittelstrahlurin auf.

Verträglichkeit der Getränke

Nicht jeder Mensch verträgt jedes Getränk gleich gut. So können Getränke beispielsweise Magenschmerzen, Obstipation oder ein pelziges Gefühl im Mund verursachen, wenn der Mensch sie nicht verträgt oder gar allergisch auf sie reagiert.

LF 1.3

Die Pflegefachkraft beobachtet die **Verträglichkeit** der Getränke. Berichtet der Pflegebedürftige konkret im Zusammenhang mit Getränken über Beschwerden, so schlägt sie ihm **Alternativen** vor.

✔ **Tipp** Die Pflegefachkraft dokumentiert:

- Lieblingsgetränke
- Verträglichkeit der Getränke
- Äußerungen – verbal oder nonverbal – zu neu ausprobierten Getränken
- Menge der aufgenommenen Getränke: Sofern keine Bilanzierung durchgeführt wird, reicht i. d. R. eine grobe Dokumentation, z. B. glasweise
- Anzeichen der Dehydratation und Zeitpunkt, zu dem diese bemerkt wurden
- Anzeichen der Hyperhydratation und Zeitpunkt, zu dem diese bemerkt wurden
- Durchführung und Zeitraum der Bilanzierung mit Verweis auf den Bilanzierungsbogen
- Angebrochene Flaschen mit verderblichen Getränken werden mit dem Datum der Öffnungszeit beschriftet

1.5.3 Mangelernährung erkennen

Die Angaben, wie viele alte Menschen von einer **Mangelernährung** betroffen sind, schwanken zwischen 20 und 80 % (11). Damit stellt die Mangelernährung ein großes **Problem** in der Altenpflege dar. Vom DNQP (► LF 1.1, Kap. 3.4.2, S. 41) wurde der **Expertenstandard** Ernährungsmanagement zur Sicherstellung und Förderung der oralen Ernährung in der Pflege (12) entwickelt.

✔ **Tipp** Auf der Seite des DNQP (www.dnqp.de) können Sie einen Auszug der aktuellen Version des Expertenstandards »**Ernährungsmanagement zur Sicherstellung und Förderung der oralen Ernährung in der Pflege**« herunterladen. Vergleichen Sie ihn mit dem heruntergebrochenen Expertenstandard Ihrer Einrichtung. Sind alle im Expertenstandard angegebenen Struktur-, Prozess- und Ergebniskriterien enthalten?

Da es keine einheitliche **Definition** von Mangelernährung gibt, lehnt sich der Expertenstandard an die der Deutschen Gesellschaft für Ernährungsmedizin an und beschreibt Mangelernährung als

➔ **Definition** »anhaltendes Defizit an Energie und/oder Nährstoffen im Sinne einer negativen Bilanz zwischen Aufnahme und Bedarf mit Konsequenzen und Einbußen für Ernährungszustand, physiologische Funktion und Gesundheitszustand« (12, S. 28)

Die **Ursachen** einer Mangelernährung sind vielfältig, z. B.:

- mangelndes Hungergefühl und mangelnder Appetit
- Probleme bei der Nahrungsbeschaffung und -zubereitung
- Erkrankungen, die
    - zu einer verminderten Nährstoffaufnahme führen, z. B. Magen-Darm-Infekte
    - einen erhöhten Nährstoffbedarf zur Folge haben, z. B. ein erhöhter Bewegungsdrang im Rahmen einer Demenz
- Nebenwirkungen von Therapien, insbesondere von Medikamenten
- psycho-soziale Probleme, z. B. Einsamkeit, Angst
- umgebungsbedingte Faktoren, z. B. ungewohnte Essenszeiten, fehlende Unterstützung bei gleichzeitigem Hilfebedarf (12, S. 33)

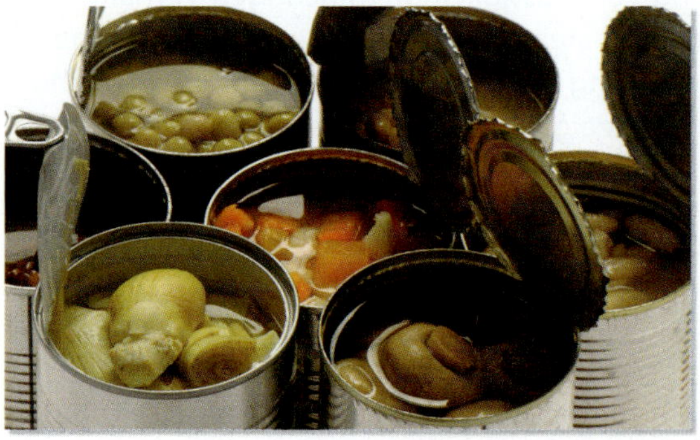

Abb. 1.41: Konserven lassen sich lange lagern – ein Vorteil für Menschen, die nicht selbst einkaufen können. Allerdings: Der Vitamingehalt von Konserven-Lebensmitteln ist um einiges geringer als z. B. bei frischem Gemüse. Auch so kann eine Mangelernährung entstehen.

Allgemeine Risikoerhebung

Schon bei der **Neuaufnahme** führt die Pflegefachkraft bei jedem alten Menschen eine **allgemeine Risikoerhebung** durch, man spricht vom **initialen Assessment** oder einem **Ernährungsscreening**, das mit anfänglicher Feststellung übersetzt werden kann. Auf diese Weise erkennt sie bestehende Risikofaktoren einer Mangelernährung frühzeitig, kann die von einer Mangelernährung betroffenen oder bedrohten Menschen erkennen und so eine Mangelernährung vermeiden.

Die Pflegefachkraft verwendet für die allgemeine Risikoerhebung den in der Einrichtung üblichen Fragebogen. Diesen ergänzt sie mit Informationen, die in dem jeweiligen Fall relevant sind. Ihre **Ergebnisse** gleicht sie mit ihren **Erfahrungswerten** ab.

Folgende Informationen sollte die Pflegefachkraft in jedem Fall erfragen bzw. messen:

- Vorlieben und Abneigungen bei Lebensmitteln
- bisherige Trink- und Nahrungsmenge
- Umgebung, in der der alte Mensch üblicherweise isst und trinkt, einschließlich seiner Gesellschaft
- Unterstützungsbedarf bei der Nahrungsaufnahme und Erfahrung mit Hilfsmitteln
- Gewohnheiten und Rituale bei der Nahrungsaufnahme
- Gewicht
  - aktuelles Gewicht, Größe und Body-Mass-Index (► LF 1.3, Kap. 6.2.1, S. 345)
  - unbeabsichtigte Gewichtsreduzierung von > 5 % in den letzten drei Monaten
  - unbeabsichtigte Gewichtsreduzierung von > 10 % in den letzten sechs Monaten
  - Verfälschung des Gewichts, z. B. durch Ödeme (► LF 1.3, Kap. 1.7.1, S. 201)
- erhöhter Energie, Nährstoff- oder Flüssigkeitsbedarf, z. B. durch eine hohe körperliche Aktivität
- Hautturgor (► LF 1.3, Kap. 17.1.1, S. 623)
- zu weit gewordene Kleidung (12, S. 35 f, S. 43)

Zudem kann die Pflegefachkraft aus **ärztlichen Befunden** oder im Gespräch mit dem Arzt erfahren, ob krankheitsbedingte Risikofaktoren für eine Mangelernährung vorliegen, z. B. eine Depression oder chronische Erkrankung.

Detaillierte Ernährungsanamnese

Bei allen Pflegebedürftigen, die der Pflegefachkraft im initialen Assessment, auch Screening genannt, auffallen, nimmt die Pflegefachkraft eine **detaillierte Ernährungsanamnese** vor (12, S. 37). Sie kann mit der detaillierten Ernährungsanamnese die Gründe für das Ernährungsproblem eruieren. Wenn die Pflegefachkraft keine herausfindet, muss unter Nutzung der interprofessionellen Ressourcen (Arzt, Ernährungsberatung) weiter nach möglichen Gründen gesucht werden. Aus der detaillierten Ernährungsanamnese kann nicht geschlossen werden, dass keine Mangelernährung vorliegt, wenn das Screening auffällig ist.

Für die detaillierte Einschätzung beobachtet die Pflegefachkraft drei bis fünf Tage lang die **Nahrungs- und Trinkmahlzeiten** des Pflegebedürftigen. Hierzu dokumentiert sie in einem Protokoll

- den Zeitpunkt der Nahrungs- bzw. Flüssigkeitsaufnahme,
- die Art des Lebensmittels,
- die angebotene sowie die verzehrte Menge des Lebensmittels und
- ob es sich um eine Haupt- oder Zwischenmahlzeit gehandelt hat (12, S. 37).

Gleichzeitig erfragt und beobachtet sie folgende **Risikofaktoren**:

- körperliche oder geistige Einschränkungen
- fehlender Appetit oder Ablehnung von Nahrungsmitteln
- eine zum Essen/Trinken ungünstige Umgebung
- unpassendes Angebot an Getränken und Nahrungsmitteln
- erhöhter Bedarf an Flüssigkeit oder Nährstoffen bzw. Kalorien
- soziale Situation (12, S. 38)
- Zahnstatus

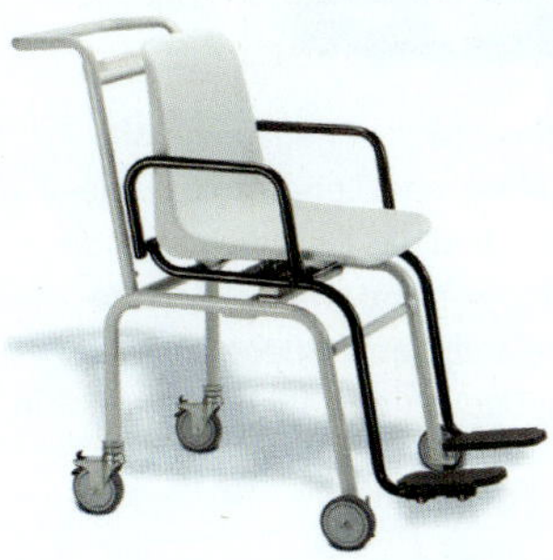

Abb. 1.42: Pflegebedürftige, die nicht stehen, aber sitzen können, wiegt die Pflegefachkraft auf einer Stuhlwaage. Das Gewicht ist eines der aussagekräftigsten Merkmale einer Mangelernährung.

Auch sollte aus der Risikoerhebung hervorgehen, wo die **Gründe** für die Mangelernährung liegen. Ist dies nicht eindeutig erkennbar, so zieht die Pflegefachkraft **weitere Berufsgruppen**, z. B. einen Arzt und einen Diätassistenten, zu Rate. Ebenso geht sie vor, wenn der Ernährungszustand kritisch ist oder dies zu werden droht, z. B. weil der Body-Mass-Index (► LF 1.3, Kap. 6.2.1, S. 345) die untere Grenze erreicht.

✔ **Tipp** Um eine Mangelernährung zu vermeiden (► LF 1.3, Kap. 1.5.6, S. 179), ist entscheidend, dass die Pflegefachkraft die beobachteten Risikofaktoren genau beschreibt. Eine Aussage wie »Herr X mag die Getränke nicht« bietet wenig Handlungsmöglichkeiten. Die Information »Herr X mag keine kalten Getränke mit Kohlensäure« hingegen sagt konkret aus, welche Getränke die Pflegefachkraft anbieten kann, um Herrn X zum Trinken zu animieren.

Wiederholung der Risikoerhebung

Da eine Mangelernährung meist schleichend beginnt, sieht der Expertenstandard vor, die **allgemeine Risikoerhebung** regelmäßig zu wiederholen. Ist der Gewichtsverlauf stabil, so empfiehlt er eine quartalsweise Kontrolle. Ist bereits eine Mangelernährung eingetreten oder ist der Ernährungszustand nicht stabil, z. B. aufgrund einer akuten Erkrankung, so führt die Pflegefachkraft häufigere Kontrollen durch und wiederholt die **detaillierte Ernährungsanamnese**. Der Abstand der Kontrollen richtet sich nach der individuellen Situation des Pflegebedürftigen (12, S. 36, S. 110).

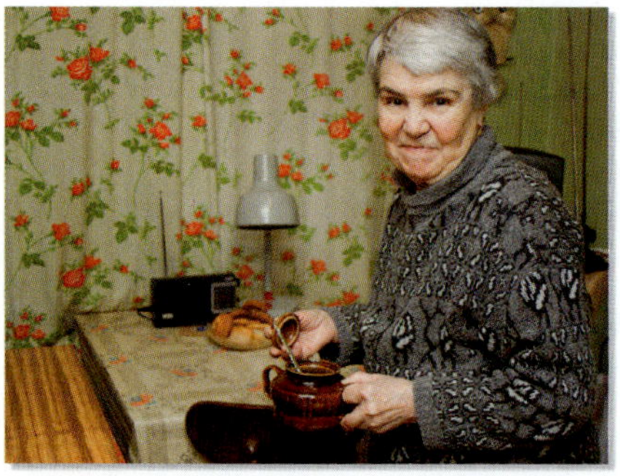

Abb. 1.43: In der häuslichen Pflege ist die Pflegefachkraft meist nicht zu den Mahlzeiten anwesend. Lebensmittel, die herumstehen, benutztes Geschirr und das Gespräch über die letzte Mahlzeit geben Aufschluss, was und wie viel der alte Mensch isst. Wichtig ist, dass die ambulante Pflegefachkraft nach Absprache mit dem Pflegebedürftigen auch einen Blick in den Kühlschrank wirft.

In der stationären Pflege hat die Pflegefachkraft täglich mehrmals **Gelegenheit**, die Essensmenge sowie die Nahrungsmittel, die der alte Mensch wählt, zu beurteilen. Ebenso kann sie erkennen, ob Hilfebedarf bei der Ernährung (► LF 1.3, Kap. 1.5.4, S. 171) besteht und diesem Abhilfe schaffen, indem sie ihn in angemessener Weise unterstützt.

! Merke Auch übergewichtige Menschen können eine Mangelernährung aufweisen, z. B. wenn ihnen bestimmte Nährstoffe fehlen. In der Praxis fällt eine Mangelernährung bei adipösen Menschen oft später auf als bei Menschen, die ein zu niedriges Gewicht aufweisen.

✔ **Tipp** Die Pflegefachkraft dokumentiert:

- Zeitpunkt der allgemeinen Risikoerhebung
- Ergebnisse der allgemeinen Risikoerhebung
- Zeitpunkt der detaillierten Ernährungsanamnese
- Ergebnisse der detaillierten Ernährungsanamnese
- geplanter Termin für die nächste allgemeine bzw. detaillierte Risikoeinschätzung
- zwischenzeitliche Äußerungen des alten Menschen, z. B. zu Gründen für seinen Appetitmangel
- beobachtete Ursachen für die Mangelernährung
- geplante Maßnahmen zur Vermeidung/Reduzierung der Mangelernährung
- Beginn, Dauer und Ende des geführten Nahrungs- und Trinkprotokolls
- Zeitpunkt, zu dem andere Personen, z. B. Arzt, informiert wurden, und Name der betreffenden Personen

1.5.4 Hilfestellung beim Essen

Die **Hilfestellung beim Essen** ist von vielen Faktoren abhängig, auch die Kultur spielt eine Rolle. In westlichen Ländern geht man davon aus, dass ein erwachsener Mensch, der nicht mit dem Essbesteck umgehen kann, Hilfe benötigt. In Indien hingegen ist es nicht ungewöhnlich, mit der Hand zu essen. Niemand würde in diesem Fall zur Hilfe eilen und dem betreffenden Menschen das Essen anreichen.

Da die Pflegefachkraft darauf achtet, dass der alte Mensch so **selbstständig** wie möglich seinen Aktivitäten nachgehen kann, denkt sie bei jedem einzelnen auch über ungewöhnliche Hilfsmöglichkeiten nach. Zweifellos gefällt es nicht jedem Menschen, mit den Händen zu essen. Auch ist es nicht sinnvoll, einen Menschen zum Essen mit den Händen zu überreden. Isst hingegen beispielsweise ein Demenzerkrankter von selbst mit den Händen, so ist es Aufgabe der Pflegefachkraft, ihn dabei zu unterstützen, z. B. indem sie

- auf die richtige Temperatur des Essens achtet,
- Lebensmittel anbietet, die gut mit der Hand gegessen werden können, und
- ihn bei Bedarf anleitet, vor der Mahlzeit die Hände zu waschen.

Dem alten Menschen in dieser Situation das Essen anzureichen, obschon er allein zurechtkäme, widerspricht der **aktivierenden Pflege**, schränkt die Selbstständigkeit ein und verursacht Mehrarbeit, die nicht notwendig wäre.

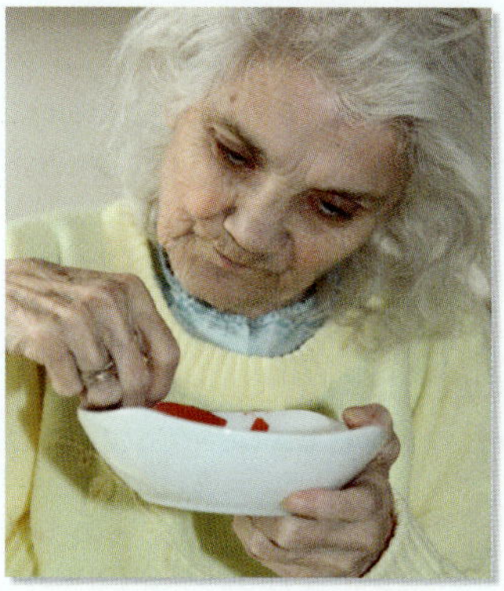

Abb. 1.44: Als Erwachsene mit den Fingern zu essen ist in westlichen Ländern unüblich. Kann der Mensch allerdings auf diese Weise selbstständig essen, so spricht nichts dagegen.

Indikationen und Ziele

Indikationen zur Hilfestellung beim Essen bestehen immer dann, wenn der Pflegebedürftige seine Mahlzeiten nicht selbstständig vor- oder nachbereiten bzw. die Nahrung nicht selbstständig zu sich nehmen kann.

Die **Ziele** der Hilfestellung bestehen darin,

- eine Mangelernährung (► LF 1.3, Kap. 1.5.6, S. 179) zu vermeiden, also dem Nährstoffbedarf des alten Menschen gerecht zu werden, und
- ihm zu ermöglichen, bedürfnisgerecht zu essen, folglich über die Art, Menge und den Zeitpunkt der Mahlzeit zu entscheiden.

LF 1.3

Hilfsmittel zur Nahrungsaufnahme

Die **Hilfsmittel zur Nahrungsaufnahme** zeigen eine große Bandbreite. Ihr Ziel ist stets gleich: dem alten Menschen zu ermöglichen, soweit wie möglich selbstständig zu essen.

Notwendig werden die Hilfsmittel bei **Behinderungen** und **Einschränkungen**, bei denen der Pflegebedürftige die Nahrung nicht mit »normalen« Utensilien zerkleinern, auf das Besteck bringen oder zum Mund führen kann.

Nahrung anreichen

Je nach den **Fähigkeiten** des Pflegebedürftigen reicht die Pflegefachkraft ihm teilweise oder komplett die Mahlzeit an oder ist bei bestimmten Handgriffen, z. B. beim Zerschneiden der Nahrung, behilflich. Liegt beispielsweise eine Halbseitenlähmung nach einem Schlaganfall (► LF 1.3, Kap. 18.4.8, S. 655) vor, so reicht die Pflegefachkraft dem Betroffenen die für ihn geeigneten **Hilfsmittel** und ordnet Gläser und Besteck so, dass er mit der nicht betroffenen Seite darauf zugreifen kann.

Kann der Pflegebedürftige kauen und schlucken, die Nahrung jedoch nicht selbst zum Mund führen, so **reicht** die Pflegefachkraft die Nahrung **an**.

> ✔ **Tipp** Der Begriff »anreichen« ist nicht nur für Pflegelehrbücher gedacht, auch dem alten Menschen gegenüber sprechen Pflegefachkräfte davon, das Essen anzureichen. Der Begriff »füttern« ist für erwachsene Menschen unpassend und wird nur in der Pflege von Säuglingen und Kleinkindern verwandt.

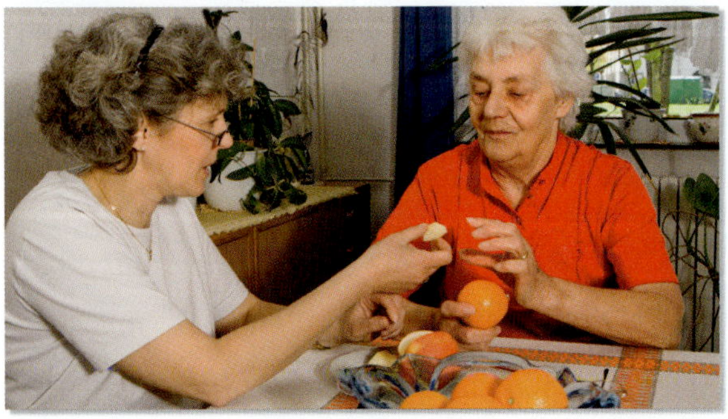

Abb. 1.45: Eine Obstmahlzeit zwischendurch bringt Flüssigkeit und Vitamine. Sie wirkt einer Mangelernährung entgegen und der alte Mensch erhält Zuwendung.

Bevor sie mit der Maßnahme beginnt, klärt die Pflegefachkraft mit dem alten Menschen, welche **Speisen** er in welcher **Menge** essen möchte. Ebenso lässt sie ihn den Zeitpunkt festlegen, an dem er essen möchte. Auf diese Weise kann sie die Zeit mit dem größten Hunger bzw. Appetit nutzen.

! Merke Kann sich der Pflegebedürftige nicht sprachlich äußern, so ist eine gute **Beobachtungsgabe** gefragt. Das **Ziel** ist, dem Pflegebedürftigen die Nahrungsmittel anzureichen, die er essen möchte, und zwar in der Menge, die er sich vorstellt. Er sollte weder hungrig die Mahlzeit beenden noch sollte die Pflegefachkraft ihm mehr Nahrung anreichen als er essen möchte.

Zunächst wäscht und desinfiziert die Pflegefachkraft ihre Hände. Auf Wunsch unterstützt sie den alten Menschen dabei, seine **Hände** zu **reinigen**. Trägt er eine Zahnprothese, so setzt die Pflegefachkraft diese bei Bedarf ein (► LF 1.3, Kap. 1.7.6, S. 222). Auf Wunsch des alten Menschen legt sie eine **Serviette** über seinen Schoß. Geht sie von einer sehr starken Verschmutzung durch das Essen aus, so legt sie die Serviette mit seinem Einverständnis über Brust und Bauch.

! Merke Der Begriff »Lätzchen« wird für Babys und Kleinkinder verwandt. In der Pflege von Erwachsenen ist dieser Begriff unangemessen, daher verwendet die Pflegefachkraft den Begriff »Serviette«.

Dann stellt sie die Mahlzeit so bereit, dass der alte Mensch sie sehen kann. Im Idealfall steht die Mahlzeit vor ihm auf dem Tisch. Möchte er eine größere Menge essen oder isst er sehr langsam, so gibt die Pflegefachkraft zunächst nur einen Teil der Mahlzeit auf den Teller. Den übrigen Teil der Mahlzeit stellt sie zunächst warm oder sie benutzt einen **Warmhalteteller**.

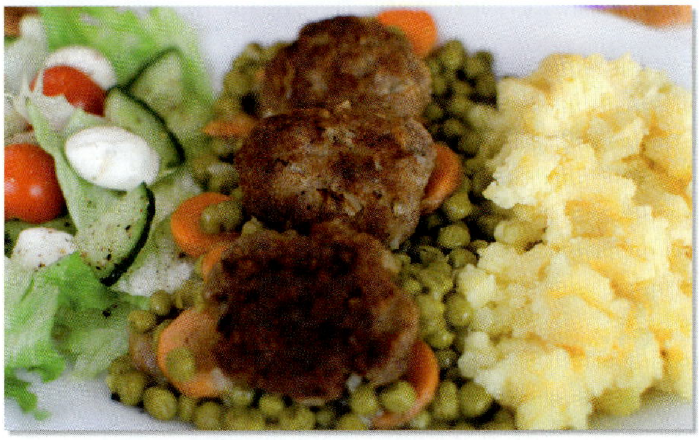

Abb. 1.46: Ist der Pflegebedürftige blind, so erklärt die Pflegefachkraft ihm, welches Essen sich auf dem Teller befindet. Isst er selbstständig, so erklärt sie ihm zudem die Positionierung der einzelnen Speisen.

! Merke Bekanntermaßen isst das Auge mit. Die Pflegefachkraft »klatscht« das Essen daher nicht einfach auf den Teller, sondern richtet es nett an, so, wie sie es selbst gern serviert bekommen würde. Zum Beginn der Mahlzeit wünscht sie dem Pflegebedürftigen einen guten Appetit.

Während sie das Essen **anreicht**, sitzt sie auf gleicher Höhe mit dem alten Menschen. Gleichzeitig sollten sie sich während der Maßnahme ins Gesicht sehen können. Wann immer möglich, sollte der alte Mensch auf einem Stuhl oder Sessel vor einem Tisch essen. Dies entspricht der **typischen Situation** einer Mahlzeit und verringert das **Abhängigkeitsgefühl** im Vergleich zu einer im Bett eingenommenen Mahlzeit.

Beim Anreichen der Nahrung achtet die Pflegefachkraft darauf, dass

- die **Größe** der Bissen bzw. die **Menge** der Lebensmittel auf dem Löffel dem entspricht, was der alte Mensch kauen bzw. schlucken kann,

- die Temperatur der Nahrung nicht zu heiß ist, sodass sich der alte Mensch verbrennen könnte,
- sie die Gabel bzw. den Löffel **nicht zu weit** in den Mund schiebt, um einen Würgereflex zu vermeiden, aber auch
- dass sie die Gabel bzw. den Löffel **weit genug** in den Mund schiebt, damit der alte Mensch die Nahrung aufnehmen kann.

! Merke Nahrung, die aus dem Mund läuft, wischt die Pflegefachkraft mit einer Serviette ab. Mit einem Löffel über den Mund zu streichen, wie es häufig bei Babys gemacht wird, ist für erwachsene Menschen nicht angemessen. Zudem irritiert das Streichgefühl die Wahrnehmung der Lippen und des vorderen Mundraums.

Sofern es den alten Menschen nicht stört oder seine Konzentration zu sehr ablenkt, kann sich die Pflegefachkraft mit ihm **unterhalten**. Da für den alten Menschen die Nahrungsaufnahme im Vordergrund steht, erzählt die Pflegefachkraft mehr als dass sie Fragen stellt.

✔ Tipp Die Pflegefachkraft nimmt sich **Zeit**, um die Nahrung anzureichen. Der alte Mensch bestimmt die Geschwindigkeit und – sofern er sich äußern kann – auch die Reihenfolge, in der die Pflegefachkraft die Speisen anreicht. Erst wenn der alte Mensch geschluckt hat, nimmt die Pflegefachkraft den nächsten Bissen auf und reicht ihn an. Das Ende der Mahlzeit bestimmt der Pflegebedürftige.

Nach der Mahlzeit bietet die Pflegefachkraft dem Pflegebedürftigen eine **Mund- und Zahnreinigung** (► LF 1.3, Kap. 1.7.6, S. 220) bzw. Prothesenpflege (► LF 1.3, Kap. 1.7.6, S. 222) an. Ebenso hilft sie ihm bei Bedarf erneut, die Hände zu reinigen. Nachdem sie das Geschirr aus dem Zimmer entfernt hat, reinigt sie den Betttisch bzw. das Tablett. Sie lüftet das Zimmer, um Essensgerüche zu entfernen und desinfiziert ihre Hände.

	Hilfsmittel	Funktion
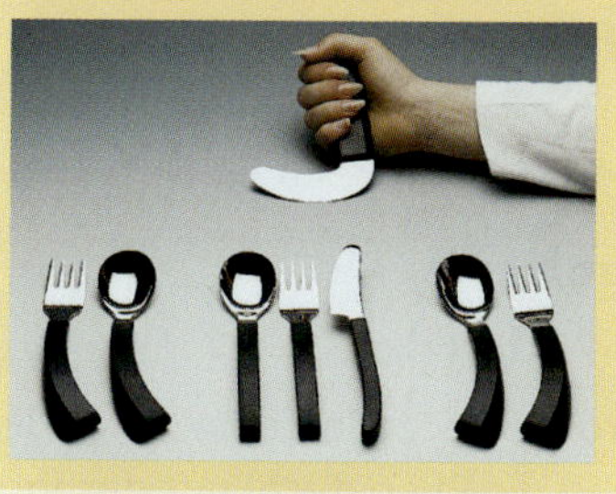	Die Griffe des Bestecks sind für Links- und Rechtshänder geformt. Auch erhältlich ist dieses Besteck mit neutralem Griff, der durch den Betroffenen selbst einmalig angepasst werden kann.	Die Griffe ermöglichen, mit verformten und steifen Fingern zu essen und Nahrung zuzubereiten.
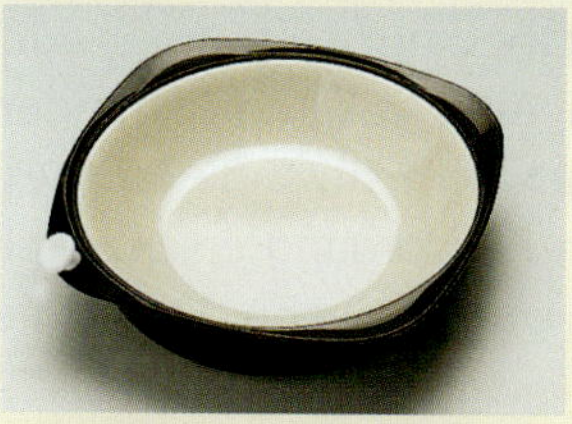	Teller mit erhöhtem Rand und Antirutschgummi auf der Unterseite	Der erhöhte Rand verhindert, dass Nahrung über den Tellerrand hinausgeschoben wird. Der Gummiring an der Unterseite sorgt dafür, dass der Teller stabil auf dem Tisch steht, ohne zu verrutschen.
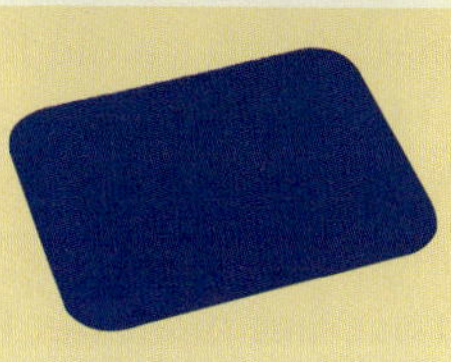	Antirutschunterlagen aus Gummi	Die gummierte Unterlage »klebt« leicht am Tisch und ebenso an der Rückseite des Tellers. Auf diese Weise kann der Teller nicht versehentlich verschoben werden. Spezialteller ersetzen die Matte meist, indem unter dem Teller ein Gummiring fest angebracht ist.

Tab. 1.13: Hilfsmittel, die das selbstständige Essen erleichtern.

! Merke Oft werden gleichzeitig mit der Mahlzeit **Medikamente** verabreicht. Bei vielen Medikamenten ist es nicht egal, wann sie eingenommen werden. Die Pflegefachkraft achtet daher darauf, dass
- bei Bedarf der korrekte Abstand zwischen Medikament und Mahlzeit oder umgekehrt eingehalten wird,
- das Medikament ohne oder mit Nahrungsmitteln gemeinsam eingenommen wird – entsprechend den Angaben in der Packungsbeilage,
- Nahrungsmittel, die nicht gemeinsam mit dem Medikament eingenommen werden dürfen, nicht auf dem Speiseplan stehen und dann
- der alte Mensch bei Bedarf ausreichend Flüssigkeit erhält, um das Medikament zu schlucken.

Nahrung im Bett anreichen

Die **Nahrungsanreichung im Bett** ähnelt stark der Anreichung, bei der der alte Mensch auf dem Stuhl oder Sessel sitzt. Um ihn in eine möglichst aufrechte Lage zu bringen, stellt die Pflegefachkraft das Kopfteil hoch. Allerdings sollte der alte Mensch nicht in einem 90°-Winkel sitzen, da auf diese Weise die Verdauungsorgane eingeengt werden würden. Dies wiederum würde ein vorzeitiges Völlegefühl fördern und könnte zu einer verminderten Nährstoffaufnahme führen.

Da es dem bettlägerigen Menschen nicht möglich ist, am Waschbecken die Hände zu waschen, stellt die Pflegefachkraft auf Wunsch eine kleine Waschschüssel zum **Händewaschen** bereit.

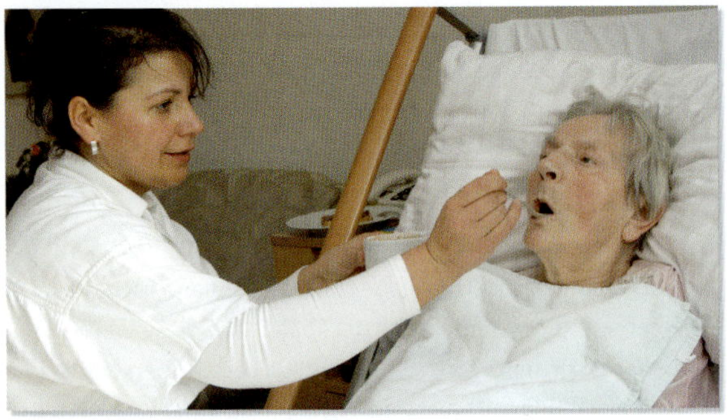

Abb. 1.47: Beim Anreichen der Nahrung hält sich die Pflegefachkraft an die Essgeschwindigkeit, die der alte Mensch vorgibt.

Um die Nahrung in **Sichtweite** zu bringen, klappt die Pflegefachkraft den Nachttisch auf und schiebt ihn über das Bett. Oder aber sie benutzt – gerade bei sehr niedrigen Betten – ein Betttablett mit Füßen. Dabei achtet sie darauf, dass die Füße lang genug sind, sodass sie die Matratze berühren. Liegt das Tablett nur lose auf den Beinen des alten Menschen, so besteht die Gefahr, dass es umkippt, sobald er die Beine bewegt.

Nach der Mahlzeit bringt die Pflegefachkraft den alten Menschen wieder in die gewünschte Position, z. B. indem sie das Kopfteil wieder flacher stellt.

✓ Tipp Die Pflegefachkraft dokumentiert:
- Zeitpunkt der Mahlzeit
- Art und Menge der Speisen, die der alte Mensch gegessen hat
- verwendete Hilfsmittel und wie der alte Mensch damit zurechtgekommen ist
- Aufgaben, die die Pflegefachkraft im Rahmen der Nahrungsaufnahme übernommen hat
- Dauer der Mahlzeit
- verabreichte Medikamente
- ggf. durchgeführte Mund-, Zahn- oder Prothesenpflege

Kau- und Schluckprobleme

Schluckstörungen ► LF 1.3, Kap. 13.4.2, S. 511

Kau- und Schluckprobleme stellen eine besondere Herausforderung an die Pflegefachkraft dar. Ihre Ursache kann krankheitsbedingt sein. Aber auch Ursachen, die mit dem Alter zusammenhängen, kommen infrage. Eine schlecht sitzende Prothese beispielsweise kann den Kauvorgang erschweren. Manche alten Menschen können, wenn sie flach liegen, nicht so leicht schlucken wie sonst.

Die Pflegefachkraft klärt zunächst, ob sie die Kau- bzw. Schluckprobleme selbst **beseitigen** kann, z. B. durch eine andere Position des alten Menschen, durch weniger harte Nahrung oder indem sie die Zahnprothese neu befestigt. Ist dies nicht der Fall, so informiert sie den Arzt.

Kaustörungen

Die Pflegefachkraft versucht, eine ungewohnt **weiche Kost** zu vermeiden, da diese **Nachteile** mit sich bringt:

- Bei länger anhaltender weicher Kostform gewöhnt sich die gesamte Kau- und Schluckmuskulatur daran, weniger zu arbeiten. Die Rückkehr zu normal fester Kost wird zunehmend schwerer.
- Bei vielen Lebensmitteln wird die Vorliebe dafür nicht nur durch ihren Geschmack, sondern auch durch ihre Konsistenz bestimmt, diese kann durch langes »Zerkochen« verloren gehen.
- Weiche oder gar passierte/pürierte Kost wird oft mit Kleinkindkost verglichen. Der alte Mensch, fühlt sich infantilisiert, also als Kind betrachtet.

> **! Merke** Weiche Kost ist nicht gleich weiche Kost. Schon von Natur aus sind einige Lebensmittel weicher als andere. Ebenso verhält es sich mit den unterschiedlichen Zubereitungsarten. Bevor die Pflegefachkraft dem Pflegebedürftigen passierte/pürierte Kost anbietet, bespricht sie mit ihm, von welchen Lebensmitteln er glaubt, sie kauen zu können.

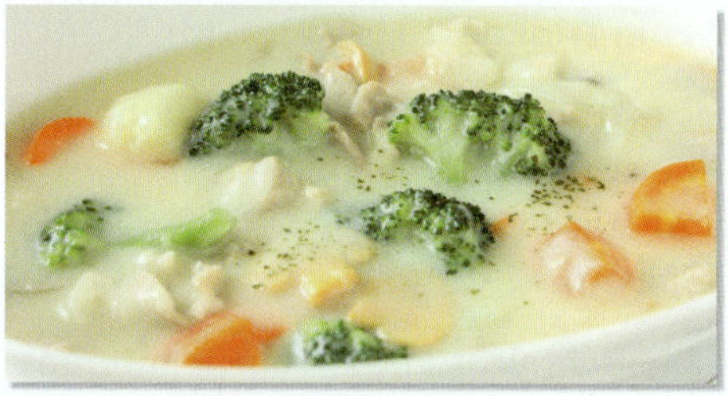

Abb. 1.48: Auch die Zubereitungsart entscheidet darüber, ob ein Mensch mit Kauproblemen mit dem Essen zurechtkommt. Weich gekochtes Gemüse ist immer attraktiver als passierte Kost.

Der höchste Grad an weicher Kost wird erreicht, wenn das Essen püriert bzw. passiert wird. Dadurch gehen entscheidende Reize der Nahrung verloren: Die Konsistenz ist anders und auch das Aussehen der Nahrung ändert sich sehr, beispielsweise wenn man an ein paniertes, dann jedoch püriertes Schnitzel oder an pürierten Spargel denkt.

Gerade deshalb gilt auch hier: Das Auge isst mit. Die Pflegefachkraft informiert die Küche, welche Lebensmittel der alte Mensch gern mag und welche er verträgt. Auch achtet sie darauf, **Farbreize** beim Essen zu bieten und nicht beispielsweise Hähnchenbrustfilet mit Kartoffeln und Blumenkohl zu kombinieren: In passierter/pürierter Form sehen alle drei Lebensmittel sehr ähnlich aus.

In Absprache mit dem alten Menschen organisiert die Pflegefachkraft, dass Lebensmittel, die keinen hohen Eigengeschmack haben, gut mit Kräutern gewürzt werden.

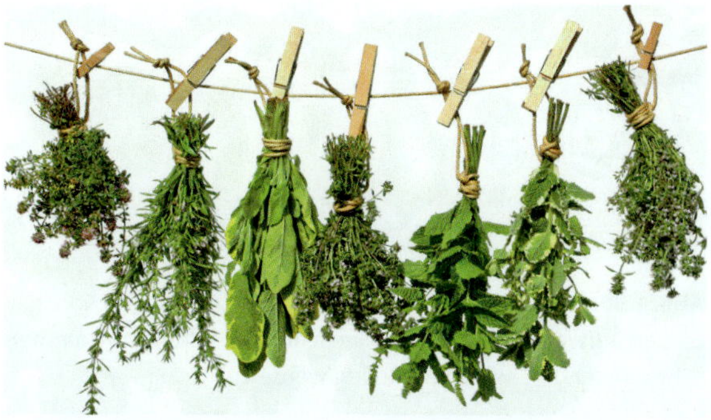

Abb. 1.49: Küchenkräuter können auch passierten Lebensmitteln mit geringem Eigengeschmack Pfiff geben. Aber auch sie sollten möglichst fein geschnitten werden.

Schluckprobleme und Aspirationsprophylaxe

Schluckprobleme sind meist noch gravierender als Kauprobleme, da sie die Gefahr der **Aspiration,** also des Verschluckens, bergen. Dies wiederum kann eine Pneumonie (►LF 1.3, Kap. 9.4.5, S. 420) nach sich ziehen. Um dies zu vermeiden, beachtet die Pflegefachkraft folgende **Grundregeln**:

- Sie achtet auf eine ruhige und stressfreie Situation.
- Der alte Mensch trinkt und isst im Sitzen.
- Unterschiedliche Konsistenzen, z. B. eine Brühe mit Einlage, vermeidet sie.
- Getränke dickt sie bei Bedarf geschmacksneutral an.
- Kohlensäurehaltige Getränke erschweren durch das Sprudeln das Schlucken. Muss der alte Mensch aufstoßen, so irritiert dies ebenfalls den Schluckreflex.
- Das Schlucken kann anfangs durch pürierte Nahrung geübt und die Konsistenz der Nahrung dann langsam erhöht werden.

- Sie vermeidet sauren Geschmackszusatz, z. B. Zitronensaft, da dieser zu vermehrtem Speichelfluss und damit gehäuftem Schlucken anregt.
- Reicht sie das Essen oder Getränke an, so achtet sie auf kleine, mundgerechte Portionen und gibt dem alten Menschen ausreichend Ruhe und Zeit für den Schluckvorgang.

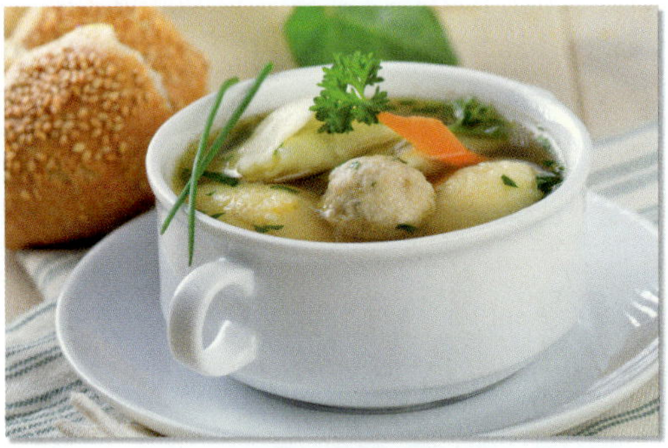

Abb. 1.50: Speisen zu essen, die sehr unterschiedliche Konsistenzen aufweisen, fällt vielen Menschen mit Schluckproblemen sehr schwer und sollte vermieden werden.

✔ **Tipp** Die Pflegefachkraft dokumentiert:
- Zeitpunkt des Auftretens von Kau- bzw. Schluckproblemen
- beobachtete Symptome der Kau- bzw. Schluckprobleme
- Beeinflussung der Kau- bzw. Schluckprobleme durch bestimmte Situationen, z. B. Stress
- Konsistenz der verabreichten Nahrung und deren Verträglichkeit
- Äußerungen zu den Kau- bzw. Schluckproblemen
- Wünsche bezüglich Nahrungsmittel und deren Konsistenz
- Zwischenfälle, z. B. Aspiration

1.5.5 Hilfestellung beim Trinken

Im Gegensatz zur Hilfestellung beim Essen, die sich auf konkrete Mahlzeiten bezieht, leistet die Pflegefachkraft über den Tag verteilt immer wieder **Hilfestellung beim Trinken**. Weil das Durstgefühl im Alter abnimmt und auch der Appetit auf Getränke oft sinkt, bietet die Pflegefachkraft immer wieder Getränke an.

Um den **Flüssigkeitsbedarf** des alten Menschen (► LF 1.3, Kap. 6.4.1, S. 356) zu decken, sorgt sie dafür, dass sich stets ein Getränk in seiner Nähe befindet. Auf diese Weise kann sie ihm ohne großen Aufwand, auch zwischen den Mahlzeiten, immer wieder das Getränk anbieten. Alte Menschen, die selbstständig trinken können, erinnert sie mehrmals täglich daran, zu trinken. Auf diese Weise kann der alte Mensch viele kleine Portionen trinken, statt wenige große Mengen zu den Mahlzeiten, was vielen schwerfällt.

Indikationen und Ziele

Die **Indikation** zur Hilfestellung beim Trinken besteht immer, wenn der Pflegebedürftige nicht in der Lage ist, selbstständig ausreichend zu trinken. Somit liegt auch dann eine Indikation vor, wenn die Hilfestellung darin besteht, ihn an das Trinken zu erinnern, z. B. weil er desorientiert ist und nicht selbst daran denkt.

Die Hilfestellung beim Trinken hat zum **Ziel**, dass der alte Mensch ausreichend Flüssigkeit aufnimmt und Folgen von Flüssigkeitsmangel, z. B. Kreislaufprobleme, Gedächtnisstörungen und Probleme der Nieren sowie Harnwege, vermieden werden.

Hilfsmittel zum Trinken

Das einfachste »**Hilfsmittel**« zum Trinken besteht bei vielen Menschen darin, ihnen ein Getränk in Reichweite zu stellen und sie regelmäßig an das Trinken zu erinnern.

Ist der alte Mensch nicht in der Lage, ein normales Glas an den Mund zu führen, so kann zunächst eine **Tasse mit Henkel** ausreichen, um ihm zu helfen. Eine Erweiterung dieses Hilfsmittels besteht in Tassen, die links und rechts einen Henkel haben.

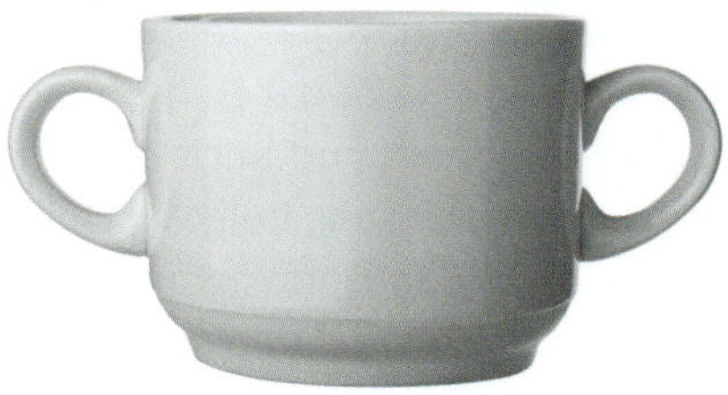

Abb. 1.51: Gerade Menschen, die sehr zittrig sind, kann eine Tasse mit zwei Henkeln helfen, diese ruhiger zum Mund zu führen.

Fällt es dem Pflegebedürftigen hingegen schwer, das Trinkgefäß im richtigen Winkel zu kippen, so besteht die Gefahr, das Getränk über den Oberkörper zu verschütten. In diesem Fall können ihm ein **Trinkhalm** oder ein **Spezialgefäß** helfen, selbstständig zu trinken. Ist auch dies nicht möglich, so reicht ihm die Pflegefachkraft das Getränk an.

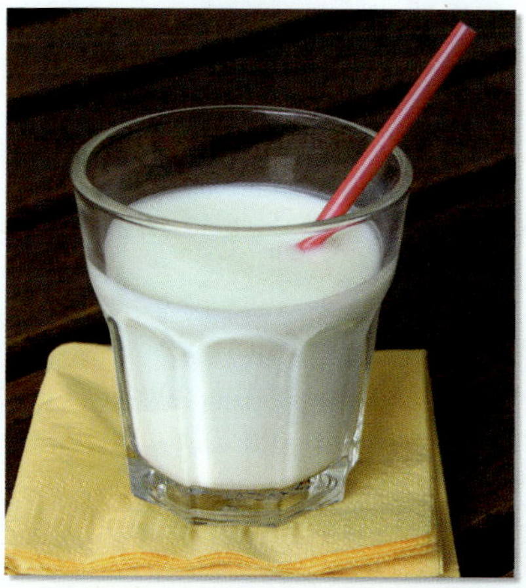

Abb. 1.52: Trinkhalme sind leicht zu beschaffen und helfen alten Menschen, die das Trinkgefäß nicht kippen können.

Weit verbreitet unter den Spezialgefäßen sind sogenannte **Schnabeltassen** oder Schnabelbecher. Auf den ersten Blick erscheinen sie als praktisches Hilfsmittel, da die Flüssigkeit nicht herauslaufen und verschüttet werden kann. Aber Schnabelbecher sind längst nicht für jeden alten Menschen geeignet, die **Nachteile** dieses Hilfsmittels sind:

- Der alte Mensch muss die Lippen spitzen, um aus dem Gefäß zu saugen. Dadurch wird der Mundraum verkleinert und eher geschlossen, statt – wie bei einem Glas oder einer Tasse – geweitet. Der alte Mensch nimmt kleinere Schlucke zu sich, für die er sich mehr anstrengen muss. Es besteht die Gefahr, dass er aus diesem Grund zu wenig trinkt.
- Die Flüssigkeit muss als zusätzlichen Weg den Schnabel passieren. Daher ist es notwendig, dass der alte Mensch den Kopf weiter als üblich in den Nacken legt. Gerade älteren Menschen fällt diese Bewegung nicht immer leicht (30). Steht der alte Mensch, so kann auch sein Gleichgewicht durch die starke Nackenbeugung gestört werden.

Eine **vorteilhafte Alternative** bieten Becher, deren **Auslaufschutz** nach innen verlegt ist:

- Die Pflegefachkraft kann dem alten Menschen auch hier einen gefüllten Becher bereitstellen.
- Der alte Mensch kann mit den üblichen Bewegungen von Lippen und Mund trinken.
- Der alte Mensch ist vor auslaufenden Flüssigkeiten geschützt.

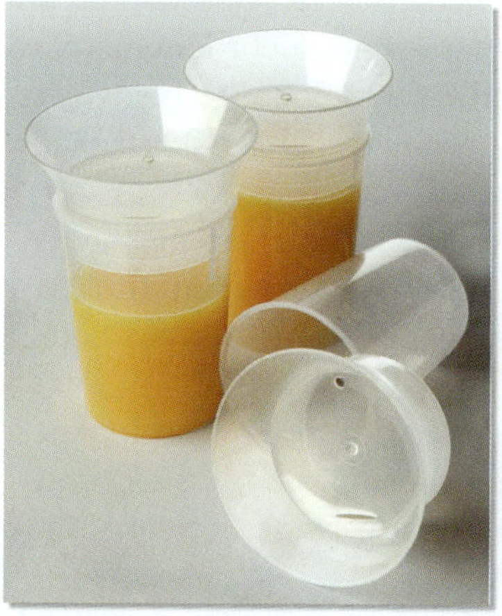

Abb. 1.53: Der F.O.T.T. Becher (Facio-oriale-Trakt Therapie, entwickelt von Kay Coombes) erlaubt eine normale Lippenhaltung und ist dezent. Die Flüssigkeit läuft aus der länglichen Öffnung, die runde Öffnung dient dazu, bei sinkender Flüssigkeitsmenge Luft in den Becher einzulassen. Der Lippenschluss löst den Schluckreflex aus.

Der Hilfsmittelbedarf eines alten Menschen kann sich ändern – auch beim Trinken. Die Pflegefachkraft prüft daher regelmäßig, ob die zur Verfügung gestellten Hilfsmittel noch angemessen sind oder ob der alte Mensch **Fort-** oder **Rückschritte** gemacht hat. Diese können dazu führen, dass er inzwischen ohne Hilfsmittel oder mit einer anderen Unterstützung besser zurechtkommen würde. Die Pflegefachkraft bespricht ihren Eindruck mit ihm und schlägt ihm das weitere Vorgehen bzw. andere Hilfsmittel vor.

✔ **Tipp** Damit der alte Mensch stets das für ihn geeignete Hilfsmittel verwenden kann, dokumentiert die Pflegefachkraft das verwendete Hilfsmittel in der Pflegeplanung. Ändert sich der Bedarf des Pflegebedürftigen, so passt sie die Pflegeplanung an.

Gerade bei Trinkgefäßen spielt auch die **Sicherheit** eine große Rolle. Besteht die Gefahr, dass der Pflegebedürftige in das Trinkgefäß beißt, so verwendet die Pflegefachkraft Gefäße aus Plastik statt aus Glas oder Porzellan. Zudem achtet sie darauf, dass das Plastikgefäß keine scharfen Kanten aufweist.

Getränke bereithalten und anreichen

Kann sich ein alter Mensch nicht selbstständig um eine ausreichende Flüssigkeitszufuhr kümmern, so sagen die Antworten auf die folgenden beiden Fragen viel darüber aus, wie sich der Flüssigkeitshaushalt entwickelt:

- Werden dem alten Menschen in ausreichender Menge Getränke, die er mag, in einem Trinkgefäß, mit dem er umgehen kann, in erreichbare Nähe gestellt?
- Werden dem alten Menschen, der kein Trinkgefäß selbstständig benutzen kann, ausreichend oft und in ausreichender Menge Getränke, die er mag, angeboten?

> **! Merke** Das Auge isst nicht nur mit, es trinkt auch mit! Die Pflegefachkraft achtet daher auf möglichst attraktive Trinkgefäße und richtet die Getränke ansprechend an. Auch in einem Becher mit eingesenktem Deckel kann sie beispielsweise eine Zitronenscheibe platzieren.

Getränke bereithalten

Kann ein alter Mensch seine Getränke nicht selbst besorgen, so ist für seinen Flüssigkeitshaushalt entscheidend, dass die Pflegefachkraft **Getränke bereitstellt**. Da gerade alte Menschen oft wenig Durst haben und gleichzeitig große Trinkmengen scheuen, sorgt die Pflegefachkraft dafür, dass sie jederzeit, auch zwischen den Mahlzeiten, ein Getränk in erreichbarer Nähe haben.

Da eine fehlende **Abwechslung** an Getränken oder Getränke, die der alte Mensch nicht mag, dazu führen, dass er zu wenig trinkt, bespricht die Pflegefachkraft mit ihm, welche Getränke er bevorzugt. Da sich Geschmäcker ändern und auch von der Tagesform abhängig sind, fragt sie ihn, z. B. bei der morgendlichen Grundpflege, welches Getränk er möchte. Dieses stellt sie ihm anschließend bereit.

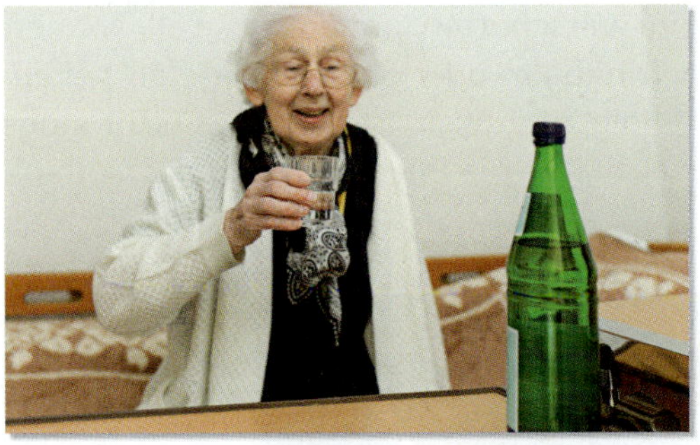

Abb. 1.54: Steht ein Getränk in erreichbarer Nähe und kann der alte Mensch mit dem Gefäß umgehen, so erhöht schon dies die Chance, dass er trinkt.

Ist der alte Mensch auf ein spezielles **Hilfsmittel** angewiesen, z. B. auf einen Becher mit innen liegendem Auslaufschutz, so richtet die Pflegefachkraft ihm das Getränk direkt in diesem Gefäß an.

> **✔ Tipp** Um den Flüssigkeitsbedarf (► LF 1.3, Kap. 6.4.1, S. 356) zu decken, reicht es nicht aus, dass die Pflegefachkraft am Morgen das Getränk im richtigen Gefäß bereitstellt. Entscheidend ist, dass sie das Gefäß zeitnah wieder füllt, sobald der alte Mensch das Getränk ausgetrunken hat.

Trinkpausen

Oft findet die Flüssigkeitsaufnahme nebenbei statt, z. B. wenn der alte Mensch während der Mahlzeit oder vor dem Fernseher etwas trinkt. Gerade im Alter ist das Durstgefühl jedoch oft so gering, dass diese Trinkmengen nicht reichen. Aus diesem Grund ist es sinnvoll, sogenannte **Trinkpausen** einzuplanen. Hierbei handelt es sich um eine Zwischenmahlzeit, die aus einem Getränk besteht.

> **✔ Tipp** Trinkpausen einzuplanen, ist nicht nur bei Pflegebedürftigen sinnvoll, denen das Getränk angereicht werden muss. Auch bei Pflegebedürftigen, die ein Spezialgefäß selbst an den Mund führen können oder ein geringes Durstgefühl haben, sind regelmäßige Trinkpausen und eine Erinnerung daran sinnvoll.

Trinkpausen können **spontan** stattfinden, z. B. wenn die Pflegefachkraft in das Zimmer des alten Menschen kommt, um die Post zu bringen. Diese Situation kann sie nutzen, um ihn zum Trinken zu motivieren, oder aber sie reicht ihm das Getränk an, sofern er Hilfestellung benötigt.

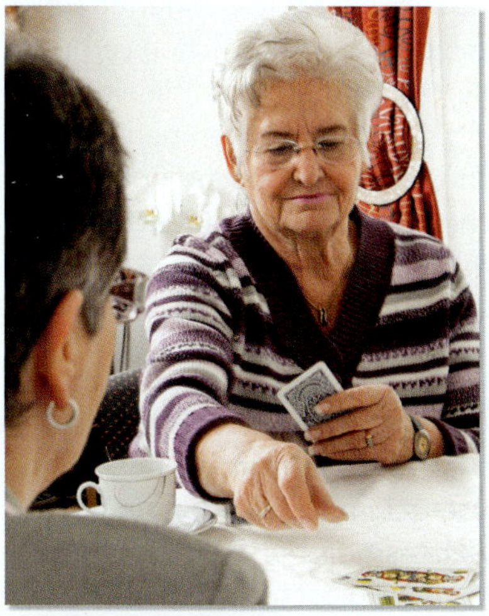

Abb. 1.55: Trinkpausen können auch mit Aktivierungsangeboten kombiniert werden, hier z. B. mit dem Kartenspiel.

Getränke anreichen

Die Pflegefachkraft bespricht mit dem Pflegebedürftigen, was er trinken möchte. Bevor sie ein **Getränk anreicht**, desinfiziert sie ihre Hände und wählt das geeignete Hilfsmittel aus. Zudem prüft sie, ob das Gefäß ordnungsgemäß funktioniert, z. B. der Deckel korrekt verschlossen ist. Bei Heißgetränken achtet sie darauf, dass diese eine angemessene Trinktemperatur besitzen.

Je nach der Situation und den **Fähigkeiten** des alten Menschen stützt die Pflegefachkraft leicht seinen Kopf, während sie das Getränk anreicht. Vorsichtig kippt sie den Becher, sodass er einen kleinen Schluck nehmen kann. Dann setzt sie den Becher ab, um ihm Gelegenheit zu geben, das Getränk zu kommentieren, z. B. wenn ihm das Getränk zu warm oder zu süß ist.

Ist das Getränk aus Sicht des alten Menschen in Ordnung, so kippt die Pflegefachkraft erneut etwas in den Becher, sodass er nun **Schluck um Schluck** trinken kann. Zwischen den Schlucken kippt sie den Becher immer wieder leicht zurück, sodass keine Flüssigkeit ausläuft und er in Ruhe schlucken kann. Während die Pflegefachkraft das Getränk anreicht, achtet sie auf seine **Gestik** und **Mimik**, z. B. das Schließen der Augen oder eine Handbewegung, die andeuten soll, dass er nicht mehr trinken möchte. Diesem Wunsch kommt sie umgehend nach und setzt den Becher ab.

✔ Tipp Die Pflegefachkraft dokumentiert:
- geleistete Hilfestellung und deren Zeitpunkt
- benutzte Hilfsmittel und wie der alte Mensch damit zurechtkommt
- Fort- und Rückschritte in der Hilfsmittelbenutzung und Selbstständigkeit
- Art und Menge der bereitgestellten/angereichten Getränke
- Zeitpunkte der Trinkpausen und aufgenommene Flüssigkeitsmenge bzw. Gründe, warum nichts getrunken wurde
- Zwischenfälle und Äußerungen

LF 1.3

1.5.6 Mangelernährung vermeiden

Der **Expertenstandard »Ernährungsmanagement zur Sicherstellung und Förderung der oralen Ernährung in der Pflege«** begründet, warum es so wichtig ist, eine Mangelernährung zu vermeiden:
- Gesunderhaltung des Körpers, da Mangelernährung z. B. die Muskelkraft senkt und die Anfälligkeit für Infekte erhöht
- um die Lebensqualität, die durch das Essen und Trinken beeinflusst wird, zu fördern
- weil die gemeinsame Nahrungsaufnahme zum **sozialen Leben** gehört (12, S. 31, 55)

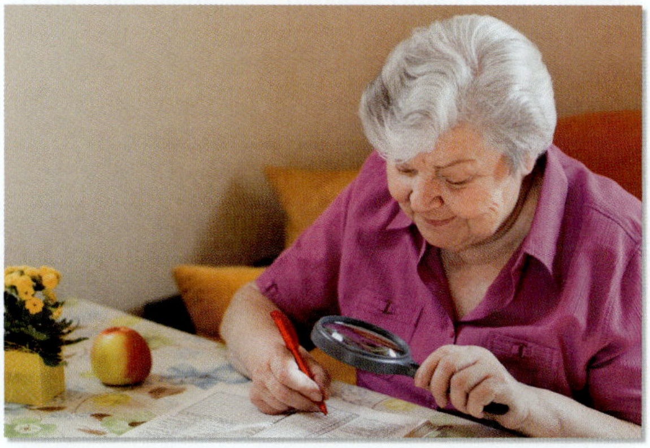

Abb. 1.56: Um im Alter körperlich und geistig fit zu bleiben, ist eine gesunde und bedarfsgerechte Ernährung notwendig.

LF 1.3

Indikationen und Ziele

Die **Indikation**, eine Mangelernährung zu vermeiden, besteht bei jedem Menschen. Besonders trifft sie jedoch auf die Menschen zu, die Risikofaktoren für eine Mangelernährung (► LF 1.3, Kap. 1.5.3, S. 168) mitbringen.

Als **Ziel** nennt der Expertenstandard: »Bei jedem Patienten/Bewohner mit pflegerischem Unterstützungsbedarf oder einem Risiko für oder Anzeichen von Mangelernährung ist die orale Nahrungsaufnahme entsprechend seinen Bedürfnisse und seinem Bedarf sichergestellt.« (12, S. 31)

Maßnahmen

Nachdem die Pflegefachkraft die allgemeinen Risiken für eine Mangelernährung bei jedem Pflegebedürftigen erhoben hat, führt sie bei denjenigen, die auffällige Ergebnisse zeigen, eine detaillierte Ernährungsanamnese durch (► LF 1.3, Kap. 1.5.3, S. 169).

Interdisziplinäre Zusammenarbeit
Im Anschluss überlegt sie, welche **weiteren Berufsgruppen** einbezogen werden sollten, und koordiniert diese nach Möglichkeit zu einer interdisziplinären Fallbesprechung. Hierzu zählen beispielsweise Arzt, Zahnarzt, Ergotherapeutin, Logopädin, Diätassistentin. Ebenso bezieht sie Personen, die in der Einrichtung am Ernährungsprozess beteiligt sind, z. B. Mitarbeiter aus der Küche, in die Besprechung ein.

Aufgabe der Pflegefachkraft im interdisziplinären Team ist es, ihre Beobachtungen und Erkenntnisse aus dem täglichen Umgang und den Gesprächen mit dem alten Menschen in das Team einzubringen.

Als Ergebnis der interdisziplinären Fallbesprechung liegt ein **Maßnahmenplan** vor, aus dem hervorgeht,
- welche Hilfsmittel der alte Mensch benötigt,
- wie sie eingeführt und eingesetzt werden,
- welche Haupt- und Zwischenmahlzeiten der alte Mensch wann und wie einnimmt,
- welche Lebensmittel auf dem Speiseplan stehen und
- wie die Umgebung bei der Nahrungsaufnahme zu gestalten ist.

Bei Bedarf stellt die Diätassistentin zudem einen **Kostplan** auf, der die Lebensmittel, die für den alten Menschen geeignet bzw. notwendig sind, und deren Menge auflistet. Mithilfe dieses Plans kann die Pflegefachkraft erkennen, ob der Energiebedarf (► LF 1.3, Kap. 6.3.1, S. 345) erreicht wird.

Durchführung des Maßnahmenplans
Die Pflegefachkraft spielt bei der **Durchführung des Maßnahmenplans** eine entscheidende Rolle. Da sie mehr Zeit mit dem alten Menschen verbringt als alle anderen Berufsgruppen, kann sie einerseits mehr Einfluss auf die Mahlzeiten nehmen. Auf der anderen Seite kann sie ihn beobachten, regelmäßig mit ihm sprechen und damit veränderte Risiken zeitnah erkennen.

> ✔ **Tipp** Gerade Menschen mit **Migrationshintergrund** sind mitunter ein anderes Speisenangebot gewohnt. Die Pflegefachkraft bespricht mit dem alten Menschen bzw. seinen Angehörigen, welche Lebensmittel er bevorzugt und welche er, z. B. aus religiösen Gründen, generell nicht isst. In Absprache mit der Küche ist es im Idealfall möglich, ausländische Gerichte auf den Speiseplan zu setzen – die für alle eine Abwechslung bieten können.

Je nach dem individuellen Maßnahmenplan sind folgende Maßnahmen geeignet, um die Nahrungs- und Flüssigkeitszufuhr zu unterstützen:
- Speisen und Getränke nett anrichten, z. B. geschmackvolles Geschirr
- Mahlzeiten am Tisch und in Gesellschaft ermöglichen
- Störfaktoren während der Mahlzeit vermeiden, z. B. laute Hintergrundgeräusche
- Wunschkost anbieten
- Snacks, z. B. einen Obstteller, und Getränke in Reichweite stellen

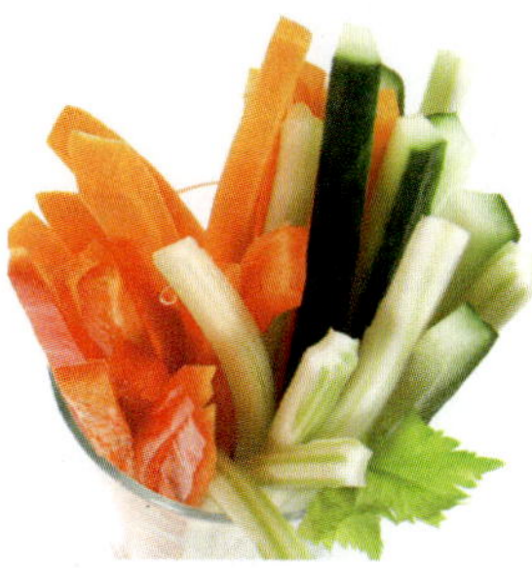

Abb. 1.57: Fingerfood kann zum Essen zwischendurch motivieren.

- häufigere kleine Mahlzeiten anbieten
- Essstationen anbieten, die unruhigen alten Menschen im Vorbeigehen ermöglichen, sogenanntes Fingerfood zu essen (12, S. 115 ff)

! Merke Einige alte Menschen empfinden sich als Gast in der Einrichtung oder sind allgemein zu scheu, um z.B. **Kritik** an den Speisen, der Mahlzeitengestaltung oder den Essenszeiten zu äußern. Dies kann dazu führen, dass sie weniger essen, weil die Umstände ihren Gewohnheiten nicht gerecht werden. Daher ermutigt die Pflegefachkraft den alten Menschen, ihr mitzuteilen, was an den Mahlzeiten verbessert werden kann, damit er diese mit Appetit einnehmen und ausreichend Nährstoffe aufnehmen kann.

Der Mensch hat das Recht, die **Nahrung abzulehnen** (► LF 1.3, Kap. 23.1.5, S. 760). Die Pflegefachkraft akzeptiert diesen Wunsch und informiert bei Bedarf den Arzt. Gerade in der Palliativpflege (► LF 1.3, Kap. 22.5.8, S. 754) kommt dieser Wunsch vor. Die Pflegefachkraft achtet daher in diesem Fall besonders auf eine sorgfältige Mundpflege (12, S. 51).

Information, Beratung und Anleitung

Manche Menschen gewöhnen sich an den Zustand einer Mangelernährung und nehmen ihn gar nicht mehr als wichtig wahr. Anderen Menschen fehlt das Wissen, wie sie einer Mangelernährung vorbeugen oder was sie gegen eine schon eingetretene Mangelernährung tun können. Aus diesen Gründen **informiert** und **berät** die Pflegefachkraft den alten Menschen und **leitet ihn an.** Bei Bedarf bezieht sie seine Angehörigen in diese Maßnahmen ein.

Die **Information** kann sich beispielsweise auf folgende Themen beziehen:

- Anzeichen einer Mangelernährung
- Risiken für eine Mangelernährung
- Bedeutung der Gewichtszunahme
- Erklärung des Maßnahmenplans

Die **Beratung** kann sich auf folgende Bereiche richten:

- Umgang mit Begleiterscheinungen des Gewichtsverlusts, z.B. Möglichkeiten der Obstipationsprophylaxe (► LF 1.3, Kap. 1.9.6, S. 277)
- Möglichkeiten, die Nahrungsaufnahme zu verbessern, z.B. häufige Zwischenmahlzeiten, Wunschkost, Essstationen
- Maßnahmen, welche die Nahrungs- oder Flüssigkeitszufuhr erhöhen können, z.B. Bewegung als Appetitanreger oder zu bestimmten Uhrzeiten eine bestimmte Menge trinken

Folgende Bereiche eignen sich für die **Anleitung** durch eine Pflegefachkraft:

- Umgang mit Hilfsmitteln, z.B. mit Spezialbesteck
- Führen eines Ess- oder Trinkprotokolls (► LF 1.3, Kap. 1.5.3, S. 169)

! Merke Die Pflegefachkraft beachtet die Grenzen ihres Fachwissens. Geht es beispielsweise um die konkrete Bedeutung einer Erkrankung für den Ernährungszustand, so überlässt sie diesen Teil der Information dem Arzt. Bei starken Schluckproblemen zieht sie die Ergotherapie hinzu, bei Gewichtsproblemen die Ernährungsberatung.

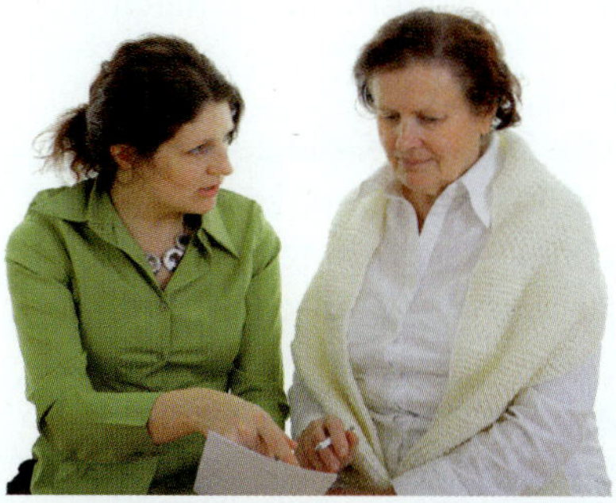

Abb. 1.58: Gerade in der häuslichen Pflege, wenn die Pflegefachkraft nicht beobachten kann, welche Lebensmittel und wie viel davon der alte Mensch zu sich nimmt, leitet sie ihn an, das Ernährungsprotokoll selbst zu führen.

Ergebnisse prüfen

Wie im Pflegeprozess (► LF 1.2, Kap. 2, S. 88) üblich, überprüft die Pflegefachkraft die **Ergebnisse** der Maßnahmen. Hierzu vergleicht sie die Informationen, die sie in der detaillierten Risikoerhebung gewonnen hat, mit der aktuellen Situation des alten Menschen. Auch bittet sie ihn um dessen **eigene Einschätzung** seines Ernährungszustands, seiner Nahrungsaufnahme und der Effektivität der Maßnahmen.

Der **Zeitpunkt**, zu dem die Pflegefachkraft den Erfolg der Maßnahmen überprüft, kann je nach Maßnahme unterschiedlich sein. Sieht der Maßnahmenplan beispielsweise vor, ein neues Hilfsmittel einzusetzen, so lässt sich oft schon nach kurzem Gebrauch oder nach wenigen Tagen sagen, ob der alte Mensch damit zurechtkommt.

Hält der Plan hingegen fest, dass der alte Mensch durch eine vermehrte Nahrungsaufnahme an neu eingerichteten Essstationen an Gewicht gewinnt, so lässt sich eine dauerhafte Gewichtszunahme erst nach einigen Wochen sicher beurteilen.

Die Pflegefachkraft legt mit dem interdisziplinären Team für jede einzelne Maßnahme einen **Termin** fest, an dem der **Erfolg der Maßnahme** überprüft werden soll. Im Alltag allerdings wartet die Pflegefachkraft nicht bis zum jeweils nächsten Termin, sondern sie beobachtet die Esssituation sowie die Entwicklung der Risikofaktoren in ihrer täglichen Arbeit. Auf diese Weise bemerkt sie frühzeitig, wenn eine Maßnahme negative Folgen zeigt oder sich der Ernährungszustand des Pflegebedürftigen trotz Maßnahmenplan weiterhin verschlechtert.

✔ **Tipp** Manche Probleme, die zu einer Mangelernährung führen können, kann die Pflegefachkraft schnell abstellen. Bemerkt sie beispielsweise, dass ein alter Mensch die Nahrung nur nicht isst, weil er eine Abneigung gegenüber einer bestimmten Speise empfindet, so nimmt sie in Zukunft bei der Essensbestellung darauf Rücksicht.

! Merke **Verschlechtert** sich der **Ernährungszustand** des Pflegebedürftigen, zeigen die Maßnahmen keine Wirkungen oder erweisen sie sich in der Praxis als nicht praktikabel, so organisiert die Pflegefachkraft bei Bedarf erneut eine interdisziplinäre Besprechung. In diesem Zusammenhang kann beispielsweise der Bedarf einer enteralen Ernährung (► LF 1.3, Kap. 13.5.6, S. 533) besprochen werden.

Die Ergebnisse bespricht die Pflegefachkraft erneut mit dem **interdisziplinären Team** und berät mit diesem, welche Maßnahmen weitergeführt, beendet, in anderer Form weitergeführt oder neu aufgenommen werden sollen (12, S. 50).

✔ **Tipp** Die Pflegefachkraft dokumentiert:
- Zeitpunkt und Teilnehmer der interdisziplinären Besprechung
- geplante Maßnahmen sowie deren Art und Häufigkeit der Durchführung
- Absprachen, die mit anderen Berufsgruppen getroffen wurden
- durchgeführte Maßnahmen und deren Zeitpunkt
- Abweichungen vom Maßnahmenplan und die Gründe dafür, z. B. Ablehnung von Maßnahmen durch den alten Menschen
- durchgeführte Information, Beratung und Anleitung, deren Inhalt, Durchführungszeitpunkt und Ergebnis bzw. Absprachen
- tägliche Beobachtungen in Bezug auf den Ernährungszustand sowie das Ess- und Trinkverhalten
- Überprüfungsergebnisse und Absprachen im interdisziplinären Team, wie mit diesen umgegangen werden soll

1.6 Ausscheidungen

Zu den **Ausscheidungen** zählen
- die Urinausscheidung, fachsprachlich: **Miktion**,
- die Stuhlausscheidung, fachsprachlich: **Defäkation** und
- das Erbrechen, fachsprachlich: **Emesis**.

Im weitesten Sinne wird auch das Schwitzen (► LF 1.3, Kap. 17.1.2, S. 624), fachsprachlich als **Perspiratio** bezeichnet, zu den Ausscheidungen gezählt. Auch über die Atmung findet Ausscheidung statt.

Die meisten Menschen sprechen nicht oder ungern über Ausscheidungen. Grund dafür ist, dass Ausscheidungen mit **Gefühlen** besetzt sind, die als negativ bewertet werden.

Definition

Ekel: Ein Gefühl des Widerwillens, das mit Übelkeit, Brechreiz bzw. körperlichem Unwohlsein einhergehen kann.

Scham: Ein Gefühl, das häufig aufgrund der Verletzung der Intimsphäre entsteht. Aber auch andere Bereiche, z. B. ausbleibender Erfolg, können Scham auslösen.

Ihnen gemeinsam ist, dass der Mensch, der die Scham empfindet, den Eindruck hat, einer Anforderung nicht gerecht zu werden (13, S. 86).

Auch wenn Menschen in vielen Situationen Widerwillen empfinden können, z. B. gegenüber schlechtem Wetter, so handelt es sich dennoch in vielen Situationen nicht um Ekel, da die körperliche Reaktion fehlt.

Aufgrund des Ekel- sowie Schamgefühls gelten Ausscheidungen in den meisten Situationen als **Tabu**. In der Pflege von Menschen hingegen sind sie Teil des Alltags, da pflegebedürftige Menschen nicht selten Hilfe bei der Ausscheidung benötigen. Gleichzeitig empfinden viele alte Menschen ihren Körper nicht als attraktiv, was die Scham verstärkt. Aufgabe der Pflegefachkraft ist es, diese Gefühle wahrzunehmen und mit ihnen umzugehen. Der **angemessene Umgang** ist dabei abhängig von dem individuellen Menschen und erfordert das Feingefühl der Pflegefachkraft.

1.6.1 Beobachtung des Urins

Die **Beobachtung des Urins** half schon den alten Ägyptern, den Gesundheitszustand eines Menschen zu beurteilen. Zu diesem Zweck wurden die Farbe sowie die Trübung des Urins begutachtet,

Beobachtungsmerkmal	Normalwerte	Pathologische Veränderungen	Mögliche Ursachen
Klarheit/Aussehen	klar, keine Beimengungen	trüb, flockig, schleimig, eitrig	• Proteinurie (Eiweißausscheidung) bei Nierenschädigung • Pyurie (Eiter im Urin) bei Harnwegsinfekt • Bakteriurie (Bakterien im Urin) bei Entzündungen des Urogenitaltraktes
Farbe	hellgelb bis dunkelgelb	rötlich dunkelgelb bis braun mit gelbem Schüttelschaum	• Hämaturie (Blut im Urin) bei Verletzungen des Urogenitaltraktes • Bilirubinurie (verstärkte Gelbfärbung) bei Hepatitis, Leberzirrhose
Menge	1–1,5 l täglich, in Abhängigkeit von Trinkmenge, Schweißbildung, Wasserverlusten über den Stuhl und durch Erbrechen (6, S. 852)	• Oligurie: Ausscheidung von > als 100, aber < 300–500 ml in 24 Stunden • Anurie: Ausscheidung von < 100 ml in 24 Stunden • Polyurie: Ausscheidung von > 2800 ml in 24 Stunden (vgl. 6, S. 123, 1502, 1673)	• verminderte Urinausscheidung: Schock, Exsikkose (► LF 1.3, Kap. 1.5.2, S. 164), akute Pyelonephritis (► LF 1.3, Kap. 14.4.6, S. 552) • erhöhte Urinausscheidung: Diabetes mellitus (► LF 1.3, Kap. 15.4.2, S. 576), Niereninsuffizienz (► LF 1.3, Kap. 14.4.1, S. 546)
Geruch	unauffällig, nicht streng	• übel riechend, Azetongeruch	• Harnwegsinfekt • Stoffwechselstörung, z. B. Diabetes mellitus
pH-Wert	4,5–7,9	• > 7,9 • < 4,5	• Harnwegsinfektion • Stoffwechselstörung
Spezifisches Gewicht	1015–1025 mg % (gelöste Stoffe/l)	• > 1025 mg % • < 1015 mg %	• erhöhtes spezifisches Gewicht: starke Austrocknung, verminderte Flüssigkeitsaufnahme • erniedrigtes spezifisches Gewicht: erhöhte Ausscheidung, Bluthochdruck

Tab. 1.14: Physiologische und pathologische Beobachtungsmerkmale des Urins.

man roch an dem Urin und probierte ihn sogar (14). Auf diese Weise wurde beispielsweise der Diabetes mellitus (► LF 1.3, Kap. 15.4.2, S. 576) erkannt, der damals noch nicht diesen Namen trug, jedoch den charakteristisch süßen Urin erzeugte.

> **Definition**
> **Miktion** (lat. mictio: Wasserlassen): Entleerung der Harnblase, bei der Urin ausgeschieden wird
> **Urin:** Oft auch als Harn bezeichnete Flüssigkeit, die in den Nieren gebildet, in der Harnblase gesammelt und über die Harnröhre ausgeschieden wird. Der Urin enthält Stoffwechselendprodukte.

Wegen seiner besonders leichten und schmerzfreien **Probengewinnung** sowie seiner großen Aussagekraft spielt der Urin nicht nur im Gesundheitsbereich eine Rolle. Auch für Dopingkontrollen im Sport werden Urinkontrollen herangezogen.

Ob der Urin physiologisch, also normal und unauffällig, oder pathologisch, also nicht normal und krankheitsbedingt verändert ist, lässt sich anhand der **Beobachtungsmerkmale** in Tab. 1.14 erkennen.

Um die Aussagekraft der Urinwerte zu erhöhen, sollte der Urin möglichst keimarm sein. Daher lassen sich mit dem **Mittelstrahlurin**, der keimarm ist, und dem **Katheterurin**, der unter sterilen Bedingungen gewonnen wird, aussagekräftige Werte erzielen.

Mittelstrahlurin

Der **Mittelstrahlurin** bietet folgende **Vorteile**:
- Er kann einfach gewonnen werden.
- Die Gewinnung ist nicht schmerzhaft.
- Die Intimsphäre wird geschützt, da die Urinprobe selbstständig beim Toilettengang gewonnen wird.
- Bei Bedarf kann schnell eine zweite Probe gewonnen werden.
- Der Materialeinsatz ist sehr gering, es reicht ein Urinbecher.
- Die Gewinnung geht ohne Risiken einher.

Auf der anderen Seite birgt der Mittelstrahlurin **Nachteile**:
- Der Mittelstrahlurin ist nur keimarm, aber nie steril.
- Vor der Probenentnahme ist eine Information und Schulung notwendig.
- Die Qualität der Urinprobe hängt davon ab, wie gut der alte Mensch das Vorgehen verstanden hat und wie gut er damit zurechtkommt.

Die Pflegefachkraft fragt den Pflegebedürftigen, ob er weiß, wie ein Mittelstrahlurin gewonnen wird, z. B. durch einen früheren Arztbesuch. Ist er nicht über die Probengewinnung informiert oder reicht sein Wissen nicht aus, so **informiert** die Pflegefachkraft ihn, wie die Probe zu gewinnen ist. Durch Rückfragen überzeugt sie sich, dass er das Vorgehen versteht und bietet ihm die Möglichkeit, bei Bedarf Fragen zu stellen.

Folgende Punkte nimmt die Pflegefachkraft in ihre Erklärungen auf, um das **Vorgehen** zu erläutern:
- Zunächst wäscht sich der Pflegebedürftige die Hände.
- Anschließend führt er eine gründliche Intimwäsche durch.
- Während der Miktion verwirft er den ersten Teil der Urinmenge, z. B. indem er diese in die Toilette, das Steckbecken oder die Urinflasche laufen lässt. Auf diese Weise werden Ablagerungen in der Harnröhre und eventuell vorhandene Bakterien weggespült und nicht in die Probe aufgenommen.
- Den mittleren Teil der Urinmenge fängt er in einem sterilen Urinbecher, den die Pflegefachkraft ihm zur Verfügung stellt, auf.
- Den restlichen Teil der Urinmenge verwirft er wiederum.

> ✔ **Tipp** Bei Bedarf, z. B. beim bettlägerigen Menschen, der ein Steckbecken benutzt, hilft die Pflegefachkraft dem alten Menschen, den Mittelstrahlurin zu gewinnen.

Katheterurin

Der **Katheterurin** bietet folgende **Vorteile**:
- Der Urin ist maximal keimarm, d. h. im Urin enthaltene Bakterien stammen mit großer Wahr-

scheinlichkeit aus der Blase und beruhen nicht beispielsweise auf einer mangelnden Intimhygiene.
- Der Katheterurin eignet sich für einige spezielle Untersuchungen, z. B. die Urinkultur (► LF 1.3, Kap. 14.4.5, S. 551).

Aber eine Katheterisierung bringt auch **Nachteile** mit sich:
- Durch die Katheterisierung können, bei hygienisch mangelhafter Durchführung, Keime in die Blase eingebracht werden.
- Die Katherisierung stellt einen massiven Eingriff in die Intimsphäre dar.
- Der Vorgang ist oft unangenehm.
- Die Gewinnung ist aufwendig und erfordert einen hohen Materialeinsatz.

> **! Merke** Die Pflegefachkraft führt die Einmalkatheterisierung nur auf Anordnung eines Arztes durch.

Vor der Katheterisierung (► LF 1.3, Kap. 14.5.3, S. 558) erklärt sie dem alten Menschen das Vorgehen. Nimmt ein Arzt die Katheterisierung vor, so klärt dieser ihn auf.

Teststreifen

Die schnellste und einfachste Methode, den Urin zu untersuchen, besteht in der Verwendung von **Teststreifen**. Damit kann der Urin jederzeit und überall, also auch in der Wohnung oder auf Reisen, getestet werden. Je nach Hersteller und Einsatzgebiet bestehen die Teststreifen aus einer unterschiedlichen Anzahl an Untersuchungsfeldern.

> **! Merke** Sowohl eine zu kurze als auch eine zu lange Einwirkzeit können das Ergebnis verfälschen. Die Pflegefachkraft achtet daher auf die korrekte Benutzung des Teststreifens.

Die Pflegefachkraft trägt Handschuhe und taucht den Teststreifen nach den Angaben des Herstellers in den Urin ein. Wichtig ist, dass alle Testfelder mit Urin benetzt sind. Anschließend wartet die Pflegefachkraft die vom Hersteller angegebene Zeit ab. Danach vergleicht sie den Streifen mit der Farbskala, die sich in der Regel auf dem Behälter der Teststreifen befindet.

Am häufigsten werden Teststreifen verwandt, die folgende Werte untersuchen:
- Eiweiß
- Leukozyten
- Erythrozyten
- Nitrit
- Glukose
- Bilirubin
- pH-Wert
- Urobilinogen

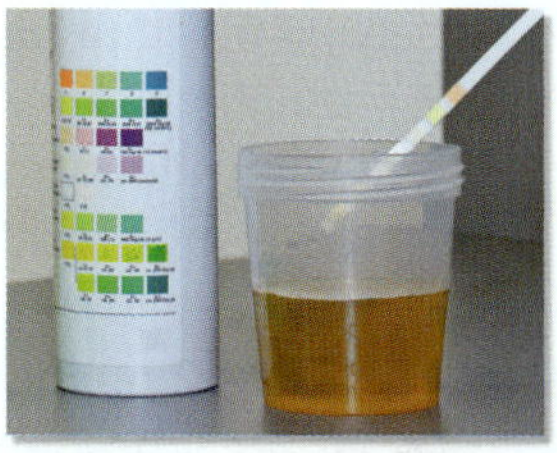

Abb. 1.59: Die Anzahl der Testfelder hängt vom Zweck der Urinuntersuchung ab.

> **✔ Tipp** Die Pflegefachkraft dokumentiert:
> - Zeitpunkt der Uringewinnung
> - Art der Uringewinnung
> - Besonderheiten während der Uringewinnung, z. B. Schmerzen, Verletzungen
> - durchgeführte Untersuchungen und deren Ergebnisse
> - Folgen der Ergebnisse, z. B. bestimmte Maßnahmen, die ergriffen wurden, Information des Arztes mit Datum, Zeit und Inhalt

1.6.2 Beobachtung der Urinausscheidung

Der **Expertenstandard** (► LF 1.1, Kap. 3.4.2, S. 41) **»Förderung der Harnkontinenz in der Pflege«**, der in der 1. Aktualisierung 2014 vorliegt, sieht vor, bei jedem alten Menschen im Rahmen der Pflegeanamnese **Risikofaktoren** und **Anzeichen** für eine Harninkontinenz zu erfassen. Ziel dabei ist,
- vorhandene Risikofaktoren frühzeitig zu erkennen,
- Anzeichen für eine Harninkontinenz wahrzunehmen und
- frühzeitig festzulegen, wie eine Verschlimmerung der Inkontinenz vermieden und im Idealfall ein besseres **Kontinenzprofil** (► LF 1.3, Kap. 14.4.3, S. 549) erreicht werden kann.

Bei jedem Pflegebedürftigen wird die Harnkontinenz erhalten oder gefördert. Identifizierte Harninkontinenz wird beseitigt, weitestgehend reduziert bzw. kompensiert (15, S. 19).

Folgende **Ergebniskriterien** müssen laut Expertenstandard erreicht werden:

- Risikofaktoren und Anzeichen für eine Harninkontinenz sind identifiziert.
- Eine differenzierte Einschätzung der Kontinenzsituation und eine Beschreibung des individuellen Kontinenzprofils liegen vor.
- Geeignete Maßnahmen zur Kontinenzförderung und zur Vermeidung von bzw. zum Umgang mit einer Inkontinenz sind dem Betroffenen bekannt.
- Ein pflegerischer Maßnahmenplan zum Erhalt oder Erreichen des angestrebten Kontinenzprofils liegt vor.
- Umfeld und Hilfsmittel sind dem individuellen Unterstützungsbedarf des Betroffenen bei der Ausscheidung angepasst.
- Das angestrebte Kontinenzprofil ist erreicht bzw. das bisherige erhalten. Das individuell höchstmögliche Maß an Harnkontinenz mit der größtmöglichen Selbstständigkeit ist sichergestellt.

> ✔ **Tipp** Auf der Seite des DNQP (www.dnqp.de) können Sie einen Auszug der aktuellen Version des **Expertenstandards »Förderung der Harninkontinenz in der Pflege«** herunterladen.

Folgende Punkte klärt die Pflegefachkraft im **Gespräch**:

- ungewollter Urinverlust
- Urinverlust beim Husten, Lachen, bei körperlicher Betätigung
- Urinverlust auf dem Weg zur Toilette
- Verwendung von Vorlagen
- häufiges Verspüren (starken) Harndrangs
- Notwendigkeit, beim Wasserlassen zu pressen (15, S. 22)

Sucht der alte Mensch mehr als siebenmal pro Tag die Toilette auf, um jeweils kleine Mengen Wasser zu lassen, spricht man von **Pollakisurie.** Eine vermehrte Urinausscheidung in der Nacht wird als **Nykturie** bezeichnet, **Dysurie** ist die erschwerte und schmerzhafte Urinausscheidung.

> ✔ **Tipp** Die Frage nach dem Ausscheidungsverhalten sowie Problemen damit betrifft einen sehr **intimen Bereich.** Hat der alte Mensch zu einer Pflegefachkraft einen guten Bezug, so ist es sinnvoll, die Fragen durch diese Person stellen zu lassen. Gleichzeitig ist es sinnvoll, das Gespräch unter vier Augen zu führen.

Manche alte Menschen gewöhnen sich an ein **auffälliges Miktionsverhalten.** Eventuell empfinden sie es gar nicht mehr als besonders, dass sie beispielsweise stündlich die Toilette aufsuchen. Die Pflegefachkraft beobachtet – soweit dies ohne Eingriff in die Intimsphäre möglich ist – das Ausscheidungsverhalten, z. B. die Zeiten und Häufigkeiten der Toilettengänge.

Auch **Verbergungstaktiken**, z. B. Verstecken von verunreinigter Wäsche, nimmt die Pflegefachkraft wahr. Sensibel lässt sie ihre Beobachtungen in ihr Handeln einfließen und spricht den alten Menschen vorsichtig darauf an (15, S. 22).

Ein alter Mensch, der bei der Aufnahme harnkontinent ist, kann dennoch eine Harninkontinenz entwickeln. Daher fragt die Pflegefachkraft bei alten Menschen mit einer **reduzierten Orientierung**, die neu in das Pflegeheim aufgenommen wurden, nach einigen Tagen erneut nach Risikofaktoren und Anzeichen einer Harninkontinenz.

Ist der alte Mensch orientiert, so **wiederholt** sie nach einem Monat und anschließend etwa vierteljährlich das Gespräch (15, S. 22).

> **! Merke** Der zeitliche Abstand, in dem die Pflegefachkraft die Risikofaktoren für und die Anzeichen einer Harninkontinenz erneut mit dem alten Menschen bespricht, richten sich nach seiner individuellen Situation. Verändert sich diese, z. B. durch eine eingetretene Bettlägerigkeit, so wiederholt sie das Gespräch vorzeitig.

Liegt eine Harninkontinenz vor, so handelt die Pflegefachkraft entsprechend dem weiteren Vorgehen im **Expertenstandard »Förderung der Harnkontinenz«** (► LF 1.3, Kap. 14.4.3, S. 549).

✓ **Tipp** Die Pflegefachkraft dokumentiert:
- Zeitpunkt der Erhebung von Risikofaktoren und Anzeichen einer Harninkontinenz
- erhobene Risikofaktoren
- erhobene Anzeichen einer Harninkontinenz
- Absprachen, die sie mit dem alten Menschen getroffen hat
- Zeitpunkt der nächsten geplanten Risikoerhebung
- aufgefallene Verhaltensweisen, z. B. häufige Toilettengänge, Verbergungstaktiken

1.6.3 Beobachtung des Genitales

Die Beobachtung des Urins sowie das Vorgehen, um eine Harninkontinenz frühzeitig zu erkennen, sind unabhängig vom Geschlecht. Die Beobachtung des Genitales hingegen unterscheidet sich bei Mann und Frau.

Die Pflegefachkraft beobachtet das äußere Genitale im Rahmen der **Körperpflege**. Führt der alte Mensch diese selbstständig durch, so fragt die Pflegefachkraft in einem geschützten Rahmen, z. B. unter vier Augen in seinem Zimmer, nach Problemen im Genitalbereich.

Auffällige Veränderungen können z. B. sein:
- entzündliche Veränderungen
- erhöhte Sekretion oder auffälliges Sekret
- Juckreiz
- (brennende) Schmerzen
- Wucherungen

Stellen diese Auffälligkeiten ein gesundheitliches Risiko dar, so informiert die Pflegefachkraft den Arzt.

Beobachtung der Frau

Äußeres Genitale

Bei Frauen kommt es im Alter nicht selten zu einer **Gebärmuttersenkung** (Abb. 1.60). In diesem Fall tritt die Scheidenwand tiefer und die Gebärmutter kann in die Scheidenöffnung vorfallen, man spricht von einem **Prolapsus uteri**.

Ausfluss (Fluor genitalis)

Ein gewisses Maß an farblosem bis weißem **Ausfluss** ist physiologisch. Die Menge und Beschaffenheit des Ausflusses ist individuell sehr unterschiedlich.

Ein **krankhafter Ausfluss** kann verschiedene Ursachen haben. Meist wird er an einer veränderten Beschaffenheit, Farbe oder an einem auffälligen Geruch erkennbar. Weil viele Frauen mit diesen Symptomen Unreinheit und mangelnde Hygiene verbinden, verschweigen sie die Symptome nicht selten aus **Scham**. Ein pathologischer Ausfluss ist jedoch ein idealer Nährboden für weitere Keime. Die Ursache des krankhaften Ausflusses sollte daher unverzüglich behandelt und auf eine sorgfältige Intimhygiene geachtet werden.

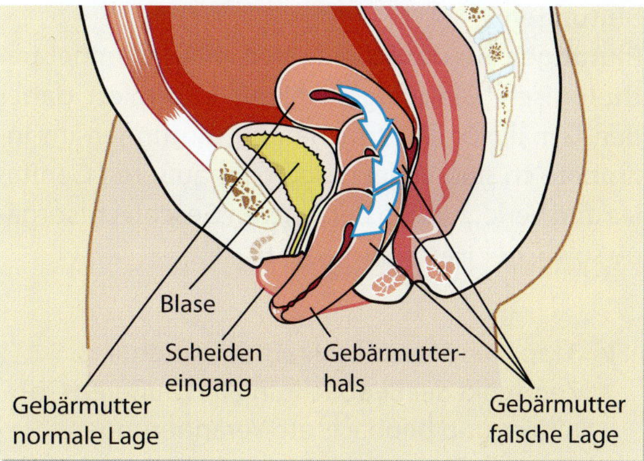

Abb. 1.60: Gebärmuttersenkung in verschiedenen Ausmaßen

Übernimmt die Pflegefachkraft die **Intimpflege** der Frau, so kann sie in diesem Rahmen auf einen pathologischen Ausfluss achten und bei Bedarf den **Gynäkologen** informieren. Anders ist es, wenn die Frau die Intimpflege selbst übernimmt. In diesem Fall achtet die Pflegefachkraft auf – eventuell versteckte – Äußerungen der Frau, Anzeichen von Schmerzen, z. B. beim Hinsetzen, veränderte Kleiderwahl oder auch auffälligen Geruch der Frau. Einfühlsam spricht sie die Frau auf ihre Beobachtungen an und überlegt gemeinsam mit ihr, welche Lösungen infrage kommen.

✓ **Tipp** Auch Waschlotionen und eine übermäßige Hygiene beeinträchtigen die natürliche Scheidenflora. Zudem reizen sie die vaginale Schleimhaut zusätzlich, was den Juckreiz fördert.

LF 1.3

Unterbauchschmerzen

Schmerzen im **Unterbauch** werden oft mit Problemen beim Stuhlgang in Zusammenhang gebracht. Aber auch Störungen der Harnorgane können Unterbauchbeschwerden auslösen, z. B. eine Zystitis (► LF 1.3, Kap. 14.4.5, S. 551). Im Rahmen der Intimhygiene bzw. im Gespräch mit der Frau erfragt die Pflegefachkraft Schmerzen im Unterbauch. Gleichzeitig achtet sie auf Begleitsymptome wie Fieber, Abwehrspannung der Bauchdecke und Übelkeit.

> **! Merke** Akute Unterleibsschmerzen sind oft ein deutliches Warnsignal für eine aktuelle Störung, die ein rasches Eingreifen erfordert.

Blutungen

Blutungen aus der Scheide sind im Alter immer **pathologisch**. Die Pflegefachkraft informiert daher den Gynäkologen. Ursachen für Blutungen im Intimbereich sind Verletzungen des äußeren Genitales und Verletzungen der inneren Geschlechtsorgane sowie der Harnröhre oder Blase.

> **✔ Tipp** Die Pflegefachkraft dokumentiert:
> - Zeitpunkt der Beobachtung des äußeren Genitales und beobachtete Veränderungen
> - von der Frau berichtete Auffälligkeiten am äußeren Genitale
> - auffälliges Verhalten der Frau, das auf eine Erkrankung im Genitalbereich schließen lässt
> - auffälligen Ausfluss und dessen Farbe, Menge, Beschaffenheit, Geruch
> - Unterbauchschmerzen sowie deren Zeitpunkt, Dauer und Situation
> - Blutungen, Zeitpunkt ihres Auftretens, Menge und Aussehen des Blutes; sofern bekannt: Herkunft der Blutung, Situation, in der die Blutung bemerkt wurde
> - mit der Frau getroffene Absprachen

Beobachtung des Mannes

Im Gegensatz zu Frauen, die meist regelmäßig von einem Gynäkologen untersucht wurden, haben die meisten Männer wenig Erfahrung damit, mit einem Arzt über **Probleme** im Bereich des Genitales zu sprechen. Die Pflegefachkraft geht daher besonders einfühlsam vor und erklärt, warum sie das Thema anspricht.

> **✔ Tipp** Manchen Männern fällt es leichter, Probleme im Genitalbereich mit einem Mann als mit einer Frau zu besprechen. Die Pflegefachkraft kommt diesem Anliegen nach Möglichkeit nach, sofern ein Mann im Team tätig ist.

Penis

Nicht jede **Ablagerung** am Penis ist krankheitsbedingt. Griesartige Ablagerungen, auch als **Smegma** bezeichnet, bestehen aus Talgdrüsensekret, abgestorbenen Hautzellen sowie Urin- und Spermarückständen. Smegma entsteht durch eine unzureichende Genitalhygiene und sammelt sich unter der Vorhaut. Da Smegma die Entstehung einer Entzündung begünstigt, leitet die Pflegefachkraft den Mann an, im Rahmen der Intimpflege die Vorhaut zurückzuziehen und zu reinigen.

Entzündungen selbst können sich am Penis durch folgende Anzeichen äußern:
- übel riechender Ausfluss
- brennende Schmerzen
- Juckreiz an Eichel und Vorhaut
- Schwellungen und glasiges Wundsekret unter der Vorhaut

> **! Merke** Bei Anzeichen einer Infektion des Penis informiert die Pflegefachkraft den Arzt.

Übernimmt der Mann die Intimpflege selbst, so achtet die Pflegefachkraft auf **versteckte Äußerungen** des Mannes zu Problemen im Bereich des Penis. Eine plötzliche starke Einschränkung der Trinkmenge kann beispielsweise auf Probleme beim Wasserlassen hinweisen. Deren Ursache können brennende Schmerzen am Penis sein.

Beweglichkeit der Vorhaut
Normalerweise lässt sich die **Vorhaut** leicht zurückziehen. Ist sie hingegen im Verhältnis zur Eichel zu eng, so spricht man von einer **Phimose**. Die Vorhaut kann nicht oder nur schwer zurückgezogen werden. Dieser Zustand kann angeboren sein, aber auch beispielsweise durch eine Entzündung hervorgerufen werden. Die Eichel lässt sich auf diese Weise nicht angemessen reinigen und kann eine weitere Entzündung verursachen. Tritt im Alter eine Vorhautverengung auf, die zuvor nicht bestand, so informiert die Pflegefachkraft den Arzt.

Neben dem Problem einer zu engen Vorhaut kann auch eine bewegliche Vorhaut zu einem gesundheitlichen Problem werden. Wird sie, z.B. im Rahmen der Körperpflege, zurückgeschoben, danach jedoch nicht in ihre normale Position gebracht, so kann im Bereich der Penisfurche eine Abschnürung entstehen. Diese behindert den Blutfluss und es entsteht eine **Paraphimose.** Die Pflegefachkraft achtet daher im Rahmen jeder Beobachtung des Intimbereichs sowie während der Körperpflege darauf, die Vorhaut wieder nach vorn zu schieben. Entdeckt sie eine schmerzhafte Schwellung der Eichel oder der inneren Vorhaut, so informiert sie den Arzt.

Hoden und Hodensack
Beim gesunden Mann ist der **Hodensack** (Skrotum) weich und die darin befindlichen **Hoden** sind leicht beweglich. Im Rahmen der Intimpflege achtet die Pflegefachkraft auf Entzündungen sowie schmerzlose und schmerzhafte **Schwellungen** des Hodensacks. Ebenso gilt die verstärkte **Gefäßzeichnung** am Hodensack als Anzeichen für eine Erkrankung. Tastbare **Verhärtungen** des Hodens können auf einen Hodentumor hinweisen.

> ✔ **Tipp** Gemeinsam mit dem Intimbereich beobachtet die Pflegefachkraft auch die Leistenbeugen. Zeigt sich hier eine Schwellung, so liegt möglicherweise ein Leistenbruch vor. Die Pflegefachkraft informiert dann den Arzt.

Unterbauchschmerzen
Unterbauchschmerzen beim Mann können Blasenentleerungsstörungen begleiten, aber auch Symptome einer Hoden- oder Prostataentzündung sein. Da manche Männer diese Probleme nicht offen ansprechen, achtet die Pflegefachkraft auf sein Verhalten. Bittet er z.B. gehäuft um eine Wärmflasche oder klagt er über Bauchschmerzen, während er wie üblich isst, spricht sie ihn auf die Ursachen seiner Beschwerden an.

> ✔ **Tipp** Die Pflegefachkraft dokumentiert:
> - Zeitpunkt der Beobachtung sowie beobachtete Veränderungen am Genitale
> - vom Mann berichtete Auffälligkeiten
> - auffälliges Verhalten, das auf eine Erkrankung im Genitalbereich schließen lässt
> - Unterbauchschmerzen sowie deren Zeitpunkt, Dauer und Situation
> - Blutungen, Zeitpunkt ihres Auftretens, Menge und Aussehen des Blutes; sofern bekannt Herkunft der Blutung und Situation, in der die Blutung bemerkt wurde
> - mit dem Mann getroffene Absprachen

1.6.4 Beobachtung des Stuhls

> **➔ Definition**
> ➔ **Defäkation** (lat. defaecare: von der Hefe befreien, reinigen): Vorgang der Stuhlausscheidung, der durch den Füllungszustand der Ampulle (► LF 1.3, Kap. 13.1.7, S. 507) ausgelöst wird
>
> ➔ **Kot:** Ausscheidungsprodukt des Darms. Synonyme sind Stuhl, Exkrement, Fäzes.

Für viele Menschen ist der **Stuhlgang** ein noch größeres **Tabu** als die Urinausscheidung. Die Gefühle Ekel und Scham (► LF 1.3, Kap. 1.6, S. 183) spielen für diese körperliche Funktion somit ebenfalls eine große Rolle. Für die Pflegefachkraft bedeutet dies, dass es oft nur schwer möglich ist, die Stuhlausscheidung bzw. den Stuhl zu beobachten. Für diese Tätigkeit ist es notwendig, Schamgrenzen zu überwinden und zu beachten, dass die Frage nach dem Stuhlgang die **Intimsphäre** betrifft.

Die Merkmale des Stuhls sowie der Defäkation sind beim gesunden Menschen von verschiedenen **Faktoren** abhängig:

- Art und Menge der Ernährung
- Bewegung
- Art und Menge der Flüssigkeitsaufnahme

> **! Merke** Gerade die Ernährung wirkt sich sehr unterschiedlich aus. So kann es vorkommen, dass bei dem einen Menschen ein Nahrungsmittel den Stuhlgang sehr fördert, ihn beim anderen jedoch hemmt. Ein Beispiel für sehr unterschiedlich wirkende Lebensmittel ist Dörrobst.

Im Fall einer **Krankheit** kommen weitere Einflussfaktoren hinzu:

- Infektionen, die sich auf die Darmtätigkeit auswirken
- Arzneimittel, die den Stuhlgang bewusst unterstützen oder hemmen oder ihn ungewollt beeinflussen

> **! Merke** Die Frequenz des Stuhlgangs und die Menge des Stuhls hängen von der Nahrung ab. Dennoch haben auch Menschen, die zeitweise keine Nahrung zu sich nehmen, Stuhlgang. Grund hierfür ist, dass auch Wasser, Darmepithelien (► LF 1.3, Kap. 3.3.1, S. 295) und Bakterien Bestandteil des Stuhls sind. Hat der Mensch nach mehr als drei Tagen keinen Stuhlgang, bei ansonsten höherer Stuhlfrequenz, so informiert die Pflegefachkraft den Arzt.

Entnahme einer Stuhlprobe ► LF 1.5, Kap. 1.4.3, S. 841

Neben dem Stuhl beobachtet die Pflegefachkraft

- den **Analbereich**, sofern sie die Analpflege (► LF 1.3, Kap. 1.7.13, S. 232) übernimmt. Führt der alte Mensch die Analpflege selbstständig durch, so befragt die Pflegefachkraft ihn, ob er Beschwerden in diesem Bereich hat;
- den Abgang von **Winden**. Fallen ihr diese durch einen unangenehmen Geruch auf oder klagt der alte Mensch über **Blähungen**, so sucht die Pflegefachkraft mit ihm nach den möglichen Ursachen, z. B. bestimmte Lebensmittel, um diese zu vermeiden.

> **✔ Tipp** Die Pflegefachkraft dokumentiert:
> - Zeitpunkt der Stuhlbeobachtung bzw. Probengewinnung
> - Art der Stuhlgewinnung, z. B. aus dem Steckbecken, aus der Toilette
> - Beobachtungsmerkmale (Tab. 1.15)
> - Äußerungen im Zusammenhang mit der Defäkation, z. B. Schmerzen, Abgang von Winden
> - Auffälligkeiten im Analbereich
> - Zeitpunkt, zu dem der Arzt informiert wurde

1.6.5 Beobachtung des Stuhlgangs

Den Vorgang der **Stuhlausscheidung** selbst beobachtet die Pflegefachkraft in den meisten Fällen nicht. Grund hierfür ist, dass sie beim mobilen Pflegebedürftigen, der selbstständig die Toilette benutzen kann, dessen **Intimsphäre** wahrt und ihn während der Defäkation allein lässt. Eventuell vorhandene Probleme beim Stuhlgang, z. B. die Notwendigkeit, stark zu pressen, erfragt die Pflegefachkraft unter vier Augen.

Beim **stuhlinkontinenten alten Menschen** (► LF 1.3, Kap. 13.5.5, S. 530), der Unterstützung bei der Analpflege (► LF 1.3, Kap. 1.7.13, S. 232) benötigt, bemerkt die Pflegefachkraft meist erst bei der Pflegemaßnahme, ob er Stuhlgang hatte. **Beschwerden** bei der Defäkation nimmt sie in diesem Fall meist eher indirekt wahr, z. B. durch aufgelagertes Blut oder durch besonders dünnen oder harten Stuhl.

> **✔ Tipp** Eine Desorientierung bedeutet nicht zwangsläufig, dass der alte Mensch keine Intimsphäre hat. Die Pflegefachkraft achtet daher gezielt auf sein Verhalten. Hat sie den Eindruck, dass er seinen Stuhlgang unterdrückt, während sie sich im Raum befindet, so lässt sie ihn allein und konzentriert ihre Beobachtungen auf den Stuhl selbst.

Beobachtungsmerkmal	Normalwerte	Pathologische Veränderungen	Mögliche Ursachen
Farbe	mittelbraun	• sehr hell/lehmfarben bis weiß = entfärbter Stuhl • schwarz = Teerstuhl • fettig glänzend	• hell: Störungen der Gallensaftproduktion oder des Gallensafttransportes • schwarz: Blutungen im Magen oder in den oberen Darmabschnitten • fettig-glänzend: Störung des Fettstoffwechsels, Zöliakie
Menge	stark variierend und von der Ernährung abhängig: je mehr Ballaststoffe, desto höher die Stuhlmenge	• erheblich niedrigere oder erheblich höhere Stuhlmenge (bei gleichbleibender Ernährung)	• geringere Stuhlmenge: Obstipation, z. B. durch Bewegungs- und/oder Flüssigkeitsmangel • höhere Stuhlmenge: Besiedelung der Darmschleimhaut mit pathologischen Keimen
Konsistenz und Form	weich und geformt	• flüssig-breiig • hart, sogenannte Kotsteine • bleistiftdünn	• flüssig-breiig: Besiedelung der Darmschleimhaut mit pathologischen Keimen • hart: Obstipation, durch Bewegungsmangel, ballaststoffarme Ernährung, Flüssigkeitsmangel oder beeinflusst durch Medikamente • bleistiftdünn: Behinderung der Darmpassage, z. B. durch einen Darmtumor
Geruch	leicht übelriechend	• fauliger Geruch	• bei Gärprozessen aufgrund einer Verdauungsstörung
Beimengungen	keine	• Blut • Schleim • unverdaute Lebensmittel • Parasiten, insbesondere Würmer	• Blut: Magen- oder Darmblutung • Schleim: Entzündung im Dickdarm • unverdaute Lebensmittel: zu kurzes Kauen, schneller Verdauungsweg • Parasiten: Parasitose (► LF 1.3, Kap. 16.4.3, S. 615)
Auflagerungen	• keine • Schleim in sehr kleinen Mengen	• Blut • größere Menge Schleim	• Blut: Verletzung des Dickdarms oder Anus, Hämorrhoiden, Magen und Zwölffingerdarmgeschwür • Schleim: Entzündung des Dickdarms
Frequenz des Stuhlgangs	einmal in ein bis drei Tagen	Häufigere sowie seltenere Stuhlentleerungen können nicht pauschal als pathologisch bezeichnet werden, da neben der Frequenz des Stuhlgangs auch die Farbe sowie die Konsistenz des Stuhls entscheiden, ob von einer Diarrhö oder Obstipation gesprochen werden kann (► LF1.3, Kap. 13.5.4, S. 513)	• seltener Stuhlgang bei gleichzeitig harter Konsistenz: Obstipation • häufiger Stuhlgang bei gleichzeitig dünner bis wässriger Konsistenz: Diarrhö

Tab. 1.15: Beobachtungsmerkmale des Stuhls sowie des Stuhlgangs – physiologische Werte sowie pathologische Veränderungen und ihre Ursachen.

Allerdings weisen viele alte Menschen ein **Ausscheidungsmuster** auf. Vermutet die Pflegefachkraft Beschwerden oder gar Schmerzen beim Stuhlgang, so beobachtet sie die Gestik und Mimik des alten Menschen in der Zeit, in der sie mit dem Stuhlgang rechnet, gezielt. Auf diese Weise kann sie Beschwerden wahrnehmen, auch wenn sich der alte Mensch nicht verbal äußern kann.

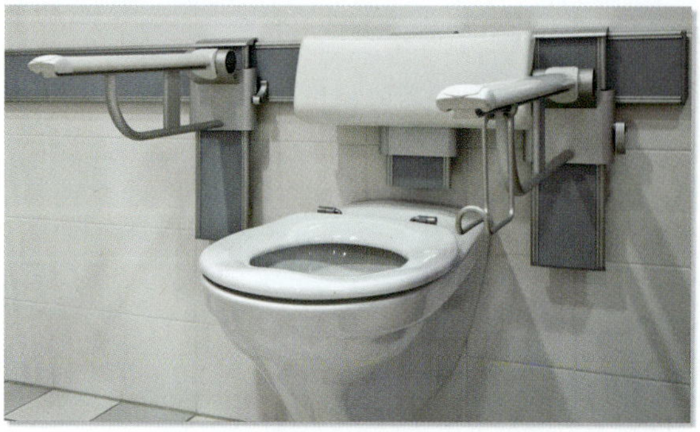

Abb. 1.61: Eine Toilette sowie deren Umgebung sollte den Bedürfnissen und Fähigkeiten des alten Menschen angepasst sein.

Manche Pflegebedürftige führt die Pflegefachkraft im Rahmen des **Toilettentrainings** (► LF 1.3, Kap. 14.5.2, S. 556) regelmäßig zur Toilette. Bei Bedarf bleibt sie während der Ausscheidung bei ihnen, z. B. um ihnen Orientierung zu geben und beim Ankleiden zu helfen. In diesem Fall wahrt die Pflegefachkraft soweit wie möglich die Intimsphäre, z. B. indem sie vor der Badezimmertür auf sie wartet. Gegebenenfalls kann sie Schmerzen beim Stuhlgang auf diese Weise hören und den alten Menschen anschließend darauf ansprechen.

✓ **Tipp** Die Pflegefachkraft erfragt täglich den Stuhlgang des alten Menschen und ob er unter Blähungen leidet. Auf diese Weise kann sie seine Ernährung entsprechend abstimmen und Erkrankungen des Darms frühzeitig erkennen.

✓ **Tipp** Die Pflegefachkraft dokumentiert:
- Zeitpunkt der Defäkation
- Anzahl der Defäkationen am Tag
- Beschwerden oder Schmerzen bei der Defäkation
- Konsistenz des Stuhlgangs, z. B. weich, Kotsteine

1.6.6 Beobachtung des Erbrechens

Das **Erbrechen** sowie das **Erbrochene** zu beobachten, fällt vielen Menschen besonders schwer. Grund hierfür sind vor allem der saure Geruch sowie das Aussehen des Erbrochenen.

Zu den Aufgaben einer Pflegefachkraft gehört es, das Erbrochene zu beobachten. Die Beobachtung hilft, die Ursache des Erbrechens zu erkennen und gleichzeitig Auffälligkeiten, z. B. die Beimischung von Blut, wahrzunehmen. Den Vorgang des Erbrechens beobachtet die Pflegefachkraft dann, wenn der Pflegebedürftige Unterstützung beim Erbrechen benötigt.

Folgende **Ursachen** können dem Erbrechen zugrunde liegen:
- Eine Schädigung des Hirns führt zum **zerebralen Erbrechen.** Diese Form des Erbrechens kommt klassischerweise auch ohne vorherige Nahrungsaufnahme vor.
- **Von einem induzierten Erbrechen** spricht man, wenn eine Essstörung vorliegt. Nicht selten bleibt diese Form des Erbrechens zunächst unentdeckt. Bei längerer Dauer kann sie anhand einer starken Gewichtsabnahme, eines auffälligen Essverhaltens oder eines verschlechterten Zahnzustandes entdeckt werden.
- Dem **gastrischen Erbrechen** liegt eine Erkrankung des Magens zugrunde. Je nach Ursache der Erkrankung kann das Erbrechen nur wenige Stunden bis hin zu mehreren Tagen andauern.
- **Verdorbene Lebensmittel** können ein Erbrechen auslösen. Meist ist ein zeitlicher Zusammenhang mit der Nahrungsaufnahme erkennbar, der allerdings auch von der Verdauungsgeschwindigkeit des Menschen abhängt.
- **Lebensmittelunverträglichkeiten** aber auch **Ekel** können zum Erbrechen führen.
- **Blutungen** im Magen können ein Erbrechen auslösen. Ist das Blut frisch und rot, so konnte es noch nicht verdaut werden. Braunes Blut (Kaffeesatz ähnlich) wird auch als »altes Blut« bezeichnet, da es bereits angedaut wurde.

Erbrechen tritt niemals physiologisch auf. Daher gibt es **keine Normwerte**, nach denen die Pflegefachkraft das Erbrechen bzw. das Erbrochene beurteilen kann. Sie beobachtet jedoch die folgenden Merkmale, da diese Auskunft geben können über die Ursache des Erbrechens, eventuell vorliegende Begleiterscheinungen sowie den **Allgemeinzustand** des alten Menschen:
- Zeitpunkt des Erbrechens
- Menge des Erbrochenen

- Aussehen des Erbrochenen: Konsistenz, Beimengungen
- Geruch des Erbrochenen
- Situation, in der das Erbrechen aufgetreten ist, z. B. nach starker körperlicher Anstrengung
- vorausgegangene Symptome, z. B. Schwindel, Übelkeit
- Situation nach dem Erbrechen, z. B. weiterhin bestehende Übelkeit, körperliche Schwäche
- Äußerungen, z. B. Schmerz
- Gelbgrüner Gallensaft spricht dafür, dass im Magen keine Speisen vorhanden sind, die noch erbrochen werden könnten.

! Merke In vielen Fällen geht dem Erbrechen eine Übelkeit voraus. Äußert der alte Mensch Übelkeit, so bespricht die Pflegefachkraft mit ihm, ob er damit rechnet, zu erbrechen. In diesem Fall stellt sie ein Auffanggefäß, z. B. einen Eimer, sowie Zellstofftücher bereit. Auch fragt sie ihn, ob er Unterstützung beim Erbrechen benötigt. Bei Bedarf bleibt sie bei ihm bzw. gibt ihm die Möglichkeit, sich zu melden, z. B. mithilfe einer Klingel. Gleichzeitig sucht sie den Pflegebedürftigen gehäuft auf, um seinen Zustand zu beobachten.

✓ Tipp Die Pflegefachkraft dokumentiert:
- Merkmale des Erbrechens bzw. des Erbrochenen
- beobachtetes Verhalten, z. B. starkes Würgen
- vermutete Ursache des Erbrechens; diese kennzeichnet die Pflegefachkraft deutlich als Vermutung, solange sie nicht bestätigt ist

1.6.7 Unterstützung bei der Miktion

Unterstützung bei der Miktion anzunehmen, ist für viele alte Menschen sehr schwer. Sie betrifft eine Körperfunktion, um die sich der alte Mensch seit dem Kindesalter selbstständig gekümmert hat. Umso schwerer fällt es vielen Menschen, in dieser Situation Hilfe anzunehmen.

Die unterstützenden **Maßnahmen** bei der Miktion, weisen eine große Bandbreite auf. Folgende Punkte können helfen, die Miktion (auf der Toilette) weitestgehend selbstständig zu erledigen:

- leicht erreichbare und einfach zu bedienende Alarm- und Sprechanlagen, Möglichkeit für den alten Menschen sich zu melden, wenn er Begleitung zur Toilette benötigt.
- Beschilderungen, Haltevorrichtungen und Beleuchtungen, die den Weg zur Toilette erleichtern
- Toilettensitzerhöhungen und Haltegriffe (15, S. 32)
- Hilfsmittel, um selbstständig aus dem Bett bzw. vom Stuhl oder Sessel aufzustehen
- Entfernung zur Toilette, die der Pflegebedürftige selbstständig zurücklegen kann
- Kennzeichnung der Toilette, sodass der Pflegebedürftige sie leicht findet
- Kleidung, die der alte Mensch selbstständig öffnen und schließen kann
- Kleidung, die der alte Mensch selbstständig zurückschieben und hochziehen kann

Ist ein Pflegebedürftiger nicht in der Lage, die Toilette zu benutzen, so steht ihm eine Reihe an **Hilfsmitteln** für die Miktion zur Verfügung.

In vielen Fällen benötigen Pflegebedürftige, die auf diese Hilfsmittel angewiesen sind, auch **Hilfe** bei deren Bereitstellung, Verwendung und/oder Entsorgung. Das Gefühl der **Abhängigkeit** verstärkt sich dadurch. Somit ist entscheidend, dass die Pflegefachkraft dem alten Menschen ihre Aufgabe verdeutlicht, ihn bei der Miktion zu unterstützen. Gleichzeitig sorgt sie durch ein freundliches und wertschätzendes Verhalten dafür, die Scham und das Gefühl der Abhängigkeit zur reduzieren.

✓ Tipp Das **Umfeld** und die Bereitstellung der Hilfsmittel richtet die Pflegefachkraft so ein, dass der Pflegebedürftige soweit wie möglich selbstständig handeln kann. Zudem richtet sie ihre Tätigkeiten darauf aus, die Intimsphäre möglichst zu wahren:
- Andere Menschen bittet sie, das Zimmer zu verlassen.
- Kann sie selbst das Zimmer nicht verlassen, so wendet sie ihren Blick nach Möglichkeit ab oder stellt sich z. B. hinter eine Stellwand.

Indikationen und Ziele

Eine **Indikation** zur Unterstützung der Miktion besteht immer dann, wenn der alte Mensch nicht in der Lage ist,

- die Miktion selbstständig **vorzubereiten**, z. B. durch Unterstützungsbedarf auf dem Weg zur Toilette,
- die Miktion selbstständig **durchzuführen**, z. B. bei Störung der Blasenentleerung (► LF 1.3, Kap. 14.4.3, S. 549) oder
- die Miktion selbstständig **nachzubereiten**, z. B. durch die Genitalreinigung nach der Miktion.

Bei der Unterstützung der Miktion verfolgt die Pflegefachkraft folgende **Ziele**:

- die Miktion zeitnah nach dem **individuellen Bedarf** ermöglichen,
- eine **Schädigung** des Intimbereichs, z. B. durch ein dauerhaft nasses Milieu, vermeiden sowie
- das Schamgefühl wahrnehmen und die **Intimsphäre** soweit wie möglich wahren.

Durchführung

Unabhängig davon, ob der alte Mensch die Toilette oder ein Hilfsmittel benutzt, beachtet die Pflegefachkraft folgende **Grundregeln**, wenn sie bei der Miktion unterstützt:

- Benötigt der alte Mensch Unterstützung bei der Vorbereitung, Durchführung oder Nachbereitung der Miktion, so kommt sie ihr zeitnah nach.
- Sie plant ausreichend Zeit für die Miktion ein.
- Desorientierte alte Menschen, die die Miktion vergessen, erinnert sie nach einem individuell festgelegten Schema an die Miktion.
- Sie achtet auf eine ausreichende Flüssigkeitszufuhr. Bei Bedarf erklärt sie dem Pflegebedürftigen die Notwendigkeit, ausreichend zu trinken.

Pflegerische Versorgung bei Harninkontinenz
► LF 1.3, Kap. 14.4.3, S. 549

Urinauffanggefäße

Die am häufigsten verwendeten **Gefäße**, um Ausscheidungen aufzufangen, sind:

- Urinflasche – es gibt unterschiedliche Modelle für Männer und Frauen
- Steckbecken (► LF 1.3, Kap. 1.6.8, S. 197)
- Toilettenstuhl (► LF 1.3, Kap. 1.6.8, S. 196)

Während die **Urinflasche** ausschließlich für die Miktion geeignet ist, lassen sich das Steckbecken sowie der Toilettenstuhl auch für die Defäkation verwenden.

Die Urinflasche kann sowohl im Bett als auch auf einem Stuhl oder im Stehen verwendet werden. Sie wird verwandt, wenn

- der alte Mensch bettlägerig ist oder
- seine Kräfte nicht ausreichen, um die Toilette zu benutzen.

> ✔ **Tipp** Nächtlicher Harndrang ist im Alter nicht selten. Viele alte Menschen trinken weniger, aus Angst, beim nächtlichen Toilettengang zu stürzen. Die Pflegefachkraft weist den Pflegebedürftigen auf die Möglichkeit der Urinflasche hin. Ebenso bietet sie ihm an, einen Toilettenstuhl neben das Bett zu stellen und informiert ihn über die Risiken, die mit einer zu geringen Flüssigkeitsaufnahme einhergehen (► LF 1.3, Kap. 1.5.2, S. 164).

Urinflaschen bestehen aus einem leicht zu reinigenden **Kunststoff**. Sie haben eine breite Auflagefläche und eine nach oben zeigende Öffnung. Auf diese Weise ist der Auslaufschutz gewährleistet, zudem sind Urinflaschen durch einen Deckel verschließbar. Ein aufgedrucktes oder geprägtes Litermaß ermöglicht, die Urinmenge zu messen. Durch eine Halterung können Urinflaschen am Bett befestigt werden. Auf diese Weise kann der alte Mensch sie leicht erreichen, auch wenn er im Bett liegt.

> **! Merke** Liegt die Urinflasche zu lange an, so kann es zu Druckstellen am Hoden und Penis bzw. an den äußeren Schamlippen kommen. Zudem begünstigt die feuchte Wärme eine Infektion. Daher achtet die Pflegefachkraft darauf, die Urinflasche zeitnah nach ihrer Verwendung zu entfernen.

Lange Zeit gab es nur Urinflaschen, die für die männliche Anatomie geeignet waren. Seit einigen Jahren gibt es jedoch auch Urinflaschen für Frauen, welche die Bedürfnisse der weiblichen Anatomie berücksichtigen.

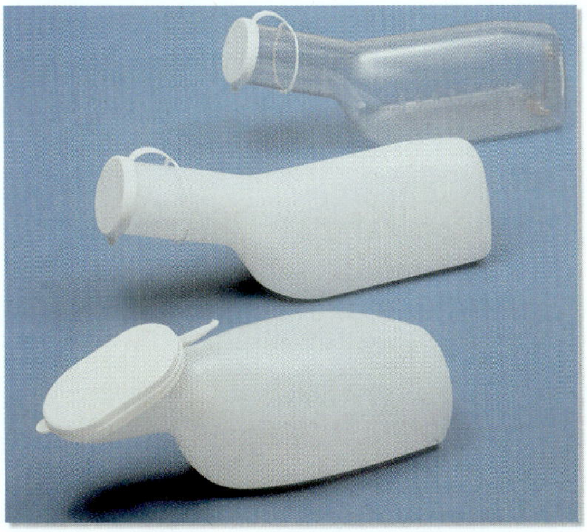

Abb. 1.62: Urinflaschen für Männer und Frauen

Verwendung der Urinflasche beim Mann
Zunächst wäscht und desinfiziert die Pflegefachkraft ihre Hände. Kann der Mann die Urinflasche selbst anlegen, so stellt sie das Kopfteil des Bettes hoch und reicht dem Mann die Urinflasche.

Einmalhandschuhe zieht sie an, sofern der Mann Unterstützung benötigt. In diesem Fall spreizt sie leicht die Beine des Mannes, fasst den Penis an der Wurzel und führt ihn in die Urinflasche ein.

Erlaubt es der Zustand des Mannes, ihn allein zu lassen, so zieht die Pflegefachkraft die Handschuhe aus, desinfiziert ihre Hände, stellt weiches WC-Papier sowie einen Abwurfbehälter bereit und verlässt das Zimmer. Um zu wissen, wann der Mann wieder Unterstützung benötigt, vereinbart sie mit ihm eine Zeit oder wartet vor der Tür auf seinen Ruf.

Entsprechend betritt sie wieder das Zimmer, zieht erneut Handschuhe an, fasst den Penis an der Wurzel und entfernt sanft die Urinflasche. Die **Harnröhrenöffnung** tupft sie vorsichtig mit WC-Papier trocken. Den Urin entleert sie in die Toilette oder eine dafür vorgesehene **Spülvorrichtung**. Anschließend zieht sie die Handschuhe aus und wäscht sowie desinfiziert ihre Hände.

Verwendung der Urinflasche bei der Frau
Die Verwendung der Urinflasche für Frauen ähnelt der des Mannes. Dabei ist jedoch besonders wichtig, dass die Flasche dicht an die **Harnröhrenöffnung** gelegt wird. Nach der Miktion reinigt die Pflegefachkraft den **Intimbereich** mit Wasser und trocknet ihn ab, sofern die Frau diese Aufgabe nicht selbst übernehmen kann.

✔ **Tipp** Die Pflegefachkraft dokumentiert:
- Zeitpunkt der Miktion
- Aussehen des Urins
- Menge des Urins
- Auffälligkeiten, z. B. beigemischtes Blut oder Schmerzen bei der Miktion
- Unterstützungsbedarf
- Probleme bei der Anwendung der Urinflasche

1.6.8 Unterstützung beim Stuhlgang

Die **Unterstützung beim Stuhlgang** bzw. bei der Defäkation kann darin bestehen, dass die Pflegefachkraft den alten Menschen zur Toilette begleitet, er jedoch alle anderen Tätigkeiten, z. B. die Analpflege, selbstständig übernimmt. Daher gelten die Maßnahmen, um einen alten Menschen bei der Miktion zu unterstützen (► LF 1.3, Kap. 1.6.7, S. 193), gleichfalls für die Defäkation.

Der größte Unterstützungsbedarf beim Stuhlgang besteht, wenn ein alter Mensch unter einer **Obstipation** (► LF 1.3, Kap. 13.5.2, S. 528) leidet und Unterstützung benötigt, um überhaupt Stuhl abzuführen (► LF 1.3, Kap. 13.5.4, S. 530). Gleichzeitig handelt es sich hierbei um einen massiven Eingriff in die **Intimsphäre**.

Zwischen den beiden genannten Extremen sind viele Varianten des Unterstützungsbedarfs möglich, z. B. die Verwendung von Hilfsmitteln bei einer Stuhlinkontinenz (► LF 1.3, Kap. 13.5.4, S. 530).

Beim gesunden, **stuhlkontinenten** alten Menschen besteht der Unterstützungsbedarf am ehesten, wenn er bettlägerig oder nahezu immobil ist. In diesem Fall kommen ein Steckbecken oder – wenn er aufstehen und sitzen kann – ein Toilettenstuhl als Hilfsmittel infrage.

✔ **Tipp** Wie bei der Unterstützung der Miktion achtet die Pflegefachkraft auch bei der Defäkation darauf, die Intimsphäre zu wahren.

! Merke Unterstützung beim Stuhlgang bedeutet auch, darauf zu achten, dass der alte Mensch überhaupt Stuhlgang haben kann. Zu diesem Zweck führt die Pflegefachkraft Maßnahmen der Obstipationsprophylaxe (► LF 1.3, Kap. 1.9.6, S. 277) durch.

Indikationen und Ziele

Die **Indikationen** zur Unterstützung des Stuhlgangs gleichen denen der Miktion (► LF 1.3, Kap. 1.6.7, S. 193): Die Pflegefachkraft unterstützt den Pflegebedürftigen, die Defäkation vorzubereiten, durchzuführen und nachzubereiten.

Ebenso gleichen die **Ziele** jenen bei der Unterstützung der Miktion: Die Pflegefachkraft ermöglicht dem alten Menschen, seinem Bedürfnis, Stuhl abzusetzen, zeitnah nachzukommen, sie schützt seinen Analbereich und wahrt seine Intimsphäre.

Durchführung

Unterstützt die Pflegefachkraft den Pflegebedürftigen beim Stuhlgang, so beachtet sie die gleichen **Grundregeln** wie bei der Miktion (► LF 1.3, Kap. 1.6.7, S. 193).

Pflegerische Versorgung bei Stuhlinkontinenz
► LF 1.3, Kap. 13.5.4, S. 530

Stuhlauffanggefäße

Der **Toilettenstuhl** kommt der Benutzung einer »echten« Toilette am nächsten. Gleichzeitig bietet er den **Vorteil**, dass der alte Mensch aufrecht sitzt. Auf diese Weise kann er sowohl die Schwerkraft als auch die Bauchmuskeln leicht für den Stuhlgang einsetzen.

Die Defäkation auf dem **Steckbecken** fällt den meisten Pflegebedürftigen schwer. Einerseits ist die liegende **Position** schlecht zur Ausscheidung geeignet. Gleichzeitig passen sich die meisten handelsüblichen Steckbecken kaum der Anatomie des Gesäßes an. Auf diese Weise wird während ihrer Nutzung starker **Druck** auf die Gesäßhälften ausgeübt und der Analbereich dadurch meist eher zusammengedrückt als gelockert. Die Pflegefachkraft ist daher bestrebt, stuhlkontinente alte Menschen so weit zu mobilisieren, dass sie den Toilettenstuhl benutzen können.

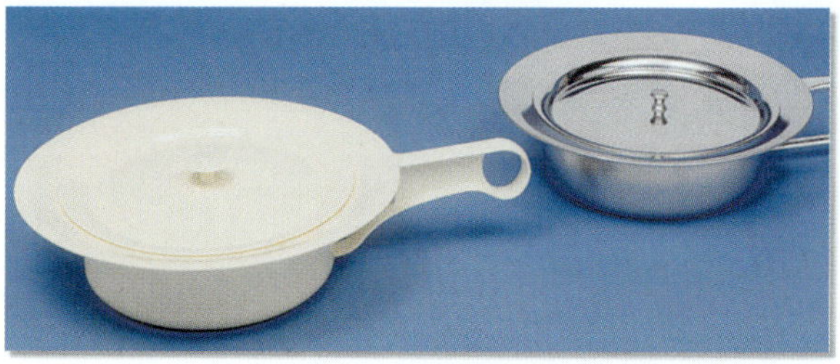

Abb. 1.63: Steckbecken bestehen aus Kunststoff oder Metall. Nach der Benutzung wird das Steckbecken mit einem Deckel verschlossen, der Inhalt in die Toilette entleert und das Steckbecken in einer speziellen Spülvorrichtung gereinigt.

Verwendung des Toilettenstuhls

Der **Toilettenstuhl** wird ähnlich wie eine Toilette benutzt. Die Pflegefachkraft wäscht und desinfiziert sich zunächst die Hände. Bei der Platzierung des Toilettenstuhls achtet sie darauf, dass

- der Toilettenstuhl gut für den alten Menschen zugänglich ist,
- die Bremsen angezogen sind und
- der alte Mensch vom Toilettenstuhl aus trockenes sowie feuchtes WC-Papier erreichen kann.

Dann entfernt sie die Sitzplatte und bei Bedarf den Deckel der Auffangschüssel.

Nun zieht sie **Handschuhe** an, hilft dem Pflegebedürftigen aufzustehen und entkleidet sein Gesäß. Danach hilft sie ihm, auf dem Toilettenstuhl Platz zu nehmen.

Lässt der Zustand des Pflegebedürftigen es zu, so zieht die Pflegefachkraft ihre Handschuhe aus und verlässt den Raum, nachdem sie eine **Klingel** in seiner Reichweite platziert hat.

Hat der alte Mensch den Stuhlgang beendet, so zieht die Pflegefachkraft erneut Handschuhe an und unterstützt ihn bei Bedarf bei der **Analpflege**.

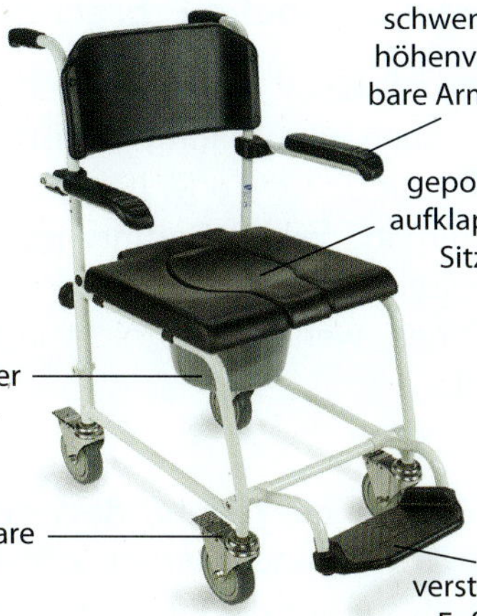

Abb. 1.64: Dieser Toilettenstuhl kann dank der Rollen auch über eine – geeignete – Toilette geschoben werden.

Danach zieht sie die Handschuhe aus und kleidet ihn an. Nun desinfiziert sie ihre Hände und ermöglicht dem Pflegebedürftigen, am Waschbecken oder in einer Waschschüssel seine **Hände zu reinigen** und abzutrocknen. Anschließend hilft sie ihm ins Bett bzw. auf eine Sitzgelegenheit, entsorgt die Ausscheidungen in die Toilette und reinigt den Auffangbehälter in einem dafür geeigneten Reinigungsgerät. Abschließend wäscht und desinfiziert sie ihre Hände.

Toilettenstuhl als Transporthilfe

Je nach Modell des Toilettenstuhls sowie der Toilette ist es möglich, den Toilettenstuhl als **Transporthilfe** zur Toilette einzusetzen und damit eine fast normale **Toilettenbenutzung** zu ermöglichen. Die Pflegefachkraft geht dabei so vor, als ob sie den alten Menschen zur Toilette führt. Je nach Unterstützungsbedarf hilft sie ihm, das Gesäß zu entkleiden, nach der Ausscheidung den Analbereich zu reinigen und anschließend die Hände zu waschen.

Im Gegensatz zum Einsatz des Toilettenstuhls mit Auffanggefäß schiebt die Pflegefachkraft den Toilettenstuhl jedoch ohne Auffanggefäß über die geöffnete Toilette, deren Brille hochgeklappt ist. Auf diese Weise fallen die Ausscheidungen direkt in die Toilette. Der Reinigungsvorgang des Auffangbehälters entfällt bei diesem Vorgehen.

Die **Hygienemaßnahmen** sowie die Maßnahmen zur Wahrung der Intimsphäre entsprechen der Benutzung des Toilettenstuhls.

Verwendung des Steckbeckens

Die Pflegefachkraft wäscht und desinfiziert ihre Hände. Dann stellt sie das Kopfteil des Bettes flach und entfernt die Bettdecke oder faltet sie bis zu den Unterschenkeln zurück. Danach zieht sie **Einmalhandschuhe** an. Ist der alte Mensch dazu in der Lage, so fordert sie ihn auf, sich am Aufrichter festzuhalten und die Beine aufzustellen.

✔ **Tipp** Während der gesamten Maßnahme wahrt die Pflegefachkraft soweit wie möglich die Intimsphäre des alten Menschen. Andere Menschen bittet sie, sich außerhalb des Zimmers aufzuhalten. Ist dies nicht möglich, so sorgt sie für einen ausreichenden Sichtschutz.

Nun hebt der Pflegebedürftige sein Gesäß an und die Pflegefachkraft schiebt das **Steckbecken** seitlich unter das Gesäß. Kann der Pflegebedürftige, z. B. aufgrund eines Schlaganfalls, die eine Körperseite besser anheben als die andere, so schiebt die Pflegefachkraft das Steckbecken von der nicht betroffenen Seite aus unter das Gesäß.

✔ **Tipp** Ist der Pflegebedürftige nicht in der Lage, das Gesäß anzuheben, so arbeitet die Pflegefachkraft mit einer weiteren Pflegefach- oder einer Pflegehilfskraft zusammen. Diese hilft von der anderen Seite des Bettes, das Gesäß des Menschen anzuheben.

Lässt es der Zustand des alten Menschen zu, so verlässt die Pflegefachkraft, nachdem sie die Handschuhe ausgezogen und ihm eine Klingel in die Hand gegeben hat, das Zimmer, um seine **Intimsphäre** zu wahren. Zuvor überzeugt sie sich, dass er nicht versehentlich aus dem Bett rollen bzw. fallen kann.

Hat der alte Mensch die Defäkation beendet, so zieht die Pflegefachkraft erneut Handschuhe an. Den Griff des Steckbeckens hält sie gut fest und dreht den alten Menschen vorsichtig auf die Seite. Das Steckbecken stellt sie auf dem Boden ab, ohne diesen zu berühren.

LF 1.3

Nun führt sie eine **Intim- und Analpflege** (► LF 1.3, Kap. 1.7.13, S. 232) durch, entfernt die Handschuhe und desinfiziert ihre Hände. Anschließend kleidet sie den Pflegebedürftigen an. Um die Ausscheidungen in der Toilette zu entsorgen und das Steckbecken in einem entsprechenden Reinigungsgerät zu reinigen, zieht die Pflegefachkraft erneut Handschuhe an. Nach der Reinigung wäscht und desinfiziert sie ihre Hände.

✔ Tipp Die **Problematik** der meisten Steckbecken besteht darin, dass
- die Haut des Gesäßes am breiten Rand »klebt« und die Entfernung des Steckbeckens Schmerzen verursachen kann,
- der Pflegebedürftige aus der ungewohnten und erhöhten Haltung des Gesäßes vom Steckbecken herunterrollen und im schlimmsten Fall aus dem Bett stürzen kann,
- die Anstrengungen, um auf einem Steckbecken Stuhl auszuscheiden, aufgrund der ungewohnten Position wesentlich höher sind, als beispielsweise in einer flach liegenden oder im Idealfall sitzenden Position.

Aufgrund der mit herkömmlichen Steckbecken einhergehenden **Risiken** gibt es inzwischen Steckbecken, die all diese Probleme vermeiden. Insbesondere ist es in der wesentlich flacheren Position erheblich leichter, den Stuhl auszuscheiden.

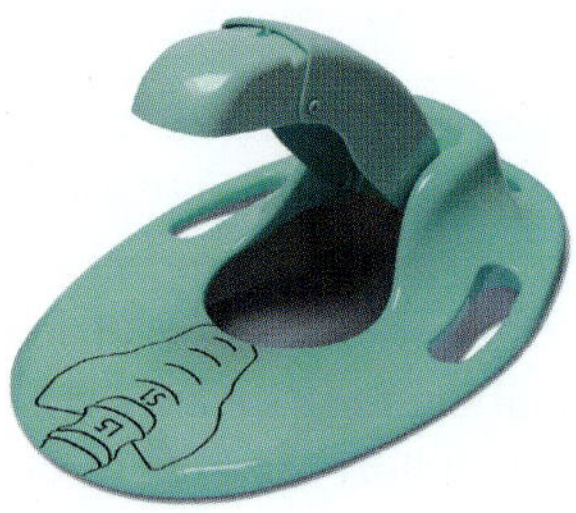

Abb. 1.65: Steckbecken Cleanius: Der Spritzrand schützt vor Urinspritzern.

✔ Tipp Die Pflegefachkraft dokumentiert:
- Zeitpunkt der Defäkation
- Auffälligkeiten des Stuhls
- verwendete Hilfsmittel
- Probleme bei der Verwendung der Hilfsmittel
- durchgeführte Unterstützung
- Auffälligkeiten im Intim- und Analbereich

1.6.9 Hilfestellung beim Erbrechen

Die Pflegefachkraft bietet dem alten Menschen an, ihm beim Erbrechen **Hilfestellung** zu leisten. Da gerade Menschen mit Übelkeit oder bei akutem Erbrechen nicht selten eine gewisse **Berührungsempfindlichkeit** aufweisen, akzeptiert sie den Wunsch des Pflegebedürftigen, wenn dieser nicht unterstützt werden möchte.

! Merke Besteht die Gefahr, dass der alte Mensch das Erbrochene aspiriert, z. B. weil er bettlägerig ist, so lässt die Pflegefachkraft ihn während des Erbrechens keinesfalls allein.

Indikationen und Ziele

Die **Indikation**, beim Erbrechen Hilfestellung zu leisten, besteht, wenn
- die Gefahr einer Aspiration besteht,
- der Pflegebedürftige die Unterstützung der Pflegefachkraft wünscht.

Das **Ziel** der Unterstützung beim Erbrechen besteht darin, Aspirationen und deren Folgen zu vermeiden und dem alten Menschen den Vorgang des Erbrechens zu erleichtern.

Durchführung

Viele Pflegebedürftige empfinden das Erbrechen als **ekelerregend** und **entwürdigend**. Die Pflegefachkraft betreut den Pflegebedürftigen daher sehr einfühlsam. Weiterhin beachtet sie folgende **Grundregeln**:
- Bereits wenn der Mensch über Übelkeit klagt oder das Gefühl äußert, erbrechen zu müssen, stellt die Pflegefachkraft einen Auffangbehälter sowie Zellstofftücher bereit.
- Bewusstlose Pflegebedürftige legt die Pflegefachkraft in die stabile Seitenlage und beobachtet sie sehr engmaschig, um eine Aspiration zu verhindern. Bei Bedarf bleibt sie kontinuierlich bei ihnen.
- Den Arzt bzw. Notarzt informiert die Pflegefachkraft
  - bei kaffeesatzartigem oder blutigem Erbrechen,
  - wenn das Erbrechen mehr als einen Tag andauert oder

- wenn der Pflegebedürftige sehr häufig innerhalb eines Tages erbricht.
- Trägt der Pflegebedürftige eine Zahnprothese, so entfernt die Pflegefachkraft diese, damit sie nicht beim Erbrechen aus dem Mund fällt und zerbricht.
- Die Pflegefachkraft trägt Handschuhe, Mundschutz und Schutzkittel (Novovirus), während sie den Pflegebedürftigen unterstützt und das Erbrochene entsorgt.

Während des Erbrechens sorgt die Pflegefachkraft dafür, dass der Pflegebedürftige aufrecht sitzt. Auf seinen Wunsch stützt sie seine Stirn, während er seinen Kopf über eine Nierenschale oder einen Eimer beugt.

Nach dem Erbrechen reicht die Pflegefachkraft dem Pflegebedürftigen Papiertücher, um seinen Mund abzuwischen. Dann entfernt sie das Erbrochene umgehend aus dem Zimmer. Bevor sie es entsorgt, kontrolliert sie es hinsichtlich Beschaffenheit und Beimengungen. Bei Bedarf entnimmt sie eine Probe in einen sterilen Becher.

> **! Merke** Bei Benutzung eines Mehrwegbehälters, z. B. einer Metallnierenschale, reinigt und desinfiziert die Pflegefachkraft diese fachgerecht, nachdem sie das Erbrochene entsorgt hat.

Anschließend führt sie auf Wunsch des Pflegebedürftigen eine **Ganz**- oder **Teilkörperwaschung** (► LF 1.3, Kap. 1.7.3, S. 209) sowie eine **Mundpflege** (► LF 1.3, Kap. 1.7.6, S. 220) durch und hilft ihm, die Kleidung zu wechseln. Bei Bedarf bezieht sie das Bett frisch. Danach misst sie die Vitalzeichen (► LF 1.3, Kap. 1.2.1, S. 141) und lüftet das Zimmer. Für den Fall, dass der Pflegebedürftige erneut erbricht, stellt die Pflegefachkraft einen frischen Auffangbehälter sowie Papiertücher bereit.

Äußert der Pflegebedürftige nach dem Erbrechen den Wunsch, **Flüssigkeit** zu sich zu nehmen, so bietet die Pflegefachkraft ihm milden Kräutertee, mit einer Prise Salz um den Natriumverlust auszugleichen und etwas Zucker, oder Wasser mit wenig oder ohne Kohlensäure an. Sie empfiehlt dem Pflegebedürftigen, die Flüssigkeit zunächst schluck- oder löffelweise aufzunehmen, um zu sehen, ob er die Flüssigkeitszufuhr wieder verträgt.

> **✔ Tipp** Die Pflegefachkraft dokumentiert:
> - Zeitpunkt und Häufigkeit des Erbrechens
> - Situation des Erbrechens, z. B. zuvor aufgenommene Nahrung, Stress
> - Aussehen, Menge und Beimengungen des Erbrochenen
> - geleistete Hilfestellung
> - Äußerungen des Pflegebedürftigen, z. B. Schmerzen
> - Begleiterscheinungen des Erbrechens, z. B. Kreislaufprobleme, starkes Schwitzen
> - ermittelte Vitalzeichen
> - nach dem Erbrechen aufgenommene Flüssigkeit: Art, Menge und Zeitpunkt

1.7 Körperpflege und Kleidung

Der **erste Eindruck** ist der wichtigste, heißt es. Er wird fast ausschließlich durch Äußerlichkeiten bestimmt. Welche **Kleidung** ein Mensch trägt und wie er seinen **Körper pflegt** wird in der westlichen Welt als sehr wichtig erachtet. Oft entscheiden allein diese Bedingungen darüber, ob jemand einen Menschen sympathisch findet und ob er sich in seiner Gegenwart wohlfühlt.

Doch der äußere Eindruck ist nicht der einzige Grund dafür, dass Menschen ihren Körper pflegen. Die **Körperpflege** hat auch folgende Gründe:
- das Wohlbefinden steigern
- die Haut intakt halten
- die Haut, als das größte Sinnesorgan, anregen

Die **Kleidung** eines Menschen hat gerade in kälteren Ländern eine wärmende Funktion. Bei zivilisierten Völkern schützt die Kleidung zudem die sogenannten Tabuzonen (► LF 1.3, Kap. 14.5.5, S. 563).

Der Umgang mit der Körperpflege und Kleidung ist **individuell**: Einige Menschen duschen sich mehrmals täglich, um sich sauber zu fühlen. Andere gehen mit ihrer Kleidung eher nachlässig um und legen weniger Wert darauf, chic zu wirken.

Ein besonderes Augenmerk richtet die Pflegefachkraft auf die **Intimsphäre**. Jeden Eingriff, den sie vermeiden kann, indem der alte Mensch selbst tätig wird, vermeidet sie.

> **! Merke** Die Pflegefachkraft bespricht im Sinne einer biografie-orientierten Pflege mit dem alten Menschen dessen Vorlieben bei der Körperpflege und Kleidung. Diese können von den Gewohnheiten der Pflegefachkraft abweichen, müssen deshalb aber nicht schlechter sein.

Gerade in der Körperpflege erhält zudem die **aktivierende Pflege** einen besonders hohen Stellenwert: Aufgaben, die der alte Mensch selbst übernehmen kann, übernimmt er. Aufgaben, die er durch **Beratung** oder **Anleitung** erlernen kann, erlernt er. Die Pflegefachkraft unterstützt den alten Menschen und zieht sich nach Möglichkeit mehr und mehr aus der Versorgung zurück, wenn er diese selbst übernehmen kann.

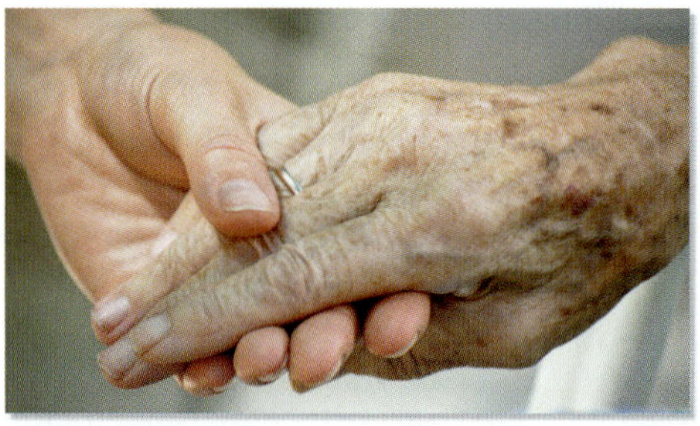

Abb. 1.66: Zur Begrüßung die Hände zu schütteln, gilt nicht als Verletzung der Intimsphäre. Die Dauer und Art dieses Vorgangs entscheiden darüber, ob diese Berührung als »normal« oder als unangenehm empfunden wird.

1.7.1 Beobachtung der Haut

Die Gelegenheiten zur **Beobachtung der Haut** hängen davon ab, in welchem Maß der Pflegebedürftige Hilfestellung bei der Körperpflege benötigt. Ist er vollständig auf Hilfe angewiesen, so achtet die Pflegefachkraft bei jeder Maßnahme zur Körperpflege auf seine Haut.

Führt der alte Mensch seine Körperpflege selbstständig durch, so befragt die Pflegefachkraft ihn nach seinem **Hautzustand**. Nennt er Probleme mit der Haut, so schaut sie sich diese mit seinem Einverständnis an. Anschließend geht sie pflegerisch darauf ein bzw. berät ihn und leitet ihn an. Bei **behandlungsbedürftigen Hauterkrankungen** stellt die Pflegefachkraft den Kontakt zum Arzt her.

Während die Pflegefachkraft die Haut beobachtet, achtet sie insbesondere auf:
- Hauttyp
- Hautfarbe und -temperatur
- Spannungszustand
- Missempfindungen der Haut
- Hautschäden und Effloreszenzen (Ausschläge)
- Schweißbildung und Körpergeruch

Hauttyp

Für die Bewertung eines **Hauttyps** sind in erster Linie der Feuchtigkeits- sowie der Fettgehalt der Haut entscheidend. Allgemein werden drei Hauttypen unterschieden:
- fettige Haut
- trockene Haut
- Mischhaut

Im Alter wird die Haut des Menschen **dünner**, die Fettschicht nimmt ebenso wie die Durchblutung ab. Dies führt dazu, dass alte Menschen meist eine eher **trockene Haut** haben. Aufgrund der **sinkenden Elastizität** ist die Haut leichter verletzlich als bei jungen Menschen. Die **geringere Durchblutung** bewirkt, dass Verletzungen langsamer heilen. Damit ist Keimen über eine längere Zeit eine Eintrittspforte gegeben und das Infektionsrisiko bei Wunden steigt.

Neben akuten Hautproblemen entscheidet vor allem der Hauttyp darüber, welche **Körperpflegeprodukte** für einen Menschen geeignet sind (► LF 1.3, Kap. 1.7.14, S. 235).

> **✓ Tipp** Die Pflegefachkraft dokumentiert:
> - Hauttyp, ggf. Zonen fettiger, trockener und Mischhaut
> - Lokalisation besonders trockener, pergamentartiger Haut
> - Verletzungen der Haut und deren Lokalisation

Hautfarbe und -temperatur

Die **Hautfarbe** wird von diesen Faktoren bestimmt:

- Durchblutung
- Hautdicke
- Pigmentierung

Im Normalfall ist die Haut eines hellhäutigen Menschen leicht rosig. Je nach Farbtyp kann sie bei einigen Menschen auch im Winter wie leicht gebräunt wirken.

Farbveränderungen sind meist ein wichtiger Hinweis auf eine Erkrankung (Tab. 1.16).

Die **Hauttemperatur** hängt von der Durchblutung der Haut ab. Da die Haut im Alter schlechter durchblutet wird, haben alte Menschen meist eine eher kühle Haut. Eine heiße Haut weist auf eine erhöhte Durchblutung durch Weitstellung der Gefäße hin. Dies kann Anzeichen für eine Hypertonie (► LF 1.3, Kap. 1.2.1, S. 141) oder einen Entzündungsprozess (► LF 1.3, Kap. 4.2.4, S. 326) sein.

Beobachtungen	Mögliche Ursachen
Rötung (vermehrte Durchblutung)	• Fieber ► LF 1.3, Kap. 1.3, S. 148 • lokale Entzündung ► LF 1.3, Kap. 4.2.4, S. 326 • Bluthochdruck ► LF 1.3, Kap.1.2.1, S. 141 • Verbrennung/Verbrühung ersten Grades ► LF 1.3, Kap. 24.4.5, S. 786 • Sonnenbrand
Blässe (verminderte Durchblutung)	• Hypothermie ► LF 1.3, Kap. 1.3.1, S. 150 • Anämie ► LF 1.3, Kap. 10.4.8, S. 448 • arterielle Durchblutungsstörung (bei örtlicher Begrenzung der Blässe)
Blaufärbung/ Zyanose	• starke Unterkühlung ► LF 1.3, Kap. 1.3.1, S. 150 • Herzinsuffizienz ► LF 1.3, Kap. 10.4.1, S. 437 • Atemnot ► LF 1.3, Kap. 1.1.1, S. 128
Gelbfärbung/ Ikterus	• Erkrankungen der Leber ► LF 1.3, Kap. 13.5.1, S. 525
Pigmentstörungen/-mangel	• Vitiligo • Addison-Krankheit

Tab. 1.16: Pathologische Veränderungen der Hautfarbe.

✔ **Tipp** Die Pflegefachkraft dokumentiert:
- Hautfarbe
- Lokalisation der auffällig gefärbten Haut
- Körperbereiche, die besonders kalt oder warm sind

Spannungszustand der Haut

Im jungen Alter ist die Haut elastisch gespannt und ohne Faltenbildung. Im Alter nimmt der **Spannungszustand** der Haut ab. Gerade Körperstellen, die oft und stark der Witterung ausgesetzt waren, z.B. Hände und Gesicht, zeigen eine zunehmende, natürliche **Faltenbildung**. Gefördert wird diese durch die Trockenheit der Haut, insbesondere wenn die Haut nicht ausreichend mit Feuchtigkeit versorgt wird (► LF 1.3, Kap. 1.7.14, S. 235).

Da das **Durstgefühl** bei den meisten Menschen im Alter abnimmt, kann es leicht zu einer **Dehydratation** (► LF 1.3, Kap. 1.5.2, S. 166) kommen. Diese äußert sich an der Haut durch eine zunehmende Trockenheit sowie verstärkte Faltenbildung. Hebt die Pflegefachkraft eine Hautfalte ab, z.B. am Unterarm, so bleibt diese bei einer Dehydratation zunächst kurz stehen. Man spricht von einem niedrigen Turgor (► LF 1.3, Kap. 17.1.1, S. 623).

Sieht die Haut eines alten Menschen hingegen wieder glatt und elastisch aus, wenn sie dies zuvor nicht war, so kann eine **Wassereinlagerung** im Gewebe die Ursache sein. Diese wird als **Ödem** bezeichnet und ist dadurch erkennbar, dass zunächst eine Delle zurückbleibt, wenn das Gewebe mit einem Finger eingedrückt wird (Abb. 1.67).

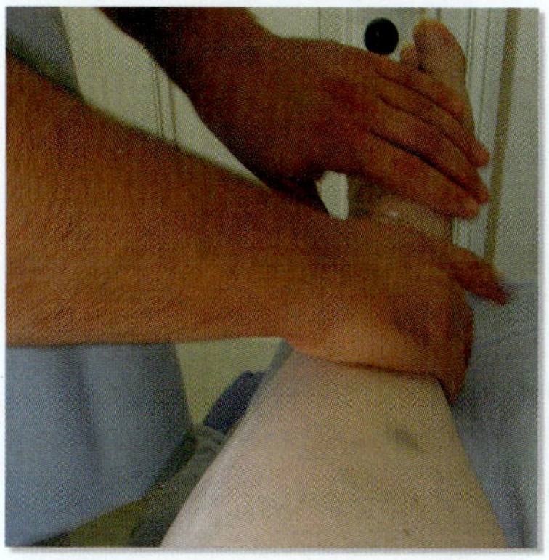

Abb. 1.67: Das schlanke Fußgelenk und die verstrichene Falte unterhalb des Knies zeigen ein Ödem an. Die Schwellung des Unterschenkels bestätigt diese Anzeichen.

Ursache eines Ödems kann beispielsweise sein:
- Herzinsuffizienz (► LF 1.3, Kap. 10.4.1, S. 437)
- Niereninsuffizienz (► LF 1.3, Kap. 14.4.1, S. 546)
- Albuminmangel (► LF 1.3, Kap. 10.1.3, S. 433)
- Störung des Lymphabflusses (► LF 1.3, Kap. 11.4.9, S. 470)

! Merke Die Pflegefachkraft nimmt Ödeme stets ernst, da sie auf eine schwere Erkrankung hinweisen können. Ödeme meldet die Pflegefachkraft umgehend einem Arzt.

✓ Tipp Die Pflegefachkraft dokumentiert:
- Spannungszustand der Haut
- stehende Hautfalten
- Lokalisation von Ödemen
- Entwicklung der Ödeme
- Folgeprobleme aufgrund von Ödemen, z. B. Schwierigkeiten, bei Lidödemen die Augen zu öffnen

Missempfindungen der Haut

Folgende **Missempfindungen** können im Bereich der Haut auftreten:
- Taubheitsgefühl
- schmerzhafte Überempfindlichkeit
- Kribbeln/»Ameisenhaufen«
- Juckreiz

Ein **Taubheitsgefühl** entsteht vor allem durch die lokale Beeinträchtigung der sensorischen Nervenfunktion (► LF 1.3, Kap. 18.1.2, S. 643). Auch kann eine längere Minderdurchblutung zu einem Taubheitsgefühl führen.

Die **Überempfindlichkeit** der Haut kann Folge einer chronischen Nervenentzündung sein, z. B. nach einem Herpes Zoster (► LF 1.3, Kap. 17.4.5, S. 634). Ebenso können entzündliche Erkrankungen des Gehirns, z. B. eine Enzephalitis, zu einer Berührungsempfindlichkeit führen.

Juckreiz stellt eine besonders quälende Missempfindung der Haut dar. Gleichzeitig führt der Drang zu kratzen, wenn er ausgelebt wird, nur zu einer kurzfristigen Besserung. Langfristig wird der Juckreiz durch das Kratzen stärker.

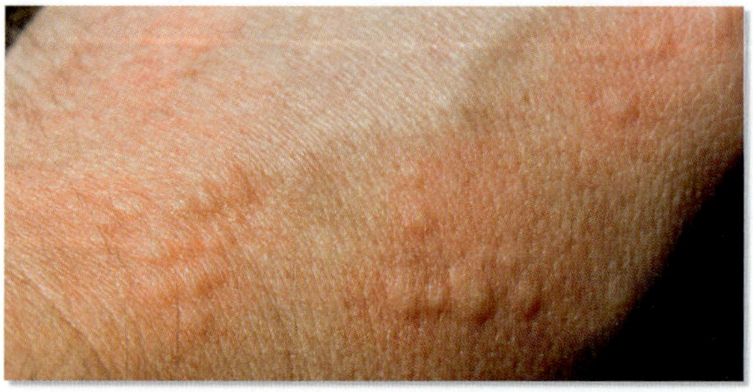

Abb. 1.68: Quaddeln können durch den Kontakt mit einem Allergen entstehen und gehen mit sehr starkem Juckreiz einher.

✓ Tipp Ist der Kratzdrang nicht oder nur schwer zu unterdrücken, so leitet die Pflegefachkraft den alten Menschen an, leicht mit der flachen Hand über die Haut zu reiben, statt sie zu kratzen. Auf diese Weise wird eine weitere Schädigung der Haut durch die Fingernägel vermieden, der Juckreiz wird etwas geringer.

Eine weitere Möglichkeit, dem Juckreiz zu begegnen, besteht darin, die Haut vorsichtig zu **kühlen**, beispielsweise mit einem Coldpack, das die Pflegefachkraft in ein Handtuch einwickelt.

✓ Tipp Die Pflegefachkraft dokumentiert:
- Lokalisation des Taubheitsgefühls, der Überempfindlichkeit bzw. des Juckreizes
- Zeitpunkt des ersten Auftretens und Dauer der Missempfindung
- Stärke der Missempfindung auf einer Skala von 1–10 sowie den Verlauf der Stärke
- durchgeführte Anleitungen, um der Missempfindung zu begegnen
- äußere Anzeichen auf der Haut und deren Lokalisation

Hautschäden und Effloreszenzen

Die Haut kann durch verschiedene Ursachen **geschädigt** werden: einerseits durch **Verletzungen**, andererseits durch **Erkrankungen**, die sich als **Effloreszenz** auf der Haut niederschlagen.

➔ Definition Effloreszenz (lat. efflorescere: erblühen): pathologische Hautveränderungen

Effloreszenz	Beschreibung	Effloreszenz	Beschreibung
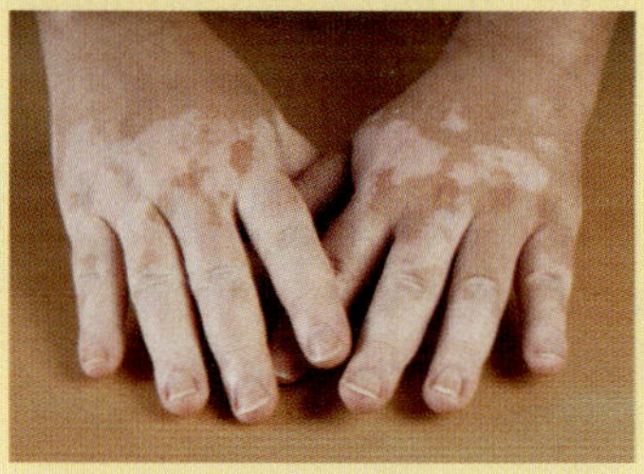	Fleck (Macula): Farbveränderung, z. B. durch eine Pigmentstörung	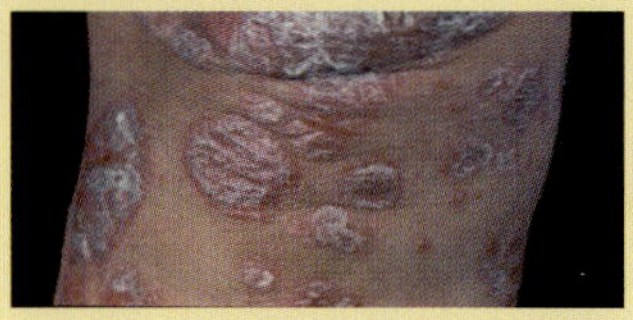	Schuppe (Squama): abgeschilferte, verhornte Zellen
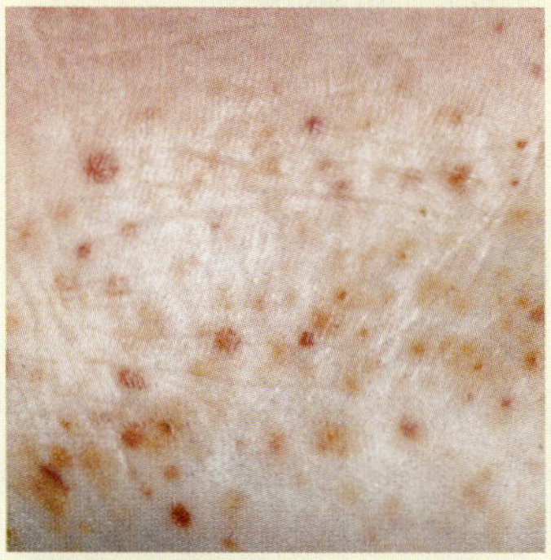	Papel (Papula): erhabenes Knötchen, das über dem Hautniveau liegt	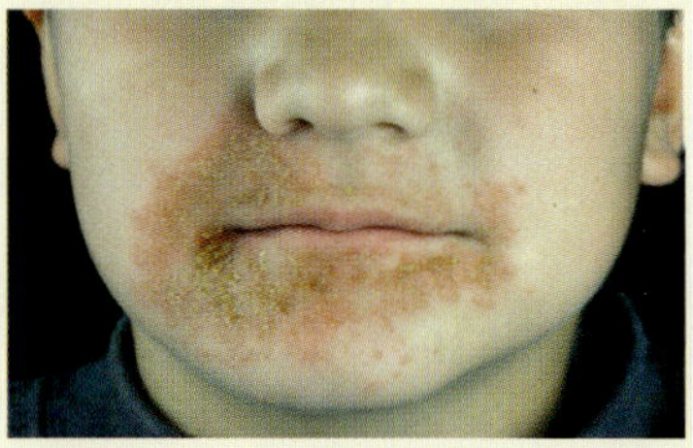	Kruste, Borke (Crusta): auf der Haut liegendes eingetrocknetes Sekret bzw. Blut
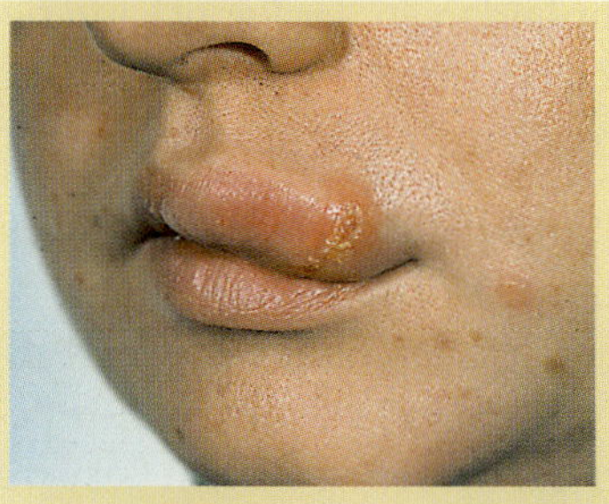	Blase (Bulla): Hohlraum, der mit Flüssigkeit gefüllt ist und über dem Hautniveau liegt	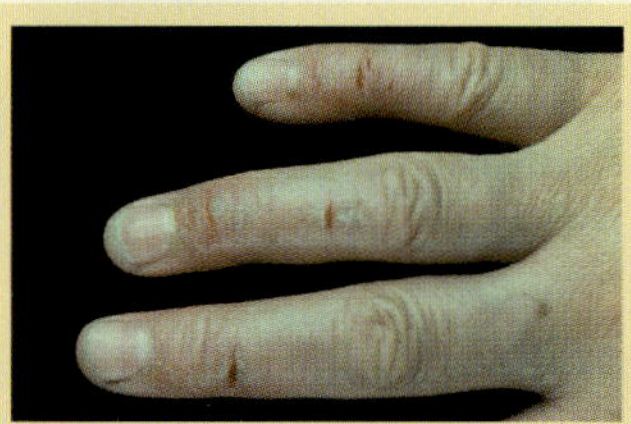	Schrunde, Riss (Rhagade): Einriss der Haut in Spaltform
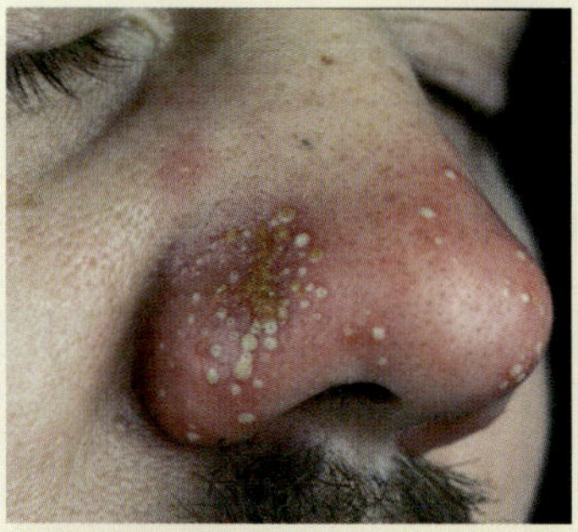	Pustel (Pustula): mit Eiter gefüllte Blase, die oft einen Haarbalg (► LF 1.3, Kap. 17.1.3, S. 626) umgibt	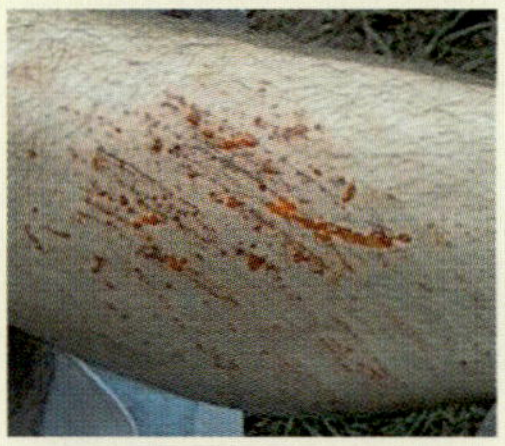	Erosion: Haut- oder Schleimhautdefekt der durch Aufplatzen von Blasen oder Pusteln entsteht
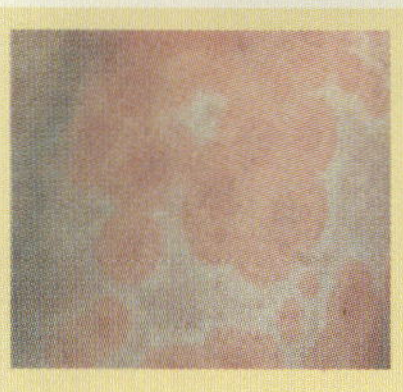	Quaddel (Urtica): Ödem (vgl. oben) der Oberhaut, meistens mit Rötung und begleitet von starkem Juckreiz	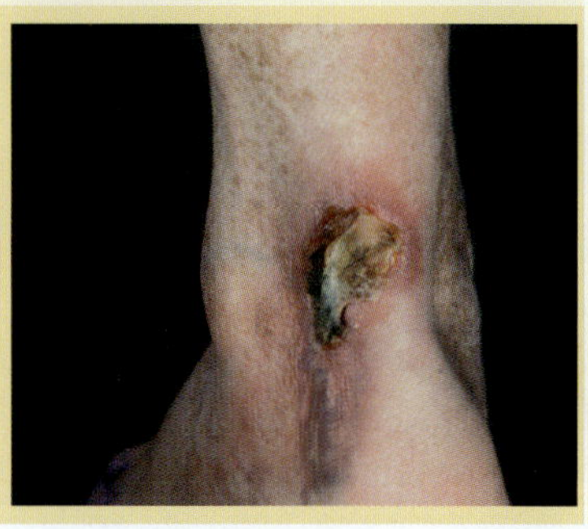	Geschwür (Ulcus): Defekt der von den oberen bis in tiefere Hautschichten reicht, oft mit einer Entzündung einhergehend

Tab. 1.17: Verschiedene Effloreszenzen und ihre Beschreibungen.

Verletzungen der Haut haben stets von außen kommende Ursachen:

- **thermische Ursachen**, z. B. Verbrennungen und Erfrierungen
- **physikalische Ursachen**, z. B. Schürfungen, Quetschungen
- **chemische Ursachen**, z. B. Verätzungen

Bei den **Effloreszenzen** hingegen werden Erkrankungen als Ausschlag erkennbar, je nach Lokalisation unterscheidet man:

- **Exantheme** = Effloreszenzen auf der Haut
- **Enantheme** = Effloreszenzen auf der Schleimhaut

✔ **Tipp** Die Pflegefachkraft dokumentiert:

- Art der Effloreszenz
- bei Verletzungen: Ursache
- Lokalisation und Größe der Effloreszenz
- Zeitpunkt des Entstehens
- Begleitsymptome, z. B. Juckreiz, Schmerzen

Schweiß

Die Absonderung von **Schweiß** kann viele **Ursachen** haben. Zu den physiologischen Ursachen zählen:

- körperliche Anstrengung
- hohe Außentemperaturen
- hormonelle Veränderung in der Menopause

Darüber hinaus können auch **Erkrankungen** bzw. ihre Symptome zu einer vermehrten Schweißproduktion führen, z. B.

- Tuberkulose (► LF 1.3, Kap. 9.4.6, S. 422) führt zu vermehrtem Nachtschweiß
- Hypoglykämie (► LF 1.3, Kap. 15.4.2, S. 580) führt zu kaltem Schweiß
- Schock (► LF 1.3, Kap. 10.4.7, S. 448) führt zu kaltem Schweiß
- Fieberhöhe und -abfall (► LF 1.3, Kap. 1.3.3, S. 151)

! Merke Kalter, klebriger Schweiß ist immer ein Zeichen für eine akute, bedrohliche Erkrankung. Die Pflegefachkraft kontrolliert daher umgehend Puls, Blutdruck, Sauerstoffsättigung, Atmung und Bewusstsein und ruft den Arzt.

Der typische **Schweißgeruch** wird durch Stoffwechselprodukte, die durch das Schwitzen auf die Hautoberfläche gelangen, verursacht.

✔ **Tipp** Die Pflegefachkraft dokumentiert:

- Beginn und Dauer des starken Schwitzens
- Ursache des Schwitzens, sofern bekannt
- Qualität des Schweißes: heiß oder kalt, eher klebrig oder eher wässrig, Geruch

Hautanhangsgebilde: Haare

Zu den **Hautanhangsgebilden** zählen die **Haare** sowie die **Nägel**. Ihre Beobachtung ist gleichwohl sehr unterschiedlich.

Die Pflegefachkraft beobachtet bei den **Haaren** vor allem, ob diese fettig, trocken oder spröde sind. All diese Zustände kann der Pflegebedürftige zwar als unangenehm empfinden, in der Regel kann die Pflegefachkraft durch die richtige Pflege sowie die passenden Pflegeprodukte Abhilfe schaffen.

Verändert sich die **Struktur der Haare** hingegen sehr plötzlich, so kann dies beispielsweise mit einem Mangel an Mineralstoffen oder Vitaminen zusammenhängen. In diesem Fall informiert die Pflegefachkraft den Arzt bei dessen nächstem Besuch.

Bei den meisten Menschen verlieren die Haare im Alter an **Farbe**, sie werden grau. Dieser Vorgang hängt mit dem Verlust von Pigmenten zusammen und ist ohne Krankheitswert.

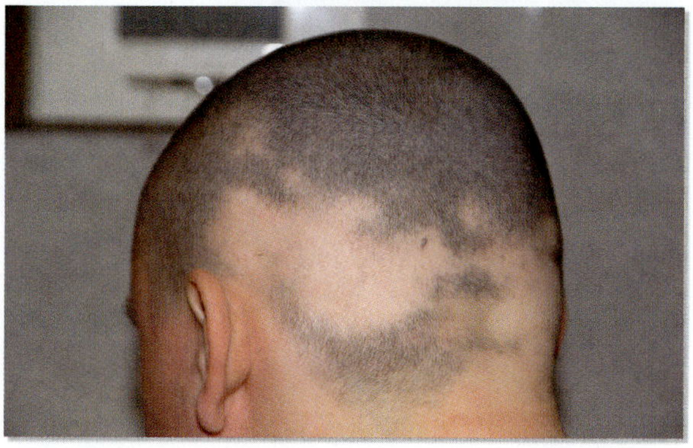

Abb. 1.69: Der physiologische Haarausfall beginnt klassischerweise mit den sogenannten Geheimratsecken und setzt sich auf der Oberseite des Kopfes fort. Dieser Haarausfall im Bild spricht für eine pathologische Ursache.

Einige Menschen haben auch im hohen Alter noch sehr **volles Haar**. Generell ist der **Haarverlust** im Alter physiologisch und ohne Krankheitswert.

Nicht normal hingegen ist ein plötzlicher, stark auftretender Haarausfall, bei dem der Mensch täglich ganze Haarbüschel verliert. Auch der **kreisrunde Haarausfall** ist nicht physiologisch, sondern kann Anzeichen für eine Autoimmunerkrankung sein. In diesem Fall informiert die Pflegefachkraft den Arzt.

> ✔ **Tipp** Die Pflegefachkraft dokumentiert:
> - kurzfristige starke Veränderungen der Haarstruktur
> - kurzfristige starke Veränderung der Haarfarbe
> - Zeitpunkt und Lokalisation von kreisrundem oder sehr starkem Haarausfall

Hautanhangsgebilde: Nägel

Auch die **Fingernägel** und **Zehennägel** zählen zu den Hautanhangsgebilden. Folgende Merkmale beobachtet die Pflegefachkraft:

- Farbe
- Struktur
- Form
- Auffälligkeiten

Die **Farbe** der Nägel kann sich in unterschiedliche Richtungen entwickeln und sagt viel aus über die zugrunde liegende Erkrankung bzw. Ursache.

- **Blasse** Nägel weisen auf eine schlechte Durchblutung der Kapillaren (► LF 1.3, Kap. 11.1.1, S. 456) hin.
- Die Steigerung dieses Zustandes sind **blau** erscheinende Nägel, die eine Zyanose (► LF 1.3, Kap. 1.1.1, S. 125) signalisieren. Eigentlich sind in diesem Fall allerdings nicht die Nägel, sondern die Haut darunter blau.
- **Gelbe** Nägel können ein Zeichen für einen Ikterus (► LF 1.3, Kap. 13.5.1, S. 525), starken Nikotinkonsum oder eine Pilzinfektion sein.
- Bei sehr starken Rauchern können sich gelb verfärbte Nägel bis zu einem **braunen** Farbton wandeln.
- Erscheinen die Nägel **schwarz** oder sehr **dunkelblau**, so ist meist nicht der Nagel selbst verfärbt, sondern es befindet sich ein Bluterguss, z. B. aufgrund eines gequetschten Fingers, unterhalb des Nagels.

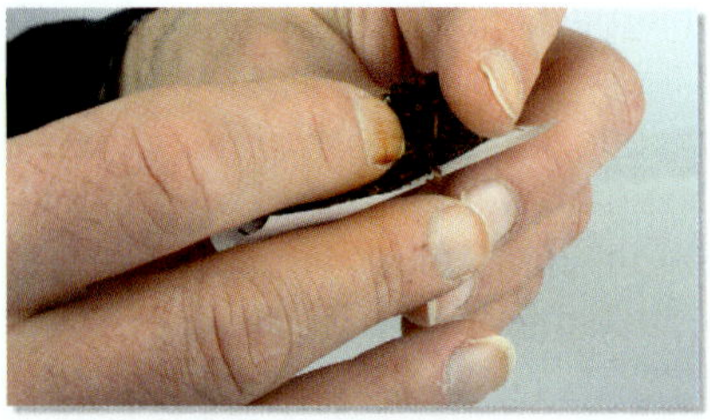

Abb. 1.70: Nicht nur durch das Drehen von Zigaretten werden die Fingernägel mit der Zeit zunächst gelb, dann braun. Auch fertig gekaufte Zigaretten führen zu diesem Ergebnis. Diese Veränderung hat keinen Krankheitswert, ist jedoch eine Frage der Ästhetik.

Die übliche **Form** der Fingernägel ist oval bis leicht länglich. Die Zehennägel hingegen gehen etwas mehr in die Breite, sind ovaler und wirken oft eckiger als die Fingernägel. Abweichungen in der Form kann die Pflegefachkraft z. B. beobachten bei:

- **Uhrglasnägeln**, die, wie das Glas einer Armbanduhr, nach oben gewölbt sind. Die Ursache für Uhrglasnägel ist eine chronische Hypoxie, d. h. ein Sauerstoffmangel, der dauerhaft über einen längeren Zeitraum bestanden hat. Uhrglasnägel gehen oft einher mit sogenannten **Trommelschlägelfingern**. Hierbei sind die Fingerendglieder rund und verdickt – ähnlich wie Trommelschlägel.
- **Löffelnägel** sind nach innen gebogen und wirken daher wie kleine Löffel. Als Ursache kommt z. B. ein chronischer Eisenmangel infrage.

Im Normalfall ist die **Struktur** der Nägel fest und weder faserig noch ausgefranst. Die Nageldicke der Zehennägel ist üblicherweise stärker als die der Fingernägel. Je nach Veranlagung, aber auch bei Vitaminmangel, können die Nägel brüchig und spröde sein. Hat ein Mensch sehr trockene Hände, so ist oftmals auch seine **Nagelhaut** trocken und schuppig.

Weiterhin können sich im Alter vermehrt **Längsfurchen** in den Nägeln zeigen, diese haben keinen Krankheitswert.

Zu den häufigsten Veränderungen der Nägel, die als krankhaft bezeichnet werden, gehören:

- **eingewachsene Nägel**, Ursache ist meist die nicht fachgerechte Pflege der Finger- bzw. Zehennägel (► LF 1.3, Kap. 1.7.11, S. 229; LF 1.3, Kap. 1.7.12, S. 231).

- **Panaritium**, hierbei handelt es sich um eine Entzündung des Nagelbettes. Diese kann bei einer guten Hygiene und guten Abwehrlage des Menschen innerhalb weniger Tage von selbst heilen. Ist dies nicht der Fall, so informiert die Pflegefachkraft den Arzt.

✓ Tipp Die Pflegefachkraft dokumentiert:
- Lokalisation und Art von Auffälligkeiten der Nagelfarbe, -form und -struktur
- Lokalisation von Nagelverletzungen
- Lokalisation eingewachsener Nägel
- Lokalisation, Größe und Entzündungszeichen eines Panaritiums

1.7.2 Stimulation der Haut – Konzept der Basalen Stimulation®

Die **Basale Stimulation®** geht auf ein 1975 von **Andreas Fröhlich** entwickeltes sonderpädagogisches Konzept zur Persönlichkeitsförderung zurück. In seinem Fokus lagen schwer körperlich und geistig beeinträchtigte Kinder. **Christel Bienstein** nahm diesen Ansatz auf und entwickelte ihn für die Pflege von Menschen mit Wahrnehmungsstörungen weiter. Die Basale Stimulation® wird vor allem bei folgenden Erkrankungen angewandt:
- neurologische Erkrankungen, z. B. Zustand nach einem Apoplex (► LF 1.3, Kap. 18.4.8, S. 655)
- degenerative und gerontopsychiatrische Erkrankungen, z. B. Demenz
- Depressionen

! Merke Die Basale Stimulation® wird oft als Technik bezeichnet, dieser Begriff wird ihr jedoch nicht gerecht, denn sie wird nicht kurzfristig für einige Minuten angewandt und dann wieder beendet. Vielmehr ist die Basale Stimulation® ein **Konzept**, nach dem die Pflegefachkraft ihre Pflege ausrichten kann und auf das sie sich 24 Stunden am Tag bezieht (16).

Das Konzept basiert auf der Erkenntnis, dass Verknüpfungen der Nerven im Gehirn immer wieder durch **Reizwahrnehmungen** bestätigt und aktiviert werden müssen. Ist die Reizwahrnehmung gestört oder fehlen entsprechende Reize, so werden die neurologischen Verknüpfungen mit der Zeit deaktiviert, da sie scheinbar nicht mehr benötigt werden. Der Mensch reagiert auf diese Reizverarmung mit einer sogenannten sensorischen Deprivation.

➔ Definition **sensorische Deprivation** (lat. de: von; privare: berauben): Der Mensch verliert seine sensorische Wahrnehmung. Sinneseindrücke kann er zunehmend weniger wahrnehmen.

Eine sensorische Deprivation kann einen oder mehrere der folgenden Zustände zur Folge haben:
- **Autostimulation**, z. B. sich wiederholende Bewegungen wie Schaukeln des Oberkörpers
- **Abwehrreaktionen**, z. B. Zusammenschrecken bei Berührungen
- **Gewöhnung,** gleichbleibende Reize, z. B. die immer gleiche Zimmerdecke, werden nicht mehr wahrgenommen
- **Halluzinationen** (► LF 1.3, Kap. 20.1, S. 696), es finden Sinneswahrnehmungen statt, obschon es den entsprechenden Reiz nicht gegeben hat

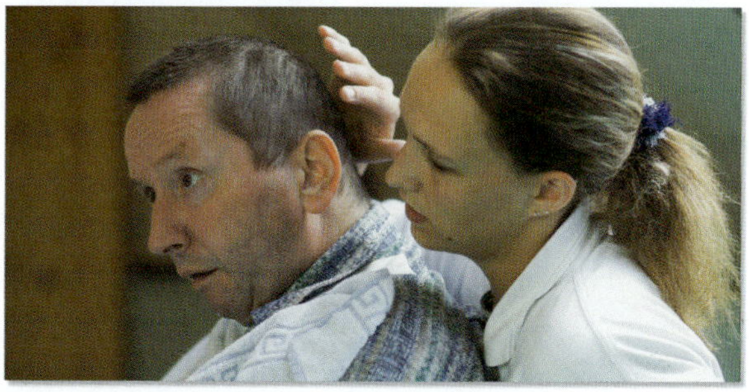

Abb. 1.71: Menschen, die kontinuierlich im Bett liegen, sowie Menschen im Wachkoma sind besonders auf die Stimulation ihrer Sinne angewiesen.

Ein gesunder Mensch empfindet sich als **Ganzheit** von Körper, Seele und Geist. Er weiß um seine Person, kann mit der Umwelt interagieren und kennt seine Gefühle und Reaktionen auf die Reize, die er wahrnimmt. Durch ein traumatisches Geschehen, z. B. durch einen Schlaganfall, kann diese Selbstsicherheit abnehmen oder ganz verschwinden. Die Wahrnehmung stimmt nicht mehr mit den vertrauten Erfahrungen überein. Die Person ist verunsichert.

Als Folge ist nicht nur die **Beziehung** des Menschen zu sich selbst, sondern auch zu seiner Umwelt gestört. Dem Menschen fällt es schwer, seine **Bedürfnisse** mitzuteilen, da er diese selbst nicht mehr ausreichend spürt. Umgekehrt bezieht er die an ihn gerichtete Worte oft nicht mehr auf sich und reagiert nicht. Auf diese Weise können Missverständnisse und **Fehlinterpretationen** entstehen, die bei dem alten Menschen sowie bei der Pflegefachkraft leicht zu Frust führen.

Die Basale Stimulation® versucht, durch gezielte Stimulation, also **Ansprache** der basalen, d. h. **grundlegenden Sinne,** folgende Ziele zu erreichen:

- individuelle Lernprozesse fördern und begleiten
- das Körpergefühl und die Selbstwahrnehmung erhöhen
- Eigenaktivität fördern
- Orientierung verbessern
- Kontaktmöglichkeiten zur Umwelt schaffen (16)

Fähigkeiten statt Defizite

Gerade im Kontakt mit neurologisch oder psychiatrisch schwer beeinträchtigten alten Menschen fallen deren **Defizite** besonders ins Auge. Schnell wird wahrgenommen, was ein alter Mensch nicht kann. Welche **Fähigkeiten** er hat, wird übersehen. Dieses Missverhältnis versucht die Basale Stimulation® zu überwinden. Der alte Mensch kann sich vielleicht nicht mit Worten verständigen oder eine Körperseite nicht wahrnehmen, aber er kann z. B. Musik als angenehm empfinden, Berührungen genießen oder durch Gesten zeigen, dass ihm bestimmte Situationen gefallen.

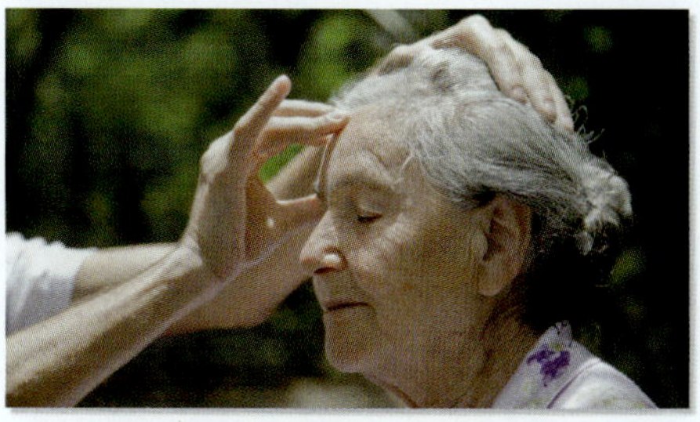

Abb. 1.72: Leben mit allen Sinnen spüren – das tut gut.

Methode

Nachdem die Pflegefachkraft ihre Hände gewaschen und desinfiziert hat, baut sie zunächst **Kontakt** zu dem Pflegebedürftigen auf. Hierzu spricht sie ihn an und verwendet eine Initialberührung, z. B. einen festen Händedruck oder eine Berührung an der Schulter. Damit der Pflegebedürftige die Initialberührung als Zeichen erkennen kann, wendet die Pflegefachkraft die gleiche Berührung bei jedem Kontakt an. Auf diese Weise lernt er, dass die Berührung der Beginn einer Kontaktsituation ist.

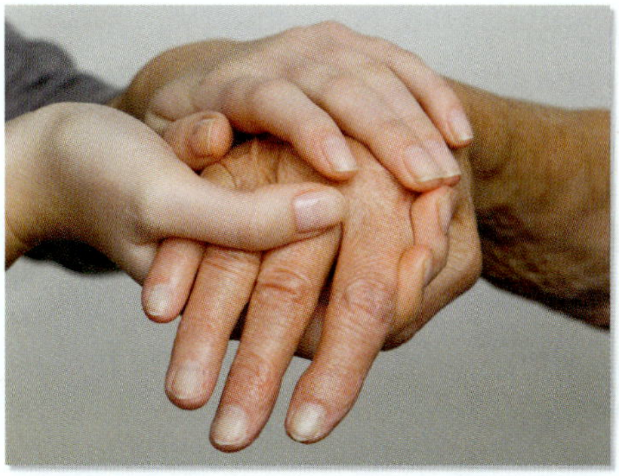

Abb. 1.73: Die Kontaktaufnahme beginnt stets mit einer Initialberührung, die auf dem immer gleichen Weg stattfindet. Da die Hände den meisten Körperkontakt gewohnt sind, eignen sie sich gut, damit der alte Mensch bei der Kontaktaufnahme nicht erschrickt.

Um die Wahrnehmung durch **Berührungen** gezielt anzuregen, müssen diese für den Pflegebedürftigen **angenehm** sein und **eindeutig** erfolgen. Nur leicht angedeutete Reize verwirren ihn, weil er sie nicht einordnen kann. Die Pflegefachkraft achtet daher auf seine Reaktion. Reagiert er auf eine Berührung beispielsweise mit einem verzerrten Gesicht, so wählt sie eine andere Berührung aus. Ziel ist, für jeden Pflegebedürftigen ein individuelles »Set« an Berührungen zu erstellen, die er mag und die er bei Wiederholung wiedererkennt.

Folgende Bereiche spricht die Pflegefachkraft durch die Basale Stimulation® an:

- **somatische Stimulation**: Der Pflegebedürftige nimmt seinen Körper mit seinen äußeren **Grenzen** und seiner Abgrenzung zur Umwelt wahr.
- **vestibuläre Stimulation**: Der Pflegebedürftige erlebt seinen Körper im Raum sowie die Veränderung seines **Gleichgewichts.**
- **vibratorische Stimulation**: Der Pflegebedürftige spürt durch **Schwingungen** sein Körperinneres, seine Muskeln und Knochen.

- **orale** und **olfaktorische Stimulation**: Der Pflegebedürftige nimmt eine Vielfalt an **Geschmacksrichtungen** und **Gerüchen** wahr.
- **auditive Stimulation**: Der Pflegebedürftige erlebt harmonische **Klangeindrücke** oder auch die beruhigende Wirkung einer vertrauten Stimme.
- **visuelle Stimulation**: Der Pflegebedürftige betrachtetseine Umgebung und nimmt verschiedene **Blickwinkel** ein.
- **taktil-haptische Stimulation**: Der Pflegebedürftige **ergreift** und **erfühlt** seine Umwelt mit ihren vielfältigen Formen und Oberflächen.

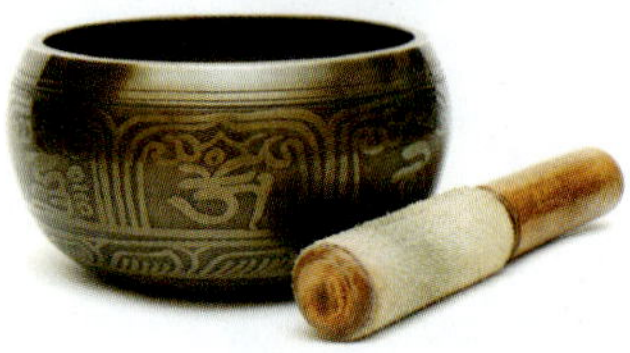

Abb. 1.74: Klangschalen können für die auditive Stimulation genutzt werden, gleichzeitig sind sie für die vibratorische Stimulation einsetzbar.

Der Pflegebedürftige benötigt für jede Stimulation ausreichend **Zeit**, um den Reiz auf sich wirken zu lassen. Danach kann die Pflegefachkraft die Anregung wiederholen, um den Eindruck zu verstärken. Über seine Reaktionen auf die Stimulationsangebote teilt er sich mit. Auf diese Weise lernt die Pflegefachkraft die individuellen Bedürfnisse des Pflegebdürftigen kennen und lässt ihre Erkenntnisse in die weitere Pflege einfließen.

Basale Stimulation® der Haut

Die **Körperpflege** bietet vielfältige Möglichkeiten, mit dem Pflegebedürftigen über dessen Haut **Kontakt aufzunehmen**. Die Basale Stimulation® im Rahmen der Körperpflege hilft dem Pflegebedürftigen, die äußeren Grenzen seines Körpers zu erkennen. Da er Zeit benötigt, um die ihm dargebotenen Reize wahrzunehmen, nimmt sich die Pflegefachkraft ausreichend **Zeit** für die Körperpflege.

Zunächst führt die Pflegefachkraft die Hand des Pflegebedürftigen in die mit Wasser gefüllte Waschschüssel. Auf diese Weise ermöglicht sie ihm, die **Nässe** sowie die **Wassertemperatur wahrzunehmen**. Gleichzeitig erklärt sie ihm, was er fühlt sowie dass die Körperpflege ansteht. Auf diese Weise bereitet ihn die Pflegefachkraft auf die Körperpflege vor. Auch ist es möglich, dass die Pflegefachkraft ihm schon vor dem Waschen einige Utensilien, z.B. die Waschhandschuhe, anreicht, damit er diese begreifen kann.

> **! Merke** Während die Pflegefachkraft den Pflegebedürftigen wäscht:
> - trägt sie an beiden Händen einen Waschhandschuh,
> - übt sie leichten Druck aus,
> - umfasst sie die Arme und Beine mit beiden Händen,
> - führt sie die Waschhandschuhe gleichmäßig an der Extremität entlang,
> - setzt sie die Hände zwischenzeitlich nicht ab und
> - arbeitet sie möglichst mit flachen Händen.

Je nachdem, welcher Erregungszustand erreicht werden soll, kann die Waschung folgende Ziele haben:
- Sie kann die Wahrnehmung und Aktivität des Pflegebedürftigen **beleben**.
- Sie kann ihn **beruhigen**.

Die **belebende Waschung** dient der körperlichen und geistigen Anregung von somnolenten oder bewusstlosen Menschen. Ebenso ist sie für Pflegebedürftige mit Gefäßerkrankungen sowie depressive Menschen gut geeignet. Nach der belebenden Waschung wirkt der Pflegebedürftige meist wacher und interessierter. Seine Gliedmaßen empfindet er als angenehm leicht, was wiederum seine Beweglichkeit erleichtern kann.

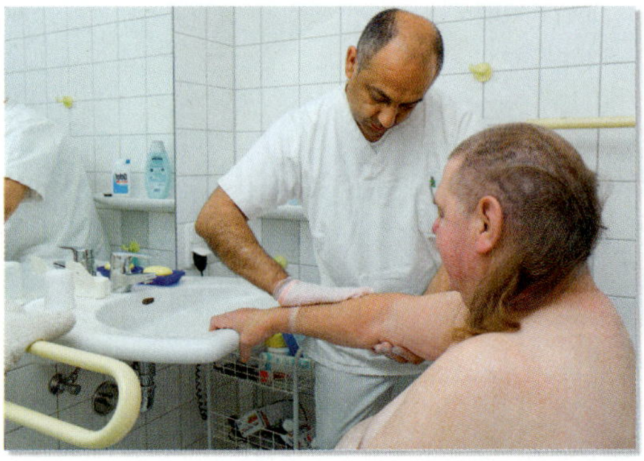

Abb. 1.75: Die Haarwuchsrichtung der Arme verläuft von der Schulter zur Hand. Wäscht die Pflegefachkraft in die entgegengesetzte Richtung, so führt dies zu einem anregenden Gefühl.

Mit einem nassen, etwas rauen Waschlappen wäscht die Pflegefachkraft den Pflegebedürftigen entgegen der Haarwuchsrichtung und trocknet ihn anschließend mit einem etwas rauen Handtuch in gleicher Richtung ab. Dabei wäscht die Pflegefachkraft – anders als bei der Ganzkörperwäsche, die die Reinigung des Körpers zum Ziel hat – zunächst den Rumpf und danach die Arme und Beine.

Ist ein Pflegebedürftiger unruhig, z. B. bei einer Demenz, oder zeigt er einen erhöhten Muskeltonus, z. B. nach einem Schlaganfall, so kann eine **beruhigende Waschung** die Entspannung fördern. Ebenso kann sich diese Art der Waschung positiv auf Ein- und Durchschlafstörungen sowie auf Schmerzzustände auswirken.

Mit einem weichen Waschlappen wäscht die Pflegefachkraft den Pflegebedürftigen in der Richtung des Haarwuchses und trocknet ihn anschließend mit einem weichen, eventuell angewärmten Handtuch in der gleichen Richtung ab.

✔ **Tipp** Sowohl bei der belebenden als auch bei der beruhigenden Waschung kann die Pflegefachkraft einen Waschhandschuh über die Hand des Pflegebedürftigen streifen und mit ihm gemeinsam Teile der basal stimulierenden Waschung vollziehen.

! Merke Generell gilt: Zeigt der alte Mensch Abwehr oder drückt er Missempfindungen aus, so passt die Pflegefachkraft ihre Vorgehensweise in geeigneter Weise an.

✔ **Tipp** Die Pflegefachkraft dokumentiert:
- festgelegte Initialberührung
- durchgeführte Vorgehensweisen, z. B. Art der Waschung
- verfolgtes Ziel
- angesprochenen Stimulationsbereich
- Zeitpunkt und Art der Reaktionen
- beobachtete Autostimulation, Abwehrreaktionen, Gewöhnung und Halluzinationen

1.7.3 Ganzkörperwäsche

In Deutschland duschen 65 % der Menschen jeden Tag – mit steigender Tendenz (17). Die **Ganzkörperwäsche**, die vor einigen Jahrzehnten noch üblich war, ist damit immer mehr aus der Mode gekommen. Doch häufiges Duschen greift den **Säureschutzmantel** der Haut an und reduziert ihren Fett- und Feuchtigkeitsgehalt. Die Ganzkörperwäsche ist daher nicht einfach eine »alte Mode«, sondern oft auch sinnvoll, um die Haut des Pflegebedürftigen intakt zu halten.

LF 1.3

Die meisten Pflegebedürftigen werden **einmal am Tag** im Rahmen der Grundpflege gewaschen. Schwitzt eine Person sehr stark, z. B. bei Fieber (► LF 1.3, Kap. 1.3.3, S. 152), so bietet die Pflegefachkraft bei Bedarf auch mehrmals täglich **Teilwaschungen** an. Viele Menschen sind es gewohnt, sich am Morgen zu waschen.

Den **Zeitpunkt** der Ganzkörperwäsche, deren **Häufigkeit** sowie ggf. die Abwechslung mit dem Duschen bespricht die Pflegefachkraft mit dem Menschen. Ebenso berücksichtigt sie seine Wünsche im **Ablauf** der Ganzkörperwäsche.

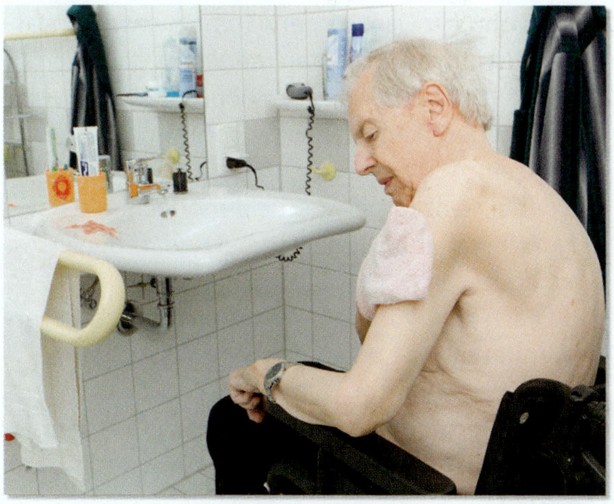

Abb. 1.76: Alle Körperregionen, an die der alte Mensch selbst heranreicht, wäscht er im Sinne einer aktivierenden Pflege selbst.

! Merke Die Ganzkörperwäsche findet üblicherweise am Waschbecken statt. Ist ein alter Mensch bettlägerig, so kann sie auch, durch Nutzung von Waschschüsseln, im Bett stattfinden.

Inwieweit die Pflegefachkraft den Pflegebedürftigen **unterstützt**, hängt davon ab, welche Aufgaben er selbst übernehmen kann. Ziel ist es, seine **Selbstständigkeit** zu fördern. Daher überträgt die Pflegefachkraft ihm alle Aufgaben, die er selbst durchführen kann – auch wenn dieses Vorgehen mehr Zeit beansprucht als die Übernahme durch die Pflegefachkraft. Aufgaben, die ein alter Mensch (wieder) erlernen kann, leitet sie an. Sie unterstützt ihn bei Bedarf und nimmt sich mehr und mehr zurück, sobald seine **Selbstfürsorgefähigkeit** steigt. Dieses Vorgehen entspricht einer **aktivierenden Pflege**.

Um die **Intimsphäre** sowie die **Hautgesundheit** zu schützen und die **Vorlieben** und **Wünsche** des alten Menschen zu beachten, berücksichtigt die Pflegefachkraft bei der Ganzkörperwäsche folgende **Grundsätze**:

- Sie bietet Sichtschutz vor anderen Personen.
- Sie stellt eine Raumtemperatur nach den Wünschen des alten Menschen bzw. von rund 25 °C her. Zugluft vermeidet sie.
- Gemeinsam mit dem alten Menschen wählt sie eine ph-neutrale Seife oder Syndet aus, um den Säureschutzmantel der Haut zu schützen.
- Die benötigten Utensilien legt sie bereit, um ihn während der Ganzkörperwäsche nicht allein lassen zu müssen. Es sollten möglichst die eigenen Utensilien des Betroffenen benutzt werden, um ein Wiedererkennen des Gewohnten zu unterstützen.
- Vor der Ganzkörperwäsche ermöglicht die Pflegefachkraft ihm, Blase und bei Bedarf den Darm zu entleeren.
- Je nach den Wünschen des alten Menschen verwendet sie eine entsprechende Wassertemperatur.
- Bevor sie mit der Ganzkörperwäsche beginnt, wäscht sie sich selbst die Hände und desinfiziert sie (► LF 1.3, Kap. 5.5.1, S. 339).
- Bei der Waschreihenfolge berücksichtigt sie die Wünsche und Gewohnheiten des alten Menschen. Laufen diese einer hygienischen Handhabung entgegen, so informiert sie ihn und findet mit ihm gemeinsam einen Kompromiss. Infizierte Hautareale wäscht sie stets gesondert zuletzt.
- Während der gesamten Ganzkörperwäsche schützt sie den alten Menschen vor Auskühlung, indem sie stets nur die Bereiche entkleidet bzw. aufdeckt, welche sie gerade wäscht.
- Hautfalten und Zwischenräume beobachtet sie genau, um eine Intertrigo (► LF 1.3, Kap. 17.4.3, S. 633) frühzeitig zu entdecken. Um eine Intertrigo zu vermeiden, trocknet sie Hautfalten und Zwischenräume sehr sorgfältig ab und legt ggf. trockene Kompressen zur Vermeidung einer Intertrigo ein.
- Seifenreste entfernt sie sorgfältig.
- Kommt sie während des Waschens mit Ausscheidungen in Berührung, z. B. durch Inkontinenzhilfsmittel, so desinfiziert sie sich erneut die Hände, bevor sie andere Körperregionen wäscht.
- Am Ende der Ganzkörperwäsche desinfiziert sie sich die Hände.
- Die verwendeten Utensilien entsorgt sie fachgerecht und unter hygienischen Bedingungen.

Indikationen und Ziele

Die **Indikation** zur Ganzkörperwäsche besteht, wenn der alte Mensch sich nicht duschen kann bzw. nicht täglich duschen möchte, um den Fett- und Feuchtigkeitsgehalt seiner Haut im Normbereich zu halten.

Das **Ziel** der Ganzkörperwäsche besteht darin, das **Wohlbefinden** zu fördern und den Körper von anhaftendem Schmutz, Schweiß, Körpergeruch und abgestorbenen Hautschuppen zu **reinigen**. Zudem vermindert sie bei regelmäßiger Durchführung die Gefahr von Infektionen der Haut.

> ✔ **Tipp** Durch die Anwendung der **Basalen Stimulation®** im Rahmen der Ganzkörperwäsche kann die Haut zudem angeregt, ihre Wahrnehmung gesteigert und die Durchblutung gefördert werden.

Ganzkörperwäsche im Bett

Zunächst legt die Pflegefachkraft alle benötigten Utensilien bereit. Anschließend wäscht und desinfiziert sie erneut ihre Hände. Danach entfernt sie im Bett benutzte Lagerungshilfsmittel und faltet die **Bettdecke** bis zur Taille des alten Menschen zurück. Sollte das **Kopfkissen** während des Waschens hinderlich sein, so legt sie es an die Seite und lagert den Pflegebedürftigen nach Möglichkeit auf dem Rücken in einer leichten Oberkörperhochlage. Auf diese Weise kann er, seinen Fähigkeiten entsprechend, möglichst viele Körperregionen selbst waschen. Dann entfernt sie das Oberteil der Nachtkleidung. Unter den Kopf sowie die Schultern legt sie ein **Schutzhandtuch** oder eine wasserdichte Unterlage.

Bevor sie den Waschzusatz in das Waschwasser gibt, reinigt die Pflegefachkraft die **Augen** des Pflegebedürftigen. Dazu fährt sie jeweils vom äußeren Augenwinkel zum inneren und wechselt zwischen den Augen die Stelle des Waschlappens. Danach wäscht sie über die Lippen des Pflegebedürftigen. Bei Bedarf führt sie anschließend eine **Nasenreinigung** (► LF 1.3, Kap. 1.7.7, S. 223) durch. Ist keine spezielle Nasenreinigung notwendig, so wäscht sie die Nase lediglich von außen mit Wasser. Anschließend wäscht sie die Wangen sowie die Stirn. Bei Bedarf wäscht und wringt sie den Waschlappen zwischenzeitlich in der Waschschüssel aus.

Die **äußere Ohrmuschel** sowie die Haut hinter dem Ohr wäscht sie als Nächstes. Dabei achtet sie auf Sekretabsonderung aus dem Ohr sowie Druckstellen, z. B. durch Brillen oder Hörgeräte, rund um das Ohr. Anschließend trocknet sie das Gesicht ab.

Nun fügt die Pflegefachkraft den bereitgestellten **Waschzusatz** zum Waschwasser und wäscht sowie trocknet den **Hals**. Danach entfernt sie das unter Kopf und Schultern liegende Schutzhandtuch und faltet die Bettdecke bis zu den Knien zurück.

> **! Merke** Hat die Pflegefachkraft den Waschzusatz zuvor allein ausgewählt, z. B. weil der alte Mensch sich dazu nicht äußern kann, so beobachtet sie, ob er den Geruch als angenehm empfindet. Äußert er hingegen Unwohlsein, z. B. durch die Mimik, so wechselt die Pflegefachkraft den Waschzusatz.

Der Länge nach legt sie das Schutzhandtuch unter den Arm, an dessen Seite sie steht. Sie beginnt damit, die **Hände** Finger für Finger und schließlich die Handfläche und -rücken zu waschen. Gleichzeitig achtet sie darauf, ob eine Kürzung der Fingernägel notwendig ist. Danach folgen der **Arm** sowie die **Achselhöhle**. Anschließend trocknet die Pflegefachkraft alles ab.

> **✔ Tipp** Beim Anheben des Arms achtet die Pflegefachkraft darauf, nicht in die Beugeseiten des Ellenbogengelenks zu fassen, sondern den Arm durch Unterstützung des Unterarms zu bewegen.

Das gleiche Vorgehen wiederholt die Pflegefachkraft am anderen Arm – von der anderen Seite des Bettes aus. Auf diese Weise kann sie ihren eigenen Rücken schonen, da sie sich nicht weit über das Bett lehnen muss.

Nachdem beide Arme und Achselhöhlen gewaschen sind, beginnt die Pflegefachkraft, die **Brust** zu waschen. Hierzu beginnt sie oben über dem Schlüsselbein (Clavicula) und arbeitet sich über die Brust bis schließlich zum **Bauch** vor.

> **✔ Tipp** Unter den Brüsten und in den Hautfalten achtet die Pflegefachkraft besonders auf eine mögliche Intertrigo. Auch wäscht und trocknet sie diese Bereiche besonders sorgfältig, da Hautfalten ein erhöhtes Risiko für eine Intertrigo bergen.

Da sich im **Bauchnabel** nicht selten Flusen und abgeschilferte Hautzellen sammeln, entfernt die Pflegefachkraft diese bei Bedarf. Handelt es sich um hartnäckige Borken, so verwendet sie Körperöl, um die Verkrustungen zunächst zu lösen. Im Anschluss entfernt sie die Borken vorsichtig mit einem nassen Watteträger. Die Ölreste entfernt sie mit Wasser, um zu vermeiden, dass sich eine feuchte Kammer im Bauchnabel bildet. Diese würde einen idealen Nährboden für Pilze darstellen.

Nachdem die Pflegefachkraft Brust und Bauch abgetrocknet hat, legt sie bei Bedarf trockene **Kompressen** in die Hautfalten ein, um eine Intertrigo zu vermeiden.

LF 1.3

Ist der alte Mensch imstande, auf der Bettkante zu sitzen, so unterstützt die Pflegefachkraft ihn dabei, sich in diese Position zu bringen, um anschließend **Schulter** und **Rücken** bis hinunter zur **Taille** zu waschen.

Ist der Pflegebedürftige nicht in der Lage, auf der Bettkante zu sitzen, so dreht die Pflegefachkraft ihn vorsichtig auf die von ihr abgewandte **Seite**. Das Schutzhandtuch legt sie nun auf ihrer Seite vor seinen Rücken. Nun wäscht sie Schultern und Rücken ebenfalls bis zur Taille und trocknet sie anschließend ab. Bevor sie den Pflegebedürftigen wieder in die Rückenlage bringt, entfernt sie das Schutzhandtuch. Danach wiederholt sie den Vorgang auf der anderen Seite, um auch hier die Schulter sowie die noch nicht erreichten Teile des Rückens zu waschen.

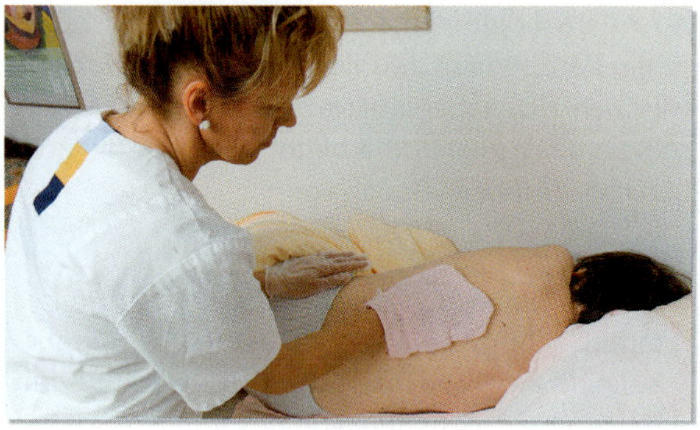

Abb. 1.77: Kann der Pflegebedürftige nicht auf der Bettkante sitzen, so dreht die Pflegefachkraft ihn auf die Seite, um den Rücken zu waschen. Pflegebedürftige, die sehr unsicher liegen, hält sie fest, um einen Sturz aus dem Bett zu vermeiden.

! Merke Durch das Hinsetzen bzw. Drehen erlebt der Pflegebedürftige einen **Lagewechsel**. Da sich hierdurch die Auflagefläche des Körpers ändert, nimmt er seine Lage im Raum als verändert wahr und spürt eine geänderte Muskelspannung. Pflegebedürftige, die sehr wenig Eigenbewegung zeigen, können bei diesem Vorgang Schwindel empfinden. Die Pflegefachkraft passt ihr Vorgehen daran an. Mit dem Lagewechsel wird gleichzeitig die Dekubitusprophylaxe durchgeführt.

Hat die Pflegefachkraft diesen Teil abgeschlossen, so zieht sie dem Pflegebedürftigen **frische Kleidung** an und bedeckt seinen Oberkörper bei Bedarf mit einer Decke.

Anschließend legt sie das Schutzhandtuch unter seine Beine und sein Gesäß, dann entkleidet sie seinen Unterkörper. Seinen **Intimbereich** bedeckt sie anschließend mit einem Handtuch.

Danach wäscht sie das **gesamte Bein** (wie eine Ausstreichung), da dies die Wahrnehmung des gesamten Beines fördert und trocknet es ab. Dazu stellt sie sich auf die Seite des jeweiligen Beines, um ihren Rücken zu schonen. Schließlich wäscht sie die **Füße**. Besonders achtet sie auf die **Zehenzwischenräume**, in denen sich leicht Flusen und Schmutz sammeln. Gleichzeitig beobachtet sie, ob eine Pflege der **Zehennägel** (► LF 1.3, Kap. 1.7.12, S. 231) notwendig ist.

✔ Tipp Einige alte Menschen sind gerade an den Fußsohlen sehr empfindlich. Mit etwas stärkerem Druck zu waschen, empfinden viele alte Menschen als angenehmer als ein leichtes »Streicheln« mit dem Waschlappen.

Wie auch bei den Armen fasst die Pflegefachkraft beim Heben der Beine ebenfalls nicht in die Beugeseite des Kniegelenks, sondern sie bewegt das Bein durch Unterstützung des Unterschenkels.

Nun deckt die Pflegefachkraft die Füße wieder zu, wechselt Handtuch, Waschlappen sowie Wasser und führt die **Intim- und Analpflege** durch (► LF 1.3, Kap. 1.7.13, S. 232). Danach desinfiziert sie ihre Hände, kleidet den Pflegebedürftigen wieder an und lässt nur, sofern eine Kürzung der **Zehennägel** notwendig ist, die Strümpfe zunächst weg und kürzt die Nägel (► LF 1.3, Kap. 1.7.12, S. 231). Zum Schluss zieht sie die Strümpfe an.

Nachdem die Pflegefachkraft die Waschutensilien entsorgt hat, wäscht und desinfiziert sie ihre Hände. Sie frisiert (► LF 1.3, Kap. 1.7.10, S. 227) den alten Menschen und sorgt beim Mann für die Rasur (► LF 1.3, Kap. 1.7.9, S. 226). Danach führt sie bei Bedarf eine **Nagelpflege** der **Fingernägel** (► LF 1.3, Kap. 1.7.11, S. 229) durch.

Die **Mundpflege** findet ebenfalls nach den Gewohnheiten des Pflegebedürftigen statt. Allgemein wird empfohlen, die Zähne nach dem Essen zu putzen. Einige alte Menschen sind es jedoch ihr Leben lang gewohnt, die Zähne vor dem Essen zu reinigen. Die Pflegefachkraft übernimmt die **Mund-** und **Zahnpflege** (► LF 1.3, Kap. 1.7.6, S. 220) nach den Wünschen des Pflegebedürftigen.

! Merke Die Pflegefachkraft verbindet die Ganzkörperwaschung bei Bedarf mit folgenden Maßnahmen:
- Mobilisation (► LF 1.3, Kap. 1.8.4, S. 252)
- Wechsel der Bettwäsche und Richten des Bettes (► LF 1.3, Kap. 1.8.2, S. 246)
- Anlegen von Antithrombosestrümpfen
- atemstimulierende Einreibungen (► LF 1.3, Kap. 1.1.3, S. 134)

✓ Tipp Die Pflegefachkraft dokumentiert:
- Zeitpunkt und Durchführung der Ganzkörperwäsche
- ggf. Wunsch des Pflegebedürftigen, die Ganzkörperwaschung nicht durchzuführen, und seine Gründe
- besondere Wünsche des Pflegebedürftigen bei der Durchführung, z.B. sehr kaltes Wasser, ungewöhnliche Waschreihenfolge
- Auffälligkeiten, die sie im Rahmen der Ganzkörperwäsche beobachtet hat, z.B. Verklebungen an den Augen, Intertrigo; jeweils mit Lokalisation, Größe, Aussehen, einschließlich Begleiterscheinungen, z.B. Entzündungszeichen, Schmerzen
- Kreislaufsituation während der Ganzkörperwaschung
- Druckstellen und Körperstellen mit einem erhöhten Dekubitusrisiko
- Aufgaben, die der alte Mensch selbst/nicht selbst übernommen hat
- Ernährungszustand (bei neu aufgenommenen Pflegebedürftigen)
- Spannungszustand der Haut

Ganzkörperwäsche am Waschbecken

Das **Waschen am Waschbecken** entspricht im Wesentlichen der Ganzkörperwäsche im Bett. In der Regel ist ein Pflegebedürftiger, der sich am Waschbecken wäscht bzw. dort gewaschen werden kann, selbstständiger als ein Pflegebedürftiger, der im Bett gewaschen wird. Der **aktivierenden Pflege** kommt damit eine besondere Bedeutung zu. Ziel ist es, die vorhandenen Fähigkeiten zumindest zu erhalten, im Idealfall auszubauen.

Die Pflegefachkraft legt auf die **Sitzfläche** des Stuhls oder Hockers, auf dem der alte Mensch während des Waschens sitzen wird, zunächst ein Handtuch. Alle benötigten Utensilien platziert sie so, dass der alte Mensch sie im Sitzen mühelos erreichen kann.

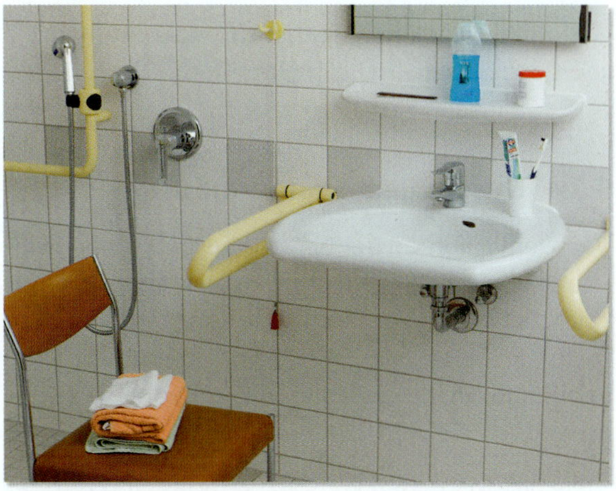

Abb. 1.78: Um das Waschen reibungslos ablaufen zu lassen, stellt die Pflegefachkraft alle benötigten Utensilien in Griffnähe bereit. Auf diese Weise kühlt der alte Mensch nicht aus, während Utensilien im Nachhinein besorgt werden müssen. Durch die gute Erreichbarkeit wird die Sturzgefahr minimiert.

Bevor sie mit dem Waschen beginnt, desinfiziert sich die Pflegefachkraft die Hände. Je nach Wunsch des Pflegebedürftigen wäscht er entweder zuerst alle Körperregionen, die er selbst erreichen kann, und die Pflegefachkraft wäscht anschließend die übrigen Bereiche. Oder er und die Pflegefachkraft waschen abwechselnd in der gleichen **Reihenfolge** wie bei der Ganzkörperwäsche die Körperregionen, welche der alte Mensch selbst erreicht bzw. welche die Pflegefachkraft übernimmt.

Während sich der alte Mensch wäscht, bleibt die Pflegefachkraft in der Nähe, sofern mit **Hilfebedarf** zu rechnen ist. Nachdem er wieder angekleidet ist, führt die Pflegefachkraft ihn je nach Bedarf zu einem Stuhl, in ein anderes Zimmer oder wieder ins Bett. Nach der Nachbereitung wäscht und desinfiziert sie ihre Hände.

! Merke Bei Bedarf wechselt die Pflegefachkraft das Waschwasser, das Handtuch sowie den Waschlappen häufiger bzw. leitet den alten Menschen dazu an. Dies ist beispielsweise notwendig, wenn er zunächst allein den Intimbereich wäscht, und die Pflegefachkraft anschließend bittet, seinen Rücken zu waschen.

✓ Tipp Die Pflegefachkraft dokumentiert: ►Ganzkörperwäsche im Bett

1.7.4 Dusch- und Wannenbad

Vor allem aufgrund der Gewohnheit empfinden viele alte Menschen das **Dusch-** oder **Wannenbad** als gründlicher im Vergleich zur Ganzkörperwäsche (►LF 1.3, Kap. 1.7.3, S. 209). Durch die größere Wassermenge gilt das Dusch- und Wannenbad als erfrischender.

Viele alte Menschen kombinieren das Dusch- oder Wannenband mit der **Haarwäsche** bzw. **Nagelpflege**. Letztere hat, wenn sie nach dem Duschen oder Baden stattfindet, den Vorteil, dass die Nägel weicher und damit besser zu bearbeiten sind.

Häufiges und langes Duschen bzw. Baden schadet allerdings dem **Säureschutzmantel** der Haut und macht eine gute Hautpflege (►LF 1.3, Kap. 1.7.14, S. 235) unerlässlich.

Da allein der **Ein- und Ausstieg** in bzw. aus der Dusche oder Wanne eine gewisse Beweglichkeit erfordert, hängt die Häufigkeit des Dusch- oder Wannenbades nicht selten von der Mobilität des alten Menschen ab. Allerdings gibt es auch für weniger mobile, komplett bettlägerige Menschen und Menschen mit einer körperlichen Behinderung **Hilfsmittel**, um ihnen das Duschen bzw. Baden zu ermöglichen (Abb. 1.78 und 1.79):

- **Ebenerdige Duschen** erleichtern den Ein- und Ausstieg und können mit einem Dusch-Rollstuhl befahren werden.
- **Duschstühle** ermöglichen es, während des Duschens zu sitzen.
- **Liegeduschen** ermöglichen auch bettlägerigen Menschen ein Bad.
- **Badewannen-Lifter** erleichtern den Ein- und Ausstieg und geben sicheren Halt beim Sitzen.
- Badewannen mit **seitlicher Eingangstür** vermeiden den Einstieg über eine hohe Hürde.

Die **Grundsätze** der Ganzkörperwäsche (►LF 1.3, Kap. 1.7.3, S. 209) beachtet die Pflegefachkraft auch beim Dusch- sowie Wannenbad. Darüber hinaus trifft sie folgende **Vorkehrungen**:

- Sie misst die **Vitalzeichen** (►LF 1.3, Kap. 1.2.1, S. 141) des Pflegebedürftigen, da Kreislaufprobleme eine Kontraindikation für das Dusch- bzw. Wannenbad darstellen.
- Sie entkleidet ihn erst kurz vor dem Bad, idealerweise erst im Badezimmer.

! Merke Sowohl durch Wasserspritzer als auch durch den Niederschlag der Luftfeuchtigkeit besteht eine erhöhte **Rutschgefahr.** Die Pflegefachkraft achtet darauf, dass der alte Mensch beim Ausstieg aus der Dusche bzw. Wanne nicht stürzt, sie stützt ihn bei Bedarf bzw. leitet ihn im Gebrauch von Haltegriffen an.

Folgende Situationen gelten als Kontraindikation und sprechen gegen ein Dusch- bzw. Wannenbad:

- **offene Wunden**
  - Gefahr einer Wundinfektion
  - Eventuell können spezielle Folien den Wundbereich abdecken und ein kurzes Duschbad ermöglichen.
  - Im Zweifelsfall bespricht die Pflegefachkraft das Duschbad vorab mit dem Arzt.
- **Kreislaufprobleme**
  - Generell gilt ein Duschbad als weniger kreislaufbelastend als das Wannenbad.
  - Bei schweren Kreislaufproblemen ist weder ein Dusch- noch ein Wannenbad angebracht.

- **schweres Essen** kurz vor dem Bad
  - Der Kreislauf wird zu stark belastet.
  - Der Pflegebedürftige sollte weder mit sehr leerem noch mit sehr vollem Magen ein Bad nehmen.
- **Fiebrige Infekte**
  - Ein Wannenbad würde den Kreislauf sehr belasten und den Körper ggf. noch weiter erwärmen.
  - Ein kurzes Duschbad ist möglich, wenn der Kreislauf nicht belastet ist. Im Zweifelsfall begleitet die Pflegefachkraft den Pflegebedürftigen.

Indikationen und Ziele

Eine **Indikation** für ein Dusch- oder Wannenbad besteht, wenn

- der alte Mensch seinen Körper reinigen möchte und die Ganzkörperwäsche am Waschbecken nicht als ausreichend empfindet,
- der alte Mensch das Dusch- oder Wannenbad als erfrischender als eine Ganzkörperwäsche empfindet,
- starke oder hartnäckige Verschmutzungen vorliegen, z. B. bei sehr starkem Stuhlgang eines stuhlinkontinenten, bettlägerigen Menschen.

Das **Ziel** des Dusch- bzw. Wannenbades entspricht den Zielen der Ganzkörperwäsche (►LF 1.3, Kap. 1.7.3, S. 209).

Duschbad

Mit dem Duschbad erfolgt ein vibratorisches Angebot der Basalen Stimulation®, das sprudelnde Wasser auf dem Körper erhöht das Körpergefühl und das Gespür vor allem der Beine und Füße.

Während die Pflegefachkraft das Duschbad vorbereitet, achtet sie darauf, dass die von dem Pflegebedürftigen benötigten **Hilfsmittel**, z. B. ein Duschstuhl, eine Antirutschmatte oder Haltegriffe, vorhanden sind. Weiterhin überzeugt sie sich, ob die notwendige Wassertemperatur von 37 °C erreicht wird.

Bevor die Pflegefachkraft den Pflegebedürftigen entkleidet, wäscht und desinfiziert sie ihre Hände. Dann reicht sie ihm zunächst einen feuchtwarmen Waschlappen, um das **Gesicht** zu reinigen.

Nun prüft sie erneut die **Wassertemperatur**. Beträgt diese 37 °C, so hilft sie dem Pflegebedürftigen in die Dusche. Zunächst benetzt sie seine Füße oder Hände mit Wasser und fragt ihn, ob die Wassertemperatur aus seiner Sicht angenehm ist, bei Bedarf reguliert sie nach. Von den Füßen bzw. Händen aus befeuchtet sie langsam die Extremitäten und schließlich den Rumpf.

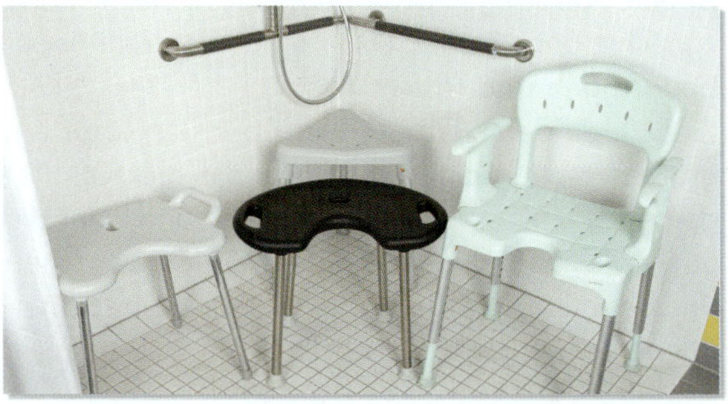

Abb. 1.79: Wenn der alte Mensch nicht lange stehen, aber sitzen kann, bieten Duschstühle ein gutes Hilfsmittel. Die Abbildung zeigt verschiedene Modelle.

Ist eine **Haarwäsche** geplant, so befeuchtet sie die Haare des Pflegebedürftigen. Dabei hält sie eine Hand vorne an die Stirn, um zu vermeiden, dass Wasser ins Gesicht läuft. Nun stellt sie das Wasser ab, um die Haare zu shampoonieren. Dabei achtet sie darauf, dass kein Shampoo bzw. Schaum ins Gesicht fließt. Damit der Pflegebedürftige nicht auskühlt, geht sie sanft, aber zügig vor. Anschließend spült sie das Shampoo von der Stirn aus über den Hinterkopf sorgfältig aus den Haaren aus.

Die **Reihenfolge**, in der die Pflegefachkraft nun die Körperteile wäscht, entspricht der Reihenfolge bei der Ganzkörperwaschung (►LF 1.3, Kap. 1.7.3, S. 209). Während sie den Pflegebedürftigen wäscht, braust sie ihn immer wieder gleichmäßig mit dem warmen Wasser ab, damit er nicht auskühlt.

> **! Merke** Je nach den Fähigkeiten des alten Menschen bezieht die Pflegefachkraft ihn ein und lässt ihn die Körperbereiche, die er selbst einseifen bzw. abbrausen kann, selbst waschen. Um dies zu ermöglichen, sorgt sie dafür, dass er die benötigten Utensilien wie Duschgel, Waschlappen und Brause gefahrlos erreichen kann.

Nach dem Duschbad trocknet die Pflegefachkraft den Pflegebedürftigen sorgfältig ab. Dabei achtet sie im Sinne einer **Intertrigoprophylaxe** (► LF 1.3, Kap. 1.9.8, S. 279) besonders auf Hautfalten, z. B. am Bauch, sowie auf die Zehenzwischenräume. Je nach Hauttyp (► LF 1.3, Kap. 1.7.1, S. 200) führt sie bei Bedarf eine **Hautpflege** (► LF 1.3, Kap. 1.7.14, S. 235) durch. Danach kleidet sie ihn an.

Ist eine **Fußpflege** notwendig, so lässt sie die Füße zunächst unbekleidet. Dann föhnt sie den Pflegebedürftigen und frisiert ihn (► LF 1.3, Kap. 1.7.10, S. 227), da der Wärmeverlust über den Kopf am größten ist. Anschließend führt sie die Fußpflege (► LF 1.3, Kap. 1.7.12, S. 231) durch und zieht die Strümpfe an. Nachdem sie ihre Hände gewaschen und desinfiziert hat, führt sie bei Bedarf eine Nagelpflege der Fingernägel durch (► LF 1.3, Kap. 1.7.11, S. 229).

Im Rahmen der **Nachbereitung** reinigt und desinfiziert die Pflegefachkraft die verwendeten Antirutschmatten, Haltegriffe, Duschhocker sowie die Duschwanne. Sie lüftet das Bad ausführlich, um Pilzbefall vorzubeugen. Abschließend wäscht und desinfiziert sie ihre Hände.

✓ **Tipp** Die Pflegefachkraft dokumentiert:
- Zeitpunkt des Duschbades
- besondere Wünsche bei der Durchführung, z. B. ungewöhnliche Waschreihenfolge
- Auffälligkeiten, die im Rahmen des Duschbades zutage getreten sind, z. B. Hautprobleme, Kreislaufprobleme
- Tätigkeiten, die der alte Mensch bzw. die Pflegefachkraft übernommen hat
- Kenntnisse oder Probleme im Umgang mit Hilfsmitteln
- durchgeführte Hautpflegemaßnahmen

Wannenbad

Die Pflegefachkraft entkleidet den Pflegebedürftigen erst, nachdem die Badewanne so weit mit Wasser gefüllt ist, dass es etwa bis zu seinem Bauchnabel reicht. Da das zuvor eingefüllte Wasser noch etwas abkühlt, während die Pflegefachkraft den Pflegebedürftigen entkleidet, sorgt sie für eine **Wassertemperatur** von knapp 39 °C. Zum Zeitpunkt, zu dem der alte Mensch die Wanne betritt, sollte die Temperatur ca. 38 °C betragen. Die Pflegefachkraft lässt ihn die Temperatur zuvor mit der Hand testen und reguliert sie bei Bedarf nach.

Beim **Einstieg** in die Badewanne unterstützt die Pflegefachkraft den Pflegebedürftigen bzw. hilft ihm, den **Badewannen-Lifter** zu nutzen. Hierzu setzt er sich auf die Sitzfläche des Lifters, während sich seine Beine vor dem äußeren Badewannenrand befinden. Danach dreht sie ihn in der Hüfte leicht in Richtung Innenseite der Badewanne und hebt das Bein, das dem Innenraum näher ist, über den Badewannenrand. Gleichzeitig achtet sie darauf, dass der alte Mensch sein **Gleichgewicht** hält, bei Bedarf stützt sie ihn im Schulterbereich, indem sie den Arm um ihn legt. Dann führt sie das zweite Bein über den Badewannenrand in die Badewanne und hilft ihm bei Bedarf, mit dem Gesäß etwas weiter in die Mitte des Lifters zu rücken.

Nun fährt sie den Lifter nach unten und lässt, je nach seinem Wunsch und Kreislaufsituation, weiteres Wasser in die Wanne laufen.

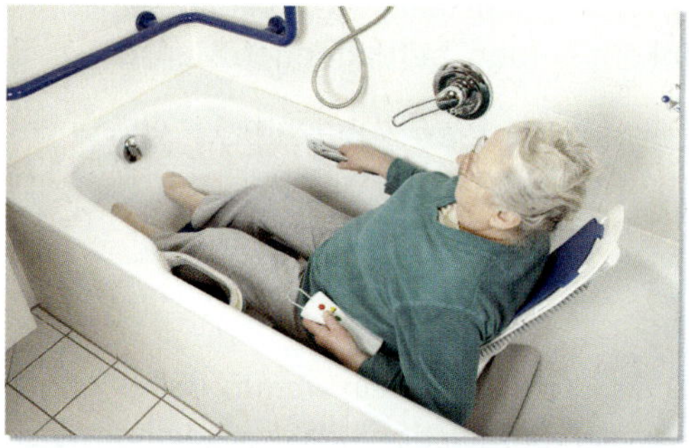

Abb. 1.80: Ein Badewannen-Lifter bietet selbst Personen, die in ihrer Mobilität eingeschränkt sind, die Möglichkeit, ein Vollbad zu nehmen oder aber in der Badewanne zu duschen.

! Merke **Vollbäder** können den **Kreislauf** sehr belasten und sollten daher nicht länger als 20 Minuten dauern. Durch die Wärme werden die Gefäße erweitert und das Blut »versackt« in unteren Körperregionen. Die Pflegefachkraft lässt den Pflegebedürftigen daher nie allein. Bei erkennbaren Kreislaufbeschwerden, Schwindel oder Unwohlsein bricht sie das Bad sofort ab.

Die **Reihenfolge**, in der die Pflegefachkraft nun die Körperteile wäscht, entspricht der Reihenfolge bei der Ganzkörperwaschung (► LF 1.3, Kap. 1.7.3, S. 209). Die Haarwäsche findet allerdings bei Bedarf zum Schluss statt. Hat die Pflegefachkraft zuvor den Intim- und Analbereich gewaschen, so desinfiziert sie zwischendurch ihre Hände.

Am Ende des Bades lässt die Pflegefachkraft das Wasser aus der Wanne laufen und duscht den Pflegebedürftigen kurz ab, um **Reste des Badezusatzes** und verschmutztes Wasser von der Haut zu spülen.

Dann fährt sie den Lifter nach oben und trocknet zuerst das Gesicht, dann die Haare, die Hände und in der gleichen Reihenfolge wie beim Waschen den Rest des Oberkörpers ab. Auch hier achtet sie besonders auf die **Hautfalten**, um eine Intertrigo zu vermeiden.

Nun trocknet sie die Ober- und Unterschenkel ab. Anschließend unterstützt sie den Pflegebedürftigen, mit dem Gesäß etwas in Richtung Badewannenrand zu rücken. Dann führt sie das Bein, das sich am äußeren Badewannenrand befindet, nach außen. Auch hier achtet sie auf sein Gleichgewicht und stützt ihn bei Bedarf im Schulterbereich. Schließlich dreht sie ihn in der Hüfte leicht nach außen. Während sie ihn stützt, führt sie das zweite Bein aus der Badewanne heraus, um den **Ausstieg** zu beenden. Sitzt der alte Mensch sicher, so trocknet sie nun seine Füße und insbesondere die Zehenzwischenräume ab.

Vor die Badewanne legt sie eine bereitgelegte, rutschfeste **Duschvorlage**, auf die sich der alte Mensch stellen kann. Zunächst trocknet sie nun den Intim- dann den Analbereich mit dem Handtuch ab. Bei Bedarf nutzt sie hierzu ein frisches Handtuch. Nach dem Abtrocknen wäscht und desinfiziert sie ihre Hände.

Durch ein **warmes Vollbad** wird die Haut stärker belastet als beim Duschen. Daher achtet die Pflegefachkraft auf die anschließende Hautpflege (► LF 1.3, Kap. 1.7.14, S. 235). Der weitere Ablauf entspricht dem Ablauf des Duschbades.

Nach dem Ankleiden rät die Pflegefachkraft dem Pflegebedürftigen zu einer **Ruhezeit** von rund 30 Minuten, in der sich der Körper an die kühlere Umgebung gewöhnen und sich der Kreislauf erholen kann.

! Merke Es gibt viele Meinungen darüber, in welcher Reihenfolge abgetrocknet werden sollte. Jeder Pflegebedürftige ist verschieden, z. B. was seinen Gleichgewichtssinn und seine Fähigkeit angeht, sicher zu stehen. Entscheidend ist, dass die Pflegefachkraft darauf achtet, entzündete, infektiöse oder nässende Körperstellen entweder zuletzt oder mit einem separaten Handtuch zu trocknen.
Nach entsprechenden Körperstellen sowie nach der Trocknung des Intim- und Analbereichs desinfiziert sich die Pflegefachkraft die Hände, bevor sie mit einem frischen Handtuch weiterarbeitet.

✔ Tipp Die Pflegefachkraft dokumentiert:
► Duschbad

1.7.5 Reinigung und Pflege des Auges

Neben dem Gehör ist die **Sehfähigkeit** der wichtigste **Sinn**. Das Auge ist ein empfindliches Organ, welches die Pflegefachkraft durch eine tägliche Reinigung vor Schaden schützt, zumal auch das gesunde Auge Sekret absondert.

Bei **Verletzungen** und nach **Operationen** reinigt und pflegt die Pflegefachkraft das Auge nach Rücksprache mit dem Arzt. **Augenspülungen** und die Applikation von **Medikamenten** nimmt sie nur nach ärztlicher Verordnung vor.

Generell beachtet sie bei der Augenreinigung und -pflege folgende **Grundsätze**:
- Sie sorgt für aseptische Bedingungen.
- Sie reinigt und pflegt die Augen stets von außen nach innen. Ausnahme: Augenspülung.
- Einen Kontakt der Kompressen mit der Hornhaut vermeidet sie.
- Sie übt keinen Druck auf die Hornhaut aus.
- Nur fusselfreie Materialien kommen für die Augenreinigung infrage.
- Ist ein Auge infiziert, so reinigt sie dieses stets zum Schluss.

Indikationen und Ziele

Neben der täglichen Reinigung, die auch bei einem gesunden Auge notwendig ist, gibt es Situationen mit einer besonderen **Indikation**, das Auge zu reinigen und zu pflegen. Dies sind beispielsweise:

- reduzierter oder fehlender Lidschlag
- Bewusstseinsstörungen
- Verkrustung des Augenlids
- Erkrankungen des Auges

Die **Ziele** der Augenpflege bestehen darin,

- die **Schutzfunktionen** des Auges zu erhalten,
  - intaktes Binde- und Hornhautepithel
  - regelmäßiger Lidschlag
  - vollständiger Lidschluss
  - intakter Tränenfilm
- die physiologischen Verhältnisse am Auge wiederherzustellen,
- Sekrete, Verkrustungen und kleine Fremdkörper, z. B. ins Auge geratene Wimpern, zu entfernen,
- Verklebungen zu vermeiden,
- Infektionen zu vermeiden,
- eine Austrocknung des Auges zu verhindern,
- die Therapie von Augenerkrankungen zu unterstützen.

Reinigung der Augen

Vor der Reinigung des **gesunden Auges** wäscht und desinfiziert sich die Pflegefachkraft die Hände, danach zieht sie Handschuhe an. Für die **Reinigung** des Auges verwendet die Pflegefachkraft ein feuchtes, fusselfreies Tuch ohne Waschzusatz. Im Alltag eignet sich handwarmes Leitungswasser. Vorsichtig wischt sie vom äußeren Rand des geschlossenen Auges nach innen. Auf diese Weise hat sie sowohl die Augenlider als auch die Wimpern gereinigt. Die **Reinigung** des gesunden Auges findet in der Regel im Rahmen der Ganzkörperwäsche bzw. unmittelbar vor dem Dusch- oder Wannenbad statt.

> **! Merke** Um die Verschleppung von Keimen zwischen den beiden Augen zu vermeiden, verwendet die Pflegefachkraft für jedes Auge entweder ein separates Tuch oder aber sie wechselt die Stelle des verwendeten Tuches, bevor sie zum zweiten Auge übergeht.

Um das Auge von **Verkrustungen** zu befreien, bringt die Pflegefachkraft den Pflegebedürftigen zunächst in eine angenehme Oberkörperhochlage (►LF 1.3, Kap. 1.1.2, S. 133). Seinen Kopf lagert sie etwas nach hinten gebeugt. Nachdem sie ihre Hände gereinigt und desinfiziert hat, zieht sie Handschuhe an.

Nun befeuchtet sie einen **sterilen Tupfer** mit NaCl-Lösung (0,9 %ig) bzw. mit der vom Arzt verordneten Lösung. Mit dem Tupfer wischt sie bei geschlossenem Oberlid vorsichtig vom äußeren zum inneren Augenwinkel. Diesen Vorgang wiederholt sie, bis die Verkrustung gelöst und entfernt ist. Hartnäckige Verkrustungen weicht die Pflegefachkraft ein, indem sie einen mit NaCl-Lösung getränkten Tupfer eine bis zwei Minuten auf dem Auge liegen lässt. Währenddessen leistet sie dem Pflegebedürftigen Gesellschaft.

> **! Merke** Wegen der besonderen Infektionsgefahr am Auge verwendet die Pflegefachkraft für jeden Strich einen Tupfer.

Bei Pflegebedürftigen mit einer **Bewusstseinsstörung** achtet sie darauf, dass die Augenlider während des Wischvorgangs geschlossen bleiben. Ist es notwendig, dass der alte Mensch zur besseren Reinigung das Auge öffnet, so spreizt die Pflegefachkraft das Auge leicht mit Daumen und Zeigefinger und bittet ihn, nach oben zu blicken.

Nach der Augenreinigung desinfiziert die Pflegefachkraft ihre Hände.

> **✔ Tipp** Die Pflegefachkraft dokumentiert:
> - vermehrte Sekretansammlung und Lokalisation
> - Aussehen und Menge des Sekrets
> - entfernte Fremdkörper
> - beobachtete oder vom Pflegebedürftigen berichtete Besonderheiten, z. B. Rötung der Skleren, Schmerzen
> - Aussehen, Größe und Lichtreaktion der Pupillen
> - auffällig viel oder wenig Tränenflüssigkeit
> - ggf. fehlende Schutzfunktionen des Auges

Applikation von Tropfen und Salben

Bevor die Pflegefachkraft **Tropfen** oder **Salbe** in das Auge verabreicht, reinigt sie das Auge. Folgende Grundsätze beachtet sie bei der Verabreichung:

- Sie beachtet die **6-R-Regel** (► LF 1.3, Kap. 7.1.4, S. 377).
- Sie trägt Handschuhe.
- Erhält ein Pflegebedürftiger Augentropfen sowie Augensalbe gleichzeitig, so verabreicht sie die Tropfen zuerst, es sei denn, die ärztliche Verordnung lautet anders. Zwischen der Verabreichung wartet die Pflegefachkraft ca. fünf bis zehn Minuten.
- Jeder Pflegebedürftige erhält seine eigene Flasche bzw. Tube mit dem für ihn bestimmten Medikament.
- Die Pipette bzw. Salbentube kommt nicht mit dem Auge in Berührung.

> ✔ **Tipp** Da viele Augentropfen im Kühlschrank aufzubewahren sind, wärmt die Pflegefachkraft die Tropfen leicht in ihrer Hand vor oder nimmt sie etwa fünf bis zehn Minuten vor der Verabreichung aus dem Kühlschrank.

Zunächst bringt sie den Pflegebedürftigen in eine leichte **Oberkörperhochlage** und lässt ihn den Kopf leicht nach hinten kippen. Nachdem sie Handschuhe angezogen hat, bittet sie ihn, leicht nach oben zu blicken. Danach zieht sie sein **Unterlid** vorsichtig etwas nach unten und tröpfelt die **Augentropfen** in der verordneten Anzahl in den Bindehautsack. Die **Salbe** bringt sie als ca. 1 cm langen Strang vom inneren Augenwinkel in Richtung des äußeren Augenwinkels ebenfalls in das untere Augenlid ein.

Dann lässt sie das Unterlid los und fordert den Pflegebedürftigen auf, das Auge zu schließen und einige Minuten geschlossen zu halten. Bei geschlossenem Auge kann er den Augapfel in verschiedene Richtungen bewegen und so das Medikament verteilen.

> ✔ **Tipp** Die Pflegefachkraft leitet den Pflegebedürftigen an, das Auge nicht zuzukneifen, da er so die Salbe bzw. Tropfen aus dem Auge herauspressen würde.

Überschüssige Salbe, die aus dem Auge läuft, nimmt sie mit einem sauberen Tupfer auf bzw. leitet den Pflegebedürftigen zu diesem Vorgehen an. Nach der Applikation desinfiziert die Pflegefachkraft ihre Hände.

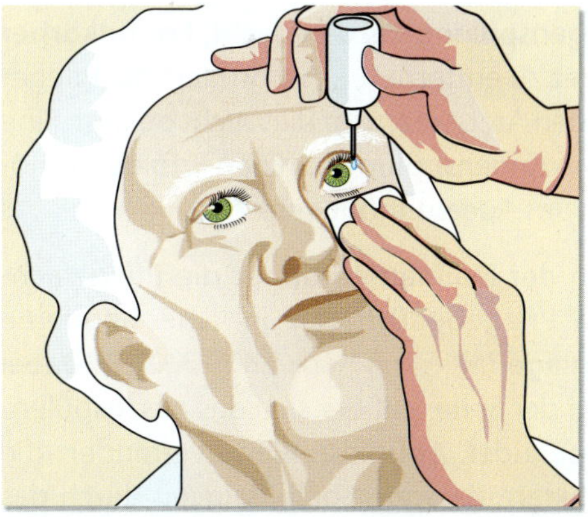

Abb. 1.81: Applikation von Augentropfen

Die Applikation von Medikamenten in das Auge kann vorübergehend Irritationen hervorrufen. Gerade Salben hinterlassen zunächst einen Schmierfilm, der das Sehvermögen für einige Minuten etwas verzerrt.

> ✔ **Tipp** Die Pflegefachkraft dokumentiert:
> - Zeitpunkt der Durchführung
> - ggf. zuvor notwendige Reinigung der Augen
> - Auffälligkeiten am Auge, z. B. Rötungen der Skleren, und deren Lokalisation
> - Reaktionen, z. B. Brennen am Auge, und deren Zeitpunkt und Dauer

Augenspülung

Da gerade Arzneimittel, die für die Augen verwendet werden, nach Anbruch meist eine sehr begrenzte **Haltbarkeit** haben und besondere **Lagerungsbedingungen** erfordern, achtet die Pflegefachkraft darauf, dass die zur Verfügung stehenden Arzneimittel noch verwendbar sind.

Bei der Häufigkeit, Art und Menge des Arzneimittels zur Anwendung der **Augenspülung** beachtet die Pflegefachkraft die vom Arzt angeordneten Vorgaben.

> ❗ **Merke** Die Augenspülung sollte keinen Druck auf das Auge ausüben, daher gießt die Pflegefachkraft die Spülflüssigkeit nur sehr vorsichtig in das Auge ein.

Ist die Augenspülung dazu gedacht, **Fremdkörper** oder **Sekret** zu entfernen, so informiert die Pflegefachkraft den Arzt, sofern ihr dies nicht gelingt. Eine verlängerte Augenspülung, um den Erfolg zu erhöhen, kann das Auge unnötig reizen.

Zu Beginn der Maßnahme bringt die Pflegefachkraft den Pflegebedürftigen in eine bequeme **30°-Seitenlage** (►LF 1.3, Kap. 1.8.6, S. 266). Dabei liegt er auf der Seite, auf der sich das auszuspülende Auge befindet. Auf diese Weise verhindert die Pflegefachkraft, dass die Spülflüssigkeit durch das andere Auge läuft.

Mithilfe einer Nierenschale, die die Pflegefachkraft bereitstellt, fängt sie die Spülflüssigkeit an der Schläfenseite auf. Unter der Nierenschale platziert sie ein Handtuch, um ggf. vorbeilaufende Flüssigkeit aufzufangen.

Nachdem sie die Vorbereitung abgeschlossen hat, desinfiziert die Pflegefachkraft noch einmal die Hände und zieht Einmalhandschuhe an. Mit einer Augenpipette oder einer Einwegspritze zieht sie die Spüllösung auf. Dann spreizt sie mit Daumen und Zeigefinger das Augenlid und fordert den Pflegebedürftigen auf, »nach oben« zu sehen.

Nun spült sie das Auge vorsichtig und ohne Druck von innen nach außen, sodass die Lösung aus Richtung Nase in Richtung Ohr läuft.

> ❗ **Merke** Die Pflegefachkraft achtet darauf, mit der Pipettenspitze bzw. dem Spritzenkonus nicht das Auge zu berühren, da dies eine Verletzung hervorrufen könnte.

Nach der Augenspülung tupft die Pflegefachkraft das Auge vorsichtig trocken. Nach ärztlicher Anordnung deckt sie es mit einem Schutzverband ab.

Zum Schluss entsorgt sie das Material fachgerecht und desinfiziert ihre Hände.

> ✓ **Tipp** Die Pflegefachkraft dokumentiert:
> - Zeitpunkt der Durchführung
> - Fremdköper und Sekrete, die vor der Spülung im Auge waren, sowie deren Aussehen und Menge
> - herausgespülte Fremdkörper
> - Tränensekretion
> - pathologische Augenstellung
> - Ergebnis der Spülung
> - Reaktionen, z. B. Schmerzen, Abwehr

1.7.6 Mund- und Zahnpflege

Die **Mund**- und **Zahnpflege** bietet der Pflegefachkraft eine ideale Situation, den Zustand des Mundes sowie der Zähne zu **beobachten**.

Oft wird die Mundpflege nur mit **Reinigung** in Verbindung gebracht. Gerade bei Pflegebedürftigen mit einem eingetrübten Bewusstsein kann die Mundpflege auch eine wichtige **Sinneserfahrung** darstellen. Auch eignet sich die Mundpflege gut als Beginn der Körperpflege, da durch die Stimulation der Mundregion die Aufmerksamkeit erhöht wird.

Die Pflegefachkraft führt die Mund- und Zahnpflege im Idealfall nach jeder Mahlzeit, mindestens aber zweimal täglich durch. Dieses Vorgehen gilt auch für die **Restbezahnung** bei Prothesenträgern.

> ❗ **Merke** Auch bei alten Menschen sollte zweimal im Jahr eine zahnärztliche Kontrolle stattfinden.

Indikationen und Ziele

Die **Indikation** zur Mundpflege besteht bei jedem Pflegebedürftigen, sie ergibt sich aus den **Zielen** der Mundpflege:

- Gesunderhaltung der Mundschleimhaut sowie der Zähne
- Funktionserhaltung der für die Nahrungsaufnahme notwendigen Körperteile
- Vermeidung von absteigenden Infektionen, z. B. in die unteren Atemwege, durch eine schlechte Mundhygiene

- Vermeidung und Minderung von Mundgeruch
- Wohlbefinden durch ein frisches Gefühl im Mund

Pflege bei natürlichem Gebiss

Die Pflegefachkraft achtet darauf, dass die **Zahnbürste** gut in der Hand des alten Menschen liegt. Der Bürstenkopf sollte nicht zu groß sein, damit alle Zahnflächen erreicht werden. Um die gesamte Borstenfläche zu nutzen, achtet die Pflegefachkraft darauf, dass die Borsten alle gleich lang sind und nicht z. B. an den Rändern länger als in der Mitte.

! Merke Nach 8 bis 12 Wochen oder wenn das Borstenfeld beschädigt ist, wechselt die Pflegefachkraft die Zahnbürste.

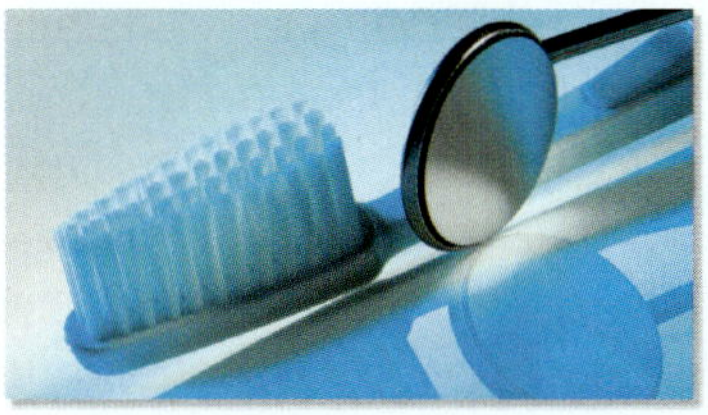

Abb. 1.82: Die gleich langen Borsten sorgen dafür, dass alle Borsten den Zahn berühren und für die Reinigung genutzt werden können. Bei Bedarf überzeugt sich die Pflegefachkraft mithilfe eines Spiegels davon, ob der gesamte Mundraum gut gereinigt ist.

Vor der Mund- und Zahnpflege wäscht und desinfiziert die Pflegefachkraft ihre Hände. Sofern sie die Maßnahme im Bett durchführt, bringt sie den Pflegebedürftigen zunächst in die **Oberkörperhochlage**, um Aspirationen zu vermeiden. Anschließend legt sie ein Handtuch auf seine Brust bzw. seinen Oberkörper, um aus dem Mund laufendes Wasser oder Schaum aufzufangen. Sie selbst trägt während der Mundpflege Handschuhe.

Bei Bedarf leuchtet die Pflegefachkraft zunächst mit einer kleinen Taschenlampe in den Mund des Pflegebedürftigen, um **Verletzungen** zu erkennen. Herausnehmbaren **Zahnersatz** entfernt sie und legt ihn in eine Nierenschale. Auf diese Weise kann sie den Mund und die Zähne von allen Seiten erreichen. Den Zahnersatz reinigt sie anschließend im Rahmen der Prothesenpflege.

Nun reicht sie dem Pflegebedürftigen ein Glas Wasser, damit er den Mund **ausspülen** und von groben Speiseresten befreien kann. Bei Bedarf wiederholt sie diesen Vorgang mehrmals. Zum Entleeren des Wassers reicht sie ihm eine Nierenschale.

Dann **putzt** die Pflegefachkraft die Zähne des Pflegebedürftigen. Dabei achtet sie darauf,

- jeden einzelnen Zahn zu putzen,
- bei jedem Zahn die Kau-, Innen- und Außenfläche zu putzen,
- die Zahnbürste stets vom Zahnfleisch hin zum Zahn zu führen und
- mit der Zahnbürste nicht zu viel Druck auszuüben.

✔ Tipp Zahnseide wird bei Bedarf stets vor dem Putzen der Zähne angewandt. Die Verwendung von Zahnseide bei einer anderen Person erfordert allerdings viel Übung.

Für große Zahnzwischenräume verwendet die Pflegefachkraft eine **Interdentalzahnbürste**. Anschließend spült der alte Mensch wieder den Mund aus. Die Pflegefachkraft beobachtet erneut den Mundraum, um eventuell noch vorhandene Speisereste, aber auch Verletzungen der Mundschleimhaut zu erkennen. Sie beendet die Mundpflege bei Bedarf mit einer **Lippenpflege**, indem sie die trockenen oder aufgesprungenen Lippen des Pflegebedürftigen mit einer Lippenpflegecreme versorgt.

✔ Tipp Die Pflegefachkraft dokumentiert:

- Zeitpunkt der Mund- und Zahnpflege
- Gründe, wenn die Mund- und Zahnpflege auf Wunsch des Pflegebedürftigen nicht durchgeführt wurde
- Besonderheiten der Mundhöhle, z. B. Rötungen, Schwellungen, Zahnfleischbluten
- Zustand der Zunge, z. B. Beläge
- lockere oder kariöse Zähne
- harte Zahnbeläge (Zahnstein)
- Aussehen und Feuchtigkeitsgrad der Mundschleimhaut
- Mundgeruch
- Zustand der Lippen, z. B. Rhagaden
- Wahrnehmung der zahnärztlichen Kontrolltermine

Prothesenpflege

Eine Zahnprothese kann ein ganzes Gebiss ersetzen und wird in diesem Fall als **Vollprothese** bezeichnet. Eine **Teilprothese** hingegen ersetzt nur einen Teil des Gebisses, wenn Teile des natürlichen Gebisses noch vorhanden sind. Die meisten Prothesen sind herausnehmbar und können auf diese Weise optimal außerhalb der Mundhöhle gepflegt werden.

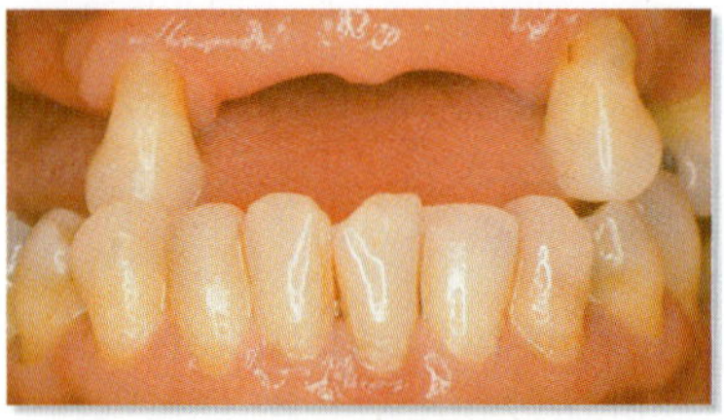

Abb. 1.83: Pfeilerzähne zur Befestigung einer Zahnprothese.

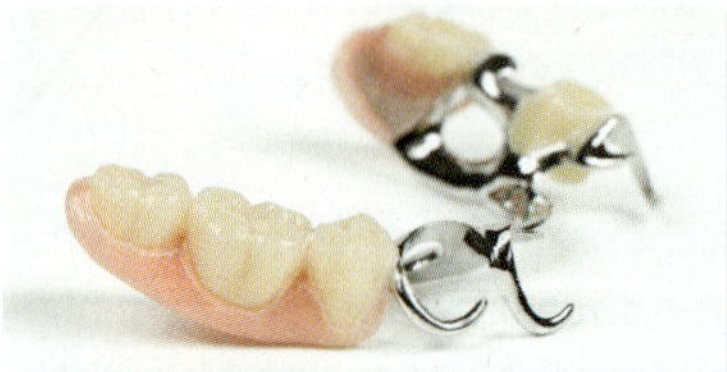

Abb. 1.84: Die Klammerprothese wird an den natürlichen Zähnen befestigt.

Bei der **Pflege** der Zahnprothese beachtet die Pflegefachkraft folgende Grundsätze:
- Sie hält die Prothese stets sicher, um sie vor Brüchen und Beschädigungen zu schützen.
- Entfernt sie die Prothese, so bewahrt sie sie in einem Glas, einer Schale oder Prothesendose auf.
- Den Aufbewahrungsbehälter kennzeichnet sie mit dem Namen des Pflegebedürftigen.

Zur **Vorbereitung** der Prothesenpflege reinigt und desinfiziert die Pflegefachkraft ihre Hände, dann zieht sie Handschuhe an.

Kann der alte Mensch seine Prothese nicht selbst aus dem Mund nehmen, so fasst die Pflegefachkraft die Prothese mit einer trockenen Mullkompresse. Vollprothesen löst sie vorsichtig mit Daumen sowie Zeigefinger und entfernt sie in einer leichten Drehbewegung vorsichtig aus dem Mund. Teilprothesen sind z. B. durch Klammern oder Knopfanker an den noch vorhandenen Zähnen befestigt, sodass die Pflegefachkraft sie zunächst löst.

Für die erste **grobe Reinigung** spült die Pflegefachkraft die Prothese unter fließendem Wasser ab und entfernt so Speisereste. Gleichzeitig beobachtet sie, ob die Prothese Defekte aufweist. Anschließend entfernt sie hartnäckige Verschmutzungen oder auch Reste der Haftcreme mit Prothesenzahnbürste und einer milden Seife, da in Zahncreme enthaltene Abriebpartikel die Prothese auf Dauer aufrauen können. Hartnäckige Beläge können auch mit einem in Pflanzenöl getränkten Tupfer entfernt werden. Wie bei der Pflege des natürlichen Gebisses achtet sie darauf, jeden Zahn jeweils an der Kau-, der Außen- sowie der Innenfläche zu reinigen.

Die gereinigte Prothese legt die Pflegefachkraft zunächst in einer Schale ab. Danach reicht sie dem Pflegebedürftigen Wasser, um seinen Mund auszuspülen. Anschließend fährt sie mit einem wassergetränkten Tupfer durch seine Mundhöhle, um **Beläge** zu entfernen. Bei starken Belägen verwendet sie mehrere Tupfer. Auf Wunsch erhält er nun erneut die Gelegenheit, den Mund auszuspülen. Für einen guten und sauberen Geschmack im Mund kann der Pflegebedürftige den Mund mit einem Stück Zahncreme und Wasser ausspülen. Mundspüllösungen sollten wegen des darin enthaltenden Alkohols nur zurückhaltend eingesetzt werden. Schließlich beobachtet die Pflegefachkraft die Mundhöhle des Pflegebedürftigen bei Bedarf mit einer kleinen Taschenlampe.

! Merke Mindestens einmal täglich legt die Pflegefachkraft den Zahnersatz zusätzlich in eine Reinigungslösung ein. Dabei geht sie nach der Anweisung des Herstellers vor und spült die Prothese anschließend gründlich mit warmem Wasser ab. In der Nacht trägt der alte Mensch seine Prothese nicht, um den Gaumen zu entlasten.

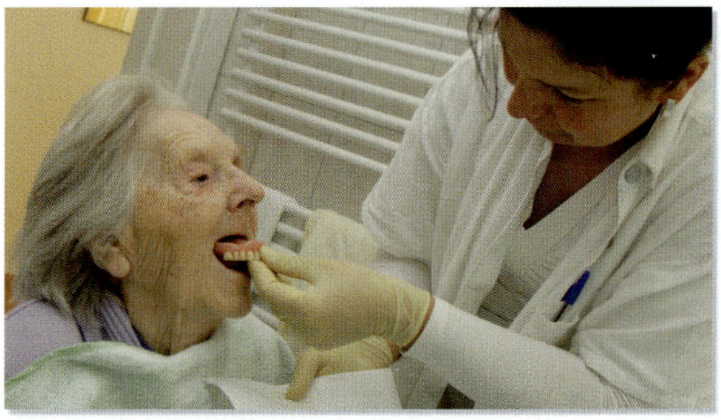

Abb. 1.85: Einsetzen einer Vollprothese.

Vor dem Einsetzen trägt die Pflegefachkraft bei Bedarf **Haftcreme** auf die Prothese auf. Anschließend hält sie die Lippe des Pflegebedürftigen leicht ab und führt die Prothese wieder in den Mund ein. Sie positioniert sie korrekt und drückt sie gefühlvoll an. Am Ende der Maßnahme wäscht und desinfiziert die Pflegefachkraft ihre Hände.

! Merke Die Pflegefachkraft achtet darauf, dass der Pflegebedürftige seine Zahnprothese regelmäßig trägt. Ist dies nicht der Fall, so verformt sich der Kiefer und der Sitz der Prothese wird beeinträchtigt. Eine Ausnahme bilden bewusstlose Menschen, da hier ein erhöhtes Aspirationsrisiko besteht.

✓ Tipp Die Pflegefachkraft dokumentiert:
► Pflege des natürlichen Gebisses, zudem:
- Sitz der Zahnprothese, evtl. Druckstellen
- Defekte der Zahnprothese
- Anwendungsprobleme mit der Prothese
- Toleranz der Prothese durch den Pflegebedürftigen

1.7.7 Nasenpflege

Eine ungehinderte Atmung setzt eine gute Funktionsfähigkeit der gesamten **Atemwege** voraus. Da die Atemwege bei der Nase beginnen, ist eine gute **Nasenpflege** entscheidend, wenn die Atemwege z. B. durch einen Schnupfen beeinträchtigt sind.

Indikationen und Ziele

Für die normale tägliche Reinigung der Nase reicht das Schnäuzen aus. Bei nasal liegenden Sonden, Bewusstseinseinschränkungen oder körperlicher Behinderung ist das selbstständige Schnäuzen nicht immer ausreichend oder der Pflegebedürftige kann die Nase nicht oder nur erschwert selbstständig reinigen. In diesen Fällen unterstützt ihn die Pflegefachkraft bei der Nasenpflege.
Weitere **Indikationen** für eine Nasenpflege können sein:
- Mundatmung
- grippaler Infekt
- Pflegebedürftige in der Sterbephase

Die **Ziele** der Nasenpflege sind:
- das Wohlbefinden fördern
- die Austrocknung der Nasenschleimhäute verhindern
- die Durchgängigkeit der Atemwege für die Einatmung erhalten bzw. sicherstellen
- die Geruchswahrnehmung verbessern

Nasenreinigung

Bei einer professionellen **Nasenreinigung** wendet die Pflegefachkraft folgende **Prinzipien** an:
- Watteträger verwendet sie nur im für sie sichtbaren Bereich der Nase.
- Für jedes Nasenloch verwendet sie einen neuen Watteträger.
- Bei auffälligem Nasensekret, z. B. Blut, benachrichtigt sie den Arzt und nimmt ggf. eine Probe.
- Bei nässender Sekretion trägt sie Handschuhe.
- Nach Möglichkeit leitet sie den alten Menschen zur selbstständigen Nasenpflege an.
- Sie hält Taschentücher für ihn bereit.

Bei der **Durchführung** der Nasenpflege trägt die Pflegefachkraft Einmalhandschuhe. Bevor sie diese anzieht, wäscht und desinfiziert sie sich ihre Hände. Der Pflegebedürftige liegt in Rückenlage mit leichter Oberkörperhochlage, den Kopf legt er in den Nacken. Die Pflegefachkraft befeuchtet einen Watteträger oder Tupfer mit steriler physiologischer Kochsalzlösung (NaCl 0,9 %). In der häuslichen Pflege kann sie auch unter hygienischen Bedingungen gewonnenes Leitungswasser verwenden.

Zunächst befreit sie die Nase von groben **Krusten** und **Borken**. Mit einer leicht drehenden Bewegung nach hinten am oberen Nasenrand kann sie den feuchten Watteträger in die Nase einführen und langsam wieder nach unten zeigend herausziehen. Dabei achtet sie darauf, dass sie kein Sekret in die Nase hineinschiebt. Diesen Vorgang wiederholt sie, bis der Watteträger sauber aus der Nase kommt.

Die Nasenpflege bei einer liegenden **Sonde** ist im Ablauf identisch. Ein besonderes Augenmerk legt die Pflegefachkraft auf die Inspektion der Nase, um z. B. Druckstellen oder Reizungen frühzeitig zu entdecken. Weiterhin achtet sie darauf, die Position der Sonde während der Nasenpflege nicht zu ändern.

Ist die Sonde durch ein Pflaster an oder neben der Nase fixiert, so wechselt die Pflegefachkraft im Rahmen der Nasenpflege die Fixierungsstelle.

Nach der Nasenpflege säubert die Pflegefachkraft den **Nasenrücken** und cremt ihn bei Bedarf mit der Gesichtscreme ein. Nun wäscht und desinfiziert sie ihre Hände.

✔ Tipp Die Pflegefachkraft dokumentiert:
- Zeitpunkt der Nasenpflege
- Durchgängigkeit der Nase zum Atmen
- Feuchtigkeit der Nasenschleimhaut
- Geruchswahrnehmung
- Auffälligkeiten, z. B. blutiges Sekret, Borkenbildung, und deren Lokalisation
- Druckstellen, z. B. durch eine Sonde oder Brille, und deren Lokalisation
- verwendete Pflegemittel

Nasentropfen, -spray und -salbe

Bevor die Pflegefachkraft **Arzneimittel** in die Nase verabreicht, fordert sie den alten Menschen zum Schnäuzen auf oder nimmt eine Nasenreinigung vor.

Das **Ziel** von **Nasentropfen** bzw. **-spray** mit einem Arzneimittelwirkstoff besteht darin, die Nasenschleimhäute abschwellen zu lassen und so für eine leichtere Nasenatmung zu sorgen. Reine Meersalz-Nasentropfen dienen dazu, das Nasensekret zu verdünnen und die Nasenschleimhaut zu befeuchten.

Für die **Verabreichung** von Nasentropfen nimmt der alte Mensch die gleiche Position wie bei der Nasenreinigung ein. Durch leichten Druck auf den Gummibalg an der Pipette entnimmt die Pflegefachkraft die Tropfen aus dem Fläschchen. Die Tropfen gibt sie auf die Schleimhaut am Naseneingang. Der alte Mensch unterstützt den Vorgang, indem er durch die Nase einatmet. Auch verhindert er dadurch, dass die Tropfen direkt in den Rachen laufen und damit ihre Wirkung verlieren. Für eine ausreichende **Resorption**, d. h. die Aufnahme der Nasentropfen über die Schleimhaut, bleibt der Betroffene noch einige Minuten in dieser Position.

! Merke Nasentropfen, -spray und -salbe zählen zu den Arzneimitteln. Die Pflegefachkraft wendet sie nur auf ärztliche Anordnung an. Eine Ausnahme bilden Meersalz-Nasentropfen, die keinen Arzneimittelwirkstoff enthalten. Im Rahmen ihrer Durchführungsverantwortung achtet sie darauf, dass die Anwendungsdauer von Nasentropfen bzw. -spray nicht mehr als eine Woche beträgt, um eine Gewöhnung zu vermeiden. Umfasst die Verordnung einen längeren Zeitraum, so bespricht die Pflegefachkraft diesen mit dem Arzt.

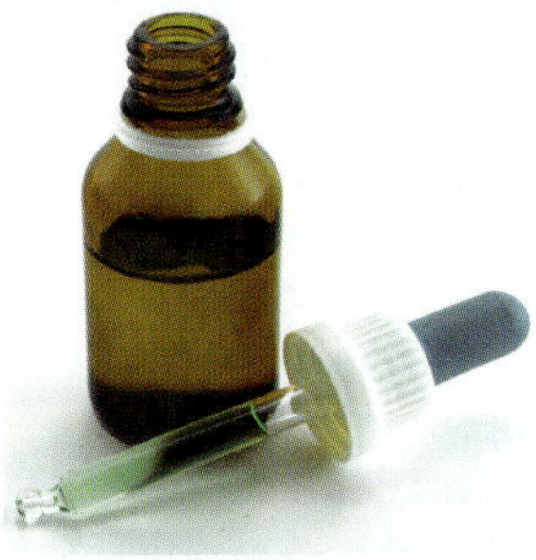

Abb. 1.86: Indem die Pflegefachkraft die Pipette in das Glas hält und dann auf den blauen Gummipfropfen drückt, saugt sich die Pipette mit dem Arzneimittel voll. Durch vorsichtiges Drücken kann die Pflegefachkraft das Mittel tropfenweise aus der Pipette in die Nase tropfen.

✔ Tipp Viele Pflegebedürftige empfinden Nasentropfen als unangenehm, daher beachtet die Pflegefachkraft:
- Nach Möglichkeit leitet sie den alten Menschen zur eigenständigen Einnahme der Nasentropfen an.
- Verabreicht die Pflegefachkraft die Nasentropfen, so informiert sie den alten Menschen zuvor darüber.
- Die Pflegefachkraft klärt, ob er ggf. Nasenspray bevorzugt. In diesem Fall bespricht sie mit dem Arzt, ob eine entsprechende Verordnung möglich ist.

! Merke Jeder Kontakt der Pipette mit der Schleimhaut ist wegen der Kontamination zu vermeiden. Jedes Nasentropfen-Fläschchen wird grundsätzlich nur für einen Pflegebedürftigen verwendet. Um Verwechslungen zu vermeiden, beschriftet die Pflegefachkraft das Fläschchen. Gleiches gilt für die Verwendung von Nasensalben.

Nasensalbe hat zum **Ziel**, die Nasenschleimhaut zu pflegen, ihr Feuchtigkeit zuzuführen und die Bildung von Borken und Krusten zu vermeiden. Sie kann unmittelbar aus der Tube auf die Schleimhaut gebracht werden. Einfacher und hygienischer ist es allerdings, einen Salbenstrang auf einen Watteträger zu geben und mit diesem die Schleimhaut dünn zu bestreichen. Da zu viel Salbe die Atmung behindert, achtet die Pflegefachkraft darauf, die Nase nicht durch Salbe zu verstopfen. Trägt der Pflegebedürftige eine Sauerstoffbrille, so sorgt sie dafür, dass auch diese nicht durch die Salbe verstopft wird.

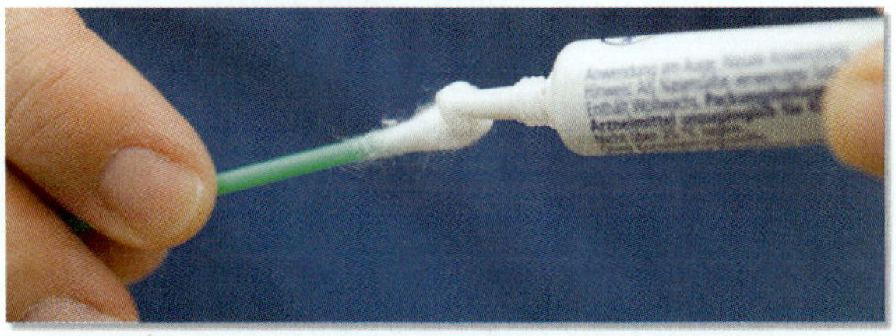

Abb. 1.87: Nasensalbe bringt die Pflegefachkraft auf einem Wattestäbchen in die Nase ein. Sie dringt nur so weit vor, wie sie auch in die Nase blicken kann.

✔ **Tipp** Die Pflegefachkraft dokumentiert:
- Uhrzeit der Verabreichung
- besondere Vorfälle bei der Verabreichung, z. B. Herausniesen des Nasensprays

1.7.8 Ohrenpflege

Bei einem gesunden Menschen reinigt sich der Gehörgang selbst durch das im Ohr produzierte **Zerumen** (► LF 1.3. Kap. 19.6.1, S. 687). Dieses schiebt sich vom inneren Teil des Gehörgangs immer weiter nach außen, gleichzeitig schützt es das Ohr vor eindringenden Stoffen und Erregern.

Die **Ohrenpflege** bezieht sich daher in erster Linie auf das äußere Ohr, also die Ohrmuschel, sowie den Teil des Gehörgangs, der von außen einsehbar ist. Die tiefere Reinigung des Ohres gehört in die Hände eines HNO-Arztes.

! Merke Fließt Blut, Sekret oder Eiter aus dem Ohr, so informiert die Pflegefachkraft den HNO-Arzt.

Indikationen und Ziele

Die Ohrmuschel wird im Rahmen der Grundpflege gereinigt. Eine **Indikation** zur gezielten Ohrreinigung besteht, wenn sich Zerumen bis an den Eingang des Gehörgangs oder gar bis in die Ohrmuschel schiebt. Ebenso stellen natürliche Ablagerungen, z. B. abgestorbene Hautzellen, eine Indikation zur Ohrreinigung dar.

Träger einer Brille oder eines Hörgerätes weisen eine Indikation zur Ohrreinigung auf, da sie eine erhöhte Gefahr für Druckstellen am bzw. im Ohr aufweisen.

Das **Ziel** der Ohrreinigung besteht darin,
- die Hörfähigkeit zu erhalten bzw. zu verbessern,
- Sekret aus den Ohren, insbesondere Zerumen, zu entfernen,
- das Ohr vor Infektionen und Verkrustungen zu schützen,
- Druckstellen durch Sauerstoffschläuche, Brillen oder Hörgeräte sowie aufgrund von Bettlägerigkeit frühzeitig zu erkennen sowie
- bei Hörgeräten deren einwandfreie Funktion sicherzustellen.

Reinigung

Im Rahmen der regelmäßigen Körperpflege verwendet die Pflegefachkraft einen angefeuchteten Waschlappen für die **Ohrreinigung**. Zunächst wischt sie damit die Ohrmuschel von innen, am Eingang des Gehörgangs beginnend, aus. Dabei entfernt sie sowohl in die Ohrmuschel geratenes Zerumen als auch Staub und Verschmutzungen. Anschließend reinigt sie die Ohrmuschel von außen.

! Merke Während der Ohrreinigung achtet die Pflegefachkraft auf Druckstellen und weitere Hautschädigungen und versorgt diese fachgerecht.

Ist der **Ohrmuschelrand** stark gerundet oder die Ohrmuschel sehr fein und eng, so verwendet die Pflegefachkraft für die Ohrreinigung einen angefeuchteten Watteträger statt eines Waschlappens oder einer Kompresse.

LF 1.3

✔ **Tipp** Die Pflegefachkraft verwendet für jeden Wischgang einen neuen Watteträger, den sie grundsätzlich nicht in den **Gehörgang** einführt. Auf diese Weise vermeidet sie, Zerumen in den Gehörgang zu schieben und ihn dadurch zu verstopfen.

Befinden sich in der Ohrmuschel stark angetrocknete **Verkrustungen**, so löst die Pflegefachkraft diese mit etwas Pflegeöl und wäscht die entsprechende Stelle mit Wasser nach.

✔ **Tipp** Die Pflegefachkraft achtet bei der Reinigung des äußeren Ohres darauf, dass keine Flüssigkeit in den Gehörgang gelangt.

Den Wischvorgang wiederholt die Pflegefachkraft so oft, bis der Watteträger bzw. Waschlappen sauber bleibt.

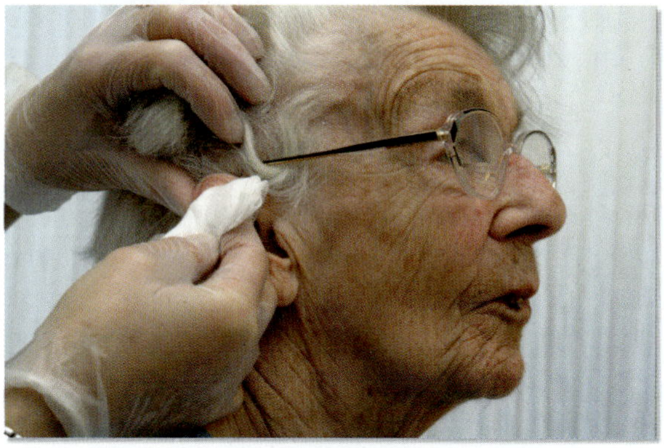

Abb. 1.88: Reinigung der Ohrmuschel.

✔ **Tipp** Die Pflegefachkraft dokumentiert:
- Zeitpunkt der Ohrreinigung
- Besonderheiten im Rahmen der Ohrreinigung, z. B. starke Zerumenbildung
- Schädigungen des Ohres, z. B. Druckstellen, Entzündungen, Risse, und deren Lokalisation
- durchgeführte Maßnahmen aufgrund der Schädigung

1.7.9 Rasur

Für viele Männer gehört eine glatte Gesichtshaut zu einem gepflegten Erscheinungsbild, daher ist die **Rasur** meist Teil der täglichen Gesichtspflege.

Bei **Bartträgern** verhindert die Pflegefachkraft durch das tägliche Kämmen des Bartes, dass Verfilzungen und Knoten entstehen.

Um die **Verletzungsgefahr** gering zu halten, rasiert die Pflegefachkraft den Mann im Idealfall mit einem elektrischen Rasierapparat. Männer, die sich ihr Leben lang nass rasiert haben, äußern oft auch im Alter den Wunsch nach einer **Nassrasur**.

Ein langer Bart sollte bei Bedarf von einer Friseurfachkraft geschnitten werden. Hierzu ist die Zustimmung des Bartträgers bzw. seines gesetzlichen Betreuers notwendig, ohne sie gilt die Kürzung des Bartes als Körperverletzung.

Die Pflegefachkraft trifft folgende Vorbereitungen für die Trocken- sowie für die Nassrasur:
- Sie wäscht und desinfiziert sich die Hände.
- Sie reinigt das Gesicht des Mannes.
- Der Mann sitzt bei der Rasur aufrecht und leicht zurückgelehnt. Bettlägerige Pflegebedürftige bringt die Pflegefachkraft in **Oberkörperhochlage**.
- Sie legt dem Mann ein Handtuch über den Oberkörper, um abfallende Barthaare bzw. Rasierschaum und Wasser aufzufangen.

Indikationen und Ziele

Eine grundsätzliche pflegefachliche **Indikation** zur täglichen Rasur gibt es nicht. In bestimmten Fällen kann eine Rasur sinnvoll sein, um eine unter dem Bart liegende Hauterkrankung zu behandeln. Die Indikation, einen sehr langen Bart zu kürzen, besteht, wenn dieser sehr verfilzt ist und ein Gesundheitsrisiko darstellt, z. B. durch den Befall von Kopfläusen, und die einzige Lösung in einer Kürzung oder Rasur gesehen wird. Auch in diesem Fall ist das Einverständnis des Mannes einzuholen.

Das **Ziel** der täglichen Rasur besteht vor allem darin, die Gesichtshaut glatt zu halten, wenn sich ein Mann ohne Bartansatz wohler fühlt.

Trockenrasur

Bei bewusstseinseingeschränkten Pflegebedürftigen eignet sich die Rasur mit dem elektrischen Rasierer als vibratorisches Angebot der Basalen Stimulation®.

Vor der Rasur desinfiziert die Pflegefachkraft ihre Hände. Mit dem **elektrischen Rasierapparat** fährt sie stets gegen die **Bartwuchsrichtung** am behaarten Hals und im Bartwuchsbereich des Gesichtes entlang. Bei Bedarf strafft sie die Haut leicht.

Nach jedem Gebrauch **reinigt** die Pflegefachkraft den Rasierapparat gründlich. Liegt eine **Hauterkrankung** im Rasurbereich vor, so desinfiziert sie zusätzlich das Scherblatt des Rasierapparates. Anschließend desinfiziert sie ihre Hände.

✔ **Tipp** Die Pflegefachkraft dokumentiert:
- Zeitpunkt und Durchführung der Rasur
- durchgeführte Maßnahmen zur Hautreinigung und Pflege
- beobachtete Auffälligkeiten im Rasurbereich, z. B. Hautunreinheiten, und deren Lokalisation

Nassrasur

Einige Männer haben sich ihr Leben lang nass rasiert und möchten dies auch im Alter so halten. Andere Männer vertragen die **Nassrasur** besser als einen Rasierapparat. Auch wenn die Nassrasur aufgrund der verwendeten Instrumente gefährlicher ist als die Rasur mit einem Rasierapparat, ist sie nicht immer auszuschließen.

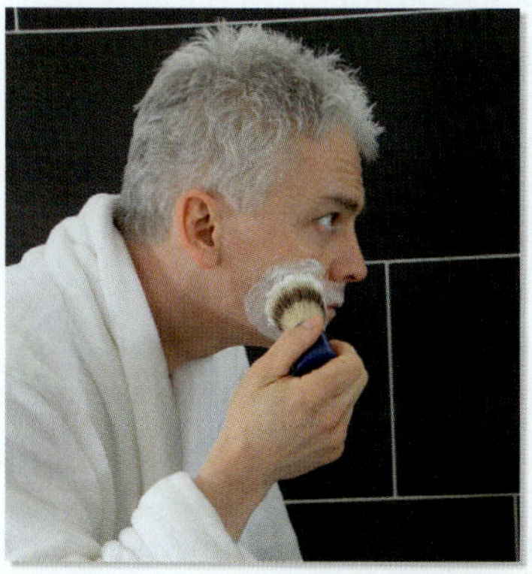

Abb. 1.89: Eine sorgfältige Verteilung des Rasierschaums erleichtert später die Rasur.

✔ **Tipp** Die Pflegefachkraft dokumentiert:
► Nass-, Trockenrasur, zudem:
- ggf. aufgetretene Verletzungen
- Aussehen der Haut nach der Rasur
- Begründung für nicht rasierte Bereiche

1.7.10 Haarpflege

Für viele Menschen ist ihre **Frisur** ein entscheidender Faktor ihres **Wohlbefindens**. Gleichzeitig fällt die **Haarpflege** im Alter zunehmend schwerer, da die Beweglichkeit und damit die Erreichbarkeit des Kopfes mit den Händen abnehmen. Die Haarpflege umfasst das tägliche **Frisieren** der Haare sowie die regelmäßige **Haarwäsche**.

! Merke Das Schneiden der Haare gilt als Körperverletzung und darf nur mit der Zustimmung des alten Menschen bzw. seines amtlichen Betreuers (► LF 3.1, Kap. 5.4.1, S. 1123) geschehen.

Indikationen und Ziele

Eine **Indikation** zur **Haarwäsche** besteht, wenn
- die **Fett- und Talgproduktion** der Kopfhaut dazu geführt hat, dass die Haare fettig aussehen und klebrig am Kopf liegen,
- eine **Erkrankung** der Kopfhaut oder Haare eine Haarwäsche notwendig macht.

Eine Indikation, die Haare zu **frisieren**, liegt vor, wenn
- die Haare **knotig** sind bzw. zu werden drohen,
- der alte Mensch sich mit dem aktuellen **Aussehen** seiner Haare nicht wohlfühlt.

Das **Ziel** der Haarpflege besteht darin, das Wohlbefinden zu steigern und Erkrankungen der Kopfhaut sowie der Haare zu vermeiden bzw. frühzeitig zu erkennen. Gleichzeitig fördert die Haarpflege die Durchblutung der Kopfhaut.

Frisieren der Haare

Um die Haare zu frisieren, **kämmt** bzw. **bürstet** die Pflegefachkraft zunächst die Haare. Der Kamm bzw.

die Bürste des alten Menschen sollten der Dicke und Länge seiner Haare entsprechen und die Kopfhaut nicht verletzen. Der Vorgang dauert so lange, bis Schuppen entfernt und Verfilzungen sowie Knoten in den Haaren gelöst sind.

Bei Pflegebedürftigen, die eine **Kurzhaarfrisur** tragen, ist der Frisiervorgang meist mit dem Kämmen abgeschlossen. Je nach Wunsch kämmt die Pflegefachkraft einen Scheitel oder bringt Haargel bzw. -spray in das Haar ein.

Bei Pflegebedürftigen mit **längeren Haaren** bindet sie auf Wunsch einen Zopf, steckt die Haare hoch oder flicht sie. Gerade bei **bettlägerigen Pflegebedürftigen** mit langen Haaren kann durch einen dicken Haarwulst eine schmerzhafte Druckstelle entstehen. In diesem Fall kämmt oder bindet die Pflegefachkraft die Haare zu der Seite, auf der der alte Mensch nicht liegt.

Anschließend befreit sie Kämme und Bürsten von den ausgefallenen Haaren. Liegt eine Erkrankung der Kopfhaut oder Haare vor, so desinfiziert sie den Kamm bzw. die Bürste. Nach dem Frisieren desinfiziert sie ihre Hände.

✔ **Tipp** Die Pflegefachkraft dokumentiert:
- Zeitpunkt des Frisierens
- Auffälligkeiten an den Haaren oder der Kopfhaut und deren Lokalisation

Haarwäsche

Gerade junge Menschen waschen sich häufig täglich die Haare. Im Alter ist dies meist nicht notwendig. Grund hierfür ist, dass die **Kopfhaut** weniger Fett absondert und die Haare weniger schnell strähnig werden. Eine ein- bis zweimalige Haarwäsche pro Woche ist daher im Alter oft ausreichend. Die **Frequenz** der Haarwäsche richtet die Pflegefachkraft nach den Wünschen und Gewohnheiten des alten Menschen. Bedürfen seine Haare deutlich einer Wäsche, so weist sie ihn darauf hin, sofern er den Bedarf nicht selbst bemerkt.

Folgende Situationen können eine **Kontraindikation** für die Haarwäsche darstellen:

- Erkältung, Pneumonie (► LF 1.3, Kap. 9.4.5, S. 420), um durch die Kälte am Kopf die Erkrankung nicht zu verschlimmern
- Wunden im Bereich der Kopfhaut: Haarwäsche nur nach Rücksprache mit dem Arzt
- Schädel-Hirn-Verletzungen und Verletzungen der Halswirbelsäule (► LF 1.3, Kap. 12.1.1, S. 478): Haarwäsche nur nach Rücksprache mit dem Arzt

Im Idealfall erfolgt die Haarwäsche im Rahmen des Dusch- oder Wannenbades (► LF 1.3, Kap. 1.7.4, S. 214). Ist dies nicht möglich, so können die Haare am Waschbecken oder mit einer Spezialwanne im Bett gewaschen werden.

Zunächst stellt die Pflegefachkraft eine angenehme **Raumtemperatur** her und vermeidet Zugluft. Vor der Maßnahme wäscht und desinfiziert sie ihre Hände.

Danach entfernt sie die **Oberbekleidung** des Oberkörpers. Das Unterhemd bzw. auch den BH kann der Pflegebedürftige anbehalten.

✔ **Tipp** Nach der Haarwäsche reicht die Pflegefachkraft dem Pflegebedürftigen einen Handspiegel, damit er sein Gesicht und seine Frisur sehen kann.

Haarwäsche am Waschbecken

Bei der **Haarwäsche am Waschbecken** stellt die Pflegefachkraft einen Stuhl oder Hocker bereit, den sie möglichst nah an das Waschbecken rückt. Pflegebedürftige mit einem guten Stehvermögen können während der Haarwäsche auch stehen. Um die Schultern zu wärmen, kann die Pflegefachkraft dem Pflegebedürftigen ein **Handtuch** um die Schultern legen, sofern ihn dieses nicht stört. Nun beugt er seinen Kopf möglichst weit über das Waschbecken.

Die Pflegefachkraft bittet ihn, eine Hand unter den Wasserstahl zu halten, um die **Wassertemperatur** mit ihm abzustimmen. Danach befeuchtet sie sein Haar, sodass es gut nass ist. Nun nimmt sie, je nach Haarlänge, etwas **Shampoo** und schäumt das Haar ein. Hat sie alle Bereiche des Kopfes gut mit dem Shampoo erreicht, so wäscht sie den Schaum sorgfältig und ohne Rückstände aus. Während der Haarwäsche achtet sie stets darauf, dass dem Pflegebedürftigen kein Shampoo in das Gesicht läuft.

Haarwäsche im Bett

Die **Haarwäsche im Bett** ähnelt der Haarwäsche am Waschbecken. In der Regel sind Pflegebedürftige, deren Haare im Bett gewaschen werden, erheblich unselbstständiger. Die Pflegefachkraft führt die Maßnahme gemeinsam mit einer anderen Pflegefach- oder -hilfskraft durch.

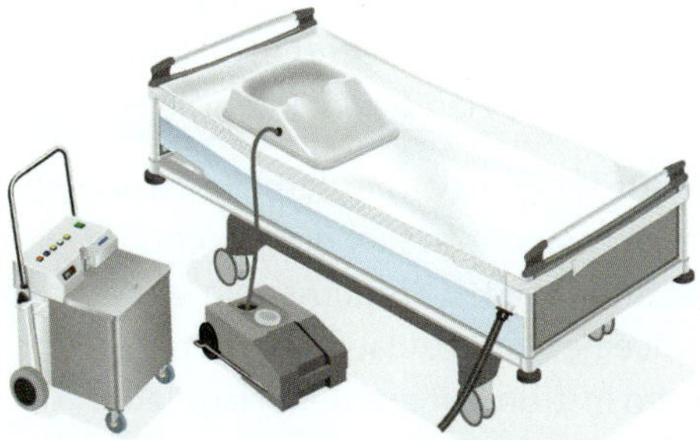

Abb. 1.90: Mobile Haarwaschwanne für den Gebrauch im Bett.

Zunächst stellt die Pflegefachkraft neben dem Waschbecken, Shampoo und zwei Handtüchern einen oder bei Bedarf zwei **Ablaufeimer** bereit. Nun wäscht und desinfiziert sie die Hände. Um das **mobile Waschbecken** im Bett aufzustellen, entfernt sie das Kopfkissen, dann hebt sie den Oberkörper des Pflegebedürftigen von der Matratze an. Dabei stützt sie seinen Kopf, während die zweite Pflegefachkraft zunächst eine Gummiunterlage und dann das Waschbecken platziert. Um die Kälte der Auflagefläche zu vermeiden, legt sie ein **Handtuch** auf den unteren, steil abfallenden Bereich des Waschbeckens, auf den sie die Schultern und den oberen Teil des Rückens platziert.

> **! Merke** Bei der Platzierung des Kopfes achtet die Pflegefachkraft darauf, ihn nicht zu überstrecken.

Das Ende des Ablaufschlauchs platziert die Pflegefachkraft nun in den Ablaufeimer und desinfiziert sich erneut die Hände.

Soweit wie möglich deckt sie den Pflegebedürftigen zu, um ihn vor Auskühlung zu schützen. Nun holt eine Pflegefachkraft warmes Wasser in einem Litermaß. Die Wassertemperatur stimmt sie mit dem Pflegebedürftigen ab, indem er seine Hände in das Litermaß hält. Bei Bedarf reguliert die Pflegefachkraft die Temperatur nach.

Die eigentliche Haarwäsche gleicht der Haarwäsche am Waschbecken.

> ✓ **Tipp** Die Pflegefachkraft achtet stets darauf, dass der Ablaufeimer nicht überläuft.

Während eine Pflegefachkraft am Ende der Haarwäsche den Kopf des Pflegebedürftigen anhebt und mit einem Handtuch umwickelt, entfernt die andere Pflegefachkraft zunächst das Waschbecken. Wegen des nassen Handtuchs kann sie die Gummiunterlage bei Bedarf zunächst im Bett belassen.

Die weitere Versorgung der Haare entspricht der Haarwäsche am Waschbecken. Am Ende desinfiziert die Pflegefachkraft Waschbecken und Hände.

> ✓ **Tipp** Die Pflegefachkraft dokumentiert:
> - Zeitpunkt der Haarwäsche
> - Art der Durchführung
> - verwendetes Shampoo und verwendete Haarpflegemittel
> - weitere Maßnahmen nach der Haarpflege, z. B. Föhnen der Haare
> - Besonderheiten, die im Rahmen der Haarwäsche aufgefallen sind, z. B. starke Schorfbildung, und deren Lokalisation

1.7.11 Hand- und Fingernagelpflege

Oft heißt es, dass die Hände das **Aushängeschild** eines Menschen sind. Gemeint ist damit, dass gepflegte Hände dafür sprechen, dass der Mensch auch ansonsten gepflegt ist und auf seinen Körper achtet. Gleichzeitig sind die Hände eines Menschen der Körperteil, mit dem er am häufigsten Kontakt mit anderen Menschen aufnimmt, z. B. indem sich zwei Menschen zur Begrüßung die Hände reichen.

Gepflegte Hände tragen damit zum **Wohlbefinden** der meisten Personen bei. Bei Pflegebedürftigen gehört die **Hand- und Nagelpflege** zu den Aufgaben der Pflegefachkraft.

> ✔ Tipp Besonders vorsichtig ist die Pflegefachkraft bei der Nagelpflege von alten Menschen, die unter einer Blutgerinnungsstörung leiden, einen Diabetes mellitus haben oder Antikoagulanzien einnehmen.
>
> Bei bestehenden bzw. Verdacht auf Nagelerkrankungen, z. B. bei einer Pilzinfektion, zieht die Pflegefachkraft einen Arzt hinzu und trägt bei der Nagelpflege Handschuhe.

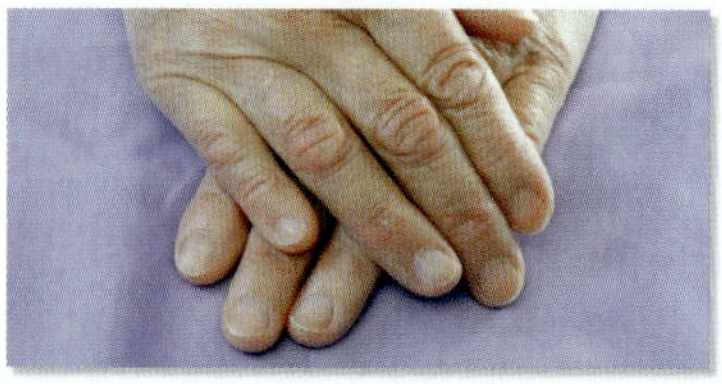

Abb. 1.91: Gepflegte Fingernägel gelten auch im Alter als Aushängeschild.

Indikationen und Ziele

Eine **Indikation** für die Hand- und Nagelpflege besteht regelmäßig. Im Rahmen der Körperpflege achtet die Pflegefachkraft stets darauf, ob eine Hand- und Nagelpflege notwendig ist. Wie oft die Nägel gekürzt werden müssen, hängt von ihrer Wachstumsgeschwindigkeit ab. Außerhalb der regelmäßigen Nagelpflege wird diese notwendig bei

- Nagelerkrankungen,
- sichtbaren Verschmutzungen der Nägel und
- ausgefransten Nägeln.

Optisch saubere und gepflegte Fingernägel sowie Hände sind das **Ziel** der Nagelpflege. Weiterhin sollen durch die Maßnahme das Wohlbefinden gesteigert und Nagelerkrankungen verhindert werden. Bei bestehenden Erkrankungen der Nägel unterstützt die regelmäßige Hand- und Nagelpflege das Therapieziel.

Durchführung

Die Pflegefachkraft wäscht und desinfiziert ihre Hände. Nun platziert sie eine wasserdichte Unterlage, sofern sie die Nagelpflege im Bett durchführt.

Besteht aufgrund einer Infektion ein Gesundheitsrisiko, so trägt die Pflegefachkraft während der Nagelpflege Handschuhe.

Reste von Nagellack entfernt die Pflegefachkraft zunächst mit Watte und Nagellackentferner. Anschließend beginnt sie die **Hand- und Nagelpflege** mit einem 5- bis 10-minütigen Handbad im lauwarmen Wasser. Die Fingernägel werden hierdurch weicher, Schmutz löst sich und die Nägel lassen sich besser kürzen. Auf Wunsch fügt die Pflegefachkraft dem Wasser einen **Zusatz** bei, beispielsweise eine milde Waschlotion. Am Ende des Bades bürstet sie die Fingernägel sanft mit einer **weichen Nagelbürste**.

Nun trocknet die Pflegefachkraft die Hände sorgfältig ab und legt das Handtuch unter die Hände.

Die **Nagelhaut** schiebt sie mit dem Handtuch oder einem Holz- oder Gummistäbchen vorsichtig zurück. **Schmutzreste** unter den Fingernägeln entfernt sie vorsichtig mit einem spitz zulaufenden, vorne jedoch abgerundeten Instrument aus dem Nageletui.

Um zu lange Fingernägel zu kürzen, verwendet die Pflegefachkraft eine **Nagelfeile**. Bei der Länge und Form der Nägel beachtet sie die Wünsche des alten Menschen. Als Ergebnis sollten die Nägel glatt und ohne Widerhaken sein.

Selbst bei einer sorgfältigen Nagelpflege kann es versehentlich zu **Verletzungen** kommen, da die Haut am Nagelansatz bei den meisten Menschen sehr dünn und fein ist. Tritt eine Verletzung auf, so desinfiziert die Pflegefachkraft diese umgehend.

Sofern keine Nagelerkrankung vorliegt, lackiert die Pflegefachkraft auf Wunsch die Nägel. Für einige Frauen stellen lackierte Fingernägel einen wichtigen Faktor des Wohlbefindens dar.

Bei einer besonders trockenen **Nagelhaut** streicht die Pflegefachkraft **Nagelöl** auf die **Nagelfalz**, lässt dieses etwa fünf Minuten einwirken und massiert es dann durch reibende Bewegungen auf dem Nagel und der Nagelfalz ein. Anschließend massiert sie die Hände mit einer Handpflegecreme. Dadurch fördert sie die Durchblutung sowie das Wohlbefinden.

Für die Nagelpflege verwendet die Pflegefachkraft ein **Nagelpflegeset**, das sie nur für den jeweiligen Pflegebedürftigen benutzt. Leidet dieser unter einer **Infektion** der Nägel, so desinfiziert die Pflegefachkraft die Materialien nach der Nagelpflege.

✔ **Tipp** Die Pflegefachkraft dokumentiert:
- Zeitpunkt der Nagelpflege
- verwendete Reinigungs- und Pflegemittel
- Aussehen der Nägel
- Auffälligkeiten, z. B. eingewachsener Nagel, Entzündung des Nagelbettes, und deren Lokalisation
- Veränderungen der Nagelform, -farbe und -struktur
- Hautzustand der Hand, z. B. Feuchtigkeitsgehalt
- Beweglichkeit der Finger

1.7.12 Fußpflege

Gepflegte Füße sind nicht nur eine Frage der Ästhetik. Eine regelmäßige und sorgfältige **Fußpflege** unterstützt auch die Gesundheit. Doch nicht immer ist die Pflegefachkraft die richtige Person, um die Fußpflege durchzuführen. In folgenden Fällen zieht sie einen professionellen **Podologen** – so lautet der Fachbegriff für **medizinische Fußpfleger** – hinzu:
- Gerinnungsstörungen, z. B. Menschen mit einer Hämophilie oder bei Einnahme von Antikoagulanzien (► LF 1.3. Kap. 10.5.5, S. 452)
- Diabetes mellitus (► LF 1.3, Kap. 15.4.2, S. 576)
- arterielle Durchblutungsstörungen (► LF 1.3, Kap. 11.4.1, S. 460)

! Merke Besteht der Verdacht auf eine **Fußerkrankung**, z. B. einen eingewachsenen Zehennagel oder Sensibilitätsstörungen, so informiert die Pflegefachkraft je nach Ausmaß der Erkrankung einen Podologen oder Arzt.

Folgende Maßnahmen dienen der **Vorbeugung** von Fußerkrankungen:
- Wechsel der Schuhe mehrmals täglich
- ausreichend weite Schuhe
- moderater Schuhabsatz oder dosierter Einsatz von hochhackigen Schuhen
- täglicher Wechsel der Strümpfe, bei starken Schweißfüßen häufiger
- luftdurchlässige Strümpfe aus Baumwolle

Indikationen und Ziele

Die **Indikation** zur Fußpflege besteht regelmäßig im Rahmen der Körperpflege, da die Füße eines mobilen alten Menschen täglich einer großen Belastung durch das gesamte Körpergewicht ausgeliefert sind. Zudem können Fußerkrankungen den gesamten Organismus beeinträchtigen. Daher achtet die Pflegefachkraft bei jeder Ganzkörperwäsche sowie bei jedem Dusch- oder Wannenbad auf die Füße. Erkrankungen des Fußes bzw. der Zehennägel stellen eine besondere Indikation zur Fußpflege nach ärztlicher Anordnung dar.

Die **Ziele** der Fußpflege bestehen darin,
- den Fuß gesund zu erhalten,
- die Beweglichkeit des Fußes zu erhalten bzw. zu fördern sowie
- Infektionen und Verletzungen am Fuß frühestmöglich zu erkennen.

Durchführung

! Merke Die Pflegefachkraft verwendet bei der Fußpflege jeweils das dem alten Menschen **eigene Nagelpflegeset**. Dieses Vorgehen ist angenehmer und zudem hygienischer, da es die Verschleppung von Keimen vermeidet.

Die Pflegefachkraft wäscht und desinfiziert zunächst ihre Hände. Während der Fußpflege trägt sie **Handschuhe**. Eventuell vorhandene **Nagellackreste** entfernt die Pflegefachkraft am Beginn der Fußpflege mit Nagellackentferner und Watte.

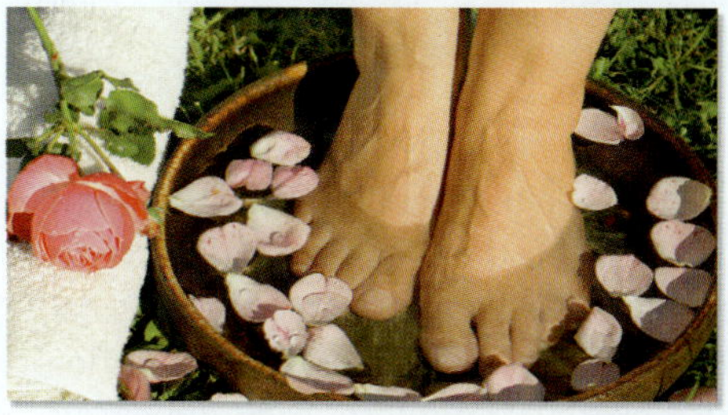

Abb. 1.92: Das Fußbad und die anschließende Fußpflege können für den alten Menschen eine angenehme Seite haben, da sich die Pflegefachkraft ganz der Person widmet. Die Fußpflege im Sommer draußen durchzuführen kann eine willkommene Abwechslung darstellen.

Die **Dauer** des Fußbades beträgt etwa zehn Minuten. Am Ende des Fußbades reibt die Pflegefachkraft die Füße mit einem Waschlappen ab, um **Schuppen** zu lösen. Die Zehennägel reinigt sie mit einer weichen **Nagelbürste**.

Danach trocknet sie die Füße sorgfältig ab und beobachtet sie hinsichtlich Besonderheiten und Verletzungen sowie Infektionszeichen. Sie achtet besonders auf die **Zehenzwischenräume**, in denen sich oft Flusen sammeln oder, bei trockenen Füßen, Risse bilden können. Nach dem Abtrocknen platziert sie die Füße auf einem Handtuch.

Eventuell vorhandene **Hornhaut** reibt sie vorsichtig mit dem Bimsstein ab. Das **Nagelhäutchen** schiebt sie bei Bedarf vorsichtig mit einem Holz- oder Gummistäbchen zurück. Noch vorhandenen Schmutz unter den Zehennägeln entfernt sie mit einem spitz zulaufenden, vorne jedoch abgerundeten Fußpflegeinstrument.

Anschließend schneidet oder knipst sie die Zehennägel vorne in gerader Form ab. Auf diese Weise wirkt sie dem Einwachsen des Zehennagels entgegen. **Scharfe Kanten** an den Zehennägeln beseitigt sie mit einer Feile.

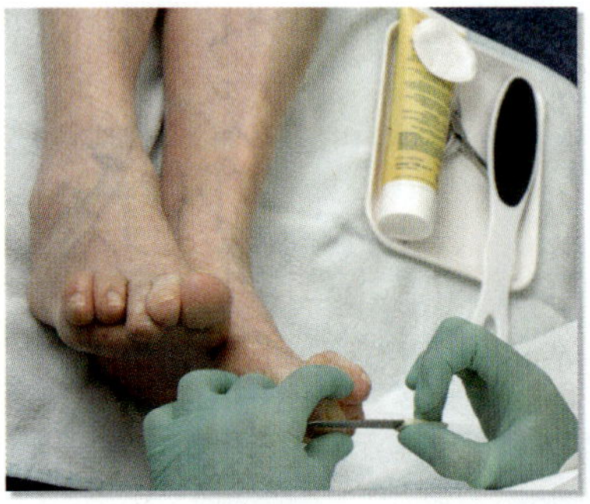

Abb. 1.93: Die Nagelpflege nach dem Fußbad. Zum Schluss massiert die Pflegefachkraft den Fuß mit einer Fußcreme sorgfältig ein.

✔ **Tipp** Neigt der alte Mensch zu Schweißfüßen, so kann die Pflegefachkraft statt der Fußcreme bei Bedarf ein Fußpflegemittel anwenden, das die Schweißproduktion sowie den damit einhergehenden Geruch vermindert. Auch die Einreibung mit einer Mischung aus Basisöl, z. B. Mandelöl, und 2–3 Tropfen eines ätherischen Öls, z. B. Zitrone oder Salbei, kann den Wohlgeruch und die Schweißminderung unterstützen.

Ist im Rahmen der Fußpflege eine **Verletzung** aufgetreten, so desinfiziert die Pflegefachkraft diese umgehend.

Sofern keine Erkrankung der Zehennägel vorliegt, lackiert die Pflegefachkraft auf Wunsch die Nägel.

Nach der Fußpflege desinfiziert die Pflegefachkraft die gebrauchten Gegenstände.

✔ **Tipp** Die Pflegefachkraft dokumentiert:
- Zeitpunkt der Fußpflege
- verwendete Reinigungs- und Pflegemittel
- Aussehen der Füße, z. B. Hautzustand, Verletzungen, Infektionen sowie ihre Lokalisation
- Besonderheiten der Zehennägel, z. B. in der Form und Farbe, sowie deren Lokalisation
- Beweglichkeit der Zehen

1.7.13 Intim- und Analpflege

Die **Intim- und Analpflege** ist eine sehr sensible Aufgabe. Sie betrifft einen Bereich des Körpers, den nach der Kindheit meist nur die Person selbst oder eventuell ein Partner berührt. Gleichzeitig sind mit der Intim- und Analpflege auch Körperausscheidungen verbunden, die in der Gesellschaft weitgehend tabuisiert werden. Als dritter Faktor kommt hinzu, dass gerade die Haut im Intimbereich sehr sensibel und verletzlich ist.

! Merke Die obersten Regeln bei der Intim- und Analpflege lauten:
- Bereiche, die der alte Mensch selbst reinigen und pflegen kann, versorgt er selbst.
- Die Pflegefachkraft sorgt für Sichtschutz während der Pflegemaßnahmen.
- Übernimmt die Pflegefachkraft die Intim- und Analpflege, so geht sie sehr vorsichtig und einfühlsam vor.
- Wünscht der alte Mensch, dass die Intim- und Analpflege durch bestimmte Personen durchgeführt wird, z. B. durch gleichgeschlechtliche Personen, so kommt die Pflegefachkraft diesem Wunsch nach Möglichkeit nach.

Indikationen und Ziele

Die **Indikation** zur Intim- und Analpflege besteht täglich, insbesondere nach der Ausscheidung. Ebenso stellt die Versorgung mit Inkontinenzhilfsmitteln meist eine Indikation für die Intim- und Analpflege dar. Denn viele Pflegebedürftige mit einer **Harninkontinenz** (► LF 1.3, Kap. 14.4.3, S. 549) und fast alle mit einer **Stuhlinkontinenz** (► LF 1.3, Kap. 13.4.17, S. 522) können die Reinigung und Pflege ihres Intim- und Analbereichs nicht allein durchführen.

Eine **Erkrankung**, z. B. Hämorrhoiden (► LF 1.3, Kap. 13.4.16, S. 521), kann eine besondere Indikation zur Intim- und Analpflege darstellen und ärztlich angeordnete Maßnahmen beinhalten.

Das **Ziel** der Intim- und Analpflege besteht darin,
- diesen Bereich des Körpers sauber und gesund zu halten,
- die Haut zu schützen und
- Körpergeruch zu vermeiden bzw. zu beseitigen.

Intimpflege

Die Pflegefachkraft führt die **Intimpflege** täglich durch. Bei Pflegebedürftigen mit einer Harn- oder Stuhlinkontinenz ist sie mehrmals täglich notwendig. Die Pflegefachkraft beachtet folgende **Grundsätze**:
- Vor und nach der Intimpflege wäscht und desinfiziert sich die Pflegefachkraft die Hände.
- Während der Intimpflege trägt die Pflegefachkraft Handschuhe.
- Führt sie die Intimpflege während der Ganzkörperwäsche durch, so wechselt sie hierfür Waschwasser, Handtuch und Waschlappen.
- Bei grober Verschmutzung oder bei einer Infektion verwendet sie Einmalwaschlappen.
- Sie beachtet das Schamgefühl des Pflegebedürftigen.
- Sie wäscht grundsätzlich von vorn nach hinten, d. h. vom Intimbereich zum Analbereich, um die Verschleppung von Darmkeimen in den Intimbereich zu vermeiden.

Intimpflege bei der Frau

Bei Bedarf legt die Pflegefachkraft zunächst eine wasserfeste **Unterlage** unter das Gesäß der Frau. Dann bittet sie die Frau, die Beine anzuwinkeln und zu spreizen.

> **! Merke** Die **Hautflora** im Intimbereich ist sehr empfindlich. Wasch- und Duschzusätze können sie leicht angreifen. Daher verwendet die Pflegefachkraft zur Intimpflege nur klares Wasser oder spezielle, für die Intimpflege vorgesehene Reinigungszusätze.

Um die empfindliche Haut nicht zu verletzen, verwendet die Pflegefachkraft einen sehr weichen Waschlappen oder ein Mullläppchen. Diese befeuchtet sie mit körperwarmem Wasser. Nun spreizt sie vorsichtig die inneren Schamlippen, die im medizinischen Bereich als innere **Labien** bezeichnet werden. Mit je einem Strich wäscht sie diese. Nach jedem Strich wechselt sie die Stelle des Waschlappens oder Mullläppchens. Bei sehr starken Verschmutzungen wechselt sie nach jedem Strich das Mullläppchen und wiederholt im Bedarfsfall die Waschrichtung.

> **! Merke** Während der Reinigung beachtet sie stets folgende Richtungen:
> - von innen nach außen
> - vom Intimbereich in Richtung Analbereich

Nach dem gleichen Vorgehen wäscht die Pflegefachkraft im nächsten Schritt die **Außenseiten** der inneren Labien und schließlich die Innenseiten der äußeren Labien. Den Abschluss findet die Intimpflege, indem die Pflegefachkraft die Leistenbeugen sowie die sogenannte Bikini-Zone reinigt.

> **✓ Tipp** Um die Bildung einer **feuchten Kammer** und damit einen Nährboden für Infektionen zu vermeiden, tupft die Pflegefachkraft den gewaschenen Intimbereich mit einem sehr weichen Handtuch vorsichtig trocken. Die Richtung entspricht der Waschrichtung.

Intimpflege beim Mann

Bei Männern kann es im Rahmen der Intimpflege beim Zurückziehen der Vorhaut zu einer **Erektion** kommen. Die Pflegefachkraft versucht, eine solche Situation zu vermeiden durch
- vorheriges Ankündigen der Maßnahme,
- sichere Durchführung,
- ablenkendes Gespräch.

Kommt es dennoch zu einer Erektion, so bleibt die Pflegefachkraft ruhig und reagiert mit Gespür für die Situation. Bei Bedarf unterbricht sie die Intimpflege für einen Moment und führt sie nach einer Ablenkung später fort.

> **! Merke** Da die **Eichel** des Penis sehr empfindlich ist, verwendet die Pflegefachkraft nur Wasch- und Duschzusätze, die sehr mild und zur Intimpflege geeignet sind.

Beim bettlägerigen Mann legt die Pflegefachkraft zunächst eine wasserfeste **Unterlage** unter das Gesäß des Mannes. Dann bittet sie den Mann, die Beine leicht zu spreizen.

Im ersten Schritt schiebt die Pflegefachkraft die **Vorhaut** des Penis vorsichtig zurück. Die sehr berührungsempfindliche Eichel sowie die Furche zum Penisschaft säubert sie vom Eingang der Harnröhre ausgehend in Richtung Vorhaut. Anschließend tupft sie die Eichel trocken und schiebt die Vorhaut wieder vorsichtig zurück.

> **! Merke** Vergisst die Pflegefachkraft, die Vorhaut zurückzuschieben, so kann dadurch eine sehr schmerzhafte Schwellung und Durchblutungsstörung der Eichel entstehen. Man spricht von einer **Paraphimose** (► LF 1.3, Kap. 14.5.3, S. 558).

Nun wäscht sie in folgender Reihenfolge Penis, Hodensack sowie Leistenbeugen. Zur Intertrigoprophylaxe trocknet sie alle Bereiche vorsichtig, aber sorgfältig ab.

> **✔ Tipp** Die Pflegefachkraft dokumentiert:
> - Zeitpunkt der Durchführung der Intimpflege
> - Auffälligkeiten, z.B. Entzündungen, Pilzbefall, Ausfluss, Schmerzäußerungen, und deren Lokalisation
> - ggf. verwendeten Waschzusatz
> - Wünsche des Pflegebedürftigen bei der Durchführung
> - Zwischenfälle und den Umgang mit der Situation

Analpflege

Die **Analpflege** erfolgt sowohl im Rahmen der Ganzkörperwäsche als auch, bei stuhlinkontinenten Pflegebedürftigen, nach jedem Stuhlgang. Eine **feuchte Reinigung** ist dabei stets sinnvoller als eine rein trockene Säuberung mit Toilettenpapier. Zudem reizt gerade raues Toilettenpapier die empfindliche Haut am Anus und häufig bleiben Stuhlreste zurück, welche die Haut reizen und zu Entzündungen führen können.

Die **Grundsätze** der Analpflege entsprechen den Grundsätzen der Intimpflege.

Beim bettlägerigen Pflegebedürftigen legt die Pflegefachkraft zunächst eine wasserfeste **Unterlage** unter das Gesäß und bittet ihn, sich auf die Seite zu rollen.

Für die grobe **Vorreinigung** des Analbereichs verwendet die Pflegefachkraft weiches Toilettenpapier, um Stuhlreste zu entfernen. Die eigentliche **Reinigung** führt sie anschließend mit einem nassen Waschlappen durch. Dazu verwendet sie klares Wasser und spült den Waschlappen nach jedem Wischgang gründlich unter fließendem Wasser aus. Die Richtung der Reinigung ist zum Anus hin. Daher reinigt sie zunächst die Innenseiten der Gesäßhälften sowie die Analfalte. Bei Bedarf verwendet sie weitere frische Waschlappen.

> **! Merke** Feuchttücher sowie Reinigungsschaum bergen die Gefahr einer allergischen Reaktion. Daher setzt die Pflegefachkraft sie nach Möglichkeit nicht ein.

Sobald der Analbereich sauber ist, trocknet die Pflegefachkraft ihn mit einem weichen Handtuch oder Toilettenpapier sorgfältig ab. Bei Bedarf trägt sie eine **Wundschutzcreme** oder ggf. eine ärztlich verordnete Salbe auf. Dabei achtet sie darauf, nicht zu viel Creme zu verwenden, um

- Sauerstoff an die Haut zu lassen,
- eine feuchte Kammer zu vermeiden und
- bei Trägern von Inkontinenzmaterialien deren Saugfunktion nicht zu verringern.

Zum Schluss legt die Pflegefachkraft bei Bedarf neue **Inkontinenzvorlagen** an. Dabei achtet sie darauf, dass diese keine Falten schlagen und das Bein nicht einschnüren.

✔ Tipp Bei sehr starken Verschmutzungen und leichtem Wundsein kann ein **Sitzbad** hilfreich sein. Badezusätze verwendet die Pflegefachkraft nur nach ärztlicher Anordnung. Bei sehr starkem Wundsein oder gar offenen Hautstellen informiert sie den Arzt.

✔ Tipp Bei starkem Geruch, z. B. durch oft nasse Einlagen, können 1–2 Tropfen ätherisches Öl (Douglasie oder Zirbelkiefer) auf der Einlage/Windel geruchsbindend wirken.

✔ Tipp Die Pflegefachkraft dokumentiert:
- Veränderungen des Analbereichs, z. B. Hämorrhoiden, Fissuren, Entzündungen, Juckreiz, und deren Lokalisation
- Schmerzen im Analbereich
- ggf. verwendeten Waschzusatz
- Wünsche des Pflegebedürftigen bei der Durchführung

1.7.14 Hautpflege

Eine der wichtigsten Aufgaben der Haut besteht darin, den Körper vor äußeren Einflüssen zu schützen. Doch dies ist nur möglich, wenn die Haut selbst intakt ist. Ist sie beispielsweise verletzt oder trocken, so bietet sie eine ideale Eintrittspforte für Erreger. Die **Hautpflege** hat daher einen hohen Stellenwert.

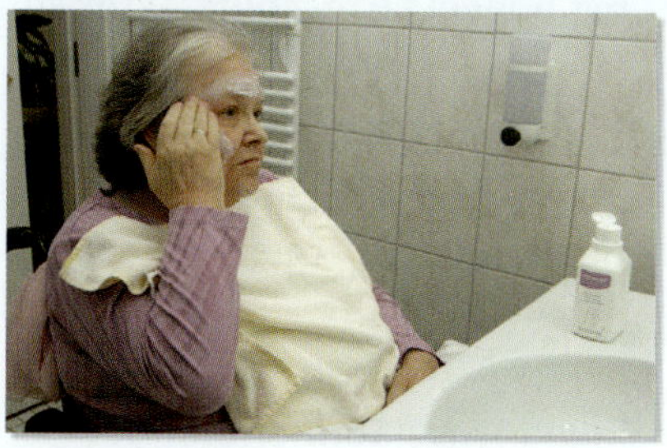

Abb. 1.94: Hautpflege ist Gesundheitspflege

Indikationen und Ziele

Im Alter wird die Haut oft trocken und spröde, mitunter ist sie sogar pergamentartig und leicht brüchig. Durch diese Veränderungen nimmt die natürliche Schutzfunktion der Haut ab. Die Veränderungen sind daher **Indikationen**, die eine Hautpflege notwendig machen.

Aufgabe der Pflegefachkraft und **Ziel** der Hautpflege ist es,
- eine intakte Haut zu fördern bzw. sie wiederherzustellen,
- die Haut vor UV-Strahlung zu schützen und
- den Hautstoffwechsel anzuregen.

Reinigungsmittel für die Haut

Die Hautpflege beginnt mit der **Reinigung** der Haut, sei es im Rahmen der Teil- oder Ganzkörperwäsche (► LF 1.3, Kap. 1.7.3, S. 209) oder durch ein Dusch- oder Wannenbad (► LF 1.3, Kap. 1.7.4, S. 214). Neben der korrekten Durchführung dieser Maßnahmen vermeidet die Pflegefachkraft zu heißes Wasser und sorgt für ein geeignetes Pflegemittel, das zum **Hauttyp** (► LF 1.3, Kap. 1.7.1, S. 200) passt.

Grundsätzlich sollte die Hautpflege möglichst schonend sein, um den **Säureschutzmantel** der Haut nicht anzugreifen. Die Pflegefachkraft verwendet daher so wenig Seife wie möglich. Besser geeignet sind hautneutrale Waschlotionen, sogenannte Syndets. Die Pflegefachkraft achtet darauf, dass
- sie dem **ph-Wert** der Haut angepasst und
- rückfettende Stoffe enthalten sind.

Einen besonders hohen Anteil an rückfettenden Substanzen enthalten **Reinigungscremes**, die die Pflegefachkraft je nach Hauttyp einsetzt. Gesteigert wird der rückfettende Effekt beim **Ölbad**. In diesem Fall verwendet sie einen Badezusatz mit einem sehr hohen Fettgehalt. Nach dem Bad wird die Haut nur leicht abgetupft, um das Öl nicht direkt mit dem Handtuch abzureiben.

Für bestimmte Hauterkrankungen gibt es spezielle **Waschzusätze**, die z. B. den Juckreiz stillen können. Diese Waschzusätze verschreibt der Arzt bei Bedarf.

! Merke Duft- und Farbstoffe können Hautreizungen und Allergien hervorrufen. Die Pflegefachkraft achtet daher auf Waschzusätze, die diese Stoffe nicht enthalten.

Pflegemittel für die Haut

Die Haut im Alter ist das Ergebnis ihrer jahrzehntelangen Beanspruchung. Wettereinflüsse, Verletzungen, die Hautpflege der vergangenen Jahre, aber auch der verlangsamte Stoffwechsel spiegeln sich auf der Haut wider. Alterserscheinungen wie Falten oder eine pergamentartige Haut lassen sich durch die **Hautpflege** nicht rückgängig machen, aber positiv beeinflussen. Besonders nach dem Waschen, Duschen oder Baden versorgt die Pflegefachkraft die Haut mit **Pflegemitteln**.

Generell unterschieden wird zwischen zwei sogenannten **Emulsionsformen**:

- **Wasser-in-Öl-Emulsionen**: Die Wasseranteile sind von Öl umschlossen. Der Ölanteil ist höher als der Wasseranteil. Die Emulsion hat vor allem eine rückfettende Wirkung. Der Wasseranteil sorgt dafür, dass der ölige Schutzfilm luft- und wärmedurchlässig bleibt.
- **Öl-in-Wasser-Emulsionen**: Die Ölanteile sind von Wasser umschlossen. Der Wasseranteil ist höher als der Ölanteil. Die Emulsion spendet vor allem Feuchtigkeit. Sie zieht leicht ein und bildet keinen Fettfilm auf der Haut. Ein Teil der Feuchtigkeit verdunstet und wirkt kühlend.

Neben den Emulsionsformen werden weitere Darreichungsformen unterschieden, insbesondere:

- **Cremes**: Sie haben einen hohen Wasseranteil. Es gibt spezielle Cremes für die Pflege des Gesichts, der Hände und Füße. Cremes gibt es in beiden Emulsionsformen.
- **Lotionen** sind etwas flüssiger als Cremes und lassen sich leicht großflächig auf der ganzen Haut verteilen. Auch sie sind in beiden Emulsionsformen zu haben.
- **Salben** haben einen sehr hohen Fettanteil. Daher besteht die Gefahr, dass sie die gesalbte Haut mit einer Fettschicht abschließen und den Luft- und Wärmedurchtritt erschweren. In diesem Fall wendet die Pflegefachkraft die Salbe nur auf sehr trockenen, rissigen Hautflächen in geringer Menge an. Salben können auch als Wasser-in-Öl-Emulsion vorliegen.
- **Pflegepuder** haben einen leicht kühlenden Effekt und nehmen überschüssige Feuchtigkeit auf. Die Pflegefachkraft setzt sie in Bereichen ein, in denen Haut auf Haut liegt, z. B. in der Achselhöhle oder bei Frauen unter der Brust. Ziel ist, eine Intertrigo zu vermeiden. Ist die Haut allerdings schon feucht oder ist mit einer großen Menge an Feuchtigkeit zu rechnen, so ist Puder nicht geeignet, da er zusammen mit Feuchtigkeit Klümpchen bildet, die reiben und die Haut reizen.

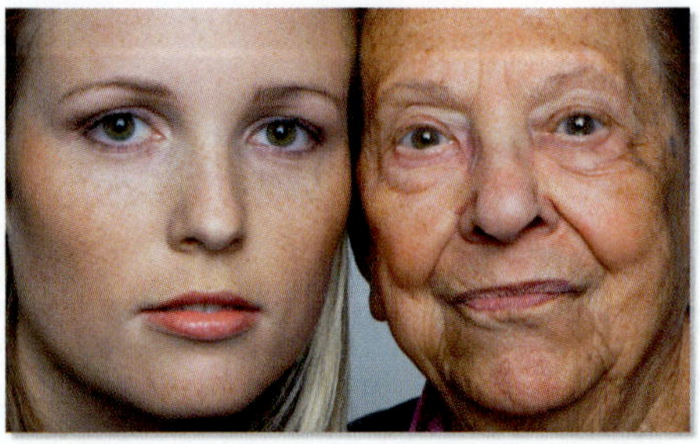

Abb. 1.95: Die Haut sieht im Alter nicht nur anders aus, sondern sie braucht auch eine altersgerechte Pflege.

! Merke **Alkoholhaltige Kosmetika**, z. B. Gesichtswässer, erfrischen und reinigen die Haut, aber sie trocknen sie auch vermehrt aus.

Sonnenschutz

Im Alter reagiert die Haut empfindlicher auf die **UV-Strahlen** der Sonne. Zudem ist sie weit weniger regenerationsfähig als die jugendliche Haut. Daher wendet die Pflegefachkraft im Bedarfsfall eine Sonnenschutzcreme mit hohem **Lichtschutzfaktor** an.

! Merke Der Lichtschutzfaktor gibt an, wie viel länger eine Person mit dem Sonnenschutz in der Sonne bleiben kann im Vergleich zu einer Person ohne den Sonnenschutz.

Die beste Vermeidung eines **Sonnenbrandes** besteht darin, die Sonne zu meiden. Zudem setzt die

Pflegefachkraft Sonnenschirme und -hüte ein. Eine Sonnenbrille schützt die Augen vor grellen Licht. Sonnenschutzcreme nutzt die Pflegefachkraft für die Körperregionen des alten Menschen, die der Sonne besonders ausgesetzt sind, z. B. Gesicht, Nacken, Unterarme und Hände.

✓ **Tipp** Die Pflegefachkraft dokumentiert:
- Zeitpunkt der Hautpflege und gepflegte Körperregionen
- verwandte Pflegemittel
- Besonderheiten der Haut, z. B. Verletzungen, Rötungen, und deren Lokalisation
- Zeitraum, in dem der alte Mensch der Sonnenstrahlung verstärkt ausgesetzt war
- ergriffene Sonnenschutzmaßnahmen

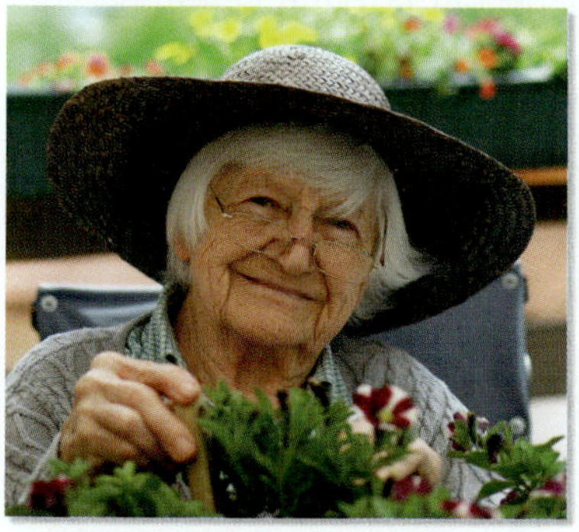

Abb. 1.96: Der sinnvollste Sonnenschutz besteht darin, die UV-Strahlen möglichst wenig an die Haut zu lassen. Ein Sonnenhut kann hier sehr hilfreich sein.

1.7.15 An- und Auskleiden

»Kleider machen Leute«, stellte Gottfried Keller Ende des 19. Jahrhunderts fest. Er erkannte, dass sich die **Kleidung** eines Menschen auf die Wertschätzung seiner Person auswirkt. Auch heute entscheidet die Kleidung mit über den **ersten Eindruck**. Auch beeinflusst die Kleidung das **Wohlbefinden.** Kann der alte Mensch sich nicht selbst an- bzw. auskleiden, so übernimmt die Pflegefachkraft diese Aufgabe für ihn. Folgende Faktoren nimmt der alte Mensch dabei wahr:
- Aussehen der Kleidung
- Sauberkeit der Kleidung
- Sitz der Kleidung

Auf diese Faktoren achtet die Pflegefachkraft, sofern der alte Mensch die Auswahl und Pflege seiner Kleidung nicht selbst übernehmen kann.

Die Pflegebedürftigkeit einer Person stellt besondere Anforderungen an die Kleidung. Bettlägerige Pflegedürftige beispielsweise können auf scheuernde Kleidung leicht mit Hautschäden reagieren. Rollstuhlfahrer sind besonders anfällig gegenüber Druckstellen am Gesäß sowie an den Rückseiten der Oberschenkel.

Folgende Faktoren spielen eine Rolle, um aus der Kleidung resultierende Pflegeprobleme zu vermeiden:
- **Faser**: Die Pflegefachkraft achtet auf natürliche Fasern, z. B. Baumwolle, die luftdurchlässig sind und Schweiß aufnehmen können.
- **Form**: Entscheidend ist, dass der Pflegedürftige bzw. die Pflegefachkraft die Kleidung an- bzw. auskleiden können. Aus diesem Grund ist eine gewisse Weite notwendig. Allerdings sollte die Kleidung gerade bei bettlägerigen Pflegedürftigen und Rollstuhlfahrern nicht zu weit sein, um Stoffwalzen, die zu Druckstellen führen können, zu vermeiden.
- **Verarbeitung**: Diese trägt oft zum Aussehen der Kleidung bei und wird von modischen Aspekten bestimmt. Die Pflegefachkraft achtet darauf, dass die Verschlüsse der Kleidung möglichst leicht zu öffnen sind. Weiterhin vermeidet sie Kleidung mit zusätzlichen Nähten, Knöpfen und weiteren Bestandteilen, welche einen rein ästhetischen Zweck haben, jedoch zu Druckstellen und Wundreiben führen können. Bei bettlägerigen Pflegedürftigen und Rollstuhlfahrern achtet die Pflegefachkraft auf glatte Rückseiten der Kleidung.

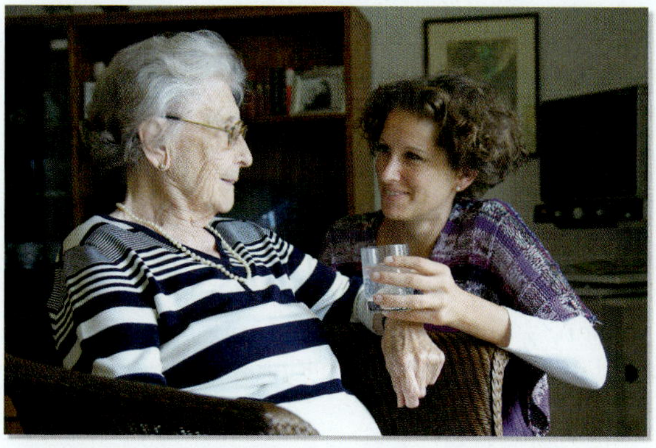

Abb. 1.97: Zu einem gepflegten äußeren Erscheinungsbild gehört auch eine gepflegte Kleidung – in jedem Alter.

! **Merke** Einen alten Menschen an- und auszukleiden erfordert Zeit. Da die Kleidung das Wohlbefinden positiv beeinflusst, wendet die Pflegefachkraft diese Zeit auf. Einen alten Menschen, nur um Zeit zu sparen, den ganzen Tag in der Nachtkleidung zu belassen, erhöht das Krankheitsgefühl und vermindert das Wohlbefinden.

Indikationen und Ziele

Die **Indikation**, einen alten Menschen beim An- bzw. Auskleiden zu unterstützen, besteht stets, wenn er selbst nicht in der Lage ist, die Kleidung an- bzw. auszuziehen. Die Gründe hierfür beginnen bei einer eingeschränkten Feinmotorik der Finger und reichen bis zur vollständigen Bettlägerigkeit.

Die **Ziele**, den alten Menschen an- bzw. auszukleiden, bestehen darin,

- sein Wohlbefinden zu steigern,
- seinen äußeren Eindruck zu verbessern und
- ihm durch die Kleidung eine Unterscheidung von Tag und Nacht zu verdeutlichen.

Nicht zuletzt schützt die Kleidung vor äußeren Einflüssen, z. B. Sonneneinstrahlung.

Durchführung

! **Merke** Ist der Pflegedürftige nur an einer Körperseite eingeschränkt, so gilt für das An- bzw. Auskleiden:

- Beim Ankleiden beginnt die Pflegefachkraft mit der gelähmten bzw. erkrankten Seite.
- Beim Auskleiden beginnt die Pflegefachkraft mit der gesunden Seite.

Nach Möglichkeit bezieht die Pflegefachkraft den alten Menschen in die **Auswahl** der Kleidung mit ein. Bei Bedarf leistet sie ihm Hilfestellung bzw. berät ihn, z. B. hinsichtlich der Außentemperaturen und der dafür geeigneten Kleidung.

✓ **Tipp** Die Pflegefachkraft achtet beim An- und Auskleiden stets darauf, Verbände und Schläuche, z. B. einen Katheter oder eine PEG, nicht abzuknicken und keinen Zug auf sie auszuüben.

An- und Auskleiden von Oberteilen

Um die Kleidung, die der Pflegedürftige am **Oberkörper** trägt, **anzukleiden**, öffnet die Pflegefachkraft zunächst alle Knöpfe und Reißverschlüsse, die die Öffnungen der Kleidung erweitern. Dann beginnt sie in der Regel mit dem Kopf und zieht das Oberteil darüber. Anschließend rafft sie die Ärmel und zieht nacheinander die Arme hindurch. Dabei umfasst sie stets die volle Hand des alten Menschen und nicht einzelne Finger. Anschließend zieht sie das Oberteil zunächst vorne, dann hinten bis zum Hosenbund nach unten. Zum Schluss schließt sie die Knöpfe bzw. Reißverschlüsse und überzeugt sich, dass das Rückenteil glatt sitzt und keine Falten wirft.

Nicht jedes Kleidungsstück hat den gleichen **Schnitt** und nicht alle alten Menschen sind gleich **beweglich**. Daher kann es bei manchen ratsamer sein, zunächst die Ärmel, die vor dem Bauch liegen, anzukleiden und zum Schluss das Kleidungsstück über den Kopf zu ziehen.

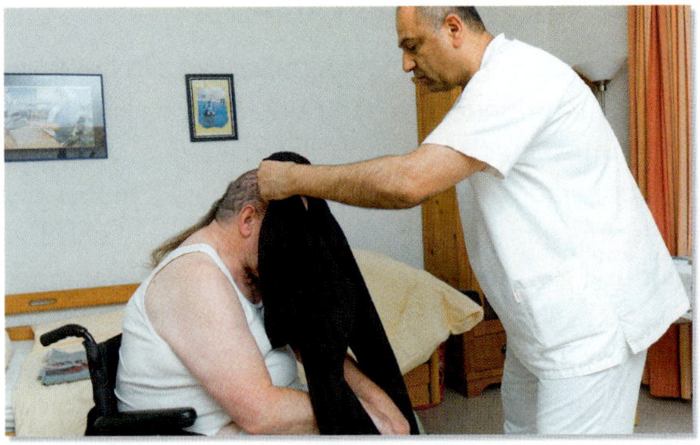

Abb. 1.98: Zunächst zieht die Pflegefachkraft das Kleidungsstück über den Kopf des Pflegedürftigen …

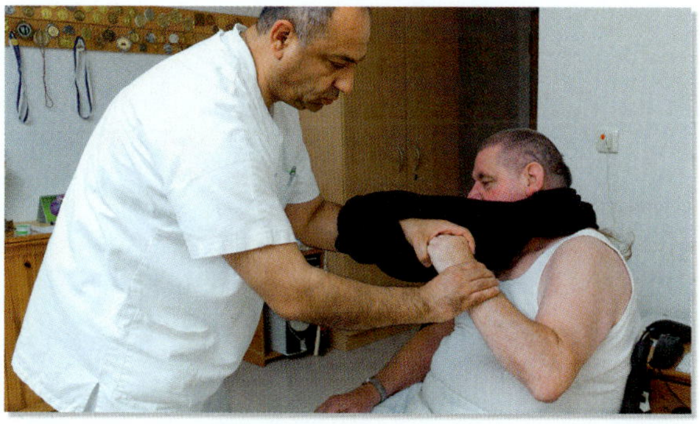

Abb. 1.99: … dann rafft sie einen Ärmel und zieht die Hand durch diesen hindurch, dabei umfasst sie seine volle Hand …

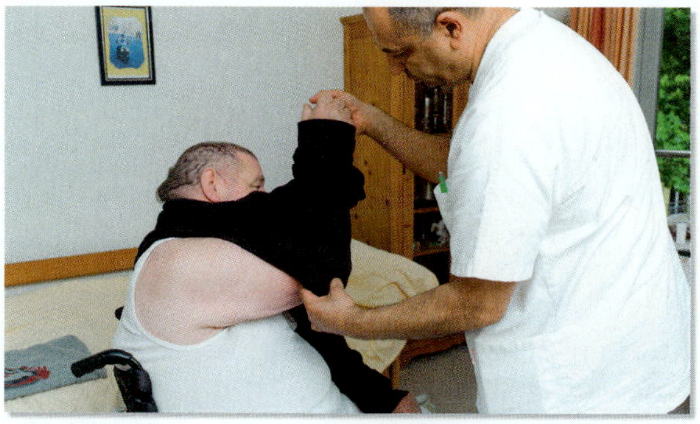

Abb. 1.100: … und wiederholt die Tätigkeit am anderen Arm.

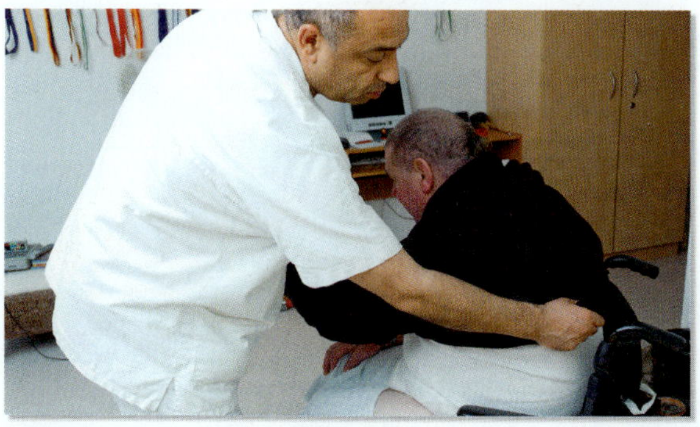

Abb. 1.101: Zum Schluss zieht sie das Oberteil vorne sowie am Rücken glatt.

Folgende Faktoren sind entscheidend, um auszuwählen, welches Vorgehen geeignet ist:

- Beweglichkeit des Kopfes
- Beweglichkeit der Arme und Hände
- Weite des Kopfausschnitts
- Weite der Ärmel sowie des Umschlags zwischen Ärmeln und Brust- sowie Rückenbereich

! Merke Gerade für Frauen kann Schmuck wie ein Kleidungsstück empfunden werden. Bei Bedarf legt die Pflegefachkraft nach dem Ankleiden des Oberteils auch den Schmuck der Frau an. Ebenso denkt die Pflegefachkraft an die Armbanduhr, die der alte Mensch eventuell trägt.

Beim **Auskleiden** des Oberteils beginnt die Pflegefachkraft damit, die Knöpfe und Reißverschlüsse zu öffnen. Anschließend schiebt sie den Teil der Kleidung, der Bauch, Brust und Rücken bedeckt, möglichst weit nach oben. Eine Ausnahme bilden Kleidungsstücke, die vorne durchgeknöpft werden, z. B. Hemden. Diese lässt die Pflegfachkraft nach der Öffnung normal hängen und schiebt sie an einer Seite über die Schulter nach hinten.

Danach greift sie den Oberarm des alten Menschen und zieht an derselben Seite die Kleidung über seine Hand. Währenddessen schiebt sie den Ellenbogen sanft zurück. Nun zieht sie das Oberteil vorsichtig über den Kopf.

Bei durchgeknöpften Oberteilen entfällt die Entkleidung über den Kopf, stattdessen führt die Pflegefachkraft das Kleidungsstück hinten am Rücken entlang zur anderen Seite, um den zweiten Arm auszukleiden.

An- und Auskleiden von Unterteilen

Um die Kleidung, die der alte Mensch am **Unterkörper** trägt, **anzukleiden**, sollte er sitzen oder liegen. Nur Pflegebedürftige mit einem sehr guten Gleichgewichtssinn, die die Möglichkeit haben, sich festzuhalten, kleidet die Pflegefachkraft im Stehen an. Zunächst öffnet sie alle Verschlüsse der Kleidung, welche die Eingänge erweitern. Dann rafft sie ein Hosenbein.

Beim **liegenden** Pflegebedürftigen zieht sie das Hosenbein über den einen Fuß und wiederholt den Vorgang am anderen Bein. Nach Möglichkeit stellt sie die Beine des alten Menschen nun auf und zieht beide Hosenbeine gleichzeitig bis unter das Gesäß. Danach legt er seine Beine wieder ab und dreht sich auf die Seite. Auf diese Weise kann die Pflegefachkraft den Hosenbund über das Gesäß ziehen. Damit die Hose gut und faltenfrei sitzt, sind in der Regel drei bis vier Durchgänge wechselseitig an der linken und rechten Körperhälfte notwendig. Sitzt die Hose schließlich glatt, so schließt die Pflegefachkraft die Verschlüsse. Danach zieht sie dem alten Menschen die Strümpfe an.

Beim **sitzenden** Pflegebedürftigen zieht die Pflegefachkraft nacheinander die gerafften Hosenbeine über die Füße etwa bis zum Knie. Danach zieht sie ihm die Strümpfe und Schuhe an, um einen festen Stand zu ermöglichen. Nun erklärt sie ihm, wo und wie er sich festhalten kann, und hilft ihm beim Aufstehen. Danach zieht sie die Hose nach oben über das Gesäß, bis der Hosenbund sachgemäß sitzt. Dann schließt sie die Verschlüsse der Kleidung und hilft dem Pflegebedürftigen, sich hinzusetzen.

Um den Unterkörper **auszukleiden**, verfährt die Pflegefachkraft genau in der umgekehrten Richtung wie beim Ankleiden. Sitzt der alte Mensch, während die Pflegefachkraft ihn auskleidet, so entfernt sie die Schuhe und Strümpfe erst, wenn die Hose sich bereits auf Kniehöhe befunden hat und er für den weiteren Vorgang sitzen bleiben kann.

✔ **Tipp** Die Pflegefachkraft dokumentiert:
- Tätigkeiten, die der alte Mensch beim An- bzw. Auskleiden selbst übernommen hat
- Besonderheiten, die im Rahmen des An- bzw. Auskleidens aufgefallen sind, z. B. Druckstellen durch Nähte oder Knöpfe, und deren Lokalisation
- Zustand und Sitz der Kleidung, sofern diese auffällig sind
- bei neu aufgenommenen Pflegebedürftigen eventuell Unangemessenheit der Kleidung in Form, Faser oder Verarbeitung

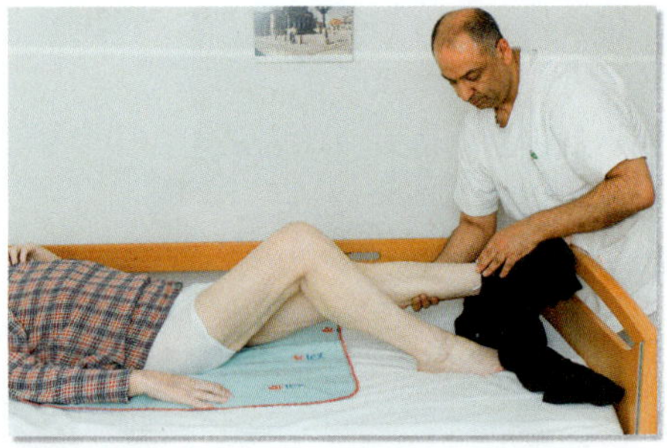

Abb. 1.102: Um einem bettlägerigen Pflegebedürftigen eine Hose anzuziehen, entfernt die Pflegefachkraft zunächst die Bettdecke, danach rafft sie das erste Hosenbein …

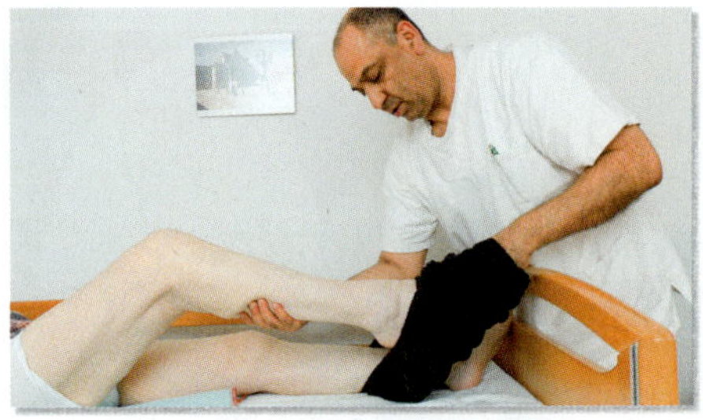

Abb. 1.103: … anschließend zieht sie das zweite Hosenbein über den anderen Fuß.

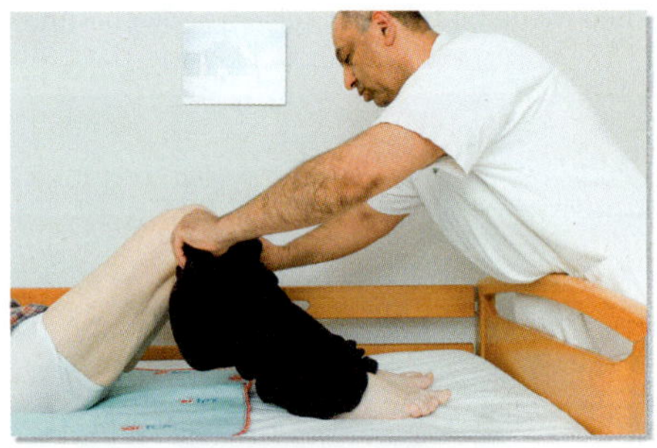

Abb. 1.104: Bei aufgestellten Beinen kann die Pflegefachkraft leicht die Hosenbeine bis zum Gesäß hinaufziehen.

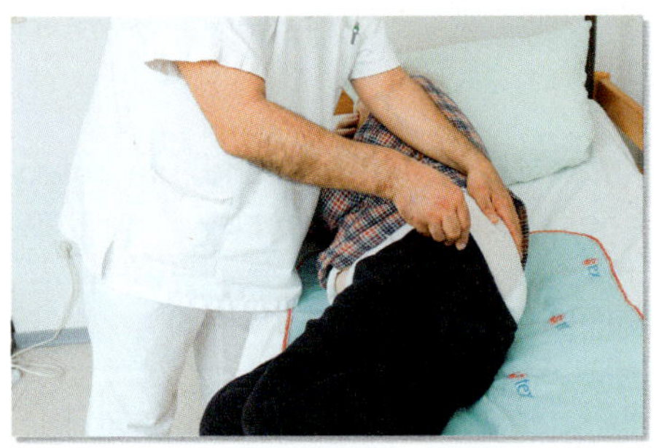

Abb. 1.105: Um die Hose über das Gesäß zu ziehen, rollt sie den Pflegebedürftigen abwechselnd auf die linke und rechte Seite, bis die Hose am Bund richtig und faltenfrei sitzt.

1.8 Ruhen und sich bewegen

Das Leben des Menschen besteht aus Phasen der **Ruhe** und Phasen der **Bewegung** bzw. Aktivität. Beide Zustände sind notwendig, um den jeweils anderen möglich zu machen.

In den Phasen der Ruhe schöpft der Mensch **Kraft** – sowohl geistig als auch körperlich. Viele Körperfunktionen werden verlangsamt, der Mensch verbraucht weniger Energie und kann sich erholen. Der Schlaf dient der **Regeneration** des Körpers: Regelmäßige Ruhe- und Schlafphasen wirken sich positiv auf die Leistungsfähigkeit und Belastbarkeit des Menschen aus.

In aktiven Phasen verbraucht der Mensch in erhöhtem Maße Energie, die Körperfunktionen fahren mehr oder weniger auf **Hochtouren**. Auch diese Phasen dienen dazu, den Körper fit zu halten, indem die Organe ihrer Aufgabe nachgehen. Die körperliche Aktivität regt den Stoffwechsel an und Stoffwechselendprodukte werden ausgeschieden.

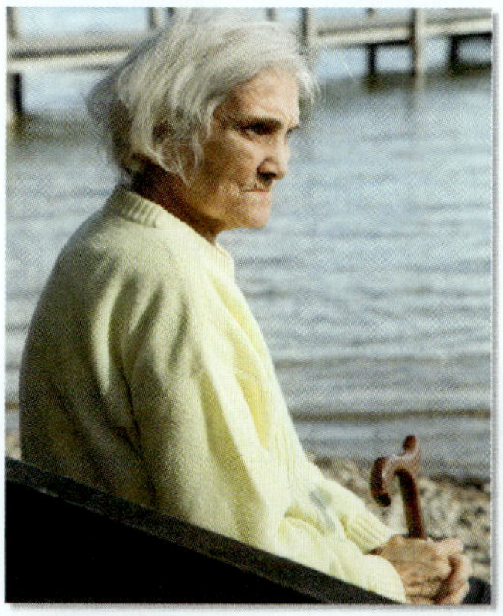

Abb. 1.106: Eine gesunde Mischung: Phasen der Ruhe und der Aktivität wechseln sich ab.

1.8.1 Beobachtung des Schlafs

Die höchste Form der Ruhe ist der **Schlaf**. In keiner Situation kann sich der Mensch so gut erholen, wie im Schlaf. Er ist ein physiologischer Zustand der **Bewusstlosigkeit**.

Problematisch wird es, wenn der Mensch ständig oder regelmäßig unruhig schläft, anstrengend träumt oder die Schlafumgebung nicht gesundheitsfördernd ist. In diesem Fall erholt er sich nicht oder nicht ausreichend. Ihm fehlt die Kraft, die er für die nächste **Aktivitätsphase** benötigt.

Die Regulierung des Schlafs folgt normalerweise einem **24-Stunden-Rhythmus** und wird von der Umgebungshelligkeit beeinflusst. Besonders deutlich wird dies, wenn man in eine Zeitzone reist, die einige Stunden Unterschied aufweist. Der **Schlaf-wach-Rhythmus** benötigt in diesem Fall meist einige Tage, um sich zu regulieren.

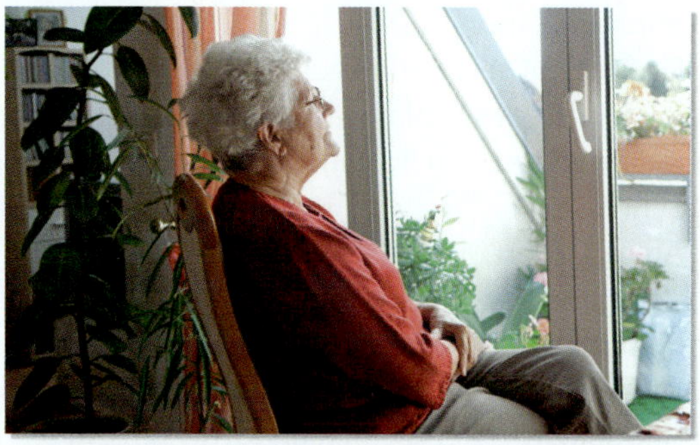

Abb. 1.107: Für einen regelmäßigen Schlaf-Wach-Rhythmus ist auch entscheidend, ob sich die Person am Tageslicht orientieren kann.

Schlafanamnese

Die Pflegefachkraft erhebt bei der Aufnahme des alten Menschen eine **Schlafanamnese**. Durch deren Ergebnisse kann sie leicht erkennen, ob er ausreichend ruht bzw. schläft und sich dadurch regelmäßig erholt.

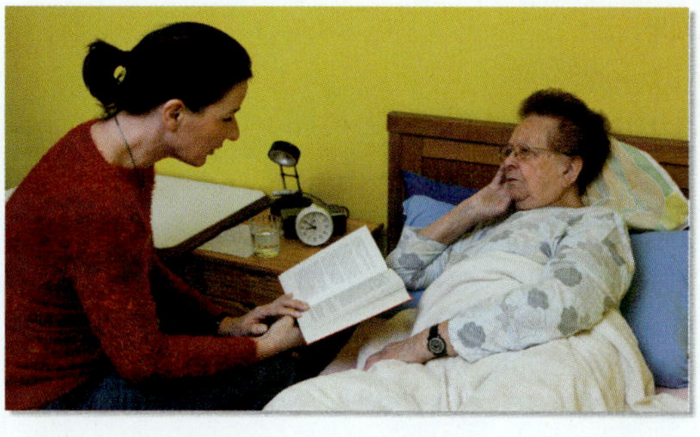

Abb. 1.108: Auch Rituale beim Zubettgehen spielen in der Schlafanamnese eine Rolle. Das Vorlesen durch die Enkelin kann die Pflegefachkraft auch im Pflegeheim ermöglichen.

In der Schlafanamnese erfragt die Pflegefachkraft folgende Informationen:

- Uhrzeit, zu der der alte Mensch üblicherweise
  - zu Bett geht
  - einschläft
  - aufwacht
  - aufsteht

LF 1.3

- Rituale, die der alte Mensch vor dem Einschlafen anwendet, z. B. ein Buch lesen
- Zeit, die der alte Mensch benötigt, um einzuschlafen
- gewohnte Schlafumgebung, z. B. offenes oder geschlossenes Fenster
- Träume
  - Häufigkeit, in der der alte Mensch sich daran erinnern kann
  - Einfluss auf seine Stimmung
- Erholsamkeit des Schlafs
- Auffälligkeiten beim Schlaf, z. B.
  - Schnarchen
  - Schlafwandeln
  - Atempausen
- Schlafstörungen
  - Einschlafstörungen
  - Durchschlafstörungen
  - Häufigkeit, in der die Schlafstörungen auftreten
  - Situationen und Zeiten, zu denen die Schlafstörungen gehäuft auftreten
  - vermutete oder bestätigte Ursachen
- Faktoren, die den Schlaf positiv oder negativ beeinflussen, z. B. Besuch, spannende Filme
- Verwendung von Schlafmitteln
  - welches Schlafmittel
  - Häufigkeit der Anwendung
  - Dauer der Anwendung
- Tagschlaf
  - regelmäßig, unregelmäßig oder nie
  - Uhrzeit
  - Dauer
  - Ort, z. B. auf dem Sofa, im Bett

✔ **Tipp** Die Pflegefachkraft dokumentiert:
- Durchführung und Ergebnisse der Schlafanamnese
- erhobene Daten
- sofern der Pflegebedürftige nicht selbst die Auskünfte gegeben hat: Name der Person, die an der Schlafanamnese teilgenommen hat
- Besonderheiten, die der Pflegefachkraft aufgefallen sind oder die der Pflegebedürftige erwähnt hat
- Absprachen, die sie mit dem alten Menschen für das weitere Vorgehen getroffen hat

Physiologischer Schlaf

Der **physiologische Schlaf** bewirkt, dass der Mensch sich danach ausgeruht fühlt und leistungsfähig ist. Er beginnt nach einigen Minuten Einschlafzeit und wird nicht oder nur selten unterbrochen. Er dient dazu, das Tagesgeschehen zu verarbeiten und erworbenes Wissen zu verfestigen.

Die **Schlafumgebung** (► LF 1.3, Kap. 1.8.2, S. 246) nimmt entscheidend darauf Einfluss, ob der Schlaf eines Menschen erholsam ist oder ihn unausgeruht erwachen lässt. Die **Schlafdauer** (► LF 1.3, Kap. 1.8.1, S. 243) hängt in erster Linie vom Lebensalter, aber auch von den Gewohnheiten und der Aktivität der Person ab.

Folgende Faktoren können sich **schlaffördernd** auswirken:
- ein warmes Bad
- eine Tasse Kräutertee oder warme Milch
- Einschlafrituale, die zur Ruhe kommen lassen
- ausreichende Bewegung am Tag
- klärendes Gespräch, sodass die Person ohne zu grübeln einschlafen kann
- gut gelüftetes Zimmer (klärendes Gespräch)
- Entspannungsübungen, z. B. Autogenes Training oder Atemübungen
- leicht verdauliche Abendmahlzeit (klärendes Gespräch)

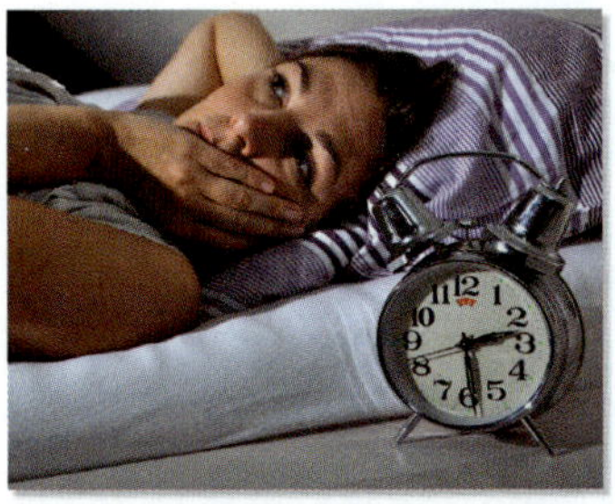

Abb. 1.109: Nächtliches Grübeln senkt die Erholsamkeit des Schlafs. Einigen Personen hilft es, die Probleme und Sorgen in ein gedachtes Kästchen zu legen. Am nächsten Morgen können sie dann hervorgeholt und gelöst werden – und zwar oft leichter als in der Nacht vermutet.

✔ **Tipp** Die Pflegefachkraft dokumentiert:
- Faktoren, die der alte Mensch als schlaffördernd angibt
- Faktoren, die sich neuerdings als schlaffördernd erwiesen haben
- Zeitpunkt und Dauer ungeplanter Schlafphasen

Schlafdauer im Alter

Die **Schlafdauer** hängt vor allem vom Alter des Menschen ab. Ein Neugeborenes schläft 20 Stunden oder auch mehr innerhalb von 24 Stunden. Im Laufe des Lebens verringert sich die Schlafdauer auf etwa 7 Stunden. Ein Grund für die sehr hohe Schlafdauer in der Kindheit liegt in der körperlichen und geistigen Entwicklung.

Im **Alter** nimmt die Schlafdauer im Gegensatz zum jungen Erwachsenen nicht mehr ab. Scheint es auch so, als würden alte Menschen weniger schlafen, so liegt dies vor allem daran, dass **Schlafstörungen** im Alter zunehmen und sich der Schlaf alter Menschen oft über den Tag verteilt, z. B. auf einen Mittagsschlaf oder ein kurzes Einnicken vor dem Fernseher (18).

! Merke Die Schlafdauer ist in Krankheitsphasen oder während der Rekonvaleszenz (Genesung) erhöht.

Auf die Uhrzeit bezogen, zu der ein Mensch schläft, werden zwei **Schlaftypen** unterschieden:

- **Morgenschläfer** oder auch **Eulentyp**, der, wie die Eule, bis tief in die Nacht aktiv ist, am Morgen jedoch nur schwer aufstehen kann, und
- **Abendschläfer** oder auch **Lerchentyp**, der früh ins Bett geht, am nächsten Morgen jedoch auch frühzeitig aktiv wird.

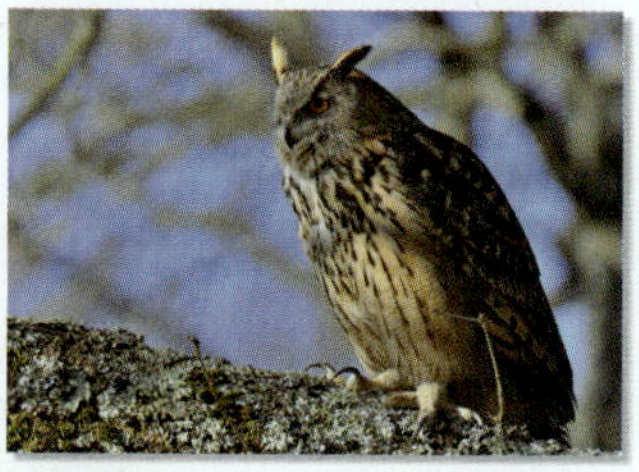

Abb. 1.110: Der Eulentyp ist wie der gleichnamige Vogel: Wenn die Nacht beginnt, wird er erst so richtig aktiv.

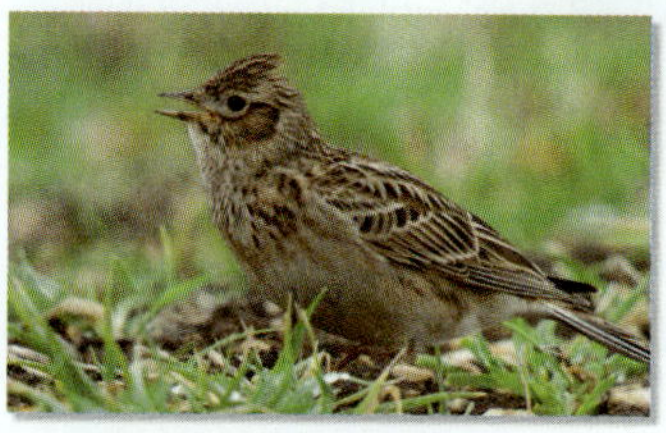

Abb.1.111: Die Lerche gehört zu den Frühaufstehern unter den Vögeln. Der Lerchen-Typ ist ebenfalls schon früh am Morgen aktiv.

Schlafphasen

Ob das Schlafbedürfnis eines Menschen erfüllt wird, hängt nicht nur von der Schlafdauer und der Zeit ab, zu der er schläft. Entscheidend ist auch, welche **Schlafphasen** er erreicht. Diese unterscheiden sich in der **Schlaftiefe** und in ihrem **Erholungseffekt**.

Schlafphasen werden in **REM-Phasen** und **NON-REM-Phasen** unterschieden.

Definition

- **REM** (engl. rapid eye movements, auf Deutsch: schnelle Augenbewegung): Schlafphase, in der der Mensch träumt. Die Augäpfel bewegen sich schnell. Herz- und Atemfrequenz sind erhöht, die Muskelaktivität ist reduziert.
- **NON-REM** (engl. non rapid eye movements): Schlafphase, in der der Mensch besonders tief schläft und sich am stärksten erholt. Auch in dieser Phase kann er träumen, sich jedoch selten an den Traum erinnern.

Der Mensch durchläuft in jeder Nacht vier- bis fünfmal beide Phasen. Ein gesamter Schlafzyklus beinhaltet vier Phasen und beginnt mit dem **Einschlafstadium**, indem er noch leicht erweckbar ist. In der zweiten Phase folgt **festerer Schlaf**, der in der dritten Phase vom **NON-REM-Schlaf** abgelöst wird. Der Schlafzyklus endet mit der vierten Phase, dem **REM-Schlaf**.

Zwischen dem NON-REM- und dem REM-Schlaf verfällt der Mensch kurzzeitig in die erste oder zweite Schlafphase, in der er leichter erweckbar ist.

Die REM-Phasen werden im Laufe der Nacht immer länger und machen ca. 25 % des Gesamtschlafs aus (6, S. 1906).

✓ Tipp Die Pflegefachkraft dokumentiert:

- Uhrzeit des Zubettgehens
- Uhrzeit, zu der der alte Mensch das Licht gelöscht hat (sofern sie dies mitbekommen hat)
- beobachtetes Verhalten während des Schlafs, z. B. ruhiger oder unruhiger Schlaf, Äußerungen und auffällige Bewegungen im Schlaf

LF 1.3

Schlafstörungen

Schlafstörungen (Insomnie) können durch Situationen und Bedingungen des Alltags oder durch eine nicht optimale Schlafumgebung (► LF 1.3, Kap. 1.8.2, S. 246) entstehen. Ebenso können Erkrankungen eine Schlafstörung herbeiführen.

Situations- und umgebungsbedingte Schlafstörungen

In diesem Zusammenhang werden vor allem zwei Arten von Schlafstörungen unterschieden:

- **Einschlafstörungen**, bei denen der Mensch erheblich länger als gewöhnlich benötigt, um einschlafen zu können
- **Durchschlafstörungen**, bei denen der Mensch wiederkehrend im Laufe der Nacht aufwacht und nicht sofort wieder einschläft

Neben einer unpassenden Schlafumgebung kommen die in Tab. 1.18 genannten Umstände als Ursachen für Ein- oder Durchschlafstörungen infrage. Dauern die Schlafstörungen mehr als vier Wochen an, so informiert die Pflegefachkraft den Arzt.

Medikamente zur Schlafförderung sollten stets die letzte Wahl sein, um den Schlaf zu fördern. Ebenso sollten sie möglichst nur kurzzeitig eingesetzt werden. Die Pflegefachkraft setzt sie nur nach ärztlicher Anordnung ein.

Ist die Ursache der Schlafstörungen nicht auf Anhieb ersichtlich, ist es sinnvoll, über ein bis zwei Wochen ein **Schlafprotokoll** zu führen. Ist der alte Mensch dazu in der Lage, so füllt er es selbst aus. Ist dies nicht möglich, so führt die Pflegefachkraft das Protokoll.

Inhalte des Schlafprotokolls sind (19):

- am Abend, bevor der alte Mensch das Licht ausmacht, Bewertung in Schulnoten von 1–6:
  - aktuelle Stimmung
  - Leichtigkeit der am Tag erledigten Aufgaben, z. B. Haushalt, Gruppenaktivitäten
  - gefühlte Frische (1) bzw. Müdigkeit (6)
- am Abend, bevor der alte Mensch das Licht ausmacht, Bewertung mit individueller Angabe:
  - Zeitpunkt und Dauer von Schlafphasen am Tag
  - Alkoholkonsum in den letzten vier Stunden mit Art und Menge
  - Zeit des Zubettgehens

Ursache für Ein- oder Durchschlafstörung	Möglichkeiten, die Ursache zu bearbeiten
Sorgen	• Gespräch anbieten, um mit dem alten Menschen über seine Sorgen zu sprechen • beruhigende Aktivitäten am Abend anbieten, z. B. Atemübungen • beruhigende Waschung (► LF 1.3, Kap. 1.7.2, S. 209)
Bewegungsmangel	• Bewegungsangebot im Freien machen • Bettgymnastik anbieten
Langeweile am Tag	• in Gruppenaktivitäten einbinden, kleine Aufgaben übergeben
nächtliches Wasserlassen	• Haupttrinkzeiten vor den Abend legen
fehlende Sozialkontakte	• im Pflegeheim: Sozialkontakte anbahnen • in der häuslichen Pflege: besprechen, wie vorhandene Kontakte ausgebaut oder neue Kontakte geknüpft werden können
zu hohe Erwartung an die Schlafdauer	• informieren, welche Schlafdauer realistisch ist
zu häufiger oder zu langer Tagschlaf	• über die Folgen des häufigen bzw. langen Tagschlafs und den üblichen Schlafbedarf informieren
zu schweres Essen	• leichte Abendmahlzeit anbieten
Verzicht auf die Abendmahlzeit	• leichte Abendmahlzeit anbieten
Konsum anregender Getränke	• schlaffördernde Getränke anbieten, z. B. Kräutertee, heiße Milch
gestörter Tag-Nacht-Rhythmus	• strukturierten Tagesablauf anbieten • für Bewegung und Aktivität am Tag sorgen • Aufenthalt im Freien mit Tageslichteinfluss fördern

Tab. 1.18: Ursachen für Ein- und Durchschlafstörungen und Möglichkeiten, wie die Pflegefachkraft ihnen begegnen kann.

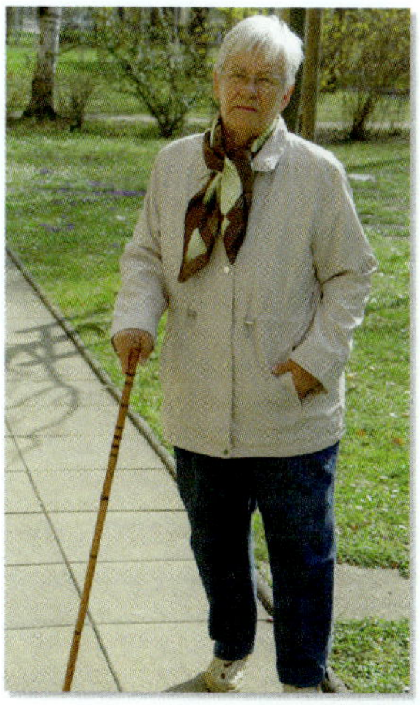

Abb. 1.112: Ausreichend Bewegung am Tag kann Schlafstörungen vorbeugen.

- am Morgen, nachdem der Pflegebedürftige aufgestanden ist, Bewertung in Schulnoten von 1–6:
  - aktuelle Stimmung
  - gefühlte Frische (1) bzw. Müdigkeit (6)
- am Morgen, nachdem der Pflegebedürftige aufgestanden ist, Bewertung mit individueller Angabe:
  - Zeitpunkt des Lichtlöschens am Vorabend
  - Dauer vom Lichtlöschen bis zum Einschlafen
  - Anzahl der Wachphasen in der Nacht
  - Gesamtdauer der Wachphasen
  - Zeitpunkt des Aufwachens
  - gesamte Schlafdauer
  - Uhrzeit des Aufstehens
  - eingenommene Medikamente mit Art, Menge/Dosis und Uhrzeit

Erkrankungsbedingte Schlafstörungen
Die Deutsche Gesellschaft für Schlafforschung und Schlafmedizin (DGSM) nennt sieben spezifische Schlafstörungen im Alter (18):

- **Schlafapnoe**: Hierbei handelt es sich um eine Atempause, die der Pflegebedürftige während des Schlafs einlegt. Sie fällt meist durch sehr lautes Schnarchen auf. Nimmt die Pflegefachkraft eine Schlafapnoe bei ihren Beobachtungsgängen wahr, so kontrolliert sie die Vitalzeichen des Pflegebedürftigen. Je nach Situation informiert sie umgehend einen Arzt bzw. gibt die Information an den Tagdienst weiter, der den Arzt informiert.
- **Obstruktive Schlafapnoe** (OSA): Diese Form der Schlafapnoe kommt vor allem bei Männern und übergewichtigen Menschen vor. Durch die Rückenlage, bei der die Zunge nach hinten fällt, sowie durch Alkohol- und Nikotinkonsum wird die obstruktive Schlafapnoe zusätzlich gefördert. Kann der Pflegebedürftige auf der Seite liegen, so kann diese Lage das OSA-Risiko mindern.
- **Zentrale Schlafapnoe**: Die Ursache liegt in einer Störung des Atemzentrums und kann unabhängig von einem starken Schnarchen auftreten. Ebenso kann eine Herzinsuffizienz die zentrale Schlafapnoe fördern. Auf ärztliche Anordnung versorgt die Pflegefachkraft den Pflegebedürftigen vor dem Schlafengehen mit einer Atemmaske.
- **Syndrom der vorverlagerten Schlafphase**: Der Pflegebedürftige geht verhältnismäßig früh ins Bett, mitunter sogar vor 20 Uhr. Dies führt dazu, dass er auch recht früh ausgeschlafen ist. Die Pflegefachkraft kann dem Pflegebedürftigen helfen, indem sie ihm regelmäßig hilft, am späten Nachmittag und frühen Abend in den Genuss von Tageslicht zu kommen (18).
- **Periodische Bewegung der Gliedmaßen**: Hierbei handelt es sich um regelmäßige Zuckungen im Schlaf. Diese können bei starker Ausprägung dazu führen, dass der alte Mensch am Tag unter großer Müdigkeit leidet. Beobachtet die Pflegefachkraft verstärkte Zuckungen, so informiert sie den Arzt.
- **Restless-Legs-Syndrom**: Bei dieser Erkrankung zeigen die Beine vor allem abends und nachts einen erhöhten Bewegungsdrang. Hinzukommen können z. B. ein Kribbeln oder Brennen in den Beinen oder auch Schmerzen. Beobachtet die Pflegefachkraft den verstärkten Bewegungsdrang, so informiert sie den Arzt.
- **Schlafverhalten und Demenz**: Nicht selten tritt im Laufe einer Demenz-Erkrankung ein umgekehrter Tag-Nacht-Rhythmus auf. Die Pflegefachkraft dokumentiert diesen Zustand und informiert den Arzt bei der nächsten Visite darüber. Ferner sorgt sie für Aktivitäten am Tag und nachts für die Gelegenheit, sich zu beschäftigen bzw. sich im Pflegeheim so aufhalten zu können, dass keine anderen Personen gestört werden.

✔ **Tipp** Die Pflegefachkraft dokumentiert:
- beobachtete Schlafstörungen, deren Art und Dauer
- festgestellte Ursachen oder vermutete Ursachen mit entsprechendem Vermerk
- Maßnahmen, mit denen der Pflegebedürftige oder die Pflegefachkraft gegen die Schlafstörungen vorgegangen ist, und deren Ergebnis
- Verabreichung von angeordneten Medikamenten
- Durchführung eines Schlafprotokolls mit Verweis auf dieses

Beobachtung im Nachtdienst

Zeitnah nach der Übergabe beginnt die Pflegefachkraft im **Nachtdienst** mit ihrer ersten »Runde«. Sie begrüßt die Pflegebedürftigen, die noch wach sind, ist ihnen bei Bedarf behilflich oder bespricht mit ihnen, wann sie ins Bett gehen möchten und ob sie dabei Hilfe benötigen.

Je nachdem zu welcher Zeit der Nachtdienst beginnt, wird sie einige Pflegebedürftige nur schlafend erleben. Bei allen Pflegebedürftigen, auch wenn während der Nacht keine Pflegemaßnahmen durchzuführen sind, z.B. der Wechsel von Inkontinenzhilfsmitteln, schaut die Pflegefachkraft regelmäßig nach dem Rechten und **beobachtet den Schlaf**.

! Merke Auch Schichtdienst kann zu Schlafstörungen führen. Findet der Schlaf zu einer Zeit statt, zu der der Pflegebedürftige üblicherweise nicht schlafen würde, so sinkt die Schlafqualität: Er erreicht weniger Tiefschlafphasen, wacht häufiger auf oder erholt sich weniger. Wichtig ist, dass die Pflegefachkraft nach Phasen des Nachtdienstes ausreichend Zeit zur Erholung hat, um sich wieder an den »normalen« Tag-Nacht-Rhythmus zu gewöhnen (20). Ebenso achtet sie auf die Regeln der Schlafhygiene.

Zudem achtet sie auf die **Sicherheit** des Pflegebedürftigen, z.B. ob die Gefahr besteht, dass er aus dem Bett fallen könnte oder ob auf dem Weg zur Toilette Stolperfallen zu finden sind. Risiken, die den Pflegebedürftigen gefährden können, behebt sie. Die für die Nacht erforderliche Sicherheit bedenkt sie auch, wenn sie das Pflegebett einrichtet (► LF 1.3, Kap. 1.8.2, S. 249).

✔ **Tipp** Einige Einrichtungen bieten ein sogenanntes Nachtcafé an, in dem sich Pflegebedürftige, die nachts nicht schlafen können, aufhalten können.

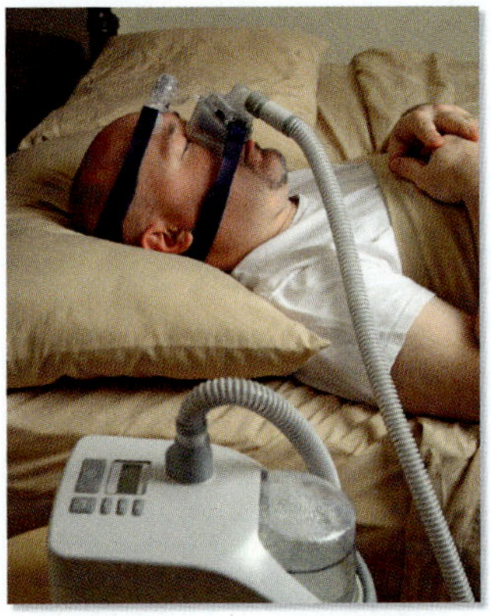

Abb. 1.113: Geräte, die nachts die Atmung unterstützen, wenn der Pflegebedürftige unter einer zentralen Schlafapnoe leidet, werden ärztlich verschrieben und dürfen nur dann angewandt werden.

✔ **Tipp** Die Pflegefachkraft dokumentiert:
- durchgeführte Beobachtungsgänge
- Beobachtungen
- durchgeführte Maßnahmen
- Zeitpunkt, zu dem ein Pflegebedürftiger in der Nacht aufgestanden ist, seine Aktivitäten während der Nacht und ggf. Zeit, zu der er wieder ins Bett gegangen ist

1.8.2 Die Schlafumgebung gestalten

Zur **Schlafumgebung** gehört nicht nur die Situation des Schlafzimmers, sondern auch, wie sich der alte Mensch in der Schlafumgebung verhält und wie er sie nutzt.

Situation im Schlafzimmer

Da eine ungünstige **Schlafumgebung** zu Schlafstörungen führen kann, achtet die Pflegefachkraft darauf, dass im Schlafzimmer folgende Umstände gegeben sind:

- Raumtemperatur von 16–18 °C (18)
- gut gelüfteter Raum
- ruhige Umgebung des Raums
- Abdunkelung nach individuellem Bedürfnis
- geeignetes Bett

Schlafhygiene
Den Begriff **Schlafhygiene** definiert die Deutsche Gesellschaft für Schlafforschung und Schlafmedizin wie folgt:

> **Definition** »Lebensgewohnheiten und Verhaltensweisen, die einen gesunden Schlaf fördern« (21)

Ebenso empfiehlt die Gesellschaft, wie man sich verhalten sollte, um seinen gesunden Schlaf zu fördern:
- drei bis vier Stunden vor dem Schlafengehen keine koffeinhaltigen Getränke
- Nikotinkonsum vermeiden
- Alkohol vermeiden
- regelmäßige körperliche Bewegung, möglichst sechs Stunden vor dem Schlafengehen kein Sport mehr
- abgedunkelter, ruhiger und nicht zu warmer Raum
- leichte Kost vor dem Schlafengehen (21)

Indikationen und Ziele

Eine **Indikation**, die Schlafumgebung zu gestalten, besteht immer dann, wenn der alte Mensch in der bisherigen Umgebung nicht gut schlafen kann bzw. unter Schlafstörungen leidet. Ebenso besteht eine Indikation, wenn die Schlafumgebung wechselt, z.B. wenn der alte Mensch aus seiner gewohnten Umgebung in ein Pflegeheim einzieht.

Das **Ziel**, die Schlafumgebung zu gestalten, besteht darin, dem Pflegebedürftigen zu einem möglichst guten und erholsamen Schlaf zu verhelfen, um ihm psychische und physische Kraftreserven und Ausdauer für den nächsten Tag zu geben.

Das Pflegebett

Je mehr Zeit ein Pflegebedürftiger im **Bett** verbringt, desto mehr wird es zu seinem **Lebensmittelpunkt**. Der Auswahl des Pflegebettes, seiner Position im Raum sowie der Umgebung des Bettes kommt daher ein hoher Stellenwert zu.

Im Idealfall hat das Pflegebett seine **Position** in einer Ecke des Raums. Auf diese Weise vermittelt es mehr **Geborgenheit**, als wenn es von drei oder gar vier Seiten zugänglich ist. Die Pflegefachkraft achtet darauf, dass Personen, die das Zimmer betreten, für den Pflegebedürftigen sofort sichtbar sind.

Umgebung des Pflegebettes
Die **Umgebung des Pflegebettes** sollte dem Geschmack des Pflegebedürftigen entsprechen. Sie sollte weder reizarm noch reizüberflutet sein.

> **! Merke** Selbst eine sehr gut ausgewählte Umgebung des Pflegebettes wird irgendwann reizarm – wenn sie nie verändert wird.

Im Sinne der **biografie-orientierten Pflege** bezieht die Pflegefachkraft den Pflegebedürftigen in die Gestaltung des Zimmers mit ein. An vorderster Stelle steht sein Geschmack, solange die von ihm gewünschte Einrichtung des Raums den hygienischen Anforderungen gerecht und die Sicherheit nicht gefährdet wird.

Eigene Bilder und Pflanzen erinnern den Pflegebedürftigen an seine Vergangenheit und sein soziales Umfeld. Auch eigene Bettwäsche vermittelt ein Gefühl der **Geborgenheit** und des Zuhauseseins.

Helle Farben und ein Blick aus dem Fenster, der vom Bett aus möglich ist, heben die **Stimmung**. Das Geschehen vor dem Fenster bietet zudem **Abwechslung**.

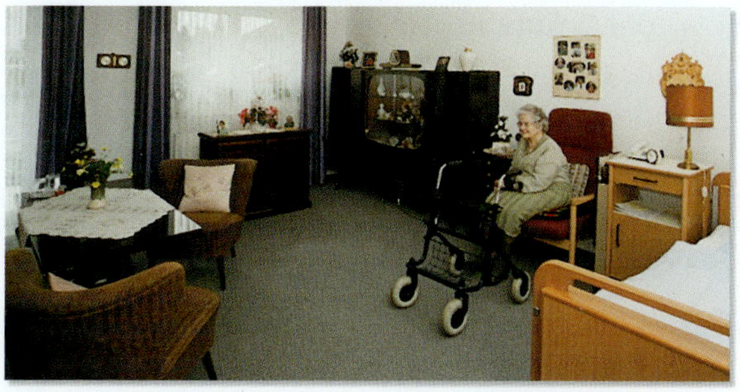

Abb. 1.114: Wohnliche Einrichtung eines Pflegezimmers

LF 1.3

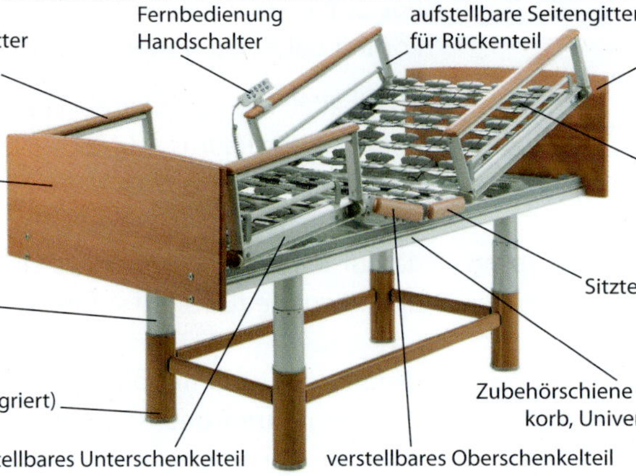

Abb. 1.115: Gestell eines Pflegebettes, das der Sicherheit des Pflegebedürftigen und der rückenschonenden Arbeitsweise der Pflegefachkraft gerecht wird. Die Seitengitter gelten als freiheitsentziehende Maßnahme, lassen sich jedoch nach unten verstellen und sind damit nicht im Weg. Auf Wunsch des Pflegebedürftigen können sie zum Schutz vor einem Herausrollen genutzt werden.

Anforderungen an das Pflegebett

Ein Bett, das für einen Pflegebedürftigen bestimmt ist, sollte einige **Anforderungen** erfüllen. Diese sind aus Sicht der Pflegekraft notwendig, um die Sicherheit des Pflegebedürftigen zu gewährleisten und auf der anderen Seite eine rückenschonende Arbeitsweise für die Pflegefachkraft zu ermöglichen.

- Das Bettgestell sollte
  - fahrbar sein,
  - mit Bremsen sicher fixiert werden können,
  - höhenverstellbar sein,
  - über ein kippbares Kopf- sowie Fußteil verfügen, das mittels Fernbedienung bewegt werden kann,
  - in Länge und Breite den Körpermaßen des Pflegebedürftigen gerecht werden,
  - leicht zu desinfizieren sein und
  - bei Bedarf ermöglichen, Seitengitter zum Schutz anzubringen.
- Die Matratze sollte
  - keine Geräusche von sich geben, wenn sich der Pflegebedürftige im Bett bewegt,
  - der Dekubitusgefährdung (►LF 1.3, Kap. 1.9.4, S. 275) und
  - dem Gewicht des alten Menschen gerecht werden.

Sicherheit

Die **Sicherheit** des Schlafs hört nicht mit dem Pflegebett auf, sondern betrifft insbesondere auch die nähere Umgebung des Bettes sowie den Weg zum Badezimmer.

Zunächst achtet die Pflegefachkraft darauf, ob die Gefahr besteht, dass der Pflegebedürftige aus dem Bett fällt. Generell **Bettgitter** anzubringen, ist weder sinnvoll noch erlaubt. Einerseits gelten Bettgitter als freiheitsentziehende Maßnahme, die eine richterliche Genehmigung benötigt. Auf der anderen Seite besteht gerade bei desorientierten Menschen die Gefahr, dass sie das Bettgitter übersteigen und so aus einer noch höheren Entfernung auf den Boden fallen.

Ist der Einsatz eines Bettgitters nicht möglich, nicht sinnvoll oder kann er vermieden werden, so stehen der Pflegefachkraft folgende Maßnahmen zur Verfügung, um einen **Sturz** aus dem Bett zu vermeiden:

- Ein weit nach unten gefahrenes Bett ermöglicht beim Aufstehen sofort Boden unter den Füßen zu spüren.
- Eine Matratze, die vor dem Bett liegt, ist sinnvoll, wenn die Gefahr besteht, dass der Pflegebedürftige aus dem Bett rollt.
- Die Schlafmatratze auf den Boden zu legen, kann für desorientierte, aber mobile Menschen eine Lösung sein.
- Besteht die Gefahr, dass der alte Mensch stürzt, wenn er aus dem Bett ausgestiegen ist, z. B. weil er den Weg zum Badezimmer nicht findet, so legt die Pflegefachkraft eine spezielle flache Matte vor das Bett, von der sie ein Signal erhält, sobald der alte Mensch auf die Matte tritt. Über einen kleinen Bewegungsmelder kann der Weg vom Bett aus beleuchtet werden.

! Merke Bevor die Pflegefachkraft ein Bettgitter einsetzt
- holt sie das Einverständnis des Pflegebedürftigen bzw. seines Betreuers oder bei Bedarf des Gerichts ein,
- bespricht sie – im Fall eines desorientierten Pflegebedürftigen – im Pflegeteam, ob die Gefahr besteht, dass er das Gitter übersteigen könnte,
- überzeugt sie sich von der einwandfreien Funktion des Gitters und
- achtet sie darauf, dass der Pflegebedürftige nicht mit dem Kopf oder einer Extremität im Gitter hängen bleiben kann.

Generell reduziert die Pflegefachkraft die Zeit, in der Gitter eingesetzt werden, auf das absolut notwendige Minimum.

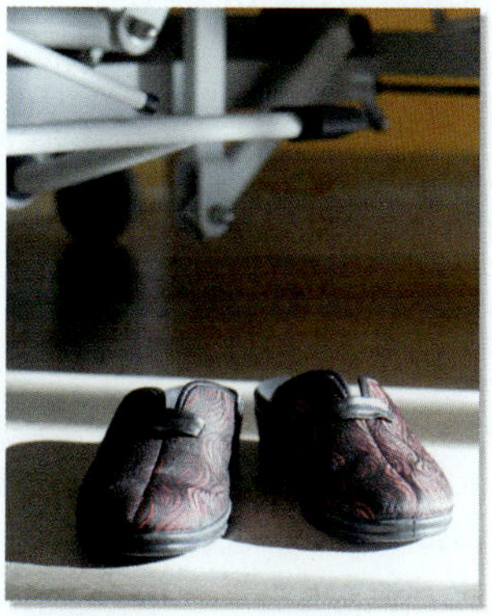

Abb. 1.116: Vor dem Bett stehende Hausschuhe sind nicht immer ideal: Denkt der Pflegebedürftige daran, die Schuhe anzuziehen, so können sie Halt geben. Vergisst er sie, so können sie zur Stolperfalle werden. Nicht jeder Pflegebedürftige kann zudem mit Schuhen umgehen, die hinten offen sind.

Bettlägerigkeit

Von der **Bettlägerigkeit** abzugrenzen ist die **Bettruhe.** Während ein Pflegebedürftiger mit einer akuten Erkrankung einer Bettruhe bedarf, beschreibt die Bettlägerigkeit einen längerfristigen Zustand.

Die Pflegewissenschaftlerin Angelika Zegelin untersuchte erstmals genauer, wie es dazu kommt, dass ein Pflegebedürftiger bettlägerig wird. Dabei machte sie fünf **Phasen** aus, die ein Pflegebedürftiger in der Regel durchläuft, bevor er bettlägerig wird:
- Instabilität
- Ereignis
- Immobilität
- Ortsfixierung
- überwiegendes Liegen (22)

In der Phase der **Instabilität** zeigt der alte Mensch bereits Unsicherheit beim Gehen oder auch beim Stehen. Das **Ereignis** kann real passieren, z. B. durch einen Sturz, oder auch einfach in der Angst vor einem Sturz bestehen. Die **Immobilität** muss noch nicht bedeuten, dass der alte Mensch gar nicht mehr mobil ist, seine Mobilität ist jedoch deutlich eingeschränkt. Sichtbar wird dies beispielsweise dann, wenn ein alter Mensch über längere Strecken den Rollstuhl benutzt, wenige Meter, z. B. vom Stuhl bis zur Toilette, jedoch noch zu Fuß bewältigen kann. Dieser letzte Teil der Selbstständigkeit ist in der Phase der **Ortsfixierung** bereits verloren gegangen. Sie mündet in überwiegendes Liegen.

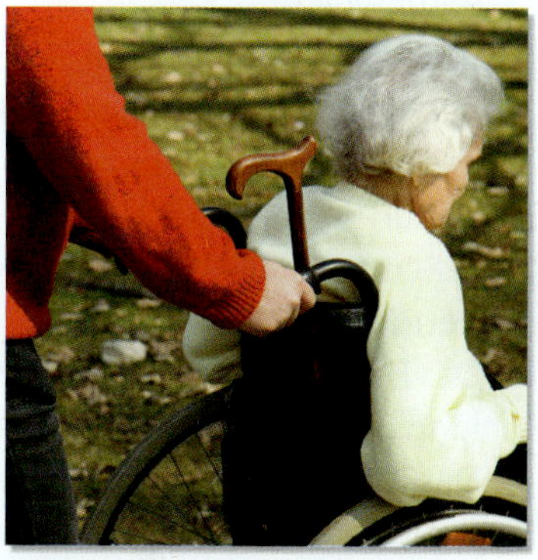

Abb. 1.117: Wird im Alter ein Rollstuhl notwendig, so kann dies einen Schritt im Prozess des Bettlägerigwerdens bedeuten.

Obschon die Bettlägerigkeit, d. h. das fehlende Vermögen, über einen längeren Zeitraum selbstständig aus dem Bett aufzustehen, einen großen Einfluss auf den Pflegebedarf eines Pflegebedürftigen hat, wurde vom Medizinischen Dienst des Spitzenverbandes Bund der Krankenkassen e. V. (►LF 3.2, Kap. 2.1.2, S. 1170) bisher keine einheitliche **Definition** von Bettlägerigkeit festgelegt.

! Merke Derzeit wird an einem neuen **Expertenstandard** zum Thema »**Erhaltung und Förderung der Mobilität**« gearbeitet.

Das Bett herrichten

Ein mobiler, nicht pflegebedürftiger Mensch kann sicher auch in einem nicht perfekt **hergerichteten Bett** gut schlafen. Kann ein Pflegebedürftiger sich jedoch nur eingeschränkt bewegen oder seine Lage nicht selbstständig wechseln, so hat das optimal hergerichtete Bett eine sehr hohe Bedeutung. Falten und Gegenstände im Bett – und seien es nur kleine Brotkrümel – können die Haut schädigen, wenn sie Druck ausüben.

Bettwäsche, in der der Pflegebedürftige schwitzt und die wenig Luft an die Haut lässt, führt zur Bildung feuchter Kammern, z.B. unter der Brust: Die Gefahr eines Intertrigo (►LF 1.3, Kap. 17.4.3, S. 633) steigt. Die Pflegefachkraft beachtet beim Herrichten des Bettes folgende **Grundregeln**:

- Nachdem sie die alte Bettwäsche entsorgt hat, desinfiziert sie das Bett an den Stellen, die der Pflegebedürftige und die Pflegefachkräfte typischerweise berühren.
- Sie verwendet Bettwäsche und Laken aus Baumwolle.
- Das Laken zieht sie faltenfrei auf.
- Bei Bedarf ergänzt sie ein faltenfreies Stecklaken, wenn die Gefahr besteht, dass der Pflegebedürftige einnässt.
- Sie entfernt alle Gegenstände im Bett außer der Bettdecke und dem Kissen.
- Das Fußende stellt sie in die flache Grundstellung.
- Das Kopfende stellt sie ggf. leicht hoch.
- Bettdecke und Kopfkissen schüttelt sie auf, sodass sich keine Klumpen bilden.

Wechsel der Bettwäsche

Gerade bei Pflegebedürftigen kann es notwendig sein, die **Bettwäsche zu wechseln**, während sie im Bett liegen. **Ziel** dieser Maßnahme ist, ihnen ein frisches, angenehmes Bett zu schaffen sowie sie anschließend in einer für sie angenehmen Position im Bett zu lagern und ihr Wohlbefinden zu erhöhen.

✔ **Tipp** Oft macht es Sinn, den Wäschewechsel an die Ganzkörperwaschung im Bett anzuschließen, es sei denn, die beiden Maßnahmen stellen, hintereinander durchgeführt, eine zu hohe Belastung für den Pflegebedürftigen dar.

Unabhängig davon, ob sie den Wäschewechsel von der Seite oder von oben nach unten durchführt, beachtet die Pflegefachkraft folgende **Grundregeln**:

- Zunächst wäscht und desinfiziert sie ihre Hände.
- Dann legt sie alle benötigten Gegenstände wie frische Bettwäsche und einen Abwurfbehälter für die benutzte Bettwäsche bereit.
- Sie schließt Fenster sowie Türen, um Zugluft zu vermeiden.
- Zuschauer, z.B. den Besuch, bittet die Pflegefachkraft während der Maßnahme aus dem Zimmer.
- Nach Möglichkeit fährt sie das Bett so hoch, dass es ihrer optimalen Arbeitshöhe entspricht. Besteht die Gefahr, dass der Pflegebedürftige aus dem Bett fällt, so holt die Pflegefachkraft Unterstützung von einem Kollegen.
- Während der gesamten Maßnahme beachtet sie die Regeln der rückengerechten Arbeitsweise (►LF 4.4, Kap. 1.2.3, S. 1274).
- Nachdem sie die gebrauchte Wäsche abgezogen hat und bevor sie die frische Wäsche aufzieht, desinfiziert sie bei Bedarf das Bett.
- Ist das Bett frisch bezogen, so bringt sie den Pflegebedürftigen in die gewünschte bzw. nach dem Lagerungsplan (►LF 1.3, Kap. 1.8.6, S. 264) vorgesehene Position.
- Nach dem Wäschewechsel werden Schmutzwäsche und ggf. gebrauchte Materialien entsorgt.
- Zum Schluss desinfiziert sie ihre Hände erneut.

✔ **Tipp** Gerade für neu aufgenommene Pflegebedürftige ist der Wäschewechsel, während sie im Bett liegen, oft neu und ungewohnt. Die Pflegefachkraft erklärt daher zunächst das Vorgehen und gibt während der Maßnahme Hinweise.

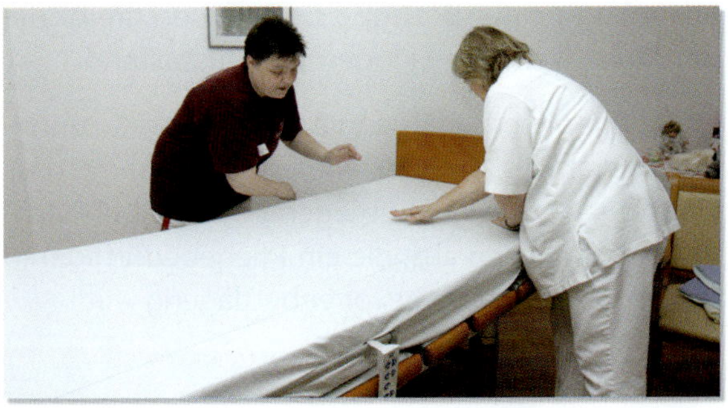

Abb. 1.118: Falten und Krümel im Bett können der Haut schaden und einen Dekubitus fördern. Die Pflegefachkraft achtet daher auf ein glattes, sauberes Bettlaken.

Wäschewechsel von der Seite

Der **Wäschewechsel von der Seite** ist vor allem dann sinnvoll, wenn er nicht im Rahmen der Körperpflege stattfindet, der Pflegebedürftige sich nicht aufsetzen kann oder aus Krankheitsgründen flach liegen muss.

Die Pflegefachkraft entfernt zunächst das Kopfkissen und die Bettdecke. Dann rollt sie den Pflegebedürftigen z. B. auf die linke **Seite**, möglichst weit in **Richtung Bettrand**. Kann er sich nicht selbstständig in dieser Position halten, so wird er von einer zweiten Pflegefachkraft gehalten. Diese steht auf der Seite, zu der der Pflegebedürftige blickt.

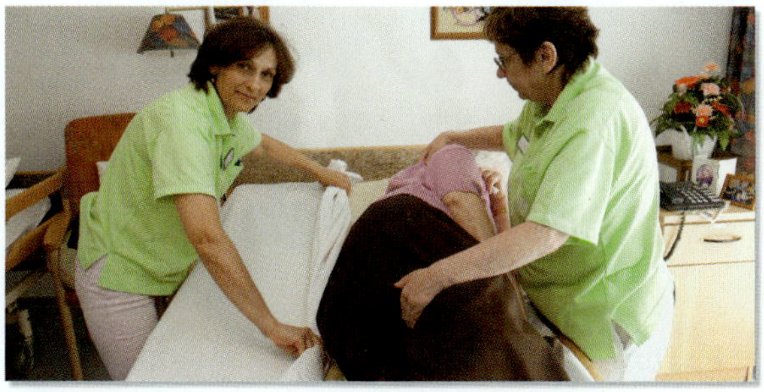

Abb. 1.119: In der Mitte des Bettes liegt das zusammengerollte Laken, über das der Pflegebedürftige im nächsten Schritt bewegt wird.

Die Pflegefachkraft, die das Bett bezieht, steht dem Rücken des Pflegebedürftigen zugewandt. Sie löst das Bettlaken und rollt es in Richtung **Bettmitte** auf. Dabei beginnt sie mit dem Kopfende. Am Ende befindet sich eine Art Stoffschlange in der Mitte des Bettes, die vom Kopf- zum Fußende reicht.

Im nächsten Schritt bezieht sie das frische Laken auf der Seite, an der sie steht. Auch hier beginnt sie am Kopfende. Den Teil des frischen Lakens, mit dem sie die andere Betthälfte beziehen wird, rollt sie ebenfalls auf und legt die Rolle neben die Rolle des benutzten Lakens.

Nachdem sie den Pflegebedürftigen informiert hat, rollt ihn die Pflegefachkraft, die ihn gehalten hat, über die Stoffwalze hinweg, sodass er auf der rechten Seite nun auf dem frischen Laken liegt.

Die Pflegefachkraft, die den Pflegebedürftigen zuvor gehalten hat, entfernt das benutzte Laken. Das frische Laken rollt sie aus, zieht es glatt und steckt es ein.

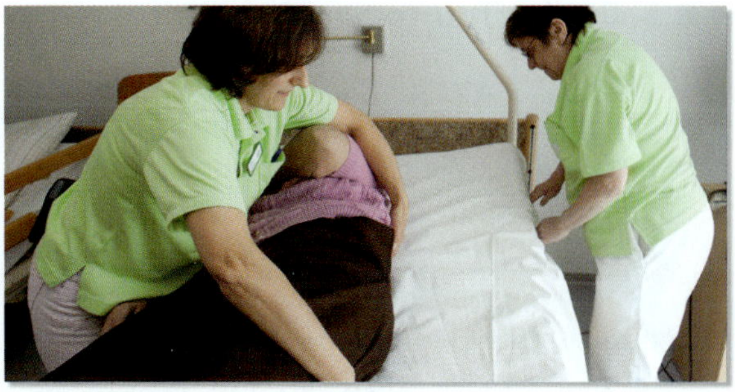

Abb. 1.120: Um Falten zu vermeiden, kann es notwendig sein, den Pflegebedürftigen, nachdem das Laken festgezogen ist, noch einmal auf die linke Seite zu rollen und auch dort das Laken noch einmal zu straffen.

Die Pflegefachkraft legt das aufgeschüttelte Kopfkissen unter den Kopf des Pflegebedürftigen, deckt ihn bei Bedarf zu und geht im Weiteren nach den Grundregeln des Bettens vor.

Wäschewechsel vom Kopf- zum Fußende

Vom Prinzip her ähnelt der **Wäschewechsel vom Kopf- zum Fußende** dem Wäschewechsel von der Seite. Auch hier wird jeweils ein Teil des Bettes zunächst ab- und dann bezogen, bevor die Pflegefachkraft diesen Vorgang am anderen Teil des Bettes wiederholt.

Der Wäschewechsel vom Kopf- zum Fußende ist dann sinnvoll, wenn er der **Ganzkörperwäsche im Bett** folgt. In diesem Fall wechselt die Pflegefachkraft das Laken am Kopfende, wenn sie den Oberkörper des Pflegebedürftigen gewaschen und neu angekleidet hat. Die Stoffrolle rollt sie bis zur Hüfte hinab. Den Rest des Lakens wechselt sie, wenn auch die Füße, Beine, der Intim- und Analbereich gewaschen und neu angekleidet sind.

! Merke Voraussetzung für den Wäschewechsel vom Kopf- zum Fußende ist, dass der Pflegebedürftige sowohl den Oberkörper als auch das Gesäß anheben kann.

✓ Tipp Die Pflegefachkraft dokumentiert:
- Durchführung des Wäschewechsels
- beobachtete Auffälligkeiten, z. B. Schmerzäußerungen

LF 1.3

1.8.3 Beobachtung der Mobilität

Definition

Mobilität ist die Eigenbewegung des Pflegebedürftigen um sich fortzubewegen oder eine Lageveränderung des Körpers vorzunehmen. Lageveränderung und Fortbewegung umfassen den Lagewechsel im Liegen und Sitzen, das Aufstehen und das Umsetzen sowie das Gehen mit oder ohne Hilfen. (23, S. 14)

Immobilität ist folglich die fehlende Möglichkeit, die eigenen Bewegungsabläufe bewusst zu steuern.

Ein gesunder erwachsener Mensch ist üblicherweise **mobil**. Kann er sich nicht bewusst bewegen, so liegt eine Erkrankung, Behinderung oder Pflegebedürftigkeit vor. Eine **Immobilität** kann, gerade wenn sie längere Zeit andauert, weitere Probleme nach sich ziehen, z. B.

- Dekubitus
- Depression
- soziale Isolation
- Kontraktur
- Kreislaufschwäche
- Obstipation
- Pneumonie
- Schlafstörungen
- Thrombose

Da diese Risiken bekannt sind, gibt es sogenannte **Prophylaxen** (► LF 1.3, Kap. 1.9, S. 267). Diese dienen dazu, die jeweiligen Risiken zu minimieren und den Eintritt des Problems zu vermeiden.

Für eine erfolgreiche Prophylaxe ist entscheidend, dass sie rechtzeitig begonnen wird. Aus diesem Grund **beobachtet** die Pflegefachkraft die Mobilität des Pflegebedürftigen täglich. Folgende Faktoren können auf eine eingeschränkte Mobilität hinweisen, bzw. die Mobilität einschränken:

- Schmerzäußerungen bei der Bewegung
- Kreislaufprobleme
- zunehmendes Verharren an einem Ort
- starke Anstrengung bei leichten Bewegungen
- Abwehr, wenn es um Tätigkeiten geht, für die der Pflegebedürftige sich bewegen müsste
- verzerrte Mimik bei der Bewegung
- Gleichgewichtsstörungen
- veränderte Freizeitbeschäftigung, bei der weniger Bewegung gefordert wird

Beobachtet die Pflegefachkraft eine reduzierte Mobilität, so klärt sie die Ursache. Bei Bedarf informiert sie den Arzt.

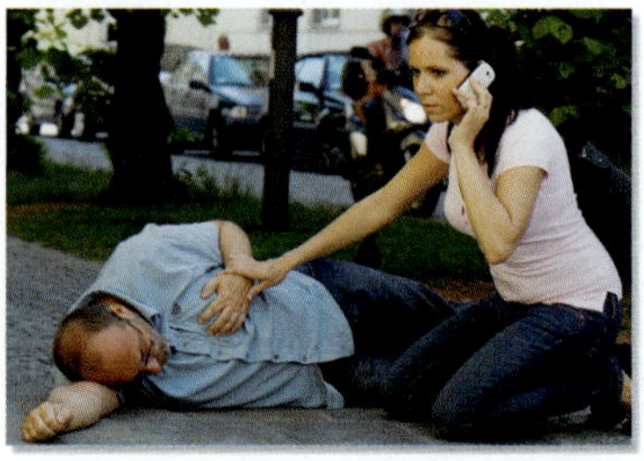

Abb. 1.121: Ein vorangegangener Sturz kann dazu führen, dass der Pflegebedürftige sich bestimmte Bewegungen nicht mehr zutraut. Auch dadurch kann eine Immobilität entstehen.

! Merke Die Mobilität des Menschen kann im Alter erhöht sein, z. B. durch einen erhöhten Bewegungsdrang im Rahmen einer Demenz.

✔ Tipp Die Pflegefachkraft dokumentiert:

- Bewegungsverhalten
- verbale und nonverbale Äußerungen, die auf Schmerzen oder Probleme bei der Mobilität schließen lassen
- Unsicherheiten bei der Mobilität

1.8.4 Bewegung, Mobilisation und Transfer

Der Begriff **Mobilisation** beschreibt alle Pflegemaßnahmen, die die **Bewegungsfähigkeit** des Pflegebedürftigen fördern oder nach einer Krankheit wiederherstellen sollen. Die Förderung der Bewegung ist zunächst Aufgabe der Physio- und Ergotherapie. Da diese Berufsgruppen jedoch wesentlich weniger Zeit mit dem Pflegebedürftigen verbringen als die Pflegefachkraft, gehört es auch zu ihrem Aufgabengebiet, den Pflegebedürftigen zu mobilisieren.

! Merke Bei manchen Personen gehen die Probleme bei der Mobilisation über das Fachwissen der Pflegefachkraft hinaus. In diesem Fall kontaktiert sie den betreuenden Physiotherapeuten und lässt sich von ihm anleiten.

Die **Körperpflege** bietet dem Pflegebedürftigen eine gute Gelegenheit, aktiv zu werden, z. B. indem er die Körperteile, die er erreichen kann, selbst wäscht und abtrocknet. Ebenso kann die Pflegefachkraft ihn zwischendurch zu kleineren Bewegungsübungen **motivieren**, z. B. zum Strecken und Beugen oder Heben und Senken einzelner Körperpartien – von den Zehen bis hin zu den Fingerspitzen.

Weiterhin bietet die Pflegefachkraft **Bewegungsanreize**, die den Pflegebedürftigen zur selbstständigen Bewegung motivieren, z. B.:

- Musik, die zu kleinen Bewegungen anregt, z. B. zum Wippen der Füße oder Beine
- Wanddekoration, die einlädt sie anzufassen, z. B. eine Tastwand
- Snacks, z. B. ein Obstteller, an dem sich der Pflegebedürftige selbst bedienen kann
- Bei bettlägerigen Pflegebedürftigen legt die Pflegefachkraft Gegenstände so in Reichweite, dass sie diese zwar sicher erreichen können, sich dafür jedoch in dem für sie individuell möglichen Rahmen bewegen müssen.

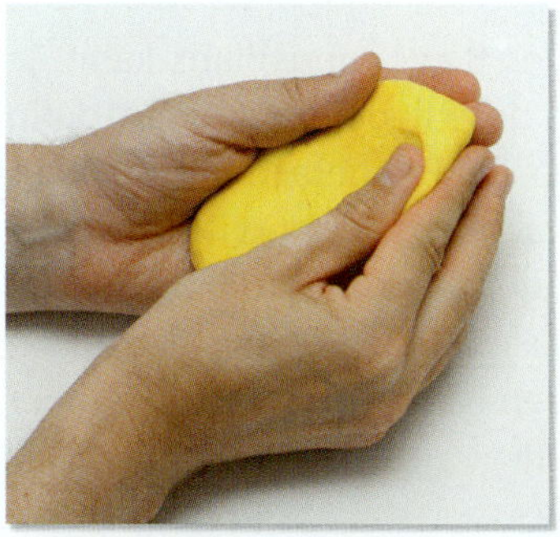

Abb. 1.122: Knete kann eine Anregung sein, die Hände zu bewegen. Bewegliche Hände haben einen hohen Einfluss auf die Selbstständigkeit im Alltag.

Der wesentliche Teil der Mobilisation besteht aus gezielten **Bewegungsübungen**. Um diese festzulegen, erstellt die Pflegefachkraft mit dem Pflegebedürftigen einen **Bewegungsplan**.

Unabhängig davon, welche Bewegungsübungen die Pflegefachkraft mit dem Pflegebedürftigen durchführt, beachtet sie stets folgende **Grundregeln**:

- Sie führt keine Bewegungen gegen den Willen des Pflegebedürftigen durch.
- Während der Mobilisation achtet sie auf verbale oder nonverbale Schmerzäußerungen, bei Bedarf bricht sie die Mobilisation ab bzw. führt andere Bewegungen durch.
- Jederzeit steht die Sicherheit im Vordergrund, Unsicherheit oder gar ein Sturz erschweren die Bereitschaft zur Mobilisation.
- Wenn es den Pflegebedürftigen nicht überanstrengt, ist es sinnvoll, die Mobilisation mit anderen Pflegemaßnahmen, z. B. die Einnahme der Mahlzeit am Tisch, zu kombinieren.
- Ist der Pflegebedürftige von anderen Pflegemaßnahmen bereits überanstrengt, so führt die Pflegefachkraft die Mobilisation separat durch.
- Damit der Pflegebedürftige nach seinen Möglichkeiten mithelfen kann, informiert die Pflegefachkraft ihn genau über ihr Vorhaben und leitet ihn an.
- Im Zweifelsfall kontrolliert die Pflegefachkraft vor der Mobilisation Puls und Blutdruck, um Schwindel oder gar Stürze zu vermeiden.
- Beim Stehen und Gehen achtet sie darauf, dass der Pflegebedürftige festes, hinten geschlossenes Schuhwerk trägt.
- Ableitungen, z. B. Dauerkatheter, oder Zuleitungen, z. B. Infusionen, sollten stets genügend Spielraum haben und nicht unter Zug stehen.
- Bei Bedarf stellt sie einen Rollstuhl, Sessel oder ein individuelles Hilfsmittel bereit.
- Besteht die Gefahr einer Thrombose, so zieht sie dem Pflegebedürftigen noch im Liegen die Kompressionsstrümpfe an bzw. wickelt seine Beine.
- Nach der Mobilisation ermöglicht die Pflegefachkraft dem Pflegebedürftigen eine Ruhepause.

> **! Merke** Während der gesamten Mobilisation achtet die Pflegefachkraft auf Schwindel, Kraft und Kreislaufsituation des Pflegebedürftigen. Bei Unwohlsein, Erschöpfung oder Kreislaufkomplikationen bricht sie die Mobilisation sofort ab.

Auch wenn die Mobilisation viele Erkrankungen vermeiden kann (►LF 1.3, Kap. 1.8.4, S. 252), gibt es dennoch **Kontraindikationen**. In diesen Fällen hält die Pflegefachkraft zunächst Rücksprache mit dem Arzt bzw. einem Physiotherapeuten, bevor sie mit der Mobilisation beginnt.

Kontraindikationen sind:
- frische Frakturen
- ausgedehnte Verbrennungen und großflächige Narbenbildung
- akute und chronische Gelenkerkrankungen
- extrem kreislaufinstabile Menschen
- gezielte Ruhigstellung von Gelenken, z. B. nach einer Operation
- sterbende Personen

Indikationen und Ziele

Eine **Indikation** zur Bewegung und Mobilisation ergibt sich immer dann, wenn der Pflegebedürftige sich nicht selbstständig bewegen kann, d. h. wenn er Unterstützung benötigt, um
- von einem Ort zum anderen zu kommen,
- innerhalb des Bettes die Position zu wechseln,
- nicht benutzte Gelenke zu bewegen und Kontrakturen zu vermeiden und
- um Gelenke und Körperteile, die er längere Zeit nicht bewegt hat, z. B. nach einer Operation, wieder zu benutzen.

Die **Ziele** zur Bewegung und Mobilisation eines Pflegebedürftigen sind vielfältig. Durch ihre Anzahl wird deutlich, auf wie viele Körperfunktionen sich die Mobilisation positiv auswirkt.
- Förderung bzw. Erhalt der Selbstständigkeit
- Förderung bzw. Erhalt der Beweglichkeit, von Bewegungsabläufen sowie des Bewegungsapparates
- Aktivierung des Kreislaufs
- Vermeidung von Erkrankungen, z. B. Thrombosen, Dekubitus, Kontrakturen
- Verschlimmerung von Einbußen / Beeinträchtigungen

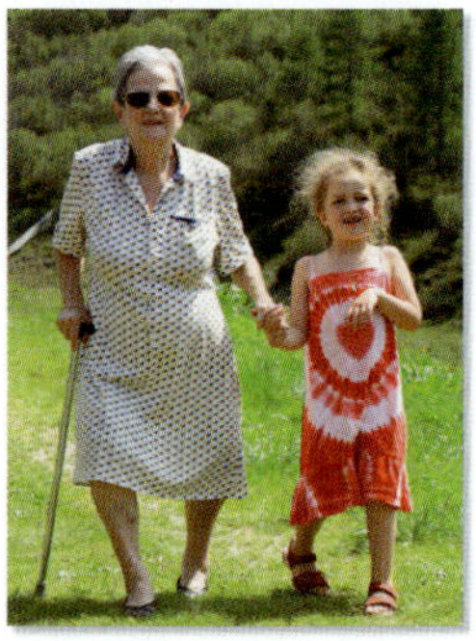

Abb. 1.123: Auch der Spaziergang mit der Enkelin kann zur Bewegung animieren.

Hilfsmittel zur Bewegung ►LF 1.3, Kap. 12.5.4, S. 497

Bewegungsplan

Nicht jeder Pflegebedürftige wird gleichermaßen mobilisiert, da nicht jeder Pflegebedürftige die gleichen Bewegungsschwierigkeiten aufweist. Daher erstellt die Pflegefachkraft gemeinsam mit dem Pflegebedürftigen einen **Bewegungsplan**. Bei Bedarf zieht sie den Physiotherapeuten hinzu. Der Bewegungsplan enthält bzw. berücksichtigt folgende Angaben:
- Art der Bewegung
- Häufigkeit der Durchführung
- Ziel der Bewegung
- Alltagskompetenz, die mit der Bewegung erhalten bzw. gefördert werden soll
- Ressourcen des Pflegebedürftigen

! Merke Im Normalfall gilt: Die Pflegefachkraft mobilisiert den Pflegebedürftigen so früh wie möglich. Mehrere Tage im Bett ohne Mobilisation sollten die absolute Ausnahme sein, da sie die Immobilität fördern. Im Zweifelsfall, z. B. nach einer Operation oder schweren Erkrankung, bespricht die Pflegefachkraft die Mobilisation vorab mit dem Arzt.

Die **Durchführung** des Bewegungsplans kann, je nach den Fähigkeiten des Pflegebedürftigen, darin bestehen, dass er von der Pflegefachkraft bewegt wird. Oder die Pflegefachkraft erinnert ihn lediglich an die Bewegungsübungen und er führt sie selbst durch. In welchem Ausmaß die Pflegefachkraft tätig wird, hängt von den Fähigkeiten des Pflegebedürftigen ab.

! Merke Kann die Mobilisation regelmäßig oder häufig aufgrund von Schmerzen nicht stattfinden, so informiert die Pflegefachkraft den Arzt und bespricht mit dem Pflegebedürftigen das weitere Vorgehen, z. B. eine Schmerzmittelgabe vor der Mobilisation.

Die Pflegefachkraft prüft in regelmäßigen Abständen die **Aktualität** des Plans und aktualisiert ihn bei Bedarf. Zeigt sich ein **akuter Anpassungsbedarf**, z. B. aufgrund einer Erkrankung, so passt die Pflegefachkraft ihr Vorgehen an die Situation an und aktualisiert den Bewegungsplan vorzeitig.

! Merke Die Intensität der Mobilisation richtet sich nach der Tagesform des Pflegebedürftigen. Die Pflegefachkraft mobilisiert besser kurz und intensiv als gar nicht.

Bewegungsübungen

Bewegungsübungen dienen dazu, die Funktionen des Bewegungsapparates zu erhalten. Zudem wirken sie Folgeproblemen wie Kontrakturen, Thrombosen, aber auch dem geistigen Abbau entgegen. Anfängliche Bewegungsübungen im Bett können später die Mobilisation aus dem Bett heraus bzw. den Transfer, z. B. auf einen Stuhl, ermöglichen und erleichtern.

Ebenso sind Bewegungsübungen außerhalb des Bettes, z. B. im Rahmen der Körperpflege oder als **Gruppenaktivität**, sinnvoll, um die Beweglichkeit zu erhalten und einer Bettlägerigkeit vorzubeugen.

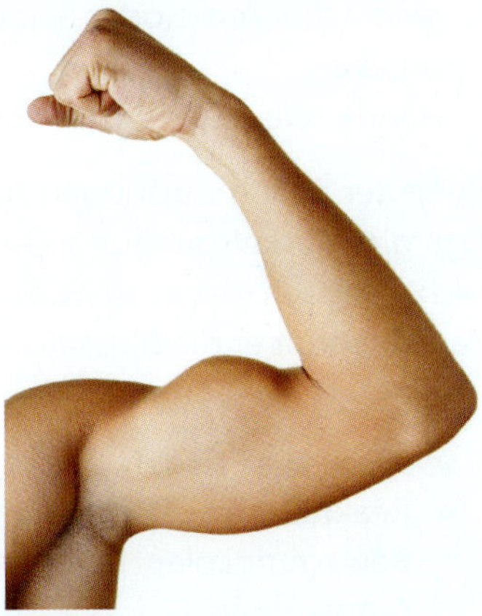

Abb. 1.124: Um den Unterarm zu heben, führt der Mann eine isotone Bewegung durch. Um anschließend die Oberarmmuskulatur zu präsentieren, ist keine Bewegung notwendig, der Mann spannt den Muskel lediglich an. Nun handelt es sich um eine isometrische Übung.

Je nachdem, ob die Länge des Muskels oder dessen Spannung erhöht wird, unterscheidet man zwei Formen von Übungen:

- Bei den **isotonen Übungen** verändert der Muskel seine Länge und eine Bewegung wird sichtbar. Die Muskelspannung verändert sich nur wenig.
- Durch **isometrische Übungen** wird keine Bewegung ausgeführt. Die Spannung des Muskels wird maximal erhöht, die Länge des Muskels bleibt gleich.

Eine weitere Unterscheidung der Bewegungsübungen besteht darin, ob der Pflegebedürftige sie selbst oder die Pflegefachkraft sie ausführt. Man spricht von **passiver** und **aktiver Bewegung**.

! Merke Eine besonders anspruchsvolle Aufgabe ist die passive Bewegung von Pflegebedürftigen gerade dann, wenn diese Schmerzen nicht oder nur wenig äußern können. In diesem Fall besteht das Risiko, dass die Pflegefachkraft dem Pflegebedürftigen kleinste Verletzungen zufügt. Diese wiederum können nachfolgend zu Schonhaltungen führen und eine Kontraktkur (► LF 1.3, Kap. 12.4.4, S. 488) begünstigen (24).

Isotone passive Bewegungsübungen

Gelähmte oder bewusstlose Menschen, Personen, die bereits in ihrer Mobilität eingeschränkt sind, Personen mit Kontrakturen und Menschen mit einem stark reduzierten Allgemeinzustand können sich meist nicht ausreichend selbstständig bewegen. Wichtig ist es, diese Personen dennoch zur eigenständigen Bewegung zu animieren. Ergänzend hierzu können **passive Bewegungsübungen** angeboten werden. Sie regen den Kreislauf und die Atmung an und dienen dazu, aktive Bewegungsabläufe vorzubereiten. Passive Bewegungsübungen können die aktive Bewegung jedoch nicht ersetzen.

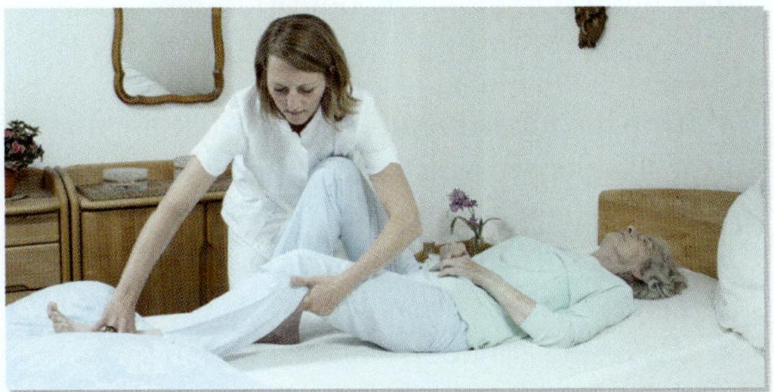

Abb. 1.125: Die Pflegefachkraft beugt und streckt die Beine der Frau. Damit führt sie passive isotone Bewegungsübungen durch.

! Merke Passive Bewegungen sollten nur nach Rücksprache mit dem Arzt und ggf. physiotherapeutischer Anamnese und nur nach Anleitung durch die beteiligten Physiotherapeuten durchgeführt werden.

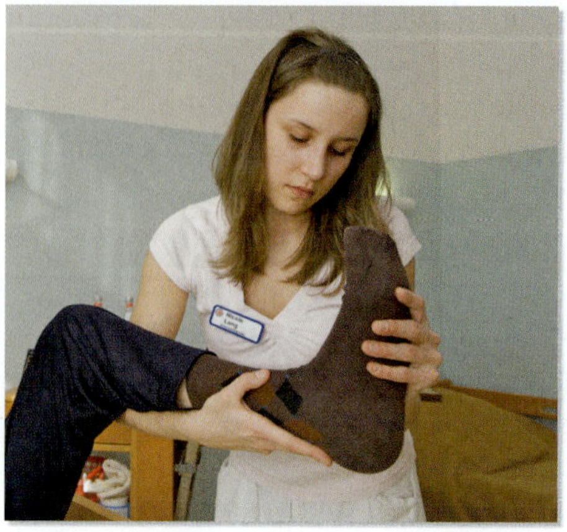

Abb. 1.126: Passive Bewegungsübung mit fixiertem Nachbargelenk

Isotone assistierte und aktive Bewegungsübungen

Assistierte Bewegungsübungen führt der Pflegebedürftige weitgehend aus eigener Kraft aus. Die Pflegefachkraft unterstützt und führt die Bewegung bei Bedarf. Auf diese Weise kann der Pflegebedürftige physiologische Bewegungsmuster trainieren.

Ziel ist es, **aktive Bewegungsübungen** zu ermöglichen, die der Betroffene selbstständig ausführt. Um zu vermeiden, dass der Pflegebedürftige die aktiven Übungen falsch durchführt, leitet die Pflegefachkraft ihn zunächst an und beobachtet später die korrekte Durchführung der Übungen.

> ✔ **Tipp** Im Alltag bietet sich eine Fülle an Möglichkeiten, um zu assistierter oder aktiver Bewegung anzuregen, z. B.
> - sich im Bett zum Kopfende bewegen
> - sich zur Seite drehen
> - das Gesäß anheben (»Brücke bauen«)
> - den Oberkörper aufrichten

Weitere Bewegungsübungen, zu denen die Pflegefachkraft anregen kann, sind z. B.
- Knie, Ellenbogen strecken und beugen
- Zehen, Finger einkrallen und spreizen
- Finger einzeln bewegen
- Schultern anziehen und wieder lockern, kreisen lassen
- mit Händen oder Armen Kreise formen und Wellen darstellen
- das Kinn auf die Brust ziehen und leicht in den Nacken legen

Isometrische resistive Übungen

Resistiv ist lateinisch und steht für »widerstehend«. **Resistive Übungen** dienen dazu, den Muskelaufbau zu fördern. Dabei überwindet der Pflegebedürftige einen realen oder gedachten Gegendruck.

> **! Merke** Resistive Übungen dürfen nicht nach einem Schlaganfall eingesetzt werden, da dadurch die Spastik verstärkt werden würde.

Isometrische Spannungsübungen

Isometrische Spannungsübungen lassen sich ebenfalls gut in den Alltag einbauen. Beispiele für diese Übungen sind:
- Hinterkopf im Liegen auf die Matratze drücken und dabei das Kinn auf die Brust ziehen
- gestreckte Arme oder Beine auf die Matratze drücken
- Hände oder Füße zusammendrücken

Bei jeder Spannungsübung hält der Pflegebedürftige die Muskelspannung etwa **10 Sekunden** aufrecht. Danach löst er sie wieder. Nach einer kurzen Pause spannt er die Muskeln erneut an.

> ✔ **Tipp** Die Pflegefachkraft dokumentiert:
> - Reaktionen auf Bewegungsanreize
> - Bewegungsplan und geplanter Aktualisierungstermin
> - Art der durchgeführten Bewegungsübung
> - Zeitpunkt der Durchführung
> - Häufigkeit der Durchführung
> - Gründe, warum Bewegungsübungen ggf. nicht durchgeführt wurden
> - Anleitung des Pflegebedürftigen und deren Inhalte
> - Äußerungen und Aussehen des Pflegebedürftigen, z. B. Schmerzen, Gesichtsfarbe
> - Verhalten des Pflegebedürftigen, z. B. Kreislaufsituation
> - Vitalzeichen vor und nach der Maßnahme
> - Kooperation des Pflegebedürftigen

! Merke Die Pflegefachkraft achtet auf eine gute Mischung aus isotonen und isometrischen Übungen sowie aus Anspannung und Entspannung, damit der Pflegebedürftige weder über- noch unterfordert wird.

Kinaesthetics

Definition **Kinaesthetics** (gr. kinesis: Bewegung; aesthesie: Wahrnehmung): »Kunst/Wissenschaft der Bewegungswahrnehmung«

Die Grundlage von **Kinaesthetics** wurde unter dem Namen Kinästhetik in den 1980er-Jahren entwickelt von

- Dr. Frank Hatch, einem Tänzer und Wissenschaftler, der sich mit der Verhaltenskybernetik, also der Steuerung und Regelung menschlichen Verhaltens, auseinandergesetzt hat, und
- der Psychologin Dr. Lenny Maietta, die sich ebenfalls mit der Verhaltenskybernetik, aber auch mit der Eltern-Kind-Interaktion beschäftigte.

Kinaesthetics ist ein Bewegungskonzept, dessen **Ziel** darin besteht, die **Beziehungsaufnahme** zwischen dem Pflegebedürftigen und der Pflegefachkraft zu verbessern und ihre **Handlungsfähigkeit** zu erweitern.

Der **Vorteil**, nach den Grundregeln von Kinaesthetics zu arbeiten, besteht für die Pflegefachkraft darin, dass Bewegungsabläufe mit möglichst geringem Kraftaufwand und in rückenschonender Arbeitsweise durchgeführt werden. Die Ressourcen sowie die Eigenbeweglichkeit des Pflegebedürftigen werden dabei optimal genutzt.

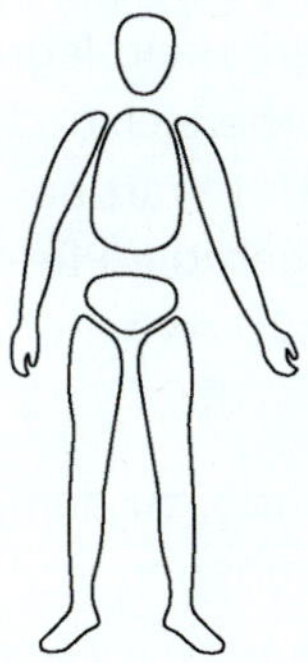

Abb. 1.127: Sogenannte Massen und Zwischenräume

Komplexe Bewegungen, z. B. das Aufstehen, werden in einzelne **Bewegungsschritte** aufgeteilt. Auf diese Weise wird der Pflegebedürftige nicht als Ganzes bewegt, z. B. unter hohem Kraftaufwand hochgehoben, sondern »in Teilen« von der einen Position in die andere gebracht. Dabei werden die Bewegungsressourcen, die der Pflegebedürftige besitzt, sowie die Tatsache, dass Teile leichter zu bewegen sind als das Ganze, genutzt.

LF 1.3

Kinaesthetics besteht aus **sechs Konzepten** (25):

- **Interaktion**: Gemeint ist hier sowohl die Interaktion der Körperteile untereinander, aber auch die Interaktion zwischen Menschen.
- **Funktionale Anatomie**: Im Mittelpunkt stehen die sogenannten Massen, zu denen der Kopf, der Brustkorb, das Becken sowie die Arme und Beine gezählt werden. Von ihnen unterschieden werden die Zwischenräume, also der Hals, die Achselhöhlen, die Taille und die Leisten. Ebenso spielen die Haltungsebenen sowie die Orientierung im Raum eine Rolle.
- **Menschliche Bewegung**: Hier wird vor allem zwischen parallelen und spiraligen Bewegungen unterschieden. Gerade viele spiralige Bewegungen, z. B. das Aufstehen über den Ein-Bein-Stand ist bei Pflegebedürftigen, die nicht nach Kinaesthetics vorgehen, oft ungewohnt. Dabei ist es nah verwandt mit der Art und Weise, wie Kinder natürlich lernen aufzustehen. Die Verlagerung der Massen spielt für die Bewegung eine entscheidende Rolle.
- **Anstrengung**: Dieses Konzept zielt darauf, das jeweils passende Spannungsmuster zu erzielen, um die geplante Bewegung durchführen zu können. Im Mittelpunkt stehen die Aktivitäten Ziehen und Drücken.
- **Menschliche Funktion**: Durch dieses Konzept werden die Aktivitäten anhand der ersten vier genannten Teilkonzepte beschrieben.
- **Umgebung**: Der Mensch kann sich selbst an die Umwelt anpassen oder die Umwelt so gestalten, dass sie für ihn optimal nutzbar ist.

Der im Mittelpunkt stehende Nutzen für die Pflegepraxis besteht darin, Bewegungsabläufe, z. B. das Drehen einer Person im Bett, über die Verlagerung der einzelnen **Massen** zu realisieren. Die Massen des Pflegebedürftigen werden angefasst und die **Zwischenräume** (Abb. 1.27) genutzt, um auch stark bewegungseingeschränkte Personen optimal und rückenschonend passiv zu bewegen.

Transfer

Unter **Transfer** wird der Wechsel eines Pflegebedürftigen von der einen in eine andere Position verstanden. Im Rahmen der Pflege stehen vor allem solche Transfers im Mittelpunkt, bei denen der Pflegebedürftige **Unterstützung** benötigt. Der Tätigkeitsumfang, den die Pflegefachkraft übernimmt, kann von Mensch zu Mensch variieren.

Die **Ziele** des Transfers bestehen darin,

- einen Positionswechsel (vom Liegen ins Sitzen, vom Sitzen ins Stehen, vom Stehen ins Sitzen) durchzuführen,
- den Kreislauf des Pflegebedürftigen durch die Mobilisation in eine aufrechte Position zu fördern,
- den Kreislauf des Pflegebedürftigen durch die Mobilisation in eine liegende Position zu schonen und
- dem Pflegebedürftigen die Teilhabe am sozialen Leben in der Gemeinschaft zu ermöglichen.

Unabhängig von der Ausgangs- sowie Zielposition beachtet die Pflegefachkraft beim Transfer folgende **Grundregeln**:

- Vor und nach dem Transfer desinfiziert sie ihre Hände.
- Während des Transfers achtet die Pflegefachkraft auf den Kreislauf des Pflegebedürftigen und legt bei Bedarf eine Pause ein.
- Sie vermeidet Scherkräfte; diese entstehen, wenn zwei Flächen gleichzeitig, jedoch nicht in der gleichen Geschwindigkeit oder gar gegeneinander verschoben werden. Eine Scherkraft würde z. B. entstehen, wenn die Pflegefachkraft den Pflegebedürftigen über das Laken »schleifen« würde, um ihn weiter oben am Kopfende zu positionieren.
- Bei Pflegebedürftigen, die mehrere Tage im Bett gelegen haben, beginnt die Pflegefachkraft schrittweise mit dem Transfer. Sie setzt den Pflegebedürftigen beispielsweise zunächst nur im Bett auf oder auf die Bettkante.
- Die Pflegefachkraft wendet eine rückengerechte Arbeitsweise (► LF 4.4, Kap. 1.2.3, S. 1274) sowie die Regeln der Kinaesthetics an. Gibt es in der Einrichtung eine Kinaesthetics-Trainerin, so kann diese im Einzelfall nützliche Hinweise geben.
- Sie schätzt ihr Kräftevermögen realistisch ein und arbeitet, wo es notwendig ist, gemeinsam mit einem Kollegen.
- Aufgaben, die der Pflegebedürftige selbst übernehmen kann, führt er selbst durch.
- Wo es möglich ist, setzt sie Hilfsmittel ein, z. B. einen Lifter.

> **! Merke** Alle Pflegefachkräfte führen den Transfer bei einem Pflegebedürftigen in gleicher Weise durch (26). Auf diese Weise kann der Pflegebedürftige die Bewegungsabläufe einüben. Die Pflegefachkraft, die die Pflegeplanung erstellt, dokumentiert das Vorgehen beim Transfer.

Transfer in Rückenlage zum Kopfende

Um den Pflegebedürftigen, der in Richtung Fußende des Bettes gerutscht ist, zum **Kopfende** hoch zu bewegen, stellt die Pflegefachkraft zunächst das Bett auf ihre eigene **Hüfthöhe** ein. Anschließend stellt sie das Kopfende flach, um den Pflegebedürftigen nicht gegen das Kopfteil hochbewegen zu müssen. Dann entfernt sie das Kopfkissen.

Arbeiten die Pflegefachkräfte zu zweit, so stehen sie sich jeweils an den beiden Seiten des Bettes gegenüber. Ihre Füße stellen sie in eine leichte Schrittstellung in Richtung Kopfende und wenden ihren Oberkörper entsprechend in diese Richtung.

Die beiden Pflegefachkräfte greifen im Beckenbereich unter dem Pflegebedürftigen hindurch und geben sich die Hand. Die jeweils andere Hand legt eine Pflegefachkraft unter den Schulterbereich und die andere unter die Oberschenkel. Um Kraft aus ihren Oberschenkeln zu nutzen, beugen die Pflegefachkräfte die Knie leicht an, ihren Rücken halten sie gerade.

Eine Pflegefachkraft gibt ein **Kommando**, zu dem beide den Pflegebedürftigen leicht anheben und dabei in Richtung Kopfende bewegen.

Selbstständige Bewegung zum Kopfende
Kann der Pflegebedürftige sich weitgehend **selbstständig bewegen**, so leitet die Pflegefachkraft ihn bei der Bewegung zum Kopfende lediglich an:

- Der Pflegebedürftige stellt die Füße nahe am Gesäß seitlich auf.
- Nun greift er den Aufrichter, richtet den Oberkörper leicht auf und hebt das Gesäß an.
- Durch eine Abstoßbewegung der Füße positioniert er sich weiter am Kopfende.

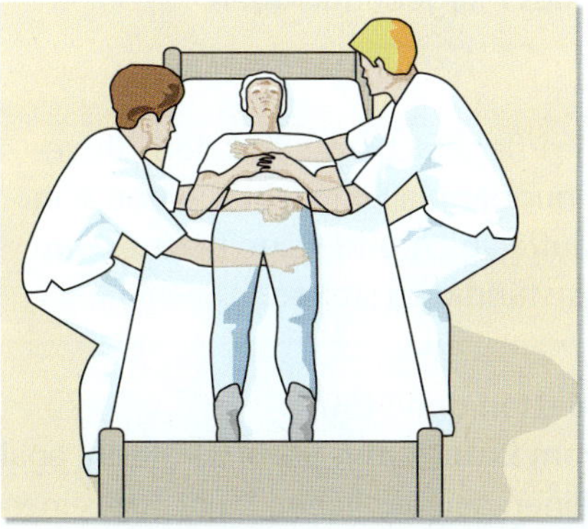

Abb. 1.128: Zwei Pflegefachkräfte bewegen den Pflegebedürftigen zum Kopfende.

✔ **Tipp** Bei Bedarf, um ein Wegrutschen der Füße zu vermeiden, hält die Pflegefachkraft die Füße fest.

In Rückenlage zur Seite
Der Bewegungsablauf, um den Pflegebedürftigen **zur Seite** zu bewegen, ähnelt dem Ablauf beim Transfer bzw. bei der selbstständigen Bewegung in Richtung Kopfende.

Beim Transfer durch zwei Pflegefachkräfte steht die größere von beiden an der Seite, von der der Pflegebedürftige weg bewegt wird.

Wird der Pflegebedürftige lediglich für die Positionierung angeleitet, so bewegt er zunächst das Becken in die gewünschte Richtung. Erst danach richtet er den Oberkörper auf und verlagert ihn auf die gewünschte Seite. Bei Bedarf unterstützt die Pflegefachkraft die Bewegung des Beckens und Oberkörpers durch leichtes Schieben.

Aufsetzen auf die Bettkante
Das **Aufsetzen auf die Bettkannte** verläuft in vier Schritten:

- Der Pflegebedürftige dreht sich auf die Seite nahe zur Bettkante hin. Die Pflegefachkraft achtet darauf, dass er nicht aus dem Bett fallen kann, und gibt ihm die notwendige Sicherheit (Abb. 1.129).
- Das Kopfteil des Bettes stellt sie hoch, sodass der Pflegebedürftige bereits in eine halb sitzende Position kommt. Die Beine winkelt er an. Die Pflegefachkraft fordert ihn auf, tief durchzuatmen. Dann legt sie einen Arm um seinen Schulter-Nacken-Bereich und den anderen in seine Kniekehlen oder etwas darüber (Abb. 1.130).
- Nun bringt die Pflegefachkraft die Beine des Pflegebedürftigen in einer leichten Zieh-Kipp-Bewegung über den Bettrand. Seinen Oberkörper zieht sie dabei gleichzeitig hoch. Sofern der Pflegebedürftige sich mit einer Hand vom Bett abdrücken kann, kann er diese Bewegung dadurch unterstützen (Abb. 1.131).
- Indem sich der Pflegebedürftige auf dem Bett abstützt, kann er seine Haltung selbst unterstützen. Die Pflegefachkraft hält ihn erneut dazu an, tief einzuatmen, und beobachtet seine Kreislaufsituation. Sinnvoll ist es, dass der Pflegebedürftige geradeaus und nicht auf den Boden schaut, was den Schwindel hervorrufen oder ihn verstärken kann (Abb. 1.132).

Nachdem der Pflegebedürftige auf der Bettkante sitzt, hält die Pflegefachkraft ihn fest und fährt das Bett so weit herunter, dass er ohne Probleme mit den Füßen den Boden berühren kann. Sitzt er sicher, so zieht die Pflegefachkraft ihm **festes Schuhwerk** an.

! Merke Trägt der Pflegebedürftige Kompressionsstrümpfe oder Verbände, so legt die Pflegefachkraft diese an, bevor sie ihn auf die Bettkante mobilisiert.

Stehen vor dem Bett
Besitzt ein Pflegebedürftiger ausreichend Kraft, so schließt sich an das Sitzen auf der Bettkante das **Stehen vor dem Bett** an.

Die Pflegefachkraft achtet auf bequeme und rutschfeste Hausschuhe. Kann der Pflegebedürftige nicht allein aufstehen, so stellt sie sich vor ihn hin. Sie

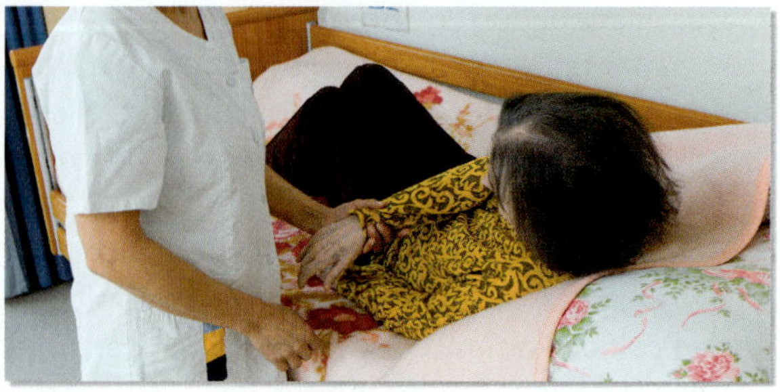

Abb. 1.129: Der Pflegebedürftige rückt zur Seite des Bettes.

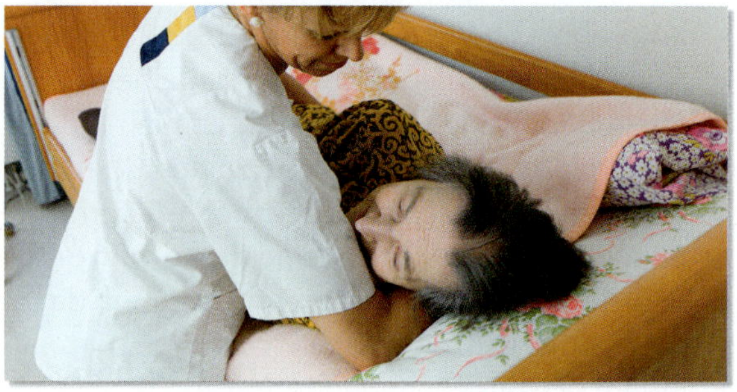

Abb. 1.130: Die Pflegefachkraft umfasst seinen Schulter-Nacken-Bereich sowie seine Beine.

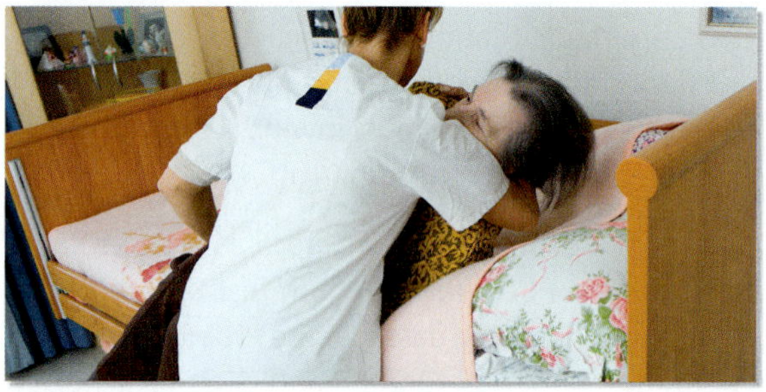

Abb. 1.131: Mit einer hebend-drehenden Bewegung richtet die Pflegefachkraft den Oberkörper auf. Durch eine ziehend-kippende Bewegung führt sie die Beine des Pflegebedürftigen über den Bettrand.

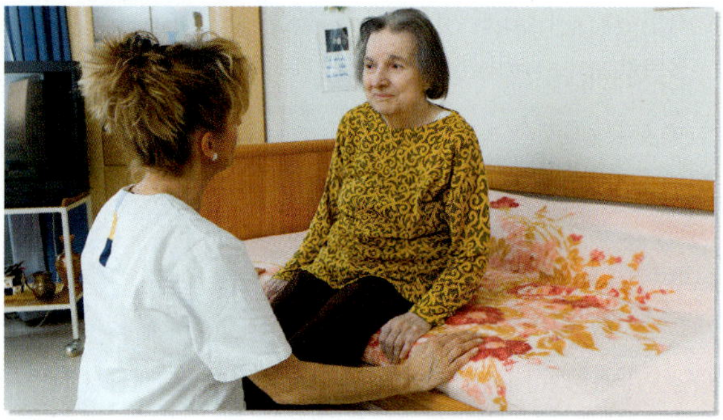

Abb. 1.132: Die Pflegefachkraft beobachtet die Kreislaufsituation des Pflegebedürftigen.

bittet ihn, seine Arme auf ihre Schultern zu legen und fasst mit den Händen um seine Hüften. Auf ein vereinbartes Kommando, z.B. indem die Pflegefachkraft bis drei zählt, zieht sie den Pflegebedürftigen hoch. Er selbst unterstützt diese Bewegung, indem er sich an den Schultern der Pflegefachkraft festhält.

> ✓ **Tipp** Um zu vermeiden, dass seine Füße wegrutschen, stellt die Pflegefachkraft ihre Füße vor die des Pflegebedürftigen.

> **! Merke** Die Pflegefachkraft lässt den Pflegebedürftigen nur dann allein stehen, wenn sein Kreislauf unauffällig ist und seine Kraft es ihm erlaubt, selbstständig zu stehen.

Transfer vom Bett in den Stuhl

Der **Transfer vom Bett in den Stuhl** ist gleich, egal ob es sich um einen gewöhnlichen Stuhl oder einen Rollstuhl handelt. Entscheidend ist, ob der Pflegebedürftige zumindest einen Teil seines Gewichts selbst übernehmen kann. Ist dies nicht der Fall, so bleibt als Lösung nur der Einsatz eines **Lifters**. Ein anderes Vorgehen würde den Rücken der Pflegefachkraft zu stark belasten.

- Vor dem Transfer überzeugt sich die Pflegefachkraft davon, dass der Stuhl sicher steht. Bei einem Rollstuhl zieht sie dessen Bremsen an. Den Stuhl stellt sie möglichst nah an das Bett.
- Der Pflegebedürftige sitzt möglichst weit an der Bettkante. Mit den Füßen, an denen er festes Schuhwerk trägt, kann er den Boden berühren (Abb. 1.133).
- Nun steht die Pflegefachkraft in Schrittstellung vor ihm. Um einen sicheren Stand zu haben, lässt sie zwischen den Beinen einen kleinen Zwischenraum. Das Bein, das weiter vom Rollstuhl entfernt ist, stellt sie zwischen die Beine des Pflegebedürftigen, die ebenfalls leicht gespreizt sind, um ihm einen sicheren Stand zu ermöglichen. Mit der einen Hand greift die Pflegefachkraft unter seine Achsel durch um seinen Rücken herum. Mit der anderen Hand greift sie um seine Hüfte. Der Pflegebedürftige kann bei Bedarf um ihre Schulter fassen (Abb. 1.134).

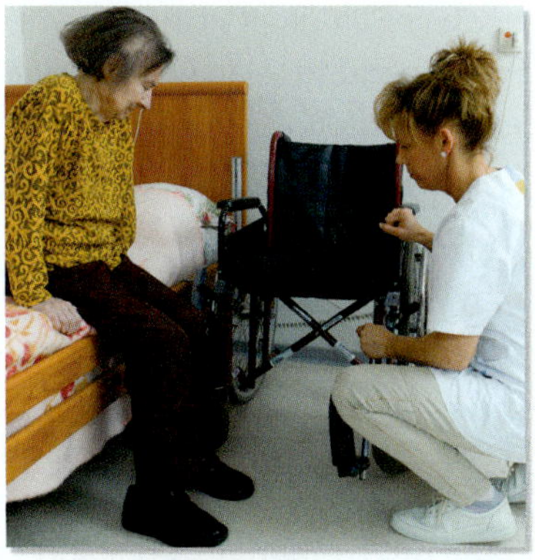

Abb. 1.133: Der Pflegebedürftige sitzt an der Bettkante, die Füße stehen fest auf dem Boden.

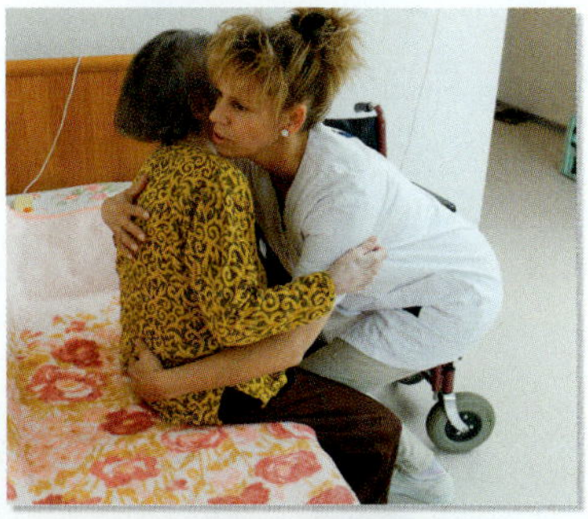

Abb. 1.134: Um den Pflegebedürftigen anzuheben, geht die Pflegefachkraft leicht in die Knie.

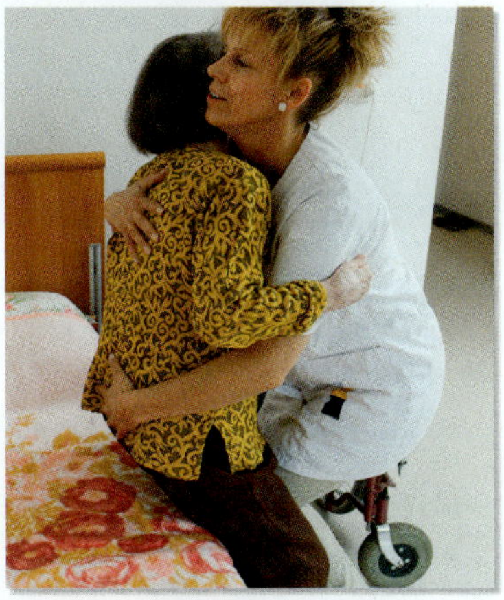

Abb. 1.135: Sinnvoll ist es, dass sich der Pflegebedürftige auch selbst an der Pflegefachkraft festhält – eine Situation in der beide Seiten viel Nähe zulassen. Auf der anderen Seite kann dieser Griff bei der Pflegefachkraft zu Muskelverspannungen führen und sollte, wenn möglich, vermieden werden.

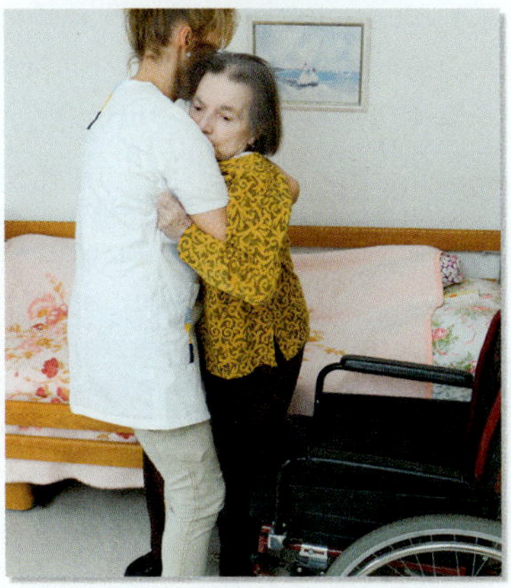

Abb. 1.136: Sobald der Pflegebedürftige mit dem Rücken zum Stuhl steht, setzt die Pflegekraft ihn sanft ab.

- Indem sie ihr Gewicht mit einem Schritt nach hinten verlagert, leitet die Pflegefachkraft die Aufstehbewegung ein. Ist der Pflegebedürftige in den Stand gekommen, so führt sie gemeinsam mit ihm mit kleinen Schritten eine Drehbewegung durch. Bei Bedarf unterstützt die Pflegefachkraft die Drehung durch leichten Druck mit der Hand auf das Becken (Abb. 1.135).
- Sobald er mit dem Rücken zum Stuhl steht, setzt die Pflegefachkraft ihn sanft ab, indem sie seinen Körperschwerpunkt nach hinten verlagert und selbst leicht in die Knie geht (Abb. 1.136).

! Merke Um einer Kontraktur vorzubeugen, ist es sinnvoll, den Pflegebedürftigen kurz – bei Bedarf mit Unterstützung – stehen zu lassen, um die Beine mit Gewicht zu belasten (24).

Der **Rollstuhl** ist vor allem ein Fortbewegungsmittel und kein Stuhlersatz (24). Um einer Kontraktur vorzubeugen, sorgt die Pflegefachkraft dafür, dass der auf dem Stuhl sitzende Pflegebedürftige mit den Füßen Bodenkontakt hat. Der Transfer vom Stuhl zurück in das Bett erfolgt in umgekehrter Reihenfolge.

✓ Tipp Nicht jede Zeit ist gleichermaßen sinnvoll für den Transfer. Einerseits sollte der Pflegebedürftige möglichst wach und in einer guten Kreislaufsituation sein. Ist er zu schwach, um längere Zeit zu sitzen und mehrmals täglich einen Transfer mitzumachen, so orientiert die Pflegefachkraft die Zeiten des Transfers an den Mahlzeiten.

! Merke Bewegt die Pflegefachkraft den Pflegebedürftigen aus dem Bett auf einen Stuhl, so heißt dies nicht automatisch, dass das Risiko für einen Dekubitus behoben ist. Im Gegenteil: Der Druck wird nun nur noch auf das Gesäß und damit auf eine wesentlich kleinere Fläche ausgeübt. Daher ist auch im Sitzen eine regelmäßige Umlagerung notwendig. Das Intervall ist von Pflegebedürftigen zu Pflegebedürftigen unterschiedlich. Mit zwei Stunden ist jedoch meist das Maximum erreicht. Eine erneute Liegephase wirkt druckentlastend.

LF 1.3

Hilfe beim Aufstehen und Gehen

Die **Hilfe beim Aufstehen** gleicht im Wesentlichen dem Transfer auf den Stuhl. Die Pflegefachkraft bringt den Pflegebedürftigen in den Stand, danach hält sie ihn zunächst, bis sich sein Kreislauf an die neue Körperposition gewöhnt hat und er keinen Schwindel mehr verspürt.

Eine **Variante** der Hilfe beim Aufstehen besteht darin, dass zwei Pflegefachkräfte den Pflegebedürftigen links und rechts unterhaken. Gerade wenn der Pflegebedürftige selbst noch Schwung zum Aufstehen einsetzen kann, ist diese Methode oft passender, erfordert weniger körperliche Nähe und schont den Nackenbereich der Pflegefachkraft.

Mit der Unterstützung von links und rechts kann der Pflegebedürftige nun einige Schritte **gehen**. Nach der Anlaufphase reicht bei einigen alten Menschen die einseitige Unterstützung.

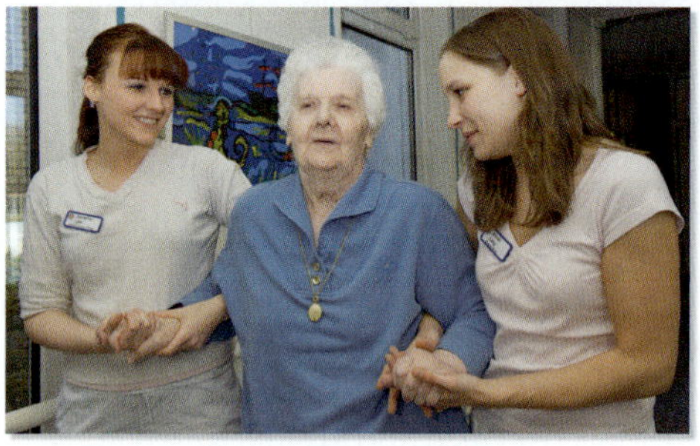

Abb. 1.137: Gehen mit beidseitiger Unterstützung. Der personalintensive Zeitaufwand zahlt sich aus: Wer sich ausreichend bewegt, hat ein niedrigeres Risiko, bettlägerig zu werden.

Läuft der Pflegebedürftige selbstständig mit **Hilfsmittel**, z. B. mit einem Rollator oder Dreipunktstock (► LF 2.2, Kap. 3.2.2., S. 984), so stellt die Pflegefachkraft das Hilfsmittel bereit, bevor sie den alten Menschen aus dem Sitzen in den Stand bringt.

> ✔ **Tipp** Bei Bedarf plant die Pflegefachkraft kleine Gehpausen ein. Daher achtet sie zuvor darauf, ob Sitzgelegenheiten zum Ausruhen zur Verfügung stehen.

Treppen steigen

Ist der Pflegebedürftige in der Lage **Treppen** zu steigen, so achtet die Pflegefachkraft darauf, dass er diese Fähigkeit nicht verlernt. Dazu steigt sie, wie im Bewegungsplan festgelegt, regelmäßig mit ihm einige Stufen.

Um die **Sicherheit** des Pflegebedürftigen zu gewährleisten, ist es wichtig, dass er sich mit der einen Hand am Geländer festhalten kann. Bei Bedarf unterstützt die Pflegefachkraft ihn auf der anderen Seite. Sie leitet ihn dazu an, die Hand immer erst dann vom Geländer abzunehmen und weiter unten bzw. weiter oben wieder aufzusetzen, wenn er mit den Füßen einen festen Stand erreicht hat.

Kraftverstärkend kann der Pflegebedürftige seine Arme einsetzen, um sich beim Aufsteigen mit den Armen etwas hochzuziehen.

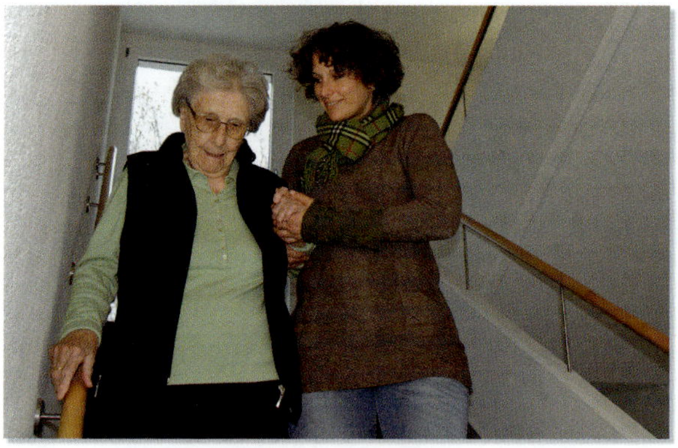

Abb. 1.138: Treppen zu steigen, hält neben den Muskeln, Knochen und Gelenken auch den Kreislauf fit und trainiert das Gleichgewicht.

> ✔ **Tipp** Die Pflegefachkraft dokumentiert:
> - Art des Transfers (von und zu welcher Position)
> - Verweigerung des Transfers durch den Pflegebedürftigen und ggf. genannte Gründe
> - Einsatz von Hilfsmitteln
> - sofern durchgeführt: kontrollierte Vitalzeichen und deren Werte
> - auffälliges Verhalten und Aussehen des Pflegebedürftigen während der Maßnahme, z. B. Schwitzen, Schmerzäußerungen
> - Zwischenfälle, z. B. einen Sturz, und deren Hergang einschließlich Uhrzeit
> - Zeit, die der Pflegebedürftige in der neuen Position oder Aktivität verbracht hat

1.8.5 Beobachtung der Lage

Bei einem gesunden, mobilen Pflegebedürftigen ist es nicht notwendig, seine **Lage** zu beobachten. Grund hierfür ist, dass er seine Lage von selbst regelmäßig wechselt. Auch wenn er stundenlang auf einem Stuhl sitzt, wird er sogenannte **Mikrobewegungen** vornehmen und dadurch für eine Verteilung des Drucks auf verschiedene Flächen des Gesäßes sorgen.

Die Pflegefachkraft **beobachtet** daher,
- in welche Lage sich der Pflegebedürftige selbst bringen kann,
- das Ausmaß der Eigenbewegungen,
- Äußerungen zu den verschiedenen Lagerungen, z. B. empfundene Bequemlichkeit, und
- Hautreaktionen der verschiedenen Lagerungen.

Das **Ziel**, das die Pflegefachkraft mit der Beobachtung verfolgt, besteht darin,
- eine auffällige, d. h. eine nicht physiologische Lage frühzeitig zu erkennen,
- Schäden einer falschen oder zu lang andauernden Lagerung zu vermeiden und
- für die Sicherheit des Pflegebedürftigen zu sorgen, z. B., indem er nicht lagerungsbedingt aus dem Bett fallen kann.

Die höchste **Gefahr**, die von einer fehlerhaften Lagerung ausgeht, ist der **Dekubitus** (► LF1.3, Kap. 17.4.1, S. 629). Für seine Entstehung ist verantwortlich, dass Druck über einen längeren Zeitraum auf die Haut des Pflegebedürftigen einwirkt. Um dieser Gefahr zu begegnen, führt die Pflegefachkraft eine Dekubitusprophylaxe durch (► LF 1.3, Kap. 1.9.4, S. 275).

✔ **Tipp** Die Pflegefachkraft dokumentiert:
- Lageänderungen, die der Pflegebedürftige selbst durchführen kann
- Lagerungen, die er bevorzugt
- Lagerungen, die er ablehnt
- Äußerungen zu und körperliche Reaktionen auf bestimmte Lagerungen
- besondere Positionen, in der sie den Pflegebedürftigen vorgefunden hat

1.8.6 Lagerung des Pflegebedürftigen

Ist ein Pflegebedürftiger nicht fähig, seine Lage selbstständig zu ändern, so übernimmt die Pflegefachkraft die **Lagerung**. Dies gilt besonders für Bettlägerige, aber auch für Personen, deren Bewegungsmöglichkeiten im Sitzen eingeschränkt sind.

Pflegebedürftige, die ihre Position nicht selbstständig ändern können, sondern dafür auf die Hilfe anderer Personen angewiesen sind, empfinden eine besondere **Abhängigkeit**. Die Pflegefachkraft geht darauf mit einem erhöhten Maß an Einfühlungsvermögen ein.

Unabhängig davon, welche Lagerung die Pflegefachkraft anwendet, beachtet sie folgende Grundsätze:
- Sie bespricht die Lagerung mit dem Pflegebedürftigen. Kann er sich nicht verbal äußern, so achtet sie auf seine Gestik und Mimik, um zu erkennen, ob er eine bestimmte Lagerungsart ablehnt. Zudem erklärt sie ihm die Ziele der Lagerung.
- Vor und nach der Lagerung desinfiziert die Pflegefachkraft ihre Hände.
- Sie erstellt einen Lagerungsplan, nach dem sie vorgeht.
- Bei der Lagerung berücksichtigt die Pflegefachkraft Tageszeiten und seine Aktivitäten und Gewohnheiten.
- Bei der Lagerung geht sie nach der Reihenfolge Kopf – Rumpf – Arme – Beine vor.
- Grundsätzlich fördert sie die Eigenbeweglichkeit des alten Menschen, daher vermeidet sie eine »Rundumpolsterung«, die die Eigenaktivität hemmt.
- Gleichzeitig achtet sie darauf, dass der Pflegebedürftige in der Lagerung nicht verrutschen kann, um Scherkräfte (► LF 1.3, Kap. 1.8.4, S. 258) zu vermeiden.
- Da eine Weichlagerung, wie sie zur Dekubitusprophylaxe verwandt wird, über einen längeren Zeitraum das Körperschema erheblich beeinträchtigt, setzt die Pflegefachkraft sie nur nach Überprüfung der Notwendigkeit und nicht pauschal bei allen Pflegebedürftigen ein.
- Die Gelenke des Pflegebedürftigen streckt sie nie durch, sondern lagert sie in leicht gewinkelter Haltung, um Verspannungen zu vermeiden.

- Je mehr Körperoberfläche aufliegt, desto mehr verteilt sich der Druck und wird an der einzelnen Stelle geringer.
- Bevor sie nach der Lagerung den Raum verlässt, prüft die Pflegefachkraft, ob der Pflegebedürftige alle von ihm benötigten Gegenstände, z. B. Klingel, Getränk, Buch, erreichen kann.

Indikationen und Ziele

Die **Indikation** zur Lagerung des Pflegebedürftigen besteht dann, wenn dieser sich nicht selbstständig bewegen bzw. sich nicht allein in eine angemessene, gesundheitsfördernde bzw. -erhaltende Lage begeben kann.

Die **Ziele** der Lagerung durch die Pflegefachkraft bestehen darin,
- das Wohlbefinden des Pflegebedürftigen zu fördern,
- Schmerzen zu lindern,
- den Kreislauf des Pflegebedürftigen zu unterstützen,
- Mobilisation vorzubereiten,
- therapeutische Ziele zu verfolgen, z. B. zur Ruhigstellung von Frakturen, und
- Folgen der Immobilität zu vermeiden, z. B. Dekubitus, Kontrakturen.

Lagerungsplan

Um im Sinne des Pflegeprozesses (►LF 1.2, Kap. 2, S. 88) geplant vorzugehen, erstellt die Pflegefachkraft einen **Lagerungsplan**. In diesem berücksichtigt sie
- die jeweils für den Pflegebedürftigen vorgesehenen Lagerungsarten,
- Lagerungsintervalle pro Lagerungsart, z. B. im Sitzen ein häufigerer Wechsel als im Liegen,
- einzusetzende Hilfsmittel,
- zu entlastende Körperteile bzw. -regionen.

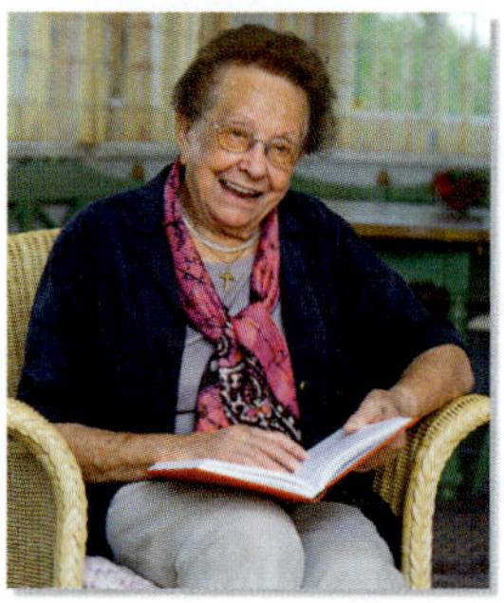

Abb. 1.139: Ein Rollstuhl kann als Transportmittel dienen. Ansonsten sitzt der alte Mensch am besten auf dem Stuhl, damit er die Beine fest auf den Boden stellen kann.

Es ist sinnvoll, den Lagerungsplan gleichzeitig als Dokumentation zu nutzen. Daher verfügt er im Idealfall auch über Felder, in denen neben Datum und Uhrzeit auch die durchgeführte Lagerung sowie die eingesetzten Hilfsmittel dokumentiert werden können.

> **! Merke** Ein anfänglich guter Durchschnittswert für die Lagerungsintervalle ist ein 2-Stunden-Rhythmus. Allerdings gibt es Pflegebedürftige, die deutlich häufiger zu lagern sind, um einen Dekubitus zu vermeiden. Die erste Überprüfung des Lagerungsplans sollte daher schon nach wenigen Tagen erfolgen. Zudem achtet die Pflegefachkraft bei jeder Pflegemaßnahme auf Druckstellen. Entdeckt sie diese, so ändert sie den Lagerungsplan zeitnah und geht situativ vor, um einen Dekubitus zu vermeiden.

Lagerungshilfsmittel

Lagerungshilfsmittel dienen dazu, die Ziele der Lagerung möglichst gut und zeitnah zu erreichen.

Das wohl gängigste Hilfsmittel, um einen **Dekubitus** zu vermeiden, ist die druckverteilende Matratze, auch Wechseldruckmatratze genannt. Von dieser gibt es verschiedene Modelle. Dass eine bestimmte Spezialmatratze besser ist als andere, konnte bisher nicht belegt werden (27, S. 56).

> **! Merke** Die Pflegefachkraft wählt Hilfsmittel für jeden Pflegebedürftigen individuell nach Krankheitsbild, Gewicht, Lagerungsziel, Ressourcen, Pflegeproblemen und Vorlieben aus. Dabei achtet sie darauf, dass die Eigenbewegung des Pflegebedürftigen nicht eingeschränkt wird (27, S. 31).

Folgende Hilfsmittel kann die Pflegefachkraft je nach Indikation einsetzen:
- **Kissen** sind vielseitig verwendbar. Bei einer Lagerung auf der Seite verhindern sie z. B. das Zurückrollen, wenn sie hinter dem Rücken positioniert werden. Dazu werden sie meist auf die Hälfte zusammengeklappt und so als »Schiffchen« geformt.

- Gepolsterte **Schienen** bewirken die Ruhigstellung eines Körperteils. Die Pflegefachkraft wendet sie an, wenn sie von einem Arzt verordnet wurden, z. B. zur Nachbehandlung einer Fraktur.
- **Rollen** können helfen, Scherkräfte zu vermeiden. Legt die Pflegefachkraft beispielsweise eine Rolle unter das Gesäß, so kann sie damit ein Herunterrutschen an das Fußende vermeiden.
- **Bettbögen (»Bettenbahnhof«)** befreien Füße und Unterschenkel vom Druck der Bettdecke.

! Merke Lagerungshilfsmittel selbst können unter bestimmten Umständen auch Druck ausüben. Daher verwendet die Pflegefachkraft so wenig Lagerungshilfsmittel wie möglich.

✔ Tipp Die Pflegefachkraft dokumentiert:
- Erstellung des Lagerungsplans
- Termin für die geplante Aktualisierung des Lagerungsplans
- Abweichungen vom Lagerungsplan und deren Begründung
- Art und Einsatz von Hilfsmitteln einschließlich der Einsatzdauer
- Toleranz der Hilfsmittel durch den Pflegebedürftigen

Lagerungsarten

Es gibt viele Möglichkeiten, einen Pflegebedürftigen zu lagern. Eine immer passende Lagerung gibt es hingegen nicht. Die **Lagerungsart** hängt von der Situation des Pflegebedürftigen, seinem Gesundheits- und Pflegezustand sowie von dem Ziel der Lagerung ab.

! Merke Die Pflegefachkraft achtet bei jeder Lagerungsart darauf,
- wie der Pflegebedürftige damit zurechtkommt,
- ob er Unmut oder gar Schmerzen äußert und
- ob er über Sensibilitätsstörungen oder ein Taubheitsgefühl berichtet.

In diesem Fall passt sie die Lagerungsart an.

Solange eine Lagerung dem Pflegebedürftigen gut tut und die **prophylaktischen Ziele** erreicht werden, ist im Prinzip jede Lagerung möglich. Folgende Lagerungsarten sind gängig:
- 30°-Lagerung
- 135°-Lagerung
- Dehnlagerungen (► LF 1.3, Kap. 1.1.2, S. 132)
- Lagerungen nach dem Bobath-Konzept (► LF 1.3, Kap. 18.5.2, S. 662)

Physiologische Mittelstellung

Lange Zeit galt die **physiologische Mittelstellung** als immer passende Lagerung. Allerdings liegen keine Belege dafür vor, dass sie tatsächlich Kontrakturen vermeidet (24).

! Merke Die Pflegefachkraft wählt für jeden Pflegebedürftigen jede Lagerung individuell aus und prüft ihre Sinnhaftigkeit.

Um andere Lagerungen zu verstehen, ist es für die Pflegefachkraft jedoch wichtig, die physiologische Mittelstellung zu kennen.

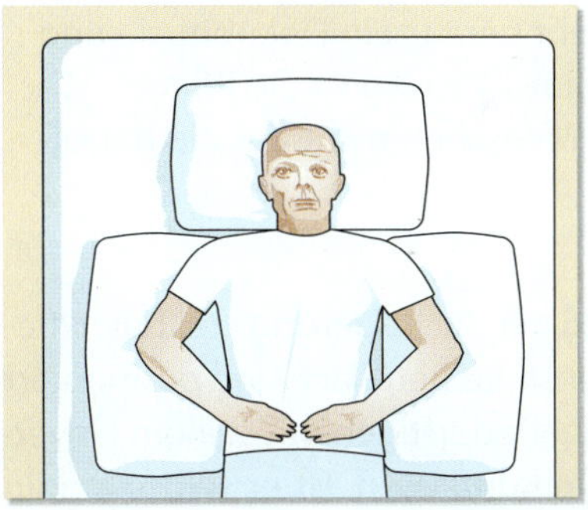

Abb. 1.140: Physiologische Mittelstellung des Oberkörpers

! Merke Die Pflegefachkraft wendet die physiologische Mittelstellung nicht an, wenn der Pflegebedürftige im Rücken- oder Sakralbereich eine Wunde oder einen Dekubitus hat. Ebenso kommt diese Lagerungsart bei einer Hemiplegie (► LF 1.3, Kap. 18.4.8, S. 656) nicht infrage. In allen anderen Fällen gilt: Die Pflegefachkraft prüft genau, ob die Lagerung geeignet ist, denn nicht jede Lagerungsart passt zu jedem alten Menschen.

LF 1.3

Körperteil	Lage in physiologischer Mittelstellung
Kopf	in Mittelstellung zwischen maximaler Streckung und maximaler Beugung (kleines Kissen liegt unter dem Kopf)
Schultergelenk	Abwinkelung der Oberarme ca. 30° flach vom Oberkörper
Ellbogen	Unter- und Oberarm sind zueinander im Winkel von ca. 100° gebeugt und leicht erhöht
Handgelenk	gestreckt, Finger in Mittelstellung und locker gespreizt, Hand in leichter Schonhaltung
Hüftgelenk	gestreckt, sodass es eine Ebene mit dem Oberkörper bildet, durch ein Kissen wird die Außenrotation des Oberschenkels verhindert
Kniegelenk	leicht gebeugt
Fußgelenk	Bildung eines 90°-Winkels zum Unterschenkel
Wirbelsäule	gerade gelagert

Tab. 1.19: Lage der einzelnen Körperteile in physiologischer Mittelstellung.

30°-Seitenlagerung

Die 30°-Seitenlagerung hat zum **Ziel**, die hoch gelagerte Körperseite von Druck zu entlasten.

> **! Merke** Besteht bereits ein Dekubitus – und sei es ersten Grades – so lagert die Pflegefachkraft den alten Menschen nicht auf die betroffene Seite.

Zur **Durchführung** der 30°-Lagerung stellt die Pflegefachkraft zunächst das Bett flach und positioniert den Kopf des Pflegebedürftigen mit seinem Einverständnis auf einem Kopfkissen. Ist er selbstständig dazu in der Lage, so lässt sie ihn an die Bettkante rutschen, bei Bedarf unterstützt sie ihn dabei. An den Rücken des Pflegebedürftigen legt sie von der Schulter bis zum Knochenvorsprung am Oberschenkel (Trochanter) ein langes Kissen. Die aufliegende Schulter wird mithilfe des Kopfkissens entlastet.

Um die Lage zu überprüfen, kontrolliert die Pflegefachkraft, ob der alte Mensch seinen Arm frei bewegen kann. Damit die Knie nicht aufeinander Druck ausüben, legt die Pflegefachkraft ein flaches Kissen zwischen die Beine. Das aufliegende Bein ist im Hüftgelenk leicht gestreckt und im Kniegelenk leicht gebeugt.

135°-Lagerung

Durch die **135°-Lagerung** kann die gesamte Körperrückseite und damit insbesondere der Rücken sowie das Steißbein von Druck entlastet werden. Zudem ermöglicht diese Lagerung eine gute Lungenbelüftung der unterpolsterten Körperseite.

Für die **Durchführung** lagert die Pflegefachkraft den Pflegebedürftigen zunächst mit dem Kopf auf ein Kopfkissen, das bis unter die Schultern reicht, dort jedoch deutlich dünner wird. Dann bewegt sie ihn an den Rand des Bettes und dreht ihn ein wenig zu sich hin, gerade weit genug, um die Hand der gegenüberliegenden Seite unter das Gesäß zu schieben. Der Handrücken liegt dabei oben, die Handfläche ist der Matratze zugewandt.

Besteht die Gefahr, dass der Pflegebedürftige aus dem Bett fällt, so stellt sich eine zweite Pflegefachkraft auf die Seite des Menschen. Die andere Pflegefachkraft positioniert nun in Kniehöhe ein Kissen neben ihn. Dann dreht die Pflegefachkraft den Pflegebedürftigen vorsichtig auf den Bauch. Bei Bedarf arbeitet sie zu zweit, um Ableitungen, z. B. einen Katheterschlauch, mitzunehmen.

Nachdem der Pflegebedürftige in 135°-Lage liegt, zieht die Pflegefachkraft vorsichtig die Hand sowie die Schulter, auf der dieser liegt, hervor. Den Brustbereich stützt sie bei Bedarf mit einem weiteren Kissen. Das oben liegende Knie winkelt sie auf dem Kissen liegend an. Das untere Knie ist leicht gebeugt.

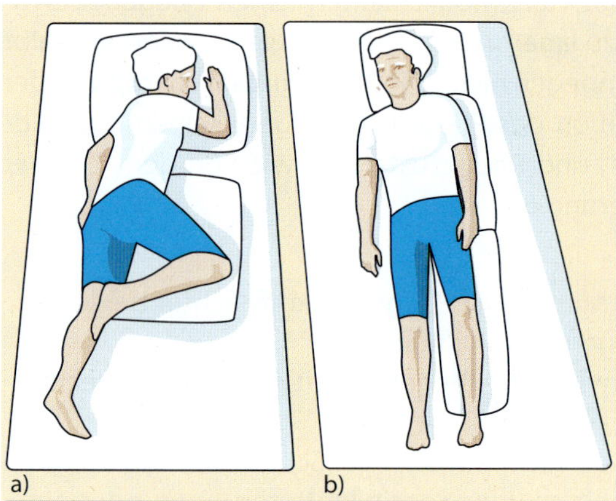

Abb. 1.141: a) Die 135°-Seitenlage entlastet den Rücken. Das Blickfeld ist allerdings stark eingeschränkt, daher wird die Lage nicht von allen alten Menschen toleriert. **b)** 30° Seitenlage

Zum Schluss kontrolliert die Pflegefachkraft bei der Frau die Lage der Brüste und beim Mann die Lage von Penis und Hoden und korrigiert bei Bedarf.

✓ **Tipp** Die Pflegefachkraft dokumentiert:
- Art, Zeitpunkt und Dauer der Lagerung
- durchgeführte Lagerungskontrollen
- Reaktion des alten Menschen auf die Lagerung
- Abweichung vom Lagerungsplan und Begründung
- dekubitusgefährdete Stellen
- beobachtete Schäden durch falsche Lagerung: Körperstelle, Aussehen, Größe

1.9 Prophylaxen

➔ **Definition** **Prophylaxe** (gr. behüten, beschützen): Maßnahmen, die der Verhütung und Vorbeugung von Krankheiten dienen

Der Tätigkeitsbereich einer Pflegefachkraft erstreckt sich nicht nur darauf, Pflegebedürftige zu versorgen. Auch alte Menschen vor Krankheiten oder deren Folgen zu bewahren, gehört zu ihrem Aufgabengebiet. Aus diesem Grund führt die Pflegefachkraft **Prophylaxen** durch.

Nicht jede Krankheit oder Krankheitsfolge lässt sich vermeiden. Im Laufe der Zeit stellte man jedoch fest, dass bestimmte Umstände mit erhöhter Wahrscheinlichkeit zu bestimmten **Erkrankungen** oder **Krankheitsfolgen** führen. Beispielsweise hat ein Pflegebedürftiger mit starker Hautfaltenbildung, der sehr viel schwitzt, ein erhöhtes **Risiko** für eine Intertrigo, ein Wundsein aufgrund von Reibung zwischen aufeinanderliegenden Hautfalten (► LF 1.3, Kap. 17.4.3, S. 633). Ein Pflegebedürftiger, der sich gar nicht oder nur wenig selbst bewegen kann, hat ein erhöhtes Risiko für einen Dekubitus.

Prophylaxen spielen in der Pflege eine große Rolle. Fast allen gemeinsam ist das Vorgehen der **Risikobewertung**:

- Die Pflegefachkraft führt zunächst bei jedem Pflegebedürftigen eine allgemeine Risikobewertung (**Screening** = Erkennen gefährdeter Personen) durch. Auf diese Weise erkennt sie Pflegebedürftige, die über die jeweiligen Risikofaktoren verfügen. In Bezug auf die Dekubitusprophylaxe besteht eine Frage des Screenings beispielsweise darin, zu klären, ob der Pflegebedürftige sich selbstständig bewegen kann oder ob er auf Unterstützung angewiesen ist.
- Bei allen Pflegebedürftigen, die der Pflegefachkraft als Risikopersonen auffallen, führt sie ein **detailliertes Assessment** (strukturierte, tiefergehende Einschätzung) durch. In diesem Rahmen erhebt die Pflegefachkraft weitere Informationen und Werte. Das Ergebnis kann darin bestehen, dass doch kein Grund zur Besorgnis besteht oder aber, dass der Pflegebedürftige gefährdet ist. Dann führt die Pflegekraft die entsprechenden prophylaktischen Maßnahmen durch, um die Krankheit oder Krankheitsfolge zu vermeiden.
- Die Ergebnisse des Assessments ergänzt die Pflegefachkraft mit ihren **Erfahrungswerten**. Bei Bedarf zieht sie eine erfahrenere Pflegefachkraft hinzu.
- Die Situation eines Pflegebedürftigen kann sich kurzfristig, z. B. durch akute Erkrankung, oder langfristig, z. B. durch abnehmende körperliche Kräfte, verändern. Daher **wiederholt** die Pflegefachkraft die **Risikobewertung** regelmäßig zu einem geplanten Zeitpunkt. Hat sich die Situation akut verändert, so wiederholt die Pflegefachkraft die Risikobewertung vorzeitig und zeitnah.

In welchen Abständen die Pflegefachkraft das Assessment wiederholt, hängt ab von

- der Art der Prophylaxe,
- Situation und Zustand des Pflegebedürftigen,
- Änderung der Rahmenbedingungen, z. B. Einzug in ein Pflegeheim,
- Anzeichen, dass die Prophylaxe nicht ihre Wirkung zeigt und
- Dauer der Pflegebeziehung: Kennt die Pflegefachkraft den Pflegebedürftigen schon sehr lange, so kann sie ihn besser einschätzen (jedoch Vorsicht vor »Betriebsblindheit«). Ist er neu in der Einrichtung, so wiederholt die Pflegefachkraft das Assessment nach wenigen Tagen bzw. Wochen.

LF 1.3

LF 1.3

! Merke Sinnvoll ist, dass sich die Pflegefachkraft bei jeder Anpassung der Pflegeplanung Gedanken macht zur Einführung, Fortführung, Änderung und zum Absetzen der Prophylaxen. Tritt die Erkrankung oder Krankheitsfolge trotz Prophylaxe ein, so ist auch dies ein Grund, die prophylaktischen Maßnahmen vorzeitig zu überprüfen.

Das **Ergebnis** der Risikobewertung zeigt an, ob eine **Indikation** besteht, die Prophylaxe durchzuführen. Das **Ziel** einer Prophylaxe besteht darin, die entsprechende Krankheit bzw. Krankheitsfolge zu vermeiden.

Prophylaxen bestehen aus einer Reihe an **Maßnahmen**. Manche Maßnahmen sind spezifisch für eine bestimmte Prophylaxe, z.B. das Einlegen von Mullkompressen in Hautfalten zur Intertrigoprophylaxe. Andere Maßnahmen hingegen wirken vorbeugend gegen mehrere Erkrankungen oder Krankheitsfolgen. Die Bewegung und Mobilisation beispielsweise beugt einer Thrombose, einem Dekubitus, einer Kontraktur, der Bettlägerigkeit, einem Sturz und der Obstipation vor. Auf diese Weise kann die Pflegefachkraft mit einer Maßnahme mehrere Ziele verfolgen.

! Merke Wie bei allen anderen Pflegemaßnahmen spricht die Pflegefachkraft auch die prophylaktischen Maßnahmen nach Möglichkeit mit dem Pflegebedürftigen, seinen Anghörigen oder Betreuer ab.

- Sie **informiert** ihn über die Risikofaktoren, das verfolgte Ziel sowie die zur Verfügung stehenden Maßnahmen.
- Sofern es Alternativen im Vorgehen gibt, **berät** sie ihn und schlägt aus ihrer Sicht sinnvolle Maßnahmen vor.
- Kann der Pflegebedürftige eine Maßnahme selbst durchführen, so **leitet** die Pflegefachkraft ihn darin **an**.
- Bei Bedarf zieht die Pflegefachkraft weitere Berufsgruppen, z.B. Arzt, Physiotherapeut, hinzu.

Maßnahmen zur Prophylaxe benötigen mitunter Zeit, z.B. wenn die Pflegefachkraft dem Pflegebedürftigen hilft, Hüftprotektoren anzuziehen. Auf der anderen Seite gibt es Maßnahmen, die ebenfalls prophylaktisch wirken, aber die im **Alltag** fast im Vorbeigehen geschehen können oder ohnehin notwendig sind, z.B. die Flüssigkeitsaufnahme. Die ausreichende Flüssigkeitsaufnahme beispielsweise hilft, einer Pneumonie, einer Obstipation und einer Zystitis vorzubeugen.

Nach Möglichkeit gemeinsam mit dem Pflegebedürftigen erstellt die Pflegefachkraft einen **Maßnahmenplan.** Dieser klärt,

- welche Maßnahmen eingesetzt werden,
- Art und Weise, wie die Maßnahmen eingesetzt werden, z.B. Häufigkeit, Situation, Uhrzeit
- Ressourcen, die einbezogen werden.

✓ Tipp Unabhängig davon, um welche Prophylaxe es sich handelt, dokumentiert die Pflegefachkraft:

- Zeitpunkt und Ergebnis des Assessments
- geplanten Zeitpunkt, zu dem das Risiko erneut eingeschätzt werden soll
- Inhalte der Information und Beratung
- Zeitpunkt, Inhalte und Ergebnis der Anleitung
- besprochene Prophylaxe-Maßnahmen (im Maßnahmenplan)
- Art und Zeitpunkt der durchgeführten Maßnahmen
- Beobachtungen während der Maßnahmen
- Gründe für nicht durchgeführte Maßnahmen
- Anmerkungen des Pflegebedürftigen

! Merke Da trotz bester Prophylaxe nicht ausgeschlossen werden kann, dass die Erkrankung oder Krankheitsfolge doch einmal eintritt, achtet die Pflegefachkraft jeweils auf Zeichen der Erkrankung bzw. Krankheitsfolge.

Aspirationsprophylaxe ► LF 1.3, Kap. 1.5.4, S. 175
Dehydratationsprophylaxe ► LF 1.3, Kap. 1.5.2, S. 166
Kontinenzförderung ► LF 1.3, Kap. 14.5.2, S. 553
Mangelernährung vermeiden ► LF 1.3. Kap. 1.5.3, S. 168

1.9.1 Pneumonieprophylaxe

Die **Pneumonieprophylaxe** hat zum Ziel, eine **Pneumonie** (► LF 1.3, Kap. 9.4.5, S. 420) bzw. andere Entzündungen der Lunge und Atemwege, die durch eine unzureichende Belüftung oder zu starke Sekretansammlung hervorgerufen werden, zu vermeiden.

Assessment

Zum **Assessment** des Pneumonierisikos kann die Pflegefachkraft die Atemerfassungs-Skala nach Bienstein (► LF 1.3, Kap. 1.1.1, S. 131) nutzen.

Weitere Risikofaktoren für eine Pneumonie sind:

- Alter über 65 Jahre
- Herzinsuffizienz (► LF 1.3., Kap. 10.4.1, S. 437)
- Operationen am Thorax oder Abdomen
- bestehende Atelektasen (nicht belüfteter Bereich der Lunge) (24)

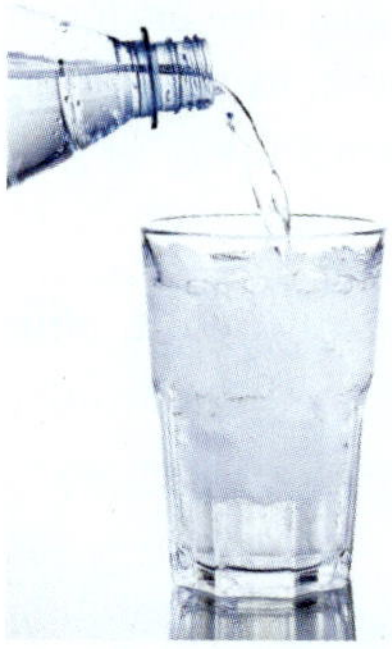

Abb. 1.142: Eine gute Flüssigkeitszufuhr ist eine Maßnahme der Pneumonieprophylaxe. Bei bestehender Herzinsuffizienz erst Rücksprache mit dem Arzt halten.

Prophylaktische Maßnahmen

Atemübungen

Ein wesentlicher Bestandteil der Pneumonieprophylaxe ist es die Lungenbelüftung zu verbessern. Dies geschieht durch tiefe Einatmung. Die Pflegefachkraft versucht den pneumoniegefährdeten älteren Menschen zur tieferen Einatmung anzuregen. Bevor ein Pflegebedürftiger pustet, atmet er tief ein. Die Pflegefachkraft erklärt diesen Mechanismus dem älteren Mensch am Beispiel der Geburtstagstorte mit 75 Kerzen. Sie fordert den Betroffenen auf die Kerzen einer gedachten Geburtstagstorte auszublasen, und hilft dabei. Es gibt noch andere Atemübungen die das gleiche Ziel verfolgen z.B. einen Luftballon wegzublasen, Seifenblasen zu blasen oder einen Wattebausch vom Tisch zu pusten. Die vertiefte Einatmung vor dem Pusten ist das Ziel.

Maßnahme	Ziel
Atemübungen (► LF 1.3, Kap. 1.1.5, S. 137)	Lungen besser belüften
Schmerzbekämpfung bei Schonatmung (► LF 1.3, Kap. 1.1.1, S. 125)	Lungen besser belüften
Mobilisation	Lungen besser belüften
atemstimulierende Einreibungen (► LF 1.3, Kap. 1.1.3, S. 134)	Lungen besser belüften
atemunterstützende Lagerungen (► LF 1.3, Kap. 1.1.2, S. 132)	Lungen besser belüften
ausreichende Flüssigkeitszufuhr (► LF 1.3, Kap. 1.5.2, S. 164)	Sekret lösen
Inhalation (► LF 1.3, Kap. 1.1.4, S. 135)	Sekret lösen
Vibrationsmassage (► LF 1.3, Kap. 1.1.6, S. 139)	Sekret lösen
Absaugen der Atemwege (► LF 1.3, Kap. 1.1.7, S. 140)	Sekretansammlung entfernen
Oberkörper hochlagern (► LF 1.3, Kap. 1.1.2, S. 133)	Aspiration vermeiden
Hilfestellung beim Essen (► LF 1.3, Kap. 1.5.4, S. 171)	Aspiration vermeiden
Hilfestellung beim Trinken (► LF 1.3, Kap. 1.5.5, S. 176)	Aspiration vermeiden
Schlucktraining (► LF 1.3, Kap. 18.5.2, S. 668)	Aspiration vermeiden
Mundpflege (► LF 1.3, Kap. 1.7.6, S. 220)	Infektionen verhindern
Nasenpflege (► LF 1.3, Kap. 1.7.7, S. 220)	Infektionen verhindern

Tab. 1.20: Maßnahmen zur Pneumonieprophylaxe und ihre Ziele, nach dem **LISA-Prinzip** (**L** = Lungenbelüftung verbessern, **I** = Infektionen vermeiden, **S** = Sekret lösen, **A** = Aspiration verhindern).

Drainagelagerungen

Drainagelagerungen dienen dazu, angesammeltes und zuvor gelöstes Sekret gezielt aus bestimmten Bereichen der Lunge zu entfernen. Hierzu bringt die Pflegefachkraft den älteren Menschen, je nach betroffenem Lungenabschnitt, in eine bestimmte Lage, z. B. die Seitenlage. Der Oberkörper sollte nur leicht erhöht sein.

Der Schwerkraft folgend, wird das Sekret in Richtung der Hauptbronchien fließen, dort löst es einen Hustenreiz aus und kann abgehustet werden. Im

Rahmen der Dekubitusprophylaxe lagert die Pflegefachkraft einen gefährdeten Pflegebedürftigen auf die Seite, sie betreibt also gleichzeitig Pneumonieprophylaxe.

! Merke Bei einigen älteren Menschen kann die Drainagelagerung zu Kreislauf- und Atemproblemen führen.

Abhusten

Ziel des **Abhustens** ist, gelöstes Sekret durch die Luftröhre zu entfernen und gleichzeitig dessen Rücklauf in die Bronchien zu verhindern.

Nachdem die Pflegefachkraft ihre Hände desinfiziert hat, bringt sie den Pflegebedürftigen in eine sitzende Position. Das Anziehen der Beine und ein vor den Bauch gehaltenes Kissen können das Abhusten unterstützen. Für das Sputum reicht sie dem Pflegebedürftigen eine Nierenschale und Zellstoff.

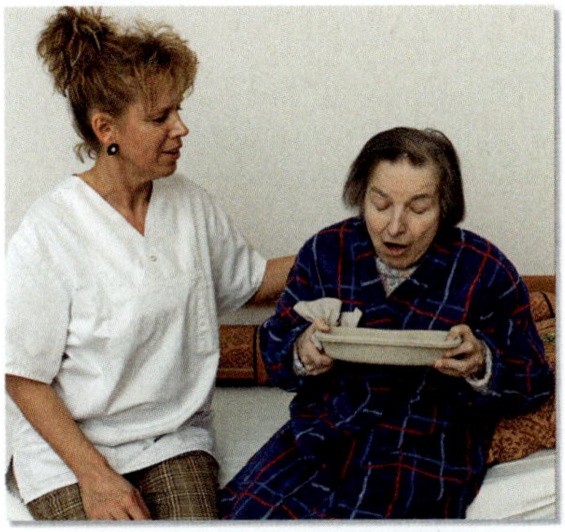

Abb. 1.143: Haltung des Pflegebedürftigen zum Abhusten

Nun fordert sie den Pflegebedürftigen auf, tief durch die Nase einzuatmen und danach in kurzen, kräftigen Stößen abzuhusten. Dabei achtet der Pflegebedürftige darauf, das Sekret nicht zu schlucken. Sobald sich seine Atmung beruhigt hat, ist ein zweiter Durchgang möglich.

✔ Tipp Trägt der Pflegebedürftige eine Zahnprothese, so entfernt die Pflegefachkraft diese vor dem Abhusten. Nach der Maßnahme bietet sie eine Mundpflege an.

Nach der Maßnahme wäscht die Pflegefachkraft ihre Hände.

✔ Tipp Die Pflegefachkraft dokumentiert zusätzlich zur allgemeinen Dokumentation bei Prophylaxen:
- Ergebnis der Atemerfassungs-Skala und Zeitpunkt der Durchführung
- Einschätzung des Pneumonierisikos
- Änderungen der Situation, die auf ein erhöhtes Risiko für eine Pneumonie hinweisen

1.9.2 Thromboseprophylaxe

Bei der **tiefen Venenthrombose (Phlebothrombose)** (► LF 1.3, Kap. 11.4.2, S. 462; Kap. 11.4.6, S. 467) handelt es sich um einen vollständigen oder teilweisen Verschluss eines Blutgefäßes, der durch einen Blutkoagel, also die Verklumpung von Blutbestandteilen, entsteht. Als Folge einer Thrombose werden einerseits die nachfolgenden Körperregionen unzureichend durchblutet. Auf der anderen Seite kann sich der Blutkoagel lösen, in die Lunge wandern und durch eine **Lungenembolie** (► LF 1.3, Kap. 11.4.4, S. 465) zum Tod führen.

Der **Thromboseprophylaxe** kommt damit eine wichtige Bedeutung zu. Ihr Ziel ist es, den Blutfluss ungestört aufrechtzuerhalten.

Assessment

Unter anderem folgende Faktoren führen zu einem erhöhten Thromboserisiko (6, S. 2117) und werden daher von der Pflegefachkraft im Rahmen des **Assessments** erfragt bzw. in Erfahrung gebracht:
- Immobilität (► LF 1.3, Kap. 1.8.3, S. 252)
- Frauen älter als 40 Jahre
- Adipositas (► LF 1.3, Kap. 15.4.4, S. 582)
- Varikose/Krampfaderleiden (► LF 1.3, Kap. 11.4.5, S. 466)
- Diabetes mellitus (► LF 1.3, Kap. 15.4.2, S. 576)
- erhöhte Gerinnbarkeit des Blutes
- Gefäßerkrankungen

Weitere Risikofaktoren sind z. B. die hormonale Empfängnisverhütung oder eine Schwangerschaft. Diese spielen im Rahmen der Altenpflege jedoch keine Rolle.

Prophylaktische Maßnahmen

Maßnahme	Ziel
Mobilisation ►LF 1.3, Kap. 1.8.4, S. 252	venösen Rückfluss stärken
Venenkompression nach ärztlicher Anordnung	venösen Rückfluss stärken
regelmäßig aktive und passive Bewegungsübungen ►LF 1.3, Kap. 1.8.4, S. 255	venösen Rückfluss stärken, Muskeltonus erhöhen
Z. B. Heparin oder Azethylsalizylsäure (ASS) nach ärztlicher Anordnung verabreichen	Gerinnungsbereitschaft senken
ausreichende Flüssigkeitszufuhr ►LF 1.3, Kap. 1.5.2, S. 164	Gerinnungsbereitschaft senken
Übergewicht reduzieren	Venenwandschäden/-veränderungen vorbeugen
Obstipationsprophylaxe ►LF 1.3, Kap. 1.9.6, S. 277	venösen Rückfluss stärken
lang andauernde sitzende Haltung vermeiden	venösen Rückfluss stärken
einengende Kleidung vermeiden, z. B. einschnürende Wäsche oder Strümpfe	venösen Rückfluss stärken
lang einwirkende starke Wärme vermeiden, z. B. Vollbäder	venösen Rückfluss stärken
zum Gehen anregen	Muskeltonus erhöhen

Tab. 1.21: Maßnahmen zur Thromboseprophylaxe und ihre Ziele.

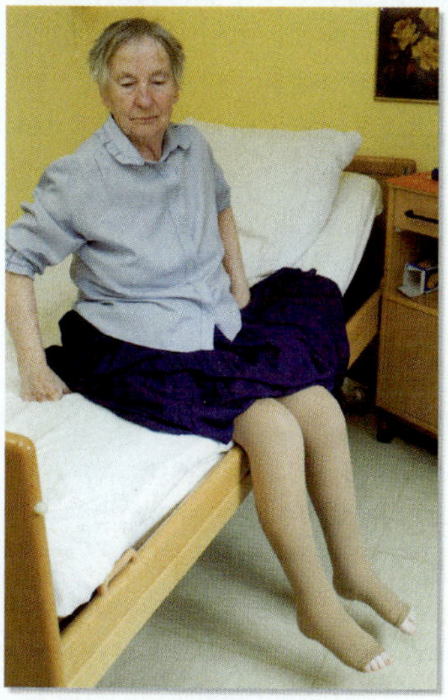

Abb. 1.144: Erst Kompressionsstrümpfe anziehen, dann aufstehen.

Die **Thromboseentstehung** lässt sich auf eine oder mehrere der folgenden Ursachen zurückführen:
- verlangsamter Blutfluss
- Gefäßwandveränderung bzw. -schädigung
- erhöhte Gerinnungsneigung des Bluts

Diese ursächlichen Mechanismen werden auch **Virchow-Trias** genannt, nach dem Arzt **Rudolf Virchow**, der dies bereits 1856 erkannt hat.

LF 1.3

Hochlagerung der Beine

Eine einfache und von vielen Menschen akzeptierte Methode, um den venösen Rückfluss zu stärken, besteht in der **Hochlagerung der Beine**. Die Beine liegen im Winkel von ca. 20° erhöht. Den Oberkörper lagert die Pflegefachkraft nicht oder nur sehr wenig hoch, da die Hüftbeugung den venösen Rückfluss wiederum erschweren würde (Vorsicht bei Herzinsuffizienz).

Ist das Fußteil des Bettes nicht verstellbar, so nutzt die Pflegefachkraft einen Keil oder ein Kissen, das sie unter das Matratzenende schiebt. Ebenso gibt es spezielle Lagerungskissen, die sie anwenden kann.

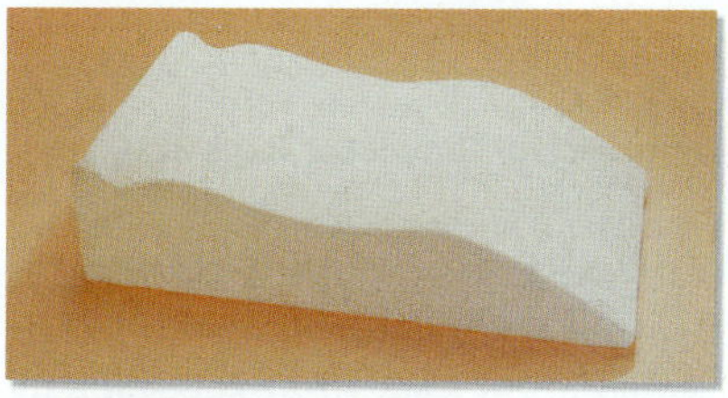

Abb. 1.145: Venenkissen

Die Pflegefachkraft achtet darauf, dass die Beine
- nebeneinander liegen,
- nicht durch zu viele Kissen in der Bewegungsfreiheit eingeschränkt werden und
- nicht zu hoch lagern, da eine »geknickte« Leiste den Blutrückfluss erschweren würde.

Venen ausstreichen

Das **Ausstreichen der Venen** setzt die Pflegefachkraft ein, bevor sie den Kompressionsverband oder die Kompressionstrümpfe anlegt. Idealerweise kann diese Maßnahme direkt im Anschluss an die Ganzkörperwäsche erfolgen. Durch das Ausstreichen wird kurzfristig der venöse Rückfluss verbessert (Vorsicht bei Herzinsuffizienz).

LF 1.3

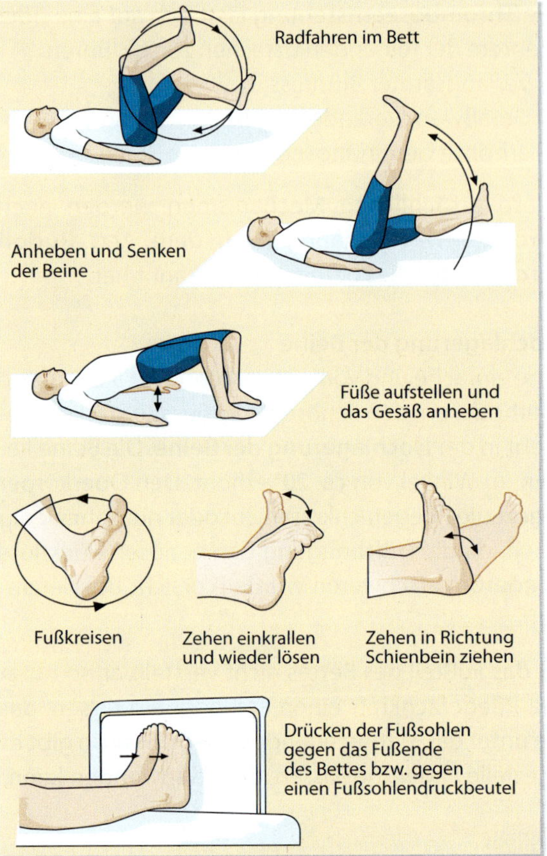
Radfahren im Bett
Anheben und Senken der Beine
Füße aufstellen und das Gesäß anheben
Fußkreisen
Zehen einkrallen und wieder lösen
Zehen in Richtung Schienbein ziehen
Drücken der Fußsohlen gegen das Fußende des Bettes bzw. gegen einen Fußsohlendruckbeutel

Abb. 1.146: Aktive Gymnastik zur Thromboseprophylaxe

Die Pflegefachkraft stellt das Fußende des Bettes hoch und das Kopfteil flach. Eine Pflegefachkraft hebt das auszustreichende Bein über Herzniveau. Die zweite Pflegefachkraft umfasst nun mit beiden Händen den Oberschenkel und streicht diesen herzwärts mit sanftem Druck und in gleichmäßiger Geschwindigkeit aus. Ausgehend von der Ferse bis oberhalb des Knies streicht sie dann den Unterschenkel aus. Sie wiederholt den Ausstreichvorgang fünfmal.

! Merke Einige Maßnahmen der Thromboseprophylaxe, z. B. die Hochlagerung der Beine oder das Ausstreichen der Venen (Vorsicht bei Herzinsuffizienz), sind **kontraindiziert,** wenn bereits eine Thrombose vorliegt. Die Pflegefachkraft bespricht die Thromboseprophylaxe daher mit dem Arzt, bevor sie sie durchführt.

✔ **Tipp** Die Pflegefachkraft dokumentiert zusätzlich zur allgemeinen Dokumentation bei Prophylaxen:

- Einschätzung des Thromboserisikos
- Änderungen der Situation, die auf ein erhöhtes Thromboserisiko hinweisen

1.9.3 Sturzprophylaxe

Ein **Sturz** kann in jedem Alter auftreten. Bewohner von Alten- und Pflegeheimen haben jedoch ein erhöhtes Risiko zu stürzen. Gleiches gilt für ältere Personen, die in der häuslichen Umgebung leben (28, S. 23). Das DNQP widmet der **Sturzprophylaxe** aus diesem Grund einen eigenen Expertenstandard (► LF 1.1, Kap. 3.4.2, S. 41), der seit 2013 bereits in der 1. Aktualisierung vorliegt.

✔ **Tipp** Auf der Seite des DNQP (www.dnqp.de) können Sie einen Auszug der aktuellen Version des Expertenstandards »Sturzprophylaxe in der Pflege« herunterladen.

Assessment

Ein Sturz kann viele Ursachen haben. Der Expertenstandard unterteilt in **personen-, medikamenten- und umgebungsbezogene Sturzrisikofaktoren**. Die Pflegefachkraft erfasst bei dem Pflegebedürftigen im Rahmen des pflegereischen Aufnahmegesprächs systematisch alle Sturzrisikofaktoren, bei denen ein Sturzrisiko gegeben ist (28, S.23, 26). Dazu geht sie die folgenden Sturzrisikofaktoren durch und klärt, ob sie bei dem jeweiligen Pflegebedürftigen zutreffen:

- personenbezogen:
  - Beeinträchtigung funktioneller Fähigkeiten, z. B. Einschränkungen in den ABEDL
  - Beeinträchtigung sensomotorischer Funktionen und/oder der Balance, wie eingeschränkte Gehfähigkeit oder Balance-Störungen
  - Depression
  - Gesundheitsstörungen, die mit Schwindel, kurzzeitigem Bewusstseinsverlust oder ausgeprägter körperlicher Schwäche einhergehen

  - kognitive Beeinträchtigungen (akut und/oder chronisch), z. B. Demenz oder Delir
  - Kontinenzprobleme
  - Sehbeeinträchtigungen
  - Angst vor einem Sturz
  - Vorangegangene Stürze
- medikamentenbezogen:
  - Antihypertensiva
  - psychotrope Medikamente
  - Polypharmazie
- umgebungsbezogen:
  - Freiheitsentziehende Maßnahmen (FEM)
  - Gefahren in der Umgebung, wie Hindernisse auf dem Boden, zu schwache Kontraste, geringe Beleuchtung
  - inadäquates Schuhwerk (28, S. 25)

Der Expertenstandard empfiehlt „aufgrund unzureichender Erfüllung der üblichen Gütekriterien" (28, S. 27) keine der bisher zur Einschätzung des Sturzrisikos entwickelten Skalen oder standardisierten Tests zu verwenden.
Bei allen Risikofaktoren prüft die Pflegefachkraft, ob bereits Lösungen eingesetzt werden. Leidet ein älterer Mensch z.B. unter einem starken nächtlichen Harndrang, einer Nykturie, nutzt er dafür jedoch im Bett eine Urinflasche, auf die er problemlos zugreifen kann, so stellt die Nykturie keinen Risikofaktor dar.
Wenn sich die Pflegesituation der Pflegebedürftigen ändert oder er einen Sturz erleidet, überprüft die Pflegefachkraft erneut die Einschätzung seines Sturzrisikos (28, S. 27).

Prophylaktische Maßnahmen

Körperliches Training

Das Ziel eines **körperlichen Trainings** mit z. B. Kraft-, Balance-, Ausdauer- oder Koordinationsübungen, besteht darin, die Muskeln des Pflegebedürftigen aufzubauen und sein Gleichgewicht sowie seinen Gang zu trainieren. Die Pflegefachkraft führt die Übungen im Einzel- oder im Gruppentraining durch und geht konkret auf die Bedürfnisse des jeweiligen Pflegebedürftigen ein. Beispiele für Kraft- und Balance-Übungen sind:

- Hüftkreisen
- Über die Schulter schauen
- Im Rollstuhl gehen
- Armkreisen

Maßnahme	Ziel
• Körperliches Training mit Kraft-, Balance-, Ausdauer- oder Koordinatiosübungen	Förderung (psycho-) motorischer Funktionen
• Anpassung der Wohnumgebung	Umgebung optimal gestalten
• Anpassung der Medikation, Pflegefachkraft hält im Bedarfsfall Rücksprache mit dem Arzt!	Minimierung des Sturzrisikos
• Hüftprotektoren	Minimierung von Sturzfolgen
• Unterstützung des Pflegebedürftigen beim Laufen	Halt geben und sicheres Laufen ermöglichen
• bedarfsgerechter Einsatz von Niedrigbetten	Umgebung optimal gestalten
• Prüfung der Sehfähigkeit, bei Hilfsmittelversorgung, Brillenanpassung ist die erhöhte Aufmerksamkeit der Pflegefachkraft in der Zeit der Eingewöhnung wichtig!	Wahrnehmung der Umgebung fördern

Tab. 1.22: Maßnahmen zur Sturzprophylaxe und ihre Ziele.

✓ **Tipp** Kommt es trotz Prophylaxe zu einem Sturz, so dokumentiert die Pflegefachkraft folgende Angaben in einem **Sturzprotokoll**:

- Name und Geburtsdatum des gestürzten älteren Menschen
- Datum und Zeit des Sturzes
- Ort des Sturzes
- Sturzumgebung und Sturzhergang
- Situation und Tätigkeiten des Pflegebedürftigen vor dem Sturz
- Situation beim Auffinden des Pflegebedürftigen
- sichtbare sturzbedingte Verletzungen
- eingeleitete Sofortmaßnahmen

Damit die langfristigen Auswirkungen von Maßnahmen zur Sturzprophylaxe in der gesamten Einrichtung bewertet werden können, muss die Auswertung aller Sturzgeschehen auch auf dieser Ebene stattfinden (28, 41).

Im Idealfall bespricht die Pflegefachkraft die jeweils für den Pflegebedürftigen geeigneten Übungen mit dem Physiotherapeuten und lässt sich bei Bedarf in den Übungen anleiten, um diese anschließend selbst mit dem Pflegebedürftigen durchführen zu können.

Die Übungen sollten aufeinander aufbauen und die Leistungsfähigkeit des Pflegebedürftigen beachten. Eventuelle Rücksprache mit dem Arzt!

Anpassung der Wohnumgebung

Die **Anpassung der Wohnraumumgebung** durch geschultes Personal kann in der häuslichen Pflege dazu beitragen Stürze zu verhindern. Maßnahmen sind z. B. Überprüfung und Anpassung

- der Lichtverhältnisse,
- der Sitzmöbel,
- des Bettes,
- der Toilette,
- der Dusche oder Badewanne,
- des Fußbodens,
- Anbringen von Haltegriffen oder
- Benutzung rutschfester Materialien im Nassbereich (28, S. 32 f.)

Überprüfung und Anpassung der Medikation

Die Pflegefachkraft beobachtet und dokumentiert die Wirkungen und Nebenwirkungen der sturzrisikoerhöhenden Medikamente und hält im Bedarfsfall Rücksprache mit dem Arzt (28, S. 32).

Hüftprotektoren

Hüftprotektoren dienen nicht der Sturzprophylaxe, sondern sie dienen dazu, **Sturzfolgen** zu **minimieren**. Unabhängig davon, um welches Modell es sich handelt, ist das **Ziel** eines Hüftprotektors stets, hüftgelenksnahe Frakturen zu vermeiden. Um die Vorteile eines Hüftprotektors zu nutzen, ist entscheidend, dass der alte Mensch die Hose, in die die Protektoren eingenäht sind oder hineingeschoben werden, auch trägt. Fehlt die Kooperationsbereitschaft (Compliance) (► LF 1.3, Kap. 4.1.2, S. 314) des Pflegebedürftigen, die Hüftprotektoren zu tragen, so erklärt die Pflegefachkraft im Bedarfsfall erneut die Vorteile dieses Hilfsmittels und die möglichen Folgen eines Sturzes ohne Hüftprotektoren.

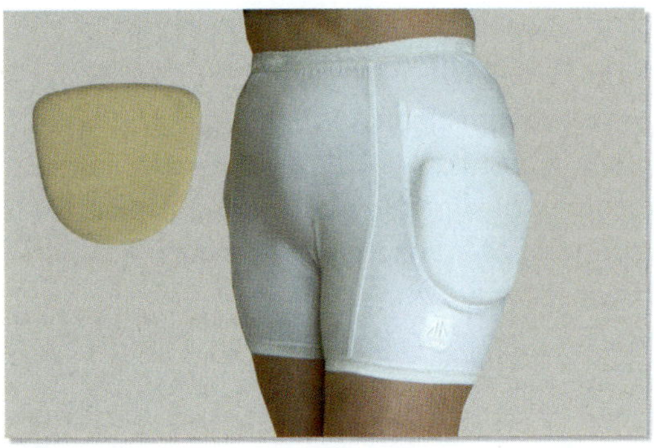

Abb. 1.147: Hüftprotektor (SafeHip®)

Gerade bei alten Menschen mit einer geistigen Beeinträchtigung achtet die Pflegefachkraft darauf, dass sie die Hüftprotektoren regelmäßig anziehen.

> ✔ **Tipp** Das An- und Auskleiden kann, je nach Kleidungsstück und Vorgehensweise, zu Schwindel oder Standunsicherheit führen:
> - Eine Lösung kann beispielsweise darin bestehen, dass der Mensch sich Hosen, Röcke und Strumpfhosen soweit wie möglich sitzend anzieht und sich erst am Ende hinstellt.
> - Als Schuhwerk empfiehlt die Pflegefachkraft für ihn sichere Schuhe, ohne rutschige Sohlen. Sie achtet darauf, dass die Schuhe heil sind und keine losen Schnürsenkel haben.

Nicht geeignete Maßnahmen

Auf den ersten Blick scheint es, dass **freiheitseinschränkende Maßnahmen**, z. B. Bettgurte oder Bettgitter, geeignet sind, um einen Sturz zu vermeiden. Richtig jedoch ist, dass Personen, die eine solche Maßnahme mitmachen, anschließend ein höheres Risiko aufweisen, zu stürzen. Im Gegenteil führen Fixierungsmaßnahmen dazu, dass der Pflegebedürftige sich weniger bewegt, seine Mobilität abnimmt und die psychische Integrität beeinträchtigt wird (28, S. 109). **Fixierungen** zählen laut Expertenstandard zu den **umgebungsbezogenen Risikofaktoren**.

Bettgitter können, gerade bei geistig eingeschränkten alten Menschen, dazu führen, dass diese versuchen, das Gitter zu übersteigen – und in dem Fall aus einer größeren Fallhöhe aus dem Bett stürzen. Verlangt der Pflegebedürftige selbst aus Angst vor einem Sturz nach einem Bettgitter, so eignen sich Teilbettgitter, die den größten Teil des Körpers vor dem Herausfallen schützen. Auf diese Weise kann der Pflegebedürftige weiterhin ohne Probleme aus dem Bett aussteigen.

✔ **Tipp** Die Pflegefachkraft dokumentiert zusätzlich zur allgemeinen Dokumentation bei Prophylaxen:
- Einschätzung des Sturzrisikos
- Änderungen der Situation, die auf ein erhöhtes Sturzrisiko hinweisen

1.9.4 Dekubitusprophylaxe

Der **Dekubitus** (►LF 1.3, Kap. 17.4.1, S. 629) ist eine äußerst schmerzhafte Schädigung der Haut und Nerven. Diese kann nur die oberen Hautschichten betreffen, aber auch bis hin zum Knochen reichen. Lange Zeit herrschte Unklarheit, wie ein Dekubitus zu vermeiden und wie er zu behandeln sei.

Fest steht, dass Dekubiti über viele Jahre nicht immer optimal behandelt wurden. Ebenso wurden nicht immer die richtigen Maßnahmen ergriffen, um einen Dekubitus zu vermeiden.

Nicht jeder Dekubitus kann vermieden werden, aber eine fachgerechte pflegerische Versorgung kann viele Dekubiti verhindern. Dies ist einer der Gründe, weshalb das Deutsche Netzwerk für Qualitätsentwicklung in der Pflege (►LF 1.1, Kap. 3.4.2, S. 41) die **Dekubitusprophylaxe** in ihrem ersten Expertenstandard zum Thema machte.

Assessment

Fest steht, dass **Druckeinwirkung** über einen längeren Zeitraum eine entscheidende Rolle in der Entstehung eines Dekubitus spielt. Bei Pflegebedürftigen, die sich selbstständig bewegen und stets in Bewegung bleiben – und seien es kleine Mikrobewegungen im Sitzen –, ist die Druckeinwirkung geringer. Um rechtzeitig zu erkennen, ob ein erhöhtes Risiko besteht, einen Dekubitus zu bekommen, achtet die Pflegefachkraft in ihrem **Assessment** auf folgende Anzeichen bzw. erfragt sie:
- Grad der Aktivität (►LF 1.3, Kap. 1.8.3, S. 252)
  - Bettlägerigkeit
  - Fähigkeit, die eigene Lage zu wechseln, im Sitzen sowie im Liegen
  - Nutzung von Hilfsmitteln zum Gehen
  - Nutzung eines Rollstuhls
  - Unterstützungsbedarf beim Transfer
- Gegenstände, die Druck auf die Haut ausüben könnten, z. B. Katheter, Schiene
- Missempfindungen der Haut, z. B. Kribbeln, Taubheitsgefühl
- Adipositas
- Hautzustand (27, S. 23, 25)

Lange Zeit wurden Skalen eingesetzt, mit denen das Risiko für einen Dekubitus ermittelt werden sollte. Am gängigsten waren die **Norton-Skala** sowie die **Braden-Skala**. Im **Expertenstandard »Dekubitusprophylaxe in der Pflege«** heißt es, dass kein Hinweis gefunden wurde, dass bei Anwendung der Norton-Skala weniger Dekubitus auftraten (27, S. 51). Zur Braden-Skala heißt es, dass »der Einsatz der Braden-Skala (…) gegenüber der regelmäßigen Hautinspektion keine Vorteile bringt« (27, S. 52).

✔ **Tipp** Auf der Seite des DNQP (www.dnqp.de) können Sie einen Auszug der aktuellen Version des **Expertenstandards »Dekubitusprophylaxe in der Pflege«** herunterladen.

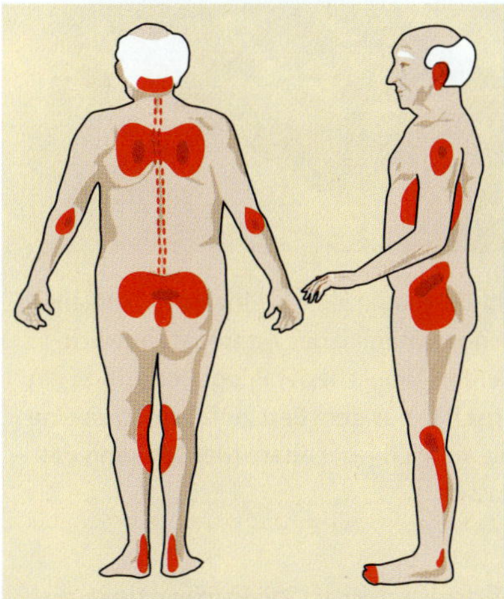

Abb. 1.148: Dekubitusgefährdete Körperstellen

! Merke Zentraler Punkt, um einen Dekubitus frühzeitig zu erkennen, ist die regelmäßige Beobachtung der Haut. Ein Dekubitus ersten Grades ist an einer nicht wegdrückbaren Rötung erkennbar.

LF 1.3

Prophylaktische Maßnahmen

Maßnahme	Ziel
Beobachtung der Haut ►LF 1.3, Kap. 1.7.1, S. 200	Druckeinwirkung frühzeitig erkennen
Mobilisation ►LF 1.3, Kap. 1.8.4, S. 252	Druckeinwirkung über einen längeren Zeitraum vermeiden
Anwendung eines Bewegungsplans ►LF 1.3, Kap. 1.8.4, S. 254	Druckentlastung
Anwendung eines Lagerungsplans ►LF 1.3, Kap. 1.8.6, S. 264	Druckeinwirkung über einen längeren Zeitraum vermeiden
Nutzung einer Wechseldruckmatratze und weiterer Lagerungshilfsmittel ►LF 1.3, Kap. 1.8.6, S. 264	Druckeinwirkung verteilen, Druckentlastung
Lagerung, z. B. 30°-Lagerung ►LF 1.3, Kap. 1.8.6, S. 265	Druckentlastung
Fachgerechte Hautpflege unter der Vermeidung feuchter Kammern ►LF 1.3, Kap. 1.7.14, S. 235	intakte Haut erhalten

Tab. 1.23: Maßnahmen zur Dekubitusprophylaxe und ihre Ziele.

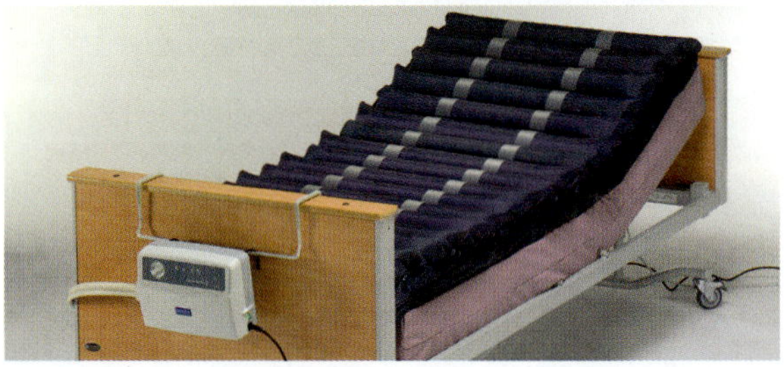

Abb. 1.149: Wechseldruckmatratze: Die einzelnen Luftkammern der Matratze können mithilfe des Aggregats abwechselnd aufgeblasen werden. Wünscht der Pflegebedürftige ein Bettgitter, weil er Angst hat, aus dem Bett zu fallen, so ist eine Teilgitter-Anwendung möglich – der ältere Mensch kann das Bett ohne Risiko verlassen.

✔ **Tipp** Die Pflegefachkraft dokumentiert zusätzlich zur allgemeinen Dokumentation bei Prophylaxen:
- Einschätzung des Dekubitusrisikos
- Änderungen der Situation, die auf ein erhöhtes Risiko für einen Dekubitus hinweisen
- Im Rahmen der Körperpflege beobachteter Hautzustand

1.9.5 Kontrakturprophylaxe

Kontrakturen (►LF 1.3, Kap. 12.4.4, S. 488) sind dauerhafte Verkürzungen von Muskeln, Sehnen und sonstigen Weichteilgewebe, die ein Gelenk umgeben oder kreuzen mit der Folge einer Funktions- und Bewegungseinschränkung und Versteifung des Gelenks. Ein besonders hohes Risiko für eine Kontraktur haben Pflegebedürftige, die teilweise oder vollständig immobil sind. Durch eine Kontraktur wird die Immobilität noch verstärkt. In der pflegerischen Versorgung bereiten Kontrakturen gerade bei der Körperpflege sowie beim An- und Auskleiden Probleme, auch deshalb ist eine **Kontrakturprophylaxe** so wichtig.

Assessment

Entscheidend für das **Assessment** zur Beurteilung des Kontrakturrisikos sind die Antworten auf folgende Fragen:
- Wie aktiv ist der Pflegebedürftige, kann er selbstständig den Platz wechseln?
- Wie mobil (►LF 1.3, Kap. 1.8.3, S. 252) ist der Pflegebedürftige, welche Bewegungen kann er selbstständig ausführen?
- Weist er Lähmungen oder Spastiken auf?
- Leidet er unter Bewegungsschmerzen? (29)

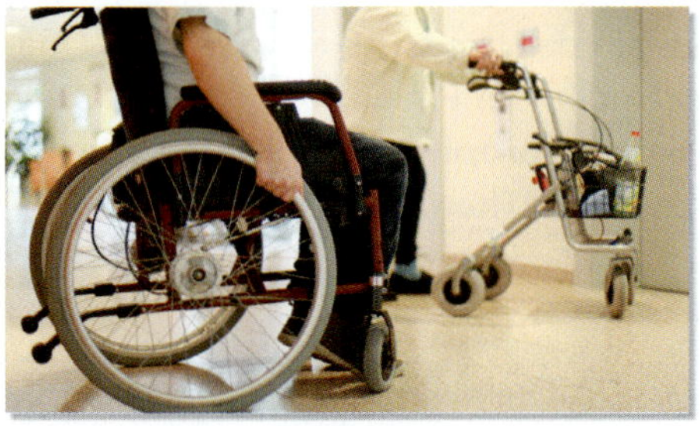

Abb. 1.150: Viele ältere Menschen, die zu schwach zum Laufen sind, können sich noch bewegen – im Rollstuhl mit hochgeklappten Fußstützen.

! Merke Entscheidend für eine erfolgreiche Kontrakturprophylaxe ist, sehr frühzeitig mit der Mobilisation sowie den Bewegungsübungen zu beginnen (►LF 1.3, Kap. 1.8.4, S. 252 ff.). Eine bereits vorhandene Kontraktur lässt sich nur sehr schwer oder gar nicht rückgängig machen.

Prophylaktische Maßnahmen

Maßnahme	Ziel
Mobilisation (► LF 1.3, Kap. 1.8.4, S. 252)	Beweglichkeit des Pflegebedürftigen erhalten, Muskeln im physiologischen Zustand erhalten
Anwendung eines Bewegungsplans (► LF 1.3, Kap. 1.8.4, S. 254)	gezielt bewegen
Anwendung eines Lagerungsplans (► LF 1.3, Kap. 1.8.6, S. 264)	gezielt lagern
Lagerung (► LF 1.3, Kap. 1.8.6, S. 263)	Muskeln beugen und strecken
aktivierende Pflege: Alle Aufgaben, die der Pflegebedürftige selbst durchführen kann, übernimmt er selbst. Aufgaben, die er erlernen kann, leitet die Pflegefachkraft an und zieht sich Stück für Stück zurück.	vorhandene Fähigkeiten erhalten
Verzicht auf übermäßige Verwendung von Lagerungskissen (► LF 1.3, Kap. 1.8.6, S. 263) unter Beachtung des Dekubitusrisiko (29)	Eigenbewegung ermöglichen
Bettlägerigkeit verhindern (► LF 1.3, Kap. 1.9.10, S. 280)	Beweglichkeit des Pflegebedürftigen erhalten, Muskeln im physiologischen Zustand erhalten

Tab. 1.24: Maßnahmen zur Kontrakturprophylaxe und deren Ziele.

Die Vorbeugung von Kontrakturen fällt nicht nur in das Aufgabengebiet der Pflegefachkraft. Im Idealfall arbeitet sie mit einem Physiotherapeuten zusammen.

1.9.6 Obstipationsprophylaxe

Eine **Obstipation** (► LF 1.3, Kap. 13.5.2, S. 528) ist eine akute oder chronische Stuhlverstopfung und für die meisten Menschen in erster Linie unangenehm. Sie fühlen sich z. B. schwer, träge oder haben Bauchschmerzen. Mitunter sinkt auch der Appetit durch eine Obstipation. Wenn der Stuhlgang längere Zeit ausbleibt, kann es bei der nächsten Ausscheidung zu sehr hartem und schmerzhaftem Stuhlgang kommen.

✔ **Tipp** Die Pflegefachkraft dokumentiert zusätzlich zur allgemeinen Dokumentation bei Prophylaxen:
- Einschätzung des Kontrakturrisikos
- Änderungen der Situation, die auf ein erhöhtes Risiko für eine Kontraktur hinweisen

LF 1.3

Obstipation kann Hämorrhoiden (► LF 1.3, Kap. 13.4.16, S. 521) oder Analfissuren, d. h. kleine Risse am Anus, nach sich ziehen, wenn der Mensch beim Stuhlgang stark gepresst hat. Aus diesen Gründen achtet die Pflegefachkraft auf eine **Obstipationsprophylaxe**, wenn der alte Mensch entsprechende Risikofaktoren aufweist.

Assessment

Hat der Pflegebedürftige in der Woche weniger als dreimal Stuhlgang, so spricht man von einer **Obstipation** (6, S. 1523). Entscheidend ist auch, in welcher Frequenz er früher Stuhl ausgeschieden hat (► LF 1.3, Kap. 1.6.4, S. 189). Tritt eine Pflegebedürftigkeit ein, so birgt diese oft Risikofaktoren für eine Obstipation. Im Rahmen des **Assessments** beachtet die Pflegekraft die Intimsphäre des Pflegebedürftigen und seine eventuelle Scham, über dieses Thema zu sprechen. Sie erfragt:

- Stuhlgang
  - gewohnte Frequenz
  - Frequenz in den letzten ca. vier Wochen und bei Veränderung: vermutete Ursache
  - Konsistenz des Stuhls
- vorhandene Aktivität des Pflegebedürftigen
  - Art, z. B. Spaziergang, Wege innerhalb der Wohnung, Teilnahme an Gymnastikgruppen
  - zeitliche Dauer der Aktivität in 24 Stunden
- Mobilität
  - Möglichkeit, im Bett die Lage zu wechseln
  - Art und Häufigkeit des üblichen Lagewechsels
- Getränke
  - Trinkmenge in 24 Stunden
  - Art der Getränke
- Art der Ernährung
  - Anzahl der Mahlzeiten
  - Menge der Mahlzeiten
  - regelmäßig verzehrte Lebensmittel
  - Zubereitungsart der Lebensmittel

- bekannte Zusammenhänge zwischen Ernährung und Stuhlgang

Ein alter Mensch, der sich ausreichend bewegt, seinem Flüssigkeitsbedarf gerecht wird und auf eine ballaststoffreiche Ernährung achtet, ist in der Regel nicht von einer Obstipation betroffen. Treffen diese Umstände nicht zu, so leitet die Pflegefachkraft eine Obstipationsprophylaxe ein.

! Merke Auch Medikamente können den Stuhlgang beeinflussen. In diesem Fall bespricht die Pflegefachkraft mit dem Arzt, ob ggf. der Einsatz eines anderen Medikamentes möglich ist.

Prophylaktische Maßnahmen

Maßnahme	Ziel
Mobilisation (► LF 1.3, Kap. 1.8.4, S. 252)	Darmperistaltik anregen
ausreichende Flüssigkeitszufuhr (► LF 1.3, Kap. 6.4.1, S. 356)	für weicheren Stuhl sorgen
ballaststoffreiche Ernährung (► LF 1.3, Kap. 6.4.1, S. 351)	Stuhlvolumen vergrößern

Tab. 1.25: Maßnahmen zur Obstipationsprophylaxe und ihre Ziele.

Die Pflegefachkraft stimmt die prophylaktischen Maßnahmen mit den Risikofaktoren ab. Trinkt ein Pflegebedürftiger beispielsweise ohnehin ausreichend, so sollte der Schwerpunkt der prophylaktischen Maßnahmen im Bereich Bewegung oder Ernährung liegen – je nach Situation.

✓ Tipp Von Mensch zu Mensch können sich Lebensmittel unterschiedlich auf den Stuhlgang auswirken. Auf einige Menschen haben beispielsweise Trockenfrüchte eine abführende Wirkung. Bei anderen Personen hingegen sorgen sie für eine Obstipation. Mit dem Wissen, welche Lebensmittel beim jeweiligen Pflegebedürftigen die Verdauung positiv beeinflussen, kann die Pflegefachkraft diese regelmäßig auf den Speiseplan setzen, wenn keine anderen Gründe dagegen sprechen, z. B. Diätvorschriften.

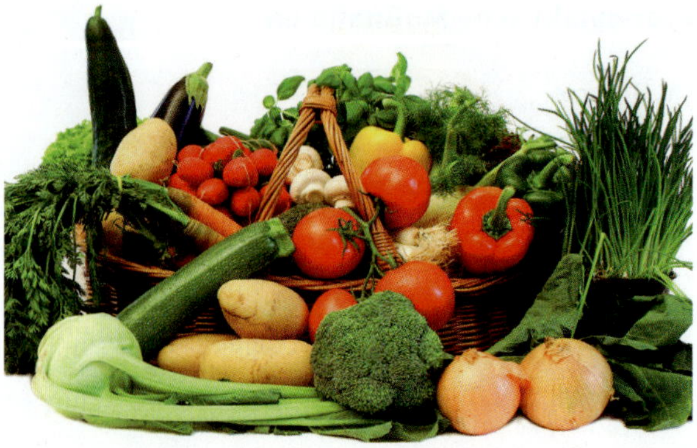

Abb. 1.152: Ausreichend Gemüse ist gut für die Verdauung und vermeidet Obstipation.

✓ Tipp Die Pflegefachkraft dokumentiert zusätzlich zur allgemeinen Dokumentation bei Prophylaxen:
- Einschätzung des Obstipationsrisikos
- Änderungen der Situation, die auf ein erhöhtes Risiko für eine Obstipation hinweisen
- Stuhlgang: Datum und Konsistenz

1.9.7 Soor- und Parotitisprophylaxe

Nicht nur die Mundpflege, sondern auch das regelmäßige Essen und Trinken sorgen dafür, dass der Mundraum gesund, intakt und frei von Infektionen bleibt. Wird der Mund nicht regelmäßig genutzt, so besteht die Gefahr eines **Soors** bzw. einer **Parotitis** (► LF 1.3, Kap. 13.4.1, S. 510). Durch die entsprechende **Prophylaxe** können diese weitgehend verhindert werden.

Assessment

Das **Assessment**, ob eine Soor- und Parotitisprophylaxe notwendig ist, ergibt sich oft schon aus der Ernährungsanamnese (► LF 1.3, Kap. 1.5.3, S. 169) sowie aus der Anamnese zu den Selbstpflegefähigkeiten des Pflegebedürftigen. Folgende Faktoren weisen auf ein Risiko für eine Soorinfektion des Mundes bzw. eine Parotitis hin:
- keine oder unregelmäßige orale Nahrungsaufnahme
- Mundtrockenheit
- Belag auf der Zunge oder in den Wangeninnentaschen

- Schädigungen im Mundraum, z. B. Verletzungen, Rötungen
- Schmerzen beim Kauen
- fehlende oder unregelmäßige Mundpflege
- lokale Anwendung von Cortison oder Antibiotika
- Mundgeruch

✔ **Tipp** Zur Inspektion der Mundhöhle verwendet die Pflegefachkraft einen Spatel und eine kleine Taschenlampe.

Prophylaktische Maßnahmen

Maßnahme	Ziel
orale Ernährung	Aktivierung des Speichelflusses sowie der Muskeln im Mund
ausreichende Flüssigkeitszufuhr (► LF 1.3, Kap. 6.4.1, S. 356)	Spülung des Mundraums
Mundpflege (► LF 1.3, Kap. 1.7.6, S. 220)	Keimbesiedelung vermeiden
Spüllösungen nach ärztlicher Anordnung verabreichen	Infektionsvermeidung
zuckerfreie Kaugummis oder zuckerfreie Bonbons	Speichelfluss anregen
orale Stimulation (► LF 1.3, Kap. 1.7.6, S. 220)	Speichelfluss anregen

Tab. 1.26: Maßnahmen zur Soor- und Parotitisprophylaxe sowie ihre Ziele.

✔ **Tipp** Die Pflegefachkraft dokumentiert zusätzlich zur allgemeinen Dokumentation bei Prophylaxen:
- Einschätzung des Risikos für einen Soor oder eine Parotitis
- Änderungen der Situation, die auf ein erhöhtes Risiko für eine Soorinfektion oder eine Parotitis hinweisen
- im Rahmen der Mundpflege beobachtete Auffälligkeiten im Mundraum
- Ess- und Trinkverhalten

1.9.8 Intertrigoprophylaxe

Eine **Intertrigo** (► LF 1.3, Kap. 17.4.3, S. 633) gehört zu den Erkrankungen, die durch eine fachgerechte pflegerische Versorgung oft vermieden werden können. Sowohl die Beobachtung, ob eine Intertrigo entsteht, als auch die **Intertrigoprophylaxe** lassen sich bei Pflegebedürftigen, die bei der Körperpflege Unterstützung benötigen, gut in diese integrieren.

LF 1.3

Assessment

Folgende Umstände gelten als Risikofaktoren für die Entwicklung einer Intertrigo und spielen daher im **Assessment** eine wichtige Rolle:
- Hautfaltenbildung, z. B. unter der Brust, an den Leisten und Bauchfalten bei Fettleibigkeit
- Jucken oder Brennen der Haut
- starkes Schwitzen
- Inkontinenz

Prophylaktische Maßnahmen

Maßnahme	Ziel
auf weiche, luftdurchlässige Kleidung achten	Reibung und feuchte Kammern vermeiden
Hautfalten nach dem Waschen sorgfältig trocknen	Bildung einer feuchten Kammer vermeiden
weiche Mullkompressen in Hautfalten einlegen	Reibung und feuchte Kammern vermeiden
regelmäßige Körperpflege	Haut sauber halten
Förderung der Harnkontinenz (► LF 1.3, Kap. 14.5.2, S. 553)	Feuchtigkeit auf der Haut vermeiden
bei bestehender Inkontinenz: Vorlagen regelmäßig nach wenigen Stunden wechseln	Feuchtigkeit auf der Haut vermeiden

Tab. 1.27: Maßnahmen zur Intertrigoprophylaxe und ihre Ziele.

✔ **Tipp** Die Pflegefachkraft dokumentiert zusätzlich zur allgemeinen Dokumentation bei Prophylaxen:
- Einschätzung des Risikos für eine Intertrigo
- Änderungen der Situation, die auf ein erhöhtes Risiko für eine Intertrigo hinweisen
- im Rahmen der Körperpflege beobachteter Hautzustand
- starkes Schwitzen
- Entwicklung der Kontinenz

1.9.9 Zystitisprophylaxe

Eine **Zystitis** ist schmerzhaft und kann, wenn die Infektion aufsteigt, Nierenschäden verursachen. Da diese Erkrankung mit einigen einfachen Maßnahmen vermieden werden kann, achtet die Pflegefachkraft bei Menschen mit einem entsprechenden Risiko auf eine fachgerechte **Zystitisprophylaxe**.

Maßnahmen zur Kontinenzförderung
► LF 1.3, Kap. 14.5.2, S. 553

Assessment

Folgende Faktoren bzw. Umstände begünstigen eine Zystitis. Die Pflegefachkraft erfragt bzw. beobachtet sie daher im Rahmen des **Assessments,** um entsprechend die notwendigen prophylaktischen Maßnahmen zu ergreifen:

- unzureichende Flüssigkeitszufuhr (► LF 1.3, Kap. 6.4.1, S. 356)
- unzureichende Intimpflege
  - aufgrund mangelnden Wissens hinsichtlich einer guten Intimpflege
  - aufgrund mangelnder Fähigkeiten, die Intimpflege durchzuführen
  - erkennbar an: Geruch, Juckreiz, Brennen in der Genitalregion
- Schmerzen, Brennen bei der Miktion
- ungünstiges Ausscheidungsverhalten, z. B. aufgrund von Problemen, die Toilette zu erreichen
- Restharnbildung (► LF 1.3, Kap. 14.4.4, S. 551)
- transurethraler Katheter
- weibliches Geschlecht (kürzere Harnröhre als bei Männern, Anus und Harnröhrenöffnung liegen näher beieinander)
- Stuhlinkontinenz

✔ **Tipp** Die Pflegefachkraft dokumentiert zusätzlich zur allgemeinen Dokumentation bei Prophylaxen:

- Einschätzung des Risikos für eine Zystitis
- Änderungen der Situation, die auf ein erhöhtes Risiko für eine Zystitis hinweisen
- unklare Ergebnisse des Assessments, sofern der Pflegebedürftige aus Scham nicht über das Thema sprechen mochte

Prophylaktische Maßnahmen

Maßnahme	Ziel
regelmäßige und sorgfältige Intimpflege (► LF 1.3, Kap. 1.7.13, S. 232)	Keimbesiedelung der Harnröhre vermeiden
ausreichende Flüssigkeitszufuhr (► LF 1.3, Kap. 6.4.1, S. 356)	Harnwege spülen
Unterstützung beim Toilettengang bzw. Toilettentraining (► LF 1.3, Kap. 14.5.2, S. 556)	regelmäßige Blasenentleerung
Baumwollunterwäsche, Kontinenzhilfsmittel häufig und regelmäßig wechseln	Bildung einer feuchten Kammer vermeiden
Verzicht auf transurethrale Katheter soweit möglich	Eintrittspforte von Erregern minimieren

Tab. 1.28: Maßnahmen zur Zystitisprophylaxe und ihre Ziele.

1.9.10 Bettlägerigkeit verhindern

Eine **Bettlägerigkeit** (► LF 1.3, Kap. 1.8.2, S. 249) zieht viele Probleme nach sich. Sie wirkt sich auf die Kreislaufsituation des Pflegebedürftigen aus. Sein Bewegungsapparat wird weniger gefordert und verliert an Übung. Der Bewegungsmangel erhöht das Risiko für eine Pneumonie, eine Thrombose, einen Dekubitus, eine Kontraktur und Obstipation. Steht der Pflegebedürftige nach einer Phase der Bettlägerigkeit auf, so ist zudem sein Risiko zu stürzen erhöht, da er die Bewegung nicht mehr gewohnt ist.

All diese Gründe sprechen dafür, durch eine **Bettlägerigkeitsprophylaxe** diese Risiken so lange wie möglich zu vermeiden.

Assessment

Im Rahmen des **Assessments** achtet bzw. erfragt die Pflegefachkraft folgende Risikofaktoren, um über die Notwendigkeit einer Bettlägerigkeitsprophylaxe entscheiden zu können:

- Einschränkungen der Mobilität
  - kürzere, veränderte Bewegungsabläufe
  - kürzere Strecken
  - Folgen im Alltag
  - Einsatz von Hilfsmitteln
  - Veränderungen in den letzten Monaten

- Krankenhausaufenthalte in den letzten Monaten
- Stürze in den letzten Monaten
- Unterstützungsbedarf im Alltag (26)

Prophylaktische Maßnahmen

Maßnahme	Ziel
Mobilisation (► LF 1.3, Kap. 1.8.4, S. 252)	Bewegungsfähigkeit erhalten, Kreislaufsituation stärken
Anwendung eines Bewegungsplans (► LF 1.3, Kap. 1.8.4, S. 254)	Bewegungen gezielt üben
Ängste vor der Bewegung besprechen und entsprechend Hilfestellung anbieten, z. B. beim Gehen	Bewegungsarmut vermeiden
Rollstühle bei Menschen, die noch gehen können, selten einsetzen	Fähigkeiten erhalten
aktivierende Pflege: Alle Aufgaben, die der Pflegebedürftige selbst durchführen kann, übernimmt er selbst. Aufgaben, die er erlernen kann, leitet die Pflegefachkraft an und zieht sich Stück für Stück zurück.	vorhandene Fähigkeiten erhalten
Aktivierungs- und Bewegungsgruppen anbieten	Alltagsfähigkeiten erhalten
Transfers (► LF 1.3, Kap. 1.8.4, S. 258) unabhängig von der jeweiligen Pflegefachkraft einheitlich durchführen	Bewegungsabläufe einüben
Möbel oder Gegenstände, die die Mobilität behindern, entfernen	Hindernisse beseitigen
bei abnehmender Mobilität Ursachen klären/erfragen, z. B. Sturzangst	Ursachen soweit wie möglich beseitigen
Fußstützen von Rollstühlen abnehmen (jedoch nicht, wenn der Rollstuhl geschoben wird)	Beweglichkeit der Füße erhalten und fördern

Tab. 1.29: Maßnahmen zur Verhinderung von Bettlägerigkeit und deren Ziele.

Biografieorientierte Bewegungsangebote

Die wenigsten Pflegebedürftigen waren »schon immer« immobil. Um die Bettlägerigkeit zu vermeiden, nutzt die Pflegefachkraft auch die Biografiearbeit. Sie bespricht mit dem Pflegebedürftigen, welche Aktivitäten ihm früher gefallen haben, ob er eine Sportart betrieben hat und wie er sich heute gern bewegen würde. Bestand das frühere Hobby z. B. darin, Fußball zu spielen, so kann die Pflegefachkraft für mehrere interessierte Personen ein Ballspiel anbieten: im Laufen oder auch im Sitzen.

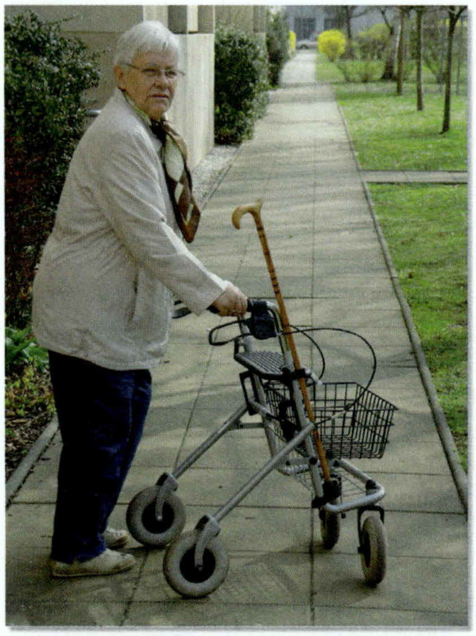

Abb. 1.153: Den Pflegebedürftigen so lange wie möglich mobil sein zu lassen, ihn die Bewegungen, die er beherrscht, ausführen zu lassen oder sie mit ihm zu üben, ist die beste Prophylaxe gegen Bettlägerigkeit.

Drei-Schritte-Programm

Das Drei-Schritte-Programm, das von einer Forschungsgruppe der Universität Witten-Herdecke entwickelt wurde, ist darauf ausgerichtet, dass Menschen, die nur noch wenig gehen können, bei jedem Weg die letzten drei Schritte selbst gehen. Auf diese Weise werden Fähigkeiten erhalten oder auch ausgebaut (26).

> ✔ **Tipp** Die Pflegefachkraft dokumentiert zusätzlich zur allgemeinen Dokumentation bei Prophylaxen:
> - Einschätzung des Risikos für eine Bettlägerigkeit
> - Änderungen der Situation, die auf ein erhöhtes Risiko für eine Bettlägerigkeit hinweisen

2 Medizinische Grundlagen

2.1 Orientierung am menschlichen Körper

LF 1.3

Im pflegerischen Alltag ist es häufig notwendig, die Körperstellen und -bereiche exakt zu benennen. Sei es, um bei einem Patienten den genauen Ort der Schmerzen zu erfragen, einer Kollegin mitzuteilen, welches Hautareal eingerieben werden soll, eine Wunde zu beschreiben oder eine Verletzung zu dokumentieren.

Um die genaue Körperstelle zu beschreiben, ist es nützlich, auf Begriffe aus der Medizin zurückzugreifen. Die exakt definierten Bezeichnungen erleichtern das Verständigen und vermeiden Missverständnisse oder Fehler. Eine grobe **Orientierung am Körper** liefern

- Körperabschnitte,
- Körperhöhlen,
- Körperebenen.

2.1.1 Körperabschnitte

Kopf

Kopfform und Aussehen des **Gesichts** sind individuell ausgeprägt. Die Gesichtsmerkmale, z. B. die Stellung der Augen, dienen deshalb als Identifikationsmerkmale.

Am Kopf befinden sich **Sinnesorgane**: die Augen zum Sehen, die Ohren zum Hören, die Nase zum Riechen und die Zunge zum Schmecken. Die Sinnesorgane leiten Informationen über die Umwelt an das **Gehirn** weiter. Das Gehirn verarbeitet diese Informationen zu Sinneseindrücken.

Hals

Der Hals verbindet den Kopf mit dem Rumpf. Auf engstem Raum verlaufen lebenswichtige **Versorgungsbahnen** (Blut- und Lymphgefäße, Rückenmark und Nerven) sowie die oberen Abschnitte von Speiseröhre und Luftröhre. **Kehlkopf**, **Schilddrüse** und Nebenschilddrüsen liegen vollständig im vorderen Halsbereich. Den hinteren Halsbereich

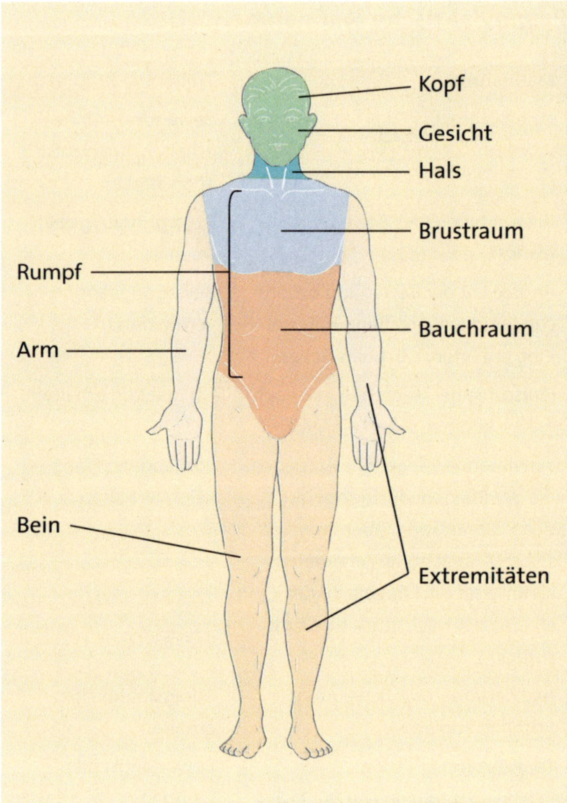

Abb. 2.1: Körperabschnitte

bezeichnet man als Nacken. Die Halswirbelsäule ist besonders flexibel und wird durch zahlreiche Muskeln aktiv bewegt wie auch stabilisiert.

Rumpf

Der **Rumpf** ist der kompakte Mittelteil des Körpers mit **Brust und Bauch-Beckenraum**. Die Brust bildet den oberen Teil des Rumpfes, der Bauch den mittleren und das Becken den unteren. Vereinfacht lässt sich der Bauch **(Abdomen)** weiter unterteilen in den **Oberbauch** oberhalb des Nabels, den **Unterbauch** unterhalb des Nabels und den seitlichen **Flankenbereich** zwischen Rippenbogen und Becken. Im Rumpf befinden sich die **inneren Organe.** Das umgebende Gewebe und Strukturen wie Knochen und Muskeln schützen die Organe weitgehend vor Verletzungen.

Extremitäten

Extremitäten (lat. extremitas = das Äußerste) sind die **Gliedmaßen** des Körpers. Die Arme (jeweils bestehend aus Oberarm, Unterarm und Hand) sind die **oberen Extremitäten**. Der **Schultergürtel** verbindet die Arme mit dem Rumpf. Die Beine (jeweils bestehend aus Oberschenkel, Unterschenkel und Fuß) sind die **unteren Extremitäten**. Sie sind im **Beckengürtel** verankert. Beine, Beckengürtel und Wirbelsäule ermöglichen gemeinsam den aufrechten Gang.

2.1.2 Körperhöhlen

Es gibt verschiedene **Körperhöhlen.** Die Schädelhöhle beherbergt das Gehirn. Die inneren Organe befinden sich in der Brust- und der Bauchhöhle sowie im Becken.

Schädelhöhle

Die **Hirnhäute** und **Schädelknochen** umschließen das weiche und empfindliche Gehirn. Zusätzlich befindet sich zwischen zwei Gehirnhäuten eine Flüssigkeit, der Liquor. Dadurch ist das Gehirn optimal gegen Stöße geschützt.

Die Schädelhöhle kann sich nicht mehr ausdehnen, sobald die Schädelnähte zwischen den einzelnen Schädelknochen verknöchert sind. Es gibt drei Gründe, warum das Hirnvolumen zunehmen kann:

- Hirnödem: Das Gehirngewebe schwillt in einigen Bereichen oder insgesamt an, z.B. bei Sauerstoffmangel oder starker Verdünnung des Blutes.
- Ein Prozess nimmt zunehmend Raum ein (Raumforderung), z.B. ein Gehirntumor, eine Gehirnblutung oder ein Abszess (abgekapselte Eiterbildung).
- Es wird zu viel Liquor gebildet oder zu wenig davon abtransportiert. Die im Gehirngewebe befindlichen liquorgefüllten Hohlräume (Ventrikel) werden größer.

LF 1.3

Was passiert, wenn das ganze Gehirn anschwillt oder teilweise (lokal) an Volumen zunimmt? Sind die Schädelnähte noch nicht geschlossen, so werden die Schädelknochen auseinandergedrückt, es entsteht ein kindlicher Wasserkopf (Hydrocephalus, griech. hydros = Wasser, cephalos = Kopf). Sind die Schädelknochen geschlossen, wird das Gehirngewebe zusammengedrückt und schrumpft (atrophiert). Bei einer schnellen (akuten) Volumenzunahme wird das Gehirn durch die Öffnung einer sehnigen Platte, die das Großhirn vom Kleinhirn trennt, und die Öffnung, in der das Rückenmark den Schädel verlässt, gepresst: Es kommt zur Einklemmung, die schnell zum Tod führt.

Brusthöhle

Die **Brusthöhle** ist der obere Teil des Rumpfes und befindet sich innerhalb des **Brustkorbs (Thorax)**

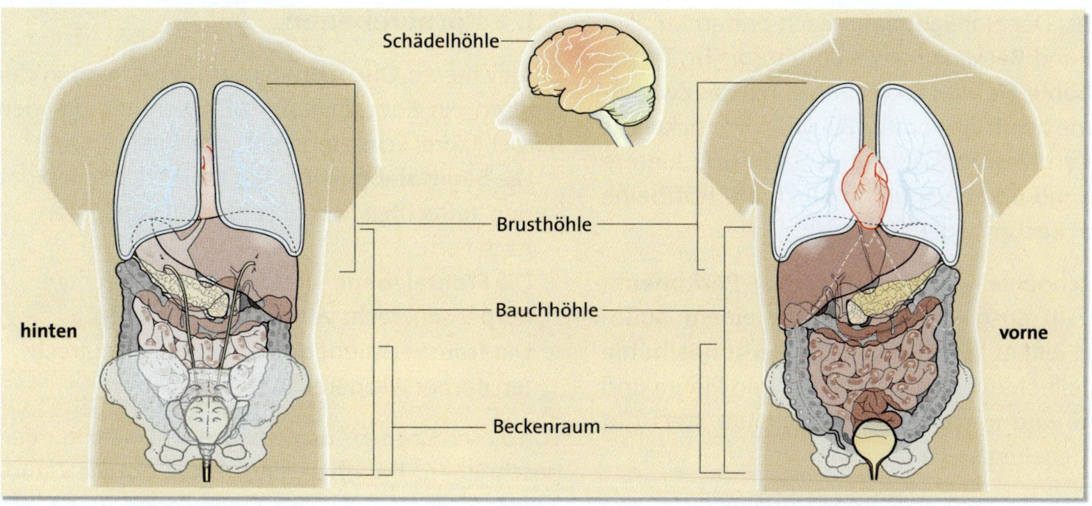

Abb. 2.2: Körperhöhlen

und den umgebenden Muskeln. Nach unten wird sie durch das **Zwerchfell** (Diaphragma) begrenzt, das die Brusthöhle von der Bauchhöhle trennt.

Innerhalb der Brusthöhle liegen der rechte und linke **Lungenflügel**, die jeweils von **Brustfell** (Pleura) umschlossen sind. Das Brustfell besteht aus einem äußeren Blatt, das fest mit Thorax und Zwerchfell verbunden ist und einem inneren Blatt, das mit der Lunge verwachsen ist. Die Blätter schließen zwischen sich einen schmalen, mit etwas Flüssigkeit gefüllten Raum ein, der **Pleuraspalt** oder Pleurahöhle heißt. Das Brustfell dient – unter anderem – der Verschieblichkeit der Lunge gegenüber Nachbarorganen und der Anpassung an wechselnde Atemvolumina. Befindet sich zu viel Flüssigkeit im Pleuraspalt, liegt ein **Pleuraerguss** vor, der zu Atembeschwerden führen kann.

Der mittig zwischen den brustfellumhüllten Lungenflügeln verbleibende Raum ist das **Mediastinum** (Mittelfellraum), in dem das **Herz**, die Thymusdrüse, die Speise- und Luftröhre sowie große Blut- und Lymphgefäße Platz finden. Das Herz ist ähnlich wie die Lunge von einer zweiblättrigen Hülle umgeben, dem **Perikard (Herzbeutel)**, das äußerlich mit dem Zwerchfell und dem Brustfell verbunden ist. Befindet sich zu viel Flüssigkeit im Herzbeutel, entsteht ein **Perikarderguss**, der die Herzarbeit behindert.

Bauchhöhle

Der **Bauch-Beckenraum** ist der untere Teil des Rumpfes. Der Hohlraum, der nach Entfernen aller Bauch- und Beckeneingeweide überbleibt, ist die **Bauchhöhle**. Sie wird nach oben durch das Zwerchfell, vorne durch die vordere Bauchwand, rückwärts durch Lendenwirbelsäule, Kreuzbein und hintere Bauchwand und nach unten durch die Hüftbeine und den Beckenboden begrenzt.

Die Bauchhöhle wird größtenteils von **Peritoneum** (Bauchfell) ausgekleidet, das mit einem äußeren und einem inneren Blatt die **Peritonealhöhle** (Bauchfellhöhle) bildet. Wie im Fall von Pleura und Perikard wird auch der Peritonealraum stets gut feucht gehalten.

Dank seiner guten Fähigkeit zur Aufnahme größerer Flüssigkeitsmengen und einer großen Austauschfläche (bis 2 m^2) kann das Peritoneum für die Nierenersatztherapie genutzt werden **(Peritonealdialyse)**. Konsequente Hygiene ist bei allen Eingriffen am Peritoneum erforderlich, um eine Entzündung des Bauchfells **(Peritonitis)** zu verhindern. Sammelt sich zu viel Flüssigkeit in der Peritonealhöhle, macht sich das als Bauchwassersucht **(Aszites)** bemerkbar.

Die Bauch- und Beckenorgane werden anhand ihrer Lage zum Bauchfell beschrieben:

- **Intraperitoneal** (innerhalb des vom Peritoneum ausgekleideten Raums) liegen der Magen, der Großteil von Dünn- und Dickdarm, die Leber, die Milz sowie die Eierstöcke, die Eileiter und der obere Teil der Gebärmutter. Die intraperitoneale Lage ermöglicht in besonderer Weise Bewegungen und Größenänderungen einzelner Organe.
- **Retroperitoneal** (auf der Rückseite des Peritoneums) befinden sich die Nebennieren, die Nieren, die Harnleiter, die Bauchspeicheldrüse und kleinere Abschnitte des Dünn- und Dickdarms. Zudem verlaufen die großen Leitungsbahnen durch den Retroperitonealraum.
- **Extraperitoneal** (außerhalb/unterhalb des Peritoneums) liegen diejenigen Beckenorgane, die nicht schon intraperitoneal liegen: der untere Teil der Gebärmutter, die Scheide, die »inneren" männlichen Geschlechtsorgane, die Harnblase und der Mastdarm.

2.1.3 Körperebenen

Zur leichteren Orientierung am Körper wird in der Medizin ein Koordinatensystem benutzt, das den Körper in drei Schnittebenen unterteilt:

- Die **Sagittalebene** (lat. sagitta = Pfeil) schneidet den aufrechten Körper senkrecht von hinten nach vorn.
- Die **Frontalebene** schneidet den aufrechten Körper senkrecht von rechts nach links.
- Die **Transversalebene** schneidet den aufrechten Körper waagerecht.

Von diesen Ebenen ausgehend, werden Richtungen beschrieben. Daneben sind Angaben wie Handinnen- oder -außenfläche, Innen- oder Außenseite gebräuchlich.

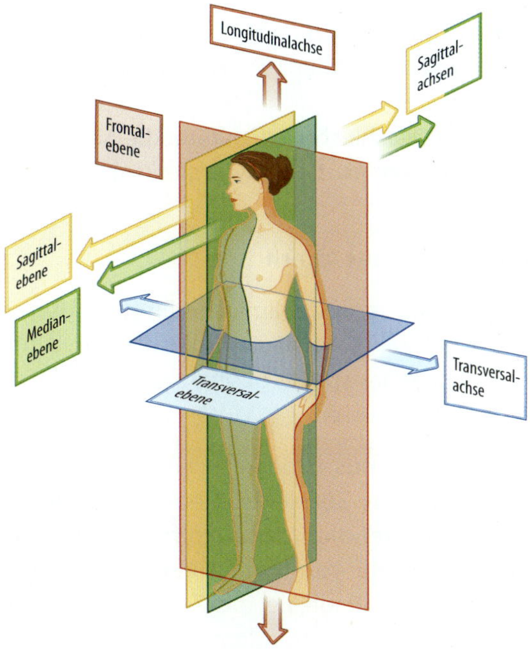

Abb. 2.3: Die Körperebenen

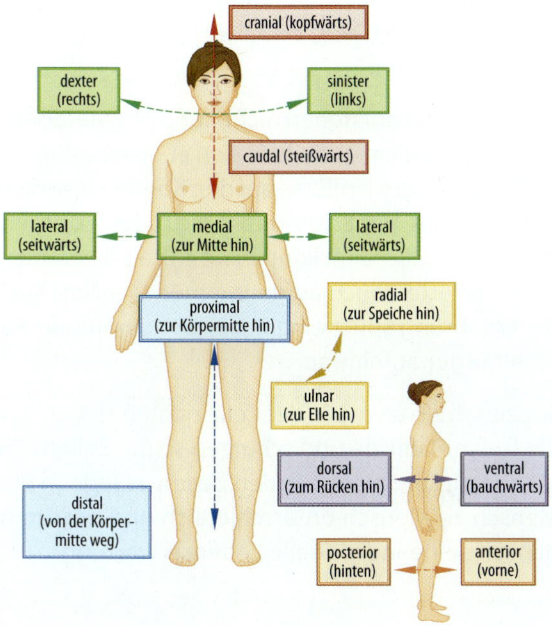

Abb. 2.4: Richtungsangaben am Körper

In der Praxis werden die Bezeichnungen rechts und links immer wieder vertauscht. Um dem vorzubeugen, wurde festgelegt, dass man generell aus der **Perspektive des Menschen** beschreibt.

! Merke Mit »rechts« wird also jeweils diejenige Körperseite bezeichnet, die der Patient selber rechts nennt.

Lage und Richtungsbezeichnungen an Kopf und Rumpf	
kranial	oben, weiter oben
kaudal	unten, weiter unten
medial	zur Mitte hin
lateral	von der Mitte weg
dorsal	hinten, zum Rücken hin, am Rücken
ventral	vorn, zum Bauch hin, am Bauch

Tab. 2.1: Lage- und Richtungsbezeichnungen an Kopf und Rumpf.

Lage und Richtungsbezeichnungen an den Extremitäten	
proximal	zum Körper (Rumpf) hin
distal	vom Körper weg
radial	daumenwärts, zur Speiche hin
ulnar	kleinfingerwärts, zur Elle hin
tibial	schienbeinwärts
fibular	wadenbeinwärts
dorsal	am Handrücken bzw. Fußrücken
volar, palmar	auf der Handinnenfläche
plantar	auf der Fußsohle

Tab. 2.2: Richtungsbezeichnungen an den Extremitäten.

2.2 Biologisches Altern

Alle lebenden Organismen altern, wenn auch in unterschiedlicher Geschwindigkeit. Über die Ursachen des Alterns ist wenig bekannt. Es gibt jedoch eine Fülle von Theorien und Erklärungsansätzen, die häufig auch Ratschläge zum Aufhalten des Alterns liefern. Der Wunsch nach ewiger Jugend kommt vor allem in der Anti-Aging-Medizin (► LF 1.3, Kap. 2.2.3, S. 287) zum Ausdruck.

Mehrere Faktoren bestimmen das Altern. Vor allem die Gene spielen eine wichtige Rolle. Da die Gene jedoch unveränderlich sind, sind keine wesentlichen Effekte durch Anti-Aging-Maßnahmen zu erwarten.

In den Industrienationen hat sich die durchschnittliche Lebenserwartung im Laufe des 19. und 20. Jahrhunderts deutlich erhöht. Konstant bleibt dagegen das maximal erreichbare Alter mit ca. 120 Jahren – die Lebensspanne.

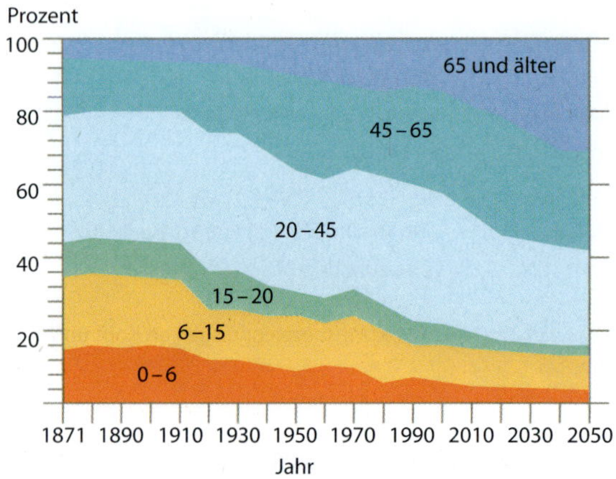

Quelle: Statistisches Bundesamt, Bundesministerium des Inneren, eigene Berechnungen

Abb. 2.5: Entwicklung der Altersstruktur

2.2.1 Theorien des Alterns

Bislang ist das Wissen über das biologische Altern und seine Ursachen wenig gesichert. Zudem erklären die einzelnen Theorien nur Teilaspekte.

Genetisch bedingtes Altern

Studien an Zwillingen führten zu der Erkenntnis, dass 30 % der Lebenserwartung auf **genetische** Bedingungen zurückgehen. Andere Studien deuten auf einen Einfluss von bis zu 70 %.

Nach der **Genregulationstheorie** steuern bestimmte Gene die Entwicklung, Fortpflanzung und das Altern des Menschen. Entscheidend ist, welche Gene aktiviert sind. Unklar ist, ob spezielle Alterungsgene diesen Prozess kontrollieren oder ob das Altern fortschreitet, weil sogenannte Langlebigkeitsgene geschädigt werden.

Zwei Feststellungen stützen die Genregulationstheorie:

- Innerhalb einer Art von Lebewesen, also auch beim Menschen, haben alle Individuen eine nahezu gleich lange Lebenserwartung. Da sich die Gene innerhalb einer Art von Lebewesen stark ähneln, untermauert diese Feststellung die Annahme, dass das Altern von den Genen bestimmt wird.
- Nach der Geschlechtsreife nimmt die Anpassungsfähigkeit an die Umwelt stetig ab.

Zellulär bedingtes Altern

Nach der **Theorie des zellulär bedingten Alterns** altert der Mensch, weil seine Körperzellen im Laufe des Lebens immer stärker geschädigt werden und ihre Funktion verlieren.

Beim **Metabolismus** (Stoffwechsel) (►LF 1.3, Kap. 3.4.1, S. 305) in der Zelle entstehen **freie Radikale**, also reaktionsfreudige Sauerstoffverbindungen. Nach der **Theorie vom oxidativen Stress** schädigen die freien Radikale die Zellen, indem sie Moleküle der Zellen verändern. Im Laufe des Lebens summieren sich die Schäden an den Zellen, die zunehmend die Zellfunktion beeinträchtigen. Ebenso greifen die freien Radikale die Träger der Erbinformation (DNA, ►LF 1.3, Kap. 3.2.2, S. 290) in den Zellen an.

Freie Radikale entstehen nicht nur beim Metabolismus in den Zellen. Sie bilden sich ebenso, wenn ungünstige äußere Einflüsse auf den Körper einwirken, z. B. extreme Hitze, UV-Strahlung oder Röntgenstrahlung. Außerdem können sie z. B. als Bestandteil von Zigarettenrauch aufgenommen werden. Auch die Ernährung spielt eine Rolle, da man mit ihr **Radikalfänger** aufnimmt.

Spezifische Enzyme in der Zelle richten sich gegen die freien Radikale und schützen so die Zellen. Die Menge dieser Enzyme in den Zellen ist jedoch von Mensch zu Mensch unterschiedlich und bestimmt danach seine individuelle Lebenserwartung.

Hormonbedingtes Altern

Das kontinuierliche **Absinken der Hormonproduktion** wird ebenfalls als Ursache für das Altern diskutiert. Ein Zusammenhang zwischen der Entstehung von verschiedenen Krankheiten und Veränderungen im Hormonhaushalt ist feststellbar. Nachgewiesen sind:

- Schlafstörungen infolge eines Melatoninmangels
- Osteoporose infolge eines Östrogenmangels
- Abnahme der Muskelkraft infolge eines Testosteronmangels

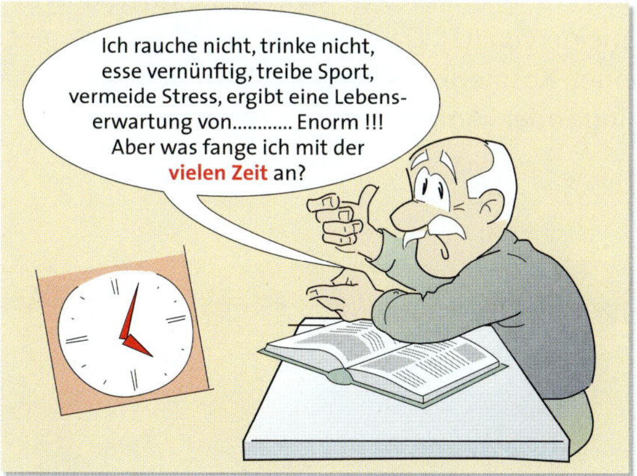
Ich rauche nicht, trinke nicht, esse vernünftig, treibe Sport, vermeide Stress, ergibt eine Lebenserwartung von........... Enorm !!! Aber was fange ich mit der **vielen Zeit** an?

Abb. 2.6: Was fange ich mit der vielen Zeit an?

Lebensstilbedingtes Altern

Auch der **Lebensstil** und **Einflüsse der Umwelt** beeinflussen das Altern. Diese Ansicht gründet auf der Beobachtung, dass in bestimmten Gegenden der Welt besonders viele hochbetagte Menschen leben, z. B. auf Sardinien, der japanischen Insel Okinawa und in der kanadischen Provinz Neuschottland.

Es besteht weitgehend Einigkeit darüber, dass folgende Faktoren lebensverkürzend sind:

- Nikotingenuss
- übermäßiger Alkoholgenuss
- Schlafmangel
- Übergewicht
- Stress
- Lärmbelastung
- Umweltverschmutzung

2.2.2 Alternsforschung

Die **Alternsforschung** widmet sich der Suche nach Faktoren, die das Altern bestimmen. Dabei ist es schwierig, einzelne Theorien zum Altern mit Langzeituntersuchungen zu erhärten, denn bei der Vielzahl von angenommenen Ursachen und Bedingungen des Alterns sind einzelne Faktoren schwer zu bestimmen. Da die Lebensbedingungen der Menschen sich unterscheiden, ist das Übertragen von Forschungsergebnissen von einer untersuchten Gruppe auf eine nicht untersuchte Gruppe zudem problematisch.

Ein Problem, dem sich die Alternsforschung und die Gesellschaft gegenübersehen, ist der deutliche Anstieg **degenerativer Erkrankungen**, also Erkrankungen, die z. B. durch Abnutzung und Zusammentreffen von Schäden entstehen, z. B. Arthrose (► LF 1.3, Kap. 12.4.5, S. 489) und Alzheimer-Demenz (► LF 1.3, Kap. 8.1.1, S. 394). Sie treten immer häufiger auf, da die Menschen durchschnittlich älter werden. Hieraus ergibt sich der Ansatz, chronischen Krankheiten im Alter vorzubeugen und so das Leben zu verlängern.

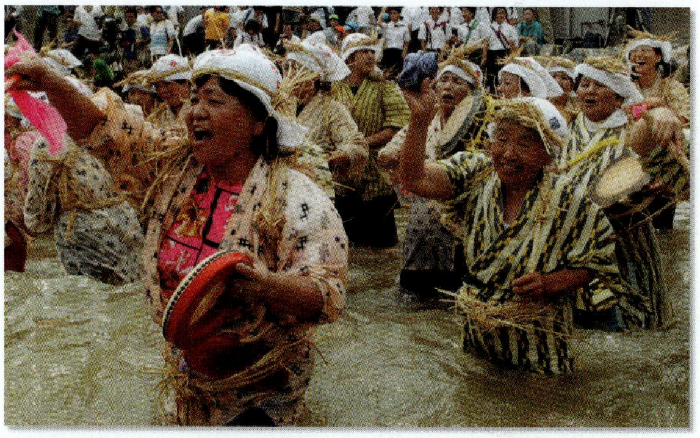

Abb. 2.7. Seit 1976 ergründen amerikanische und japanische Wissenschaftler mit Langzeitstudien die Faktoren, die das hohe Alter der Menschen auf der Insel Okinawa ausmacht. Hier leben überdurchschnittlich viele Menschen, die älter als 100 Jahre sind.

Weitere Ansätze beschäftigen sich mit den Möglichkeiten, das Altern zu verlangsamen und damit sowohl die individuelle Lebenserwartung als auch die allgemeine Lebensspanne zu erhöhen.

Es ist verständlich, dass die verschiedenen Forschungsansätze nicht ohne Widerspruch bleiben. Bedenken gibt es aus ethischer, sozialer und politischer Sicht.

2.2.3 Anti-Aging

Hinter dem Schlagwort **Anti-Aging** verbergen sich Angebote, die versprechen, dem Altern Einhalt zu gebieten. Die Anti-Aging-Therapie reicht von einer

Lebensstil- und Ernährungsberatung über die Einnahme von Nahrungsergänzungsmitteln bis zum Einsatz von Hormonen.

Je nach theoretischem Ansatz kommen unterschiedliche Methoden und Mittel zum Einsatz, die sich für die Anbieter kommerziell zu lohnen scheinen. Die Langzeitwirkungen und Auswirkungen vieler Anti-Aging-Maßnahmen, insbesondere der Hormontherapie, sind bisher nicht bekannt. Aber offensichtlich ist vielen Menschen die »ewige Jugend« so wichtig, dass sie nicht auf die Ergebnisse der Forschung warten.

Besonders bunte Blüten treibt die Anti-Aging-Welle im Bereich der Kosmetik. Kosmetikprodukte suggerieren ein faltenfreies Gesicht, Gesundheit und allgemeine Vitalität. Da es keinen Begriffsschutz gibt, können Kosmetikprodukte mit Begriffen wie »Anti-Aging« oder »Age Protection« beworben werben.

Aufgaben

- In welche Abschnitte wird der Körper unterteilt?
- Welche Organe befinden sich in der Brusthöhle, welche in der Bauchhöhle?
- Erklären Sie Theorien des biologischen Alterns.

3 Grundlagen Anatomie und Physiologie

3.1 Strukturelemente des Körpers

Zelle

Zellen bilden die kleinste Einheit des menschlichen Körpers. Man kann sie nur unter dem Mikroskop erkennen. Jede Körperzelle erfüllt einen ganz bestimmten Zweck: Zellen der Haut bilden beispielsweise eine Barriere und schützen den Körper vor Austrocknung und vor dem Eindringen von Krankheitserregern, Nervenzellen leiten elektrische Impulse und dienen damit der Informationsvermittlung im Körper, Zellen des Darms nehmen Nährstoffe auf.

Gewebe

Manche Zellen erfüllen ihre Funktion erst, wenn sie sich mit anderen gleichartig aufgebauten Zellen zu einem **Gewebe** zusammenschließen. Die Hautzellen z. B. bilden gemeinsam den äußeren Schutz des Körpers (Körperhülle). Und nur wenn sich viele Muskelzellen gleichzeitig kontrahieren (zusammenziehen) und wieder entspannen, kann sich der Mensch fortbewegen (► LF 1.3, Kap. 3.3.3, S. 301).

Organ

Die Einheit unterschiedlicher Gewebe, die zusammen bestimmte Funktionen erfüllen, nennt man **Organ**. Organe sind z. B. Lunge, Herz, Leber und Nieren, aber auch Lymphknoten und Blutgefäße. Charakteristisch für ein Organ ist seine spezielle Funktion: Das Herz pumpt das Blut in den Kreislauf, in der Lunge wird Sauerstoff aus der Atemluft ins Blut aufgenommen und Kohlendioxid aus dem Blut in die Luft abgegeben.

Organsysteme

Ein typisches **Organsystem** ist das Herz-Kreislauf-System. Es besteht aus den Organen Herz sowie Blut- und Lymphgefäßen und transportiert das Blut vom Herzen zu den Geweben und zurück (► LF 1.3, Kap. 10.1.2, S. 431).

Überblick über die Organsysteme des Menschen

- **Herz-Kreislauf-System**
  Herz, Blut- und Lymphgefäße, Blut
- **Atmungssystem**
  Nasenhöhle, -nebenhöhlen, Rachen, Kehlkopf, Luftröhre, Lungen, Brustfell, Atemmuskeln

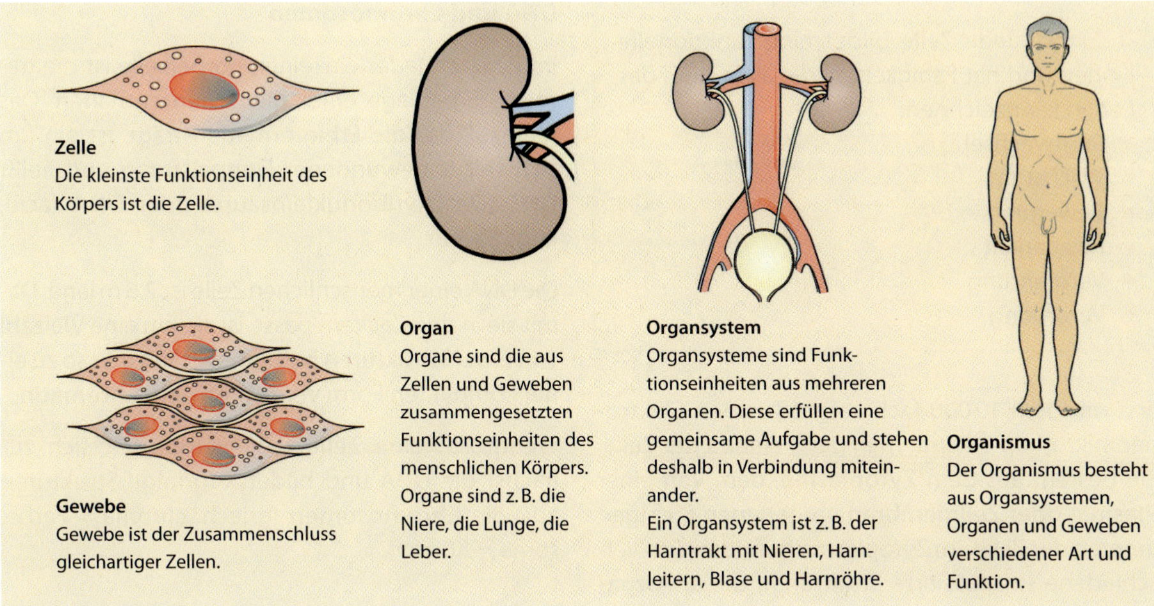

Abb. 3.1: Jede Organisationseinheit erfüllt bestimmte Aufgaben.

- **Verdauungssystem**
  Mund, Rachen, Speiseröhre, Magen, Dünndarm, Leber, Bauchspeicheldrüse, Dickdarm
- **Harnsystem**
  Nieren, Nierenbecken, Harnleiter, Harnblase, Harnröhre
- **Geschlechtssystem**
  Frauen: Eierstöcke, Eileiter, Gebärmutter, Scheide, Vulva, weibliche Brust
  Männer: Hoden, Nebenhoden, Samenleiter, Samenbläschen, Prostata, Penis, Hodensack
- **Stütz- und Bewegungssystem**
  Knochen, Gelenkkapseln, Bänder, Faszien, Skelettmuskeln, Sehnen, Sehnenscheiden, Schleimbeutel
- **Nervensystem**
  Gehirn, Rückenmark, Ganglien, Nerven
- **Hormonsystem**
  Hormondrüsen, andere Organe mit hormonproduzierenden Zellen
- **Immunsystem**
  Rotes Knochenmark, Thymus, Lymphgefäße, Lymphknoten, diffuses Lymphgewebe, Mandeln, Milz

Organismus

Das zielgerichtete Zusammenspiel der Organe, die sich gegenseitig beeinflussen, macht in seiner Gesamtheit den **Organismus** aus.

In Grobaufbau und Funktion unterscheidet sich der menschliche **Organismus** z. T. erheblich von anderen komplexen Organismen, z. B. von Fischen, weniger jedoch von anderen Säugetieren. Auf der Ebene der einzelnen Organe, Gewebe oder Organsysteme finden sich allerdings Übereinstimmungen in der Struktur und Funktion, die sogar eine Übertragung vom Tier auf den Menschen zulassen (sogenannte xenogene Transplantation), z. B. beim Herzklappenersatz durch Schweineherzklappen.

3.2 Zellen

3.2.1 Grundstrukturen

Das Wort **Zelle** leitet sich aus dem Lateinischen ab und bedeutet Kammer. Der menschliche Körper besteht aus etwa 60–100 Billionen Zellen.

LF 1.3

> **! Merke** Jede Zelle bildet eine funktionelle Einheit und hat Fähigkeiten, die allgemein das Leben kennzeichnen:
> - Stoffwechsel
> - Wachstum
> - Bewegung
> - Reizbarkeit
> - Vermehrung
> - Vererbung

Erst mit dem 10 000-fach vergrößernden Elektronenmikroskop erkennt man den Feinbau der Zelle. Sie besteht aus dem **Zytoplasma**, dem von einer **Plasma- oder Zellmembran** umgebenen flüssigen Inneren der Zelle. Im Zytoplasma befinden sich verschiedene spezialisierte Strukturen, die als **Organellen** bezeichnet werden, darunter der **Nukleus** (Zellkern).

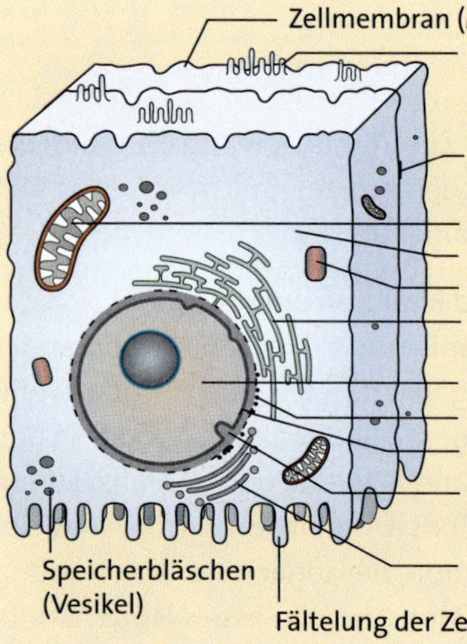

Abb. 3.2: Feinbau der Zelle

3.2.2 Nukleus

Der **Nukleus** ist durch die **Kernmembran** vom Zytoplasma abgegrenzt. Die Kernmembran besteht aus zwei Schichten, deren äußere direkt mit dem **endoplasmatischen Retikulum** (► LF 1.3, Kap. 3.2.4, S. 293) verbunden ist. Der Stoffaustausch zwischen Nukleus und Zytoplasma erfolgt durch Poren in der Kernmembran, die **Kernporen**.

DNA und Chromosomen

Im Zellkern jeder einzelnen Körperzelle ist die gesamte Erbanlage eines Menschen enthalten. Das Molekül, das die Erbinformation trägt, ist ein um sich selbst gewundener Doppelstrang und heißt **DNS** (**D**esoxyribo**n**uklein**s**äure) oder **DNA** (**a**cid, engl. Säure).

Die DNA einer menschlichen Zelle ist 2,8 m lang. Damit sie in den Zellkern passt, ist sie um eine Vielzahl von Eiweißstrukturen herumgewickelt und so zu einer kompakten Form verdichtet, dem **Chromatin**.

Wenn sich eine Zelle teilt, verdoppelt sich zunächst die DNA und bildet X-förmige Strukturen aus, die **Chromosomen** (griech. chroma = Farbe, soma = Körper).

> **! Merke** Jeder gesunde Mensch besitzt 23 Chromosomenpaare = 46 Chromosomen: 23 mütterliche und 23 väterliche.

Jede Körperzelle beherbergt im Nukleus den vollständigen Chromosomensatz, nur die Geschlechtszellen, also Ei- und Samenzellen, enthalten den halben Chromosomensatz mit 23 Chromosomen.

Die DNA besteht aus den **Nukleinbasen** Adenin, Thymin, Cytosin und Guanin. Adenin bildet mit Thymin **Basenpaare** und Cytosin mit Guanin, d. h., sie ordnen sich gegenüberliegend an: Hat der eine Strang die Reihenfolge Adenin–Thymin–Cytosin, lautet die Reihenfolge des gegenüberliegenden Strangs Thymin–Adenin–Guanin. So wird der DNA-Doppelstrang stabilisiert (Abb. 3.3).

Die DNA ist in einzelne Abschnitte gegliedert, die als **Gene** bezeichnet werden. Viele Gene enthalten den Bauplan für Eiweiße. Diese Verschlüsselung der genetischen Information nennt man den **genetischen Code**.

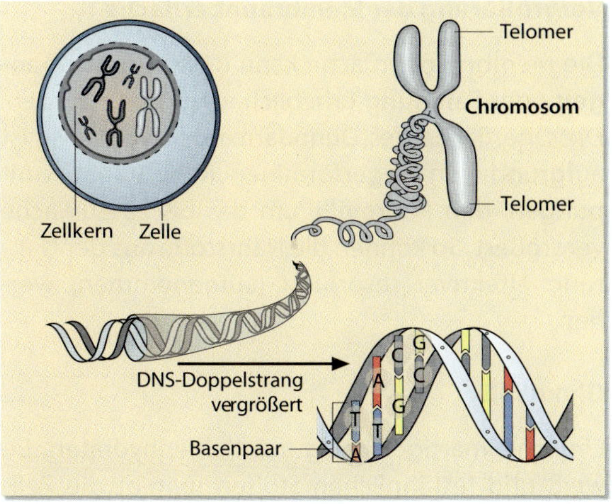

Abb. 3.3: Feinstruktur eines Chromosoms.

Eiweißsynthese

Die **Synthese von Eiweißen** findet an den **Ribosomen** im Zytoplasma statt. Der Eiweißbauplan muss also vom Nukleus ins Zytoplasma gelangen. Dazu wird das jeweilige Gen in **RNS** (**R**ibo**n**uklein**s**äure) bzw. **RNA** umgeschrieben. Die RNA verlässt den Zellkern über die Kernporen und lagert sich an den **Ribosomen** des **endoplasmatischen Retikulums** an. Diese übersetzen dann die Information und produzieren das Eiweiß, z. B. Enzyme. Da diese RNA Informationen quasi als Bote überbringt, heißt sie auch Boten-RNA (mRNA).

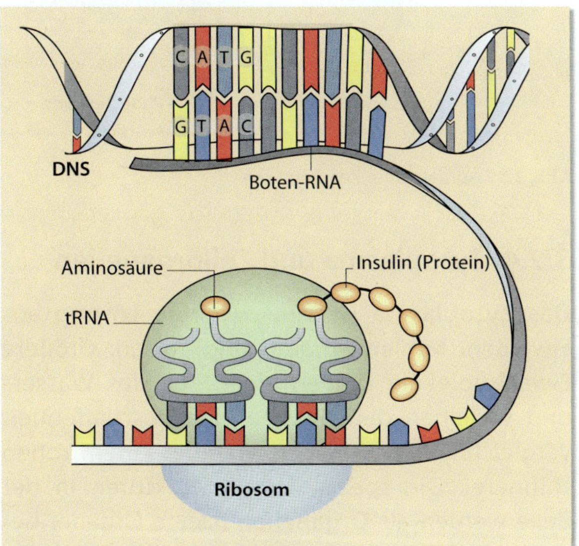

Abb. 3.4: Eiweißsynthese an den Ribosomen.

Mitose

Den Vorgang der **Zellteilung** nennt man **Mitose.** Dabei wird die genetische Information zunächst verdoppelt und dann zu gleichen Teilen auf beide Tochterzellen aufgeteilt. Die Mitose ermöglicht die Entwicklung eines Menschen aus der befruchteten Eizelle und stellt die Regeneration von Geweben sicher.

> **! Merke** Wer sein Wissen über die Zellteilung auffrischen möchte, findet hier eine interaktive Unterrichtseinheit zur Mitose: www.mallig.edu-vinet.de/bio/Repetito/Mitose1.html.

3.2.3 Zellmembran

> **! Merke** Die **Zellmembran** grenzt die Zelle nach außen ab, kann sie aber auch mit anderen Zellen verbinden, und reguliert den Stoffaustausch mit der Umgebung.

Durch die besonderen Eigenschaften der Zellmembran herrscht innerhalb der Zelle, im **Intrazellulärraum**, eine andere Stoffkonzentration als außerhalb der Zelle, im **Extrazellulärraum.**

Die Membran besteht aus einer zweilagigen Schicht spezieller Fette, den **Phospholipiden.** Darin sind mosaikartig Eiweißmoleküle eingelagert. Weitere an der Oberfläche der Membranen eingelagerte Eiweißmoleküle erkennen und binden bestimmte Stoffe. Diese sogenannten **Rezeptoren** schleusen z. B. Hormone, Neurotransmitter (Überträgerstoffe des Nervensystems) und Nährstoffe in die Zelle oder sorgen nach Bindung der Stoffe außen dafür, dass innen Substanzen umgewandelt und z. B. Stoffwechselprozesse in Gang gesetzt werden.

Stofftransport

Kleine, unpolare (nicht geladene) Moleküle wie die Atemgase Sauerstoff und Kohlendioxid können die Zellmembran ungehindert passieren. Größere und polare Moleküle wie Eiweiße und Salze gelangen nur an bestimmten Stellen durch die Membran. In die Membran eingelagerte Eiweißmoleküle formen Poren, durch die die zu transportierenden Stoffe geschleust werden. Weil die Zellmembran manche Moleküle ungehindert durchlässt, andere aber nur selektiv und unter Energieverbrauch (► LF 1.3, Kap. 3.4.1, S. 305), wird sie als **semipermeabel** (halbdurchlässig) bezeichnet.

Membranpotenzial

Die Zellmembran sorgt dafür, dass die unterschiedliche Konzentration von Salzen, v. a. von Kalium-, Natrium- und Chloridionen, im Intra- und Extrazellulärraum bestehen bleibt. Während die Natriumkonzentration im Extrazellulärraum hoch ist und im Intrazellulärraum niedrig, ist die Konzentration von Kalium und Chlorid innerhalb der Zelle höher als außerhalb. Im Ruhezustand ist das Zellinnere gegenüber dem -äußeren deshalb negativ geladen, man spricht vom **Membranpotenzial**. Dieses elektrische Potenzial wird bei der Signalweiterleitung in den Muskel- und Nervenzellen genutzt.

Zellkontakte

Es gibt drei Arten von **Zellkontakten**:

- verschließende, z. B. sogenannte **Tight Junctions**. Sie sorgen dafür, dass Stoffe nicht oder nur kontrolliert zwischen die Zellen dringen können, z. B. an Schleimhäuten.
- haftende, z. B. **Desmosomen**, die dafür sorgen, dass aus den einzelnen Zellen ein zusammenhängendes Gewebe entsteht.
- kommunizierende, z. B. **Gap Junctions**, über die Zellen miteinander kommunizieren können. Gap Junctions sind **elektrische Synapsen** und finden sich in allen Geweben, vor allem in der Netzhaut und den Herzmuskelzellen.

Darüber hinaus gibt es noch spezielle Bereiche, die die Zelle mit der sie umgebenden Extrazellulärsubstanz verbindet, z. B. Halbdesmosomen, und Verankerungen, die stabilisierende Strukturen der Zelle (Zytoskelett) mit Strukturen anderer Zellen oder der Extrazellulärsubstanz verbinden.

Vergrößerung der Membranoberfläche

Die Membranoberfläche kann durch **Ausstülpungen** oder **Fältelung** erheblich vergrößert werden. Die Oberfläche des Dünndarms beispielsweise ist aufgrund von fingerförmigen Membranausstülpungen, den **Mikrovilli**, um das bis zu 30-Fache vergrößert. So können die Nährstoffe aus der Nahrung effektiver resorbiert (aufgenommen) werden.

Glykokalix

Ein schleimartiger Belag aus Kohlenhydraten, Eiweiß und fettähnlichen Stoffen umgibt die Zellmembran: die **Glykokalix**. Sie ist für jede Zellart spezifisch und erkennt gleichartige Zellen, die sich daraufhin zu einem Zellverband finden. Die Glykokalix ist außerdem immunogen, d. h., das Immunsystem erkennt körperfremde Bestandteile (Antigene) und kann gegen diese körpereigene Abwehrstoffe, die Antikörper, bilden.

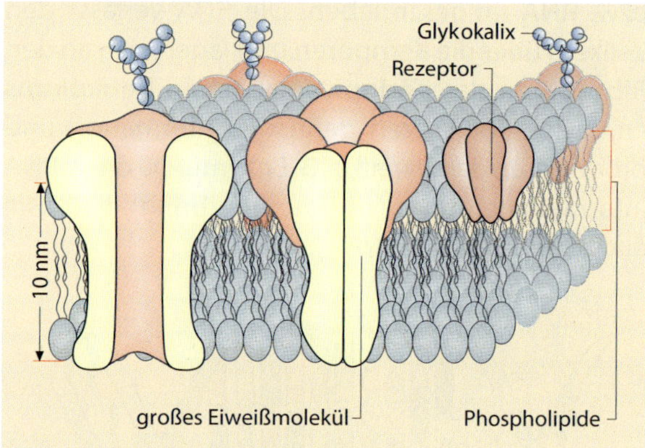

Abb. 3.5: Aufbau einer Zellmembran

3.2.4 Zytoplasma und Zellorganellen

Das **Zytoplasma** ist eine wässrige Lösung aus Eiweißen, Kohlenhydraten und Salzen. Größere Eiweißmoleküle binden einen Teil des Wassers und verleihen dem Plasma eine Beschaffenheit vergleichbar dem weißen Anteil in einem rohen Hühnerei. Die spezialisierten Strukturen in der Zelle werden als **Organellen** (kleine Organe) bezeichnet.

Organelle	Aufgaben
Mitochondrien	Sie sind die »Kraftwerke« der Zelle und an der Energiegewinnung beteiligt.
endoplasmatisches Retikulum	Es durchzieht als netzartiges Röhrensystem das Zytoplasma und transportiert verschiedenste Stoffe.
Golgi-Apparat	Er kann Stoffe speichern und aus der Zelle hinausbefördern. Er bildet Sekrete und ist in den Drüsenzellen deshalb besonders ausgeprägt.
Lysosomen	Sie enthalten zahlreiche Enzyme und sind sozusagen das Verdauungssystem der Zelle.

Tab. 3.1: Zellorganellen und ihre speziellen Aufgaben.

Mitochondrien

Mitochondrien sind für die Energiegewinnung unverzichtbar. Die nierenförmigen Organellen besitzen zwei Zellmembranen, die innere und die äußere Mitochondrienmembran. In der inneren Mitochondrienmembran sitzen die Enzymkomplexe, die an der Gewinnung von **ATP** (**A**denosin**tri**phosphat) beteiligt sind.

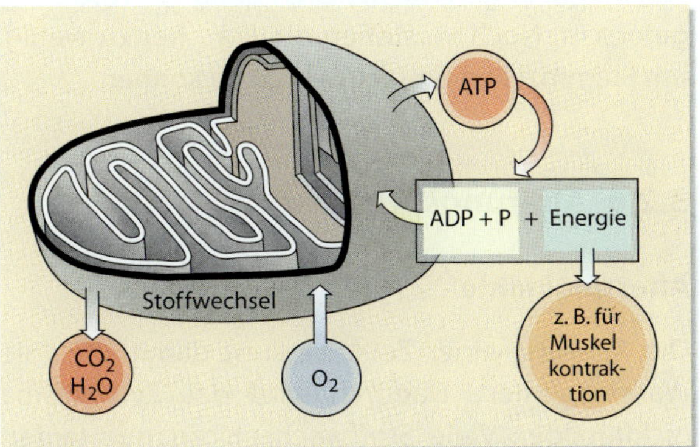

Abb. 3.6: Energiegewinnung im Mitochondrium.

ATP ist die »Energiewährung« des Körpers. Es wird bei den meisten energieverbrauchenden Prozessen benötigt, z. B. bei der Muskelkontraktion oder der Synthese eines Hormons. Die Freisetzung der Energie aus ATP erfolgt durch Abspaltung eines Phosphormoleküls. Dabei entsteht **ADP** (**A**denosin**di**phosphat). Unter Sauerstoffverbrauch (O_2) werden ADP und Phosphat im Mitochondrium wieder zu ATP verbunden. Bei diesem Prozess entstehen Kohlendioxid (CO_2) und Wasser (H_2O).

Endoplasmatisches Retikulum

Wörtlich übersetzt heißt **endoplasmatisches Retikulum** (ER) »im Plasma liegendes Netz«. Es durchzieht das ganze Zytoplasma. Dadurch wird u. a. eine Aufgliederung in verschiedene, voneinander getrennte Bereiche erzielt. So ist es möglich, dass innerhalb einer Zelle gleichzeitig verschiedene Stoffwechselvorgänge ablaufen, ohne dass diese sich gegenseitig beeinflussen.

Im ER werden unterschiedliche Stoffe synthetisiert (aus Grundstoffen aufgebaut). Ein Teil des ER ist mit Ribosomen besetzt. Dort werden Eiweiße synthetisiert, z. B. Verdauungsenzyme und das Hormon Insulin, das den Blutzucker reguliert. Außerdem ist das ER zusammen mit dem Golgi-Apparat am Stofftransport beteiligt.

Golgi-Apparat

Der **Golgi-Apparat** ist wie das ER ein Hohlraumsystem. In ihm werden die im ER gebildeten Sekrete in Vesikel (Transportbläschen) eingepackt und aus der Zelle ausgeschleust.

Lysosomen

Lysosomen sind kugelförmige Organellen, die viele verschiedene Enzyme enthalten. Diese Enzyme können zellfremde Stoffe wie Krankheitserreger oder Fremdkörper zerlegen. Auch überalterte Zellorganellen werden in Lysosomen abgebaut.

Vesikel

Im Zytoplasma können die unterschiedlichsten Stoffe in kleinen Bläschen, den **Vesikeln**, gespeichert werden. Die Leberzellen bewahren z. B. Glykogen, eine Speicherform der Glukose, in Vesikeln auf.

3.2.5 Zelltypen

Die menschlichen Zellen haben einen Durchmesser von 20 bis 30 µm. Die größten menschlichen Zellen sind **Nerven**- und **Eizellen** mit 120–300 µm Durchmesser. Sie sind mit dem bloßen Auge gerade noch sichtbar. Ischiasnervenzellen können mit ihren Ausläufern bis 1 m lang werden. Zu den kleinsten Zellen zählen die **Spermien** mit 3–5 µm und die **Erythrozyten** (rote Blutkörperchen) mit 7,5 µm.

! Merke Die einzelnen Zelltypen sind in ihrem Aussehen sehr verschieden. Ihre Form richtet sich nach ihrer jeweiligen Funktion.

Nervenzellen haben lange Ausläufer, um elektrische Erregungen zu leiten. Leberzellen haben an ihrer Oberfläche faltige Ausstülpungen, die den Stoffaustausch zwischen Zellen und Zellzwischenräumen fördern. Ebenso vergrößern Zellen der Dünndarminnenwand ihre Oberfläche durch Ausstülpungen der Außenmembran, um viele Nährstoffe aufnehmen zu können. Zellen der Oberhaut bilden einen festen Verband und verhornen, um die Oberfläche zu schützen.

Stammzellen

! Merke Im Gegensatz zu den oben beschriebenen Zellen, die funktionsgebunden sind, können sogenannte **Stammzellen** sich zu jedem Zelltyp entwickeln.

Unterschieden werden sogenannte adulte Stammzellen aus dem Gewebe erwachsener Menschen von embryonalen Stammzellen aus 3–4 Tage alten Embryonen.

Embryonale Stammzellen
Embryonale Stammzellen haben ein hohes Selbsterneuerungsvermögen und können praktisch unbegrenzt in Kulturschalen vermehrt werden. Sie können jegliches Gewebe und Organ ausbilden – aus embryonalen Stammzellen kann sich sogar ein Mensch entwickeln. Aus diesem Grund ist die Forschung an diesen Zellen in Deutschland besonderen Gesetzen unterworfen. Es dürfen keine embryonalen Stammzellen gewonnen werden und die Arbeit mit aus dem Ausland stammenden Zellkulturen ist gesetzlich geregelt.

Adulte Stammzellen
Anders verhält es sich mit den **adulten Stammzellen**. An ihnen darf geforscht werden und sie werden therapeutisch eingesetzt. Ihr Selbsterneuerungsvermögen ist geringer, d. h., sie können sich nicht so häufig teilen wie embryonale Stammzellen. Doch auch adulte Stammzellen können sich zu unterschiedlichen Geweben und zu Organen entwickeln. Sie ersetzen nicht nur zerstörte Zellen im Körper, sondern stimulieren die im Körper befindlichen Stammzellen, sich zu spezialisieren.

Therapie mit Stammzellen
In einigen Fällen konnten mit Stammzellen schon therapeutische Erfolge erzielt werden, z. B. bei der Behandlung der Leukämie. Die Chemotherapie, die bei der Leukämie zum Einsatz kommt, schädigt nicht nur die Krebszellen, sondern auch die Zellen des Knochenmarks. Vor der Chemotherapie werden deshalb Stammzellen aus dem Knochenmark des Patienten entnommen und vermehrt, um sie nach der Therapie wieder einzusetzen. Die Zellen des Knochenmarks sind wichtig für ein gesundes Immunsystem, denn aus ihnen bilden sich die roten und weißen Blutkörperchen.

In anderen Bereichen, z. B. bei degenerativen Nervenerkrankungen wie Morbus Parkinson, wird eifrig geforscht. Noch verstehen die Forscher zu wenig, um Stammzellen breit einsetzen zu können.

3.2.6 Alterungsprozesse

Alterspigmente

Die Alterung einer Zelle beginnt damit, dass sie Wasser verliert. Dadurch wird das Zytoplasma dickflüssiger. Viele Stoffwechselvorgänge laufen dann langsamer ab oder werden gestört. Im Zytoplasma bilden sich Hohlräume, sogenannte Vakuolen. Außerdem können die Abbauprodukte der Lysosomen nicht mehr genügend aus der Zelle entsorgt werden. Als gelblichbraune, fetthaltige **Pigmente** verbleiben sie in den Zellen. Vor allem diejenigen Zelltypen sind davon betroffen, die einen hohen Stoffwechselumsatz haben, wie Zellen von Haut, Leber, Herz und Gehirn. Weil diese

Pigmente vermehrt im Alter auftreten, heißen sie auch Abnutzungs- oder **Alterspigmente**.

> ! **Merke** Um der Alterung der Zellen vorzubeugen, ist es gerade für ältere Menschen wichtig, ausreichend zu trinken.

Zelltod

Zum Tod einer Zelle führt erst der Zerfall des Zellkerns und der Zellmembran. Der **Zelltod** wird ausgelöst, wenn sich die Zelle nicht mehr teilen kann. Dahinter stecken die Chromosomenenden, die sogenannten **Telomere** (griech. tele- = fern-). Sie werden bei jeder Zellteilung etwas kürzer. Wenn die Telomere eine bestimmte Länge unterschritten haben, kann sich die Zelle nicht mehr teilen. Dies führt zum Zelltod, der sogenannten **Apoptose** (griech. apopiptein = abfallen), oder zu einem dauerhaften Wachstumsstopp.

Ein spezielles Enzym, die **Telomerase**, kann diesen Alterungsprozess aufheben, indem sie DNA-Stücke an die Telomere anbaut. Zellen mit aktiver Telomerase können sich deshalb häufiger teilen als andere Körperzellen. Aktiv ist das Enzym in Zellen, die sich häufig teilen müssen, wie embryonale und adulte Stammzellen oder Zellen des Immunsystems. Außerdem haben über 90 % aller Krebszellen eine aktive Telomerase. Eine Möglichkeit Krebs zu therapieren, besteht deshalb darin, das Enzym »auszuschalten« und die Krebszellen so zu töten.

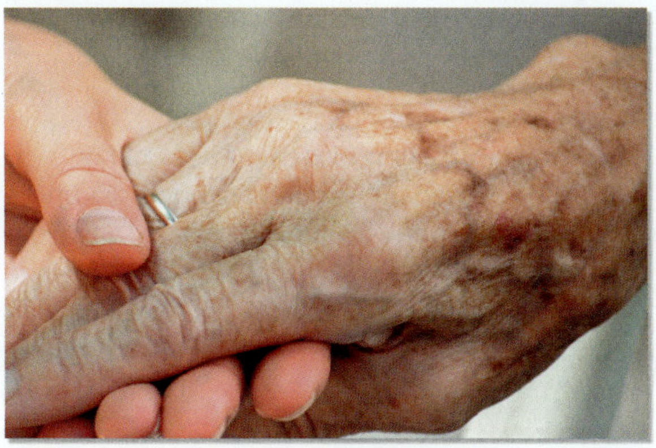

Abb. 3.7: Altersflecken auf der Haut.

3.3 Gewebe

Ein **Gewebe** entsteht, wenn sich gleichartige Zellen zusammenschließen und so insgesamt die Leistungsfähigkeit einer bestimmten Körperfunktion erhöhen: Viele Muskelzellen im Verband leisten z. B. mehr als einzelne Muskelzellen. Für diese Spezialisierung müssen sich die Zellstrukturen zugunsten der speziellen Funktion verändern.

Man unterscheidet **vier Gewebearten**:
- Epithelgewebe
- Binde- und Stützgewebe
- Muskelgewebe
- Nervengewebe

3.3.1 Epithelgewebe

Epithelien (griech. epi = auf) bedecken die Oberflächen des Körpers. Zu den Epithelien gehört die äußerste Hautschicht, die Oberhaut. Außerdem finden sich Epithelien an der Innenseite von Hohlorganen, Blut- und Lymphgefäßen, Darm, Nierenkanälchen, Harnleiter- und Harnröhre, Luftröhre sowie in Drüsen und Sinnesorganen. Entsprechend ihrer Funktion sind die Epithelien verschieden aufgebaut.

Für alle Epithelien gilt, dass sie auf einer **Basalmembran** haften, die ihre Funktion sichert und sie vom darunterliegenden Gewebe trennt. In Bezug auf maligne (bösartige) Entartungen, die speziell von Epithelgewebe ausgehen (**Karzinome** bzw. Krebsgeschwüre im eigentlichen Sinn) ist die Basalmembran eine prognostisch bedeutsame Grenzlinie: erst wenn sie durchbrochen wurde oder fehlt, können Krebszellen in das Nachbargewebe eindringen, sich in Lymphknoten vermehren oder Metastasen (Tochtergeschwülste) bilden. Im Gegenzug hat ein Karzinom, solange es auf das Epithel begrenzt bleibt, eine sehr günstige Prognose.

Mehrschichtiges Plattenepithel

Die **Epidermis** (Oberhaut) besteht aus einem **mehrschichtigen Plattenepithel** und übernimmt Schutzfunktionen. Der äußerste Teil der Epidermis kann bei starker Beanspruchung verhornen und Schwielen bilden. Ein Hühnerauge z. B. entsteht, wenn die Epidermis aufgrund eines zu engen und drückenden Schuhs verdickt und verhornt.

LF 1.3

Es gibt auch **mehrschichtiges** Plattenepithel, das nicht verhornt. Dieses bildet glatte Schleimhäute, wie in der Mundhöhle.

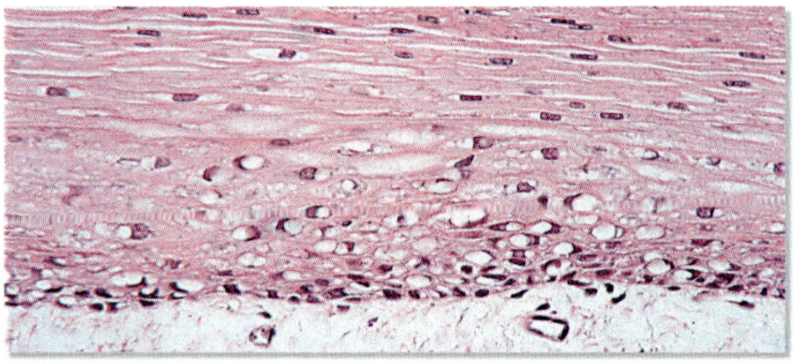

Abb. 3.8: Plattenepithel der Mundhöhle

Endothel

Einschichtiges Plattenepithel kleidet die Innenfläche von Blut- und Lymphgefäßen aus. Es wird auch als **Endothel** (griech. endo = innen) bezeichnet. Dieses dünne Gewebe ermöglicht den Stoffaustausch zwischen dem Blut und den umliegenden Zellen, es macht die Innenfläche der Gefäße glatt und vermindert damit Reibung. Dies ist eine wichtige Voraussetzung dafür, dass der Blutstrom ungehindert fließen kann. Ablagerungen von Stoffen, z. B. Cholesterin, in und auf dem Epithel der Blutgefäße bewirken ein Aufrauen der Oberfläche, behindern den Blutstrom und sind für die Entstehung einer Arteriosklerose (Gefäßverkalkung, LF 1.3, Kap. 11.4.1, S. 460) verantwortlich.

Flimmerepithel

Drüsenzellen in der Schleimhaut der Atemwege produzieren Schleim (Sekret). Zusätzlich ist diese Schleimhaut mit **Flimmerhärchen** ausgestattet und heißt daher **Flimmerephitel**. So können eingeatmete Schmutzpartikel entfernt werden: Die Partikel werden in den Schleim »eingepackt« und durch die sich wellenartig bewegenden Flimmerhärchen (Zilien) in den Rachenraum befördert. Dort werden sie abgehustet oder verschluckt.

> **! Merke** **Nikotin** hemmt die Funktion des Flimmerepithels und behindert so die Selbstreinigung der Lungen.

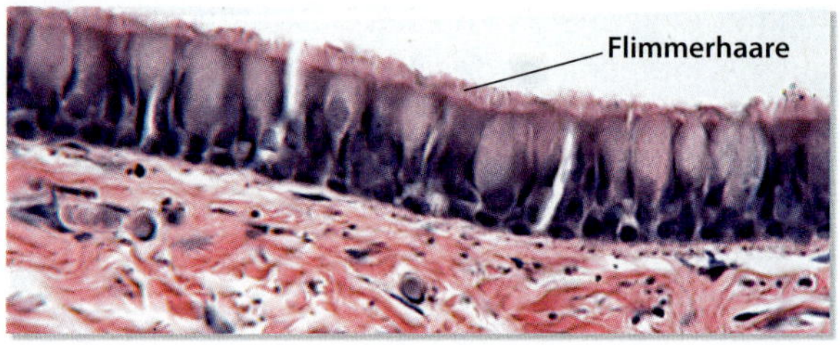

Abb. 3.9: Flimmerepithel der Bronchialschleimhaut

Weitere Epithelien

Epithelien der Hormondrüsen produzieren Hormonsekrete. Diese werden meistens direkt in das Blut abgegeben. Man spricht in diesem Fall von **endokrinen Drüsen**.

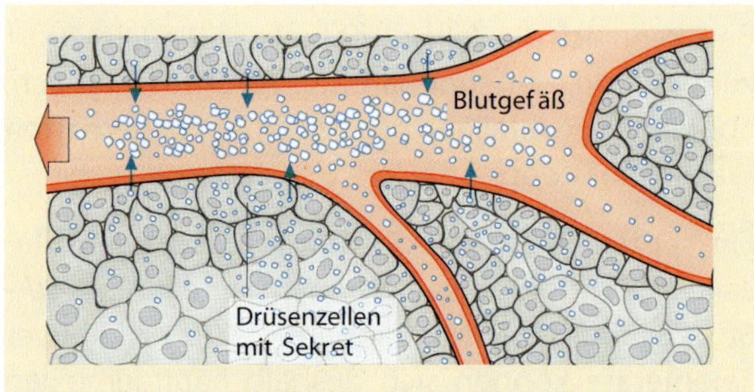

Abb. 3.10: Endokrines Drüsenepithel

Im Gegensatz dazu werden Drüsen, die ihr Sekret an Oberflächen abgeben, z. B. als Schweißdrüsen an äußere oder die Bauchspeicheldrüse an innere Oberflächen, als **exokrine Drüsen** (lat. ex = aus) bezeichnet (Abb. 3.11).

Epithelien des Magen-Darm-Trakts sind darauf spezialisiert, Stoffe zu resorbieren. Sie nehmen verdaute Nahrungsbestandteile aus dem Verdauungstrakt auf.

Die **Sinnesepithelien** in den Sinnesorganen sind aus Zellen aufgebaut, mit denen Sinneseindrücke aufgenommen werden. In den Sinneszellen der Netzhaut des Auges, den Stäbchen und Zapfen, werden z. B. Lichtreize in elektrische Impulse umgewandelt und zum Gehirn weitergeleitet (► LF 1.3, Kap. 19.1.2, S. 674).

Gewebeart	Beispiele		
Epithelgewebe	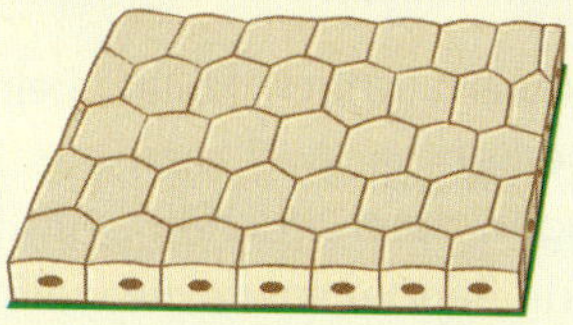 einschichtiges Plattenepithel	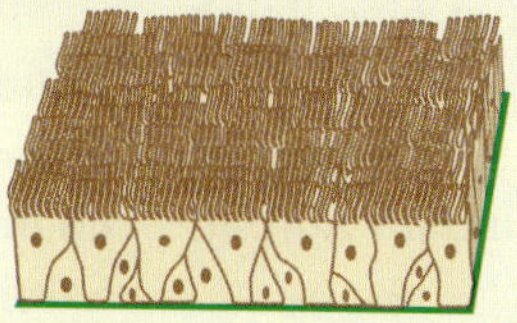 einseitiges Flimmerepithel	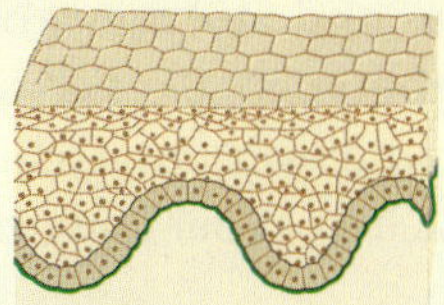 nicht verhornendes, mehrschichtiges Plattenepithel
Binde- und Stützgewebe	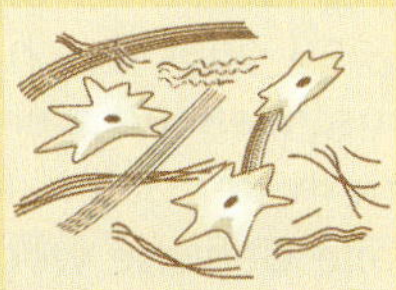 kollagenes Bindegewebe	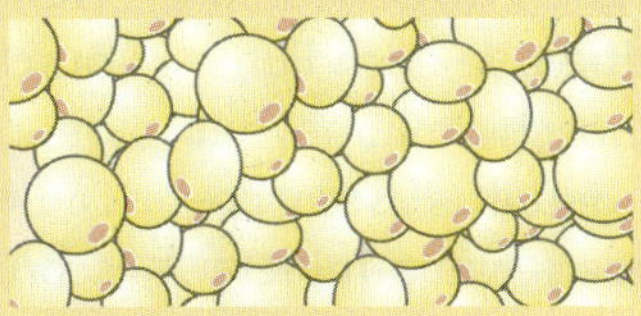 Fettgewebe	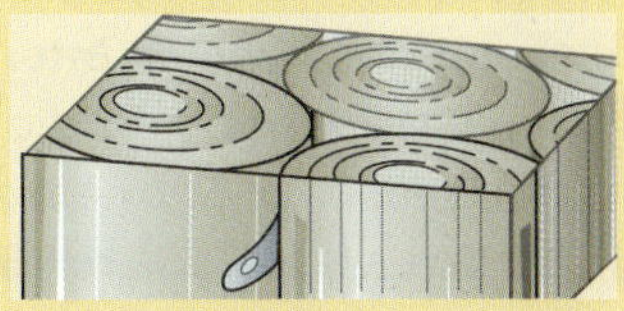 Knochengewebe
Muskelgewebe	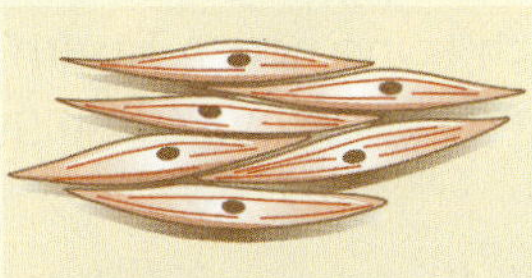 glatte Muskelfasern	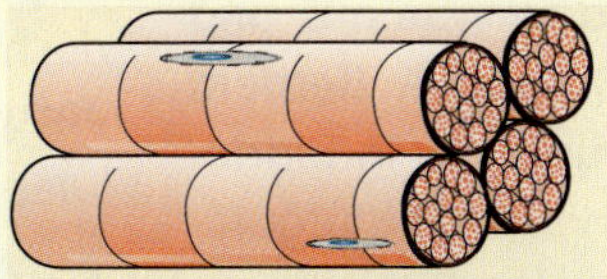 quer gestreifte Skelettmuskelfasern	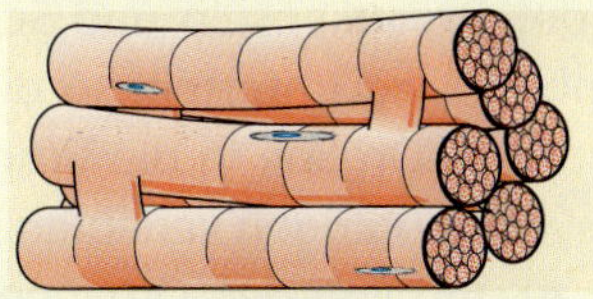 quer gestreifte Herzmuskelfasern
Nervengewebe	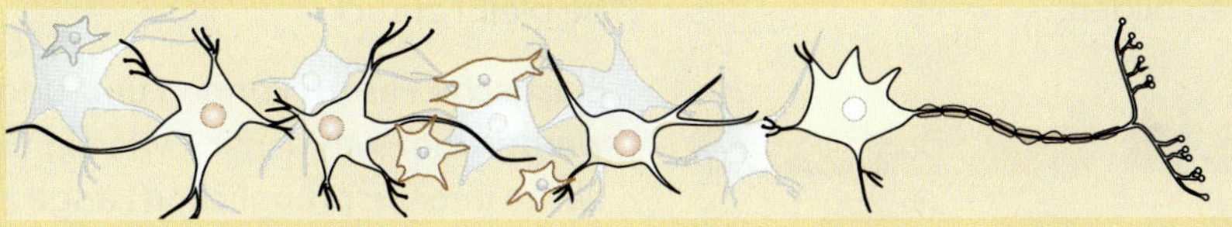 Nervenzellen und Gliazellen		

Tab. 3.2: Gewebearten

Epithelart	Funktion
Oberhautepithel	Barriere, Schutz
Drüsenepithel	Sekretion
Darmepithel	Resorption
Sinnesepithel	Reizaufnahme

Tab. 3.3: Funktionen von Epithelien.

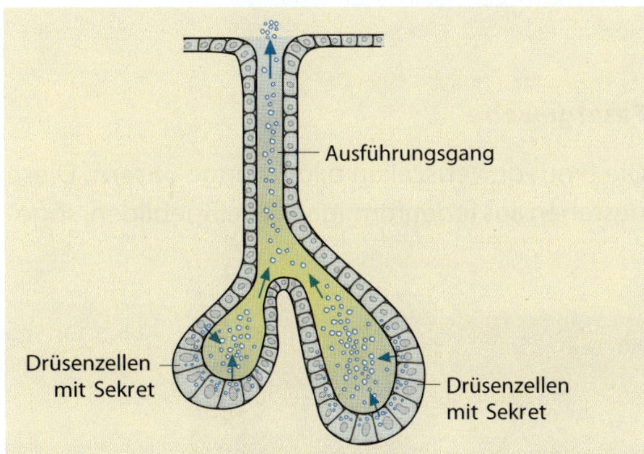

Abb. 3.11: Exokrines Drüsenepithel

3.3.2 Binde- und Stützgewebe

Das **Binde- und Stützgewebe** umfasst eine Reihe von Gewebetypen, die sich in Form und Funktion zum Teil erheblich unterscheiden, aber auch Gemeinsamkeiten in der Entwicklung und im Aufbau aufweisen.

LF 1.3

Gemeinsam ist diesen Geweben, dass die Zellen nicht in einem dichten Zellverband beieinander liegen, sondern locker mit oft großen Zwischenräumen, den sogenannten **Interstitien**. Je nach Funktion des Gewebes sind die Zwischenräume mit unterschiedlichen Substanzen gefüllt: Fasern befinden sich z. B. im lockeren Bindegewebe, mineralisierte Strukturen im Knochengewebe.

Bindegewebe findet sich im gesamten Körper. Es bildet Organkapseln und Scheidewände aus und umhüllt und unterteilt so die Organe. Außerdem bettet es Organe in die Umgebung ein. In bindegewebigen Zügen verlaufen Nerven und Blutgefäße zu und von den Organen. Zu den Bindegeweben gehört z. B. auch das rote Knochenmark, in dem Stammzellen in einem Geflecht von Bindegewebe sitzen und Blutzellen bilden.

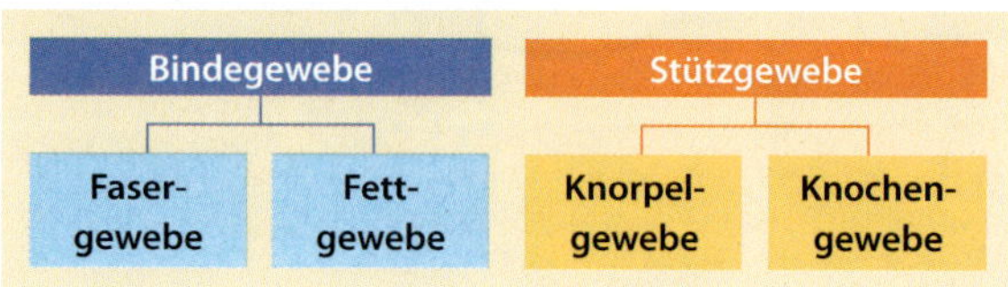

Abb. 3.12: Übersicht Binde- und Stützgewebe.

Fasergewebe

Die Bindegewebszellen bilden lange **Fasern**. Diese bestehen aus fadenförmigen Eiweißgebilden, sogenannten **Fibrillen**. Unterschieden werden kollagene und elastische Fasern.

Kollagenfasern (griech. kolla = Leim, genere = entstehen) heißen so, weil man aus tierischem Knochenkollagen durch Kochen Leim herstellen kann. Sehnen und Bänder sowie die weiße Lederhaut des Auges enthalten kollagene Fasern. Sie sind extrem zugfest und dehnen sich kaum. Ihre Farbe ist weiß.

Wenn ein Gelenk länger ruhig gestellt wird, z. B. durch einen Verband oder durch längere Bettlägerigkeit, ist es anschließend weniger beweglich: Die Kollagenfasern in der Gelenkkapsel sind »geschrumpft«. Wie alle Gewebe werden auch Kollagenfasern ständig ab- und aufgebaut. Neue Kollagenfasern werden aber nur bei entsprechender Zugbeanspruchung eingebaut. Fehlt diese, werden deshalb auch keine neuen Fasern hergestellt. Erst entsprechende Bewegungsübungen gleichen dies wieder aus.

Auch Narben bestehen aus kollagenem Eiweiß. Bei der Wundheilung wird neues Bindegewebe gebildet, das die Wunde verschließt. Eine weißliche Narbe bleibt zurück.

Elastische Fasern können um rund 100 % gedehnt werden, um sich danach wie ein Gummiband wieder zu ihrer ursprünglichen Länge zusammenzuziehen. Bei zu großer Dehnung reißen sie allerdings. Elastische Fasern finden sich in den Wänden der Blutgefäße, vor allem von Arterien, denn diese müssen einem hohen Druck standhalten.

Organe wie Milz, Leber und Niere sind von einem Netz aus Bindegewebsfasern durchzogen und umgeben. So werden die Organe zu einem einheitlichen Ganzen verbunden. Diese Form des Bindegewebes wird als **retikuläres** (netzförmiges) **Bindegewebe** bezeichnet.

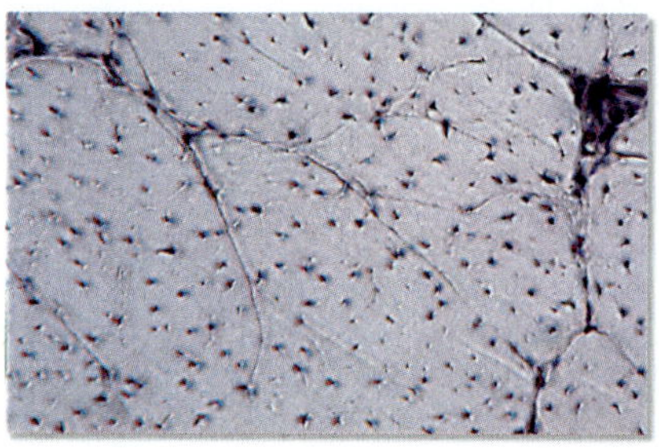

Abb. 3.13: Straffes Bindegewebe einer Sehne.

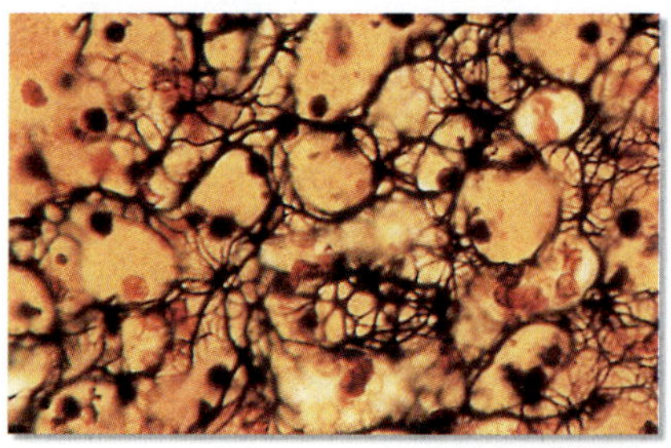

Abb. 3.14: Netzförmige Bindegewebsfasern in der Leber.

Fettgewebe

Speichern, schützen, isolieren

Das **Fettgewebe** ist eine spezialisierte Form des retikulären Bindegewebes. Die in das Bindegewebe eingelagerten **Fettzellen** (Lipozyten, griech. lipos = Fett, zytos = Zelle) speichern Fette, die entweder direkt aus dem Blut aufgenommen oder aus Glukose in den Zellen gebildet werden. Neben der Speicherfunktion dient Fett auch als Bau- und Isolationsmaterial.

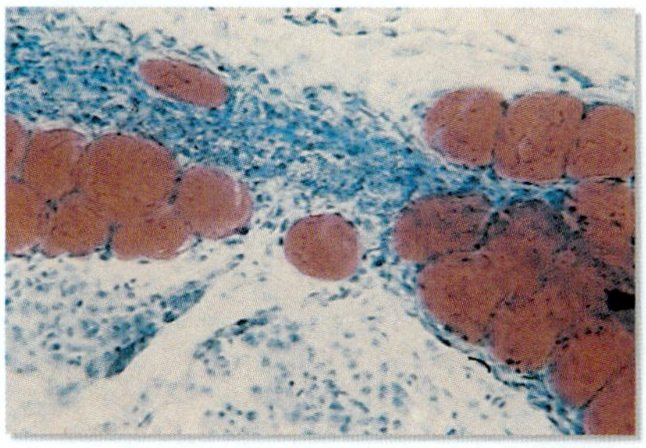

Abb. 3.15: Fettgewebe (Fett rot eingefärbt)

Baufett schützt die Organe. Die Nieren und auch die Augäpfel sind von einem solchen Fettpolster umgeben. In der Unterhaut, am Gesäß und in den Wangen befinden sich ebenfalls Fettpolster. Bei fortgeschrittenen Hungerzuständen kann auch dieses Fett abgebaut werden, um Energie zu gewinnen. Unterernährte Menschen haben deshalb tief liegende Augen und eingefallene Wangen.

Das Fett in der Unterhaut isoliert zudem und schützt vor Kälte und Wärme.

Adipositas

Fettzellen entwickeln sich aus **Vorläuferzellen**, die unter der Wirkung von Hormonen zu vollständigen Zellen ausreifen. Die Menge der Fettzellen ist genetisch festgelegt, ebenso die Veranlagung zur **Adipositas** (Fettsucht). Menschen werden adipös, wenn zur genetischen Veranlagung eine Fehl- und Überernährung sowie eine meist sitzende Lebensweise hinzukommen.

! Merke Bei Hunger oder bei besonderen Abmagerungsdiäten schrumpft lediglich der Inhalt der Fettzellen, die Anzahl nimmt kaum und erst spät ab. Nach einer Diät wird bei entsprechender Nahrungsaufnahme sehr schnell wieder das ursprüngliche Körpergewicht erreicht, weil quasi leere Speicher schon bereitstehen.

Fettgewebe als Organ

Erkenntnisse der letzten Jahre haben ergeben, dass das Fettgewebe auch als **Organ** betrachtet werden muss, das eine Vielzahl von **Hormonen** produziert und damit verschiedene Körpervorgänge reguliert. Besonders aktiv ist das Fettgewebe im Bauchbereich. Vom Bauchumfang lässt sich deshalb auf das Risiko schließen, an Diabetes mellitus, Bluthochdruck oder Arteriosklerose zu erkranken.

Das Fettgewebe beeinflusst Gefäße und Muskulatur, aber auch die Gelenke. Durch das Fettgewebe gesteuerte **Entzündungsreaktionen** sind wahrscheinlich auch für die Entwicklung der Arteriosklerose (► LF 1.3, Kap. 11.4.1, S. 460) verantwortlich. Zu viel Fettgewebe hemmt außerdem den Aufbau der Knorpelgrundsubstanz und fördert somit die Entwicklung einer Arthrose (► LF 1.3, Kap. 12.4.5, S. 489).

Zur Entwicklung des Diabetes mellitus trägt das Fettgewebe bei, indem es sozusagen Insulin wegfängt (► LF 1.3, Kap. 15.4.2, S. 576). Wahrscheinlich greift das Fettgewebe auch in die Regulation von Hunger und Sättigungsgefühl ein und sorgt so quasi für sein »Überleben«.

Knorpelgewebe

Knorpel hat drei herausragende Eigenschaften:
- Er hat eine sehr hohe **Druckfestigkeit**,
- ist **elastisch** und
- weist gegen Verbiegungen einen mehr oder weniger großen **Widerstand** auf.

Das Knorpelgewebe hat eine **Stützfunktion**. Die Zellen des Knorpelgewebes sind rundlich. Im Gegensatz zu den anderen Bindegewebszellen entwickeln sie keine langen Fortsätze. Die Grundsubstanz

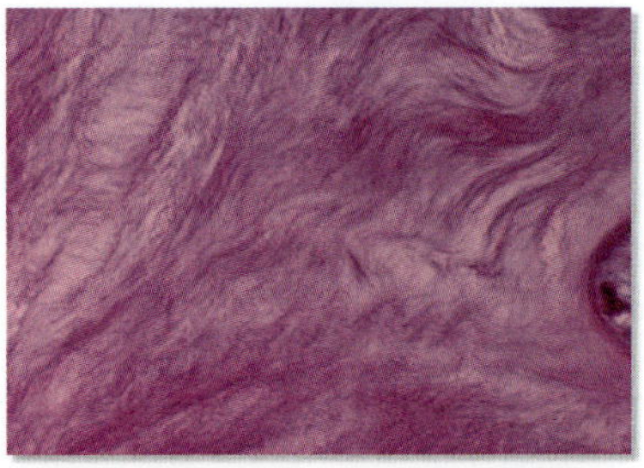

Abb. 3.16: Faserknorpel in der Bandscheibe.

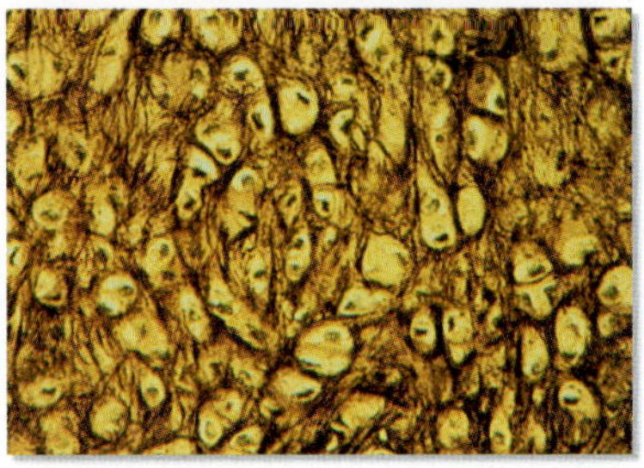

Abb. 3.17: Elastischer Knorpel

des Knorpelgewebes ist meist farblos. Sie enthält bis zu 70 % Wasser, verschiedene Zucker-Eiweiß-Verbindungen und nur 4–10 % Mineralien. Im Alter nimmt der Mineralstoffanteil zu, der Knorpel verliert deshalb an Elastizität. Im Interstitium des Knorpelgewebes befindet sich neben der Grundsubstanz ein mehr oder weniger großer Anteil an Bindegewebsfasern.

! Merke Je nach Anteil der Bindegewebsfasern unterscheidet man:
- **Faserknorpel** mit kollagenen Fasern
- **elastischen Knorpel** mit elastischen Fasern
- **hyalinen Knorpel** (griech. hyalos = Glas)

Knorpel enthält beim Erwachsenen keine Blutgefäße. Er wird über Diffusion mit Nährstoffen versorgt, z. B. aus der Gelenkflüssigkeit.

Im alternden Knorpel ist die Nährstoffzufuhr oft unzureichend – er degeneriert. Deshalb verheilen im Alter Knorpelverletzungen sehr schlecht. Hinzu kommt, dass der Gelenkknorpel und die in Gelenken vorkommenden Knorpelscheiben (Menisken, Bandscheiben) **keine** Knorpelhaut besitzen. Die Oberfläche wird dadurch glatter, aber es fehlt die Schicht, von der aus neue Zellen zur Regeneration des Knorpels nachgebildet werden könnten. Defekte im Gelenkbereich werden meist von faserreichem Bindegewebe geschlossen.

Abb. 3.18: Hyaliner Knorpel der Gelenkflächen.

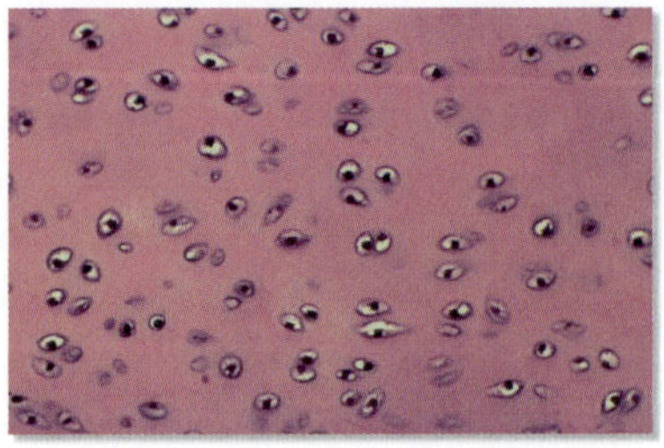

Knochengewebe

Knochen ist ein sehr hartes **Stützgewebe**, verfügt aber gleichzeitig über eine gewisse Biegeelastizität. Dies wird durch die Kombination aus Knochenzellen und Bindegewebsfasern erreicht.

Das Knochengewebe besteht
- zu etwa 65 % aus anorganischer Substanz, vor allem Kalzium und Phosphor, aber auch Magnesium und Kalium,
- zu 25 % aus organischen Bestandteilen, zum allergrößten Teil aus faserigem Bindegewebe und
- zu 10 % aus Wasser.

Die Mineralstoffe werden durch die Nahrung aufgenommen, im Blut gelöst und im Knochen abgelagert. Dieser Prozess wird von Hormonen gesteuert. Das Skelett ist der größte **Kalziumspeicher** des Körpers.

Ist der Mineralienanteil des Knochens zu gering, kommt es zu Knochendeformierungen. Wenn hingegen die organischen Kollagenfasern zurückgehen, wird der Knochen spröde und anfällig für Brüche.

Osteoblasten und Osteoklasten

Für den Knochenaufbau sorgen **Osteoblasten** (Knochenbildungszellen). Das sind spezialisierte Bindegewebszellen, die eine Substanz ausscheiden, mit der sie sich selbst einmauern. Durch Einlagerung von Kalksalzen entsteht der feste Knochen (Abb. 3.19).

Die Gegenspieler der Osteoblasten sind die **Osteoklasten** (Knochenabbauzellen). Sie bauen Knochen ab. Osteoklasten sind frei bewegliche Riesenzellen mit mehreren Kernen, die Knochengewebe auflösen können. In der Wachstumsphase überwiegt die Tätigkeit der Osteoblasten. Im Erwachsenenalter halten sich beide Zellformen die Waage, solange der Mensch aktiv ist. Bei Inaktivität, z. B. durch einen Gipsverband, wird vorübergehend mehr Knochensubstanz abgebaut. Das kann aber anschließend schnell wieder ausgeglichen werden.

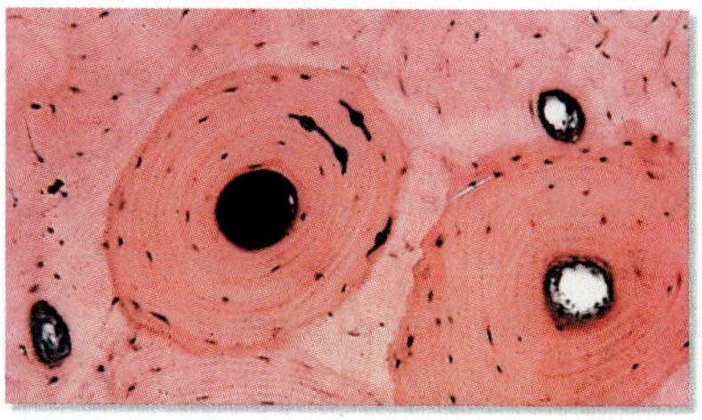

Abb. 3.19: Kompakter Knochen

3.3.3 Muskelgewebe

Die Zellen des **Muskelgewebes** bilden lange **Eiweißfasern**, sogenannte **Myofibrillen**. Diese können sich unter Energieverbrauch kontrahieren (verkürzen).

Die rote Farbe des Muskels stammt vom Muskelfarbstoff **Myoglobin**. Dieser kann ähnlich wie das Hämoglobin des Blutes Sauerstoff binden und dient als Sauerstoffspeicher im Muskelgewebe. Der Sauerstoff wird zur Energiegewinnung in den Mitochondrien (► LF 1.3, Kap. 3.2.4, S. 293) der Muskelzellen benötigt.

Die bei der Muskelkontraktion verbrauchte Energie wird zu ca. 60 % in Form von Wärme freigesetzt. Deshalb haben die Muskeln eine wichtige Funktion bei der Regulation der Körpertemperatur.

> **! Merke** Bei Wärmeverlust des Körpers kann durch Muskelkontraktionen (»Muskelzittern«) schnell Wärme erzeugt werden.

Skelettmuskulatur

Die **Skelettmuskulatur** gehört zum **quer gestreiften Muskelgewebe**: Unter dem Lichtmikroskop zeigt sich eine gleichmäßige Hell-dunkel-Bänderung des Skelettmuskels. Diese Querstreifung entsteht durch die regelmäßige Anordnung der **Myofibrillen** (Abb. 3.20).

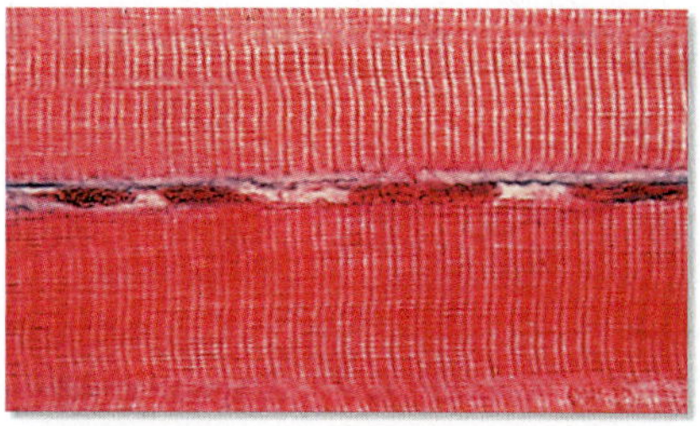

Abb. 3.20: Quer gestreifte Muskulatur

Aufbau

Viele **Muskelzellen** schließen sich zu einer **Muskelfaser** zusammen. Nach außen wird die Muskelfaser durch eine besondere Membran, das **Sarkolemm**, abgeschlossen.

Eine Muskelfaser ist so lang wie der Muskel, d. h. im Extrem bis zu 30 cm, und 0,01–0,1 mm dick. Sie entwickelt sich aus mehreren Vorläuferzellen und hat daher mehrere Zellkerne. Muskelfasern können sich nicht teilen. Geht eine Muskelfaser verloren, kann sie deshalb nicht nachwachsen. Muskelzuwachs beruht allein auf einer Verdickung der Fasern.

Die Muskulatur ist bei Frauen und Männern unterschiedlich ausgeprägt, denn auch die Muskelmasse ist in den Genen angelegt. Dies zeigt sich deutlich am unterschiedlichen Körperbau.

Die Muskelfasern sind wiederum zu **Faserbündeln** zusammengeschlossen. Viele Faserbündel bilden den eigentlichen **Muskel**.

Muskelkontraktion

Bei der **Kontraktion des Skelettmuskels** ziehen sich die einzelnen Muskelfasern zusammen. Diese bestehen aus zwei Arten spezieller Eiweißfäden, den **Aktin-** und **Myosinfibrillen** (Abb. 3.21). Die Myosinfibrillen besitzen kleine Köpfchen, die sich in den Aktinfibrillen verhaken und mit einer kleinen Nickbewegung quasi an den Aktinfibrillen vorbeiziehen: Der Muskel verkürzt sich. Dies ist dem Tauziehen vergleichbar, wo durch Nachfassen in eine Richtung gezogen wird. Dieses »Nachfassen« geschieht 5- bis 50-mal pro Sekunde.

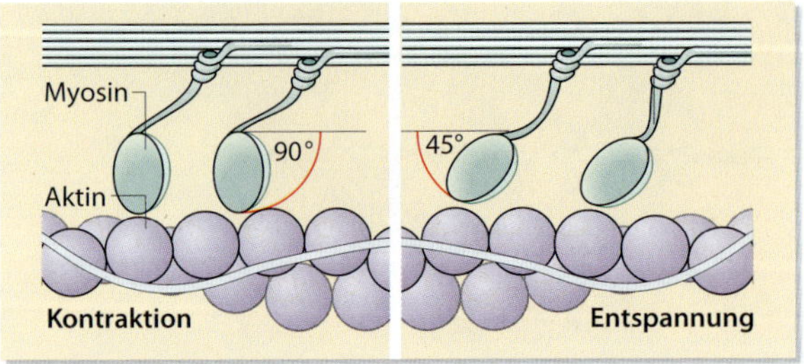

Abb. 3.21: Muskelkontraktion

Über die **Sehnen** werden die Muskelbewegungen auf das Skelett übertragen. Da Muskeln nur kontrahieren und wieder entspannen können, gehören zu einer Bewegung mindestens zwei »gegensinnig« arbeitende Muskeln.

Die Kontraktion der Skelettmuskeln wird durch elektrische Impulse des Gehirns oder des Rückenmarks ausgelöst. Sie ist dem Willen unterworfen, also **willkürlich,** außer bei Reflexen, die unwillkürlich ablaufen. Die Verbindung zwischen Nerv und Muskel wird als **motorische Endplatte** (Abb. 3.22) bezeichnet.

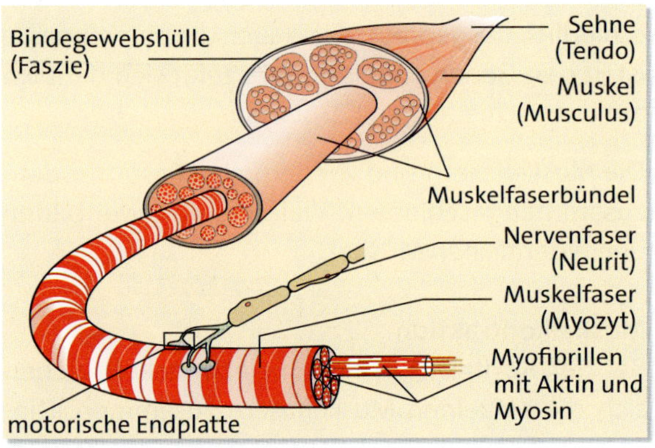

Abb. 3.22: Motorische Endplatte

Herzmuskelgewebe

Das **Herzmuskelgewebe** weist wie das Skelettmuskelgewebe eine Hell-dunkel-Bänderung auf, es ist **quer gestreift**. Ansonsten unterscheiden sich Herzmuskeln in einigen Punkten von Skelettmuskeln. In den Herzmuskelzellen liegen die Zellkerne zentral und nicht randständig wie beim Skelettmuskelgewebe.

Sogenannte **Glanzstreifen** verknüpfen die Herzmuskelzellen miteinander. Über diese können sich elektrische Impulse (Erregungen) sehr schnell ausbreiten und damit große Bereiche des Herzmuskels nahezu gleichzeitig zur Kontraktion bringen.

Die Herzmuskeln verfügen über eine ungeheure Leistungsfähigkeit: Sie arbeiten nahezu ununterbrochen über Jahrzehnte hinweg. Die dafür notwendige gute Versorgung mit Glukose und Sauerstoff wird von Kapillaren (feinste Blutgefäße) gewährleistet, die jede Muskelzelle umspannen.

Damit das Herz schlägt, müssen die Herzmuskeln regelmäßig und in einem koordinierten Ablauf elektrisch erregt werden. Die Erregungsbildung selbst erfolgt direkt in einem Teil des Herzmuskelgewebes, dem **Sinusknoten**. Dieser befindet sich in der Wand des rechten Vorhofs vor der Einmündung der rechten Hohlvene (►LF 1.3, Kap. 10.1.1, S. 428). Das Herz besitzt somit ein autonomes (eigenständiges) Erregungszentrum, das allerdings von vielen Faktoren beeinflusst wird.

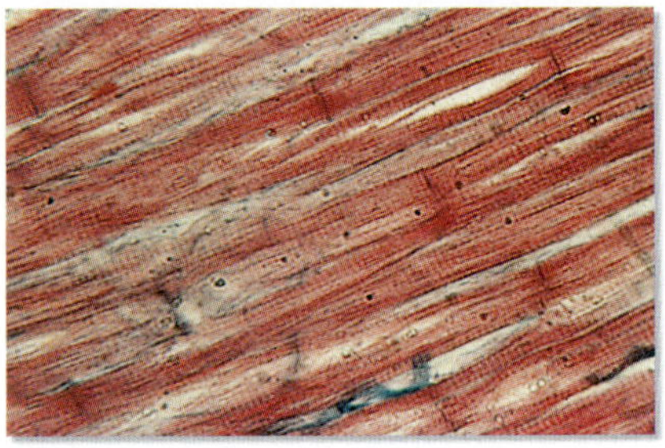

Abb. 3.23: Herzmuskulatur

Glattes Muskelgewebe

Als **glattes Muskelgewebe** werden alle Muskeln bezeichnet, denen die Querbänderung fehlt. Dazu gehören größtenteils die Wände des Magen-Darm-Trakts, der Blutgefäße, Harn-, Samen- und Eileiter sowie der Haarbalgmuskeln und Muskeln der Drüsen.

Die Zellen des glatten Muskelgewebes sind spindelförmig, bis zu 0,2 mm lang und besitzen einen zentral gelegenen Zellkern. Auch hier vermitteln die im Zytoplasma gelegenen Aktin- und Myosinfibrillen die Kontraktion. Glatte Muskelzellen kontrahieren langsam und ermüden kaum. So werden z. B. lang dauernde, gleichmäßige Kontraktionen in der Darmwand ermöglicht. Durch die dabei entstehenden Kontraktionswellen, die sogenannte **Peristaltik**, wird der Darminhalt transportiert.

Glattes Muskelgewebe kann auch lange in einem bestimmten Kontraktionszustand verharren, ohne zu ermüden. Ein Beispiel hierfür ist der Schließmuskel am Magenausgang zum Zwölffingerdarm. Glattes Muskelgewebe arbeitet im Gegensatz zur Skelettmuskulatur **unwillkürlich**, d.h., die Regulation erfolgt über das vegetative Nervensystem (►LF 1.3, Kap. 18.1.3, S. 645) und kann nicht willentlich beeinflusst werden.

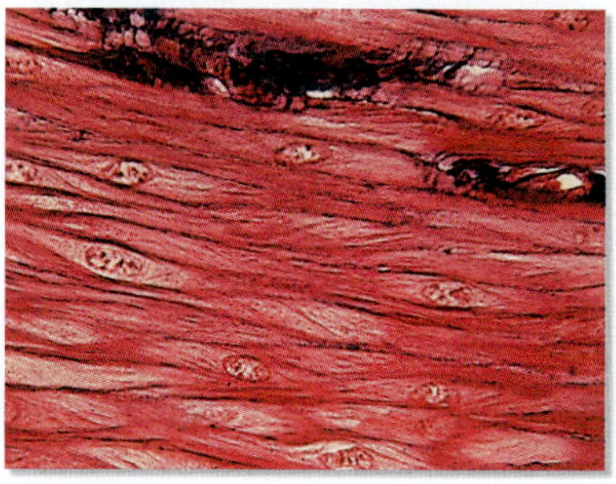

Abb. 3.24: Glatte Muskulatur

3.3.4 Nervengewebe

Nervengewebe setzt sich aus **Nervenzellen**, den **Neuronen**, und den sogenannten **Gliazellen** (Stützzellen) zusammen.

Die Gliazellen haben verschiedenste Aufgaben:
- Sie halten die für die Neuronen erforderliche biochemische Umgebung aufrecht,
- wehren eindringende Krankheitserreger ab und
- produzieren Strukturen, die die Neuronen stützen und schützen, z. B. Myelinscheiden.

Die Nervenzellen empfangen elektrische Impulse und geben sie weiter. Hierfür hat der Zellkörper Fortsätze. Die – meist zahlreichen – Fortsätze, welche Impulse aufnehmen und zum Zellkörper hin leiten, werden **Dendriten** genannt. Der einzige Fortsatz, über den die Erregung an andere Zellen weitergesendet wird, heißt **Axon** oder **Neurit**. Um die Weiterleitung der Impulse zu beschleunigen und besser gegen benachbarte Erregungen zu isolieren, sind die Axone oft von einer **Myelinscheide** umhüllt (geformt durch einzelne Gliazellen, die sich um das Axon wickeln).

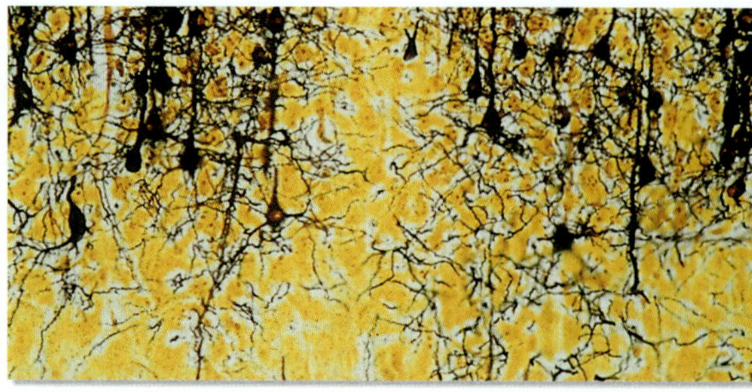

Abb. 3.25: Nervengewebe

Die Enden der Fortsätze sind zu Endknöpfchen erweitert, mit denen sie in Kontakt zu nachgeschalteten Zellen treten. Die Membranabschnitte eines Endknöpfchens und der nachgeschalteten Zelle bilden – zusammen mit dem zwischen ihnen liegenden Spalt – eine **Synapse** (griech. synapsis = Verbindung). In der Synapse wird die elektrische Erregung mit Hilfe von Überträgerstoffen (**Neurotransmittern**) chemisch weitergereicht und in der nachgeschalteten Zelle wieder in einen elektrischen Impuls umgewandelt. In motorischen Nerven, die vom Zentralnervensystem zu den Muskeln führen, ist der Überträgerstoff das **Acetylcholin**.

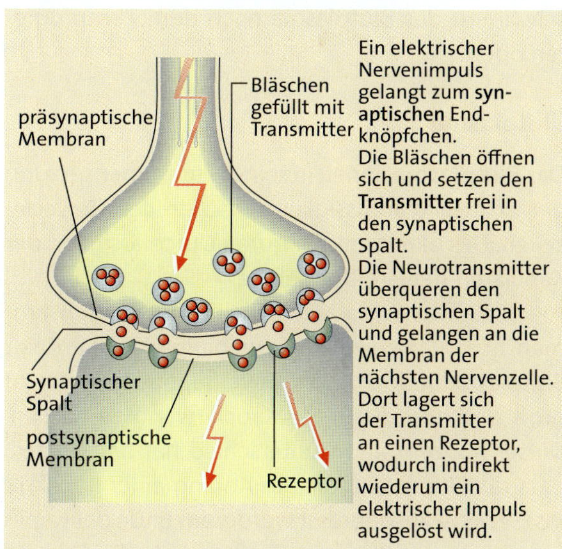

Abb. 3.26: Aufbau einer Synapse

Die Neurotransmitter werden am Ende des Neurons freigesetzt, überwinden einen Spalt zwischen Nerven- und Zielzelle und binden an Rezeptoren der Zielzelle (Abb. 3.26). Einige Medikamente greifen in diesen Übertragungsvorgang ein, indem sie z. B. das Andocken der Neurotransmitter an die Zielzelle verhindern. Die Kontaktstelle zwischen einer Nervenzelle und einer Muskelfaser heißt **motorische Endplatte** (Abb. 3.22). Sie gleicht in ihrer Funktion einer Synapse.

Wird das Nervengewebe im Gehirn oder im Rückenmark geschädigt, wachsen die Neuronen meist nicht mehr nach – Betroffene sind dauerhaft beeinträchtigt (► LF 1.3, Kap. 18.1.1, S. 641).

3.3.5 Blut

Blut kann sowohl als Gewebe als auch als Organ bezeichnet werden. Gewebe deshalb, weil es aus **Blutzellen** besteht, die im Blutplasma schwimmen. Das Blut erfüllt aber auch Anforderungen eines Organs: Die Zellarten erfüllen im Verbund bestimmte Aufgaben (► LF 1.3, Kap. 3.2, S. 289).

Durch Zentrifugieren lässt sich beim zuvor ungerinnbar gemachten Blut das **Blutplasma** von den Blutzellen trennen. Da das spezifische Gewicht der Blutzellen größer ist als das des Blutplasmas, schwimmt das Blutplasma nach dem Zentrifugieren oben.

Blutplasma

Das **Blutplasma** ähnelt in seiner Zusammensetzung der Extrazellulärflüssigkeit zwischen den Gewebezellen. Das hängt mit der guten Durchlässigkeit der Kapillaren (feinste Blutgefäße, ► LF 1.3, Kap. 11.1.1, S. 455) für Wasser, Salze und kleine Moleküle zusammen. Im Unterschied zur Gewebeflüssigkeit enthält Blutplasma jedoch mehr **Eiweiße**, da sie meist zu groß sind, um durch die Kapillarwand zu passen. Dieser Konzentrationsunterschied hat den Vorteil, dass die Flüssigkeit, die am Anfang einer Kapillare ins Gewebe ausgepresst wurde, am Ende der Kapillare wieder ins Blut zurückgelangt, da die Eiweiße im Blutplasma das Wasser osmotisch anziehen (**kolloidosmotischer Druck** ► LF 1.3, Kap. 3.4.2, S. 306 und ► LF 1.3, Kap. 10.1.3, S. 434).

Die Zusammensetzung des Blutplasmas im Detail:

- 90 % Wasser
- 7 % Eiweiße, z. B.:
  - Albumine und andere Transporteiweiße, welche die nicht-wasserlöslichen Hormone, Vitamine, Fette oder bestimmte Mineralstoffe binden und ihnen so die Passage durch das Blut bis zu ihrem Zielort ermöglichen
  - Fibrinogen und andere für die Blutgerinnung notwendige Gerinnungsfaktoren (► LF 1.3, Kap. 11.1.3, S. 457)
  - Immunglobuline (Antikörper) und andere für die Abwehr notwendige Faktoren
  - Enzyme

Die restlichen 3 % des Blutplasmas verteilen sich hauptsächlich auf:

- Kohlenhydrate (z. B. Glucose), freie Aminosäuren, wasserlösliche Vitamine
- gelöste Salze bzw. Elektrolyte (z. B. Natrium-, Chlorid-, Kalium-, Bicarbonat-Ionen)
- wasserlösliche Hormone
- gelöste Gase (z. B. Sauerstoff (O_2), Kohlendioxid (CO_2))
- Abbauprodukte (z. B. Harnstoff, Harnsäure, Kreatinin)

Lässt man Blut gerinnen und zentrifugiert es, enthält der flüssige Anteil keine Gerinnungsfaktoren mehr. Im Unterschied zum Blutplasma nennt man es **Blutserum**.

Blutzellen

Zu den **Blutzellen** gehören die **Erythrozyten** (rote Blutkörperchen), die **Leukozyten** (weiße Blutkörperchen) und die **Thrombozyten** (Blutplättchen). Blutzellen sind nicht nur unterschiedlich aufgebaut, sondern haben auch ganz verschiedene Aufgaben:

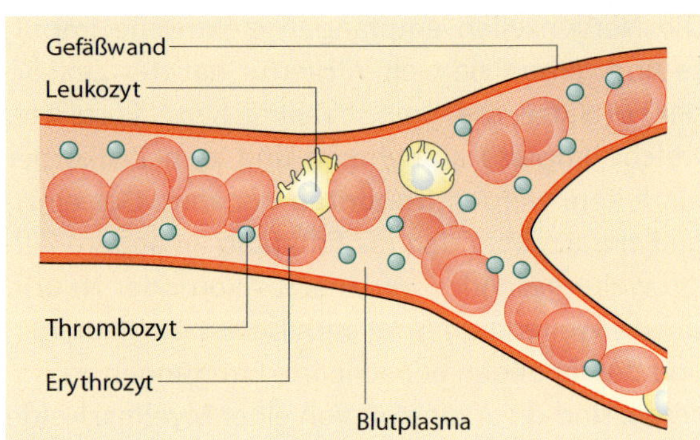

Abb. 3.27: Blutgefäß mit Blutplasma und Blutzellen

- Hauptaufgabe der Erythrozyten ist der Transport der Atemgase Sauerstoff und Kohlendioxid.
- Die Leukozyten wehren Krankheitserreger ab.
- Die Thrombozyten sind Teil der Blutgerinnung. Sie verklumpen z. B. bei Gefäßverletzungen und verschließen diese.

Nähere Informationen zu Zusammensetzung, Funktion und Aufgaben des Blutes
►LF 1.3, Kap. 10.1.3, S. 433.

3.4 Stoffwechsel und Transportvorgänge

3.4.1 Stoffwechsel

Der **Stoffwechsel** oder **Metabolismus** (griech. metabollo = Umbau) ist ein Merkmal aller Lebewesen. Jeder Organismus nimmt Stoffe auf, transportiert sie im Körper, verarbeitet und verbraucht sie und scheidet Endprodukte wieder aus.

Um die Körperfunktionen aufrechtzuerhalten, benötigt der Körper Energie und Baustoffe. Man unterscheidet deshalb zwei Stoffwechselarten: **Energiestoffwechsel** und **Baustoffwechsel**. Die Übergänge sind fließend. Der Energiestoffwechsel ist stets Voraussetzung für den Baustoffwechsel.

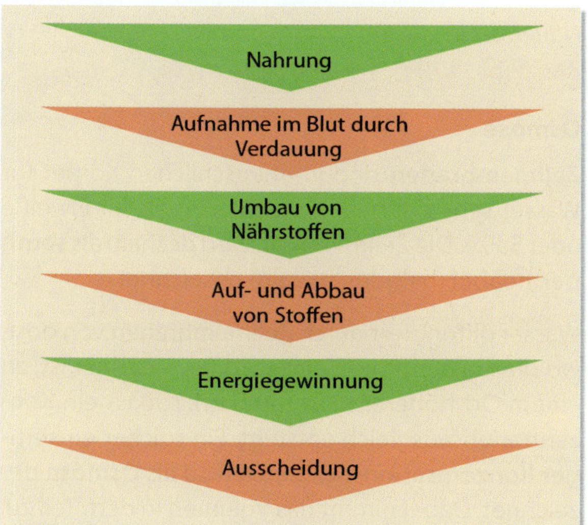
Nahrung
Aufnahme im Blut durch Verdauung
Umbau von Nährstoffen
Auf- und Abbau von Stoffen
Energiegewinnung
Ausscheidung

Abb. 3.28: Schematische Darstellung des Stoffwechsels

Energiestoffwechsel

Der Organismus benötigt für viele Vorgänge **Energie**, z. B. für Muskelkontraktionen, für die Neubildung von Eiweiß und anderen Stoffen oder um Nährstoffe aus dem Darmtrakt aufzunehmen.

Als universeller chemischer Energieträger steht hierfür das **Adenosintriphosphat** (ATP) zur Verfügung. Es entsteht beim Abbau von Kohlenhydraten, Fett und Eiweiß. ATP wird in den Mitochondrien gebildet (►LF 1.3, Kap. 3.2.4, S. 293) und innerhalb der Zelle zu den Orten transportiert, an denen Energie benötigt wird. Dort zerfällt es unter Energiefreisetzung in **Adenosindiphosphat** (ADP) und **Phosphat** (P) und ermöglicht so energieverbrauchende Reaktionen.

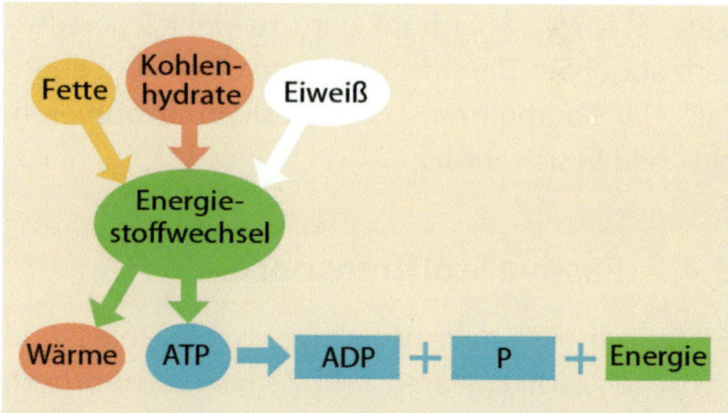

Abb. 3.29: Energiestoffwechsel

Baustoffwechsel

Im **Baustoffwechsel** werden vor allem Zellen und Zellsubstanzen gebildet. Er ist deshalb Voraussetzung für das Wachstum und für das Erneuern von Zellbestandteilen nach Zellteilungen.

Als Baustoff wird hauptsächlich Eiweiß verwendet. Deshalb brauchen Kinder, die ja noch wachsen, und Menschen nach Verletzungen oder Operationen besonders viel Eiweiß zum Neuaufbau von Zellen. Nahrungseiweiß ist z. B. in Milch und Milchprodukten, in Fleisch und Hülsenfrüchten enthalten. Im Baustoffwechsel wird daraus körpereigenes Eiweiß, z. B. für Muskelfibrillen oder Zellorganellen.

Anabolismus
Den **Aufbau** von Substanz, z. B. beim Wachstum oder nach einem Muskeltraining, bezeichnet man als **Anabolismus.** Dabei werden z. B. aus Aminosäuren Eiweiße aufgebaut. Die dafür benötigte Energie

LF 1.3

LF 1.3

wird durch die Spaltung von ATP zu ADP und P gewonnen. Das Muskelwachstum kann durch sogenannte **Anabolika** wie Testosteron gesteigert werden. Sie regen die Eiweißsynthese zusätzlich an. Werden Anabolika im Sport eingesetzt, um die Leistung zu steigern, spricht man von **Doping**.

Katabolismus
Ständig werden im Organismus Stoffwechselprodukte zur Energiegewinnung **abgebaut**, besonders jedoch während körperlicher Anstrengung. Dieser Vorgang wird als **Katabolismus** bezeichnet. Die gewonnene Energie wird knapp zur Hälfte als ATP gespeichert, der Rest verpufft als Wärmeenergie.

Ist der Katabolismus z. B. aufgrund einer Hyperthyreose (Schilddrüsenüberfunktion, ► LF 1.3, Kap. 15.4.1, S. 574) erhöht, wird zu viel Körpersubstanz abgebaut. Bei einer Lähmung überwiegt ebenfalls der Katabolismus und Muskeln atrophieren, d. h. bilden sich zurück.

3.4.2 Passive Stofftransporte

Stoffwechselprodukte werden zwischen Zellen und zwischen Blutkapillaren und Zellen transportiert. Transportprozesse, die keine Energie benötigen, werden als **passiver Transport** bezeichnet. Beispiele sind **Diffusion**, **Osmose** und **Filtration**.

Diffusion

Diffusion bedeutet »Auseinanderfließen«. Durch Diffusion werden viele Stoffaustauschprozesse bewerkstelligt. Teilchen in Gasen und in Lösungen befinden sich von Natur aus in ständiger Bewegung. Diese Teilchenbewegung wird nach ihrem Entdecker als **Brown-Molekularbewegung** bezeichnet.

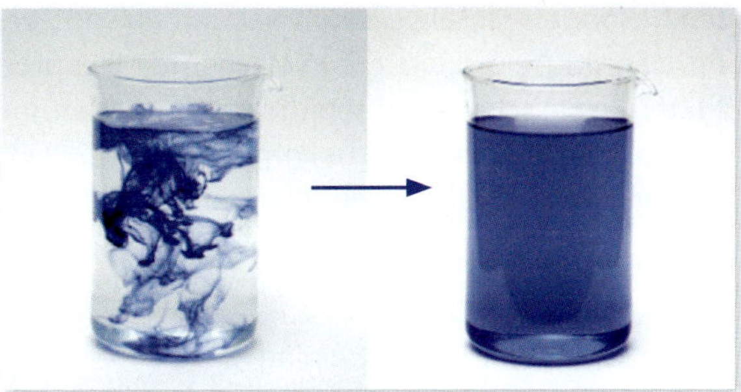

Abb. 3.30: Diffusion

Ein **Molekül** ist eine aus einigen Atomen zusammengesetzte Substanz.

Bei der Diffusion wandern Moleküle von Orten hoher Konzentration zu Orten geringer Konzentration, bis ein **Konzentrationsausgleich** erreicht ist.

Bei erhöhter Temperatur beschleunigt sich dieser Prozess, da sich die Teilchen dann schneller bewegen. So laufen viele Stofftransporte bei einer Körpertemperatur von 37 °C wesentlich schneller ab als bei niedrigeren Temperaturen. Über 37 °C wird der Transportprozess noch stärker beschleunigt. So werden bei Fieber – wenn es nicht zu hoch ist – u. a. Stoffe schneller transportiert: Antikörper und Botenstoffe gelangen schneller an ihre Wirkorte.

Sauerstoff und Kohlendioxid
Durch Diffusion gelangt auch ein kleiner Teil des **Sauerstoffs** aus den Lungenbläschen durch die Wand der Kapillaren direkt ins Blutplasma und von dort zu den Zellen und wiederum ins Zellinnere zu den Mitochondrien. Der größte Teil des Sauerstoffs wird jedoch, an Hämoglobin gebunden, in den Erythrozyten transportiert.

Kohlendioxid, das bei der Energiegewinnung in den Mitochondrien als Abfallprodukt anfällt, diffundiert aus der Körperzelle in das Blutplasma. Von dort wird es über die Erythrozyten in die Lunge transportiert, diffundiert in die Lungenbläschen hinein und wird anschließend ausgeatmet.

Näheres zum Gasaustausch in der Lunge ► LF 1.3, Kap. 9.1.3, S. 413

Osmose

Zellmembranen sind im menschlichen Körper für Wasser sehr viel besser durchlässig als für Eiweiße oder Salze. Die Zellmembran wird deshalb als **semipermeabel** (halbdurchlässig) bezeichnet.

Wasser diffundiert durch Zellmembranen von dort, wo die Konzentration eines Stoffes niedriger ist, zu einem Ort höherer Konzentration, sodass ein Konzentrationsausgleich entsteht. Ein solcher **einseitiger Konzentrationsausgleich** wird als **Osmose** bezeichnet. Dabei nimmt das Volumen in dem Teil zu, in den das Wasser diffundiert. Wenn eine Volumenvergrößerung nicht möglich ist, steigt der Druck auf die höher konzentrierte Seite. Je größer dieser Druck wird, desto langsamer erfolgt die Diffusion. Den am Ende eines Diffusionsvorgangs entstehenden Druck bezeichnet man als **osmotischen Druck**. Er ist ausschließlich von der **Zahl** der gelösten Teilchen und nicht von der Teilchengröße abhängig.

Der osmotische Druck der extrazellulären Flüssigkeit in den Zellzwischenräumen und im Blutplasma entspricht dem Druck einer Lösung von 0,9 % Kochsalz (0,9 g Kochsalz in 100 ml Wasser).

> **! Merke** Eine 0,9-prozentige Kochsalzlösung wird als **physiologische Kochsalzlösung** oder als **isotonisch** (von gleichem Druck) bezeichnet, weil sie den gleichen Druck aufweist, wie er im Blutplasma herrscht.

Ein Beispiel: Die Haut sondert durch die Schweißdrüsen ständig Flüssigkeit ab, den Schweiß. In ihm ist eine große Menge Kochsalz gelöst. Wenn man stark schwitzt, scheidet man also neben der Flüssigkeit eine ganze Menge Salz aus. Die Salzmenge im Körper sinkt somit stärker als der Wasserbestand. Der Körper hat allerdings das Bestreben, die Salzkonzentration in den Körperflüssigkeiten stabil zu halten. Also gibt er weiter Wasser in Form von Schweiß ab, damit allerdings auch wieder Kochsalz.

Ein fataler Kreislauf beginnt: Das Schwitzen nimmt zu, besonders wenn man z. B. süße Limonaden trinkt. Dem Ganzen kann man ein Ende bereiten, indem man etwas Salziges zu sich nimmt. Der normale osmotische Druck wird wieder erreicht und der Körper hält dementsprechend Wasser zurück, die Schweißproduktion sinkt.

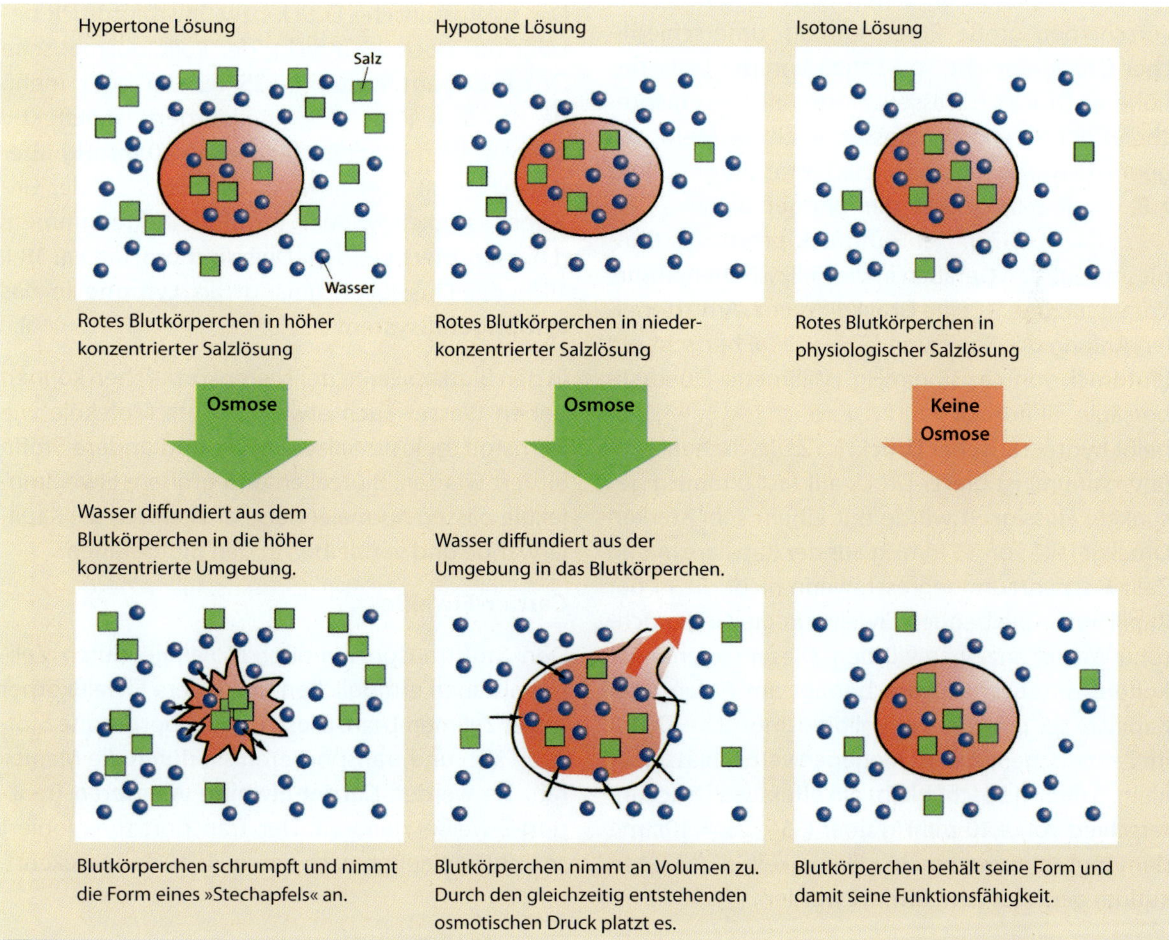

Abb. 3.31: Osmose: rotes Blutkörperchen in einer Salzlösung.

a)
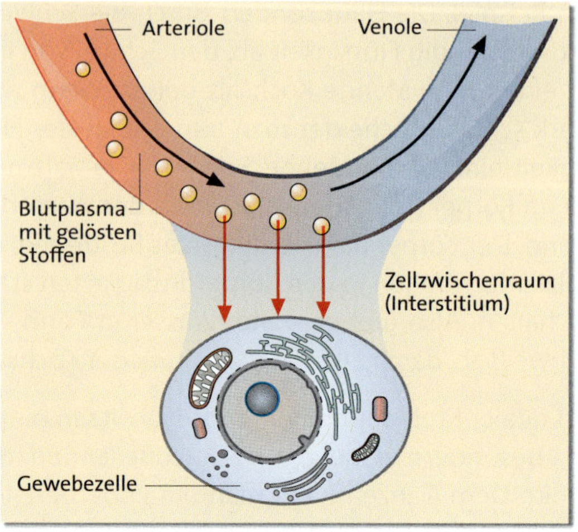

b)
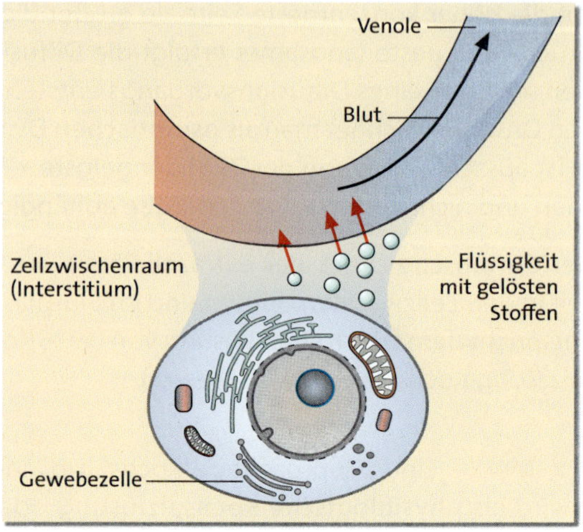

Abb. 3.32: a) Flüssigkeitsabgabe durch Filtration im Kapillargebiet b) Flüssigkeitsaufnahme durch Resorption im Kapillargebiet

Filtration

Wenn an den beiden Seiten einer Membran, die verschieden große Poren enthält, unterschiedlicher Druck herrscht, so können von der Seite des höheren Drucks in Wasser gelöste Teilchen entsprechend der Porendurchmesser durch die Membran gepresst werden. Eine solche **Filtration** geschieht z.B. im Kapillargebiet der Blutgefäße (►LF 1.3, Kap. 10.1.3, S. 433). Der Blutdruck presst das Blutplasma aus den Gefäßen in die Zellzwischenräume. Voraussetzung ist eine Druckdifferenz. Am arteriellen Anfang der Kapillaren (Abb. 3.33a) herrscht ein Blutdruck von ca. 35 mmHg (Millimeter Quecksilbersäule, Blutdruck ►LF1.3, Kap. 10.1.2, S. 433). Er heißt **hydrostatischer Druck**. Im Zellzwischenraum (Interstitium) ist dieser Druck auf fast 0 mmHg gesunken. Flüssigkeit würde mit einem sehr starken Druckgefälle von 35 mmHg aus der Kapillare in den Zellzwischenraum gepresst, wenn nicht die in der Kapillare verbleibenden Eiweiße in die Gegenrichtung Wasser anziehen würden. Dieser sogenannte **kolloidosmotische Druck** beträgt am Anfang der Kapillare 25 mmHg. Der kolloidosmotische Druck im Zellzwischenraum ist hingegen vernachlässigbar klein. „Unterm Strich" bleibt ein effektiver Druckunterschied von +10 mmHg über (35 – 25 = 10), mit dem täglich immerhin 20 l Flüssigkeit in das Interstitium gepresst bzw. **filtriert** werden.

Ein Großteil dieser Flüssigkeit muss jedoch wieder in die Blutgefäße zurücktransportiert werden. Dies wird möglich, da sich am venösen Ende der Kapillare die Druckverhältnisse umkehren. Der hydrostatische Druck bzw. Restblutdruck beträgt nur noch 15 mmHg, der kolloidosmotische Druck beträgt weiterhin 25 mmHg oder mehr, da das Blut jetzt sehr konzentriert ist. Effektiv bleibt ein Druckunterschied von – 10 mmHg über (15 – 25 = 10), der bewirkt, dass ca. 90 % der Gewebsflüssigkeit wieder ins Blut aufgenommen, d.h. **resorbiert** werden. Dies sind pro Tag ca. 18 l. 10 % der Flüssigkeit gelangt als **Lymphe** in das **Lymphgefäßsystem** (►LF 1.3, Kap. 11.1.4, S. 458).

In den Blutkapillaren der Nierenkörperchen können neben Wasser auch etwas größere Moleküle wie Harnstoff, gelöste Salze, Zucker und andere Stoffe filtriert werden. Blutzellen und größere Eiweißmoleküle passen normalerweise nicht durch die Kapillarwände und verbleiben in den Blutgefäßen.

Carrier-Eiweiße

Den Stofftransport großer Moleküle durch Zellmembranen ermöglichen besondere Eiweißkörper in der Zellmembran. Diese binden bestimmte Stoffe an sich und transportieren sie durch die Membran. Sie werden **Carrier-Eiweiße** (Membran-Transport-Eiweiße) genannt. Der Transport funktioniert sowohl von außen nach innen als auch umgekehrt.

Kanaleiweiße

Eine weitere Möglichkeit des Transports erfolgt über **Kanaleiweiße**. Diese sitzen in der Zellmembran und sind für den Austausch von **Ionen**, z.B. Kalzium-Ionen, zwischen Zelle und Umgebung verantwortlich. Die auch Ionenkanäle genannten Eiweiße sind üblicherweise **geschlossen**. Geöffnet werden sie über Spannungsänderungen, z.B. bei der elektrischen Reizweiterleitung entlang der Nervenzellmembran, oder durch Stoffe, die sich an sie binden (Transmitter öffnen z.B. bestimmte Kanaleiweiße in der Zielzelle einer Synapse). Die meisten Kanaleiweiße sind auf eine bestimmte Ionenart spezialisiert.

3.4.3 Aktive Stofftransporte

Größere und schlecht wasserlösliche Substanzen können weder diffundieren noch filtriert werden. Trotzdem überwinden solche Stoffe Zellmembranen. Damit wird z.B. ein Stoffaustausch im Magen-Darm-Trakt oder in den Nierenkanälchen möglich.

Werden Stoffe durch trennende Gewebeschichten zur Blutseite hin transportiert, spricht man von **Resorption**, werden Stoffe vom Blut weg transportiert, spricht man von **Sekretion**.

Stofftransport durch Membraneiweiße

Carrier-Eiweiße

Die meisten der **Carrier-Eiweiße** benötigen Energie (ATP) für den Transport, es wird dann von einem **aktiven Transport** gesprochen. Ein Beispiel ist der Transport von Glukose in die Zellen.

Natrium-Kalium-Pumpe

Aktiver Transport ist auch gegen ein Konzentrationsgefälle möglich. So können Ionen (elektrisch geladene Teilchen) z.B. durch die Zellmembran von Nervenzellen transportiert werden.

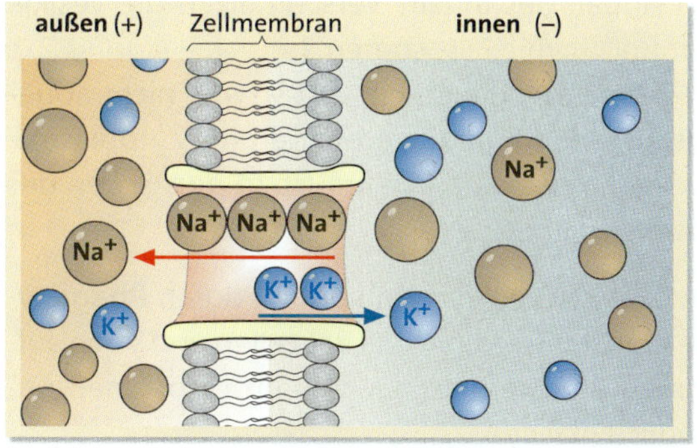

Abb. 3.33: Aktiver Transport durch die Natrium-Kalium-Pumpe

Voraussetzung für die Erregbarkeit einer Nervenzelle (► LF 1.3, Kap. 18.1.1, S. 641) ist das Vorliegen einer elektrischen Spannung (Potenzial) von ca. 70 Millivolt zwischen dem Zellinneren und dem Zellzwischenraum. Das Zellinnere ist negativ geladen, das Zelläußere positiv. Diese Ladungsdifferenz wird durch die **Natrium-Kalium-Pumpe** aufrechterhalten (Abb. 3.34). Die Pumpe schleust pro Durchgang drei positive Natriumionen von innen nach außen und zwei positive Kaliumionen von außen nach innen. So wird ein elektrisches Potenzial aufgebaut. Im Fall einer Erregung kommt es zu einem raschen Natriumeinstrom in die Nervenzelle und die Spannung bricht zusammen. Anschließend wird durch die Natrium-Kalium-Pumpe der ursprüngliche Zustand wiederhergestellt.

3.4.4 Stofftransport in Vesikeln

Große Eiweißmoleküle oder Reste abgestorbener Zellteile gelangen nur in membranumschlossenen Bläschen, den **Vesikeln**, durch die Zellmembran.

Endozytose

Bei der **Endozytose** werden Stoffe oder Partikel in die Zelle aufgenommen und in Vesikel verpackt. Zunächst lagert sich der Stoff dazu an einer Bindungsstelle, dem **Rezeptor**, an der Außenseite der Zellmembran an. Der Rezeptor enthält Eiweißmoleküle, die sich mit dem aufzunehmenden Stoff verbinden. Anschließend stülpen sich Teile der Membran ein, umfließen das Partikel und schließen es ein. Die Zellmembran schließt sich wieder (Abb. 3.35).

Das von der Zellmembran umschlossene Vesikel liegt nun innerhalb der Zelle. Wird ein festes Teilchen endozytiert, nennt man diesen Vorgang auch **Phagozytose** (griech. phagein = fressen). Ist im umschlossenen Bläschen nur Flüssigkeit enthalten, dann spricht man von **Pinozytose** (»Zelltrinken«).

LF 1.3

Zum Abbau des Inhalts verschmelzen die Vesikel gewöhnlich mit Lysosomen (► LF 1.3, Kap. 3.2.4, S. 293). Partikel, die in den Lysosomen nicht abgebaut werden können, verbleiben im Zytoplasma, z.B. Teerpartikel aus Tabakrauch in den Zellen des Lungengewebes.

Spezialisierte Leukozyten können durch **Phagozytose** Krankheitserreger wie Bakterien und Viren aufnehmen und sie mit Enzymen im Lysosomen unschädlich machen.

Viele Zellen nehmen nur ganz bestimmte Stoffe auf. Dies wird durch spezifische Rezeptoren ermöglicht, die nur das Anheften eines ganz bestimmten Stoffes zulassen. Bei genetischen Varianten fehlen gelegentlich solche Rezeptoren oder sie sind mangelhaft und der Stoff gelangt nicht in die Körperzellen.

Ein Beispiel: Ein erhöhter Cholesteringehalt im Blut ist ein Risiko für Arteriosklerose (► LF 1.3, Kap. 11.4.1, S. 460). Eine mögliche Ursache für einen hohen Cholesterinspiegel ist das Fehlen von entsprechenden Rezeptoren. Das Cholesterin kann dann von Zellen nicht ausreichend aufgenommen werden, verbleibt im Blut und lagert sich an und in den Gefäßwänden ab.

Exozytose

Der Transport von Substanzen, die in Vesikel eingeschlossen sind, aus dem Zellinneren nach außen (Extrazellularraum) wird als **Exozytose** bezeichnet.

Verbrauchte Zellmaterialien oder in der Zelle gebildete, schlecht lösliche oder wasserunlösliche Stoffe werden so durch die Zellmembran transportiert. Zunächst wird der auszuscheidende Stoff durch eine Membran umschlossen. Das Vesikel wandert an die Zellmembran, verschmilzt mit ihr und der Inhalt gelangt in den Zellzwischenraum.

Durch Exozytose werden beispielsweise in den Synapsen der Nervenzellen die Neurotransmitter in den synaptischen Spalt freigesetzt (► LF 1.3, Kap. 3.3.4, S. 303). Auch die Sekrete vieler Drüsenzellen werden so abgegeben.

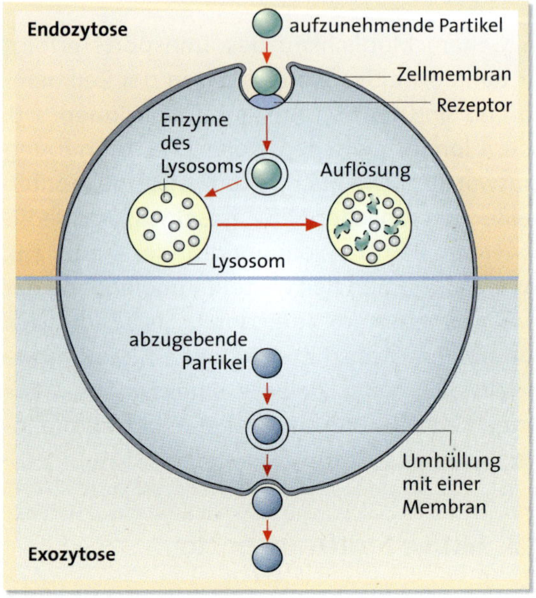

Abb. 3.34: Endozytose und Exozytose

3.5 Regulationsmechanismen

In einem gesunden Organismus arbeiten alle Organe sinnvoll zusammen. Um das Körpergleichgewicht aufrechtzuerhalten, müssen beispielsweise alle notwendigen Muskelbewegungen koordiniert werden. Der Blutdruck wird z.B. über die Herztätigkeit, Weite der Blutgefäße, Fließgeschwindigkeit des Blutes und Wasser- sowie Salzgehalt reguliert und konstant gehalten.

Auch die Körpertemperatur, der Blutzuckerspiegel und der Sauerstoffgehalt des Blutes werden durch **Regelungssysteme** gesteuert. Diese Regulationen sind notwendig, um ein mehr oder weniger gleichbleibendes Milieu im Organismus aufrechtzuerhalten. Die Regelung selbst erfolgt in einem Regelkreis.

3.5.1 Regelkreis

Der Begriff **Regelkreis** stammt aus der Technik. Viele technische Prozesse steuern und regeln sich selbst durch entsprechende Schaltungen.

Ein Beispiel ist die **Temperaturregulation** einer Wohnung:

- Die zu steuernde **Regelgröße** ist die Raumtemperatur.
- Die Temperatur wird mit einem Thermometer gemessen und als **Istwert** an den Thermostaten weitergeleitet.
- Der Mensch stellt am Regler die gewünschte Temperatur, den **Sollwert**, ein.
- Sollwert und Istwert werden im Thermostat miteinander verglichen.
- Ist der Sollwert höher als der Istwert, öffnet sich ein Ventil, heißes Wasser strömt ein und erwärmt den Radiator.
- Erreicht der Istwert den Sollwert, schaltet der Thermostat den Wasserzulauf so lange ab, bis sich wieder ein Unterschied zwischen Soll- und Istwert eingestellt hat.

Störgrößen, die von außen auf den Regelkreis einwirken, sind z. B. Wärmeverluste beim Lüften oder ein starker Abfall oder Anstieg der Außentemperatur.

3.5.2 Regulation der Körpertemperatur

Die **Regulation der Körpertemperatur** ist ein Musterbeispiel für Regelungsvorgänge im Körper. Durch die beim Energiestoffwechsel frei werdende Wärme haben Menschen eine nahezu konstante **Kerntemperatur** von 36,4–37,4 °C und eine wechselwarme **Körperschale** mit einer Schwankungsbreite von 10–39 °C.

Physiologisch kann die Körpertemperatur durch vermehrte Muskelarbeit auf 40 °C ansteigen. Bei seelischer Erregung nimmt sie um 1 °C zu. Die Körpertemperatur ist außerdem periodischen Schwankungen unterworfen. Morgens ist sie um etwa 0,6 °C geringer als am Abend, bei Frauen ist sie 1–2 Tage nach dem Eisprung um etwa 0,4 °C erhöht.

Bereiche der Körperschale, wie die Fingerspitzen, kühlen bei 0 °C Außentemperatur nur auf 10 °C ab. Bei einer Außentemperatur von 40 °C steigt die Temperatur an den Fingerspitzen bis maximal 39 °C.

Die Körpertemperatur von 37 °C ist die zu steuernde **Regelgröße**. Wärme- und Kältesensoren messen die Temperatur in der Haut (► LF 1.3, Kap. 1.3, S. 148). Weitere **Thermosensoren** befinden sich in der Skelettmuskulatur, in den Atemwegen einschließlich der Lunge, im Magen, im Rückenmark, im Hirnstamm und im hinteren Hypothalamus, einem Teil des Zwischenhirns. Sie messen die Bluttemperatur und leiten ihre Information über Nervenbahnen zum hinteren Hypothalamus. Dort ist der **Sollwert** von 37 °C eingestellt. Wenn der Körperkern weniger als 37 °C aufweist, also der **Istwert** zu niedrig ist, werden vom Gehirn über Nervenbahnen Steuersignale in den Körper gesendet, die eine Erhöhung der Körpertemperatur bewirken. Da die Sensoren der Haut sehr schnell ansprechen, wird die Temperatur angepasst, bevor sich die Kerntemperatur ändert.

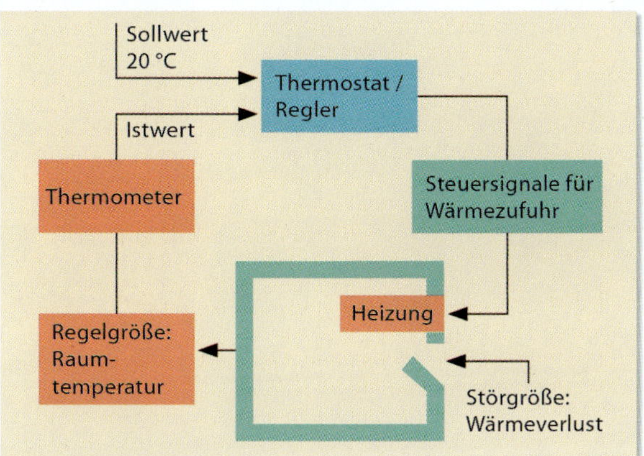

Abb. 3.35: Temperaturregelkreis

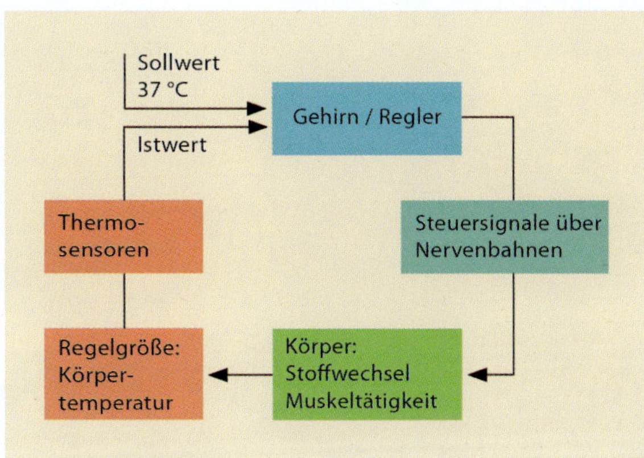

Abb. 3.36: Temperaturregelkreis im menschlichen Körper

Erhöhen der Körpertemperatur

Die Körpertemperatur kann durch einen verstärkten **Energiestoffwechsel**, besonders aber durch **Muskeltätigkeit** erhöht werden. Dabei sind einzelne oder viele Skelettmuskeln beteiligt. Am häufigsten beginnt ein Muskelzittern in der Wangenmuskulatur (Zähneklappern), weil diese der Kälte besonders ausgesetzt ist.

Verengen sich die Blutgefäße in der Haut, gibt sie weniger Wärme ab, sodass die Wärme verstärkt im Körperkern verbleibt. Die Haut erscheint dann weißlich bis bläulich.

Verringern der Körpertemperatur

Bei einem zu hohen Istwert werden vom Gehirn Steuersignale gegeben, die eine Temperaturabsenkung bewirken. Dies wird beispielsweise durch vermehrtes Schwitzen erreicht. Wenn das Wasser im Schweiß verdunstet, wird der Haut Wärme entzogen. Man spricht von Verdunstungskälte.

Wenn sich die Blutgefäße in der Haut weitstellen, gelangt mehr warmes Blut aus dem Körperkern zum Abkühlen an die Oberfläche des Körpers. Die Haut ist dann gerötet.

Fieber

Bei Fieber kommt es für eine begrenzte Zeit zu einer aktiven **Sollwerterhöhung** im Hypothalamus, ausgelöst z. B. durch körpereigene Entzündungsbotenstoffe. Hintergrund ist, dass viele Stoffwechselprozesse, auch Abwehrprozesse, bei höheren Temperaturen schneller ablaufen (► LF 1.3, Kap. 3.4.2, S. 306). Im Alter ist die Fieberreaktion allerdings oft schwach oder tritt verzögert auf.

Durch die Sollwerterhöhung wird ein normaler Istwert als zu niedrig bewertet und der Körper entsprechend »aufgeheizt«. Passiert das rasch, kann starkes Muskelzittern (**Schüttelfrost**) auftreten. Zudem sind Hände und Füße kalt. Sinkt das Fieber, wurde der Sollwert auf den Normalwert zurückgestellt (auch fiebersenkende Mittel bewirken dies). Da der Istwert nun im Verhältnis zu hoch ist, wird ein Hitzegefühl empfunden. Im Sinne der Wärmeabgabe ist die Haut warm und gerötet, unter Umständen kommt es zu starkem Schwitzen.

Je nach Fiebertyp wiederholen sich Fieberanstieg und -abfall oder das Fieber bleibt kontinuierlich über Tage bestehen. Bei hohem und anhaltendem Fieber können Unruhe und Bewusstseinstrübung (**Fieberdelir**) auftreten. Fieber ist für Herz-Kreislauf- und Atmungssystem sehr belastend.

Zu beachten ist, dass ein fiebernder Mensch mehr Wasser als üblich über Haut und Atmung verliert (umso mehr, je höher das Fieber und je trockener die Umgebungsluft ist). Diese unmerkliche Abgabe (**Perspiratio insensibilis**) ist nicht steuerbar und geschieht unabhängig von den Schweißdrüsen. Sie macht bereits beim Gesunden 0,5–1 l pro Tag aus. Ein Fiebernder benötigt also auch dann mehr Flüssigkeit, wenn er nicht erkennbar schwitzt. Dies ist bei der Bilanzierung zu berücksichtigen.

> **! Merke** Bei Fieber sorgt die Pflegefachkraft für eine vermehrte Flüssigkeitszufuhr.

Aufgaben

- Beschreiben Sie den Aufbau des Körpers von der kleinsten Einheit zum Gesamtorganismus.
- Nennen Sie die Bestandteile der Zelle und ihre Aufgaben.
- Welche Strukturen sind Träger der Erbinformation?
- Welche Strukturen bestimmen über die Teilungsfähigkeit von Zellen?
- Welche Zellen weisen besondere Fähigkeiten auf, die z. T. therapeutisch genutzt werden?
- Wodurch beginnt die Alterung einer Zelle?
- Was sind Altersflecken und wie entstehen sie?
- Was ist ein Gewebe?
- Welche vier Gewebearten kann man unterscheiden?
- Welche Funktionen haben Epithelien?
- Welche Gewebearten zählen zum Binde- und welche zum Stützgewebe?
- Wozu dient Fettgewebe?
- Welche drei herausragenden Eigenschaften besitzt Knorpel?
- Warum kann man Blut als Gewebe bezeichnen?
- Beschreiben Sie die verschiedenen Stoffwechselarten.
- Wie heißt der universelle Energieträger des Stoffwechsels und wodurch entsteht er?
- Warum wird eine 0,9-prozentige Kochsalzlösung als physiologisch bezeichnet?
- Wo kommt das Prinzip der Filtration im Körper vor?
- Bei welchen Prozessen spielt die Phagozytose eine Rolle?
- Beschreiben Sie den Regelkreis, mit dem die Körpertemperatur eingestellt wird.
- Wie kann die Körpertemperatur erhöht werden?
- Wie kann die Körpertemperatur gesenkt werden?

4 Grundlagen der Krankheitslehre

Alter und Krankheit ► LF 1.1, Kapitel 1, S. 2 ff.

4.1 Krankheit

4.1.1 Definition

LF 1.3

➧ **Definition**

➧ **Krankheit** (lat. morbus., engl. Disease): Störung der körperlichen Funktionen, des Denkens, des Empfindens oder des Handelns. Die Leistungsfähigkeit und/oder das Wohlbefinden sind beeinträchtigt (► LF 1.1, Kap. 1.2, S. 12)

➧ **Morbidität:** statistisches Maß für die Häufigkeit einer Erkrankung in einer Bevölkerungsgruppe in einem bestimmten Zeitraum

➧ **Mortalität** (lat. mortalitas): Sterblichkeit. Anzahl der Todesfälle durch eine Erkrankung in einer Bevölkerungsgruppe in einem bestimmten Zeitraum

Hinweise auf eine **Krankheit** sind:

- **Symptome**, dies können auch ein verändertes Verhalten und ein verändertes Befinden sein,
- **Befunde** in bildgebenden Verfahren oder von der Norm abweichende Laborwerte.

Beim Beschreiben von Symptomen oder Benennen von Krankheit werden häufig Fremdwörter genutzt (Tab. 4.1).

4.1.2 Krankheitsmodelle

Krankheitsmodelle erklären die Entstehung von Krankheiten. Verbreitete Modelle sind das **biomedizinische Krankheitsmodell** und das **multifaktorielle Krankheitsmodell.**

Biomedizinisches Krankheitsmodell

Aus Sicht des **biomedizinischen Krankheitsmodells** hat jede Krankheit eine erkennbare Ursache. Die Krankheitsauslöser, z. B. Bakterien oder Viren, schädigen die Zellen und das Gewebe oder stören mechanische oder biochemische Abläufe im Körper. Es kommt zu spezifischen Krankheitszeichen, die es ermöglichen, eine Diagnose zu stellen und den Krankheitsauslöser zu bestimmen. Anhand der Diagnose wird eine geeignete Therapie empfohlen, z. B. Medikamentengabe, Operation oder Psychotherapie.

Gegner des biomedizinischen Krankheitsmodells kritisieren, dass das Modell

- nicht alle möglichen Ursachen von Erkrankungen berücksichtigt,
- psychische Störungen und psychosoziale Einflüsse vernachlässigt,
- unterschiedliche Krankheitsverläufe nicht erklärt und
- nichts über die Heilungschancen aussagt.

Multifaktorielles Krankheitsmodell

Das **multifaktorielle Krankheitsmodell** berücksichtigt eine größere Anzahl an Einflüssen bei der Entstehung von Krankheit. Dem Modell zufolge spielen bei der Entstehung von Krankheiten mehrere Faktoren eine Rolle: z. B. genetische Veranlagung, schädliche Umweltfaktoren, psychosomatische Faktoren, Stress, Lebensweise und Auswirkungen akuter Ereignisse. Zudem hängt jede Erkrankung vom Umgang des Einzelnen mit potenziellen Krankheitsursachen ab (► LF 1.3, Kap. 5.1, S. 336).

Nach dem multifaktoriellen Krankheitsmodell zählt zur Therapie einer Erkrankung nicht nur z. B. die Medikamentengabe, Psychotherapie oder Operation, sondern auch ein Eingreifen in das soziale Umfeld oder die Veränderung von Umweltbedingungen.

! Merke Sowohl bei der Therapie als auch bei der Pflege von kranken Menschen ist die **Mitarbeit des Betroffenen** (engl. Compliance) unerlässlich. Daher gilt es, die Mitarbeit zu fördern, indem die persönliche Einstellung des Patienten zu seiner Krankheit berücksichtigt und in Therapie und Pflege einbezogen wird.

Vorsilbe	Bedeutung	Beispiel	Übersetzung
hyper-	über, übermäßig	Hypertonie	Bluthochdruck
hypo-	unter, unterhalb	• Hypotonie • Hypoglykämie	• niedriger Blutdruck • niedriger Blutzucker
extra-	außerhalb	Extrasystole	Herzschlag außerhalb der Schlagfolge
intra-	innen, in … hinein	intravenös	in die Vene hinein
prä-	vor	Prävention	Vorsorge
post-	nach	postoperativ	nach der Operation
im-, in-	1. in, hinein 2. Verneinung	• Implantation • Injektion • Inkontinenz	• Einpflanzung • Einspritzung • Unfähigkeit, Harn/Stuhl zu halten
endo-	in, innerhalb	Endoskopie	Spiegelung im Inneren des Körpers
a-, an-	Verneinung, fehlend	Anästhesie	Schmerzausschaltung
poly-	viel, zahlreich	Polytrauma	Mehrfachverletzung
re-	zurück, wieder	Rehabilitation	Wiederherstellung
pro-	für, vor	Prognose	Vorhersage

Nachsilbe	Bedeutung	Beispiel	Übersetzung
-itis	Entzündung	• Nephritis • Arthritis	• Nierenentzündung • Gelenkentzündung
-ose	chronische, degenerative Erkrankung	• Arthrose • Nephrose	• Gelenkverschleiß • chron. Nierenerkrankung
-algie	Schmerz	Neuralgie	Nervenschmerz
-om	Geschwulst	• Myom • Karzinom	• Muskelgeschwulst • Krebsgeschwulst
-ektomie	Herausschneiden	Appendektomie	operat. Entfernung des Wurmfortsatzes
-skopie	Betrachtung	Gastroskopie	Magenspiegelung
-gramm	Geschriebenes	Elektroenzephalogramm (EEG)	Aufzeichnung der elektrischen Gehirnströme
-logie	Lehre	Gynäkologie	Frauenheilkunde
-pathie	Erkrankung	Neuropathie	Erkrankung der Nerven
-gen	verursachen, auslösend	pathogen	krank machend
-zid	abtötend	Suizid	Selbsttötung

Tab. 4.1: Übersicht wichtiger Fachbegriffe.

LF 1.3

4.1.3 Krankheitsursachen

Definition

Ätiologie (griech. aitia = Ursache): Lehre von den inneren und äußeren Krankheitsursachen

Pathogenese: Lehre von der Krankheitsentwicklung. Die Pathogenese erklärt den Krankheitsverlauf vom ersten Kontakt mit den Krankheitsauslösern bis zum Auftreten feststellbarer Symptome.

Es gibt eine Vielzahl von **Krankheitsursachen** (Abb. 4.1). Sie sind unterschiedlich beeinflussbar. Grob lassen sich äußere und innere Ursachen unterscheiden.

Äußere Krankheitsursachen

Besser als innere sind alle **äußeren Krankheitsursachen** zu vermeiden wie:

- Krankheitserreger
- Gewalteinwirkung
- physikalische Reize
- Gifte
- Lebensstil
- Ernährungsfehler
- soziale Verhältnisse
- Umweltbedingungen

Innere Krankheitsursachen

Schlechter zu beeinflussen sind **innere Krankheitsursachen** wie:

- Vererbung
- Veranlagung
- Zellentartung
- Fehlbildungen
- Alterserscheinungen

Eine angeborene oder mit bestimmten Bedingungen zusammenhängende Anfälligkeit für Erkrankungen bezeichnet man als **Disposition** (lat. dispositio = Anlage). Dispositionen sind:

- genetisch bedingt, z. B. für Diabetes mellitus Typ II,
- altersbedingt, z. B. Arthrosen im hohen Alter,
- geschlechtsbedingt, z. B. Krampfadern bei Frauen, Magengeschwüre bei Männern.

Bestehende Krankheiten können andere Erkrankungen begünstigen, so steigt z. B. bei Diabetes mellitus (► LF 1.3, Kap. 15.4.2, S. 576) die Anfälligkeit für Infekte.

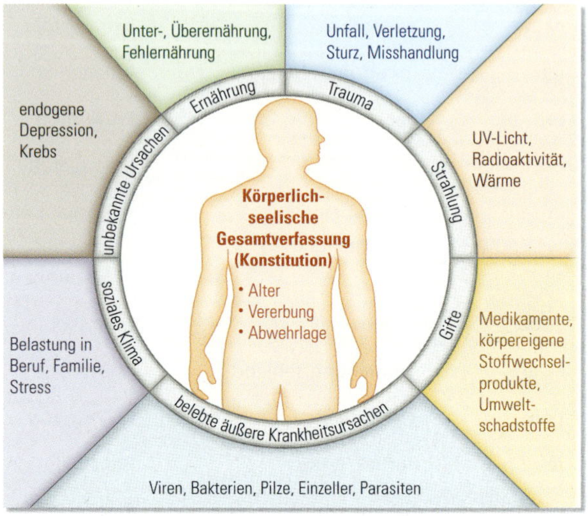

Abb. 4.1: Äußere und innere Krankheitsursachen

4.1.4 Krankheitsverlauf

Der **Krankheitsverlauf** dauert, je nach Ausprägung und Schweregrad der Erkrankung, unterschiedlich lange an. Krankheitsverläufe lassen sich unterteilen in:

- **paroxysmal** (griech. paroxysmos = Anfall, Krampf): Erkrankung, die anfallartig auftritt, z. B. Herzrhythmusstörungen (► LF 1.3, Kap. 10.4.2, S. 442) oder ein epileptischer Anfall (► LF 1.3, Kap. 18.4.7, S. 654)
- **akut:** Erkrankung mit raschem Beginn und schneller Genesung, meist wenige Tage oder Wochen andauernd, z. B. ein viraler Infekt (► LF 1.3, Kap. 16.4.2, S. 615)
- **chronisch:** Erkrankung mit langsamem Beginn und langem Verlauf, meist mehrere Jahre oder bis zum Lebensende andauernd, z. B. Bluthochdruck (► LF 1.3, Kap. 1.2.1, S. 142)
- **rezidivierend:** Erkrankung, die in regelmäßigen Abständen wiederkehrt, z. B. eine Pollenallergie (► LF 1.3, Kap. 16.1.5, S. 605) oder Bronchitis (► LF 1.3, Kap. 9.4.2, S. 415)

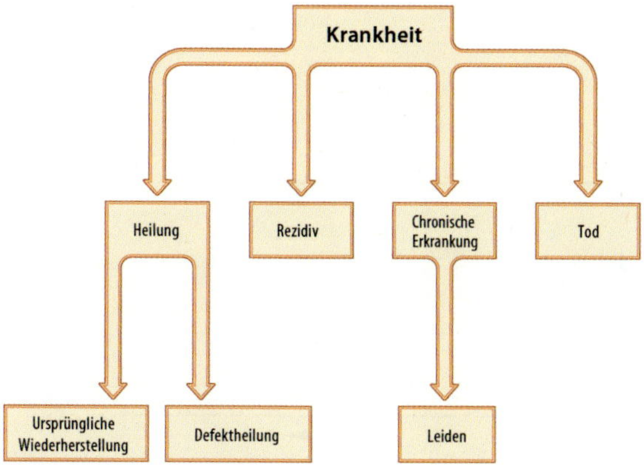

Abb. 4.2: Möglicher Ausgang einer Erkrankung: Heilung, Chronifizierung, Rezidiv, Tod

- **letal** (lat. letalis = tödlich): Erkrankung, die tödlich endet, z. B. metastasierender Lungenkrebs (► LF 1.3, Kap. 22.1.3, S. 737) im Endstadium

Der Krankheitsverlauf kann unterschiedlich enden. Möglich sind:
- **Heilung:** Die ursprüngliche Gesundheit ist vollständig wiederhergestellt, z. B. nach einer Erkältung.
- **Defektheilung:** Die ursprüngliche Gesundheit ist teilweise wiederhergestellt. Nach Abklingen der Krankheit bleibt ein Schaden bestehen, z. B. eine Narbe.
- **Chronifizierung:** Die Krankheit klingt nicht mehr vollständig ab. Sie geht in einen dauerhaften Zustand über, z. B. Bluthochdruck (► LF 1.3, Kap. 1.2.1, S. 142).
- **Rezidiv** (lat. recidere = zurückfallen): Wiederauftreten einer bereits geheilten Erkrankung. Rezidive sind z. B. bei Krebserkrankungen (► LF 1.3, Kap. 22, S. 736 ff.) oder Suchterkrankungen (► LF 1.3, Kap. 20.4.1, S. 699) häufig.
- **Tod:** Der Betroffene stirbt an der Erkrankung. Die Wahrscheinlichkeit, an einer Krankheit zu versterben, wird als **Letalität** bezeichnet.

LF 1.3

4.1.5 Symptome

Definition

Symptom (griech. syn = zusammen, ptoma = Fall): Krankheitszeichen

Symptomatik: die Krankheitszeichen eines gesamten Krankheitsverlaufs

Syndrom: typische Kombination von Krankheitszeichen. Im eigentlichen Sinn: ohne dass die Pathogenese und damit die genaue Ursache bekannt ist. Hinter Syndromen können daher auch verschiedene Ursachen stehen.

Erkennbar sind Krankheiten häufig an bestimmten, charakteristischen Zeichen, den Symptomen. Zu den Symptomen eines Schnupfens zählen beispielsweise Niesreiz, eine »laufende« Nase, Hautrötungen am Naseneingang und eine behinderte Nasenat-

Krankheitsbezeichnung	Ursache	Beispiel
Erbkrankheiten	Vererbung	Down-Syndrom
Infektionskrankheiten	Bakterien, Viren, Pilze u. a.	Tuberkulose, Salmonellose, Influenza, Candidose
Verletzungen	äußere Gewalteinwirkung	Schenkelhalsfraktur
Vergiftungen	Aufnahme toxischer Stoffe	Lebensmittelvergiftung
Verbrennungen	physikalische Reize	Sonnenbrand
degenerative Erkrankungen	Nachlassen der Gewebefunktion	Arthrose, Demenz vom Alzheimertyp
Mangelerkrankungen	Fehlen wichtiger Stoffe	Eisenmangelanämie
Autoimmunerkrankungen	Fehlfunktion des Immunsystems	Diabetes mellitus Typ I, Multiple Sklerose
Tumorerkrankungen	ungezieltes Zellwachstum	Bronchialkarzinom
psychische Erkrankungen	Fehlfunktion des Zentralnervensystems	Depression, Schizophrenie
ernährungsmitbedingte Erkrankungen	Fehlernährung	Diabetes mellitus Typ II, Adipositas

Tab. 4.2: Krankheitsklassifikation nach Ursachen. Auszug aus der ICD-10 (► LF 1.3, Kap. 4.1.6, S. 318)

mung. Die Symptome können sich im Krankheitsverlauf verändern. So beginnt ein Schnupfen häufig mit einer trockenen, juckenden Nase; erst nach einigen Tagen fängt die Nase an zu »laufen«.
Symptome können von außen gut sichtbar sein oder nur vom Betroffenen wahrgenommen werden. Besonders auffällige Symptome sind Hauterscheinungen (Abb. 4.3) wie bei einer Allergie (► LF 1.3, Kap. 16.1.5, S. 605) und Bewegungseinschränkungen, etwa die Halbseitenlähmung bei einem Schlaganfall (► LF 1.3, Kap. 18.4.8, S. 655).

LF 1.3

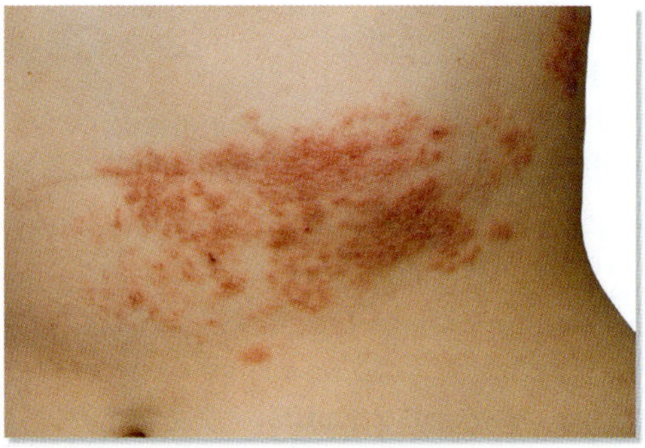

Abb. 4.3: Typische Hauterscheinung bei Herpes zoster (► LF 1.3, Kap. 17.4.5, S. 634)

Offenkundige Symptome führen den Betroffenen zum Arzt, verdeckte Symptome können dazu führen, dass Krankheiten lange unerkannt bleiben.

Das gleiche Symptom kann im Rahmen verschiedener Erkrankungen auftreten. Um die Krankheit zu ermitteln, sind deshalb häufig weitere Maßnahmen erforderlich:

- eine ausführliche Anamnese (► LF 1.2, Kap. 2.3.1, S. 93), d. h. eine Befragung zur Krankengeschichte,
- eine eingehende Untersuchung, z. B. Auskultation (Abhorchen),
- Laboruntersuchungen, z. B. Blut- oder Urintests und
- der Einsatz technischer Hilfsmittel und bildgebender Verfahren (► LF 1.5, Kap. 2.3, S. 872), z. B. eine Magenspiegelung oder Röntgenuntersuchung der Lunge.

Die einzelnen Untersuchungen und Tests liefern jeweils ein Ergebnis – den **Befund**. Die Befunde ermöglichen gemeinsam mit den Symptomen die **Diagnose** (griech. diagnosis = Entscheidung), aus

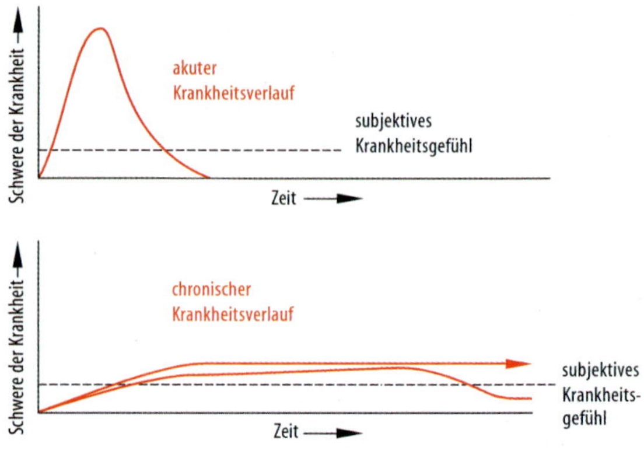

Abb. 4.4: Akute und chronische Krankheitsverläufe: Schwere der Krankheit und Krankheitsgefühl

der sich dann im Idealfall eine spezifische **Therapie** (griech. therapeia = Pflege, Heilung) ableiten lässt (► LF 1.5, Kap. 3, S. 881 ff.).

Eine **kausale Behandlung** richtet sich gegen die Ursache der Krankheit, etwa gegen Bakterien oder Viren, eine **symptomatische Behandlung** dagegen nur gegen die Symptome, ohne die Ursache der Krankheit anzugehen, etwa gegen Fieber oder Juckreiz.

4.1.6 Klassifikation

Klassifikationen ermöglichen eine fachliche Kommunikation und vermeiden Missverständnisse, indem sie die Krankheiten systematisch einteilen und exakt definieren. Zurzeit gilt in Deutschland die »Internationale Klassifikation der Krankheiten und verwandter Gesundheitsprobleme« **ICD-10** GM Version 2007. Dort sind die Krankheiten zu Gruppen zusammengefasst (Tab. 4.2).

4.2 Pathologie

Definition **Pathologie** (griech. pathos = Leiden, Krankheit): Lehre der Krankheiten

Die Pathologie beschäftigt sich mit:

- den Ursachen und der Entstehung von Krankheiten,

Anamnese

Eigenanamnese:
- aktuelle Beschwerden
- frühere Erkrankungen
- Unfälle, OPs
- vegetative Anamnese
- Medikamente
- Vorbehandlungen

Familienanamnese:
- Diabetes mellitus
- Bluthochdruck
- Krebs
- …

Sozial- und Berufsanamnese

Psychosoziale Anamnese: Wie erlebt und beurteilt der Patient selbst seine Erkrankung?

Fremdanamnese

Körperliche Untersuchungen

Inspektion	Palpation
Perkussion	Auskultation
Funktionsprüfung	Körpergröße
Körpergewicht	Körpertemperatur
Blutdruck	Puls

Labordiagnostik

Blut:
- Blutzellen
- Serumenzyme
- Plasmaeiweiße
- Glukose, Harnstoff
- Elektrolyte …

Urin:
- Eiweiß
- Zucker
- Blut …

- Stuhl: Blut, …

EKG (elektrische Herzstromkurve)
EEG (elektrische Hirnstromkurve)
Spirometrie (Lungenfunktionstest) …

Bildgebende Verfahren

Sonografie (Ultraschalluntersuchung)
Röntgenaufnahme:
- Leeraufnahme
- Kontrastaufnahme
- Schichtaufnahme (Tomografie)
- CT (computergestützte Schichtaufnahme)

Szintigrafie (Untersuchung mit radiomarkierten Substanzen)
MRT (Magnetresonanztomografie, Kernspintomografie)

Invasive Techniken

Endoskopie (Spiegelung innerer Organe)
Biopsie (Entnahme von Gewebe am Lebenden)
Operative Eingriffe:
- Schnellschnitt
- Lymphknotenentfernung

Pathologisch-histologische Untersuchungen

makroskopische und feingewebliche Untersuchung der Organe, Gewebe und Zellen von:
- Körperflüssigkeiten wie Magen-, Gallensaft, …
- Punktionsflüssigkeiten aus Gelenk, Bauchhöhle usw.
- bioptischem Material
- operativen Eingriffen

Tab. 4.3: Vom Symptom zur Diagnose.

- den speziellen Erscheinungsformen von Krankheiten und
- den Zell- und Organveränderungen im Rahmen einzelner Erkrankungen.

Fernsehfilme, in denen Pathologen auftreten, verklären häufig die Wirklichkeit. Denn die Hauptaufgabe der Pathologie liegt nicht in der Aufklärung von Verbrechen (Rechtsmedizin), sondern in der täglichen Unterstützung medizinischer Diagnostik. Pathologen beurteilen Gewebeproben, etwa zum Krebsausschluss, oder klären Todesfälle um die Gründe für ein Therapieversagen zu finden.

Das wichtigste Arbeitsgerät eines Pathologen ist das Mikroskop, mit dem Zellen und Gewebe auf krankheitsbedingte Veränderungen untersucht werden.

4.2.1 Körperliche Anpassung

Der menschliche Körper ist reaktions- und veränderungsfähig. Das bedeutet, dass sich Zellen und Gewebe an die jeweiligen Bedürfnisse und Aufgaben anpassen können.

Steigt die Beanspruchung, wachsen Zellen und Gewebe. Sinkt die Beanspruchung, verringern sich Zellen und Gewebe.

Atrophie

Die Rückbildung von Zellen, Geweben und Organen wird als **Atrophie** (griech. a- = miss-, trophos = Ernährung) bezeichnet. Unterschieden werden:
- **Hypoplasie** (griech. hypo = unter, plasein = bilden): Die **Anzahl** der Zellen nimmt ab.
- **Hypotrophie:** Die **Größe** der Zellen nimmt ab.

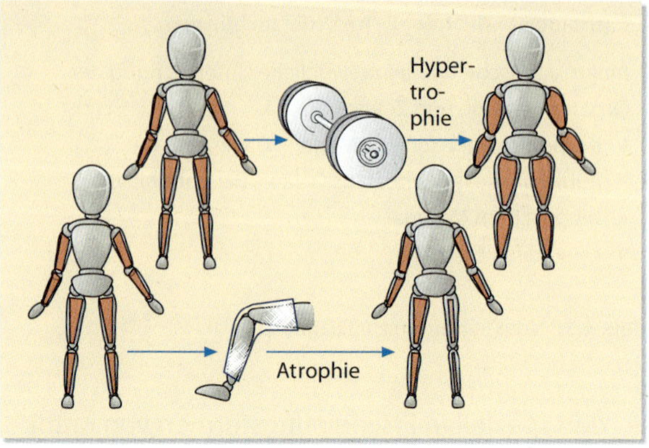

Abb. 4.5: Anpassungsreaktionen des Körpers

Die Form des Gewebes bleibt in beiden Fällen meist erhalten, denn die abgebaute Zellsubstanz wird durch Bindegewebe, meist Fettgewebe, ersetzt. Tab. 4.5 zeigt verschiedene Atrophieformen.

Hypertrophie

➔ **Definition** **Hypertrophie** (griech. hyper = über, trophia = Ernährung): Zunahme der Zellgröße

Die Hypertrophie beruht auf einer Zunahme der Zellorganellen (► LF 1.3, Kap. 3.2.4, S. 292) und tritt in Gewebe auf, das dauerhaft über das gewohnte

Therapieform	Merkmal	Beispiel
kurativ	Heilung	endgültige Tumorentfernung
palliativ	Krankheitslinderung ohne Heilung	Schmerztherapie bei Krebsleiden
operativ, chirurgisch	Behandlung mit Messer/Skalpell, Laser	operative Versorgung eines gebrochenen Knochens durch Platten, Nägel, Schrauben
konservativ	Behandlung ohne Operation	Ruhigstellen des gebrochenen Knochens durch Gipsverband
medikamentös	mit Arzneimitteln	Tabletten, Salben, …
kausal	Beseitigung der Krankheitsursachen	Nierensteinentfernung
symptomatisch	Linderung von Krankheitszeichen	Schmerzbehandlung bei Nierensteinkolik
Strahlentherapie	mit energiereichen Strahlen	Krebszellen werden zerstört
physikalische Therapie	Behandlung mit Wärme, Reizstrom, …	Kurzwellenbestrahlung
Psychotherapie	Beeinflussung im Denken, Fühlen, Wahrnehmen, …	Verhaltens-/Entspannungstherapie bei Spinnenphobie
Homöopathie	hochverdünnte Arzneimittel, die symptomorientiert eingesetzt werden	Echinacea (Sonnenhut) zur Stärkung der körpereigenen Abwehrkräfte

Tab. 4.4: Einteilung der Therapieformen.

Atrophieform	Beschreibung
Altersatrophie	genetisch festgelegt, betrifft alle Organe, besonders Gehirn, Leber, Herz, Haut, Skelett
Involutionsatrophie	Rückbildung »nicht benötigter« Organe: z. B. Thymusdrüse, lymphatisches Gewebe, Ovarien in der Menopause
Druckatrophie	Folge ständigen Drucks, z. B. Nierengewebe bei chronischem Harnstau
Inaktivitätsatrophie	Folgen eingeschränkter Beanspruchung, z. B. Muskulatur bei Bettlägerigkeit
Hungeratrophie	Folge einer Mangelernährung, Abbau des Unterhautfett- und Muskelgewebes
Kachexie	Auszehrung als Folge verzehrender Erkrankungen, z. B. Krebs oder Tuberkulose

Tab. 4.5: Atrophien

Maß hinaus beansprucht wird. Die Muskelzunahme nach einem mehrwöchigen Sportprogramm ist ein Beispiel für eine physiologische Hypertrophie.

Eine **pathologische Hypertrophie** ist etwa eine Linksherzhypertrophie, bei der die Muskulatur der linken Herzkammer zunimmt, wenn die linke Herzkammer gegen einen Bluthochdruck (► LF 1.3, Kap. 1.2.1, S. 142) arbeiten muss. Bei einer Rechtsherzhypertrophie werden die Muskeln der rechten Herzkammer größer, wenn eine Lungenerkrankung (► LF 1.3, Kap. 9.4.3, S. 417) den Widerstand in den Lungengefäßen steigen lässt und damit der Druck in der rechten Herzkammer ansteigt und die Herzkammer stärker als früher beansprucht wird.

Auch andere Zellen der Organe können sich vergrößern, sodass die betroffenen Organe sich ausdehnen. Hypertrophierte Organe sind leistungsfähiger, haben aber häufig geringere Leistungsreserven.

Hyperplasie

➔ Definition **Hyperplasie** (griech. plasia = Bildung): Zunahme der **Anzahl an Zellen**

Eine **physiologische Hyperplasie** ist nicht krankhaft. Sie besteht z. B., wenn sich Gebärmutter und Brustdrüsen während der Schwangerschaft vergrößern. Eine **pathologische Hyperplasie** ist krankhaft. Sie liegt vor, wenn etwa die Schilddrüse bei Jodmangel vergrößert ist oder die Prostata anschwillt, da der Körper zu wenig regulierende Hormone (► LF 1.3, Kap. 15.1, S. 567) produziert.

4.2.2 Zellveränderungen

Äußere oder innere Einflüsse können die Zellen verändern. Dabei gibt es **reversible** (umkehrbare) und **irreversible** (nicht umkehrbare) **Zellveränderung**.

Zu den reversiblen Zellveränderungen zählt z. B. die Einlagerung von Fetten bei Adipositas (► LF 1.3, Kap. 15.4.4, S. 582).

Irreversibel ist z. B. die Ablagerung von Melanin in den Zellen. Das körpereigene Melanin bestimmt die Hautfarbe, Melaninablagerungen führen bei weißhäutigen älteren Menschen zu Flecken auf der Haut (Altersflecken, ► LF 1.3, Kap. 3.2.6, S. 294). Auch manche Feinstäube aus der Umwelt werden irreversibel in den Zellen der Lungenbläschen abgelagert.

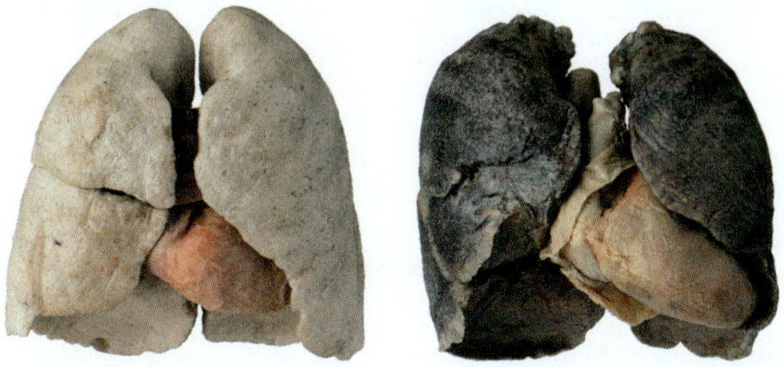

Abb. 4.6: Pigmentablagerungen in der rechten Lunge (Raucherlunge)

Zellalterung

Die **Zellalterung** ist irreversibel. Eine mögliche Erklärung: Im Laufe des Lebens nimmt die Fähigkeit ab, Zell- und DNA-Schäden zu reparieren. Dadurch sammeln sich fehlerhafte Zellbestandteile an. Auch die Zellteilung (► LF 1.3, Kap. 3.2.1, S. 289) unterliegt einer genetisch bedingten Alterung. Zusätzlich schädigen freie Radikale die Zellen und tragen zur Alterung bei (► LF 1.3, Kap. 2.2.1, S. 286).

Die Zellalterung verläuft immer gleich: Zunächst verliert die Zelle Wasser aus dem Zytoplasma (► LF 1.3, Kap. 3.2.4, S. 292), anschließend setzen Stoffwechselstörungen ein und führen zu Fett- und Pigmenteinlagerungen in der Zelle.

Apoptose

➔ Definition **Apoptose** (griech. apopiptein = abfallen): physiologischer Zelltod.

Eine **Apoptose** ist eine aktive Leistung der Zelle. Die Apoptose ist nicht krankhaft und erfüllt immer einen Zweck: Sie schafft etwa Platz für den notwendigen Zellersatz in Geweben oder ermöglicht Anpassungen des Nervengewebes im Gehirn.

Bei der Apoptose bewirken Veränderungen im Zellkern, dass die Zelle schrumpft. Anschließend zerfällt die Zelle in Teilstücke, die weiterhin von der Zellmembran umgeben werden. Schließlich nehmen Fresszellen (►LF 1.3, Kap. 16.1.4, S. 603) die Teilstücke der Zelle auf. Die benachbarten Zellen werden nicht geschädigt.

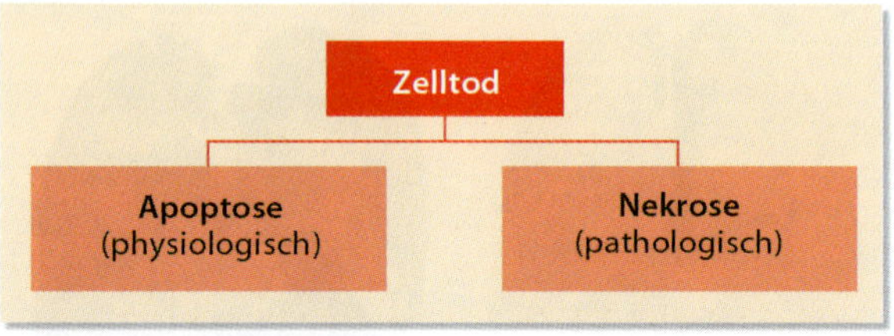

Abb. 4.7: Formen des Zelltodes.

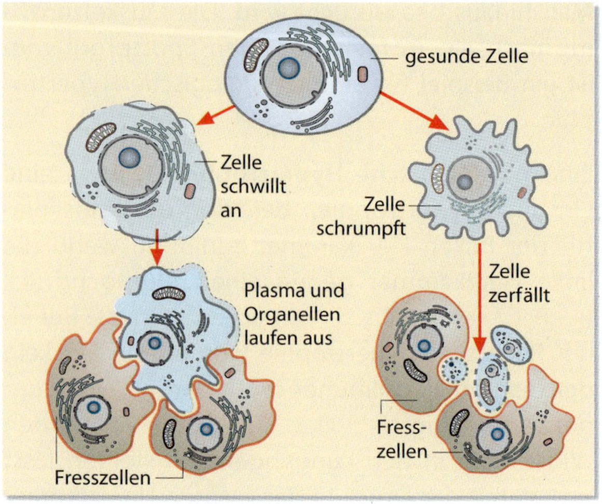

Abb. 4.8: Apoptose und Nekrose

Krebszellen (►LF 1.3, Kap. 22, S. 735) sind in der Lage, die Apoptose bei Zellen der Immunabwehr auszulösen. So sichern die Krebszellen ihr Überleben. In der Krebsforschung bemüht man sich deshalb, diesen Prozess besser zu verstehen. Die Forscher hoffen, die Krebszellen ihrerseits über eine Apoptose zerstören zu können.

Nekrose

➔ **Definition** **Nekrose** (griech. nekros = tot): pathologischer Zelltod

Auslöser sind innere oder äußere Faktoren, die die Möglichkeiten der Zelle zur Wiederherstellung überfordern. Anders als bei der Apoptose schwillt die Zelle zunächst an. Die Zellmembran ist nur begrenzt dehnungsfähig und reißt schließlich ein, sodass das Plasma und die Organellen auslaufen. Die Fresszellen beseitigen die Überreste der Zellen. Da die Ursache meistens nicht nur eine Zelle betrifft, sind auch die umliegenden Zellen betroffen.

Auslöser einer Nekrose sind:

- Gewebezerstörung infolge von Gewalteinwirkungen
- Sauerstoffmangel
- Infektionen
- Einwirkung von Giften
- physikalische Schädigungen, z. B. Druck

Nekrotisches Gewebe trocknet aus, verfärbt sich schwarz und wird ledrig. Es behindert die Wundheilung (►LF 1.3, Kap. 4.2.3, S. 323) und bietet Bakterien einen guten Nährboden. Nekrosen finden sich häufig bei:

- Komplikationen des Diabetes mellitus, vor allem beim diabetischen Fuß (►LF 1.3, Kap. 15.4.3, S. 582)
- Dekubitalgeschwüren
- arteriellen Durchblutungsstörungen (Gangrän, ►LF 1.3, Kap. 11.4.3, S. 463)

Wenn ein arterieller Verschluss zu einer Nekrose führt, spricht man von einem **Infarkt**. Typische Beispiele sind der Herzinfarkt (►LF 1.3, Kap. 10.4.4, S. 444) oder der Hirninfarkt (►LF 1.3, Kap. 8.1.2, S. 395).

4.2.3 Regeneration

Definition **Regeneration** (lat. re = wieder): Ersetzen abgestorbener Zellen durch neue

Sterben Zellen im Gewebe ab, werden sie durch neue Zellen ersetzt, die bei der Zellteilung benachbarter Zellen entstehen.

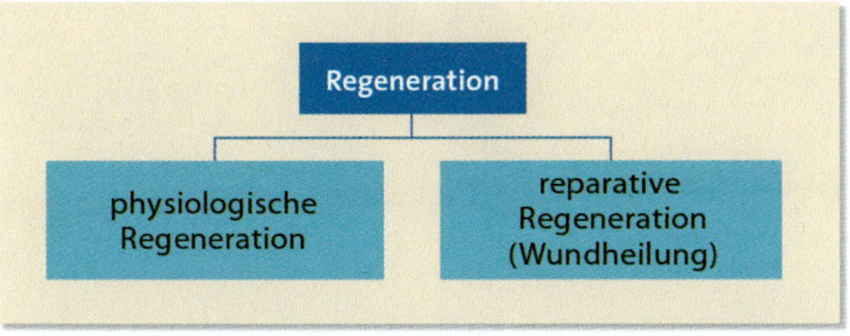

Abb. 4.9: Regeneration

Das Regenerationsvermögen ist bei verschiedenen Zellformen unterschiedlich gut ausgebildet. Es ist abhängig von der Fähigkeit zur Zellteilung. Die Fähigkeit zur Zellteilung besteht bei Zellen der Oberhaut oder des Blutes ein Leben lang, bei anderen Zellformen nur eingeschränkt. Muskelzellen können sich gar nicht teilen, Schleimhäute haben dagegen ein sehr gutes Regenerationsvermögen. Beispielsweise erneuert sich die innere Schicht des Darms etwa einmal pro Woche.

Gewebe, deren Zellen sich schnell teilen und eine kurze Lebensdauer aufweisen, werden als **Wechselgewebe** bezeichnet. Hierzu gehören die Epithelgewebe und das Blut.

Steuerung der Regeneration

Die Fähigkeit zur Regeneration ist abhängig von der Vielseitigkeit der einzelnen Zellformen, welche auch entscheidend für die Lebensdauer ist. Gleiches gilt für die Teilungsraten, die bei »einfachen« Zellen höher sind als bei komplexen Zellen. Die Regeneration geht von den Stammzellen aus (► LF 1.3, Kap. 3.2.5, S. 293).

Den größten Einfluss auf das Regenerationsvermögen haben jedoch die **Wachstumsfaktoren**, die für ein Gleichgewicht von Absterben und Teilung der Zellen sorgen. Wachstumsfaktoren lösen eine Zellteilung aus, wenn sie an Rezeptoren der Zelloberfläche andocken. Sie werden von Zellen abgegeben oder befinden sich auf der Zelloberfläche und werden beim Kontakt an den Zellen, die über entsprechende Rezeptoren verfügen, wirksam. Viele Gewebe reagieren auf spezielle Wachstumsfaktoren, z. B.

- Bindegewebe: Fibroblast Growth Factor (FGF)
- Granulozyten: koloniestimulierender Faktor G-CSF

Viele **Krebszellen** produzieren Wachstumsfaktoren, was u. a. das ungehemmte Wachstum erklärt. Einige Arzneimittel gegen Krebs blockieren spezielle Wachstumsfaktoren.

Physiologische Regeneration

Die **physiologische Regeneration** ist der ständige Ersatz von Zellen, die infolge des natürlichen Verschleißes verloren gehen. Die physiologische Regeneration bezeichnet man auch als **Zellmauserung.** Dieser Begriff spielt auf die Mauser bei Vögeln an – den Ersatz ausgegangener Federn.

Reparative Regeneration

Die **Wundheilung** wird **reparative Regeneration** genannt. Sie umfasst alle Vorgänge, die zum Verschließen der Wunde und zum Erneuern des verletzten Gewebes führen. Je nach Größe und Art der Wunde geschieht die Wundheilung rasch oder

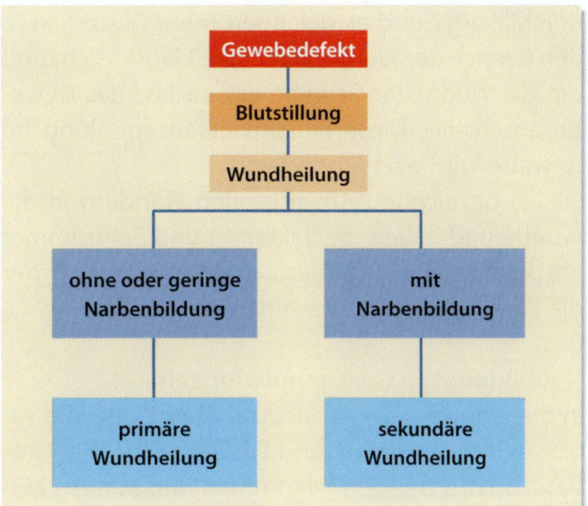

Abb. 4.10: Ablauf der Wundheilung

LF 1.3

LF 1.3

verzögert. Man unterscheidet daher zwei Arten der Wundheilung:

- **Primäre Wundheilung** ist eine rasche Heilung mit keiner oder geringer Narbenbildung, bei der das Gewebe nahezu vollständig wiederhergestellt wird. Die primäre Wundheilung geschieht vor allem bei sauberen Wunden mit glatten, aneinanderliegenden Rändern in gut durchblutetem Gewebe sowie bei sterilen, operativ versorgten Wunden, die eine Naht, Klammern oder Klebung verschließt.
- **Sekundäre Wundheilung** tritt bei allen klaffenden, verunreinigten Wunden auf. Sie ist verzögert und hinterlässt meist deutliche Narben. Gelegentlich führt die sekundäre Wundheilung zu Geschwüren (Dekubitus, Ulcus cruris, ►LF 1.3, Kap. 17.4.1, S. 629) oder verursacht Komplikationen in der Wundheilung nach chirurgischen Eingriffen. Infizierte Wunden dürfen nicht durch Nähte oder Ähnliches verschlossen werden und heilen daher immer verzögert.

Beide Formen der Wundheilung verlaufen in drei Phasen, die aufeinanderfolgen: Auf die Reinigung folgt die Neubildung und schließlich die Reparatur.

Reinigungsphase (Exsudationsphase)
Die Wunde füllt sich mit Blut und die Ränder verkleben. Die umliegenden Blutgefäße erweitern sich und verstärken die Durchblutung des angrenzenden Gewebes. Dadurch rötet sich die Umgebung der Wunde. Die Gefäße nahe der Wunde werden durchlässiger und es gelangen mehr Blutzellen in den Bereich der Wunde. Flüssigkeit lagert sich rund um die Wunde im Gewebe ein, sodass das Gewebe anschwillt. Diese Flüssigkeitsansammlung im Gewebe wird als Wundödem (►LF 1.3, Kap. 4.2.4, S. 326) bezeichnet. Abwehrzellen wandern in die Wunde und bauen die Bakterien und Zelltrümmer ab. Über der Wunde bildet sich ein Wundschorf, der die Wunde vor Keimen schützt.

Neubildungsphase (Granulationsphase)
In die Wunde wachsen kleinste Blutgefäße, die sogenannten Kapillaren, und Bindegewebe ein. Größere, offene Wunden bekommen dadurch ein körniges Aussehen. Körniges Bindegewebe wird auch als Granulationsgewebe bezeichnet (lat. granula = Körnchen). Das gebildete Bindegewebe enthält Kollagen, ein Eiweiß, das das neue Gewebe stützt. Das Kollagen verfestigt sich und zieht dadurch die Wunde langsam zusammen.

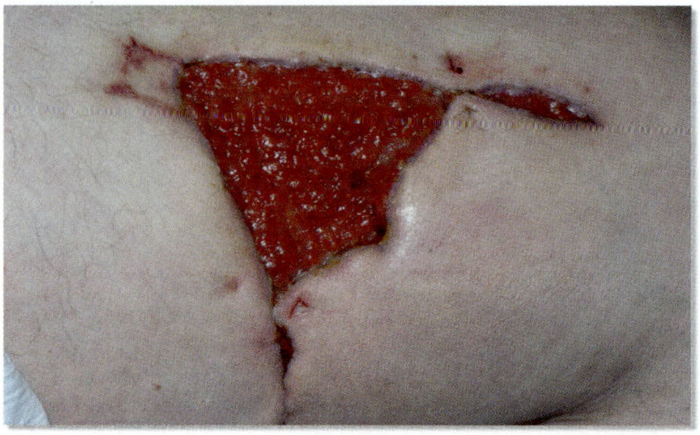

Abb. 4.11: Sauberes Granulationsgewebe bei einem Unterschenkelgeschwür

Reparaturphase (Epithelisierungsphase)
Das gebildete Bindegewebe wird faserreicher und bildet eine Narbe. Bei einer ungestörten Wundheilung wachsen nun von den Rändern aus zunehmend Epithelzellen (Hautzellen) über die Wunde.

Die Wundheilung endet mit der Bildung einer **Narbe**, die sich zunächst über das Hautniveau erhebt. Die Narbe ist anfangs rötlich bis bläulich verfärbt, da sie gut durchblutet wird. Im Laufe der Zeit wird die Narbe weiß, da die Durchblutung nachlässt und die Zellen des neu gebildeten Gewebes noch keine Pigmente bilden. Zudem enthält die Narbe auch keine Haare und spezielle Hautdrüsen.

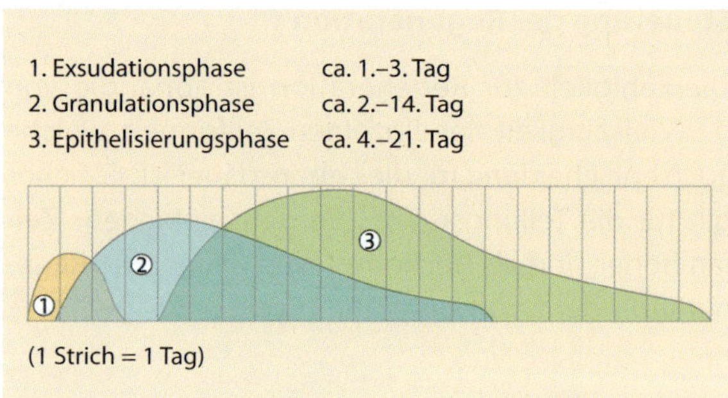

Abb. 4.12: Phasen der Wundheilung, die Zeitangaben beziehen sich auf die primäre Wundheilung.

Narbenbruch

Narbengewebe ist weniger elastisch. Deshalb können große Narben zu Bewegungseinschränkungen führen. Eine Narbe ist oft ein Schwachpunkt. Narbengewebe kann bei Druck nachgeben oder reißen und durch die Lücke wölben sich z. B. Darmschlingen nach außen. Dann spricht man von einem **Narbenbruch**. Am häufigsten betrifft ein Narbenbruch den Bauchbereich.

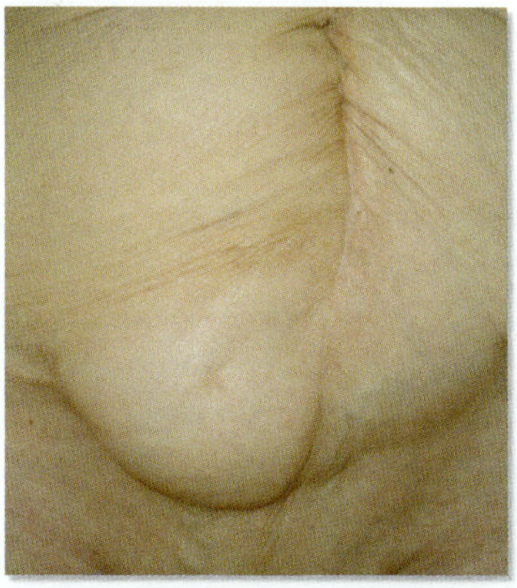

Abb. 4.13: Narbenbruch nach Bauchoperation

Keloid

Bildet sich das Narbengewebe überschießend, entsteht ein **Keloid** (hypertrophe Narbe) – ein gutartiger Tumor (► LF 1.3, Kap. 4.2.5, S. 327), der aus wucherndem Narbengewebe besteht. Die Neigung zu einer überschießenden Produktion von Gewebe scheint angeboren zu sein. Menschen mit dunkler Hautfarbe bekommen besonders häufig Keloide. Schonende Operationen und sanfte Nahttechniken helfen, Keloide zu vermeiden, da sie kleinere Wunden hinterlassen und den Reiz zur Gewebeproduktion hemmen.

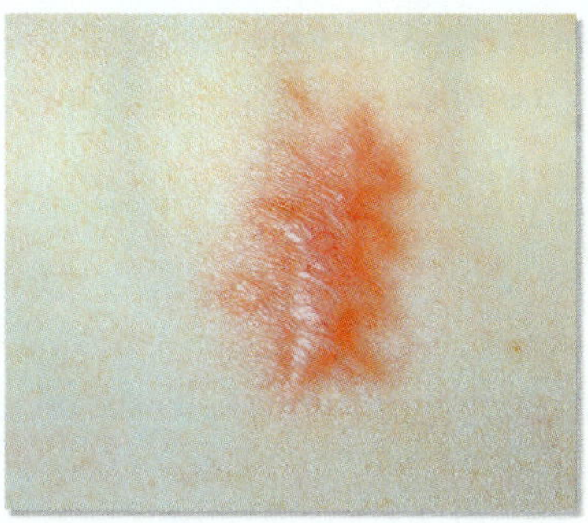

Abb. 4.14: Keloid

Wundheilungsstörungen

Störungen der Wundheilung treten auf bei:

- Verunreinigung
- Taschenbildung, Blutergüssen und Nekrosen (► LF 1.3, Kap. 4.2.2, S. 322)
- schlechter Durchblutung des Gewebes
- Diabetes mellitus
- Mangel an Vitamin C
- Kortisontherapie

Wundheilungsstörungen können auch im Rahmen einer unsachgemäßen Behandlung auftreten bei:

- zu hoher Spannung der Wundränder
- mechanischer Reizung infolge eines Verbandswechsels
- Durchblutungsstörungen wegen zu fester Verbände
- Austrocknung offener Wunden
- unzureichender Ruhigstellung der Wundumgebung
- Druckbelastung wegen unzureichender oder unsachgemäßer Lagerung

Wundversorgung

Bei der **Wundversorgung** kommt es darauf an, die Phasen der Wundheilung zu berücksichtigen. Spezielle Verbandsmaterialien unterstützen die Heilung und vermeiden Störungen. Auch bestimmte Techniken, z. B. beim Verbandswechsel, verhindern Störungen in der Wundheilung (► LF 1.3, Kap. 4.2.3, S. 323).

4.2.4 Entzündung

! Merke Eine **Entzündung** ist die Reaktion des Körpers auf einen schädigenden Reiz.

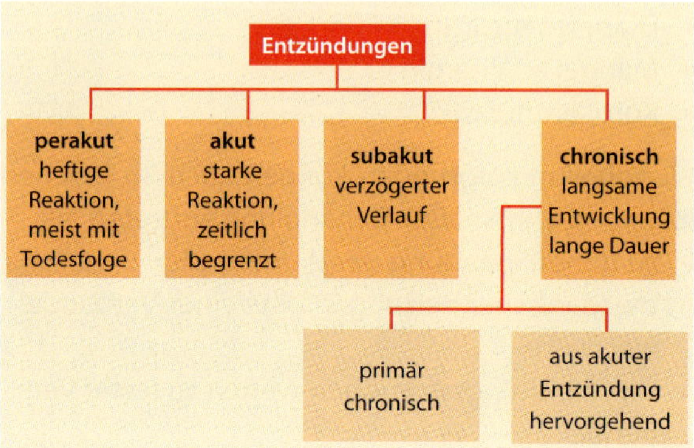

Abb. 4.15: Entzündungsverläufe

Eine Entzündung entsteht, wenn die körpereigene Abwehr, das **Immunsystem** (►LF 1.3, Kap. 16.1.4, S. 603), auf krankheitserregende Reize (Tab. 4.6) reagiert, um diese zu beseitigen.

Die medizinischen Fachbegriffe für Entzündungen enden mit der lateinische Silbe **-itis, Plural -itiden**. Diese Endung grenzt Entzündungen gegenüber degenerativen Krankheiten (►LF 1.3, Kap. 2.2.2, S. 287) ab. So wird etwa eine Gelenkentzündung Arthr**itis** (►LF 1.3, Kap. 12.4.5, S. 490) genannt, eine degenerative Gelenkveränderung dagegen Arthr**ose** (►LF 1.3, Kap. 12.4.5, S. 489).

Entzündungen lassen sich nach dem vorherrschenden Infiltrat (eingewanderte Zellen) und nach den Folgen der Entzündung in verschiedene Arten einteilen.

Entzündungen können **systemisch** (allgemein, den ganzen Körper betreffend) oder **lokal** auftreten.

Lokale Entzündung

Lokale Entzündungen betreffen meist nur Zellen oder Bereiche eines Gewebes, seltener ganze Organe. In den entzündeten Bereichen sorgen Mediatoren (Vermittler) dafür, dass die Blutgefäße weiter und durchlässiger werden: Der Bereich wird besser durchblutet, Abwehrzellen gelangen besser vom Gefäß ins Gewebe.

Krankheitserregende Reize	Ursachen
physikalische Reize	Druck, Reibung, Strahlung, Kälte
chemische Reize	Laugen, Säuren
Mikroorganismen	Pilze, Bakterien, Viren
Kleinstlebewesen	Milben, Würmer
Gifte	Insektengifte
Fremdproteine	Pollen, Tierhaare
körpereigene Reize	Bauchspeicheldrüsensekret, Urin

Tab. 4.6: Entzündungsursachen

Das entzündete Gebiet schwillt an, rötet und erwärmt sich. Im betroffenen Gewebe lagert sich Flüssigkeit ein, sodass ein **Wundödem** entsteht. Das Wundödem, das auf Nervenendigungen drückt, und die Mediatoren lösen Schmerzen aus. Die Entzündung, Schmerzen und Schwellung beeinträchtigen außerdem die Funktion der betroffenen Körperregion.

! Merke Klassische Entzündungszeichen:
- Rötung (Rubor)
- Schwellung (Tumor)
- Überwärmung (Calor)
- Schmerz (Dolor)
- Funktionsstörung (Functio laesa)

Systemische Entzündung

Gelingt es der körpereigenen Abwehr nicht, die Entzündung einzugrenzen oder zu beenden, greift die Entzündung auf den **ganzen Körper** über. Dann spricht man von einer **systemischen Entzündung** oder **Sepsis.** Typische Beschwerden sind ein allgemeines **Krankheitsgefühl** und **Fieber** (►LF 1.3, Kap. 16.1.2, S. 600), die Pflegefachkraft informiert zeitnah einen Arzt.

Eitrige Entzündung

Bei einer **eitrigen Entzündung** bildet sich Eiter, eine gelbliche bis grünliche Flüssigkeit, die aus Blutplasma (►LF 1.3, Kap. 3.3.5, S. 304), den Resten zerstörter Zellen, Abwehrzellen und sogenannten **Eitererregern** besteht. Eitererreger sind besondere Bakterien, z. B. Streptokokken oder Pneumokokken.

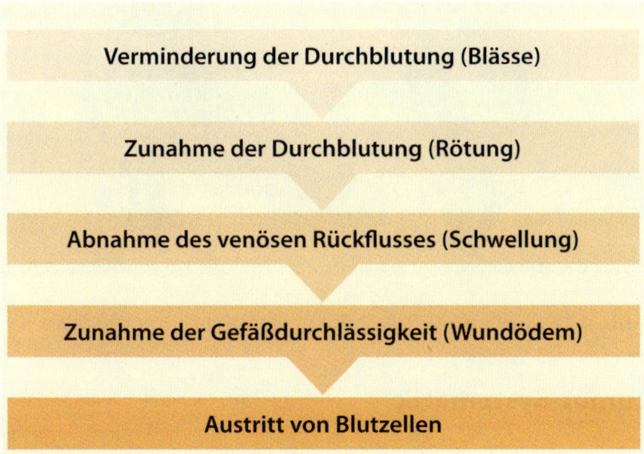

Abb. 4.16: Ablauf einer Entzündung.

Form	Beschreibung
Phlegmone	flächenhafte Entzündung mit Eiteransammlung, meist von Streptokokken verursacht
Abszess	Eiteransammlung in einem durch Zellzerstörung entstandenen Hohlraum, z. B. in den Schweißdrüsen; Furunkel sind Abszesse, die von Haarwurzeln und Talgdrüsen ausgehen
Empyem	Eiteransammlung in einem Hohlorgan oder in einer Körperhöhle, z. B. in der Gallenblase als Gallenblasenempyem oder im Lungenfell als Pleuraempyem
(feuchte) Gangrän	Eiteransammlung in Gebieten mit abgestorbenem Gewebe (Nekrose), von Fäulnisbakterien ausgelöst

Tab. 4.7: Besondere Formen eitriger Entzündungen.

4.2.5 Tumoren

➔ **Definition** **Tumor** (lat. tumor = Geschwulst): eine Gewebeverdickung, sei es eine Schwellung oder eine Wucherung von Gewebe

LF 1.3

Wenn wucherndes Gewebe einen Tumor bildet, wird zunächst die **Dignität** (lat. dignitas = Wert, Bedeutung) des Tumors bestimmt, also ob der Tumor gut- oder bösartig ist.

- **Benigne** Tumoren sind **gutartig**. Sie sind nur in Ausnahmefällen lebensbedrohlich.
- **Maligne** Tumoren sind **bösartig** und führen unbehandelt zum Tod.
- **Semimaligne** (lat. semis = halb) Tumoren haben Merkmale gutartiger und bösartiger Tumoren und enden gelegentlich tödlich.

! Merke Jedes Körpergewebe kann Krebszellen entwickeln. In Geweben, die sich schnell teilen, z. B. Epithelgewebe, sind bösartige Veränderungen häufiger.

Benigne Tumoren

Benigne Tumoren unterscheiden sich kaum vom ursprünglichen Gewebe und erhalten weitgehend die Funktion des Gewebes. Zu den benignen Tumoren zählen z. B. Fettgewebewucherungen oder Wucherungen der Vorsteherdrüse (► LF 1.3, Kap. 14.1.4, S. 544). Sie wachsen langsam und bilden keine Metastasen (Absiedlungen). Beim Wachsen verdrängen die Tumoren benachbartes Gewebe oder andere Organe, was gelegentlich zu gesundheitlichen Problemen führt. Im Falle der Vorsteherdrüse etwa

Entzündungsart	Infiltrat, Kennzeichen	Beispiel
serös	Blutflüssigkeit (Serum)	Brandblase
fibrinös	Blutflüssigkeit mit Fibrin	trockene Rippenfellentzündung
eitrig	Blutflüssigkeit (Plasma) mit Eiter	eitrige Entzündung
geschwürig	Entzündungsprozesse zerstören Haut oder Schleimhaut	Ulcus cruris
granulomatös (knotig)	Entzündungsprozesse veranlassen ausgeprägte Bindegewebsvermehrung	Rheumaknoten

Tab. 4.8: Entzündungsarten

engt der Tumor mit der Zeit die Harnröhre ein und es droht ein Harnverhalt (► LF 1.3, Kap. 14.4.4, S. 551).

Merkmal	gutartig	bösartig
Wachstum	langsam	schnell
Wachstumstyp	verdrängend	infiltrierend (zerstörend, hineinwachsend)
Begrenzung	scharf, abgekapselt	unscharf
Metastasen	nein	ja
Histologie (Zellaufbau)	Unterschied zum Muttergewebe gering	unterschiedlich große und vielgestaltige Kerne, viele Zellteilungen
Rezidiv	nein	ja
Therapie	Operation	Operation, Bestrahlung, Chemotherapie, Zytostatika
Heilung	meistens	nicht sicher

Tab. 4.9: Unterscheidungsmerkmale zwischen gut- und bösartigen Tumoren.

Maligne Tumoren

Maligne Tumoren unterscheiden sich deutlich vom umgebenden Gewebe. Ihre Besonderheiten:

- Sie wachsen meist schnell und halten sich nicht an die Organgrenzen.
- Sie zerstören Blutgefäße, Nachbargewebe und Organe.
- Sie verschleppen einzelne Krebszellen, vor allem über das Blut und die Lymphe, sodass an ferner gelegenen Körperstellen **Metastasen** (Absiedlungen) entstehen.

Wird das Gewebe nicht radikal entfernt oder vernichtet, wächst erneut ein Tumor. Bei einem malignen Tumor verändern sich die Erbinformationen der betroffenen Zellen. Die Wucherungsneigung wird deshalb bei der Zellteilung an die Folgezellen weitergegeben.

Semimaligne Tumoren

Semimaligne Tumoren zerstören das umliegende Gewebe, bilden aber keine Metastasen.

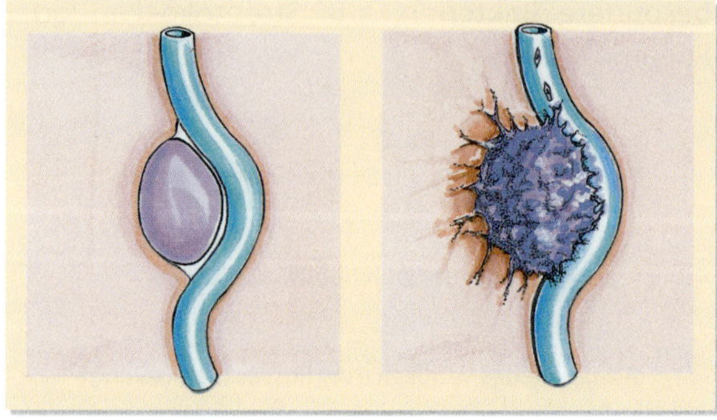

Abb. 4.17: Gutartiger Tumor links, bösartiger Tumor rechts

Tumor-Systematik

Der medizinische Fachbegriff für Tumoren setzt sich aus dem Fremdwort für das Herkunftsgewebe und der lateinischen Endung »-**om**« (griech. -oma = Geschwulst) zusammen. Ein Melanom (griech. melanos = dunkel) ist demnach erst einmal eine dunkle Geschwulst. Bei entsprechender Diagnose kennzeichnet der Zusatz »maligne«, dass es sich um einen bösartigen schwarzen Hautkrebs handelt – das maligne Melanom.

Umgangssprachlich umfasst die Bezeichnung **Krebs** alle malignen Gewebewucherungen, was nach der medizinischen Verwendung jedoch nicht richtig ist. Denn **Karzinome** (griech. karkinos = Krebs) sind im medizinischen Sprachgebrauch nur diejenigen malignen Gewebewucherungen, die von Epithelgeweben und Drüsen ausgehen, z. B.

Gutartiger Tumor	Ausgangsgewebe	Bösartiger Tumor
Papillom	Oberhaut	Plattenepithelkarzinom, malignes Melanom
Polyp (mit unveränderten Zellen)	Schleimhaut	Polyp mit atypischen Zellen
Adenom	Drüsengewebe	Adenokarzinom
Lipom	Fettgewebe	Liposarkom
Fibrom	Bindegewebe	Fibrosarkom
Myom	Muskelgewebe	Myosarkom
Meningiom (Hirnhaut), Neurinom	Nervengewebe	Glioblastom

Tab. 4.10: Tumor-Systematik

Blasenkarzinom (► LF 1.3, Kap. 22.4, S. 743) und Magenkarzinom.

Sarkome (griech. sarkos = Fleisch) sind bösartige Neubildungen von Bindegewebe, Muskelgewebe und Lymphgewebe, z. B. Osteosarkom.

Eine weitere Gruppe sind die malignen Erkrankungen des **blutbildenden Systems.** Bei der Leukämie betreffen die bösartigen Veränderungen die Leukozyten, beim Lymphom die Lymphozyten.

4.3 Geriatrie

4.3.1 Geriatrische Grundlagen

Entwicklung der Geriatrie

> ➔ Definition **Geriatrie** (griech. geron = Greis): Lehre von den Alterserkrankungen.

Die Geriatrie ordnet sich ein in die **Gerontologie** (Alterswissenschaft), welche alle körperlichen, psychischen und sozialen Vorgänge des Alters umfasst.

Die **Deutsche Gesellschaft für Gerontologie und Geriatrie (DGGG) e. V.** ist eine Vereinigung von Sozialwissenschaftlern, Biologen, Juristen, Medizinern und in der Altenarbeit tätigen Menschen. Nach eigenen Aussagen besteht die Aufgabe der DGGG in der aktiven Unterstützung der an der Alternsforschung beteiligten Berufsgruppen und der praktischen Umsetzung der gewonnenen Erkenntnisse.

> ! Merke Weitere Informationen unter www.dggg-online.de.

Selbstständige Sektionen (Unterabteilungen) der DGGG sind:

- Sektion I Experimentelle Gerontologie
- Sektion II Geriatrische Medizin
- Sektion III Sozial- und Verhaltenswissenschaftliche Gerontologie
- Sektion IV Soziale Gerontologie und Altenarbeit

Der amerikanische Arzt **J. L. Nascher** prägte den Begriff Geriatrie und verfasste 1914 das erste Lehrbuch zu diesem Thema. Ausgangspunkt war das aus seiner Sicht unzureichende Angebot an medizinischen Möglichkeiten für alte Menschen.

Die Engländerin **Marjorie Warren** knüpfe an die Überlegungen Naschers an. Sie begann 1930, in einem Spital alte Menschen medizinisch und pflegerisch zu betreuen. Dabei stellte sie fest, dass die Lebensqualität der alten Menschen schon mit geringem Aufwand zunimmt. Ihre Betreuung ermöglichte es, dass fast die Hälfte ihrer Patienten wieder in die häusliche Umgebung zurückkehren konnte. Sie leitete daraus die Forderung ab, dass alte Menschen in speziellen geriatrischen Einrichtungen versorgt werden sollten. In England gab es 1952 erste Tageskliniken.

In Deutschland entwickelte sich die Geriatrie erst in den letzten 30 Jahren, was sich in unzureichenden Versorgungsmöglichkeiten und einer eingeschränkten Präsenz des Themas an den Universitäten niederschlägt.

Lebens- und Gesundheitssituation alter Menschen

Die Veränderungen in der **Lebens- und Arbeitswelt** haben die Lebensqualität der Menschen hierzulande erhöht. Die Möglichkeiten zur selbstbestimmten Lebensgestaltung haben im sozialen, geistigen und körperlichen Bereich zugenommen. Nach der **Berliner Altersstudie** sind 80 % aller über 65-Jährigen in ihrem Alltag kaum eingeschränkt, d. h. umgekehrt, dass nur ein geringer Teil der alten Menschen trotz chronischer Krankheiten auf pflegerische Unterstützung angewiesen ist.

Ergebnisse der Studie zu Krankheit und Pflegebedürftigkeit zeigen folgendes Bild:

- 99,6 % der 70- bis 95-Jährigen haben mindestens eine internistische Krankheit.
- 94,0 % der 70- bis 95-Jährigen haben fünf und mehr Erkrankungen.
- 3,5 % der 60- bis 90-Jährigen sind pflegebedürftig, davon sind 28,0 % über 80 Jahre alt.

Das bedeutet, dass ab dem 80. Lebensjahr die Erkrankungshäufigkeit und die Pflegebedürftigkeit deutlich zunehmen.

LF 1.3

! Merke Die **häufigsten Krankheiten** in der Geriatrie betreffen
- die inneren Organe, vor allem Herz und Lunge,
- den Bewegungsapparat,
- das Nervensystem und
- die Psyche (Gerontopsychiatrie).

Die Gesundheit im Alter ist von verschiedenen Faktoren abhängig: vom eigenen Gesundheitsverhalten, den Möglichkeiten des Gesundheitssystems sowie den sozialen Ressourcen wie Einkommen, Berufsprestige und soziale Kontakte.

Einen Einfluss auf die Gesundheit im Alter hat auch die **Biografie**, wie Untersuchungen zu den Folgen einer Verwitwung zeigen. Ab dem 70. Lebensjahr sind etwa 40 % der Frauen verwitwet. Ein Jahr nach dem Verlust des Lebenspartners mehren sich Symptome wie Depressionen, allgemeine Erschöpfung, Herzbeschwerden oder Probleme des Magen-Darm-Trakts. Nicht selten kommt es zur Pflegebedürftigkeit.

Entscheidend für die medizinische Versorgung alter Menschen ist zunächst die aktuelle, behandlungsbedürftige Erkrankung. Diese wird mit den dafür etablierten Methoden behandelt.

Neben der aktuellen Erkrankung haben ältere Menschen häufig mehrere chronische Erkrankungen, welche sich gegenseitig beeinflussen können. Oft sind bei älteren Menschen auch Organe in ihrer Funktion eingeschränkt. Die chronischen Erkrankungen können die Behandlung einer aktuellen Erkrankung erschweren und die Möglichkeiten zur Rehabilitation einschränken.

Der geriatrische Patient

Der **geriatrische Patient** ist ein älterer Mensch,
- den seine gesundheitlichen Beeinträchtigungen bei der Selbstpflege und der Alltagsbewältigung einschränken oder
- der von Einschränkungen bedroht ist.

Weitere Auffälligkeiten des geriatrischen Patienten sind:
- häufige Krankenhausaufenthalte mit **Rehabilitationsmaßnahmen** (► LF 1.3, Kap. 4.3.1, S. 332) nach oder während einer Krankenhausbehandlung
- **Multimedikation** (► LF 1.3, Kap. 4.3.1, S. 332), d. h. die Einnahme mehrerer Medikamente gleichzeitig

Hieraus ergibt sich die Notwendigkeit einer besonderen Herangehensweise, die verschiedene Professionen einbezieht und alle Dimensionen der Beeinträchtigung berücksichtigt. Die Beeinträchtigungen können folgenden Ursprungs sein:
- körperlich
- psychisch

Art der Erkrankung	Beispiele
Krankheiten der Atmungsorgane	chronisch obstruktive Lungenerkrankungen, Pneumonie
Krankheiten des Herz-Kreislauf-Systems	Herzinsuffizienz, Bluthochdruck
Krankheiten des Gefäßsystems	Ulcus cruris, arterielle Verschlusskrankheit
Krankheiten des Bewegungsapparats	Osteoporose, Arthrose, Rückenleiden
Krankheiten des Stoffwechsels	Diabetes mellitus und Folgeschäden
neurologische Erkrankungen	Schlaganfall, Morbus Parkinson, Polyneuropathien
psychiatrische Erkrankungen	Demenz, Depression
Tumorerkrankungen	Pankreaskarzinom, chronisch-myeloische Leukämie
Folgezustände	nach Operationen, Gelenkersatz, Amputation

Tab. 4.11: Häufige Erkrankungen im Alter.

- fehlende personelle Ressourcen
- fehlende materielle Ressourcen
- ungünstiges soziales Umfeld

Die Geriatrie orientiert sich deshalb am **multifaktoriellen Krankheitsmodell** (► LF 1.3, Kap. 4.1.2, S. 314). Für die Pflegefachkraft ist es wichtig, die multifaktorielle Vorgehensweise in der Geriatrie zu kennen, um dem Menschen Entscheidungshilfen hinsichtlich der medizinischen Versorgung geben zu können. Die Berücksichtigung aller Dimensionen der Beeinträchtigung hilft darüber hinaus, zu erkennen, ab wann ein Mensch mit einem zunächst nur punktuellen Hilfebedarf eine umfassende Betreuung braucht.

! Merke Nicht jeder kranke alte Mensch ist ein geriatrischer Patient, nicht jeder alte Mensch bedarf medizinischer oder pflegerischer Hilfe.

➜ Definition Die zurzeit gültige Definition des geriatrischen Patienten wurde von der Deutschen Gesellschaft für Geriatrie, der DGGG (► LF 1.3, Kap. 4.3.1, S. 329) und der Bundesarbeitsgemeinschaft der Klinisch-Geriatrischen Einrichtungen formuliert. Als geriatrische Patienten gelten demnach Menschen, die

- eine geriatrietypische Multimorbidität aufweisen und
- 70 Jahre oder älter sind

oder die

- über 80 Jahre alt sind. (1)

Dabei ist die **Multimorbidität**, also das Vorliegen mehrerer behandlungsbedürftiger Erkrankungen, wichtiger als das Alter. Menschen **über 80 Jahre** werden generell als geriatrische Patienten betrachtet, weil:

- alte Menschen häufiger Krankheitskomplikationen und Folgeerkrankungen haben,
- die Gefahr einer chronischen Krankheitsentwicklung größer ist,
- sie ein erhöhtes Risiko haben, ihre Selbstständigkeit und ihre Selbsthilfefähigkeit zu verlieren.

Multimorbidität

➜ Definition Multimorbidität: das Nebeneinanderbestehen verschiedener Erkrankungen (Tab. 4.12) und Funktionsstörungen. Diese können sich beeinflussen oder verstärken und so die Behandlung erschweren.

Ein **geriatrisches Syndrom** liegt vor, wenn eine gesundheitliche Beschwerde die eigenständige Gestaltung und Bewältigung des Alltags beeinträchtigt. Dem geriatrischen Syndrom kommt eine große Bedeutung zu, wenn es die Möglichkeiten rehabilitativer Maßnahmen beeinflusst. So kann etwa Schwindel die Physiotherapie und die pflegerische Versorgung erschweren. Besteht große Angst vor Stürzen, schränkt ein Schwindel auch die Selbstständigkeit ein.

Funktionsstörung	Beispiele
Immobilität	altersbedingt, nach operativen Eingriffen
Sturzneigung und Schwindel	Gangunsicherheit, Verlust der Koordinationsfähigkeit
Inkontinenz	Harn-, Stuhlinkontinenz
Fehl- und Mangelernährung	Kachexie, Schluckstörungen
Störungen im Flüssigkeitshaushalt	Exsikkose
kognitive Defizite	Demenz
Dekubitalgeschwüre	bei Bettlägerigkeit, eingeschränkter Beweglichkeit, Ernährungsstörungen
chronische Schmerzen	rheumatische und degenerative Erkrankungen des Bewegungsapparates
Störungen der Sinnesorgane	Seh-, Tast-, Hörstörungen
herabgesetzte Belastbarkeit	Alter, chronische Erkrankungen

Tab. 4.12: Häufige Funktionsstörungen im Alter.

Das geriatrische Syndrom begünstigt auch die Entstehung einer akuten Erkrankung. Inkontinenz in Kombination mit erzwungener Immobilität vergrößert beispielsweise die Gefahr von Dekubitalgeschwüren.

LF 1.3

Rehabilitationsbedarf

Bei multimorbiden Patienten kann es zu einem erhöhten **Rehabilitationsbedarf** kommen. Etwa wenn eine Oberschenkelhalsfraktur operativ versorgt werden muss, ein Diabetes mellitus Typ II besteht und eine leichte Harninkontinenz hinzutritt. In einem solchen Fall wird deutlich, dass die wesentlichen Aspekte eines selbstbestimmten Lebens beeinträchtigt sind:

- Nahrungsaufnahme
- persönliche Hygiene
- Mobilität, auch in der Öffentlichkeit
- frei gewählte Beschäftigung
- Gestaltung sozialer Kontakte

Neben der spezifischen Versorgung, etwa der Operation einer Fraktur, sind **rehabilitative Maßnahmen** erforderlich. Diese sollen helfen, die Rückkehr in die eigene Wohnung zu ermöglichen und so weit wie möglich Pflegebedürftigkeit zu vermeiden (► LF 1.1, Kap. 5, S. 46).

Multimedikation

Die gleichzeitige Einnahme mehrerer Medikamente ist bei geriatrischen Patienten weitverbreitet und erschwert häufig die Therapie. Wegen der Häufung von Krankheiten im Alter, steigt auch die Anzahl verordneter Medikamente. Hinzu kommen oft selbst beschaffte Medikamente. Von **Multimedikation** wird in der Regel ab **fünf** regelmäßig verordneten Medikamenten gesprochen. Nach Angaben der Ärztekammer Berlin betrifft die Multimedikation mehr als ein Drittel der über 70-Jährigen.

Mit der Zahl der eingenommenen Substanzen steigt die Gefahr von Nebenwirkungen des einzelnen Medikaments und die Gefahr von Wechselwirkungen zwischen den Medikamenten. Die möglichen Neben- und Wechselwirkungen von Medikamenten können den verordnenden Arzt vor Probleme stellen (► LF 1.3, Kap. 7.1.3, S. 370). Das Problem verschärft sich, wenn der Mensch sich zusätzlich verschreibungsfreie Arzneimittel beschafft oder sich von anderen Fachärzten Medikamente verordnen lässt.

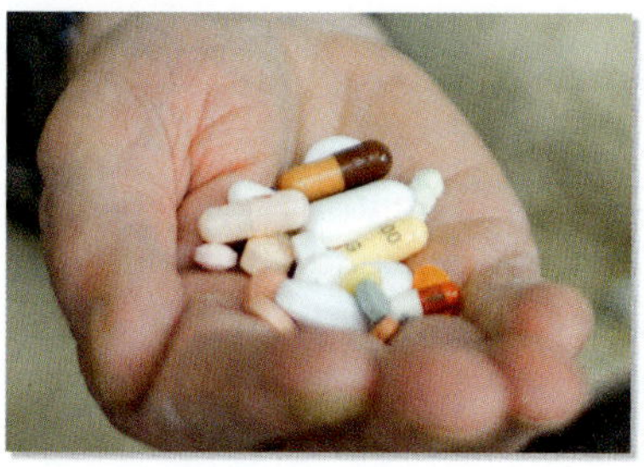

Abb. 4.18: Multimedikation

> **! Merke** »Multimedikation ist der wichtigste Risikofaktor für unerwünschte Arzneimittelwirkungen und ein Risikofaktor für Stürze und Verwirrtheitszustände.«
>
> M. von Renteln-Kruse

Die erhöhte Gefahr von Nebenwirkungen wird auch als herabgesetzte **Medikamententoleranz** bezeichnet.

4.3.2 Geriatrische Behandlung

Wie eingangs erwähnt, können viele Menschen bis ins hohe Alter ihren Alltag ohne Hilfe gestalten. Häufig geling es ihnen, beginnende Einschränkungen der Funktion des Bewegungsapparates, der inneren Organe und der Sinnesorgane auszugleichen. In vielen Fällen aber erkennen Lebenspartner, Familienangehörige oder Nachbarn erst spät, dass es zu Beeinträchtigungen gekommen ist. Hilfe ist zu diesem Zeitpunkt noch nicht organisiert oder eingeleitet, z. B. Leistungen der Pflegeversicherung.

Ein Einzelereignis, häufig ein Sturz mit Krankenhausaufenthalt, lässt dann das labile System zusammenbrechen. Der Betroffene kann an frühere Fertigkeiten nicht mehr anknüpfen und muss bisher durchgeführte Alltagsaktivitäten aufgeben. So beginnt eine Abwärtsspirale, die zu weiteren **Selbstständigkeitsverlusten** und schließlich zur **Pflegebedürftigkeit** führt. Im höheren Alter folgen aus einer akuten Erkrankung oder einem Unfall häufig langfristige Beeinträchtigungen der Selbstständigkeit. Erkrankungen und Unfälle erfordern eine längere Genesungszeit.

Die Multimorbidität verursacht oft Schwankungen im Genesungsverlauf. Rehabilitative Maßnahmen müssen häufig unterbrochen werden und das Risiko zusätzlicher Schädigungen, z. B. eines Dekubitus, steigt (► LF 1.3, Kap. 17.4.1, S. 629). Bei einem ungünstigen Verlauf bleiben funktionelle Einschränkungen bestehen, z. B. Kontrakturen (► LF 1.3, Kap. 12.4.4, S. 488).

Im Alter ist die Belastbarkeit generell reduziert. Zudem besteht ein Mangel an körperlichen Reserven. Beides erhöht die Anfälligkeit für Komplikationen im Rahmen der medizinischen Behandlung und in der Rehabilitation.

Es ist daher sinnvoll und notwendig, ein **spezifisches Behandlungskonzept** für geriatrische Patienten zu erstellen. Spezifische Maßnahmen helfen, ungünstigen Entwicklungen vorzubeugen.

Geriatrisches Assessment

Aufgrund von verschiedenen Krankheiten und Funktionsstörungen ist der geriatrische Patient in seiner Fähigkeit zur Selbstpflege und Alltagsbewältigung eingeschränkt oder bedroht. Es ist daher erforderlich, die Situation des geriatrischen Patienten umfassend zu betrachten. Die **Diagnostik** berücksichtigt neben der körperlichen und der psychischen Ebene auch das soziale und materielle Umfeld in seinen Wechselwirkungen. Ein geeignetes Instrument dafür ist das **geriatrische Assessment** (engl. to assess = einschätzen).

> **! Merke** Ein Assessment ist eine standardisierte Erfragung, Beobachtung oder Messung eines bestimmten Bereichs zu einem festgelegten Zeitpunkt mit geeigneten Instrumenten, z. B. Fragebogen.

Das geriatrische Assessment hilft, Risikopatienten zu erkennen und die Fähigkeiten und Beeinträchtigungen des Menschen standardisiert zu erfassen. Es liefert die Grundlage für die zielgerichtete Pflege und Behandlung des Menschen. Gleichzeitig kontrolliert das Assessment den Krankheitsverlauf und misst den Erfolg der durchgeführten Maßnahmen.

Die meisten Assessmentinstrumente sehen vor, dass die Erhebung nicht durch den betroffenen Menschen selbst durchgeführt wird. Insbesondere das **Hamburger Manual zum Barthel-Index** widmet sich pflegerisch unterstützten Alltagshandlungen und wird überwiegend von Pflegekräften angewandt.

Es gibt verschiedene **Ebenen des Assessments**:
- **Screening** (engl. to screen = filtern): erfasst erste Auffälligkeiten, denen im Weiteren nachgegangen wird, beobachtet wird die gesamte Zielgruppe.
- Das **Basisassessment** erfasst bestimmte Körperfunktionen und alltagsrelevante Funktionsbereiche.
- Die dritte Ebene des Assessments betrifft den Einsatz **spezieller Assessmentinstrumente**, um besondere Probleme bei den Menschen zu klären, die im Basisassessment aufgefallen sind.

Das **Screening nach Lachs** erfasst die Bereiche:
- Sehen und Hören
- Einsatzfähigkeit der Arme und Beine
- Harnkontinenz und Stuhlkontinenz
- Ernährung
- Gedächtnis
- allgemeine Aktivität
- Depression
- soziale Unterstützung
- vorangegangene Krankenhausaufenthalte
- Stürze
- Multimedikation
- Schmerzen

Das **Hamburger Manual** zum Barthel-Index, eine praxisrelevante Weiterentwicklung des **Barthel-Index**, ist ein **Basisassessment** und erfasst die Bereiche:
- Essen
- Aufsetzen und Umsetzen
- Waschen, Baden, Duschen
- Toilettenbenutzung
- Aufstehen und Gehen
- Treppensteigen
- An- und Auskleiden
- Stuhlkontrolle
- Harnkontrolle

Die **MMSE** (Mini Mental State Examination) ist ein spezielles Assessment, das Hirnleistungsstörungen erfasst in den Bereichen:
- Orientierung
- Merkfähigkeit
- Aufmerksamkeit und Rechenfähigkeit

- Gedächtnis
- sprachliche Fähigkeiten
- Planung
- Lese- und Schreibfähigkeit
- visuell-konstruktive Fähigkeiten

Geriatrisches Behandlungskonzept

Die **geriatrische Behandlung** umfasst die Akutbehandlung und Rehabilitation. Die Behandlung geriatrischer Patienten erfordert jedoch neben der Kenntnis üblicher Krankheitsverläufe und -behandlungen spezielles Fachwissen. Gefordert sind insbesondere Kenntnisse über:

- physiologische Veränderungen im Alter
- abweichende Symptome im Alter, z. B. fehlende Schmerzangaben bei Entzündungen im Bauchraum
- Besonderheiten der Medikamentenwirkung im Alter (► LF 1.3, Kap. 6.1, S. 344)
- Besonderheiten der Rehabilitation bei Multimorbidität
- Erkennen und Behandeln geriatrischer Syndrome

Um diesem umfangreichen Erfordernis gerecht zu werden, arbeiten unterschiedliche medizinische Fachdisziplinen mit verschiedenen therapeutischen und pflegerischen Berufsgruppen zusammen. Sie bilden ein **interdisziplinäres geriatrisches Team**.

> **! Merke** Die geriatrische Behandlung erfordert die koordinierte Zusammenarbeit unterschiedlicher Fachdisziplinen und Berufsgruppen.

Die Vorteile der Behandlung im interdisziplinären geriatrischen Team gegenüber einer rein fachlichen, z. B. orthopädischen, Behandlung sind:

- umfassende Beurteilung des Patienten durch ein geriatrisches Assessment
- individuelle Behandlungsplanung anhand der gewonnenen Informationen
- Gleichzeitigkeit von akuter und rehabilitativer Behandlung
- fachübergreifender Behandlungsansatz, z. B. von innerer Medizin, Neurologie und Orthopädie
- weitestmögliche Vermeidung von Orts- und Personenwechsel
- Beratung, Begleitung und Koordination als kontinuierlicher Prozess
- Behandlungsziel sind Selbstständigkeit und Lebensqualität, angepasst an die individuelle Belastbarkeit
- Einbeziehung des sozialen Umfelds
- Entlassungsmanagement, das die Fortsetzung der Behandlung nach der Krankenhausentlassung sicherstellt (► LF 1.2, Kap. 4, S. 118)

> **! Merke** Hauptbehandlungsziel ist das Wiedererlangen von Fähigkeiten zur Alltagsbewältigung und das Verbessern der Lebensqualität.

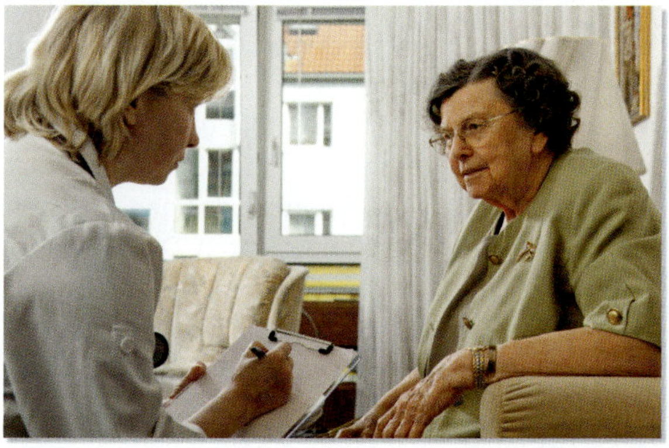

Abb. 4.19: Geriatrisches Assessment

Geriatrisches Team

Im **geriatrischen Team** arbeiten Menschen aus allen beteiligten Berufsgruppen zusammen. Neben Pflegfachkräften und Ärzten umfasst das Team also beispielsweise auch Sozialarbeiter, Seelsorger und Ernährungsberater. Die interdisziplinäre Zusammenstellung des Teams gewährleistet eine optimal auf den Patienten abgestimmte Versorgung.

Mindestmerkmale einer **Behandlung im geriatrischen Team** sind:

- Das geriatrische Team steht unter **fachärztlicher Leitung**. Die Leitung erfordert eine Zusatzweiterbildung oder Schwerpunktbezeichnung im Bereich »Klinische Geriatrie« .
- Zu Beginn der Behandlung erfolgt ein **standardisiertes geriatrisches Assessment** in mindestens vier Bereichen: in der Regel in den Berei-

chen Mobilität, Selbsthilfefähigkeit, geistige Fähigkeiten und Emotion.
- Vor der **Entlassung** erfolgt ein standardisiertes geriatrisches Assessment in mindestens zwei Bereichen: in der Regel in den Bereichen Selbstständigkeit und Mobilität.
- Es erfolgt ein **soziales Assessment** zum bisherigen Status in mindestens fünf Bereichen: in der Regel in den Bereichen soziales Umfeld, Wohnumfeld, häusliche und außerhäusliche Aktivitäten, Pflege- und Hilfsmittelbedarf sowie rechtliche Verfügungen.
- Alle beteiligten Berufsgruppen treffen sich einmal pro Woche für eine **Teambesprechung** und dokumentieren wochenbezogen die bisherigen Behandlungsergebnisse und weiteren Behandlungsziele.
- Die **aktivierend-therapeutische Pflege** liegt in den Händen von speziell geschulten Pflegefachkräften.
- Der **teamintegrierte** Einsatz betrifft mindestens zwei der folgenden vier Therapiebereiche:
  - Physiotherapie, physikalische Therapie
  - Ergotherapie
  - Logopädie, fazioorale Therapie (Behandlung von Schluckstörungen)
  - Psychologie und Neuropsychologie

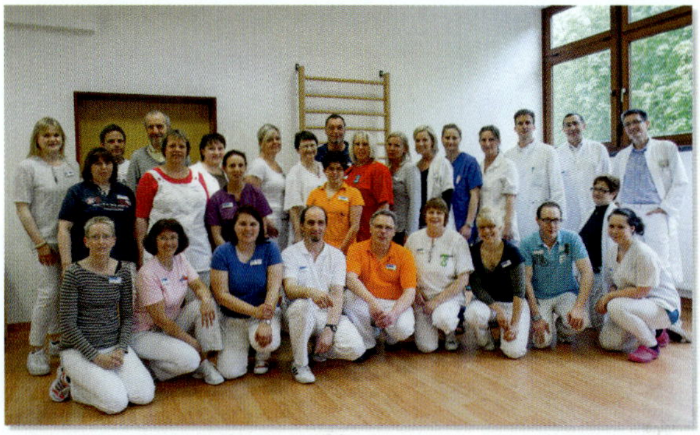

Abb. 4.20: Das geriatrische Team.

Aufgaben
- Erläutern Sie den Begriff der Morbidität.
- Welches sind die Grundannahmen des biomedizinischen Krankheitsmodells?
- In welchen Bereichen erweist sich dieses Modell als zu eng?
- Was verbirgt sich hinter der Bezeichnung Hypertrophie? Beschreiben Sie je ein Beispiel für einen gesunden und einen krankhaften Auslösemechanismus.
- Erklären Sie den Begriff Nekrose.
- Bringen Sie den Begriff »Wechselgewebe« mit der physiologischen Regeneration in Zusammenhang.
- Welche Unterschiede bestehen zwischen primärer und sekundärer Wundheilung?
- Nennen Sie die klassischen Zeichen einer Entzündung.
- Was ist der Unterschied zwischen einer Arthritis und einer Arthrose?
- Wie werden Tumoren eingeteilt?
- Was ist das Besondere an malignen Tumoren?
- Welche Organe sind am häufigsten an der Erkrankung alter Menschen beteiligt?
- Wovon hängt Krankheit im Alter ab und welcher Aspekt spielt eine besondere Rolle?
- Erklären Sie den Begriff Multimorbidität.
- Nennen Sie die Gefahren einer Multimedikation.
- Was ist ein Assessment?
- Ordnen Sie die Teilbereiche des Hamburger Manuals zum Barthel-Index den ABEDL® zu (ABEDL®, ► LF 1.1, Kap. 2.5, S. 26).
- Welche Form der Pflege ist für die geriatrische Behandlung vorgegeben?

5 Hygiene

Merke Hygienemaßnahmen begleiten den gesamten Pflegealltag! Das »oberste« Prinzip der Hygiene ist, rein und unrein zu trennen:

- reine Arbeiten zuerst erledigen, z. B. Lebensmittel vor benutztem Geschirr abräumen
- reine und verunreinigte Gegenstände getrennt lagern, z. B. saubere und benutzte Bettwäsche
- Utensilien für ausschließlich reinen Gebrauch und für ausschließlich unreinen Gebrauch trennen, z. B. Waschschüsseln und Putzschüsseln

Definition **septisch**: verunreinigt durch Krankheitserreger
Antisepsis: Abtötung bzw. Inaktivierung von Mikroorganismen durch chem. Substanzen zur Infektionsprophylaxe
Asepsis: Keimfreiheit, um Infektionen zu vermeiden
Desinfektion: chemische oder physikalische Abtötung, Inaktivierung, Entfernung von Mikroorgansimen, sodass keine Infektionsgefahr mehr besteht, Reduktion der vorhandenen Keime um den Faktor 100.000
Sterilisation: Abtötung bzw. Entfernung von Mikroorganismen, Reduktion der vorhandenen Keime um den Faktor 1 000 000

Hygieia hieß die griechische Göttin der Gesundheit. Heute beschreibt der Begriff **Hygiene** Maßnahmen zur Gesundheitserhaltung und Krankheitsprävention (► LF 1.1, Kap. 4, S. 42 ff.). Meist meint man mit Hygiene jedoch vor allem Maßnahmen, mit denen **Infektionserkrankungen** verhütet werden (► LF 1.3, Kap. 16.1.7, S. 609). Die Hygiene hat deshalb in der Pflege – egal ob im häuslichen Umfeld oder in einer Einrichtung – einen hohen Stellenwert.

5.1 Persönliche Hygiene, Berufs- und Schutzkleidung

Krankheitserreger wie Viren und Bakterien (► LF 1.3, Kap. 16.1.1, S. 597) finden sich überall. Bei pflegerischen Maßnahmen muss besonders darauf geachtet werden, ihre Anzahl möglichst gering zu halten und sie nicht an andere Personen weiterzugeben. Zur **persönlichen Hygiene** im Rahmen der Altenpflege gehören:

- regelmäßige Körperreinigung und -pflege
- Verzicht auf Schmuck (Uhren, Ringe, Piercings) während der Arbeit
- gepflegte, saubere Fingernägel, ohne Nagellack und -schmuck
- zusammengebundene Haare

Merke Persönliche Hygiene mindert die Gefahr, Krankheitserreger auf andere Menschen zu übertragen und sich selbst anzustecken.

Die **Berufskleidung** sollte folgende Kriterien erfüllen:

- atmungsaktiv sein
- bei 90 °C waschbar
- in Anzahl so ausgestattet, dass sie mindestens zweimal in der Woche und bei sichtbaren Verschmutzungen gewechselt werden kann
- antistatische Schuhe mit reinigungsfähiger Oberfläche

Merke Benutzte Berufskleidung muss, auch wenn sie am nächsten Tag erneut getragen wird, stets getrennt von sauberer Berufskleidung und privater Kleidung gelagert werden.

Berufskleidung sollte stets in bzw. von der Einrichtung gereinigt werden, um zu vermeiden, dass Keime in die häusliche Umgebung getragen werden.

Für besondere Umstände, z. B. Pflege bei Infektionserkrankungen oder besonders abwehrgeschwächte Personen, sollte an Schutzkleidung, verfügbar sein:

- unsterile Handschuhe
- sterile Handschuhe

- Schutzkittel
- Schutzbrille
- Mund- und Nasenschutz
- Plastikschürzen

Kleidung	
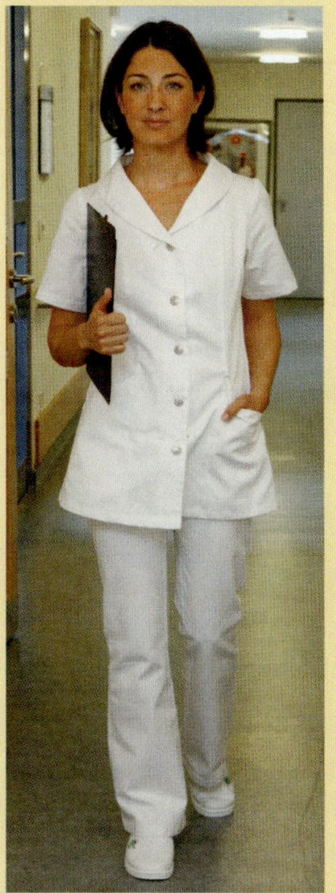	• bequeme Hose, locker sitzende Oberteile mit kurzen oder halblangen Ärmeln • helle, pflegeleichte, kochfeste Kleidung • saubere und getragene Kleidung getrennt lagern • Kleidung in der Einrichtung waschen (nicht mit nach Hause nehmen) • beim Umgang mit infektiösen Menschen persönliche Schutzkleidung (Mundschutz, Handschuhe, geschlossene Kittel über der normalen Arbeitskleidung) tragen – Einwegkleidung wird empfohlen! • beim Umgang mit infektiösem Material Einmalhandschuhe tragen!
Schuhe	
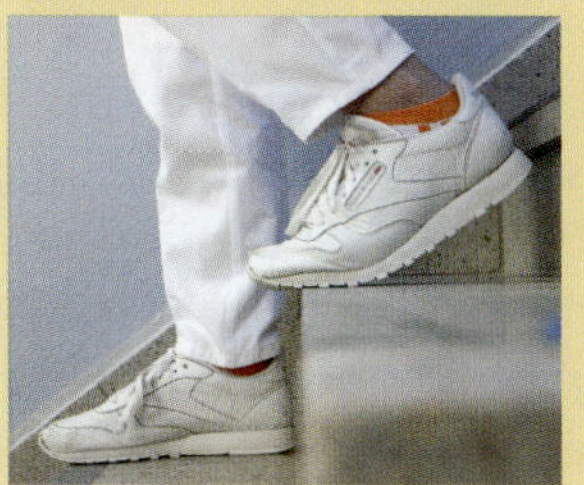	• geschlossene Schuhe • flache, rutschfeste Sohle • atmungsaktives und Wasser abweisendes Obermaterial • leicht zu säubernde Schuhe
Schmuck und Uhren	
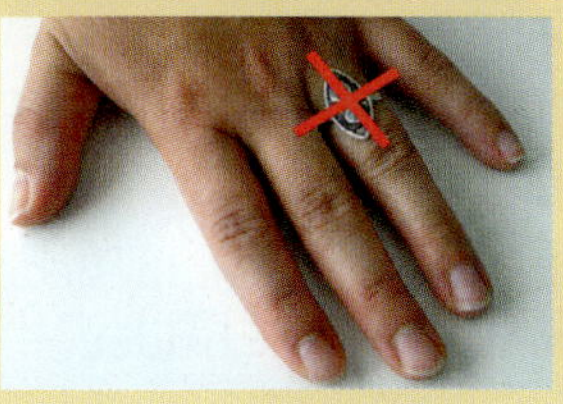	• Uhren, Ringe, Schmuck vor der Arbeit ablegen – auch Eheringe • Piercings entfernen • Fingernägel kürzen, kein Nagelschmuck

Tab. 5.1: Richtige Arbeits- und Schutzkleidung schützt vor Unfällen und Infektionen.

> **! Merke** Schutzkleidung muss vom Arbeitgeber zur Verfügung gestellt werden, die Benutzung ist Pflicht.

Alle Mitarbeiter sind verpflichtet, die Hygieneregeln einzuhalten. Dies gilt auch, weil jedes »Aus-der-Reihe-Tanzen« die Bemühungen der Kollegen wirkungslos macht. Da die Krankheitserreger in einem Krankenhaus und auch in einer Pflegeeinrichtung zahlreicher, vielfältiger und virulenter, also aggressiver sind als in einem normalen Haushalt, sollte gerade dort die Hygiene nicht vernachlässigt werden.

Schon bei der **Planung der Pflege** bilden Hygienemaßnahmen einen Schwerpunkt. Dabei erfasst die Pflegefachkraft Probleme und Ressourcen und kann so die Infektionsgefahr besser einschätzen.

5.2 Hygieneplan

Für jede Einrichtung müssen eigene Vorgaben zum hygienischen Arbeiten erstellt und den Mitarbeitern zur Verfügung gestellt werden. Im Hygieneplan muss entsprechend der Biostoffverordnung unter anderem geregelt werden:

- Allgemeine Personalhygiene
  - Definition von und Umgang mit Dienst- und Schutzkleidung,
  - Durchführung der hygienischen Händedesinfektion,
  - Händewaschen, Händepflege,
  - Tragen von Schutzhandschuhen,
  - allgemeiner Infektionsschutz, Sofortmaßnahme bei Verletzungen mit kontaminierten bzw. infektiösen Materialien.
- Allgemeine Desinfektionsmaßnahmen
  - Auflistung der zur Verfügung stehenden Reinigungs- und Desinfektionsmittel mit Angaben zur Anwendungskonzentration, Anwendungszweck, Einwirkzeit
  - Umgang mit Flächen- und Instrumentendesinfektionsmitteln
  - Desinfektion und Sterilisation der Geräte, Instrumente und sonstiger Gebrauchsgegenstände

LF 1.3

- Desinfizierende Geschirr-, Wäsche- und Bettenaufbereitung
- Flächendesinfektion des Raumes einschließlich Mobiliar
- Spezielle Hygienemaßnahmen in verschiedenen Funktionsbereichen
  - bereichspezifische Dienst- und Schutzkleidung
  - desinfizierende Instrumenten- und Geräteaufbereitung
  - Isolierungs-, Schutz- und Desinfektionsmaßnahmen bei übertragbaren Krankheiten.
- Hygienemaßnahmen bei Diagnostik, Pflege und Therapie
  - Tragen von Schutzkleidung
  - hygienische und chirurgische Händedesinfektion
  - Durchführung der Haut- und Schleimhautdesinfektion vor Injektionen, Punktionen, invasiven Eingriffen
  - Hygienemaßnahmen bei speziellen klinischen Tätigkeiten
  - Patientenvorbereitung vor invasiven Eingriffen.
- Ver- und Entsorgungsregelungen
  - Lebensmittel- bzw. Speisenversorgung
  - Sterilgutversorgung und -Lagerung
  - Geschirr-, Instrumenten- und Wäscheversorgung einschließlich erforderlicher Entsorgungsmaßnahmen
  - spezielle und allgemeine Abfallentsorgung.
- Mikrobiologische Diagnostik
  - Festlegung notwendiger mikrobiologischer Kontrollen (z. B. zur Prüfung von Waschmaschinen, Sterilisationsgeräten, Desinfektionsanlagen)
  - Entnahme, Verpackung und Transport von Probematerialien

5. 3 Lebensmittelhygienisch behandeln

- Lagerungsvorschriften beachten
- Kühlketten einhalten
- Lebensmittel verschlossen aufbewahren
- Haltbarkeitsdatum beachten
- Lebensmittel vor Verzehr auf Geruch und Aussehen prüfen
- Separates Besteck zur Zubereitung benutzen
- Aufgewärmte Lebensmittel komplett durcherhitzen
- Nutzung von Desinfektionsmitteln, die für den Lebensmittelbereich zugelassen sind
- Lebensmittel nur mit desinfizierten Händen anfassen

> **! Merke** Bei Durchfall und Erbrechen, sowie Infektionen der Finger dürfen keine Tätigkeiten mit Lebensmittelkontakt durchgeführt werden.

5.4 Händehygiene

> **! Merke** Infektionskrankheiten werden meist mit den Händen übertragen.

Bei der pflegerischen Tätigkeit stehen die Hände im Mittelpunkt. Pflegen heißt, mit dem zu Pflegenden »in Verbindung treten«. Kontakte mit der Kleidung oder den Händen sind dabei unvermeidlich.

Durch die Hände wird Berührung möglich, die oft auch angenehm ist. Bei der Mobilisation ist sie unentbehrlich, um zu unterstützen und Hilfestellung zu geben. Auch das Festhalten und Weitergeben wäre ohne Berührung nicht denkbar. Pflegefachkräfte berühren mit den Händen die Stirn des Kranken, um die Temperatur zu fühlen. Sie greifen das Taschentuch, um das Schnäuzen zu unterstützen oder um etwas wegzuwischen. Mit den Händen hält man das Plätzchen, das Besteck oder die Tasse fest und auch dem Nachbarn die Tür auf. Man begrüßt sich mit einem Händedruck. Mit den Händen bedient man Geräte oder hält etwas fest.

In der Pflege sind viele verschiedene Personen beteiligt. Entsprechend viele Situationen gibt es, in denen Mikroorganismen von Mensch zu Mensch übertragen werden können.

Mit einigen Maßnahmen lässt sich die Keimbesiedelung der Hände verringern. Man unterscheidet:

- Händewaschen
- hygienische Händewaschung
- Händedesinfektion (► LF 1.3, Kap. 5.5.1, S. 339)

Händewaschen

Im Alltag genügt es meist, die Hände mit Seife zu waschen und die Fingernägel zu reinigen, um Schmutz zu entfernen. Hierdurch wird die Zahl potenziell krank machender Erreger verringert.

> **! Merke** Die Händewaschung reduziert den natürlichen Schutzmantel Haut und sollte nur wenn notwendig durchgeführt werden.

Da auch Handtücher und Seifenstücke Träger von Erregern sein können, werden in der Pflege Einmalhandtücher, Flüssigseife und Einhandarmaturen bevorzugt. Bei den Spendern für Seife und Desinfektionsmittel wird Wert auf eine »handfreie« Betätigung gelegt. Sie werden wie die Einhandarmaturen mit dem Ellbogen bedient, um eine Erregerverschleppung zu vermeiden (Abb. 5.1).

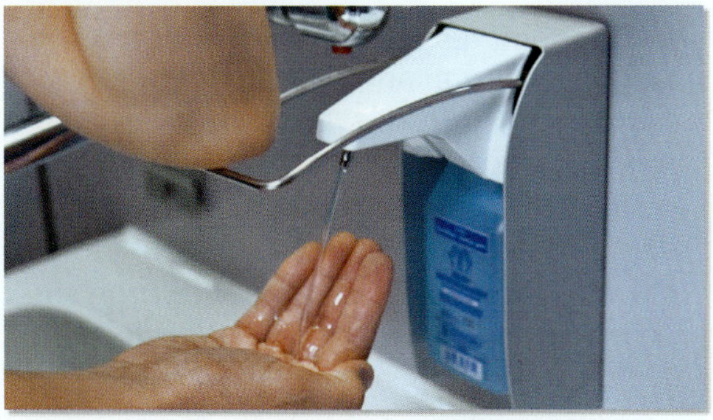

Abb. 5.1: Wandspender und spezielle Armatur

Flüssigseife wird beim Händewaschen immer in die bereits angefeuchteten Hände gegeben, mit Wasser aufgeschäumt und abgespült. In der Pflege ist das Händewaschen nur dann ausreichend, wenn die Hände lediglich schmutzig und nicht mit Krankheitserregern kontaminiert (verunreinigt) sind.

> **! Merke** Ausnahme: Händewaschen nach Kontakt mit bakteriellen Sporen, z. B. Clostridien.

Hygienische Händewaschung

Mit der **hygienischen Händewaschung** wird zusätzlich die Zahl der **Anflugorganismen** – Keime, die nicht zur physiologischen Hautflora gehören, sondern durch Berühren von Alltagsgegenständen und durch die Luft auf die Haut gelangt sind – verringert. Das **hygienische Händewaschen** wird genau wie das Händewaschen durchgeführt, nur statt der Flüssigseife verwendet man ein **antimikrobielles Präparat**, also ein Präparat, das gegen Mikroben wirkt.

5.5 Desinfizieren

Eine Desinfektion ist nur so gut, wie das Desinfektionsmittel selbst sowie dessen Anwendung. Die Pflegefachperson beachtet:

- Haltbarkeit des Desinfektionsmittels
- vorgeschriebene Anwendungsdauer / Standzeit
- vorgeschriebene Einwirkzeit
- ggf. vorgeschriebene Zubereitung
- vorgeschriebene Anwendungsgebiete

5.5.1 Händedesinfektion

> **✓ Tipp** Hände sind der Risikofaktor Nr. 1 zur Keimübertragung zwischen Menschen. Vom bundesministerium für Gesundheit sowie anderen Organisationen wurde deshalb im Jahr 2008 die »Aktion Saubere Hände« ins Leben gerufen: www.aktion-sauberehaende.de

Mit der **Händedesinfektion** wird versucht, die Hände wesentlich weitgehender von Krankheitserregern zu befreien. Bei den **Händedesinfektionsmitteln** handelt es sich um alkoholische Präparate. Damit sie hautverträglicher sind, enthalten sie zusätzlich rückfettende Substanzen. Die **Einwirkzeit** des Desinfektionsmittels muss unbedingt eingehalten werden, damit die Krankheitserreger abgetötet werden.

> **! Merke** Eine schlechte Desinfektion ist genauso unwirksam wie gar keine Desinfektion!

Wie?

Lange wurde die Händedesinfektion nach einem strikten Schema vorgegeben. Inzwischen ist bekannt, dass es effektiver ist, wenn eine Pflegefach-

LF 1.3

person ihre Hände nach ihrem individuellen Vorgehen desinfizieert, solange sie beide Hände komplett berücksichtigt (Abb 5.3). 30 Sekunden lang sollten beide Hände komplett mit Desinfektionsmittel feucht gehalten werden. Anders als bei der Händewaschung wird das Mittel in die **trockenen** Hände eingerieben. Es wird aus Wandspendern entnommen, die ohne Handbetätigung funktionieren. Zu Hause lässt sich ein Desinfektionsmittelbehälter notfalls mit einem Saugnapf oder Doppelklebeband behelfsmäßig befestigen.

Die Pflegefachperson beachtet:

- Desinfektionsmittel mit dem Ellenbogen oder unterarm aus dem Spender entnehmen
- Handgelenke mit einbeziehen
- Haut zwischen den Fingern nicht vergessen
- Fingerkuppen und -nägel nicht vergessen

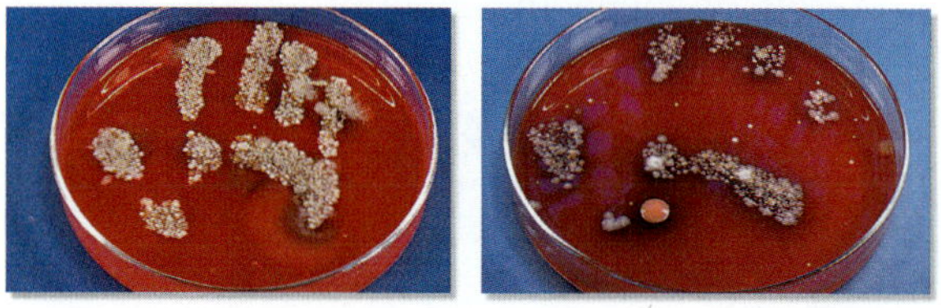

Abb. 5.2: Keimabklatsch einer ungewaschenen Hand links, nach dem Händewaschen rechts.

Wann?

Eine Händedesinfektion muss durchgeführt werden:

- vor Tätigkeiten am Menschen oder an Materialien wie
  - Injektionen
  - Verbandswechsel
  - Kontakt im Bereich der Eintrittsstellen von Kathetern oder Drainagen
  - Vorbereiten von Medikamenten
- vor dem Kontakt mit infektionsgefährdeten Menschen
- immer nach Kontakt der Hände mit
  - kontaminiertem Material, z. B. Blut, Eiter, Urin, Speichel
  - kontaminierten Flächen oder Gegenständen
  - Personen, die infektiös sind oder sein könnten
- vor und nach pflegerischen oder therapeutischen Maßnahmen
- nach dem Ausziehen von Schutzhandschuhen
- zum Arbeitsbeginn und -ende

> ✔ **Tipp** Sind die Hände z. B. mit verunreinigtem Material, z. B. Ausscheidungen, in Berührung gekommen, wird die grobe Verschmutzung zunächst mit einem in Desinfektionsmittel getränkten Tupfer entfernt. Anschließend werden die Hände desinfiziert. Erst dann erfolgt das eigentliche Waschen der Hände, denn andernfalls würden die Erreger im Waschbecken verteilt und wären eine neue Infektionsquelle.

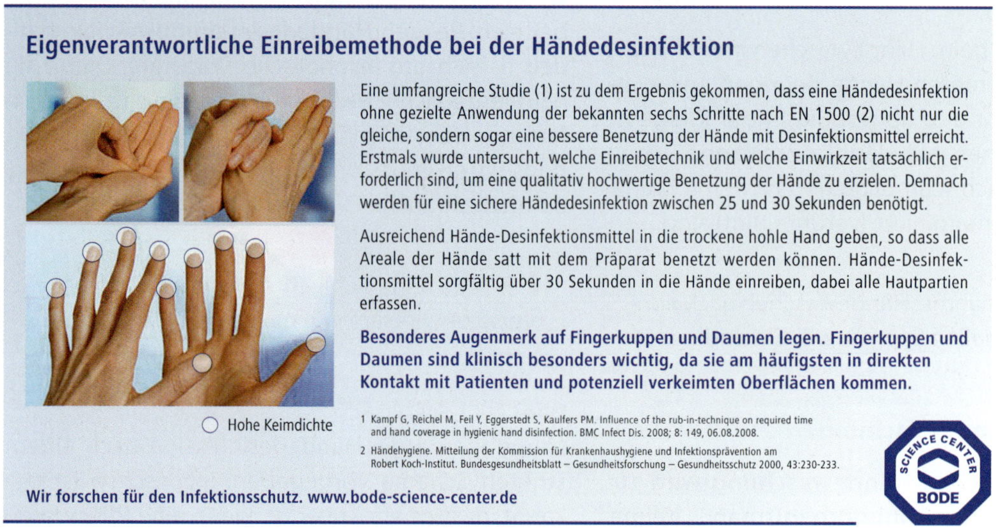

Abb. 5.3: Händedesinfektion nach EN 1500

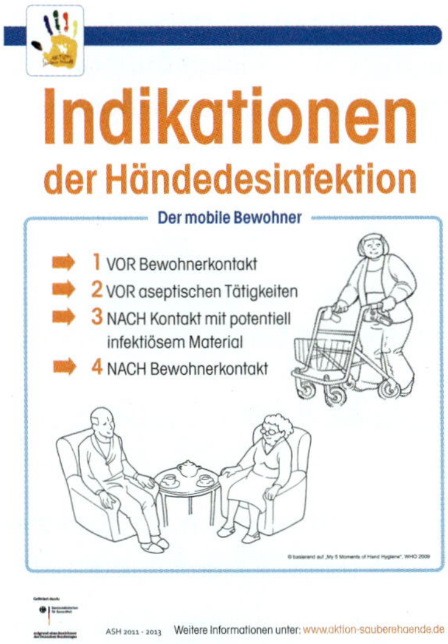
Indikationen
der Händedesinfektion
Der mobile Bewohner
1 VOR Bewohnerkontakt
2 VOR aseptischen Tätigkeiten
3 NACH Kontakt mit potentiell infektiösem Material
4 NACH Bewohnerkontakt
ASH 2011 - 2013 Weitere Informationen unter: www.aktion-sauberehaende.de

Abb. 5.4: Die 4 Indikationen zur Händedesinfektion beim mobilen Bewohner. Ist der Bewohner immobil, kommt als 5. Indikation der Kontakt mit Oberflächen in unmittelbarer Umgebung des Bewohners hinzu: nach diesem sind die Hände ebenfalls zu desinfizieren!

5.5.2 Flächen desinfizieren

Auch für das bloße Auge sauber wirkende Flächen sind vor Benutzung zu desin fizieren. Nur die benötigten Gegenstände sollten nach der Desinfektion auf die Fläche gestellt werden.

Indikationen:
- Vor Ablage von Pflegeutensilien
- Vor aseptischen Tätigkeiten
- Nach Beendigung von Pflegemaßnahmen und Entsorgung der abgelegten
- Gegenstände
- Bei erkennbarer Verschmutzung
- Berührungsflächen bei Schlussdesinfektion nach überstandener Infektionserkrankung
- Routine-Desinfektion nach Vorgaben der Einrichtung (auf Basis einer indivi- duellen Risikoanalyse)

Durchführung:

- Flächendesinfektionsmittel nach Herstellerangaben zubereiten
- Fläche leer räumen
- Handschuh anziehen
- Grobe Kontamination mit einem desinfektionsmittelgetränkten Einmaltuch aufnehmen
- Fläche desinfizieren (Scheuer-Wisch-Desinfektion), Einwirkzeit beachten
- Handschuh ausziehen
- Hygienische Händedesinfektion

! Merke Flächen, auf denen Lebensmitteln zubereitet werden, müssen nach Ende der Einwirkzeit mit Wasser in Trinkwasserqualität nachgereinigt werden.

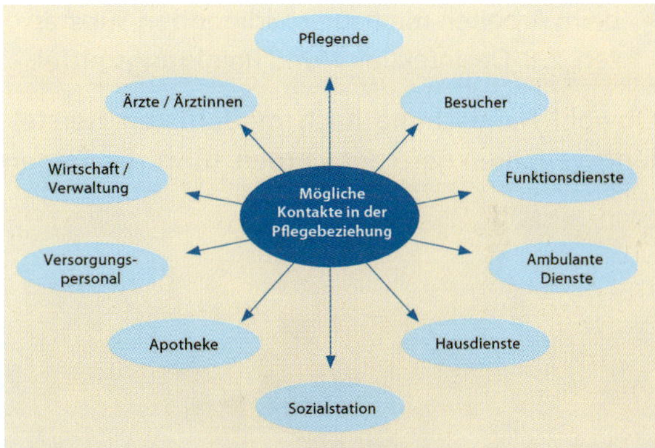

Abb. 5.5: Kontakte in der Pflegebeziehung

5.5.3 Gegenstände desinfizieren

Indikationen:
- Gegenstände, die von der Pflegefachkraft immer wieder berührt werden, z. B. Türgriffe, Bedienelemente am Bett
- Gegenstände, die für mehrere Pflegebedürftige benutzt werden, z. B. Waschschüsseln nach deren Gebrauch, Blutdruckmessgerät
- Gegenstände, die mit Körpersekreten kontaminiert werden, z. B. Metallnieren schalen

Durchführung:

- Desinfizierbarkeit des Gegenstandes prüfen
- Geeignetes Verfahren auswählen
- Handschuhe anziehen
- Desinfektionsverfahren anwenden, dabei Einwirkzeit und ggf. Trocknungszeit nach Herstellerangaben beachten
- Ggf. Rückstände entfernen, insbesondere bei Gegenständen, die z. B. in den Mund genommen werden

LF 1.3

5.6 Handschuhe anwenden

Schutzhandschuhe

Die Arbeit in der Pflege ist durch den Einsatz von **Handschuhen** sicherer geworden. Wer sie benutzt, schützt sich selbst und andere vor Kontamination und verhindert so häufig eine Infektion. Handschuhe sollten getragen werden:

- bei jedem möglichen Kontakt mit Körperflüssigkeiten wie Blut, Wundsekret und Körperausscheidungen und
- beim Arbeiten mit hautschädigenden Substanzen, z. B. Desinfektions- und Reinigungsmittel.

Obwohl Handschuhe nach modernsten Herstellungsverfahren gefertigt werden, führt das Tragen oft zu einer Irritation (Reizung) der Haut. Auf lange Zeit werden sehr häufig Hautschäden oder Allergien ausgelöst. Die Pflegefachkraft setzt Handschuhe daher nicht willkürlich, sondern wohlüberlegt ein.

Handschuhe, aber wann?

Unsterile Handschuhe sollten getragen werden:

- zum Selbstschutz beim Entsorgen von Körperausscheidungen
- zum Schutz der Haut bei der Flächendesinfektion (► LF 1.3, Kap. 16.1.7, S. 609)

Sterile Handschuhe werden zum Schutz des Patienten, z. B. beim Legen eines Blasenkatheters getragen.

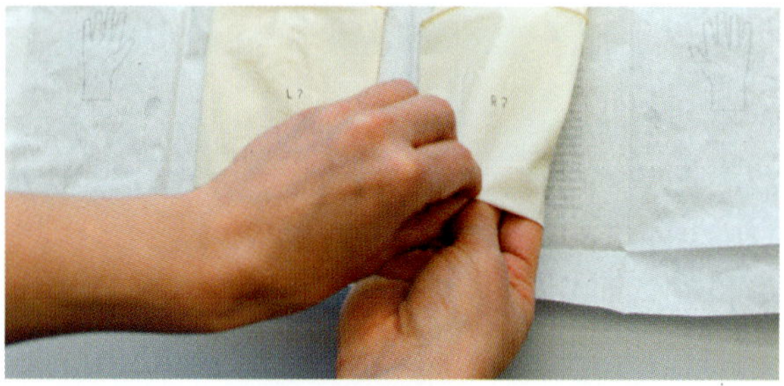

Abb. 5.6: Zum Anziehen steriler Handschuhe greift die Pflegefachkraft die Umschlagfalte des Handschuhs ...

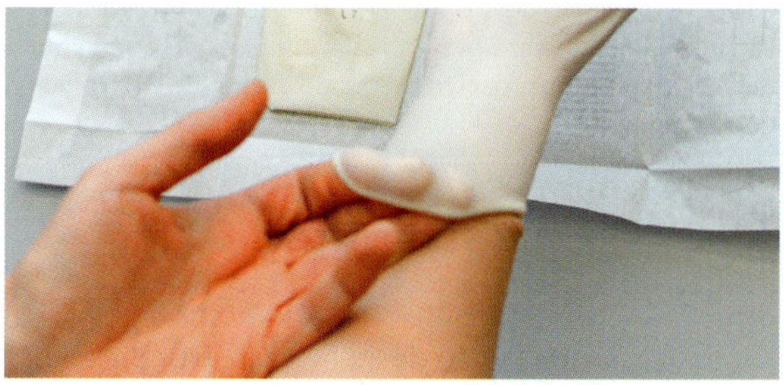

Abb. 5.7: ... und zieht ihn bis über das Handgelenk.

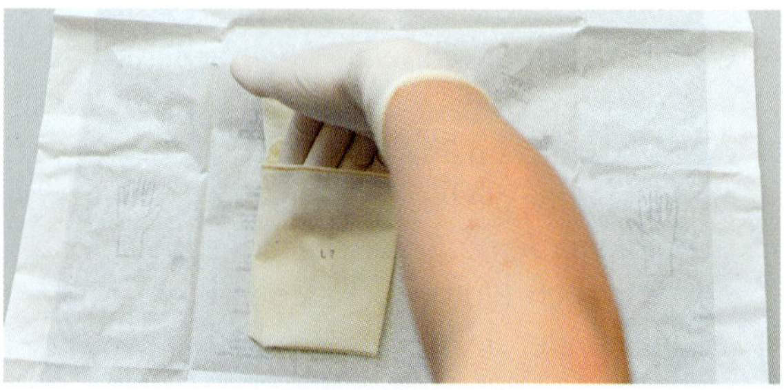

Abb. 5.8: Mit dem Handschuh greift sie unter die Umschlagfalte und zieht den Handschuh über die andere Hand.

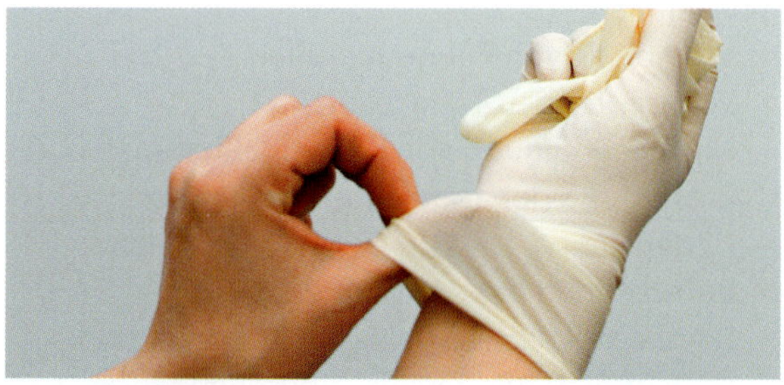

Abb. 5.9: Beim Ausziehen der sterilen Handschuhe fasst die Pflegefachkraft den Handschuh am äußeren Rand und stülpt ihn über die Hand ab.

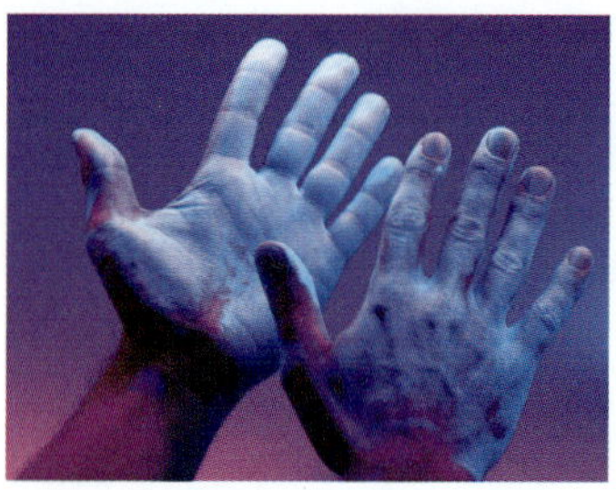

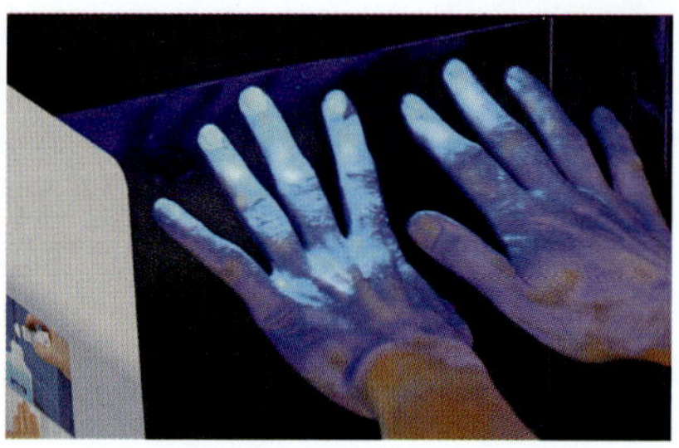

Abb. 5.10: Benetzungslücken bei unzureichender Händedesinfektion

! Merke Vor Injektionen und vor dem Anziehen steriler Handschuhe werden die Hände desinfiziert **und** gewaschen – unabhängig davon, wie schmutzig sie sind.

An- und Ausziehen steriler Handschuhe
Sterile Handschuhe werden so angezogen, dass dabei die Außenfläche nicht mit den Händen berührt und somit nicht kontaminiert wird. Beim Ausziehen ist ebenfalls darauf zu achten. Dies erfordert eine spezielle Technik, die vor dem ersten »echten« Einsatz geübt werden sollte.

5.7 Schutzisolation durchführen

Gründe für eine Schutzisolation:
- Infektion, die auf andere Menschen übertragen werden könnte, z. B. Varicella- Zoster-Virus (Windpocken): Vermeidung der Übertragung des Erregers aus dem Zimmer des Pflegebedürftigen
- Erhöhte Infektionsgefahr aufgrund Immunschwäche (= Umkehrisolation): Vermeidung der Übertragung des Erregers in das Zimmer des abwehrgeschwächten Menschen

Vorgehen bei Schutzisolation:
- Pflegebedürftigen getrennt von anderen Menschen unterbringen
- Schleuse vor Betreten des Zimmers nutzen:
- Schutzkittel anziehen
- Hände desinfizieren
- Handschuhe anziehen
- Ggf. Mundschutz anlegen
- Schleuse nach Verlassen des Zimmers nutzen:
- Schutzkittel entsorgen, spätestens nach Schichtende
- Handschuhe entsorgen
- Ggf. Mundschutz entsorgen
- Hände desinfizieren
- Ggf. Berufskleidung wechseln

Ist keine Schleuse vorhanden, gibt es unterschiedliche Vorgehensweisen bei der Schutz- und Umkehrisolation:

- Schutzisolation bei infektiösen Erkrankungen:
- Schutzkleidung vor dem Zimmer lagern/ anlegen
- Schutzkleidung im Isolationszimmer abwerfen
- Umkehrisolation bei Immunschwäche:
- Schutzkleidung im Zimmer lagern/anlegen
- Schutzkleidung vor dem Zimmer abwerfen

LF 1.3

Aufgaben
- Auf welche hygienischen Grundsätze ist bei pflegerischen Maßnahmen zu achten?
- Warum ist es gerade in einer Einrichtung wichtig, auf Hygiene zu achten?
- Warum ist eine gute Händehygiene unverzichtbar?
- Nennen Sie Maßnahmen, um die Keimansiedlung der Hände zu verringern.
- Erläutern Sie, was man unter »hygienischer Händewaschung« versteht.
- Erklären Sie, wie man bei der Händedesinfektion vorgeht. Welche Bereiche der Hände dürfen nicht vergessen werden?
- Wann muss eine Händedesinfektion durchgeführt werden?
- Bei welchen Arbeiten sollten Schutzhandschuhe getragen werden?
- Wann reichen unsterile Handschuhe aus, wann müssen sterile Handschuhe eingesetzt werden?
- Erläutern Sie, wie sterile Handschuhe an- und ausgezogen werden.

LF 1.3

6 Ernährung im Alter

Die meisten alten Menschen haben noch Zeiten erlebt, in denen alles Essbare gegessen werden musste, um überleben zu können. Der heutige Nahrungsmittelüberfluss kann eine Fehl- oder Überernährung zur Folge haben. Zur Mangelernährung führen u.a. eine einseitige Ernährung, eingeschränkte Ressourcen, etwa niedrige Renten, oder Unterversorgung in Pflegeeinrichtungen.

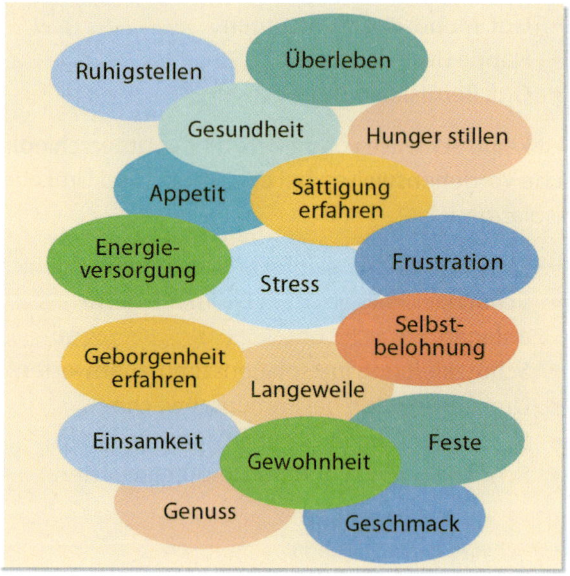
Ruhigstellen
Überleben
Gesundheit
Hunger stillen
Appetit
Sättigung erfahren
Energie-versorgung
Stress
Frustration
Selbst-belohnung
Geborgenheit erfahren
Langeweile
Einsamkeit
Gewohnheit
Feste
Genuss
Geschmack

Abb. 6.1: Beweggründe für das Essen

6.1 Einflüsse auf die Ernährung im Alter

Allgemeine physiologische Veränderungen

- Der **Energiebedarf** ist geringer. Der Grundumsatz sinkt, weil körperliche Anstrengungen meistens weniger werden.
- Das **Durst- und Hungergefühl**, aber auch die Fähigkeit, zu schmecken und zu riechen, werden schwächer.
- Die Produktion von **Magensäure** und **Intrinsic-Faktor** (► LF 1.3, Kap. 13.1.3, S. 503) nimmt ab.

Veränderungen im Mund- und Rachenbereich:
- Die **Speichelproduktion** ist vermindert.
- Die **Schleimhäute** bilden sich zurück. Dadurch treten Schluckstörungen auf.
- Zahnverlust, ungenügend sanierte **Zähne** oder schlecht sitzende Prothesen verursachen Kauprobleme (Schluckstörungen ► LF 1.3, Kap. 13.4.2, S. 511).

Allgemeine körperliche Faktoren, wie
- Immobilität,
- eingeschränkte Beweglichkeit von Armen oder Händen,
- Koordinationsprobleme,
- Sehstörungen und
- Schwäche,

erschweren die Nahrungszubereitung und Nahrungsaufnahme.

Soziale Faktoren, wie
- Einsamkeit,
- nicht mehr (so) leben wollen
- finanzielle Probleme und
- eine ungünstige Wohnsituation,

führen zu Fehl- und Mangelernährung.

Großküchenessen wird abgelehnt oder nicht vertragen.

Krankheitsbedingte Faktoren
- Viele Erkrankungen, z.B. Infekte, Krebsleiden, rheumatische, Magen-Darm- und psychische Erkrankungen, führen zu **Appetitlosigkeit**.
- Bei vielen Erkrankungen, z.B. einer Überfunktion der Schilddrüse (Hyperthyreose), wird **mehr Energie** benötigt.
- Die **Aufnahme** der Nahrung und von Nährstoffen ist **eingeschränkt**, z.B.:
  - Vitamin-B12-Mangel bei Intrinsic-Faktor-Mangel durch eine atrophische Gastritis
  - eingeschränkte Magen- und/oder Darmmotilität (Bewegung), z.B. bei Diabetes mellitus
  - verminderte Resorptionsfähigkeit des Darms, z.B. bei Morbus Crohn,
- Verwirrtheit und Vergesslichkeit bei einer **Demenzerkrankung** schränken das Hunger- und Durstgefühl ein.

- Die unerwünschten Wirkungen von **Medikamenten** tragen zu Appetitlosigkeit, Übelkeit oder Durchfall bei.

6.2 Ernährungszustand

Um den **Ernährungszustand** zu überprüfen, genügen wenige Informationen:
- Gewichtszunahme bzw. -abnahme
- Appetit
- Veränderungen der Ernährungsgewohnheiten
- Übelkeit, Erbrechen, Durchfall, Heißhunger
- körperliche Leistungsfähigkeit

6.2.1 Gewichtsveränderungen

Kleine Gewichtsveränderungen im Alter sind nichts Ungewöhnliches, denn bei älteren Menschen ändert sich die Zusammensetzung des Körpers: Der Wasseranteil und die Muskulatur nehmen ab, der Fettanteil steigt hingegen.

Definition Das Körpergewicht lässt sich mit dem **Body-Mass-Index** (BMI) beurteilen.

Der **BMI** errechnet sich aus der Formel:

$$\text{BMI} = \frac{\text{Körpergewicht in kg}}{(\text{Körpergröße in m}) \cdot (\text{Körpergröße in m})}$$

Beispiel:
55 kg Körpergewicht bei 1,63 m Körpergröße:

$$\text{BMI} = \frac{55}{1{,}63 \cdot 1{,}63} = 20{,}7$$

Zur Bewertung des Körpergewichts gilt folgende Einteilung:

Bewertung	BMI ♂	BMI ♀
Untergewicht	< 20	< 20
Normalgewicht	20–25	19–24
Übergewicht	25–30	24–30
Adipositas	30–40	30–40
massive Adipositas	> 40	> 40

Tab. 6.1: Bewertung des Körpergewichts Erwachsener nach der DGE (Deutsche Gesellschaft für Ernährung), 1992.

Der BMI unterscheidet nicht, ob sich das Gewicht mehr durch Muskelmasse oder Fett ergibt. Er kann daher nur Anhaltspunkte liefern, um Über- oder Untergewicht zu bestimmen. Mit speziellen Waagen lassen sich zusätzlich Fettanteil und Fettverteilung messen. Mit diesen Werten lassen sich z. B. spezielle Krankheitsrisiken erkennen.

Starke Gewichtsveränderungen weisen immer auf gravierende Stoffwechselveränderungen hin.

Älteren Menschen wird also ein **leichtes Übergewicht** empfohlen, denn im Alter sind Gewichtsverluste, z. B. durch Krankheit, deutlich schwerer auszugleichen als in jüngeren Jahren.

Erhebliches Übergewicht belastet den Organismus vielfältig. Es erhöht das Risiko für Erkrankungen wie Hypertonie, Diabetes mellitus oder Arteriosklerose – unabhängig vom Alter. Erhebliches Übergewicht begünstigt außerdem Gelenkverschleiß und reduziert die Belastungsfähigkeit.

Menschen mit **Untergewicht** bekommen häufiger Infektionen und erleiden häufiger Druckgeschwüre. Sie haben ein dreifach höheres Risiko, an den Folgen einer Operation zu sterben als Normalgewichtige.

! Merke Nach den Qualitätsprüfungsrichtlinien des MDK (Medizinischer Dienst der Krankenversicherung) muss bei Pflegebedürftigen mindestens quartalsweise das Gewicht gemessen werden.

Gewichtsverlust

Auch bei Personen, die nicht abgemagert sind, sollten im Rahmen der Pflegeanamnese gefragt werden, ob sie in den letzten Monaten Gewicht verloren haben. Dabei ist zunächst zu klären, ob die Gewichtsabnahme auf veränderte Ernährungsgewohnheiten zurückzuführen ist. Wenn nicht, ist sie ein erstes Zeichen für eine Erkrankung, die abgeklärt werden sollte.

Um die Ursachen eines Gewichtsverlusts abzuklären, können sogenannte **Screeninginstrumente** hilfreich sein (► LF 1.3, Kap. 4.3.2, S. 333; Abb. 6.3).

LF 1.3

Mini Nutritional Assessment MNA®

Nestlé NutritionInstitute

Name: Vorname:

Geschlecht: Alter (Jahre): Gewicht (kg): Größe (m): Datum:

Füllen Sie den Bogen aus, indem Sie die zutreffenden Zahlen in die Kästchen eintragen. Addieren Sie die Zahlen des Screenings. Ist der Wert ≤ 11, fahren Sie mit dem Assessment fort, um den Mangelernährungs-Index zu erhalten.

Screening

A Hat der Patient während der letzten 3 Monate wegen Appetitverlust, Verdauungsproblemen, Schwierigkeiten beim Kauen oder Schlucken weniger gegessen?
0 = starke Abnahme der Nahrungsaufnahme
1 = leichte Abnahme der Nahrungsaufnahme
2 = keine Abnahme der Nahrungsaufnahme ☐

B Gewichtsverlust in den letzen 3 Monaten
0 = Gewichtsverlust > 3 kg
1 = nicht bekannt
2 = Gewichtsverlust zwischen 1 und 3 kg
3 = kein Gewichtsverlust ☐

C Mobilität
0 = bettlägerig oder in einem Stuhl mobilisiert
1 = in der Lage, sich in der Wohnung zu bewegen
2 = verlässt die Wohnung ☐

D Akute Krankheit oder psychischer Stress während der letzten 3 Monate?
0 = ja 2 = nein ☐

E Neuropsychologische Probleme
0 = schwere Demenz oder Depression
1 = leichte Demenz
2 = keine psychologischen Probleme ☐

F Body Mass Index (BMI): Körpergewicht (kg) / Körpergröße^2 (m^2)
0 = BMI < 19
1 = 19 ≤ BMI < 21
2 = 21 ≤ BMI < 23
3 = BMI ≥ 23 ☐

Ergebnis des Screenings (max. 14 Punkte) ☐☐

12-14 Punkte:	Normaler Ernährungszustand
8-11 Punkte:	Risiko für Mangelernährung
0-7 Punkte:	Mangelernährung

Für ein tiefergehendes Assessment fahren Sie bitte mit den Fragen G-R fort

Assessment

G Lebt der Patient eigenständig zu Hause?
1 = ja 0 = nein ☐

H Nimmt der Patient mehr als 3 verschreibungspflichtige Medikamente pro Tag?
0 = ja 1 = nein ☐

I Hat der Patient Druck- oder Hautgeschwüre?
0 = ja 1 = nein ☐

J Wie viele Hauptmahlzeiten isst der Patient pro Tag?
0 = 1 Mahlzeit
1 = 2 Mahlzeiten
2 = 3 Mahlzeiten ☐

K Eiweißzufuhr: Isst der Patient
- mindestens einmal pro Tag Milchprodukte (Milch, Käse, Joghurt)? ja ☐ nein ☐
- mindestens zweimal pro Woche Hülsenfrüchte oder Eier? ja ☐ nein ☐
- täglich Fleisch, Fisch oder Geflügel? ja ☐ nein ☐

0,0 = wenn 0 oder 1 mal «ja»
0,5 = wenn 2 mal «ja»
1,0 = wenn 3 mal «ja» ☐,☐

L Isst der Patient mindestens zweimal pro Tag Obst oder Gemüse?
0 = nein 1 = ja ☐

M Wie viel trinkt der Patient pro Tag? (Wasser, Saft, Kaffee, Tee, Milch ...)
0,0 = weniger als 3 Gläser / Tassen
0,5 = 3 bis 5 Gläser / Tassen
1,0 = mehr als 5 Gläser / Tassen ☐,☐

N Essensaufnahme mit / ohne Hilfe
0 = braucht Hilfe beim Essen
1 = isst ohne Hilfe, aber mit Schwierigkeiten
2 = isst ohne Hilfe, keine Schwierigkeiten ☐

O Wie schätzt der Patient seinen Ernährungszustand ein?
0 = mangelernährt
1 = ist sich unsicher
2 = gut ernährt ☐

P Im Vergleich mit gleichaltrigen Personen schätzt der Patient seinen Gesundheitszustand folgendermaßen ein:
0,0 = schlechter
0,5 = weiß es nicht
1,0 = gleich gut
2,0 = besser ☐,☐

Q Oberarmumfang (OAU in cm)
0,0 = OAU < 21
0,5 = 21 ≤ OAU ≤ 22
1,0 = OAU > 22 ☐,☐

R Wadenumfang (WU in cm)
0 = WU < 31
1 = WU ≥ 31 ☐

Assessment (max. 16 Punkte) ☐☐,☐
Screening ☐☐,☐
Gesamtauswertung (max. 30 Punkte) ☐☐,☐

Auswertung des Mangelernährungs-Index

24-30 Punkte	☐	Normaler Ernährungszustand
17-23,5 Punkte	☐	Risiko für Mangelernährung
Weniger als 17 Punkte	☐	Mangelernährung

Ref. Vellas B, Villars H, Abellan G, et al. *Overview of MNA® - Its History and Challenges.* J Nut Health Aging 2006; 10: 456-465.
Rubenstein LZ, Harker JO, Salva A, Guigoz Y, Vellas B. Screening for Undernutrition in Geriatric Practice: *Developing the Short-Form Mini Nutritional Assessment (MNA-SF).* J. Geront 2001; 56A: M366-377.
Guigoz Y. The Mini-Nutritional Assessment (MNA®) *Review of the Literature – What does it tell us?* J Nutr Health Aging 2006; 10: 466-487.

Mehr Informationen unter: www.mna-elderly.com

Abb. 6.2: Beispiel für einen Anamnesebogen.

6.2.2 Mangelernährung

In der Altenpflege ist nicht Überernährung das Problem, sondern **Mangelernährung**. Nach Schätzungen von 2006 sind in Deutschland 1,6 Millionen Menschen untergewichtig, die meisten davon sind alt. Ihr BMI liegt unter 18,5. Das heißt, bei ihnen besteht eine **Kachexie**. Besonders bedenklich ist, dass unter den über 75-Jährigen jeder Zweite bei einer Krankenhausaufnahme unterernährt ist und sich dieser Zustand während des Aufenthalts noch verschlechtert. Etwa 5–10 % der zu Hause lebenden älteren Menschen sind unterernährt. Bei in Heimen lebenden Menschen liegen bei 25–50 % Zeichen von Mangelernährung vor (wichtige Ursachen für eine Mangelernährung (► LF 1.3, Kap. 1.5.3, S. 168).

➧ Definition **Mangelernährung:** eine erhebliche Unterversorgung mit Energieträgern und lebenswichtigen Stoffen, z. B. Eiweiß oder Vitamine (► LF 1.3, Kap. 1.5.3, S. 168)

➧ **Kachexie** (griech. schlechter Körperzustand): Auszehrung mit allgemeiner Atrophie und einem Körpergewicht von 20 % unter der Norm

➧ **Anorexie** (griech. ohne Appetit): Appetitlosigkeit

➧ **Anorexia senilis:** im Alter auftretende Appetitlosigkeit, z. B. bei Depression, Mangeldurchblutung des Gehirns und Magen-Darm-Erkrankungen

➧ **Marasmus** (griech. Schwachwerden): Schwäche aufgrund mangelnder Ernährung

➧ **Marasmus senilis:** Altersschwäche aufgrund physiologischer Altersvorgänge

In Pflegeeinrichtungen bzw. bei den Betroffenen können folgende Faktoren eine Mangelernährung begünstigen:

- unzureichend aufbereitete Nahrung
- mangelhafter Geschmack und Zustand des Essens
- zu wenig Zuwendung während der Nahrungsaufnahme
- ablehnende Haltung gegenüber den Tischgenossen
- falsche Essenszeiten (sehr häufig zu früh abends)
- mangelnde Mundhygiene
- schlecht sitzende Zähne
- Langeweile
- fehlender Lebenssinn

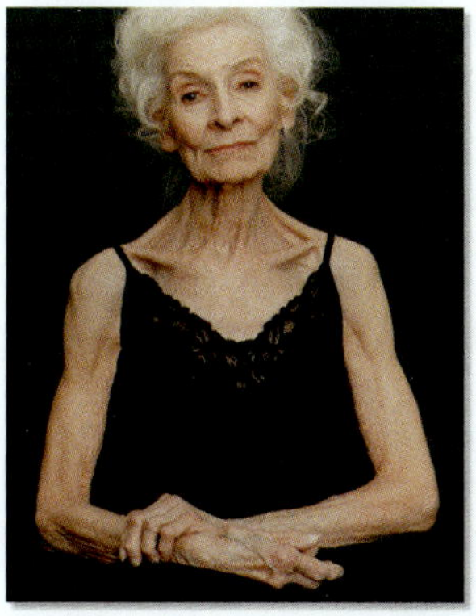

Abb. 6.3: Unterernährung

Oft wissen Betroffene und Pflegende nicht ausreichend über den **Energiehaushalt** von alten und kranken Menschen Bescheid. Der Energiebedarf steigt z. B. bei Pflegebedürftigen mit motorischer Unruhe aufgrund einer Demenzerkrankung, aber auch bei Personen mit starkem Zittern im Rahmen eines Morbus Parkinson.

6.2.3 Maßnahmen

Wird eine Mangelernährung festgestellt, müssen zunächst die Hintergründe geklärt werden.

- Häufig hilft es, den Menschen bei der Auswahl und Zubereitung der Nahrungsmittel zu beraten und zu unterstützen.
- Hilfreich sind auch eine besondere Atmosphäre beim Essen und, falls erforderlich, den Umständen angepasste Essbestecke.
- Liegen Schluckbeschwerden vor, sollte der Logopäde diese abklären.
- Kaubeschwerden lassen sich meist durch eine Sanierung des Gebisses beseitigen.
- Wenn der Pflegebedürftige aufgrund von Krankheit oder Medikamenten keinen Appetit hat, kann die Behandlung verändert werden.

Reichen diese **Maßnahmen** nicht aus, sollten zunächst die Speisen auf natürliche Weise **angereichert** werden, z. B. mit Sahne sowie mehr Mahlzeiten pro Tag angeboten werden. Die nächtliche Nahrungskarenz

(Zeit zwischen Abendessen bzw. letzter Mahlzeit und Frühstück), sollte möglichst kurz sein. Ziel: nicht mehr als 10 Stunden. Am Morgen vor körperlicher Anstrengung ist ein kalorienreiches Getränk, z. B. Saft oder Kakao, sinnvoll, da dann die Energiereserven nicht aus den Muskeln geholt werden. Im nächsten Schritt werden dem Essen **Nährstoffkonzentrate** wie Maltodextrin oder Eiweißpulver zugegeben. Spezielle energiereiche Trinknahrung kann zusätzlich angeboten werden. In besonders schwierigen Fällen wird **künstlich** über implantierte Sonden, z.B. eine PEG-Sonde, ernährt (► LF 1.3, Kap. 13.5.6, S. 533).

✔ **Tipp** Die meiste energiereiche Trinknahrung schmeckt gekühlt besser!

6.3 Energiehaushalt

Alle Lebensvorgänge – sowohl auf der Ebene der Zellen als auch der Ebene der Organe und Organsysteme – verbrauchen **Energie**. Und das nicht nur bei körperlicher und geistiger Aktivität, sondern auch in Ruhe.

Die im Körper benötigte Energie wird im Wesentlichen aus **Kohlenhydraten**, **Fetten** und **Eiweißen** gewonnen. Eiweiß nimmt dabei eine Sonderrolle ein: Es ist nicht nur Energieträger, sondern wird auch zum Aufbau von Körperstrukturen benötigt.

In einem chemischen Prozess in den Zellen werden die kleinsten Bausteine der Nährstoffe aufgespalten und unter Wärmeabgabe in Energie umgewandelt. Dabei entstehen Kohlendioxid und Wasser, bei den Eiweißen zusätzlich Harnstoff.

6.3.1 Energiebedarf

➧ **Definition**
➧ **Joule** (J): Standardeinheit für Energie
➧ **Kalorie** (cal): Wärmemenge, um 1 g Wasser von 14,5 auf 15,5 °C zu erwärmen. Statt Joule wird meistens **Kilokalorien** (kcal) verwendet.

Um die tägliche Energiemenge zu berechnen, bestimmt man zunächst den Grundumsatz.

! Merke 1 Joule (J) = 0,239 Kalorie (cal)
4,187 J = 1 cal.

Grundumsatz

➧ **Definition** **Grundumsatz:** Energie, die bei völliger Ruhe verbraucht wird, also für die notwendigen Stoffwechselvorgänge und zum Aufrechterhalten der Körpertemperatur.

Der Grundumsatz wird folgendermaßen berechnet:
- ♂: (11,2 × Gewicht) – (3,47 × Alter) + 1010 = Grundumsatz in kcal
- ♀: (11,2 × Gewicht) – (3,47 × Alter) + 770 = Grundumsatz in kcal

Beispiel 70-jährige Frau mit 65 kg Körpergewicht: (11,2 × 65) – (3,47 × 70) + 770 = 1255 kcal.

Leistungsumsatz

Um auf den täglichen Energiebedarf zu kommen, wird zum Grundumsatz der **Leistungsumsatz** addiert. Dieser ergibt sich aus der Summe der täglichen Aktivitäten. Hierzu gehören:
- Muskeleinsatz wie körperliche Arbeit, Sport, Muskelzittern oder Unruhe
- Wärmeregulation, also das Anpassen an unterschiedliche Temperaturen
- krankheitsbedingter Energiemehrbedarf, z.B. bei Fieber, Tumorleiden und Entzündungen
- geistige Tätigkeit

Der Leistungsumsatz ist eine variable Größe, die sich von Tag zu Tag ändert. Man rechnet deshalb mit Durchschnittswerten.

Für die Altenpflege gut einsetzbar sind die **PAL-Werte** (PAL = physiologischer Aktivitätslevel).

➧ **Definition** **PAL** (Physical Activity Level): Maß für die körperliche Aktivität. Körperliche Aktivitäten werden je nach Energiebedarf entsprechenden PAL-Werten zugeordnet (Tab. 6.3).

Faktor	Einfluss auf Grundumsatz	Erläuterung
Alter	↓	Abnahme der Stoffwechselleistungen Abnahme Muskelanteil Zunahme Fettanteil
Geschlecht	♂ ↑	mehr Muskelanteil, d. h. höhere Stoffwechselaktivität
	♀ ↓	höherer Fettanteil. d. h. bessere Wärmespeicherung
Oberfläche	↑	Wärmeverlust durch Abstrahlung
Körpergröße, -gewicht	↑	Muskelmasse steigt mit der Körpergröße und dem Gewicht, besseres Verhältnis Volumen/Oberfläche
Krankheiten	↑ Fieber, Schilddrüsenüberfunktion	gesteigerter Stoffwechsel
	↓ Depression, Schilddrüsenunterfunktion	reduzierter Energiebedarf, reduzierter Stoffwechsel
Klima	↓ Sommer	Wärmezufuhr von außen
	↑ Winter	Wärmeverlust

Tab. 6.2: Einflüsse auf den Grundumsatz.

Aktivität	PAL-Wert
Nachtruhe	0,95
hohes Alter und stark eingeschränkte Aktivität	1,2
normale Alltagsaktivität im Alter	1,4
Schüler oder Berufstätige mit überwiegend sitzender Tätigkeit	1,6–1,7
Hausfrauen oder Berufstätige mit überwiegend stehender Tätigkeit	1,8–1,9
starke körperliche Anstrengung	2,0–2,4

Tab. 6.3: PAL-Werte

Der Grundumsatz multipliziert mit dem jeweiligen PAL-Wert ergibt die Summe aus Grund- und Leistungsumsatz.

Beispiel Rüstige 70-jährige Frau mit 65 kg Körpergewicht und einem Grundumsatz von 1255 Kcal:

- 8 h Nachtruhe:
  0,95 × 1255 × (8 ÷ 24) = 397 kcal
- 4 h Spazierengehen, Gymnastik:
  1,8 × 1255 × (4 ÷ 24) = 377 kcal
- 12 h Sitzen, Ausruhen:
  1,4 × 1255 × (12 ÷ 24) = 879 kcl
- Summe = 1 653 kcal

! Merke Unabhängig von allen Berechnungen sollte die tägliche **Energiemenge** bei über 65-Jährigen nicht unter 1 600–1 800 kcal liegen.

6.4 Lebensmittel – Nahrungsmittel – Nährstoffe

➔ Definition »Lebensmittel sind alle Stoffe und Erzeugnisse, die dazu bestimmt sind [...], dass sie in verarbeitetem, teilweise verarbeitetem oder unverarbeitetem Zustand von Menschen aufgenommen werden.«
Artikel 2, EU-Basis-Verordnung Lebensmittelrecht (VO (EG) 178/2006)

Nahrungsmittel sind Lebensmittel, die der Ernährung dienen. **Genussmittel** wie Alkohol, Tee und Kaffee zählen nach der Definition ebenfalls zu den Lebensmitteln, auch wenn sie nicht für die Ernährung notwendig sind. Nicht zu den Lebensmitteln gehören Tabakwaren und Arzneimittel.

6.4.1 Nährstoffe

Nahrungsmittel enthalten **Nährstoffe**. Diese erfüllen im Körper unterschiedliche Aufgaben:

- **Kohlenhydrate**, **Fette** und in geringem Maße auch Eiweiße liefern Energie. Sie unterscheiden sich in ihrem Energiegehalt (Tab. 6.4).
- **Eiweiße** werden zum Aufbau von Körpersubstanz benötigt.
- **Vitamine** sind an der Energieproduktion und am Stoffwechsel beteiligt.

- **Mineralien** und **Spurenelemente** sind für zahlreiche biologische Vorgänge erforderlich.
- **Wasser** ermöglicht die Stoffwechselvorgänge in den Zellen (► LF 1.3, Kap. 3.4, S. 305 ff.).

Energieliefernder Nährstoff	Energiemenge pro Gramm
Kohlenhydrat	4,1 kcal = 17,2 kJ
Fett	9,3 kca l = 37,0 kJ
Eiweiß	4,1 kcal = 17,2 kJ
Alkohol	7 Kcal = 29,3 kJ

Tab. 6.4: Energiegehalt der energieliefernden Nährstoffe.

! **Merke** Empfehlung zur Nährstoffrelation für Erwachsene:
- 10–15 % **der Energie** aus Eiweiß
- 30 % aus Fett
- 55–60 % aus Kohlenhydraten

Bei einer Energierelation mit 15 % Energie aus Eiweißen, 30 % aus Fett und 55 % aus Kohlenhydraten betragen die **Mengenrelationen**:
- 18 % Eiweiß
- 16 % Fett
- 66 % Kohlenhydrate

Bei einem Bedarf von 1 800 kcal wären es also:
- 79 g Eiweiß
- 31 g Fett
- 290 g Kohlenhydrate

Kohlenhydrate

Kohlenhydrate sind Zucker, sogenannte **Saccharide** (Abb. 6.5). Sie sind wichtige Nährstoffe und können zum größten Teil vom menschlichen Organismus verwertet werden. Eine Ausnahme bildet z. B. Zellulose. Dieser Vielfachzucker ist unverdaulich und zählt deshalb zu den Ballaststoffen. Aus Kohlenhydraten kann der Körper besonders schnell Energie bereitstellen, etwa dreimal schneller als aus Fetten. Kohlenhydrate können darüber hinaus von allen Körperzellen zur Energiegewinnung genutzt und in Form von **Glykogen** in der Muskulatur und der Leber gespeichert werden.

Glukose (Traubenzucker) liegt im menschlichen Körper in gelöster Form vor und kann so von allen Zellen aufgenommen werden. Dazu muss allerdings **Insulin** vorhanden sein. Es ermöglicht den Transport von Glukose in die Zelle. Fehlt dieses Hormon oder wirkt es nicht ausreichend – wie beim Diabetes mellitus – steigt der Blutzuckerspiegel (► LF 1.3, Kap. 13.1.7, S. 507). Das führt langfristig zu Organschäden. Beim gesunden Menschen liegt der Blutzuckerspiegel etwa zwischen 70 und 120 mg Glukose pro 100 ml Blut.

Glukose gelangt direkt vom Darm ins Blut. Nach einer glukosereichen Mahlzeit steigt der Blutzucker deshalb schnell an. Der Körper reagiert darauf mit der Insulinproduktion. Andere Zucker müssen erst umgewandelt werden, bevor sie ins Blut gelangen.

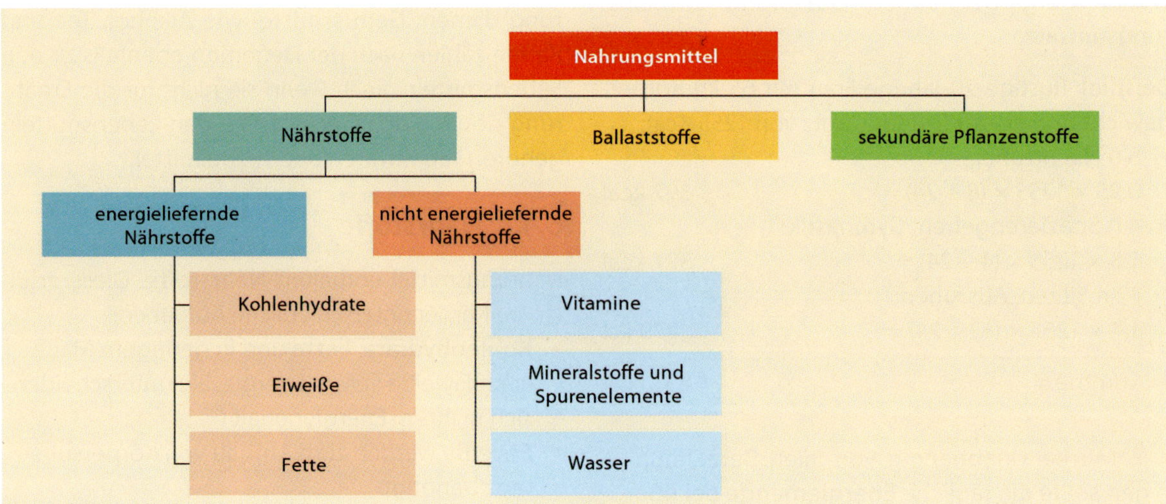

Abb. 6.4: Übersicht der Nährstoffe in Nahrungsmitteln

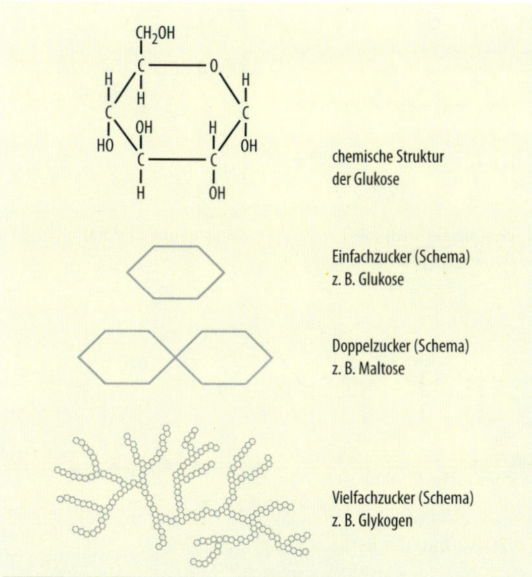

Abb. 6.5: Aufbau der Kohlenhydrate.

Der Blutzucker steigt dadurch langsamer und die Gegenregulation des Körpers wird weniger beeinflusst. Solche »langsamen« Kohlenhydrate sind besser für den Organismus.

➧ **Definition Glykämischer Index** (GI): Maß für den Anstieg des Blutzuckers nach dem Verzehr eines Lebensmittels, das 50 g Kohlenhydrate enthält

Je schneller der Blutzucker ansteigt, desto höher der glykämische Index. Glukose hat z. B. den Index 100. Da Nahrungsmittel einen unterschiedlichen Gehalt an Kohlenhydraten haben, ist der GI nicht besonders praxistauglich.

➧ **Definition Glykämische Last** (GL): Maß für den Anstieg des Blutzuckers nach dem Verzehr eines Lebensmittels; berücksichtigt im Gegensatz zum GI den Kohlenhydratanteil

Die GL bezieht sich auf 100 g eines Nahrungsmittels und macht den Effekt auf den Blutzuckerspiegel zwischen verschiedenen Nahrungsmitteln vergleichbar. Ein Baguettebrot und gekochte Möhren haben z. B. den gleichen glykämischen Index von ca. 70, die glykämische Last von 100 g Möhren liegt aber nur bei ca. 15 % der glykämischen Last von 100 g Baguette.

Insbesondere Menschen mit Diabetes sollten Nahrungsmittel mit geringer GL bevorzugen.

➧ **Definition Ballaststoffe:** Polysaccharide (Vielfachzucker), die vom Menschen nicht verdaut werden können.

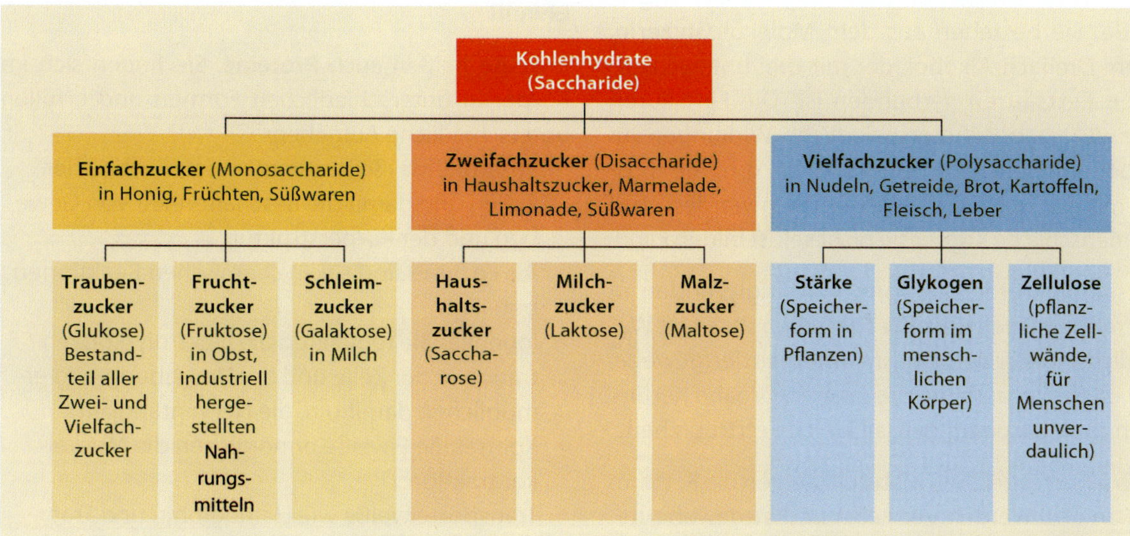

Abb. 6.6: Übersicht der Kohlenhydrate.

LF 1.3

Ballaststoffe wurden früher als unnötig angesehen und teilweise sogar in aufwendigen Verarbeitungsprozessen aus Lebensmitteln entfernt. Untersuchungen an Menschen, die sich vorwiegend von Hirse und Gemüse und daher sehr ballaststoffreich ernährten, belegten aber, dass sie kaum an Krankheiten des Herz-Kreislauf-Systems, Darmkrebs oder Diabetes mellitus litten. In der Folge wurden zunehmend positive Eigenschaften von Ballaststoffen entdeckt. Die Deutsche Gesellschaft für Ernährung empfiehlt eine **Ballaststoffzufuhr** von ca. 30 g pro Tag.

Unterschieden werden lösliche Ballaststoffe, wie Pektin, und unlösliche Ballaststoffe, wie Zellulose. Sie kommen vorwiegend in Getreide, Obst, Gemüse, besonders Kartoffeln und Hülsenfrüchten, vor. Sie wirken unter anderem cholesterinsenkend und unterstützen die Darmentleerung, weil sie Wasser binden und dadurch das Volumen des Stuhls vergrößern und die Gleitfähigkeit verbessern.

Fette

Fette werden auch als **Lipide** (Abb. 6.7) bezeichnet. Sie sind Energieträger und -speicher, schützen als Baufett die Organe, sind Bestandteil von Zellwänden und Grundbaustein von Hormonen. Außerdem werden sie zur Aufnahme fettlöslicher Vitamine benötigt.

Die Fette in der Nahrung sind sogenannte **Triglyzeride**. Sie bestehen aus dem Molekül **Glyzerin**, einem Dreifach-Alkohol, der mit drei unterschiedlichen **Fettsäuren** verbunden ist. Die Fettsäuren (Abb. 6.7) haben unterschiedliche Wirkungen im Körper und sind zum Teil essenziell, d.h., sie müssen mit der Nahrung aufgenommen werden, weil der menschliche Körper sie nicht selbst bilden kann.

Fettsäuren werden in Form von Triglyzeriden in Fettzellen gespeichert. Die Fettzellen sitzen im Wesentlichen unter der Haut, im Unterhautfettgewebe, und im Bauchraum um die inneren Organe herum. Auch die Muskulatur enthält kleine Fetttröpfchen.

Nach einer fettreichen Mahlzeit steigen die Fette im Blut an und werden vermehrt im Fettgewebe gespeichert. Bei hoher Aktivität mit entsprechendem Energieverbrauch sinkt der Blutfettspiegel hingegen und die Triglyzeride werden gespalten, damit aus den Fettsäuren Energie gewonnen werden kann. Im Blut werden die Fette in Lipoproteinen – Komplexe aus Fetten und Eiweißen – transportiert.

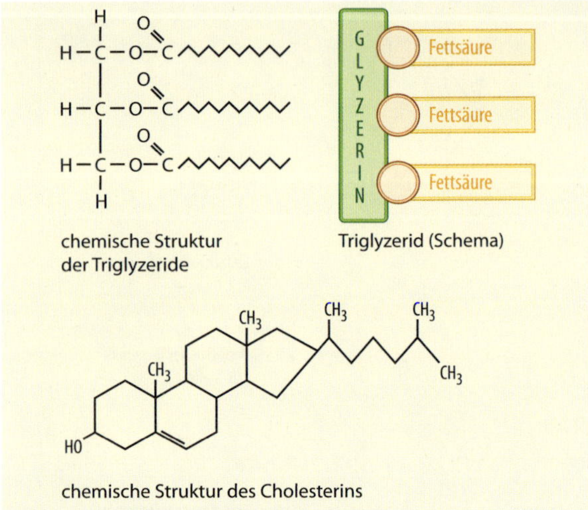

Abb. 6.7: Aufbau der Fette.

Auch **Cholesterin** gehört zu den Fetten. Es wird mit der Nahrung aufgenommen, der größere Teil wird in der Leber produziert. Cholesterin ist die Grundsubstanz u.a. für Gallensäure und viele Hormone, z.B. das Kortisol und Sexualhormone. Außerdem spielt es eine wichtige Rolle in der Entstehung der Arteriosklerose.

Eiweiß

Eiweiße heißen auch **Proteine**. Sie finden sich im Körper in unterschiedlichen Formen und erfüllen unterschiedliche Aufgaben:

- Struktureiweiße bestimmen den Aufbau der Zellen und damit die Beschaffenheit von Geweben und der Körperstruktur.
- Als Enzyme sind sie an chemischen Reaktionen beteiligt.
- Ionenkanäle regulieren die Elektrolytkonzentration in der Zelle und der Umgebung und ermöglichen damit u.a. die Nerventätigkeit.
- Kontraktile Eiweiße ermöglichen die Muskelkontraktion.
- Transporteiweiße wie Hämoglobin und Transferrin transportieren Sauerstoff bzw. Eisen. Das Protein Albumin hat neben Transportfunktio-

nen noch die wichtige Aufgabe, Wasser in den Gefäßen zu halten (► LF 1.3, Kap. 10.1.3, S. 433).

- Als Hormone regeln Proteine Vorgänge im Körper, z. B. die Glukoseaufnahme in die Zellen.
- Als Antikörper wehren sie Krankheitserreger ab.

Eiweiße sind große Moleküle, die in den Zellen nach dem Bauplan der genetischen Information zusammengesetzt werden Als Bausteine dienen **Aminosäuren**. Menschliche Eiweiße bestehen aus 20 verschiedenen Aminosäuren, die der Körper teilweise selbst herstellen kann. Wie bei den Fetten gibt es aber auch neun Aminosäuren, die beim Erwachsenen mit der Nahrung aufgenommen werden müssen, die essenziellen Aminosäuren.

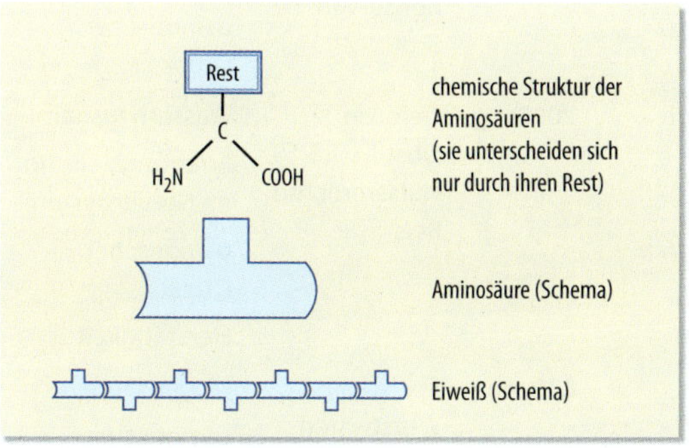

Abb. 6.8: Aufbau der Eiweiße

Die in einer Kette angeordneten Aminosäuren bilden kugelförmige Eiweiße oder strangförmig gefaltete Eiweiße, die Strukturproteine. Die Form unterstützt die jeweilige Funktion (Abb. 6.8).

Beim Abbau von Eiweißen wird genauso viel Energie gewonnen wie aus Kohlenhydraten. Im Gegensatz zu Kohlenhydraten und Fetten kann ein Überschuss von Eiweiß jedoch nicht gespeichert werden.

Der **Eiweißbedarf** alter Menschen liegt etwa bei 0,8 g pro kg Körpergewicht. Diese Menge wird mit einer ausgewogenen Mischkost üblicherweise erreicht. Bei extremer körperlicher Belastung und nach größeren Verletzungen oder operativen Eingriffen wird mehr Eiweiß benötigt, bei einer Niereninsuffizienz muss die Zufuhr oft reduziert werden.

Folgende Nahrungsmittel liefern besonders viel Eiweiß:

- Fleisch und Fisch
- Eier
- Milchprodukte
- Hülsenfrüchte
- Kartoffeln
- Getreideprodukte

> **! Merke** Der Eiweißbedarf sollte zu mindestens 2/3 aus pflanzlichen Lebensmitteln gedeckt werden.

Mit tierischen Nahrungsmitteln lässt sich vor allem der Bedarf an essenziellen Aminosäuren leichter abdecken.

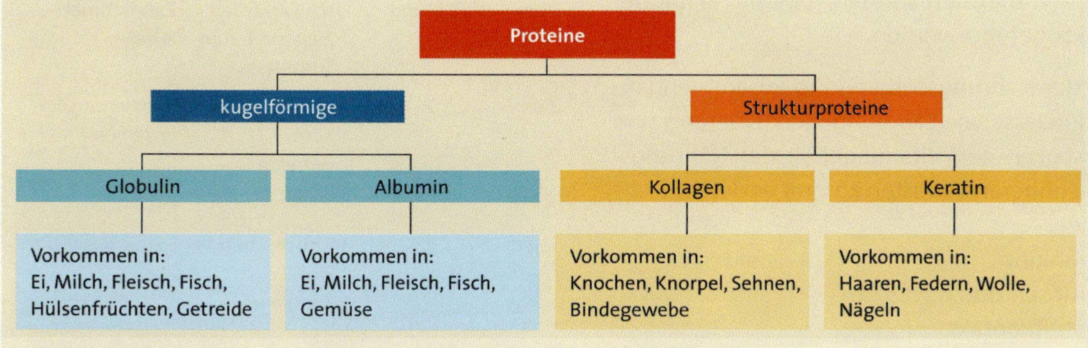

Abb. 6.9: Übersicht über wichtige Eiweiße

LF 1.3

Mineralstoffe

> **Definition** **Mineralstoffe:** nichtorganische Nährstoffe, die für den Körper lebensnotwendig sind und mit der Ernährung zugeführt werden müssen (Tab. 6.5)

Je nachdem, wie viel der Körper von einem Mineralstoff benötigt, spricht man von **Mengen**- oder **Spurenelementen**.

Mineralstoffe werden bei der Nahrungszubereitung kaum geschädigt. Allerdings laugen beim Kochen die Mineralstoffe zum Teil in die Garflüssigkeit aus. Deshalb sollte man mit wenig Flüssigkeit garen und diese möglichst weiterverwenden, z. B. für Soßen.

Bei einer ausgewogenen Ernährung treten Mangelerscheinungen normalerweise nicht auf. Bei alten Menschen sollte allerdings darauf geachtet werden, dass sie ausreichend mit Kalzium versorgt werden, um z. B. eine Osteoporose zu vermeiden (►LF 1.3, Kap. 12.4.2, S. 487).

Vitamine

> **Definition** **Vitamine:** Substanzen, die der Körper braucht, aber nicht selbst herstellen kann, und die er nicht als Energielieferant oder Baustoff benutzt

Vitamine sind unerlässlich für den Stoffwechsel. Dies verdeutlicht der Wortteil Vita, der für Leben steht. Da die Vitamine nicht oder nur ungenügend im Körper synthetisiert werden, müssen sie mit der Nahrung zugeführt werden.

Alle mit der Nahrungszubereitung zusammenhängenden Prozesse wie Lagerung, Zerkleinerung und Kochen senken den Vitamingehalt der Nahrungsmittel. Zu höheren Verlusten kommt es durch:

- Wärme
- UV-Strahlung
- Herauslösen durch Wasser
- Sauerstoffkontakt

Mineralstoff	Bedarf/Tag	Vorkommen	Wirkung/Beteiligung
Kalzium	1000 mg	Milch, Käse Gemüse Nüsse	Knochenaufbau Blutgerinnung Erregungsleitung im Nervensystem
Phosphor	700 mg	Fleisch, Fisch Milchprodukte Hülsenfrüchte	Knochenaufbau Energietransport
Magnesium	300–400 mg	Fleisch, Fisch Gemüse Nüsse	Erregungsleitung im Nervensystem Aktivierung von Enzymen
Natrium	550 mg	Speisesalz Käse Wurstwaren Konserven Brot	Wasserhaushalt Erregungsleitung Nervensystem osmotischer Druck
Kalium	2000 mg	Gemüse Obst Hülsenfrüchte Reis	Wasserhaushalt Erregungsleitung im Nervensystem osmotischer Druck Herztätigkeit
Chlor	830 mg	Speisesalz Wurstwaren Konserven Brot	Magensäure osmotischer Druck
Eisen	10–15 mg	Fleisch, Leber Eigelb Hülsenfrüchte Gemüse	Sauerstofftransport
Jod	150–200 µg	Seefisch Eier Zusatz zu Speisesalz und Backwaren	Schilddrüsenfunktion
Fluor	1 mg	schwarzer Tee Zusatz z. T. zum Trinkwasser	Zahnschmelzerhalt
Zink	7–10 mg	Fleisch Käse Getreide Nüsse	Aktivierung von Enzymen Insulin Eiweißaufbau
Selen	30–70 µg	Fleisch, Fisch Eier Knoblauch	Immunsystem Schutz der Zellmembranen

Tab. 6.5: Empfohlene Mineralstoffzufuhr für Erwachsene und Senioren (orientiert an der DGE).

Fettlösliche Vitamine (Tab. 6.6) können im Darm nur aufgenommen werden, wenn gleichzeitig Fett gegessen wurde. Diese Vitamine sind relativ hitzestabil, aber sauerstoffempfindlich. Fettlöslich sind die Vitamine A, D, E und K.

> ! **Merke** Fettlösliche Vitamine: E-De-K-A

Wasserlösliche Vitamine (Tab. 6.7) werden durch Hitze teilweise zerstört. Darauf ist bei der Nahrungszubereitung zu achten.

Beispiele für den vitaminschonenden Umgang mit Nahrungsmitteln:
- Karotten sollten möglichst frisch verbraucht oder in geschlossenen Behältern kühl gelagert werden. Beim Garen möglichst ohne Wasser dünsten. Mit etwas Fett wird der Gehalt an β-Carotin, der Vorstufe von Vitamin A, weitgehend erhalten und die Aufnahme gefördert.
- Petersilie sollte frisch verarbeitet und roh über das Gericht gegeben werden, um eine maximale Ausbeute an Vitamin C zu erreichen.

Der **Vitaminbedarf** unterscheidet sich von Mensch zu Mensch. Folgende Belastungen und Gewohnheiten lassen den Vitaminbedarf ansteigen:
- körperliche Belastungen
- nervliche Belastungen
- Krankheit
- Rauchen
- Alkoholmissbrauch

Hauptaufgaben der Vitamine sind:
- Unterstützung und Regulierung der Verstoffwechslung von Kohlenhydraten, Fetten und Eiweiß
- Unterstützung der Immunabwehr
- Unterstützung beim Aufbau von Zellen des Blutes, von Knochen, Knorpel und Zähnen

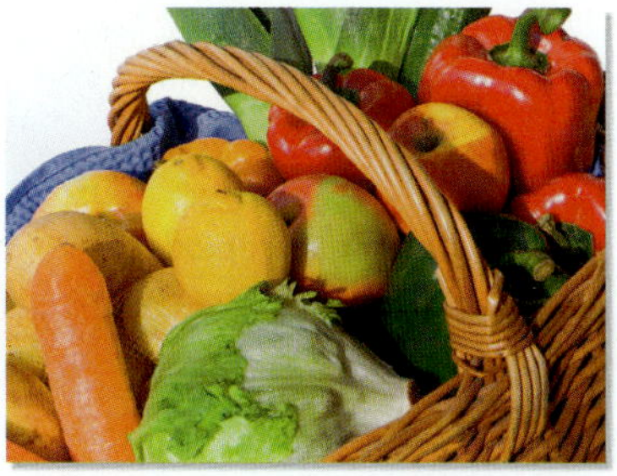

Abb. 6.10: Täglich Obst und Gemüse unterstützen die Vitaminzufuhr.

Oft wirken Vitamine als **Koenzyme**, d.h. sie ermöglichen die Leistung der Enzyme. Enzyme sind Eiweißkörper, die chemische Reaktionen beschleunigen.

Sekundäre Pflanzenstoffe

Die Gruppe der **sekundären Pflanzenstoffe** umfasst tausende von chemisch unterschiedlichen Substanzen, die ausschließlich in Pflanzen vorkommen. Viele von ihnen sind Farbstoffe oder Aromen, manche beeinflussen aber auch die Funktionen des

Fettlösliche Vitamine	Zufuhr/Tag	Vorkommen	Funktion
Retinole = Vitamin A	0,8–1,0 mg	Leber, Eigelb Karotten, grünes Gemüse, Tomaten Aprikosen	Sehvorgang Zellwachstum Immunsystem
Calciferole = Vitamin D (Vitamin D fehlt alten Menschen oft, da ca. 80 % des benötigten Vitamin D durch Sonnenlicht gebildet werden. Daher besonders wichtig: Mit Bewohnern nach draußen gehen. 15 Minuten Sonne pro Tag (ohne Kopf-und Armbedeckung) reichen zur Vitamin D-Produktion aus.)	5–10 µg	Fettfische Eigelb Emmentaler (kann Demenzerkrankten z.B. als Fingerfood verabreicht werden)	Knochenaufbau
Tocopherole = Vitamin E	11–15 mg	Pflanzenöl Vollkornprodukte Nüsse grünes Gemüse	Schutz der Zellmembranen Immunsystem
Phyllochinone = Vitamin K	60–80 µg	grünes Gemüse Milchprodukte Fleisch, Eier Getreide, Obst	Blutgerinnung Knochenstoffwechsel

Tab. 6.6: Fettlösliche Vitamine (Empfehlungen und Richtwerte der DGE für Erwachsene und Senioren).

Wasserlösliche Vitamine	Zufuhr/Tag	Vorkommen		Funktion
Thiamin = Vitamin B1	1,0–1,3 mg	Fleisch Hülsenfrüchte	Vollkornprodukte Kartoffeln	Kohlenhydrat- und Eiweißstoffwechsel Nervensystem
Riboflavin = Vitamin B2	1,2–1,5 mg	Milchprodukte Vollkornprodukte	Eier, Fleisch, Fisch	Energiegewinnung in den Zellen
Niacin	13–17 mg	Fleisch, Eier, Fisch Gemüse	Milchprodukte Vollkornprodukte	Energiegewinnung in den Zellen
Pantothensäure	6 mg	Eigelb, Fleisch, Fisch Vollkornprodukte	Milchprodukte Hülsenfrüchte	alle Stoffwechselvorgänge
Pyridoxin = Vitamin B6	1,2–1,5 mg	Fleisch, Fisch Hülsenfrüchte Vollkornprodukte	Gemüse Kartoffeln	Energie- und Kohlenhydratstoffwechsel Immunsystem
Biotin	30–60 µg	Leber, Eigelb Vollkornprodukte Nüsse	Soja Pilze	Kohlenhydrat- und Fettstoffwechsel Eiweißabbau
Folsäure	400 µg	Blattgemüse Kartoffeln	Vollkornprodukte Hülsenfrüchte	Zellteilung Eiweiß- und Fettstoffwechsel Blutbildung
Cobalamin = Vitamin B12	3 µg	ausschließlich tierische Lebensmittel mikrobiell vergorene Produkte		Zellwachstum Blutbildung
Ascorbinsäure = Vitamin C	100 mg	Obst, Fruchtsäfte Gemüse Kartoffeln		Antioxidans Kollagenaufbau Eisenaufnahme

Tab. 6.7: Wasserlösliche Vitamine (Empfehlungen und Richtwerte der DGE für Erwachsene und Senioren).

Körpers und werden deshalb als bioaktive Substanzen bezeichnet. Obst und Gemüse sind vor allem aufgrund der sekundären Pflanzenstoffe so gesund. Täglich sollte man davon fünf Portionen verzehren – roh, gekocht oder als Saft.

Wasser

Wasser ist unerlässlich für alle Körperfunktionen. Während es möglich ist, längere Zeit ohne feste Nahrung auszukommen, muss die tägliche Versorgung mit Flüssigkeit sichergestellt sein. Wasser ist:

- Hauptbestandteil des menschlichen Körpers
- Lösungsmittel
- Transportmittel für Stoffwechselprodukte
- Wärmeregulator (Schwitzen)
- Voraussetzung für die Weitergabe von Nervenimpulsen im Gehirn, plötzliche Verwirrtheit im Alter entsteht meist durch Flüssigkeitsmangel

Ohne Wasser verlieren die Zellen ihre Form und die in ihnen ablaufenden Vorgänge kommen zum Erliegen. Etwa 60–70 % des menschlichen Körpers bestehen aus Wasser. Mit zunehmendem Alter nimmt der Wassergehalt allerdings ab (Abb. 6.11).

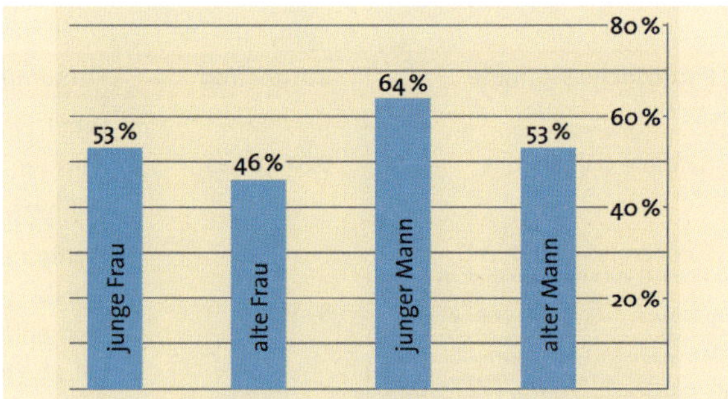

Abb. 6.11: Veränderung des Wassergehalts mit dem Alter.

Der größte Anteil des Wassers befindet sich in den Zellen (intrazellulär) und in den Zellzwischenräumen (extrazellulär), darüber hinaus in den Blutgefäßen und z. B. im Darm. Aufgrund der vielfältigen Aufgaben des Wassers findet zwischen diesen Räumen ein reger Austausch statt.

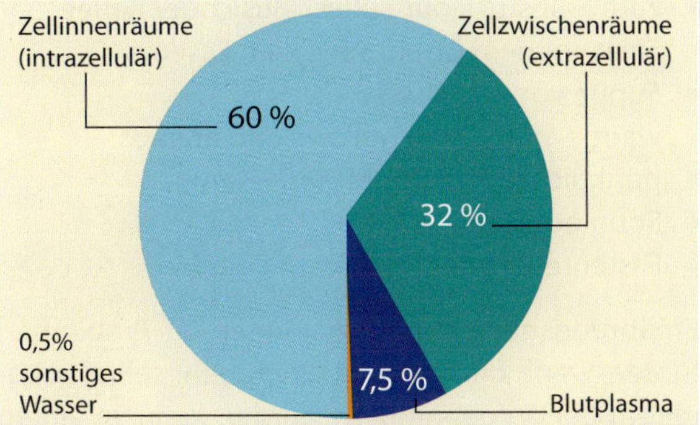

Abb. 6.12: Wasserverteilung im Körper

Wasser wird über den Verdauungstrakt aufgenommen und über die Nieren als Urin, über die Atmung und die Haut wieder ausgeschieden. Das Wasser, das so verloren geht, muss über Getränke und Essen wieder aufgenommen werden (Abb. 6.13).

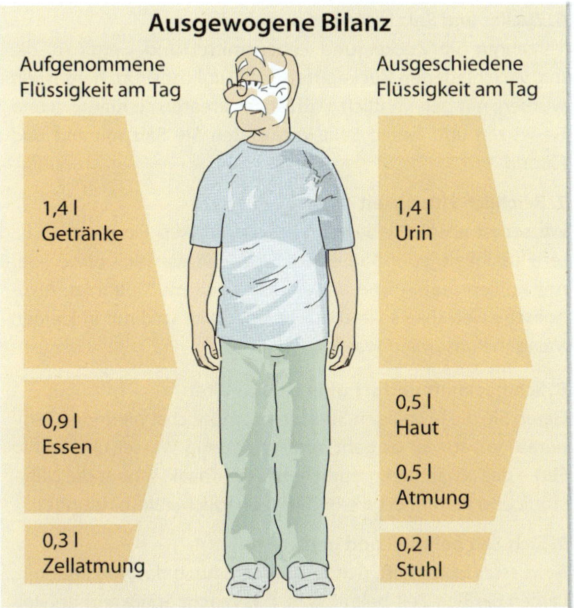

Abb. 6.13: Ausgeglichene Flüssigkeitsbilanz

! Merke Der Wasserbedarf ist bei starkem Schwitzen, z. B. durch Anstrengung oder Fieber, bei Erbrechen, Durchfall und bei hohem Kochsalz- und Eiweißverzehr erhöht (Dehydratation ►LF 1.3, Kap. 1.5.2, S. 166).

6.5 Altersgerechte Ernährung

Alte Menschen können dieselben Nahrungsmittel wählen wie junge. Ausnahmen bilden Krankheiten, Untergewicht oder Übergewicht. Die Zusammensetzung sollte ausgewogen und möglichst abwechslungsreich sein, um den Appetit zu erhalten. Um die verschiedenen Nahrungsmittel richtig zusammenzustellen, kann man sich am **Ernährungskreis der DGE** orientieren (Abb. 6.14).

LF 1.3

Die Deutsche Gesellschaft für Ernährung e. V. (DGE) hat auf der Basis wissenschaftlicher Erkenntnisse **10 Regeln** formuliert, die helfen, genussvoll und gesunderhaltend zu essen (www.dge.de). Diese Regeln treffen auf jede Altersgruppe zu.

6.6 Ernährungsgewohnheiten

Ernährungsgewohnheiten entwickeln sich schon in der Kindheit – man lernt am Beispiel von Eltern, Geschwistern und anderen Kindern. Regelmäßig durchgeführte Handlungen verfestigen mensch-

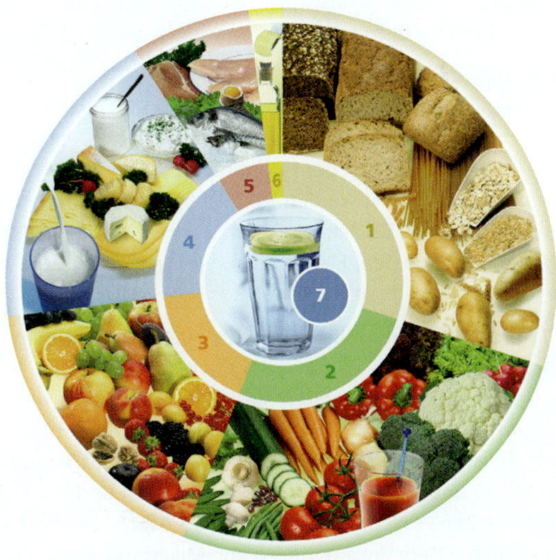

Gruppe 1: Getreide, Getreideprodukte, Kartoffeln
Gruppe 2: Gemüse, Salat
Gruppe 3: Obst
Gruppe 4: Milch, Milchprodukte
Gruppe 5: Fleisch, Wurst, Fisch, Eier
Gruppe 6: Öle und Fette
Gruppe 7: Getränke

Abb. 6.14: Der Ernährungskreis der DGE: Die Größe der Segmente verdeutlichen wie groß der Anteil der jeweiligen Lebensmittelgruppe an der Ernährung sein sollte.

LF 1.3

liches Verhalten. Deshalb lassen sich individuelle Ernährungsgewohnheiten nur sehr schwer ändern: Diätversuche scheitern häufig und auch eine krankheitsbedingte Ernährungsumstellung wird meist nur schwer akzeptiert. Das liegt daran, dass Essen für den Menschen nicht nur eine physiologische Notwendigkeit, sondern auch ein Genuss ist.

Bis zu einem Alter von etwa zehn Jahren prägen die familiären und regional bevorzugten Speisen die Vorlieben für ein ganzes Leben. Vorlieben, aber auch Abneigungen der Kindheit werden kaum jemals vergessen. Neben den »Leibgerichten« sind auch die Essensrituale individuell. Beispiele:

- Es schmeckt besser mit Familie und Freunden.
- zum Frühstück nur Süßes, Müsli oder Kaffee
- Salat vor dem Essen; Salat zum Essen
- Suppe vor dem Essen
- warme Mahlzeiten mittags und abends
- pünktlich um 12 Uhr Mittagessen
- Sonntagsrituale
- Fastenregeln der jeweiligen Religion

Ernährungsgewohnheiten können zu Problemen führen, wenn die Nahrung nicht mehr selbst zubereitet oder aufgenommen werden kann. In einem Pflegeheim werden z.B. die Speisen in anderer Form dargereicht, es gibt andere Essenszeiten, andere Rituale und es müssen häufig krankheitsbedingt besondere Kostformen eingehalten werden.

Die 10 Regeln der Deutschen Gesellschaft für Ernährung (DGE) für gesundes Essen

1. Vielseitig essen
Genießen Sie die Lebensmittelvielfalt. Merkmale einer ausgewogenen Ernährung sind abwechslungsreiche Auswahl, geeignete Kombination und angemessene Menge nährstoffreicher und energiearmer Lebensmittel.

2. Reichlich Getreideprodukte und Kartoffeln
Brot, Nudeln, Reis, Getreideflocken, am besten aus Vollkorn, sowie Kartoffeln enthalten kaum Fett, aber reichlich Vitamine, Mineralstoffe sowie Ballaststoffe und sekundäre Pflanzenstoffe. Verzehren Sie dazu möglichst fettarme Zutaten.

3. Gemüse und Obst: Nimm »5« am Tag
Genießen Sie fünf Portionen Gemüse und Obst am Tag, möglichst frisch, nur kurz gegart, oder auch eine Portion als Saft – idealerweise zu jeder Hauptmahlzeit und auch als Zwischenmahlzeit: Damit werden Sie reichlich mit Vitaminen, Mineralstoffen sowie Ballaststoffen und sekundären Pflanzenstoffen, z.B. Carotinoiden, Flavonoiden, versorgt. Das Beste, was Sie für Ihre Gesundheit tun können.

4. Täglich Milch und Milchprodukte; ein- bis zweimal in der Woche Fisch; Fleisch, Wurstwaren sowie Eier in Maßen
Diese Lebensmittel enthalten wertvolle Nährstoffe, wie z.B. Kalzium in Milch, Jod, Selen und Omega-3-Fettsäuren in Seefisch. Fleisch ist Lieferant von Mineralstoffen und Vitaminen wie B1, B6 und B12. Mehr als 30–600 g Fleisch und Wurst pro Woche sollten es nicht sein. Bevorzugen Sie fettarme Produkte, vor allem bei Fleischerzeugnissen und Milchprodukten.

5. Wenig Fett und fettreiche Lebensmittel
Fett liefert essenzielle Fettsäuren. Fetthaltige Lebensmittel enthalten auch fettlösliche Vitamine. Fett ist besonders energiereich, daher kann zu viel Nahrungsfett Übergewicht fördern. Zu viele gesättigte Fettsäuren erhöhen das Risiko für Fettstoffwechselstörungen, mit der möglichen Folge von Herz-Kreislauf-Krankheiten. Bevorzugen Sie pflanzliche Öle und Fette, z.B. Raps- und Sojaöl und daraus hergestellte Streichfette. Achten Sie auf unsichtbares Fett, das in Fleischerzeugnissen, Milchprodukten, Gebäck und Süßwaren sowie in Fast-Food- und Fertigprodukten meist enthalten ist. Insgesamt 60–80 g Fett pro Tag reichen aus.

6. Zucker und Salz in Maßen
Verzehren Sie Zucker und Lebensmittel und Getränke, die mit verschiedenen Zuckerarten, z.B. Glukosesirup, hergestellt wurden, nur gelegentlich. Würzen Sie kreativ mit Kräutern und Gewürzen und wenig Salz. Verwenden Sie Salz mit Jod und Fluorid.

7. Reichlich Flüssigkeit
Wasser ist absolut lebensnotwendig. Trinken Sie rund 1,5 Liter Flüssigkeit jeden Tag. Bevorzugen Sie Wasser – ohne oder mit Kohlensäure – und andere kalorienarme Getränke. Alkoholische Getränke sollten nur gelegentlich und nur in kleinen Mengen konsumiert werden.

8. Schmackhaft und schonend zubereiten
Garen Sie die jeweiligen Speisen bei möglichst niedrigen Temperaturen, soweit es geht kurz, mit wenig Wasser und wenig Fett – das erhält den natürlichen Geschmack, schont die Nährstoffe und verhindert die Bildung schädlicher Verbindungen.

9. Sich Zeit nehmen und genießen
Bewusstes Essen hilft, richtig zu essen. Auch das Auge isst mit. Lassen Sie sich Zeit beim Essen. Das macht Spaß, regt an vielseitig zuzugreifen und fördert das Sättigungsempfinden.

10. Auf das Gewicht achten und in Bewegung bleiben
Ausgewogene Ernährung, viel körperliche Bewegung und Sport – 30–60 Minuten pro Tag – gehören zusammen. Mit dem richtigen Körpergewicht fühlen Sie sich wohl und fördern Ihre Gesundheit.

! Merke Bei der Zusammenstellung von Mahlzeiten helfen Nährwerttabellen und Ratgeber (► Literaturverzeichnis, S. 1303).

Tradition, Region, Prägung, Vegetarismus

Prägung, Tradition und Region

Viele alte Menschen erinnern sich noch an den Zweiten Weltkrieg und an die Nachkriegszeit mit einseitiger Ernährung und Hunger. Diese **prägenden Erlebnisse** erklären oft spezielle Verhaltensweisen im Zusammenhang mit dem Essen.

Der Alltag war früher weitgehend durch harte körperliche Arbeit gekennzeichnet. Die Menschen nahmen deshalb häufig Essen mit einem Energiegehalt zwischen 4000–5000 kcal täglich zu sich, also das Doppelte heutiger Empfehlungen. Auch das Schönheitsideal war anders als heute. Wohlbeleibte Männer und füllige Frauen waren Ausdruck von Erfolg und ausreichenden finanziellen Mitteln. Die Auswahl der Nahrungsmittel und Gerichte orientierte sich deshalb noch lange nach dem Zweiten Weltkrieg an einem hohen Energiegehalt.

Weil es bis zur Mitte des letzten Jahrhunderts nicht ausreichend Kühlmöglichkeiten gab, konnten Reste nur bedingt aufgehoben werden. Das führte dazu, dass alles aufgegessen wurde, was auf den Tisch kam. Das letzte Stück wurde dem Gast aufgedrängt oder den Kindern gegeben. Häufig wurden Reste von der Hausfrau verzehrt, bevor das Geschirr abgewaschen wurde.

Brauchtum und **Traditionen** bestimmen noch heute die Essgewohnheiten. Zum Beispiel ist der Seemannssonntag traditionell der Donnerstag, an dem es Schweinebraten, Rotkohl und Kartoffeln gibt. In Pflegeeinrichtungen steht sonntags häufig ein Frühstücksei, freitags Fisch und am Samstag Eintopf auf dem Speiseplan.

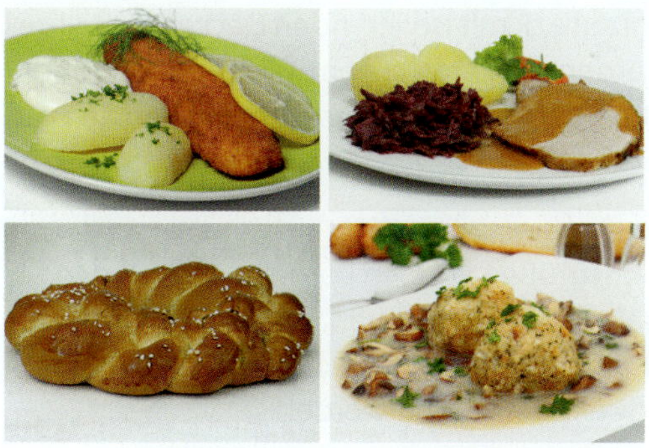

Abb. 6.15: Die Vielfalt der Speisen

In der jüngsten Zeit sind aufgrund der notwendigen beruflichen Mobilität und der Entwicklung hin zur Kleinfamilie oder dem Singlehaushalt gemeinsame Mahlzeiten nicht immer die Regel. Vermehrt wird auch »nebenbei« gegessen. Fast-Food-Restaurants bieten eine große Palette an Snacks für Haupt- und Zwischenmahlzeiten an. Hinzu kommt ein riesiges Angebot an halb- oder verzehrfertigen Produkten bis hin zu vollständigen Mahlzeiten als Kühl- oder Gefrierware. Zunehmend geht die Fähigkeit, selbst zu kochen, verloren – trotz der Flut an Kochsendungen im Fernsehen und Kochrezepten in Zeitschriften.

Neben den Erfahrungen aus der Kindheit prägen **regionale Besonderheiten** die Ernährungsgewohnheiten. Im Norden Deutschlands nimmt z.B. die Kartoffel eine wichtige Stellung ein, in südlichen Bundesländern sind es Teigwaren oder verschiedene Klöße. Natürlich sind diese auch anderswo bekannt, allerdings werden sie regional bevorzugt.

Ebenso wie zur Planung der Pflege die Biografiearbeit gehört, sollte die **Ernährungsanamnese** sicherstellen, dass die Vorlieben und Gewohnheiten weitestgehend berücksichtigt werden (Biografiearbeit ► LF 1.1, Kap. 6.2, S. 58). Für die Lebensaktivität »Essen und Trinken« sind in diesem Zusammenhang folgende Fragen wichtig:

- In welcher Region wurde die Kindheit verbracht?
- Welche Familiensituation besteht und welche Essensrituale gibt es?
- Gibt es besondere Essenstraditionen in der Familie und Region?
- Wurden in der Familie besondere Tischsitten befolgt, z.B. Gedeck, Unterhaltung, Anwesenheitspflicht?

Noch größere Unterschiede als bei den regionalen und familiären Essgewohnheiten ergeben sich beim Vergleich mit anderen Nationen. So können viele Menschen hier wenig mit eingelegtem Chinakohl, dem »kimchi«, anfangen, der in Korea fast täglicher Bestandteil der Mahlzeiten ist. Umgekehrt stehen Asiaten Milchprodukten sehr reserviert gegenüber, da viele eine Laktoseintoleranz haben.

Religion
Wichtig im Hinblick auf die Nahrungszubereitung können **religiöse Normen** sein, die Pflegefachkraft beachtet diese (►LF 2.1, Kap. 4.3, S. 917 ff.). Einige Vorschriften sind:

- koscheres Kochen im **Judentum**
  - kein Schweinefleisch
  - nur Fische mit Schuppen und Flossen, keine anderen Meerestiere
  - Milchprodukte dürfen nicht gleichzeitig mit Fleischprodukten verarbeitet und verzehrt werden, z. B. kein Rahmspinat zur Roulade und keine Bolognese mit Sahne
  - kein Verzehr von Blut (Blutwurst, Schwarzsauer)
- im **Islam**
  - absolutes Alkoholverbot, d. h. kein Tiramisu, keine Eierlikörtorte
  - kein Schweinefleisch
  - kein Verzehr von Blut (Blutwurst, Schwarzsauer)
  - Einhaltung des Fastenmonats Ramadan, also kein Essen und Trinken während des Tageslichts
- im **Christentum**
  - kein Fleisch und kein Alkohol am Karfreitag und bei Katholiken auch am Aschermittwoch
  - Passionszeit zwischen Karneval und Ostern mit Reglementierungen
- freitags traditionell Fisch

In allen Religionen gibt es Erleichterungen dieser Vorschriften für Kranke und geschwächte Menschen.

> ✔ **Tipp** Zur Vertiefung ist die Broschüre »Handbuch Religionen« der evangelischen Kirche im Rheinland geeignet. Herunterzuladen unter www.ekir.de.

Vegetarismus
Vegetarier verzichten aus unterschiedlichen Gründen weitgehend auf Lebensmittel von getöteten Tieren. Nach der Lebensmittelauswahl wird wie folgt unterschieden:

- **Ovo-Lakto-Vegetarier** essen kein Fleisch und keinen Fisch, aber Milchprodukte und Eier.
- **Laktovegetarier** verzichten zusätzlich auch auf Eier.
- **Veganer** verzichten auf jegliche Lebensmittel tierischer Herkunft, z. B. auch Fruchtgummi mit Gelatine.

Bei richtiger Zusammensetzung enthält laktovegetarische und ovolaktovegetarische Kost alle lebenswichtigen Nährstoffe. Veganer benötigen hingegen ein sehr großes Ernährungswissen, um sich mit allen essenziellen Nährstoffen zu versorgen.

6.7 Essen im Alten- und Pflegeheim

In Pflegeeinrichtungen sind gewisse Vorgaben zu Wirtschaftlichkeit und Zeitmanagement umzusetzen. Der Begriff Kantinenessen hat immer noch etwas Abwertendes, obwohl mittlerweile häufig Erhebliches geleistet wird. Je größer ein Heim ist, desto schwerer wird es allerdings gelingen, die hergestellten Speisen in optimalem Zustand auf den Tisch zu bringen. Hierzu gehören:

- Aussehen
- Frische
- Geruch
- Geschmack
- Temperatur

Tablett- und Schöpfsystem

Menschen im Pflegeheim werden entweder mit dem Tablett- oder dem Schöpfsystem versorgt.

Tablettsystem
Das **Tablettsystem** besteht entweder aus einem Trägertablett, auf dem die einzelnen Komponenten der Mahlzeit z. T. mit isolierenden Deckeln bereitgestellt werden, oder aus einem Tablett mit Mulden, in das die einzelnen Komponenten der Mahlzeit gefüllt werden.

Vorteile sind:

- Portionsgrößen können vorgegeben werden.
- Vorgaben bei besonderen Ernährungsformen, z. B. Kalorienreduktion bei Übergewicht, können direkt umgesetzt werden.

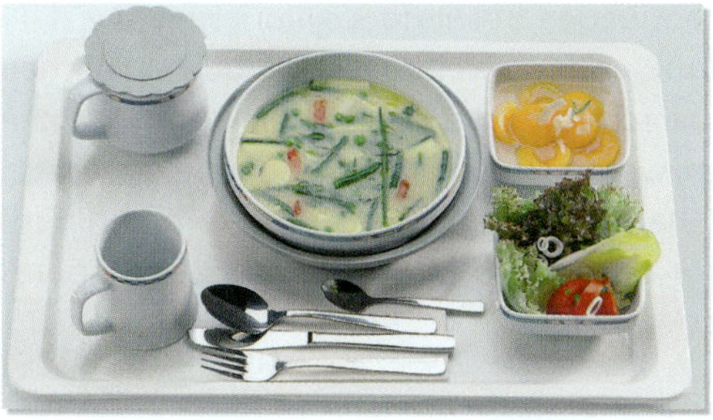

Abb. 6.16: Tablettsystem

Nachteile sind:
- Nachlegen ist aufwendiger.
- Essen vom Tablett ist vielen Menschen nicht angenehm.
- »Kleckern« beim Transport mindert das Aussehen.
- Der Mensch kann sich das Essen nicht selbst zusammenstellen.

Schöpfsystem

Das **Schöpfsystem** arbeitet mit Schüsseln, die in geeigneten Wärmeträgern – wassergefüllte Mulden mit externer Wärmezufuhr – oder auf Kühlrosten gelagert werden. Schöpfsysteme gibt es auch in mobiler Ausfertigung. Das Essen wird hier einzeln entnommen und auf Teller verteilt. Meist wird in Speisesälen und bei Selbstbedienung mit dem Schöpfsystem gearbeitet.

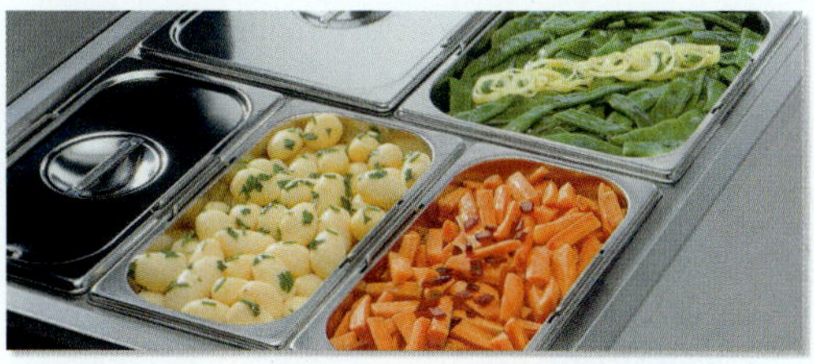

Abb. 6.17: Schöpfsystem

Vorteile sind:
- angenehme Essensatmosphäre
- Je nach Appetit kann mehr oder weniger genommen werden.
- individuelle Zusammenstellung durch/für den Menschen
- Kommunikation wird angeregt, wenn in Schüsseln serviert wird, z. B. durch die Aufforderung »Bitte reichen sie mir die Kartoffeln.« etc.

Nachteile sind:
- Portionen wechseln je nach Bedienung oder eigenem Augenmaß.
- Diäten und Sonderkost können nicht genau genug portioniert werden.
- Die Auswahl der Kostformen ist eingeschränkt.

✔ **Tipp** In Einrichtungen macht es viel Sinn, das gelieferte Essen mit den Bewohnern zu ergänzen, z. B. Kuchen backen oder Kräuter gemeinsam schneiden und über das Essen streuen.

6.8 Essen zu Hause

Nicht in jedem Fall ist es erforderlich oder möglich, dass Pflegefachkräfte gemeinsam mit den Pflegebedürftigen kochen. Häufig reicht es aus, die Vorbereitung zu erleichtern.

Halbfertigprodukte sind tiefgekühlt. Sie machen das Zerkleinern und Putzen der Nahrungsmittel entbehrlich. **Vollständige Menüs** als Frisch- oder Tiefkühlware lassen sich in der Mikrowelle, im Backofen oder im Wärmebad erhitzen.

Mittagstische in Restaurants und zunehmend auch in Pflegeheimen können von mobilen Menschen genutzt werden. Meist kann man sich solche fertigen Menüs ebenfalls nach Hause bringen lassen.

Die **Anlieferung** von fertigen Menüs – tagesfrisch oder wöchentlich als Tiefkühlware – wird von kommerziellen Anbietern, Wohlfahrtsverbänden oder Heimen angeboten und als **Essen auf Rädern** bezeichnet. Einige Anbieter liefern spezielle Geräte zum Erwärmen oder Warmhalten der Speisen mit.

! Merke Von Essensdiensten sollten zunächst nur einzelne Mahlzeiten bestellt werden, um deren Qualität zu prüfen.

Entscheidungskriterium für einen Essensanbieter kann neben der Qualität auch der Service sein:
- Erfolgt die Anlieferung pünktlich?
- Wird die Anlieferung durch ein und dieselbe Person durchgeführt?
- Wird die Mahlzeit in die Wohnung geliefert?

- Gibt es Hilfestellung bei der Öffnung der Verpackung?
- Stellt der Anbieter spezielle Möglichkeiten zur Erwärmung oder zum Warmhalten zur Verfügung?
- Besteht die Möglichkeit der mundgerechten Anlieferung oder Zubereitung?
- Kann Fingerfood bestellt werden?
- Besteht Kontinuität bei den liefernden Personen? (Vertrauen)

6.9 Künstliche Ernährung

Menschen, die nicht mehr richtig schlucken können oder gerade eine Operationen hinter sich haben, sowie Menschen mit fehlendem Hungergefühl sind zum Teil nicht einmal in der Lage, pürierte Kost aufzunehmen. In diesen Fällen ist eine sogenannte künstliche Ernährung oder eine bilanzierte Diät erforderlich. Künstlich wird diese Kostform genannt, weil keine normalen Lebensmittel und Speisen, sondern **Nährstofflösungen** den täglichen Energiebedarf oder einen Teil davon decken.

Künstliche Ernährung ist über unterschiedliche Wege möglich, je nach den speziellen Problemen des Menschen.

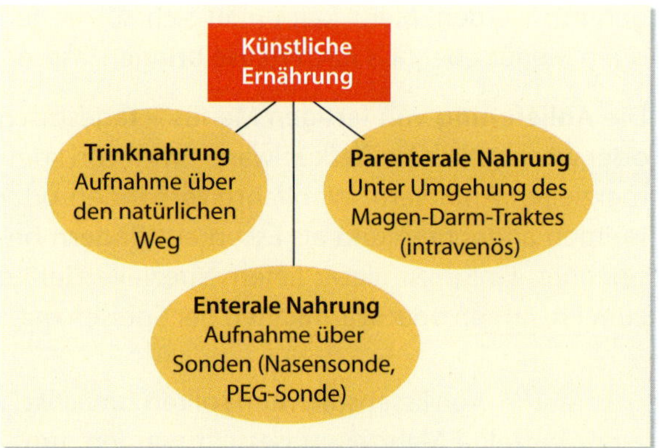

Abb. 6.18: Verabreichungsformen künstlicher Ernährung

Trinknahrung

Trinknahrung wird immer dann eingesetzt, wenn die normale Nahrungsaufnahme nicht ausreicht. Dazu kann aber weiter normal gegessen und getrunken werden. Die Zubereitungen sind je nach Bedarf entweder besonders kalorienreich – 1,4–1,6 kcal/ml – oder eiweißreich. Um den Wünschen nach Abwechslung und Geschmack entgegenzukommen, werden unterschiedliche süße oder herzhafte Varianten angeboten. Hinzu kommen Varianten für bestimmte Indikationen, z. B. Diabetes mellitus.

Enterale Ernährung

Enterale Ernährung kommt bei Menschen zum Einsatz, deren Nahrungsaufnahme gestört ist, die aber noch einen intakten Magen-Darm-Trakt haben. Über eine Sonde wird die Nährstofflösung in den Magen oder direkt in den Dünndarm geleitet (► LF 1.3, Kap. 13.1.4, S. 504).

Vorteile sind:
- natürliche (physiologische) Zufuhr
- Gesunderhaltung der Darmschleimhaut
- Erhaltung der Funktion des Magen-Darm-Trakts

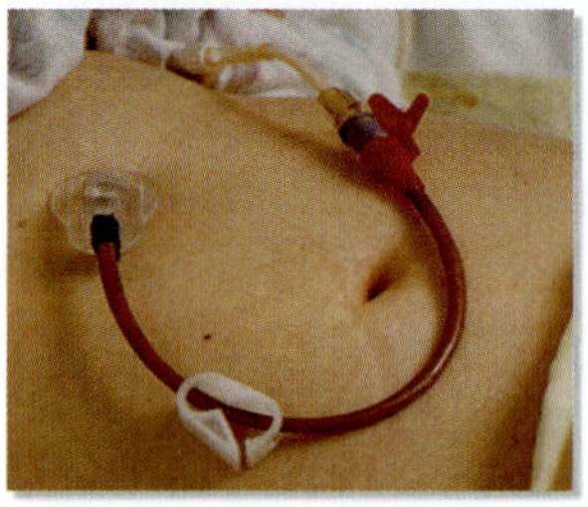

Abb. 6.19: Verabreichung von Sondennahrung

Die Präparate erfüllen besondere Anforderungen an den Kalorien- und Eiweißgehalt, sie können auch mit Ballaststoffen angereichert sein. Für die Ernährung bei unterschiedlichen Erkrankungen gibt es spezielle Zubereitungen.

> **! Merke** Übersichtliche Informationen finden sich unter www.enterale-ernaehrung.de.

Parenterale Ernährung

In Fällen, in denen der Magen-Darm-Trakt umgangen werden muss, z. B. nach einer Darmoperation, oder seine Funktion schwer gestört ist, erfolgt eine **parenterale Ernährung**. Die Nährstofflösungen fließen dabei über venöse Zugänge direkt ins Blut. Sie enthalten die verschiedenen Grundbausteine, wie Glukose, Aminosäuren und Fette.

Künstliche Ernährung ist in der Altenpflege häufig aus folgenden Gründen erforderlich:
- Mangelernährung
- Kau- und Schluckprobleme, z. B. nach einem Schlaganfall
- schwerer Morbus Parkinson
- Wachkoma
- Verlust des Hungergefühls bei Demenz

Die Entscheidung zur enteralen und parenteralen Ernährung wird unter Einbeziehung aller Beteiligten abgewogen, d. h. dem Menschen selbst, seinen Angehörigen, dem Arzt, der Pflegefachkraft, einem Diätassistenten und eventuell weiteren Personen (ethische Reflexion ► LF 1.1, Kap. 7.4, S. 67).

! Merke Das Patiententestament beachten! Manche enthalten die Angabe, dass keine künstliche Ernährung gewollt ist.

Aufgaben
- Welche sozialen Faktoren haben Einfluss auf die Ernährung?
- Ab welchem BMI spricht man von Untergewicht?
- Welches Ernährungsproblem hat in der Altenpflege große Bedeutung?
- Nennen Sie pflanzliche Eiweißträger.
- Welche Bedeutung hat Wasser für den Menschen?
- Nennen Sie Gründe für eine künstliche Ernährung.

7 Grundlagen der Arzneimittellehre

7.1 Umgang mit Medikamenten und deren Verabreichung

7.1.1 Grundlagen

➜ Definition Arzneimittel: Stoffe, die dazu bestimmt sind, Leiden zu heilen, zu lindern, zu verhüten oder zu erkennen (Arzneimittelgesetz)

Arzneimittel im weitesten Sinn werden von Menschen schon lange benutzt. So findet sich z. B. in der chinesischen Heilkunde die systematische Verwendung von Kräutern schon vor 5 000 Jahren. In unserer Zeit haben Arzneimittel häufig immer noch ihren Ursprung in der Natur, werden inzwischen aber zumeist industriell hergestellt als »Nachbauten« der wirksamen Substanzen. So ist Digitalis zwar ein Inhaltsstoff des roten Fingerhuts, zur Anwendung kommt aber die reine chemische Substanz, das Digoxin. Dies gilt nach Einführung der Gentechnologie selbst für Stoffe, die aus Tierorganen gewonnen wurden, z. B. Insulin. Es ist heute von Bakterien mit veränderter Erbsubstanz in unbegrenzter Menge produzierbar und in seinem Aufbau mit dem menschlichen Insulin identisch.

Das heißt aber nicht, dass Pflanzen ihre Bedeutung für die Medizin verloren hätten.

➜ Definition Phytopharmakon (griech. phyton = Pflanze und pharmakon = Arzneimittel): Fertigarzneimittel aus einem oder mehreren pflanzlichen Wirkstoffen

LF 1.3

Einige Substanzen stammen nach wie vor von Pflanzen, z. B. das aus dem Saft des Mohns gewonnene Morphin oder das Atropin aus der Tollkirsche. Diese Phytopharmaka sind Zubereitungen der wirksamen Reinsubstanzen in standardisierter Wirkstoffkonzentration. Auch lange bekannte **Heilpflanzen** haben, meist in Form von Tee, zur inneren oder äußeren Anwendung nach wie vor ihren Platz, insbesondere bei der Vorbeugung von Erkrankungen und der Linderung von Beschwerden.

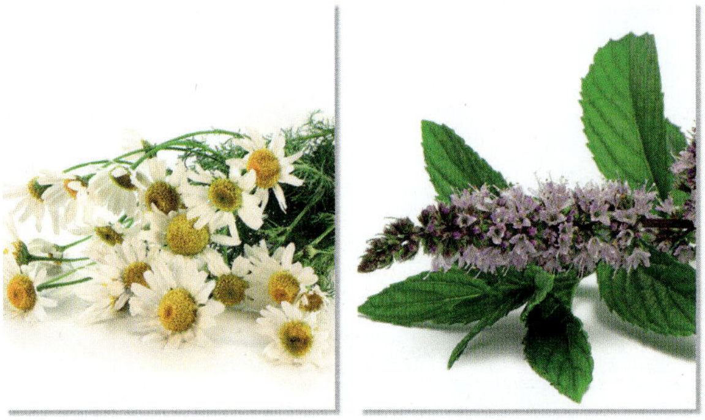

Abb. 7.1: Kamille (links) ist entzündungshemmend und desinfizierend. Pfefferminze (rechts) wirkt krampflösend, besonders im Magen-Darm-Trakt.

Arzneimittel dienen der Heilung von Leiden, sind aber nicht unproblematisch. Ihre Wirkung ist fast nie auf einen kleinen Ausschnitt der Organfunktion begrenzt, sondern kann auch Organe beeinflussen, die nicht am Krankheitsgeschehen beteiligt sind. So kann das Digoxin schon bei geringer Überdosierung zu Vergiftungen führen. Das Heroin, als Abkömmling des Morphins, ist die stärkste Sucht erzeugende Substanz.

Aus diesen Gründen werden in Deutschland die Erzeugung, der Handel und der Umgang mit Arzneimitteln durch das **Arzneimittelgesetz** (AMG) geregelt. Danach sind Arzneimittel Stoffe, die durch Anwendung am oder im menschlichen Körper dazu dienen,

- Krankheiten und Beschwerden zu heilen, zu lindern, zu verhüten oder zu erkennen,
- die Beschaffenheit, den Zustand oder die Funktion des Körpers oder seelische Zustände zu erkennen oder zu beeinflussen,
- vom menschlichen Körper erzeugte Wirkstoffe oder Körperflüssigkeiten zu ersetzen und
- Krankheitserreger, Parasiten oder körperfremde Stoffe abzuwehren, zu beseitigen oder unschädlich zu machen.

Weiter gelten als Arzneimittel:

- Gegenstände, die dauernd oder vorübergehend in den menschlichen Körper eingebracht werden, z. B. Herzschrittmacher,
- Verbandsstoffe,
- Teststäbchen zur Blut- oder Urinuntersuchung,
- Desinfektionsmittel für Raum und Geräte.

Das gebräuchlichste Verzeichnis für Arzneimittel ist die **Rote Liste®** mit über 11 000 Darreichungsformen von Arzneimitteln. Etwa 500 davon sind nicht rezept- oder apothekenpflichtig (► LF 1.3, Kap. 7.1.2, S. 367).

Arzneimittelformen

Um ein Arzneimittel verabreichen zu können, muss es in eine bestimmte Form gebracht werden, welche die Anwendung erleichtert, die Aufnahme der Wirkstoffe und eine exakte Dosierung ermöglicht. Dafür wird die **Wirksubstanz** mit Lösungs-, Füll- und Bindemitteln versetzt, den **Hilfsstoffen**. Hinzu kommen häufig noch **Konservierungsstoffe**. Alle diese Stoffe werden neben der Wirksubstanz aufgenommen und haben unter Umständen große Bedeutung bei Unverträglichkeiten.

Die verschiedenen Formen, in denen gleiche Substanzen vorliegen, ermöglichen häufig erst ein gezieltes Vorgehen. Eine Injektion ist z. B. im Notfall angebracht, um einen raschen Wirkungseintritt zu erreichen. Tropfen erleichtern die Aufnahme bei Schluckstörungen, Magenbeschwerden können eventuell durch Verkapselung vermieden werden.

> **! Merke** Unterschieden werden feste, halbfeste, flüssige und gasförmige Arzneiformen.

Feste Arzneiformen

- **Tabletten** sind in unterschiedliche Formen gepresste Wirk- und Hilfsstoffe und die häufigste Zubereitungsform. Sie werden normalerweise über den Mund aufgenommen. Zur Erleichterung der Aufnahme gibt es unterschiedliche Arten wie Kau- oder Lutschtabletten, Tabletten, die unter die Zunge gelegt werden, sowie lösliche Brausetabletten, welche die Aufnahme angenehmer gestalten und z. B. über eine Magensonde gegeben werden können.

- **Dragees** sind mit einem Überzug – meist aus Zucker – versehene Tabletten. Hierdurch lassen sie sich besser schlucken, der unangenehme Geschmack eines Wirkstoffs lässt sich verdecken. Die auffällige Färbung erleichtert die Zuordnung. Besondere Überzüge sind gegen Magensaft unempfindlich und sorgen dafür, dass der Wirkstoff erst im Darm freigesetzt wird. Magensaftresistente Überzüge sollten nicht durch z. B. Teilung der Arzneiform zerstört werden.
- **Kapseln** bestehen meist aus Gelatine und enthalten den Wirkstoff in Form von Granulat, Pulver oder Flüssigkeit. Meist erfolgt die Auflösung im Magen. Wirkstoffe, die bereits über die Mundschleimhaut aufgenommen werden können, werden in Zerbeißkapseln gefertigt, z. B. Nitroglycerin.
- **Granulate** bestehen aus kleinen Arzneimittelkörnchen. Bei äußerer Anwendung ersetzen sie häufig Pulver, wegen der besseren Fließeigenschaften. Zur inneren Anwendung werden sie meist in Wasser gelöst.
- **Pulver** sind feinstverteilte Arzneiformen, die z. B. als Basis zur Herstellung von Injektionslösungen oder Säften verwendet werden, aber auch zur Inhalation in besonderen Geräten bei Atemwegserkrankungen.
- **Zäpfchen** (Suppositorien) ermöglichen das Einführen in Mastdarm und Vagina. Sie enthalten Wirkstoffe in Verbindung mit einem Gleitmittel (Glycerin, Hartfette oder Macrogole) und müssen deshalb kühl gelagert werden. Bei Körpertemperatur wird der Wirkstoff freigesetzt. Sie dienen sowohl der äußeren, z. B. bei Scheidenpilz, als auch der systemischen Behandlung, z. B. bei Fieber.
- **Arzneimittelpflaster** erleichtern die Anwendung. Da der Wirkstoff über die Haut aufgenommen wird, heißen sie auch **transdermale therapeutische Systeme** (TTS). Arzneimittelpflaster ermöglichen eine kontinuierliche Wirkstoffaufnahme unter Umgehung der oralen Aufnahme. Sie werden u. a. zur Vorbeugung der Osteoporose (Östrogen), bei der Raucherentwöhnung (Nikotin), gegen Seekrankheit sowie in der Schmerztherapie (Opiate) eingesetzt. Die neueste Entwicklung ist eine Schmerzmittelpumpe in Pflasterform, bei der über ein elektrisches Feld der Wirkstoff über die Haut in das Blut geschleust wird (IONSYS®).

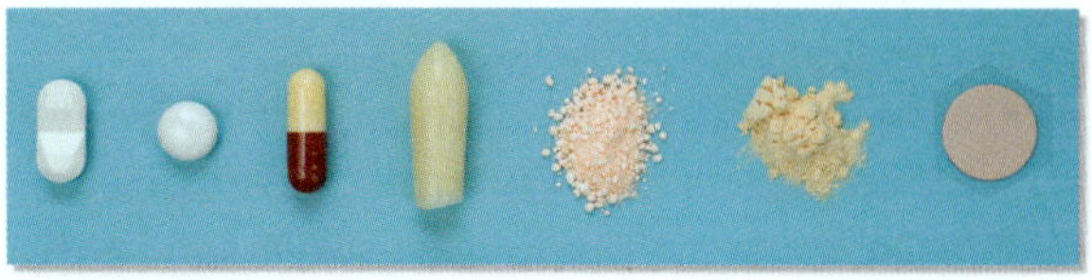

Abb. 7.2: Feste Arzneiformen

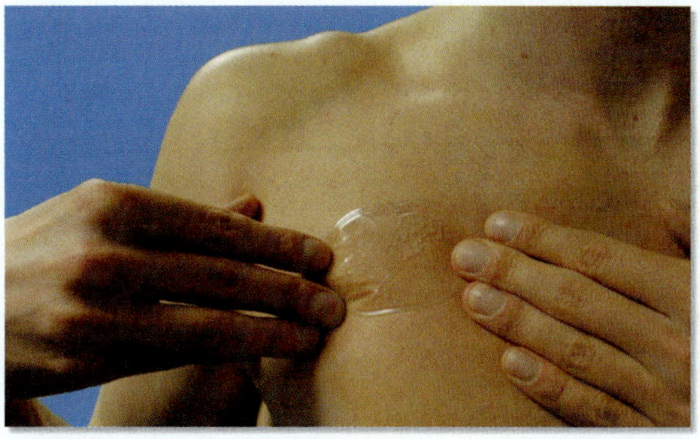

Abb. 7.3: Arzneimittelpflaster

Halbfeste Arzneiformen

- **Salben** sind streichfähig und werden lokal aufgetragen oder eingerieben. Diese wasserfreie Arzneiform ist mit Fett, Paraffin oder Vaseline vermengt. Durch Zugabe von Wasser entstehen streichfähige **Cremes**. Ein hoher Anteil an Wirkstoffpulver oder anderem Pulver lässt eine **Paste** entstehen.
- **Gel** besteht aus einem Wasser-Wirkstoff-Gemisch und einem Gelbildner. Durch die Verdunstung des Wassers haben Hautgele eine kühlende Wirkung.

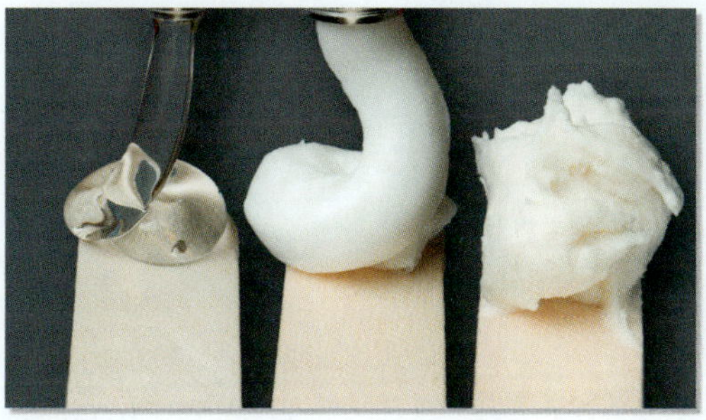

Abb. 7.4: Halbfeste Arzneiformen

LF 1.3

LF 1.3

Flüssige Arzneiformen

- **Pflanzenauszüge** werden entweder mit Wasser als Tee zubereitet oder unter Verwendung von Alkohol als Tinktur hergestellt. Deren Alkoholgehalt kann bis zu 84 % betragen, dies ist bei der Anwendung zu berücksichtigen, z. B. bei Diabetes und der Alkoholkrankheit.
- **Tropfen** sind wässrige Lösungen mit oder ohne Alkohol, in denen der Wirkstoff gelöst vorliegt. Ihre Dosierung ist einfach und sie wirken rasch, da die Inhaltsstoffe schon gelöst sind.
- **Säfte** sind Lösungen, die entweder als **Suspension** gut verteilte Feststoffe enthalten oder als **Sirup** einen hohen Zuckeranteil haben. Aus Gründen der Haltbarkeit werden Antibiotika auch als Trockensäfte hergestellt. Die Suspension in Wasser erfolgt direkt vor der Einnahme.
- **Injektionslösungen** sind steril und bis auf wenige Ausnahmen, z. B. Insulin, klar. Meist kann die Injektionslösung zum sofortigen Gebrauch entnommen werden, teilweise sind Wirkstoff und Lösungsmittel getrennt und müssen vermischt werden. Injektionslösungen gibt es als **Brech**- oder **Sägeampullen** aus Glas, welche eine übliche Dosis des Arzneimittels enthalten. **Stechampullen** ermöglichen die Entnahme durch einen Gummistopfen und enthalten eine größere Menge, z. B. Insulinampullen.
- **Infusionslösungen** sind größere Mengen steriler Lösungen in Glas- oder Plastikbehältern. Dies reicht von Kurzinfusionen mit 10 ml, z. B. für Antibiotika, bis zu Mengen von 1 000 ml, z. B. Lösungen zum Flüssigkeitsersatz bei Austrocknung, die über besondere Infusionssysteme verabreicht werden.

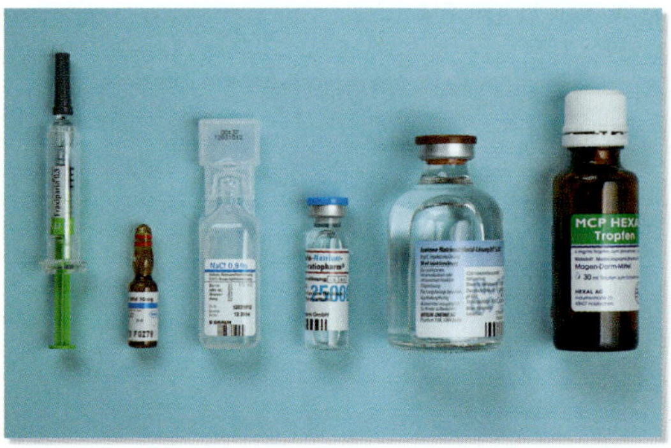

Abb. 7.5: Flüssige Arzneiformen

Gasförmige Arzneiformen

- **Sauerstoff** wird in Metallflaschen abgefüllt oder in speziellen Geräten aus der Umgebungsluft konzentriert und dient der unterstützenden Inhalation bei Lungenerkrankungen oder in Notfällen. Die Anwendung erfolgt über ein System, das den Sauerstoff anfeuchtet.
- **Narkosegase** werden für Narkosen eingesetzt und über spezielle Narkoseapparate eingegeben.
- **Aerosole** sind feinstverteilte flüssige Wirkstoffe. Ein Zerstäuber dient zum Aufbringen auf Haut, Schleimhäute oder zur Hilfe bei der Inhalation. Je nach Größe der Tröpfchen gelangen sie nur bis in den Rachenraum, bis in die Bronchien oder bis in den Bereich der Alveolen (Lungenbläschen). Sind die Teilchen sehr groß, spricht man von **Spray**, z. B. Pflasterspray, Desinfektionsspray und Nitrospray.

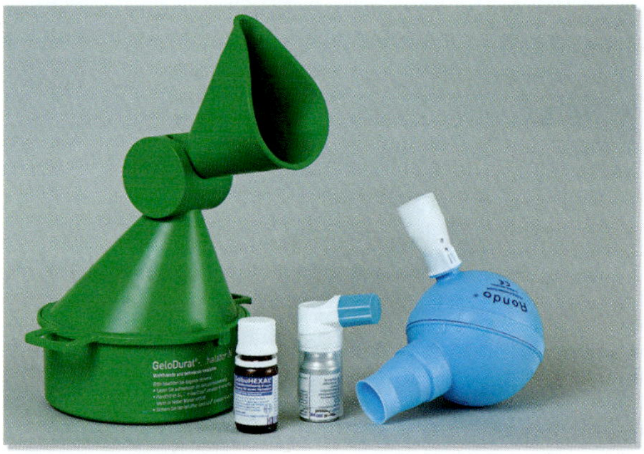

Abb. 7.6: Gasförmige Arzneiformen und Hilfsmittel

Arzneimittelklassifikation

Arzneimittel werden entwickelt, hergestellt, vertrieben, verordnet und eingenommen. Jede an diesem Prozess beteiligte Gruppe benutzt ein für ihre Belange passendes System der Einteilung.

Für die Wissenschaftler ist die **chemische Bezeichnung** wichtig, um die exakte Zusammensetzung im Vergleich erkennen zu können. Der Gesetzgeber vergibt eine **medizinische Bezeichnung**, den **Freinamen**, der in der Medizin und Pflege meistens verwendete Substanzname. Der Hersteller gibt seinem Präparat einen geschützten **Handelsnamen**.

Dieser soll gut auszusprechen sein, schnell erinnert werden und angenehme gedankliche Verbindungen schaffen.

Neu entwickelte Substanzen werden gegen Nachahmer geschützt. Dieser Schutz gilt aber nur für eine gewisse Zeit, danach kann das Arzneimittel frei von anderen Produzenten hergestellt werden. Zunehmend finden sich deshalb Medikamente, die den Freinamen verbunden mit einer Firmenbezeichnung tragen, die **Generika**.

Eine in der Praxis nützliche Einteilung ist die nach Anwendungsgebieten. Hier werden unterschiedliche Wirkstoffgruppen zusammengefasst, z. B. Magen-Darm-Mittel oder durchblutungsfördernde Mittel. Diesem Ordnungsprinzip folgt unter anderem die Rote Liste®.

Arzneimittelzulassung

Nach dem Arzneimittelgesetz dürfen Fertigarzneimittel nur in den Verkehr gebracht werden, wenn in einem **Zulassungsverfahren** ihre Wirksamkeit und Unbedenklichkeit nachgewiesen wurde. Dies wird von den zuständigen Behörden geprüft, z. B. dem dem Bundesinstitut für Arzneimittel und Medizinprodukte (BfArM) und dem Paul-Ehrlich-Institut.

Treten nach der Einführung eines Medikaments unbekannte **unerwünschte Wirkungen** auf, sollten diese von den behandelnden Ärzten an die Arzneimittelkommission der Ärzteschaft gemeldet werden. Über diesen Weg oder über Berichte aus anderen Ländern kommt es dann eventuell zu einer Rücknahme der Zulassung.

7.1.2 Zugang und Umgang mit Arzneimitteln

Arzneimittelabgabe

Das Bundesinstitut für Arzneimittel und Medizinprodukte legt fest, welcher Zugang zu den Arzneimitteln besteht. Dabei bedeutet der freie Zugang zu einer Substanz nicht, dass diese absolut ungefährlich ist. Jede Substanz mit einer Wirkung kann auch unerwünschte Wirkungen haben.

Apothekenpflicht

Arzneimittel, die zur Selbstbehandlung geeignet erscheinen, weil sie bei vorschriftsmäßiger Anwendung wahrscheinlich nicht schaden, sind von der Rezeptpflicht ausgenommen. Je nach Gefährlichkeit dürfen sie zunächst **nur in Apotheken** verkauft werden. Zur Kennzeichnung hat sich die Abkürzung **OTC-Arzneimittel** (engl. **o**ver **t**he **c**ounter = über den Ladentisch) eingebürgert.

Rezeptpflicht

Rezeptpflichtige Arzneimittel werden nur von Ärzten verordnet und über Apotheken abgegeben. Auch bei korrekter Anwendung sind schwerwiegende Nebenwirkungen möglich. Das Bundesinstitut für Arzneimittel und Medizinprodukte entscheidet, ob ein Arzneimittel rezeptpflichtig ist. Hat sich ein Arzneimittel als sicher erwiesen, kann es aus der Rezeptpflicht entlassen werden. Ein bisher rezeptfreies Arzneimittel kann entweder generell oder für eine bestimmte Dosierung unter Rezeptpflicht gestellt werden. Neue Wirkstoffe werden generell für zunächst fünf Jahre unter Rezeptpflicht gestellt.

Beipackzettel

Die Wirkung eines Arzneimittels ist nicht nur von seiner Zusammensetzung abhängig, sondern auch von der sachgerechten Anwendung. Es wird angenommen, dass der größte Teil der Arzneimittelschäden auf falscher Anwendung beruht. Aus diesem Grund ist gesetzlich vorgeschrieben, dass jedem Arzneimittel eine Gebrauchsinformation, auch **Beipackzettel** oder **Packungsbeilage** genannt, beigefügt ist. Hierin wird in standardisierter Form über Eigenschaften, Zusammensetzung und Dosierung, aber auch über Anwendungseinschränkungen (Gegenanzeigen), unerwünschte Wirkungen und Vorsichtsmaßnahmen informiert. Zusätzlich finden sich noch ergänzende Informationen, meist Lagerungshinweise.

Beipackzettel sind vom **Bundesinstitut für Arzneimittel und Medizinprodukte** geprüft und freigegeben. Da der Hersteller verpflichtet ist, alle medizinischen Erkenntnisse über sein Produkt aufzuführen, finden sich im Beipackzettel häufig verunsichernde Aufzählungen auf seltenste unerwünschte Wirkungen.

Aus der Packungsbeilage müssen folgende Informationen zu ersehen sein:
- Anwendungsgebiete (Indikationen)
- Gegenanzeigen (Kontraindikationen)
- unerwünschte Wirkungen (Nebenwirkungen)
- Wechselwirkungen
- allgemeine Einnahmevorschriften
- Dosierung
- Dauer der Anwendung
- Verabreichung (Applikation)
- Haltbarkeitsdatum
- Lagerung
- Chargennummer

Lagerung von Arzneimitteln

! Merke Bei der Lagerung sind Sicherheit, Übersichtlichkeit und Besonderheiten der Substanzen zu beachten.

Sowohl im Pflegeheim als auch im Privathaushalt ist eine sachgerechte Lagerung von Arzneimitteln erforderlich. Dabei ist zu klären:
- Wer darf Zugang haben?
- Welche Gefahren können durch unbeabsichtigtes Einnehmen auftreten?
- Wie lassen sich Lagerungsfehler vermeiden?

Pflegeeinrichtungen
In Pflegeeinrichtungen gibt es üblicherweise einen speziellen **Arzneimittelschrank**, der neben Regalen über ein gesondert verschließbares Fach für Betäubungsmittel verfügt. Darüber hinaus ist ein Kühlschrank erforderlich, der ausschließlich der Lagerung von Arzneimitteln dient.

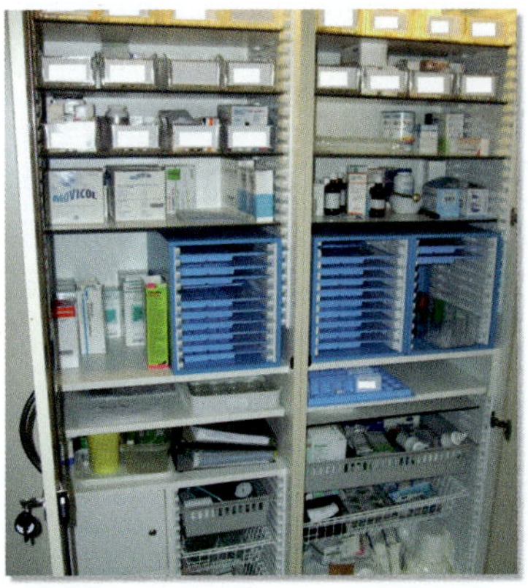

Abb. 7.7: Arzneimittelschrank

Privathaushalt
Auch im Privathaushalt ist ein gesondertes Medikamentenschränkchen zu empfehlen. Da überwiegend eine dunkle und trockene Lagerung erforderlich ist, sollten Arzneimittel **nicht** im Badezimmer oder in der Küche gelagert werden. Zäpfchen und Insulin werden im Kühlschrank verwahrt. Da dieser aber für Nahrungsmittel vorgesehen ist, werden sie zusätzlich verpackt und gekennzeichnet.

Bei an Demenz erkrankten, verwirrten und abhängigen Menschen sollten besondere Sicherheitsmaßnahmen in Absprache mit den Angehörigen getroffen werden. Sind keine Angehörigen im Haus, kann es erforderlich sein, die Medikamente beim Pflegedienst zu lagern.

Allgemeine Hinweise
Die Pflegefachkraft beachtet folgende Regeln, um die Wahrscheinlichkeit von Fehlern zu reduzieren:
- Die Medikamente müssen der Person zugeordnet werden, für die sie verschrieben wurden.
- Nach Eingang sind sie mit Datum und Namen zu versehen.
- Auf allen Arzneimitteln wird das Anbruchdatum notiert.
- Einnahmevorschriften sollten zusätzlich noch einmal auf der Packung notiert werden.
- Die Lagerung erfolgt in der Originalpackung.
- Der Beipackzettel wird nicht entfernt, um im Notfall eine rasche Information sicherzustellen.
- Neu gelieferte Packungen werden hinter die aktuellen Packungen gestellt und auf Lagerungshinweise kontrolliert.
- Auf das Verfalldatum ist zu achten.

! Merke
- Tabletten, Dragees, Kapseln etc. können bei Raumtemperatur gelagert werden.
- Wundbenzin oder Alkohol zu Desinfektionszwecken muss möglichst kühl und dunkel gelagert werden.
- Impfstoffe und Hormone, z. B. Insulin, und Zäpfchen werden bei 2–8 °C gelagert.
- Angebrochene Stechampullen sollten maximal sieben Tage aufbewahrt werden.

Umgang mit Arzneimitteln

Tropfflaschen oder Stechampullen müssen nach erstem Gebrauch mit einem Datum versehen werden. Neben der Verfallzeit ist die Haltbarkeit nach Anbruch begrenzt.

> **! Merke** Salbentuben nicht aufrollen: Das Verfalldatum und die Chargennummer auf dem Falz und weitere Informationen sind sonst nicht mehr zu lesen. Rollen kann bei Metalltuben zudem zu Rissen und damit zu Verunreinigungen und schnellerem Verfall führen.

Äußerlich veränderte Arzneimittel sollten nicht verabreicht werden.

Betäubungsmittel

> **➔ Definition** Betäubungsmittel sind stark wirksame Arzneimittel, die eine physische und psychische Abhängigkeit hervorrufen können. Der Umgang mit ihnen wird im **Betäubungsmittelgesetz (BtMG)** geregelt.
> Die Verschreibung von **Betäubungsmitteln wird durch die Betäubungsmittel-Verschreibungs-Verordnung (BtMVV)** geregelt und geschieht auf einem Spezialrezept.

Das **Betäubungsmittelgesetz** regelt alle Fragen von der Herstellung bis zur Abgabe eines Arzneimittels. Dabei enthält das Gesetz keine Definition des Begriffs Abhängigkeit, sondern führt die einzelnen Substanzen auf, die den Regelungen des Gesetzes unterstellt sind. Die Verschreibung von Betäubungsmitteln ist in der **Betäubungsmittel-Verschreibungs-Verordnung** (BtMVV) geregelt.

Hintergrund der letzten Änderung dieses Gesetzes ist die Versorgung von Krebskranken mit Schmerzmitteln (► LF 1.5, Kap. 22, S. 735 ff.). Die wirksamen und vermehrt eingesetzten Opiate oder opiatähnlichen Wirkstoffe, wie Morphin und Fentanyl, fallen unter das BtMG. Damit war der Zugang so erschwert, dass eine entsprechende Therapie oft unterblieb. Sehr viele Ärzte verzichteten aus Angst vor hohen Strafandrohungen – auch bei Fehlern bei der Verordnung – ganz auf die Beantragung der erforderlichen **Spezialrezepte**. Nach der Novellierung können nunmehr Mengen verschrieben werden, die eine Schmerztherapie auch über längere Zeiträume sichern.

Im Notfall kann die Verordnung über ein normales Rezept erfolgen. Das Spezialrezept wird nachgereicht. Falls erforderlich, können die vorgeschriebenen Maximalmengen begründet überschritten werden. Die besonderen Anforderungen an den Umgang mit Betäubungsmitteln haben sich nicht geändert.

In **Pflegeeinrichtungen** gilt:

- Betäubungsmittel müssen im Medikamentenschrank in einem gesondert verschließbarem, diebstahlsicheren Fach gelagert werden.
- Der dazugehörige Schlüssel muss von der verantwortlichen Pflegefachkraft mitgeführt werden und darf nicht unbeaufsichtigt bleiben.
- Es ist ein besonderes **Betäubungsmittelbuch** oder eine Kartei zu führen. Hierin ist die Übernahme des Mittels mit Datum und Unterschrift zu dokumentieren. Nach jeder Verabreichung sind der Name des Betroffenen, die verabreichte Dosis, die verbliebene Dosis sowie der Name der Pflegefachkraft und des verordnenden Arztes zu erfassen.
- Der Nachweis muss lückenlos erfolgen, der behandelnde Arzt muss die Richtigkeit der Angaben durch Unterschrift bestätigen.
- Es erfolgen Kontrollen durch das Gesundheitsamt.
- Vernichtung von Betäubungsmitteln (vgl. § 16 BtMG):
  - Zwei Zeugen müssen anwesend sein
  - Das Betäubungsmittel darf anschließend nicht mehr nutzbar sein, auch nicht teilweise
  - Gefährdung von Menschen und Umwelt vermeiden
  - Vernichtung dokumentieren
- Alle Dokumente drei Jahre lang aufheben

Im **ambulanten Bereich** ist für die Lagerung und eventuelle Vernichtung des Betäubungsmittels der Betroffene selbst verantwortlich. Statt eines Betäubungsmittelbuches wird in der Akte ein **Betäu-**

bungsmittelbogen geführt, der die oben beschriebenen Angaben enthalten muss.

Für das Vorgehen bei Menschen, die diese Verantwortung nicht selbst wahrnehmen können, gibt es kein geregeltes Verfahren. Sinnvoll ist die Rückgabe der Reste an die ausliefernde Apotheke.

LF 1.3

Pflege:

- Betäubungsmittel beeinflussen das Bewusstsein und damit die Reaktionsschnelligkeit.
- Betäubungsmittel sind hochwirksame Medikamente, die bei nicht sachgerechtem Umgang hohe Risiken bergen. Personen, die mit ihnen umgehen, benötigen die entsprechende Sachkenntnis.
- Die Anwendungshinweise müssen bekannt sein und sind genau zu befolgen.
- Für Patienten mit Schluckbeschwerden gibt es passende Darreichungsformen, z. B. Pflaster, Trinklösungen, Injektionen.
- Die Pflegefachkraft beobachtet den Pflegebedürftigen gut und achtet auf unerwünschte Wirkungen wie Obstipation, Atemdämpfung, Müdigkeit, Blutdruckabfall, Übelkeit, Erbrechen, Mundtrockenheit, Euphorie, Miosis (Engstellung der Pupille), um Schäden zu vermeiden.

! Merke Betäubungsmittel-Tabletten und -Kapseln dürfen nicht gemörsert werden.

Weitere **Beobachtungsmerkmale**:

- Einnahme kontrollieren
- Wirkungsbeginn und -ende
- Bewusstseinsstatus und ggf. Gefahren, die der Mensch nicht erkennt bzw. riskantes Verhalten
- Kommunikationsfähigkeit
- Schlafverhalten

! Merke Die Pflegefachkraft hält während der Therapie mit Betäubungsmitteln stets engen Kontakt zum behandelnden Arzt.

Dokumentation :
- Einnahmezeitpunkt
- Zeitpunkt des Wirkungseintritts und -endes
- Bewusstseinslage und Kommunikationsfähigkeit
- Unerwünschte Wirkungen, Zeit des Auftretens und ggf. unternommene Maß- nahmen
- Betäubungsmittelbuch führen
- Alle besonderen Vorfälle, die im Zusammenhang mit Betäubungsmitteln stehen.

7.1.3 Arzneimittelwirkung

Der Einsatz von Arzneimitteln dient unterschiedlichen Zwecken:
- **prophylaktisch**, um Krankheiten vorzubeugen, z. B. Impfungen
- **diagnostisch** als Hilfsmittel zur Erkennung von Krankheiten, z. B. Kontrastmittel (Röntgen)
- **therapeutisch** zur Behandlung von Krankheiten:
  - **kausal**, d. h. die Krankheitsursache wird behandelt, schädigende Erreger werden abgetötet oder an der Vermehrung gehindert.
  - **symptomatisch**, d. h, die Krankheitserscheinungen werden behandelt, z. B. Dämpfen eines Reizhustens mit einem Hustenblocker.
  - **palliativ**, d. h. Beschwerden werden gelindert, z. B. die Schmerztherapie bei Krebserkrankung.

Pharmakokinetik

➔ Definition **Pharmakokinetik:** alle Prozesse, die ein Arzneistoff im Körper durchläuft. Dazu gehören:
- Freisetzung und Aufnahme des Arzneistoffs
- Verteilung im Körper
- Um- und Abbau (Metabolisierung)
- Ausscheidung

Aufnahme

Nach der Verabreichung werden die Wirkstoffe aus ihrer Bindung an Hilfsstoffe gelöst und können dann aufgenommen werden. Dazu müssen sie fett- oder wasserlöslich sein.

> **! Merke** Um eine optimale Aufnahme und Verteilung zu gewährleisten, müssen die Vorgaben des Beipackzettels eingehalten werden.

Der Dünndarm mit seiner großen Oberfläche ist bevorzugter Aufnahmeort. Die Entleerungszeit des Magens entscheidet also mit über den Wirkungseintritt. Durchfälle können den Anteil des aufgenommenen Wirkstoffs deutlich vermindern.

Nahrungsmittel können mit den Arzneistoffen Verbindungen eingehen, die die Aufnahme verhindern, z. B. das Kalzium der Milch mit bestimmten Antibiotika, oder aber die Wirkung unkontrollierbar verstärken, z. B. Grapefruitsaft bei einigen Hochdruckmedikamenten.

> **! Merke** Zur Vermeidung von Einwirkungen auf die Aufnahme, Arzneimittel grundsätzlich nur mit Wasser einnehmen lassen.

Bei Injektionen ist die Aufnahmegeschwindigkeit abhängig von der Durchblutung des Injektionsorts. Eine intramuskuläre Injektion wirkt also schneller als eine subkutane. Durch Veränderung der Löslichkeit kann die Aufnahme auch so verzögert werden, dass ein Depoteffekt auftritt, z. B. durch Zinksalze beim Depot-Insulin.

Die Häufigkeit der Einnahme oder Injektion kann durch lang wirkende Präparate reduziert werden. Typische Namensergänzungen sind:

- **Depot:** Wirkstoff wird, z. B. im Muskelgewebe aus einer Depot-Arzneiform heraus, gleichmäßig über einen längeren Zeitraum abgegeben
- **Retard** (lat. Retardare = verzögern), **-long:** Wirkstoff wird gleichmäßig über einen längeren Zeitraum abgegeben.

> **! Merke** Depot- und Retardpräparate dürfen nie geteilt, zerbrochen oder in Flüssigkeit aufgelöst werden.

Verteilung

Nach erfolgter Aufnahme wird der Wirkstoff über das Blut im ganzen Körper verteilt, um an den Wirkort zu gelangen. Dort wird die Blutbahn wieder verlassen. Das ist aber nicht in allen Organen ohne Weiteres möglich. Insbesondere im Hirn ist die Kapillarwand für viele Substanzen nicht durchlässig, man spricht von einer **Blut-Hirn-Schranke**. Daher werden die Substanzen bei Bedarf mit geeigneten Transportstoffen gekoppelt, welche die Schranke überwinden können.

Einige Arzneimittel sind frei im Serum gelöst, andere zum Teil aber auch an Transporteiweiße gebunden. Der gebundene Teil kann nicht wirksam werden. Sinkt die Menge des gelösten Arzneimittels ab, wird ein Teil des gebundenen Teils wie aus einem Speicher freigesetzt. Aus dieser Speicherform können sich Medikamente jedoch auch gegenseitig verdrängen, was unter Umständen zu verstärkter Wirkung einer Substanz führt.

Abbau und Ausscheidung

Hat das Arzneimittel seine Wirkung entfaltet, wird es wieder ausgeschieden (Abb. 7.8). Voraussetzung ist allerdings die Löslichkeit der Substanz in den Ausscheidungsflüssigkeiten, z. B. Gallenflüssigkeit oder Urin. Diese wird über einen Umbau in der Leber erreicht. Weil dabei eine Substanz in eine andere umgewandelt wird, spricht man von **Biotransformation**. Nicht alle Stoffe werden in der Leber sofort zur Ausscheidung vorbereitet, einige werden auch erst durch Umwandlung in der Leber wirksam.

Da über den Magen-Darm-Trakt aufgenommene Arzneimittel durch die Pfortader immer erst durch die Leber gehen, muss dieser Umbau berücksichtigt werden – entweder durch eine gegenüber einer Injektion höhere Dosierung oder durch Umgehen der Leber (parenteral), z. B. durch eine Infusion.

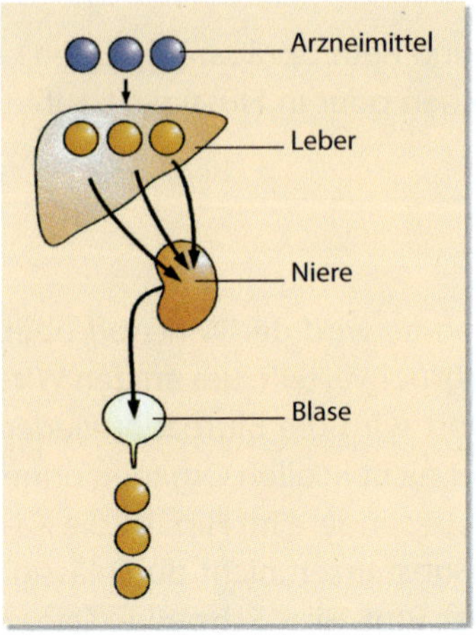

Abb. 7.8: Ausscheidung von Arzneimitteln

Durch die Ausscheidung wird die Konzentration des Arzneimittels im Körper verringert. Die Zeit, nach der nur noch die Hälfte der aufgenommenen Menge vorhanden ist, nennt man **Halbwertzeit**. Anhand dieser werden die Dosierungsempfehlungen erarbeitet. Medikamente mit kurzer Halbwertzeit müssen mehrfach am Tage zugeführt werden, bei Medikamenten mit langer Halbwertzeit reicht die einmalige Gabe am Tag oder sogar in Abständen von Wochen aus.

Werden diese Abstände unterschritten, ist im Körper immer noch ein Rest vorhanden, wenn die neue Dosis aufgenommen wird. Es kommt allmählich zu einer Zunahme der Restmenge, einer **Kumulation**. Als Folge kann es zu unerwünschte Wirkungen oder Vergiftungserscheinungen kommen. Gleiches passiert, wenn das Medikament zwar regelgerecht eingenommen wird, die Ausscheidungsfunktion von Leber oder Niere aber gestört ist (Abb. 7.9).

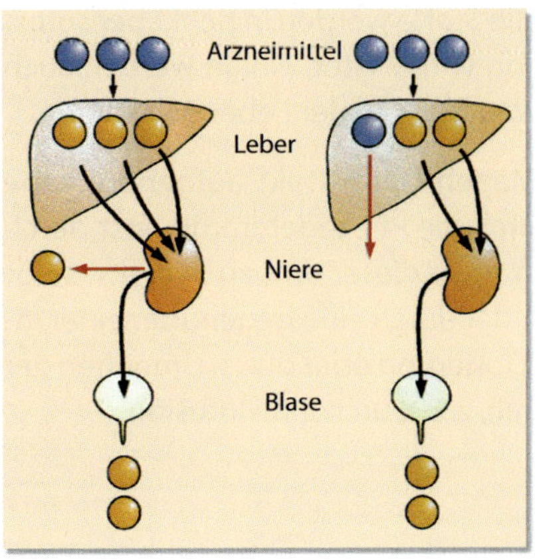

Abb. 7.9: Kumulation bei gestörter Ausscheidung

Werden mehrere Arzneimittel gleichzeitig verabreicht, beeinflussen sie sich gegenseitig. Dies führt zu Wirkungssteigerungen, Wirkungsabschwächungen und vermehrten und verstärkten unerwünschten Wirkungen. Die bekannten **Wechselwirkungen** eines Medikaments werden im Beipackzettel mit angegeben. Neben den unerwünschten gibt es aber auch erwünschte Wechselwirkungen, welche dann in Kombinationspräparaten oder einer Kombinationstherapie genutzt werden.

Pharmakodynamik

➜ **Definition** **Pharmakodynamik:** Wirkung der Substanzen im Körper.

Die meisten Arzneimittel wirken auf die Zellen ein, indem sie deren Funktion steigern oder dämpfen. Der exakte Wirkmechanismus ist nicht bei allen Arzneimitteln aufgeklärt. Vielfach gibt es nur die Erfahrung, dass das Mittel wirkt. Es lassen sich folgende Mechanismen unterscheiden:

- **Ersatz oder Ergänzung fehlender Stoffe**, z. B. von Vitaminen, Mineralstoffen und Hormonen
- **Abwehr und Zerstörung fremder Organismen oder veränderter Körperzellen**, z. B. Antibiotika und Zytostatika
- **Einwirkung auf Zellfunktionen**, z. B. Antidiabetika, Impfstoffe und Schmerzmittel
- **Wechselwirkung mit Rezeptoren** (Stimulation, Blockade)
- Enzymaktivität **hemmen** oder **aktivieren**
- **Beeinflussung von Transportsystemen**
- **Öffnung** oder **Blockade** von Ionenkanälen

Die Einwirkung auf die Zellfunktion setzt voraus, dass der Wirkstoff eine Verbindung mit der Zelle eingeht. Dies geschieht über spezielle Strukturen der Zellmembran, die **Rezeptoren** (► LF 1.3, Kap. 3.2.3, S. 291). Die Verstärkung der Zellfunktion durch ein Medikament nennt man **Agonismus**. Entsprechende Wirkstoffe heften sich an und lösen den gleichen Reiz wie eine entsprechende körpereigene Substanz aus (Abb. 7.10).

Die Dämpfung der Funktion ist ein **Antagonismus** (lat. anti = gegen). Hierbei besetzt das Medikament den Rezeptor, ohne eine Reaktion auszulösen, und verhindert damit das Wirksamwerden des körpereigenen Stoffs.

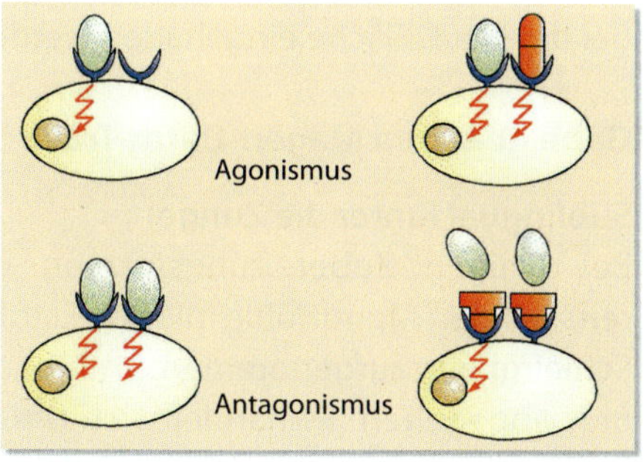

Abb. 7.10: Wirkung von Arzneimitteln an der Zelle

Die gewünschte Wirkung des Medikaments ist seine **Hauptwirkung**. Da Zellen unterschiedlicher Organsysteme aber an ihrer Oberfläche Rezeptoren für gleiche Substanzen haben, sind Wirkungen möglich, für die das Medikament nicht eingesetzt wurde. Diese bezeichnet man deshalb als Nebenwirkungen oder **unerwünschte Wirkungen**. Bestimmte blutdrucksenkende Medikamente können z. B. zu einer Verengung der Atemwege führen. Leidet die betreffende Person bereits an einer krankhaften Verengung der Atemwege, z. B. Asthma bronchiale, darf diese Medikamentengruppe nicht eingesetzt werden. Es besteht eine **Kontraindikation** (Gegenanzeige).

Eine besondere Form der unerwünschten Wirkungen sind **allergische Reaktionen** (► LF 1.3, Kap. 16.1.5, S. 605). Vor erstmaliger Gabe eines Arzneimittels ist daher immer nach bekannten Allergien zu fragen.

Die Wirkung eines Arzneimittels ist abhängig von seiner **Konzentration am Wirkort**, bei gleichmäßiger Verteilung also auch von der Körpermasse. Exakte Dosisangaben werden deshalb in mg/kg Körpergewicht gemacht. Da dies aber schwer zu handhaben ist, wird üblicherweise von einem Gewicht von 70 kg ausgegangen. Dabei sind größere Abweichungen bei der Dosierung zu beachten. Besonderheiten der Dosis werden oft mit folgenden Begriffen auf der Verpackung angegeben:

- **mite:** Hälfte des Wirkstoffs
- **forte:** doppelte Dosierung

Die Dosis eines Arzneimittels, die zum Tode führen kann, heißt **toxische Dosis**. Die Differenz zwischen wirksamer (therapeutischer) und schädlicher (toxischer) Wirkung wird **therapeutische Breite** genannt (Abb. 7.11).

Placeboeffekt

Die Wirkung von Arzneimitteln ist aber nicht nur über die oben beschriebenen Mechanismen möglich. Auch Zubereitungen ohne chemisch wirkende Stoffe können Linderung, Besserung und Heilung bewirken. Solche **Scheinmedikamente** von gleichem Aussehen, Gewicht und Geschmack werden **Placebo** (lat. ich werde gefallen) genannt. Ihre Wirksamkeit ist abhängig von der Art der Erkrankung, der Persönlichkeit des Menschen, seinen inneren Überzeugungen und der ärztlichen Überzeugungswirkung.

Der Placeboeffekt kann in bis zu 50 % Wirkungen und bis zu 25 % unerwünschte Wirkungen auslösen. Beide Effekte treten nur auf, wenn der betreffende Mensch bei Bewusstsein ist. Der Mechanismus der Placebowirkung ist weitgehend unbekannt. Für die schmerzlindernde Wirkung hat man herausgefunden, dass die Erwartungshaltung im Gehirn Überträgerstoffe freisetzt, welche die Schmerzverarbeitung beeinflussen.

! Merke Placebos nur auf ärztliche Anordnung einsetzen!

Besonderheiten im Alter

Physiologische **Veränderungen im Alter** beeinflussen die Pharmakokinetik und -dynamik:

- Ein erniedrigter Wasseranteil des Körpers verbunden mit einer verminderten Blutzirkulation verlangsamt die Verteilung des Arzneistoffs im Körper.
- Der Fettanteil des Körpers nimmt gegenüber der Muskulatur zu, dies kann zu erhöhter Speicherung und länger dauernder Freisetzung des Arzneistoffs führen, die Wirkstoffe können kumulieren.
- Die Leistungsfähigkeit der Leber ist eingeschränkt und die Umwandlung des Arzneimittels verlangsamt. Es kann zur Kumulation, zur Wirkungsverstärkung oder -verlängerung kommen. Unerwünschte Wirkungen nehmen zu.

LF 1.3

- Die Darmmotilität sinkt. Dadurch wird der Magen-Darm-Trakt schlechter durchblutet und es kann zu einer Wirkverzögerung oder –verstärkung kommen.
- Die Nierenleistung nimmt ab und damit die Ausscheidung des Arzneimittels über die Nieren. Eine ausreichende Flüssigkeitszufuhr ist entscheidend, um einer Kumulation vorzubeugen.

7.1.4 Verabreichung von Arzneimitteln (Applikation)

Arzneimittel, welche über das Blut an den Wirkort transportiert werden, wirken **systemisch**. Eine Arzneimittelwirkung am Ort der Ein- oder Aufbringung in den Körper, z. B. eine Salbe, nennt man **lokal**. Unterschiedlich sind auch die Wege, über die Arzneimittel in den Körper gelangen können (Tab. 7.1).

! Merke Es muss genau darauf geachtet werden, wo Arzneimittel appliziert werden dürfen.

Von vielen Wirkstoffen gibt es unterschiedliche Zubereitungen, die für unterschiedliche Applikationen entwickelt wurden.

Die Applikation sagt nicht unbedingt, wo das Arzneimittel wirkt, z. B.:

- Kortisoncremes wirken meistens nur da, wo sie aufgetragen wurden, transdermale Systeme systemisch.
- Hämorrhoidalzäpfchen wirken im Enddarm, Paracetamolzäpfchen systemisch.

Einige Substanzen, die nur lokal wirken sollen, gelangen bis zu merklichen Mengen doch ins Blut und wirken – unerwünscht – systemisch. Darauf ist zu achten, indem meistens eine gewisse Dosis oder, bei der Haut, Fläche eingehalten werden muss.

Gabe über den Magen-Darm-Trakt

Sublingual (unter die Zunge)
Bei einigen Zubereitungsformen werden bereits in der Mundhöhle die Wirkstoffe über die Schleimhaut aufgenommen und rasch direkt ins Blut abgegeben. Es handelt sich um Sprays oder Zerbeißkapseln sowie um spezielle Tabletten, die unter die Zunge oder in die Wangentasche (buccal) gelegt werden, z. B. Nitrospray oder -kapseln zur Schmerzlinderung bei Angina-pectoris-Anfällen oder Nifedipin-Zerbeißkapseln zur raschen Senkung des Blutdrucks.

Oral (Mund)
Durch Herunterschlucken eingenommene Arzneimittel werden, je nach Zubereitungsform, im Magen oder Dünndarm freigesetzt und dann über die Darmwand aufgenommen (resorbiert). Über das Pfortadersystem gelangen die Wirkstoffe zunächst zur Leber, dann über die Lebervene in den Kreislauf. Wegen des langen Wegs tritt die Wirkung nach etwa einer halben Stunde ein.

Die orale Gabe ist bei schluckfähigen, orientierten Menschen die häufigste Form der Verabreichung. Es ist darauf zu achten, dass die Tabletten oder Dragees wirklich geschluckt werden und nicht in den Wangentaschen verbleiben. Durch ausreichendes

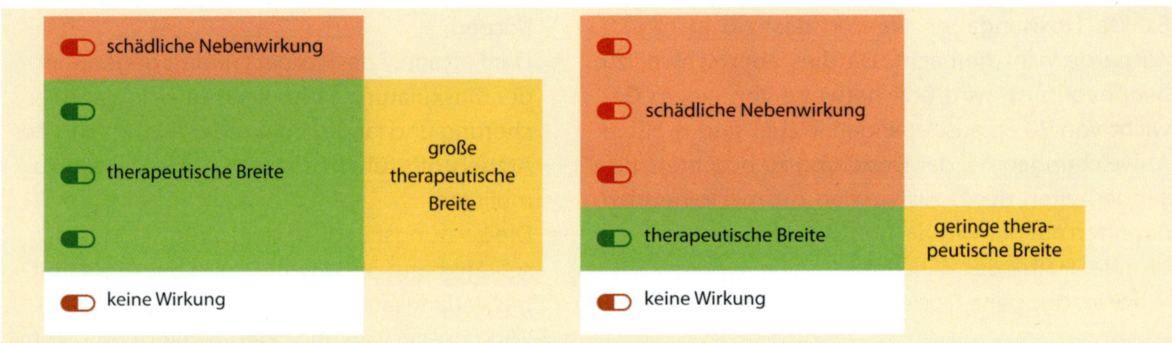

Abb. 7.11: Therapeutische Breite.

Nachtrinken von mindestens einem halben Glas Wasser soll der Transport in den Magen sichergestellt werden.

Rektal (Enddarm)

Die Arzneimittel werden als Zäpfchen (Suppositorien) in den Enddarm platziert, wo die Rektumschleimhaut die Stoffe rasch resorbiert. Da das venöse Blut vom Enddarm nicht über die Pfortader und Leber, sondern direkt in die untere Hohlvene (V. cava inferior) gelangt, ist der Wirkungseintritt schneller. Das ist z. B. bei der Schmerzbehandlung vorteilhaft. Die rektale Applikation ist auch bei Säuglingen, Schluckbeschwerden und bei Verwirrtheit eine gute Alternative zur oralen Gabe.

Bei Hämorrhoiden und Entzündungen im Enddarm, z. B. bei einer Proktitis, werden rektal Arzneimittel gegeben, die an Ort und Stelle (lokal) wirken und nicht resorbiert werden.

Gabe über die Lunge

Feinst verteilte Medikamente (Aerosole) können auch über die Schleimhaut der Alveolen aufgenommen werden. Voraussetzung ist eine entsprechend kleine Teilchengröße.

Injektionen und Infusionen

Spezielle Zubereitungen flüssiger Arzneimittel können mit einer Spritze und Kanüle unter die Haut, direkt ins Blut oder in die Muskulatur gebracht werden. Vor der Injektion ist auf der Ampulle nachzusehen, für welche Injektionsform das Arzneimittel zugelassen ist. Einige Substanzen sind gewebeschädigend und dürfen nur intravenös verabreicht werden.

> **! Merke** Kanülen nie in die Hülle zurückstecken, gesondert in **Spezialbehälter** mit Abstreifvorrichtung entsorgen.

Volle, gut verschlossene Sammelgefäße können in den Restmüll gegeben werden, wenn keine Infektionsgefahr davon ausgeht.

Intravenös (i. v.) werden Medikamente gegeben, wenn ein schneller Wirkungseintritt erforderlich ist, bei Bewusstlosigkeit oder wenn die Wirkstoffe bei der Passage des Magen-Darm-Trakts oder der Leber zerstört würden. Bevorzugt werden die Venen am Handrücken, am Unterarm und in der Armbeuge.

Applikationsarten		
Innerlich		
enteral: über den Magen-Darm-Trakt	rektal: in den Enddarm, z. B. Zäpfchen	
oral: in, durch den Mund	sublingual: unter die Zunge, z. B. Tropfen buccal: in die Wangentasche, z. B. Tabletten, Kapseln, Lösungen	
über die Luftwege	inhalativ: in die Lunge, z. B. Aerosole, Sprays	
über andere Körperöffnungen	nasal: in die Nase, z. B. Tropfen, Salbe vaginal: in die Scheide, z. B. Salbe, Spray	
parenteral: unter Umgehung des Magen-Darm-Trakts, z. B. Injektionen und Infusionen	in das Gewebe	intracutan: Oberhaut subcutan (s. c.): Unterhautfettgewebe intramuskulär (i. m.): Muskulatur
	in die Blutbahn	intravenös (i. v.): Vene intraarteriell (i. a.): Arterie
	in Körperhöhlen	intraartikulär: ins Gelenk intrathekal: in den Rückenmarkskanal
Äußerlich		
auf Haut und Schleimhäute (Mund, Nase), Augenbindehaut z. B. Pasten, Salben, Cremes, Lotionen, Tropfen, Tinkturen, Sprays, Lösungen		

Tab. 7.1: Verabreichungsmöglichkeiten von Arzneimitteln.

Intramuskulär (i. m.) werden Medikamente verabreicht, bei denen ein weniger rascher Wirkungseintritt ausreicht oder eine Depotwirkung erzielt werden soll, ferner alle Arzneimittel, die unter Umgehung der Leber ins Blut gelangen sollen. Für **Impfungen** wird die Muskulatur des Oberarms genutzt (M. deltoideus), ansonsten meist die Gesäßmuskulatur oder auch die Muskulatur des Oberschenkels.

Subkutan (s. c.) werden z. B. Medikamente gegeben, die im Magen-Darm-Trakt zerstört würden, im Wesentlichen Insulin.

Infusionen, d. h. größere Mengen von speziellen Lösungen, werden meist intravenös verabreicht. Hierzu wird ärztlicherseits ein flexibles System in die Handvene, Vene des Unterarms oder der Armbeuge oder in die Schlüsselbeinvene (V. subclavia) gelegt. Infusionen zur Flüssigkeitsgabe sind auch möglich über einen subkutanen Zugang oder über spezielle Infusionssysteme rektal.

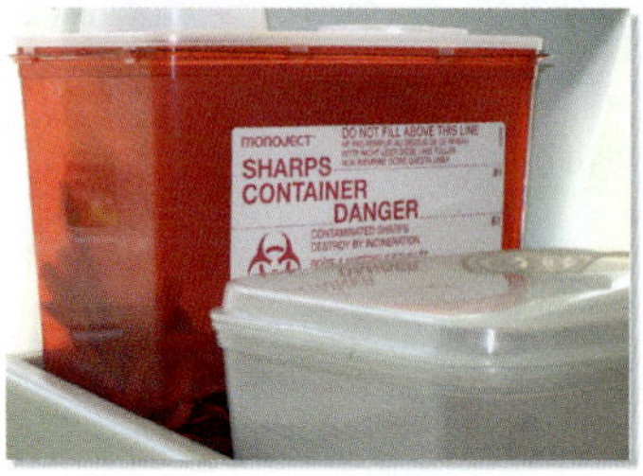

Abb. 7.12: Spezialbehälter zur Entsorgung von Kanülen.

Zur längerfristigen Infusionstherapie, z. B. für eine Chemotherapie oder parenterale Ernährung und/oder bei schlechten Venen, werden **Portsysteme** gelegt. Dabei wird die Schlüsselbeinvene punktiert und der Katheter bis kurz vor das rechte Herz geschoben. Der zuführende Schlauch und ein Reservoir (Port) werden unter der Haut verlegt, was die Infektionsgefahr gegenüber einem direkten Zugang deutlich senkt. Der Port besteht aus einer Metallhülle mit Öffnung, die durch eine Silikonmembran verschlossen ist. Der Zugang zu dem System erfolgt durch Punktion mithilfe einer speziellen Kanüle (Hubernadel), auf die eine Spritze gesteckt werden kann. Zur Verabreichung von Infusionen gibt es fertige Systeme aus Nadel und Infusionsbesteck.

Richten und Verabreichen von Medikamenten

Die Verteilung von Medikamenten durch Pflegefachkräfte soll sicherstellen, dass Dosierrichtlinien eingehalten und die Arzneimittel sachgerecht verabreicht werden, wenn die Einnahme oder Anwendung nicht mehr selbstständig durch den Menschen möglich ist. Im Pflegeheim gehört die Gabe der Medikamente zu den allgemeinen Versorgungsleistungen, in der ambulanten Betreuung ist sie eine verordnungsfähige Maßnahme.

Richten der Medikamente

Eine **Kontrolle auf Richtigkeit des Medikaments** erfolgt:

1. bei der Entnahme aus dem Medikamentenschrank
2. bei der Entnahme aus der Originalverpackung
3. beim Zurückstellen

Die Kontrolle wird anhand der Dokumentation vorgenommen, in der die verordneten Medikamente aufgeführt sein müssen. Das **Verordnungsblatt** muss folgende Angaben enthalten:

- Medikament mit exakter Namensnennung
- Konzentration
- Form
- Dosierung
- Verabreichungszeit und/oder Zeitintervall
- Verabreichungsart

Die Medikamente und Anweisungen müssen vom Arzt in die Dokumentation eingetragen und gegengezeichnet werden. Telefonische Anordnungen sind zu dokumentieren und später ebenfalls gegenzuzeichnen.

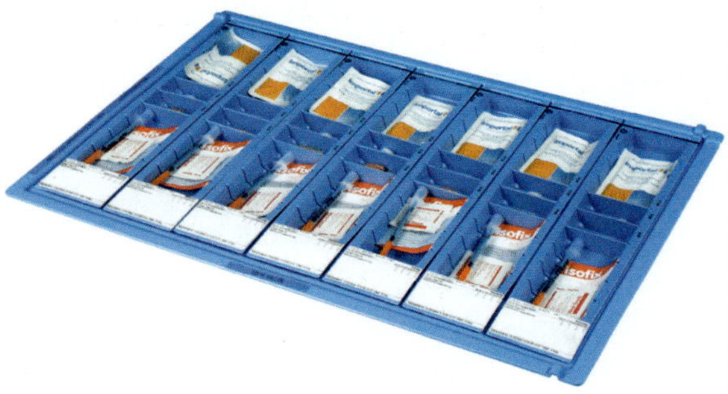

Abb. 7.13: Richten der Medikamente.

Auch beim Richten der Medikamente gelten die hygienischen Vorschriften. Ein ruhiger Arbeitsplatz sowie Medikamententabletts erleichtern die Aufgabe. Zu beachten ist:

- Medikamente nicht mit den Händen berühren.
- Tropfen und Säfte erst direkt vor der Verteilung umfüllen. Viele sind lichtempfindlich.
- Infusionslösungen unter Beachtung der Sterilität maximal eine Stunde vor Verabreichung richten. Auf der Flasche Namen, Datum und Uhrzeit, Art und Menge der Zusätze sowie die Infusionszeit vermerken.
- Injektionen erst kurz vor der Verabreichung richten. Die Ampulle neben der Spritze belassen oder an dieser fixieren, um eine Kontrolle zu ermöglichen.

Zu Hause werden die Medikamente häufig in **Dosierhilfen** für einen Tag oder eine Woche gerichtet. Sind Tabletten durcheinandergeraten, ist aus Sicherheitsgründen immer neu zu richten. Dies gilt auch für Spritzen, denen die leere Ampulle nicht eindeutig zugeordnet werden kann.

Verabreichen der Medikamente

Bei allen Unstimmigkeiten ist der Arzt oder ein Apotheker zu fragen. Das betrifft insbesondere

- unverständliche Informationen auf der Verpackung oder der Gebrauchsinformation,
- Namensänderungen, Konzentrationsänderungen, Änderungen der Wirkstoffmenge.

Die Arzneimittelgabe wird nach der sogenannten »**6-R-Regel**« geprüft:

- die **richtige Person**
- den **richtigen Zeitpunkt**
- das **richtige Medikament**
- die **richtige Dosierung**
- die **richtige Verabreichungsart**
- die **richtige Dokumentation**

Die Medikamentengabe muss immer angekündigt werden. Nach der Verabreichung muss der Vorgang dokumentiert werden. Bei Bedarfsverordnungen ist der Eintritt der Wirkung zu dokumentieren, z.B. Linderung der Schmerzen. Besonderheiten wie unerwünschte Wirkungen sowie die sich anschließenden Maßnahmen sind zusätzlich aufzuführen. Wird ein Medikament außerhalb der Verordnung verabreicht, sind zusätzlich die für das Verordnungsblatt erforderlichen oben aufgeführten Daten einzutragen.

> **! Merke** Bei jeder Unverträglichkeit oder beobachteten unerwünschten Wirkung ist der Arzt zu informieren. Eine erneute Gabe des Medikaments darf erst nach Rücksprache erfolgen.

Besonders bei Umstellung oder Neuverordnung von Medikamenten kommt der Krankenbeobachtung große Bedeutung zu. Dabei erstreckt sich der Beobachtungszeitraum über mehrere Tage.

- Akut kann es zu Luftnot oder deutlichen Blutdruck- und Pulsveränderungen kommen.
- Verzögert können Übelkeit, Erbrechen, Schwindel mit Kopfschmerzen auftreten.
- Bis zu Tagen nach Verabreichung sind Durchfälle und Allergien möglich.

Probleme im Alter

> **➜ Definition** **Multimedikation**: gleichzeitige Anwendung oder Verordnung verschiedener Arzneimittel gegen mehrere Erkrankungen. Je nach Autor wird ab 3 oder 5 Arzneimitteln von Multimedikation gesprochen.

Die **Multimedikation** erhöht die Möglichkeit von Wechselwirkungen. Es ist daher wichtig, in einem Medikamentenplan wirklich alle Medikamente zu erfassen, auch selbst gekaufte, um Gefahren gering zu halten.

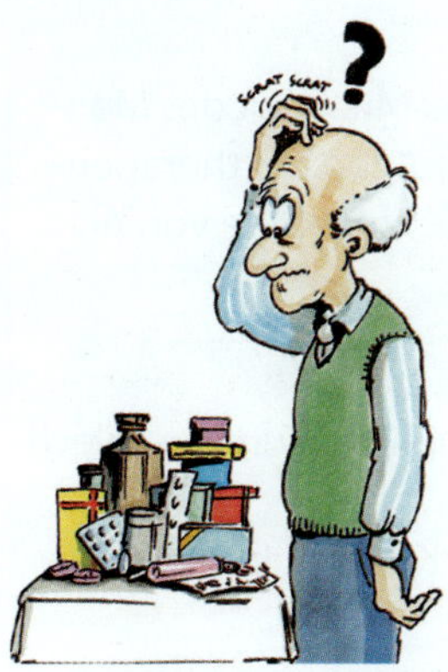

Abb. 7.14: Welche Medikamente nehme ich jetzt?

Nach Untersuchungen ist jeder zweite alte Mensch nicht in der Lage, seine Medikamente korrekt einzunehmen. Gründe sind:

- Hinweise auf den Packungen oder Dosieranweisungen sind zu klein geschrieben.
- Schluckbeschwerden führen zu unzureichender Aufnahme oder Unterlassung der Einnahme.
- Das Lesen des Beipackzettels führt zu Angst vor unerwünschten Wirkungen oder Misstrauen gegenüber dem Nutzen der Therapie.
- Gestörte Feinmotorik der Hände verursacht z. B. Probleme beim Öffnen von Dosen und Fläschchen, Abmessen von Tropfen oder bei der Entnahme aus Durchdrückpackungen (Blister).
- Es wird vergessen, ob die Tablette schon genommen wurde, wechselnde Namen und verändertes Aussehen der Medikamente bei gleicher Grundsubstanz erschweren die Zuordnung.

Dosiersysteme zur Einteilung, z. B. Tages- und Wochendosett, Dosierspender für Tropfflaschen und Geräte zur Zerkleinerung von Tabletten helfen, eine weitgehende Selbstständigkeit zu erhalten.

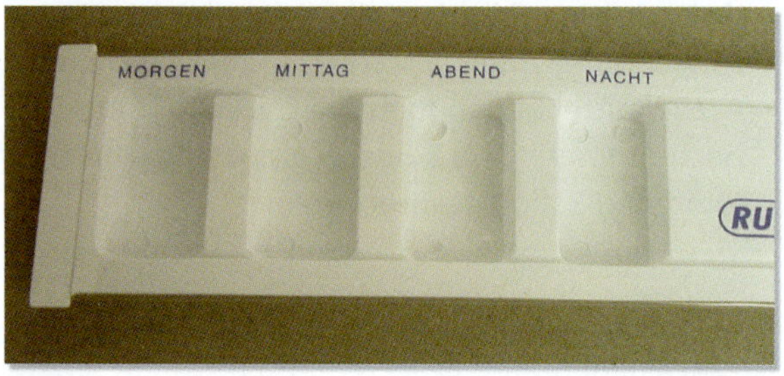

Abb. 7.15: Dosierhilfen für Tabletten.

Mitarbeit (Compliance)

> ➡ Definition **Compliance:** Mitarbeit des Menschen bei der Therapie, Befolgen der therapeutischen Ratschläge und z. B. Einnahme von Arzneimitteln

Insgesamt gilt, dass die Compliance umso schlechter ist,

- je weniger aufgeklärt der Kranke über seine Krankheit ist,
- je mehr Medikamente er einnehmen muss,
- je öfter am Tag eine Einzeldosis erforderlich ist,
- je länger die Krankheit andauert,
- je weniger spürbar die Verbesserung der Situation durch das Medikament ist und
- je gefährlicher das Medikament erscheint, z. B. durch Angaben auf dem Beipackzettel.

Besonders schwer fällt die regelmäßige Einnahme also bei Krankheiten, die keine großen Beschwerden verursachen, z. B. die Hochdruckkrankheit. Die Aufklärung und stete Erinnerung an die Notwendigkeit der Einhaltung von Dosierungsvorschriften ist daher eine der Hauptaufgaben bei der Pflege von kranken und alten Menschen.

Arzneimittelabhängigkeit

> ➡ Definition **Arzneimittelabhängigkeit:** Unfähigkeit, den Gebrauch eines Arzneimittels zu kontrollieren

Schmerz- und Schlafmittel wie auch Beruhigungs- und Stimulationsmittel gehören zu den abhängig machenden Substanzen. Arzneimittel mit besonders hohem Abhängigkeitspotenzial sind unter das **Betäubungsmittelgesetz** gestellt. Nimmt jemand Arzneimittel ohne medizinische Notwendigkeit oder aber in übermäßiger Dosierung, wird von **Missbrauch** oder **Abusus** gesprochen. Längerer Missbrauch kann in die Abhängigkeit führen. Missbrauch wird aber auch mit Substanzen betrieben, die nicht abhängig machen, z. B. mit Abführmitteln oder abschwellenden Nasensprays.

7.1.5 Arzneimittel für spezifische Indikationen

Stoffgruppen, Wirkstoffe (Beispiele)	Wirkung	Unerwünschte Wirkungen und Kontraindikationen
Analgetika, Antirheumatika. Indikation: Schmerzen, Entzündungen		
• Opioide (Fentanyl, Morphin) • Analgetika, z. B. Paracetamol • Nichtsteroidale Antirheumatika (NSAR, NSAID), z. B. Azetylsalizylsäure, Ibuprofen, Diclofenac	• Schmerzempfinden ausschalten • entzündungshemmend	• Opioide: Obstipation, Atemdämpfung, Asthma-Anfälle, Beruhigung, Blutdruckabfall, Übelkeit, Erbrechen • Nichtsteroidale Antirheumatika: Sodbrennen, Nierenversagen, Diarrhö, Magen-Darm-Blutungen • Paracetamol: Leberschäden Kontraindikationen: • bekannte Magengeschwüre • Asthma • Leber- bzw. Nierenfunktionsstörungen
Antiallergika. Indikation: Allergien		
• Antihistaminika, z. B. Cetirizin, Dimetinden, Ebastin (symptomatisch) • Cromoglicinsäure (prophylaktisch)	• Milderung von Nesselsucht, Heuschnupfen, Juckreiz • Antihistaminika: Hemmung der Histaminwirkung • Cromoglicinsäure: Hemmung der Histaminfreisetzung	• Müdigkeit • Mundtrockenheit • Schleimhautreizung Kontraindikationen: • Glaukom • Prostataadenom (Prostatakrebs)
Antiarrhythmika. Indikation: Herzrhythmusstörungen		
• β-Rezeptorenblocker, z. B. Metropolol • Natriumkanalblocker, z. B. Ajmalin, Lidocain, Propafenon • Kaliumkanalblocker, z. B. Amiodaron, Sotalol • Kalziumkanalblocker (Kalziumantagonisten), z. B. Verapamil	• Rhythmisierung des Herzens	• Herzrhythmusstörungen • Blutdruckschwankungen • Herabsetzung des Reaktionsvermögens • Kammerflimmern • Schwindel, Kopfschmerz Kontraindikationen: • dekompensierte Herzinsuffizienz • Hypokaliämie • Hypomagnesiämie
Antibiotika. Indikation: Infektionen mit Bakterien		
• Aminoglykoside, z. B. Gentamicin, Neomycin • Carbapeneme, z. B. Imipenem • Cephalosporine, z. B. Cefaclor, Cefazolin, Cefotaxim, Cefuroxim • Gyrasehemmer, z. B. Ciprofloxacin, Norfloxacin • Glykopeptidantibiotika, z. B. Vancomycin • Lincosamine, z. B. Clindamycin • Makrolide, z. B. Clarithromycin, Erythromycin, Roxithromycin • Nitroimidazole, z. B. Metronidazol • Penicilline, z. B. Penicillin G (i. v.), Penicillin V (oral), Amoxicillin, Piperacillin • Sulfonamide, z. B. Sulfamethoxazol • Tetrazykline, z. B. Doxycyclin	• Tötung von Bakterien • (bakterizide Wirkung) • Hemmung der Vermehrung von Bakterien (bakteriostatische Wirkung)	• Allergien, Hautausschlag • Leber-, Nierenschäden • Magen-Darm-Unverträglichkeit • Müdigkeit, herabgesetztes Reaktionsvermögen • Gefahr der Resistenzbildung • Schädigung der Darmflora • Pilzerkrankungen • Aminoglykoside: Gehörschaden, Nierenschaden • Tetrazykline: Photodermatose (Hautveränderung durch Lichteinstrahlung) Kontraindikationen je nach Gruppe: • bekannte Allergie • Leber- bzw. Nierenschaden • Hörschaden • Schwangerschaft, Stillzeit

Stoffgruppen, Wirkstoffe (Beispiele)	Wirkung	Unerwünschte Wirkungen und Kontraindikationen
Antidementiva. Indikation: Demenz		
• Cholinesterasehemmer, z. B. Donezepil • nichtkompetitive NMDA-Antagonisten, z. B. Memantin • Nootropika, z. B. Nicergolin, Piracetam, Pyritinol • Gingko biloba	verbessern Hirnstoffwechsel	• Durchfall • Muskelkrämpfe • Schwindel • Schlaflosigkeit, Albträume • Verwirrtheit • Infekte
Antidepressiva. Indikation: Depressionen, Neuralgien, chronische Schmerzen		
• Trizyklische Antidepressiva, z. B. Amitriptyllin, Doxepin, Imipramin • SSRI (selektive Serotonin-Wiederaufnahmehemmer), z. B. Citalopram, Fluoxetin, Paroxetin • SSNRI (selektive Serotonin-Noradrenalin-Wiederaufnahmehemmer), z. B. Duloxetin • SNRI (selektive Noradrenalin-Wiederaufnahmehemmer), z. B. Reboxetin • SARI (Serotoninantagonisten und -Wiederaufnahmehemmer) z. B. Trazodon • SRE (Serotonin-Wiederaufnahmeverstärker) z. B. Tianeptin • MAO-Hemmer, z. B. Moclobemid, Tranylcypromin • Johanniskraut	• Je nach Substanz: • antriebssteigernd, depressionslösend, stimmungsaufhellend • antriebshemmend, angstdämpfend, sedierend	• Mundtrockenheit • Sehstörungen • Obstipation • Harnentleerungsstörung • Übelkeit • Schwindel, Kopfschmerzen • Schlaflosigkeit • Herzrhythmusstörungen Kontraindikationen: • Glaukom • Harnentleerungsstörung • Epilepsie • Herzinfarkt • Antriebssteigernde Substanzen: Suizidalität • Johanniskraut: schwere Depression
Antidiabetika. Indikation: Diabetes mellitus		
• Humaninsulin, Insulinanaloga • Sulfonylharnstoffe, z. B. Glibenclamid • Glinide, z. B. Repaglinid, • Inkretin-Mimetika (Exenatid, Liraglutid) • DPP4-Hemmer, z. B. Sitagliptin • Biguanide, z. B. Metformin, • Glitazone, z. B. Pioglitazon • α-Glucosidasehemmer, z. B. Acarbose • SGLT-2-Hemmer (Dapagliflozin) • Amylin-Analoga (Pramlintide)	• normalisieren Blutzuckerspiegel • Humaninsulin: ersetzt körpereigenes Insulin • Sulfonylharnstoffe und Glinide: fördern die Insulinfreisetzung • Biguanide: verbessern Glucoseverwertung • Glitazone: Verbessern Wirkung des vorhandenen Insulins • Inkretin-Mimetika: stimulieren Insulinfreisetzung, senken Glucagonfreisetzung • DPP4-Hemmer: senkt die Blutglucose • α-Glucosidasehemmer: verzögern die Glucoseaufnahme • SGLT-2-Hemmer: vermindert Glucosereabsorbtion, erhöht Glucoseausscheidung im Harn • Sulfonylharnstoffe, Glinide, DPP4-Hemmer und Inkretin-Mimetika: stimulieren die Insulinsekretion	• Humaninsulin und Sulfonylharnstoffe: Gewichtszunahme, Hypoglykämie • Sulfonylharnstoffe: Schwindel, Kopfschmerzen, Obstipation • Biguanide: Laktatazidose • Inkretin-Mimetika: Gewichtsreduktion • α-Glucosidasehemmer: Völlegefühl, Blähungen, Diarrhö Kontraindikationen: • Ketoazidose • Lebererkrankung • TYP-1-Diabetes (bis auf Pramlintide)

Stoffgruppen, Wirkstoffe (Beispiele)	Wirkung	Unerwünschte Wirkungen und Kontraindikationen
	• Biguanide, α-Glucosidasehemmer, Glitazone: stimulieren die Insulinsekretion nicht • Amylin-Analoga: hemmen die Glucagonproduktion nach dem Essen	
Antiemetika. Indikation: Übelkeit, Erbrechen		
• H1-Antihistaminika, z. B. Dimenhydrinat • Prokinetika, z. B. Metoclopramid • Serotoninantagonisten, z. B. Dolasetron, Ondansetron • Anticholinergika, z. B. Scopolamin	• H1-Antihistaminika: Hemmung der Histaminwirkung • Prokinetika: Förderung der Magenmotilität und -leerung • Serotoninantagonisten: Hemmung des Brechreflexes im Brechzentrum • Anticholinergika: Dämpfung des Brechzentrums	• Benommenheit • herabgesetztes Reaktionsvermögen • Kopfschmerzen • Diarrhö • Neuroleptika: Frühdyskinesien, Parkinsonoid Kontraindikationen: • Leber- bzw. Nierenfunktionsstörungen • Epilepsie • Glaukom • Prostatahyperplasie
Antiepileptika. Indikation: Anfallsleiden		
• Carbamazepin • Clonazepam • Diazepam • Gabapentin • Lamotrigin • Oxcarbazepin • Phenobarbital • Phenytoin • Valproinsäure	• Verhüten epileptischer Anfälle	• Photosensibilisierung (erhöhte Empfindlichkeit der Haut gegenüber Licht) • Suizidneigung • herabgesetztes Reaktionsvermögen • Schwindel, Übelkeit • Magen-Darm-Beschwerden • bei Langzeittherapie: Beeinflussung der Blut-, Nieren- und Leberwerte • Phenytoin: Zahnfleischwucherung, Hirsutismus (verstärkte Behaarung bei Frauen, ähnelt der Behaarung von Männern)
Antihypertonika. Indikation: Bluthochdruck		
• ACE-Hemmer, z. B. Captopril, Enalapril • AT1-Rezeptorenblocker, z. B. Losartan • β-Rezeptorenblocker, z. B. Metoprolol, Propanolol • Diuretika, z. B. Hydrochlorothiazid, Furosemid • Kalziumantagonisten, z. B. Nifedipin, Verapamil, Diltiazem • Antisympathotonika, z. B. Clonidin, Moxonidin, Urapidil • Vasodilatatoren, z. B. Dihydralazin	• ACE-Hemmer hemmen Renin-Angiotensin-Aldosteron-Mechanismus: Gefäßerweiterung, verringern Blutvolumen • β-Rezeptorenblocker: hemmen sympathisches Nervensystem • Diuretika: verringern Blutvolumen • Kalziumantagonisten Vasodilatatoren: erweitern Blutgefäße • Antisympathotonika: hemmen die Synthese von Noradrenalin	• zu starker Blutdruckabfall • Schlafstörungen • Verwirrtheit • ACE-Hemmer: Reizhusten, Hyperkaliämie, Angioödem • β-Rezeptorenblocker: Bradykardie, Impotenz • Diuretika: Elektrolytverschiebung, Exsikkose (Austrocknung), Thrombose • Kalziumantagonisten: Herzrhythmusstörung, Kopfschmerzen, Ödeme • Vasodilatatoren: Ödeme, Kopfschmerzen, Schwindel Kontraindikationen: • Nierenfunktionsstörungen • Bradykardie • Herzrhythmusstörungen • β-Rezeptorenblocker: Asthma, COPD

Stoffgruppen, Wirkstoffe (Beispiele)	Wirkung	Unerwünschte Wirkungen und Kontraindikationen
Antikoagulanzien. Indikation: Thrombose, Embolie, Thromboseprophylaxe		
• Heparine • Heparinoide: Danaparoid • Hirudin (Blutegel) • Vitamin-K-Antagonisten, z. B. Phenprocoumon • Faktor-Xa-Hemmer: Fondaparinux, Apixaban • Kalziumkomplexbildner, z. B. Citrat, EDTA	• Heparine/Hirudin: kurzfristige Antikoagulation, Gerinnungshemmung, verhindern Thrombenbildung • Vitamin-K-Antagonisten, Faktor-Xa-Hemmer: langfristige Antikoagulation, geringere Bildung von Gerinnungsfaktoren wegen Vitamin-K-Mangel • Kalziumkomplexbildner: v. a. bei Dialysepatienten	• Blutungen • Haarausfall • Heparin/Hirudin: Thrombozytopenie (Thrombozytenmangel) • Vitamin-K-Antagonisten: Cumarin-Nekrose, Übelkeit, Erbrechen, Diarrhö, Leberschaden Kontraindikationen: • Magen-Darm-Ulkus • Hirnblutung • Heparin/Hirudin: • Heparinallergie • Vitamin-K-Antagonisten: Leber-, Niereninsuffizienz, Schwangerschaft
Antimykotika. Indikation: Pilzinfektion		
• Azole, z. B. Clotrimazol, Ketonazol: je nach Substanz lokal oder systemisch • Allylamine (Terbinafin) • Morpholine (Amorolfin) • Polyene, z. B. Amphotericin, Nystatin • Griseofulvin • Pyridon-Derivat, Ciclopirox	• Azole, Allylamine, Morpholine: hemmen Ergosterolsynthese • Polyene: »löchern« Zellwand • Griseofulvin: verhindern die mitotische Zellteilung • Pyridon-Derivat: Enzymhemmung	• Azole: Leberschaden, Juckreiz, Kopfschmerzen • Polyene: Nierenschädigend, Nervenschädigend • Griseofulvin: Kopfschmerz, Schwindel Kontraindikationen: • Lebererkrankungen
Antirheumatika. Indikation: rheumatische und autoimmunologische Erkrankungen		
• Basistherapeutika (DMARD, Disease-modifying anti-rheumatic Drug), z. B. Ciclosporin, Goldverbindungen, Cyclophosphamid, Hydroxychloroquin, Leflunomid, Methotrexat, Sulfasalazin • Nichtsteroidale Antirheumatika, s. Analgetika • Glucocorticoide, s. Cortikoide • DCARD (disease controlling anti-rheumatic drug: Immunbiologica (Biologicals), z. B. Infliximab, Etanercept	• Basistherapeutika: hemmen Entzündungsprozess, wirken erst nach Wochen bis Monaten, Methotrexat ist Mittel erster Wahl • Nichtsteroidale Antirheumatika: symptomatisch gegen Schmerzen und Entzündung • Glucocorticoide: symptomatisch gegen Entzündung, dämpfen Immunsystem • DCARD in Kombination mit Basistherapeutika und Cortison: Remission einleiten, weitere Zerstörung der Gelenke verhindern	• Basistherapeutika: je nach Substanz vielfältige Nebenwirkungen • Ciclosporin: Infektanfälligkeit, Zahnfleischwucherung, Hirsutismus (verstärkte Behaarung bei Frauen, die der Behaarung von Männern ähnelt), Nierenschädigung (nephrotoxisch), Herzschäden, Übelkeit, Erbrechen, Tremor, Hypertonie, Ödeme • Goldverbindungen: Schäden an Niere, Leber, Blut, Haut und Schleimhäuten • Hydroxychloroquin: Photosensibilisierung (erhöhte Empfindlichkeit der Haut gegenüber Licht), Nervenschädigung, Retinopathie (nicht entzündliche Netzhauterkrankung), Hornhauttrübung • Immunbiologika (Biologicals), z. B. Etanercept, Infliximab: Infektionen der oberen Atemwege, Urtikaria (Nesselsucht), Gesichtsrötung, Fieber • Leflunomid: Diarrhö, Übelkeit, Haarausfall, Blutdruckanstieg, Allergie

Stoffgruppen, Wirkstoffe (Beispiele)	Wirkung	Unerwünschte Wirkungen und Kontraindikationen
		• Methotrexat: Übelkeit, Erbrechen, Stomatitis (Entzündung der Mundschleimhaut), Knochenmark- und leberschädigend, Pneumonie • Sulfasalazin: Übelkeit, Erbrechen, Schwindel, Kopfschmerzen, Juckreiz, Exantheme (entzündlicher Hautausschlag), hämatologische Störungen (Störung der Blutbildung)
Broncholytika (Antiasthmatika, Bronchospasmolytika). Indikation: chronische Bronchitis, Asthma bronchiale		
• Cortisonpräparate, Budesonid, Fluticason • β2-Sympathomimetika, Clenbuterol, Salbutamol • Parasympatholytika, Ipatropiumbromid • Theophyllin • zur prophylaktischen Therapie: Cromoglicinsäure, Ketotifen	• verbesserte Atemfunktion bei Asthma bronchiale und chronischer Bronchitis • Cortison: hemmt Entzündung, verbessert Wirkung von β2-Sympathomimetika • β2-Sympathomimetika und Parasympatholytika: erweitern Bronchien, verstärken Wirkung des vegetativen Nervensystems auf Bronchien • Parasympatholytika: protektiv gegen Reflexbronchokonstriktion (Staub), fast nur in Kombination mit β2-Mimetikum • Theophyllin: erweitert Bronchien, hemmt Entzündung	• bei Inhalation kaum unerwünschte Wirkungen • Cortison: Soor im Mund-Rachenraum bei Inhalation • β2-Sympathomimetika: Juckreiz, Hypotonie, vor allem bei oraler Gabe Schwindel, Tremor (Muskelzittern), Nervosität • Parasympatholytika: Mundtrockenheit, verminderte Schweißsekretion, Obstipation, Harnverhalt • Theophyllin: Erregtheit, Tachykardie, Herzrhythmusstörung, Magen-Darm-Beschwerden Kontraindikationen: • Parasympatholytika: Glaukom, Harnentleerungsstörung • Theophyllin: Hyperthyreose, Herzrhythmusstörung, Kardiomypathie (Erkrankung des Herzmuskels), Lebererkrankung
Corticoide (Glucocorticoide, Corticosteroide). Indikation: Entzündungen, Hirnödem, Cortisonersatz bei Morbus Addison		
• Glucocorticoide, z. B. Cortison, Hydrocortison, Prednison • Mineralcorticoide, z. B. Aldosteron	• Glucocorticoide: beeinflussen den Stoffwechsel, verhindern allergische Reaktionen, hemmen Entzündungen, dämpfen Immunsystem • Mineralcorticoide: erhöhen Wasser- und Natriumrückresorption, erhöhen Kaliumausscheidung	• Glucocorticoide bei Dauertherapie: Ödembildung, Muskelschwäche, verletzliche Haut, Wundheilungsstörungen, Osteoporose, Schlafstörung, Antriebshemmung, Cushing-Syndrom (Erkrankung aufgrund einer zu hohen Cortisolkonzentration im Blut) • Mineralcordicoide: Hypokaliämie, Nierenfunktionsstörungen • Kontraindikationen: • Glucocorticoide: schwere Infektionskrankheiten, Osteoporose, Psychose • Mineralcorticoide: • Niereninsuffizienz

Stoffgruppen, Wirkstoffe (Beispiele)	Wirkung	Unerwünschte Wirkungen und Kontraindikationen
Diuretika (Saluretika). Indikation: Herzinsuffizienz, Hochdruckkrankheit		
• Thiazide, z. B. Hydrochlorothiazid • Schleifendiuretika, z. B. Furosemid • Kaliumsparende • Diuretika, z. B. Amilorid, • Aldosteronantagonisten • Spironolacton • Selten: Osmodiuretika, Mannit, Sorbit	• fördern Harnausscheidung, dadurch: Blutdrucksenkung, Herzentlastung, Ödeme schwemmen aus	• Verlust von Kalium, Natrium, Magnesium, Kalzium • Bein-, Wadenkrämpfe, Muskelverspannungen • Herzrhythmusstörungen • Übelkeit, Erbrechen • Gefahr zu rascher Blutdrucksenkung • Austrocknung mit Verwirrtheitszuständen • Kaliumsparende • Diuretika: Hyperkaliämie Kontraindikationen: schwere Leber- bzw. Nierenfunktionsstörungen
Gichtmittel. Indikation: chronische Gicht, Prophylaxe bei großem Harnsäureanfall, z. B. Chemotherapie, Gichtanfall		
• Urikostatika, z. B. Allopurinol • Urikosurikum, z. B. Benzbromaron • Kolchizin	• Urikostatika: senken Harnsäurespiegel im Blut, durch Hemmung der Harnsäureentstehung • Urikosurikum: senkt Harnsäurespiegel im Blut durch vermehrte Ausscheidung • Kolchizin: hemmt Abwehrzellen im akuten Gichtanfall	• Urikostatika und Urikosurikum: zu Beginn einer Therapie Gichtanfall • Urikostatika: Magen-Darm-Beschwerden • Urikosurikum: Diarrhö, Nierensteine • Kolchizin: Diarrhö, Übelkeit, Erbrechen, Leukopenie (Leukozytenmangel), Haarausfall Kontraindikationen: • Urikostatika: Schwangerschaft • Urikosurikum: Nierenfunktionsstörungen
Hypnotika (Sedativa, Schlafmittel). Indikation: Schlafstörungen		
• H1-Antihistaminika, z. B. Diphenhydramin, Doxylamin • Melatonin • Zolpidem, Zoplicon • Benzodiazepine (s. Tranquilizer) • Baldrian, Hopfen, Passionsblume	• H1-Antihistaminika: blockiert H1-Rezeptoren im Gehirn, sediert • Melatonin, Zolpidem, Zoplicon: schlafanstoßend • Baldrian: verkürzt Einschlafzeit	• nur kurzzeitiger Einsatz! • H1-Antihistaminika: Mundtrockenheit, Glaukomanfall, Obstipation • Melatonin: Unruhe, Benommenheit, Magen-Darm-Beschwerden • Zolpidem, Zoplicon: Müdigkeit, Benommenheit, Schwindel, Koordinationsstörungen, erhöhte Sturzgefahr! Kontraindikationen: • Ateminsuffizienz • Leberinsuffizienz • Schlafapnoe • Alkoholmissbrauch • H1-Antihistaminika: Engwinkelglaukom, Harnverhalt

Stoffgruppen, Wirkstoffe (Beispiele)	Wirkung	Unerwünschte Wirkungen und Kontraindikationen
Immunsuppressiva. Indikation: Autoimmunerkrankung, Transplantation		
• Ciclosporin, Tacrolimus, Pimecrolimus und Sirolimus • Glucocorticoide (s. Corticoide/ Prednison) • Zytostatika, Cyclophosphamid • Monoklonale und polyklonale Antikörper, z. B. Rituximab	• Hemmung der immunologischen Reaktionen oder • Hemmung der Proliferation oder • Synthese von A- und B-Zellen	• Infektionen • Blutungen • Nierenschäden • Übelkeit, Erbrechen • Blutbildungsstörung Kontraindikationen: • Infekte • Miktionsstörungen (Störungen beim Wasserlassen)
Kardiaka. Indikation: Herzinsuffizienz		
• S. a. Antihypertonika • ACE-Hemmer, v. a. AT1-Rezeptorenblocker • β-Rezeptorenblocker • Diuretika Zudem: • Digitalispräparate, z. B. Digoxin, Digitoxin	Digitalis: lange Zeit Therapie der Wahl, inzwischen seltener, Anwendung fast immer in Kombination mit anderen Wirkstoffen, steigert Kontraktionskraft des Herzens, verlangsamt Herzschlag, senkt peripheren Gefäßwiderstand	Digitalis hat eine geringe therapeutische Breite! • Herzrhythmusstörungen • Übelkeit, Erbrechen • Müdigkeit • nervenschädigend: Sehstörungen • Appetitlosigkeit • Verwirrtheitszustände Erhöhte Gefahr der Überdosierung, unerwünschte Wirkungen können Zeichen einer Kumulation sein! Kontraindikationen: Sick-Sinus-Syndrom (Störung der Erregungsbildung im Herzen)
Koronarmittel. Indikation: koronare Herzkrankheit		
• Nitrate, z. B. Glyzeroltrinitrat, Isosorbiddinitrat (ISDN), Pentaerythrittrinitrat • Molsidomin • Trapidil • β-Rezeptorenblocker, s. Antihypertonika • Kalziumantagonisten, s. Antihypertonika • Thrombozytenaggregationshemmer, z. B. ASS, Clopidogrel	Venen- und Arterienerweiterung: Vorlast (Herzfüllung) und Nachlast sinken, O2-Angebot erhöht sich	• Hitzegefühl, Hautrötung • Schwindel • rasche und starke Blutdrucksenkung: nur im Sitzen oder Liegen geben! • Kopfschmerzen (Nitratkopfschmerz) • Nitrattoleranz: Einnahmepause am Tag notwendig Kontraindikationen: ausgeprägte hypotone Kreislaufzustände
Kortikoide (Glukokortikoide, Kortikosteroide). Indikation: Entzündungen, Hirnödem, Kortisonersatz bei Morbus Addison		
1. Glukokortikoide, z. B. Kortison, Hydrocortison, Prednison 2. Mineralokortikoid, z. B. Aldosteron	1: beeinflussen den Stoffwechsel und damit viele andere Prozesse, z. B. die Immmunabwehr • verhindern allergische Reaktionen • hemmen Entzündungen • dämpfen Immunsystem 2: erhöhen Wasser- und Natriumrückresorption sowie Kaliumausscheidung in der Niere	1: bei Dauertherapie: • Ödembildung • Muskelschwäche • verletzliche Haut, Wundheilungsstörungen • Osteoporose • Schlafstörung, Antriebshemmung • Cushing-Syndrom KI: schwere Infektionskrankheiten, Osteoporose, Psychose

Stoffgruppen, Wirkstoffe (Beispiele)	Wirkung	Unerwünschte Wirkungen und Kontraindikationen
Laxanzien. Indikation: Obstipation		
• Quellmittel, z. B. Weizenkleie, Flohsamen • Osmotische Laxanzien, z. B. Laktulose, Magnesium- und Natriumsulfat (Bitter-, Glaubersalz), Macrogol • Diphenole, z. B. Bisacodyl • Opioidantagonisten, z. B. Methylnaltrexon • Rizinusöl • Anthraglykoside aus Aloe, Sennesblättern, Rhabarber und Faulbaumrinde • Glycerin, z. B. in Mikroklismen	• Quellmittel: erhöhen Stuhlvolumen, regen Darmtätigkeit an, senken Cholesterin • Osmotische Laxanzien: binden Wasser im Darm, Stuhl wird weicher und voluminöser, erhöhen Mobilität des Dickdarms • Diphenole: vermindern Wasserresorption • Opioidantagonisten: Hemmung der Opioid-Rezeptoren an der Darmwand • Rizinusöl: reizt Dünndarmschleimhaut • Anthraglykoside: stimulieren Darmperistaltik • Glycerin: löst den Defäkationsreiz aus, weicherer Stuhl durch Volumenerhöhung	• Blähungen, Völlegefühl • Magen-, Darmkrämpfe • Übelkeit • Diarrhö • Quellmittel: Obstipation • Osmotische Laxanzien: • Elektrolytstörungen • Diphenole: Kaliumverlust, Gewöhnung • Opioidantagonisten: Schwindel • Rizinusöl: Kalium-, Natriumverlust • Diphenole: Bauchkrämpfe, Elektrolytverschiebung Kontraindikation: • Darmverschluss
Lipidsenker. Indikation: Fettstoffwechselstörungen		
• Statine, z. B. Lovastatin, Simvastatin • Cholesterolresorptionshemmer, z. B. Ezetimib • Colestyramin • Fibrate, z. B. Etofibrat • Nikotinsäure	• Senken Blutfettwerte • Statine: hemmen Cholesterinsynthese • Cholesterolresorptionshemmer: hemmen Cholesterinresorption im Darm • Colestyramin: bildet Komplex mit Cholesterin, der ausgeschieden wird • Fibrate: erhöhen Abbau • Nikotinsäure: hemmt Fettsäurenfreisetzung	• Statine, Cholesterolresorptionshemmer und Fibrate: Kopfschmerzen, Müdigkeit, Juckreiz, Muskelschmerzen und -schwäche • Colestyramin: Obstipation, Fettstuhl, Mangel an fettlöslichen Vitaminen • Nikotinsäure: Blutdruckabfall, Flush (anfallsweise Hautrötung), Juckreiz Kontraindikationen: • Lebererkrankungen • Statine, Cholesterolresorptionshemmer und Fibrate: Muskelerkrankungen
Neuroleptika. Indikationen: Schizophrenie, Angst- und Spannungszustände, Erregung bei Delir, Erbrechen bei Chemotherapie		
• Klassische Neuroleptika, z. B. Chlorpromazin, Fluspirilen, Haloperidol, Perphenazin • Atypische Neuroleptika, z. B. Amisulprid, Clozapin, Risperidon, Sulpirid, Ziprasidon	• Spektrum von gering antipsychotisch und sedierend bis stark antipsychotisch und leicht sedierend • Klassische Neuroleptika: je stärker antipsychotisch, je weniger sedierend, aber auch mehr Bewegungsstörungen • Atypische Neuroleptika: weichen vom Schema ab, geringeres Risiko für extrapyramidal-motorische Störungen	• Bewegungsstörungen: unwillkürliche Bewegungen, Parkinson-Syndrom, allgemeine motorische Unruhe • Benommenheit • orthostatische Dysregulation (Blutdruckabfall im Stehen) • Tachykardie • verstopfte Nase, Mundtrockenheit • Sehstörungen, erhöhter Augeninnendruck • vermindertes Schwitzen • Obstipation • Harnentleerungsstörungen • Gynäkomastie (verstärkte Brustbildung beim Mann), Libido- und Potenzverlust • Clozapin: Gefahr der Agranulocytose (bestimmte Form der Blutbildungsstörung)

Stoffgruppen, Wirkstoffe (Beispiele)	Wirkung	Unerwünschte Wirkungen und Kontraindikationen
		Kontraindikationen: • Alkoholmissbrauch • Parkinsonismus • Epilepsie • Leber- bzw. Nierenfunktionsstörungen • Glaukom
Nootropika. Indikation: Demenz		
• Cholinesterasehemmer, z. B. Donepezil • Nicht kompetitive NMDA-Antagonisten, z. B. Memantin, Nicergolin, Piracetam, Pyritinol • Ginkgo biloba	verbesserter Hirnstoffwechsel	• Diarrhö • Muskelkrämpfe • Schwindel • Schlaflosigkeit, Albträume • Verwirrtheit • Infekte • Schläfrigkeit • Depression Kontraindikationen: • frischer Herzinfarkt • orthostatische Dysregulation (Blutdruckabfall im Stehen) • Nieren- bzw. Leberfunktionsstörungen
Ophthalmika. Indikation: Glaukom, Makula-Degeneration, Austrocknung des Auges, Infektionen/Entzündungen am Auge		
• Alphasympathomimetika, z. B. Apraclonidin • β-Rezeptorenblocker, z. B. Timolol • Carboanhydrasehemmer, z. B. Acetazolamid, Dorzolamid • Parasympathomimetika, z. B. Pilocarpin • Prostaglandinderivate, z. B. Bimatoprost, Latanoprost, Travoprost • VEGF-Antagonisten (vaskulärer endothelialer Wachstumsfaktor), z. B. Ranibizumab • Künstliche Tränen, z. B. mit Dexpanthenol oder Hyaluronsäure • Antibiotika (Ofloxacin), s. S. 454 • Cortison/Antimykotika, s. S. 458, 462	• Alphasympathomimetika, β-Rezeptorenblocker und Carboanhydrasehemmer: senken Kammerwasserproduktion • Parasympathomimetika: verengen Pupille, erweitern Abflussweg für Kammerwasser • Prostaglandinderivate: verbessern Abfluss des Kammerwassers • VEGF-Antagonisten: verhindert die Aussprossung neuer Blutgefäße • Künstliche Tränen: pflegen Bindehaut, schützen vor Austrocknung	• Alphasympathomimetika: Augenbrennen, Schwindel, Blutdruckabfall • β-Rezeptorenblocker: Herzrhythmusstörung, Asthmaanfall • Carboanhydrasehemmer: Verschwommensehen, Augenbeschwerden, Geschmacksstörungen, Kopfschmerzen, Allergie • Parasympathomimetika, Prostaglandinderivate: Sehstörungen, Verschlechterung des Nachtsehens, Kopf- und Augenschmerzen • Prostaglandinderivate: Augenreizung, Lidrandentzündung • VEGF-Antagonisten: Nasopharingitis (Entzündung des Nasenrachenraums), Kopfschmerzen, Augeninnendruck erhöht • Künstliche Tränen: lokale allergische Reaktion Kontraindikationen: • β-Rezeptorenblocker: Asthma, Herzrhythmusstörungen • Carboanhydrasehemmer: Nierenfunktionsstörungen, Sulfonamidallergie • Parasympathomimetika, Prostaglandinderivate: Herzinsuffizienz, Asthma, Ulcus ventriculi • Prostaglandinderivate: akute Iritis (Entzündung der Iris), Hornhautverletzungen

LF 1.3

Stoffgruppen, Wirkstoffe (Beispiele)	Wirkung	Unerwünschte Wirkungen und Kontraindikationen
Parkinsonmittel. Indikation: Morbus Parkinson, Parkinsonoid		
• Levodopa, kombiniert mit Decarboxylase-Hemmer (Benserazid) oder COMT-Hemmer, die den Abbau außerhalb des Gehirns blocken • Anticholinergika, z. B. Biperiden, Metixen • Dopamin-Agonisten, z. B. Amantadin, Bromocriptin, Cabergolin, Lisurid • MAO-Hemmer, z. B. Rasagilin, Selegilin • NMDA-Rezeptorantagonisten, z. B. Budipin • Tiaprid	• Levodopa: Ersatz des fehlenden Überträgerstoffs Dopamin • Anticholinergika: verbessern v. a. Rigor und Tremor • Dopamin-Agonisten: stimulieren Dopaminrezeptoren • MAO-Hemmer: hemmen Dopaminabbau im Gehirn • NMDA-Rezeptorantagonisten: verstärkt Wirkung von Levodopa, verringert Tremor • Tiaprid: Verringerung der Spätdyskinesien, Verringerung der extrapyramidalen Störungen	• On-off-Phänomen (Abnahme der Beweglichkeit bei fortgeschrittener Parkinson-Erkrankung) • Schlafstörungen • nach längerer Einnahme Wirkungsverlust • Levodopa: Dyskinesien (Bewegungsstörungen), Übelkeit, Bauchschmerzen, hyperkinetische Phänomene (Freezing) • Anticholinergika: Müdigkeit, Übelkeit, Mundtrockenheit, Harnentleerungsstörung • Dopamin-Agonisten: Muskelzuckungen, Magen-Darm-Beschwerden, Herzrhythmusstörungen, psychische Veränderungen • MAO-Hemmer: Mundtrockenheit, Schwindel, Schlafstörungen • NMDA-Rezeptorantagonisten: Mundtrockenheit, Übelkeit, Seh-, Gedächtnisstörung • Tiaprid: Schwindel, schnelle Ermüdbarkeit, Gynäkomastie (verstärkte Brustbildung beim Mann), Gewichtszunahme Kontraindikationen: • Levodopa: Stoffwechsel-, Leber-, Nieren-, Herzerkrankung, schizophrene Psychose • Anticholinergika: Glaukom, Prostatahyperplasie • MAO-Hemmer: Kombination mit trizyklischen Antidepressiva, SSRI oder NSRI • NMDA-Rezeptorantagonisten: Verwirrtheit, Hypokaliämie, Glaukom • Tiaprid: prolaktinabhängige. Tumore, gleichzeitige Behandlung mit L-Dopa, malignes neuroleptisches Syndrom
Schilddrüsentherapeutika. Indikation: Schilddrüsenunter-, -überfunktion, Strumaprophylaxe		
• Jod • Schilddrüsenhormone T3, T4 • Perchlorationen • Thyreostatika, z. B. Carbimazol, Thiamazol	• Jod: behebt Jodmangel, senkt Schilddrüsenwachstum • Schilddrüsenhormone: ersetzen fehlende Schilddrüsenhormone, senken Schilddrüsenwachstum • Perchlorationen: blockieren Jodaufnahme der Schilddrüse • Thyreostatika: hemmen Einbau von Jod in Schilddrüsenhormone	• Jod: bei bestehender Schilddrüsenautonomie löst eine große Jodmenge, z. B. Röntgenkontrastmittel, eine Überfunktion aus • Schilddrüsenhormone: bei Überdosierung Symptome der Schilddrüsenüberfunktion • Perchlorationen: Magen-Darm-Störungen • Thyreostatika: Übelkeit, Geruchs- und Geschmacksstörungen, Allergie, Knochenmarkschäden Kontraindikationen: • Herzinfarkt • unbehandelte hypophysäre Insuffizienz

Stoffgruppen, Wirkstoffe (Beispiele)	Wirkung	Unerwünschte Wirkungen und Kontraindikationen
Thrombozytenaggregationshemmer. Indikation: KHK, Schlaganfallprophylaxe, Arteriosklerose		
• Azetylsalizylsäure, s. Analgetika • Clopidogrel, Prasugrel, Ticlopidin • Dipyridamol • Abciximab, Eptifibatid, Tirofiban	• Verhindern Thrombusbildung • Azetylsalizylsäure, Clopidogrel, Prasugrel, Ticlopidin: irreversible Hemmung der Thrombozytenaggregation	• Blutungen • periphere Ödeme • Übelkeit, Erbrechen Kontraindikationen: • schwere Leberfunktionseinschränkung • Aneurysma • größere OP während der letzten 2 Monate • Dialysepatienten
Tranquillizer (Anxiolytika). Indikation: Unruhe, Angst- und Spannungszustände, Muskelverspannungen, Schlafstörungen		
• Benzodiazepine, z. B. Kurz wirkende (2 h): Midazolam, Triazolam, für Einschlafphase geeignet • Mittellang wirkende (10–30 h): Bromazepam, Flunitrazepam, Lorazepam, Nitrazepam und Oxazepam • Lang wirkende (30–100 h): Diazepam, Flurazepam	• Schlaf anstoßend • Muskel relaxierend • krampflösend	• Gewohnheitsbildung: psychische Abhängigkeit • Müdigkeit, Benommenheit, Schwindel • Koordinationsstörungen • Muskelrelaxation mit erhöhter Sturzgefahr • Appetitsteigerungen, Gewichtszunahme • Libidoverlust Kontraindikationen: • Schlafapnoe-Syndrom • Alkohol-Medikamentenabhängigkeit • Leberinsuffizienz
Ulkusmittel. Indikation: Magen-, Zwölffingerdarmgeschwür, Gastritis, Refluxösophagitis, Prophylaxe, z. B. vor Operationen, bei schweren Erkrankungen oder Cortisontherapie		
• Protonenpumpenhemmer, z. B. Omeprazol • H2-Rezeptor-Antagonisten, z. B. Cimetidin • Aluminium-, Magnesiumhydroxid, -carbonat, -silikat • Sucralfat	• Protonenpumpenhemmer: senken Säureproduktion • Aluminium-, Magnesiumhydroxid, -carbonat, -silikat: binden Magensäure • Sucralfat: bildet Schutzfilm auf Schleimhaut	• Protonenpumpenhemmer: Kopfschmerzen, Schwindel, Müdigkeit, Diarrhö, Muskelschmerzen, Hautausschlag • Aluminium-, Magnesiumhydroxid, -carbonat, -silikat: Diarrhö, Obstipation, Blähungen Kontraindikationen: • Protonenpumpenhemmer: Leberfunktionsstörung
Virustatika. Indikation: Virusinfektionen. Einsatz v. a. bei Lippenherpes, Gürtelrose, HIV-Infektionen, Virusenzephalitis		
z. B. • Aciclovir • Ganciclovir	hemmen Virusvermehrung	Bei systemischer Anwendung: • Kopfschmerzen • Gastrointestinale • Störungen, Diarrhö Kontraindikationen: Schwere Neutropenie (Mangel an neutrophilen Granulozyten)

LF 1.3

Stoffgruppen, Wirkstoffe (Beispiele)	Wirkung	Unerwünschte Wirkungen und Kontraindikationen
Zytostatika. Indikation: Krebs		
z. B. • Asparaginase • Bleomycin • Cisplatin • Cyclophosphamid • Doxorubicin • Fluoruracil • Methotrexat • Tamoxifen • Vinblastin	Sehr unterschiedlich, z. B. • Störung der DNA-Synthese • Störung des Stoffwechsels • Blockierung der Rezeptoren	• Infektionen • Haarausfall • Hitzewallungen • Übelkeit • Sehstörungen • Blutbildungsstörungen Kontraindikationen: • Leukopenie (Leukozytenmangel) • unkontrollierte Infektionen

Aufgaben

- Wie heißt das gebräuchlichste Verzeichnis für Arzneimittel? Welchem Ordnungsprinzip folgt es?
- Welche Informationen müssen auf dem Beipackzettel stehen?
- Was muss bei der Lagerung von Medikamenten beachtet werden?
- Erläutern Sie die Vorschriften für den Umgang mit Betäubungsmitteln in Pflegeeinrichtungen.
- Was ist der Unterschied zwischen Depot- und Retardpräparaten?
- Erläutern Sie die verschiedenen Wirkmechanismen von Medikamenten.
- Welche Verabreichungsmöglichkeiten über den Magen-Darm-Trakt gibt es? Erläutern Sie jeweils deren Besonderheiten.
- Welche Medikamente werden intravenös, welche intramuskulär verabreicht?
- Was ist beim Richten von Medikamenten zu beachten?
- Was versteht man unter der 6-R-Regel?

8 Pflege von Menschen mit Demenz

Frau Dückler ist 84 Jahre alt und lebte zwei Jahre in einer Einrichtung für betreutes Wohnen in ihrem Heimatort. Ihre beiden Kinder wohnen zwar weiter entfernt, aber einer ihrer Enkel, Friedrich, wohnt im gleichen Ort wie seine Großmutter. Er kümmert sich regelmäßig um sie. Frau Dückler hat eine Wohnung mit eineinhalb Zimmern und einem kleinen Balkon. Auf diesem hat Friedrich einige Blumenkästen bepflanzt und ein Vogelhäuschen aufgestellt. Mittlerweile kommen die Vögel nicht nur im Winter und Frau Dückler kann sie beim Spielen und Fressen beobachten.

Nach einer Knie-Operation vor gut zwei Jahren konnte Frau Dückler die vielen Treppen zu ihrer Wohnung nicht mehr steigen. Auch fiel es ihr immer schwerer, den Haushalt allein zu versorgen, vor allem die Wäsche zu waschen und einzukaufen war nicht mehr möglich. Daher entschloss sie sich zum Umzug ins betreute Wohnen. Sie hat sich gut eingelebt und trifft sich ab und zu mit anderen Bewohnern zum Kaffee oder um ein Gesellschaftsspiel zu spielen.

In den letzten Monaten hat Frau Dückler bemerkt, dass sie vergesslicher wird. Sie weiß nicht immer, welcher Wochentag ist, vergisst, wo sie ihre Brille hingelegt oder dass sie die Kaffeemaschine angestellt hat. Sie behilft sich mit Merkzetteln und umschreibt beim Sprechen Wörter, die ihr nicht einfallen. Allerdings kann sie auch ungeduldig werden, aggressiv war sie jedoch noch nicht. Leider ist sie mittlerweile harninkontinent und auf Pants angewiesen. Auch das Ankleiden fällt ihr immer schwerer. Als Friedrich sie besuchen wollte, hatte Frau Dückler vergessen, dass er kommen wollte. Er stand vor verschlossener Tür und fand seine Großmutter im Nebengebäude beim Osterkaffee mit anderen Bewohnern. Erst war sie überrascht über seinen Besuch, dann hat sie sich gefreut.

Da sie im Alltag immer mehr Unterstützung benötigt und zweimal gestürzt ist, ist Frau Dückler vor 3 Wochen in das angeschlossene Pflegeheim umgezogen. Ihre Vergesslichkeit hat weiter zugenommen. Fotos ihrer Familie, ein großer Kalender und ein »sprechender« Wecker helfen ihr zwar, sie vergisst aber oft, das Kalenderblatt zu wechseln oder den Wecker zu bedienen. Vor einigen Tagen suchte sie verzweifelt ihre Lieblingsschuhe, Friedrich fand sie dann im Badezimmerschränkchen. Über aktuelle Themen kann man sich nur noch wenig mit Frau Dückler unterhalten. Dafür erzählt sie gern aus ihrer Kindheit und Jugend. Insgesamt ist sie lustiger geworden und kann über sich selbst und Missverständnisse, die durch ihre Vergesslichkeit entstehen, lachen. Das Telefonieren mit ihr bekannten Menschen funktioniert noch recht gut.

Im Gespräch mit der Pflegefachkraft erfährt Friedrich, dass die Demenz, von der er schon durch den Hausarzt seiner Großmutter erfahren hat, noch fortschreiten wird. Mittlerweise ist es notwendig, Frau Dückler zu den Mahlzeiten abzuholen, auch benötigt sie Unterstützung bei sämtlichen Alltagsaktivitäten. Die Medikamentengabe übernehmen die Pflegefachkräfte. Seit einigen Tagen ist der Tag-Nacht-Rhythmus von Frau Dückler verändert. Manchmal ist sie die halbe Nacht wach und läuft im Wohnbereich herum, tagsüber schläft sie dann viel. Neulich besuchte Friedrichs Schwester Sabine ihre Großmutter. Es dauerte einige Minuten, bis Frau Dückler ihre Enkelin, die sie nicht oft sieht, erkannte.

Für Friedrich und den Rest der Familie, vor allem für Frau Dücklers Kinder, ist es schwer, ihre Mutter so unselbstständig zu sehen. Aber sie wissen ihre Mutter bzw. Großmutter gut aufgehoben und freuen sich, dass sie sich im Pflegeheim wohlfühlt und dort professionell betreut wird.

8.1 Diagnostik und Verlauf

Definition Demenz: Erkrankung des Gehirns, die in der Regel über Monate bis Jahre chronisch voranschreitet und mit dem Verlust der früher erworbenen geistigen Fähigkeiten einhergeht (1, S. 457)

LF 1.3

In einem 2008 erschienenen Informationsblatt der Deutschen Alzheimer Gesellschaft heißt es »In Deutschland leben gegenwärtig etwa **1,1 Millionen Demenzkranke**; zwei Drittel von ihnen sind von der Alzheimerkrankheit betroffen. Jahr für Jahr treten mehr als 250 000 Neuerkrankungen auf.« (2)

Mit steigendem Alter nimmt die Rate der **Neuerkrankungen** zu. Erkranken nur ca. 0,4 % der Menschen im Alter zwischen 65 und 69 Jahren an einer Demenz, so sind es bei den 85- bis 89-Jährigen schon 6,5 % und bei noch älteren Menschen 10,1 % (2).

Auch wenn es heute noch keine Therapie gibt, die eine Demenz komplett heilen könnte, so gibt es doch Wege, die Symptome der Demenz zu mildern und zu verzögern. Daher ist entscheidend, dass die **Diagnose** so früh wie möglich gestellt wird. Nicht zuletzt kann die Diagnose oft auch eine schon länger andauernde Ratlosigkeit oder Befürchtung aufgrund des auffälligen Verhaltens des Menschen klären bzw. bestätigen.

Symptome

Folgende **Symptome** können auf eine beginnende Demenzerkrankung hinweisen:
- abnehmende Fähigkeit, neue Informationen zu behalten
- Störung des Denkens und der Sprache
- Störung der Urteilsfähigkeit
- Orientierungsstörung (► LF 1.3, Kap. 1.4.1, S. 158)
- zeitliche und räumliche Desorientierung
- Persönlichkeitsstörung (► LF 1.3, Kap. 20.4.6, S. 705)
- Antriebslosigkeit
- Störung des visuell-räumlichen Denkens

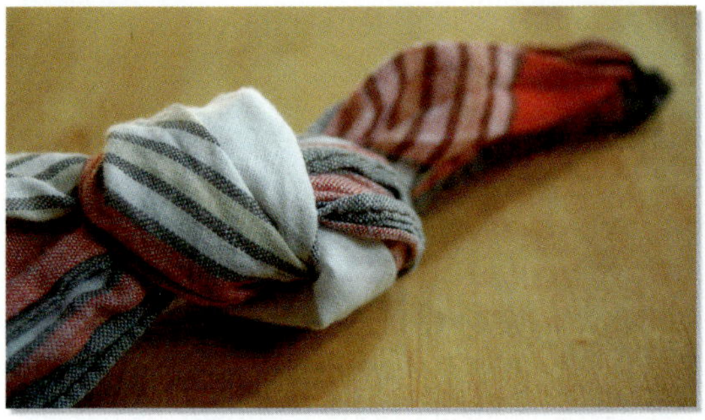

Abb. 8.1: Ein Knoten im Taschentuch kann höchstens am Anfang der Erkrankung noch genutzt werden. Bald schon ist diese Erinnerungshilfe durch das abnehmende Kurzzeitgedächtnis nicht mehr möglich. Später wird eventuell auch das Taschentuch nicht mehr erkannt.

Da auch ein gesunder Mensch gelegentlich etwas vergessen kann, dauert es meist einige Zeit,

Schweregrad	Kognition (Erkennen/Wahrnehmung)	Lebensführung	Störungen von Antrieb und Affekt
leicht	Komplizierte Aufgaben des täglichen Lebens und Freizeitbeschäftigungen können nicht ausgeführt werden.	Die selbstständige Lebensführung ist eingeschränkt, aber ein unabhängiges Leben ist noch möglich.	fehlende Spontaneität Depression Antriebsmangel Reizbarkeit labile Stimmung
mittel	Einfache Tätigkeiten sind noch möglich, andere werden nicht mehr vollständig oder unangemessen ausgeführt.	Der Mensch ist auf fremde Hilfe angewiesen und kann dadurch noch teilweise selbstständig sein Leben führen.	Unruhe Wutausbrüche aggressives Verhalten
schwer	Gedankengänge können nicht mehr nachvollziehbar dargestellt werden.	Der Mensch kann nicht mehr selbstständig leben.	Unruhe Nesteln Schreien gestörter Tag-Nacht-Rhythmus

Tab. 8.1: Schweregrade der Demenz (3, 4).

bis dem Menschen selbst oder seinen Angehörigen die Symptome bewusst werden. Nicht selten möchten er und seine Angehörigen nicht wahrhaben, dass die zunehmende **Vergesslichkeit**, die Probleme, sich zu orientieren, und ein auffälliges **Sozialverhalten** krankhaft und nicht mehr selbst steuerbar sind.

Sicherung der Diagnose

Zur **Sicherung der Diagnose** erfragt der Arzt zunächst bei dem Menschen sowie seinen Angehörigen ihre Einschätzung hinsichtlich der geistigen Leistungsfähigkeit des Menschen und seiner Stimmung. Weiterhin informiert er sich über die Funktion der Sinnesorgane.

Gezielt stellt er **Fragen** zur Bewältigung von Alltagsaufgaben im häuslichen und außerhäuslichen Bereich, zur Kommunikation sowie zur Stimmung.

Eine Störung des visuell-räumlichen Denkens macht sich oft früh und vielfältig bemerkbar. So reduziert sich die Fähigkeit die Uhrzeit erkennen zu können. Der Arzt überprüft dieses über den sogenannten Uhrentest, er lässt Ziffern und Zeiger einer Uhrzeit in einem Kreis eintragen. (5, S. 159)

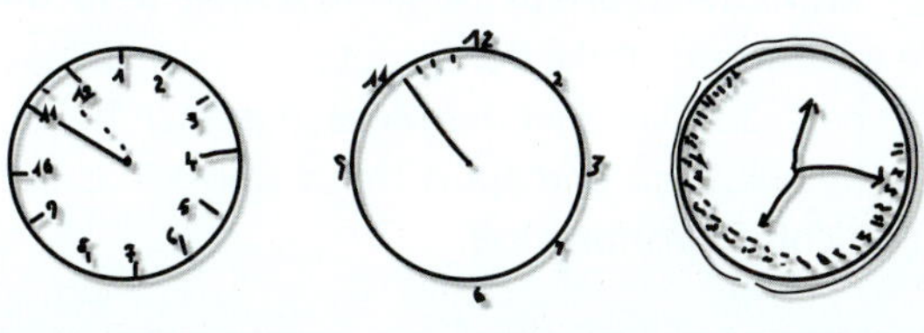

Abb. 8.2: Der Uhrentest wurde bei drei Menschen mit Demenzerkrankungen in unterschiedlichen Schweregraden durchgeführt.

Der **Mini-Mental-Status-Test** (MMST) gibt eine gute Ersteinschätzung, er dauert nur ca. 10 Minuten und ist weitverbreitet. Im Rahmen des Tests stellt der Arzt gezielt bestimmte Fragen und führt in den folgenden Bereichen Übungen durch:

- Orientierung, z. B. Wochentag
- Aufnahmefähigkeit, z. B. Informationen im Kurzzeitgedächtnis behalten
- Sprache, z. B. Aufforderung nachzusprechen
- Rechnen, z. B. von 100 jeweils 7 abziehen
- Lesen, z. B. eine Aufforderung
- Ausführung, z. B. der Aufforderung Abzeichnen einer Figur
- Schreiben, z. B. einen vollständigen Satz
- Gedächtnis, z. B. Begriffe, die der Arzt gesagt hat, nachsprechen

Je nach **Ergebnis** der einzelnen Fragen vergibt der Arzt Punkte. Maximal sind 30 Punkte zu erreichen. Wird diese Zahl erreicht, so ist davon auszugehen, dass der Mensch keine Demenz aufweist. Aus den Punktwerten ist relativ zuverlässig ablesbar, ob eine geistige Erkrankung vorliegt. Um die Diagnose genau festzulegen, wird der Mensch neurologisch, psychiatrisch und neuropsychologisch untersucht, z. B. auch durch eine Computertomografie. Generell achtet der Arzt darauf, ob die Demenz Folge einer anderen Grunderkrankung ist, z. B. einer Stoffwechselstörung. In diesen Fällen spricht man von einer **sekundären Demenz** und eine gezielte Therapie kann die Demenz abwenden.

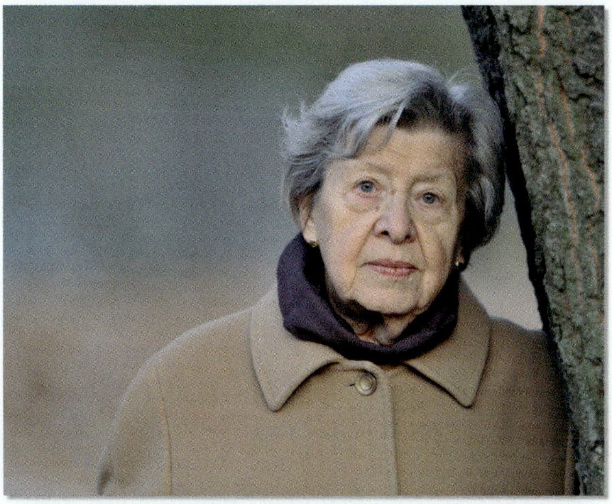

Abb. 8.3: In einem frühen Stadium der Demenzerkrankung ist oft noch keine pflegerische Unterstützung notwendig. Die Pflegefachkraft ist sich bei ihrer späteren Versorgung des Menschen jedoch bewusst, dass er – nach der Diagnose – auch eine schwierige Zeit gehabt hat und sich mit der Erkrankung auseinandersetzen musste.

Formen der Demenz

Demenz ist nicht gleich Demenz, unterschieden werden einerseits die Demenzen im Erwachsenenalter von den – wesentlich selteneren – Demenzen im Kindesalter.

Bei den Demenzen im Erwachsenenalter werden zwei **Formen** unterschieden:

- **primäre Demenzen**, diese machen 80–90 % der Demenzen aus (1, S. 457). Unter den primären Demenzen werden wiederum je nach Ursache unterschieden:
  - **degenerative Demenzen,** die durch den Abbau des Gewebes entstehen, hierzu zählt die Alzheimerkrankheit, die am häufigsten auftretende Demenz
  - **vaskuläre Demenzen,** die durch Erkrankungen der Blutgefäße im Gehirn entstehen, z. B. Frontotemporale Demenz, Lewy-Körperchen-Demenz und vor allem die Multiinfarktdemenz (► LF 1.3, Kap. 8.1.2, S. 395)
- **sekundäre Demenzen** entstehen als Folge einer anderen Erkrankung, diese kann unterschiedlichen Ursprungs sein:
  - **zerebral**, z. B. Parkinson-Syndrom, Multiple Sklerose
  - **stoffwechselbedingt** (metabolisch-toxisch), z. B. Alkoholabhängigkeit
  - **infektiös**, z. B. Syphilis

Schweregrade der Demenz

Da eine Demenz längere Zeit andauert und die Symptome sich verstärken, werden drei **Schweregrade** (Tab. 8.1) unterschieden.

- **leicht**: Der Mensch hat Gedächtnisprobleme, seine Selbstständigkeit und zeitliche Orientierung sind eingeschränkt. Im Mini-Mental-Status-Test erreicht der Mensch weniger als 24 Punkte.
- **mittel**: Der Mensch hat eine Gedächtnisstörung und ist zeitlich wie räumlich desorientiert. Er hat eine Sprachstörung und erkennt Gegenstände wie Personen nicht zuverlässig. Der MMST-Wert liegt unter 20 Punkten.
- **schwer**: Das Gedächtnis und die Möglichkeit zu sprechen sind quasi nicht mehr vorhanden. Der Mensch verliert komplett die Fähigkeit, Alltagstätigkeiten zu übernehmen und wird pflegebedürftig. Der MMST-Wert liegt unter 10 Punkten. (6)

8.1.1 Alzheimerkrankheit

Die **Alzheimerkrankheit** ist nach dem Neurologen **Alois Alzheimer** (1864–1915) benannt, da er die Krankheit 1906 zum ersten Mal wissenschaftlich beschrieb (7).

Die Alzheimerkrankheit tritt in den meisten Fällen nach dem 65. Lebensjahr auf und ist bei Frauen weiter verbreitet als bei Männern (7). Da die Gene eines Menschen eine Rolle für die Alzheimerkrankheit spielen, tritt die Krankheit familiär gehäuft auf. Oft finden sich daher in einer Familie gleich mehrere Personen mit der Alzheimerkrankheit.

Neben den allgemeinen **Symptomen** der Demenz stehen bei der Alzheimerkrankheit weiterhin im Vordergrund:

- Unruhe
- Wortfindungsstörungen
- Stimmungslabilität, d. h. die Stimmung des Menschen kann stark und schnell schwanken
- Einbußen in familiären, sozialen und beruflichen Funktionsbereichen
- Unfähigkeit zu planen, zu organisieren und Reihenfolgen einzuhalten

Der **Krankheitsverlauf** beginnt schleichend und die Anzahl und Stärke der Symptome nehmen nach und nach zu. Dabei ist der Mensch jedoch bei klarem Bewusstsein und spürt meist selbst, dass »etwas nicht in Ordnung ist«.

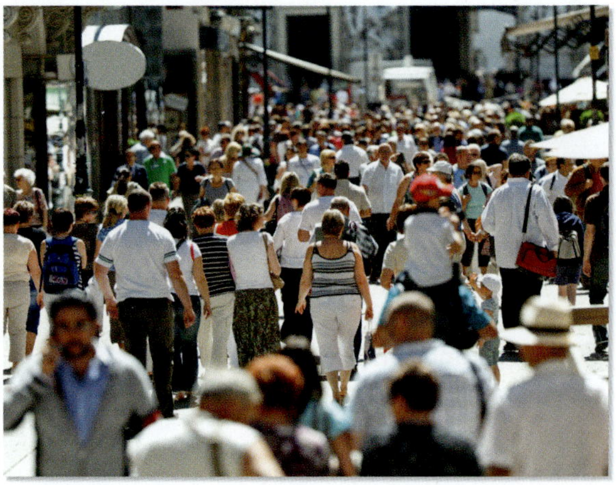

Abb. 8.4: Eine Demenz kann jeden treffen – unabhängig von der Bildung und von der sozialen Situation.

Die Alzheimerkrankheit ist **nicht heilbar**. Eine gezielte Therapie kann jedoch den Zustand stabilisieren und den Krankheitsverlauf verzögern und so die Pflegebedürftigkeit hinausschieben.

> **! Merke** Neben der Therapie ist für das Befinden des Menschen entscheidend, wie sein **Umfeld** mit ihm umgeht. Menschen mit einer Demenzerkrankung spüren jederzeit, wie mit ihnen umgegangen wird. »Gefühle werden nicht dement.« Die Erkrankten können ihre Gefühle nur leider nicht mehr in Worte fassen. Aus ethischen Gründen bringt die Pflegefachkraft jedem Pflegebedürftigen generell Wertschätzung entgegen.

Die Therapie der Alzheimerkrankheit gliedert sich in zwei Bereiche:
- **Pharmakotherapie**, d. h. die Versorgung mit Arzneimitteln, diese werden im Fall der Demenz-Behandlung als Antidementiva bezeichnet
- **geistig-aktivierende Verfahren**, z. B.
  - Selbstständigkeits- und Selbsthilfetraining
  - Bewegungstherapie und körperliche Aktivität
  - Physiotherapie

Im fortgeschrittenen Stadium kommen im Rahmen der **geistig-aktivierenden Verfahren** hinzu:
- Milieugestaltung (► LF 1.3, Kap. 8.2, S. 397; Kap. 20.5.3, S. 708)
- Integrative Validation® (► LF 1.3, Kap. 8.2.1, S. 402)
- Basale Stimulation® (► LF 1.3, Kap. 1.7.2, S. 206)

8.1.2 Multiinfarktdemenz

Die **Multiinfarktdemenz** tritt als Folge einer Arteriosklerose (► LF 1.3, Kap. 11.4.1, S. 460) der Hirngefäße auf und ist die häufigste Form der **vaskulären Demenz**.

Das Nervengewebe wird durch mehrfache **Hirninfarkte** geschädigt. Dabei verstopfen sogenannte Thromben bzw. Blutkoagel Blutgefäße im Gehirn. Die entsprechende Hirnregion wird nicht mehr ausreichend durchblutet. Der Sauerstoffmangel führt zur Schädigung der betroffenen Hirnregion.

Die **Symptome** der Multiinfarktdemenz richten sich, neben den typischen Zeichen für eine Demenz vor allem danach, welches Hirnareal unterversorgt wurde. In Abhängigkeit davon können auftreten:
- Lähmungen
- verschiedene Arten von Sprachstörungen
- Störungen der Bewegungssteuerung
- ausgeprägtes Ruhezittern
- epileptische Anfälle

Da Hirninfarkte im CT (► LF 1.5, Kap. 2.3.2, S. 873) sowie im MRT (► LF 1.5, Kap. 2.3.5, S. 875) dargestellt werden können, lässt sich auf diese Weise **diagnostizieren**, ob es sich bei einer Demenz um die Alzheimerkrankheit oder eine Multiinfarktdemenz handelt.

Die **Therapie** der Multiinfarktdemenz gleicht im Wesentlichen der Therapie der Alzheimer-Demenz. Die Arzneimittel-Therapie ist bei der Multiinfarktdemenz allerdings verstärkt darauf ausgerichtet, die Durchblutung des Gehirns zu fördern.

> **✔ Tipp** Vertiefende Informationen zu **weiteren Formen der Demenz**, wie
> - Frontotemporale Demenz (primäre, vaskuläre Demenz),
> - Lewy-Körperchen-Demenz (primäre, vaskuläre Demenz) oder
> - Demenz bei Morbus-Parkinson (sekundäre Demenz),
>
> sowie **Diagnostik** und **Therapie** können z. B.
> - in der S3-Leitlinie »Demenzen« von den Fachgesellschaften Deutsche Gesellschaft für Psychiatrie, Psychotherapie und Nervenheilkunde (DGPPN) und der Deutschen Gesellschaft für Neurologie (DGN) in Zusammenarbeit mit der Deutschen Alzheimer Gesellschaft e.V. – Selbsthilfe Demenz entnommen oder
> - unter www.wegweiser-demenz.de oder www.deutsche-alzheimer.de gefunden werden.

8.2 Pflege des Demenzkranken

Die **Pflege** von Menschen mit einer Demenz unterscheidet sich in vielen Bereichen von der Pflege von Menschen, die akut krank oder gebrechlich und daher pflegebedürftig sind.

LF 1.3

Gerade in der Anfangsphase, wenn die Demenz noch einen **leichten Schweregrad** (► LF 1.3, Kap. 8.1, S. 394) aufweist, benötigt der Mensch vor allem **Ansprache** und **Anleitung**, um Alltagstätigkeiten durchführen zu können. Von der Pflegefachkraft ist in diesem Zusammenhang viel **Geduld** gefordert. So manche Aufgabe könnte sie schneller erledigen, wenn sie sie für den Menschen übernehmen würde. Dadurch würde sie jedoch den Verlust der Kenntnisse und Fähigkeiten des Menschen nur beschleunigen. Auf der anderen Seite trägt die Selbstständigkeit des Menschen dazu bei, sein **Selbstwertgefühl** zu stärken.

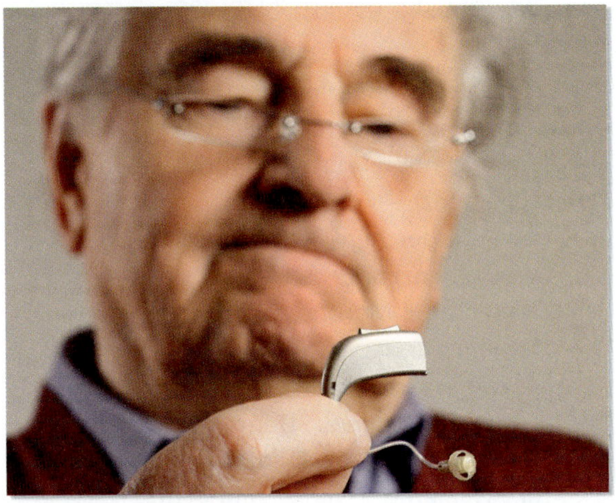

Abb. 8.5: Wenn der Mensch Gegenstände nicht mehr erkennt, hilft ihm die Pflegefachkraft, sie richtig einzusetzen.

Die Pflegefachkraft handelt daher nach dem Motto: So viel **Unterstützung** wie nötig, so wenig wie möglich. Alle Tätigkeiten, die der Mensch selbst durchführen kann, führt er selbst durch. Bei Bedarf leitet die Pflegefachkraft ihn an. Verunsicherung, Angst, Aufregung sowie Unruhe können auf diese Weise vermieden werden und sich positiv auf das Verhalten des Menschen auswirken.

> **! Merke** Die Fähigkeiten eines Demenzkranken können sich von Tag zu Tag und sogar von Stunde zu Stunde ändern. Die Pflegefachkraft beachtet, wo der Mensch gerade in seinem Handlungsablauf steht, und holt ihn dort ab.

Das psychobiografische Pflegemodell nach Erwin Böhm

Erwin Böhm, ein österreichischer Pflegeforscher, entwickelte das psychobiografische Pflegemodell und stellte es 1999 vor. Es ist konzipiert für verhaltensauffällige alte Menschen mit Demenz. Danach ist der Mensch ein selbstbestimmtes Wesen. Körper, Geist und Seele stehen im Zusammenhang und wirken aufeinander. Nach Böhm wird das Handeln des Menschen bestimmt durch

- die Noopsyche (noos, gr. Verstand), die sich die Welt über den Geist erklärt, durch die Thymopsyche (thymos, gr. Gemüt), die sich die Welt über das Gefühl erklärt, und
- die Biografie, die durch den Lebensraum, in dem ein Mensch sich aufhält, seine Bedürfnisse und Interessen, seine Lebenserkenntnisse und die Erfahrungen, die er im Alter macht, geprägt wird.

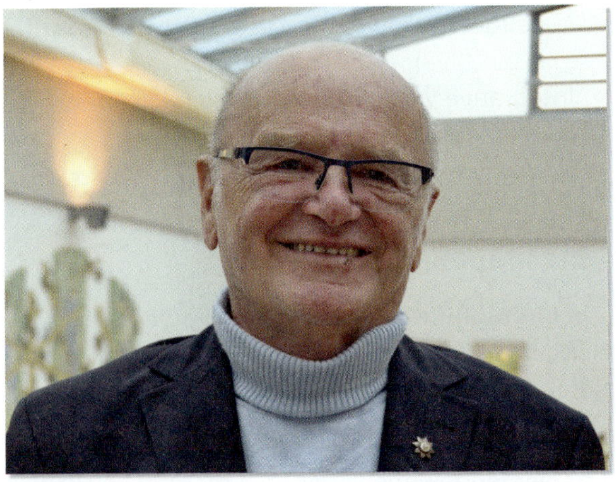

Abb. 8.6: Böhm geht davon aus, dass der Mensch in seinen ersten 25 Lebensjahren durch die Lebensereignisse geprägt wird und Strategien für sein Verhalten lernt. Der Mensch lebt in der Interaktion mit anderen Menschen und der Umgebung. Sie beeinflussen sich gegenseitig. Dadurch werden nach dem Modell Mensch und Umgebung kontinuierlich verändert.

Gesundheit wird definiert als Zustand optimaler Leistungsfähigkeit zur Erfüllung von Rollen und Aufgaben. Krankheit bedeutet demnach, dass ein Mensch nicht mehr in der Lage ist, seine dem Alter entsprechenden Aufgaben durchzuführen.

Als hauptsächliche Krankheit im Alter wird eine Störung der Seele durch

- den Ausfall von Selbstheilungskräften (z. B. Wollen, Wille),
- den Ausfall eines stabilen Selbstbildes,
- den Ausfall eines Teils des gewohnten Lebensstils,
- den Verlust der Fähigkeit, mit schwierigen Situationen umgehen zu können, sowie
- Unter- oder Überforderung angenommen.

Nach Böhm kann der verhaltensauffällige alte Mensch diese Situationen nicht mehr bewältigen und entwickelt sich zurück in frühere Verhaltensweisen (Regression). Er fällt von der rationalen, kognitiven Welt in eine Gefühlswelt zurück.

Der Schwerpunkt der Pflege liegt folgerichtig bei der Seelenpflege, nicht bei Hygiene, Sicherheit oder Ordnung.

„Vor den Beinen muss die Seele bewegt werden." Die Pflege orientiert sich am Gefühlsleben, berücksichtigt alte Gewohnheiten und die persönlichen Strategien, mit denen der Mensch sein Leben bewältigt hat.

„Das Ziel ist aufleben und nicht aufgehoben sein." Die Pflege bezieht sich in ihrem Umgang mit den Pflegebedürftigen auf die Zeit ihrer Prägung (die ersten 25 Lebensjahre eines Menschen).

Daher wird zusätzlich in der Einschätzungsphase die Psychobiografie erhoben. Dabei geht es nicht um die Ermittlung des Lebenslaufs, sondern um eine Erhebung aus der Sicht der Thymopsyche. Folgende Fragen werden gestellt:

- Was hat den Menschen geprägt?
- Was war dem Menschen wichtig?
- Was hat ihn in seinem Leben beschäftigt?
- In welchen Situationen wurde er aktiv?
- Welche Fähigkeiten hat er entwickelt, um mit schwierigen Situationen umgehen zu können?
- Was ist „normal" für ihn?

Anhand der Beobachtungen und der Biografie wird gedeutet, welchen Hintergrund das Verhalten des Betroffenen haben könnte. Es werden Fragen gestellt wie:

- Was fehlt?
- Was ist anders als früher?
- Was macht Angst oder Unruhe?
- Was behindert das Leben?

Das Verhalten wird nach Böhm in **Erreichbarkeitsstufen** eingeteilt, welche den möglichen Zugang zum Betroffenen (Erreichbarkeit) verdeutlichen. Je nach Einordnung in eine der sieben Erreichbarkeitsstufen werden entsprechende pflegerische Maßnahmen geplant. Die Pflegenden haben die Möglichkeiten, durch aktivierende oder reaktivierende Pflege zu wirken und die Umgebung dem Betroffenen anzupassen.

Bei der **aktivierenden Pflege** werden die Eigenständigkeit und die Eigenverantwortlichkeit so gut es geht erhalten oder aktiviert. Dem Betroffenen sollen keine Verrichtungen abgenommen werden.

Hier gilt das Motto: „Helfen mit der Hand in der Hosentasche". Durch Beschäftigungsangebote, welche sich an der Biografie orientieren, bleibt der Betroffene wach und aktiv. Aktivierende Pflege zielt in den Erreichbarkeitsstufen 1 und 2 darauf hin, Regressionen (zurückfallen in eine frühere Entwicklungsstufe) zu vermeiden.

Die **reaktivierende Pflege** soll einen Menschen durch einen Impuls dazu bringen, verlorengegangene Fähigkeiten wieder zu entdecken, also zu reaktivieren. Leitschnur der reaktivierenden Pflege ist das Normalprinzip. Die reaktivierende Pflege hat in den Erreichbarkeitsstufen 3, 4 und 5 das Ziel, die Aufmerksamkeit und Wachheit zu steigern oder zu mindern. In den Erreichbarkeitsstufen 6 und 7 sind damit die Symptome zu lindern,

Durch eine **Milieugestaltung**, die sich an der Biografie orientiert, soll ein Daheim-Gefühl entwickelt werden. Die Umgebung, die Angebote und die zeitliche Einteilung richten sich nach den lebensgeschichtlichen Gewohnheiten.

Erreichbarkeitsstufen	Mögliche Störungen
Stufe 1: Sozialisation	Der Betroffene befindet sich auf einer für einen Erwachsenen typischen Stufe. Er kann sich durch ein lebenslanges Lernen seiner Kultur, seiner Gesellschaft und deren Normen anpassen.
Stufe 2: Mutterwitz	Der Betroffene redet, »wie ihm der Schnabel gewachsen« ist. Der spontane Ausdruck steht im Vordergrund, nicht vorsichtiges kontrolliertes Reden.
Stufe 3: Seelische und soziale Grundbedürfnisse	Der Betroffenen hat Bedürfnisse und will sie befriedigen. Die primären Bedürfnisse sind beispielsweise Hunger, Durst oder Schlaf. Sekundäre Bedürfnisse stützen sich auf eine erlernte Situation. Zum Beispiel: Der Betroffene kann nur schlafen, wenn sein Bett an der gleichen Wand wie »zu Hause« steht.
Stufe 4: Prägungen	Erlernte, eingespielte und oft wiederholte Verhaltensnormen sind im Betroffenen verankert. Es sind gesellschaftliche und persönliche Rituale, die dem Menschen Sicherheit geben und die nicht mehr verändert werden können. Zum Beispiel: Man putzt sich vor dem Schlafengehen die Zähne.
Stufe 5: Triebe	Triebe sind Kräfte, die den Betroffenen antreiben, etwas zu tun. Sie sind früh erlernte Normen, die aus der Lebensgeschichte abgeleitet werden können und die den Anstoß zum Handeln geben. Beispielsweise Ordnungsliebe: Brotkrümel werden sorgfältig vom Tisch gewischt.
Stufe 6: Intuition	Die kognitiven Fähigkeiten des Betroffenen sind verloren gegangen, die Intuition bleibt, er reagiert gefühlsmäßig auf seine Umwelt.
Stufe 7: Urkommunikation	Der Betroffene ist nur noch durch Urkommunikation über basale Stimulation® erreichbar.

Tab. 8.2: Erreichbarkeitsstufen nach Böhm

LF 1.3

! Merke Das pflegerische Ziel nach Böhm ist:
- eine Befindlichkeitsverbesserung von Betroffenen und Personal, den Betroffenen erreichen und besser verstehen,
- seine Reaktivierung bei Rückzug und die Verhinderung von Regression, eine Stärkung seiner Sicherheit, welche durch die Erinnerung entsteht, eine Verbesserung seiner psychischen Situation,
- ein Daheim-Gefühl schaffen, eine Minderung der Pflegeabhängigkeit des Betroffenen.

Personenzentrierte Pflege nach Kitwood

Der britische Psychologe **Tom Kitwood** entwickelte den Ansatz der personenzentrierten Pflege. Sie stellt die **Einzigartigkeit der Person** in den Mittelpunkt. Die **positive Grundhaltung** gegenüber dem Menschen mit Demenz und die positive Arbeit mit der Person bilden die Grundlage. Eine gute Pflege beinhaltet viele Möglichkeiten die Situation durch Interaktionsformen positiv zu beeinflussen, z. B. durch Validation, Zusammenarbeiten, Anerkennen, etc. Sie unterstützt grundlegende Bedürfnisse, wie Halt und Trost, Nähe und Geborgenheit. (8, S. 110) Kitwood war Begründer der Bradford Dementia Group, die das Dementia Care Mapping entwickelten (9, S. 13)

✓ Tipp Da es mittlerweile eine Vielzahl an guten pflegerischen Konzepten gibt, lohnt es sich regelmäßig den Newsletter der Deutschen Alzheimer Gesellschaft zu lesen (www.deutsche-alzheimer.de). Hier werden aktuelle Themen aufgegriffen. Ebenso lohnenswert ist es regelmäßig die Seiten des jeweiligen Bundesministeriums (www.bmg.bund.de, www.bmfsfj.de) aufzusuchen, denn hier finden sich aktuelle Forschungsprojekte und auch deren Berichte.

Dementia Care Mapping

Dementia Care Mapping (DCM) ist ein Instrument, um Menschen mit einer Demenz sowie die sie betreuenden Pflegefachkräfte nach deren vorheriger Zustimmung zu beobachten. Dabei geht die Pflegefachkraft nach einem festen Beobachtungsschema vor, man spricht von einer strukturierten Beobachtung. Die Ergebnisse sagen etwas über die Aktivität, das Wohlbefinden und die Beziehungsqualität des Menschen aus.

Das **Ziel** des DCM ist, »das Wohlergehen von Menschen mit Demenz, aber auch der Pflegenden und Betreuenden zu erhöhen« (8, S. 20). Um das Verfahren anwenden zu können, ist eine Schulung notwendig.

Nach einer festgelegten Vorgehensweise **beobachtet** die Pflegefachkraft folgende Bereiche:

- Verhalten
- Wohlbefinden
- hinderliche Umgangsformen der Pflegefachkraft mit dem Menschen
- fördernde Umfangsformen der Pflegefachkraft mit dem Menschen (8, S. 21)

Im Anschluss an die Beobachtungsphasen **bespricht** die Person, die die Beobachtung durchgeführt hat, mit dem Pflegeteam, wie Verhaltensweisen und Umgangsformen verbessert werden können.

H.I.L.DE.

H.I.L.DE. ist ein Erfassungsinstrument mit dem die Lebensqualität demenzkranker Menschen erfasst und bewertet werden kann. Es ist dreifacher Hinsicht bedeutend für den Pflegealltag:

- Es sensibilisiert für die individuellen Unterschiede im Erleben von Situationen sowie in den Reaktionen auf diese.
- Es sensibilisiert Pflegefachpersonen für den Einfluss, den ihr eigenes pflegerisches Handeln auf die emotionale Befindlichkeit demenzerkrankter Menschen ausübt. Es ermöglicht eine differenzierte Wahrnehmung.
- Es sollte durch die wiederkehrende Reflexion des eigenen Handelns zu einer Verbesserung der Lebensqualität verhelfen. (10, S. 24)

H.I.L.DE. besteht aus drei Teilen. Als erster Teil dient das Manual als Schulungsgrundlage, das erleichtert die Anwendung von H.I.L.DE. Der zweite Teil ist das Erfassungsheft selbst. Der Erfassungsbereich erstreckt sich über mehrere Lebensbereiche und dient der Erfassung der individuellen Lebensqualität. Der dritte Teil von H.I.L.DE. dient der Beurteilung der individuellen Lebensqualität.

ALeWo

Eine weitere Möglichkeit zur Einschätzung des Wohlbefindens bietet das Assessment **ALeWo**. Pflegefachpersonen, Pflegende und Betreuende können mit ALeWo Informationen strukturiert sammeln und auswerten. Es liefert eine Basis zur Verbesserung der individuellen Versorgung und ist eine Hilfe in der Beratung der Angehörigen. (11, S. 11)

Schmerzbeobachtung

Je nach Stadium der Demenzerkrankung kann es erforderlich sein, die Schmerzen durch Fremdbeurteilung einzuschätzen. Wenn der Pflegebedürftige sich verbal nicht mehr ausdrücken kann, sind Beobachtungen besonders wertvoll. Um diese zu dokumentieren, stehen zwei Assessments zur Verfügung:

- **BISAD** (Beobachtungsinstrument für das Schmerzassessment bei alten Menschen mit schwerer Demenz)
- **BESD** (Beurteilung von Schmerzen bei Demenz)

Um das Assessment BISAD anwenden zu können, ist es notwendig, dass die Pflegefachkraft den Pflegebedürftigen vorher gut kennt. Sie muss beurteilen, ob z. B. die Bewegung wie gewohnt durchgeführt wird. Dieses ist bei dem Assessment BESD nicht zwingend notwendig. Die Beurteilungskriterien sind so aufgebaut, dass kein Vergleich zum Üblichen Verhalten hergestellt wird. Beide Assessment sind übersichtlich und schnell in der Praxis anzuwenden.

> ✔ **Tipp** Weitere Informationen unter www.dgss.org

Milieu und Grundhaltung

Menschen mit einer Demenz benötigen ein förderliches **Milieu**. Das heißt, ihre Umgebung sollte ihr Wohlbefinden fördern und ihnen Sicherheit vermitteln. Ist dies nicht der Fall, so kann es zu Angst und Stresssituationen kommen, auf die der Mensch mit herausforderndem Verhalten (► LF 1.3, Kap. 8.2.2, S. 405) reagiert. Die Pflegefachkraft bringt dem Menschen eine einfühlende und wertschätzende **Haltung** entgegen.Sie nimmt ihn als Mensch mit vielfältigen und individuellen Lebenserfahrungen wahr und akzeptiert krankheitsbedingte Veränderungen des Verhaltens und Erlebens des Menschen. Seine verbliebenen Fähigkeiten fördert sie und ermöglicht ihm möglichst viel Selbstständigkeit.

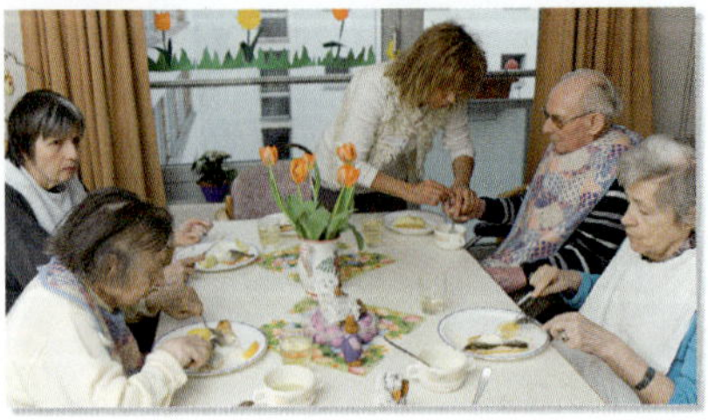

Abb. 8.7: Die Wohnküche als Mittelpunkt des Lebens.

LF 1.3

✔ Tipp Um dem Menschen auch in der pflegerischen Betreuung Verlässlichkeit zu bieten, sorgt die Pflegefachkraft für einen festen Kreis an Personen, die den Menschen betreuen.

Menschen mit einer Demenz führen mitunter **Handlungen** aus, die andere Menschen nicht auf Anhieb verstehen. Beispielsweise, indem sie Gegenstände in einem Gefäß sammeln, in das sie nicht gehören oder Gegenstände zweckentfremdet nutzen. Vor dem Lebenshintergrund des Menschen kann die Pflegefachkraft jedoch einige Verhaltensweisen verstehen. Die **Biografiearbeit** (► LF 1.1, Kap. 6, S. 51) ist daher ein wichtiges Konzept im Umgang mit alten Menschen. Sie gibt der Pflegefachkraft Verständnis für das Verhalten des Menschen und hilft ihr, ihn so anzunehmen, wie er ist.

Orientierungshilfen

Orientierungsstörungen (► LF 1.3, Kap. 1.4, S. 156) treten schon bei einem **leichten Schweregrad** der Demenz auf. Zu Beginn ist der Mensch lediglich zeitlich nicht mehr orientiert. Im Verlauf der Erkrankung folgen die situative und die örtliche Desorientierung, bis der Mensch schließlich zu seiner eigenen Person nicht mehr orientiert ist.

✔ Tipp Allgemein ist es sinnvoll, eine Reizüberflutung zu vermeiden.

Die **Orientierungshilfen**, die dem Menschen gleichzeitig Sicherheit geben und forderndes Verhalten als dessen Folge vermeiden sollen, sind vielfältig und richten sich nach den verbliebenen Fähigkeiten. Beispiele für **zeitliche Orientierungshilfen** sind:

- sehr regelmäßige Tagesstruktur (► LF 2.3, Kap. 1, S. 1000 ff.)
- Gewohnheiten beibehalten
- Uhr mit deutlichem Zifferblatt
- große Kalender
- an der Jahreszeit orientierte Raumdekoration
- gewohnte zeitliche Rituale verfolgen, z. B. zu Fasching Krapfen essen

Um die **örtliche Orientierung** zu fördern, benutzt die Pflegefachkraft mit dem Menschen immer die gleichen Wege, z. B. zwischen Zimmer und Speisesaal, und erklärt diese gleichzeitig. Die Tür zum Zimmer des Menschen kann sie kennzeichnen und zudem für gut beleuchtete und überblickbare Räume sorgen. Bei Bedarf bringt sie Hinweisschilder in der Wohnung an.

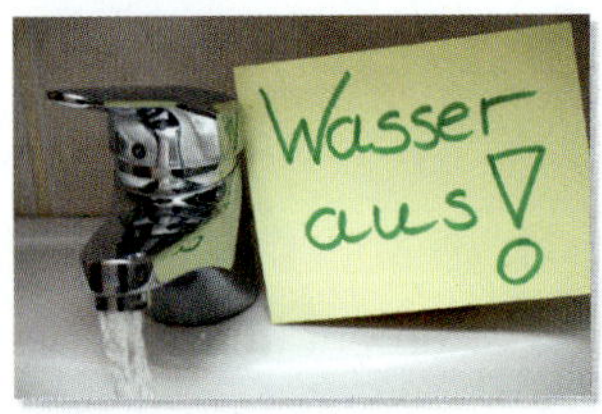

Abb. 8.8: Klare und gut sichtbare Hinweisschilder können gerade im leichten und ggf. im mittleren Stadium der Demenz sehr hilfreich sein.

Für die Orientierung in der **Situation** ist es hilfreich, Handlungsabläufe immer gleich ablaufen zu lassen, z. B. Mahlzeiten im Tagesablauf zu verankern und Gruppenaktivitäten in gleicher Reihenfolge auszuüben. Auch Rituale helfen dem Menschen, eine Art situativen Rhythmus zu erhalten. Bei Bedarf erklärt die Pflegefachkraft dem Menschen die Situation.

Die Pflegefachkraft spricht den Menschen immer mit seinem Namen an, dies hilft ihm, sich bezüglich seiner **eigenen Person** zu orientieren. Ebenso kann ein **Erinnerungsalbum** mit Fotos, die positive Erinnerungen hervorrufen, dem Menschen helfen, sich an seiner Person zu orientieren.

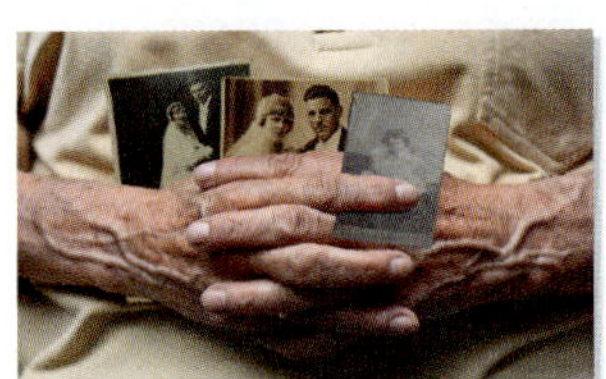

Abb. 8.9: Fotos helfen dem Menschen, sich seines Selbst zu erinnern. Beschriftungen auf der Rückseite können dabei helfen.

LF 1.3

8.2.1 Kommunikation und Beziehungsgestaltung

Kommunikation und **Beziehung** hängen eng miteinander zusammen. In der Kommunikation drückt sich einerseits Vertrauen aus, indem Informationen weitergegeben werden. Auf der anderen Seite spielen oft auch Gefühle in der Kommunikation eine Rolle. Gerade deshalb ist es entscheidend, dass der Mensch und die Pflegefachkraft im Gespräch bleiben – auch wenn dies bei zunehmender Demenz schwieriger wird.

Sprachliche und nichtsprachliche Kommunikation

Zu den Voraussetzungen für eine **Kommunikation** gehört, dass sich der Sender und Empfänger einer Botschaft verstehen. Menschen, die an einer Demenz erkrankt sind, haben jedoch zunehmend Probleme, Gesprächen zu folgen oder sie selbst zu führen.

Die Pflegefachkraft spricht daher **langsam** und **deutlich**. Auch achtet sie darauf, in **kurzen Sätzen** zu sprechen. Sinnvoll ist es, wenn jeder Satz nur eine Information enthält. Zwischen den Sätzen bzw. zwischen Sinnabschnitten macht die Pflegefachkraft eine Pause. Auf diese Weise hat der Mensch Gelegenheit, auf das Gesagte zu antworten. Bei Bedarf wiederholt die Pflegefachkraft den Satz.

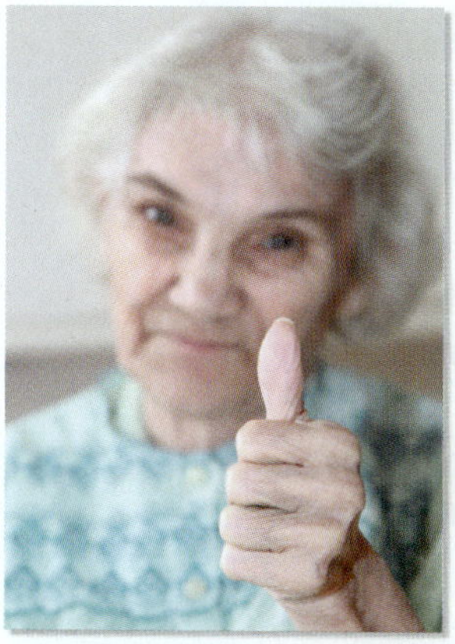

Abb. 8.10: Die Gestik und Mimik der Pflegefachkraft können ihre Aussagen verstärken. Die Gestik und Mimik des Menschen kann die Bezugspflegefachkraft gut erlernen und zum Verständnis des Menschen nutzen.

Der **Augenkontakt** zu dem Menschen und **Gestik** sowie **Mimik** können dazu beitragen, dass der Mensch die Pflegefachkraft besser versteht.

Ein an Demenz erkrankter Mensch vergisst zunehmend die **Bedeutung der Wörter**, er findet Wörter nicht oder bildet neue Wörter. Damit wird es für ihn zunehmend schwerer, seine Bedürfnisse zu äußern. Dies kann zu Frustration und Angst führen und aggressives Verhalten nach sich ziehen. Arbeiten die Pflegefachkräfte in einem Bezugspflegesystem, so fällt es der zuständigen Pflegefachkraft leichter, den Menschen zu verstehen, weil sie ihn besser kennt. Ebenso kann die Gestik und Mimik des Menschen aufschlussreich sein.

✔ **Tipp** In komplexen Zusammenhängen zu denken, fällt Menschen mit Demenz zunehmend schwer. Die Pflegefachraft diskutiert daher nicht mit ihm, zumal es für ihn nur die Wirklichkeit gibt, in der er lebt – auch wenn diese objektiv gesehen nicht stimmig ist. Behauptet ein Mensch, er sei den ganzen Tag noch nicht an der frischen Luft gewesen, so akzeptiert die Pflegefachkraft diese Aussage, auch wenn sich der Mensch eventuell nur nicht an den Spaziergang erinnern kann. Sie geht auf den Wunsch des Menschen ein oder macht ihm andere Vorschläge, wenn eine Aktivität im Freien nicht möglich ist.

Fragen

Fragen zu beantworten, ist für den Menschen umso schwerer, je komplizierter sie sind, daher achtet die Pflegefachkraft darauf,

- offene Fragen zu vermeiden, z. B. nicht zu fragen »Was möchten Sie essen?«, sondern **geschlossene Fragen** zu stellen, z. B. »Möchten Sie ein Käsebrot essen?«,
- Warum-Fragen zu vermeiden, da sie schwieriger zu beantworten sind, und stellt stattdessen Fragen, die mit Ja oder Nein beantwortet werden können,
- bei Auswahlfragen, z. B. nach dem Getränkewunsch, maximal zwei Alternativen anzubieten.

✔ **Tipp** Um die Aufmerksamkeit des Menschen auf die Aufnahme eines Gesprächs zu richten, begibt sich die Pflegefachkraft auf die gleiche Augenhöhe mit dem Menschen. Sie spricht ihn mit seinem Namen an und wartet, bis er reagiert. Erst dann beginnt sie mit dem Gespräch. Eine leichte Berührung setzt die Pflegefachkraft nur dann zur Gesprächsaufnahme ein, wenn sie dem Menschen nicht unangenehm ist.

Um ein Gespräch zu beenden, setzt die Pflegefachkraft ein **Ritual** ein, z. B.: ein »Auf Wiedersehen«, »Vielen Dank, es war schön bei Ihnen.«, ein Händeschütteln oder / und ein Winken. Sich bedanken für ein Gespräch oder eine gemeinsame Pflegehandlung gibt dem Menschen auf eine einfache Art Wertschätzung.

Integrative Validation® (IVA)

➔ **Definition** **Validation** (lat. validus, kräftig; engl. valid, gültig): das Für-gültig-Erklären (8, S. 118). Die Aussagen eines dementen Menschen werden als für seine Lebenswelt wahr hingenommen, auch wenn sie, subjektiv betrachtet, nicht korrekt sein sollten.

Die **Validation** wurde ursprünglich von **Naomi Feil** entwickelt. **Nicole Richard** hat das Konzept der Validation weiterentwickelt und bezeichnet es als **Integrative Validation**®. Hinter dem Konzept steht eine bestimmte Umgangsweise mit dementen Menschen. Die Pflegefachkraft akzeptiert den Menschen so, wie er ist, sie versorgt ihn mit Respekt und Empathie bzw. Einfühlungsvermögen.

Da demente Menschen oft in ihrer »eigenen Welt« leben und aus dieser nicht herausgeholt werden können, richtet die Pflegefachkraft ihr Gespräch mit dem Menschen vor allem auf den **Beziehungsaspekt** und weniger auf den Inhalt des Gesprächs. Ein weiteres Ziel der Validation besteht darin, Stresssituationen für den Menschen zu vermeiden, sein Selbstwertgefühl wiederherzustellen, einen Rückzug des Menschen in sich selbst zu vermeiden und sein körperliches Wohlbefinden zu erhöhen (8, S. 120).

Grundgedanken

Ein **Grundgedanke** der Validation besteht darin, den Menschen in seiner Welt zu verstehen, seine Vergangenheit zu respektieren und seine Handlungen einordnen zu können.

! Merke Versucht die Pflegefachkraft, den Menschen von ihrer Realität zu überzeugen, so kann dies zum Rückzug des Menschen führen.

Voraussetzungen aufseiten der Pflegefachkraft, um im Sinne der Validation arbeiten zu können, sind:

- Einfühlungsvermögen
- Akzeptanz
- Übereinstimmung
- Kongruenz (8, S. 120)

Die Ansichten und Begründungen von Naomi Feil zur Validation sind nicht unumstritten (8, S. 122). Insbesondere die Stadieneinteilung und der Anspruch, dass Validation zur Bewältigung ungelöster Probleme früherer Lenbensphasen beiträgt. Gerade die genannten Voraussetzungen aufseiten der Pflegefachperson haben jedoch einen positiven Effekt auf den Umgang mit dementen Menschen, da sie so angenommen werden, wie sie sind.

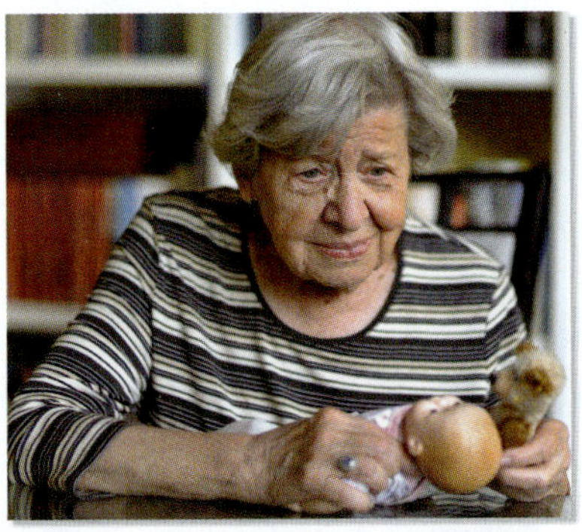

Abb. 8.11: Die Pflegefachkraft nimmt die Lebenswelt des Menschen ernst. Ist diese Frau, die früher auf einer Säuglingsstation gearbeitet hat, der Meinung, ein Baby zu versorgen, so geht die Pflegefachkraft darauf ein – ohne zu diskutieren, dass es sich um eine Puppe handelt.

8.2.2 Begleitung im Alltag

Ein Mensch mit einer Demenz verliert mehr und mehr die Fähigkeit, seinen **Alltag** selbst zu gestalten bzw. alltägliche Tätigkeiten selbst zu übernehmen. Gleichzeitig liegt vielen Pflegehandlungen ein komplexer Ablauf zugrunde. Damit der Mensch diesen verstehen kann, geht die Pflegefachkraft Schritt für Schritt vor und erklärt dem Menschen ihre jeweilige Tätigkeit.

✔ **Tipp** Damit der Mensch eine Handlung nachvollziehen kann, führt die Pflegefachkraft sie täglich in der gleichen Reihenfolge durch. Die Reihenfolge dokumentiert sie, damit der Mensch auch in ihrer Abwesenheit von einer anderen Pflegefachkraft in der gleichen Reihenfolge versorgt wird.

Mit zunehmender Demenz kann der Mensch Handlungen nicht mehr planen bzw. sie nicht mehr wie geplant durchführen. Dies führt dazu, dass der Mensch z. B.

- vor dem Waschbecken steht und nicht weiß, was er tun soll oder
- vor seiner Mahlzeit sitzt und nicht mehr weiß, wie man isst.

Auch erkennt der Mensch im Laufe einer Demenz immer mehr Gegenstände nicht und kann sie daher nicht ihrer Funktion entsprechend nutzen. Dies führt dazu, dass der Mensch beispielsweise versucht, sich mit einem Waschlappen zu rasieren. Gibt die Pflegefachkraft ihm jedoch einen Impuls, z. B.

- durch einen sprachlichen Hinweis,
- durch vorsichtiges Hinführen der Hand,
- durch eine Stimulation der Stelle, an der er die Handlung vornehmen muss,
- durch die Übernahme des ersten Handlungsschritts oder
- indem sie die Handlung vormacht,

so kann der Mensch die Handlung mitunter verstehen und selbst übernehmen.

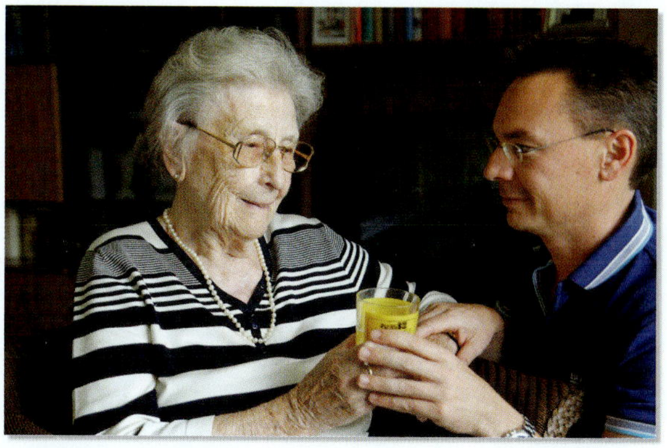

Abb. 8.12: Die Pflegefachkraft führt die Hand der Frau und beginnt mit ihr die Tätigkeit. Sobald die Frau weiß, was sie mit dem Becher zu tun hat, lässt die Pflegefachkraft die Frau selbstständig handeln.

Bewegungsdrang

Menschen, die an einer Demenz erkrankt sind, zeigen häufig einen ausgeprägten **Bewegungsdrang**. Die Pflegefachkraft hindert den Menschen nicht daran zu laufen, sondern sie sorgt dafür, dass dem Menschen durch den Bewegungsdrang kein Schaden entsteht. Besteht beispielsweise die Gefahr, dass der Mensch den Wohnbereich verlassen und sich verirren könnte, so bietet eine Glocke, die beim Öffnen der Tür läutet, eine Möglichkeit der Prävention.

Besteht die Notwendigkeit, dass der Mensch sein Laufen doch einmal unterbricht, so versucht die Pflegefachkraft, ihn durch ein Gespräch zum Stehenbleiben zu bewegen. Sie versucht, die **Ursache** für den Bewegungsdrang in Erfahrung zu bringen. Eventuell fühlt sich der Mensch verunsichert und läuft vor etwas weg. In diesem Fall versucht die Pflegefachkraft, dem Menschen die Angst durch ein Gespräch zu nehmen.

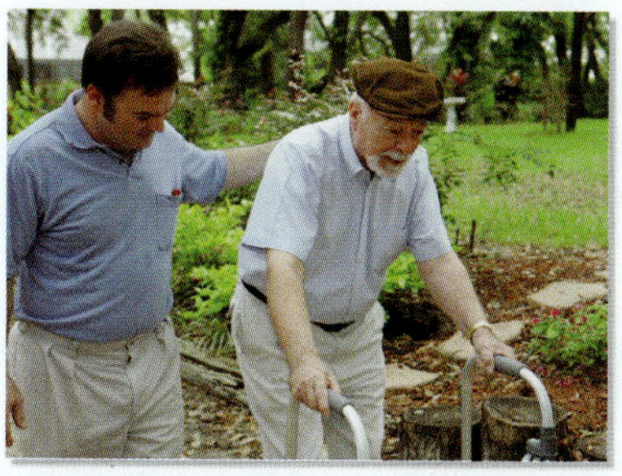

Abb. 8.13: Bewegung sollte auch im Freien ermöglicht werden.

! Merke Der Bewegungsdrang kann bei einer Tag-Nacht-Umkehr auch nachts auftreten. Auch in diesem Fall sorgt die Pflegefachkraft dafür, dass der Mensch sich bewegen kann, ohne andere Menschen beim Schlafen zu stören. Ein Bettgitter, um den Menschen im Bett zu halten, ist unangebracht, gilt als freiheitsbeschränkende Maßnahme und ist laut Expertenstandard zur Sturzprophylaxe (► LF 1.3, Kap. 1.9.3, S. 272) nicht sinnvoll.

Der Bewegungsdrang kann jedoch auch **positive Auswirkungen** haben:

- Anregung des Appetits
- geregelter Tag-Nacht-Rhythmus
- verbesserte Wahrnehmung

Durch einen sehr starken Bewegungsdrang erhöht sich der **Energiebedarf** des Menschen. Die Pflegefachkraft sorgt daher für eine ausreichende Nahrungs- und Flüssigkeitszufuhr.

Ernährung

Durch die sinkende Alltagskompetenz besteht bei einer beginnenden Demenz gerade bei allein lebenden Menschen das Risiko einer unzureichenden **Ernährung**. Indem die Mahlzeiten dem Menschen regelmäßig bereitgestellt werden, kann dieses Problem zumindest im Ansatz behoben werden. Mitunter ist es zusätzlich notwendig, dass der Mensch immer wieder **erinnert** und **aufgefordert** wird, zu essen bzw. zu trinken.

Die Vermeidung einer **Mangelernährung** (► LF 1.3, Kap. 1.5.6, S. 179) spielt auch bei Menschen mit einer Demenz eine große Rolle. Für Menschen mit einem erhöhten Bewegungsdrang stellt die Pflegefachkraft Fingerfood so bereit, dass der Mensch es im Vorbeigehen sehen, mitnehmen und im Laufen essen kann. Bei Bedarf ergänzt die Pflegefachkraft in Rücksprache mit dem Arzt hochkalorische Speisen oder auch Trinknahrung.

Da Menschen mit einer Demenz in ihrer Vergangenheit leben, macht es wenig Sinn, sie mit außergewöhnlichen oder neumodischen **Gerichten** zum Essen zu überzeugen. So werden die meisten alten Menschen einen nett angerichteten Teller mit Tomaten- und Mozzarella-Scheiben vermutlich eher ablehnen, da sie dieses Gericht nicht aus ihrer Jugend kennen. Ein Käsebrot wird vielen Menschen willkommener sein.

Menschen, die mit dem üblichen Geschirr und Besteck nicht zurechtkommen, stellt die Pflegefachkraft geeignete **Hilfsmittel** (► LF 1.3, Kap. 1.5.4, S. 171) zur Verfügung.

Um die Bereitschaft zum Essen möglichst gut zu beeinflussen, richtet die Pflegefachkraft die Mahlzeiten auf die **biografischen Gewohnheiten** aus. Ist der Mensch z. B. ein herzhaftes Frühstück gewohnt, so richtet sie sich danach. Sie vergisst dabei jedoch nicht, dass sich das Geschmacksempfinden im Alter verändern kann. Den Menschen an der Zubereitung der Mahlzeit zu beteiligen, kann gleichzeitig aktivierend wirken.

Um dem Menschen mit Demenz die selbstständige Nahrungsaufnahme zu erleichtern, kann die Pflegefachkraft als weitere Möglichkeit z. B. Fingerfood, also Speisen die handlich und leicht zu verspeisen sind, an unterschiedlichen Plätzen als »Essinseln« in der Einrichtung anbieten. So können Menschen mit Demenzerkrankungen auch in Phasen der Unruhe und des Bewegungsdrangs Nahrung selbstständig zu sich nehmen.

Wie bei den meisten alten Menschen besteht auch bei Menschen mit einer Demenz die Gefahr einer **Dehydratation** (► LF 1.3, Kap. 1.5.2, S. 166). Die Pflegefachkraft beugt dieser Gefahr mit einer Dehydratationsprophylaxe vor. Trinkrituale, z. B. durch gegenseitiges Zuprosten, können diese Prophylaxe unterstützen.

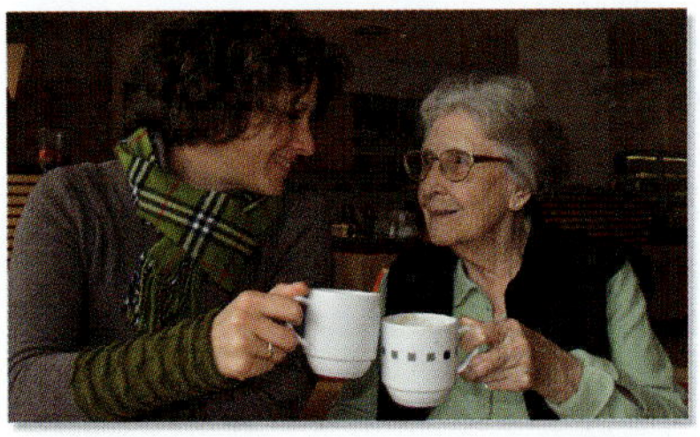

Abb. 8.14: Gemeinsames Trinken – auch mit der Pflegefachkraft – kann den Menschen anregen, mehr Flüssigkeit zu sich zu nehmen.

Kleidung

Die richtige **Reihenfolge** beim Anziehen kann einem dementen Menschen schwerfallen. Die Pflegefachkraft legt ihm die **Kleidungsstücke** daher in der richtigen Reihenfolge bereit oder leitet den Menschen beim An- und Auskleiden an.

Auch fällt es einigen Menschen schwer, zu entscheiden, welches Kleidungsstück sie tragen möchten. Nur wenige Kleidungsstücke sichtbar in den Kleiderschrank zu hängen, kann eine Lösung darstellen. Zudem sind einige ältere Menschen aus ihrer Kindheit und Jugend gewohnt, zwischen Sonntags- und Alltagskleidung zu unterscheiden. Auch dies kann eine Hilfe bei der **Kleiderwahl** sein.

Ausscheidung

In der Regel kommt es im mittleren Stadium einer Demenz zur **Harninkontinenz** und später zur **Stuhlinkontinenz** (8, S. 179). Die Pflegefachkraft sorgt solange es möglich ist für die Förderung der Harnkontinenz (► LF 1.3. Kap. 14.5.2, S. 553). Später versorgt sie den Menschen mit **Inkontinenzhilfsmitteln** (► LF 1.3, Kap. 14.5.2, S. 556).

Da es für die meisten Menschen ungewohnt ist, Inkontinenzhilfsmittel zu tragen, werden sie nicht immer toleriert. Manche Menschen erkennen zudem ihren Zweck nicht und gehen daher nicht adäquat mit ihnen um, sondern zerpflücken sie beispielsweise oder legen sie zum Trocknen auf die Heizung. Durch kurze, leicht verständliche Erklärungen leitet die Pflegefachkraft den Umgang mit den Hilfsmitteln an.

Umgang mit herausforderndem Verhalten

Unter **herausforderndem Verhalten** versteht man Aggressionen und Schreien, Ruhelosigkeit und Umherlaufen, Wort- und Satzwiederholungen oder auch Passivität und Verweigerung. Eine Erklärung für dieses Verhalten besteht darin, dass der Mensch seine Bedürfnisse nicht einordnen und nicht mitteilen kann. Daher ist es Aufgabe der Pflegefachkraft, die Ursache des herausfordernden Verhaltens in Erfahrung zu bringen, um entsprechend die Bedürfnisse des Menschen zu befriedigen.

Zeigt der Mensch **aggressives Verhalten**, so macht es keinen Sinn, mit ihm zu diskutieren, da die Wahrheit in der Lebenswelt des Menschen oft eine andere ist. Wichtig ist, in dieser Situation, den Menschen seine **Würde** wahren zu lassen. Auch kann die Pflegefachkraft den Menschen durch ein Gespräch ablenken und versuchen, die Situation gemeinsam mit ihm humorvoll zu sehen. Nicht zuletzt denkt die Pflegefachkraft in dieser Situation auch an ihre eigene Sicherheit, wenn ein fremdgefährdendes Verhalten zu befürchten ist.

Auf **passives Verhalten** kann die Pflegefachkraft mit Beschäftigungsangeboten eingehen. Ebenso können diese – bei der richtigen Auswahl – die **Verweigerung** mitunter lösen.

Beschäftigung

Die **Beschäftigung** von Menschen mit einer Demenz dient nicht der reinen Freizeitgestaltung, sondern sie hat auch zum Ziel, vorhandene Fähigkeiten zu trainieren und zu erhalten oder – im besten Fall – sogar auszubauen. Gelegenheit dazu bieten die Aktivitäten des Alltags, so kann der Mensch beispielsweise, indem er Teile der Körperpflege übernimmt, seine Beweglichkeit trainieren.

Kleinere **Aufgaben** im Haushalt, z. B. die Tische abzuwischen oder Schuhe zu putzen, ermöglichen dem Menschen, einen Sinn in seinem Handeln zu sehen, sein Selbstwertgefühl zu schätzen und in Bewegung zu bleiben.

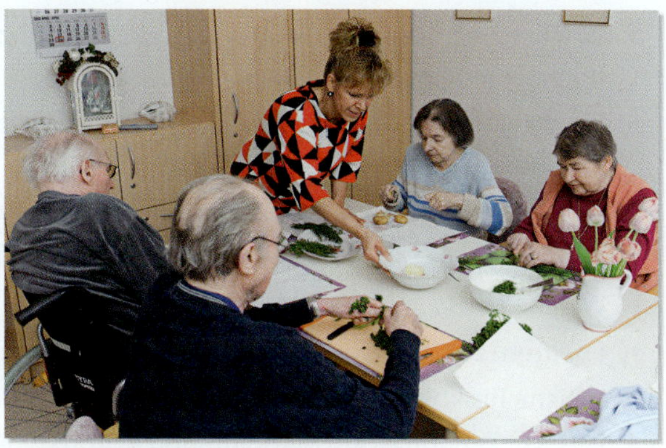

Abb. 8.15: Gemeinsam eine Mahlzeit vorbereiten.

LF 1.3

! Merke Gerade handwerklich tätige Menschen haben möglicherweise ihr Leben lang eine Tätigkeit ausgeführt, die ihnen im Alter fehlt. Die Pflegefachkraft überlegt gemeinsam mit dem Menschen und bei Bedarf seinen Angehörigen, ob die Tätigkeit dem Menschen Freude gemacht hat, ob sie ihm fehlt und ob er diese oder eine ähnliche Tätigkeit auch heute noch ausüben könnte.

Folgende Tätigkeiten und **Aktivierungsübungen** können das Gedächtnis und oft auch den Körper aktiv halten:

- Bewegungsübungen (► LF 1.3, Kap. 1.8.4, S. 255), für den ganzen Körper
- Fingergymnastik
- gemeinsames Singen
- Materialien, z. B. Wollkörbe, Stifte, die der Mensch sammeln, ordnen oder mit denen er aktiv werden kann
- gesundheitsfördernde Beschäftigungsangebote (► LF 2.3, Kap. 2, S. 1014 ff.)
- individuelle und Gruppenangebote (► LF 2.3, Kap. 3, S. 1025 ff.)
- Einsatz von Tieren (► LF 2.3, Kap. 4, S. 1047 ff.)

✓ Tipp Weiterführende Informationen:
► Weiterführende Literatur- und Internethinweise, S. 1303

Aufgaben

- Beschreiben Sie den groben Aufbau des Gehirns.
- Welcher Bereich des Gehirns ist bei Demenz vorwiegend betroffen?
- Beschreiben Sie den anatomischen Aufbau des Großhirns.
- In welchem Hirnlappen befindet sich das Zentrum für Denkvorgänge?
- Benennen Sie die unterschiedlichen Formen von Demenz und ordnen Sie Ursachen zu. Erstellen Sie hierfür eine übersichtliche Tabelle. Welche Form der Demenz ist die häufigste?
- Erklären Sie den Unterschied zwischen einer primären und einer sekundären Demenz.
- Nennen Sie Symptome, die auf eine beginnende Demenzerkrankung hinweisen könnten.
- Definieren Sie den Begriff „Orientierung".
- Definieren Sie den Begriff „Persönlichkeitsstörung".
- Beschreiben Sie die Auswirkungen der Demenz auf die Kognition (Erkennen und Wahrnehmen), unterscheiden Sie dabei die Schweregrade.
- Beschreiben Sie den Weg zur Diagnose bei einem Verdacht auf Demenz. Wie sichert der Arzt die Diagnose Demenz?
- Welche Fähigkeiten werden im Mini-Mental-Status-Test (MMST) abgefragt bzw. geprüft?
- Welche Möglichkeiten der Therapie gibt es bei Demenz?
- Welche Ursache hat die Multiinfarktdemenz?
- Erläutern Sie die Bedeutung der Computertomografie in der Diagnostik von Demenzerkrankungen.
- Welche Risikofaktoren der Demenz werden diskutiert?
- Was ist Dementia Care Mapping und warum würden Sie den Einsatz für Ihre Einrichtung befürworten?
- Beziehen Sie Stellung zu der Aussage einer Kollegin: »Man muss den demenzbetroffenen Menschen nur gut genug erklären können, dass es nicht sein kann, dass die Mutter nach der gesucht wird, noch lebt!«. Was können die Gründe dafür sein, dass der Demenzbetroffene nach seiner Mutter sucht?

9 Pflege bei Beeinträchtigung der Atmungsorgane

Frau Zimmermann ist eine 82-jährige Dame, die seit 3 Jahren im Pflegeheim lebt. Ihr Mann lebt ebenfalls dort. Nachdem sich seine Demenz verschlechtert hatte, musste er allerdings in den Demenzwohnbereich umziehen. Täglich besucht Frau Zimmermann ihren Mann und nimmt mit ihm die Mahlzeiten ein oder geht mit ihm spazieren. Gerne sitzen die beiden auch im Gemeinschaftsraum bei einer Tasse Kaffee. An guten Tagen kann Herr Zimmermann eine Partie »Mensch ärgere dich nicht« mitspielen.

Frau Zimmermann war noch recht rüstig und selbstständig. Trotz der Krankheit ihres Mannes hat sie den Lebensmut nicht verloren und macht das Beste aus der Situation. Unterstützung bekommt sie von ihren drei Kindern und den Enkeln, die sie regelmäßig besuchen oder auf Ausflüge mitnehmen.

Frau Zimmermann ist seit Jahrzehnten starke Raucherin, leidet an einer COPD und hat eine leichte Herzinsuffizienz.

Vor ungefähr sechs Wochen rutschte sie bei einem Winterspaziergang mit ihrem ältesten Enkel Michael auf Eis aus und zog sich eine Schenkelhalsfraktur zu. Sie musste operiert werden, bekam einen Gamma-Nagel. Postoperativ kam es zu einer Blutung und Infektion, was den Krankenhausaufenthalt verlängerte. Da sie zusätzlich das operierte Bein nicht voll belasten durfte, war die Mobilisation nach der Operation erschwert. Frau Zimmermann schloss anschließend einen Rehabilitationsaufenthalt an, ihre Kräfte haben aber merklich nachgelassen. Auch hat sie fünf Kilogramm abgenommen.

Nun ist sie seit zwei Tagen wieder aus der Rehabilitation zurück im Heim.

Es ist Donnerstag, Spieletag im Pflegeheim. Allerdings fehlt Frau Zimmermann in der Runde. Sie hatte – wie schon in den letzten Tagen – beim Mittagessen wenig Appetit und hat sich danach gleich zu einem Mittagschlaf hingelegt.

Frau Zimmermann liegt immer noch im Bett. Sie hat ganz warme Hände und rote Wangen und ist nur mit einer leichten Decke zugedeckt. Sie sagt, sie fühle sich schwach, bekäme schlecht Luft und es schmerze beim Atmen. Auch huste sie seit gestern gelblich grünes Sputum.

Die Vitalwerte sind leicht erhöht: der Blutdruck liegt bei 139/72 mmHg, der Puls ist tachykard bei 95, aber regelmäßig. Allerdings hat Frau Zimmermann Fieber: 38,8 °C.

9.1 Grundlagen der Anatomie und Physiologie

9.1.1 Atmung

Innere und äußere Atmung

Die sauerstoffreiche Luft, die der Mensch üblicherweise durch die Nase einatmet, gelangt über den Rachenraum in die **Luftröhre** (Trachea). Von der Luftröhre strömt die sauerstoffreiche Luft über die **Bronchien** in die **Alveolen** (Lungenbläschen). Beim Ausatmen verlässt die kohlendioxidreiche Luft auf umgekehrtem Weg den Körper, statt durch die Nase wird sie jedoch oft durch den Mund abgegeben (Abb. 9.1).

In der Lunge nimmt das Blut den **Sauerstoff** aus der Luft auf und gibt das **Kohlendioxid** ab. Die Aufnahme und Abgabe von Sauerstoff (O_2) und Kohlendioxid (CO_2) wird **Gasaustausch** genannt (► LF 1.3, Kap. 9.1.3, S. 413).

! Merke Die Aufnahme und Abgabe von Sauerstoff und Kohlendioxid in der Lunge nennt man **äußere Atmung**, die Aufnahme und Abgabe von Sauerstoff und Kohlendioxid in der Körperzelle **innere Atmung**.

Die Blutgefäße verteilen das sauerstoffreiche Blut im Körper. Den Hauptteil des Sauerstoffs transportieren die Erythrozyten (rote Blutkörperchen), denn nur sie verfügen über den roten Blutfarbstoff Hämoglobin

LF 1.3

(► LF 1.3, Kap. 10.1.3, S. 433), der den Sauerstoff bindet. Den übrigen Teil des Sauerstoffs transportiert das Blutplasma in gelöstem Zustand zu den Körperzellen.

Die Körperzellen gewinnen mit dem Sauerstoff ihre Energie. Man nennt die Energiegewinnung mit Sauerstoff **aerob** (griech. aer = Luft), im Gegensatz zur **anaeroben** (griech. an… = nicht…) Energiegewinnung ohne Sauerstoff.

Unter Belastung bauen Muskeln einen Teil der Glukose zu Laktat (Milchsäure) ab, da bei Belastung die für den üblichen Abbauweg der Glukose notwendigen Hilfsstoffe ausgehen. Das Laktat kann nicht so schnell weiterverarbeitet werden, wie es anfällt: Der Laktatspiegel steigt – und macht sich als Erschöpfung bemerkbar. In der anschließenden Ruhephase wird das überschüssige Laktat unter Sauerstoffverbrauch verbraucht. Das erklärt u. a. die verstärkte Atmung nach einer kurzen körperlichen Höchstleistung.

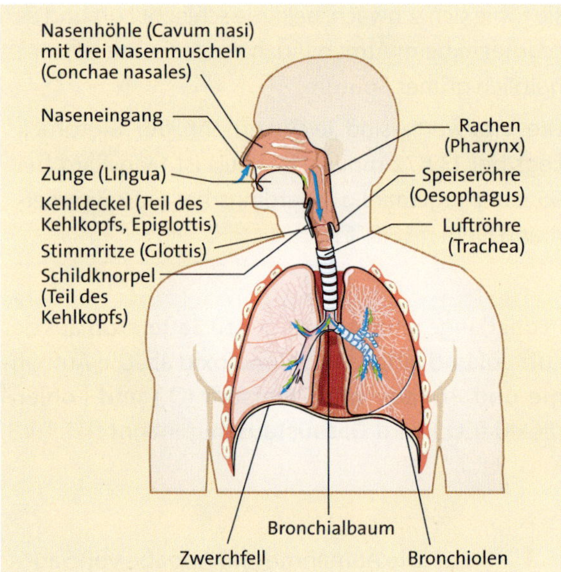

Abb. 9.1: Atmungssystem

Bei der Energiegewinnung in den Mitochondrien (► LF 1.3, Kap. 3.2.4, S. 293) entstehen Kohlendioxid und Wasser. Die Körperzellen geben beides an das Blut ab. Das kohlendioxidreiche Blut gelangt über den Körperkreislauf und die rechte Herzhälfte wieder in die Lunge. Dort wird das Kohlendioxid abgeatmet. Da die Luft bei der Einatmung durch die Atemwegsschleimhaut stark angewärmt und angefeuchtet wird, ist sie in den Lungen zu 100 % wasserdampfgesättigt. Bei der Ausatmung geht stets etwas Wasser durch Verdunstung verloren (ca. 400 ml / Tag).

Die Erythrozyten verändern ihre Farbe ins Bläuliche, wenn sie keinen Sauerstoff transportieren. Leidet ein Mensch an Sauerstoffmangel, färbt sich daher seine Haut bläulich. Die Blaufärbung der Haut wird als **Zyanose** bezeichnet. Sie ist vor allem an den Lippen und unter den Fingernägeln sichtbar.

Ein- und Ausatmung

Die **Atemmuskulatur** besteht aus der Zwischenrippenmuskulatur und dem Zwerchfell. Beim **Einatmen** (Inspiration) heben sich die Rippen, sodass sich der Brustraum weitet. Muskeln, die zwischen den Rippen schräg verlaufen (Abb. 9.2), heben die Rippen. Daraufhin zieht sich das Zwerchfell zusammen, die Zwerchfellkuppel flacht ab und vergrößert den Brustkorbraum ebenfalls. Die Lungenflügel folgen diesen Bewegungen – durch den Unterdruck und die Haftung im Pleuraspalt zieht die **Pleura parietalis** (Rippenfell) die **Pleura visceralis** (Lungenfell) mit. Die Lungen dehnen sich aus, und die Luft strömt nun passiv über die Atemwege bis in die Alveolen.

Beim **Ausatmen** (Exspiration) senken sich die Rippen und das Zwerchfell erschlafft, sodass sich der Brustraum verkleinert. Die Bauchmuskeln drücken zusätzlich auf die Eingeweide. Daraufhin wölbt sich das Zwerchfell wieder in den Brustraum. Die elastischen Lungen ziehen sich zusammen. Die in den Lungen vorhandene Luft wird herausgedrückt.

Atemerleichternde Lagerung

Bei erschwerter Atmung kommen zusätzlich sogenannte **Atemhilfsmuskeln** (Abb. 9.2) zum Einsatz:

- inspiratorische (einatmende) Atemhilfsmuskeln:
  - M. scaleni (Treppenmuskeln)
  - M. serratus anterior (vorderer Sägemuskel)
  - M. serratus posterior superior (hinterer oberer Sägemuskel)
  - M. pectoralis minor et major (kleiner und großer Brustmuskel) bei aufgestütztem Arm
  - M. sternocleidomastoideus (Kopfwender)

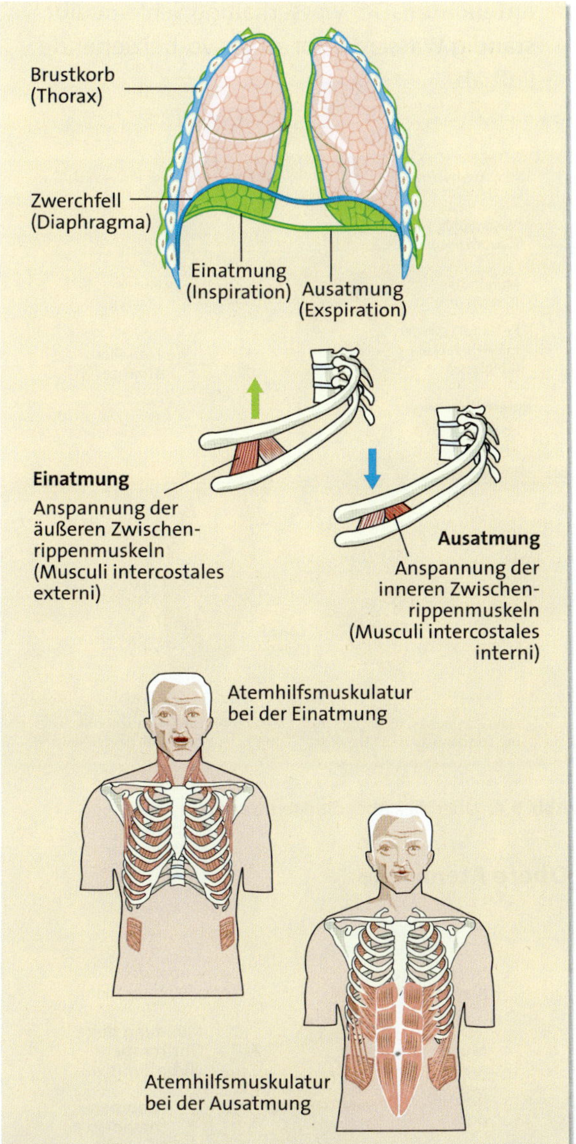

Abb. 9.2: Vorgang der Ein- und Ausatmung

- exspiratorische (ausatmende) Atemhilfsmuskeln:
  - M. serratus posterior inferior (hinterer unterer Sägemuskel)
  - M. transversus thoracis (querer Brustkorbmuskel). Nicht bei jedem ausgebildet.
  - M. rectus abdominis, M. obliquus externus abdominis und M. obliquus internus abdominis (äußerer und innerer gerader, schräger Bauchmuskel)
  - M. latissimus dorsi (breitester Rückenmuskel)
  - M. quadratus lumborum (quadratischer Lendenmuskel)

Die **atemerleichternde Lagerung** erlaubt, die Atemhilfsmuskulatur besser einzusetzen, und ist deshalb die erste Maßnahme bei allen Atemnotfällen (►LF 1.3, Kap. 24.4.4, S. 786). Dabei befindet sich der Oberkörper in einer aufrechten Position, die Arme sind seitlich aufgestützt. So heben die Muskeln des Halses und des Schultergürtels beim Einatmen den Brustkorb an.

Steuerung der Atmung

Das Gehirn steuert die Atmung über Nervenbahnen. Die Nervenbahnen verlaufen vom Hirnstamm sowie vom Hals- und Brustbereich zu den Atemmuskeln. Im Hirnstamm befindet sich das **Atemzentrum** mit getrennt wirkenden Nervenzellen für die Ein- und Ausatmung, die abwechselnd tätig sind. Da diese Nervenzellen nicht bewusst gesteuert werden können, ist die Atmung ein reflektorischer unbewusster Vorgang. Sie wird deshalb auch **Spontanatmung** genannt.

Bei der Einatmung dehnt sich das Lungengewebe. Das reizt die Endigungen von Nervenbahnen, die zum Atemzentrum führen, vergleichbar dem Reiz der vollen Blase beim Wasserlassen. Dieser Reiz hemmt das Einatmungszentrum und aktiviert das Ausatmungzentrum (Abb. 9.3).

Der **Atemantrieb** wird im Sinne der Rückkopplung vor allem durch einen Anstieg des Kohlendioxidgehalts gesteigert, nachrangig auch durch ein Absinken des pH-Werts oder des Sauerstoffgehalts im Blut. Wird die Atmung bei chronischem Sauerstoffmangel oder Kohlendioxiderhöhung trainiert, kann die Störung bis zu einem gewissen Grad kompensiert werden.

Weitere Einflüsse auf die Atmung haben **Dehnungsrezeptoren** der Muskeln und Sehnen. Sie steigern die Atemtätigkeit bei körperlichen Anstrengungen. Auch krankhafte Veränderungen, z. B. ein diabetisches Koma oder Fieber, beeinflussen die Atmung.

Bei einigen chronischen Lungenerkrankungen ist wegen der gestörten Ausatmung der Kohlendioxidgehalt des Blutes ständig erhöht. Das Atemzentrum reagiert allmählich immer weniger auf eine Kohlendioxiderhöhung und nur noch auf einen Abfall des

LF 1.3

Sauerstoffgehalts im Blut. Täuscht nun eine künstliche Sauerstoffzufuhr eine ausreichende Atmung vor, fällt der Atemantrieb weg! Dieses Risiko ist bei der künstlichen Sauerstoffgabe zu bedenken.

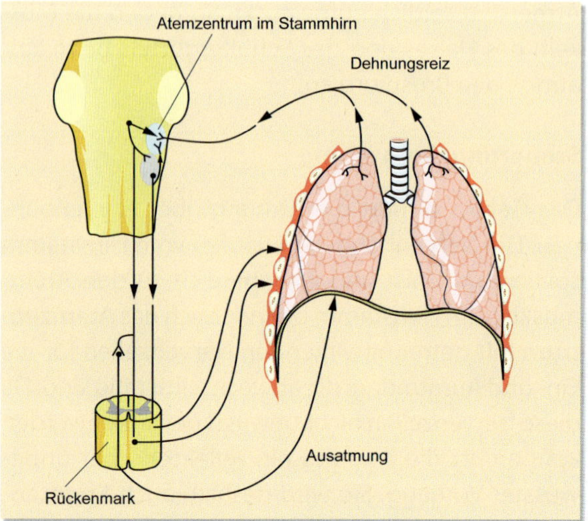

Abb. 9.3: Steuerung der Atmung

! Merke Ohne ärztliche Verordnung darf Sauerstoff nur im Notfall und nur in einer Menge von 2–3 l/Min. über 10 Minuten gegeben werden (► LF 1.3, Kap. 23.5.2, S. 766).

Das Volumen der Lungen passt sich an den Bedarf an, d.h., es kann durch Atemtraining vergrößert werden.

9.1.2 Atemwege

Zu den **Atemwegen** zählen Nase und Nasennebenhöhlen, Rachen, Kehlkopf, Trachea (Luftröhre), Bronchien, Bronchiolen und Alveolen (Lungenbläschen). Die **oberen Atemwege** liegen oberhalb des Kehlkopfs, die **unteren Atemwege** darunter.

Die Atemwege haben drei Aufgaben: die Atemluft

- **erwärmen**. Die Luft fließt an den gut durchbluteten und daher warmen Schleimhäuten der Atemwege vorbei.
- **reinigen**. Schmutzpartikel kleben am Schleim fest, kleine Flimmerhärchen transportieren den Schmutz aus den Atemwegen.
- **anfeuchten.** Der wasserhaltige Schleim gibt ständig Wasserdampf an die vorbeiziehende Luft ab.

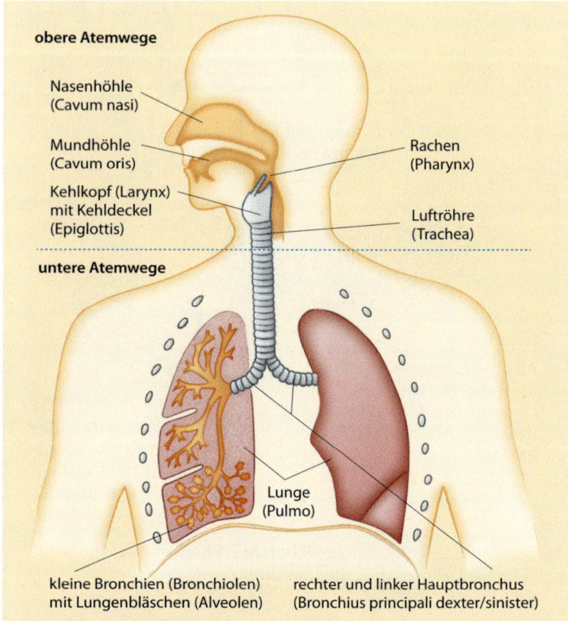

Abb. 9.4: Überblick über die Atemwege

Obere Atemwege

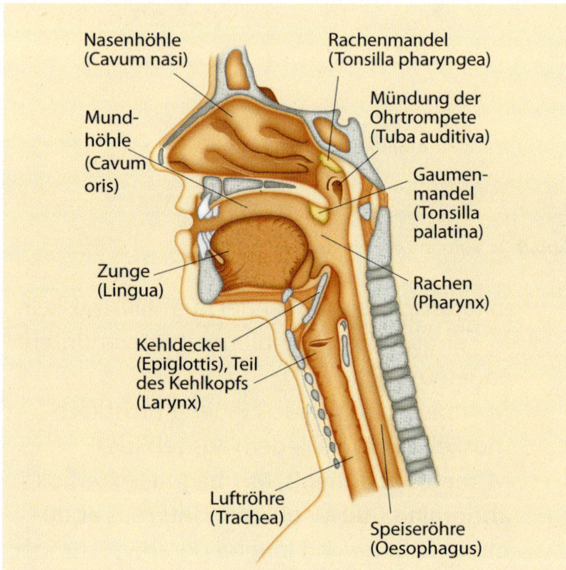

Abb. 9.5: Obere Atemwege im Längsschnitt

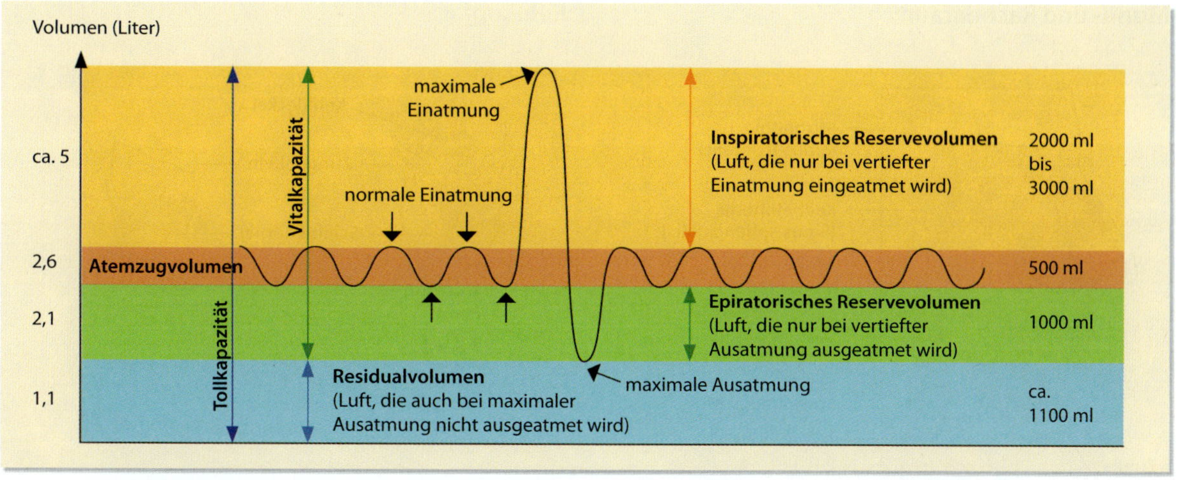

Abb. 9.6: Lungenvolumina

Nase

Beim Einatmen fließt die Luft durch die Nase. Die **Nasenscheidewand** teilt die Nase in eine rechte und linke Nasenhöhle. An den Seitenwänden befinden sich jeweils drei Wülste, die sogenannten **Nasenmuscheln**, zwischen denen die **Nasengänge** liegen:

- In den oberen Nasengängen zwischen oberen und mittleren Nasenmuscheln liegen im hinteren Teil die Geruchsorgane,
- in den mittleren Nasengang zwischen unteren und mittleren Nasenmuscheln münden die Gänge aus den Nasennebenhöhlen und
- in den unteren Nasengang enden, von den Augenwinkeln kommend, die Tränennasengänge. Sie sind der Hauptluftweg.

Die Nasennebenhöhlen sind Hohlräume in den Knochen des Gesichtsschädels, die als Resonanzraum beim Sprechen dienen und den Schädel leichter machen. Die **Stirnhöhlen** (Sinus frontales) liegen oberhalb, die **Kieferhöhlen** (Sinus maxilares) liegen unterhalb der Augenhöhlen. Die **Siebbeinzellen** (Sinus ethmoidales) und die **Keilbeinhöhle** (Sinus sphenoidalis) liegen oberhalb und hinter der Nasenhöhle (Abb. 9.7).

Nase und Nasennebenhöhlen sind mit besonders stark durchbluteter Schleimhaut ausgekleidet. Die Schleimhaut besteht aus einem **Flimmerepithel** (►LF 1.3, Kap. 3.3.1, S. 295), einer Zellschicht, die mit feinen, haarartigen Fortsätzen, den Zilien, ausgestattet ist. Die Nasenmuscheln vergrößern die Oberfläche der Schleimhaut, wodurch die Atemluft optimal erwärmt wird. Zahlreiche Schleimzellen und Drüsen befeuchten die Atemluft beim Passieren der Nase. Staubteilchen und Schmutzpartikel bleiben an der Schleimhaut kleben und werden von den Flimmerhärchen Richtung Rachen transportiert.

> **! Merke** Circa 12 000 Liter Atemluft passieren täglich die Nase.

Im oberen Teil des Naseninnenraums beginnen die Nervenfasern für den Geruchssinn.

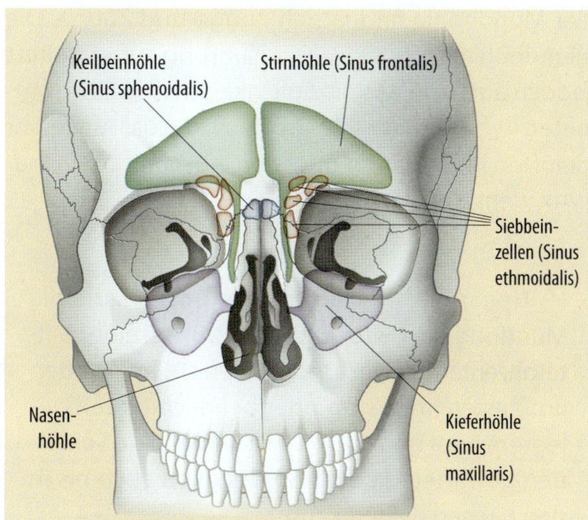

Abb. 9.7: Nasenhöhle und Nasenhebenhöhlen

Mund- und Rachenraum

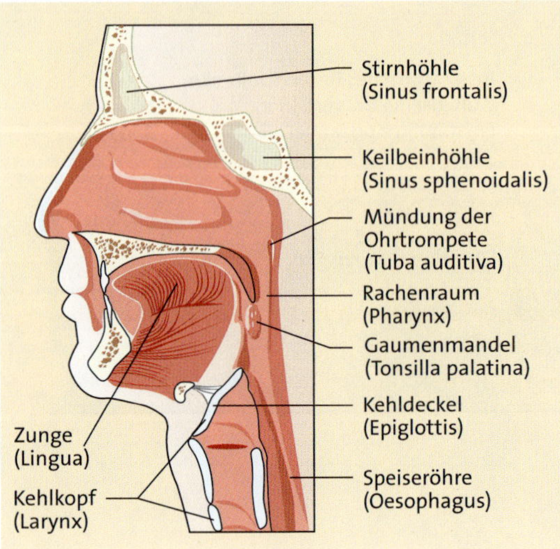

Abb. 9.8: Aufbau der Mundhöhle und des Nasenraums

Die eingeatmete Luft gelangt durch die hinteren Nasenausgänge in den **Pharynx** (Rachenraum), der an die **Mundhöhle** grenzt. Mund- und Rachenraum sind ebenfalls mit einer Schleimhaut ausgekleidet, jedoch bis auf den Nasenrachen nicht mit Flimmerephitel. Am Übergang zwischen Mundhöhle und Pharynx liegen beiderseits die Gaumenmandeln, die als lymphatisches Gewebe zum Abwehrsystem des Körpers gehören.

Die Mundhöhle wird von Lippen, Wangen, Mundboden und Gaumen mit Zäpfchen begrenzt. In der Mundhöhle finden sich Zunge und Zähne. Die Mundhöhle nimmt vor allem Nahrung auf, erweitert jedoch auch die Atemmöglichkeiten. Die Ohrtrompeten (► LF 1.3, Kap. 19.6.2, S. 687), die das Mittelohr belüften, münden im obersten Abschnitt des Pharynx, dem Nasenrachen.

> ✔ **Tipp** Abschwellende Nasentropfen, die die Mündung der Ohrtrompeten, z. B. bei einer Mittelohrentzündung, abschwellen sollen, werden am besten im Liegen oder bei nach hinten gelegtem Kopf gegeben. Dann wird einige Sekunden gewartet, damit die Flüssigkeit auch bis in den Rachen fließen kann.

Kehlkopf

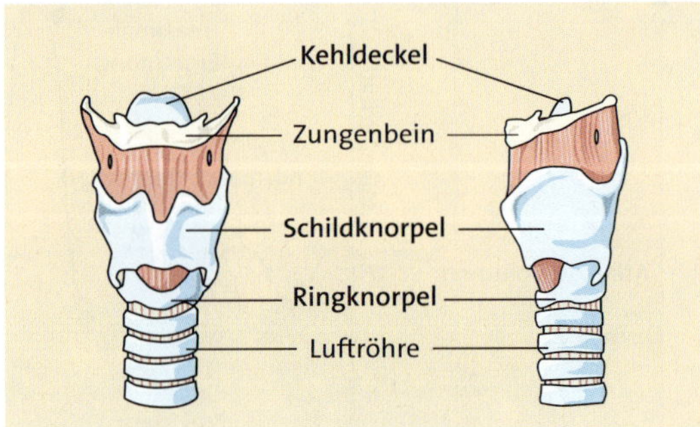

Abb. 9.9: Kehlkopf von vorn und von der Seite

Der **Larynx** (Kehlkopf) sitzt am Eingang der **Trachea** (Luftröhre) und besteht aus Knorpeln, kleinen Muskeln und einem feinen, glatten Schleimhautüberzug. Beim Schlucken von Nahrung verschließt die Epiglottis (Kehldeckel) die Luftröhre und verhindert so, dass Nahrung in die Luftröhre gelangt.

Im Kehlkopf befinden sich mit Schleimhaut überzogene Sehnen, die Stimmbänder, fachsprachlich als **Stimmlippen** bezeichnet. Sie werden durch den Luftstrom der Ausatmung in Schwingungen gebracht. Die Schwingungen erzeugen einen Ton, der beim An- und Entspannen der Stimmlippen höher oder tiefer klingt. Wird der Luftraum in der Mundhöhle verändert, bildet der Mensch Laute, aus denen sich unter anderem die Sprache zusammensetzt. Luftraumveränderungen sind des Weiteren mit Zunge, Wangen und Gaumen möglich.

Untere Atemwege

Die **unteren Atemwege** werden **Bronchialsystem** genannt. Die Trachea verzweigt sich nach rechts und links in die **Hauptbronchien**, die Lappenbronchien, die Segmentbronchien und immer feiner werdende **Bronchienäste**. Die kleinsten Atemwege vor den Alveolen heißen **Bronchiolen**.

Wegen der schwerpunktmäßigen Lage des Herzens im linken Brustraum geht der linke Hauptbronchus im größeren Winkel von der Luftröhre ab. Versehentlich inhalierte Stückchen landen also meistens im rechten Hauptbronchus.

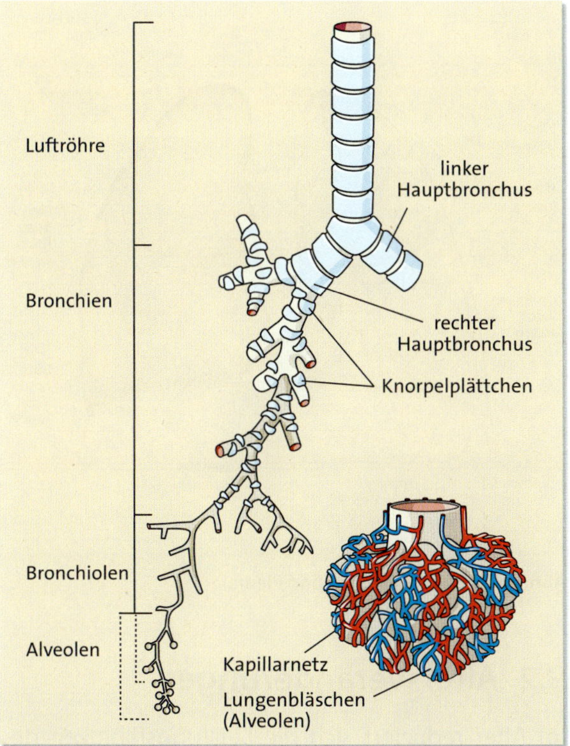

Abb. 9.10: Untere Atemwege

Beim Ausatmen verkleinert sich der Brustraum. Es entsteht ein Druck, der die Atemluft aus den Alveolen treibt. Dieser Druck wirkt auf die gesamte Lunge und presst die Bronchiolen minimal zusammen. Dies ist beim gesunden Menschen unbedeutend. Verengt jedoch eine Erkrankung der Atemwege die Bronchiolen zusätzlich, wird der Luftstrom aus den Alveolen behindert (Abb. 9.11). Chronische Lungenerkrankungen wirken sich so deutlich auf die Ausatmung aus.

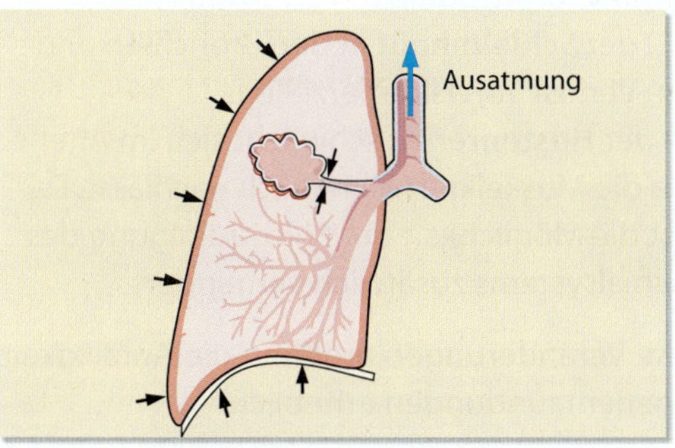

Abb. 9.11: Folgen des Drucks auf die Bronchiolen

Wenn Lungen- und Atemwegserkrankungen zu verengten oder zerstörten Lungenarterien führen, belasten sie das rechte Herz stark (►LF 1.3, Kap. 10.4, S. 437 ff.), das dann gegen einen höheren Druck arbeiten muss. Die gleiche Blutmenge muss durch einen kleineren Gefäßdurchmessser gepumpt werden.

Verwirbelungen in den Atemwegen können den Luftstrom zusätzlich behindern. Verwirbelungen sind abhängig von der Beschaffenheit und Weite der Atemwege sowie von der Geschwindigkeit der Atemluft (Abb. 9.12).

✔ **Tipp** Sind die Bronchien verengt oder verschleimt, muss möglichst ruhig und langsam geatmet werden, um Verwirbelungen zu vermeiden.

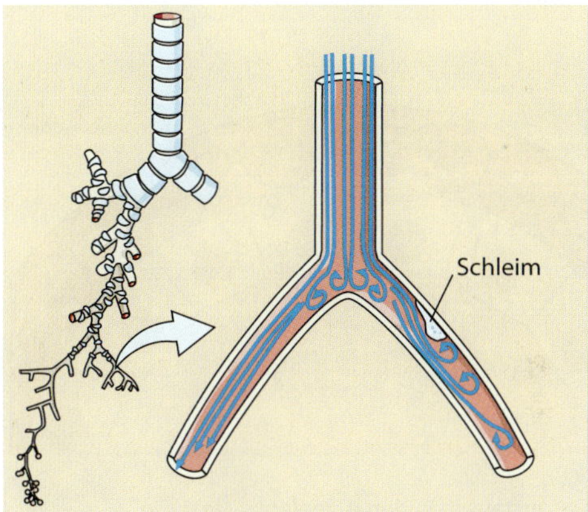

Abb. 9.12: Verwirbelung in den Atemwegen

9.1.3 Lunge

Das Bronchialsystem geht nach feinster Verzweigung in das eigentliche Lungengewebe, die **Alveolen** (Lungenbläschen), über. Beide Lungenflügel haben gemeinsam etwa dreihundert Millionen Alveolen mit einer Gesamtfläche von ca. 80–100 m^2. Die Wand der Alveolen besteht aus einer dünnen Zellschicht und wird von elastischem Bindegewebe verstärkt. Jede Alveole ist von einem **Kapillarnetz** umgeben, das die Atemgase an- und abtransportiert (Abb. 9.13).

LF 1.3

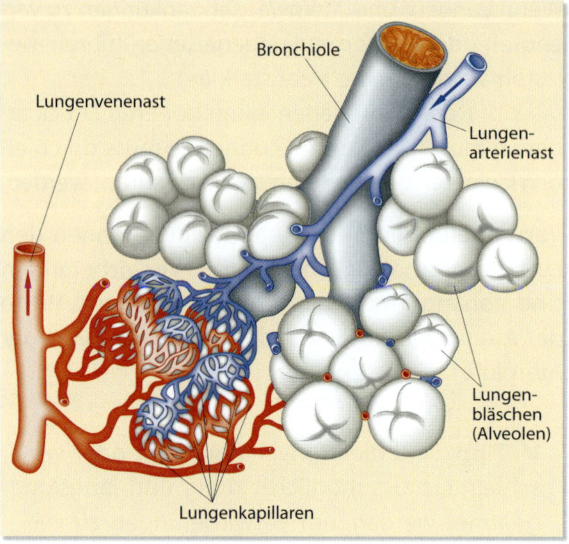

Abb. 9.13: Alveolen mit Kapillarnetz

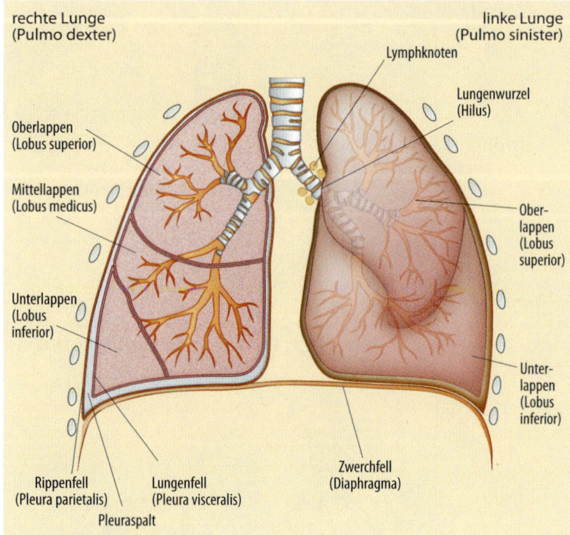

Abb. 9.15: Lunge mit Hilus und Pleura

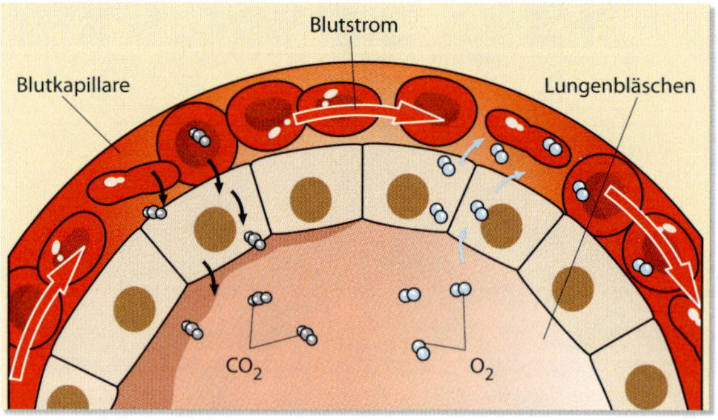

Abb. 9.14: Gasaustausch in den Alveolen

Ein doppelwandiger Hautsack, die **Pleura** (Brustfell), umhüllt die beiden Lungenflügel. Der mit der Lunge verwachsene Teil heißt **Lungenfell** (Pleura visceralis), der mit den Rippen verwachsene Teil heißt **Rippenfell** (Pleura parietalis). Zwischen den beiden Pleurablättern befindet sich ein feiner Spalt, der Pleuraspalt, den eine kleine Menge klarer Flüssigkeit ausfüllt. Die Flüssigkeit ermöglicht eine reibungsfreie Bewegung der Lunge im Brustraum beim Ein- und Ausatmen. In dem Spalt herrscht ein Unterdruck von ca. 4–9 mmHg. Die Pleurablätter haften durch den Unterdruck und den dünnen Flüssigkeitsfilm aneinander, bleiben aber verschieblich.

9.2 Altersveränderungen

Im Alter reduziert sich die Leistungsfähigkeit des Atemsystems:

- Die **Elastizität** des Lungengewebes lässt nach und die Lungenbläschen verlieren an Spannkraft, erschlaffen und erweitern sich.
- Die **Beweglichkeit** des knöchernen Brustkorbs nimmt ab, da die Rippenknorpel verkalken und die Rippen-Wirbelsäulen-Gelenke versteifen.
- Häufig verkrümmt eine **Osteoporose** (► LF 1.3, Kap. 12.4.2, S. 487) die Wirbelsäule, sodass der Brustraum sich verengt.
- **Arteriosklerotische Veränderungen** (► LF 1.3, Kap. 11.4.1, S. 460) verschlechtern die Durchblutung der Lunge.
- Es kommt zur Atrophie (► LF 1.3, Kap. 4.2.1, S. 319) der **Schleimhaut** in den Bronchien und einem Verlust von Flimmerzellen.
- Auch der **Hustenreflex** schwächt sich im Alter ab, da die Muskelkraft allmählich nachlässt. Damit ist die Möglichkeit der Selbstreinigung des Bronchialsystems zusätzlich vermindert.

Alle diese Veränderungen erhöhen die Anfälligkeit für Lungenentzündungen erheblich.

9.3 Psychosoziale Aspekte

Die Sprache verdeutlicht die enge Beziehung der Atmung zu den **Gefühlen**. Wir »bekommen keine Luft mehr«, bei starken Emotionen bleibt einem »die Luft weg«. Auch das Empfinden belastender Beziehungen wird mit der Atmung verbunden: Es herrscht »dicke Luft«. »Mal wieder richtig durchatmen« weist auf das Bedürfnis nach einer Erholung hin und ein Spaziergang an »frischer Luft« wirkt beruhigend.

Unruhe, Angstzustände und seelische Belastungen **beschleunigen** die Atmung. Wird die Atembeschleunigung von dem Betroffenen wiederum mit Unruhe und Angst registriert, entsteht schnell ein Teufelskreislauf, bei dem sich die Atmung immer weiter beschleunigt. Dies kann sich bis ins Krankhafte steigern und zum Gefühl der Atemnot führen.

Atemnot weckt tiefe Erstickungsängste. Ein wesentlicher Bestandteil der Hilfestellung bei Atemnot ist deshalb, den Menschen zu beruhigen. Dies kann durch geeignete Haltungen, geleitete Atmung und Lockerung der verspannten Muskulatur im Brustbereich erreicht werden kann.

> ✓ **Tipp** Sind die Bronchien verengt oder verschleimt, hilft eine ruhige und langsame Atmung, um Verwirbelungen zu vermeiden.

Die Atmung beeinflusst ihrerseits die **Psyche**: Im Rahmen der Atemtherapie lernt der Mensch z. B., seine Atmung bewusst zu steuern, um sich zu entspannen.

9.4 Krankheitsbilder

9.4.1 Rhinitis

> ➔ **Definition** **Rhinitis** (griech. rhinos = Nase, Schnupfen): akute oder chronische Entzündung der Nasenschleimhaut. Die Ursachen sind meistens infektiös, häufig allergisch und selten pseudoallergisch.

Die **infektiöse Rhinitis** ist eine der häufigsten Erkrankungen der Atemwege, meistens von **Rhinoviren** ausgelöst. Es sind über 150 verschiedene Rhinoviren bekannt. Deshalb ist trotz einer Immunität gegen einen Virus eine Neuinfektion mit einem anderen Virus jederzeit möglich. Die Übertragung erfolgt in Form einer Tröpfcheninfektion (► LF 1.3, Kap. 16.1.2, S. 601).

Eine schlechte Allgemeinverfassung, Überanstrengung und ungewohnte Abkühlung fördern die Entstehung einer Rhinitis. Bei kalten Füßen z. B. verengen sich die Schleimhautgefäße in der Nase und die Schleimhaut wird anfälliger für Viren. Warme, trockene Füße beugen einer Erkältung – der Name deutet schon auf die Entstehung – also tatsächlich vor.

Nach einer Inkubationszeit von 1–3 Tagen beginnt die Krankheit mit Niesen und Kratzen im Hals, Frösteln und allgemeinem Krankheitsgefühl. Aus der Nase fließt reichlich Sekret.

Inhalationen lösen den Schleim und lassen die Schleimhäute abschwellen. Dabei hilft, reichlich zu trinken. Einige Tage Ruhe und vitaminreiche Kost unterstützen die Heilung. Da alle viralen Infekte den Kreislauf belasten, sollten Erkrankte Anstrengungen vermeiden. Um Schwindel vorzubeugen, sollte das Aufstehen nach dem Liegen oder nach einem warmen Wannenbad mit der nötigen Vorsicht erfolgen.

Die **allergische Rhinitis** heißt zwar auch Heuschnupfen. Allerdings ist Heu eher selten das auslösende Allergen. Häufig sind es Blütenpollen, Gräser und Nahrungsmittel wie Erdnüsse, Erdbeeren oder Nüsse. Symptomatisch werden Nasensprays v. a. mit Antihistaminika gegeben.

Die **pseudoallergische Rhinitis** wird von Stoffen ausgelöst, die direkt – und nicht wie bei der allergischen über eine Allergen-Antikörperreaktion – Histamin freisetzen, z. B. Azetylsalizylsäure.

9.4.2 Bronchitis

> ➔ **Definition** **Bronchitis:** Entzündung der Schleimhaut der unteren Atemwege

Es sind nur einzelne Abschnitte betroffen oder alle Luftwege von der Trachea bis in die kleinsten Bronchialäste. Eine Entzündung nur der Bronchiolen – Bronchiolitis – wird als eigenes Krankheitsbild abgegrenzt. Es wird meistens von Viren ausgelöst und betrifft v. a. Kinder.

Unterschieden werden nach Verlauf eine akute, chronische und obstruktiv-chronische Bronchitis.

LF 1.3

Akute Bronchitis

Die **akute Bronchitis** tritt meist als Begleiterscheinung einer Entzündung der oberen Atemwege auf. Häufigster Auslöser sind Viren. Erschwerend können zusätzlich die Bronchien bakteriell besiedelt werden.

Erstes Symptom ist häufig Husten, der hinter dem Brustbein schmerzen kann. Das Gewebe reagiert auf die Krankheitserreger, indem es vermehrt Schleim produziert. Jedoch ist der Schleim oft zu zäh, um vom Flimmerepithel bewältigt zu werden. Es kommt zu schleimigem **Sputum** (Auswurf). Wenn zusätzlich Bakterien die Schleimhaut besiedeln, ist das Sputum schleimig-eitrig. Bei einer bakteriellen Bronchitis kommt häufig Fieber hinzu.

Therapiemaßnahmen sind:

- körperliches Schonen, aber sich auch bewegen
- frische Luft, aber Auskühlung vermeiden
- Luft anfeuchten, Inhalieren mit Salzlösung
- bei Fieber oder starker Verschleimung viel trinken – sofern keine Kontraindikationen vorliegen. Besonders heiße Getränke wirken hier schleimverflüssigend und -lösend. Teezubereitungen aus Salbei, Thymian oder Anis können hier sehr hilfreich sein.
- wenn möglich, auf Nikotin verzichten
- Atemübungen inklusive Hustentraining
- wenn die Atemwege verengt sind: Medikamente gegen die Atemwegobstruktion (Broncholytika)
- Sekretolytika (schleimlösende Medikamente) sind umstritten. Einige halten sie für wirkungslos, andere befürchten, dass gelöster Schleim tiefer in die Lungen gelangt. Mit dem Arzt besprechen und Erfahrungen des Menschen berücksichtigen.
- symptomatisch bei Schmerzen Schmerzmittel
- Bei **bakterieller Bronchitis** müssen nicht immer Antibiotika gegeben werden, erst wenn die Heilung sich verzögert, das Fieber bestehen bleibt oder andere Zeichen für eine ernstere Erkrankung sprechen.
- Hustenstiller dürfen nur nach ärztlicher Anordnung gegeben werden, sie verhindern, dass der Schleim abgehustet wird.

Wenn die Erreger auf das Lungengewebe übergreifen, entsteht eine **Pneumonie** (Lungenentzündung, ► LF 1.3, Kap. 9.4.5, S. 420). Diese Komplikation tritt vor allem bei geschwächten Personen auf.

Chronische Bronchitis

> **! Merke** Nach der Definition der WHO spricht man von chronisch, wenn »Husten und Auswurf an den meisten Tagen von mindestens drei Monaten zweier aufeinanderfolgenden Jahre auftritt.«

Die **chronische Bronchitis** kommt durch eine ständige Entzündung und Reizung der, die Atemwege auskleidenden, Schleimhaut zustande. Diese kann dann ihre Selbstreinigungsfunktion nicht mehr aufrechterhalten. Deshalb treten zunächst nur schleimiger Auswurf, Husten und Rasselgeräusche über den Bronchien auf. Es besteht noch keine Atemnot und der Betroffene fühlt sich noch nicht krank.

Hauptauslöser ist bei der Mehrzahl der Betroffenen langjähriger und regelmäßiger Konsum von Tabak. Ca. 80 % der Patienten sind oder waren Raucher.

Als weitere Ursachen können noch Industrieabgase, Staub und häufige Infektionen der Atemwege durch Viren oder Bakterien oder genetische Disposition (Veranlagung) eine Rolle spielen.

Voraussetzung für den Erfolg einer Behandlung ist die Aufgabe des Rauchens.

Chronisch-obstruktive Bronchitis

Bei einer **chronisch-obstruktiven Bronchitis** (COB) haben sich die Atemwege dauerhaft verengt. Es kommt häufig zu Hustenreiz und starker Schleimbildung, rasselnden Atemgeräuschen und Atemnot in unterschiedlicher Ausprägung. Die Krankheit verläuft in Schüben mit Verschlechterung nach Infekten und Verstärkung in der kalten Jahreszeit.

Eine Heilung ist nicht möglich, allerdings kann Nikotinverzicht die Symptome mildern.

Die chronische Bronchitis geht mit den Jahren oft in eine chronisch-obstruktive Bronchitis über, besonders wenn weiterhin geraucht wird.

> **! Merke** Als Folge einer unzureichenden Behandlung kann es zur Pneumonie kommen!

9.4.3 Chronisch-obstruktive Lungenerkrankung (COPD)

> **➔ Definition Chronisch-obstruktive Lungenerkrankung** (COPD = Chronic obstructive Pulmonary Disease, COLD = Chronic obstructive Lung Disease): dauerhafte, fortschreitende Lungenerkrankung mit Einengung der Atemwege

Eine **chronisch-obstruktive Lungenerkrankung** (COPD) ist eine fortschreitende, nicht vollständig durch Medikamente rückgängig zu machende Obstruktion (Verengung) der Atemwege auf der Grundlage einer chronischen Bronchitis und/oder eines Lungenemphysems. Die COPD reduziert die Leistungsfähigkeit der Erkrankten deutlich. Das Emphysem beeinträchtigt den Gasaustausch in der Lunge so stark, dass die chronisch-obstruktive Lungenerkrankung die Lebenserwartung um ca. 8–10 Jahre vermindert. Schätzungen zufolge entwickelt sich die COPD innerhalb der nächsten 10 Jahre zur dritthäufigsten Todesursache. In einigen Entwicklungsländern ist sie Todesursache Nr. 1.

Krankheitsursachen:
- Nikotinkonsum
- Schadstoffbelastung der Luft
- genetische Disposition (Veranlagung)

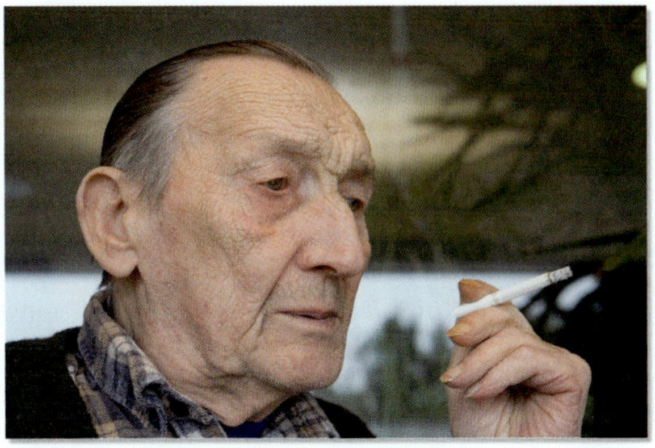

Abb. 9.16: Hauptursache der COPD ist das Rauchen, wobei es eine direkte Beziehung zur Zahl der täglich gerauchten Zigaretten gibt: Je höher die Zahl der täglich gerauchten Zigaretten ist, desto höher ist das Erkrankungsrisiko.

Die **Diagnose** erfolgt anhand der typischen Symptome **A**uswurf, **H**usten und **A**temnot (AHA-Symptome) sowie Rasselgeräusche beim Abhören der Lunge. Weitere Symptome sind herabgesetzte Leistungsfähigkeit und häufig Gewichtsverlust durch erhöhte Atemarbeit.

Weitergehende Untersuchungen, wie Lungenfunktionsprüfung, Sputumuntersuchungen und Blutgasanalyse klären das Ausmaß der Erkrankung.

Da eine Heilung nicht möglich ist, sind die **Ziele der Therapie,**
- die Symptome abzuschwächen,
- die Anfallshäufigkeit zu reduzieren,
- die Lungenfunktion zu verbessern und
- Komplikationen zu verhindern.

Die **Therapie** umfasst:
- Nikotinverzicht
- Um Anfällen von Atemnot vorzubeugen, werden die Bronchien mit **Broncholytika** (griech. lysis = Auflösung. Lösen der Bronchusverengung) geweitet. Beim Inhalieren gelangen die Broncholytika direkt in die Atemwege (► LF 1.3, Kap. 7.1.5, S. 383).
- Auch **Inhalationen** mit schleimlösenden Zusätzen (Sekretolytika) lindern die Beschwerden.
- **Kortisonspray** oder -pulver werden in schweren Fällen verwendet, sind aber problematisch bei akuten Infektionen.

- Bei bakteriellen Infekten mit gelbgrünem Auswurf und Fieber sind **Antibiotika** erforderlich. Antibiotika werden auch bei einer **Exazerbation** notwendig, d.h. wenn sich die Symptome der bestehenden Erkrankung verschlimmern.
- Im fortgeschrittenen Stadium der COPD wird **Sauerstoff** gegeben, oft 16–24 Std. täglich.

Die häufigste **Komplikation** einer COPD ist eine Pneumonie (► LF 1.3, Kap. 9.4.5, S. 420), die zu Atemversagen führt. Mit der Zerstörung von Lungengewebe nimmt auch die Anzahl der Lungengefäße ab: Der Gesamtgefäßdurchschnitt sinkt und als Folge steigt der Gefäßwiderstand. Der dadurch ständig erhöhte Druck führt zu einer Rechtsherzinsuffizienz (Cor pulmonale) (► LF 1.3, Kap. 10.4.1, S. 437).

> ➜ **Definition** **Lungenemphysem** (griech. emphysan = hineinblasen): nicht reversible (rückgängig zu machende) Überblähung der Lunge durch zerstörte Alveolen mit Verkleinerung der Austauschfläche für Sauerstoff

Krankheitsursachen für ein Lungenemphysem können Nikotinkonsum, Schadstoffe in der Umgebungsluft oder ein genetisch bedingter Mangel an bestimmten Enzymen (dadurch Zerstörung des Lungengewebes) sein. Schadstoffe oder körpereigene Proteasen (eiweißverdauende Enzyme), die z.B. Erreger abwehren, können zu Entzündungen führen. Die Entzündung wiederum zerstört die **Alveolarsepten** (Alveolarwände). Die Alveolen sitzen dann nicht mehr einzeln wie Trauben an den Bronchiolen, sondern verschmelzen zu schlaffen Beutelchen, die in der Summe eine kleinere Oberfläche als die einzelnen Alveolen haben. Dadurch reduziert sich die Fläche für den Gasaustausch und es verbleibt nach dem Ausatmen vermehrt Luft in der Lunge. Zusätzlich drücken diese luftgefüllten Hohlräume beim Ausatmen die Bronchiolen ab und die Luft bleibt gefangen. Die Folge ist eine **Überblähung**.

Bei einem schweren Krankheitsverlauf ist äußerlich ein sogenannter **Fassthorax** zu erkennen. Dabei lassen die fast quer stehenden Rippen den Brustkorb besonders kräftig erscheinen. Gleichzeitig bewegt sich der Brustkorb beim Atmen kaum mehr.

Typische Symptome sind **Husten** und **Auswurf** verbunden mit anfallsweiser Atemnot.

Rauch, vor allem Tabakrauch, gilt als Hauptauslöser. Neueste Untersuchungen weisen auf einen direkt schädigenden Einfluss des Tabakrauchs auf die Lungenbläschen hin.
Lungenemphysem ist nicht heil- und behandelbar. Entscheidend ist deshalb die **Vorbeugung**, vor allem die Aufgabe des Rauchens sowie eine frühzeitige Behandlung der COPD.
Lungenödem ► LF 1.3, Kap. 10.4.1, S. 440
Lungenembolie ► LF 1.3, Kap. 11.4.4, S. 466

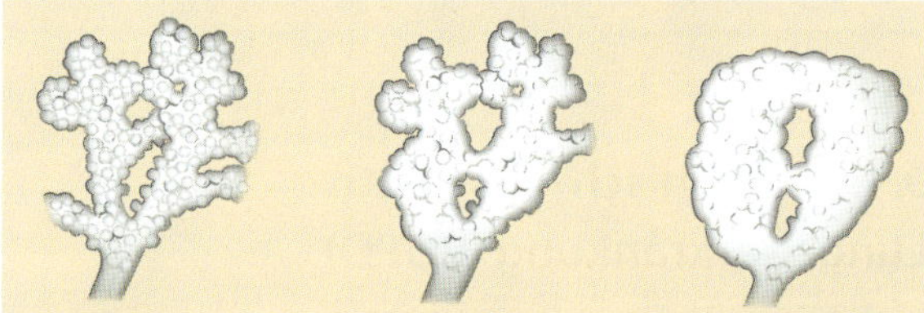

Abb. 9.17: Entwicklung eines Lungenemphysems

Pneumothorax

> ➜ **Definition** **Pneumothorax** (griech. pneuma = Luft): Luft gelangt in den Pleuraspalt

Durch einen **Pneumothorax** wird der Unterdruck im Pleuraspalt aufgehoben und die elastische Lunge fällt in sich zusammen. Ursachen sind:

- **idiopathisch** (griech. idios = eigen und pathos = Leiden). Betrifft vor allem junge Menschen, bei denen Blasen an der Lungenoberfläche platzen. Meist reicht es abzuwarten, da oft nur ein schmaler Luftsaum um die Lunge liegt (Mantelpneumothorax), gelegentlich gibt es Rezidive.
- geplatzte **Emphysemblase**. Vor allem bei großen Emphysemblasen. Oft befindet sich viel Luft im Pleuraspalt.
- **Verletzung** von außen, die einen direkten Weg in den Pleuraspalt schafft.

Symptome sind **Atemnot** und **Hustenreiz**. Die betroffene Seite folgt der Atembewegung nicht mehr und das Atemgeräusch fehlt über dem betroffenen Lungenabschnitt oder ist deutlich leiser.

Die Luft wird mithilfe einer **Pleuradrainage** (Abb. 9.18) abgesaugt. Danach verklebt der Riss meist auf natürliche Weise. Bei wiederholtem Auftreten des Pneumothorax oder Ausbleiben der Selbstheilung wird die Pleura visceralis (Lungenfell) operativ vernäht.

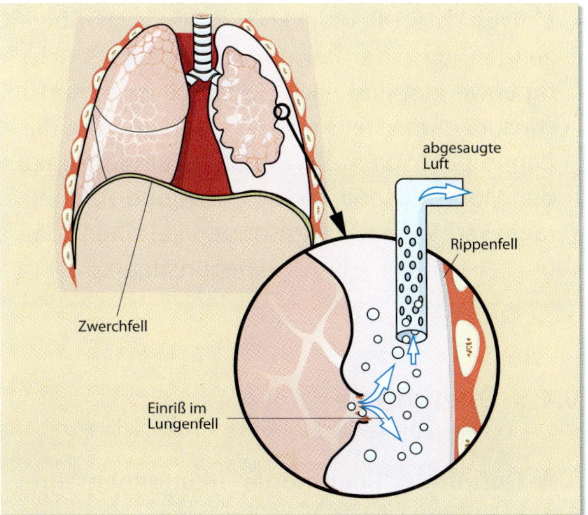

Abb. 9.18: Pneumothorax links, mit Pleuradrainage

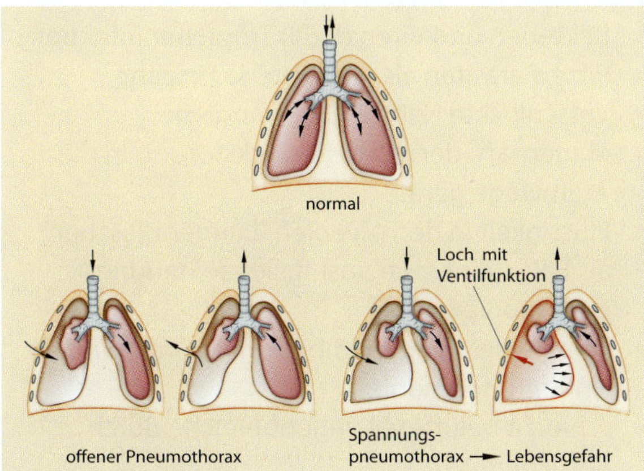

Abb. 9.19: Pneumothorax und Spannungspneumothorax

Spannungspneumothorax

Beim **Spannungspneumothorax** wird die Luftmenge durch einen Ventilmechanismus immer größer. Ein **Ventilmechanismus** liegt vor, wenn zwar Luft in den Pleuraspalt eindringt, aber nicht wieder entweichen kann. Der Pleuraspalt füllt sich immer weiter mit Luft. Die Luft verdrängt die Brustorgane und knickt die großen, zum Herzen führenden Gefäße ab. Folgen sind schwerste Atem- und Kreislaufstörungen. Der Patient muss schnellstmöglich eine Entlastungsdrainage erhalten, die die Luft ableitet. Ein Spannungspneumothorax ist immer ein akuter Notfall, der unbehandelt tödlich endet. Deshalb muss unbedingt zeitnah der Notarzt verständigt werden.

9.4.4 Asthma bronchiale

➔ **Definition** **Asthma bronchiale:** anfallsweise Atemnot, weil sich die Muskeln der Bronchien verkrampfen

Die Verengung durch sich **verkrampfende Muskeln** betrifft vor allem die Bronchiolen, die keinen Knorpel haben, der sie offen hält. Zusätzlich behindern **geschwollene Schleimhäute** und **zäher, glasiger Schleim** die Atmung.

Asthmatiker reagieren besonders empfindlich auf Reizungen der Schleimhaut in den Atemwegen (Hyperreagibilität). Reize, die einen Anfall auslösen, sind allergische Reaktionen, Virusinfektionen, reizende Stoffe, Klimareize oder seelische Belastungen. Die Reizung regt die Abwehrzellen in der Schleimhaut an, Histamin auszuschütten. Histamin bewirkt eine Kontraktion der glatten Muskelzellen und verursacht so die Atemnot.

Weitere **Symptome** sind:
- pfeifend-rasselnde Atemgeräusche
- Reizhusten
- zäher, klarer Schleim
- Angst

Da die Bronchiolen wegen der Muskelkontraktion und Schleimhautschwellung verengt sind, staut sich die Luft in den Alveolen. Versucht der Betroffene nun, die Luft durch mehr Druck auf die Lungen aus den Aveolen zu pressen, werden die Bronchiolen vielerorts gänzlich zusammengedrückt. Zusätzlich verwirbelt die Luft in den engen Atemwegen und behindert die Atmung zusätzlich. Der Versuch, unter Aufbietung aller Kräfte auszuatmen, verschlechtert die Atmung noch mehr. Die massive Atemnot trotz Anstrengung löst Angst aus (► LF 1.3, Kap. 10.5.2, S. 449).

Die **Lippenbremse** (Abb. 9.21, Abb 1.4) hilft, den Atemstrom zu verlangsamen und so die Atmung zu verbessern. Dabei atmet der Asthmatiker mit leicht geschlossenen Lippen aus. Dadurch entsteht ein leichter Überdruck in den Atemwegen, die dadurch offen gehalten werden.

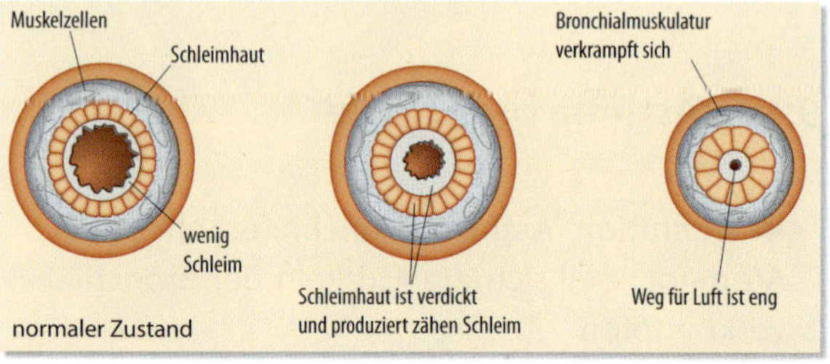

Abb. 9. 20: Bronchus im Asthmaanfall

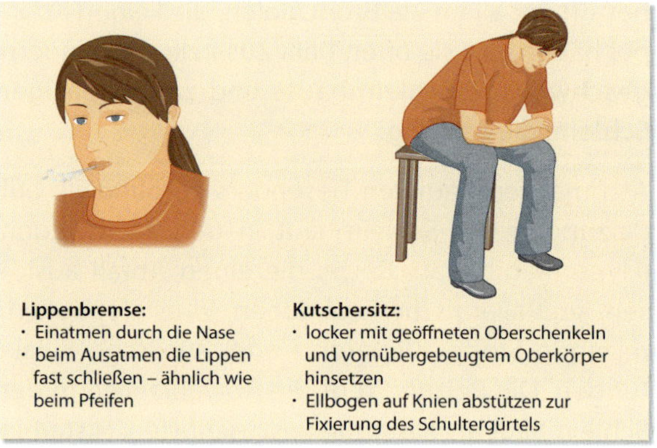

Abb. 9.21: Lippenbremse und Kutschersitz

Der Mensch setzt sich auf, um die **Atemhilfsmuskulatur** besser einzusetzen.

Die **Langzeitbehandlung** ist darauf gerichtet, Anfälle möglichst zu vermeiden. Die Therapie ähnelt dem Vorgehen bei der chronisch-obstruktiven Bronchitis (► LF 1.3, Kap. 9.4.2, S. 416):

- Auslöser vermeiden
- **Atemübungen**, z. B. die Lippenbremse
- **Kortisonspray** ist die Therapie erster Wahl. Spezielle Kortisone, die nur in den Alveolen, Bronchiolen und Bronchien wirken, hemmen die Entzündung und die Schleimhautschwellung und erhöhen die Empfindlichkeit für Sympathomimetika, speziellen Broncholytika
- reicht das Kortisonspray nicht und im Anfall: Spray mit **Sympathomimetika** (griech. mimetikos = nachahmend)
- nur in schweren Fällen: Kortison, Sympathomimetika und/oder Theophyllin
- Ist eine Allergie als Auslöser bekannt, unterbinden **Antiallergika** die Ausschüttung von Histamin.

Vorgehen beim Asthmaanfall ► LF 1.3, Kap. 24.4.4, S. 786

✔ **Tipp** Die Pflegfachkraft sollte sich überzeugen, dass der Betroffene die Sprays richtig anwendet und nach Einnahme eines Kortisonsprays, meistens morgens und abends, die Zähne putzt oder etwas isst, zumindest aber den Mund ausspült, da sonst im Mund-Rachenraum verbleibende Kortisonpartikel einen Soor (► LF 1.3, Kap. 1.9.7, S. 278) begünstigen.

9.4.5 Pneumonie

➔ **Definition Pneumonie** (Lungenentzündung): akute Entzündung des Lungengewebes

Auslöser einer Lungenentzündung sind:

- Bakterien und Viren durch Tröpfcheninfektion
- Pilze, Parasiten als sehr seltene Ursache
- Verschluckte Nahrungsbestandteile
- Magensaft, der durch Schluckstörung in die Atemwege gerät
- Flüssigkeit in den Alveolen (Lungenbläschen) als Folge einer Herzinsuffizienz »Stauungspneumonie«
- Folge einer Lungenembolie mit Lungeninfarkt »Infarktpneumonie«
- schlecht belüftete Lungenbereiche durch Bettlägerigkeit

Formen der Lungenentzündung:

- **Lobärpneumonie:** betroffenes Lungenareal ist begrenzt (Lappen oder Segment), typischer Keim: in 40 % der Fälle Pneumokokken (Impfung möglich)
- **Bronchopneumonie:** diffuse Aussaat der Entzündungsherde, typische Keime: Pneumokokken, Haemophilus influenzae

- **Atypische Pneumonie:** diffuse Verteilung der Entzündungsherde, atypische Keime: Mykoplasmen, Chlamydien, Legionellen oder Viruspneumonie, selten Pilzpneumonie bei Immunschwäche oder Tumorerkrankung
- **Aspirationspneumonie:** hervorgerufen durch Nahrungsmittel, Magensaft oder Gegenstände, die in die Atemwege geraten sind
- **Poststenotische Pneumonie:** Verlegung der zentralen Atemwege, z. B. durch Tumore
- **ambulant** erworben
- **nosokomial**, d. h. im Krankenhaus oder in einer Pflegeeinrichtung erworben

Bei einer Entzündung der Alveolen erweitern sich die Kapillaren des betroffenen Gebiets und werden durchlässiger: Blutplasma tritt aus den Kapillaren in die Alveolen über, sodass diese Bereiche nicht mehr am Gasaustausch mitwirken. Das befallene Lungengewebe verfestigt sich und wird atmungsunfähig. Über die Kapillaren wandern zur Abwehr des Infekts Leukozyten (weiße Blutkörperchen) in die Alveolen. Haben die Leukozyten und im Blut befindliche Abwehrstoffe den Infekt bekämpft, verflüssigt sich die entzündliche Masse und wird abgehustet.

Anfangs tritt trockener Husten auf, der später mit entzündlichem, eitrigem oder blutigem **Auswurf** verbunden ist. Ein weiteres Symptom ist das Fieber. Es unterscheidet sich im Verlauf und in der Höhe von Fall zu Fall. Beim Fieber schwitzt der Körper viel Wasser aus. Bei einer zu geringen Flüssigkeitszufuhr drohen deshalb Verwirrtheit und Austrocknung.

Eine Pneumonie ist immer eine lebensbedrohliche Erkrankung, weil ein zentrales, großes Organ und die vitale Atmungsfunktion betroffen sind. Alte Menschen sind durch Flüssigkeitsverlust und aufgrund häufig reduzierter Abwehrlage besonders gefährdet. Deshalb muss schon bei Verdacht auf eine Pneumonie die Lunge abgehört und ein Röntgenbild der Lunge gemacht werden. Eine **Pneumonieprophylaxe** (► LF 1.3, Kap. 1.9.1, S. 269) beugt einer Lungenentzündung vor.

Verdächtig sind:

- Fieber, ggf. mit Verwirrtheit und Exsikkose
- Atmungsbeschwerden (Dyspnoe)
- Abgeschlagenheit, Krankheitsgefühl
- Husten
- Schmerzen in Brust- und Bauchbereich
- Schonatmung

Ist die Diagnose gesichert, muss der Arzt abschätzen, welche Erreger die wahrscheinliche Ursache sind, und eine entsprechende Therapie einleiten:

- Viren: symptomatisch behandeln
- Bakterien: Es wird eine sogenannte **kalkulierte Antibiose** eingeleitet: Anhand der Klinik, Begleitumstände und Risikofaktoren wird kalkuliert, welche Erreger wie wahrscheinlich sind
- Pilze oder Parasiten: spezielle Mittel

Weitere Maßnahmen sind:

- körperliche Schonung
- frische Luft
- viel trinken
- Thrombose- und Dekubitusprophylaxe (► LF 1.3, Kap. 1.9.2, S. 270; LF 1.3, Kap. 1.9.4, S. 275)
- Atemübungen (► LF 1.3, Kap. 1.1.5, S. 137), Hustentraining
- steigt das Fieber über 39 °C oder schwächt es den Menschen zu sehr: fiebersenkende Wickel, Waschungen und Medikamente, z. B. Azetylsalizylsäure oder Paracetamol
- Bei der infektiösen Pneumonie sollten Bewohner und deren Besucher über hygienische Schutzmaßnahmen, vor allem bei Husten und im Umgang mit Sputum aufgeklärt werden. (► LF 1.3, Kap. 1.9.1, S. 270)
- Das betreuende Pflegepersonal muss, um eine Keimverbreitung zu vermeiden, entsprechende Hygienerichtlinien einhalten. (► LF 1.3, Kap. 5, S. 336)

Häufig muss das Herz medikamentös unterstützt werden, denn die entzündlichen Veränderungen des Lungengewebes behindern den Blutstrom in der Lunge, sodass sich Blut in den Lungenarterien staut. Dies erfordert eine stärkere Leistung der rechten Herzhälfte, die gegen den Blutstau anpumpen muss.

Wichtig ist eine Ursachenbestimmung, um weiteren Pneumonien vorbeugen zu können.

LF 1.3

Hypostatische Pneumonie

Eine **hypostatische Pneumonie** (sekundäre Pneumonie) entsteht, wenn die unteren Lungenbereiche unzureichend belüftet bzw. durchblutet werden.

Ältere Personen zählen zur Risikogruppe, da bei ihnen die Elastizität der Lunge und des Brustkorbs nachlässt. Die Folge ist eine oberflächliche Atmung, die die Belüftung der unten gelegenen Lungenabschnitte verschlechtert. Auch können Schmerzen im Brust- oder Bauchbereich zu einer Schonatmung führen. In den schlecht belüfteten Bereichen der Lunge haben Erreger besonders gute Wachstumsbedingungen.

Bestehende Vorerkrankungen der Atmungsorgane erhöhen das Risiko einer Pneumonie zusätzlich, insbesondere wenn die allgemeine körperliche Schwäche das Abhusten des Schleims erschwert.

Mit geeigneten prophylaktischen Maßnahmen lassen sich hypostatische Pneumonien oft verhindern:

- Mobilisation (► LF 1.3, Kap. 1.8.4, S. 252), und wenn nur die Lage im Bett regelmäßig verändert wird
- atemunterstützende Lagerung (► LF 1.3, Kap. 1.1.2, S. 132), atemstimulierende Einreibung (► LF 1.3, Kap. 1.1.3, S. 134)
- Schmerztherapie (► LF 1.3, Kap. 21.1.6, S. 724), um eine Schonatmung zu vermeiden

Aspirationspneumonie

> ➜ **Definition** **Aspiration** (lat. aspirare = einflößen): Nahrungsbestandteile oder Erbrochenes geraten in die Trachea.

Als Folge einer Aspiration kann eine Pneumonie auftreten, insbesondere wenn Magensaft das Lungengewebe schädigt:

- Ist er sauer, reizt er die Schleimhaut der Atemwege und erleichtert Bakterien die Infektion.
- Ist er nicht sauer, z. B. weil der Mensch Säurehemmer einnimmt, werden Bakterien im Magen nicht abgetötet und mit dem Magensaft in die Lunge befördert.

Besonders gefährdet sind:

- Menschen mit Schluckstörungen (► LF 1.3, Kap. 13.4.2, S. 511)
- Menschen, die lange nichts gegessen haben
- verwirrte, alte Menschen
- Menschen, die häufig erbrechen.

Auch hier spielt die Prophylaxe eine wichtige Rolle:

- Oberkörperhochlagerung (► LF 1.3, Kap. 1.1.2, S. 133)
- Schlucktraining (► LF 1.3, Kap. 18.5.2, S. 668)
- Fließt Mageninhalt in den Ösophagus (Speiseröhre) zurück (Reflux): regelmäßig kleine Mengen Flüssigkeit trinken lassen, zum Essen wenig oder nichts trinken
- Oberkörperhochlagerung zum und mindestens 30 Minuten nach dem Essen
- ausreichend Zeit zum Essen und Trinken geben
- Mundpflege nach jeder Nahrungsaufnahme und ggf. Entfernen von Speiseresten

9.4.6 Lungentuberkulose

Die **Tuberkulose** ist eine Infektion mit dem Bakterium **Mycobacterium tuberculosis**, das gegen Umwelteinflüsse weitgehend unempfindlich ist. 1882 entdeckte Robert Koch (1843–1910), der Begründer der modernen Infektionslehre, das Bakterium. Lange Zeit galt die Tuberkulose als beherrscht, da alle hier geborenen Säuglinge dagegen geimpft wurden. In jüngerer Zeit tritt die Tuberkulose jedoch wieder häufiger auf. Gründe sind die Zuwanderung erkrankter Menschen, die verschlechterten Lebens- und Wohnbedingungen vieler Mitbürger und die Bildung von Resistenzen gegen wichtige Medikamente.

Zur Risikogruppe zählen vor allem

- sozial Benachteiligte, die mangelernährt sind und in schlechten Wohnverhältnissen leben,
- Obdachlose und Suchtkranke,
- Menschen mit Immunschwäche, z. B. Menschen mit AIDS oder Krebspatienten nach einer Chemotherapie, und
- alte Menschen, die bereits eine Tuberkulose durchgemacht haben.

➜ Definition **Offene Tuberkulose:** Tuberkelbakterien sind im Auswurf enthalten oder bei einer Nierentuberkulose im Urin.

Wenn ein Mensch mit offener Tuberkulose hustet, gelangen die Bakterien in die Luft. Die Infektion eines anderen Menschen erfolgt dann meist über die Einatmung von Bakterien.

Die Krankheit verläuft in **drei Stadien**:
- **1. Stadium:** Die Bakterien setzen sich in der Lunge fest, zerstören Gewebe und befallen über die Lymphbahnen die zugehörigen Lymphknoten. Die Herde in der Lunge und in den Lymphknoten werden zusammen **Primärkomplex** genannt. Bilden sich genügend Antikörper, heilt die Krankheit aus, indem der Primärkomplex verkalkt. Im verkalkten Herd verbleiben verkapselte lebende Bakterien.
- **2. Stadium:** Gleichzeitig verteilen sich die Bakterien über die Atemwege, das Blut und die Lymphbahnen in andere Organe. Kommt es zu einer Organmanifestation (lat. manifestare = sichtbar machen), liegt ein Stadium 2 vor. Die Organe können einzeln erkranken, ebenso ist der Befall des gesamten Organismus möglich.
- **3. Stadium:** Bei einer Abwehrschwäche oder einer körperlichen Schwächung im Rahmen einer schweren Krankheit aktivieren sich die verkalkten Herde im Primärkomplex. Man spricht dann von Alterstuberkulose.

Das erste Symptom ist ein **hartnäckiger Husten**. Appetitlosigkeit, Abgeschlagenheit und zunehmender Gewichtsverlust treten hinzu. Typisch sind Nachtschweiß mit leichter Temperaturerhöhung und ein beschleunigter Herzschlag. Schon zu Beginn der Krankheit kann im Auswurf Blut enthalten sein, später kommt es zu **Bluthusten**.

Im Krankenhaus wird eine Behandlung mit Tuberkulostatika (spezielle antibakterielle Substanzen) begonnen. Die Behandlung wird nach der Entlassung über 1–2 Jahre fortgeführt.

Der **infektiöse Auswurf** muss mit Desinfektionslösungen behandelt werden. Bei hygienischer Arbeitsweise (► LF 1.3, Kap. 16.1.7, S. 609) ist die Infektionsgefahr für körperlich gesunde Menschen gering. Dennoch sollte die Pflegefachkraft vermeiden, direkt angehustet zu werden.

! Merke Nach dem **Infektionsschutzgesetz** müssen Bewohner vor oder unverzüglich nach Aufnahme in eine Pflegeeinrichtung ein ärztliches Zeugnis vorlegen, in dem das Vorliegen einer ansteckungsfähigen Lungentuberkulose ausgeschlossen wird. Dies wird durch das Gesundheitsamt überwacht. IfSG § 36.4

9.5 Pflege

9.5.1 Sauerstoffgabe

Die künstliche Sauerstoffgabe erhöht die **Sauerstoffsättigung** im Blut. Sie kommt zum Einsatz bei Personen, die zwar selbstständig atmen, aber aufgrund von Erkrankungen nicht ausreichend Sauerstoff aufnehmen, z. B. bei einer COPD (► LF 1.3, Kap. 9.4.3, S. 417).

! Merke O_2 ist ein Arzneimittel und darf – außer in Notfällen – nur nach ärztlicher Verordnung verabreicht werden.

Sauerstoffflasche

Komprimierter, reiner Sauerstoff ist in **Gasflaschen** aus Stahl mit einem Volumen von bis zu 50 l erhältlich. Seit 2006 sind die Flaschen EU-weit weiß lackiert und mit einem schwarzen »N« gekennzeichnet. Am Druckmanometer kann der aktuelle Druck abgelesen werden, mit dessen Hilfe der noch vorhandene Inhalt der Flasche errechnet werden kann.

verbleibender Vorrat in Litern = Flaschenvolumen in Litern × aktueller Druck in bar

Beispiel: 20 l × 100 bar = 2000 l

Nach Kenntnis des Inhalts kann berechnet werden, wann die Flasche leer sein wird.

LF 1.3

Zeit in Minuten = Flascheninhalt in Litern : zu verabreichende Menge in Litern pro Minute

Beispiel: 2000 l : 5 l/Min. = 400 Min. oder 6 h 40 Min.

Um den Sauerstoff zu verabreichen, wird ein Druckminderer auf die Flasche geschraubt, an den ein Schlauch angeschlossen wird. Da trockener Sauerstoff die Schleimhaut reizt, wird der Sauerstoff über einen **Befeuchter** mit destilliertem Wasser zum Pflegebedürftigen geleitet.

Wechsel einer Sauerstoffflasche

Da die Sauerstoffflaschen unter einem hohen Druck von 150–200 bar stehen, müssen sie vorsichtig unter Beachtung der Sicherheitsvorschriften des Herstellers behandelt werden. Beim **Wechseln einer Sauerstoffflasche** geht man folgendermaßen vor:

- Hauptventil schließen, um die Sauerstoffzufuhr zu unterbrechen.
- Druckregler öffnen, um das System zu entlüften.
- Verbindungsschlauch vom Druckregler lösen, danach Druckregler mit Befeuchter abschrauben.
- Schutzkappe auf die Flasche aufschrauben, die Flasche als leer kennzeichnen.
- Druckminderer mit **frischer** Befeuchterflasche auf die neue Flasche aufschrauben.
- Den Zuleitungsschlauch an O_2-Sonde oder O_2-Brille anschließen.
- Sauerstoffzufuhr öffnen und die verordnete Literzahl am Druckregler einstellen.

Sauerstoffkonzentrator

Besonders in der häuslichen Pflege ersetzen **Sauerstoffkonzentratoren** zunehmend die Sauerstoffversorgung aus Stahlflaschen. Sauerstoffkonzentratoren saugen Raumluft und den darin enthaltenen Sauerstoff an. Sie reichern die Luft im Gerät mit Sauerstoff an und leiten die sauerstoffangereicherte Luft mit 94 % O_2 bei 2 l/Min. und 88 % bei 5 l/Min. mit einem Schlauch über einen Befeuchter zum Betroffenen.

Sauerstoffkonzentratoren sind unhandlich und schwer, sodass sie beim Bewegen nicht mitgeführt werden können. Sie erlauben einen Bewegungsradius um das Gerät bis zu 20 Metern. Während des Betriebs geben sie ein brummendes Geräusch von sich, das die meisten Patienten als störend empfinden. Es ist deshalb ratsam, den Sauerstoffkonzentrator außerhalb des Schlafbereichs zu platzieren.

Sauerstoffkonzentratoren eignen sich für Personen, die über längere Zeiträume hinweg mit einer Sauerstoffmenge von 1–5 l/Min. unterstützt werden sollen. Sie eignen sich nicht für die Versorgung bei einem akuten Sauerstoffmangel, da die Entnahmemenge auf maximal 5 l/Min. begrenzt ist und das Gerät etwa 5–10 Minuten benötigt, bis die Luft ausreichend mit Sauerstoff angereichert ist. Da das Gerät während eines Stromausfalls nicht funktioniert, sollte immer eine Sauerstoffflasche bereitstehen.

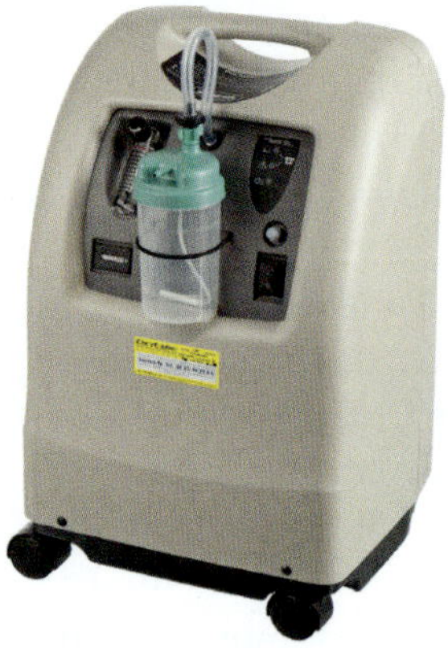

Abb. 9.22: Sauerstoffkonzentrator. Beim Anschalten überprüft ein Selbsttest die Geräteleistung. Ein akustisches und optisches Alarmsystem kontrolliert während des Betriebs die Sauerstoffkonzentration, um sicherzustellen, dass der Betroffene ausreichend Sauerstoff und nicht nur angesogene Luft zugeleitet bekommt.

Flüssigsauerstoff

Flüssigsauerstoff ist in kleinen Leichtmetallflaschen erhältlich, die die Mobilität des Betroffenen trotz seiner Atembeeinträchtigung erhalten. Aus einem größeren Sauerstoffvorrat wird die jeweils benötigte Menge abgefüllt und in einem Rucksack oder mit einem Wagen mitgeführt. Je nach Sauerstoffbedarf ist der Pflegebedürftige damit für etwa 2–8 Stunden unabhängig.

Sauerstoffsonde, -brille, -maske

Um den Sauerstoff zu verabreichen, eignen sich unterschiedliche **Insufflationsgeräte** wie Masken oder spezielle Sauerstoffsonden.

Bei schwerer Atemnot ist eine Versorgung mit Sauerstoffsonde oder -brille nicht mehr möglich, weil der Betroffene meist durch den Mund atmet und größere Mengen Sauerstoff benötigt.

Sauerstoffsonde

Eine **Sauerstoffsonde** ist ein dünner Schlauch, der etwa 1 cm weit in die Nasenöffnung hineinreicht. Ein Schaumstoffpolster verhindert ein Verrutschen der Sonde und schützt die umgebende Nasenschleimhaut vor Druck. Dennoch sollte ein Pflasterstreifen die O_2-Sonde bei längerer Sauerstoffgabe zusätzlich fixieren.

Über die O_2-Nasensonde können bis zu 5 l Sauerstoff pro Minute verabreicht werden. Sie eignet sich damit besonders für eine unterstützende Sauerstofftherapie, zudem behindert sie den Betroffenen kaum beim Sprechen oder der Nahrungsaufnahme.

! Merke Beim Umgang beachten:
- Die sehr flexible Sonde darf nicht abknicken.
- Sorgfältige Nasenpflege verhindert Austrocknung und Reizungen.
- Nasenöffnung, in der die Sonde liegt, regelmäßig wechseln.

Sauerstoffbrillen

Sauerstoffbrillen besitzen zwei etwa 1 cm lange Enden, die in beide Nasenlöcher einmünden. Das Schlauchsystem wird wie eine Brille hinter die Ohren gelegt und im weiteren Verlauf unter dem Kinn des Betroffenen zusammengeführt.

Viele Pflegebedürftige tolerieren die Sauerstoffbrille nur kurzzeitig, weil sie sich beim Sprechen sowie beim Essen und Trinken beeinträchtigt fühlen.

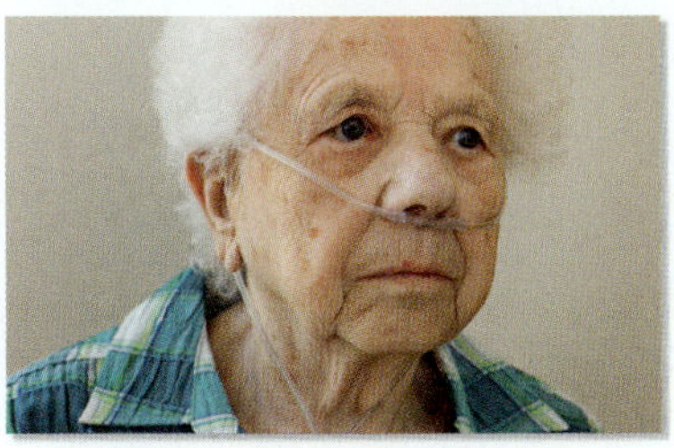

Abb. 9.23: Sauerstoffbrille

! Merke Bei der Versorgung mit der Sauerstoffbrille ist darauf zu achten, dass sich keine Druckstellen im Bereich der Nasenlöcher und hinter den Ohren entwickeln.

Sauerstoffmaske

Eine **Sauerstoffmaske** bedeckt Mund und Nase und erlaubt einen Sauerstoffdurchfluss von 6–10 l/Min. Die Ausatemluft entweicht durch seitliche Löcher in der Maske, die gehalten oder mithilfe eines Gummibandes am Kopf fixiert wird.

Die Sauerstoffmaske eignet sich nicht zur unterstützenden Sauerstoffgabe bis zu 5 l/Min., da der Zustrom dann zu schwach ist und die ausgeatmete Luft einen CO_2-Stau unter der dicht abschließenden Maske bewirken kann. Ab 5 l/Min. bläst der Zustrom die Atemluft ausreichend durch die seitlichen Löcher weg. Zudem sind viele Menschen bei Anwendung der Sauerstoffmaske verunsichert und beklemmt. Auch die sprachliche Verständigung ist stark beeinträchtigt.

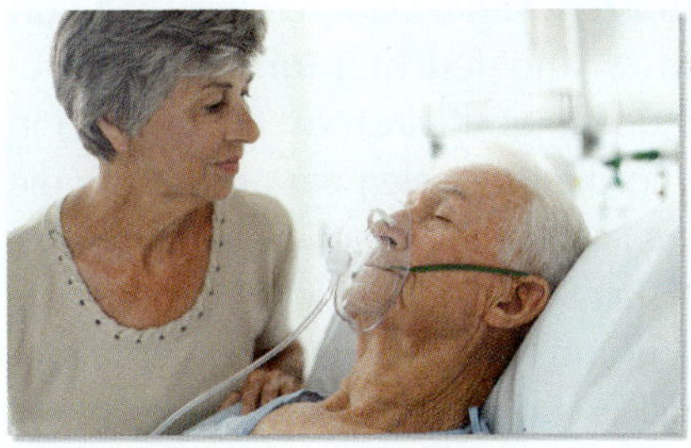

Abb. 9.24: Sauerstoffmaske

9.5.2 Tracheostoma

Definition **Tracheostoma** (lat. stoma = Mund): offene Verbindung von der Trachea zur Außenluft unterhalb des Kehlkopfs

Der Gang von der Grube oberhalb des Brustbeins in die Trachea ist fingerdick. Ein **Tracheostoma** gewährleistet die Atmung, wenn bei einer operativen Entfernung des Kehlkopfs die Luftröhre nach oben geschlossen werden musste. In der Anfangsphase ist in die künstliche Öffnung ein flexibles Rohr eingelegt, die sogenannte **Trachealkanüle**. Ein um den Hals laufendes Band fixiert die Kanüle. Zudem wird zwischen der Haut um das Stoma und den Kanülenansatz eine sterile Schlitzkompresse platziert. Ist die künstliche Öffnung abgeheilt, kann ohne eine Trachealkanüle geatmet werden.

Eine **sorgfältige Pflege** des Tracheostomas ist erforderlich, um die Atemwege von unerwünschtem

Sekret freizuhalten, Pneumonien vorzubeugen und die unbeschwerte Atmung zu sichern. Daneben sollen Entzündungen und Druckstellen im Bereich des Tracheostomas verhindert werden.

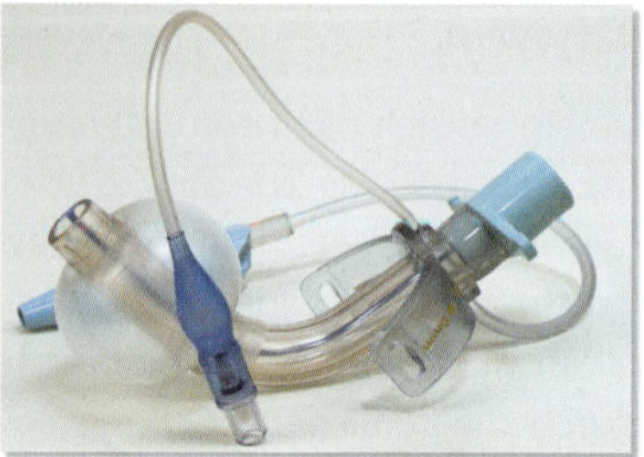

Abb. 9.25: Trachealkanüle

Freihalten der Atemwege

Beim Atmen durch das Tracheostoma umgeht die Luft die oberen Atemwege. Dadurch wird die Luft nicht angewärmt, angefeuchtet und von Partikeln wie Staub gereinigt. Kleinstpartikel dringen in die Luftröhre und die Bronchien ein und reizen die Schleimhaut. Die Schleimhaut reagiert auf die Reize, indem sie vermehrt Sekret produziert. Ein normales Abhusten ist aufgrund des fehlenden Kehldeckels jedoch kaum möglich. Um das Abhusten zu erleichtern, wird Druck aufgebaut, indem die Kanülenöffnung nach dem Einatmen zugehalten wird. Da der Betroffene sich nicht schnäuzen kann, muss der Nasen- und Rachenbereich mit einem Watteträger ausgewischt oder steril abgesaugt werden. Das Absaugen erfordert eine zusätzliche Schulung und einige Erfahrung.

Um die Einatemluft zu erwärmen, anzufeuchten und zu filtern, können **Feuchtigkeits-** und **Wärmetauscher**, die **künstliche Nase**, auf die Trachealkanüle gesetzt werden. Sie fangen die Feuchtigkeit der ausgeatmeten Luft auf und halten die Feuchtigkeit in den Atemwegen. Die künstliche Nase wird einmal täglich und nach Bedarf gewechselt.

Reicht die Versorgung mit der künstlichen Nase nicht aus, feuchten Ultraschallvernebler die Einatemluft an. Ein Ultraschallvernebler erzeugt **kalten** Wasserdampf, indem Ultraschall Wasser im Reservoir zum Sprühen bringt.

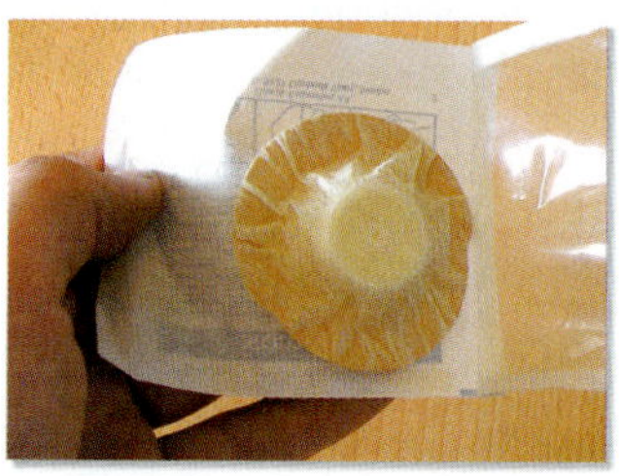

Abb. 9.26: Künstliche Nase

Verbandwechsel

Der Wechsel des Tracheostomaverbands (Abb. 9.27) erfolgt unter sterilen Bedingungen mindestens einmal täglich sowie bei Bedarf, wenn z. B. der Verband mit Sekret durchtränkt ist. Der Mensch befindet sich dabei in halb sitzender Position. Ein leichtes Strecken des Kopfes nach hinten ermöglicht einen freien Zugang zur Öffnung.

An **Material** wird benötigt:

- steril:
  - Einmalhandschuhe
  - anatomische Pinzette mit Riffelung
  - Kompressen zur Reinigung
  - Kochsalzlösung 0,9 %
  - Schlitzkompressen, z. B. Mull oder Metalline
- unsteril:
  - Einmalhandschuhe
  - Mundschutz
  - Kanülenbändchen
- Nierenschale, Abfallbeutel

Das Verbandmaterial liegt in Griffnähe auf einem Tisch. Während der aseptischen Versorgung werden aus hygienischen Gründen keine anderen Pflegeverrichtungen durchgeführt, z. B. Bett beziehen oder Reinigungsarbeiten.

Nach der obligatorischen hygienischen Vorbereitung wird der Mensch über den bevorstehenden Verbandswechsel informiert. Danach wird folgendermaßen vorgegangen:

- Mundschutz anlegen und **unsterile** Handschuhe anziehen.
- Fixierbändchen lösen, dabei Verrutschen der Trachealkanüle verhindern.
- Alte Kompresse ohne Wundkontakt entfernen und zusammen mit den Einmalhandschuhen entsorgen.
- **Sterile** Handschuhe anziehen.
- Wundränder auf Entzündungszeichen und Druckstellen hin inspizieren.
- Sind die Wundränder nicht infiziert, Wundränder mit einer mit 0,9-prozentiger Kochsalz-

lösung getränkten sterilen Kompresse von **innen nach außen** säubern. Für jeden Wischgang eine neue Kompresse verwenden. Es darf keine Flüssigkeit ins Tracheostoma eindringen.

- Bei einer sterilen Wunde eine **Pinzette** benutzen, damit keine Keime, die sich durch das Abwischen der Haut an den Handschuhen befinden könnten, an das Tracheostoma gelangen, und die Wunde mit einer Schlitzkompresse abdecken. Dabei zeigt der Schlitz zum Kinn des Menschen.
- Kanüle mit Kanülenbändchen sichern, aber nicht zu fest fixieren. Bei einem zu lockeren Sitz verrutscht die Kanüle und reizt die Schleimhaut, eine zu feste Fixierung verursacht Druckstellen am Tracheostoma.

! Merke **Antiseptika** werden nur bei infizierten Wundrändern und auf ärztliche Anordnung eingesetzt.

Die Pflegefachkraft dokumentiert den Zeitpunkt der Versorgung sowie Beobachtungen wie Entzündungszeichen, Sekretmenge und -beschaffenheit oder Hautzustand des Tracheostomas.

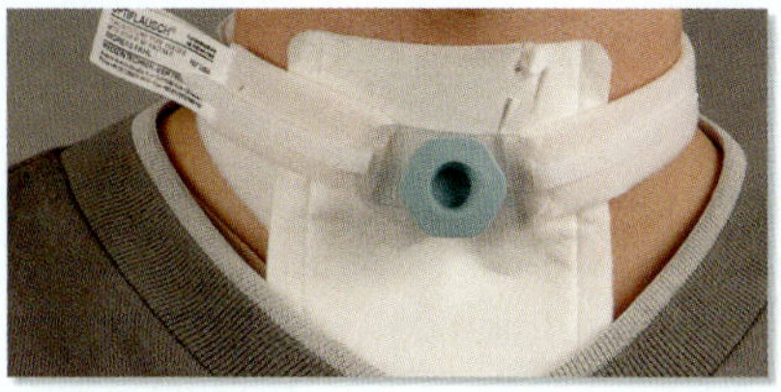

Abb. 9.27: Tracheostomaverband

Um Reizungen der Haut und das Einatmen von Fusseln zu vermeiden,

- erfolgt das Waschen der Umgebung des Tracheostomas ohne Seife, Watte und alkoholische Pflegemittel wie Rasierwasser,
- wird bei Männern die Nassrasur vorgezogen, da bei der Trockenrasur leichter kleinste Barthaare in die Kanüle gelangen können.

Beim Duschen oder Baden verhindert ein Tracheostomaschutz, dass versehentlich Wasser aspiriert wird.

Kanülenwechsel

Der **Kanülenwechsel** – vor allem in der ersten Zeit nach Anlage – ist ärztliche Aufgabe und erfordert eine eingehende Schulung sowie viel Erfahrung. Erst wenn die Wunde vollständig abgeheilt ist, ist der Kanülenwechsel gefahrlos möglich und kann ganz oder teilweise von Pflegefachkräften oder den Betroffenen selbst durchgeführt werden.

Aufgaben

- Beschreiben Sie den Weg eines Sauerstoffmoleküls von der Nase bis zu den Alveolen.
- Beschreiben Sie die Aufgaben der Schleimhaut der Atemwege.
- Beschreiben Sie die Funktionen des Kehlkopfs.
- Wie definiert die WHO »chronische Bronchitis«?
- Welche lebensbedrohliche Folge kann das Lungenemphysem haben? Erklären Sie diese.
- Beschreiben Sie die Krankheitszeichen einer Pneumonie.
- Begründen Sie die Besonderheit der Sauerstoffgabe beim alten Menschen.
- Erläutern Sie die Veränderungen des Atmungssystems im Alter.
- Frau Zimmermann leidet unter Atemnot. Welche Kennzeichen sind Ihnen bekannt?
- Wie können Sie die Schleimlösung bei Frau Zimmermann unterstützen?
- Sie wollen bei Frau Zimmerman eine atemstimulierende Einreibung vornehmen. Welche Ziele verfolgen Sie damit? Beschreiben Sie Ihre Vorgehensweise.
- Die Deutsche Atemwegsliga e. V. unterstützt Patienten und Angehörige mit Informationen und Materialien. Besuchen Sie ihre Website und beschreiben Sie anhand der COPD-Leitlinien die Schweregradeinteilung der COPD.

LF 1.3

10 Pflege bei Beeinträchtigung von Herz, Kreislauf und Blut

Als vor zwei Jahren seine Frau starb, zog Herr Müller ins Pflegeheim. Es liegt in seinem früheren Wohnviertel und er kann sich daher mit Freunden und Nachbarn auf ein Schwätzchen treffen.

Er ist 80 Jahre alt, seit Jahren herzkrank und hat einen Diabetes mellitus. Herr Müller hat zwei Kinder und fünf Enkel, zu denen er ein enges Verhältnis hat und die ihn oft besuchen. Er ist noch recht selbstständig, benötigt etwas Hilfe bei der Körperpflege, kleidet sich aber selbstständig an und nimmt die für ihn gerichteten Medikamente selbst ein. Er nimmt regelmäßig an den Angeboten des Pflegeheims teil, liest gerne und geht oft mit den Kindern im nahe gelegenen Park spazieren.

In letzter Zeit fiel ihm das Gehen schwerer, seine Schuhe wurden ihm zu eng, er kam schnell außer Atem und das Treppensteigen ging nur mit Mühe. Er machte seine Spaziergänge nur noch selten und nur noch in Begleitung. Lieber saß er in seinem Lieblingssessel und las. Außerdem erwähnte er in den letzten Tagen vermehrt Herzstolpern. Er erklärt die Symptome damit, dass er sich Sorgen um seine Tochter macht, die zurzeit im Ausland im Urlaub ist. Er möchte vorerst keinen Termin bei seinem Hausarzt machen, er werde sicher bald wieder besser.

Eines Morgens erscheint Herr Müller nicht zum Frühstück. Das ist ungewöhnlich, denn meist ist er einer der Ersten. Er liegt noch im Bett und sagt die ganze Zeit: »Meine Tochter hatte einen Unfall!«. Herr Müller gibt eine Enge in der Brust an, die sich in den letzten Minuten allerdings schon etwas gebessert hat. Er atmet schwer, greift sich an den Hals. Seine Lippen sind zyanotisch, er ist kaltschweißig und hat zittrige Hände.

Seine Vitalwerte sind erhöht: Der Blutdruck liegt bei 160/95 mmHg, der Puls ist unregelmäßig und leicht tachykard bei 100 Schlägen/Minute. Der Blutzucker liegt bei 50 mg/dl.

10.1 Grundlagen der Anatomie und Physiologie

10.1.1 Herz

Das Herz ist ein Hohlmuskel aus spezialisierten Muskelzellen (► LF 1.3, Kap. 3.3.3, S. 301). Die Muskelschicht der Herzwand heißt **Myokard** (griech. myo = Muskel, kardia = Herz). Im Inneren kleidet eine glatte Epithelschicht das Herz aus, das **Endokard** (griech. endo = innen). Außen umschließt eine bindegewebige gedoppelte Haut das Herz, der sogenannte Herzbeutel, auch **Perikard** genannt (griech. peri = um herum). Zwischen den einzelnen Schichten befindet sich eine kleine Menge Flüssigkeit. Sie macht die Schichten gut gegeneinander verschiebbar und gestattet so die ungehinderte Arbeit des Herzens.

Herzkammern, große Gefäße

Ein **Septum** (Scheidewand, Ventrikelseptum) teilt das Herz in zwei Hälften. Jede Herzhälfte besteht aus einem dünnwandigen Vorhof, dem **Atrium**, und einer dickwandigen Kammer, dem **Ventrikel**. Die Vorhöfe nehmen das Blut aus den Gefäßen auf, die zum Herz verlaufen. Die Kammern pumpen das Blut in den Kreislauf zurück.

In den **rechten Vorhof** münden die untere und die obere **Hohlvene** (Vv. cavae). In den **linken Vorhof** münden je zwei **Lungenvenen** (Vv. pulmonales, Abb. 10.2).

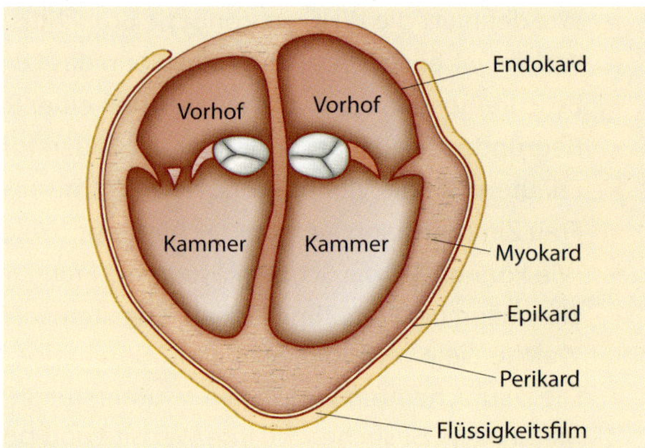

Abb. 10.1: Herzwand und Herzbeutel

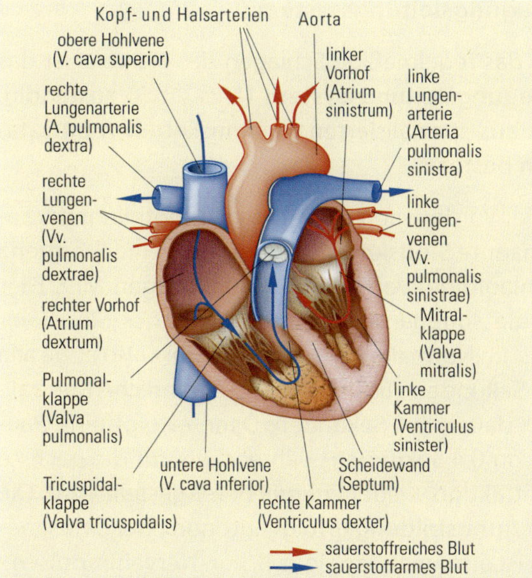

Abb. 10.2: Herz im Längsschnitt

Aus den Herzkammern, also vom Herzen fort, führen die großen Arterien:

- die **Lungenarterien** (Aa. pulmonales) gehen aus dem gemeinsamen Lungenstamm hervor und leiten das sauerstoffarme Blut aus der **rechten** Herzkammer in den **Lungenkreislauf**.
- die **Aorta** (Körperschlagader) leitet das sauerstoffreiche Blut aus der **linken** Herzkammer in den **Körperkreislauf**.

! Merke Unabhängig vom Sauerstoffgehalt gilt:

- Venen: Gefäße, die zum Herz führen
- Arterien: Gefäße, die vom Herz wegführen

Herzklappen

Klappen, die die Funktion von Ventilen haben, verhindern, dass das gepumpte Blut zurückfließt. Die **Taschenklappen** befinden sich zwischen den Kammern und Arterien, die **Segelklappen** zwischen Vorhöfen und Kammern.

Die Segelklappe der rechten Herzhälfte ist dreizipfelig und heißt **Trikuspidalklappe**, die der linken Herzhälfte ist zweizipfelig und heißt **Mitralklappe**. Die Taschenklappe des rechten Herzens heißt **Pulmonalklappe**, des linken Herzens **Aortenklappe**.

Diastole und Systole

Um das Blut in die Gefäße zu pumpen, ziehen sich die beiden Herzkammern gleichzeitig zusammen. Die Vorhöfe füllen die Kammern wieder mit Blut. Auf diese Weise fließt ein kontinuierlicher Blutstrom.

Wird nur von **Systole** oder **Diastole** gesprochen, ist immer die jeweilige Phase der Kammern gemeint (Abb. 10.3).

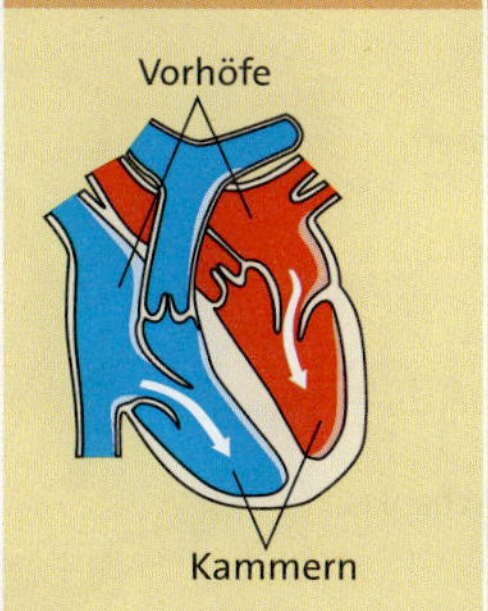

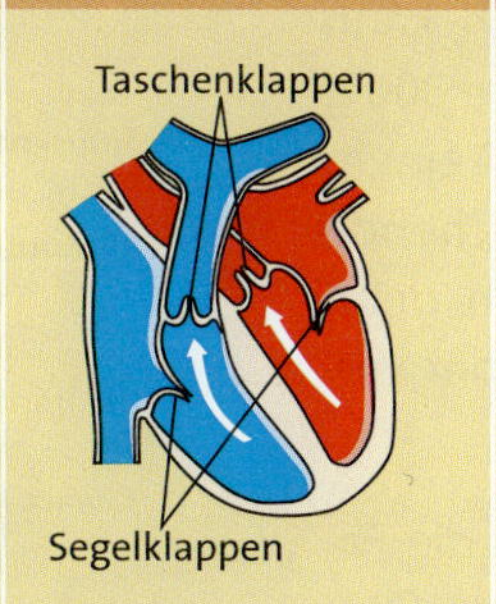

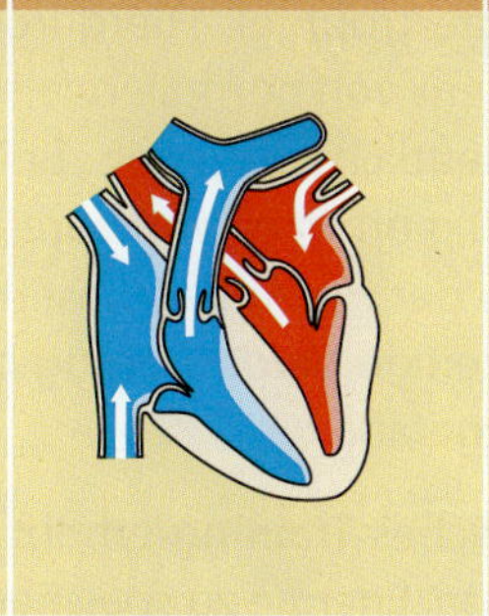

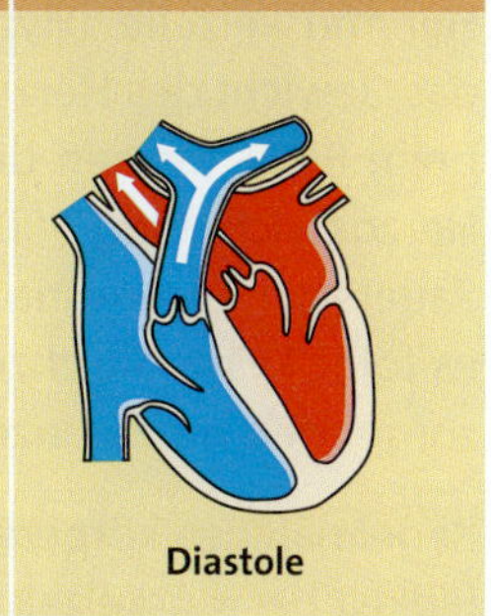

	Diastole, Füllungsphase	Systole, Anspannungsphase	Systole, Austreibungsphase	Diastole, Entspannugsphase
Vorhöfe	kontrahieren	erschlaffen	füllen sich	gefüllt
Segelklappen	voll geöffnet	geschlossen	geschlossen	leicht geöffnet
Kammern	füllen sich	gefüllt, kontrahieren	kontrahieren	erschlaffen
Taschenklappen	geschlossen	geschlossen	geöffnet	geschlossen

Abb. 10.3: Phasen der Arbeit des Herzens

Definition

Systole: Anspannungs- und Pumpphase der Vorhöfe und Kammern

Diastole: Entspannungs- und Füllungsphase der Vorhöfe und Kammern

LF 1.3

Beim Kontrahieren erhöht sich der Druck in der Herzhöhle, da alle Klappen geschlossen sind. Übersteigt der Druck den der Arterien, öffnen sich die Taschenklappen und das Blut wird ausgetrieben.

Der Herzmuskel wird nur in der Phase der Diastole mit Sauerstoff versorgt. Somit hängt die **Durchblutung des Herzmuskels** von der **Frequenz** des Herzschlags ab: Bei zunehmender Herzfrequenz sinkt die zur Verfügung stehende Zeit und der Herzmuskel wird immer schlechter versorgt. Bei vorgeschädigten Herzgefäßen droht ein Herzinfarkt.

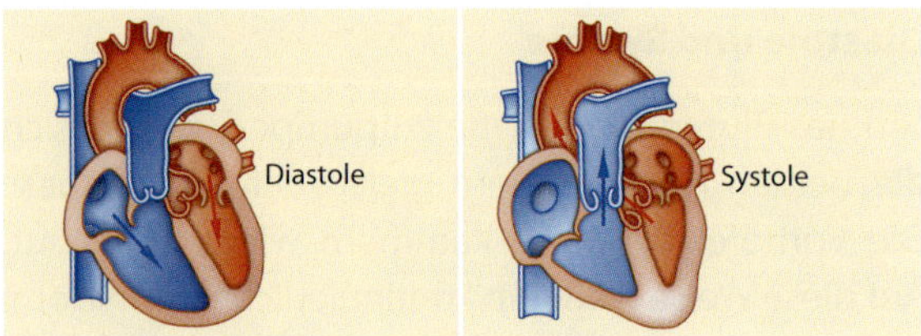

Abb. 10.4: Diastole und Systole.

Herzgröße

Sportliches Training, aber auch eine krankhafte Überlastung können die **Masse des Herzmuskels** vergrößern. Dabei vergrößert sich jede einzelne Herzmuskelzelle (Hypertrophie). Hierdurch kann das Gewicht des Herzens von normalerweise 300 g beim Erwachsenen deutlich ansteigen. Bei einem Herzgewicht über 500 g droht eine unzureichende Sauerstoffversorgung der Herzmuskelfasern, denn es folgt keine gleichzeitige Vergrößerung der versorgenden Herzkranzgefäße.

Regelmäßiges körperliches **Training** erhöht die Fähigkeit der Muskelzellen, Energie zu speichern. Deshalb brauchen trainierte Herzmuskeln im Verhältnis weniger Sauerstoff als untrainierte Muskeln. Die Herzleistung eines Sportlers verbessert sich dadurch, ohne dass das Gewicht des Herzens zu sehr zunimmt. Aus dem gleichen Grund ist ein dosiertes Ausdauertraining bei vielen Herzerkrankungen sinnvoll.

Erregungsleitungssystem

Für das regelmäßige Schlagen des Herzens ist das **Erregungsleitungssystem** (Abb. 10.5) zuständig, das aus spezialisierten Herzmuskelzellen und -fasern besteht.

In der Vorderwand des rechten Vorhofs liegt der sogenannte **Sinusknoten.** Er sorgt für eine **Frequenz** (Schlagfolge) von etwa 60–80 Schlägen/Min. Dies ist die sogenannte Eigenfrequenz des Sinusknotens. Im Normalfall zieht sich das Herz also etwa alle 0,8 Sekunden zusammen. Die eigentliche Kontraktion dauert 0,4 Sekunden. Dann erfolgt eine Pause von 0,4 Sekunden, während der für die nächste Kontraktion wieder Energie bereitgestellt wird. Die **Erregungsbildung** erfolgt autonom, der Sinusknoten ist also unabhängig, z. B. von Nervenimpulsen.

Der Sinusknoten leitet den Impuls zum Herzschlag über die Vorhofmuskulatur zu dem am Boden des Vorhofes liegenden **AV-Knoten** (**A**trio-**v**entrikular-Knoten, Vorhof-Kammer-Knoten) weiter. Der AV-Knoten dient auch als Reserve und übernimmt die Schrittmacherfunktion, wenn der Sinusknoten ausfällt. Er kann wie der Sinusknoten den Herzschlag auslösen – mit etwa 40–60 Schlägen/Min. Der AV-Knoten überträgt den Impuls über das **His-Bündel** und die **Purkinje-Fasern** auf die Muskelzellen der Herzkammern, die die Erregung über die Glanzstreifen an die umgebenden Herzmuskelzellen weitergeben und sich so koordiniert kontrahieren.

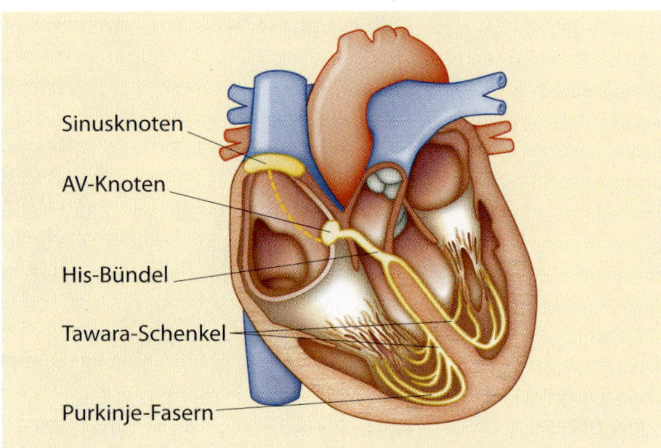

Abb. 10.5: Autonomes Reizleitungssystem des Herzens. Die elektrischen Erregungen entstehen im Sinusknoten, werden über Nervenbahnen zum AV-Knoten geleitet, der sie über die His-Bündel und Purkinje-Fasern auf die Muskeln der Herzkammern überträgt.

Sympathikus und Parasympathikus

Das **vegetative Nervensystem** mit den beiden Anteilen Sympathikus und Parasympathikus (► LF 1.3, Kap. 18.1.3, S. 645) passt den Körper ständig an neue Anforderungen an. Es registriert körperliche Belastungen und die momentane Befindlichkeit und reguliert über Sympathikus und Parasympathikus Organfunktionen, wobei die beiden Anteile oft wie Gegenspieler agieren. So erhöht der **Sympathikus** bei Bedarf, etwa bei körperlicher Arbeit oder bei Angst, die Frequenz und Kraft der Herzkontraktion. Der **Parasympathikus** senkt die Frequenz bei extremer Reizung sogar bis zum Stillstand. Ein Beispiel ist der Bolustod: Ein großer Bissen kann nicht geschluckt werden, reizt den N. vagus im Bereich des Kehlkopfs und führt zum reflektorischen Herzstillstand.

> **! Merke** Aus dem gleichen Grund darf der Puls der A. carotis nicht auf beiden Seiten gleichzeitig getastet werden.

Herzminutenvolumen

Das Herz fördert bei jedem Schlag eine bestimmte Menge Blut. Das Schlagvolumen liegt bei ca. 70 ml. Multipliziert man dies mit der normalen Schlagzahl pro Minute, ergibt sich das **Herzminutenvolumen**. Es beträgt ca. 5 l und entspricht in etwa der Gesamtblutmenge des Erwachsenen, d. h. in ca. einer Minute pumpt das Herz die gesamte Blutmenge durch den Körper.

Koronararterien

Die Blutversorgung des Herzens erfolgt über die **Herzkranzgefäße**, die **Koronararterien** (Koronarien). Sie gehen kurz über der Aortenklappe von der Aorta ab, ziehen sich rechts und links kranzförmig um das Herz herum und geben Äste ab (Abb. 10.6). Die Venen des Herzens fließen zu einem Gefäß zusammen und münden direkt in den rechten Vorhof.

Bei **Belastung** können die Herzkranzgefäße sich weiten. Dadurch steigt die Durchblutung des Herzmuskels auf das 4- bis 6-Fache.

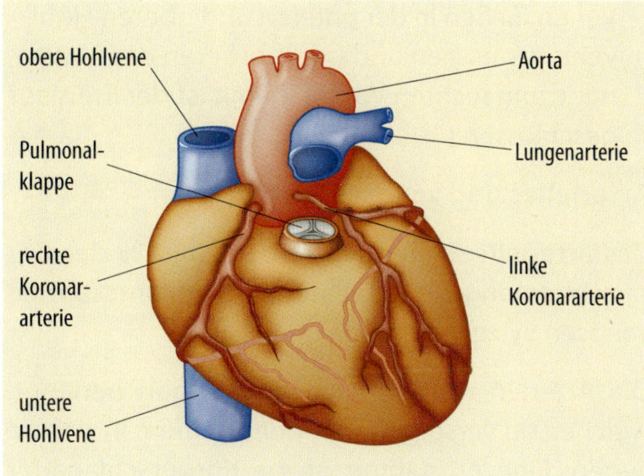

Abb. 10.6: Herz mit Koronararterien. Die Arterien versorgen das Herz mit Nährstoffen und Sauerstoff.

10.1.2 Kreislauf

Vom Herz aus nimmt das Blut folgenden Weg:

- In der **Vorhofdiastole** (Füllungsphase des Vorhofs) fließt sauerstoffarmes Blut aus den Vv. cavae (Hohlvenen) in den rechten Vorhof. Von hier aus gelangt es in der Vorhofsystole (Pumpphase des Vorhofs) in die rechte Herzkammer.
- In der **Kammersystole** (Pumphase der Kammer) befördert die rechte Herzkammer das Blut in die großen Lungenarterien (Aa. pulmonales). Diese verzweigen sich bis hin zu Arteriolen (► LF 1.3, Kap. 11.1.1, S. 455), die dann in das Kapillarnetz übergehen, das die Alveolen (► LF 1.3, Kap. 9.1.3, S. 413) umspannt. Dort gibt das Blut Kohlendioxid ab und nimmt Sauerstoff auf. Die Kapillaren gehen über in Venolen (► LF 1.3, Kap. 11.1.1, S. 455), die sich zu immer größeren Venen zusammenschließen, um dann über die vier Lungenvenen (Vv. pulmonales) in den linken Vorhof zu münden.
- In der **Vorhofsystole** fließt das nun sauerstoffreiche Blut in die linke Kammer. Die folgende Kammersystole pumpt das Blut in die Aorta, die sich in immer kleiner werdende Arterien bis hin zu Arteriolen verzweigt. Die Arteriolen gehen erneut in ein Kapillarnetz über, sodass das Blut alle Gewebezellen erreicht. In den Gewebezellen wird nun Sauerstoff aufgenommen und Kohlendioxid abgegeben.
- Das sauerstoffarme Blut sammelt sich in den Venolen, die zu Venen zusammenfließen. Die

Venen fließen in der unteren und oberen Hohlvene zusammen und transportieren das Blut erneut zum rechten Vorhof. Damit ist der Kreislauf geschlossen (Abb. 10.9).

Arterielles und venöses System

LF 1.3

Das **arterielle System** enthält etwa 25 % der Gesamtblutmenge, 75 % befinden sich im druckarmen venösen System.

Die Arterien werden nach dem Organ benannt, welches sie versorgen, oder der Region, in der sie liegen. Eine Ausnahme ist die Körperschlagader **Aorta**.

Der Name der **Venen** entspricht ebenfalls dem Organ oder der Region, in der sie liegen. Ausnahmen sind die obere und untere Hohlvene, die V. cava inferior und superior, sowie die Pfortader **V. portae**.

Die Verteilung des Blutes in den Organen ist abhängig von der Dehnbarkeit der Gefäße und dem jeweiligen Bedarf der einzelnen Organe. Zum Beispiel steigert sich die Durchblutung der Bauchorgane nach Nahrungsaufnahme und die Durchblutung der Muskulatur bei Arbeit. Sehr stabil gehalten wird dagegen die Durchblutung von Gehirn, Rückenmark und Nieren.

Eine Besonderheit ist die **Durchblutung** des **Verdauungssystems**. Die Bauchorgane werden von Arterien versorgt, welche aus der Aorta abgehen. Die Venen nehmen im Verdauungssystem die Bestandteile der Nahrung wie Aminosäuren und Glukose sowie Medikamente auf und transportieren sie zur **Leber**, in der die weitere Verarbeitung erfolgt (► LF 1.3, Kap. 13.1.5, S. 505). Die Venen vom unteren Abschnitt der Speiseröhre, von Magen, Milz, Bauchspeicheldrüse und Darm bis auf den unteren Abschnitt des Enddarms sammeln sich in der **Pfortader**, die in die Leber mündet. In der Leber verteilt sich das Blut zunächst wieder in kleine Gefäße und sammelt sich anschließend wieder in größer werdenden Gefäßen. Nach dem Passieren der Leber fließt das Blut über die Lebervenen in die V. cava inferior. Wie das Herz wird auch die Leber zusätzlich (»privat«) mit sauerstoffreichem Blut versorgt. Das Blut der Leberarterie mischt sich mit dem der Pfortader (Abb. 10.10).

Diese Besonderheit hat Folgen:

- Bis auf die Fette, die vom Darm über die Lymphe in die obere Hohlvene gelangen, fließen alle aufgenommenen Nahrungsmittel und Arzneimittel erst durch die Leber und werden dort mehr oder weniger komplett verarbeitet. Dieser **First-Pass-Effekt** führt dazu, dass viele Medikamente nicht oral gegeben werden können, weil sie mehr oder weniger komplett bei der ersten Leberpassage abgebaut werden.
- Beim **enterohepatischen Kreislauf** gelangen über die Galle ausgeschiedene Stoffe wieder in die Leber. Im Fall der Gallensäure recycelt der Körper so die Gallensäure, im Fall von Arzneimitteln und Giftstoffen kann der Kreislauf auch unerwünschte Effekte haben.
- Steigt der Druck in der Pfortader, z. B. weil die Leber zirrhotisch verändert ist, staut sich das Blut zurück und sucht Umgehungsstraßen. Die findet es vor allem in den Magen- und Speiseröhrenvenen, und führt dort zu **Varizen** (Krampfadern), die platzen können und massiv bluten.

Puls

Puls ► LF 1.3, Kap. 1.2.3, S. 146

Um die Blutmenge des Pumpstoßes aufzunehmen und dosierter weiterzugeben, weitet sich die Aorta durch das in der Systole ausgeworfene Blut stark auf. In der Ruhephase des Herzens zieht sich die Aorta elastisch zusammen und gibt das Blut kontinuierlich an das Gefäßsystem ab. Der Vorgang heißt Windkesselfunktion.

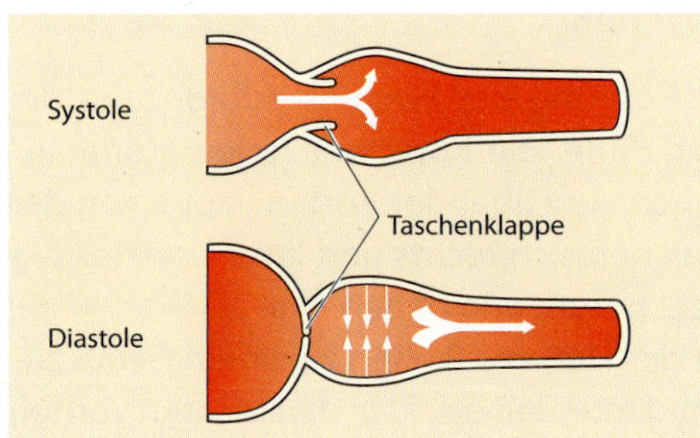

Abb. 10.7: Verhalten der Aorta bei den Herzaktionen

Die Elastizität der Arterien, insbesondere der Aorta, macht aus den einzelnen Pumpstößen eine fast kontinuierliche Strömung. Erhalten bleibt dennoch eine wellenförmige Bewegung, die als **Puls** (lat. pulsus = Stoß) messbar ist.

Die Pulsmessung ermöglicht Aussagen über die Kreislauffunktion. Deshalb zählt der Puls zu den sogenannten Vitalzeichen (► LF 1.3, Kap. 10.5.1, S. 449). Gemessen werden Regelmäßigkeit, Frequenz und Qualität (► LF 1.3, Kap. 1.2.3, S. 146).

Blutdruck

Blutdruck ► LF 1.3, Kap. 1.2.2, S. 144

Damit das Gewebe ausreichend mit Blut versorgt wird, muss das Blut mit einem gewissen Druck in das arterielle Gefäßsystem gepumpt werden. Der **Blutdruck** ist abhängig von:
- der Kraft des Herzmuskels,
- dem Schlagvolumen,
- von der Flüssigkeitsmenge in den Gefäßen,
- der Flüssigkeitsviskosität (Zähigkeit) und
- dem Gefäßwiderstand, der sich aus Weite und Elastizität der Gefäße zusammensetzt.

Körperliche Tätigkeit, unterschiedliche Substanzen und psychische Faktoren beeinflussen den Blutdruck. Bei Aufregung steigt er an, in Ruhe fällt er ab.

Man unterscheidet einen **systolischen Blutdruckwert**, den höchsten momentanen Druck, von einem **diastolischen Wert**, dem niedrigsten momentanen Druck. Der systolische Druck ist der Druck, der von dem Druck, mit dem die linke Herzkammer das Blut in der Systole in die Aorta presst, noch an der gemessenen Stelle übrig ist. Der diastolische Wert entspricht dem Druck, der in den großen Arterien während der Diastole herrscht.

Der Blutdruck eines jungen Menschen **in Ruhe** liegt etwa bei 120/80 mmHg. Mit zunehmendem Alter nimmt die Elastizität der Gefäße ab, sodass der Blutdruck im Alter steigt (Messen des Blutdrucks ► LF 1.3, Kap. 1.2.2, S. 144).

> **! Merke** Die Gesamtmenge an Blut in den Blutgefäßen beträgt rund 8 % des Körpergewichts. Eine 70 kg schwere Person besitzt demnach ungefähr 5,6 l Blut.

10.1.3 Blut

Blut ► LF 1.3, Kap. 3.3.5, S. 304

Der **Hämatokritwert** gibt den prozentualen Anteil der Blutzellen am Gesamtvolumen des Blutes wieder. Er liegt normalerweise bei ca. 45 %. Starke Abweichungen deuten auf eine Krankheit hin.

Blutplasma

Blutplasma ► LF 1.3, Kap. 3.3.5, S. 304

Blutplasma besteht zu 90 % aus Wasser. Im Wasser gelöst sind verschiedene Eiweiße, Salze, Nährstoffe und Abwehrstoffe, z. B. Antikörper und Hormone. **Bilirubin**, das beim Zerfall des Blutfarbstoffs entsteht, verleiht dem Plasma seine gelb-rötliche Farbe.

7 % des Plasmas bestehen aus Eiweiß. Insgesamt sind über 100 verschiedene Eiweißarten vorhanden. Die zwei häufigsten sind Albumine und Globuline.

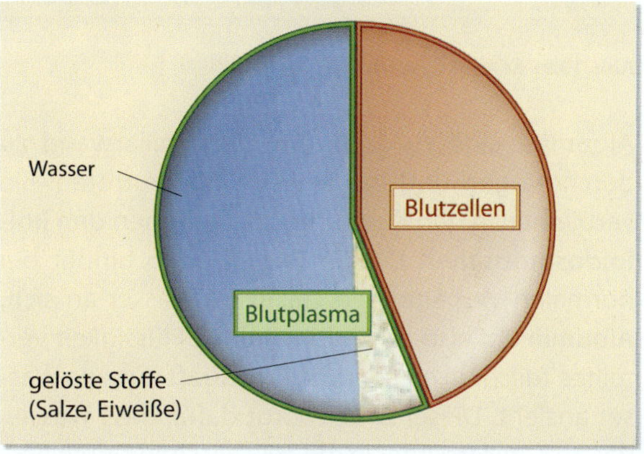

Abb. 10.8: Blutzellen und Blutplasma

Albumine

Den größten Anteil der Bluteiweiße stellen die Albumine (lat. albus = weiß). Die einzelnen Albumine unterscheiden sich nur wenig. Albumine sind sogenannte **Transporteiweiße,** denn sie binden verschiedene Stoffe und transportieren diese im Blut. So gelangen beispielsweise die wasserunlöslichen Vitamine A, D, E und K über das Blut zu den einzelnen Geweben. Die Albumine binden Mineralstoffe wie Kalzium, Gallensäure und einige Fettsäuren, Bilirubin, Medikamente sowie einige Hormone und Vitamine.

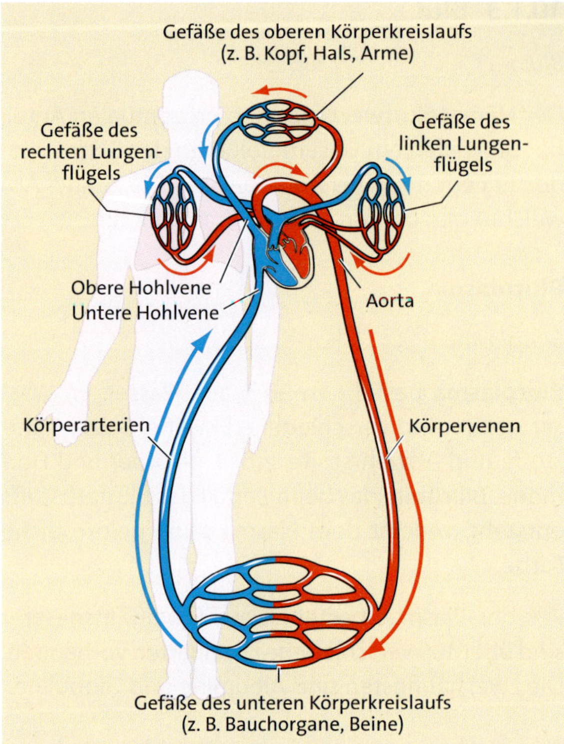

Abb. 10.9: Körperkreislauf

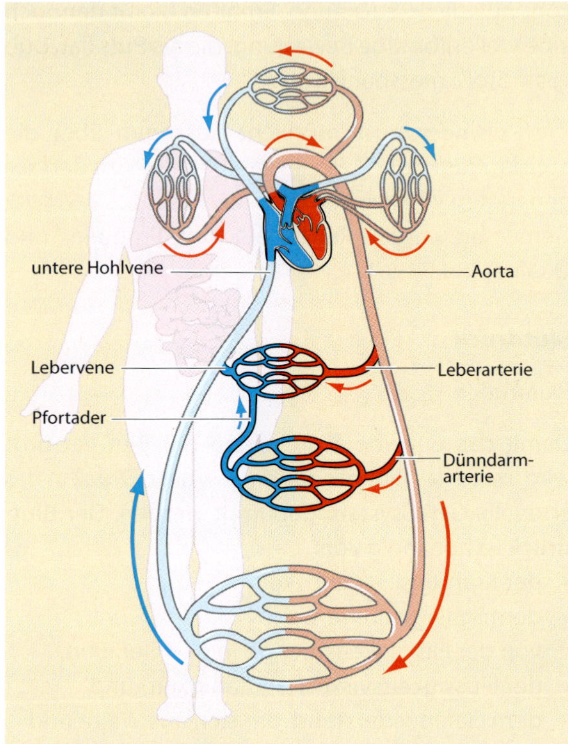

Abb. 10.10: Pfortadersystem

Albumine sind zu groß, um die Kapillarwand zu durchdringen und ins Gewebe überzutreten. Sie verbleiben in den Kapillaren und erhöhen den **kolloidosmotischen Druck**: 1 g Albumin bindet bei normalen Verhältnissen ca. 18 ml Wasser an sich, Albumin übt also als Kolloid (fein in Flüssigkeit verteiltes Teilchen) eine osmotische Kraft aus, die Wasser anzieht. Dieser Druck sorgt dafür, dass Wasser, das im Kapillargebiet in die Zellzwischenräume ausgetreten ist, größtenteils wieder zurück in die Blutgefäße strömt. Ein Albuminmangel begünstigt deshalb die Entstehung von **Ödemen**.

Globuline

Globuline (globus, lat. Kugel) transportieren ebenfalls verschiedene Stoffe, u. a. Cholesterin, Eisen, Vitamin B12 und Hormone der Nebennierenrinde. Zu den Globulinen zählen auch die Eiweiße, die die **Blutgerinnung** bewirken, z. B. das Fibrinogen und das Prothrombin (► LF 1.3, Kap. 11.1.3, S. 457).

Eine Untergruppe der Globuline sind die Gamma- (g-) oder **Immunglobuline** (lat. immun = unempfänglich). Dabei handelt es sich um **Antikörper**. Sie sind in der Lage, sich an körperfremde Moleküle von Krankheitserregern zu binden. Darüber hinaus machen sie körpereigenes, verändertes Eiweiß aus Tumorzellen unschädlich (► LF 1.3, Kap. 22.1.2, S. 737).

Feste Blutbestandteile

> **! Merke** Feste Bestandteile des Blutes sind Erythrozyten (rote Blutkörperchen), Leukozyten (weiße Blutkörperchen) und Thrombozyten (Blutplättchen). Sie werden Blutzellen genannt.

Die Bildung aller **Blutzellen** erfolgt im roten Knochenmark, in den platten Knochen, den Wirbelkörpern und den Gelenkenden der Röhrenknochen.

Erythrozyten

Erythrozyten machen etwa 95 % aller Blutzellen aus. Sie sind sehr spezielle Zellen, denn während ihrer Entwicklung aus den Stammzellen im roten Knochenmark verlieren sie ihren Kern und die Organellen. Dadurch haben Erythrozyten die Form eines Drops mit eingedellter Mitte, was sie sehr flexibel macht und auch die engsten Kapillaren passieren lässt (Abb. 10.11). Allerdings können sie ohne Kern und damit ohne DNA z. B. Enzyme nicht mehr nachbilden und leben nur ca. 120 Tage.

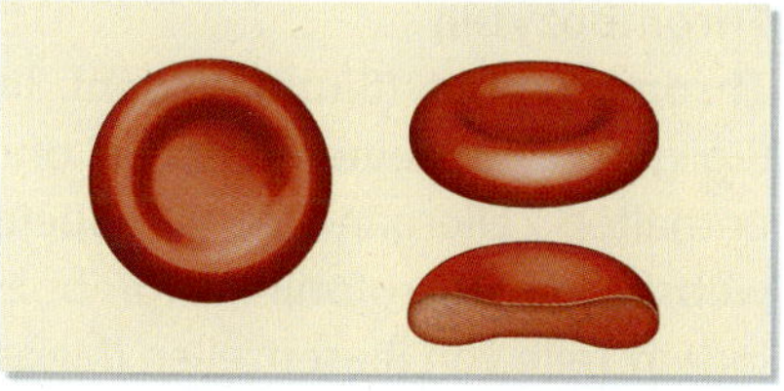

Abb. 10.11: Erythrozyt

Im Zellinneren der Erythrozyten befindet sich der rote Blutfarbstoff **Hämoglobin** in gelöster Form. Hämoglobin enthält **Eisen**, das Sauerstoff und Kohlendioxid bindet und transportiert. Bei einem Mangel an Eisen nimmt der Hämoglobingehalt der einzelnen Erythrozyten ab. In der Folge kann nicht mehr so viel Sauerstoff transportiert werden.

> ❗ **Merke** Hauptaufgabe der Erythrozyten ist der **Sauerstofftransport**.

Da der **Durchmesser** der Kapillaren sehr gering ist, müssen sich die roten Blutkörperchen regelrecht durch die Kapillaren hindurchzwängen. Dabei werden sie ovaler und falten sich etwas ein. Die Formveränderung erleichtert gleichzeitig die Sauerstoffabgabe und Kohlendioxidaufnahme.

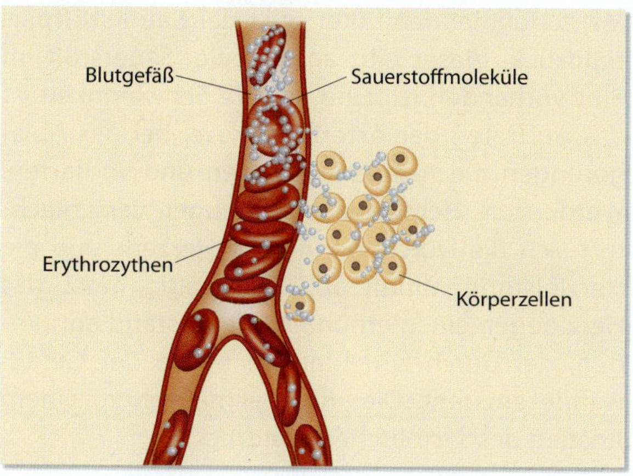

Abb. 10.12: Erythrozyten im Kapillargebiet geben Sauerstoff ab.

Der **Abbau** der Erythrozyten erfolgt in der Leber und in der Milz (► LF 1.3, Kap. 11.1.4, S. 458). Beim Abbau zerfällt das Hämoglobin in Eisen und das gelblich aussehende Bilirubin. Das Eisen wird als Ferritin gespeichert und für den Aufbau von neuem Hämoglobin wiederverwendet.

Leukozyten

Leukozyten stellen ca. 0,4 % der festen Blutbestandteile und haben eine Lebensdauer von wenigen Stunden bis zu einigen Jahren.

Leukozyten haben einen Kern und zahlreiche Organellen. Sie können die Kapillaren verlassen. Etwa die Hälfte der Leukozyten befindet sich nicht im Blut, sondern im Gewebe oder im Knochenmark sowie in den lymphatischen Organen. Nach dem Verlassen der Kapillaren geben die Leukozyten Enzyme ab, die den Zellverband lockern und so das Fortkommen der Leukozyten erleichtern.

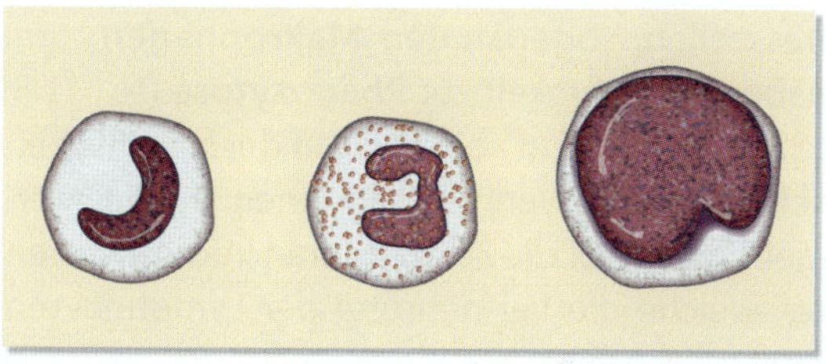

Abb. 10.13: Leukozyten

Im **Interzellulärraum** (Interstitium) fressen bestimmte Leukozyten Krankheitserreger, Fremdkörper und nicht mehr funktionstüchtige Zellbestandteile und lösen sie anschließend auf. Diesen Vorgang nennt man **Phagozytose** (► LF 1.3, Kap. 3.4.4, S. 309). Sterben die Leukozyten dabei ab, bilden sie Eiter.

Leukozyten (griech. leukos = weiß) haben keinen Blutfarbstoff. Sie können Sauerstoff und Kohlendioxid weder binden noch transportieren.

> ❗ **Merke** Hauptaufgabe der Leukozyten ist die **Erregerabwehr** (► LF 1.3, Kap. 3.3.5, S. 304).

Leukozyten werden außerdem zur Abwehr entarteter Körperzellen benötigt.

Die Leukozyten werden unterteilt in

- Granulozyten,
- Monozyten und
- Lymphozyten.

Granulozyten (lat. granula = Körnchen) sind kleine Fresszellen und damit Abwehrzellen. Die körnchenförmigen Strukturen im Zytoplasma enthalten **Enzyme**, die Erreger oder Zellbruchstücke auflösen. Granulozyten sammeln sich, angelockt von **Botenstoffen**, an Stellen, an denen Gewebe geschädigt ist oder es zu einer Infektion kam (► LF 1.3, Kap. 16.1.6, S. 608).

Monozyten heißen so, weil sie im Gegensatz zum gelappten und deshalb scheinbar mehrkernigen Zellkern der Granulozyten deutlich erkennbar nur einen Zellkern besitzen (griech. monos = allein). Monozyten entstehen im **roten Knochenmark**. Sie verlassen 20–30 Stunden nach ihrer Entstehung die Blutbahn und bilden sich im Gewebe zu Riesenfresszellen, sogenannten **Makrophagen**, um. Sie haben die Fähigkeit zur **Phagozytose** (► LF 1.3, Kap. 3.4.4, S. 309), sind aber auch an der spezifischen Abwehr beteiligt: Wenn sie auf einen Erreger treffen, geben sie über die Zellmembran Informationen weiter, welche die Vermehrung der Lymphozyten einleitet (► LF 1.3, Kap. 16.1.4, S. 603).

Lymphozyten finden sich hauptsächlich in den sogenannten **lymphatischen Organen**. Zu diesen Organen zählen die Lymphknoten (► LF 1.3, Kap. 11.1.4, S. 458), die Milz, die Rachen- und Gaumenmandeln, der Wurmfortsatz (Appendix) und Ansammlungen von Lymphgewebe im Dünndarm (Peyer-Plaques).

Lymphozyten entstehen im **Knochenmark**. Ein Teil von Ihnen wandert zur »weiteren Ausbildung« in die **Thymusdrüse**, die herznah im oberen Brustraum liegt und sich in der Pubertät zurückbildet. In den lymphatischen Organen vermehren sich die Lymphozyten und differenzieren sich in verschiedene Formen. Diese Lymphozyten erkennen z. B. auch, wenn Körperzellen entartet oder von Viren befallen sind und können diese direkt vernichten.

Etwa 25 % der Lymphozyten (B-Lymphozyten ► LF 1.3, Kap. 16.1.4 S. 603) sind im Blut unterwegs. Wenn sie auf Krankheitserreger treffen, bilden sie Abwehrstoffe, sogenannte **Antikörper**. Diese können körperfremdes Eiweiß binden und unschädlich machen. Jede Erregerart hat eine ihr eigene, spezifische Eiweißstruktur. Deshalb produzieren die Lymphozyten für jede Erregerart einen ganz bestimmten Antikörper.

Thrombozyten

Thrombozyten (Blutplättchen) sind unregelmäßig geformte kleine Plättchen ohne Zellkern. Sie enthalten Zellorganellen und Speicher für das Gewebshormon Serotonin. Thrombozyten entstehen, indem Teile von Riesenzellen (Megakaryozyten) im **Knochenmark** abgeschnürt werden. Die Lebensdauer der Thrombozyten liegt bei sieben Tagen. Bei der **Blutgerinnung** verschließen sie schnell Gefäßverletzungen, indem sie verklumpen. Allerdings verklumpen sie auch, wenn das Blut nicht fließt und führen z. B. zu Venenthrombosen.

Thrombozyten können, weil sie keinen Zellkern haben, keine Enzyme nachbilden. Azetylsalizylsäure blockiert Enzyme der Thrombozyten irreversibel (unwiderruflich) und hemmt so deren Fähigkeit zu verklumpen. Vor operativen Eingriffen wird Azetylsalizylsäure rechtzeitig abgesetzt.

> **! Merke** Hauptaufgabe der Thrombozyten ist die **Blutstillung** (► LF 1.3, Kap. 11.1.2, S. 457).

10.2 Altersveränderungen

Mit zunehmendem Alter sinkt der **Sauerstoffpartialdruck**, dieser gibt an, wie viel Sauerstoff im Blut vorhanden ist. Eine weitere Schwierigkeit ist das Auftreten der **Arteriosklerose**, bei der Ablagerungen die Arterien verengen und verhärten. Werden die Herzkranzgefäße enger, verschlechtert sich die Durchblutung des Herzens und die Herzleistung nimmt ab. Gleichzeitig muss das Herz gegen einen erhöhten Wiederstand anpumpen, der durch zunehmende Starre der Gefäßwände entsteht. Dies führt allmählich zu einem Anstieg des systolischen Blutdrucks.

Hierdurch kommt es mit steigendem Alter zu zunehmender **Herzinsuffizienz**. Dadurch verringert sich die Pumpleistung des Herzens, das Herz kann dem tatsächlichen Sauerstoffbedarf nicht mehr ohne weiteres nachkommen.

Zusätzlich passt sich im Alter die Herzfrequenz weniger an Belastungen an. Veränderungen im Reizleitungssystem können zu **Rhythmusstörungen** führen.

Zu den Weiteren Veränderungen des Herzens im Alter gehört die **Mitralstenose**, eine Einengung der Öffnung der Mitralklappe. Dabei kommt es im Herzen selbst zu einem fortschreitenden Umbau der Segelklappe der linken Herzhälfte (Mitralklappe). Auch Verengungen der Taschenklappen und der Aorta nehmen im Alter zu. Dies führt zu einer wachsenden Zahl von Herzoperationen.

10.3 Psychosoziale Aspekte

Das Herz ist ein zentrales Organ – zentral in seiner Lage und in seiner Funktion, in der es alle Organe miteinander verbindet.

Der Herzschlag versinnbildlicht im Wechsel von **Anspannung und Entspannung** wesentliche Aspekte des Lebens. Dies ist sicher einer der Gründe, warum das Herz auch im Denken der Menschen eine zentrale Rolle einnimmt.

In vielen Zitaten wird das Herz als **Sitz der Seele** beschrieben, trotz der Tatsache, dass seit dem 17. Jahrhundert die Funktion des Herzens medizinisch geklärt ist.

In der Sprache gibt es viele Bilder, die Befindlichkeiten, Verhaltensweisen und Gefühle in Bezug zum Herzen setzen. Man »verliert sein Herz an jemanden«, es »bricht einem das Herz«, einem »sackt das Herz in die Hose«.

Psychische Erkrankungen wie Depressionen und psychosoziale Faktoren wie fehlende soziale Kontakte oder fehlender emotionaler Rückhalt können zur Entstehung von Herzerkrankungen beitragen und deren Behandlung negativ beeinflussen.

Schmerzen im Bereich des Herzens, z. B. bei einer Angina pectoris oder einem Herzinfarkt, gehen häufig mit einem allgemeinen **Vernichtungsgefühl** einher.

Psychische Anforderungen oder Erwartungshaltungen, Angst oder Erschrecken verändern die **Herzfrequenz**. Emotionen wie Wut spiegeln sich ebenfalls darin wider.

Stress oder Schlafentzug beschleunigen den Herzschlag und erhöhen den Blutdruck. Permanenter Stress kann deshalb dazu führen, dass die Betroffenen sich ständig mit der Möglichkeit auseinandersetzen, sie hätten eine ernsthafte Erkrankung des Herzens.

Herzerkrankungen können den Menschen in seinem Kern treffen. Bei der Behandlung und Pflege von Herzerkrankungen ist also ganz besonders die **seelische Befindlichkeit** zu berücksichtigen.

10.4 Krankheitsbilder

10.4.1 Herzinsuffizienz

➜ **Definition Herzinsuffizienz** (lat. in… = un…, sufficiens = ausreichend): Bei der Herzinsuffizienz ist das Herz nicht mehr in der Lage den Organismus mit ausreichend Blut und damit mit genügend Sauerstoff zu versorgen, um den Stoffwechsel unter Ruhe- wie unter Belastungsbedingungen zu gewährleisten.

Die rechte und die linke Herzhälfte versorgen unterschiedliche Teile des Kreislaufs, sodass eine Schwächung sich unterschiedlich auf den Körper auswirkt. Man unterscheidet die **Linksherzinsuffizienz** und die **Rechtsherzinsuffizienz**.

Da es sich aber um ein Organ und einen Kreislauf handelt, beeinträchtigt die Insuffizienz der einen Hälfte immer auch die andere Hälfte des Herzens. Die Insuffizienz des rechten **und** linken Herzens wird **Globalinsuffizienz** genannt.

Ursache einer Insuffizienz sind neben der Erhöhung des Leistungsbedarfs und der Über- oder Unterdosierung von z. B. Betablockern oder Diuretika, verschiedene Krankheiten des Gefäßsystems und der Lungen, die den Herzmuskel überlasten oder schädigen:

- Arteriosklerose (koronare Herzkrankheit, Herzinfarkt)
- Bluthochdruck
- Herzklappenfehler
- chronische Lungenerkrankungen

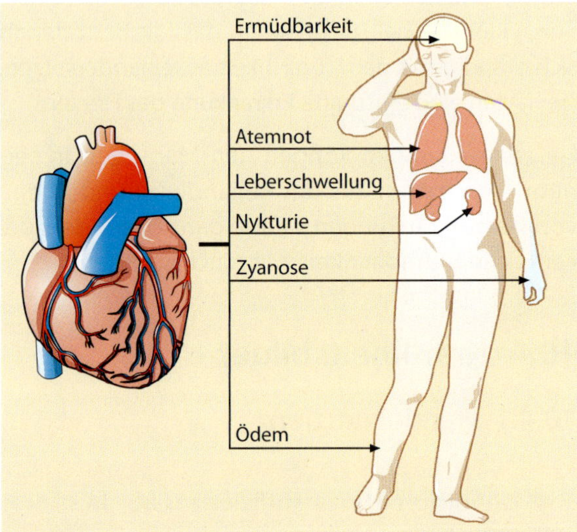

Abb. 10.14: Folgen der Herzinsuffizienz für die Organe.

Häufigste Auslöser sind der Bluthochdruck und die koronare Herzkrankheit, bei der die Durchblutung des Herzens gestört ist. Je nach Ursache tritt die Herzinsuffizienz plötzlich oder langsam auf und ist verschieden stark ausgeprägt. Beim Verlauf der Erkrankung wird zwischen **akuter** und **chronischer Herzinsuffizienz** unterschieden. Die akute Herzinsuffizienz entwickelt sich innerhalb von Stunden bis Tagen, eine chronische Herzinsuffizienz innerhalb von Monaten bis Jahren.

Man unterscheidet die Formen:

- **kompensierte Herzinsuffizienz**: Löst nur bei Belastung Symptome aus. Behandlung stabilisiert die Beschwerden. Schränkt den Betroffenen nicht oder nicht sehr ein.
- Bei der **dekompensierten Form** verschlechtert sich der Zustand des Betroffenen plötzlich (z. B. beim Herzinfarkt) und erfordert sofortiges Handeln, meist stationär. Bereits im Ruhezustand sind Beschwerden bemerkbar. Der Zustand kann sich trotz Behandlung verschlechtern, der Betroffene ist instabil.

Wegen der unzureichenden Blutversorgung nimmt die allgemeine Leistungsfähigkeit ab. Betroffene können beispielsweise Einkaufstaschen nicht mehr in die Wohnung bringen, ohne Verschnaufpausen einzulegen. Eine Herzinsuffizienz verursacht:

- **Tachykardie** (schneller Herzschlag). Organe wie die Niere melden einen zu geringen Druck und einen Sauerstoffmangel an das Gehirn. Daraufhin versucht das Herz, mehr Blut in den Kreislauf zu pumpen, indem es die Pumpfrequenz erhöht. Der geschwächte Herzmuskel pumpt weniger Blut in den Kreislauf. Dadurch bleibt mehr Blut in der Herzkammer zurück und diese weitet sich aus.
- **Dyspnoe** (erschwerte Atmung). Der Blutstau im Lungenkreislauf sowie Flüssigkeitsansammlungen in den Alveolen erschweren den Sauerstoffaustausch. Dies versucht der Körper auszugleichen, indem er die Atemfrequenz erhöht. Ein weiterer Mechanismus der Dyspnoe kann das abgefallene **Herzzeitvolumen** (Volumen des Blutes, welches vom Herz pro Minute in den Blutkreislauf gepumpt wird) sein. Es kommt mit weniger Blut auch weniger Sauerstoff im Gewebe an, was als Dyspnoe wahrgenommen wird – selbst wenn pro ml Blut eine große Menge Sauerstoff vorliegt. Eine weitere Folge einer Herzinsuffizienz kann eine **Orthopnoe** sein und ist Ursache für Luftnot in Ruhe bzw. im Liegen. Sie führt oft dazu, dass Erkrankte nur mit erhöhtem Oberkörper oder gar im Sitzen schlafen können.
- **Ödeme** (Wasseransammlungen im Gewebe). Das Herz nimmt zu wenig Blut aus den Venen auf, sodass sich Blut im Gewebe ansammelt.
- **Nykturie** (nächtliches Wasserlassen). Während der aufrechten Körperhaltung am Tag sammelt sich aufgrund der Schwerkraft Wasser vor allem in den Beinen. Im Liegen fließt dieses Wasser zum Teil wieder ins Blut und erhöht die Gesamtflüssigkeitsmenge im Kreislauf. Daraufhin steigt die Urinproduktion an, es kommt zu nächtlichem Harndrang.

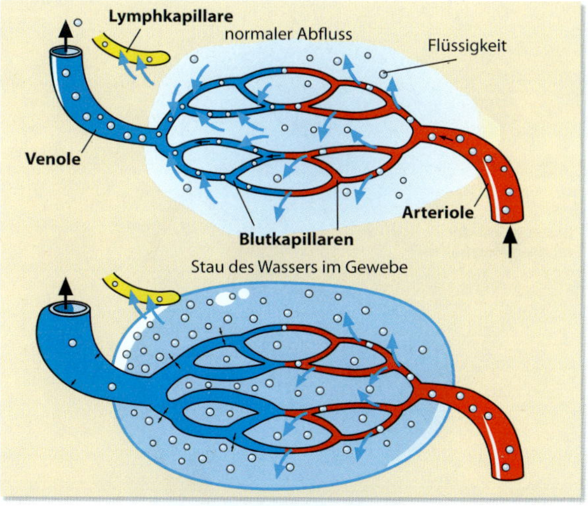

Abb. 10.15: Ödementstehung bei Herzinsuffizienz. Unter normalen Bedingungen wird Flüssigkeit am Anfang der Blutkapillaren ins Gewebe abgepresst (filtriert) und am Ende der Kapillaren per Ansaugkraft zurückgeholt (rückresorbiert) - oder über Lymphgefäße abtransportiert. Wenn sich bei Herzinsuffizienz das Blut in den Venen staut, entsteht ein so starker Gegendruck in den Gefäßen, dass das Wasser nicht ausreichend in die Blutgefäße zurückgeholt werden kann und vermehrt im Gewebe zurückbleibt.

Die **NYHA** (**N**ew **Y**ork **H**eart **A**ssociation) unterscheidet vier Stadien, nach denen sich die Behandlung richtet:

- **Stadium I:** keine Belastungseinschränkung
- **Stadium II:** Einschränkung bei überdurchschnittlicher Belastung (**IIa** Gehstrecke > 200 m, **IIb** Gehstrecke < 200 m)
- **Stadium III:** Einschränkung bei alltäglicher Belastung (z. B. Dyspnoe auf Wohnungsebene)
- **Stadium IV:** keine Belastung möglich, Patient meist bettlägerig

Medikamentöse Therapie

Verschiedene Medikamentengruppen stehen zur Wahl.

ACE-Hemmer und **AT1-Blocker** erweitern die Arterien und senken so den Widerstand, gegen den das Herz anpumpen muss. Außerdem blockieren sie, dass Hormone der Niere das Blutvolumen erhöhen.

β-Rezeptorenblocker blocken die sympathikotonen Wirkungen von Katecholaminen, sie senken also die Herzfrequenz und verbessern so die Herzmuskelversorgung.

Diuretika entlasten das Herz, indem sie den Körper entwässern. Sie erhöhen die Wasserausscheidung über die Nieren und verringern dadurch die Blutmenge.

Digitalispräparate waren früher Mittel der Wahl, werden inzwischen aber bei einer Herzinsuffizienz nur noch eingesetzt, wenn ACE-Hemmer, β-Rezeptorenblocker und Diuretika nicht ausreichend wirken. Sie stärken die Kontraktionskraft und senken die Frequenz des Herzschlags, um die Folgen der Herzinsuffizienz für den Körper zu verringern. Die Kammern sind stärker gefüllt und das Herz leistet mehr.

Da Digitalispräparate nur eine geringe therapeutische Breite haben, ist nur bei Zeichen einer Überdosierung eine regelmäßige Blutspiegelkontrolle notwendig. Mögliche Zeichen der Überdosierung können sein:

- unregelmäßiger Herzschlag
- Übelkeit
- Magen-Darmbeschwerden
- Sehstörungen, u. a. Farbsehen
- Kopfschmerz
- Verwirrtheit

✔ **Tipp** Weiterführende Informationen zur Medikation im Alter:
- Priscus-Liste (Liste potenziell inadäquater Medikation für ältere Menschen)
- www.bmbf.de (Publikation: »Medikation im Alter: Welche Wirkstoffe sind ungeeignet?«)

! Merke Da alle diese Medikamente Auswirkungen auf die Herzfrequenz und den Blutdruck haben, werden Puls und Blutdruck regelmäßig überwacht.

Bei schwerer Herzinsuffizienz aufgrund von bradykarden Herzrhythmusstörungen hilft ein **Schrittmacher**, der die Kontraktionen des Herzens wieder in geeigneter Frequenz, regelmäßig und koordiniert ablaufen lässt. So verbessert sich die Pumpleistung. Bei tachykarden Störungen helfen nur Medikamente.

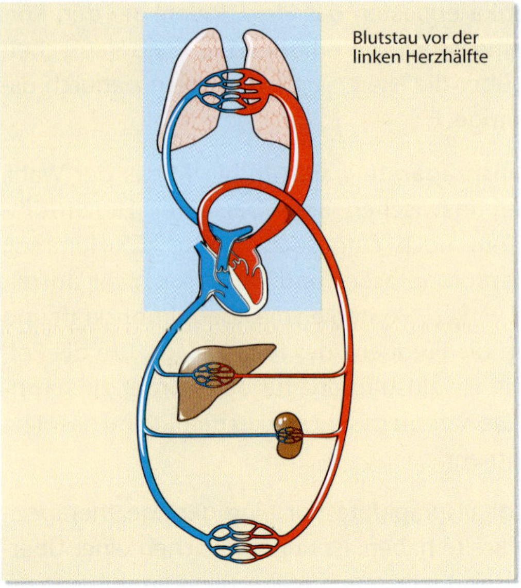

Abb. 10.16: Betroffene Organsysteme bei der Linksherzinsuffizienz

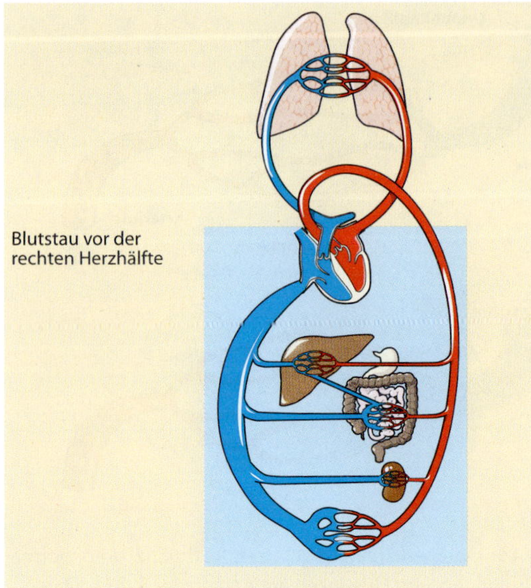

Abb. 10.17: Betroffene Organsysteme bei der Rechtsherzinsuffizienz

Linksherzinsuffizienz

Die **Linksherzinsuffizienz** ist eine Überlastung der linken Herzkammer. Das kann dazu führen, dass sich

- einerseits Blut vor der linken Herzkammer staut und es zu einem Stau in der Lunge (Lungenödem) kommt,
- oder, dass das Herz andererseits nicht mehr in der Lage ist, genügend Blut in die Peripherie auszuwerfen, sodass diese nicht ausreichend durchblutet wird.

Hauptauslöser für eine Linksherzinsuffizienz sind eine ungenügende Durchblutung des Herzmuskels, Arteriosklerose (► LF 1.3, Kap. 11.4.1, S. 460) und Bluthochdruck, der von den Muskeln der linken Kammer dauernd erhöhte Leistungen fordert.

Das Herz passt sich bei Bluthochdruck an die Belastungen an, indem seine **Muskelmasse zunimmt** (Hypertrophie ► LF 1.3, Kap. 10.1.1, S. 430). Dabei nimmt die Durchblutung entsprechend zu. Da hypertrophe Muskeln steifer werden, kann der Herzmuskel irgendwann nicht mehr entspannen und die linke Herzkammer, die von diesem Muskel umgeben wird, kann sich nicht mehr füllen. Deshalb sinkt die Menge Blut, die pro Systole ausgeworfen wird.

Das Herz versucht, die verminderte Leistung auszugleichen, indem es schneller schlägt. Doch die **Tachykardie** überdehnt mit der Zeit die Muskelfasern, sodass diese erschlaffen wie ein zu häufig aufgeblasener Luftballon.

Bei einer unveränderten Pumpleistung der rechten Herzhälfte kommt es nun zu einem Blutstau vor dem linken Herzen in den Lungen. Flüssigkeit wird in die Alveolen gepresst und beeinträchtigt die Sauerstoffaufnahme. Die Folge sind Atemnot und eventuell eine Zyanose, bei der sich die Haut blau färbt. Die Kurzatmigkeit tritt anfangs nur bei Belastung oder Anstrengung auf. Man spricht von einer **Belastungsdyspnoe**.

Besteht der Zustand länger, verdickt sich das Gewebe zwischen Kapillare und Alveolarraum. Dadurch werden die Wände in den Kapillaren undurchlässiger für Sauerstoff und Kohlendioxid. Es besteht eine permanente Kurzatmigkeit aufgrund des Sauerstoffmangels.

Relativ schnell steigt der Druck in der Lunge an und das rechte Herz muss mehr Pumparbeit leisten.

Bei ausgeprägtem Rückstau von Blut in die Lungen und einer massiven Flüssigkeitsansammlung in den Alveolen entsteht ein **Lungenödem** mit

- schwerster Atemnot,
- hörbarem »Brodeln« bei der Atmung,

- blutig schaumigem Auswurf,
- Todesangst,
- aufrechter Sitzhaltung, um die Atmung zu erleichtern,
- aschfahler, kaltschweißiger Haut und
- bläulich verfärbten Lippen und Fingern.

! Merke Das Lungenödem ist ein lebensbedrohender Notfall, bei dem schnell und zielgerichtet gehandelt werden muss. Der Mensch wird schnellstmöglich atmungserleichternd gelagert und die Rettungsleitstelle informiert.

Rechtsherzinsuffizienz

Bei einer **Rechtsherzinsuffizienz** kann die rechte Herzkammer nicht mehr die erforderliche Leistung erbringen, sodass sich Blut in die Venen des Körperkreislaufs zurückstaut. Typische Symptome:

- gestaute Halsvenen
- Ödeme an den Fußknöcheln und den Unterschenkeln, bei liegenden Menschen in der nach unten zeigenden Körperhälfte
- zyanotische Lippen und Hände

Bei der Rechtsherzinsuffizienz staut sich das Blut in die Körpervenen zurück. Das hat zur Folge, dass von dem am Anfang einer Kapillare ins Gewebe abgepressten Plasma am Ende der Kapillare weniger Plasma in die Gefäße zurückfließt. Die verbleibende Flüssigkeit lagert sich im Gewebe ein.

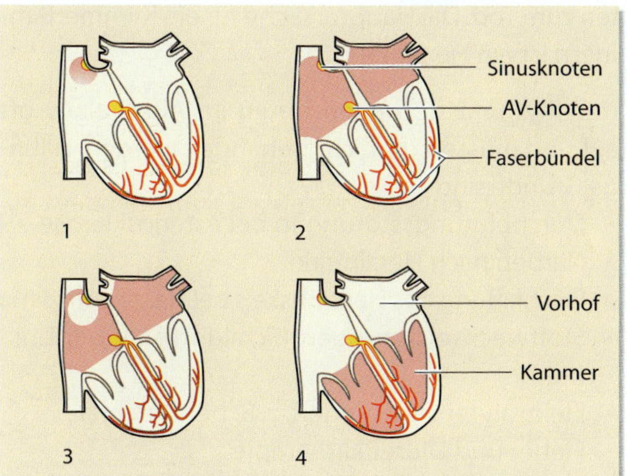

Abb. 10.18: Ausbreitung der Erregung im Herzen.

Gleichzeitig pumpt das Herz weniger Blut in die Lungen, was den Sauerstoffaustausch in den Lungen zusätzlich vermindert. Die Folgen sind

- Belastungsdyspnoe und
- Tachykardie.

Staut sich das Blut bis in die Leber zurück, schwillt diese an und wird druckschmerzhaft. Über den Rückstau in das Pfortadersystem kommt es zu vermehrter Blutfülle im Verdauungstrakt. Folge kann eine Magenschleimhautentzündung mit Appetitlosigkeit sein. Ist ein Blutstau für die Magenschleimhautentzündung verantwortlich, wird sie als **Stauungsgastritis** bezeichnet.

Den **Nieren** fehlt dagegen Blut. Bei einer Mangeldurchblutung produzieren sie nicht hinreichend Harn und die Harnmenge vermindert sich. Die Flüssigkeit wird also nicht ausgeschieden, sondern fließt in die Beine. Dort lagert sich die Flüssigkeit im Gewebe ein und verursacht schmerzhafte **Ödeme**.

Im Liegen tritt die Ödemflüssigkeit wieder vom Gewebe ins Blut über, sodass die Blutmenge plötzlich ansteigt. Häufig tritt ein rascher, als unangenehm empfundener Herzschlag auf, weil das Herz plötzlich die größer werdende Blutmenge bewältigen muss. Nachts kommt es zur **Nykturie**.

Unbehandelt kann sich Flüssigkeit aus dem Gewebe in die Körperhöhlen verlagern, besonders in die Bauchhöhle und in den Pleuraspalt zwischen Lungenfell und Rippenfell, es kommt zu **Aszitis** und **Pleuraergüssen**.

➔ Definition

➔ Aszites: Flüssigkeitsansammlung im Bauch

➔ Pleuraerguss: Flüssigkeitsansammlung im Pleuraspalt

10.4.2 Herzrhythmusstörungen

> **Definition**
>
> **Bradykardie** (griech. brady = kurz): Herzfrequenz < 60/Min.
>
> **Tachykardie:** Herzfrequenz > 100/Min.
>
> **Extrasystole:** zusätzliche Herzaktion
>
> **Asystolie:** Das Herz steht still, keine Erregungen und daher keine Kontraktionen
>
> **Arrhythmie:** unregelmäßige Herzaktionen
>
> **Vorhofflattern:** Vorhoftachykardie von 250–350/Min., eher regelmäßiger Puls mit noch geringer Pumpleistung des Vorhofs
>
> **Vorhofflimmern:** unregelmäßige Kontraktionen ohne nennenswerte Pumpleistung mit einer Vorhoffrequenz von 300–600/Min.
>
> **Kammerflattern:** > 200/Min., Pumpleistung nahezu aufgehoben
>
> **Kammerflimmern:** > 300/Min., unregelmäßig, ohne Pumpleistung

Der Ablauf der Erregung im Erregungsleitungssystem (► LF 1.3, Kap. 10.1.1, S. 430) stellt sicher, dass Vorhof und Kammer nicht gegeneinander arbeiten. Die Erregung erfasst zunächst die Vorhöfe, welche sich zusammenziehen, dann die Kammern, welche pumpen, während die Vorhöfe wieder erschlaffen.

Krankhafte Veränderungen können den Ablauf stören. Mögliche **Herzrhythmusstörungen** sind fast immer bradykard oder tachykard. Bei einer **Bradykardie** schlägt das Herz zu langsam. Ursachen sind:

- Erkrankungen des Sinusknotens (Sick-Sinus-Syndrom)
- ganz oder teilweise fehldende Überleitung der Signale vom Sinusknoten auf den Vorhof (SA-Block)
- zu langsame Überleitung vom Sinusknoten zum AV-Knoten (AV-Block)
- Medikamentenüberdosierung, z. B. mit Betablockern (Synusbrakykarchie)
- Vorhofflimmern: Die Vorhofmuskeln kontrahieren unkoordiniert und zu selten wird eine Erregung zum AV-Knoten geleitet (Bradyarrhythmia absoluta).

Bei einer **Tachykardie** dagegen werden Herzaktionen insuffizient, weil sich die Kammern nicht mehr richtig füllen. Ursachen gibt es viele:

- Ein erhöhter Sympathikotonus, z. B. bei Herzinsuffizienz, Schock, Fieber, Anämie oder Schilddrüsenüberfunktion, feuert den Sinusknoten an.
- Supraventrikuläre Extrasystolen: Im Vorhof kommt es zu zusätzlichen Erregungen, die auf die Kammer fortgeleitet werden.
- Ventrikuläre Extrasystolen: Die zusätzlichen Erregungen entstehen in der Kammer.
- Vorhofflattern und -flimmern mit unregelmäßiger, häufiger Überleitung an die Kammern (Tachyarrhythmia absoluta).

Vorhofflimmern haben viele Menschen mit Herzerkrankungen, vor allem bei einer Linksherzinsuffizienz. Gefährlich sind vor allem Thromben, die sich im Vorhof bilden, da das Blut dort an einigen Stellen im meist erweiterten Vorhof steht und spontan gerinnt. Die Thromben werden verschleppt und führen zu Arterienverschlüssen, z. B. Schlaganfällen oder Beinarterienverschlüssen. Bei diesen Patienten wird versucht, mit Medikamenten, Elektrostimulation oder Schrittmachern wieder Vorhofkontraktionen zu erreichen. Ansonsten muss eine Gerinnungshemmung mit Kumarinen erfolgen.

Kammerflattern ist eine extreme Tachykardie, bei der das Herz kaum noch Blut weiterpumpt. Sie kann in **Kammerflimmern** übergehen, bei der das Herz nicht mehr pumpt. Kammerflimmern kommt einem Herzstillstand gleich und führt innerhalb von Minuten zum Tod. Die Hauptursache für ein Kammerflimmern ist ein Herzinfarkt.

Herzrhythmusstörungen treten im Alter relativ oft auf und müssen oft nicht behandelt werden. Häufige Gründe sind:

- Durchblutungsstörungen bei Arteriosklerose
- Narben nach Herzinfarkt
- Erschlaffung des Herzmuskels bei Herzinsuffizienz
- Stoffwechselstörungen (Schilddrüsenüberfunktion)
- Elektrolytentgleisungen, z. B. bei Durchfall, Fieber und Diuretikatherapie
- Medikamente (► LF 1.3, Kap. 7.1, S. 363)
- psychosozialer Stress

Aufschluss über die Art der Störung gibt das Elektrokardiogramm (EKG) (► LF 1.5, Kap. 2.2.5, S. 870).

> **! Merke** Extrasystolen sind auch bei gesundem Herzen normal. Ihre Zunahme muss aber registriert werden, da sie Vorboten gefährlicher Störungen sein können.

Muss eine Herzrhythmusstörung behandt werden, wird zuerst die Grunderkrankung behandelt. Reicht das nicht oder ist die Behandlung erfolglos, werden Antiarrhythmika gegeben, die allerdings selber auch Rhythmusstörungen verursachen können. Darüber hinaus werden dem Patienten bei Rhythmusstörungen, die eine Thrombenbildung fördern, Antikoagulanzien verabreicht.

Herzschrittmacher

Haben die Rhythmusstörungen erhebliche Auswirkungen auf die Kreislauffunktion, ist ein **Schrittmacher** erforderlich, um die Herzaktion zu harmonisieren. Dies ist der Fall bei:

- Bradykardie
- Kombinationen von langsamen und schnellen Herzrhythmusstörungen
- unzureichender Zunahme der Herzfrequenz bei Belastung

Der Herzschrittmacher wird in einer **Operation** meist unterhalb des Schlüsselbeins unter die Haut gelegt. Er ist über Elektroden mit dem Herzen verbunden. Die Elektroden erreichen das Herz durch die obere Hohlvene. Sie sind je nach Aufgabenstellung im rechten Vorhof und der rechten Kammer verankert. Bei Herzschrittmachern zur Behandlung der Herzinsuffizienz führt eine dritte Elektrode zur linken Kammer.

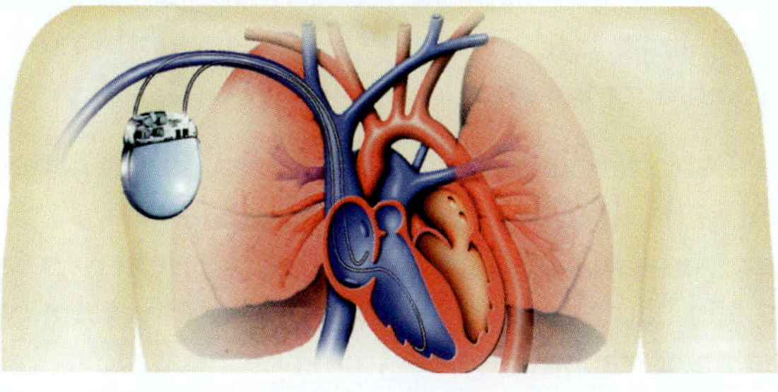

Abb. 10.19: Lage des Herzschrittmachers

Die Operation findet in örtlicher Betäubung statt und ist in jedem Alter möglich. Ein Wechsel des Herzschrittmachers gestaltet sich meist komplikationslos und ist von der Laufzeit der Batterie abhängig. Eine durchschnittliche Batterie hält etwa zehn Jahre.

Der **Computer** des Herzschrittmachers überwacht den Herzschlag. Die meisten Herzschrittmacher greifen nur ein, wenn der Herzschlag unregelmäßig wird oder unter eine eingestellte Frequenz abfällt. Man spricht dann von einem **Demand-Schrittmacher** (engl. demand = bei Bedarf). Einstellungen, Funktion und Ladezustand der Batterie können von außen überprüft werden. Hierfür sind regelmäßige Kontrolluntersuchungen beim Kardiologen notwendig. Ein sogenannter **Schrittmacherpass** enthält alle wichtigen Daten.

> **✔ Tipp** Ältere Menschen haben häufig die Sorge, dass der Schrittmacher am Sterben hindern könnte. Die Durchblutung des Herzen wird durch einen Herzschrittmacher länger gewährleistet und die Patienten sterben dadurch entsprechend später. Ein Herzschrittmacher kann den Sterbeprozess nicht komplett aufhalten.

Es gibt sogar Herzschrittmacher, die Kammerflimmern und andere gefährliche Rhythmusstörungen erkennen und dem Herz einen Elektroschock verpassen (defibrillieren). Sie heißen **ICD** (Implantable Cardioverter Defibrillator). In besonderen Pflegesituationen, z. B. in der palliativen Versorgung, ist es notwendig, über die Einstellung des ICD mit einem Kardiologen zu beraten.

Pumpversagen

Die extremste Form der Herzrhythmusstörung ist das **Pumpversagen**. Pumpversagen kann in unterschiedlicher Art und Weise auftreten:

- **Kammerflimmern:** Bei dieser völlig ungeordneten Muskeltätigkeit der Herzkammern wird kein Blut mehr gefördert. Das Flimmern kann Folge von Extraschlägen sein oder nach einem Herzinfarkt auftreten.

LF 1.3

LF 1.3

- **Asystolie:** Ursachen sind eine plötzliche starke Reizung des Parasympathikus (Vagusreiz), der Verbrauch jeglicher Stoffwechselreserven oder massive Elektrolytentgleisungen, vor allem des Kaliums.

Um einen Zelluntergang zunächst im Hirn, dann in den anderen Organen zu vermeiden, muss so schnell wie möglich die Herz-Lungen-Wiederbelebung (► LF 1.3, Kap. 24.2.2, S. 778) eingeleitet werden.

10.4.3 Herzklappenfehler

Besonders häufig sind die Klappen der linken Herzhälfte geschädigt, die **Mitral-** und **Aortenklappe**. Ursache sind Ablagerungen ähnlich einer Arteriosklerose (► LF 1.3, Kap. 11.4.1 S. 460), Entzündungen oder Folgen eines Herzinfarkts (► LF 1.3, Kap. 10.4.4, S. 444).

Nach Überstehen der Krankheit heilen die Klappen. Beim Heilen vernarben und verwachsen sie, was ihre Funktion bleibend stört. Man unterscheidet zwei Arten der Störung, die auch gemeinsam auftreten können:

- Eine **Stenose** besteht, wenn Vernarbungen die Klappenöffnung einengen, sodass der Blutstrom nicht mehr ungehindert durch die Klappe fließt. Es kommt zu einer Druck- und Volumenbelastung der davor liegenden Herzhöhle, bei einer Aortenstenose also der linken Kammer.

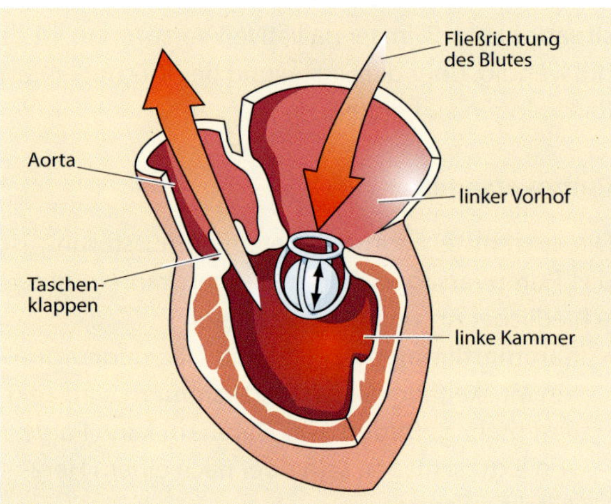

Abb. 10.20: Ersatz der Mitralklappe

- Eine **Insuffizienz** liegt vor, wenn die Klappe nicht mehr richtig schließt und Blut zurückfließt. Ein Teil des Blutes wird als Pendelblut nur zwischen Vorhof und Kammer oder zwischen Kammer und Gefäß hin und her bewegt. Es kommt zu einer Volumenbelastung. Der Blutstrom verlangsamt sich und es droht eine Thrombenbildung.

Sind die Störungen schwerwiegend, bleibt nur der operative Ersatz der Klappe.

10.4.4 Koronare Herzkrankheit

Die **koronare Herzkrankheit** (KHK), eine Arteriosklerose der Herzkranzgefäße, und ihre Folgen sind die häufigste Todesursache bei den Erkrankungen des Herz-Kreislauf-Systems (► LF 1.3, Kap. 11.4.1 S. 460). Der Mensch kann unter verschiedenen Störungen leiden:

- Angina pectoris
- Herzinsuffizienz (► LF 1.3, Kap. 10.4.1 S. 437)
- Herzrhythmusstörungen (► LF 1.3, Kap. 10.4.2, S. 442)

Die Herzkranzgefäße verengen sich langsam und Symptome treten meist erst im fortgeschrittenen Stadium auf.

Angina pectoris

Eine gestörte Durchblutung des Herzens führt zu einem Missverhältnis zwischen Sauerstoffangebot und Sauerstoffbedarf des Herzens. Bei körperlicher Anstrengung, psychosozialem Stress, Blutdruckabfall, Kälte oder ohne erkennbaren Anlass treten anfallweise Schmerzen und Engegefühl (lat. angere = verengen, erdrosseln) in der Herzgegend auf, eine **Angina pectoris**. Die Schmerzen strahlen häufig in beide Arme aus, häufiger jedoch in den linken Arm (70 %), linke Halsseite und Unterkiefer und in den Rücken oder Bauch.

Der Betroffene klagt über Schmerzen und Engegefühl in der Brust, verbunden mit starker Angst bis zum Vernichtungsgefühl. Das Gesicht ist blass, die Schleimhäute gelegentlich zyanotisch. Kurzatmigkeit beeinträchtigt den Betroffenen zusätzlich.

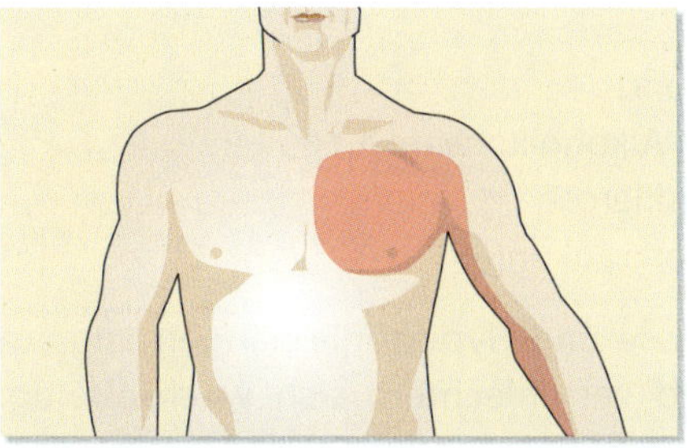

Abb. 10.21: Schmerzausbreitung bei Angina pectoris

In Ruhe und nach Gabe von Medikamenten, die das Herz entlasten, bessert sich der Zustand im Allgemeinen schnell: Denn je weniger das Herz arbeiten muss, desto eher reicht die vorhandene Durchblutung wieder aus.

Nitropräparate, die als Spray unter die Zunge gegeben oder als Kapsel aufgebissen werden, entlasten vorübergehend das Herz, indem sie die venösen Gefäße weitstellen. Das Blut sammelt sich in den Venen und muss vom Herzen nicht mehr gepumpt werden. Nitropräparate wirken nur sehr kurz, aber schnell. Allerdings senken sie den Blutdruck deutlich. Spezielle **Kalziumantagonisten** stellen die arteriellen Herzkranzgefäße weit.

Je nach Ausmaß und Lage der Stenosen werden die Koronararterien über einen **Katheter** aufgedehnt (PTCA = perkutane transluminale Coronarangioplastie) oder es wird operativ ein **Bypass** (Umgehung) gelegt (► LF 1.3, Kap. 11.4.1 S. 465).

Es wird zwischen einer stabilen und instabilen Angina pectoris unterschieden:
- **stabile Angina pectoris:** ersichtlicher Auslöser, z. B. körperliche Belastung und Besserung nach Medikamentengabe
- **instabile Angina pectoris** oder auch **Akutes Koronarsyndrom:** erstmaliges Auftreten, Auftreten ohne Belastung, keine oder kaum Besserung auf Medikamentengabe

! Merke Bei erstmaligem Auftreten von Schmerzen und jeder anderen **instabilen Angina pectoris** im Brustraum ist eine umfassende medizinische Abklärung erforderlich, da es sich immer um einen Herzinfarkt handeln kann.

Herzinfarkt

➡ Definition

➡ **Infarkt:** vollständiger Verschluss einer Arterie oder eines Arterienastes mit Absterben des Gewebes hinter dem Verschluss

➡ **Akutes Koronarsyndrom:** Zusammenfassung der instabilen Angina pectoris und des Herzinfarkts, da sie die gleiche Ursache und weitgehend Diagnostik und Therapie haben. Dazu kommt noch der plötzliche Herztod.

Auslöser eines **Herzinfarkts**, auch Myokardinfarkt genannt, sind Blutgerinnsel, die z. B. in einer vorgeschädigten Koronararterie entstehen oder als Embolus ins Herz gespült werden.

Insbesondere ist an einen Herzinfarkt zu denken, wenn zusätzlich zu den Beschwerden einer Angina pectoris
- eine schwere Atemnot,
- Pulsbeschleunigung,
- Blutdruckabfall oder
- Herzrhythmusstörungen auftreten.

Es gibt allerdings mit zunehmendem Alter und insbesondere bei Diabetikern **»stumme« Infarkte** ohne ausgeprägte Symptome. Unwohlsein, leichte Atemnot, Herzrhythmusstörungen oder Ohnmachtsanfälle können dann die einzigen Hinweise sein. Auch bei **Frauen** fehlen häufig die oben

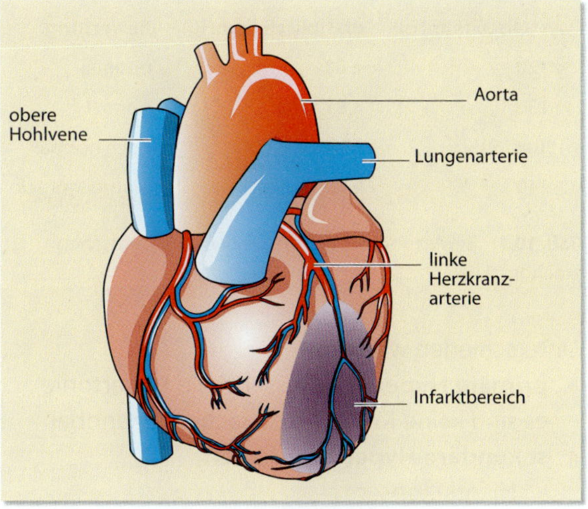

Abb. 10.22: Herzinfarkt im Bereich der Vorderwand

LF 1.3

beschriebenen typischen Zeichen. Oft äußern sich Herzinfarkte bei Frauen durch Oberbauch- oder Rückenschmerzen, Schweißausbrüche und Erbrechen.

Der Herzinfarkt verursacht typische Veränderungen im EKG. Im Blut sind bestimmte Werte erhöht, z. B. das Troponin und die CK-MB, die die Herzmuskelzellen bei einer Nekrose freisetzen.

Komplikationen sind ein erneuter Infarkt, Herzrhythmusstörungen bis zum plötzlichen Herztod, z. B. durch ein Kammerflimmern, Herzinsuffizienz und Aussackung (Aneurysma) der Herzwand im Narbenbereich mit der Gefahr von arteriellen Embolien.

> **! Merke**
> Bei jedem Verdacht auf Herzinfarkt muss sofort die Rettungsleitstelle alarmiert werden.

10.4.5 Arterielle Hypertonie

> **Definition** **Hypertonie** (Hochdruck): chronische Erhöhung des arteriellen Drucks. Nach Definition der Deutschen Hochdruckliga besteht eine Hypertonie, wenn in körperlicher Ruhe – unabhängig vom Alter – Werte über 140/90 mmHg gemessen werden.

systolisch (mmHg)	diastolisch (mmHg)	Bewertung
< 120	< 80	optimal
< 130	< 85	normal
130–139	85–89	hoch normal
≥ 140	≥ 90	Bluthochdruck

Tab. 10.1: Bewertung des Blutdrucks nach der Deutschen Hochdruckliga.

Unterschieden werden:
- **primäre Hypertonie** (essenzielle Hypertonie), es sind keine Krankheitsursachen erkennbar
- **sekundäre Hypertonie**, durch
  - Nikotinkonsum
  - Adipositas
  - Stress
  - Vererbung
  - starken Alkoholkonsum
  - Arteriosklerose
  - Nierenerkrankungen

Arteriosklerose und Hypertonie hängen eng zusammen und verschlechtern sich wechselseitig. Bei der Arteriosklerose sind die Gefäße nicht elastisch, sodass sich der Druck innerhalb des Gefäßes erhöht. Ein erhöhter Druck schädigt wiederum die Innenhaut der Arterien, was die Arteriosklerose verschlimmert.

Nach den Auswirkungen auf die Organe unterscheidet die WHO **drei Schweregrade** der Hypertonie:
- **Schweregrad I:** Hochdruck ohne Nachweis von Organschäden
- **Schweregrad II:** Hochdruck mit leichten Organschäden, z. B. mit einer verdickten Wand der linken Herzkammer und verengten Netzhautgefäßen (Augenhintergrund ► LF 1.3, Kap. 19.1.2, S. 675)
- **Schweregrad III:** Hochdruck mit schweren Organschäden, z. B. mit einer ungenügenden Leistung der linken Herzkammer, Einblutungen in Netzhaut und Gehirn, Niereninsuffizienz oder druckbedingten Hirnleistungsstörungen

Menschen mit Bluthochdruck sind lange Zeit beschwerdefrei. Im **Krankheitsverlauf** kommt es zu Kopfschmerzen, Schwindel, Herzklopfen und Atemnot bei Belastung. Häufig treten Sehstörungen, Ohrensausen und Blutungen in die Bindehaut des Auges auf. Die Symptome sind Auswirkungen des erhöhten Drucks auf **Gehirn**, **Herz** und **Nieren**.

Ziel der Hochdruckbehandlung ist eine Senkung des Drucks auf Normalwerte. Grundlagen sind:
- Gewicht normalisieren
- Kost, die arm an tierischen Fetten ist
- ausreichender Schlaf
- ständige psychische Belastungen vermeiden
- Rauchen einstellen
- mäßiger oder gar kein Alkoholgenuss

Die **medikamentöse Therapie** setzt unterschiedlich an und wird durch regelmäßige Blutdruckmessungen überwacht (► LF 1.3, Kap. 1.2.2, S. 144).

- **Vasodilatatoren** und **Kalziumantragonisten** sind gefäßerweiternde Mittel, die den Widerstand des Gefäßsystems reduzieren. Am häufigsten werden ACE-Hemmer und AT1-Blocker eingesetzt.
- **Diuretika** sind entwässernde Substanzen, die den Blutdruck senken, indem sie das Blutvolumen verringern.

Wie bei allen Krankheiten, bei denen Menschen ihr Leben lang auf Medikamente angewiesen sind, kommt es auch bei Hochdruckkranken zu dem Bedürfnis, das Medikament abzusetzen. Das selbstständige Absetzen von blutdrucksenkenden Medikamenten ist jedoch gefährlich, da der Blutdruck krisenhaft ansteigen kann. Die meisten blutdrucksenkenden Substanzen wirken etwas nach, sodass zunächst bei der Kontrolle des Blutdrucks nichts auffällt.

Eine **Hochdruckkrise** erkennt man an hohen systolischen Werten sowie an einer Funktionsbeeinträchtigung von Herz und Gehirn. Häufig kommt es zu Kopfschmerzen oder Verwirrtheit. Wegen der starken Belastung der linken Herzhälfte können auch ein Lungenödem oder Anfälle von Angina pectoris eintreten. Zusätzlich können bleibende Hirnschäden und eine Aortendissektion vorkommen.

Spätfolgen der Hypertonie sind vor allem Niereninsuffizienz (► LF 1.3, Kap. 14.4.1, S. 546) und Linksherzinsuffizienz. Bluthochdruck ist auch ein wichtiger Risikofaktor für Herzinfarkt und Schlaganfall (► LF 1.3, Kap. 18.4.8, S. 655).

> **! Merke** Bei Hochdruckkrisen sofort den Blutdruck mit dem durch den Arzt verordneten Bedarfsmedikament senken und die Rettungsleitstelle alarmieren. Ein sehr hoher Bluthochdruck (z. B. 250 mmHg) **ohne Symptome** ist keine Hochdruckkrise, sondern eine Entgleisung. Das Bedarfsmedikament reicht zunächst aus und die Rettungsleitstelle ist nicht zu informieren.

10.4.6 Hypotonie

> **Definition** **Hypotonie** (niedriger Blutdruck): systolische Werte unter 100 mmHg und diastolische unter 60 mmHg

Die **Hypotonie** kann vielfältige Ursachen haben:
- kontitutionell. Vor allem junge Frauen leiden an niedrigem Blutdruck.
- Herzinsuffizienz
- Austrocknung
- Kreislaufregulationsstörungen bei Infekten
- entwässernde und gefäßerweiternde Medikamente

Einer der häufigsten Gründe für eine akute Hypotonie bei alten Menschen ist eine **orthostatische Dysregulation** mit Versacken größerer Blutmengen in den Beinen durch zu rasches Aufstehen. Normalerweise sollte in dieser Situation die Herzfrequenz ansteigen. Die Symptome sind:
- Müdigkeit
- Abgeschlagenheit
- Schwindel
- »Schwarzwerden vor den Augen«, besonders bei raschem Lagewechsel
- Ohrensausen
- eventuell Hautblässe
- ~~Tachykardie~~

> **Definition** **Synkope** (Kreislaufkollaps): plötzliche, kurz andauernde Bewusstlosigkeit, die **spontan** wieder aufhört. Ursachen sind z. B. Hypotonie, Epilepsien, TIAR.

Neben der kreislaufbedingten (orthostatischen) **Synkope** gibt es neurale (vasovagale), vom Herzen ausgehende (kardiogene) und hirndurchblutungsbedingte (zerebrovaskuläre) Synkopen.

Als **Sofortmaßnahme** werden die Beine und der Kopf flach gelagert. Eine medikamentöse Behandlung ist nur bei schweren Beeinträchtigungen erforderlich. Meist wird ein Mittel gegeben, das die Gefäße eng stellt.

! Merke Alte Menschen reagieren bei Hypotonie häufig mit Verwirrtheit, bei nächtlichen Blutdruckabfällen auch mit Schlaflosigkeit. Eine Tasse Kaffee am frühen Abend beugt vor.

LF 1.3

10.4.7 Schock

Definition Schock: allgemeines Versagen des Kreislaufs

Einzelne oder alle Organe werden nicht mehr ausreichend mit Sauerstoff versorgt. Dies kann zu **Bewusstlosigkeit** oder zum **Versagen von Organen** führen, z. B. zu Lungen- oder Nierenversagen.

Ursache des Schocks sind Störungen der Blutzirkulation oder eine reduzierte Blutmenge:

- Große Blutverluste nach schweren Verletzungen oder starker Wasserverlust nach Erbrechen oder Durchfällen führen zu einem **Volumenmangelschock.**
- Eine verminderte Pumpleistung des Herzens nach einem Herzinfarkt verursacht einen **kardiogenen Schock**.
- Eine allergische Reaktion, bei der sich die Gefäße stark weitstellen, führt zu einem **anaphylaktischen Schock**.

Der Körper versucht, den Blutdruck zu stabilisieren, indem er das Stresshormon **Adrenalin** ausschüttet. Um die Blutversorgung von Gehirn und Herz sicherzustellen, verengen sich die Arteriolen von Haut, Muskulatur und Magen-Darm-Trakt. Die Sicherstellung der Blutversorgung von Herz und Gehirn wird **Kreislaufzentralisation** genannt.

Hauptsymptome des Schocks sind:

- schneller, schwacher Puls
- systolischer Blutdruck unter 100 mmHg
- kalte, schweißige Haut
- Blässe
- Bewusstseinstrübung bis zur Bewusstlosigkeit

! Merke Der Schock ist ein lebensbedrohendes Ereignis. Die Rettungsleitstelle muss informiert werden. Neben den Sofortmaßnahmen (► LF 1.3, Kap. 24.2.2, S. 776) ist eine Ursachenbehandlung im Krankenhaus erforderlich.

10.4.8 Anämie

Definition Anämie (Blutarmut): Mangel an Hämoglobin (roter Blutfarbstoff) oder Erythrozyten (rote Blutkörperchen)

Eine **Anämie** verschlechtert die Sauerstoffversorgung der Organe.

Bei einer **Blutungsanämie** verringert sich die Zahl der Erythrozyten aufgrund eines größeren Blutverlusts. Im Alter ist ein Blutverlust über den Magen-Darm-Trakt häufig. Hauptauslöser für Blutungen im Magen-Darm-Trakt sind Tumoren der Darmwand und die Einnahme von **Schmerzmitteln** aus der Gruppe der nichtsteroidalen Antirheumatika (NSAR) (► LF 1.3, Kap. 7.1.5, S. 382).

Bei der **Eisenmangelanämie** fehlt es dem Körper an Eisen (chronische Gastritis ► LF 1.3, Kap. 13.4.4 S. 512), um ausreichend Hämoglobin zu produzieren. Gründe sind:

- zu geringe Eisenaufnahme
- erhöhte Verluste bei chronischen Blutungen
- Verwertungsstörungen bei Tumoren oder chronischen Entzündungen

Die Einnahme von **Eisenpräparaten** in Form von Tabletten beseitigt die Anämie bei den beiden ersten Ursachen. Bei Verwertungsstörungen wird die Grunderkrankung behandelt, notfalls werden Erythrozyten transfundiert.

Bei der **Vitamin-B12-Mangelanämie** ist die Zahl der Erythrozyten stark vermindert, denn Vitamin B12 ist an der Zellentstehung im Knochenmark beteiligt. Intramuskuläre Injektionen mit Vitamin B12 gleichen den Mangel aus.

10.5 Pflege

10.5.1 Krankenbeobachtung bei Erkrankungen des Herzens

► LF 1.3, Kap. 1.1.1, S. 125

Herzerkrankungen können sich sowohl auf die **Herzfrequenz** und den **Blutdruck** als auch auf die **Atmung** auswirken. Die Krankenbeobachtung bei Patienten mit Herzerkrankungen bezieht sich im Wesentlichen auf diese drei Bereiche. Zusätzlich sollte auf Schwellungen im Bereich der Unterschenkel als Zeichen für **Ödeme** und Änderungen der allgemeinen **Belastbarkeit** geachtet werden.

Erfasst werden bei der Krankenbeobachtung die sogenannten **Vitalzeichen** (lat. vita = Leben):

- Puls
- Blutdruck
- Atmung

Weiter gefasst gehören auch Bewusstsein und Temperatur zu den Vitalzeichen.

10.5.2 Pflege bei Herzinsuffizienz

Die Pflege bei einer Herzinsuffizienz umfasst neben der medikamentösen Therapie auch die nötige **Anpassung** der

- täglichen Belastung und
- Flüssigkeitszufuhr.

Zudem soll der Mensch lernen, wie er mit seiner Kurzatmigkeit am besten umgeht und sich bei akuter Atemnot richtig verhält.

Dem erkrankten Menschen stehen damit einige Veränderungen bevor, welche mit fachlicher Unterstützung besser gelingen oder erst möglich werden.

Belastungsminderung

Belastungen sollten nicht sofort und ausschließlich vermieden werden. Bei beginnender Herzinsuffizienz ist sogar ein vorsichtiges **körperliches Training** ratsam, denn dies verbessert die Sauerstoffaufnahme und stärkt das Herz. Das Training sollte allerdings unbedingt unter fachlicher Anleitung erfolgen, z. B. in einer sogenannten Herzsportgruppe.

Ist das Herz stark geschwächt, sollten Belastungen vermieden werden:

- Beim Heben und Tragen **schwerer Lasten** ist Unterstützung erforderlich.
- Einer **Obstipation** wird vorgebeugt, um eine Belastung des Herzens durch einen erhöhten Druck beim Pressen zu vermeiden (► LF 1.3, Kap. 1.9.6, S. 277).
- Die Pflegefachkraft begegnet Aufregungssituationen mit einer **empathischen Gesprächsführung**.

Trinkmenge

Sowohl bei der Rechts- als auch bei der Linksherzinsuffizienz liegt ein Pflegeschwerpunkt in der Beobachtung der **Flüssigkeitsversorgung**. Die allgemein empfohlene Trinkmenge von 1,5–2 l/Tag kann, wenn die Nieren nicht ausreichend arbeiten, unter Umständen zu hoch sein. Allerdings lassen sich wegen der Gefahr der Austrocknung keine absoluten Mengenangaben machen, sondern sie sind individuell nit dem Arzt zu besprechen.

> **! Merke** Es gilt grob die Regel: Trinkmenge etwa 500 ml über der Urinmenge des Vortags.

Ordnet der behandelnde Arzt eine Flüssigkeitsbeschränkung an, muss die Flüssigkeit exakt bilanziert werden (► LF 1.3, Kap. 1.5.2, S. 164).

Ob eine Austrocknung oder Wasseransammlung besteht, lässt sich an der Beschaffenheit der **Haut** und Schleimhäute registrieren. Ein geschwollener Unterschenkel, auf dem ein Fingerdruck eine Delle hinterlässt, ist ein Unterschenkelödem. Auch eine rasche Gewichtszunahme kann ein Zeichen von Wassereinlagerungen sein. Bei trockener Haut bleiben abgehobene Hautfalten stehen.

Bei der Herzinsuffizienz ist es sinnvoll, jeden Tag das **Gewicht** zu bestimmen:

- nach dem Wasserlassen am Morgen
- unbekleidet
- immer auf derselben Waage
- Waage nicht verstellen

Die gemessenen Werte werden dokumentiert und bei Besuchen jeweils dem Arzt gezeigt.

LF 1.3

! Merke Eine Gewichtszunahme über 1 kg in 2–3 Tagen sollte umgehend dem betreuenden Arzt mitgeteilt werden.

Atemunterstützende Lagerung bei Herzerkrankungen

Atemunterstützende Lagerungen ► LF 1.3, Kap. 1.1.2, S. 132

Bei der **Rechtsherzinsuffizienz** engen gelegentlich Wasseransammlungen im Bauch die Lunge ein und beeinträchtigen die Atmung (► LF 1.3, Kap. 10.4.1, S. 441). Bei einer **Linksherzinsuffizienz** stören Flüssigkeitsansammlungen im Lungengewebe die Atmung (► LF 1.3, Kap. 10.4.1, S. 440). Eine **Oberkörperhochlagerung** und aufrechtes Sitzen erleichtern die Atmung, da die Lunge sich in aufrechter Position besser ausdehnen kann und damit die Atmungsfläche zunimmt.

Auch der nach vorn gebeugte sogenannte **Kutschersitz** (► LF 1.3, Kap. 1.1.2, S. 134) erleichtert die Atmung.

Insgesamt sollten Kranke mit Herzinsuffizienz so wenig wie möglich liegen, um einer Immobilisation, hypostatischen Pneumonie und einem Dekubitus vorzubeugen. Während der Nacht unterstützt das Hochlagern der Arme die Atmung. Auch eine Knierolle erleichtert die Atmung, da sie die Bauchmuskulatur entspannt. Bei schwerer Herzinsuffizienz und bei bettlägerigen Kranken gewährleistet ein Herzbett – ein Krankenbett mit Verstellmöglichkeiten für Bein-, Mittel- und Kopfteil – eine leichte Atmung. Das Hochlagern der Unterschenkel beugt Ödemen vor. Auch bei bettlägerigen Patienten unterstützt ein aufrechter Oberkörper die Atmung.

Die Pflegefachkraft wechselt die Lagerung regelmäßig, um einen Dekubitus zu vermeiden und einer Pneumonie durch Minderbelüftung der unteren Lungenabschnitte vorzubeugen.

Abb. 10.24: Warnhinweis für Patienten mit Herzschrittmacher (Gesundheitsschutz nach VBG 125)

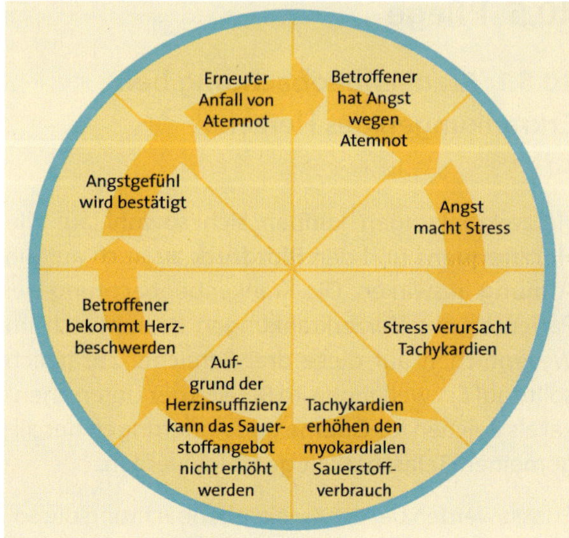

Abb. 10.23: Angst und Atemnot

Angstminderung

Atemnot ist oft mit **Angst** verbunden. Deshalb sollten betroffene Pflegebedürftige möglichst über die Zusammenhänge von Atemnot und Herzerkrankung aufgeklärt werden. Das Einüben der geeigneten Maßnahmen zur Atemerleichterung (► LF 1.3, Kap. 1.1.2, S. 132) und eine gesprächsbereite Haltung verbunden mit ruhigem Auftreten unterstützen den Patienten bei der Angstbewältigung.

10.5.3 Pflege bei Schrittmacherversorgung

Bei Pflegebedürftigen mit **Herzschrittmacher** erfolgt täglich eine **Pulskontrolle**, um Unregelmäßigkeiten oder Pausen zu bemerken. Dabei wird der Puls über eine Minute ausgezählt und auf Unregelmäßigkeiten geachtet.

Subjektiv empfundenes Herzklopfen, Schwindel, anhaltender Schluckauf, Herzrasen und Atembeschwerden sollten ärztlich abgeklärt werden, ebenso Schmerzen und Entzündungen am Ort der Implantation.

Die Pflegefachkraft unterstützt den Betroffenen bei der Wahrnehmung seiner **Kontrolltermine**. Diese sind in der Regel:

- direkt nach der Implantation
- 6 Wochen bis 3 Monate danach

- 6 Monate nach der Operation
- bei problemloser Funktion dann alle 6 Monate

Menschen mit Herzschrittmacher können bedenkenlos **elektrische Geräte** wie Fernseher, Computer oder Haushaltsgeräte nutzen. Heizdecken, Induktionsherde und Therapiegeräte (TENS-Geräte) können dagegen den Herzschrittmacher stören. Mobilfunkgeräte sollten in einem Abstand von 20 cm gehalten werden. Patienten mit Herzschrittmachern sollten starken elektrischen Feldern aus dem Weg gehen.

> **! Merke** Orte, an denen Gefahren für Menschen mit Schrittmacher bestehen, sind meist mit Warnsymbolen gekennzeichnet.

Ansonsten ist ein Mensch mit Herzschrittmacher in der Lage, seinen normalen Tätigkeiten nachzugehen und die gewohnten Hobbys auszuüben.

> **! Merke** Bei Flugreisen oder in Museen sollte der Patient immer seinen Schrittmacherausweis vorlegen, um die Untersuchung mit den Metalldetektoren zu umgehen.

Vor **Untersuchungen** oder **Behandlungen** informiert die Pflegefachkraft den Arzt oder die Ausführenden über den Schrittmacher, da in der medizinischen Diagnostik und Therapie häufig mit elektrischen Feldern gearbeitet wird, z.B. bei der Kernspintomografie, der Nierensteinzertrümmerung und bei allen Operationen, bei denen eine Blutstillung mit Elektrogeräten erfolgt.

10.5.4 Krankenbeobachtung bei Erkrankungen des Blutes

Bei der Krankenbeobachtung von Menschen mit Erkrankungen des Blutes ist vor allem auf Anzeichen von **Anämien**, **Infektionen** und **Gerinnungsstörungen** zu achten.

Dabei sollten auch scheinbar unwichtige Veränderungen dokumentiert werden, denn gerade im Anfangsstadium einer Blutkrankheit sind die Symptome oft diffus und uneinheitlich. Aufschluss bringt in den meisten Fällen erst eine Blutuntersuchung im Labor.

Anämie

Bei der **Anämie** finden sich typische Zeichen einer Sauerstoffunterversorgung. Besonders auffällig ist eine sich langsam entwickelnde Leistungsschwäche, die später in Müdigkeit übergeht. Üblicherweise aktive Personen werden antriebslos, meiden Bewegung und geraten bereits bei geringen Anstrengungen außer Atem.

Bei der Kontrolle der **Vitalzeichen** ist eine Tachykardie festzustellen. Der Körper versucht, die mangelnde Sauerstoffaufnahme zu kompensieren, indem er die Blutzirkulation beschleunigt. Dadurch ist den Betroffenen häufig schwindelig, was besonders beim Aufstehen zu beachten ist.

> **! Merke** Bei einer bislang unauffälligen koronaren Herzkrankheit kann der Sauerstoffmangel zu Herzschmerzen und bei Belastung zum Angina-pectoris-Anfall führen.

Die **Haut** der Betroffenen erscheint blass, manchmal fahlgelb. Auch die Schleimhäute wirken heller als bei gesunden Menschen. Beruht die Anämie auf einem Eisenmangel, ist die Zellfunktion gestört. Dies führt zu einer spröden, rissigen Haut und sogenannten Rhagaden, schmale Risse an den Mundwinkeln. Die Kopfbehaarung wirkt strohig und glanzlos, die Nägel sind brüchig.

Bei ausgeprägten Anämien kommt es manchmal zu Missempfindungen wie Kribbeln und Zungenbrennen, Gangunsicherheit, Stimmungswechseln sowie aufgrund der Unterversorgung des Gehirns mit Sauerstoff auch zu Konzentrationsschwäche bis hin zur Verwirrtheit.

Eine **Blutungsanämie** nach Blutungen im Magen-Darm-Trakt ist am sogenannten **Teerstuhl** erkennbar. Dabei färbt sich der Stuhl schwarz, da er verdautes Blut enthält. Ein Stuhltest auf okkultes (verdecktes) Blut weist auch kleine, nicht sichtbare Mengen Blut im Stuhl nach.

LF 1.3

! Merke Kaffeesatzartiges Erbrechen deutet auf eine akute Magenblutung hin und erfordert sofortigen Arztkontakt!

Gerinnungsstörungen

Häufig und schon nach kleinsten Stößen oder mechanischen Beanspruchungen auftretende deutliche Hämatome (»blaue Flecken«) können Zeichen einer Gerinnungsstörung sein. Kleine Hautblutungen nach leichten äußeren Einwirkungen oder ohne erkennbaren Grund, besonders an den Händen und Armen, sind ein Zeichen ungenügend ausgebildeter Gefäßwände im Alter. Weitere Symptome sind:

- Blut im Auswurf, Stuhl, Urin
- punktförmige Haut- oder Schleimhautblutungen (Petechien)
- Zeichen einer Gegenregulation wie Blutdruckabfall oder Tachykardie

Infektionsneigung

Störungen in der **Anzahl und der Funktion der weißen Blutkörperchen** schwächen die Immunabwehr. Manchmal sind sie die Folge einer Leukämie.

Mangelt es an funktionsfähigen Leukozyten, kommt es häufiger zu **Infekten**, vor allem der Atem- und Verdauungswege sowie des Urogenitaltrakts. Meist verlaufen Infekte schwerer. Die Betroffenen benötigen im Vergleich zu gesunden Menschen oft weit längere Erholungszeiten. In vielen Fällen schleppen sie sich von einem Infekt zum nächsten, was sowohl ihre Psyche belastet als auch den Körper nachhaltig schwächt. Häufig lassen sich infektiöse Veränderungen der Mundschleimhaut, z. B. Soor (► LF 1.3, Kap. 1.9.7, S. 278), Stomatitis und/oder Ulzera (► LF 1.3, Kap. 11.4.8, S. 469) beobachten.

! Merke In der stationären und in der häuslichen Pflege sind unbedingt die allgemeinen Hygieneregeln einzuhalten, insbesondere die Händehygiene!

Die **Körpertemperatur** sollte bei einem Infekt täglich und nach Bedarf überprüft werden. Manchmal treten ohne einen zugrunde liegenden Infekt plötzliche, heftige Fieberschübe auf, die auf die angegriffene Abwehrlage hinweisen. Auch Nachtschweiß bei fehlendem Krankheitsgefühl sollte beobachtet und bei längerer Dauer ärztlich abgeklärt werden.

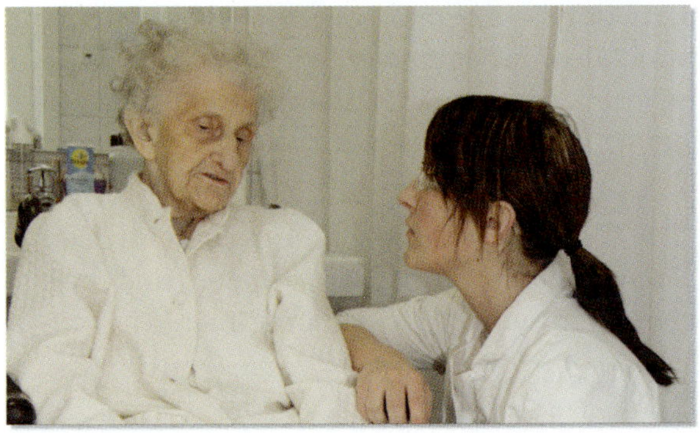

Abb. 10.25: Ausgeprägte Blässe bei einer Anämie

Der **Allgemeinzustand** der Betroffenen ist je nach Art der Ursache schwer beeinträchtigt. Häufig klagen erkrankte Personen über Müdigkeit und Leistungsabfall. Meist verlieren sie an Gewicht. Sind die Lymphknoten in Halsregion, Achseln und Leistengegend schmerzlos geschwollen, muss an eine Leukämie (► LF 1.3, Kap. 4.2.5, S. 327) gedacht werden.

! Merke Auf die Entzündungszeichen Schwellung, Rötung, Überwärmung, Schmerzen und gestörte Funktion achten.

10.5.5 Pflege bei Antikoagulanzientherapie

Bei Pflegebedürftigen, die Antikoagulanzien einnehmen, sind besondere **Schutzmaßnahmen** notwendig, da die Blutungsgefahr erhöht ist. Alle beteiligten Pflegefachkräfte müssen über die Antikoagulanzientherapie informiert sein, um im Fall einer Blutung schnell zu reagieren.

Bei der Unterstützung der **Kumarintherapie**, meistens mit Phenprocoumon (Marcumar®), ist Folgendes zu beachten:

- **Marcumartabletten** streng nach Plan und stets zur gleichen Tageszeit einnehmen.
- Möglichst **konstante Vitamin-K-Zufuhr**, da Vitamin-K der Gegenspieler des Wirkstoffs ist, d. h., der Pflegebedürftige sollte stark Vitamin-K-haltige Nahrungsmittel wie Salat und Kohl nur in Normalportionen verzehren.
- Bei vergessener Einnahme auf keinen Fall die Dosis »nachholen«, sondern den Arzt informieren.
- Regelmäßige **Kontrollen der Blutgerinnung**. Der INR-Wert zeigt die Wirkung von Kumarinen an (► LF 1.3, Kap. 11.1.3, S. 457). Anhand des gemessenen Wertes berechnet der Arzt die individuelle Dosierung der Tabletten.
- Die Patienten sollten den **Gerinnungspass** oder ein entsprechendes Papier außer Haus immer dabei haben.

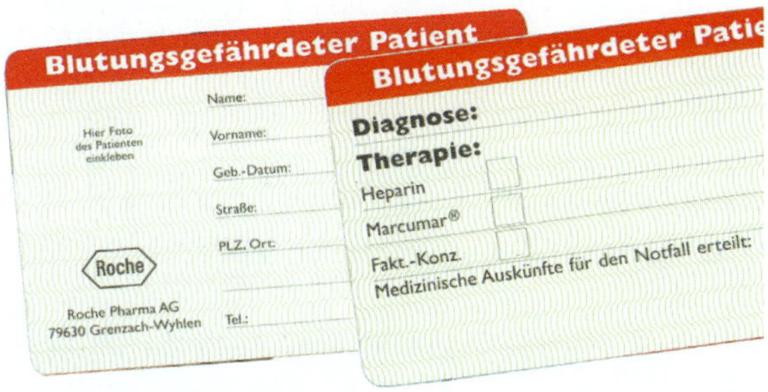

Abb. 10.26: Hinweis auf Antikoagulanzientherapie

Allgemeine **Vorsichtsmaßnahmen** helfen, das Leben des Marcumarpatienten komplikationsfrei zu gestalten:

- Trockenrasur statt Nassrasur, um die Verletzungsgefahr zu minimieren.
- Sturzprophylaxe (► LF 1.3, Kap. 1.9.3, S. 272)
- Jede Blutung sowie größere Hämatome sofort dem behandelnden Arzt mitteilen.
- Bei »Teerstuhl« sofort beim Arzt vorstellen.
- Vor kleinen Operationen oder Zahnextraktionen Situation mit dem behandelnden Arzt abklären.

LF 1.3

! Merke Keine Schmerzmittelgabe, z. B. Ibuprofen oder ASS (► LF 1.3, Kap. 7.1.5, S. 379) ohne ärztliche Abklärung.

! Keine i. m.-Injektionen.

LF 1.3

Aufgaben

- Welches Problem ergibt sich bei einer Zunahme der Herzmuskulatur?
- Nennen Sie die Hauptsymptome einer Rechtsherzinsuffizienz.
- Nennen Sie die Hauptsymptome der Linksherzinsuffizienz.
- Erläutern Sie die lebensbedrohliche Folge einer Linksherzinsuffizienz.
- Erklären Sie, wie die Herzschlagfolge reguliert wird.
- Wie verändert sich der Blutdruck im Alter und warum?
- Bei welchen Werten spricht man von einer Bluthochdruckkrankheit?
- Welche Beobachtungen gehören zur sogenannten Vitalzeichenkontrolle?
- Nennen Sie Faktoren, die den Blutdruck beeinflussen.
- Erklären Sie die Entstehung einer Linksherzinsuffizienz.
- Nennen Sie fünf wesentliche Maßnahmen, die zur Pflege bei der Herzinsuffizienz gehören.
- Welche Einschränkungen bestehen für Patienten mit einem Herzschrittmacher im normalen Alltag?
- Beschreiben Sie den Körperkreislauf.
- Erläutern Sie die Zusammensetzung des Blutes.
- Zählen Sie Gründe für Herzrhythmusstörungen auf. Wann ist ein Herzschrittmacher erforderlich?
- Was sind die Symptome eines Herzinfarkts?
- Woran erkennt man einen Schock?
- Worauf ist zu achten, wenn Pflegebedürftige Antikoagulanzien wie z. B. Marcumar einnehmen?
- Bitte schreiben Sie einen Ablaufplan Ihrer Handlungen zu dem Fallbeispiel »Herrn Müller« und begründen Sie diesen.
- Herr Müller macht sich große Sorgen wegen seiner Tochter, die Ihren Urlaub im Ausland verbringt. Erläutern Sie den Zusammenhang von Atemnot und Angst und mit welchen Maßnahmen Sie diese »Spirale« unterbrechen können.
- Der Expertenstandard »Sturz« benennt als ein Strukturkriterium »Die Pflegefachkraft verfügt über aktuelles Wissen zur Identifikation von Sturzrisikofaktoren.« Nennen Sie Risikofaktoren, welche treffen auf Herrn Müller zu?

11 Pflege bei Gefäßerkrankungen

Frau Baum wohnt seit fünf Jahren im Pflegeheim. Nach einem Sturz konnte sie damals nicht mehr alleine zu Hause leben und entschloss sich für den schon länger geplanten Umzug. Sie kennt das Pflegeheim schon, da zwei Freundinnen von ihr dort auch gewohnt haben. Eine ist mittlerweile verstorben.

Frau Baum ist 87 Jahre alt, adipös, hat einen insulinpflichtigen Diabetes mellitus Typ II und eine seltene Gerinnungsstörung, ihr fehlt der Gerinnungsfaktor V. Außerdem bestehen bei ihr eine Herzinsuffizienz und Varizen.

Frau Baum hat keine Kinder. Die beiden Enkel ihrer Schwägerin, Daniel und Claudia, kommen sie allerdings oft besuchen, zu ihnen hat sie ein gutes Verhältnis. Auch im Pflegeheim hat sie noch ein paar Bekanntschaften geschlossen und ist froh, nicht alleine zu sein.

Früher war Frau Baum trotz ihres Übergewichts noch recht mobil, ging mit den Stief-Enkeln gerne spazieren oder in den Zoo. Dabei erzählte sie ihnen oft Geschichten aus ihrer Jugend. Mit ihrem Diabetes kam sie gut zurecht und sie spritzte sich bis vor einigen Wochen das Insulin selbstständig.

Nach einer Knie-Operation vor einigen Monaten ist die Mobilität von Frau Baum allerdings sehr eingeschränkt. Sie hat oft Schmerzen und kann am Stock nur noch wenige Schritte alleine gehen. Da dies sehr mühsam ist, ist sie in den letzten Tagen oft auch tagsüber im Bett gelegen. Auch fühlt sich ihr operiertes rechtes Bein so schwer an und tut ihr weh. Sie kann nicht mehr mit ihrem Besuch spazieren gehen und freut sich daher, wenn jemand zu ihr zum Kaffeetrinken kommt.

Es ist Dienstag, Dusch-Tag von Frau Baum. Heute lehnt sie das Duschen allerdings ab, sie möchte im Bett nur eine »Katzenwäsche« machen. Frau Baum möchte nicht aufstehen und gibt Schmerzen im rechten Bein an, vor allem im Unterschenkel. Er ist geschwollen und schmerzhaft, die Haut ist bläulich rot, aber warm. Auffallend ist, dass die Haut am Unterschenkel glänzt. Die Vitalwerte von Frau Baum sind leicht erhöht: Der Blutdruck ist 145/85 mmHg, der Puls ist unregelmäßig und liegt bei 84. Außerdem hat Frau Baum leichtes Fieber, 38,1 °C. Auf Nachfrage gibt sie keine Atemprobleme an.

11.1 Grundlagen der Anatomie und Physiologie

Die Gefäße transportieren das Blut an die Körperzellen. Der Mensch hat ein **Blutgefäß-** und ein **Lymphgefäßsystem**.

11.1.1 Arterien und Venen

➧ **Definition** Die **Gefäße** transportieren das Blut an die Körperzellen und von dort zurück zum Herz. Unterschieden werden die vom Herz wegführenden **Arterien** von den zum Herz hinführenden **Venen**.

Venen und **Arterien** sammeln und verteilen das Blut im Körper. Ihre Wand setzt sich aus drei Schichten zusammen.

Die äußere Schicht der Venen und Arterien besteht aus **Bindegewebe** und wird **Adventitia** genannt. Sie stabilisiert die Form der Gefäße und verbindet die Gefäße mit dem umgebenden Gewebe.

Die mittlere Schicht aus glattem **Muskelgewebe** heißt **Media** und ist in den Arterien besonders dick, weil die Wände der Arterien einem hohen Druck ausgesetzt sind. Die Weite der Media passt sich an die momentanen Bedürfnisse an, denn je nach Blutbedarf des zu versorgenden Organs können sich die Arterien erweitern oder verengen, z. B. für die Wärmeregulation über die Haut. Ob die Media sich verengt oder weitet, steuert das vegetative Nervensystem (►LF 1.3, Kap. 18.1.3,

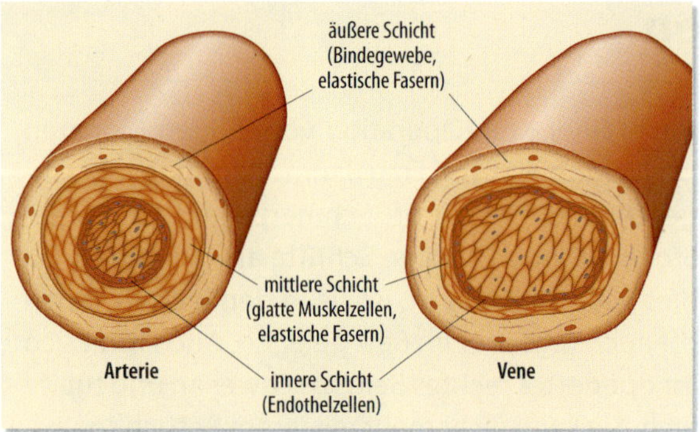

Abb. 11.1: Blutgefäße im Querschnitt

S. 645). **Vasokonstriktoren** verengen die Blutgefäße, **Vasodilatatoren** erweitern sie. In den Venen ist die Media dünn und hat keine besondere Aufgabe.

Die innere Schicht der Gefäße wird **Intima** genannt und besteht aus einem dünnen **Endothel**. Die Intima ist äußerst glatt, um zu verhindern, dass der Blutstrom gestört wird und sich Gerinnsel bilden.

Die Blutversorgung der Gefäßwände erfolgt bis zur mittleren Schicht von außen durch winzige Arterien und Venen. Die inneren Schichten werden vom strömenden Blut im Gefäß direkt versorgt.

Die **Arterien** zweigen sich vom Herzen kommend in immer kleinere Arterien auf bis zu den kleinsten Arterien im Gewebe, den **Arteriolen**. Die Arteriolen gehen in die Kapillaren über.

Die **Kapillaren** sind winzige Gefäße, die das arterielle Gefäßsystem mit dem venösen verbinden. Die Wand der Kapillaren besteht aus einer zarten einreihigen Zellschicht, die von winzigen Öffnungen durchbrochen wird. Durch diese Öffnungen erfolgt der Austausch von Blutgasen, Nährstoffen und Stoffwechselendprodukten.

deutsch	lateinisch	Abkürzung
Arterie, Arterien	Arteria, Arteriae	A., Aa.
Vene, Venen	Vena, Venae	V., Vv.
Muskel, Muskeln	Musculus, Musculi	M., Mm.
Band, Bänder	Ligamentum, Ligamenta	Lig., Ligg.
Lymphknoten	Nodus lymphoideus, Nodi lymphoidei	Nl., Nll.

Tab. 11.1: Abkürzungen in der Anatomie.

Nach einer kurzen Strecke vereinigen sich die Kapillaren zu den kleinsten Venen, den **Venolen**. Diese schließen sich zu immer größeren **Venen** zusammen, die dann in die **Hohlvenen** (Vv. cavae) münden. In der inneren Schicht der Venenwände sitzen in kürzeren Abständen halbmondförmige, zum Herzen hin offene **Taschenklappen**, die – einem Ventil gleich – den Rückfluss des Blutes verhindern. Sie ermöglichen den Bluttransport gegen die Schwerkraft.

Unter **Muskelpumpe** (Abb. 11.2) versteht man das Einwirken der Wadenmuskeln und der Bewegungen im Sprunggelenk auf die Venen im Unterschenkel. Wenn die Wadenmuskeln sich anspannen, drücken sie die Venen zusammen. Da die Taschenklappen einen Rückfluss in den Fuß verhindern, wird das Blut in Richtung Herz gepumpt.

Weitere Mechanismen, das venöse Blut aus dem Körperkreislauf zum Herzen zu transportieren, sind:

- Bewegungen der **Herzklappenebene**. Beim Herzschlag wird die bindegewebige Platte, in der alle vier Herzklappen liegen, durch das Zusammenziehen der Herzkammern nach unten gezogen und saugen so Blut in die Vorhöfe. Daher ist bei geschwächtem Herz der venöse Rückstrom schwächer.

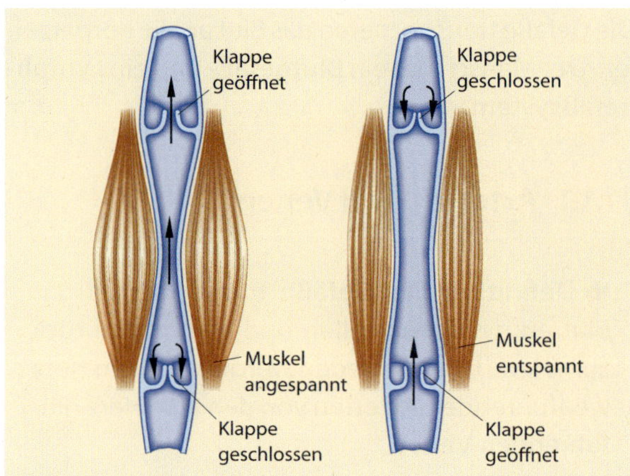

Abb. 11.2: Zusammenwirken von Muskelpumpe und Venenklappen

- Auch **tiefe Atemzüge** unterstützen den Rückstrom. Beim Einatmen entsteht im Brustkorb ein Unterdruck, der die Luft in die Lungen saugt und das venöse Blut Richtung Brustkorb. Daher ist zur Thromboseprophylaxe ein Atemtraining wichtig.

11.1.2 Blutstillung

Bei Gefäßverletzungen verhindern zwei ineinandergreifende Mechanismen größere Blutverluste: die **Blutstillung** und die **Blutgerinnung**.

Ein verletztes Blutgefäß verengt sich reflektorisch, um die Menge an austretendem Blut zu verringern. Bestehen Schäden der Gefäßinnenwand, werden gleichzeitig Kollagenfasern frei, die die Blutstillung starten. Zunächst haften sich an die Fasern **Thrombozyten** (Blutplättchen) an. Diese werden beim Anhaften aktiviert und setzen Serotonin frei. Serotonin ist ein Gewebshormon, das die Anheftung weiterer Thrombozyten fördert und zu einer weiteren Gefäßverengung führt. Immer mehr Thrombozyten ballen sich zusammen.

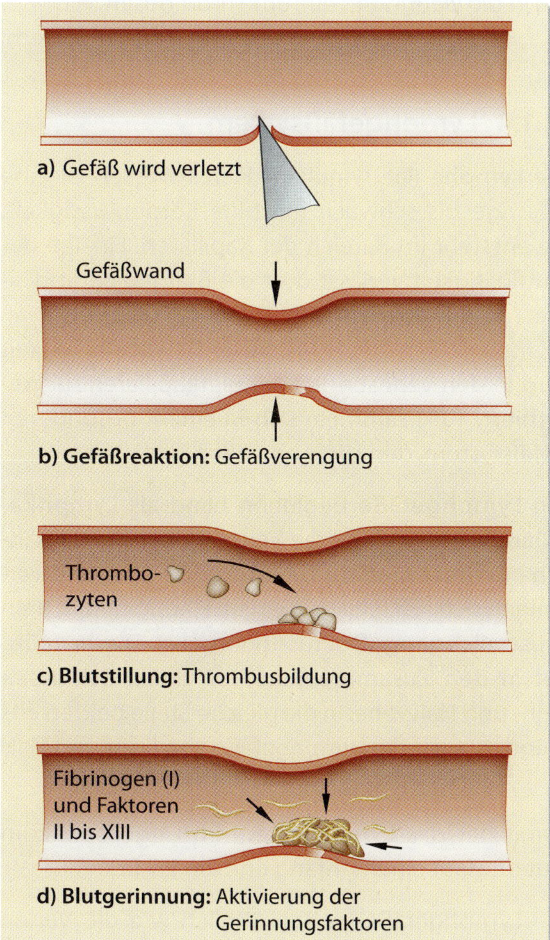

Abb. 11.3: Vorgänge beim Verschluss eines verletzten Gefäßes.

Die aktivierten Thrombozyten verändern zusätzlich ihre Form. Sie stülpen ihre Zellmembran aus, um kleine Scheinfüßchen, sogenannte Pseudopodien, zu formen, mit denen sie sich untereinander verhaken. So entsteht ein **Plättchenpfropf**, der den Defekt abschließt und die Blutung stillt.

11.1.3 Blutgerinnung

Der entstandene Pfropf aus Thrombozyten ist allerdings nicht stabil genug, um den Defekt dauerhaft zu verschließen. Hier setzt die **Blutgerinnung** ein. Das im Blut vorhandene Eiweiß **Fibrinogen** vernetzt sich zu relativ stabilen Eiweißfäden, dem sogenannten **Fibrin**. Das Fibrinnetz stabilisiert den Thrombozytenpfropf und schützt ihn vor einer frühzeitigen Auflösung. Aus dem Pfropf wird ein **Thrombus**.

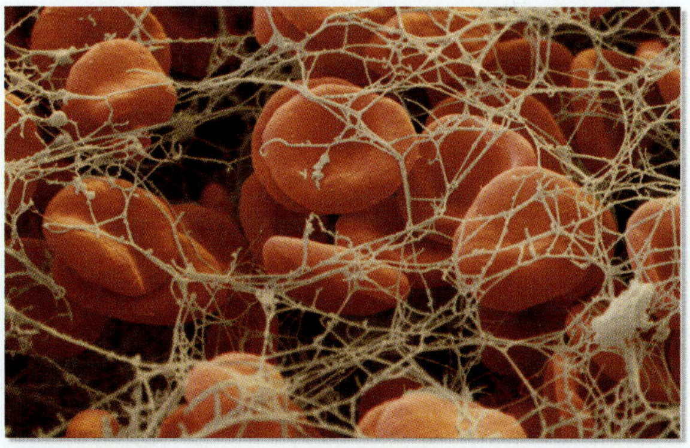

Abb. 11.4: Blut unter dem Elektronenmikroskop: Erythrozyten und Fibrin auf einer frischen Wunde.

Das Fibrinnetz zieht sich nun zusammen. Bindegewebszellen wandern ein und verschließen den Defekt endgültig.

Fibrinogen wandelt sich zu Fibrin, wenn das Enzym **Thrombin** das Fibrinogen aktiviert. Auch das Thrombin findet sich nur in einer Vorform, dem **Prothrombin**, im fließenden Blut. Dieser Mechanismus

LF 1.3

stellt sicher, dass das Blut unter normalen Bedingungen ungehindert fließt und keine Gerinnsel bildet. Um Prothrombin in Thrombin zu verwandeln, wird Kalzium benötigt.

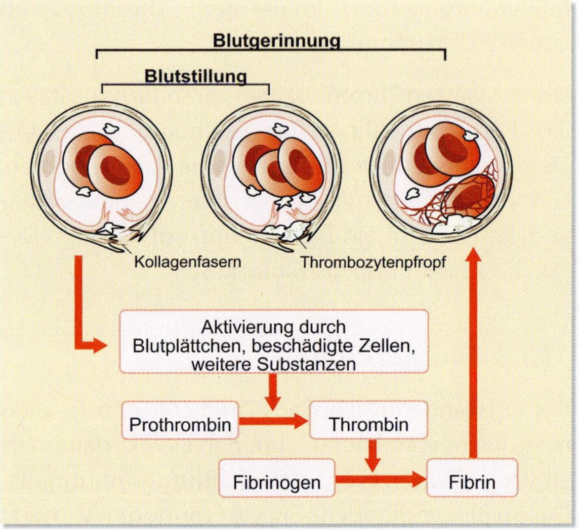

Abb. 11.5: Blutgerinnung

Neben Fibrinogen und Prothrombin sind weitere Eiweißkörper an der Blutgerinnung beteiligt. Sie werden **Gerinnungsfaktoren** genannt. Ist die Blutgerinnung einmal aktiviert, laufen die chemischen Reaktionen bis zur Bildung des Fibrins in einer Art Kettenreaktion ab. Zwei Systeme können die Gerinnung aktivieren: das extrinsische und das intrinsische System.

Extrinsisches System

Bei dem **extrinsischen System** (äußeres System) sind ein Blutgefäß und sein umgebendes Gewebe betroffen, sodass Blut in das Gewebe übertritt. Die oben beschriebene Kettenreaktion setzt sehr weit »unten« in der Kaskade an. Die Wunde verschließt sich deshalb schnell.

Intrinsisches System

Bei dem **intrinsischen System** (inneres System) ist nur das Endothel beschädigt oder eine Strömungsverlangsamung führt zu einem engen Kontakt von Thrombozyten. Dieser Mechanismus setzt »oben« an und dauert entsprechend länger. Er führt dazu, dass in Arterien und Venen auch ohne äußere Verletzungen Blutgerinnsel entstehen.

Schäden am Endothel infolge einer Arteriosklerose, **veränderte Blutströmungen** bei Krampfadern oder eine **veränderte Blutzusammensetzung**, z. B. nach einer Operation, begünstigen die Bildung eines Blutgerinnsels. Diese drei Ursachen heißen auch **Virchow-Trias.** Es droht eine Thrombose mit teilweise erheblichen Folgen für die Organdurchblutung.

Hemmung der Blutgerinnung

Um zu vermeiden, dass Blutgerinnsel ganze Gefäßabschnitte verschließen, werden zeitgleich zur Gerinnung auch Hemmstoffe aktiviert, die sicherstellen, dass die Gerinnung nur im Bereich der jeweiligen Wunde stattfindet. Spezielle Medikamente (Antikoagulanzien, LF 1.3, Kap. 10.5.5, S. 452) greifen in die Gerinnung ein, um Thrombosen (► LF 1.3, Kap. 11.4.2, S. 462, Kap. 11.4.6, S. 467) zu verhindern.

11.1.4 Lymphgefäßsystem

Die **Lymphe** (lat. lympha = klares Wasser) ist eine wässrige bis schwach milchige Körperflüssigkeit. Sie entsteht im Bereich der Kapillaren. Ein Teil der Blutflüssigkeit verlässt dort die Blutgefäße und sickert in die Zellzwischenräume der Gewebe (► LF 1.3, Kap. 3.1, S. 288). 90 % dieser Gewebsflüssigkeit wird in den venösen Teil der Blutkapillaren rückresorbiert, 10 % sammeln sich in einem besonderen Gefäßsystem, den Lymphgefäßen.

Die **Lymphgefäße** beginnen blind als **Lymphkapillaren.** Ähnlich wie die Venen gehen sie allmählich in immer größere Lymphgefäße über und vereinigen sich schließlich in einem Hauptstamm, dem **Brustmilchgang** (Ductus thoracicus). Dieser mündet in den Zusammenfluss von linker Schlüsselbein- und Halsvene. In die gleiche Stelle beiderseits münden auch die Lymphgefäße von Kopf und Hals (Abb. 11.7).

Somit hat das **Lymphsystem** im Gegensatz zum Blutkreislauf einen Anfang und ein Ende.

Die Lymphgefäße weisen ähnlich wie die Venen Klappen auf, die dafür sorgen, dass der **Lymphstrom** immer in die gleiche Richtung fließt. Größere

Lymphgefäße kontrahieren sich rhythmisch, ca. 10- bis 12-mal/Minute, und leiten so die Lymphe weiter. Kleinere Lymphgefäße transportieren die Lymphe, indem benachbarte Arterien mit ihren Pulswellen oder benachbarte sich kontrahierende Muskeln auf die Wand der Lymphgefäße drücken.

Das Lymphsystem hat drei **Aufgaben**:

- Drainage von Flüssigkeit aus den Zellzwischenräumen
- Transport von Fetten vom Darm zur oberen Hohlvene
- Abwehr von körperfremden Stoffen

Ist der Abfluss der Lymphe in irgendeiner Form behindert, sammelt sich Lymphflüssigkeit im Gewebe. Es entsteht ein **Ödem** (► LF 1.3, Kap. 1.7.1, S. 201).

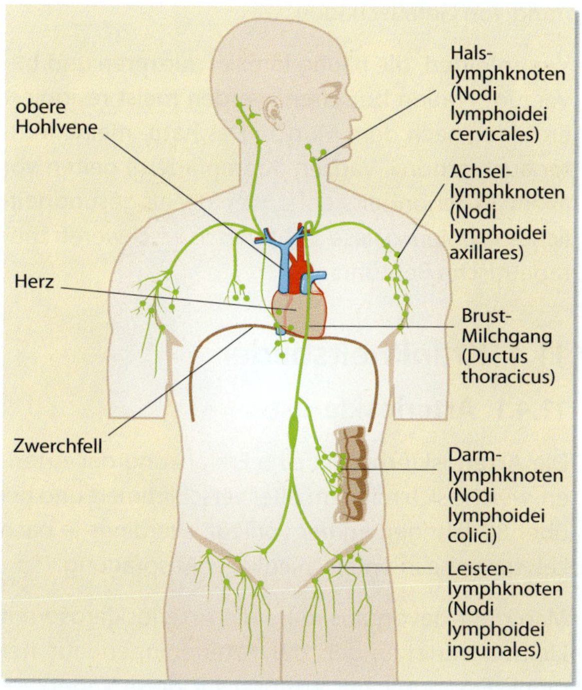

Abb. 11.6: Lymphgefäßsystem

Zu den **Lymphorganen** zählen die Lymphknoten, die Milz, die Rachen- und Gaumenmandeln, der Wurmfortsatz (Appendix) und Ansammlungen von Lymphgewebe im Dünndarm (Peyersche Plaques).

Die Lymphkapillaren des Dünndarms resorbieren Stoffe, die beim Spalten von **Fetten**, Fettsäuren und des Alkohols Glycerin entstehen. Über die Lymphgefäße gelangen diese Stoffe in den Blutstrom und

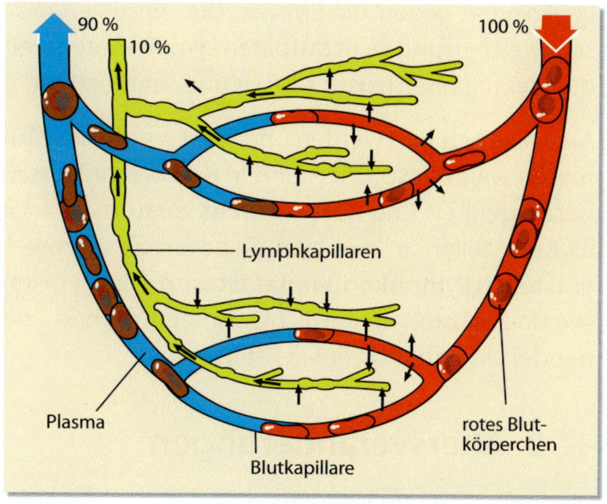

Abb. 11.7: Lymphstrom in den Zellzwischenräumen

von dort aus zu den Körperzellen. Die Lymphe im Brustmilchgang kann durch den hohen Fettanteil ein milchig-weißes Aussehen annehmen, daher der Name Brustmilchgang.

Wie aneinandergereihte Perlen liegen im Verlauf des Lymphsystems 500–1 000 **Lymphknoten**. In einen Lymphknoten münden zahlreiche kleine Lymphgefäße. Nur ein einziges größeres Lymphgefäß verlässt den Knoten wieder. In den Lymphknoten befinden sich viele Leukozyten (weiße Blutkörperchen). Bei einer **Entzündung** richten sich die

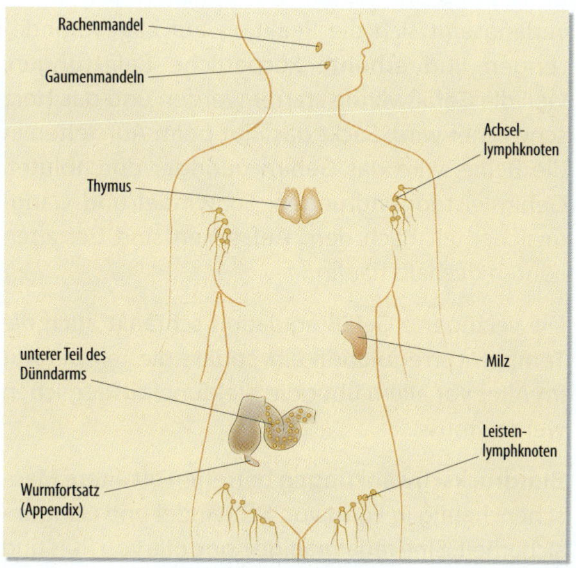

Abb. 11.8: Die lymphatischen Organe

Leukozyten gegen die Erreger. Die normalerweise sehr weichen und nicht tastbaren Lymphknoten werden dann größer, härter, tastbar und schmerzhaft.

Auch **Krebszellen** werden über die Lymphe von Tumoren weg transportiert und in den Lymphknoten herausgefiltert und dort meistens zerstört. Gelingt es Krebszellen, in den Lymphknoten zu wachsen, entstehen **Lymphknotenmetastasen.** Die Metastasen sind meistens lange nicht schmerzhaft, hart und mit der Umgebung verwachsen.

11.2 Altersveränderungen

Bindegewebe und Kalziumeinlagerungen ersetzen zunehmend die elastischen Kollagenfasern und das Muskelgewebe der mittleren Gefäßschicht, vor allem in den Wänden der Arterien, zum Teil auch in den Venen. Die Gefäßwände werden dicker und weniger elastisch, sodass sich der **Widerstand im Blutgefäßsystem erhöht**. Dies gilt besonders für die Aorta. Zusätzlich nimmt die Anzahl der Kapillaren im Gewebe ab.

Im Alter lässt die **Anpassungsfähigkeit** des Gefäßsystems nach. Immer wenn der Mensch sich hinstellt, müssen sich die Gefäße der unteren Körperhälfte verengen, damit das Blut nicht in die Beine sackt, und das Herz muss schneller schlagen. Die Verengung der Gefäße beim Aufstehen erfolgt ohne bewusstes Zutun, also reflexartig. Im Alter verlangsamt sich die Reaktion auf Lageveränderungen und erhöhte körperliche Belastungen, weil die Gefäßwände starrer werden und das Herz schwächer wird. Sackt das Blut beim Aufstehen in die Beine, wird das Gehirn geringer durchblutet. Gehirnleistungsstörungen, Schwindel und Gangunsicherheit nach dem Aufstehen sind bei alten Leuten deshalb häufig.

Die verzögerte Gefäßregulation schränkt auch die **Temperaturregulation** ein, sodass die Temperatur im Alter vor allem über die Kleidung ausgeglichen werden muss.

Blutdruckschwankungen betreffen oft ältere Menschen, häufig in Form von Schwindel und Gangunsicherheit. Eine regelmäßige Kontrolle von Puls und Blutdruck gehört daher zur pflegerischen Routine.

11.3 Psychosoziale Aspekte

Krankhafte Veränderungen der **Arterien** und ihre Folgen machen sich erst bemerkbar, wenn sie gravierend sind. Da die Verzögerungen in der Gefäßregulation während sie voranschreiten weder sichtbar sind noch schmerzen, fällt es den meisten Menschen schwer, ihr Verhalten zu ändern, um gravierenden Schäden vorzubeugen.

Erschwerend kommt hinzu, dass die Gefäßveränderung zumindest teilweise die Folge eines **Lebensstils** ist, der als normal oder unabänderlich wahrgenommen wird und z. T. auch als »gutes« Leben verstanden wird. Vor allem Stress, Bewegungsarmut, Übergewicht, übermäßiges Essen sowie Tabak- und Alkoholkonsum begünstigen die Entstehung von Gefäßschäden.

Venenleiden, die häufig familiär auftreten und bevorzugt Frauen betreffen, werden meist resigniert erduldet, nach dem Motto: »Das hatte meine Mutter auch schon«. Varizen (Krampfadern) gelten vor allem als Schönheitsfehler, weniger als gesundheitliches Problem. Diese Sichtweisen erschweren therapeutische Bemühungen.

11.4 Krankheitsbilder

11.4.1 Arteriosklerose

Die **Arteriosklerose** ist eine Erkrankung der Arterien, welche sich mit dem Alter verschlimmert und bei über 80-Jährigen immer vorliegt, allerdings je nach Lebensweise in unterschiedlicher Ausprägung.

Man geht davon aus, dass die Arteriosklerose mit kleinen Verletzungen der Arterieninnenhaut beginnt. Ein möglicher Auslöser für diese Verletzungen ist Bluthochdruck (► LF 1.3, Kap. 1.2.1, S. 142). Der verletzte Bereich schwillt an und lagert das schädliche Blutfett LDL-Cholesterin ein. Die Leukozyten überlasten und wandeln sich zu sogenannten Schaumzellen. Es kommt zu einer Entzündung. Glatte Muskelzellen aus der mittleren Wandschicht des Gefäßes wandern ein und bauen Bindegewebe auf. So entwickelt sich ein **arteriosklerotischer Herd**, auch **Plaque** genannt, der zunehmend verkalkt.

Die Arteriosklerose erschwert den freien Blutfluss und führt zu einer Reihe von Störungen:
- zunehmende Einengung der Gefäße
- Spasmen, d. h. krampfartiges Zusammenziehen der betroffenen Gefäßabschnitte infolge einer Reizung der Nervenfasern
- Einrisse der Gefäßwand
- Auflagerung von Blutgerinnseln (► LF 1.3, Kap. 11.4.2, S. 462)

Diese Störungen verursachen im Versorgungsgebiet des betreffenden Gefäßes einen **Sauerstoffmangel**.

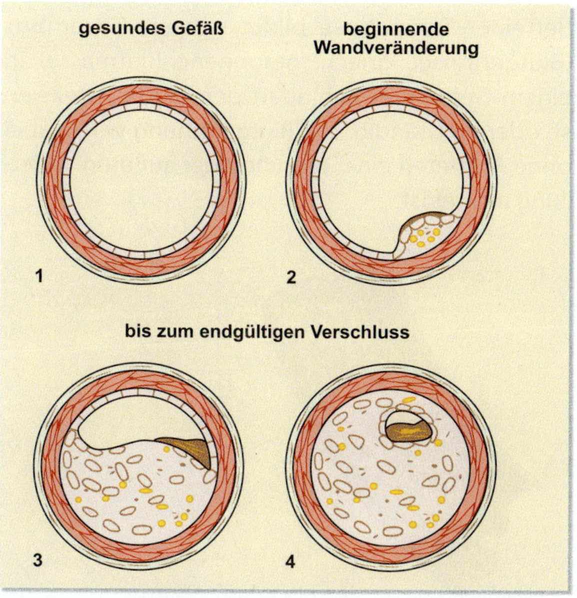

Abb. 11.9: Entwicklung der Arteriosklerose

Die Arteriosklerose ist eine erworbene Krankheit. Genetische Voraussetzungen bestimmen jedoch die Neigung zur Arteriosklerose. Insgesamt erkranken Männer deutlich häufiger. Zusätzlich gibt es eine Reihe von **Risikofaktoren**, die die Entstehung der Arteriosklerose begünstigen:
- **Rauchen**
- **Hypertonie**
- **Diabetes mellitus**
- **Hypercholesterinämie** (Fettstoffwechselstörungen)
- **Adipositas** (Übergewicht)
- **Bewegungsmangel**

Da die Folgen der Arteriosklerose häufig tödlich enden, ist die Vorbeugung bedeutend.

Präventionsmaßnahmen sind:
- Bewegung, z. B. täglich 30 Min. Rad fahren
- Nikotinverzicht
- Alkohol nur in geringen Mengen
- 5-mal täglich Obst und Gemüse
- Behandlung von Bluthochdruck und Zuckerkrankheit

LF 1.3

Besonders bedeutend ist die Kontrolle des Cholesterinspiegels. Normalisiert eine ausgewogene Ernährung den Cholesterinspiegel nicht, können Medikamente, sogenannte Lipidsenker (► LF 1.3, Kap. 7.1.5, S. 386) unterstützend wirken. Ein Cholesterinspiegel im Normbereich verhindert das Risiko, an einer Arteriosklerose zu erkranken. Bei Patienten mit Bluthochdruck sollte der Blutdruck im Tagesmittel unter 140 / 90 mmHg eingestellt werden. Bei Diabetikern wird ein niedriger Blutzucker angestrebt, aber nur soweit, dass keine gefährlichen Hypoglykämien auftreten.

Die Arteriosklerose führt zu einer gestörten Durchblutung. Je nach Ort und Ausmaß der Arterienschäden kommt es zu **Durchblutungsstörungen** vor allem an
- Herzkranzgefäßen,
- Gefäßen der Gliedmaßen,
- Gefäßen des Gehirns und der Nieren.

Durchblutungsstörungen an den **Herzkranzgefäßen** verursachen die koronare Herzkrankheit, Durchblutungsstörungen an den Gefäßen der Gliedmaßen die arterielle Verschlusskrankheit.

Im Bereich großer Arterien, hauptsächlich der Aorta, kann die Arteriosklerose ein Aneurysma verursachen. Ein **Aneurysma** ist eine Wandaussackung. Beim **echten Aneurysma** sind alle Wandschichten ausgesackt. Es tritt vor allem bei Arteriosklerose auf und macht 80 % aller ateriosklerotischen Aneurysmen aus. Typisches Beispiel: Aneurysma der Bauchaorta. Die Arterienwand wird mit zunehmender Aussackung immer dünner und reißt dann oft. Ab einem bestimmten Durchmesser werden solche Aneurysmen deshalb operiert.

LF 1.3

Weitere Störungen infolge einer Arteriosklerose sind:

- Störungen der **Herzdurchblutung**: Arteriosklerose an den Koronargefäßen kann die Funktion des Herzens erheblich beeinträchtigen; akut als Herzinfarkt, chronisch als Angina pectoris.
- Störungen der **Hirndurchblutung**: Arteriosklerose in den Hirngefäßen beeinträchtigt die Hirnleistung. Verschlüsse oder Blutungen größerer Gefäße lösen einen Schlaganfall (Apoplex, ►LF 1.3, Kap. 18.4.8, S. 655) aus. Viele kleine, über das ganze Hirn verbreitete Durchblutungsstörungen verursachen eine arteriosklerotische Demenz.
- Störungen der **Nierendurchblutung**: Arteriosklerose in den Nierenarterien kann die Nierenfunktion mindern und damit die Ausscheidung von Stoffwechselendprodukten behindern. Mögliche Folgen sind eine **Nierenschrumpfung** und ein **renaler Hochdruck**.

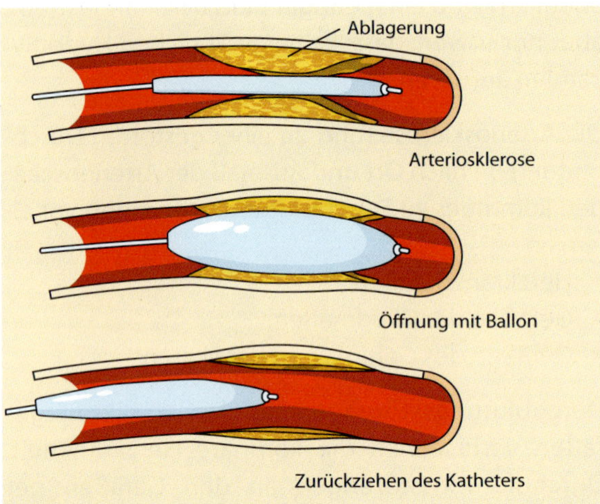

Abb. 11.11: Ballonkatheterdilatation

Behindert die Verengung der Gefäße bei Becken oder Beinarterien eine ausreichende Sauerstoffversorgung eines Organs, kann eine Operation helfen. Mithilfe kleinster Bohrgeräte oder Laserstrahlen werden unter Sichtkontrolle Ablagerungen entfernt oder verengte Abschnitte erweitert. Bei der **Ballonkatheterdilatation** dehnt ein kleiner Ballonkatheter die verengten Bezirke (Abb. 11.11). Oft werden **Stents**, kleine Röhren aus maschendrahtähnlichem Material, eingesetzt. Sie drücken die Intima und Plaques an die Wand und verhindern oft erneute Verengungen.

Bei einem **Bypass** ersetzen Venen aus dem Unterschenkel oder künstliche Gefäße die verschlossenen Herzkranzgefäße oder verschlossene Beinarterien.

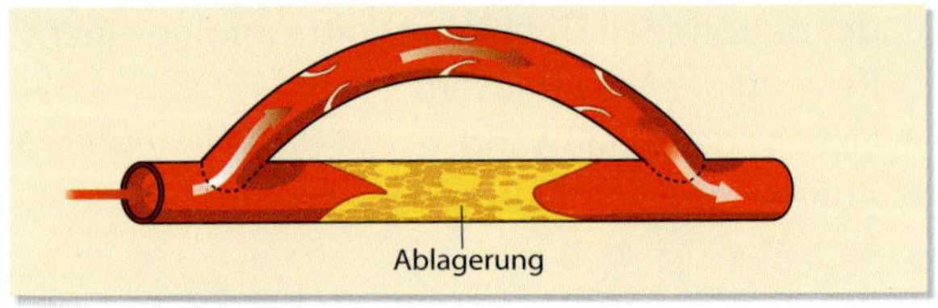

Abb. 11.12: Bypass

11.4.2 Arterielle Thrombose

Bei einer **Thrombose** bildet sich ein **Thrombus** (Blutgerinnsel, griech. geronnene Blutmasse) in einem Gefäß und behindert den Blutfluss teilweise oder vollständig. Die Blutgerinnung wird dabei ohne Auftreten einer Blutung oder äußeren Verletzung ausgelöst.

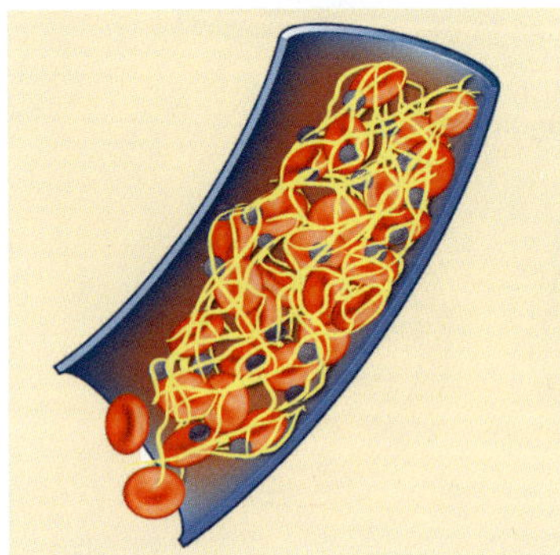

Abb. 11.13: Thrombus an der Gefäßwand

In den Arterien verursachen meist **Veränderungen an der Gefäßwand** die Entstehung eines Thrombus. Eine Einengung der Gefäße oder eine Aufrauung der Innenschicht der Gefäßwand verlangsamt die Strömungsgeschwindigkeit lokal. Dadurch ballen sich die Thrombozyten zusammen. Dies und die Freisetzung gerinnungsaktiver Substanzen aus Arterioskleroseherden setzen die Gerinnung in Gang. Es bildet sich ein fester Thrombus.

Auch Herzrhythmusstörungen, hier vor allem das Vorhofflimmern, können zur Thrombenbildung führen. Bei der bakteriellen Herzklappenbesiedelung können sog. **septische Tromben** entstehen. Bei verschiedenen angeborenen Störungen der Blutgerinnung, z. B. Faktor-V-Leiden (Leiden bezieht sich auf die Stadt »Leiden« in Holland), besteht die Gefahr einer erhöhten Thrombusbildung.

Je nach Größe des Thrombus kann dieser an der Wand des arteriellen Gefäßes haften oder das Gefäß ganz verschließen. Die Folge sind Durchblutungsstörungen im Versorgungsgebiet des betroffenen Gefäßes. Es drohen unterschiedliche Schädigungen der versorgten Organe.

11.4.3 Arterielle Verschlusskrankheit

Bei der **arteriellen Verschlusskrankheit** engen sich Arterien durch die Arteriosklerose langsam ein bis hin zum Verschluss. Die Verengungen schädigen die betroffenen Körperstellen, am häufigsten betroffen sind die Beine. Da sich die Blutzufuhr langsam vermindert, entwickelt sich – falls anatomisch möglich – um die betroffene Stelle herum ein Umgehungskreislauf. Die Entwicklung eines Umgehungskreislaufs wird **Kollateralenbildung** genannt. Die Kompensationsfähigkeit des Umgehungskreislaufs bestimmt, wie stark der Sauerstoffmangel für das Gewebe ist.

Hauptsymptom der arteriellen Verschlusskrankheit ist der **Schmerz**. Er ist eine Folge der mangelhaften Sauerstoffversorgung der Muskelzellen. Beim Gehen treten Schmerzen in der Wade und im Fuß auf, die den Menschen zwingen, stehenzubleiben. In Ruhe ist der Sauerstoffbedarf des Gewebes geringer, sodass die Schmerzen vergehen und erst bei erneuter Belastung wiederkehren.

Je weiter die arterielle Verschlusskrankheit fortschreitet, desto kürzer wird die Wegstrecke, die ohne Schmerzen zurückgelegt werden kann. Der Weg muss häufiger unterbrochen werden, das Fachwort lautet **Claudicatio intermittens** (zeitweiliges Hinken). Um nicht aufzufallen, schaut der Betroffene in ein Schaufenster, was der Krankheit den Namen **Schaufensterkrankheit** beschert hat. Schreitet die Erkrankung fort, treten die Schmerzen auch in Ruhe auf.

Nach den Beschwerden werden vier Stadien der arteriellen Verschlusskrankheit unterschieden:

- **Stadium I:** fast beschwerdefrei, kalte Füße, Kribbeln in den Beinen
- **Stadium II:** eingeschränkte schmerzfreie Gehstrecke:
  - IIa: über 200 m
  - IIb: unter 200 m
- **Stadium III:** Ruheschmerzen
- **Stadium IV:** Ruheschmerzen, Nekrosenbildung

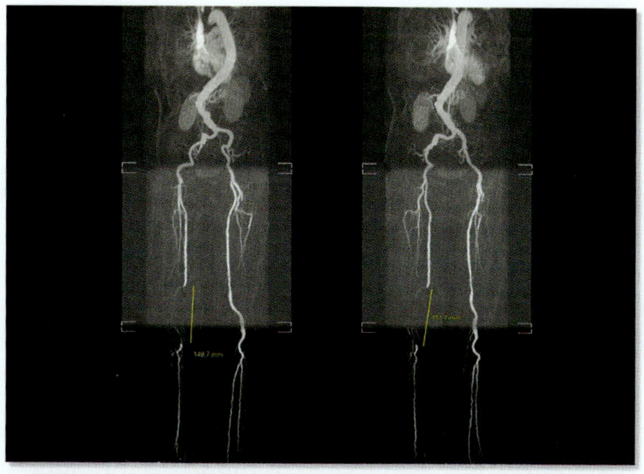

Abb. 11.14: Embolus im Bein.

Symptome sind:

- plötzlich auftretender, unerträglich starker Schmerz
- unterhalb des Verschlusses kein tastbarer Puls
- kaltes und blasses Bein
- Gefühlsstörungen, das Bein kann nicht mehr bewegt werden

! Merke Zeichen sind:

- Schmerz
- Blässe
- Gefühlsstörungen
- Lähmung
- Schock
- Pulslosigkeit

Es müssen sofort gezielte Maßnahmen ergriffen werden. An erster Stelle steht die **Lagerung**. Das Bein muss tief liegen, um die eventuell verbliebene Durchblutung zu erhalten. Um Verletzungen und Wärmeverluste zu vermeiden, sollte das Bein mit Watte gepolstert werden. Da es eine akutelle Notfallsituation ist, erfolgt die umgehende Einweisung ins Krankenhaus.

> **! Merke** Bei akutem Arterienverschluss darf keine Wärme angewendet werden, denn Wärme öffnet die Hautgefäße und entzieht so dem tiefen Gewebe noch mehr Blut!

In der Zwischenzeit sollten nach ärztlicher Absprache die Schmerzen gelindert werden.

Bei einer **Embolektomie** wird der Embolus sofort herausgelöst. Dies kann eine Amputation verhindern.

Gangrän

Hat sich die arterielle Verschlusskrankheit so weit entwickelt, dass ein Gefäß im Bein vollständig verschlossen ist, und hat sich keine ausreichende Umgehungsstrecke gebildet, stirbt das unterversorgte Gewebe ab. Diese spezielle Form der Nekrose (► LF 1.3, Kap. 4.2.2, S. 322) beginnt in der Regel an den Zehen und wird **Gangrän** (griech. gangraina = fressende Wunde) genannt.

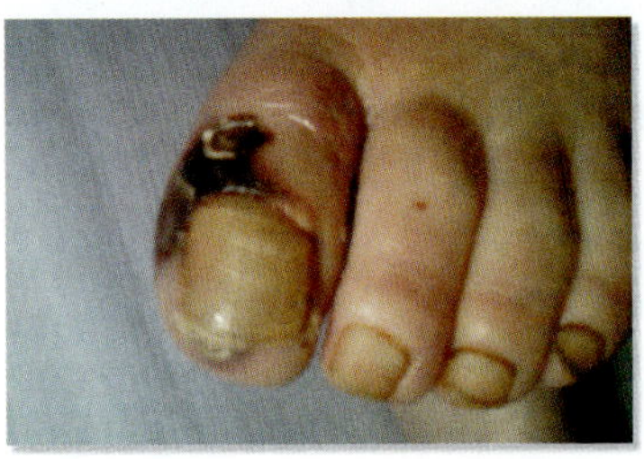

Abb. 11.15: Gangrän der ersten Zehe

Das tote Gewebe trocknet aus und entzieht Bakterien und Pilzen somit ihre Lebensgrundlage. Die **Austrocknung** verhindert ebenfalls Infektionen. Der Körper bildet eine gesunde Hautschicht zwischen durchblutetem und abgestorbenem Gewebe und das vertrocknete Gewebe fällt dann ab.

Weichen Salben, Fußschweiß oder andere Feuchtigkeit das Gewebe auf, entwickelt sich eine **feuchte Gangrän**. Bakterien wandern ein, vermehren sich und greifen auf das gesunde Gewebe über. An der Grenzlinie zwischen durchblutetem und abgestorbenem Gewebe sind Entzündungszeichen (► LF 1.3, Kap. 4.2.4, S. 326) bemerkbar, die sich schnell körperwärts ausbreiten. Die ungenügende Durchblutung stört zusätzlich die Infektabwehr.

> **! Merke** Bei einer feuchten Gangrän muss deshalb eine sofortige Versorgung im Krankenhaus erfolgen. In vielen Fällen ist eine Amputation erforderlich.

Hauptrisikofaktor für die Entwicklung einer arteriellen Verschlusskrankheit ist das **Rauchen**. Eine arterielle Verschlusskrankheit wird deshalb auch »Raucherbein« genannt.

Die Grundbehandlung und Vorsorge besteht im **Rauchverzicht**. Bei einer bestehenden Gangrän helfen **Medikamente**, die Durchblutung zu verbessern. Ein weiterer Behandlungsansatz der arteriellen Verschlusskrankheit ist das Verbessern der **Umgehungskreisläufe**. Dieser Ansatz ist vor allem bei langsamer Entwicklung der Krankheit erfolgreich. Da der Reiz für die Gefäßneubildung der Sauerstoffmangel ist, wird der Betroffene in einem Belastungstraining eng an seine Grenzen gebracht. Um ihn nicht zu gefährden, muss das Training unter der Aufsicht eines geschulten Trainers erfolgen und bedarf der ärztlichen Kontrolle. Sportvereine bieten Gefäßsportgruppen an. Zusätzliche chirurgische Maßnahmen können eine Enge beseitigen und einen Umgehungskreislauf anlegen.

Therapie

Die Therapie umfasst:

- Verzicht aufs Rauchen
- Behandlung von Grunderkrankungen, die zur arteriellen Verschlusskrankheit führen, wie hoher Blutdruck, Diabetes mellitus, Fettstoffwechselstörungen
- **Gehtraining**, um die Kollateralenbildung zu stimulieren. Außerdem ist Training eine gute Präventionsmaßnahme gegen mehrere Risikofaktoren, z. B. gegen hohen Blutzucker, Bluthochdruck sowie Fettstoffwechselstörungen.
- **Thrombozytenaggregationshemmer**, die das Verklumpen der Thrombozyten hemmen
- **PTA** (perkutane Angioplastie = »durch die Haut Gefäßformung«): Aufdehnung der Engen mit Kathetern. Am Herzen PCI (perkutane Coronarintervention) genannt
- Operationen:

- TEA (Thrombendarteriektomie): Ausschälen der Engen über einen Schnitt und Eröffnung des Gefäßes
- Bypass
- Amputation

11.4.4 Embolie

Bei jeder Thrombose besteht die Gefahr, dass sich Teile oder der ganze Thrombus lösen und im Gefäßsystem verschleppt werden. Ein verschleppter Thrombus wird **Embolus** (griech. emballo = hineinwerfen) genannt. Auch in den Gefäßen verschleppte Fremdkörper wie Bakterienklümpchen oder Luftblasen werden als Embolus bezeichnet.

Da die Gefäße sich weiter verzweigen und kleiner werden, wird ein Embolus vom Blutstrom so weit getragen, bis er ein Gefäß verstopft. Verschließt er ein Gefäß, spricht man von einem **Infarkt.** Als Folge stirbt das nun nicht mehr mit Blut und Sauerstoff versorgte Gewebe ab. Es entwickelt sich eine Nekrose.

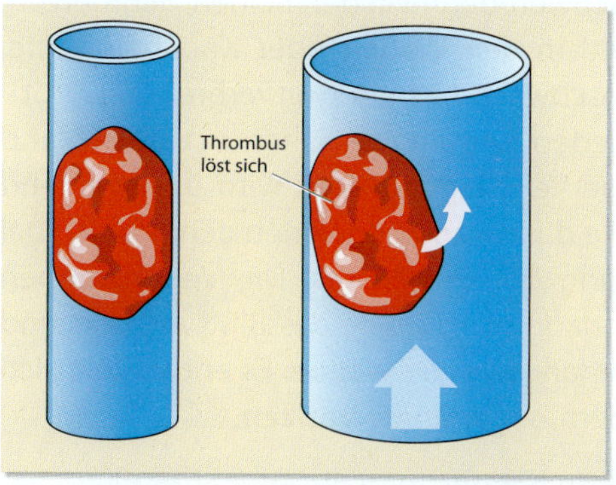

Abb. 11.16: Thrombus links, Embolus rechts

Ein Embolus aus der linken Herzhälfte oder dem Körperkreislauf verschließt eine Arterie des Körpers oder des Gehirns. Ein Embolus aus dem venösen Teil des Körperkreislaufs gelangt über die rechte Herzhälfte immer zur Lunge und verschließt die Lungenarterie. Es kommt zu einer **Lungenembolie**.

Bei einer Thrombose- und Emboliegefahr kommen zwei Arten von Medikamenten zum Einsatz:

- Medikamente, die in den Vorgang der Gerinnselbildung eingreifen, z. B. **Thrombozytenaggregationshemmer** wie Azetylsalizylsäure, bei arteriellen Thrombosen
- Medikamente, die die Gerinnung selbst hemmen: **Antikoagulanzien** wie Heparin oder Kumarin (Vitamin-K-Antagonisten, wie Macumar®), sowie **neue orale Antikoagulanzien (NOAKs)**, wie Xarelto® oder Pradoxa®, die direkt gegen bestimmte Gerinnungsfaktoren wirken (► LF 1.3, Kap. 7.1.5, S. 382)

Akuter Arterienverschluss

Häufigste Ursache für einen **akuten Arterienverschluss** ist ein Embolus aus dem linken Herzvorhof oder der linken Herzkammer (► LF 1.3, Kap. 11.4.4, S. 465). Normalerweise fließt das Blut ohne Wirbelbildung durch das Herz. Bei unregelmäßiger Schlagfolge, Veränderungen an der Segelklappe und Vernarbungen nach einem Herzinfarkt können Verwirbelungen auftreten und zur Gerinnselbildung führen. Häufige Ursache ist das Vorhofflimmern. Der Embolus passiert die Aorta und kann in alle von ihr abgehenden Arterien hineinströmen, z. B. in die mittlere Hirnarterie, wo er einen Schlaganfall verursacht. Ebenso kann der Embolus in alle Abzweigungen des Gefäßsystems gelangen, die zu den Bauchorganen führen. Dort kann der Verschluss der Mesenterialarterie zum sog. **Mesenterialinfarkt** führen (► LF 1.3, Kap. 13.4.9, S. 516). Am häufigsten sind akute Verschlüsse der Extremitätenarterien, insbesondere der Beine.

Organ	Symptom
Extremitäten	• kalt und blass • Puls nicht mehr tastbar • sehr starke Schmerzen • Funktion stark eingeschränkt
Darm-Trakt	• anfangs sehr starke Bauchschmerzen, später nachlassend • rapider Verfall • blutiger Durchfall
Nieren	• starke Flankenschmerzen • blutiger Urin
Augen	• Sehstörungen bis Blindheit
Gehirn	• neurologische Ausfälle: z. B. Lähmungen, Gefühlsstörungen, Aphasie, Sehstörungen
Lunge	• Atemnot • Schmerzen • Husten, gelegentlich mit Blut im Sputum

Tab. 11.2: Anzeichen für einen Arterienverschluss in den Organen.

LF 1.3

Lungenembolie

Eine **Lungenembolie** ist die Folge einer Thrombose im venösen Gefäßsystem. Löst sich ein Thrombus im venösen System, fließt er mit dem Blutstrom über die untere Hohlvene zur rechten Herzhälfte und von dort zur Lunge. Je nach Größe des Embolus verschließt er kleinere oder größere Lungenarterien. In der verschlossenen Arterie staut sich das Blut Richtung Herz zurück. Dadurch wird die **rechte Herzhälfte** belastet.

Gleichzeitig verschlechtert sich die **Sauerstoffversorgung**, da der Sauerstoff im betroffenen Bereich der Lunge nicht mehr aufgenommen werden kann. Wegen der Durchblutungsstörungen im Lungengewebe kommt es in der Regel zu einer Lungenentzündung.

Ein Thrombus löst sich vor allem in Situationen, in denen der Druck in den Venen oder auf die Venen ansteigt, z. B. beim morgendlichen Aufstehen, beim heißen Duschen oder körperlicher Anstrengung.

Symptome sind:
- bei einer größeren Embolie plötzliche **Atemnot** bis hin zum Bewusstseinsverlust
- bei einer kleineren Embolie Schwindel
- plötzlich auftretende **Schmerzen** im Brustkorb
- schwergängige Atmung in Ruhe
- Schwierigkeiten beim Durchatmen
- **Husten**, evtl. mit blutigem Sputum
- **Zyanose**
- oft Zeichen einer tiefen **Beinvenenthrombose**

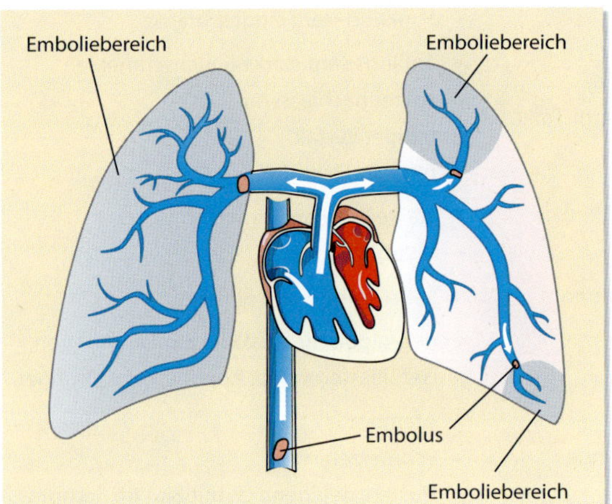

Abb. 11.17: Lungenembolie

> **! Merke** Der Verdacht auf eine Lungenembolie erfordert eine sofortige Abklärung im Krankenhaus.

Kleinere Embolien können unbemerkt verlaufen. Größere Embolien können wegen des plötzlichen Blutstaus ein Herzversagen mit Todesfolge auslösen.

Therapie und Pflege:
- Sauerstoffgabe
- Oberkörperhochlagerung
- Intensivmedizinische und -pflegerische Versorgung im Krankenhaus
- Medikamentöse Therapie, z. B. Heparin
- ggf. operative Entfernung des Thrombus
- nach der Akutphase: Thromboseprophylaxe

11.4.5 Varikosis

Varikosis benennt das weitverbreitete **Krampfaderleiden**. Zeichen einer beginnenden Venenschwäche sind Schweregefühl in den Beinen, Schmerzen, Hitzegefühl in den Waden oder Knöchelödeme. Die Venenschwäche ist ein weitverbreitetes Problem, das jeden fünften Menschen in Deutschland betrifft. Die Veranlagung dazu wird überwiegend vererbt. Die dünnwandigen Venen dehnen sich bei Behinderung des Blutflusses. Die Venenklappen schließen dann nicht mehr, das Blut versackt und überdehnt langsam die Wände. Es entwickeln sich Krampfadern, sogenannte **Varizen**.

Krampfadern begünstigen die Entstehung von **Venenentzündungen** und **Thrombosen**. Die Thrombosen wiederum können eine **Lungenembolie** zur Folge haben. Zudem drohen bei Varikosis **Unterschenkelgeschwüre**.

Risikofaktoren für die Entstehung von Krampfadern sind:
- **familiäre Vorbelastung** mit der Neigung zu Venenerkrankungen
- vorwiegend **stehende** Berufsausübung
- **Übergewicht**
- **Schwangerschaften**
- intensives **Bauchpressen**, z. B. beim Stuhlgang, Heben mit falscher Atemtechnik und Husten

- abschnürende Kleidungsstücke wie Mieder und Strumpfbänder
- häufiges und dauerndes Sitzen mit angewinkelten Beinen, z. B. im Auto
- ungenügende Beweglichkeit im oberen **Sprunggelenk**, z. B. bei Arthrose und hochhackigen Schuhen
- Thrombosen der Beckenvenen

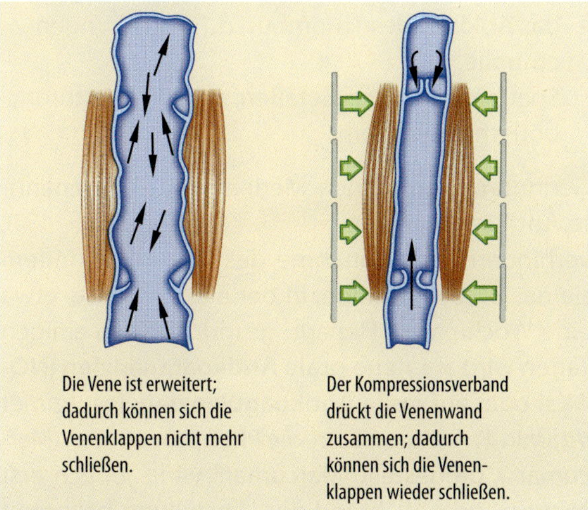

Abb. 11.18: Varize ohne und mit Kompressionstrumpf

Der venöse Rückfluss hängt vom Funktionieren der Taschenklappen, einer straffen Gefäßwand und ausreichender Muskeltätigkeit ab. Ruhigstellung vermindert den Rückfluss des Blutes und verlangsamt den Blutstrom.

Die Therapie umfasst Bewegung, konsequentes Tragen von Kompressionsstrümpfen und eventuell das Entfernen oder Veröden der am stärksten veränderten Gefäßabschnitte.

11.4.6 Venenthrombosen

Die Entwicklung von **Thromben** ist im venösen System deutlich häufiger als im arteriellen (►LF 1.3, Kap. 11.4.2, S. 462), da es in Venen häufiger zu verlangsamter Strömung und Stillstand kommt. Thrombosen zählen weltweit zu den häufigsten **Komplikationen eines Krankenhausaufenthalts**, insbesondere bei Bettlägerigkeit nach Operationen.

Der Begriff **Virchow-Trias**, benannt nach dem Arzt und Politiker Rudolf Virchow (1821–1902), umfasst die Bedingungen, die eine Gerinnung im Gefäßsystem auslösen:

- ein **verlangsamter Blutstrom** infolge von
  - Immobilität durch Bettlägerigkeit
  - Bewegungsmangel in Stehberufen
  - ruhig gestellten Gliedmaßen in Verbänden
  - Krampfaderleiden
- eine **verletzte Gefäßinnenwand** infolge von
  - zerstörten Venenklappen bei Krampfadern
  - Venenentzündungen
  - Druck oder Stoß von außen
- eine **erhöhte Gerinnbarkeit** infolge von
  - vermehrter Produktion von Gerinnungsfaktoren nach Operationen
  - Verminderung von Blutplasma bei Austrocknung
  - Kombination von Rauchen und hormoneller Verhütung (»Pille«)

> ➔ **Definition Phlebothrombose:** Thrombose der **tiefen** Beinvenen
>
> ➔ **Thrombophlebitis:** Thrombose und Entzündung der **oberflächlichen** Beinvenen

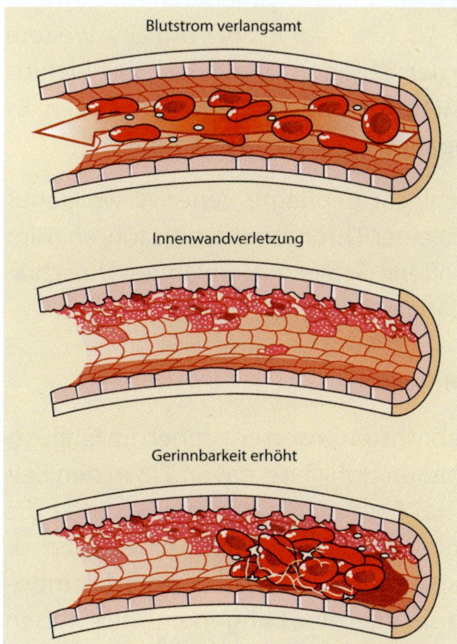

Abb. 11.19: Virchow-Trias

Selten kommt es im Bereich der Arme oder im Becken zu venösen Thrombosen. Hämorrhoiden

(► LF 1.3, Kap. 13.4.13, S. 519) können ebenfalls thrombosieren. Die Thrombose selbst macht je nach Lokalisation unterschiedliche Beschwerden. Löst sich ein Thrombus aus den Venen der Beine und des Beckens, kommt es zu einer Lungenembolie (► LF 1.3, Kap. 11.4.4, S. 465).

Thrombophlebitis

Die **Thrombophlebitis** ist eine Entzündung und Thrombose einer oberflächlichen Vene.

Auch **Entzündungen** der Venenwand können zur Entstehung von Blutgerinnseln führen. Bei Entzündungen im Bereich der Vene kann man lokale Entzündungszeichen (► LF 1.3, Kap. 4.2.4, S. 326) mit Bildung eines verhärteten Strangs feststellen, meist im Bereich der Unterschenkel.

Wichtigste Maßnahme bei einer Thrombophlebitis ist das Anlegen eines **Kompressionsstrumpfs** oder **Kompressionsverbands**, um den Thrombus in der oberflächlichen Vene festzuhalten (► LF 1.3, Kap. 11.5.2, S. 471). Der Betroffene soll sich viel bewegen. Nachts soll das Bein gewickelt bleiben und hochgelagert werden. Darüber hinaus können blutverdünnende Medikamente gegeben werden, meist **Heparin** (► LF 1.3, Kap. 7.1.5, S. 382), um eine weitere Gerinnung in den Venen zu vermeiden. Bei Phlebitis muss Heparin nicht zwingend gegeben werden. Es sind auch Heparin-Salbenverbände möglich.

Aber auch schlecht gepflegte Venenverweilkanülen können zu einer Thrombophlebitis führen. Hier wird das betroffene Gebiet mit kühlenden Umschlägen und Heparinverbänden versorgt.

Phlebothrombose

90 % der **Phlebothrombosen** entstehen im Einflussgebiet der unteren Hohlvene, davon 2/3 in den Beinen und 1/3 im Becken. Nicht immer werden die Phlebothrombosen bemerkt. Erst eine Untersuchung oder spätere Folgen wie ein **postthrombotisches Syndrom** oder eine **Lungenembolie** weisen darauf hin.

Verschließen sich tiefe Venen im Oberschenkel oder Becken, schwillt meist das gesamte Bein an. Das betroffene Bein verfärbt sich bläulich und es kommt zu diffusen Schmerzen im Verlauf der Venen. Die Waden schmerzen auf Druck, das Bein schmerzt bei Druck auf die Fußsohlen.

Eine abschließende Diagnostik erfolgt mit einer **Doppler-Sonografie** oder einer Röntgen-Kontrastmittel-Untersuchung, der **Phlebografie**.

Die Behandlung hat drei Ziele. Sie verhindert:
- eine Zunahme des Thrombus,
- das Ablösen des Thrombus, d.h. eine Lungenembolie,
- Spätfolgen an den Gefäßen, z.B. ein postthrombotisches Syndrom.

Gerinnungshemmende Medikamente, sogenannte **Antikoagulanzien** (► LF 1.3, Kap. 10.5.5, S. 452), verhindern eine Zunahme des Thrombus, indem sie das Blut verdünnen. In der akuten Phase, etwa eine Woche, wird Heparin gespritzt. Nach einigen Tagen wird auf **neue orale Antikoagulanzien (NOAKs)** oder auf **orale Antikoagulanzien**, fast immer Vitamin-K-Antagonisten wie Phenprocoumon (Marcumar©), umgestellt. Marcumar® wirkt jedoch erst zeitverzögert. Während der Umstellung bekommt der Betroffene deshalb überlappend noch Heparin.

Um ein Ablösen des Thrombus zu verhindern, erfolgt eine **Kompressionsbehandlung** mit Binden, später die Versorgung mit einem Kompressionsstrumpf der Klasse II (► LF 1.3, Kap. 11.5.2, S. 471). Je nach Schwere der Thrombose werden die Kompressionsstrümpfe über einen unterschiedlich langen Zeitraum getragen, in der Regel mindestens 2 Jahre.

Bei einer hohen Gefahr einer Lungenembolie, z.B. bei einer Beckenvenenthrombose, ist absolute **Ruhigstellung** mit Hochlagerung des betroffenen Beines nötig. Daraus ergeben sich einige Konsequenzen:
- Um Druckerhöhungen im Bauch zu vermeiden, erfolgt eine **Obstipationsprophylaxe** (► LF 1.3, Kap. 1.9.6, S. 277).
- Bei der **Pneumonieprophylaxe** darf nicht abgeklopft werden, nur das Einreiben mit alkoholischen Lösungen ist möglich (► LF 1.3, Kap. 1.9.1, S. 269).
- Um eine Bildung von weiteren Thromben zu vermeiden, wird das nicht betroffene Bein bewegt.

In bis zu 80 % der Fälle kommt es zu einer **Rekanalisation,** bei der sich die Vene wieder öffnet. Im Thrombus entstehen etwa über einen Zeitraum von 6–12 Monaten Hohlräume, die eine Öffnung schaffen. Allerdings hinterlässt die Thrombose einen starren Gefäßabschnitt mit zerstörten Venenklappen.

In einigen Fällen entwickeln sich Umgehungskreisläufe, die die Behinderung im Blutstrom umgehen. Je nach Ausprägung der Umgehungskreisläufe und der Rekanalisation bleiben unterschiedlich starke Durchflussbehinderungen bestehen.

Postthrombotisches Syndrom

Als Folge einer tiefen Venenthrombose entwickelt sich bei etwa 20 % der Betroffenen ein **postthrombotisches Syndrom** (lat. post = nach). Das bedeutet, dass der Blutstrom im betroffenen Gefäß weiter behindert bleibt.

Die Menschen haben im betroffenen Bein
- unangenehme Spannungsgefühle,
- ständig Schmerzen und
- über den Tag zunehmende Schwellungen.

11.4.7 Chronisch venöse Insuffizienz

Der Begriff **chronisch venöse Insuffizienz** (CVI, lat. in- = nicht, sufficieens = ausreichend) fasst alle Störungen des venösen Rückflusses zusammen.

Häufig geht die Erkrankung von einer wohl **angeborenen Schwäche** der Venenwände aus, bei der sich die Funktion der Venenklappen (Varikosis, ► LF 1.3, Kap. 11.4.5, S. 466) zunehmend verschlechtert. Vermehrtes Stehen und Übergewicht begünstigen die Entstehung einer chronisch-venösen Insuffizienz. Auch aus dem postthrombotischen Syndrom kann sich längerfristig eine chronisch-venöse Insuffizienz entwickeln.

Sichtbarer Ausdruck der Erkrankung sind **Ödeme** der Beine und **Krampfadern.** Körperliche Belastung verursacht Schmerzen in den Oberschenkeln oder Waden. Diese bilden sich am schnellsten zurück, wenn die Beine hochgelagert werden.

Sind die Abflussverhältnisse im Bein gestört, heilen Wunden im Bereich der Unterschenkel schlecht.

! Merke Geht der Schmerz in den Beinen nach der Hochlagerung zurück, handelt es sich mit großer Wahrscheinlichkeit um eine venöse Störung.

11.4.8 Ulcus cruris

Ulzerationen, Geschwüre genannt, sind Defekte der Haut und Schleimhaut. Sie entstehen, wenn Gewebe zerfällt. Geschwüre können alle Hautschichten und eventuell tiefer liegende Gewebe wie Unterhautfettgewebe, Muskeln oder Sehnen betreffen.

Unterschenkelgeschwüre werden **Ulcus cruris** genannt. Der Begriff beschreibt jedoch nur die Folge krankhafter Veränderungen und deren Lokalisation, nicht ihre Ursachen. Vor einer gezielten Therapie müssen also die Ursachen abgeklärt werden. Diese sind nach der Häufigkeit des Auftretens:
- chronisch venöse Insuffizienz zu ca. 90 %
- periphere arterielle Verschlusskrankheit
- periphere Neuropathie bei Diabetes mellitus (► LF 1.3, Kap. 15.4.2, S. 576)

Venöses Ulcus cruris

Das **venöse Ulcus cruris** ist eine Komplikation der **chronisch venösen Insuffizienz**, wenn sich Blut in den Venen staut. Der Blutstau stört die Mikrozirkulation des Blutes und die Gewebeernährung. Typische Lokalisation ist der Bereich des **Innenknöchels**, begleitend besteht meist ein **Unterschenkelödem**.

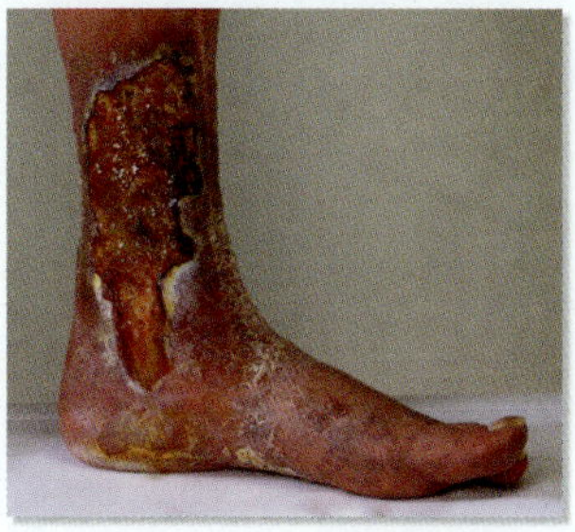

Abb. 11.20: Venöses Ulcus cruris. Das venöse Ulcus cruris ist wenig schmerzhaft. Die Haut in der Umgebung ist verhärtet, verfärbt und häufig zusätzlich entzündet.

Die Behandlung der Wunden entspricht dem Vorgehen bei Dekubitus (► LF 1.3, Kap. 17.4.1, S. 629). Es erfolgt eine feuchte **Wundbehandlung** sowie eine **Kompressionstherapie** (► LF 1.3, Kap. 11.5.2, S. 471).

Arterielles Ulcus cruris

Das **arterielle Ulcus cruris** ist Folge einer mangelnden Blutversorgung in den Arterien. Häufig ist zeitgleich die Mikrozirkulation des Blutes gestört, z. B. bei Diabetes mellitus. Das Ulcus entsteht meist an der **Außenseite des Unterschenkels** und ist im Gegensatz zum venösen Ulcus sehr **schmerzhaft**. Der Defekt ist tief und mit abgestorbenem Gewebe belegt. Das Bein ist **blass** und **kühl**, Fußpulse sind nicht zu tasten. Die **Wundbehandlung** entspricht dem Vorgehen bei Dekubitus (► LF 1.3, Kap. 17.4.1, S. 629).

> **! Merke** Bei einem arteriellen Ulcus cruris ist ein Kompressionsverband absolut kontraindiziert!

Um die Blutversorgung zu verbessern, kann ein Ballonkatheter eingesetzt werden, der die verengten Abschnitte der entsprechenden Arterien öffnet. Auch ein Bypass, der die betroffenen Abschnitte umgeht, verbessert die Blutversorgung.

11.4.9 Lymphödem

Ein **Lymphödem** besteht, wenn die Lymphe unzureichend abtransportiert wird. Ursächlich ist meist eine Behinderung der Lymphgefäße, z. B. als Folge einer chronisch venösen Insuffizienz. Bei alten Menschen treten Abflussstörungen in den Lymphgefäßen oft nach Operationen auf. Weitere mögliche Ursachen sind eine Entzündung oder ein Tumor, der sich über die Lymphbahnen ausbreitet. Lymphödeme im Armbereich treten häufig beim Mammakarzinom (► LF 1.3, Kap. 22.4.2, S. 744) auf, Lymphödeme im Beinbereich bei metastasierenden Unterleibstumoren. Prinzipiell können alle Körperregionen von Lymphödemen betroffen werden.

Unterschieden werden 4 Stadien:

- **Stadium 0:** keine Symptome
- **Stadium 1:**
  - beginnendes Ödem, teigig weich, es entsteht eine »Delle« auf Fingerdruck
  - Besserung beim Hochlagern
- **Stadium 2:**
  - fortgeschrittenes Ödem, hart, da sich die Ödemflüssigkeit verfestigt
  - Fettgewebe lagert sich im betroffenen Gebiet ein
  - keine Besserungen beim Hochlagern mehr
- **Stadium 3:**
  - Ödem im Endstadium, hart und geschwollen, da sich erhebliche Mengen von Fettgewebe eingelagert haben
  - Es besteht eine sogenannte Elefantiasis.

Die Therapie umfasst eine **manuelle Lymphdrainage**, gefolgt von einer **Kompressionsbehandlung** (► LF 1.3, Kap. 11.5.2, S. 471). Nur eine rechtzeitige Therapie kann die genannten Probleme abwenden.

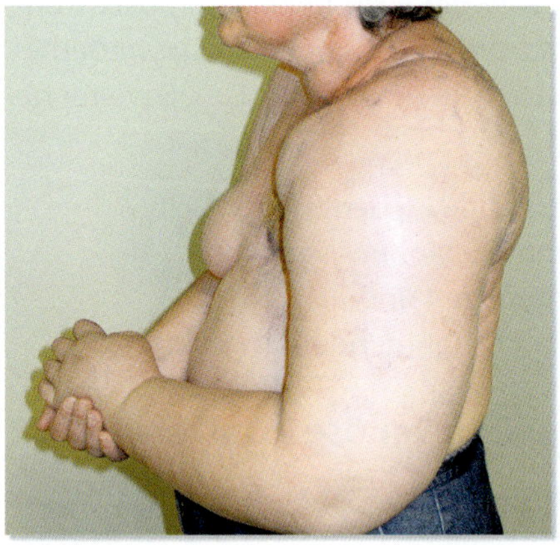

Abb. 11.21: Lymphhödem Stadium 3

11.5 Pflege

11.5.1 Krankenbeobachtung

Gefäßerkrankungen entwickeln sich unter Umständen schleichend und können der direkten Wahrnehmung entgehen. Blutdruck und Puls erlauben nur allgemeine Aussagen zur Funktion des Gefäßsystems. Wichtige Beobachtungen sind deshalb **Schmerzen**, **Funktionsstörungen** und **Hautveränderungen**.

System	Beobachtung	Hinweis auf
Arterien	• Schmerzen beim Gehen • kalte, blasse Extremitäten • fehlende Pulse	arterielle Verschlusskrankheit
Venen	• Besenreiser • stark geschlängelte Venen im Stehen • dunkelbraune Hautverfärbungen im Knöchelbereich • Rötung mit tastbarer Schwellung • Schwellung des ganzen Beins • blaurote Verfärbung • Schmerzen	Krampfaderleiden Thrombophlebitis tiefe Venenthrombose
Lymphsystem	Schwellung	Lymphödem

Tab. 11.3: Beobachtungen bei Erkrankungen des Gefäßsystems.

11.5.2 Kompressionstherapie

Kompressionstherapie bei chronischen Wunden (► LF 1.5, Kap. 1.2.5, S. 837 f.)

Kompressionsstrümpfe oder **Kompressionsverbände** komprimieren die oberflächlichen Venen, sodass das Blut in den tieferen Venen schneller herzwärts fließt, da weniger Blut in den oberflächlichen Venen versackt. Außerdem unterstützen Kompressionsstrümpfe und Kompressionsverbände die Wirkung der Muskulatur und verstärken so den Effekt der Muskelpumpe auf den Blutrückstrom (► LF 1.3, Kap. 11.1.1, S. 456).

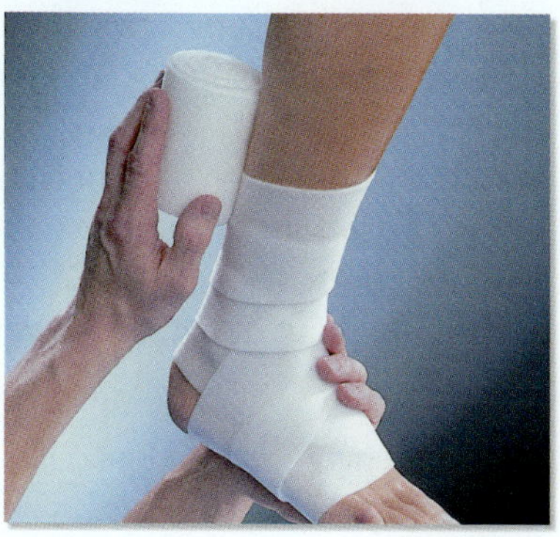

Abb. 11.22: Kompressionsverband

Bei Bettlägerigkeit beugen medizinische Thromboseprophylaxestrümpfe einer Thrombose vor.

> **! Merke** Kompressionsstrümpfe und Kompressionsverbände sind verboten bei
> - arteriellen Durchblutungsstörungen und Verschlusskrankheiten (Der Arzt muss entscheiden, wie gravierend die arterielle Durchblutungsstörung ist. Bei einer vorhandenen arteriellen Durchblutung kann die Kompressionstherapie möglicherweise erfolgen.)
> - Polyneuropathie
> - Allergie auf das Strumpfmaterial
> - dekompensierter Herzinsuffizienz (► LF 1.3, Kap. 10.4.1, S. 437)

LF 1.3

Kompressionsstrümpfe

Kompressionsstrümpfe sind in verschiedenen Größen in den Kompressionsklassen I–IV erhältlich. Es gibt sie als Wadenstrumpf, Schenkelstrumpf oder Strumpfhose. Maßbänder und Größentabellen helfen, die richtige Größe zu ermitteln. Beim Maßnehmen werden:

- Beinlänge und Fußlänge,
- dickste Stelle am Oberschenkel,
- dickste Stelle am Unterschenkel und
- die Fessel gemessen.

Stimmen die Messwerte nicht mit den Konfektionsmaßen überein, müssen die Strümpfe in einem Sanitätsfachgeschäft individuell angefertigt werden. Für die Kompressionsbehandlung an den Armen gibt es spezielle Armstrümpfe.

Der Arzt legt die Kompressionsklasse je nach Vorerkrankung oder erforderlichem Effekt fest.

Klasse	Kompression	Druck (mmHg)
I	leicht	18–21
II	mittel	23–32
III	kräftig	34–46
IV	sehr kräftig	> 49

Tab. 11.4: Kompressionsklassen nach den Leitlinien der Deutschen Gesellschaft für Phlebologie.

LF 1.3

Kompressionsstrümpfe anziehen

Vor dem Anziehen müssen die Beinvenen entstaut sein. Deshalb sollten die Beine vorher mindestens eine Viertelstunde **hochgelagert** werden. Eine zusätzliche Maßnahme vor dem Anziehen ist das **Ausstreichen** der Beine. Hier ist Vorsicht bei einer bestehenden Beinvenenthrombose geboten.

Kompressionsstrümpfe der Klassen I und II können häufig selbst angelegt werden. Bei den Klassen III und IV ist meist Unterstützung erforderlich.

Bei einer langfristigen Kompressionstherapie sind **Strumpfsysteme** zu bevorzugen. Sie bestehen aus zwei Kompressionsstrümpfen. Der Unterstrumpf der Kompressionsklasse 1 fixiert den Wundverband und bleibt über Nacht am Bein, der Überstrumpf der Kompressionsklasse 2–3 wird morgens an- und abends ausgezogen. Beide Strümpfe übereinander addieren sich zur Kompressionsklasse 3–4.

Beim Anziehen unterstützen

- Beim Anziehen Gummihandschuhe tragen, die den Griff verbessern und das Strumpfmaterial schonen.
- Strumpf bis zur Ferse auf links drehen. Dazu mit der Hand in den Strumpf fassen.
- Fußteil komplett belassen.
- Eingeschlagenes Fußteil auseinanderziehen und über den Spann bis zur Ferse streifen.
- Fersensitz kontrollieren.
- Strumpf über Knöchel und Wade nach oben ziehen, je nach Strumpflänge bis zur Leistenbeuge oder bis zum Knie.

! Merke

- Ein zweites Paar zum Wechseln vorhalten.
- Nach ca. 6 Monaten austauschen.
- Kompressionsstrümpfen täglich waschen (Feinwaschmittel), damit sie elastisch bleiben.
- Die Haut der Beine wird durch das Tragen trocken und muss abends gepflegt werden.
- Die Strümpfe komprimieren nur, wenn sie trocken sind. Sie dürfen nicht auf der Heizung oder im Trockner getrocknet werden.

Wichtige Kontrollen

- **Oberer Rand** des Strumpfes endet an der Gesäßfalte oder unter dem Knie.
- **Faltenfreier** Sitz
- Gute **Zehendurchblutung**, diese 15 Min. nach dem Anziehen kontrollieren.

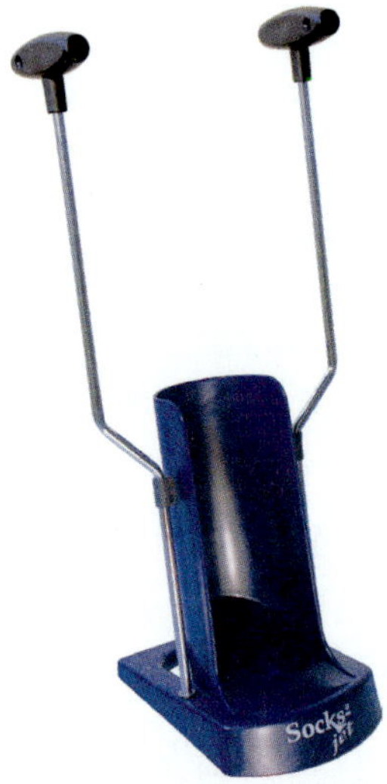

Abb. 11.23: Anziehhilfen für Kompressionsstrümpfe; der Strumpf kann ohne Anstrengung über Spann und Ferse gezogen werden.

Kompressionsverband

Bei einem **Kompressionsverband** werden die Beine bandagiert. Der Kompressionsverband kommt zum Einsatz, wenn der Patient Strümpfe nicht verträgt oder die Beine für eine Maßanfertigung zu unförmig sind. Ebenso bei Ödemen der Beine, weil diese durch die Kompressionstherapie abschwellen und somit laufend neue Strümpfe bestellt werden müssten.

Beim Anlegen ist darauf zu achten, dass

- das Zehengrundgelenk und die Ferse mitgewickelt sind,
- gefährdete Stellen abgepolstert werden,
- der Druck vom Fuß zum Oberschenkel hin abnimmt und
- die Zehen gut durchblutet sind.

Material:

- Schlauchverband in dreifacher Beinlänge, auf links gedreht
- Polsterbinde
- 2 Kurzzug- oder Kompressionsbinden
- ggf. Wasser-in-Öl-Lotion

Im Liegen wickeln

- Vor dem Wickeln die Beine ca. 30 Min. entstauend lagern und die oberflächlichen Venen herzwärts ausstreichen.
- Gefährdete Stellen abpolstern.
- Die erste Bindentour beginnt am Zehengrundgelenk. Die Zehen freilassen, die Ferse einbeziehen.
- Binde eng an Fuß und Bein abrollen, nicht abheben oder stramm ziehen!
- Beim Wickeln einen leichten Zug auf die Binde ausüben.
- Die Kompression vom Knöchel zum Oberschenkel hin abschwächen.
- Der Verband soll fest sitzen, faltenfrei sein und darf nicht drücken.
- Einschnürungen oder Lücken zwischen den Touren vermeiden.
- Kreis- und Achtertouren, 2/3 Überlappung der Bindenbreite
- Um die Bewegungsfähigkeit im Sprung- und Kniegelenk zu erhalten, bei Anlage der Wickel Sprunggelenk und Kniegelenk jeweils 90° beugen lassen.
- Zehendurchblutung nach 15 Minuten kontrollieren.
- Verband täglich wechseln.

Als **Thromboseprophylaxe** und zur Behandlung des Ulcus cruris genügen Verbände bis zum Kniegelenk. Bei ausgeprägten **Lymphödemen** und bei bestehender tiefer Beinvenenthrombose kann ein Verband bis zur Leiste notwendig werden. Die häufigste Wickelmethode ist der **Kompressionsverband nach Pütter**, bei dem zwei Binden eingesetzt werden. Die erste wird von innen nach außen gewickelt. Die zweite setzt an der Ferse von außen nach innen an.

Kurzzugbinde	Langzugbinde
• 8–10 cm breite nicht elastische Binde • geringe Dehnbarkeit von ca. 50 % • starke Kompression bei Muskelspannung, niedriger Druck in Ruhe • Binde kann auch nachts an den Beinen belassen werden	• 10 cm breite, hochelastische Binde mit Gummifäden • hohe Dehnbarkeit von ca. 180 % • geringe Kompression bei Muskelspannung, hoher Druck in Ruhe • wegen hoher Ruhekompression und Gefahr von Einschnürungen muss die Binde nachts und bereits nach 10-minütiger Bettruhe abgewickelt werden • dient der Unterstützung zur raschen Entstauung bei Ödemen • keine Anwendung bei Bettlägerigen!

Tab.11.5: Verwendete Bindearten.

Medizinische Thromboseprophylaxestrümpfe

Die oben beschriebenen Methoden der Kompressionstherapie beugen Thrombosen bei mobilen Patienten vor. **Medizinische Thromboseprophylaxestrümpfe**, kurz **MT-Strümpfe** genannt, verringern die Gefahr von Thrombosen bei **Bettlägerigkeit** oder weitgehender **Immobilität**. Die Anpassung erfolgt nach Beinlänge, Dicke des Oberschenkels und Wadenumfang. Es gibt MT-Strümpfe in neun Größen.

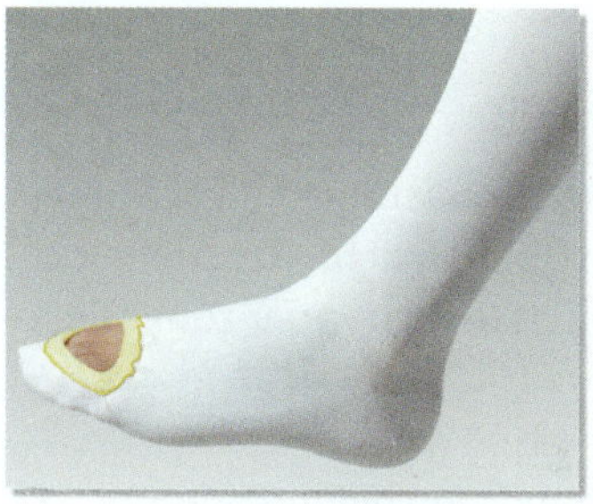

Abb. 11.24: MT-Strumpf zur Entlastung des Venensystems.

MT-Strümpfe sind meist **oberschenkellang** und üben aufgrund ihrer Herstellungsart einen fast **gleichmäßigen Druck** auf das Gewebe des ganzen Beins aus. Einige Hersteller produzieren auch knielange Strümpfe, z. B. für lange Flugreisen. Sie unterscheiden sich damit von den oben beschriebenen Kompressionsstrümpfen, bei denen der Druckverlauf von unten nach oben abnimmt.

> **! Merke** MT-Strümpfe sind bei aufrechter Haltung und beim Gehen nicht ausreichend.
> - MT-Strümpfe müssen 24 Std. getragen werden.
> - Kurze Wechsel zur Körperpflege sind möglich, dabei Haut beobachten, z. B. Hautpilz.
> - Alle 2–3 Tage wechseln.
> - MT-Strümpfe leiern beim Waschen aus und müssen dann ersetzt werden.

11.5.3 Pflege beim venösen Ulcus cruris

! Merke Das Ulcus cruris heilt nur ab, wenn die Ursache seiner Entstehung beseitigt wird.

LF 1.3

Häufige Komplikation einer chronisch-venösen Insuffizienz ist das **Ulcus cruris** (Unterschenkelgeschwür, ► LF 1.3, Kap. 11.4.8, S. 469). Die dadurch eingeschränkte Mobilität, verbunden mit Angst und Schmerzen, beeinflusst die Lebensaktivitäten des Betroffenen erheblich und wirkt sich negativ auf seine Zufriedenheit und Lebensqualität aus.

Die Behandlung dieser chronischen Wunde darf deshalb nie isoliert gesehen werden, sondern sollte einen umfassenderen Ansatz verfolgen. Idealerweise erfolgt die Betreuung des Pflegebedürftigen im geriatrischen Team. Seine Schulung und die seiner Angehörigen spielt eine große Rolle.

Allgemeine Maßnahmen

Allgemeine Maßnahmen unterstützen die Heilung:

- **Risikofaktoren** wie Übergewicht, Rauchen und Bewegungsmangel: beseitigen oder zumindest verringern
- **Ernährung** optimieren
  - auf eine ausreichende Eiweißversorgung achten
  - zu fett- und kohlenhydratreiche Speisen meiden
  - ausreichende Flüssigkeits-, Mineralstoff-, Vitamin- und Ballaststoffzufuhr
- viel **bewegen**
- vorwiegend stehende und sitzende Tätigkeiten meiden

Bei einem venösen Ulcus cruris sollte der venöse Rückfluss mittels **Kompressionsbehandlung** gefördert werden. **Bewegung** und **Gymnastik** fördern den venösen Rückfluss zusätzlich, indem sie die Muskelpumpe anregen. Auch die Kompression wirkt am besten bei Bewegung, d. h., der Betroffene sollte sich viel bewegen und Fußgymnastik durchführen, um den Blutfluss anzuregen. Im Liegen sollte die betroffene Extremität möglichst hochgelagert werden.

! Merke
- **L-S-Regel:** Laufen und Liegen statt Stehen und **S**itzen.
- Keine Kompressionsmaßnahmen bei **arteriellem Ulcus**, sondern erst Rücksprache mit dem Arzt, ob eine Kompression erlaubt ist.

Wundversorgung beim Ulcus cruris
► LF 1.3, Kap. 11.4.8, S. 469

Keimfreies Arbeiten und ein zumindest **keimarmes Wundumfeld** sind für die Heilung der Wunde unabdingbar. Zur **Wundreinigung** eignet sich sterile Ringerlösung. Beläge werden chirurgisch entfernt oder z. B. mit Hydrogelen gelöst.

Die Wundversorgung beim Ulcus cruris basiert auf dem Prinzip der **feuchten Wundversorgung** mit hydroaktiven Wundauflagen. Nach dem Anlegen des Verbands wird das Bein gewickelt oder mit speziellen Strümpfen versorgt. Um lokale Druckstellen zu vermeiden, wird das gesamte Bein **gepolstert** (Verbandstechnik nach Sigg ► LF 1.5, Kap. 1.2.5, S. 837).

Zur **Hautreinigung und -pflege** eignen sich Produkte, die sich an dem physiologischen pH-Wert der Haut von 5,7 orientieren.

11.5.4 Lymphdrainage

Die **manuelle Lymphdrainage** ist eine Variante der klassischen Massage. Sie lockert und entspannt jedoch nicht die Muskeln. Ihre speziellen Grifftechniken sollen den Abtransport von Gewebsflüssigkeit fördern. Die Methode wird vorwiegend als Therapie und Prävention chronischer Lymphödeme an oberen und unteren Gliedmaßen angewandt.

Lymphdrainagen
- steigern den Rücktransport von Lymphflüssigkeit bei bestehenden Ödemen
- verbessern die Eigenmotorik der Lymphgefäße
- verringern die Hautspannung
- verbessern die Beweglichkeit
- reduzieren die Schmerzen
- unterstützen die Wundheilung, z. B. bei Ulcus cruris nach Operationen

Vorgehen

Die manuelle Lymphdrainage wird von Fachkräften mit entsprechender Weiterbildung, z. B. Physiotherapeuten oder Masseuren, nach vorheriger ärztlicher Rücksprache vorgenommen. Die Handgriffe erfolgen entlang der Abflussrichtung der Lymphbahnen, anfangs proximal (körpernah), dann distal (körperfern).

Jede Lymphdrainage beginnt am Hals, wo das lymphatische System in das venöse System übertritt. Erst dann erfolgt die gezielte Behandlung der betroffenen Extremität.

Kreisende rhythmische Bewegungen regen die Eigenbewegung der Lymphgefäße an und verbessern den Abfluss. Die mit leichtem Druck ausgeübte Massage mit flach aufgelegten Händen mindert den Druck in den jeweils »oberen« Lymphbahnabschnitten und unterstützt die Flüssigkeitsaufnahme aus dem Gewebe.

Die Lymphdrainage wird selten als alleinige entstauende Maßnahme eingesetzt. Unterstützend erfolgt meist eine Kompressionsbehandlung nach der Drainage sowie krankengymnastische Übungen und Hautpflege.

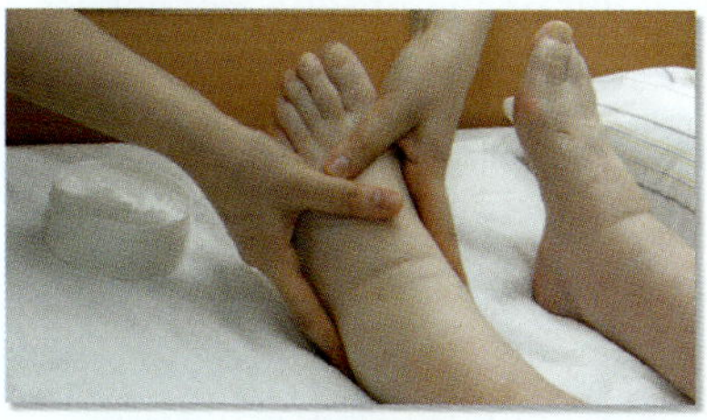

Abb. 11.25: Manuelle Lymphdrainage.

! Merke Lymphdrainagen dürfen nicht angewendet werden bei:
- dekompensierter Herzinsuffizienz
- Thrombose, denn es besteht Emboliegefahr!
- akuten bakteriellen Entzündungen

Aufgaben
- Beschreiben Sie den Wandaufbau der Blutgefäße.
- Beschreiben Sie die Besonderheit der Lymphgefäße und erklären Sie die Aufgaben der Lymphe.
- Benennen Sie die Risikofaktoren der Arteriosklerose.
- Welche Folgekrankheiten verursacht die Arteriosklerose?
- Beschreiben Sie die vier Stadien der arteriellen Verschlusskrankheit.
- Nennen Sie Risikofaktoren, die zu einer Thrombose führen können.
- Erklären Sie, was beim Anlegen von Kompressionsstrümpfen zu beachten ist.
- Was versteht man unter einer Embolie?
- Nennen Sie die Anzeichen einer Lungenembolie.
- Woran erkennen Sie einen akuten arteriellen Verschluss im Bein? Welche Maßnahmen müssen ergriffen werden?
- Welche Bedingungen sind häufig für Venenthrombosen verantwortlich?
- Was versteht man unter einem Lymphödem?
- Beschreiben Sie, wie man Kompressionsstrümpfe anzieht.
- Frau Baum hat eine Varikosis. Welche Risikofaktoren hat sie? Welche gibt es noch?
- Erstellen Sie aus dem Fallbeispiel eine Liste mit den wichtigsten Informationen zur Soziodemografie und zu krankheits- bzw. pflegerelevanten Angaben von Frau Baum.
- Durch die Bettruhe hat sich die Dekubitusgefahr von Frau Baum verstärkt. Formulieren Sie Pflegeziele und Maßnahmen.
- Was eruieren Sie im Rahmen eines Assessments bezüglich einer Thrombosegefährdung? Welche Maßnahmen der Thromboseprophylaxe kennen Sie? Welche Ziele verfolgen Sie damit?

12 Pflege bei Beeinträchtigung des Bewegungsapparats

LF 1.3

Frau Huser ist eine geistig jung gebliebene, 78-jährige Dame. Sie lebt mit ihrem Mann in einer 4-Zimmer-Wohnung im Erdgeschoss eines Mehrfamilienhauses. Zur Wohnung gehört auch ein kleiner Garten, in dem Frau Huser liebevoll Blumen und Gemüse gepflanzt hat. Auch ein kleiner Apfelbaum steht dort. Darunter haben Herr und Frau Huser eine Holzbank gestellt, auf der sie vor allem im Sommer abends gerne sitzen.

Frau Huser ist krankheitsbedingt im Alltag eingeschränkt. Sie leidet seit Jahren an Arthritis und Osteoporose.

Ihr Mann ist zwar noch recht rüstig, aber auch schon über 80 und kann seine Frau nicht mehr bei der Körperpflege und beim Ankleiden unterstützen. Daher kommt einmal am Tag die Pflegefachkraft zum Helfen vorbei.

Begonnen hatte bei Frau Huser alles mit den Fingergelenken. Sie waren überwärmt, geschwollen und schmerzhaft bei Bewegung. Frau Huser konnte immer schlechter greifen, es sind ihr schon mehrere Gläser aus der Hand gefallen. Zum Glück hat sie sich nie ernsthaft verletzt. Auch das Zuknöpfen einer Bluse bereitet ihr große Mühe.

Mittlerweile sind auch Handgelenke und die Wirbelsäule betroffen. Durch die Arthritis hat sich Frau Husers Körperhaltung verändert: Sie läuft gebeugt, hat O-Beine bekommen, ihre Finger und Zehen sind mittlerweile krallenförmig deformiert. Passende Schuhe zu finden, ist inzwischen sehr schwierig. Frau Huser hat sich daher entschlossen, sich orthopädische Schuhe anfertigen zu lassen.

Durch die Arthritis kann Frau Huser nur noch wenig im Haushalt und Garten tun. Sie hat sich mit ihrer Krankheit inzwischen zwar gut arrangiert und versucht jeden Tag, das Beste daraus zu machen. Aber die schlechten Tage möchte sie am liebsten vergessen. Schon morgens bemerkt sie eine Steifigkeit ihrer Gelenke. Manchmal benötigt sie über eine halbe Stunde, um aus dem Bett aufzustehen. Das Ankleiden geht nur noch mit Hilfe, Kochen ist nur noch in Maßen möglich.

Seit Frau Huser allerdings einen Rollator hat, kann sie wieder häufiger kurze Spaziergänge mit ihrem Mann machen und ihre Enkel besuchen, die gleich um die Ecke wohnen.

Auch die Medikamente und die wöchentliche Physiotherapie helfen ihr, im Alltag besser zurechtzukommen. Und wenn die beiden abends vor dem Fernseher sitzen, dann macht Frau Huser auch selbstständig Übungen, vor allem, um die Fingerbeweglichkeit zu erhalten. Wenn möglich, geht das Ehepaar einmal in der Woche ins Thermalbad. Die warmen Bäder tun Frau Huser gut.

Frau Huser würde gerne mehr im Garten arbeiten. Sie findet es schade, dass er mittlerweile etwas verwuchert ist. Aber zum Glück wohnt ihre Tochter nicht weit entfernt und kann ihren Eltern im Garten helfen und sich um den Apfelbaum kümmern.

12.1 Grundlagen der Anatomie und Physiologie

Der **Bewegungsapparat** besteht aus zwei Teilsystemen, die seine Funktion gewährleisten:

- aus dem **Skelett**, das einen inneren Stabilisierungsrahmen liefert, und
- aus der **Muskulatur**, die die Bewegung ermöglicht.

Zum Skelett zählen die Knochen mit ihren Knorpelkappen und die Bänder. Gelenke verbinden die Knochen miteinander. Da die Knochen selbst starr sind, bezeichnet man die Gesamtheit des Skeletts als **passiven** Bewegungsapparat. Alle Skelettmuskeln zusammen sind der **aktive** Bewegungsapparat. Wenn die Muskeln kontrahieren, bewegen sich die Knochen in den Gelenken.

12.1.1 Skelett

Das **Skelett** ist ein Knochengerüst und stützt den Bewegungsapparat. Es besteht beim erwachsenen Menschen aus 206 einzelnen Knochen mit den jeweiligen Gelenken. An Stellen, die ein hohes Maß an Elastizität erfordern, z. B. Rippen, ist zusätzlich **Knorpel** angelegt. Er schützt auch hoch beanspruchte Partien wie Gelenkflächen.

Das Skelett schützt auch die inneren Organe (LF 1.3, Kap. 3.1, S. 288). Daneben speichern die Knochen lebenswichtige **Mineralien** wie Kalzium und Phosphor. Im **roten Knochenmark** entstehen die Blutzellen und reifen die roten Blutkörperchen.

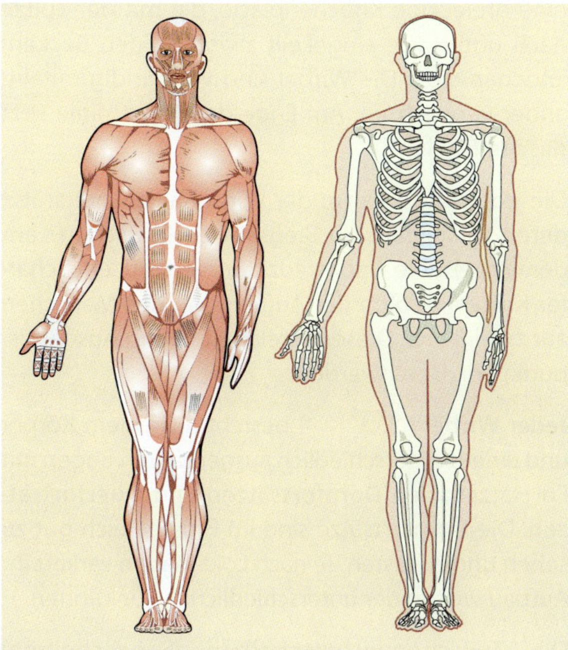

Abb.12.1: Bewegungsapparat: Muskulatur und Skelett

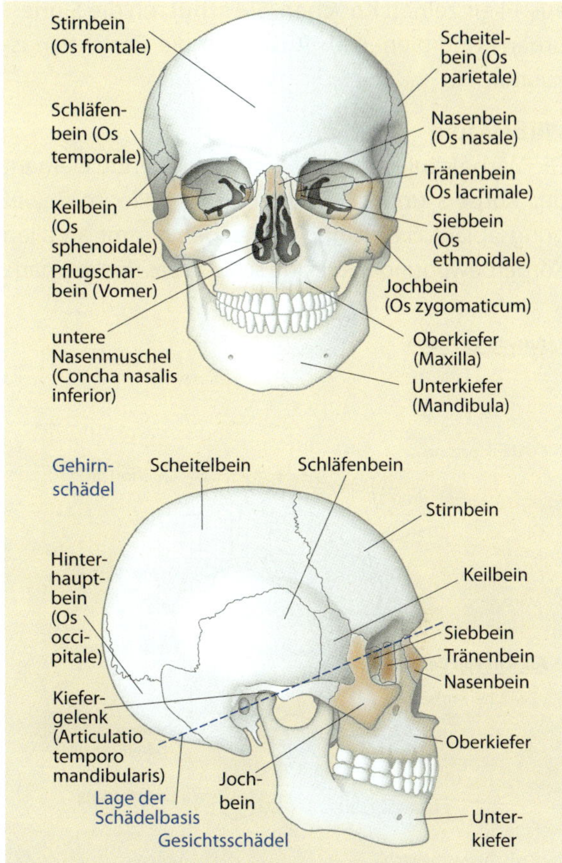

Abb. 12.2: Wichtige Knochen des Schädels

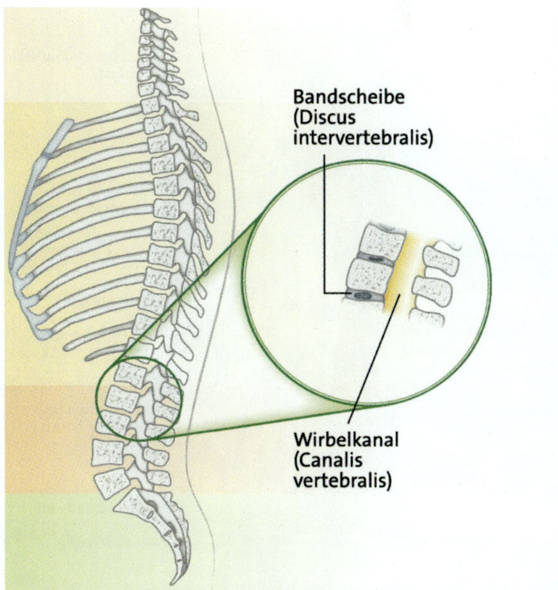

Abb. 12.3: Wirbelsäule mit Rippen

Abschnitte des Skeletts

Schädel

Der menschliche **Schädel** (Abb. 12.2) setzt sich aus 29 Knochen zusammen. Unterschieden werden Hirnschädel und Gesichtsschädel. Der **Hirnschädel** umschließt das Gehirn von oben, unten und hinten. Die **Schädelbasis** begrenzt den Hirnschädel nach unten. Sie hat eine große Öffnung (Foramen magnum) für den Durchtritt des Rückenmarks sowie kleinere Öffnungen für den Austritt der Hirnnerven. In einer knöchernen Vertiefung im vorderen Teil der Schädelbasis befindet sich die Hirnanhangsdrüse (Hypophyse, ► LF 1.3, Kap. 15.1.1, S. 568).

Über dem Gehirn wölbt sich das **Schädeldach**. Die vordere Begrenzung, der **Gesichtsschädel**, besteht aus 14 einzelnen Knochen. Sie schützen die Sinnesorgane und dienen als Ansatz für die Gesichtsmuskulatur.

Wirbelsäule

Die **Wirbelsäule** (Abb. 12.3) ist das tragende Element des Körpers und hat eine zentrale Rolle im Bewegungsablauf. Sie ist höchst flexibel, nimmt an allen Körperbewegungen teil und schützt das Rückenmark.

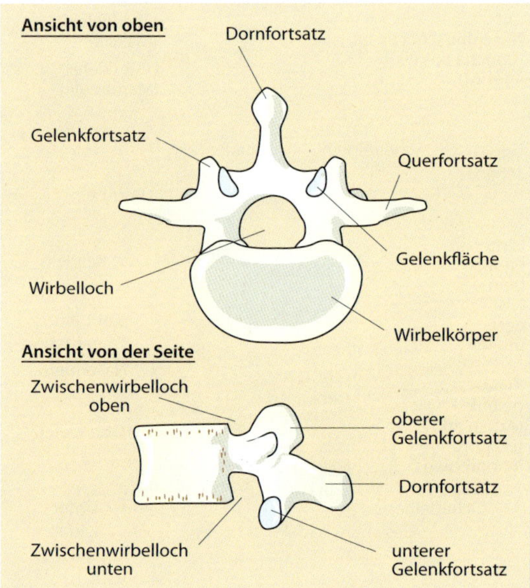

Abb. 12.4: Aufbau eines Lendenwirbels (Vestebra lumbalis)

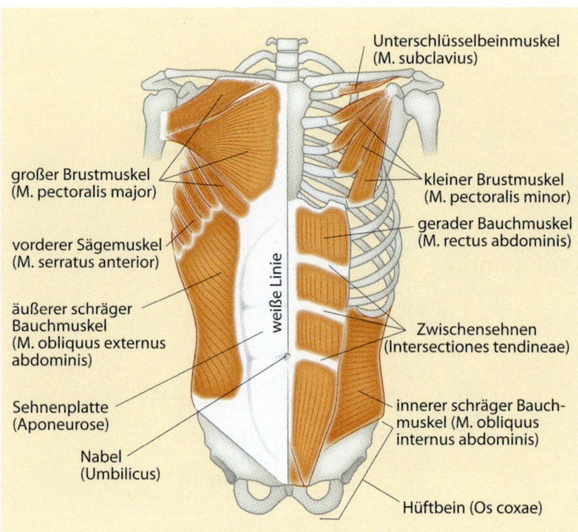

Abb.12.5: Brust- und Bauchmuskulatur

Die **Halswirbelsäule** ist leicht nach vorn gekrümmt, um das Heben des Kopfes zu erleichtern. Die **Brustwirbelsäule** krümmt sich leicht nach hinten, um das Vorbeugen zu erleichtern. Von ihr gehen beiderseits die Rippen aus (Abb. 12.3). Sehr kräftige Wirbel bilden den letzten beweglichen Abschnitt, die **Lendenwirbelsäule**, welche leicht nach vorn gekrümmt ist und damit der Aufrichtung des Körpers entgegenkommt. Das darauffolgende **Kreuzbein** ist eine dreieckige Knochenplatte, die mit der Spitze nach unten wie eingekeilt zwischen den Beckenknochen sitzt. Die Wirbel sind vollständig miteinander verwachsen. Am Ende der Wirbelsäule sitzt das **Steißbein**.

Die **doppelte S-Form** der Wirbelsäule unterstützt deren Elastizität und Biegsamkeit. Zwischen Lendenwirbelsäule und Kreuzbein verläuft ein scharfer Knick als Folge der Aufrichtung des Menschen auf zwei Beine. Dieser Bereich ist häufig Ausgangspunkt von Beschwerden.

Jeder **Wirbel** (Abb. 12.4) besteht aus einem Körper und einem unterschiedlich ausgeprägten Bogen mit Fortsätzen, den **Dornfortsätzen** und **Querfortsätzen**. Die Dornfortsätze sind im Brustbereich gut zu sehen und zu tasten. Je nach Lokalisation variiert ihr Aufbau wegen der unterschiedlichen Funktionen.

Die **Zwischenwirbelscheiben** (Bandscheiben) verbinden die einzelnen Wirbelkörper. Sie bestehen aus einem Faserring, in dem zentral ein Gallertkern eingeschlossen ist (Bandscheibenvorfall ►LF 1.3, Kap. 12.4.6, S. 492). Der Gallertkern wirkt wie ein Wasserkissen, das sich verformen, aber nicht zusammengedrückt werden kann. Damit sind Bewegungen möglich und der Abstand der Wirbelkörper wird gehalten. Das Körpergewicht übt tagsüber einen steten Druck auf den Gallertkern aus. Dadurch wird Wasser abgepresst und die Körpergröße kann sich im Laufe des Tages um bis zu 3 cm verringern. Nachts wird der Gallertkern entlastet und füllt sich erneut auf. Das Zusammenspiel der elastischen Scheiben und die besondere Form der Wirbelsäule ermöglichen es, Stöße aufzufangen, wie sie beim Springen und Laufen auftreten.

Stabilisierung der Wirbelsäule

Die gelenkige Verzahnung der einzelnen Wirbel stellt eine gewisse **Grundstabilität** her. Darüber hinaus fixieren bindegewebige Bänder die gesamte Wirbelsäule, sodass die einzelnen Wirbel sich nicht gegeneinander verschieben.

Es besteht ein Kräftegleichgewicht zwischen dem Zug der Muskeln und Bänder und dem Druck des Kerns in der Bandscheibe. Dadurch besteht auch bei Beugebewegungen die notwendige Spannung, die für die aufrechte Haltung erforderlich ist. Eine wichtige Rolle für die Stabilität des Rumpfes spielt die **Bauchmuskulatur**, welche als Gegenspieler der **Rückenmuskulatur** fungiert. Um den Rumpf zu halten, müssen beide Muskelgruppen gut ausgebildet sein.

Anschluss an die Extremitäten

Brustwirbel, Rippen und Brustbein bilden zusammen den **Brustkorb** (Thorax), der mit den beiden Schlüsselbeinen, und diese mit den Schulterblättern gelenkig verbunden sind. Gemeinsam zählen Schlüsselbein und Schulterblatt zum **Schultergürtel**. Die Schulterblätter sind wiederum über die Schultergelenke mit den Oberarmknochen verbunden. Die **oberen Extremitäten** schließen somit über Schultergürtel und Brustkorb an die Wirbelsäule an.

Das Kreuzbein bildet mit den beiden Hüftbeinen den **Beckenring**. Die Hüftbeine sind über die Hüftgelenke mit den Oberschenkelknochen verbunden. Die **unteren Extremitäten** schließen somit über den Beckenring an die Wirbelsäule an.

Aufbau des Knochens

Entsprechend den unterschiedlichen Anforderungen verfügt das Skelett über verschiedene **Knochenformen** (Abb. 12.6b), deren Grundaufbau aber vergleichbar ist.

Zur besseren Übersicht werden die vielen Knochen des Skeletts Gruppen zugeordnet:

- lange Knochen, bzw. Röhrenknochen
- kurze Knochen
- platte Knochen
- unregelmäßig geformte Knochen
- Sesambeine

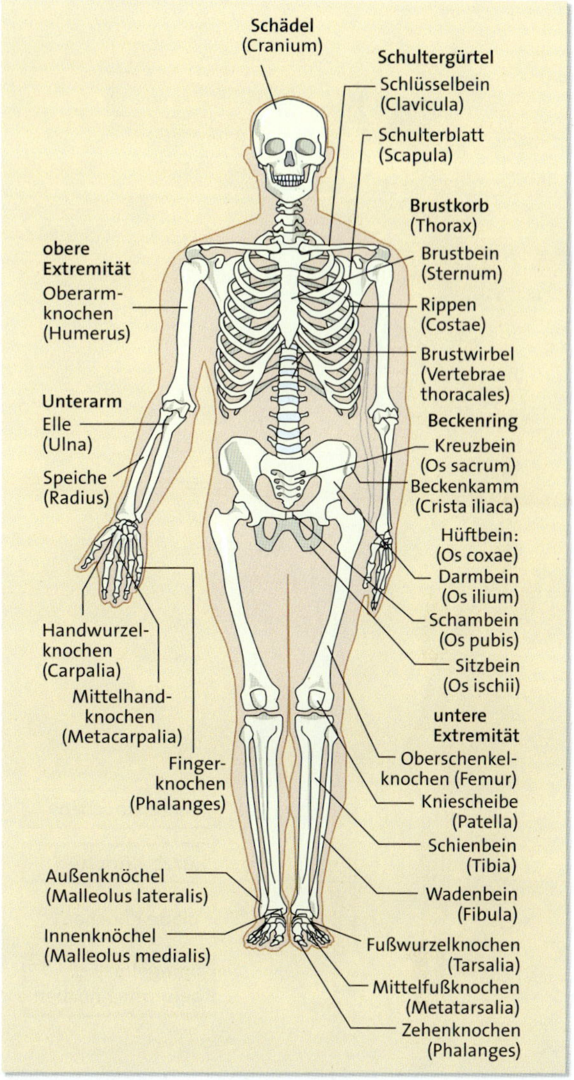

Abb. 12.6a: Aufbau eines Lendenwirbels (Vestebra lumbalis).

Der Oberschenkelknochen ist ein **Röhrenknochen**, an dem sich die Hauptmerkmale des Aufbaus eines Röhrenknochens gut beschreiben lassen (Abb. 12.7).

Eine dünne **Knorpelschicht** überzieht die Gelenkenden. Eine bindegewebige **Knochenhaut** umgibt den Knochen von außen. Sie ist nicht verschieblich, denn Fasern verbinden die Knochenhaut mit der Knochenoberfläche. In der Knochenhaut verlaufen die den Knochen ernährenden **Blutgefäße**, die mit feinen Ästen durch kleine Öffnungen in die äußeren Schichten des Knochens gelangen. Größere Gefäße dringen bis in das Innere des Knochens vor und verzweigen sich dort.

LF 1.3

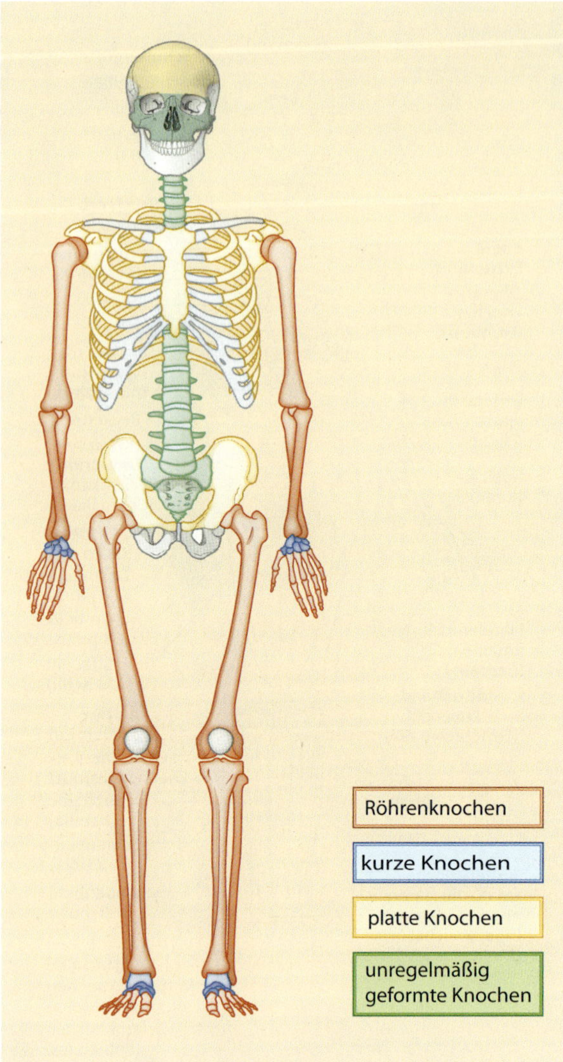

Abb. 12.6b: Menschliches Skelett mit Knochenarten

Die Knochenhaut hat die Fähigkeit, **Knochengewebe** zu bilden, und besitzt dadurch einen wesentlichen Anteil an Wachstum und Heilung des Knochens. Das Knochengewebe des mittleren Knochenanteils ist eine feste Schicht in Form einer Röhre, die sogenannte Knochenrinde. Sie ist mit gelbem Knochenmark ausgefüllt. Zu den Gelenkenden hin begrenzen zunehmend Knochenbälkchen die Knochenrinde. Sie werden nach außen immer feiner und dichter und gehen ebenfalls in die Knochenrinde über. In diese schwammartige Struktur ist das rote Knochenmark eingelagert.

12.1.2 Gelenke

Die Knochen des Skeletts sind je nach Funktion fest oder beweglich miteinander verbunden. **Fugen** und **Haften**, die zu den **unechten** Gelenken zählen, fixieren die Knochen fest, sogenannte **echte Gelenke** machen sie beweglich.

Gelenkaufbau

Die meisten Gelenke bestehen aus mindestens zwei Knochen, die an der Bewegung beteiligt sind.

Der glatte Knorpel an den Gelenkenden soll bei Bewegung die auftretende Reibung mindern und wirkt bei Stauchbewegungen, z. B. beim Springen, als Polster. Eine straffe **Gelenkkapsel** umgibt alle Gelenke. Sie hält die beiden Knochen beieinander und formt einen geschlossenen Raum. Die **Gelenkschmiere** (Synovia) im Gelenkspalt erhöht die Gleitfähigkeit der Knorpel und ernährt sie.

Wie bei einem Schwamm wird das elastische Knorpelgewebe bei Druck ausgepresst und füllt sich bei Entlastung wieder. Bei einem gesunden Gelenk ist ein Wechsel von Be- und Entlastung für den Stoffwechsel erforderlich. Jede Überlastung, z. B. langes Stehen oder einseitige Belastung, stört die Ernährung und bereitet einen Knorpelschaden vor.

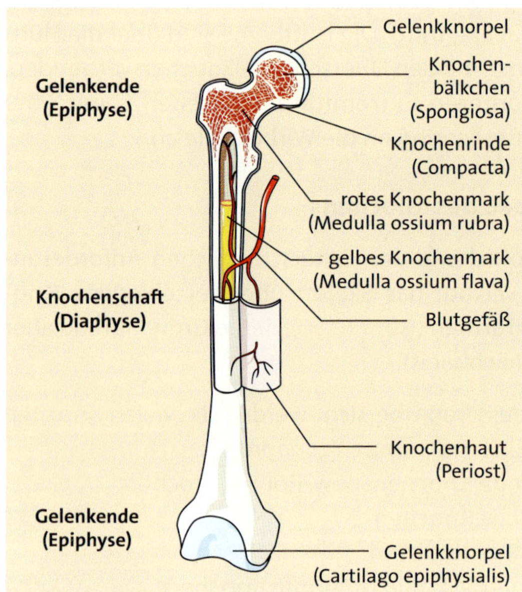

Abb. 12.7: Aufbau des Oberschenkelknochens, rechter Oberschenkel, Vorderansicht

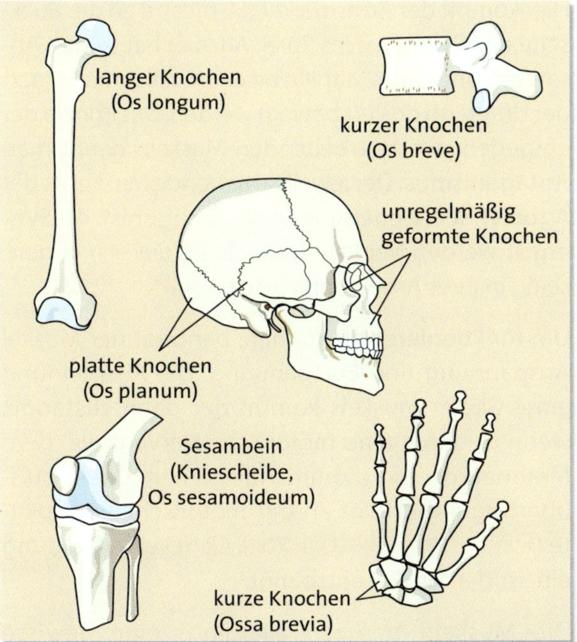

Abb. 12.8: Knochenformen

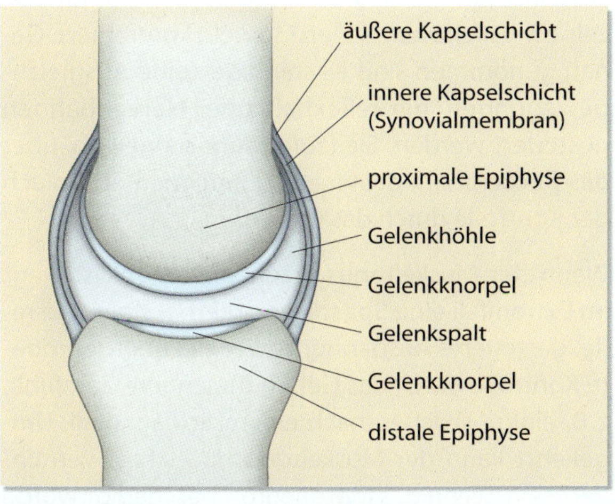

Abb. 12.9: Schema eines echten Gelenks (Diathrose)

Straffe **Bänder** verstärken die Gelenkkapseln. Sind äußere Krafteinwirkungen zu stark, z. B. beim Umknicken, können die Bänder und Kapseln reißen, unter Umständen kann sich das Gelenk ausrenken.

Die Kniegelenke haben **Menisken** (griech. meniskos = halbmondförmiger Körper), von der Gelenkkapsel ausgehende Knorpelscheiben zwischen Kopf und Pfanne. Sie gleichen aus, dass die Gelenkflächen nicht optimal aufeinanderpassen.

Knorpelscheiben (Diskus), die das Gelenk komplett unterteilen, findet man auch in anderen Gelenken, z. B. im Kiefergelenk.

Gelenkformen

Die Beweglichkeit in einem Gelenk wird im Wesentlichen von der Form der beiden Gelenkkörper bestimmt (Tab. 12.1).

12.1.3 Skelettmuskulatur

Die Muskulatur des Bewegungsapparats wird als **willkürliche** Muskulatur bezeichnet, weil sie willentlich bewegt werden kann. Im Gegensatz dazu wird die Muskulatur der inneren Organe **unwillkürlich**, gesteuert, die des Verdauungssystems arbeitet sogar teilweise autonom.

Die **Sehnen** verbinden die Skelettmuskeln mit dem passiven Bewegungsapparat.

Bei einem gut trainierten Menschen sind unterschiedliche Muskeln von außen gut erkennbar. Der Begriff Musculus kommt aus dem Lateinischen und bedeutet Maus. Dies bezieht sich auf die Spindelform vieler Muskeln, am deutlichsten wohl am Armbeuger (M. biceps) zu ertasten. Es finden sich ein Muskelbauch, der bei Anspannung deutlich hervortritt, und zwei in die Sehnen übergehende sogenannte Köpfe.

Aufbau der Skelettmuskulatur

Der eigentliche Muskel besteht aus Gruppen von Faserbündeln (► LF 1.3, Kap. 3.3.3, S. 301). Ihre Sehnenfäden verdichten sich zur **Sehne**, mit der der Muskel am Knochen verankert ist. Dort, wo die Sehnen lange Strecken zu überbrücken haben oder über Gelenke verlaufen, sind sie von Bindegewebshüllen umgeben, den **Sehnenscheiden**. Eine Flüssigkeit in den Sehnenscheiden erhöht zusätzlich die Gleitfähigkeit.

Betrachtet man einen ganzen Muskel, so kann man von der faserigen Struktur zunächst nichts sehen, denn der Muskel ist in eine feste, weiß-silbrig schimmernde Haut eingehüllt, die sogenannte **Faszie** (Muskelhaut). Die Faszie hält die einzelnen Fasern des Muskels zusammen, grenzt ihn gegen andere

LF 1.3

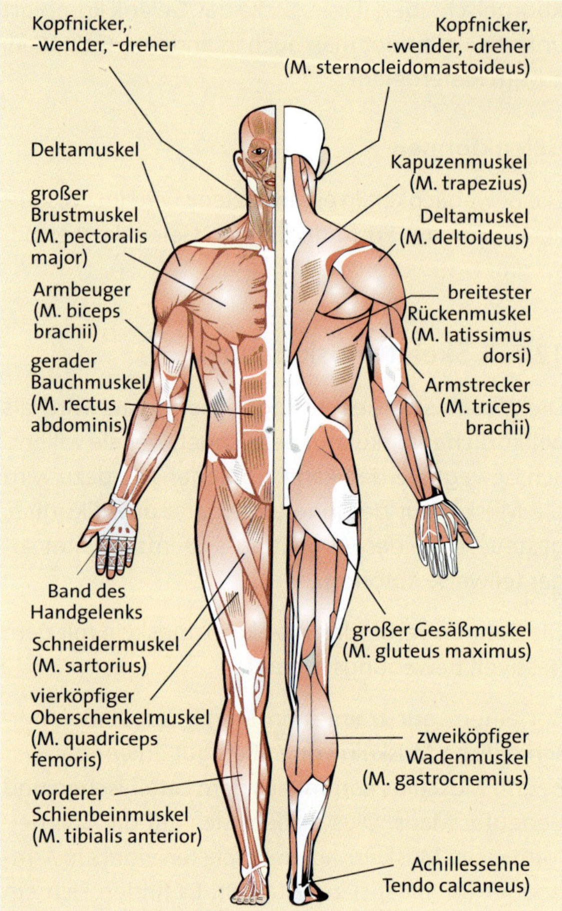

Abb. 12.10: Die Muskulatur des Menschen

Muskeln ab und ermöglicht ein Gleiten der Muskeln aneinander.

Funktionsweise der Skelettmuskulatur

So kompliziert und elegant unsere Bewegungen auch sein mögen, die dafür verantwortlichen Muskeln können nur eins: sich zusammenziehen. Bei den spindelförmigen Muskeln, z. B. dem Oberarmmuskel, ist die **Muskelkontraktion** sichtbar, da sich der Muskelbauch verdickt.

Zum Beispiel schwillt der Armbeuger an, wenn der Unterarm gebeugt wird, um ein Gewicht zu heben. Erschlafft der Muskel, sinkt der Unterarm der Schwerkraft folgend herab. Was passiert aber, wenn kein Gewicht am Unterarm wirkt? Nur mit dem Armbeuger allein wäre es nicht möglich, den Unterarm zu strecken, da der Muskel sich nicht aktiv verlängern kann. Hier kommt der Armstrecker (M. triceps) an der Rückseite des Oberarms ins Spiel. Auch er hat seinen Ansatz am Unterarm. Mithilfe beider Muskeln kann jetzt der Unterarm dosiert bewegt werden. Das Prinzip der entgegengesetzt arbeitenden Muskeln nennt man **Antagonismus.** Der jeweils arbeitende Muskel ist der **Agonist**, sein Gegenspieler der **Antagonist**. Als **Synergist** werden Muskeln bezeichnet, die sich gegenseitig in ihrer Arbeit unterstützen (► Abb. 12.12)

Um funktionieren zu können, benötigt der Muskel Anspannung und Entspannung. Die Anspannung eines Skelettmuskels kommt nur dann zustande, wenn er durch eine motorische Nervenzelle, dem Motoneuron, ein »Kommando« erhält. Die Impulsübertragung erfolgt an der motorischen Endplatte (► LF 1.3, Kap. 3.3.3., S. 302). Geht keine Meldung ein, ist der Muskel entspannt.

Die Muskeln besitzen allerdings eine gewisse Grundspannung, den **Ruhetonus**, der sicherstellt, dass ein Mensch z. B. beim Gehen oder Sitzen nicht in sich zusammensinkt. In diesem Fall sind nur einzelne Muskelfasern in den Muskeln kontrahiert. Genau genommen sind es ständige, feine Ausgleichbewegungen, die reflexhaft über Nervenbahnen gesteuert werden. Sie laufen sehr schnell ab, über das Rückenmark gesteuert, unterliegen aber auch der Kontrolle durch das Gehirn.

Wenn der Muskeltonus krankhaft erhöht ist, liegt im Extremfall eine **Spastik** vor. Hierbei steigt die reflexgesteuerte Anspannung, weil die übergeordnete Kontrolle durch das Gehirn für längere Zeit fehlt, z. B. einige Wochen nach einem Schlaganfall. Umgekehrt kann der Muskeltonus krankhaft vermindert sein, wenn das Motoneuron beschädigt wurde und die »Kommandos« an den Muskel ausbleiben; die Folge ist dann eine **schlaffe Lähmung**. Zu einem kurzzeitigen Verlust des Muskeltonus kommt es bei der Ohnmacht, wenn die Nervensteuerung mangels Blutversorgung vorübergehend unterbrochen ist.

Die Kraft eines Muskels ist abhängig von seiner Masse. Die **Muskelmasse** hängt von der Versorgung des Körpers mit Eiweißen und Kohlenhydraten ab sowie vom Trainingszustand. Wie alle biologischen Systeme braucht die Muskulatur den Wechsel von Aktivität und Ruhe.

Gelenkform	Bewegungsmöglichkeit
Rad- oder Zapfengelenk 	Zwischen 1. und 2. Wirbel der Halswirbelsäule befindet sich ein **Zapfengelenk**. Der Atlaswirbel ist ringförmig ausgebildet und hat im vorderen Anteil eine Gelenkfläche. In diese passt ein zapfenförmiger Vorsprung des 2. Wirbels. Hierdurch wird ein Teil der Drehbewegung des Kopfes möglich. Die Verbindung von Speiche und Elle am Ellenbogen ist ebenfalls als Zapfengelenk aufgebaut. Diese Gelenke haben **eine** Bewegungsebene.
Scharniergelenk 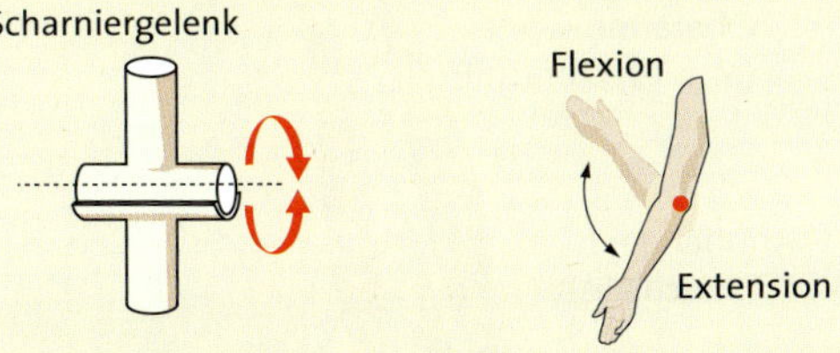	**Scharniergelenke** haben ebenfalls **eine** Bewegungsebene. Dazu gehören vor allem die Fingergelenke, das Gelenk zwischen Elle und Oberarm und das Kniegelenk.
Eigelenk 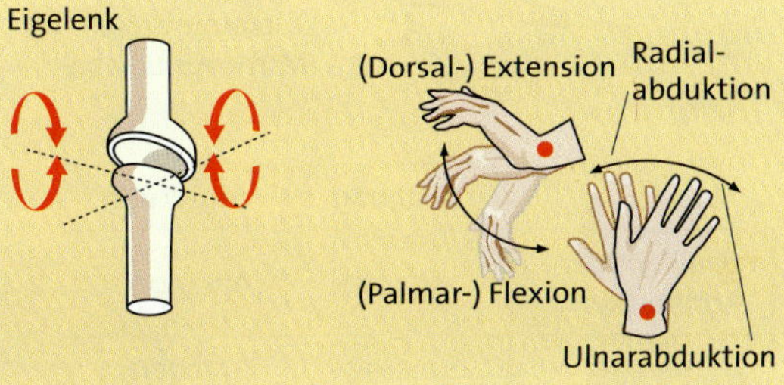	Im **Eigelenk** gibt es **zwei** Bewegungsebenen. Am Handgelenk wird der Gelenkkopf durch Elle und Speiche gebildet. Ihnen gegenüber stehen die Handwurzelknochen als Pfanne.
Sattelgelenk 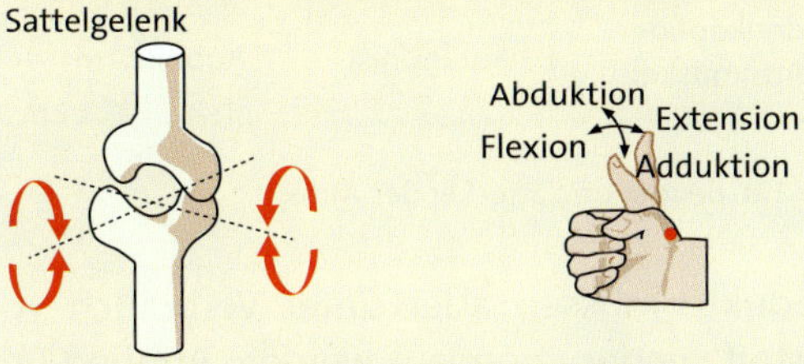	Das **Sattelgelenk** hat **zwei** Bewegungsebenen. Die Knochenenden sind wie Sättel geformt, die sich 90° zueinander versetzt befinden. Diesen Aufbau hat das Daumengrundgelenk zwischen Handwurzel- und Mittelhandknochen. Die Bewegung in zwei Ebenen ermöglicht den sogenannten Spitzengriff, d. h. die Berührung aller Fingerspitzen durch den Daumen. Damit erst werden Präzisionsbewegungen möglich.
Kugelgelenk 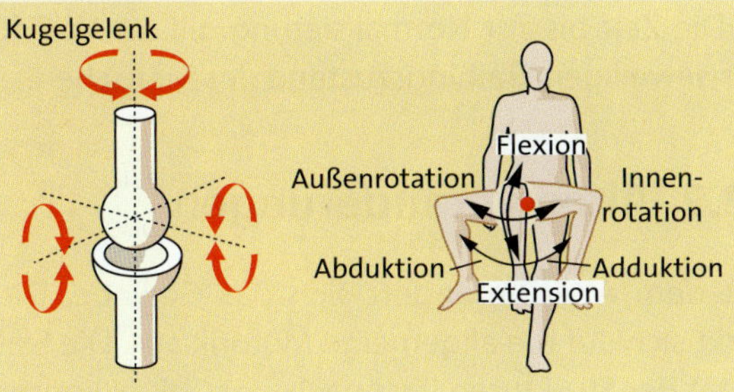	Bewegungsmöglichkeiten in **alle** Ebenen haben die **Kugelgelenke**. Hier sind Kopf und Pfanne am deutlichsten ausgebildet, z. B. Hüft- und Schultergelenk.

Tab. 12.1: Gelenkformen

> **! Merke** Schon eine kurzfristige erzwungene Ruhigstellung des Muskels, z. B. durch Verbände oder bei Bettlägerigkeit, führt zu einer sichtbaren Abnahme der Muskelmasse.

Erzeugung der Muskelkraft

Wichtigster Energielieferant der Muskeln ist **Glukose**. Glukose ist im Blut in einer hormonell gesteuerten Konzentration vorhanden (►LF 1.3, Kap. 6.4.1, S. 350). Damit hängt die Leistungsfähigkeit eines

LF 1.3

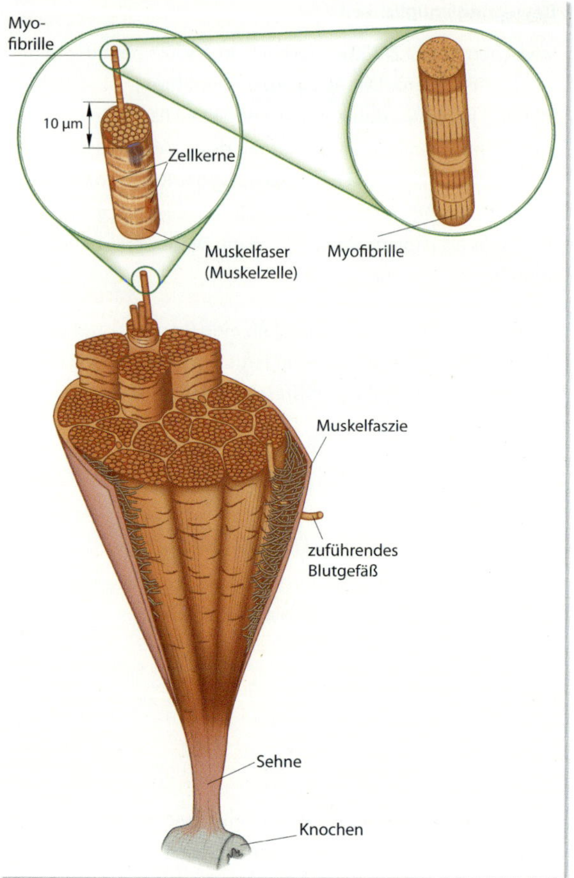

Abb. 12.11: Aufbau eines Skelettmuskels.

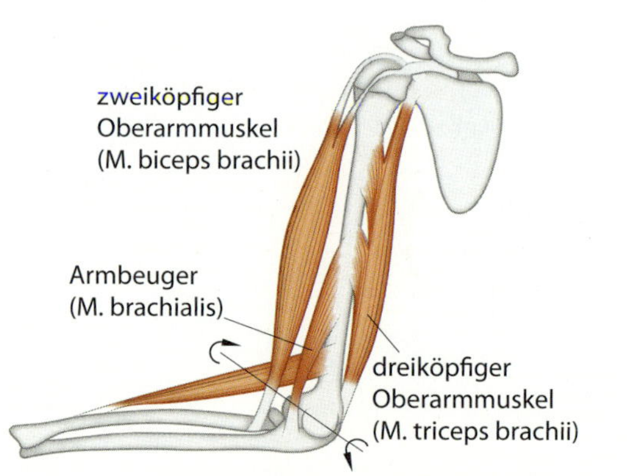

	Beugung	**Streckung**
zweiköpfiger Armmuskel	Agonist	Antagonist
Armbeuger	Synergist	Antagonist
dreiköpfiger Armmuskel	Antagonist	Agonist

Abb. 12.12: Beuger und Strecker des Arms.

Muskels grundsätzlich von der Menge des durchfließenden Bluts ab. Jedoch verfügen die Muskelzellen über Reserven in Form von **Glykogen**, einer Speicherform der Glukose. Die Muskelzellen können das gespeicherte Glykogen bei Bedarf freisetzten.

Das Blut transportiert auch den zur Energiegewinnung erforderlichen Sauerstoff zu den Muskelzellen. Eine enorme Anzahl von Blutgefäßen stellt die Versorgung der Muskeln auch bei Höchstleistungen sicher. Bei normaler Alltagstätigkeit sind zur Versorgung nur etwa 25 % dieser Gefäße geöffnet. Es bestehen also große Reserven.

Bei starker **Muskelarbeit** beschleunigt sich der Atem und das Herz fängt an, schneller zu schlagen. Bei sehr starker Beanspruchung der Muskeln kann die Energiegewinnung für kurze Zeit ohne Sauerstoff erfolgen. Die dabei entstehenden Stoffwechselprodukte müssen aber unter Verbrauch von Sauerstoff wieder abgebaut werden. Atmung und Herztätigkeit normalisieren sich erst nach einer Weile. Die Zeit bis zur Normalisierung gilt als Maß für den jeweiligen Trainingszustand des Menschen.

12.2 Altersveränderungen

Mit dem Alter verändert sich das Gewebe. Dies wirkt sich auf die allgemeine Motorik aus. Die Elastizität der Strukturen lässt nach, der Gelenkknorpel verliert seine Gleit- und Dämpfungsfähigkeit, Kalk lagert sich im Gewebe ab.

Die **Zwischenwirbelscheiben** verschmälern sich und die Abstände zwischen den Wirbeln nehmen ab, was bis zu 5 cm Größenverlust ausmachen kann. Das Gleichgewicht zwischen Muskelzug und Druck der Bandscheiben ist nun gestört.

LF 1.3

Dies führt zu Fehlbelastungen in den kleinen Gelenken zwischen den Wirbeln. Schmerzhafte Arthrosen der Wirbelsäulenabschnitte können sich entwickeln.

Auch das Knochengewebe ist einer Alterung unterworfen. **Osteoporose** (▶ LF 1.3, Kap. 12.4.2, S. 487) betrifft besonders die Wirbelsäule und die Hüften. Die **Koordination** nimmt ab, da sich die Muskulatur verringert und die motorischen Nerven (▶ LF 1.3, Kap. 3.3.4, S. 303) sich zurückbilden. Dadurch erhöht sich die Sturzgefahr und somit unter Umständen die Gefahr von Knochenbrüchen. Um dieses Risiko zu minimieren kann eine Umgestaltung des Wohnumfeldes für Sicherheit sorgen (▶ LF 2.2, Kap. 3.1.1, S. 976).

12.3 Psychosoziale Aspekte

Das **Bewegungsausmaß** hängt vom Bau des Bewegungsapparats ab. Nicht alle Bewegungen können trotz vergleichbarer Anatomie von allen Menschen ausgeführt werden. Nicht jeder Mensch hat die Bewegungsfähigkeit einer Turnerin oder die Stabilität eines Gewichthebers. Neben den Unterschieden im Alter spielen das **Geschlecht** und Besonderheiten des Skeletts und der Muskulatur eine Rolle.

Je nach Wesensart bewegen sich Menschen schnell oder bedächtig und haben einen starken oder schwachen **Bewegungsdrang**. Das **Gangbild** ist individuell und variantenreich. Auch die **Haltung** ist unterschiedlich und hat viel mit Gewohnheiten, mit Geschlecht und Erziehungshinweisen zu tun.

Bewegung und Haltung vermitteln darüber hinaus Emotionen und soziale Distanzen. Dies reicht von »Offenheit« über »Zuwendung« bis zum »Gerademachen«. Menschen unterstützen mit dem bewussten Einsatz des Bewegungsapparats ihre **Kommunikation** (▶ LF 1.3, Kap. 8.2.1, S. 401 f.).

Auch die **psychische Stimmung** des Menschen lässt sich an seinen Bewegungen erkennen: die zusammengesunkene Haltung des Depressiven, die lockere offene Haltung eines glücklichen Menschen oder die steife Haltung eines Menschen, der sich »zusammenreißen« muss.

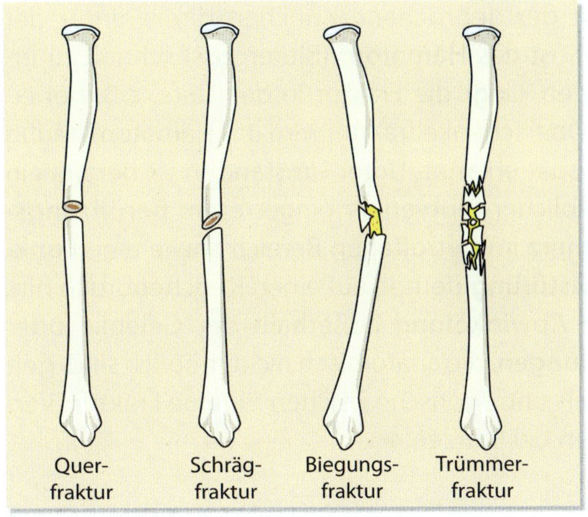

Abb. 12.13: Frakturarten

12.4 Krankheitsbilder

12.4.1 Frakturen

Bei jedem Sturz besteht die Gefahr einer **Fraktur** (Knochenbruch), besonders der langen Röhrenknochen. Abhängig ist die Frakturgefahr unter anderem von der Dichte der Knochenbälkchen (Osteoporose, LF 1.3, Kap. 12.4.2, S. 487). Eine höhere Sturzgefährdung alter Menschen ergibt sich u. a. aus:

- der Unfähigkeit, mit schnellen Bewegungen einen Sturz zu verhindern
- **Sehbehinderungen**
- **Gangunsicherheit** durch Nachlassen der Muskelkraft oder Schwindel
- **Blutdruckabfall** bei schnellem Erheben
- **Stolperquellen**

Die Art der Fraktur wird nach den sichtbaren Folgen am Knochen benannt (Abb. 12.14).

Wird bei einem Knochenbruch die Muskel- und Hautschicht zerstört, spricht man von einem **offenen Bruch**. Ein **geschlossener Bruch** ist demnach gegeben, wenn keine zusätzlichen sichtbaren Verletzungen bestehen. Dennoch ist die geschlossene Fraktur nicht weniger ernst, denn jede Gewalteinwirkung, die stark genug ist, den Knochen zu brechen, zerstört auch Gewebe und zerreißt Adern. Es kommt zu massiver Einblutung in das Gewebe. Zusätzlich können die unter Umständen scharfen Knochenkanten Gewebe zerstören.

LF 1.3

Liegt der gebrochene Knochen direkt unter der Haut, ist das **Hämatom** (Bluterguss) schnell zu erkennen. Liegt die Fraktur in der Tiefe, z.B. bei einer Oberschenkelfraktur, wird das Hämatom häufig erst spät erkannt. Unter Umständen ist bereits ein erheblicher Blutverlust eingetreten. **Berührungsschmerz** im betroffenen Bereich sowie eine **Funktionsstörung** deuten auf einen Knochenbruch hin. Eine **Abwinkelung** außerhalb der Gelenke oder **Stellungen**, die anatomisch nicht möglich sind, gelten als untrügerische Zeichen für eine Fraktur (Verhalten bei Stürzen, ► LF 1.3, Kap. 24.4.1, S. 783).

> **! Merke** Bei ausgeprägter Osteoporose kann schon das Abstützen auf einer Sessellehne oder das Fallenlassen auf den Toilettensitz zu einer Fraktur führen.

Radiusfraktur

Die Speiche (Radius) befindet sich neben der Elle (Ulna) zwischen dem Oberarmknochen und der Mittelhand. Eine starke Gewalteinwirkung auf die Hand, wie sie bei einem Sturz mit vorgestrecktem Arm entsteht, kann zu einer **Radiusfraktur** (Abb. 12.15) führen.

Nach dem Sturz entwickelt sich rasch ein Hämatom. Unterarm und Handwurzel sind von der Seite aus betrachtet gegeneinander verschoben. Die Hand steht höher als der Unterarm, in der sogenannten **Bajonettstellung**. Bewegung ist nicht mehr möglich und der gesamte Bereich schmerzt stark. Auch nach der ärztlichen Versorgung und einer Ruhigstellung ist darauf zu achten, dass die Hand immer höher als das Ellbogengelenk gehalten wird. Tägliche Bewegungsübungen von Schulter- und Ellbogengelenk beugen einer Versteifung vor.

Schenkelhalsfraktur

Wegen der besonderen Form des menschlichen Beckens ist der Oberschenkelknochen in seinem oberen Ende abgewinkelt. Dieser Teil wird **Oberschenkelhals** genannt. Er beginnt am großen Rollhügel (Abb. 12.16) und endet mit der Gelenkfläche. Durch seine besondere Form ist der Schenkelhals starken Kräften ausgesetzt. Diese greifen darüber hinaus quer zum Knochen an, es handelt sich somit um sogenannte Scherkräfte. Im Alter reicht häufig ein Stolpern, um einen Sturz mit anschließendem Bruch zu bewirken.

Menschen mit einer **Schenkelhalsfraktur** haben meistens starke Schmerzen im Bereich der Hüfte, das Bein kann aktiv nicht bewegt werden. Durch den Zug der starken Oberschenkelmuskulatur kommt es in den meisten Fällen zu einer typischen **Verkürzung** des Beins. Zusätzlich fällt in Rückenlage der Fuß nach außen.

Meist ist eine **Operation** erforderlich, um die Knochenenden zusammenzufügen. Alternativ wird ein Teil des Gelenks mit einer **Endoprothese** ersetzt. An die Behandlung schließt sich eine Rehabilitation an.

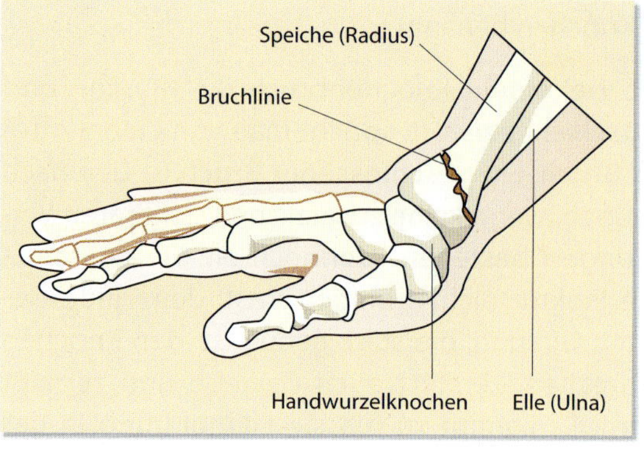

Abb. 12.14: Radiusfraktur

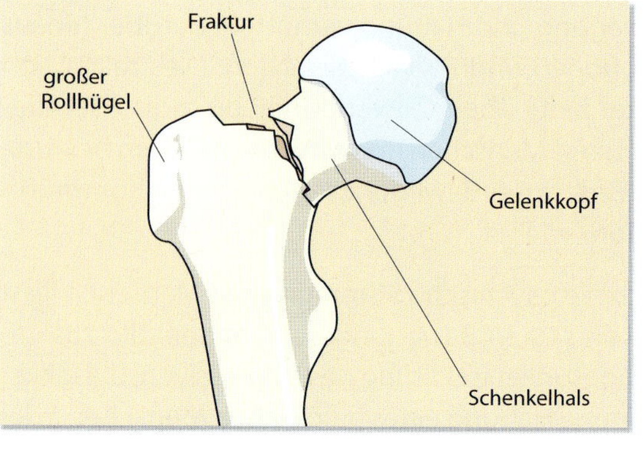

Abb. 12.15: Schenkelhalsfraktur

12.4.2 Osteoporose

Die **Osteoporose** ist ein krankhafter Verlust des Knochengewebes. Sie geht einher mit Schmerzen und einem erhöhten Risiko für Knochenbrüche. Osteoporose betrifft etwa 25 % aller Frauen nach der Menopause. Männer sind seltener und in höherem Alter betroffen. Die Verringerung der Knochenmasse hat drei Gründe:

- Die Fähigkeit der Knochenaufbauzellen (Osteoblasten) zur Produktion von Knochengrundsubstanz verringert sich.
- Die Knochenabbauzellen (Osteoklasten) sind aktiver.
- Die Einlagerung von Kalzium entlang der Bindegewebsfasern ist vermindert.

Risikofaktoren

Bestimmte Krankheiten und Stoffwechselstörungen begünstigen die Entstehung einer Osteoporose.

Hierzu zählen:

- längerfristige Behandlungen mit Kortison oder Heparin
- Mangelernährung
- Diabetes mellitus
- Schilddrüsenüberfunktion
- Immobilität

Ist die Osteoporose eine Zweiterkrankung, spricht man von einer **sekundären Osteoporose**. Die sekundäre Osteoporose macht 5 % aller Fälle aus. In allen anderen Fällen handelt es sich um eine **primäre Osteoporose**, eine Ersterkrankung. Die primäre Osteoporose wird unterteilt in den hormonell bedingten **Typ I** und den altersbedingten **Typ II**. Typ II betrifft Menschen > 75 Jahre.

Der Typ I tritt im Alter von 50–75 Jahren auf. Bei Frauen ist der **Östrogenmangel** der Hauptauslöser. Er entsteht in den Wechseljahren, wenn die Produktion des Hormons eingestellt wird. Die weiblichen Geschlechtshormone sind an der Entwicklung des Knochens beteiligt. Sie

- hemmen die Tätigkeit der Knochenabbauzellen,
- unterstützen die Kalziumaufnahme im Dünndarm und
- fördern die Einlagerung der Mineralien entlang der Bindegewebsfasern im Knochen.

Risikofaktoren bei Frauen sind die Zeit nach der Menopause, Erkrankungsfälle in der Familie, kleine Statur, ungenügende Aufnahme von Kalzium sowie Nikotin- und erheblicher Alkoholgenuss.

Symptome

Oft wird die Krankheit erst bemerkt, wenn es infolge eines Sturzes zu einer Fraktur kam. Anzeichen für eine Osteoporose sind:

- schon bei leichter Belastung auftretende **Rückenschmerzen**
- Ausstrahlung der Schmerzen in die Beine
- **Brüche** schon bei leichten Stürzen oder bei Belastungen ohne Sturz wie Umknicken oder Abstützen
- deutliche Abnahme der **Körpergröße**
- Entwicklung eines **Rundrückens**
- auffällige **Hautfalten** am Rücken, der sogenannte Tannenbaumeffekt

Osteoporose betrifft hauptsächlich die **Wirbelsäule**. Schon normale tägliche Belastungen oder das Körpergewicht können die schwache Rinde der Wirbelkörper überlasten, sodass sie einbricht und die Wirbel in sich zusammenfallen. Dadurch verringert sich allmählich die Körpergröße und der Rücken wird runder. Diese Fehlstellung macht sich dann in zunehmenden schmerzhaften Muskelverspannungen bemerkbar. Um Schmerzen zu verhindern, vermeiden die Betroffenen häufig jede Bewegung, was den Vorgang jedoch beschleunigt, weil dann die notwendigen Reize zum Knochenaufbau fehlen.

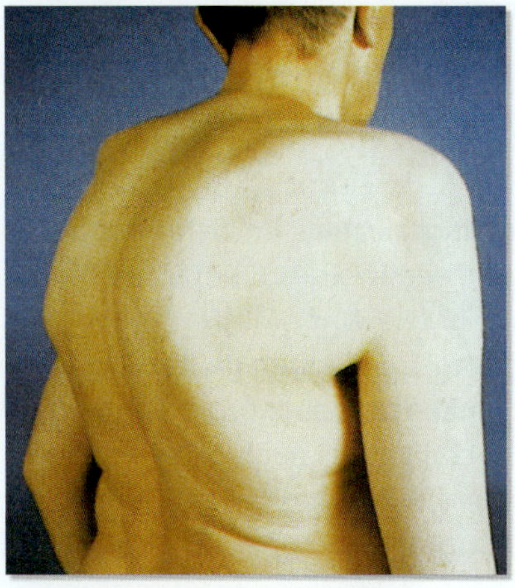

Abb. 12.16: Typischer Rundrücken bei Osteoporose.

LF 1.3

Therapie

Ein Schwerpunkt bei der Vorbeugung und Therapie von Osteoporose ist die Ernährung mit ausreichend **Kalzium** und **Vitamin D** (► LF 2.2, Kap. 2.2.4, S. 967) sowie eine angemessene **körperliche Aktivität**. Medikamentös werden Kalzium, Fluor und Vitamin D verordnet.

Im hohen Alter stehen **Schmerzlinderung** und **Mobilisation** im Vordergrund.

12.4.3 Gelenkverletzungen

Eine der häufigsten **Gelenkverletzungen** alter Menschen ist die **Distorsion** (Verstauchung). Der Versuch, ein Stolpern zu korrigieren, führt oft zu Bewegungen in Gelenken, für die diese nicht gebaut sind, z. B. Seitenbewegungen im Fußbereich. Es kommt zu einer kräftigen Zerrung der das Gelenk umgebenden Kapsel und der stabilisierenden Bänder, die unter Umständen auch reißen können. Fast immer sind Blutgefäße verletzt, sodass ein Hämatom entsteht. Neben **Schmerzen** ist das **Hämatom** das wichtigste Zeichen einer Verstauchung.

Im Bereich der Fingergelenke und besonders der Schulter kann eine Gewalteinwirkung dazu führen, dass die Gelenkflächen voneinander getrennt werden und Kopf und Pfanne nebeneinander liegen. Man spricht dann von einer **Luxation** (Verrenkung).

Subluxation der Schulter bei Halbseitenlähmung

Ein schwerwiegendes Problem ist die **Subluxation** (inkomplette Verrenkung) der Schulter nach einem Schlaganfall.

Das hohe Bewegungsausmaß im Schultergelenk gründet auf der Bewegung des Oberarmkopfs an der Gelenkpfanne sowie einer Mitbewegung des Schulterblatts, das auf den Rippen gleitet. Die Muskeln halten das Schulterblatt am Körper. Der Halt ist normalerweise so stabil, dass auch extreme Belastungen möglich sind, z. B. freies Bergklettern oder das Turnen an Reck und Ringen.

Erschlaffen die Muskeln jedoch als Folge eines Schlaganfalls, fehlt der Muskelzug im Schulterblatt und das Schulterblatt bewegt sich nicht mehr mit, insbesondere beim Heben des Arms über 90°. Zusätzlich ziehen die nicht betroffenen körpernahen Muskeln in Richtung Wirbelsäule. Ferner verliert der Oberarmkopf seinen Halt in der Gelenkpfanne und rutscht nach unten. Das Schulterrelief ist gegenüber der Gegenseite deutlich verändert und es ist ein Spalt tastbar.

Zunächst ist diese Veränderung nicht schmerzhaft. Erfolgen nun aber unsachgemäße Bewegungen, klemmt die Gelenkkapsel zwischen den nicht geführten Gelenkanteilen ein. Dadurch entstehen kleine Verletzungen, die sich allmählich zu einer chronischen Entzündung mit Dauerschmerz entwickeln. Die Betroffenen beginnen, die Schulter zu schonen, und machen dadurch alle Bemühungen einer Wiedergewinnung der vollen Schulterfunktion zunichte.

12.4.4 Kontraktur

Kontrakturen sind dauerhafte Verkürzungen von Muskeln, Sehnen und sonstigen Weichteilgewebe, die ein Gelenk umgeben oder kreuzen mit der Folge einer Funktions- und Bewegungseinschränkung und Versteifung des Gelenks. Sie haben sehr unterschiedliche Ursachen:

- **Narbenbildungen** nach Verletzungen der Haut im Bereich von Gelenken
- **Entzündungen** im Gelenkbereich, die die Gleitfähigkeit der Muskeln aufheben
- **Dauerkontraktion** der Muskeln, da die versorgenden Nerven geschädigt sind

Für die Pflege wichtig sind darüber hinaus Gelenkversteifungen als Folge

- **falscher Lagerung**, z. B. Spitzfuß,
- von **Schonhaltung**,
- zu langer **Ruhigstellung** in Verbänden und
- allgemeiner **Immobilität**.

Eine Kontraktur ist an einer **Zwangshaltung** der betroffenen Gelenke zu erkennen. Diese können aktiv nicht frei bewegt werden, weil die betreffenden Sehnen und Muskeln verkürzt sind. Passive Bewegungen lassen einen **federnden Widerstand** spüren und sind sehr schmerzhaft.

Man unterscheidet **Streck-** und **Beugekontrakturen**, je nach Stellung des Gelenks. Häufiger sind

Beugekontrakturen, da die Beugemuskeln eine höhere Ruhespannung aufweisen. Sehr häufig sind Beugekontrakturen der Kniegelenke.

Besonders gefährdet sind Menschen
- nach einem Schlaganfall,
- nach Verbrennungen und Verletzungen im Gelenkbereich,
- mit Gelenkerkrankungen,
- mit immobilisierenden Verbänden und
- ohne Bewusstsein.

Die Kontrakturprophylaxe (►LF 1.3, Kap. 1.9.5, S. 276) umfasst alle Maßnahmen, die Kontrakturen vorbeugen.

12.4.5 Gelenkerkrankungen

Gelenkerkrankungen werden häufig unter dem Sammelbegriff **Gelenkrheumatismus** zusammengefasst. Der Begriff **Rheuma** kommt aus dem Griechischen und bedeutet »fließen«. Mit Rheuma verbinden die meisten Menschen Schmerzen und Einschränkungen im Bereich des Bewegungsapparats. Dies trifft häufig zu. Rheuma ist allerdings kein eingegrenztes Krankheitsbild, sondern ein Sammelbegriff für mehr als hundert verschiedene Erkrankungen, deren Gemeinsamkeit nur darin liegt, dass das **Bindegewebe** betroffen ist. Zu rheumatischen Erkrankungen gehören sowohl Entzündungen als auch Verschleißerscheinungen und deren Folgen. Betroffen sein können neben den Strukturen des Bewegungsapparats auch Organe wie das Herz, die Gefäße und die Haut.

Arthrose

Die **Arthrose** ist eine krankhafte Veränderung der Gelenkknorpel, die später auf die Gelenkkapsel und die Knochen übergreift. Grundlage sind altersbedingte **Abnutzungen** der Gelenkflächen, dauernde **Fehlbelastungen**, klimatische und psychische Einflüsse sowie erbliche Komponenten. Man spricht auch von **degenerativen Vorgängen** (Abb. 12.17).

Längerfristige Überlastung oder Fehlbelastung verschlechtern die Ernährung der Knorpelschicht. Knorpelzellen gehen unter und es bilden sich kleine Krater in der sonst glatten Oberfläche. Da die Ernährung des Gewebes von der Gelenkinnenseite her erfolgt, verschlechtern die Krater die Ernährungssituation weiter. Das schlecht mit Blut versorgte Gewebe kann sich nicht regenerieren. Da das Knorpelgewebe abnimmt, **verschmälert** sich der **Gelenkspalt**. Dies führt zu einer relativen Verlängerung der Bänder und einem Erschlaffen der Gelenkkapsel. Das Gelenk wird zunehmend **instabil**.

Ist der Knorpel bis auf den Knochen zerstört, beginnen die Knochenenden aneinander zu reiben. Dies und die zunehmende Instabilität regen das **Knochenwachstum** an. Der Körper versucht das Gelenk zu stabilisieren, indem er **Randzacken** (Osteophyten) ausbildet und die Gelenkflächen abflacht. Gleichzeitig beginnen Gelenkkapsel und Bandapparat zu schrumpfen. Es kommt zu einer **Kontraktur**. Beide Vorgänge versteifen das Gelenk.

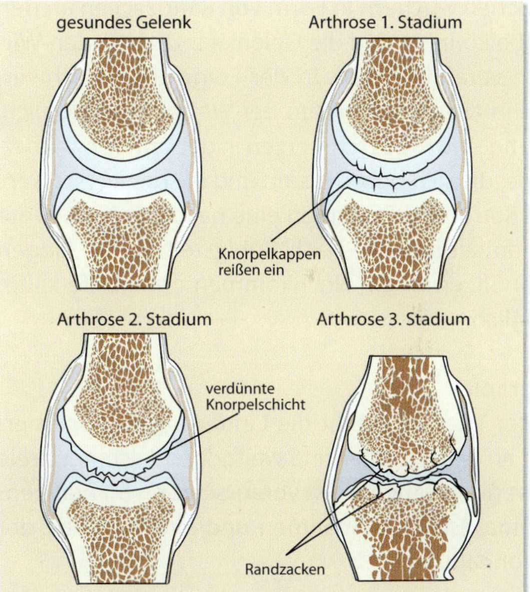

Abb. 12.17: Fortschreitende Entwicklung der Arthrose

Symptome

Schmerzen treten zunächst nur bei vollständiger Ausnutzung des normalen Bewegungsausmaßes auf und können sich bei feuchtkaltem Wetter verstärken. Die weiterschreitende Arthrose führt zu Schmerzen bei alltäglichen Bewegungen, verbunden mit sichtbaren Veränderungen der Gelenkkonturen. Die betroffenen Gelenke **schwellen** an, da

LF 1.3

die Menge an Gelenkflüssigkeit zunimmt. Betroffene Fingergelenke sind knotig aufgetrieben. Ganz typisch sind Schmerzen nach längerer Ruhigstellung des Gelenks.

Die Schmerzen der **Hüftgelenksarthrose** (Coxarthrose) treten meist einseitig auf, strahlen in die Leistenbeuge, das Gesäß, den großen Rollhügel oder den Oberschenkel aus. Das betroffene Bein wird häufig nachgezogen.

Die **Kniegelenksarthrose** (Gonarthrose) ist die häufigste aller Arthroseformen und oft mit Krampfadern oder Verformungen der Füße verbunden. Die Gelenkkonturen sind nicht mehr zu erkennen.

Degenerative Veränderungen der **Wirbelsäule** sind ab dem 60. Lebensjahr immer zu finden. Bei schweren Veränderungen wird von einer **Spondylose** gesprochen. Die Bandscheiben verschmälern sich, Knochen wuchern in Form von Randzacken an den Wirbelkörpern und die Gelenke zwischen den Wirbeln verändern sich. In der Folge sind Beschwerden in allen Abschnitten der Wirbelsäule möglich. Häufig sind Kreuzschmerzen in der unteren Wirbelsäule, die sich beim Husten und Lachen verstärken. Die Betroffenen nehmen eine nach vorn gebeugte Schonhaltung ein. Nach Ruhigstellung im Liegen oder Sitzen ist ein Hochkommen ohne Hilfe kaum möglich.

Therapie

In der **Therapie** steht die **Linderung der Schmerzen** an erster Stelle. Eine weitgehend schmerzfreie Bewegungsfähigkeit ist Voraussetzung für krankengymnastische Maßnahmen und eine Aufgabe der Schonhaltung.

Überwiegend kommen sogenannte **Antirheumatika** (► LF 1.3, Kap. 7.1.5, S. 379) zum Einsatz. Unterstützend wirken **Wärmeanwendungen** in Form von Bädern, Packungen, **Massagen** der verspannten Muskulatur oder **Bewegungsübungen** unter Gewichtserleichterung, z. B. Wassergymnastik. Sind die Umbauvorgänge sehr weit fortgeschritten, kann das Gelenk operativ ersetzt werden. Je nach Verschleiß werden z. B. Hüftkopf und/oder Pfanne operiert und von einer Endoprothese ersetzt (Abb. 12.18).

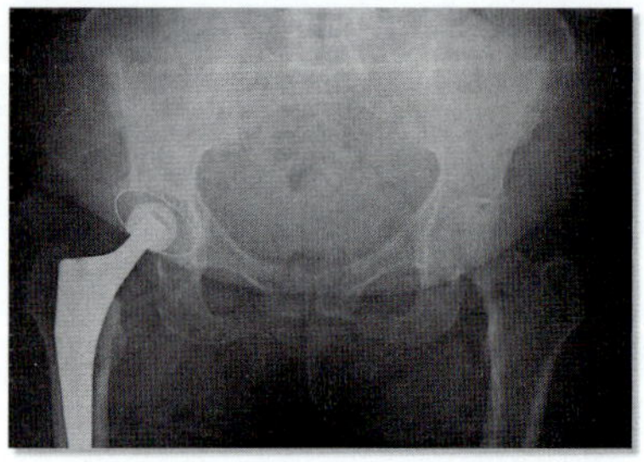

Abb. 12.18: Totalendoprothese der rechten Hüften

Vorbeugend ist zu empfehlen:
- Normalgewicht
- Gelenkentlastungen, z. B. durch Wechsel der Sitzposition, Wechsel von Sitzen und Stehen
- Hilfsmittel beim Heben und Bewegen schwerer Lasten
- rückenschonendes Arbeiten
- regelmäßige Gymnastik
- bewusstes Be- und Entlasten der Gelenke

Rheumatoide Arthritis

Im Gegensatz zur Arthrose handelt es sich bei der **rheumatoiden Arthritis** (RA, chronische Polyarthtritis, cP) um eine **Entzündung**. Typisch ist ein **symmetrischer** Befall der Hände, besonders der Fingergrundgelenke und der körpernahen Fingergelenke. Die Erkrankung tritt gehäuft im 4. und 5. Lebensjahrzehnt auf und betrifft Frauen dreimal so häufig wie Männer. Typisch ist ein schubweiser Verlauf mit kontinuierlichem Fortschreiten über Jahre. Trotz Therapie muss in fast 25 % der Fälle mit einer Invalidisierung und Pflegebedürftigkeit gerechnet werden.

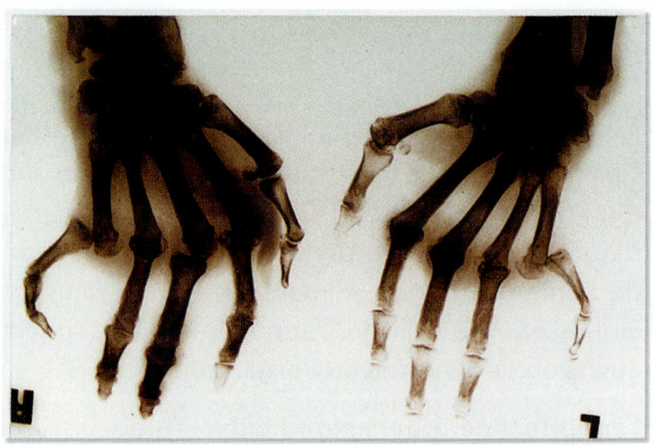

Abb. 12.19: Röntgenbild der Hände bei ausgeprägter rheumatoider Arthritis

Das **Immunsystem** wendet sich bei der rheumatoiden Arthritis unter anderem gegen die Gelenkinnenhaut. Als Reaktion entwickeln sich chronische Entzündungsherde, die in den Gelenkknorpel einwuchern und diesen sowie den angrenzenden Knochen zerstören. Langsam wird das gesamte Gelenk zerstört und sein Zusammenhalt aufgehoben. Verrenkungen und Abrisse der Sehnen schon bei leichten Belastungen sind die Folge.

Die Krankheit beginnt eher unauffällig mit wenig spezifischen Symptomen. Der Mensch hat **keinen Appetit**, fühlt sich insgesamt nicht wohl und **verliert an Gewicht**. Störungen des vegetativen Nervensystems treten auf, z.B. **Nachtschweiß** oder Schwitzen der Hände. Häufig kommt es zu **depressiver Verstimmung**.

Erst später stellen sich Beschwerden im Bereich der Gelenke ein. Dies sind besonders eine länger anhaltende **Morgensteifigkeit** der Hände und Füße sowie **Druckempfindlichkeit** im Bereich der Finger- und Zehengrundgelenke. So wird ein normaler Händedruck bei Begrüßung schon als schmerzhaft erlebt und angstvoll vermieden.

Arthritis urica

Die **Arthritis urica** (Gicht) ist eine seit Langem bekannte Krankheit. Schon Hippokrates beschrieb sie in den Grundzügen.

Es handelt sich um die Folgen einer **erblichen Störung** des Harnsäurestoffwechsels. **Harnsäure** ist das Abbauprodukt von Bestandteilen des Zellkerns, der sogenannten **Purine**. Normalerweise wird die Harnsäure, wie der Name nahelegt, mit dem Urin ausgeschieden. Ist dieser Mechanismus gestört oder wird zu viel Harnsäure gebildet, lagert sich die Harnsäure in Gelenken, Sehnen, Sehnenscheiden und den Nieren ab.

Charakteristisches Anzeichen der **Gicht** ist eine akute, **schmerzhafte Gelenkentzündung** häufig nur eines Gelenks. Meist ist das **Großzehengrundgelenk** geschwollen, gerötet und überwärmt. Die Beschwerden verschwinden von allein und erst nach Monaten erfolgt ein neuer Anfall, dem weitere in immer kürzeren Abständen folgen. Die Harnsäureablagerungen zerstören allmählich die Gelenke. Unbehandelt entsteht ein Zustand, der dem der rheumatoiden Arthritis (► LF 1.3, Kap. 12.4.5, S. 490) ähnelt.

Neben der Veranlagung zählen zu den **Risikofaktoren**:

- eine hektische Lebensweise
- Alkoholmissbrauch
- Fehlernährung, Übergewicht

Männer erkranken 10- bis 20-mal häufiger als Frauen. Zwischen 1 und 3 % aller Männer über 65 sind betroffen. Um Anfälle zu vermeiden und eine chronische Gicht zu verhüten, müssen die Purine in der Nahrung eingeschränkt werden.

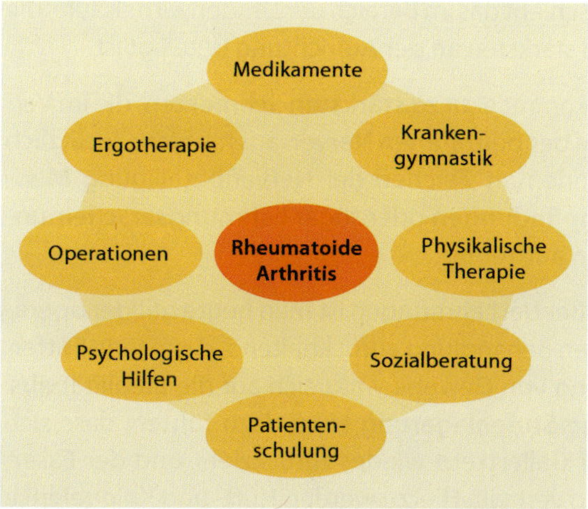

Abb. 12.20: Therapeutisches Vorgehen bei rheumatoider Arthritis

Allgemeine Hinweise:

- Mahlzeiten in kleinen Portionen über den Tag verteilen
- Nahrungsfett reduzieren sowie purinarme Lebensmittel, z.B. Milch, Milchprodukte, wählen
- Alkohol meiden
- regelmäßige Einnahme verordneter Medikamente (Reicht die Beachtung der Ernährungsvorschläge nicht aus, wird zusätzlich der Wirkstoff **Allopurinol** eingesetzt.)
- regelmäßige Kontrollen der Harnsäurewerte

✔ **Tipp** Eine Tabelle mit purinfreien Lebensmitteln befindet sich auf der Internetseite der Deutschen Gesellschaft für Ernährung e. V.: www.dge.de

LF 1.3

12.4.6 Bandscheibenvorfall

Bei allen Beugebewegungen der Wirbelsäule drücken die Wirbelkörper die **Bandscheiben** auf einer Seite etwas zusammen und der Gallertkern weicht zur anderen Seite hinaus, im Fall der häufigsten Bewegung, der Bewegung nach vorn, also nach hinten. Normalerweise hält der Faserring den Gallertkern in seiner Bewegung auf. Haben Ernährungsstörungen oder ständige Überlastung den Faserring geschädigt, kann der Gallertkern teilweise oder ganz herausgedrückt werden. Er schiebt sich dann in den **Wirbelkanal** vor und drückt auf das **Rückenmark** oder austretende **Nerven** (Abb. 12.22). Recht häufig geschieht das im Bereich der Lendenwirbelsäule, die am stärksten an der Aufrichtung beteiligt ist.

Es kommt akut zu **stärksten Schmerzen**, die im Verlauf der betroffenen Nerven ausstrahlen. Zusätzlich können als Zeichen der Nervenbeteiligung **Missempfindungen** oder sogar **Lähmungserscheinungen** auftreten.

Außer bei Lähmungen ist man heute mit der operativen Behandlung zurückhaltend, denn jede Entfernung von Gewebe wirkt sich auf die Stabilität aus. Eine **Stufenlagerung** kann dazu führen, dass sich der Gallertkern wieder zurückzieht und der Faserring verheilt. Hierzu werden Hüft- und Kniegelenke 90° gebeugt und die Unterschenkel werden z. B. auf einer Stuhlfläche abgelegt.

✓ **Tipp** Forum Schmerz im Deutschen grünen Kreuz e. V. (www.forum-schmerz.de)

12.4.7 Lumbago

Ein ähnliches Beschwerdebild wie beim Bandscheibenvorfall, jedoch ohne Sensibilitätsstörungen oder Lähmungen, verursacht der **Lumbago**, auch akuter Kreuzschmerz oder Hexenschuss genannt.

Bei Kälte, Zug oder längerer einseitiger Haltung verkürzen sich die Muskeln und werden unelastisch. Drehbewegungen oder schweres Heben können dann die Muskeln überlasten. Auf eine Überlastung reagieren die betroffenen Muskelpartien mit einer sofortigen **Verkürzung**, die äußerst schmerzhaft ist. Die Wirbelsäule verbiegt sich in eine **Schonhaltung**, jede Bewegung und jeder Lagewechsel verstärken die Beschwerden.

Erstmaßnahme ist eine **Ausschaltung der Schmerzen**, um wieder eine normale Haltung zu ermöglichen. Bleibt der Betroffene in der Schonhaltung, werden weitere Muskelgruppen fehlbelastet und verkürzen sich. Unter weitgehender Schmerzfreiheit sollten dann **krankengymnastische Übungen,** verbunden mit **Massagen** und **Wärmeanwendungen,** erfolgen.

12.5 Pflege

12.5.1 Krankenbeobachtung

Da die Beweglichkeit des Menschen Bestandteil nahezu aller Aktivitäten des Lebens ist, bieten sich im Pflegealltag zahlreiche Möglichkeiten, Bewegungsabläufe zu beobachten. Dabei gilt die Aufmerksamkeit nicht nur der vorhandenen **Bewegungsfähig-**

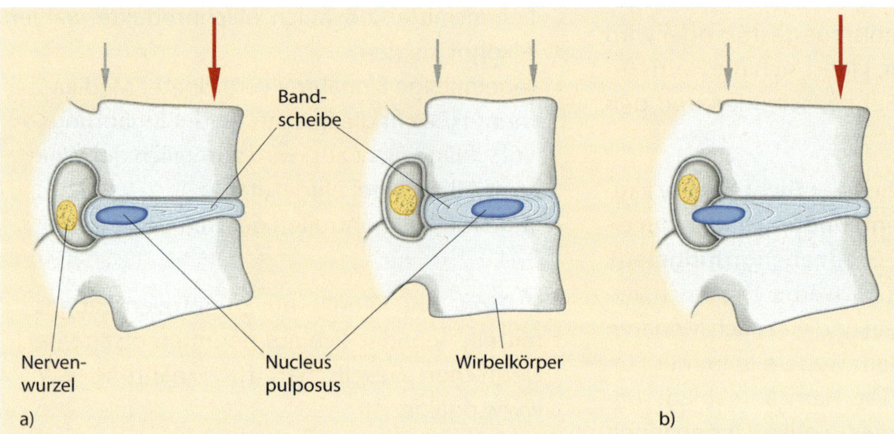

Abb. 12.21: Bandscheibenvorwölbung und Bandscheibenvorfall.

keit und **-koordination**, dem **Gangbild** und der **Körperhaltung**. Ebenso aufschlussreich sind Angaben des Pflegebedürftigen über **Schmerzen** oder die Wahrnehmung von **Geräuschen**, die seine Bewegung begleiten, z. B. Gelenkgeräusche. Mitunter lassen sich Blockaden, Verspannungen, eine erhöhte Muskelspannung oder eine verminderte Muskelspannung fühlen. Standardisierte Testverfahren helfen, die Mobilität einzuschätzen (► LF 1.3, Kap. 4.3.2, S. 332, geriatrisches Assessment).

Vor allem für die häusliche Pflege kann die Wahrnehmung versteckter Hinweise bedeutsam werden, da der Pflegedienst nur einen kurzzeitigen Ausschnitt der Bewegungswelt des Pflegebedürftigen sieht. So kann eine verminderte Gehfähigkeit das Einkaufen für einen alten Menschen unmöglich machen, was sich unter Umständen erst beim Blick in den Kühlschrank erschließt.

Bewegungen

Im gesunden Zustand sind willkürliche **Bewegungen** eines Menschen zielgerichtet und aufeinander abgestimmt, also koordiniert. Die Gelenke sind im natürlichen Umfang und Radius beweglich und werden entsprechend in die Bewegung einbezogen. Dabei ist der Kraftaufwand angemessen und die Muskulatur nicht verkrampft.

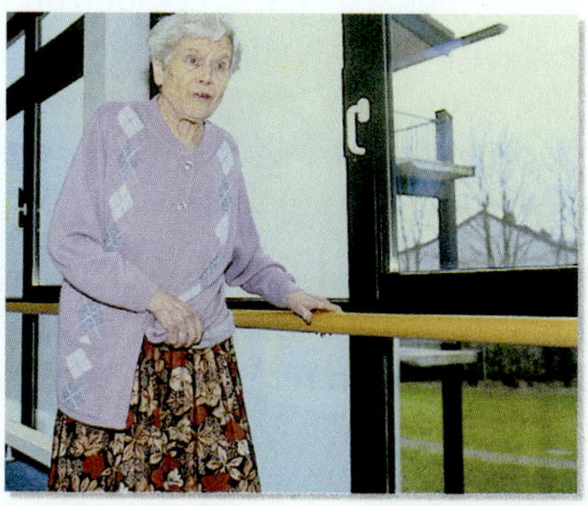

Abb. 12.22: Alte Menschen bevorzugen beim Gehen oft Haltegriffe.

Für die Dokumentation von Bewegungen sind folgende **medizinische Formulierungen** üblich:
- eingeschränkte Beweglichkeit des Gelenks/der Gelenke
- Parese (unvollständige Lähmung) oder Plegie (vollständige Lähmung)
- Muskeltonus (erhöhte oder verminderte Muskelanspannung)
- Tremor (Muskelzittern)
- verlangsamte oder überschießende Bewegung
- Akinese (Bewegungslosigkeit)
- Ataxie (Störung der Bewegungskoordination)
- eintönig wiederholte Bewegungsmuster bei psychischen oder neurologischen Störungen

Gangbild

Das **Gangbild** des gesunden Menschen ist flüssig und gleichmäßig. Das Gleichgewicht wird in der Bewegung gehalten, sodass eine Strecke gerade zurückgelegt werden kann. Dabei sind die Schrittlänge und der Krafteinsatz dem Untergrund angepasst und die Arme schwingen unterstützend mit.

Die physiologische Abnahme der Skelettmuskulatur und die dadurch eintretende Schwäche lässt das Gangbild des alternden Menschen häufig etwas schleppend und mühevoll erscheinen. Bei sinkender Ausdauer und eingeschränktem Leistungsvermögen heben viele ältere Menschen die Füße nicht mehr vollständig an, sodass schlurfende Geräusche das Gehen begleiten.

Bei **neurologischen Erkrankungen**, z. B. Morbus Parkinson (► LF 1.3, Kap. 18.4.5, S. 651), wird der Gang kurzschrittig, d. h. trippelnd. Vielfach ist hierbei ein Anhalten aus der Bewegung heraus erschwert.

Hinken bezeichnet ein unrhythmisches Gehen. Bei **Schmerzen** im Bereich der Hüft-, Knie- oder Sprunggelenke wird die betroffene Seite beim Gehen nicht voll belastet.

Bei Störungen des **Gleichgewichts** wirkt der Gang taumelnd und unkoordiniert.

Körperhaltung

Im **neutralen Stand** (Abb. 12.24) sind Oberkörper und Kopf aufgerichtet, die Arme hängen locker herab, beide Beine sind gleichmäßig belastet, Knie und Hüfte sind leicht gebeugt. Die Flexibilität verleiht dem Stand Stabilität. Die Füße haben guten Bodenkontakt und die Fußspitzen zeigen ein wenig nach außen. Ältere Menschen neigen – ähnlich wie Kleinkinder – zu einem etwas breitbeinigen Stand, der mehr Stabilität verleiht.

LF 1.3

Altersbedingter Abbau der Skelettmuskulatur kann **Haltungsschwächen** zur Folge haben, z. B. die Entwicklung eines Rundrückens: Der Oberkörper erscheint insgesamt zusammengesunken, der Bauch wölbt sich vor, während die Lendenwirbelsäule sich stärker krümmt. Die Beweglichkeit ist trotz Rundrücken kaum eingeschränkt.

Bei **Haltungsschäden** weicht die Wirbelsäule von ihrer natürlichen Form ab. Es gibt

- angeborene oder erworbene Fehl- und Schonhaltungen,
- spastische und schlaffe Lähmungen.

Die freie Beweglichkeit der Wirbelsäule spielt beim Bücken eine wesentliche Rolle. Hier entsteht für den alten Menschen oft ein Dilemma. Das **Bücken** fällt aufgrund der Bewegungseinschränkung der Wirbelsäule schwer. Den Versuch, zum Erreichen des Bodens in die Knie zu gehen, behindern unter Umständen arthrotische Veränderungen und daraus resultierende Schmerzen. Die Betroffenen behelfen sich häufig, indem sie auf einem Stuhl sitzen und auf diese Weise den Boden sicher erreichen, ohne die Knie belasten zu müssen.

Schonhaltungen treten bei Schmerzen auf. So werden schmerzende Gelenke typischerweise gebeugt gehalten. Die Menschen vermeiden Bewegungen in schmerzenden Körperregionen und entlasten den betroffenen Körperteil, um den Schmerz zu lindern oder zu vermeiden.

Zwangshaltungen sind häufig die Folge von

- Gelenkdeformationen, z. B. bei fortgeschrittener Arthritis,
- Versteifungen der Gelenke oder
- erhöhter Muskelanspannung, z. B. Spastik.

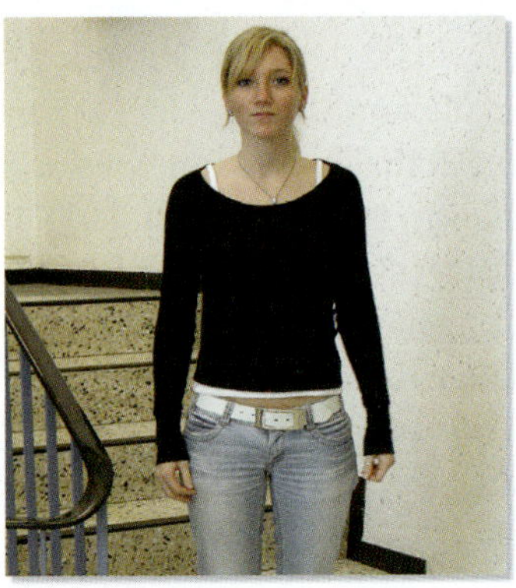

Abb. 12.23: Neutralstand

Lage

Das Liegen und das Schlafen sind Zustände, bei denen mehrfach die **Lage** verändert wird. Fehlt die Möglichkeit des Lagewechsels, z. B. bei Komapatienten oder bei ausgedehnten Lähmungen, oder ist sie beeinträchtigt, liegt der Betroffene schlaff und weitgehend ohne Positionswechsel. Damit steigt die Gefahr eines **Dekubitus** (► LF 1.3, Kap. 17.4.1, S. 629) oder einer **Kontraktur** (► LF 1.3, Kap. 12.4.4, S. 488).

Bei Schmerzen oder Beschwerden kann auch im Liegen eine **Schon- oder Zwangshaltung** eingenommen werden. Um besser Luft zu bekommen, richten Personen mit Atemnot im Liegen den Oberkörper auf. Angezogene Beine entlasten die **Bauchdecke** bei Schmerzen. Oft liegen die Betroffenen auf der Seite, in der Embryostellung. Bei **Rückenschmerzen** werden die Beine in Rückenlage eventuell angezogen und die Füße aufgestellt, um die Wirbelsäule maximal zu entlasten.

Feinmotorik

Unter **Feinmotorik** versteht man sämtliche Bewegungsabläufe, die auf der Koordination der Hände und der Finger beruhen. Störungen äußern sich häufig zuerst in Form von Auffälligkeiten des **Schriftbilds.** Automatisierte Bewegungsabläufe wie das gezielte Ergreifen von kleinen Gegenständen, das Schließen von Knöpfen oder das Schneiden und Aufnehmen der Nahrung erscheinen unbeholfen oder stockend. Die Betroffenen denken über jede Einzelbewegung nach. Sie vermeiden häufig die Teilnahme an Bastel- oder Malangeboten.

Auch die **Gesichts-, Augen- und Mundmotorik** zählen zur Feinmotorik. Beeinträchtigungen in diesem Bereich, z. B. Lähmungen, sind für die Betroffenen besonders einschneidend, da ihnen wichtige Ausdrucksmittel in der Kommunikation fehlen.

12.5.2 Gehübungen

Vorrangiges Ziel von **Gehübungen** ist, das **Sicherheitsgefühl** des Pflegebedürftigen zu stärken. Besonders nach Bettlägerigkeit oder Sturzerfahrung stärkt konsequentes Üben das Vertrauen in die eigenen Fähigkeiten. Die regelmäßigen Gehübungen ermöglichen darüber hinaus, dem Betroffenen eine Rückmeldung über sein **Gleichgewichtsverhalten** und sein **individuelles Leistungsvermögen** zu geben. Denn nur wenn der Pflegebedürftige seine Schwächen und Leistungsgrenzen kennt, kann er sie im Alltag im Sinne einer **Sturzprophylaxe** (► LF 1.3, Kap. 1.9.3, S. 272) berücksichtigen.

Verbessern der Gangsicherheit

- Die pflegebedürftige Person sollte mit dem **ganzen Fuß auftreten** und nicht schlurfen oder auf den Zehenspitzen trippeln.
- Gezielte Fuß-, Bein- und Hüftgymnastik vor dem eigentlichen Gehtraining unterstützen dieses Anliegen.
- Immer wieder sollte der Pflegebedürftige zu einer **aufrechten Haltung** und locker mitschwingenden Armen ermuntert werden.
- Bei **Parkinsonpatienten** können Schwungübungen mit den Armen als »Starthilfe« das Gehen einleiten.
- Lautes Zählen der Schritte oder das Gehen nach Musik fördern den **rhythmischen Gang**.

Spezielle Übungen, die das Gangbild verbessern, werden im Rahmen der Physiotherapie durchgeführt.

Gleichgewichtsschulung

Gleichgewichtsschulung kann als nächste Übungsstufe das Gehtraining ergänzen. Der Mensch kann beispielsweise versuchen, auf einer geraden Linie zu gehen oder bei jedem Schritt »wie der Storch im Salat« die Knie und die Beine anzuheben.

> **! Merke** Auch das **Rückwärtsgehen** fördert das Gleichgewicht. Dabei gibt der Übungspartner die Richtung vor, ohne dabei die übende Person zu schieben.

Unterstützung beim Gehen

Zur **Unterstützung beim Gehen** kann die Pflegefachkraft je nach Situation vor, hinter oder neben dem Pflegebedürftigen gehen. Das Tempo bestimmt der Patient, nie umgekehrt. Sollte es während des Gehens zu Schmerzen, Schwindel oder Benommenheit kommen, ist der Pflegebedürftige sofort hinzusetzen oder notfalls hinzulegen.

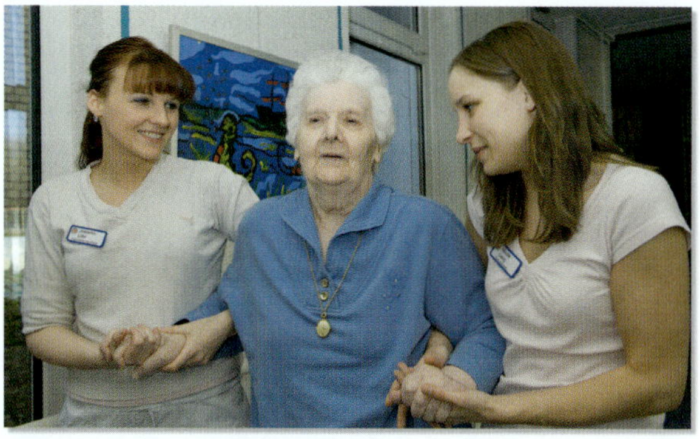

Abb. 12.24: Beidseitiges Unterstützen beim Gehen

> ✔ **Tipp** Beim Gehtraining sollten in regelmäßigen Abständen Sitzgelegenheiten bereitstehen.

Pflegefachkraft neben dem Betroffenen

Geht die Pflegefachkraft seitlich neben dem Betroffenen, legt der Pflegebedürftige seine **Hand** in die Hand der Pflegefachkraft. Die andere Hand der Pflegefachkraft unterstützt den **Unterarm** der Person. Bei sicheren alten Menschen genügt es, den Arm anzubieten, sodass sie sich **einhaken** können. Bei unsicheren Personen oder Halbseitenlähmung sollten zwei Pflegefachkräfte den Menschen beidseitig führen, um eine einseitige Belastung und ein ungleichseitiges Gangbild zu vermeiden (Abb. 12.25).

Pflegefachkraft hinter dem Betroffenen

Bei freien Gehversuchen kann die Pflegefachkraft den alten Menschen begleiten, indem sie hinter ihm geht. Dabei greift sie ihm unter die Achseln und unterstützt so seine aufrechte Haltung. Das Fassen unter den Achseln ist umstritten, da es einigen Menschen unangenehm ist und es manchmal Schmerz auslöst, da die Haut dort sehr »dünn« ist. Bei Gehübungen mit Hilfsmitteln kann leichter Druck das **Becken** der betroffenen Person bei jedem Schritt nach vorne führen. Allerdings ist die Unterstützung von hinten nur für Personen geeignet, die bereits recht sicher gehen und deren Kreislauf stabil ist. Im Falle eines Sturzes nach vorn oder einer Kreislaufschwäche kann die Pflegefachkraft den Betroffenen kaum wirkungsvoll abfangen.

Pflegefachkraft vor dem Betroffenen
Zur Unterstützung von vorn greift die Pflegefachkraft mit beiden Armen unter die **Achseln** oder bei sicheren Personen ans **Becken** und läuft dann rückwärts. Der Pflegebedürftige umfasst währenddessen die **Schultern** der Pflegefachkraft. Diese Vorgehensweise ist nur für sehr kurze Wegstrecken, z. B. vom Bett zum nahen Sessel, sinnvoll, da weder der Betroffene noch die Pflegefachkraft den Weg überblicken können.

12.5.3 Kinästhetisches Mobilisieren

Aufgabe der Pflegefachkraft ist es, gemeinsam mit dem Pflegebedürftigen die für ihn passende Bewegungsform zu suchen. Die **Kinästhetik** (► LF 1.3, Kap. 1.8.4, S. 257 f.) hilft dabei. Je nach Bewegungsfähigkeit des Betroffenen übernimmt die Pflegefachkraft dabei eine zunächst führende und später eine zunehmend folgende Rolle.

Kraftsparende Bewegungsmuster

Der Mensch bewegt sich sowohl parallel in einer Bewegungsachse, z. B. zum Beugen des Oberkörpers nach vorn, als auch spiralig in zwei Bewegungsrichtungen, z. B. wenn er sich beim Aufstehen vom Stuhl sozusagen um den Arm, den er auf die Lehne stützt, herumdreht. **Spiralige Bewegungsmuster** sind häufig weniger kraftaufwendig und damit schonender. Ihre Ausführung benötigt aber im Vergleich zur Parallelbewegung – mit beiden Armen von der Lehne abstützen und gerade aufstehen – mehr Platz.

Einsatz von Druck und Zug

Bei jeder Bewegung des Menschen werden ziehende und drückende Kräfte ausgeführt. **Zug** bedeutet, dass sich der Körper zum Kontaktpunkt hinbewegt, während er sich bei Ausübung von **Druck** vom Kontaktpunkt wegbewegt. Die Arme haben überwiegend ziehende Funktion, während sich die Person mithilfe der Beine, der Hüfte und des Brustkorbs wegdrückt. Es gilt, diese Funktionen mit den Bewegungsmöglichkeiten, die aus ihnen erwachsen, **bewusst wahrzunehmen.** Mit dieser Erfahrung lernt der Pflegebedürftige, seine Bewegungen mit Zug und Druck effektiver zu unterstützen – auch in Verbindung mit Hilfsmitteln wie Handläufen. Beim Treppensteigen zum Beispiel, ziehen Hand und Arm am Geländer den Körper im Aufwärtsschritt hoch. Ein aktives Abdrücken vom Geländer leitet die Aufwärtsbewegung beim nachfolgenden Schritt ein.

Bewegungen vereinfachen

Die im Verlauf der Entwicklung gelernten **Grundpositionen** und **Aufwärtsbewegungen** kommen beim bewegungseingeschränkten Menschen wieder zum Einsatz, wenn er z. B. selbstständig aus der Rückenlage im Bett aufstehen möchte. Das Aufstehen aus der Rückenlage ist nur eines von vielen Beispielen: Beginnend mit dem Drehen vom Rücken auf den Bauch über den Kniestand gelingt es dem Menschen schließlich, in den Stand zu kommen. Manchmal muss der Betroffene eine Grundposition erst wieder erlernen.

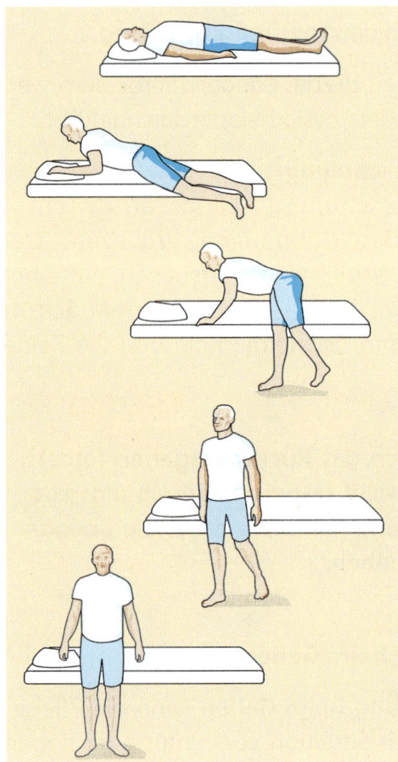

Abb. 12.25: Kinästhetisches Aufstehen aus der Rückenlage

Aus den unterschiedlichen Grundpositionen heraus folgen Fortbewegungen auf der horizontalen Bewegungsachse. Möchte der Betroffene sich fortbewegen, dann kostet die Auf- und Abwärtsbewegung zusätzlich Kraft, führt aber nicht zum Ziel. Entsprechend sollte das Auf und Ab des Körpers so gering wie möglich gehalten werden. Um es zu vermeiden, wird das Körpergewicht verlagert, wobei der Körper weitgehend in einer Ebene bleibt. Die Vorwärtsbewegung wird über die jeweils entlastete Seite erreicht.

Dieses Prinzip lässt sich auf zahlreiche Fortbewegungsmuster übertragen, z. B. das Vorrutschen des Gesäßes im Sitzen oder das Gehen. Auf diese Weise gelingt auch das Hochrutschen im Bett kraftsparend mithilfe des **Schinken-Schulter-Gangs**.

12.5.4 Umgang mit Hilfsmitteln und Prothesen

Prothesen

➔ Definition **Prothesen:** Hilfsmittel, die nach einer Amputation von Gliedmaßen deren Funktion ersetzen und die Bewegungsfreiheit und die Selbstständigkeit des Betroffenen wiederherstellen sollen

Außerdem kommt Prothesen eine wichtige kosmetische Aufgabe zu.

Prothese anlegen und ablegen

Der Betroffene sollte beim **An- und Ablegen** von Körperersatzteilen möglichst selbstständig unter Anleitung arbeiten. Um die **Akzeptanz** der Prothese zu fördern, bezieht die Pflegefachkraft die Gewohnheiten des Menschen bei der Stumpfversorgung unbedingt in die Unterstützung mit ein.

Um eine Prothese am Stumpf zu **fixieren**, gibt es folgende Möglichkeiten:

- einen Silikon-Liner, dessen Führungspin im Schaft einrastet (Abb. 12.26)
- einen Prothesenstrumpf oder eine Schlauchbinde als Einziehhilfe (Abb. 12.27)
- einen Bänderstrumpf
- zusätzlich Tragegurte

Bei Prothesen, die mithilfe eines Silikon-Liners direkt auf dem eventuell mit einem Nylonstrumpf geschützten Stumpf getragen werden, wird zunächst das Innere der Silikonschale nach außen gewendet. Das Unterteil wird auf den Stumpf aufgesetzt und danach der Rest der Schale luftdicht über den Stumpf abgerollt.

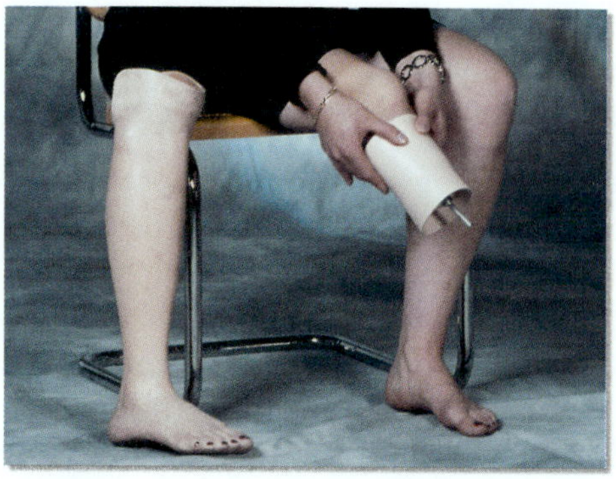

Abb. 12.26: Stumpf mit angelegtem Silikon-Liner.

Danach kann **Schlauchmull** über den Silikon-Liner gezogen werden, um den Sitz zu verbessern und das An- und Ablegen der Prothese zu erleichtern. Der vorbereitete Stumpf wird anschließend in den Prothesenschaft eingeführt, bis der Pin des Liners einrastet. Beim Ablegen löst Druck auf einen Knopf an der Seite der Prothese die Arretierung.

Hält ein **Unterdruck** die Prothese im Prothesenschaft, benötigt man zunächst eine **Schlauchbinde** mit ungefähr der doppelten Länge des Stumpfes. Der untere Teil der Binde wird durch das Ventilloch am Prothesenschaft geführt (Abb. 12.27), der obere Teil faltenfrei über den Stumpf gezogen. Danach wird der entspannte Stumpf unter Zug der Schlauchbinde in den Prothesenschaft gezogen, wobei auf die korrekte Fußstellung der Prothese geachtet wird.

Eventuell kann ein Gespräch den Betroffenen geschickt ablenken, damit er seine Stumpfmuskulatur nicht anspannt. Der Druck des Stumpfes entlüftet den Schaft unter voller Belastung des Amputierten. Abschließend wird das Ende der Schlauchbinde wieder in den Prothesenschaft zurückgesteckt und das Ventilloch mit einer Kappe verschlossen.

Zum **Ablegen** der Prothese wird das Ventil geöffnet, sodass der Unterdruck im Schaft entweicht und der Stumpf unter vorsichtigen Bewegungen gelöst werden kann. Ist der Stumpf geschwollen, erleichtert kurzzeitiges Hochlagern der Extremität das Ablegen.

Um **Materialschäden** und **Schweißgeruch** entgegenzuwirken, sollte das Schaftinnere bzw. die Innenschale nach dem Ablegen mit einem feuchten Tuch gereinigt werden. Die Außenteile der Prothese können bei Bedarf mit Wasser und Seife gereinigt werden. Die weitere **Wartung** sollte in regelmäßigen Abständen ein Orthopädiemechaniker vornehmen.

LF 1.3

Bei myoelektrisch gesteuerten **Armprothesen** steuern abgeleitete Muskelimpulse die Bewegungen der Finger. Myoelektrisch gesteuerte Armprothesen sitzen direkt auf dem Stumpf. Die Haut im Bereich der Elektroden sollte etwas angefeuchtet sein, um ihre Leitfähigkeit zu verbessern. Legt der Pflegebedürftige die Prothese für längere Zeit ab, sollte der Akku entfernt und an der Ladestation geladen werden. Wird die Elektrohand nicht benutzt, sollten die Finger nicht ganz geschlossen werden, um einem vorzeitigen Materialverschleiß aufgrund einer Dauerbelastung vorzubeugen.

! Merke Wird über längere Zeit keine Prothese getragen, ist der Stumpf so zu lagern, dass **keine Beugekontrakturen** an dem benachbarten Gelenk entstehen. Ein Oberschenkelstumpf wird dazu leicht beschwert, um die Hüfte in die physiologische Streckung zu bringen.

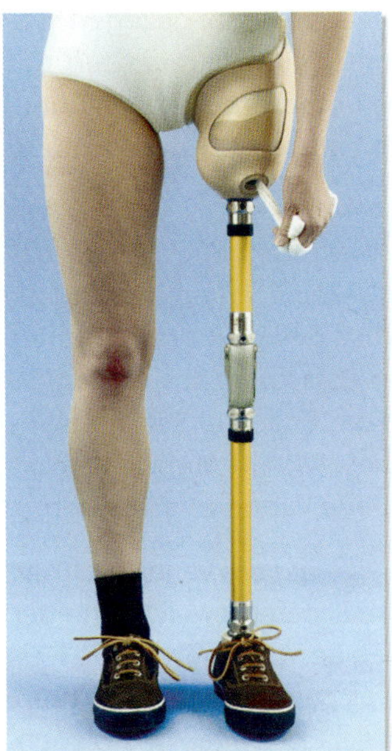

Abb. 12.27: Anlegen einer Oberschenkelprothese.

Orthesen und Stützmieder

Orthesen

➔ Definition Orthesen: am Körper getragene, abnehmbare Stützvorrichtungen, die Körperregionen
- stützen, z. B. orthopädische Einlagen zur Unterstützung des Fußlängsgewölbes bei Senk-Spreiz-Füßen,
- entlasten, z. B. Kniegelenksorthese nach Knieverletzungen,
- stabilisieren, z. B. Stützapparat nach schlaffer Lähmung der unteren Extremität durch Kinderlähmung,
- korrigieren, z. B. Stützkorsett bei Wirbelsäulendeformation,
- ruhig stellen, z. B. Schulterabduktionsorthesen,
- kompensieren, z. B. Peroneusschiene mit Federmechanismus bei Fußheberschwäche,
- ausgleichen, z. B. Fußerhöhung bei Beinlängendifferenz.

Bei neu angepassten Orthesen kann es 2–3 Wochen dauern, bis sich der Körper an das Tragen gewöhnt hat. In dieser Zeit sollte die Mobilisation moderat ausfallen, um Gelenkbeschwerden und Schmerzen zu vermeiden. Bei erkennbaren **Druckstellen**, **Hautirritationen** oder gar **Sensibilitätsstörungen** ist der betreuende Orthopädiemechaniker mit der Korrektur der Orthese zu beauftragen. Auch bei Veränderung des Zustands des Trägers, z. B. Gewichtszunahme oder -abnahme, ist eine erneute Anpassung notwendig.

Das Anlegen einer Orthese erfolgt mit wenigen Ausnahmen nicht direkt auf der Haut. Um zu vermeiden, dass die Reibung Hautirritationen herbeiführt, dürfen keine Falten in den Untertextilien entstehen. Keinesfalls darf die Orthese in direkten Kontakt mit Wunden kommen. Sie wird entsprechend ihrer Funktion eng am behandelten Körperteil fixiert. Dabei ist auf die korrekte Stellung der Gelenke in der Orthese zu achten. Die Pflegefachkraft sollte darauf achten, dass die Haut im Bereich der Verschlüsse nicht eingeklemmt wird und dass die Verschlüsse nicht zu stramm angezogen sind.

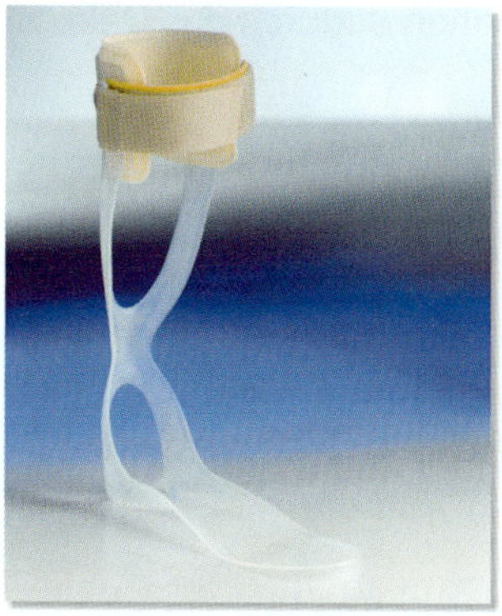

Abb. 12.28:
Peroneus-Orthese
(Fußheber-Orthese)

Stützmieder
Das Anlegen von **Stützmiedern** und **Rumpforthesen** erfolgt im Liegen oder sitzend. Die Wirbelsäule sollte vollständig entlastet sein. Stützmieder dürfen beim Tragen die Atmung des Betroffenen nicht einschränken.

Das **Reinigen** von Kunststofforthesen erfolgt mit Wasser und Seife, bei Bedarf ist eine **Desinfektion** möglich. Freiliegende Metallteile sind nach dem Reinigen gut zu trocknen. Lederteile dürfen nur mit einem feuchten Tuch abgewischt werden. Textile Stützmieder können nach Pflegeangabe gewaschen werden.

Um die Sicherheit des Pflegebedürftigen nicht zu gefährden, ist vor jedem Anlegen das Hilfsmittel auf **Materialschäden** zu kontrollieren. Überdies sollte der Orthopädiemechaniker in regelmäßigen Abständen die Funktion und den korrekten Sitz des Hilfsmittels prüfen.

Hilfsmittel zur Fortbewegung

Hilfsmittel ► LF 2.2, Kap. 3, S. 976

Hilfsmittel zur Bewegung sollen
- Sicherheit vermitteln, die Sturzgefahr mindern,
- die Selbstständigkeit fördern und
- einfach zu bedienen sein.

Gehstöcke
Gehstöcke aus Holz oder Metall haben einen Handgriff und einen Gummistopper am unteren Ende, der ein sicheres Aufstützen gewährleistet. Der Griffbereich sollte sich etwa in Hüfthöhe des Betroffenen befinden. Diese Stöcke eignen sich bei **leichter Gangunsicherheit**. Man führt sie in der Regel auf der stärkeren oder gesunden Seite.

Vierpunkt-Gehstock
Ein **Vierpunkt-Gehstock** hat mehrere Aufstützpunkte, die die Gefahr verringern, dass der Stock zur Seite wegkippt. Er bietet damit Menschen mit **Gleichgewichtsstörungen** mehr Sicherheit als ein Einpunkt-Gehstock, ist jedoch im Gebrauch etwas unhandlicher.

LF 1.3

Unterarm-Gehstützen und Achsel-Gehstützen
Unterarm-Gehstützen und **Achsel-Gehstützen** werden eingesetzt, wenn Personen nach Knochenbrüchen oder aufgrund schmerzhafter Gelenkerkrankungen ihre Hüfte oder Beine **nicht voll belasten** sollen. Einige ältere Menschen ziehen Gehstützen einem Handstock vor, weil sie sich damit sicherer fühlen. Je nach therapeutischen Bedürfnissen des Betroffenen variiert der Einsatz der Gehstützen beim Laufen:
- **Zweipunktgang** bei Personen, die einen Fuß entlasten, aber ins Gehen einbeziehen sollen:
  1. linker Stock + rechtes krankes Bein entlastet abrollen
  2. rechter Stock + linkes gesundes Bein
- **Dreipunktgang** bei Menschen, die ein Bein belasten können, während das erkrankte Bein den Boden beim Gehen nicht berührt:
  1. beide Stöcke vor
  2. gesundes Bein vor, krankes Bein angehoben
- **Vierpunktgang** bei Personen, die beide Beine vermehrt belasten können:
  1. linker Stock + rechtes Bein vor,
  2. rechter Stock + linkes Bein vor.

Gehböcke
Gehböcke sind **Gestelle** mit vier Aufstützpunkten, die vom Pflegebedürftigen beim Laufen vorangestellt werden. In starrer Ausführung bewegt der Betroffene sie etwa 20 cm vor sich. Der Betroffene schließt dann zuerst mit einem, anschließend mit dem anderen Fuß zum Gestell hin auf. Mit Gelenken versehene Modelle erlauben ein flüssigeres Gangbild, weil sich das Gestell bei jedem Schritt wechselseitig bewegt. Das Benutzen von Gehböcken setzt ausreichend Armkraft voraus, um den Gehbock anzuheben und sich auf ihn zu stützen.

Rollator

Ein **Rollator** ist ein **Gehwagen** mit vier Rädern und Handbremse, den der Mensch mit beiden Händen schiebt. Oft sind ein Korb und eine Sitzfläche am Gestell integriert, die dem Betroffenen jederzeit das Ausruhen ermöglichen und so das Sicherheitsgefühl erhöhen. Voraussetzung ist, dass der Betroffene aus eigener Kraft stehen, gehen und sich abstützen kann und über einen ausreichenden **Gleichgewichtssinn** verfügt. Die Griffhöhe ist unbedingt individuell einzustellen, damit eine möglichst gute Körperhaltung gefördert wird.

Rollstuhl

Ein **Rollstuhl** schafft dem gehbehinderten Menschen ein hohes Maß an **Fortbewegungsmöglichkeiten**. Standardrollstühle eignen sich zum Schieben und für Selbstfahrer. Für Transport- oder Aufbewahrungszwecke sind sie platzsparend faltbar. Adaptionsrollstühle sind speziell an die Bedürfnisse des Pflegebedürftigen angepasst.

Das alleinige Sitzen im Rollstuhl trägt jedoch noch **nicht zur Mobilisation** des Pflegebedürftigen bei. Zudem schränken die Seitenteile die Spontanbewegungen ein und erhöhen dadurch das **Dekubitusrisiko.**

Nach dem Entfernen der Fußstützen kann der Betroffene seine Beine mit Gehbewegungen in die Fortbewegung einbeziehen. Sitzwagen ähneln eher einem Sessel und ermöglichen ein bequemes Sitzen an beliebigen Orten. Zur aktiven Bewegungsförderung eignen sie sich hingegen nicht.

! Merke Zum Transfer in und aus dem Rollstuhl sind die **Bremsen** aus Sicherheitsgründen **festzustellen.** Ansonsten ist das Feststellen der Bremsen ohne Einverständnis des Betroffenen ein Akt der Freiheitsberaubung.

✔ Tipp Weiterführende Informationen:
- Deutsche Rheuma Liga (www.rheuma-liga.de)
- Bundesverband für Osteoporose e. V. (www.osteoporose-deutschland.de)
- www.osteoporose.de
- Deutsche Gicht-Liga e. V. (www.gicht-liga.de)

Aufgaben
- Beschreiben Sie die Aufgaben des aktiven und passiven Bewegungsapparats.
- Welche Gelenkformen gibt es? Nennen Sie jeweils ein Beispiel.
- Beschreiben Sie Maßnahmen zum Erhalt der Selbstständigkeit bei Arthrose.
- Erläutern Sie die Funktionsweise der Skelettmuskulatur.
- Welche Ursachen hat Osteoporose? Warum sind vor allem Frauen davon betroffen?
- Nennen Sie die Ursachen für eine Kontraktur und zeigen Sie Folgen für den Alltag auf.
- Erklären Sie, wie es zur Arthrose kommt.
- Was kann getan werden, um Gichtanfälle zu vermeiden?
- Beschreiben Sie, wie die Pflegefachkraft das Gehen unterstützen kann.
- Erklären Sie das Prinzip der kinästhetischen Mobilisation.
- Was ist beim An- und Ablegen von Prothesen zu beachten?
- Was bewirkt die Wärmeanwendung (hier: Thermalbad) bei Frau Huser? Welche Möglichkeiten der Wärmeanwendung wären bei ihr noch möglich?
- Welche Aspekte würden Sie bei Frau Huser in die häusliche Beratung zur Minimierung eine Sturzgefahr einfließen lassen?
- Welche Medikamente wird Frau Huser wohl aufgrund ihrer Arthritis einnehmen müssen?
- Pflegepersonen leiden häufig an Lumbago und Bandscheibenvorfällen. Beschreiben Sie die Ursachen und Symptome dieser Krankheitsbilder.
- Beschreiben Sie rückenschonendes Heben und Tragen.

13 Pflege bei Beeinträchtigung des Verdauungsapparats

LF 1.3

Herr Frank ist 70 Jahre alt und wohnt mit seiner gleichaltrigen Frau Eva und ihrem Dackel Waldi in einem kleinen Häuschen mit Garten am Stadtrand. Im Haus nebenan wohnt ihr Sohn mit den drei Enkelkindern. Häufig sind diese am Nachmittag bei Oma und Opa, sie spielen im Garten oder ein Brettspiel, wenn schlechtes Wetter ist. Da ihre Mutter berufstätig ist, kocht Frau Frank zweimal in der Woche auch für die Enkel mit. Diese essen gerne bei den Großeltern, da es immer einen leckeren Nachtisch gibt.

Herr und Frau Frank sind rüstige Rentner. Sie sind oft auf Reisen, gehen gerne ins Theater oder zu einer Lesung. Mit ihrem Hund gehen sie gerne spazieren oder arbeiten im Garten. Herr Frank ist Raucher, beide genießen gerne mal ein Glas Wein, Herr Frank auch ab und zu einen Cognac. Frau Frank wurde vor einem Monat am grauen Star operiert, hat sich mittlerweile aber erholt.

Herr Frank hat eine KHK und nimmt deshalb täglich Aspirin ein. Außerdem nahm er wegen Zahnschmerzen ein paar Tage lang Ibuprofen, bis seine Frau ihn zum Zahnarzt schickte.

In den letzten Wochen aß Herr Frank nur wenig. Auf Nachfrage seiner Frau, ob ihm ihr Essen nicht schmecke, gab er an, wenig Appetit zu haben. Auch müsse er ab und zu erbrechen und habe »so ein Druckgefühl im Magen«. Dies beunruhigt Frau Frank, sie schickt ihren Mann zu ihrem langjährigen Hausarzt, Dr. Gruber.

Dort erzählt Herr Frank von seinen Beschwerden. In den letzten Tagen habe er auch manchmal Blut im Stuhl gehabt und die Magenschmerzen hätten sich verschlimmert. Das Ibuprofen habe nicht mehr geholfen.

Bei der Untersuchung bemerkt Dr. Gruber eine Schwellung in der Leiste von Herrn Frank. Auf Nachfrage, seit wann er diese habe, sagt Herr Frank aus, dass die Schwellung schon länger bestehe. Er habe sich allerdings keine Gedanken gemacht, da sie nicht schmerzhaft sei. Nur manchmal, wenn er etwas Schweres hebe, spürt er einen Druckschmerz.

Dr. Gruber kann die Schwellung wieder reponieren. Er erklärt Herrn Frank, dass die Schwellung eine Leistenhernie sei und dass man sie beobachten müsse, da es durch die Einklemmung zu Komplikationen kommen könne. Er empfiehlt Herrn Frank wegen der akuten Gastritis einen Termin für eine Gastroskopie im nahe gelegenen Krankenhaus, um mittels Magenbiopsie einen Tumor auszuschließen.

13.1 Grundlagen der Anatomie und Physiologie

13.1.1 Mundhöhle

Die **Mundhöhle** ist der Eingang zum Verdauungstrakt. Sie wird nach vorne durch die **Lippen**, seitlich durch die **Wangen**, nach unten durch den **Mundboden** und nach oben durch den **Gaumen** begrenzt. Nach hinten hin bilden die Gaumenbögen mit dem Zäpfchen die **Schlundenge**, die den Übergang zum Rachen markiert.

Mithilfe der in der Mundhöhle liegenden **Zähne** und der **Zunge** beginnt - zusammen mit dem **Speichel** aus den Speicheldrüsen - die Verdauung der Nahrung.

Zähne

Die **Zähne** zerkleinern die Nahrung, damit sie geschluckt werden kann und Enzyme die Nahrung besser zersetzen können.

Zähne sind aus mehreren Schichten aufgebaut: Die sichtbare äußere Schicht, der **Zahnschmelz**, besteht im Wesentlichen aus Kalzium und Phosphat und ist die härteste Substanz des Körpers. Er ist kaum zu zerstören, aber empfindlich gegen Säure. Deshalb verursachen **säureproduzierende Bakterien** Karies. Unter dem Zahnschmelz liegt das etwas weichere **Dentin** (Zahnbein), welches schmerzempfindlich ist und auf Hitze, Kälte und Berührungen unterschiedlich stark reagiert. Im **Zahnmark** verlaufen Nerven und Blutgefäße.

LF 1.3

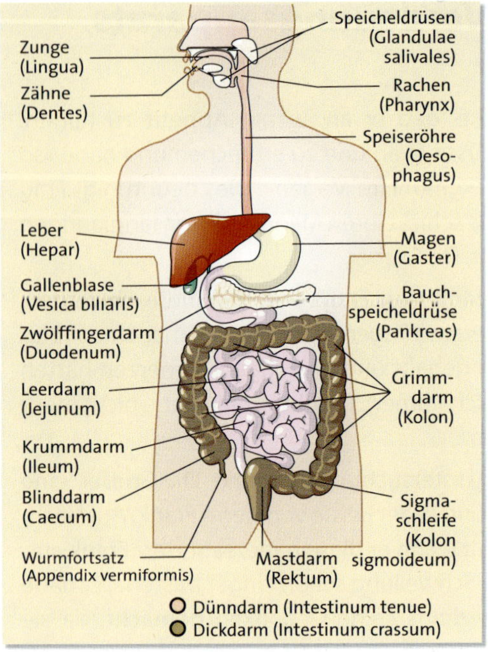

Abb. 13.1: Verdauungsapparat

Das vollständige **Gebiss** besteht normalerweise aus 32 Zähnen. Die Schneidezähne schneiden die Nahrung, die Eckzähne zerreißen sie und die Backenzähne zermahlen sie.

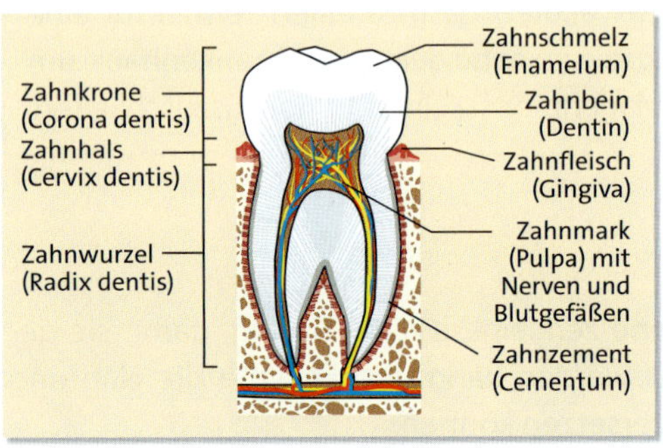

Abb. 13.2: Querschnitt durch einen Backenzahn

Rezeptoren im Bereich der **Zahnwurzel** geben dem Gehirn beim Kauen Informationen über die aufzuwendende Kraft, sodass das Gehirn registriert, wann die Nahrung ausreichend zerkleinert ist.

Zunge

Die **Zunge** bewegt die Nahrung im Mundraum, um die Brocken zwischen die Zähne zu bringen und das Vermischen mit dem Speichel zu fördern. Die Zunge ist – der Vielzahl ihrer Aufgaben entsprechend – ein kompliziert aufgebauter **Muskel**. Sie unterstützt das Kauen, Schlucken, Saugen, Sprechen und ist ein empfindliches Tastorgan. Eine **Schleimhaut** überzieht die Zunge. Die **Papillen** (Geschmacksknospen) machen die Oberfläche der Zunge rau. In den Papillen befinden sich hochempfindliche **Nervenendigungen** zur Wahrnehmung von

- **Geschmacksqualitäten:**
  - süß: Kohlenhydrate und Süßstoffe
  - sauer: niedriger pH-Wert, Zitronensaft oder Kohlendioxid im Mineralwasser
  - bitter: pflanzliche Bitterstoffe
  - salzig: Mineralien wie Kochsalz
  - umami: Fleischgeschmack; in bestimmten Geschmackszellen auch Glutamat
- **Wärmequalitäten:** heiß, kalt
- **Tasteindrücken**

Wärmerezeptoren am Rachengrund nehmen die Schärfe auf und setzen einen Hitze- oder Schmerzreiz in Gang. Der Geschmackssinn »warnt« vor verdorbenen oder unverträglichen Speisen und regt die Produktion von Speichel und Magensaft an.

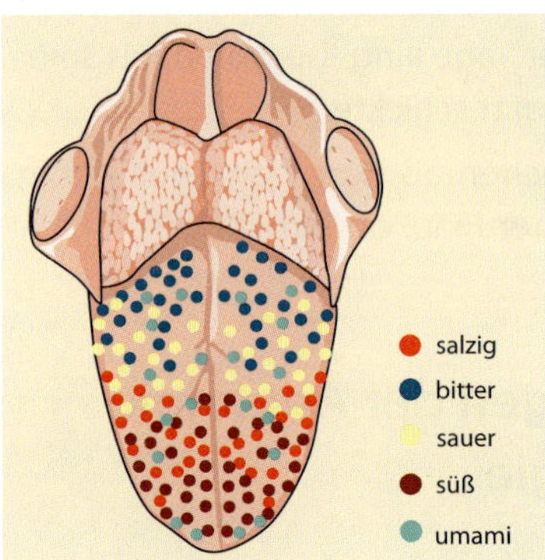

Abb. 13.3: Geschmackswahrnehmung auf der Zunge.

Speicheldrüsen

In die mit Schleimhaut ausgekleidete Mundhöhle münden zahlreiche **Speicheldrüsen**. Kleine Speicheldrüsen liegen im Bereich der gesamten Mundschleimhaut. Außerdem gibt es **paarig** angelegte größere Speicheldrüsen (Abb. 13.4):

- Die **Ohrspeicheldrüsen** (Glandula parotis, »Parotis«) liegen jeweils vor dem Ohr über dem Kiefergelenk. Ihre Ausführungsgänge ziehen durch die Wangenmuskulatur und enden in Höhe der oberen Backenzähne.

- Die **Unterkieferspeicheldrüsen** (Glandula submandibularis) liegen am Unterkieferwinkel im Mundboden. Die Ausführungsgänge dieser Speicheldrüsen sind relativ lang und werden bei gehobener Zunge am Zungengrund sichtbar.
- Gleichfalls am Zungengrund münden die Gänge der **Unterzungenspeicheldrüsen** (Glandula sublingualis).

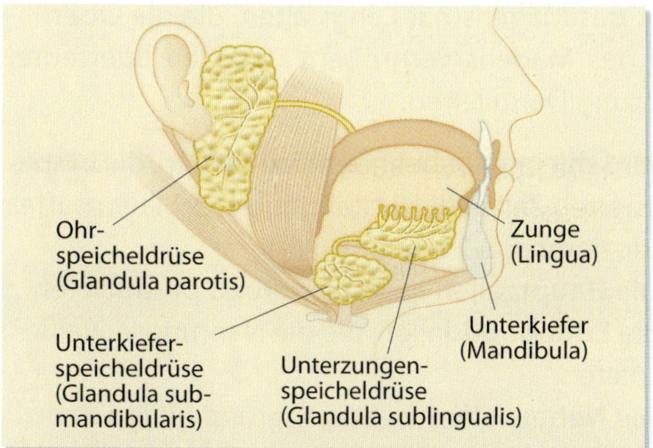

Abb. 13.4: Die drei paarigen Speicheldrüsen.

Der **Speichel** verbessert die Gleitfähigkeit der zerkleinerten Nahrung und führt Enzyme zu, welche die Verdauung vorbereiten. Die im Speichel enthaltenen Muzine (Schleimstoffe) machen den Bissen schluckfähig. Der Speichel löst einzelne Nahrungsbestandteile und ermöglicht so den Beginn der Verdauung schon im Mund und das Wirksamwerden von Geschmacksreizen. Das Enzym **Amylase** leitet die Verdauung der Kohlenhydrate bereits beim Kauen ein. Der Speichel ist alkalisch und ermöglicht damit die Wirkung des Verdauungsenzyms.

Außerdem erhält der Speichel den Zahnschmelz, indem er saure Bakterienprodukte neutralisiert. Die Fähigkeit des Speichels, Krankheitserreger abzuwehren, beruht auf enthaltenen **Immunglobulinen** und **Lysozym**, einem Enzym, das Bakterienwände auflöst.

13.1.2 Rachen

Der **Rachen (Pharynx)** ist ein Muskel-Schleimhaut-Schlauch, den die Nahrung auf ihrem Weg von der Mundhöhle zur Speiseröhre durchquert. Sobald der Nahrungsbrei nach hinten gereicht wird und den Zungengrund, die Gaumenbögen oder die Rachenhinterwand berührt, wird der **Schluckreflex** ausgelöst. Dieser bewirkt nicht nur den Weitertransport der Nahrung, sondern verhindert zugleich, dass Nahrung in Nase oder Luftröhre gelangen könnte, denn der **Atemweg kreuzt den Speiseweg** im Rachen. Der Nasenrachen wird mithilfe der quer gestellten Gaumensegel und des oberen Schlundschnürermuskels abgedichtet. Der **Kehldeckel (Epiglottis)** verschließt den Kehlkopf und damit die gesamten unteren Atemwege (Abb.13.5) und ist so geformt, dass der Nahrungsbrei sicher in den dahinter liegenden Ösophagus (Speiseröhre) abfließen kann.

13.1.3 Ösophagus

Der mit glatter Schleimhaut ausgekleidete **Ösophagus** (Speiseröhre) ist etwa 25 cm lang und verläuft in dem zwischen den Lungenflügeln liegenden Raum, dem Mediastinum. Ab dem Ösophagus ist der **Magen-Darm-Trakt aus drei Schichten** aufgebaut:

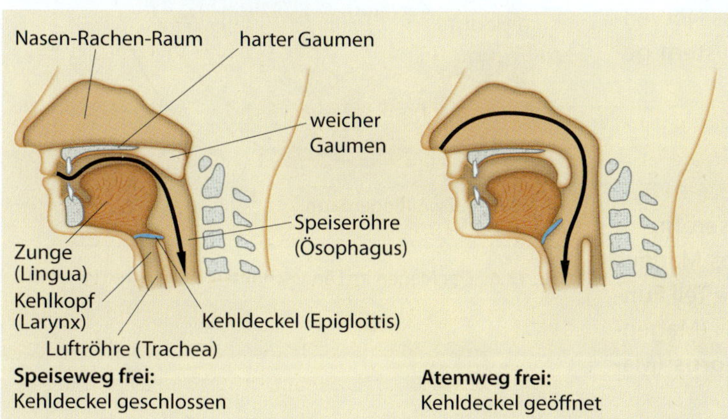

Abb. 13.5: Vorgänge beim Schlucken.

- einer inneren Schleimhautschicht mit sehr unterschiedlichen Aufgaben,
- einer mittleren Muskelschicht aus innen ringförmig und außen längs angeordneten Muskeln,
- einer äußeren glatten Schicht, die ein Verschieben gegenüber anderen Organen ermöglicht, z. B. bei der Atmung.

LF 1.3

Der Ösophagus hat drei **Engen**, in denen große Bissen stecken bleiben können und gehäuft Divertikel (Aussackungen), Entzündungen und Tumoren auftreten:

- Die Ringknorpelenge (Ösophagusmund) am Beginn des Ösophagus auf Höhe des Ringknorpels kann sich auf maximal 1,5 cm im Durchmesser öffnen. Unterhalb dieser Enge liegen öfters Divertikel, sackförmige Ausstülpungen aller Wandschichten.
- Auf Höhe des Aortenbogens liegt die Aortenenge. Aorta, die Luftröhrengabelung und vergrößerte Lymphknoten engen hier den Ösophagus ein.
- Die dritte Enge ist die Zwerchfellenge, wo der Ösophagus durch das Zwerchfell tritt. Diese Enge bildet mit Muskeln des Ösophagus und der Kardia des Magens einen Verschlussmechanismus, damit kein Mageninhalt in den Ösophagus zurückfließt.

Der Schluckakt ist der letzte bewusste Akt des Nahrungstransports im Körper. Danach gelangt der Speisebrei über die Speiseröhre in den Magen und von dort in den Darm. In diesen Organen transportiert die **Peristaltik**, das rhythmische Zusammenziehen und Entspannen der Muskeln, den Speisebrei weiter. Ein eigenes **Nervengeflecht** zwischen den Muskelschichten regelt die Peristaltik. Das Nervengeflecht wird vom vegetativen Nervensystem gesteuert (► LF 1.3, Kap. 18.1.3, S. 645).

13.1.4 Magen

Unterhalb des Zwerchfells tritt die Speiseröhre in den **Magen** (Gaster) ein. Der Eingang des Magens heißt **Kardia** oder Magenmund, der obere Teil **Fundus** oder Magengrund. Es folgen **Korpus** (Magenkörper), **Antrum** (Magenhöhle) und **Pylorus** (Magenpförtner) (Abb. 13.6).

Der Magen hat die Form des zunehmenden Mondes. Die große Rundung heißt **große Kurvatur**, die kleine Rundung **kleine Kurvatur**. Die Wandmuskulatur, die zusätzlich eine schräg verlaufende Schicht aufweist, ermöglicht dem Magen, sich dem jeweiligen Füllungszustand anzupassen.

Der Magen bewegt den Speisebrei, auch wenn er noch nicht in den Darm transportiert werden soll, und vermengt ihn so mit Magensaft. Die Schleimhaut des Magens hat Längsfalten, die die Oberfläche des Magens vergrößern und den Speisebrei Richtung Darm leiten.

In der Schleimhaut befinden sich Drüsen, die in spezialisierten Zellen die Bestandteile des Magensaftes produzieren, ca. 2 l/Tag:

- Die **Hauptzellen** im Magengrund produzieren die **Endopeptidasen**, die die Nahrungseiweiße spalten.
- Die **Nebenzellen** im Magengrund bilden den **Magenschleim**, der die Magenschleimhautoberfläche schützend bedeckt.
- Die **Belegzellen** in Magengrund und Magenkörper produzieren **Salzsäure** (HCl) und den **Intrinsic-Faktor**. Der Intrinsic-Faktor ist notwendig, um Vitamin B12 im Dünndarm aufzunehmen. Die Salzsäure führt zu einem pH-Wert von 1–1,5 im Magensaft.

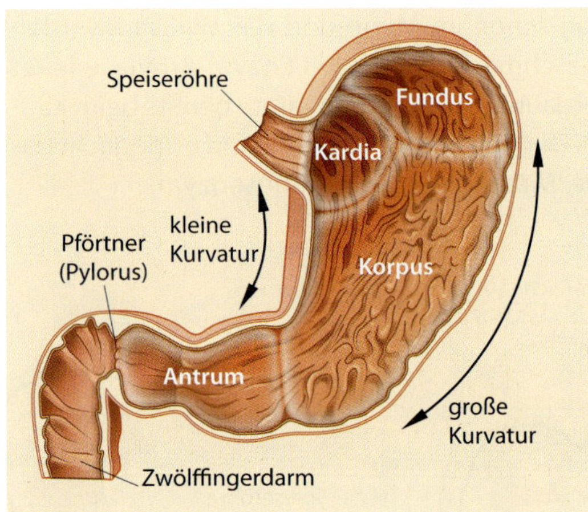

Abb. 13.6: Der Magen im Längsschnitt

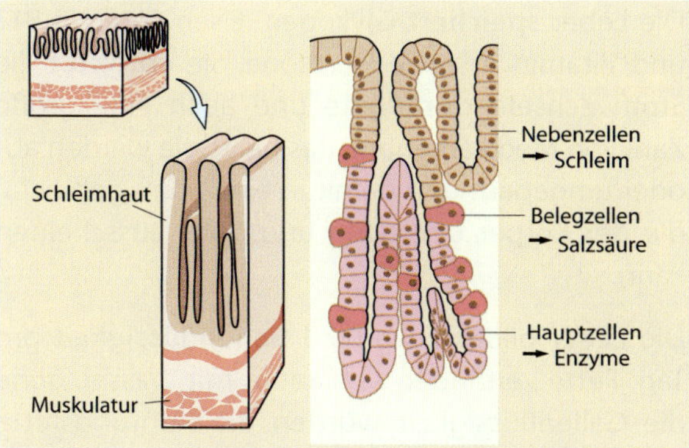

Abb. 13.7: Magenwand und Drüsen der Magenschleimhaut

! Merke Der pH-Wert einer Lösung kennzeichnet ihre saure oder alkalische Wirkung. Werte < 7 sind sauer, Werte > 7 sind alkalisch (basisch).

Die **Salzsäure**
- wandelt die Endopeptidasen zu **Pepsin** um und aktiviert dieses,
- tötet **Krankheitskeime** ab, die sich in der Nahrung befinden,
- setzt **Eisen** aus der Nahrung frei und fördert so dessen Aufnahme im Dünndarm.

Zusammengefasst hat der Magen folgende **Funktionen**:
- **Depot** für ca. 1,5 l Nahrungsbrei
- **Verflüssigung** der Nahrung durch Magensaft
- Aufschluss von **Eiweiß** durch Enzyme
- Abtötung von **Keimen** durch Salzsäure
- **Intrinsic-Faktor** für die Vitamin-B12-Resorption bilden

13.1.5 Dünndarm

Über den **Magenpförtner** gelangt der Nahrungsbrei in den Dünndarm. Dieser entzieht dem Nahrungsbrei die löslichen Nahrungsbestandteile und gibt sie ins Blut, vor allem Kohlenhydrate und Eiweiße und Fette in die Lymphbahn. Um die Tätigkeit der dafür erforderlichen Enzyme zu ermöglichen, machen Sekrete der Bauchspeicheldrüse (► LF 1.3, Kap. 13.1.6, S. 506) und der Dünndarmschleimhaut den Nahrungsbrei **alkalisch**. Der pH-Wert liegt nun bei etwa 8,3.

Der **Zwölffingerdarm** (Duodenum) ist der erste Abschnitt des Dünndarms. Im Zwölffingerdarm werden dem Nahrungsbrei die Sekrete der Leber (Gallensaft) und der Bauchspeicheldrüse zugegeben. An den Zwölffingerdarm schließen sich weitere Dünndarmabschnitte an: das **Jejunum** (Leerdarm) und das **Ileum** (Krummdarm). Zusammen sind sie insgesamt etwa 3 m lang und stark gewunden. Sie sind mit einem bindegewebigen Aufhängeband, dem **Mesenterium**, an der hinteren Bauchwand befestigt. Durch das Mesenterium verlaufen von der hinteren Bauchhöhle her kommend die Gefäße und Nerven. Die einer Kreppmanschette ähnliche Kräuselung hat zu dem deutschen Namen **Gekröse** für das Mesenterium geführt.

In der Dünndarmschleimhaut finden sich spezialisierte Zellen, die den Abbau der Eiweiße und Kohlenhydrate vervollständigen. Der Hauptanteil verdauungswirksamer Stoffe für die Aufbereitung der Nahrung in körpergerechte und resorbierbare Bestandteile stammt allerdings aus der Bauchspeicheldrüse und aus dem Leber-Gallenblasen-System.

Die Schleimhaut des Dünndarms (Abb. 13.8) ist in ringförmige Falten gelegt, die ihre Oberfläche vergrößern. Winzige Ausstülpungen, die **Zotten,** vergrößern die Schleimhautoberfläche noch stärker. Die Zotten sind so fein, dass die Schleimhaut ein samtartiges Aussehen hat. Zusätzlich fältelt sich das Epithel. Dadurch entsteht ein **Bürstensaum,** der die Resorptionsfläche und damit -leistung des Dünndarms steigert. Um die Resorption von Nahrungsbestandteilen aus dem Darm in die Blut- und Lymphbahn zu erleichtern, findet sich in der Dünndarmwand ein dichtes bis in die Zotten hineinreichendes Netz von Blut- und Lymphkapillaren.

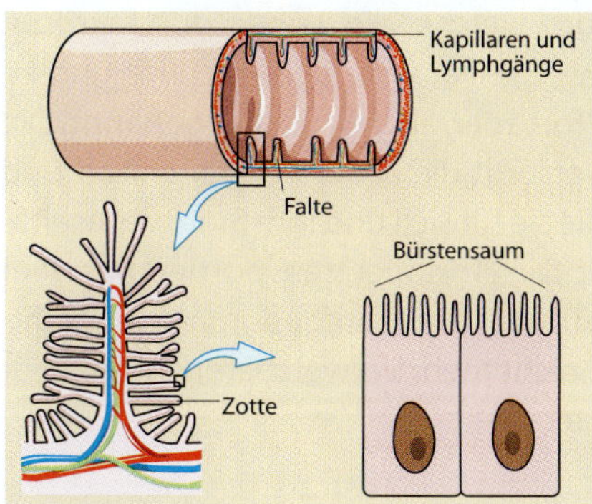

Abb. 13.8: Aufbau der Dünndarmwand

LF 1.3

LF 1.3

Der Dünndarm **resorbiert**:

- Kohlenhydrate, die hauptsächlich als **Zweifachzucker** (Disaccharide) vorliegen, werden von Enzymen zu **Einfachzuckern** (Monosaccharide), z. B. Glukose, aufgespalten.
- Eiweiße, die schon im Magen in kleinere Einheiten gespalten wurden, werden in **Aminosäuren** zerlegt.
- Fette werden in **Fettsäuren** und **Glycerin** gespalten, dann z. T. von Blutgefäßen, größtenteils aber von den Lymphgefäßen aufgenommen und über den Brustmilchgang (Ductus thoracicus) in das venöse System abgegeben. Über den Kreislauf erreichen sie die Leber.

Die Kapillaren nehmen Aminosäuren, Monosaccharide, Salze, Vitamine und Spurenelemente auf und transportieren sie über die Pfortader zunächst zur Leber.

13.1.6 Leber und Gallenblase

Entwicklungsgeschichtlich war die **Leber** (Hepar) einmal eine Drüse in der Darmschleimhaut. Mit zunehmender Kompliziertheit des Gesamtorganismus spezialisierte sie sich und nahm an Größe zu. Die Leber ist mit etwa 1 500 g die größte Drüse des Körpers. Sie liegt unter dem Zwerchfell im rechten Oberbauch und ist vom Bauchfell überzogen. Sie ist in einen großen rechten und einen kleineren linken Leberlappen unterteilt. An der Unterfläche findet sich die sogenannte **Leberpforte**, der Leberhilus. Hier treten die Leberarterie, die Pfortader und Nerven in die Leber ein. Der rechte und linke Lebergallengang, Venen und Lymphgefäße verlassen die Leber dort. Die Lebervenen münden unmittelbar in die untere Hohlvene ein.

Die Blutmenge, welche die Leber durchströmt, kommt zu etwa 25 % aus der **Leberarterie** und zu 75 % aus der **Pfortader**, auch V. portae genannt. Die Leberarterie versorgt die Leber mit Sauerstoff und Nährstoffen, die sie für sich und ihre Stoffwechseltätigkeit braucht. Die Pfortader transportiert aus dem Magen-Darm-Trakt die dort aufgenommenen Nährstoffe und die nicht mehr verwertbaren Stoffwechselendprodukte.

Die Leber **speichert** Glykogen, Eisen, Vitamin B12 und Vitamin A sowie Hormone. Sie **entgiftet** die Stoffwechselendprodukte und auch eine große Zahl von Medikamenten, das heißt, sie werden ab- oder umgebaut und damit in eine Form gebracht, die der Körper über Urin und Galle ausscheiden kann.

Die Leber bildet etwa 0,7 l **Gallenflüssigkeit** pro Tag. Fette verbinden sich kaum mit Wasser, ohne die Gallenflüssigkeit würden die Nahrungsfette deshalb auf dem Nahrungsbrei schwimmen wie Fettaugen auf der Brühe. Damit wären sie für die Enzyme sehr schlecht erreichbar. **Gallensäuren** in der Gallenflüssigkeit, die aus Cholesterin gebildet werden, machen die Fette »wasserlöslich«, indem sie sie emulgieren, also fein verteilen. Milch ist ein gutes Beispiel für eine natürlich vorkommende **Emulsion**: Das Milchfett ist so fein verteilt, dass es zunächst nicht gesehen werden kann und sich nur ganz langsam als Rahm absetzt.

Die **Gallenblase** (Abb. 13.10) nimmt die in der Leber kontinuierlich gebildete Gallenflüssigkeit auf und speichert sie. Die Gallenblase ist eine birnenförmige Blase von 8–12 cm Länge, 4–5 cm Breite und einem Fassungsvermögen von 50–70 ml. Sie liegt an

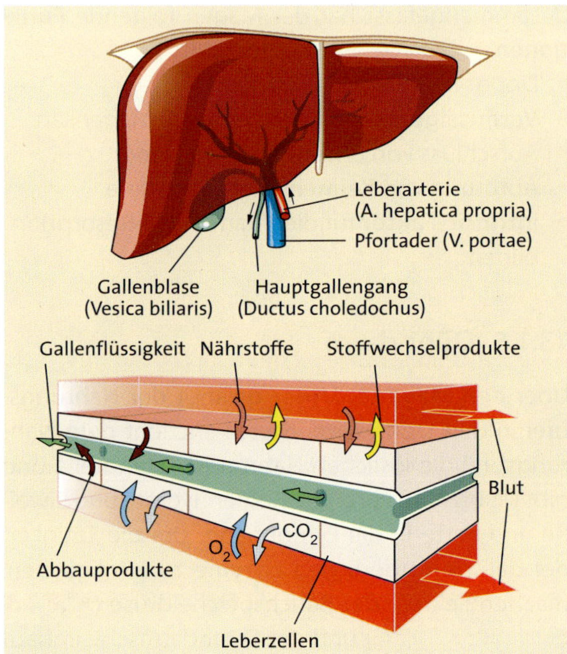

Abb. 13.9: Aufbau und Funktion der Leber.

der Rückseite der Leber im **Gallenblasenbett** zwischen rechtem und linkem Leberlappen. Die muskuläre Wand der Gallenblase zieht sich bei Bedarf zusammen und gibt Galle durch den Blasengang in den Hauptgallengang ab. Der Hauptgallengang (Ductus choledochus) mündet zusammen mit dem Ausführungsgang der Bauchspeicheldrüse in den Zwölffingerdarm.

Beim Übertritt des Nahrungsbreis in den Zwölffingerdarm setzen Zellen des Zwölffingerdarms das Hormon **Sekretin** frei. Es hemmt die Freisetzung von Salzsäure im Magen und steigert die Gallenproduktion. Gleichzeitig wird in der Wand des Zwölffingerdarms **Cholecystokinin** (CCK, Pankreozymin, PZ) gebildet, das die Abgabe der Gallenflüssigkeit aus der Gallenblase fördert, besonders dann, wenn der Nahrungsbrei sehr fett- und aminosäurenreich ist.

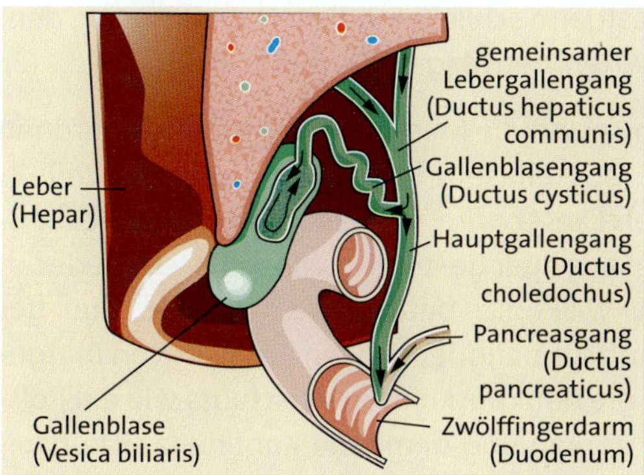

Abb. 13.10: Gallenblase und Gallengänge

Der Farbstoff **Bilirubin** färbt die Gallenflüssigkeit gelbgrünlich. Das Bilirubin entsteht beim Abbau der Erythrozyten aus dem roten Blutfarbstoff Hämoglobin. Bilirubin ist wasserunlöslich und schädigend für Körpergewebe, da es sich mit Fetten verbindet – und die Zellmembranen des Körpergewebes bestehen zum großen Teil aus Fetten. Um Gewebeschäden zu verhindern, befördern Transporteiweiße, vor allem Albumin, das Bilirubin im Blut. Die Leberzelle nimmt das Bilirubin auf. Dort koppelt es sich mit einer speziellen Substanz, der **Glukuronsäure**, die das Bilirubin unschädlich und wasserlöslich macht. Das nun gelöste Bilirubin gelangt als Bestandteil der Gallenflüssigkeit in den Dünndarm. 70 % werden im Dünndarm resorbiert und wieder der Leber zugeführt. Die wird **enterohepatischer Kreislauf** (Darm-Leber-Kreislauf) genannt. Auf die gleiche Weise wie Bilirubin werden viele Medikamente transportiert und umgewandelt.

Im Darm bauen Bakterien einen Teil des Bilirubins zu **Sterkobilin** ab. Die Abbauprodukte bewirken die braune Farbe des Stuhls. Teile werden im Mastdarm resorbiert, umgehen so das Pfortadersystem und werden im Urin ausgeschieden. Der normale Bilirubingehalt im Blutplasma beträgt 0,3–1,1 mg/dl. Ab 2,0 mg/dl färben sich die Skleren der Augen und später die Haut gelb. Dann besteht ein **Ikterus**, umgangssprachlich auch Gelbsucht genannt. Der Ikterus ist ein Hinweis auf eine Überlastung oder Funktionsstörung von Leber und Gallenblase (►LF 1.3, Kap. 13.5.1, S. 525 f.).

13.1.7 Pankreas

Das **Pankreas** (Bauchspeicheldrüse) (Abb. 13.11) ist ein lang gestrecktes, etwa 100 g schweres Organ, das im Mittelbauch oberhalb des Nabels im Retroperitonealraum liegt. Das breite Ende, der Kopf, liegt in der Rundung des Zwölffingerdarms. Daran schließen der Körper und der Schwanz an. Die Vorderfläche des Pankreas ist mit Bauchfell überzogen.

Im kleineren **endokrinen Anteil** des Pankreas werden die Hormone gebildet, die den Blutzuckerspiegel stabil halten:

- A-Zellen bilden Glukagon, das den Blutzuckerspiegel steigert.
- B-Zellen bilden Insulin, das den Blutzuckerspiegel senkt.
- D-Zellen bilden Somatostatin, das die Verdauung hemmt.

Störungen vor allem der B-Zellen betreffen den Kohlenhydratstoffwechsel und führen zur Zuckerkrankheit (►LF 1.3, Kap. 15.4.2, S. 576).

Im größeren **exokrinen Anteil** (►LF 1.3, Kap. 13.4.14, S. 521 f.) des Pankreas werden Enzyme und Vorstufen von Enzymen für die Eiweiß-, Kohlenhydrat- und Fettverdauung gebildet, die **Peptidasen**, die **Amylasen** und die **Lipasen**. Sie sammeln sich im **Bauchspeicheldrüsengang**, der gemeinsam mit dem Hauptgallengang in den Zwölffingerdarm mündet.

Um eine Selbstverdauung der Drüse zu verhindern, werden die eiweißspaltenden Peptidasen in einer inaktiven Form in den Darm abgegeben und dort von Bestandteilen des Darmsaftes aktiviert. Auch die fettspaltenden Lipasen wirken erst, nachdem sie sich im Zwölffingerdarm mit Gallensaft vermischt haben. Die kohlenhydratspaltenden Amylasen liegen in aktiver Form vor.

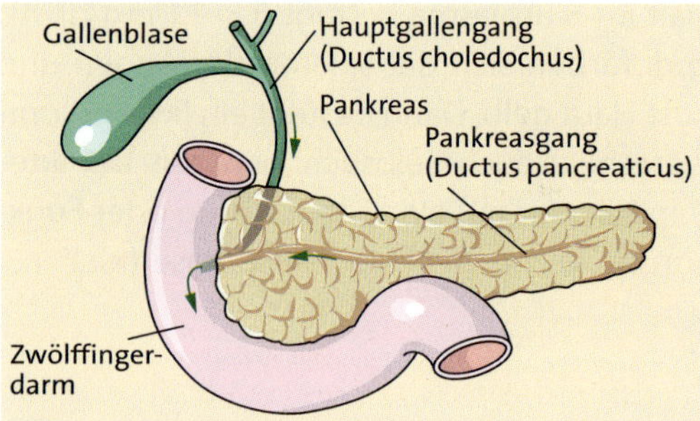

Abb. 13.11: Bauchspeicheldrüse

Das Sekret der Bauchspeicheldrüse lässt den **pH-Wert** im Darm ansteigen, der Nahrungsbrei wird alkalisch. Störungen in der Funktion des exokrinen Pankreas führen zu **Verdauungsbeschwerden**, insbesondere der Fettverdauung.

13.1.8 Dickdarm

An den Dünndarm schließt sich der Dickdarm an. Der Beginn des Dickdarms im rechten Unterbauch heißt **Caecum** (Blinddarm). An diesem findet sich als Ausstülpung der etwa kleinfingerlange **Appendix** (Wurmfortsatz). Die »Blinddarmentzündung« ist also eigentlich eine Entzündung des Wurmfortsatzes.

Nach dem Blinddarm folgt das **Kolon** (Grimmdarm) das den größten Teil des Dickdarms ausmacht. Man unterscheidet vier Anteile:

- das aufsteigende Kolon (Colon ascendens)
- das quer verlaufende Kolon (Colon transversum) etwa eine Handbreit unter dem Rippenbogen
- das absteigende Kolon (Colon descendens) auf der linken Bauchseite
- Das s-förmige Kolon (Colon sigmoideum, kurz **Sigma**)

Der letzte Abschnitt des Dickdarms ist das **Rektum** (Mastdarm), das im kleinen Becken liegt. Im oberen Anteil des Mastdarms, der sogenannten **Ampulle**, befindet sich der Stuhl, bis er abgesetzt wird. Der Mastdarm schließt mit dem Darmausgang, dem **Anus** (After), den Magen-Darm-Kanal ab (Abb. 13.12).

Am **Anus** sind die Muskeln ringförmig angeordnet. Glatte Muskelfasern bilden den **inneren Schließmuskel**. Dieser wird von einem **äußeren Schließmuskel** aus quer gestreiften Muskelfasern bedeckt, welcher willkürlich betätigt werden kann. Unter der Schleimhaut befindet sich ein Geflecht von Blutgefäßen, die den muskulösen Verschluss wie ein Polster verstärken und damit die Kontinenz sicherstellen. Das Gefäßpolster wird **Plexus hämorrhoidalis** genannt.

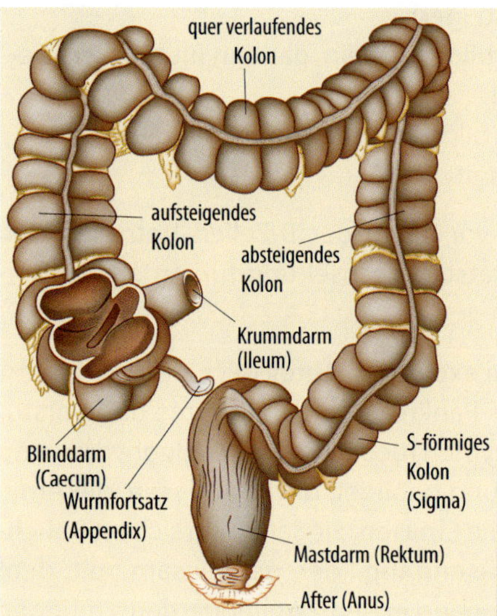

Abb. 13.12: Die Abschnitte des Dickdarms.

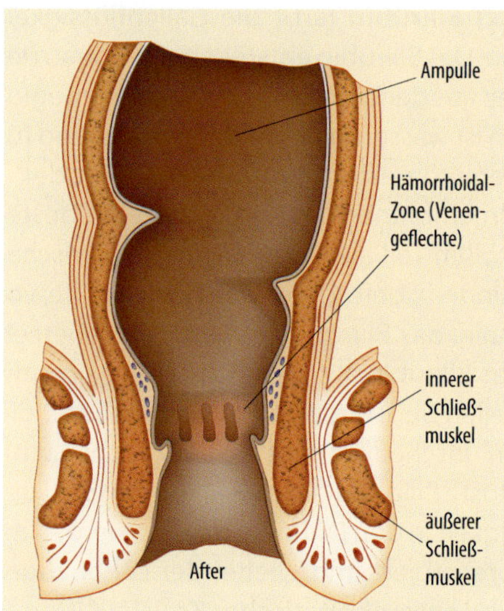

Abb. 13.13: Das Rektum im Längsschnitt.

Die **Dickdarmschleimhaut** hat – anders als im Dünndarm – keine Zotten mehr. Die einzelnen Zellen haben aber einen **Bürstensaum**, der gewährleistet, dass das Wasser, das mit den Drüsensekreten in den Darm abgegeben wurde, zurückgewonnen wird. Damit hält der Bürstensaum das Flüssigkeitsgleichgewicht im Körper aufrecht, sodass eine Konzentration der unverdaulichen Nahrungsreste zum **Kot** stattfinden kann. Die **Becherzellen** produzieren Schleim, der das Gleiten des Kots im Darm gewährleistet.

Bestandteil	Anteil
Wasser	76 %
Schleimhautzellen	8 %
Bakterien	8 %
unverdaubare Bestandteile	8 %

Tab. 13.1: Zusammensetzung des Kots.

Auf der Schleimhaut befinden sich Bakterien, die die unverdaulichen Nahrungsbestandteile, wie Zellulose und andere Ballaststoffe, unter Gasbildung zersetzen. Gleichzeitig produzieren die Bakterien Vitamine, insbesondere Vitamin K, das die Leber für die Produktion einiger Blutgerinnungsfaktoren benötigt.

Darmentleerung

Der Vorgang der **Darmentleerung** (Defäkation) läuft reflektorisch ab und ist willkürlich beeinflussbar, ähnlich dem Vorgang beim Wasserlassen (► LF 1.3, Kap. 14.1.3, S. 543).

Nervenendigungen, die auf **Dehnung** reagieren, signalisieren dem Rückenmark, dass der Mastdarm gefüllt ist. Als Antwort erschlafft der **innere Schließmuskel**. Der Darm entleert sich jedoch erst, wenn auch der **äußere Schließmuskel** erschlafft (Abb. 13.14). Dies geschieht willkürlich über Signale des Großhirns. Zusätzlich muss der **Druck im Bauchraum** erhöht sein. Dies erfolgt, indem das Zwerchfell und die Bauchmuskeln kontrahieren. Der Vorgang der Darmentleerung kann für längere Zeit unterdrückt werden. Der Darm reagiert darauf aber immer mit längerer Trägheit. Um Probleme zu vermeiden, sollte eine möglichst ungestörte regelmäßige Entleerung ermöglicht werden.

13.2 Altersveränderungen

Eine entscheidende **Altersveränderung** im Bereich der Mundhöhle ist der **Zahnverlust**. Ferner beeinträchtigen Karies und Parodontose (Zahnfleischschwund) das **Kauvermögen**. Dadurch fehlen Informationen über den Zustand der Nahrung. Die Wahrnehmung über die Zunge und den Gaumen können diesen Informationsverlust ausgleichen, sofern keine dem Gaumen anliegende Prothesenplatte die Zungenwahrnehmung herabsetzt.

Degenerative Prozesse, bei denen sich die Knochenmasse im Kieferbereich reduziert, verursachen häufig **Kauprobleme**, insbesondere bei Prothesenträgern. Oft verringert sich die **Speichelproduktion**, was den Schluckakt und die Vorverdauung der Kohlenhydrate beeinträchtigt.

Kraft, Sensibilität und Reaktionsvermögen nehmen ab und erschweren den **Schluckakt**. Auch eine abnehmende Koordinationsfähigkeit setzt die Fähigkeit zur Nahrungsaufnahme herab. Es kommt z. B. zu Schwierigkeiten beim Zuführen des Löffels und beim Öffnen der Lippen.

Die **Schleimhaut der Zunge** kann im Alter flach und atrophisch sein, sodass sich das Geschmacksempfinden verändert. Um die gewohnte Geschmacksintensität zu erreichen, salzen viele ältere Menschen die Speisen nach, was mit einer gesunden Ernährung aber nicht zu vereinbaren ist.

Im Alter verlängert sich die Magenpassage und Störungen der Darmentleerung im Sinne einer **chronischen Obstipation** treten öfter auf.

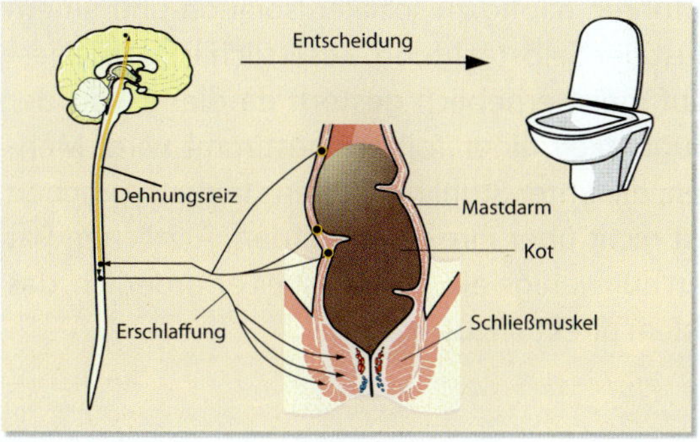

Abb. 13.14: Vorgang der Darmentleerung

LF 1.3

Jenseits des 65. Lebensjahrs und insbesondere bei Heimbewohnern oder Demenzkranken, nimmt die **Stuhlinkontinenz** zu. Betroffene sind nicht mehr fähig, den Stuhlgang kontrolliert abzusetzen.

13.3 Psychosoziale Aspekte

Die **Nahrungsaufnahme** findet allein, in Gemeinschaft oder öffentlich statt. Genauso vielfältig ist die Aufmerksamkeit, die der Nahrungsaufnahme zukommt. Es gilt als unfein, zu schlürfen, zu rülpsen oder sich öffentlich von Nahrungsresten zwischen den Zähnen zu befreien. Begriffe wie »schlingen«, »reinhauen« oder »abfüllen« beschreiben unterschiedliche Intensitäten einer eher ungezügelten Nahrungsaufnahme. Die Fertigkeit zum Gebrauch von Besteck wird in der Gesellschaft vorausgesetzt.

Alle Abweichungen von dem, »was sich gehört«, verunsichern daher. Dies gilt auch, wenn die Abweichungen im Zuge einer Erkrankung auftreten, z. B. infolge von Kraftlosigkeit, Unruhe, Sehschwäche, ungenügendem Lippenschluss oder Schluckstörungen. Betroffene **ziehen sich** nicht selten aus dem sozialen Leben **zurück**, **ernähren sich mangelhaft** und nehmen **unzureichend Flüssigkeit** auf.

Störungen im Magen-Darm-Trakt, wie Obstipation oder Diarrhö, sind häufig verbunden mit **psychischen Belastungen** und Lebensproblemen. Dies zeigt sich auch in der Sprache. Stress »schlägt auf den Magen«, ungelöste Konflikte bereiten »Bauchschmerzen« oder jemand »frisst etwas in sich hinein«.

Das Thema **Ausscheidungen** ist in der Gesellschaft stark tabuisiert. Probleme damit sind schambesetzt und führen häufig zu sozialer Isolation und einem Verlust der Selbstachtung. Zusätzlich ist der Tagesablauf meist erheblich gestört, da dieser von der Verfügbarkeit einer Toilette bestimmt wird. Menschen, die unter Stuhlinkontinenz leiden, sprechen meist nicht über ihre Beschwerden. Ärztlichen Rat holen nur wenige ein. Häufig ist es erforderlich, das Problem direkt anzusprechen.

13.4 Krankheitsbilder

13.4.1 Erkrankungen der Mundhöhle

Zähne

Erkrankungen der **Zähne** sind häufig die Folge ungenügender Pflege oder fehlender zahnärztlicher Behandlung. Eine Ernährung mit vielen zuckerhaltigen Speisen verändert das Milieu im Mund – die Säuren steigen an. Der Speichel kann das übersäuerte Milieu nur langsam ausgleichen. Das saure Milieu greift den Zahnschmelz an und verursacht **Karies**. Bei ungenügender Pflege können sich die Bereiche um die Zahntaschen krankhaft verändern.

Bei den Zahnfleischerkrankungen werden die Begriffe oft nicht korrekt benutzt.

Definition

- **Parodontopathien:** alle Erkrankungen, die das Zahnfleisch betreffen
- **Parodontose:** Atrophie zunächst des Knochens, nachfolgend von Bindegewebe und Zahn, keine Entzündung
- **Parodontitis:** Entzündung des Zahnfleischs, das von der Zahnwurzelspitze (apikale Parodontitis) oder den Zahnfleischtaschen (marginale Parodontitis, Abb. 13.15) ausgeht

Eiterungen im Kieferbereich, insbesondere an der Zahnwurzel, können Streuherde für Bakterien sein, die die Gesundheit erheblich beeinträchtigen, wenn sie sich in anderen Organen, z. B. an Herzklappen oder im Gehirn, ansiedeln.

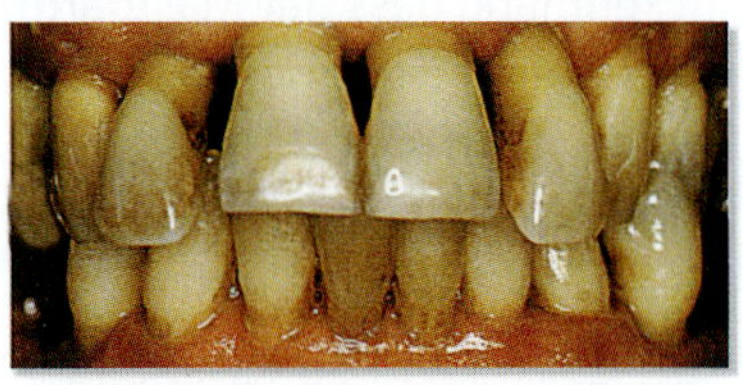

Abb. 13.15: Parodontitis

! Merke Beim konsequenten Zähneputzen nach jeder Mahlzeit werden Essensreste entfernt, der Speichelfluss angeregt und ein Haften von Zucker am Zahnschmelz vermieden. (► LF 1.3, Kap. 1.7.6, S. 220)

Mundschleimhaut

Erkrankungen der Mundhöhle verursachen oft eine Atrophie der **Mundschleimhaut** mit Trockenheit. Häufig vermindert sich auch die Funktion der Speicheldrüsen. Die nicht mehr hinreichend befeuchtete Mundschleimhaut wird anfällig für Entzündungen und bei Prothesenträgern für Druckstellen. Die Menschen klagen über **Xerostomie** (Mundtrockenheit), Brennen und schmerzhafte Stellen.

Alle Erkrankungen im Mundbereich **schmerzen** stark. Gründe, den Beschwerden nicht mit Breikost zu begegnen:
- Breikost verhindert den letzten Rest an Kautätigkeit, sodass die Speicheldrüsen weniger angeregt werden, Speichel zu produzieren. Das verschlechtert die Ausgangssituation.
- Freude geht verloren, die mit dem Essen verbunden ist und einen großen Teil der Lebensqualität des Menschen ausmacht.
- Die Gefahr einer Obstipation erhöht sich deutlich.

Zunge

Einige innere Erkrankungen verändern die **Zunge:**
- Zungenbrennen kann z. B. ein Hinweis auf einen **Eisenmangel** sein.
- Eine »glatte«, gerötete Zunge legt den Verdacht auf einen **Vitamin-B12-Mangel** nahe.
- Bei einer **Exsikkose** (allgemeine Austrocknung) ist die Zunge trocken und rissig.
- Eine belegte, trockene Zunge tritt bei **Magen-Darm-Erkrankungen** und **Infektionserkrankungen** auf.
- Eine schwarze Zunge (Haarzunge) kann eine **Antibiotikatherapie** begleiten, ist oft harmlos.

Candida-Mykose

Körperlicher Abbau, eine Therapie mit Zytostatika oder Kortison schwächen die Abwehr und begünstigen eine Besiedelung der Mundhöhle mit dem **Hefepilz Candida albicans.** Die **Candida-Mykose** (Soor) ist zu erkennen an weißlichen, festen Belägen auf einer entzündlich geröteten Schleimhaut. Das Abwischen der Beläge führt zu leichten Blutungen.

Wird der Pilz in den **Verdauungstrakt** verschleppt, führt er zu schwer behandelbaren Durchfällen.

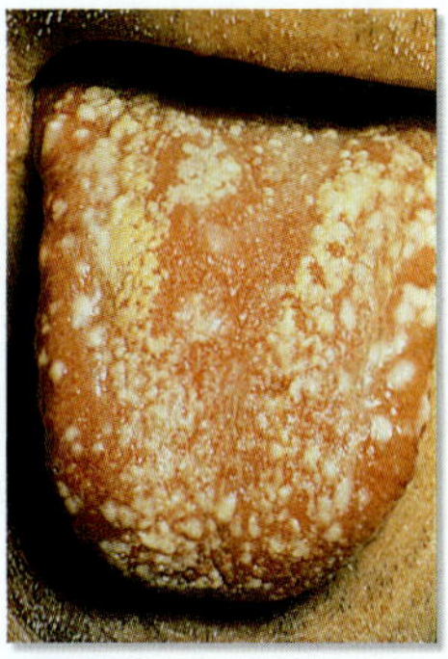

Abb. 13.16: Candida-Mykose (Soor) an der Zunge

Candida-Mykosen werden mit speziellen **Gurgellösungen** (Antimykotika, ► LF 1.3, Kap. 7.1.5, S. 371) behandelt. Der Mensch sollte die Lösung nach dem Spülen schlucken, um der Besiedelung des Darms vorzubeugen.

Candida-Pilze können auch in die Lunge verschleppt werden. Es droht eine **Soorpneumonie,** die vor allem bei geschwächten Menschen lebensbedrohlich sein kann.

Parotitis

Bei vermindertem Speichelfluss besteht die Gefahr einer aufsteigenden Entzündung. Die **Parotis** (Ohrspeicheldrüse) schwillt an, schmerzt, das Öffnen des Mundes und das Kauen werden behindert. Es kann zu Temperaturanstieg kommen.

Eine Anregung der Speichelproduktion kann z. B. durch Lutschen von sauren Bonbons erfolgen. Um den Abfluss des Speichels zu unterstützen, sollte die **Kautätigkeit angeregt** werden. Ferner helfen **Mundspülungen** und **Mundpflege** mit entzündungshemmenden Lösungen, eventuell ist eine antibiotische Therapie erforderlich. Eine **Parotitisprophylaxe** (► LF 1.3, Kap. 1.9.7, S. 278) kann die Krankheit vermeiden.

Die Ohrspeicheldrüsenentzündung bei Mumps heißt **Parotitis epidemica.**

13.4.2 Schluckstörungen

Schluckprobleme ► LF 1.3, Kap. 1.5.4, S. 174

Schluckstörungen können viele Ursachen haben:
- Zahn-, Mundschleimhaut- und Speicheldrüsenerkrankungen

- Rachen- und Kehlkopferkrankungen
- Tumoren im Bereich des Mundes, Kehlkopfes und der Speiseröhre
- Erkrankungen des Ösophagus, z. B. Entzündungen, Stenosen oder Divertikel
- Veränderungen im Bereich des Zentralnervensystems, z. B. nach einem Schlaganfall. Die Störungen betreffen unter anderem den Lippenschluss, die Koordination der Kau- und Zungenbewegungen oder die Funktion der Muskeln des Kehlkopfs. Bei halbseitigen Lähmungen kann der Kehldeckel unter Umständen nicht mehr richtig schließen, er »hakt« auf einer Seite.

Behindern krankhafte Veränderungen das Schlucken oder führen zur Aspiration, erfolgt die Ernährung über eine Sonde (► LF 1.3, Kap. 6.9, S. 362).

Im hohen Alter nimmt auch die Koordination der Speiseröhrenmotorik ab. Eine deutliche Abnahme der peristaltischen Muskelbewegungen behindert den Transport der Speisereste. Die Nahrung sollte deshalb schon beim Kauen gut zerkleinert werden und es ist auf eine ausreichende Flüssigkeitszufuhr während der Mahlzeit zu achten.

13.4.3 Refluxösophagitis

> ➜ **Definition** **Refluxösophagitis:** Entzündung vor allem des unteren Ösophagus durch Zurückfließen (Reflux) von saurem Mageninhalt, selten von alkalischem Dünndarminhalt

Fließt Mageninhalt in die Speiseröhre zurück, kommt es zu **Sodbrennen**, einem brennenden Schmerz in der Magengegend, zum Teil auch hinter dem Brustbein. Der saure Mageninhalt, seltener alkalischer Dünndarminhalt, führt zu einer Entzündung.

Ursache für den Reflux ist meistens, dass der untere Verschlussmechanismus nicht mehr funktioniert, seltener sind Motilitätsstörungen (Bewegungsstörungen) der Speiseröhre oder übermäßige Magensaftproduktion. Entsprechend begünstigen folgende Faktoren einen Reflux und damit die Entzündung:

- organische Krankheiten: Entzündungen der Speiseröhre, Hernien, z. B. Hiatushernie, Verengung des Pförtners
- Druckerhöhung im Bauchraum, z. B. Übergewicht, Aszites
- überfüllter Magen, starker Alkoholkonsum, stark kohlensäurehaltige Getränke, übermäßiger Nikotinkonsum

Im Alter sind die häufigsten Ursachen eine eingeschränkte Funktion des Magen-Darm-Trakts und eine verzögerte Magenentleerung.

Komplikationen sind:
- Ulzera, Blutungen
- Stenose
- Barrett-Ösophagus: Umwandlung der Speiseröhrenschleimhaut (Plattenepithel) in Zylinderepithel mit stark erhöhter Krebsgefahr
- Aspiration von zurückgeflossenem Magensaft

Hilfreich können säurebindende oder die Säureproduktion hemmende Medikamente sein. Tritt Sodbrennen regelmäßig auf, klärt eine Gastroskopie (► LF 1.5, Kap. 2.4, S. 876) die Ursache ab. Eine Gastroskopie sollte auch erfolgen, wenn trotz Behandlung das Sodbrennen über 14 Tage hinaus besteht.

13.4.4 Gastritis

Als **Gastritis** wird eine Entzündung der Magenschleimhaut bezeichnet. Grundsätzlich unterscheidet man die
- **akute Form**, die rasch auftreten und schnell wieder abklingen kann, und
- die **chronischen Gastritiden**, bei denen die Entzündung über einen längeren Zeitraum anhalten und ohne adäquate Therapie über Jahre oder sogar lebenslang bestehen kann.

Akute Gastritis

Auslöser der **akuten Gastritis** kann z. B. der Konsum von Substanzen sein, die die Magenschleimhaut reizen, wie Alkohol und Nikotin. Auch schwere stress- und Schocksituationen wie massive Verletzungen, große operative Eingriffe und Verbrennungen können Auslöser sein.

Typische **Krankheitszeichen** sind:

- Druckgefühl und Schmerzen im Oberbauch, vor allem nach der Nahrungsaufnahme
- Übelkeit
- Erbrechen
- Appetitlosigkeit
- Aufstoßen von Luft
- Sodbrennen

Die **Diagnose** erfolgt durch eine Gastroskopie, bei der auch eine Gewebeprobe entnommen werden kann. (Biopsie, ► LF 1.5, Kap. 1.4.5, S. 842). Da die Karzinomgefahr größer ist, sollte regelmäßig gastroskopiert werden.

Chronische Gastritis

- **Typ-A-Gastritis** (**Autoimmungastritis** Tab. 13.2)

Alle ein bis zwei Monate muss Vitamin B 12 s.c oder i.m substituiert werden.

- **Typ-B-Gastritis** (**Helicobacter-Gastritis** Tab. 13.2)

Macht 80 % aller Gastritiden aus. Die Übertragung des Helicobacter erfolgt fäkal-oral. In westlichen Industrieländern sind 20 bis 50 % der Erwachsenen infiziert. Lässt sich der Helicobacter nachweisen, erfolgt eine Eradikationstherapie (lat. eradicare = mit der Wurzel ausreißen) mit einer Kombination aus Antibiotika und einem Säurehemmer.

- **Typ-C-Gastritis** (**chemisch-toxische Gastritis** Tab. 13.2)

Therapie: Verzicht auf schädigende Substanzen, Einnahme von Säureblockern.
Allgemeine Maßnahmen bei Gastritis:

- Ruhe oder Bettruhe bei sehr akuten Fällen
- Nahrungsverzicht über 24–36 Stunden, wenn der verursachende Faktor, z. B. Alkohol, bekannt ist.
- mindestens 2 l trinken lassen, um den Flüssigkeitsverlust durch Erbrechen auszugleichen. Kamillentee wirkt krampflösend, Pfefferminztee schmerzlindernd. Bei starkem Erbrechen wegen Elektrolydverlust entfettete Brühe.
- häufige kleine Mahlzeiten, keine scharf gewürzten, gebratenen oder geräucherten Speisen, sondern fettarme Nahrung, z. B. Haferschleim und püriertes Gemüse
- auf Süßigkeiten, Kaffee, Alkohol und Nikotin verzichten
- lokale Wärmeanwendung wie Heizkissen oder Wärmflasche, um die Schmerzen zu lindern

Helfen die allgemeinen Maßnahmen nicht, werden **Protonenpumpeninhibitoren**, z. B. Omeprazol® eingesetzt. Steht das Erbrechen im Vordergrund, können **Antiemetika** (► LF 1.3, Kap. 7.1.5, S. 381) helfen, die den Brechreiz im Brechzentrum des Stammhirns dämpfen.

Typ	Ursachen	Folgen
A	Autoantikörper gegen säurebildende Belegzellen	geringere Bildung von Salzsäure und Intrinsic-Faktor: • pH-Wert im Magen steigt an • weniger Vitamin B12 wird resorbiert: perniziöse Anämie (LF 1.3, Kap. 10.4.8, S. 448)
B	bakterielle Infektion mit Helicobacter pylori	Magengeschwüre, Magenkrebs
C	chemische Schädigung durch Gallensäuren, Arzneimittel, vor allem nichtsteroidale Antirheumatika, Lebensmittelvergiftung, Alkohol, Rauchen	Magengeschwüre

Tab. 13.2: Gastritistypen

13.4.5 Ulcus ventriculi und Ulcus duodeni

Auch wenn 90 % der Erkrankten unter 60 Jahre sind, sind das **Ulcus ventriculi** (Magengeschwür) und das **Ulcus duodeni** (Zwölffingerdarmgeschwür) wegen ihrer Komplikationen (Abb. 13.17) für die Altenpflege bedeutend. Grundlage beider Erkrankungen ist eine erbliche Veranlagung. Zusätzliche **Risikofaktoren** sind psychosoziale Belastungssituationen, unregelmäßige Nahrungsaufnahme und Nikotingenuss. Männer erkranken doppelt so häufig wie Frauen.

In 60–70 % der Fälle ist das Bakterium **Helicobacter pylori** nachweisbar. In Bereichen vorgeschädigter Schleimhaut greift der Magensaft die Magenwand an und kann sie zerstören. Es kommt zunächst zu einer leichten Oberflächenblutung, dann zu einem Schleimhautdefekt, der auch in tiefere Schichten vordringen kann.

Krankheitszeichen sind:

- Völlegefühl
- Druck im Oberbauch
- Übelkeit, eventuell Erbrechen
- Schmerzen im Oberbauch

Die bei einem Magen- oder Zwölffingerdarmgeschwür auftretenden **Schmerzen** oder deren Zunahme weisen einen erkennbaren Zusammenhang mit der Nahrungsaufnahme auf:

- Bei einem **Ulcus ventriculi**, besonders wenn es im oberen Teil des Magens liegt, tritt der Schmerz kurz nach der Nahrungsaufnahme auf.
- Bei einem nahe dem Magenpförtner gelegenen Geschwür oder einem **Ulcus duodeni** kommt es erst längere Zeit nach der Nahrungsaufnahme zu Schmerzen.

Es wird auch von **Früh-** und **Spätschmerz** gesprochen. Bezeichnend für das Ulcus duodeni ist der sogenannte **Nüchternschmerz**, der sehr lange nach der Nahrungsaufnahme auftritt, häufig erst nachts.

Medikamentös werden Substanzen eingesetzt, die die Salzsäureproduktion in den Belegzellen hemmen, in erster Linie Protonenpumpenhemmer, dann H2-Rezeptoren-Blocker. Die Behandlung erfolgt meist über 4–6 Wochen. Wird eine Infektion mit Helicobacter nachgewiesen, erfolgt eine Eradikationstherapie (► LF 1.3, Kap. 13.4.4, S. 512).

Stressulkus

Geschwürleiden können auch sehr plötzlich auftreten, z. B. als Folge medikamentöser Therapie mit Schmerzmitteln (nichtsteroidale Antirheumatika, ► LF 1.5, Kap. 7.1.5, S. 379) oder Kortison. Eine weitere Form ist das **Stressulkus** nach Operationen, Verletzungen oder starken Verlusterlebnissen.

Vernarbungen

Bei 80 % der Patienten treten immer wieder Geschwüre auf. Spätfolgen eines häufig sich wiederholenden Geschwürleidens sind **Vernarbungen** der Magen- oder Zwölffingerdarmwand, die den Darm **verengen**. Besonders gefährdet ist der Magenausgang. Das Narbengewebe kann bösartig entarten.

Magenblutung

Magenblutungen treten auf, wenn das Geschwür ein Gefäß zerstört. Leichte Blutungen bleiben häufig lange Zeit unerkannt. Erst die allgemeinen Zeichen einer **Anämie** (► LF 1.3, Kap. 10.4.8, S. 448) führen zu Beschwerden.

Blutungen aus größeren Gefäßen können **Bluterbrechen** verursachen. Das erbrochene Blut ist geronnen und schwarz verfärbt, wenn die Salzsäure des Magens schon Zeit hatte, den roten Blutfarbstoff chemisch zu verändern. Man spricht deshalb von **Kaffeesatzerbrechen**. Bei einer sehr starken Blutung, meist eines arteriellen Gefäßes, kann das erbrochene Blut rot bleiben. Wird kein Blut erbrochen und gelangt dieses in den Darm, verändert sich die Farbe des Stuhls. Er wird zu tiefschwarzem **Teerstuhl**.

Eine Blutung bei Geschwürleiden kann schnell tödlich sein und bedarf einer Klinikeinweisung.

Durchbruch

Eine weitere Komplikation ist der **Durchbruch** des Geschwürs durch alle Wandschichten in die freie Bauchhöhle oder benachbarte Organe, z. B. das Pankreas. Dies geht meist mit starken Schmerzen einher. Der Bauch wird bretthart.

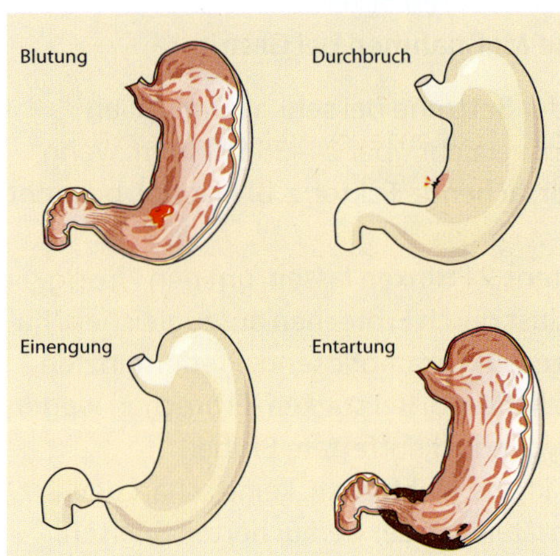

Abb. 13.17: Komplikationen des Magengeschwürs

Mageninhalt gelangt in den Bauchraum und verursacht eine **Peritonitis** (Bauchfellentzündung). Der Durchbruch eines Magen- oder Zwölffingerdarmgeschwürs ist ein Notfall und erfordert eine Notoperation in einer Klinik.

13.4.6 Enteritis

Die **Enteritis** (Darmentzündung) tritt meistens gemeinsam mit einer Gastritis auf. Es handelt sich in der Mehrzahl der Fälle um eine **Magen-Darm-Entzündung,** eine **Gastroenteritis.** Da diese zu starken Schleimhautschwellungen und Schleimabsonderung führt, wird auch von einem **Magen-Darm-Katarrh** (griech. katarrhein = herabfließen) gesprochen.

Ursachen der Enteritis sind meist **Viren** wie Noroviren (► LF 1.3, Kap. 16.5.3, S. 619) oder **Bakterien** wie Salmonellen, die über die Nahrung aufgenommen werden. Befanden sich Bakterien in verzehrter Nahrung, spricht man von einer **Nahrungsmittelvergiftung.** Bei Viren spricht man von einer **Darmgrippe.** Die Enteritis tritt auch häufig als unerwünschte Wirkung einer **Antibiotikatherapie** auf, weil Antibiotika einige Arten von Darmbakterien schädigen, die dann die pathogenen (krank machenden) Bakterien nicht mehr »in Schach halten«.

Auch individuelle **Lebensmittelunverträglichkeiten** können Symptome einer Enteritis zeigen.

Die **Krankheitszeichen** sind meist:

- starke krampfartige Leibschmerzen, da sich die Peristaltik verstärkt und Darmgase den Darm überdehnen
- Durchfälle (Diarrhö, ► LF 1.3, Kap. 13.5.2, S. 527), Übelkeit, Erbrechen, eventuell Fieber und Schwindelneigung

Bei krampfartigen Schmerzen helfen Wärme oder krampflösende Medikamente (Spasmolytika). Eventuell müssen die Durchfälle mit Medikamenten, die die Peristaltik dämpfen, gestoppt werden. Wasser- und Elektrolytverluste müssen ausgeglichen werden. Geht dies nicht, z. B. wegen Übelkeit, müssen Infusionen gegeben werden.

13.4.7 Hernien

Hernien sind sackartige Ausstülpungen, in die sich Teile von Eingeweiden verlagern:

- **Leistenhernie/Leistenbruch:** Der Bruch des sog. Ligamentum inguinale: Teile des Darms lagern sich in die Bruchpforte und die so entstandene Hernie wird als Vorwölbung im Bereich der Leiste sichtbar.
- **Hodenbruch:** Teile des Darms verlagern sich in den Hodensack.
- **Nabelhernie:** Ausstülpung des Nabels durch den Bruchsackinhalt.
- **Zwerchfellhernie/Hiatushernie:** Verlagerung des Magens oder Teile von ihm in den Brustraum.

Eine **Ursache** kann, neben angeborenen Defekten im Bauchraum und Bindegewebsschwäche, auch eine starke Drucksteigerung im Bauchraum (Schwangerschaft, häufiges starkes Pressen beim Stuhlgang) sein. Leistenhernien entstehen nicht selten durch das Heben von schweren Gegenständen.

Bei **äußerlich sichtbaren Hernien**, z. B. Leisten- und Narbenhernien, Hodenbruch, sind die Symptome:

- Schwellung im entsprechenden Körperbereich
- Hervortreten der Schwellung bei Druck, z. B. durch Husten, Pressen beim Stuhlgang
- ggf. Schmerzen

Bei **Hiatushernie:**

- Völlegefühl,
- Atembeschwerden
- Aufstoßen

! Merke Die größte Gefahr bei einer Hernie besteht darin, dass die in den Bruchsack gelangten Eingeweide eingeklemmt (inkarzeriert) werden, d.h. sie sind nicht mehr zurückschiebbar (reponibel). Es kann dadurch zu einer schweren Durchblutungsstörung mit Absterben des Darmgewebes kommen. Über einer inkarzerierten Hernie darf die Sonne weder auf- noch untergehen! Eine sofortige Operation ist nötig.

Therapie:

- Operativer Verschluss der Bruchpforte

LF 1.3

LF 1.3

13.4.8 Ileus

Definition **Ileus** (griech. eilein = einschließen): gestörte Darmpassage bei Darmverschluss oder Darmlähmung

Man unterscheidet zwischen einem mechanischen Ileus und einem paralytischen Ileus.

Mechanischer Ileus

Ein **mechanischer Ileus** entsteht, wenn der Darm verlegt wird. Mögliche Ursachen sind Vernarbungen, Entzündungen, Strangbildung in der Bauchhöhle oder Tumoren. Eine häufige **Ursache** ist die chronische Verstopfung. Im Sonderfall können Gallensteine und große Mengen von Orangen und Pilzen Auslöser sein, wegen ihres hohen Zelluloseanteils.

! Merke Auch **Kleiefertigprodukte** können, wenn sie nicht mit viel (!!) Flüssigkeit eingenommen werden, den Dickdarm verstopfen oder verschließen.

Kann der Kot ein Hindernis im Magen-Darm-Trakt nicht überwinden, kommt es zum Verhalten von Stuhlgang und Blähungen, kolikartigen Leibschmerzen und Erbrechen. Bei einem Verschluss im Dickdarm kann zusätzlich Koterbrechen auftreten. Der Leib ist gespannt und prall aufgetrieben. Die **vermehrte Darmtätigkeit** verursacht glucksende, metallisch klingende Darmgeräusche.

Um das Hindernis zu entfernen, erfordert der mechanische Ileus fast immer eine **Operation**. Unter Umständen muss vorübergehend oder bleibend ein künstlicher Darmausgang geschaffen werden, je nach Sitz des Hindernisses und der Möglichkeit, es zu entfernen.

Paralytischer Ileus

Der **paralytische Ileus** wird auch **Darmlähmung** genannt. Er tritt auf bei

- Bauchfellentzündungen,
- Vergiftungen,
- Sepsis,
- Operationen, bei denen die Bauchhöhle geöffnet worden ist,
- Elektrolyt- und Stoffwechselentgleisungen und
- Darmerschöpfung nach länger bestehendem mechanischem Ileus.

Es gehen weder Blähungen noch Kot ab. Der Leib ist stark gebläht, die Bauchdecke gespannt. Da die Darmmuskeln gelähmt sind, ist die Darmbewegung zunächst abgeschwächt und erliegt schließlich ganz. Entsprechend sind die Darmgeräusche zunächst vermindert und später nicht mehr hörbar. Darmkrämpfe treten nicht auf. Es kommt zu Übelkeit und Erbrechen, auch Koterbrechen ist möglich.

Die Diagnose und Behandlung erfolgt in der Klinik.

13.4.9 Mesenterialinfarkt

Der **Mesenterialinfarkt** ist die akute arterielle Durchblutungsstörung des Darmes. Diese ist Folge eines embolischen oder thrombotischen Verschlusses der Mesenterialarterie.

Symptome:

- akute, heftigste Bauchschmerzen
- Übelkeit und Brechneigung
- evtl. blutige Durchfälle
- Schocksymptomatik

! Merke Nach einer symptomlosen Pause von ca. 12 Stunden mit abnehmender Darmperistaltik kommt es zum paralytischen Ileus und zur Peritonitis mit Intoxikation.
Der Mesenterialinfarkt ist ein absoluter Notfall, bei dem eine sofortige Klinikeinweisung nötig wird.

13.4.10 Virushepatitis

In der Bundesrepublik Deutschland erkranken jährlich etwa 20 000 Menschen an akuter **Virushepatitis** (Leberentzündung). Bei gesicherter Diagnose ist die Hepatitis namentlich meldepflichtig. Je nach **Erreger** unterscheidet man:

- akute Virushepatitis Typ A (frühere Bezeichnung: Hepatitis infectiosa)

- akute Virushepatitis Typ B (frühere Bezeichnung: Serumhepatitis)
- akute Virushepatitis vom Typ C, D oder E

Andere Viren sind selten Ursache einer Hepatitis.

Die verschiedenen Virustypen führen im akuten Stadium zu ähnlichen Krankheitserscheinungen. Die größte Bedeutung haben die Hepatitis A und B.

Hepatitis A

Die **Hepatitis A** verursacht eine (epidemische) seuchenartige Leberentzündung. Die Übertragung erfolgt als **Schmutz- und Schmierinfektion** oder über fäkalienverseuchte Nahrungsmittel.

> **!** **Merke** Im Pflegebereich sind ungenügende Händedesinfektion nach Intimwäschen oder die Entsorgung von Bettpfannen vor der Essensausgabe Hauptinfektionsquellen.

Die Krankheit hat eine Inkubationszeit von bis zu sechs Wochen. Im **Stuhl** wird das Virus etwa eine Woche vor Ausbruch der Symptome bis etwa drei Wochen nach Erkrankungsbeginn **ausgeschieden**. Entsprechende **Hygienemaßnahmen** müssen eingehalten werden.

Typ A verläuft im Allgemeinen mild und ohne Komplikationen. Ein Übergang in eine chronische Form kommt nicht vor. Ganz selten endet die Krankheit tödlich, wenn die Leber versagt.

Hepatitis B

Die **Hepatitis B** wird auf dem **Blutweg übertragen**, z. B. beim Stechen mit einer gebrauchten Kanüle, wenn diese unsachgemäß entsorgt wird. Besonders gefährdet sind Menschen im Gesundheitswesen, die viel mit Blut zu tun haben.

Die Inkubationszeit beträgt bis zu sechs Monate. Die akute Hepatitis B heilt in etwa 90 % der Fälle nach einigen Wochen aus. Verlaufsformen, die über Monate andauern, kommen vor. Selten sind komplizierte Verläufe mit Ausfall der Leber und Todesfolge.

In ca. 10 % der Fälle geht die Hepatitis in eine **chronische Leberentzündung** über. Aus dieser entwickelt sich wiederum in bis zu 5 % der Fälle eine **Leberzirrhose**. Man geht heute davon aus, dass **Leberkrebs** ebenfalls von einer Virus-Hepatitis ausgelöst wird.

Beide Hepatitisformen hinterlassen nach Überstehen der Krankheit eine jahrelange, wahrscheinlich lebenslange Immunität.

Hepatitis C

Die **Hepatitis C** wird meist durch Blut- und Blutprodukte übertragen. Der HCV-Virus ist auch in anderen Körperflüssigkeiten wie Sperma und Muttermilch nachweisbar. Eine Übertragung durch diese ist aber äußerst selten.

Die Erkrankung verläuft in der Akutphase in den meisten Fällen ohne Beschwerden, geht jedoch in 80 % der Fälle in einen chronischen Zustand über, der in aller Regel einen ungünstigen Verlauf nach sich zieht. Es kann zur Leberzirrhose und zum Leberversagen kommen. Das Risiko, ein Leberzellkarzinom zu bekommen, ist stark erhöht. Hepatitis C ist meldepflichtig. Die Möglichkeit einer Schutzimpfung besteht nicht. Wenn Symptome auftreten, ähneln sie denen der Hepatitis A oder B.

Symptome

Die Erkrankung beginnt mit
- Abgeschlagenheit,
- Appetitlosigkeit,
- Völlegefühl und Übelkeit,
- Widerwillen gegen Essen und dessen Gerüche,
- Kopf- und Gliederschmerzen und
- unter Umständen erhöhter Temperatur.

Die Leberzellen arbeiten nur noch eingeschränkt, die Leber schwillt an und die Gallenflüssigkeit staut sich auf. Dies führt zu sichtbaren Veränderungen wie:
- **Gelbsucht:** Aus den »lecken« Leberzellen gelangt vermehrt wasserlösliches Bilirubin ins Blut und damit in die Schleimhäute und Haut.
- **hellem Stuhl:** Weniger Bilirubin gelangt in den Darm, um als Sterkobilin den Stuhl zu färben.

- **dunkelbraunem Urin:** Die Niere scheidet das vermehrt im Blut vorkommende Bilirubin und Urobilinogen aus. Das Urobilinogen ist ein Abbauprodukt des Bilirubins im Darm, das im Darm resorbiert und normalerweise von der Leber wieder über die Galle ausgeschieden wird. Bei Leberschäden bleibt es im Blut und wird über die Niere ausgeschieden.

Bei 30–60 % aller Leberentzündungen fehlen diese Zeichen allerdings. Für die Betroffenen und die Umwelt ist das gefährlich, da die Erkrankung länger unerkannt bleibt und die Gefahr der Übertragung der Viren sich vergrößert.

Eine **ursächliche Therapie** der akuten Hepatitis gibt es nicht. Bei Verdacht erfolgt die intramuskuläre Injektion von Immunglobulinen, um die Abwehr zu unterstützen. Die wichtigsten Maßnahmen, um eine Übertragung und Infektion mit Hepatitisviren zu verhindern, sind
- **Impfung** gegen Hepatitis Typ A und B (Impfung gegen Hepatitis B hält nur rund 10 Jahre),
- sorgfältige **Hygienemaßnahmen** beim Umgang mit Erkrankten und
- Vermeidung unnötiger **Bluttransfusionen**.

13.4.11 Leberzirrhose

Die **Leberzirrhose** (lat. Zirrhose = harte Schwellung) ist eine chronische Lebererkrankung, bei der die Leber schrumpft. Risikofaktoren sind
- Alkoholmissbrauch (Alkoholabusus),
- eine nicht ausgeheilte Leberentzündung,
- chronische Gallenwegserkrankungen,
- Störungen des Fett- und Kohlenhydratstoffwechsels, Übergewicht, Diabetes mellitus,
- anhaltende Stauung der Leber bei Rechtsherzinsuffizienz,
- Überdosierung von Paracetamol (einmalig mehr als 10–12 g oder über einen längeren Zeitraum täglich mehr als 7,5 g).

Dem **Alkoholmissbrauch** kommt bei der Entstehung der Leberzirrhose die größte Bedeutung zu. Beim Abbau von Alkohol entstehen Stoffe, die die Leberzellen schädigen. Da alkoholische Getränke energiereich sind, regen sie zudem die Leber an, Fett zu bilden. Fett sammelt sich in den Zellen an, es kommt zu einer **Fettleber** und **Fettleberhepatitis**. Auch dieser Vorgang schädigt die Zellen. Sie sterben ab und werden von Bindegewebe ersetzt. Meist verkleinert sich die Leber. Sie verhärtet sich, die Gefäße, durch die das Blut aus der Pfortader durchfließt, werden weniger und kleiner. Das Blut staut sich vor der Pfortader.

Das sich in der Pfortader stauende venöse Blut staut sich im gesamten Magen-Darm-Bereich bis in die Speiseröhre. Es bilden sich Umgehungskreisläufe. Der wichtigste ist der über die Venen der Speiseröhre und des Magenfundus. Sacken diese aus und bilden **Ösophagus-** und **Fundusvarizen** (Krampfadern in der Speiseröhre und im Magen), sind die verletzlichen Venen eine gefährliche **Blutungsquelle**.

Der Druck in den Kapillaren steigt und bewirkt einen **Austritt von Serum** in die Bauchhöhle. Gleichzeitig fehlen wasserbindende Transporteiweiße im Blut, da die Leber weniger Transporteiweiße produziert. So sammelt sich immer mehr Flüssigkeit in der Bauchhöhle. Der **Aszites** (Bauchwasser) kann mehrere Liter betragen und führt zu inneren Flüssigkeitsverlusten. Zusätzlich beeinträchtigt das Bauchwasser den Blutfluss und die Atmung erheblich.

Die **Leberfunktion** fällt zunehmend aus. Dadurch ist der Abbau des Stickstoffs aus Proteinen gestört, es ist keine Ausscheidung über die Niere mehr möglich. Es kommt zu einer **Ammoniakvergiftung**, bei der die **Hirnfunktion** gestört ist. Ferner werden weniger **Gerinnungsfaktoren** gebildet, was die **Blutungsneigung** erhöht.

Die Krankheit kann über ein **totales Versagen** der Leber zum Koma und dann zum Tod führen.

Trotz operativer Eingriffe, die den Pfortaderkreislauf entlasten, nimmt das Leiden meist einen schlechten Verlauf. Bei einer Leberzirrhose müssen
- der Flüssigkeitshaushalt – Aufnahme, Diuretikatherapie, Ausscheidung und Gewicht – sowie
- die reduzierte Eiweißaufnahme

sorgfältig überwacht werden.

13.4.12 Lebermetastasen

Lebermetastasen entstehen dann, wenn bösartige Tumoren wie Darmkrebs in die Leber Tochtergeschwülste absiedeln. Ca. 45 % aller bösartigen Tumoren der Leber sind Lebermetastasen.

In zwei Dritteln dieser Fälle handelt es sich um Primärtumoren aus dem Magen-Darm-Trakt:

- Darmkrebs
- Magenkrebs
- Speiseröhrenkrebs

Auch folgende bösartigen Tumoren können Lebermetastasen bilden:

- Eierstockkrebs
- Gebärmutterkrebs
- Bauchspeicheldrüsenkrebs
- Lungenkrebs
- Schilddrüsenkrebs
- Brustkrebs
- Malignes Melanom

Lebermetastasen machen sich meist erst spät bemerkbar. Ihre **Frühsymptome** sind häufig unspezifisch: Gewichtsabnahme, Appetitlosigkeit, starkes nächtliches Schwitzen und Übelkeit. Manchmal Druckschmerzen im rechten Oberbauch, Ikterus und allgemeine Magen-Darm-Beschwerden wie Durchfall.

Der **Verlauf** und die **Prognose**, und damit auch die Lebenserwartung, hängen zum einen von der zugrundeliegenden Krebserkrankung ab. Ausschlaggebend ist aber auch, wie sehr die Leber von Metastasen befallen ist. Einzelne Metastasen, die komplett entfernen werden können, haben die beste Prognose. Je ausgedehnter die Leber befallen ist, umso schlechter ist die Aussicht auf Heilung.

13.4.13 Cholelithiasis

Bei der **Cholelithiasis** (griech. chole = Galle, lithos = Stein. Gallensteinleiden) bilden sich Steine in der Gallenblase (Cholezystolithiasis) oder -gängen (Choledocholithiasis). Gefährdet sind Menschen mit Fettleibigkeit und Stoffwechselstörungen, z. B. Hypercholesterinämie. Die Steine entstehen, wenn sich die normale **Zusammensetzung der Gallenflüssigkeit** ändert, sodass die wasserunlöslichen Substanzen wie Cholesterin oder Bilirubin als Kristalle ausfallen. Immer mehr Substanz lagert sich an den Kristallen an, sodass die Kristalle wachsen und verschieden große Steine bilden.

Am häufigsten sind **Cholesterinsteine**, die aber im Röntgenbild des Bauchraums nicht zu sehen sind. Kalziumsteine sind im Röntgenbild sichtbar. Bei völlig beschwerdefreien Menschen finden sich bisweilen Gallensteine als Zufallsbefund, z. B. bei einer Sonografie des Bauchraums oder einer Röntgenaufnahme der unteren Wirbelsäule. Zufallsbefunde werden »stumme Steine« genannt. Mehrheitlich sind Frauen von Gallensteinen betroffen.

In den meisten Fällen treten **Beschwerden** auf wie

- Druck oder Schmerzen im rechten Oberbauch,
- Blähungen,
- Aufstoßen und Erbrechen.

Die Symptome können eher schwach sein oder sich bis zu heftigen **Gallenkoliken** steigern. Gallenkoliken treten auf, wenn der Druck im Gangsystem plötzlich ansteigt, wenn ein **Gallenstein** wandert und den Gallenblasenausgang oder einen Gallengang verschließt. Aber auch **Entzündungen**, und bei Gallensteinen kommt es gehäuft zu Entzündungen, verursachen Gallenkoliken.

> **Definition** **Kolik** (griech kolikos = am Darm leidend): starke an- und abschwellende Schmerzen, weil ein Bauchhohlorgan sich krampfartig zusammenzieht

Da dadurch auch am Mesenterium (►LF 1.3, Kap. 13.1.5, S. 505) gezogen wird, kommt es oft zu **vegetativen Begleiterscheinungen**, wie Schweißausbruch, Übelkeit, Erbrechen und Blutdruckabfall. Es gibt stark wechselnde Verläufe mit Phasen der Beschwerdefreiheit.

Die Gallenkolik äußert sich in anfallsweise krampfartigen heftigen **Schmerzen**, die im rechten Oberbauch auftreten und häufig bis in die rechte Schulter oder zwischen die Schulterblätter ausstrahlen. Bei Untersuchungen ist der Bereich des rechten Oberbauchs extrem druckschmerzhaft.

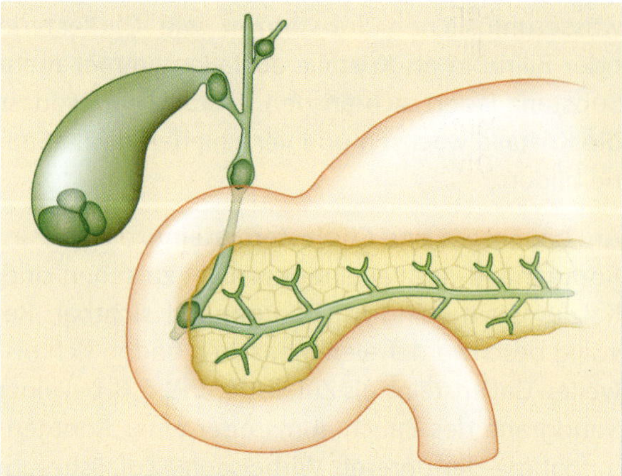

Abb. 13.18: Typischer Sitz der Gallensteine. Durch den Gallengang können sie bis zum Zwölffingerdarm wandern.

Je nach Sitz des Steins kann sich auch ein **Ikterus** entwickeln. Verschließt der Stein den Gallenblasengang, so ist nur ein geringfügiger Anstieg des Gallenfarbstoffs im Serum zu erwarten. Bei Verschluss des Gallengangs entwickelt sich jedoch rasch ein ausgeprägter Ikterus (► LF 1.3, Kap. 13.5.1, S. 525).

Der **akute Anfall** erfordert eine sofortige Nahrungskarenz (lat. Carere = sich enthalten). Heiße Kompressen in der Gallenblasengegend lindern die Schmerzen. Häufig ist auch die Gabe krampflösender Medikamente, sogenannter **Spasmolytika**, nötig. Im Allgemeinen lässt der Schmerz rasch nach. Um erneuten Steinwanderungen vorzubeugen, wird im beschwerdefreien Zeitraum die **Operation** oder eine **Zertrümmerung** von außen mit Ultraschall empfohlen. Reine Cholesterinsteine werden medikamentös aufgelöst.

Bei kleineren Steinen, die sich ausschließlich im Gallengang befinden, reicht häufig eine endoskopische Schlitzung der Öffnung des Gallengangs in den Zwölffingerdarm. Die Steine werden dann über den Darm ausgeschieden. Steine können auch lokal zertrümmert oder mit Körbchen oder Zange extrahiert werden.

13.4.14 Pankreatitis

Die **Pankreatitis** (Bauchspeicheldrüsenentzündung) kann akut oder chronisch verlaufen.

Akute Pankreatitis

Eine akute Pankreatitis beruht auf einem vorzeitigen Aktivwerden der Eiweiß und Fett abbauenden Enzyme in der Bauchspeicheldrüse. Die Drüse verdaut sich selbst und führt damit zu einer lebensbedrohlichen Situation. Das Gewebe zerfällt und es werden **kreislaufwirksame Pankreassekrete** ausgeschüttet. Es droht ein **Kreislaufschock**.

Mit 55 % die häufigste Ursache sind **Gallengangsteine**, die den Pankreasgang verlegen – Gallen- und Pankreasgang münden meistens gemeinsam über die Papilla Vateri ins Duodenum. Mit 35 % zweithäufigste Ursache ist chronischer und akuter **Alkoholmissbrauch**, da Alkohol die Gänge, den Sphinkter Oddi der Papille und die Pankreasdrüsen auf mehrfache Weise schädigt.

Die restlichen 10 % sind **seltene Ursachen**, z. B.:

- Infektionen, z. B. Mumps, Coxsackie-Virus, Hepatitis
- Hyperkalziämie, z. B. bei Nebenschilddrüsenüberfunktion (Hyperparathyreoidismus)
- Hypertriglyzeridämie
- Tumoren, die den Gang verschließen, z. B. Pankreastumor
- Nebenwirkung von Medikamenten, z. B. ACE-Hemmer, Carbamazepin (Antiepileptikum), Furosemid (Schleifendiuretikum), Glukokortikoide, Omeprazol (Protonenpumpenhemmer), Tetrazykline (Antibiotika), Valproat (Antiepileptikum)

Symptome sind

- Schmerzen im Oberbauch, die gürtelförmig in den Rücken ausstrahlen,
- Übelkeit und Erbrechen,
- Entwicklung eines paralytischen Ileus,
- Blässe und Schwitzen,
- Hypotonus (► LF 1.3, Kap. 10.4.6, S. 447) und
- Fieber oder erhöhte Körpertemperatur (Hyperthermie).

Eine akute Pankreatitis ist **lebensbedrohlich** und bedarf der sofortigen Klinikeinweisung.

> **! Merke** Etwa 20–30 % aller Fälle von akuter Bauchspeicheldrüsenentzündung verlaufen tödlich.

Neben dem oben beschriebenen Verlauf gibt es auch leichte Verläufe.

Chronische Pankreatitis

Ursache ist
- in 80 % chronischer Alkoholmissbrauch,
- in 15 % idiopathisch = kein Auslöser zu finden,
- selten: unter anderem wiederholte akute Pankreatitiden, primäre Nebenschilddrüsenüberfunktion (primärer Hyperparathyreoidismus), Medikamente.

Die chronische Erkrankung zerstört schubweise mehr und mehr Pankreasgewebe und damit die endokrine und exokrine Funktion:
- **endokrin:** Insulin und Glukagon fehlen. Folge ist ein schwierig einzustellender Diabetes mellitus.
- **exokrin:** Die Verdauung ist eingeschränkt, vor allem die der Fette macht sich bemerkbar mit Fettstühlen und Mangel an fettlöslichen Vitaminen A, D, E und K.

Weitere Symptome sind
- wiederholte Oberbauchschmerzen, die häufig gürtelförmig in den Rücken ausstrahlen,
- Gewichtsverlust,
- Übelkeit, Erbrechen.

13.4.15 Divertikulose

Im absteigenden Dickdarmabschnitt und der Sigmaschleife bilden sich im Alter häufig sackartige **Ausstülpungen** der Darmwand, sogenannte **Divertikel**. Sie entstehen, weil die Muskelschicht und das Bindegewebe im Alter schwächer werden. Auch chronische Verstopfung fördert die Entstehung von Divertikeln, da bei einer Verstopfung der Druck im Darm erhöht ist. Die Erkrankung ist erblich mitbedingt, aber wesentlich von Ernährungsgewohnheiten abhängig. 60 % der über 60-Jährigen weisen Divertikel auf.

Divertikel verursachen meist keine Beschwerden. Bleibt allerdings in den Divertikeln Kot hängen, so können sich die Schleimhaut und die umgebenden Wandanteile entzünden. Dann spricht man von einer **Divertikulitis**. Typische Symptome sind Schmerzen im linken Unterbauch. Der Stuhlgang weist Unregelmäßigkeiten auf, es können sich Blutauflagerungen auf dem Kot finden.

Wiederholt auftretende oder chronisch verlaufende Entzündungen können den betroffenen Dickdarmanteil erheblich verkleben und vernarben. Es droht eine Wandstarre des betroffenen Dickdarmanteils. **Einengungen des Darms** bis hin zum Darmverschluss sind möglich. Eine gravierende Komplikation ist der Durchbruch in die Bauchhöhle mit nachfolgender Bauchfellentzündung.

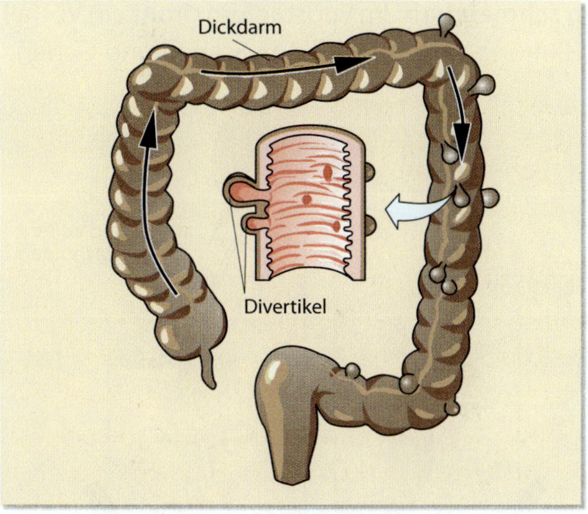

Abb. 13.19: Divertikulose

Die Divertikulitis wird mit Antibiotika behandelt. Bei häufig wiederkehrenden Entzündungen kann eine operative Entfernung erforderlich sein.

Eine häufige Komplikation sind **Blutungen** aus den Divertikeln unter einer Therapie mit Marcumar®.

13.4.16 Hämorrhoiden

Krankhafte Veränderungen des Gefäßpolsters im Anus werden umgangssprachlich als **Hämorrhoiden** bezeichnet. Sie beruhen auf angeborenen oder erworbenen Veränderungen der Gefäße. Die Gefäßausstülpungen entstehen, wenn sich das Gefäßgeflecht nicht richtig entleeren kann. Dies ist vor allem der Fall bei einer ständig erhöhten Spannung der Analmuskulatur sowie bei starkem Pressen beim Stuhlgang.

Man unterscheidet ein äußeres und inneres Gefäßgeflecht, also äußere und innere Hämorrhoiden. In äußeren Hämorrhoiden bilden sich leicht Blutgerinnsel, **Analthrombosen**, mit Schmerzen beim Stuhlgang oder einem ständigen quälenden Juckreiz am After. Bei geringen Beschwerden heilt die Thrombose unter Sitzbädern mit Kamillenlösung von allein ab. Bei starken Beschwerden wird das Gerinnsel unter Lokalnarkose entfernt.

Innere Hämorrhoiden können unterschiedlich starke Beschwerden hervorrufen. Es kann zu frischen **Blutauflagerungen** auf dem Stuhl kommen. In späteren Stadien machen Vorwölbungen den **Stuhlgang schmerzhaft**. Im Endstadium droht ein Vorfall der Hämorrhoidalknoten beim Stehen und Gehen.

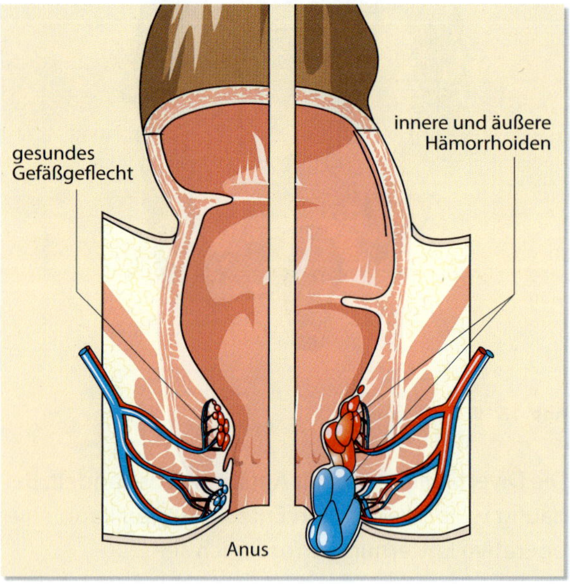

Abb. 13.20: Hämorrhoiden

In der Anfangsphase besteht die Therapie in der Stuhlregulierung (für weichen Stuhl sorgen) und Anwendung von Salben. Verschlimmert sich das Leiden, werden die Hämorrhoiden mit Gummibändern abgeschnürrt (Gummibandligatur), verödet (Sklerosierung) oder operativ entfernt.

13.4.17 Stuhlinkontinenz

Die **Stuhlinkontinenz**, also das Unvermögen, den Stuhl gesteuert abzusetzen, ist keine Krankheit, sondern ein Symptom. Hinzugezählt werden das unkontrollierte Absetzen von Stuhl, das Auftreten von Schmierstuhl in der Wäsche sowie der unkontrollierte Abgang von Darmwinden.

Es gibt im Wesentlichen vier **Ursachenbereiche**:
- Obstipation (► LF 1.3, Kap. 13.5.2, S. 528)
- Medikamentennebenwirkungen, vor allem unerwünschte Wirkungen von Abführmitteln, Eisenpräparaten und Parkinsonmitteln
- Erkrankungen des Enddarms wie Divertikulose, Hämorrhoiden oder Darmkrebs
- Störungen des Nervensystems als Folge von Diabetes mellitus, Schlaganfall, Multipler Sklerose oder Demenz

Mithilfe der Rektoskopie (► LF 1.5, Kap. 2.4, S. 877) wird die Ursache festgestellt.

Ist die Steuerung des **Entleerungsreflexes** gestört, tritt etwa zweimal am Tag normal geformter Stuhl unkontrolliert aus.

Unter **Stressstuhlinkontinenz** versteht man den unwillkürlichen Abgang von Kot bei körperlicher Belastung wie Husten und Heben. Ursache ist ein geschwächter äußerer Schließmuskel. Ein anorektales Biofeedbacktraining kann die Schließfunktion verbessern. Während des Trainings wird die Funktion der Beckenbodenmuskeln und der Schließmuskeln optisch oder akustisch sichtbar gemacht, um Trainingserfolge direkt nachvollziehen zu können. Operative Methoden kommen zunehmend zum Einsatz.

13.4.18 Stoma

> ➡ **Definition** **Stoma** (griech. stoma = Mund, Öffnung): künstlicher Organausgang
> - **Kolostoma:** künstlicher Dickdarmausgang
> - **Ileostoma:** künstlicher Dünndarmausgang

Gebräuchlich ist auch der Ausdruck **Anus praeternaturalis** (lat. prae = vor), ein Ausgang »vor« dem natürlichen Ausgang oder kurz **Anus praeter**.

Liegt der Darmausgang im **rechten Unterbauch**, so handelt es sich um ein Ileostoma. Hier ist der Dickdarm vollkommen entfernt. Ein Ileostoma kann bei ausgebreiteten Entzündungen des Dickdarms, z. B. bei der Colitis ulcerosa, oder nach der Entfernung des gesamten Dickdarms, z. B. bei einer Polyposis, notwendig werden.

Ein Stoma im **Mittelbauch** leitet den Stuhl ab, indem der quer verlaufende Dickdarm vorverlagert wird. Es handelt sich um einen vorbereitenden Entlastungseingriff bei Dickdarmverschluss oder um eine Ruhigstellung und Entlastung von gefährdeten Nähten des Darms. Werden sowohl der obere als auch der untere Dickdarmabschnitt abgeleitet, spricht man von einem **doppelläufigen Kolostoma**. Ist der Darm abgeheilt, wird der künstliche Ausgang wieder verschlossen.

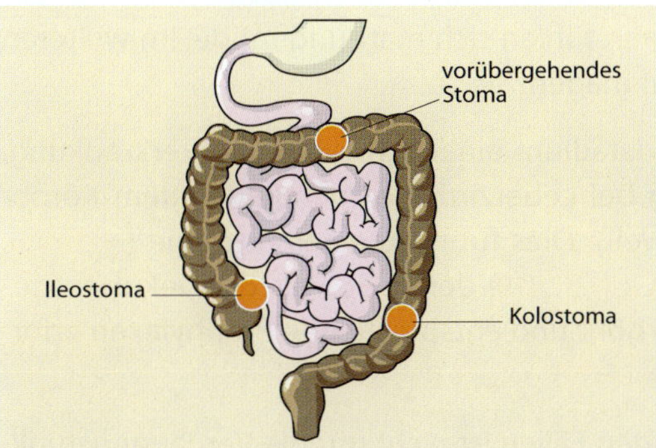

Abb. 13.21: Mögliche Lagen künstlicher Darmausgänge

Eine Anlage im **linken Unterbauch** erfolgt z. B. nach Operation eines Mastdarmtumors. Wächst der Tumor sehr dicht am Anus, werden Mastdarm und After amputiert. Der neu entstandene Darmausgang wird als **endständiges Kolostoma** bezeichnet.

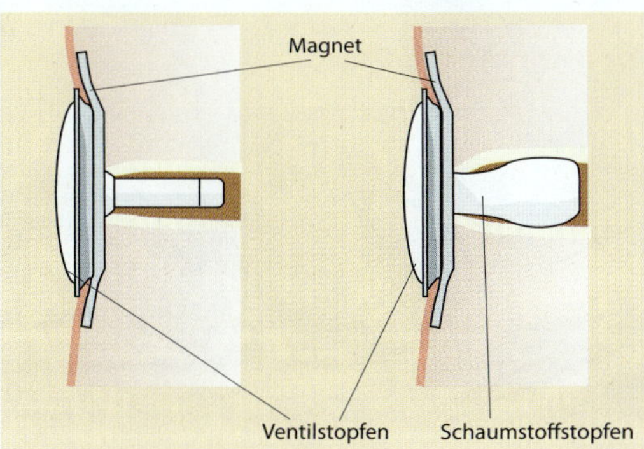

Abb. 13.22: Stoma-Magnetverschluss

Um Kontinenz zu erzielen, kann ein **magnetisches Verschlusssystem** implantiert werden. Hierfür wird in das Unterhautfettgewebe um den Darmausgang herum ein ringförmiger Magnet eingepflanzt, der mit einer vom Gewebe meist gut vertragenen Umhüllung versehen ist. Der Magnet hält einen passenden Aufsatz mit Ventil, der den Darm verschließt. Leider ist diese Versorgung nicht bei allen Menschen möglich.

Für einen Dickdarmausgang mit normal geformter Ausscheidung wird ein Verschlusssystem verwendet, das ein weiches Schaumstoffteil im Darmausgang verkeilt. Zusätzlich kann eine Klebeplatte das Verschlusssystem halten. Durch ein Ventil entweichen Darmgase fast geruchsneutral und geräuschlos (Stomapflege, ►LF 1.3, Kap. 13.5.5, S. 530).

LF 1.3

13.5 Pflege

Mangelernährung erkennen
►LF 1.3, Kap. 1.5.3, S. 168
Mangelernährung vermeiden
►LF 1.3, Kap. 1.5.6, S. 179

13.5.1 Krankenbeobachtung

Lebens- und Ernährungsgewohnheiten

Ungesunde **Lebens- und Ernährungsgewohnheiten** können Störungen der Magen-Darm-Funktion sowie Leber- und Pankreaserkrankungen hervorrufen oder verstärken. Deshalb berät die Pflegefachkraft den Menschen hinsichtlich seiner Lebens- und Ernährungsgewohnheiten. Das gilt besonders, wenn der Mensch sich **fehl- oder überernährt**, ebenso wenn ein **Alkohol**- oder **Medikamentenmissbrauch** erkennbar ist.

Im Pflegeheim gelingt es in der Regel problemlos, das Ess- und Genussverhalten zu beobachten. Zur Erfassung eignet sich ein **Ernährungsprotokoll**, in das über einige Tage Zeit, Art und Menge der verzehrten Speisen und Getränke sowie auftretende Beschwerden eingetragen werden.

Zeit	Nahrungsmittel (Art und Menge)	Bemerkungen/ Beschwerden
8:00	1 Tasse Kaffee mit 2 TL Zucker 1 Brötchen 1 TL Butter 2 TL Konfitüre	müde, kein rechter Appetit
10:00	1 Becher Vollmilch 2 Brötchen	nach einer Stunde heftige Blähungen
12:00	--	--

Tab. 13.3: Auszug aus einem Ernährungsprotokoll.

Bauchbeschwerden

Bei den meisten **Bauchbeschwerden** handelt es sich um **Verdauungsbeschwerden.** Die Betroffenen klagen besonders nach dem Essen über **Völle- und Druckgefühl** im Oberbauch sowie **Blähungen.** Häufig sind sie appetitlos und meiden fettreiche Speisen. Bestimmte Nahrungsmittel können Beschwerden hervorrufen oder verstärken.

Um ihre Bauchdecke zu entspannen, nehmen die Betroffenen bei **Bauchschmerzen** oft eine **Schonhaltung** ein, indem sie die Beine anziehen und/oder den Oberkörper krümmen.

Ist der Gallengang verlegt, die Gallenblase entzündet oder besteht eine akute Pankreatitis, treten heftigste krampfartige oder bohrende **Schmerzen** auf, die vom Mittel- und Oberbauch in die Schulter und den Rücken ausstrahlen können. Aufgrund der **Schockgefahr** bedarf der Betroffene der ständigen Überwachung. Neben den starken Bauchschmerzen müssen folgende Begleiterscheinungen **beachtet und dokumentiert** werden:

- Puls und Blutdruckveränderungen
- Übelkeit und Erbrechen
- Temperaturerhöhung
- Spannung der Bauchdecke; ein brettharter Bauch weist auf eine Pankreatitis hin

In jedem Fall ist sofort der Arzt zu verständigen. Je nach Ursache werden krampf- und schmerzlindernde Medikamente verabreicht oder eine weitere Abklärung in der Klinik veranlasst.

Blähungen

Als **Blähungen** (Meteorismus) werden Luft- oder Gasansammlungen im Darm bezeichnet. Häufig verursachen ballaststoffreiche und deshalb »blähende« **Nahrungsmittel** wie Kohlgemüse, Nüsse und Hülsenfrüchte diese unangenehme, aber im Allgemeinen ungefährliche Erscheinung. Auch Personen, die beim Essen aufgrund von **Schluckstörungen** zu viel Luft schlucken, klagen über Blähungen, die mit Völlegefühl und Bauchschmerzen einhergehen.

Allgemeinzustand

Bei chronischen Erkrankungen und Tumoren der Leber und der Bauchspeicheldrüse verschlechtert sich zunehmend der **Allgemeinzustand**, da die Organfunktion immer stärker beeinträchtigt ist. Die Betroffenen fühlen sich matt und müde. Im weiteren Verlauf magern sie ab.

Im Endstadium einer schweren Lebererkrankung, häufig bei Leberzirrhose, mangelt es dem Körper an Eiweiß. Dies führt zu einer Atrophie (► LF 1.3, Kap. 4.2.1, S. 319) der Haut, was die Dekubitusgefahr erhöht und entsprechende Prophylaxen erfordert (► LF 1.3, Kap. 1.9.4, S. 275).

In einigen Fällen ist nicht nur die Verdauungsfunktion des Pankreas gestört, sondern auch seine **endokrine Funktion**, vor allem die Insulinproduktion. Deshalb sollte bei Personen mit chronischer Bauchspeicheldrüsenentzündung in regelmäßigen Abständen der **Blutzucker** vor und nach dem Essen kontrolliert werden (► LF 1.3, Kap. 15.4.2, S. 576).

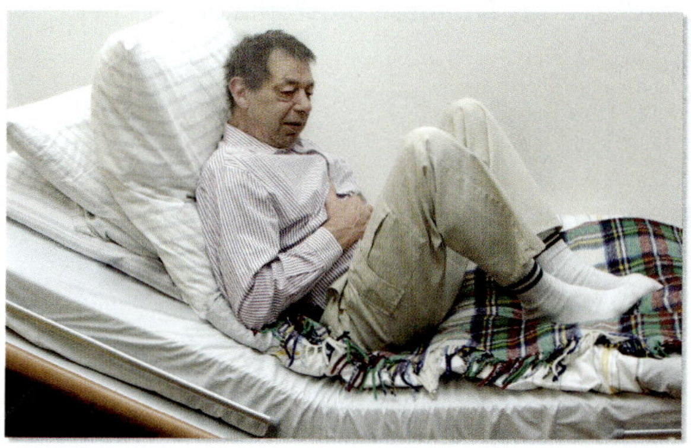

Abb. 13.23: Schonhaltung bei Bauchschmerzen

Stuhlgang

Beobachtung des Stuhls ► LF 1.3, Kap. 1.6.4, S. 189

Abweichungen von der normalen Stuhlausscheidung

Die normale **Stuhlausscheidung** beträgt, je nach Art der Ernährung, ca. 100–500 g/Tag, wobei nicht jeden Tag Stuhl abgesetzt werden muss. In der Regel ist der Stuhl geformt bis dickbreiig mit charakteristischem Geruch. Bei der Beobachtung der Stuhlausscheidung achtet die Pflegefachkraft auf

- **Häufigkeit** des Stuhlgangs,
- **Beschaffenheit** des Stuhls,
- **Farbe** des Stuhls und
- **Beimengungen** wie Blut, Schleim, unverdaute Nahrungsbestandteile oder verschluckte Fremdkörper.

Bestimmte Medikamente, z. B. Kohletabletten, oder der Genuss bestimmter Lebensmittel, z. B. Rote Bete, verändern die Stuhlfarbe.

Stuhltest auf verstecktes Blut

Okkulte (unsichtbare) **Blutbeimengungen** im Stuhl lassen sich mit einer chemischen Stuhluntersuchung ermitteln, z. B. mit Testbriefchen oder mit immunologischen Stuhluntersuchungen. Bei Bedarf unterstützt die Pflegefachkraft den alten Menschen beim Durchführen des Tests entsprechend der beiliegenden Anleitung.

Erbrechen

Beobachtung des Erbrechens ► LF 1.3, Kap. 1.6.6, S. 192

Das **Erbrechen** ist ein Schutzreflex des Körpers, um schädigende Stoffe aus dem Magen zu entfernen. Zeitpunkt und Häufigkeit des Erbrechens sowie die Farbe, das Aussehen und der Geruch von Erbrochenem können wichtige Hinweise liefern.

Spezielle Beobachtungen bei Lebererkrankungen

Ikterus

Der **Ikterus** (Gelbsucht) im Alter entsteht vor allem, wenn Gallensteine oder ein Tumor des Bauchspeicheldrüsenkopfes den Gallengang verlegen oder bei einer Hepatitis.

Kennt man den **Stoffwechsel des Bilirubins**, kann leicht der Ort der Schädigung festgestellt werden:

- Beim Abbau von Hämoglobin wird wasserunlösliches, indirektes (weil nicht direkt im Blut nachweisbar), unkonjugiertes (weil noch nicht in der Leber mit Glukuronsäure verbunden) Bilirubin frei, das Transporteiweiße, vor allem Albumin, in die Leber transportiert.
- In der Leber wird Bilirubin mit Glukuronsäure konjugiert (verbunden): Es entsteht wasserlösliches, direktes, konjugiertes Bilirubin.
- Dieses wird mit der Galle in den Darm ausgeschieden und zu Urobilinogen abgebaut.
- Urobilinogen wird im Darm rückresorbiert, gelangt über die Pfortader in die Leber und wird zum größten Teil wieder mit der Galle ausgeschieden, zum kleinen Teil über die Niere.

Je nach **Ursache** wird der Ikterus unterschieden in prä-, intra- und posthepatisch, die Ursache liegt also vor, in oder hinter der Leber:

- **prähepatisch:** Grund ist eine Hämolyse, ein vermehrter Abbau von Erythrozyten. Damit fällt viel Bilirubin an, das die Leber so schnell nicht verarbeiten kann. Da das Bilirubin wasserunlöslich und deswegen an Transportproteine gebunden ist, gelangt es nicht in den Urin und lagert sich auch nicht in der Haut ab und führt nicht zum Juckreiz.
- **intrahepatisch:** Die Leberzellen sind »leck«, daher gelangen Leberenzyme und das konjugierte, wasserlösliche Bilirubin und das aus dem Darm rückresorbierte Urobilinogen ins Blut und in den Urin. Je nach Ausmaß des Schadens gelangt noch genügend Bilirubin über die Galle in den Darm, um den Stuhl zu färben.
- **posthepatisch:** Die Galle kann nicht abfließen und staut sich in der Leber bis ins Blut. Das konjugierte Bilirubin gelangt in den Urin und färbt ihn dunkel und in die Haut und färbt sie gelb. Der Stuhl bekommt keine Farbstoffe mehr und entfärbt sich.

Vor allem wasserlösliches, **konjugiertes Bilirubin** lagert sich im Gewebe ein. Es färbt das betroffene Gewebe gelblich, was vor allem an der Bindehaut des Auges zu sehen ist: klare, gut durchblutete Bindehaut vor weißer Lederhaut (Sklera). Man spricht von einem **Sklerenikterus** (Abb. 13.24). Im weiteren Verlauf verfärben sich auch Haut und Schleimhäute. Die Schleimhautverfärbungen sind vor allem im Mundraum gut zu erkennen.

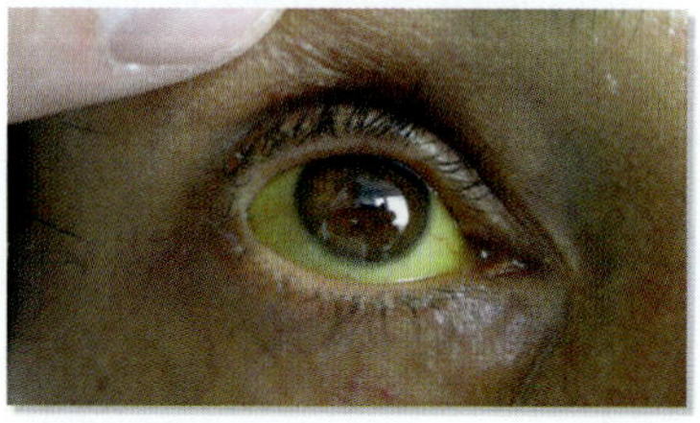

Abb. 13.24: Sklerenikterus

Stauungsikterus
Beim **Stauungsikterus** lagern sich Gallensalze im Gewebe ab und verursachen Juckreiz und Gelenkbeschwerden. Beim Ikterus ohne Juckreiz verbessern **warme Vollbäder** oder **feuchtwarme Leibwickel** die Haut- und Leberdurchblutung, was den Transport des Bilirubins zur Leber und den dortigen Umbau fördert.

Aszites

Definition Aszites (Bauchwassersucht): Ansammlung von Wasser im Bauchraum

Neben der **Leberzirrhose** führen **Lebermetastasen** und **Bauchfellkarzinome** zu erheblichen Flüssigkeitsansammlungen im Bauchraum. Seltener sind eine Rechtsherzinsuffizienz oder ein **Eiweißmangel**, z. B. bei Mangelernährung oder Nierenerkrankungen mit **Eiweißverlusten** über den Urin, die Ursache.

Der Bauch des Betroffenen wölbt sich prall gefüllt hervor. Die Nabelregion erscheint verstrichen. Bei fortgeschrittenem Befund kann der ansteigende Flüssigkeitsdruck in der Bauchhöhle den Nabel herausdrücken, es entsteht ein **Nabelbruch**. Entsprechend der Flüssigkeitseinlagerung nimmt das Gewicht am Bauch zu, während der Erkrankte insgesamt abmagert, was besonders an den Extremitäten zu erkennen ist.

Der **Bauchumfang** des Pflegebedürftigen muss täglich gemessen und dokumentiert werden. Dabei muss die Anlagehöhe des Maßbandes mit einem wasserfesten Stift markiert werden, um eine Vergleichbarkeit der Messwerte sicherzustellen.

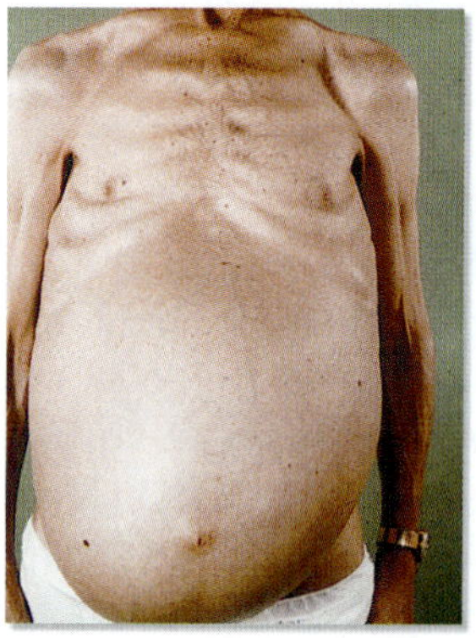

Abb. 13.25: Person mit schwerer Aszitis.

	Prähepatisch	**(Intra)hepatisch**	**Posthepatisch**
Ursache	Hämolyse	Leberschäden, z. B. bei Hepatitis, Vergiftung	Gallestau, z. B. durch Gallenstein, Tumoren
Juckreiz	nein	manchmal	fast immer
Urin	normal, Urobilinogen ↑ durch vermehrten Anfall	dunkel, da Billirubin ↑ und Urobilinogen ↑↑	dunkel, da Billirubin ↑
Stuhl	normal	hell oder normal	hell
im Blut			
• indirektes, unkonjugiertes Bilirubin	↑↑	normal bis ↑	meist normal
• direktes, konjugiertes Bilirubin	normal	↑↑	↑↑
• Leberenzyme GOT, GPT	normal	↑↑	↑
• Stauungsenzyme AP, γGT	normal	↑	↑↑
↑ etwas erhöht, ↑↑: stark erhöht			

Tab. 13.4: Ursachen und Befunde eines Ikterus.

Beim täglichen **Wiegen** werden vor allem Veränderungen der Flüssigkeitsansammlung festgestellt. Um den Verlauf bei entwässernder Therapie zu dokumentieren, erfolgt zusätzlich eine Ein- und Ausfuhrkontrolle mit anschließender Flüssigkeitsbilanzierung (► LF 1.3, Kap. 1.5.2, S. 164).

Um die Flüssigkeit auszuschwemmen, erhält der Betroffene **Diuretika**. Die tägliche Flüssigkeitsausschwemmung sollte nicht über 500 g betragen, entsprechend 500 ml Flüssigkeit. Bei größeren Mengen und Beschwerden, z. B. eingeschränkte Atmung, wird der Aszites **punktiert**.

Bei einem ausgeprägten Aszites ist der Druck im Bauchraum so erhöht, dass er die Atmung beeinträchtigt. Der Betroffene atmet flacher, was die Entstehung einer Pneumonie begünstigt. Entsprechend ist an eine **Pneumonieprophylaxe** (► LF 1.3, Kap. 1.9.1, S. 269) zu denken.

Blutungsneigung
Bei Leberschädigungen ist oft die **Blutungsneigung** erhöht, da die Schäden die Produktion von Gerinnungsfaktoren beeinträchtigen. Der Pflegebedürftige sollte auf mögliche Blutungszeichen hin untersucht werden. An der Haut und den Schleimhäuten kann man **Petechien**, punktförmige Einblutungen, beobachten. Flächige **Hämatome** bilden sich auch nach Bagatellverletzungen. Besonders gefährlich sind zunächst unbemerkte **Blutungen im Verdauungstrakt**. Die Pflegefachkraft achtet deswegen auf Blutbeimengungen in den Ausscheidungen sowie auf Merkmale einer sich entwickelnden Anämie (► LF 1.3, Kap. 10.4.8, S. 448). **Verletzungsrisiken** sind prophylaktisch auszuschalten. Die Messung der Körpertemperatur erfolgt dementsprechend nicht rektal.

Zeichen eines Pfortaderhochdrucks
Typisch sind die **Leberhautzeichen**:
- **Caput medusae**, eine vermehrte Venenzeichnung in der Nabelregion
- **Spider naevi**, Gefäßsternchen im Gesicht und im oberen Brustbereich
- **Palmarerythem**, bei dem die Handinnenflächen gerötet sind
- **Dupuytrensche Kontraktur:** strangförmige Verhärtungen an den Fingersehnen
- **Weißnägel, Lackzunge** (Himbeerzunge, Erdbeerzunge)
- **Bauchglatze, Gynäkomastie** (Brustwachstum beim Mann)

Bewusstseinsstörungen
Bewusstseinsstörungen entstehen, wenn die Entgiftungsfunktion der Leber beeinträchtigt ist und ammoniakbedingte Hirnschäden auftreten. Sie führen schließlich zum Leberkoma.

Das Überwachen von Vitalzeichen und Bewusstseinslage ist für die Verlaufsbeobachtung bedeutend. Im Frühstadium verringert sich der Antrieb und **verlangsamen** sich die psychomotorischen Funktionen. Auch **Persönlichkeitsveränderungen** treten auf. Im späteren Verlauf nimmt die Fähigkeit, koordinierte Handlungen auszuführen, immer weiter ab. Es lassen sich Merk- und Sprachstörungen, Veränderungen der Handschrift und ein grobes Zittern der Arme und Hände, der **Flattertremor**, beobachten.

13.5.2 Diarrhö und Obstipation

Diarrhö

> **Definition** **Diarrhö** (griech. diarrhoia = das Durchfließen. Durchfall): mehr als drei dünnflüssige Stühle pro Tag

Akute Beschwerden sind meist auf Stress, Infekte oder den Genuss verdorbener oder unverträglicher Lebensmittel zurückzuführen. Die Einnahme von Antibiotika geht bei empfindlichen Menschen ebenso oft mit Diarrhö einher. Auch Zuckeraustauschstoffe, z. B. Sorbit in Diabetikermarmelade, können Durchfälle auslösen.

Hinter **anhaltenden Durchfällen** stehen meist Tumoren oder Funktionsstörungen des Darms, z. B. ein Reizdarm oder eine Resorptionsstörung.

Bei chronisch entzündlichen Darmerkrankungen treten im Rahmen wiederkehrender Entzündungen häufig **blutig-schleimige Durchfälle** auf, die von heftigen Schmerzen begleitet sind.

Pflege bei Diarrhö

- Nach Absprache mit dem Betroffenen kann ein **Nachtstuhl** in der Nähe des Bettes positioniert werden.
- Eine **Einmalunterlage** nimmt dem Pflegebedürftigen ein wenig von der Sorge, das Bett zu verschmutzen, wenn er nicht rechtzeitig die Toilette erreicht. Selbstverständlich sind Unterlagen und Wäsche auch bei geringfügiger Verschmutzung sofort zu wechseln.
- Bei **infektiösen** Durchfallerkrankungen ist einer Weiterverbreitung des Erregers auf andere Personen durch eine Schmierinfektion vorzubeugen (► LF 1.3, Kap. 16.1.2, S. 600).
- Um den gereizten Darm zu **entlasten**, wird auf feste Nahrung verzichtet und reichlich Flüssigkeit, am besten Tee oder stilles Mineralwasser, angeboten. Zum Ausgleich der Salzverluste eignen sich leichte Brühen.
- Bessern sich die Beschwerden, wird die **Kost langsam aufgebaut**. Dazu eignen sich Zwieback, geriebener Apfel und Bananen sowie Kartoffeln und Möhren.

Dokumentation

- Vitalzeichen
- Flüssigkeitsbilanz
- Ausscheidung
- Schmerzen und Allgemeinzustand

> **! Merke** Verschlechtert sich der Zustand des Pflegebedürftigen oder kommt es zu Durchfällen, die länger als drei Tage anhalten, ist eine ärztliche Abklärung notwendig.

Obstipation

> **Definition** **Obstipation** (lat. ob-= zu, stipare = vollstopfen. Verstopfung): erschwerte und zu seltene, weniger als dreimal wöchentliche Darmentleerung

Obstipation ist ein Anzeichen für eine Trägheit des Darms. Der Stuhl verbleibt länger im Dickdarm. Ihm wird mehr Flüssigkeit entzogen und es kommt zur Obstipation, bei der oft nur kleine Mengen harten Stuhls unter starkem Pressen ausgeschieden werden. Ältere Menschen und insbesondere Frauen sind häufig betroffen.

Die **Ursache** ist meist eine **ballaststoffarme Ernährung**, kombiniert mit **unzureichendem Trinken**. Zudem hemmt ein **Bewegungsmangel** die Peristaltik. **Seelische Einflüsse** können die Obstipation fördern, z. B. wenn der Stuhldrang aufgrund einer Abneigung gegen die ungewohnte Umgebung oder aus Scham unterdrückt wird.

Weitere Auslöser sind:

- Störungen der Darmentleerung
- Erkrankungen der Darmwand
- Störungen der Peristaltik, insbesondere wenn das Nervengeflecht des Darms geschädigt ist, z. B. bei Diabetes mellitus, Morbus Parkinson
- schwache Bauchmuskulatur
- Erkrankungen im Analbereich, z. B. Hämorrhoiden, Entzündungen oder Tumoren

Folgen der Obstipation sind druckbedingte Schädigungen des Enddarms. Sie entstehen durch Pressen beim Stuhlgang, z. B. Hämorrhoidalleiden oder Divertikulose (Krankheitsbilder, ► LF 1.3, Kap. 13.4.15, S. 521). Eine lange Verweildauer des Stuhls lässt auch schädigende Stoffe länger auf die Darmwand einwirken, es besteht ein erhöhtes Risiko für Darmkrebs.

Obstipationsprophylaxe ► LF 1.3, Kap. 1.9.6, S. 277

> **! Merke** Wurden bereits über Jahre **Abführmittel** genommen, sollte versucht werden, die Dosis schrittweise zu reduzieren. Eine kontinuierliche Einnahme in geringer Dosis ist einer einmaligen Gabe vorzuziehen, um die Darmfunktion zu normalisieren.

13.5.3 Künstliche Darmentleerung

Wenn eine Obstipation nicht anders zu behandeln ist, müssen Einläufe, Klistiere oder ein digitales Ausräumen des Enddarms eine **künstliche Darmentleerung** herbeiführen.

- **Reinigungseinläufe** bringen größere Mengen an Flüssigkeit in den Dickdarm ein, wodurch große Teile des Dickdarms gespült und entleert werden.

- Als **digitales Ausräumen** bezeichnet man das mechanische Entfernen von Stuhl oder Kotsteinen aus dem Enddarm mit den Fingern.
- **Klistiere** sind kleine Einläufe, bei denen nur 100–300 ml Flüssigkeit in den Darm eingebracht werden; beim Mikroklist nur 5 ml. Sie entleeren die unteren Dickdarmabschnitte.

Der Effekt von Klistieren und Einläufen beruht auf drei **Wirkmechanismen**:

- **Dehnungsreiz:** Die Flüssigkeit im Darm reizt die Dehnungsrezeptoren in der Darmwand und stimuliert dadurch die peristaltischen Muskelbewegungen.
- **thermischer Reiz:** Liegt die Temperatur der einlaufenden Flüssigkeit unter der Körperkerntemperatur, verstärkt dies die Darmperistaltik.
- **chemischer Reiz:** Auf ärztliche Anordnung eingesetzte Zusätze wie Salze, Rizinusöl oder Glyzerin erhöhen die Wirkung der Flüssigkeit, indem sie die Darmschleimhaut zusätzlich reizen.

> **! Merke** Bei unklaren Bauchbeschwerden, akuten Entzündungen der Darmschleimhaut, bei Tumoren und Stenosen (Verengungen) des Dickdarms dürfen Einläufe und Klistiere **nicht** angewendet werden. Die Art der Maßnahme, die vorgesehene Flüssigkeit und die Häufigkeit sind Teil ärztlicher Verordnung.

Einführen eines Darmrohrs

Das Einführen eines **Darmrohrs** in den After verletzt in besonderem Maß die Intimsphäre und das Schamgefühl des Pflegebedürftigen und ist daher psychisch sehr belastend. Entsprechend ist seitens der Pflegefachkraft einfühlsames, behutsames Vorgehen notwendig. Das Einführen sollte möglichst nicht im Zimmer des Betroffenen und schon gar nicht unter Beobachtung anderer Personen stattfinden.

Bei allen **Darmeinläufen** oder **Klistieren** mit Darmrohr gilt:

- Benötigtes Material:
  - Händedesinfektionsmittel
  - Einmalhandschuhe
  - Darmrohr in entsprechender Größe
  - Vaseline
  - Moltex- Unterlage
- Durchführung:
  - Bewohner informieren
  - Handschuhe anziehen, Moltex unter den Bewohner legen
  - Bewohner entsprechend lagern (in Rücken lage mit leicht angewinkelten Beinen oder linke Seitenlage)
  - Darmrohr mit Vaseline gleitfähig machen
  - Darmrohr vorsichtig unter drehenden Bewegungen langsam in den Darm einführen, bis Widerstand spürbar, auf keinen Fall weiter vorschieben!
  - Verursacht das Vorschieben des Darmrohres oder das Einlaufen der Flüssigkeit Schmerzen, wird die Maßnahme abgebrochen.
  - Beim Auftreten von Blutungen beim Einführen des Darmrohres, am herausgezogenen Darmrohr oder bei der nachfolgenden Stuhlentleerung ist der Arzt zu informieren.
- Kontraindikationen:
  - sichtbare Darmblutungen
  - Hämorrhoiden und/oder Fissuren im Analkanal
  - mechanischer Illeus
  - akute Appendizitis
  - nach operativen Eingriffen am Rektum und im Dickdarmbereich
- Dokumentation
  - Verhalten des Bewohners
  - Luftabgang
  - Auftreten von Komplikationen
  - Stuhlgang (Menge, Farbe, Konsistenz)

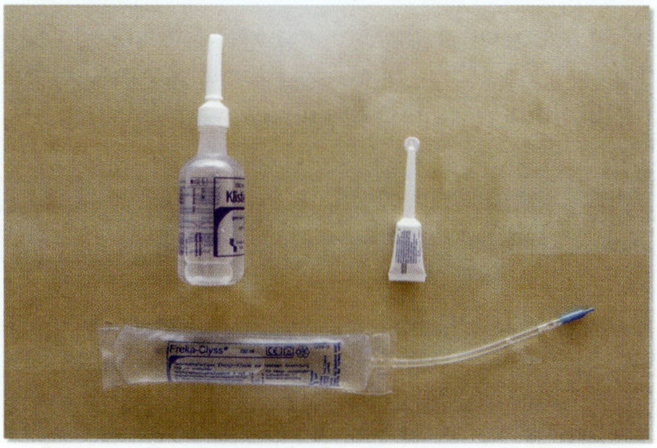

Abb. 13.26: Klistiere, links 150 ml, rechts 5 ml, unten mit Darnrohr.

LF 1.3

Digitales Ausräumen

Das Entfernen von Stuhl aus dem Enddarm mit dem Finger wird **digitales Ausräumen** genannt. Es erfolgt in Ausnahmesituationen, wenn andere Abführmaßnahmen nicht den gewünschten Erfolg bringen, z. B. weil Kotsteine die Ausscheidung behindern oder aufgrund einer Darmlähmung keine Peristaltik stattfindet.

Bei ängstlichen und/oder sehr schmerzempfindlichen Personen ist nach ärztlicher Anweisung die Gabe eines Beruhigungsmittels sinnvoll. Lokalanästhesierendes Gel nimmt die Schmerzen während des Eingriffs.

Bei sehr hartem Stuhl kann nach ärztlicher Anordnung einige Stunden vor dem digitalen Ausräumen ein vorbereitendes Klistier mit etwa 100 ml Olivenöl gegeben werden, um den Stuhl aufzuweichen und gleitfähiger zu machen.

Die Pflegefachkraft spreizt mit einer Hand die Gesäßhälften des auf der **linken Seite** liegenden Pflegebedürftigen. Den **Finger** schützt ein Handschuh und Fingerling. Fingerling und After werden eingecremt, um den Finger anschließend sehr vorsichtig in den After einführen zu können. Dabei tastet der Finger entlang der Darmwand zum Stuhlhindernis vor, um dieses mit einem Einknicken des Fingers zu umfassen und aus dem Enddarm zu befördern. Nach dem Entfernen der Kothindernisse können bei Bedarf mit einem Darmeinlauf höhere Abschnitte des Dickdarms entleert werden.

13.5.4 Umgang mit Stuhlinkontinenz

Beim Beobachten des Stuhlgangs können auch der Schweregrad (Tab. 13.5) und mögliche Auslöser einer **Stuhlinkontinenz** festgestellt werden.

Grad	Beschreibung
I	verschmutzte Unterwäsche
II	unwillkürlicher Abgang von dünnflüssigem Stuhl und Darmgasen
III	unwillkürlicher Abgang von breiigem Stuhl
IV	vollständiger Kontrollverlust

Tab. 13.5: Schweregrade der Stuhlinkontinenz.

Folgende Maßnahmen können die Stuhlentleerung normalisieren:

- **Beckenbodentraining** (► LF 1.3, Kap. 14.5.2, S. 556)
- **Obstipationsprophylaxe** (► LF 1.3, Kap. 1.9.6, S. 277)
- **Stuhlentleerungstraining** unter Anwendung von Laxanzien (ähnlich Harnkontinenztraining, ► LF 1.3, Kap. 7.1.5, S. 386)

Eine **künstliche Darmentleerung** (► LF 1.3, Kap. 13.5.3, S. 528) schafft ein Intervall von bis zu 48 Stunden, in dem kein Stuhl in die Ampulle gelangt und damit auch keine unwillkürlichen Stuhlabgänge passieren.

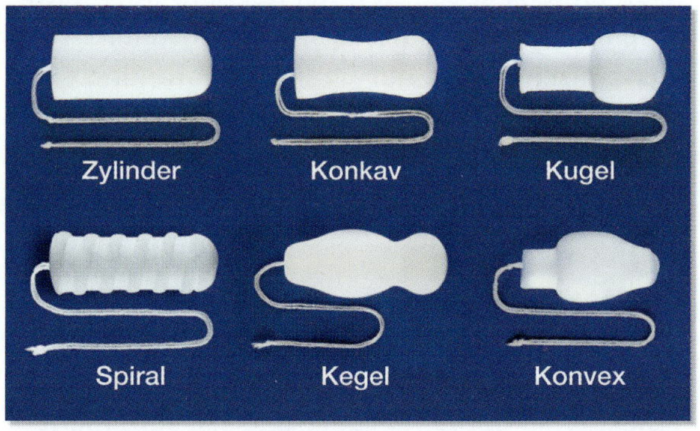

Abb. 13.27: Analtampons

Spezielle Maßnahmen sind die **Analtamponade** und das externe Ableiten über einen **Fäkalkollektor.** Analtampons (Abb. 13.27) werden mit einem Applikator in den Darm eingebracht und durch Zug an der heraushängenden dünnen Schnur wieder entfernt. Sie sind kurzfristig wirksam, versagen allerdings bei dünnflüssigem Stuhl. Bei immobilen Menschen eignet sich ein Fäkalkollektor, der vergleichbar dem externen Urinableiter (► LF 1.3, Kap. 14.5.2, S. 558), um den Anus herumgeklebt wird.

13.5.5 Stomapflege

Ein **Stoma** macht die Ausscheidung teilweise öffentlich, da der Darminhalt in einen am Körper getragenen Beutel zu jeder Zeit und an jedem Ort abgeleitet wird. Viele Betroffene empfinden **Scham** und **Angst**, ausgegrenzt zu werden. Die Sorge um **Gerüche** verstärkt diese Gefühle. Produkte zum Versorgen des Stomas müssen daher dem Bedürfnis des

Betroffenen nach Sicherheit, Diskretion und Bewegungsfreiheit Rechnung tragen. Sie sollten

- hautfreundlich sein,
- sicher und flüssigkeitsdicht haften,
- Gerüche verhindern,
- bei Bewegungen des Betroffenen keine Geräusche verursachen und
- einfach in der Handhabung sein.

> ✓ Tipp Weitere Informationen unter www.fgskw.org, der Website der FgSKW (Fachgesellschaft Stoma, Kontinenz und Wunde e. V.).

Hilfsmittel zur Stomaversorgung

- **Haftende Produkte** wie Hautschutzplatten, Schutzringe, Pasten und Pulver bilden eine schützende Schicht zwischen Haut und Versorgungssystem. Zusätze von Gelatine und Zellulose binden Wasser, Pektine fördern die Heilung stark beanspruchter Hautzonen.
- Stomabeutel mit **Vliesumhüllung** verhindern eine vermehrte Schweißbildung unter dem Beutel.
- **Pasten** oder Modellierstreifen dienen dem Ausgleich von Hautunebenheiten, z. B. bei Falten. Produkte aus **Karaya** (tropisches Baumharz) binden Feuchtigkeit.
- Mit **Schablonen** wird die Größe des Stomas bestimmt, um die Trägerplatte individuell zuschneiden zu können.
- Zur **Hautpflege** im Bereich des Stomas sind spezielle Lösungen zum Entfernen von Kleberückständen und Hautpflegemittel erhältlich.

Auffangsysteme

Inzwischen gibt es eine Vielzahl unterschiedlicher **Auffangsysteme.** Die Auswahl richtet sich nach

- den individuellen Bedürfnissen wie Alter, Hobbys und Geschick bei der Versorgung,
- der Häufigkeit und Konsistenz des Stuhls sowie
- dem Hautzustand und der -empfindlichkeit.

Ein- und zweiteilige Systeme

Bei **einteiligen Systemen** sind der Beutel und die auf der Haut klebende Platte eine untrennbare Einheit. Da sich das System flexibel der Haut anpasst und kaum aufträgt, ist es vor allem für sehr aktive Menschen geeignet. Zudem ist die leichte Handhabbarkeit des einteiligen Systems ein Vorteil. Jedoch muss bei jedem Beutelwechsel das gesamte System ausgetauscht werden, was die ohnehin beeinträchtigte Altershaut zusätzlich beansprucht.

Zweiteilige Systeme (Abb. 13.28) bestehen aus einer Basisplatte mit Rastring oder beschichteter Oberfläche zum Anbringen des Beutels. Die Basisplatte kann bis zu drei Tage auf der Haut verbleiben, während der Beutel bei Bedarf gewechselt wird. Die Platten haften auf trockener und feuchter Haut, lassen sich rückstandslos entfernen und schonen die Haut des Betroffenen. Systeme mit Rastring für den Beutel sind einfach in der Handhabung, passen sich aber weniger den Bewegungen des Trägers an als einteilige Systeme.

Offene und geschlossene Systeme

Je länger der Darminhalt den Dickdarm durchlaufen kann, desto mehr entspricht der aufzufangende Stuhl in Menge und Beschaffenheit der normalen Ausscheidung. Beim endständigen Anus praeter (►LF 1.3, Kap. 13.4.18, S. 522) werden deshalb **geschlossene Systeme** (Abb. 13.29) bevorzugt, bei der der Beutel bis zu dreimal gewechselt wird. Entlüftungsfilter mit Aktivkohle leiten Darmgase geruchsfrei aus dem Inneren ab und verhindern so das Aufblähen des Beutels.

Ausstreifbeutel (Abb. 13.29) sind offene Systeme und werden bei einem Ileostoma oder bei Durchfällen mit großen Mengen dünnflüssigen Kots verwendet. Sie besitzen ein verlängertes offenes Ende, das mit einer Klammer verschließbar ist. Mehrmals täglich wird der Beutel in ein Steckbecken oder die Toilette entleert und anschließend wieder verschlossen. Auf diese Weise ist ein Beutelwechsel in der Regel nur einmal täglich notwendig.

Plane und konvexe Systeme

Im günstigsten Fall befindet sich der Oberrand des Anus praeter oder Kolostomas in gleicher Höhe mit der umgebenden Haut oder beim Ileostoma über dem Hautniveau. Unter diesen Umständen eignen sich **plane Systeme**. In einigen Fällen kann das Stoma jedoch unter das Hautniveau zurückfallen. Hier ist eine Versorgung mit **konvexen Systemen** möglich, die die Vertiefung ausgleichen und so Undichtigkeiten verhindern.

Durchführung der Stomaversorgung

Die **Versorgung** des Anus praeter sollte bei **mobilen** Personen möglichst im Bad mit Toilette und Waschgelegenheit erfolgen. Ein **Spiegel** in Bauchhöhe erleichtert dem Betroffenen bei der Selbstversorgung den Blick auf das Arbeitsfeld. Außerdem ist hier eine diskrete Entsorgung des gefüllten Beutels möglich.

- Zum Systemwechsel **sitzt** oder **steht** der Betroffene. Bei Bettlägerigen befindet sich der Oberkörper in **Rückenlage**, wenn möglich etwas erhöht.
- Mit **Schutzhandschuhen** das gebrauchte System vorsichtig von oben nach unten von der Haut lösen.
- Flüssiger oder breiiger **Beutelinhalt** wird in die Toilette entleert, danach werden Beutel und Platte im Abwurf entsorgt.
- Die **Umgebung des Anus praeter** wird mit unsterilen Kompressen oder Reinigungstüchern gereinigt. Zunächst werden grobe Verschmutzungen und Klebereste beseitigt, dann mit Wasser und Seife gesäubert und mit klarem Wasser nachgewischt. Es wird in Richtung des Anus praeter vorgegangen, also von außen nach innen, um keinen Stuhl zu verschleppen. Anschließend wird der Bereich mit Kompressen getrocknet.
- Die gesäuberte Haut und der Anus praeter werden auf Verletzungen, Irritationen oder Infektionszeichen **inspiziert**. Bei Auffälligkeiten ist ärztlicher Rat einzuholen.
- Bei **starker Behaarung** kann die Haut in der Umgebung mit einem Trockenrasierer rasiert werden. Die Nassrasur verbietet sich aufgrund der Verletzungs- und Infektionsgefahr.
- Bei einem **unregelmäßig geformten Stoma** wird die Größe mithilfe einer Schablone bestimmt. Das Loch muss alle umgebenden Hautpartien vollständig abdecken, darf das Stoma aber nicht einengen. Danach die Platte mit einer gebogenen Schere entsprechend ausschneiden.

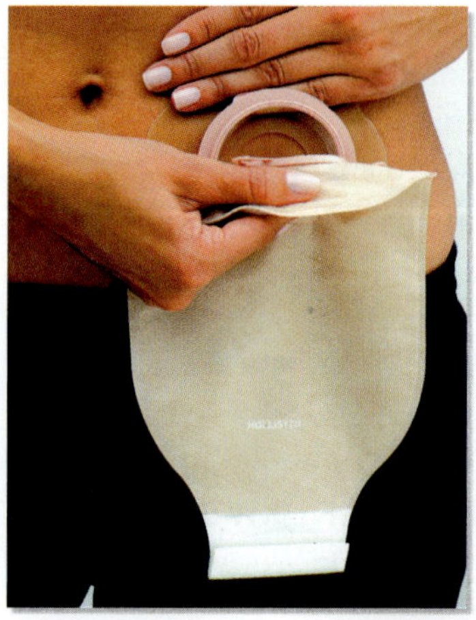

Abb. 13.28: Stomaversorgung mit zweiteiligem System.

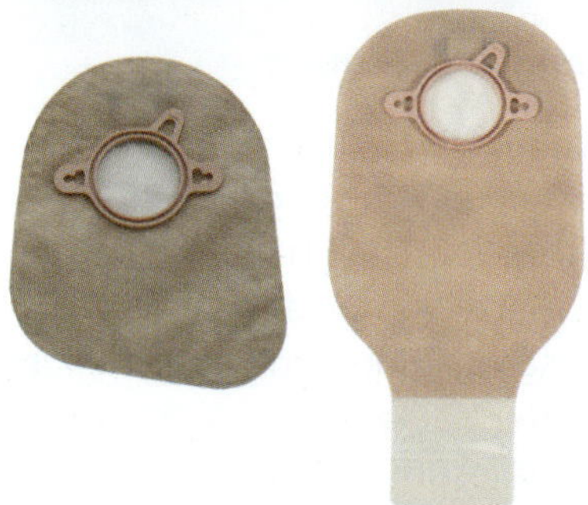

Abb. 13.29: Geschlossene Versorgung und Ausstreifbeutel.

> **! Merke** In der ersten Zeit nach der Operation verändert der Anus praeter häufig seine Form und wird kleiner. Deshalb ist konsequentes Maßnehmen bei jedem Wechsel der Platte notwendig.

- Bei zweiteiligen Systemen werden **Hautunebenheiten** um das Stoma mit Paste oder Modellierstreifen ausgeglichen, um einen sicheren Abschluss der Basisplatte zu erreichen. Dazu ein Stück Modellierstreifen in den Händen warm kneten, zu einem dünnen Strang formen und direkt um das Stoma herum leicht andrücken.
- Nun wird die neue Platte mit Beutel angesetzt und von **unten nach oben** faltenfrei auf die Haut aufgebracht, bei Bettlägerigen von der **Körpermitte zur Seite** hin. Um die Haftung zu verbessern, wird die Hautschutzplatte mit den Händen leicht erwärmt.
- Ein kleines **Luftpolster** im Beutel verhindert ein Zusammenkleben der Beutelfolie, sodass die Ausscheidungen ungehindert in den unteren Abschnitt des Beutels gelangen.

Sobald die Hautschutzplatte nicht mehr ausreichend haftet, wird sie erneuert. Ein Beutel kann bei guter Haftung und fehlender Stuhlentleerung max. drei Tage verbleiben.

Komplikationen am Stoma

Auch bei guter Stomapflege kann es zu **Komplikationen** der umgebenden Haut kommen. Man unterscheidet:

- **Hautirritation:** Die Haut ist gereizt, hat aber keinen Defekt.
- **Hautmazeration:** Feuchte Absonderungen schädigen die obere Hautschicht.
- **Hautulkus:** Gewebsschädigung, die bis in die Dermis oder darüber hinaus reicht.

Pilz- und **Herpesvireninfektionen** sind im Bereich des Stomas aufgrund des feuchten und abgeschlossenen Milieus häufig. Eine **Kontaktdermatitis** mit schmerzenden, geröteten und nässenden Hautarealen entsteht als Reaktion auf aggressive Ausscheidungen, insbesondere Dünndarmstuhl. Auch eine Allergie auf die Versorgungsmaterialien kann eine Kontaktdermatitis verursachen. Ein Wechsel der Versorgungs- und Pflegeartikel hilft oft.

Komplikationen am Stoma selbst gehören umgehend in ärztliche Behandlung. Hierzu gehören:

- **Stomanekrosen** als Folge von Durchblutungsstörungen
- **Einziehungen** unter das Hautniveau
- **Blutungen** und **Verletzungen**
- **Einengung** oder **Vernarbung** aufgrund von Hautveränderungen

Hinweise zur Ernährung

> **! Merke** Bei allen Problemen, die sich bei der Pflege ergeben, sollte der Rat von speziell ausgebildeten Stomatherapeuten eingeholt werden.

Die Versorgung mit einem Stoma lässt in der Regel eine normale **Ernährung** zu. Günstig ist es, die Speisen auf 4–6 Mahlzeiten am Tag zu verteilen. In der Anfangszeit kann es aufgrund der veränderten Darmsituation zu Unverträglichkeiten wie Blähungen, Völlegefühl und Durchfall kommen. In diesen Fällen sollte der Pflegebedürftige eine Zeit lang ein Ernährungsprotokoll schreiben, in dem Nahrungsmittel, Getränke und die eventuell auf die Mahlzeiten folgenden Beschwerden vermerkt werden, um die Lebensmittelauswahl anzupassen.

> **✔ Tipp Hilfe zur Selbsthilfe**
> Menschen mit Stoma stellen sich aufgrund der grundlegend veränderten Ausscheidungssituation viele Fragen. Stomatherapeuten unterstützen die Betroffenen. Zusätzlich kann der Austausch mit anderen Betroffenen helfen. Möglichkeiten gibt die Mitarbeit in der Selbsthilfegruppe Deutsche ILCO e.V. (www.ilco.de). Diese Organisation hält vielfältiges Informationsmaterial bereit und ermöglicht den Kontakt zu bereits erfahrenen Betroffenen.

LF 1.3

13.5.6 Enterale Ernährung

Menschen, die aufgrund von Erkrankung oder Beeinträchtigungen vorübergehend oder dauerhaft nicht essen können, werden teilweise oder ganz künstlich ernährt. Bei der **enteralen** (griech. enteron = Darm) **Ernährung** wird eine Ernährungssonde gelegt, durch die eine Sondernahrung nach bilanzierten Diäten über den noch funktionierenden Magen-Darm-Trakt verabreicht wird.

Gastrale Sonden (Magensonden) kommen den natürlichen Verhältnissen am nächsten. Bei einer gestörten Magenentleerung oder erhöhter Aspirationsgefahr, z.B. bei bewusstlosen Menschen, wird die Sonde bis in den oberen Dünndarm vorgeschoben. Man spricht dann von einer **duodenalen Sonde**. Wird die Sonde in tiefe Dünndarmabschnitte vorgeschoben, handelt es sich um eine **jejunale Sonde**. Die jejunale Sonde kommt häufig nach Operationen zum Einsatz oder wenn eine Passage durch obere Dünndarmabschnitte behindert ist.

Transnasale Sonde

Für die vorübergehende Ernährung eignen sich **transnasale Sonden**, die als dünner Schlauch durch die Nase über den Rachen und die Speiseröhre bis in den Magen bzw. den Dünndarm vorgeschoben

LF 1.3

und fixiert werden. Das Legen der Sonde ist in der Regel eine ärztliche Aufgabe. Die Pflegefachkraft unterstützt bei der Vorbereitung und dem Legen der Sonde.

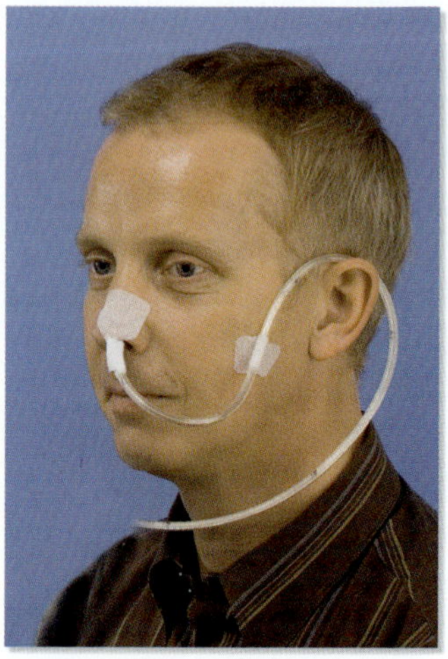

Abb. 13.30: Transnasale Sonde. Das Ende der Sonde liegt locker hinter dem Ohr und wird in dieser Position mit einem kurzen Pflasterstreifen an der Wange befestigt.

Sonde fixieren

Die Sonde wird an ihrem Austrittspunkt aus der Nase mit einem Pflaster markiert, um sie wieder in die richtige Position zu bringen, falls sie, z. B. beim Wechsel der Fixierung, verrutscht. Danach wird das eine Ende eines Pflasterstreifens, mit einer Größe von ca. 0,5 cm × 8 cm, um die Sonde gewickelt. Das andere Ende fixiert die Pflegefachkraft am Nasenrücken, sodass die Sonde keinen Druck auf den Naseneingang ausübt. Um einen sicheren Halt zu erreichen, sollte der Nasenrücken zuvor mit Alkohol entfettet werden.

! Merke Beim Wechsel der Fixierung sollte der Pflasterstreifen immer etwas versetzt auf die Haut geklebt werden, um Hautreizungen vorzubeugen.

Transnasale Sonde reinigen und Fixierung wechseln

Die Sonde sollte jeden Tag äußerlich von Sekreten und Verschmutzungen **gesäubert** werden. Ein **Wechsel der Pflasterbefestigung** erfolgt täglich, um Hautreizungen auf dem Nasenrücken oder der Wange vorzubeugen.

Dazu wird an **Material** benötigt:

- Einmalhandschuhe
- mehrere unsterile Kompressen
- Schale mit Wasser, milde Seife
- Nasensalbe
- Wattestäbchen
- Pflasterstreifen zum Fixieren
- Abwurfbehälter

So wird **vorgegangen:**

- Unter hygienischen Bedingungen **entfernt** die Pflegefachkraft vorsichtig die **Pflasterfixierung**, ohne dabei an der Sonde zu ziehen.
- Die **Sonde** wird dann mit einer Kompresse, Wasser und Seife **abgewaschen** und getrocknet. Dabei werden Pflasterreste vollständig entfernt.
- Die Pflegefachkraft befreit die Nasenöffnungen mit einem angefeuchteten Wattestäbchen von Sekreten und Krusten. Das **Äußere der Nase** wird mit Wasser und milder Seife gesäubert und von Pflasterresten befreit. Der Nasenbereich wird auf Hautirritationen und evtl. Druckstellen **kontrolliert**.
- Der Naseneingang und die Nasenschleimhaut werden mit etwas **Nasensalbe** eingecremt.
- Abschließend wird die Sonde – falls erforderlich – entsprechend der Markierung vorgeschoben und erneut **fixiert**.

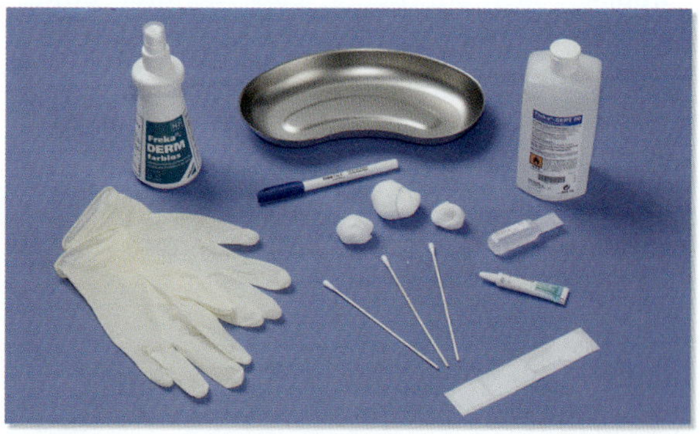

Abb. 13.31: Pflegeutensilien zum Wechsel der Sondenfixierung.

! Merke Bei unruhigen Pflegebedürftigen hält eine zweite Pflegefachkraft die Sonde in Position.

Sondenlage kontrollieren

Nach der Versorgung und **vor** dem Verabreichen von Sondenkost überprüft die Pflegefachkraft die korrekte Lage der Sonde. Die **Kontrolle** umfasst:

- **Markierung** überprüfen.

- **Magensaft** mit einer Spritze **ansaugen** und **pH-Wert** messen: Bei korrekter Lage beträgt der pH-Wert 3–4. Bei bewusstlosen Personen ermöglicht das Ansaugen von Mageninhalt, zu erkennen, ob der Magen leer ist.
- Etwa 20 ml **Luft einspritzen** und gleichzeitig mit dem Stethoskop über dem Magen **abhören**: Bei korrekter Lage sind Gurgelgeräusche aus dem Magen zu hören.

Transnasale Sonde entfernen
Das **Entfernen** einer Sonde erfolgt ausschließlich auf ärztliche Anweisung.

- Den Betroffenen **informieren.**
- Die Hände reinigen und Einmalhandschuhe anziehen.
- Patienten mit einer Vorlage vor Verschmutzungen schützen und mit leicht erhöhtem Oberkörper lagern.
- Fixierung lösen.
- Sonde mit **Wasser spülen**, danach **abklemmen**, um den Austritt von Magensäure zu verhindern.
- Betroffenen zum **tiefen Einatmen** auffordern, dabei die Sonde zügig unter leichter Drehbewegung entfernen. Dabei fängt ein um die Sonde gelegtes Zellstofftuch Sekretspritzer auf.
- **Einmalhandschuh** über die aufgewickelte Sonde ziehen, danach beides entsorgen.
- Abschließend **Mund- und Nasenpflege**.

Perkutane Sonde

Eine **perkutane Sonde** eignet sich zur Langzeitbehandlung. In einer kleinen Operation wird direkt durch die Bauchdecke eine **PEG** (**p**erkutane **e**ndoskopische **G**astrostomie) in den Magen oder eine **PEJ** (**p**erkutane **e**ndoskopische **J**ejunostomie) in den Dünndarm gelegt.

Die Pflegefachkraft versorgt den Wundbereich und die Sonde sorgfältig.

> **! Merke** Die PEG-Sonde sollte wegen der Gefahr von Beschädigungen nie mit einer Klemme abgeklemmt werden. Zu diesem Zweck befinden sich am Schlauch vormontierte Kunststoffklemmen (Abb. 13.32).

Nach dem Legen der perkutanen Sonde ist bis zum Abheilen der Wunde ein täglicher **Verbandswechsel** mit Wundkontrolle notwendig. Später genügen je nach Hautzustand zwei bis drei Verbandswechsel in der Woche.

- Unter hygienischen Bedingungen **entfernt** die Pflegefachkraft zunächst den **alten Verband** und entsorgt diesen.
- Nach dem **Lösen der Fixierklammer** lässt sich die äußere Hautplatte etwas verschieben, sodass die Wunde frei liegt.
- Den **Wundbereich** reinigt die Pflegefachkraft entsprechend der hygienischen Vorgehensweise beim Verbandswechsel mit Kompressen von **innen nach außen** und desinfiziert ihn. Die **Sonde** säubert sie. Die **Hautplatte** sollte regelmäßig gereinigt und desinfiziert werden.
- Bei der **Wundkontrolle** achtet die Pflegefachkraft auf den Hautzustand, mögliche Sekretion oder Blutungen im Bereich der Durchtrittsstelle sowie auf die Bildung von »wildem Fleisch«.
- Anschließend **mobilisiert** sie die **Sonde**, indem sie sie etwa 2 cm vorschiebt und etwas dreht. Auf diese Weise lässt sich die innere, an der Magen- oder Darmwand anliegende Fixierplatte auf Freigängigkeit kontrollieren. Danach wird die Sonde wieder in die Ausgangsposition zurückgelegt. Unterbleibt das Mobilisieren, kann die Sonde mit der Magenwand verwachsen.

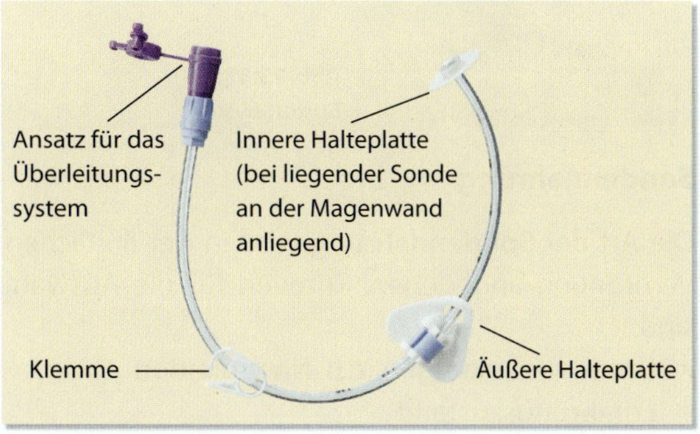

Abb. 13.32: PEG-Sonde

- Nach dem Zurückschieben der **Hautplatte** fixiert die Pflegefachkraft diese erneut mit der Klammer. Bei starker Sekretion kann eine Schlitzkompresse zwischen Platte und Haut eingelegt werden.

- Für den abschließenden **Pflasterverband** schneidet die Pflegefachkraft ein Fixierpflaster ein, um die Sonde knickfrei durch den Schlitz ausführen zu können. Ein Pflasterstreifen fixiert den Sondenschlauch zusätzlich.
- Sollte die Sonde beschädigt, geknickt oder mit Ablagerungen verstopft sein, dokumentiert die Pflegefachkraft dies und veranlasst einen Wechsel der Sonde. Regelmäßiges Spülen vermeidet Verfärbungen an der Innenwand der Sonde. Die Funktion der Sonde ist dadurch nicht beeinträchtigt.

Button-System

Bei günstigem Heilungsverlauf kann ein deutlich komfortablerer **Button** (Abb. 13.3) die PEG-Sonde ersetzen. Auf der Hautseite des Buttons befindet sich ein kleiner knopfartiger Anschluss, an den bei Bedarf ein spezieller Sondenschlauch angeschlossen wird. Auf der Magenseite fixiert ein mit physiologischer Kochsalzlösung oder Wasser aufgeblockter Ballon das System. Bei einem komplikationslosen Button-System sind Wund- und Fixierverband nicht notwendig. Bei verstärkter Sekretion wird ein Verband mit einer Schlitzkompresse zwischen Button und Haut angelegt und mit einem eingeschnittenen Fixierpflaster fixiert.

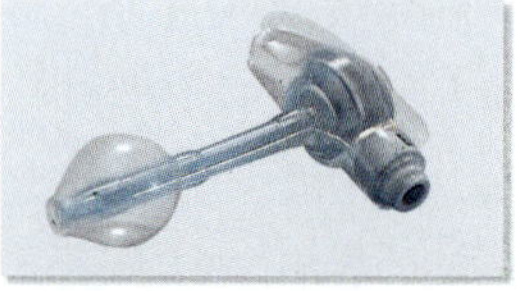

Abb. 13.33: Button-System

Sondennahrung

Die Art der **Sondennahrung** wird in der ärztlichen Verordnung angegeben. Kriterien für die Auswahl sind:

- Grunderkrankungen, z. B. Nierenleiden
- Ernährungszustand
- Lage der Sonde im Magen oder Dünndarm
- individueller Energie- und Nährstoffbedarf
- Verdauungs- und Resorptionsleistung des Magen-Darm-Trakts

Der Handel bietet eine große Auswahl an industriell hergestellten Sondennahrungen an, die in ihrer Zusammensetzung einer vollwertigen Ernährung entsprechen. Wird der Mensch ausschließlich mit Sondenkost ernährt, braucht er eine **vollbilanzierte Sondenkost. Teilbilanzierte** Nahrung gleicht Ernährungsdefizite aus, z. B. einen erhöhten Eiweißbedarf.

Sondennahrung wird in der Regel fertig zubereitet in Flaschen oder Beuteln vertrieben. Einige Nahrungen müssen vor der Applikation aus Pulvern hergestellt und danach in spezielle Ernährungsbeutel umgefüllt werden. Beide Arbeitsschritte erfordern zusätzlichen Aufwand und sehr hygienisches Arbeiten. Häufig übernehmen dies Apotheken.

> **! Merke** Sondennahrung ist ein sehr guter Nährboden für **Krankheitserreger**. Einmal geöffnet, ist sie im Kühlschrank aufzubewahren und binnen 24 Stunden zu verbrauchen.

Die Form der Applikation ist Bestandteil der ärztlichen Verordnung. Am einfachsten erfolgt sie mit Schwerkraftsystemen, bei denen die Nahrung in einer Flasche oder einem Beutel an einem Infusionsständer hängt und über ein Schlauchsystem mit dem Ansatz der Sonde verbunden ist. Eine Rollklemme reguliert bei Bedarf den Durchlauf.

- Die **Bolusgabe** (griech. bolos = Klumpen) erfolgt nur über Magensonden. Über den Tag verteilt werden kleinere Portionen von etwa 200–300 ml zimmerwarmer Sondenkost gegeben.
- Eine **halb kontinuierliche Applikation** erfolgt mit etwa 4 Mahlzeiten, wobei jeweils 500 ml der Nahrung innerhalb von 2–3 Stunden verabreicht werden.
- Bei der **kontinuierlichen Verabreichung** kommen Ernährungspumpen zum Einsatz, wobei über 24 Stunden stets eine gleichbleibende Menge an Nahrung über die Sonde läuft.

Verabreichen der Sondennahrung

Allgemeine Vorbereitungen:

- Sondennahrung kurz **aufschütteln**, um den Bodensatz zu vermischen.
- Nahrung, wenn nötig, in einen Ernährungsbeutel umfüllen und am Infusionsständer aufhängen. Überleitungssystem anschließen und entlüften. Spezielle Überleitungssysteme direkt an die Flasche anschließen.

- Den Menschen über die Maßnahme **informieren**, zur **Aspirationsprophylaxe** wenn möglich mit erhöhtem Oberkörper lagern.
- Sondenlage **prüfen**, bei perkutanen Sonden nicht erforderlich.
- Person auf ein mögliches **Völle- oder Druckgefühl** im Bereich des Magens befragen, um eine ungenügende Entleerung des Magens auszuschließen.
- Kleidung und Bettzeug mit einer Serviette vor dem **Verschmutzen schützen.**
- Sonde mit 20–50 ml stillem Wasser durchspülen und damit auf **Durchgängigkeit kontrollieren.**

Mit Schwerkraftsystem verabreichen

Das Überleitungssystem wird an die Sonde angeschlossen und der gewünschte Durchfluss nach ärztlicher Anweisung und individueller Verträglichkeit mit der Rollklemme eingestellt.

> **! Merke** Mit zunehmender Magenfüllung kann sich die Tropfgeschwindigkeit der Sondenkost verlangsamen, was die regelmäßige Kontrolle und ggf. ein Nachregulieren notwendig macht. Zu schnelles Einlaufenlassen von zu großen Mengen kann zur Aspiration oder Durchfall führen.

Über eine Ernährungspumpe verabreichen

- Das **entlüftete** Überleitungssystem nach Herstellerangabe in die Ernährungspumpe einlegen. Nach Inbetriebnahme der Pumpe erfolgt zunächst die Selbstkontrolle des Geräts. Die gewünschte **Durchflussrate** in ml/Stunde nach ärztlicher Anweisung einstellen. Die Durchflussrate erscheint im Display.
- Soll nur eine bestimmte Menge verabreicht werden, die gewünschte **Menge voreinstellen**. Die Pumpe schaltet dann automatisch nach dem Verabreichen dieser Menge ab und gibt ein akustisches Signal.
- **Störungen** meldet die Pumpe ebenfalls über ein akustisches Signal. Häufige Ursachen dafür sind:
  - Luftblasen im Überleitungssystem
  - Rückstau aufgrund eines Knicks in der Sonde oder einer nicht entfernten Klemme
  - Fehler beim Einlegen des Überleitungssystems

Nachbereiten:

- Nach dem Verabreichen die Sonde abklemmen und das Überleitungssystem entfernen.
- Die Sonde mit stillem, ggf. abgekochtem Wasser **spülen,** abschließend die korrekte **Fixierung überprüfen** und ggf. erneuern.
- Den Oberkörper des Pflegebedürftigen wenn möglich noch 20–30 Minuten hoch lagern, um die **Refluxgefahr** zu dämmen.
- Den Betroffenen daran erinnern, sich bei auftretender Übelkeit oder sonstigen Beschwerden zu melden.
- Das Überleitungssystem täglich wechseln.

Verlauf kontrollieren und dokumentieren

- Angaben zur Sondenlage
- Art der Sonde
- Art der Ernährung
- Menge der verabreichten Nahrung, eventuell zusätzlich zugeführte Speisen und Getränke
- Applikationsform
- Zulaufgeschwindigkeit
- Haut- und Schleimhautveränderungen im Bereich der Sonde
- Zwischenfälle beim Sondieren
- Beobachtung der Bekömmlichkeit der Nahrung und möglicher Verdauungsbeschwerden
- regelmäßige Gewichtskontrolle des Betroffenen

Medikamentengabe über eine Sonde

Darreichungsformen von Medikamenten und Hinweise zur Medikamentengabe ► LF 1.3, Kap. 7, S. 363 ff.

Die **Medikamentengabe** über die Sonde darf nur nach ärztlicher Verordnung erfolgen:

- Grundsätzlich Medikamente immer **getrennt von Sondennahrung** verabreichen.
- Die Sonde vor und nach der Medikamentengabe **gut durchspülen**, um Vermischungen von Nahrungs- und Medikamentenresten vorzubeugen.
- Zum Spülen **stilles Wasser** verwenden, um Interaktionen mit den Medikamenten zu vermeiden.
- **Flüssige Arzneimittel** direkt in einer Spritze aufziehen und verabreichen.
- Geeignete **Tabletten** zuvor feinst zermörsern und verlustfrei mit reichlich Wasser in die Spritze geben.

LF 1.3

Aufgaben

- Erklären Sie die Funktion des Verdauungssystems.
- Erläutern Sie den Wandaufbau der Organe des Magen-Darm-Trakts.
- Nennen Sie im Alter häufig vorkommende Beeinträchtigungen bei der Nahrungsaufnahme und der Verdauung.
- Beschreiben Sie Störungen des Schluckmechanismus und nennen Sie pflegerische Maßnahmen.
- Wie äußert sich ein Magen- oder Zwölffingerdarmgeschwür? Welche Komplikationen sind möglich?
- Erläutern Sie die Übertragungswege der Hepatitis Typ A und B. Wie lässt sich eine Infektion vermeiden?
- Welche Maßnahmen werden bei einer Durchfallerkrankung ergriffen?
- Welche Möglichkeiten gibt es zur Beseitigung einer Obstipation?
- Beschreiben Sie die Durchführung der Stomaversorgung.
- Was ist bei der Pflege nach dem Legen einer perkutanen Sonde zu beachten?
- Bei Herrn Frank wurde eine Leistenhernie diagnostiziert. Eine Komplikation dieser Hernie ist der mechanische Ileus. Welche Ursachen kann dieser noch haben? Welche Symptome sind zu beobachten?
- Bei Herrn Frank soll eine Gastroskopie durchgeführt werden. Beschreiben Sie kurz den Ablauf.
- Welche Medikamente wird Herr Frank wohl zur Behandlung seiner Gastritis bekommen?
- Welche Zielsetzung verfolgt der Expertenstandard »Ernährungsmanagement zur Sicherstellung und Förderung der oralen Ernährung«?

14 Pflege bei Beeinträchtigung von Harntrakt und Geschlechtsorganen

Frau Jakob ist 73 Jahre alt, verheiratet und lebt mit ihrem Mann seit einem halben Jahr im betreuten Wohnen an ihrem Heimatort.

Herr Jakob hat eine beginnende Demenz. Und da es Frau Jakob gesundheitlich auch nicht gut ging, entschlossen sich beide, frühzeitig gemeinsam in eine betreute Einrichtung zu ziehen. Sie haben eine gemütliche 3-Zimmer-Wohnung mit einem schönen Balkon, auf dem Frau Jakob ihre Lieblingsblumen in Kästen angepflanzt hat. Ihre beiden Kinder, die im Nachbarort wohnen, haben je drei Kinder, das jüngste Enkelkind ist vor vier Monaten zur Welt gekommen.

Frau Jakob hat schon immer gerne gestrickt, besonders ihre Enkel kommen in den Genuss von bunten Socken. Auch war sie eine passionierte Bäckerin und nutzt nun die Gemeinschaftsküche, um mehrmals im Monat für alle Bewohner Nussschnecken zum gemeinsamen Kaffeetrinken zu backen.

Frau Jakob hat schon seit mehreren Jahren Probleme mit der Niere. Eine Ursache ist ihr Diabetes mellitus Typ 2. Sie muss mittlerweile Insulin spritzen, macht dies aber noch selbständig. Auch wurde vor ein paar Jahren bei ihr eine arterielle Hypertonie festgestellt, diese ist aber mit Medikamenten recht gut eingestellt.

In den letzten Monaten hat Frau Jakob allerdings einen Anstieg der Blutdruck- und auch der Blutzuckerwerte festgestellt. Ihre Beine sind geschwollener, ab und zu bemerkt sie Herzstolpern. Auch ist sie kurzatmiger geworden, die fünf Treppenstufen zum Wohnhaus kann sie nur langsam gehen. Sie kann sich nicht mehr so gut konzentrieren und trainiert daher mit ihrem Mann, indem sie gemeinsam Kreuzworträtsel lösen oder Scrabble spielen. Beide gehen mittlerweile auch ein- bis zweimal pro Woche im nahe gelegenen Thermalbad schwimmen. Ab und zu kommen die Kinder und Enkel auch mit. Auch achtet Frau Jakob vermehrt auf ihre Ernährung, in den letzten Monaten hat sie einige Kilos zugenommen. Leider ist ihr Geschmackssinn beeinträchtigt, ihre geliebten Schneckennudeln wollen ihr nicht mehr so recht schmecken. Zusätzlich zu den Antihypertensiva nimmt sie Vitamin-D3-Präparate ein, um der Osteoporose entgegenzuwirken.

Seit einigen Wochen plagt Frau Jakob auch starker Juckreiz an der Scheide und ein Brennen beim Wasserlassen. Zuerst erklärt sie ihn sich damit, dass sie vor zwei Wochen einen Harnwegsinfekt hatte. Er war eigentlich ausgeheilt. Da aber der Juckreiz auch nach einer Woche nicht nachlässt, entschließt sich Frau Jakob, ihren langjährigen Gynäkologen Dr. Frei zu konsultieren.

Bei der Untersuchung ertastet Dr. Frei eine kleine knotige Verhärtung an der Innenwand der Scheide. Auf Nachfrage verneint Frau Jakob, Blutungen zu haben. Allerdings sei der Ausfluss seit ein paar Tagen leicht rosa. Beim Abtasten der regionalen Lymphknoten in beiden Leisten und Oberschenkelinnenseiten kann Dr. Frei keine Auffälligkeiten feststellen. Trotzdem rät er Frau Jakob zu einer Biopsie, um bei einem Vulvakarzinom schnell handeln zu können.

14.1 Grundlagen der Anatomie und Physiologie

14.1.1 Nieren

Die Nieren sind wichtig, um Stoffwechselendprodukte und Fremdstoffe auszuscheiden. Stoffe, die der Körper nicht verwerten kann und die über die Niere ausgeschieden werden, heißen **harnpflichtige Substanzen. Harnstoff** aus dem Eiweißabbau, **Harnsäure** und **Kreatinin** sind die wichtigsten harnpflichtigen Substanzen. Sie alle sind im Urin enthalten. Zusätzlich befreit sich der Körper über den Urin von Abbauprodukten eingenommener Medikamente, die vorher in der Leber wasserlöslich gemacht werden.

Die Nieren spielen eine wichtige Rolle im **Wasser- und Elektrolythaushalt** des Körpers. Sie regulieren den osmotischen Druck in den Körperflüssigkeiten (► LF 1.3, Kap. 3.4.2, S. 306), da sie Salze wie Natrium, Kalium und Chlor ausscheiden.

Die Nieren produzieren darüber hinaus das Hormon **Erythropoetin**, das die Bildung von Erythrozyten (rote Blutkörperchen) im Knochenmark anregt, und **Renin**, das den Blutdruck steigert. Bei Nierenerkrankungen sind also **Anämie** und **hoher Blutdruck** typische Symptome.

Die Nieren sind bohnenförmig, von bräunlich roter Farbe und je ca. 160 g schwer. Sie liegen rechts und links der Wirbelsäule, etwa zur Hälfte von den Rippen bedeckt. Die rechte Niere steht wegen der Leber etwas tiefer.

Die Nieren liegen innerhalb einer großen Fettkapsel, dem Nierenlager, und werden hierdurch sowohl gepolstert als auch in Position gehalten, wenn sie sich bei der Atmung leicht verschieben. Ein Bindegewebssack begrenzt das Nierenlager nach vorn, hinten, oben und zur Seite hin.

Die Vorderfläche der Niere liegt dem **Peritoneum** (Bauchfell) an. Bei einer Operation sind die Nieren somit von hinten erreichbar, ohne dass die Bauchfellhöhle geöffnet werden muss. An der zur Wirbelsäule hin gelegenen Nierenseite treten Arterien und Nerven ein. Die Arterien kommen direkt von der Aorta. Die Venen, die direkt zur unteren Hohlvene führen, und der Harnleiter verlassen das Organ.

Direkt auf den Nieren sitzen die **Nebennieren.** Diese hormonproduzierenden Drüsen haben keinerlei Verbindung zu den Nieren und nichts mit deren Funktion zu tun (► LF 1.3, Kap. 15.1.2, S. 573).

Die aufgeschnittene Niere zeigt zwei Schichten: die **Nierenrinde** und das **Nierenmark** mit einem pyramidenförmigen Aufbau. Die Spitzen der Markpyramiden enden in den **Nierenkelchen**, die den Urin auffangen. Die Nierenkelche verbinden sich zum **Nierenbecken**, das in den **Harnleiter** (Ureter) übergeht.

Das trichterförmige Nierenbecken ist mit einem speziellen Epithelgewebe ausgekleidet und hat eine Wand aus Bindegewebe und glatten Muskeln. Die Muskeln können sich bei Störungen schmerzhaft verkrampfen (Nierenkolik ► LF 1.3, Kap. 14.4.2, S. 548).

Durch das Gewebe beider Nieren fließen etwa 20 % der gesamten Blutmenge, d. h. ca. 1 500 l Blut täglich. Das Blut wird filtriert. So entstehen etwa 180 l **Primärharn.** 99 % des Wassers sowie wichtige Salze wie Natrium und Kalium nimmt die Niere aus dem Primärharn wieder auf. Die übrigen 1,5–2,0 l sind der Endharn, **Urin** genannt, der täglich ausgeschieden wird. Der Vorgang der Harnproduktion heißt **Diurese.**

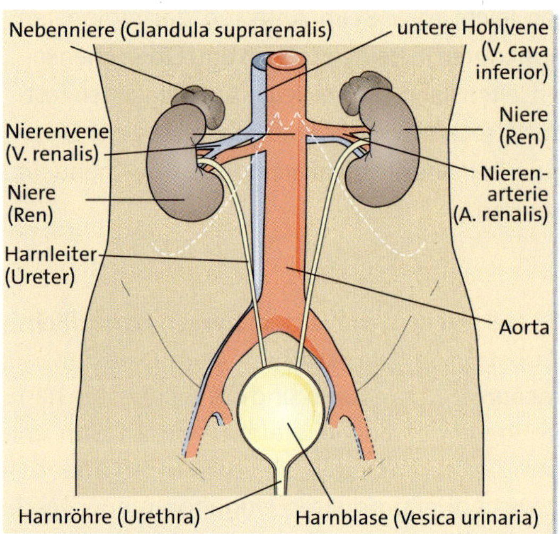

Abb. 14.1: Harnsystem

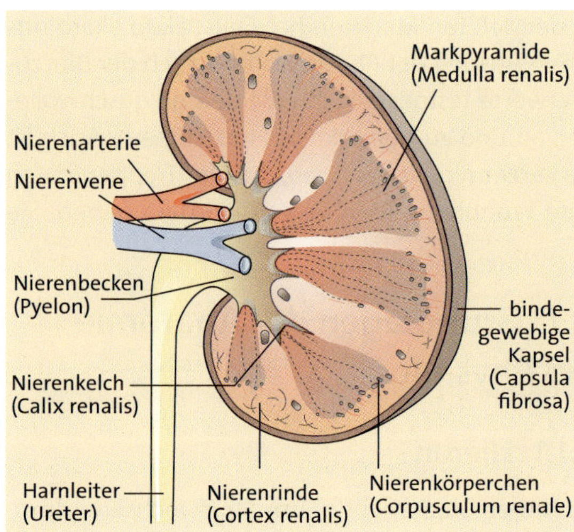

Abb. 14.2: Aufbau der Niere

Die Niere kann nur bei ausreichendem **Blutdruck** (► LF 1.3, Kap. 1.2.1, S. 142) arbeiten. Werte unter 60 mmHg systolisch führen zum Nierenversagen. Aus diesem Grund ist die Niere direkt an der Regulation des Blutdrucks beteiligt.

Nierenzellen, die neben den Nierenkörperchen liegen, produzieren das Enzym **Renin**. Das Renin startet den **Renin-Angiotensin-Aldosteron-Mechanismus:**

- **Renin** aktiviert das in der Leber gebildete und im Blut befindliche **Angiotensinogen** zu **Angiotensin I** (griech. angio = Blutgefäß, lat. tension = Spannung).
- Angiotensin I wird vom **Angiotensin-Converting-Enzym** (ACE) in der Lunge zu Angiotensin II umgewandelt.
- **Angiotensin II** schließlich
  - ist ein Vasokonstriktor (Gefäßverenger): Die Muskeln der Arteriolen kontrahieren sich und der Blutdruck steigt.
  - stimuliert die Freisetzung von Aldosteron, das wiederum dafür sorgt, dass in den Nieren vermehrt Natrium und Wasser resorbiert werden: Der Blutdruck steigt.

Somit ist der Renin-Angiotensin-Aldosteron-Mechanismus verantwortlich für die **renale** (die Nieren betreffende) Form der **Hypertonie** (► LF 1.3, Kap. 1.2.1, S. 142).

Gesunde Nieren scheiden wichtige Stoffe wie **Eiweiße** nicht aus. **Glukose** scheiden die Nieren erst ab einer gewissen Konzentration im Blut aus, etwa ab 180 mg/dl bzw. 10 mmol/l. Eine derart hohe Glukosekonzentration findet sich z. B. bei Diabetes mellitus (► LF 1.3, Kap. 15.4.2, S. 576).

Nephron

Die Arbeitseinheit, die die oben beschriebenen Aufgaben bewerkstelligt, ist das **Nephron**. Jede Niere hat 1,2 Mio. Nephrone, bestehend aus Nierenkörperchen und Harnkanälchen.

Die **Nierenkörperchen** filtrieren das Blut. Sie bestehen aus einem Kapillarknäuel (**Glomerulum**) und einer Kapsel. Das Blut fließt direkt aus der Aorta in die Nierenarterien. Diese verzweigen sich und treten zwischen den Pyramiden in das Nierengewebe ein. Im Nierengewebe gehen Arteriolen ab, entsprechend der Zahl der Nephrone. Diese Arteriolen münden in ein Knäuel von Kapillaren, die von der **Bowmann-Kapsel** (Abb. 14.4) umgeben werden und das Blut filtrieren. Um filtrieren zu können, weisen diese Kapillaren besonders große Lücken in ihrem Endothel auf. Das Knäuel von Kapillaren sammelt sich dann erneut zu einer Arteriole, die ins Kapillarnetz des Nierengewebes übergeht. Es gibt also eine zuführende und eine abführende Arteriole zur Bowman-Kapsel.

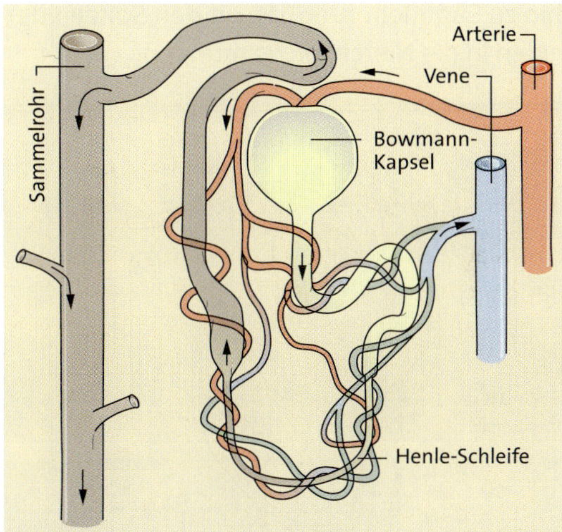

Abb. 14.3: Aufbau des Nephrons

Jede Bowmann-Kapsel geht in ein **Harnkanälchen** oder Nierenkanälchen über, in dem der gesam-

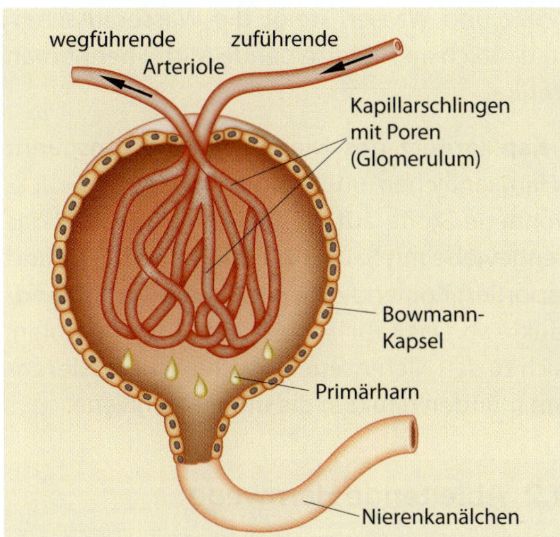

Abb. 14.4: Aufbau eines Nierenkörperchens

LF 1.3

melte Primärharn weiterfließt. Die Harnkanälchen bestehen aus drei Abschnitten: dem proximalen, intermediären und distalen **Tubulus**. Das gerade Stück des proximalen Tubulus und der intermediäre Tubulus bilden die **Henle-Schleife**, die tief in die Spitze der Markpapille hereinreicht und wieder zum distalen Tubulus aufsteigt. In der Henle-Schleife werden vor allem passiv Wasser und Salze resorbiert, während in den proximalen und distalen Tubuli aktiv resorbiert und sezerniert wird.

Die Harnkanälchen vereinigen sich zum Nierenbecken hin zu Sammelrohren, die an den Spitzen der Pyramiden in die Nierenkelche münden.

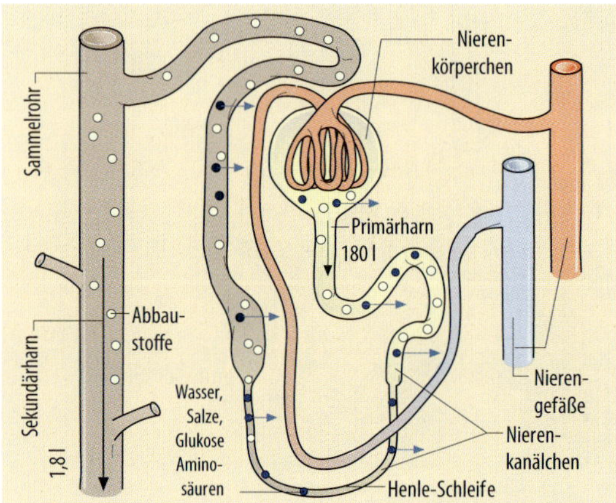

Abb. 14.5: Filtration und Rückgewinnung von Stoffen in der Niere

Unterdrücken Medikamente die Rückgewinnung von Salz und Wasser, steigt die Wasserausscheidung deutlich an. Harntreibende Mittel nennt man **Diuretika**.

Das **Kapillarnetz** des Nierengewebes umspannt die Harnkanälchen und nimmt Wasser und rückgewonnene Stoffe auf. Zusätzlich versorgt es das Nierengewebe mit Sauerstoff und Nährstoffen und transportiert Kohlendioxid sowie Stoffwechselendprodukte ab. Das Kapillarnetz geht über in Venolen, die sich zu den Nierenvenen vereinigen. Die **Nierenvenen** münden direkt in die untere Hohlvene.

14.1.2 Ableitende Harnwege

Die **Nierenkelche** münden in ein trichterförmiges **Nierenbecken** (Pyelon), das in den **Harnleiter** (Ureter) übergeht. Die Harnleiter beider Nieren sind jeweils ca. 30 cm lang, mit Schleimhaut ausgekleidete Gänge. Eine Wand aus glatter Muskulatur transportiert den Urin in die Blase, indem sie rhythmisch kontrahiert.

Die beiden Harnleiter münden in den hinteren Teil der Blase. Sie durchziehen schräg auf etwa 2 cm Länge die muskuläre Wand und bilden durch den schrägen Verlauf und mit Schleimhautfalten eine Art Klappe. Beides verhindert den Rückstrom des Urins bei voller Blase.

Die **Blase** ist ein dickwandiger Hohlmuskel, im kleinen Becken gelegen, beim Mann zwischen Schambein und Rektum, bei der Frau zwischen Schambein und Uterus (Gebärmutter). Die Blase ist ebenfalls mit Schleimhaut ausgekleidet und verfügt über eine dreischichtige Muskelwand, die im Leerzustand gefaltet ist. Wenn sich die Blase füllt, weichen die Muskelfasern auseinander und erlauben so eine erhebliche Dehnung.

Die innere Muskelschicht geht am Blasenhals in die **Harnröhre** (Urethra) über. Die äußere Muskelschicht umschließt die Harnröhre spiralig und formt den inneren **Schließmuskel** (Sphinkter internus), der nicht unserem Willen unterworfen ist. Der äußere Schließmuskel (Sphinkter externus) gehört zum Beckenboden, besteht aus zirkulär verlaufenden Muskeln und ist willkürlich zu betätigen.

Geschlechtsspezifische Besonderheiten der ableitenden Harnwege

Weibliche Harnröhre
Die **weibliche Harnröhre** ist bis zu 5 cm lang und verläuft zwischen Schambein und der vorderen Scheidenwand. Sie mündet schlitz- oder sternförmig zwischen Klitoris (Kitzler) und Scheidengang, im Scheidenvorhof. Da die Harnröhre der Frau besonders **kurz** ist und in ein bakterienbesiedeltes Gebiet mündet, erkranken Frauen häufiger an einer Blasenentzündung (Zystitis) als Männer (► LF 1.3, Kap. 14.4.5, S. 551).

Männliche Harnröhre
Die **männliche Harnröhre** verläuft zunächst auf einer Länge von ca. 3–3,5 cm mitten durch die **Pros-**

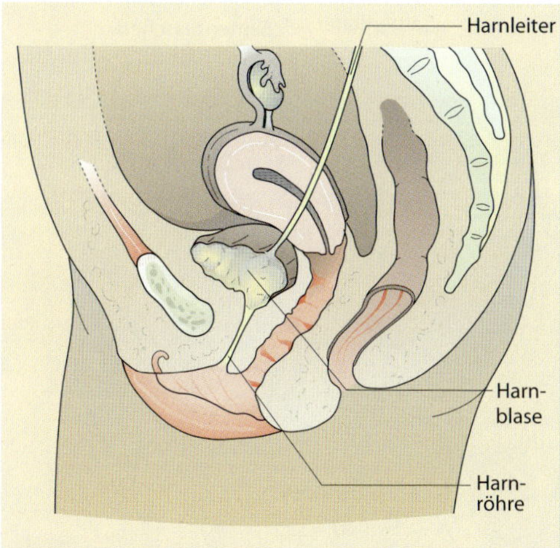

Abb. 14.6: Verlauf der weiblichen Harnröhre

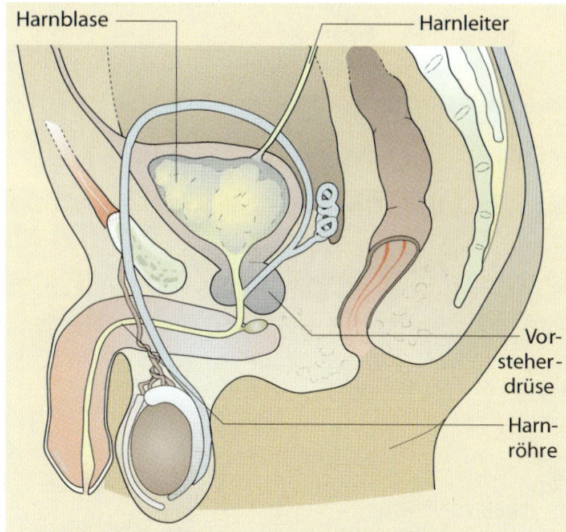

Abb. 14.7: Verlauf der männlichen Harnröhre

tata (Vorsteherdrüse). Hier münden die beiden **Samenleiter**, die Drüsenausgänge der **Samenbläschen** und der **Prostata** in die Harnröhre. Die Harnröhre ist ab da gleichzeitig Samenleiter. Danach tritt die Harnröhre durch den Beckenboden hindurch, dessen willkürliche Muskulatur ebenfalls den äußeren Schließmuskel bildet. Kurz danach münden weitere Drüsen, die ein alkalisches Sekret bilden. Dieses Sekret wird bei einem Erguss ausgestoßen und sorgt dafür, dass das saure Scheidensekret neutralisiert wird. Im sauren Milieu wären die Samenzellen nämlich unbeweglich.

Die Harnröhre verläuft zwischen Schambein und Enddarm, bis sie in den Penis eintritt. Auf ca. 15 cm Länge durchläuft sie dann den **Harnröhrenschwellkörper** und mündet in die Eichel (Glans penis).

14.1.3 Miktion

Das Wasserlassen ist ein Vorgang, bei dem unwillkürliche und willkürliche Körperfunktionen ineinandergreifen. Die willkürliche **Miktion** (Blasenentleerung) muss erlernt werden und ist vielfältig störbar, z. B. wenn die Nervenleitungen unterbrochen sind oder das Gehirn die Informationen nicht verarbeiten kann.

Das **sakrale Miktionszentrum**, ein spezielles Nervenzentrum im unteren Rückenmark, steuert die Miktion. Um eine vorzeitige Entleerung zu vermeiden, sorgt ein Hemmmechanismus dafür, dass sich der Blasenmuskel während der langsamen Füllung der Blase nicht zusammenzieht.

Ab einem Füllungsvolumen von über 150 ml leiten Dehnungsrezeptoren in der Blasenwand den »Druck« an das Miktionszentrum im Rückenmark weiter. Dieses informiert das Stammhirn und macht so den Harndrang bewusst.

Bei intakten Nervenbahnen kann nun der **Miktionsreflex** unterdrückt oder freigegeben werden. Bei Freigabe kontrahieren die **Blasenmuskeln**. Gleichzeitig öffnet sich der **innere Schließmuskel**. Der Urin verlässt jedoch erst den Körper, wenn auch der äußere Schließmuskel geöffnet ist. Der **äußere Schließmuskel** kann jedoch willkürlich geöffnet oder zusammengehalten werden. Dies ermöglicht, den Urin noch etwas zurückzuhalten. In »Notfällen« kann das Zusammenpressen der Oberschenkel helfen, den Urin einzuhalten.

Die Miktion kann unterstützt werden, indem man das Zwerchfell sowie die Bauch- und Beckenmuskeln anspannt.

Die Blase entleert sich normalerweise vollständig. Ist dies durch krankhafte Veränderungen nicht möglich, spricht man von **Restharn**. Nimmt die Menge an Restharn zu, staut sich Urin im Harnleiter und in die Nierenbecken zurück. Der stete Druck schädigt das Nierengewebe und führt zur Niereninsuffizienz (► LF 1.3, Kap. 14.4.1, S. 546). Man spricht auch von einer **Stauungsniere**.

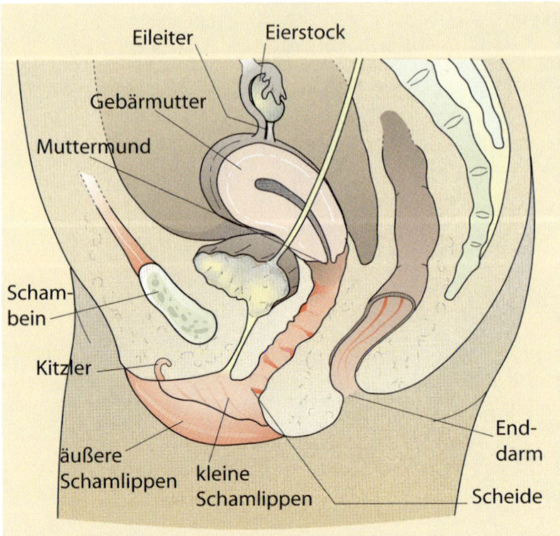

Abb. 14.8: Weibliche Geschlechtsorgane.

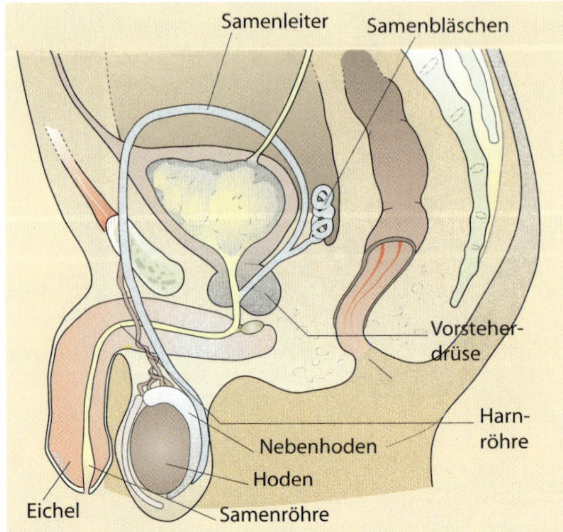

Abb. 14.9: Männliche Geschlechtsorgane.

14.1.4 Geschlechtsorgane

Die weiblichen und männlichen **Geschlechtsorgane** entwickeln sich aus einer gemeinsamen embryonalen Anlage unter dem Einfluss der Geschlechtschromosomen. Die äußeren Geschlechtsorgane sind bei der Geburt so weit entwickelt, dass eine Geschlechtsbestimmung möglich ist. Unter dem Einfluss der **Hoden** oder **Eierstöcke** reift der Organismus nach der Geburt weiter bis hin zur Geschlechtsreife. Äußerlich prägen sich in der Pubertät die **sekundären Geschlechtsmerkmale** aus: Brust der Frau, Schambehaarung und Bartwuchs. Das Unterhautfettgewebe verteilt sich und die Geschlechtsorgane passen sich an die Fortpflanzungsfunktion an.

Weibliche Geschlechtsorgane

Abgesehen von der weiblichen Brust wird der sichtbare Anteil der äußeren **Geschlechtsorgane der Frau** unter dem Begriff **Vulva** (weibliche Scham) zusammengefasst: Schamberg (Venushügel), große und kleine Schamlippen, Scheidenvorhof, Drüsen und die Klitoris (Kitzler) zählen hierzu:

- Die **großen Schamlippen** umfassen die kleinen Schamlippen. Sie enthalten Fettgewebe und Talg-, Schweiß- und Duftdrüsen.
- Die **kleinen Schamlippen** umschließen an ihrem vorderen Ende die **Klitoris**. Zwischen den kleinen Schamlippen liegt der **Scheidenvorhof**, in den die Harnröhre mündet, ca. 2 cm rückwärts der Klitoris; dahinter befindet sich der Eingang zur **Vagina** (Scheide). Der Damm, ein mit Haut überzogener Beckenbodenmuskelanteil, trennt die weibliche Scham vom Anus. In den Scheidenvorhof münden Drüsen, die den Scheideneingang bei sexueller Erregung anfeuchten. Auch die kleinen Schamlippen haben Talgdrüsen, die Smegma produzieren, ein Sekret, das leicht bakteriell besiedelt wird und deshalb regelmäßig beim Reinigen entfernt werden sollte.

Die **Vagina** ist ein mit Schleimhaut (Plattenepithel) ausgekleideter Schlauch von 8–10 cm Länge. Stützmuskulatur und Schwellgewebe können die Scheide erweitern und verengen. Auch in diesem Bereich sorgen spezielle Drüsen für die Gleitfähigkeit.

In die Scheide hinein ragt der **Muttermund** (Portio), ein Teil des Uterus (Gebärmutter). Der **Uterus** ist ein birnenförmiger, dickwandiger Hohlmuskel zwischen Blase und Enddarm. Er ist ebenfalls mit einer speziellen Schleimhaut ausgekleidet. In die Schleimhaut nistet sich die befruchtete Eizelle während der Schwangerschaft ein. Bleibt eine Schwangerschaft aus, wird die Schleimhaut am Ende eines Eireifungszyklus abgestoßen. Dies bewirkt die **Menstruationsblutung**. Der Muttermund wird von einem zähen **Schleimpfropf** verschlossen, der sich nur während des Eisprungs verflüssigt, sodass die Samenzellen eindringen können.

Auf der Seite, die der Scheide abgewandt ist, gehen vom Uterus rechts und links feine, ca. 10–15 cm lange Schläuche ab, die in einem offenen Ende münden, etwa einer Trompete gleich – die **Eileiter** (Tuben). Sie fangen die von den Eierstöcken gebildeten reifen Eizellen auf und transportieren sie zum Uterus. Die **Befruchtung** erfolgt im Eileiter.

Die **Ovarien** (Eierstöcke) sind kleine mandelförmige Gebilde, die zu beiden Seiten des Uterus liegen. In den Ovarien reifen die Eizellen heran und produzieren Geschlechtshormone. Bei der Frau beginnt die Geschlechtsreife mit der ersten Menstruationsblutung.

Männliche Geschlechtsorgane

Der sichtbare Anteil der **männlichen Geschlechtsorgane** besteht aus dem Glied (Penis) und dem Hodensack (Skrotum). Das Glied besteht aus Schwellkörpern, die sich bei sexueller Erregung mit Blut füllen und versteifen, um das Eindringen in die Scheide zu ermöglichen.

Das **Glied** ist von Haut bedeckt, die an der Spitze in einer Falte umgeschlagen ist. Die Hautfalte umhüllt die Eichel (Glans penis) als Vorhaut. In die Mitte der Eichel mündet die Harnröhre. An ihrem hinteren Rand befinden sich Talgdrüsen, die Smegma produzieren. Unter dem Penis befindet sich der Hodensack. Er besteht aus einer dünnen Muskelschicht und ist mit einer behaarten Haut überzogen. In ihm sind die Hoden gelagert.

Im **Hoden** reifen die Spermien (Samenzellen) heran. Reife Spermien gelangen über den **Nebenhoden** in den **Samenleiter**. Dieser führt durch den Leistenkanal in die Bauchhöhle und öffnet sich zu den Samenbläschen, die oberhalb der Prostata zwischen Blase und Enddarm liegen. Ein feiner Gang erstreckt sich durch die Prostata und mündet in die Harnröhre. Beim Mann kennzeichnet der erste Samenerguss den Beginn der Geschlechtsreife. Seine Zeugungsfähigkeit kann das ganze Leben lang erhalten bleiben.

Die **Prostata** (Vorsteherdrüse) umgibt die Harnröhre, sie liegt mit ihrer Basis am Blasenausgang und reicht bis zum Beckenboden. Erst wenn sich die Samenzellen mit dem Sekret der Vorsteherdrüse vermischen, entsteht die Samenflüssigkeit, das **Sperma**. Die Samenzellen sind nun beweglich und können den für die Befruchtung notwendigen, langen Weg in die Eileiter zurücklegen.

14.2 Altersveränderungen

Bei vielen alten Menschen ist die **Nierenfunktion eingeschränkt**. Das bedeutet, dass weniger harnpflichtige Substanzen und Abbauprodukte, von Medikamenten ausgeschieden werden können.

Bei vielen älteren Menschen sind zudem **Durstgefühl und Trinkbedürfnis vermindert**, da die Empfindlichkeit des Durstzentrums mit dem Alter abnimmt.

Altersveränderungen des Mannes

Die wichtigste **Altersveränderung des Mannes** ist die zunehmende **Vergrößerung der Prostata** (► LF 1.3, Kap. 14.4.7, S. 552). Dadurch kann das Verlangen nach Geschlechtsverkehr abnehmen, häufig auch die Fähigkeit zur Erektion.

Krankhafte Veränderungen an der Prostata stören fast immer die Blasenentleerung, ein Problem, das nahezu alle älteren Männer betrifft.

Altersveränderungen der Frau

Die wichtigste **Altersveränderung der Frau** ist die Unfruchtbarkeit, die im **Klimakterium** (Wechseljahre) einsetzt. In dieser Übergangsphase, die zwischen dem 45.–55. Lebensjahr stattfindet, nimmt die Hormonproduktion in den Eierstöcken ab, häufig **verringern** sich die **sexuellen Bedürfnisse**. Zudem produzieren die Drüsen der Vagina weniger Sekret, was zu zunehmender Trockenheit führt. Die letzte Regelblutung (Menopause) erfolgt um das 50. Lebensjahr.

Die Muskeln und Bänder werden schwächer. Dadurch steigt das Risiko für eine **Gebärmuttersenkung** (► LF 1.3, Kap. 1.6.3, S. 187). Diese ist häufig Ursache einer Inkontinenz.

LF 1.3

14.3 Psychosoziale Aspekte

Die Nieren scheiden die Stoffwechselendprodukte aus. Dabei handelt es sich um eine Notwendigkeit, wie auch in dem Begriff »Notdurft« deutlich wird. Interessanterweise gibt es einerseits ein großes Verständnis dafür, besonders in der Kindheit, andererseits werden Probleme beim Ausscheiden möglichst nicht angesprochen.

So wird insbesondere die **Harninkontinenz** in einer Gesellschaft, in der Körpergerüche als Zeichen ungenügender Pflege gelten, tabuisiert. Betroffene fühlen sich sozial ausgegrenzt und entwickeln ein Gefühl der Scham, das sie dazu bringt, ihr Problem möglichst zu vertuschen. Das verhindert eine rechtzeitige Behandlung. Trotz häufiger Betroffenheit gibt es deshalb eine große Dunkelziffer.

Der Erwerb der **Kontrolle** über unsere Körperfunktionen gehört mit zu den wichtigen Leistungen der persönlichen Entwicklung. Kontrolle ist für viele Menschen ein wichtiger Faktor im täglichen Leben. Ein Kontrollverlust über eine wichtige Körperfunktion kränkt die Betroffenen deshalb schwer und muss psychisch verarbeitet werden.

Da die Ausscheidungs- und Geschlechtsorgane auch eine **sexuelle Funktion** haben, beeinträchtigt eine Funktionsstörung der Ausscheidung unweigerlich auch die sexuelle Funktion. Damit entstehen Hemmungen, unter Umständen ist das Selbstwertgefühl erheblich gestört.

Ein weiteres Problem sind zunehmende Erkrankungen des Bewegungsapparats und unerwünschte Wirkungen von Medikamenten, die sich auf die Empfindungs- und Errektionsfähigkeit bei **Männern** auswirken. Bei **Frauen** spielen die Scham bei Inkontinenz, die zunehmende Trockenheit der Scheide sowie gesellschaftlicher Druck eine große Rolle (Sexualität im Alter ► LF 2.1, Kap. 5, S. 923).

14.4 Krankheitsbilder

14.4.1 Niereninsuffizienz

➜ Definition **Niereninsuffizienz** (Nierenversagen): nicht ausreichende oder völlig ausgefallene Nierenfunktion. Bei Niereninsuffizienz nimmt die Urinproduktion ab.

Es gibt eine Reihe von Ursachen, die die Nierenfunktion stören.

Die **akute Niereninsuffizienz** ist eine reversible (behandelbare) Funktionsstörung. Die **chronische Niereninsuffizienz** ist irreversibel (nicht umkehrbar).

Akute Niereninsuffizienz

Man unterscheidet drei Ursachengruppen, die zu einem **akuten Nierenversagen** führen:
- Erkrankungen und Schädigungen, die die **Durchblutung** der Nieren beeinträchtigen, sowie schwere **Infektionen**, schwere **Blutverluste** nach Unfällen oder akuter Blutdruckabfall anderer Ursachen. Diese Ursachengruppe ist für 80 % der akuten Nierenversagen verantwortlich.
- **direkte Schädigungen** der Nieren, die von Medikamenten, allergischen Reaktionen oder Bakterien ausgelöst werden
- **akute Abflussbehinderungen**, die von einem Harnleiterstein verursacht werden. Der Urin staut sich bis in die Nieren auf.

Zeichen eines Versagens der Nierenfunktion sind:
- **verringerte bis fehlende Urinausscheidung** trotz normaler Trinkmenge
- **Ödeme** an Händen und Beinen sowie im Bereich der Augenlider. Anasarka ist eine besondere Form der Ödeme, die das Unterhautgewebe betrifft und lageabhängig auftritt. Im Liegen betrifft sie beispielsweise die Flanken.
- im weiteren Verlauf **Lungenödem** (► LF 1.3, Kap. 10.4.1, S. 437)

Mit zunehmender Ansammlung von harnpflichtigen Substanzen kommt es zur **Urämie** (Harnvergiftung), die sich in Geruch nach Urin, Übelkeit, Erbrechen und Bewusstseinstrübung äußert.

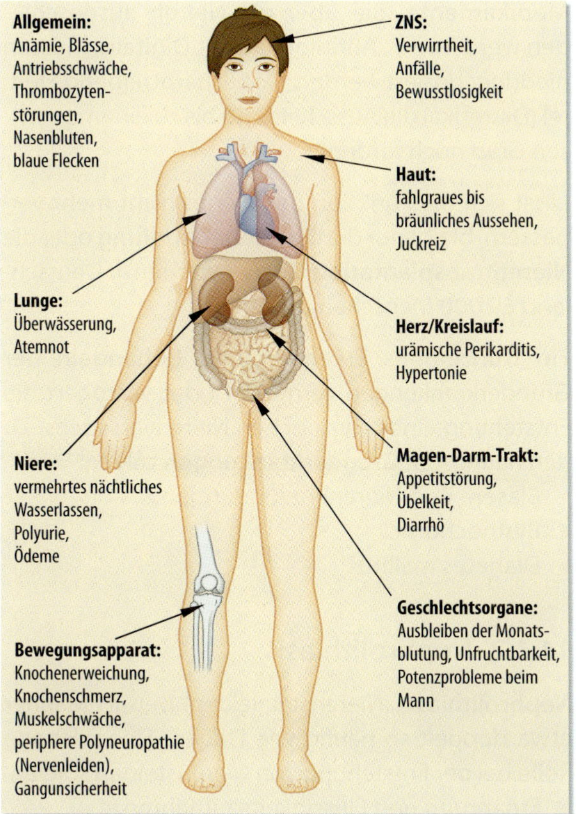

Abb. 14.10: Beschwerden bei chronischem Nierenversagen

Die **Behandlung** des akuten Nierenversagens richtet sich nach der auslösenden Ursache. Sollte der Zustand länger dauern, muss vorübergehend eine Dialysebehandlung erfolgen.

Hämodialyse

Die **Hämodialyse** (HD) oder Dialyse (griech. häm = Blut; griech. dialysis = Trennung), vereinfacht auch »Blutwäsche« genannt, ist ein Verfahren, das harnpflichtige Substanzen und überschüssiges Wasser aus dem Körper entfernt. Dabei fließt das Blut durch eine »künstliche Niere«, in der spezielle halb durchlässige (semipermeable) Membranen Wasser, Elektrolyte, Harnstoff und Kreatinin herausfiltern. Eiweiße, Fette und Blutzellen bleiben zurück.

Um das notwendige Punktieren der Vene zu erleichtern, wird in einer Operation die Handgelenksarterie A. radialis mit der großen Unterarmvene V. cephalica verbunden. Die Verbindung wird **Shunt** oder arteriovenöse Fistel genannt (Abb. 14.11).

Shuntversorgung

Hat ein Bewohner einen **Shunt**, sollte auf Folgendes geachtet werden:

- Am Shuntarm darf nicht Blutdruck gemessen werden.
- Der Bewohner soll an diesem Arm keine beengende oder abschnürende Kleidung tragen.
- Der Shunt darf nicht mit einem zu engen Verband abgedrückt werden.
- Der Bewohner soll mit dem Shuntarm keine schweren Lasten tragen.
- Der Bewohner soll den Shuntarm vor Verletzungen schützen.

Weitere **Maßnahmen** bei dialysepflichtigen Bewohnern:

- Es sollen täglich Blutdruck und Gewicht gemessen werden.
- Aufgrund von dialysebedingten Blutgerinnungsstörungen soll der Bewohner auf Hämatome und Blutungen in Urin und Stuhl beobachtet werden.
- Seine Ernährung sollte eiweißreich, kalium- und phosphatarm sein.
- Die Flüssigkeitsaufnahme richtet sich nach der Arztanordnung.
- Im dialysefreien Intervall soll der Bewohner nicht mehr als 1 kg zunehmen.

Die **Peritonealdialyse** ist ein Verfahren, bei dem über einen Katheter Flüssigkeit in den Bauchraum geleitet und nach einer Weile wieder abgelassen wird. Dabei dient das Peritoneum (Bauchfell) als Filter.

Üblicherweise werden Dialysen in speziellen Einrichtungen und Krankenhäusern durchgeführt. Bei entsprechender pflegerischer Begleitung ist die Peritonealdialyse auch zu Hause möglich.

Chronische Niereninsuffizienz

Ein **chronisches Nierenversagen** liegt vor, wenn das Nierenversagen langsam fortschreitet, unabhängig von der auslösenden Krankheit. Die häufigsten **Ursachen** sind Schädigungen der Nieren infolge eines **Diabetes mellitus** (diabetische Nephropathie, ►LF 1.3, Kap. 15.4.2, S. 576) in 20 % der Fälle sowie **chronische Entzündungen** des Nierengewebes und des Nierenbeckens (Pyelonephritis ►LF 1.3, Kap. 14.4.6, S. 552). Weitere wichtige Ursachen sind **Bluthochdruck** und **Medikamentennebenwirkungen**, vor allem bei Schmerzmitteln.

Da die Nieren eine große Reservekapazität haben, nimmt die Harnproduktion erst merklich ab, wenn etwa die Hälfte des Nierengewebes geschädigt ist. Daher sollte die Nierenfunktion, vor allem wenn Risikofaktoren vorliegen, regelmäßig geprüft werden, um früh Maßnahmen ergreifen zu können, die Niere zu schützen.

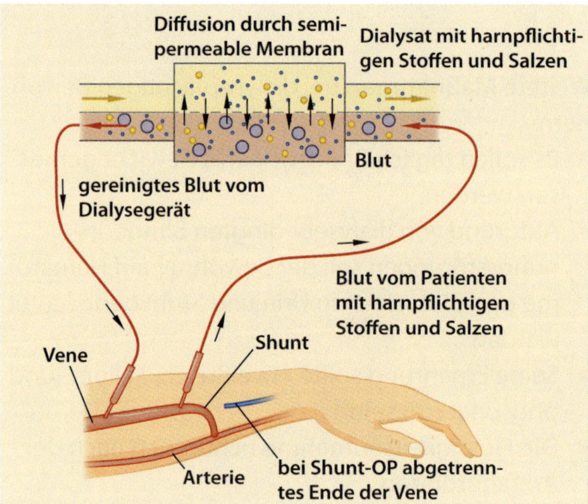

Abb. 14.11: Prinzip der Hämodialyse

Zunächst nimmt die Urinausscheidung trotz ausreichender Trinkmenge ab. Die **harnpflichtigen Substanzen** sammeln sich im Blut an und treten in das Gewebe über. Sie werden über die Schweißdrüsen und die Schleimhäute des Verdauungstrakts abgegeben. Wenn harnpflichtige Substanzen über den Schweiß abgegeben werden, bilden sich auf der Haut kleine Kristalle, die zu einem quälenden **Juckreiz** führen. Die Haut ist trocken, schuppig und gelbgrau. Die Menge an Erythropoetin nimmt ab, sodass weniger Erythrozyten gebildet werden. Es kommt zur Anämie (Blutarmut).

Die Schleimhäute sind in ihrer Funktion gestört. Die Betroffenen **riechen** aus dem Mund **nach Urin** und leiden unter **Erbrechen** und **Durchfällen**. Der Appetit ist erheblich gestört. Es droht eine **Urämie** (Harnvergiftung), ein lebensbedrohlicher Zustand.

Medikamente, die über die Nieren ausgeschieden werden, z. B. Antibiotika oder Digitalis, müssen niedriger dosiert werden, wobei harntreibende Mittel (Diuretika) die Ausscheidung bis zu einem gewissen Grad noch fördern.

Lässt sich die Funktion der Nieren nicht mehr verbessern, bleibt nur die **Dialysebehandlung** oder die **Nierentransplantation**. Zurzeit werden in Deutschland 60 000 Menschen dialysiert.

Ein frühzeitiges Erkennen und Behandeln der Grunderkrankungen vermeidet oder verzögert die Entstehung eines chronischen Nierenversagens. Zu den häufigsten **Grunderkrankungen** zählen:

- Blasen- und Nierenentzündungen
- Bluthochdruck
- Diabetes mellitus

14.4.2 Nephrolithiasis

Nephrolithiasis (Nierensteinleiden) betrifft Männer etwa doppelt so häufig wie Frauen. Eine wichtige Rolle bei der Entstehung von Nierensteinen spielen

- Ernährung und Flüssigkeitsaufnahme
- Harnwegsinfekte
- Stoffwechselerkrankungen, z. B. Überfunktion der Nebenschilddrüse

Einzelne Substanzen in der Niere verbinden sich zu unlöslichen Kristallen, an die sich weitere Kristalle anlagern und so einen »Stein« bilden. Am häufigsten bestehen Nierensteine aus schwer löslichen **Harnsäurekristallen**, weniger häufig aus **Oxalat**, das z. B. in Spinat, Schokolade oder schwarzem Tee enthalten ist. Zahlreiche weitere Substanzen können Steine bilden. Harnstau und häufige Infekte begünstigen die Nephrolithiasis.

Kleine Steine, die in den Harnleiter passen und in Richtung Blase wandern, reizen das Nierenbecken und die Harnleiterinnenwand. Die Folge sind Schmerzen mit einer wellenförmigen Intensität. Es besteht eine **Nierenkolik**. Kennzeichen einer Nierenkolik sind

- krampfartige Schmerzen mit Ausstrahlung in die Leiste und zur Blase hin,
- Übelkeit, Erbrechen und
- auffällige Unruhe, z. B. bei Demenz.

Bei **Bauchfellreizungen**, z.B. einer Peritonitis, liegen Betroffene möglichst ruhig und versuchen, die Bauchdecke zu entspannen. Bei **Koliken**, vor allem Gallen- und Nierenkoliken, sind Betroffene unruhig und wechseln ständig die Lage.

Im Urin finden sich häufig **Erythrozyten**, die aus der verletzten Schleimhaut ausgetreten sind. Ist der Stein bis in die Blase gelangt, verschwinden die Beschwerden und der Stein wird auf natürlichem Weg ausgeschieden. Dennoch sollte eine fachärztliche Untersuchung des gesamten Harntraktes durchgeführt werden, um krankhafte Veränderungen aufzudecken.

Verklemmt sich ein Stein, **staut sich der Harn** und weitet den Harnleiter und das Nierenbecken. Erleidet das Nierengewebe einen Druckschaden, droht eine Niereninsuffizienz (► LF 1.3, Kap. 14.4.1, S. 546). Ein verklemmter Stein muss mit Katheterschlinge, Operation oder Ultraschallzertrümmerung entfernt werden. Entfernte Steine können auf ihre Zusammensetzung hin untersucht werden. Aus der Analyse lässt sich dann eine Empfehlung für die Ernährung ableiten. Gegen die extrem starken Schmerzen helfen Spasmolytika oder Analgetika. Eine Nierenkolik gehört immer ärztlich behandelt und ist auch nachts und am Wochenende sofort zu therapieren.

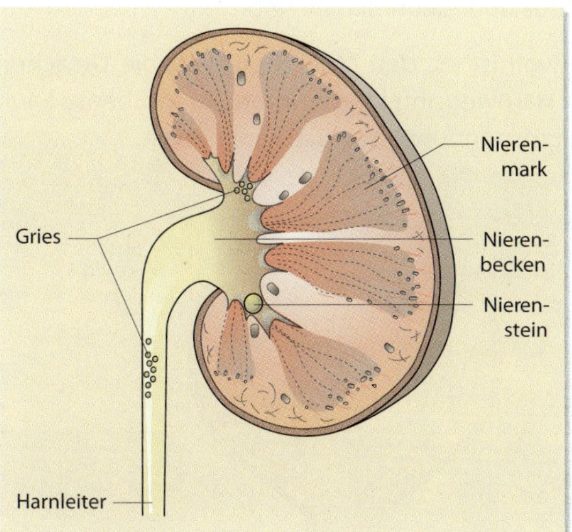

Abb. 14.12: Steine in Niere und Harnleiter

Maßnahmen, die Nierensteinen **vorbeugen**, sind:

- eine **Mischkost** mit möglichst wenig Fleisch und Wurstwaren
- **Verzicht** auf Schokolade, Kakao, Rhabarber, Tomaten und schwarzen Tee
- reichliche Zufuhr **magnesiumhaltiger Mineralwässer.** Magnesium soll die Steinentstehung bremsen.
- konsequente Behandlung von **Blasenentzündungen**

Spezielle Medikamente verändern den **Säuregrad des Urins** so, dass eine Steinbildung unterbleibt. Der Urin-pH sollte zwischen 6,4 und 6,7 liegen.

14.4.3 Harninkontinenz

Harninkontinenz ist keine Krankheit, sondern Symptom für Organveränderungen. Vorbeugung und Therapie sind möglich, erfordern aber ein hohes Maß an Motivation bei dem Betroffenen. Einer europäischen Befragung zufolge, berichtet nur ein Drittel der Betroffenen ihrem Arzt von der Harninkontinenz. Der erste Schritt ist deshalb das einfühlsame Ansprechen des Problems vonseiten der Pflegefachkraft.

➜ **Definition** Sechs **Formen** der Harninkontinenz werden unterschieden:

- **Stressinkontinenz (auch Belastungsinkontinenz):** Harnverlust bei ungenügendem Harnröhrenverschluss unter Belastung. Normale Funktion der Blasenentleerung.
- **Dranginkontinenz:** Harnverlust bei intaktem Harnröhrenverschluss, erhöhter Harndrang, unwillkürliche Blasenentleerung.
- **Inkontinenz bei chronischer Harnretention** (retention = Rückhalt). Unvollständige Entleerung der Blase, kann mit unfreiwilligem Urinverlust einhergehen.
- **Mischinkontinenz:** Der unfreiwillige Urinverlust kann durch Harndrang, aber auch durch körperliche Belastung auftreten.

Bei einer **extraurethralen Inkontinenz** verliert der Mensch Urin über einen anderen Weg als über die Blase, z.B. durch eine Fistel (Verbindungsgang), z.B. zur Scheide. Weiterhin gibt es **unkategorisierbare Inkontinenzen**, die keiner der oben genannten Formen zugeordnet werden können. (1, S. 48)

Im jungen Erwachsenenalter sind Frauen häufiger von einer Inkontinenz betroffen als Männer. Im Alter nimmt für beide Geschlechter das Risiko gleichermaßen zu.

Um die jeweilige Form zu bestimmen, erfolgt eine eingehende urologische Untersuchung. Zudem führt der Mensch über einige Tage ein Miktionsprotokoll. Erst dann ist eine gezielte Behandlung der vorliegenden Störung möglich.

Die Betroffenen ziehen sich häufig aus ihrem **Sozialleben** zurück und entwickeln Strategien des Umgangs, die das Problem nicht lösen. So wird wenig getrunken und häufig auf die Toilette gegangen. Dadurch verringert sich jedoch längerfristig das Fassungsvermögen der Blase, was zu noch häufigeren Toilettengängen führt und Blasenentzündungen fördert.

Stressinkontinenz

Auslöser der **Stressinkontinenz** ist erhöhter Druck im Bauchraum bei Husten, Niesen, Lachen oder dem Heben schwerer Lasten.

Die Speicherfunktion der Harnblase ist gestört. Bei betroffenen **Frauen** sind meist die **Beckenbodenmuskeln** geschwächt. Auch Verletzungen des Beckenbodens im Zuge von Geburten begünstigen die Entstehung einer Stressinkontinenz. In der Folge senken sich Uterus und Blase. Dadurch ändert die Harnröhre ihren nach unten gerichteten Verlauf, was die Funktion der Schließmuskeln weiter verschlechtert. Sinkt die Blase so weit ab, dass die Hinterwand unterhalb des Ausgangs der Harnröhre liegt, bildet sich Restharn.

Sind **Männer** betroffen, ist meist die **vergrößerte Prostata** der Auslöser. Die vergrößerte Drüse fängt einen Teil des Blasendrucks ab. Dadurch wird der äußere Schließmuskel weniger belastet und verliert an Kraft. Nach einer operativen Prostata-Verkleinerung erweist sich der äußere Schließmuskel als zu schwach und es kommt zur Inkontinenz.

Als aktive Selbsthilfe ist ein Training zur Kontraktionskraft der Muskeln zu empfehlen, das **Beckenbodentraining** (► LF 1.3, Kap. 14.5.2, S. 556).

Dranginkontinenz

Bei der **Dranginkontinenz** sind die nervalen Hemmungsmechanismen der Miktion gestört. Die Speicherfunktion der Blase ist gestört. Der Blasenmuskel ist ständig angespannt. Mögliche **Ursachen** sind:

- Irritationen der Blasenwand, z. B. Harnwegsinfekte, Blasensteine oder Blasentumoren
- Lageveränderungen der Organe
- neurologische Erkrankungen wie Multiple Sklerose, Morbus Parkinson oder Demenz
- psychische Faktoren
- Störungen der Nervenleitung bei Diabetes mellitus und Alkoholkrankheit

Sinnvoll ist es, den Menschen über die Ursachen von Harnwegsinfekten zu informieren. Ebenso kann ein Entspannungstraining sinnvoll sein.

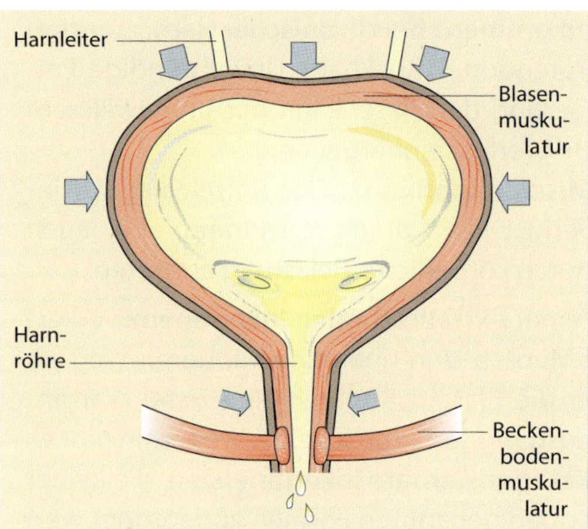

Abb. 14.13: Stressinkontinenz

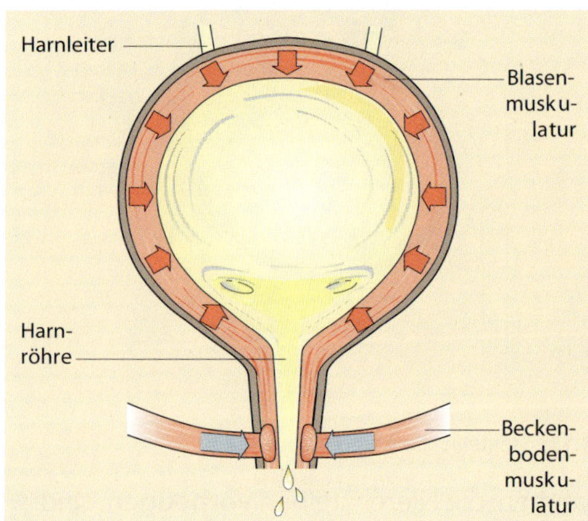

Abb. 14.14: Dranginkontinenz

Inkontinenz bei chronischer Harnretention

Diese Form der Inkontinenz beruht auf einer unvollständigen Leerung der Blase. Es bildet sich sogenannter **Restharn**, der in der Blase verbleibt. Die Entleerungsfunktion der Blase ist gestört und selbst wenn der Mensch nicht unfreiwillig Urin verliert, erhöht der Restharn das Risiko für eine **Zystitis** (Blasenentzündung).

Behindert eine vergrößerte Prostata die Blasenentleerung, verbleibt ebenfalls Restharn. Längerfristig **überdehnt** und schwächt der Restharn die Blasenmuskeln. Melden die Dehnungsrezeptoren nun den Dehnungszustand der Blase nicht weiter, füllt sich die Blase, bis keine Dehnung der Wand mehr möglich ist. Eine kleine Menge Harn entleert sich unbeabsichtigt, sodass der Druck in der Blase wieder abnimmt. Läuft neuer Harn von den Nieren aus in die Blase nach, beginnt der Vorgang erneut. Es besteht die Gefahr, dass sich Harn bis in die Nieren rückstaut (► LF 1.3, Kap. 14.4.2, S. 548).

Eine Überlaufinkontinenz wird **operativ** behandelt. Man verkleinert rechtzeitig die Prostata oder erweitert die Harnröhre im Bereich der Prostata.

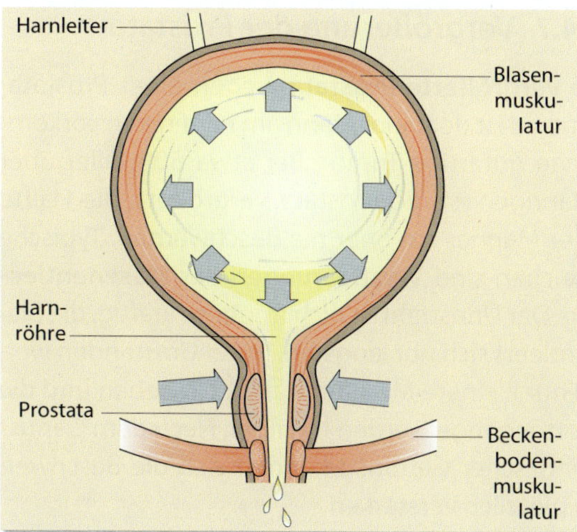

Abb. 14.15: Inkontinenz bei chronischer Harnretention

Mischinkontinenz

Bei der **Mischinkontinenz** sind sowohl ein verstärkter Harndrang als auch körperliche Belastung für den ungewollten Urinverlust verantwortlich. Diese Form der Inkontinenz tritt sehr häufig auf.

14.4.4 Harnverhalt

➧ **Definition** **Harnverhalt:** trotz gefüllter Blase kann kein Wasser gelassen werden

Menschen, die zur Kommunikation uneingeschränkt in der Lage sind, werden den zunehmenden, eventuell schmerzhaften Druck direkt mitteilen. Ist die Kommunikation gestört, z. B. bei Aphasie oder Demenz, muss auf Zeichen der **Unruhe** geachtet und reagiert werden. Eine über dem Schambein deutlich sicht- und tastbare prall elastische Wölbung sichert den Verdacht. Der Harnverhalt ist immer ein ernstes medizinisches Problem, das zügig angegangen werden muss. Wird dies nicht getan, kann es zum Urinrückstau bis in die Nieren kommen (Harnstauungsniere) und sich eine Überlaufinkontinenz entwickeln. Bei Herzkranken kann es zur Volumenbelastung mit der Gefahr des Herzversagens kommen.

Hauptursache bei Männern ist meist eine **vergrößerte Prostata**. Mögliche Ursachen bei beiden Geschlechtern sind Tumoren der Harnröhre oder der Blase nahe der Mündung. Verursacht eine gestörte nervale Steuerung den Harnverhalt, kann ein Bandscheibenvorfall zugrunde liegen. Bei Harnverhalt oder stärkerer Restharnbildung muss eine dauerhafte Katheterversorgung erfolgen (► LF 1.3, Kap. 14.5.3, S. 558).

14.4.5 Blasenentzündung

Auslöser für eine **Blasenentzündung** (Zystitis) sind meistens die aus dem Darm stammenden Bakterien **Escherichia coli**. Die Blasenentzündung tritt bei Frauen häufiger auf als bei Männern, da bei ihnen Harnröhrenöffnung und After besonders nah beieinanderliegen und die Harnröhre kurz ist und gerade verläuft.

Für die **Entstehung** einer Blasenentzündung gibt es vielfältige Gründe:

- vernachlässigte Körperpflege
- falsche Intimwäsche oder Reinigung nach dem Stuhlgang, d. h. eine Wischtechnik, bei der vom After zur Scheide hin gewischt wird
- Scheidenvorhof als feuchte Kammer
- Gewebeschwäche mit Inkontinenz bei der Frau

- Prostatavergrößerung mit Restharnbildung beim Mann
- ungenügende Trinkmenge und daraus folgende ungenügende Spülung der Harnwege
- Erkrankungen der Harnblase wie Gewebewucherungen der Wand und Blasensteine
- aufsteigende Infektionen durch einen Harnröhrenkatheter

Die Erkrankung beginnt meist akut

- mit brennenden **Schmerzen** beim Wasserlassen (Algurie),
- **erschwertem** Wasserlassen (Dysurie),
- häufigem **Harndrang** mit kleinen Mengen (Pollakisurie) und
- nicht selten mit **blutigem** Urin (Hämaturie).

Die Blasenschleimhaut ist so zart, dass sie bei geringsten Verletzungen und Entzündungen zu bluten anfängt.

Insbesondere Menschen über 60 Jahre sollten bei dem Verdacht auf einen Harnwegsinfekt den Arzt aufsuchen. Behandelt wird meist mit einem **Antibiotikum**. Wichtig ist eine reichliche Zufuhr von **Flüssigkeit**, denn Flüssigkeit spült Bakterien aus den Harnwegen.

Tritt die Blasenentzündung immer wieder auf, sollte eine **Urinkultur** angelegt werden (► LF 1.3, Kap. 14.4.6, S. 552), um eine gezielte Therapie zu ermöglichen. Diese kann z. B. durch die Gewinnung von Mittelstrahlurin erfolgen (► LF 1.3, Kap. 1.6.1, S. 184). Bei häufig wiederkehrenden Infekten muss nach krankhaften Veränderungen im Bereich der ableitenden Harnwege und der Blase gesucht werden, der Blutzucker sollte überprüft werden (► LF 1.3, Kap. 15.4.2, S. 576).

> **! Merke** Blasenentzündungen könne auch ohne Erregernachweis auftreten.

14.4.6 Nierenbeckenentzündung

Steigen Bakterien von der Blase in die Harnwege auf, folgt eine **Nierenbeckenentzündung** (Pyelonephritis). Die Erkrankung beginnt mit

- Schüttelfrost und anschließend hohem Fieber,
- dumpfen Schmerzen in der betroffenen Flanke, die sich bei Erschütterung oder Klopfen verstärken, und
- allgemeinem Krankheitsgefühl mit Mattigkeit, Appetitlosigkeit und Kopfschmerzen.

Um die Bakterienart zu bestimmen, wird eine **Urinkultur** angelegt. Der gezielte Einsatz eines **Antibiotikums** ist erforderlich. Auf ausreichende **Flüssigkeitszufuhr** ist zu achten. Wird nicht rechtzeitig behandelt oder ist die Behandlung nicht ausreichend, greifen die Bakterien auf das Nierengewebe über und es droht eine **Nephritis** (Nierenentzündung), bei der die Nierenfunktion versagt. Bei einer Keiminvasion in die Blutbahn kann es zur **Urosepsis** kommen.

Eine chronische Form der Nierenbeckenentzündung entwickelt sich vor allem, wenn ein oder beide Harnleiter verengt sind. Die Bakterien werden dann nicht ausreichend ausgeschwemmt. In über 60 % der Fälle entwickelt sich eine **Hochdruckkrankheit**, schleichend entsteht eine Niereninsuffizienz (► LF 1.3, Kap. 14.4.1, S. 546).

14.4.7 Vergrößerung der Prostata

Eine **vergrößerte Prostata** wegen eines Prostataadenoms ist der beim Mann am häufigsten vorkommende gutartige Tumor. Bei etwa 80 % aller über 60-Jährigen ist die Prostata vergrößert, die Hälfte dieser Männer hat aber nie Beschwerden. Typische Anzeichen sind Veränderungen der **Blasenentleerung**. Der Urinstrahl ist nicht mehr so kräftig, die Blase entleert sich nur langsam. Unter Umständen werden nur kleinere Mengen Harn abgegeben und die Toilettengänge werden häufiger. Nach dem Genuss alkoholischer Getränke können sich die Beschwerden plötzlich verstärken.

Restharn ist immer ein guter Nährboden für Bakterien und vergrößert die Gefahr einer Blasenentzündung. Nimmt die Menge zu, kann sich Harn in Harnleiter und Nierenbecken rückstauen.

Um unterschiedliche Vorgehensweisen bei der Therapie abzugrenzen, werden die Beschwerden und Befunde in vier **Stadien** eingeteilt:

- **Stadium I:** tastbar vergrößerte Prostata, keine Miktionsbeschwerden, kein Restharn
- **Stadium II:** vergrößerte Prostata, wechselnde Störungen beim Entleeren, verzögerter Beginn, verringerter Strahl, unter Umständen Harnträufeln
- **Stadium III:** vergrößerte Prostata, permanente Miktionsstörungen, Restharn weniger als 50 ml
- **Stadium IV:** Prostatavergrößerung, permanente Miktionsstörungen, Restharn mehr als 100 ml, u. U. Überlaufblase, Stauungsnieren, zunehmende Niereninsuffizienz

Operiert werden muss auf jeden Fall bei gleichzeitig bestehenden Blasensteinen, Blutungen oder häufig sich wiederholendem Harnverhalt in den Stadien III und IV. Die Harnröhre wird erweitert, indem man Drüsengewebe entfernt. Alternativ werden Drahtgeflechte eingesetzt, die die Harnröhre offen halten. Fallweise wird die ganze Drüse entfernt. Bei allen Methoden droht nach der Operation die Inkontinenz und oft auch eine Impotenz. Ist das Operationsrisiko zu groß, erfolgt eine Katheterversorgung (► LF 1.3, Kap. 14.5.3, S. 558).

14.5 Pflege

14.5.1 Krankenbeobachtung

Der Urin alter Menschen sollte regelmäßig überprüft werden, um wichtige Informationen über die Urinproduktion, die Miktion, die Urinqualität, den Wasserhaushalt und einzelne Organe zu gewinnen. Das Ziel der Beobachtung ist, **Veränderungen des Harns und der Harnausscheidung** frühzeitig zu erkennen. So können rechtzeitig diagnostische, therapeutische und pflegerische Maßnahmen eingeleitet werden, um mögliche Komplikationen zu verhindern.

Zusammensetzung des Urins

Beobachtung des Urins ► LF 1.3, Kap. 1.6.1, S. 183

Bei einer Miktion scheidet der Mensch etwa 200–500 ml Urin im Strahl aus.

Urin besteht zu 95 % aus Wasser, der Rest aus Harnstoff, Harnsäure, Kreatinin, gelösten Salzen wie Kochsalz, Kalksalzen und Phosphaten, Säuren wie Zitronen- und Oxalsäure, Farbstoffen, Hormonen, Reststoffen von Medikamenten und wasserlöslichen Vitaminen.

Einige **Lebensmittel** können den Urin vorübergehend verändern, z. B. Rote Bete ihn rot färben oder Spargel zu unangenehmem Geruch führen.

14.5.2 Unterstützung bei Harninkontinenz

Eine urologische Untersuchung klärt die Ursache für eine bestehende **Inkontinenz** ab. Hilfreich ist auch das Führen eines Miktionstagebuchs oder **Miktionsprotokolls** (Tab. 14.1). Scheiden medikamentöse und operative Therapien aus, ermöglichen **Kontinenztraining** und **Inkontinenzversorgungssysteme** die Teilhabe am sozialen Leben.

Maßnahmen

Im Rahmen der Pflegeanamnese erhebt die Pflegefachkraft bei jedem Menschen folgende Risikofaktoren: ungewollter Harnverlust; Harnverlust beim Husten, Lachen, körperlicher Betätigung; Harnverlust auf dem Weg zur Toilette; Einsatz von Vorlagen; häufig gespürter (starker) Harndrang; Notwendigkeit, beim Wasserlassen zu pressen. Dabei geht die Pflegefachkraft diskret vor, da das Thema die Intimsphäre betrifft. Auch beobachtet die Pflegefachkraft den Menschen, z. B. die Häufigkeit der Toilettengänge, auffälligen Geruch, verunreinigte Wäsche.

Die Risikoerhebung für eine Harninkontinenz wird nach einem individuell festgelegten zeitlichen Abstand oder wenn sich an der Situation etwas geändert hat, z. B. verändertes Trinkverhalten, wiederholt. Bei einer Neuaufnahme wird die Erhebung nach ein bis zwei Monaten wiederholt, dann mindestens einmal im Quartal.

Wurde in der Pflegeanamnese ein erhöhtes Risiko festgestellt, leitet die Pflegefachkraft folgende Schritte ein:

- ausführliche körperliche Anamnese
- Harnwegsinfekt ausschließen: Analyse des Urins
- Restharnvolumen bestimmen
- über 3–5 Tage ein individuelles Miktionsprotokoll führen

- Vorlagen sammeln, wiegen, Gewicht dokumentieren und mit dem Gewicht unbenutzter Vorlagen vergleichen
- aufklären über Risikofaktoren und Prävention einer Harninkontinenz, z. B. geistige Einschränkungen, körperliche Einschränkungen, Alter, Harnwegsinfektion, bestimmte Medikamente wie Diuretika

LF 1.3

Beim ersten Auftreten einer Harninkontinenz ergreift die Pflegefachkraft folgende **Maßnahmen**:
- Miktionsprotokoll führen (Tab. 14.1)
- 24 Stunden lang Vorlagentest
- Arzt informieren
- Kontinenzprofil bestimmen und mit dem Menschen besprechen, welches Kontinenzprofil erreicht werden soll
- verschiedene Hilfsmittel vorstellen und dazu beraten
- Umgang mit Hilfsmitteln anleiten
- überprüfen, ob der Mensch mit den Hilfsmitteln umgehen kann und ob sie hilfreich sind
- nach Zustimmung des Menschen je nach Ursache andere Berufsgruppen informieren und interdisziplinäre Absprachen organisieren, z. B. mit Hausarzt, Urologe, Physiotherapeut; Absprachen in regelmäßigen Abständen wiederholen
- in Absprache mit dem interdisziplinären Team:
  - Therapieplan aufstellen unter Berücksichtigung des gewohnten Alltags des Menschen
  - Therapieplan regelmäßig auf Aktualität prüfen
  - therapeutische Übungen nach Einweisung durch den Therapeuten anleiten, wenn dieser nicht da ist

! Merke Vom DNQP (► LF 1.1, Kap. 3.4.2, S. 41) wurde der **Expertenstandard »Förderung der Harnkontinenz in der Pflege«** entwickelt. Seine Zielsetzung besteht darin:
- Bei kompletter Kontinenz bleibt die Harnkontinenz erhalten, Anzeichen einer Inkontinenz werden frühestmöglich erkannt.
- Bei nicht kompletter Kontinenz erreicht der Mensch bis zu einem festgelegten Termin ein bestimmtes Kontinenzprofil.
- Die Teilnahme am sozialen Leben wird nicht beeinträchtigt.
- Der Mensch kann mit der Harninkontinenz und entsprechenden Hilfsmitteln umgehen.
- Stressinkontinenz: Der Mensch kennt Situationen, in denen es leicht zum Harnverlust kommen kann, und kann diese Situationen meiden/verhindern bzw. damit umgehen.
- Dranginkontinenz: Die ursächliche Irritation der Blase, z. B. Entzündung, wird vermieden; der Mensch kennt Strategien, die Dranginkontinenz zu vermeiden bzw. damit umzugehen.
- Folgeschäden in der Genital-Anal-Region, z. B. Intertrigo, Pilzbefall, werden vermieden.

➔ Definition der **Kontinenzprofile** laut Expertenstandard
- **Kontinenz:** kein unwillkürlicher Harnverlust, keine personelle Hilfe notwendig, keine Hilfsmittel
- **Unabhängig erreichte Kontinenz:** kein unwillkürlicher Harnverlust, keine personelle Unterstützung notwendig, selbstständige Durchführung der Maßnahmen
- **Abhängig erreichte Kontinenz:** kein unwillkürlicher Harnverlust, personelle Unterstützung bei der Durchführung der Maßnahmen notwendig
- **Unabhängig kompensierte Inkontinenz:** unwillkürlicher Harnverlust, keine personelle Unterstützung bei der Versorgung mit Hilfsmitteln
- **Abhängig kompensierte Inkontinenz:** Unwillkürlicher Harnverlust, personelle Unterstützung bei der Inkontinenzversorgung ist notwendig.
- **Nicht kompensierte Inkontinenz:** Unwillkürlicher Harnverlust, personelle Unterstützung und therapeutische bzw. Versorgungsmaßnahmen werden nicht in Anspruch genommen. (1, S. 27)

- Zeitpunkt festlegen, wann das Miktions- und Trinkprotokoll, die Bestimmung der Restharnmenge und der 24-Stunden-Vorlagentest erneut durchgeführt werden sollen
- Ursachen des erhöhten Risikos, z. B. zu geringe Trinkmenge, möglichst minimieren

Bei bestehender Harnkontinenz ergreift die Pflegefachkraft folgende **Maßnahmen**:

- vertiefte Anamnese, z. B. Vorgeschichte/kommt es in bestimmten Situationen/Zusammenhängen bereits zu Urinverlust; Gefühl einer nicht restlos entleerten Blase; bereits vorhandene Hilfsmittel; Harndrang; leichte oder schwere Blasenentleerung; vorangegangene Inkontinenzphasen; Dauer der bestehenden Risikofaktoren; empfundene Lebensqualität; Wissensstand
- Sie vergleicht ihre Beobachtungsergebnisse mit Erfahrungswerten.
- Sie informiert den Menschen über die Verwendung von Hilfsmitteln und berät ihn.
- Hilfsmittel wechselt sie individuell je nach Mensch regelmäßig.
- Hilfsmittel, z. B. Urinflasche, Toilettenstuhl, stellt sie vorsorglich bereit und ermöglicht einen kurzen Weg zur Toilette, z. B. durch Toilettenstuhl im Zimmer.
- Sie legt eine Klingel bereit und führt den Menschen bei Bedarf zeitnah zum WC.
- Sie sorgt dafür, dass der Mensch die Toilette schnell aufsuchen kann, räumt z. B. Gegenstände aus dem Weg, achtet auf leicht zu öffnende Kleidung.
- Sie wahrt die Intimsphäre während des Toilettengangs.
- Regelmäßige Intimpflege (► LF 1.3, Kap. 1.7.13, S. 232).
- Durch Physiotherapeut erklärtes Beckenbodentraining täglich anleiten.
- für ausreichende Flüssigkeitszufuhr sorgen
- Bei Veränderungen der Situation oder des Miktionsverhaltens: individuelles Miktionsprotokoll führen (Tab. 14.1)

LF 1.3

Bei bestehender Stress- und Dranginkontinenz ergreift die Pflegefachkraft folgende **Maßnahmen**:

- Blasentraining mit dem Ziel, Ausscheidungsintervalle auf 3–4 Stunden zu steigern
- Toilettentraining
- verstärkt auf Einschränkungen im Alltag achten, z. B. sozialer Rückzug
  - Alltagsgestaltung besprechen, gemeinsam Prioritäten setzen
  - festlegen, welche Maßnahmen notwendig sind, damit der Mensch dem gewohnten Alltag nachgehen kann, z. B. Schulung im Umgang mit dem Kondomurinal
- auf Wunsch Kontakt zur **Selbsthilfegruppe** herstellen

Maßnahmen zur Kontinenzförderung

Oberste Ziele der **Kontinenzförderung** sind,

- die **Kontrolle über die Ausscheidungsfunktion** soweit wie möglich wiederzuerlangen und
- Komplikationen wie **Harnwegsinfekte** und **Hautschäden** zu vermeiden.

Datum	Uhrzeit	Trinkmenge (ml)	Getränk	Urinmenge (Miktion) (ml)	Harndrang		Schmerzen		Unfreiwilliger Harnabgang Grad: I, II, III	Vorangegangene Tätigkeit/ Situation/Begleitsymptome	Durchgeführte Unterstützungsmaßnahmen
					ja	nein	ja	nein			
3.12. 2011	8.30	300									
	9.10				X						
	9.20								Grad I		
	9.25			150			X				
I = wenige Tropfen; II = gering (feuchte Unterhose); III = erheblich (Kleiderwechsel erforderlich)											

Tab. 14.1: Ausschnitt aus einem Miktionsprotokoll.

Voraussetzungen für eine erfolgreiche Kontinenzförderung sind die bestmögliche Umsetzung der oben genannten Maßnahmen sowie eine professionelle Anleitung und Beratung beim:
- Blasentraining
- Toilettentraining
- Beckenbodentraining

! Merke Bettruhe fördert die Inkontinenz.

Blasentraining
Ziel des **Blasentrainings** ist, das **Füllungsvolumen** der Blase zu **vergrößern**, sodass der Mensch den Urin länger ohne Drang halten kann. Der Betroffene entwickelt wieder ein Gefühl für seine Blase, um die Kontrolle darüber zu verbessern und sich so zu häufige Toilettengänge abzugewöhnen.

Zielgruppe sind Menschen mit
- Stressinkontinenz
- Dranginkontinenz
- Misch-Inkontinenz

Beim Blasentraining versucht der Mensch, die **Zeitintervalle** zwischen den Miktionen zu **vergrößern**, indem er den Harn bewusst zurückhält. Der Toilettengang sollte nicht vorausschauend geschehen, sondern nur, wenn der Mensch einen starken Harndrang verspürt. Ziel ist ein Ausscheidungsintervall von drei bis vier Stunden.

Das **Miktionsprotokoll** dokumentiert die abgelassene Harnmenge, um den Verlauf und evtl. Erfolg des Trainings zu überprüfen. Erfolgsergebnisse erhöhen die Motivation. Während des Blasentrainings sollte der Mensch auf harntreibende Getränke wie Kaffee, Tee, Cola und Alkohol verzichten.

Ein Blasentraining erfordert viel Ausdauer und den Willen zum Erfolg, auch bei der Pflegefachkraft.

Toilettentraining
Ziel des **Toilettentrainings** ist, den Toilettengang zu unterstützen. Dabei richten sich die Intervalle zwischen zwei Toilettengängen nach
- der aufgenommenen Trinkmenge,
- dem festgelegten Zeitplan,
- dem Trainingsfortschritt und
- dem Grad der Inkontinenz.

Die Pflegefachkraft fragt den Menschen entsprechend der im Miktionsprotokoll beobachteten Zeiten, ob er eingenässt hat. Entsprechend versorgt sie ihn bzw. führt ihn zur Toilette. Der Mensch sollte die Blase bei der Miktion immer vollständig entleeren. Die Intervalle werden langsam gesteigert, jeweils um eine Viertelstunde.

Die Pflegefachkraft protokolliert die Miktion und dokumentiert Besonderheiten. Nach einem zuvor festgelegten Zeitraum prüft sie den Erfolg des Toilettentrainings.

! Merke In der Nacht führt die Pflegefachkraft den Menschen nur dann zur Toilette, wenn er wach ist.

Beckenbodentraining
Ziele des **Beckenbodentrainings** sind, den Becken- und Genitalbereich bewusst wahrzunehmen und die Beckenboden- und Schließmuskeln zu stärken.

Ein Physiotherapeut leitet zur gezielten Beckenbodengymnastik an. Die Pflegefachkraft sollte die Übungen kennen, um sie mit dem Menschen durchführen zu können, wenn kein Physiotherapeut zur Verfügung steht.

Die Prinzipien der Beckenbodengymnastik sind:
- Bewusstmachen des Beckenbodens
- Übungen, bei denen die willkürlichen Beckenbodenmuskeln und der Schließmuskel angespannt werden, z. B. indem die Knie zusammengepresst werden
- Erlernen richtiger Hebetechniken

Absorbierende Materialien

Die modernen **absorbierenden** (aufsaugenden) **Hilfsmittel** nehmen den Urin zuverlässig und unauffällig auf, ohne Gerüche oder Geräusche zu verursachen. Sie geben dem Menschen Sicherheit, fördern dadurch seine Aktivität und die Teilnahme am öffentlichen Leben. Die Hilfsmittel entlasten auch die Angehörigen und die Pflegefachkraft. Im Handel erhältliche Inkontinenzhilfsmittel sind
- extrem saugfähig,
- anatomisch geformt,

- atmungsaktiv und
- hautfreundlich.

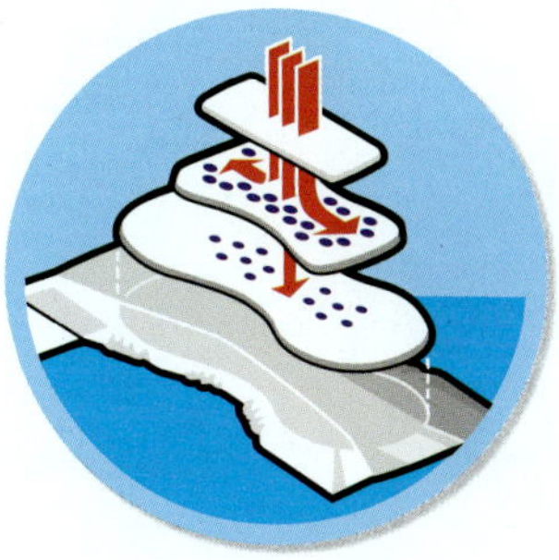

Abb. 14.16: Aufbau von absorbierenden Materialien (Dry-Plus-Vlies).

Darüber hinaus sind Inkontinenzhilfsmittel wirtschaftlich, da eingearbeitete Nässeindikatoren den Zeitpunkt des Wechsels anzeigen. Das Sortiment für aufsaugende Materialien ist sehr groß. Bei der Auswahl der körpernahen Versorgung werden pflegerisch folgende Faktoren berücksichtigt:

- Inkontinenzform
- Schweregrad der Inkontinenz
- Aktivität des Menschen
- Tag- oder Nachtversorgung
- Trinkgewohnheiten
- Eigen- oder Fremdversorgung
- individuelle Wünsche, Lebensgewohnheiten
- Wirtschaftlichkeit, Preis

! Merke Bei der Wahl des geeigneten Inkontinenzprodukts ist es sinnvoll, im Vorfeld über mindestens drei Tage ein Miktionsprotokoll zu führen. Eine regelmäßige Überprüfung, ob die verwendeten aufsaugenden Produkte noch notwendig und der Situation angepasst oder anzupassen sind, ist ebenfalls sinnvoll.

Tag- und Nachtversorgung

Die aufsaugenden Inkontinenzmaterialien unterscheiden sich nicht nur in ihrer Form und Anwendbarkeit, sondern auch in ihrer Aufnahmekapazität. Steht anhand des Miktionsprotokolls die Ausscheidungsmenge und das Ausscheidungsverhalten fest, kann die Auswahl von Vorlagen und Slips dem jeweiligen Inkontinenzgrad sowie der **Tag- und Nachtversorgung** angepasst werden. Die Aufnahmekapazität ist bei den meisten Produkten an der unterschiedlichen Farbgestaltung der äußeren Folie erkennbar.

Der Mensch sollte in die Auswahl des Produktes einbezogen werden. Tagsüber sind Produkte sinnvoll, die angenehm zu tragen und leicht anzulegen sind. Nachts sind saugfähige Produkte von Vorteil, die sich stärker fixieren lassen, da die Wechselintervalle in der Nacht länger sind und die Ausscheidungsmenge gewöhnlich höher ist.

Aufbau moderner Vorlagen, Slips und Kontinenztrainer	
1. Innenseite	vollflächiger, weicher Vliesstoff, sehr hautsympathisch und strapazierfähig
2. Trockenvlies	leitet Nässe schnell ins Innere weiter, schützt vor Rücknässung
3. Saugkissen	weiche gepresste Zellstoff-Flocken
4. Absorber	in das Saugkissen eingearbeitetes weißes Pulver (umweltneutraler Kunststoff), das mit dem Harn eine gelartige Masse bildet. Die aufgenommene Flüssigkeit verbleibt auch unter Druckeinwirkung im Absorber. 1 g Superabsorber bindet 50 ml Flüssigkeit
5. Außenseite	undurchlässige, rutschfeste, geräuscharme Schutzfolie
Zusätzliche Ausstattung	
Klebestreifen	zum Fixieren der Vorlage, beim Slip wiederverschließbar
elastische Fäden	geben der Vorlage und dem Slip bessere Passform
anatomischer Schnitt	passt sich besser der Körperform an, angenehmes Tragegefühl
Nässeindikator	zeigt den Füllungszustand und damit auch den Zeitpunkt des Wechsels der Einlage oder des Slips an, sehr hilfreich bei schwer kranken und desorientierten Menschen
Innenbündchen	schützen zusätzlich vor dem Auslaufen

Tab. 14.2: Aufbau von Vorlagen, Slips und Kontinenztrainern.

Die benötigten Inkontinenzprodukte sind zulasten der gesetzlichen Krankenversicherung verordnungs- und erstattungsfähig (► LF 2.2, Kap. 3.2.1, S. 983).

Auffangende Systeme

Kondomurinal

Für Männer stehen verschiedene Varianten des **Kondomurinals** (Rolltrichter) (Abb. 14.17) zur Verfügung. Dabei handelt es sich um eine über den Penis zu streifende Hülle aus Latex oder Silikon. An ihrem unteren Ende befindet sich ein Ansatzstück, das mit dem Schlauch des Harnauffangbeutels verbunden werden kann. Die Urinale sind entweder selbstklebend oder werden mit einem elastischen Klettband oder Klebestreifen fixiert. Im Gegensatz zu Penistaschen oder Pants können Kondomurinale größere Harnmengen auffangen.

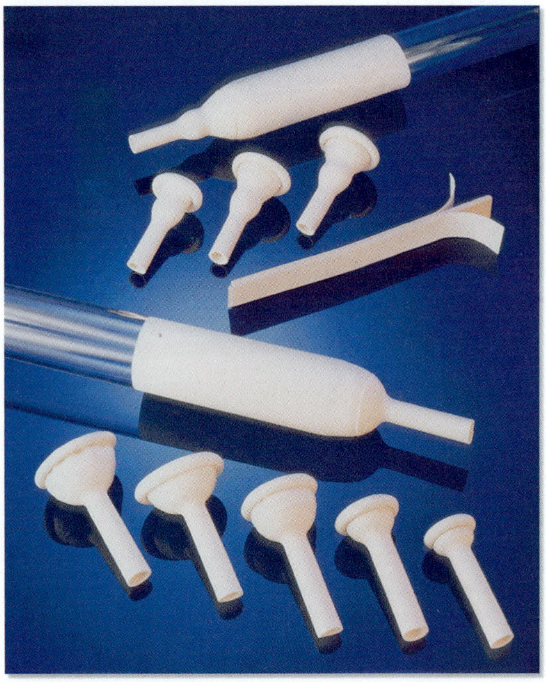

Abb. 14.17: Kondomurinale in verschiedenen Größen

Urindeflektor

Der **Urindeflektor** (Abb. 14.18) ist ein Urinableiter für die Frau, er besteht aus weichem Silikon. Er wird in die Vagina eingeführt und umschließt fest die Harnröhrenöffnung. Am Urindeflektor ist ein flexibler Ableitungsschlauch mit einem Anti-Vakuum-Ventil angeschlossen. Das Ventil leitet den Urin sicher in einen Auffangbeutel ab.

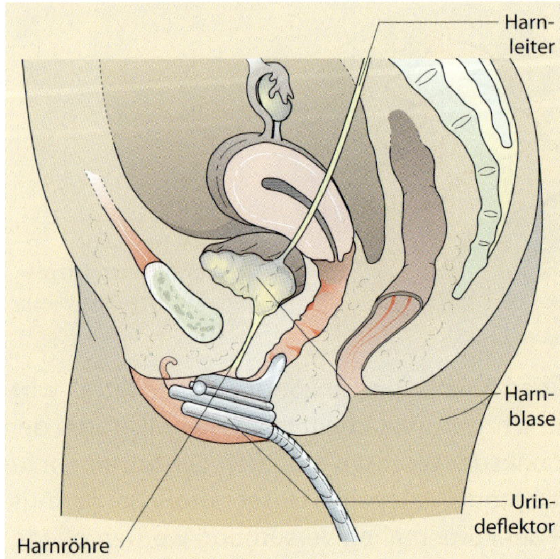

Abb. 14.18: Lage des Urindeflektors

Externer Urinableiter

Der externe **Urinableiter** für Frauen ist ein kleines Plastiksäckchen mit selbstklebender Hautschutzplatte, welches an den großen Schamlippen befestigt wird. Eine Rasur im Klebebereich ist erforderlich. Das System ist flüssigkeits- und geruchsdicht. Bei Bedarf wird ein Urinauffangbeutel an das System angeschlossen.

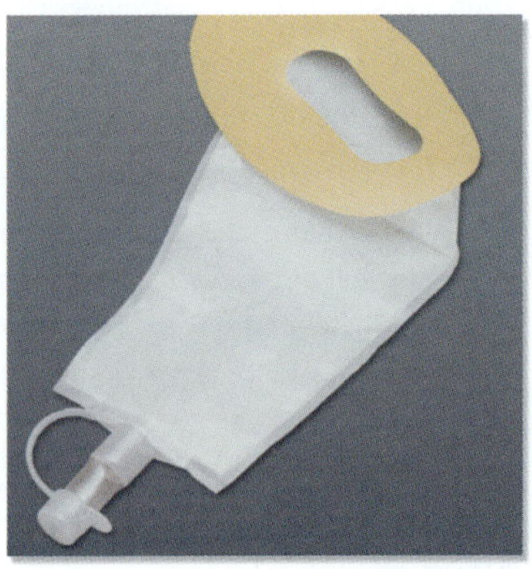

Abb. 14.19: Externer Urinableiter für Frauen

14.5.3 Unterstützung der Harnableitung

Ist der Einsatz auffangender Systeme nicht möglich, leitet ein **Katheter** den Harn ab. Der Katheter liegt zu therapeutischen oder diagnostischen Zwecken vorübergehend oder dauerhaft in der Harnblase. Der Blasenkatheter schafft eine künstliche Verbindung zwischen Außenwelt und Körperinnerem und erhöht somit die Gefahr für **aufsteigende Harnwegsinfektionen**.

Das Einlegen eines Blasenkatheters ist nicht nur ein beträchtlicher **Eingriff in die Intimsphäre**, sondern auch ein direkter **Eingriff in die körperliche Unversehrtheit** des Betroffenen. Das Einlegen beeinträchtigt das physische und psychische Wohlbefinden des Betroffenen.

> **! Merke** Eine bestehende Inkontinenz oder die Erleichterung der Pflege sind grundsätzlich **keine Indikation** für das Legen eines Blasenverweilkatheters.

Ziele der künstlichen Harnableitung sind:

- **Urinabfluss sicherstellen** bei akutem Harnverhalt und Abflussbehinderungen, damit sich kein Restharn bildet
- **Hautschäden mindern** bei Dekubitus und Entzündungen der Haut im Genital- und Gesäßbereich
- **Urin gewinnen** für diagnostische Zwecke

Blasenkatheter

Es gibt verschiedene Formen von **Blasenkathetern**, die meist nach ihren Erfindern oder Herstellern benannt sind, beispielsweise Thiemann, Nélaton oder Mercier.

Der Durchmesser des Katheters richtet sich nach dem inneren Durchmesser der Harnröhre und wird individuell gewählt. Der Katheterdurchmesser wird in **Charrière** angegeben (1 Ch = 1/3 mm). Die Charrièrekennzeichnung befindet sich am Ausgang des Katheters. Häufig verwendete Durchmesser bei Harnröhrenkathetern sind:

- bei Frauen: 12–14 Ch
- bei Männern: 14–18 Ch

Silikonkatheter oder mit Silikon beschichtete Katheter verringern das Infektionsrisiko. Katheter aus Latex können Allergien auslösen und verkrusten schnell. Zudem haben **Latexkatheter** aufgrund der Materialstärke eine geringere Durchflusskapazität.

> **! Merke** Ein zu großer Katheterdurchmesser kann die Harnröhre überdehnen und Schleimhautverletzungen mit anschließender Narbenbildung herbeiführen. Bei zu kleinem Katheterdurchmesser kann der Katheter leichter verstopfen oder Urin neben dem Katheter vorbeilaufen.

Transurethrale Harnableitung

Bei einer **transurethralen Harnableitung** wird der Katheter durch die Harnröhre geschoben. Man unterscheidet Einmalkatheter, Dauerkatheter und intermittierende Katheter.

Das Legen eines Einmal- oder Dauerkatheters erfolgt nur nach **ärztlicher Anordnung** und darf nur von **examinierten Pflegefachkräften** durchgeführt werden, die mit der korrekten Technik, den Erfordernissen der **Aseptik** sowie der Katheterhygiene vertraut sind. Der Arzt muss den Betroffenen vor der Katheterisierung **umfassend aufklären**. Das Einlegen kann nur erfolgen, wenn der Betroffene einwilligt.

> **! Merke** Das Legen eines Blasenkatheters geschieht stets unter streng aseptischen Bedingungen (► LF 1.3, Kap. 17.4.7, S. 635).

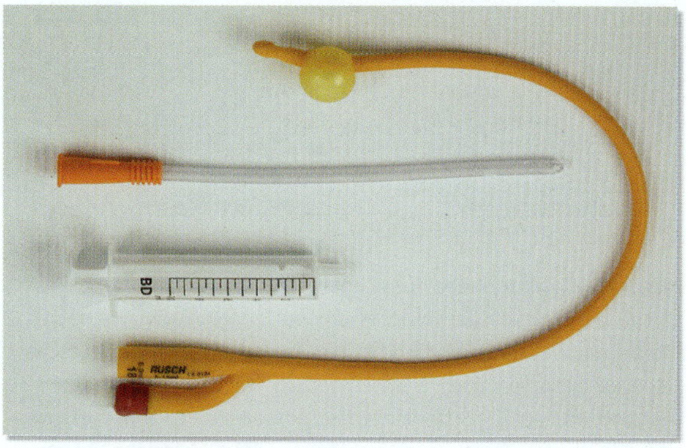

Abb. 14.20: Oranger Dauerkatheter mit Ballon zur Blockung/Fixierung des Katheters. Transparenter Einmalkatheter und zum Größenvergleich eine Spritze.

LF 1.3

Kathetermaterial	Vor- und Nachteile	Liegedauer
Silikon	Kunststoff + glatte Oberfläche + gute Gewebeverträglichkeit + geringe Gefahr von Schleimhautreizungen	langfristig, ca. 4–6 Wochen
Polyurethan (PUR)	Kunststoff + glatte Oberfläche + gute Gewebeverträglichkeit + geringe Gefahr von Schleimhautreizungen	kurzfristig, ca. 3 Tage
Polyvinylchlorid (PVC)	Kunststoff + glatte Oberfläche + gute Gewebeverträglichkeit + geringe Gefahr von Schleimhautreizungen – Abgabe von Weichmachern bei längerer Liegezeit	Einmalkatheter

Tab.14.3: Übersicht Kathetermaterialien.

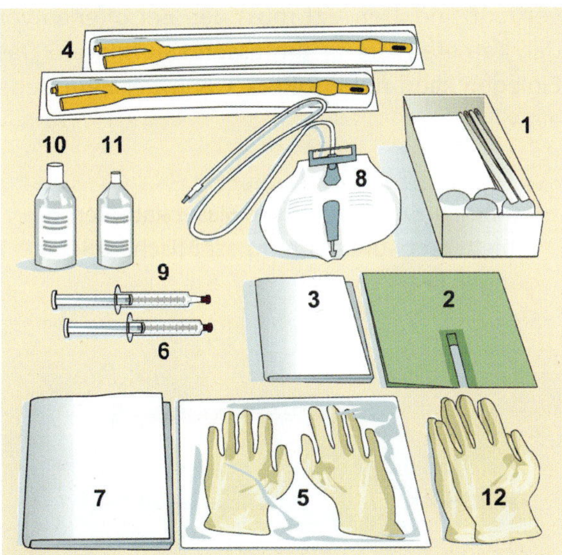

Abb. 14.21: Materialien zum Legen eines Blasenkatheters:
1 Katheterset mit zwei Kompressen, vier Tupfern (oder ggf. sechs Tupfern), zwei sterilen anatomischen Pinzetten, einer Abwurfschale 2 steriles Schlitztuch 3 Einschlagtuch 4 zwei Blasenkatheter (einen zur Reserve) 5 sterile Handschuhe 6 steriles anästhesierendes Gleitmittel 7 wasserundurchlässige Schutzunterlage 8 Urinablaufsysteme 9 Spritze mit ca. 10 ml Aqua dest. zum Blocken des Blasenkatheters 10 Händedesinfektionsmittel 11 Schleimhautdesinfektionsmittel 12 unsterile Handschuhe

Die Notwendigkeit eines Katheters muss streng geprüft werden. Häufige **Komplikationen** sind aufsteigende Harnwegsinfektionen und Verletzungen der Harnröhre. 90 % der Infektionen der Nieren und der Harnwege, die im zeitlichen Zusammenhang mit einer medizinischen Maßnahme im Pflegeheim oder Krankenhaus stehen, gehen auf einen Blasenkatheter zurück. Deshalb sind Dauerkatheter frühestmöglich wieder zu entfernen.

Blasendauerkatheter sollten nicht routinemäßig in festen Zeitabständen gewechselt werden, sondern bei Bedarf nach individuellen Gesichtspunkten. Der **Wechsel des Dauerkatheters** ist angezeigt, wenn
- der Katheter **stark verschmutzt** ist,
- das **Ende der Liegedauer** erreicht ist,
- **Ablagerungen** das Kathetervolumen verengen, sodass der Harnabfluss nachlässt oder versiegt.

Ziele der Pflege bei einem liegenden Dauerkatheter sind die **Vermeidung** von:
- aufsteigenden Harnwegsinfekten
- Bakterienansammlung an der Kathetereintrittsstelle
- Zug am Katheter
- Haut- und Schleimhautreizungen
- Zurückfließen des Urins in die Harnblase
- Verunreinigungen und Verkrustungen an der Eintrittsstelle des Katheters
- Abflussbehinderungen des Harns aus der Blase in den Auffangbeutel, Verstopfungen durch Griesbildung oder Abknicken des Harnableitungssystems

Erforderliche **Maßnahmen** sind:
- Regelmäßige **Intimpflege** im Rahmen der Körperpflege (► LF 1.3, Kap. 1.7.13, S. 232). Verkrustungen am Katheter im Bereich der Harnröhrenöffnung vorsichtig mit feuchtem Waschlappen oder 3-prozentiger H_2O_2-Lösung (Wasserperoxidlösung) entfernen. Dabei sind Reizungen des Harnröhreneingangs sowie Zug am Katheter zu vermeiden.
- Das Anbringen einer trockenen, keimarmen **Kompresse** am Harnröhreneingang des Mannes reicht aus, um Sekret aufzufangen und eine Keimbesiedlung zu reduzieren.

1) Mit 2 Tupfern werden die großen Schamlippen zum Damm hin desinfiziert.

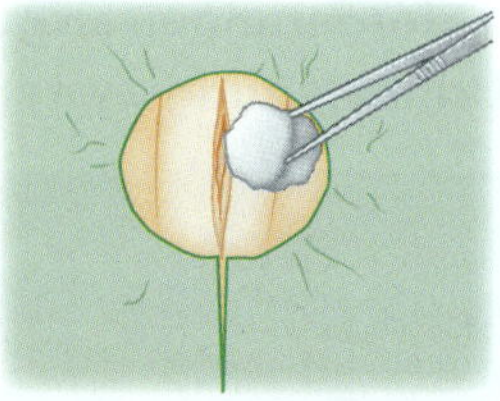

2) Eine Hand spreizt die großen Schamlippen, dann werden mit 2 Tupfern die kleinen Schamlippen …

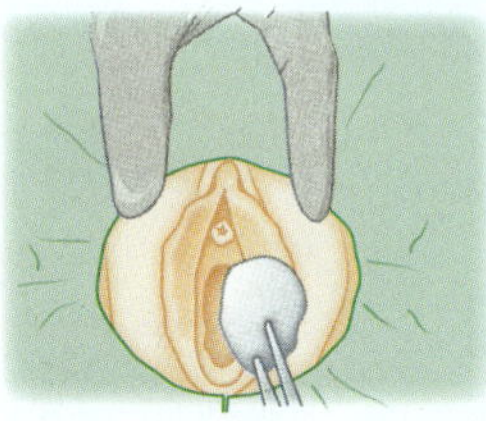

3) … und mit 1 Tupfer die Harnröhrenmündung desinfiziert.

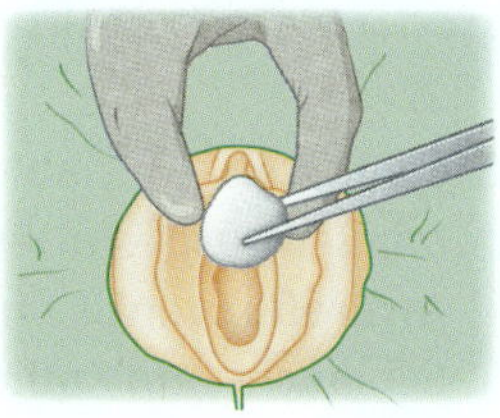

4) Der letzte Tupfer wird in den Eingang der Vagina gelegt.

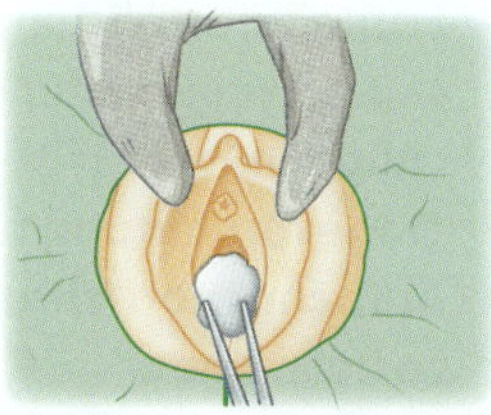

5) Die spreizende Hand wird belassen, die andere Hand fasst den Katheter und schiebt ihn ca. 5 cm in die Harnröhre.

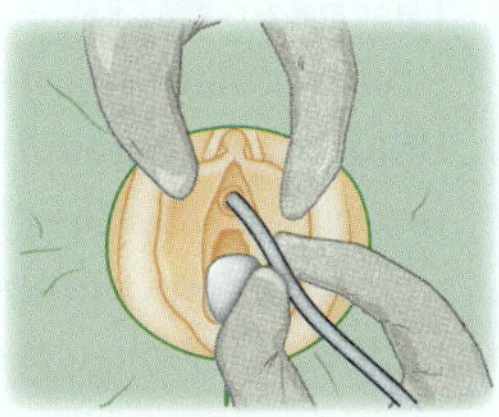

Abb. 14.22: Legen eines Blasenkatheters bei der Frau.

1) Vorhaut ganz zurückschieben. Eine Hand fasst den Penis, die andere desinfiziert die Eichel.

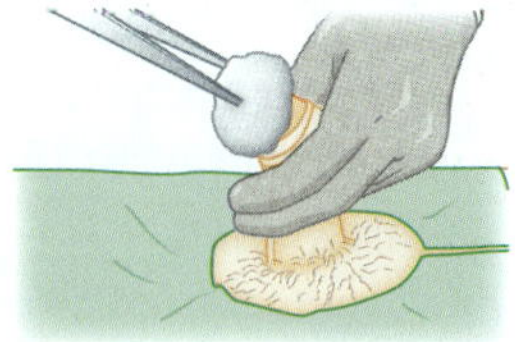

2) Gleitgel mit Lokalanästhetikum auf die Harnröhrenmündung geben.

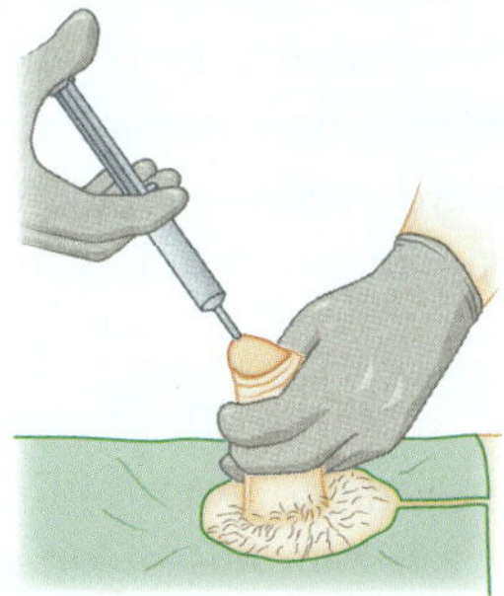

3) Gleitgel vorsichtig in die Harnröhre spritzen.

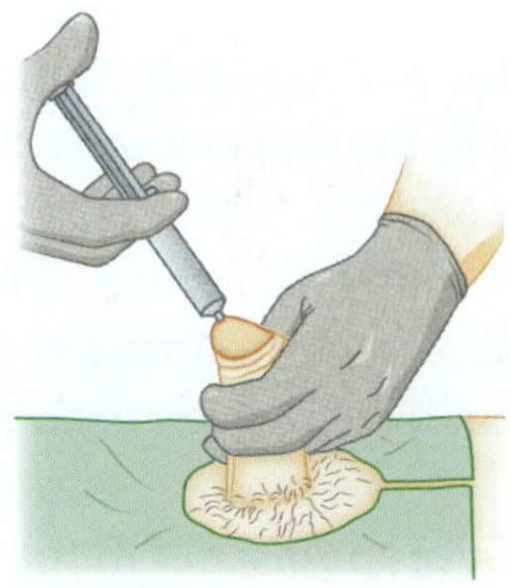

4) Katheter in den nach oben gestreckten Penis ca. 10 cm einführen. Dann Penis senken und weiterschieben, bis Urin abfließt.

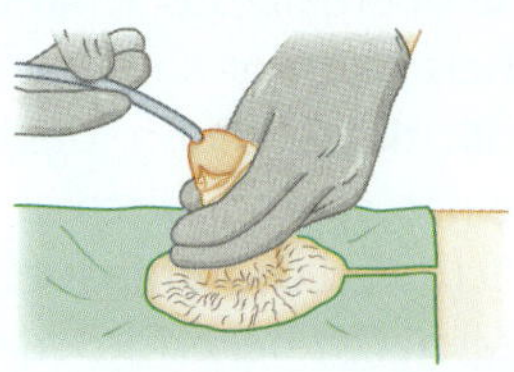

5) Bein Dauerkatheter den Urinbeutel anschließen. Den Ballon mit 5 bis 15 ml aqua dest. blocken, dann Katheter vorsichtig zurückziehen, bis man einen Widerstand spürt.

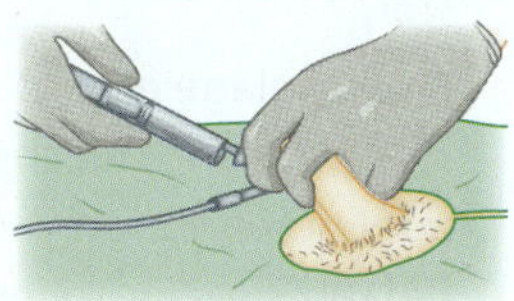

Abb. 14.23: Legen eines Blasenkatheters beim Mann.

- Um eine Paraphimose zu vermeiden, bei Männern darauf achten, dass die **Vorhaut** nach der Intimpflege stets über die Eichel gezogen ist. Bei der Paraphimose ist die Eichel schmerzhaft geschwollen infolge einer Abschnürung.
- Regelmäßige **Beobachtung** des ausgeschiedenen **Urins**, insbesondere Aussehen, Menge und Geruch.
- **Inspektion** der korrekten Lage des **Katheters** und des **Ableitungssystems**.

> **! Merke** Katheterschlauch und Ableitungssystem darf nicht über Blasenniveau zum Liegen kommen.

Einmalkatheterisierung

Der Ablauf beim Legen eines **Einmalkatheters** entspricht dem eines Dauerkatheters. Einmalkatheter werden zum einmaligen diagnostischen oder therapeutischen Ablassen des Harns eingesetzt.

> **! Merke** **Blasenspülungen** dürfen nur auf ärztliche Anordnung durchgeführt werden, z. B. zum Ausspülen von Blutkoageln.

Intermittierende Katheterisierung

Die **intermittierende Katheterisierung** entspricht der Einmalkatheterisierung. Sie wird jedoch 3- bis 4-mal täglich durchgeführt, um bei Menschen mit Querschnittslähmung und dauerhafter Blasenstörung die Harnblase zu entleeren.

Suprapubischer Katheter

Für einen **suprapubischen Katheter** wird die Blase oberhalb des Schambeins durch die Haut punktiert und der Katheter in die Blase eingeführt. Indikationsstellung, das Anlegen und der Wechsel eines suprapubischen Katheters sind ausschließlich ärztliche Aufgabe. Der suprapubische Katheter liefert bei erforderlicher Dauerversorgung eine Alternative zum transurethralen Katheter, da der suprapubische Katheter wesentlich seltener zu Infektionen der Blase führt.

- Nach Anlage erfolgt zunächst ein täglicher **steriler Verbandswechsel**, wobei die Einstichstelle auf Entzündungen kontrolliert wird.
- Bei reizloser Einstichstelle reicht ein Verbandswechsel im Intervall von 2–3 Tagen aus.
- Das **Baden und Duschen** ist mit einem suprapubischen Katheter möglich. Dazu wird ein spezieller Folienverband angebracht, der Katheter wird abgeklemmt, bleibt aber mit dem Auffangbeutel verbunden. Anschließend erfolgt ein steriler Verbandswechsel.

Anforderungen an geschlossene Urinableitungssysteme

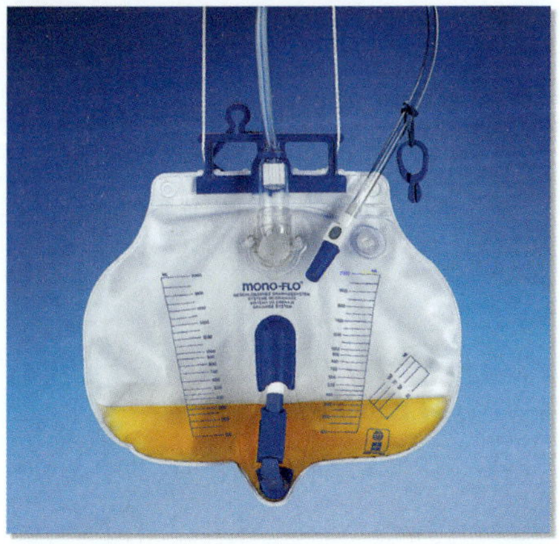

Abb. 14.24: Geschlossenes Urinsystem, wegen der Schwerkraft ist es wichtig, dass es sich stets unter Blasenniveau befindet.

Geschlossene Urinableitungssysteme sind folgendermaßen ausgestattet:

- **Antirefluxventil**, um Rückfluss von Urin in das Schlauch- und Kathetersystem zu verhindern
- **Tropfkammer**, um dem Aufsteigen von Keimen in das Schlauchsystem entgegenzuwirken
- **Entnahmestelle** am Urinschlauch zur sterilen Uringewinnung für laborchemische Untersuchungen
- **Tragevorrichtung** für das gesamte System
- **Aufhängevorrichtung**, um das System am Bett zu befestigen
- großlumiger und flexibler **Ablassschlauch** mit Schiebklemme
- **Lasche** an der Oberfläche des Beutels, um den Ablassschlauch unterzubringen
- **Belüftungsmöglichkeit** des Sammelbeutels, um einen Überdruck zu vermeiden und den ungehinderten Urinabfluss zu gewährleisten
- **Skala** zum Ablesen der Urinmenge

Der **Umgang** mit dem Auffangbeutel umfasst:

- Beim Ablassen **Schutzhandschuhe** tragen.
- Den Beutel regelmäßig und vollständig **entleeren.**
- Kontakt des Ablassschlauchs mit dem sterilen Auffanggefäß vermeiden.

- Ablassschlauch desinfizieren und in die Lasche einstecken, **aseptisch** arbeiten.
- Auffangbeutel **nie** über Blasenniveau heben.
- Freien **Urinabfluss** gewährleisten.
- Bei **Verstopfung** oder Defekt Beutel, evtl. auch Katheter wechseln, dabei aseptische Bedingungen beachten. Die Katheteröffnung vor dem Anschließen des Beutels mit Hautdesinfektionsmittel besprühen.
- Nur sterile, geschlossene Urinauffangsysteme verwenden.
- **Verbindung** zwischen Katheter und Drainagesystem nie lösen, außer zur ärztlich angeordneten Blasenspülung.
- **Urinprobenentnahme** nur an der vorgesehenen Entnahmestelle nach vorheriger Desinfektion.
- Größere Urinmengen dem Auffangbeutel entnehmen.

14.5.4 Umgang mit operativ angelegter Harnableitung

Bei Schädigungen der Harnleiter oder der Blase (Blasenkarzinom ►LF 1.3, Kap. 22.1.1, S. 736) muss der Harn auf andere Weise abgeleitet werden.

Nierenfistel

Die **Nierenfistel** leitet den Urin über einen Schlauch direkt aus dem Nierenbecken heraus ab. Der Schlauch wird operativ angelegt oder mittels Punktion des Nierenbeckens, vergleichbar mit dem suprapubischen Katheter. Durch Blocken wird die Katheterspitze im Nierenbecken gehalten, auf der Haut wird der Katheter von außen sicher fixiert.

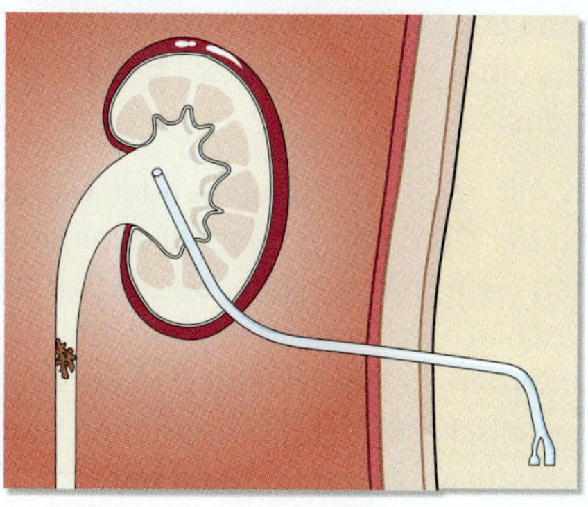

Abb. 14.25: Nierenfistel

! Merke Eine herausgerutschte Fistel muss umgehend neu gelegt werden.

Die **Durchtrittsstelle** wird wie beim suprapubischen Katheter versorgt. Da das Nierenbecken nur 3–5 ml Flüssigkeit fasst, muss ein **kontinuierlicher Abfluss** gewährleistet sein. Hört der Urinfluss auf, muss sofort der behandelnde Arzt hinzugezogen werden.

Urostoma

Das **Urostoma** (griech. stoma = Mündung) ist ein permanentes Ableitungssystem und wird operativ angelegt. Dabei wird der Harnleiter, meist in der Flanke, direkt ausgeleitet und die Öffnung etwas über dem Hautniveau fixiert. Die Form des Urostomas ist meist rundlich oder oval. Da das Endstück des Harnleiters keine Nervenendigungen enthält, schmerzt das Säubern nicht. Das Urostoma zieht sich etwas zusammen, sodass die Umgebung gefahrlos gewaschen oder geduscht werden kann.

Der abgeleitete Urin läuft in einen Beutel, der direkt auf der umgebenden Haut klebt (Stomapflege ►LF 1.3, Kap. 13.5.5, S. 530). Die umgebende **Haut** wird normal gepflegt, allerdings ohne Cremeseifen, deren Rückstände die Haftfähigkeit des Ableitbeutels herabsetzen. **Entzündungen** und **Reizungen** der Haut sind meist auf unzureichende Anpassung der Beutel und Austritt von Urin zurückzuführen.

✓ Tipp Zur Unterstützung bei der Pflege von Menschen mit Urostoma können ausgebildete Stomatherapeuten in Anspruch genommen werden, z. B. unter www.fgskw.org

14.5.5 Umgang mit sexuellen Bedürfnissen

Häufig beeinträchtigen Erkrankungen der Geschlechtsorgane, Störungen der Sexualfunktion oder schmerzhafte Erkrankungen des Bewegungsapparats den Wunsch nach **Sexualität**. Für den Betroffenen stellen sich dann häufig Fragen, mit denen er sich aufgrund seiner Scham allein fühlt. Die

LF 1.3

LF 1.3

Pflegefachkraft sollte in diesen Fällen sensibel sein für vorsichtige Andeutungen des Betroffenen und die Bereitschaft für ein vertrauliches Gespräch signalisieren, nach Wunsch des Betroffenen auch unter Einbeziehung des Partners.

Mögliche Inhalte eines Gesprächs:
- **Ängste** des Pflegebedürftigen
- Art und Verwendung geeigneter **Hilfsmittel**
- Kontakt zu **Selbsthilfegruppen**
- Möglichkeiten der professionellen Unterstützung durch **Psychologen**

✔ **Tipp** Mit dem Altersunterschied zwischen Pflegefachkraft und altem Menschen nehmen auch die gegenseitigen Vorbehalte zu. Daher sollte eine gleichgeschlechtliche, erfahrene Pflegefachkraft den Pflegebedürftigen beraten.

Selbstbefriedigung

Nicht zuletzt scheitert die Erfüllung sexueller Wünsche im Alter oft am Fehlen des Sexualpartners. Mitunter bleibt den Betroffenen nur die **Selbstbefriedigung.** Besonders bei Personen mit Demenz kann es dabei zu Verhaltensweisen kommen, die das Schamgefühl der Umgebung unangenehm berühren, denn Demenzkranken ist es häufig nicht mehr möglich, diese Wünsche in gesellschaftlich akzeptierten Bahnen zu halten.

Selbstbefriedigung ist als Form gelebter Sexualität zu respektieren. Der Pflegebedürftige sollte aber darauf hingewiesen werden, dass dies in einem diskreten Rahmen geschehen sollte, sodass sich andere Bewohner nicht durch den Anblick oder Geräusche gestört oder gar belästigt fühlen.

Der Drang eines Pflegebedürftigen, sich vor anderen Bewohnern oder vor der Pflegefachkraft zu entblößen, muss nicht zwangsweise die Folge unbefriedigter sexueller Bedürfnisse sein. Manchmal erzwingt der Betroffene auf diese Weise Aufmerksamkeit. In jedem Fall ist es wichtig, das Verhalten zu hinterfragen und nach anderen Formen der Bedürfnisbefriedigung zu suchen. Wird das Verhalten dennoch aufrechterhalten, muss gemeinsam mit der Pflegedienstleitung über Konsequenzen nachgedacht werden, um die anderen Betroffenen zu schützen.

Ausnutzung der Pflegesituation

Einen Menschen zu pflegen, ist ohne Berühren nicht möglich. Manchmal geht dabei die Berührung sogar über die Intimität hinaus, die Partner in einer sexuellen Beziehung miteinander haben. Besonders bei Demenzkranken muss immer wieder deutlich gemacht werden, dass diese Nähe nicht mit einer privaten Beziehung gleichzusetzen ist.

Tabuzonen

Im Laufe seines Lebens entwickelt der Mensch ein Gefühl dafür, welche Zonen seines Körpers unter welchen Umständen berührt werden dürfen. Diese abgestuften **Tabuzonen** schaffen Sicherheit und Schutz im sozialen Umgang miteinander. So ist in Europa das Reichen der Hände selbstverständlicher Teil einer Begrüßung, während eine Umarmung nur von vertrauten Menschen erwünscht ist.
- Zu den **Sozialzonen** gehören Hände, Arme, Schultern und der Rücken. Hier ist das kurze, angemessene Berühren allgemein gestattet.
- In **Übereinstimmungszonen**, z. B. dem Handgelenk, ist das Berühren nach vorausgegangener Frage meist ohne das Abwarten einer Antwort möglich.
- **Verletzbarkeitszonen** dürfen nie ohne deutlich signalisierte Erlaubnis berührt werden. Zu ihnen gehören das Gesicht, der Hals sowie Bauch- und Brustbereich.
- Der Geschlechts- und der Analbereich gehören zur **Intimzone** des Menschen. Hier setzt jede Berührung größtes Vertrauen seitens des Berührten voraus.

Grundsätzlich gilt, dass mit zunehmender Dauer der Berührung der Grad an Vertrautheit zunimmt. Dabei bestehen auch Unterschiede, ob die Berührung gleichgeschlechtlich oder gegengeschlechtlich erfolgt. Außerdem darf nicht vergessen werden, dass solche gesellschaftlichen Konventionen von der jeweiligen Kultur abhängen: In Asien wäre sogar das flüchtige Berühren der Hände ein Tabubruch.

Umgang mit Übergriffen

Verbale Übergriffe

Scham betrifft nicht nur die körperliche Ebene. Auch **verbale Übergriffe** verletzen das Schamgefühl und die Würde des Angesprochenen. Schon deshalb dürfen sie nicht einfach überhört oder bagatellisiert werden. Außerdem würde sich der Täter unter Umständen in seinem Verhalten bestärkt fühlen. Stattdessen sollte der Betroffene sachlich, aber deutlich darauf hingewiesen werden, dass sein Verhalten unerwünscht ist. Je nach Situation kann eine schlagfertige Antwort dem Pflegebedürftigen verdeutlichen, dass solche Sprüche unangebracht sind.

Tätliche Übergriffe

Kommt es gar zu **tätlichen Übergriffen**, sind die Opfer unverzüglich vor weiteren Handlungen zu schützen. Der Vorfall sollte in jedem Fall dokumentiert und gemeldet werden. Danach ist es wichtig, dass das Opfer Gelegenheit zum Gespräch über seine Gefühle und Ängste erhält. Übergriffe hinterlassen Misstrauen und verunsichern zutiefst. In schweren Fällen sollte daher ein Psychologe hinzugezogen werden. Eventuell sind rechtliche Schritte gegen den Täter einzuleiten (► LF 4.3, Kap. 4.1.1, S. 1259).

Selbstschutz und Vorbeugung

Verbale Beleidigungen und körperliche Übergriffe in der Altenpflege sind Realität. Der **Selbstschutz** und ein offener Umgang mit diesen Problemen muss häufig erst gelernt werden. Die unausgesprochene Erwartung, dass eine »ideale« Pflegefachkraft gefühllos solche Grenzüberschreitung hinnehmen und mit ihr ohne Weiteres umgehen können muss, ist unrealistisch und trägt wesentlich zur **beruflichen Belastung** bei. Auch das Verdrängen des Problems hilft nicht. Die negativen Gefühle bleiben und belasten die Pflegebeziehung und unter Umständen auch andere, zuvor unbelastete Beziehungen zu alten Menschen.

Gespräche mit Kollegen helfen, eine entspanntere Haltung zur Situation zu entwickeln. Bestimmt hatten andere Pflegefachkräfte schon ähnliche Probleme und haben sie erfolgreich überwunden. Es gibt allerdings keine allgemeingültigen Regeln für den Umgang mit diesem Problem. So individuell die Schamgrenze eines Menschen ist, ebenso verschieden sind die Wege, mit schamverletzenden Situationen umzugehen und Nähe zu tolerieren.

Das Tragen von **Schutzhandschuhen** macht deutlich, dass es sich bei einer Berührung nicht um emotionale oder gar sexuelle Handlungen handelt, sondern um eine Notwendigkeit im Rahmen der Pflegetätigkeit.

Bei Unsicherheit oder um Übergriffen vorzubeugen, sollte, wenn möglich, eine **zweite Pflegefachkraft** oder in der häuslichen Pflege ein Angehöriger zur Pflege hinzugezogen werden.

Auch der **Sprachgebrauch** kann in der Pflegebeziehung die Hemmschwelle für Übergriffe beeinflussen. So impliziert der Begriff »Schwester« eine Art von Beziehung, die missverstanden werden kann. Bei Bedenken sollte auf die Anrede mit Nachnamen verwiesen werden, diese gilt zudem als professioneller.

Auch der Plural sollte vermieden werden, z. B. »Wir waschen uns jetzt.«. Entsprechend sollten auch die Geschlechtsorgane und damit verbundene Pflegehandlungen immer sachlich benannt werden.

Aufgaben

- Benennen Sie die wichtigsten Aufgaben der Nieren.
- Beschreiben Sie Aufbau und Funktion der Schließmuskeln der Harnröhre.
- Erläutern Sie den Ablauf der Miktion.
- Zählen Sie die Ursachen und Symptome einer Blasenentzündung auf.
- Nennen und erläutern Sie vier Formen von Harninkontinenz.
- Nennen Sie pathologische Veränderungen des Harns, die Sie beim Entleeren des Urinbeutels wahrnehmen können.
- Was ist bei der pflegerischen Unterstützung des Wasserlassens im Allgemeinen zu beachten? Denken Sie dabei auch an das Schamgefühl des Bewohners.
- Zeigen Sie auf, welche Qualitätsmerkmale absorbierende Einmalprodukte besitzen sollten, damit dem Betroffenen eine Teilnahme am öffentlichen Leben ermöglicht wird.
- Vergleichen Sie die Symptome von akutem und chronischem Nierenversagen.
- Was versteht man unter Hämodialyse?
- Was muss bei der Pflege von Patienten mit liegendem Dauerkatheter beachtet werden?
- Erläutern Sie den Umgang mit einem Urinauffangbeutel.
- Frau Jakob hat seit mehreren Jahren Probleme mit der Niere. Welche Symptome deuten im Fallbeispiel darauf hin? Erläutern Sie, warum.
- Warum muss sich Frau Jakob als Typ-II-Diabetikerin trotzdem Insulin spritzen?
- Können Sie einen Zusammenhang zwischen den Nierenproblemen von Frau Jakob und ihrem Diabetes mellitus erkennen? Erläutern Sie diese.
- Welche Kontinenzprofile beschreibt der Expertenstandard »Förderung der Harnkontinenz«?
- Welche Probleme kann eine vergrößerte Prostata verursachen? Beschreiben Sie die vier Befundstadien.

15 Pflege bei Beeinträchtigung der hormonellen Steuerung

LF 1.3

Frau Hüter wohnt mit ihrem Mann Klaus in den Allgäuer Alpen. Beide sind 70 Jahre alt und noch recht rüstig. Sie leben in einem kleinen Haus am Dorfrand, haben einen Garten und sechs Hasen. Ihre Kinder wohnen etwas weiter entfernt in München. Einmal pro Monat besuchen die Kinder abwechselnd die Eltern. Seit vier Monaten sind die Enkel zu dritt, Herr und Frau Hüter freuen sich immer über die Kinder, die im Garten mit den Hasen spielen oder mit dem Dackel Fipps Gassi gehen.

Vor fünf Jahren ist bei Frau Hüter Diabetes mellitus Typ II diagnostiziert worden. Bei einer Routineuntersuchung wurde der erhöhte Blutzucker festgestellt. Zuerst war sie sehr erschrocken darüber. Nach einer guten Aufklärung durch ihre langjährige Hausärztin Frau Dr. Weichsel und dem Besuch bei der Diabetesberatung weiß Frau Hüter mittlerweile gut über die Krankheit und die nötige Therapie Bescheid. Sie nimmt ihre Antidiabetika regelmäßig ein und kontrolliert selbstständig ihren Blutzucker. Sie hat ihre Ernährung umgestellt und isst viel frisches Gemüse und weniger Fleisch, sehr zum Leidwesen ihres Mannes. Sie hat damit sechs Kilo abgenommen. Bei Kuchen und Torten hält sie sich meist zurück. Nur bei großen Festen, wie Geburtstagen oder der Taufe des Enkels, hat sie »gesündigt«. Da Dackel Fipps sowieso zu dick wurde, haben sich Herr und Frau Hüter angewöhnt, jeden Tag einen langen Spaziergang mit ihm zu machen. Beide sind der Nordic-Walking-Gruppe des Ortes beigetreten. Sogar ein befreundetes Ehepaar macht nun mit.

In letzter Zeit fühlt sich Frau Hüter nicht gut. Sie ist schwach und hat in der vergangenen Woche zwei Kilo abgenommen, obwohl sie normal gegessen hat. Manchmal schlägt ihr Herz schneller als normal, ab und zu stolpert es. Außerdem schläft Frau Hüter in den letzten Wochen schlecht, sie ist nervös, manchmal zittern ihre Hände leicht. Besonders die Herzrhythmusstörungen beunruhigen Frau Hüter. Sie entschließt sich daher zu einem Besuch bei Frau Dr. Weichsel.

Nachdem Frau Hüter ihr die Beschwerden geschildert hat, untersucht die Ärztin manuell den Halsbereich von Frau Hüter, macht einen Ultraschall von der Schilddrüse und nimmt Frau Hüter Blut ab, um die Schilddrüsenhormone und mögliche Entzündungsparameter zu bestimmen. Sie vermutet eine Hyperthyreose. Frau Hüter wird wahrscheinlich eine Schilddrüsenoperation benötigen.

15.1 Grundlagen

15.1.1 Hormone

Die Arbeit der Organe im Körper muss ständig aufeinander abgestimmt werden, damit sie optimal verläuft. Eine wichtige Aufgabe übernimmt das **vegetative Nervensystem**, das schnelle Reaktionen der einzelnen Organe ermöglicht. Über das Nervensystem kann die Information aber immer nur an bestimmte Strukturen gelangen, z. B. um eine Muskelaktivität oder Drüsentätigkeit auszulösen.

Viel umfassender steuern **Hormone** Körperfunktionen.

➧ **Definition** **Hormone** (griech. horman = antreiben, erregen): chemische Botenstoffe, die aus Aminosäuren oder umgebautem Cholesterin bestehen

Im Vergleich zu den Nervenimpulsen tritt die Wirkung der **Botenstoffe** langsamer ein: nach Sekunden, z. B. beim Adrenalin, oder auch erst nach Monaten, z. B. beim Wachstumshormon.

Hormone werden von **endokrinen Drüsen** gebildet, die ihr Produkt direkt ins Blut abgeben (endokrine und exokrine Drüsen, ►LF 1.3, Kap. 3.3.1, S. 296). Hormone finden sich entweder frei im Blut oder sind an Transporteiweiße gebunden.

LF 1.3

Wie Hormone wirken

Um das hormonelle Signal aufnehmen zu können, muss eine Zelle entsprechende **Rezeptoren** an ihrer Oberfläche tragen, an denen sich das Hormon anlagert (► LF 1.3, Kap. 3.4.4, S. 309). Das funktioniert nach dem Schlüssel-Schloss-Prinzip. Passen Rezeptor und Hormon zusammen, werden in der Zelle die für die jeweilige Organtätigkeit notwendigen Stoffwechselvorgänge ausgelöst.

Die Verteilung der Rezeptoren und unterschiedliche Rezeptoren für ein und dasselbe Hormon ermöglichen viele verschiedene Reaktionen des Gewebes und der Organe. Das Hormon **Adrenalin** erhöht z.B. den Stoffwechsel der Skelettmuskulatur und beruhigt zugleich die Muskulatur des Magen-Darm-Trakts. Das ist möglich, weil
- Zellen **unterschiedlicher Gewebe** Rezeptoren für ein und dasselbe Hormon tragen,
- einzelne Zellen Rezeptoren für **unterschiedliche Hormone** besitzen und weil
- es für ein und dasselbe Hormon **unterschiedliche Rezeptoren** gibt, die in unterschiedlichen Geweben vorkommen.

Hormone beeinflussen **biologische Abläufe** im Körper, aber auch das **Verhalten** oder die **Empfindungen**, z.B. die Stressreaktion (► LF 4.4, Kap. 2.1, S. 1281). Hormone sind entscheidend für die Entwicklung des Körpers – unter anderem für die embryonale Entwicklung, das Wachstum und die Pubertät – und regulieren das Ess-, Trink-, Schlaf- und Sexualverhalten. Sie helfen dem Menschen, mit Krisensituationen fertig zu werden, z.B. mobilisiert Glukagon bei kurzfristigem Glukosemangel die körpereigenen Glukosereserven.

Aufgrund der oft **vielfältigen Wirkungen** eines Hormons lösen Störungen oft mehrere krankhafte Veränderungen aus.

Hypothalamus, Hypophyse und periphere Hormondrüsen

Hormon- und Nervensystem ergänzen sich in ihren Aufgaben und sind miteinander durch die **Hypophyse** (Hirnanhangsdrüse) verbunden. Die Freisetzung von Hormonen aus dem **Vorderlappen der Hypophyse** wird von Hormonen des **Hypothalamus** stimuliert oder gehemmt. Hormone, die von der Hypophyse gebildet werden, stimulieren oder hemmen wiederum die peripheren Hormondrüsen. Erst die Hormone der peripheren Hormondrüsen wirken dann auf die Gewebe.

Zwei Hormone, das **Oxytocin** und **Adiuretin**, werden in Kerngebieten des Hypothalamus gebildet. Über Nervenaxone werden sie in den **Hinterlappen der Hypophyse** transportiert, dort gespeichert und bei Bedarf freigesetzt.

Melatonin, das Hormon der **Epiphyse** (Zirbeldrüse), reguliert den Tag-Nacht-Rhythmus.

Hormoneller Regelkreis

Am Beispiel der **Schilddrüse** lässt sich die Regelung der Hormonabgabe gut darstellen (Abb. 15.1).

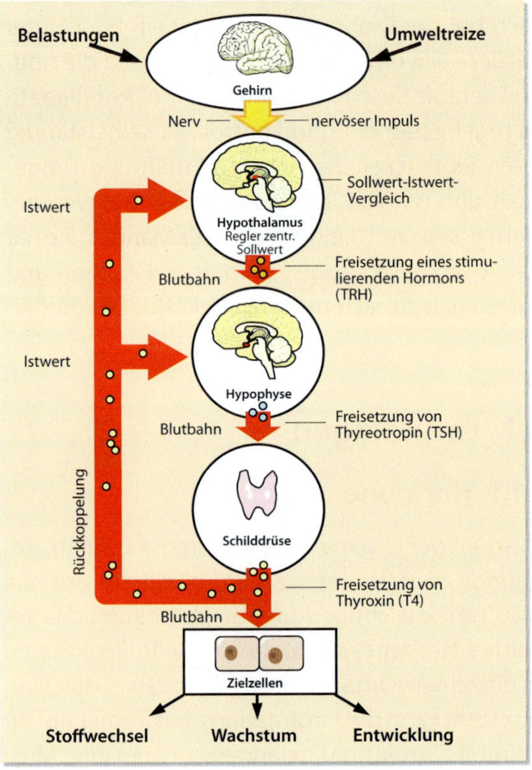

Abb. 15.1: Hormoneller Regelkreis der Schilddrüse

Das »oberste« Hormon in dem Regelkreis der Schilddrüse (► LF 1.3, Kap. 15.1.1, S. 567) ist das **Thyreotropin-Releasing-Hormon** (TRH, engl.

release = freisetzen). Es wird vom Hypothalamus ausgeschüttet, wenn die Konzentration von Schilddrüsenhormonen im Blut abfällt. Bei hoher Konzentration der Schilddrüsenhormone wird nur wenig TRH ausgeschüttet.

TRH wirkt auf die Hypophyse, die dann **Thyreotropin** (thyreoidea-stimulierendes Hormon, TSH) freisetzt. Auch dieser Vorgang wird über die Konzentration der Schilddrüsenhormone im Blut gesteuert. Thyreotropin löst in der Schilddrüse die Ausschüttung der Schilddrüsenhormone aus. Erhöht sich deren Konzentration im Blut, wird das in Hypothalamus und Hypophyse registriert und sie mindern ihre Aktivität. Man spricht von einer **negativen Rückkopplung**.

Hormone werden abgebaut, wenn ihre Wirkung beendet werden soll:

- Frei im Blut befindliche Hormone werden in der Leber abgebaut und über die Nieren ausgeschieden. Das macht man sich bei der Dopingkontrolle von Sportlern zunutze.
- An Rezeptoren gebundene Hormone werden über die Zellmembran aufgenommen und in den Lysosomen abgebaut (► LF 1.3, Kap. 3.2.4, S. 293).

15.1.2 Hormonproduzierende Drüsen

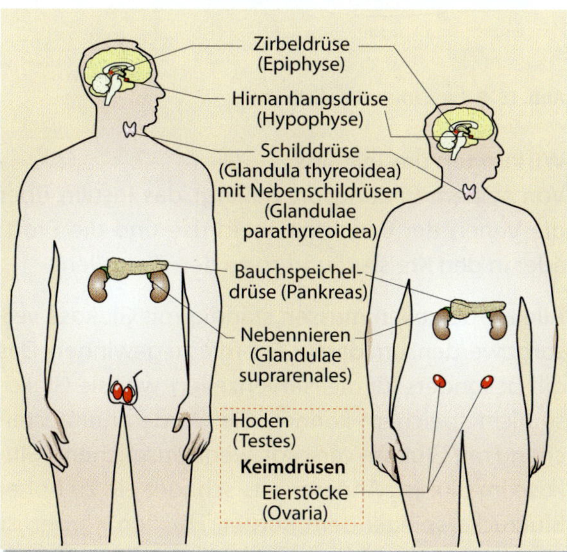

Abb. 15.2: Hormondrüsen des erwachsenen Menschen

Neben den »klassischen« Hormondrüsen (Abb. 15.2) gibt es im Körper noch weitere Organe und Gewebe, die Hormone produzieren können. So wird von den **Nieren** z. B. Erythropoetin gebildet (zur Anregung der Blutzellbildung im Knochenmark), vom **Dünndarm** das Hormon Cholezystokinin (als Reiz zur Ausschüttung von Galle und Bauchspeichel) oder vom **Fettgewebe** das Hormon Leptin (zur Übermittlung eines Sättigungsgefühls).

Schilddrüse

Die **Schilddrüse** (Glandula thyreoidea) ist ca. 60 g schwer und besteht aus zwei Lappen, die über eine Brücke vor der Luftröhre miteinander verbunden sind (Abb. 15.3). Sie liegt direkt unterhalb des Kehlkopfs und folgt ihm beim Schlucken. Während einer Schluckbewegung lässt sie sich besser tasten.

Das Drüsengewebe besteht aus vielen kleinen Bläschen, den **Follikeln**. In der Wand der Follikel werden die Schilddrüsenhormone gebildet und als Tröpfchen in den Bläschen gespeichert.

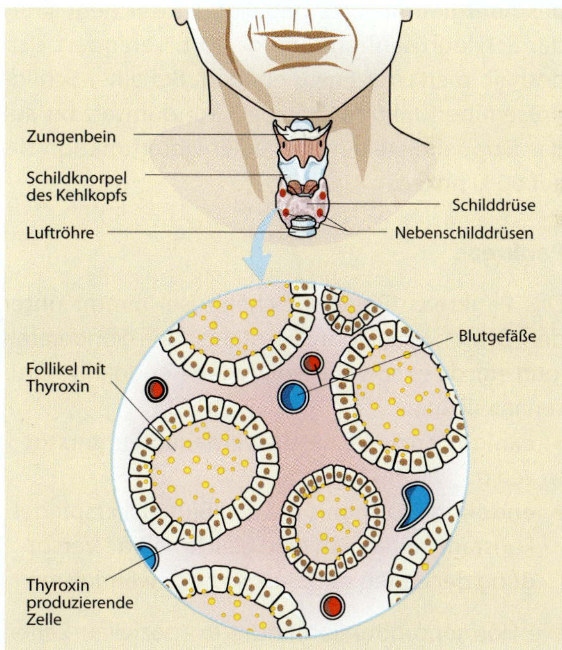

Abb. 15.3: Lage der Schilddrüse mit Drüsengewebe

Die **C-Zellen** liegen zwischen den Follikeln und produzieren das Hormon **Kalzitonin**. Es reguliert den Kalziumhaushalt.

LF 1.3

LF 1.3

An der Rückseite der Schilddrüse befinden sich vier weizenkorngroße **Nebenschilddrüsen** (Epithelkörperchen). Das von ihnen gebildete **Parathormon** mobilisiert Kalzium aus den Knochen und sorgt damit für eine gleichbleibende Konzentration im Blut. Darüber hinaus fördert es die Umwandlung einer Vitamin-D-Vorstufe zum wirksamen Vitamin D.

Die Follikel der Schilddrüse produzieren **Thyroxin** (T4) und **Trijodthyronin** (T3). Beide Hormone werden aus einer Aminosäure unter Anlagerung von **Jod** gebildet. Wird mit der Nahrung nicht genügend Jod aufgenommen, ist die Hormonbildung erschwert und die Schilddrüse reagiert mit einer Zunahme des Gewebes. Es bildet sich ein **Kropf** (Struma).

Da **Jodmangel** im Trinkwasser in vielen Gegenden Deutschlands ein Problem ist, wird zunehmend in Back- und Fleischwaren jodiertes Speisesalz verwendet und für den täglichen Gebrauch empfohlen. Jodreich sind Seefisch und andere Meeresprodukte.

Die Schilddrüsenhormone sind an der Regulation des **Energieumsatzes** beteiligt. Ist der Regelkreis der Schilddrüsenhormone gestört, verändert sich deshalb meist der Energiebedarf. Bei einer Schilddrüsenüberfunktion kann der Grundumsatz bis auf das Doppelte steigen, bei einer Unterfunktion bis auf 60 % sinken.

Pankreas

Das **Pankreas** (Bauchspeicheldrüse) nimmt unter den Drüsen des Hormonsystems eine Sonderstellung ein, da es sowohl exokrine wie endokrine Drüsenanteile hat:

- **exokrin:** Enzyme, die die Verdauung unterstützen (LF 1.3, Kap. 3.3.1, S. 296)
- **endokrin:** Hormone, die den Blutzuckerspiegel konstant halten, um eine gleichmäßige Versorgung der Zellen mit Glukose zu gewährleisten

Die Hormonproduktion findet in speziellen Zellen statt, die wie Inseln in der Drüse verteilt sind, die **Langerhans-Inselzellen** (Abb. 15.4). Die Langerhans-Inselzellen machen 1–2 % des Drüsengewebes aus und bestehen aus unterschiedlichen Zellen:

- den α- oder **A-Zellen** (knapp 20 %): Sie produzieren **Glukagon**, das vor allem den Blutzuckerspiegel anhebt.
- den β- oder **B-Zellen**, fast 80 %): In ihnen wird das den Blutzucker senkende **Insulin** produziert. Störungen der Insulinwirkung oder der Insulinproduktion führen zu einer krankhaften Störung des Zuckerstoffwechsels, dem **Diabetes mellitus** (LF 1.3, Kap. 15.4.2, S. 576).
- δ- oder **D-Zellen:** Sie produzieren **Somatostatin**, das unter anderem die Sekretion von Pankreasenzymen, Gastrin und Pepsin und damit die Verdauung hemmt.

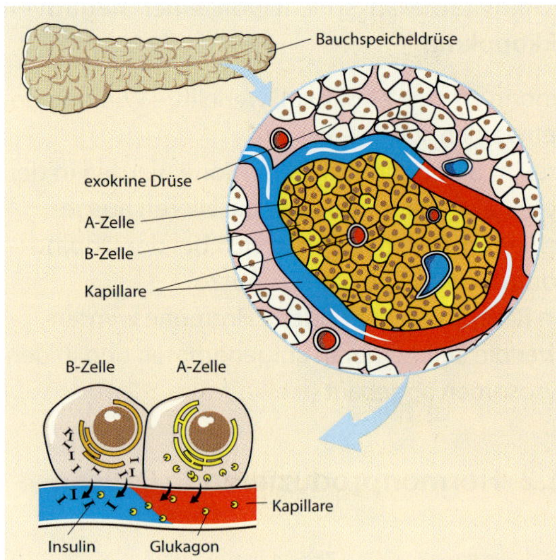

Abb. 15.4: Langerhans-Inselzellen

Wirkungen des Insulins

Von seinem Bildungsort gelangt das Insulin über die Venen der Bauchspeicheldrüse und die Pfortader in den Kreislauf und so zu den Zielzellen.

Alle Körperzellen müssen ständig mit Glukose versorgt werden, um daraus Energie zu gewinnen. Das gilt besonders für die Nervenzellen, weil sie Glukose nicht speichern können. Sie werden nur ausreichend mit Glukose versorgt, wenn ausreichend Glukose im Blut ist. Andererseits schadet ein zu hoher Blutzuckerspiegel dem Körper. Für den Körper ist also ein **stabiler Blutzucker** sehr wichtig. Dafür sorgen vor allem **Insulin** und **Glukagon**.

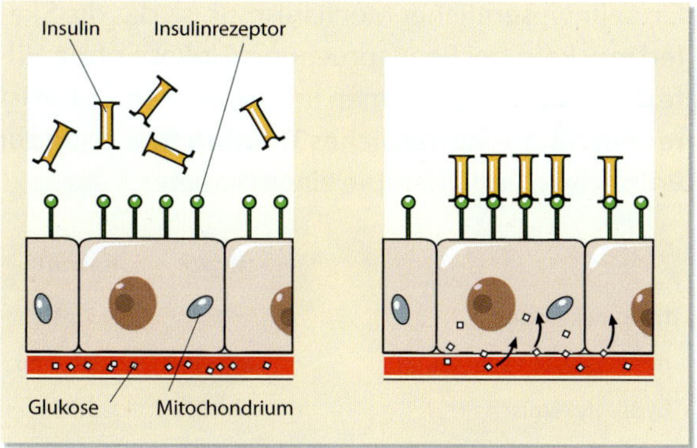

Abb. 15.5: Insulinwirkung an der Zelle.

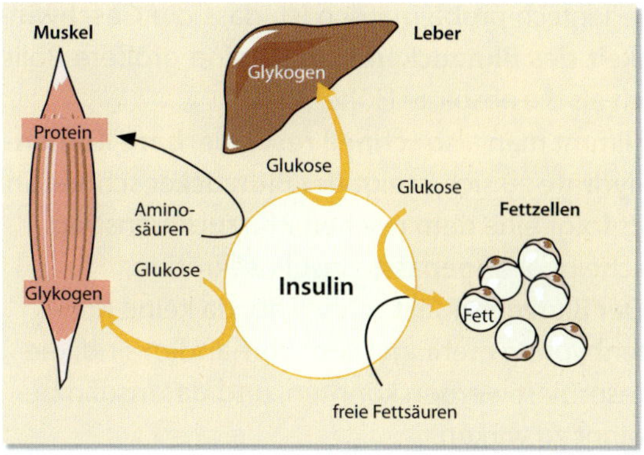

Abb. 15.6: Insulin im Stoffwechsel.

Insulin ermöglicht den **Transport von Glukose in die Zelle**; Fettzellen und (ruhende) Muskelzellen sind hierfür immer auf Insulin angewiesen, während z. B. Nervenzellen auch unabhängig von Insulin Glukose aufnehmen können. Wenn sich das Hormon an entsprechende Rezeptoren der Zellwand bindet, öffnen sich Poren, durch die die Glukose aktiv ins Zellinnere geschleust wird (Abb. 15.5).

Ist kein Insulin vorhanden, fehlen die Insulinrezeptoren oder ist deren Funktion gestört, steigt der Blutzuckerspiegel an.

Insulin beeinflusst außerdem folgende Stoffwechselvorgänge:

- Es **fördert** die **Nutzung von Glukose** in der Zelle zur Energiegewinnung.
- Es **fördert** die Umwandlung von **Glukose in Glykogen**. Ist Glukose im Überschuss vorhanden, z. B. beim ruhenden Muskel, wird sie gespeichert. Hierzu werden Glukosemoleküle zu einer Kette, dem **Glykogen**, verknüpft. Glykogen wird vor allem in Muskel- und Leberzellen gebildet und kann bei Bedarf wieder in Glukose umgewandelt werden. Insulin selbst hemmt die Rückumwandlung, die Hormone Adrenalin und Glukagon fördern sie hingegen.
- Es **fördert** die Zellmembran-Durchlässigkeit für Fettsäuren sowie den Umbau von Glukose zu Fettsäuren; diese bilden mit Glycerin zusammen Triglyzeride, sodass mehr **Fett gespeichert** wird.
- Es **verzögert** den **Abbau der Fette**.
- Es **fördert** die Aufnahme von Aminosäuren in die Zelle und den **Aufbau von Eiweißen**.

Blutzuckerregulation

Damit die Zellen mit ausreichend Energie versorgt sind, muss stets eine bestimmte Menge Glukose im Blut zur Verfügung stehen. Der **Blutzuckerwert** (BZ), die Glukosemenge im Blut, wird in mg/dl oder mmol/l angegeben. Der Normalwert beträgt 0,6–1,0 g/l = 60–100 mg/dl = 3,3–5,5 mmol/l.

> ✔ **Tipp** Die Umrechnungsfaktoren von mg/dl in mmol/l und umgekehrt sind:
> - mg ÷ 18,02 = mmol/l
> - mmol/l ×18,02 = mg/dl
>
> Für den Alltagsgebrauch reicht die Zahl 18.

Funktioniert die Regulation durch die Pankreashormone, zeigt die **Blutzuckerkonzentration** einen typischen zeitlichen Verlauf:

- Nach einer kohlenhydratreichen Mahlzeit steigt der Blutzuckerspiegel bei Gesunden eine Stunde nach dem Essen auf Werte bis zu **140 mg/dl** an,
- nach zwei Stunden fällt der Wert auf etwa **120 mg/dl** ab und
- erreicht nach etwa drei Stunden den **Ausgangswert**.

In den Inselzellen des Pankreas wird die **Veränderung der Blutzuckerkonzentration** registriert. Ist der Spiegel erhöht, schütten die B-Zellen mehr Insulin aus. Der Blutzucker sinkt dann relativ rasch wieder ab. Dass die Glukosekonzentration steiler ansteigt, als sie später abfällt, liegt daran, dass die Insulinproduktion ihre Zeit dauert. Der abfallende Blutzuckerspiegel vermindert die Ausschüttung von Insulin.

Gelegentlich problematisch ist, dass die **Geschwindigkeit des Blutzuckeranstiegs** eine größere Rolle spielt als die absolute Höhe:

- Nimmt man also **schnell resorbierbare Kohlenhydrate** zu sich, steigt der Blutzucker schnell an.
- Es folgt eine dem raschen Blutzuckeranstieg scheinbar angepasste Insulinsekretion.
- Der Blutzucker fällt schnell ab, da keine Kohlenhydrate mehr im Darm vorhanden sind, die resorbiert werden könnten, und das Insulin beginnt zu wirken.
- Das ausgeschüttete Insulin wirkt weiter, obwohl der Blutzucker schon wieder normal ist.
- Der Blutzucker sinkt, man bekommt Hunger und isst **schnell resorbierbare Kohlenhydrate**.

Der dadurch ständig erhöhte Insulinspiegel sorgt so dafür, dass ständig Energie zugeführt wird und diese als Fett gespeichert wird. Sowohl zur **Gewichtsreduktion** als auch zur **Blutzuckereinstellung** sind daher zu viele schnell resorbierbare Kohlenhydrate ungeeignet. Hintergund dieser scheinbaren »Fehlsteuerung« ist die Evolution: Hunderttausende Jahre gab es fast ausschließlich langsam resorbierbare Kohlenhydrate und darauf ist die Regulation eingestellt.

Der **Abfall des Blutzuckers** wird im Gehirn registriert. Der Hypothalamus löst daraufhin die Freisetzung von Hormonen aus, die die Bereitstellung von Glukose regeln und damit den Blutzucker anheben. Am wichtigsten ist die Stimulation der A-Zellen des Pankreas, die daraufhin **Glukagon** ausschütten. Dieses steigert den **Abbau von Glykogen** in den Leberzellen und lässt so den Blutzucker wieder ansteigen. Auch die Glukagonabgabe wird durch negative Rückkopplung reguliert: Mit ansteigendem Blutzuckerspiegel wird weniger Glukagon freigesetzt.

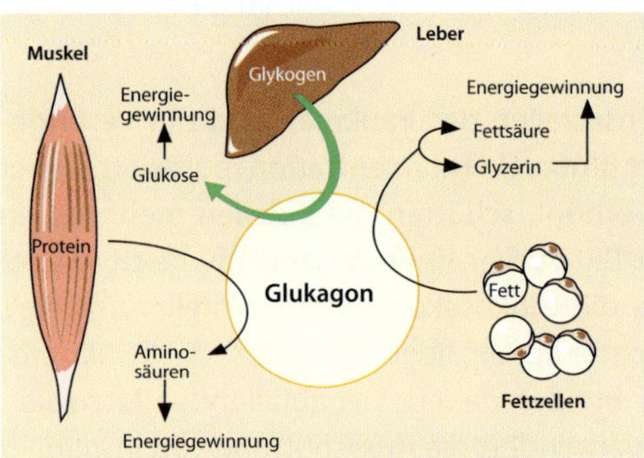

Abb. 15.7: Glukagon im Stoffwechsel

Ein sehr wesentlicher Mechanismus ist, das die **Skelettmuskeln** bei Beanspruchung Glukose **ohne Hilfe des Insulins** aufnehmen und verwerten. Daher ist **regelmäßiges körperliches Training** so wichtig zur Prophylaxe und Therapie eines Diabetes.

	mg/dl	mmol/l
hypoglykämisch	< 60	< 3,34
normoglykämisch	60–100	3,34–5,56
hyperglykämisch	> 100	> 5,56
Nüchternblutzucker, ab dem man von Diabetes ausgeht	126	7
Wert, der in den 2 h nach einem Essen (postprandial) nicht überschritten werden sollte	140	7,78
ungefähre Nierenschwelle	180	10,00
Wert, ab dem sich eine Ketoazidose entwickeln kann	300	16,67

Tab. 15.1: Umrechnung mg/dl in mmol/l

> **! Merke** Wenn man sich ausreichend bewegt und von komplexen Kohlenhydraten wie Stärke ernährt, steigt der Glukosespiegel langsamer. So werden nur kleine Insulinmengen ausgeschüttet und die Bauchspeicheldrüse wird geschont.

Ein noch nicht genau erforschter Bereich ist die **Glukoseautoregulation**, die ebenfalls unabhängig vom Insulin auf den Blutzuckerspiegel reagiert:

- Die **Leber** erhöht bei hohem Blutzuckerspiegel den Glukoseverbrauch und produziert bei niedrigen Blutzuckerspiegeln vermehrt Glukose.
- Das **Zentralnervensystem** erhöht bei niedrigem Blutzuckerspiegel mit der Zeit die Glukoseaufnahme. Für eine plötzliche Hypoglykämie ist die Gegenregulation allerdings zu langsam.
- Auch der **Skelettmuskel** reagiert auf länger bestehende Blutzuckerveränderungen: Bei niedrigem Blutzuckerspiegel steigt die Glukoseaufnahme in den Skelettmuskel, bei hohem sinkt sie.

Ist der **Blutzucker länger erniedrigt**, z. B. beim Fasten, stellt der Körper seinen Stoffwechsel in der Regel so erfolgreich um, dass eine große Leistungsfähigkeit erhalten bleibt.

Er
- erhöht vor allem in der Leber die **Glukoseproduktion** (Glukoneogenese),
- produziert aus Fetten **Ketonkörper**, die das Gehirn nach einer Umstellungsphase von wenigen Tagen statt der Glukose verwerten kann,
- **spart Energie**, reduziert also zum Beispiel den Grundumsatz (man friert schneller) und stellt weniger Reserven für anstrengende Bewegungen zur Verfügung.

Da bei starkem Mangel allerdings auch **Eiweiße zur Energiegewinnung** herangezogen werden, vor allem wenn Muskeln nicht beansprucht werden, muss bei jeder hypokalorischen Diät auf eine ausreichende Versorgung mit Eiweißen und eine ausreichende körperliche Anstrengung geachtet werden.

Nebennieren

Die Nebennieren sitzen wie Kappen auf den Nieren, daher der Name, obwohl sie sonst keine Verbindung zu den Nieren haben. Sie bestehen aus der Nebennierenrinde und dem Nebenierenmark, in denen jeweils verschiedene Hormone produziert werden:
- **Nebennierenrinde,** in den Schichten von außen nach innen:
  - **Aldosteron** erhöht in der Niere die Rückresorption von Wasser und Natrium sowie die Kaliumausscheidung.
  - **Kortison** fördert den Stoffwechsel, stellt Energie bereit und erhöht so z. B. den Blutzuckerspiegel. Kortison ist auch ein Stresshormon.
  - **Sexualhormone**, vor allem männliche (Androgene)
- **Nebenierenmark**, dies produziert die Stresshormone und Katecholamine **Adrenalin** und **Noradrenalin**, die
  - das Blut zentralisieren, also einige Arterien verengen, sodass Gehirn, Herz, Lunge und Skelettmuskeln gut, Haut, Magen, Darm und Nieren schlechter durchblutet werden,
  - den Herzschlag steigern und die Atemwege erweitern und
  - den Blutzucker erhöhen.

Keimdrüsen

Die Hormone der **Keimdrüsen**, also der Hoden und Eierstöcke, ermöglichen die normale Geschlechtsentwicklung und später die Fortpflanzung.

Die **Hoden** (Testes) produzieren den Großteil der Androgene, der männlichen Hormone, allen voran das **Testosteron**, die Nebennierenrinden produzieren einen kleineren Teil. Androgene stimulieren
- die Libido und Spermienproduktion,
- die Geschlechtsbehaarung – während ihr Einfluss auf die Kopfhaare ungünstig ist –, Muskel- und Knochenwachstum sowie Blutbildung.

Die **Eierstöcke** (Ovarien) produzieren **Östrogene** und das Gestagen Progesteron. Abgesehen vom Menstruationszyklus und der Schwangerschaft hat Östrogen folgende Wirkungen:
- Aufbau von Eiweiß
- Wassereinlagerung im Gewebe
- Kalziumeinbau in Knochen
- Beeinflussung der Stimmung

Progesteron wird in der zweiten Zyklushälfte gebildet und bereitet eine Schwangerschaft vor. Es spielt im Alter also keine physiologische Rolle mehr.

15.2 Altersveränderungen

Die Funktion der **Schilddrüse** nimmt häufig im Alter ab. Ebenso die Produktion des Hormons, das die Freisetzung der Schilddrüsenhormone steuert (TSH). Schilddrüsenerkrankungen im Alter sind häufig mild ausgeprägt, entwickeln sich oft langsam und werden deshalb häufig übersehen oder als normale Alterungsprozesse fehlgedeutet.

Viele Faktoren führen dazu, dass alte Menschen häufiger einen **Diabetes mellitus** entwickeln:
- Sie sind **weniger aktiv** als junge Menschen und ihr **Muskelgewebe nimmt ab**: Weniger Blutzucker wird aktiv verbraucht.
- Es entwickelt sich zunehmend eine **Insulinresistenz**, d. h., dass Zellen schlechter auf Insulin ansprechen. Gründe sind unter anderem eine genetische Disposition, ein über längere Zeit erhöhter Insulinspiegel, mehr Fettgewebe und erhöhte Fettsäuren im Blut.

- **Übergewicht** per se führt zu einem höheren Insulinbedarf.
- Das **Pankreas ist erschöpft** und kann nicht mehr so viel Insulin produzieren, wie benötigt wird.
- **Pankreaserkrankungen** führen zu Drüsenschäden.

LF 1.3

Bei den **Nebennieren** sind vor allem seltene hormonproduzierende Adenome, die sich im Laufe eines Lebens bilden können, und eine autoimmunbedingte Insuffizienz verantwortlich für eher seltene Störungen.

Hoden produzieren weniger Testosteron, was alte Männer vor allem an nachlassender Libido merken. Außerdem fehlt die allgemeine aufbauende (anabole) Wirkung, die einem körperlichen Abbau entgegenwirken würde.

Frauen profitieren in aller Regel in der ersten Lebenshälfte von der Geschlechtshormonkonstellation, die sie z. B. besser vor Arteriosklerose schützt. Nach der Menopause haben sie allerdings oft stärker unter einem **Östrogenmangel** zu leiden:
- erhöhte Osteoporosegefahr
- trockene Scheide, senile Kolpitis
- Stimmungsschwankungen, fehlende Libido

Einfach Östrogen zu ersetzen ist – außer lokal im Genitalbereich – allerdings wegen der Nebenwirkungen meist keine gute Lösung.

15.3 Psychosoziale Aspekte

Schilddrüsenfehlfunktionen zeigen sich meist an auffälligen Verhaltensänderungen. So reagieren Personen mit einer **Unterfunktion** verlangsamt und schwunglos. Personen mit einer **Überfunktion** sind reizbar, nervös und motorisch unruhig.

Erhebliche **Einschränkungen der Lebensqualität** können mit **Diabetes mellitus** einhergehen. Weitgehend auf Naschwerk zu verzichten, fällt vielen Menschen nicht leicht. Regelmäßige Untersuchungen des Blutzuckers und unter Umständen eine Injektionstherapie mit Insulin führen leicht dazu, dass Betroffene sich überfordert fühlen.

Erkrankungen der **Nebenniere** führen oft zu erheblichen **hormonellen Störungen**, die so gut wie immer auch zu **psychischen Veränderungen** führen.

Die **Geschlechtshormone** und die Psyche stehen in engem Zusammenhang. Dies zeigt sich besonders deutlich in Phasen, in denen eine **hormonelle Umstellung** stattfindet, z. B. in der Pubertät, der Schwangerschaft und im Klimakterium (Wechseljahre, ► LF 1.3, Kap. 14.2, S. 545). Die häufigsten Beschwerden im Klimakterium sind Hitzewallungen und Schweißausbrüche, nicht selten kommt es zu depressiven Störungen.

15.4 Krankheitsbilder

15.4.1 Schilddrüsenfunktionsstörungen

Hyperthyreose

15–20 % aller Menschen mit **Hyperthyreose** (Schilddrüsenüberfunktion) sind über 60 Jahre alt. Aus nicht geklärten Gründen sind Frauen bis zu 10-mal häufiger betroffen.

Häufigste Ursache ist eine gutartige Zunahme von Drüsengewebe, ein **autonomes** (griech. auto = selbst, nomos = Gesetz) **Adenom**, das nicht auf die Steuerung durch die Hypophyse anspricht. Es produziert daher ungehemmt Hormone. Am zweithäufigsten ist eine Autoimmunerkrankung Auslöser, z. B. der **Morbus Basedow**. Dabei regen Antikörper, die Ähnlichkeit mit Thyreoidea (stimulierendes Hormon) (TSH) haben, die Schilddrüse dauernd zur Hormonbildung an.

Seltenere Ursachen sind eine Überversorgung mit Hormonen:
- iatrogene (vom Arzt verursachte) Hyperthyreose, wenn eine zu hohe Dosis gegen eine Hypothyreose (Unterfunktion) verordnet wurde
- Hyperthyreosis factitia (lat. factitius = gemacht, künstlich): zu hohe Einnahme von Schilddrüsenhormonen, z. B. aus dem Wunsch, den Stoffwechsel zum Abnehmen »anzuheizen«, was allerdings selten funktioniert und fast immer unangenehme Nebenwirkungen hat

Häufige Symptome sind:
- Gewichtsverlust durch erhöhten Grundumsatz
- Schlaflosigkeit und innere Unruhe
- ständiges Unwohlsein
- unregelmäßiger, schneller Herzschlag
- Wärmeempfindlichkeit, Schwitzen
- Durchfälle
- Verwirrtheitszustände

Der Arzt kann eine Schilddrüsenfunktionsstörung schnell erkennen, indem er das **TSH** und, um das genaue Ausmaß zu kennen, die **Schilddrüsenhormone im Blut** bestimmt.

> ! Merke Das typische Bild einer Hyperthyreose mit mehreren Symptomen ist selten, vor allem im Alter. Da allein die Bestimmung des TSH eine Überfunktion einfach, billig und sicher ausschließt, sollte der Arzt auch auf einzelne Beobachtungen hingewiesen werden.

Die **Behandlung** einer Hyperthyreose soll die Symptome mildern. Zum Schutz des Herzens werden Substanzen verabreicht, die den Herzschlag absenken, die **β-Rezeptorenblocker** oder kurz Betablocker. Gleichzeitig wird durch **Thyreostatika**, die die Schilddrüsenhormonproduktion hemmen, die Produktion der Hormone gedrosselt. Beides dient der Überbrückung bis zum Wirksamwerden der eigentlichen, ursächlich wirkenden Therapie, die bei jungen Menschen eher in einer Operation, bei alten eher in einer **Radio-Jod-Therapie** besteht. Hierbei wird radioaktives Jod injiziert, das von der Schilddrüse aufgenommen wird und einen Teil des Gewebes zerstört. Meist ist danach ein **dauerhafter Hormonersatz** in niedriger Dosis erforderlich.

Hypothyreose

Bis zu 10 % aller 80-Jährigen haben eine **Hypothyreose** (Schilddrüsenunterfunktion). Ursache ist ein Mangel an Schilddrüsenhormonen durch Abnahme des funktionsfähigen Drüsengewebes. In der Mehrzahl der Fälle kommt es nach einer meistens unbemerkten chronischen Entzündung der Schilddrüse dazu.

Die Diagnose wird häufig erst verspätet gestellt, weil die Symptome auf das Alter oder eine leichte Depression geschoben werden. Darüber hinaus setzen die Veränderungen schleichend ein und werden nur auffällig, wenn man sie mit dem Befinden z. B. vor einem halben Jahr vergleicht.

Häufige Symptome sind:
- allgemeine Schwäche
- Gewichtszunahme durch sinkenden Grundumsatz
- Müdigkeit, erhöhtes Schlafbedürfnis und Verlangsamung der Denkabläufe
- verlangsamter Herzschlag
- Kälteempfindlichkeit
- Verstopfung
- Einschränkung der Mimik

Typisch sind auch **Hautveränderungen**. Die Haut wird trocken, schuppig und blass, sie ist teigig verdickt und geschwollen, weil sich Wasser bindende Stoffwechselprodukte ablagern. Das Haar wird stumpf und fällt vermehrt aus. Dank der therapeutischen Möglichkeiten sind solche Veränderungen selten.

> ! Merke Auch hier gilt: Das typische Bild einer Hypothyreose ist selten, vor allem im Alter. Da allein die Bestimmung des TSH die Störung einfach, billig und sicher ausschließt, sollte der Arzt auch auf einzelne Beobachtungen hingewiesen werden.

Behandelt wird die Unterfunktion der Schilddrüse durch die regelmäßige Gabe von **Schilddrüsenhormon** unter regelmäßiger Überwachung der Blutwerte.

Struma

> ➔ Definition **Struma** (Kropf): Vergrößerung der Schilddrüse, unabhängig von der Stoffwechselfunktion

Die Struma ist meistens eine Reaktion der Drüse auf **Jodmangel**. Der Jodmangel an sich setzt Wachstumsfaktoren frei, die das Wachstum der Schilddrüse fördern. Durch die Vergrößerung versucht die Schilddrüse, auch das letzte Jod aus dem Blut zu

LF 1.3

fischen. Zunächst macht diese Veränderung keine Beschwerden. Wächst die Schilddrüse weiter, führt allerdings der Druck auf Speise- und Luftröhre zu einem Engegefühl. Es kommt zu Schluckbeschwerden und Atemnot bei Belastung.

Durch **Hormonbestimmung** im Blut und **Ultraschalluntersuchungen** (► LF 1.5, Kap. 2.3, S. 872) werden Funktion und Struktur der Drüse untersucht und eventuelle Veränderungen ausgeschlossen.

Bei normaler Funktion wird **Jod** in Tablettenform verabreicht, gelegentlich in Kombination mit **T4**. Die Struma verkleinert sich allerdings häufig nicht. Macht eine zu große Struma Probleme, kann sie operativ oder mit einer Radio-Jod-Therapie verkleinert werden. Ursache einer Struma kann auch ein Schilddrüsenkarzinom sein.

15.4.2 Diabetes mellitus

Der **Diabetes mellitus** (griech. diabainein = hindurchfließen, lat. mellitus = honigsüß) wird auch Zuckerkrankheit genannt, weil vor allem der Glukosestoffwechsel davon betroffen ist. Aufgrund der vielfältigen Wirkungen des Insulins kommt es aber auch zu einer Störung der anderen Stoffwechselwege. Bei längerer Krankheit werden nahezu alle Organsysteme geschädigt (Spätschäden ► LF 1.3, Kap. 15.4.3, S. 580).

Neben einer **erblichen Komponente** erhöhen bestimmte **Lebensweisen** das Erkrankungsrisiko:

- Abnahme körperlicher Arbeit
- weniger Bewegung
- Überernährung
- Bevorzugung fetter, süßer Nahrungsmittel

Die Krankheit hat eine hohe sozialmedizinische Bedeutung:

- Über 6 Mio. Menschen in Deutschland werden wegen eines Diabetes mellitus behandelt, Anteil steigend.
- Fast jeder Dritte über 70 leidet an einem Diabetes mellitus.
- Bei über 30 000 der Diabetiker muss aufgrund der Gefäßveränderungen eine Amputation im Bereich der Beine vorgenommen werden.
- 40–50 % erleiden schwere Nierenschäden bis zur Dialysepflicht. (1)

Mit der Bezeichnung Diabetes mellitus wurden schon im Altertum zwei wichtige Symptome benannt. Eine Zunahme der Urinmenge und die Ausscheidung von Zucker mit dem Urin.

Veränderungen des Stoffwechsels bei Insulinmangel

Normalerweise kann die Bauchspeicheldrüse bis zu 200 **I. E.** (internationale Einheiten) Insulin pro Tag produzieren. Sinkt die Zellzahl in den Langerhans-Inseln und nimmt die Produktion ab oder ist der Bedarf höher, reicht die Kapazität irgendwann nicht mehr aus, um einen ausreichenden Glukosetransport in die Zellen sicherzustellen.

Glukosurie
Bei Insulinmangel verbleibt die aus dem Darm aufgenommene Glukose im Blut und der Blutzucker steigt an. In den Nieren wird der Zucker zunächst in den Urin abgegeben, dann wieder resorbiert, weil der Körper auf den Energieträger nicht verzichten kann. Übersteigt der Blutzuckerspiegel einen Wert von etwa 180 mg/dl (5,56 mmol/l), wird die Kapazität der Nieren überfordert und Zucker mit dem Urin ausgeschieden, man spricht von einer **Glukosurie**. Den Wert bezeichnet man als **Nierenschwelle**.

Polyurie
Glukose bindet Wasser, sie zieht also Wassser mit, wenn sie ausgeschieden wird. Es wird somit viel Wasser mit dem Zucker zusammen ausgeschieden. Dies führt zu auffällig hohen Urinmengen, der **Polyurie**. Die Folge ist eine Exsikkose mit starkem Durstgefühl sowie trockener, geröteter und juckender Haut.

Da die Zellen aufgrund des Insulinmangels zu wenig Glukose bekommen, sind die Betroffenen blass, ständig müde und in ihrer Belastbarkeit eingeschränkt.

Als Energieträger wird zunehmend **Fett abgebaut**, da die hemmende Wirkung des Insulins ausbleibt. Dies führt längerfristig zu einem Verlust an Körpergewicht, gekoppelt mit Appetitlosigkeit. Der damit verbundene Anstieg der Blutfette erhöht das Risiko arteriosklerotischer Veränderungen. Außerdem wird vermehrt **Eiweiß abgebaut** und so das Immunsystem geschwächt. Betroffene sind anfälliger für Harnwegs- und Pilzinfektionen sowie für Wundheilungsstörungen.

Diagnose

Gibt es Diabetiker in der Familie, sollte man seinen Blutzuckerspiegel regelmäßig überprüfen. Ein **Urintest** mit einem **Indikatorstäbchen** ist zwar einfach und zeigt eine Zuckerausscheidung an, die allerdings erst ab 180 mg/dl (5,56 mmol/l) einsetzt. Ist im morgendlichen Urin Glukose nachweisbar, sollte auf jeden Fall eine ärztliche Untersuchung erfolgen.

Besser ist ein Blutzuckertest. Dabei wird zunächst der Blutzuckernüchternwert überprüft. Ist dieser mit über 120 mg/dl (6,66 mmol/l) deutlich erhöht, liegt ein Diabetes mellitus vor. Werte von 100–120 mg/dl (5,55–6,66 mmol/l) weisen auf die pathologische Glukosetoleranz, also eine schon eingeschränkte Insulinproduktion und/oder -wirkung hin.

Zur Abklärung wird ein **Glukose-Belastungstest** durchgeführt: Vor und nach dem Trinken einer konzentrierten Glukoselösung wird nach 1 und 2 Stunden der Blutzucker bestimmt, um zu sehen, ob die körpereigene Insulinproduktion ausreicht.

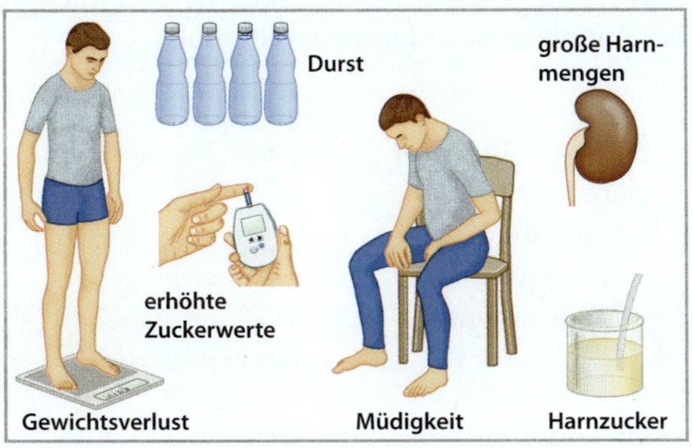

Abb. 15.8: Symptome des Diabetes mellitus.

Diabetes mellitus Typ I

Trotz vergleichbarer Symptome und Spätschäden werden verschiedene Formen des Diabetes mellitus unterschieden, da sie unterschiedliche Therapien erfordern.

Beim **Diabetes mellitus Typ I** besteht ein **absoluter Insulinmangel**. Die Ursache ist die **Zerstörung der Insulin bildenden B-Zellen** des Pankreas. Betroffene haben eine genetische Veranlagung für die Erkrankung. Die Zerstörung selbst ist die Folge einer Autoimmunerkrankung. Man nimmt an, dass äußere Faktoren diesen Prozess auslösen, wobei besonders Viren, z. B. Rötelviren, eine Rolle spielen.

LF 1.3

Erst wenn etwa 80–90 % der B-Zellen zerstört sind, wird die Blutzuckerregulation so gestört, dass die Krankheit auftritt. Die meisten erkranken bereits im Kindes- oder Jugendalter. 25 % der Erkrankungen treten nach dem 35. Lebensjahr und gelegentlich auch bei 60- bis 70-Jährigen auf.

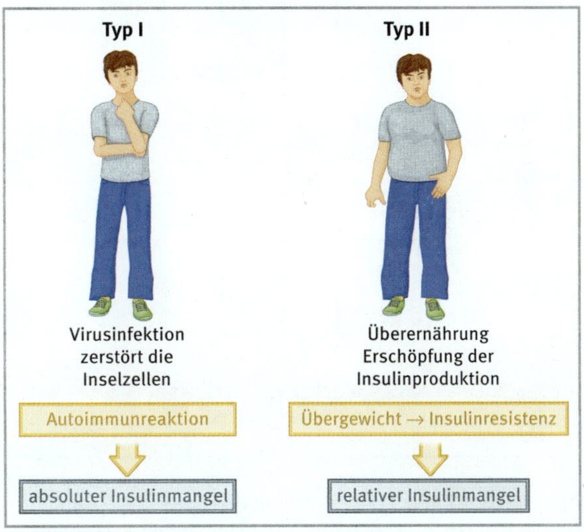

Abb. 15.9: Die Ursachen des Diabetes Typ I und Diabetes Typ II.

Zur Therapie des Diabetes mellitus Typ I muss lebenslang **Insulin** gespritzt werden. Außerdem ist es wichtig, die Ernährung anzupassen und sich ausreichend zu bewegen. Das Ziel ist, den Blutzucker so einzustellen, dass er im Normbereich liegt. Hierzu muss der Kranke geschult werden, durch regelmäßige Selbstmessungen seinen Blutzucker zu bestimmen und daran orientiert Insulin zu spritzen.

! Merke Die **fünf** Säulen der Therapie von Diabetes Typ I:
- Schulung
- Selbstkontrolle
- Insulin
- Ernährung
- Bewegung

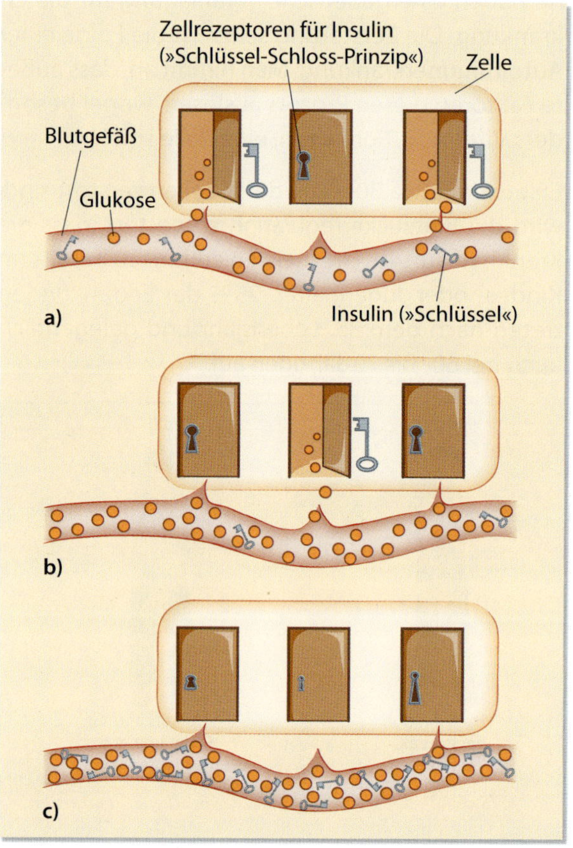

Abb. 15.10: Wirkung des Insulins an den Körperzellen. a) Gesunder Mensch, b) Diabetes Typ I (Insulinmangel), c) Diabetes Typ II (Insulinresistenz)

Diabetes mellitus Typ II

Aktuell sind etwa 7,5 Millionen Menschen an Diabetes mellitus erkrankt. 90 % leiden an einem Diabetes Typ II. Die Erkrankungshäufigkeit steigt mit dem Alter an, Frauen sind etwas häufiger betroffen als Männer. Nur 10 % der Erkrankten haben Normalgewicht.

Die Ursache liegt in der **Insulinresistenz**. Insulinresistenz bedeutet, dass die Zellen schlechter auf Insulin ansprechen. Sie wird begünstigt durch
- eine erbliche Veranlagung,
- einen ständig hohen Insulinspiegel durch eine ständige Aufnahme zuckerhaltiger Nahrungsmittel,
- fehlende Bewegung,
- Fettstoffwechselstörungen,
- Übergewicht.

Als Folge
- nehmen die Zellen weniger Glukose auf,
- speichern die Leberzellen weniger Glykogen und
- stimuliert das erhöhte Insulin die Fettspeicherung und hemmt den Fettabbau, was das häufige Übergewicht erklärt.

Erst wenn die Bauchspeicheldrüse überfordert ist, kommt es zur Überzuckerung und zu einer unter Umständen sehr schnell abnehmenden Insulinproduktion. Diese beruht wahrscheinlich auf einer Schädigung der B-Zellen durch hohe Blutzuckerkonzentrationen.

Therapieziel ist, die Blutzuckerwerte normal einzustellen. Um eine medikamentöse Behandlung lange hinauszuschieben, ist es wichtig, mit richtiger Ernährung und ausreichender Bewegung das **Gewicht zu reduzieren**. Bei alten Menschen scheitert das häufig daran, dass sie überfordert sind oder es nicht für notwendig halten, den Lebensstil zu ändern. In diesen Fällen erfolgt eine Therapie mit oralen Antidiabetika oder sogar mit Insulin.

! Merke Die **drei** Säulen der Therapie von Diabetes Typ II:
- Ernährung
- Bewegung
- Medikamente

Orale Antidiabetika zur Diabetes-Behandlung (► LF 1.3, Kap. 7.1.5, S. 380)
- verbessern die Glukoseverwertung in den Zellen und senken die Glukosebildung in der Leber,

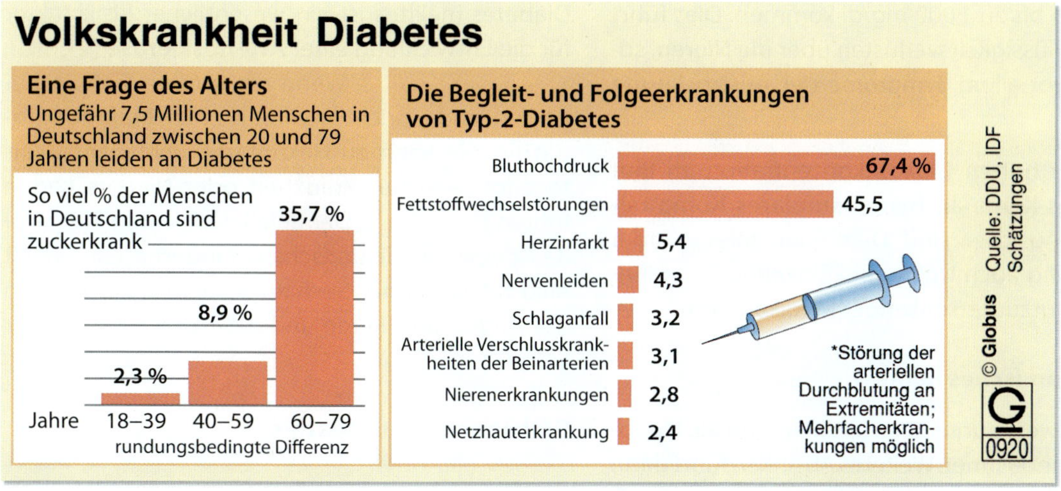

Abb. 15.11: Diabetes mellitus in Zahlen

- stimulieren eine Restfunktion der Bauchspeicheldrüse,
- verbessern die Insulinwirkung an den Insulinrezeptoren oder
- verzögern die Resorption der Glukose im Darm.

In Spätstadien, wenn das Pankreas »erschöpft« ist und die Insulinproduktion nachlässt, kommt man oft ohne Insulin nicht mehr aus.

Häufig ist eine sehr enge Einstellung des Blutzuckers, also eine Einstellung mit geringen Abweichungen vom gewünschten Normalbereich, nicht mehr möglich. Dies ist angesichts eines Alters, in dem Spätschäden kaum mehr zu erwarten sind, zu akzeptieren. In Sonderfällen muss es ausreichen, akuten Entgleisungen des Stoffwechsels vorzubeugen.

Hyperglykämisches Koma

Das hyperglykämische Koma ist Folge eines stark erhöhten Blutzuckers, einer ausgeprägten **Hyperglykämie**. Neben einer erhöhten Glukosezufuhr ist die Ursache

- entweder ein Fehlen von Insulin, vor allem beim Diabetes Typ I, oder
- mangelnde Insulinwirkung, vor allem beim Typ II.

In beiden Fällen werden die Hirnzellen nicht ausreichend mit Glukose versorgt, obwohl der Blutzuckerspiegel hoch genug ist, und es kommt zum Koma.

Es gibt zwei Formen: die ketoazidotische und die hyperosmolare Entgleisung.

Ketoazidotisches Koma

Der ausgeprägte **Insulinmangel** beim **Diabetes Typ I** führt zu hohen Blutzuckerwerten bis zu 700 mg/dl. Der Körper versucht, den Energiemangel in der Zelle durch Mobilisierung von Fetten auszugleichen. Insulin, das normalerweise auch in niedriger Konzentration den Fettabbau hemmt, fehlt. Bei der Umwandlung von Fett in Glukose entstehen als Beiprodukte **Ketonkörper**, u. a. **Azeton**. Diese Stoffwechselprodukte säuern das Blut an. Der Körper versucht, dies durch vermehrtes Abatmen von Kohlensäure (CO_2) auszugleichen. Hierbei wird auch Azeton ausgeatmet. Auffällig bei dem Erkrankten sind

- ein Azetongeruch der Atemluft – riecht ähnlich wie Nagellackentferner – und
- eine vertiefte Atmung (Kussmaul-Atmung ► LF 1.3, Kap. 1.1.1, S. 126).

Diese Form des Komas wird als **ketoazidotisches Koma** bezeichnet. Zu niedrige Insulindosierungen, aber auch ein erhöhter Insulinbedarf bei Infekten sind häufige Auslöser.

Hyperosmolares Koma

Beim **Diabetes Typ II** wird meist noch eine kleine Menge Insulin produziert, sodass der Abbau von Fetten gehemmt wird. Es kann zu extremen Blutzuckerwerten bis zu 1 000 mg/dl kommen. Dies führt zu hohen Flüssigkeitsverlusten über die Nieren, sodass sich vor allem Symptome der Austrocknung zeigen.

Wegen der hohen Glukosekonzentration im Blut wird dieses Koma als **hyperosmolares Koma** bezeichnet. Auslöser sind Diätfehler, Infekte oder Stress, häufig auch Unregelmäßigkeiten beim Einnehmen blutzuckersenkender Medikamente.

Hypoglykämisches Koma

Blutzuckerwerte unter 50 mg/dl werden als **Hypoglykämie** bezeichnet. Weiteres Absinken führt dann rasch zur Bewusstlosigkeit. Ursache dieser Stoffwechselstörung sind überdosiertes Insulin, starker Alkoholkonsum oder körperliche Überanstrengung. Bei älteren Menschen mit Typ-II-Diabetes kommt es häufig zur Hypoglykämie, wenn sie nicht ausreichend essen, aber die Therapie mit Antidiabetika fortführen – und Appetitlosigkeit ist ein häufiges Problem im Alter. Seltener sind ungewohnte körperliche Aktivitäten, die Glukose verbrauchen, die Ursache.

Problematisch sind besonders Antidiabetika wie Sulfonylharnstoffe (► LF 1.3, Kap. 15.5.2, S. 584), da sie lange und unabhängig vom tatsächlichen Blutzuckerspiegel wirken.

15.4.3 Diabetische Folgeerkrankungen

Hohe Blutzuckerkonzentration und ein erhöhter Insulinspiegel führen zu Veränderungen an den **Blutgefäßen**, die **vielfältige Organschäden** nach sich ziehen. Organschäden treten bei schlechter Einstellung schon nach 5–10 Jahren auf. Sie können durch eine gute Blutzuckereinstellung verzögert, aber nicht vollständig vermieden werden.

Dennoch werden bei älteren Menschen in einigen Fällen auch höhere Zuckerwerte toleriert, denn eine Insulintherapie mit häufigen Blutzuckermessungen und eine Ernährungsumstellung bedeuten einen starken Eingriff in das Leben der Menschen. Dazu kommt, dass Spätschäden unter Umständen gar nicht mehr erlebt werden. Die Entscheidung muss jeweils im Einzelfall getroffen werden.

Diabetes mellitus ist ein wesentlicher Risikofaktor für die Entwicklung einer **Arteriosklerose** (► LF 1.3, Kap. 11.4.1, S. 460). Wenn die großen Gefäße betroffen sind, spricht man von einer **Makroangiopathie**. Sie kann zu Herzinfarkt, Schlaganfall, arterieller Verschlusskrankheit oder Nierenschäden führen (Abb. 15.12). Der Befall der kleinen Blutgefäße ist eine rein diabetische Veränderung und heißt **Mikroangiopathie**. Sie hat vor allem Erkrankungen des Auges, der Nieren und des Nervensystems zur Folge.

Diabetische Neuropathie

> ➔ Definition **Neuropathie:** Schäden des Nervensystems.

Die **diabetische Neuropathie** betrifft das **periphere somatische** und **vegetative Nervensystem** (► LF 1.3, Kap. 18.1, S. 641). Störungen der **sensorischen** Nerven schränken das Schmerzempfinden und die Bewegungskoordination ein. Das gestörte Schmerzempfinden kann zu unbemerkten Verbrennungen und Verletzungen der Füße führen. Es kann zu Kribbelparästhesien kommen und sogenannte stumme Herzinfarkte werden unter Umständen nicht erkannt. Betroffene stürzen besonders leicht. Störungen der **motorischen** Nerven erhöhen zusätzlich die Gefahr von Stürzen und sind häufig der Grund für eingeschränkte Mobilität.

Störungen des **vegetativen** Nervensystems zeigen sich in vielfältiger Weise:
- Wenn die Regulation der Blutgefäßweite betroffen ist, sinkt der Blutdruck bei raschen Lagewechseln schlagartig ab.
- Störungen der Blasenentleerung wie die atonische Blase haben häufig Harnwegsinfekte und Inkontinenz zur Folge.
- Sind die Magenentleerung und Beweglichkeit des Darms gestört, wird häufig nicht genügend gegessen.

Akut können Lähmungen der Hirnnerven auftreten. Das zeigt sich z. B. darin, dass die Beweglichkeit der Augen- oder Gesichtsmuskeln eingeschränkt ist.

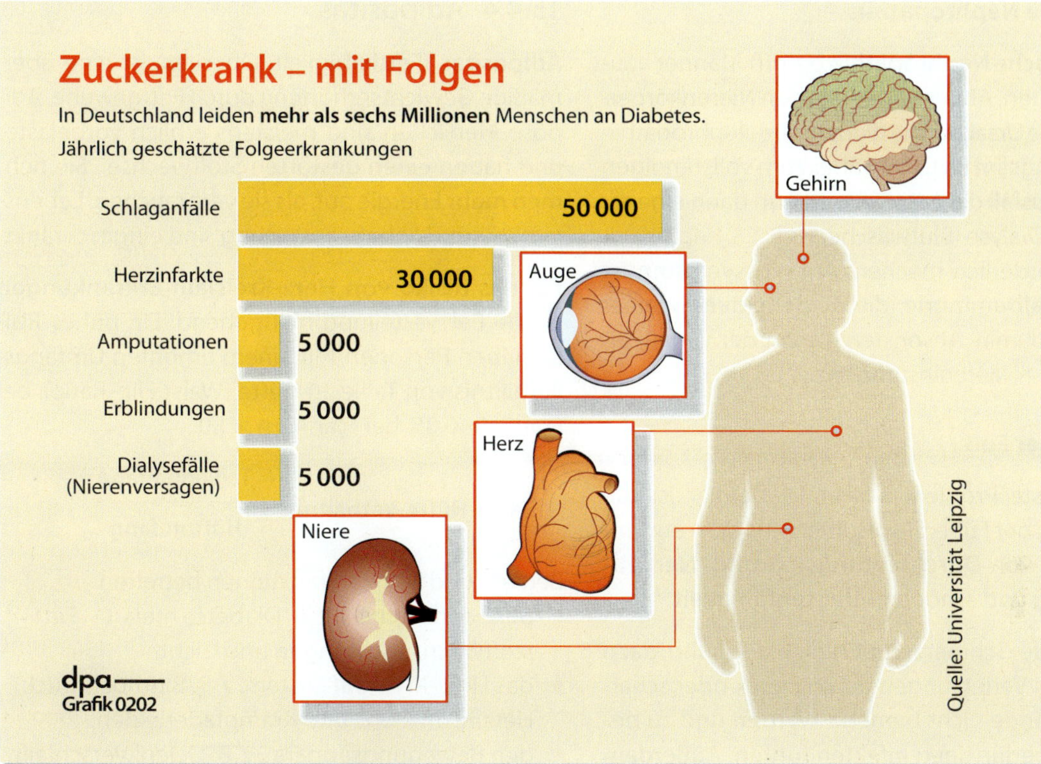

Abb. 15.12: Folgeerkrankungen von Diabetikern

Diabetische Retinopathie

➔ **Definition Retinopathie:** Schäden der Netzhaut (Retina ► LF 1.3, Kap. 19.4.5, S. 676).

Bei der **diabetischen Retinopathie** kommt es zunächst zu kleinen Gefäßverschlüssen, Einblutungen durch geplatzte Gefäße und Fettablagerungen. Die Netzhaut wird ödematös und es entwickelt sich ein Sauerstoffmangel, der zur Freisetzung von **Gefäßwachstumsfaktoren** führt. Es bilden sich neue Gefäße, die aber auch in den Glaskörper einwachsen (proliferative Retinopathie) und dort zu Blutungen führen. Diese Gefäße schrumpfen später und ziehen die Netzhaut von ihrer Unterlage ab, es kommt zu **Netzhautablösungen**. Die Netzhaut kann dann auch einreißen. Außerdem entwickelt sich durch die Blutungen, Gefäßneubildungen und Schrumpfungen oft ein **Glaukom** (erhöhter Augeninnendruck) und ein **Katarakt** (Linsentrübung).

Bis zu 30 % aller Typ-II-Diabetiker leiden unter Augenveränderungen, wiederum 20 % von ihnen erblinden. Grauer (Katarakt) und grüner Star (Glaukom) treten bei Diabetikern doppelt so häufig auf.

Hinzu kommt oft eine **diabetische Makulopathie**, bei der Ablagerungen, Ödem und Sauerstoffmangel den Bereich des schärfsten Sehens in der Netzhautmitte (Makula) schädigen.

Neben einer möglichst straffen Blutzuckereinstellung wird die Netzhaut am Rande **gelasert**. Das verringert die Produktion von Gefäßwachstumsfaktoren.

! Merke Regelmäßige jährliche augenärztliche Besuche sind für Diabetiker ein Muss. Schmerz hinter dem Auge, Stirnkopfschmerz, Lichtblitze oder Schleiersehen, »Löcher« oder »Mücken« im Blickfeld sind besonders zu beachten.

LF 1.3

Diabetische Nephropathie

Die **diabetische Nephropathie** betrifft Männer häufiger als Frauen. Ablagerungen in den Nierenkörperchen sind die Ursache. Die diabetische Nephropathie schreitet langsam fort, kann aber zum vollständigen Funktionsausfall der Niere führen und dann eine regelmäßige Dialyse (Blutwäsche, ► LF 1.3, Kap. 14.4.1, S. 547) erforderlich machen. Anfangssymptom ist eine **Mikroalbuminurie**, die Ausscheidung kleiner Mengen Albumin. Ansonsten gleicht der Verlauf einer typischen Niereninsuffizienz.

Diabetischer Fuß

Das häufigste Problem älterer Diabetiker ist die Schädigung der Füße. Sie resultiert aus dem Zusammenwirken von **Durchblutungsstörung**, **Nervenschädigung** und erhöhter **Infektanfälligkeit**.

Die fehlende Schmerzempfindlichkeit kann dazu führen, dass Verletzungen durch Druck oder scharfe Gegenstände nicht bemerkt werden und zu behandlungsbedürftigen Infekten führen. Außerdem sorgt die gestörte Tiefensensibilität für ein Abflachen der Fußgewölbe und damit zu unphysiologischen Belastungen an der Fußsohle. Durchblutungsstörungen können eine **diabetische Gangrän** (► LF 1.3, Kap. 11.4.3, S. 464) hervorrufen.

> **! Merke** Jede Wunde bei einem Diabetiker muss sofort desinfiziert und steril verbunden werden. Bei den geringsten Anzeichen für eine Verschlimmerung, z. B. durch starke Rötung oder Überwärmung, ist ärztliche Hilfe erforderlich.

15.4.4 Adipositas

Adipositas (Fettleibigkeit, Obesitas) ist eine übermäßige Gewichtserhöhung durch Fettgewebe. Adipöse Menschen sind meistens erblich vorbelastet und haben einen gestörten Stoffwechsel. Sie nehmen mehr Energie auf, als sie verbrauchen. Lebensqualität und Lebenserwartung sind eingeschränkt.

Für das **Risiko von Herz-Kreislauf-Erkrankungen** ist die Fettverteilung maßgebend: Ein hohes Risiko haben Personen mit einem erhöhten Umfangsverhältnis von Taille zu Hüfte (Waist-Hip-Ratio), bei Frauen > 0,85, bei Männern > 1,0.

$$\textbf{Taille-Hüfte-Verhältnis} = \frac{\textbf{Taillenumfang}}{\textbf{Hüftumfang}}$$

Begleit- und Folgeerkrankungen betreffen
- den Stoffwechsel, z. B. Diabetes mellitus, Fettstoffwechselstörungen und Gicht,
- das Herz-Kreislauf-System, z. B. Bluthochdruck, Herzinsuffizienz und Krampfaderleiden,
- den Bewegungsapparat, z. B. Gelenkverschleiß, und
- die Atmungsorgane, z. B. erhöhtes Risiko für eine Lungenentzündung.

Therapie

Die Menge und Zusammensetzung der Nahrung soll den tatsächlichen Erfordernissen des Organismus angepasst werden. Das ist schwer umzusetzen, da das Essverhalten stark von Erziehung und Gewohnheiten geprägt ist und Essen mehr bedeutet als nur reine Nahrungsaufnahme. Angestrebt wird, die tägliche Energieaufnahme unter den Energiebedarf (Grundumsatz + Leistungsumsatz, ► LF 1.3, Kap. 6.3.1, S. 348) täglich zu reduzieren, vor allem durch weitgehenden Verzicht auf Zucker und Nahrungsfette. Um den Durchhaltewillen zu stärken, kann es sinnvoll sein, den Gewichtsverlust pro Monat zu planen.

15.5 Pflege

15.5.1 Krankenbeobachtung

Hormonelle Störungen oder Stoffwechselerkrankungen lassen sich oft nicht einem bestimmten Organ zuordnen. Entsprechend vielfältig können die zu beobachtenden Beeinträchtigungen sein.

Psychische Veränderungen

Das Gehirn reagiert besonders empfindlich auf Nährstoff- und Energiemangel, was sich durch psychische Auffälligkeiten zeigt. Jeder hat schon erlebt, wie gereizt Menschen reagieren können, wenn sie Hunger haben. Langfristig stellen sich bei anhaltenden **Nährstoffdefiziten** häufig depressive Verstimmungen ein.

Antriebsarmut, Müdigkeit und geistiges Desinteresse können Zeichen einer **Hypothyreose** sein. Andauernde unerklärliche Ruhelosigkeit und Nervosität deuten auf eine **Hyperthyreose** hin.

Konzentrationsschwächen bis hin zu Verwirrtheitszuständen und Bewusstseinseintrübungen zeigen ein beginnendes **diabetisches Koma** an. Konzentrationsschwächen mit Unruhe und evtl. Schwitzen und Unwohlsein deuten auf eine **Hypoglykämie**.

Vegetative Veränderungen

Stoffwechselstörungen können verschiedene Organsysteme beeinträchtigen und sehr unterschiedliche Symptome verursachen, die im Zusammenhang gesehen werden müssen. So klagen Personen mit Hyperthyreose über Herzrasen, vermehrtes Schwitzen und Durchfall. Bei Überzuckerung wird der Pflegebedürftige starken Durst empfinden und große Mengen wasserhellen Urins ausscheiden.

Körpergewicht

Unerklärliche Gewichtsveränderungen können Folge von hormonellen Störungen oder Stoffwechselstörungen sein. Menschen mit **Hyperthyreose** nehmen aufgrund des gesteigerten Energiestoffwechsels ab, auch wenn sie reichlich essen. Auch der **Diabetes-mellitus-Typ-I** geht häufig mit einer Gewichtsabnahme einher, wenn viel Glukose über den Urin verloren wird. Bei einer **Hypothyreose** kommt es zu einer Gewichtszunahme.

Bei einem normalen Ernährungszustand steht das Körpergewicht in einem angemessenen Verhältnis zur Körpergröße der Person. Bei deutlichem Untergewicht ist das Unterhautfettgewebe reduziert, eventuell sind hervortretende Knochen zu erkennen. Bei rascher Gewichtszunahme bilden sich oft

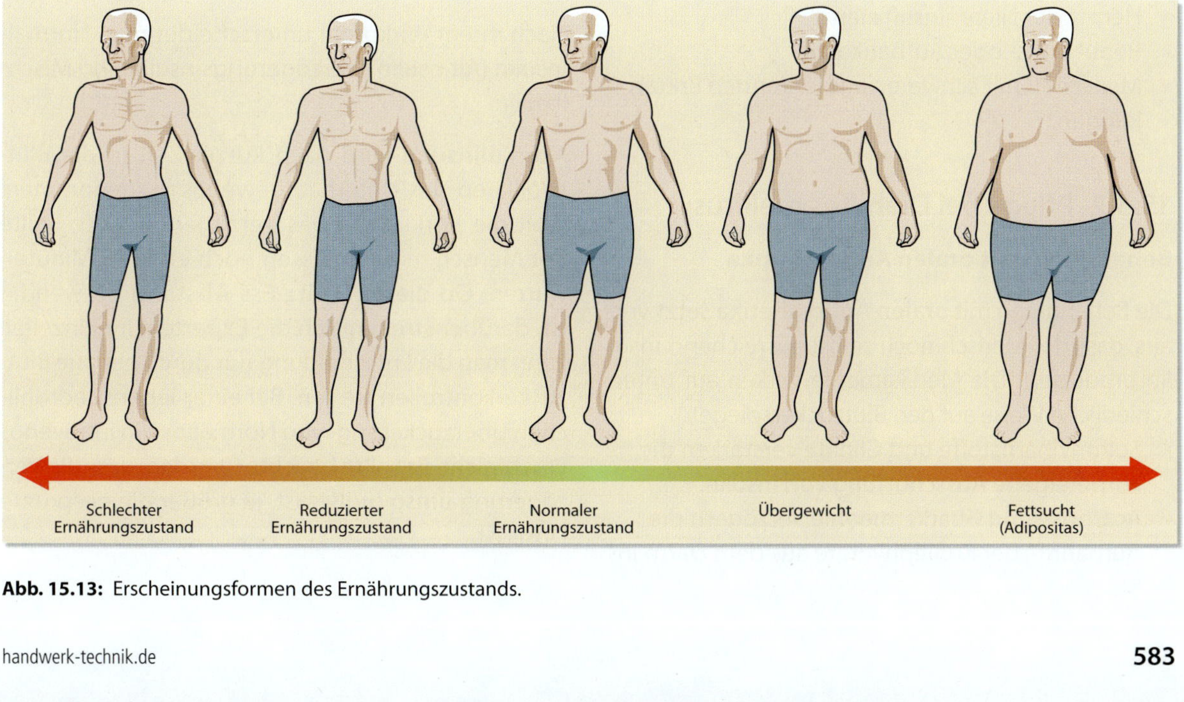

Abb. 15.13: Erscheinungsformen des Ernährungszustands.

streifenförmige Veränderungen der Haut (Striae, »Schwangerschaftsstreifen«) durch Überdehnung des Bindegewebes an Bauch und Hüften.

Gewichtskontrolle

Zur Ermittlung des Körpergewichts stehen **Stand-** und **Sitzwaagen** zur Verfügung. Die **Gewichtskontrolle** erfolgt möglichst nüchtern am Morgen immer auf derselben Waage. Die zu wiegende Person sollte zuvor Darm und Blase entleeren und möglichst wenig bekleidet sein. Die Steh- oder Sitzfläche wird mit einer Unterlage abgedeckt.

Der **Ablauf** ist:

- Waage tarieren (auf null stellen).
- Betroffenen auf die Fläche der Waage bitten oder helfen. Die Person muss vollständig und frei auf der Fläche der Waage stehen oder sitzen. Ein Abstützen auf der Waage würde zu einem zu geringen Messwert führen.
- Gewicht mit Angabe von Uhrzeit und Kleidung dokumentieren.
- Bei großen Gewichtsabweichungen ist der Arzt zu informieren.

Regelmäßige Gewichtskontrollen sind notwendig bei

- hormonellen Störungen und Stoffwechselstörungen,
- Ausschwemmen von Ödemen, z. B. bei Herz- oder Niereninsuffizienz, Aszites,
- Herz- oder Niereninsuffizienz,
- Reduktions- oder Aufbaukost,
- Menschen mit schweren auszehrenden Erkrankungen.

15.5.2 Pflege bei Diabetes mellitus

Behandlung mit oralen Antidiabetika

Die Behandlung mit **oralen Antidiabetika** setzt voraus, dass der Mensch noch selbst ausreichend Insulin produziert. Die Medikamente wirken auf unterschiedliche Weise auf den Blutzuckerspiegel:

- Sulfonylharnstoffe und Glinide verstärken die körpereigene Ausschüttung von Insulin.
- Acarbose und Guarkernmehle verzögern die Aufnahme der Kohlenhydrate aus dem Darm ins Blut.
- Biguanide verbessern die Wirkung von Insulin an den Körperzellen und verringern die Glukoseneubildung in der Leber.

Wichtig ist, dass sich der Mensch genau an die Verordnung hält. Nimmt er aus der Überzeugung »viel hilft viel« mehr Tabletten ein, kann dies zu Unterzuckerung und anderen unerwünschten Wirkungen wie Magen-Darm-Beschwerden führen. Bei oralen Antidiabetika aus der Gruppe der **Sulfonylharnstoffe**, die unabhängig vom Blutzuckerspiegel die Insulinausschüttung langfristig erhöhen, ist darüber hinaus darauf zu achten, dass der Mensch regelmäßig Kohlenhydrate aufnimmt, um nicht zu unterzuckern. **Glinide** bewirken bei einer Mahlzeit eine rasche Insulinfreisetzung, die nur wenige Stunden anhält. Das Medikament wird entsprechend zur Hauptmahlzeit eingenommen. Möchte der Mensch nicht essen, lässt er die Einnahme aus. Damit sinkt das Risiko einer Unterzuckerung.

Behandlung mit Insulin

Fast ausnahmslos wird mit gentechnisch hergestelltem **Humaninsulin** behandelt. Seit einigen Jahren gibt es darüber hinaus **Insulinanaloga** (griech. ana = gemäß, logos = Wort, Maß, Vernunft), die etwas vom Bauplan des menschlichen Insulins abweichen und dadurch eine dem Blutzuckeranstieg besser angepasste Wirkung erzielen.

Nach ihrem Wirkprofil unterscheidet man Normalinsulin (Altinsulin), Verzögerungsinsulin und Mischinsulin.

Normalinsulin wird nach kurzer Zeit in die Blutkapillaren des Unterhautgewebes aufgenommen. Weil die Wirkung etwas verzögert eintritt, sollte der Mensch mit dem Essen noch etwa 20 Minuten warten. Ob dieser **Spritz-Ess-Abstand** notwendig ist, darüber streiten sich die Experten. Im Einzelfall kann man die Entscheidung nur durch genaue Blutzuckerkontrollen treffen. Bei einer lebensbedrohlichen Überzuckerung wird Normalinsulin intravenös verabreicht. Es sollte beachtet werden, dass die Verzögerung umso größer ist, je größer die gespritzte Dosis ist.

> **! Merke** Wird Insulin wegen einer bevorstehenden Mahlzeit injiziert, muss auf jeden Fall gegessen werden, um einer Unterzuckerung vorzubeugen. Es ist Aufgabe der Pflegefachkraft, die die Injektion verabreicht, dies sicherzustellen.

Verzögerungsinsuline enthalten Zusätze von Eiweiß oder Zink. Diese verzögern die Aufnahme des Insulins aus dem Depot, das sich nach der Injektion im Unterhautfettgewebe bildet.

Mischinsulin besteht aus Normalinsulin und Verzögerungsinsulin. Es setzt sich meist im Verhältnis 30:70 zusammen. Mischinsulin verbindet den schnellen Wirkungseintritt und das frühe Wirkungsmaximum des Normalinsulins mit der langen Wirkdauer eines Verzögerungsinsulins. Es kann nach ärztlicher Anweisung auch individuell aus Normal- und Verzögerungsinsulin hergestellt werden. Dabei wird aus den Durchstechflaschen immer zuerst das Normalinsulin aufgezogen, damit kein Verzögerungsinsulin in die Flasche des Normalinsulins gelangt und dessen Wirkeigenschaften verändert.

Konventionelle Insulintherapie

Bei der konventionellen Insulintherapie wird zweimal am Tag ein **Mischinsulin** verabreicht. Die **Mahlzeiten** müssen **strikt** dem Wirkprofil der Insulinzubereitung **angepasst werden**. Der Blutzuckerspiegel lässt sich auf längere Sicht meist nicht zufriedenstellend einstellen. Die konventionelle Insulintherapie wird bei Diabetes mellitus Typ II mit noch geringer Insulineigenproduktion als vertretbare Notlösung angewendet oder bei Diabeteskranken, die mit einer anderen Therapieform überfordert sind.

Intensivierte Insulintherapie

Mit der intensivierten Insulintherapie lässt sich der Blutzucker weit besser einstellen, denn sie kommt der natürlichen Insulinsekretion des Körpers recht nahe. Um den Grundbedarf an Insulin zu decken, wird morgens ein **Langzeitinsulin** gespritzt. Vor den Hauptmahlzeiten sowie bei Bedarf auch vor kohlenhydratreichen Zwischenmahlzeiten wird **Normalinsulin** verabreicht. Dazu muss der Betroffene oder die Pflegefachkraft zunächst den **aktuellen Blutzuckerspiegel messen** und den Kohlenhydratgehalt der bevorstehenden Mahlzeit bestimmen. Die Insulinmenge wird dann entsprechend berechnet. Auf diese Weise kann der Betroffene seine Mahlzeiten sehr flexibel gestalten, muss aber häufig den Blutzucker kontrollieren.

Insulinpumpen

Insulinpumpen geben kontinuierlich eine kleine Menge **Normalinsulin** über eine Kanüle mit Schlauchverbindung in das Unterhautgewebe ab – so wird der Grundbedarf gedeckt. Vor den Haupt- und Zwischenmahlzeiten bestimmt der Betroffene wie bei der intensivierten Insulintherapie den **aktuellen Blutzuckerwert** und löst per Knopfdruck die Gabe der zusätzlich notwendigen Insulinmenge aus. Mit der Pumpenbehandlung lässt sich der Blutzuckerspiegel derzeit am besten einstellen. Die Betroffenen können ihre Lebensmittel dabei frei wählen.

Durchführung der Insulininjektion

Injektion vorbereiten

Insulinspritzen mit 1 oder 2 ml Volumen sind lang, schmal und zylinderförmig mit einer feinen Skala und ermöglichen daher eine genaue Dosierung. Die sehr dünne Kanüle ist meist fest mit der Spritze verschweißt.

Die Dosierung des Insulins wird in **internationalen Einheiten (I. E.)** angegeben. 1 I. E. Normalinsulin senkt den Blutzucker um bis zu 30 mg/dl Blut.

Dabei ist die **Konzentration** des zu verabreichenden Insulins zu beachten:

- **U40-Insuline** (U, engl. unit = Einheit) enthalten 40 I. E. pro ml,
- die international gängigeren **U100-Insuline** enthalten hingegen 100 I. E. pro ml.

> **! Merke** Bei der Wahl der Spritze muss entsprechend auf die **richtige Skalierung** geachtet werden.

Bei längerem Liegen kann sich bei **Mischinsulin** die Beimischung, das Verzögerungsinsulin, absetzen.

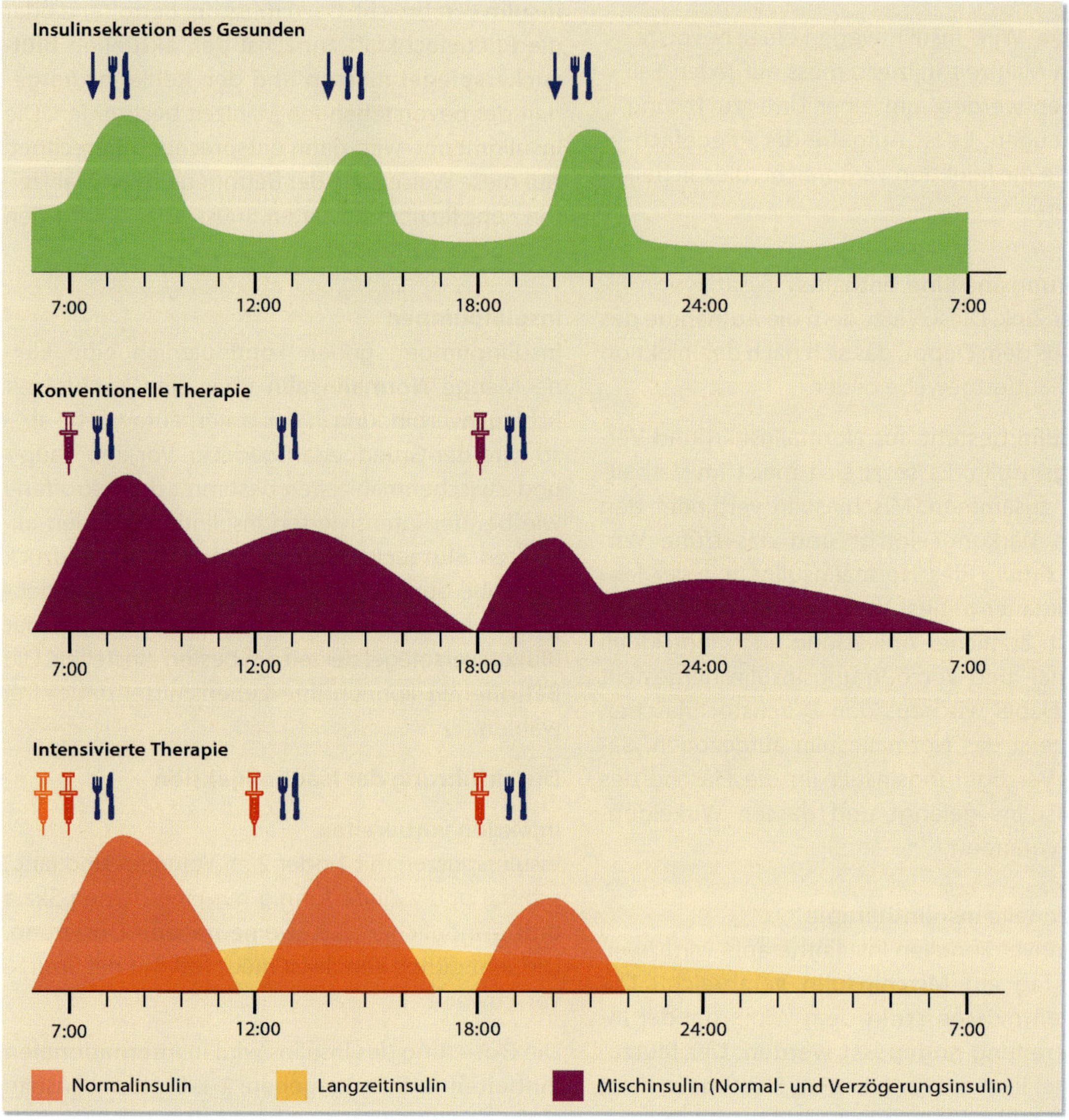

Abb. 15.14: Wirkungsverlauf bei konventioneller und intensivierter Insulintherapie.

Vor dem Aufziehen muss die Flasche daher etwa 15-mal **gekippt oder gerollt** – aber nicht geschüttelt – werden. Bei mangelnder Durchmischung würde nur der klare, schnell wirkende Insulinanteil gespritzt werden.

Der **Insulinvorrat** sollte im Kühlschrank bei 2–8 °C gelagert werden. Durch Wärme oder auch Frost verändert sich das Insulin und wird unbrauchbar. Bei **Anbruch** sollten die Flaschen mit dem Datum versehen, bei normaler Zimmertemperatur gelagert und innerhalb von 3–4 Wochen verbraucht werden.

Umgang mit Pens

Die stiftartigen **Insulin-Pens** sind einfach zu handhaben und haben die Insulinspritzen im häuslichen Bereich weitgehend verdrängt. Sie werden mit Patronen zu 1,5 ml oder 3 ml eines U100-Insulins befüllt und sind danach für mehrere Injektionen einsatzbereit. Einweg-Pens werden nur so lange benutzt, bis die einliegende Insulin-Patrone aufgebraucht ist. Danach werden sie vom Hersteller wieder aufbereitet. Die Dosierung wird am Dosierknopf eingestellt und ist danach analog oder bei neueren Modellen auch digital im Display ablesbar.

✔ **Tipp** Für alte, eventuell sehbeeinträchtigte Menschen eignen sich Pens mit extra großer Anzeige und Dosierknöpfen. Bei ihnen hört man das Einstellen der Insulinmenge bei jedem Drehen durch Klicken.

Wenn verschiedene Insuline verabreicht oder verschiedene Dosierungen voreingestellt werden sollen, ermöglichen **verschiedenfarbige** Pens eine sichere Unterscheidung.

Einige Pens zeigen auch die zuletzt verabreichte Insulinmenge an. Das ist für die häusliche Pflege von Vorteil, um kontrollieren zu können, ob das Insulin z. B. am Vorabend tatsächlich gespritzt wurde.

! Merke Verwendete Pens sollten nicht im Kühlschrank aufbewahrt werden. Dadurch können Luftblasen in der Insulinpatrone entstehen, sodass man die Spritzmenge nicht mehr zuverlässig bestimmen kann. Außerdem brennt kaltes Insulin beim Spritzen.

Subkutane Injektion

Injektionen ► LF 1.5, Kap. 1.5, S. 844

Da das Hormon Insulin bei der Magenpassage verdaut und dadurch unwirksam wird, muss es ins Unterhautgewebe (subkutan, s. c.) gespritzt werden. Von hier wird es langsam über die Kapillargefäße ins Blut aufgenommen. Auf diese Weise wird eine gleichbleibende, von körperlichen Einflussfaktoren weitgehend unabhängige Wirkung erreicht.

! Merke Keinesfalls darf das Insulin in den Muskel injiziert werden. Die Wirkung wäre dann aufgrund der individuell unterschiedlichen Muskeldurchblutung nicht abschätzbar.

Die Einstichtiefe hängt zum einen von der Länge der Kanüle und zum anderen von der Injektionstechnik ab. Bei schlanken Personen muss die Kanüle entsprechend kürzer gewählt und der Einstich flacher – etwa im 45°-Winkel zur Hautoberfläche – erfolgen. Bei adipösen Pflegebedürftigen kann auch senkrecht eingestochen werden.

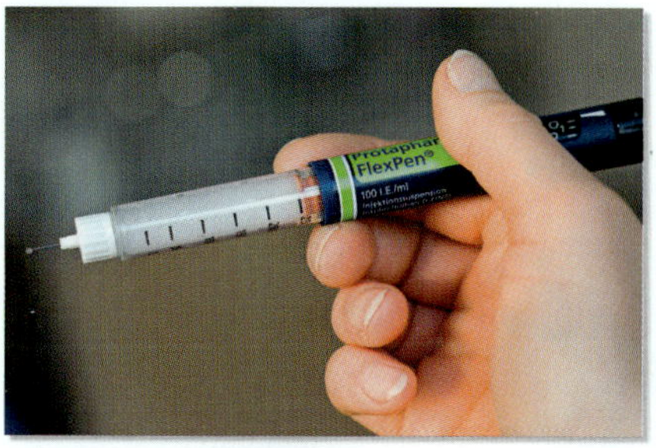

Abb. 15.15: Insulin-Pen

Ob es notwendig ist, die Haut vor einer s. c.-Injektion zu desinfizieren, ist unter Experten umstritten. Für den häuslichen Bereich, wenn sich der Betroffene selbst spritzt, wird die Desinfektion kaum noch empfohlen.

Die Kanüle eines Pens kann für mehrere Injektionen verwendet werden, sollte aber mindestens alle zwei Tage gewechselt werden. Bei zu langem Gebrauch wird sie zunehmend stumpf. Der Einstich wird dadurch unangenehm und es kommt zu narbigen Verhärtungen des Gewebes.

Als Injektionsorte werden die Bauch- und die Oberschenkelregion bevorzugt. Bei Injektion im Bauchbereich tritt die Wirkung am schnellsten ein, das kann vor den Mahlzeiten von Vorteil sein. Bei Injektion in den Oberschenkel wird das Insulin verzögert aufgenommen, die Wirkung hält somit länger an.

Injektionsort beobachten

Nach dem Spritzen von Verzögerungsinsulin kann es vorübergehend zu brennenden **Schmerzen** an der Einstichstelle kommen. Auch **Hämatome** (blaue Flecken) lassen sich nicht immer vermeiden. Sie entstehen beim versehentlichen Verletzen von größeren Kapillargefäßen. Personen, die blutverdünnende Medikamente wie ASS, Heparin oder Marcumar einnehmen müssen, neigen zu Hämatomen.

! Merke In den meisten Fällen bilden sich Hämatome aufgrund von zu häufig gebrauchten Nadeln.

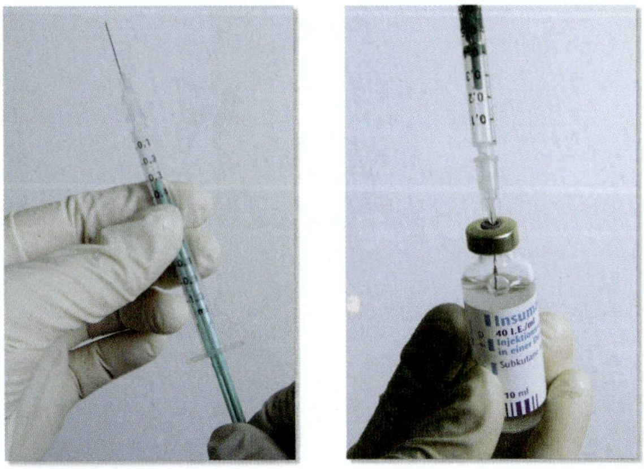

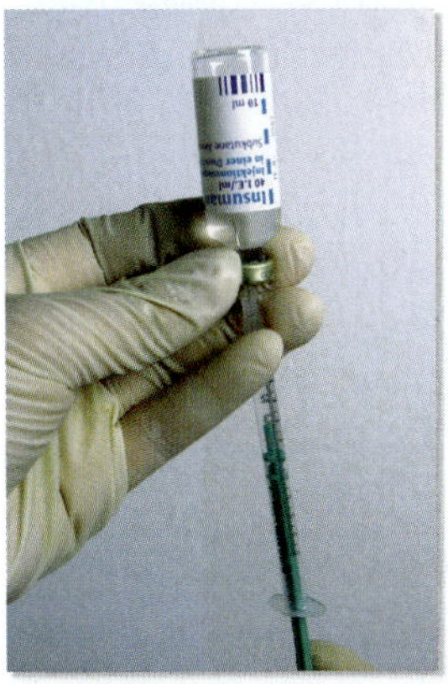

Abb. 15.16: Aufziehen des Insulins aus einer Durchstechampulle.

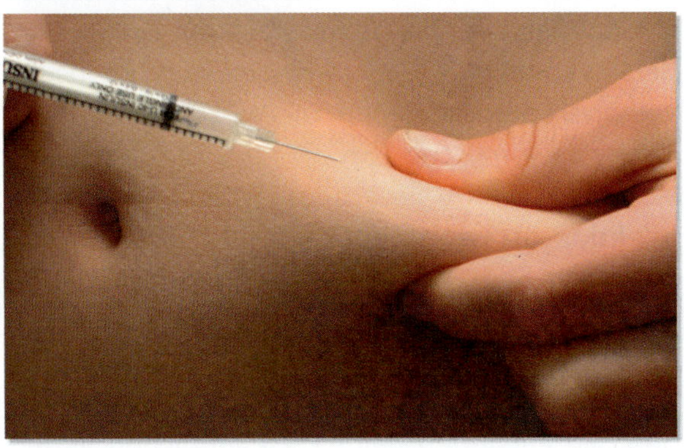

Abb. 15.17: Subkutane Injektion

Rote Flecken, **Quaddeln** oder **Pusteln** weisen in seltenen Fällen auf eine Insulinallergie hin. Häufiger werden die Zusatzstoffe in Verzögerungsinsulinen nicht vertragen.

Die Injektionsstellen sollten täglich, am besten nach einem Plan, gewechselt werden. Wird häufig an derselben Stelle eingestochen, kann es sowohl zu narbigen Verhärtungen als auch einer Zunahme des Unterhautfettgewebes kommen. Diese Areale sollten dann gemieden werden. Sie sind zwar unempfindlicher, aber Wirkungseintritt und -dauer des Insulins sind aufgrund der Gewebeveränderungen kaum noch vorhersehbar.

Blutzuckerkontrolle

Die Therapie des Diabetes mellitus setzt eine Blutzuckerkontrolle voraus. Wie häufig gemessen wird, hängt von der Behandlung ab. In einigen Fällen wird nach ärztlicher Anweisung ein Tagesprofil durch mehrmaliges Messen in festgelegten Abständen erstellt. Für die tägliche Messung stehen elektronische **Messgeräte** mit speziellen Teststreifen zur Verfügung. Die Handhabung ist relativ einfach und bei allen Geräten ähnlich.

Zur Messung werden **vorbereitet**:

- Einmalhandschuhe für die Pflegefachkraft
- Tupfer
- Lanzette oder automatische Einstichhilfe
- Blutzuckermessgerät
- kodierte Teststreifen

> **! Merke** Vor der Messung die Hände des Menschen gründlich mit warmem Wasser waschen. Die Haut nicht mit alkoholischem Mittel desinfizieren, denn die Messwerte können dadurch verfälscht werden.

So wird **gemessen:**

- Gerät einstellen. Bei Anbruch einer neuen Teststreifenpackung muss das Gerät neu kodiert werden.
- Teststreifen einführen.
- Seitlich der Fingerbeere mit einer sterilen Lanzette oder einer automatischen Einstichhilfe einstechen. Alternativ kann Blut aus dem Ohrläppchen entnommen werden.
- Einen großen Blutstropfen auf das Testfeld des Teststreifens aufbringen.
- Messzeit beachten – meist ertönt nach Ende der Einwirkzeit ein akustisches Signal.
- Wert ablesen, Gebrauchsanweisung beachten.
- Einstichstelle mit einem Tupfer fest andrücken, bis die Blutung gestillt ist.
- Messwerte mit Zeitpunkt und ggf. Umständen der Messung dokumentieren.

Bei neueren Geräten saugt der Teststreifen das Blut von alleine an, wenn er in Kontakt mit dem Blutstropfen gebracht wird.

> **! Merke** Beim Herauspressen des Blutes aus dem Finger tritt Gewebsflüssigkeit mit aus und führt zu fehlerhaften Messergebnissen. Das Massieren oder Anwärmen der Finger ermöglicht eine unkomplizierte Blutentnahme.

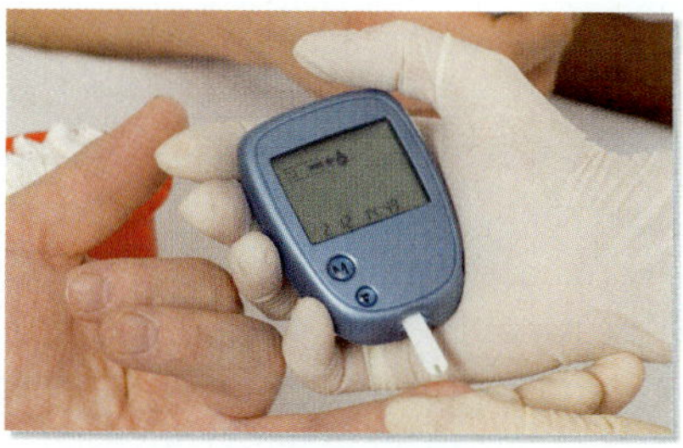

Abb. 15.18: Blutzuckermessung

Nach Möglichkeit sollte der Betroffene lernen, die Blutzuckerkontrolle selbstständig auszuführen, um auch im Notfall unabhängig von einer Pflegefachkraft den aktuellen Blutzuckerwert ermitteln zu können. Die gemessenen Werte werden dann in ein Diabetikertagebuch eingetragen.

Urin-Teststreifen

Eine **orientierende** Messung ist mit Urin-Teststreifen möglich. Das Testfeld auf den Streifen verfärbt sich mit steigender Glukosekonzentration. Registriert werden Werte **über 180 mg/dl** (10 mmol/l, Nierenschwelle, ►LF 1.3, Kap. 15.4.2, S. 576), sodass nur eine Überzuckerung gemessen werden kann. Mit kombinierten **Glukose-Azeton-Tests** kann man zudem Ketonkörper messen, die bei massiver Stoffwechselentgleisung ausgeschieden werden.

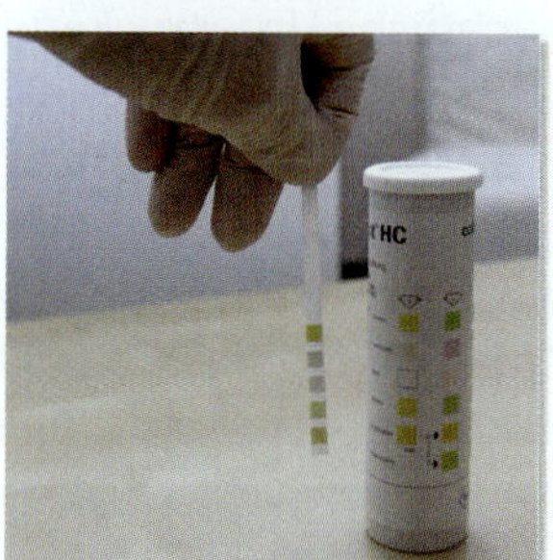

Abb. 15.19: Urintest auf Glukose

15.5.3 Hyper- und Hypoglykämie

Hyperglykämie, Ketoazidose

Die sich über **Stunden bis Tage** entwickelnden Symptome einer **Hyperglykämie** (Überzuckerung) sind:

- vermehrtes Wasserlassen
- starker Durst
- schneller Herzschlag bei niedrigem Blutdruck
- allgemeine körperliche Schwäche
- Übelkeit mit Erbrechen
- Verwirrtheit mit Fehlhandlungen, dann zunehmende Bewusstseinseintrübung
- Bewusstlosigkeit im Fall eines hyperglykämischen Komas

Eine Hyperglykämie entsteht bei einem bekannten Diabetes mellitus meist, wenn der Betroffene nicht ausreichend mitarbeitet, z. B. Vorgaben zur Ernährung und Medikation nicht einhält. Die zunächst wenig spezifischen Symptome entwickeln sich schleichend. Klagen über Übelkeit, Erbrechen und Appetitlosigkeit werden nicht selten als unerwünschte Wirkung von Medikamenten missdeutet.

Maßnahmen

Bei beginnender Hyperglykämie – der Verdacht kann durch eine Blutzuckermessung erhärtet werden – ist der Arzt zu verständigen. Gleichzeitig sollte keine Nahrung, sondern nur viel zu **trinken** gegeben werden, z. B. Tee oder Mineralwasser.

Ist es zu einem Koma gekommen, muss der Patient sofort ins Krankenhaus eingewiesen werden. Parallel dazu sollte durch eine BZ-Messung die Situation weiter abgeklärt werden. Bis der Rettungswagen eintrifft, werden Blutdruck und Puls kontrolliert und der Patient wird aufgrund der Gefahr einer Aspiration ständig beobachtet. Bei Bewusstlosigkeit wird er in die stabile Seitenlage (►LF 1.3, Kap. 24.2.2, S. 777) gebracht.

> **! Merke** Das hyperglykämische Koma ist die häufigste Stoffwechselentgleisung in der Altenpflege. Man kann es in der Regel vermeiden, wenn die täglichen Beobachtungen dokumentiert und bei der Übergabe besprochen werden.

LF 1.3

Hypoglykämie

Die **Hypoglykämie** (Unterzuckerung) entwickelt sich **rasch**, bei Insulintherapie unter Umständen innerhalb von Minuten. Symptome:

- Heißhunger
- Herzklopfen
- Schwitzen
- Zittern des ganzen Körpers
- Aggressivität
- Verwirrtheit
- Sprechstörungen und andere neurologische Ausfälle, die leicht für einen Schlaganfall gehalten werden können
- zunehmende Bewusstseinseintrübung, unter Umständen mit Krampfanfällen
- Bewusstlosigkeit im Fall eines hypoglykämischen Komas

Beim älteren Diabetiker fehlen diese Symptome häufig. Hier sind es **Verhaltensauffälligkeiten** oder besonders **nächtliche Verwirrtheitszustände**, die eine Unterzuckerung anzeigen. Auch bei **Stürzen** unklarer Ursache sollte immer der Blutzucker überprüft werden. Die typischen Symptome können völlig ausbleiben, wenn der Betroffene mit blutdrucksenkenden Substanzen wie β-Rezeptorenblockern therapiert wird.

Der Diabetiker sollte über die Gefahr der Unterzuckerung informiert sein, um beim Auftreten erster Symptome Maßnahmen ergreifen zu können oder ärztliche Hilfe anzufordern. Außerdem sollte er stets einen **Notfallausweis** und etwas **Traubenzucker** mit sich führen.

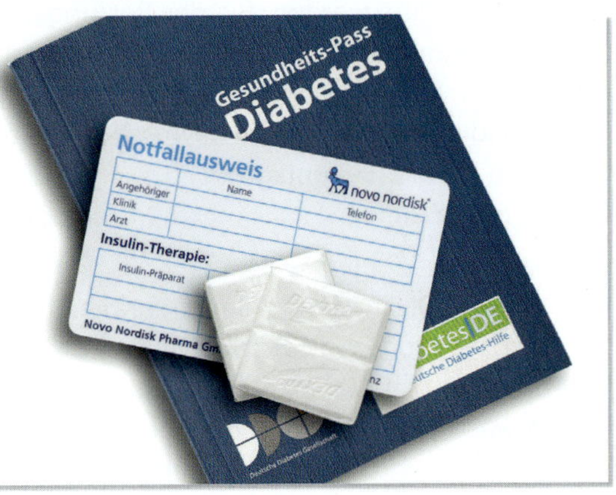

Abb. 15.20: Ausrüstung des Diabetikers für den Notfall.

Maßnahmen

Beim noch **bewussten** Kranken besteht die **Erstmaßnahme** darin, rasch Glukose zu sich zu nehmen. Hierzu eignen sich

- in der Frühphase mit Würfelzucker gesüßter Tee,
- Traubenzucker,
- dann zur Stabilisierung Brot mit Marmelade.

Begleitend wird der Blutzucker kontrolliert, der Patient beobachtet, sein Bewusstsein kontrolliert und der Rettungsdienst benachrichtigt.

Ist der Diabetiker bereits bewusstlos, ist die erste Maßnahme die stabile Seitenlagerung. Wegen der Gefahr der Aspiration darf nichts mehr über den Mund zugeführt werden. Um die Zeit bis zur Überführung ins Krankenhaus zu überbrücken, kann Glukagon gespritzt werden. Es steht in Fertigampullen zur Verfügung und kann s. c. oder i. m. gespritzt werden. Bei ärztlicher Versorgung wird Glukose intravenös injiziert.

> ! **Merke** Glukagon wirkt bei alkoholisierten Patienten nicht.

Unterzuckerungen durch Antidiabetika dauern häufig länger an. Dann muss der Patient über mindestens zwei Tage beobachtet und sein Blutzucker kontrolliert werden. Abzuklären ist eventuell auch eine Änderung der Therapie.

> ! **Merke** Bei unklarer Bewusstseinstrübung und fehlender Möglichkeit zur Blutzuckerkontrolle ist immer Traubenzucker zu verabreichen. Im Falle der Hypoglykämie ist diese Maßnahme hilfreich. Im Falle einer Hyperglykämie schadet die relativ geringe Menge Traubenzucker nicht.

Nächtliche Unterzuckerungen

Manche Diabetiker neigen besonders nachts – häufig zwischen zwei und drei Uhr – zu Unterzuckerungen. Sie wachen mehrmals auf, sind unruhig und schwitzen stark. Betroffene sollten immer ein Glas Apfelsaft mit Traubenzucker griffbereit am Bett stehen haben. Der Arzt sollte informiert werden, damit die Therapie vielleicht umgestellt wird.

> **! Merke** Schlafmittel können eine Unterzuckerung verschleiern, weil die Benommenheit dann nicht mehr eindeutig zuzuordnen ist.

Pflege bei Fieber und Infekten

Diabetiker mit **Fieber** oder akuten **Infekten** haben ein höheres Risiko für eine Hyperglykämie. Aus diesem Grund sollte der Blutzucker des Erkrankten mindestens zweistündlich kontrolliert werden. Außerdem muss der Mensch über die Besonderheit der Situation informiert werden, damit er beginnende Anzeichen einer Entgleisung erkennen und entsprechend reagieren kann.

Magen-Darm-Infekte mit **Durchfall** oder **Erbrechen** können zu einer Hypoglykämie führen.

Bei insulinpflichtigen Diabetikern sollte der Spritzplan mit der jeweils üblichen Dosis weiterhin eingehalten werden. Hat der Patient keinen Appetit, muss die Kohlenhydratzufuhr durch Zugabe von Obst oder Säften sichergestellt werden. Auf jeden Fall ist die Therapie ärztlicherseits entsprechend anzupassen.

15.5.4 Ernährung bei Diabetes mellitus

> **! Merke** Der Begriff Diät sollte gemieden werden, denn die Ernährung des Diabetikers entspricht im Wesentlichen einer gesunden Vollwertkost.

Um den Blutzuckerspiegel ausgeglichen zu halten, muss die aufgenommene Kohlenhydratmenge der zugeführten Insulinmenge bzw. der noch vorhandenen Insulinproduktion angepasst werden. International wird in Kohlenhydrateinheiten (KHE) gerechnet, die jeweils für 10 g verwertbare Kohlenhydrate stehen. Das gebräuchlichere Maß in Deutschland ist die Broteinheit (BE). Eine BE entspricht 12 g Kohlenhydraten. Mit entsprechenden Tabellen und einer Küchenwaage mit Grammeinteilung (Diätwaage) kann der BE-Wert einer gewählten Portion ermittelt werden.

Während insulinpflichtige Diabetiker mit intensivierter Insulinbehandlung recht frei in der Gestaltung ihrer Mahlzeiten sind, sollten Personen mit Diabetes mellitus Typ II, bei denen die Ernährung wesentlicher Therapiebestandteil ist, folgende **Grundsätze** beachten:

- Kohlenhydratreiche Nahrungsmittel müssen je nach der noch vorhandenen Stoffwechselleistung berechnet werden.
- Die Ernährung sollte so bemessen sein, dass starkes Übergewicht möglichst abgebaut und das Gewicht gehalten wird.
- Ballaststoffe sind günstig, weil sie die Aufnahme von Kohlenhydraten aus dem Darm ins Blut verzögern.
- Bei einigen Gemüsesorten, z. B. Gurken, sind Portionsgrößen bis zu 200 g ohne Anrechnung auf die tägliche Kohlenhydratmenge erlaubt.
- Glukose (Traubenzucker) und Saccharose (Haushaltszucker) müssen gemieden werden, weil sie den Blutzuckerspiegel zu rasch ansteigen lassen. Geringe Zuckermengen von bis zu drei Teelöffeln (10 g) am Tag sind erlaubt, wenn sie zusammen mit ballaststoffreichen Nahrungsmitteln wie Müsli verzehrt werden.

Zuckeraustauschstoffe wie Fruchtzucker erfreuen sich besonders bei Typ-II-Diabetikern großer Beliebtheit. Als »Diätsüße« oder »Diabetikersüße« suggerieren diese Produkte weiterhin Genuss ohne Reue. Tatsächlich werden diese Austauschstoffe langsamer als Haushaltszucker ins Blut aufgenommen. Sie müssen aber ebenso angerechnet werden, liefern ebenso wie Zucker nicht unerhebliche Mengen an Energie und erhöhen sogar stärker das Gewicht. Außerdem können sie bei empfindlichen Personen zu Blähungen und Durchfällen führen. **Künstliche Süßstoffe** wie Saccharin und Cyclamat enthalten weder Kohlenhydrate noch Kalorien. Sie müssen nicht angerechnet werden und sind für übergewichtige Typ-II-Diabetiker geeignet.

! Merke Geeignete »normale« Lebensmittel erkennt man beim Blick auf die Zutatenliste: Zucker und Fett sollten möglichst weit hinten aufgeführt sein.

Alkohol enthält nicht nur viel Energie, sondern beeinträchtigt in der Leber die Umwandlung von Glykogen zurück in Glukose. Dadurch trägt Alkohol zu einer Unterzuckerung und der Unwirksamkeit von Glukagon, das die Freisetzung von Glukose aus Glykogen stimuliert, bei. Betroffene sollten über diesen Zusammenhang informiert sein. Wenn überhaupt, sollte Alkohol nur zu besonderen Anlässen und nur in kleinen Mengen getrunken werden. Geeignet sind trockene Weine.

Besonders für ältere Menschen macht der **Genuss beim Essen** einen wesentlichen Teil ihrer Lebensqualität aus. Außerdem wird es mit zunehmendem Alter schwieriger, den Betroffenen im Rahmen einer Diabetikerschulung von einem komplizierten Therapie- und Diätkonzept zu überzeugen. Bei sehr betagten Betroffenen wird deshalb nicht angestrebt, Langzeitfolgen vorzubeugen. Es erscheint wenig sinnvoll, einem 80-Jährigen seinen Kuchen zum Kaffee mit dem Hinweis zu verbieten, dass möglicherweise in zehn Jahren Folgeschäden auftreten.

Nahrungsmittel	BE
1 mittelgroßer Apfel	1,0
1 Banane	1,8
100 g Kekse	3,7
100 g Früchtemüsli	5,0
100 g Grießpudding	1,2
100 g Karotten, gekocht	0,3
250 ml Milch	1,0
100 g Kartoffelchips	3,4
100 g Kartoffeln, gegart	1,2
100 g Teigwaren, gegart	2,2
100 g Reis, gegart	1,7
100 g Milchschokolade	4,5
100 g Weintrauben	1,3
100 g Trockenobst	4,7

Tab. 15.2: BE-Wert ausgewählter Nahrungsmittel.

In vielen Fällen ist die unbefriedigende Blutzuckereinstellung die Folge **unbewusster Ernährungsfehler**. Die Pflegefachkraft achtet deshalb auf

- Naschereien, auch vermeintlich gesunde Naschereien wie Obst,
- eventuell kohlenhydrathaltige Getränke,
- einen geregelten Mahlzeitenrhythmus und
- Bewegungsaktivität.

Der Betroffene muss darüber informiert sein, dass die Ernährung ein wesentlicher Therapiebestandteil ist. Vor allem sollte er mögliche versteckte Zucker- und Fettquellen in der Nahrung und die Wirkung des Verzehrs solcher Lebensmittel kennen.

✓ Tipp Tabellen mit BE-Werten von Lebensmitteln sind in Apotheken erhältlich oder im Internet zum Ausdrucken, z. B. www.diabetes-news.de/be-tabelle

15.5.5 Fußpflege bei Diabetes mellitus

Die Füße und besonders die **Fußsohlen** müssen täglich möglichst auch vom Betroffenen selbst auf Veränderungen der Nägel, Hautreizungen, Druckstellen und Verletzungen untersucht werden. Besonders an den **Fußsohlen** bilden sich häufig unbemerkt Schwielen. Beim selbstständigen Untersuchen der Fußsohlen hilft ein Spiegel.

Schuhe

Diabetiker sollten aufgrund der Verletzungsgefahr **nie barfuß** gehen. Das geeignete Schuhwerk muss **gut sitzen** sowie bequem und atmungsaktiv sein. Dabei sind die Innenflächen der Schuhe regelmäßig auf **Beschädigungen** zu kontrollieren, die möglicherweise Druck ausüben könnten. Vor jedem Anziehen muss auf kleine Steinchen oder ähnliche **Fremdkörper** in den Schuhen geachtet werden.

Spezielle **orthopädische Entlastungsschuhe** vermindern die Druckeinwirkung auf die Zehen zusätzlich, wenn Fußdeformitäten wie Hammerzehen oder ein Hallux valgus vorliegen oder bereits Schäden eingetreten sind.

Strümpfe

Die Füße müssen **warm** gehalten werden. Kühlen sie aus, werden sie noch schlechter durchblutet. Bei kalten Füßen sollten statt einer Wärmflasche besser warme Bettsocken getragen werden, um Verbrennungen zu vermeiden.

Strümpfe sollten täglich gewechselt werden. **Baumwollstrümpfe** mit einem geringen Anteil Elastan passen sich der Fußform an. So entstehen keine Druckstellen durch Unebenheiten und Falten in den Strümpfen. Auf gar keinen Fall sollte der Pflegebedürftige gestopfte Strümpfe tragen. Auch auf eventuell zu enge Bündchen ist zu achten. Spezielle Strümpfe mit Zehen- und Fersenpolster schützen den Fuß zusätzlich vor Druckeinwirkung.

Uhrzeit	Mahlzeit	Zutaten	BE
07:30	Frühstück 3 1/2 BE	• 60 g Grahambrot • 1 TL Butter • 20 g Konfitüre • 1 kl. Apfel • Kaffee	• 2 • – • 1/2 • 1 • –
10:00	2. Frühstück 1 BE	150 ml Fruchtjoghurt	1
12:30	Mittagessen 3,5 BE	• 200 g Kartoffeln • 100 g Putenbrust • 10 g Sonnenblumenöl • 200 g Gurke • 130 g Birne • Mineralwasser	• 2 • – • – • – • 1,5 • –
15:30	Kaffee 1 BE	250 ml Milch	1
18:30	Abendessen 3 BE	• 80 g Roggenbrot • 10 g Butter • 30 g Käse • 30 g Schinken • 1 Tomate • Kräutertee	• 3 • – • – • – • – • –
21:00	Spätmahlzeit 2 BE	150 g Banane	2
		gesamt	**14 BE**

Tab. 15.3: Beispiel für einen Tagesplan über 14 BE bei Diabetes mellitus Typ II (weiblich, 155 cm, 60 kg, 80 J.).

Schaumstoffpolster gegen lokale Druckstellen (»Hühneraugenpflaster«) sind keine Lösung: Sie bilden ideale Nährböden für Bakterien und Pilze.

Waschen und pflegen

Die Füße werden täglich mit handwarmem Wasser und bei Bedarf mit einer hautneutralen, rückfettenden Waschlotion (Syndet) gewaschen. Dabei ist besonders auf die **Zehenzwischenräume** zu achten. Nach der Fußwäsche ist die Haut, auch zwischen den Zehen, mit einem weichen Handtuch gut zu **trocknen**. Kräftiges Abrubbeln sollte vermieden werden, da die Reibung die Haut reizt.

Die Fußhaut wird mit einer rückfettenden, alkoholfreien Lotion gepflegt und dabei sanft massiert. Das beugt der Bildung von Hautrissen vor und unterstützt die Durchblutung. Fettsalben sollten grundsätzlich sparsam eingesetzt werden: Unter der Fettschicht kann sich eine feuchte Kammer bilden.

Nägel

Die Nägel dürfen allenfalls mit einer **Nagelfeile** gerade gefeilt werden, damit sie seitlich nicht einwachsen. Scheren oder andere Instrumente können kleinste Verletzungen setzen, die der Betroffene nicht einmal merkt. Die weitere Nagel- und Fußpflege sollte von einem professionellen medizinischen **Fußpfleger** (Podologe) übernommen werden.

Durchblutung anregen

Warme **Fußbäder** regen die Durchblutung an. Sie sollten aber längstens fünf Minuten dauern, um die Haut der Füße nicht aufzuweichen. Die Temperatur sollte max. 37 °C betragen und muss überprüft werden, da das Wärmeempfinden gestört sein kann.

Auch gezielte **Bewegungen** regen die Durchblutung an. Beide Füße werden durch Ausschütteln gelockert und dann abwechselnd kräftig bis zu den Zehen durchbewegt. Dies kann der Betroffene allein machen, indem er die Fußsohlen über einen Ball abrollt oder mit den Zehen Tücher aufnimmt. Kann der Betroffene nur eingeschränkt mitarbeiten, wird dies im Rahmen der Körperpflege durchgeführt.

LF 1.3

15.5.6 Reduktionskost

Starkes Übergewicht, ein **BMI ≥ 30**, sollte auch bei alten Menschen behandelt werden. Mäßiges Übergewicht sollte gesenkt werden, wenn Beschwerden vorliegen.

Um das Körpergewicht zu senken, muss der Energiegehalt der Nahrung unter dem Bedarf des Pflegebedürftigen liegen. Dabei ist darauf zu achten, dass die Kost alle lebenswichtigen Nährstoffe enthält. Schnelle Gewichtsabnahmen durch »Wunderdiäten« bewirken, dass der Organismus seinen Energieumsatz drosselt. Nach der selbst verordneten »Hungersnot« werden dann umso schneller Reserven in Form von Fettpolstern für die nächste Notzeit angelegt. Der Anteil der Fettmasse im Körper steigt. Diese erneute Gewichtszunahme nach einer Diät, der **Jo-Jo-Effekt**, führt zu Frust, der dann häufig mit Schokolade oder weiteren Diäten kompensiert wird. Bei Diabetikern können solche Gewaltdiäten gefährliche Stoffwechselentgleisungen auslösen.

Das Gewicht kann dauerhaft nur mit der richtigen Ernährungsweise und einer ausgewogenen Mischkost reduziert werden:

- Energiezufuhr sollte unter dem täglichen Energieverbrauch liegen.
- Energiereduzierte Nahrung besonders ansprechend und abwechslungsreich gestalten.
- Fett- und zuckerreiche Lebensmittel meiden.
- Gemüse, Obst und Vollkornprodukte machen lange satt, enthalten viele Vitamine und Mineralstoffe und sind vergleichsweise energiearm.
- Reichlich Wasser zu trinken, füllt den Magen und unterstützt den Stoffwechsel.
- Alkoholische Getränke meiden. Sie enthalten keine Nährstoffe und steigern den Appetit.

Körperliche Bewegung, z. B. regelmäßige Spaziergänge, unterstützten das Abnehmen und trainieren zusätzlich den Körper, ohne den Bewegungsapparat übermäßig zu belasten. Hat das Übergewicht vor allem seelische Ursachen, sollte an eine psychologische Unterstützung gedacht werden.

> **! Merke** Keine strengen Verbote aufstellen, sondern Lieblingsgerichte und Leckereien bewusst genießen. Von einem Stückchen Schokolade ist noch niemand dick geworden, von einer im Heißhunger verschlungenen Tafel schon.

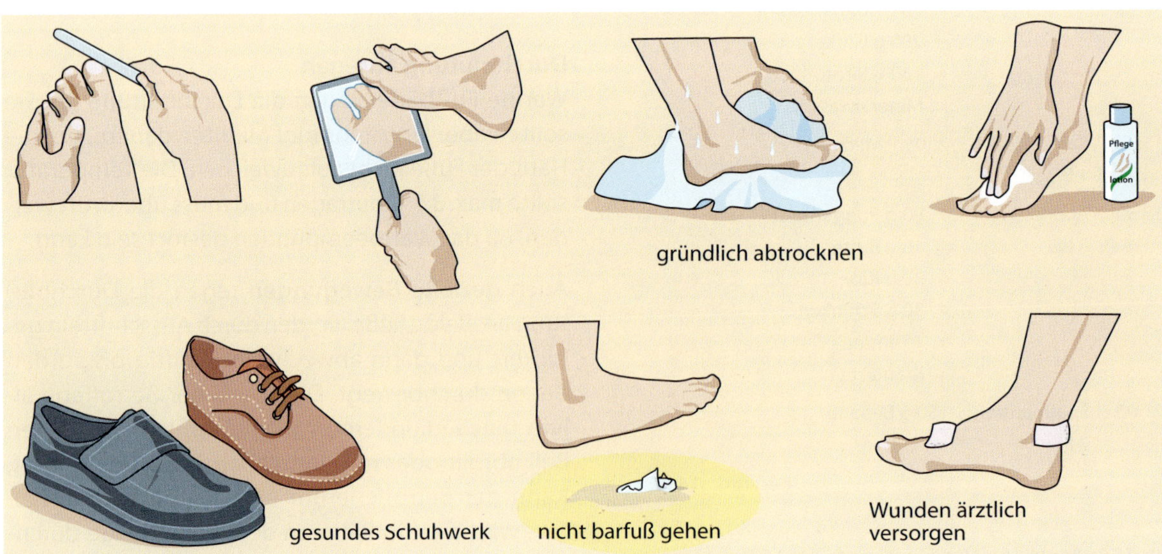

Abb. 15.21: Grundregeln der Fußpflege bei Diabetes.

Aufgaben

- Wie hält der Körper die Konzentration des Hormons Thyroxin stabil?
- Nennen Sie die Symptome einer Hyper- und Hypothyreose.
- Wie verändert sich die Blutzuckerkonzentration nach einer Mahlzeit? Nennen Sie Werte und die Aufgaben des Insulins.
- Wie verändert sich der Stoffwechsel bei Insulinmangel und welche Symptome treten dabei auf?
- Nennen Sie die Symptome einer Hypoglykämie.
- Welche Maßnahmen ergreifen Sie bei Hypoglykämie bei einem klaren, wachen Diabetiker?
- Erläutern Sie Ihre Maßnahmen beim hypoglykämischen Koma.
- Beschreiben Sie die Spätschäden am Nervensystem bei einem schlecht eingestellten Diabetes und erörtern Sie pflegerische Konsequenzen.
- Beschreiben Sie Ihr Vorgehen bei der Injektion von Insulin.
- Nennen Sie die Hauptnebenwirkungen einer hohen Blutzuckerkonzentration und eines erhöhten Insulinspiegels. Wie vermeiden Sie diese?
- Beschreiben Sie die Fußpflege bei Diabetes mellitus.
- Worauf ist bei der Ernährung bei Diabetes mellitus Typ II zu achten?
- Frau Hüter misst ihren Blutzucker selbst. Worauf muss sie bei der Messung im häuslichen Bereich achten?
- Warum hat Frau Hüter trotz guter Diabeteseinstellung in letzter Zeit sechs Kilo abgenommen?
- Warum tastet die Hausärztin bei Frau Hüter den Halsbereich ab?
- Diabetiker gelten als chronisch erkrankte Menschen. Recherchieren Sie den Begriff »Chronische Erkrankung« im Internet.

16 Pflege bei Infektionskrankheiten

Frau Droemer lebt seit zwei Jahren – seit ihr Mann verstorben ist – alleine in ihrer 3-Zimmer-Wohnung. Sie ist 80 Jahre alt, noch recht rüstig und leidenschaftliche Gärtnerin. Sie liebt Rosen über alles und hat eine richtige kleine Rosenplantage im Garten. An ihr Grundstück grenzt auch ein kleiner Wald, in dem Rehe und viele Vögel leben. Gerne sitzt Frau Droemer im Sommer abends auf ihrer kleinen Holzbank und beobachtet die grasenden Rehe und die zankenden Eichelhäher. Frau Droemer ist zwar nicht mehr allzu gut zu Fuß, versucht aber, sich täglich zu bewegen: Entweder macht sie einen Spaziergang mit ihrer Tochter Henriette, die im selben Haus wohnt und seit drei Monaten Rentnerin ist, oder sie arbeitet ein wenig im Garten. Frau Droemer ernährt sich gesund und achtet auf ihr Gewicht. Dreimal in der Woche isst sie mit ihrer Tochter zu Mittag, beim Kochen wechseln sie sich ab. Ihre Tochter war Pflegefachkraft und richtet ihrer Mutter auch die täglichen Medikamente, unterstützt sie im Haushalt und geht für sie einkaufen.

An einem sonnigen Tag haben sich die beiden zum Frühjahrsputz für den Garten verabredet. Henriette will den Rasen mähen, Frau Droemer die Rosen schneiden. Das Wetter ist perfekt, es ist warm und es geht ein leichter Wind. Henriette hat eine Kanne Früchtetee gekocht und ihn kalt gestellt.

Am Vormittag hat Frau Droemer ihrer Tochter mit dem Rasen und dem Heckenschnitt am Waldrand geholfen. Nachmittags sind die Rosen dran. Frau Droemer hat ihre Handschuhe angezogen und beginnt mit dem Schnitt. Da es heute aber so warm ist, sie zieht die Handschuhe aus, nachdem sie über die Hälfte der Rosen beschnitten hat. Prompt sticht sie sich an einem Rosendorn, der sich tief in ihren linken Daumen bohrt, es blutet und brennt. Frau Droemer saugt am Daumen und ruft Henriette zu, sie bräuchte ein Pflaster. Henriette spült die Wunde aus, desinfiziert sie und verbindet sie mit Kompressen und einem Verband. Die Gartenarbeit ist für Frau Droemer heute beendet.

Am Abend suchen sich beide nach Zecken ab. Henriette findet zwei bei ihrer Mutter: eine in den Haaren, eine am Unterschenkel. Sie entfernt beide vorsichtig mit einer Zeckenzange, desinfiziert die Stellen und malt mit einem wasserfesten Stift einen Kreis darum. Sie bittet ihre Mutter, vor allem die Stelle am Unterschenkel zu beobachten, denn die dortige Zecke war sehr vollgesogen.

Zwei Tage später hat Frau Droemer immer noch Schmerzen am Daumen. Es zeigt sich eine scharf begrenzte Rötung, er ist geschwollen und überwärmt. Frau Droemer hat Fieber, 39 °C, und liegt mit Kopf- und Gliederschmerzen im Bett. Auch die Zeckenbissstelle ist kreisförmig umrundet von einer Rötung. Henriette ist alarmiert. Sie vermutet eine Infektion am Daumen und eine Borreliose. Sie ruft sofort die Ambulanz, die Frau Droemer ins nahe gelegene Krankenhaus fährt. Dort wird sie stationär aufgenommen, bekommt intravenös hoch dosiert Antibiotika, der Unterschenkel wird hoch gelagert, ruhig gestellt und mehrfach täglich desinfiziert und gekühlt.

Frau Droemer hat Glück: Nach ein paar Tagen ist das Erysipel rückläufig, auch die Rötung um die Zeckenbissstelle hat nachgelassen. Zwei Wochen später kann Frau Droemer wieder nach Hause entlassen werden.

Am Abend suchen sich beide nach Zecken ab. Henriette findet zwei bei ihrer Mutter: eine in den Haaren, eine am Unterschenkel. Sie entfernt beide vorsichtig mit einer Zeckenzange, desinfiziert die Stellen und malt mit einem wasserfesten Stift einen Kreis darum. Sie bittet ihre Mutter, vor allem die Stelle am Unterschenkel zu beobachten, denn die dortige Zecke war sehr vollgesogen.

Zwei Tage später fühlt Frau Droemer sich sehr krank und liegt, deutlich geschwächt und mit Fieber (38,8°C) im Bett. Die Wunde am Daumen ist im Begriff abzuheilen, und sieht unauffällig aus. Oberhalb des Zeckenbisses am Unterschenkel ist jedoch ein größerer Bereich gerötet und überwärmt, glänzend und druckempfindlich. Die Rötung ist relativ scharf begrenzt und weist flammenförmige Ausläufer auf.

Wegen des Zeckenbisses vermutet Henriette im ersten Moment eine Wanderröte, also Borreliose. Doch es irritiert sie, dass sie diese anders kennt: mit einem rötlichen Ring um die Bissstelle herum und einer abgeblassten Mitte, in deren Zentrum der Zeckenbiss meist rot hervorsticht wie bei einer Zielscheibe. Eine Rötung, wie ihre Mutter sie jetzt hat, hat Henriette hingegen schon bei Patienten mit einer Wundrose (Erysipel) gesehen. Sie fragt ihre Mutter, ob sie sich häufiger am Unterschenkel gekratzt habe, was diese bejaht, da der Zeckenbiss so stark gejuckt habe. Henriette ist alarmiert. Sie ruft sofort die Ambulanz, die Frau Droemer ins nahe gelegene Krankenhaus fährt. Dort wird sie stationär aufgenommen, bekommt intravenös hoch dosiert Antibiotika, der Unterschenkel wird hoch gelagert, ruhig gestellt und mehrfach täglich desinfiziert und gekühlt. Eine medikamentöse Thromboseprophylaxe wird selbstverständlich ebenfalls durchgeführt.

Frau Droemer hat Glück: Nach ein paar Tagen ist das Erysipel rückläufig. Zwei Wochen später kann Frau Droemer wieder nach Hause entlassen werden.

16.1 Grundlagen

16.1.1 Krankheitserreger

Krankheitserreger lassen sich unterteilen in:

- Bakterien
- Viren
- Prionen
- Pilze
- Parasiten

Bakterien

Bei **Bakterien** handelt es sich in der Regel um einzellige, kugel- oder stabförmige Lebewesen, die keinen Zellkern besitzen, die DNA liegt also frei in der Zelle vor.

Kugelbakterien werden auch als Kokken bezeichnet. Hierzu zählen die Eitererreger Staphylokokken (Haufenkokken) und Streptokokken (Kettenkokken). **Stäbchenbakterien,** z. B. Kolibakterien, sind Bestandteile der normalen Darmflora. Außerhalb des Darms können sie Entzündungen verursachen. Gefährliche Stäbchenbakterien sind Salmonellen.

Bakterien sind praktisch überall: in der Luft, im Wasser, im Erdreich, in Lebensmitteln, auf der Haut und im menschlichen Darm. Die Gesamtheit der vorhandenen Bakterien einer Körperregion wird **Flora** genannt. So unterstützen z. B. die Bakterien der **Hautflora** die Abwehr von Krankheitserregern. Die **Darmflora** wehrt ebenfalls Krankheitserreger ab und unterstützt die Verdauung.

Nur wenige Bakterien der menschlichen Flora verursachen Krankheiten. Viele Bakterien sind also nicht **pathogen,** d. h. krankheitserregend (LF 1.3, Kap. 16.1.2, S. 600).

Beispiele für bakterielle Erkrankungen sind u. a. Tuberkulose, die Darmerkrankung Salmonellen-Enteritis, eitrige Meningitis (Gehirnhautentzündung) und Tetanus (Wundstarrkrampf).

Bakterien vermehren sich durch **Zellteilung,** manche Bakterien teilen sich alle 10–20 Minuten. Diese rasche Teilungsfolge erklärt ihre Gefährlichkeit, denn wenn sich aus 1 000 Bakterien innerhalb von drei Stunden über 500 000 Bakterien bilden, ist eine Gesundheitsgefährdung sicher.

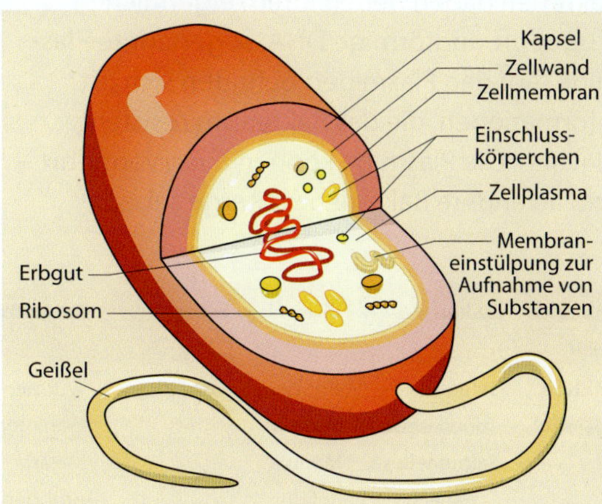

Abb. 16.1: Schematischer Aufbau von Bakterien

LF 1.3

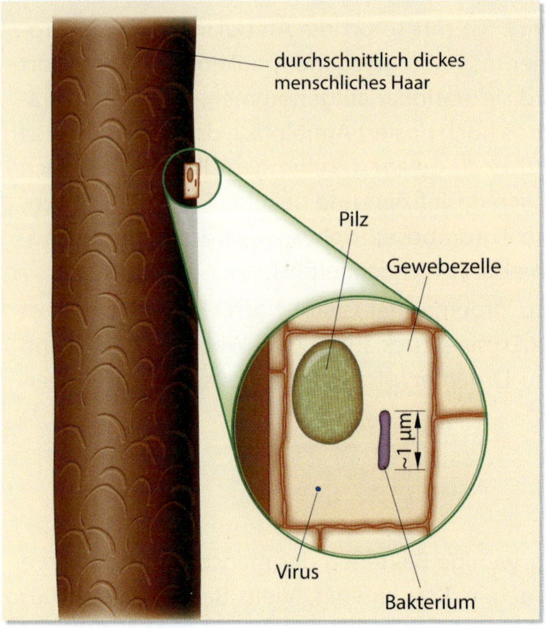

Abb. 16.2: Größenvergleich zwischen einer menschlichen Gewebezelle, einer Sprosspilzzelle, einem Bakterium, einem Virus und einem menschlichen Haar.

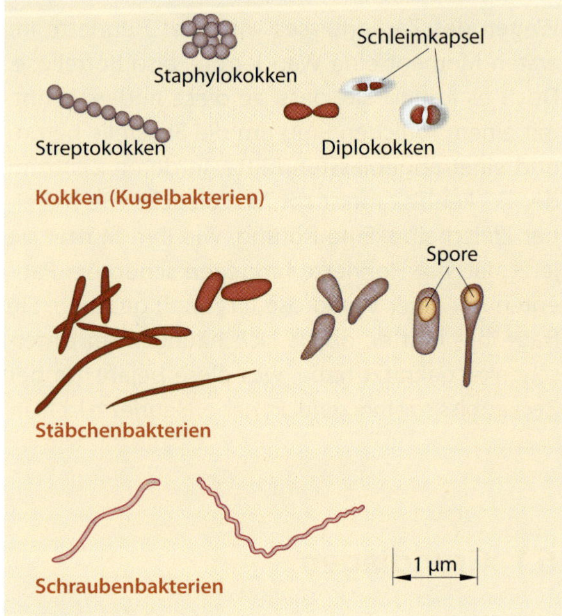

Abb. 16.3: Bakterienformen.

Schädlich für den Körper sind die **Bakterientoxine** – Gifte, welche die Bakterien entweder abgeben oder beim Absterben freisetzen.

Bakterien können vor allem auf zwei Wegen **resistent** (unempfindlich) gegen Antibiotika werden:

- Das Erbgut der Bakterien ändert sich leicht. Da es Unmengen von Bakterien gibt, kann es relativ leicht sein, dass eine Änderung zu einer Resistenz gegen ein Antibiotikum führt.
- Bakterien haben neben ihrem eigentlichen Erbgut oft ringförmige DNA, sogenannte Plasmide. Auf den Plasmiden befinden sich oft Informationen, die das Bakterium resistent machen. Die Plasmide können auch vermehrt – und an andere Bakterien weitergegeben werden, die dann ebenfalls resistent werden, das Plasmid vermehren und weitergeben usw.

Resistenz bedeutet z. B., dass das Bakterium ein bestimmtes Medikament, z. B. Penicillin, abbaut, wieder aus der Zelle rausschleust oder alternative Stoffwechselwege einschlägt.

Viren

Viren (lat. virus = Schleim, Gift) sind im engeren Sinne keine »lebendigen« Mikroorganismen, denn sie haben keinen eigenen Stoffwechsel, wachsen nicht, nehmen keine Nahrung auf und produzieren keine eigenen Ausscheidungen. Ihre Gestalt kann kugelig, oval, quader-, stäbchen- oder fadenförmig sein.

Krankheitserreger	Bakterien	Viren	Pilze	Parasiten
Krankheit (Beispiele)	Tetanus Tuberkulose Salmonellose Scharlach Keuchhusten Diphterie	Grippe Masern Mumps Röteln Hepatitis AIDS	Candidose	Wurmerkrankungen Malaria Amöbenruhr Toxoplasmose

Tab. 16.1: Krankheitserreger und mögliche Krankheiten.

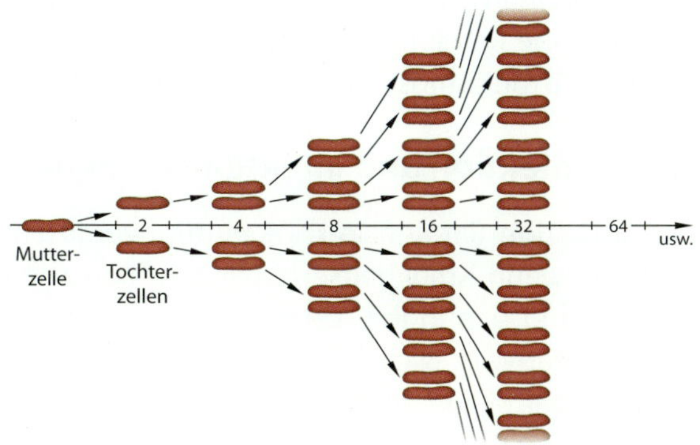

Abb. 16.4: Vermehrung einer Bakterienmutterzelle.

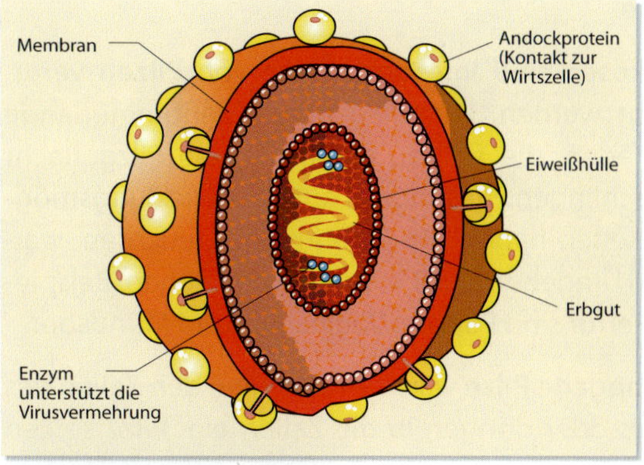

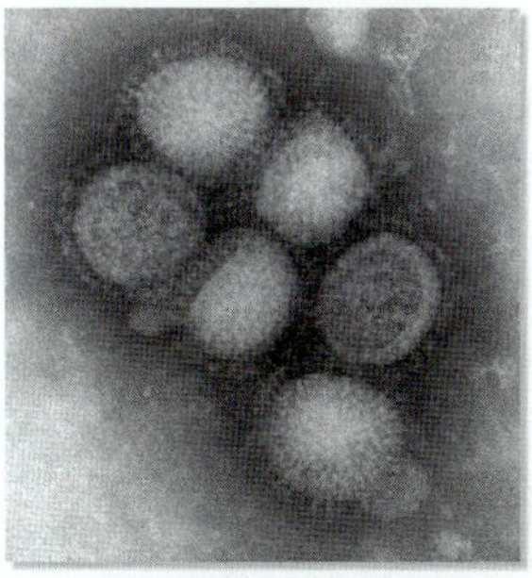

Abb. 16.5: Schematischer Aufbau eines Virus oben, Grippeviren (Elektronenmikroskop 1/10 000 mm) unten.

Viren bestehen aus Nukleinsäure, die das Erbgut enthält, und einer Eiweißhülle. Manche Viren haben noch eine weitere Außenhülle (Abb. 16.5). Viren heften sich an Zellen, dringen in die Zelle ein oder werden aufgenommen und machen sie zu ihrer **Wirtszelle**. Die Viren schleusen ihre Geninformation in die DNA der Wirtszelle ein und bringen sie so dazu, Virenbestandteile zu produzieren. Das Virus setzt sich aus den Bestandteilen zusammen und hat sich vermehrt (Abb. 16.6). Meistens stirbt die Zelle ab und die Viren werden freigesetzt und befallen die nächsten Zellen. Manche Viren bleiben aber auch lange unentdeckt und ruhig in einer Zelle.

Beispiele für virale Erkrankungen sind u.a. Röteln, Masern, Poliomyelitis (Kinderlähmung), virale Hepatitis (Leberentzündung), Herpes und HIV-Infektion.

Prionen

Prionen sind Proteine, die im tierischen Organismus vorkommen und je nach Form harmlos oder – selten – krank machen. Es sind keine Lebewesen, sondern Proteine mit virusähnlichen Eigenschaften. Sie verursachen wahrscheinlich die **Creutzfeldt-Jakob-Krankheit** bei Menschen und BSE (»Rinderwahn«) bei Rindern.

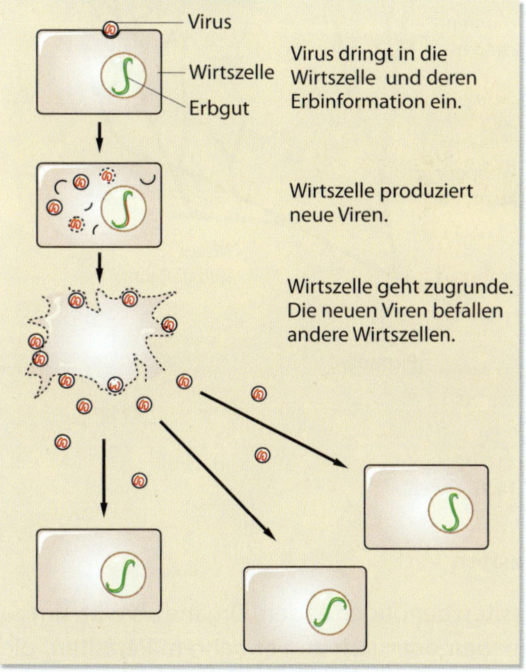

Abb. 16.6: Mechanismus der Vireninfektion.

LF 1.3

LF 1.3

Pilze

Mykosen sind Infektionen, die von **Pilzen** verursacht werden. Pilzzellen bilden zentimeterlange Pilzfäden, die sich zu einem (Myzel) Pilzgeflecht verschlingen. Besonders gute Entwicklungsmöglichkeiten haben die Pilze in einer feuchten, warmen Umgebung, z. B. zwischen den Zehen. Beispiele hierfür sind Fußpilz, Vaginalpilz und Mundsoor.

Pathogene Pilze wachsen zwischen den Zellen des Wirts oder dringen in die Zellen ein. Pilze setzen schädigende Toxine frei und verursachen Allergien. Dies gilt z. B. für Schimmel an feuchten Wänden. **Schimmelpilze** auf Nahrungsmitteln erzeugen den krebserregenden Stoff Aflatoxin (Afla = Abkürzung für den Schimmelpilz Aspergillus flavus).

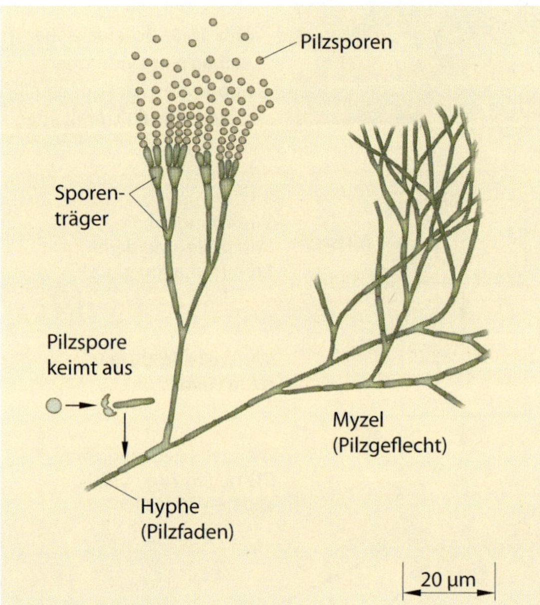

Abb. 16.7: Fadenpilz

Parasiten

Parasiten benötigen andere Organe als Wirt, um zu überleben oder sich zu vermehren. Parasiten, die in Europa heimisch sind, sind z. B. Würmer wie der Spulwurm oder der Bandwurm, Milben sowie Kopf- und Filzläuse.

Eine weitere Untergruppe sind die **Protozoen** (Einzeller), d. h. Kleinstlebewesen, die nur aus einer Zelle bestehen. Im Gegensatz zu den Bakterien haben sie allerdings einen echten Zellkern. Protozoen können verschiedene Krankheiten verursachen, z. B. Amöbenruhr, Toxoplasmose und Trichomoniasis.

16.1.2 Infektion und Infektionskrankheit

Eine **Infektion** (lat. inficio = hineintun, vergiften) liegt vor, wenn Krankheitserreger den Menschen befallen und sich in ihm vermehren. Der Mensch ist somit der Wirt. Nach der Infektion dauert es je nach Erreger einige Stunden bis Wochen bis zum Ausbruch der Krankheit. Das Zeitintervall zwischen Infektion und Krankheitsausbruch ist die **Inkubationszeit**.

Die Eigenschaften des Erregers bestimmen die Art der Erkrankung. Die Schwere der Erkrankung ist abhängig von der Abwehrkraft des jeweiligen Menschen. Gelegentlich bricht eine Krankheit trotz Infektion gar nicht aus. Dies erfordert jedoch eine starke Abwehr.

Gelingt es dem Abwehrsystem, die Erreger an einer Verbreitung zu hindern, spricht man von einer **lokalen Entzündung** (► LF 1.3, Kap. 4.2.4, S. 326). Dringen sie ins Blut vor und verteilen sich im ganzen Körper, liegt eine **Sepsis** (griech. sepo = faul machen) vor.

Erkrankt eine Gruppe von Menschen am gleichen Erreger, spricht man von einer **Epidemie**, z. B. einer Grippeepidemie.

Voraussetzung für eine Erkrankung

Erreger können nur dann eine Infektionskrankheit auslösen, wenn sie folgende Voraussetzungen erfüllen:
- Infektiosität
- Pathogenität

Mit **Infektiosität** ist die **Übertragbarkeit** des Erregers auf den Wirt gemeint. Die Infektiosität umfasst das Eindringen des Erregers in das Gewebe des Wirts und die anschließende Vermehrung des Erregers. Die Infektiosität hängt auch stark von der Anzahl der vorhandenen Erreger ab.

Unter **Pathogenität** versteht man die Eigenschaft bestimmter Erreger, den Organismus krankhaft zu verändern. Die Pathogenität eines Erregers ist beispielsweise hoch, wenn der Erreger giftige Stoffe freisetzt. Das Maß für die Gefährlichkeit eines Erregers ist seine **Virulenz**. Die **Disposition** (Empfänglichkeit) des infizierten Menschen für den Erreger spielt dabei eine ebenso wichtige Rolle. Wenn altersbedingt die natürlichen Abwehrkräfte geschwächt sind, können auch harmlose Erreger eine Infektionskrankheit auslösen.

Infektionsquellen und -übertragung

Infektionsquellen können Menschen und Tiere, unbelebte Stoffe wie Wasser und Abwässer, Luft, Erdboden, Lebensmittel oder Gebrauchsgegenstände wie gemeinschaftlich benutzte Handtücher sein. Kranke Menschen können Erreger auf verschiedene Weise übertragen.

Auch der gesund erscheinende Mensch kann Erreger verbreiten, denn bei vielen Infektionen, vor allem bei Viruserkrankungen, erfolgt eine Übertragung auf andere Menschen bereits während der Inkubationszeit, wenn der Mensch noch gar nicht weiß, dass er krank ist. Die Erregerausscheidung dauert in der Regel nach Ausbruch der Krankheit an.

Direkte Ansteckung ist möglich über Bisse und Stiche, Verletzungen wie Nadelstiche sowie medizinische Eingriffe und Maßnahmen, z. B. Bluttransfusionen. Von einer **indirekten Ansteckung** spricht man, wenn ein tierischer Zwischenwirt den Erreger überträgt, z. B. übertragen Zecken Borrelien und FSME-Viren (Frühsommer-Meningoenzephalitis-Viren).

Unbelebte Stoffe wie Trink- und Abwasser können ebenfalls Infektionsquellen für eine indirekte Ansteckung sein, vor allem für Durchfallerkrankungen und Hepatitis A. Küchenabfälle und andere Abfallstoffe können eine Vielzahl von Erregern enthalten, ebenso Eier und Larven von Band- und Spulwürmern.

In der Luft sind in der Regel nur wenige Krankheitserreger enthalten, da die meisten Erreger in der Luft rasch austrocknen. Beim Husten, Niesen oder Sprechen, z. B. bei Atemwegserkrankungen, haften die Erreger aber an feinsten Wassertröpfchen und verlängern dadurch ihre Lebensdauer. Steckt sich ein Mensch an, nachdem er erregerhaltige Wassertröpfchen aus der Luft eingeatmet hat, spricht man von einer **Tröpfcheninfektion**. Bei Grippe und grippeähnlichen Erkältungskrankheiten ist die Übertragung über die **Hände**, z. B. beim Händeschütteln, jedoch viel wahrscheinlicher als eine reine Tröpfcheninfektion. Hintergrund ist, dass Tröpfchen beim Husten in der vorgehaltenen Hand landen und beim nächsten Händedruck weitergegeben werden oder durch Kontamination des Türgriffs ihre Verteiler finden. Aus der Tröpfcheninfektion wird eine Schmierinfektion. Entsprechend wird zur Eindämmung einer Grippewelle auch empfohlen, dass Infizierte statt in die Hände in die Ellenbeuge husten und Nicht-Infizierten vorsorglich die Hände waschen, wenn sie z. B. nach Hause kommen.

Eintrittspforten und Ausbreitung der Erreger

Die **Eintrittspforte** ist die Stelle, an der die Erreger in den Menschen gelangen. Bei manchen Infektions-

Übertragungsweg	Quelle	Aufnahme
Schmierinfektion	erregerhaltige Körperareale wie Wunden, Pusteln oder Bläschen	Erreger gelangen durch Hautkontakt oder durch verunreinigte (kontaminierte) Gegenstände auf den Körper und werden unbewusst auf Mund-, Nasen- oder Augenschleimhaut verschmiert.
	Sonderform fäkal-oraler Infektionsweg: erregerhaltiger Kot gelangt durch Schmierinfektion in den Mund/Verdauungstrakt	
Tröpfcheninfektion	Abgabe von Tröpfchen beim Husten, Niesen, Sprechen oder Erbrechen	Erreger gelangen direkt durch Einatmung in die Atemwege oder in den Verdauungstrakt. Die Tröpfchen können aber auch indirekt im Sinne einer Schmierinfektion aufgenommen werden.
parenterale Übertragung (Blut oder sexuelle Kontakte)	Blut, Sperma, Vaginalsekret	Erreger gelangen durch kleinste Haut-/Schleimhautverletzungen direkt ins Blut

Tab. 16.2: Übertragungswege von Infektionskrankheiten.

LF 1.3

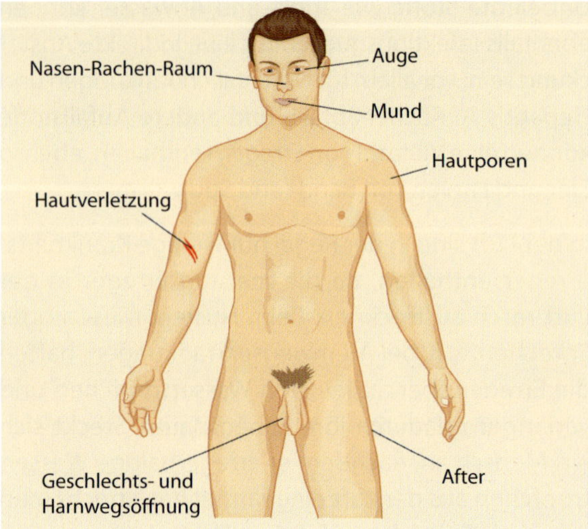

Abb. 16.8: Eintrittspforten für Krankheitserreger

krankheiten können die Erreger über unterschiedliche Eintrittspforten in den Organismus eindringen und jeweils spezifische Zielorgane erreichen. Daraus resultieren verschiedene Krankheitsbilder. Werden z. B. Tuberkulosebakterien eingeatmet, entsteht eine Lungentuberkulose (► LF 1.3, Kap. 9.4.6, S. 422), gelangen sie über Nahrungsmittel in den Magen-Darm-Trakt, bildet sich eine Darmtuberkulose aus, erreichen sie über die Blutbahn verschiedenste Organe, entwickelt sich eine Organtuberkulose.

Normalerweise treffen die Erreger immer auf eine natürliche Barriere in Form von Haut oder Schleimhäuten. Ausnahme ist der Eintritt über Wunden oder durch Geräte, welche Haut oder Schleimhäute durchdringen, z. B. Injektionskanülen oder Operationsinstrumente.

➔ **Definition** Eine **Kontamination** (Verunreinigung) liegt vor, wenn Krankheitserreger an Menschen oder Gegenständen haften und diese damit zu einer potenziellen Infektionsquelle machen. Die **Dekontamination** umfasst alle Maßnahmen, die dazu dienen, die Erreger unschädlich zu machen oder zu entfernen.

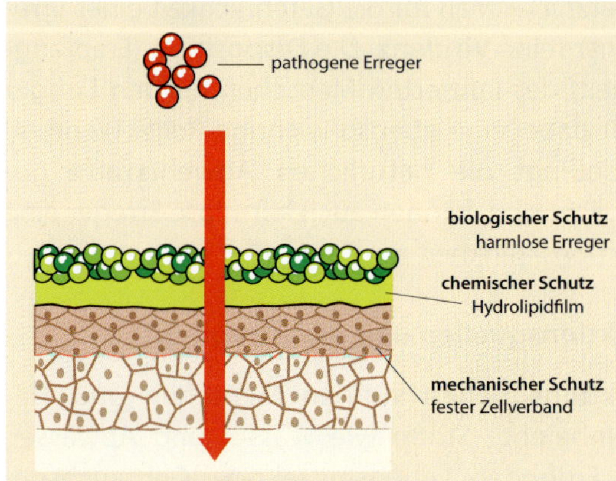

Abb. 16.9: Äußerer Schutz der Haut

16.1.3 Körpereigener Schutz

Einem eventuellen Angriff von Krankheitserregern stehen körpereigene **Abwehrmechanismen** gegenüber. Die Abwehr besteht aus mehreren Stufen, die ein Erreger der Reihe nach überwinden muss, um eine Krankheit auszulösen.

Haut und Schleimhäute

Die **Haut** ist die erste Schranke, die sich Erregern in den Weg stellt. Die intakte Haut bietet drei Schutzfunktionen (► LF 1.3, Kap. 3.3.1, S. 295): mechanischen, chemischen und biologischen Schutz.

Mechanischer Schutz

Die **Haut** verfügt über einen **mechanischen Schutz**, denn sie besteht aus einem festen Zellgefüge mit einer verhornten Schicht und bildet eine Wand, die Erreger nicht so leicht durchdringen können.

Die **Schleimhäute,** z. B. der Atemwege, bilden schleimige Sekrete, die eingedrungene Mikroorganismen und andere kleine Fremdkörper einhüllen. Flimmerhärchen befördern die Partikel in Richtung Rachenraum. Von dort werden sie ausgespuckt oder heruntergeschluckt. Beim Schlucken machen die Salzsäure des Magens und die Verdauungssäfte Erreger und Fremdkörper unschädlich.

Chemischer Schutz

Die Sekrete der Schweiß- und Talgdrüsen sowie Lipide und abgestorbene Zellen der obersten Hautschicht bilden einen **Hydrolipidfilm** (griech. hydro =

Wasser, lipos = Fett). Der Hydrolipidfilm ist ein **chemischer Schutz** zur Abwehr von Krankheitserregern. Er hält die Oberfläche geschmeidig und erschwert so das Eindringen von Erregern in die Haut. Die Milchsäure im Schweiß und die Fettsäuren der Talgdrüsen wirken zudem **bakteriostatisch** (keimhemmend) und **bakterizid** (keimtötend). Zu häufiges Waschen oder aggressive Waschsubstanzen schädigen den Hydrolipidfilm.

Biologischer Schutz

Haut und Schleimhäute des Mund-, Nasen-, Rachenraums, des Darms und der weiblichen Scheide verfügen über einen **biologischen Schutz**, denn ihre Oberfläche ist von Milliarden meist harmloser und schützender Bakterien besiedelt. Die Bakterienflora befindet sich normalerweise im biologischen Gleichgewicht, d.h., schützende und pathogene Bakterien halten sich gegenseitig in Schach. Eine Erkältung, eine Antibiotikabehandlung oder übertriebene Hygiene können dieses Gleichgewicht jedoch stören. Harmlose Bakterien sterben ab und schaffen einen Freiraum, den pathogene Bakterien einnehmen, um sich auszubreiten. Der Weg für eine Infektionskrankheit ist gebahnt. Man spricht deshalb von einer **Infektbahnung**. Eine Antibiotikatherapie kann z.B. die Darmbakterien dezimieren und eine Entzündung des Dickdarms (Kolitis) durch **Clostridium difficile** begünstigen, ein normalerweise harmloses Mitglied der Darmflora.

Harmlos sind die Bakterien der natürlichen Flora nur am jeweils natürlichen Aufenthaltsort. Das Bakterium **Escherichia coli** ist z.B. ein normaler Bestandteil der **Darmflora**. Gelangt es jedoch in die Blase, löst es eine Blasenentzündung aus. Bakterien der Mundflora können nach einer Zahnextraktion in das Blut gelangen und eine Sepsis verursachen.

16.1.4 Körpereigene Abwehr (Immunsystem)

Unspezifische Abwehr

Haben Erreger den äußeren Schutzwall durchdrungen, stellt sich ihnen ein weiteres Abwehrsystem entgegen: die **Fresszellen** (Phagozyten, griech. phagein = fressen). Diese gehören zu den Leukozyten (► LF 1.3, Kap. 10.1.3, S. 435) und werden wegen ihrer Fähigkeit zu phagozytieren auch Phagen genannt. Man unterscheidet Mikrophagen (griech. mikros = klein) und Makrophagen (griech. makros = groß). Die unspezifische Abwehr ist bereits von Geburt an einsatzbereit.

Mikrophagen sind Granulozyten und wandern aus den Blutkapillaren in das umgebende Gewebe ein, um dort Krankheitserreger oder Fremdstoffe aufzunehmen und zu »verdauen«. Da Granulozyten jeden fremden Eindringling angreifen, ist diese Art der Abwehr **unspezifisch**.

Monozyten, die größten Leukozyten, zirkulieren im Blut und wandern bei Bedarf ins Gewebe ein, wo sie zu **Makrophagen** (Riesenfresszellen) werden. In vielen Organen gibt es eigene, »ortsansässige« Makrophagen, z.B. Alveolarmakrophagen in der Lunge oder Mikrogliazellen im Gehirn, welche die unmittelbare Abwehr vor Ort sichern. Makrophagen verdauen unspezifisch Erreger oder andere Fremdstoffe (Abb. 16.10) und präsentieren deren Antigene den T-Lymphozyten, um die spezifische Abwehr anzuregen. Sie sind folglich auch im lymphatischen System zu finden (► LF 1.3, Kap. 10.1.3, S. 433).

Spezifische Abwehr

Die spezifische Abwehr wird durch die dritte große Gruppe der Leukozyten, die **Lymphozyten**, vermittelt. Da die Lymphozyten die Eiweißanteile, die **Antigene**, der Krankheitserreger erkennen, können die Lymphozyten die passenden Abwehrstoffe, die **Antikörper**, bilden.

Übernehmen die **Lymphozyten** die Abwehr direkt, spricht man von einer **zellulären Abwehr**. Bilden die Lymphozyten »nur« die Abwehrstoffe und geben diese ans Blut ab, spricht man von einer **humoralen Abwehr** (lat. humor = Flüssigkeit).

Wirkungsweise der zellulären Abwehr

Bei der **zellulären Abwehr** erkennt ein Monozyt einen Erreger und phagozytiert ihn. Nachdem der Erreger zerlegt ist, lagern sich dessen Antigene an der Oberfläche des Monozyten an. **T-Lymphozyten**, die in der Thymusdrüse ausgebildet werden, heften sich daraufhin an das Antigen. Dadurch werden die

T-Lymphozyten aktiviert und regen die Bildung von drei weiteren Lymphozytenarten an:

- T-Helferzellen
- T-Killerzellen (Zytotoxische T-Zellen)
- T-Unterdrückerzellen (T-Suppressorzellen)

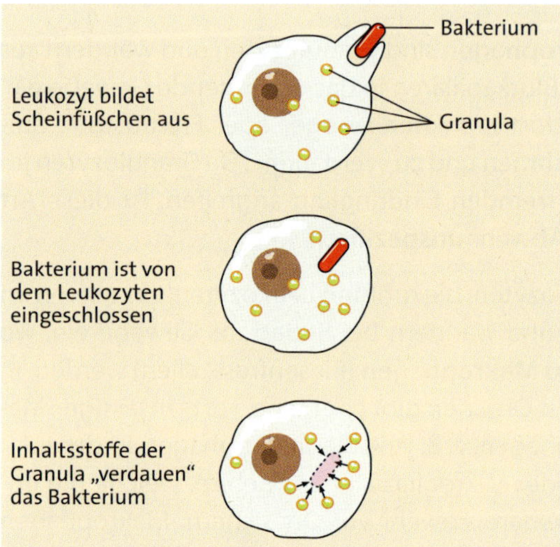

Abb. 16.10: Ein Leukozyt »frisst« ein Bakterium

T-Helferzellen produzieren Botenstoffe, welche die Bildung von **T-Killerzellen** und T-Unterdrückerzellen veranlassen. Killerzellen haben an ihrer Oberfläche besondere Rezeptoren, mit denen sie infizierte Zellen erkennen. Sie lagern sich mit diesen Rezeptoren an die Zellmembran der kranken Zelle an und zerstören diese mit Enzymen. Anschließend phagozytieren Makrophagen die Erreger. Wenn Killerzellen sich nach überwundener Krankheit weiter vermehren, gefährden sie den Organismus, da sie sich möglicherweise gegen gesunde Zellen richten. **T-Unterdrückerzellen** hemmen deshalb nach dem Ende der Erkrankung die weitere Produktion der Killerzellen.

Während einer Erkrankung bilden sich neben den sofort aktiven Zellen auch langlebige **T-Gedächtniszellen**. Diese speichern an ihrer Oberfläche das Muster des Erreger-Antigens. Dadurch ist bei einer erneuten Infektion mit dem gleichen Erreger eine schnelle und wirkungsvolle Abwehr möglich.

Wirkungsweise der humoralen Abwehr

Bei der **humoralen Abwehr** bilden **B-Lymphozyten** Antikörper, die sich an ganz bestimmte Antigene einer bestimmten Erregerart anheften können (Abb. 16.11). Die so beladenen Erreger werden dann von Fresszellen oder dem Komplementsystem zerstört.

Die Erreger-Antigene regen die B-Lymphozyten zur Zellteilung an: Es entstehen **B-Plasmazellen** und **B-Gedächtniszellen.** Die B-Plasmazellen vermehren sich sehr stark und produzieren jede Sekunde einige Tausend Antikörper, **Immunglobuline.** Die Immunglobuline verteilen sich in der Blutbahn und in der Lymphe.

Antigen-Antikörper-Komplex

Gegen jedes Antigen richtet sich ein ganz spezifischer Antikörper im Sinne des »Schlüssel-Schloss-Prinzips«. Dies erklärt die ungeheuer große Anzahl von etwa 10 Millionen verschiedenen Antikörpern, die der menschliche Organismus bilden kann. Antigen und Antikörper verbinden sich miteinander zu einem **Antigen-Antikörper-Komplex.** Dabei verklumpen die Erreger oder deren eiweißhaltige Giftstoffe. Die Beweglichkeit von Mikroorganismen kann herabgesetzt oder ganz aufgehoben werden. Anschließend phagozytieren die Makrophagen die Antigen-Antikörper-Komplexe. Sie werden rasch abgebaut.

Immunologisches Gedächtnis

B-Gedächtniszellen entwickeln ein immunologisches Gedächtnis. Verursacht die gleiche Erregerart später erneut eine Infektion, erkennen die B-Gedächtniszellen den Erreger sofort wieder. Sie vermehren sich dann schlagartig und produzieren Antikörper. Die Erreger haben dadurch keine Zeit mehr, sich zu vermehren und eine Krankheit auszulösen. Der Mensch ist somit **immun** (lat. immunis = frei von Abgaben) gegen diese Erregerart. Immunität kann nach einer durchgemachten Krankheit entstehen. Dabei kann die Krankheit auch »stumm« verlaufen, sodass der Mensch sie kaum oder überhaupt nicht bemerkt.

Das **immunologische Gedächtnis** hält häufig lebenslang an. Bei Poliomyelitis (Kinderlähmung) und Tetanus dauert die Immunität jedoch nur einige Jahre. Hier müssen dem Körper in Abständen Antigene präsentiert werden, um die Abwehr zu erhalten (Auffrischimpfung, ► LF 1.3, Kap. 16.1.6, S. 608).

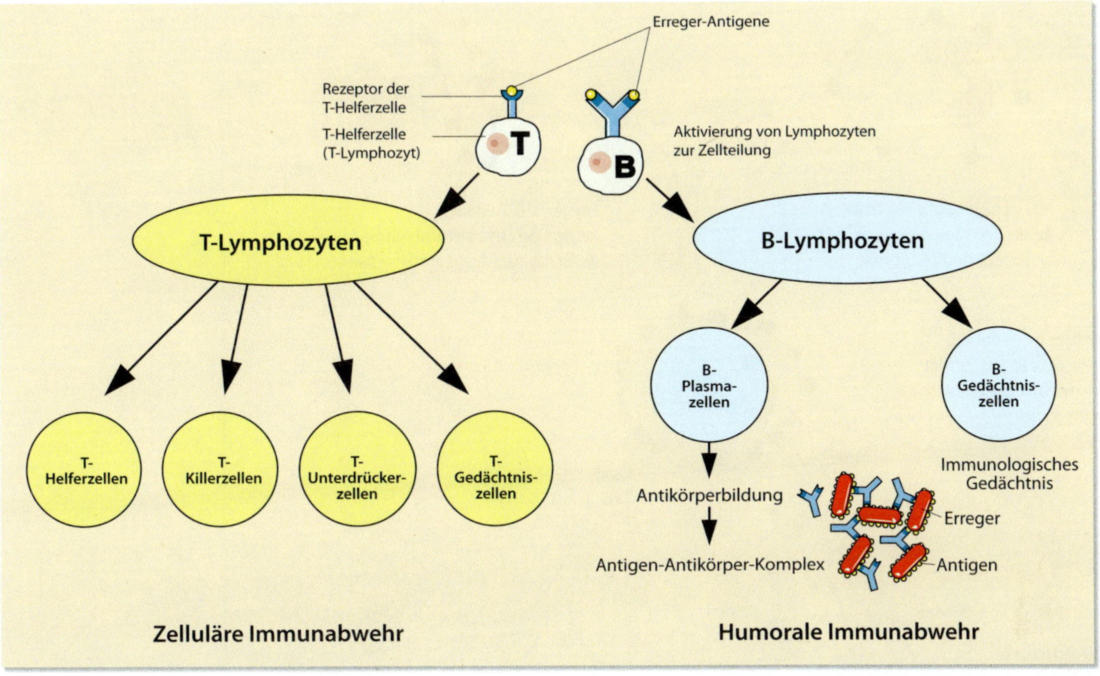

Abb. 16.11: Zelluläre und humorale Abwehr

Manche Infektionen hinterlassen keine Immunität, wenn sich die Antigene der Erreger, z.B. Grippeviren, ständig verändern.

Fieber

Beobachtung der Körpertemperatur
► LF 1.3, Kap. 1.3.1, S. 148

Die weitaus häufigste Ursache für Fieber sind **virale Infektionen** z.B. der oberen Luftwege. Auch eine Sepsis oder infizierte Wunden können mit Fieber verbunden sein.

Fieber
- wirkt grundsätzlich **bakteriostatisch**, d.h., Fieber senkt die Teilungsraten der Bakterien. Auch viele Viren gehen bei Fiebertemperaturen von 40–41 °C zugrunde.
- regt die Abwehrmechanismen an und beschleunigt diese
- erhöht die Beweglichkeit der Makrophagen und
- verbessert auch die Organdurchblutung und somit die Sauerstoffversorgung sowie den Abtransport von Stoffwechselabbauprodukten, was den Heilungsvorgang unterstützt.

16.1.5 Versagen der körperlichen Abwehr

Allergien

Das Immunsystem kann normalerweise zwischen harmlosem Eiweiß, gefährlichem Eiweiß und dem Eiweiß von Krankheitserregern unterscheiden. Bei manchen Menschen liegt jedoch eine Überempfindlichkeit vor. Das Immunsystem hält harmlose Substanzen wie Blütenpollen oder Fischeiweiß für ein gefährliches Fremdeiweiß und bewirkt eine Abwehrreaktion. Eine Abwehrreaktion auf harmlose Stoffe bezeichnet man als **Allergie**.

Nach einem **ersten Kontakt** mit einem allergieauslösenden Stoff, dem **Allergen**, bildet der Organismus Antikörper und Gedächtniszellen. Bei **erneutem Kontakt** kommt es zu einer immunologischen Reaktion wie gegen gefährliche Krankheitserreger.

Allergie vom Soforttyp

Die **Allergie vom Soforttyp** (Typ-I-Allergie) ist auf Mastzellen zurückzuführen. **Mastzellen** sind frei bewegliche Zellen des Bindegewebes. Besonders häufig kommen sie in der Schleimhaut des Darms und

LF 1.3

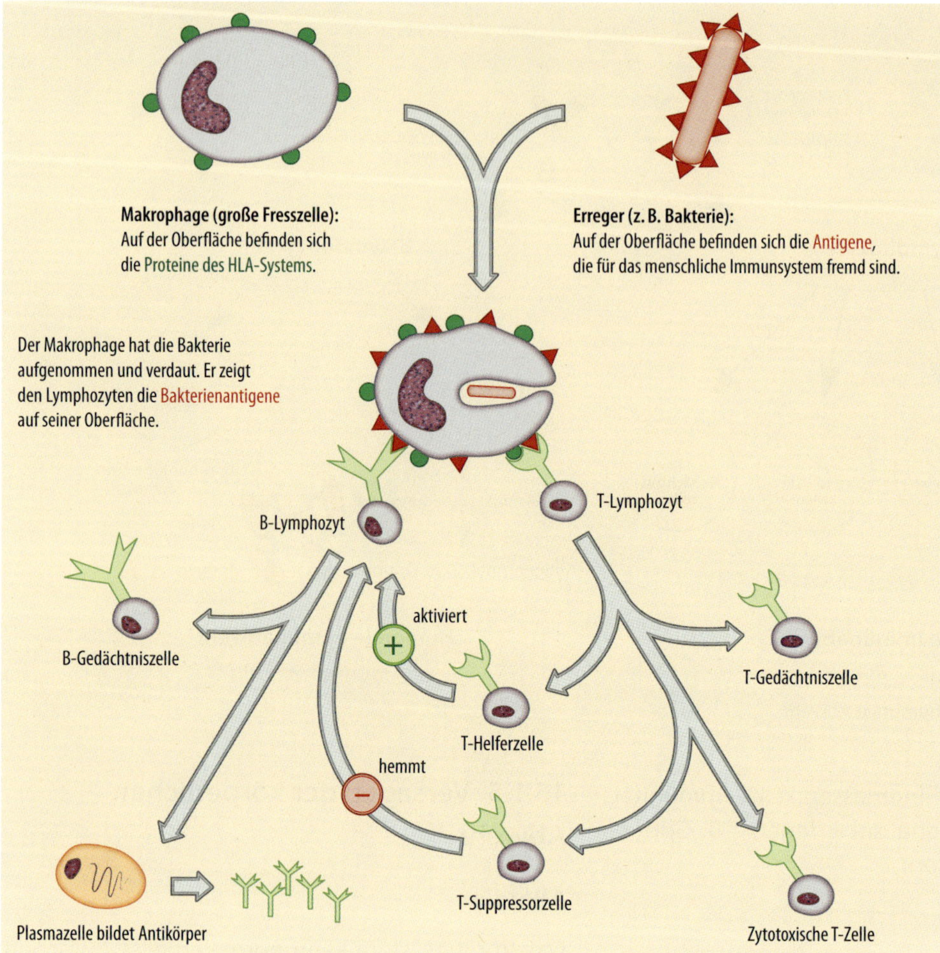

Abb. 16.12: Das Zusammenspiel der Abwehrzellen

der Atemwege sowie in der Lederhaut vor, was sich auch an den Reaktionen zeigt.

Beim Erstkontakt bindet sich das vom Immunsystem gebildete Immunglobulin E (IgE) an die Mastzellen. Dieser Vorgang wird **Sensibilisierung** genannt. Kommt es zu einem zweiten Kontakt mit dem Allergen, schütten die Mastzellen Histamin aus.

Die Abwehrreaktion tritt nach **wenigen Minuten bis zu einer Stunde** nach dem Kontakt mit dem Allergen auf. Allergien vom Soforttyp beginnen oft mit **Juckreiz** oder **Schnupfen**. Es drohen Atemnot, Blutdruckabfall, Hautausschlag, Hautquaddeln, Übelkeit und Erbrechen.

Bei besonders empfindlichen Menschen kann Sekunden bis Minuten nach Kontakt ein lebensgefährlicher **anaphylaktischer Schock** auftreten, bei dem die Kreislaufregulation gestört ist. **Alarmsymptome** sind heftiger Juckreiz an Kopfhaut und Zunge, großflächige Hautrötung, Atemnot, Erbrechen und Schweißausbruch. Es besteht Lebensgefahr (► LF 1.3, Kap. 10.4.7, S. 448)!

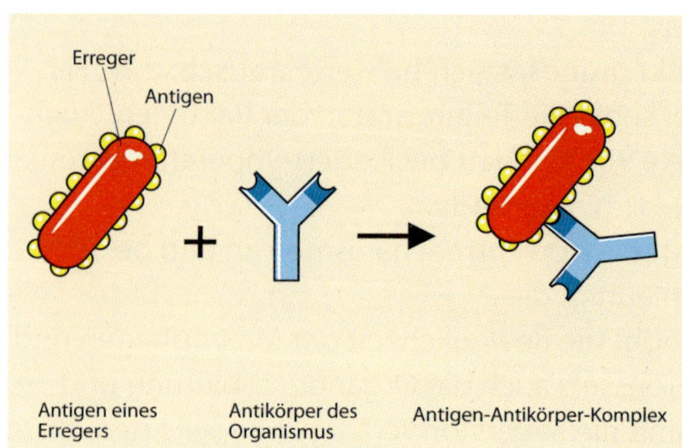

Abb. 16.13: Bildung eines Antigen-Antikörper-Komplexes

Hautoberfläche von außen	Hautoberfläche von innen	Magen-Darm-Schleimhaut	Atemwegsschleimhaut
• Pflanzen, z. B. Pollen • Tiere, z. B. Haare • Schmuck, z. B. Nickel • Latex • Duftstoffe • Waschmittel	• Insektengifte • Medikamente wie Penicillin • Injektionen • Impfstoffe	• Medikamente in Tablettenform • Nahrungsmittel wie Nüsse, Erdbeeren, Schalentiere • Farbstoffe, Konservierungsstoffe	• Milbenkot • Schimmelpilze • Pollen • Tierhaare

Tab. 16.3: Häufige Auslöser von Allergien.

Allergie vom Spättyp

Bei der **Allergie vom Spättyp** (Typ-IV-Allergie) sind **T-Zellen** aktiv. Sie bewirken, dass nach **vier bis zwölf Stunden** Leukozyten in die Haut einwandern. Es kommt zu **Hautausschlag** mit Rötung, Quaddelbildung und starkem Jucken.

Behandlung

Bei der **Behandlung** von Allergien werden Medikamente eingesetzt, welche die überschießenden Reaktionen des Immunsystems dämpfen, die **Antihistaminika.**

Bei der Hyposensibilisierung werden kleinste Mengen des Allergens injiziert, um den Körper an das Allergen zu gewöhnen und so die allergische Reaktion zu unterdrücken.

Autoimmunerkrankungen

Richtet sich das Immunsystem gegen körpereigenes Gewebe, führt dies zur Erkrankung. Zusammenfassend spricht man von **Autoimmunerkrankungen** (griech. auto = selbst). Diese besondere Erkrankungsform kann alle Gewebe betreffen und äußert sich deshalb sehr vielfältig. Häufig ist eine lebenslange Behandlung notwendig.

Ursächlich ist eine **falsche Steuerung** des Immunsystems, bei der das eigene Gewebe als »fremd« bekämpft wird. Man vermutet, dass Viren, Medikamente oder besondere körperliche Zustände, z. B. eine Schwangerschaft, die falsche Steuerung verursachen. Ein wesentlicher Mechanismus beruht auf der Ähnlichkeit der Oberflächenstruktur eines Erregers mit der Oberflächenstruktur des körper-

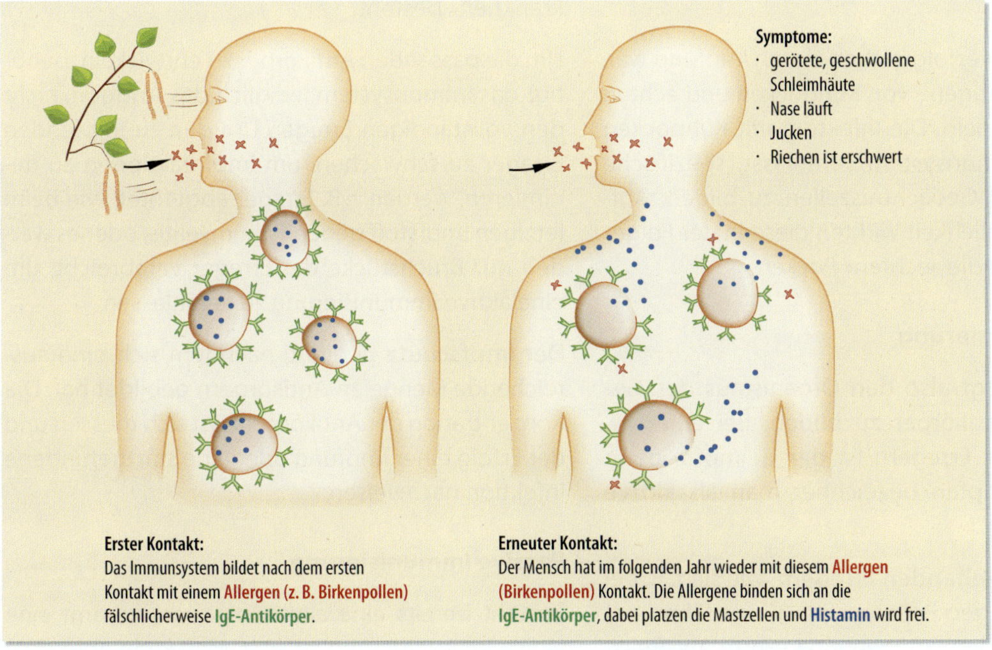

Abb. 16.14: Ablauf einer allergischen Rhinitis.

Organsystem	Krankheiten
Magen-Darm-Trakt	Morbus Crohn, Colitis ulcerosa
Hormonsystem	Diabetes mellitus Typ I (LF 1.3, Kap. 15.4.2, S. 577)
Haut	Psoriasis
Nervensystem	Multiple Sklerose (LF 1.3, Kap. 18.4.6, S. 653)
Bewegungsapparat	rheumatoide Arthritis (LF 1.3, Kap. 12.4.5, S. 490)

Tab. 16.4: Autoimmunerkrankungen (Auswahl)

eigenen Gewebes. Vom Körper gebildete Antikörper nehmen den Unterschied nicht wahr und richten sich gegen das Gewebe.

Therapeutisch kommen **Immunsupressiva** zum Einsatz, die die Reaktionen des Immunsystems unterdrücken.

16.1.6 Schutzimpfungen

In England im Jahr 1798 führte der Arzt **Edward Jenner** (1749–1823) die erste **Impfung** aus. Mit der Injektion von Kuhpocken erzielte er eine Immunität gegen Pocken, eine virale Erkrankung, die nach Aussagen der WHO seit 1980 weltweit nicht mehr auftritt.

Hintergrund der erfolgreichen ersten Impfung war, dass sich die Antigene von Kuhpocken und echten Pocken sehr ähneln. Die Infektion mit Kuhpocken hatten das Immunsystem veranlasst, spezifische Antikörper und Gedächtniszellen zu bilden. Aufgrund ihrer Ähnlichkeit wirkten diese in der Folgezeit auch gegen die »echten« Pocken.

Aktive Immunisierung

Die Impfung regt also den Organismus des Geimpften an, Antikörper zu bilden. Bei einer Infektion mit den Erregern ist der Geimpfte dann immun. Das Impfen bezeichnet man als **aktive Immunisierung**.

Impfungen mit **lebenden Erregern**, wie sie z. B. bei der Impfung gegen Poliomyelitis (Kinderlähmung) verwendet wurden, können eine ernste Impfreaktion auslösen. Deshalb sollte ein Impfstoff so beschaffen sein, dass keine Gefahr für eine »Impfkrankheit« besteht.

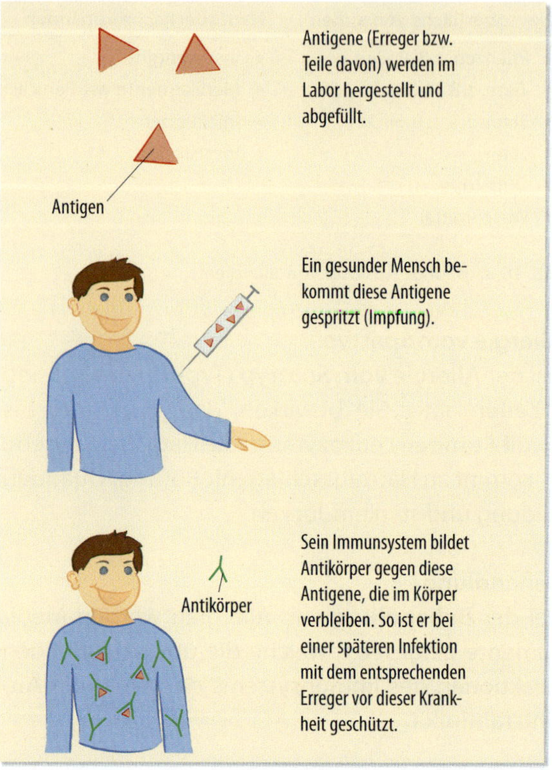

Abb. 16.15: Aktive Immunisierung

Um die passenden Antikörper zu entwickeln, benötigt das Immunsystem lediglich das **Antigen**, nicht den vollständigen Erreger. Um den zu impfenden Erreger zu schwächen, um Impfreaktionen zu minimieren, werden z. B. Erreger abgetötet, wie beim jetzigen Impfstoff gegen Poliomyelitis, oder es werden nur Bruchstücke der Erreger verabreicht, um eine aktive Immunisierung zu veranlassen.

Der **Impfschutz** beginnt, nachdem sich eine ausreichende Menge an Antikörpern gebildet hat. Die Konzentration der Antikörper lässt sich messen und der Erfolg einer Impfung oder eine stattgefundene Infektion nachweisen.

Passive Immunisierung

Besteht bereits eine akute Infektion, kommt eine aktive Immunisierung zu spät. Man kann aber dem Kranken mit einer **passiven Immunisierung** helfen.

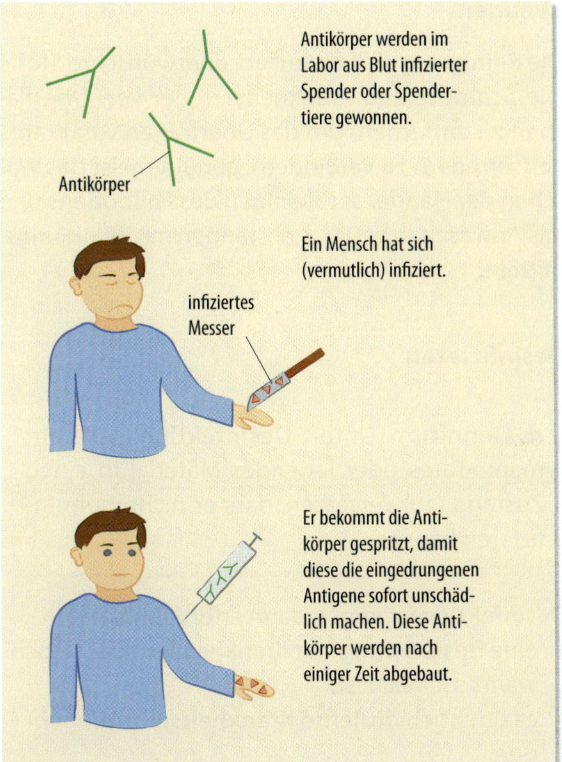

Abb. 16.16: Passive Immunisierung

In diesem Fall erhält der Mensch spezifische **Immunglobuline**, die aus dem Blut von Tieren stammen. Die Tiere wurden zuvor mit den entsprechenden Antigenen geimpft und haben daraufhin Antikörper in ihrem Blut gebildet. Auch die Produktion von Immunglobulinen in speziellen Zellkulturen ist möglich.

Bei der passiven Immunisierung setzt der Schutz sofort ein, hält allerdings meist nicht länger als vier Wochen. Bei Verdacht auf eine Tetanusinfektion wird häufig eine **kombinierte passive und aktive Immunisierung** eingesetzt. Hierbei gibt die passive Immunisierung einen sofortigen Schutz, für den Fall, dass der Verletzte noch nicht oder nicht ausreichend gegen Tetanus geimpft ist. Die aktive Tetanusimmunisierung baut längerfristigen Schutz auf.

16.1.7 Verhütung von Infektionskrankheiten

Voraussetzung für das Zustandekommen einer Infektion ist eine ununterbrochene **Infektionskette** von der Infektionsquelle bis zum empfänglichen Endwirt. Maßnahmen, die die **Infektionskette unterbrechen** oder die **Erregervermehrung hemmen**, können Infektionskrankheiten wirksam verhindern und bekämpfen:

- Die Erreger können direkt an der Infektionsquelle oder auf dem Übertragungsweg unwirksam gemacht werden.
- Erreger, die bereits in den menschlichen Organismus eingedrungen sind, können medikamentös behandelt werden.
- Gelegentlich ist ein chirurgischer Eingriff erforderlich, um Erreger zu entfernen, z. B. das Öffnen eines Abszesses (Eiterherds).

Insgesamt ergibt sich ein Maßnahmenkatalog.

Welche Erkrankungen meldepflichtig sind und wie mit der Bekämpfung der Erkrankungen umgegangen wird, regelt das Infektionsschutzgesetz (IfSG).

Weiterverbreitung von Erregern durch Erkrankte vermeiden

Im Mittelalter mussten Schiffe, auf denen eine Seuche ausgebrochen war, 40 Tage unter gelber Flagge im Hafen warten, ehe die Besatzung an Land gehen oder die Ladung gelöscht werden durfte. Ähnliche **Quarantänemaßnahmen** (lat. quarante = vierzig) schreibt das **Infektionsschutzgesetz** auch heute vor, um Infektionskrankheiten beim Menschen zu verhüten und zu bekämpfen.

> ➔ **Definition** Bei sonstigen Kranken sowie Krankheitsverdächtigen, Ansteckungsverdächtigen und Ausscheidern kann angeordnet werden, dass sie in einem geeigneten Krankenhaus oder in sonst geeigneter Weise abgesondert werden, bei Ausscheidern jedoch nur, wenn sie andere Schutzmaßnahmen nicht befolgen, befolgen können oder befolgen würden und dadurch ihre Umgebung gefährden.
>
> IFSG § 30 Quarantäne

Die Isolierungsdauer von Krankheitsverdächtigen richtet sich nach der für die Krankheit zu erwartenden Inkubationszeit und Ausscheidung der Erreger.

LF 1.3

LF 1.3

Das Infektionsschutzgesetz schreibt für eine Reihe von Infektionskrankheiten eine **Meldepflicht** an das Gesundheitsamt vor. Zur Meldung verpflichtet sind behandelnde Ärzte sowie mit der Behandlung oder der Pflege des Betroffenen berufsmäßig beschäftigte Personen, also auch Pflegefachkräfte.

Auch für **Ausscheider** besteht eine Meldepflicht. Zum Beispiel können bei Salmonellenerkrankungen Erreger auch nach klinischer Heilung weiterhin ausgeschieden werden und anstecken.

Das **Gesundheitsamt** veranlasst bei Seuchenproblemen entsprechende hygienische Maßnahmen, unter Umständen die gesamte oder teilweise Schließung eines Pflegeheims. Eine wichtige Maßnahme besteht darin, die Gesamtzahl potenzieller Krankheitserreger niedrig zu halten oder zu vermindern.

Erkrankung	Impfung, für wen
Tetanus	• Auffrischung alle 10 Jahre • besonders für aktive alte Menschen, die sich in der Natur aufhalten und im Garten arbeiten
Diphtherie	• Auffrischung alle 10 Jahre • zwei Drittel der an Diphtherie Erkrankten sind Erwachsene
Virusgrippe	• jährlich • auch chronisch Kranke • die meisten Todesfälle (ca. 10 000 jährlich) gibt es in dieser Altersgruppe
Keuchhusten (Pertussis)	• als Auffrischimpfung • als Nachholimpfung, wenn der Impfschutz nicht komplett ist
Kinderlähmung (Poliomyelitis)	• als Nachholimpfung, wenn der Impfschutz nicht komplett ist
Lungenentzündung (Pneumokokken)	• einmalige Standardimpfung • Auffrischimpfung für Personen mit erhöhtem Risiko, z. B. vorbestehende Lungenerkrankungen
FSME (Frühsommer-Meningoenzephalitis)	• aktive alte Menschen: Gartenarbeit, Wandern • besonders in Baden-Württemberg, Bayern, Hessen, Thüringen und Rheinland-Pfalz
Influenza	• Bewohner von Alters- oder Pflegeheimen

Tab. 16.5: Empfohlene Schutzimpfungen für über 60-Jährige. (1)

Reinigen

Die **Reinigung** zielt darauf ab, unerwünschte Stoffe wie Schmutz und Krankheitserreger von Oberflächen zu entfernen. Um das Übertragen von Krankheitserregern zu verhindern, genügt meist das Waschen der Hände, das Reinigen des Fußbodens und das Abwaschen von Gegenständen mit Reinigungsmitteln.

Desinfizieren

Definition Unter **Desinfektion** versteht man: »Totes oder lebendes Material in einen Zustand (zu) versetzen, dass es nicht mehr infizieren kann«. Deutsches Arzneibuch

Desinfektion ist immer dann erforderlich, wenn
- eine **Besiedelung** mit Krankheitserregern hochwahrscheinlich ist,
- es um **hochvirulente Krankheitserreger** geht oder
- **geschwächte Menschen** gefährdet werden könnten.

Desinfektion ist auf verschiedene Art möglich:
- **physikalisch** mit Hitze, z. B. beim Auskochen oder Abflammen, oder Strahlung, z. B. ultraviolette Strahlen oder Gammastrahlen
- **chemisch** mit Desinfektionsmitteln

Händedesinfektion
Sind die Hände möglicherweise mit **infektiösem** Material in Kontakt gekommen, ist eine sofortige **Händedesinfektion** notwendig (► LF 1.3, Kap. 5.5.1, S. 339).

Hautdesinfektion
Vor jeder **intramuskulären** oder **intravenösen Injektion** muss eine **Hautdesinfektion** erfolgen (► LF 1.5, Kap. 1.2, S. 830). Anderenfalls könnten beim Einstechen der Kanüle Erreger von der Hautoberfläche in das Gewebe gelangen.

Flächendesinfektion
Besondere Umstände, z. B. das Vorkommen ansteckender Infektionskrankheiten oder deren Behandlung sowie das Zusammenleben vieler Menschen,

Anwendungsbereich	Desinfektionsmittel	Dosierung	Zubereitung	Einwirkzeit	Anwendungsmethode	Häufigkeit
Händedesinfektion	…….	3 ml	gebrauchsfertig	30 Sek.	aus dem Spender direkt in die trockenen Hände geben und gleichmäßig einreiben	nach oder vor pflegerischen und therapeutischen Maßnahmen
Haut	…….	je nach Fläche	gebrauchsfertig	30 Sek.	mit sterilem Tupfer die aufgebrachte Menge gründlich einreiben und auftrocknen lassen	vor Blutentnahmen und Injektionen
Schleimhaut	…….	je nach Bedarf	gebrauchsfertig	…	Harnröhrenöffnung mit in Desinfektionsmittel getränktem Tupfer desinfizieren; Vorgang mit 3–5 Tupfern wiederholen	vor urogenitalen Untersuchungen und Eingriffen
Händereinigung	…….	nach Bedarf	gebrauchsfertig	…	Waschlotion aus Wandspendern entnehmen, gleichmäßig verreiben und gründlich mit Wasser spülen. Mit Einmalhandtuch abtrocknen.	bei Dienstantritt, nach Toilettenbenutzung, Naseputzen, bei Verschmutzungen
Instrumente	…….	2 %	980 ml Wasser + 20 ml Desinfektionsmittelkonzentrat ergeben 1 000 ml gebrauchsfertige Desinfektionslösung	1 Std.	• benutzte Geräte in Desinfektionslösung einlegen • mit Leitungswasser abspülen und ggf. in geschlossenem Behälter der Sterilisation zuführen	
Inventar	…….	0,5 %	995 ml Wasser + 5 ml Desinfektionsmittelkonzentrat ergeben 1 000 ml gebrauchsfertige Desinfektionslösung	1 Std.	Feucht-Wisch-Methode	• bei Bedarf nach Benutzung • täglich einmal Badewanne, Dusche, Toiletten • wöchentlich einmal Lebensmittelkühlschrank • monatlich einmal Medikamentenkühlschrank, Schränke innen
Flächen	…….	0,5 %	siehe Inventar	1 Std.	Feucht-Wisch-Methode Nass-Wisch-Methode	täglich bzw. nach Bedarf

Tab. 16.6: Ausschnitt aus einem Desinfektionsplan.

machen eine **Flächendesinfektion** erforderlich. In solchen Fällen werden Fußböden, Nachttische, Toiletten, Fensterbänke, Waschtische und andere Gegenstände regelmäßig desinfiziert.

Instrumentendesinfektion

Thermometer, Pinzetten, Scheren, Klemmen und andere Gerätschaften, die wiederverwendet werden, müssen **unmittelbar nach Gebrauch** mittels Desinfektionslösung einer Scheuer-Wisch-Desinfektion unterzogen werden, die Einwirkzeit nach Herstellerangaben muss unbedingt eingehalten werden. Verschmutzte Geräte sind vorher von Kontaminationen zu reinigen. Bei chirurgischen Instrumenten und Medizinprodukten sind immer die Vorgaben des Herstellers einzuhalten. Erst **nach** dem Desinfizieren und anschließendem Reinigen erfolgt für chirurgische Instrumente eine **Sterilisation.**

Schlussdesinfektion

Eine **Schlussdesinfektion** ist nötig, wenn z. B. ein Heimbewohner auszieht, die Wohngruppe wech-

LF 1.3

selt, eine infektiöse Erkrankung überstanden hat oder verstorben ist. Hierbei wird das gesamte Zimmer einschließlich Inventar desinfiziert.

Kritische Stimmen warnen vor zunehmenden Desinfektionsmaßnahmen mit immer stärkeren Mitteln. Der wiederholte Kontakt mit Desinfektionsmitteln kann bei den Pflegefachkräften zu **Hautschädigungen** oder **Allergien** führen. Auch können Krankheitserreger bei nicht sachgerechter Desinfektion (falsche Konzentration, zu kurze Einwirkzeit) überleben. In diesem Fall können sich gesunde Menschen mit Erregern infizieren, die man für abgetötet hielt. Diese Erscheinung bezeichnet man als **infektiösen Hospitalismus**.

Die Gründe für einen infektiösen Hospitalismus sind vielfältig:
- Antibiotikaresistent gewordene Krankheitserreger
- mangelhafte allgemeine und persönliche Hygiene
- verminderte körpereigene Abwehr von Kranken
- leichte Übertragbarkeit von Erregern, da viele Menschen auf »engstem Raum« versammelt sind
- enger Kontakt zu Infektionsquellen, z. B. zu infektiös erkrankten Menschen
- unzureichende, nicht aufeinander abgestimmte Desinfektionsmaßnahmen

Ein **Desinfektionsplan** beugt dem infektiösen Hospitalismus vor (Tab. 16.6).

Sterilisieren

> **Definition** **Sterilisation:** Freimachen eines Gegenstands von vermehrungsfähigen Organismen.

Ebenso wie die Desinfektion kann die Sterilisation nicht alle Erreger hundertprozentig vernichten, allerdings ist der Effekt 10-fach höher als bei der Desinfektion. Eine Sterilisation tötet Mikroorganismen, pathogene und apathogene Bakterien und Viren sowie Bakteriensporen. Dies ist z. B. erforderlich bei Operationsmaterialien, Injektionsspritzen und Kathetern.

Benutzt werden unterschiedliche Methoden und Geräte:
- **Dampfsterilisation:** Instrumente, Gummiartikel sowie Kunststoffe werden bei **Überdruck mit Wasserdampf** von 121 °C für 15 – 20 Minuten oder bei 134°C für 5 Minuten sterilisiert.
- **Heißluftsterilisation:** Glaswaren und metallische Geräte werden mit **trockener Hitze** von 170 °C (2 Std.) oder 220 °C (20 Minuten) sterilisiert.
- **Kaltsterilisation:** Hitze- und feuchtigkeitsempfindliche Kunststoffartikel oder Verbandsmaterialien werden mit dem Gas **Äthylenoxid** sterilisiert. Dieses Gas wirkt stark viruzid (Viren abtötend) und bakterizid (Bakterien abtötend).
- **radioaktiv:** Industriell hergestellte Verpackungen von Einwegartikeln und Medikamenten können mit **Gammastrahlen** (γ-Strahlen) sterilisiert werden. Gammastrahlen sind elektromagnetische Strahlen und dringen daher tief ein.

Indikatorstreifen und ähnliche Marker zeigen an, dass die vorgeschriebenen Temperaturen, Konzentration und/oder Zeiten eingehalten wurden und der Inhalt demnach als steril angesehen werden kann. Je nach Sterilisiermethode werden die Gegenstände mit einer **Umverpackung** sterilisiert oder nach dem Sterilisieren eingepackt. Industriell gefertigte, steril verpackte Materialien, z. B. Verbandspäckchen, sind mit einem Datum versehen, bis zu welchem bei unbeschädigter Verpackung die Sterilität des Inhalts gesichert ist.

16.2 Besonderheiten im Alter

Das Alter erhöht die **Anfälligkeit für Infektionskrankheiten**:
- Die **Schutzfunktion** von Haut und Schleimhäuten nimmt ab. Der Hydrolipidfilm wird schwächer. Die Schleimhäute, z. B. in den Atemwegen, bilden weniger Schleim.
- **Spezifisches und unspezifisches Abwehrsystem** funktionieren im Alter weniger gut, weil sich die Zellen und somit auch die Leukozyten langsamer teilen. Es stehen weniger Antikörper zur Verfügung.
- Häufig vorkommende **psychische Erkrankungen** oder **organische Grundleiden** verstärken die Infektanfälligkeit.

Darüber hinaus verschlechtert die geschwächte Abwehr die **Krankheitsverläufe.** Eine Lungenentzündung führt im Alter nicht selten zum Tod. Die Grippe hat besonders im Alter schwere Verläufe. Personen über 60 Jahre wird eine Grippeimpfung empfohlen.

! Merke Jedes Jahr löst ein anderer Erreger die Grippeepidemie aus, dies erfordert jeweils neue Impfstoffe und Impfungen.

16.3 Psychosoziale Aspekte

Infektionskrankheiten waren bis ins 19. Jahrhundert eine lebensgefährliche Bedrohung. So starben an der Pest im Mittelalter fast 30 % der europäischen Bevölkerung. Als der Zusammenhang von Erregern und Krankheit bekannt wurde, konnten daraus Hygienemaßnahmen abgeleitet werden. Zusätzlich senkten die verbesserten Lebensbedingungen die Erkrankungshäufigkeit.

Das Ende der häufigsten Infektionskrankheiten schien gekommen, als **Alexander Fleming** 1928 das **Penicillin** entdeckte, dem weitere **Antibiotika** (► LF 1.3, Kap. 7.1.5, S. 379) folgten.

Diese Hoffnung hat sich allerdings als trügerisch erwiesen. Die enorme Anpassungsfähigkeit der Krankheitserreger hat dazu geführt, dass **resistente Bakterienstämme** entstanden sind, die besonders im Krankenhausbereich zu **nosokomialen Infektionen** (lat. nosokomium = Krankenhaus) führen. Auch Viren können sich verändern, was zum Auftreten neuer Erkrankungen führt wie AIDS (Acquired Immune Deficiency-Syndrome, erworbenes Immundefektsyndrom).

Für die Übertragung von Infektionserregern ist die **Exposition** (lat. expositio = Aussetzen) mitbestimmend. Der Massen- und Ferntourismus ergeben völlig neue Konstellationen. Im Ausland erworbene Krankheiten treten aufgrund der Inkubationszeit erst nach der Heimkehr auf, sodass sinnvolle Quarantänemaßnahmen nicht durchführbar sind. Zudem setzen sich Menschen in fernen Ländern Erregern aus, gegen welche sie keine Immunität entwickeln konnten, da die Erreger im eigenen Land nicht existieren. Die Lungenerkrankung SARS (schweres akutes respiratorisches Syndrom) und die Schwierigkeiten bei ihrer Eindämmung waren dafür ein deutliches Beispiel.

Bewältigt geglaubte Erkrankungen wie Tuberkulose treten in Ländern mit schlechten Lebensbedingungen und schlechter medizinischer Versorgung erneut auf und sind zunehmend schwerer in den Griff zu bekommen, da unzureichende oder inkonsequente Therapien die Resistenz des Erregers erhöht haben. All dies führt zu einer zunehmenden **Verunsicherung.** Aus Furcht vor Ansteckung erfolgen überzogene Desinfektionsmaßnahmen im häuslichen Bereich. Erkrankte Menschen werden gemieden und **sozial ausgegrenzt.**

! Merke Generell gilt, dass die allgemeine **Ansteckungsgefahr** in der eigenen Wohnung oder der Wohnung des zu Pflegenden gering ist, im Heim aufgrund der Konzentration von Menschen zunimmt und im Krankenhaus am höchsten ist.

Bakterienstamm	Charakteristik	Vorkommen	Erkrankungen
Staphylokokken	grampositive, traubenförmig wachsende Kokken	Haut, Schleimhäute	z. B. Staphylococcus aureus: Abszesse, Wundinfektionen, Pneumonien, Sepsis. Problemkeime wie MRSA
Streptokokken	grampositive, kettenförmig wachsende Kokken	Schleimhäute	Wundinfektionen, Eiterungen, Rachenentzündungen
Enterobakterien	gramnegative Stäbchenbakterien	Darm	z. B. Escherichia coli, Blasenentzündungen

Tab. 16.7: Bakterielle Erkrankungen

LF 1.3

16.4 Krankheitsbilder

16.4.1 Bakterielle Erkrankungen

Im Alter verursachen nicht selten **Bakterien**, die zur körpereigenen Flora gehören, eine Erkrankung.

Salmonellen

Zu den Enterobakterien, einer großen Bakterienfamilie, in der viele Arten im Darm (griech. enteron = Darm) leben, gehören die **Salmonellen**, die über die Nahrung in den Körper gelangen. **Infektionsherde** für Salmonellen sind z. B. Menschen, die nach einer Erkrankung die Bakterien ausscheiden oder Speisen mit dem Erreger kontaminieren. Auch Eier oder Auftauflüssigkeit von Tiefkühlgeflügel können Salmonellen enthalten und zu kleinen Epidemien in einem Heim führen. Insbesondere bei alten Menschen führt eine Infektion zu oft schweren **Durchfällen**, z. T. mit Todesfolge.

Staphylococcus aureus

Staphylococcus aureus findet sich auch bei Gesunden auf der Haut und in den oberen Atemwegen, besonders in der Nase. Ist das Immunsystem geschwächt, treten Haut- und Schleimhautinfektionen auf. Breiten sich die Bakterien über das Blut aus, drohen Organerkrankungen wie Pneumonie oder Endokarditis bis hin zu einer lebensbedrohlichen Sepsis.

Einige Staphylococcus aureus sind gegen eine ganze Reihe von Antibiotika resistent. Als Erkennungstest wird Methicillin verwendet und bei Resistenz von methicillinresistentem Staphylokokkus aureus gesprochen (MRSA ► LF 1.3, Kap. 16.5.2, S. 617).

Sanierung, Therapie besiedelter Personen

Art, Dauer, Umfang und Kontrollen der **Sanierung** werden ärztlich festgelegt. Unter Sanierung wird – ähnlich wie bei einem von Schimmel befallenen Haus – die Entfernung aller krank machenden Keime verstanden. Hierfür stehen, abhängig vom Ort der Besiedelung, verschiedene Mittel parat. Um den Grad der Sanierung zu kontrollieren, entnimmt man von den besiedelten Bereichen in bestimmten zeitlichen Abständen **Abstriche** (► LF 1.5, Kap. 1.4.4, S. 842). Erst wenn mehrere Kontrollabstriche vormals positiver MRSA-Nachweise negativ waren, vor allem Abstriche aus der Nase, gilt der Bereich als saniert und der Arzt kann die Schutzmaßnahmen aufheben.

Clostridium difficile

Bei **Clostridium difficile** handelt es sich um einen sog. Sporenbildner. Diese bakteriellen Sporen sind Überlebensformen des Keims, welche eine hohe Widerstandsfähigkeit gegenüber Umwelteinflüssen und Desinfektionsmitteln besitzen.

Insbesondere nach der Einnahme von Antibiotika, welche die gesunde Darmflora schädigen können, besteht die Gefahr einer **Clostridium difficile-assoziierten Diarrhoe (CDAD)**, einer schweren Durchfallerkrankung. In den letzten Jahren haben sich Stämme ausgebreitet, die sich durch eine besonders hohe Virulenz auszeichnen. Clostridien sind hoch ansteckend, bereits zwei Sporen können für eine Infektion ausreichend sein, die Übertragung erfolgt in der Regel durch eine Schmierinfektion.

Da gegen Clostridien die gängigen Händedesinfektionsmittel nicht ausreichend wirksam sind, muss bei der Betreuung von Patienten mit einer CDAD

Gruppe	Viren	Übertragung	Erkrankungen
Influenzaviren	wechselnde Untertypen	Tröpfcheninfektion	Grippe
Herpesviren	Herpes-simplex-Virus	Schmierinfektion	Lippenherpes
	Varizellenvirus	• Schmierinfektion • Tröpfcheninfektion	nach Ersterkrankung mit Windpocken Auftreten von Herpes zoster
Gastroenteritis-viren	Rotaviren	• fäkal • oral	Diarrhoe
	Noroviren	• fäkal • oral	Magen-Darm-Erkrankung wie Brechdurchfall

Tab. 16.8: Virale Erkrankungen

nach der Händedesinfektion zusätzlich eine Händewaschung erfolgen, um die Clostridiensporen mechanisch von den Händen zu entfernen.

Bei der Flächendesinfektion muss ein sporozides (gegen Sporen wirksames) Desinfektionsmittel verwendet werden.

Die **Therapie** wird durch den behandelnden Arzt festgelegt und kann neben Flüssigkeitszufuhr und körperliche Schonung auch eine medikamentöse Therapie mit Antibiotikagabe und Elektrolytlösungen umfassen.

16.4.2 Virale Erkrankungen

Viren sind die häufigsten Erreger von Erkrankungen der Atemwege, der Haut und des Magen-Darm-Trakts (Tab. 16.8).

16.4.3 Erkrankungen durch Parasiten

Bei hinreichender Hygiene bei der Nahrungszubereitung und entsprechenden Maßnahmen, z. B. Entwurmen von Hunden und Kontrolle des Schlachtviehs, lösen Parasiten relativ selten Erkrankungen aus.

In der Altenpflege relativ häufig ist jedoch der Befall mit **Krätzmilben** (Scabies). Der notgedrungen enge Kontakt zum Menschen führt leicht zur Infektion, zumal die Krankheit häufig als Entzündung der Haut missdeutet wird. Um sich zu infizieren, genügen bereits 15 Minuten **Hautkontakt**. Weibliche Krätzmilben graben kleine Gänge unter die Haut, in denen die Entwicklung der nächsten Generation stattfindet. Die Haut reagiert auf Eier und Kot mit einem **juckenden Ausschlag**. **Bettwärme** macht den Juckreiz unerträglich. Viele Betroffene kratzen die Haut auf und Bakterien verursachen Eiterungen (Behandlung ► LF 1.3, Kap. 16.5.3, S. 619).

Unter **Borkenkrätze** versteht man einen schweren Milbenbefall der Haut bei Menschen unter **immunsupressiver Therapie**, z. B. nach Transplantationen oder bei Autoimmunerkrankungen. Die Haut juckt und schuppt sich.

> **! Merke** Parasitenerkrankungen müssen gemäß dem Infektionsschutzgesetz den Gesundheitsbehörden **gemeldet** werden.

16.4.4 Mykosen

Mykosen sind Erkrankungen, die von Pilzen verursacht werden (Tab. 16.8). Sie verlaufen meist ohne größere Komplikationen. Gefährdet sind besonders Menschen mit geschwächter Abwehr.

Pilz	Vorkommen	Erkrankung
Hefepilz Candida albicans	Darm, Schleimhäute	Candidose (Soor)
Hautpilz (Dermatophyten)	Hautoberfläche (Hornsubstanz)	• Fußpilz (Tinea pedis) • Nagelpilz (Onychomykose)
Schimmelpilz (Aspergillus flavus)	feuchte Böden, faulende Nahrungsmittel	Krebserkrankungen, Leberschäden durch Pilzgift, Pneumonien, Sepsis

Tab. 16.8: Erkrankungen durch Pilze (Mykosen)

16.4.5 Übersicht ausgesuchter Infektionskrankheiten

> **! Merke** Meldepflichtige Infektionskrankheiten finden sich im Infektionsschutzgesetz (IfsG) z. B. unter www.gesetze-im-internet.de

AIDS (engl. acquired immune deficiency syndrome)

Erreger: Spätes Stadium einer HIV-Erkrankung HI-Viren (humanes Immunschwäche-Virus), das die Immunabwehr durch Infektion der T-Lymphozyten schädigt.
Infektionsquelle: Mensch
Übertragung:
- sexueller Kontakt mit Infizierten
- gemeinschaftlicher Gebrauch von infizierten Injektionskanülen
- Bluttransfusionen

Inkubationszeit: Monate bis Jahre
Krankheitsbild: Die Krankheit verläuft über Jahre in verschiedenen Stadien. Zusätzlich schwere Lungenentzündungen, Hautkrebs, Erkrankungen des Nervensystems
Behandlung: Die Erkrankung ist nicht heilbar, Medikamente können einen Stillstand bewirken.

Vorbeugung
- Ansteckungsrisiken vermeiden
- bei Verdacht, z. B. Nadelstichverletzung bei der Pflege, mehrwöchige Therapie mit Blutkontrollen erforderlich (HIV-Postexpositionsprophylaxe)

Besonderheiten:
- Behandlung durch spezialisierte Ärzte
- genaue Einhaltung der Einnahme der Medikamente mit regelmäßigen Kontrollen des Blutbilds und der Virenlast (Menge) erforderlich

LF 1.3

> ✔ **Tipp** Informationen und kostenlose Unterlagen: www.bzga.de

Diphtherie

Erreger: Bakterium (Corynebacterium diphteriae)
Infektionsquelle: Mensch
Übertragung:
- Tröpfcheninfektion
- Kontakt (Schmierinfektion), selten kontaminierte Gegenstände

Inkubationszeit: 3–5 Tage
Krankheitsbild:
- Entzündung der Gaumenmandeln
- Lungenentzündung
- Herzversagen
- Lähmung der Atemmuskeln

Behandlung:
- Antitoxin als Diphtherie-Heilserum
- Antibiotika

Vorbeugung:
- aktive Schutzimpfung im Kindesalter
- danach Auffrischungsimpfung alle 10 Jahre, zusammen mit Tetanus-Auffrischimpfung möglich

Grippe (Influenza)

Erreger: Influenzaviren
Infektionsquelle: Mensch, bis eine Woche nach Ausbruch der Krankheit
Übertragung:
- Tröpfcheninfektion
- Kontakt, vor allem Händeschütteln

Inkubationszeit: 1–3 Tage
Krankheitsbild:
- Entzündung der oberen Luftwege
- hohes Fieber, starke Kopf- und Gliederschmerzen
- Lichtempfindlichkeit
- Bronchitis und Lungenentzündung
- Tod innerhalb 48 Stunden möglich

Behandlung:
- bei Risikopatienten und schwerem Verlauf Gabe von Virustatika (Neuraminidasehemmer)
- Symptombehandlung durch fiebersenkende Mittel und Schmerzmittel

Vorbeugung: Aktive Immunisierung, insbesondere bei Personen über 60 Jahre, ergibt bei 80–90 % der Geimpften einen Schutz für ein Jahr. Die Erreger verändern ihre Beschaffenheit laufend, daher gibt es jedes Jahr ein neues Impfserum.
Besonderheiten: Das Grippevirus schwächt den Körper und erleichtert zusätzliche Infektionen mit manchmal tödlichem Verlauf.

Hepatitis B (Serumhepatitis)

Erreger: Hepatitis B-Viren
Infektionsquelle: infizierte Gegenstände
Übertragung:
- über Blut und Speichel
- Intimkontakte
- Bluttransfusionen

Inkubationszeit: 8–26 Wochen
Krankheitsbild:
- Gelbfärbung von Haut, Schleimhäuten und Skleren
- brauner Urin, heller Stuhlgang

Behandlung:
- akute Hepatitis symptomatisch: Alkoholkarenz, körperliche Schonung
- chronisch: aktiv mit Virustatika

Vorbeugung:
- Impfung, besonders Pflegefachkräfte, Ärzte
- Kondomnutzung
- sicheres Arbeiten (Nadelstichverletzungen)

Besonderheiten:
- Spätfolgen Leberzirrhose und Leberkarzinom
- Hepatitisviren sind erheblich infektiöser als HI-Viren! (Hepatitis A und C ► LF 1.3, Kap. 13.4.10, S. 516 ff.)

Herpes zoster (Gürtelrose)

Erreger: Viren. Erst Windpockenerkrankung, dann Ruhephase in Nervenzellen
Infektionsquelle: Mensch
Übertragung: Tröpfcheninfektion, direkter Kontakt, Schmierinfektion
Inkubationszeit: 1–3 Wochen. Nach Jahrzehnten Reaktivierung durch Nachlassen der Abwehrkräfte
Krankheitsbild:

- Entzündungen der Haut mit Rötung und Bläschen im Versorgungsgebiet meist eines Nervs, oft halbseitig
- Fieber, Abgeschlagenheit

Behandlung:

- Virustatika
- symptomatische Behandlung der Hautveränderungen
- sofortige Behandlung der Schmerzen

Vorbeugung:

- direkten Kontakt meiden
- Hygiene, Schutzkleidung (Handschuhe)

Besonderheiten: Bei ungenügender Schmerzbehandlung im Alter Entwicklung chronischer Schmerzen (Post-Zoster-Neuralgie), schwere Schmerzzustände mit brennendem Schmerz.

Salmonellen-Enteritis

Erreger: Salmonellen
Infektionsquelle: infizierte Menschen und Tiere, vor allem Geflügel
Übertragung:

- durch infizierte Lebensmittel, vor allem Hühnereier, Geflügel
- Schmierinfektion über Fäkalien
- direkt von Mensch zu Mensch

Inkubationszeit: 6–72 Stunden
Krankheitsbild:

- Durchfall, Fieber, Erbrechen
- Nierenversagen
- lebensgefährliche Kreislaufschwäche

Behandlung:

- insbesondere bei alten Menschen Antibiotika
- Ausgleich des Flüssigkeits- und Mineralienverlustes

Vorbeugung:

- z. B. Frischeispeisen meiden
- Bratgut durchbraten
- Auftauwasser von Geflügel sorgfältig entsorgen

Besonderheiten:
Infektionsschutzgesetz, Lebensmittel und Futtermittelgesetz ► LF 2.2, Kap. 1.3.2, S. 959

- bei alten und abwehrgeschwächten Menschen häufig schwere Verläufe mit Todesfolge

16.5 Pflege

Pflege bei Fieber ► LF 1.3, Kap. 1.3.3, S. 152

16.5.1 Krankenbeobachtung

Je nach Erreger entwickeln sich Infektionskrankheiten sehr rasch oder kündigen sich länger an. **Anzeichen** sind z. B. Schwäche, Appetitlosigkeit oder Kopf- und Gliederschmerzen. Diese Anzeichen müssen rechtzeitig beobachtet und eingeordnet werden.

Im Gegensatz zu der oft kurzfristigen Pflegebeziehung im Krankenhaus lernt die Pflegefachkraft im Pflegeheim ebenso wie in der häuslichen Pflege den zu Pflegenden intensiver kennen. **Veränderungen** im Essverhalten, Appetitlosigkeit, mögliche **Verschlechterungen** im Befinden, Kopf- und Gliederschmerzen oder Stimmungsabweichungen werden deshalb als Hinweise auf eine beginnende Infektionskrankheit eher erkannt und ermöglichen rechtzeitige Maßnahmen. Oft ergibt sich ein Hinweis erst aus dem Zusammenfassen unterschiedlicher Beobachtungen.

Von einigen Infektionskrankheiten geht ein erhöhtes **Infektionsrisiko** aus, z. B. Tuberkulose. Zum Eigenschutz der Beschäftigten hat die **Berufsgenossenschaft für Gesundheitsdienst und Wohlfahrtspflege** (BGW) **Verfahrensregeln** für die Betreuung der Erkrankten festgelegt:

- Pflege durch eingewiesene Pflegefachkräfte
- Tragen von Schmuck ist ausdrücklich untersagt
- Nahrungsaufnahme und Rauchen im Arbeitsbereich ist untersagt

16.5.2 Pflege bei MRSA-Infektion

Die Ausbreitung multiresistenter und damit schwer behandelbarer Besiedelungen und Infektionen mit methicillinresistenten **Staphylococcus aureus** ist mittlerweile nicht nur ein Problem in Krankenhäusern, sondern auch im Bereich der »nachbetreuenden« Pflegeeinrichtungen und Pflegedienste. Eine Besiedelung kann auch Pflegefachkräfte und Ärzte treffen (►LF 1.3, Kap. 16.4.1, S. 614).

Der Staphylokokkus aureus **besiedelt** häufig

- den vorderen Nasenbereich,
- die Achselhöhlen,
- die Stirn-Haar-Grenze und
- das Perineum, d.h. den Bereich zwischen After und äußeren Geschlechtsorganen.

LF 1.3

Alle Bereiche ähneln sich in ihren physiologischen Verhältnissen: Wärme, Feuchtigkeit und Behaarung.

In der Regel geht die **Staphylokokkeninfektion** von dem Betroffenen selbst aus. Der Erreger haftete schon früher an ihm, ohne dass er erkrankte, weil seine physiologische Abwehr intakt war. Bei eingeschränkter Abwehr vermehren sich die Staphylokokken. Über eine Schmierinfektion verteilen sie sich auf dem Körper und dringen z.B. über Wunden in das Gewebe vor. Die Folge ist eine Infektion, die von Entzündungen auf der Haut oder anderen Organen bis hin zur Pneumonie oder weiteren lebensbedrohlichen Komplikationen reicht.

Das Bakterium ist in der **unbelebten Umgebung**, z.B. auf Flächen, Gegenständen, Instrumenten und Geräten, **lange lebensfähig.** Wegen der hohen Mobilität übertragen die Pflegefachkräfte daher die meisten Krankheitserreger. Hierbei spielen die **Hände** eine große Rolle. Unzureichende oder nachlässig durchgeführte Händehygiene von Pflegefachkräften und Ärzten ist die häufigste Ursache einer von außen übertragenen MRSA-Infektion.

Neben dem Übertragen von außen ist die Infektion über die **Atemwege** relevant. Betroffene mit Atemwegserkrankungen können den Erreger als Tröpfcheninfektion weitergeben. Haben die Erkrankten eine sehr trockene, schuppende Haut, können die Erreger auch beim Atmen aufgenommen werden, indem z.B. beim Bettenmachen die abgestoßenen Hautzellen aufgewirbelt und von anderen wie ein Staubpartikel eingeatmet werden.

> **! Merke** **Eintrittspforten** für Erreger sind in der pflegerischen Praxis darüber hinaus alle Einstichstellen, z.B. Injektionen, Infusionssysteme und Drainagen, sowie Eintrittsöffnungen wie Blasenkatheter und Ernährungssonden.

Umgang mit MRSA

Der beste Schutz vor Ausbreitung und Infektion wäre natürlich, die Träger des MRSA-Erregers unter Quarantäne zu stellen (►LF 1.3, Kap. 16.1.7, S. 609). Das ist aber angesichts der Vielzahl der Betroffenen nicht möglich. Für Menschen in Pflegeheimen stehen zudem der soziale Kontakt und das Leben in einer angemessenen Umgebung im Vordergrund. Eine Isolierung ist nicht zweckmäßig und oft nicht praktikabel. Deshalb müssen gezielte **Hygienemaßnahmen** eingehalten werden, um der Ausbreitung des Erregers entgegenzuwirken. Vergleichbare Maßnahmen sind auch in der ambulanten Pflege sinnvoll.

Informationen sammeln

- Situation des Erkrankten:
  - Hat er pflegerische Probleme?
  - In welchen Bereichen ist er von den Keimen besiedelt?
  - Ist er mobil oder bettlägerig?
  - Gibt es andere Grunderkrankungen?
  - Kann er das Ausmaß seiner Erkrankung verstehen und kompetent damit umgehen?
  - Wie groß ist das von ihm ausgehende Risiko einer weiteren Verbreitung?
- Möglichkeiten, den gewohnten Alltag weiterzuführen: Gibt es Unterstützungsbedarf?
- Schutz von anderen Kontaktpersonen: Benötigt jemand einen speziellen Schutz, weil er für eine Infektion besonders gefährdet ist?

Klären

- Wer muss informiert werden?
- Welche Maßnahmen sind gesetzlich vorgeschrieben?
- Wie und wann erfolgt die Sanierung oder Therapie?

Maßnahmen

Die so zusammengetragenen Informationen bilden den Rahmen, aus dem geeignete Maßnahmen abgeleitet werden.

In Einrichtungen ist es eine Herausforderung, bei nachgewiesenen MRSA-Infektionen den Selbst- und Fremdschutz sicherzustellen und die Ausbreitung des Erregers zu verhindern, ohne dabei den nötigen sozialen Kontakt zu vernachlässigen. Zu Hause ist ein normaler Kontakt zwischen dem Pflegebedürftigen und seinen Familienmitgliedern in der Regel **ohne** spezielle Maßnahmen möglich.

> **! Merke** Zur Beantwortung der spezifischen Fragen zum Umgang mit MRSA gibt es Maßnahmenpläne oder Empfehlungen für Einrichtungen oder für zu Hause. Es handelt sich nur um Empfehlungen. Die Übertragung auf den Einrichtungsalltag oder die häusliche Pflege hängt entscheidend von allen Beteiligten und den vorgegebenen Rahmenbedingungen ab.

Ist eine MRSA-Infektion nachgewiesen, werden alle davon Betroffenen zeitnah **informiert**. Nur wer informiert ist und sich entsprechend verhält, kann sich gezielt schützen und einer Weiterverbreitung entgegenwirken. Es ist ein gravierender Fehler, wenn diese Information unterbleibt. Erforderlich sind eventuell **Schulungen** im Umgang mit den Hygienemaßnahmen, speziell der Händedesinfektion. Die Informationen vermitteln Sicherheit im Umgang mit dem Erkrankten und Vertrauen darauf, vor einer Ansteckung gefeit zu sein.

Der Einsatz **besiedelter Pflegefachkräfte** wird unterschiedlich gehandhabt. Wenn eine Pflegefachkraft besiedelt ist, ist es sinnvoll, bis zur erfolgreichen Sanierung keinen Einsatz zu planen oder die sie ausschließlich in Bereichen mit MRSA-Besiedelten einzusetzen. Aber nicht immer ist das umsetzbar. Der Betriebsarzt behandelt das Personal.

16.5.3 Besonderheiten der Pflege bei Sepsis, Noroviren und Scabies

Sepsis

Eine **Sepsis** (auch Septikämie oder Blutvergiftung) ist eine lebensbedrohliche Allgemeininfektion mit hoher Sterblichkeitsrate (40 %).

Ein Infektionsherd im Körper streut Erreger oder dessen Toxine ins Blut und verursacht dadurch eine Entzündungsantwort des Organismus. Die dadurch freigesetzten Botenstoffe richten sich letztendlich gegen den Organismus selbst, bis es zum tödlichen Multiorganversagen kommt.

Symptome:

- sehr hohes, intermittierendes Fieber mit Fieberzacken (fehlt bei alten Menschen oft!)
- Hypotonie, Tachykardie, beschleunigte Atmung
- Appetitlosigkeit
- schweres Krankheitsgefühl
- graue, fahle Haut
- Auftreten von punktartigen Hautblutungen (Petechien)
- evtl. Exanthem durch bakterielle Mikroembolien

Als Hauptkomplikationen drohen massive Blutgerinnungsstörungen, der sog. septische Schock und das Multiorganversagen.

> **! Merke** Das Auftreten einer Sepsis ist eine Notfallsituation und bedarf der schnellen Krankenhauseinweisung mit dortiger intensivmedizinischer Behandlung.

Noroviren

Die Ansteckungsgefahr mit **Noroviren** gilt als enorm. Kleinste Mengen (10-100 Viruspartikel) reichen für eine Infektion aus. Dabei erfolgt die Übertragung ausschließlich von Mensch zu Mensch. Die Inkubationszeit beträgt Stunden bis zwei Tage.

Starke Übelkeit, plötzlich einsetzendes Erbrechen, Durchfall und Bauchkrämpfe sind die Hauptmerkmale einer Infektion mit Noroviren. Es droht ein **hoher Flüssigkeitsverlust** (Dehydratation, ► LF 1.3, Kap. 1.5.2, S. 166).

LF 1.3

Im Umgang mit dem Erkrankten müssen die möglichen **Übertragungswege** berücksichtigt werden:

- Ausscheidung über Stuhl und Erbrochenes
- Aufnahme beim Einatmen des beim Erbrechen entstehenden Aerosols, einem Gemisch aus Schwebeteilchen und Luft
- oral bei der Aufnahme kontaminierter Getränke oder Speisen sowie beim Kontakt mit kontaminierten Gegenständen

Bewohner und Personal von Gemeinschaftseinrichtungen sind besonders gefährdet, wenn sie z. B. gemeinsame Toiletten benutzen. Es empfiehlt sich, Betroffene zu isolieren und ihnen nach Möglichkeit eine **eigene Toilette** zuzuweisen.

Im Kontakt mit Betroffenen liegt das besondere Augenmerk auf der **Händehygiene**. Nach jedem Kontakt ist eine Händedesinfektion erforderlich, das gilt auch für die Besucher. Dabei muss berücksichtigt werden, dass viele Händedesinfektionsmittel keine oder nur eine eingeschränkte Wirksamkeit gegen Noroviren aufweisen. Es sollte daher bei Noroviren immer auf viruzide Produkte zurückgegriffen werden. Um zu verhindern, dass sich der Erreger über kontaminierte Flächen weiterverbreitet, ist einmal täglich die **Flächendesinfektion** im Zimmer, vor allem der Türgriffe, und mehrmals täglich der **Sanitäranlagen** nötig (►LF 1.3, Kap. 5, S. 336). Auch hier müssen viruzide Desinfektionsmittel angewandt werden.

Braucht der Erkrankte Unterstützung oder Hilfe beim Erbrechen, trägt die Pflegefachkraft einen **Mundschutz**. Das Beseitigen des Erbrochenen erfolgt ebenfalls mit Mundschutz, die Hilfsmittel werden desinfiziert oder in verschließbaren Beuteln entsorgt.

Es müssen unbedingt die Hygienerichtlinien bezüglich der speziellen Desinfektionsmaßnahmen, dem Umgang mit Ausscheidung und der Isolierung der jeweiligen Einrichtung beachtet werden. Der Verdacht und die Erkrankung sind **meldepflichtig**. Noroviren können noch mehrere Tage bis über einige Wochen mit dem Stuhl ausgeschieden werden. Dies erfordert auch nach der Erkrankung die Einhaltung der Hygienerichtlinien. Eine geheilte Erkrankung schützt nicht vor erneuter Infektion.

Scabies (Krätze)

Krätzemilben übertragen sich beim **Hautkontakt** (►LF 1.3, Kap. 16.4.3, S. 615). Daher sind auch hier Verhaltensregeln im Umgang mit Betroffenen und zum Selbstschutz strikt einzuhalten. Bei Uneinsichtigkeit oder nachlässiger Körperhygiene des Menschen ist es empfehlenswert, den Betroffenen zu isolieren. Auch kann eine Einschränkung der sozialen Kontakte erforderlich sein.

Die zur Behandlung eingesetzten Hautmittel enthalten **Insektizide**, die tödlich für Insekten sind. Sie sind nicht ganz ungefährlich für den Menschen, da sie auch die »gesunde« Haut angreifen. Das Präparat muss 8–12 Stunden einwirken, sodass die Behandlung am besten vor dem Schlafengehen erfolgt. Ist während der Einwirkzeit z. B. ein Waschen der Hände erforderlich, müssen diese danach erneut eingecremt werden. Um das Kratzen einzuschränken, hat sich gerade während der Einwirkzeit das Tragen von **Baumwollhandschuhen** bewährt. Um sich beim Kratzen nicht zu verletzen, sind kurze Fingernägel empfehlenswert.

Das Präparat wird nach einem Dusch- oder Vollbad auf den **gesamten Körper** aufgetragen, lediglich das Gesicht bleibt ausgespart. Unterstützt die Pflegefachkraft den Erkrankten, trägt sie Handschuhe. Am nächsten Tag duscht der Erkrankte das Hautmittel wieder ab. Frische **Leibwäsche** und ein Wechsel der **Bettwäsche** sind täglich erforderlich. Bessert sich der Befund nicht innerhalb von 14 Tagen oder zeigen sich neue Milbengänge, wird die Behandlung wiederholt.

Bei einem schweren Befall, einer **Borkenkrätze,** müssen Pflegefachkräfte Handschuhe und zusätzlich einen Schutzkittel tragen. Betroffene müssen außerdem das Gesicht und die Kopfhaut einreiben und nur die empfindliche Mund- und Augenpartie aussparen. Wer mit Betroffenen auch nur kurzen Kontakt hatte, wird mitbehandelt.

Alle bei 60 °Celsius waschbaren Gegenstände gehören in die Waschmaschine, alle anderen werden für mindestens einen Tag bei –18° C in verschließbaren Kunststoffbeuteln eingefroren. Teppiche und Polster können mit dem Staubsauger gereinigt werden oder sie werden vier Tage lang nicht benutzt.

✔ Tipp

Ausführliche Informationen

- beim Robert Koch Institut unter www.rki.de
- beim Centrum für Reisemedizin unter www.crm.de
- Berufsgenossenschaft für Gesundheitsdienst und Wohlfahrtspflege (BGW): www.bgw-online.de
- Zur Beantwortung der spezifischen Fragen zum Umgang mit MRSA gibt es Maßnahmenpläne oder Empfehlungen für Einrichtungen und zu Hause: www.nlga.niedersachsen.de (Landesgesundheitsamt) oder www.rki.de

Aufgaben

- Beschreiben Sie die krank machende Wirkung von Bakterien.
- Nennen Sie die besonderen Fähigkeiten von Bakterien.
- Zeigen Sie die Voraussetzungen auf, die für das Zustandekommen einer Infektion gegeben sein müssen.
- Beschreiben Sie, wie die Erreger von Infektionen übertragen werden können.
- Erklären Sie, wie der äußere Schutzwall der Haut bei der Abwehr von Erregern wirkt.
- Erläutern Sie die Unterschiede zwischen der unspezifischen und der spezifischen Abwehr.
- Beschreiben Sie die humorale und die zelluläre Abwehr des Körpers gegen Erreger.
- Was sind Allergene und was versteht man unter einer Allergie?
- Was versteht man unter passiver Immunisierung? Auf welche Art und Weise kann man eine passive Immunisierung erhalten?
- Erklären Sie den Unterschied zwischen Desinfektion und Sterilisation.
- Welche Informationen benötigen die Mitarbeiter über den MRSA-Träger?
- Nennen und beschreiben Sie verschiedene Arten von Krankheitserregern.
- Benennen Sie die Stufen der körpereigenen Abwehr.
- Welche drei Schutzfunktionen bietet die intakte Haut?
- Nennen Sie Maßnahmen, um die Verbreitung von Erregern durch Erkrankte zu vermeiden.
- Was ist bei einer MRSA-Infektion für die Pflege zu beachten?
- Was muss bei einer Infektion mit Noroviren berücksichtigt werden?
- Welche Bakterien haben vermutlich bei Frau Droemer die Infektion am Daumen ausgelöst?
- Welche gefährliche Folgeerkrankung könnte bei Frau Droemer aufgrund des Verletzungsvorgangs auftreten? Wodurch wird sie ausgelöst? Wo kommt der Erreger hauptsächlich vor?
- Was muss bei Frau Droemer erfragt werden und wie muss sie vorbeugend behandelt werden?
- Welche Schutzimpfungen werden für über 60-jährige empfohlen?
- Nennen Sie sieben meldepflichtige Infektionskrankheiten nach § 6 Infektionsschutzgesetz.

17 Pflege der Haut

LF 1.3

Herr Kunkel wohnt seit zwei Jahren im Pflegeheim. Er ist verwitwet, 70 Jahre alt und hat einen Diabetes mellitus. Er leidet seit seiner Jugend außerdem an Psoriasis (Schuppenflechte), seit ein paar Jahren dadurch auch an einer Psoriasis-Arthritis.

Bevor Herr Kunkel ins Pflegeheim zog, wohnte er mit seiner Frau in einer 4-Zimmer-Wohnung im Erdgeschoss. Er ging gerne spazieren oder traf sich mit seinen ehemaligen Kollegen im Gasthaus auf ein Bier.

Wegen seiner Psoriasis wurde er schon oft auf der Straße »komisch angesehen«. Vor allem im Sommer sieht man die geröteten und schuppigen Psoriasis-Herde an Knien und Ellenbogen deutlich. Auch am Kopf kann man schuppige Stellen erkennen. Die Nägel sind gelblich verfärbt und haben grübchenförmige Einsenkungen. Aber in den Jahren hat Herr Kunkel gelernt, damit umzugehen bzw. die anderen über seine Krankheit aufzuklären, denn sie ist nicht ansteckend.

Herr Kunkel geht zwar noch gerne ab und zu schwimmen. Das Chlor trocknet seine Haut allerdings vor allem im Winter stark aus, sodass er sich dann mehrmals am Tag eincremen muss. Zusätzlich nimmt Herr Kunkel Vitamin-D3-Präparate ein. An besonders entzündeten Stellen bekommt er von der Pflegefachkraft im Heim bei Bedarf einen Glukokortikoid-Verband. 3–4-mal pro Woche geht Herr Kunkel auch zur Lichttherapie, die ihm sehr gut tut.

Mit seinem Diabetes kommt Herr Kunkel gut zurecht. Er misst selber den Blutzucker und spritzt sich selbst Insulin. Seit einiger Zeit kann er die Mani- und Pediküre nicht mehr selbstständig ausführen und geht daher regelmäßig zur Fußpflege. Dabei kann die Fußpflegerin Frau Sommer auch gleich seine Füße auf Druckstellen oder Verletzungen untersuchen. Beim heutigen Termin erzählt ihr Herr Kunkel, dass es ihn seit ein paar Tagen in den Zehenzwischenräumen jucken würde, vor allem am rechten Fuß zwischen kleinem Zeh, viertem und drittem Zeh. Frau Sommer schaut sich die Zehenzwischenräume an und entdeckt eine Mykose. Die Haut ist gerötet, sie hat kleine Einrisse und schuppt sich. Auch sieht sie am kleinen Zeh eine Rötung, wahrscheinlich eine beginnende Infektion. Die Nägel des kleinen und vierten Zehs sind gelblich verfärbt und verdickt: Herr Kunkel hat sich wahrscheinlich im Schwimmbad mit Fußpilz angesteckt. Frau Sommer wäscht ihm die Füße, trocknet sie gründlich, vor allem die Zwischenräume, und führt eine sorgfältige Nagelpflege durch. Dann legt sie in alle Zehenzwischenräume kleine Mullkompressen ein, um die Haut trocken zu halten. Sie empfiehlt Herrn Kunkel, Baumwollstrümpfe zu tragen.

Außerdem rät sie ihm, wegen der Rötung einen Termin beim Hausarzt zu machen. Denn durch den Diabetes kann sich die Entzündung schnell im ganzen Fuß ausbreiten.

17.1 Grundlagen der Anatomie und Physiologie

Die Haut ist ein Organ und bedeckt mit ihren fast 2 m² die gesamte Körperoberfläche. Sie nimmt Tast-, Druck-, Schmerz-, Kälte- und Wärmereize auf. Gleichzeitig bietet sie Schutz gegen vielerlei Umwelteinflüsse, verhindert das Eindringen von Krankheitserregern und bewahrt den Körper vor dem Austrocknen und Auskühlen.

17.1.1 Hautschichten

Epidermis

Die **Epidermis** (Oberhaut) (Abb. 17.1) ist die äußerste **Hautschicht**. Sie ist 0,1–0,2 mm dick. Nur an den stark beanspruchten Fußsohlen und in den Handinnenflächen ist sie mit 0,8–1,5 mm etwas dicker. Die Oberhaut erneuert sich ständig.

Die neuen Zellen entstehen bei der Zellteilung in den untersten Zelllagen der Oberhaut, in dem **Stratum basale** (Keimschicht). Die neuen Zellen drücken die älteren nach außen Richtung Hautoberfläche.

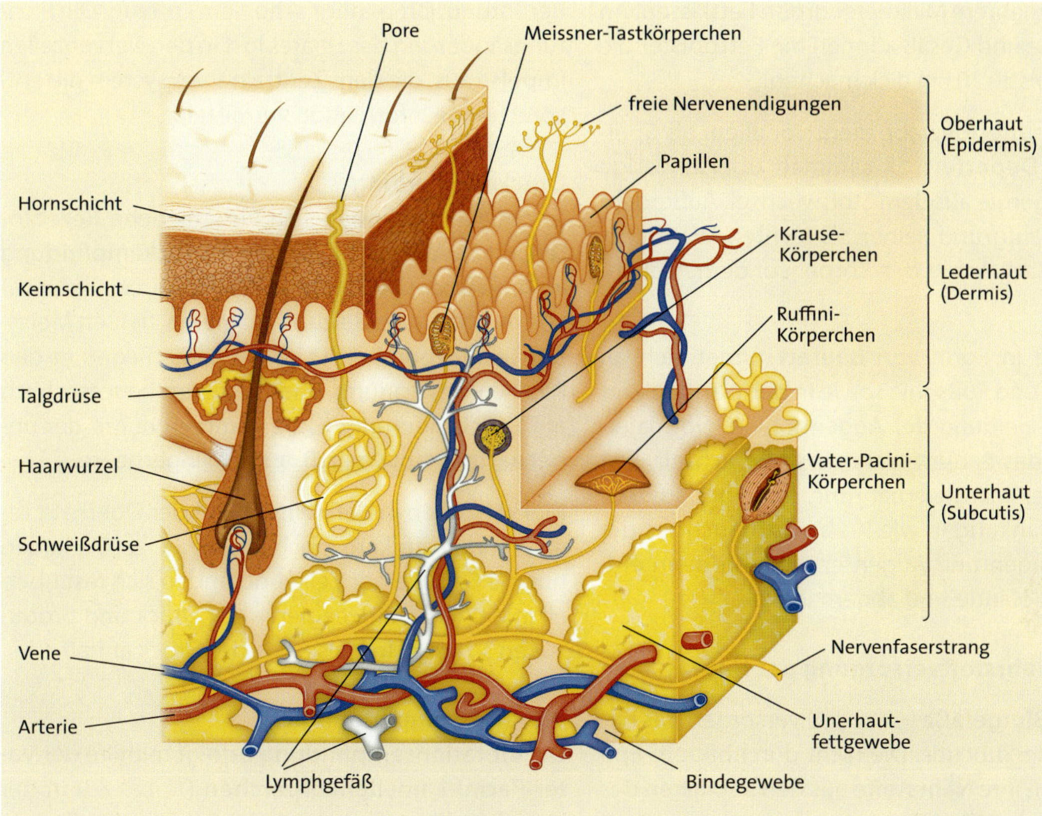

Abb. 17.1: Querschnitt durch die Haut.

In dem **Stratum corneum** (Hornschicht) verhornen die älteren Zellen und lösen sich schließlich als weißliche Hornschuppen von der Hautoberfläche ab. Eine Zelle lebt durchschnittlich 28 Tage, denn so lange dauert es etwa, bis eine neu gebildete Zelle an die Hautoberfläche gelangt und abgestoßen wird. Deshalb ist auch eine Urlaubsbräune nach dieser Zeit verblasst.

Eine intakte Epidermis bildet einen **mechanischen Schutz**, z. B. gegen Reibung oder Stöße, und verhindert das Eindringen von Krankheitserregern. Vor intensiven Sonnenstrahlen, vor allem vor UV-Strahlen, schützt das in der Keimschicht von **Melanozyten** gebildete dunkelbraune Pigment **Melanin**. Der Farbstoff absorbiert Licht und wandelt die hautschädigende Lichtstrahlung in unschädliche Wärme um. Über wie viel Melanin ein Mensch verfügt, hängt vom Hauttyp ab sowie von der augenblicklichen Sonneneinstrahlung. Je dunkler die Haut ist, desto mehr Melanin ist vorhanden.

Korium

Das **Korium** (Lederhaut) (Abb. 17.1) ist mit zapfenartigen Vorstülpungen, den **Papillen**, mit der Keimschicht verzahnt. Das Korium ist etwa 1 mm dick.

Eingelagerte elastische und kollagene Bindegewebsfasern machen es besonders reißfest und elastisch. Das Bindegewebe des Koriums ist ein guter Flüssigkeitsspeicher. Wie ein Fensterleder nimmt es Wasser auf und wird dabei weich und elastisch. Die aufgenommene Flüssigkeit erhöht den Innendruck im Gewebe. Daraus folgt eine höhere Gewebespannung, die als **Turgor** bezeichnet wird.

Epidermis und Korium bilden zusammen die **Kutis**, die eigentliche Haut.

Subcutis

Die **Subcutis** (Unterhaut) (Abb. 17.1) besteht vorwiegend aus Fettgewebe und lockerem Bindegewebe, das die Haut verschieblich macht. Die Bindegewebsfasern unterteilen das Fettgewebe in

LF 1.3

zahlreiche, mehrere Millimeter große Fettkissen. An Bauch, Hüfte und Gesäß können die Fettpolster die Unterhaut bis zu 10 cm dick machen.

Das Unterhautfettgewebe dient vor allem als **Speicher-** oder **Depotfett**. Es sammelt überschüssige Nahrungsenergie aus dem Stoffwechsel. Außerdem schützt es aufgrund seiner schlechten Wärmeleitung als **Isolationsfett** den Körper vor dem Auskühlen.

Fettgewebe in Form von **Baufett** findet sich an Handfläche und Fußsohle sowie in der Wangenhaut und als Auskleidung der Augenhöhlen. Normalerweise wird das Baufett nicht verstoffwechselt. Erst bei extremer Mangelernährung oder bei auszehrenden Erkrankungen wie Krebs verbraucht es der Körper. Wangen und Augen erscheinen dann eingefallen, die Hände sind abgemagert.

Blut- und Nährstoffversorgung der Haut

Zahlreiche **Blutgefäße** (Abb. 17.1) versorgen das Korium und die Subcutis. Die nicht durchblutete Epidermis erhält ihre **Nährstoffe** aus den Kapillaren des Koriums durch Diffusion.

Druckbelastungen, insbesondere wenn sie über längere Zeit andauern, können an den betroffenen Stellen die Versorgung mit Sauerstoff und Nährstoffen erheblich einschränken. Normalerweise regeneriert sich die Haut nach der Druckentlastung.

17.1.2 Sinnesorgan Haut

Die Haut vermittelt die unterschiedlichsten **Sinneseindrücke**. Menschen **ertasten** die Qualität eines Kleidungsstücks, ein blinder Mensch ertastet die Blindenschrift. Die Haut vermittelt ein Empfinden beim Streicheln oder Berühren. Menschen spüren **Vibrationen** oder **Juckreiz** und haben **Kitzelempfindungen**. Sie fühlen die **Wärme** eines Vollbads oder die **Kälte** eines Eiszapfens. Schließlich signalisiert ein **Schmerz** das Vorhandensein einer Verletzung oder einer anderen gestörten Organfunktion.

Tastsinn und Berührungsempfindung

Haare, deren Haarbälge von Nervenfasern umsponnen sind, verbiegen sich schon bei der geringsten Berührung. Oft genügt schon ein Luftzug. Die Richtungsänderung des Haares löst in den Nervenzellen Impulse aus, die dem Zentralnervensystem die entsprechende Information vermitteln.

Druckempfindung

In der Haut befinden sich verschiedene Rezeptoren, die mechanische Reize zur **Druckempfindung** wahrnehmen. Die Sinneszellen, die auf eine schwache mechanische Reizung reagieren, heißen **Meissner-Tastkörperchen** (Abb. 17.2). Sie liegen in den Papillen des Koriums und reagieren hauptsächlich auf Druckänderungen. Sie kommen nur in der unbehaarten Haut vor, z. B. an der Fingerbeere.

Merkel-Zellen in der Keimschicht der Oberhaut reagieren auf stärkere mechanische Reize. Sie haben nur die Größe einer Zelle und finden sich fast überall in der Haut. Sie reagieren auf Druck und produzieren so lange Impulse, wie der Druck anhält.

Vibrationsempfindung

Die **Vibrationsempfindung** erfolgt mithilfe der **Vater-Pacini-Lamellenkörperchen** (Abb. 17.2) in der Unterhaut. Sie reagieren auf sich schnell ändernde Berührungsreize, auf Vibrationen. Auf gleichbleibenden Druck sprechen sie nicht an.

Kitzelempfindung und Juckreiz

Schwache Bewegungsreize, z. B. ein leichtes Streicheln über die Haut, lösen eine **Kitzelempfindung** aus. Sie entsteht, wenn freie Nervenendigungen (Abb. 17.2) in der Oberhaut gereizt werden. Auf die gleiche Weise entsteht **Juckreiz**.

Kälte- und Wärmesinn

Kälte und Wärmeempfindungen werden von besonderen freien Nervenendigungen aufgenommen. Die **Krause-Körperchen** registrieren Kälte, die **Ruffini-Körperchen** (Abb 17.2) Wärme. Die größte Dichte von Sensoren und damit Empfindlichkeit für Temperaturänderungen befindet sich im Mundbereich und an den Lippen. Die Temperatursensoren können keine absoluten Temperaturen messen, sondern reagieren auf Temperaturdifferenzen.

Temperaturen, z. B. die Hauttemperatur der Stirn bei Fieber, erfühlt man normalerweise mit dem

Handrücken und nicht mit den Fingerspitzen, obwohl dort die Zahl der Temperatursensoren höher ist. In den Fingern überlagert und verfälscht aber der Tastsinn den Temperatureindruck.

> **! Merke** Es ist nicht ausreichend, Fieber oder die Temperatur von Bade- oder Waschwasser mit der Hand zu messen. Die Benutzung eines Thermometers ist unerlässlich.

Schmerzwahrnehmung
Im ganzen Körper verteilt sind freie Nervenendigungen, die **Schmerzreize** aufnehmen. In der Haut reichen sie bis in die verhornende Schicht der Epidermis. Schon bei einer oberflächlichen Schürfwunde werden sie gereizt und senden ihre Impulse an das Zentralnervensystem (► LF 1.3, Kap. 18.1.2, S. 643).

Schmerz entsteht u. a. bei:
- Gewebsschädigungen, z. B. bei Verletzungen,
- Temperaturen über 45 °C, da die Zellstrukturen aus Eiweiß zerstört werden,
- Überdehnungen in Geweben, z. B. bei Darmkoliken, und bei
- Kontakt mit reizenden chemischen Stoffen, z. B. Säuren und Laugen.

> **! Merke** Schmerz warnt stets vor einer gestörten Organfunktion.

Die Nervenendigungen empfangen so lange Schmerzimpulse, wie der Schmerzeinfluss anhält.

17.1.3 Hautanhangsgebilde

Die Hautdrüsen, die Haare und die Nägel sind die **Hautanhangsgebilde**.

Hautdrüsen

Zu den **Hautdrüsen** zählen die Talgdrüsen und die Schweißdrüsen.

Talgdrüsen

Talgdrüsen (Abb. 17.1) sondern Talg ab, der Haare und Haut einfettet und sie geschmeidig hält. Die meisten Talgdrüsen münden in einen Haarkanal. Nicht an Haare gebundene Talgdrüsen haben einen trichterförmigen Ausgang, der als mehr oder weniger große **Pore** in der Haut erkennbar ist. Ist die Öffnung des Ausführungsgangs einer Talgdrüse verschlossen, bilden sich **Komedonen** (Mitesser).

Fettige Haut und fettiges Haar sind Zeichen einer starken Talgsekretion. **Trockene** und **spröde Haut** entsteht, wenn die Drüsen wenig Talg produzieren.

Schweißdrüsen

Schweißdrüsen (Abb. 17.1) produzieren Schweiß, der hauptsächlich die Körpertemperatur reguliert (► LF 1.3, Kap. 1.3, S. 148). Bei Wärme, physischer Erregung, bestimmten Nahrungsmitteln und körperlicher Anstrengung steigt die Produktion z. T. bis auf mehrere Liter an, während sie unter Ruhebedingungen ca. 100 – 200 ml pro Tag beträgt.

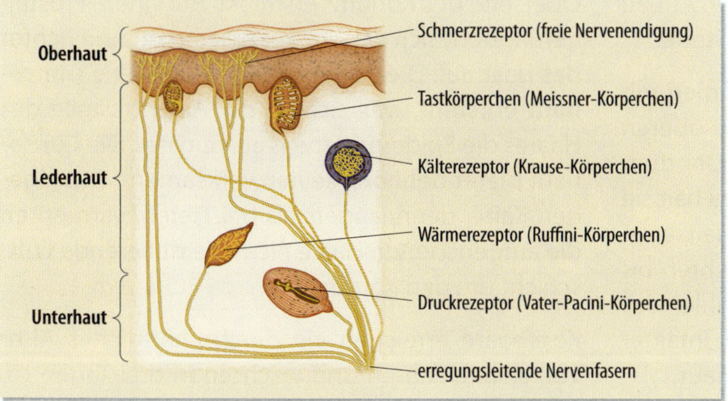

Abb. 17.2: Die Haut als Sinnesorgan

LF 1.3

! Merke Vom erkennbaren Schwitzen mittels Schweißdrüsen ist die ständige, unmerkliche Wasserdampfabgabe über Haut und Atmung abzugrenzen, die als **Perspiratio insensibilis** bezeichnet wird. Sie geschieht unabhängig von den Schweißdrüsen und ist daher nicht steuerbar. Für Haut und Atmung zusammen beträgt die Perspiratio insensibilis ca. 0,5 – 1 Liter pro Tag. Bei Fieber kann sie deutlich ansteigen (►LF 1.3, Kap. 3.5.2, S. 311, Fieber und ►LF 1.3, Kap. 6.4, S. 356, Flüssigkeitsbilanz).

Man unterscheidet apokrine Schweißdrüsen von ekkrinen Schweißdrüsen. **Apokrine Schweißdrüsen** geben den Schweiß über den Haarbalg ab, **ekkrine Schweißdrüsen** geben den Schweiß direkt an die Haut ab. Sie liegen beide im Grenzbereich zwischen Korium und Subcutis. Zwischen 100 und 850 Einzeldrüsen sind in 1 cm^2 Körperoberfläche vorhanden.

Ekkrine Schweißdrüsen finden sich fast am ganzen Körper, vermehrt an den Fußsohlen, den Handinnenflächen, der Stirn, den Achselhöhlen, in der Mitte der Brust und der Mitte des Rückens.

Apokrine Schweißdrüsen finden sich in den Achselhöhlen, um die Brustwarzen und im Genitalbereich. Sie werden erst nach der Pubertät aktiv und erzeugen den jedem Menschen anhaftenden, ihm eigenen Geruch. Man nennt sie deshalb auch **Duftdrüsen**. Sie sind an Haare gebunden, weil dadurch der Duftstoff besser freigesetzt wird.

Schweiß besteht zu 98 % aus Wasser. Der Rest sind Salze, Harnstoff, Harnsäure und Fettsäuren. Frischer Schweiß ist geruchlos. Erst beim bakteriellen Abbau des Schweißes entstehen übel riechende Stoffe.

Der schwach saure Schweiß bildet zusammen mit dem Talg und Resten der abgestorbenen oberen Hautzellen den **Hydrolipidfilm** der Haut. Der dünne Film durchfeuchtet die Hornschicht und hält sie geschmeidig. Gleichzeitig wehrt er Krankheitserreger ab und schützt die unteren Hautschichten bis zu einem gewissen Grad gegen die UV-Strahlen des Sonnenlichts. Darüber hinaus reduziert ein intakter Hydrolipidfilm die Verdunstung über die Haut.

Haare

Haare (Abb. 17.3) dienen der Tastempfindung und dem Wärmeschutz. Zudem gelten die Kopfhaare als »Schmuck«. Haare entstehen aus Epithelzellen der Epidermis, die sich flaschenförmig durch das Korium bis in die Subkutis einstülpen. Man spricht von einem **Haarbalg**. In diesen mündet eine Talgdrüse, in bestimmten Körperregionen zusätzlich eine Schweißdrüse. Der untere verdickte Teil ist die **Haarpapille** (Haarzwiebel) mit Nerven und Blutgefäßen. In ihrem **Haarkeim** entsteht das Haar. Die neu gebildeten Haarzellen schieben die älteren Zellen nach außen. Dabei verhornen die älteren Zellen zu einem biegsamen, relativ zugfesten Haar. Der Teil des Haares, der in der Haut verbleibt, heißt **Haarwurzel**. Der über die Haut hinausragende Teil ist der **Haarschaft**.

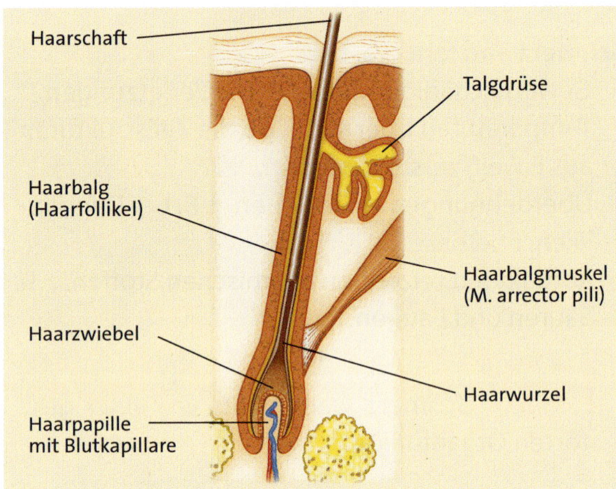

Abb. 17.3: Bau des Haares

An jedem Haarbalg sitzt ein glatter Muskel, der **Haarbalgmuskel** (M. arrector pili), der sich bis zur Oberseite des Koriums erstreckt. Bei einem Fröstelgefühl zieht sich der Muskel zusammen und richtet das Haar auf. Die Haare sträuben sich. Eine **Gänsehaut** entsteht, weil sich an der Austrittsstelle des Haares die Epidermis etwas ausbuchtet. Die Gänsehaut bietet dennoch keinen wirksamen Schutz gegen Kälte, denn, anders als bei Tieren, vermehren die aufgerichteten Haare nicht die isolierende Luftschicht um den Körper.

Kopfhaare erreichen ein durchschnittliches Alter von sieben Jahren und wachsen in drei Tagen ca.

1 mm. Wimpern und Brauen werden nur wenige Monate alt, die feinen Körperhaare noch weniger. Brauen wachsen nicht bei jedem Menschen nach.

Anteil und Art der Pigmente, insbesondere das Melanin, bestimmen die **Haarfarbe.** »Graue« Haare entstehen, wenn sich pigmentierte und unpigmentierte Haare mischen. Je weniger pigmentierte Haare vorhanden sind, desto hellgrauer wirkt der Haarschopf.

Nägel

Nägel sind Hornplatten der Oberhaut, die ständig nach außen wachsen. Sie schützen die Endglieder und unterstützen beim Greifen oder Kratzen. Ferner dienen sie als Widerlager für die Tastballen auf der Unterseite der Finger- und Zehenkuppen. Das Wachstum der Nägel geht von der **Nagelmatrix** (Nagelwurzel) aus. Sie ist im vorderen Bereich als heller Halbmond zu sehen. Die gewölbte **Nagelplatte** ist fest mit dem **Nagelbett** verbunden. Das **Nagelhäutchen** bedeckt hufeisenförmig den unteren Rand des Nagels.

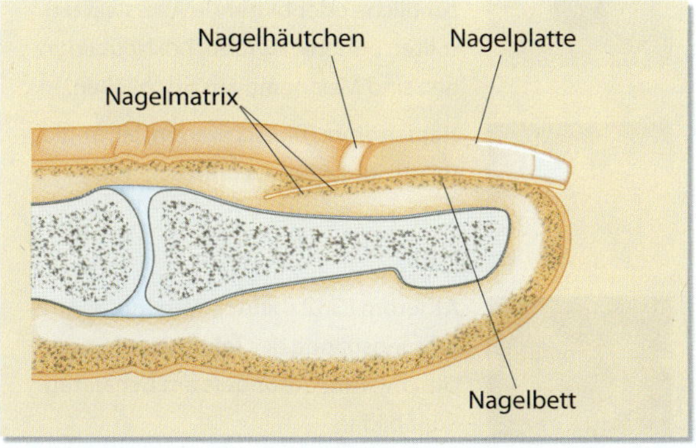

Abb. 17.4: Aufbau des Fingernagels

Die Nägel wachsen unterschiedlich schnell, im Durchschnitt 0,1 mm täglich. Bei Allgemeinerkrankungen kann das Wachstum vorübergehend ausbleiben. Nach einiger Zeit erscheinen dann Querrillen, die »Jahresringe«. Auch Stoffwechselstörungen können die Nägel verändern (Tab. 17.1).

17.2 Altersveränderungen

Mit zunehmendem Alter verringert sich die Anzahl an Zellen der oberen Hautschicht. Dadurch wird die Haut **dünner und verletzlicher.** Schon geringste Belastungen verletzen kleine Gefäße und führen zu Einblutungen in die Haut.

Gleichzeitig lässt die Talgproduktion nach, sodass die Haut **schuppig** wird und zu **jucken** beginnt.

Degenerative Veränderungen des Bindegewebes des Koriums bewirken, dass die Haut weniger Wasser bindet. Die Haut spannt und verliert an Elastizität. Es entstehen **Falten.** Eine abgehobene Falte bleibt einige Zeit stehen. Der geringe Wassergehalt in der Haut verringert die Spannung innerhalb des Gewebes. Dadurch können sich Einblutungen zu flächenhaften **Hämatomen** ausbreiten.

! Merke Der Flüssigkeitsgehalt des Körpers kann an der Haut abgeschätzt werden, denn bei Mangel wird zunächst der Haut die Flüssigkeit entzogen.

Nagelveränderungen	Ursachen
weiße Punkte oder Streifen	Verletzungen, Mangel an Kalium, Zink
Dellen im Nagel (Tüpfelnägel)	Psoriasis
weiche, brüchige Nägel	Wasserkontakt, Reinigungsmittel, Sonneneinwirkung
splitternde Nägel	Wasserkontakt, Reinigungsmittel
Querfurchen	Infektionsfolgen, Verletzungen des Nagelbettes
Längsfurchen	Alter
Verfärbungen	Chemikalien, Nikotin, Nagelpilz, chronische Infekte
hochgebogene Nägel (Löffelnägel)	Chemikalien, Reinigungsmittel, Schilddrüsenerkrankungen
stark gewölbte Nägel (Uhrglasnägel)	Vererbung, Herzerkrankungen, Lungenerkrankungen

Tab. 17.1: Nagelveränderungen

LF 1.3

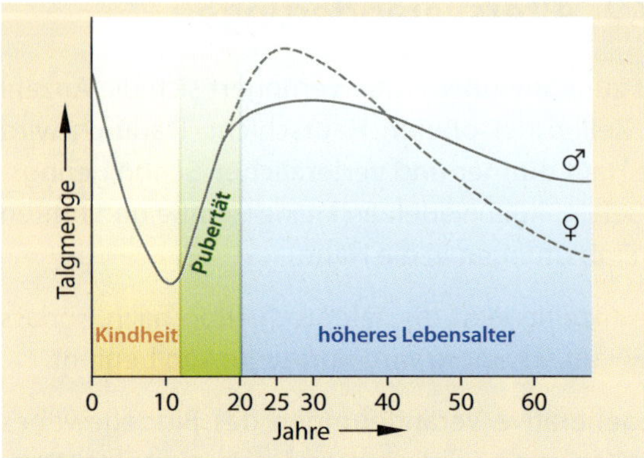

Abb. 17.5: Talgproduktion im Laufe des Lebens

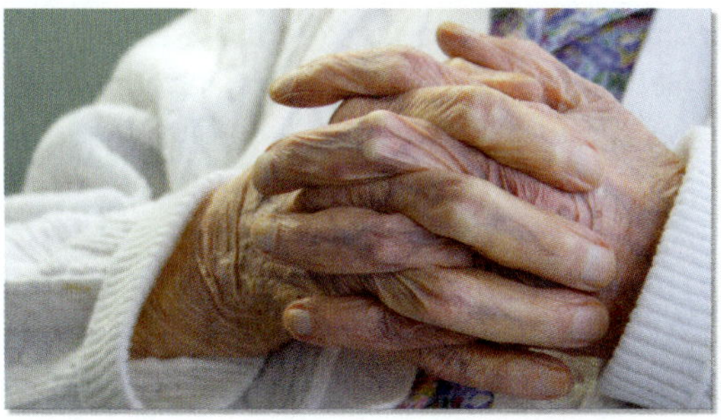

Abb. 17.6: Altershaut

Mit zunehmendem Alter wird ein Teil der Blutkapillaren in der Haut abgebaut. Dadurch verlangsamt sich der ohnehin eingeschränkte Stoffwechsel. Die Gefahr besteht, dass bei zusätzlichen Belastungen ganze Hautbereiche infolge Nähr- und Sauerstoffmangels absterben und sich ein **Dekubitus** (► LF 1.3, Kap. 17.4.1, S. 629) bildet. Auch die Funktion der Druckrezeptoren im Corium wird beeinträchtigt, sodass Berührungsempfinden und Tastsinn nachlassen.

Die Verbindung zwischen Unterhautfettgewebe und der übrigen Haut lockert sich mit dem Alter. Die Haut bekommt Falten, in denen sich Schweiß ansammelt, was ein **Wundwerden** begünstigt. Hautfalten bedürfen deshalb einer besonderen Pflege (► LF 1.3, Kap. 1.9.8, S. 279).

Im Alter überwacht das Immunsystem die Zellteilung immer weniger, sodass Veränderungen der Zellen in Erscheinung treten (Tab. 17.2). Diese Neubildungen sind meist harmlos und nur lästig oder kosmetisch auffällig. Hautveränderungen können aber auch **Vorstufen von Krebserkrankungen** sein. Besonders nicht pigmentierte Veränderungen und fleckförmige auffällig raue Hautareale müssen beachtet und ärztlich abgeklärt werden.

Gutartige Hautneubildungen	
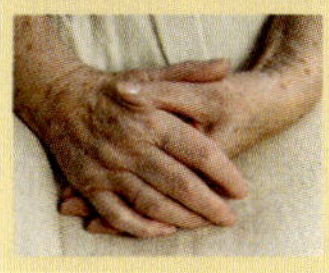	**Altersfleck:** harmlose Pigmentansammlung,vor allem im Gesicht und auf Handrücken
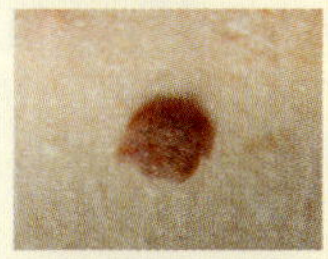	**Leberfleck:** meist seit Geburt bestehendes Muttermal. Bei Größen- und Farbveränderungen, gehäuftem Auftreten oder Juckreiz sind Melanome auszuschließen.
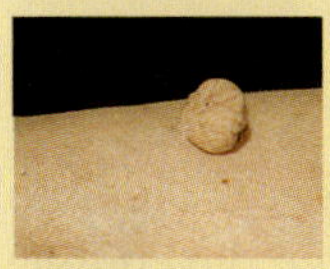	**Fibrom:** gutartige Geschwulst des Bindegewebes mit weicher, faltiger Oberfläche, reißt bei mechanischer Belastung leicht ab.
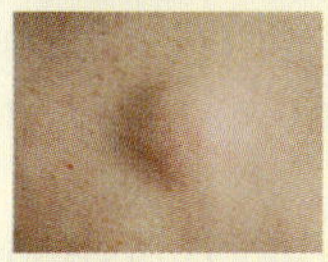	**Lipom:** gutartige Geschwulst der Unterhautfettzellen an Rücken, Armen oder Beinen. Beschwerden nur bei mechanischer Belastung.
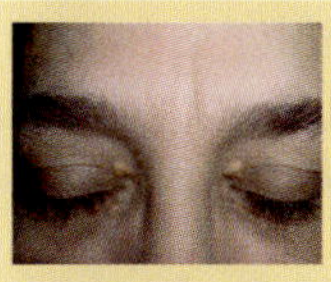	**Xanthelasmen:** harmlose, flache Fettablagerungen aufgrund von Fettstoffwechselstörungen
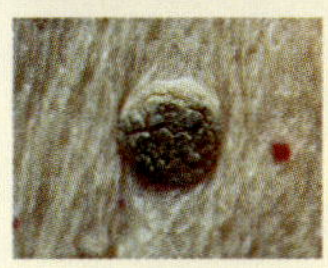	**Alterswarze:** pigmentierte Wucherung mit erhabener, rissiger Oberfläche. Entzündliche oder blutende Alterswarzen sollten entfernt werden, bei Neubildungen sind Melanome auszuschließen.
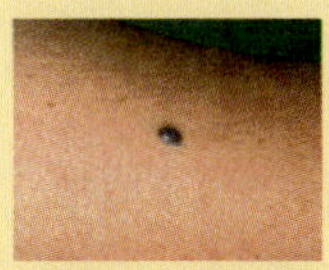	**Hämangiom** (Blutschwamm, lat. angio = Gefäß): gutartige Gefäßwucherung
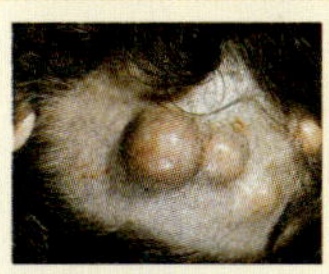	**Atherom** (Grützbeutel): Verstopfte Ausführungsgänge der Talgdrüsen können Geschwülste besonders am behaarten Kopf bilden.
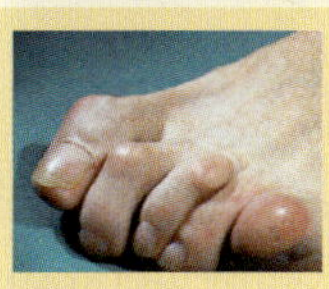	**Hühnerauge:** runde Hornhautbildung an druckbelasteten Zehengelenken. Ein Dorn im Zentrum verursacht heftige Schmerzen. Abhilfe durch Druckentlastung und medizinische Fußpflege.

Tab. 17.2: Gutartige Hautneubildungen.

17.3 Psychosoziale Aspekte

Über die Haut drückt sich, häufig ungewollt, das **Empfinden** aus: Der Mensch schwitzt vor lauter Aufregung, Scham lässt ihn erröten, Angst erblassen. Redewendungen wie »aus der Haut fahren«, »unter die Haut gehen« oder »dickfellig sein« verdeutlichen die enge Verknüpfung von Haut und Psyche.

Hautkontakte zwischen Liebenden beinhalten auch das Gefühl von Zärtlichkeit und Geborgenheit. Der Ausspruch »einander riechen können« belegt, dass sich z. B. Paare vom **Hautgeruch** des Partners angezogen fühlen.

Am Ende des Lebens ist die **Kommunikation über die Haut** oft die letzte Möglichkeit, Kontakt aufzunehmen, insbesondere wenn andere Kontakte, z. B. über Sprache oder Augen, versagen.

Direkte Hautkontakte sind in der Altenpflege unumgänglich. Dabei ist zu beachten, dass die Haut den Menschen körperlich und psychisch von seiner Umwelt trennt. Getrennt wird das »Ich« von einem »Nicht-Ich«. Hautkontakte können diese Grenze verletzen und als unangenehm wahrgenommen werden. Es ist Fingerspitzengefühl nötig, um zu beurteilen, ob eine Berührung erwünscht ist oder nicht. Das Tätscheln der Wange kann Freude oder Ablehnung bewirken.

Enger Körperkontakt wird meist nur dann als angenehm empfunden, wenn ihn Menschen ausführen, die einem sympathisch sind. Mit fremden Menschen meidet man eher einen zu engen Kontakt. Für viele ist es z. B. unangenehm, dicht gedrängt im Bus oder in der U-Bahn zu stehen.

Die Haut prägt auch das **äußere Erscheinungsbild** von Menschen. Eine makellose Haut wirkt attraktiv. Hautausschläge oder Muttermale können abstoßend auf andere Menschen wirken.

17.4 Krankheitsbilder

17.4.1 Dekubitus

Jede Verletzung der Haut und des Gewebes, die von Druck oder Reibung verursacht wird, ist ein **Dekubitus** (lat. decumbere = krank daniederliegen). Scherkräfte, die beim Verschieben der Hautschichten zueinander entstehen, können bei der Entstehung des Dekubitus eine zusätzliche Rolle spielen.

LF 1.3

Druckschäden können in sitzender oder liegender Position praktisch an jeder Körperstelle auftreten. Besonders **gefährdet** sind

- Stellen, an denen Knochen dicht unter der Hautoberfläche liegen und wenig »Polsterung« vorhanden ist,
- Körperareale, die gegen harte Strukturen gepresst werden, und
- Weichteile, wenn Gegenstände wie Blasenkatheter länger Druck ausüben.

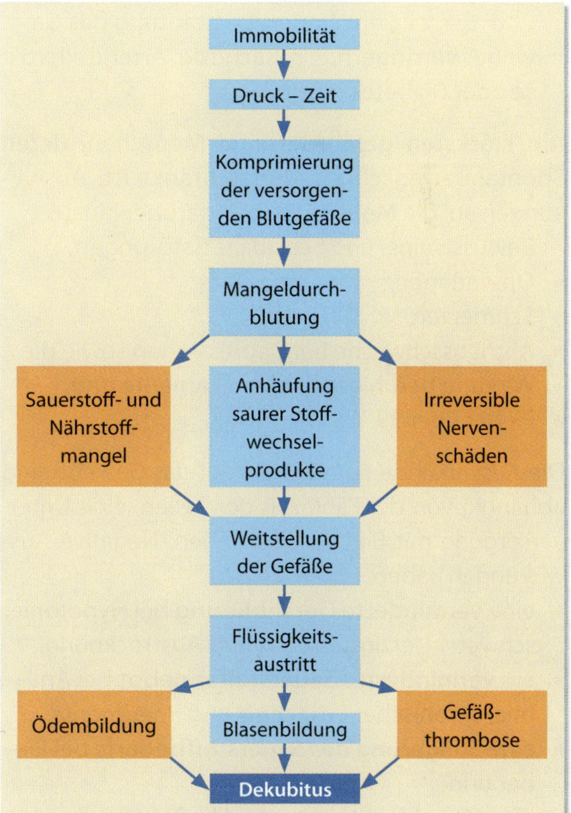

Abb. 17.7: Dekubitusentstehung

Im Kapillargebiet der Haut herrscht normalerweise ein Druck von 25–35 mmHg. Bei einem Druck von außen kommt es zu einer **Störung der Durchblutung** bis zum Stillstand. Es häufen sich saure Stoffwechselprodukte an, die die Zellmembran schädigen. Hierdurch tritt Flüssigkeit aus den Kapillaren aus, die auch bei Druckentlastung die Durchblutung weiter verschlechtert. Es entsteht eine Nekrose, d.h., das Gewebe stirbt ab. Wie lange das Gewebe überlebt, hängt von den Risikofaktoren ab.

Risikofaktoren

Jeder Umstand, der den Druck erhöht, die Druckwirkung verlängert oder die Toleranz des Gewebes gegenüber dem Druck vermindert, ist ein **Risikofaktor.**

Die Risikofaktoren werden in zwei Gruppen eingeteilt:

- Faktoren, die die **Zeit** maximaler Druckbelastung **erhöhen**, z.B. Koma oder Lähmungen
- Faktoren, die die **Toleranz** des Gewebes gegenüber der lokalen Minderdurchblutung des Gewebes **verringern**, z.B. Kachexie, Arteriosklerose oder Diabetes mellitus

Am **stärksten gefährdet** sind Menschen, deren Spontanbeweglichkeit eingeschränkt ist. Auswirkungen auf die **Mobilität** haben darüber hinaus

- Bewusstseins- und Sensibilitätsstörungen,
- Operationen,
- Schmerzen,
- Antriebsschwäche bei Depressionen sowie die Wirkung beruhigender Medikamente und
- Fieber über 39 °C.

Die Auswirkungen des Drucks auf das Gewebe sind abhängig von der Fähigkeit der Zellen, eine Unterversorgung mit Blut zu überstehen. Negative Auswirkungen haben

- eine **verminderte Durchblutung** bei Hypotonie, schwerer Herzinsuffizienz und Austrocknung,
- ein **vermindertes Sauerstoffangebot** bei Anämie, chronischer Bronchitis und Pneumonie,
- eine **Steigerung des Sauerstoffbedarfs** bei Fieber und
- eine **Verschlechterung der Fließeigenschaften** des Blutes bei Austrocknung.

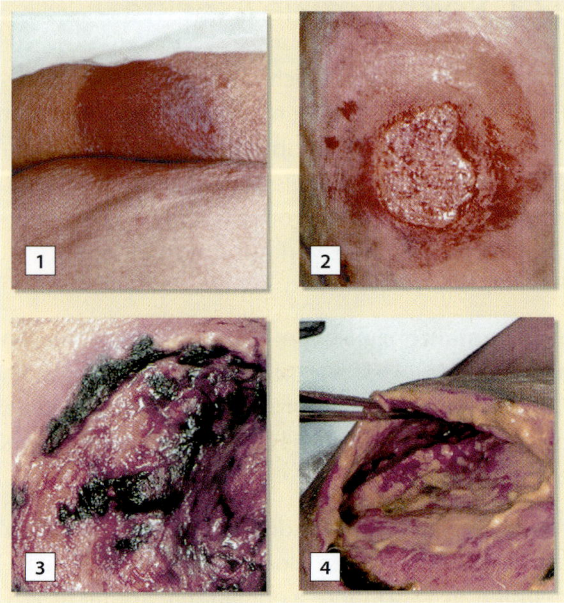

Abb. 17.8: Stadien des Dekubitus: 1. Hautrötung (nicht wegdrückbar); 2. Teilverlust der Haut; 3. Verlust der Haut; 4. Gewebeverlust

Wesentlich sind auch **Vorschädigungen der Haut**. Sie entstehen vor allem, wenn Menschen stark schwitzen oder Ausscheidungen bei Harn- und Stuhlinkontinenz auf die Haut einwirken (Dekubitusprophylaxe ► LF 1.3, Kap. 1.9.4, S. 275).

Stadien des Dekubitus

Der Dekubitus wird üblicherweise in **vier Stadien** eingeteilt, um das Verständigen, z.B. zwischen Pflegefachkraft und Arzt, zu erleichtern. Im **Expertenstandard »Dekubitusprophylaxe in der Pflege«** wird die vierstufige Klassifikation nach dem Europäischen Beratungsgremium für Dekubitus **EPUAP** (European Pressure Ulcer Adversory Paneel) empfohlen:

Kategorie / Stufe / Grad I: Nicht wegdrückbare Rötung

Nicht wegdrückbare, umschriebene Rötung bei intakter Haut, gewöhnlich über einem knöchernen Vorsprung. Der Bereich kann schmerzempfindlich, verhärtet, weich, wärmer oder kälter sein als das umgebende Gewebe. Diese Symptome können auf eine (Dekubitus-) Gefährdung hinweisen.

Kategorie / Stufe / Grad II: Teilverlust der Haut

Teilzerstörung der Haut (bis in die Dermis/Lederhaut), die als flaches, offenes Ulcus mit einem rot bis rosafarbenen Wundbett ohne Beläge in Erscheinung tritt. Kann sich auch als intakte oder offene/rupturierte, serumgefüllte Blase darstellen. Manifestiert sich als glänzendes oder trockenes, flaches Ulcus ohne nekrotisches Gewebe oder Bluterguss*. Diese Kategorie sollte nicht benutzt werden, um Gewebezerreißungen verbands- oder pflasterbedingte Hautschädigungen, feuchtigkeitsbedingte Läsionen, Mazerationen oder Abschürfungen zu beschreiben.
(*Blutergüsse weisen auf eine tiefe Gewebsschädigung hin.)

Kategorie / Stufe / Grad III: Verlust der Haut

Zerstörung aller Hautschichten. Subkutanes Fett kann sichtbar sein, jedoch keine Knochen, Muskeln oder Sehnen. Es kann ein Belag vorliegen, der jedoch nicht die Tiefe der Gewebsschädigung verschleiert. Es können Tunnel oder Unterminierungen vorliegen. Die Tiefe des Dekubitus der Kategorie/Stufe/Grad III variiert je nach anatomischer Lokalisation. Der Nasenrücken, das Ohr, der Hinterkopf und das Gehörknöchelchen haben kein subkutanes Gewebe, daher können Kategorie III Wunden dort auch sehr oberflächlich sein. Im Gegensatz dazu können an besonders adipösen Körperstellen extrem tiefe Kategorie III Wunden auftreten. Knochen und Sehnen sind nicht sichtbar oder tastbar.

Kategorie / Stufe / Grad IV: Vollständiger Haut oder Gewebeverlust

Totaler Gewebsverlust mit freiliegenden Knochen, Sehnen oder Muskeln. Belag und Schorf können vorliegen. Tunnel oder Unterminierungen liegen oft vor. Die Tiefe des Kategorie IV Dekubitus hängt von der anatomischen Lokalisation ab. Der Nasenrücken, das Ohr, der Hinterkopf und der Knochenvorsprung am Fußknöchel haben kein subkutanes Gewebe, daher können Wunden dort auch sehr oberflächlich sein. Kategorie IV Wunden können sich in Muskeln oder unterstützende Strukturen ausbreiten (Fascien, Sehnen oder Gelenkkapseln) und können dabei leicht Osteomyelitis oder Ostitis verursachen. Knochen und Sehnen sind sichtbar oder tastbar. (1)

Dekubitusbehandlung

Bei der **Dekubitusbehandlung** ist es wichtig, den Dekubitus nicht als eine lokale Störung zu begreifen, sondern als Erkrankung des ganzen Menschen. Der Dekubitus verursacht Schmerzen, mindert die Fähigkeit zur Selbstversorgung, begünstigt soziale Isolation und einen teilweisen Verlust der Selbstwahrnehmung, da sich das Körperschema verändert.

Zu Beginn der Behandlung sind folgende **Befunde** zu erheben:
- Anamnese, körperliche Untersuchung
- Komplikationen und Begleiterkrankungen
- soziale Situation, psychische Befindlichkeit
- Möglichkeiten der Mitarbeit
- Ernährungssituation und -probleme
- Schmerzstatus

Die Behandlung soll das Druckgeschwür zum Abheilen bringen und Ursachen einer verzögerten Heilung beseitigen. Der **Behandlungsplan** sollte daher auf folgenden Prinzipien aufbauen:
- den lokalen Druck entlasten, um die Durchblutung des Gewebes zu verbessern
- den Ernährungsstatus verbessern
- Schmerzen lindern
- abgestorbenes Gewebe entfernen
- auftretende Infektionen bekämpfen
- die Wundheilung anregen
- Risikofaktoren beseitigen

Druckentlastung
Die **Druckentlastung** ist die Grundlage der Dekubitusbehandlung, ohne die alle anderen Maßnahmen nicht wirken. Eine ausreichende Entlastung des Gewebes stellt die Durchblutung im Bereich der kleinen Hautgefäße wieder her und verbessert so die Sauerstoffversorgung. Eine entsprechende Lagerung (► LF 1.3, Kap. 1.8.6, S. 263) verringert den Druck.

Angepasste Nahrungs- und Flüssigkeitszufuhr
Die **Nahrungs- und Flüssigkeitszufuhr** sollte angepasst werden, denn Menschen mit einem Dekubitus leiden meist an einer Mangelernährung. Neben Proteinen fehlen oft Vitamin B12, Kalzium und Spurenelemente wie Zink und Selen. Um die Mangelernährung zu bestimmen, sind die Beobachtung des Essverhaltens (► LF 1.3, Kap. 6.2.2, S. 347) und

Laboruntersuchungen erforderlich. Eine Überprüfung erfolgt in individuell festgelegten Abständen.

Die optimale Nahrungszufuhr liegt bei 30–35 Kalorien/kg Körpergewicht/Tag mit einem Proteinanteil von 1,25–1,5 g/kg Körpergewicht/Tag. Fehlende Vitamine und Spurenelemente werden substituiert.

LF 1.3

Die ideale Flüssigkeitszufuhr liegt bei 30–40 ml/kg Körpergewicht/Tag. Besonderheiten wie eine Flüssigkeitsrestriktion bei Herzinsuffizienz (► LF 1.3, Kap. 10.4.1, S. 437) sind natürlich zu beachten. Zur Bilanzierung der Flüssigkeit ► LF 1.3, Kap. 1.5.2, S. 164.

Schmerzbehandlung

Schmerzen müssen generell gelindert werden (► LF 1.3, Kap. 21.1.6, S. 724). Besonders Verbandswechsel und das Entfernen des abgestorbenen Gewebes können schmerzhaft sein. Eine angepasste zusätzliche Schmerzmittelgabe verringert die Schmerzen.

Debridement

Beim **Debridement** wird nekrotisiertes (abgestorbenes) Gewebe entfernt. Nekrosen begünstigen die Ansiedelung von Bakterien und verhindern die Bildung von Granulationsgewebe. Ferner kann die Nekroseschicht Infektionen verbergen, die sich unbemerkt in die Tiefe ausbreiten. Das Entfernen des Nekrosegewebes erfolgt chirurgisch, mit dem Ziel, innerhalb kurzer Zeit einen nekrosefreien Wundbereich zu haben. Bei großen Nekrosen ist ein Krankenhausaufenthalt erforderlich.

Sollte z. B. wegen eines schlechten Allgemeinzustands ein chirurgisches Entfernen nicht möglich sein, kann versucht werden, die Nekrosen **enzymatisch** zu entfernen. Zum Einsatz kommen Salben, die Enzyme, meistens Kollagenasen, enthalten, die vor allem Eiweiße spalten. Diese Kollagenasen unterstützen die Wundheilung.

Das **Spülen** mit Ringerlösung säubert die Wunde und entfernt Gewebsreste, Bakterien und abgestorbene Zellen. Spezielle **Wundauflagen** nehmen überschüssiges Sekret und Gewebereste auf (► LF 1.5, Kap. 1.2.1, S. 833).

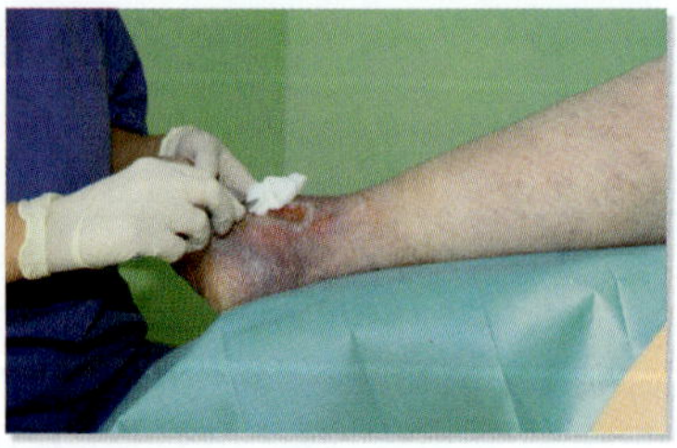

Abb. 17.9: Reinigung eines Dekubitus

Infektionsbekämpfung

Eine **Infektion** des Dekubitus liegt vor, wenn Bakterien in tiefere Hautschichten und die Umgebung eindringen. In diesem Falle finden sich die typischen Entzündungszeichen (► LF 1.3, Kap. 4.2.4, S. 326). Ein Abstrich aus dem Wundgrund bestimmt die Art der Bakterien und ihre Empfindlichkeit. Anschließend erfolgt eine gezielte systemische **antibiotische** Behandlung.

Wundbehandlung

Ein **Verband** schützt die Wunde vor mechanischen Schäden und bakterieller Besiedelung von außen. Bei sachgerechter steriler Vorgehensweise sind zusätzliche antiseptische Maßnahmen nicht nötig. Die Pflegefachkraft wählt in Absprache mit einem Wundexperten einen Verband, der günstige Ausgangsbedingungen für eine optimale Wundheilung schafft.

17.4.2 Stauungsdermatitis

Die **Stauungsdermatitis** ist eine häufig vorkommende Hautveränderung bei einer chronischen venösen Insuffizienz:

- Entwickelt sich ein Ödem, wird die Haut mechanisch überlastet.
- Körpereigene Reparaturversuche rufen eine Entzündung hervor.
- Die Haut rötet sich, überwärmt, nässt, reißt ein und juckt.
- Nicht selten besiedeln zusätzlich Krankheitserreger die betroffenen Hautareale.

Häufig besteht gleichzeitig ein Ulcus cruris (► LF 1.3, Kap. 11.4.8, S. 469).

Die Standardtherapie besteht in der lokalen Anwendung von **Kortisonpräparaten** (► LF 1.3, Kap. 7.1.5, S. 385), um die Entzündung zu stoppen. Falls durchführbar, ist eine konsequente **Kompressionstherapie** angebracht.

17.4.3 Intertrigo

Intertrigoprophylaxe ►LF 1.3, Kap. 1.9.8, S. 279

Eine **Intertrigo** ist eine wunde Stelle der Haut. Ursachen sind u. a.:

- mechanische Irritation wie Kratzen und Reiben,
- Mazeration, d. h. eine aufweichende Einwirkung, z. B. von Schweiß und Urin.

Besonders betroffen sind Hautregionen mit tiefen Falten, in denen **Haut auf Haut** liegt, z. B. unter den weiblichen Brüsten, die Leistengegend und bei Fettleibigkeit die Bauchfalten. Es ist eine regelmäßige **Pflege der Haut** erforderlich.

In den betroffenen Gebieten kann es zusätzlich zu einer **Infektion mit Bakterien und Pilzen** kommen. In diesem Fall ist eine gezielte Behandlung mit entsprechenden Salben erforderlich.

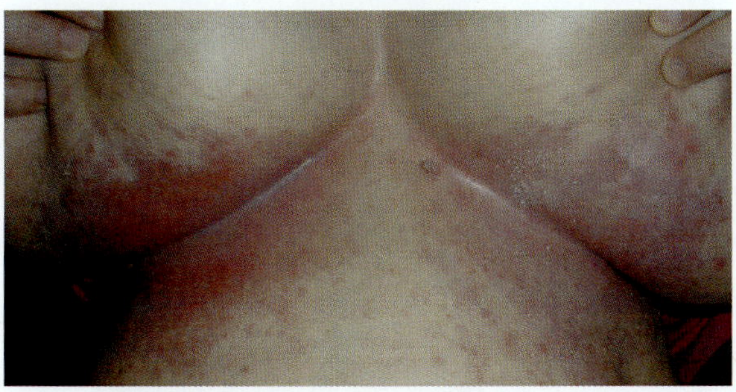

Abb. 17.10: Intertrigo unter der Brust

17.4.4 Mykosen

> **Definition** **Mykosen** (griech. mykes = Pilz): Pilzerkrankungen

Candida-Mykose

Eine **Candida-Mykose** ist eine Pilzerkrankung durch **Candida albicans** auf der Haut oder den Schleimhäuten. Eine geschwächte Abwehr begünstigt ihre Entstehung. Sind überwiegend die Schleimhäute betroffen, spricht man von **Soor** (►LF 1.3, Kap. 13.4.1, S. 511).

Systemische Candidose

Candidose ist ein Sammelbegriff für Infektionserkrankungen, die von **Candida albicans** verursacht werden. Bei schlechter Abwehrlage kann der Pilz in tiefere Gewebeschichten und damit ins Blut eindringen. Befindet sich der Pilz im Blut, droht eine Entzündung der Lungen, der Nieren, der Netzhaut des Auges und des Gehirns.

Um die Diagnose zu sichern, erfolgt ein **Abstrich** mit Erregernachweis (►LF 1.5, Kap. 1.4.4, S. 842). Zur Therapie werden **Antimykotika** (►LF 1.3, Kap. 7.1.5, S. 382) in unterschiedlichen Verabreichungsformen genutzt.

Um einer Candidose vorzubeugen, ist es wichtig, Erkrankungen, die Pilzinfektionen begünstigen, zu behandeln. Dies betrifft z. B. eine gute Blutzuckereinstellung bei Diabetes mellitus. Des Weiteren erfolgt eine gute Hautpflege und eine spezielle Soorprophylaxe im Rahmen der Mundpflege (►LF 1.3, Kap. 1.7.6, S. 220).

Tinea pedis

Tinea pedis (Fußpilz) ist eine Erkrankung der Interdigitalräume, die sich zwischen den Zehen befinden. Auslöser sind **Hautpilze** (Fadenpilze; Dermatophyten), die sich besonders in verhornenden Zellen ausbreiten, also Haut und Hautanhangsgebilde befallen. Der Fußpilz ist die häufigste Pilzerkrankung. Die Infektionsrate steigt mit zunehmendem Alter.

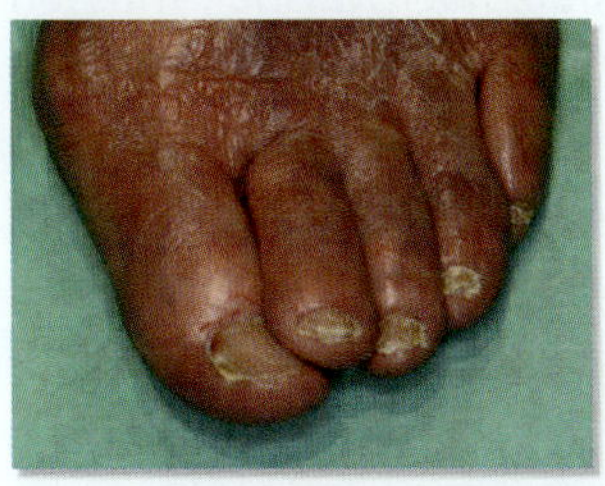

Abb. 17.11: Fußpilz

Für das Entstehen der Erkrankung ist ein **feuchtes Milieu** erforderlich, welches sich insbesondere zwischen den eng stehenden Zehen sowie bei rheumatischer Deformation zwischen den Fingern findet.

Die **Hauptursachen** der Erkrankung sind

- Schwitzen
- ungenügende Pflege
- mangelndes Abtrocknen

- ungünstige Kleidung, z. B. Strümpfe aus Kunstfasern, enges Schuhwerk oder Gummistiefel

Die befallenen Hautareale röten sich, jucken oder schmerzen. Unbehandelt kommt es zu nässenden Rissen, die sich unterschiedlich stark entzünden. Über die Risse können Bakterien in den Körper eindringen und Infektionen verursachen.

Fußpilz ist sehr widerstandsfähig und übertragbar. Um einer Erkrankung vorzubeugen, sollten in Schwimmbädern oder Saunen eigene Badeschuhe getragen werden. In der Sauna sollte mit eigenen Handtüchern der Kontakt mit den Holzliegen vermieden werden.

Der Pilz wird mit einem Antimykotikum in Salbenform behandelt. Zusätzlich müssen die Zehen voneinander getrennt und trocken gehalten werden, hier helfen Einlagen von Mullstreifen. Schuhe können mit einem Antimykotikum desinfiziert werden, Strümpfe sind täglich zu wechseln.

Onychomykose

Eine **Onychomykose** (Nagelpilz) kann an den Fuß- und Handnägeln entstehen. Ursächlich sind meist Verletzungen des Nagelbetts, z. B. infolge einer unsachgemäßen Fußpflege. Um den Pilz nachzuweisen, erfolgt eine Untersuchung von abgeschabtem Nagelmaterial. Solange nur die oberflächlichen Nagelschichten befallen sind, kommen antimykotische Tinkturen oder Nagellack zum Einsatz. Sind die Pilzsporen im Nagelfalz nachweisbar, müssen orale Antimykotika eingenommen werden. Insgesamt ist die Behandlung langwierig und der Betroffene braucht viel Geduld.

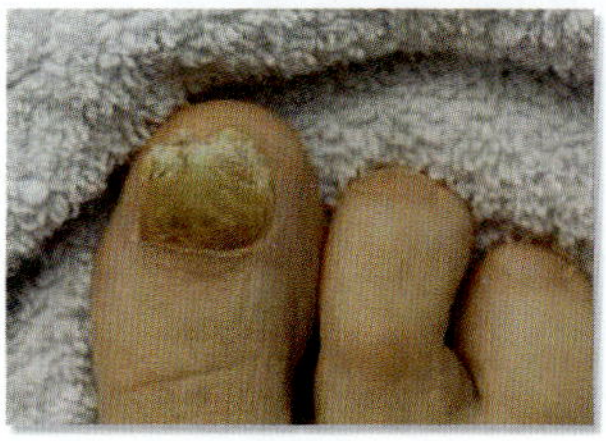

Abb. 17.12: Nagelpilz an den Zehen

17.4.5 Virale Erkrankungen

Im Alter treten häufig Erkrankungen auf, die von **Herpesviren** verursacht werden. Die Viren überdauern nach der Abheilung in Nervenzellen und werden wieder aktiv, sobald das Immunsystem geschwächt ist, z. B. während einer Allgemeinerkrankung, Krebserkrankung, Chemotherapie oder bei Stress. Häufige Herpeserkrankungen sind Herpes zoster und Herpes simplex.

Herpes zoster

Herpes zoster, umgangssprachlich Gürtelrose genannt (► LF 1.3, Kap. 16.4.5, S. 617), beginnt häufig mit heftigen Schmerzen in einer Körperregion ohne sichtbare äußere Erkrankungszeichen. Nach einigen Tagen rötet sich die Haut im Versorgungsgebiet eines oder mehrerer Nerven. Auf der Haut bilden sich Bläschen.

Um chronische **Schmerzen** zu verhindern, sollte die Therapie so früh wie möglich beginnen.

Ein **Befall des Gesichts** kann zu Komplikationen führen, z. B. bei Befall der Hornhaut der Augen oder des Trommelfells.

Die Behandlung erfolgt mit **Virustatika** in Tablettenform, bei Komplikationen intravenös. Die Bläschen öffnen sich und heilen dann unter Krustenbildung ab. Wenn sich die Bläschen öffnen, besteht vorübergehend Infektionsgefahr.

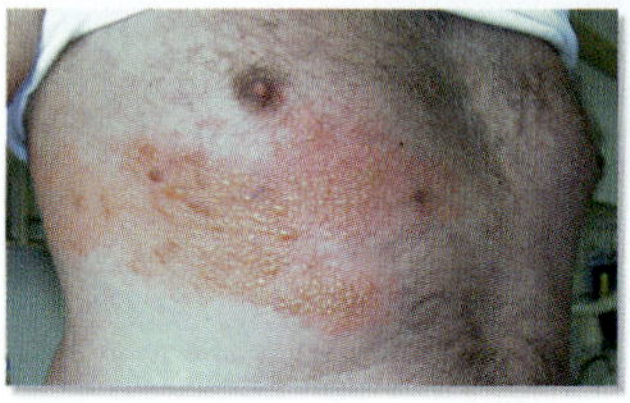

Abb. 17.13: Herpes zoster im Brustbereich

Herpes simplex

Herpes simplex befällt im Wesentlichen die Schleimhäute. Recht häufig ist der **Herpes labiales** (Lippenherpes). Die betroffene Schleimhaut juckt und spannt, später schwillt sie an und bildet Bläschen. Die Therapie erfolgt lokal mit einer virustatischen Salbe. Der Verlauf gleicht dem bei Herpes zoster. Wird die Therapie früh begonnen, d. h. solange noch keine Veränderungen zu sehen sind, lässt sich der Krankheitsverlauf deutlich abschwächen.

17.4.6 Psoriasis

Die **Psoriasis** (Schuppenflechte) ist eine chronisch-entzündliche Erkrankung der Haut. Die Epidermis (►LF 1.3, Kap. 17.1.1, S. 622) erneuert sich erheblich schneller als beim gesunden Menschen. Dies führt dazu, dass sich die oberste Hautschicht ständig löst und Schuppen hinterlässt. Die Krankheit verläuft schubweise.

Für die Betroffenen stehen der **Juckreiz**, der mit der Psoriasis einhergeht, sowie das **auffällige Aussehen** der Haut im Vordergrund. Manche Menschen meiden die Erkrankten, weil sie denken, dass die Psoriasis ansteckend ist. Dies ist jedoch nicht der Fall.

Die **Ursachen** der Psoriasis sind bislang nicht eindeutig geklärt. Diskutiert werden z. B. Infekte, Diabetes, Pilzinfektionen. Bei der **Therapie** steht die Verabreichung von Salben im Vordergrund. Aber auch eine gezielte Bestrahlung mit UV-Licht kann hilfreich sein. Aufgrund der ungeklärten Ursache – und weil die Haut eines Menschen jeweils individuell reagiert – sind viele Therapien in der Erprobung.

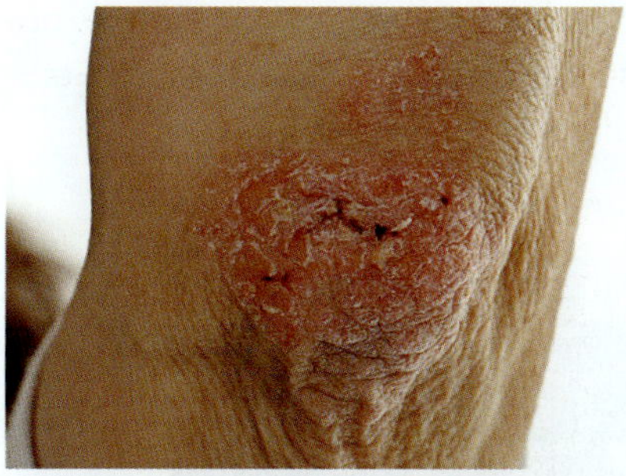

Abb. 17.14: Psoriasis zeigt sich am häufigsten am behaarten Teil des Kopfes, an den Knien und Ellenbogen sowie über dem Kreuzbein. Aber auch andere Körperbereiche können betroffen sein. Im Gesicht äußert sich die Psoriasis in der Regel nicht.

✔ **Tipp** Unter www.psoriasis-netz.de finden sich sowohl von Experten als auch von Betroffenen Hinweise zur Psoriasis.

17.4.7 Hautwunden

Definition

Aseptische Wunden sind Wunden, die im Rahmen eines chirurgischen Eingriffs unter sterilen Bedingungen gesetzt werden. Bei allen anderen Wunden können Krankheitserreger die Wunde besiedeln.

Septische Wunden sind mit Krankheitserregern verunreinigt (Wundversorgung ►LF 1.5, Kap. 1.2, S. 830 sowie ►LF 1.3, Kap. 4.2.3, S. 323).

Unterschiedliche physikalische oder chemische Einwirkungen schädigen und verletzen die Haut oder Schleimhaut. Man unterscheidet je nach Ursache verschiedene **Hautwunden**:

- mechanische Wunden: Platz-, Riss-, Stich-, Schuss- oder Bisswunden, Dekubitus; chronische Wunden bei gestörtem Gewebestoffwechsel wie Ulcus cruris (►LF 1.3, Kap. 11.4.8, S. 469)
- chemische Wunden: Verätzungen
- thermische Wunden: Verbrennungen, Verbrühungen und Erfrierungen
- strahlenbedingte Wunden durch Röntgen- oder UV-Bestrahlung, z. B. Sonnenbrand

Thermische Schädigungen

Thermische Schädigungen, wie Verbrennungen und Verbrühungen, röten je nach Intensität der Einwirkung zunächst das Gewebe. Später löst sich die Haut in Form von Blasen und gibt darunter mehr oder weniger zerstörtes Gewebe frei. Somit ist das Ausmaß der Schädigung auf den ersten Blick nur selten zu erkennen. Die Tiefe eines Verbrennungsschadens wird in Graden angegeben.

- Eine **Verbrennung 1. Grades** schädigt nur die Epidermis. Die Haut ist schmerzhaft gerötet. Das Abheilen hinterlässt keine Narben.
- Eine **Verbrennung 2. Grades** betrifft auch das Corium. Es bilden sich Blasen und die betroffenen Areale schmerzen stark. Beim Abheilen entstehen meistens Narben.
- Bei einer **Verbrennung 3. Grades** ist die Haut und eventuell darunterliegendes Gewebe vollständig zerstört. Eine Heilung ist nicht möglich. Da die Hautnerven zerstört sind, sind die

Schmerzen häufig geringer als bei einer minder schweren Schädigung.

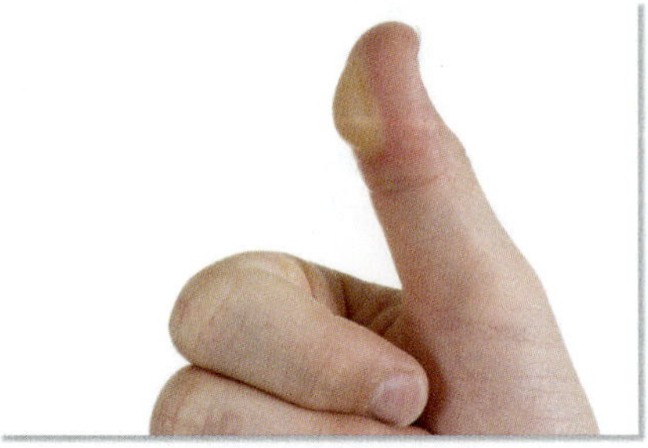

Abb. 17.15: Verbrennung 2. Grades

Die Behandlung einer Verbrennung 1. Grades umfasst Maßnahmen, die das betroffene Areal kühlen und vor Erregern schützen. Verbrennungen höheren Grades müssen nach einer Erstversorgung (► LF 1.3, Kap. 24.4.5, S. 786) ärztlich behandelt werden.

17.4.8 Bösartige Hauttumoren

Basaliom (Basalzellkarzinom)

Ein **Basaliom** entsteht aus den basalen Zellschichten der Epidermis und Follikel und ist mit ca. 75 % der häufigste maligne Hauttumor. Es tritt hauptsächlich im Gesicht auf. Seine Hauptursache ist die chronische Schädigung der Haut mit UV-Licht.

Das Basaliom entwickelt sich ohne weitere Vorstufen auf gesund aussehender Haut. Es imponiert häufig als kleine, hautfarbene Verhärtung mit einzelnen sichtbaren Gefäßerweiterungen. Diese Verhärtungen werden häufig durch Kratzen oder bei der Rasur beschädigt. Deshalb ist ein Leitsymptom des Basalioms immer wieder an gleicher Stelle auftretende Blutkrusten oder schlecht abheilende Verletzungen.

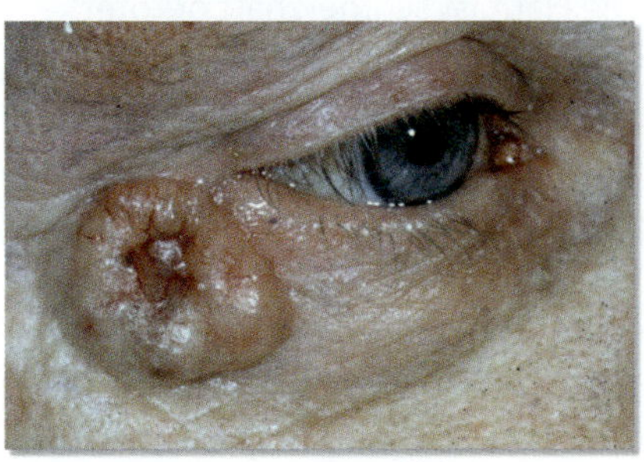

Abb. 17.16: Basalzellkarzinom am Auge

Unbehandelt zerstört das Basaliom angrenzende Knochen und Weichteile. Dieser Vorgang kann Monate oder sogar Jahre dauern. Das Basaliom bildet keine Metastasen. Behandlungsmethode der Wahl ist die chirurgische Entfernung. Ist dies geschehen, hat das Basaliom eine sehr gute Prognose.

Spinaliom (Stachelzellkarzinom, Plattenepithelkarzinom)

Das **Spinaliom** ist mit einem Auftreten von 15 % der zweithäufigste maligne Hauttumor. Es tritt vorwiegend bei älteren Menschen auf. Es kommt hierbei zur Entartung von Epithelzellen mit Verhornungstendenz in der Epidermis.

Ursache ist die zu lange Sonnenexposition. Besonders betroffen sind Gesicht, Kopf und Handrücken.

Sichtbar ist am Anfang oft ein roter, unscharf begrenzter Saum um eine Keratose oder ein kleiner schmerzloser Knoten. Die meist späte Metastasierung erfolgt vor allem über die Lymphbahnen.

Die Behandlung erfolgt chirurgisch durch Exzision. Geschieht dies rechtzeitig, haben Spinaliome an sonnenbelastenden Hautbezirken eine gute Prognose. Spinaliome der Lippen, Zunge oder im Genitalbereich allerdings eine eher schlechtere.

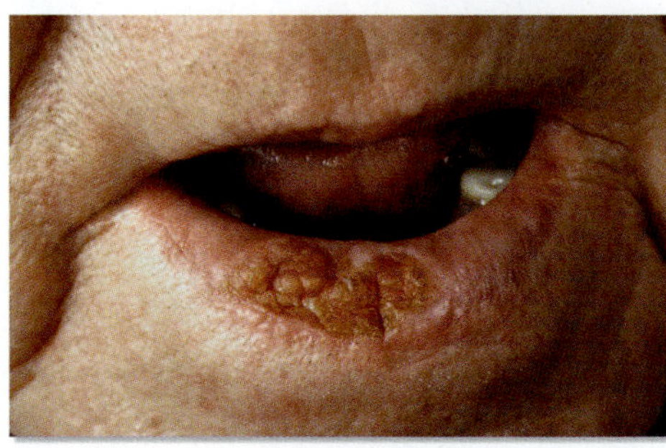

Abb. 17.17: Spinaliom an der Lippe

17.4.9 Ekzematöse Erkrankungen

> ➔ **Definition** Ekzematöse Erkrankungen ist der Sammelbegriff für nicht ansteckende Entzündungen der Haut.

Formen:
- Akutes Ekzem
- Chronisches Ekzem: Am häufigsten ist das atopische Ekzem, die Neurodermitis

Auslöser sind beim sog. exogenen Ekzem z. B. eine Allergie oder Kontakt mit schädigenden Substanzen. Beim endogenen Ekzem können es Erreger oder eine Exsikkose sein.

Symptome sind neben Juckreiz beim akutem Ekzem:

- Rötung
- Ödematöse Schwellung
- Bläschenbildung
- Krusten

sowie beim chronischen Ekzem eine starke Schuppung der Haut sowie das Auftreten von Rhagaden.

Therapiert wird neben der sorgfältigen Hautreinigung - und pflege mit entzündungshemmenden Salben und/oder Kortisonpräparaten. Auch Ölbäder können zur Anwendung kommen. Die Betroffenen sollen auslösende Faktoren meiden und müssen unter Umständen eine spezielle Diät einhalten.

17.4.10 Erysipel (Wundrose)

Das **Erysipel** ist eine flächenhafte Entzündung von Haut und Unterhaut. Die häufigste Ursache ist eine Infektion mit Streptokokken, die über kleine Hautwunden eindringen und sich ausbreiten.

Als Symptome treten hohes Fieber, flammend gerötete Haut, Ödem und Schmerzen auf. Die Rötung ist scharf abgegrenzt.

Die Behandlung besteht aus der Gabe von Antibiotika, Bettruhe und kühlenden Umschlägen. Ist das Erysipel am Unterschenkel, so empfiehlt es sich, das betroffene Bein hochzulagern.

> **! Merke** Wichtig ist die sorgfältige Krankenbeobachtung, da immer eine Gefahr der Erregerausbreitung mit Entwicklung einer Sepsis bestehen kann.

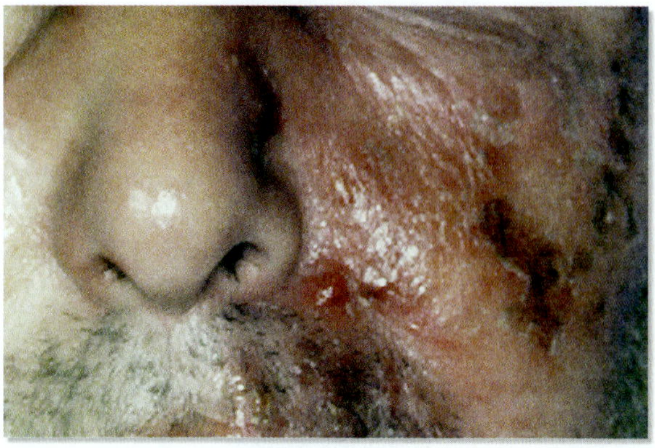

Abb. 17.16: Die Inkubationszeit eines Erysipels beträgt zwischen einem und drei Tage.

17.4.11 Pruritus

Pruritus (Juckreiz) macht auf Fremdkörper auf der Haut aufmerksam, damit diese beim Kratzen entfernt werden. Allerdings reagieren die für den Juckreiz verantwortlichen Nervenendigungen auch auf unterschiedliche **Botenstoffe**, die aus der Haut oder aus dem Blut stammen. Jeder Botenstoff löst einen anderen Juckreiz aus, z. B. einfaches, brennendes oder schmerzendes Jucken. Das Gehirn löst das Bedürfnis zum Kratzen aus.

Manche **Hauterkrankungen**, z. B. Allergien oder Neurodermitis, führen zu unerträglichem Juckreiz. Auch **psychische Ursachen** können Juckreiz auslösen. Weitere Ursachen für Pruritus sind z. B. Störungen der Leber- oder Nierenfunktion, Vitaminmangel, Schilddrüsenfunktionsstörungen oder Krebserkrankungen. Diese Vielfalt macht die Ursachenforschung häufig sehr schwierig.

Verschiedene Faktoren **verstärken** den Juckreiz:
- trockene Haut
- zu hohe Raumtemperatur
- kratzende Kleidung, z. B. aus Wolle
- häufiges Waschen und Baden
- falsche Hautpflege
- Genussmittel, z. B. Alkohol und scharfe Gewürze
- Kratzen mit Gegenständen, welche die Hautoberfläche verletzen, z. B. harte Bürsten, Messer oder spitze Fingernägel
- chronischer Stress

LF 1.3

Kratzen ist ein Reflex, der nicht abgestellt werden kann. Auch nachts im Schlaf wird gekratzt.

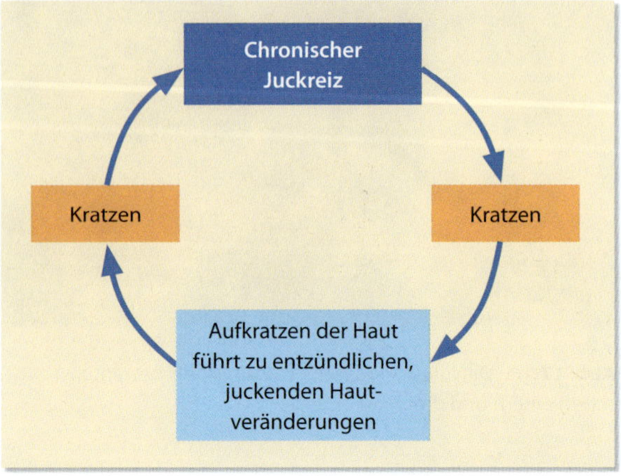

Abb. 17.19: Juckreiz

Lassen sich Ursachen nicht finden oder nicht ausreichend behandeln, muss versucht werden, die für den Betroffenen oft quälenden Beschwerden zu lindern.

Maßnahmen:

- Angepasste Hautpflege: nur kurz duschen oder baden, kein heißes Wasser. Die Haut vorsichtig abtrocknen, keine zusätzliche mechanische Reizung.
- Kühle Raumtemperaturen anstreben, leichte Bettdecke verwenden.
- Keine zusätzliche Hautreizung durch zu häufiges Waschen und Verwendung von austrocknenden Seifen o. ä.
- Auf scheuernde Kleidung achten.
- Fingernägel kürzen, nachts Baumwollhandschuhe anziehen.
- Rückfettende Salben oder Hautöle verwenden.
- Spezielle Hauttherapeutika wie Glukokortikoide, Lokalanästhetika oder Antihistaminika nach Arztanordnung.

Chronischer Juckreiz, der therapeutisch oft schwer zu beeinflussen ist, bedeutet für den Menschen meist eine schwere körperliche und seelische Belastung.

17.5 Pflege

Dekubitusprophylaxe ►LF 1.3, Kap. 1.9.4, S. 275

17.5.1 Medizinische Einreibungen

Unter einer **medizinischen Einreibung** versteht man das Verreiben von Salben, Pasten, Gelen, Ölen, Lotionen und Cremes, die Arzneistoffe enthalten, auf der Haut (►LF 1.5, Kap. 3.1.2, S. 882). Einreibungen werden angewendet, um örtliche Erkrankungen zu behandeln. Einreibungen mit ätherischen Ölen entfalten ihre Wirkung auch beim Einatmen der Wirksubstanz.

Bei Einreibungen handelt sich also um die Gabe eines **Arzneimittels**, die grundsätzlich nur auf ärztliche Anordnung erfolgen darf. **Allergien** des Pflegebedürftigen müssen vor der Anwendung abgeklärt werden. Bei Mitteln, die ätherische Öle enthalten, ist ein Probeauftrag auf einer kleinen Hautfläche des Unterarms sinnvoll. Bei der Durchführung medizinischer Einreibungen sind nicht nur aus hygienischen Gründen unbedingt **Handschuhe** zu tragen. Die Pflegefachkraft schützt sich auf diese Weise vor der Aufnahme des Arzneistoffes über die Handflächen und vor eventuellen Hautreaktionen.

Zu beachten sind:

- Der Mensch sollte eine möglichst bequeme Haltung einnehmen.
- Die zu behandelnde Fläche muss gut zugänglich sein.
- Die Pflegefachkraft wärmt das Einreibemittel mit den Händen an und gibt es in die hohle Hand.
- Das Einreiben erfolgt nach Verordnung und unter Beachtung eventueller Besonderheiten.
- Die Hinweise im Beipackzettel sind zu beachten.
- Abschließend erfolgt die Dokumentation mit Handzeichen.

Einreibung im Rückenbereich

Bei **Rückeneinreibungen** befindet sich der Mensch in einer sitzenden Position, in 135°-Seitenlage oder in Bauchlage. Die Einreibung erfolgt unter Benutzung der gesamten Handfläche mit leichtem Druck in kreisförmigen Bewegungen. Dabei arbeitet man von oben nach unten, rechts und links der Wirbelsäule entlang.

Einreibung im Brust- und Bauchbereich

Bei **Einreibungen im Brust- und Bauchbereich** liegt der Mensch oder sitzt in möglichst flacher, bequemer Rückenlage mit angewinkelten Beinen. Die Brusteinreibung erfolgt kreisförmig von unten nach oben, vom Brustbein nach außen hin. Die Baucheinreibung erfolgt im Uhrzeigersinn kreisförmig von der Mitte nach außen.

Einreibung an Armen oder Beinen

Bei **Einreibungen an Armen oder Beinen** empfiehlt sich eine flache, bequeme Rückenlage des Menschen. Beim Einreiben stützt eine Hand die Extremität, während die andere das Mittel in großen Zügen vom Körper weg beruhigend aufträgt oder auf anregende Art von der Hand bzw. vom Fuß zum Körper hin.

17.5.2 Unterstützung des Wärmehaushalts

Aufgrund der verringerten Hautdurchblutung und der verminderten Mobilität steigt im Alter das Bedürfnis nach Wärme. Besonders an Händen und Füßen frieren ältere Menschen leicht. Daher sind neben angemessener Kleidung auch allgemein gut geheizte Räume wichtig (► LF 2.2, Kap. 2.2.1, S. 963).

Wahl der geeigneten Kleidung

Bei der **Wahl der Kleidung** sollte der Mensch stets einbezogen werden. Dabei muss dessen Geschmack nicht immer mit dem der Pflegefachkraft übereinstimmen. Gerade ältere Menschen bevorzugen oft dunkle Farben und legen Wert auf bestimmte Kleidungsstücke, mit denen sie z. B. schöne Erinnerungen verbinden.

Die Pflegefachkraft sollte unter Umständen bei der Auswahl der Kleidung Anregungen geben, insbesondere hinsichtlich der aktuellen Temperatur und Witterung. Grundsätzlich empfiehlt sich Kleidung aus **atmungsaktiven Stoffen**. Ideal ist Kleidung aus **Baumwolle**, die eine gute Wärmeisolation bietet und durchlässig für Hautfeuchtigkeit ist. Synthetische Fasern eignen sich in der Regel nicht. Eine Ausnahme ist Funktionskleidung aus Teflonfasern, die die Feuchtigkeit von der Haut wegleitet. Teflon ist vor allem für stark schwitzende Personen von Vorteil, denn es verhindert, dass die Haut beim Verdunsten des Schweißes auskühlt. Bei Menschen mit eingeschränkten Bewegungsmöglichkeiten ist ein bequemer Schnitt der Kleidung wichtig, damit die Bewegungsfreiheit nicht weiter eingeschränkt wird.

Aufgaben

- Beschreiben Sie den Aufbau der Haut und erläutern Sie die Funktion der verschiedenen Hautdrüsen.
- Welche Ursachen können Nagelveränderungen haben?
- Erläutern Sie, wie sich die Haut im Alter verändert.
- Erläutern Sie die Entstehung eines Dekubitus. Welche Körperstellen sind besonders gefährdet?
- Beschreiben Sie die vier Stadien des Dekubitus und erläutern Sie die Behandlung.
- Was versteht man unter einer Stauungsdermatitis?
- Wie wird die Schwere einer Verbrennung angegeben?
- Erläutern Sie, wie bei medizinischen Einreibungen vorgegangen wird.
- Warum ist die Entscheidung von Herrn Kunkel, eine Fußpflegerin aufzusuchen, begrüßenswert?
- Was kann aus der Rötung an dem Kleinzeh von Herrn Kunkel im ungünstigsten Fall werden?
- Welche Kriterien soll Herr Kunkel als Diabetiker prinzipiell bei der Fußpflege beachten?

LF 1.3

18 Pflege bei Beeinträchtigung des Nervensystems

Herr Luchs wohnt mit seiner Frau seit zwei Jahren im Pflegeheim in ihrem Heimatort. Er ist 85 Jahre alt, hat eine Arteriosklerose, eine Karotisstenose und schon seit Jahren eine bekannte arterielle Hypertonie. Auch Frau Luchs ist nicht mehr die gesündeste. Sie ist Diabetikerin und hat seit Jahren ein bekanntes Aortenaneurysma.

Bis vor drei Jahren war Herr Luchs noch recht aktiv, arbeitete gerne im Garten, machte mit seiner Frau manchmal kleinere Radtouren und ging gerne ins Theater. Nach einer transitorischen ischämischen Attacke (TIA) vor zwei Jahren, von der sich Herr Luchs gut erholt hat, beschlossen er und seine Frau, ins Pflegeheim zu ziehen. Der Sohn wohnt mit seiner Familie im selben Ort und die drei Enkel machen den Großeltern viel Freude. Regelmäßig besuchen sie sie am Wochenende, manchmal auch unter der Woche am Nachmittag. Dann gibt es Kaffee und Kuchen, für die Kinder heißen Kakao.

In den letzten Monaten hatte Herr Luchs öfter einen hohen Blutdruck, er lag mitunter bei 190/100 mmHg. Der Hausarzt Dr. Flumm hat bereits die Medikamente umgestellt, rät Herrn Luchs zu salzarmer Ernährung und weiterhin viel Bewegung. Zweimal am Tag wird sein Blutdruck gemessen.

An einem Tag fühlt sich Herr Luchs gar nicht gut. Schon morgens hat er Mühe, aus dem Bett aufzustehen. Der Wecker ist ihm aus der Hand gefallen, und er erzählt seiner Frau, dass es in seinem linken Arm kribbelt. Er fühlt sich schwach, hat keinen Appetit und möchte am liebsten liegen bleiben. Seine Frau sagt, er habe sicher nur falsch auf dem Arm gelegen und ermuntert ihn, doch mit ihr frühstücken zu gehen. Nachdem Herr Luchs aufgestanden und angezogen ist, misst die Pflegefachkraft den Blutdruck: Er ist hyperton bei 182/97 mmHg. Sie erklärt es sich damit, dass Herr Luchs sich gerade ja viel bewegt hat und beschließt später nachzumessen. Am Arm seiner Frau geht Herr Luchs zum Frühstück, trinkt aber nur einen Kaffee und isst eine Kiwi. Nach dem Frühstück möchte sich Herr Luchs wieder hinlegen, seine Frau bringt ihn ins Bett und legt ihm die Glocke in die Hand. Herr Luchs schläft gleich ein.

Als Frau Luchs eine Stunde später nach ihrem Mann schaut, findet sie ihn schräg im Bett liegend. Er kann nur undeutlich sprechen, sein linker Mundwinkel hängt herunter, Speichel tropft ihm aus dem Mund. Er macht einen desorientierten und verwirrten Eindruck, er hat eingenässt. Frau Luchs ruft sofort die Pflegefachkraft, die Herrn Luchs im Bett aufrichtet und die Vitalwerte misst: Der Blutdruck ist hyperton bei 200/104 mmHg, der Puls liegt bei 97, der Blutzucker ist leicht hypoglykämisch bei 60 mg/dl. Sie vermutet einen Apoplex und ruft den Notarzt, der zum Glück innerhalb von 5 Minuten im Heim eintrifft. Auch das nächste Krankenhaus liegt nicht weit entfernt und hat auch eine Stroke-Unit, sodass Herr Luchs gleich behandelt werden kann. EKG, CT und Laboruntersuchungen sowie die Pflege nach Bobath gehören zur Routine.

Herr Luchs hat Glück gehabt: Er kann nach zweieinhalb Wochen in die Rehabilitation und erholt sich wieder gut von seinem Schlaganfall. Er muss nun täglich Marcumar einnehmen, seine Blutdruckmedikamente wurden nochmals angepasst. Vom Schlaganfall ist ein leichtes Hinken zurückgeblieben. Frau Luchs hat ihrem Mann aber einen schönen Spazierstock geschenkt, den er gerne benutzt. Nun steht den Spaziergängen nichts mehr im Weg.

18.1 Grundlagen der Anatomie und Physiologie

Das Nervensystem lässt sich in ein zentrales und peripheres Nervensystem einteilen: das zentrale umfasst das Gehirn und das Rückenmark, das periphere die übrigen Nerven und Nervengeflechte.

Das **zentrale Nervensystem** (ZNS) ist die übergeordnete Zentrale, die alle Lebensvorgänge steuert und koordiniert. Dort sitzen das **Bewusstsein** und alle geistigen Regungen wie **Verstand** und **Gedächtnis**. Es lenkt unwillkürliche und willkürliche Lebensäußerungen und verarbeitet Empfindungen der Sinnesorgane zu bewussten Wahrnehmungen.

Es steuert und dirigiert die Leistungen aller Körperteile und Organsysteme so, dass die Teilleistungen aufeinander abgestimmt sind und sich daher den Bedürfnissen des Menschen in einer wechselnden Umwelt anpassen können.

Das **periphere Nervensystem** sammelt vor allem Informationen, z. B. Sinneseindrücke, leitet sie an das ZNS und leitet die Signale aus dem ZNS wieder an die Organe.

Zentrales und peripheres Nervensystem lassen sich jeweils in ein vegetatives (viszerales, autonomes) und somatisches Nervensystem unterteilen. Das **vegetative Nervensystem** arbeitet **unwillkürlich** und besteht aus zwei Teilen, die größtenteils entgegengesetzte Wirkungen haben: der Sympathikus und der Parasympathikus. Bei den Wirbeltieren hat sich zusätzlich das **somatische Nervensystem** ausgebildet. Es dient der bewussten Wahrnehmung und der **willkürlichen** Bewegung. Beide Nervensysteme sind im ZNS verknüpft und beeinflussen sich gegenseitig.

Der menschliche Körper nimmt jeden Tag Millionen von Signalen auf und verarbeitet sie. Diese Informationsmengen werden selektiert, zugeordnet und zum Teil gespeichert.

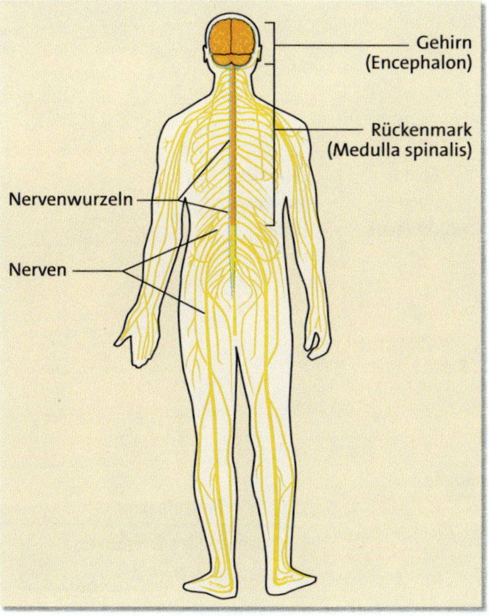

Abb. 18.1: Übersicht über das Nervensystem.

Die entscheidende Rolle bei Erregungs- und Hemmeffekten spielen Überträgerstoffe, die **Neurotransmitter**. Da ihre Wirkmechanismen in den letzten Jahrzehnten immer besser erforscht wurden, konnten Medikamente entwickelt werden, die in diese Vorgänge eingreifen. Mit ihnen werden Leistungsstörungen des Gehirns behandelt.

Die **Leistungen des Nervensystems** lassen sich auf folgende Funktionen zurückführen:

- Umwandeln von Sinnesreizen in elektrische Erregung
- Weiterleiten der Erregungen von der Aufnahmestelle über die Nervenbahnen im Rückenmark bis zum Gehirn
- Verarbeiten der Erregungen im Sinne eines Gewichtens, Abgleichens und Speicherns der eingehenden Informationen sowie der Vorbereitung einer Reizantwort
- Beantworten der Reize durch Erregung der ausführenden Organe wie Muskeln und Drüsen

18.1.1 Nervenzelle

Die **Nervenzelle** (Neuron) besteht wie andere Zellen auch aus einem Zellkörper, einem Zellkern und Organellen, umgeben von einer Zellmembran. Spezifisch ist der Zellfortsatz, der sie mit anderen Nervenzellen durch **Synapsen** verbindet. Diesen Fortsatz nennt man **Axon**, **Neurit** oder **Nervenfaser**. Das Axon ist oft von einer Isolierschicht, der **Myelinscheide**, umgeben.

Im Gegensatz zu allen anderen Körperzellen können Neuronen sich nicht durch Teilung regenerieren. Sind sie abgestorben, bleibt meist ein dauerhafter Schaden. Die **Stammzellen** des Gehirns bilden nach Verletzungen nur eingeschränkt neue Zellen. Die verbleibenden Zellen des Nervensystems können jedoch neue Verknüpfungen untereinander ausbilden. So sind z. B. sichtbare Besserungen nach einem Schlaganfall möglich.

Die Tätigkeit der Nervenzellen ermöglicht eine außerordentliche Vielfalt von **Funktionen**, z. B.:

- willkürliche und unwillkürliche Muskelbewegungen
- Steuerung der Drüsentätigkeit
- Informationsverarbeitung mit oder ohne Überschreiten der Bewusstseinsschwelle

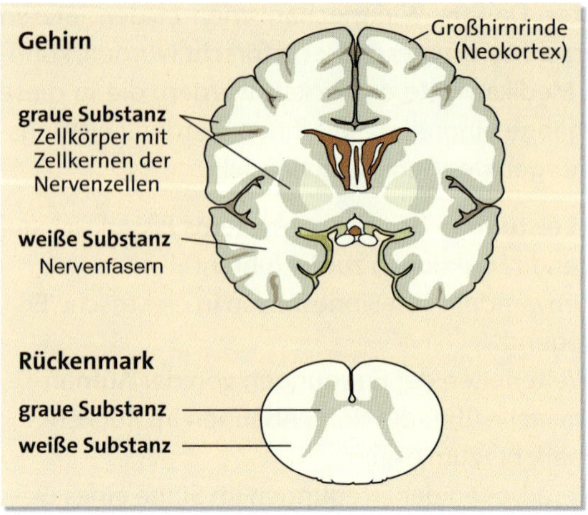

Abb. 18.2: Lage der Nervenzellen

Dennoch sind die Mechanismen der Erregungsübertragung im Nervensystem relativ einfach. Es gibt zwei **Signalformen**:

- die elektrische Erregungsübertragung
- die chemische Erregungsübertragung

Der Hauptteil der Nervenzellen bildet das Gehirn und das Rückenmark. Der Zellkörper bekommt durch die Zellkerne bei Fixierung eine graue Farbe und daher werden die Bereiche, in denen viele Zellkörper liegen, auch **graue Substanz** (Abb. 18.2) genannt. Diese Schicht liegt im Gehirn außen in der **Hirnrinde** und in diversen Hirnkernen, im Rückenmark liegt sie im **inneren Bereich**. In der grauen Substanz werden Impulse empfangen und es entstehen neue Impulse. Die Nervenzellen stehen hierzu untereinander in Verbindung (► LF 1.3, Kap. 3.3.4, S. 303).

Viele Axone sind von einer mehr oder weniger dicken Myelinscheide umgeben, die weiß aussehen. Bereiche, in denen vor allem Axone verlaufen, bilden die **weiße Substanz**. Im Gehirn liegt sie innen, im Rückenmark außen.

Neurone, die Empfindungen wie Druck, Hitze oder Kälte an der Körperoberfläche aufnehmen und aufsteigend zum Rückenmark und Gehirn leiten, heißen **sensible Fasern**. Neuronen, über die Bewegungen und Organtätigkeiten ausgelöst werden, verlaufen vom Gehirn absteigend. Sie werden **motorische Fasern** genannt (Abb. 18.3).

Die außerhalb von Gehirn und Rückenmark verlaufenden Nervenfasern werden gebündelt und zu größeren Bündeln zusammengefasst, die man als **Nerv** bezeichnet. In den meisten Nerven verlaufen sowohl sensible als auch motorische Fasern gemischt.

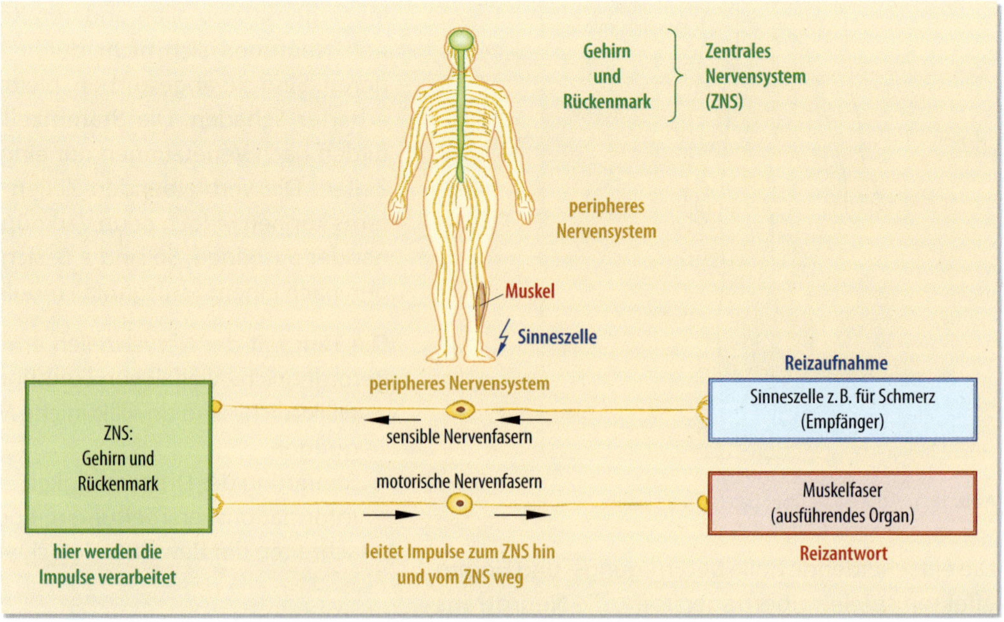

Abb. 18.3: Zentrales und peripheres Nervensystem

18.1.2 Zentrales und peripheres Nervensystem

Zentrales Nervensystem

Gehirn und Rückenmark bilden das **zentrale Nervensystem** (ZNS, Abb. 18.3). Das Gehirn besteht aus **Großhirn**, **Zwischenhirn**, **Kleinhirn** und **Stammhirn** und wird durch den knöchernen Schädel geschützt. Das Stammhirn geht in das **Rückenmark** über, das im knöchernen Kanal der Wirbelsäule liegt.

Beide Strukturen werden von Häuten umgeben, den **Meningen**. Diese ernähren und schützen die Nervenzellen. Innerhalb der Meningen werden Hirn und Rückenmark von **Liquor** umspült, einer Flüssigkeit, die in Hohlräumen des Hirns gebildet wird.

Das Großhirn wird in zwei Hälften geteilt, die hauptsächlich über den **Balken** miteinander verbunden sind. Beide Großhirnhälften (Hemisphären) weisen viele Windungen und Furchen auf, wodurch die Oberfläche stark vergrößert wird. Zur Orientierung werden **Hirnlappen** abgegrenzt (Abb. 18.5).

Die Hirnwindung vorne an der Zentralfurche ist die **vordere Zentralwindung**, die Hirnwindung hinten an der Zentralfurche die **hintere Zentralwindung**. Im Bereich der vorderen Zentralwindung liegen Zentren, »Befehlsstellen«, für die gesamte Körpermuskulatur, der motorische Kortex (lat. cortex = Rinde). Im Bereich der hinteren Zentralwindung liegen die sensorischen Zentren, der somatosensorische Kortex.

Das **Zwischenhirn** (Abb. 18.4) ist eine wichtige Umschaltstation für fast alle sensiblen Erregungen. Sein größter Anteil, der **Thalamus**, wird auch »Tor zum Bewusstsein« genannt, da nur diejenigen sensiblen Erregungen bewusst werden, die von hier zur Großhirnrinde weitergereicht werden. Der **Hypothalamus** ist Ausgangsort des vegetativen Nervensystems und steuert mit der **Hypophyse** viele Hormone (► LF 1.3, Kap. 15.1.1, S. 567).

LF 1.3

Das **Stammhirn** enthält die Zentren für Atmung und Kreislauf. Es ist an der Gleichgewichtsregulation beteiligt und unterstützt die Motorik bei Reflexhandlungen. Die Weiterleitung von Umgebungsinformationen an das Großhirn wird hier modifiziert.

Das **Kleinhirn** (Abb. 18.4) ist besonders wichtig für die Motorik, das koordinierte Zusammenspiel der Muskeln und für das Gleichgewicht.

Das **Rückenmark** verbindet das Gehirn mit den peripheren Nerven und dient dem Zustandekommen von **Reflexen**. Im Rückenmark gibt es **Miktionszentren**, die z. B. die Ausscheidung regulieren.

Durchblutung des Gehirns

Das Gehirn benötigt als Energielieferanten Glukose. Davon verbraucht es täglich etwa 115 g. Etwa 15 % des Herz-Minuten-Volumens werden für das Gehirn gebraucht, das selbst aber nur 2 % des Gesamtkörpergewichts ausmacht.

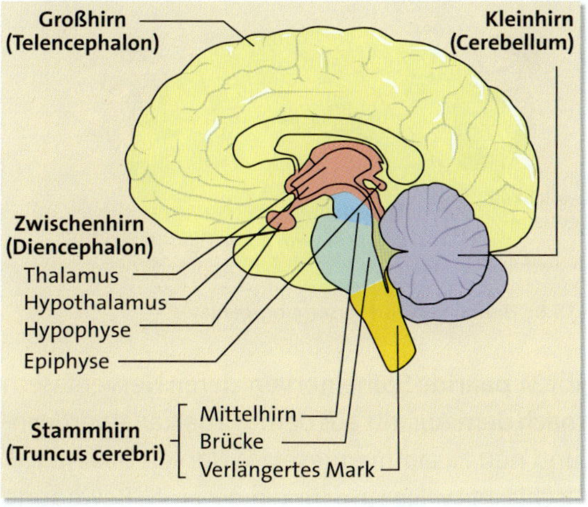

Abb. 18.4: Übersicht über das Gehirn

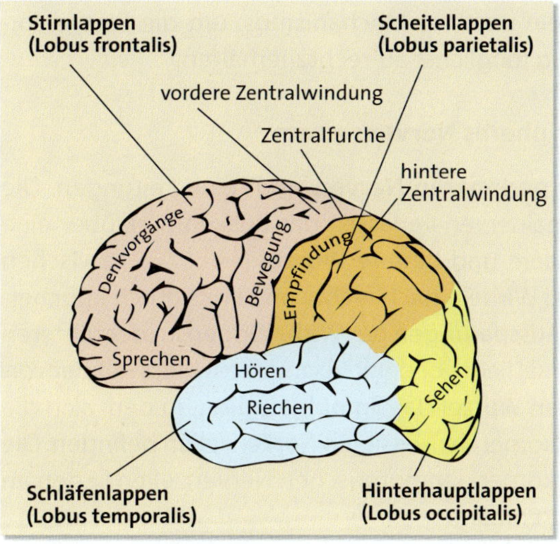

Abb. 18.5: Aufbau des Großhirns

Auch ohne Sauerstoff kann das Gehirn nicht lange überleben. Spezielle Regulationsmechanismen gewährleisten innerhalb sehr weiter Grenzen eine genügende Sauerstoff- und Glukoseversorgung des Gehirns. Wenn z. B. beim wachen Menschen der Blutdruck absinkt, erweitern sich die Blutgefäße und halten so die Durchblutung mehr oder weniger konstant. Beim gefäßgesunden Menschen nimmt die Hirndurchblutung erst unterhalb eines systolischen Werts von etwa 70 mmHg deutlich ab.

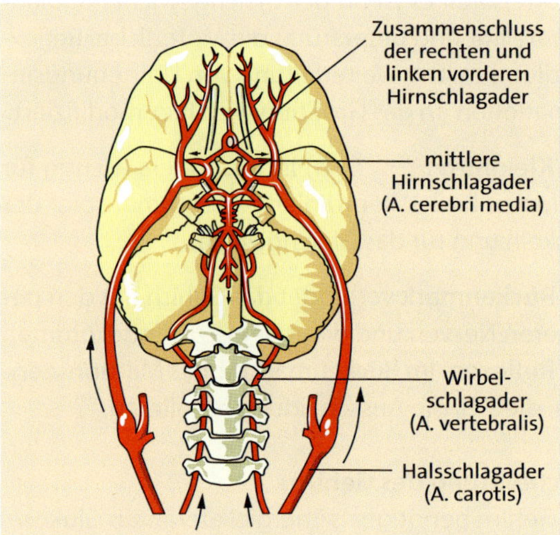

Abb. 18.6: Blutversorgung des Gehirns

Die Abbildung 18.6 zeigt die Blutversorgung des Gehirns und wie die vier zuführenden Arterien untereinander Kollateralen und so Kreise bilden. Dies ist ein weiterer Mechanismus, um die Blutversorgung möglichst aufrechtzuerhalten.

Peripheres Nervensystem

Die **peripheren Nerven** sind reine Leitungen. Die Spinalnerven verlassen das Rückenmark über eine vordere und hintere **Wurzel** (Abb. 18.7) zwischen zwei Wirbeln nach rechts und links durch knöcherne Aussparungen der Wirbelbögen. In der hinteren Wurzel liegt vor dem Zusammenschluss mit der vorderen Wurzel das **Spinalganglion**, in dem sich die Zellkörper der sensiblen Nervenzellen befinden. Die Zellkörper der motorischen Nervenzellen liegen im Rückenmark.

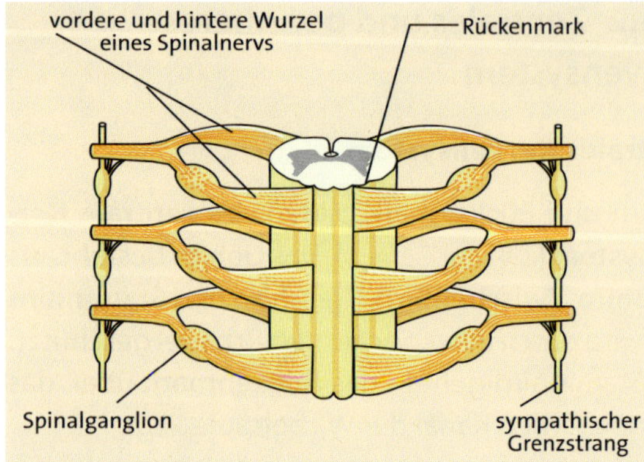

Abb. 18.7: Rückenmark und Spinalnerven

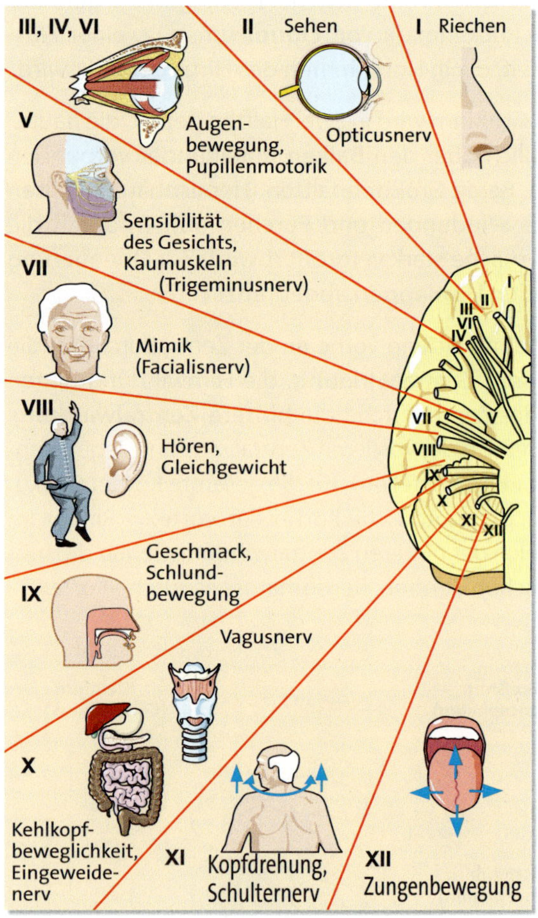

Abb. 18.8: Hirnnerven und Versorgungsgebiet

Es gibt 31 **paarige Spinalnerven**, deren Nervenfasern sich nach dem Austritt aus dem Wirbelkanal verflechten und neu zusammengesetzte Nerven bilden, z. B. den Ischiasnerv. Sie sind für die gesamte Bewegung und sensible Versorgung des Körpers zuständig.

Die **Hirnnerven** unterscheiden sich im Prinzip nicht von den Rückenmarksnerven, nur liegen ihre Zellkörper im Gehirn. Es gibt **12 Paar Hirnnerven**, die mit den Ziffern I–XII bezeichnet werden. Sie vermitteln die Empfindungen der Sinnesorgane, steuern die Betätigung der Kopf- und Augenmuskulatur und sind an der Funktion der inneren Organe beteiligt (Abb. 18.9).

18.1.3 Vegetatives Nervensystem

Das **vegetative Nervensystem** ist zuständig für die abgestimmte Tätigkeit der inneren Organe und damit z. B. für Atmung, Verdauung und Kreislauf, Temperaturregulation und Drüsentätigkeit. Die Nerven des vegetativen Nervensystems werden vom Hirn gesteuert, sind aber nicht vom Willen beeinflussbar.

Der **Sympathikus** (Abb. 18.9) beginnt in der grauen Substanz des Rückenmarks im Bereich der Brust- und der oberen Lendenwirbelsäule.

Die Nervenfasern verlassen das Rückenmark zusammen mit den Rückenmarksnerven. Von diesen trennen sie sich dann und geben in einem Nervenknoten ihre Impulse an eine weitere Zelle ab. Die miteinander verbundenen Nervenknoten bilden einen Strang, der neben der Wirbelsäule verläuft und **Grenzstrang** genannt wird. Von hier aus werden geflechtartig die inneren Organe einschließlich aller Drüsen und Gefäße versorgt. Das Geflecht von Nervenfasern, etwa in der Mitte des Bauchraums vor der Aorta, wird als **Solarplexus** (Sonnengeflecht) bezeichnet.

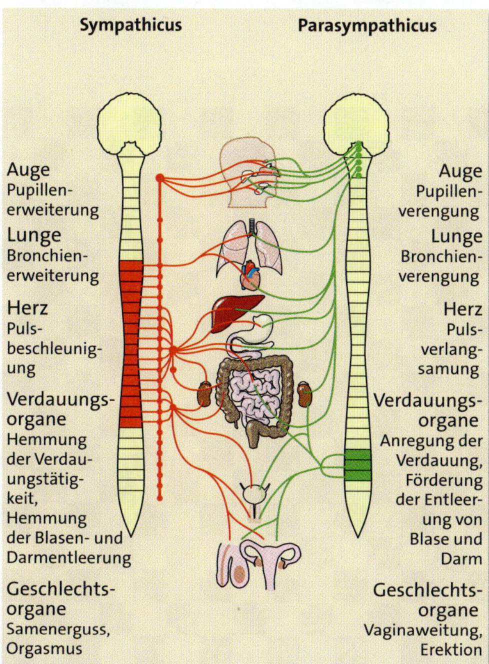

Abb. 18.9: Vegetatives Nervensystem

Die Zellen des **Parasympathikus** (Abb. 18.9) befinden sich im Stammhirn und im letzten Teil des Rückenmarks, dem Kreuzmark. Die Nervenfasern verlassen das Gehirn zusammen mit den Hirnnerven. Die Versorgung der Brust- und Bauchorgane erfolgt über den X. Hirnnerv, den N. vagus (lat. vagari = umherwandern). Beim parasympathischen System liegen die Nervenknoten, in denen eine Erregungsübertragung auf eine weitere Zelle erfolgt, in Organnähe oder in den Organwänden.

18.1.4 Leistungen des Nervensystems

Reizverarbeitung

Die Entwicklung der Sinne ist eine Anpassung des Menschen an seinen Lebensraum. Die **Sinnesorgane** reagieren auf Umweltreize wie Licht, Schall, Duft, Geschmack, Druck, Wärme, Kälte und Schmerz.

In den Sinnesorganen liegen spezialisierte **Sinneszellen** (spezialisierte Epithelzellen) mit besonderen **Rezeptoren**, die die Reize aufnehmen und weiterverarbeiten (Abb. 18.11). Reize aus dem eigenen Körper, z. B. über den Spannungszustand einzelner Muskeln (Muskeltonus) oder über die Stellung von Gelenken, werden von **Propriorezeptoren** wahrgenommen.

Reize bewirken, wenn sie stark genug sind, eine Erregung der Sinneszellen. Dadurch werden elektrische Impulse ausgelöst, die über sensible Nervenfasern zum Zentralnervensystem gelangen. Dort werden sie in den sensorischen Bereichen verarbeitet und entschlüsselt.

> **! Merke** Alle Informationen der Sinnesorgane sind stets Einzelinformationen, die erst im Gehirn zu einem Gesamteindruck, der **Wahrnehmung**, verarbeitet werden.

LF 1.3

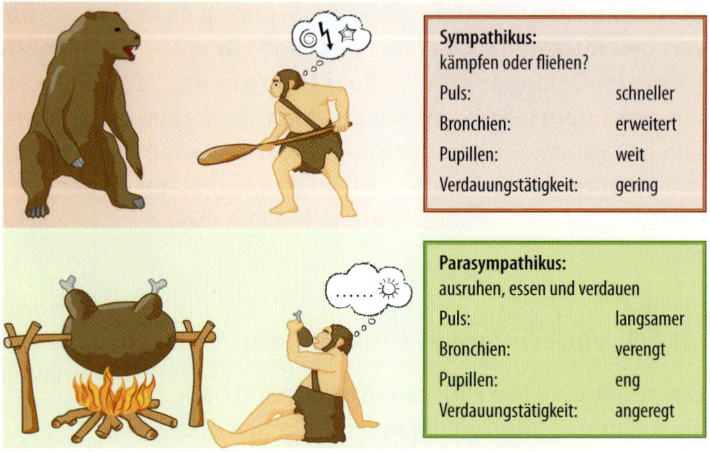

Abb. 18.10: Die Funktionen von Sympathikus und Parasympathikus

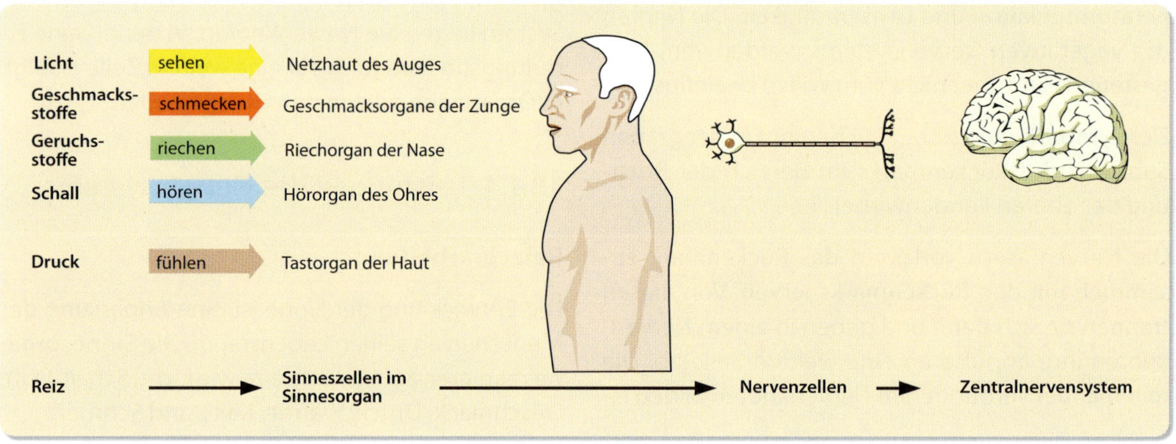

Abb. 18.11: Aufnahme und Weiterleitung von Sinneseindrücken

Wahrnehmung

Wahrnehmung ist ein subjektiver Prozess, der vielfältigen Einflüssen unterliegt (► LF 1.2, Kap. 1.1, S. 74). Sie hilft dem Menschen, sich an die Umwelt anzupassen. Die Deutung (Interpretation) von Sinnesempfindungen fließt in die Wahrnehmung mit ein. Je nachdem, wie eine Sinnesempfindung in die bisherigen Erfahrungen »eingebettet« wird, kann ein und die gleiche Situation von Menschen ganz unterschiedlich wahrgenommen werden. Ein Aspekt der Wahrnehmung ist auch das Erkennen von Mustern und die Übertragung in etwas bereits Bekanntes, sodass z. B. eine fremde Umgebung als vertraut empfunden wird. Das ermöglicht Orientierung und vermittelt Sicherheit.

Zu berücksichtigen ist, dass der Mensch nie ein exaktes Abbild der Umwelt erhält. So kennt das Sinnessystem z. B. »Kontrastverstärkung« und es gibt

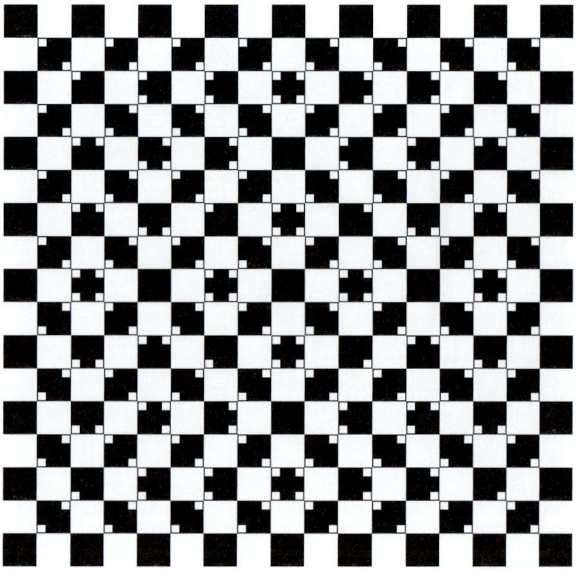

Abb. 18.12: Sind die Linien gerade oder gekrümmt?

für die Leistungen der einzelnen Sinnesorgane Wahrnehmungsschwellen und es sind Täuschungen möglich (Abb. 18.12).

Erregungsbildung, -leitung, -übertragung

Neuronen sind erregbare Zellen. Sie übertragen **elektrische Impulse** und können diese auch verändern, indem sie einen Verband bilden, das Nervensystem.

Wird eine Nervenzelle gereizt, verändert sich die Durchlässigkeit der Membran und Ionenkanäle öffnen sich. Der Austausch von Ionen führt, je nach Reizstärke, zu einer kurzfristigen Spannungsänderung, die entlang des Axons weiterläuft. Erreicht das Signal das Ende der Nervenfaser und die **Synapse**, wird ein **Neurotransmitter** (► LF 1.3, Kap. 3.3.4, S. 303) freigesetzt. Die Menge des Neurotransmitters hängt von der Stärke des elektrischen Signals ab. Der Transmitter diffundiert durch den **synaptischen Spalt** und gibt den Reiz an die nächste erregbare Zelle weiter.

Motorik

Jede **Muskelaktivität** beginnt mit einem Impuls in einer Nervenzelle der Großhirnrinde. Der Impuls geht über das Axon der Nervenzelle in das Rückenmark. Das Signal wird dort auf eine zweite Nervenzelle übertragen, deren Axon am entsprechenden Muskel an einer Muskelfaser in der **motorischen Endplatte** endet (► LF 1.3, Kap. 3.3.4, S. 304). Man spricht auch von einem **ersten** und **zweiten motorischen Neuron** (Abb. 18.13).

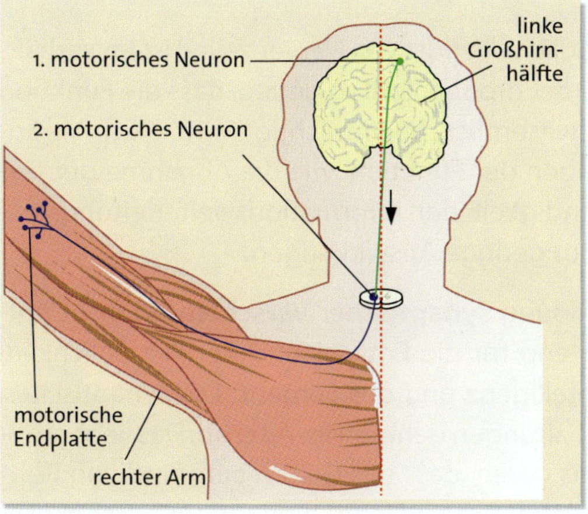

Abb. 18.13: Steuerung der Muskelaktivität

Der Weg von der vorderen Zentralwindung bis zum Muskel wird als Nervenbahn bezeichnet. Die von der rechten und der linken Hirnhälfte herabführende **Nervenbahn** wechselt in ihrem Verlauf im Bereich des verlängerten Marks im Stammhirn auf die Gegenseite – also von rechts nach links und umgekehrt: Sie kreuzt. Entsprechend sind die Hirnbezirke jeder Hirnhälfte für die entgegengesetzte Körperhälfte zuständig. Der Querschnitt des verlängerten Marks hat die Form einer auf der Spitze stehenden Pyramide, daher der Name **Pyramidenbahn** (Abb. 18.14).

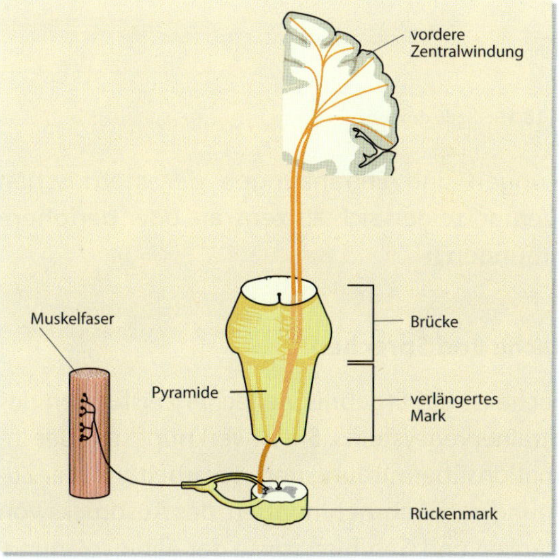

Abb. 18.14: Verlauf der Pyramidenbahn

Eine Bewegung wird zumeist willentlich vom Gehirn gesteuert. Es gibt aber auch **reflektorische Bewegungen** (Abb. 18.15). Wer auf einen Nagel tritt, zieht den Fuß automatisch – ohne nachzudenken – zurück, da die Information über den Schmerz als elektrische Erregung über die sensiblen Fasern zu einer Schaltstelle im Rückenmark gelangt, die das Signal sofort – ohne Umweg über das Gehirn – auf motorische Fasern überträgt. Diese erregen die entsprechenden Muskeln und der Fuß wird zurückgezogen. Gleichzeitig wird die Information an das Hirn weitergeleitet und dort als Schmerz verarbeitet.

Um dieses System zu überprüfen, werden bei ärztlichen Untersuchungen durch Beklopfen der Sehnen mit einem Reflexhammer **Reflexe** ausgelöst, z. B. am Knie.

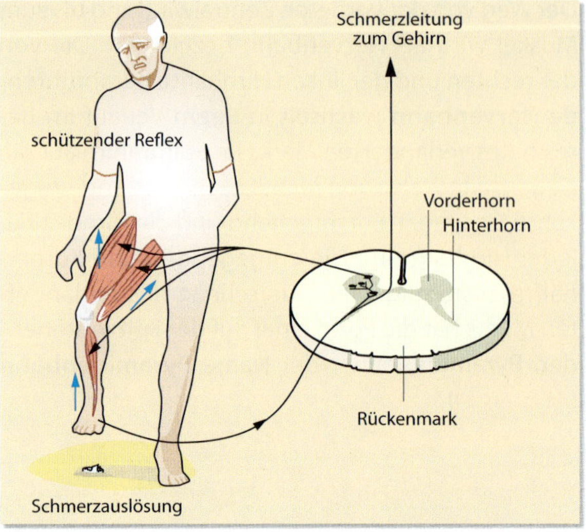

Abb. 18.15: Reflexbogen

Störungen und Erkrankungen der motorischen Steuerung zeigen sich als **zentrale** oder **periphere Lähmungen** (► LF 1.3, Kap. 18.4.3, S. 650).

Sprache und Sprechen

Sprache ist das Ergebnis vielfacher Leistungen des Zentralnervensystems. Sie ist verknüpft mit der Informationsübermittlung und -verarbeitung, der Zuordnung von Wahrnehmungen, des Ausdrucks von Gedanken und Gefühlen sowie der Alltagsplanung. Bei den meisten Menschen ist das Sprechen der **linken Gehirnhälfte** zugeordnet. Dies gilt auch für die Sachinhalte sprachlicher Informationen. Die Gefühlsinhalte, die über die Betonung oder den Rhythmus der Sprache verdeutlicht werden, werden in der **rechten Gehirnhälfte** umgesetzt.

Neben den Regionen der Hirnrinde sind auch tiefere Strukturen an der Sprache beteiligt, sodass von einem ausgedehnten **Nervennetzwerk** gesprochen wird. Die Benennung von Sprachzentren wie dem Broca-Zentrum und dem Wernicke-Areal hat bei der Einteilung von Sprachstörungen Bedeutung.

Unter **Sprechen** versteht man im engeren Sinne die Stimmproduktion und das Erzeugen von Tönen. Daran beteiligt sind Mund, weicher Gaumen, Kehlkopf und Atmung. Deren Koordination erfolgt über das **Kleinhirn.** Am Sprechen sind sowohl die Hirnnerven als auch die peripheren Nerven beteiligt.

Schlaf

Ausreichender **Schlaf** ist Voraussetzung für die körperliche und geistige Handlungsfähigkeit. Es wird vermutet, dass der Schlaf für die Stoffwechselregulation wichtig ist. Das Träumen dient zur Verarbeitung des Tagesgeschehens, zum Durchspielen von Handlungsalternativen und zur Verfestigung des über den Tag erworbenen Wissens.

Die Regulierung des Schlafs wird auf eine Region im Zwischenhirn zurückgeführt. Sie steuert in gewisser Abhängigkeit von der Umgebungshelligkeit den **Schlaf-wach-Rhythmus**, der ungefähr einer 24-Stunden-Periodik folgt. Dies gilt auch für andere körperliche Abläufe wie Blutdruck und Hormonausschüttung, sodass über den Tag verteilt Leistungsspitzen und -täler festzustellen sind.

Wie viel Schlaf gebraucht wird, ist von Mensch zu Mensch unterschiedlich. Untersuchungen deuten darauf hin, dass eine Nachtruhe von sieben bis acht Stunden am förderlichsten ist. Wann diese genommen wird, ist ebenfalls unterschiedlich. Es gibt einen **Eulentyp** und einen **Lerchentyp** (► LF 1.3, Kap. 1.8.1, S. 243), deren Aktivitätszeiten sich um bis zu zwei Stunden unterscheiden.

Während des Schlafs werden 90–120 Minuten lange **Schlafzyklen** (► LF 1.3, Kap. 1.8.1, S. 243) durchlaufen, die durch unterschiedliche Schlaftiefen gekennzeichnet sind. In den **Tiefschlafphasen** ist das Erwecken erschwert.

18.2 Altersveränderungen

Der tägliche Verlust von Nervenzellen ist im Verhältnis zu der großen Zahl so gering, dass die Funktion nicht wesentlich beeinträchtigt wird. Auch Veränderungen der Funktion, wie die Abnahme der Geschwindigkeit der Informationsweiterleitung, haben nur geringe Auswirkungen.

Die Bildung **synaptischer Verschaltungen** ist entscheidend für die Entwicklung der Persönlichkeit, der Intelligenz und des Lernens. Die synaptischen Verschaltungen nehmen im Alter ab. Das liegt größtenteils daran, dass das Gehirn aufgrund von Reizarmut und Vernachlässigung geistiger Anstrengungen unterfordert ist: »Wer rastet, der rostet.«

Die Veränderungen zeigen sich in den Bereichen Intelligenz, Gedächtnis und Lernfähigkeit. Das schnelle Erfassen von Zusammenhängen und das Anpassen an neue Situationen werden als **»flüssiges« Wissen**, Erfahrung als **»kristalline« Intelligenz** bezeichnet. Während die Fähigkeit zu schnellen Entscheidungen schon ab dem 30. Lebensjahr abnimmt, nimmt die Erfahrung stetig zu. In Spezialgebieten entwickelt sich der Mensch zum Experten und bleibt dies bis ins hohe Alter. Im Alter nimmt im Wesentlichen das **Kurzzeitgedächtnis** ab. Damit ist der Zugriff auf Informationen erschwert. Das **Langzeitgedächtnis** bleibt hingegen unverändert erhalten (► LF 4.2, Kap. 1.2, S. 1215).

Die **Lernfähigkeit** bleibt ebenfalls lebenslang erhalten. Allerdings wird durch die Einschränkung des Kurzzeitgedächtnisses das Lernen unter Zeitdruck schwerer und die Fähigkeit, mehrere Informationen gleichzeitig zu verarbeiten, ist herabgesetzt.

18.3 Psychosoziale Aspekte

Das Nervensystem schafft einen sinnvollen, aber auch gefühlsmäßigen Bezug des Menschen zu seiner Umwelt. Es ermöglicht durch die Verarbeitung der Wahrnehmungen eine realitätsbezogene Reaktion auf diese. Das Nervensystem **verbindet** körperliche und seelische Vorgänge, sodass bei Störungen immer auch der Bezug zwischen »innen« und »außen« berührt wird.

Sehr empfindsame Menschen fühlen sich häufig den äußeren Eindrücken gegenüber ausgesetzt, sie fühlen sich nicht als Handelnde. Sie reagieren dann empfindlich, was sich sprachlich in Redewendungen wie »Ich bin genervt« oder »Ich bin mit den Nerven am Ende« ausdrückt. Andere wiederum empfinden die gleiche Situation als Herausforderung und begrüßen sie freudig. Solchen Menschen wird gern nachgesagt, sie hätten »Nerven wie Drahtseile«.

Beide Aspekte sind jedoch wichtig und können nicht gegeneinander abgewogen werden. Sowohl die **Empfindlichkeit**, die positiv gefasst das Einfühlen in andere (Empathie) ermöglicht, als auch die Ruhe und **Gelassenheit**, die eine stabile »Stützung« des anderen möglich macht, sind Qualitäten, die nutzbringend in die Pflege von Menschen eingebracht werden können.

Krankheiten des Nervensystems werden wegen der Verknüpfung der körperlichen und der geistigen Dimension sowohl vom Menschen selbst als auch von den Pflegefachkräften anders erlebt als andere Erkrankungen. Sie erscheinen in ihrer Komplexität bedrohlicher und fordern ein größeres Verständnis für die Hintergründe. Ihre Auswirkungen werden nicht selten missdeutet.

LF 1.3

18.4 Krankheitsbilder

18.4.1 Neuralgien

Trigeminusneuralgie

Eine der häufigsten **Neuralgien** (Nervenschmerzen) ist die Störung im Bereich des **N. trigeminus** (V. Hirnnerv).

Symptome sind einseitige, heftigste, als messerstichartig beschriebene Gesichtsschmerzen, die nur jeweils Sekunden andauern. Ausgelöst werden sie z. B. durch Bewegungen des Mundes beim Sprechen, Kauen oder Schlucken, durch leichte Berührungen, z. B. beim Rasieren oder Zähneputzen. Dabei spricht man von **Triggerung**.

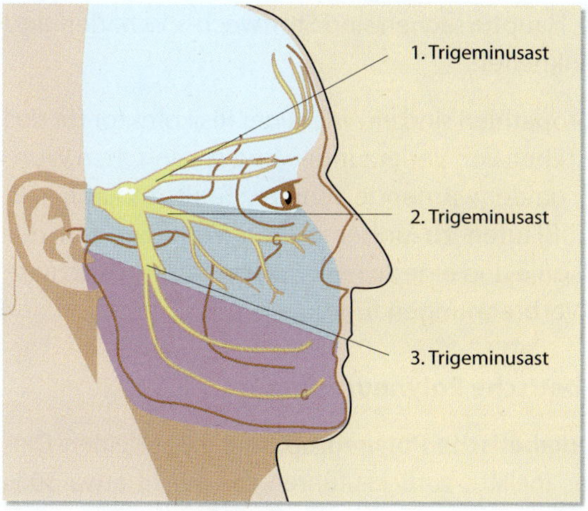

Abb. 18.16: Versorgungsgebiet des N. Trigeminus

Die **Ursache** bleibt oft unklar, gelegentlich ist sie Folge einer Entmarkung des Nervens wie bei der MS oder auch das Resultat eines Kontaktes des Nervens zu Gefäßschlingen.

Bei der Trigeminusneuralgie müssen die **Schmerzen** ausreichend gelindert werden. Die Betroffenen unterlassen sonst aus Angst vor Attacken alles, was die Schmerzen triggern könnte, waschen und rasieren sich also z. B. nicht das Gesicht. Übliche Schmerzmittel helfen meist nicht ausreichend.

Neuralgien können aufgrund der sehr heftigen Schmerzen oft zu Depressionen und Selbstmordgedanken führen.

Post-Zoster-Neuralgie

Als Folge der **Gürtelrose** (Herpes Zoster, ► LF 1.3, Kap. 16.4.5, S. 617) können die Schmerzen im betroffenen Areal fortbestehen. Dauern die Schmerzen länger als vier Wochen an, spricht man von einer **Post-Zoster-Neuralgie.** Sie muss von spezialisierten Schmerztherapeuten behandelt werden.

18.4.2 Neuropathien

Neuropathien sind Krankheiten des peripheren Nervensystems unterschiedlichster Ursache, bei denen sowohl motorische als auch sensible und vegetative Anteile betroffen sind. Sie gehen mit Muskelschwäche, Gefühlsstörungen und Fehlregulationen von Körperfunktionen einher. Wenn mehrere Nerven betroffen sind, spricht man von **Polyneuropathie.** Hauptursachen sind Stoffwechselschäden und -krankheiten.

Neuropathien sind ein wichtiger Risikofaktor für das Entstehen von Verletzungen und chronischen Wunden, da der warnende Schmerz fehlt. So kann z. B. Barfußlaufen zu unbemerkten Verletzungen der Fußsohle und eine zu heiße Wärmflasche zu schweren Verbrennungen führen.

Diabetische Polyneuropathie

Die **diabetische Polyneuropathie** ist auf einen Diabetes mellitus zurückzuführen. Sie macht etwa 30 % aller Polyneuropathien aus. 60–90 % aller Diabetiker sind davon betroffen. Die Erkrankung entsteht durch chronische Gefäßveränderungen und daraus folgende Durchblutungsstörungen, die die Nerven schädigen.

Alkoholische Polyneuropathie

Die **alkoholische Polyneuropathie** entsteht meist durch Schädigung der Nerven durch den toxischen Alkohol. Doch auch ein Zink- und Vitamin-B1-Mangel, der häufig mit dem Alkoholmissbrauch einhergeht, kann ihr zugrunde liegen. Mögliche Beschwerden reichen von leichten Gefühlsstörungen, vorwiegend an den Füßen und Beinen, bis zu stärkeren Schmerzen, Wadenkrämpfen und Lähmungen.

Charakteristisch für eine alkoholische Polyneuropathie ist, dass der für das Heben des Fußes zuständige Unterschenkelmuskel – das Versorgungsgebiet des **N. peronaeus** – gelähmt ist. Vorfuß und Zehen können nicht mehr aktiv angehoben werden, was zu einem sogenannten Steppgang führt, da der betroffene Fuß extrem angehoben werden muss. Die Schäden und ihre Folgen können teilweise oder vollständig rückgebildet werden, wenn auf Alkohol verzichtet und die Ernährung und Vitaminzufuhr normalisiert werden.

18.4.3 Lähmungen

Von einer Lähmung spricht man, wenn die Funktion eines Körperteils vermindert ist oder ausfällt. Die Folgen sind Bewegungseinschränkungen oder Bewegungsunfähigkeit. Im Falle einer Einschränkung der Funktion spricht man von einer **Parese**, bei aufgehobener Funktion von einer **Plegie**.

Man unterscheidet

- die **zentrale Lähmung**, bei der das 1. motorische Neuron geschädigt ist, das von der Hirnrinde über die Pyramidenbahn bis ins Rückenmark läuft. Hauptmerkmale sind die Entwicklung einer **Spastik** (erhöhter Tonus), **gesteigerte Eigenreflexe** sowie ein **Erhalt der Muskelmasse**.
- die **periphere Lähmung**, bei der das 2. motorische Neuron geschädigt ist, das vom Rückenmark bis zur motorischen Endplatte läuft. Hauptmerkmale sind eine **schlaffe Muskulatur** (erniedrigter Tonus), **erloschene Eigenreflexe** und **Muskelatrophie** (Abbau der Muskelmasse) (► LF 1.3, Kap. 1.9.4, S. 275).

Beispiel für eine zentrale Lähmung ist die **Halbseitenlähmung** bei **Schlaganfall** (► LF 1.3, Kap. 18.4.8, S. 655).

Fazialisparese

Beispiel für eine periphere Lähmung ist die einseitige Lähmung im Versorgungsgebiet des **N. fazialis** (VII. Hirnnerv), die **Fazialisparese**. Ohne wesentliche Vorzeichen kommt es zu einer Lähmung der **Gesichtsmuskulatur** mit unvollständigem Lidschluss, schlaffer Gesichtsmuskulatur und hängendem Mundwinkel. Ein Runzeln der Stirn ist nicht möglich.

Ursache können Borrelieninfektionen nach Zeckenstich, aber auch Nerventumoren, Zugluft (selten) oder virale Infektionen des Ohrs sein. Häufig lässt sich keine Ursache finden.

Besonders das Trinken fällt Betroffenen schwer. Bei unzureichendem Lidschluss muss das Auge durch einen Uhrglasverband vor Austrocknung und Infektionen geschützt werden. Die Fazialisparese behandelt man mit hochdosiertem Kortison und Krankengymnastik.

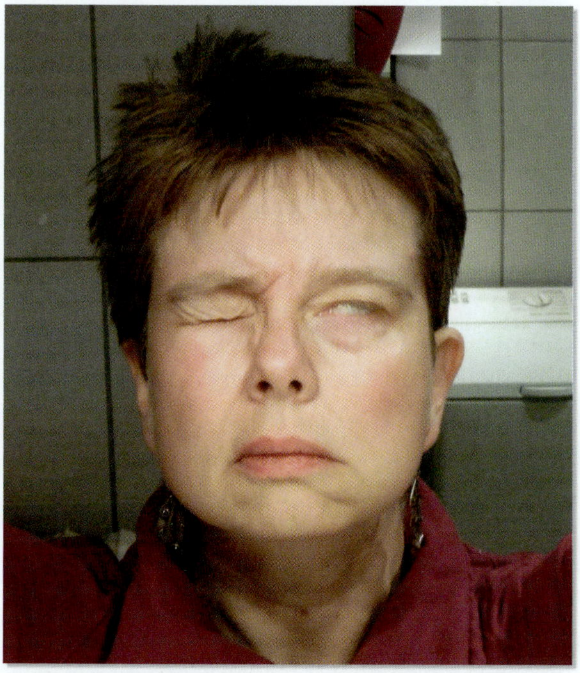

Abb. 18.17: Die Chancen für eine vollständige oder weitgehende Rückbildung bei einer Faszialisparese sind gut.

18.4.4 Amyotrophe Lateralsklerose

Die **amyotrophe Lateralsklerose** (ALS) ist eine bekannte, aber seltene Erkrankung des motorischen Nervensystems. Die Ursache ist nach wie vor ungeklärt. Wie bei der Multiplen Sklerose wird eine Autoimmunreaktion vermutet, bei der Viren eine Rolle spielen könnten.

Zu Beginn der Erkrankung wird oft die Handmuskulatur schwach und atrophisch. Damit verbunden sind Krämpfe und blitzartige Zuckungen von Muskelbündeln, die **Faszikulationen** – zunächst in den Armen, dann auch im Schultergürtelbereich. Deutlich seltener beginnt die Krankheit im Bereich der unteren Extremitäten, wo zunächst eine Fußheberschwäche auffällt. Als Vorzeichen können ein leicht erhöhter Muskeltonus, die **Spastizität** und gesteigerte Reflexe auftreten. Immer kommt es zu Störungen der Sprache, der **Dysarthrie**, bis zur völligen Aufhebung der Sprechfähigkeit und des Schluckakts, der **Dysphagie**, durch unwillkürliche Zuckungen, später Lähmung der Zungenmuskulatur.

Die Krankheit kann nicht gestoppt werden. Mit Medikamenten lässt sich die Lebenserwartung etwas verlängern. Die Betroffenen erleben das Fortschreiten der Erkrankung bei vollem Bewusstsein. Deshalb ist die Pflege hinsichtlich der Beziehungsgestaltung sehr anspruchsvoll. Betroffene sollten zusätzlich psychologisch betreut werden. Wenn die Atemfunktion weiter abnimmt, kommt es nach ca. zwei bis fünf Jahren zum Tod durch unzureichende Sauerstoffversorgung.

18.4.5 Parkinsonkrankheit

Bei der **Parkinsonkrankheit** (Morbus Parkinson) sind Bereiche der Stammganglien gestört. Diese Bereiche oder Zentren werden als **extrapyramidales System** bezeichnet, da ihre Nervenzellen außerhalb und unabhängig von der Pyramidenbahn angeordnet sind. Hier wirken verschiedene Zellverbände anregend oder dämpfend auf die Bewegung ein. Die Neurotransmitter Acetylcholin und Dopamin steuern diesen Prozess. Bei der Parkinsonkrankheit sterben vermehrt Neuronen ab, die Dopamin produzieren. Es kommt zu einem **Dopamin-Mangel** und damit einer Störung des Gleichgewichts, das eigentlich flüssige Bewegungen ermöglicht.

In Deutschland leiden über 300 000 Menschen an der Parkinsonkrankheit. In der Altersgruppe über 65 Jahre sind es ca. 2 %. Bei den meisten Erkrankten ist eine spezielle Ursache nicht herauszufinden. Die Krankheit beginnt nicht selten einseitig betont und schreitet mit der Zeit fort. Männer sind häufiger betroffen als Frauen.

Als **Parkinson-Syndrom** bezeichnet man die späte Folge von Hirninfektionen oder -verletzungen, Tumoren oder Durchblutungsstörungen und die Folgen der Einnahme unterschiedlicher Medikamente wie Neuroleptika sowie Vergiftungen, z. B. durch Blei.

Symptome

Die Symptome sind vielfältig, müssen aber nicht alle vorhanden sein. Dazu gehören (►LF 1.3, Kap. 18.5.1, S. 659 f.):

- **Hypokinese** (Bewegungsarmut)
- **Rigor** (erhöhte Muskelspannung)
- **Tremor** (Zittern)
- Störungen des vegetativen Nervensystems

Im Vordergrund der Erkrankung steht fast immer die **Beeinträchtigung der Bewegungsautomatik**. Plötzlich auftretende Bewegungen, wie z. B. beim Stolpern, können nicht schnell genug aufgefangen werden. Der Versuch, das Gleichgewicht mit zu kleinen und langsamen Schritten wiederherzustellen, misslingt häufig. Auch die **Sprache** ist verändert. Sie ist verlangsamt, weniger fließend und verwaschen. Eine neu auftretende vornübergebeugte Haltung und ein trippelnder Gang sollten abgeklärt werden.

Als **paradoxe Reaktion** wird erlebt, dass Menschen mit Morbus Parkinson unter dem Einfluss heftiger Emotionen kurzfristig rasch gehen oder flüssig und lebhaft sprechen können.

Psychische Symptome treten in sehr unterschiedlicher Ausprägung fast immer auf. Vor allem sind die psychischen Abläufe – ähnlich wie die Motorik – verlangsamt und die Betroffenen müssen sich gewissermaßen zum Denken zwingen. Die Kranken sind oft stimmungslabil und überempfindlich. Viele leiden an einer Depression. In etwa einem Drittel der Fälle entwickelt sich gleichzeitig eine ausgeprägte Hirnleistungsstörung bis hin zur Demenz (Depression und Demenz ►LF 1.3, Kap. 20.4.4, S. 703 und Kap. 8, S. 391).

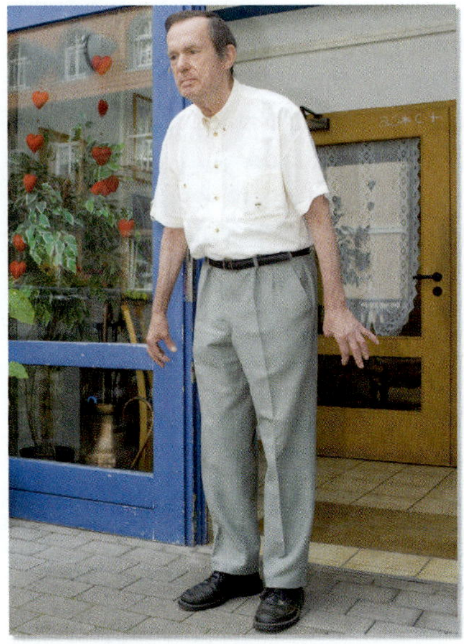

Abb. 18.18: Haltung bei Morbus Parkinson

Therapie

Häufigster therapeutischer Ansatz bei der Parkinsonkrankheit ist die Gabe von **L-Dopa**, einer Vorstufe des Dopamins, das die Blut-Hirn-Schranke überwindet und im Gehirn zu Dopamin umgebaut wird. So kann die **Bewegungsarmut** aufgehoben werden. Der Effekt ist bei 50–80 % der Fälle sehr gut bis befriedigend. Bei lang andauernder Medikation und wenn die Dosis zu rasch gesteigert wird, sind jedoch bei mehr als der Hälfte der Kranken **psychotische Episoden**, vor allem Verwirrtheitszustände, zu beobachten.

Bei drei Viertel der behandelten Betroffenen kommt es zu **Fehlbewegungen**, d. h. zu unwillkürlichen Bewegungen sowohl der Mundpartie als auch der Gliedmaßen. Sie stören gelegentlich die Umgebung mehr als den Betroffenen selbst, können aber auch so ausgeprägt sein, dass der Kranke nicht mehr richtig gehen, essen oder sprechen kann.

Ebenfalls häufig sind **On-off-Phänomene**. Damit wird ausgedrückt, dass der Kranke zeitweilig gut beweglich ist (on), dann plötzlich aber in einen Zustand der Bewegungslosigkeit verfällt (off), der nach Minuten bis Stunden ebenso plötzlich beendet sein kann. Die Bewegungslosigkeit kann den Kranken sehr gefährden, wenn die Atmung eingeschränkt ist, und wird als **Parkinson-Krise** bezeichnet.

Häufig wird zusätzlich oder im Anfangsstadium eine Substanz eingesetzt, die den Dopamin-Abbau im Hirn vermindert. Ein weiterer Ansatz besteht in der Gabe von Medikamenten, die die körpereigene Dopamin-Produktion fördern, sowie von Substanzen, die den Effekt von Acetylcholin hemmen. Die Hirnschrittmachertherapie wird eher selten genutzt, die Stammzelltherapie ist noch experimentell.

Die Parkinsonkrankheit führt nach wie vor zu fortschreitenden Beeinträchtigungen und innerhalb einiger Jahre zur Pflegebedürftigkeit (► LF 1.1, Kap. 1.5.1, S. 15).

✓ **Tipp** Unterstützung finden Parkinsonkranke in Selbsthilfegruppen. Gemeinsame Aktivitäten, Gedanken- und Informationsaustausch helfen, mit der Erkrankung besser fertig zu werden. Informationen dazu bietet u. a. die Deutsche Parkinson Vereinigung e. V. (www.parkinson-vereinigung.de).

18.4.6 Multiple Sklerose

Die **Multiple Sklerose** (MS, Encephalomyelitis disseminata, ED) ist eine entzündliche Erkrankung des zentralen Nervensystems. Sie ist durch **herdförmige Schäden**, die Läsionen, in Gehirn und Rückenmark gekennzeichnet. Im Bereich dieser Herde sind die **Hüllzellen** (Oligodendrozyten) der Nervenfasern zerstört.

Die Neuronen sind kurzstreckig, aber gehäuft völlig von der umgebenden Isolierschicht, der Myelinscheide, befreit. An diesen Stellen fehlt also die Isolierschicht und die Erregungsleitung ist gestört – ähnlich einem nackten Elektrokabel. Die Störungen der Erregungsleitung führen zu Ausfallerscheinungen in Form von **Lähmungen** oder **Sensibilitätsstörungen**.

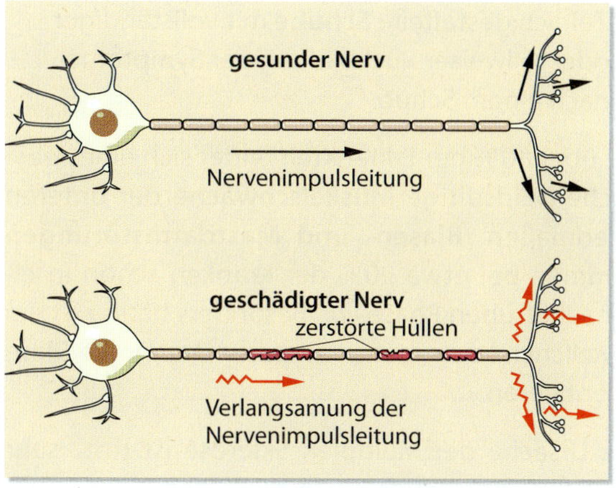

Abb. 18.19: Zerstörte Hüllzellen bei Multipler Sklerose.

Die ersten Symptome treten in zwei Drittel der Fälle bei **jungen Erwachsenen** auf. Häufig finden sich einzelne, über viele Jahre gestaffelte Krankheitsschübe. Diese dauern jeweils einige Wochen. In späteren Phasen schreitet dann die Behinderung, besonders die Spastik der Muskulatur, fort – auch ohne fassbare neue Krankheitsschübe. Es gibt allerdings auch Fälle, in denen Betroffene nach relativ kurzer Zeit schwerstpflegebedürftig werden. Gutartige Formen mit nur geringer Beeinträchtigung über Jahrzehnte sind auch möglich. Wenn die Krankheit nach dem 50. Lebensjahr beginnt, verläuft sie oft kontinuierlich und schreitet rasch fort. Der Tod bei Multipler Sklerose tritt oft durch Atemlähmung ein.

Typische Symptome der Krankheit sind:

- Störungen an verschiedenen Organen wegen unterschiedlicher Lokalisation der Krankheitsherde im Zentralnervensystem. Zunächst kann es zu einer **Lähmung der Augenmuskeln** und ein Jahr später zu einer **Störung beim Wasserlassen** kommen.
- Sehstörungen in Form von Doppelbildern, einseitige, innerhalb weniger Tage auftretende sehr starke **Sehschwäche**. Auch **Augenschmerzen** und **Lichtsensationen** bei Augenbewegung oder Schmerzen im Bereich des Trigeminusnervs sind möglich.
- Störungen der **Sensibilität** und der **Koordination** der Bewegungen.

- Zeitlich gestaffelte **Schübe** mit vollständiger oder teilweiser Rückbildung der Symptome nach einem Schub.

Bei über 80 % der Erkrankten findet sich eine **spastische beidseitige Muskelschwäche** der unteren Gliedmaßen. **Blasen- und Mastdarmstörungen** kommen bei etwa 20 % der Kranken schon in einer sehr frühen Phase vor. Besonders häufig ist ein plötzlicher, kaum beherrschbarer Drang, die Blase zu entleeren.

Die Ursache der Multiplen Sklerose ist trotz sehr intensiver Forschung noch nicht genau bekannt. Man geht davon aus, dass es sich um eine **Autoimmunkrankheit** handelt, d.h. eine Störung des Immunsystems, die gegen eigenes Gewebe gerichtet ist.

Ziel der **medikamentösen Therapie** ist eine dem Krankheitsverlauf angemessene Immunsuppression: Im akuten Schub mit hochdosiertem Cortison, zur Schubprophylaxe mit Interferonen oder anderen Immunsuppressiva. Mit diesem Vorgehen gelingt es immer besser, den Grad und die Geschwindigkeit der krankheitsbedingten, zunehmenden Behinderung positiv zu beeinflussen. Trotz intensiver Forschung ist es aber bislang nicht gelungen, eine Rückbildung bereits eingetretener Schäden oder gar eine Heilung zu erzielen. Zur Behandlung der Spastik werden häufig muskelerschlaffende Substanzen, die Spasmolytika, eingesetzt. Physikalische Therapie und die Krankengymnastik spielen eine wichtige Rolle.

18.4.7 Epilepsie

Die **Epilepsie** ist eine Krankheit, bei der es plötzlich zu einer krankhaften Synchronisation der elektrischen Hirnaktivität kommt. Diese zeigen sich in **Krämpfen** der Muskeln des Bewegungsapparats. Das menschliche Gehirn ist grundsätzlich krampffähig und kann bei entsprechender Reizeinwirkung mit epileptischen Anfällen antworten.

Auslöser **innerhalb des Gehirns** können sein:

- angeborene Anomalien
- Verletzungen
- Infektionen
- Gefäßstörungen
- Hirntumoren
- Zelluntergänge aus verschiedenster Ursache, z.B. Schlaganfall

Ursachen **außerhalb des Gehirns** können sein:

- Sauerstoffmangel
- Stoffwechselstörungen, z.B. Hypoglykämie
- Wirkung von Giften wie Alkohol
- physikalische Reize, z.B. Stroboskoplicht
- psychische Faktoren wie Stress

Großer Anfall

Der **große Anfall** (Grand-Mal) ist die bekannteste Form der Epilepsie. Er betrifft das ganze Gehirn. Es kommt zunächst zu einem Vorstadium mit subjektiven, dem Anfall vorausgehenden Wahrnehmungen, der **Aura**. In diesem Zustand ist der Mensch reizbar, angespannt und hat Angst. Der Anfall setzt dann blitzartig ein. Der Mensch stürzt zu Boden, wobei es zu ernsthaften Verletzungen kommen kann. Das Gesicht ist verzerrt, die Pupillen sind weit und lichtstarr, die Haut ist blass. Die Verkrampfung der Atemmuskulatur führt zu Sauerstoffmangel und dadurch zu einer Zyanose.

Dieser Zustand dauert nur einige Sekunden und geht über in ein Stadium, in dem **rhythmische Zuckungen** auftreten, die über den ganzen Körper laufen. Schaum tritt vor den Mund und es kann zum Zungenbiss kommen. In diesem Stadium sind Urin- und Stuhlabgang häufig. Die Zuckungen dauern meist ein bis drei Minuten. Danach folgt ein Erschöpfungsstadium, in dem der Betroffene in einen Tiefschlaf fällt, der über Stunden andauern kann.

Sinnvolle Erstmaßnahme ist das Hinlegen des Menschen mit weicher Lagerung des Kopfes, um Verletzungen zu vermeiden. Wegen der Gefahr von Knochenbrüchen sollte nicht versucht werden, den Krampfenden festzuhalten. Da der Zungenbiss fast immer gleich zu Beginn auftritt und erhebliche Verletzungsgefahr bei ihrer Platzierung besteht, sind Beißkeile, z.B. ein Gummikeil oder eine Zeitung, nicht mehr üblich. Auf keinen Fall die Finger zwischen die Zähne bringen: Amputationsgefahr!

Jede Form epileptischer Anfälle kann in Serien auftreten. Folgen sie so dicht aufeinander, dass dazwischen keine Erholung möglich ist, liegt ein **Status**

epilepticus vor. Dieser Zustand kann unbehandelt zur Herz- und Kreislauf-Erschöpfung und zum Tod führen. Als Folge des Sauerstoffmangels im Gehirn, der während des Anfalls herrscht, kann es zu psychischen Störungen und einem geistigen Abbau kommen. Durch frühzeitige Diagnose und Behandlung sind diese Entwicklungen größtenteils zu verhüten.

Fokaler Anfall

Anfälle, die nur Teile des Hirns betreffen, werden **fokale Anfälle** (lat. fokus = Herd, Brennpunkt) genannt. Bei erhaltenem Bewusstsein treten einseitige Gefühlsstörungen oder Zuckungen, z.B. des Fingers, des Fußes oder des Gesichts, oder Wahrnehmungsstörungen, wie Halluzinationen von Stimmen, Geräuschen oder Gerüchen, auf. Diese Anfälle beginnen meist begrenzt, können sich dann aber über die ganze Extremität oder den ganzen Körper zu einem großen Anfall ausbreiten.

Psychomotorischer Anfall

Bei einem **psychomotorischen Anfall** erlebt der Betroffene ein plötzliches Gefühl der Unwirklichkeit, Fremdheit oder Angst, es kommt zu Geruchs-, Geschmacks- und Hörhalluzinationen. Unter fortschreitender Bewusstseinseinengung bis zum Bewusstseinsverlust treten automatische Bewegungen wie Schmatzen, Kauen, Schnüffeln, Husten oder z.B. Nestel- oder Zupfbewegungen an der Kleidung auf. Gleichzeitig treten Symptome auf, die auf eine Mitbeteiligung des vegetativen Nervensystems zurückzuführen sind: Augenverengung oder -erweiterung, Erblassen oder Erröten, Schweißausbruch, Speichelfluss, Harn- und Stuhldrang. Die Anfälle dauern bis zu zwei Minuten.

Absencen

Absencen (Abwesendsein) bleiben häufig länger unbemerkt. Die Betroffenen unterbrechen einen Satz oder eine Tätigkeit für Sekunden, schauen durch ihr Gegenüber hindurch. Genauso unvermittelt machen sie dann wieder weiter.

Die Therapie der Epilepsie besteht in der Vermeidung der Auslösefaktoren sowie dem Einsatz dämpfender Medikamente. Es muss nun dabei auf die korrekte und regelmäßige Einnahme der Medikamente geachtet werden. Hierunter kommt es häufig zu einer völligen Anfallsfreiheit (► LF 1.3, Kap. 7.5.1, S. 379).

18.4.8 Schlaganfall (Apoplex)

In Deutschland starben 2012 64000 Menschen an den Folgen des Schlaganfalls (Apoplexie). Weltweit sind sie die zweithäufigste Todesursache. In Deutschland ereignen sich ca. 270000 Schlaganfälle pro Jahr. Bei Weitem die häufigste Ursache ist eine **Minderdurchblutung** des Gehirns mit Absterben des Hirngewebes, dem **Infarkt**. Dieser kann auf mehreren Wegen zustande kommen:

LF 1.3

- **Verschluss einer Hirnarterie** durch **Embolie** (Abb. 18.19). Ausgangspunkt sind Blutgerinnsel in den Halsschlagadern bei Arteriosklerose (► LF 1.3, Kap. 11.4.1, S. 460), häufig auch Blutgerinnsel im linken Vorhof oder in der linken Herzkammer als Folge einer Herzrhythmusstörung, z.B. Vorhofflimmern oder Vorhofflattern, oder eines Klappenfehlers.
- **Thrombose** (► LF 1.3, Kap. 11.4.2, S. 462) in einer arteriosklerotisch veränderten **Hirnarterie.** Sie tritt besonders dann ein, wenn die Durchblutung durch nächtlichen Blutdruckabfall zusätzlich verschlechtert ist, aber auch als Folge ungenügender Flüssigkeitsaufnahme mit einer Erhöhung der Gerinnungsfähigkeit des Blutes.
- **Blutungen**, die Druck auf das Hirngewebe ausüben. Die Ursachen sind bestehende arteriosklerotische Veränderungen der Hirngefäße, häufig als Folge eines lange bestehenden Bluthochdrucks, seltener Aneurysmen, meist an-

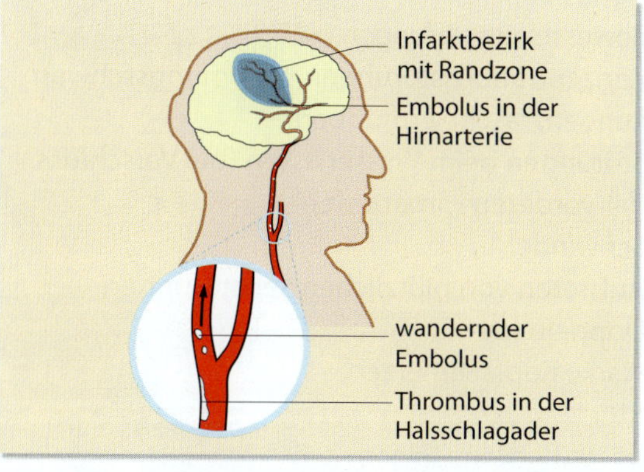

Abb. 18.20: Schlaganfall durch Embolie

geborene Gefäßaussackungen oder Tumoren. Ein krisenhaft gesteigerter Blutdruck oder eine Drucksteigerung beim Husten oder Pressen führt dann zum Platzen eines Gefäßes.

LF 1.3

Die Durchblutungsstörung findet sich am häufigsten im Versorgungsgebiet der **mittleren Hirnarterie.** Damit betrifft sie die Großhirnrinde im Bereich der Schläfe, also in dem Bereich, in dem die Muskeln des Bewegungsapparates gesteuert werden, und im Bereich der linken Hirnhälfte, wo wesentliche Areale der Sprachverarbeitung liegen.

Der Schlaganfall ist durch eine plötzliche, meist im Schlaf oder aus vollem Wohlbefinden heraus auftretende **Hirnleistungsstörung** charakterisiert. Ist ein größerer Hirnbereich minderdurchblutet, kann der Betroffene auch bewusstlos werden.

Symptome

Häufige Symptome sind (►LF 1.3, Kap. 18.5.1, S. 659 ff.):

- Zentrale Lähmung, z.B. Hemiplegie (vollständige Halbseitenlähmung), die auch die entsprechende Gesichtshälfte betreffen kann. Die Gesichtszüge zeigen einen deutlichen Seitenunterschied, der Mundwinkel hängt herab.
- Ataxie und Spastik
- Schluckstörungen (►LF 1.3, Kap. 13.4.2, S. 511) Weil der Schluckvorgang ein hohes Maß an Koordination erfordert, treten Schluckstörungen bei neurologischen Erkrankungen sehr häufig auf.
- Dysarthrie
- Aphasie
- Apraxie
- Neglect
- Agnosie
- Bewusstseinsstörungen (►LF 1.3, Kap. 1.4.1, S. 156)
- Konzentrationsstörungen, Stimmungsschwankungen, rasche Ermüdbarkeit
- Störungen beim Wasserlassen (bei Verschluss der vorderen Hirnarterie)
- Schwindel
- Auftreten von plötzlichen Sehstörungen
- Doppelbilder
- starke Kopfschmerzen

Therapie

Da das Hirngewebe bei Minderdurchblutung sehr schnell Schaden nimmt, sind einer wirksamen Therapie enge zeitliche Grenzen gesetzt.

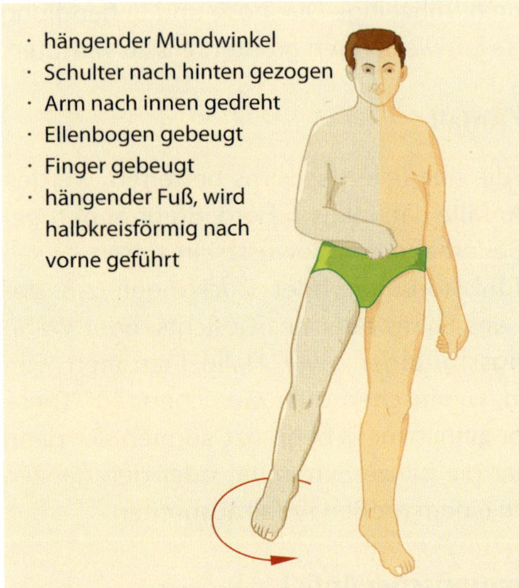

Abb. 18.21: Halbseitenlähmung nach Schlaganfall

> **! Merke** Wie der Herzinfarkt ist der Schlaganfall ein Notfall, der sofort im Krankenhaus behandelt werden muss!

Wurde mit entsprechender Diagnostik ein Gefäßverschluss festgestellt, wird das Gerinnsel medikamentös aufgelöst und der Blutfluss wiederhergestellt. Bei frischen Verschlüssen kann im Einzelfall auch eine operative Eröffnung versucht werden. Für die gezielte Akutbehandlung des Schlaganfalls gibt es mittlerweile an vielen Krankenhäusern spezielle Abteilungen, die **Stroke Units**.

Die Maßnahmen zur **Vermeidung eines Schlaganfalls** richten sich nach seinen Ursachen:

- Bei vorliegender Arteriosklerose wird versucht, die Thrombenbildung durch Gabe von **Thrombozytenaggregationshemmern** wie Azetylsalizylsäure und Clopidogrel zu verhindern.
- Der **Herzrhythmus** wird medikamentös stabilisiert. Geht das nicht, wird die Blutgerinnung mit oralen Antikoagulantien gehemmt.
- Einengungen der Halsschlagadern werden in ausgewählten Fällen **operativ erweitert.**

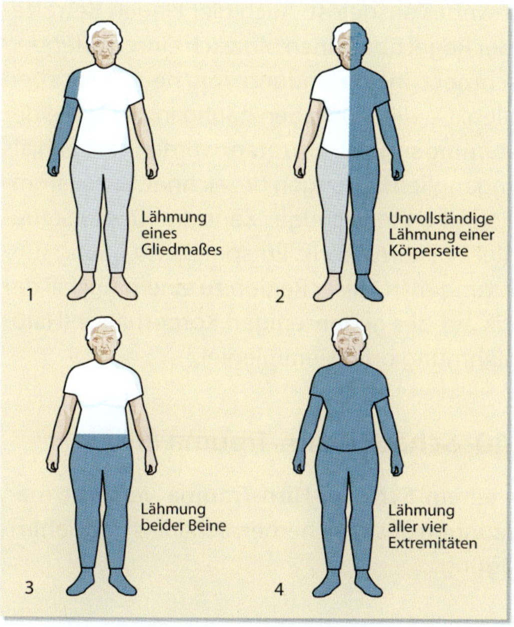

Abb. 18.22: 1 Monoparese, 2 Hemiparese, 3 Paraparese, 4 Tetraparese

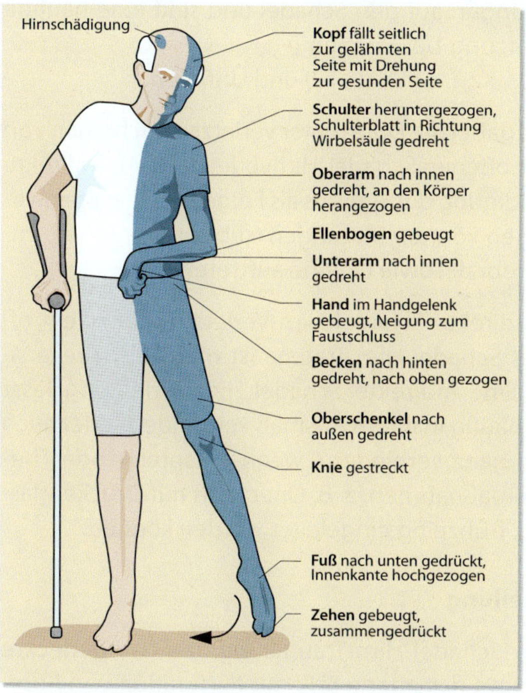

Abb. 18.23: Typische Haltung des Schlaganfallpatienten

Flüchtige Durchblutungsstörungen (TIA)

Etwa jeder dritte Schlaganfall kündigt sich durch **flüchtige Durchblutungsstörungen** des Gehirns an, die **transitorischen ischämischen Attacken** (TIA). Die häufigste Ursache sind kleine Thromben, die sich aus größeren Hirngefäßen lösen. Es treten kurz dauernde Hirnleistungsstörungen von unbestimmtem Charakter auf oder kurze örtlich genau festzulegende Ausfälle. Die Betroffenen können kurz das Bewusstsein verlieren und erwachen dann eventuell mit Lähmungen. Sie sind über einige Stunden verwirrt, haben Wortfindungsstörungen, ein Arm oder Bein ist vorübergehend geschwächt. All diese Symptome können schon wieder verschwunden sein, wenn die Pflegefachkraft oder der Arzt eintrifft. Wichtig ist daher, dem Menschen genau zuzuhören und von der Richtigkeit seiner Beobachtungen oder denen der Bezugsperson auszugehen und eine sofortige Abklärung in einer Klinik zu veranlassen.

LF 1.3

! Merke Folgende **Warnzeichen** erfordern eine Notfallversorgung in einer Klinik:

- plötzliche Schwäche oder Gefühlsstörung in Gesicht oder Arm
- plötzlicher Verlust der Fähigkeit zu sprechen oder Sprache zu verstehen
- plötzliche einseitige Sehstörungen
- vorübergehende Doppelbilder
- plötzlich auftretende, sehr heftige Kopfschmerzen
- plötzlich auftretender Schwindel und Gangunsicherheit

18.4.9 Intrakranielle Blutungen

Als **intrakranielle Blutung (ICB)** bezeichnet man eine venöse oder arterielle Blutung innerhalb des Schädels. Intrakranielle Blutungen können an unterschiedlichen Stellen und aus unterschiedlichen Gründen auftreten. Häufig liegt die Blutungsquelle zwischen den Hirnhäuten. Entsteht die Blutungsquelle im Gehirngewebe selbst, wird dies als **intrazerebrale Blutung** bezeichnet.

Durch den durch die Blutung entstandenen Bluterguss gerät das Hirngewebe unter Druck und wird geschädigt. Folgen davon können Funktionsstörungen im betroffenen Gebiet und das Absterben von

Hirngewebe (sog. hämorrhagischer Infarkt) sein. Blutungen können zu einem erhöhten intrakraniellen Druck und dadurch zum Tod führen.

Epiduralblutung

Bei der **Epiduralblutung** (epidural = über der Dura) liegt die Blutungsquelle zwischen der Dura mater (äußere Hirnhaut) und dem Schädelknochen. Sie wird meistens durch Traumen und Einrisse der Arteria meningea ausgelöst. Da es sich um ein arterielles Blutgefäß handelt, besteht die Gefahr einer rasch entstehenden Druckwirkung auf das Gehirn, die ohne schnelle Behandlung zum Tode des Betroffenen führen kann. Bei rechtzeitiger operativer Behandlung ist dagegen die Prognose sehr gut.

Subduralblutung

Bei der **Subduralblutung** (subdural = unter der Dura) liegt die Blutungsquelle zwischen der Dura mater und der Arachnoidea (mittlere Hirnhaut). Sie wird in den meisten Fällen durch Traumen bei Einriss der sogenannten Brückenvenen (Vena pontis) ausgelöst. Auch diese Blutung kann eine raumfordernde Wirkung entfalten, so dass eine operative Entlastung notwendig sein kann. Die Prognose des akut subduralen Hämatomes ist schlechter als beim EDH und hängt entscheidend von der Vermeidung von Folgeschäden in der Phase nach dem Trauma ab.

Subarachnoidalblutung

Bei der **Subarachnoidalblutung** (subarachnoidal = unter der Arachnoidea) liegt die Blutungsquelle zwischen der Arachnoidea (Spinngewebshaut) und der Pia mater (innerste Hirnhaut). Sie ist häufig auf rupturierte Gefäßaneurysmen (angeborene sackartige Gefäßmissbildungen) zurückzuführen, tritt aber gelegentlich auch bei Traumen oder spontan auf. Das Vorhandensein eines Aneurysmas erhöht die Wahrscheinlichkeit einer intrakraniellen Blutung deutlich. Das Leitsymptom ist ein plötzlich einsetzender, extrem starker stechender Kopfschmerz mit Nackensteife.

Intrazerebrale Blutung (ICB)

Die **intrazerebrale Blutung** wird durch ein spontan einreißendes arterielles Blutgefäß im Inneren des Hirngewebes ausgelöst. Auch hier klagen Betroffene in der Regel über einen plötzlich einschießenden Kopfschmerz in Verbindung mit neurologischen Ausfällen. Da die Blutungen häufig in der Nähe der sog. Stammganglien auftreten, werden sie auch als Stammganglienblutungen bezeichnet. Die Stammganglien sind ein wichtiges Zentrum für die Steuerung der Willkürmotorik. Entsprechend häufig führen Blutungen in dieser Region zu einem Ausfall der Motorik auf der gegenseitigen Körperhälfte (Halbseitenlähmung oder Hemiplegie).

18.4.10 Schädel-Hirn-Trauma (SHT)

Unter einem **Schädel-Hirn-Trauma** versteht man Verletzungen des knöchernen Schädels mit Gehirnbeteiligung.

Ursachen

Schädel-Hirn-Traumen entstehen durch Gewalteinwirkungen auf den Schädel und sind eine häufige Verletzung bei **Stürzen** (►LF 1.3, Kap. 1.9.3, S. 272, LF 2.2, Kap. 2.4.2, S. 970) und **Unfällen**.

Wird dabei die Dura mater verletzt, spricht man von einer offenen Schädel-Hirnverletzung. Als indirekte Schädigung des Gehirns als Folge der Gewalteinwirkungen können Blutungen (subdural, epidural, intrazerebral) sowie Ödeme auftreten.

Eine direkte Schädel-Hirn-Verletzung bzw. ein offenes Schädel-Hirn-Trauma ist meist nicht reversibel. Eine indirekte Schädel-Hirn-Verletzung lässt sich häufig in ihrem Ausmaß vermindern oder auch auch ganz verhindern, wenn entsprechende Therapiemaßnahmen, z. B. Operation mit Druckentlastung, frühzeitig eingeleitet werden können.

Einteilung

Beim Schädel-Hirn-Trauma werden das gedeckte SHT und das offene SHT mit Perforation von Kopfhaut, Schädelknochen und Dura mater unterschieden.

Der Schweregrad eines Schädel-Hirn-Traumas wird nach der Glasgow Coma Scale (GCS) (►LF 1.3, Kap. 1.4.1, S. 157) beurteilt.

- **SHT 1. Grades**
  Ein Schädel-Hirn-Trauma 1. Grades liegt bei einem GCS-Score von 13–15 Punkten vor. Hier wird häufig von der sog. „Gehirnerschütterung" (Commotio cerebri) gesprochen. Es ist keine dauerhafte Schädigung der Hirnstrukturen nachweisbar. Oft erfolgt die stationäre Aufnahme zur Beobachtung einer möglichen Entstehung einer intrakraniellen Blutung (Commotioüberwachung: Vitalzeichenkontrolle und Kontrolle der Pupillenreaktion).
  Symptome:
  - Sofort einsetzende Bewusstlosigkeit, für Sekunden oder Minuten.
  - Nach dem Erwachen Benommenheit und motorische Verlangsamung.
  - Eine retrograde Amnesie (Gedächtnislücke für das Unfallereignis und einen Zeitraum vor dem Unfallgeschehen) ist möglich.
  - Auftreten von Übelkeit und Erbrechen,
  - Schwindel, Kopfschmerzen und Sehstörungen.
- **SHT 2. Grades**
  Ein Schädel-Hirn-Trauma 2. Grades liegt bei einem GCS-Score von 9–12 Punkten vor. Man spricht auch von einer »Gehirnprellung« (Contusio cerebri). Es liegt eine offene oder gedeckte Schädigung der Hirnsubstanz vor. Die Symptome entsprechen der SHT 1. Grades. Die primäre Bewusstlosigkeit dauert länger als 15 Minuten an.
- **SHT 3.Grades**
  Ein Schädel-Hirn-Trauma 3. Grades liegt bei einem GCS-Score von 3–8 Punkten vor. Es wird auch als »Gehirnquetschung« (Compressio cerebri) bezeichnet. Das SHT 3. Grades ist Folge einer intrakranielle Drucksteigerungen (Hirnödem oder Hirnblutung) oder von direkten Verletzungen. Die Symptome entsprechen denen der SHT 1. und 2. Grades. Die primäre Bewusstlosigkeit kann Tage oder Wochen dauern.

> **! Merke** Wichtige Sofortmaßnahme: Der Betroffene sollte (Cave: Schockzeichen!) im 30°-Winkel mit erhöhtem Oberkörper gelagert werden, um den intrakraniellen Druck zu senken

18.5 Pflege

18.5.1 Krankenbeobachtung

Motorische Lähmungen

Am häufigsten werden Einschränkungen der Funktion, also **Paresen**, beobachtet, die nach der Ausdehnung der Lähmungserscheinungen unterschieden werden (Abb. 18.21).

LF 1.3

Zentrale Lähmung

Sind zentrale Bewegungszentren geschädigt, wächst nach einer zunächst schlaffen Lähmung der Muskeltonus – es kommt zur **spastischen Lähmung**. Dies liegt daran, dass das im Rückenmark liegende zweite motorische Neuron eine Grunderregung hat, die vom ersten Motoneuron in Ruhe gedämpft wird. Die Dämpfung fällt weg, die Muskeln werden also ständig etwas erregt, und zwar vor allem die, die gegen die Schwerkraft arbeiten: Beinstrecker und Armbeuger. Da auch der Reflexbogen erhalten ist, aber ebenfalls nicht mehr gedämpft wird, sind die Reflexe erhöht. Die angespannte Muskulatur kann nicht mehr bewusst entspannt werden. Lähmung und Spastik führen zu **Fehlhaltungen** und **Gelenkversteifungen** (Abb. 18.22).

Das typische Lähmungsmuster einer Halbseitenlähmung wird als **Wernicke-Mann-Lähmung** bezeichnet: Bein spastisch gestreckt, Arm spastisch gebeugt.

Die Gefühlswahrnehmung im betroffenen Körperteil kann beeinträchtigt sein. In vielen Fällen ist das Tastempfinden gestört, sodass Formen nicht oder erst bei maximalem Druck wahrgenommen werden.

Periphere Lähmung

Das zweite Motoneuron ist geschädigt, die Muskeln werden nicht mehr erregt, es kommt zur **schlaffen Lähmung** und Muskelmasse wird besonders deutlich abgebaut. Die betroffenen Körperabschnitte lassen sich nur vermindert oder nur passiv bewegen.

Bewegungs- und Koordinationsstörung

Tremor

➔ **Definition** **Tremor** (Zittern): rhythmisches, vom Betroffenen nicht zu kontrollierendes Muskelzittern.

Der **Ruhetremor** (Abb. 18.24) betrifft meist nur einzelne Körperregionen. Häufig sind Unterarme und Hände betroffen (Pillendrehertremor), seltener auch der Kopf. Beim Ausführen gezielter Bewegungen lässt das Zittern häufig etwas nach.

Der **Aktionstremor** (Intentionstremor, Abb. 18.24) tritt hingegen nur beim Halten von Gegenständen oder bei gezielten Bewegungen auf. Fühlt sich der Betroffene zudem beobachtet oder gerät er unter Stress, verstärkt das die Beschwerden.

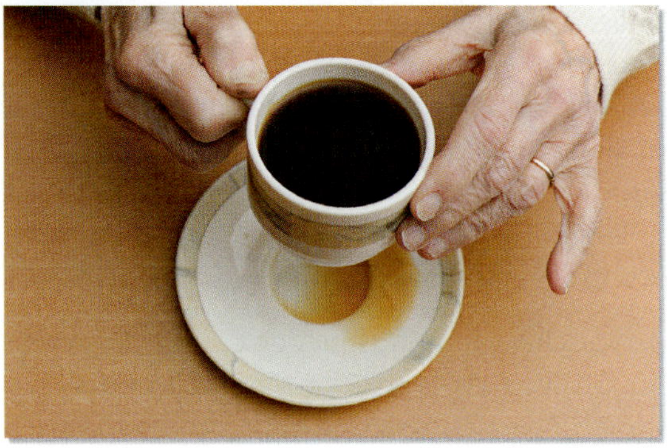

Abb. 18.24: Tremor

Rigor

➔ **Definition** **Rigor**: erhöhter, wachsartiger, zähflüssiger, während der ganzen Bewegung bemerkbarer Widerstand der Muskulatur

Der Nachweis gelingt z. B. durch passives Beugen und Strecken im Ellbogen- oder Handgelenk. Hierbei entsteht der Eindruck, als ob das Nachgeben der Muskulatur Stück für Stück erfolge, man spricht daher vom **Zahnradphänomen.** Außerdem nimmt der Haltetonus zu: Nach einer passiven Bewegung verharrt der betreffende Körperteil noch lange in der neuen Stellung. Wird z. B. der Kopf eines liegenden Kranken zum Trinken angehoben, so sinkt dieser danach nur langsam herab oder wird längere Zeit über dem Kissen in der Luft gehalten. Nicht selten liegen z. B. Parkinsonkranke auf dem Rücken, ohne den Kopf auf der Unterlage abzulegen.

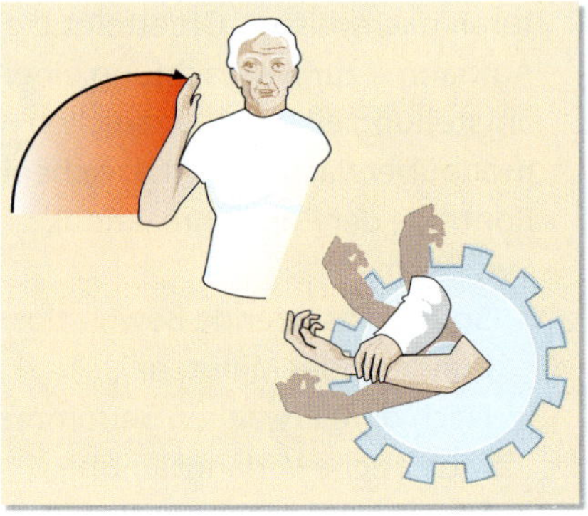

Abb. 18.26: Rigor links, Zahnradphänomen rechts.

Hypokinese

Bei der **Hypokinese** (Bewegungsarmut) wirkt der Gang marionettenhaft, weil die Arme nicht in natürlicher Weise mitschwingen. Im Gespräch mit einem Betroffenen vermisst man Gestik und Mimik, der Lidschlag ist vermindert – man spricht deshalb vom **Maskengesicht.** Oft erscheint die Stimme monoton. Die Bewegungsarmut kann in eine **Akinese** (Bewegungslosigkeit) münden. Manchmal erstarrt der Pflegebedürftige mitten im Bewegungsablauf, was besonders beim Gehen zu heftigen Stürzen führen kann.

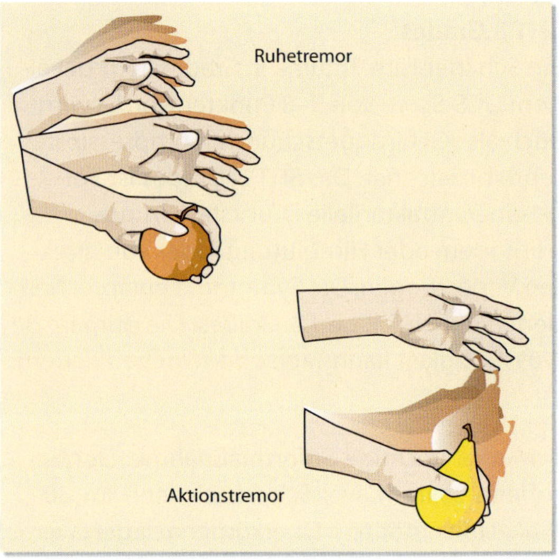

Abb. 18.25: Ruhe- und Aktionstremor

Ataxie

> **Definition** **Ataxie**: gestörte Bewegungsabläufe durch mangelnde Koordination der beteiligten Muskeln.

Ist primär der Rumpf betroffen, ist eine gerade **Haltung** nicht mehr möglich. Der Pflegebedürftige fällt im Sitzen oder im Stand zur Seite. Der **Gang** wirkt taumelnd (»Seemannsgang«) und weicht beim Versuch, eine gerade Strecke zu gehen, tendenziell zu einer Seite ab. Oftmals schießen die ausgeführten Bewegungen über ihr Ziel hinaus – das kann auf eine Kleinhirnstörung hinweisen.

Oft ist eine koordinierte Bewegung möglich, wenn der Betroffene mit dem Blick die Bewegung verfolgen kann. Bei diesen Personen ist meist auch das Druck- und Berührungsempfinden beeinträchtigt, sodass sie auf diesem Weg keine Rückmeldung über die Bewegungsabstimmung erhalten. So können sie nur sicher gehen, wenn sie auf ihre Füße schauen. Schauen sie indes in den Raum, wird der Gang unkontrolliert.

Spastik

> **Definition** **Spastik**: stark erhöhte Muskelspannung

Oft ergeben sich dadurch **Zwangshaltungen**. Beim Versuch, das betroffene Gelenk passiv zu bewegen, steigt der Widerstand zunächst an und lässt dann im Verlauf der Bewegung plötzlich nach (Klappmesser-Phänomen). Stress, Schmerzen oder einseitige Anspannung verstärken den Muskeltonus.

Dysarthrie

Bei neurologischen Erkrankungen ist häufig die **Sprechmotorik** beeinträchtigt. Die Folge sind Sprechstörungen, die **Dysarthrie**. Sie ist durch Veränderungen der Sprachmelodie, der Lautbildung und der Sprechgeschwindigkeit gekennzeichnet. Die Sprache des Betroffenen erscheint abgehackt, verwaschen oder insgesamt verlangsamt. Die Sprache als geistige Leistung bleibt erhalten. Der Betroffene weiß also, was er sagen möchte, nur Mund- und Zungenmotorik sowie Stimmbildung sind beeinträchtigt.

Vegetative Störungen

Bei neurologischen Erkrankungen treten neben motorischen und neuropsychologischen Beeinträchtigungen oft begleitend auch Störungen der unwillkürlichen Steuerung von Organfunktionen auf. Die Pflegefachkraft beobachtet und dokumentiert:

- Veränderungen der **Schweiß- und Talgsekretion** der Haut, z. B. vermehrtes Schwitzen, übermäßige Talgproduktion bei Morbus Parkinson
- vermehrte Aktivität der **Speicheldrüsen** mit starkem Speichelfluss
- Veränderungen der **Blasenfunktion** (Miktionsstörungen
- Veränderungen der **Darmentleerung** (Inkontinenz oder Obstipation, ► LF 1.3, Kap. 13.5.2, S. 528)
- Veränderungen der **Kreislaufregulation** durch Weit- oder Engstellung der Gefäße
- Veränderungen des **Schlafs** und der **Sexualfunktion**

Neuropsychologische Störungen

Aphasie

Bei der **Aphasie** (Sprachstörung) ist das Sprachzentrum beeinträchtigt. Je nachdem wo der Schaden lokalisiert ist, ist das Sprachverständnis und/oder die Sprachproduktion gestört. Die geistigen Fähigkeiten wie Denken und Planen sind dabei in der Regel erhalten.

Ist die Sprachproduktion gestört, kann der Betroffene Anweisungen zwar verstehen, hat aber Mühe, Worte zu finden und Sätze zu bilden. Bei Personen mit gestörtem Sprachverständnis ist der Redefluss dagegen erhalten, wobei es häufig zu Wortneuschöpfungen kommt. Sind Sprachverständnis und -produktion gestört, spricht man von einer **globalen Aphasie.**

Oft sind dabei auch sprachnahe Fähigkeiten wie Lesen oder Schreiben beeinträchtigt.

LF 1.3

Im **Umgang mit sprachgestörten Menschen** sollte die Pflegefachkraft

- mit normaler Lautstärke sprechen – schließlich ist die Person nicht schwerhörig, sondern sprachbeeinträchtigt,
- Gespräche in ruhiger Atmosphäre und im kleinen Personenkreis führen,
- den Betroffenen als gleichwertigen Gesprächspartner anerkennen, der für sich selbst sprechen kann,
- geduldig zuhören und warten, bis das Gesagte beim Betroffenen angekommen ist,
- den Inhalt auch durch die Situation und den Ausdruck zu erschließen versuchen,
- Fehler nicht korrigieren und
- langsam und in einfachen Sätzen bzw. Fragen, die mit »Ja« oder »Nein« beantwortet werden können, sprechen, dabei auch Gesten und Mimik nutzen.

Apraxie

Pflegebedürftige mit einer **Apraxie** sind nicht mehr in der Lage, alltäglich anfallende Handlungen auszuführen: Sie können sich nicht alleine waschen und anziehen oder das Essen zubereiten. Die Handlungsabläufe sind nicht mehr präsent. So wird z. B. erst der Pullover und danach das Unterhemd darüber angezogen. Typisch ist auch, dass der Betroffene im Verlauf der Handlung verharrt, als müsse er darüber nachdenken, wie es weitergehen könnte. Oft werden die weiteren Handlungen danach nur angedeutet.

Neglect

Beim **Neglect** (gestörtes Wahrnehmungsgefühl) vernachlässigt der Betroffene eine Seite seines Körpers. In vielen Fällen ist die **rechte Hirnhälfte** geschädigt und Störungen zeigen sich entsprechend **linksseitig**.

Die Person nimmt die betroffene Körperseite nicht mehr als zu sich gehörig wahr, bezieht sie nicht in ihre Bewegungen ein oder reagiert nicht auf Seheindrücke im dortigen Gesichtsfeld. So wird z. B. nur der halbe Teller leer gegessen oder nur die eine Gesichtshälfte rasiert. Gegenstände und Personen werden auf der gelähmten Seite übersehen.

Durch geeignete **Hilfestellungen** wie Berühren oder Ins-Gesichtsfeld-Rücken kann die Einschränkung ausgeglichen werden.

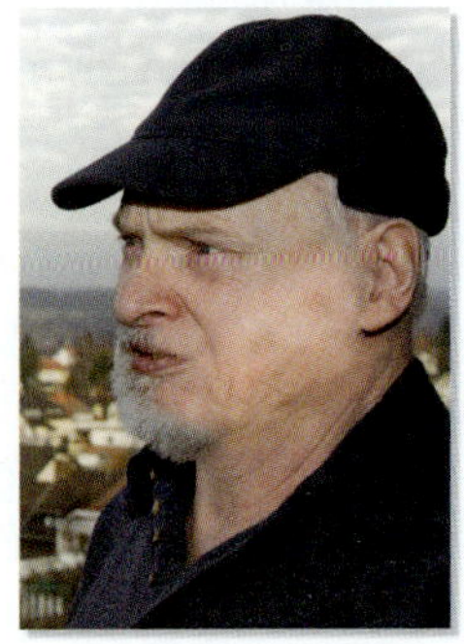

Abb. 18.27: Rechtsseitiger Neglect, der Bart wurde auf der linken Gesichtshälfte rasiert.

Agnosie

Bei der **Agnosie** kann der Betroffene Gegenstände nicht mehr benennen oder kennt ihre Bedeutung nicht. Eine Erdbeere wird z. B. als runder, roter Gegenstand beschrieben, aber nicht als Nahrungsmittel oder gar Erdbeere erkannt. Gelegentlich ist ein Erkennen über den Geschmack möglich. In anderen Fällen können Gegenstände nicht mehr ihrer Funktion zugeordnet werden. Eine Gabel wird z. B. zum Kämmen benutzt.

Bei der **Anosognosie**, einer besonderen Form der Agnosie, erkennen Betroffene nicht, dass sie halbseitig gelähmt sind. Sie versuchen trotz der Halbseitenlähmung aufzustehen und sind der Überzeugung, keinerlei Hilfe zu benötigen.

18.5.2 Pflege des Schlaganfallkranken

Bobath-Konzept

Das Gehirn des Menschen kann sich nach einer Schädigung neu organisieren. Dabei übernehmen nicht geschädigte Hirnbereiche verloren gegangene Funktionen. Das Gehirn kann also »umlernen«. Dieses Phänomen wird als **Plastizität** des Gehirns bezeichnet.

Das **Behandlungskonzept nach Bobath** fördert diese Neuorganisation durch gezielte Bewegungsübungen und Lagerungen. Es wurde 1943 von der Schweizer Krankengymnastin Berta Bobath und ihrem Mann, dem Neurologen Dr. Karel Bobath entwickelt. Sie arbeiteten mit halbseitig gelähmten Schlaganfallpatienten. Seither ist das Bobath-

Konzept eine weltweit angewandte und ständig weiterentwickelte Methode, um Menschen mit neurologischen Schäden zu fördern.

Dabei werden normale Bewegungsabläufe angebahnt und der erhöhte Muskeltonus des Betroffenen beeinflusst. Zugleich sollen krankheitsbedingte Bewegungsmuster gehemmt werden. Dabei wirken stets beide Körperseiten zusammen.

! Merke Ein Schlaganfallpatient hat keine »gesunde« Seite. Beide Körperhälften sind betroffen, die eine mehr und die andere weniger.

Beim Wiedererlernen normaler Bewegungen bedarf der Betroffene professioneller Anleitung und einer geeigneten Umgebung. Ohne diese Unterstützung würde er versuchen, die Defizite der stärker betroffenen Seite mit der besser beweglichen Körperhälfte zu kompensieren.

Da das Gehirn immer lernt, ist das Bobath-Konzept ein **24-Stunden-Programm**. Das bedeutet, dass es nicht nur während zeitlich begrenzter Physiotherapiesitzungen angewendet werden sollte, sondern Bestandteil des gesamten Tagesablaufs sein sollte. Wird es nicht konsequent von allen an der Pflege Beteiligten umgesetzt, ist der Erfolg fraglich.

✓ Tipp Im Folgenden werden beispielhaft ausgewählte Maßnahmen des Bobath-Konzepts dargestellt. Für eingehendere Anwendungen gibt es Weiterbildungsangebote, z. B. unter www.bobath-kurse.de.

Förderung der Wahrnehmung

Um der einseitigen Wahrnehmung entgegenzuwirken und die stärker betroffene Seite zu aktivieren, sollten alle Pflegemaßnahmen wie Transfers, Lagerungswechsel und Gespräche von der gelähmten Seite her ausgeführt werden.

! Merke Blutdruckmessungen und Injektionen dürfen **nicht** an der gelähmten Seite durchgeführt werden (Schulter-Hand-Syndrom).

Bei der Raumgestaltung kann der Betroffene durch ansprechende Reize auf der stärker betroffenen Seite dazu angeregt werden, den ganzen Raum wahrzunehmen. Auch der Nachttisch sollte auf der stärker beeinträchtigten Seite stehen.

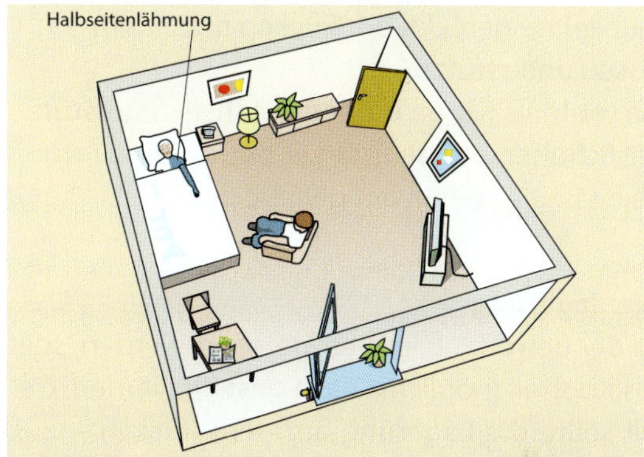

Abb. 18.28: Gestaltung des Pflegezimmers zur Förderung der Wahrnehmung.

! Merke Eine Ausnahme bilden Urinflasche und Notglocke. Sie sollten an der weniger betroffenen Seite platziert werden, damit der Mensch sie gut und schnell erreichen kann.

Lagerung nach Bobath

Die Lagerung gibt wichtige Lernimpulse für den Betroffenen, wenn sie in stets ähnlicher Weise wiederholt wird. Die bei Schlaganfallpatienten häufig erhöhte Muskelspannung wird vermindert.

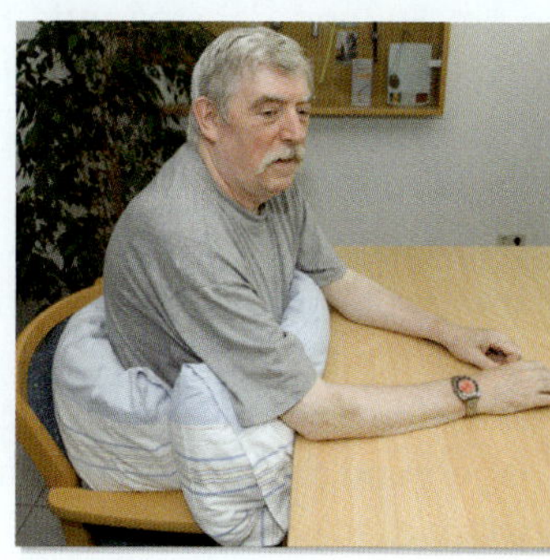

Abb. 18.29: Position des Schlaganfallpatienten am Tisch.

Sitzen am Tisch

Menschen mit Halbseitenlähmung fällt das Drehen des Kopfes zur beeinträchtigten Seite schwer. Um eine freie Beweglichkeit und damit eine bessere

räumliche Wahrnehmung zu ermöglichen, sollte der Betroffene möglichst oft sitzen:
- Dazu wird ein Stuhl mit Armlehnen zur Sicherheit vor einem Tisch platziert, wobei beide Arme des Betroffenen auf dem Tisch aufliegen.
- Das Gesäß wird so weit wie möglich an die Stuhllehne gerückt, der Rücken mit einem Kissen unterstützt.
- Ein weiteres Kissen unter der Achsel unterstützt die Schulter und den stärker betroffenen Arm.
- Beide Beine stehen auf dem Boden (Abb. 18.28).

Rückenlagerung

Muss der Betroffene im Bett gelagert werden, sollte das Kopfteil möglichst flach gestellt werden. Generell sollte die Lagerung auf dem Rücken – z. B. zur Körperpflege – die Ausnahme sein, weil sie die Streckspastik verstärkt.

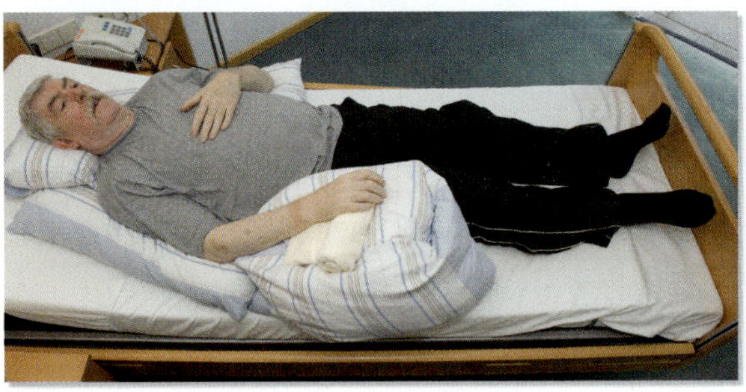

Abb. 18.30: Rückenlagerung des Schlaganfallpatienten.

Außerdem rutscht der Betroffene bei erhöhtem Oberkörper leicht nach unten, wobei der Druck auf die am Fußende anstoßende Fußsohle dann die Muskelanspannung im Bereich der Waden verstärkt.
- Der Kopf und die Schultern werden mit flachen Kissen unterstützt.
- Der stärker betroffene Arm wird etwas abgespreizt und in ganzer Länge mit einem Kissen unterstützt.
- Die Hüfte wird mit einem flachen Kissen unterlagert und das gelähmte Bein im Bereich des Oberschenkels mit einer Rolle unterstützt, damit es nicht in Außenrotation fällt.
- Knie und Sprunggelenk werden unterstützt, damit die Muskulatur entspannt ist.

! Merke Vor der Rückenlagerung sollten die Beine durch Aufstellen gebeugt werden. So wird die Beckenposition aus der Kippung vorne nach hinten in Aufrichtung korrigiert.

Lagerung auf der stärker beeinträchtigten Seite
- Der Betroffene bewegt sich (Bridging) auf dem Rücken so weit wie möglich an die Bettkante seiner weniger betroffenen Seite.
- Der gelähmte Arm wird vor der Drehung auf die Seite abgewinkelt, damit er später nicht unter der Person liegt.
- Das Kopfkissen wird so platziert, dass der Betroffene nach der Drehung noch immer darauf liegt.
- Die Pflegefachkraft unterstützt beim Aufstellen der Beine. Die Beine werden leicht zur Seite gedrückt, um die Drehung einzuleiten. Der Oberkörper folgt der Bewegung.
- Danach wird der Betroffene gelagert und mit Kissen unterstützt.

! Merke Das Gewicht des Oberkörpers sollte nicht auf dem Schultergelenk lasten, sondern durch Lagerungshilfen auf den Oberarm bzw. das Schulterblatt verteilt werden.

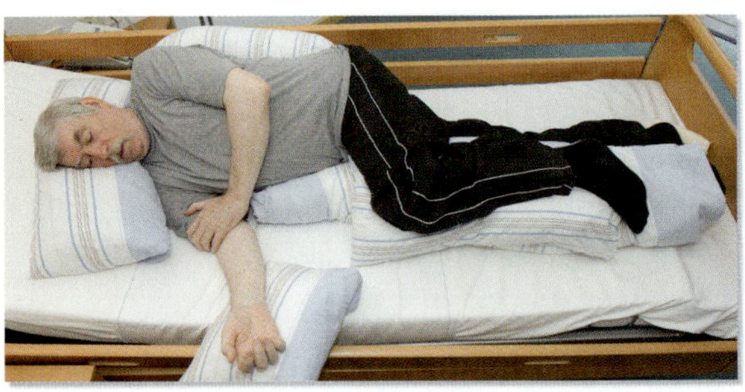

Abb. 18.31: Lagerung des Schlaganfallbetroffenen auf der stärker beeinträchtigten Seite.

Lagerung auf der weniger beeinträchtigten Seite

Das Drehen des Betroffenen auf die weniger betroffene Seite entspricht im Wesentlichen den Vorbereitungen zur Lagerung auf die stärker beeinträchtigte Seite. Es ist jedoch zu beachten, dass der beeinträchtigte Arm durch den Betroffenen selbst oder durch die Pflegefachkraft geführt wird, um Schulterverletzungen zu vermeiden. Der Pflegebedürftige wird danach in einer geeigneten Lage stabilisiert.

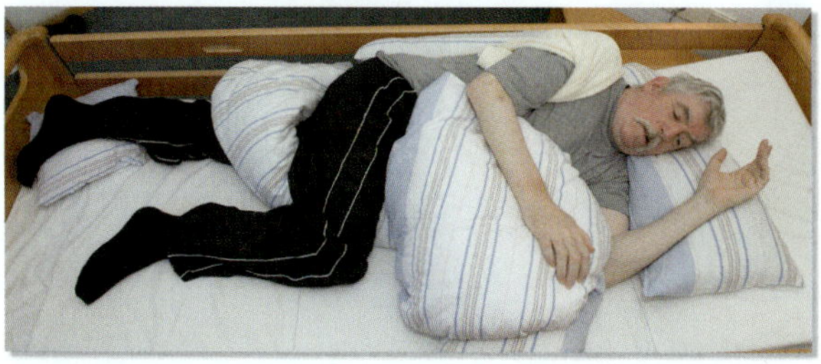

Abb. 18.32: Lagerung des Schlaganfallpatienten auf der weniger beeinträchtigten Seite.

Mobilisation nach Bobath

Beim Mobilisieren des Schlaganfallpatienten werden die allgemeinen Grundsätze der Bewegungsförderung (►LF 1.3, Kap. 1.8.4, S. 252) beachtet. Die Pflegefachkraft bzw. der Betroffene führt die stärker betroffenen Körperteile, damit auch normale Bewegungsmuster der gelähmten Seite möglich werden. Dabei wartet die Pflegefachkraft zunächst ab, wie weit der Betroffene alleine kommt, ehe sie unterstützt.

> **! Merke** Selbst wenn die stärker betroffene Seite zunächst nur passiv durch die Pflegefachkraft mobilisiert wird, sollte der Betroffene auf seine zukünftigen Fähigkeiten hingewiesen werden: »Ich helfe Ihnen jetzt dabei, Ihr Bein aufzustellen.«

Um die Bewegung zu unterstützen, wird der Betroffene mit leichtem Druck an den **Schlüsselpunkten** des Körpers geführt. Dies sind:

- Brustbein
- Schultern und Hüften
- Hände und Füße

Schutz des Schultergelenks

Durch die beeinträchtigte Stütz- und Haltefunktion der Schultermuskulatur kann es zur **Subluxation** (unvollständige Ausrenkung, ►LF 1.3, Kap. 12.4.3, S. 488) kommen. Vorbeugend sollte beachtet werden:

- Verspürt der Betroffene **Schmerzen**, sollte die Pflegeverrichtung so variiert werden, dass Schmerzfreiheit gewährleistet ist. Eventuell müssen dazu bestimmte Aktivitäten übernommen werden, obwohl der Betroffene sie selbstständig ausführen könnte.
- Jede Einwirkung von **Zugkräften**, z. B. bei der Körperpflege und beim An- und Auskleiden, auf den stärker betroffenen Arm vermeiden. Der Unterarm wird beim Sitzen auf den Tisch gelegt. Im Rollstuhl wird ein Therapietisch vor den Betroffenen geschoben.
- Beim Anheben des beeinträchtigten Unterarms stützt der Betroffene zum Schutz seiner Schulter den Oberarm.
- Unbedachte Bewegungen des stärker betroffenen Arms werden vermieden.
- Selbstständigere Betroffene sollten immer wieder zum Schulterschutz angeleitet werden. Eventuell ist das Anlegen einer **Schulter-Arm-Schlinge** sinnvoll (Abb. 18.32).

Bridging

Das Anheben des Beckens in der Rückenlage ist eine grundlegende Mobilisationsform im Bobath-Konzept. Beim **Bridging** (Brücke bauen, Abb. 18.33) wird die stärker betroffene Seite aktiv am Bewegungsablauf beteiligt. Außerdem beugt es dem Spitzfuß vor. Bridging kann in viele Pflegemaßnahmen einbezogen werden, z. B. beim Hochziehen der Hose oder beim Rutschen auf die Seite des Betts.

- Die Pflegefachkraft unterstützt von der stärker betroffenen Seite her das Anstellen des gelähmten Beins, indem sie mit einer Hand den Fußrücken, mit der anderen Hand unterhalb der Kniekehle führt.
- Danach stützt sie unter leichtem Druck mit dem Oberkörper das aufgestellte Bein ab. Die Pflegefachkraft greift dann mit einer Hand über beide Beine an die gegenseitige Hüfte, die zweite Hand liegt auf der näher gelegenen Hüfte.
- Der Pflegebedürftige hebt sein Becken leicht an. Zur Unterstützung bringt die Pflegefachkraft durch Gewichtsverlagerung verstärkt Druck auf das stärker betroffene, angestellte Bein. Ihre Hände unterstützen die Beckenführung.

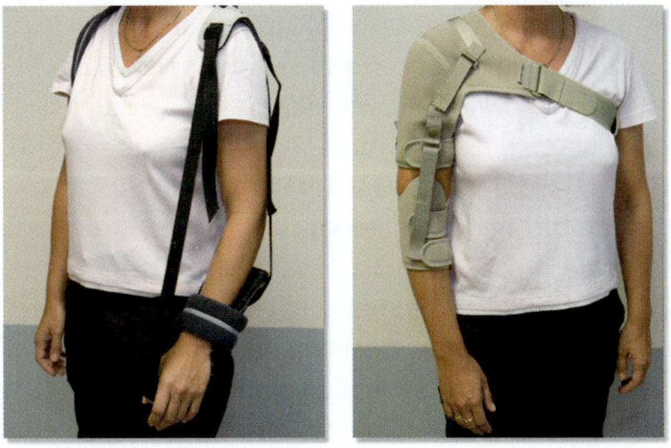

Abb. 18.33: Schulter-Arm-Schlinge

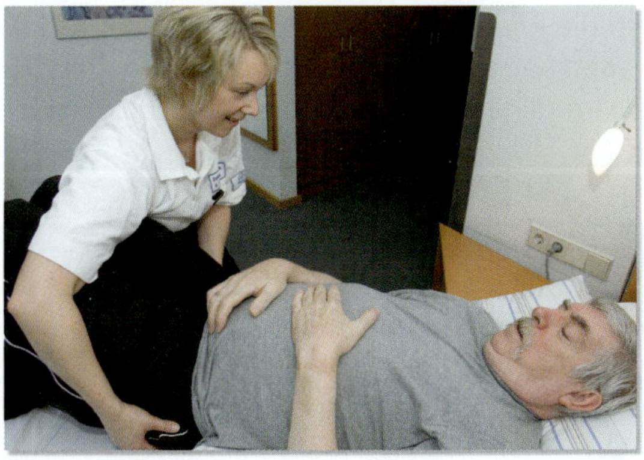

Abb. 18.34: Unterstützung beim Bridging

> **! Merke** Das Becken wird nur minimal angehoben. Bei zu hohem Kraftaufwand würde der Betroffene in unerwünschte Kompensationsbewegungen ausweichen.

Hinweise zu Transfers

- Anfänglich sollte jeder Transfer mit zwei Pflegefachkräften durchgeführt werden.
- Statt des sonst üblichen Transfers über den Stand ist bei Personen mit noch mangelhafter Knie- und Hüftkontrolle der tiefe Transfer möglich. Dabei wird der Betroffene nur geschwenkt, ohne dabei in den Stand zu kommen.
- Es sollte keine Drehscheibe verwendet werden, da der Betroffene die Bewegung nicht nachvollziehen kann. Er wird verunsichert, der Lerneffekt bleibt aus.
- Auch wenn ein Transfer über die stärker beeinträchtigte Seite die Wahrnehmung und die Muskelaktivität fördert, sollte bei Unsicherheit der Transfer über die beweglichere Seite erfolgen.
- Transfers sollten körpernah geführt werden. Der Betroffene wird verständlich über den geplanten Bewegungsablauf informiert.

Schulter-Hand-Syndrom

Der stärker betroffene Arm und die Hand schwellen nach einem Schlaganfall häufig an, es bilden sich Ödeme (Abb. 18.34). In diesen Fällen spricht man vom **Schulter-Hand-Syndrom**. Bei korrekter Lagerung gehen die Schwellungen wieder zurück. Um Komplikationen vorzubeugen, muss ein ungehinderter **venöser** und **lymphatischer Rückstrom** gewährleistet werden:

- Die Hand der betroffenen Seite sollte nicht zur Handinnenseite abknicken.
- weite, nicht einschnürende Kleidung wählen
- jedes Herunterhängen des betroffenen Arms vermeiden
- Oberarm in leichter Außenrotation lagern

Ergotherapie

Selbsthilfetraining

Im **Selbsthilfetraining** werden Alltagsfertigkeiten wie Körperpflege, Anziehen oder Essen geübt. Später können auch die Nahrungszubereitung und das Schreiben trainiert werden. Dazu werden – in Absprache mit der Physiotherapie – geeignete Hilfsmittel genutzt. So übt die Fachkraft für Ergotherapie mit dem Betroffenen u.a. den Gebrauch von Gehhilfen, Griffen zum Aufstehen und Anziehhilfen.

Beim Unterstützen der Wahrnehmung und der Handlungsplanung gelten folgende **Grundsätze**:

- Auch wenn es länger dauert, macht der Betroffene alles, was er machen kann, selbst.
- Kurze, klare Informationen erleichtern das Verständnis.
- Komplexe Handlungen werden in kleine, schrittweise Handlungsanweisungen zerlegt.
- Anweisungen werden zusätzlich zur sprachlichen Information durch sinnweisende Gesten oder Vormachen unterstützt.
- Im Alltag sollte jede Möglichkeit für Wahrnehmungserfahrungen genutzt werden.

! Merke Werden Hilfsmittel eingesetzt, dürfen die Finger der betroffenen Hand nie aufgebogen werden, um z. B. einen Gegenstand hineinzulegen. Dadurch wird die Muskelspannung der betroffenen Seite erhöht und die Bewegungsmöglichkeit eingeschränkt.

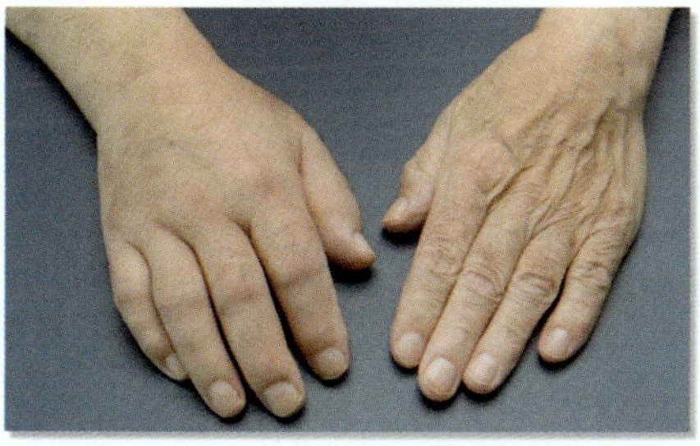

Abb. 18.35: Schulter-Hand-Syndrom

Hirnleistungstraining

Durch ein speziell auf den Betroffenen ausgerichtetes Übungsprogramm mit Konzentrations-, Merkfähigkeits- und Gedächtnisübungen wird versucht, das geistige Leistungsvermögen wieder an die früheren Fähigkeiten heranzuführen. Zu diesem **Hirnleistungstraining** gehören neben isolierten Übungen Spiele, Zählen und Rechnen. Im weiteren Verlauf werden ganze Handlungsabläufe trainiert, was dem Betroffenen ein hohes Maß an Konzentration abverlangt.

Besondere Therapieangebote

Durch die **sensorische Integrationstherapie** (SI) wird das Ordnen und Verarbeiten sensorischer Eindrücke geschult. Das bewusste Wahrnehmen sensibler Reize hilft dem Betroffenen, seine Aufmerksamkeit verstärkt auf die beeinträchtigte Extremität zu lenken. So wird z. B. die gelähmte Hand über verschiedene Oberflächen oder Gegenstände geführt und der Betroffene gebeten, seine Empfindungen zu beschreiben. Das Gehirn wird so wieder darauf trainiert, auf bestimmte Sinnesreize angemessene Bewegungen, Gedanken oder Gefühle zu erzeugen.

Beim therapeutischen Führen nach **Affolter** wird der Betroffene bei alltagsrelevanten Handlungen von der Fachkraft für Ergotherapie bis zu den Fingern geführt, um zielgerichtete Handlungen anzubahnen. Die Fachkraft steht dabei neben oder hinter dem Betroffenen und unterstützt z. B. die gelähmte linke Hand mit ihrer linken Hand. Die für eine Alltagshandlung benötigten Gegenstände werden vom Pflegebedürftigen selbst erspürt und selbst gehalten. Davon profitieren besonders Menschen mit Neglect.

Das konkrete Bedürfnis der Person steht im Mittelpunkt und wird gemeinsam mit ihm verwirklicht.

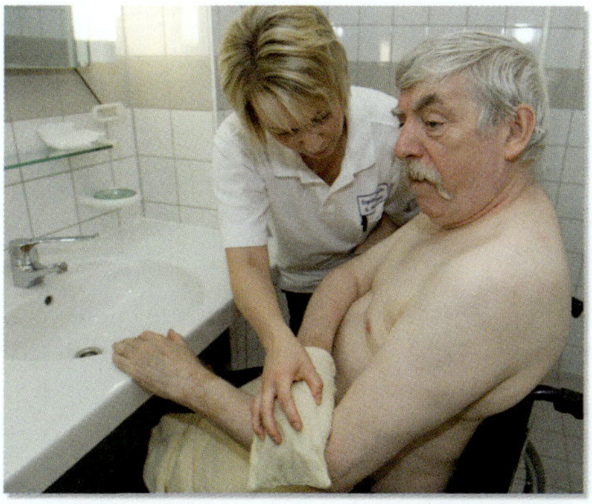

Abb. 18.36: Therapeutisches Führen nach Affolter beim Waschen.

Logopädie

Sprachtherapie

Ziel der **Sprachtherapie** ist, die sprachlichen und kommunikativen Fertigkeiten zu verbessern. Je nach Art der Störung werden das Sprechen und Verstehen sowie das Schreiben und Lesen mit unterschiedlichen Übungen verbessert. Der Betroffene soll lernen, nicht gestörte Sprachfähigkeiten zu reaktivieren und auszubauen. Außerdem wird die Reorganisation des Gehirns gefördert, sodass gesunde Areale die beeinträchtigten Funktionen übernehmen oder ergänzen können.

Auch **Gestik** und **Mimik** werden geübt, um bestehende Sprachprobleme zu kompensieren. Übungen, mit denen die Beweglichkeit von Kiefer, Lippen, Zunge und Gaumensegel gefördert werden, sind nicht nur Voraussetzung für eine flüssige, deutliche Sprache, sondern auch für das Kauen und Schlucken.

Atemübungen sowie Wahrnehmungs-, Entspannungs- und Kräftigungsübungen ergänzen die logopädische Therapie, denn eine entspannte und aufrechte Haltung ermöglicht eine freie Stimme.

Facio-orale Therapie

Bei der **Facio-oralen Therapie** (FOT) wird die Gesichts-, Kau- und Schluckmuskulatur gefördert:

- Anregung des Schluckreflexes
- Förderung der Zungen-, Kau- und Wangenbewegungen
- Verbesserung der Wahrnehmung im Mund-Gesichts-Bereich
- Unterstützung der Sprachfähigkeit
- Förderung der Mimik

Die Methode umfasst:

- Massagen des Gesichts
- Verbesserung der Wahrnehmung der betroffenen Gesichtshälfte durch Beklopfen mit den Fingerkuppen
- vorsichtige Dehnung der Gesichtsmuskulatur
- Eisanwendung zur Verbesserung des Muskeltonus
- Bewegungsübungen für Kiefer-, Zungen-, Gesichts- und Schluckmuskulatur
- Ausstreichen der Mundhöhle
- passive Mobilisation der Zunge
- spezielles Schluck- und Trinktraining

Schluck- und Trinktraining

Bei vielen Schlaganfallpatienten sind der **Schluck-** und der **Hustenreflex beeinträchtigt**. Durch wiederholte **Aspirationen** kann es zu Komplikationen kommen (►LF 1.3, Kap. 9.4.5, S. 420). Besonders gefährdet sind Pflegebedürftige, die sich bereits am eigenen Speichel verschlucken. Mögliche Hinweise sind:

- »Speichelpfütze« im Mund
- belegte Stimme infolge eines unzureichenden Verschlusses der Stimmlippen
- häufiges Räuspern oder Husten beim Essen
- Speisereste, die im Mund verbleiben

Der **Logopäde** stellt üblicherweise die Diagnose und legt die Maßnahmen fest (►LF 1.5, Kap. 3.2, S. 887). Bei nicht so schweren Schluckbeeinträchtigungen oder im späteren Verlauf der Therapie kann die Pflegefachkraft in Absprache mit dem Logopäden tätig werden.

In therapeutischer Absprache wird die **Konsistenz der Nahrung** festgelegt. Feste bis dickbreiige Nahrung übt einen stärkeren Reiz auf den Gaumen aus und erleichtert dadurch das kontrollierte Schlucken. Das Trinken benötigt sehr viel mehr Aufmerksamkeit und macht erfahrungsgemäß selbst dann noch Probleme, wenn feste Speisen bereits störungsfrei geschluckt werden können. Für erste Trinkversuche eignen sich dickflüssige oder angedickte Getränke. Ungeeignet sind klare Suppen mit Einlage.

Für das Training muss der Pflegebedürftige wach und kooperativ sein. Bei der Auswahl der Speisen gilt: Was gut schmeckt wird auch bereitwilliger geschluckt. Vor Beginn des eigentlichen Trainings ist die Durchführung der **oralen Stimulation** sinnvoll.

Beim Rollen und Vor- bzw. Seitwärtsbewegungen der Zunge wird deren Beweglichkeit gefördert. Der **Schluckreflex** wird stimuliert, indem man mit einem Finger vom Kinn zum Kehlkopf streicht. Erst wenn der Schluckreflex gut auslösbar ist, beginnt das eigentliche Ess- oder Trinktraining.

> **! Merke** Schlaganfallpatienten reagieren bei Pflegemaßnahmen im Mund oft mit einem Beißreflex. Daher nie den Finger zur oralen Stimulation in den inneren Mundraum führen.

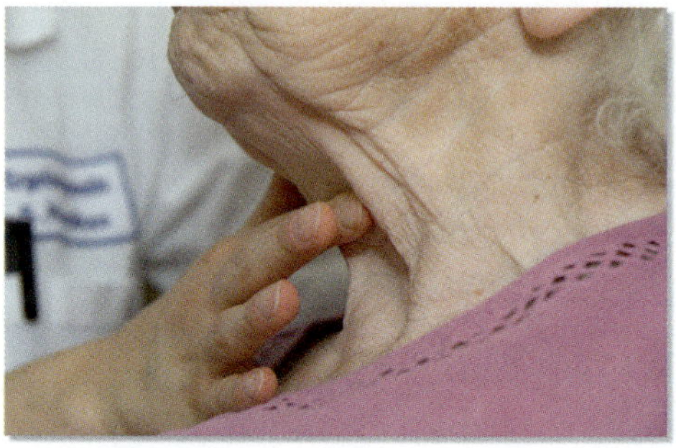

Abb. 18.37: Auslösen des Schluckreflexes

Beim **Esstraining** wird der Betroffene wie zum Essen gesetzt oder gelagert. Vorhandene Zahnprothesen werden eingesetzt. Durch leichtes Neigen des Kopfes nach vorne fällt die Zunge leicht vor. Der Bissen bleibt so zunächst im vorderen Bereich der Zunge und gleitet nicht unkontrolliert den Rachen hinunter.

Das **Trinken** kann bei Bedarf zunächst durch Gabe von Flüssigkeit mit einer Pipette angebahnt werden. Gelingt das Schlucken problemlos, kann das Trinken mithilfe eines Strohhalms trainiert werden. Schließlich übt der Betroffene das Trinken in kleinen Schlucken aus einem etwa bis zur Hälfte gefüllten Kunststoffbecher. Dabei darf das Gefäß nicht an die Zähne stoßen, da sonst der Beißreflex ausgelöst wird.

Nach dem Esstraining muss eine gründliche **Mundpflege** erfolgen. Nicht geschluckte Nahrungsreste könnten aspiriert werden. Zur Sicherheit sollte der Betroffene noch eine Weile im Sitzen oder mit erhöhtem Oberkörper verbringen.

18.5.3 Pflege des Parkinsonkranken

! Merke Im Vordergrund steht die Förderung der Selbstständigkeit. Alle Pflegeverrichtungen sind konsequent nach den Prinzipien der aktivierenden Pflege auszuüben.

Grundsätze

Ausreichend Zeit einplanen
Parkinsonpatienten benötigen aufgrund ihrer **Hypokinese** und des **Rigors** in der Regel deutlich **mehr Zeit** für Aktivitäten. Entsprechend sollte für alle Tätigkeiten ausreichend Ruhe und Zeit zur Verfügung stehen. Hektik blockiert sowohl geistig als auch körperlich. Ein fester Tagesablauf bietet dem Betroffenen die nötige Sicherheit. Viele Parkinsonbetroffene sind besonders morgens vor der Medikamenteneinnahme in ihrer Beweglichkeit stark beeinträchtigt. Entsprechend sollte die morgendliche Körperpflege erst nach Wirkungseintritt der Medikation erfolgen. Manchmal ist es auch hilfreich, den Betroffenen bei bestimmten Tätigkeiten, z. B. der Körperpflege am Waschbecken, allein zu lassen. Denn auch das Gefühl, beobachtet zu werden, kann die Aktivität beeinträchtigen.

Ablenkung vermeiden
Um Alltagsaufgaben zu bewältigen, benötigen Parkinsonbetroffene **Konzentration** mehr als andere Menschen. Eine ruhige Umgebung und das Vermeiden ablenkender Reize sind hilfreich. Scheint der Betroffene bei einer Übung oder Pflegeverrichtung abgelenkt, sollte diese nach Möglichkeit abgebrochen und zu einem späteren Zeitpunkt fortgeführt werden.

! Merke Der Abbruch muss unbedingt positiv begründet werden, um nicht den Eindruck zu vermitteln, der Betroffene habe dies durch sein falsches Verhalten verschuldet. »Herr Franke, ich glaube, es ist im Moment einfach zu unruhig hier. Wenn Sie einverstanden sind, machen wir besser später weiter.«

Stimmung berücksichtigen
Stimmungsschwankungen sollten durch eine stressarme, entspannungsfördernde Gestaltung der Situation abgefedert werden. Ist der Betroffene aufgrund seiner aktuellen seelischen Verfassung nicht in der Lage, eine Aufgabe zu meistern, die er gestern noch problemlos bewältigte, steckt dahinter meist kein böser Wille. Besonders Angehörige müssen über dieses Phänomen aufgeklärt werden, um das notwendige Verständnis für den Pflegebedürftigen aufbringen zu können.

Motivieren
Es ist wichtig, den Betroffenen durch erreichbare Nahziele zu **motivieren**. Dabei ist neben dem körperlichen Zustand auch die psychische Verfassung zu berücksichtigen. Wenn vereinbarten Ziele erreicht werden, sollte der Pflegebedürftige gelobt und seine Leistung anerkannt werden.

Selbstwertgefühl stärken
Trotzdem die Mimik Parkinsonkranker ausdruckslos, ihre Reaktionen verlangsamt und sie scheinbar teilnahmslos sind – geistig sind sie im Allgemeinen nicht beeinträchtigt. Entsprechend muss ihnen ermöglicht werden, ihren Alltag selbstbestimmt zu gestalten. Die Mitbewohner und Angehörigen sollten dabei aufgeklärt und der Betroffene kognitiv gefordert und angeregt werden. Das fördert das Selbstwertgefühl.

Bewegung fördern
Um die Beweglichkeit zu erhalten und Kontrakturen vorzubeugen, sollten die verordneten **Bewegungsübungen** mehrfach täglich durchgeführt werden.

LF 1.3

Die Pflegefachkräfte unterstützen die krankengymnastische Therapie, indem sie zum Üben motivieren. Zum Trainingsprogramm gehören unter anderem:
- rhythmisch-koordinative Übungen
- Konzentrations- und Wahrnehmungstraining
- Haltungsschulung mit Kräftigungs- und Dehnungsübungen

Vom Liegen zum Stand

Damit der Betroffene mithelfen kann, wird zunächst schrittweise der **Bewegungsablauf** besprochen. Danach sollte er sich auf die Durchführung der Bewegung konzentrieren und sie dann ausführen. Manchmal ist es eine Hilfe, die Erläuterung mitsprechen zu lassen oder die Übung vor dem Spiegel durchzuführen.

Mobilisation in Rückenlage

Zur Vorbereitung sollte der Pflegebedürftige zunächst die Beine anstellen. Danach werden die Beine zur Lockerung des Rigors geschlossen zu beiden Seiten bewegt (Wirbelsäulenrotation), sodass die Körperseiten gedehnt werden. Die Pflegefachkraft achtet dabei auf Schmerzäußerungen. Erst danach wird die Bewegung zum Sitzen auf der Bettkante eingeleitet (► LF 1.3, Kap. 1.8.4, S. 258).

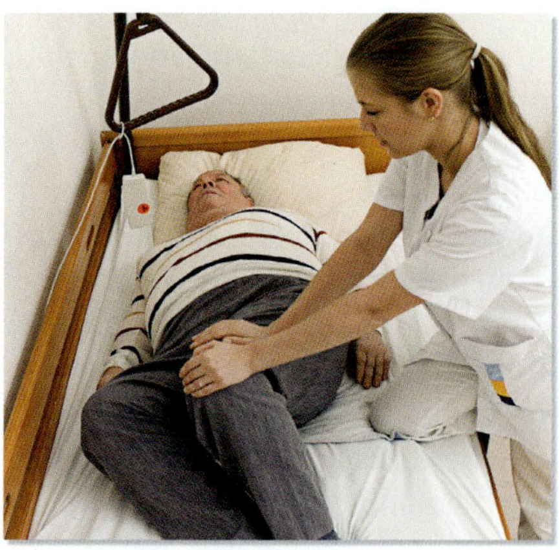

Abb. 18.38: Wirbelsäulenrotation zur Vorbereitung des Sitzens.

Vom Sitzen in den Stand

Das Aufrichten vom Sitzen in den Stand wird häufig erschwert, weil sich der Betroffene aus Angst vor einem Sturz nach hinten drückt. Wichtig ist zunächst, das Bett in der Höhe so einzustellen oder durch Klötze auf die entsprechende Höhe zu bringen, dass beide Füße fest auf dem Boden stehen.

Zur Vorbereitung wird die **Beugung des Rumpfs** nach vorn eingeleitet. Dazu kann die Pflegefachkraft vor dem Sitzenden in die Hocke gehen und ihn auffordern, ihr mit dem Oberkörper entgegenzukommen. Auch die Anweisung »Die Nase will zum Boden« ist dabei hilfreich. Danach kann der Betroffene unter Anzählen Schwung holen – »Eins und zwei und ...« – und dann bei »drei« aufstehen. Dabei geht die Nase nach vorn und oben.

Gehtraining

> **! Merke** Beim Gehtraining ist auf die besondere Sturzgefährdung zu achten.

Die Ausgangshaltung ist aufrecht, beide Fersen stehen fest auf dem Boden. Beim Laufen führt die Pflegefachkraft auf der Seite, zu der sich der Betroffene wegneigt. Er sollte nicht schlurfen, sondern die Ferse bewusst aufsetzen und mit der ganzen Fußsohle abrollen. Zu Beginn einer Bewegung und an markanten Stellen wie Türschwellen und Treppen kommt es bei Parkinsonbetroffenen häufiger zu **Bewegungsblockaden**. Dieses **Freezing** (engl. freeze = einfrieren) kann durch laut gesprochene Kommandos, z. B. »...und Schritt«, oder das bewusste Anheben des Beins beim nächsten Schritt gelöst werden. **Anti-Freezing-Gehstöcke** besitzen zu diesem Zweck am unteren Ende einen auf Knopfdruck ausklappbaren roten Zeiger, der das Signal vermittelt, einen Schritt zu gehen. Moderne Varianten mit Laserpointer projizieren einen grünen Punkt auf den Boden.

In der Wohnumgebung können an entsprechenden Stellen farbige Streifen auf den Boden geklebt werden, die dann überschritten werden müssen.

> **! Merke** Die Gehstöcke werden als Hilfsmittel (► LF 2.2, Kap. 3.2.1, S. 983) von den Krankenversicherungen übernommen.

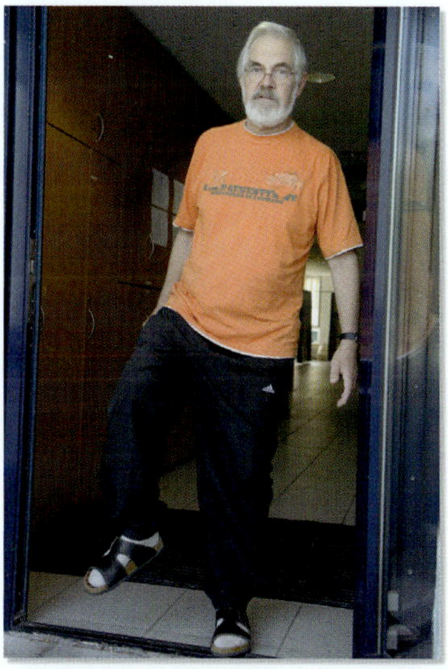

Abb. 18.39: Überwindung des Freezing an der Türschwelle.

Nahrungsaufnahme

Wegen des beeinträchtigenden **Tremors** sollte

- der Weg vom Teller zum Mund so kurz wie möglich gehalten werden,
- der Tisch so hoch wie möglich sein und
- der passende Stuhl so nahe wie möglich herangeschoben werden.

Zum Essen wird auf Wunsch ein Löffel statt einer Gabel gereicht. Suppen können wie Getränke aus einem Becher genommen werden. Ein Wärmeteller lässt auch langsames Essen zu.

Weil Parkinsonkranke stärker schwitzen, haben sie einen erhöhten Flüssigkeitsbedarf. Häufig vermeiden die Betroffenen aber das **Trinken**, weil dabei die Beeinträchtigung durch den Tremor besonders offensichtlich wird. Offene Trinkgefäße sollten grundsätzlich nur bis zur Hälfte gefüllt werden, um ein Verschütten zu vermeiden.

Auch haben Parkinsonkranke einen **erhöhten Energiebedarf** (Tremor, Schwitzen). Auf ausreichend energiereiche Nahrung ist zu achten, unter Umständen ist Nahrungsergänzung erforderlich. Der Flüssigkeitsbedarf kann neben dem Trinkangebot auch durch flüssigkeitsreiches Gemüse wie Gurke und Tomate sowie Obst gedeckt werden.

Körperpflege

Wegen des vermehrten Schwitzens darf die Kleidung nicht zu warm sein. Spezialtextilien aus Kunststofffasern, die den Schweiß von der Haut wegleiten, sind empfehlenswert. Die übermäßige Talgproduktion macht häufige Waschungen und Haarwäschen nötig, damit der Betroffene nicht ungepflegt erscheint. Ein Taschentuch sollte zum Abtupfen bei vermehrtem Speichelfluss bereitgehalten werden.

Medikation

Die Medikation von Parkinsonkranken ist häufig mit **Nebenwirkungen** und **Wirkungsschwankungen** verbunden. Mundtrockenheit, Übelkeit, überschießende Bewegungen und Darmträgheit können durch entsprechende Pflegemaßnahmen gelindert werden (► LF 1.3, Kap. 7.1.5, S. 379). Die Vitalzeichen müssen regelmäßig kontrolliert und dokumentiert werden.

LF 1.3

Aufgaben

- Welche Aufgaben hat das Nervensystem?
- Wie verläuft die Informationsübertragung vom Sinneseindruck bis zur Wahrnehmung?
- Welche Strukturen bildet das ZNS?
- Beschreiben Sie den Verlauf der Pyramidenbahn. Was sind die typischen Folgen eines rechtshirnigen Schlaganfalls?
- Nennen Sie die Symptome des Schlaganfalls. Bei welchen Symptomen sollte der Patient ins Krankenhaus eingewiesen werden?
- Beschreiben Sie die neuro-psychologischen Veränderungen, auf die Sie bei der Krankenbeobachtung achten sollten.
- Erläutern Sie die Prinzipien der Pflege des halbseitig Gelähmten nach dem Bobath-Konzept.
- Welche Symptome treten bei der Parkinsonkrankheit auf?
- Beschreiben Sie die Grundsätze der Pflege des Parkinsonkranken.
- Herr Luchs hatte vor zwei Jahren eine sog. TIA. Beschreiben Sie diesen Zustand.
- Welche Medikamente können bei dem Bluthochdruck von Herrn Luchs zum Einsatz kommen? Mit welchen Nebenwirkungen müssen Sie rechnen?
- Sie kennen Herrn Luchs schon länger. Warum überrascht es Sie nicht, dass er einen Schlaganfall bekommen hat?
- Wie sollte ein Badezimmer eingerichtet sein, damit es von Betroffenen mit Schlaganfall trotz ihrer Einschränkungen sicher benutzt werden kann?

19 Pflege bei Beeinträchtigung der Sinnesorgane

Herr Fischer ist 77 Jahre alt und lebt mit seiner Schwester und ihrem Mann in seinem Elternhaus, einem alten Bauernhaus auf dem Land. Früher war Herr Fischer Landwirt, hatte Kühe, Schweine und ein paar Hühner und baute Kartoffeln und Getreide an. Mit seinem großen Traktor fuhr er besonders gerne aufs Feld, stets begleitet von seinem Hirtenhund Paul. Seine Nichte wohnt mit ihrem Mann und den zwei Söhnen im Nachbarort. Oft kommt sie zum Helfen auf den Hof, die Kinder spielen gerne mit Paul oder suchen Eier bei den Hühnern. Mittlerweile gibt es auf dem Hof nur noch die Hühner und zwei Schweine, die restlichen Tiere musste Herr Fischer aus Altersgründen verkaufen, denn auch seine Schwester und sein Schwager sind nicht mehr die Jüngsten. Herr Fischer ist nicht mehr allzu gut zu Fuß, geht aber fast jeden Tag mit seinem Hund über die Wiesen und im nahe gelegenen Wald spazieren. Auch füttert er selber die Schweine und Hühner.

Seit einiger Zeit bemerkt Herr Fischer, dass er nicht mehr scharf sieht. Das Zeitunglesen fällt ihm schwer, bei den Spaziergängen erscheinen ihm die Bäume verschwommen, auch die Farben der Blumenwiese vor dem Haus verblassen.

Zuerst dachte er, seine Brille sei veraltet und ließ sie beim Optiker anpassen. Die Beschwerden verschwanden allerdings nicht. Zunehmend bemerkte Herr Fischer am rechten Auge am Rand seines Blickfeldes einen Fleck. Seine Schwester hatte ihn neulich gefragt, ob er Nackenschmerzen habe, da er seinen Kopf schräg hielt.

Am nächsten Tag ist Herr Fischer gerade dabei die Hühner zu füttern, als ihm ganz plötzlich furchtbar schwindelig wird. Alles dreht sich um ihn, und er schafft es gerade noch, sich auf die Holzbank neben dem Gehege zu setzen. Auch hört er kurze Zeit nichts. Der Schwindel kommt in Wellen, Herrn Fischer wird übel, er muss erbrechen. Seine Schwester, die gerade Kräuter aus dem Garten holt, bemerkt ihren schwankenden Bruder und eilt ihm zu Hilfe.

Nach einigen Minuten lässt der Schwindel nach, Herr Fischer fühlt sich etwas besser. Seine Schwester ruft ihre Tochter an und bittet sie, Herrn Fischer zum Hausarzt Dr. Rohner zu fahren. Dieser führt eine Hör- und Gleichgewichtsprüfung durch und stellt einen Morbus Menière fest. Er spritzt ihm ein Antiemetikum und hängt ihm eine Infusion mit durchblutungsfördernden Substanzen an.

Danach fühlt sich Herr Fischer schon besser. Er erzählt dem Arzt auch von seinen Sehschwierigkeiten. Dr. Rohner vermutet eine Makuladegeneration. Bei der Spiegelung des Augenhintergrunds und durch den Sehtest mit Rastermotiv (Amsler-Netz) wird seine Diagnose bestätigt. Da Herr Fischer an der trockenen Form der Makuladegeneration erkrankt ist, bekommt er hoch dosiert Vitamine und hofft, dass sich die Krankheit nicht allzu schnell verschlechtert.

19.1 Grundlagen der Anatomie und Physiologie des Auges

19.1.1 Lage und Funktion des Auges

Die **Augen** sind gut geschützt und beweglich im Fettgewebe innerhalb der knöchernen **Augenhöhle** eingebettet (Abb. 19.1). Sechs **Augenmuskeln**, vier gerade und zwei schräge, bewegen den Augapfel in alle Richtungen. Die Bewegungen beider Augäpfel erfolgen synchron und nehmen das gleiche Bild auf.

Sind die Augenmuskeln verkürzt, kommt es zum **Schielen**. Dabei nehmen die Augen unterschiedliche Bilder auf. Dies führt aber nicht zu Doppelbildern, da das Gehirn das Bild eines fehlsichtigen Auges unterdrückt. Doppelbilder entstehen durch Übermüdung oder im Alkoholrausch, auch bei gesunden Augen.

Augenlider

Die **Augenlider** schützen den Augapfel auf der Vorderseite vor Lichteinfall, Fremdkörpern und Berührung. Bei leichtester Berührung schließen sich die **Augenlider** reflektorisch.

LF 1.3

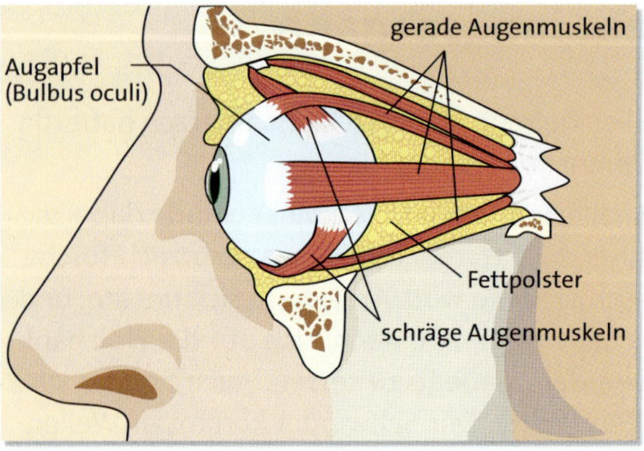

Abb. 19.1: Augapfel mit Augenmuskeln.

Talgdrüsen in den Augenlidern fetten den Lidrand ein. Sie sorgen so für einen vollkommenen Lidschluss und verhindern ein Überfließen der Tränenflüssigkeit.

Die Innenseite der Augenlider ist von der **Konjunktiva** (Augenbindehaut) ausgekleidet. Die Konjunktiva geht an der oberen und unteren Umschlagfalte der Lider in die Lederhaut des Augapfels (► LF 1.3, Kap. 19.1.2, S. 674) über und reicht bis zum Rand der Hornhaut.

Tränendrüsen

Die **Tränendrüsen** liegen oben seitlich unter dem knöchernen Rand der Augenhöhlen (Abb. 19.2). Sie produzieren Tränenflüssigkeit. Bei jedem Lidschlag verteilt sich die Tränenflüssigkeit wie ein Film über die Hornhaut. Sie reinigt und glättet die Hornhaut, verbessert dadurch deren optische Eigenschaften und wehrt Krankheitserreger ab.

Schichten von außen nach innen	Funktion
Lipidschicht aus Cholesterin	verhindert eine schnelle Austrocknung
Wasserschicht aus 98 % Wasser	enthält das Enzym Lysozym, wirkt antibakteriell
Mucinschicht aus Gel	bildet eine für Krankheitserreger schwer zu durchdringende Barriere

Tab. 19.1: Flüssigkeitsschichten des Tränenfilms.

Die Tränenflüssigkeit sammelt sich im inneren Augenwinkel, fließt aus dem oberen und unteren

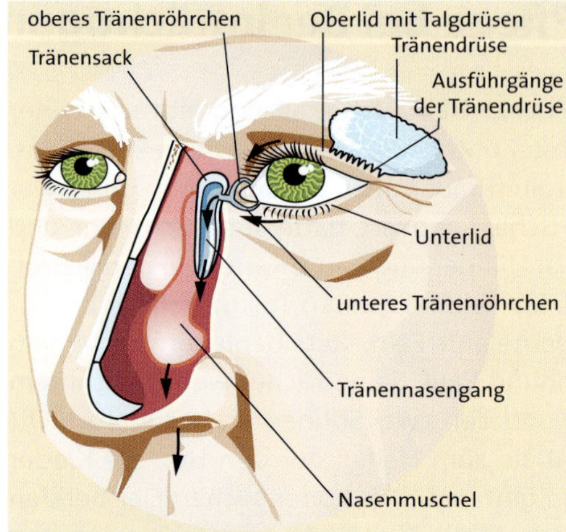

Abb. 19.2: Tränenapparat

Tränenröhrchen in den **Tränensack** und von dort über den Tränennasengang in die Nasenhöhle im Bereich unterhalb der unteren Nasenmuschel. Dort befeuchtet die Tränenflüssigkeit die Nase.

19.1.2 Bau und Funktion des Augapfels

Im Inneren des Auges befindet sich der **Glaskörper** (Abb. 19.3). Er besteht aus einer lichtdurchlässigen gelartigen Substanz und setzt sich aus 98 % Wasser, 2 % Hyaluronsäure sowie feinsten Kollagenfäden zusammen.

Die Wand des Augapfels hält das Auge in Form. Seine Wand besteht aus drei Schichten:

- äußere Augenhaut
- mittlere Augenhaut
- innere Augenhaut

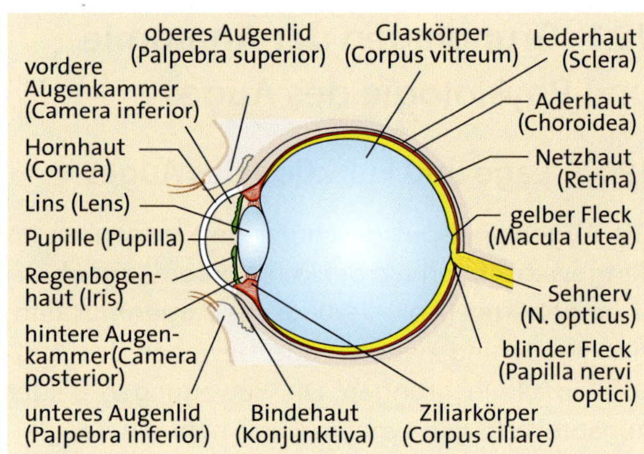

Abb. 19.3: Aufbau des Augapfels.

Äußere Augenhaut

Die **äußere Augenhaut** geht in ihrem hinteren Bereich in die Lederhaut über, im vorderen Bereich in die Hornhaut. In der **Lederhaut** befinden sich kräftige kollagene Bindegewebsfasern, die eine feste weiße Kapsel formen und die Eigenform des Augapfels erhalten.

Die **Hornhaut** ist durchsichtig. Sie ist stärker gekrümmt als die weiße Lederhaut und bricht das Licht zur Bilderzeugung.

Mittlere Augenhaut

Die **mittlere Augenhaut** geht in der hinteren Hälfte in die Aderhaut über, in der vorderen Hälfte in die Iris und den Ziliarkörper. Die Aderhaut versorgt das Auge über ihre zahlreichen Gefäße mit Blut.

Die Muskeln des **Ziliarkörpers** können die Form der Linse verändern.

Die **Iris** (Regenbogenhaut) funktioniert wie die verstellbare Blende eines Fotoapparats und regelt die Menge des Lichteinfalls. Die Öffnung, die den Lichteinfall zulässt, heißt **Pupille**. Die Pupillenweite steuert den Lichteinfall reflektorisch. Die Farbe der Iris hängt von ihrem Gehalt an braunem Pigment ab. Pigmentarme Menschen haben meist helle Haare und blaue Augen. Je nach Pigmentreichtum in der Iris geht die Farbe über in Grüngrau, Hellbraun und Dunkelbraun. Im Alter nimmt der Pigmentanteil ab.

Hinter der Iris befindet sich die **Linse**. Der »freie« Raum zwischen Hornhaut und Glaskörper heißt **Augenkammer**. Die Iris trennt die Augenkammer in einen vorderen und einen hinteren Teil.

Kammerwasser ist eine klare Flüssigkeit, die Linse und Hornhaut ernährt, denn Linse und Hornhaut sind aus optischen Gründen nicht mit Gefäßen versorgt. Die Funktion des Kammerwassers ist mit der Gelenkflüssigkeit vergleichbar. Das Kammerwasser zirkuliert in den Augenkammern. Gebildet wird es im Ziliarkörper am Übergang zwischen Aderhaut und Iris. Es fließt dann zwischen Linse und Iris durch die Pupille hindurch in die vordere Augenkammer. Im **Kammerwinkel** zwischen der Vorderseite der Iris und der Hornhaut befinden sich Spalten, durch die das Kammerwasser über einen ringförmigen Kanal, den **Schlemm-Kanal**, in das venöse System abfließt. Produktion und Abtransport stehen in einem Gleichgewicht. Der Druck des Kammerwassers bestimmt den Augeninnendruck. Er liegt normalerweise bei maximal 22 mmHg und kann mit einem Stempel (Tonometer) auf der Hornhaut gemessen werden.

Innere Augenhaut

Die **innere Augenhaut** besteht aus der **Netzhaut**, die außen von einem Pigmentepithel umgeben ist und in der sich die Sehsinneszellen, die **Stäbchen** fürs Schwarz-Weiß-Sehen und **Zapfen** fürs Farbensehen (Abb. 19.4) befinden.

Blinder Fleck

Als **blinder Fleck** wird die Stelle bezeichnet, an der der Sehnerv durch die Netzhaut hindurchtritt. Diese Stelle ist frei von Sinneszellen und daher »blind«. Trotzdem haben wir beim Sehen kein Loch im Blickfeld, da das Gehirn den fehlenden Bildanteil ergänzt und er vom anderen Auge kompensiert wird.

Das einschichtige Pigmentepithel enthält das schwarzbraune Pigment **Melanin**. Es absorbiert den Lichtanteil, den die Lichtsinneszellen nicht verarbeiten. So kann das Auge das Licht nicht reflektieren, was für das Scharfsehen wichtig ist.

Gelber Fleck

Der **gelbe Fleck** (Macula lutea) liegt in der Mitte des Augenhintergrunds. In seinem Zentrum befindet sich die Stelle des schärfsten Sehens, da hier die Lichtsinneszellen, fast ausschließlich Zapfen, besonders dicht stehen.

Wird die Pupille medikamentös geweitet, kann man mit dem Augenspiegel den **Augenhintergrund** beurteilen: zu erkennen sind dann die Netzhaut und der gelbe Fleck, die in der Netzhaut verlaufenden Blutgefäße (welche den gelben Fleck weitgehend aussparen) und der Austritt des Sehnervs. Der Augenhintergrund erscheint durch das Pigmentepithel und der dahinter liegenden Aderhaut rötlich.

LF 1.3

19.1.3 Sehvorgang

Die Brechkraft von Hornhaut und Linse projiziert ein stark verkleinertes, seitenverkehrtes und auf dem Kopf stehendes Bild auf die **Netzhaut**. Ein **scharfes Bild** entsteht dabei nur, wenn sich alle Strahlen, die von einem bestimmten Punkt eines Gegenstandes ausgehen, auf der Netzhaut wieder punktförmig vereinigen. Dafür müssen die Brechkraft und die Entfernung der Linse von der Netzhaut aufeinander abgestimmt sein. Abweichungen führen zu Kurz- oder Weitsichtigkeit.

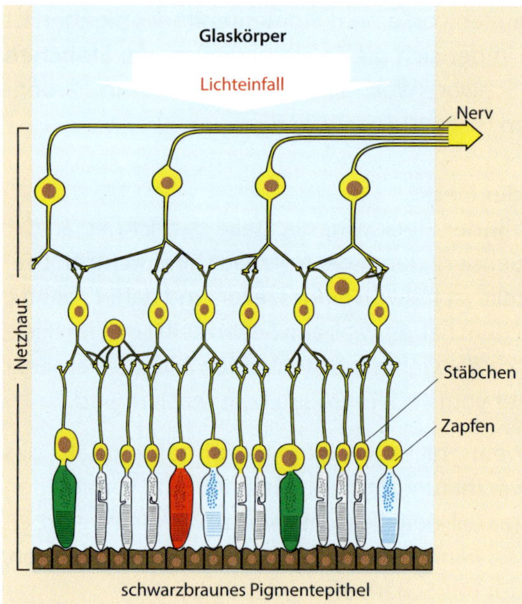

Abb. 19.4: Netzhaut

Die **Augenlinse** ist nicht starr wie eine Glaslinse, sondern hochelastisch. Im entspannten Zustand ist sie aufgrund ihrer Eigenelastizität rund. Wenn entsprechende Zugkräfte einwirken, flacht sie ab. Der Zug geht von dem ringförmig um die Linse verlaufenden **Ziliarmuskel** aus, den Fasern mit dem Linsenrand verbinden.

Akkommodation

➔ Definition **Akkommodation:** Anpassung der Linsenform auf das Sehen in der Ferne oder auf das Nahsehen (Abb. 19.5).

Beim Blick in die **Ferne** muss die Linse **abgeflacht** sein. Der Ziliarmuskel entspannt sich, der Abstand zur Linse wird größer. Die Fasern spannen sich und ziehen die Linse auseinander, sie flacht sich ab.

Beim **Nahsehen** kontrahiert sich der Ziliarmuskel und verringert damit den Abstand zur Linse. Die Fasern erschlaffen und die Linse **rundet** sich wieder.

Da beim Nahsehen, z.B. bei Handarbeiten oder beim Lesen, der Ziliarmuskel ständig angespannt ist, strengt dies auf Dauer das Auge an. Um den Augen eine kleine Erholungspause zu gönnen, sollte daher der Blick ab und zu in die Ferne schweifen.

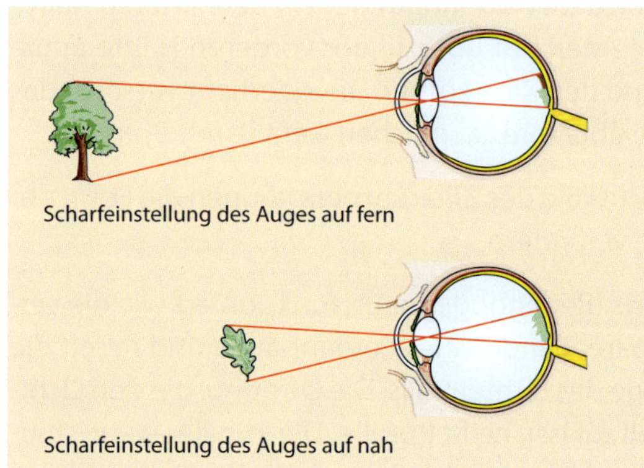

Abb. 19.5: Akkommodation, die Linse passt sich der Entfernung an.

Adaptation

➔ Definition **Adaptation:** Anpassung der Pupillen an die Lichtstärke.

Die **Adaptation** wird besonders deutlich, wenn man aus einem hellen in einen dunklen Raum tritt. Zunächst sieht man gar nichts. Erst nach einiger Zeit, wenn sich die Pupillen erweitert haben, kann man Einzelheiten im Raum erkennen. Kommt man umgekehrt aus der Dunkelheit in einen hellen Raum, ist man kurze Zeit geblendet. Zusätzlich steuert das **vegetative Nervensystem** das Pupillenspiel. Bei Aufregung sind die Pupillen weit geöffnet, bei tiefer Bewusstlosigkeit reagieren sie nicht mehr auf Licht. Der **Pupillenreflex** kann daher bei der Diagnose helfen.

Stäbchen und Zapfen

Die Lichtsinneszellen wandeln das eintreffende Licht in elektrische Impulse um, die im Gehirn eine entsprechende Wahrnehmung ermöglichen. Bereits geringe Lichtmengen erregen die **Stäbchen**. Die Stäbchen nehmen die **Helligkeitsunterschiede** wahr. Sie befinden sich vorwiegend im Randbereich der Netzhaut.

Für das **Farbensehen** sind drei verschiedene **Zapfenarten** mit unterschiedlichen Sehfarbstoffen zuständig: Sie reagieren jeweils am stärksten auf die Farben Blauviolett, Grün oder Rot. Aus der Verarbeitung der Eindrücke aller drei Zapfenarten entsteht im Gehirn der eigentliche Farbeindruck. Werden alle drei Zapfenarten gleichermaßen erregt, sehen wir die »Farbe« Weiß. Bei abnehmendem Licht, z. B. während der Dämmerung, verschwinden nacheinander die Farben Rot, Grün und Blau. Am längsten nehmen die Zapfen die Farbe Gelb auf, weshalb sie eine gute Signalfarbe ist.

Sehen

Sehen erfordert ein ungestörtes Zusammenspiel aller Strukturen des Auges mit dem Gehirn. Dafür ist deren Verbindung über den Sehnerv sehr gut ausgebildet. Das **Gehirn** verarbeitet die Reize der Sinneszellen zu Bildern und steuert im Gegenzug die Bewegung der Augenmuskeln, die Größe der Pupille je nach Lichteinfall und die Spannung der Linse um scharf zu sehen.

> **Definition** **Sehschärfe:** Fähigkeit des Auges, zwei Objekte als getrennt wahrzunehmen.

Als Bezugsgröße der **Sehschärfe** gilt 1′ – eine Bogenminute – dies entspricht einem wahrgenommenen Abstand von 1,5 mm auf eine Entfernung von 5 m.

> **! Merke** Ein Vollkreis entspricht 360°. Ein Grad hat 60 Bogenminuten.
>
> Eine Person kann einen Abstand erst wahrnehmen, wenn er 3 mm entspricht, also 2 Bogenminuten. Visus = 1/2, also 0,5.

> **Definition** **Visus:** die Bezugsgröße 1′ geteilt durch die individuelle Sehleistung.

Der Visus ist altersabhängig. Im Normalfall liegt er bei einem 20-Jährigen bei 1,0–1,6. Bei einem 80-Jährigen werden Werte zwischen 0,6 und 1,0 bestimmt. Gemessen wird er mit Sehprobentafeln.

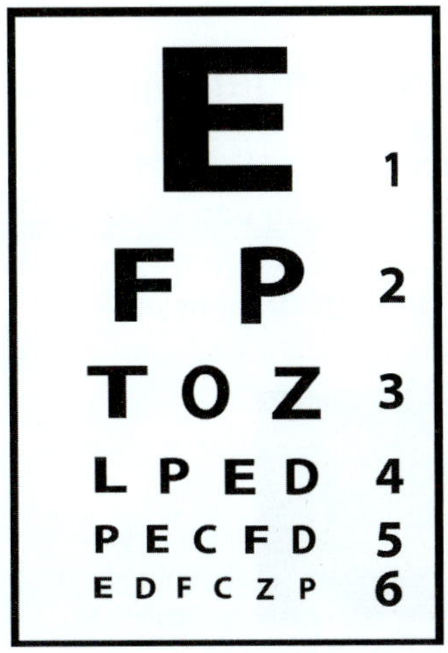

Abb. 19.6: Sehprobentafel

Rechtliche Vorschriften, z. B. zur Erteilung eines **Führerscheins**, legen bestimmte Visuswerte zugrunde. Wird mit einer Brille der geforderte Mindestwert erreicht, muss auch beim Autofahren eine Brille getragen werden und das Mitführen einer Ersatzbrille ist erforderlich.

Das Sehen mit beiden Augen, das **binokulare Sehen**, ermöglicht räumliches Sehen, d. h. die Möglichkeit, Entfernungen zu schätzen und sich im Raum zu orientieren. Das Gehirn setzt die voneinander abweichenden »Bilder« der beiden Augen im Gehirn zu einem Bild zusammen.

Scharfes Sehen ist nur in einem sehr kleinen Bereich direkt nach vorn möglich, zu den Seiten nimmt die Bildschärfe ab. Das Gehirn präsentiert ein stimmiges Gesamtbild, indem es den Blick ständig unbewusst springen und die Umgebung abtasten lässt.

Im Bereich des **unscharfen Sehens** ist das Wahrnehmen von **Bewegungen** sehr ausgeprägt. Das Registrieren einer Bewegung führt umgehend zu einer Blickwendung und schafft so Sicherheit.

Definition

Gesichtsfeld: Bereich, in dem ohne Blickwendung noch etwas gesehen werden kann. Es beträgt in der Horizontalen etwa 170°, in der Vertikalen 110°, ist also oval.

Blickfeld: der Sehbereich, den die Augen bei ruhendem Kopf abdecken.

LF 1.3

19.2 Altersveränderungen

Typisch sind Veränderungen im Bereich der **Lider**. Die Lider verlieren ihre Spannung und werden faltig. Die Oberlider hängen etwas herunter, im Bereich der Unterlider bilden sich »Tränensäcke«.

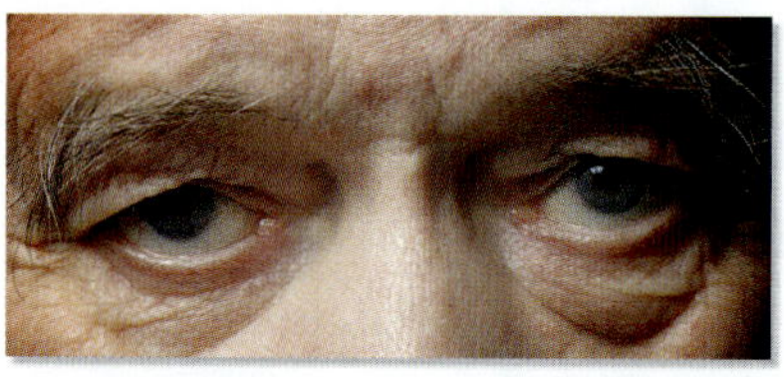

Abb. 19.7: Hängendes Oberlid

Ein häufiges Problem ist das allmähliche Abnehmen der **Tränenflüssigkeit**, häufig verbunden mit einem verminderten Lidschlag. Hierdurch verringert sich der Tränenfilm auf der Hornhaut, was zu Trockenheits- und Reizgefühlen sowie Reizungen führt.

Völlig ohne Beschwerden und Einschränkungen entwickelt sich ein **Greisenbogen** – eine ringförmige Ablagerung von Fett und Kalk im Bereich der Iris.

In der **Hornhaut** und der **Linse** können sich ebenfalls Ablagerungen sammeln, die den Lichteinfall verringern und damit das Sehen verschlechtern. Zusätzlich ändert sich der Farbeindruck, sodass insgesamt auch das Kontrastsehen erschwert wird.

Die **Adaptationszeit** verlängert sich und bereitet Probleme beim Wechsel zwischen hellen und dunklen Räumen. Zusätzlich nimmt die Beweglichkeit der Iris ab und die Pupille verkleinert sich. Beides erschwert zudem das Sehen im Dunkeln.

19.3 Psychosoziale Aspekte

Die Augen sind unsere **wichtigsten Sinnesorgane**. Mehr als die Hälfte aller Sinneseindrücke stammen von ihnen. Die Augen unterstützen die **nonverbale Kommunikation**, z.B. das Zuzwinkern als stille Verständigung, die weit geöffneten Augen als Ausdruck der Freude oder die zusammengekniffenen Lider mit faltiger Stirn als Ausdruck von Ablehnung.

Verliebte sehen sich »tief in die Augen«. Auch die **Beziehungsgestaltung** wird mit den Augen verbunden. Man hat »einen Augenblick« Zeit für jemanden, ist »nachsichtig« gegenüber einem Verhalten. Oberflächlichkeit drückt der Ausspruch »aus den Augen, aus dem Sinn« aus.

Der Augenausdruck lässt Rückschlüsse auf die psychische Befindlichkeit zu, »die Augen sind der Spiegel der Seele«, es lässt sich etwas »an den Augen ablesen«. Emotionen, sowohl freudig als auch traurig, können Tränen auslösen. Der Blick von Menschen, die keine Hoffnung oder keinen Lebenswillen mehr haben, wirkt müde und matt.

Kaum eine Behinderung erfährt so viel Mitgefühl und Hilfe wie **Blindheit**, denn die Fähigkeit zu sehen, wird häufig gleichgesetzt mit der Fähigkeit, etwas zu verstehen. Jemandem wird die Wahrheit verdeutlicht, indem man ihm »die Augen öffnet«.

19.4 Krankheitsbilder

19.4.1 Fehlsichtigkeiten

Kurzsichtigkeit

Bei normalem Abstand zwischen Hornhaut und Netzhaut von ca. 24 mm vereinigen sich die Lichtstrahlen in einem Punkt auf der Netzhaut. **Kurzsichtigkeit** (Nahsichtigkeit, Myopie) ist meist Folge eines zu **langen** Augapfels. Die Lichtstrahlen treffen sich schon vor der Netzhaut und es entsteht ein unscharfes Abbild des angeschauten Gegenstandes. Zur Korrektur wird dem Auge eine zerstreuende (konkave) Linse vorgeschaltet. Die künstliche Linse verlängert den Weg des Lichts zur Netzhaut und verschiebt so die Bündelung der Lichtstrahlen auf die Netzhaut.

Dioptrien geben die Stärke der Korrekturlinse an, also die Brechkraft von Linsen. Bei der Kurzsichtigkeit hat diese Angabe ein negatives Vorzeichen, z. B. –1,25 dpt.

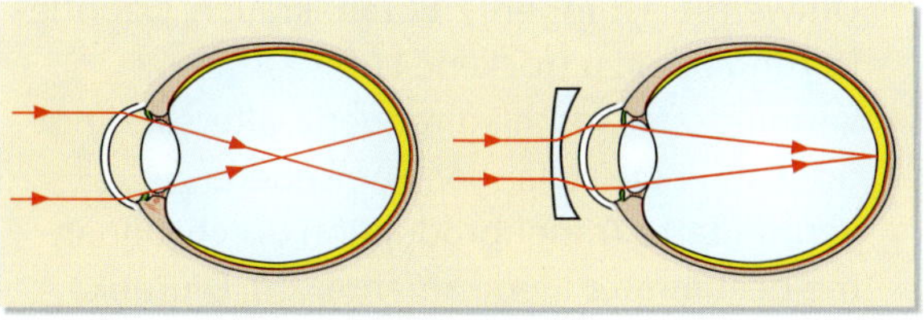

Abb. 19.8: Kurzsichtigkeit und Korrektur.

! Merke Streulinsen bei Kurzsichtkorrektur »verkleinern« die Augen, wenn man den Betroffenen ansieht.

Weitsichtigkeit

Bei der **Weitsichtigkeit** (Hyperopie) ist der Augapfel zu **kurz**. Die Linse kann das Licht nicht so bündeln, dass es einen Punkt auf der Netzhaut abbildet. Die Strahlen treffen sich »hinter« der Netzhaut. Nur weit entfernte Gegenstände werden scharf gesehen. Zusätzlich haben Weitsichtige häufiger Kopfschmerzen und ermüden leicht, da der Ziliarmuskel in dem Versuch, den Fehler auszugleichen, stärker beansprucht wird. Eine konvexe Sammellinse korrigiert die Weitsichtigkeit, indem sie die Lichtstrahlen stärker bündelt. Bei Weitsichtigkeit hat die Dioptrienzahl ein positives Vorzeichen, z. B. +1,50 dpt.

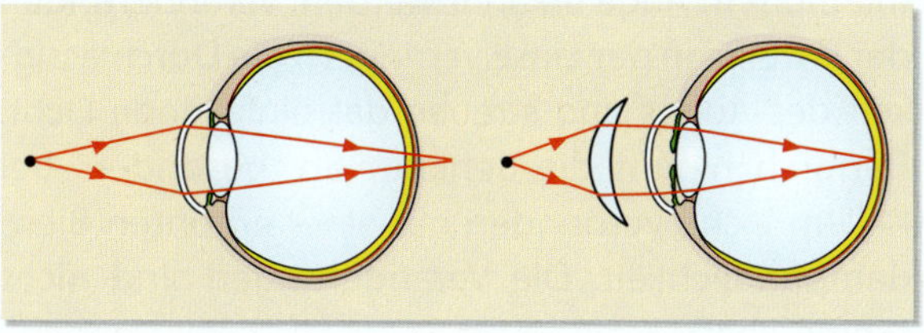

Abb. 19.9: Weitsichtigkeit und Korrektur.

! Merke Sammellinsen bei Weitsichtkorrektur »vergrößern« die Augen, wenn man den Betroffenen ansieht.

Presbyopie

Die **Presbyopie** (Altersweitsichtigkeit) beginnt meist ab dem 40. Lebensjahr. Die Sehschärfenanpassung hängt von der Elastizität der Linse ab, doch diese nimmt mit dem Alter ab. Zunächst verlängert sich die Akkommodationszeit, dann werden Gegenstände im Nahbereich nicht mehr scharf wahrgenommen. Das Einfädeln eines Fadens in ein Nadelöhr macht größte Schwierigkeiten, das zu lesende Buch muss mit gestreckten Armen gehalten werden. Abhilfe schafft eine Lesebrille.

Stabsichtigkeit (Astigmatismus)

Unter **Stabsichtigkeit (Astigmatismus)** versteht man die linienförmige Abbildung eines Punktes auf der Netzhaut. Ursache ist eine meist angeborene, abnorme Netzhautverkrümmung. Der Betroffene sieht unscharf und verzerrt. Meist kann der Astigmatismus durch zylindrisch geschliffene Brillengläser oder Kontaktlinsen ausgeglichen werden. Gelingt dies nicht, ist in Extremfällen eine Hornhauttransplantation von Nöten.

19.4.2 Lähmungsschielen (Strabismus paralyticus)

Ein durch **Augenmuskellähmung** verursachtes **Schielen** (Strabismus), das in jedem Alter auftreten kann. Ursachen dieser Lähmung können u. a. Verletzungen wie Schädelbasisfrakturen, Entzündungen wie Meningitis, Multiple Sklerose oder auch Tumoren sein.

Die Betroffenen versuchen häufig, die durch das Schielen entstehenden Doppelbilder durch eine Kopfschiefhaltung zu kompensieren. Die Sehkraft bleibt erhalten.

Die Behandlung beim Lähmungsschielen ist abhängig von der Ursache. Bildet sich die Lähmung nicht zurück, kann ein operativer Eingriff nötig werden.

19.4.3 Augenliderkrankungen

Lidveränderung

Lidveränderungen können das Oberlid, das Unterlid oder beide Lider betreffen. Eine Schwäche des Lidhebermuskels des Oberlides kann das Gesichtsfeld im Laufe des Tages zunehmend einschränken, da das Oberlid die Pupille verdeckt (Ptosis).

Erschlaffen das Bindegewebe und die Muskeln des Unterlides kann das Unterlid sich nach außen herausstülpen (Ektropium). Hierdurch wird die empfindliche Bindehaut freigelegt und gereizt, Entzündungen können die Folge sein.

Besteht ein Ungleichgewicht der verschiedenen Lidmuskeln, da die Spannung oben und unten unterschiedlich stark abnimmt, kommt es zur gegenteiligen Störung. Das Lid kehrt sich einwärts (Entropium) und reizt das Auge. Zudem können die Wimpern die Hornhaut verletzen.

Konjunktivitis

Verschiedene Ursachen lösen eine **Konjunktivitis** (Bindehautentzündung) aus:
- Infektionen mit Bakterien, Pilzen oder Viren
- Reizungen z. B. durch Tabakrauch, Fremdkörper, Zugluft
- allergische Reaktionen auf Pollen

Fast immer sind beide Augen betroffen. Die Bindehaut ist stark gerötet, z. T. auch geschwollen. Das betroffene Auge produziert Sekret, das je nach Ursache wässrig, schleimig oder eitrig ist. Das Auge fängt an zu jucken oder zu brennen, es besteht ein Fremdkörpergefühl, teilweise schmerzt das Auge. Helles Licht wird als unangenehm empfunden, häufig verschließen sich die Augenlider krampfartig.

Die Art der Entzündung wird augenärztlich abgeklärt. Die Behandlung erfolgt mit unterschiedlichen Tropfen oder Salben je nach Krankheitsursache (► LF 1.3, Kap. 7.1.1, S. 363 ff.).

19.4.4 Sicca-Syndrom

Ältere Menschen leiden häufig chronisch unter Brennen, Tränen, Fremdkörper- oder Trockenheitsgefühl der Augen. Ursache ist meist ein **Sicca-Syndrom** (trockenes Auge), bei dem die Tränenproduktion gestört ist. Es kann zu Schmerzen bei jedem Lidschlag kommen. Der fehlende Tränenfilm begünstigt Hornhautschäden und zusätzliche Entzündungen.

Mögliche **Ursachen** des Sicca-Syndroms sind:
- Umweltbelastungen, z. B. Tabakrauch, Ozonbelastung oder zu trockene Luft
- verminderte Lidschlagfrequenz, altersbedingt oder als Folge zu langen Fernsehens
- verminderte Tränenproduktion durch Einnahme bestimmter Medikamente, z. B. Diuretika, β-Rezeptorenblocker oder Antihistaminika
- dauerhafte Anwendung von Augentropfen
- unzureichender Lidschluss, z. B. nach Schlaganfall

Beim ersten Auftreten entsprechender Beschwerden sollte immer eine **augenärztliche Abklärung** erfolgen, um die Ursachen herauszufinden. Dies gilt natürlich auch, wenn Entzündungen auftreten.

Behandelt wird die Augentrockenheit mit **Tränenersatzmitteln**, den künstlichen Tränen, oder Medikamenten, die die Tränenproduktion steigern. Vorbeugend sollte auf das Rauchen verzichtet und das Raumklima optimiert werden. Beim Fernsehen sollten immer wieder Pausen eingelegt werden. Bewusst blinzeln hilft, den Tränenfilm zu schließen.

19.4.5 Katarakt

Die **Katarakt** (Grauer Star) ist eine **Trübung der Linse** und gehört zu den häufigsten Sehstörungen im Alter. Im fortgeschrittenen Stadium kann sie schon mit bloßem Auge erkannt werden. Veränderungen der Eiweiße in der Linse verringern die Durchlässigkeit des Auges und streuen das einfallende Licht. Dadurch nimmt die Sehkraft ab, besonders bei hellem Licht, verbunden mit einer erhöhten Blendempfindlichkeit. Die Veränderungen sind nicht schmerzhaft.

Der Betroffene sieht die Umgebung unscharf wie durch einen Nebel. Farben und Konturen verwischen. Da die Veränderungen häufig im Zentrum beginnen, kann das Sehen in der Dämmerung besser sein. Einmal ist dann die Blendwirkung des gestreuten Lichts geringer. Zweitens kann die Pupille weiter geöffnet werden, um an der Trübung vorbeizusehen.

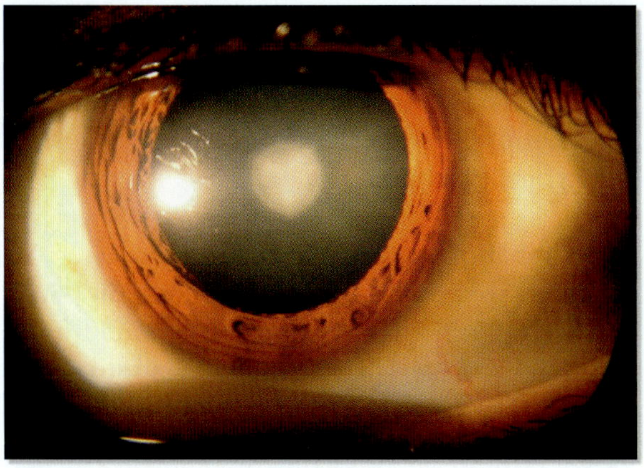

Abb. 19.10: Linsentrübung beim grauen Star.

Die **Ursachen** des grauen Stars sind nicht geklärt. Linsentrübungen kommen oft vor als Folge des Diabetes mellitus, der Behandlung mit Kortison und Röntgenbestrahlungen im Augenbereich.

Die **Operation** ist die einzig mögliche Behandlung. Dabei wird unter dem Mikroskop die Linse vollständig entfernt und mit einer Kunstlinse ersetzt. Dies geschieht unter lokaler Betäubung, sodass der Eingriff auch für ältere Patienten weitgehend ungefährlich ist.

19.4.6 Glaukom

Das **Glaukom** (griech. glaukom = graublau, grüner Star) weist trotz des ähnlichen Namens keinerlei Verbindung zum grauen Star auf. Beim Glaukom ist der **Augeninnendruck** erhöht, da das Kammerwasser in seinem Abfluss behindert ist. Der erhöhte Druck verteilt sich auf die Hornhaut und den Glaskörper. Er drückt den Glaskörper nach hinten gegen die Netzhaut und behindert insbesondere die Blutversorgung des Sehnervs. Dadurch werden der Sehnerv und die umliegenden Netzhautzellen geschädigt. Von außen nach innen fortschreitend engt sich – bei erhaltener Sehschärfe – das **Gesichtsfeld** ein.

Häufigste Form ist das **einfache chronische Glaukom**. Es entsteht im Alter, wenn Altersveränderungen des Auges den Abfluss von Kammerwasser erschweren. Risikofaktoren sind Diabetes mellitus und Bluthochdruck. Es gibt eine familiäre Häufung.

Der Betroffene hat keinerlei Beschwerden. Erst wenn sich das Gesichtsfeld stark eingeschränkt hat, bemerkt der Betroffene, dass er einen hochgradigen, irreparablen Sehverlust hat. Das chronische Glaukom führt unbehandelt zur Erblindung.

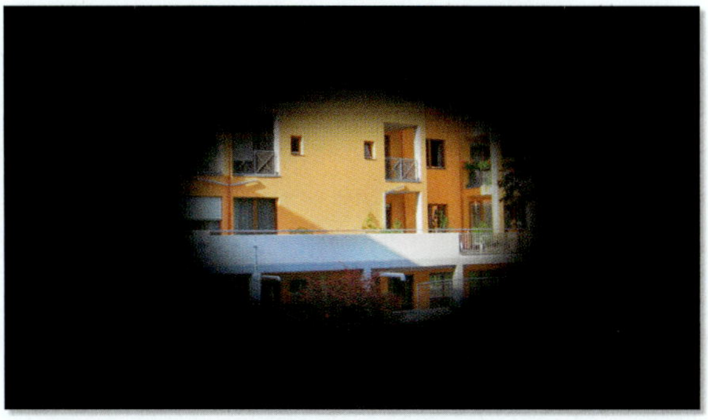

Abb. 19.11: Einengung des Gesichtfelds.

Die **Behandlung** erfolgt meist medikamentös mit **Augentropfen**, die die Bildung des Kammerwassers vermindern oder den Abfluss verbessern. Mit Laser und operativ kann u.a. eine Öffnung der Vorderkammer zur Bindehaut angelegt oder der Schlemm-Kanal erweitert werden, damit das überschüssige Kammerwasser abfließt. Jeder Verdacht auf Glaukom muss zügig abgeklärt werden.

Akuter Glaukomanfall

Psychische Erregung oder pupillenerweiternde Medikamente, z.B. krampflösende Mittel, können den Abfluss des Kammerwassers plötzlich behindern und den Druck rasch erhöhen. Man spricht dann von einem **akuten Glaukomanfall**.

Vorzeichen sind leichte Sehverschlechterung, Nebelsehen oder das Sehen farbiger Ringe um Lichtquellen herum. Der Anfall selbst ist dann deutlich zu spüren. Starke **Schmerzen** strahlen in das Gesicht aus, es kommt zu Übelkeit und Erbrechen sowie einem deutlich herabgesetzten Sehvermögen. Häufig werden nur noch Handbewegungen erkannt. Das Auge ist gerötet, die Pupille erweitert und der Augapfel auf Druck steinhart.

Um bleibende Schäden zu verhindern, ist eine sofortige Einweisung in ein Krankenhaus erforderlich. Unbehandelt kann der akute Glaukomanfall zur Erblindung führen.

19.4.7 Netzhautveränderungen

Diabetische Retinopathie

Eine häufige Folge der Gefäßveränderungen bei Diabetes mellitus ist die **diabetische Retinopathie** (lat. rete = Netz) (► LF 1.3, Kap. 15.4.3, S. 581}.

Makuladegeneration

Unter dem Begriff **Makuladegeneration** (lat. macula = Fleck) werden krankhafte Veränderungen zusammengefasst, welche den gelben Fleck (Makula lutea) auf der Netzhaut betreffen – also die Region des schärfsten Sehens. Der Begriff Degeneration weist auf einen **schleichenden Funktionsverlust** des Gewebes hin. Es handelt sich dabei um eine Erkrankung der Strukturen von Netzhaut und Aderhaut. Mit zunehmendem Absterben von Netzhautzellen schwindet die Sehfähigkeit im zentralen Bereich.

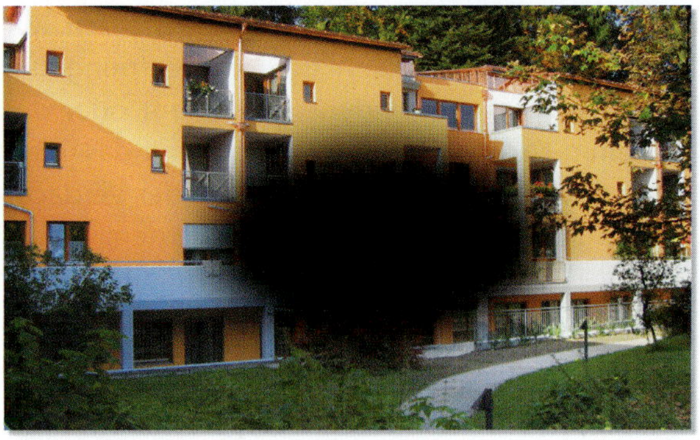

Abb. 19.12: Veränderung des Sehens bei Makuladegeneration

Es kommt zur
- Abnahme der Sehschärfe,
- Abnahme des Kontrastsehens, z. B. bei weißem Geschirr auf weißem Tischtuch,
- Abnahme des Farbensehens,
- Abnahme der Anpassungsfähigkeit an veränderte Lichtverhältnisse und
- Zunahme der Blendempfindlichkeit.
- Abnahme des Lesevermögens,
- deutlichen Einschränkung der Lebensqualität und
- das Fernsehen und das Erkennen von Gesichtern sind erschwert.

Direkt fixierte Gegenstände können nicht sicher erkannt werden. Das Ablesen der Uhr oder das Konzentrieren auf einen Gesprächspartner sind erschwert. Die Orientierungsmöglichkeit bleibt erhalten, da der äußere Bereich des Gesichtsfeldes nicht betroffen ist. Auch das Sehen im Dunkeln ist wenig beeinträchtigt.

Altersabhängige Makuladegeneration

Die **altersabhängige Makuladegeneration** (AMD) ist die häufigste Form der Erkrankung und tritt ab dem 50. Lebensjahr auf. Sie ist die **Hauptursache für Erblindung** im Alter.

Risikofaktoren sind neben dem Alter das Rauchen und Erkrankungen in der Familie. Innerhalb dieser Form der Makuladegeneration wird je nach dem Mechanismus, der zum Zelluntergang führt, zwischen zwei Formen unterschieden:
- »trockene« Makuladegeneration (80 %): Ablagerungen führen zum Zelltod
- »feuchte« Makuladegeneration: Unter und in der Netzhaut bilden sich Gefäßnetze, die zu Blutungen führen. Erster Hinweis kann ein verzerrtes Sehen sein.

Für die **trockene Makuladegeneration** gibt es noch keine allgemein anerkannte Therapie. Die Krankheit verläuft meist schleichend.

Bei der **feuchten Makuladegeneration** kann fallweise eine operative Verödung der Gefäßnetze das Fortschreiten der Krankheit verhindern. Neue Medikamente können das Wachstum der Gefäße gezielt hemmen. Bisher ist damit aber nur eine Verzögerung der Beschwerden möglich.

19.4.8 Amaurose

> **Definition** Da aus einer **Blindheit** Sozialleistungen resultieren, wie Blindengeld, wird Blindheit sozialrechtlich definiert: Eine Sehschärfe von weniger als 1/50 = 0,02 (Sehprobentafel) auf dem besseren Auge gilt als Blindheit nach dem Sozialgesetzbuch, desgleichen eine **Einschränkung des Gesichtsfelds** auf dem besseren Auge auf weniger als 5°, der Tunnelblick.

Von **Amaurose** (Blindheit) spricht man allgemein, wenn ein Mensch nichts mehr sehen kann.

Ursachen für Blindheit im Alter sind Retinopathie bei Diabetes mellitus und Makuladegeneration, seltener Embolien oder Thrombosen der das Auge versorgenden Gefäße oder grüner Star.

19.5 Pflege

19.5.1 Umgang mit Augenprothesen

Augenprothesen sind Spezialanfertigungen, hergestellt aus besonders schleimhautverträglichem Kryolitglas oder besonders bruchsicherem Kunststoff. Ihre Anfertigung hat kosmetische Gründe, denn als Sehhilfe sind sie nicht geeignet. Ihre Haltbarkeit beträgt ca. ein Jahr. Sie ist einerseits abhängig von Umwelteinflüssen, vom Verhalten des Trägers und andererseits von der Aggressivität der Tränenflüssigkeit, die die Oberfläche der Prothese entsprechend aufraut.

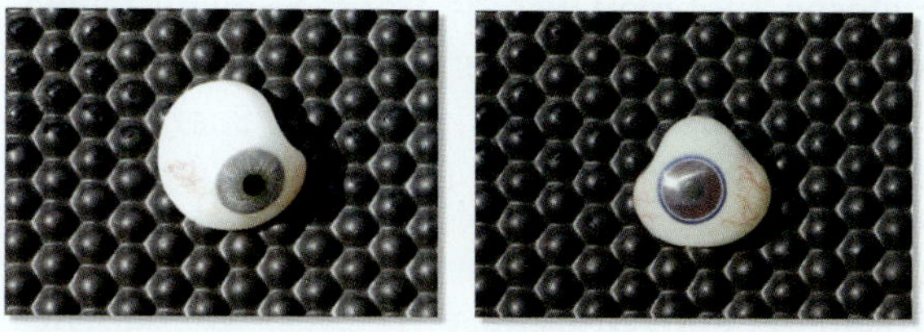

Abb. 19.13: Glasauge rechts, Kunststoffauge mit Arcus seniles links.

Die weitverbreitete Vorstellung, dass ein Glasauge kugelrund ist und rollen kann, entspricht nicht der Realität. Nach der Entfernung des Augapfels wird aus kosmetischen Gründen und zur besseren Rekonstruktion und Heilung ein Silikontransplantat in die Augenhöhle eingesetzt und mit der Bindehaut verschlossen. Darauf werden dann die modernen **Kunstaugenschalen** angepasst.

Ob die künstlichen Augen Tag und Nacht getragen werden können, entscheidet der Augenprothetiker oder Augenarzt. Auf jeden Fall muss die Prothese für die tägliche Reinigung entnommen und anschließend wieder eingesetzt werden. Das erfordert sowohl Fingerspitzengefühl als auch Übung und entsprechende Schulung. Nicht zuletzt kann falsche Handhabung mit Schmerzen für den Betroffenen oder Schäden an der Prothese verbunden sein. Langjährige Prothesenträger gehen mit ihrer Einschränkung häufig sehr ungezwungen um. Menschen, die erst seit kurzem eine Augenprothese tragen, werden die Reinigung unter Umständen ungestört durchführen wollen.

> **! Merke** Der gleichzeitige Verlust des Auges und der Sehkraft sowie die optische Entstellung sind für den Betroffenen zunächst nur schwer zu akzeptieren. Hier ist es wichtig, entsprechend Raum und Zeit für die Pflege zu schaffen und psychische und physische Unterstützungs- und Hilfsangebote anzubieten.

Reinigen

Für die **Reinigung** der Augenprothese eignet sich am besten eine mit klarem, lauwarmem Leitungswasser gefüllte Kunststoffschale. Im Badezimmer ist die Gefahr groß, dass die Glasprothese in das Waschbecken oder auf die Bodenfliesen fällt und dabei zerbricht. Zur Reinigung mit sauberen Händen eignen sich weiche, fusselfreie Materialien. Scharfe Gegenstände zerkratzen die Oberfläche.

Bei hartnäckigen Verkrustungen hat sich das maximal 10-minütige Einlegen in Kochsalzlösung als hilfreich erwiesen. Dabei gilt: 1 Teelöffel Salz auf 1 Liter abgekochtes oder destilliertes Wasser. Bei Glasaugen kann auch Essigwasser benutzt werden. Anschließend gründlich abspülen.

> **! Merke** Augenprothesen immer gesäubert, verschlossen und trocken lagern. Eingelegt in Wasser nimmt das Material Schaden.

Einsetzen und Entfernen

Das **Einsetzen und Entfernen** des künstlichen Auges empfiehlt sich wegen der Bruchgefahr grundsätzlich über einer weichen Unterlage, z. B. einem Handtuch. Vor dem Einsetzen und Entfernen erfolgt eine hygienische Händedesinfektion (► LF 1.3, Kap. 5, S. 339).

Einsetzen
Die gesäuberte Prothese vor dem **Einsetzen** anfeuchten und so in die Hand nehmen, dass der obere Teil frei liegt. Normalerweise zeigt der kurze Teil des Kunstauges zur Nase, aber Abweichungen sind möglich.

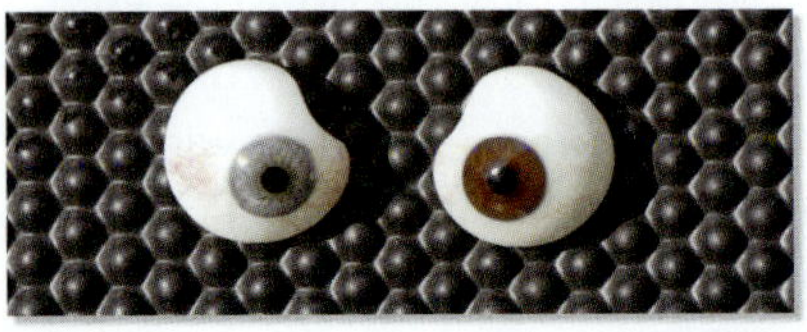

Abb. 19.14: Merkmale rechte und linke Augenprothese.

Das Oberlid mit der anderen Hand leicht anheben und den freien oberen Rand der Prothese nun leicht unter das obere Lid schieben. In dieser Position fixieren, mit der frei gewordenen Hand das Unterlid leicht vorziehen, sodass die Prothese in ihre eigentliche Position rutscht. Leichter kreisförmiger Druck auf die Prothese lässt evtl. vorhandene Luft entweichen und korrigiert die Position.

Entfernen
Zum **Entfernen** der Augenprothese richtet der Mensch den Blick nach oben. Anschließend das Unterlid so weit herunterziehen, bis der untere Rand der Augenprothese frei liegt. Nun den Zeigefinger unter den unteren Rand der Prothese schieben und die Augenprothese nach unten aus der Augenhöhle ziehen.

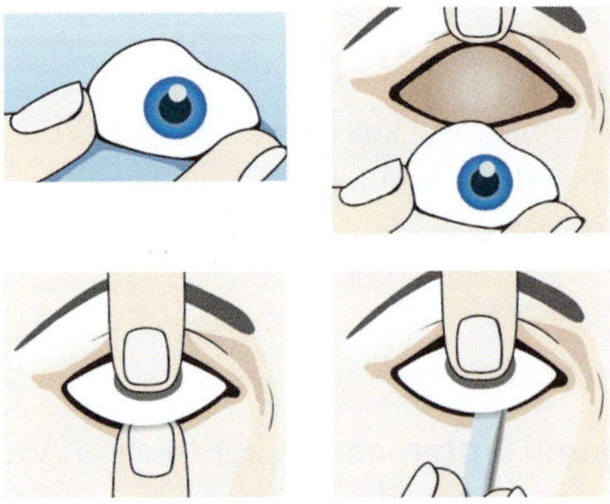

Abb. 19.15: Einsetzen, (oben rechts, unten links) und Entfernen des Kunstauges (unten rechts).

Spezielle Häkchen, Stäbchen oder Sauger, die der Okularist anbietet, erleichtern das Herausnehmen. Das Häkchen oder Stäbchen wird wie der Zeigefinger unter den unteren Prothesenrand geführt. Den angefeuchteten Sauger mittig auf die Prothese aufsetzen. Indem das untere Lid leicht heruntergezogen wird, kann mit dem Sauger das Kunstauge nach vorn gezogen werden, sodass es aus der Höhle gleitet.

Auch bei Augenprothesen kann die Applikation von Augentropfen und -salben erforderlich sein. Bei Salben ist es ratsam, diese vor dem Einsetzen auf die Rückseite des Kunstauges aufzutragen. Leichtes Andrücken der Prothese und unterstützende kreisende Bewegungen verteilen die Salbe gleichmäßig im Bindehautsack. Tropfen werden vor dem Einsetzen direkt in die Augenhöhle gegeben.

19.5.2 Umgang mit Sehhilfen

Lupen und Brillen

Lupen und **Glasbrillen** können am besten und kostengünstig unter lauwarmem fließendem Wasser mithilfe der Finger gereinigt werden. Um das Fett zu lösen, fügt man wenige Tropfen Spülmittel hinzu. Zum Trocknen eignen sich fusselfreie Baumwolltücher oder saugstarkes Papier. Spezielle Reinigungs- und Putztücher für Brillen sind praktisch für unterwegs.

Brillen mit **Kunststoffgläsern** werden vor dem Reinigen zunächst abgespült, da evtl. aufliegende Staubpartikel bei der Reinigung die Oberfläche zerkratzen können.

Aufbewahrt werden Brillen in den dafür vorgesehenen und entsprechend ausgeführten weichen oder harten **Etuis**. Für filigrane Gestelle eignen sich auch Metall- oder Lederboxen. Beim **Ablegen** einer Brille mit offenem Bügel sollen die Nasenstege nach oben zeigen, bei geschlossenem Bügel nach unten. So wird der Kontakt der Gläser mit der Unterlage vermieden und einem Verkratzen vorgebeugt.

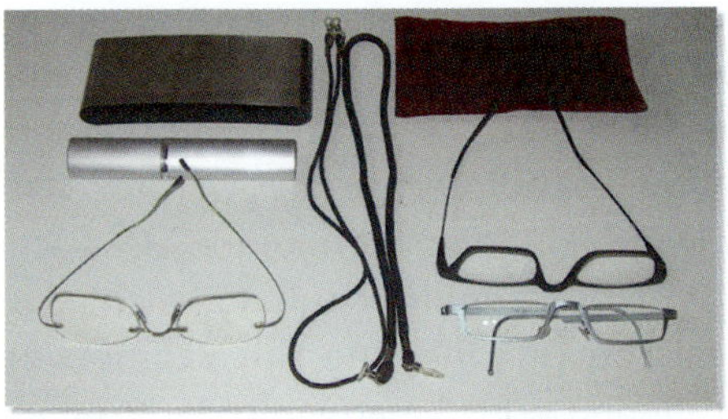

Abb. 19.16: Brillenboxen, Brillenband, korrektes Ablegen der Brillen.

Kontaktlinsen

Bei **Kontaktlinsen** gilt es zunächst zwischen weichen und harten (formstabilen) Linsen zu unterscheiden. **Weiche Linsen** sind im Durchmesser größer und wirken oft flacher als die harten. Weiche Linsen werden im Allgemeinen besser vertragen und bieten einen hohen Tragekomfort. Leider sind sie nicht für alle Sehschwächen erhältlich, komplizierte Seheinschränkungen erfordern **harte Linsen**. Alle Linsen sollten vor dem Schlafengehen entfernt, gereinigt und gespült werden. Zu langes Tragen von Kontaktlinsen begünstigt Hornhautirritationen und -veränderungen.

! Merke Vor dem Applizieren von Salben oder Tropfen am Auge muss die Verträglichkeit für die Kontaktlinsen sichergestellt werden. Ein Optiker oder Apotheker gibt über die Verträglichkeit Auskunft. Auch dem Beipackzettel sind Hinweise zur Verträglichkeit zu entnehmen.

Für Kontaktlinsen stehen spezielle Pflege-, Reinigungs- und Spüllösungen zur Verfügung. Auf ihren Beipackzetteln finden sich weitere Hinweise zur Pflege sowie Tipps zur Entnahme und zum Einsetzen der Linsen. Zum Aufbewahren der Linsen gibt es spezielle Behältnisse, die den Aufdruck R für rechts und L für links tragen und darüber hinaus oft noch farblich unterschiedlich gekennzeichnet sind, um das Risiko des Vertauschens zu minimieren.

! Merke Die meisten Komplikationen bei Kontaktlinsenträgern sind auf mangelnde Hygiene bei der Pflege und beim Aufbewahren der Linsen zurückzuführen.

Im Gegensatz zu Augenprothesen müssen Kontaktlinsen in ausreichend Flüssigkeit gelagert werden. Ist die passende Lösung nicht gleich zur Hand, ist physiologische Kochsalzlösung – NaCl 0,9-prozentig – ein probater Ersatz. Leitungswasser ist ungeeignet. Sind weiche Linsen eingetrocknet, können sie evtl. wieder flexibel gemacht werden, wenn man sie länger in Kochsalz- oder Reinigungslösung lagert. Anschließend ist ihre Funktion von einem Optiker zu überprüfen.

Im Regelfall übernimmt der Mensch das Einsetzen, das Entnehmen sowie die Pflege der Linsen selbst. Er kann dabei auf Unterstützung angewiesen sein.

! Merke Beim Umgang mit bewusstlosen, komatösen oder demenziell erkrankten Menschen oder Neuaufnahmen immer auch an Kontaktlinsen und Augenprothesen denken.

19.5.3 Augenkompressen und -verbände

Augenkompressen

Augenkompressen befeuchten das Auge und seine Umgebung und unterstützen die Verdunstung und somit das Abschwellen von Lidödemen. Mögliche Ursachen für **Lidödeme** sind

- zu wenig Schlaf,
- Herz- und Nierenerkrankungen oder
- Überanstrengung der Augen.

! Merke Es dürfen nur ausreichend feuchte Augenkompressen auf dem **geschlossenen Augenlid** liegen. Sind die Kompressen zu trocken oder ausgetrocknet, können sie dem Auge Feuchtigkeit entziehen oder das Auge mit Sekret verkleben.

In der Pflege werden Augenkompressen bei Augenerkrankungen und nach Operationen angewendet. Für die Augenkompressen werden sterile Kompressen und physiologische Kochsalzlösung benutzt. Aus hygienischen Gründen dürfen einmal getrocknete Augenkompressen nicht wieder angefeuchtet werden. Die Kompressen müssen prinzipiell nach einer Stunde durch neue ersetzt werden.

Augenverbände

Bei **Augenverbänden** handelt es sich in den meisten Fällen um trockene Verbände nach dem Einbringen eines Salbenstrangs. Muss das Auge nach dem Einbringen der Salbe geschlossen bleiben, wird das Augenlid zunächst mit einer normalen sterilen

Kompresse oder einem **Augenpad** bedeckt und das Ganze dann mit einer Augenklappe fixiert. Dabei ist darauf zu achten, dass das **Augenlid geschlossen** ist und die Augenklappe keinen Druck auf das Auge ausübt.

Bei fehlendem Lidschluss, der nach einem Schlaganfall (► LF 1.3, Kap. 18.4.8, S. 655) auftreten kann, wird manchmal ein **Uhrglasverband** ärztlich verordnet. Das sind industriell gefertigte Verbände, bei denen eine Plexiglasscheibe in der Größe einer Augenhöhle in einen selbstklebenden Fertigverband eingefasst ist.

Dieser Verband wird so um das Auge geklebt, dass es nach außen abgedichtet ist. Körperwärme und -feuchtigkeit bildet unter dem Uhrglasverband eine feuchte Kammer, die das Auge vor dem Austrocknen schützt, allerdings auch die Sicht beeinträchtigt, da das Plexiglas beschlägt. Bei der Anwendung ist große Sorgfalt und Hygiene geboten, denn die feuchte Kammer ist der ideale Nährboden für Bakterien. Außerdem kann das unkorrekte Platzieren des Verbands einen Druck oder Reiz auf die Hornhaut ausüben und so die Hornhaut schädigen.

! Merke Die Hornhaut des Auges bezieht ihre Sauerstoffversorgung aus der Umgebungsluft, daher muss der Uhrglasverband zwischendurch entfernt werden. Bei motorisch unruhigen Betroffenen ist die mehrmalige Kontrolle des Uhrglasverbandes auf korrekten Sitz angezeigt.

Aufgaben

- Beschreiben Sie den Aufbau des Auges und erklären Sie, wie das Sehen funktioniert.
- Welche Aufgabe hat die Tränenflüssigkeit?
- Nennen Sie Ursachen für ein trockenes Auge.
- Beschreiben Sie die Sehveränderungen beim grauen Star.
- Nennen Sie die Symptome des akuten Glaukomanfalls.
- Nennen Sie Anzeichen für eine nachlassende Sehfähigkeit.
- Der Hausarzt von Herrn Fischer diagnostiziert eine Makuladegeneration. Welche Störungen treten dabei auf?
- Welche Probleme werden bei Herrn Fischer beim Sehen durch die Makuladegeneration auftreten? Welche Risikofaktoren kennen Sie?
- Was kann der Hausarzt bei einer Augenspiegelung erkennen?
- Was wird bei einer Otoskopie gemacht?

19.6 Grundlagen der Anatomie und Physiologie des Ohrs

Die Elemente des **Ohrs**, die der Sinneswahrnehmung dienen, befinden sich im Inneren des Schädels, eingebettet in Knochen. Außer dem **Hören** dienen sie der Wahrnehmung für den **Lagesinn** und den **Drehsinn**.

19.6.1 Außenohr

Das **äußere Ohr** nimmt Geräusche auf. Die **Ohrmuschel** hat beim Menschen nur noch in beschränktem Maß eine Bedeutung als Schalltrichter, um Geräusche zu orten. Sie ist relativ klein und kaum beweglich, verglichen mit den Ohrmuscheln von Tieren.

Der **Gehörgang** leitet die Geräusche als Schallwellen zum Trommelfell weiter. Haare am Eingang des Gehörgangs verhindern das Eindringen von Fremdkörpern. Ohrschmalzdrüsen im Gehörgang sondern ein gelbliches Sekret ab, das zusammen mit dem Talg der Haardrüsen, abgeschilfertem Epithel und eingedrungenem Schmutz **Ohrenschmalz** (Zerumen) bildet.

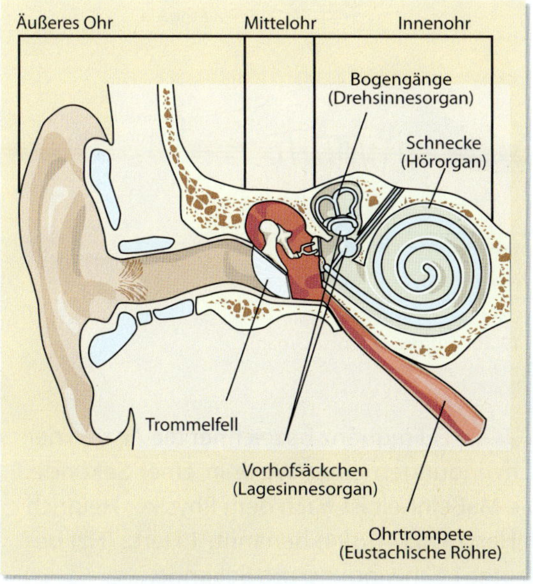

Abb. 19.17: Sinnesorgan Ohr

Das **Trommelfell** spannt sich über das innere Ende des Gehörgangs. Es ist eine nur 0,1 mm dünne, kreisrunde Bindegewebsmembran mit 1 cm Durchmesser und hat die Form eines flachen Trichters, der nach innen in die Paukenhöhle hineinragt. Schallwellen setzen das Trommelfell in Schwingungen, dieses überträgt sie in das Mittelohr.

19.6.2 Mittelohr

Das **Mittelohr** besteht aus der **Paukenhöhle** mit den Gehörknöchelchen. Die Paukenhöhle hat einen Durchmesser von nur 0,5 cm und ist mit Luft gefüllt. Die **eustachische Röhre** (Ohrtrompete) verbindet die Paukenhöhle mit dem Rachenraum. Die Röhre ist gewöhnlich geschlossen und wird nur beim Schlucken geöffnet. Sie sorgt für einen Luft- und Druckausgleich zwischen Mittelohr und dem Außenbereich. Der Druckausgleich ist wichtig, damit das Trommelfell nicht unter Druck gespannt und beschädigt wird, sondern frei schwingen kann.

In der Paukenhöhle sind an feinen Muskeln und Bändern die **Gehörknöchelchen** (Abb. 19.18) aufgehängt. Das erste Gehörknöchelchen, der **Hammer**, ist an das Trommelfell angeheftet. Er ist beweglich mit den anderen zwei Gehörknöchelchen verbunden, dem **Amboss** und dem **Steigbügel**. Der Steigbügel ist am ovalen Fenster zum Innenohr angeheftet und überträgt so die Schwingungen ins Innenohr.

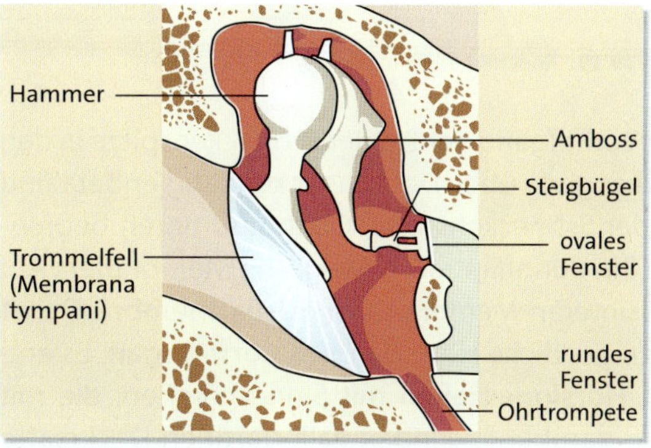

Abb. 19.18: Paukenhöhle mit Gehörknöchelchen.

19.6.3 Innenohr

Das **Innenohr**, eingebettet in den Knochen, besteht aus verschiedenen mit Lymphe gefüllten Gängen und Hohlräumen, die in ihrer Gesamtheit auch als **Labyrinth** bezeichnet werden.

Die **Schnecke** (Abb. 19.19) ist der für das Hören zuständige Teil im Innenohr. Sie hat große Ähnlichkeit mit der Schale einer Weinbergschnecke. Mit zweieinhalb Umgängen ist sie 3 mm lang. Zwei fensterartige Aussparungen, die mit elastischen Häuten verschlossen werden, verbinden die Schnecke mit dem Mittelohr. Das **ovale Fenster** am Schneckeneingang nimmt über den Steigbügel die Schwingungen des Trommelfells auf. Das **runde Fenster** liegt am Schneckenausgang zum Mittelohr und leitet die Schwingungen wieder ab.

Die Schnecke besteht aus drei Gängen:
- dem oberen **Vorhofgang**
- dem mittleren **Schneckengang**
- dem darunterliegenden **Paukengang**

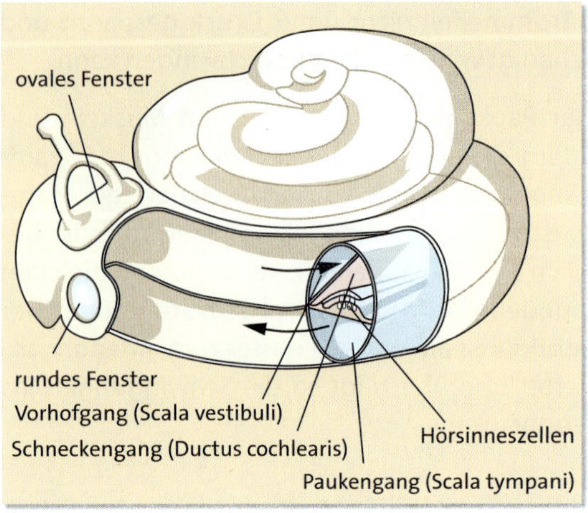

Abb. 19.19: Knöcherne Schnecke

Der Vorhofgang geht in der Schneckenspitze in den Paukengang über. Der Schneckengang endet blind an der Schneckenspitze. Oben und unten begrenzen ihn dünnhäutige, bewegliche Membranen. Auf der unteren Membran, der **Basilarmembran**, sitzt das eigentliche Hörorgan, das **Corti-Organ**. Es enthält **Hörsinneszellen** mit Sinneshärchen, die mit einer darüber liegenden gallertartigen Deckplatte verbunden sind. Zahlreiche Stützzellen tragen die Hörsinneszellen.

Hörvorgang

Geräusche setzen sich aus **Tönen** zusammen. Schwingende Körper, z. B. eine angeschlagene Stimmgabel, verursachen die einzelnen Töne. Die Schwingungen versetzen die umliegenden Luftteilchen in Bewegung. Es entstehen Wellen unterschiedlicher Luftdichte, die sich kreisförmig ausbreiten.

Treffen Schallwellen auf das Trommelfell, buchtet sich das Trommelfell je nach **Schallpegel** (Druck) unterschiedlich stark und je nach **Frequenz** (Anzahl der Schwingungen pro Sekunde) unterschiedlich oft nach innen aus. Die Gehörknöchelchen leiten diese Bewegungen auf die Membran des ovalen Fensters. Das ovale Fenster erzeugt Druckwellen in der Lymphe des Vorhofgangs, welche bis zur Schneckenspitze und dann über den Paukengang wieder zurückwandern und im runden Fenster auslaufen. Die Druckwelle im Vorhofgang verformt auf ihrem Weg zur Schneckenspitze den häutigen Schlauch des Schneckengangs wellenförmig. Insbesondere verformt sich dabei die Basilarmembran.

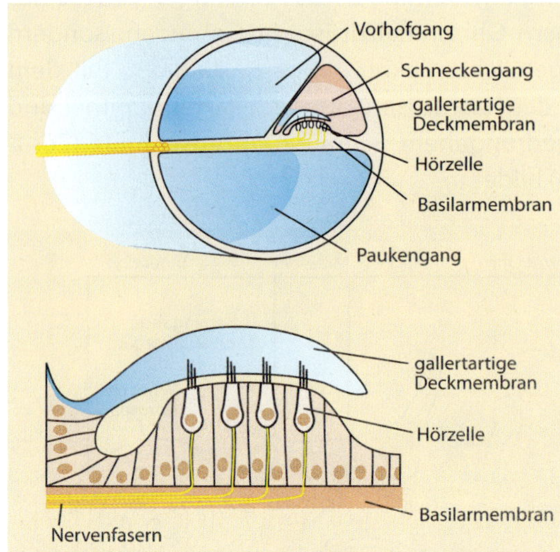

Abb. 19.20: Hörorgan (Corti-Organ).

> **! Merke** Frequenz bezeichnet die Anzahl der Schwingungen einer Welle in einer Sekunde. Die Maßeinheit ist nach dem Physiker Heinrich R. Hertz (1857–1894) benannt. 1 Hertz (Hz) bedeutet 1 Schwingung pro Sekunde.

Tonhöhe

Die Frequenz bestimmt die Höhe eines Tons und die Geschwindigkeit der Wellenbewegungen in der Schnecke hängt von der Tonhöhe ab: Hohe Töne verursachen eine schnellere Wellenbewegung als tiefe Töne. Der Grund dafür liegt in der Beschaffenheit der **Basilarmembran**. Diese ist an der Schneckenspitze wesentlich breiter und dehnbarer als am Schneckenanfang. Dadurch bremst die Basilarmembran zur Schneckenspitze hin die Geschwindigkeit der Wellen, was zu einem Aufschieben der folgenden Wellen und damit einer großen Welle führt. An einer für jeden Ton charakteristischen Stelle entsteht so eine maximale Ausbuchtung der Basilarmembran.

Die Ausbuchtung in Richtung Paukengang verschiebt die gallertartige **Deckmembran** und die Sinneszellen im Schneckengang gegeneinander. Die Sinneshärchen der Hörzellen übertragen diese

Bewegung als elektrische Impulse über den **Hörnerv** zum Gehirn. Die tiefsten Töne werden in der Nähe der Schneckenspitze, die höchsten Töne an der Schneckenbasis wahrgenommen.

Bei 1 000 Hertz ist das Gehör am empfindlichsten. In diesem Frequenzbereich übertragen die Gehörknöchelchen die Luftschwingungen am besten. Schall wird jedoch nicht nur über die Luft, sondern auch über feste Körper übertragen.

	Hertz
untere Hörgrenze	16 Hz
obere Hörgrenze	21 000 Hz
Ø Hörminderung (Alter) 30 J.	15 000 Hz
50 J.	12 000 Hz
80 J.	5 000 Hz
Kammerton A	4 000 Hz
zum Vergleich: Hund (Pfeife)	50 000 Hz

Tab. 19.2: Unterschiedliche Hörbereiche beim Menschen.

Knochenleitung

Bei Frequenzen über 1 800 Hertz erfolgt zusätzlich eine **Knochenleitung**, d.h. die Schallwellen erreichen das Innenohr über die Schädelknochen, die das Gehörorgan umgeben, unter Umgehung des Mittelohrs. Bei niedrigeren Frequenzen überlagert die Luftleitung über Gehörgang und Mittelohr die Knochenleitung. Die Knochenleitung bestimmt aber den Eindruck von der eigenen Stimme mit.

Ist das Mittelohr geschädigt, kann der Betroffene über die Knochenleitung noch Töne vernehmen. Dies machen sich Knochenleitungshörgeräte zunutze.

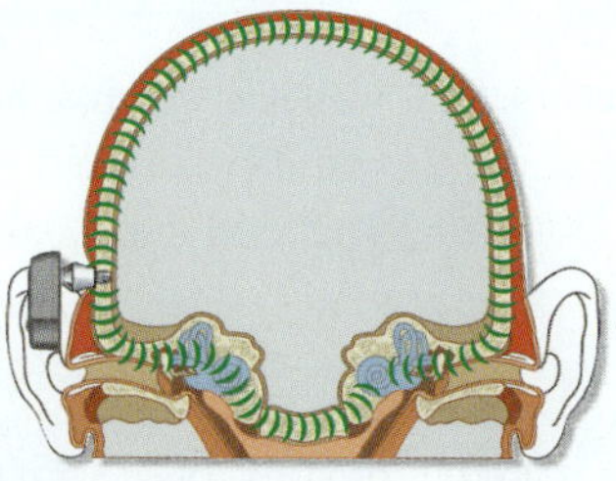

Abb. 19.21: Knochenleitungshörgerät

In der Diagnostik hilft die Knochenleitung, um zu bestimmen, ob das Mittel- oder das Innenohr geschädigt ist. Beim **Rinne-Versuch** wird eine angeschlagene Stimmgabel zunächst auf den Knochen hinter dem Ohr aufgesetzt. Wenn der Mensch nichts mehr hört, wird die Stimmgabel vor den Gehörgang gehalten. Wird hier wieder etwas gehört, sind Mittelohr und Innenohr intakt. Hört der Mensch nur über Knochenleitung, besteht eine **Schallleitungsschwerhörigkeit**. Ist das Hören gleichermaßen schlecht, besteht eine **Innenohrschwerhörigkeit**, auch Schallwahrnehmungsschwerhörigkeit genannt.

Richtungshören

Das Hören hilft beim Orientieren im Raum. Ein von links kommender Schall erreicht zuerst das linke, später das rechte Ohr. Dieser Zeitunterschied ermöglicht das **Richtungshören**. Es werden schon Zeitunterschiede von 1/30 000 Sekunde wahrgenommen.

19.6.4 Bewegungs- und Lagesinnorgan

In den Bogengängen des Innenohrs befindet sich das Organ zur Wahrnehmung des Dreh- oder **Bewegungssinns**, in den zwei Vorhofsäckchen das **Lagesinnorgan**. Die Informationen aus den Organen für den Bewegungs- und Lagesinn ermöglichen dem Menschen, das Gleichgewicht zu halten. Er kann damit feststellen, ob er aufrecht steht, liegt oder sich bewegt.

Funktion der Bogengänge

Die mit Lymphe gefüllten **Bogengänge** liegen in drei zueinander senkrechten Ebenen (Abb. 19.22). Die Sinneszellen des Drehsinnorgans liegen in Ampullen (Ausbuchtungen) der drei Bogengänge. Die Sinneszellen haben lange, feine Sinneshärchen, die in eine in den Bogengang hineinragende Gallertkappe eingebettet sind. Stützzellen zwischen den Sinneszellen geben Halt.

Wird in aufrechter Stellung der Kopf nach links gedreht, bewegt sich auch der waagerechte Bogengang samt Sinneszellen nach links. Die Lymphe im Bogengang verharrt infolge ihrer Massenträgheit in Ruhe. Auf die Bewegung des Bogengangs bezogen bedeutet dies, dass sich die Lymphflüssigkeit entgegengesetzt zur Drehrichtung des Kopfes bewegt. Dabei verbiegt sich die Gallertkappe mit den Sinneshärchen (Abb. 19.22). Dies reizt die Sinneszellen und führt zur Bildung von elektrischen Impulsen, die das Kleinhirn erreichen.

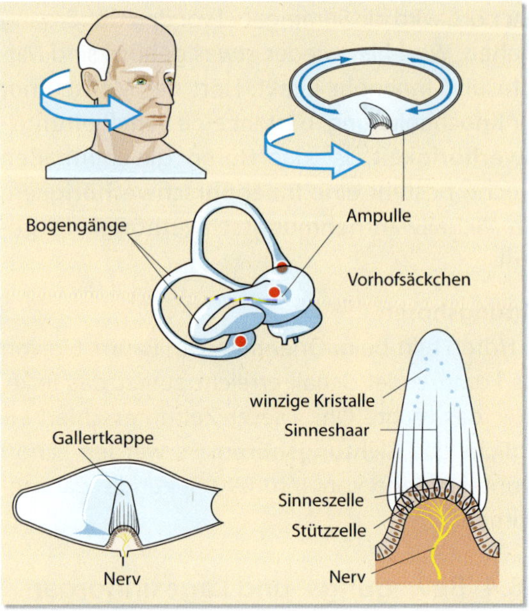

Abb. 19.22: Drehsinn

Die Sinneszellen des Drehorgans werden also nur bei beschleunigten oder verzögerten Drehbewegungen gereizt. Dauert eine Drehbewegung längere Zeit gleichbleibend an, kommt die Lymphe in den Bogengängen zur Ruhe, sodass die Sinneszellen nicht gereizt werden. Dies führt zu dem bekannten Phänomen beim Karussellfahren: Während der Fahrt drehen sich Bogengänge und die darin enthaltene Lymphe mit der gleichen Geschwindigkeit. Nach dem Stopp bleiben Kopf und Bogengänge stehen. Die Lymphflüssigkeit in den Bogengängen dreht sich aber weiter. Es entsteht das Gefühl einer der Karussellfahrt entgegengesetzten Drehbewegung, der **Drehschwindel**.

Funktion der Vorhofsäckchen

Das Organ für den Dreh- und Lagesinn befindet sich im großen und kleinen **Vorhofsäckchen**. Beide Vorhofsäckchen haben ein **Sinnesfeld** mit Sinneszellen und Stützzellen (Abb. 19.23). Die Härchen der Sinneszellen sind in eine Gallertkappe eingebettet, die mit winzigen Kalkkristallen beschwert ist.

Bewegungssinn

Bei normaler Kopfstellung ist das Sinnesfeld des großen Vorhofsäckchens waagerecht, das des kleinen Vorhofsäckchens senkrecht angeordnet. Die Anordnung ermöglicht es den Vorhofsäckchen auf jede Beschleunigung oder Verzögerung zu reagieren. Der **Bewegungssinn** reagiert im Gegensatz zum Drehsinn auf geradlinige Geschwindigkeitsveränderungen, z. B. senkrechte Beschleunigungsbewegungen beim Fahrstuhlfahren oder waagerechte Beschleunigungsbewegungen beim rasanten Anfahren oder Abbremsen mit dem Auto. Während der Bewegung lenken sich die Gallertkappen samt Kalkkristallen aus und erregen die Sinneszellen (Abb. 19.23). Die Sinneszellen senden daraufhin elektrische Impulse zum Kleinhirn.

Lagesinn

Wird der Kopf nach rechts oder links geneigt, kippen sowohl das zuvor waagerecht angeordnete Sinnesfeld des großen Vorhofsäckchens als auch das senkrecht angeordnete Sinnesfeld des kleinen Vorhofsäckchens (Abb. 19.23). Die Auslenkungen reizen die Sinneshärchen, sodass diese wiederum elektrische Impulse ans Kleinhirn senden.

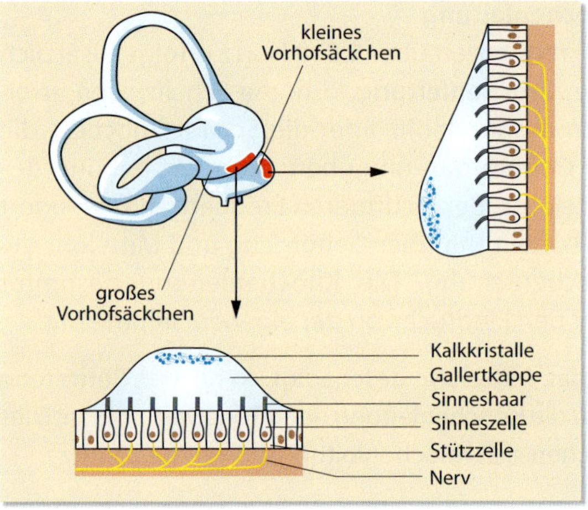

Abb. 19.23: Sinnesfelder in den Vorhofsäckchen.

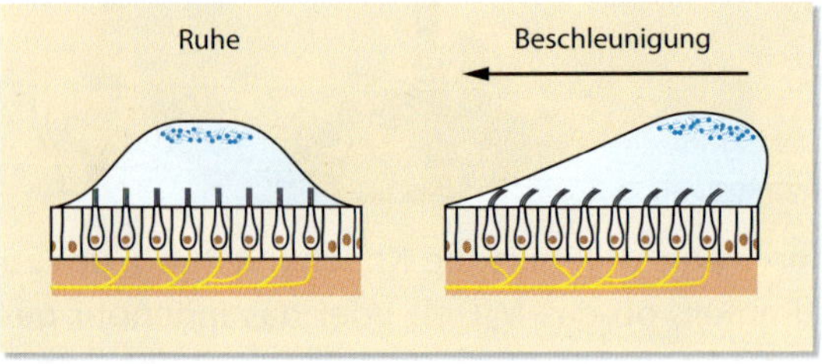

Abb. 19.24: Verhalten des großen Vorhofsäckchens bei Beschleunigung.

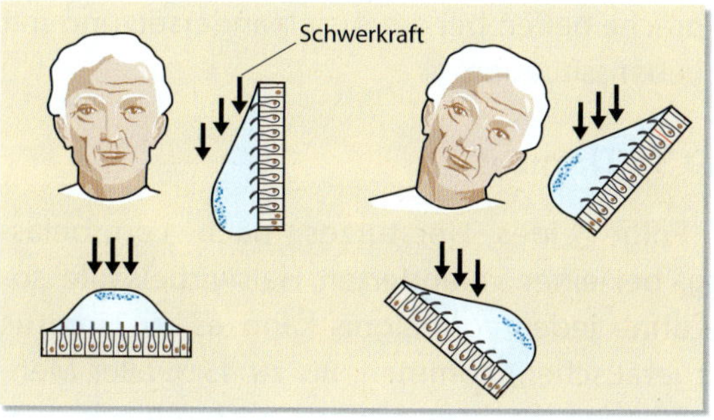

Abb. 19.25: Auswirkungen der Kopfneigung auf die Sinnesfelder der Vorhofsäckchen.

19.7 Altersveränderungen

Ganz typisch für das Alter ist eine Abnahme des Hörvermögens (Tab. 19.2), **Presbyakusis** genannt. Erste Einschränkungen beginnen häufig schon um das 50. Lebensjahr. Bei über 90-Jährigen sind 90 % von Presbyakusis betroffen. Ursache sind Veränderungen der Sinneszellen in der Schnecke, wobei überwiegend der **Hochtonbereich** betroffen ist.

Veränderungen im Bereich der Hörnerven verschlechtern die **Sprachverarbeitung** im Hirn und damit das Verstehen. Typischerweise ist die Sprachwahrnehmung bei Gesprächen eingeschränkt, ebenso in Situationen mit vermehrten Nebengeräuschen. Gleichzeitig ist die **Lärmempfindlichkeit** erhöht, sodass lautes Sprechen eher hinderlich ist. Auch die anderen Organe des Innenohrs unterliegen Altersveränderungen, die das Hören verschlechtern.

Für den aufrechten Gang auf zwei Beinen ist eine ständige unbewusste Regulation des **Gleichgewichts** notwendig. Dafür ist ein ständiger Informationsfluss der Sinne erforderlich. Hierzu gehören

- das Sehen: Information über die Stellung des Körpers zum Horizont
- der Spannungszustand der Muskulatur der Halswirbelsäule: Information über die Stellung des Kopfes zur Erdoberfläche
- der Spannungszustand der Muskulatur v. a. der Beine
- das räumliche Hören: Information über die Stellung des Körpers im Raum
- der Gleichgewichtssinn im Innenohr: Informationen über Beschleunigung und Richtung der Schwerkraft

Nur wenn alle Informationen »schlüssig« sind und mit den Erfahrungen übereinstimmen, hält der Körper das Gleichgewicht. Altersveränderungen der verschiedenen Sinnesorgane führen zu nicht stimmigen Informationen im Kleinhirn und damit zu Schwindel mit Gangunsicherheit und Sturzneigung.

LF 1.3

19.8 Psychosoziale Aspekte

Für die menschliche **Kommunikation** ist Hören und Verstehen eine wichtige Voraussetzung. Nach wie vor ist die Sprache das wichtigste Kommunikationsmittel, nicht nur am Telefon, sondern auch im direkten Kontakt.

Soziale Kompetenz entfaltet sich wesentlich über Sprache. Beim Aufnehmen von sozialen und emotionalen Botschaften ist das Hören eine wichtige Voraussetzung. So kann jemand »gut zuhören« oder sich »taub stellen«, er kann auch »die Flöhe husten hören« oder lässt Dinge, die ihn nicht interessieren, »in das eine Ohr rein, aus dem anderen raus« gehen.

Menschen, die nicht gut hören, gelten meist völlig zu Unrecht als »verlangsamt« oder »dumm«, während sie versuchen, Lücken im Gehörten mittels Nachdenken zu füllen oder sich nicht trauen, häufiger nachzufragen. Auch das erforderliche Nachfragen wird zunächst eher als Konzentrationsschwäche, seltener als akustisches Problem gedeutet.

Die mit dem Hörverlust einhergehende **akustische Isolation** kann zu sozialer Isolation führen, insbesondere wenn die eingeschränkte Sprachwahrnehmung nicht als solche erkannt wird. Aus dem Nichtverstehen resultiert dann schnell ein echtes Missverständnis.

LF 1.3

19.9 Krankheitsbilder

19.9.1 Verlegung des Gehörgangs

Ohrenschmalzpfropfen führen häufig zu akuten Hörstörungen. Normalerweise läuft der Ohrenschmalz (Zerumen) nach außen ab. Doch fehlerhafte Pflege oder anatomische Besonderheiten des Gehörgangs können bewirken, dass sich ein Pfropf aus Ohrenschmalz bildet, welcher im Laufe der Zeit eintrocknet und verhärtet. Zunächst schränkt er das Hören nur wenig ein.

Dringt Wasser in den Gehörgang, dehnt sich der feuchte Pfropf aus. Es kommt zu einer **Verlegung des Gehörgangs** (Zerumen obturans; lat. obdurare = verstopfen), meist mit plötzlichem Hörverlust auf dem Ohr. Ein Hals-Nasen-Ohren-Arzt entfernt den Pfropf mittels Pinzette, Absaugen oder einer Spülung mit lauwarmem Wasser. Sind Gehörgangveränderungen mit Ansammlung von Zerumen häufiger, müssen Spülungen in regelmäßigen Abständen durchgeführt werden.

19.9.2 Hörsturz

Tritt bei freiem Gehörgang ohne Vorzeichen plötzlich ein Hörverlust auf, spricht man von einem **Hörsturz**. Gelegentlich empfindet der Betroffene zusätzlich ein Druckgefühl. Sollte dieser Zustand über 1–2 Stunden andauern, sollte der Betroffene schnell eine Hals-Nasen-Ohren-Praxis aufsuchen, denn die besten Heilungschancen bestehen bei zeitnaher Therapie.

Verantwortlich ist vermutlich eine **gestörte Durchblutung**. Man vermutet, dass in 2/3 aller Fälle psychische Auslöser zugrunde liegen. Stress lässt die kleinen Gefäße stärker kontrahieren und erhöht die Gerinnungsneigung des Blutes. Die Therapie setzt demzufolge an den vermuteten Ursachen an. Durchblutungsfördernde Infusionen oder Tabletten können die Störung beheben. Weiterhin empfiehlt sich

- Ruhe,
- Verzicht auf das Rauchen und
- Mäßigung bei Essen und Trinken.

Entspannungsmethoden können den Umgang mit Belastungssituationen verbessern. Beratende Gespräche helfen bei der Auseinandersetzung mit der Lebenssituation.

19.9.3 Tinnitus

Als Folge eines Hörsturzes, nach Lärmbelastung, bei einer veränderten Halswirbelsäule sowie ohne jedes Vorereignis kann es zu **Tinnitus** (Ohrgeräuschen) kommen. Bis zu 45 % aller Menschen haben dies schon erlebt: ein mehr oder weniger lautes Pfeifen, Rauschen oder Summen, das aber nach einiger Zeit wieder aufhört. Verschwinden die Geräusche nicht nach einigen Stunden, muss ein Hals-Nasen-Ohren-Arzt aufgesucht werden, um eine frühzeitige Therapie zu ermöglichen. Bei der ärztlichen Untersuchung wird ein Tumor am Hörnerv ausgeschlossen, das Akustikusneurinom.

Über die **Ursachen** des Tinnitus ist wenig bekannt. Belastungssituationen spielen wie beim Hörsturz eine große Rolle. Die akuten Maßnahmen und Empfehlungen zur Therapie bei Hörsturz gelten hier genauso. Auch der Tinnitus wird akut medikamentös behandelt. Zur **Therapie** der chronischen Geräusche werden neben psychotherapeutischer Behandlung spezielle Geräte eingesetzt, die Geräusche erzeugen, mit denen der Tinnitus überdeckt wird. Je weniger ein Erkrankter seinen Tinnitus beachtet, desto weniger wird er durch ihn belastet.

19.9.4 Schwerhörigkeit

Menschen mit **Schwerhörigkeit** fühlen sich häufig verunsichert und ausgeschlossen und neigen dazu, ihre Einschränkung zu verheimlichen. Viele Schwerhörige begeben sich erst sehr spät in ärztliche Behandlung, da sich die Krankheit schleichend entwickelt und insbesondere Alleinstehenden lange nicht bewusst ist, dass sie schlecht hören. Bei gezielter Beobachtung lässt sich das Problem jedoch erkennen.

Mögliche **Ursachen** der Schwerhörigkeit sind die altersbedingt nachlassende Funktionsfähigkeit des Reizleitungssystems und der Hörzellen sowie die Degeneration der Sinneszellen und/oder der Hörnerven. Einige äußere Einwirkungen können die Degeneration beschleunigen, zum Beispiel

- Bluthochdruck

- Stoffwechselerkrankungen wie Schilddrüsenunterfunktion
- Durchblutungsstörungen
- Medikamente wie Antibiotika und Diuretika
- Tabakkonsum
- Schalltraumen, z. B. nach Explosionen
- Lärmschädigung

Zunächst nimmt das Hören im Bereich **hoher Frequenzen** ab. Die Betroffenen nehmen das Klingeln des Telefons, einzelne Musikpassagen oder das Zwitschern der Vögel nicht mehr wahr. Der menschlichen Stimme, die unterschiedlich moduliert ist, fehlen die hohen Frequenzen, sodass diese verzerrt wirkt. Die Trennschärfe nimmt ab, sodass dem Betroffenen das Heraushören eines Gesprächspartners aus einer Gruppe zunehmend schwerer fällt.

Schwerhörigkeit lässt sich nicht heilen. Technische Hilfen unterstützen die Betroffenen jedoch. Das reicht von speziellen Höranlagen in Konzertsälen und Verkehrsmitteln über kabellose Kopfhörer für Radio und Fernsehen bis zu Signallichtanlagen und Lautsprechmöglichkeiten am Telefon. Die wichtigste individuelle Hilfe bieten **Hörgeräte**.

19.9.5 Vertigo

Das Gehirn kann unzureichende oder nicht stimmige Informationen des Gleichgewichtsorgans nicht verarbeiten und verursacht Missempfindungen, die **Vertigo** (Schwindel) genannt werden. Schwindel ist wie Schmerz ein Zeichen für fehlerhafte Organfunktionen und bedarf immer der ärztlichen Abklärung. Liegt die Ursache im Bereich des Gleichgewichtsorgans, spricht man von **labyrinthärem Schwindel** (Labyrinth ►LF 1.3, Kap. 19.6.3, S. 687).

Typische Symptome sind:
- Drehschwindel: Gefühl scheinbarer Drehbewegung des eigenen Körpers und/oder der Umgebung
- Schwankschwindel: Gefühl, auf schwankendem Boden zu stehen
- Liftschwindel: Gefühl, im Fahrstuhl zu fahren

Je nach Dauer der Schwindelsymptome unterscheidet man **Anfallsschwindel** oder **Dauerschwindel**.

Lageschwindel

Die im Alter häufigste Störung ist der **Lageschwindel** (benigner paroxysmaler Lagerungsschwindel). Ursächlich sind einseitige Ablagerungen von Kristalen aus den Gallertkappen in den Bogengängen, die das Gleichgewichtsorgan erregen. Bei Lageänderung, z. B. Kopfdrehen im Liegen, senden das rechte und linke Gleichgewichtsorgan dann unterschiedliche Informationen ans Gehirn. Die Folge ist Schwindel. Die Betroffenen reagieren auf den Schwindel häufig mit einer Gegenbewegung, die zu Gangunsicherheit, Taumeln oder Stürzen führen kann (Sturzprophylaxe ►LF 1.3, Kap. 1.9.3, S. 272). Lagerungsschwindel tritt häufig bei längerer Bettruhe und nach Operationen auf.

Schwindeltraining

Therapeutisch kann dem Schwindel und seinen Folgen mit einem Bewegungs- und Koordinationstraining begegnet werden. Das **Schwindeltraining** besteht aus gezielten Bewegungen der Augen und des Kopfes sowie der großen Muskelgruppen. Gleichgewichtsübungen im Sitzen, Stehen und Gehen steigern die Anforderungen an das Gleichgewichtssystem und fördern die Herausbildung eines neuen angepassten »Musters« im Kleinhirn. Die beste Therapie ist jedoch vergeblich, wenn der Mensch nicht mit passenden Hilfsmitteln wie Brille, Hörgerät und Gehhilfen ausgestattet ist.

19.10 Pflege: Umgang mit Hörgeräten

Grundsätzlich werden zwei Arten von Hörgerätesystemen unterschieden:
- **Im-Ohr-Hörsysteme** (IO) oder In-dem-Ohr-Hörsysteme (IDO) und
- **Hinter-dem-Ohr-Hörsysteme** (HDO)

In besonderen Fällen sind Implantate möglich. Welche Variante der Hörsysteme infrage kommt, richtet sich nach der Art der Schwerhörigkeit sowie den Wünschen und Vorlieben des Betroffenen. Alle modernen **Hörgeräte** haben ein hohes Maß an Technologie. Dadurch lassen sie sich automatisch und individuell an die akustischen Gegebenheiten der

Umgebung anpassen, ohne dass der Träger nachjustieren muss. Für das so erreichbare gute Hören ist es wichtig, das Gerät regelmäßig zu tragen. Das regelmäßige Tragen des Hörsystems verbessert den Komfort und erhöht die Lebensqualität des Menschen. Hören lernen mit dem Hörsystem bedeutet, bewusst zu üben, obwohl sich der Erfolg erst nach einiger Zeit einstellt. Wird lange Zeit kein Hörgerät getragen, verschlechtert sich die Hörwahrnehmung im Gehirn.

Im-Ohr-Hörsysteme

Die **Im-Ohr-Hörsysteme** sind am kleinsten. Je nach Anspruch und Gehörgangsgröße sitzen sie im Gehörgang selbst, am Eingang des Gehörgangs oder in der Ohrmuschel. Sie werden so eingesetzt, dass die Lautsprecheröffnung im Gehörgang liegt. Diese Hörgeräte sind für leichte bis mittlere Hörverluste geeignet.

Um die Hörgeräte zu **reinigen**, eignen sich Bürstchen oder feuchte Tücher, da die Geräte nicht komplett in Wasser gelegt werden dürfen.

Hinter-dem-Ohr-Hörsystem

Beim **Hinter-dem-Ohr-Hörsystem** verbindet ein Schallschlauch den Ohrpassteil im Gehörgang mit dem Hörgerät selbst, das sich hinter dem Ohr befindet. Das Ohrpassteil kann beim **Reinigen** komplett gewässert werden. Bevor es mit dem Hörgerät wieder zusammengesteckt wird, muss das Wasser allerdings vollständig entfernt sein.

Pflege des Hörsystems

Hörsysteme erfordern eine sorgsame **Pflege**. Es sind technische Geräte, die auf Stoß, Fall, Feuchtigkeit, Strahlung und Hitze empfindlich reagieren. Zum Duschen und Schwimmen sollte man sie nicht tragen und das Hörsystem bei der Benutzung von Haarspray schützen.

Vor dem **Einsetzen** des Hörsystems den Gehörgang auf Verunreinigung und das Ohr auf Druckstellen überprüfen. Gut angepasste Geräte sollten bei richtiger Handhabung keine Druckstellen hinterlassen. Beim Tragen von zwei Hörsystemen auf die entsprechende Markierung für rechts und links achten.

Zur **Nacht** sollten Hörsysteme ausgeschaltet (!) in einem entsprechenden Etui gelagert werden. Hat man das Gerät den ganzen Tag getragen, kann sich im Inneren Kondensationsflüssigkeit gesammelt haben. Indem man die Batterie entfernt und das Gerät gemeinsam mit einer Trockenkapsel über Nacht im Etui lagert, wird das Kondensat abgezogen. Die Kapseln sind mehrfach zu benutzen und verfärben sich, wenn sie verbraucht sind. Es gibt inzwischen auch spezielle elektrische Trockentaschen für Hörgeräte.

Die Kosten für die benötigten Batterien trägt der Betroffene selbst, daher ist es ratsam, bei längerem Nichtgebrauch die Batterien aus dem Gerät zu entfernen. Sinnvoll ist es zu kontrollieren, wie lange die Batterien im Durchschnitt halten. Erhöht ein Defekt im Gerät den Batterieverbrauch, wird dies eher bemerkt.

Nach dem Anpassen darf der Pflegebedürftige die Geräte zur Probe tragen. Nachjustierungen und Funktionsprüfungen sind ab dem Zeitpunkt des ersten Anpassens für einen bestimmten Zeitraum, meistens 6 Jahre, kostenlos. Meist hat der Betroffene nach einigen Jahren Anspruch auf ein neues System. Die gesetzlichen Krankenkassen zahlen Festbeträge für verordnete Systeme und die Ergebnisse belegen, dass auch mit zuzahlungsfreien Hörsystemen gute Resultate erzielt werden können.

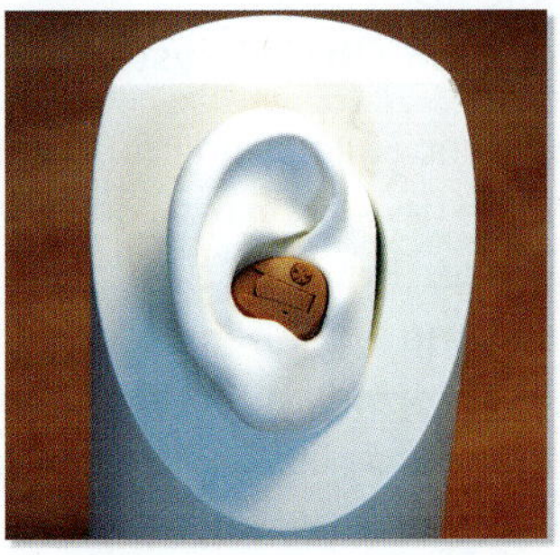

Abb. 19.26: Im-Ohr-Hörsystem

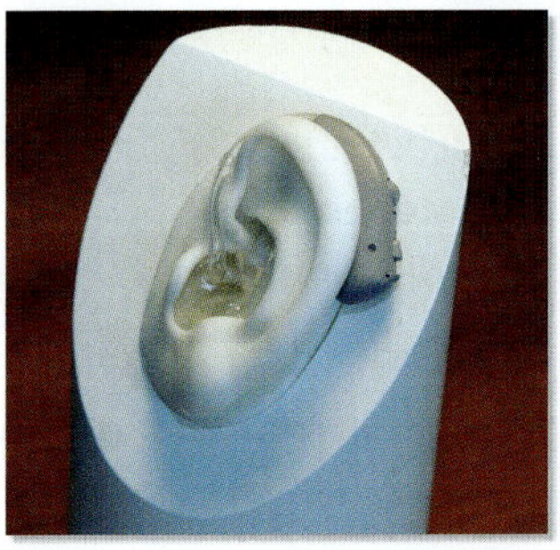

Abb. 19.27: Hinter-dem-Ohr-Hörsystem

Aufgaben

- Beschreiben Sie den Vorgang des Hörens.
- Benennen Sie typische Altersveränderungen des Gehörs.
- Zählen Sie die Merkmale auf, an denen Sie Menschen mit Höreinschränkung erkennen.
- Stellen Sie die Funktion des Gleichgewichtssinns dar.
- Herr Fischer befürchtet, dass er früher oder später ein Hörgerät benötigen wird. Welche zwei Arten von Hörgerätesystemen würden für ihn in Frage kommen? Erläutern Sie diese Systeme.
- Was müssen Sie bei der Pflege von Hörsystemen besonders beachten?
- Welche Maßnahmen können Sie ergreifen, um die Situation von Hörgeschädigten zu verbessern?

20 Pflege bei Beeinträchtigung der psychischen Handlungsfähigkeit

Frau Michels ist 69 Jahre alt und hat vor sechs Monaten ihren Mann Peter verloren, der an Krebs starb. Die beiden sind zusammen zur Schule gegangen und waren 45 Jahre verheiratet. Mit ihm zusammen bewohnte sie eine 4-Zimmer-Wohnung mit einer schönen Terrasse. Das Ehepaar hat zwei Söhne, zu denen eine enge Beziehung besteht. Vor Kurzem ist der jüngere Sohn, Daniel, wieder Vater geworden und in Elternzeit gegangen. Seit acht Monaten wohnt er mit seiner Familie in der Nähe seiner Eltern. Herr Michels hat sich gefreut, dass er den mittlerweile vierten Enkel noch erleben durfte. Als Herr Michels noch gesund war, war das Ehepaar sehr aktiv in verschiedenen Vereinen, ging oft ins Theater und reiste gerne. Sie hatten einen großen Freundeskreis, mit dem sie viel unternahmen.

Seit Herr Michels von seinem Blasentumor erfuhr, haben die beiden in vielen Gesprächen über Leben und Tod gesprochen, über das Sterben und Patientenverfügungen. Herr Michels hatte immer den Wunsch, zu Hause zu sterben. Dies konnte ihm ermöglicht werden, da seine Frau früher in der Pflege gearbeitet hat und Hilfe von einem Pflegedienst und dem langjährigen Hausarzt bekam.

Nach Peters Tod schien Frau Michels gut mit der Situation zurechtzukommen. Die vielen Gespräche mit ihrem Mann und die Begleitung in den letzten Stunden schienen ihr den Abschied erleichtert zu haben.

Doch seit ein paar Wochen scheint sie die Trauer eingeholt zu haben. Ihre Söhne machen sich Sorgen, denn Frau Michels hat abgenommen, hat wenig Appetit und sieht sehr traurig aus. Oft sitzt sie nur da und starrt ins Leere. Die Söhne versuchen, die Mutter täglich zu besuchen, Daniels Frau lädt die Schwiegermutter mehrmals in der Woche zum Mittagessen ein. Aber in letzter Zeit hat Frau Michels meistens abgelehnt. Manchmal ist sie auch telefonisch nicht zu erreichen. Sie sagt oft, dass sie ohne ihren Mann nicht mehr leben möchte, dass sie sich leer fühle und alles keinen Sinn mache. Noch nicht einmal die Enkel können sie aufmuntern. Sie unternimmt nichts mehr, ist oft alleine zu Hause. Sie vernachlässigt den Haushalt und scheint antriebslos.

Da sich die Symptome nicht bessern und die Söhne befürchten, ihre Mutter könne sich etwas antun, vereinbaren sie einen Termin beim Hausarzt Dr. Wildberg. Frau Michels kennt ihn schon lange und hat Vertrauen zu ihm. In einem längeren Gespräch erzählt sie ihm von der Zeit vor dem Tod ihres Mannes, von seinem Tod und der Leere danach. Da Frau Michels ein gutes soziales Umfeld hat und sich vor allem ihr Sohn Daniel um sie kümmern kann, verschreibt Dr. Wildberg Frau Michels ein leichtes Antidepressivum und rät ihr zum Besuch einer Trauer-Selbsthilfegruppe, die sich alle zwei Wochen an Frau Michels Heimatort trifft. Daniel bietet seiner Mutter an, dass sie einige Zeit bei ihm und seiner Familie wohnen kann.

Das Gespräch mit dem Hausarzt und die Unterstützung ihrer Familie helfen Frau Michels sehr. Sie kann sich auf die medizinische Hilfe und die Hilfe ihrer Familie einlassen. Es keimt die Hoffnugn auf, dass es ihr bald besser gehen wird.

20.1 Grundlagen

Das Gehirn ermöglicht eine Vielzahl von Leistungen, die der Mensch benötigt, um sein Leben und einen komplexen Alltag zu bewältigen. Die wichtigsten Leistungen des Gehirns sind:

- **Bewusstsein** ist sowohl das Gefühl für sich selbst – das Selbstbewusstsein – als auch das Erleben innerer und äußerer Abläufe, im engeren medizinischen Sinn das »Wachsein«.
- **Orientierung** ist die Fähigkeit, sich in seinem Umfeld zurechtzufinden. Sie erfordert das ungestörte Zusammenspiel von Aufmerksamkeit, Wahrnehmung und Gedächtnis.
  - **Objektive Orientierung** erfolgt an geografischen Merkmalen, der Uhr und dem Kalender. Häufig wird auch von örtlicher und zeitlicher Orientierung gesprochen.
  - **Situative Orientierung** erfolgt an Situationen, z. B.: »Ich werde von einer Frau im blauen Kittel gewaschen, also ist wahrscheinlich Morgen und ich bin in einem Pflegeheim.«
  - **Persönliche Orientierung** bedeutet das Wissen um die eigene Identität.
- **Wahrnehmung** beschreibt das Aufnehmen und Verarbeiten von Sinneseindrücken (► LF 1.3, Kap. 18.1.4, S. 645). Wahrnehmung ist die Fähigkeit, Empfindungen der Sinnesorgane mithilfe der Erfahrung zu erkennen und zu lokalisieren, auch am eigenen Körper. **Halluzinationen** (Trugwahrnehmungen) sind Sinneswahrnehmungen ohne entsprechenden Sinnesreiz. Sie können alle Sinnesbereiche betreffen.
- **Aufmerksamkeit** besteht, wenn das Gehirn sich bewusst dem Wahrnehmen und Denken zuwendet, um Verhalten, Handeln und Gefühle zu registrieren. Ist die Aufmerksamkeit nicht vorhanden, verliert das Gehirn wichtige Informationen. Das Ausmaß der Aufmerksamkeit lässt sich an der Konzentration messen. Prozesse, die ohne Aufmerksamkeit ablaufen, geschehen unbewusst.
- **Gedächtnis** ist die Fähigkeit, Sinneseindrücke und Informationen zu speichern und sie zu einem späteren Zeitpunkt wiederzugeben oder zu nutzen (Kurzzeit-, Langzeitgedächtnis, ► LF 4.2, Kap. 1.2, S. 1215 und ► LF 2.3, Kap. 3.3, S. 1034). Kann ein Mensch sich nicht merken, was er wahrgenommen hat, fehlt ihm die Möglichkeit, sich zu orientieren. Dabei werden verschiedene Stufen unterschieden:
  - Ist das **Kurzzeitgedächtnis** gestört, wird ein Mensch unaufmerksam. Es ist dem Betroffenen unmöglich, z. B. einem längeren Gespräch zu folgen. Der Betroffene verliert »den Faden« und versucht dies zu verbergen, indem er Informationen wiederholt oder in Floskeln redet.
  - Ist das **Langzeitgedächtnis** gestört, reagiert der Betroffene häufig auf der Ebene seines frühen Erwachsenenalters oder seiner Jugend, da diese Erinnerungen am längsten erhalten bleiben.
- **Denken** ist die Fähigkeit, Vorstellungen, Erinnerungen und Informationen innerlich zu verarbeiten und daraus neue Erkenntnisse zu gewinnen.
- **Gefühle** (Emotionen) sind körperliche oder geistige Reaktionen auf das Wahrnehmen oder Interpretieren von Personen oder Situationen. Eine besonders plötzliche Form der Reaktion ist der **Affekt**. Der Affekt entzieht sich teilweise

den inneren Kontrollmechanismen und kann deshalb zu unüberlegten **Affekthandlungen** führen, z. B. einer Fremdschädigung.

Der **psychopathologische Befund** erfasst Störungen der Gehirnleistungen im Rahmen einer Untersuchung und erleichtert die Diagnostik (►LF 1.5, Kap. 2.1, S. 869). Vermutlich gibt es mehrere Gründe für die Entstehung von psychischen Erkrankungen. Diskutiert werden:

- Erbfaktoren,
- Umweltfaktoren, d. h. psychosoziale Belastungen, und
- biochemische Faktoren, insbesondere gestörte Überträgerstoffe im Gehirn.

Bei psychischen Erkrankungen sind das Denken und Fühlen gestört. Häufig sind Realitätsverluste, Halluzinationen und Wahnvorstellungen bis hin zu psychomotorischen Störungen. Als **Wahn** bezeichnet man eine falsche Interpretation der Realität, im Gegensatz zum Irrtum kann der Wahn nicht korrigiert werden.

Die **Gerontopsychiatrie** befasst sich mit dem Altern psychisch Kranker und mit psychisch krank gewordenen alten Menschen. Psychiater und Neurologen erkennen und behandeln psychische Erkrankungen.

20.2 Altersveränderungen

Verschiedene Faktoren beeinflussen das persönliche Erleben des alten und alternden Menschen:

- körperliche Veränderungen
- die Biografie
- die sozialen Lebensumstände

Mit dem Altern verändert sich auch die Persönlichkeit. Art und Zeitpunkt der persönlichen Veränderungen sind unterschiedlich und fließend. Es gibt **ungünstige Bedingungen** wie

- Vereinsamung,
- Benachteiligung und
- Gefühle des Unnützseins und Ausgeschlossenwerdens.

Einen **positiven Einfluss** haben

- Geborgenheit,
- das Gefühl eigener Nützlichkeit und
- eine bestehende Partnerschaft bzw. ein soziales Netz.

Züge der Persönlichkeit können im Alter schärfer hervortreten. Es kann zu Handlungen und Verhaltensweisen kommen, deren Bedeutung Außenstehende nicht verstehen. Für den Betroffenen selbst haben sie aber häufig eine wichtige Funktion:

- Ein sparsamer Mensch hat beispielsweise im Krieg erlebt, dass alles verloren ging und die Zukunft nicht sicher war. Jetzt entwickelt er einen Hang, alles aufzuheben.
- Einem ordentlichen Menschen fallen schon kleinste Veränderungen schwer.
- Ein ängstlicher Mensch entwickelt starke Furcht, bestohlen zu werden. Er trägt Tag und Nacht eine Tasche mit seiner Geldbörse unter dem Arm.

Neigungen und Verhaltensweisen sind immer unter dem Blickwinkel des Betroffenen zu verstehen. Die Pflegefachkraft kann das Unvermögen, festgefahrene Gleise zu verlassen und das Bestehen auf althergebrachten Prinzipien leichter tolerieren, wenn sie es als Gerüst betrachtet, das den Menschen trägt. Misstrauen, die Überzeugung alles besser zu wissen und ein tiefer Pessimismus sind als Wesenszüge nach einem langen Leben voller Enttäuschungen, unerfüllten Hoffnungen und verlorenen Auseinandersetzungen verständlich.

Einige alte Menschen schränken ihr Interessen zunehmend ein und haften verstärkt an der Vergangenheit. Meist wird das Gefühlsleben unentschiedener. Je nach Wesensart können sich Weinerlichkeit, Euphorie oder Intoleranz entwickeln, auch Gefühlsausbrüche treten auf. Häufig wechseln die Gefühlsqualitäten rasch und kaum nachvollziehbar.

Manche Menschen überschreiten zu irgendeinem Zeitpunkt die Grenze zur geistigen Erkrankung. Beeinträchtigt z. B. das Sammeln von Gegenständen die Lebensführung, handelt es sich um eine krankhafte Störung, das Messie-Syndrom (Vermüllungssyndrom).

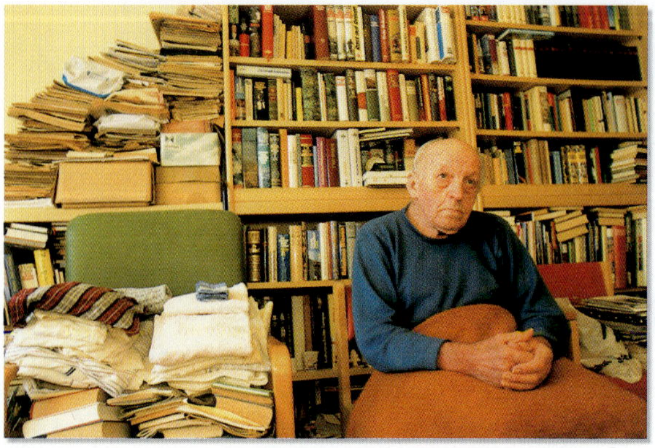

Abb. 20.1: Sammelleidenschaft

> **! Merke** Die Übergänge vom normalen zum krankhaften psychischen Altern sind fließend und individuell außerordentlich verschieden. Allerdings haben viele Menschen auch noch im achten oder neunten Lebensjahrzehnt eine ausgeprägte Leistungsfähigkeit.

20.3 Psychosoziale Aspekte

20.3.1 Verhaltensauffälligkeiten

Das gestörte Erleben, Denken und Fühlen psychiatrisch erkrankter Menschen zeigt sich im Wesentlichen auf der **Verhaltensebene**. Viele Betroffene können ihren Alltag nicht mehr selbst gestalten und bewältigen. Häufig bestehen zusätzlich Konflikte mit der Umwelt, insbesondere wenn der Kranke keinen Zugang zu seiner Krankheit hat und diese nicht wahrnimmt.

Gegenüber psychischen Krankheiten besteht eine starke Abwehr, denn niemand möchte gern unangenehm auffallen. Auch bei psychisch gesunden Menschen können Stimmungsschwankungen die Angst auslösen, depressiv zu werden. Meist gibt es Vorurteile gegenüber psychisch kranken Menschen, da ihre Beeinträchtigungen nicht sichtbar und häufig nicht offenkundig sind. Man unterstellt ihnen, sich vor den Herausforderungen des Alltags zu drücken.

Wenn das Verhalten des psychisch kranken Menschen seine Mitmenschen stört, bzw. sie ängstigt, kommt es schnell zur Forderung nach Isolation, was sich in der Geschichte der Psychiatrie als Behandlung in geschlossenen Einrichtungen zeigte. Heute wird der Betroffene in einer geschlossenen Einrichtung betreut, wenn die Gesellschaft bedroht ist. Die Betreuung erfolgt inzwischen allerdings unter besonderen Bedingungen und ist mit einem Therapieangebot verbunden.

20.3.2 Psychiatrische Erkrankungen

Obwohl das Wissen über **psychiatrische Erkrankungen** zunimmt, ist die Diagnosestellung immer noch mit einer **Stigmatisierung** verbunden. Dabei gilt gerade auch bei psychiatrischen Erkrankungen, dass eine Diagnose weder den Menschen noch seine Persönlichkeit beschreibt.

Verhaltensauffälligkeiten im Umgang mit anderen deuten auf ein psychisches Problem hin. Inwieweit die Verhaltensauffälligkeiten als Krankheit zu werten sind, hängt vom Schweregrad der Auffälligkeiten und Einschränkungen ab. Bei einer Krankheit sind Verhalten und Empfinden beeinträchtigt sowie die Fähigkeit zum Gestalten und Bewältigen des Alltags längerfristig gestört. Kontrolliert jemand z. B., bevor er das Haus verlässt, noch einmal, ob alle elektrischen Geräte ausgeschaltet sind, ist das »normal«. Kontrolliert jemand aber wiederholt und schafft es dadurch nicht, das Haus zu verlassen, liegt eine Krankheit vor.

Eine Krankheit besteht auch, wenn der Betroffene selbst das Gefühl hat, krank zu sein oder sich sein Verhalten schädigend auf ihn selbst oder die Umgebung auswirkt.

Beim Beschreiben einer Krankheit wird unterstellt, dass bei allen Betroffenen Symptome, Untersuchungsbefunde, Ursache und Verlauf gleich sind. Dies entspricht aber nicht der täglichen Erfahrung in Medizin und Pflege. Aus diesem Grund heißen psychische Veränderungen, welche man als krankhaft ansehen kann, auch **Störung**. Bei einer Störung wird ein bestimmtes Zusammentreffen von Symptomen und Verhaltensauffälligkeiten zur Grundlage der Behandlung gemacht.

20.3.3 Behandlung psychiatrischer Störungen

Die **Behandlung psychiatrischer Störungen** berücksichtigt alle Lebensbereiche des Betroffenen:

- das Recht, eine Therapie abzulehnen
- die Gleichstellung seelischer und körperlicher Erkrankungen hinsichtlich der Versorgungsansprüche
- das Recht auf eine wohnortnahe Behandlung
- der Versuch die Lebensqualität zu verbessern

Eine ambulante Versorgung, betreutes Wohnen und Arbeitsmöglichkeiten in einem beschützenden Rahmen fördern die gesellschaftliche Integration psychisch kranker Menschen.

Die individuelle Freiheit des Betroffenen muss eingeschränkt werden, wenn sein Verhalten ihn selbst oder andere Menschen gefährdet. Dies regelt in jedem Bundesland das **Gesetz über Hilfen und Schutzmaßnahmen für psychisch Kranke (PsychKG)**. Dabei geht es um:

- Hilfen, um eine zwangsweise Unterbringung zu vermeiden
- Nachsorge in Form von Betreuung und Beratung nach einem Klinikaufenthalt
- Auflagen und Weisungen der Gesundheitsämter
- Regelung der zwangsweisen Unterbringung

! Merke Voraussetzung der zwangsweisen Unterbringung sind ein **ärztliches Gutachten** und ein **Gerichtsbeschluss**.

Eine Zwangsunterbringung ist nur möglich bei:

- Vorliegen einer psychischen Krankheit, die im Rahmen einer ärztlichen Untersuchung festgestellt wurde
- erheblicher Gefahr für sich, z. B. Suizidgefahr, oder andere, z. B. Gewalttätigkeit

Ist wegen der Dringlichkeit nur eine ärztliche Untersuchung und kein Gutachten möglich, muss das zuständige Gericht die Entscheidung innerhalb von 24 Stunden überprüfen.

20.4 Krankheitsbilder

20.4.1 Abhängigkeit im Alter

Definition »**Abhängigkeit** ist ein unabweisbares Verlangen nach einem bestimmten Erlebniszustand. Diesem Verlangen werden die Kräfte des Verstandes untergeordnet. Es beeinträchtigt die freie Entfaltung einer Persönlichkeit und zerstört die sozialen Bindungen und die sozialen Chancen des Individuums.«
Deutsche Hauptstelle für Suchtfragen

Das Problem der **Abhängigkeit im Alter** wurde jahrelang unterschätzt. Man war der Ansicht, dass dies extrem selten sei, weil Suchtkranke eine geringere Lebenserwartung haben und darüber hinaus im Alter der Alkoholkonsum rückläufig sei.

Da alte Menschen immer häufiger vereinsamen, nimmt auch die Suchtproblematik zu. Viele ältere Suchtkranke haben Schuldgefühle wegen ihrer Sucht, was es ihnen schwer macht, Hilfe zu suchen oder anzunehmen. Sie sind darauf angewiesen, dass man verstehend auf sie zugeht.

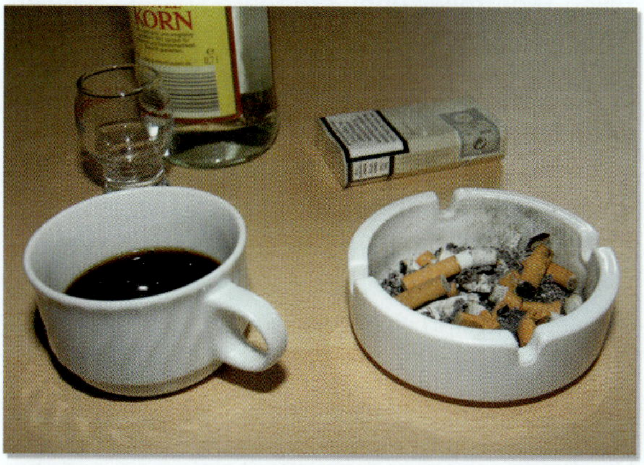

Abb. 20.2: Untaugliche Problemlöser.

Die größten Probleme bereitet die **psychische Abhängigkeit**. Das Verlangen nach dem Suchtmittel ist nicht beherrschbar. Es besteht also eine Zwangshandlung. Das Suchtmittel und seine Beschaffung bestimmen das Leben des Betroffenen. Verfügt der Betroffene über das Suchtmittel, konsumiert er es unkontrolliert.

Die **körperliche Abhängigkeit** verdeutlicht sich an den Entzugserscheinungen bei Wegfall des Suchtmittels. Ein weiteres Merkmal ist das Ansteigen der Toleranzschwelle, d.h., der Körper verträgt immer mehr von dem Suchtmittel.

Das **Entzugssyndrom** bei Absetzen der Suchtmittel kann in verschiedenen Schweregraden auftreten und betrifft mehrere Organsysteme:

- körperliche Störungen, z.B. Magen-Darm-Störungen und Kreislaufprobleme
- vegetative Störungen, z.B. Schlafstörungen
- neurologische Störungen, z.B. Gliederzittern, Artikulationsstörungen und Koordinationsstörungen
- psychische Störungen, z.B. innere Unruhe, ängstliches Verhalten und Halluzinationen

Alkoholabhängigkeit

In der Altersgruppe über 65 Jahre liegt bei 2–3 % der Männer und 0,5–1 % der Frauen ein **Alkoholmissbrauch** bzw. eine **Alkoholabhängigkeit** (Alkoholismus) vor (1).

Soziale Kontakte sind im Alter meist eingeschränkt. Die Alkoholkrankheit führt zu weiterem sozialem Rückzug. Die Suchtkranken entziehen sich der sozialen »Kontrolle« und verringern so die Chancen, dass Personen aus ihrem Umfeld die Abhängigkeit bemerken.

> **! Merke** Auch im Heim ist es nicht immer leicht, stabilisierte Alkoholiker mit erhaltener Fassade zu erkennen. Häufige blaue Flecken oder Stürze mit Folgen sowie ungenügende Ernährung sind ein Warnzeichen.

Verlauf

Die psychischen und psychosozialen Folgen des Alkoholismus sind häufig sehr ausgeprägt. Die Betroffenen verändern ihr Wesen, haben Stimmungsschwankungen und sind gereizt. Häufig lassen die geistigen Fähigkeiten nach, es droht eine Demenz.

Körperliche Folgen stellen sich schon nach regelmäßigem täglichen Konsum von durchschnittlich 50 g Alkohol, entsprechend drei Gläser Bier, bei Männern oder 20 g, also etwa 1,5 Gläser Bier, bei Frauen ein:

- Leberschädigungen
- Entzündungen der Bauchspeicheldrüse
- Magengeschwüre
- Herzmuskelleiden
- Krebs, Zungenkrebs besonders bei gleichzeitigem Zigarettenkonsum

Therapie

Grundlage der **Therapie** ist eine Entgiftung, bei der die Stoffzufuhr auf Null reduziert wird bis eine gewisse Stabilisierung eintritt. Wegen der beschriebenen Entzugsproblematik sollte die Verringerung der Stoffzufuhr in einem Krankenhaus erfolgen. Die daran anknüpfende Therapie kann ambulant oder stationär durchgeführt werden.

In einer **Gruppentherapie** setzt sich der Betroffene mit der eigenen Abhängigkeitsgeschichte, deren Folgen und – soweit möglich – deren Ursachen auseinander. Eine gezielte Tagesstrukturierung und geregelte Abläufe erleichtern den Abstand zu vorherigen Verhaltensweisen. Weitere Angebote sind z.B. Ergotherapie, Sporttherapie, Musiktherapie und Entspannungstraining.

Therapieziel ist bisher eine gesicherte Abstinenz, bei der der Betroffene auf jeglichen Gebrauch alkoholischer Getränke vollständig verzichtet und die Fähigkeit erlangt, das Leben ohne Alkohol zu gestalten.

Neuere Tharpieansätze zielen darauf ab, dass alleine die Reduktion des Alkoholkonsums einen Erfolg darstellt. Dies soll extreme Rückfallanfälle senken.

> **! Merke** Ein Rückfall gehört zum normalen Verlauf einer Alkoholkrankheit. Es ist wichtig, dass der Rückfall sofort behandelt und bearbeitet wird, damit der Betroffene nicht wieder körperlich, psychisch und sozial abgleitet.

Korsakow-Syndrom und Wernicke-Enzephalopathie

> **Definition** **Korsakow-Syndrom:** v.a. bei Alkoholikern, aber auch anderen Hirnschäden vorkommende Gedächtnisstörungen aufgrund eines Thiamin-Mangels (Vitamin-B1-Mangel).

Besonders die Fähigkeit sich an Aktuelles zu erinnern, ist gestört (anterograde Amnesie). Betroffene versuchen oft, dies zu kaschieren. Hinzu kommen Orientierungsstörungen, Antriebsarmut, erhöhte Ermüdbarkeit und Gefühlsschwankungen. Auch periphere motorische, sensible und autonome Nerven werden geschädigt: Folgen sind Polyneuropathie, blasse Haut und Kältegefühl (► LF 1.3, Kap. 18.4.2, S. 650).

Therapiert wird mit Thiamin. Die Störungen sind oft aber nur wenig rückläufig.

> **Definition** **Wernicke-Enzephalopathie:** degenerative Gehirnerkrankung aufgrund eines Thiamin-Mangels (Vitamin-B1-Mangel)

Selten sind Magenkarzinom, Magenresektion oder eine lange parenterale Ernährung ohne Vitamin B1 die Ursache.

Der Übergang zwischen Wernicke-Enzephalopathie und Korsakow-Syndrom ist fließend.

Typisch sind ein organisches Psychosyndrom, Gang- und Standunsicherheit sowie Störungen der Augenbewegungen. Hinzu kommen vielfältige neurologische Störungen, z. B. des Gangs, der Sprache und des Bewusstseins, sowie vegetative Störungen, wie Schlafstörung und Hypotonie.

Therapie ist auch hier die intravenöse Gabe von Thiamin mit ebenfalls oft nur geringen Besserungen.

Medikamentenabhängigkeit

Nach Schätzungen der Deutschen Hauptstelle für Suchtfragen sind 1,4–1,5 Mio. Menschen **medikamentenabhängig**, davon allein 1,1–1,2 Mio. von Benzodiazepinpräparaten, die als Sedativa, Hypnotika und Tranquilizer genommen werden (2). Im Alter steigt nicht nur der Medikamentenkonsum, sondern auch der Bedarf. So nehmen mehr als 50 % der Heimbewohner täglich mehr als sechs Medikamente ein. (3) Von den häufig verordneten Medikamenten besitzen etwa 4–5 % ein Abhängigkeitspotenzial (4). Fünf Gruppen rezeptpflichtiger Arzneimittel spielen dabei die wesentliche Rolle:

- Analgetika (Schmerzmittel)
- Antitussiva (Hustenmittel)
- Sedativa und Hypnotika (dämpfende Mittel und Schlafmittel)
- Tranquilizer (Entspannungs- und Beruhigungsmittel)
- Stimulantien (Aufputschmittel)

Es wird davon ausgegangen, dass ca. ein Drittel der Medikamente nicht wegen akuter Gesundheitsstörungen zum Einsatz kommt, sondern die Sucht erhält und Entzugserscheinungen vermeidet.

Bei chronischem Medikamentenmissbrauch drohen je nach Substanz unterschiedliche psychische Störungen, z. B. Ängste, Wahnvorstellungen oder Delir. Auch Beeinträchtigungen der Herzfunktion und der Ausscheidungsorgane Niere und Leber sind häufig. Insbesondere das Absetzen von Beruhigungsmitteln verursacht starke Entzugserscheinungen. Meist hilft nur ein langsames Ausschleichen. Wegen einer Depotwirkung können noch Wochen oder Monate nach Absetzen Entzugserscheinungen auftreten.

Ein Risiko, eine Medikamentenabhängigkeit zu entwickeln, besteht:

- bei bereits bestehender Abhängigkeit für andere Substanzen
- bei langer Behandlungsdauer und hoher Dosis sowie bei hoher Erwartungshaltung an den positiven Effekt des Medikaments
- in Belastungssituationen

Folgende Faktoren unterstützen die Medikamentenabhängigkeit:

- fehlende familiäre oder pflegerische Kontrolle der Einnahmegewohnheiten
- fehlende Arzt-Patient-Beziehung, z. B. das Ausstellen eines Verlängerungsrezeptes ohne persönlichen Kontakt und das Verordnen großer Mengen
- Verschreibung ohne Indikation
- Verschreibung ohne die Persönlichkeitsstruktur und/oder Biografie des Patienten zu beachten

Die Therapie der Medikamentenabhängigkeit entspricht dem Vorgehen bei Alkoholabhängigkeit.

LF 1.3

20.4.2 Delir

Definition **Delir** (Verwirrtheit): gleichzeitig bestehende Störungen
- des Bewusstseins, insbesondere der Wahrnehmung und Aufmerksamkeit,
- des Denkens, insbesondere des Gedächtnisses und der Orientierung,
- der Psychomotorik, insbesondere der Aktivität und Reaktionen und
- des Schlaf-wach-Rhythmus, insbesondere Schlaflosigkeit und Tag-Nacht-Umkehr.

Delire können von kurzer Dauer oder lang anhaltend sein. Ihr Schweregrad reicht von leicht bis zu sehr schwer. Unterschieden wird das **akute Delir** aus vielfältigen Ursachen heraus vom **chronischen Delir** als Begleiterscheinung der Demenz.

! Merke Nicht jeder, der an einem Delir leidet, ist auch an einer Demenz erkrankt.

Der Pflegfachkraft fällt ein verständnisvoller Umgang mit Menschen im Delir leichter, wenn sie sich klar macht, dass hinter unverständlichen Handlungen kein böser Wille steckt, sondern eine tiefe Unsicherheit und damit verbundene Angst.

Pflegerisch macht das akute Delir große Probleme, weil es meist nachts auftritt. Häufige Auslöser sind:
- körperliche Faktoren
  - Unterzuckerung
  - Wasser-, Salzverlust
  - gestörte Funktion der Schilddrüse
  - Sauerstoffmangel
  - Körpertemperatur-Dysregulation
- unerwünschte Wirkungen von
  - Beruhigungsmitteln
  - Schlafmitteln
  - Schmerzmitteln
  - blutdrucksenkenden Medikamenten
- Veränderungen von
  - Blutdruck
  - Körpertemperatur
- psychische Faktoren
  - Wahrnehmungsstörungen
  - psychosozialer Stress
  - Alkoholintoxikation oder Entzug
- soziale Faktoren
  - Partnerverlust
  - Ortswechsel
  - Verlegung ins Heim, Krankenhaus

! Merke Bei älteren Menschen ist der wichtigste Auslöser des Delir die Austrocknung. Die Betroffenen trinken zu wenig oder haben erhöhte Flüssigkeitsverluste.

20.4.3 Schizophrenie

Medizinisch beschreibt **Schizophrenie** (griech. schizo = ich spalte, phren = Geist), auch wahnhafte Störung genannt, eine ganze Gruppe von Krankheiten. Kennzeichnend sind folgende Veränderungen, welche in unterschiedlicher Ausprägung vorliegen:
- verändertes Erleben der eigenen Person, die **Ich-Störung**: Die Betroffenen können ihr Empfinden, Gefühle, Gedanken und Handlungen nicht mehr selbst bestimmen. Sie fühlen sich anderen ausgesetzt und denken, dass fremde Personen die eigenen Gedanken wegnehmen, blockieren oder lesen.
- **Störungen der Wahrnehmung**: akustische Halluzinationen, das Verhalten wird kommentiert, Aufforderungen
- Verkennung der Realität bis hin zu **Wahnvorstellungen**: Verfolgungsideen oder die Gewissheit, dass das Denken von außen gesteuert wird, auch **inhaltliche Denkstörung** genannt
- **Störungen des formalen Denkens**: Gedankenflut sowie Abreißen des Gedankenflusses, auffällig veränderte Sprache, Sätze können verworren sein, die Inhalte sind unlogisch. Die Betroffenen bilden Worte neu oder verwenden komplizierte Wortkonstruktionen.
- **Veränderungen des Gefühlslebens**: extreme Stimmungslagen, gestörte emotionale Zuwendung zu anderen Menschen, generelle Verarmung des Gefühlslebens
- **Störungen der Psychomotorik**: ständiges Wiederholen bestimmter Bewegungsabläufe, Bewegungsarmut bis hin zum Erstarren bei vollem Bewusstsein oder starke Unruhe mit Bewegungsdrang.

Diagnostik

Zunächst werden körperliche Ursachen mit einer neurologischen Untersuchung, bildgebenden Verfahren und Laboruntersuchungen, ausgeschlossen. Dann erfolgt eine psychiatrische Untersuchung.

Verlauf

Alte Menschen bleiben häufig bis zu ihrem Lebensende in einem Zustand, der **Residuum** heißt. Im Residuum kommt es nicht mehr zu akuten Schüben. Allgemeine Beeinträchtigungen, eine **Minussymptomatik**, stehen im Vordergrund:
- Konzentrations- und Denkstörungen
- gestörter Antrieb und Motivation
- verminderte Affektivität
- schnelle Erschöpfung sowohl geistig als auch körperlich
- mangelndes Selbstvertrauen
- erhöhte Erregbarkeit
- Schlafstörungen

Therapie

Medikamentöse Behandlung mit Neuroleptika (► LF 1.3, Kap. 7.1.5, S. 381), psychotherapeutische Interventionen und sozialtherapeutische Maßnahmen sind üblich.

> **! Merke** Nach einer akuten Erkrankung ist die weitere Medikamenteneinnahme dringend erforderlich.

20.4.4 Depression

> **➔ Definition** **Depression** (affektive Störung): anhaltende, deutlich gedrückte Stimmung und/oder Abnahme des Interesses für alltägliche oder gern ausgeübte Tätigkeiten.

Häufig ist die Depression kombiniert mit **Ängsten** und dem Gefühl der **Hoffnungslosigkeit**.

Jeder Mensch kennt Gefühle von Freude und Traurigkeit. Bei einer Depression hält eine schwere Niedergeschlagenheit jedoch über einen längeren Zeitraum an. Die Persönlichkeit des Menschen verändert sich. Um die Krankheit zu überwinden, muss der Erkrankte fremde Hilfe in Anspruch nehmen.

Studien in Deutschland, Dänemark und den USA ergaben, dass 10–15 % der über 65-Jährigen an Depressionen leiden, wobei Frauen mehr als doppelt so häufig betroffen sind, da sie eine längere Lebenserwartung haben und öfter ihren Partner verlieren. In diesen Ländern sind in Pflegeheimen etwa 30–50 % der Bewohner depressiv.

Kennzeichen der Depression sind:
- Gefühlsstörungen
- Störungen des Antriebs und des Denkens
- Wahnideen
- Wahrnehmungsstörungen

Die Betroffenen sind kaum belastbar und schnell müde. Sie sind **verlangsamt** im Denken und Handeln, sprechen leise und zögernd. Meist verfügen sie nur noch über eine eingeschränkte Gestik und Mimik. Trotz der Antriebshemmung werden sie aber oft von einer starken **inneren Unruhe** gequält, welche sich in psychomotorischer Erregung mit ständigen Bewegungen der Hände oder rastlosem Hin-und-her-Laufen zeigt.

Das **Denken** ist erschwert und verlangsamt, in schweren Fällen gehemmt. Die Betroffenen können selbst einfachere Zusammenhänge nicht mehr erfassen und grübeln viel. Typischerweise kreisen die Gedanken um wenige Themen. Zusätzlich sind die Konzentration, die Aufmerksamkeit und das Gedächtnis gestört. Da diese Störungen auch bei Demenz auftreten, spricht man von einer **depressiven Pseudodemenz**. Im Gegensatz zur echten Demenz verschwinden die Symptome nach erfolgreicher Behandlung wieder vollständig.

Häufig begleiten **körperliche Beschwerden** die Depression, z. B.:
- Verstopfung
- Kopfschmerzen
- Muskelkrämpfe
- Ohrgeräusche
- Übelkeit
- Schwindel
- Kreislaufstörungen
- Appetitmangel mit Gewichtsverlust
- Schlafstörungen, frühmorgendliches Erwachen

LF 1.3

Die Betroffenen fühlen sich schnell überfordert und ziehen sich zunehmend aus dem sozialen Leben zurück. Nimmt das Interesse an Haushaltsführung oder Körperpflege gravierend ab, kann die Depression zur Pflegebedürftigkeit führen.

Auslöser einer Depression können sein:
- belastende Lebenssituationen wie Verluste
- Streit mit nahestehenden Personen
- körperliche Faktoren wie hormonelle Umstellungen in den Wechseljahren
- körperliche Erkrankungen wie Schlaganfall, Parkinson, Demenz, Schilddrüsenüberfunktion
- Medikamente gegen Bluthochdruck und Herzrhythmusstörungen, Antibiotika
- Beruhigungsmittel und Alkohol

Diagnostik

Da körperliche Erkrankungen und Medikamente zu Depressionen führen können, müssen zunächst eventuelle Erkrankungen abgeklärt und die Medikation überprüft werden, um einen möglichen therapeutischen Ansatz nicht zu übersehen.

Verlauf

Depressionen haben häufig einen phasenhaften Verlauf. Die einzelnen Phasen dauern durchschnittlich 6–9 Monate. Bei der Hälfte aller an Depression Erkrankten folgen der ersten depressiven Phase jedoch weitere. Eine chronische Depression entwickelt sich besonders bei älteren Menschen und bei Menschen, die ungenügend in ein soziales Umfeld eingebunden sind.

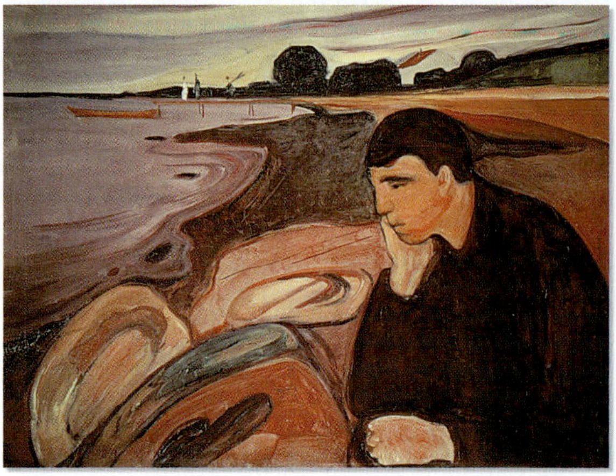

Abb. 20.3: Melancholie (Edvard Munch, 1891)

! Merke Depressive sind oft suizidgefährdet, gerade zu Beginn einer medikamentösen Therapie.

Therapie

Ob ambulant oder stationär behandelt wird, hängt von der Schwere der Erkrankung und einer eventuell begleitenden Suizidgefahr ab. Eine Rolle spielen auch die Persönlichkeit des Menschen und die Tragfähigkeit seines sozialen Umfelds. Antidepressiva hellen die Stimmung auf und lösen Ängste. Sie eignen sich zur Akutbehandlung und schützen vor Rückfällen. Die medikamentöse Therapie eröffnet häufig erst den Zugang zum Menschen und macht eine Psychotherapie möglich.

Neben den beiden Hauptsäulen Psychotherapie und Antidepressiva gibt es weitere Ansätze:
- Lichttherapie: 30 Minuten täglich vor einer speziellen Lampe mit Tageslicht hilft oft, v. a. in den Wintermonaten
- elektrische Stimulationen: eher bei schweren Fällen. Neben der Elektrokrampftherapie gibt es die Vagusnerv-Stimulation
- Schlafentzug hilft gelegentlich
- Bewegung, Sport wirkt zumindestens günstig
- unterstützend v. a. bei der Bewältigung sind Selbsthilfegruppen

20.4.5 Somatoforme Störungen

Menschen mit einer **somatoformen** (körperbezogenen) **Störung** machen wiederholt auf körperliche Symptome aufmerksam und bestehen hartnäckig auf eingehende Untersuchungen trotz negativer Ergebnisse. Somatoforme Menschen akzeptieren nicht, dass sie gesund sind, auch wenn ein Arzt ihnen dies versichert.

Wenn Erkrankungen oder körperliche Veränderungen bestehen, ist die vorgetragene Betroffenheit größer als das tatsächliche Ausmaß der Beschwerden. Um neue Untersuchungen zu erreichen, wechseln somatoforme Menschen ständig den Arzt. Nicht selten nehmen sie unnötige chirurgische Eingriffe in Kauf. Extremfälle werden **Münchhausen-Syndrom** genannt.

20.4.6 Persönlichkeits- und Verhaltensstörungen

> **Definition** **Persönlichkeits- und Verhaltensstörungen:** starre unveränderbare Reaktionen auf wechselnde persönliche oder soziale Anforderungen oder Lebenssituationen.

Das Wahrnehmen, Denken, Fühlen und Gestalten der Beziehungen zu anderen Menschen sind so verändert, dass daraus persönliches Leiden resultiert. Häufig sind die sozialen Kontakte erheblich gestört. Etwa die Hälfte aller psychiatrisch erkrankten Menschen leidet an Persönlichkeitsstörungen. Im Alter häufiger sind die paranoide, die anankastische und die ängstliche Persönlichkeitsstörung.

Paranoide (wahnhafte) Persönlichkeitsstörung

- übertriebene Empfindlichkeit gegenüber Zurückweisungen
- ausgeprägtes Misstrauen gegenüber anderen Menschen
- Feindseligkeit ohne ersichtliche Grundlage
- Verschwörungsüberzeugungen
- Wittern von Angriffen selbst bei harmlosen Äußerungen
- querulatorisches Verhalten

Zwanghafte (anankastische) Persönlichkeitsstörung

- pedantisches Verhalten
- übersteigertes Kontrollbedürfnis
- ständige Selbstzweifel
- fehlende Spontaneität
- Humorlosigkeit
- Geiz

Vermeidende (ängstliche) Persönlichkeitsstörung

- häufige Besorgtheit
- Gefühl von Minderwertigkeit
- ausgeprägte Selbstunsicherheit
- stete Hilfsappelle an die Umgebung
- Abschieben von Verantwortung
- starke Verlassensängste mit anklammerndem Verhalten
- große Angst vor Liebesentzug

20.4.7 Psychosomatik

Bei der Entstehung einer Krankheit spielen psychische, soziale und biologische Faktoren eine Rolle. Die **psychosomatische Medizin** (griech. psyche = Seele, soma = Körper) wendet sich besonders den psychischen und sozialen Bedingungen der Krankheitsentstehung zu und macht deren Bearbeitung zur Grundlage der Therapie. Der enge Zusammenhang zwischen Körper und Seele findet sich auch in der Sprache wieder. Weitgehend werden damit normale Reaktionen des Körpers beschrieben.

LF 1.3

Psychosomatische Störungen

Die psychosomatische Medizin baut auf der Vorstellung auf, dass ein psychischer Konflikt in einer Krankheit seinen körperlichen Ausdruck findet – im Sinne eines »Auswegs«. Dabei handelt es sich um Krankheiten, die auch als rein biologisch bedingt gesehen werden könnten, z. B. kann Bluthochdruck auch die Folge von Arteriosklerose sein.

Psychosomatische Störungen sind körperliche Beschwerden, die auf heftige Gefühlszustände zurückzuführen sind, unter anderem auf Engegefühle der Brust, Herzrasen, Muskelverspannungen oder Schmerzen. Eine **psychosomatische Erkrankung** liegt vor, wenn es zu krankhaften Veränderungen und Reaktionen kommt.

Folgende **Persönlichkeitsmerkmale** gelten als typisch für alle Erkrankungen. Eine Zuordnung einzelner Merkmale zu bestimmten Erkrankungen ist jedoch nicht möglich. Hinweise geben:

- Selbstunsicherheit
- Abhängigkeit von bestimmten Menschen
- Angst vor Trennung
- Anpassungsverhalten
- Unfähigkeit, Gefühle sprachlich auszudrücken
- ausgeprägte Konfliktvermeidung

Auf der Grundlage dieser Persönlichkeitsstruktur fördern Umwelteinflüsse die Krankheitsentstehung:

- Dauerbelastungen, die der Betroffene ablehnt, denen er sich aber aus verschiedensten Gründen nicht entziehen kann
- jahrelang wirkende äußere Konflikte, die er sich nicht eingestehen kann

Eine psychosomatische Krankheit entwickelt sich, wenn eine Person in andauernder unbewusster oder teilweise unbewusster konflikthafter Spannung lebt, z. B. dass erlernte Verhaltensweisen mit gesellschaftlichen Anforderungen kollidieren oder die Persönlichkeitsstruktur einer zu bewältigenden Lebenssituation entgegensteht.

Häufige psychomatische Erkrankungen sind:
- Asthma bronchiale
- Essstörungen, z. B. Adipositas, Anorexia nervosa und Bulimie
- Hypertonie
- Magen- und Duodenalulkus
- Schlafstörungen

Psychosomatische Therapie

Die **Therapie** erfolgt wie bei den einzelnen Erkrankungen beschrieben. Sie ist jedoch in eine Behandlung der Psyche eingebunden, die das Ziel verfolgt, den zugrunde liegenden Konflikt bewusst zu machen. Der Betroffene soll Wege finden, seine psychischen Konflikte zu lösen und damit körperlichen Erkrankungen die Grundlage entziehen.

Zur Therapie gehören:
- das ärztliche Gespräch
- unterschiedliche Methoden der Psychotherapie einschließlich der Psychoanalyse
- übende Verfahren, wie das autogene Training

Im **Umgang** mit psychosomatisch Erkrankten sollten die Beschwerden ernst genommen, aber nicht überbewertet werden. Auf Forderungen nach weiteren Untersuchungen sollte nicht eingegangen werden. In der Pflege wird die **Selbstwahrnehmung** gefördert, z. B. durch entsprechende Angebote wie Entspannungsverfahren und Fragen oder Hinweise wie »Wie schmeckt das Essen?« und »Fühlt sich die Sonnen nicht herrlich an?«.

20.4.8 Suizidalität

Die **Suizidalität** (Selbsttötung) weist im Alter einige Besonderheiten auf. Nach Angaben der Weltgesundheitsorganisation (WHO) steigt die Zahl der Suizide mit dem Alter kontinuierlich an. 27 Suiziden pro 100 000 15- bis 24-Jährigen stehen 66 Suizide bei den über 75-Jährigen gegenüber (5). In Deutschland begehen pro Jahr etwa 11 000 Menschen Suizid. Mehr als 100 000 Menschen begehen einen Suizid-Versuch (6).

Die **Hauptgründe** für Suizid im Alter sind:
- familiäre und häusliche Schwierigkeiten
- Krankheit
- Wohnungssorgen
- Einsamkeit

Ältere Männer begehen häufiger Suizid als ältere Frauen. Vermutlich gelingt es einsamen älteren Männern weniger gut, ihren Alltag zu bewältigen. Männer, die Suizid begehen, sind wesentlich häufiger ledig oder verwitwet. Häufig dulden Männer auch weniger das eigene Leiden. Demgegenüber scheinen häusliche Pflichten und religiöse Bindungen ältere Frauen zu stabilisieren.

Die **Suizidforschung** beschreibt drei Stadien bis zum Suizid:
- **Stadium I:** Der Mensch denkt über Suizid nach.
- **Stadium II:** Der Mensch ist noch unschlüssig, schwankt zwischen Gedanken an den Suizid und an das Weiterleben.
- **Stadium III:** Der Mensch bereitet den Suizid vor und führt ihn durch.

Meist weist der Mensch vor Stadium II auf sein Vorhaben indirekt mit Worten oder Handlungen hin. Indirekte Hinweise können z. B. umfangreiches Aufräumen, Verschenken der Habseligkeiten oder Rückzahlen von Schulden sein.

Besondere Umstände sollten beachtet werden:
- Ein besonders großes Risiko besteht bei wiederholt ruhig und offen geäußerten **Todeswünschen**.
- Gefährdet sind Menschen, die sich in einem panisch gesteigerten Kampf gegen ihre **Ängste** befinden. Sie haben Angst vor der Angst.
- Schwere **depressive Zustände** sind in 80 % der Fälle Vorläufer eines Suizids, insbesondere wenn sie stark geprägt sind von Gefühlen der Schuld, Wert- und Hoffnungslosigkeit, des Verlusts, von Rückzug, extremer Angstabwehr, von Strafbedürfnissen oder unbefriedigten Aggressionswünschen.

Weitere **Signale** sind:
- frühere Suizidversuche
- chronische und aussichtslose Körperkrankheiten
- Zustände nach verstümmelnden Operationen
- Suchtkrankheiten
- Fehlen eines Lebenssinns über längere Zeit
- Verlust eines nahen Menschen
- finanzielle, emotionale oder soziale Perspektivlosigkeit

> **! Merke** Die Behandlung mit antriebssteigernden Medikamenten oder die enthemmende Wirkung des Alkohols erleichtern das Durchführen des Suizids.

20.5 Pflege

Gerontopsychiatrische Pflege findet im ambulanten Pflegebereich, in Pflegeeinrichtungen und in psychiatrischen Kliniken statt.

Psychisch Kranke sind in ihrem Erleben gefangen und können dadurch ihre Beziehung zur Umwelt nur eingeschränkt gestalten. Sie brauchen Unterstützung, um in der Welt zurechtzukommen. Die Pflegefachkraft benötigt im Umgang mit psychisch Kranken hohe Fachkompetenz und ein gutes Einfühlungsvermögen.

LF 1.3

Die Pflegefachkraft sollte für den Pflegebedürftigen:
- eine Umwelt schaffen, die ihm vertraut ist, in der er sich wohlfühlt und die ihn nicht überfordert
- die Beziehung zur Umwelt so gestalten, dass sich der Pflegebedürftige als Person angenommen fühlt, seine Wünsche und Bedürfnisse beachtet und akzeptiert werden

Bereich	Merkmale	Beispiele
Bewusstseinslage	wach, akut oder chronisch verwirrt, benommen, somnolent, soporös, bewusstlos	Frau P. ist tagsüber orientiert. Jetzt in der Nacht läuft sie über den Gang, sucht ihr Zimmer und redet unverständlich. Sie ist akut verwirrt.
Orientierung	orientiert oder desorientiert in Bezug zu Zeit, Ort, Situation und eigener Person	Herr L. schaut in den Spiegel und sagt: »Wer bist denn du?« Er ist in Bezug auf seine eigene Person desorientiert.
Stimmungslage	angepasst, nicht der Situation entsprechend, ängstlich, traurig, niedergeschlagen, gereizt, gehoben, überschwänglich	Herr K. sitzt auf einem Stuhl im hinteren Bereich des Ganges. Sein Gesicht zeigt kaum eine Regung, seine Schultern hängen, sein Kopf ist gebeugt, seine Arme liegen unbeweglich auf den Oberschenkeln. Seine Stimmungslage ist traurig und niedergeschlagen.
Antrieb	normal, schwach, gehemmt, gesteigert	Frau M. läuft unruhig hin und her. Sie fängt Beschäftigungen an, lässt nach kurzer Zeit alles liegen. Sie kommt sehr oft ins Dienstzimmer und jammert vor sich hin. Ihr Antrieb ist gesteigert.
Aufmerksamkeit	Teilnahme am Geschehen der Umwelt, Teilnahmslosigkeit, Desinteresse, Konzentrationsfähigkeit	Frau S. und Frau O. sitzen nebeneinander im Aufenthaltsraum. Sie reden nicht miteinander und schauen ohne Regung geradeaus. Sie sind teilnahmslos.
Gedächtnis	Merkfähigkeit, Erinnerungsvermögen	Frau H. hat vor einer halben Stunde gefrühstückt. Nun sagt sie, dass man hier nichts zu essen bekommt. Ihre Merkfähigkeit ist gestört.
Wahrnehmung	Verkennung, Wahn, Halluzination	Herr N. sagt: »Ihr steckt doch alle unter einer Decke, ihr wollt doch nur meine Erfindung! Aber ich bin vorsichtig. Aus mir kriegt ihr nichts raus!« Seine Wahrnehmung ist durch einen Wahn gestört.
Denken	normal, langsam, schnell, sprunghaft, umständlich	Herr F. sagt, dass er nicht mehr denken könne, er habe eine Blockade im Gehirn. Sein Denken ist verlangsamt.

Tab. 20.1: Krankenbeobachtung in der Gerontopsychiatrie.

Die Pflegefachkraft sollte eine
- Bereitschaft zeigen, die Fähigkeiten des Betroffenen zu erhalten und zu fördern, damit er möglichst selbstbestimmt leben kann,
- Tagestruktur anbieten, die zu Aktivitäten anregt und die Orientierung erleichtert,
- soziale Einbindung des Betroffenen fördern, um Rückzugstendenzen entgegenzuwirken.

Selbstpflege

Die Pflege von psychisch Kranken kann sehr belastend sein, denn die Gefühle der Betroffenen übertragen sich leicht auf die Pflegefachkraft, z. B. Hilflosigkeit, Ohnmacht, Hoffnungslosigkeit, Angst, Trauer, Depression oder Aggression.

Um ihre eigene Gesundheit zu erhalten, sollte die Pflegefachkraft bereit sein, sich mit den ausgelösten Gefühlen auseinanderzusetzen.
- Werde ich auch traurig und hoffnungslos, wenn ich mit einem depressiven Menschen rede?
- Wie fühle ich mich, wenn mich ein an Demenz erkrankter Mensch beschuldigt, sein Geld gestohlen zu haben?
- Wie reagiere ich, wenn ein Mensch mit einer wahnhaften Störung misstrauisch ist und Angst vor mir hat?
- Fühle ich mich als Versager, wenn sich ein Mensch selbst getötet hat?
- Werde ich wütend, wenn ein depressiver Mensch meine Hilfsangebote ablehnt?

Hilfreich ist, anfallende Probleme offen im Pflegeteam zu besprechen. Ebenso sind regelmäßige Gruppensitzungen unter Leitung eines Supervisors empfehlenswert.

20.5.1 Krankenbeobachtung

Beobachten von Demenzkranken: Dementia Care Mapping (DCM) ► LF 1.3, Kap. 8.2, S. 398

Bei der **Beobachtung von psychisch Kranken** beurteilt die Pflegefachkraft den körperlichen Zustand des Pflegebedürftigen und besonders sein Verhalten.

20.5.2 Milieugestaltung

> ➔ Definition **Milieugestaltung:** das Anpassen des räumlichen und sozialen Umfeldes an die Beeinträchtigungen eines Betroffenen.

Ziel der **Milieugestaltung** ist, dass:
- der Betroffene sich wohlfühlt
- so normal wie möglich lebt
- seine verbliebenen Fähigkeiten erhalten oder gefördert werden
- seine Einschränkungen berücksichtigt werden
- Sicherheit geboten wird
- soziale Kontakte gefördert und Angehörige einbezogen werden

Maßnahmen sind:
- Die soziale Umgebung wird der Biografie des Betroffenen angepasst.
- Geschützte Stationen oder Wohngruppen bieten kleine, überschaubare Bereiche in heller, freundlicher und wohnlicher Atmosphäre.
- Ein gemeinsamer Wohnraum und eine große Küche können als Treffpunkt genutzt werden und regen zu individuellen Beschäftigungen an.
- Der Tagesablauf ist strukturiert und wiederholt sich täglich.
- Betroffene können den Alltag mitgestalten.
- Der Mensch mit seinen Wünschen und Bedürfnissen steht im Mittelpunkt.
- Orientierungshilfen erleichtern es, sich zurechtzufinden.

20.5.3 Grundlagen der Beziehungsgestaltung

Eine **Beziehung** liegt immer vor, wenn ein Mensch mit seiner Umwelt interagiert. Selbst wenn er auf der Straße mit jemandem zusammenstößt, entsteht für kurze Zeit eine Beziehung.

Psychische Erkrankungen beinhalten einen **Verlust an Beziehungsfähigkeit**. Die Betroffenen haben Schwierigkeiten eine Beziehung zu anderen Menschen und zu sich selbst zu gestalten. Um ihnen im Umgang mit der Erkrankung und beim Gestalten des Alltags zu helfen, muss die Pflegefachkraft bewusst eine professionelle Beziehung herstellen. Um

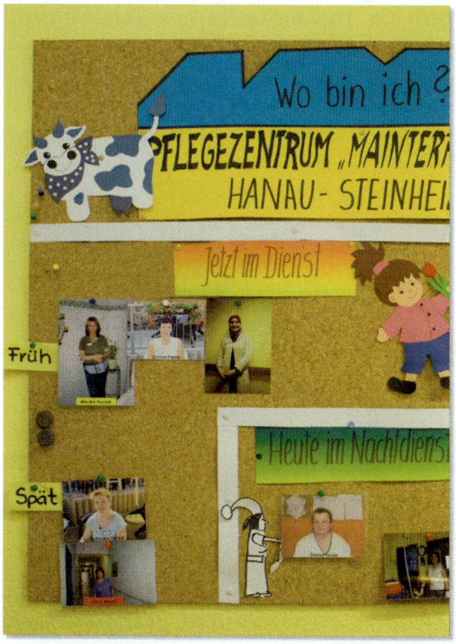

Abb. 20.4: Die Pflegefachkräfte stellen sich auf einer Informationstafel mit Foto und Namen vor.

Pflegeziele zu erreichen, wird die Pflege immer um eine Beziehung ergänzt, die dem Bewohner nützt.

Die **Verantwortung für die Beziehung** liegt im Wesentlichen einseitig bei den Pflegefachkräften. Die Betroffenen sind auf die Pflegefachkräfte angewiesen. Die Pflegefachkräfte stellen sich ihrerseits auf die Besonderheiten der Pflegebedürftigen ein.

Eine angemessene **Grundhaltung** im Umgang mit psychisch erkrankten Menschen umfasst:
- Geduld und Zuwendung, freundliches und ruhiges Auftreten, Beständigkeit
- einen klaren, eindeutigen Kommunikationsstil
- zuhören und versuchen, sich in den Betroffenen einzufühlen, um nachvollziehen zu können, wie es ihm geht
- die Person wertschätzen, mit ihren Eigenheiten annehmen und akzeptieren
- Sicherheit vermitteln, Schutz bieten, Vertrauen aufbauen
- Grenzen setzen bei störendem Verhalten,
- vom Krankheitserleben ablenken

Unterschiedliche pflegerische Zugangswege bieten Möglichkeiten einen Bewohner kennenzulernen und eine Beziehung aufzubauen.

Konversation und Smalltalk

Konversation ist eine Möglichkeit sich gegenseitig kennenzulernen und eine Beziehung aufzubauen. Man redet über unverfängliche Themen, Politik oder Religion bleiben außen vor. Jeder erzählt etwas von sich, sagt seine Meinung. Man spricht über Themen aus Biografie, Wetter, Mode, Sportereignisse, Kochrezepte, Tagesgeschehen.

LF 1.3

Gemeinsame Aktivitäten

Gemeinsame Aktivitäten eignen sich für Menschen, deren Äußerungen man schlecht versteht, die verwirrt, antriebsarm oder isoliert sind. Gemeinsame Aktivitäten lenken ab oder helfen, die Einschränkungen in der sprachlichen Kommunikation zu überwinden.

Möglichkeiten sind z. B.:
- ein Spaziergang, Kaffeetrinken
- kleine Alltagsaufgaben
- zusammen spielen, basteln oder fernsehen
- singen

Körpernaher Zugang

Der **körpernahe Zugang** ist geeignet für Menschen, die in sich gekehrt sind, wenig Bezug zu ihrem Körper haben und die ihre Grundbedürfnisse nicht ausreichend wahrnehmen, z. B. Demenzkranke oder Depressive.

Möglichkeiten sind z. B.:
- ein gut riechendes Bad anbieten
- Haare aufdrehen
- Creme anbieten, Rücken einreiben
- gemeinsam Kleidung aussuchen
- nach Lieblingsessen fragen
- etwas Besonderes kochen oder backen

Problemorientierter Zugang

Der **problemorientierte Zugang** ist erst möglich, wenn die Beziehung schon aufgebaut ist und Betroffene in der Lage sind, über Probleme zu reden. Gesprächsthemen sind Probleme aus der Pflege, Konflikte im Miteinander, Verhaltensauffälligkeiten oder Ängste des Einzelnen.

LF 1.3

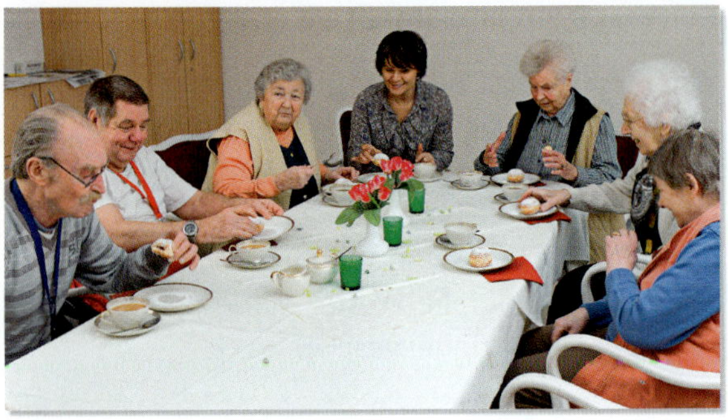

Abb. 20.5: Konversation zur Beziehungspflege.

20.5.4 Beschäftigung

Die **Beschäftigungsprogramme** in der gerontopsychiatrischen Arbeit haben zum Ziel:
- vom Krankheitserleben ablenken
- den Tag in Aktivitäts- und Ruhezeiten gliedern
- einen Bezug zu Erfahrungen und Erinnerung herstellen
- einer Isolierung entgegenwirken und soziale Kontakte ermöglichen
- Fähigkeiten erhalten und Erfolgserlebnisse vermitteln
- die Lebensqualität erhöhen sowie Spaß und Freude erleben

Tagesplan Mittwoch, 14. Oktober
Frau Sommer

Uhrzeit	Tätigkeit
7:00	Aufstehen, Körperpflege, Ankleiden
8:00–10:00	Frühstück
10:00–10:30	Zimmer aufräumen
10:30	Trinkpause
11:00–11:30	Gemeinsamer Herbstspaziergang
12:00–13:00	Mittagessen
bis 15:00	Mittagsruhe
15:30	Gemeinsames Kaffeetrinken
16:30–17:00	Gemeinsames Basteln für die Herbstdekoration
17:45	Trinkpause
18:30	Abendessen
19:00	Fernsehen, Tagesschau und Spielfilm
22:00	Auf die Nacht vorbereiten
23:00	Schlafen

Abb. 20.6: Tagesplan

Möglichkeiten zur **individuellen Beschäftigung** bieten:
- die Selbstpflege, z. B. ein Friseurbesuch oder ein Kleiderkauf
- Hobbys und Tätigkeiten, die der Einzelne schon immer gern gemacht hat, wie Stricken, Blumenpflege oder Briefmarken sammeln

In **Kleingruppen** können gezielt Fähigkeiten erhalten und gefördert werden, z. B. in Koch- und Backgruppen, bei Gedächtnisübungen, in einer Zeitungslesegruppe oder bei Bewegungsübungen. Zudem erleben die Pflegebedürftigen Erfolgserlebnisse.

Beschäftigungen in **Großgruppen** fördern das Zusammenleben, das Zugehörigkeitsgefühl, den Austausch und die sozialen Kontakte, z. B. beim gemeinsamen Singen, bei Spaziergängen, Kinobesuchen oder beim Feste feiern.

Eine **geregelte Tagesstruktur** hilft dem Betroffenen, sich zu orientieren und Langeweile zu vermeiden. Sie umfasst die persönliche Pflege, die Mahlzeiten und die Beschäftigung. Langeweile fördert Verwirrtheit, Depression, Apathie und Suchtmittelgebrauch.

20.5.5 Begleitung in Krisen

Pflege bei akutem Delir

Ein **akut verwirrter Mensch**
- ist unruhig, getrieben
- wirkt ängstlich und verunsichert
- kann sich zeitlich nicht orientieren und verkennt die Situation
- hat ein gemindertes Bewusstsein und Aufmerksamkeit
- eine gestörte Auffassungsgabe
- kann misstrauisch und aggressiv sein
- leidet unter Schlaflosigkeit
- reagiert auf Helligkeit und Lärm empfindlich
- kann zittern und schwitzen, einen erhöhten Puls und eine trockene Zunge haben
- hat manchmal Sinnestäuschungen

Die Symptome treten vermehrt abends oder nachts auf. Am nächsten Tag fehlt die Erinnerung daran.

Psychosoziale Gründe

Sind die **Gründe psychosozialen Ursprungs**, benötigt der Betroffene:

- Zuwendung
- eine konstante Bezugsperson
- eine Abschirmung vor zu viel Reizen
- Orientierungshilfen, um sich an die neue Situation gewöhnen zu können

Körperliche Gründe

Liegt ein Verdacht auf **körperliche Gründe** vor, informiert die Pflegefachkraft einen Arzt. Blutzucker und Blutdruck werden überprüft, die Temperatur gemessen, nach Gründen für Schmerzen gesucht und die Zunge sowie der Hautzustand auf eine allgemeine Austrocknung hin untersucht.

Blutzuckerspiegel und Blutdruck sind **nachts** oft zu niedrig. Bei gefährdeten Bewohnern kann eine Spätmahlzeit mit einem Marmeladenbrot oder einem Kaffee der nächtlichen Verwirrtheit vorbeugen. Betroffene, die ausgetrocknet sind, erhalten Getränke und werden intensiv betreut.

Medikamentenunverträglichkeit und Entzugsdelir

Besteht der Verdacht, dass eine **Unverträglichkeit von Medikamenten** die Verwirrtheit hervorgerufen hat, ist der behandelnde Arzt zu informieren.

Symptome eines **Entzugsdelirs** nach Absetzen von Beruhigungs- und Schlafmitteln oder Alkohol sind:

- starke Unruhe
- Schwitzen, Zittern
- hoher Puls, Blutdruckschwankungen
- bei schweren Fällen Verkennung von Personen oder Gegenständen

> ! **Merke** Das **Entzugsdelir** ist ein potenziell lebensbedrohlicher Zustand und erfordert eine Einweisung in die Klinik.

Pflege bei Suizidgefährdung

Suizidgefährdung ist keine Krankheit, sondern Ausdruck einer Lebenskrise. Sie kann aus einer als ausweglos erlebten Situation entstehen oder Symptom einer depressiven Störung sein.

Um handeln zu können, braucht die Pflegefachkraft einen offenen Blick für gefährdete Personen: Menschen,

- die einsam sind,
- den Partner verloren haben,
- Einschränkungen in ihrer Bewegungsfreiheit erfahren oder
- eine beginnende Demenz erleiden.

Suizidgefährdete denken häufig, dass ihr Leben unerträglich ist und sie nichts daran ändern können. 80 % der Betroffenen **kündigen ihre Suizidabsichten an**, deshalb sollte die Pflegefachkraft jede Äußerung ernst nehmen. Sie informiert den behandelnden Arzt über die Äußerung, das Pflegeteam bespricht eine Vorgehensweise und dokumentiert diese. Möglicherweise muss der Betroffene in eine psychiatrische Klinik eingewiesen werden.

Suizidgefährdete verhalten sich meist auffällig. Mögliche **Warnsignale** sind:

- Verschenken persönlicher Gegenstände, aufräumen
- Aussagen wie: »Ich habe keine Hoffnung mehr, dass meine Situation noch einmal besser wird.«, »Es ist doch alles sinnlos.«, »Ich möchte endlich meine Ruhe haben.«, »Ich schaffe das alles nicht mehr.«, »Ich will nicht mehr so weiterleben.«
- sich zurückziehen, ruhig werden
- Medikamente sammeln

> ! **Merke** Suizidgefährdung erkennt man am sichersten, indem man den Betroffenen danach fragt: Die Pflegefachkraft teilt dem Betroffenen ihre Beobachtungen mit und fragt: »Haben Sie Gedanken, sich selbst zu töten?« In der Regel ist der Betroffene erleichtert, dass jemand seinen Hilferuf bemerkt. Das Ansprechen des Themas bringt niemanden auf die Idee, sich umzubringen, aber es entlastet den Betroffenen.

Eine engmaschige, vertrauensvolle und konstante Beziehung zum Betroffenen und die Bereitschaft zum Gespräch sind die Grundlage für die Betreuung. In der **Beziehungsgestaltung** zeigt die Pflegefachkraft eine offene abwartende Haltung: »Ich bin bei Ihnen, ich bin bereit, Ihnen zuzuhören.« Die Pflegefachkraft akzeptiert die Verzweiflung des Betroffenen und versucht nicht, ihm seine Probleme auszureden oder ihn zu vertrösten. Sie erklärt ihm, dass ein Suizid eine unwiderrufliche Entscheidung aus der jetzigen Situation heraus wäre und dass man alles Mögliche tut, um einen Suizid zu verhindern.

Beschäftigungen und gemeinsame Aktivitäten entlasten den Betroffenen, indem sie ihn ablenken, entspannen und aus seiner Isolation befreien. Die Aktivitäten sollten den Fähigkeiten des Suizidgefährdeten entsprechen.

> **! Merke** Die Hilflosigkeit des Betroffenen kann Hilflosigkeit bei der Pflegefachkraft hervorrufen. Sie muss und will den Suizid eines Betroffenen verhindern, obwohl sie ihn versteht. Der Respekt vor dem Leiden erschüttert die Entschlossenheit, den Suizid zu verhindern.

Auch bei noch so guter Betreuung ist nicht jeder Suizid vermeidbar. Nach einem **vollendeten Suizid** gelten folgende Regeln:

- Ruhe bewahren, bei Lebenszeichen Erste Hilfe leisten (► LF 1.3, Kap. 24, S. 776). Den zuständigen Arzt rufen, die Angehörigen informieren. Wegen polizeilicher Ermittlungen nichts verändern, den Ort des Geschehens unzugänglich machen
- Die notwendige Dokumentation über den Vorfall beinhaltet Informationen aus der letzten Übergabe, Beobachtungen, pflegerisches Handeln während des Dienstes und Zeitangaben, wann der Betroffene zuletzt gesehen wurde.
- In einer Runde oder in Einzelgesprächen wird den Mitbewohnern der Suizid bekannt gegeben. Die Art und Weise des Todes nicht erörtern, damit Mitbewohner nicht auf die Idee kommen, es dem Betroffenen gleichzutun.
- Die Bewohner brauchen jetzt vermehrt Aufmerksamkeit und Gelegenheit zum Sprechen. Haben andere Bewohner auch Suizidgedanken? Wie geht es ihnen, wenn sich jemand getötet hat? Wie kann die Trauer bewältigt werden?
- nach Bedarf Seelsorger einschalten und Gespräch vermitteln, Supervision für das Team

Auch für das **Team** ist eine Krisensitzung notwendig. Die Pflegefachkräfte haben dabei Gelegenheit ihre Gefühle anzusprechen und zu trauern. Wichtig ist die Einsicht, dass nicht alles verhinderbar ist. Das Team sollte darüber nachdenken, ob es Hinweise für die Suizidgefährdung gab, die nicht wahrgenommen wurden und warum eventuell die Aufmerksamkeit nachgelassen hat. Dabei wird niemandem eine Schuld zugewiesen.

Pflege bei gewalttätigem Verhalten

Eine Pflegefachkraft ist gelegentlich aggressivem und **gewalttätigem Verhalten** ausgesetzt, z. B. Sachbeschädigung, verbale Drohungen, Beschimpfungen, einschüchterndes Verhalten bis hin zu tätlichen Angriffen. Um für gewaltauslösende Situationen sensibel zu werden, sollte die Pflegefachkraft sich mit dem Thema Gewalt auseinandersetzen.

Aggressionen und Gewalt können unterschiedliche **Ursachen** haben:

- **Wahn** oder **Halluzinationen** bewirken, dass der Betroffene die Situation verkennt. Er fühlt sich beispielsweise bedroht und meint sich wehren zu müssen.
- Bei einer **organischen Hirnschädigung**, z. B. nach einem Unfall oder Schlaganfall, ist der Betroffene nicht mehr in der Lage, seine Gefühle zu kontrollieren und schlägt um sich, wenn er z. B. gewaschen werden soll.
- **Alkoholeinfluss** enthemmt und fördert Gewalttätigkeit.
- Aus einer **Überforderungssituation** heraus, z. B. bei Demenz, kann der Betroffene einem Ge-

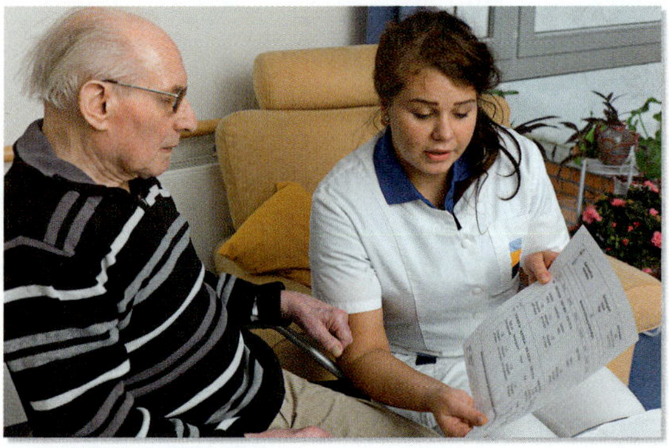

Abb. 20.7: Bei der Besprechung des Tagesplans gilt es. Selbstbestimmung zuzulassen, aber auch Antriebsarmut entgegenzuwirken.

spräch nicht folgen. Er findet sich in der Situation nicht zurecht und weiß nicht, was von ihm verlangt wird.
- Dem Bedürfnis z. B. nach Intimität oder Selbstverantwortung wird nicht nachgekommen.
- Der Betroffene wird **bevormundet**, z. B. bei der Wahl der Kleidung, im Tagesablauf oder bei der Hygiene.
- Mangel an Beschäftigung und Langeweile.
- Der Bewohner kann sich nur schwer an die Struktur und Regeln der Einrichtung anpassen, z. B. Essenszeiten oder Zweibettzimmer.
- Hilfe zur Orientierung fehlt.

Erregung

Bei einer **Erregung** ist der Betroffene unruhig, wirkt angespannt in Mimik und Gestik, knallt Türen, schimpft oder flucht.

Die Pflegefachkraft sollte
- Machtkämpfe vermeiden und ruhig bleiben und
- den Betroffenen ansprechen und eine Aussprache anbieten.

Vielleicht kann sein Problem gelöst werden oder es hilft eine Ablenkung.

Bedrohung

Bei einer **Bedrohung** ist der Pflegebedürftige gereizt und feindselig, er beschimpft andere und macht bedrohliche Gebärden. Er hat Mühe, die soziale Distanz richtig einzuschätzen, Gesten zu deuten und Gesichtszüge zu erkennen.

Die Pflegefachkraft:
- hält zu dem Betroffenen einen größeren Abstand
- atmet ruhig und gleichmäßig
- spricht in einfachen Sätzen, klar und laut
- vermeidet hektische Bewegungen
- stellt sich seitlich zum Betroffenen
- stellt dem Betroffenen offene Fragen: »Was hat Sie verärgert?« »Was könnte Ihnen jetzt helfen?«

Die Pflegefachkraft versucht, sich in den Betroffenen hineinzuversetzen und die Situation zu **verbalisieren**: »Jetzt haben Sie sich aber ganz schön geärgert.« »Da haben Sie sich nicht verstanden gefühlt.«

Angst wird offen angesprochen: »Sie machen mir Angst.«

Die Pflegefachkraft kann dem Betroffenen **Orientierung geben**, indem sie die Grenzen anzeigt: »Stopp, jetzt ist es genug«. Alternativ kann die Ebene gewechselt werden, indem die Pflegefachkraft den Betroffenen mit einem anderen Thema ablenkt oder ihm einen Tee anbietet.

Gewalttätiges Verhalten

Gewalttätiges Verhalten umfasst Kratzen, Beißen, Treten, Schlagen oder Gegenstände zerstören. Der Betroffene ist verbal nicht mehr erreichbar.

In schwerwiegenden Gewaltsituationen wird
- der Betroffene fixiert,
- der behandelnde Arzt und der zuständige Amtsrichter informiert und
- gegebenenfalls ein Beruhigungsmittel gegeben.

Mitbewohner müssen geschützt werden.

Geschehen **tätliche Angriffe** beim Durchführen von Pflegemaßnahmen, bieten sich unterschiedliche Vorgehensweisen an:
- Die Pflegefachkraft bleibt ruhig und sagt im ruhigen Ton: »Lassen Sie das bitte, Herr Müller.«
- Sie verlässt das Zimmer und versucht es später noch einmal.
- Sie erklärt die Pflegemaßnahme in kleinen Schritten und beobachtet, ob der Betroffene den Schritten folgen kann oder ob er überfordert ist.
- Eine andere Pflegefachkraft führt die Pflegemaßnahmen durch.
- Für die Maßnahmen mehr Zeit einplanen, um sich dem Rhythmus des Betroffenen anpassen zu können.
- Wünsche und Bedürfnisse werden noch einmal erfragt.

Nachbesprechung

Das **Pflegeteam** bespricht offen jede Form der Aggression und Gewalt. Gemeinsam überlegen die Pflegefachkräfte
- wie es zu dieser Situation gekommen ist,
- warum der Betroffene aggressiv war,
- welche Ereignisse vorausgegangen sind,

- ob Gewohnheiten und Bedürfnisse ungenügend berücksichtigt wurden,
- ob eine Überforderung vorlag.

Die Pflegefachkräfte reflektieren, wie und mit welchen Mitteln der Betroffene wieder beruhigt werden konnte, um daraus Änderungen des eigenen Verhaltens ableiten zu können. Zum Verhalten in kritischen Situationen sind im Team Absprachen notwendig.

Gewaltsituationen müssen **dokumentiert** werden.

> **! Merke** Eine kontinuierliche Auseinandersetzung mit dem Thema Gewalt verringert die Gewalt.

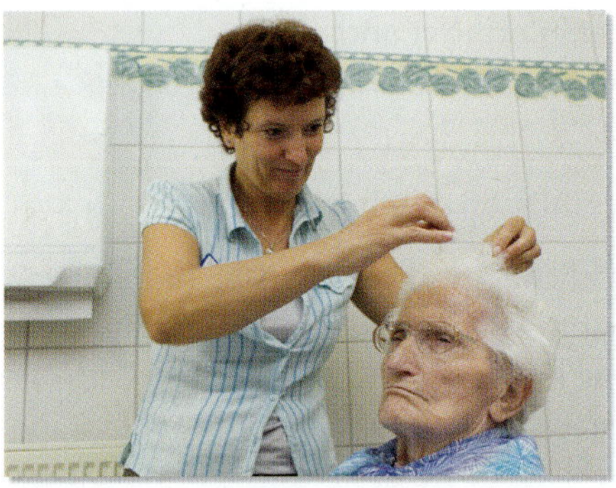

Abb. 20.8: Erfragen von Bedürfnissen: »Ich möchte, dass Sie mit Ihrer Frisur zufrieden sind, jetzt erklären Sie mir doch noch einmal genau, wie Sie sie haben möchten."

Pflege bei wahnhaftem Verhalten

Ein Mensch mit einer **wahnhaften Störung** ist überzeugt, dass alles, was er wahrnimmt und erlebt, richtig ist. Die Wahnthematik ist dabei eher auf die Umgebung und auf Alltagserlebnisse fixiert.

Der Betroffene benimmt sich seinem Wahn entsprechend:

- Fühlt er sich verfolgt, ist er misstrauisch und übervorsichtig.
- Hat er Angst davor, vergiftet zu werden, isst er nichts mehr.
- Denkt er, er hat etwas Schlechtes getan, fühlt er sich nicht mehr wert, geliebt zu werden.
- Hält er sich für einen Heiligen, legt er anderen Kranken die Hände auf und versucht sie zu heilen.

Menschen mit einer **schizophrenen Störung** fühlen sich beispielsweise oft verfolgt, beobachtet oder denken, sie seien eine andere Person.

Bei einer **depressiven Störung** leiden die betroffenen Menschen eher unter einem negativen Wahn, wie Verarmungs- und Schuldwahn, oder fühlen sich nicht mehr wert, zu leben.

Eine **paranoide Störung** mit wahnhaftem Erleben tritt eher bei älteren Menschen auf, die

- vereinsamt und zurückgezogen leben und
- Einschränkungen in ihren Hör-, Geschmacks- oder Sehfähigkeiten haben.

Wahnvorstellungen beherrschen zwar das Denken des betroffenen Menschen, nicht aber seinen Alltag. Meistens sind die Betroffenen in der Lage, ihr Alltagsleben zu gestalten.

Menschen mit wahnhaftem Verhalten müssen aus der **Isolation** heraustreten. Wenn sie sich den ganzen Tag zurückziehen, verstärkt sich die Symptomatik. Tagesstrukturierende Aktivitäten, Kontakte und Zuwendung lenken vom Wahnerleben ab. Die Atmosphäre sollte entspannend wirken, eine Überforderung vermeiden und nicht zu viele Reize setzen, z. B. keine Dauerberieselung mit Musik.

Mit einem Wahnkranken immer in klaren, kurzen Sätzen sprechen. Zweideutigkeiten und Andeutungen versteht der Wahnkranke nicht. Will der Wahnkranke über den Wahn reden, hört die Pflegefachkraft zu und versucht, ihn in seiner Situation zu verstehen.

Die Pflegefachkraft sollte den Wahn weder ausreden noch bestätigen. Der Versuch, dem Betroffenen den Wahn auszureden, könnte zur Folge haben, dass er nicht mehr von seinem Wahn erzählt und misstrauisch wird, sodass sich der Wahn verfestigt. Bestätigt man hingegen den Wahn, könnte dieser verstärkt werden, der Betroffene sich dem Wahn gemäß verhalten und immer mehr den Bezug zur Realität verlieren. Die Pflegefachkraft spricht lediglich das Gefühl des Betroffenen an und stellt die eigene Wahrnehmung neben die des Betroffenen.

Pflege bei Suchtverhalten

Die Pflegefachkraft darf bei einer **Suchtproblematik** nicht wegschauen, sondern spricht sie offen an. Suchtverhalten wird nicht bagatellisiert oder die Frage gestellt, ob es sich lohnt, etwas dagegen zu unternehmen.

Motivation zur Entgiftung

Die Benennung der Sucht kann die Betroffenen entlasten. Vielen fällt es schwer, sich Hilfe zu holen, sie schämen sich. Sie müssen aufgeklärt werden, dass es sich bei der Sucht um eine Krankheit handelt, gegen die sie etwas unternehmen können. Günstig ist es, einen Termin in einer Beratungsstelle auszumachen. Der Hausarzt und die Angehörigen werden in die vereinbarten Maßnahmen einbezogen. Realistische Perspektiven zeigt die Behandlung in Form einer **Entgiftung**, einer Psychotherapie und des Besuchs von Selbsthilfegruppen. Eine erfolgreiche Therapie steigert die Lebensqualität.

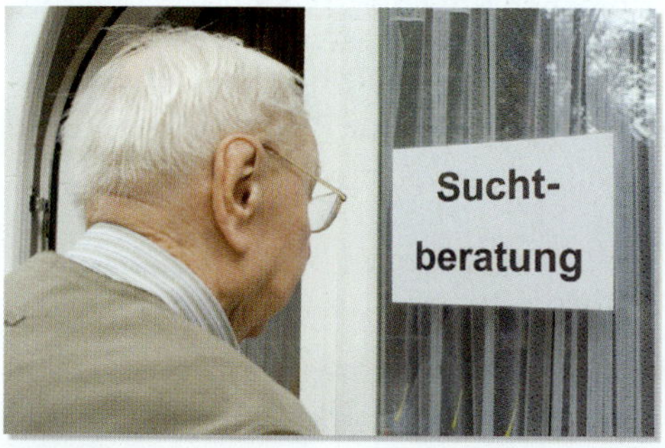

Abb. 20.9: Der erste Schritt zur Lebensqualität.

Pflege bei bestehender Abhängigkeit

Ist die **Abhängigkeit** so stark, dass der Suchtkranke nicht mit dem Konsum aufhören kann, akzeptiert die Pflegefachkraft ihn so, wie er ist. Die Ziele der pflegerischen Betreuung sind:

- das Überleben unterstützen
- den Konsum verringern
- den Lebensabend in Würde gestalten

Um die Ziele der pflegerischen Betreuung zu erreichen, legen die Pflegefachkräfte eine gemeinsame Linie fest und treffen Absprachen mit dem Betroffenen. Die Haltung dem Betroffenen gegenüber muss eindeutig sein: »Wir akzeptieren, dass Sie suchtkrank sind, und möchten Ihnen helfen. Sie sind allerdings für sich und Ihr Verhalten verantwortlich und müssen Ihren Teil dazu tun.« Die Pflegefachkräfte wirken darauf hin, das Verhalten des Suchtkranken sozial verträglich zu halten, besonders in Pflegeeinrichtungen. Aggressives oder rücksichtsloses Verhalten darf nicht toleriert werden.

Der Suchtkranke wird in eine **Tagesstruktur** eingebunden. Ein Tagesplan mit festen Zeiten für z. B. Aufgaben zur Alltagsgestaltung, Spaziergänge, Gartenarbeit oder Kartenspiele hilft dem Suchtkranken sich zu orientieren. Damit der Suchtkranke nicht verwahrlost, braucht er **Unterstützung** in der Körper- und Wäschepflege, beim Ernähren und beim Reinigen seines Wohnumfelds. Um sozialer Isolation entgegenzuwirken, sollte der Betroffene einer Selbsthilfegruppe beitreten.

20.5.6 Pflege bei Depression

Menschen mit einer **Depression** sind tieftraurig und innerlich leer. Ihre Gedanken kreisen und sie grübeln darüber, dass ihre Lage sich nie wieder verbessert, dass sie selbst daran schuld sind, dass sie wertlos sind, andere belasten oder es nicht mehr wert sind, zu leben.

Kommunikation und Beziehungsgestaltung

Zunächst ist es wichtig, eine eigene Haltung zu depressiven Pflegebedürftigen zu entwickeln. Der Umgang mit ihnen erfordert viel Geduld und einen inneren Abstand, denn sie lehnen oft die angebotene Unterstützung ab, was die Pflegefachkräfte hilflos oder wütend machen kann. Pflegefachkräfte sollten sich bei der **Kommunikation und Beziehungsgestaltung** mit depressiven Pflegebedürftigen immer vor Augen halten: Der depressive Mensch ist krank, er kann im Moment nicht anders. Er braucht häufige, kurze Kontaktangebote. Die Pflegefachkraft hört zu, hält die Klagen aus oder ist einfach da.

Die Trostlosigkeit steigt an, wenn die Pflegefachkraft dem Betroffenen die Probleme ausreden will oder ihn bemitleidet: »So groß sind Ihre Probleme doch gar nicht.« oder »Das wird schon wieder.« oder »Es tut mir in der Seele weh, Sie so leiden zu

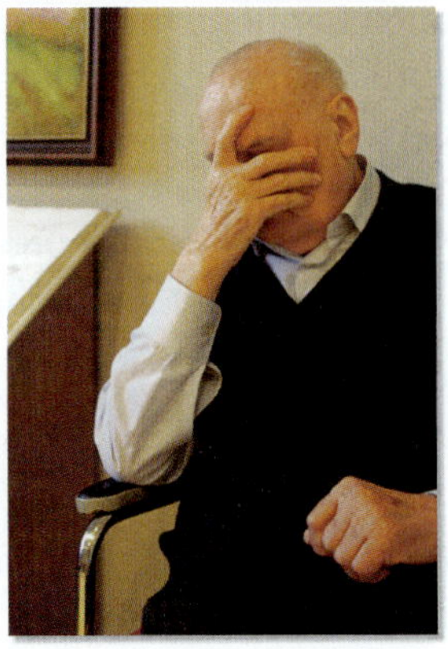

Abb. 20.10: Grübeln und Gedankenkreisen.

sehen.« Die Pflegefachkraft muss verstehen, dass es dem depressiv Kranken sehr schlecht geht und dass er keine Hoffnung auf Besserung sieht. Sie muss für ihn die Hoffnung haben.

Kommt kein Gespräch mit dem Depressiven zustande, besteht die Möglichkeit, dem Körper etwas Gutes zu tun, beispielsweise ein angenehmes Bad richten, die Haare frisieren oder den Rücken einreiben.

Beschäftigung lenkt vom Grübeln ab. Oft ist es allerdings schwierig, einen depressiv Kranken zu einer Tätigkeit zu motivieren. Wenn Sie fragen: »Möchten Sie »Mensch ärgere dich nicht®« spielen?«, kann es sein, dass der Betroffene sich nicht entscheiden kann und antwortet: »... ich weiß nicht ...«. Oder er sagt: »... das kann ich nicht, dass schaffe ich ja doch nicht ... Sie verstehen mich nicht ...« Deshalb trifft die Pflegefachkraft die Entscheidung für den depressiven Menschen und fordert ihn in einem klaren und eindeutigen Ton zu einer Aktivität auf. Meistens fühlen sich die Betroffenen entlastet, wenn die Pflegefachkraft etwas für sie entscheidet und nicht zu schnell aufgibt.

Auswirkungen auf die Lebensaktivitäten

Die traurige Stimmung und der verminderte Antrieb wirken sich auf alle **Lebensaktivitäten** aus.

- Depressive Menschen neigen zur **Obstipation**. Wichtig sind deshalb eine ausreichende Flüssigkeitszufuhr, ballaststoffreiches Essen, Bewegung und ein geduldiger Umgang.
- Der Antrieb **sich zu pflegen** ist eingeschränkt. Betroffene wirken mitunter ungepflegt und leiden darunter, haben aber nicht die Energie etwas daran zu ändern. Sie brauchen Unterstützung.
- Viele Betroffene leiden unter **Schlafstörungen**. Sie können schlecht einschlafen und werden morgens sehr früh wach, zudem haben sie das Gefühl, nicht geschlafen zu haben. Dieses Gefühl sollte ernst genommen werden, auch wenn der Nachtdienst sagt, der Betroffene hätte durchgeschlafen. Bewegung an frischer Luft und abendliche Entspannungsrituale wie ein warmes Fußbad oder heiße Milch helfen.
- Durch einen niedrigen Stoffwechsel **frieren** Menschen mit Depressionen oft. Dicke Kleidung und eine zusätzliche Decke wärmen sie.
- Wenn die Erkrankung zum **Libidoverlust** führt, hilft es zu sagen, dass dies krankheitsbedingt normal ist und sich wieder ändert.
- Beim Essen und Trinken zeigen depressive Menschen **keinen Appetit**. Sie müssen zur Nahrungsaufnahme aufgefordert werden. Hilfreich sind Absprachen über die Ess- und Trinkmenge.

Ist der depressive Mensch **suizidgefährdet**, braucht er eine enge Beziehung zur Pflegefachkraft und muss regelmäßig überwacht werden.

Beschäftigung

Beschäftigungen lenken depressive Menschen von ihrer Krankheit ab. Aktivitäten strukturieren außerdem den Tagesablauf und vermitteln Erfolgserlebnisse. Die Angebote müssen sich dem Zustand des Betroffenen anpassen und dürfen ihn weder unter- noch überfordern. Die Tätigkeiten können sich langsam steigern.

Der depressive Mensch darf nicht den Tag über im Bett liegen bleiben. Er muss sich außerhalb des Zimmers aufhalten, auch wenn er nur passiv am Leben teilnimmt. Beim gemeinsamen Kaffeetrinken können die Pflegefachkräfte ein Gespräch beginnen und ihn einbeziehen.

Bei Spaziergängen kann die Pflegefachkraft auf Veränderungen in der Natur aufmerksam machen, z.B. einen singenden Vogel, eine schöne Blume, den angenehmen Wind, die warme Sonne auf der Haut. Auch wenn der Betroffene sich nicht positiv äußert, verbessert sich doch sein Zustand. Bewegung verbessert grundsätzlich die depressive Stimmung. Neben Spaziergängen eignen sich leichte Bewegungsübungen, Gymnastik, Schwimmen und Tanzen.

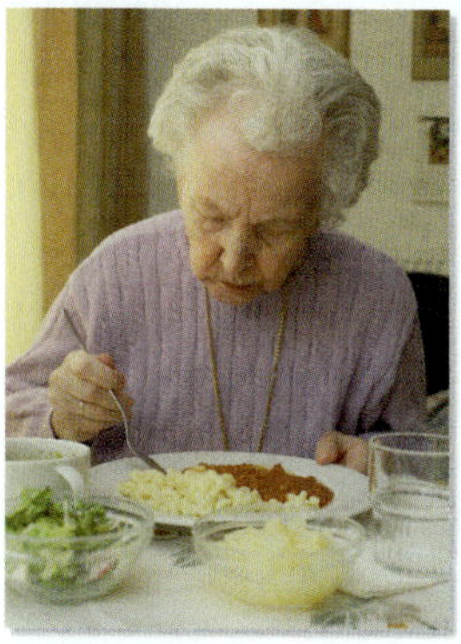

Abb. 20.11:
Kein Appetit

Auch individuelle Hobbys können helfen: Basteln, Handarbeiten, Fotografieren, Backen. Die Erfahrung, etwas herzustellen oder körperlich zu bewältigen, weckt das Gefühl für eigene Fähigkeiten und steigert das Selbstwertgefühl des depressiven Menschen.

Im Wohnbereich kann der Mensch zunächst gemeinsam mit einer Pflegefachkraft, später alleine, kleine sinnvolle Aufgaben übernehmen, wie Tische abwischen, Blumen gießen, Geschirr spülen. So kann der Betroffene etwas für die Gemeinschaft tun und erleben, dass er gebraucht wird und zu Leistungen in der Lage ist.

20.5.7 Unterstützung bei der Medikamenteneinnahme

Aufgaben des Arztes sind:
- Psychopharmaka verordnen und dosieren
- den Patienten über die Wirkung aufklären

Aufgaben der Pflegefachkraft sind:
- Medikamente bevorraten und richten
- die Medikamenteneinnahme überwachen
- den Patienten zur regelmäßigen Einnahme motivieren
- Wirkungen und unerwünschte Wirkungen der Medikamente dokumentieren

Um die Therapie an die Bedürfnisse des Patienten anpassen zu können, ist der Arzt auf die Rückmeldung der Pflegefachkraft angewiesen.

Neuroleptika

Nicht alle psychisch kranken Menschen nehmen gerne die notwendigen Psychopharmaka ein. Die meisten Schwierigkeiten ergeben sich bei der Einnahme von **Neuroleptika**. Viele Betroffenen nehmen Neuroleptika nicht regelmäßig zu sich, da sie sich z. B. nicht krank fühlen oder Angst vor den unerwünschte Wirkungen haben. Unerwünschte Wirkungen von stark wirkenden Neuroleptika äußern sich sehr unterschiedlich, z. B. durch
- Bewegungsstörungen,
- Parkinson-Syndrom (► LF 1.3, Kap. 18.4.5, S. 651),
- starker Bewegungsdrang.

Die Pflegefachkraft meldet alle unerwünschten Wirkungen dem Arzt. Eventuell reduziert der Arzt die Dosis oder stellt auf ein anderes Medikament um.

Bei **schwach wirkenden Neuroleptika** können **vegetative unerwünschte Wirkungen** auftreten:
- niedriger Blutdruck
- gestörte Temperaturregelung
- trockener Mund oder
- gestörte Miktion

Die Pflegefachkraft kontrolliert deshalb Kreislauf- und Temperatur. Ist die Miktion gestört, sollte man an eine Neuroleptikanebenwirkung denken. Gerade bei älteren Menschen können Neuroleptika auch Verwirrtheitszustände auslösen. Gegen die Mundtrockenheit helfen Lutschbonbons oder der Einsatz von künstlichem Speichel.

Nebenwirkungen **atypischer Neuroleptika** sind u. a.:
- verändertes Blutbild, sodass eine regelmäßige **Blutbildkontrolle** notwendig ist
- Mögliche Blutdruckabfälle erfordern eine regelmäßige **Kontrolle des Blutdrucks**.
- In der Regel nehmen Betroffene mehr oder weniger stark an Gewicht zu.

Lithium

Lithium kann überdosiert werden, wenn die Betroffenen zu wenig trinken. Zu achten ist auf: Zittern, Unruhe, Verwirrtheit. In schweren Fällen reagiert der Betroffene verlangsamt und seine kognitiven Funktionen sind gestört.

LF 1.3

Bei Überdosierung ist wegen gravierender Folgen häufig eine stationäre Aufnahme nötig.

Benzodiazepine

Benzodiazepine helfen bei Unruhe, Schlafstörungen und Ängsten. Lang wirkende Benzodiazepine wie Diazepam können morgens noch nachwirken. Die Substanzen führen zu Gangunsicherheiten und fördern Stürze, da die Betroffenen den Tag über müde sind. Meist sind Gedächtnis und Konzentration gestört.

Bei einer regelmäßigen Gabe von Benzodiazepinen droht **Abhängigkeit**.

20.5.8 Aufgaben der ambulanten psychiatrischen Pflege

Seit dem 1.7.2005 ist auch der Anspruch auf **häusliche psychiatrische Pflege** bundeseinheitlich geregelt. Nach psychiatrischer Verordnung übernehmen die Krankenkassen die Maßnahmen der Behandlungspflege.

Leistungsinhalt der Behandlungspflege im häuslichen Umfeld sind:
- das Erarbeiten der Pflegeakzeptanz über den Beziehungsaufbau

Unerwünschte Wirkung	Pflegemaßnahmen
erhöhter Puls, Blutdruckabfall	Vitalzeichen kontrollieren
Schwindel	Sturzprophylaxe
Schwitzen	vermehrte Körperpflege
Darmträgheit	• ausreichende Flüssigkeitszufuhr und ballaststoffreiche Kost • zu Bewegung anregen
Blasenentleerungsstörungen	• ausreichende Flüssigkeitszufuhr • Toilettentraining
Mundtrockenheit	zu trinken geben, Lutschbonbons
Verwirrtheitszustände	Arzt informieren
Akkomodationsstörungen	Arzt informieren

Tab. 20.2: Umgang mit den unerwünschten Wirkungen von Antidepressiva.

- das Durchführen von Maßnahmen zur Bewältigung von Krisensituationen
- das Entwickeln kompensatorischer Hilfen bei krankheitsbedingten Fähigkeitsstörungen

Insgesamt können diese Maßnahmen über einen Zeitraum von vier Monaten erfolgen. Voraussetzung auf Seiten des Betroffenen ist, dass die Fähigkeitsstörungen positiv beeinflusst werden können. Der Betroffene muss die verfolgten Ziele in seinem Alltag umsetzen können.

Kann der Mensch seinen Alltag nicht mehr selbstständig bewältigen, kommen Leistungen hinzu:
- nach dem Pflegeversicherungsgesetz SGB XI: Grundpflege bei den täglichen Verrichtungen oder
- nach Maßgabe des Sozialhilfegesetzes SGB XII: Hilfe bei der Haushaltsführung, Eingliederungshilfe oder Grundpflege bei einem Hilfebedarf unterhalb der Stufe I des Pflegeversicherungsgesetzes.

Die **allgemeinen Ziele** der ambulanten psychiatrischen Pflege sind:
- den Gesundheitszustand des Betroffenen stabilisieren
- Verschlechterungen des Gesundheitszustands erkennen
- Krankenhausaufenthalte vermeiden

Sicherstellen der Medikamenteneinnahme

Auch wenn keine spezielle psychiatrische Pflege erfolgt, ist das **Sicherstellen der Medikamenteneinnahme** eine wichtige pflegerische Aufgabe. Die Pflegefachkraft sollte fallweise
- die Medikamente richten oder den Betroffenen anleiten, sie selbstständig zu richten,
- die Einnahme überprüfen,
- den Medikamentenbestand kontrollieren,
- die Arzneimittel besorgen oder
- mit dem Betroffenen zum Arzt gehen.

Vertrauens- und Motivationsarbeit

Grundlage für die ambulante psychiatrische Pflege ist die **Vertrauensarbeit** und die Beziehungsgestaltung. Der Betroffene muss die Pflegefachkraft in seine Wohnung lassen. Damit dringt die Pflegefachkraft in die Privatsphäre des Menschen ein. Betroffene sind oft misstrauisch und lassen nur in kleinen Schritten Beziehung und Einlass zu.

Die Problemfelder und damit Handlungsbereiche der Pflegefachkraft sind:

- Die Betroffenen leben meist isoliert, haben einen eingeschränkten Antrieb und wenig Kontakt zu anderen Menschen. Oft ist die Pflegefachkraft der einzige Besuch in den eigenen vier Wänden.
- Die Betroffenen schaffen es nicht, ihre alltäglichen Bedürfnisse wie Körperpflege, Nahrungszubereitung und Haushaltsführung zu erledigen.
- Sie nehmen ihre Medikamente nicht ein oder gehen nicht zum Arzt.
- Sie haben keine Aufgaben und keine geregelte Tagesstruktur.
- Ohne Motivation und Aufforderung unternehmen sie nichts, einige haben Angst, ihre Wohnung zu verlassen.

Zu den **Aufgaben** der häuslichen Pflegefachkraft zählen u.a.:

- zur Körperpflege anleiten oder übernehmen
- Inkontinenzversorgung
- bei chronisch psychisch Kranken zusätzlich zur Durchführung der Körperpflege und des Kleiderwechsels motivieren
- zur Haushaltsführung anleiten oder unterstützen

Besitzt ein Betroffener die körperlichen und geistigen Fähigkeiten, handelt die Pflegefachkraft mit ihm einen Zeitplan aus, in dem beispielsweise steht, wann der Betroffene die Wohnung reinigt, die Fenster putzt, den Kühlschrank abtaut oder das Bett frisch bezieht. Die Pflegefachkraft übt mit dem Betroffenen die Wäschepflege und achtet auf eine regelmäßige Müllentsorgung.

Um die **Nahrungsaufnahme** zu unterstützen, kann die Pflegefachkraft kontrollieren, ob genügend Lebensmittel im Haus sind oder ob eingekauft werden muss. Je nach den Fähigkeiten des Betroffenen geht die Pflegefachkraft selbst einkaufen oder übt das Einkaufen mit dem Betroffenen ein. Mahlzeiten werden gemeinsam gerichtet oder »Essen auf Rädern« organisiert. Die Pflegefachkraft hilft dem Betroffenen beim Verlassen der Wohnung, z. B. bei Besorgungen, Behördengängen oder Arztbesuchen.

Die Pflegefachkraft motiviert den Betroffenen seinen Tag zu gestalten, z.B. an Angeboten von Tagesstätten teilzunehmen oder Veranstaltungen zu besuchen und soziale Kontakte zu knüpfen. Sie unterstützt die Beziehungen zu Angehörigen und Betreuern und leitet die Angehörigen in der Betreuung an.

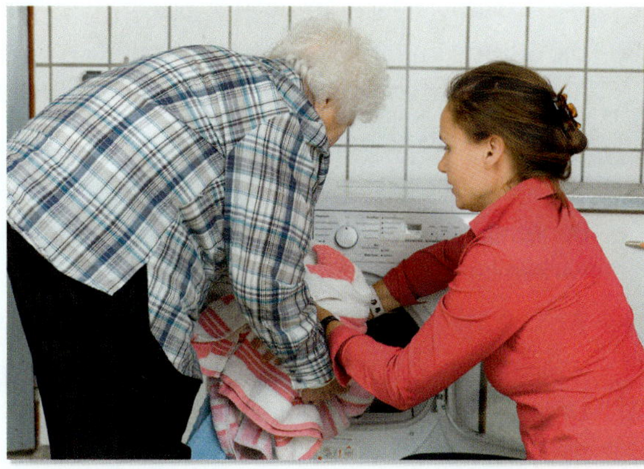

Abb. 20.12: Wäschepflege

Pflegedokumentation

Eine **Pflegedokumentationsmappe** liegt beim Betroffenen. Hier aktualisiert die Pflegefachkraft die Pflegeplanung und dokumentiert die Maßnahmen und Leistungen. Psychisch Kranke sind mitunter misstrauisch, kontrollieren genau, was man »über sie« geschrieben hat. Deshalb ist es wichtig, eine angemessene Sprache zu finden und mit dem Betroffenen den Inhalt zu besprechen.

> ✔ **Tipp** Weiterführende Informationen:
> ► Weiterführende Literatur und Internethinweise S. 1305

Aufgaben

- Nennen Sie die Leistungen des Gehirns, die ein Mensch benötigt um einen kompletten Alltag zu bewältigen.
- Stellen Sie in einer Tabelle die gerontopsychiatrischen Krankheitsbilder zusammen. Ergänzen Sie in einer Spalte die typischen Merkmale der Erkrankungen.
- Bei welchem Medikament kann der trockene Mund eine Nebenwirkung sein?
- Überlegen Sie, in welchen Situationen kann die trockene Mundschleimhaut hinderlich sein?
- Definieren Sie den Begriff „Abhängigkeit". Warum nimmt bei alten Menschen die Suchtproblematik zu?
- Beschreiben Sie das Korsakow-Syndrom und die Wernicke-Enzephalopathie.
- Die Suizide im Alter steigen kontinuierlich an. Welche drei Stadien beschreibt die Suizidforschung? Auf was müssen Sie achten, um einen suizidgefährdeten Bewohner eventuell zu erkennen?
- Bei Frau Michels wurde eine Depression festgestellt. Welche Kennzeichen dieser Erkrankung kennen Sie?
- Benennen Sie die Ressourcen von Frau Michels und ihrem Umfeld, die positiv in ihrer Situation wirken können.
- Welche Medikamente werden Frau Michels wohl von ihrem Arzt verschrieben?
- Welche Persönlichkeitsmerkmale gelten als typisch für psychosomatische Erkrankungen? Welche Umwelteinflüsse können eine Krankheitsentstehung fördern? Nennen Sie häufige psychosomatische Erkrankungen.
- Wann besteht ein Risiko, eine Medikamentenabhängigkeit zu entwickeln? Welche Faktoren können eine Medikamentenabhängigkeit unterstützen?

21 Pflege bei Schmerzen

LF 1.3

Frau Anke Fritz ist eine rüstige ältere Dame. Sie ist 70 Jahre alt und hat mit ihrem Mann Klaus einen kleinen Bauernhof auf dem Land. Mittlerweile besitzt das Ehepaar Fritz nur noch Hühner und einen großen Garten, in dem Frau Fritz Gemüse und Blumen anpflanzt. Zum Haushalt gehört außerdem Schäferhund Carlo. Das Ehepaar Fritz hat einen Sohn, der mit seiner Frau und seinen Kindern im selben Ort wohnt. Die Enkel sind fünf und sieben Jahre alt und besuchen die Großeltern gerne auf dem Hof. Herr und Frau Fritz sind noch recht aktiv, alleine die Arbeit auf dem Hof hält sie fit. Gerne gehen sie auch spazieren oder unternehmen mit den übrigen Familienmitgliedern kleinere Radtouren. Ein Mal in der Woche geht Frau Fritz zur Seniorengymnastik und trifft dort ihre gleichaltrigen Freundinnen.

Schon seit Jahren hat Frau Fritz Probleme mit den Füßen. Als junge Erwachsene hatte sie oft zu kleine Schuhe an, da ihre Eltern nach dem Krieg nicht jedes Jahr neue Schuhe für ihre Kinder kaufen konnten. Beide Großzehen weichen nun immer mehr nach außen ab, am rechten Fuß liegt die Großzehe sogar schon über den anderen Zehen. An diesem Fuß ist das Zehengroßgelenk geschwollen und gerötet. Bisher hat sich Frau Fritz mit etwas zu großen, ausgelatschten Schuhen beholfen und die Zähne zusammen gebissen. Sie scheut sich, zum Arzt zu gehen und möchte ihrem Mann nicht mehr Arbeit auf dem Hof aufhalsen. Aber seit ein paar Wochen kann sie kaum mehr schmerzfrei laufen. Neulich war sie bei ihrer Podologin, Frau Winter. Diese riet ihr zu einem Besuch beim Orthopäden, da sich an den Großzehengrundgelenken bereits Druckstellen gebildet haben, die sich entzünden könnten. Der Orthopäde empfiehlt Frau Fritz eine Hallux-Operation. Da sich Frau Fritz entschlossen hat, beide Füße behandeln zu lassen, rät er ihr von einer ambulanten Operation ab und überweist sie an ein Kreiskrankenhaus.

An einem Freitag wird Frau Fritz operiert. Der Orthopäde hatte ihr schon erklärt, dass sie nach der Operation wahrscheinlich Schmerzen haben werde. Frau Fritz ist darauf vorbereitet. Und tatsächlich: als sie wieder auf der Station ist, spürt sie stärker werdende Schmerzen, rechts mehr als links. Die zuständige Pflegekraft fragt Frau Fritz mittels Schmerzskala nach der Schmerzstärke, bringt ihr die Basisschmerzmittel und ein Coldpack zum Kühlen. Außerdem erklärt sie ihr, dass sie sich früh genug melden soll und nicht erst, wenn die Schmerzen schon sehr stark sind.

Beide Füße werden mit einem Kissen hoch gelagert. Die Schmerzmittel wirken, und Frau Fritz kommt den Tag über mit den Basisschmerzmitteln aus. Auch das Kühlen tut ihr gut. Da sie Bettruhe hat, liest sie viel oder hört Radio, um sich abzulenken.

Als nachmittags ihr Mann mit den Enkeln vorbei kommt, vergisst Frau Fritz die Schmerzen sogar für ein paar Stunden. Abends ist sie ziemlich erschöpft und schläft bald ein. Mitten in der Nacht wacht sie auf, weil sie starke Schmerzen hat. Vor allem am rechten Fuß drückt der Verband sehr. Zuerst versucht Frau Fritz, die Schmerzen auszuhalten, aber es hilft nichts. Sie klingelt und erklärt der Nachtschwester das Problem. Diese kontrolliert, ob Frau Fritz Gespür in den Zehen hat und sie bewegen kann. Das ist der Fall. Dann lockert sie den Verband leicht, bringt Frau Fritz die Schmerztropfen aus der Reserve und ein Coldpack. Sie lagert beide Füße wieder mit dem Kissen hoch und bittet Frau Fritz, sich zu melden, wenn die Schmerzen nicht nachlassen. Frau Fritz versucht, sich mit Gedanken an die letzten Ferien im Allgäu abzulenken. Sie ist froh, als die Schmerzmittel wirken und sie einschläft.

Das Aufstehen am nächsten Tag ist zwar schmerzhaft, aber das Gehen an Gehstöcken klappt schon recht gut. Frau Fritz nimmt regelmäßig die Schmerzmittel ein, kühlt und legt beide Füße hoch. Die Wunden heilen gut. Am Montag bekommt Frau Fritz an beiden Füßen Vorfußentlastungsschuhe und darf nach Hause.

LF 1.3

21.1 Grundlagen

> **Definition** **Schmerz** ist ein unangenehmes Sinnes- und Gefühlserlebnis, das mit Gewebsschädigung verknüpft ist oder mit Begriffen einer solchen Schädigung beschrieben wird.
>
> WHO

Schmerzen haben eine wichtige Funktion. Sie zeigen an, wenn unser Körper geschädigt oder überlastet ist.

Starke Schmerzen können **Schlafstörungen** verursachen und die Dauer der Tiefschlafphase verkürzen. Solche Schlafstörungen erhöhen ihrerseits die Schmerzsensibilität. Schmerz beeinträchtigt das Konzentrationsvermögen und kann Depressionen verursachen oder verstärken. Bei Menschen mit Demenz verschlechtert unkontrollierter Schmerz zusätzlich die kognitiven Fähigkeiten.

Leidet ein Pflegebedürftiger unter Schmerzen, muss zunächst die **Ursache** geklärt werden. Erst dann kann der Schmerz behandelt werden.

Ziel der Behandlung ist ein Zustand der **Schmerzfreiheit**, in dem der Kranke psychisch unbeeinträchtigt ist und aktiv an seiner Gesundung arbeiten kann. Gelingt dies nicht, verlängert sich der Krankheitsverlauf oder es entwickeln sich chronische Schmerzen.

21.1.1 Schmerzentstehung und -wahrnehmung

In fast allen Geweben, mit Ausnahme des zentralen Nervensystems, der Knochen und des Zahnschmelzes finden sich freie Nervenendigungen oder **Nozizeptoren** (Schmerzrezeptoren), über die helle, dumpfe oder brennende Empfindungen wahrgenommen werden können. Ist das Gewebe geschädigt, werden chemische Stoffe wie Histamin, Prostaglandin oder Serotonin freigesetzt, die die Nozizeptoren erregen und Schmerzimpulse über das Rückenmark zum Gehirn weiterleiten.

Die **Schmerzwahrnehmung** wird beeinflusst von:
- vorhergehenden Erfahrungen (Schmerzgedächtnis)
- Bewertung der Schmerzreize
- Kompetenz zur Schmerzbewältigung
- subjektive Einstellung zum Schmerz
- Vorhandensein von Behandlungsmöglichkeiten
- Auswirkungen auf das Alltagsleben

Eine **unzureichende Schmerzbehandlung** kann die Gesundheit und Lebensqualität der Betroffenen erheblich beeinträchtigen:
- Da starke Schmerzen auf das vegetative Nervensystem wirken, können sie den peripheren Gefäßwiderstand erhöhen, wodurch **Blutdruck und Puls ansteigen**, die Herztätigkeit zunimmt und ein **größerer Sauerstoffbedarf** entsteht.
- Die Blutzirkulation in der Haut und in den Organen nimmt ab, die **Wundheilung verzögert** sich und es drohen Druckgeschwüre oder Infektionen wie eine Lungenentzündung.
- Auch **Muskelkrämpfe** können entstehen.
- Personen mit Schmerzen neigen zu **Kontrakturen**, da sie häufig eine Schonhaltung einnehmen.
- Wenn starke Schmerzen die Mobilität des Betroffenen einschränken, vermindert sich der venöse Blutrückfluss, sodass das Risiko für **Beinvenenthrombosen** und **Lungenembolien** steigt.
- Schmerzen können auch Funktionen des Magen-Darm-Traktes beeinträchtigen. Sie können die **Entleerung des Magens** und die **Darmbewegungen verzögern**.
- Ebenso kann es zum **Harnverhalt** kommen, da die Beweglichkeit der Blase reduziert ist.

> **! Merke** Schmerz ist, was der Betroffene als Schmerz empfindet.

21.1.2 Schmerzgedächtnis

Nicht nur das Gehirn, auch die sensiblen Nervenzellen »lernen«. Werden sie wiederholt Schmerzreizen ausgesetzt, verändern sie ihre Aktivität. Reize, die üblicherweise als normal empfundene werden, zum Beispiel Kälte, Wärme, Berührungen und Dehnungen, werden nun als Schmerzreiz registriert und entsprechend wahrgenommen. Man spricht vom sogenannten **Schmerzgedächtnis**.

Werden Schmerzen nicht hinreichend gedämpft oder auf bestimmte Art und Weise verarbeitet, können sie ohne erkennbaren Schmerzreiz fortdauern und sich zu einer eigenständigen Krankheit entwickeln. Das macht deutlich, wie wichtig eine regelmäßige und ausreichende Schmerzmittelgabe vor dem Auftreten und Intensivieren der Schmerzen ist.

21.1.3 Total Pain

Unter Total Pain versteht man:

- den **physischen Schmerz**, d. h. alle körperlichen Symptome wie krankheits- oder therapiebedingte Schmerzen, Appetitlosigkeit, Übelkeit, Erbrechen, Schluckauf, Verstopfung, Durchfall, Hautjucken, Husten, Atemnot (Dyspnoe), Schwäche und Müdigkeit
- den **psychischen Schmerz**, d. h. Ängste und Aggressionen, Gefühle der Verzweiflung und Depression, die der Betroffene verspürt, wenn er mit einer eventuell fatalen Diagnose konfrontiert wird
- den **sozialen Schmerz**, d. h. Gefühle der sozialen Isolation, Abbruch der Beziehungen, Gefühl der Trennung, des Abgeschobenseins oder auch finanzielle Sorgen
- den **spirituellen Schmerz**, d. h. Ängste und Fragen, die sich um die menschliche Existenz drehen: Wo komme ich her, wo gehe ich hin, war das alles, warum habe ich gelebt, warum gerade ich, habe ich etwas falsch gemacht, ist dies eine Bestrafung?

Cicely Saunders (1918–2005, Gründerin des St. Christopher's Hospice, London 1967) prägte den Begriff **Total Pain**, um den Schmerz in seiner Gesamtheit zu erfassen. Sie leitete daraus die Notwendigkeit ab, im Umgang mit Schmerz alle genannten Dimensionen zu berücksichtigen.

21.1.4 Schmerzerleben

Das **Schmerzerleben** wird von sehr subjektiven Einflussfaktoren bestimmt. Im Laufe des Lebens entwickelt jeder Mensch seine ganz persönlichen Strategien im Umgang mit Schmerz. Dies hat zu tun mit dem jeweiligen sozialen und kulturellen Hintergrund. Wie hat er gelernt, sich zu verhalten und welches Verhalten haben seine Bezugspersonen gezeigt – »Ein Indianer kennt keinen Schmerz« oder Trost und Mitleid? Wie weit kann ein alter Mensch, der Zeit seines Lebens verinnerlicht hat, »tapfer« sein zu müssen, sich zugestehen, seine Schmerzen zu äußern?

21.1.5 Schmerzformen

Nozizeptiver Schmerz

Nozizeptiver Schmerz weist auf Verletzungen oder Schädigungen von Haut, Muskeln, Knochen oder Eingeweiden bei intaktem Nervensystem hin.

- **Körperschmerz** (parietaler Schmerz) ist hell, stechend und meist örtlich eingrenzbar. Er entsteht wenn z. B. das Gewebeeiweiß an den Nervenendigungen geschädigt ist.
- **Eingeweideschmerz** (viszeraler Schmerz) wird als dumpf, ziehend oder drückend empfunden. Häufig verursacht er Schweißausbrüche, Übelkeit oder Erbrechen. Er entsteht, wenn im Brust- oder Bauchraum Hohlorgane gedehnt oder gereizt werden, z. B. bei Gallen- oder Nierensteinen. Eingeweideschmerz kann auch entstehen, wenn Tumorgewebe die Hohlorgane durchwandert.

Neuropathischer Schmerz

Neuropathische Schmerzen entstehen durch Schädigung der peripheren Nerven, der Nervenwurzeln oder des Zentralnervensystems bei intaktem Körper. Im Unterschied zum nozizeptiven Schmerz wird neuropathischer Schmerz erzeugt, wenn die Nerven des zentralen oder peripheren Nervensystems gereizt werden. Mögliche Ursachen sind das Eindringen schädigender Stoffe oder das Entarten von Zellstrukturen. Der Entstehungsort des Schmerzes entspricht nicht dem Schmerzort. Es handelt sich um einen brennenden, einschießenden Schmerz, der häufig mit einem »Schraubstock-Gefühl« oder »Elektroschock« ähnlichen Empfindungen verbunden ist.

Somatoformer Schmerz

Als somatoform (griech. soma = Körper) bezeichnet man Funktionsstörungen, für die keine organische Ursache gefunden werden kann. **Somatoforme Schmerzen** finden sich bei unzureichender Verarbeitung von Belastungen und Konflikten bei intakten Nerven und intaktem Körper.

21.1.6 Schmerztherapie

WHO-Stufenschema

Die Auswahl der Analgetika (Schmerzmittel) erfolgt nach dem **WHO-Stufenplan.**

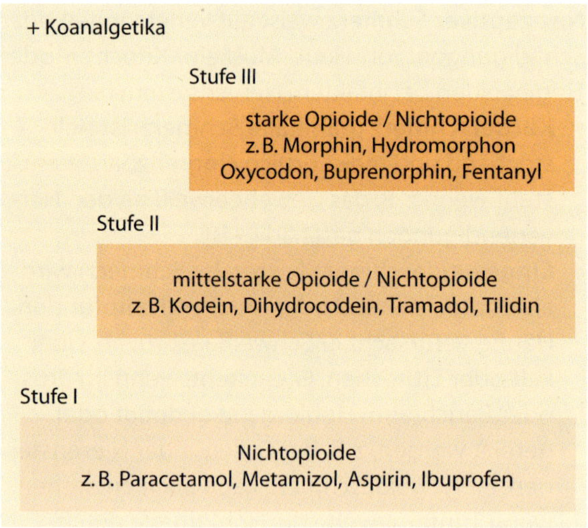

Abb. 21.1: WHO-Stufenschema

Die Schmerzmittel werden entsprechend der Schmerzintensität stufenweise angepasst.

- Als Basismedikation bei **leichten Schmerzen** werden Medikamente der WHO-Stufe I verabreicht.
- **Mittelstarke Schmerzen** können mit schwachen Opioiden der WHO-Stufe II behandelt werden, bei Bedarf kombiniert mit Nichtopioiden und sogenannten Koanalgetika. Dies sind Medikamente, welche je nach Auslöser der Schmerzen die Schmerztherapie unterstützen.
- **Starke Schmerzen** werden mit starken Opioiden der WHO-Stufe III behandelt, in Kombination mit Nichtopioiden und ggf. Koanalgetika.

Die Kombination von Opioiden und Nicht-opioiden verstärkt die schmerzlindernde Wirkung und senkt den Bedarf an Opioiden. In einer Studie mit Krebspatienten konnte bei einer Schmerzbehandlung nach dem WHO-Stufenschema bei 88 % eine gute bis zufriedenstellende Schmerzlinderung erzielt werden (nach Zech, D., 1995).

! Merke Das WHO-Stufenschema ist eine Orientierungshilfe. Es darf auf keinen Fall dazu führen, auf einen individuell abgestimmten Behandlungsplan zu verzichten.

Schmerzart		Gewebestruktur	Beispiel
nozizeptiver Schmerz	Oberflächenschmerz	Haut	Stiche, Schnitte, Verbrennungen
	Tiefenschmerz	Bindegewebe, Muskeln, Knochen, Gelenke	• Muskelkrämpfe, Zerrungen • Spannungsschmerz bei Ergüssen
	Eingeweideschmerz	Eingeweide	• Nierenkolik • Magengeschwür • Bauchfellentzündung
neuropathischer Schmerz		Nerven, Nervengewebe	• Polyneuropathie • Trigeminusneuralgie • Postzosterneuralgie
somatoformer Schmerz			• Kopfschmerzen • Oberbauchbeschwerden • Muskel-, Skelettschmerzen

Tab. 21.1: Schmerzformen

Opioide in der Schmerztherapie

Als **Opioide** werden alle Substanzen bezeichnet, welche im Zentralnervensystem narkotisch wirken. Sie haben einen sehr guten schmerzlindernden Effekt, führen bei richtiger Dosierung selten zu Organschäden und weisen nur geringe Nebenwirkungen auf. Damit sind sie die wichtigste Medikamentengruppe zur Behandlung starker Schmerzen.

Wirkungen von Opioiden

- Opioide haben auch in hohen Dosierungen nur selten schwerwiegende oder lebensbedrohliche Nebenwirkungen.
- Es gibt keine Atemdepression, wenn Schmerzen vorliegen, Schmerzen sind der Gegenspieler der opioidbedingten Atemdepression.
- Es gibt keinen Anhalt für eine Schädigung der Organe.
- Eine Sucht, im Sinne einer psychischen Abhängigkeit, ist beim Schmerzpatienten nicht zu erwarten.

Nebenwirkungen von Opioiden

- Körperliche Abhängigkeit ist möglich.
- Übelkeit und Erbrechen in der Einstellphase.
- Verstopfung bleibt häufig während der gesamten Behandlung.
- Müdigkeit und Schläfrigkeit verschwinden meist nach einigen Tagen, wenn keine Überdosierung vorliegt.

Koanalgetika

Koanalgetika sind unterstützende Begleitmedikamente, die ursprünglich nicht zur Schmerzbehandlung zugelassen sind. Sie erzielen jedoch bei speziellen Schmerzformen, z.B. neuropathischen Schmerzen, eine gute schmerzlindernde Wirkung.

Der Einsatz eines Schmerzmittels hängt vor allem von der Schmerzintensität ab. Die Verordnung eines Koanalgetikums orientiert sich dagegen an speziellen krankhaften Schmerztypen. Koanalgetika können auf jeder Stufe des WHO-Stufenplans bei entsprechender Indikation hinzugefügt werden. Man spricht deshalb von einer **adjuvanten Therapie** (lat. adiuvare = unterstützen).

Problem	Wirksame Medikamente
brennender (neuropathischer) Schmerz	Antidepressiva, z.B.: • Amitriptylin • Doxepin • Clonipramin
einschießende, elektrisierende (neuropathische) Schmerzen	Antikonvulsiva, z.B.: • Carbamazepin • Clonazepam • Gabapentin • Pregabalin
Muskelkrämpfe	muskelrelaxierende Medikamente, z.B.: • Tetrazepam • Chlormezanon • Baclofen
• Schmerzen, die mit einem Schwellungszustand einhergehen, z.B. Hirnmetastasen, Lebermetastasen (Leberkapselschmerz) • Tumore, die ein Nervengeflechtoder einen peripheren Nerven einengen	Kortikosteroide, z.B. Dexamethason
• Knochenschmerzen • zu hoher Kalziumspiegel bei Knochenmetastasen (Hyperkalzämie)	Biphosphonate, z.B.: • Clodronat • Pamidronat
akuter Angstzustand	Benzodiazepine, z.B.: • Diazepam • Lorazepam
krampfartige Schmerzen, Überdehnung von Hohlorganen	Spasmolytika, z.B. Butylskopolamin

Tab. 21.2: Koanalgetika

21.2 Besonderheiten im Alter

Im Alter bleibt die **Schmerzwahrnehmung unverändert.** Viele alte Menschen klagen aber nicht über ihre Schmerzen, weil sie diese als zum Alter dazu gehörig empfinden. Neben der Minderbewertung sind es Einschränkungen der Hirnleistung oder Gefühlsstörungen, die sie daran hindern, die Schmerzen zu benennen. Weitere Gründe, Schmerzen nicht anzugeben oder Schmerzmedikamente nicht einzufordern, liegen u.a. in der Angst vor Nebenwirkungen, der Furcht vor Abhängigkeit von Medikamenten und darin, den Schmerz als Vorboten einer schlimmen Krankheit vor Dritten zu verschweigen.

Schätzungen gehen davon aus, dass 2/3 der über 65-Jährigen gelegentlich unter Schmerzen leiden. Im weiteren Alter steigt diese Zahl noch an. 50 % aller über 75-Jährigen haben nach Befragungen ständig Schmerzen, in Pflegeheimen wird von 80 % behandlungsbedürftigen Menschen ausgegangen.

LF 1.3

Die häufigsten **Schmerzauslöser im Alter** sind degenerative Erkrankungen des Bewegungsapparats (► LF 1.3, Kap. 12, S. 476 ff.). An zweiter Stelle stehen Nervenschmerzen, danach folgen Schmerzen, die mit einem Tumorleiden in Zusammenhang stehen.

! Merke Das Auftreten von Schmerzen darf bei alten Menschen nicht als normales Begleitsymptom des Alterns missverstanden werden. Die Selbstauskunft muss immer Vorrang vor der Fremdeinschätzung haben.

Die Frage, ob ältere Menschen höhere Schmerzschwellen haben als jüngere, ist nicht allgemein zu beantworten. Eine Behandlung von Schmerzen bei älteren Menschen kann wirksam nur auf einer individuell abgestimmten Ebene geschehen, sei es durch psychologische Maßnahmen oder Techniken, Medikamente, Physiotherapie, Naturheilverfahren oder operative Eingriffe. Nur selten gelingt es, Schmerzursachen vollständig zu beseitigen. Ziel ist es, die Schmerzen auf ein für den alten Menschen individuell erträgliches Maß zu reduzieren.

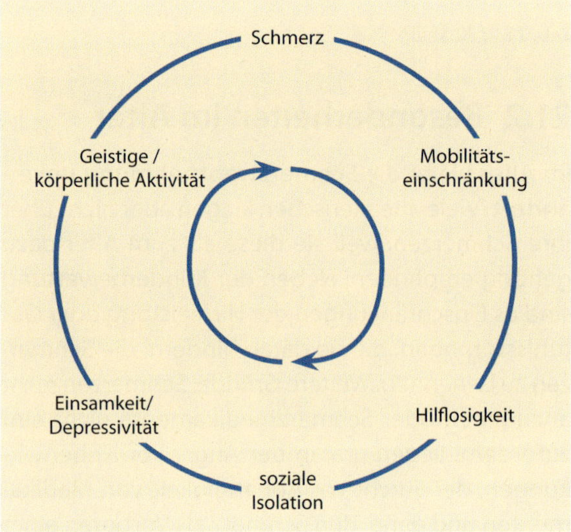

Abb. 21.2: Schmerz im Alter

21.3 Psychosoziale Aspekte

Schmerz hat Einfluss auf soziale Aktivitäten und Freude am Leben und bestimmt somit wesentlich die Lebensqualität älterer Menschen. Eine Reduktion des Allgemeinzustands und zunehmende Immobilität verstärken häufig chronische Schmerzen. Auch seelisches Leid aufgrund von Depression, Angst, Verzweiflung oder Einsamkeit kann die Schmerzwahrnehmung und -verarbeitung beeinflussen.

21.4 Krankheitsbilder

21.4.1 Schmerz bei Tumorleiden

Ursachen

Der Druck beim Eindringen und Durchwandern von Metastasen (► LF 1.3, Kap. 22.1.3, S. 737) in **Knochen und Knochenhaut** verursacht einen hellen, gut lokalisierbaren Schmerz, der anfangs nur bei körperlicher Belastung und Bewegung vorhanden ist, später auch in Ruhe. Weil ein ruhiges Liegen unmöglich wird, klagen diese Patienten häufig über Schlafstörungen. Bei Rippenmetastasen kann die Atmung schmerzhaft eingeschränkt sein, sodass der Patient nicht mehr richtig abhusten kann. Knochenmetastasen können zu spontanen Knochen- und Wirbelbrüchen führen.

Zu einem **Weichteilschmerz** kommt es, wenn Tumorzellen in Skelettmuskulatur oder Bindegewebe eindringen (Infiltration). Häufig sind es brennend bohrende Dauerschmerzen oder plötzlich einschießende Schmerzattacken, die unabhängig von Bewegungen auftreten. Bei Druck oder im Sitzen verstärkt sich der Schmerz.

Drückt Tumorgewebe die **Blutgefäße** zusammen oder durchwandert es die Gefäße, entsteht in dem entsprechenden Versorgungsgebiet ein Sauerstoffmangel, der einen sogenannten **Ischämieschmerz** (griech. Ischämie = zurückhalten, hindern) durch Mangeldurchblutung auslöst (► LF 1.3, Kap. 11.4.3, S. 463). Sind die Gliedmaßen betroffen, verstärkt sich der Schmerz bei Bewegung. Häufig ist die Haut blassbläulich verfärbt.

Verdrängt der Tumor innere Organe oder verschließt er Hohlorgane, z. B. die Gallengänge oder

Bauchspeicheldrüsengänge, werden die zuführenden Nervenbahnen erregt und es entsteht ein sogenannter **viszeraler Schmerz**. Dieser Schmerz wird als dumpf, schlecht lokalisierbar und krampfartig empfunden.

Drückt Tumorgewebe körperferne Nerven, Nervengeflechte oder zentrale Nervensysteme zusammenoder durchsetzt diese, entsteht ein **neuropathischer Schmerz**.

Nicht nur der Tumor selbst kann Nervenschmerzen verursachen, auch Operationen, Chemotherapien und Bestrahlungen kommen als Ursache in Frage. Eine leichte Berührung der Haut kann starke Schmerzen nach sich ziehen, die nach Beendigung der Berührung andauern. So kann ein leichter Schmerzreiz extrem stark empfunden werden. Empfindungsstörungen in Form einer Überempfindlichkeit oder herabgesetzter Empfindung kennzeichnen den Nervenschmerz. Ist das sympathische Nervensystem (►LF 1.3, Kap. 18.1.3, S. 645) beteiligt, kann sich der Ernährungszustand der Haut verschlechtern und es können Ödeme und brennende Schmerzen auftreten.

10–25 % der Patienten leiden unter **therapiebedingten Schmerzen** infolge von

- **Operationen**:
  - Nervenschädigungen
  - Narbenbildung
  - Muskelverspannungen
  - Lymphödeme, z. B. bei Entfernung der befallenen Lymphknoten beim Mammakarzinom
- **Bestrahlung**:
  - Veränderung der Schleimhäute, z. B. Entzündungen und Pilzinfektionen
  - Umbau von Funktionsgewebe in Bindegewebe, z. B. Lungengewebe
  - Lähmungen durch Nervenschädigungen
- **Chemotherapie**:
  - Entzündungen
  - Schleimhautinfektionen
  - Nervenschädigung

21.4.2 Chronischer Schmerz – Schmerzkrankheit

> ✔ **Tipp** Auf der Seite des DNQP (www.dnqp.de) können Sie einen Auszug der aktuellen Version des Expertenstandards **»Schmerzmanagement in der Pflege bei chronischen Schmerzen«** und des Expertenstandards **»Schmerzmanagement in der Pflege bei akuten Schmerzen«** herunterladen.

LF 1.3

Unterbleibt eine ausreichende Behandlung der Schmerzen, kann es zu **chronischem Schmerz** kommen. Jeder bewusst werdende Schmerz führt zu nachweisbaren biochemischen Veränderungen der betroffenen Nervenstrukturen. Die »Erinnerung« an den Schmerz führt dazu, dass erneute Schmerzen stärker erscheinen, länger anhalten und scheinbar ausgedehntere Gebiete betreffen. Im Weiteren kommt es zu einer chronischen Schmerzempfindung ohne konkrete Auslöser. Da Schmerzen in Hirngebieten verarbeitet werden, welche auch Gefühle verarbeiten, kann eine Vermischung der Empfindungen auftreten, d. h., dass belastende Gefühle als Schmerz empfunden werden.

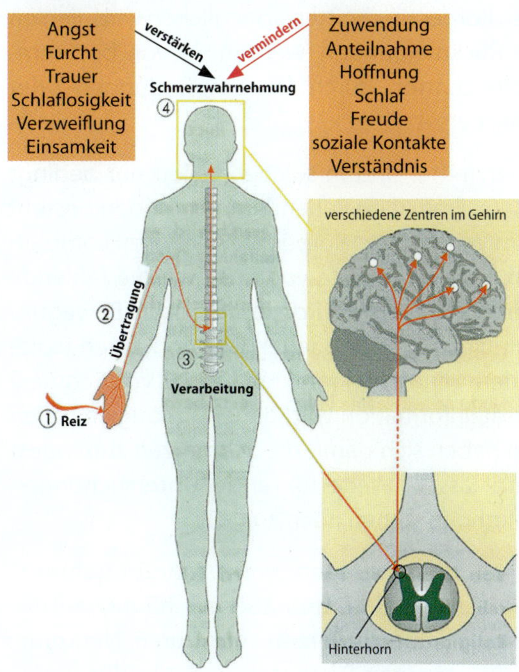

Abb. 21.3: Chronifizierung von Schmerz

Zur **Chronifizierung** tragen bei:
- unzureichende Schmerzbehandlung wegen mangelnder Ursachenklärung und/oder fehlender fachlicher Kompetenz
- ein rein körperbezogenes Krankheitsverständnis von Arzt und Patient
- Krankheitsgewinn, z.B. Entlastung, Zuwendung
- Eigenmedikation
- bestehende Angststörungen und Depression

> **! Merke** Wenn ein Mensch über Schmerzen klagt, hat er Schmerzen. Unabhängig davon, ob sich eine körperliche Ursache finden lässt.

21.4.3 Phantomschmerz

Bis zu 75 % aller Menschen, denen Gliedmaßen amputiert wurden, leiden an sogenannten **Phantomschmerzen**. Das bedeutet, dass sie Missempfindungen bis hin zu starken Schmerzen in den nicht vorhandenen Gliedern spüren. Grund hierfür ist die Verarbeitung von Reizen im Gehirn. Für die Zuordnung und die Steuerung der Funktionen existiert im Gehirn eine Art vollständiges Bild des Körpers, welches ständig mit Rückmeldungen aus den einzelnen Körperabschnitten abgeglichen wird. Fehlen diese Rückmeldungen, werden sie von bestimmten Hirnzentren durch Missempfindungen oder Schmerz ersetzt.

Schmerzmittel sind in solchen Fällen nur bedingt wirksam. Eine neue Behandlungsmethode besteht in dem Versuch, das Körperbild wieder zu komplettieren, indem mit Hilfe von Spiegeln die fehlende Gliedmaße »ersetzt« wird. Das Auge, die Bewegungen und damit verbundenen Empfindungen »spielen« dem Hirn einen intakten Körper vor. Schmerz als Ersatzinformation wird daher unnötig. In vielen Fällen haben sich damit die Schmerzen zumindest lindern lassen. Weiterführende Untersuchungen der Methode stehen noch aus.

Deutlich unterschieden vom Phantomschmerz müssen die nach Amputationen häufig auftretenden **Stumpfschmerzen**, die durch Neurome, schlecht sitzenden Prothesen und Wundheilungsstörungen auftreten können.

21.4.4 Kopfschmerzen

Migräne

Unter Migräne wird eine Kopfschmerzerkrankung mit sich wiederholenden, meist halbseitig auftretenden Kopfschmerzanfällen und vegetativen Begleiterscheinungen verstanden. Die Ursachen der Migräne sind noch nicht geklärt, gesichert scheint aber eine erbliche Veranlagung.

Symptom der Migräne ist das Auftreten von halbseitigen Kopfschmerzanfällen, die Stunden oder auch bis zu drei Tagen dauern können. Unterschieden wird:
- **Migräne ohne Aura:** Die Betroffenen zeigen in der Regel zusätzlich zu den Kopfschmerzen auch vegetative Symptome wie Übelkeit, Erbrechen, Licht und- Geräuschüberempfindlichkeit. Die Kopfschmerzen können bei körperlicher Anstrengung zunehmen.
- **Migräne mit Aura:** Die Betroffenen leiden zunächst typischerweise unter Sehstörungen, dann erst entwickeln sich die Kopfschmerzen. Beobachtet werden aber auch: Gefühlsstörungen, Lähmungen, Gleichgewichtsstörungen, Sprachstörungen und das Sehen von Doppelbildern. Da diese Symptome auch bei einem Schlaganfall auftreten können, muss dieser ausgeschlossen werden.

Auslösen können einen Migräneanfall **Reize** wie bestimmte Nahrungsmittel, Stress, Schlafstörungen, Hormonsituation, Umwelteinflüsse (Wetter etc.).

Behandlung im akuten Anfall:
- Nichtmedikamentöse Maßnahmen, wie Rückzug in einen abgedunkelten, ruhigen Raum, Hinlegen, Kälteanwendung auf der Stirn oder die Anwendung von Pfefferminzöl.
- Medikamentös hilft die Einnahme von rezeptfreiem Schmerzmittel wie Acetylsalizylsäure und spezielle Medikamente, wie die sog. Triptane, die neben dem Kopfschmerz auch gegen Übelkeit und Lichtempfindlichkeit wirksam sind.

> **! Merke** Eine regelmäßige Analgetikaeinnahme (an mehr als zehn Tagen im Monat) kann zum sog. Analgetika-Kopfschmerz führen.

Da sich Migräne nicht heilen lässt, sollte versucht werden, die Anzahl und die Schwere der Migräneanfälle zu reduzieren. Deshalb ist es wichtig, die Auslöser einer Migräneattacke zu vermeiden. Wichtigster Punkt der Vorbeugung von Migräneattacken ist, belastende Situationen in den Griff zu bekommen. Gute Hilfe bieten dabei Entspannungstechniken und angemessene körperliche Bewegung. Alte Menschen sollten auf ausreichende Flüssigkeitszufuhr achten.

Bei häufigen Migräne-Attacken besteht die Möglichkeit, mit Medikamenten Migräneattacken vorzubeugen. Dabei wird die Wirksamkeit von Substanzen genutzt, die ursprünglich nicht für die Migränetherapie entwickelt worden sind, z. B. Betablocker, Kalziumantagonisten.

Chronischer Spannungskopfschmerz (Vasomotorischer Kopfschmerz)

Der **Spannungskopfschmerz** ist die die häufigste Kopfschmerzart überhaupt. Frauen im mittleren Lebensalter sind besonders betroffen. Er wird als dumpfer Schmerz im ganzen Kopf gespürt, der Stunden, aber auch Tage andauern kann. Vegetative Begleitsymptome sind möglich. Als Auslöser kommen Stress, übermäßiger Alkoholgenuss und Umwelteinflüsse in Frage.

Therapeutisch kommen einfache Analgetika, z. B. Acetylsalizylsäure, in Betracht. Die Einnahme von Kombinationspräparaten sollte vermieden werden, da sie einerseits zum Missbrauch und zum anderen zum Analgetikakopfschmerz führen können.

Bei Chronifizierung der Kopfschmerzen können auch Antidepressiva zum Einsatz kommen.

Nichtmedikamentöse Therapieansätze:
- Vermeiden der Auslöser
- Stressabbau
- Anwendung von Entspannungstechniken

21.5 Pflege

Voraussetzungen für eine adäquate Schmerzbehandlung von seiten der Pflegefachkraft:
- Sie verfügt über das notwendige Wissen zur systematischen Schmerzeinschätzung.

Chronische Schmerzen	Akute Schmerzen
haben keine Warnfunktion	haben eine sinnvolle Warnfunktion
dauern länger als drei Monate	dauern Tage bis Wochen und hören von selbst wieder auf
Schmerzursache nicht klar abzugrenzen, unterschiedliche Gründe möglich Zeitpunkt der Chronifizierung bleibt unbekannt	Schmerzursache klar und leicht zu erkennen
umfassende Behandlung notwendig	Ursachenbehandlung ausreichend
Veränderung der Persönlichkeit, der Lebensumstände und der Funktionalität	akute Beeinträchtigung
Beispiele: • Phantomschmerz nach Amputationen • Nervenschmerzen • Migräne und Spannungskopfschmerz • Rückenschmerzen	Beispiele: • Wundschmerz nach Operationen • Verletzungen • Infarktschmerz

Tab. 21.3: Abgrenzung chronischer Schmerzen gegen akute Schmerzen.

- Sie verfügt über das erforderliche Wissen zur medikamentösen Schmerzbehandlung einschließlich Nebenwirkungen.
- Sie kennt nichtmedikamentöse Maßnahmen zur Schmerzlinderung sowie deren mögliche Kontraindikationen.
- Sie verfügt über die notwendigen Beratungs- und Schulungskompetenzen in Bezug auf Schmerz und schmerzbedingte Probleme. (1, S. 25)

21.5.1 Krankenbeobachtung

Schmerzbeobachtung bei Demenzerkrankten
►LF 1.3, Kap. 8.2, S. 399
Um den Behandlungserfolg zu überprüfen, ist eine geschulte **Krankenbeobachtung** erforderlich. Zu den Aufgaben der Pflegefachkraft gehört dabei auch das Wahrnehmen nonverbaler Signale. Fragen zur Verbesserung der Mobilität und der Motivation, z. B. bei der Körperpflege, beim Ankleiden, Essenzubereiten und Einkaufen, geben wertvolle Rückschlüsse auf die Wirksamkeit der Behandlung.

Gesichtspunkte bei der Schmerzeinschätzung und ihre Bedeutung

- Zu Beginn erhebt die Pflegefachkraft Informationen darüber, ob der Betroffene Schmerzen oder schmerzbedingte Probleme hat. Ist dies der Fall, wird die Einschätzung in individuell festzulegenden Zeitabständen wiederholt.
- Wurden Schmerzen oder schmerzbedingte Probleme festgestellt, wird mittels geeigneter Fragebögen eine systematische Schmerz-Ersteinschätzung durchgeführt.
- Die Schmerzeinschätzung wird in Ruhe, bei Belastung und Bewegung wiederholt. (1)
- Die **Lokalisation** des Schmerzes gibt Aufschluss über die Schmerzursache.
- Die **Schmerzintensität** ist Grundlage für Einleitung und Anpassung der medikamentösen Schmerztherapie.
- Die **Schmerzqualität** gibt Aufschluss über die Schmerzursache und ist eine wichtige Grundlage für die Auswahl der Schmerzmedikamente, insbesondere für den Einsatz von Zusatzmedikamenten (WHO-Stufenschema ▶ LF 1.3, Kap. 21.1.6, S. 724).
- Die **zeitlichen Aspekte**, erstes Auftreten, Zusammenhänge, Rhythmus und zeitlicher Verlauf, sind wichtig für den Pflegeplan und eventuell nichtmedikamentöse Maßnahmen.
- **Schmerzverstärkende** oder **-lindernde Faktoren** helfen Lösungsstrategien zu entwickeln oder bewährte Maßnahmen fortzuführen.
- Die **Auswirkungen** des Schmerzes auf das **Alltagsleben** sind wichtig für die Bewertung der Schmerzbehandlung und geben Auskunft über den individuellen Umgang mit den Schmerzen.

Auch ein **Schmerzverlaufsprotokoll** oder ein **Schmerztagebuch** können einen guten Überblick über Schmerzstärke und -häufigkeit geben.

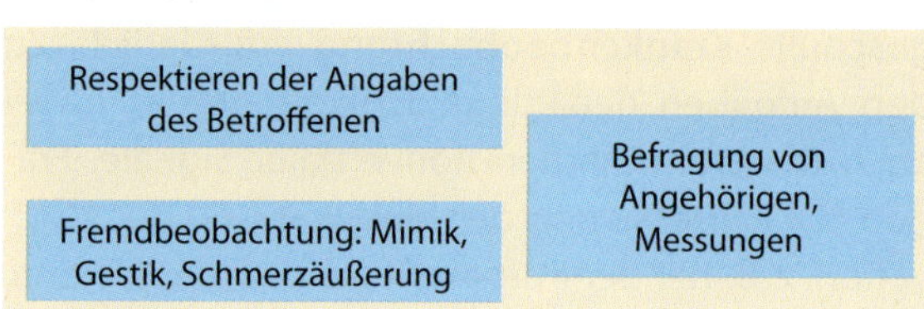

Abb. 21.4: Schmerzerfassung im Alter

> **! Merke** Akut auftretende und starke Schmerzen können auf eine Notfallsituation hinweisen!

Schmerzassessment

Schmerz ist ein **subjektives Phänomen**. Nur der Betroffene kann zuverlässige Aussagen darüber machen. Von Außenstehenden kann Schmerz nur indirekt über das Verhalten erschlossen werden. Grundvoraussetzung für eine angemessene Schmerzbehandlung ist, die Angaben der Betroffenen uneingeschränkt zu akzeptieren und zu respektieren.

> **! Merke** Schmerz ist das, was die Person, die ihn erfährt, über ihn angibt. Er ist vorhanden, wenn sie sagt, dass er da ist.

Hat ein alter Mensch eine Erkrankung, die üblicherweise mit Schmerz verknüpft ist, gibt aber an, keine Schmerzen zu haben, empfiehlt es sich nachzufragen. Ältere Menschen neigen dazu, Schmerzen zu verneinen. Sie reagieren aber positiv, wenn verwandte Begriffe verwendet werden.

Mögliche Fragen sind:

- Tut es Ihnen irgendwo weh?
- Ist Ihnen nicht wohl?
- Quält Sie etwas?
- Drückt es irgendwo?

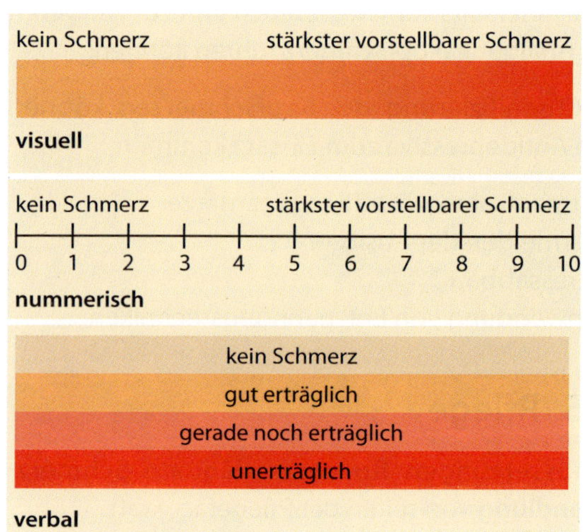

Abb. 21.5: Schmerzskalen

Die **Schmerzintensität** sollte mithilfe standardisierter Skalen erhoben werden. Zur Erfassung haben sich sogenannte Ratingskalen (engl. to rate = einschätzen) bewährt. Am häufigsten eingesetzt werden nummerische (NRS), verbale (VRS) und visuelle **Schmerzskalen.** Die verbale Ratingskala (VRS) wird meist als 4-teilige Skala verwendet. Sie ist besonders geeignet für schwer kranke oder ältere Menschen, die mit einer 10-teiligen Skala überfordert sind. Der Betroffene markiert an einer Stelle auf der Skala visuell, nummerisch oder verbal die von ihm empfundene Schmerzintensität.

Beobachtungen
Atmung (unabhängig von Lautäußerungen): • gelegentlich angestrengt atmen • kurze Phasen von Hyperventilation (beschleunigte Atmung) • lautstark angestrengt atmen • lange Phasen von Hyperventilation • Cheyne-Stokes-Atmung (periodisches Atmen, ►LF 1.3, Kap. 1.1.1, S. 127)
Lautäußerungen: • gelegentlich stöhnen oder ächzen • sich leise negativ oder missbilligend äußern • wiederholt beunruhigt rufen • laut stöhnen oder ächzen • weinen
Gesichtsausdruck: • traurig • ängstlich • sorgenvoller Blick • grimassierend
Körpersprache: • angespannt • nervös hin und her gehen • nesteln • starrgeballte Fäuste • angezogene Knie • sich entziehen oder wegstoßen • schlagen
Trost • ablenken oder beruhigen durch Stimme oder Berührung möglich • trösten, ablenken, beruhigen nicht möglich

Tab. 21.4: Auffällige Beobachtungen bei Menschen mitkognitiven Einschränkungen, nach: BESD–Skala (Beurteilung von Schmerzen bei Demenz), Deutsche Fassung der PAINADScale(Warden et al., 2003. JAMDA, 4, 9–15).

> **! Merke** Es ist wichtig, gemeinsam mit dem Betroffenen das für ihn geeignete Messinstrument zu wählen und dann bei dieser Form der Schmerzerfassung zu bleiben.

Schmerz bei kognitiven Einschränkungen

Kognitive Einschränkungen (lat. cognitio = Erkennen) sind ein Hindernis für eine zuverlässige Schmerzeinschätzung. Dennoch gilt die Empfehlung, dass eine Schmerzeinschätzung von Seiten des Betroffenen immer Vorrang gegenüber einer Fremdeinschätzung hat.

Wenn Menschen nicht mehr zu eindeutigen Äußerungen in der Lage sind, besteht die Gefahr, dass Schmerzen nicht erkannt und damit nicht behandelt werden. Hier ist die Schmerzeinschätzung für Pflegefachkräfte eine enorme Herausforderung. Ein Patentrezept gibt es nicht. Der Einschätzung durch Angehörige und Professionelle kommt aufgrund des persönlichen Bezugs, der Erfahrung und des Wissens eine besondere Bedeutung zu (Tab. 21.4).

Bei bewusstlosen, maschinell beatmeten und Patienten im Wachkoma sollte grundsätzlich davon ausgegangen werden, dass diese Menschen noch Schmerzen empfinden. Sie sollten dementsprechend eingeschätzt und therapiert werden.

21.5.2 Nichtmedikamentöse Maßnahmen zur ergänzenden Schmerzlinderung

Nichtmedikamentöse Maßnahmen sind trotz z.T. geringer wissenschaftlicher Begründung eine wertvolle Ressource in der Schmerzbehandlung. Schmerzpatienten und ihre Angehörigen sollten dieses Angebot in Ergänzung zur medikamentösen Schmerztherapie erhalten und darin unterwiesen werden. Auch hier gilt, dass nicht alle Methoden für alle Menschen geeignet sind. Dem einen liegen körperbetonte Methoden mehr, der andere ist am ehesten über den Geist »ansprechbar«.

Stimulation der Haut

- Wärme und Kälte
- Druckpunktmassage (Akupressur)

- allgemeine Massagen, auch wirksam an Füßen und Händen
- Vibrationen, elektrisch oder mit Hand

! Merke Die vorgeschlagenen Methoden werden nicht therapeutisch oder kurativ (lat. curare = Sorge tragen) eingesetzt, sondern ausschließlich **palliativ** (lat. palliare = mit einem Mantel bedecken).

LF 1.3

Der Effekt einer **Stimulation** besteht darin, dass die Schmerzintensität während oder für eine bestimmte Zeit nach der Stimulation abnimmt. Trotz der Einfachheit der Mittel kann eine sehr effektive Schmerzlinderung erzielt werden. Anzuwenden ist die Stimulation natürlich nur bei intakter Haut. Einige Methoden haben eine entspannende oder ablenkende Wirkung, andere hemmen die Übermittlung einer Schmerznachricht. Vibration oder Kaltanwendungen können die Schmerzsensibilität herabsetzen, in manchen Fällen auch eine Anästhesie oder Taubheit der Haut bewirken.

Lagern

Allein die z.T. erzwungene Unbeweglichkeit kann bei bettlägerigen Patienten Schmerzen in der Muskulatur verursachen. Eine Änderung der **Lage** wird häufig als lindernd empfunden. Die Auswahl der Hilfsmittel und Positionen richtet sich nach dem Schmerzgeschehen und dem subjektiven Empfinden der Betroffenen. Bestimmte Lagerungen können z.B. die Atemfunktion unterstützen, Druckstellen an Fersen, Ellenbogen und Ohren entlasten und/oder die Bauchdecke entspannen (► LF 1.3, Kap. 1.1.2, S. 132).

Ablenken

Diese Strategie eignet sich für kurze Schmerzepisoden:

- Die Aufmerksamkeit richtet sich auf andere Reize als den unerfreulichen Schmerzstimulus.
- Der Schmerz wird an den Rand des Bewusstseins gedrängt.
- Die Schmerzen werden erträglicher, nicht behoben.

Entspannen

Muskelspannung, Angst und Schmerzen können sich gegenseitig aufschaukeln. Zudem verstärkt eine erhöhte Spannung der Skelettmuskulatur durch Belastung und Druck den Schmerz.

Entspannung ist durch eine Vielzahl von Methoden erreichbar, z.B. Atemtechniken, Musik, Meditation und progressive Muskelentspannung nach Jacobson (► LF 4.4, Kap. 2.2.2, S. 1285).

Imagination

Unter **Imagination** wird das Vermögen verstanden, im Wachzustand innere Bilder wahrzunehmen. Der Unterschied zu Traumbildern besteht darin, dass diese Bilder willentlich erzeugt und thematisch verändert werden können.

- In einer ruhigen Atmosphäre werden die Betroffenen an ihre Bilder herangeführt oder nutzen die erreichte Entspannung nach einer der oben beschriebenen Methoden.
- Es werden Bilder benutzt, welche geeignet sind, vom Schmerz wegzuführen, z.B. Strandspaziergänge, Bäche und Urlaubserinnerungen.

21.5.3 Medikamentöse Schmerzbehandlung

Die Auswahl der **Analgetika** erfolgt nach dem WHO-Stufenplan (► LF 1.3, Kap. 21.1.6, S. 724) und wird entsprechend der Schmerzintensität stufenweise angepasst.

Durchführung

- Spätestens bei einer Schmerzintensität von mehr als 3/10 auf der nummerischen Rangskala (NRS) holt die Pflegefachkraft eine **ärztliche Anordnung** zur Einleitung oder Anpassung der Schmerzbehandlung. Eine Expertengruppe hat sich für diesen Richtwert entschieden, da es über NRS 4/10 bereits zu erheblichen körperlichen und psychischen Funktionseinbußen kommen kann, z.B. Mobilitäts- und Schlafstörungen sowie Veränderung sozialer Aktivitäten und der Stimmung.
- Die ärztlichen Anordnungen werden nach Plan durchgeführt.

- Die **Überprüfung des Behandlungserfolgs** wird für intravenöse Gaben nach einer halben Stunde, bei oraler Gabe nach einer Stunde empfohlen. Bei erstmaliger transdermaler Applikation (Schmerzpflaster) kann eine Überprüfung in der Regel erst nach 12 bis 16 Stunden erfolgen.
- Vor besonders **schmerzhaften Prozeduren**, z. B. bei Mobilisation, Krankentransporten, Verbandswechsel, Punktionen, Untersuchungen oder chirurgischen Eingriffen, sollte in Absprache mit dem Patienten vorbeugend ein Schmerzmittel angeboten werden. Besondere Aufmerksamkeit benötigen hier Personen, deren Äußerungsvermögen eingeschränkt ist.
- In ärztlicher Absprache führt die Pflegefachkraft Maßnahmen zur Vermeidung und Behandlung von **schmerzmittelbedingten Nebenwirkungen** durch.
- In Absprache mit anderen Berufsgruppen werden dem Patienten und seinen Angehörigen **nichtmedikamentöse Maßnahmen** angeboten.
- Die Pflegefachkraft bietet dem Patienten und seinen Angehörigen eine gezielte **Beratung** und Schulung an. (1)

Abgestimmt auf die unterschiedliche Wirkdauer der Basismedikation, sollte die nächstfolgende Medikamentengabe bereits verabreicht werden, wenn der Spiegel der vorherigen Gabe im Blut noch ausreichend hoch ist. Dies ist mit retardierten Medikamenten, die ihre Wirkstoffe verzögert freisetzen, gut zu steuern.

> **! Merke** Die Wirkung eines Schmerzpflasters setzt erst nach 12–24 Stunden ein.

Auch für **Schmerzspitzen** und besonders schmerzhafte Prozeduren sollte immer eine schnell verfügbare Medikation zur Verfügung stehen.

Wichtige Regeln der Tumorschmerztherapie

- So einfach wie möglich, vorzugsweise Tabletten oder Pflaster
- Basisdosierung mit Retardmedikamenten
- Regelmäßige Einnahme nach festem Zeitschema
- Individuelle Dosierung
- Kontrollierte Dosisanpassung, Bedarfsmedikation
- Gabe der Medikamente, bevor der Schmerz wieder einsetzt
- Behandlung der Nebenwirkungen durch Begleitmedikation
- Gespräche mit dem Patienten als ein wesentlicher Bestandteil der Schmerztherapie

Standardfehler bei der Schmerztherapie

- Schmerzdiagnose wird unzureichend gestellt
- Standarddosierung – keine individuelle Anpassung
- Unterschätzung der Schmerzintensität
- Zu schwaches Schmerzmittel
- Angst vor Suchterzeugung – Vorurteile gegen Opioide
- Unzureichender Einsatz von Begleitmedikamenten
- Spritzen, obschon eine orale oder transdermale Gabe möglich wäre

Besonderheiten der Schmerzbehandlung bei älteren Menschen

Mit zunehmendem Alter verändern sich die für die Verteilung und die Ausscheidung von Medikamenten verantwortlichen Faktoren.

- Verbunden mit unzureichender Ernährung und chronischen Erkrankungen ist häufig eine Abnahme der Transporteiweiße. Da viele Medikamente sich an diese binden, kann die Wirkung durch den höheren Anteil ungebundener Substanzen ansteigen. Damit erhöht sich das Risiko toxischer Konzentrationen (griech. Toxin = Pfeilgift). Dies erfordert meist **Dosisreduktionen**.
- Für den Abbau der Medikamente sorgen überwiegend **Leberenzyme**. Bei Abnahme im Alter werden längere Zeitintervalle zwischen den einzelnen Dosierungen notwendig.
- Alterungsvorgänge, Austrocknung (Dehydratation) und Herzinsuffizienz können zu verminderter **Nierenfunktion** beitragen. Die Medikamente bleiben dann länger im Körper, was wiederum zu verlängerter Wirkungsdauer und Vergiftungserscheinungen führen kann.

Die Ausscheidung von **Morphin** nimmt mit zunehmendem Alter ab. Folglich verbleibt Morphin länger und in höherer Konzentration im Körper, was die Wirksamkeit erhöht und die Wirkungsdauer verlängert. Ältere Menschen müssen also ggf. im Gegensatz zu jüngeren niedrigere Dosen in größeren Zeitabständen bekommen.

Generell wird zunächst mit niedriger Dosierung begonnen, die dann langsam gesteigert wird. Auch wenn Untersuchungen ergeben haben, dass ältere Menschen im Allgemeinen sensibler auf Opioide reagieren, darf deren Einsatz nicht generell ausgeschlossen werden. Allerdings sollte eine strenge Beobachtung bezüglich der Dosierung und vor allem der Häufigkeit der Einnahme erfolgen.

Wichtig ist es, die Dosis je nach Reaktion des Patienten schnell zu erhöhen oder zu senken. Körpergröße, Gewicht und Körperoberfläche sind bei älteren Menschen für die Dosierung von Opioiden keine ausreichend genauen Maßstäbe.

> **! Merke** Auch ein älterer Mensch sollte so weit wie möglich selbst die Kontrolle über seine Schmerzbehandlung haben.

Aufgaben

- Erläutern Sie den Begriff »Total Pain«.
- Stellen Sie eine Liste von Faktoren zusammen, die das Schmerzempfinden beeinflussen können.
- Erklären Sie den Begriff »Schmerzgedächtnis«.
- Erklären Sie die Grundsätze der medikamentösen Schmerztherapie anhand des WHO-Stufenschemas.
- Stellen Sie in einer Gruppe nichtmedikamentöse Unterstützungsangebote zur Schmerzbehandlung zusammen.
- Frau Fritz bekam eine Halluxoperation. Welcher Schmerzart können Sie ihre Schmerzen zuordnen?
- Welche Basisschmerzmittel wird Frau Fritz wohl bekommen? Zählen Sie Stoffgruppen, Wirkung und die wichtigsten unerwünschten Wirkungen sowie Kontraindikationen auf.
- Welche alternative nichtmedikamentöse Schmerzbehandlung wendet die Pflegefachkraft bei Frau Fritz an? Mit welcher Intention?
- Wie versucht Frau Fritz, ihre Schmerzen zu beeinflussen?
- Sie sollen bei Frau Fritz ein Schmerzassessment durchführen. Erläutern Sie Ihre Vorgehensweise.
- Eine Auszubildende fragt Sie, ob denn, wie sie es im Unterricht gelernt hat, bei Frau Fritz auch Koanalgetika zum Einsatz kommen. Sie stellen gemeinsam eine Liste mit Medikamenten und ihren Einsatz bei speziellen Schmerztypen auf.
- Was sind Opioide? Welche Wirkungen haben sie? Welche Nebenwirkungen kennen Sie?
- Ein Phänomen in der Schmerzbehandlung ist der sog. Phantomschmerz. Erläutern Sie dies näher. Welche neuen Therapiewege werden beschritten?

22 Pflege Krebskranker

Frau Schwirt ist 70 Jahre alt. Sie lebt mit ihrem Mann in einer Kleinstadt in einem kleinen Haus mit Garten. Das Ehepaar ging gerne auf Reisen, vor allem die Schweiz und Südfrankreich hatten es den beiden angetan. In ihrem Wohnzimmer hängt ein großes Panorama der Schweizer Alpen. Frau Schwirt liebt den Duft von Lavendel und hat in ihrem Garten ein kleines Lavendelbeet gepflanzt.

Schwirts haben drei Kinder, Tochter Anita lebt mit ihrer Familie in derselben Stadt. Insgesamt haben Schwirts sieben Enkel und einen Urenkel. Anita ist oft mit ihren drei Kindern und dem Urenkel bei ihren Eltern zu Besuch. Vor allem im Sommer genießen alle den Garten: es wird gegrillt, gefeiert und Sonnenuntergänge werden beobachtet. Vor fünf Jahren wurde bei Frau Schwirt ein Mammakarzinom an der rechten Brust entdeckt. Sie wurde brusterhaltend operiert. Die anschließende Strahlentherapie nahm Frau Schwirt sehr mit, aber sie erholte sich und konnte bis jetzt ihren Ruhestand zusammen mit ihrem Mann und der Familie genießen. Die Reisen wurden weniger, aber der Lavendel im Garten erinnerte sie immer an ihre Erlebnisse.

Vor sechs Monaten entdeckte Frau Schwirt wieder einen Knoten in der rechten Brust. Sie machte sofort einen Termin bei ihrem Gynäkologen und erzählt ihm, dass sie sich schwach fühle und abgenommen habe. Bei der Untersuchung stellte sich heraus, dass Frau Schwirt ein Rezidiv hat. In der Wirbelsäule haben sich Metastasen gebildet, im Gehirn wurden zwei kleine Metastasen gefunden. Damit lassen sich auch die Rückenschmerzen, die Übelkeit und die Kopfschmerzen von Frau Schwirt erklären. Dieses Mal wurde die rechte Brust und die axillären Lymphknoten entfernt, anschließend wurde Frau Schwirt mit einer Strahlentherapie behandelt. Leider konnten die Metastasen nicht bekämpft werden. Frau Schwirt hat sich damit abgefunden, dass sie nicht mehr lange leben wird. Schon bei der Erstdiagnose hat sie sich viele Gedanken über Sterben und Tod gemacht und oft mit ihrem Mann und den Kindern über ihre Wünsche gesprochen. Sie möchte so lange wie möglich zu Hause bleiben. Ihr Mann wird Unterstützung vom Hausarzt und von den Brückenschwestern bekommen.

Seit zwei Wochen ist Frau Schwirt bettlägerig. Sie ist zu schwach zum Laufen, auch die Schmerzen setzen ihr zu. Über einen Port-à-cath können ihr zum Glück lindernde Schmerzmittel und Medikamente gegen Übelkeit verabreicht werden. An guten Tagen schafft sie es in ihren Lieblingssessel. Neulich trug Herr Schwirt seine Frau sogar in den Liegestuhl im Garten. Es war herrlich warm und sonnig, und die Luft war vom Lavendelduft erfüllt. Frau Schwirt konnte diesen Tag genießen. So freut sie sich dann auch über Besuch von ihrer restlichen Familie. Besonders ihrer jüngsten Enkelin Katrin gefallen die bunten Tücher, die Frau Schwirt trägt, seit ihr die Haare ausgefallen sind.

An schlechten Tagen muss Frau Schwirt mehrfach erbrechen, hat starke Schmerzen und schläft viel, denn die Schmerzmittel machen sie müde. Mittlerweile hat sie manchmal Lähmungserscheinungen im linken Bein. Dann möchte sie ihre Ruhe haben. Massagen und Duftöle tun ihr dann gut.

Frau Schwirt hat ihren Mann neulich gefragt, ob es ihm nicht zu viel würde, sie würde auch in ein Hospiz gehen. Doch ihr Mann ist dagegen: manchmal wachse ihm zwar alles über den Kopf, aber so lange alles so gut klappe, möchte er seiner Frau den Wunsch erfüllen, zu Hause zu sterben. Oft reden sie über alte Zeiten, klären Missverständnisse, erzählen sich gegenseitig ihre Sorgen. Frau Schwirt ist zuversichtlich und hat keine Angst vor dem Tod. Da sie gläubig ist, hilft es ihr, zu beten. Und das Gespräch mit dem Gemeindepfarrer vor ein paar Tagen hat ihr gut getan. Sie ist bereit, zu gehen.

Frau Schwirt schläft an einem Nachmittag friedlich ein, umgeben von Lavendelblüten, die ihr Katrin gepflückt hat.

LF 1.3

22.1 Grundlagen

22.1.1 Entwicklung bösartiger Tumoren

Es gibt weder **den** Krebs noch **die** Ursache für Krebs. Alle Gewebe können sich bösartig verändern, wobei Gewebe mit hoher Teilungsrate eher betroffen sind. Etwa 80 % aller bösartigen Tumoren gehen von den sich schnell teilenden Oberflächen- und Drüsengeweben aus. Sie werden **Karzinome** genannt. 6 % gehen von Bindegeweben aus und heißen **Sarkome**. Bösartige Veränderungen der blutbildenden Gewebe machen 5 % aus, z. B. Leukämien. Sehr selten sind bösartige Veränderungen des Nervengewebes.

Ausgangsgewebe	Bösartiger Tumor
Oberhaut	Plattenepitehlkarzinom,malignes Melanom
Schleimhaut	Polyp mit atypischen Zellen
Drüsengewebe	Adenokarzinom
Fettgewebe	Liposarkom
Bindegewebe	Fibrosarkom
Muskelgewebe	Myosarkom
Nervengewebe	Glioblastom

Tab. 22.1: Systematik bösartiger Tumoren nach Ausgangsgewebe.

Ursachen

Auch bei den **Ursachen** gibt es bekannte Häufungen. So ist Tabakkonsum ganz eindeutig Hauptrisikofaktor für Lungenkrebs. Die Krebsentstehung selbst läuft in zwei Phasen ab. Zunächst kommt es durch Veränderung der genetischen Information in den Zellkernen von Körperzellen zur Entwicklung von bösartigen Tumorzellen. Ursachen sind z. B.:

- erbliche Belastung und hormonelle Fehlsteuerungen
- kurzwellige Strahlungen wie UV-Licht,Röntgen- und radioaktive Strahlen
- chemische Substanzen, z. B. Asbest, Benzpyren und Nitrosamine
- natürliche Stoffe wie das Pilzgift Aflatoxin
- Viren, z. B. Hepatitisviren oder Papillomaviren

Wachstum

Dann kommt es zum **Wachstum** (Zellvermehrung) und damit zur Tumorbildung. Äußere Wirkstoffe wie Dioxin und Teerprodukte beschleunigen das Wachstum. Bei einigen Tumorarten, z. B. Mammakarzinom und Prostatakarzinom, fördern Sexualhormone die Tumorentstehung.

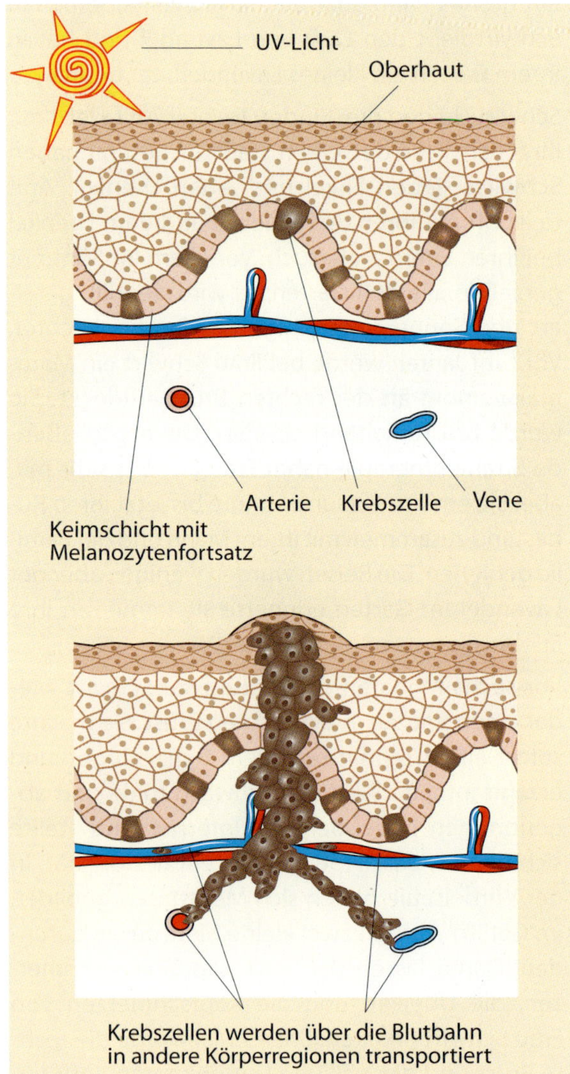

Abb. 22.1: Krebsentstehung am Beispiel Pigmentzellkrebs (Melanom).

Nach neueren Erkenntnissen besteht ein bösartiger Tumor aus Zellen mit unterschiedlichen Funktionen. Neben einer Vielzahl von zwar veränderten, aber spezialisierten Zellen, die den größten Teil des Tumors ausmachen, gibt es sogenannte **Krebsstammzellen**, welche für die Nachbildung des Tumors sorgen. Erste Hinweise deuten darauf, dass es sich hierbei um veränderte Gewebestammzellen handelt (► LF 1.3, Kap. 3.2.5, S. 294).

22.1.2 Infiltration

Damit die bösartigen Tumorzellen in andere Gewebe und Körperstrukturen **infiltrieren** (Eindringen) können, verfügen sie über unterschiedliche Fähigkeiten. An der Grenze des Tumors werden die Zellhaften abgebaut und dadurch zunächst der Zellverbund gelöst. Dann dringen einzelne Zellen durch aktive Bewegung in das gesunde Gewebe ein. Dabei gibt das Tumorgewebe Enzyme ab, die den Zellzwischenraum auflockern, zeitgleich entsteht ein Ödem. Beides weicht die gesunden Gewebezellen auseinander, was das Eindringen der Tumorzellen erleichtert.

Damit die Tumorzellen in Blut- und Lymphkapillaren eindringen können, geben sie eiweißlösende Enzyme ab, die die Membranen der Gefäße zerstören.

22.1.3 Metastasierung

Eine große Bedeutung kommt der **Bildung von Metastasen** (Absiedlungen) zu, die häufig den Organismus mehr schädigen als der Primärtumor (Ursprungskrebs). Metastasen entstehen, wenn Krebszellen den Zellverband verlassen und meist über die Lymphbahnen (lymphogen) oder die Blutgefäße (hämatogen) andere Organe erreichen, um dort erneut zu wachsen.

Bei einer **lymphogenen** Verbreitung gelangen die bösartigen Zellen über die Lymphbahnen zunächst zu den Lymphknoten, die für ein bestimmtes Gebiet zuständig sind, z.B. von der Brust in die Achsellymphknoten. Hier kann sich ein neuer Tumor bilden. Häufig wandern die Zellen aber weiter und gelangen in den Körperkreislauf. Bei einer **hämatogenen** Verbreitung verteilen sich die Tumorzellen über die Blutbahn im ganzen Körper.

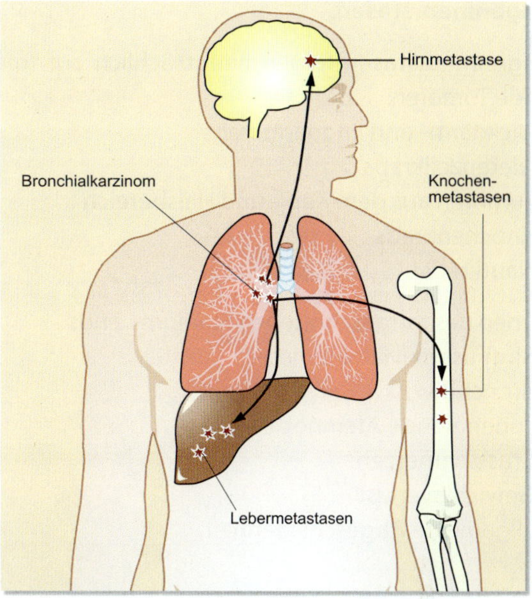

Abb. 22.2: Metastasierung eines Brochialkarzinoms

Bevorzugt setzen sich die Krebszellen in Organen fest, die ein enges Gefäßnetz haben, d.h. in Knochen, Lunge und Leber. Die für einzelne Krebsformen typischen Absiedelungswege ergeben sich aus der anatomischen Lage der Organe zueinander. Der Darmkrebs siedelt z.B. über die Pfortader in die Leber ab, der Lungenkrebs über die Lungenvenen und die linke Herzhälfte in Leber und Knochen.

Knochenmetastasen

Knochenmetastasen sind vor allem Folge von Lungen-, Prostata-, Brust-, Nieren- und Schilddrüsenkrebs. Sie treten häufig an der Wirbelsäule, Becken-, Oberschenkel- oder Schädelknochen auf.

Die Tumorzellen setzen Botenstoffe frei, die das Gleichgewicht der Umbauprozesse im Knochen stören und die Aktivität der Osteoklasten steigern. Dadurch kommt es zu einem verstärkten Knochenabbau (► LF 1.3, Kap. 3.3.2, S. 298), der die Stabilität des Skeletts erheblich reduziert. Knochenschmerzen und im schlimmsten Fall Knochenbrüche schon bei normaler Alltagsbelastung sind die Folge. Die Lebensqualität der Betroffenen nimmt stark ab. Häufig ist Bewegung nur noch eingeschränkt möglich oder unterbleibt aus Angst vor Verletzungen.

LF 1.3

Lungenmetastasen

Lungenmetastasen folgen hauptsächlich auf folgende Tumoren:
- Dickdarm- und Enddarmkrebs
- Nierenzellkrebs
- Tumoren aus dem Kopf- und Halsbereich
- Knochenkrebs
- Hautkrebs

Zeichen des fortgeschrittenen Stadiums sind:
- Bluthusten (Hämatemesis)
- Bronchitis
- zunehmende Atemnot
- Brustschmerzen
- Gewichtsverlust
- allgemeine Abgeschlagenheit

Lebermetastasen

Metastasen in der Leber finden sich bei ca. 30% aller bösartigen Tumoren. Besonders häufig sind sie bei:
- Darmkrebs (85%)
- Bauchspeicheldrüsenkrebs
- Magenkrebs
- Lungenkrebs
- Brustkrebs
- Speiseröhrenkrebs
- Schilddrüsenkrebs

Die Beschwerden sind unspezifisch und treten häufig spät auf:
- Gewichtsabnahme
- Appetitlosigkeit, Übelkeit
- Durchfall
- Druckschmerzen im rechten Oberbauch
- starkes nächtliches Schwitzen

Hirnmetastasen

Mehr als die Hälfte aller Hirntumoren sind Metastasen. **Hirnmetastasen** befinden sich meist im Bereich des Großhirns. Folgende Tumoren sind am häufigsten Ausgangsort der Tumorzellen:
- Lungenkrebs (40 – 60%)
- Brustkrebs (20%)
- Melanom (10 – 15%)
- Magen-, Darm-, Blasen- und Prostatakrebs (5%)

Symptom	Beschreibung
Kopfschmerzen (ca. 50%)	• länger anhaltend als bekannt • schlechtes Ansprechen auf Schmerzmittel
Funktionsstörungen	• Gefühlsstörungen • Seh- und Gleichgewichtsstörungen, Schwindel • Veränderungen der Sprache • Lähmungen bis hin zur Halbseitenlähmung
Krampfanfälle (ca. 20%)	• besonders erstmaliges Auftreten • kann Zeichen erhöhten Hirndrucks sein
Persönlichkeitsveränderungen (neu auftretend)	• auffälliges oder unpassendes Verhalten • Unfähigkeit zur Alltagsbewältigung • Verwirrtheit

Tab. 22.2: Symptome bei Hirnmetastasen.

Hirnmetastasen können sehr vielfältige Beschwerden verursachen. Dies liegt an der besonderen Lokalisation. Da die knöcherne Schädelhöhle ein Ausweichen des Gehirns nicht zulässt, kommt es häufig zu direkten Auswirkungen auf das Gehirn. Die Metastasen oder ein begleitendes Ödem üben einen starken Druck auf das Gehirn aus. Wachsen die Metastasen im Hirn sehr schnell, bestimmen sie den Verlauf der Erkrankung stärker als der Primärtumor.

! Merke Das Auftreten von Hirnmetastasen verändert die Prognose einer Krebserkrankung erheblich, da diese die verbleibende Lebenszeit stärker verkürzen als der Ausgangstumor.

22.1.4 Folgen des Tumorwachstums

Das ungesteuerte Wachstum bösartiger Tumoren führt im Körper zu unterschiedlichen Veränderungen mit **Folgen** für die Funktion einzelner Strukturen oder des ganzen Organismus (Tab. 22.3). Können diese Veränderungen nicht oder nicht ausreichend behandelt werden, führen sie letztendlich zum Tod. Eine Einschätzung des Allgemeinzustands, d. h. der bereits bestehenden Veränderungen, liefert die Grundlage für die Prognose (erwarteter Verlauf) (Tab. 22.2).

Veränderungen	Mögliche Folgen
Einengung von Organen und Ausführungsgängen	• Störungen der Nahrungspassage • Aufstauung von Harn, Gallenflüssigkeit, Pankreassekret
Zerstörung von Gefäßwänden (Arrosion)	Kleinere und größere Blutungen
Infektion	bakterielle Besiedelung abgestorbenen Tumorgewebes
Durchbrechen von Wänden (Perforation)	Durchbruch des Mastdarms in Blase oder Scheide mit anschließender Infektion
Blutung, verminderte Erythrozytenproduktion	Blutarmut (Anämie)
Entzug von lebenswichtigen Substanzen	Auszehrung (Kachexie)
Tumorzerfall	Fieber

Tab. 22.3: Tumorfolgen

Zustand	%
Normalzustand, keine manifeste Erkrankung	100
Minimale Krankheitssymptome	90
Normale Leistungsfähigkeit mit Anstrengung	80
Eingeschränkte Leistungsfähigkeit, arbeitsunfähig, kann sich alleine versorgen	70
Gelegentliche fremde Hilfe	60
Pflegerische und ärztliche Hilfe, nicht dauernd bettlägerig	50
Bettlägerig, spezielle Pflegeerforderlich	40
Schwer krank, Krankenhauspflege notwendig	30
Krankenhauspflege und unterstützende Maßnahmen erforderlich	20
Moribund, Krankheit schreitet schnell fort	10

Tab. 22.4: Karnofsky-Skala zur Abschätzung der Prognose (100 % = ohne Einschränkung).

22.1.5 Früherkennung

In der **frühen Entwicklungsphase** sind Krebsleiden selten schmerzhaft und zeigen keine spezifischen Symptome. Es ist daher wichtig, auf **körperliche Veränderungen** zu achten:

- Auftreten von nicht verschieblichen Gewebeknoten, besonders in der Brust
- Fehlende Abheilung von Wunden
- Veränderungen der Farbe, Größe und Oberfläche von Leberflecken
- Blutiger Ausfluss aus Scheide oder After
- Anhaltender Schluckauf oder Schluckbeschwerden
- Husten oder Heiserkeit über mehr als vier Wochen
- Blut in Stuhl, Urin oder Auswurf
- Magenbeschwerden, die trotz Therapie nicht besser werden

Häufig sind es **allgemeine Symptome**, die den Betroffenen auffallen:

- Gewichtsverlust wegen des hohen Verbrauchs von Energie und Baustoffen
- Allgemeine Schwäche bei Blutarmut durch einen vermehrten Abbau von roten Blutkörperchen im Tumorgewebe sowie durch schleichenden Blutverlust bei der Gewebezerstörung
- Funktionsstörungen, da Drüsengänge oder Transportwege verlegt sind

Je früher Veränderungen erkannt werden, desto größer sind die Chancen für eine erfolgreiche Behandlung. Es ist dringend zu raten, die angebotenen Untersuchungen zur Früherkennung regelmäßig wahrzunehmen. Entgegen Auffassung und Verhalten vieler Älterer nimmt die Notwendigkeit regelmäßiger Früherkennungsmaßnahmen (Vorsorgeuntersuchungen) im Alter zu.

> **! Merke** Alter ist der wichtigste Risikofaktor für Krebserkrankungen.

Gezielt werden bei Verdacht Röntgenuntersuchungen, sonografische Untersuchungen und Darmspiegelungen durchgeführt. Auch das Blut wird untersucht, denn viele Krebszellen produzieren spezielle Stoffe, die im Blut nachgewiesen werden können, sogenannte **Tumormarker**.

Alter ab	Frau	Mann
20	Gebärmutterhalskrebs, Genitalkrebs	Ø
30	zus. Brustkrebs (abtasten)	Ø
35	Alle 2 Jahre: Gesundheitscheck auf Herz-Kreislauferkankungen, Diabetes mellitus, Nierenerkrankungen, Hautkrebs	
45	Ø	Prostatakrebs
50	Darmkrebs (Test auf nicht sichtbares Blut)	
50–69	alle 2 Jahre: Brustkrebs (Mammografie, Aufforderung per Post)	Ø
55	zusätzlich Darmspiegelung (nach 10 Jahren Wiederholung)	

Tab. 22.5: Früherkennungsuntersuchungen

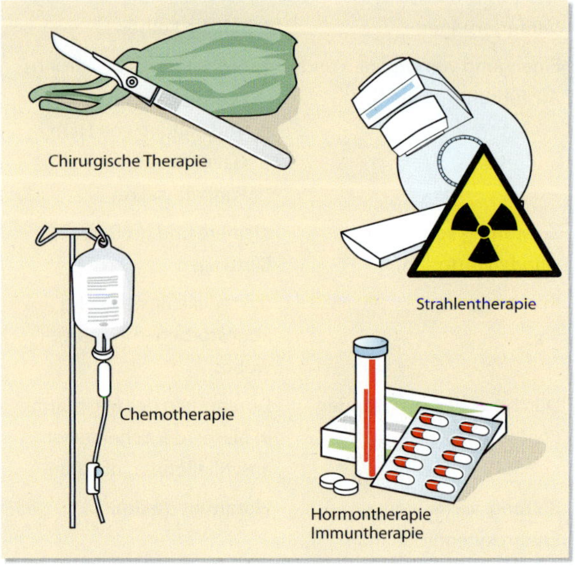

Abb. 22.3: Möglichkeiten der Krebsbehandlung.

22.1.6 Therapieprinzipien

Die **Therapie** ist auf die vollständige Entfernung der bösartigen Zellen ausgerichtet. Dabei müssen häufig erhebliche psychische und körperliche Beeinträchtigungen in Kauf genommen werden. Bei fortgeschrittenen Erkrankungen oder im hohen Alter sind der Radikalität der Therapie meist Grenzen gesetzt.

Chirurgische Therapie

Die **chirurgische Therapie** hat das Ziel, das bösartige Gewebe restlos zu entfernen. Sehr häufig ist eine Entfernung der zugehörigen Lymphknoten erforderlich. In den meisten Fällen wird nach Eröffnung des Organs zunächst eine Probe entnommen und feingeweblich untersucht, um die Diagnose zu sichern. Mit der Einführung neuer Techniken, z. B. Laser und Hochdruckwasserstrahlen, wird versucht, die Operationen gewebeschonend durchzuführen. Sonografisch oder röntgenologisch kontrollierte Sonden können in geeigneten Fällen in die Tumoren geschoben werden, um diese von innen her mit Wärme zu zerstören. Möglich ist dies z. B. bei einem Prostatakarzinom, Lungen- und Lebermetastasen. Das neuste Therapieverfahren zerstört den Prostatatumor mittels Ultraschall über eine in das Rektum geschobene Sonde

Die **Folgen und Komplikationen von Krebsoperationen**, z. B. Funktionseinschränkungen, Verwachsungen, überschießende Narbenbildung und Wundheilungsstörungen, unterschieden sich nicht von den üblichen Operationsrisiken. Allerdings ist durch die Krebserkrankung mit längeren Gesundungszeiten (Rekonvaleszenz) zu rechnen.

Nicht selten kann wegen der Ausdehnung oder des Gesamtzustandes des Patienten ein Krebs nicht operiert werden. Ist ein Krebs inoperabel, wird versucht, durch entlastende oder stabilisierende Operationen die Schmerzen zu lindern oder die Folgen des Krebses zu mindern. Dieses Vorgehen wird **Palliativoperation** genannt.

Chemotherapie

Strahlen- und **Chemotherapie** beruhen auf der Erkenntnis, dass die Krebszellen einen veränderten Stoffwechsel haben und sich rasch teilen. Dies macht sie etwas verletzlicher als die gesunden Zellen des betroffenen Gewebes. Bei einer Behandlung sterben sie also eher ab.

Die Chemotherapie hat das Ziel, unerkannte Tumorreste oder Metastasen zu zerstören. Eingesetzt werden **Zytostatika**, Substanzen, die zellschädigend (zytotoxisch) sind. Dies trifft besonders Zellen kurz vor der Teilung. Neben Krebszellen werden auch andere sich schnell teilende Gewebe betroffen, was die Nebenwirkungen erklärt. Häufig kommt es zu Haarausfall, Durchfällen, Übelkeit und Erbrechen, Infektionsneigung und Anämie. Die Nebenwirkungen können zum Teil medikamentös gelindert werden. Sie verschwinden nach Beendigung der Chemotherapie, z. B. wachsen die Haare sofort wieder nach. Die Chemotherapie wird unter bestimmten Umständen palliativ eingesetzt.

Strahlentherapie

Die **Strahlentherapie** wird mit energiereichen Strahlen, z. B. Röntgenstrahlen, durchgeführt. Häufig wird sie mit einer Chemotherapie kombiniert, um das Operationsergebnis zu sichern. Das Ziel einer Strahlentherapie kann auch darin liegen, die Tumoren vor der Operation zu verkleinern. Strahlentherapie kann sowohl zur Behandlung als auch zur Schmerzlinderung eingesetzt werden. Gegen Schmerzen wird sie vor allem bei Knochenmetastasen eingesetzt.

Strahlentherapie kommt am häufigsten bei Prostatakarzinom, Mammakarzinom und Darmkrebs zum Einsatz. Ausgenutzt wird die Tatsache, dass Tumorgewebe empfindlicher gegenüber Strahlung ist als gesundes Gewebe. Trotzdem können gesunde Zellen beeinträchtigt werden.

Nebenwirkungen sind dabei abhängig von der Dosis, der Eindringtiefe der Strahlung und der Anzahl der Behandlungen. Besonders gefährdet sind schnell regenerierende Gewebe wie Schleimhäute, Knochenmark oder Organe, bei denen eine Teilstörung die Gesamtfunktion beeinträchtigt, z. B. im Dünndarm. Relativ häufig sind daher neben Hautrötungen im Bestrahlungsbereich Schädigungen der Schleimhaut von Mund und Speiseröhre bei Bestrahlung im Halsbereich, Übelkeit, Durchfälle und Blasenbeschwerden bei Bauchbestrahlung.

Spätreaktionen

Spätreaktionen der Bestrahlung zeigen sich erst nach Monaten und bilden sich kaum oder gar nicht zurück. Sie sind Folge von Verengungen der Gefäße mit Verschlechterung der Durchblutung und eines narbigen Umbaus des Bindegewebes (Fibrosierung). Dies sind unter anderem:

- Hautverfärbungen
- Verhärtungen des subkutanen Fettgewebes
- Mundtrockenheit
- Geschmacksstörungen
- Einschränkung der Lungenfunktion

Hormontherapie

Die Geschlechtshormone Östrogen und Testosteron fördern das Wachstum bösartiger Tumoren der Brust, der Prostata und der Gebärmutter. Die **Hormontherapie** hebt diese Wirkung auf, indem die Hormonrezeptoren des Tumors blockiert werden oder die Hormonproduktion im Körper verringert wird.

Begleitende Maßnahmen

Daneben wird nach Mitteln und Methoden gesucht, die Heilung zusätzlich positiv zu beeinflussen.

Gesprächstherapien und die Mitarbeit in Selbsthilfegruppen stabilisieren die Psyche. Entspannend wirken körperorientierte Atem- und Tanztherapie, progressive Muskelentspannung und autogenes Training.

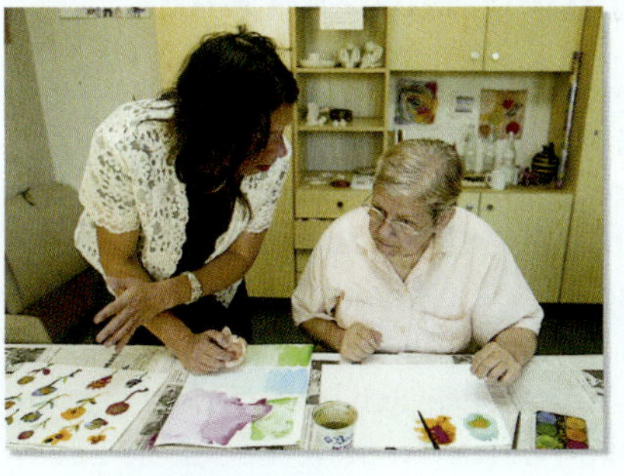

Abb. 22.4: Mal- und Musiktherapie helfen bei der Auseinandersetzung mit der Krankheit.

Neue Therapieansätze

Immuntherapie

Zunehmend wendet sich die Forschung der **Immuntherapie** von Krebserkrankungen zu. Ausschlaggebend war die Erkenntnis, dass Tumorzellen auf ihrer Oberfläche Antigene haben, aber gleichzeitig über Mechanismen verfügen, die körpereigene Immunabwehr zu verhindern. Damit sind Maßnahmen zur allgemeinen »Stärkung der Immunabwehr« gegen Krebs wissenschaftlich nicht gesichert. Das Ziel der Immuntherapie ist, die Abwehrmechanismen der Tumorzellen zu umgehen und das Abwehrsys-

LF 1.3

tem gezielt gegen die Tumoren zu aktivieren. Einerseits wird versucht, mithilfe von Antikörpern die Tumorzellen zu zerstören. Andererseits werden körpereigene Zellen injiziert, welche mit einem Tumorantigen beladen sind und eine Immunantwort auslösen.

Impfung

Was zurzeit als **Impfung** gegen Krebs bezeichnet wird, ist bei genauer Betrachtung eine Maßnahme, die eine Infektion mit krebsbegünstigenden Viren verhindert. Es handelt sich um eine Impfung von Mädchen. Sie soll eine Infektion mit Papillomaviren vermeiden, welche Gebärmutterhalskrebs auslösen können.

Antiangiogenese

Ein weiterer Ansatz ist die Entwicklung von Medikamenten, die durch den Tumor ausgelöste Gefäßneubildungen stoppen und den Krebs damit sozusagen »aushungern«. Das erste Medikament wurde 2007 für die Behandlung von Darmkrebs zugelassen.

22.2 Besonderheiten im Alter

Krebs entsteht in jedem Alter. Das mittlere Erkrankungsalter lag jedoch 2006 bei 69 Jahren. Die Zunahme der Krebserkrankungen bei alten Menschen hängt mit der immer höheren Lebenserwartung zusammen und mit dem Erlahmen der Reparaturmechanismen und der Wächterfunktion des Abwehrsystems. Auftretende Schäden in der Erbinformation von Zellen werden repariert oder die Zellen werden beseitigt. Mit zunehmendem Alter verliert dieser Mechanismus an Effektivität und veränderte Zellen können zu Tumoren heranzuwachsen. Sicher spielt auch der Zeitverlauf der Erkrankung eine Rolle. Häufig dauert es einige Jahre, bis aus einer veränderten Zelle ein bösartiger Tumor geworden ist und entsprechende Symptome auftreten.

Das Wachstum von bösartigen Tumoren ist sehr unterschiedlich je nach Art der Ursprungszellen. Es kann nicht generell von einem langsamen Wachstum ausgegangen werden. Bei Brust- und Lungenkrebs gibt es allerdings im Alter häufig weniger aggressive Verläufe.

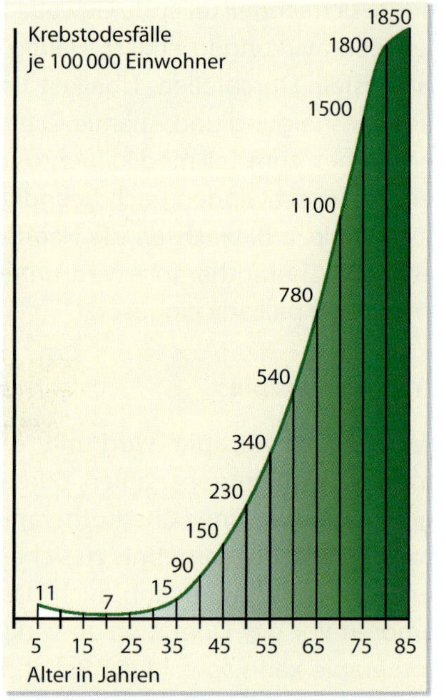

Abb. 22.5: Krebs in verschiedenen Lebensaltern

! Merke Die Behandlung von bösartigen Tumoren und die Wirksamkeit der einzelnen Methoden haben generell nichts mit dem Alter zu tun. Die Frage »Kann man Krebs im Alter effektiv behandeln?« muss eindeutig mit »Ja« beantwortet werden. Einschränkungen ergeben sich jedoch durch die im Alter nicht selten vorliegende Multimorbidität (► LF 1.3, Kap. 4.3.1, S. 329).

22.3 Psychosoziale Aspekte

Unabhängig vom Alter ist eine Krebs-Erkrankung immer eine existenzielle Erschütterung. Anders als bei den voraussehbaren Krisen, die im Leben bewältigt werden müssen, geht es bei der Krebserkrankung um eine Ausnahmesituation. Kennzeichen:

- Sie trifft den Menschen meist unerwartet und damit unvorbereitet.
- Die Existenz wird als gefährdet erlebt: körperlich, seelisch und sozial.
- Die Entwicklung kann wegen fehlender Erfahrungen nicht vorhergesehen werden.
- Die bewährten Strategien zur Konfliktlösung funktionieren nicht.
- Das Anpassungsvermögen stößt an seine Grenzen.
- Es gibt kaum Handlungsspielraum.

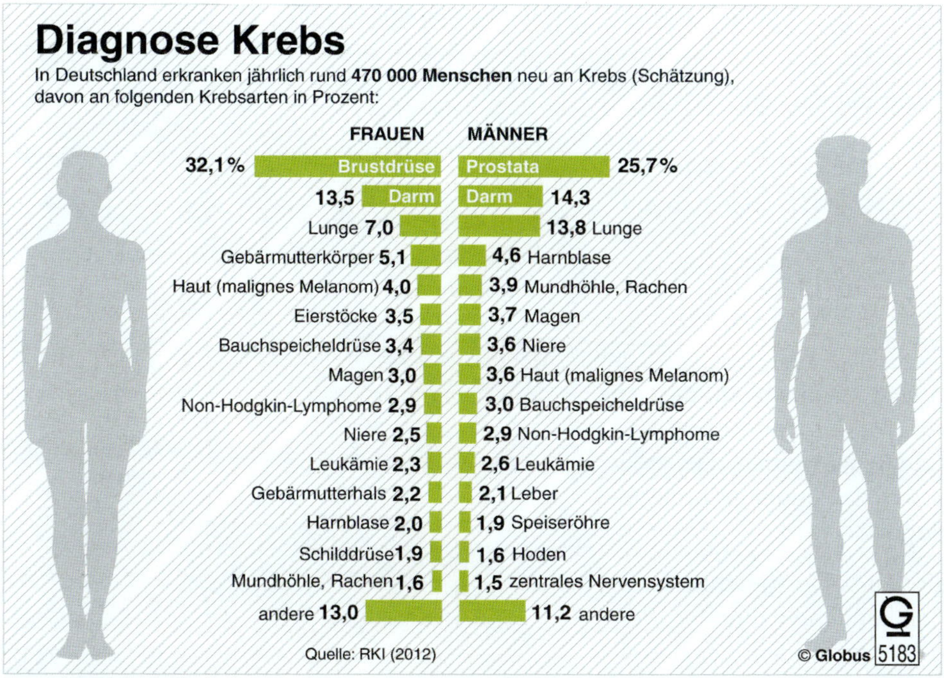

Abb. 22.6: Krebssterbefälle in Deutschland.

Die Möglichkeiten, mit einer solchen Krise umzugehen, sind von Mensch zu Mensch unterschiedlich. Einige nehmen den Kampf auf und vertrauen auf die Möglichkeiten der modernen Medizin. Anderen erschließt sich durch die Krankheit ein tieferer Sinn und sie verzichten bewusst auf Behandlung. Vielen gelingt es nicht, ihre Krankheit zu verarbeiten.

Die Pflegefachkraft muss darauf vorbereitet sein und dem leidenden Menschen bei seinen jeweiligen Problemen pflegerisch beistehen.

Das menschliche Selbstbild ist geprägt durch die Erfahrung eines intakten, funktionsfähigen Körpers mit dem Gefühl, Handelnder zu sein. Eine Krebserkrankung stellt dies alles infrage. Der Kranke ist körperlich stark eingeschränkt. Er fühlt sich der Krankheit ausgeliefert und ist durch Krankheits- oder Therapiefolgen entstellt. Er befürchtet, nicht mehr geschätzt zu werden. Der kranke Mensch muss sein Selbstbild wieder stabilisieren, mit der Angst vor Verschlechterung umgehen und sich mit dem Tod auseinandersetzen.

Die besten Chancen für eine Bewältigung der Krankheit haben nach klinischer Erfahrung Menschen, die in der Lage sind, bestimmte Teile des Geschehens zu verdrängen und mit anderen Teilaspekten umzugehen. Hilfreich ist ein Gleichgewicht zwischen teilweiser Übertragung von Verantwortung auf andere, z. B. Ärzte und Pflegefachkräften, und Übernahme eigener Verantwortung.

22.4 Krankheitsbilder

Alle Gewebe können sich verändern und bösartige Tumoren bilden. Je nach Teilungsrate des Gewebes sind Veränderungen häufiger oder seltener. Auch Wachstumsgeschwindigkeit und Aggressivität sind sehr unterschiedlich, sodass fallweise die Nichtbehandlung mit mehr Lebensqualität verbunden sein kann als eine aggressive Therapie.

22.4.1 Bronchialkarzinom

Bei Krebserkrankungen der unteren Atemwege (Lungenkrebs) handelt es sich meist um ein **Bronchialkarzinom**. Der Tumor entwickelt sich aus dem Gewebe der Bronchialschleimhaut. Ein direkter Zusammenhang mit Tabakrauch ist geklärt (95 % der Erkrankten). Auch sogenannte »Passivraucher« haben ein erhöhtes Risiko. Das Erkrankungsalter liegt zwischen dem 50. und 70. Lebensjahr, wobei Männer acht- bis zehnmal häufiger als Frauen erkranken. Der Anteil der Frauen nimmt aber stetig zu. 5 % der

Erkrankten sind unter 40 Jahren, weniger als 10 % überleben die ersten 5 Jahre.

Zeichen einer Erkrankung können sein:
- neu auftretender Husten
- Verschlimmerung eines chronischen Hustens
- Auswurf, unter Umständen mit Blutbeimengungen
- Atemnot
- Schmerzen in der Brust
- allgemeiner Kräfteverfall

Die ersten Anzeichen sind so allgemein, dass an eine verschleppte Virusinfektion gedacht werden könnte. Es sollte aber zur Regel werden, dass jeder nicht zu lindernde Husten, der länger als drei Wochen besteht, genau abgeklärt wird.

Nicht selten entwickelt sich bei fortgeschrittenem Leiden eine begleitende Lungenentzündung. Verlegt der Tumor einen Bronchus, kann der betreffende Lungenabschnitt nicht mehr ausreichend belüftet werden. Auch eine Reizung des Rippenfells (Pleuritis) mit Ergussbildung ist möglich. Das Bronchialkarzinom bildet Metastasen vorwiegend in den Knochen und der Leber. Wird die Erkrankung frühzeitig erkannt, kann bei etwa einem Drittel der Patienten mit Erfolg operiert werden. Immer wird zusätzlich eine Chemotherapie durchgeführt.

22.4.2 Mammakarzinom

Das **Mammakarzinom** (Brustkrebs) ist die häufigste Krebserkrankung bei Frauen. Das Risiko nimmt mit dem Alter zu. 65 % aller Patientinnen sind älter als 60 Jahre. Es gibt eine familiäre Häufung. Das Auftreten oder Größerwerden eines Knotens in der Brust ist häufig mit Schmerzen oder Druckempfindlichkeit sowie mit Veränderungen der Haut oder der Brustwarze verbunden. Eine Selbstuntersuchung der Brust kann zur Diagnose beitragen. Pflegefachkräfte sollten dabei beratend unterstützen.

> **! Merke** Für Frauen zwischen dem 50. und 69. Lebensjahr besteht Anspruch auf eine Teilnahme an einer Röntgenreihenuntersuchung (Mammografie-Screening) zur Früherkennung.

Beachtet werden sollten:
- das Auftreten eines einzelnen Knotens bei sonst unauffälliger Brust,
- unregelmäßige Form und Härte des Knotens,
- Unterschiedlichkeit des Knotens gegen das umgebende Gewebe,
- eine verkleinerte Brust,
- Einziehung der Haut oder der Brustwarze.
- Orangenhaut

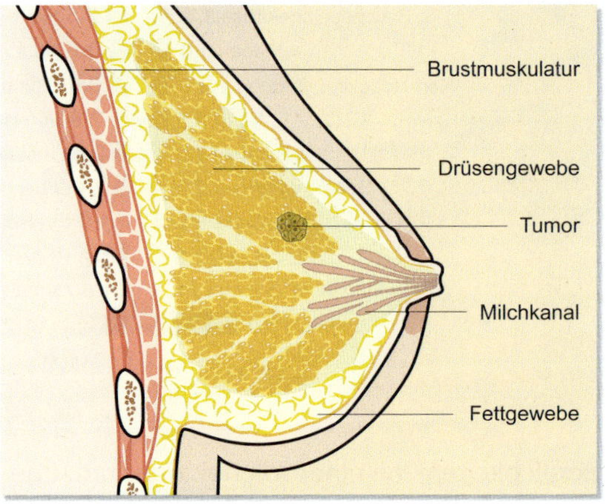

Abb. 22.7: Mammakarzinom

Ist die Diagnose gesichert, wird meist operiert. Anschließend erfolgt eine zusätzliche Bestrahlung. Oft ist auch der **Lymphknoten** in der Achselhöhle befallen. Die dann notwendige Entfernung des Lymphgewebes behindert den Lymphstrom. Im betroffenen Arm bildet sich ein Ödem (Lymphödem LF 1.3, Kap. 11.4.9, S. 470).

22.4.3 Kolonkarzinom

Bösartige Tumoren des Verdauungstraktes entwickeln sich besonders häufig im **Kolon** (Dickdarm). Fast immer handelt es sich um Veränderungen der Drüsenzellen. In der überwiegenden Zahl sind sie im Mastdarm lokalisiert. Metastasen finden sich wegen der besonderen Blutversorgung des Verdauungstraktes meist in der Leber, welche über das Pfortadersystem direkt verbunden ist (► LF 1.3, Kap. 10.1.3, Abb. 10.10, S. 434).

Der Häufigkeitsgipfel liegt zwischen dem 50. und 70. Lebensjahr, wobei beide Geschlechter gleich oft betroffen sind. Neben dem Alter gelten Darm-erkrankungen wie Colitis ulcerosa und Dickdarmpolypen sowie eine ballaststoffarme, fett- und fleischreiche Kost als wichtigste Risikofaktoren.

Die Krankheit entwickelt sich schleichend und ohne wesentliche Beschwerden. Blut im Stuhl ist ein wichtiges Verdachtsmoment. Im weiteren Verlauf kommt es zu Schmerzen beim Stuhlgang.

Verstopfung im Wechsel mit Durchfällen und »bleistiftdünner« Stuhl weisen auf einen Tumor im Mastdarm hin. Häufig ist es aber nur eine unklare Gewichtsabnahme oder eine Anämie, die den Verdacht auf ein Krebsleiden lenkt.

! Merke Eine Darmspiegelung mit Probenentnahme kann den Verdacht sichern. Eine regelmäßige Spiegelung gehört zu den von den Kassen übernommenen Früherkennungsmaßnahmen.

22.4.4 Prostatakarzinom

Die bösartige Wucherung der **Prostata** (Vorsteherdrüse) ist der beim Mann am häufigsten vorkommende Tumor. Das Auftreten nimmt mit dem Alter zu. Erkrankungen vor dem 50. Lebensjahr sind selten. Da das Karzinom – im Gegensatz zur gutartigen Wucherung (Adenom) – in der Außenzone der Drüse wächst, vermindert sich der Harnstrahl erst im fortgeschrittenen Stadium. Eine frühe Diagnosestellung ist nur im Rahmen der regelmäßigen Früherkennungsuntersuchungen möglich.

Therapeutisch steht die Operation im Vordergrund. Diese wird eventuell mit einer Hormontherapie gekoppelt. Gegen Strahlen sind die Krebszellen der Prostata äußerst widerstandsfähig. Metastasen bilden sich bevorzugt im Knochen. Rückenbeschwerden durch Wirbelsäulenmetastasen sind häufig das erste Zeichen, das zu einer gründlichen Untersuchung führt. Aufgrund des langsamen Wachstums sterben viele Männer **mit**, aber nur wenige **an** einem Prostatakarzinom.

22.4.5 Pankreaskarzinom

Die Krebserkrankung des **Pankreas** (Bauchspeicheldrüse) betrifft meist den Pankreaskopfbereich. Die Erkrankung macht sich häufig erst sehr spät bemerkbar. Der Allgemeinzustand verschlechtert sich, es kommt zu Appetitlosigkeit und Gewichtsverlust bis hin zur Auszehrung. Die Leibschmerzen können gürtelförmig in den Rücken ausstrahlen.

Verlegt der Tumor die gemeinsame Mündung von Pankreasgang und Gallengang in den Zwölffingerdarm, kommt es zu einer Gelbsucht (Ikterus). Häufig weist erst diese auf eine bösartige Veränderung in der Bauchspeicheldrüse hin. Laborbefunde und eine Ultraschalluntersuchung des Bauchs erhärten den Verdacht.

Wird der Krebs frühzeitig erkannt, ist eine Operation mit Entfernung des Tumors möglich. Wegen der häufig verspäteten Diagnose kann aber in den meisten Fällen nur eine palliative Operation erfolgen. Ziel dieses Eingriffs ist es, die ableitenden Gallenwege durch Einlage einer Röhre freizuhalten.

22.4.6 Ovarialkarzinom

Die Möglichkeit, an einem **Ovarialkarzinom** (Eierstockkrebs) zu erkranken, nimmt mit dem Alter zu. Neben Umwelt und Ernährung ist auch Kinderlosigkeit ein Risikofaktor für eine Erkrankung. Wie beim Brustkrebs findet sich eine familiäre Häufung. Typische Beschwerden gibt es nicht. Die Lage im Unterleib ermöglicht dem Tumor zu wachsen, ohne dass andere Organe beeinträchtigt werden.

Gynäkologisch abzuklärende Symptome sind:
- Zunahme des Bauchumfangs bei unverändertem Gewicht,
- unklare Verdauungsstörungen/Völlegefühl,
- begleitende allgemeine Erschöpfung und Müdigkeit.

Zunächst erfolgt immer eine allgemeine gynäkologische Untersuchung. Dieser schließt sich dann meist eine Ultraschalluntersuchung durch die Vagina hindurch an. Es werden Laborbefunde erhoben. Je nach Befund erfolgen weitere Untersuchungen, z. B. eine Computertomografie des Unterleibs.

Die Behandlung des Ovarialkarzinoms besteht in der möglichst vollständigen Entfernung des Tumors und möglicher Absiedelungen, z. B. in Gebärmutter, Bauchfell oder Lymphknoten. Anschließend erfolgt eine Chemotherapie mit dem Ziel, eventuell noch im Körper befindliche Tumorzellen zu vernichten.

22.4.7 Endometriumkarzinom (Gebärmutterkrebs)

Mit bis zu 11 300 Neuerkrankungen gehört das **Endometriumkarzinom** zu den vier häufigsten bösartigen Neuerkrankungen. Im Durchschnitt sind die betroffen Frauen 69 Jahre alt.

Genaue Entstehungsursachen sind nicht abschließend geklärt. Gesichert ist aber der Einfluss von Östrogen auf die Uterusschleimhaut.

Risikofaktoren sind u.a.
- Einnahme von Östrogenpräparaten über einen sehr langen Zeitraum
- Metabolisches Syndrom
- Diabetes mellitus
- Kinderlosigkeit
- Brustkrebs

Das wichtigste **Symptom** ist die vaginale Blutung nach der Menopause. Die **Diagnose** erfolgt über eine gynäkologische Untersuchung, Laborbefunde und bildgebende Medien.

Behandelt wird das Endometriumkarzinom mit der Entfernung des Uterus (**Hysterektomie**) und anschließender Bestrahlungstherapie.

22.4.8 Akute myeloische Leukämie

Unter einer **myeloischen Leukämie** wird die unkontrollierte Vermehrung von unreifen weißen Blutzellen im Knochenmark verstanden. Dadurch kommt es auch zur Verminderung der übrigen Blutzellen. Das durchschnittliche Erkrankungsalter ist über 60 Jahre.

Die **Ursache** kann eine Schädigung des Knochenmarks sein, durch:
- radioaktive Strahlung
- Benzol
- Chemo- oder Strahlentherapie
- Behandlung mit Immunsuppressiva über lange Jahre

Die **Symptome** sind:
- Müdigkeit
- Blässe (Anämie, da weniger rote Blutkörperchen)
- Kurzatmigkeit
- Blutungsneigung (weniger Thrombozyten)
- Lymphknotenvergrößerung

Die **Diagnose** wird durch Blutuntersuchung und Untersuchung des blutbildenden Knochenmarks gestellt.

Die **Behandlung** erfolgt mittels einer Chemotherapie.

22.5 Pflege

Pflegefachkräfte achten insbesondere auf eine mögliche Metastasierung. Verhaltens- oder Bewusstseinsveränderungen können Ausdruck von Hirnmetastasen sein. Neu auftretende Schmerzen oder Schmerzverstärkung weisen auf eine weitere Ausbreitung hin.

Wegen der **Gefahr von Knochenmetastasen** müssen alle Pflegemaßnahmen vorsichtig und sanft durchgeführt werden. Der Kranke muss sicher gehalten und geleitet werden. Frühzeitig ist bei Bedarf eine zweite Pflegefachkraft hinzuzuziehen. Die Selbstständigkeit soll unterstützt werden, gleichzeitig ist auf eine mögliche Selbstüberforderung des Kranken zu achten.

Fachlich müssen die Pflege und der Umgang mit Ab- oder Zuleitungssystemen beherrscht werden. Dazu gehören:
- Luftröhrenöffnung (Tracheostoma), Absaugen der Lunge und Umgang mit einer Luftröhrenkanüle (Trachealkanüle ► LF 1.3, Kap. 9.5.2, S. 425)
- Öffnungen im Lungenfell (Pleuradrainage)
- Anus praeter, Umgang mit entsprechenden Ableitsystemen (► LF 1.3, Kap. 13.4.15, S. 521)
- direkte Urinableitsysteme (Urostoma ► LF 1.3, Kap. 14.5.4, S. 563)
- unterschiedliche Formen der indirekten Urinableitung (Harnröhrenkatheter, suprapubischer Katheter ► LF 1.3, Kap. 14.5.3, S. 558)
- Ernährungssonden (► LF 1.3, Kap. 13.5.6, S. 533)
- Infusionssysteme
- Verweilkatheter in Venen, Körperhöhlen oder Rückenmarkskanal

Es ist wichtig, der Angst in Gesprächen Raum zu geben. Die offene Beantwortung aller Fragen um die

Krankheit herum hilft, diffuse Ängste abzubauen. Verlässlichkeit in der Pflege, professionelle Durchführung der Maßnahmen und Einheitlichkeit des Handelns im Pflegeteam verstärken das notwendige Gefühl der Sicherheit. Die Auseinandersetzung mit dem Tod kann immer wieder zum Thema werden. Auch hier gilt es, die Bereitschaft zum Gespräch erkennen zu lassen.

Angehörige brauchen ebenfalls Unterstützung. Ihre Reaktionen schwanken zwischen Rückzug oder Überfürsorge. Hier ist die Pflegefachkraft häufig als Vermittlerin gefordert, um einen Ausgleich der Bedürfnisse zu ermöglichen.

Die Auseinandersetzungen des Kranken mit seiner Krankheit berühren auch die Pflegefachkraft als Beziehungsperson. Stets wird deren eigene Einstellung zu den anstehenden Fragen berührt. Gefühle des Versagens, des Verlassenwerdens oder Angst vor eigener Erkrankung werden in der Pflegesituation verspürt. Wichtig ist daher die Bestimmung von Nähe und Distanz in der Beziehung, um die Balance zwischen Bedürfnissen des Kranken und Belastungsfähigkeit der Pflegefachkraft herzustellen (► LF 4.3, Kap. 3.4, S. 1255).

22.5.1 Krankenbeobachtung

Bei der Vielfalt der möglichen **Krebserkrankungen** und der daraus folgenden Vielschichtigkeit von Symptomen gibt es keine spezielle Krankenbeobachtung bei Krebserkrankungen. Allerdings lassen sich häufig auftretende Symptome zusammenfassen (Tab. 22.6).

Notsituationen

Durch das Tumorwachstum kann es zu Situationen kommen, in denen eine **sofortige ärztliche Intervention** erforderlich ist. Das Wissen um mögliche Komplikationen im Krankheitsverlauf muss genutzt werden, um gemeinsam verbindliche Absprachen über das jeweilige Vorgehen zu treffen, welche schriftlich in der Akte niedergelegt sind. In die Absprachen werden das Pflegeteam, der Betroffener, die Angehörigen und die behandelnde Ärzte einbezogen.

Hirndruck

Ein **erhöhter Hirndruck** kann unbehandelt durch Einklemmung des Hirnstammes zum Tode führen. Auslöser sind meist Hirnmetastasen. **Symptome:**
- zunächst Kopfschmerzen mit Übelkeit und Erbrechen, Unruhe
- dann Bewusstseinstrübung bis zur Bewusstlosigkeit, Krampfanfälle, Sehstörungen und Atemstörungen

Bei Hirntumoren oder bekannten Hirnmetastasen ist eine kontinuierliche Dokumentation folgender Beobachtungen erforderlich:
- Allgemeinzustand
- Bewusstseinslage
- Mobilität, Reaktion auf Reize
- Verhalten der Pupillen, z. B. Weite und Lichtreaktion
- Augenbewegung
- Atmung
- Temperatur
- Blutdruck, Puls

Rückenmarkskompression

Skelettmetastasen in den Wirbelkörpern können zu einer **Einengung des Rückenmarks** führen mit Ausfällen bis hin zu kompletter Querschnittslähmung.
Symptome:
- Schmerzen (90 %)
- Empfindungsstörungen wie Taubheit, Brennen und Kribbeln
- Störungen beim Wasserlassen/Stuhlgang

Kompression der oberen Hohlvene

Tumoren oder Metastasen im oberen Brustraum (Mediastinum) können zu Aufstau im Bereich der oberen Hohlvene führen.
Symptome:
- Kopfdruck
- gestaute Halsvenen
- Schwellung von Gesicht und Halsregion
- blaurote Verfärbung des Gesichts

Darmverschluss

Tumoren im Bauchraum führen häufig zu **Störungen der Nahrungspassage**.
Symptome:
- kolikartige Schmerzen
- Übelkeit, Erbrechen
- verzögerte Stuhlentleerung

Symptom	Ursachen
Schmerzen	Tumorfolgen: • Knochenmetastasen • Nervenkompression • Einwachsen in Hohlorgane Als Folge der Behandlung: • Narbenschmerzen • Strahlenreaktion • Schmerzen nach Operation
Übelkeit, Erbrechen	• Chemotherapie, Strahlentherapie • Tumorfolgen: Verengungen im Magen-Darm-Trakt, Hirndruck • psychisch: Aufregung, Angst, Erschöpfung • medikamentös: Schmerzmittel, Antibiotika
Diarrhoe	• Chemotherapie, Strahlentherapie • hochkalorische Sondennahrung (»Astronautenkost«) • Antibiotikatherapie
Obstipation	• mechanische Einengung des Dickdarms • Schmerzmedikamente (Opioide) • Chemotherapie • Tumorfolgen: Zerstörung von Nervenbahnen im Becken • Depression, Scham • Schmerzen, Immobilität
Anämie (Leistungsabfall, Tachykardie, Herzklopfen)	• Unterdrückung der Blutbildung (Chemotherapie, Strahlentherapie)
Haarausfall	• Chemotherapie, Strahlentherapie
Hautveränderungen	• Tumorfolgen: Infiltration • Infektionen durch Abwehrschwäche (Herpes) • Chemotherapie, Strahlentherapie
Schleimhautveränderungen (Entzündung, Trockenheit, Blutung)	• Chemotherapie • Strahlentherapie
Müdigkeit und Schlafstörungen	• Tumorfolgen: Energieverbrauch, Anämie, Fieber • psychische Belastung • Therapiefolgen • medikamentös: Schmerzmittel, Beruhigungsmittel, Mittel gegen Übelkeit
Mangelernährung	• Tumorfolgen: Störungen von Schluckakt, Nahrungstransport und Funktion der Verdauungsdrüsen • Operationsfolgen: Entfernung von Funktionsgewebe, Verkleinerung von Organen (Magen, Darm) • erhöhter Nährstoffbedarf • Appetitlosigkeit (Chemotherapie)

Tab. 22.6: Häufige Symptome bei Tumorpatienten.

22.5.2 Schmerzlinderung

Ein wichtiger Anteil der Pflege ist das **Lindern der Schmerzen**. Am häufigsten sind dabei Schmerzen durch Knochenmetastasen, Druck auf Nerven oder das Einwachsen des Tumors in die Wand von Hohlorganen. Patienten mit Bronchialkarzinom und Mammakarzinom sind besonders betroffen.

Nach dem WHO-Stufenschema (► LF 1.3, Kap. 21.1.6, S. 724) kommen Antirheumatika sowie schwache und starke Opioide zum Einsatz, unterstützt von physikalischen Maßnahmen. Neben Tabletten und Zäpfchen erfolgt die Verabreichung über Pflaster und Injektionen. In einigen Fällen werden Medikamente über Verweilkatheter (Port) gegeben.

22.5.3 Übelkeit und Erbrechen

Zu den wichtigsten Nebenwirkungen der Therapie gehören **Übelkeit** (Nausea) und **Erbrechen** (Emesis) (► LF 1.3, Kap. 1.6.6, S. 192).

Bei fortgeschrittenem Tumorleiden liegt die Häufigkeit von Übelkeit und Erbrechenbei 40 % bis 70 %. Es handelt sich hierbei um Symptome, die besonders kräfteraubend sind und die Lebensqualität des Betroffenen stark mindern.

Ursachen

- Störungen im Magen-Darm-Trakt, bei einem teilweisen oder kompletten Verschluss des Darms durch einen Tumor

- Tumoren im Bereich der Gleichgewichtsorgane
- Vergiftungen durch Tumorgifte, Infektionen mit Bakterien oder Viren
- Arzneimittel: Zytostatika, Digitalis, Antirheumatika, Antibiotika, Opioide, Antiepileptika, Antidepressiva
- Stuhlverstopfung (Obstipation)
- Pilzerkrankung, z. B. Soor
- chronischer Schmerz
- psychische Faktoren
- erhöhter Hirndruck, z. B. bei Metastasen
- therapiebedingt: Strahlentherapie, speziell Spätwirkung der Chemotherapie

> **! Merke** Übelkeit hat häufig sehr einfache Ursachen: ein trockener und ungepflegter Mund, Angst vor Untersuchungen, vor Schmerzen oder der nächsten Chemotherapie, unappetitlich gereichte Mahlzeiten, Gerüche, Änderung der Lage oder Husten.

Um die Intensität der Übelkeit zu erfassen, eignet sich – ähnlich wie beim Schmerz – eine nummerische Ratingskala:

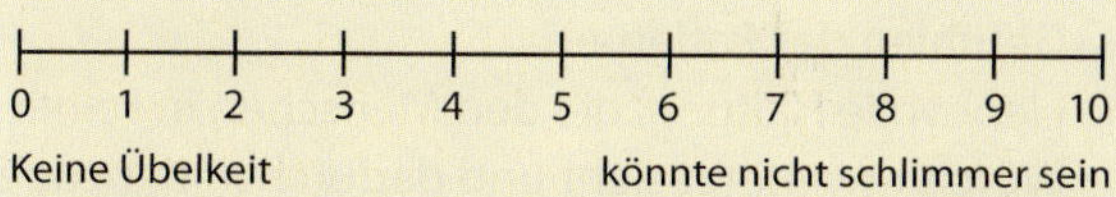

Abb. 22.8: Nummerische Ratingskala zur Übelkeit.

Ein einfacher Dokumentationsbogen kann dabei helfen, die Krankenbeobachtung einzuschätzen und auszuwerten.

Medikamente zur Behandlung von Übelkeit und Erbrechen (Antiemetika)

Die Behandlung mit antiemetischen Substanzen zielt je nach Ursache auf eine Aktivierung oder Blockierung der Nervensignale, die für das Vermitteln oder Auslösen von Übelkeit und Erbrechen zuständig sind (► LF 1.3, Kap. 7.1.5, S. 379).

Pflegerische Maßnahmen ► LF 1.3, Kap. 1.6.6, S. 192

22.5.4 Fatigue

Beim gesunden Menschen hat Müdigkeit eine regulierende und schützende Funktion. Sie verhilft zu einer ausgewogenen Balance zwischen Ruhe und Aktivität. Kranke Menschen, besonders Krebspatienten, entwickeln im Verlauf ihrer Erkrankung oft eine unübliche, extreme Form der Erschöpfung und Müdigkeit, welche als **Fatigue** oder **krebsassoziierte Fatigue** bezeichnet wird. Diese wirkt sich auf Körper, Gefühle und geistige Funktionen aus, kann mehrere Wochen andauern und ist mittels Ruhe und Schlaf gar nicht oder nur unvollständig zu beheben. Fatigue ist ein multidimensionales Problem und betrifft den Menschen auf physischer, psychischer und sozialer Ebene:

- reduzierte körperliche Funktionsfähigkeit, Kraftlosigkeit und Erschöpfung
- Veränderung der Gefühle und Empfindungen, keine Motivation, Energie und Kampfgeist
- Verbundenheit der Müdigkeit mit Verlust, Trauer und Abschiednehmen
- Desinteresse an der Umwelt
- Konzentrationsschwierigkeiten

Ursachen

- Organfunktionsstörungen durch Einwirkung des Tumors oder dessen Folgen, z. B. entgleister Stoffwechsel, mangelnde Blutzirkulation, Einschränkung der Lungenfunktion, Hämoglobinmangel, unzureichende Ernährung
- Einfluss und Verstärkung durch andere Krankheitssymptome, z. B. Schmerz, Immobilität, Schlaflosigkeit
- psychische Verarbeitungsprozesse
- Folgen der Tumortherapie

Je nach individueller Persönlichkeit, Biografie, sozialem Netz und Unterstützungsangebot löst Fatigue Ängste, Gefühle der Wertlosigkeit bis hin zu Schuldgefühlen aus und führt nicht selten zum sozialen Rückzug. Wichtig ist es, den Zustand des Betroffenen richtig einzuschätzen, um medizinische Maßnahmen zu ermöglichen. Diese sind darauf gerichtet, auslösende Funktionsstörungen zu behandeln.

LF 1.3

Pflegerische Maßnahmen

- Angemessene körperliche Aktivität
- Frische Luft für besseren nächtlichen Schlaf
- Vermehrte Einnahme von Flüssigkeit
- Psychosoziale, spirituelle und praktische Hilfestellung
- Informationen über Hintergründe und Ursachen

Fatigue wird von Angehörigen oftmals nicht verstanden oder über- und unterschätzt, wodurch sich der Kranke unverstanden oder gar schuldig fühlt. Hier ist eine Balance zwischen individuell angepasster Aktivität und »Ausruhenlassen« zu finden.

22.5.5 Pflege bei Tumorgeschwüren

Exulzerierende Tumoren (lat. Exulzeration = nach außen aufbrechender geschwüriger Tumorzerfall) können durch bösartige Hauttumoren oder Metastasen an Haut und Schleimhäuten entstehen. Besonders entstellend sind sie im Kopf- und Halsbereich.

Tumorgeschwüre sind sowohl für den Betroffenen als auch für Pflegende besonders problematisch, weil das sichtbare Tumorwachstum die »unästhetische«, fortschreitende und lebensbedrohliche Seite der Krankheit immer vor Augen führt. Anblick, Geruch und die Vorstellung unsäglichen Leides lösen bei Pflegenden Gefühle wie Mitleid, Hilflosigkeit, Ekel und Scham aus. Auch innerhalb der Familie ist der Umgang häufig von Ängsten, Ratlosigkeit, Scham und Ekel geprägt.

Der Kranke sieht seine Krankheit im Spiegel, kann sie riechen und betasten. Viele leiden sehr unter dem Verlust des Körperbildes, sie ekeln und schämen sich, sind wütend und hadern mit ihrem Schicksal. Unter diesem enormen psychischen Druck werden sie oft sehr verletzlich. Gleichzeitig werden viele Betroffene empfindlich und wachsam für die Reaktionen ihrer Mitmenschen. Der Rückzug aus dem gesellschaftlichen Leben und der Rolle innerhalb von Familie und Freundeskreis treiben vor allem eher nach innen gekehrte Menschen in Hoffnungslosigkeit und Isolation. Häufig haben gerade diese Menschen trotz eigener großer Belastung viel Verständnis für den ängstlichen und distanzierten Umgang ihrer Mitmenschen mit ihnen.

Pflegeziele und Maßnahmen

- Sekretreduktion und wundnahes Auffangen bei stark absondernden Wunden
- Auffangen der Sekrete mit geeigneten Materialien und Systemen bei fistelnden Wunden (lat. fistula = Röhre)
- Eindämmung unangenehmer Gerüche bei übel riechenden, verjauchenden Wunden
- Linderung von Schmerzen, z. B. Schmerzmittel vor dem Verbandswechsel
- gepflegtes, für den Betroffenen akzeptables Äußeres
- gut sitzende, sichere und kosmetisch vertretbare Verbände
- Dokumentation der Wunde mit entsprechenden Wundanamnesebögen.

! Merke Häufig kommt es bei Tumorgeschwüren innerhalb kurzer Zeit zu veränderten Situationen, die Flexibilität in der Zieldefinition, Planung und Durchführung erfordern.

Psychosoziale Hilfestellung

- Wertschätzender, behutsamer Umgang mit den Gefühlen des Patienten
- Liebevolle Haltung, die den Menschen in seiner Würde unverletzt sieht und dadurch in der Lage ist, das »Zerstörte« wiederherzustellen
- Nicht verstummen, Trauer fördern und zulassen, Kommunikationsfähigkeit verbessern
- Sicherheit geben, Ängste reduzieren
- Familie und Freunde integrieren
- Belastungsgrenzen erkennen und Entlastungsmöglichkeiten erarbeiten

Wundmanagement

Im Umgang mit stark riechenden **Problemwunden**, wie sie z. B. beim durchbrechenden Mammakarzinom vorkommen, ist von Experimenten mit Produkten der Eigenfertigung abzuraten. Verbandswechsel erfordern eine spülende bzw. wischende Wundreinigung mit einer körperwarmen Spüllösung (► LF 1.5, Kap. 1.2.1, S. 832).

Anforderungen an Spüllösungen:

- physiologisch

- steril
- nicht resorbierbar
- farblos
- nicht reizend/schmerzerzeugend

Geeignete wirkstofffreie Lösungen:
- physiologische Kochsalzlösung (NaCl 0,9 %)
- physiologische Elektrolytlösung (Ringerlösung)

Geeignete wirkstoffhaltige Lösungen für infizierte Wunden:
- polyhexanidhaltige Lösungen
- Octenidin 0,1 %

Geruchsdämmung
Bei problematischem Wundgeruch eignen sich zur Geruchsdämmung:
- Aktivkohleverbände
- 2 %ige Chlorophylllösung (Blattgrün) wirkt stark desodorierend und desinfizierend
- Antibiotikum Metronidazol reduziert über die Keimreduktion den Geruch

In einigen Fällen haben Pflegefachkräfte gute Erfahrungen mit zeitlich begrenzter Auflage von Salbeikompressen nach Entfernen des Wundverbandes gemacht. Dazu werden Kompressen, getränkt mit starkem, kühlen Salbeitee für ca. 30 min auf das Wundgebiet gelegt. Salbeiauflagen wirken geruchsbindend, desinfizierend sowie adstringierend (zusammenziehend) und damit leicht blutstillend.

Umgang mit Blutungen
Bei **blutenden Wunden** können gefäßverengende Lösungen wie 1 Ampulle Adrenalin/Suprarenin aufgetropft oder ein blutstillender Verband (oxidierte Zellulose) aufgelegt werden. Der Verband sollte leicht komprimierend sein.

Besteht die Gefahr einer größeren Tumorblutung, sollten vorbereitende Maßnahmen und Absprachen – auch mit Angehörigen – getroffen werden. Bei starken Blutungen, die nicht mehr behandelt werden können und sollen, sollten in ärztlicher Absprache sedierende und angstlösende Medikamente bereitstehen, z. B. Morphin und Lorazepam. Zum Auffangen des Blutes eignen sich dunkle Handtücher.

Stufe	Beschreibung
Stufe 0	keine Veränderungen seit Behandlung
Stufe 1	schwaches oder dumpfes Erythem, reduziertes Schwitzen, Haarausfall, trockene Abschuppung
Stufe 2	empfindliches (druckschmerzhaftes) oder leuchtendes Erythem, fleckige, feuchte Abschuppung, mäßiges Ödem
Stufe 3	feuchte Abschuppungen, Dellenbildendes Ödem, Ulzerationen
Stufe 4	großflächige Ulzerationen, Blutungen,Nekrosen

Tab. 22.7: Stadieneinteilung von Hautreaktionen (nach Seegenschmiedt, M. H., Systematik der akuten und chronischen Strahlenfolgen, 1993).

Verbandwechsel bei einem exulzerierenden Mammakarzinom mit Wundgeruch:
- Betroffene über die geplanten Maßnahmen informieren.
- Schmerzmittel rechtzeitig vorher geben.
- Alle für den Verbandswechsel und ggf. Wundabstrich notwendigen Materialien bereitstellen.
- Durch geeignete Unterlagen das Nasswerden des Bettes verhindern.
- Wunde freilegen, wegen Blutungsgefahr den Verband vorher anfeuchten. Pflasterlöser kann zur Entfernung der Klebepflaster hilfreich sein.
- Reinigung der Wunde mit NaCl 0,9 %. Die Flüssigkeit körperwarm direkt aus einer Plastikampulle vorsichtig in die Wunde träufeln. Auch behutsames Abtupfen mit NaCl-getränkten Mullkompressen ist möglich. Bei großen Wundgebieten hat sich eine Blasenspritze mit dünnem Blasenkatheter bewährt.
- Aktivkohleverband großzügig auf die Wunde legen und mit Klebestreifen sorgfältig fixieren. Aktivkohle-Silber-Kompressen werden vorsichtig befeuchtet. Dabei muss die Oberfläche des Verbandes berührt werden, da die Flüssigkeit sonst abperlt (körperwarme NaCl 0,9 % mit steriler Überleitungskanüle).
- Netzverband aus Schlauchmull o. Ä. überziehen.
- Saugkompressen, bei geringer Sekretbildung auch einfache Kompressen, dachziegelartig unter den Netzverband stecken.
- Beim Auftreten neuen Wundgeruchs Saugkompressen wechseln.

LF 1.3

Bestrahlungsart	Nebenwirkung, Symptome	Prophylaxe/ Behandlung
Akut, allg.: Strahlenkater nach der Bestrahlung	Müdigkeit, Appetitlosigkeit, Übelkeit, Erbrechen	• Ruhe und viel Schlaf
Kopf	Haarausfall	• rechtzeitig Perücke anfertigen lassen
Mund, Gesicht	Entzündungen der Schleimhaut, Soor, Schmerzen, Appetitlosigkeit	• sorgfältige Zahnpflege mit weicher Zahnbürste • Mundspülungen mit Kamillenlösung • schmerzlindernde Lutschtabletten • ggf. antimykotische Tinkturen
Hals, Speiseröhre	Entzündung, Schmerzen, Appetitlosigkeit	• pürierte Kost, bei starkem Schluckschmerz • ca. 15 min vor der Mahlzeit Gabeeines Schmerzmittels
Magen-Darm-Trakt	Durchfälle, Schmerzen	• hochkalorische, eiweißreiche, fett- und ballaststoffarme Kost • Flüssigkeits- und Elektrolytverluste ausgleichen
Brust, Lunge	Hautrötungen	• Rauchverbot • Atemgymnastik, atemstimulierende Einreibungen • mehrmalstäglich Inhalationen
Bauch, Blase	Schlechte Abwehrlage, Blasenkomplikationen	• viel Flüssigkeit • Urinkontrolle auf Blutbeimengungen • sorgfältige Intimpflege
Spätreaktionen	Hautverfärbungen, Verhärtungendes Unterhautfettgewebes	• Hautpflege, • entsprechende Kleidung

Tab. 22.8: Bestrahlungsart mit Nebenwirkung und Behandlung

- Sollte die Wunde austrocknen, muss der Verband ein- bis zweimal täglich mit angewärmter NaCl 0,9 % angefeuchtet werden.
- Datum des Verbandswechsels mit Permanentstift auf Pflasterstreifen schreiben.

22.5.6 Pflege bei Bestrahlung

Die möglichen Nebenwirkungen bei der Strahlentherapie bedürfen einer sorgsamen Beachtung. Grundsätzlich werden akute Nebenwirkungen, die bereits während der Strahlentherapie auftreten, und Spätreaktionen, die Monate bis Jahre nach der Behandlung auftreten, unterschieden (Tab. 22.8). Lokale Nebenwirkungen sind abhängig vom Bestrahlungsort.

Unabhängig vom Bestrahlungsort ist der **Hautzustand** während und nach einer Strahlentherapie zu erfassen (Tab. 22.7).

Bestrahlte Haut ist sehr empfindlich und muss in jedem Fall gepflegt werden. Über die Art der Pflege gibt es keine einheitliche Meinung. Sie sollte mit dem behandelnden Strahlentherapeuten besprochen werden.

Grundsätzlich darf bestrahlte Haut ab der ersten Bestrahlung bis drei Wochen nach Ende der Behandlung nicht mechanisch beansprucht werden. Zu vermeiden sind

- Hautreizungen, z. B. durch Seifen, Bürsten, Parfüm, Deodorants,
- Wärmebehandlungen, z. B. mit Umschlägen, Rotlicht, Wärmflaschen,
- beengende Kleidungsstücke, z. B. Gürtel,
- Synthetikmaterial,
- Sonnenbestrahlung und
- Pflaster anbringen.

Haut	Maßnahmen
Normal	einmal täglich dünn pudern
Fettig	ein- bis zweimal täglichdünn pudern (Babypuder)
Trocken	• jeden 2. Tag dünn pudern • in Bestrahlungs pausen dünn cremen • trockene schuppige Haut dünn cremen
Behaart	wird nicht gepudert
Duschen	maximal zweimal pro Woche
Kopfbestrahlung	maximal zweimal pro WocheHaare waschen

Tab. 22.9: Hautpflege bei Strahlentherapie. Pflegestandard der Uniklinik Heidelberg, Abt. für Strahlentherapie.

22.5.7 Pflege bei Zytostatikatherapie

➔ **Definition** **Zytostatika** sind Zellgifte, die Zellwachstum und -teilung verhindern oder verzögern. (10) Ziel der Behandlung: Unerkannte Tumorreste und Metastasen zerstören

Da die eingesetzten Zytostatika auch gesunde Zellen angreifen, kommt es häufig zu Nebenwirkungen. Diese sind abhängig von:
- Dosierung und Dauer der Behandlung
- Wirkungsmechanismen der Zytostatika
- Kombination verschiedener Zytostatika
- Darreichungsform der Zytostatika
- psychischer und körperlicher Individualität

Wichtig ist besonders in den ersten zwei Wochen nach der Therapie eine genaue Krankenbeobachtung. Zytostatika schädigen den Körper bereits bei Hautkontakt, Einatmung oder Aufnahme über den Mund.

Hinweise zum Umgang mit Zytostatika

- Zubereitung in der Apotheke
- Infusionen:
  - Auf saugfähiger, undurchlässiger Unterlage richten
  - Beim Richten, Anlegen und Abnehmen Handschuhe, Schutzkittel, Mundschutz und geschlossene Schuhe sowie Hose tragen
  - Beim Anstechen Tupfer verwenden
  - Infusionsbesteck immer in die stehende, nie in eine hängende Flasche stechen
  - Zytostatika-kontaminierte Flasche und Infusionsbesteck zusammen in einer
  - Zytostatikawanne entsorgen
- Tabletten:
  - Getrennt von anderen Arzneimitteln verabreichen
  - Mit Pinzette anreichen, damit der Pflegebedürftige sie nicht anfassen muss
  - Wenn pulverisiert werden muss: unter der Werkbank und in Schutzkleidung

Nebenwirkungen	Prophylaxe, Behandlung, Linderung
Schädigung des umliegenden Gewebes, wenn Infusion paravenös (in das Gewebe neben der Vene) läuft	• Infusion sofort stoppen • Injektionsnadel belassen • Extremität ruhig stellen und hoch lagern • Sofort Arzt informieren
Appetitlosigkeit, Übelkeit, Erbrechen (meist 1–5 Stunden nach Medikamentengabe)	• orale Zytostatika nur nach dem Essen auf vollen Magen verabreichen • Lutschen von Bonbons, Wassereis oder Kaugummikauen hilft in einigen Fällen • Nierenschale und Zellstoff bereithalten, aber nicht ins unmittelbare Blickfeld legen • unangenehme Geruchsreize vermeiden
Schleimhautveränderungen (Entzündungen von Mundschleimhaut und Speiseröhre, Schädigung der Darmschleimhaut)	• sorgfältige Mundhygiene • weiche Zahnbürste • Desinfizierende Mundspülungen (Salbei, Myrrhe) • kein Alkohol- oder Nikotinkonsum
Blutbildveränderung: Verminderung der weißen Blutkörperchen und Blutplättchen (Leuko- und Thrombozytopenie) mit erhöhter Infektions- und Blutungsneigung	• strenge Einhaltung der Hygiene • sorgfältige Körperhygiene • Fernhalten von Personen mit ansteckenden Infekten • Meidung potenziell stark keimbesiedelter Lebensmittel • Krankenbeobachtung auf Anzeichen einer Infektion
Haarausfall (reversibel)	• Tipps zum Tragen von Perücken, Mützen, Tüchern • Schutz der Kopfhaut bei Kälte oder Hitze

Tab. 22.10: Nebenwirkungen und Behandlung bei Zytostatikatherapie.

- Lagerung:
  - Verpackung deutlich kennzeichnen: ACHTUNG, ZYTOSTATIKA!
  - Im separatem, gut belüftetem Schrank oder – wenn nötig – im Kühlschrank

! Merke
- Zytostatika sind in einer Auffangwanne zu lagern.
- Bei Hautkontakt: Sofort mit viel Wasser abspülen, Arbeitsunfall melden. Schwangeren und Jugendlichen ist die Arbeit mit Zytostatika untersagt

Bei der **Pflege** bei Zytostatikatherapie steht der Umgang mit unerwünschten Wirkungen im Mittelpunkt. Ihr Auftreten und Ausmaß hängt von folgenden Faktoren ab:
- Verabreichungsart
- Dosis und Dauer der Behandlung
- Wirkmechanismus
- Anzahl und Interaktion verschiedener Zytostatika
- Physischer und psychischer Zustand des Menschen
- Verabreichung von Arzneimitteln, die präventiv auf unerwünschte Wirkungen eingehen

Bei der Pflege ist zu beachten:
- Laufende Infusion:
  - Katheterlage regelmäßig kontrollieren
  - Bei paravenöser Katheterlage: Infusion sofort stoppen
  - Katheter belassen
  - Extremität hochlagern
  - Arzt informieren
- Gabe von Zytostatika in Tablettenform:
  - Für vorherige Mahlzeit sorgen
  - Wunschkost anbieten
- Übelkeit, Erbrechen:
  - Bonbons, Kaugummi, Wassereis anbieten
  - Zähne putzen, Mundpflege anbieten
  - Intensive Gerüche vermeiden
  - Nierenschale und Zellstofftücher in der Nähe, aber außer Sichtweite bereit- stellen
- Entzündungen und Aphten im Mundbereich:
  - Regelmäßige Mundpflege
  - Weiche Zahnbürste
  - Desinfizierende Mundspüllösungen
- Diarrhö:
  - Leicht verträgliche Speisen anbieten
  - Sehr scharfe Gerichte vermeiden
  - Auf ausreichende Flüssigkeitszufuhr achten
- Leukopenie, Thrombozytopenie (Mangel an Leukozyten bzw. Thrombozyten):
  - Hygienisch arbeiten, Infektionen vermeiden
  - Regelmäßige Körperpflege
  - Kontakt zu infektiös erkrankten Menschen oder Keimträgern vermeiden
  - Stark keimbesiedelte Lebensmittel, z. B. rohe Eier, vermeiden
- Ausscheidungen mit Kittel und Handschuhen entsorgen
- Haarausfall:
  - Kontakt zum Zweithaarstudio herstellen
  - Beim Tragen von Mützen oder Kopftüchern beraten
  - Kopfhaut vor starker Hitze bzw. Kälte schützen
- Je nach Bedarf: Prophylaxen
- Wäsche und Bett:
  - Matratze mit undurchlässiger Hülle versehen
  - Kontaminierte Wäsche mit Handschuhen entsorgen und gesondert waschen

! Merke
- Gerade zu Therapiebeginn kommt der Beobachtung unerwünschter Wirkungen und Infektionszeichen ein hoher Stellenwert zu. Die Pflegefachkraft berichtet dem Arzt.
- Unerwünschte Wirkungen können teilweise medikamentös behandelt werden. Nach der Chemotherapie sind sie rückläufig.
- Dokumentation der Pflege:
  – Zeitpunkt und Art unerwünschter Wirkungen
  – Veränderungen der Haut bzw. Schleimhäute
  – Unternommene Maßnahmen mit Zeitpunkt

22.5.8 Palliativpflege

Der Begriff »**palliativ**« ist abgeleitet von dem lateinischen Wort pallium: Mantel, Hülle, Bedeckung. Die Situation Schwerstkranker und Sterbender ist gekennzeichnet durch:
- Verschiebung von Prioritäten und Werten,
- Angst vor Abhängigkeit und Autonomieverlust,
- Angst vor Schmerzen und anderen quälenden Symptomen.

Daraus ergeben sich als Ziele:

- Lindern von Beschwerden,
- Erhalten und Verbessern der Lebensqualität,
- Vermeiden von Komplikationen.

Bedeutung von Palliative Care

Der englische Begriff **Palliative Care** lässt sich wörtlich nur schwer ins Deutsche übertragen. Am ehesten bedeutet Care »Versorgung« im Sinne einer umfassenden Betreuung und Pflege. **Palliativpflege** und **-medizin** sind Teildisziplinen der Palliative Care. Sie ergänzen und verstärken einander. In der Palliative Care geht es darum, Menschen mit einer unheilbaren, weit fortgeschrittenen Erkrankung in ihrer letzten Lebensphase optimal zu betreuen. Ziel ist es auch, die bestmögliche Lebensqualität für die Betroffenen und ihre Angehörigen zu erhalten und wiederzuerlangen sowie auf Krankheitssymptome wie Schmerzen, Atemnot, Übelkeit oder psychische, spirituelle und soziale Probleme lindernd einzuwirken. Angehörige sind dabei im weitesten Sinn alle für den Kranken wichtigen Bezugspersonen. Spiritualität bedeutet für erkrankte Menschen häufig, dass sie an ihren Lebensgrenzen Heil- und Kraftquellen erahnen, die jenseits von medizinischer Kunst und gesunder Lebensführung liegen und eigenen Gesetzmäßigkeiten folgen.

➔ Definition Die Weltgesundheitsorganisation (WHO) definiert Palliativmedizin als aktive, ganzheitliche Behandlung von Patienten mit einer progredienten (lat. progredi = voranschreiten) Erkrankung und einer begrenzten Lebenserwartung zu der Zeit, in der die Erkrankung nicht mehr auf kurative Behandlung anspricht und die Beherrschung der Schmerzen, anderer Krankheitsbeschwerden, psychologischer, sozialer und spiritueller Probleme höchste Priorität besitzt.

Zu Palliativ Care bezogen auf Tumorpatienten gehören auch alle therapeutischen Maßnahmen, die eine Neubildung von Tumorgewebe vermeiden, sowie die Behandlung und Vermeidung von Nebenwirkungen.

Aufgaben

- Beschreiben Sie die Besonderheiten bösartigen Gewebes.
- Erläutern Sie den Mechanismus der Metastasierung.
- Frau Schwirt hatte als ersten Hinweis auf ein Mammakarzinom einen Knoten in der rechten Brust entdeckt. Welche Besonderheiten weist dieser Knoten auf und was sind weitere auffällige Zeichen?
- Frau Schwirt bekam eine Strahlentherapie. Erläutern Sie diese Art der Krebsbehandlung.
- Wenn bei Frau Schwirt ein exulzerierendes Mammakarzinom mit Wundgeruch aufgetreten wäre, wie würden Sie den Verbandswechsel durchführen?
- Welche Vorteile hat ein bundesweites Krebsregister? Recherchen Sie in Ihnen zur Verfügung stehenden Informationsquellen.

23 Pflege Sterbender

Frau Auer ist eine 93-jährige Dame, die seit zwei Jahren im Betreuten Wohnen lebt. Ihre Tochter Helen wohnt mit ihrer Familie im selben Stadtviertel. Frau Auer ist oft bei ihnen zu Besuch. Vorher lebte sie alleine in einer 3-Zimmer-Wohnung und konnte sich selbst versorgen. Vor gut zwei Jahren musste Frau Auer notfallmäßig am Darm operiert werden.

Frau Auer hatte ihr Leben lang Probleme mit der Verdauung und neigte zu Obstipation. An einem Morgen klagte sie über starke Bauchschmerzen. Helen fuhr sie ins Krankenhaus, und noch am selben Tag wurde Frau Auer ein Teil des Dickdarms entfernt. Dabei entdeckte man einen Darmtumor, der schon fast die Darmwand durchbrochen hatte. Frau Auer bekam zur Entlastung einen Anus praeter gelegt. Das gefiel ihr überhaupt nicht! »Mit diesem Ding gehe ich nicht ins Grab!« sagte sie.

Sie erholte sich erstaunlich schnell von der Operation, ging danach zwei Wochen in eine Rehabilitation, und nach sechs Monaten konnte der Anus praeter zurück verlegt werden. Bei der Nachkontrolle ein Jahr später entdeckte der behandelnde Arzt Metastasen in der Leber. Frau Auer wollte darüber nichts Genaueres wissen. Beim Gespräch waren ihre Tochter und der Enkel dabei, der selber Arzt ist.

Sie wurden darüber aufgeklärt, dass der Tumor Metastasen gebildet hätte. In mehreren Gesprächen hatte Frau Auer zuvor mit ihren Kindern darüber gesprochen, dass sie »in Frieden« sterben wolle. Sie wolle weder reanimiert, noch an lebenserhaltende Maschinen angeschlossen werden. Gerne möchte sie zu Hause sterben und nicht im Krankenhaus.

Vor einem halben Jahr begann sich der Gesundheitszustand von Frau Auer zu verschlechtern. Sie hatte wenig Appetit, war kraftlos und bekam gelbliche Skleren. Sie lebte weiterhin im Betreuten Wohnen, ihre Tochter kümmerte sich täglich um sie und überredete sie zu kleinen Spaziergängen im angrenzenden Park. Frau Auer hatte schon ihr Leben lang großes Gottvertrauen und einen starken Lebenswillen. Auch jetzt versuchte sie, so viel wie möglich selbst zu erledigen und freute sich über Besuch von den Enkeln.

In den letzten vier Wochen hat Frau Auer an Gewicht verloren, auch ihre Haut ist mittlerweile gelblich-braun, ihre Haare erscheinen noch viel weißer. Sie isst nur noch wenig, schläft viel oder sitzt in der Sonne auf ihrem Balkon. Schmerzen hat sie keine. Ihre beiden Söhne sind mit den Kindern zu Besuch. Sie wissen, daß es wohl das letzte Mal sein wird. Frau Auer sitzt in einem großen Sessel. Ihr Sohn Peter hat Erdbeeren mitgebracht, Frau Auers Lieblingsobst. Genüsslich schließt sie die Augen und isst ein paar Erdbeeren. Dann verabschiedet sie sich von allen.

Am nächsten Tag bekommt Helen einen Anruf vom Pflegedienst, Frau Auer würde es schlechter gehe. Als Helen bei ihrer Mutter ankommt, liegt diese im Bett. Sie fühlt sich schwach und gibt leichte Schmerzen an. Helen wäscht ihr das Gesicht und die Hände. Dann mag Frau Auer nicht mehr, nur die Zähne möchte sie sich noch putzen und ihre Lieblingsbluse anziehen.

Der Hausarzt kommt vorbei und gibt ihr Schmerzmittel, danach schläft Frau Auer. Gegen Abend trübt sie ein, sie spricht nur noch wenig, hat meistens die Augen geschlossen. Sie sieht ruhig aus und scheint keine Schmerzen zu haben. Helen beschließt, die Nacht bei ihrer Mutter zu verbringen und wechselt sich mit ihrem Sohn dabei ab. Gegen Mitternacht wird Frau Auer unruhiger, ihre Atmung schwerer, mit »brodelnden« Atemgeräuschen. Der Hausarzt schaut noch ein Mal vorbei und spritzt Frau Auer Morphium subcutan. Die Nacht über schläft Frau Auer. Gegen Morgen verlangsamt sich ihre Atmung und setzt hin und wieder aus. Frau Auer sieht friedlich aus und stirbt ruhig im Beisein ihrer Familie, wie es ihr Wunsch war.

23.1 Gesellschaftliche Dimension des Sterbens

Sterben trifft alle Menschen ausnahmslos, es macht alle gleich. In der Pflege Sterbender werden alle Beteiligten immer wieder mit der Frage nach dem Sinn des Lebens konfrontiert, dem Woher und Wohin. Menschen fragen sich: »Warum gerade ich, warum gerade jetzt?« Trotz aller Therapieerfolge und Fortschritte in der Medizin kann der Tod nicht überwunden werden. Sterben und Tod gehören zu den Tabuthemen der Gesellschaft. Es scheint sich erst in letzter Zeit etwas an diesem Zustand zu ändern.

Es ist der Initiative engagierter Bürger in der **Hospizbewegung** zu verdanken, dass Raum und Versorgungsmöglichkeiten für schwer kranke und sterbende Menschen und ihre Angehörigen geschaffen wurden. Von professioneller Seite aus bemühen sich **Palliativpflege** und **-medizin** (► LF 1.3, Kap. 22.5.8, S. 754) um eine ganzheitliche Behandlung von Patienten mit begrenzter Lebenserwartung, deren Erkrankung fortgeschritten und nicht mehr heilbar ist.

Behandlungsziel ist eine bestmögliche Qualität der verbleibenden Lebenszeit durch Vorbeugen und Lindern körperlicher und psychischer Beschwerden sowie sozialer und spiritueller Not. Nicht der Befund und die Verlängerung der Lebenszeit um jeden Preis stehen im Vordergrund, sondern das Wohlbefinden, die Wünsche und Ziele des Sterbenden. Dem häufig zitierten Satz bei der Diagnose »unheilbar«: »Wir können nichts mehr für Sie tun«, widerspricht die Palliativmedizin, denn für sie hat sich lediglich die Blickrichtung, nicht aber der Behandlungsauftrag verändert.

Palliativversorgung orientiert sich an den **Kernbedürfnissen sterbender Menschen**, die wie folgt definiert werden:

- Im Sterben nicht alleine sein, sondern an einem vertrauten Ort inmitten vertrauter Menschen zu sterben.
- Im Sterben nicht unter starken körperlichen Beschwerden, z. B. Schmerzen, leiden zu müssen.
- Die Regelung letzter Dinge wie unerledigter Geschäfte und Konflikte.
- Das Stellen der Sinnfrage, z. B. nach dem Sinn des Lebens und Sterbens, und das Erörtern der Frage nach dem Danach (► LF 2.1, Kap. 2.1.5, S. 899).

23.1.1 Veränderungen im Umgang mit Tod und Sterben

> **! Merke** Sterben findet wesentlich häufiger in Institutionen als zu Hause statt, obwohl die meisten Menschen den Wunsch haben, zu Hause zu sterben. 80 % aller Menschen sterben in Krankenhäusern, 15 % in Alten- und Pflegeheimen.

Nach neuesten Untersuchungen liegen die Gründe für das Auseinanderweichen von Wunsch und Wirklichkeit des Sterbeorts sowohl in der Krankheitsproblematik als auch in **strukturellen Defiziten**. Insbesondere fehlt es an erfahrener professioneller Unterstützung und an niedrigschwelligen Hilfsangeboten bei Überlastungs- und Überforderungssituationen sowohl des Betroffenen als auch des Umfelds.

Die moderne Medizin hat Möglichkeiten entwickelt, das Leben scheinbar unbegrenzt zu verlängern. Sie tritt zumindest mit dem Anspruch an, den Zeitpunkt des Todes beeinflussen zu können, häufig ohne Beachtung dessen, was mit dem Ausdruck »Lebensqualität« beschrieben wird.

Sterben erscheint oft als Niederlage und nicht als natürlicher Vorgang, der Teil des Lebens ist. Auch findet der Abschied der Angehörigen häufig unter schwierigen Bedingungen statt. Auf Intensivstationen, umgeben von hoch technisierten Apparaturen, Betriebsamkeit und fremden Menschen, fühlen sich Angehörige ausgegrenzt. In den Pflegeheimen wird das Thema Tod und Sterben mit Angehörigen wenig thematisiert. Sie werden häufig nicht rechtzeitig über den Zustand informiert, wenig zur Begleitung ermutigt, kaum mit einbezogen und zu wenig angeleitet und unterstützt.

23.1.2 Hospizbewegung

Definition **Hospitium:** bedeutet sowohl Herberge als auch Gastfreundschaft. Unter Hospiz ist nach jetzigem Verständnis mehr eine **Haltung** als ein Gebäude zu verstehen.

LF 1.3

Ende der 1960er-Jahre hatten deutsche Ärzte und Seelsorger erstmalig Kontakt zu britischen Hospizen und begründeten nach den dort gemachten Erfahrungen die **Hospizbewegung** und die **Palliativmedizin**. Die Verbreitung des Hospizgedankens soll der Ausgrenzung des Todes in der Gesellschaft entgegenwirken und trägt wesentlich dazu bei, das Sterben als zum Leben gehörig zu erachten. Deutliche Zeichen der Hospizbewegung sind Hospize und spezialisierte Pflegedienste sowie eine Weiterentwicklung der Palliativmedizin.

Die Engländerin **Cicely Saunders** (1918 – 2005) gilt neben **Elisabeth Kübler-Ross** (1926 – 2004) als Begründerin der modernen Hospizbewegung und Palliativmedizin. Sie war Sozialarbeiterin, Krankenschwester und später Ärztin. Cicely Saunders lehnte als Christin die Lebensverkürzung ab und war überzeugt davon, dass es möglich ist, die letzten Tage eines Menschen angenehm zu gestalten. 1967 eröffnete sie das Hospiz St. Christopher´s in London. Die positive Entwicklung der Palliativmedizin und die Hospizarbeit ist im Wesentlichen ihr zu verdanken.

»Sie sind wichtig, weil Sie eben Sie sind. Sie sind bis zum letzten Augenblick Ihres Lebens wichtig, und wir werden alles tun, damit Sie nicht nur in Frieden sterben sondern auch bis zuletzt Leben können.« Cicely Saunders

Ambulante Palliativ- und Hospizarbeit

Das **palliative Versorgungsteam** sollte aus Personen unterschiedlicher Professionen bestehen und sowohl haupt- als auch ehrenamtliche Mitarbeiter einbeziehen. Das sind neben examinierten Pflegfachkräften und Ärzten in Palliative Care geschulte ehrenamtliche Hospizbegleiter.

Die palliativ-pflegerische Versorgung erfordert ein fachlich fundiertes, ganzheitliches Pflegekonzept, in das Angehörige und Freunde des Sterbenden integriert werden. Zu den **Aufgaben und Voraussetzungen** vonseiten der Pflegefachkräfte zählen:

- Kenntnis der unterschiedlichen Krankheitsbilder
- Erkennen und Benennen der körperlichen Symptomatik
- Adäquates Handeln bei der Vielfalt auftretender Symptome
- Aufklärung über angstmachende, krankheitsbedingte Veränderungen
- Erfassen der psychosozialen Situation
- Beratung bezüglich palliativ-pflegerischer Maßnahmen
- Abstimmung mit behandelnden Ärzten
- Anleitung von Angehörigen
- Erstellen eines Notfallplans (Krisenintervention)
- Qualitätssicherung in der Gesamtversorgung

Ehrenamtliche Begleiter bedeuten aufgrund ihrer Lebenserfahrung, sozialen Kompetenz und gezielten Schulung eine unverzichtbare Ressource in der Versorgung von schwer kranken und sterbenden Menschen. Sie gehören als eigenständige Versorgungsebene zum multidisziplinären Team. Wesentliche Verbesserungen der medizinisch-pflegerischen Versorgung gehen auf das Wirken der Hospizbewegung zurück.

Zunehmend finden sich Initiativen, die schon im Vorgriff auf die **Regelungen des Sozialgesetzbuches** Netzwerkstrukturen aufbauen, um die Versorgung schwer kranker Menschen sowie ihrer An- und Zugehörigen zu verbessern.

- Versicherte, die keiner Krankenhausbehandlung bedürfen, haben (…) Anspruch auf einen Zuschuss zu stationärer oder teilstationärer Versorgung in Hospizen, in denen palliativ-medizinische Behandlung erbracht wird, wenn eine ambulante Versorgung im Haushalt oder der Familie des Versicherten nicht erbracht werden kann. Sozialgesetzbuch V, § 39a
- Versicherte mit einer nicht heilbaren, fortschreitenden und weit fortgeschrittenen Erkrankung bei einer zugleich begrenzten Lebenserwartung, die eine besonders aufwendige Versorgung benötigen, haben Anspruch auf spezialisierte ambulante Palliativversorgung.

- Versicherte in stationären Pflegeeinrichtungen (...) haben in entsprechender Anwendung des Absatzes 1 einen Anspruch auf spezialisierte Palliativversorgung. Sozialgesetzbuch V, § 37b

23.1.3 Sterbehilfeproblematik

Sterbehilfe ► LF 3.1, Kap. 5.8, S. 1149 ff.

Tötung auf Verlangen (Euthanasie, griech. eu =. gut,thanatos = Tod) wird definiert als ärztliche Handlung, die mit der Absicht erfolgt, eine Person auf deren freiwilliges und begründetes Verlangen hin zu töten, indem eine Medikation verabreicht wird.

Ärztlich **assistierter Suizid** wird als Handlung definiert, die mit der Absicht erfolgt, einer Person auf deren freiwilliges und begründetes Verlangen hin die eigenständige Selbsttötung zu ermöglichen, indem Medikamente zur Selbstverabreichung bereitgestellt werden.

> **! Merke** Medizinisches Töten einer Person ohne deren Einwilligung ist nicht Sterbehilfe, sondern **Mord**, da die notwendigen Voraussetzungen der Einwilligung und Freiwilligkeit fehlen.

Folgende ärztliche Maßnahmen gehören nach heutiger Auffassung zu den **Behandlungsmaßnahmen** und sind nicht als aktive Form der Sterbehilfe zu werten:
- Therapieverzicht bei aussichtsloser Prognose
- Beendigung von aussichtslosen Maßnahmen (**Sterbenlassen**)
- Terminale Sedierung (lat. terminus =. Grenze, Ende), d. h. Einsatz von Schmerz- und Beruhigungsmitteln, um das unerträgliche Leiden in den letzten Tagen des Lebens zu lindern **(indirekte Sterbehilfe**)

Weltweit haben in den letzten Jahren wichtige Gesetzesänderungen zu Sterbehilfe und ärztlich assistiertem Suizid stattgefunden. 1997 wurde im Bundesstaat Oregon der USA erstmals ärztlich unterstützter Suizid, nicht aber Tötung auf Verlangen, legalisiert. 2001 wurde in den Niederlanden aktive Sterbehilfe und ärztlich assistierter Suizid unter bestimmten Bedingungen erlaubt. 2002 folgte Belgien mit dem Entschluss, die Sterbehilfe unter bestimmten Gesichtspunkten zu legalisieren. Seit Februar 2008 sind Tötung auf Verlangen und assistierter Suizid in Luxemburg erlaubt.

In Deutschland und vielen europäischen Ländern gehören vor allem die medizinischen Fachgruppierungen und Verbände von Ärzten, Pflegenden und anderen Berufsgruppen aus dem Gesundheitsbereich sowie Palliative-Care-Organisationen zu den Gegnern einer Liberalisierung.

Handeln an der Grenze von Leben und Tod berührt immer ethische und moralische Werte.
- Wann beginnt und endet menschliches Leben?
- Wann ist eine Therapie zu beenden?
- Wo verläuft die Grenze zwischen Tötung auf Verlangen und Sterbenlassen?
- Sind lebensbedrohliche Komplikationen immer zu behandeln?

Entscheidungen setzen die Einbeziehung aller Beteiligten voraus, z. B. durch eine Patientenverfügung, und erfolgen am besten in Form einer ethischen Fallbesprechung (► LF 1.1, Kap. 7.5.2, S. 71).

23.1.4 Hirntodproblematik und Organtransplantation

1968 wurde der **Hirntod** (► LF 1.3, Kap. 23.6.2, S. 772) als Todeskriterium eingeführt und gilt per Gesetz als möglicher Zeitpunkt für eine Organentnahme. Von einem Teilhirntod spricht man, wenn im Gehirn die Verbindung zwischen Stammhirn und Großhirn gestört ist, z. B. bei Wachkoma-Patienten oder einem apallischen Syndrom.

Für eine **Organspende** muss die Diagnose »Hirntod« von zwei unabhängigen Neurologen gestellt werden. Im **Transplantationsgesetz** von 1997 (geändert 7/2013, Artikel 5d) wurde dazu eine erweiterte Zustimmungslösung beschlossen. Das heißt, bei nicht vorliegender Zustimmung von Seiten des Betroffenen entscheiden die Angehörigen über eine Organentnahme.

Früher galt der Mensch als tot, wenn sein Herz zu schlagen aufgehört hatte. Auch heute ist dies ein wichtiges **Todeskriterium**. Der Kreislauf kommt

LF 1.3

zum Stillstand und das Gehirn wird nicht mehr mit Sauerstoff versorgt. Künstliche Beatmung, Herzmassage und Wiederbelebung wurden erst nach dem Zweiten Weltkrieg entwickelt. Damit gibt es seit 1960 Patienten, die nach einer Wiederbelebung mit unwiderruflich zerstörtem Gehirn an Maschinen noch eine unterschiedlich lange Zeit lang weiterleben.

Die Frage: Wie tot ist der »Hirntote«? ist zum Gegenstand heftiger Diskussionen geworden. Wenn ein Hirntoter beatmet wird, arbeiten alle anderen Organe weiter. Bei zwei hirntoten Frauen in Deutschland (Erlanger Baby) und Spanien wurde über Monate eine Schwangerschaft fortgesetzt. Hirntote Männer sind zeugungsfähig.

Fachleute aus Hirnforschung, Medizin, Biologie, Rechtswissenschaft und Ethik kritisieren die Gleichsetzung des Hirnausfalls mit dem Tod des Menschen. Niemand kann mit Sicherheit sagen, ob hirntote Menschen nicht mehr hören, riechen, fühlen oder kommunizieren. Der Hirntod ist ein Punkt im Sterbeprozess, wenn Sterben nicht als Ereignis, sondern als Vorgang gesehen wird.

Die **Transplantationsmedizin** hat in den letzten Jahren vielen Menschen zu weiteren Lebensjahren verholfen und neue Hoffnung geschenkt. Dennoch sollte beachtet werden, dass es bei einer **Organtransplantation** immer um zwei Menschenleben geht.

23.1.5 »Recht auf den eigenen Tod«

Vorsorgeverfügung ► LF 3.1, Kap. 5.4.9, S. 1130

Selbstbestimmung am Lebensende und das Verfügungsrecht über den eigenen Tod sind im Zusammenhang mit **Patientenverfügung** und **Vorsorgevollmacht** zu einem brisanten Thema geworden. Um das Recht auf Selbstbestimmung ausüben zu können, sind besonders Menschen mit ernsten, lebensbedrohlichen und einschränkenden Erkrankungen auf die Fürsorge anderer Menschen angewiesen. Patienten mit kognitiven Einschränkungen, die sich nur über ihre Körpersprache ausdrücken können, bedürfen zur Ausübung ihres Selbstbestimmungsrechts der einfühlenden Wahrnehmung ihrer Betreuungspersonen. Oft sind am Lebensende nur noch kleinste Signale einer Willensäußerung möglich.

Auch Kranke, die sich für oder gegen eine Behandlung entscheiden sollen, benötigen Fürsorge in Form von Informationen, Gesprächsangeboten und Aufklärung in einer verständlichen Sprache. In Krisensituationen, bei Angst, Panik und Verzweiflung, müssen Menschen geschützt und stabilisiert werden, z. B. durch Seelsorge und psychologische Betreuung, um ihren weiteren Weg selbstbestimmt finden zu können. So beinhaltet der Respekt vor Selbstbestimmung und dem Recht auf den eigenen Tod sowohl wohlwollende Fürsorge als auch respektvolle Distanz.

In der Sterbephase, wenn kurativ nichts mehr, aber palliativ noch alles getan werden kann, sollten Pflegende:
- dem Patienten nahe sein, ihm aber nicht zu nahe treten,
- ihn begleiten, aber nicht gängeln,
- fürsorglich mit ihm umgehen, ihn aber nicht fremdbestimmen.

23.2 Individuelle Ebene des Sterbens

23.2.1 Medizinische Phasen des Sterbens

Sterben und Tod sind voneinander zu unterscheiden. Der Tod steht am Ende des Sterbeprozesses, er ist abstrakt, er ist das Ende des Lebens. Sterben ist ein Teil des Lebens. Sterbende Menschen leben, und sie leben oft in einer einzigartigen Intensität. Sterben bedeutet immer einen mehr oder weniger lang andauernden Vorgang, den »Augenblick« des Sterbens gibt es nicht. Sterben kann sich über einen längeren Zeitraum erstrecken.

Nachdem bei einem Patienten eine **infauste Diagnose** (lat. infaustus = aussichtslos, unglücklich) gestellt wurde, werden medizinisch **drei Phasen bis zum Tod** beschrieben:
- **Rehabilitationsphase***:* die Phase der letzten Monate, selten Jahre, in der trotz fortschreiten-

der Erkrankung ein weitgehend normales, aktives Leben angestrebt wird.
- **Terminalphase**: umfasst die letzten Wochen, manchmal Monate, in denen durch die Erkrankung trotz guter Schmerztherapie und Symptomkontrolle die Aktivität des Patienten zunehmend eingeschränkt wird.
- **Finalphase**: Sterbephase und bezieht sich auf die letzten Stunden und Tage des Lebens.

Aus biologischer Sicht beginnt das Sterben bereits mit der Geburt durch das stete Absterben von Zellen. Für die Medizin beginnt das Sterben dann, wenn elementare Körperfunktionen unaufhaltsam versagen und medizinische Maßnahmen keinen Erfolg mehr versprechen. Die Medizin tut sich oft schwer mit der Akzeptanz des Sterbens, da ihr Blick auf Wiederherstellung und Heilung gerichtet ist. Psychologisch wird ein Mensch als Sterbender bezeichnet, wenn er objektiv vom Tod bedroht ist und das Wissen darum sein Erleben und Verhalten bestimmen.

! Merke Sterben ist immer ein höchst aktives, intimes und emotionales Geschehen.

Über medizinische und pflegerische Maßnahmen hinaus braucht der Sterbende persönliche Zuwendung, einen Halt auf seinem eigenen Weg zum Tod. Einen Weg, der als Reifung gesehen werden kann. Reifung an der größten Krise, die es in der individuellen Lebensgeschichte gibt. Die Bewältigung der Krise ist die Annahme des Todes (► LF 2.1, Kap. 2.3, S. 901).

23.2.2 Sterbephasen nach Kübler-Ross

Die Schweizerin **Elisabeth Kübler-Ross** war eine der Ersten, die sich mit dem Thema Sterbebegleitung befasst hat. Ihre Erkenntnisse über die **fünf Sterbephasen** erwuchsen aus der Begleitung unzähliger Sterbender. Es sind:
- Verneinung/Leugnung
- Protest/Zorn
- Verhandeln
- Depression
- Einwilligung

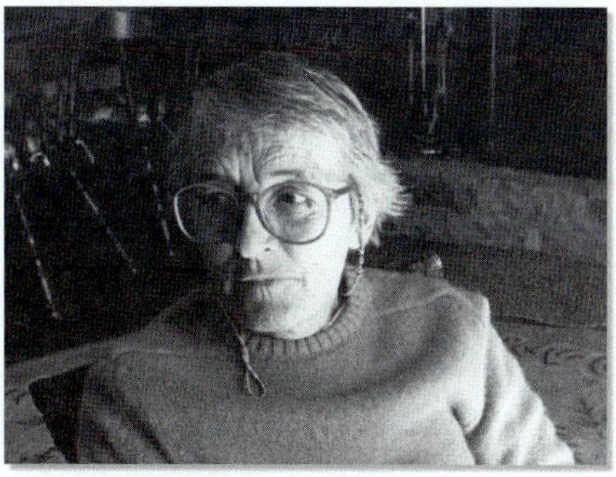

Abb. 23.1: Elisabeth Kübler-Ross (1926–2004)

1. Verleugnen: Der Betroffene ist über die Mitteilung des baldigen Todes entsetzt und reagiert abwehrend. Er will es nicht wahrhaben.

2. Protest und Zorn: Der Betroffene hadert in dieser Phase mit Gott und der Welt, er lehnt sich auf und fragt: »Warum gerade ich?«. Er ist mit allem unzufrieden und beschimpft unter Umständen Angehörige und Pflegende.

3. Verhandeln: Die neue Situation wird anerkannt, der baldige Tod aber noch nicht angenommen. Es besteht der Wunsch nach Aufschub: »Vielleicht gibt es ja doch noch eine neue Behandlungsmethode; ich muss aber erst noch meine Enkel sehen«.

4. Depression: Die Vorstellung, alles aufgeben zu müssen, Abschied zu nehmen, löst eine tiefe Traurigkeit aus. Das kann dazu führen, dass der Sterbende das Essen verweigert, niemanden sehen will. Andere Sterbende wollen unerledigte Konflikte bereinigen, den Nachlass klären. Es kann auch sein, dass der Sterbende allein sein will.

5. Einwilligung: In der letzten Phase tritt eine gewisse Ruhe ein, die Angst vor dem Tode und die Verzweiflung treten zurück. Der alte Mensch blickt auf sein Leben zurück und kann ruhig über seinen Abschied sprechen. Vielleicht redet er noch darüber, wie er sich seine Beerdigung vorstellt.

Die Einsichten von Kübler-Ross wurden oft dahingehend missverstanden, als würden diese Phasen immer in der angegebenen Reihenfolge ablaufen. Daraus leitete sich ein Vorgehen ab, welches eher zu einem Gegeneinander als einem Miteinander führte, zumal auch in der Trauer der Betreuenden ähnliche Phasen auftreten.

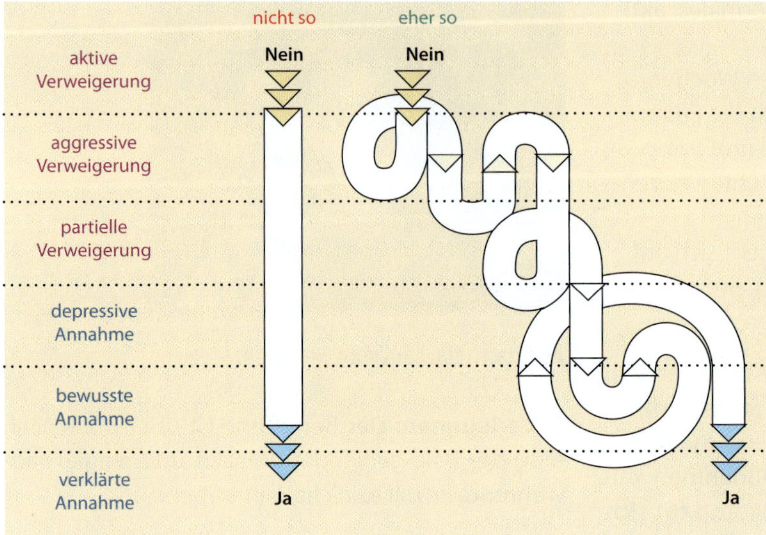

Abb. 23.2: Prozessdynamik in Anlehung an die Sterbephasen nach Kübler-Ross

Der innere Weg vom Nein zum Ja ist jedoch wesentlich komplexer und verläuft eher in Schleifen (Abb. 23.2). Einzelne Phasen können übersprungen werden. Verschlechtert sich die Krankheit, steht der Patient oft wieder am Anfang seines Weges.

Dieser **Verarbeitungprozess** ist keine gradlinige Entwicklung auf der Bewusstseinsebene, sondern spiegelt auch unbewusste Wünsche und Befürchtungen wider. Der Wissenschaftler **Emil A. Herzig** hat versucht, diesen Prozess in seiner Dynamik zu erfassen.

23.3 Orte des Sterbens

Palliativstation

In der Regel gehören **Palliativstationen** zu einem Krankenhaus. Der Schwerpunkt der ganzheitlichen Betreuung liegt in der Symptomlinderung, z. B. Schmerztherapie, bei unheilbarer Erkrankung. Nach Abschluss der Behandlung wird der Patient wieder entlassen. Aufgrund der Organisationsstruktur eines Krankenhauses können diagnostische Maßnahmen und palliative Therapien hier optimal durchgeführt werden. Ärztliche Präsenz ist rund um die Uhr gewährleistet. Das Pflegepersonal besitzt eine hohe fachliche Kompetenz in Bezug auf Symptomkontrolle.

Stationäres Hospiz

Hier liegt der Schwerpunkt in einer ganzheitlichen Pflege, Betreuung und Begleitung Sterbender bis zu ihrem Tod. Nur wenige Patienten werden aus dem **stationären Hospiz** nach Hause entlassen. Die ärztliche Versorgung übernehmen vor allem Hausärzte und Schmerztherapeuten. Bei Bedarf werden Psychologen hinzugezogen. Zum Konzept stationärer Hospize gehört der Einsatz ehrenamtlicher Helfer.

Pflegeheim

Zunehmend beinhalten die Leitbilder der **Alten- und Pflegeheime** eine klare Positionierung zum Umgang mit sterbenden Bewohnern. Der letzte Lebensabschnitt wird unter Einbeziehung der Angehörigen menschenwürdig begleitet und unterstützt, Übergänge und Abschiede werden bewusst gestaltet.

»In unserem Pflegeheim soll auch die letzte Lebensphase durch die Bezugspersonen begleitet werden und das Abschiednehmen des Bewohners, der Angehörigen und der Mitarbeiter durch gegenseitige Hilfestellung so würdevoll wie möglich gestaltet werden.« Alten- und Pflegeheim Müller, 22848 Norderstedt

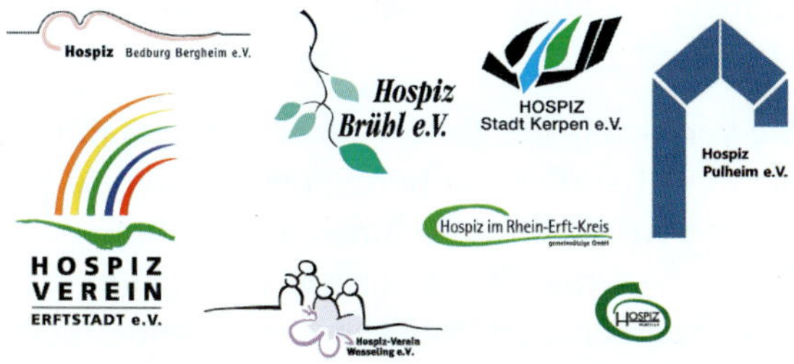

Abb. 23.3: Die Zahl der Hospize nimmt stetig zu.

Häusliche Umgebung

Die **vertraute Wohnung** ist der Ort, an dem die meisten Menschen ihre letzten Tage und Wochen verbringen und Abschied nehmen wollen. Der Gesetzgeber teilt dieses Anliegen und räumt der ambulanten Versorgung den Vorrang vor der stationären ein (SGB V § 37b ►LF 3.1, Kap. 6.1.1, S. 1151). Ein Verbleiben im eigenen Zuhause bewahrt die Intimität und Autonomie des Kranken und bedeutet Teilnahme am alltäglichen Leben.

23.4 Grundsätze in der Pflege Sterbender

Die Pflegefachkraft hat eine zentrale Bedeutung in der Begleitung Schwerkranker und Sterbender. Sie ist das Bindeglied vom Patienten und seiner Familie zu den einzelnen professionellen Betreuungsebenen.

Voraussetzungen dafür sind:
- fachliche, kommunikative, persönliche und organisatorische Kompetenz
- besondere Kenntnisse in Schmerztherapie und Symptomkontrolle
- Zusammenhänge zu erkennen und den voraussichtlichen Verlauf einschätzen zu können
- vorbereitend und vorwegnehmend tätig zu werden
- Vielseitigkeit in Bezug auf die unterschiedlichen Krankheitsbilder und Fachbereiche
- Flexibilität bei rasch wechselnden Symptombildern mit Rücksicht auf die Individualität des Sterbenden
- Kreativität, Bedürfnisorientierung, Improvisationsgabe
- den Sterbenden ganzheitlich und im Kontext seines sozialen Gefüges wahrnehmen zu können
- die Einsicht, dass auch Dasein und Aushalten zentrale Aufgaben sind
- die Bereitschaft, sich mit Leiden, Sterben und Tod auseinanderzusetzen und in reflektierter Weise mit eigenen Gefühlen – wie Angst, Ekel, Wut, Ärger – umzugehen
- fachübergreifende Kompetenz, vor allem in psychosozialen und seelsorgerischen Bereich
- Zusammenarbeit mit anderen Berufsgruppen

LF 1.3

23.4.1 Kommunikation und Interaktion mit Sterbenden

Wenn die ersten körperliche Zeichen des nahenden Todes auftreten, lässt man den sterbenden Menschen nicht mehr allein. Angehörige und Pflegefachkräfte, die eine gute Beziehung zu dem Sterbenden haben, bleiben bei ihm. Die **Interaktion** mit dem Sterbenden kann auf verschiedene Weise erfolgen. Man kann für den Sterbenden einfach nur da sein, ohne etwas zu tun, die Hand halten, Nähe zeigen. Religiöse Bedürfnisse können erfüllt werden. Dabei hat die Pflegefachkraft die Möglichkeit, Gefühle und Trauer zu zeigen und Abschied zu nehmen. Denn in den Jahren der Betreuung sind oft enge Beziehungen gewachsen.

Der sterbende Mensch hat Gefühle und nimmt die Pflege wahr. Daraus leitet sich ab, dass Pflegende
- nicht über den Sterbenden hinweg sprechen,
- pflegerische Tätigkeiten nie hektisch oder schweigend durchführen,
- Hilfestellungen nicht aufschieben oder vernachlässigen,
- sprachliche und nichtsprachliche Signale akzeptieren und beachten,
- Wünsche ernst nehmen und danach handeln,
- Sterbende möglichst in ihrer gewohnten Umgebung pflegen,
- Sterbenden nur so viel zumuten, wie sie selber körperlich oder gefühlsmäßig ertragen können,
- nicht mit Kollegen, Angehörigen und Mitbewohnern flüstern.

Das Wissen um die phasenhafte psychische Dynamik soll helfen, Angst und Wut, welche der Sterbende nach außen richtet, einzuordnen und sie nicht als gegen die eigene Person gerichtet zu verstehen. In der Auseinandersetzung mit dem Sterbenden liegt für Pflegende die Möglichkeit einer Reifung, mit den eigenen Gefühlen besser umgehen zu können, an den eigenen Tod angstfreier denken zu können.

23.4.2 Verstehendes Verhalten

Die folgenden Vorschläge können ein Anhalt sein, müssen aber immer nach den Möglichkeiten des Einzelnen gehandhabt werden.

> **! Merke** Richtschnur kann die Reflexion sein: Was würde die Pflegefachkraft in der jeweiligen Situation wünschen und wollen?

Die Pflegefachkraft steht dem Sterbenden dann zur Verfügung, wenn er es wünscht. Auch der Sterbende will nicht immer über den kommenden Tod nachdenken. Ich überlasse ihm, wann er über dieses Thema sprechen möchte.

Sie respektiert die Abwehrmechanismen des Sterbenden. Der Betroffene muss seine Gefühle verarbeiten. Hatte er eben noch ein realistisches Bild seiner Situation zulassen können, »weiß« er im nächsten Moment nichts mehr davon oder klammert sich an unrealistische Hoffnungen, macht Zukunftspläne. Sie ermöglicht diese Entlastung im Denken und konfrontiere den Sterbenden nicht gegen seinen Willen mit der Realität.

Sie lässt Gefühle von Zorn und Depression zu. Diese Gefühle gehören zu einer Auseinandersetzung mit einer Krise. Sie versucht, gegen sie gerichtete Gefühlsäußerungen zuzulassen, überprüft aber, ob es nicht berechtigte Gründe für diese Gefühle gibt.

Sie gibt gewünschte Informationen in verträglicher Form und Dosierung. Alle Fragen des Sterbenden beantwortet sie nach ihrem eigenen Wissen. Sie richtet sich dabei nach dem Informationsbedürfnis des Betroffenen, er bestimmt, wie genau die Information sein soll, wie viel er emotional verarbeiten kann.

Sie vermittelt das Gefühl, dass alles getan wird. Sie führt bei dem Sterbenden eine optimale Pflege und ausreichende Schmerzbekämpfung durch. Dadurch vermittelt sie Ansätze von Hoffnung auf einen ruhigen, schmerzfreien Verlauf, entlastet von der Angst eines qualvollen Sterbens.

23.4.3 Umgang mit Angehörigen

Es sollte immer versucht werden, die **Angehörigen** in die Betreuung des Sterbenden mit einzubeziehen. Aber nicht wenige von ihnen haben auch große Schwierigkeiten, mit dem Tod eines Angehörigen umzugehen. Dies können unter anderem sein:

- Gewissenskonflikte zwischen dem Wunsch nach Nähe und dem Wunsch nach Flucht vor der Belastung
- Schuldgefühle länger leben zu dürfen und nicht genug zu tun
- emotionale Belastung durch das Erleben des geistigen und körperlichen Verfalls des Angehörigen
- Konfrontation mit der eigenen Sterblichkeit
- Verlustängste, Verlust einer gemeinsamen Zukunft, Verlust von Sicherheit
- Veränderungen im Familiensystem, z.B. wird der vormals starke Ehemann jetzt schwach und hilfsbedürftig
- Unsicherheiten im Umgang mit dem Sterbenden, wie offen darf ich sprechen? Wie viel meiner eigenen Ängste und Probleme darf ich äußern?

Mögliche Hilfen können sein:

- ständigen Zugang zum Sterbenden ermöglichen
- falls erwünscht, Beteiligung der Angehörigen an der Pflege und Versorgung
- Bereitschaft aller, die Angehörigen über den Zustand aufzuklären
- Vorbereitung auf mögliche Reaktionen des Sterbenden wie Wut, Ärger und Ängste
- Angebot entlastender Gespräche

23.4.4 Hilfe für Helfer

Gerade in helfenden Berufen ist die Gefahr des Ausbrennens sehr groß (► LF 4.3, Kap. 5.2, S. 1264). **Pflegefachkräfte im Hospiz- und Palliativbereich** haben es mit Menschen zu tun, die sich in einer ungleich schlimmeren und bedrohlicheren Lebenssituation befinden, als sie selbst.

Zur Bewältigung der besonderen Belastungen sollten Pflegende Angebote bekommen, die ihnen das Recht auf einen liebevollen Umgang mit sich selbst bewusst machen. Dies kann z. B. in Einzel- und Gruppensupervisionen geschehen (► LF 4.4, Kap. 3.2, S. 1294).

Die Beachtung folgender zehn Punkte kann zu einem gesunden Umgang mit den Belastungen beitragen (Selbstpflege):

- keine vorschnellen Zusagen und Versprechen geben
- Arbeit delegieren und um Hilfe bitten
- Differenzieren lernen, d. h., nicht jedes Misslingen einer Situation hat mit der eigenen Person zu tun
- Man darf Fehler machen und muss nicht für alles ein Patentrezept haben
- Ausgleich in körperlicher Betätigung suchen (► LF 4.4, Kap. 1.1.2, S. 1269)
- auf gesunde Ernährung achten (► LF 1.3, Kap. 6.4, S. 349 ff.)
- Zeit strukturieren, Arbeitszeiten und Pausen einhalten (► LF 4.2, Kap. 2.1.2, S. 1221; LF 4.4, Kap. 1.1.1, S. 1268)
- Urlaubszeiten gut planen
- Entspannungsmethoden erlernen (► LF 4.4, Kap. 2.2, S. 1284)
- Ärger, Wut und Selbstzweifel ausdrücken und darüber sprechen

> **! Merke** Wer selbst am Boden liegt, kann andere nicht aufrichten.

23.5 Körperliche Symptomatik und Linderungshilfen

23.5.1 Unruhe und Verwirrtheit

Psychische Störungen wie **Unruhe** (Agitation) und **Verwirrtheit** (Delir) treten bei alten und sterbenden Menschen häufig auf (► LF 1.3, Kap. 20.4.2, S. 702). Angehörige und Pflegende reagieren darauf oft verunsichert, ratlos und überfordert. In den letzten Stunden und Tagen des Lebens werden Unklarheit und Verwirrtheit als **terminale Unruhe** (lat. terminal = zum Ende gehörend) oder **präfinales Delir** (lat. präfinal = vor dem Ende) bezeichnet. Trotz unterschiedlicher Ursachen zeigen Delirante eine recht einheitliche Symptomatik. Gestört sind das Bewusstsein, die Wahrnehmung und Auffassung, das Gedächtnis sowie Denken, Antrieb und Erregbarkeit.

Terminale Unruhe hat nicht selten einen produktiven und ordnenden Charakter und bedarf nicht in jedem Fall einer **Sedierung** (Ruhigstellung). Sterbende Menschen drücken ihre Wahrnehmung oft in Form von Bildern und Gleichnissen aus. Hier vermischen sich Vergangenheit, Gegenwart, Traum und Wirklichkeit.

Wichtig ist die Feststellung, wer unter der Unruhe leidet. Vom Sterbenden muss sie keineswegs als belastend empfunden werden. Die Hauptaufgabe der Pflegefachkraft besteht daher häufig in Information und Unterstützung der Angehörigen bei gleichzeitig guter Symptomkontrolle. Da sich der Sterbevorgang wissenschaftlicher Erkenntnisse entzieht und angenommen wird, dass es für terminale Unruhe sowohl psychologische als auch organische Ursachen gibt, sollte immer gewissenhaft nach der individuellen Ursache geforscht werden.

Ursachen für terminale Unruhe

- Angst vor dem Tod
- Sorgen um nahe Angehörige und um ungelöste Probleme
- Gehirnerkrankungen, Tumore und Metastasen
- Medikamente, die nicht mehr ausgeschieden werden können und dadurch zu einer Überdosierung führen

- Infektionen,Tumorzerfall, AIDS und hochfieberhafte Erkrankungen wie Pneumonie und Harnwegsinfekte
- Sauerstoffmangel und Durchblutungsstörungen des Gehirns
- Austrocknung und Flüssigkeitsmangel
- Stoffwechselstörungen, z. B. bei Nierenversagen oder Lebererkrankungen
- Störungen des Elektrolythaushaltes (Hyperkalzämie)
- Herz- und Gefäßerkrankungen
- Entzugserscheinungen, z. B. bei starken Rauchern, die aufgrund ihrer Schwäche nicht mehr rauchen können. Hilfreich kann hier ein Nikotin-Ersatzpflaster sein.
- unbequeme Lagerung , Druckstellen erzeugend
- Harnverhalt bei voller Blase
- Schmerzen
- Juckreiz

Hilfen bei terminaler Unruhe

- Den Sterbenden nicht allein lassen. Die Anwesenheit von einem Familienmitglied oder einer anderen vertrauten Person ermöglichen.
- Für eine ruhige Atmosphäre sorgen, z. B. angenehmes Licht, leise Musik, Summen oder Singen.
- Erfassen von Schmerzen mithilfe von Körpersignalen und Fragestellungen, die durch abgemachte Zeichen, Händedruck, Augenöffnen, Nicken oder mit »Ja« und »Nein« leicht beantwortet werden können.
- Dem Bewegungsdrang durch Lageveränderung nachgeben. Schaukeln und Wiegen wirken beruhigend.
- Beruhigende, erklärende Gespräche mit den Angehörigen führen.
- Medikamentös: Lorazepam, Midazolam, Diazepam
- Lavendelauflagen wirken beruhigend.
- Durch regelmäßige Mundpflege einer trockenen Mundschleimhaut entgegenwirken.

23.5.2 Dyspnoe

Dyspnoe (Atemnot) ist die unangenehme subjektive Empfindung eines Menschen, Atembeschwerden zu haben und nicht ausreichend Luft zu bekommen. Die Schwere kann alleine der Betroffene beurteilen. Eine beschleunigte oder vertiefte Atmung muss nicht unbedingt als belastende Atemnot empfunden werden. Dyspnoe hat wie der Schmerz zwei sich gegenseitig bedingende Seiten:

- Wahrnehmung der Atemnot
- Reaktion auf die Atemnot

Das Gefühl, nicht genügend Luft zu bekommen, löst existenzielle Ängste aus, die sich verstärkend auf die Wahrnehmung der Atmung auswirken. So entsteht ein Teufelskreis von Angst und Atemnot, in den auch Angehörige und Pflegende hineingezogen werden können. Der Körper schüttet vermehrt Stresshormone aus, die wiederum einen erhöhten Sauerstoffbedarf bewirken.

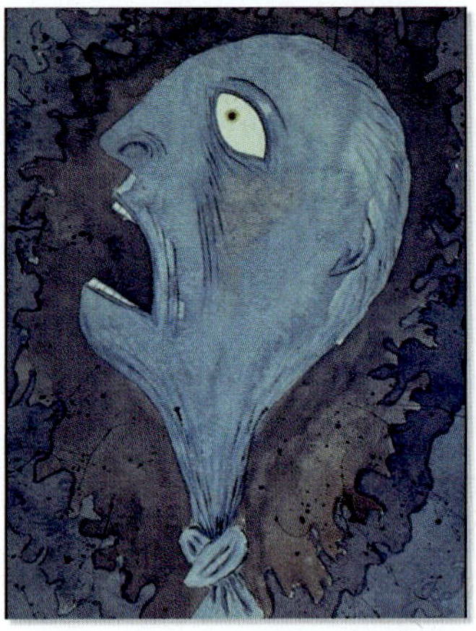

Abb. 23.4:
Knoten im Hals

Medikamentöse Behandlung in der Finalphase

Zur Behandlung der Atemnot bei sterbenden Patienten ist **Morphin** das wichtigste Medikament. Es bewirkt eine

- Abnahme der Atemarbeit (Ökonomisierung),
- Linderung der Atemnot durch Dämpfung des Atemzentrums,
- Erhöhung der Toleranz gegenüber erhöhten CO_2- Werten,
- Senkung der Atemfrequenz,
- Zunahme der Atemtiefe und der Ventilation der Lungenbläschen.

Der Teufelskreis Atemnot und Angst wird unterbrochen. Setzt man Morphin ausschließlich zur Linderung der Atemnot ein, benötigt der Sterbende nur 50–70 % der Dosierung, die benötigt wird, um

Schmerzen zu lindern. Das heißt, bei sonst z. B. wegen Schmerzen nicht mit Morphin behandelten Patienten ist eine Dosierung von ca. 2,5–5 mg subkutan alle 4 Stunden ausreichend.

> **! Merke** Bei einer Verabreichung von Morphin ist immer zu beachten, dass die richtige Dosierung sich nur an der Wirkung erkennen lässt.

Die Gabe kann über Pflaster, subkutane Verweilkatheter und Injektionen oder Pumpen erfolgen. Allerdings kann in der letzten Lebensphase die Aufnahme über Pflaster durch Fieber, Schwitzen und Minderung der Hautdurchblutung unzureichend sein. Unmittelbar vor dem Sterben reichen oft wenige Einzeldosen aus. Hier sind vor allem eine einfühlsame und wachsame Krankenbeobachtung und individuelle Abstimmung der Behandlungsform gefragt, denn die Medikamente können einen Mangel an Zuwendung nicht ersetzen.

Geht die Atemnot mit starker **Angst** einher, sind angstlösende Medikamente hilfreich. Bei Verengung der Atemwege werden Medikamente geschluckt oder inhaliert, die die Bronchien erweitern. Begleitender Husten wird mit Hustenblockern behandelt.

Lindernde Maßnahmen sind:
- spezielle Lagerungen (► LF 1.3, Kap. 1.1.2, S. 132 f.)
- Sitzhaltungen
- Entspannungstechniken

Umgang und Pflege

- Einschätzung der Atemnot, Kenntnis der Grunderkrankung und der psychosozialen Aspekte, insbesondere des sozialen und familiären Umfelds und der persönlichen Lebensgeschichte
- Patienten nicht alleine lassen
- Selbsthilfetechniken fördern
- Nicht zu dicht am Bett stehen, anfassen, festhalten, umarmen – gut gemeinte Nähe!
- Ausstrahlung von Ruhe und Sicherheit
- Die ruhigste Person einbeziehen, aufgeregte Angehörige hinausbitten, informieren, beruhigend einwirken und psychische Spannung möglichst reduzieren.
- Zimmer kühl halten, viel Luft, großer Raum, Fenster öffnen, auf Wunsch einen Tischventilator bereitstellen.
- Befreiung von enger Kleidung
- unangenehme Gerüche vermeiden, auf Wunsch Riechauflagen/Wickel mit einigen Tropfen Parfum oder ätherischem Öl, z. B. Thymian und Eukalyptus
- Behandlung der Begleitsymptome: trockener Mund, Schmerzen, Obstipation

Sauerstofftherapie

Eine **Sauerstoffgabe** muss ärztlich angeordnet werden.

Sichtbare **Zyanose** macht eine Sauerstoffgabe notwendig (► LF 1.3, Kap. 1.1.1, S. 125). Mögliche Auslöser einer Zyanose sind z. B. Schädigungen der Lunge bei Lungentumoren oder -metastasen oder eine Ausbreitung des Tumors mit Einengung oder Verlegung der Bronchien.

Hat sich der Körper an das verminderte Sauerstoffangebot gewöhnt, sodass keine Atemnot empfunden wird, sollte kein Sauerstoff gegeben werden. Bei nur zeitweilig bestehender Atemnot im Zusammenhang mit Belastungen reicht eine Sauerstoffgabe vor, während oder nach der Belastung.

> **! Merke** Sauerstoff sollte weder zur Beruhigung des Patienten noch zur eigenen Beruhigung verabreicht werden.

Mögliche **Begleiterscheinungen** sind:
- Mobilität und Bewegungsfreiheit werden eingeschränkt.
- Die Kommunikation wird durch Gesichtsmaske oder Nasensonde behindert.
- mögliche Druckgeschwüre bei Nasensonde
- Austrocknung der Schleimhäute
- Gewöhnung und Abhängigkeit verbunden mit erneuten Ängsten.

Veränderung der Atmung beim Sterbenden

Bei Sterbenden versagt aufgrund der körperlichen Schwäche die **Atemmechanik**. Der Sauerstoff kann nicht mehr ausreichend in den Körper transportiert werden (kleine Lebensflamme!). Auch wird das Atemzentrum durch den Ausfall der Körperfunktionen geschädigt und es entstehen pathologische Atemmuster wie **Cheyne-Stokes-Atmung** und **Schnappatmung**, die als Vorboten des Sterbens zu deuten sind.

Bezeichnung	Atemmuster
Normale Ruheatmung	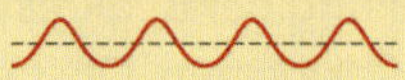
Cheyne-Stokes-Atmung	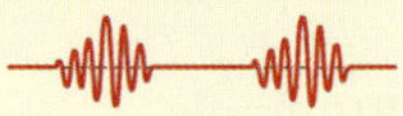
Schnappatmung	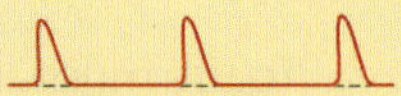

Tab. 23.1: Veränderte Atmung beim Sterbenden.

Todesrasseln

Unter **Todesrasseln** versteht man eine geräuschvolle Atmung in den letzten Stunden oder Tagen des Lebens. Durch Verlust von Schluck- und Hustenreflex kommt es zur Ansammlung von Sekreten im Nasenrachenraum, der Luftröhre und den Bronchien. Angehörige empfinden dieses Geräusch in der Regel als sehr unangenehm und befürchten, dass der Patient darunter sehr leiden könnte. Wahrscheinlicher ist jedoch, dass die Mehrzahl der Patienten aufgrund ihrer Bewusstseinseintrübung infolge der hohen CO_2-Konzentration im Blut diese Behinderung der Atmung nicht oder nur eingeschränkt wahrnehmen können. Ein Anzeichen dafür ist auch der meist völlig entspannte Gesichtsausdruck. Seitenlagerung mit angehobenem Oberkörper hat oft eine positive Wirkung auf das Todesrasseln, da das Sekret besser abfließen kann. Bei starker Schleimansammlung kann der **vordere und seitliche Mundbereich** vorsichtig abgesaugt werden.

> **! Merke** Tieferes Absaugen setzt einen zusätzlichen Reiz, denn die Sekrete werden meist nicht erreicht. Die Situation verschlechtert sich eher.

Terminale CO_2-Narkose

Durch den natürlichen Verlauf des Lungenversagens erstickt der Patient nicht bei vollem Bewusstsein, sondern schläft vorher ein. Durch Schwäche und Ausfall zentraler Steuerungszentren steigt die CO_2-Konzentration im Blut an und es kommt zu einer Bewusstseinseintrübung, bevor der Patient sein Ersticken wahrnimmt und die sinkende O_2-Konzentration zum Tode führt. Diese Bewusstseinseintrübung wird **terminale CO_2-Narkose** genannt. Einfühlsame Gespräche über diesen Mechanismus können dem Patienten und seinen Angehörigen die Angst vor dem Ersticken nehmen.

Terminales Herzversagen

Die häufigste Todesursache alter Menschen ist das **Linksherzversagen**, verbunden mit Flüssigkeitsansammlung im Lungengewebe. Die Patienten leiden unter Atemnot, Angst, dem Gefühl zu ersticken und Schmerzen. Bei angemessener medizinischer und pflegerischer Behandlung sterben die meisten Patienten jedoch friedlich.

23.5.3 Terminale Dehydratation

Die Frage, wie viel Flüssigkeit Sterbende benötigen und ob die **Dehydratation** (Austrocknung) in dieser Phase als Ausdruck des Sterbens oder als Komplikation zu betrachten ist, wird nach wie vor viel diskutiert.

Krankenbeobachtung

Aus keiner der Auffassungen lässt sich ableiten, dass nicht lindernd eingegriffen werden sollte. Die Entscheidung orientiert sich an folgenden **Krankenbeobachtungen**:

- Kann der Sterbende in einer kritischen Situation nicht genügend Flüssigkeit aufnehmen, z. B. wegen Durchfällen, Erbrechen oder starkem Schwitzen?
- Ist er nicht unmittelbar sterbend, leidet aber unter Symptomen, die eine Dehydratation vermuten lassen wie Unruhe, Verwirrtheit, Muskelkrämpfe oder mangelnde Harnausscheidung?
- Ist der Sterbende aufgrund funktioneller Erkrankungen, nicht in der Lage, Flüssigkeit zu sich zu nehmen? Z. B. bei Verschluss oder Verlegung

der Verdauungsorgane, Schleimhautläsionen oder Pilzerkrankungen.
- Trinkt der Sterbende wegen des nahenden Todes immer weniger?

Viele **Dehydratationssymptome** (► LF 1.3, Kap. 1.5.2, S. 166) treten bei Sterbenden in der Finalphase auf, ohne durch Austrocknung bedingt zu sein. Es hat sich gezeigt, dass Durst und trockener Mund bei Sterbenden in keinem direkten Zusammenhang mit der Menge der aufgenommenen Flüssigkeit stehen. Um Mundtrockenheit und Durst zu lindern, eignet sich folglich in diesen Fällen die künstliche Flüssigkeitszufuhr nicht.

> **! Merke** Die terminale Dehydratation ist nicht vergleichbar der Exsikkose im Alter.

Die Diagnose einer terminalen Dehydratation kann nur in enger Zusammenarbeit aller an der Versorgung Beteiligten gestellt werden. Sie wird von einer bestimmten Konstellation der Symptome, klinischen Befunden und Laborwerten beeinflusst. Die richtige Einschätzung ist vor allem abhängig von der Erfahrung im Umgang mit sterbenden Menschen und erfordert eine geschulte, ganzheitliche Wahrnehmung des Sterbens. Hier kann vor allem die Pflegefachkraft aufgrund ihrer Fachkompetenz, der Krankenbeobachtung und Versorgung einen wesentlichen Beitrag leisten.

Pflegerische Maßnahmen

Die Durchführung einer zusätzlichen **Flüssigkeitsversorgung** erfordert die Berücksichtigung aller geschilderten Aspekte und ist von allen zum Versorgungsteam gehörenden Personen zu treffen und zu tragen. Angehörige sind in diese Überlegungen einzubeziehen, damit der einzuschlagende Weg für sie transparent und verständlich wird.

Die handlungsweisenden Fragen lauten:
- Geht es um eine akute Erkrankung oder um das Sterben?
- Ist die Austrocknung des Körpers Folge einer Krise, die durch angemessene Behandlung überwunden werden kann, oder ist sie Teil des Sterbens?

Eine Reduzierung der Flüssigkeitszugabe bedeutet nicht, dass nichts mehr getan werden kann, der Sterbende aufgegeben oder sogar vernachlässigt wird. Es ändert sich lediglich das Behandlungsziel und die Form der Versorgung.

Flüssigkeitszufuhr

Hat sich das Behandlungsteam in Übereinstimmung mit dem Wunsch des Betroffenen und seiner Familie für eine Symptomlinderung durch **Flüssigkeitszugabe** entschieden, ist Folgendes zu beachten:
- Die Flüssigkeitsmenge sollte aufgrund des meist verminderten Körpergewichts und der verminderten Körperaktivität bei ca. einem Liter in 24 Stunden liegen und ist damit deutlich niedriger als in einer akuten Situation.
- Bleibt das erwartete Ergebnis aus oder verschlimmert sich dadurch die Situation, sollte die Therapie abgebrochen werden.
- Auf einen intravenösen Zugang ist aufgrund von Immobilisierung, Venenentzündung etc. zu verzichten, wenn nicht schon ein Zugang besteht und zu anderen Zwecken gebraucht wird.
- Zu bevorzugen ist die subkutane Zufuhr, die mit geringen Risiken und hohem Nutzen verbunden ist. Der Körper nimmt die Menge an Flüssigkeit auf, die er nutzen kann. Es besteht keine Gefahr der Überwässerung.

Bedeutung der Mundpflege

Schwerkranke möchten ihre letzten Tage möglichst beschwerdefrei verbringen. Sterbende möchten sich mitteilen können und sind dabei auf Mundverhältnisse angewiesen, die eine Kommunikation erlauben. Angemessene **Mundpflege** ist daher mit das Wichtigste, was für einen Sterbenden getan werden kann.

> **! Merke** Der Mund ist eine Intimzone. Bei der Mundpflege können leicht Grenzen überschritten werden und sowohl bei Pflegenden als auch bei Betroffenen Widerstände auftreten.
>
> Bei der Wahl der alternativen Mundpflegeutensilien sollten immer die individuellen, biografischen Informationen berücksichtigt werden.

Zähne, Prothesen, Schleimhäute und Lippen sollten regelmäßig inspiziert werden. Hilfreich ist dabei eine Taschenlampe (► LF 1.3, Kap. 1.7.6, S. 220).

✓ **Tipp**
- Zum Befeuchten der Mundschleimhaut eignet sich künstlicher Speichel.
- Zum Ablösen von Borken und Belägen haben sich Butter, geschlagene Sahne oder Vitamin-Brausetabletten bewährt.
- Trockene Raumluft kann mit Wasserdampf, nassen Tüchern und Verneblern angefeuchtet werden.
- Geeignet für Lippen und Zunge sind geschmacksneutrale Öle, z. B. reines Mandelöl, sowie neutraler Lippen- und Nasenbalsam, etwa unparfümierte Ringelblumensalbe. Zum Auftragen eignen sich Watteträger, Spatel und Stiltupfer.
- Bei Entzündungen helfen Salbei und Kamille.

Hilfreiche **Vorstellungen** bei der Mundpflege:
- Die Pflegefachkraft nähert sich dem Mund.
- Sie lässt am Pflegemittel riechen.
- Sie berührt damit leicht die Lippen.
- Sie lässt kosten und wartet.
- Sie dringt erst dann in die Mundhöhle vor, wenn der Mund aufgemacht wird.
- Öffnet er sich nicht, werden einfach nur die Lippen befeuchtet.
- Ein gewaltsames Vorgehen gliche einem Einbruch.

Möglichkeiten zur Behandlung von Mundtrockenheit und Durst
- Häufige Gabe jeder Art von Getränken, die der Betroffene mag, immer dann, wenn Lippen und Mund trocken sind oder es gewünscht wird.
- Einbringen mithilfe von Teelöffeln, Plastikpipetten, Spritzen, feuchten Mulltupfern, kleinen Sprühfläschchen etc. über Lippen, Zunge, Gaumen und die Wangentaschen. Häufig sind Sterbende bis kurz vor dem Tod in der Lage, sich durch Aussaugen einer feuchten Kompresse oder Baumwolltüchlein mit Flüssigkeit zu versorgen.
- Gefrorene Fruchtstücke, z. B. Ananas oder Zitrone, oder zerstoßenes Eis befeuchten und regen die Speichelproduktion an.

Um Durst und Mundtrockenheit zu lindern, ist nicht die Menge der zugeführten Flüssigkeit entscheidend, sondern die Häufigkeit der Durchführung. Kühle und eher wässrige Flüssigkeiten haben eine nachhaltigere Wirkung.

! Merke Häufige Mundbefeuchtung ist sehr zuwendungsintensiv und gerade Angehörige und freiwillige Begleiter sind erfahrungsgemäß froh, wenn sie diesen Dienst übernehmen können.

23.5.4 Appetitlosigkeit

Eine große Anzahl unheilbar Erkrankter ist im fortgeschrittenen Stadium von **Appetitlosigkeit** (Anorexie) betroffen. Oft kann man das Fortschreiten der Erkrankung am Auftreten dieses Symptoms erkennen. In der Sterbephase können und wollen Menschen nicht essen.

Symptome
- kein Hungergefühl, Lustlosigkeit beim Essen
- Geschmacksstörungen, besondere Abneigung gegen Fleisch
- trockene, faltige Haut
- Gewichtsverlust, Schwäche, Abmagerung und Auszehrung (Kachexie)
- reduzierte Ausscheidung, Obstipation
- Infektanfälligkeit
- Druckgeschwüre durch Abnahme des Unterhautfettgewebes
- veränderte Laborwert, z. B. niedrige Blutzuckerwerte

! Merke Menschen sterben nicht, weil sie nicht essen, sondern sie essen nicht, weil sie sterben.

Pflegerische Maßnahmen

Für Familie und Angehörige ist ein tatenloses Mitansehenmüssen von anhaltender Appetitlosigkeit und dem damit verbundenen Kräfteverfall fast nicht zu ertragen. Im schlimmsten Fall werden die Betroffenen so massiv unter Druck gesetzt, dass sie mit Aggressionen oder Rückzug reagieren.

Für die Betroffenen sind überwiegend nicht Appetitlosigkeit und Schwäche die wirklich quälenden Probleme, sondern die Frage nach der verbleibenden Lebenszeit und die Ungewissheit über die Zukunft der Angehörigen.

Allgemeines Vorgehen
- Ursache, Krankheitsstadium und individuelle Situation beachten.
- Niemals zum Essen drängen oder zwingen.
- Verständnis dafür wecken, dass Appetitlosigkeit zum Sterben gehört und eine künstliche oder erzwungene Ernährung dem Organismus eher schadet als nützt.

Anregungen zur Förderung des Appetits
- kleine, appetitlich zubereitete Portionen
- appetitanregenden Aperitif anbieten
- gute Lagerung, wenn möglich in sitzender Haltung
- Wunschkost
- individuelle Essenszeiten
- unangenehme Gerüche vermeiden
- in Gemeinschaft, guter Atmosphäre essen, z. B. bei Musik und Kerzenschein

23.5.5 Bewegungseinschränkung

Die letzte Lebensphase geht in der Regel mit **Einschränkungen der Bewegungsfähigkeit** einher. Die Betroffenen sind zunehmend auf Unterstützung angewiesen. Mehr und mehr wird das Bett zum zentralen Lebensraum und sollte dementsprechend Orientierungshilfe, Privatsphäre und Schutz bieten. Für die Pflege ist der respektvolle Umgang mit diesem intimen Raum von zentraler Bedeutung.

Bei Menschen in der Sterbephase ist die Durchführung der **Dekubitusprophylaxe** (► LF 1.3, Kap. 1.9.4, S. 275) häufig eingeschränkt. Die pflegerische Zielsetzung orientiert sich dann mehr an den individuellen Bedürfnissen des Sterbenden und seiner Familie, z. B. dem Wunsch nach Selbstständigkeit und Ungestörtheit.

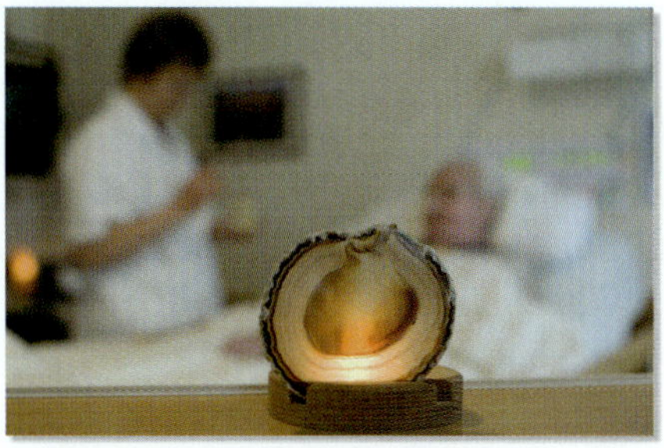

Abb. 23.5: Das Bett: zentraler Lebensraum des Sterbenden

Pflegeziele und Maßnahmen

- Das Wohlbefinden des Sterbenden wird gefördert. Bedürfnisse, Vorlieben und Gewohnheiten werden beachtet.
- Die Maßnahmen erfolgen im Wissen um die Bedeutung von Körperkontakt und Sicherheitsgefühl, vor allem bei Patienten, die sich selbst nicht äußern können.
- Das Körpergefühl und die Körperwahrnehmung werden gefördert, indem die Orientierung im Bett und Raum verbessert wird.
- Der Entstehung oder Verschlechterung eines Dekubitus wird entgegengewirkt. Der Betroffene erfährt jedoch Respekt und Akzeptanz, wenn er sich gegen eine spezielle Lagerung entscheidet.
- Angehörige bekommen die Grundlagen der Lagerung vermittelt, um sie im Rahmen ihrer Möglichkeiten umzusetzen.

23.6 Tod

Das Ende der zentralen Koordination der einzelnen Lebenserscheinungen und der Organfunktionen wird als **Tod** bezeichnet.

Zeichen des nahenden Todes

Das Nahen des Todes ist begleitet von typischen Veränderungen der Vitalzeichen:
- Bewusstsein trübt sich ein und schwindet
- Blutdruck fällt ab, Abblassung der Haut mit bläulicher Marmorierung stellt sich ein

- Puls schwächt sich ab, setzt zeitweise aus
- Atmung wird unregelmäßig, schnappend

23.6.1 Klinischer Tod

Häufig wird der psychische Tod (Individualtod als Leben ohne Bewusstsein) vom biologischen Tod unterschieden. Der psychische Tod tritt früher ein, als das Erlöschen aller Körperfunktionen. Da aber keine Möglichkeit besteht, mit Sicherheit zu sagen, wann der Tod wirklich eintritt, wird dieser offenen Frage mit dem Gebrauch abstrakter Begriffe begegnet.

Der **Herzstillstand** gilt als Zeichen des **klinischen Todes** und ist an folgenden Veränderungen zu erkennen:

- Atem- und Herzstillstand, kein arterieller Puls mehr feststellbar, arterielle Blutungen kommen zum Stehen
- die Pupillen sind maximal erweitert und lichtstarr
- der Betroffene entwickelt eine Zyanose

Dieser Zeitpunkt wird in den meisten Fällen auch mit dem Individualtod gleichzusetzen sein, da innerhalb weniger Minuten durch den **Organtod** des Gehirns auch der Verlust des Ich-Bewusstseins unumkehrbar wird. In der Phase zwischen Herzstillstand und Hirntod sind Wiederbelebungsmaßnahmen (Reanimation) möglich.

Der Überlebensfähigkeit des Gehirns ohne Blutversorgung sind allerdings enge Grenzen gesetzt. Kommt die Hirndurchblutung durch Herzstillstand völlig zum Erliegen, verursacht der Mangel an Sauerstoff und Glucose Störungen, die bis zum Hirntod führen (Abb. 23.6).

Diese Zeitangaben (Abb. 23.6) gelten unter normalen Temperaturbedingungen, sie laufen bei Hitze schneller und bei Kälte langsamer ab. Besonders bei Unfällen im Eis (Ertrinken) und künstlicher Abkühlung bei Herzoperationen sind erheblich längere Überlebenszeiten möglich.

23.6.2 Hirntod

Bei schwerst Hirnverletzten können das Herz und andere Organe noch lange Zeit funktionstüchtig erhalten werden. Der **Hirntod** wird dann zum Individualtod erklärt, was rechtlich für die Transplantation von Organen wichtig ist. Es wird dann von »juristischem Tod« gesprochen.

Nach den Richtlinien des Beirats der Bundesärztekammer ist Hirntod ein »Zustand der irreversibel erloschenen Gesamtfunktion des Großhirns, des Kleinhirns und des Hirnstamms. Dabei wird durch kontrollierte Beatmung die Herz und Kreislauffunktion noch künstlich aufrechterhalten«.

Als Bedingungen zur Feststellung des Hirntodes sind gesetzlich vorgeschrieben:

- direkte oder indirekte Hirnschädigung
- Koma
- erloschene Reflexe
- fehlender Atemantrieb

Ausgeschlossen sein müssen:

- Vergiftungen
- Schock
- Unterkühlung

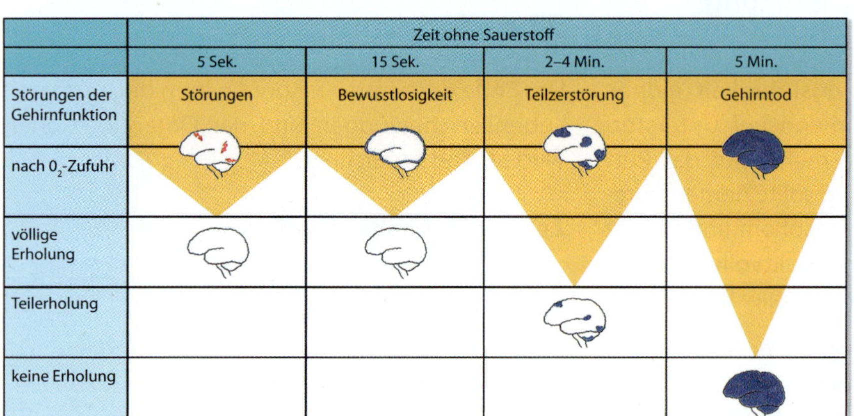

Abb. 23.6: Folgen des Herzstillstandes auf das Gehirn.

Für hirntot wird der erklärt, bei dem der Ausfall folgender Funktionen in zwei, 12 Std. auseinander liegenden, Untersuchungen bestätigt wird:

- beiderseits weite, lichtstarre Pupillen
- fehlende Augenbewegung bei Drehen des Kopfes
- fehlender Hornhautreflex
- fehlende Schmerzreaktion
- fehlender Hustenreflex
- Ausfall der Spontanatmung

! Merke Es ist eine Untersuchung durch zwei dafür qualifizierte Ärzte vorzunehmen, die über eine mehrjährige Erfahrung in der Intensivbehandlung von Patienten mit schweren Hirnschädigungen verfügen.

Alternativ können apparative Untersuchungen zum Nachweis des Erlöschens aller Hirnfunktionen durchgeführt werden, wie **Elektro Enzephalogramm (EEG)** zum Nachweis fehlender elektrischer Hirnströme und **Dopplersonografie** zum Nachweis aufgehobener Blutzirkulation im Gehirn (► LF 1.5, Kap. 2.2.6, S. 871; Kap. 2.3.4, S. 874).

Durch die fehlende Hemmung des Rückenmarks durch das Gehirn kann es beim Hirntod zu spontanen oder ungerichteten Bewegungen auf Berührungsreize hin kommen. Diese Bewegungen der Extremitäten oder des Rumpfes, **Lazarus-Phänomen** genannt, sprechen nach den Richtlinien nicht gegen den Hirntod, sondern werden als typische Zeichen gewertet.

23.6.3 Biologischer Tod

Das zeitlich versetzte **Absterben der einzelnen Organe** ist immer Folge eines absoluten Sauerstoffmangels der Zellen. Dieser Zustand wird von verschiedenen Geweben unterschiedlich lange toleriert, auch in Abhängigkeit der Speicherkapazität für Glucose. So überleben unter normalen Umständen, ohne erhaltende Eingriffe, das Herz 5 – 10 min, die Nieren ca. 30 min, die Muskulatur 6 – 9 Std., Sperma bis zu 20 Std. In dieser Zeit sind an den Geweben Reaktionen auslösbar, welche bei der Bestimmung des Todeszeitpunktes in der Gerichtsmedizin eine Rolle spielen.

23.6.4 Todeszeichen

Um den Scheintod vom Tode sicher unterscheiden zu können, orientiert der Arzt sich an sogenannten **Todeszeichen**. Als Ergebnis der Untersuchung wird dann der für ein Begräbnis unentbehrliche Totenschein ausgestellt.

Unsichere Todeszeichen

Hautblässe, Abkühlung, Fehlen der Reflexe sowie Pulslosigkeit und Atemstillstand gehören zwar zum Tode, sind aber keine sicheren Zeichen, da auch ein starkes Abnehmen der Lebensfunktionen mit solchen Veränderungen einhergeht.

Sichere Todeszeichen

Als **sichere Todeszeichen** gelten nur Totenflecken, Totenstarre und Fäulniserscheinungen. Wobei die Zeiten, in denen sich diese Todeszeichen ausprägen, sehr abhängen von den klimatischen Gegebenheiten, denen die Leiche ausgesetzt ist.

	Kennzeichen	Bezeichnung	Besonderheit
unsichere Todeszeichen	Atem- und Herzstillstand	klinischer Tod	Reanimation ist innerhalb weniger Minuten nach dem Auftreten dieser Zeichen möglich
sichere Todeszeichen	Totenflecken, Totenstarre, Fäulnis	biologischer Tod	irreversibles Versagen des Zentralen Nervensystems (Hirntod)

Tab. 23.2: Todeszeichen

Zeichen	Beschreibung	Zeit
Totenflecken	Blut sackt in tiefer gelegene Körperpartien	sichtbar 30 bis 60 min nach dem Tod, nicht mehr wegzudrücken nach 12 Std.
Totenstarre	muskuläre Verkrampfung	Kiefergelenkstarre nach 2 bis 3 Std., am ganzen Körper nach 8 bis 10 Std.
Fäulnis	biologischer Abbau, von Organeiweiß durch frei werdende Enzyme	bewirkt nach ca. 3 bis 4 Tagen die vollständige Lösung der Totenstarre

Tab. 23.3: Sichere Todeszeichen (unter normalen klimatischen Bedingungen)

LF 1.3

Zur Ausbildung der grauvioletten bis bläulichrötlichen **Totenflecken** (Livores) kommt es, wenn das Blut in die unten liegenden Körperpartien absinkt. Die Totenflecken verändern deshalb ihre Lage in den ersten Stunden durch Umlagern des Toten, was sie von Blutergüssen unterscheidet.

Die Totenflecken treten häufig schon während der Agonie auf, meist aber ½ bis 1 Std. nach Todeseintritt. Innerhalb der ersten 12 Std. nehmen sie an Intensität zu und fließen ineinander. Sie finden sich nicht an den direkten Auflagestellen. Wie sehr sie durch Wegdrücken zum Verschwinden gebracht werden können, hängt von der Dauer des Bestehens ab.

Die **Totenstarre** (Rigor mortis) beginnt etwa 2–5 Std. nach dem Tod und ist nach ca. 8–12 Std. voll ausgebildet. Sie beginnt zuerst in den Skelettmuskelgruppen, welche im Leben am stärksten beansprucht werden oder welche unter einer Dauerspannung stehen, z. B. Kiefergelenk und Sprunggelenk. Von dort breitet sie sich über den ganzen Körper aus.

Auch die glatte Muskulatur der inneren Organe erstarrt. Deutlich sichtbar wird dies als »Gänsehaut« durch Erstarrung der zur glatten Muskulatur gehörenden Haaraufrichtermuskeln.

23.6.5 Maßnahmen nach Eintritt des Todes

- Dokumentation des mutmaßlichen Todeszeitpunktes sowie der Veränderungen der Vitalzeichen vor Eintritt des Todes.
- Benachrichtigung des Arztes zur Feststellung des Todes und der Todesursache (Totenschein).
- Behutsame Benachrichtigung der Angehörigen oder nahestehender Personen.
- Nachlasssicherung zu zweit bei Alleinstehenden und im Pflegeheim (► LF 3.1, Kap. 5.3.6, S. 1123).

> **! Merke** Falls gewünscht, darf der Leichnam zum Abschiednehmen für nahestehende Personen in einem separaten Zimmer bis zu 36 Std. aufgebahrt werden.

Versorgung des Toten

Nicht immer tritt der Tod friedlich ein, häufig hinterlassen Agonie und medizinische Maßnahmen einen Toten, dessen Anblick für die Angehörigen eher erschreckend wäre. Pflegende sollten den Verstorbenen daher versorgen:

- Lagerungshilfen aus dem Bett entfernen.
- Katheter, Sonden, Drainagen und Verbandsmaterialien entfernen.
- Schmuck, Prothese, Perücken o. Ä. entfernen.
- Augen des Toten schließen, evtl. feuchte Tupfer auf die Lider legen.
- Unterkiefer des Toten abstützen, ohne die Gesichtszüge zu verzerren.
- Arme des Toten seitlich an den Körper legen, evtl. vor der Brust falten.
- Den Toten flach lagern.
- Ausscheidungen entfernen, Toten eventuell waschen.
- Frisches Hemd anziehen oder Kleidung nach vorheriger Abmachung.
- Toten in frisches Laken hüllen.
- Raum kühl halten, Heizung ausschalten.

In einer multikulturellen Gesellschaft, in der sehr unterschiedliche religiöse Haltungen, Bräuche und Rituale in Bezug auf Tod und Sterben praktiziert werden, sollte ggf. beim Umgang mit Sterbenden und bei der Versorgung der Toten abweichend von den obigen Schritten gehandelt werden (► LF 2.1, Kap. 2.3.1, S. 902 f.).

Bestattung

Falls keine Angehörigen oder Freunde vorhanden sind, welche sich um die notwendigen Schritte kümmern können, muss die **Beerdigung** möglichst zeitnah vorbereitet werden. Die Durchführung obliegt üblicherweise Bestattungsunternehmen.

Meist ist damit die Aufgabe der Pflegefachkraft beendet. Zur Unterstützung sollte aber versucht werden, die für eine Beerdigung erforderlichen Papiere bereitzulegen:

- Todesbescheinigung
- Personalausweis/Reisepass

- standesamtliche Geburtsurkunde
- bei Verheirateten zusätzlich Heiratsurkunde
- bei Verwitweten zusätzlich Sterbeurkunde
- bei Geschiedenen zusätzlich Scheidungsurteil
- Krankenversicherungskarte
- Versicherungsunterlagen mit letzten Nachweisen über Beitragszahlungen
- Mitgliedsunterlagen mit letzter Beitragsquittung von Verbänden, welche Sterbegelder oder Beihilfen gewähren, z. B. Gewerkschaften
- Testament für das Amtsgericht oder den Notar
- Bestattungsvorsorgevertrag, falls vorhanden
- Grabstellennachweis, falls vorhanden

✓ Tipp

- Weiterführende Informationen:
- Transplantationsgesetz (www.gesetze-im-internet.de)
- Deutscher Hospiz- und PalliativVerband e.V. (www.dhpv.de)
- Charter zur Betreuung schwerstkranker und sterbender Menschen in Deutschland, Deutsche Gesellschaft für Palliativmedizin (www.dgpalliativmedizin.de)
- Newsletter Palliativpflege aktuell (www.ppm-online.org)

Aufgaben

- Unterscheiden Sie aktive Sterbehilfe von Hilfe beim Sterben.
- Müssen Sterbende mit Atemnot in jedem Fall mit Sauerstoff versorgt werden?
- Nennen Sie die beiden wichtigsten Maßnahmen nach Eintritt des Todes.
- Frau Auer hat mündlich geäußert, dass sie nicht reanimiert und an lebenserhaltene Maschinen angeschlossen werden will. Inwieweit sind diese Aussagen verbindlich?
- Frau Auer bekommt vom Hausarzt ein Morphinpräparat gespritzt. Was will er damit bewirken?
- In den Morgenstunden verlangsamt sich die Atmung von Frau Auer und setzt für fünf Minuten aus. Frau Auer sieht friedlich aus und stirbt ruhig. Erläutern Sie diesen Vorgang. Wie wird er genannt?
- Wie wird im islamischen Kulturkreis mit Tod und Sterben umgegangen? Erläutern Sie die wichtigsten Punkte.
- Wie sollen Pflegende Verstorbene versorgen?
- Erläutern Sie den Sinn und Ablauf einer Krankensalbung.

24 Verhalten in Notfällen

24.1 Grundlagen

LF 1.3

> **Definition** **Erste Hilfe:** alle Maßnahmen, die in Notsituationen bis zum Eintreffen des Rettungspersonals einzuleiten sind, um dem Menschen zu helfen.

Fast jeder Mensch war schon einmal in einer Situation, in der er die Hilfe eines Mitmenschen benötigte. Ein Notfall kann vollkommen unvorhersehbar und unvermittelt eintreten, unabhängig von Ort, Zeit und Situation. Umso mehr sollte man es als Verpflichtung erachten, anderen in einer vergleichbaren Notfallsituation zu helfen. Eine Verpflichtung besteht nicht nur aus moralischen Gründen. Wer erste Hilfe einem anderen Menschen gegenüber verweigert, macht sich wegen unterlassener Hilfeleistung strafbar.

> **Definition** »Wer bei Unglücksfällen oder gemeiner Gefahr oder Not nicht Hilfe leistet, obwohl dies erforderlich und ihm den Umständen nach zuzumuten, insbesondere ohne erhebliche eigene Gefahr und ohne Verletzung anderer wichtiger Pflichten möglich ist, wird mit Freiheitsstrafe bis zu einem Jahr oder mit Geldstrafe bestraft«. § 323c StGB

In Unfallsituationen oder bei lebensbedrohlichen Notfällen kommt es auf die schnelle Einleitung von Hilfsmaßnahmen an, die der Helfende bis zum Eintreffen eines Arztes selbstständig durchführt.

Eine sinnvolle Hilfe setzt voraus, dass man fähig und in der Lage ist, einen Notfall zu erkennen und richtige Sofortmaßnahmen sicher durchzuführen. Ein plötzlich auftretender Notfall lässt dem Helfenden keine Zeit, erst nachzulesen, welche Hilfsmaßnahme zu leisten ist.

> **! Merke** Oberster Grundsatz beim Handeln in Notfällen ist: **Ruhe bewahren!**

24.2 Erste Hilfe auf der Straße

Der Bedarf, Erste Hilfe zu leisten, kann überall entstehen. In der häuslichen Pflege verbringt die Pflegefachkraft einen großen Teil ihrer Zeit auf der Straße. Aber auch außerhalb der Arbeit wird im Bedarfsfall von Fachkräften im Gesundheitswesen – und so auch von Pflegefachkräften – ein erhöhtes Maß an Kompetenz in Erster Hilfe gefordert.

24.2.1 Unfallstelle sichern

Bei jeder Hilfsaktion auf der Straße ist vorrangig an die eigene **Sicherheit** zu denken. Daher sichert der Helfende zuerst die Unfallstelle. Das heißt:

- Warnblinkanlage einschalten und
- Warndreieck gut sichtbar am rechten Fahrbahnrand aufstellen.

Gerade in Kurven und auf Bergkuppen ist das sorgfältige Absichern lebenswichtig. Der Helfende sollte seine Arme auf und ab bewegen, um sich nähernde Fahrzeuge zu warnen. Wenn mehrere Helfer an der Unfallstelle eintreffen, sollten sie sich koordinieren.

Wegen der erhöhten Brandgefahr, z. B. wenn Benzin ausläuft, darf an der Unfallstelle nicht geraucht werden. Ein noch laufender Motor eines verunglückten Fahrzeugs ist sofort abzustellen.

24.2.2 Sofortmaßnahmen an der Unfallstelle

Nachdem die Helfer die Unfallstelle ordnungsgemäß abgesichert haben, leistet der Ersthelfer **Erste Hilfe**. Dabei ähnelt der Ablauf dem Aufbau einer Kette (Abb. 24.1). Der oder die Helfende ist im Wesentlichen im Bereich der ersten beiden Glieder der Kette tätig und sollte vorrangig das Ziel haben, dass der Verunglückte innerhalb kürzester Zeit ärztliche Behandlung erhält.

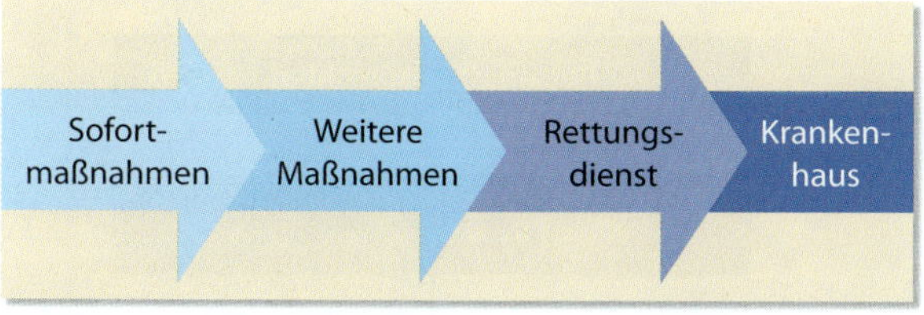

Abb. 24.1: Die Maßnahmenkette besteht aus vier Gliedern.

Unter **Sofortmaßnahmen** als erstes Glied der Kette werden verstanden:

- Notruf
- Rettung und Bergung von Verletzten aus akuter Gefahr
- wenn nötig
  - Blutung stillen
  - stabile Seitenlagerung bei Bewusstlosigkeit und vollständiger Atmung
  - Herz-Lungen-Wiederbelebung bei Bewusstlosigkeit und nicht »normaler« Atmung sowie
  - Schock bekämpfen

Rettung aus der Gefahrenlage

Nach Möglichkeit soll der Verunglückte nicht fortbewegt werden, bis der Rettungsdienst eintrifft.

Notruf-Meldung und Informationsweitergabe

Die in der EU einheitliche **Notrufnummer** lautet **112.**

Der Notruf enthält folgende Angaben:

Wo geschah der Vorfall?
Eine möglichst genaue Ortsangabe erspart dem alarmierten Rettungsdienst unnötiges Suchen und verringert dadurch die Zeit bis zum Eintreffen des Rettungsdienstes.

Was ist geschehen?
Mithilfe einer kurzen Beschreibung der Notfallsituation kann die Rettungsleitstelle die richtigen Maßnahmen für die Rettung einleiten.

Wie viele Verletzte gibt es?
Die Angabe der Anzahl der Verletzten ist wichtig für den ausreichenden Einsatz von Rettungs- und Krankenwagen.

Welche Art von Verletzungen liegt vor?
Der Hinweis auf lebensbedrohliche Verletzungen bereitet ggf. den Notarzt auf notwendige Maßnahmen vor.

Warten, ob die Leitstelle Rückfragen hat.
Das Gespräch mit der Leitstelle erst beenden, wenn sichergestellt ist, dass diese vollständige Angaben erhalten hat.

Um Personen aus einer Gefahrenlage zu retten, eignet sich generell der **Rettungsgriff** (Abb. 24.2):

- Der Verunglückte liegt auf dem Boden.
- Der Helfer greift zunächst von hinten unter Nacken und Schultern und bringt den Verletzten mit vorsichtigem Schwung in eine Sitzposition. Dabei achtet der Helfer darauf, dass der Verletzte nicht seitlich wegrutscht. Hierzu stützen die Beine des Helfers seitlich den Oberkörper, die Unterarme unterstützen den Kopf.
- Der Helfer steckt seine beiden Arme unter die Achselhöhlen des Verletzten durch.
- Er legt einen Unterarm des Verunglückten quer vor dessen Leib.
- Er umfasst den Unterarm mit beiden Händen von oben. Wichtig ist, dass hierbei alle Finger, auch der Daumen, auf dem Unterarm des Verunglückten liegen und dadurch nicht auf den Bauch des Verletzten drücken.
- Danach verlagert der Helfer das Körpergewicht nach hinten, richtet sich aus den Knien heraus auf und zieht den Verletzten an einen sicheren Ort. Beim Aufrichten ist darauf zu achten, dass sich das Körpergewicht nicht zu sehr nach hinten verlagert, da sonst ein Sturz droht.

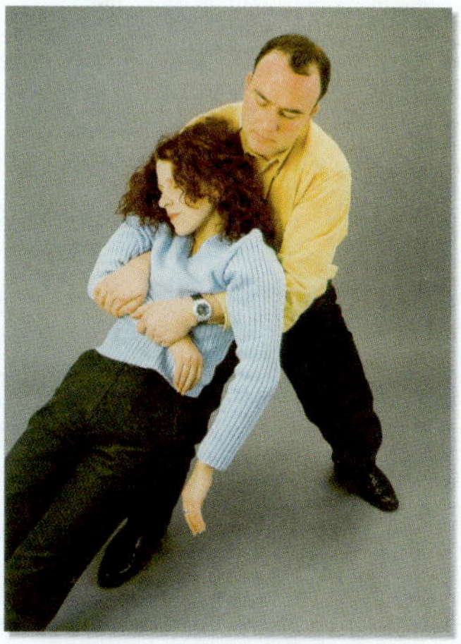

Abb. 24.2: Rettungsgriff

Wie der Helfer den Verunglückten lagert, richtet sich danach, ob der Verunglückte ansprechbar ist oder bewusstlos und ob er ausreichend atmet.

Stabile Seitenlage

Die **stabile Seitenlage** verhindert, dass der Mensch aspiriert, z. B. Blut oder Erbrochenes.

LF 1.3

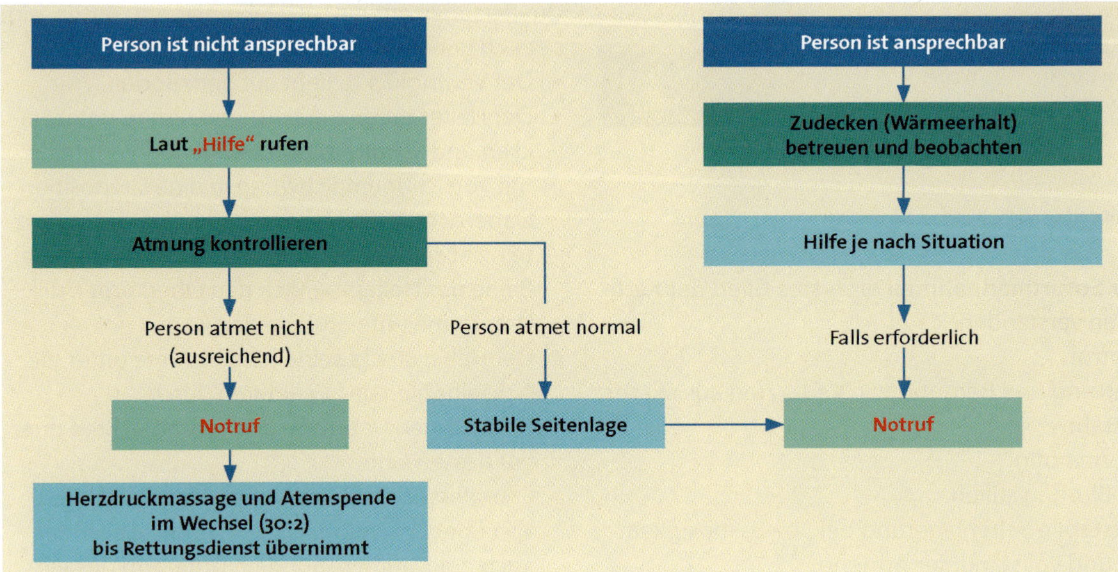

Abb. 24.3: Reihenfolge der Maßnahmen.

Stabile Seitenlage:

- Der Helfer kniet sich links neben den Liegenden
- Er legt dessen linken Arm etwa im rechten Winkel neben den Kopf und den rechten Arm quer über die Brust.
- Er winkelt das rechte Bein des Verunglückten an.
- Dann fasst er mit der linken Hand das Knie und mit der rechten Hand das rechte Schultergelenk und zieht den Bewusstlosen zu sich hin, bis dieser auf der linken Seite liegt (Abb. 24.4).

Um die Atemwege frei zu halten, überstreckt der Helfer vorsichtig den Kopf des Bewusstlosen und fixiert die Kopfstellung mit der daruntergelegten rechten Hand des Bewusstlosen. Danach sollte der Helfer den Betroffenen zudecken, um Auskühlungen zu vermeiden.

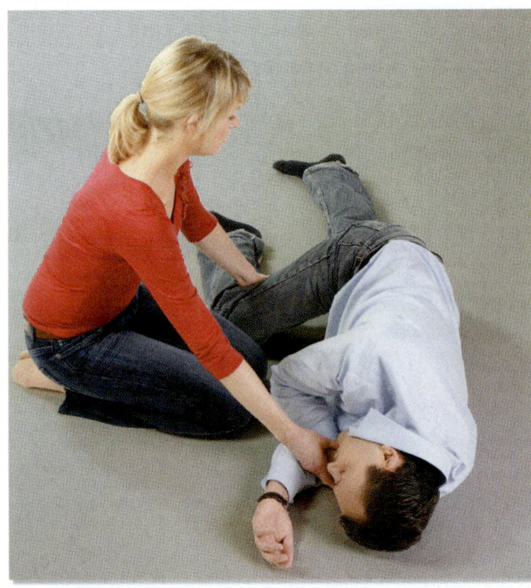

Abb. 24.4: Stabile Seitenlage

Herz-Lungen-Wiederbelebung

Zuerst dreht der Helfer den Betroffenen auf den Rücken und macht die Atemwege frei. Dafür überstreckt der Helfer leicht den Hals des Betroffenen (Abb. 24.5) und hebt das Kinn an, um den Weg für die Atemluft zu öffnen. Der Helfer legt seine Hand auf die Stirn oder den Kopf des Betroffenen und kippt den Kopf leicht nach hinten.

> **! Merke** Reagiert der Verunglückte nicht auf die Frage »Hallo, können Sie mich hören?« oder auf Berührung oder vorsichtiges Rütteln der Schulter und scheint seine Atmung gestört, beginnt der Helfer mit den **lebensrettenden Maßnahmen.**

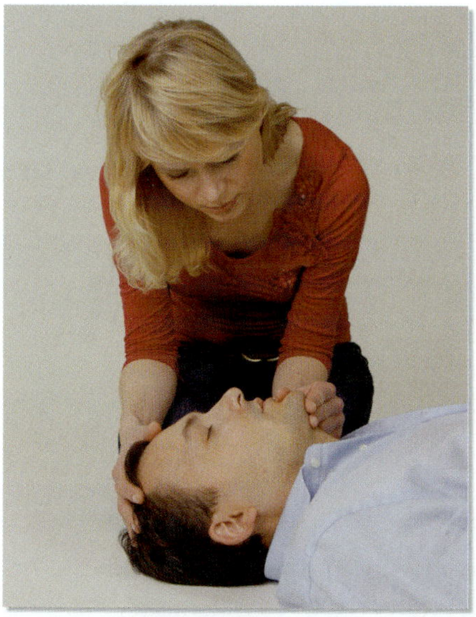

Abb. 24.5: Überstrecken des Halses.

Danach hebt der Helfer das Kinn mit den Fingerspitzen an. Dabei kontrolliert er die normale Atmung durch Sehen, Hören und Fühlen (Abb. 24.6)
- Sehen: Bewegt sich der Brustkorb?
- Hören: Sind Atemgeräusche zu hören?
- Fühlen: Ist ein Luftstrom an der eigenen Wange zu spüren?

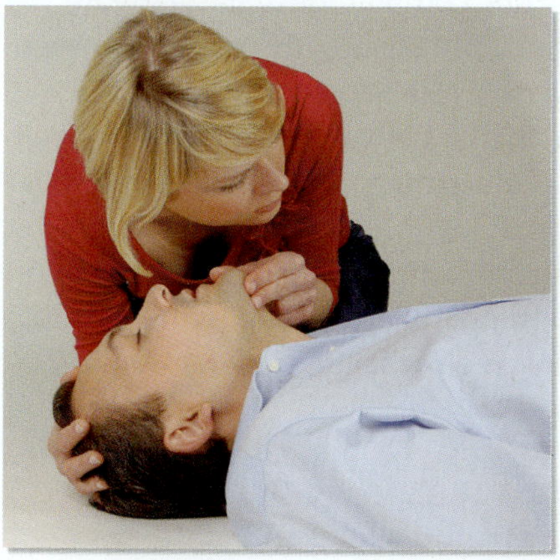

Abb. 24.6: Kontrollieren der Atmung.

Die Kontrolle, ob ein Mensch normal atmet, sollte nicht länger als ca. 10 Sek. dauern. Es ist zu beachten, dass ein Mensch nach einem Kreislaufstillstand in den ersten Minuten kaum atmet oder nur vereinzelte, deutlich vernehmbare Atemzüge macht. Das darf nicht mit normaler Atmung verwechselt werden.

! Merke Eine Pulskontrolle wird nicht mehr durchgeführt. Der Helfer beginnt sofort mit der Herz-Druck-Massage.

Leitlinien der Bundesärztekammer, April 2006

Die **Herz-Lungen-Wiederbelebung** besteht aus
- Herz-Druck-Massage und
- Atemspende

Herz-Druck-Massage

! Merke Für die Herz-Druck-Massage ist ein fester Untergrund notwendig. Ggf. muss der Betroffene mittels Rettungsgriff (Abb. 24.2) aus dem Bett geholt werden. Eine Alternative ist u. U. auch ein Brett, z. B. ein großes Schneidebrett, unter dem Brustkorb.

- Der Ersthelfer kniet sich seitlich neben den Betroffenen.
- Er legt den Ballen einer Hand auf die Mitte der Brust auf das Brustbein.
- Danach legt er den Ballen der anderen Hand auf die erste Hand. Hierbei verschränkt der Helfer die Finger beider Hände (Abb. 24.7). Der Druck lastet auf dem relativ elastischen mittleren Drittel des Brustbeins. Damit umgeht der Druck die Rippen, das untere Ende des Brustbeins und den Oberbauch.
- Der Helfer beugt sich nun mit dem Oberkörper senkrecht über den Brustkorb.
- Er drückt mit gestreckten Armen das Brustbein ca. 5–6 cm nach unten mit einer Geschwindigkeit von 100 bis höchstens 120 Thoraxkompressionen/Min.

Atemspende

Nach 30 Kompressionen des Brustkorbs gibt der Helfer 2 **Atemspenden:**
- Dafür den Kopf des Verunglückten nach hinten neigen (Abb. 24.8) und dann die Atemluft gleichmäßig in den Mund oder die Nase blasen.
- Dabei presst der Helfer entsprechend die andere Öffnung – Nase oder Mund – zu, damit keine Atemluft entweicht.

LF 1.3

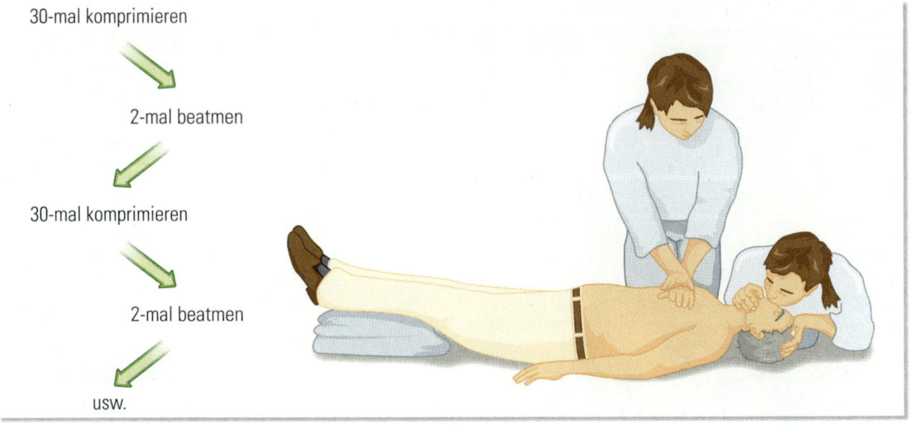

Abb. 24.9: Arbeitsrhythmus bei der Herz-Lungen-Wiederbelebung.

- Am Heben und Senken des Brustkorbs kann der Effekt der Maßnahme gesehen und kontrolliert werden.
- Kann die Atemluft nicht ungehindert einströmen, durchfährt der Helfer den Mundraum mit zwei Fingern, um ihn frei zu machen.

Rhythmus Kompression – Atemspende

Die Atemspende sollte nicht länger als jeweils eine Sekunde dauern. Danach fährt der Helfer im Rhythmus **30 Thoraxkompressionen** und **2 Beatmungen** ununterbrochen fort. Die Unterbrechungen der Thoraxkompressionen sind für die Beatmung bei ungesicherten Atemwegen auf max. 5 Sekunden zu begrenzen (ERC Leitlinie 2010).

! Merke Sind zwei Helfer zugegen, sollten sie sich alle zwei Minuten abwechseln, um nicht vorzeitig zu ermüden.

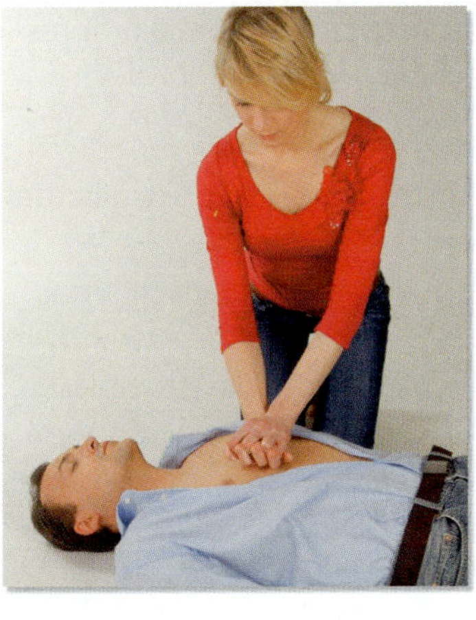

Abb. 24.7: Mit verschränkten Fingern und gestreckten Armen wird das Brustbein nach unten gedrückt.

Eigenschutz

Zum **Eigenschutz** vor Infektionen und um die Atmung zu unterstützen gibt es Hilfsmittel, z. B. eine Beatmungsmaske. Diese hat einen weichen transparenten Rand, welcher Mund und Nase abdichtet. Die Luft wird durch ein Rückschlagventil mit einem Bakterienfilter geblasen.

Defibrillator

Eine erweiterte Reanimationsmaßnahme stellt ein **Defibrillator** mit EKG-Monitor (AED, automatisierte externe Defibrillation) dar. AED sind hoch entwickelte, verlässliche und computergesteuerte Geräte, die in der Lage sind, den Herzrhythmus zu bewerten, um bei Bedarf einen Elektroschock abzugeben. Die AED leiten Ersthelfer zum sicheren Defibrillationsversuch und ermöglichen die Durchführung einer optimalen Thoraxkompression bei Menschen mit einem Kreislaufstillstand, indem sie akustische und visuelle Anweisungen liefern. Der Ersthelfer muss den AED lediglich einschalten und den Anweisungen des Gerätes folgen.

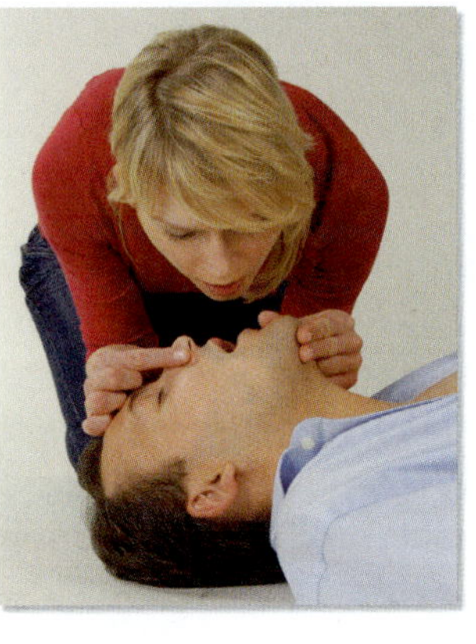

Abb. 24.8: Atemspende

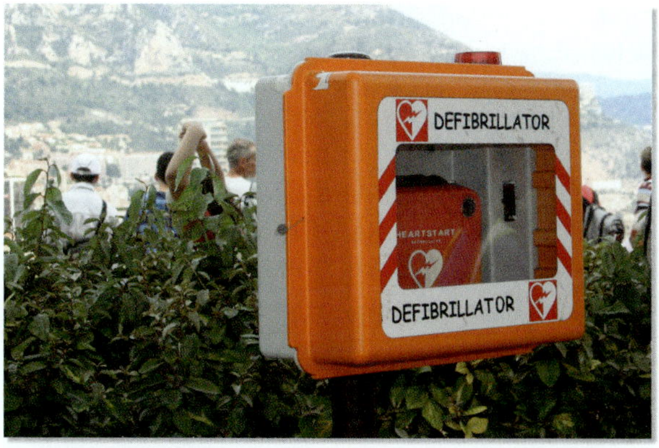

Abb. 24.10: Automatisierte externe Defibrillatoren befinden sich an öffentlichen Plätzen, z. B. Bahnhöfen, Stadien und Altenheimen, und sind durch einheitliche Schilder ausgewiesen.

> **Definition Defibrillation:** Durchgang einer ausreichenden Strommenge durch den flimmernden Herzmuskel, um einen geordneten Herzrhythmus wieder herzustellen.

Bei der Anwendung eines AED unterbricht der Helfer die Wiederbelebungsmaßnahmen vor und während des AED-Einsatzes nur minimal. Da eine Rhythmusanalyse des Gerätes unter laufender kardiopulmonaler Reanimation (CPR) nicht möglich ist, werden für **wenige Sekunden** die Thoraxkompressionen unterbrochen, damit das Gerät das EKG erkennen kann.

Liegt eine pulslose ventrikuläre Tachykardie oder ein Kammerflimmern vor, muss der Mensch defibrilliert werden.

Sollte nach wenigen Minuten eine **Schnappatmung** auftreten, darf diese nicht mit einer normalen Atmung verwechselt werden. Der Helfer führt die Reanimation bei unregelmäßiger Atmung fort. Die CPR darf nur unterbrochen werden, wenn der Mensch innerhalb von zwei Minuten nach dem Schock Lebenszeichen wie Husten, Schlucken und Bewegungen zeigt.

Falls der Mensch wieder selbstständig atmet, darf er auf keinen Fall auf dem Rücken liegen bleiben, da Speichel, Erbrochenes oder Blut in die Luftröhre laufen können und Erstickungsgefahr besteht. Der Helfer bringt den Menschen in die **stabile Seitenlage**, sodass ein Abfluss nach außen möglich ist und die Zunge die Atemwege nicht verlegt.

Erstmaßnahmen bei Schock

Unruhe, Nervosität, Angst, Frieren, Blässe und Schweißausbrüche deuten auf einen beginnenden **Schock** hin. Menschliche Zuwendung und Betreuung sind in dieser Situation sehr wichtig. Zunächst sollte der Helfer dem Menschen eine Decke unter- und überlegen. Danach wird der Verunglückte in der Schocklagerung gelagert (Abb. 24.11). Das ist eine den Kreislauf unterstützende Lage, bei der der Oberkörper flach liegt und die Beine bequem ca. 20–30 cm erhöht liegen.

LF 1.3

Allgemeine Anzeichen eines Schocks sind:
- Puls wird schneller und schwächer
- blasse, kalte Haut
- Frösteln
- kalter Schweiß auf der Stirn

Die Maßnahmen richten sich danach, welche Art des Schocks vorliegt (►LF 1.3, Kap. 10.4.7, S. 448):
- Bei einem **Volumenmangelschock**, der z. B. bei inneren und äußeren Blutungen auftreten kann, ist die oben beschriebene Lagerung durchzuführen.
- Bei einem **kardiogenen Schock**, z. B. bei einem Herzinfarkt, lagert der Helfer den Menschen mit erhöhtem (!) Oberkörper, wenn der Mensch bei Bewusstsein ist. Bei bewusstlosen Personen mit Spontanatmung erfolgt die stabile Seitenlagerung.
- Beim **anaphylaktischen Schock**, der z. B. bei Überempfindlichkeitsreaktionen gegen Medikamente oder Insektengifte auftreten kann, stellen sich die Gefäße plötzlich weit. Es kommt zu einem starken Blutdruckabfall. Wenn möglich, sollte zuerst der Auslöser des Schocks, z. B. die Infusion, abgestellt werden. Den Menschen dann in Schocklagerung lagern.

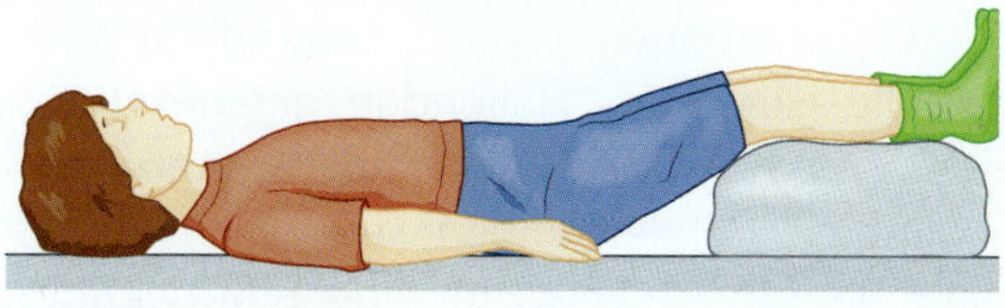

Abb. 24.11: Lagerung bei Schock

> **! Merke** Besteht die Möglichkeit, den Menschen auf einer schiefen Ebene zu lagern, z. B. im Pflegebett, kann die Schocklagerung mit der stabilen Seitenlage kombiniert werden.

LF 1.3

24.2.3 Rechts- und Versicherungsfragen

Die **Rechts- und Versicherungsfragen** aus dem Bereich der Ersten Hilfe müssen sowohl strafrechtlich als auch zivilrechtlich betrachtet werden. Zum einen geht es darum, ob der Gesetzgeber ein Tun oder Unterlassen für strafwürdig hält, andererseits unterlassen viele Passanten Erste-Hilfe-Leistungen, weil sie befürchten, Schadensersatz leisten zu müssen oder meinen, eigene Aufwendungen nicht ersetzt zu bekommen.

Die Hilfeleistung in Notfällen ist eine Selbstverständlichkeit (LF 1.3, Kap. 24.1, S. 776) und eine Unterlassung kann **strafrechtlich** verfolgt werden. Dabei ist zu beachten, dass eine unterlassene Hilfeleistung nur dann bestraft werden kann, wenn die Hilfe für den Nichthelfer zumutbar gewesen wäre. Ob die Hilfe **zumutbar** ist, richtet sich nach

- der Persönlichkeit des Helfers,
- seinen Möglichkeiten im kritischen Moment sowie
- seiner Lebenserfahrung und Vorbildung.

Grundsätzlich muss ein Ersthelfer nicht mit **Schadensersatzansprüchen des Verletzten** rechnen, wenn er ihm gegenüber bestmögliche Hilfe geleistet oder so gehandelt hat, wie es ihm nach bestem Wissen und Gewissen erforderlich schien. Der Verletzte kann Schadensersatzansprüche erst dann erheben, wenn der Helfer im Rahmen der erbrachten Hilfeleistung einfachste Überlegungen nicht angestellt hat und ihm ein schweres Verschulden nachgewiesen werden kann. Das Fehlen von Wissen über Erste Hilfe kann nicht als Verschulden ausgelegt werden.

In Notfallsituationen können Gesundheit sowie wertvolle Güter des Helfenden gefährdet werden. Das soll und darf kein Hinderungsgrund für notwendige Hilfeleistungen sein. Ein Ersthelfer kann grundsätzlich Ersatz für eigene **Aufwendungen** vom Verletzten oder dessen Haftpflichtversicherung verlangen, z. B. Reinigungskosten für verschmutzte Kleidung.

In der Regel kann der Ersthelfer seine Schadensersatzansprüche nicht nur bei dem Menschen selbst geltend machen, sondern auch direkt bei den zuständigen **gesetzlichen Unfallversicherungsträgern** (► LF 3.1, Kap. 3.5, S. 1090). So ist ein Ersthelfer beitragsfrei im Rahmen der gesetzlichen Unfallversicherung gegen Personen- und Sachschäden versichert, die ihm bei der Hilfeleistung widerfahren. Bei Körperschäden besteht beispielsweise Anspruch auf kostenlose Heilbehandlung und Zahlung von Übergangsgeldern bis zum Anspruch auf Verletztenrente. Sollte der Ersthelfer bei der Hilfeleistung zu Tode kommen, haben die Angehörigen Anspruch auf Rente und Sterbegeld.

24.3 Erste Hilfe in der häuslichen Pflege und im Heim

Im Jahr 2000 waren von 5,36 Mio. Unfallverletzungen, die ärztlich behandelt wurden, etwa 51 % in **Haus und Garten** aufgetreten. Wichtig sind in diesem Zusammenhang Maßnahmen, die Unfälle verhüten (► LF 2.2, Kap. 2.4.2, S. 970). Mit Unfallverhütung allein ist jedoch nicht jeder Gefahr zu begegnen. Deshalb kann auch im Haushalt einer pflegebedürftigen Person Erste Hilfe notwendig werden.

Um bei kleineren Verletzungen helfen zu können, werden eine **Hausapotheke** sowie kleine Mengen geeigneter Verbandsstoffe benötigt. Bei Beginn des Pflegeauftrags sollte die Pflegefachkraft daher die Ausstattung der Wohnung überprüfen. So weiß sie gleich, wo sich die Materialien befinden und wie sie gelagert sind. Zwar verfügen die meisten Haushalte über eine Hausapotheke, allerdings sehr häufig mit abgelaufenem oder falsch gelagertem Inhalt.

> **! Merke** Arznei- und Verbandsmittel müssen kühl und trocken gelagert werden. Das Badezimmer ist nicht geeignet. Verbandsmaterial und Medikamente müssen regelmäßig auf Brauchbarkeit überprüft werden. Ein Verfalldatum ist auch bei sterilen Verbandsstoffen aufgedruckt.

Empfehlenswert ist ein besonderer Verbandsschrank, z.B. im Schlafzimmer, mit einer Verbandsstoffausstattung nach **DIN 13157**. Diese enthält über den »normalen« Erste-Hilfe-Kasten im Auto hinaus Fingerkuppenverbände und Schnellverbände, Pflasterstrips und Augenkompressen.

Im Pflegeheim befindet sich der Erste-Hilfe-Kasten in der Regel im Dienstzimmer. Über den Notrufknopf lassen sich weitere Helfer meist schnell verständigen. Besonders am Wochenende oder in der Nacht kann ein Ersthelfer eine Weile auf sich selbst gestellt sein.

! Merke Bei einem Notfall in der häuslichen Pflege oder im Heim ist genauso vorzugehen wie bei einem Unfall auf der Straße. Lediglich das Sichern der Unfallstelle entfällt. Unbedingt beachten: Wo sind die Notfallutensilien aufbewahrt? Gibt es dafür einen besonderen Aufbewahrungsort?

Wichtig ist auch bei häuslichen Notfällen, selbst **Ruhe zu bewahren** und den Menschen zu beruhigen. Die meisten kleinen Verletzungen, auch blutende, sind kein Grund, in Panik zu verfallen. Es reicht häufig, den Verletzten in eine entspannte Position zu bringen, die Wunde mit einer sterilen Kompresse abzutupfen, um das Ausmaß feststellen zu können, und dann ein Pflaster zu kleben.

Um spätere Nachfragen beantworten zu können, sollte die Pflegefachkraft die durchgeführten Maßnahmen anschließend zeitnah genau **dokumentieren**, auch wenn sie nicht Teil der vereinbarten Pflege sind.

Um etwas über den Gesundheitszustand eines Menschen zu erfahren, muss die Pflegefachkraft folgende **Parameter überprüfen**:

- Bewusstsein
  - **ansehen:** Bewusstseinslage prüfen
  - **anfassen:** Bewegungsmöglichkeiten testen
  - **ansprechen:** Orientierung prüfen
- Atmung
  - **sehen:** Heben und Senken des Brustkorbs oder des Bauchs
  - **hören:** Atemgeräusche
  - **fühlen:** Atem an Handrücken oder Wange
- Verletzung
  - **ansehen:** sichtbare Verletzungen
  - **ansprechen:** Schmerzen erfragen

Danach führt die Pflegefachkraft entsprechende Maßnahmen entweder selbst durch oder organisiert Hilfe (► LF 1.3, Kap. 24.2.2, S. 776).

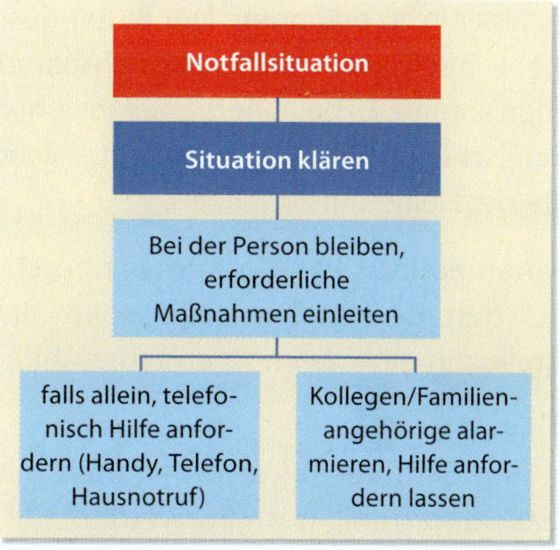

Abb. 24.12: Vorgehen beim Notfall

Ist eine Situation **unübersichtlich** oder klar erkennbar **stark gefährdend**, sollte der Rettungsdienst in der Rettungsleitstelle informiert werden. Dieser trifft alle weiteren Entscheidungen.

In einigen Situationen genügt es, wenn der Hausarzt die Pflegefachkräfte nachträglich oder begleitend unterstützt. Dazu zählen Situationen,

- die die eigenen Fähigkeiten nicht überfordern und
- die sich mit den zur Verfügung stehenden Mitteln stabilisieren lassen.

Können die Helfer den Hausarzt nicht erreichen, schalten sie den hausärztlichen Notdienst ein.

24.4 Häufige Notfälle bei alten Menschen

24.4.1 Prellungen und Frakturen

Frakturen (Knochenbrüche) nach Stürzen sind in der Altenpflege nicht selten, insbesondere bei alten Frauen mit Osteoporose (► LF 1.3, Kap. 12.4.2, S. 487).

LF 1.3

Erstmaßnahmen bei Frakturen

- die betroffenen Gliedmaßen ruhigstellen und abpolstern, ohne die Lage zu verändern(!)
- falls erforderlich steril abdecken

Der Kopf sollte möglichst bequem liegen, sodass freies Atmen möglich ist. Der Helfer sollte sofort Puls und – falls möglich – Blutdruck prüfen, um einen Blutverlust rechtzeitig zu erkennen. Der Blutverlust kann sehr erheblich sein, ohne dass es zu sichtbaren äußeren Zeichen kommt. Es besteht die Gefahr eines Volumenmangelschocks. Damit der Verletzte nicht auskühlt, sollte der Helfer ihn zudecken.

Bei einer **offenen Fraktur** hat ein Knochenbruchstück die Haut durchspießt. Der Helfer sollte die Perforationsstelle mit einer keimfreien Wundauflage bedecken.

Arm,- Hand- und Schulterfrakturen können mit zwei Dreieckstüchern »ruhig gestellt« werden.

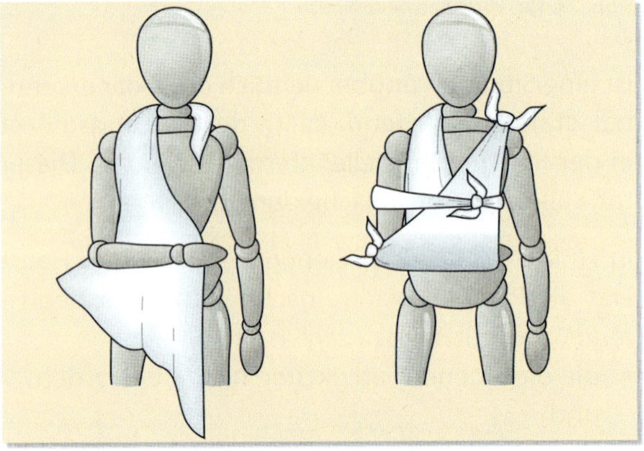

Abb. 24.13: Ruhigstellen mit zwei Dreieckstüchern

Verletzungen der Hand führen oft zu starken Schwellungen, da das Gewebe dünn ist und locker über den Muskeln sitzt. Um Abschnürungen zu vermeiden, müssen daher alle Fingerringe entfernt werden. Dann sollte die Hand mit einem Dreieckstuch oder einer einfachen Binde möglichst ruhig gestellt werden. Die Beugung im Ellenbogen sollte so groß sein, dass sich die Hand oberhalb des Gelenks befindet. So kann das Blut gut zurücklaufen und die Hand abschwellen.

Verletzte mit einer **Rippenfraktur** haben Schwierigkeiten zu atmen und leiden unter erheblichen Schmerzen. Die Pflegekraft lagert sie mit erhöhtem Oberkörper, was zumindest die Schmerzen lindert.

Verunglückte mit Verdacht auf **Wirbelbruch** sollte der Helfer grundsätzlich in der vorgefundenen Lage belassen. Lebensrettende Maßnahmen dürfen nur erfolgen, wenn die Vitalfunktionen der Verunglückten bedroht sind, z. B. bei Bewusstlosigkeit, Atemstillstand oder Kreislaufstillstand. Der Helfer sollte den Menschen mit einer Decke zudecken und betreuen, bis der Rettungsdienst eintrifft. Der alarmierte Rettungsdienst kann Wirbelsäulenverletzte gefahrloser transportieren.

Erstmaßnahmen bei Prellungen

Jede **Prellung** ist vom Helfer wie eine Fraktur zu betrachten, bis ein Arzt sie abgeklärt hat. Bei **Prellungen** die betroffenen Körperteile kühlen und gegebenenfalls hochlagern.

24.4.2 Akute Bewusstseinsstörungen

Synkope

> **Definition** **Synkope** (griech. synkope = Zusammenschlagen, LF 1.3, Kap. 10.4.6, S. 447): plötzlich auftretender, kurz andauernder Bewusstseinsverlust.

Bei einer **Synkope** muss sofort ein Notruf abgesetzt werden. Danach sollte der Mensch in der Schocklage verweilen (► LF 1.3, Kap. 24.2.2, S. 776), bis der Notarzt eintrifft. Auf keinen Fall darf die Person allein gelassen werden.

Apoplex

Lähmungserscheinungen sowie Sprachstörungen deuten auf eine schwere neurologische Störung hin, wie sie bei einem **Apoplex** (Schlaganfall, Insult, complete Stroke, ► LF 1.3, Kap. 18.4.8, S. 655) auftritt. Der Helfer alarmiert zuerst den Rettungsdienst, anschließend lagert er Menschen, die bei Bewusstsein sind, bequem und mit erhöhtem Oberkörper. Die gelähmten Körperteile werden umpolstert.

Bei Bewusstlosigkeit mit Spontanatmung bringt die Pflegefachkraft den Mensch in die stabile Seitenlage auf die gelähmte Seite. Bei ausbleibender Atmung müssen die lebensrettenden Sofortmaßnahmen durchgeführt werden (► LF 1.3, Kap. 24.2.2, S. 776).

Krampfanfall

Bei einem **Krampfanfall** kann der Ersthelfer nur vermeiden, dass sich der Betroffene während des Krampfes verletzt. Nach **Auslösen des Notrufs** schiebt der Helfer alle Hindernisse beiseite. Wenn möglich, legt der Helfer dem Betroffenen ein Kissen unter den Kopf.

! Merke Beißkeile oder Ähnliches werden nicht mehr eingesetzt.

Für den hinzukommenden Arzt sind Beobachtungen über die Dauer des Anfalls und seinen Verlauf hilfreich, da diese für die Diagnose und Behandlung bedeutend sind. Meist hört ein Anfall nach kurzer Zeit von selbst auf. Anhaltende Krämpfe beendet der Notarzt mit krampflösenden Arzneimitteln.

Nach einem Krampfanfall besteht häufig ein großes Schlafbedürfnis, z. T. kommt es während des Anfalls zum Einnässen.

Kopfverletzungen

Bei **Kopfverletzungen** besteht immer der Verdacht einer Gehirnerschütterung. In einem solchen Fall alarmiert der Helfer den **Rettungsdienst**. Der Helfer bittet den Verletzten sich flach hinzulegen und deckt ihn zu. Wie bei Bewusstseinsstörungen sollte der Mench nicht allein gelassen werden.

Hypoglykämisches Koma

Fehlende Nahrungsaufnahme nach Insulininjektion gehört zu den häufigsten Gründen für eine Unterzuckerung mit **hypoglykämischem Koma** (► LF 1.3, Kap. 15.4.2, S. 580).

Nach **Betätigung des Notrufs** bringt der Helfer den Erkrankten am Boden in die stabile Seitenlage. Ist der Betroffene bei Bewusstsein, schiebt der Ersthelfer ihm zwei Stücke Zucker in die Wangentasche oder lässt ihn ein Glas Fruchtsaft trinken. Ist ein Kollege zugegen, sollte ein Blutzuckertest gemacht werden, bis der Rettungsdienst kommt.

! Merke Zucker darf nur bei erhaltenem Bewusstsein oral gegeben werden. Mit der Zuckerzufuhr kann man nichts falsch machen, da die gegebenen Mengen bei Überzuckerung keinen wesentlichen Effekt haben.

24.4.3 Verlegung der Atemwege

Fremdkörper in der Luftröhre

Befindet sich bei einem Pflegebedürftigen ein **Fremdkörper in der Luftröhre**, setzt die Pflegefachkraft zuerst den **Notruf** ab. Dann bittet sie den Betroffenen, seinen Oberkörper vornüberzubeugen. Anschließend versucht sie, mit angepassten Schlägen der flachen Hand zwischen die Schulterblätter die Person zum Husten zu bringen, um so einen möglichen Fremdkörper aus der Luftröhre zu entfernen.

Führt dies nicht umgehend zum Erfolg, sollte die Pflegefachkraft versuchen, den Fremdkörper mithilfe des **Heimlich-Handgriffs** zu entfernen (Abb. 24.15):

- Der Helfer steht dabei hinter der Person, die zu ersticken droht, und führt seine Hände vor dem Bauch des Menschen zusammen.
- Der Helfer ballt eine Hand zur Faust, mit dem Daumen nach innen, und setzt sie unterhalb des Brustbeins und Rippenbogens auf. Die andere Hand umfasst die Faust.
- Dann zieht der Helfer mit einem kräftigen Ruck nach innen und oben den Bauch des Betroffenen zusammen. Dabei entsteht ein Überdruck, der den Fremdkörper aus der Luftröhre treiben soll.

Benannt ist der Heimlich-Handgriff nach dem Arzt **Henry J. Heimlich.**

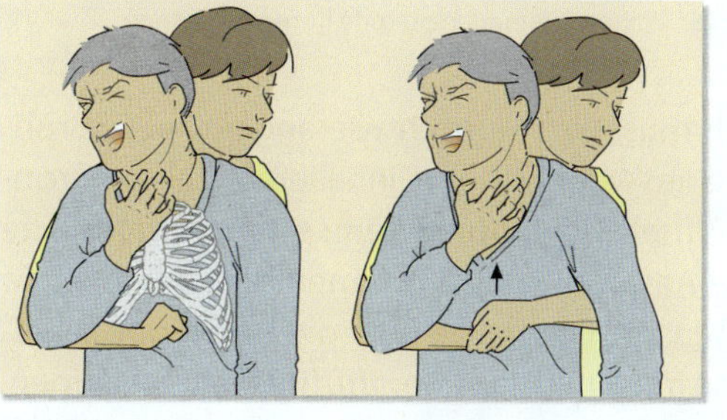

Abb. 24.14: Entfernung von Fremdkörpern mit dem Heimlich-Handgriff

LF 1.3

Insektenstich im Mund- und Rachenraum

Bei einem **Insektenstich im Mund** kann das Insektengift die Schleimhäute im Mund- und Rachenraum anschwellen lassen, sodass die Atemwege sich verengen. Es besteht akute Erstickungsgefahr.

Nachdem der **Rettungsdienst** benachrichtigt ist, gibt der Helfer dem Betroffenen Eiswürfel zum Lutschen. Zusätzlich kühlt der Helfer den Hals des Betroffenen von außen mit Kältekompressen oder kalten Umschlägen. Bis zum Eintreffen des Notfalldienstes beruhigt der Helfer den Betroffenen und achtet auf Atmung und Puls. Bei Zeichen eines anaphylaktischen Schocks erfolgt eine Schocklagerung mit Freihalten der Atemwege (► LF 1.3, Kap. 24.2.2, S. 781).

24.4.4 Asthma bronchiale

Bei einem akuten **Asthmaanfall** (► LF 1.3, Kap. 9.4.4, S. 419 ff.) spricht die Pflegefachkraft beruhigend mit dem Leidenden. Wenn der Betroffene auf einem Stuhl sitzt, schiebt sie einen Tisch an den Stuhl, damit der Betroffene seine Unterarme auflegen kann, um die Atmung zu unterstützen (atemerleichternde Lagerung ► LF 1.3, Kap. 1.1.2, S. 132 f.).

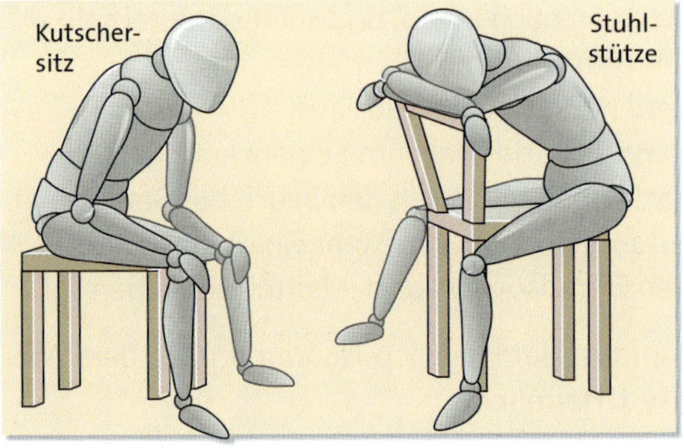

Abb. 24.15: Weitere atemerleichternde Körperhaltungen

Danach muss der Mensch wie angeordnet Sprühstöße eines Medikaments inhalieren, das die Bronchien öffnet. Die **Lippenbremse** verlangsamt eine hastige Atmung: Beim Ausatmen die Lippen leicht schließen, die Oberlippe über die Unterlippe schieben und mit einem langen »fffffffffff…« ausatmen.

Sollten diese Maßnahmen die Situation nicht verbessern, ist der Rettungsdienst zu informieren. Verbessert sich der Zustand des Patienten sollte dennoch eine ärztliche Behandlung erfolgen, um die Therapie an die neue Situation anzupassen.

24.4.5 Einwirkungen von Hitze und Kälte

Brandverletzungen

Falls es zu größeren **Brandverletzungen** gekommen ist, informiert die Pflegefachkraft den Rettungsdienst.

> **! Merke** Bei Verbrennungen von mehr als 5 % der Körperoberfläche – ca. 1/2 Arm – muss ein Notarzt hinzugezogen werden.

Kleine Brandverletzungen an den Armen kühlt die Pflegefachkraft mit ca. 15 °C kaltem Wasser für mindestens 10 Min. Großflächige Verletzungen mit 25–30 °C handwarmem Wasser für 5 Min. behandeln, um Unterkühlungen zu vermeiden. Danach die Verletzungen mit sterilen Kompressen abdecken. Den Verletzten dabei beruhigen und trösten.

> **! Merke** Bei Erstversorgung werden weder Blasen geöffnet noch irgendwelche Substanzen auf die verbrannte Fläche aufgetragen!

Bei einer schweren Verbrennung kann es zu einem Schock kommen. Dann erfolgen die Erstmaßnahmen bei Schock (► LF 1.3, Kap. 24.2.2, S. 781).

Die Erstversorgung von **Verbrühungen** ist identisch mit der von Verbrennungen. Bei Verbrühungen die Kleidung möglichst rasch, aber vorsichtig, entfernen, um die Hitzeeinwirkung zu unterbrechen.

> **! Merke**
> - Wie ist der Ablauf bei Feuer in der Einrichtung?
> - Wo ist der Sammelplatz?
> - Gibt es eine Löschdecke?

Hitzschlag und Sonnenstich

Bei **Hitzschlag** oder **Sonnenstich** den Betroffenen sofort an einen kühlen Ort bringen und mit erhöhtem Oberkörper lagern. Die Kleidung ist zu öffnen.

Danach den überhitzten Körper **langsam** mit feuchten Tüchern auf Armen und Stirn abkühlen und Luft zufächern. Der **Flüssigkeitsverlust** wird mit Mineralwasser ausgeglichen, dem ein Teelöffel Salz zugesetzt wird, um den Salzverlust durch Schwitzen ebenfalls auszugleichen. Verändert sich die Bewusstseinslage, die entsprechenden Sofortmaßnahmen durchführen und sofort den Rettungsdienst rufen.

Ein Sonnenstich unterscheidet sich vom Hitzschlag dadurch, dass nicht der gesamte Körper, sondern zunächst nur der Kopf betroffen ist. Beim **Sonnenstich** ist die **direkte Sonnenbestrahlung** Auslöser, während beim **Hitzschlag** nur der **Wärmestau** entscheidend ist. Als zusätzliches Zeichen neben Kopfschmerzen, Übelkeit und Erbrechen kann beim Sonnenstich eine schmerzhafte **Nackensteifigkeit** (Meningismus) auftreten. Die durchzuführenden Maßnahmen sind gleich.

Unterkühlung

Die **Unterkühlung**, fachsprachlich **Hypothermie** (►LF 1.3, Kap. 1.3.4, S. 155) genannt, tritt vor allem im Winter auf, z. B. durch sehr langen Aufenthalt im Freien. Auch ein Einbruch in einen nicht ausreichend zugefrorenen See kommt infrage. Die Pflegefachkraft bringt den Menschen zunächst an einen warmen Ort und wärmt ihn **langsam** auf. Die nasse, kalte Kleidung entfernt sie und hüllt den Körper in wärmende Decken. Arme und Beine trocknet sie ab, aber sie lässt sie zunächst frei, um ein zu schnelles Erwärmen zu verhindern.

> **! Merke** Erwärmen sich die Extremitäten zu schnell, öffnen sich die Gefäße an der Oberfläche und das Blut kühlt weiter ab.

Der Unterkühlte erhält warme und gut gezuckerte Getränke, z. B. Tee.

> **! Merke** Auf keinen Fall dürfen alkoholische Getränke verabreicht werden: Alkohol erweitert periphere Blutgefäße, vor allem an der Haut, und beschleunigt somit die Unterkühlung.

In einem fortgeschrittenen Stadium der Unterkühlung

- atmet der Verunglückte langsamer,
- Herzschlag und Blutdruck sinken,
- das Schmerzempfinden lässt nach,
- es tritt Muskelstarre ein und
- der Verunglückte wird zunehmend müder und schließlich bewusstlos.

Im weiteren Verlauf können Atem- und Kreislaufstillstand eintreten. In einem solchen Unterkühlungsstadium dürfen **keine Aufwärmversuche** mehr unternommen werden. Ein unsachgemäßes Aufwärmen würde lediglich dazu führen, dass die Temperatur weiter absinkt. Bei Spontanatmung bringt die Pflegefachkraft den Unterkühlten in die stabile Seitenlage und deckt ihn zu, um weiteres Auskühlen zu verhindern. Der **Notdienst** ist schnellstens zu alarmieren. Eine Wiedererwärmung darf nur unter ärztlicher Kontrolle in der Klinik erfolgen.

Erfrierungen

Erfrierungen, örtliche Kälteschädigungen des Gewebes, sind für Ersthelfer schwer zu erkennen. Betroffene Körperteile, meistens Finger, Zehen, Nase und Ohren, sind zunächst bläulich rot, später werden sie weißgrau bis gelblich weiß. Die Folgeschäden wie Blasenbildung und absterbendes, schwarzes Gewebe treten erst weitaus später auf. Körperregionen mit Verdacht auf Erfrierungen dürfen nicht bewegt werden. Es sollte versucht werden, mit der eigenen Körperwärme des Verunglückten die betroffenen Körperteile zu erwärmen. Maßnahmen sind:

- betroffene Körperteile vorsichtig hochlagern, gegen Druck abpolstern
- vor weiterer Kälteeinwirkung schützen
- Blasen nicht öffnen, nur steril abdecken
- keine Salben auftragen

Da in aller Regel bei Erfrierungen auch eine allgemeine Unterkühlung vorhanden ist, haben die Maßnahmen gegen die Unterkühlung Vorrang. Auf jeden Fall ist der **Rettungsdienst** zu alarmieren.

24.4.6 Verätzungen

Augenverätzungen

Augenverätzungen können zum Erblinden führen. Das Auge sofort mit **Wasser spülen**:

- Der Mensch liegt, falls erforderlich werden Kontaktlinsen entfernt.
- Während ein Helfer oder der Mensch selbst das Auge aufhält, sollte aus einem Gefäß Wasser aus ca. 10 cm Höhe über das Auge gegossen werden, und zwar vom inneren Augenwinkel nach außen.

> **! Merke** Das Spülen von innen nach außen verhindert, dass die Lösung durch den Tränen-Nasen-Gang in die Nase läuft.

Anschließend ist das Auge mit einem keimfreien Verband zu bedecken und ein **Augenarzt** zur weiteren Abklärung aufzusuchen. Handelt es sich um einen Arbeitsunfall, muss der Unfall der Berufsgenossenschaft (BG) gemeldet werden.

Hautverätzungen

Bei **Hautverätzungen** entfernt die Pflegefachkraft zunächst die mit Säure oder Lauge benetzten Kleidungsstücke vom Körper des Verunglückten, um ein Fortschreiten der Verätzung zu unterbinden.

> **! Merke** Bei der Ersthilfe ist auf **Eigenschutz** zu achten, deshalb Handschuhe tragen.

Den betroffenen Körperteil unter fließendem Wasser gründlich spülen, d.h. mindestens 10 Minuten. Wenn kein Wasser vorhanden ist, sollte der Helfer versuchen, die ätzenden Stoffe oder Flüssigkeiten mit Mulltupfern von der Haut zu entfernen. Die gereinigten Wunden steril verbinden. Der **Rettungsdienst** ist unverzüglich zu alarmieren, um den Betroffenen in ein Krankenhaus zu transportieren.

Wenn Säure oder Lauge versehentlich **getrunken** wurde, ist dem Verunglückten Wasser oder Tee in kleinen Schlucken zum Trinken zu geben, um die verätzten Speisewege zu spülen und die Chemikalien zu verdünnen. Auf keinen Fall darf der Betroffene sich übergeben, da sich die Verätzung dann wiederholt.

24.4.7 Vergiftungen

Bei Verdacht auf **Vergiftung** zuerst der **Notruf** absetzen. Die betroffene Person in die stabile Seitenlage bringen, dabei sollte der Kopf nach unten gewendet sein. Beim Erbrechen sollte unterstützt werden; ggf. den Betroffenen zudecken und weiter beobachten. Der Helfer sollte noch vorhandenes Gift, z.B. Tabletten, sicherstellen, ebenso bereits Erbrochenes. Ist der Betroffene bei vollem Bewusstsein kann der Helfer ihm Wasser oder Tee in kleinen Schlucken anbieten.

> **! Merke** Auf keinen Fall darf ein Vergifteter Milch trinken. Milch beschleunigt in vielen Fällen die Aufnahme der schädlichen Substanzen.

Häufige Ursachen von Vergiftungen mit Medikamenten und chemischen Substanzen, z.B. Haushaltsreiniger, sind

- Leichtsinn,
- Verwechslung,
- Unwissenheit oder
- Vorsatz.

Auch Lebensmittel oder Alkohol können Vergiftungen herbeiführen.

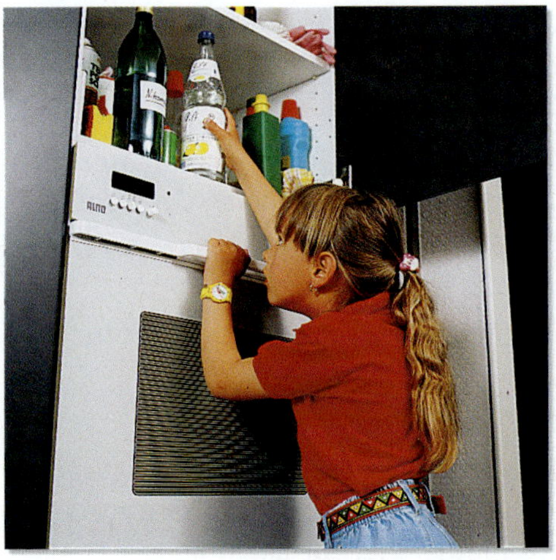

Abb. 24.16: Gefährliche und giftige Flüssigkeiten und feste Stoffe, z.B. Pulver, sollten niemals in Behältnissen aufbewahrt werden, die eigentlich für Lebensmittel bestimmt sind.

24.5 Erstversorgung von Wunden

24.5.1 Allgemeine Grundsätze

Wunden entstehen bei äußerer Gewalteinwirkung auf den Körper. Zunächst wird die Haut geschädigt, dann das Unterhautfettgewebe, danach Sehnen, Nerven und Muskeln, manchmal auch Knochen und Organe.

- Blutungen entstehen, wenn Blutgefäße verletzt sind. Bei größeren Blutungen besteht Schockgefahr (LF 1.3, Kap. 10.4.7, S. 448).
- Schmerzen entstehen, wenn Nerven verletzt sind.
- Erreger dringen in die Haut ein, wenn die Haut verletzt ist. Bei Verletzungen besteht stets Infektionsgefahr.

! Merke Unabhängig von der Art der Verletzung ergeben sich für die Wundversorgung allgemeine, bei der Ersten Hilfe anerkannte und zu beachtende Grundsätze:

- Wunden dürfen nicht mit den Händen berührt werden, immer Schutzhandschuhe tragen!
- Wunden dürfen von Ersthelfern nicht ausgewaschen oder gereinigt werden, da Infektionsgefahr besteht!
- Wunden dürfen bei der Erstversorgung nicht mit Pudern oder Salben behandelt werden, denn das erschwert die Beurteilung der Wunde!

24.5.2 Kleine Wunden

Kleinere Wunden desinfizieren und, falls erforderlich, mit einem Pflaster versehen. Bei Pflasterwundverbänden darauf achten, dass die Wundauflage immer größer ist als die Wunde. Zunächst die Schutzfolie von den Klebestreifen entfernen. Dabei die keimfreie Wundauflage nicht berühren.

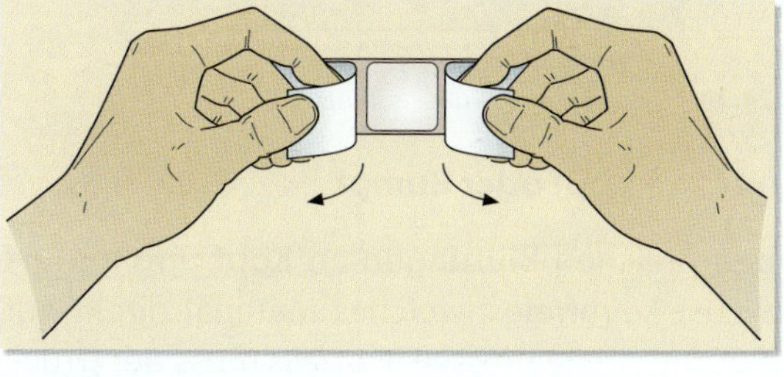

Abb. 24.17: Pflasterverband

Verletzung der Fingerkuppe

Eine Kompresse aus dem Verbandskasten zunächst auf die Wunde drücken, um das Blut aufzusaugen. Geht der Schnitt nicht tief, genügt das Anfertigen eines **Fingerkuppenverbands**. Dafür schneidet man ein etwa 8–10 cm großes Stück Heftpflaster ab und schneidet in der Mitte beider Klebestreifen je ein keilförmiges Stück heraus (Abb. 24.18). Die Hälfte des Pflasters um den verletzten Finger kleben, die überstehende Hälfte über die Fingerkuppe klappen.

24.5.3 Größere und stark blutende Wunden

Größere oder **tiefere Wunden** zunächst steril verbinden. In der Praxis oder Klinik wird über das weitere Vorgehen entschieden.

Großflächigere Wunden sollte der Helfer mit einer keimfreien Wundauflage bedecken. Hierfür die Verbandspäckchen erst direkt vor dem Anlegen aus ihrer Hülle nehmen und mit der sterilen Wundauflageseite direkt auf die Wunde legen. Heftpflasterstreifen, Mullbinden oder Dreieckstücher fixieren die Wundauflage auf der Wunde (Wundauflagen ►LF 1.5, Kap. 1.2.1, S. 833).

! Merke Eine zu Boden gefallene Wundauflage darf nicht mehr verwendet werden.

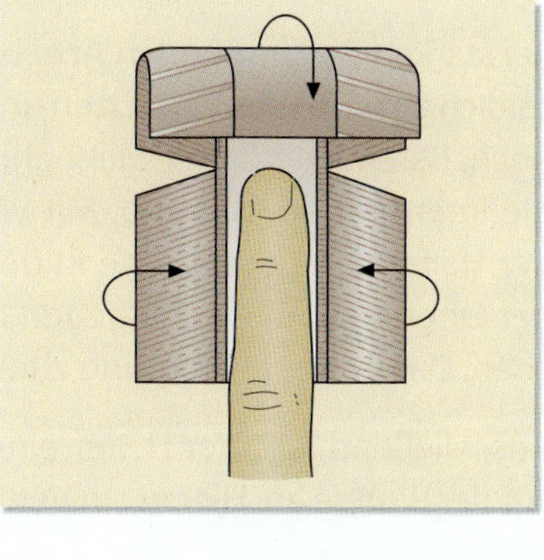

Abb. 24.18: Fingerkuppenverband

Das Gefährliche bei stark blutenden Wunden sind die Auswirkungen des Blutverlusts. Bei Erwachsenen kommt es ab einem Blutverlust von ca. 1 Liter Blut zu einem lebensbedrohlichen Volumenmangelschock. Eine Blutung muss deshalb so schnell wie möglich gestillt werden, wobei der Betroffene sich immer hinlegen sollte.

> **! Merke**
> arterielle Blutung = helles Blut, spritzend
> venöse Blutung = dunkles Blut, rinnend

Der Helfende soll den Verletzten beruhigen. Ein genügend starker Druck von außen kann fast jede Blutung zum Stillstand bringen. Allerdings muss dazu unter Umständen in eine Wunde hineingedrückt werden. Dabei sollte möglichst steriles oder keimarmes Material verwendet werden.

> **! Merke** Bei einer starken Blutung ist die Blutstillung vorrangig, der Ersthelfer muss eine mögliche Infektion der Wunde in Kauf nehmen.

Ein **Druckverband** drückt über das umgebende Gewebe die tieferliegenden Blutgefäße zusammen. Dadurch werden allerdings auch von der Wunde entferntere Körperabschnitte nicht ausreichend mit Blut versorgt.

> **! Merke** Nach Anlegen eines Druckverbands die Zeit dokumentieren, um die Zweithelfer über die Dauer der unterbrochenen Blutversorgung zu informieren.

Blutung am Arm

Bei starken **Blutungen am Arm** kniet der Ersthelfer seitlich am Kopf des Verletzten und hält dessen Arm hoch. Bereits mit dieser Maßnahme verringert sich die Intensität der Blutung. Mit vier Fingern drückt der Helfer dann die Arterie in der Muskellücke auf der Oberarminnenfläche gegen den Oberarmknochen. Das bringt die Blutung zum Stillstand.

Anschließend legt der Helfer einen **Druckverband** auf der Wunde an. Hierzu ein Verbandpäckchen öffnen und mit der Wundauflage auf die Wunde legen. Die Wunde zwei- bis dreimal umwickeln: Danach ein zweites Verbandpäckchen geschlossen als Druckpolster direkt auf den Wundbereich legen und mit weiteren Bindengängen umwickeln. Die Bindengänge müssen sich decken, da dadurch der erforderliche Druck auf das Druckpolster entsteht. Zum Abschluss das Bindenende befestigen und den Arm erhöht lagern. Blutet der Verband stark durch, ein zusätzliches Druckpolster auf das erste Druckpolster auflegen und mit weiteren Binden befestigen. Ein nur leichtes Durchbluten, bei dem sich der Verband verfärbt, erfordert keine zusätzlichen Maßnahmen.

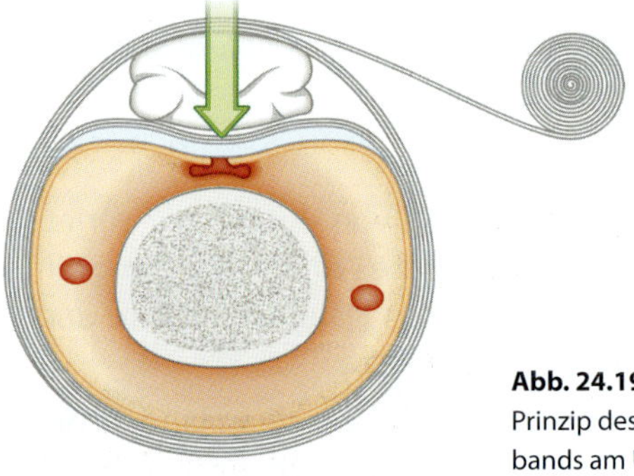

Abb. 24.19: Prinzip des Druckverbands am Unterarm.

Blutung am Bein

Bei starken **Blutungen am Bein** liegt der Druckpunkt in der Leiste. Wegen der Größe der Arterie muss der Druck gegen das Schambein mit beiden Daumen erfolgen (Abb. 24.20). Anschließend einen **Druckverband** anlegen wie beim Arm beschrieben.

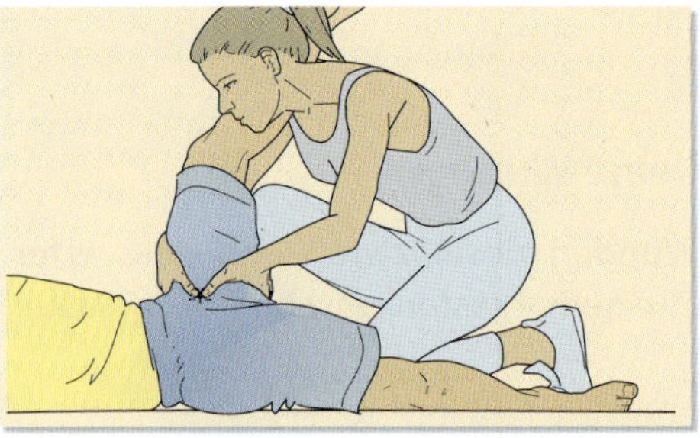

Abb. 24.20: Kompression an der Leistenarterie.

Blutung an Kopf oder Rumpf

Bei bedrohlichen **Blutungen an Kopf und Rumpf** möglichst keimfreies, weiches Material direkt auf die Blutungsstelle pressen. Notfalls muss der Druck bis zum Eintreffen des Rettungsdienstes beibehalten werden, da die Anlage eines Druckverbandes am Kopf kaum möglich ist.

24.5.4 Weitere Verletzungen

Amputationsverletzung

Bei der **Amputation** (Abtrennung) von Körperteilen, z. B. einem Finger, die Wunde zunächst mit einem Verband versorgen und hochlagern. Meistens ist eine Schocklagerung des Verletzten notwendig.

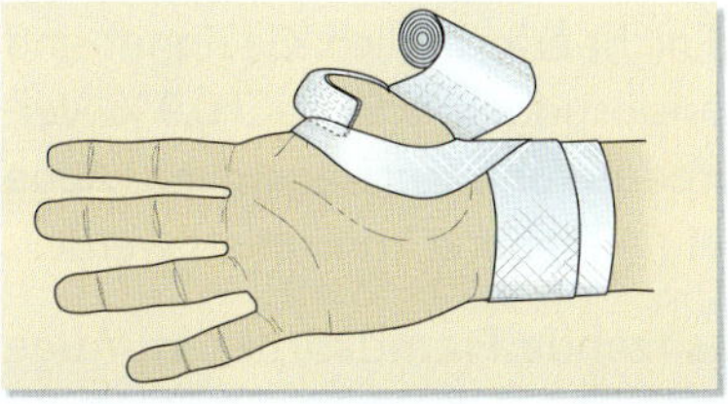

Abb. 24.21: Verbandstechnik bei Amputation.

Das **Amputat** (abgetrennter Körperteil) in ein möglichst steriles, zumindest sauberes Tuch wickeln und es dem Rettungsdienst übergeben, da häufig eine Replantation möglich ist. Zum Transport das Amputat kühlen. Allerdings darf das Amputat nicht direkt mit Eis oder Wasser in Verbindung kommen. Am besten packt man es in eine wasserdichte Kunststofftüte, die man in eine mit kaltem Wasser und Eis gefüllte Tüte steckt.

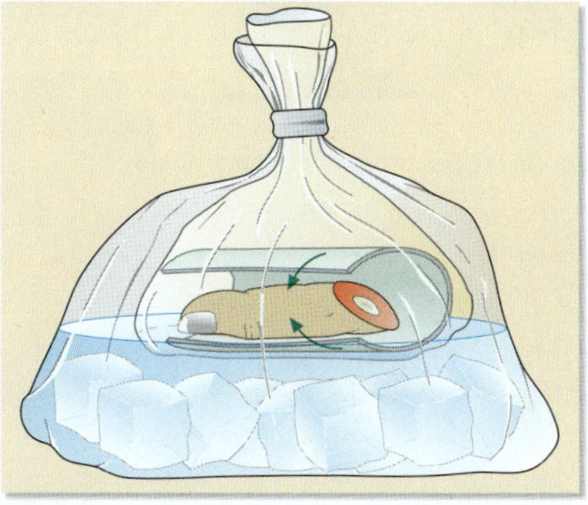

Abb. 24.22: Transport eines amputierten Fingers.

Nasenbluten

Akutes Nasenbluten gehört zu den aufregenden, wenn auch nicht zu den bedrohlichen Notfällen. Blut färbt sehr stark und beim Nasenbluten erscheint der Blutverlust meist höher als er ist. Allerdings ist die Menge des eventuell über den Rachen in den Magen gelaufenen Bluts nicht ersichtlich. In jedem Falle muss der Blutdruck überwacht werden – auch deshalb, weil Nasenbluten häufig erstes Anzeichen eines krisenhaften Bluthochdrucks ist. Weitere Gründe für Nasenbluten sind mechanische Schädigungen der Nasenschleimhaut, die meist beim Putzen der Nase oder Bohren in der Nase auftreten.

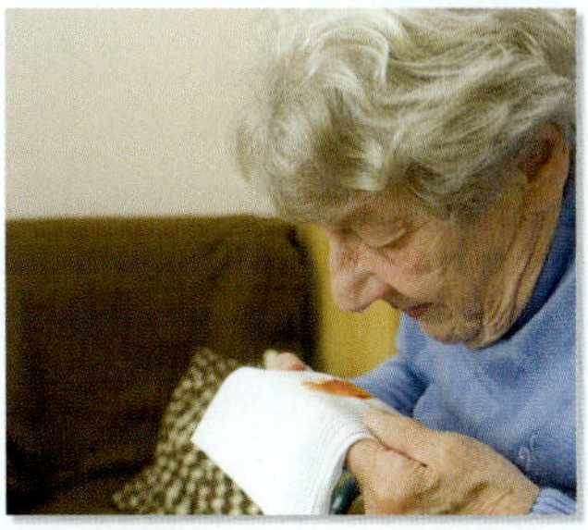

Abb. 24.23: Bei Nasenbluten Kopf nach vorne beugen.

Einfache **Maßnahmen** können sehr hilfreich sein:

- Der Mensch sollte seinen Kopf nach vorn beugen, um kein Blut zu verschlucken.
- Um die Blutung zu stillen, die Nasenflügel mehrere Minuten kräftig aneinander drücken.
- Ein in den Nacken gelegtes kaltes Tuch stellt die Gefäße in der Nase enger.

Kommt die Blutung damit nicht zum Ende, legt ein Arzt eine **Tamponade** ein.

Varizenblutung

Wenn **Varizen** (Krampfadern) platzen, kommt es zu einer Blutung. Meist lässt äußere Gewalteinwirkung die Varizen platzen. Das Blut sieht dunkelrot aus und rinnt aus der verletzten Vene.
Der Mensch wird hingelegt und das Bein möglichst bis in die Senkrechte angehoben. Dadurch kommt die Blutung meist schon zum Ende. Dann einen Schutzverband anlegen und das Bein möglichst hoch lagern. Danach den Arzt informieren.

Zeckenstich

Zecken gehören zu den Insekten, sie ernähren sich von dem Blut ihres Wirtes. Eine Zecke kann mehrere Stunden auf seinem Wirt krabbeln, bis sie die geeignete Einstichstelle gefunden hat. Durch eine Zecke, die mehrere Tage an der Einstichstelle verweilen kann, können Krankheitserreger übertragen werden, wie FSME-Viren oder Borreliose-Bakterien. Durch schnelles Entfernen, am besten, wenn die Zecke noch nicht gestochen hat, kann die Übertragung von Krankheitserregern vermieden werden. Beim Entfernen der Zecke muss unbedingt beachtet werden, dass die Zecke nicht gequetscht wird.

! Merke Keine Hausmittel zum Abtöten der Zecke verwenden, da die Zecke unter Stress verstärkt Krankheitserreger abgibt!

Die Zecke kann z. B. mit einer **Zeckenkarte** oder einer **Pinzette** entfernt werden. Dazu wird so nah wie möglich auf der Haut die Zecke gefasst und vorsichtig nach hinten aus der Haut gezogen. Durch Herausdrehen der Zecke, könnte evtl. der Kopf abgerissen werden. Die Einstichstelle wird mit einem Wundschnellverband versorgt. Sollte die Zeckenentfernung nicht gelingen, ist der Arztbesuch erforderlich. Dieser Arztbesuch ist ebenfalls notwendig wenn sich die Einstichstelle verändert, z. B. bei Rötungen. Desweiteren kann es zu Kopfschmerzen, Fieber, grippe- und rheumaähnliche Beschwerden kommen.

! Merke Die Einstichstelle muss beobachtet und dokumentiert werden.

Fremdkörperverletzung

Fremdkörper in Wunden vorsichtig mit einer oder mehreren Wundauflagen umlegen. Größere Fremdkörper zusätzlich abpolstern. Dabei den Fremdkörper möglichst nicht bewegen. Anschließend den Fremdkörper mit Binde oder Pflaster fixieren. In einer unfallchirurgischen Praxis oder einem Krankenhaus wird der Fremdkörper sachgerecht entfernt.

! Merke Der Ersthelfer darf Fremdkörper grundsätzlich nicht entfernen. Das ist Aufgabe des Arztes.

Kleine bewegliche Fremdköper im **Auge** wie Staub, Insekten oder Wimpern können mit einer Spülung entfernt werden (► LF 1.3, Kap. 1.7.5, S. 217). Spezielle Lösungen sind nicht erforderlich. Geeignet sind Wasser und Infusionslösungen, z. B. NaCl 0,9 %. Verbleibt ein Fremdkörpergefühl oder beginnt das Auge zu brennen, muss ein Augenarzt konsultiert werden.

Größere oder festsitzende Fremdkörper im Auge auf keinen Fall entfernen. Vielmehr das betroffene Auge mit einer Wundauflage bedecken. Anschließend beide Augen mit einem undurchsichtigen Tuch abdecken, da sich das verletzte Auge andernfalls mit dem gesunden Auge mitbewegen würde.

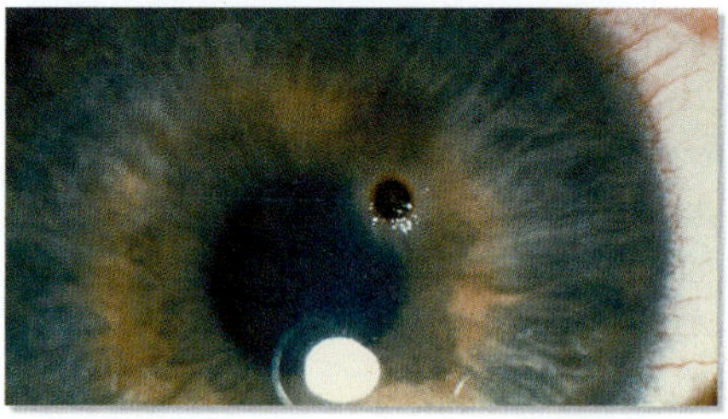

Abb. 24.24: Festsitzende Fremdkörper auf der Hornhaut

Aufgaben

- Sind Sie verpflichtet, in jedem Fall zu helfen? Nennen Sie die gesetzliche Grundlage und überlegen Sie Ausnahmen.
- Benennen Sie die einzelnen Glieder der Rettungskette.
- Beschreiben Sie die sinnvolle Durchführung einer Notfallmeldung.
- Was ist bei der Lagerung von Arznei- und Verbandsstoffen zu beachten?
- In welchem Fall beginnen Sie mit einer Herz-Lungen-Wiederbelebung? Beschreiben Sie den Ablauf.
- Was soll mit der stabilen Seitenlage vermieden werden?
- Nennen Sie die Grundsätze für eine Wundversorgung durch Ersthelfer.
- Wodurch unterscheiden sich arterielle und venöse Blutungen?
- Welche Maßnahmen stehen bei einer starken Blutung im Vordergrund?

Lernfeld 1.4

Anleiten, beraten und Gespräche führen

Quellenhinweise, weiterführende Literatur und Internethinweise zu den einzelnen Kapiteln **► S. 1306**

LF 1.4

1 Gespräche führen

Der Mensch ist ein soziales Wesen. Er kann nicht leben, ohne mit anderen Menschen zu kommunizieren. Wenn er kommuniziert, tritt er zu einem anderen Menschen in Beziehung und erhält eine Reaktion. Kommunikation ist also ein wechselseitiger Ablauf, man tauscht Informationen und Mitteilungen aus, Menschen treten miteinander in Verbindung. Paul Watzlawick, ein bekannter Psychotherapeut, hat einmal gesagt: »**Man kann nicht nicht kommunizieren.**«

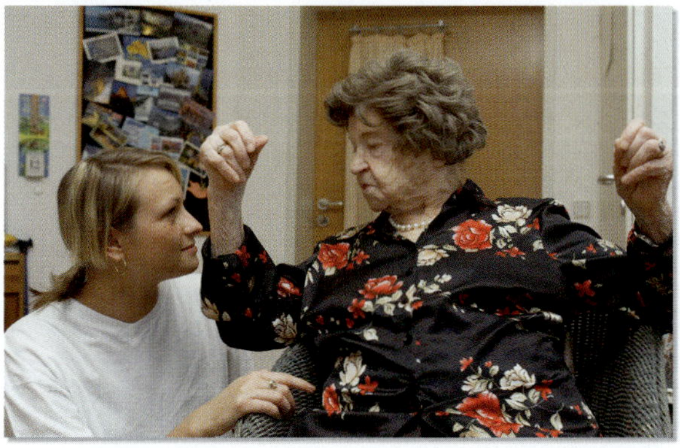

Abb. 1.1: Pflegebedürftige Menschen sind auf die Unterstützung von Pflegenden angewiesen. Oft bedürfen sie der Anrede und des Zuspruchs. Wie ein Gespräch verläuft, hängt zum großen Teil von der Pflegefachkraft ab. Um auf die Situation des Betroffenen adäquat eingehen zu können, muss die Gesprächsführung erlernt und geübt werden.

Gespräche im Pflegealltag

Gespräche im Pflegealltag dienen unterschiedlichen Zielen:

- Kontakte knüpfen
- Beziehungen pflegen
- Pflegehandlungen begleiten
- Informationen sammeln und geben
- Probleme lösen
- Angehörige begleiten

Alltagsgespräch und professionelles Gespräch

Unterschieden wird zwischen einem **Alltagsgespräch** und einem **professionellen Gespräch**. In Alltagsgesprächen können sich Pflegende als Privatperson mit eigenen Bedürfnissen einbringen. Die Beziehungsgestaltung wird dadurch erleichtert.

Je schwieriger eine Situation ist (z. B. bei einem Konflikt), umso wichtiger ist es, die eigene Person in den Hintergrund zu stellen und die Regeln der professionellen Gesprächsführung einzuhalten (► LF 1.4, Kap. 1.2, S. 798).

> **! Merke** Gute Kommunikation zeichnet sich dadurch aus, dass der Gesprächspartner zufrieden ist, dass der Kommunizierende ein gutes Gefühl hat und dass die gesteckten Ziele erreicht werden.

1.1 Verbale und nonverbale Kommunikation

Es gibt unterschiedliche Möglichkeiten, sich zu verständigen:

- **Die verbale** (sprachliche) **Kommunikation** ist ein wechselseitiger sprachlicher Austausch. Sie besteht zunächst aus der inhaltlichen Mitteilung, aus den Wörtern, die gesprochen werden. Eine Unterstreichung des Inhalts ist durch die Wortwahl möglich.
- **Die nonverbale** (nichtsprachliche) **Kommunikation** zeigt Gefühle auf, die hinter einer Mitteilung stehen. In welcher Lautstärke wird gesprochen? Wie ist der Tonfall, die Geschwindigkeit? Wie ist der Gesichtsausdruck (die Mimik)? Gibt es Blickkontakt oder eine Berührung? Wie ist die Körperhaltung und -bewegung (Gestik)?

> **! Merke** Eine stimmige Kommunikation zeichnet sich dadurch aus, dass sich verbale (sprachliche) und nonverbale (nichtsprachliche) Kommunikation decken, d. h. zueinander passen.

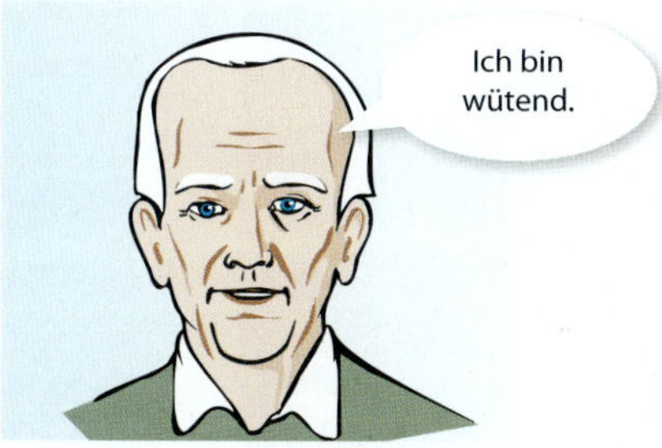

Abb. 1.2: Inhaltliche Mitteilung

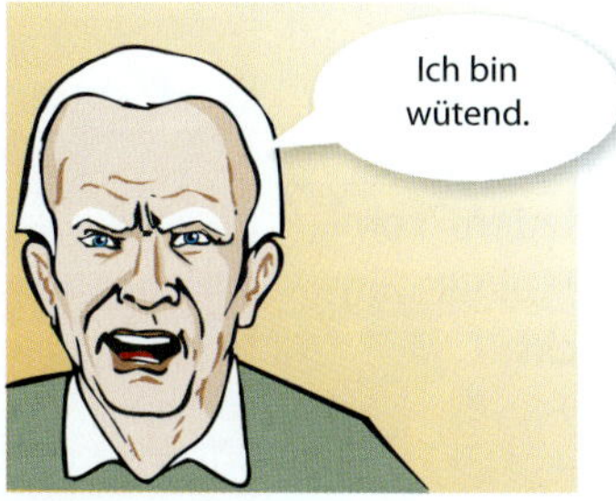

Abb. 1.3: Mimik

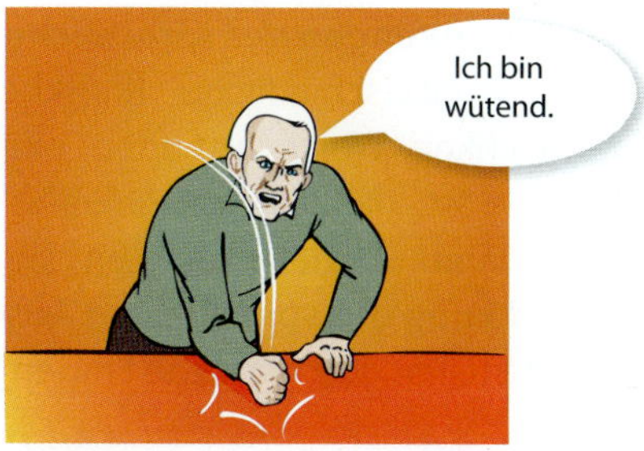

Abb. 1.4: Gestik

1.1.1 Verbale Kommunikation

Der **Spracherwerb** ist eine erstaunliche Entwicklungsleistung des Menschen. Sowohl bei den Pflegekräften als auch bei den zu pflegenden Personen ist der Prozess des Spracherwerbs der Muttersprache abgeschlossen. Im Alter kann die verbale Kommunikationsfähigkeit jedoch nachlassen. Der sprachliche Austausch mit den Mitmenschen, der das Zugehörigkeitsgefühl und das Selbstbewusstsein stärkt, der Sicherheit und soziale Anerkennung gibt, kann weniger werden. Zu den Aufgaben von Pflegenden gehört es dann, die Kommunikation zu fördern und somit die Lebensqualität der zu Betreuenden zu erhalten oder sogar zu steigern.

Störungen in der verbalen Kommunikation

Häufig ist bei älteren Menschen die **verbale Kommunikation gestört**. Dazu zählen:

- Einschränkungen des Hörvermögens
- Einschränkungen der Merkfähigkeit
- Einschränkungen des Sprachverständnisses
- Einschränkungen des sprachlichen Ausdrucks
- Einschränkungen durch die Muttersprache

Einschränkungen des Hörvermögens

Einschränkungen des Hörvermögens (► LF 1.3, Kap. 19.7, S. 691), die bei älteren Menschen häufiger vorkommen:

- Hohe Töne werden schlecht gehört, die Sprache wirkt verzerrt. Außerdem vermittelt eine hohe Stimme, dass »geschimpft« wird. Pflegefachkräfte sprechen dann mit einer tiefen Stimme.
- Störlärm, Hintergrundgeräusche können durch Hörgeräte verstärkt werden.
- Zischlaute (s, z, sch) werden nicht gehört.
- Das Richtungshören ist erschwert, es wird nicht gehört, wo die Geräusche herkommen. Pflegefachkräfte sprechen den Hörgeschädigten von vorne an, schauen ihn an und halten Blickkontakt (Abb 1.5).

Einschränkungen der Merkfähigkeit

Wenn Betroffene **Einschränkungen der Merkfähigkeit** (► LF 1.3, Kap. 8, S. 392) haben, beachten Pflegefachkräfte:

- Sie sprechen langsam und deutlich.
- Sie bilden einfache, kurze Sätze.
- Sie machen Pausen, damit der Inhalt verarbeitet werden kann.
- Sie vergewissern sich, dass der Inhalt verstanden wurde.
- Sie nutzen mehrere Kommunikationswege: Sie sprechen und zeigen gleichzeitig.
- Sie geben Handlungshinweise nacheinander, nicht in Kettenaufträgen.

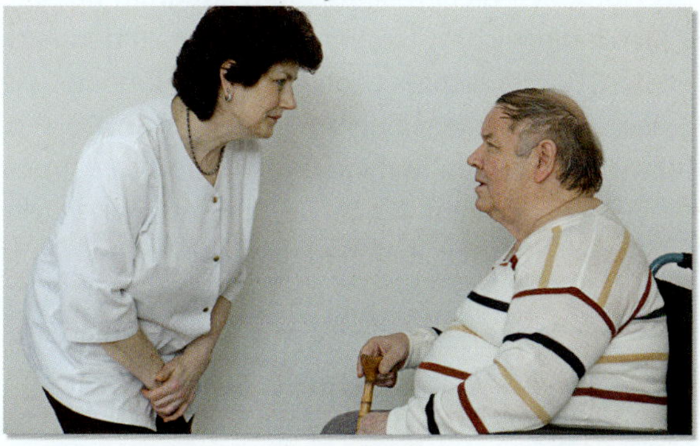

Abb. 1.5: Zugewandte Kommunikation bei erschwertem Richtungshören

Einschränkungen des sprachlichen Ausdrucks
Durch unterschiedliche Krankheiten kann die Möglichkeit, Worte zu finden, eingeschränkt sein. Wichtig ist, dass Pflegefachkräfte trotzdem kommunizieren. Daher beachten sie bei einer **Einschränkung des sprachlichen Ausdrucks**:

- Sie stellen geschlossene Fragen (► LF 1.4, Kap. 1.2.5, S. 803).
- Sie wenden Mimik und Gestik verstärkt an.
- Sie lassen bei Wortfindungsstörungen die gewünschte Aussage umschreiben.
- Sie haben Geduld, unterbrechen unverständliche Äußerungen nicht.
- Sie beruhigen.
- Sie kritisieren nicht, sie loben jeden Erfolg.

Muttersprachliche Einschränkungen
Die Versorgung pflegebedürftiger älterer Menschen, die nur wenig oder gar kein Deutsch sprechen und es so zu **muttersprachlichen Einschränkungen** in der Kommunikation kommen kann, wird in Zukunft zunehmen (► LF 2.1, Kap. 4, S. 915). Wenn Mitarbeiter unterschiedlicher Herkunft zusammenarbeiten, sind die Möglichkeiten für ein Dolmetschen größer. Hierzu ist es günstig, in der Personalabteilung eine Liste der unterschiedlichen Sprachen zu führen, die dann bei Bedarf abgerufen werden kann.

Angehörige sind wichtig für die Pflege und Betreuung. Sie geben wertvolle Informationen. Obwohl man »normal« mit den Betroffenen sprechen sollte, ist die nonverbale Kommunikation oft das Mittel der Wahl, man spricht »mit Händen und Füßen«.

Als Notbehelf dienen Bildtafeln (Piktogramme Abb. 1.6), die die wichtigsten Informationen zu den Aktivitäten des täglichen Lebens geben können, wie Essen und Trinken oder Waschen und Kleiden. Inzwischen gibt es aber auch Computerprogramme in vielen Sprachen (Abb. 1.7). Sie enthalten die wichtigsten Fragen zu den Alltagsfähigkeiten.

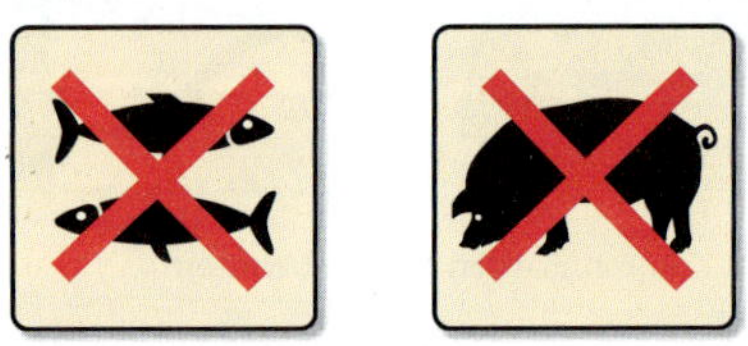

Abb. 1.6: Informationen darüber, was der Betroffene nicht isst.

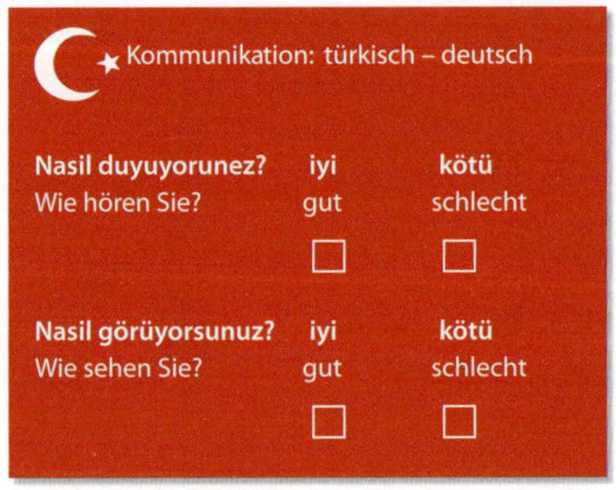

Abb. 1.7: Aus einem Sprachprogramm: Das Pflegepersonal kann auf eine Frage zeigen, der Pflegebedürftige kann sie in seiner Sprache lesen und auf die Antwort zeigen.

> **! Merke** Einschränkungen in der Kommunikation können unterschiedliche Ursachen haben. Doch es gibt vielfältige Möglichkeiten, die Einschränkungen auszugleichen.

1.1.2 Nonverbale Kommunikation

Gespräche bestehen nicht nur aus Worten, man kann sich auch ohne Wörter ausdrücken. Die **nonverbale Kommunikation** äußert sich in Mimik, Gestik und Körperhaltung, aber auch durch Blickkontakt und das räumliche Verhalten gegenüber dem Kommunikationspartner.

> **! Merke** Je weniger verbale Kommunikation in der pflegerischen Betreuung möglich ist, umso wichtiger werden Mimik und Gestik.

Ein **Gesicht** kann sich durch ein Mienenspiel unterschiedlich **ausdrücken**. Es kann freundlich und zugewandt aussehen, aber auch unfreundlich oder spöttisch.

Es gibt zehn **elementare Emotionen**, die durch Mimik und Gestik ausgedrückt werden können: Interesse, Freude, Überraschung, Ekel und Scham, Kummer, Zorn, Verachtung, Furcht, Schuld.

Die **Körperbewegungen** unterstreichen das Gesagte. Je nachdem, wie viel Temperament jemand hat oder aus welchem Kulturkreis er kommt, zeigt er seine Gefühle mehr oder weniger durch Gesten.

Menschen aus Südeuropa sprechen meist gestenreicher als Menschen aus Nordeuropa.

Die **Körperhaltung** signalisiert, wie man sich fühlt, wie es einem geht. So können ein aufrechter Gang und ein fester Schritt Tatendrang ausdrücken oder hängende Schultern und ein schlurfender Gang Resignation. Ein Bewohner kann zusammengekauert im Bett liegen und dadurch Trauer zeigen. Er kann auf dem Gang sitzen, vor sich hin schauen und ausdrücken, dass er in seiner Welt lebt.

Der Abstand zum Gegenüber drückt aus, wie nahe man ihm ist. Man kann den Abstand sehr gering halten und sein Gegenüber dadurch einengen. Man kann zu weit von ihm entfernt sein und damit vielleicht ausdrücken, dass man ihn nicht mag. Das Bedürfnis nach **Nähe und Distanz** (Abb. 1.9) ist bei jedem Menschen unterschiedlich.

! Merke Pflegefachkräfte müssen während der Arbeit oft in die Intimzone der Betroffenen eindringen. Deshalb ist es wichtig, trotzdem die notwendige Distanz zu signalisieren, z.B. indem man die einzelnen pflegerischen Notwendigkeiten erklärt.

In der Regel stimmen verbaler (sprachlicher) und nonverbaler (nichtsprachlicher) Ausdruck überein, die Kommunikation ist somit **kongruent**.

- Freundlich sprechen und dabei lächeln.
- Laut reden und eine Zornesfalte auf der Stirn haben (Abb 1.3).
- Lebhaft reden und dabei die Hände und Arme heftig bewegen (Abb 1.4).

Stimmen sprachlicher und nichtsprachlicher Ausdruck nicht überein, spricht man von **inkongruenter Kommunikation**. Wenn jemand z.B. sagt: »Sie haben eine schöne Bluse an!« und dabei das Gesicht verzieht, hat man eher den Eindruck, dass die Bluse doch nicht so schön ist.

Die nonverbale Kommunikation kann in der Regel weniger kontrolliert werden als die verbale, sie drückt oft das zutreffende Gefühl deutlicher aus.

LF 1.4

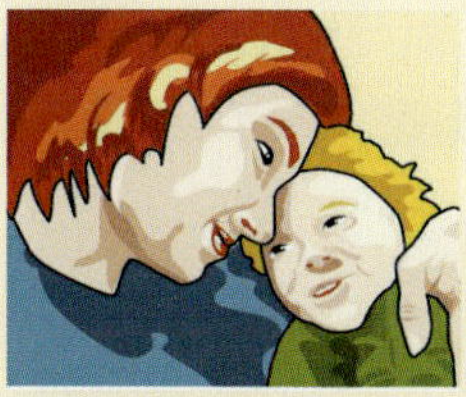

Intimzone (Flüsterzone)
bis 50 cm

Persönliche Zone
(Noch-Berühr-Zone)
50 bis 120 cm

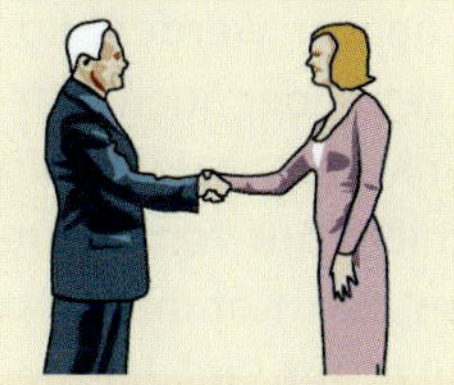

Soziale, gesellschaftliche Zone
(Kollegen-Vorgesetzten-Zone)
120 bis 350 cm

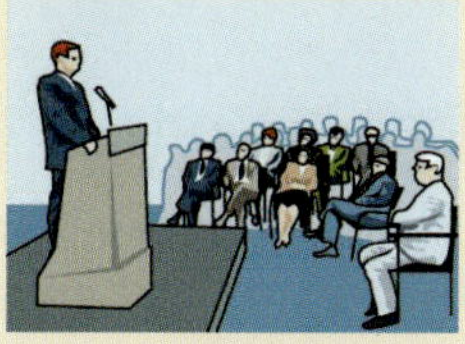

Öffentliche Zone
(Bühne-Publikum-Zone)
mehr als 350 cm

Abb. 1.9: Nähe und Distanz: Gesellschaftliche Regeln bestimmen, welcher Körperabstand korrekt ist.

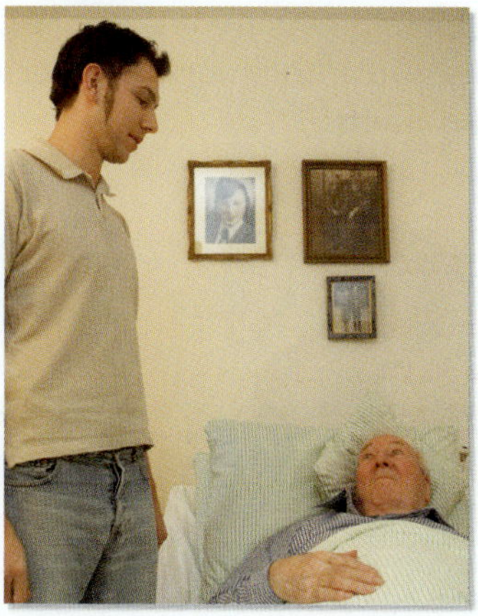

Abb. 1.8: Die Pflegenden können vor einem alten Menschen stehen und »von oben herab« reden oder sich auf gleicher Höhe mit ihm unterhalten.

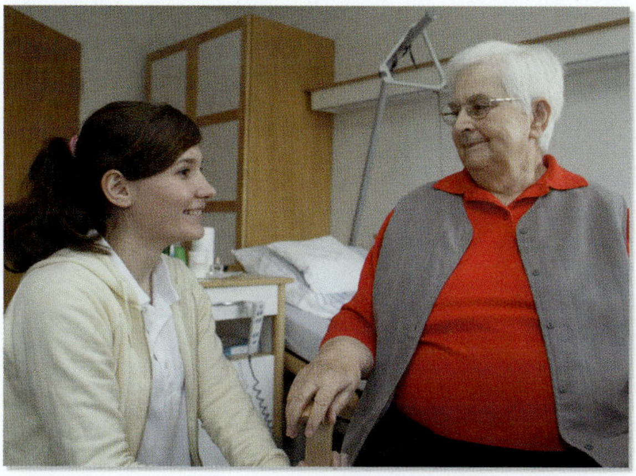

Nicht nur der Redner zeigt eine nichtsprachliche Kommunikation, auch sein Gegenüber reagiert nonverbal:

- Er nickt mit dem Kopf und zeigt Zustimmung.
- Er reagiert mit Stirnfalten, ist eher skeptisch.
- Er schüttelt mit dem Kopf, ist anderer Meinung.

Durch diese unbewusst ausgetauschten Botschaften wird die Gesprächsatmosphäre bestimmt.

> **!** **Merke** Die Art und Weise, wie man spricht und sich dabei bewegt, sagt oft mehr aus als Worte.

1.2 Grundlagen der Gesprächsführung

Wenn Menschen miteinander reden, kann einiges schiefgehen. Die Worte, die gesagt werden, können unterschiedlich gemeint sein oder auch unterschiedlich beim Gegenüber ankommen. Eine wirksame Kommunikation hängt nicht nur vom »guten Willen« ab, sondern auch von den Kommunikationsfähigkeiten, die man besitzt, um auf Mitmenschen angemessen zu reagieren.

1.2.1 Das Sender-Empfänger-Modell

Der Psychologe Friedemann **Schulz von Thun** entwickelte in den 1970er-Jahren das **Sender-Empfänger-Modell** der zwischenmenschlichen Kommunikation. Es ist ein Hilfsmittel, um typische Störungen in der alltäglichen zwischenmenschlichen Kommunikation und Beziehung zu erkennen und zu klären.

Sender und Empfänger

Zur menschlichen Kommunikation gehören mindestens zwei Personen. Die eine Person teilt etwas mit, gibt eine Nachricht. Sie wird **Sender** genannt.

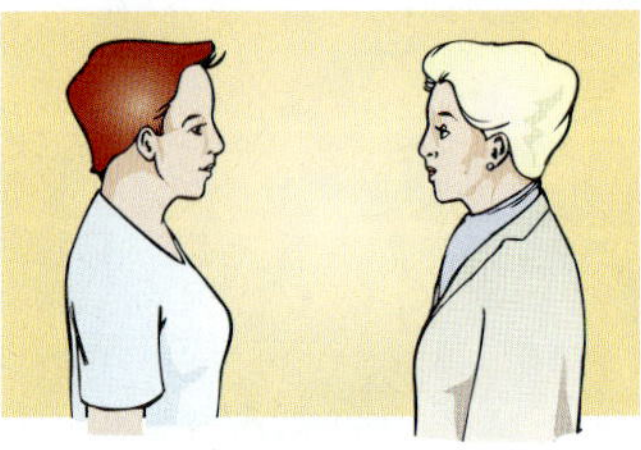

Abb. 1.10: Sender und Empfänger

Die andere Person nimmt die Mitteilung auf. Sie wird als **Empfänger** bezeichnet.

Die 4 Seiten einer Nachricht

Jede Nachricht enthält gleichzeitig unterschiedliche Botschaften. Man spricht von **4 Seiten einer Nachricht:**

- den **Sachinhalt** – worüber der Sender informiert
- die **Selbstoffenbarung** – was der Sender über sich selbst kundgibt
- die **Beziehung** – was der Sender vom Empfänger hält, wie er zu ihm steht
- den **Appell** – wozu der Sender den Empfänger veranlassen möchte

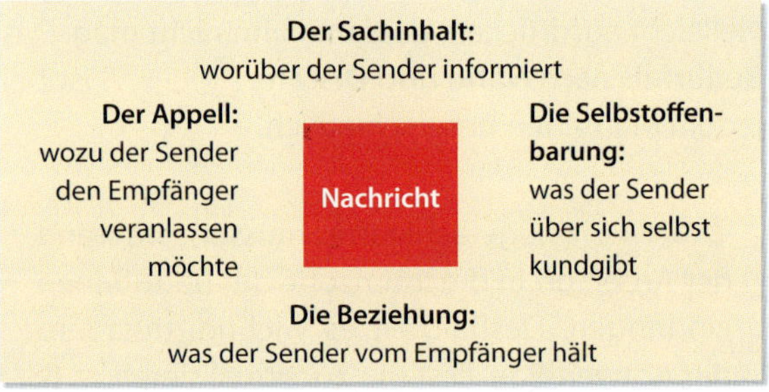

Abb. 1.11: Die 4 Seiten einer Nachricht.

Die 4 Seiten des Empfangs

Genauso, wie die Nachricht unterschiedliche Seiten enthält, kann der **Empfang** auf verschiedene **»Ohren«** treffen: Der Empfänger kann auf verschiedenen »Ohren« hören, also die Nachricht unterschiedlich empfangen. Stimmt die Nachrichtenseite des Senders mit der Seite des Empfängers überein, gibt es keine Schwierigkeiten in der Kommunikation. Reagieren die Empfänger über andere »Ohren« auf die Nachricht des Senders, kann die Kommunikation erschwert und schwierig werden.

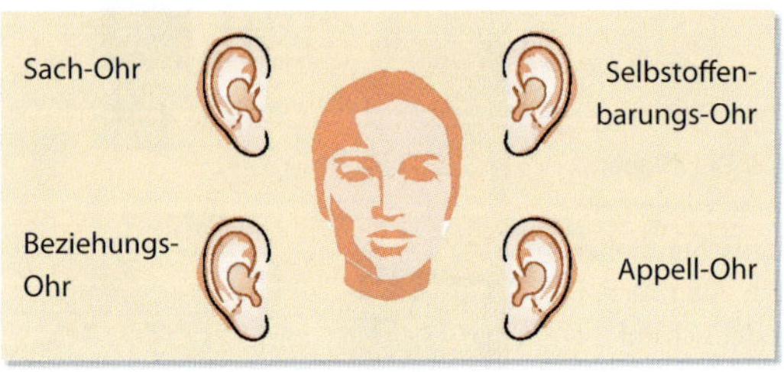

Abb. 1.12: Die 4 Seiten des Empfangs.

Die 4 Seiten einer Nachricht

Folgender Fall verdeutlicht die 4 Seiten der Nachricht. Eine Angehörige sagt zu einer Pflegefachkraft (gibt die Nachricht): »Meine Mutter hat einen Fleck auf der Bluse.«

Der Sachinhalt: Die Pflegeperson erhält eine Information über den Zustand der Bluse der Mutter von Frau P. »Meine Mutter hat einen Fleck auf der Bluse.« **Der Sender informiert.**

Die Selbstoffenbarung: Der Sender sagt indirekt etwas über sich aus. Diese Selbstoffenbarung könnte bei Frau P. sein: »Mir ist Sauberkeit sehr wichtig, ich bin besorgt.« **Der Sender teilt mit, wie er sich sieht.**

Die Beziehung: Aus der Nachricht geht hervor, welche Meinung der Sender über den Empfänger hat. Hier könnte es sein: »Sie übersehen, dass meine Mutter eine schmutzige Bluse trägt.« **Der Sender teilt mit, wie er den Empfänger sieht.**

Der Appell: Der Sender möchte, dass der Empfänger auf die Nachricht reagiert. Hier könnte es sein: »Achten Sie in Zukunft besser auf Sauberkeit oder wechseln Sie die Bluse.« **Der Sender will auf den Empfänger Einfluss nehmen.**

Es ist nicht immer leicht, zu verstehen, was der Sender, in diesem Fall Frau P., meint. Zu der sprachlichen Information kommen Botschaften, die nicht direkt benannt werden. Je nachdem, welche Stimme Frau P. wählt, welche Betonung, Mimik oder Gestik, kann die Nachricht unterschiedlich gedeutet werden:

Wendet sie einen freundlichen Ton an, kann der Empfänger davon ausgehen, dass es sich um eine Information handelt. Spricht sie in einem entschuldigenden Ton, zeigt sie ihr eigenes Empfinden, dass sie vielleicht eine »Pingelige« ist. Sagt sie zum Beispiel »von oben herab« »Meine Mutter hat einen Fleck auf der Bluse«, steht der Beziehungsaspekt im Vordergrund, dass sie vom Empfänger nichts hält. Ist der Ton hingegen barsch, kann der Empfänger davon ausgehen, dass sie ihn auffordert, die Bluse zu wechseln.

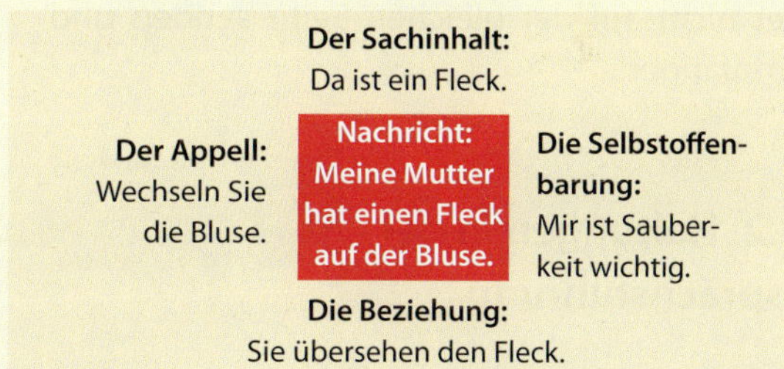

Abb. 1.13: Die 4 Seiten der Nachricht: Meine Mutter hat einen Fleck auf der Bluse.

Die 4 Seiten des Empfangs

Eine Angehörige sagt zur Pflegefachkraft: »Meine Mutter hat einen Fleck auf der Bluse.«

Das Sach-Ohr: »Danke für die Information, Frau P.« **Der Empfänger hört auf den Sachinhalt.**

Diese Antwort stimmt mit der Nachricht überein, wenn der Sender auch eine Information geben wollte. Es kann zu Schwierigkeiten kommen, wenn Frau P. vermitteln will, dass sie sich über die schlechte Pflege beschweren möchte, die Nachricht also eher auf der Beziehungsseite liegt.

Das Selbstoffenbarungs-Ohr: »Frau P. übertreibt es wieder mit der Sauberkeit!« **Der Empfänger hört, was der Sender über sich aussagt.**

Auf dem Selbstoffenbarungs-Ohr zu hören bedeutet, dass sich die Äußerung nicht auf das Handeln des Empfängers bezieht, sondern auf die Situation des Senders. So kann es zu Missverständnissen kommen: Frau P. möchte, dass die Bluse gewechselt wird, die Pflegeperson hält dies für übertrieben.

Das Beziehungs-Ohr: »Frau P. meint auch, wir trinken den ganzen Tag nur Kaffee und kümmern uns nicht um die Bewohner!« **Der Empfänger hört, was der Sender von ihm hält.**

Der Empfänger bezieht die Äußerung von Frau P. auf sich, nimmt sie persönlich. Die Kommunikation wird besonders erschwert, wenn Frau P. eigentlich eine Sach-, Selbstoffenbarungs- oder Appell-Nachricht gesendet hat. Sie versteht es dann nicht, warum die Pflegeperson gekränkt ist.

Das Appell-Ohr: »Ich ziehe Ihrer Mutter gleich eine frische Bluse an!« **Der Empfänger hört auf den »Appell« des Senders.**

Der Empfänger fühlt sich aufgefordert, die Wünsche und Erwartungen des Senders zu erfüllen.

LF 1.4

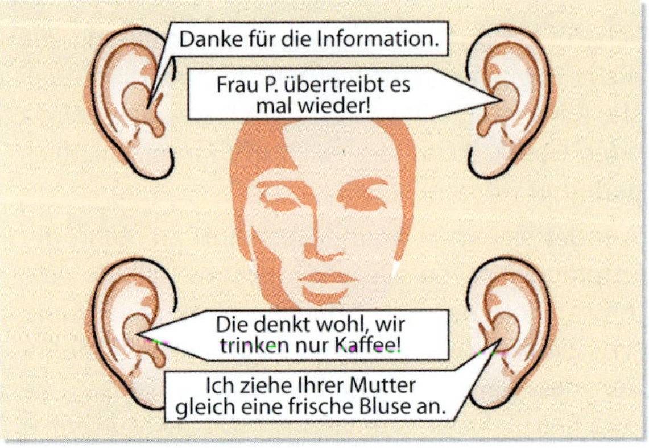

Abb. 1.14: So hört die Pflegefachkraft.

! **Merke** Es gibt meistens Störungen in der Kommunikation, wenn beide Gesprächspartner nicht auf der gleichen Seite senden und empfangen.

1.2.2 Haltungen in der Gesprächsführung

Der Psychologe **Carl Rogers** beschrieb **Haltungen**, die für die Gesprächsführung wichtig sind. Sie werden auch Variablen genannt. Seine **Variablen** sind:

- **einfühlendes Verstehen (Empathie)**
- **Wertschätzung**
- **Echtheit.**

Durch die Anwendung der Variablen hat man die Möglichkeit, den Gesprächspartner ernst zu nehmen und eine Haltung zu entwickeln, bei der man sich bemüht, ihn zu verstehen und so zu nehmen, wie er ist.

Einfühlendes Verstehen

Einfühlendes Verstehen wird auch als **Empathie** bezeichnet. Es erfordert die Fähigkeit, sich in das Erleben, die Stimmung und die Erwartungen anderer Menschen hineinzuversetzen, auch wenn man selbst anderes denkt und fühlt. Verhaltensweisen, die schwer zu verstehen sind, werden durch Empathie oft nachvollziehbar.

Empathie darf nicht mit Sympathie verwechselt werden: Empathisch sein bedeutet, sich in den anderen hineinzuversetzen, ihn in seiner Situation zu verstehen. Seine Empfindungen werden nicht bewertet. Eigene Gefühle spielen keine Rolle. Für eine Person Sympathie hegen bedeutet, mit ihr wesensverwandt zu sein, mit ihr zu fühlen.

Wertschätzung

Wertschätzung, wird auch als **Akzeptanz** bezeichnet, bedeutet, jemanden so anzunehmen, wie er ist. Die Person wird – unabhängig von dem, was sie empfindet, sagt oder tut – akzeptiert und nicht bewertet oder beurteilt. Es ist nicht wichtig, welche Werte oder Vorstellungen eine Pflegefachkraft persönlich hat. Die Einstellung des Betroffenen wird weder bejaht noch steht man ihr ablehnend gegenüber.

Echtheit

Echtheit wird auch als **Kongruenz** bezeichnet. Es bedeutet, dass das, was ein Mensch denkt und fühlt, übereinstimmt mit dem, was er sagt und wie er handelt. Das, was er sagt, meint er auch so, es stimmt mit seinen Gefühlen überein. Er ist echt. Somit kann sein Gesprächspartner ihn einschätzen und er weiß, woran er ist. Das ist die Grundlage für Vertrauen.

! **Merke** Durch die Haltungen »einfühlendes Verstehen, Wertschätzung und Echtheit« fühlt sich ein Mensch angenommen und akzeptiert; er kann seinem Gegenüber vertrauen.

1.2.3 Zuhören

✔ **Tipp** Ein Sprichwort sagt: Man kann erst reden, nachdem man zugehört hat, man kann erst hören, nachdem man gesprochen hat.

Zur Kommunikationsfähigkeit gehört das Zuhörenkönnen. **Zuhören** fällt oft schwerer als Sprechen und sollte daher geübt werden. Richtiges Zuhören erfordert Geduld, ein hohes Maß an Konzentration auf den Gesprächspartner und Disziplin. Der Gesprächspartner steht im Mittelpunkt.

Voraussetzungen für gutes Zuhören

Der Gesprächspartner muss das Gefühl haben, dass ihm tatsächlich zugehört wird. Es darf nicht der Eindruck von Teilnahmslosigkeit oder Desinteresse erweckt werden. Durch verschiedene Möglichkeiten wird dem Gesprächspartner gezeigt, wie wichtig das ist, was er mitteilen möchte. Z. B. durch Äußerungen wie »Mmh« oder »Oh!« wird die Aufmerksamkeit bekundet. Die Pflegefachkraft signalisiert, dass sie bei der Sache ist. Das Gleiche gilt auch für die Körpersprache. Sie kann mit dem Kopf nicken oder drückt ihre Aufmerksamkeit durch eine passende Geste aus. Wichtige Unterstützung für gutes Zuhören ist der Augenkontakt.

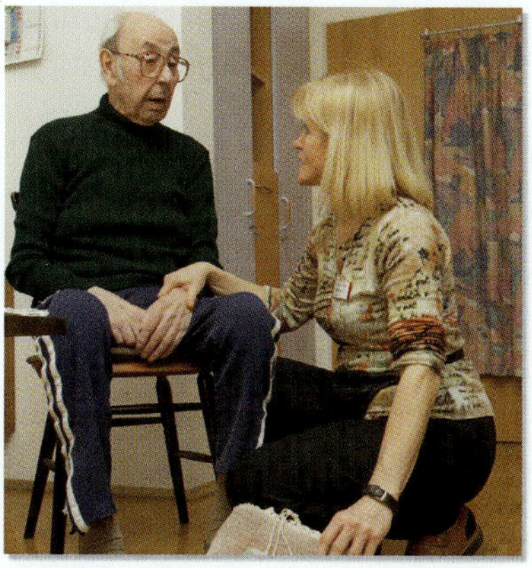

Abb. 1.15: Gutes Zuhören gelingt: Der Blick ruht auf dem Gesprächspartner.

Aktives Zuhören

Eine besondere Form des Zuhörens ist das **aktive Zuhören.** Dabei hört die Pflegefachkraft mit dem Selbstoffenbarungs-Ohr (► LF 1.4, Kap. 1.2.1, S. 798) zu. Sie wendet sich ganz dem Gesprächspartner zu und versucht, sich in ihn hineinzuversetzen, ihn zu verstehen und herauszufinden, was er denkt und fühlt. Dann gibt sie ihm Rückmeldung, was bei ihr angekommen ist, was sie verstanden hat.

Sinnvoll ist eine kurze Zusammenfassung von dem, was man glaubt, verstanden zu haben: »Habe ich Sie richtig verstanden?« Oder man fragt gezielt nach, wenn man etwas nicht versteht: »Das habe ich jetzt nicht verstanden, können Sie mir es noch einmal erklären?«

Der Gesprächspartner hat so die Möglichkeit, zu bestätigen oder zu korrigieren, was zusammengefasst wurde, damit keine Missverständnisse entstehen.

> **! Merke** Durch aktives Zuhören fühlt sich der Gesprächspartner (Betroffener, Angehöriger, Mitarbeiter) angenommen: »Jemand hört mir zu. Meine Probleme werden gesehen und verstanden. Ich werde als Person geschätzt und wahrgenommen.« Die Pflegefachkraft konzentriert sich nur auf den Gesprächspartner. Eigene Gedanken, Wertvorstellungen oder Ideen rücken in den Hintergrund.

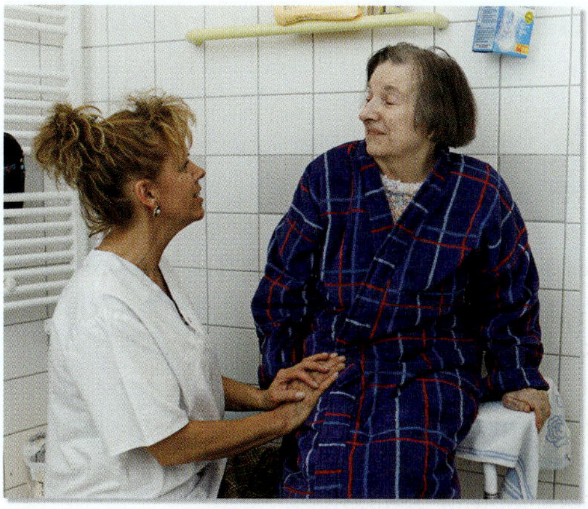

Abb. 1.16: Aktives Zuhören, z. B. beim Waschen: Bewohnerin: »Morgens beim Waschen … es geht immer alles so schnell, … kaum haben die guten Morgen gesagt, sind die schon wieder draußen … das Wasser ist immer so kalt …« Pflegeperson: »Wenn ich Sie richtig verstanden habe, ist Ihnen das Waschwasser morgens immer zu kalt und Sie haben gar keine Möglichkeit, es den Kollegen zu sagen, weil die wieder schnell weg sind.«

1.2.4 Gesprächsfördernde und gesprächshemmende Verhaltensweisen

Es gibt Verhaltensweisen, die **Kommunikation fördern**, sowie Verhaltensweisen, die **Kommunikation hemmen.**

Gesprächsfördernde Verhaltensweisen

Zu den **gesprächsfördernden Verhaltensweisen** zählt alles, was dazu dient, Interesse am anderen

zu zeigen und an dem, was er sagt. Die Äußerungen beziehen sich auf den Gesprächspartner. Er steht im Mittelpunkt. Eigene Ansichten und Meinungen treten in den Hintergrund.
Gesprächsfördernde Verhaltensweisen sind:

- **Wiederholen, umschreiben:** Der Gesprächsinhalt wird mit den eigenen Worten umschrieben (»aktives Zuhören«). Das zeigt dem Gesprächspartner, dass man zugehört hat, das Wesentliche seiner Aussage verstanden hat und mit ihm weiterreden möchte.
- **Klären:** Der Gesprächspartner fragt nach, ob er den anderen richtig verstanden hat. Dadurch wird vermieden, aneinander vorbeizureden. »Übermorgen kommt meine Tochter zu Besuch und ich muss noch den Kuchen backen. Ich muss aber auch noch zum Arzt – neue Medikamente verschreiben lassen. Da wartet man immer so lange.« »Wenn ich Sie richtig verstehe, haben Sie Angst, dass Sie nicht beides schaffen.«
- **Zusammenfassen:** Wenn jemand beim Gespräch den roten Faden verliert, sehr ausschweifend erzählt oder sich im Kreise dreht, kann man das Gesagte noch einmal zusammenfassen und dann das Gespräch fortsetzen.
- **Nachfragen:** Wenn der Gesprächspartner eine ungenaue Aussage macht, soll er noch einmal genauer sagen, was er meint. Durch das Nachfragen zeigt man Interesse.
- **Gefühle ansprechen:** Der Gesprächspartner versucht, das Gefühl zu benennen, das hinter einer Aussage steht. Er versucht, sich in den anderen hineinzuversetzen, und hilft, die Gefühle deutlicher werden zu lassen.

Gesprächshemmende Verhaltensweisen

So wie gesprächsfördernde Verhaltensweisen hilfreich sind, einen Kommunikationsprozess in Gang zu bringen, gibt es **gesprächshemmende Verhaltensweisen**:

- **Befehlen, anordnen:** Der Gesprächspartner reagiert auf Befehle und Anordnungen meist mit Widerstand, sieht nicht ein, warum er etwas tun oder lassen soll. Der Befehlston ersetzt auch bei Zeitmangel und Stress nicht die Begründung (z. B.: »Ziehen Sie bitte die festen Schuhe an. Ich befürchte, dass Sie in den Hausschuhen nicht sicher genug laufen können. Außerdem regnet es draußen.«)
- **Warnen, drohen:** Wenn der Gesprächspartner Angst hat, sich bedroht fühlt oder das Gefühl hat, erpresst zu werden, ist die Kommunikation stark gestört.
- **Herunterspielen, bagatellisieren:** Der Gesprächspartner fühlt sich nicht verstanden, nicht mit seinem Problem ernst genommen. Dies geschieht oft unbeabsichtigt beim Trösten und Beruhigen.
- **Vorschnell Vorschläge machen, Lösungen anbieten:** Der Gesprächspartner fühlt sich abgeschoben und vielleicht auch unfähig, weil er selbst keine Lösung gefunden hat.
- **Bewerten, kritisieren:** Der Gesprächspartner ärgert sich, weil er sich angegriffen fühlt.
- **Vorwürfe machen:** Der Gesprächspartner muss sich rechtfertigen, das ursächliche Problem wird nicht gesehen.

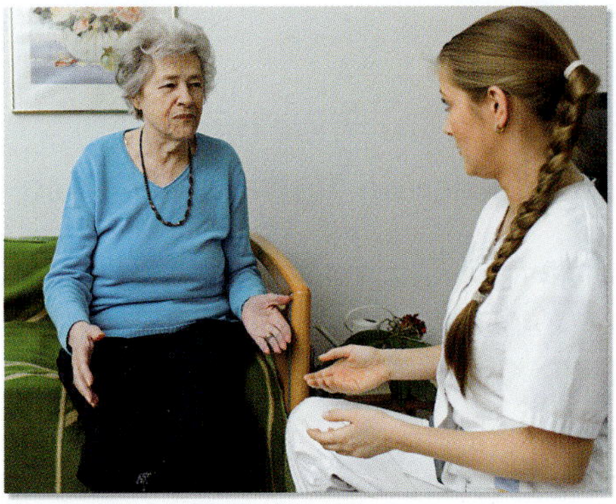

Abb. 1.17: Gesprächsfördernde Verhaltensweise: Die Pflegefachkraft hört aktiv zu und wiederholt das Gesagte.

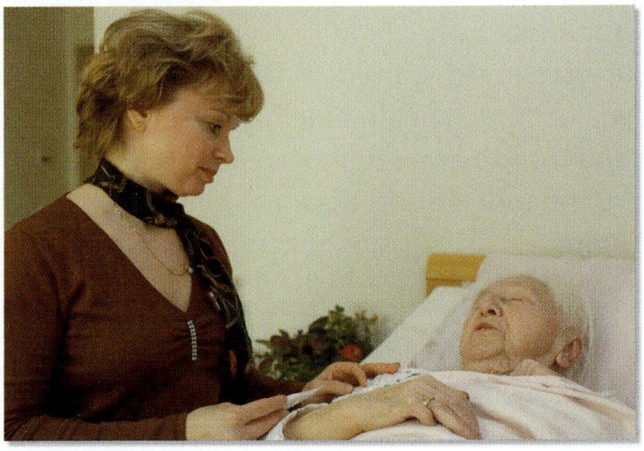

Abb. 1.18: Gesprächshemmende Verhaltensweise: Die Sorgen des Bewohners werden heruntergespielt: »Das wird schon wieder.«.

! Merke Es bestehen unterschiedliche Möglichkeiten, ein Gespräch zu gestalten: Man kann es vorwärtsbringen oder man kann es behindern. Die Beachtung der Variablen einfühlendes Verstehen, Wertschätzung und Echtheit (► LF 1.4, Kap. 1.2.2, S. 800) wirkt sich meist gesprächsfördernd aus.

1.2.5 Fragetechniken

Durch die Art, wie der Einzelne Fragen stellt, beeinflusst er die Kommunikation. Verschiedene **Fragetechniken** lassen sich unterscheiden:

- offene Fragen
- geschlossene Fragen
- Alternativfragen
- Rangierfragen
- Spiegelungsfragen
- multiple Fragen
- Türöffner

Offene Fragen

Bei **offenen Fragen** hat der Gesprächspartner ausreichend Freiraum, um die Fragen zu beantworten. Er kann sich knapp erklären oder auch weit ausholen. Durch offene Fragen können Informationen gesammelt, Wünsche und Bedürfnisse ermittelt und Ziele geklärt werden.

Beim Stellen von offenen Fragen wird das Gespräch nur gering gelenkt und es entsteht eine partnerschaftliche Atmosphäre. Für Fragen, die offen gestellt werden, eignen sich besonders die sogenannten **W-Fragen**. Sie beginnen meist mit folgenden Wörtern:

- Was …? Wer …? Wo …? Wie …? Welche …? Wieso …? Weshalb …? Warum …?

! Merke Offene Fragen können nicht mit Ja oder Nein beantwortet werden.

Geschlossene Fragen

Bei **geschlossenen Fragen** hat der Gesprächspartner wenig Freiraum, die Fragen zu beantworten; in der Regel geht nur ein »Ja« oder ein »Nein«. Geschlossene Fragen helfen, sich auf das Wesentliche zu konzentrieren, und geben die Möglichkeit, eine Meinung klar zu sagen. Sie engen den Gesprächspartner allerdings ein und werden als starke Lenkung erlebt.

! Merke Geschlossene Fragen sind dann notwendig, wenn Menschen kaum in der Lage sind, sich zu äußern, z. B. wenn die Sprachfähigkeit nach einem Schlaganfall (► LF 1.3, Kap. 18.4.8, S. 655) eingeschränkt ist.

LF 1.4

Alternativfragen

Bei einer **Alternativfrage** muss sich der Gesprächspartner zwischen zwei vorgegebenen Möglichkeiten entscheiden. Der Fragende trifft eine Vorauswahl. Alternativfragen können angebracht sein, wenn ein Mensch kaum in der Lage ist, Entscheidungen zu treffen, z. B. bei schwer depressiven Menschen oder Menschen mit beginnender Demenz (»Möchten Sie den braunen oder blauen Pullover anziehen?«).

Rangierfragen

Rangierfragen helfen, das Gespräch auf das Wesentliche zu konzentrieren, den roten Faden zu halten. Sie sind immer dann notwendig, wenn sich Gespräche ins Uferlose ausdehnen oder abschweifen. Rangierfragen können sowohl mit einem Fragewort als auch mit einem Verb beginnen (»Wollen wir nicht erst einmal Ihren Essenswunsch besprechen?«).

Spiegelungsfragen

Spiegelungsfragen verhindern, dass aneinander vorbeigeredet wird, und signalisieren, dass man bei der Sache ist. Sie geben den Inhalt der vorangegangenen Aussagen wieder (»Wenn ich Sie richtig verstanden habe, meinen Sie also …?«).

Multiple Fragen

Bei **multiplen Fragen** werden mehrere Fragen auf einmal gestellt. Für Menschen mit Konzentrationsstörungen (z. B. bei Demenz) sind sie sehr schwierig. Meist wird nur noch die letzte Frage behalten und beantwortet. Daher sollten multiple Fragen vermieden werden.

Türöffner

Türöffner sind Formulierungen, die helfen, ein Gespräch in Gang zu setzen. Manchmal trauen sich Menschen nicht, ein Gespräch anzufangen oder gar über ihre Probleme zu sprechen. Sie brauchen eine Starthilfe. Hier eignen sich nicht festlegende Aufforderungen, die vorzugsweise als Fragen formuliert werden (Abb 1.24).

LF 1.4

1.2.6 Rückmeldung: Feedback geben und erhalten

Feedback geben und **Feedback erhalten** ist eine häufig angewandte Technik in Mitarbeitergesprächen. Aber auch im Pflegealltag spielt das Feedback eine besondere Rolle.

> **! Merke** Ein Feedback ist einseitig. Es wird gegeben oder angenommen. Es wird nicht kommentiert oder diskutiert.

Feedback geben

Ein **Feedback geben** bedeutet, dem Gegenüber mitzuteilen, wie man ihn erlebt. Es wird die eigene Wahrnehmung mitgeteilt, die persönliche Sichtweise.

- Das Feedback wird in der Ich-Form gegeben, nicht in der Man- oder Wir-Form (Abb 1.20).
- Ein Feedback ist wirksam, wenn es unmittelbar auf eine Verhaltensweise erfolgt.
- Ein Feedback nimmt – gerade in der Pflege – auf die Aufnahmefähigkeit des Gegenübers Rücksicht. Hat er noch die geistigen Fähigkeiten, eine Rückmeldung zu verarbeiten oder denkt er gerade über etwas anderes nach?
- Feedback geben bedeutet, zu informieren und nicht, den anderen zu verändern. Der Empfänger bekommt eine Information über einen Aspekt seines konkreten Verhaltens, nicht über seine Person.
- Ein Feedback beschreibt, was ein Verhalten oder eine Äußerung beim Gegenüber auslösen kann. Das Verhalten wird nicht bewertet oder interpretiert.
- Ein Feedback umfasst auch positive Gefühle und Wahrnehmungen. Es setzt an Stärken an und soll aufbauen. Ein Lob wird für konkretes Verhalten ausgesprochen und nicht übertrieben (Abb 1.21).

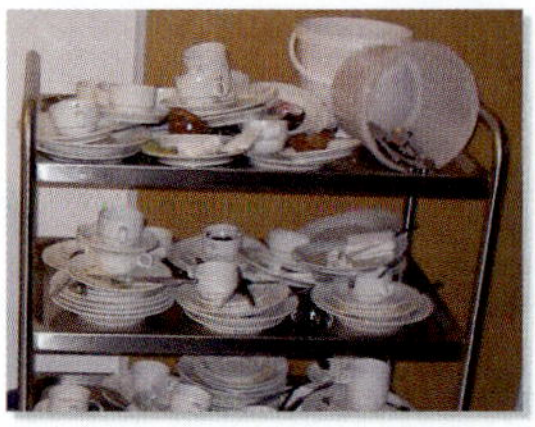

Abb. 1.19: Feedback geben: »Ich ärgere mich darüber, dass du deine Kaffeetasse nicht wegräumst.« (Nicht: »Wir räumen hier unsere Kaffeetassen selber weg.«)

Feedback erhalten

Ein **Feedback erhalten** bedeutet, zu erfahren, wie man von einer anderen Person wahrgenommen und erlebt wird.

- Erhalte ich ein Feedback, höre ich zunächst aufmerksam zu.
- Ich prüfe, welche Bedeutung die Informationen des anderen für mich haben.
- Ich verteidige oder rechtfertige mich nicht, ich diskutiere nicht.
- Erlaubt sind nur Rückfragen zum Verständnis. Ich will verstehen, was der andere meint.
- Dann entscheide ich mich, ob ich mein Verhalten ändern möchte oder nicht.
- Meine Gefühle teile ich meinem Gegenüber mit.

> **! Merke** Ein Feedback gibt Informationen über Verhaltensweisen. Es trägt somit zur Klärung einer Beziehung bei. Durch das Feedback hat man die Möglichkeit, über sein Verhalten nachzudenken und es gegebenenfalls zu ändern.

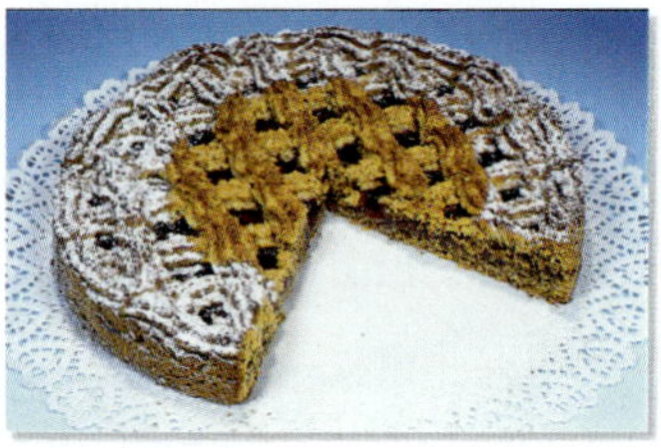

Abb. 1.20: Feedback geben: Frau Schulz, Ihr Kuchen hat mir sehr gut geschmeckt. (Nicht: »Frau Schulz, Sie backen immer den besten Kuchen.«)

1.3 Gesprächsformen

Unterschiedliche **Gesprächsformen** prägen den Pflegealltag:

- das verrichtungsbegleitende Gespräch
- das kleine Gespräch: Smalltalk
- das entlastende und unterstützende Gespräch
- das entlastende und unterstützende Gespräch mit Angehörigen

1.3.1 Das verrichtungsbegleitende Gespräch

Im **verrichtungsbegleitenden Gespräch** sind Pflegefachkräfte auf unterschiedliche Weise gefordert: Sie müssen handeln **und** zuhören **und** reden. Jede Gesprächssituation stellt sich anders dar. Je nach Situation müssen sie angemessen auf den Betroffenen eingehen können. Dazu benötigen Pflegefachkräfte kommunikative Kompetenzen.

> **! Merke** In einem verrichtungsbegleitenden Gespräch gestalten Pflegefachkräfte die Beziehung zum Klienten, führen Alltagsgespräche, leiten zu Selbstständigkeit an, informieren und beraten, loben und motivieren, hören zu und lösen Probleme.

Gerade bei Zeitmangel sind die verrichtungsbegleitenden Gespräche eine Möglichkeit, zu zeigen: »Jetzt habe ich Zeit für Sie.« Wenn Pflegefachkräfte freundlich und zugewandt sind, fühlt sich der Betroffene gut betreut und traut sich, Fragen zu stellen.

Im Pflegealltag gibt es viele Situationen, in denen verrichtungsbegleitende Gespräche geführt werden können. Es beginnt bei der Begrüßung am Morgen, beim ersten Gespräch beim Bettenmachen und Essenreichen. Es folgen Informationen über den Tagesablauf, Unterhaltung beim Spaziergang, Erzählen beim Kaffeetrinken, Motivieren zur Aktivierung. Kontakte ergeben sich bei der Betreuung, bei der Ausgabe der Medikamente, beim Gang zur Toilette bis hin zum Auskleiden am Abend.

Aufgaben eines verrichtungsbegleitenden Gesprächs

Fähigkeiten und Einschränkungen des Betroffenen erfassen

- sich kennenlernen
- Handlungen erklären
- Orientierung geben
- zu einem kleinen Gespräch anregen
- motivieren
- zuhören

Sich kennenlernen

In allen Pflegesituationen können Pflegefachkräfte den Bewohner kennenlernen und auch ein wenig über sich erzählen. Sie stellen Fragen zu Vorlieben und Interessen, zu Erfahrungen aus dem Leben.

Handlungen erklären

Pflegefachkräfte kündigen die Pflegehandlungen an und erklären sie. Dadurch beziehen sie den Betroffenen mit ein. Je eingeschränkter ein Mensch in seinen Kommunikationsfähigkeiten ist, desto mehr müssen die Pflegefachkräfte die aktive Rolle in der Kommunikation übernehmen. Durch Ansprache und Berührungen stellen Pflegefachkräfte eine Verbindung her.

Orientierung geben

Ganz nebenbei können Pflegefachkärfte während des verrichtungsbegleitenden Gesprächs dem zu

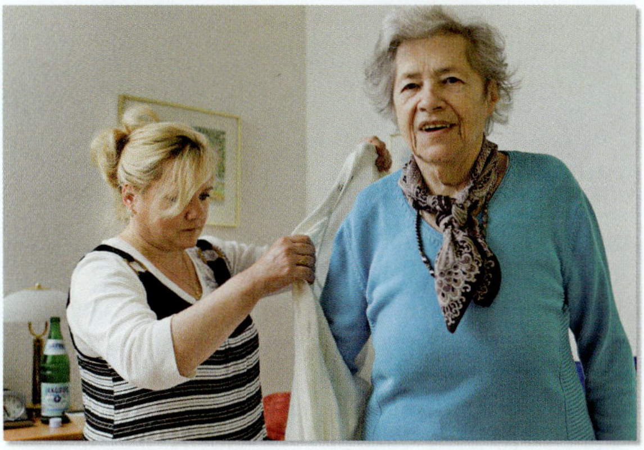

Abb. 1.21: Das verrichtungsbegleitende Gespräch, Handlungen erklären: »Guten Morgen Frau Gruner«, … die Pflegefachkraft legt eine Hand auf den Arm von Frau Gruner … wartet, bis sie reagiert. »So, jetzt noch ein frisches Hemd anziehen … So langsam brauchen Sie wohl Ihre Jacke, der Herbst kommt dieses Jahr früh.«

LF 1.4

Pflegenden Orientierung, z.B. zur Situation geben. Bei Menschen, die Schwierigkeiten mit ihrer Orientierung haben, z.B. nicht wissen, in welcher Zeit sie sich befinden oder auch an welchem Ort sie sind, kann man im Gespräch Orientierungshilfen einfließen lassen.

Zu einem kleinen Gespräch anregen

Pflegefachkräfte gestalten die Beziehung zu einem Bewohner in einem verrichtungsbegleitenden Gespräch. Ist der Bewohner orientiert und weiß, was auf ihn z.B. bei der Morgentoilette zukommt, kann man auch über allgemeine Dinge sprechen, ein Alltagsgespräch führen.

Motivieren

Pflegefachkräfte fördern den alten Menschen im verrichtungsbegleitenden Gespräch. Damit Angebote und Aktivitäten angenommen werden, muss man oft im Gespräch motivieren. Wichtig ist es dabei, nicht zu schnell aufzugeben, da Aktivierung auch Förderung bedeutet.

Zuhören

Pflegefachkräfte entlasten einen Bewohner, indem sie ihm in einem verrichtungsbegleitenden Gespräch zuhören. Bei Menschen, die nachdenklich sind und aus ihrem Leben erzählen möchten, ist Zuhören oft wichtiger als Reden – besonders dann, wenn sie keine anderen Ansprechpartner haben.

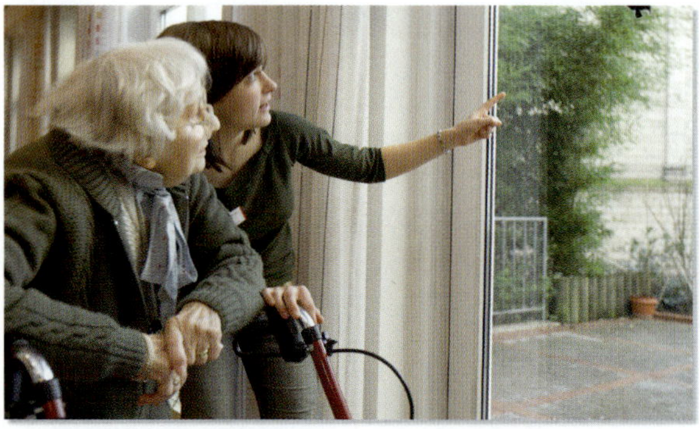

Abb. 1.22: Das verrichtungsbegleitende Gespräch, motivieren: Frau Karl sitzt alleine auf dem Flur. Nachdem die Pflegefachkraft sie an das Trinken erinnert hat, sagt sie: »Frau Karl, wir gehen eine Runde im Park spazieren, möchten Sie mitkommen?« »Ach nein, ich bin heute so müde.« »Die Luft ist so schön frisch draußen, da werden Sie bestimmt wieder wacher.« »Ich weiß nicht ...« »Und Bewegung tut auch gut, die regt den Kreislauf an.« »Meinen Sie wirklich, dass es mir dann besser geht?« »Ich denke schon. Und anschließend gehen wir noch ins Café Brenner, da gehen Sie doch so gerne hin.« »Kaffee trinken? Ja, dann gehe ich mit.« »Schön, dass Sie mitkommen. In einer Viertelstunde hole ich Sie ab.«

> **! Merke** Beim Miteinanderreden, ob als kurzer Wortwechsel oder intensives Gespräch, erleben Betroffene, dass sie beachtet und verstanden werden, ein Milieu erfahren, in dem sie sich wohlfühlen können.

1.3.2 Das kleine Gespräch: Smalltalk

Das sogenannte kleine Gespräch dient der Beziehungsarbeit. Es zeigt dem anderen: Ich interessiere mich für dich, ich habe Zeit für dich. Es wird auch beiläufige Konversation oder **Smalltalk** genannt.

Smalltalk kann zwischendurch geführt werden, sollte allerdings mindestens vier Minuten dauern. Kürzere Gespräche wirken hektisch. Smalltalk ist kein tiefgehendes Gespräch, sondern es geht um das Kennenlernen oder darum, den Kontakt zu einem Menschen zu pflegen. Es ist wichtig für die Beziehungsarbeit und nicht nur oberflächliches Gerede. Es sollte häufig angewendet werden. Techniken helfen, Smalltalk anzuwenden.

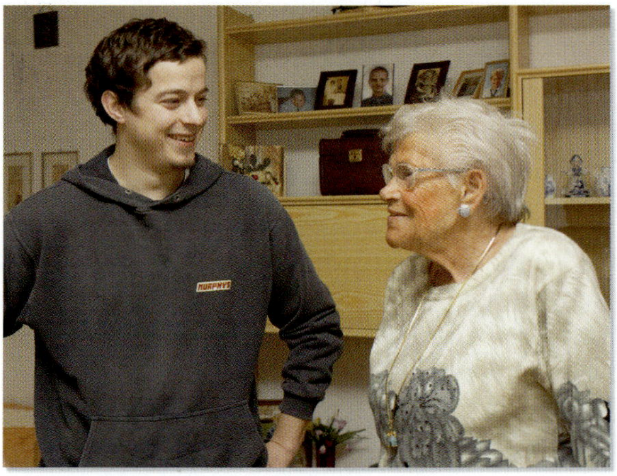

Abb. 1.23: Smalltalk, ein Türöffner: »Frau Sommer ... Haben Sie eine neue Frisur? ... Die steht Ihnen toll ...«

Die Vorgehensweise
Auch Smalltalk muss gelernt werden. Hier einige Regeln.

- **GNA-Formel:** Die GNA-Formel hilft bei Menschen, die sich noch nicht kennen:
  - **G = Gruß:** guten Tag, grüß Gott, was in der Situation üblich ist
  - **N = Name:** sich mit dem Vor- und Nachnamen vorstellen
  - **A = Aufhänger:** etwas erzählen, was zur Situation passt. Wenn es z. B. im Dienst ist, auch die Funktion nennen, die man innehat, sowie den Anlass der Vorstellung.
- **Türöffner** (► LF 1.4, Kap. 1.2.5, S. 804)
- **Fragen stellen – um Hilfe bitten:** Auch Fragen zu stellen, hilft beim Smalltalk. Allerdings dürfen es keine direkten Fragen sein, niemand soll ins Kreuzverhör genommen werden.
- **Das Gespräch beenden:** Nach einem kleinen Gespräch ist es wichtig, einen guten Ausstieg zu finden, z. B. indem die Pflegefachkraft sich für eine Gespräch bedankt.

! Merke Alle Menschen führen Alltagsgespräche. Aber gleichgültig, ob sie über das Wetter oder einen Film sprechen, das Gesprächsthema hat den tieferen Sinn, Kontakte zu knüpfen oder zu pflegen.

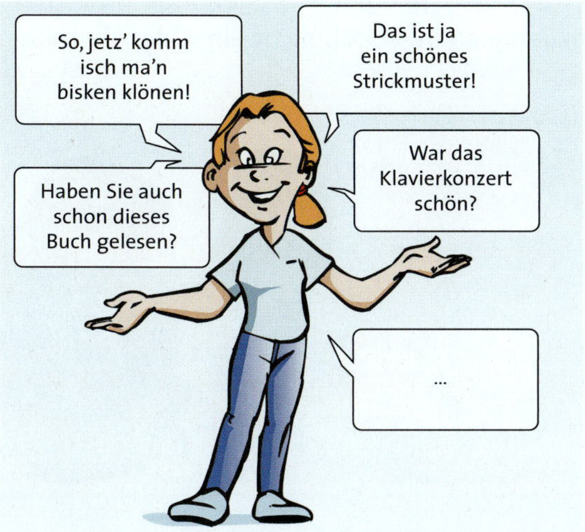
So, jetz' komm isch ma'n bisken klönen!
Das ist ja ein schönes Strickmuster!
Haben Sie auch schon dieses Buch gelesen?
War das Klavierkonzert schön?
...

Abb. 1.24: Ein guter Gesprächspartner stellt sich auf seinen Partner ein. Mit einem redet er Hochdeutsch, mit dem anderen Dialekt, einmal über ein Strickmuster, das andere Mal über ein Klavierkonzert.

1.3.3 Das entlastende und unterstützende Gespräch

Ein **entlastendes und unterstützendes Gespräch** ist eine Form von **Zuwendung**. Durch Zuwendung wird ein Mensch zur Kenntnis genommen und anerkannt. In einem Entlastungsgespräch teilt ein Mensch mit, wie es ihm geht und was ihn bedrückt. Nach dem Gespräch soll er sich erleichtert fühlen.

Der Betroffene erfährt durch das Gespräch eine Entlastung in einer Situation, die für ihn schwierig ist. Alte und pflegebedürftige Menschen können oft nicht umhin, sich auf neue Situationen einzustellen, sich von ihrer Unabhängigkeit und Selbstständigkeit Stück für Stück zu trennen sowie Gewohnheiten aufzugeben. Sie leben in der letzten Lebensphase, die mit dem Tod endet.

Menschen durchleben diesen Lebensabschnitt unterschiedlich. Einige erfahren, dass sie sich trotz ihrer Einschränkungen wohlfühlen und ein wertvolles Leben führen, andere erleiden nur die Verluste, die sich durch das Alter ergeben. In unterstützenden und entlastenden Gesprächen kann sich der Betroffene erleichtern, ihm wird hilfreich zur Seite gestanden.

! Merke Bei schwierigen Gesprächen ist es wichtig, genügend inneren Abstand zum Gesprächspartner zu haben.

Vorgehensweise
- Die Situation wahrnehmen.
- Das Gefühl des Betroffenen erspüren.
- Versuchen zu fühlen, wie es einem selbst in der Situation ergehen würde.
- Die Situation genau durchdenken.

Erst dann kann man sprechen oder handeln. Dabei ist es wichtig, nicht auf dem Beziehungs-Ohr (► LF 1.4, Kap. 1.2.1, S. 798) zu hören und sofort eine Antwort, einen Ratschlag oder eine Lösung parat zu haben. Die Pflegefachkräfte können den Betroffenen nur darin unterstützen, **seine eigene** Lösung zu finden. Oft reicht es, wenn Pflegefachkräfte ihm zuhören und in der Situation zur Seite stehen.

LF 1.4

Ein alter Mensch	
... fühlt sich ausgeliefert und ohnmächtig	»Herr Meyer, möchten Sie ans Fenster gesetzt werden?« »Was soll ich sagen? Sie machen ja sowieso, was Sie wollen.«
... fühlt sich nur noch als Belastung	»Meine Familie hat extra einen Plan aufgestellt, damit immer jemand da ist. Ob alle damit zufrieden sind? Ich falle ja doch nur zur Last.«
... ist traurig	»Können Sie mir noch meine Socken anziehen? Danke. Es ist schon schlimm, wenn man für jedes bisschen um Hilfe bitten muss.«
... schämt sich	»Es ist schon peinlich, wenn man nicht mehr den Urin halten kann.«
... fühlt sich unsicher	»Können Sie mir noch einmal zeigen, wo der Bastelraum ist. Ich finde mich hier einfach nicht zurecht.«
... hat seine Rolle verloren	»Früher haben alle gemacht, was ich für richtig hielt. Da hatte ich was zu sagen. Jetzt muss ich machen, was Sie wollen.«
... ist unzufrieden	»Ich läute schon seit einer halben Stunde nach Ihnen. Schließen Sie das Fenster. Man holt sich ja hier eine Erkältung.«
... ist aggressiv	»Immer wenn ich gerade eingeschlafen bin, kommen Sie und wecken mich. Lassen Sie mich mit Ihrem Kram zufrieden!«
... ist verzweifelt	»Das war mein letzter Umzug. Hier komme ich nur noch im Sarg raus.«
... ergibt sich in sein Schicksal	»So ist das Leben, da kann man nichts mehr machen, der Herrgott wird's schon richten.«

Tab. 1.1: Situationen, in denen entlastende und unterstützende Gespräche stattfinden sollten.

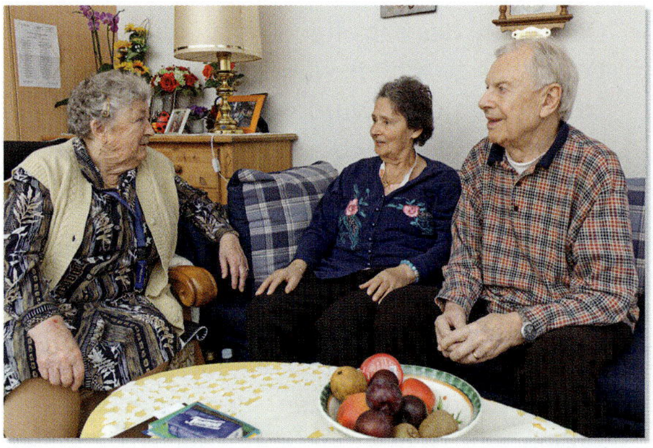

Abb. 1.25: Das entlastende und unterstützende Gespräch.

1.3.4 Das entlastende und unterstützende Gespräch mit Angehörigen

Die Pflege eines Menschen stellt an den Angehörigen hohe Anforderungen. Sie ist körperlich und seelisch oft sehr belastend. Das Leben muss umgestellt werden. Wenn die Pflegebedürftigkeit plötzlich kommt, z. B. nach einem Schlaganfall, geraten Betroffene und Angehörige häufig in eine Lebenskrise. Deshalb muss auch den Angehörigen der Rücken gestärkt werden, damit sie die Pflegeaufgaben leisten können.

Das **entlastende und unterstützende Gespräch** soll den pflegenden Angehörigen Verständnis und Anerkennung für ihre Bereitschaft zur Pflege eines Partners oder Elternteils geben, sie entlasten und evtl. beraten, wie sie die Belastungen mindern können.

Es gibt Situationen, die bei Angehörigen Angst auslösen können. Sie können sich ausgenutzt fühlen oder bekommen nur wenig Anerkennung. Oft fühlen sich Angehörige der Aufgabe nicht gewachsen oder machtlos. Die Pflegesituation macht sie traurig, zornig oder zumindest weniger gelassen. Die Rolle des Angehörigen hat sich geändert. Er muss die Entscheidung für Partner oder Eltern treffen. Manchmal gibt es auch Schuldgefühle, weil sie sich ihrer Gefühle bewusst werden.

Oft gestehen pflegende Angehörige sich diese Schwierigkeiten jedoch nicht ein. Oder sie trauen

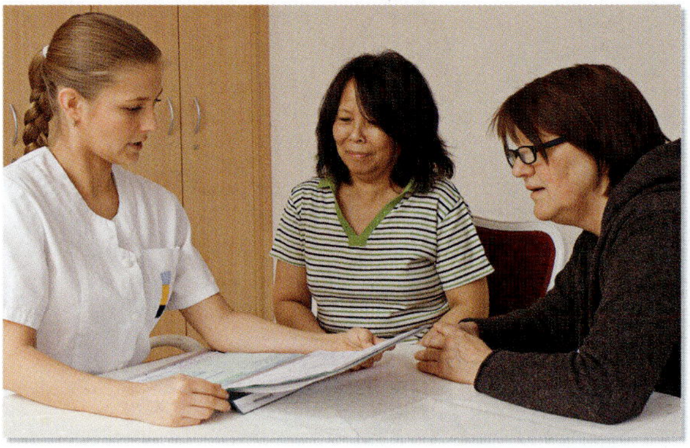

Abb. 1.26: Entlastendes und unterstützendes Gespräch mit Angehörigen: Es ist wichtig, die Angehörigen im Pflegeprozess zu unterstützen. Die Pflege wird so geplant, dass sie nicht überfordert und die Beziehung zwischen den Partnern nicht angespannt wird.

sich nicht, über ihre Gefühle zu sprechen. Sie können sich gar nicht vorstellen, dass jemand ihre Situation verstehen oder nachvollziehen kann und will. Deshalb schenken Pflegefachkräfte den pflegenden Angehörigen genügend Aufmerksamkeit. Sie fungieren als Ansprechpartner und sind erreichbar. Sie geben Gelegenheit, über Probleme und Sorgen zu reden, helfen bei der Verarbeitung, zeigen Anerkennung und sprechen Trost aus.

! Merke Angehörige, Pflegefachkräfte und wenn möglich die Betroffenen selbst sollten im Gespräch bleiben, um bei Veränderungen gemeinsam reagieren zu können.

Beispiele für Entlastungsgespräche

In der jeweiligen Situation müssen Pflegefachkräfte herausfinden, ob der Angehörige
1. sich nicht traut, über sein Befinden zu sprechen,
2. sich aussprechen möchte,
3. Trost braucht,
4. Hilfestellung oder Beratung zur Entlastung seiner Situation benötigt.

! Merke Pflegefachkräfte versuchen, die Situation durch aktives Zuhören zu verstehen. Dabei ist es wichtig, sich in den pflegenden Angehörigen hineinzuversetzen, die Situation zu erfassen und nicht aneinander vorbeizureden. Der Angehörige soll sich verstanden fühlen.

1. Eine Angehörige traut sich nicht, über ihr Befinden zu reden

Die Pflegefachkraft hat den Eindruck, dass Frau Werner sehr wütend auf ihren Vater ist. Er nörgelt an allem herum, ist selten zufrieden, macht seiner Tochter das Leben schwer.

Altenpflegerin: »Ach, Frau Werner, ich wäre in Ihrer Situation aber ab und zu ganz schön wütend.«

Frau Werner: »Wirklich? Ich denke immer, dass ich nicht wütend sein darf, weil mein Vater ja krank ist und nichts dafür kann.«

»Ja, Ihr Vater ist sehr krank und Sie bemühen sich sehr um ihn.«

»Ja, aber ich habe so oft das Gefühl, dass es vergeblich ist, dass nichts genügt.«

»Und das macht Sie ganz hilflos?« »Ja, genau.«

Indem die Altenpflegerin »echt« ist, also der Angehörigen zuhört und ihr mitteilt, was sie selbst fühlt und denkt, hat die Tochter die Möglichkeit, über ihre Wut zu sprechen. Außerdem erfährt sie Anerkennung für ihre Arbeit.

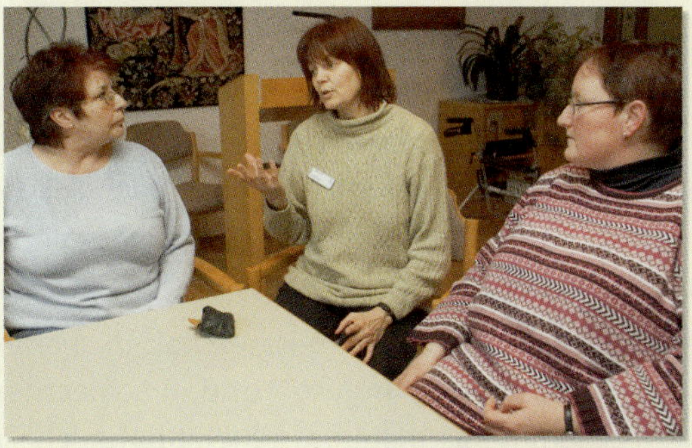

Abb. 1.27: Um die Angehörige zu entlasten, kann ihr z. B. eine Selbsthilfegruppe für pflegende Angehörige empfohlen werden, damit sich die Situation mit dem zu Pflegenden entspannen kann.

2. Eine Angehörige möchte sich aussprechen

In einem Erstgespräch hat der Altenpfleger die ambulanten Pflegeleistungen mit einer Klientin und ihrer Tochter besprochen. Er soll die Pflege übernehmen, die bislang die Tochter geleistet hat. Nun begleitet die Tochter ihn nach draußen und spricht weiter.

Frau Bahr: »Ich habe das Gefühl, dass ich mich übernommen habe. Ich hatte mir das mit der Pflege eigentlich genau überlegt und nun wird es zu viel. Ich bin unzufrieden mit der Situation, andere schaffen das doch auch. Ich verstehe mich doch gut mit meiner Mutter und trotzdem liegen meine Nerven öfter blank. Manchmal habe ich sogar Angst, dass unsere Beziehung leidet und ich Mutter irgendwann nicht mehr ertragen kann oder umgekehrt. Deshalb habe ich mir jetzt bei Ihrem Pflegedienst Hilfe geholt.«

Altenpfleger: »Ihre Bereitschaft, die Mutter zu pflegen, kann ich nur anerkennen. Es war aber richtig, einen Pflegedienst zu Hilfe zu nehmen. So eine Pflegebeziehung stellt große Anforderungen an beide Seiten. Und Sie haben erkannt, dass etwas geändert werden muss, damit die Beziehung gut bleibt.«

Der Altenpfleger lässt die Tochter ausreden. Sein Gefühl war, dass sie das Bedürfnis hatte, zu erklären, warum sie den Pflegedienst zu Hilfe geholt hat. Er bestätigt ihren Entschluss und entlastet sie dadurch und gibt ihr Anerkennung.

3. Ein Angehöriger braucht Trost

Frau Kästner hat einen schweren Schlaganfall hinter sich. Herr Kästner hat sie ein halbes Jahr gepflegt. Obwohl der Pflegedienst nach Hause kam, war er mit der Situation überlastet. Sie ist nun in ein Pflegeheim eingezogen.

Herr Kästner: »Als wir geheiratet haben, haben wir uns geschworen, in guten und in schlechten Tagen zusammenzuhalten. Und jetzt habe ich sie ins Heim gegeben. Aber ich konnte doch nicht mehr.«

Altenpfleger: »Und jetzt haben Sie das Gefühl, Ihr Eheversprechen gebrochen zu haben?«

»Ja, genau, ich habe so ein schlechtes Gewissen!«

»Das kann ich nachvollziehen … Mmmh …Sie können hier im Heim eine ganze Menge für Ihre Frau tun. Sie kennen sie am besten und können uns sicherlich helfen.«

»Sie meinen, ich habe sie nicht im Stich gelassen?«

»Nein, Herr Kästner. Sie haben so viel gemacht, wie Ihnen möglich war. Es war genau das Richtige, sie hierher zu bringen. Wenn auch Sie noch schlapp gemacht hätten, wäre niemandem geholfen gewesen.«

»Eigentlich haben Sie ja recht, aber wie geht's jetzt weiter?«

»Sie können Ihrer Frau den ganzen Tag Gesellschaft leisten. Und die schwere Arbeit übernehmen wir.«

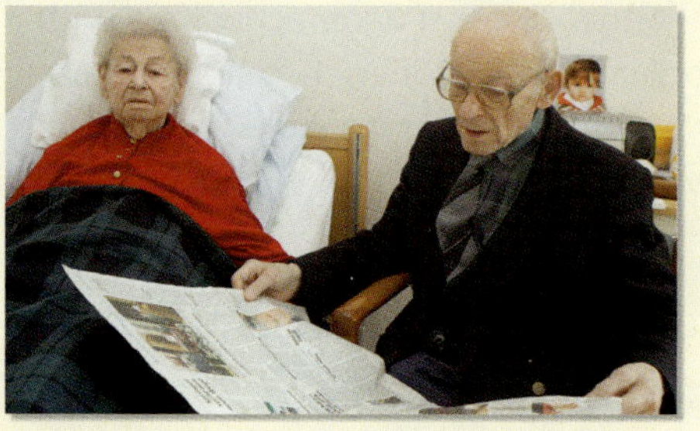

Abb. 1.28: Herr Kästner liest seiner Frau die Zeitung vor.

Der Altenpfleger hat gefühlt, dass Herr Kästner traurig darüber ist, versagt zu haben, und ein schlechtes Gewissen hat. Er ist auf das Gefühl eingegangen. Um Herrn Kästner zu entlasten, hat er ihm das Angebot gemacht, seine Frau weiterhin zu betreuen – den eigenen Fähigkeiten angepasst. Herr Kästner hat weiterhin die Möglichkeit, etwas für seine Frau zu tun.

4. Eine Angehörige benötigt Hilfestellung zur Entlastung ihrer Situation

Frau Weber, die Frau eines an Demenz erkrankten ambulant betreuten Mannes, sieht sehr blass aus, der Gesichtsausdruck wirkt niedergeschlagen.

Altenpflegerin: »Frau Weber, wie geht es Ihnen?«

Frau Weber: »Ja, ja … es geht so … wie immer …«

»Sie sehen sehr niedergeschlagen aus. Ist wirklich alles so wie immer?«

»Ach ja ... ich kann einfach nicht mehr… Es wird alles zu viel… «

»Das hört sich aber hoffnungslos an, Frau Weber. Was genau macht Ihnen Ihre Situation denn so unerträglich?«

»Ach, alles, immer muss ich da sein, man kann ihn ja nicht mehr alleine lassen, mich kommt niemand mehr besuchen, die können die Situation auch nicht mehr ertragen ... Ich habe niemanden, mit dem ich reden kann...«

»Sie fühlen sich sehr einsam?«

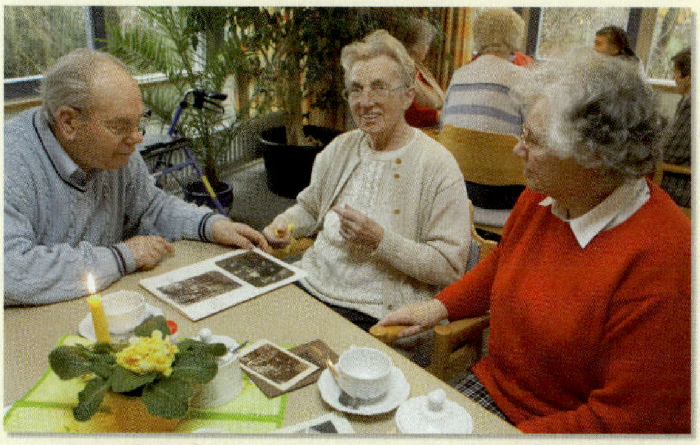

Abb. 1.29: Entlastung findet Frau Weber im Freundeskreis.

»Ja, ich glaube die Einsamkeit ist das Schlimmste. Man ist nicht alleine und hat doch niemanden zum Reden.«

»Ich habe das Gefühl, dass es Ihnen sehr schlecht geht. Sie tun so viel für Ihren Mann und jetzt wird es höchste Zeit, dass Sie was für sich tun. Wir überlegen jetzt gemeinsam, wie Ihnen geholfen werden kann.«

Die Altenpflegerin fühlt und sieht, dass es der Angehörigen nicht gut geht, obwohl diese nichts sagen will. Sie spricht ihr Gefühl an. Sie schafft es, durch konkretes Nachfragen auf den Punkt »Einsamkeit« zu kommen. Sie erkennt die Leistung von Frau Weber an. Dann übernimmt sie die Initiative, einen Weg zu finden, der Frau Weber entlastet. Es folgt ein Beratungsgespräch.

Wichtig ist, dass sich die Angehörige ihre Problemsituation genau ansieht und gemeinsam nach Lösungen gesucht wird. Die Entlastung muss realistisch sein, z. B. eine Tagespflege oder Nachbarschaftshilfe.

Aufgaben

- Nennen Sie sechs Kommunikationsziele im Pflegealltag.
- Welche Einschränkungen des Hörvermögens sind bei älteren Menschen häufig? Wie gehen Sie damit um?
- Was ist bei der Kommunikation zu beachten, wenn der sprachliche Ausdruck des älteren Menschen eingeschränkt ist?
- Was sind die Bestandteile nonverbaler Kommunikation?
- Erläutern Sie die Rolle von Nähe und Distanz.
- Erklären Sie anhand eines Beispiels die vier Seiten einer Nachricht und die vier Seiten des Empfangs.
- Nennen und erläutern Sie die drei Grundhaltungen nach Carl Rogers.
- Was versteht man unter »aktivem Zuhören«? Wie fühlt sich das Gegenüber dabei?
- Welche gesprächsfördernden Verhaltensweisen kennen Sie?
- Beschreiben Sie Situationen, in denen entlastende und unterstützende Gespräche angebracht sind.

2 Informieren, beraten, anleiten

LF 1.4

Die Anzahl der hilfs- und pflegebedürftigen Menschen wächst. Viele können mit der Unterstützung von Angehörigen und verschiedenen Dienstleistungen ein eigenständiges Leben führen. Ein großer Teil wird in der Familie umsorgt. Betroffene und Angehörige müssen lernen, mit dieser Situation zurechtzukommen, Familien stellen häufig ihr Leben um. Sie brauchen Informationen, Beratungen und Anleitungen, um die Pflege und den Alltag bewältigen zu können.

! Merke Die Begriffe informieren, beraten, anleiten werden oft zu dem Oberbegriff Edukation zusammengefasst.

2.1 Grundlagen

2.1.1 Die Situation von alten, hilfsbedürftigen Menschen und pflegenden Angehörigen

Bedarf alter und pflegebedürftiger Menschen
Alte und pflegebedürftige Menschen benötigen Informationen, Beratung und Anleitungen, um die anfallenden alltäglichen Aufgaben zu bewältigen:

Im Bereich der **Haushaltsführung** brauchen sie Informationen darüber, welche Möglichkeiten es gibt, dass z.B. Einkäufe erledigt werden oder die Wohnung gereinigt wird.

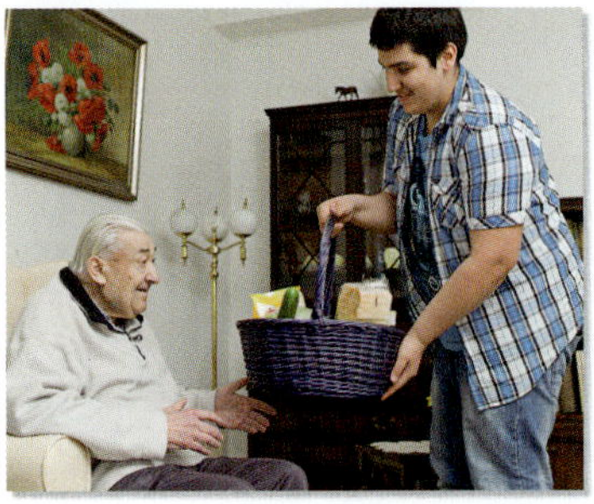

Abb. 2.1: Einkaufshilfe

Im Bereich der **Selbstpflege** brauchen Pflegebedürftige Beratung, wie ein Pflegedienst sie unterstützen kann.

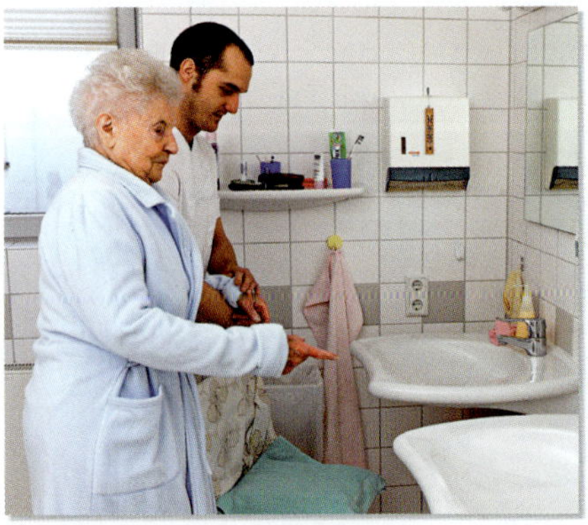

Abb. 2.2: Unterstützung bei der Körperpflege

Um die **Selbstständigkeit** zu fördern, brauchen sie Anleitung, wie sie z.B. Hilfsmittel einsetzen können, Handlungsalternativen erlernen und so mit ihren Einschränkungen leben können.

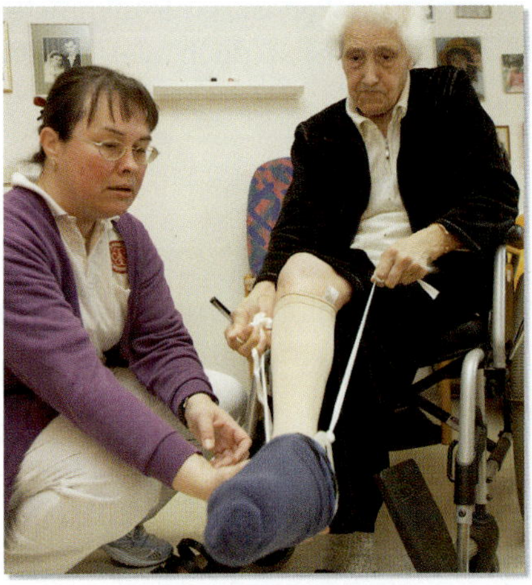

Abb. 2.3: Anwendung von Hilfsmitteln

Zur Förderung von **sozialen Kontakten** können alte Menschen motiviert werden, Aktivitäten mit anderen gemeinsam auszuüben.

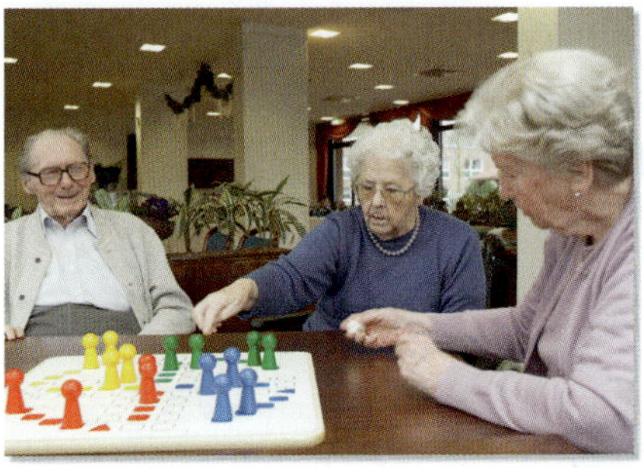

Abb. 2.4: Seniorennachmittag

Bedarf pflegender Angehöriger

Pflegende Angehörige haben vielfältige Aufgaben zu leisten. Der Bedarf an Unterstützung, Information, Beratung und Anleitung ist groß, denn sie übernehmen Aufgaben in vielen Bereichen:

- **Grundversorgung** wie waschen, baden, zur Toilette führen, Essen anreichen
- **Maßnahmen** wie Blutzuckertests und Insulingabe, Mobilisation
- **soziale Aufgaben** wie Anregung zur Beschäftigung, Gesellschaft leisten
- **Haushaltsführung** wie Betten machen, Wäsche waschen, Wohnungsreinigung
- **Verwaltung** wie Anträge auf Beihilfen stellen, Rechnungen bezahlen, Informationen über Pflegeversicherung und Betreuungsrecht einholen
- **Koordination** zwischen Arzt, Pflegedienst, Haushaltshilfen

2.1.2 Rahmenbedingungen für Information, Beratung und Anleitung

Informationen, Beratungen und Anleitungen können während der Pflege im praktischen Alltag einfließen. Es besteht auch die Möglichkeit, sie individuell und geplant durchzuführen.

Informations- und Beratungsgespräch

Ein **Informations-** oder **Beratungsgespräch** sollte geplant werden. Ausreichend Zeit und ein ruhiger Ort müssen zur Verfügung stehen. Das Gespräch darf nicht durch andere Arbeiten gestört werden. Im Gespräch stellt man sich auf den Partner ein, hört zu und spricht eine Sprache, die der Ratsuchende versteht.

Anleitung

Die geplante **Anleitung** findet vor Ort in der Situation, z.B. am Pflegebett, statt. Auch hier muss auf den zeitlichen Rahmen und die ruhige Atmosphäre geachtet werden.

Angehörigensprechstunden

Feste **Angehörigensprechstunden** in Pflegeheimen sind ebenfalls geeignet, zu informieren und zu beraten. Sie finden in der Regel wöchentlich statt und bieten Gelegenheit, in Ruhe sprechen zu können.

Informationsbroschüren

Zur Unterstützung des Informationsgesprächs und zur Erklärung und Darstellung von pflegerischen Situationen sind **Informationsbroschüren** oder kurze Filme geeignet. Sie können auch als Vorinformation an Interessierte ausgegeben werden.

Man erhält die Informationsmaterialien u.a. von den Gesundheitsministerien, den sozialen Einrichtungen der Städte, der AWO, der Diakonie, der Caritas sowie privaten Anbietern. Sie geben Auskunft z.B. über Beratungsstellen, »Essen auf Rädern«, Wohnraumanpassung, ambulante Dienste, Einrichtungen für betreutes Wohnen, Pflegeeinrichtungen.

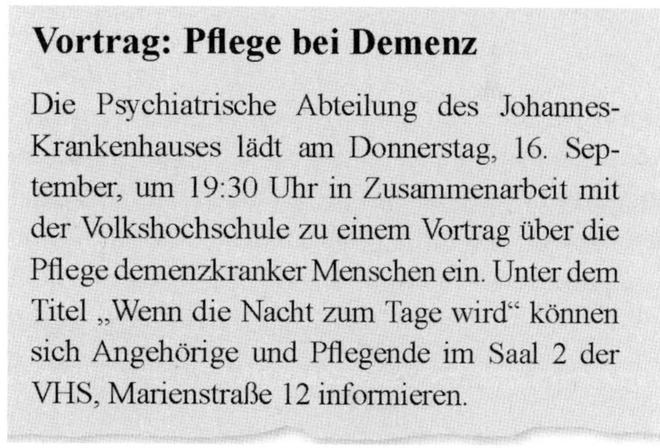

Vortrag: Pflege bei Demenz

Die Psychiatrische Abteilung des Johannes-Krankenhauses lädt am Donnerstag, 16. September, um 19:30 Uhr in Zusammenarbeit mit der Volkshochschule zu einem Vortrag über die Pflege demenzkranker Menschen ein. Unter dem Titel „Wenn die Nacht zum Tage wird" können sich Angehörige und Pflegende im Saal 2 der VHS, Marienstraße 12 informieren.

Abb. 2.5: Hinweis in der Zeitung auf eine Informationsveranstaltung.

In Krankenhäusern und Arztpraxen gibt es Aufklärung über Untersuchungen und Operationen. Über Sanitätshäuser, Geräte- und Arzneimittelhersteller kann Informationsmaterial bezogen werden, z.B. über Blutzuckertestgeräte, Sondennahrung, Inkontinenzmaterialien oder Hilfsmittel zur Erleichterung des Alltags oder für die Wohnungseinrichtung.

Internet

Im **Internet** erhält man eine Vielzahl von Informationen. Allerdings ist es für den Ratsuchenden oft schwer, diese Informationen zu bewerten und einzuordnen.

2.2 Informieren

> **! Merke Ziel eines Informationsgesprächs:** Betroffene und/oder ihre Bezugspersonen erhalten in adäquater Form die notwendigen Informationen, um sich in neuen Situationen zurechtzufinden, ihre gesundheitliche und soziale Situation richtig einschätzen und verstehen zu können, das heißt fachkundig zu werden.

LF 1.4

Im beruflichen Alltag kommen Informationsgespräche vor, wenn z. B. einem neuen Bewohner die Räumlichkeiten der Einrichtung gezeigt werden oder der Ablauf des Alltags in der Gruppe erklärt wird. Informationsgespräche können auch über Krankheiten und Untersuchungen aufklären oder das Gutachtenverfahren der Pflegeversicherung erläutern.

Informationen, z. B. über Krankheitsbilder und die damit verbundenen Störungen, helfen Betroffenen und Angehörigen, schwierige Situationen zu verstehen und die Veränderungen zu akzeptieren. So wird z. B. ein Ehemann, der weiß, dass seine an Demenz erkrankte Frau ihn irgendwann nicht mehr erkennen kann, nicht so entsetzt sein, wenn es soweit ist. Er kann dann vielleicht gelassener mit der Situation umgehen, da er die Information vorher erklärt bekam. Bei allen Informationsgesprächen zu einem Krankheitsbild sollte nicht vergessen werden, dass bei manchen Menschen die Aufklärung auch Angst auslösen kann.

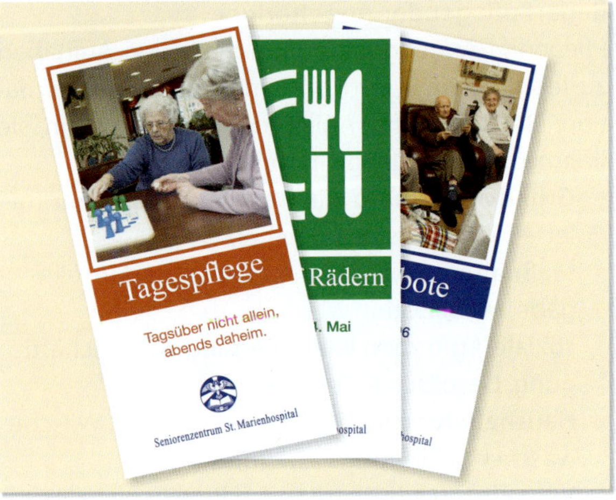

Abb. 2.6: In den meisten Einrichtungen gibt es Informationsblätter oder -hefte, z. B. über die Angebote und Kosten des Hauses, über die Orientierung im Haus und über Verhaltensregeln, die das Zusammenleben erleichtern.

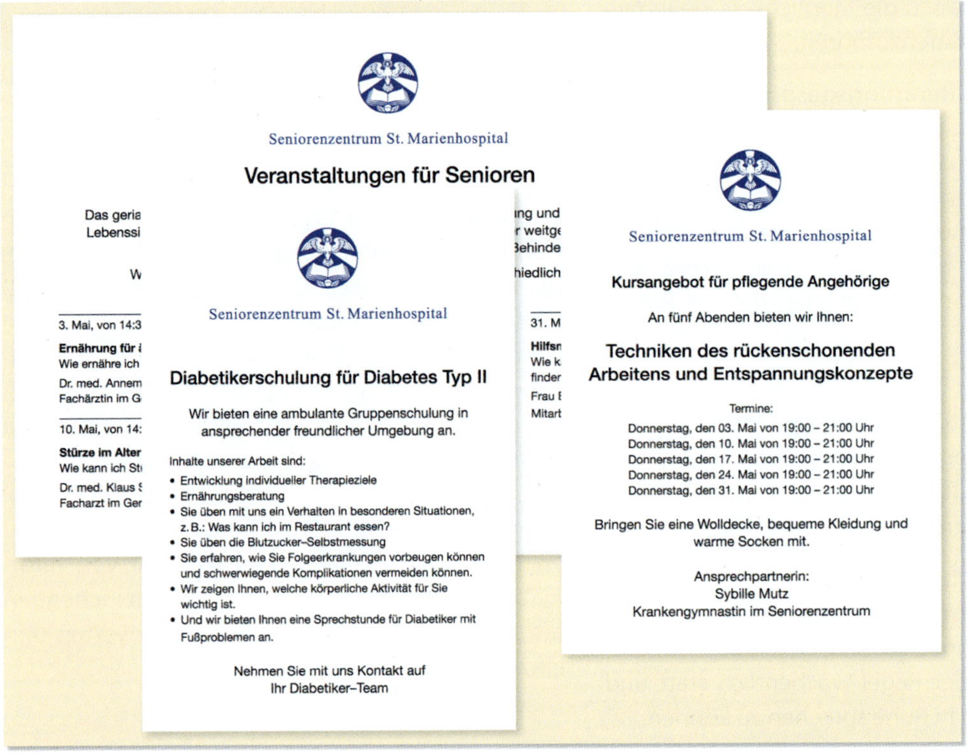

Abb. 2.7: Informationshinweise

! Merke Zur Erstinformation sind Informationsblätter wichtig. Sie können jedoch nicht das nötige Gespräch ersetzen. Mündliche Informationen bieten die Möglichkeit, auf die persönliche Situation des Betroffenen und seiner Angehörigen einzugehen und ihre Fragen zu beantworten.

2.2.1 Stufen der Information

Die Information erfolgt in drei Stufen:
- die **Bedarfserhebung**
- die **Vermittlung der Information**
- **Rückmeldung einholen**

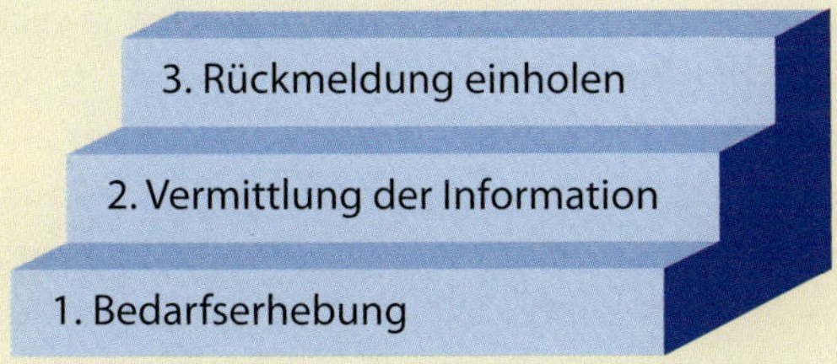

Abb. 2.8: Eine Information erfolgt in drei Stufen.

1. Stufe: Die Bedarfserhebung

Zuerst stellt sich die Frage, wer an dem Informationsgespräch teilnimmt:
- der Betroffene allein, wenn es z. B. um Informationen über die Angebote im Dorf / Stadtteil geht
- der Betroffene und die Angehörigen, wenn z. B. Informationen über die finanziellen Bedingungen des betreuten Wohnens gegeben werden
- der Angehörige allein, wenn z. B. Informationen über Pflegeplätze gegeben werden, während der Betroffene im Krankenhaus liegt

Um sich auf den Gesprächspartner einstellen zu können, erkundigt man sich, welche Informationen benötigt werden, welches Vorwissen vorhanden ist und welche Ressourcen verfügbar sind.

! Merke Informationen müssen gewollt sein. Es gibt Situationen, in denen sie unerwünscht sind, wenn z. B. Betroffene nicht über ihr Krankheitsbild aufgeklärt werden wollen oder sich bereits gut informiert fühlen.

2. Stufe: Die Vermittlung der Information

Die Gesprächsteilnehmer werden schon zu Gesprächsbeginn gebeten, nachzufragen, wenn irgendetwas nicht verstanden wurde.

Die Informationen sollen **verständlich** sein. Das gelingt, indem nichtgeläufige Wörter oder Fachbegriffe vermieden werden. Schwierige Sachverhalte können durch Bilder und Darstellungen oder Beispiele **erklärt** werden.

Verständlich: »Durch den Schlaganfall wurde auch der Schluckreflex gestört. Das bedeutet, dass Ihr Vater sich häufig verschluckt. So könnten Essensreste in die Luftröhre gelangen und dies kann wiederum zu einer Lungenentzündung führen. Deshalb wird sich eine Sprachtherapeutin die Schluckweise Ihres Vaters genau ansehen und einen Plan erstellen, mit dem das Kauen und Schlucken geübt wird. Wir nennen das Schlucktraining.«

Die Sätze werden **kurz** und mit möglichst wenigen Nebensätzen formuliert.

! Merke Pflegefachkräfte teilen **nicht zu viele Informationen auf einmal mit**. Das Arbeitsgedächtnis kann nur 5 bis 7 Informationen speichern. Erst wenn diese verarbeitet sind, können neue Informationen aufgenommen werden.

Ältere Menschen benötigen eventuell mehr Zeit, um Eindrücke und Informationen aufzunehmen und auch wieder abzurufen. Oft lässt die Konzentrationsfähigkeit nach und der Gesprächspartner ermüdet. Deshalb ist es wichtig, **Pausen** einzufügen und bei Bedarf auch das Gesagte zu **wiederholen.**

Informationen sollen in der **zeitlichen Abfolge** vermittelt werden, z. B.:
- 09:00 – 09:30 Uhr gemeinsame Frühstückspause
- 10:00 – 10:45 Uhr Gedächtnisübungen
- 11:00 Trinkpause

oder nach **inhaltlichen Aspekten:**
- Essenszeiten und Trinkpausen
- Aktivitäten
- Ruhezeiten

und **nicht ungeordnet**.

> **! Merke** **Wichtiges** soll klar erkennbar sein. So ist der Zeitpunkt der nächsten Mahlzeit für einen neuen Bewohner wichtiger als die Bewegungsgruppe am nächsten Tag.

LF 1.4

Durch **Nachfragen** versichern sich Pflegefachkräfte, dass die Informationen verstanden wurden. Damit Informationen nicht vergessen werden, müssen sie wiederholt und möglichst zeitnah angesprochen werden.

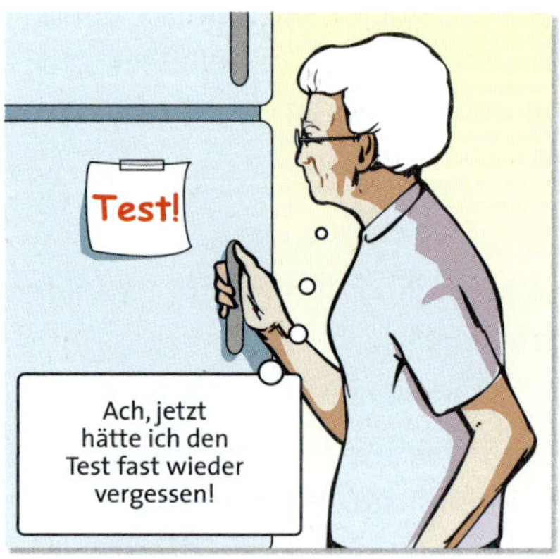
Test!
Ach, jetzt hätte ich den Test fast wieder vergessen!

Abb. 2.9: Frau Meiers Blutzuckerwerte sind schwankend. Sie soll auf neue Medikamente eingestellt werden. Leider vergisst sie, dass der erste Wert morgens nüchtern bestimmt werden muss. Sie denkt erst nach dem Frühstück an den Test. Ein Merkzettel am Kühlschrank erinnert sie an den Test.

3. Stufe: Rückmeldung einholen

Nach einer zuvor verabredeten Zeit vergewissert man sich, ob die Informationen den gewünschten Bedarf gedeckt haben, ob sie ausreichend waren, ob der Gesprächspartner mit seiner Situation besser zurechtkommt oder ob mehr Informationen notwendig sind.

2.2.2 Ein Informationsgespräch mit einem zukünftigen Tagesgast

Frau Förster, eine schwer gehbehinderte ältere Dame, möchte sich über die Angebote in einer Tagespflege-Einrichtung informieren. Ausschnitte aus diesem Gespräch:

Altenpflegerin: »Guten Tag, Frau Förster. Ich heiße Sandra Meister, ich bin Altenpflegerin. Wie ich höre, möchten Sie sich über die Angebote unserer Einrichtung informieren. Ich kann Ihnen alles zeigen und Ihre Fragen beantworten.«

Frau Förster: »Ja, meine Tochter hat gesagt, ich soll mir hier die Tagespflege anschauen. Seit ich meine Hüfte gebrochen habe, kann ich ja nicht mehr richtig laufen. Und mein Mann ist vor einem Jahr gestorben, der hat sonst immer alles für mich gemacht. Jetzt bin ich den ganzen Tag alleine, keiner redet mit mir. Morgens kommt ja eine Schwester und hilft mir beim Waschen. Die ist dann aber auch schnell wieder weg. Meine Tochter ist berufstätig, die kann auch nicht immer. Und damit ich nicht so viel alleine bin, hat sie gesagt, ich soll mal schauen, ob es mir hier gefällt.«

»Ja, Frau Förster, es ist nicht schön, den ganzen Tag alleine zu sein, das würde mir auch nicht gefallen. Hier finden Sie immer jemanden, mit dem Sie reden können. Ich möchte Ihnen jetzt unsere Angebote erläutern. Haben Sie schon Fragen?«

»Ich würde mich gerne mehr bewegen, aber ich sitz ja meistens im Rollstuhl!«

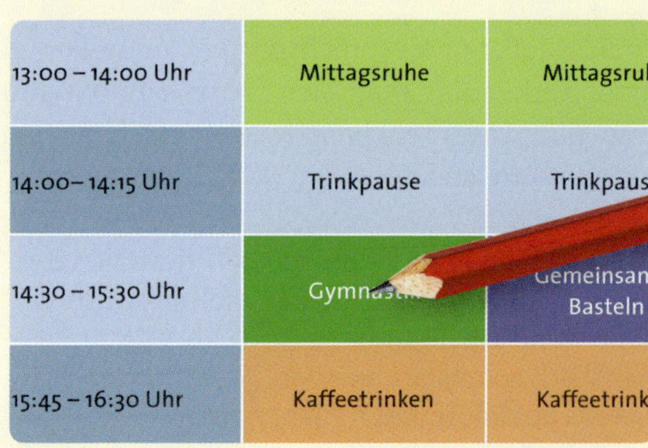

»Da hätten wir unsere Gymnastikgruppe.«

(Pause; Altenpflegerin zeigt auf den Wochenplan.)

»Ja, kann ich das denn?«

»Ich denke schon. Die meisten Übungen finden im Sitzen statt. Wir haben ja einige Besucher, die nicht mehr so ganz fit auf den Beinen sind, und das geht prima.«

»Sitzt noch jemand im Rollstuhl?«

»Ja, noch zwei Damen.«

»Dann ist es ja gut, sonst hätte ich mich nicht wohlgefühlt.«

(Pause)

»Früher haben mein Mann und ich viel getanzt, aber das geht ja jetzt nicht mehr.«

»Das Tanzen fehlt Ihnen ... Es gibt auch Rollstuhltänze. Vielleicht ein kleiner Ersatz?«

»Ach...«

»Sie können es sich ja mal anschauen.«(Pause)

»Sie haben zu Beginn gesagt, dass Sie viel alleine sind und niemanden zum Sprechen haben. Da hätten wir noch mehr Angebote. Sie könnten mit den anderen Gästen zusammen handarbeiten und sich dabei unterhalten oder zusammen singen und Spiele machen. (Pause und auf den Plan zeigen)

Würden Sie so etwas gerne machen?«

»Ja, Unterhalten und Singen ist schön.«

»Möchten Sie jetzt die Räumlichkeiten sehen?«

2.2.3 Eine Angehörigeninformation

Die Situation: Ein Bewohner isst und trinkt nicht mehr ausreichend. Der behandelnde Arzt hat die Angehörigen über die Möglichkeit, ihren Vater über eine PEG-Sonde zu ernähren, informiert.

Nun kommt der Sohn des Bewohners auf die Pflegestation.

Angehöriger: »Der Arzt hat uns empfohlen, eine PEG-Sonde bei Vater legen zu lassen. Ich habe aber leider in der Aufregung nicht alles verstanden. Können Sie mir noch einmal erklären, was eine PEG-Sonde überhaupt ist und wie sie funktioniert?«

Pflegeperson: »Ja, sicher. Wenn Sie etwas nicht verstehen oder ich zu schnell bin, dann sagen Sie Bescheid. PEG bedeutet: perkutane, endoskopisch kontrollierte Gastrostomie. Das heißt, dass eine Sonde durch die Bauchdecke in den Magen gelegt wird und der Vorgang des Legens durch ein Endoskop kontrolliert wird. Wissen Sie, was ein Endoskop ist?«

»Ja, das habe ich schon mal im Fernsehen gesehen. Ein Rohr, das in den Körper eingeführt wird. Es gibt welche, durch die man operieren kann, und andere, die Lichtquellen haben, damit man in den Körper schauen kann.«

»Genau.«

»So weit o.k., die lateinischen Vokabeln brauche ich mir ja wohl nicht zu merken. Und wie wird die Sonde nun gelegt?«

»Durch das Endoskop wird eine Lichtquelle in den Magen bis an die Magenwand geführt. Das Licht scheint dann durch die Haut. Diese Stelle wird dann eingeschnitten. Durch das Loch wird die Magensonde eingeführt.«

»Und wie rutscht die Sonde nicht wieder raus?«

»Die Sonde wird von innen und außen mit einer Platte fixiert und das Loch wird zugenäht. Ich zeichne Ihnen das mal auf...«

»Das ist doch dann eine Wunde, passiert da auch nichts?«

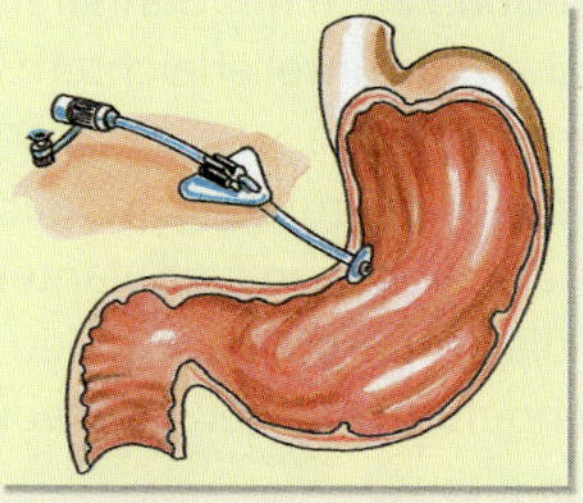

Abb. 2.10: Lage der PEG-Sonde.

»Der Verband wird in der ersten Woche jeden Tag erneuert, damit sich nichts entzündet. Wenn die Wunde gut verheilt ist, wird der Verband dann 2- bis 3-mal in der Woche gewechselt.«

»Darf mein Vater dann nichts mehr essen?«

LF 1.4

LF 1.4

»Doch, er darf essen. Wir werden Ihrem Vater weiterhin Getränke und Nahrung anbieten. Vielleicht bekommt er ja doch wieder Appetit. Auf jeden Fall müssen wir den Mund pflegen, damit die Schleimhaut intakt bleibt … Haben Sie noch Fragen?«

»Ich glaube, das reicht jetzt erst einmal. Ich muss das mit meinen Geschwistern besprechen. Ich weiß nicht, ob das alles das Richtige für Vater ist. Ich melde mich noch einmal bei Ihnen. Vielen Dank.«

»Ich hoffe, ich konnte Ihnen helfen… Das ist eine schwierige Entscheidung. Ich würde vorschlagen, dass wir uns alle noch einmal in der nächsten Woche zusammensetzen und uns besprechen.«

2.3 Beraten

! Merke **Ziel einer Beratung:** In einer Beratung werden in angemessener Weise Möglichkeiten zur Verbesserung der Lebensqualität und zur Anpassung an neue Lebenssituationen eines Betroffenen und/oder seiner Bezugsperson umfassend besprochen und aufgezeigt. Sie soll helfen, sich in einer veränderten Situation zurechtzufinden.

Mögliche Beratungsgespräche können sein:

- Wie kann die Wohnung gestaltet werden, damit Bewegung auch mit Gehhilfen möglich ist?
- Welche Hilfsmittel erleichtern die täglichen Handgriffe?
- Welche Unterstützungsmöglichkeiten bieten die verschiedenen ambulanten Dienste?
- Soll die Körperpflege von den Angehörigen durchgeführt werden oder vom ambulanten Pflegedienst?

Es gibt Pflegekräfte, die sich auf einzelne Fachgebiete spezialisiert haben. So gibt es u.a. Fachkräfte für Ernährungsberatung bei Sondenernährung oder Stomatherapeuten zur Beratung bei künstlichen Darm- oder Blasenausgängen (► LF 1.3, Kap. 13.4.15, S. 521).

! Merke Ein Beratungsgespräch wird zielorientiert geführt, Pflegefachkräfte gehen planmäßig vor, beziehen den Klienten und/oder die Angehörigen mit ein. Das Gespräch findet an einem festgesetzten Termin statt.

Für Beratungen, die häufig vorkommen, z.B. eine Entlassung eines Patienten mit Pflegebedürftigkeit aus dem Krankenhaus, kann ein Leitfaden erstellt werden. Er hilft, strukturiert vorzugehen und nichts zu vergessen.

2.3.1 Stufen der Beratung

Die Beratung erfolgt in drei Stufen:

- die **Bedarfserhebung**
- die **Beratung**
- die **Rückmeldung**

! Merke In einem Beratungsgespräch werden Möglichkeiten zur Problemlösung erörtert und individuelle Lösungen zur Bewältigung von Problemen aufgezeigt.

1. Stufe: Die Bedarfserhebung

Bei der Bedarfserhebung findet man heraus, welche Probleme vorhanden sind. Durch aktives Zuhören (► LF 1.4, Kap. 1.2.3, S. 800) wird versucht, die Gesamtsituation zu erfassen, vorhandene Ressourcen zusammenzutragen und die Sicht und Wünsche der Betroffenen und Angehörigen zu erkennen. Es stellt sich die Frage: Was muss geändert werden?

2. Stufe: Die eigentliche Beratung

Jetzt kann die eigentliche Beratung stattfinden. Auch hier ist es wichtig, sich auf den Gesprächspartner einzustellen. Welche Möglichkeiten der Unterstützung gibt es?

Lösungswege werden überlegt und gemeinsam erarbeitet. Mit welchen Vorschlägen kommen die Betroffenen am besten zurecht? Das Für und Wider einzelner Möglichkeiten wird durchgesprochen.

Ein konkreter Zeitplan wird erstellt:

- Wer macht was, wann, wo, wie?
- Wird noch Unterstützung gebraucht?

3. Stufe: Die Rückmeldung

Durch Nachfragen zu einem zuvor festgelegten Zeitpunkt, findet man heraus, ob das Beratungsangebot genutzt werden konnte oder ob Probleme bei der Umsetzung aufgetreten sind. Und man erfährt, ob die Beratung zufriedenstellend war und ob weiterer Beratungsbedarf besteht. Durch die Lösung der Probleme haben die Betroffenen die Möglichkeit, weiterhin selbstständig zu leben.

2.3.2 Eine Beratungssituation

Frau Schmidt hat um eine Beratung eines ambulanten Pflegedienstes gebeten. Sie ist gestern aus dem Krankenhaus entlassen worden. Sie ist 78 Jahre alt, lebt alleine, hat eine chronische Herzinsuffizienz, eine Arthrose in der rechten Schulter und eine allgemein eingeschränkte Leistungsfähigkeit. Frau Schmidt wurde in Pflegestufe 1 eingestuft. Die Pflegekraft besucht Frau Schmidt in ihrer Wohnung. Frau Schmidt begrüßt sie freundlich und bietet ihr eine Tasse Kaffee an. Sie setzen sich gemeinsam ins Wohnzimmer und die Beratung kann beginnen.

Frau Schmidt: »Also, ich habe es hin und her überlegt, aber ich möchte so lange wie möglich in meiner Wohnung leben.«

Pflegefachkraft: »Das kann ich gut verstehen, Sie haben eine schöne Wohnung. Sie haben sie mit viel Liebe eingerichtet?«

»Ja, als mein Mann vor zehn Jahren starb, habe ich noch mal alles umgeräumt und ein neues Bett gekauft, genauso eins, wie ich es schon immer haben wollte. Damit ich nicht ins Pflegeheim muss, möchte ich nun mit Ihnen besprechen, welche Hilfen es für mich gibt.«

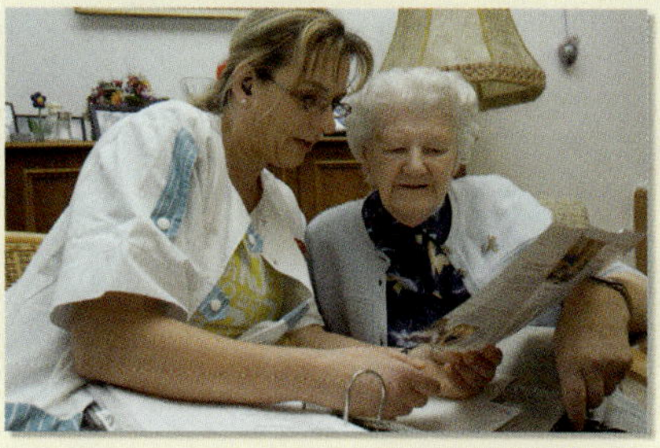

Abb. 2.11: Beratungssituation

»Gut, zuerst brauche ich ein paar Informationen von Ihnen: Können Sie noch kochen und einkaufen gehen?«

»Das Mittagessen lasse ich mir seit einem Jahr von »Essen auf Rädern« kommen. Da bekomme ich auch meine Diät und ich bin im Großen und Ganzen zufrieden. Frühstück und Abendessen bereite ich mir selber zu, das geht noch. Den Großeinkauf erledigt mein Sohn für mich. Und frische Brötchen bekomme ich beim Bäcker nebenan. Ich wohne ja zum Glück im Parterre und so habe ich noch ein wenig Bewegung.«

»Wenn ich Sie richtig verstehe, gibt es also beim Essen und Einkaufen keine Probleme?«

» Nein, das kann alles so bleiben, wie es ist«.

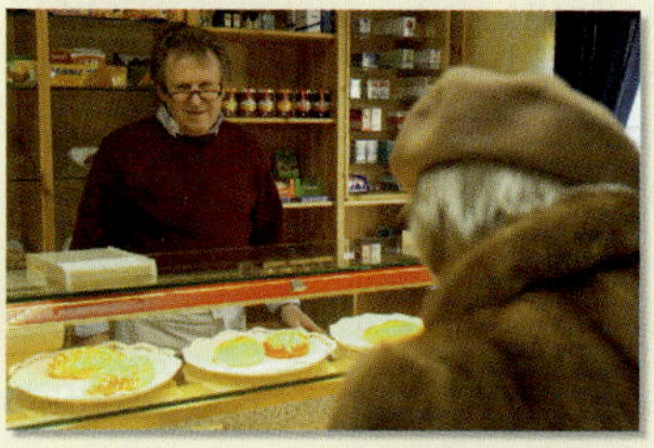

Abb. 2.12: Beim Einkauf

»Wie sieht es mit der Körperpflege aus? Was können Sie und was geht nicht mehr?«

»Händewaschen und Zähneputzen schaffe ich noch. Schwierigkeiten habe ich, mich untenherum zu waschen. An die Beine komm ich gar nicht und der Rücken geht ja überhaupt nicht mehr und Duschen und Haarewaschen auch nicht. Ich kann mich nicht bücken, den rechten Arm bekomme ich kaum noch hoch. Das ist alles sehr anstrengend, da reicht kaum die Luft. In der letzten Zeit hat mir meine Schwiegertochter geholfen, aber das ist uns beiden unangenehm und so viel Zeit hat sie ja auch nicht.«

»Ja, das ist auch eine sehr intime Angelegenheit. Da ist es oft besser, wenn jemand von Berufs wegen hilft ... Ich halte dann fest, dass Sie Unterstützung bei der Körperpflege benötigen. Der Pflegedienst kann täglich zur Körperpflege kommen und einmal in der Woche zum Duschen... Und wie geht es mit der Reinigung der Wohnung? Was schaffen Sie noch und wo benötigen Sie Hilfe?«

LF 1.4

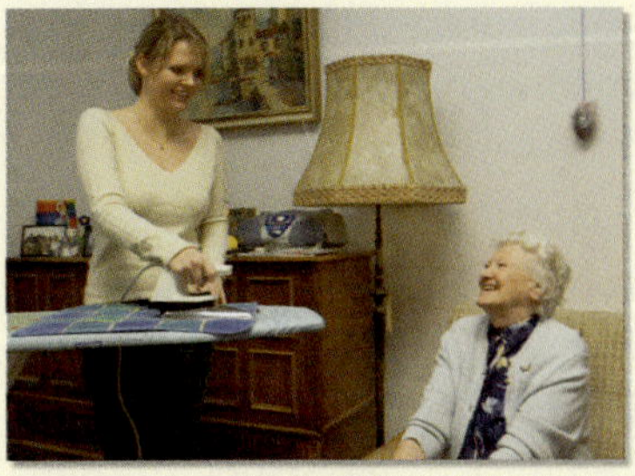

Abb. 2.13:
Hilfe in der Haushaltsführung durch Angehörige.

LF 1.4

»Als ich im Krankenhaus war, hat meine Schwiegertochter Großreinigung gemacht. Aber es war mir doch peinlich, dass ich meinen Haushalt vernachlässige. Ich schaffe das nicht mehr. Ein bisschen Staubwischen und Spülen geht noch, aber mehr nicht.«

»Sie haben es gerne ordentlich und sauber, nicht wahr? Da kann ich verstehen, dass Sie sich geschämt haben. Wir können Ihnen helfen, indem wir Ihnen eine Haushaltshilfe besorgen. Das müssten Sie allerdings selbst bezahlen, da die Leistung der Pflegestufe 1 durch die Kosten für die Körperpflege schon aufgebraucht ist.«

»Ach, ja... gut. Ist eine Putzfrau teuer?«

»Zurzeit kostet eine Reinigungshilfe ca. 15 Euro in der Stunde.«

»Das muss ich mir noch überlegen. Bei der Wäsche hilft mir meine Enkelin, da kann sie sich ihr Taschengeld etwas aufbessern.«

»Schön, dann haben wir erst einmal die notwendigen Dinge zusammen: Essen und Einkaufen sind geregelt, bei der Körperpflege kann der Pflegedienst helfen und den Haushalt teilen wir auf: Fürs Grobe kommt evtl. eine Reinigungshilfe, die Wäsche macht Ihre Enkelin und Sie spülen und wischen Staub.«

»Ja, genauso können wir es machen.«

»Haben Sie noch einen Wunsch?«

»Ich habe noch eine Frage. Man liest ja öfter in der Zeitung, dass alte Leute in ihrer Wohnung tot aufgefunden wurden. Ich habe Angst, dass mir so etwas auch mal passiert, weil ich ja auch alleine lebe.«

»Sie haben Angst, dass Ihnen etwas passiert und Sie sind alleine und keiner hilft Ihnen?«

»Ja, genauso ist es.«

»Ich habe da eine Idee. Es gibt Hausnotrufgeräte. Sie bekommen einen Sender und müssen sich regelmäßig bei der Notrufzentrale melden. Wenn Sie sich nicht melden, kommt sofort Hilfe. Und wenn mal etwas ist, können Sie einen Alarmknopf drücken, den Sie ständig bei sich tragen. Würde Ihnen so ein Notrufsystem Sicherheit geben?«

»Ja, dann bräuchte ich nicht mehr so viel Angst zu haben. Kostet das viel?«

»Etwa 30 € im Monat. Da Sie Pflegestufe 1 haben, übernimmt meistens die Pflegekasse die Kosten.«

»Das ist gut! Jetzt weiß ich eine ganze Menge mehr, das sieht doch alles gut für mich aus.«

»Ja, wir finden die richtigen Lösungen für Ihre Probleme. Da bin ich mir sicher. Aber für heute haben wir erst einmal genug geschafft! Wir müssen uns dann diese Woche noch einmal zusammensetzen, am besten mit Ihrer Familie. Wir sollten alles genau festhalten, damit jeder weiß, was er zu tun hat. Hat Ihr Sohn am Mittwoch um 18 Uhr Zeit?«

»Ich glaub schon, ich ruf ihn gleich an.«

Am Mittwoch wird der Vertrag mit dem Pflegedienst abgeschlossen. Der Antrag für ein Hausnotrufgerät ist bereits beim DRK gestellt. Frau Schmidt hat mit ihrem Sohn einen Plan erstellt, wer wann welche Aufgaben übernimmt. Der Sohn kommt für die Kosten einer Reinigungshilfe auf. Die Familie ist erleichtert.

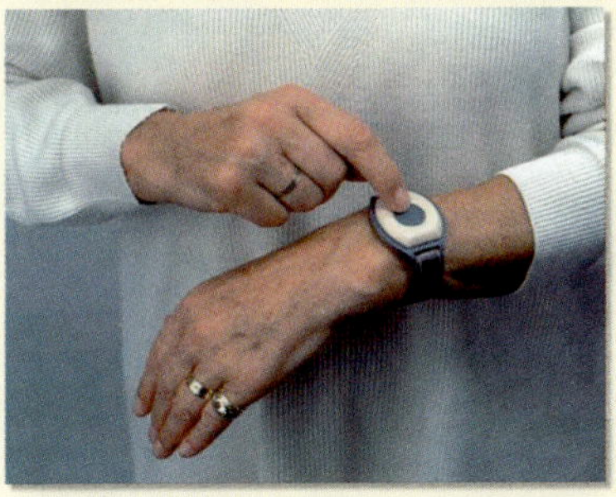

Abb. 2.14:
Sicherheit durch ein Hausnotrufgerät.

2.4 Anleiten

! Merke **Ziel einer Anleitung:** Dem Betroffenen werden Fähigkeiten und Fertigkeiten praxisnah vermittelt, die er zur Selbstpflege oder zur Pflege einer Bezugsperson benötigt.

Ältere Menschen möchten ihre Selbstständigkeit und Unabhängigkeit erhalten, auch wenn sie Einschränkungen durch Behinderungen oder Krankheiten haben. Eine Anleitung zum angemessenen Umgang mit ihren Einschränkungen unterstützt sie in ihrer Selbstständigkeit und fördert ihre Kompetenz. Auch Angehörige, die ihre Nächsten betreuen, benötigen Anleitung, um den täglichen Anforderungen gewachsen zu sein.

Die **Bedürfnisse des Einzelnen sind unterschiedlich.** Es ist notwendig, eine auf die persönliche Situation des Ratsuchenden abgestimmte individuelle Einzelanleitung durchzuführen und zu helfen, die neuen Aufgaben und Anforderungen zu meistern.

! Merke Viele Angehörige möchten auch in Pflegeeinrichtungen an der Versorgung ihrer Ehegatten oder Eltern beteiligt sein. Sie werden aktiv, z. B. bei der Körperpflege, um nicht nur untätig am Bett sitzen zu müssen. Durch eine gezielte Anleitung werden die Angehörigen in ihrem Einsatz unterstützt.

2.4.1 Stufen der Anleitung

Die Anleitung ist ein Prozess, bei dem Informationen eingeholt werden aus denen der Anleitungsbedarf ermittelt wird, und daraufhin die Ziele festgelegt werden. Dann erfolgt eine theoretische Einführung in die Handlung, die konkrete Anleitung, das Nachahmen der Handlung. Anschließend folgen die selbstständige Durchführung und die Überprüfung des Lernerfolgs.

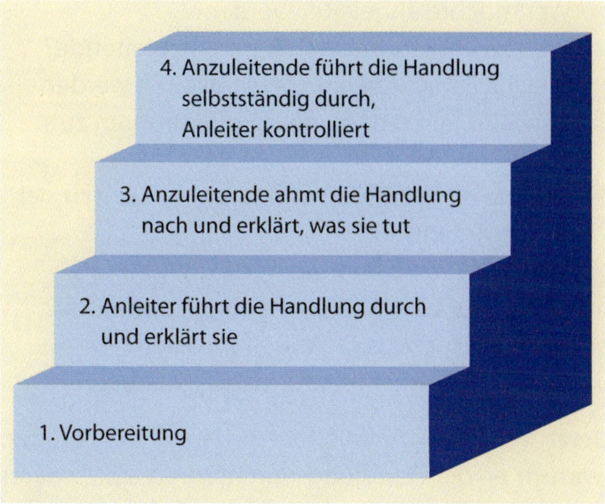

Abb. 2.15: Eine Anleitung besteht aus 4 Stufen.

1. Stufe: Die Vorbereitung

In der Vorbereitung wird der **Anleitungsbedarf ermittelt**, die Ziele und Bedingungen werden gemeinsam festgelegt und die theoretischen Grundlagen erarbeitet.

Es kann sein, dass konkret nach einer Anleitung nachgefragt wird, z. B.: Wie kann ich meiner Mutter am besten helfen, aus der Badewanne zu steigen? Oder es besteht Anleitungsbedarf: Ein Bewohner wird insulinpflichtig und könnte sich das Insulin selbstständig spritzen.

Es kommt auch vor, dass Pflegebedürftige motiviert werden müssen, etwas zu erlernen, was sie selbstständiger werden lässt oder für ihre Gesundheit von Vorteil wäre, z. B. das Einhalten der Diät oder das Tragen von Kompressionsstrümpfen. Wenn ein Angehöriger mit seiner Mutter schimpft, obwohl die alte Dame gar nichts versteht, oder eine Angehörige versucht, ihren Vater zu mobilisieren, ohne den eigenen Rücken zu schonen, benötigen diese Personen ebenfalls eine Anleitung, um richtig zu handeln. In diesen Fällen kann versucht werden, die Betroffenen und Angehörigen davon zu überzeugen, dass es für sie wichtig ist, andere Verhaltensweisen oder neue Techniken zu erlernen.

Folgende Fragen werden zunächst geklärt:

- Was, welche Handlung soll angeleitet werden, welches Ziel ist erwünscht?

- Wer möchte angeleitet werden?
- Welche Vorkenntnisse hat der Anzuleitende?
- Welche Fähigkeiten und Fertigkeiten werden benötigt, um die Handlung durchführen zu können?
- Welche Erwartungen und Wünsche richten sich an die Anleitung?
- Wie sind die Bedingungen im Umfeld?
- Wann und wo soll die Anleitung stattfinden?
- Muss noch etwas organisiert werden?
- Gibt es schriftliches Informationsmaterial?

LF 1.4

Jetzt wird der Anzuleitende darauf vorbereitet, **warum** er die Handlung durchführen soll, **was** er tun muss und **wie** er vorgehen soll. Das Ziel wird **kognitiv** erfasst, wird verstanden. Der theoretische Hintergrund wird vermittelt, vorhandenes Wissen und Vorkenntnisse werden einbezogen.

Pflegefachkräfte versuchen, sich in die Lage des Interessierten zu versetzen, ihn seinem Wissensstand entsprechend zu informieren und seine Sprache zu sprechen. Sie erklären den theoretischen Hintergrund der Handlung, das zu erreichende Ziel, die einzelnen Schritte und Aufgaben während der Handlung und die benötigten Hilfsmittel. Zum besseren Verständnis setzen Sie Anschauungsmaterial ein. Insgesamt achten Pflegefachkräfte darauf, dass nicht zu viele Informationen auf einmal gegeben werden.

Neben der Vermittlung von Wissen achten Pflegefachkräfte darauf, was die Betroffenen empfinden, wenn sie die Handlung durchführen sollen, ob sie auch **seelisch** in der Lage sind, die Pflege zu bewältigen. Kann sich ein Betroffener z. B. dazu überwinden, sich selbst zu spritzen? Ist ein Sohn dazu bereit, seinen Vater zu baden?

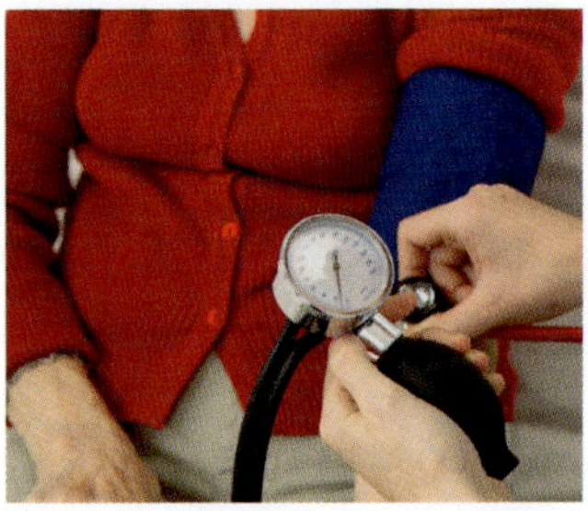

Abb. 2.16: Anleitung zum Umgang mit einem Blutdruckmessgerät. Der Altenpfleger erläutert Frau Philip die Theorie der Blutdruckmessung und wie das Blutdruckmessgerät funktioniert. Dann erklärt er ihr die einzelnen Schritte einer Blutdruckmessung und was dabei zu beachten ist. Frau Philip ist stolz darauf, noch etwas Neues lernen zu können.

! Merke Pflegefachkräfte stellen während der Anleitung Fragen zum Empfinden der Betroffenen und gehen darauf ein.

2. Stufe: Der Anleiter führt die Handlung durch und erklärt sie

In der konkreten Anleitung geht es darum, das **psychomotorische** Ziel zu erreichen. Beim **Vorführen** wird jeder Schritt der Handlung gezeigt und erklärt, der Anzuleitende sieht zu und hört zu.

3. Stufe: Der Anzuleitende ahmt die Handlung nach und erklärt, was er tut

Der Anzuleitende lernt, eine Handlung **praktisch durchzuführen**. Die Pflegehandlung wird nun von dem Anzuleitenden **nachgeahmt**. Bei jedem Schritt erklärt er, was er tut, zeigt, was er verstanden hat und begründet seine Handlung. Außerdem besteht die Möglichkeit, Fragen zu stellen. Der Anleiter beobachtet die Pflegehandlung und hört zu, was der Interessierte sagt. Er spricht eventuelle Fehler an und gibt positive Rückmeldung.

4. Stufe: Der Anzuleitende führt die Handlung selbstständig durch, der Anleiter kontrolliert den Lernerfolg

Zur Festigung und zum Abbau von Unsicherheiten erfolgen mehrere selbstständige Wiederholungen der Pflegehandlung. Die Qualität der Durchführung wird gesichert, indem der Anleiter weiterhin den Lernerfolg überprüft, bewertet und lobt.

Nach einiger Zeit wird noch einmal nachgefragt, inwieweit die Anleitung geholfen hat und ob die Angeleiteten zurechtkommen. Die Anleitung wird noch einmal **ausgewertet**. Dadurch erhält man eine Rückmeldung, ob die Anleitung praxisnah und erfolgreich war oder ob noch etwas geändert werden sollte.

! Merke Durch eine Anleitung werden neue Handlungsmöglichkeiten erlernt.

2.4.2 Eine Anleitungssituation

Frau Sauer sen. wird schon längere Zeit von ihrer Tochter zu Hause betreut. Nun wurde bei ihr eine Erhöhung des Blutzuckers festgestellt und die Diagnose Diabetes Typ II gestellt. Bei Frau Sauer sen. soll jetzt regelmäßig der Blutzucker kontrolliert werden, die Tochter wird die Aufgabe übernehmen.

Ein Blutzuckertestgerät ist vorhanden, wurde bislang aber noch nicht eingesetzt.

Im Gespräch findet die Altenpflegerin heraus, dass Frau Sauer bereits die Bedienungsanleitung durchgelesen hat, allerdings noch nicht den Mut hatte, ihre Mutter zur Blutentnahme zu stechen.

Die Altenpflegerin erklärt ihr, dass es Lanzettenstechgeräte gibt, bei denen man die Einstichtiefe regulieren kann und der Einstich schmerzärmer verläuft als ohne Hilfsmittel.

Beim nächsten Besuch hat Frau Sauer ein solches Gerät besorgt. Sie möchte versuchen, den Blutzuckertest bei ihrer Mutter durchzuführen. Die Altenpflegerin erklärt Tochter und Mutter den Ablauf der Blutzuckerkontrolle. Dabei versichert sie sich immer wieder, dass beide die Informationen verstanden haben. Sie gehen die Bedienungsanleitung gemeinsam durch.

Dann erklärt die Altenpflegerin, wie das Blut entnommen wird:

- Seitlich in die Fingerkuppe stechen.
- Finger sachte ausstreichen (nicht quetschen, da Messergebnis sonst u. U. verfälscht wird)
- Den Blutstropfen an den Teststreifen halten, der Teststreifen saugt das Blut an.
- Das Testfeld muss vollständig mit Blut benetzt sein.

Die Altenpflegerin führt die Blutzuckermessung durch. Während sie sticht, das Blut vom Teststreifen angesaugt wird, sie das Messergebnis abliest und dann den Teststreifen entsorgt, erklärt sie noch einmal jeden Schritt der Handlung.

Am Abend führt die Tochter die Blutzuckermessung bei ihrer Mutter durch. Vor jedem Schritt lässt sich die Altenpflegerin von Frau Sauer erklären, was sie machen will und warum. Beim Einstechen ist sie noch etwas unsicher. Die Mutter bestätigt ihr aber, dass es nicht so wehgetan hätte wie zuerst befürchtet.

Nachdem Frau Sauer eine Woche lang den Blutzucker ihrer Mutter unter Kontrolle der Altenpflegerin selbstständig gemessen hat, ist sie sicher im Umgang mit den Geräten und hat auch keine Angst mehr vor dem Stechen.

2.5 Anleiten von Pflegehilfskräften

Neue Mitarbeiter ohne Fachausbildung haben in der Regel wenig pflegerisches Vorwissen. Einige haben eine 4-Wochen-Ausbildung, z. B. beim Roten Kreuz absolviert, andere haben vielleicht einen Angehörigen zu Hause gepflegt. Meistens haben sie jedoch ein großes Alltagswissen und viele praktische Fähigkeiten. Praktikanten im freiwilligen sozialen Jahr (FSJ) besitzen eher wenig Alltagswissen und haben meistens gerade ihre schulische Ausbildung abgeschlossen.

Mit der **Anleitung von Pflegehilfskräften** übernehmen Plegefachkräfte die Verantwortung für die Qualität der zukünftigen Arbeit ihrer Kollegen.

Betroffene und ihre Bezugspersonen benötigen für ihre spezielle Situation oder Handlung eine gezielte Anleitung. Im Unterschied dazu müssen Pflegehilfskräfte die Pflegemaßnahmen so beherrschen, dass sie diese in unterschiedlichen Situationen und bei unterschiedlichen Menschen anwenden können. Sie brauchen somit einen größeren theoretischen Hintergrund.

2.5.1 Die Gestaltung des Anleitungsprozesses

Die Methode der Anleitung ist auch hier die Vier-Stufen-Methode.

1. Der Anzuleitende erhält eine Vorbereitung auf die Handlung.
2. Der Anleiter führt die Handlung durch und erklärt sie.

3. Der Anzuleitende ahmt die Handlung nach und erklärt, was er tut.
4. Zum Schluss arbeitet der Anzuleitende selbstständig weiter, übt die Handlung und wird vom Anleiter kontrolliert.

1. Stufe: Vorbereitung

Ein **Stationshandbuch**, in dem organisatorische Abläufe niedergelegt sind, hilft bei der Anleitung. Zum Beispiel:

- Tagesablauf der Station mit einem Arbeitsablauf für das Pflegepersonal in Früh-, Spät- und Nachtdienst oder einzelnen Abläufen im Wochenverlauf
- Umgang mit persönlicher Wäsche des Bewohners
- Essenbestellung
- Richten der Mahlzeiten
- Begleitung zu Terminen außerhalb des Hauses

Das Stationshandbuch beinhaltet auch Abläufe von Pflegehandlungen und Pflegestandards, wie Ganzkörperwäsche im Bett, aktivierende Teilwäsche im Stehen, spezielle Mundpflege, Haarwäsche im Bett, Prophylaxen, Lagerungswechsel usw.

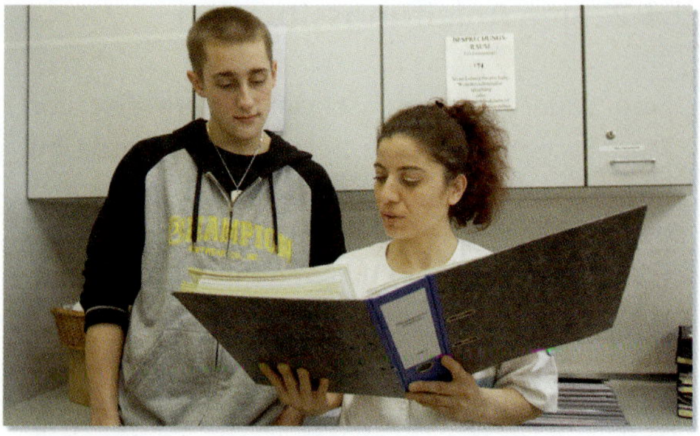

Abb. 2.18: 1. Stufe: Vorbereitung. Der neue Praktikant im freiwilligen sozialen Jahr soll angeleitet werden, ein Pflegebett zu richten. Er benötigt in der Vorbereitungsstufe Informationen über Aufbau, Funktion und Zubehör eines Pflegebettes.

In allen Stufen der Anleitung und zur Vertiefung des theoretischen Wissens können die Abläufe von Tätigkeiten im Handbuch nachgelesen werden.

Eine gezielte Anleitung braucht Zeit. Vorgespräche zur Vorbereitung sowie Nachgespräche zur Kontrolle sind genauso wichtig wie die Handlung selbst, das eigentliche Tun.

Der Anleiter muss sich überlegen, welche Pflegehandlung er anleiten möchte, welches Vorwissen

Tagesablauf der gerontopsychiatrischen Gruppe — Seniorenzentrum Schönblick

Die Teilnahme am Aktivierungsprogramm ist freiwillig

06:30 – 09:00 Uhr	Grund- und Behandlungspflege der Bewohner
08:30 Uhr	Insulin- und Tropfenverabreichung
09:00 – 09:40 Uhr	Gemeinsames Frühstück Medikamentenverabreichung Ansage des Morgenprogramms, persönliche Ansprache und Motivation eines jeden Bewohners
09:45 Uhr	Toilettengänge
10:00 – 10:30 Uhr	RR- und Gewichtkontrolle, evtl. Einzelgespräche
09:00 – 10:30 Uhr	Abwechselnd gesetzliche Pausen des Personals
10:30 – 11:00 Uhr	Aktivierungsprogramm nach Wochenplan
11:00 Uhr	Trinkpause
11:10 – 11:30 Uhr	Verlaufsdokumentation im Dokumentationssystem
11:30 – 12:00 Uhr	Medikamente stellen, Richten und Verabreichung der Mittagstropfen

12:00 – 12:40 Uhr	Gemeinsames Mittagessen
12:45 Uhr	Toilettengänge
13:00 – 14:30 Uhr	Mittagsruhe
13:30 – 14:15 Uhr	Übergabe an den Spätdienst
14:30 Uhr	Trinkpause und Toilettengänge
14:45 Uhr	Einzelbetreuung
15:10 Uhr	Ansage des Nachmittagsprogramms, persönliche Ansprache und Motivation eines jeden Bewohners
15:20 – 16:00 Uhr	Aktivierungsprogramm nach Wochenplan
16:00 Uhr	Gemeinsamer Nachmittagskaffee
16:20 Uhr	Toilettengänge
16:30 – 17:30 Uhr	Stationsarbeiten
17:30 Uhr	Insulin und Tropfen verabreichen
18:00 Uhr	Gemeinsames Abendessen
18:40 – 20:30 Uhr	Grund- und Behandlungspflege der Bewohner, für die Nachtruhe vorbereiten, Verlaufsdokumentation im Dokumentationssystem
20:30 – 21:00 Uhr	Übergabe an den Nachtdienst

Abb. 2.17: Leitfaden für neue Mitarbeiter im Stationshandbuch.

die Pflegehilfskraft benötigt, um die Pflegehandlung durchführen zu können, und welcher Bewohner sich für die Anleitung eignet.

Im Vorgespräch werden das Vorwissen und die praktischen Fähigkeiten des Anzuleitenden erfragt, damit er seinen Fähigkeiten entsprechend angeleitet werden kann.

Der Anleiter erklärt den Grund der Pflegemaßnahme, das Pflegeziel, nennt Hilfsmittel und die Pflegetechnik, die für die Durchführung notwendig sind.

2. Stufe: Der Anleiter führt die Pflegehandlung durch und erklärt sie

Der Anleiter führt die einzelnen Schritte der Pflegehandlung durch und erklärt sie. Nach jeder Erklärung legt er eine kurze Pause ein und fragt nach, ob alles verstanden wurde.

Der Anzuleitende sieht bei der Pflegehandlung zu, hört den Erklärungen des Anleiters zu und hat die Möglichkeit, Fragen zu stellen.

3. Stufe: Der Anzuleitende ahmt die Pflegehandlung nach und erklärt, was er tut

Der Anzuleitende wird aktiv, er ahmt die Pflegehandlung nach und erklärt dabei seine Handlungsweise.

Der Anleiter beobachtet die Pflegehandlung und hört zu, was der Anzuleitende sagt. Er unterstützt oder erklärt noch einmal, falls es notwendig ist.

4. Stufe: Der Anzuleitende arbeitet selbstständig, übt die Handlung und wird vom Anleiter kontrolliert

Der Anzuleitende arbeitet nun selbstständig weiter. Er wiederholt die gleiche Handlung mehrmals. Er übt sie ein und erlangt somit Sicherheit im Handeln.

Der Anleiter beobachtet die Übungsfortschritte, zeigt Anerkennung, berät und kontrolliert weiterhin.

In einem Nachgespräch wird eine Rückmeldung über den Verlauf der Anleitung gegeben. Der neue Mitarbeiter erhält dabei ein klares Bild davon, wie sein Arbeitsverhalten gesehen und eingeschätzt wird. Er bekommt Anerkennung für seine Fortschritte, aufgetauchte Probleme werden gemeinsam besprochen und Wege zur Lösung gesucht.

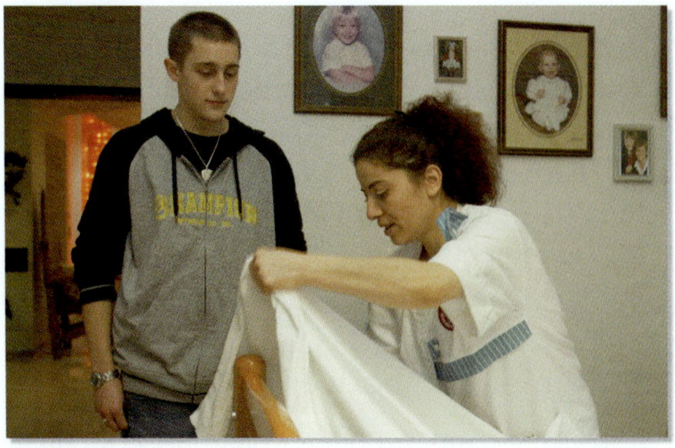

Abb. 2.19: 2. Stufe: Vorführen und erklären. Der Anleiter stellt das Bett auf »seine« Höhe ein und erklärt die rückenschonende Arbeitsweise. Er zieht die schmutzige Wäsche ab und entsorgt sie, dabei erklärt er, wie und warum dies gemacht wird. Dann erklärt er die einzelnen Funktionen des Bettes. Anschließend demonstriert er, wie das Bett bezogen wird.

Ist der neue Mitarbeiter in seiner Handlung sicher, können neue Pflegehandlungen angeleitet werden.

Mit der Zeit kann sich der Anleiter schrittweise zurücknehmen, das gesamte Team übernimmt die Begleitung beim Lernen.

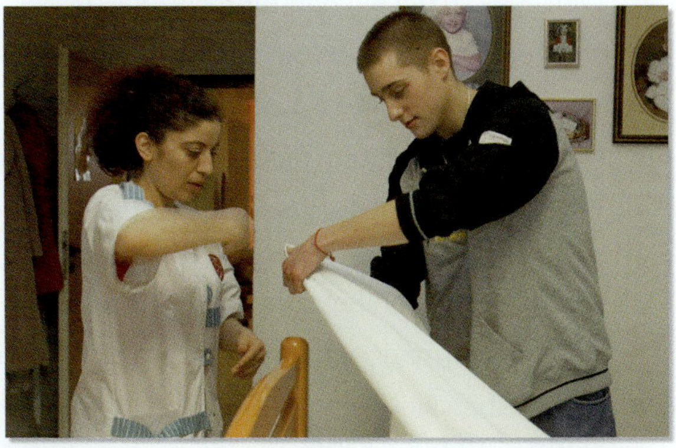

Abb. 2.20: 3. Stufe: Nachmachen und erklären. Im nächsten Zimmer ist wieder ein Bett zu richten. Der Anzuleitende stellt das Bett auf »seine« Höhe ein und erklärt, warum er dies tut. Er zieht die schmutzige Wäsche ab, entsorgt sie und erklärt, wie und warum er dies macht. Er hat noch Schwierigkeiten. Er muss noch einmal nachfragen, welches Wäschestück in welchen Abwurfbehälter gehört. Dann demonstriert er die einzelnen Funktionen des Bettes.

LF 1.4

! Merke Bei der Anleitung von Pflegehilfskräften müssen alle Mitarbeiter besonders darauf achten, dass die Anleitung einheitlich, z. B. nach einem Leitfaden, erfolgt. Die Anleitung darf nicht in der Betriebsamkeit des Alltags untergehen.

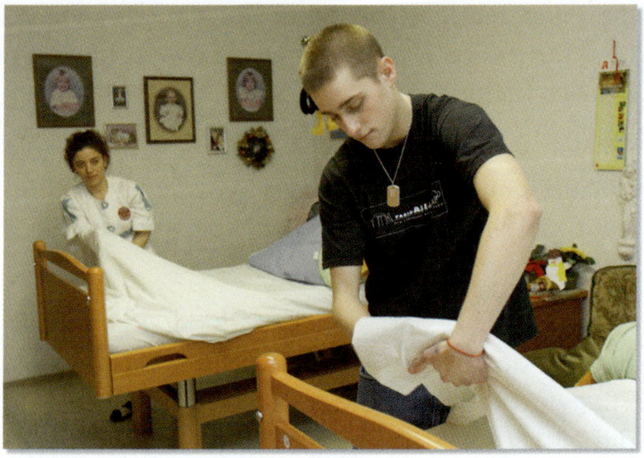

Abb. 2.21: 4. Stufe: Üben und kontrollieren. Im nächsten Zimmer sind zwei Betten zu richten, eins übernimmt der Praktikant, eins der Anleiter. Der Anzuleitende arbeitet selbstständig, der Anleiter kann ihn kontrollieren. An den nächsten Tagen arbeitet der Praktikant selbstständig und wird vom Anleiter kontrolliert.

LF 1.4

2.5.2 Anleitung bei wenig Zeit

Das Konzept einer gezielten Anleitung kann nicht immer vollständig umgesetzt werden. Wie können neue Pflegehilfskräfte angeleitet werden, wenn die Zeit und das Personal knapp sind?

- Das Vorgespräch kann verkürzt werden, wenn der Anzuleitende sich in einem Leitfaden selbstständig informieren kann.
- Die neue Pflegehilfskraft kann Pflegehandlungen beobachten und nachahmen, z. B. in einem Zweibettzimmer.
- Eine Möglichkeit zur Kontrolle bietet sich, wenn in einem Zweibettzimmer der Anleiter und der Anzuleitende die jeweilige Betreuung eines Bewohners gemeinsam übernehmen.
- Dem neuen Mitarbeiter können gezielte Aufgaben gegeben werden, über die er später berichten kann, z. B. Richten der Mahlzeiten im Speisesaal oder bei drei Bewohnerinnen darauf achten, dass sie ausreichend nach Plan trinken.

Aufgaben

- Was ist das Ziel eines Informationsgesprächs?
- Nennen und erläutern Sie die drei Stufen der Information von Pflegebedürftigen und Pflegenden.
- Welches Ziel hat ein Beratungsgespräch?
- Nennen und erläutern Sie die drei Stufen eines Beratungsgesprächs.
- Was ist das Ziel einer Anleitung?
- Nennen und erläutern Sie die vier Stufen der Anleitung.
- Welche Fragen müssen geklärt werden, bevor eine Anleitung stattfindet?
- Beschreiben Sie die vier Stufen der Anleitung von Pflegehilfskräften. Worin liegt der Unterschied zur Anleitung von Betroffenen und ihren Angehörigen?
- Welche Informationen finden sich in einem Stationshandbuch?
- Beschreiben Sie, wie trotz Zeit- und Personalmangel eine sinnvolle Anleitung neuer Pflegehilfskräfte stattfinden kann.

Lernfeld 1.5

Bei der medizinischen Diagnostik und Therapie mitwirken

Quellenhinweise, weiterführende Literatur und Internethinweise zu den einzelnen Kapiteln **► S. 1307**

1 Durchführung ärztlicher Verordnungen

1.1 Übernahme ärztlicher Maßnahmen

1.1.1 Rechtliche Voraussetzungen

> **! Merke** Grundsätzlich fällt die Anordnung von Behandlungsmaßnahmen in den ärztlichen Aufgabenbereich.

LF 1.5

Delegiert werden können nur solche Maßnahmen, die nicht unumgänglich vom Arzt durchgeführt werden müssen. Behandlungsmaßnahmen dürfen **nicht übertragen** werden, wenn die Art der Maßnahme, der Gesundheitszustand des Betroffenen oder die Gefahr einer Komplikation es nicht zulassen. Diese Umstände sind in der Altenpflege gründlich zu prüfen, da in einem Heim und viel mehr noch in der häuslichen Pflege ärztliche Hilfe schwieriger zu erhalten ist als in einem Krankenhaus.

Die **Delegation ärztlicher Tätigkeiten** an Pflegefachkräfte ist nicht gesetzlich geregelt. Es ist jedoch seit Langem in Rechtsprechung und Literatur allgemein anerkannt, dass ärztliche Aufgaben von angeleiteten Pflegefachkräften ausgeführt werden können. Die Delegation ist in begrenztem Umfang zulässig, wenn

- der Patient einverstanden ist,
- der Arzt/die Ärztin einverstanden ist,
- die Pflegefachkraft einverstanden und befähigt ist.

Im Einzelnen müssen deshalb vorliegen:

- eine ärztliche Verordnung
- das Einverständnis des Betroffenen
- eine Pflegefachkraft, die qualifiziert ist, die ärztliche Aufgabe durchzuführen

> **! Merke** Der Betroffene muss nicht nur mit der Behandlung selbst einverstanden sein, sondern auch damit, dass die Pflegefachkraft die Behandlung ausführt. Die Einwilligung ist nur wirksam, wenn der Patient vor der Behandlung ärztlich aufgeklärt wurde.

Qualifikation der Pflegefachkraft

Pflegefachkräfte müssen über eine einschlägige Qualifikation verfügen, wenn sie ärztliche Aufgaben übernehmen. Es gibt die **formelle Qualifikation**, worunter man die abgeschlossene 3-jährige Ausbildung versteht. Ebenso wichtig ist die **materielle Qualifikation**, also das tatsächliche Können und die Kenntnisse der Pflegefachkraft. Ein Arzt/eine Ärztin muss sich vor jeder Delegation vergewissern, dass die Pflegefachkraft in der Lage ist, die Anweisungen auszuführen.

An Auszubildende im 1. Ausbildungsjahr darf der Arzt nur delegieren, wenn er die Ausführung der Behandlungsmaßnahme beaufsichtigt. Bei einfacheren Tätigkeiten kann eine geeignete ausgebildete Pflegefachkraft die Aufsicht von Auszubildenden übernehmen. Auszubildende im 2. und 3. Ausbildungsjahr können einfache Tätigkeiten selbstständig ausführen, wenn sie dabei regelmäßig überprüft werden.

Einwilligung und Weigerung der Pflegefachkraft

Pflegefachkräfte dürfen die Ausführung einer ärztlichen Anordnung verweigern, wenn sie Einwände erheben und die Anordnung nachgewiesen falsch ist. Der Arbeitgeber kann wenn die Pflegefachkraft die Maßnahmen nicht ordnungsgemäß ausführen kann, von der Pflegefachkraft verlangen, sich entsprechend weiterzubilden.

Ein **Weigerungsrecht** ist – außer im Notfall bzw. im Ausnahmefall – gegeben, wenn der Arzt die Behandlung nicht schriftlich anordnete.

Pflegefachkräfte sind verpflichtet, die Ausführung zu verweigern, wenn sie gegen ein Strafgesetz verstoßen würden. Dies wäre immer dann der Fall, wenn eine Behandlung gegen den Willen des Patienten durchgeführt werden soll.

Ein Weigerungsrecht besteht jedoch nicht in Notfällen.

Ärztliche Anordnung

Pflegefachkräfte dürfen ohne ärztlichen Auftrag keine Behandlungsmaßnahmen vornehmen, außer im Notfall und im Rahmen einer Erstversorgung, z. B. Wundversorgung bei Unfällen. Alle ärztlichen Anordnungen sind schriftlich und nachvollziehbar in der **Dokumentation** festzuhalten.

Die **ärztliche Anordnung**
- muss ausführlich sein und für den Einzelfall erfolgen. Eine pauschale Anordnung darf ausnahmsweise bei einfachen und auf Dauer angelegten Therapien geschehen;
- muss persönlich erfolgen, also nicht am Telefon. Ausnahmsweise darf in einem Notfall eine telefonische Anweisung erfolgen, dies ist von der Pflegefachkraft entsprechend zu dokumentieren und die Dokumentation bei nächster Gelegenheit vom Arzt gegenzuzeichnen. Die mündliche Anordnung muss am Telefon von der Pflegefachkraft wiederholt werden, um Missverständnisse zu reduzieren.

Eine ärztliche Anordnung häuslicher Krankenpflege macht die verordneten Maßnahmen eindeutig und gibt den Pflegefachkräften einen klaren Auftrag.

> ➔ **§ 10:** »Der Arzt hat über die in Ausübung seines Berufs gemachten Feststellungen und getroffenen Maßnahmen die erforderlichen Aufzeichnungen zu machen. Ärztliche Aufzeichnungen sind nicht nur Gedächtnisstützen für den Arzt, sie dienen auch dem Interesse des Patienten an einer ordnungsgemäßen Dokumentation.«
>
> Berufsordnung der Hamburger Ärzte und Ärztinnen vom 20. 02. 2006

1.1.2 Delegierbare Maßnahmen

Zu den **delegierbaren Maßnahmen** zählen:
- **Tätigkeiten der Behandlungspflege** wie Wundversorgung, Dekubitusversorgung und Medikamentengabe. Bei der Gabe von Medikamenten ist die ärztliche Verordnung genau zu beachten.
- **Blutentnahme aus Ohr und Finger.** Examinierte, qualifizierte Pflegefachkräfte können auch Blut aus der Vene entnehmen.
- **Subkutane Injektionen.** Diese leicht erlernbare Injektionstechnik können in der häuslichen Pflege sogar geschulte Angehörige übernehmen.
- **Intramuskuläre Injektionen.** Die Technik kann in einer Weiterbildung erlernt werden. Die Pflegefachkraft darf die Ausführung nur verweigern, wenn die Situation »unbeherrschbar« ist.
- **Intravenöse Injektionen** sind nicht leicht erlernbar. Da zudem die verwendeten Medikamente ihre Wirksamkeit sehr schnell entfalten, dürfen nur besonders qualifizierte Pflegefachkräfte intravenös injizieren.
- **Infusionen.** Das Zufügen von Medikamenten in den Infusionsschlauch oder die Infusionsflasche ist nur von besonders qualifizierten Pflegefachkräften auszuführen.
- **Subkutane Infusionen mit Kochsalzlösung** sind auf qualifizierte Pflegefachkräfte übertragbar.
- **Blasenkatheter.** Das Legen, Entfernen und Wechseln ist an Pflegefachkräfte übertragbar.

Injektion	Ursache	Folge
s. c., i. m.	falsche Arznei, falsche Zubereitung	Entzündung im Unterhautgewebe oder Muskel
	Gefäßverletzung	Hämatom
i. m.	keine Asepsis	Spritzenabszess
	Injektion ins Fettgewebe	Nekrose
	falscher Injektionsort	Nervenverletzung mit Schmerzen, Sensibilitäts- und Bewegungsstörungen
i. v.	Vene durchstochen	Hämatom
	paravenöse Injektion	Nekrose, Schmerzen
	venenwandreizende Arzneimittel zu schnell, nicht verdünnt verabreicht	Venenwandreizung mit Rötung, Schwellung, Schmerzen

Tab. 1.1: Risiken bei Injektionen

! Merke Die Gabe von Röntgenkontrastmitteln, Herzmitteln, Zytostatika und allen Mitteln, die häufig zu Komplikationen führen, darf nicht delegiert werden.

1.1.3 Verordnungs- und Handlungsverantwortung

Um zu entscheiden, wer strafrechtlich und zivilrechtlich für Schäden haftet, die Pflegebedürftige erlitten haben, ist zu klären, wer für den Fehler verantwortlich ist (Grundlagen des Haftungsrechts ► LF 3.1, Kap. 5.5, S. 1132).

Hierbei unterscheidet man
- die Verordnungs- oder Anordnungsverantwortung und die
- Handlungs- oder Ausführungsverantwortung.

Verordnungs- oder Anordnungsverantwortung

Die ärztliche **Verordnung** von Medikamenten sowie die Anordnung sämtlicher Behandlungen fallen allein in die ärztliche Verantwortung. Wenn Komplikationen oder Unverträglichkeiten aufgrund einer fehlerhaften Anordnung auftreten, haftet der Arzt. Die Pflegefachkraft kann mit zur Haftung gezogen werden, wenn sie nachweislich von dem potenziellen Fehler wusste, z. B. zu hohe Dosen von Insulin.

Handlungs- oder Ausführungsverantwortung

Die Verantwortung für die **Handlung** und die **Ausführung** von ärztlich delegierten Aufgaben trägt jede Pflegefachkraft selbst. Die Pflegefachkraft muss im Einzelfall entscheiden, ob
- sie sich der Aufgabe gewachsen fühlt,
- sie für die Aufgabe qualifiziert ist und
- die Durchführung nicht gegen ein Gesetz verstößt, weil z. B. der Betroffene in die Behandlung nicht eingewilligt hat.

! Merke Nicht immer lässt sich die Verantwortung eindeutig zuordnen. Manchmal haben Arzt und Pflegefachkraft in ihrem Bereich Fehler gemacht. Dann haften beide, je nach dem Grad ihrer Verantwortlichkeit.

1.1.4 Sonstige Regelungen

Behandlungsmaßnahmen und Pflegehandlungen berühren weitere Gesetze und Verordnungen, die die Pflegefachkraft berücksichtigen muss:
- Das **Arzneimittelgesetz** definiert Arzneimittel und regelt den Umgang mit ihnen (► LF 1.3, Kap. 7, S. 363 ff.).
- Das **Betäubungsmittelgesetz** definiert Betäubungsmittel und regelt den Umgang mit ihnen.
- Das **Infektionsschutzgesetz** regelt das Meldewesen, den Umgang mit Infizierten, die gesundheitlichen Voraussetzungen für den Umgang mit Lebensmitteln im Rahmen der Pflege (► LF 1.3, Kap. 5, S. 336 ff.).
- Das **Medizinproduktegesetz** regelt die Zulassung und den Umgang mit allen Geräten, welche in der Pflege zum Einsatz kommen, z. B. Blutdruckmessgeräte, Ernährungspumpen und Betten. Das Gesetz schützt den Patienten und die Pflegefachkraft vor Herstellungs- oder Nutzungsfehlern.

Medizinprodukte sind bei erkennbaren Mängeln sofort aus dem Verkehr zu ziehen. Ihr Zustand muss dem Vorgesetzten gemeldet und der Mangel abgestellt werden. Dies gilt auch für Mängel, welche die Genauigkeit von Messgeräten beeinflussen, z. B. Ablauf der Eichung eines Blutdruckmessgeräts.

1.2 Behandlung von (chronischen) Wunden

Erstversorgung von Wunden
► LF 1.3, Kap. 24.5, S. 789 ff.

Etwa vier Millionen Menschen in Deutschland leiden an **chronischen Wunden**. Besonders alte Menschen mit chronischen Krankheiten wie Diabetes mellitus oder Gefäßerkrankungen sind betroffen. Das Exsudat, ggf. mit Geruch, Mobilitätseinschränkung und die Schmerzen belasten die Betroffenen sehr. Zusätzlich sind Menschen mit chronischen Wunden meist in ihrer Mobilität eingeschränkt.

Vom DNQP (► LF 1.1, Kap. 3.4.2, S. 41) wurde der **Expertenstandard »Pflege von Menschen mit chronischen Wunden«** entwickelt. Die Zielsetzung dieses Expertenstandards lautet:

> **! Merke** »Jede Patientin/Bewohnerin mit einer chronischen Wunde vom Typ Dekubitus, Ulcus cruris venosum/arteriosum/mixtum oder Diabetisches Fußsyndrom erhält eine pflegerische Versorgung, die ihre Lebensqualität fördert, die Wundheilung unterstützt und Rezidivbildung der Wunden vermeidet.« (1, S. 29)

Pflegefachkräfte nehmen folgende Maßnahmen vor

Im **Aufnahmegespräch erfassen sie** bei allen Pflegebedürftigen, ob eine chronische Wunde vorliegt. Liegt eine chronische Wunde vor:

- im weiteren Verlauf pflegerischen Wundexperten hinzuziehen und einbinden
- vertiefte Informationssammlung: Vorgeschichte; Mobilität/Mobilitätseinschränkungen; Schmerzen; Geruch der Wunde; Exsudatabsonderung; Ernährungszustand; psychische Verfassung; Lebensqualität; z. B. Schlafstörungen, Kleiderwahl, und Umgang damit; bereits vorhandene Hilfsmittel; Wissensstand des Menschen bzgl. seiner Wunde und der Ursache seiner Wunde
- Wundstatus erheben
  - zeitnah, wenn der ältere Mensch eine Wunde hat
  - mit einem hausintern festgelegten Instrument
  - zu erhebende Inhalte: Lokalisation, Dauer der bestehenden Wunde, Größe, Exsudat, Wundgrund, vorangegangene Wunden an der gleichen und an anderen Körperregionen, Geruch, Wundrand und -umgebung, Entzündungszeichen, Schmerzen, ggf. ob es ein Rezidiv ist
  - Der Wundverlauf wird bei jedem Verbandwechsel erhoben und dokumentiert. Das vollständige Wundassessment (Größe der Wunde, Tiefe usw.) wird alle 7 bis 14 Tage ergänzt.
- Wunddiagnose einholen
- Ursache der Wunde in Erfahrung bringen, bei Bedarf im interdisziplinären Team
- Ursache, z. B. Druck, soweit wie möglich ausschalten
- auf Auswirkungen der Wunde im Alltag achten, z. B. sozialer Rückzug, Schlafstörungen, Einschränkungen bei Mobilität und Kleidung
  - Alltagsgestaltung besprechen, gemeinsam Prioritäten setzen
  - festlegen, welche Maßnahmen notwendig sind, damit der Mensch seinem gewohnten Alltag nachgehen kann
- Zustand der Wunde dokumentieren
  - erste Dokumentation mit Wundexperten
  - in abgesprochenen Abständen mit Wundexperten, ggf. zwischenzeitlich auch ohne Wundexperten
  - bei jedem Blick auf die Wunde, z. B. Verbandwechsel
  - Fotodokumentation nach festgelegten Zeitabständen, immer gleiche Lage des Betroffenen, gleicher Abstand Kamera – Wunde, Makro (Nahaufnahme) an der Kamera einstellen, mit Blitz fotografieren, gerade in die Wunde fotografieren
- regelmäßige interdisziplinäre Absprachen organisieren, z. B. mit Hausarzt, Wundexperten, Dermatologe, Physiotherapeut
- Verband/Wundauflage festlegen, nach individuell festgelegten Abständen wechseln; Vorgehen bei der Wundversorgung regelmäßig auf Aktualität prüfen
- Pflege der umgebenden Haut festlegen und nach individuell festgelegtem Schema durchführen; Hautpflege regelmäßig auf Aktualität prüfen
- Wunde reinigen und abgestorbenes Gewebe durch den Arzt entfernen lassen (Debridement), regelmäßig in individuell festgelegten Abständen; Vorgehen bei der Wundreinigung regelmäßig auf Aktualität prüfen
- Gesamtsituation beurteilen: spätestens alle vier Wochen
- informieren, beraten und anleiten zu
  - Ursachen
  - Rezidive/Wiederholungen vermeiden
  - selbstständige Wundversorgung
- auf besonders wertschätzenden Umgang achten
- Maßnahmen zur Schmerzbehandlung
- Hygiene beachten

LF 1.5

  - Einmalschürze
  - vor und nach dem Verbandwechsel jeweils hygienische Händedesinfektion, Handschuhe tragen
  - nach dem Entfernen der alten Wundauflage: Handschuhe entsorgen, Hände desinfizieren, erneut Handschuhe anlegen
  - sterile Wundauflagen und sterile Hilfsmittel, z. B. Pinzetten, verwenden und ansonsten No-touch-Technik anwenden
  - bei größeren Wunden und Wunden mit resistenten Keimen: Schutzkittel mit langem Arm und Bündchen
- Kontaktaufnahme zur Selbsthilfegruppe vorschlagen und bei Bedarf herstellen

LF 1.5

Bei Vorliegen eines Ulcus cruris gilt
- nach Anordnung durch den Arzt: bei Ulcus cruris venosum und ggf. mixtum Kompressionstherapie und Verbandwechsel nach individuell festgelegtem Schema; Vorgehen regelmäßig auf Aktualität prüfen
- individuellen Bewegungsplan erstellen: welche Übungen, wie und mit welchen Gelenken, wie oft, durch wen, aktiv oder passiv; Bewegungsplan regelmäßig auf Aktualität prüfen
- bei Ulcus cruris venosum und ggf. mixtum Plan erstellen zur Hochlagerung des betroffenen Beins mit Grad der Hochlagerung, Zeiten/jeweilige Dauer der Hochlagerung, verwendete Hilfsmittel, welche Positionen sind zu vermeiden; Plan regelmäßig auf Aktualität prüfen
- auf bequeme Kleidung ohne harte/dicke Nähte, Nieten und geeignetes Schuhwerk achten

Bei Vorliegen eines Diabetischen Fußsyndroms gilt
- in Absprache mit dem multidisziplinären Team: Plan zur Positionierung/Druckentlastung erstellen: welche Position/Druckentlastung, in welcher Reihenfolge, wann, wie lange, welche Hilfsmittel, durch wen, welche Positionen sollen vermieden werden; Plan regelmäßig auf Aktualität prüfen
- verstärkt beobachten
  - Schuhe und Füße, z. B. im Rahmen der morgendlichen Grundpflege. Die Schuhe müssen immer vor dem Anziehen abgetastet werden, ob Fremdkörper enthalten sind.
  - Verletzungen/Verletzungsrisiken: Besonders auf Wärme achten (keine Wärmflasche oder Heizkissen)!
- Darauf hinweisen, dass der Mensch nicht schwer tragen sollte
- auf geeignetes Schuhwerk achten

Bei Vorliegen eines Dekubitus gilt
- in Absprache mit dem multidisziplinären Team: Bewegungsplan erstellen: welche Übungen, wie und mit welchen Gelenken, wie oft, durch wen, aktiv oder passiv durchzuführen und umzusetzen; Bewegungsplan regelmäßig auf Aktualität prüfen
- Plan zur Position/Druckentlastung erstellen: welche Positionierung/Druckentlastung, in welcher Reihenfolge, wann, wie lange, welche Hilfsmittel, durch wen, welche Positionen sollen vermieden werden; Plan regelmäßig auf Aktualität prüfen
- auf bequeme Kleidung ohne harte/dicke Nähte, Nieten und auf geeignetes Schuhwerk achten (1)

1.2.1 Wundmanagement

Das **Wundmanagement** beinhaltet
- aussagekräftige Beschreibung und Verlaufskontrolle der Wunde
- Reinigen der Wunde
- Vorbeugen/Beseitigen einer Infektion
- Exsudatmanagement
- lokale Wundtherapie
- Schmerztherapie
- Kausaltherapie
- unterstützende Ernährung
- Schulung und Beratung

> **! Merke** Ein guter Wundverband allein lässt eine Wunde nicht abheilen. Um zu heilen, muss die Ursache der Wunde bestimmt und ausgeschaltet werden.

Lokaltherapie chronischer Wunden

Vor jeder Behandlung wird die Wunde gründlich gereinigt und von Nekrosepartikeln, Wundexsudat, Belägen und Zelltrümmern befreit. Erst dann kann der Zustand der Wunde beurteilt werden.

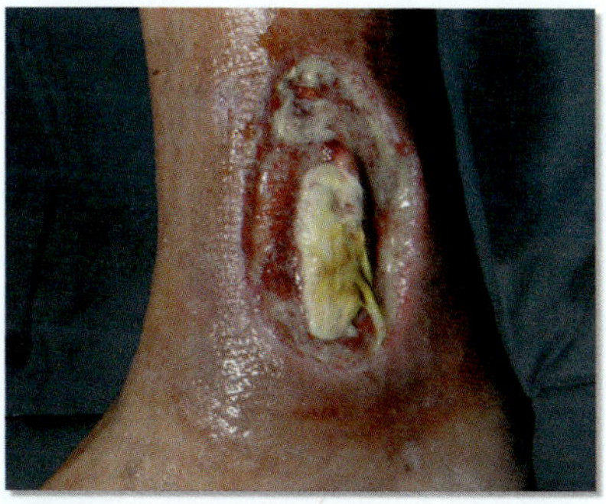

Abb. 1.1: Schlecht heilende, chronische Wunde

Reinigen der Wunde

Die **Wundreinigung** kann auf verschiedene Weise erfolgen:

- **autolytisch** mit Hydrogelen. Hydrogele bestehen aus angedicktem sterilem Wasser und sind teilweise mit Alginat angereichert. Die Feuchtigkeit unterstüzt die körpereigene Reinigung durch Enzyme (Autolyse).
- **enzymatisch.** Enzyme lösen Eiweiße auf und verflüssigen sie. Die Behandlung ist teuer und erfordert einen täglichen Verbandwechsel.
- **biochirurgisch** (►LF 1.5, Kap. 1.2.6., S. 838)
- **chirurgisch.** Beim chirurgischen Debridement entfernt der Operateur die Nekrosen mit einem Skalpell, scharfen Löffel oder Ringkürette.
- **Ultraschalldebridement.** Niederfrequenter Ultraschall wird mittels Sonde auf die Beläge bzw. Wundoberfläche mit einer Spüllösung gebracht. Dadurch können Beläge gelöst werden, Granulationsgewebe wird geschont.

Spülen der Wunde

Alle Lösungen zur **Wundspülung** müssen steril und körperwarm sein, um Schmerz zu vermeiden und die Zellteilung nicht zu stören, die erst ab 28 °C stattfindet. Geeignete Lösungen sind:

- 0,9-%-Kochsalzlösung oder Ringerlösung
- Polyhexanidlösung, die jedoch nicht zum Spülen von Körperhöhlen eingesetzt werden darf

Wundantiseptik

Bei einer drohenden, beginnenden oder bestehenden Infektion helfen antiseptische Lösungen. Zusätzlich kann eine systemische antibiotische Behandlung erforderlich sein. **Antiseptische Lösungen** sind:

- Octenidin
- Polyhexanid
- silberhaltige Präparate
- PVP-Jod-Präparate

Wundauflagen

Konventionelle Wundauflagen

Konventionelle Wundauflagen nehmen Wundexsudat auf, polstern die Wunde und decken sie ab. Sie haben für die Behandlung chronischer Wunden jedoch Nachteile: Sie liegen direkt auf der Wunde und trocknen sie stark aus. Daher werden bei einem Verbandwechsel oft in die Wunde einsprossende Kapillargefäße und Epithelien wieder abgerissen. Dies ist schmerzhaft und stört die Wundheilung.

Verwendet werden folgende konventionelle Wundauflagen:

- Mullkompressen und Vliesstoffkompressen
- Saugkompressen
- Wundschnellverbände
- Wundnahtstreifen
- Fixiermittel mit oder ohne Klebeschicht
- imprägnierte Wundgaze, z. B. mit Vaseline oder Silicon

Feuchte Wundauflagen verhindern ein Austrocknen der Wunde, entfernen Exsudat und toxische Stoffe und gewährleisten den Gasaustausch. Zusätzlich halten sie die Wunde warm, schützen vor Sekundärinfektionen und bieten einen schmerzarmen Verbandwechsel. Zudem fasern sie nicht aus.

Hydroaktive Wundauflagen

Unter **hydroaktiven Wundauflagen** versteht man unterschiedliche feucht haltende und/oder saugende Wundauflagen für die verschiedenen Wundheilungsphasen (►LF 1.3, Kap. 4.2.3, S. 323). Dazu zählen:

- **Alginate.** Alginate sind vliesartige Kompressen oder Faserstränge für tiefe Wunden, die einen Rohstoff aus Seealgen enthalten. In der Wunde bildet sich ein feuchtes Gel. Alginate saugen das Wundexsudat auf und binden die Bakterien. Da sie die Wunde reinigen, eignen sie sich besonders für die Reinigungsphase. Calciumalginate haben zudem eine leicht blutstillende Wirkung, z. B. nach dem Debridement.

- **Hydrogele.** Hydrogele sind als Kompresse oder aus der Tube anwendbar. Sie bestehen aus angedicktem sterilem Wasser und sind manchmal mit Alginaten versetzt. Hydrogele halten die Wunde feucht und weichen Beläge oder Schorfe auf.
- **Hydrokolloide.** Hydrokolloide bestehen aus einem dünnen Polyurethanfilm und sind selbstklebend. Sie kleben direkt auf der Wundumgebung und saugen das Wundexsudat auf. Ihr feuchtes Gel bindet Bakterientrümmer.
- **Schaumstoffe**, z.B. **Hydropolymere.** Hydropolymere sind porenreiche Schäume aus Polyurethan. Sie haben eine hohe Aufnahmekapazität für Wundexsudat und eignen sich vor allem für nässende Wunden in der Neubildungsphase.
- **Semipermeable Wundfolien.** Semipermeable Wundfolien sind hauchdünne, transparente Folienverbände aus Polyurethan. Sie halten die Wunde feucht, lassen Wasserdampf jedoch durch. Sie eignen sich als Schutz in der Regenerationssphase und ermöglichen das Duschen mit Verband.

> **! Merke** Hydroaktive Wundauflagen und feuchte Wundbehandlung dürfen generell nur angewendet werden, wenn der Arzt dies erlaubt. Bei arteriellen Durchblutungsstörungen ist mitunter die feuchte Wundbehandlung verboten, da die Abwehrlage der Wunde wegen der Minderdurchblutung schlecht ist und somit Infektionen begünstigt werden.

Interaktive Wundauflagen

Interaktive Wundauflagen greifen aktiv in den Heilungsprozess ein. Sie bestehen aus einer sterilen, gefriergetrockneten Grundsubstanz (Matrix) aus oxidierter regenerierter Cellulose und Kollagen oder Hyaluronsäure. Die Wunde resorbiert die Matrix. Dadurch werden Enzyme, welche die Wundheilung stören, deaktiviert. Die Matrix kann darüber hinaus blutstillend sein. Interaktive Wundauflagen werden eingesetzt bei nekrosefreien, infektionsfreien Wunden, die keine Heilungstendenz zeigen.

Kollagenwundauflagen wirken blutstillend und unterstützen die Wundheilung, indem sie entzündungsfördernde Radikale binden.

Hyaluronsäurehaltige Wundauflagen unterstützen den Kollagenaufbau. Hyaluronsäure ist Bestandteil des Bindegewebes.

Antibakterielle und geruchsbindende Wundauflagen

Eine weitere Form von Wundauflagen sind die **antibakteriellen und geruchsbindenden Wundauflagen.** Zu ihnen zählen:

- silberhaltige Wundauflagen mit bakterizider Wirkung. Man unterscheidet zwischen Produkten, die Silber freisetzen und solchen, die das Silber nutzen, um Keime im Verband abzutöten oder das Wundexsudat beim Durchdringen der Auflage von Keimen zu befreien.
- Aktivkohlekompressen. Sie absorbieren Giftstoffe, Bakterien und Gerüche. Sie helfen vor allem bei stark riechenden Wunden, z.B. exulzerierenden Tumorwunden.

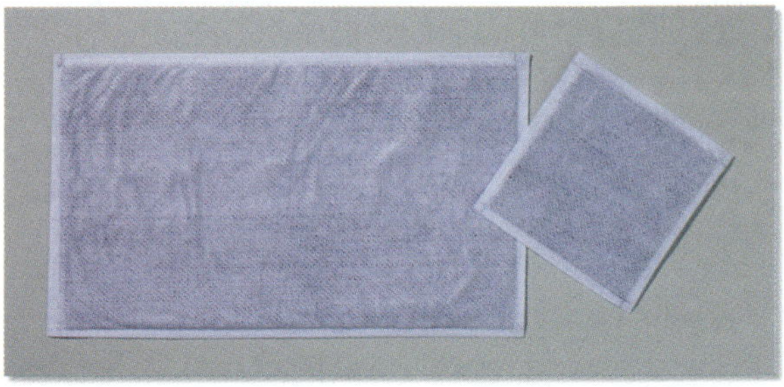

Abb. 1.2: Aktivkohlekompresse

> **! Merke** Aktivkohleauflagen dürfen nicht zerschnitten werden, damit keine Kohlepartikel in die Wunde eindringen.

Wundrandschutz

Hautinseln und Hautstege und der Rand einer chronischen Wunde müssen vor entzündlichem Exsudat geschützt werden. Ebenso dürfen keine Klebstoffe von Pflastern und Verbänden in die Wunde gelangen. Um den **Wundrand** zu schützen, gibt es spezielle Flüssigkeiten, die auf die trockene, fettfreie

Haut aufgetragen und innerhalb von 15–30 Sekunden zu einem atmungsaktiven, transparenten Hautschutz trocknen.

Verbandwechsel und Hygiene

Um eine Keimbesiedlung zu verhindern, müssen alle mit der Wunde in Berührung kommenden Werkzeuge, Lösungen und Materialien steril sein. Die Hände sind vor jeder Aktion hygienisch zu desinfizieren (► LF 1.3, Kap. 5, S. 336).

1.2.2 Wunddokumentation

> **! Merke** Pflegende sind immer in der **Beweispflicht**, deshalb ist eine Dokumentation unbedingt erforderlich.

Eine gute **Dokumentation** umfasst:
- Anamnese
- ärztliche Anordnung zur Wundversorgung
- Ausmaß an Schmerzen
- Verbandwechseldaten
- Länge und Breite in Zentimeter
- Foto der Wunde
- Wundtiefe in cm
- Wundbeläge
- Wundgeruch
- Exsudat
- Wundklassifizierung
- Wundinfektion
- Wundvolumen
- Wundumgebung
- Wundrand
- Wundgrund

Die **Wundtiefe** wird mit sterilen Senksonden gemessen, die ein Zentimetermaß haben. Die Senksonden sind nur einmal zu verwenden. Alternativ kann eine sterile Knopfkanüle oder Pinzette über die Tiefe der Wunde informieren. Es wird die tiefste Stelle gemessen.

> **! Merke** Eine Fotodokumentation kann die schriftliche Dokumentation nur ergänzen, nicht ersetzen.

Ein **Foto** kann die Wunde nicht dreidimensional wiedergeben und bildet Fisteln und Wundtaschen unzureichend ab. Zu beachten ist außerdem, dass der Betroffene einwilligen muss, da die unbefugte Erstellung von Fotos ein Straftatbestand ist.

Generelle **Voraussetzungen** für ein Foto sind:
- Der Patient hat eingewilligt.
- Als Kontrast ein Tuch unterlegen.
- Alle Fotos werden nach dem Reinigen in festzulegenden Zeitabständen aufgenommen, z. B. alle 14 Tage.
- Wundgröße mit Einmalmaßband erkennbar machen.
- Immer gleiche Lichtverhältnisse und gleicher Abstand Kamera–Wunde, z. B. 30 cm Abstand, 90°-Winkel, keine Schattenbildung.
- Das Foto muss eindeutig zuzuordnen sein.

Es ist ratsam, folgende Angaben auf dem Streifen zu dokumentieren, der mit fotografiert wird: Vor- und Nachname des Patienten, Geburtsdatum oder Code, aktuelles Datum und Wundort.

Technische Voraussetzungen:
- Digitalkamera
- Archivierungsmöglichkeit von 30 Jahren
- Farbdrucker und Fotopapier

1.2.3 Schmerzbehandlung bei chronischen Wunden

Verbandwechsel bei chronischen Wunden verursachen oft **Schmerzen**, die ernst genommen werden müssen. Das heißt:
- Schmerz mit Schmerzskala erfassen und dokumentieren (► LF 1.3, Kap. 21.5, S. 730). Bei kognitiv stark eingeschränkten Menschen, z. B. Demenzerkrankte, muss zusätzlich neben der Beobachtung eine Fremdeinschätzung eingesetzt werden, z. B. BISAD Skala.
- Betroffenen über Notwendigkeit der Schmerzmitteleinnahme informieren, Schmerzmittel rechtzeitig vor dem Verbandwechsel einnehmen lassen oder verabreichen
- Wirkungseintritt und Wirkungsdauer des Schmerzmedikaments beachten
- ruhige Umgebung schaffen
- Entspannungstechniken anwenden

- Lagerung optimieren
- zu häufige Verbandwechsel vermeiden
- Anwärmen der Spüllösung reduziert Schmerzen

1.2.4 Verbandtechniken

Unterschiedliche Wunden erfordern unterschiedliche **Verbände** und somit unterschiedliche Techniken. Ein Schutz vor Infektionen liefert bereits ein Pflaster (► LF 1.3, Kap. 24.5.2, S. 789). Die Kompression von Blutungen erfordert eine spezielle Technik und den Einsatz von elastischen Binden (► LF 1.3, Kap. 24.5.3, S. 789). Beim Entstauen von Venen hilft ein mehrlagiger Verband mit speziellen Binden.

Einfache Verbände, die Wundauflagen fixieren oder Gelenke ruhigstellen, sind in der Altenpflege keine Seltenheit. Man unterscheidet Schlauch- und Bindenverbände:

Schlauchverbände

Schlauchverbände fixieren Wundauflagen und erfordern unterschiedliche Schlauchdurchmesser, z. B. für Finger-, Extremitäten- und Körperverbände. Das Schlauchmaterial ist längs- und querelastisch, entweder relativ dicht gewebt oder als Netzgewebe angelegt. Der Vorteil liegt in der einfachen Handhabung, der schnellen Durchführung und der Möglichkeit, Wundauflagen auch an anatomisch problematischen Stellen zu fixieren.

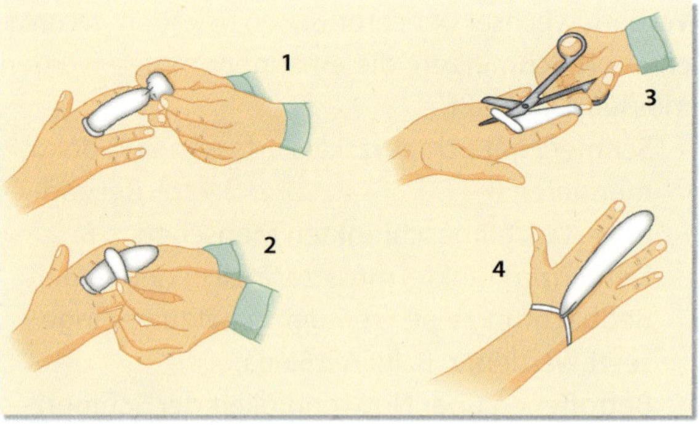

Abb. 1.3: Fingerverband – Schlauchverband. Den Schlauch über den Finger stülpen (1), dann den Rest ca. einmal um die Fingerachse drehen und über den Finger rollen (2). Den Wulst durchsschneiden (3) und die dadurch entstehenden Enden innen am Handgelenk verknoten (4).

Bindenverbände

Bindenverbände sind für alle Indikationen geeignet, erfordern allerdings je nach Aufgabe unterschiedliches Bindenmaterial und Bindengrößen:

- Für **Kompressionsverbände** sind vor allem Kurzzugbinden notwendig (► LF 1.3, Kap. 11.5.2, S. 471).
- Um **Wundauflagen zu fixieren**, eignen sich einfache unelastische Mullbinden aus lockerem einschichtigem Gewebe.
- Um **Gelenke zu fixieren**, verwendet man Idealbinden aus Baumwollgewebe mit relativ geringer Dehnbarkeit.

Die **Bindenbreite** richtet sich nach der zu versorgenden Körperregion. An den Extremitäten sollte die Bindenbreite dem Durchmesser des zu verbindenden Abschnitts entsprechen. Übliche Breiten sind 4–12 cm in 2-cm-Schritten, 15 cm und 20 cm. Am Rumpf werden 30 cm breite Binden eingesetzt.

Je weniger elastisch eine Binde ist, desto schwieriger ist es, sie an den unterschiedlichen Körperstellen anzubringen, ohne dass sie abschnürt oder zu locker sitzt. Beim Anlegen der Binden haben sich die drei in der Tabelle beschriebenen Techniken bewährt (Tab. 1.2).

Gelenke sind besonders schwierig zu verbinden, da man den Betroffenen nicht unnötig einschränken möchte. Beim Verbinden sollte deshalb zumindest die physiologische Mittelstellung des Gelenks eingehalten werden. Die geeignete Verbandsmethode besteht aus Achtergängen und wird wegen ihrer Form »Schildkrötenverband« genannt.

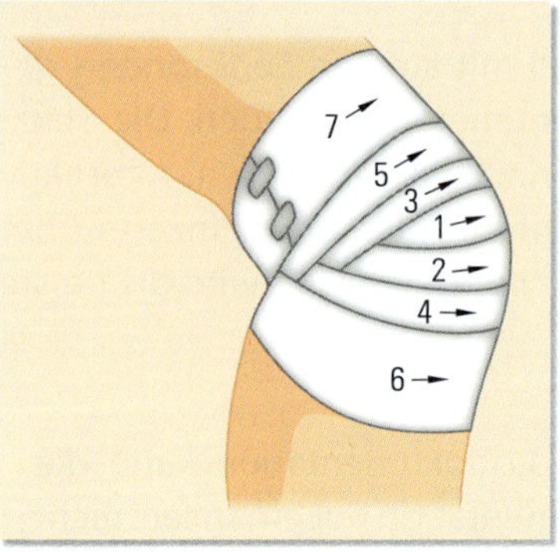

Abb. 1.4: Schildkrötenverband. Die Zahlen geben die Reihenfolge der Bindengänge an.

1.2.5 Kompressionstherapie bei chronischen Wunden

Ein übermäßiges Wundödem und ein unzureichender venöser und lymphatischer Abfluss hemmen die Wundheilung. Eine **Kompressionsbehandlung** kann helfen (auch Ulcus cruris ►LF 1.3, Kap. 11.4.8, S. 469). Voraussetzung ist allerdings eine ausreichende Blutversorgung in den Arterien. Bewährt hat sich eine Verbandtechnik, bei der der gesamte Unterschenkel abgepolstert wird (Abb. 1.5).

Kompressionsverband, Kompressionsstrümpfe ►LF 1.3, Kap. 11.5.2, S. 471 ff.

Technik	Hinweise	Anwendungsgebiet
Kreisgang 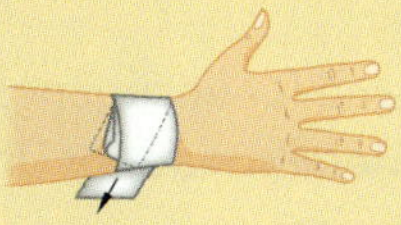	Bindengänge liegen aufeinander	• Anfang und Ende eines Verbandes • einfache Fixierung von kleinen Wundauflagen
Schraubengang 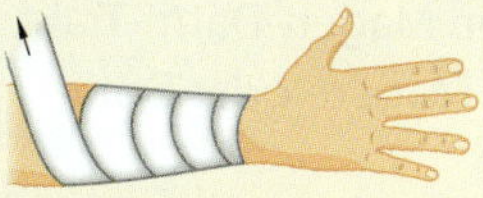	Bindengänge überlappen 1/3–2/3 der Bindenbreite	an Körperstellen mit zunehmendem Durchmesser, z. B. Unter- und Oberschenkel
Achtergang 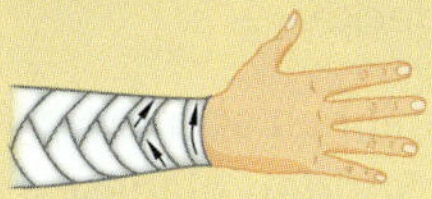	Bindengänge werden in Form einer 8 gelegt (Schildkrötenverband)	bevorzugt über Gelenken, um Restbeweglichkeit zu erhalten

Tab. 1.2: Verbandtechniken

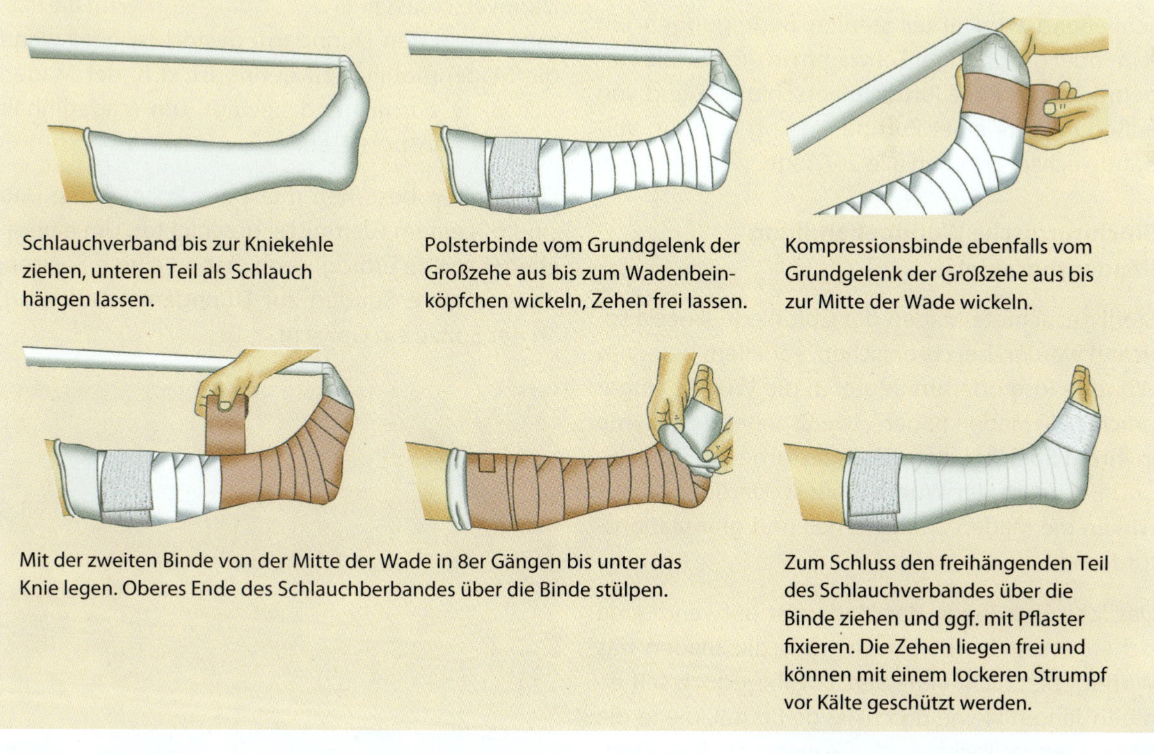

Abb. 1.5: Abgepolsteter Kompressionsverband nach Sigg (modifiziert)

1.2.6 Besondere Therapieformen in der Wundversorgung

Elektrostimulation

Die **Elektrostimulation** kombiniert die feuchte Wundbehandlung mit kontrollierten, niederfrequenten Gleichstromimpulsen. Dabei wird der Strom über die Wundauflage durch die Wunde geleitet und über die zweite Elektrode wieder abgeleitet. Durch den Strom wird die Zellaktivität angeregt, sowohl der Stoffwechsel der Zellen als auch deren Wanderung.

LF 1.5

! Merke Die Elektrostimulation darf nicht bei Metallimplantaten verwendet werden.

Lokale Unterdrucktherapie

Die Wunde wird einem Unterdruck ausgesetzt, um Wundexsudat aus der Wunde abzusaugen und die Ausbildung von Granulationsgewebe zu stimulieren (► LF 1.3, Kap. 4.2.3, S. 323).

Bestehende Nekrosen werden vorher entfernt. Anschließend wird unter sterilen Bedingungen ein fein- oder grobporiger Schwamm in die Wunde eingebracht, mit Folie luftdicht verschlossen und von außen mithilfe einer Pumpe ein Sog erzeugt. Verbandwechsel erfolgen alle 2–7 Tage.

Biochirurgische Wundbehandlung (Madentherapie)

Steril gezüchtete Maden der Goldfliege (Lucilia sericata) werden bei chronischen, vor allem belegten Wunden lose oder im Beutel in die Wunde eingebracht. Die Maden haben eiweißspaltende Enzyme in ihrem Speichel, der die abgestorbenen Gewebe und Beläge in der Wunde auflöst. Darüber hinaus wirken die Maden antibakteriell und granulationsfördernd.

Das lose Einbringen der Maden ist aufwendig, da sichergestellt werden muss, dass die Maden das Wundgebiet nicht verlassen. Es gibt jedoch seit einigen Jahren kleine durchlässige Beutel, die in die Wunde eingebracht werden können. Dadurch können die Maden nicht „Entweichen", geben aber trotzdem den auflösenden Speichel ab. Die Madenverbände oder -beutel werden vorsorglich wie infizierte Verbände entsorgt.

1.3 Umgang mit Ableitsystemen

1.3.1 Sonden

Der Begriff **Sonde** hat in der Medizin zwei Bedeutungen:

- Instrumente und Messsysteme für unzugängliche Stellen, z. B. die spitze Metallsonde zur Untersuchung von Zahnfleischtaschen,
- Schläuche für die Zufuhr von Nahrung (► LF 1.3, Kap. 6.9, S. 362) über den Magen-Darm-Trakt oder die Ableitung von Magen- oder Dünndarminhalt.

Nasale Sonden verlaufen über die Nase, *perkutane* durch die Haut, z. B. Bauchdecke.

Um Magen- oder Dünndarminhalt abzuleiten, werden ausschließlich **nasale Sonden** eingesetzt. Erforderlich sind ableitende Sonden, wenn bei einem Darmverschluss (► LF 1.3, Kap. 13.4.8, S. 516) die Passage durch den Dünndarm gestört ist oder wenn die Magenmotilität zu gering ist, d. h. der Magen sich nicht ausreichend bewegt, um Mageninhalt weiterzutransportieren.

Die Sonden bestehen meist aus Polyurethan und sind mit einem Gleitmittel beschichtet. Um eine sichere Lage zu ermöglichen, haben einige Sonden, insbesondere Sonden zur Dünndarmsondierung, an der Spitze ein Gewicht.

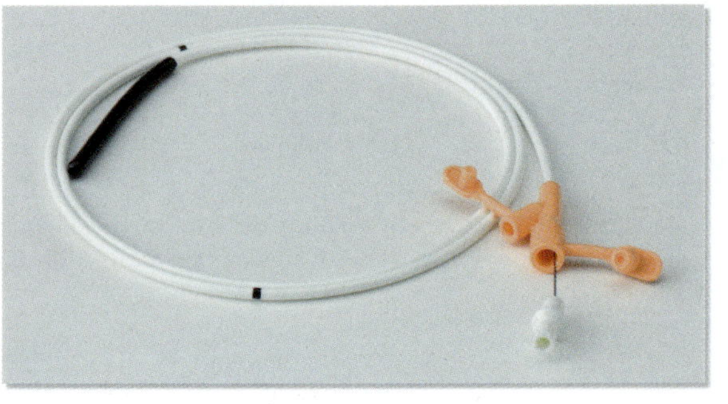

Abb. 1.6: Nasale Sonde

Am oberen Ende der Sonden befindet sich ein verschließbarer Adapter, in welchen die konischen Ansatzstücke der Schläuche von **Auffangbeuteln** passen. Die Auffangbeutel fassen meist 1,5 l und sind mit einer Maßskala versehen. Die Beutel werden über den Schlauch in die Toilette entleert und anschließend mit einer Kappe und einem Knoten im Schlauch verschlossen. Sie können in den Hausmüll gegeben werden.

1.3.2 Drainagen

Drainage (fr. drainage = Entwässerung) bezeichnet zunächst eine medizinische Maßnahme, nämlich das Ableiten oder -saugen von krankheitsbedingten Flüssigkeits- und Gasansammlungen oder Organsekreten. Mit Drainage werden aber auch die Geräte bezeichnet, die für diesen Vorgang benutzt werden.

Die Schläuche, die Drains, verlaufen entweder direkt durch die Haut oder in natürlichen Gängen. Drains im Bauchspeicheldrüsengang leiten beispielsweise Sekrete in den Darm ab.

Redon-Drainage

Mit der **Redon-Drainage** wird Wundexsudat, meist Blut nach einer Operation, aus vernähten Wunden abgeleitet. Ein vielfach gefensterter Schlauch wird in das Wundbett unterhalb der verschließenden Nähte eingelegt und mit einer Spezialnadel aus der Haut etwas unterhalb der Wunde herausgeführt. An den Schlauch schließt sich eine unter Unterdruck stehende Plastikflasche (Redonflasche) an. Der ständige Sog saugt Wundexsudat und Blut ab (Abb. 1.7). Damit wird also auch kontrolliert, ob es zu Nachblutungen kommt.

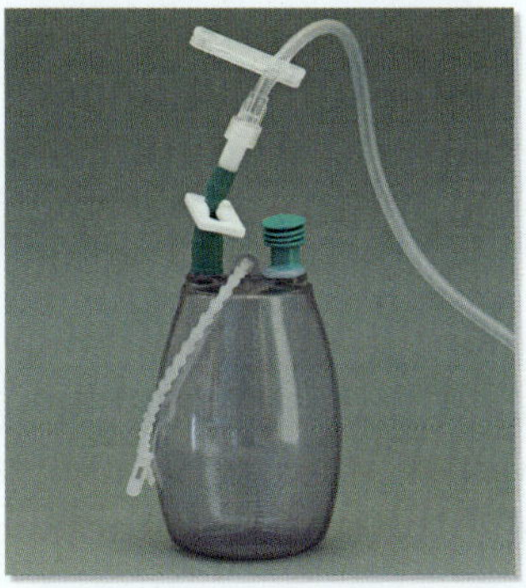

Abb. 1.7:
Redon-Drainage

Der Wundverband umschließt auch die Austrittsstelle des Schlauchs. Ferner ist darauf zu achten, dass die Flasche Unterdruck hat. Der Druck kann mit einem Faltenbalg überprüft werden.

Gallengangsdrainage

Wenn der Gallengang nach einer Gallenoperation anschwillt und dadurch weniger durchgängig für die Gallenflüssigkeit ist, wird die Gallenflüssigkeit vorübergehend über eine **Gallengangsdrainage** nach draußen abgeleitet. Ein T-förmiger Schlauch aus Gummi oder Silikon (T-Drain) leitet die Gallenflüssigkeit vom Gallengang durch die Bauchdecke heraus. Die Entleerung erfolgt in einen sterilen Beutel.

LF 1.5

Folgendes ist bei der Gallengangsdrainage zu beachten:
- Aufhängen des Beutels unter Gallengangsniveau
- Wechsel des Beutels unter aseptischen Bedingungen
- Schutz der Austrittsstelle mit steriler Schlitzkompresse
- Kontrolle der Kompresse auf grünliches Gallensekret
- Lagekontrolle
- abgeflossene Menge protokollieren

Sobald die tägliche Ausscheidungsmenge unter 100 ml/24 Std. liegt, entfernt der Arzt die Drainage.

Komplikationen treten auf, wenn der Körper den Drainageschlauch bindegewebig umschließt und sich die Öffnung im Gallengang, die der entfernte Schlauch hinterlässt, anschließend nicht schließt. Es entsteht ein Gang, eine Gallengangsfistel, die operativ entfernt werden muss. Ist eine operative Entfernung nicht möglich, entleert sich über die Gallengangsfistel kontinuierlich Gallenflüssigkeit. Galle, die aus der Fistel austritt, wird in Klebebeuteln aufgefangen. Ein täglicher Wechsel der Klebebeutel und ein sorgfältiger Hautschutz sind erforderlich (Stomapflege, ►LF 1.3, Kap. 13.5.5, S. 530). Der Beutel wird in die Toilette entleert und anschließend verschlossen in den Hausmüll gegeben.

Aufgrund der aktuellen endoskopischen Möglichkeiten wird die Gallengangsdrainage selten angewendet.

Pleuradrainage

Pleuradrainagen kommen in verschiedenen Situationen zum Einsatz:

- bei einem Pneumothorax, wenn Luft in den Pleuraraum (► LF 1.3, Kap. 9.4.3, S. 417) eintritt
- zum Ableiten von Sekret bei Krebs oder chronischen Entzündungen
- beim Spülen von Wunden nach operativen Eingriffen

Der **Drain** ist ein etwa strohhalmdicker (für Luft) bis fingerdicker (für Flüssigkeiten) Silikonschlauch mit Mehrfachperforierung im Bereich der Spitze. Mithilfe eines vorn angespitzten Führungsstabs wird der Drain zwischen den Rippen direkt durch die Brustwand vorgeschoben. Flüssigkeit oder Luft, die durch den Schlauch entweicht, gelangt in einen sterilen Beutel, der sich unter Brustkorbhöhe befindet. Die weiteren Maßnahmen und die Entsorgung des Beutels entsprechen dem Vorgehen bei einer Gallengangsdrainage. Bei infektiösem Sekret wird der Beutel samt Inhalt sicher verschlossen in den Hausmüll gegeben.

Spülungen der Pleura erfolgen ohne Druck über ein Infusionssystem.

1.3.3 Urinkatheter

Die Bezeichnung Katheter oder Splint wird nahezu ausschließlich auf Systeme angewandt, die Urin ableiten.

Transurethrale Urinkatheter leiten den Urin aus der Blase über den natürlichen Weg der Harnröre ab. Der **suprapubische Katheter** verläuft durch die Bauchdecke direkt in die Harnblase. Ein Splint sichert den Katheter, sodass er nicht verrutscht.

1.4 Körpermaterial entnehmen

Um die Funktion der Organe zu überprüfen oder Krankheiten zu diagnostizieren, kann die Untersuchung von Sekreten und Körperflüssigkeiten einen wichtigen Beitrag leisten. Voraussetzung ist, dass die Probe heil am Untersuchungsort ankommt und in einem Zustand ist, der die jeweilige Untersuchung möglich und erfolgversprechend macht. Erforderliche Spezialbehältnisse sind entweder vorhanden oder stellt das Labor zur Verfügung.

! Merke Probenbehälter müssen immer beschriftet werden mit:

- Angaben zur Art der Probe, z. B. Stuhlprobe
- Entnahmedatum und -uhrzeit
- Name und Geburtsdatum des Patienten
- entnehmende Stelle (für Rückfragen)

1.4.1 Sputum

Um bakterielle Erkrankungen der Lunge abzuklären, gelegentlich auch um Zellen für die Krebsdiagnostik zu gewinnen, eignet sich **Sputum** (Auswurf, lat. spuere = ausspucken).

Das Sammeln und der Versand des Sputums erfolgen in weithalsigen, fest verschließbaren Kunststoffgefäßen. Am besten wird Sputum morgens gewonnen, da sich nachts in den Bronchien Schleim ansammelt.

! Merke Um zu vermeiden, dass Speisereste die Probe verunreinigen, sollte der Patient vor der Probenentnahme die Zähne putzen oder das Gebiss herausnehmen und den Mund gut spülen.

Vorgehen bei der **Entnahme von Sputum:**

- Den Patient auffordern, tief einzuatmen und tief sitzenden Schleim kräftig abzuhusten und in den Sputumbecher zu spucken.
- Das Sputum in das Aufnahmegefäß umfüllen.
- Falls das Aufnahmegefäß Alkohol enthält, die Probe gut umschwenken.
- Das Aufnahmegefäß fest verschließen.
- Die Probe in einem Versandgefäß verschicken oder im Labor abgeben.

Das Ergebnis ist am sichersten, wenn vier unabhängig voneinander gewonnene Proben untersucht werden. Unabhängig von einer Untersuchung im Labor, sollten Beobachtungen bezüglich des Sputums auch im Rahmen der Krankenbeobachtung dokumentiert werden. Hierzu wird der Inhalt des Sputumbechers beobachtet.

1.4.2 Urin

Die mikroskopische Untersuchung des **Urins** eignet sich sowohl zur Analyse der Funktion der Nieren und Harnwege als auch deren Erkrankungen. Untersucht werden der Urin selbst und/oder seine Beimengungen, das Sediment. Je nach Fragestellung muss der Urin steril gewonnen werden oder nur von äußeren Verschmutzungen frei sein.

Katheterurin

Sterilen Urin gewinnt man mit der Kathetertechnik (► LF 1.3, Kap. 14.5.3, S. 558). Der Urin wird in sterilen, fest verschließbaren Plastikgefäßen gesammelt. Erfolgt die Untersuchung sofort, z. B. in der Praxis des Urologen, sind keine weiteren Maßnahmen erforderlich. Gelangt der Urin auf dem Versandweg zum Labor, muss bei einer Untersuchung auf Bakterien ein **Eilversand mit Kühlung** erfolgen, um das Wachstum der Bakterien nicht zu beschleunigen.

Sauberen Urin

»Sauberen« Urin ohne äußere Verschmutzungen gewinnt man als **Mittelstrahlurin** (► LF 1.3, Kap. 1.6.1, S. 184).

24-Stunden-Sammelurin

Um die Ausscheidungsmenge bestimmter Stoffe zu messen, ist das **Sammeln des Urins über 24 Stunden** erforderlich. Das bedeutet:

- Urin über einen Tag und eine Nacht sammeln.
- Um 07:00 oder 08:00 Uhr Blase in die Toilette entleeren lassen. Danach beginnt die Sammelphase.
- Falls um 07:00 oder 08:00 Uhr am nächsten Tag die Blase entleert werden muss, diese Urinportion zum gesammelten Urin hinzufügen.
- Die Gesamtmenge dokumentieren.
- Den Urin gut durchmischen und eventuellen Bodensatz aufrühren.
- Dann je nach Angaben des Labors 10–50 ml in den Probenbehälter umfüllen.
- Den Probenbehälter fest verschließen und die Gesamtmenge darauf notieren.
- Im Transportbehältnis abgeben oder einsenden.

Erforderlich ist ein genügend großes Gefäß. Um Bakterienwachstum zu verhindern, sollte der gesammelte Urin **dunkel und möglichst kühl** stehen.

> **! Merke** Medikamente können die Ergebnisse der Urinanalyse verfälschen. Deshalb wird die Medikation meist am Tag vor und während der Sammlung ausgesetzt. Das Aussetzen darf nur auf ärztliche Anordnung erfolgen!

1.4.3 Stuhl

Stuhl liefert Hinweise auf eine Besiedelung mit Bakterien, Pilzen oder Parasiten sowie auf Krankheiten der Organe des Verdauungsapparats. Dazu werden Aussehen und Geruch, Beschaffenheit, Menge und Zusammensetzung bestimmt. Weiter kann auf Blut, Krankheitserreger, Würmer und Wurmeier untersucht werden. Um Stoffwechselstörungen zu erkennen, werden Enzyme, Fette und Abbauprodukte im Stuhl bestimmt.

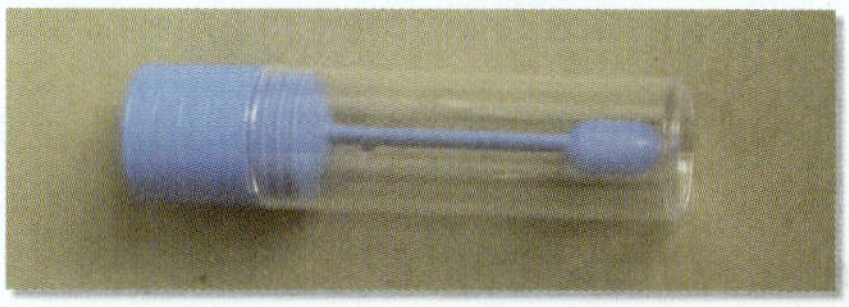

Abb. 1.8: Stuhlröhrchen

Um den Stuhl auf **Krankheitserreger** zu untersuchen, muss an drei aufeinanderfolgenden Tagen eine Stuhlprobe genommen werden. Die Proben werden in einem vom Labor gelieferten Röhrchen eingeschickt.

Um den Stuhl auf **Blutauflagerungen** oder -beimengungen zu testen, wird ebenfalls an drei aufeinanderfolgenden Tagen eine Probe entnommen und jeweils auf einem Testfeld aufgetragen. Damit das Ergebnis der Untersuchung nicht verfälscht wird, müssen Ernährungshinweise beachtet werden.

Vorgehen bei der Stuhlprobenentnahme:

- die Blase vor dem Stuhlgang völlig entleeren, um ein Verdünnen und Durchmischen mit Urin zu vermeiden
- kein Toilettenpapier verwenden, da Toilettenpapier häufig mit bakteriziden Mitteln behandelt ist

LF 1.5

- eine Probe von etwa Haselnussgröße entnehmen, bei Durchfall 1–2 ml
- falls vorhanden, Blut oder Schleim mit erfassen
- die Probe in den Probenbehälter geben und diesen beschriften

! Merke Stuhlproben zur bakteriellen Untersuchung müssen unverzüglich ins Labor und dürfen nicht gesammelt werden.

1.4.4 Wundexsudat

LF 1.5

Unter einem **Abstrich** versteht man die oberflächliche Entnahme von Wundexsudat mit speziellen Spatel oder Watteträger. In den gewonnenen Proben werden Krankheitserregern nachgewiesen. Ein Abstrich ist ohne Risiken möglich, an besonderen Stellen, z.B. bei Wunden oder an der Harnröhre, können Abstriche jedoch unangenehm bis schmerzhaft sein.

Um Zellen zu untersuchen, werden die Proben auf Objektträgern verstrichen und mikroskopisch betrachtet.

Abstriche erfolgen:
- um Erreger bei nicht heilenden oder eitrigen Wunden zu bestimmen
- um Rachen- oder Scheideninfektionen abzuklären

Für den Wundabstrich stellt das Labor meist steril verpackte Watteträger zur Verfügung. Nach der Entnahme werden die Watteträger in ein mit einem Nährmedium (Gel) gefülltes Probenröhrchen gegeben.

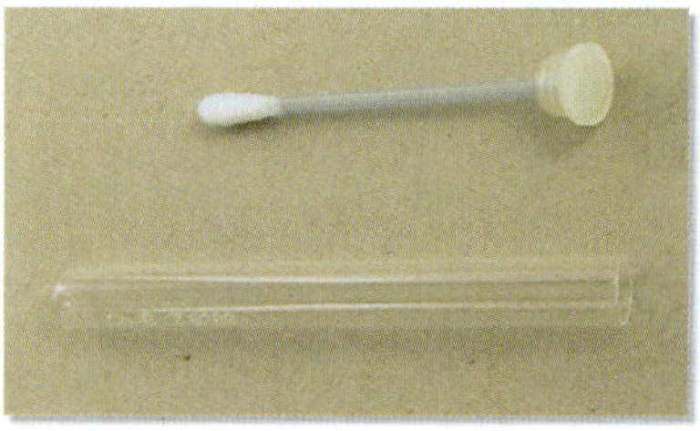

Abb. 1.9: Abstrichröhrchen

Vorgehen bei einem Wundabstrich:
- bei flächigen Entzündungen das Exsudat vom Wundrand her mit dem Watteträger aufnehmen
- bei tiefen Wunden Entnahme mit einer speziellen Spritze und stumpfen Knopfkanüle
- Watteträger möglichst mittig in das Probenröhrchen mit Nährmedium stecken, Probenröhrchen verschließen
- Röhrchen beschriften, in Transportbehälter geben und umgehend abgeben oder einsenden

1.4.5 Gewebe

➧ **Biopsie** (griech. opsis = sehen): Entnahme von Gewebe aus tieferen Schichten.

Für die Entnahme von Gewebe kommen Nadeln oder Skalpelle zum Einsatz. Im Gegensatz zum Abstrich ist eine Biopsie deshalb nicht ohne Risiken. Wie bei jedem operativen Eingriff ist eine schriftliche Aufklärung und Einwilligung des Patienten erforderlich. Biopsien werden ausschließlich von Ärztinnen oder Ärzten durchgeführt.

Bei der Diagnose von Erkrankungen steht die Biopsie nicht an erster Stelle. Sie kommt oft zum Einsatz, wenn Laboruntersuchungen oder bildgebende Verfahren keine ausreichende Sicherheit liefern.

Bei Krebsoperationen helfen Gewebeuntersuchungen im Verlauf der Operation, die Bösartigkeit des veränderten Gewebes zu sichern und über das notwendige Ausmaß des Eingriffs zu entscheiden.

Häufig sind Biopsien bei Hautveränderungen. Meist wird ein Hautareal mit einem Skalpell herausgeschnitten. Das Herausschneiden der Gewebeprobe wird **Exzisionsbiopsie** (lat. excidere = herausschneiden) genannt.

Mit einer feinen Nadel wird Gewebe aus den Knochen, dem Gewebe und den Organen entnommen. Beim Benutzen einer feinen Nadel wird von **Feinnadelbiopsie** gesprochen, beim Benutzen einer dicken Nadel von **Stanzbiopsie**.

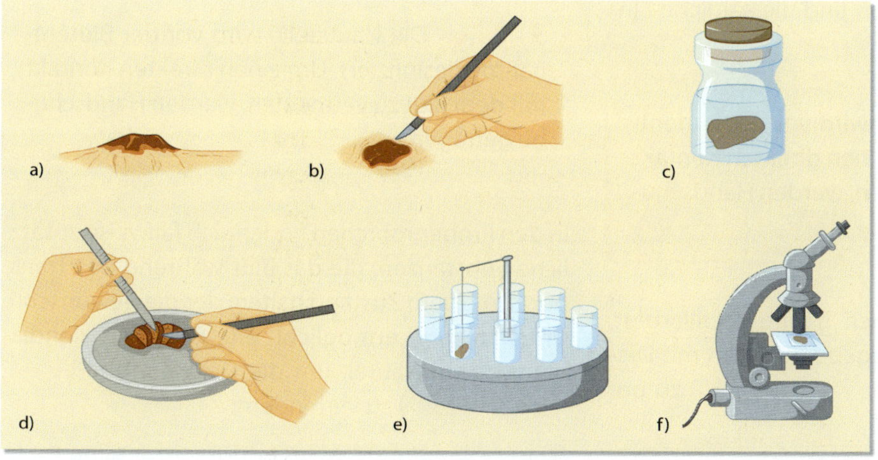

Abb. 1.10: Entnahme und Untersuchung verdächtigen Gewebes. a) klinischer Befund b) Entnahme kranken oder veränderten Gewebes c) Fixierung d) Zuschneiden e) Einbetten und Färben f) Mikroskopische Begutachtung.

1.4.6 Blut

Blut für Untersuchungen wird meist aus den Venen entnommen. Besondere Fragestellungen erfordern arterielles Blut. Einige Blutbestimmungen erfordern mittlerweile so wenig Blut, dass die Entnahme aus den oberflächlichen Kapillaren der Haut ausreichend ist.

Kapillarblut

Um **Kapillarblut** zu erhalten, sticht man mit einer sterilen Lanzette in gut durchblutete Körperstellen und nimmt den ohne Druck austretenden Blutstropfen auf. Die Lanzette wird mit der Hand geführt oder in einen Apparat mit einem Federmechanismus eingesetzt, welcher die Lanzette mit hoher Geschwindigkeit in die Haut sticht, was weniger Schmerz verursacht. Geeignete Abnah-

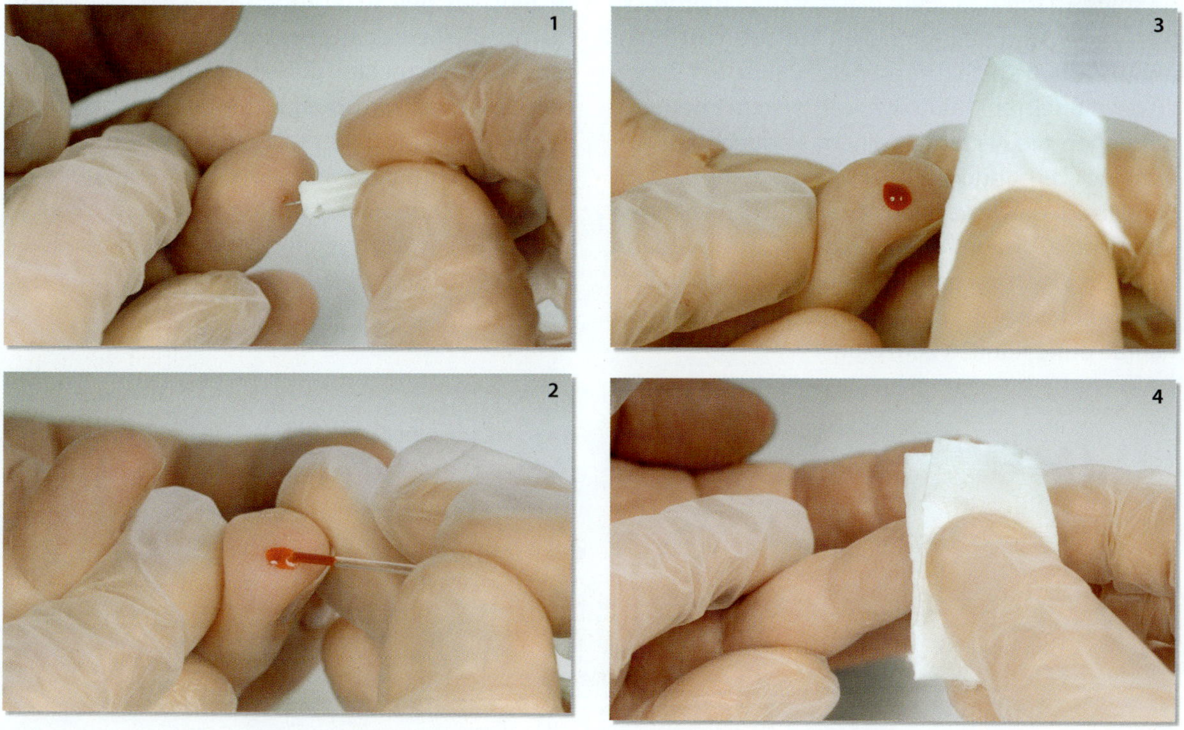

Abb. 1.11: Durchführung der kapillaren Blutentnahme.

mestellen sind Ohrläppchen und die seitliche Fingerkuppe.

! **Merke** Die Hautstelle wird vor der Blutentnahme desinfiziert. Um einen direkten Kontakt mit dem Blut zu vermeiden, werden Handschuhe getragen.

Pflegefachkräfte entnehmen häufig Kapillarblut, um den Blutzucker bei Pflegebedürftigen mit Diabetes mellitus (►LF 1.3, Kap. 15.4.2, S. 576) zu bestimmen.

Venöses Blut

Werden größere Blutmengen zur Untersuchung benötigt, entnimmt man das Blut aus den oberflächlich verlaufenden **Venen**, meist aus der Ellenbogenvene. Häufig werden auch die Venen des Handrückens punktiert.

Nach Stauung mit einer Staubinde oder mit einer Blutdruckmanschette tritt die Vene so deutlich hervor, dass sie mit einer größeren Nadel punktiert werden kann. Der Druck der Manschette/Staubinde sollte knapp über dem diastolischen Blutdruckwert liegen, um den arteriellen Blutstrom nicht zu unterbrechen und eine optimale Füllung der Venen zu gewährleisten. Heute werden Systeme benutzt, bei denen die Nadel mit einem Schlauch am Ansatzstück verbunden ist oder selbst ein Ansatzstück aufweist. In den jeweiligen Ansatzstücken befinden sich Ventile, die ein Abfließen des Blutes nur dann zulassen, wenn der entsprechende Probenbehälter richtig befestigt ist. Dies ermöglicht eine Blutentnahme ohne Kontakt zum Blut.

! **Merke** Die Hautstelle wird vor der Blutentnahme desinfiziert. Um einen direkten Kontakt mit dem Blut zu vermeiden, werden Handschuhe getragen.

In den Probenröhrchen finden sich fallweise zusätzliche Substanzen, die das Blut während des Transports in einem Zustand halten, der die gewünschte Untersuchung ermöglicht, z. B. EDTA (Ethylendiamintetraessigsäure), um die Gerinnung (►LF 1.5, Kap. 2.5, S. 877) zu verhindern.

Meist übernehmen Ärzte oder medizinische Fachangestellte die Blutentnahmen aus der Vene. Sie ist jedoch auch geschulten Fachpflegekräften erlaubt.

Die Entnahme von Venenblut verursacht Schmerzen, wenn kleine Hautnerven getroffen werden. Fehlpunktionen sind möglich. Bei älteren Menschen kommt es trotz Abdrückens häufig zu einem Hämatom (Bluterguss) an der Entnahmestelle.

Arterielles Blut

Um die Sauerstoffsättigung exakt zu bestimmen, ist Blut aus den **Arterien** erforderlich. Meist wird hierfür die Leistenarterie punktiert. Die Vorbereitungen entsprechen denen bei der Venenpunktion. Das Blut wird direkt in einer Spritze aufgezogen und sofort dem Analysegerät zugeführt. Nach der Entnahme muss die Punktionsstelle ca. 5 min gut abgedrückt werden. Um Blutergüsse zu vermeiden, wird für einige Stunden ein Sandsack in die Leiste gelegt.

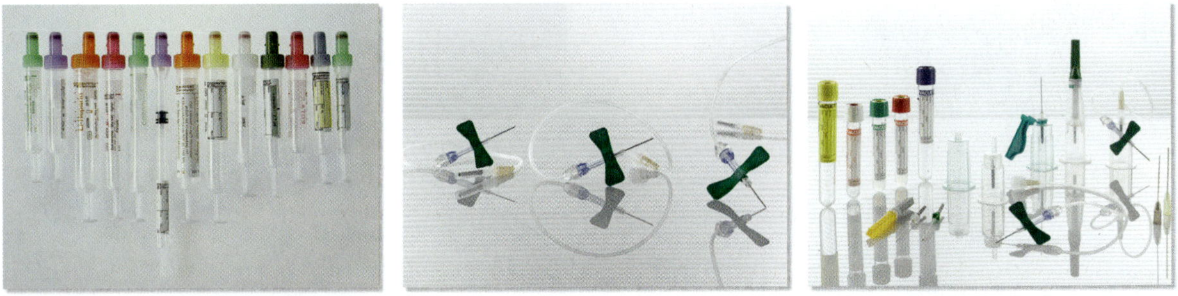

Abb. 1.12: Blutentnahmesystem: Butterflykanülen, Monovetten und Vacutainer

1.4.7 Liquor

Bei Erkrankungen des Nervensystems liefern Blutuntersuchungen nicht immer ein klares Ergebnis, da nicht alle im Hirn befindlichen Stoffe im Blut erscheinen. Grund ist die Blut-Hirn-Schranke (► LF 1.3, Kap. 7.1.3, S. 370). Um eine Hirnhautentzündung, Hirnblutung oder eine Multiple Sklerose abzuklären, ist **Liquor** (Hirnflüssigkeit, ► LF 1.3, Kap. 18.1.2, S. 643) erforderlich.

Das im Rückenmarkskanal verlaufende Rückenmark setzt sich in Höhe der Lendenwirbelsäule in einzelnen Nervensträngen fort. Daher kann in Höhe der Lendenwirbel ohne Gefahr für das Rückenmark punktiert und Liquor entnommen werden. Der Eingriff wird **Lumbalpunktion** genannt.

> **! Merke** Liquorentnahmen dürfen nur von erfahrenen Ärztinnen und Ärzten durchgeführt werden.

1.4.8 Gelenkflüssigkeit

Die Entnahme von **Gelenkflüssigkeit** klärt Gelenkergüsse bei Erkrankungen oder Gewalteinwirkung ab. Die Haut über dem Gelenk wird für die Punktion gereinigt, Haare werden mit einer Schere gekürzt. Damit die Punktion steril verläuft, wird die Hautstelle desinfiziert.

Die Führung der Nadel kann sonografisch kontrolliert (► LF 1.5, Kap. 2.3.3, S. 874) werden. Die entnommene Flüssigkeit wird laborchemisch und mikroskopisch untersucht.

Eine Gelenkpunktion kann nahezu schmerzfrei sein. Bei Bedarf ist es möglich, die Punktionsstelle lokal zu betäuben.

Nach der Punktion schützt ein Pflaster die Punktionsstelle vor Verunreinigungen. Eine Schonung für 1–2 Tage ist sinnvoll. Blutungen im Gelenk oder Verletzungen sind seltene, aber mögliche Komplikationen.

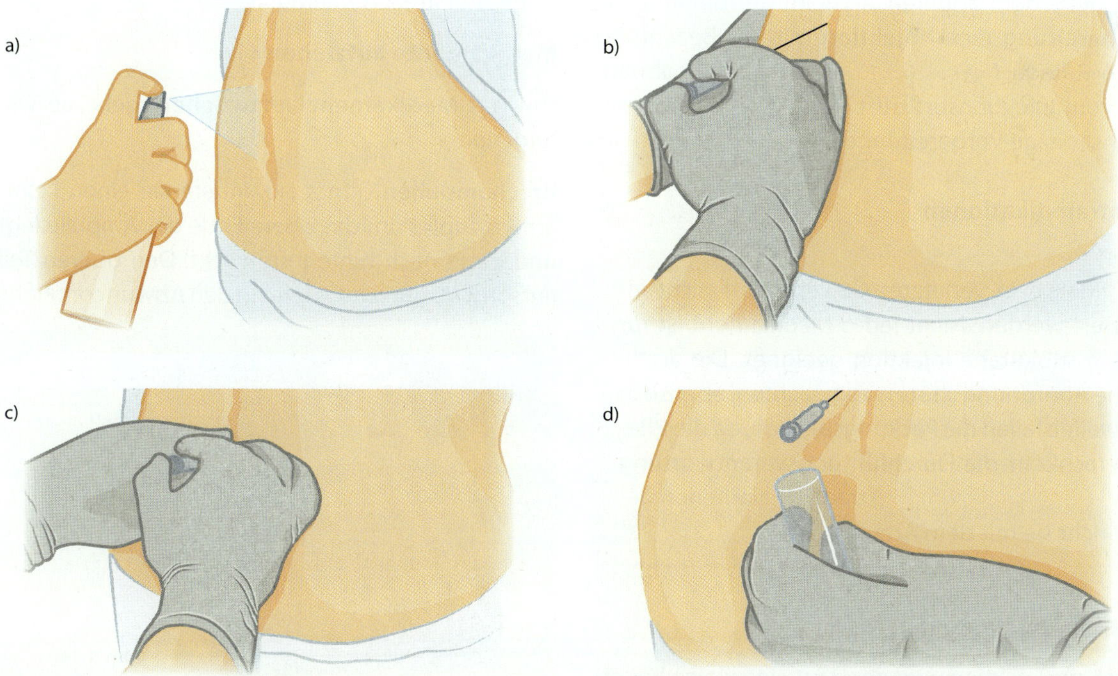

Abb. 1.13: Durchführung einer Lumbalpunktion:
a) Die Punktionsstelle wird desinfiziert,
b) die Punktionsnadel wird eingestochen und
c) in den Spinalraum vorgeschoben.
d) Liquor tropft in ein Probenröhrchen.

1.5 Injektionen

➜ **Definition** **Injektion:** lat. hineintun, einflößen.

Es gibt

- **subkutane Injektionen** (► LF 1.3, Kap. 1.5.2, S. 847),
- **intramuskuläre Injektionen** (► LF 1.3, Kap. 1.5.3, S. 850) und
- **intravenöse Injektionen**, bei denen das Arzneimittel direkt in die Vene verabreicht wird.

! Merke Intravenöse Injektionen sind nicht leicht erlernbar. Da zudem die verwendeten Medikamente ihre Wirksamkeit sehr schnell entfalten, dürfen nur besonders qualifizierte Pflegefachkräfte intravenös injizieren!

1.5.1 Allgemeine Vorbereitung und Vorgehen

Wie bei jedem anderen Arzneimittel beginnt die **Vorbereitung** einer **Injektion** mit der Beachtung der 6-R-Regel (► LF 1.3, Kap. 7.1.4, S. 377). Unabhängig vom Injektionsort trifft die Pflegefachkraft zunächst einige Vorbereitungen.

Kontraindikationen

! Merke In verletztes Gewebe darf nicht injiziert werden. Nicht jedes Medikament ist für eine subkutane Injektion geeignet. Die ärztliche Anordnung ist stets zu beachten, ebenso in Zweifelsfällen die Packungsbeilage, da die Pflegefachkraft die Durchführungsverantwortung (► LF 1.2, Kap. 2.5, S. 108) trägt. Unklarheiten bespricht sie mit dem Arzt.

Material bereitstellen

Durch die Injektion wird der Haut eine kleine Verletzung zugefügt, mit der ein Infektionsrisiko einhergeht. Daher desinfiziert die Pflegefachkraft zunächst ihre Hände und dann die Arbeitsfläche. Folgende **Materialien** stellt sie bereit:

- Händedesinfektionsmittel
- 4 sterile bzw. keimarme Tupfer (11), bei Brechampullen 3 Tupfer
- Hautdesinfektionsmittel
- 1 Spritze (Volumen, das die zu verabreichende Menge leicht überschreitet)
- 1 Kanüle zum Aufziehen des Medikaments

! Merke Je nach Injektionsort wird zudem benötigt (2):

- bei subkutaner Injektion: 1 Kanüle der Größe 22 bis 27 G, je nach Dicke des Unterhautfettgewebes 12–25 mm Länge
- bei intramuskulärer Injektion: 1 Kanüle der Größe 20 bis 21 G, je nach Konstitution bis zu 70 mm Länge

- aufzuziehendes Arzneimittel
- je 1 Abwurfcontainer und -schale
- 2 Einweghandschuhe
- 1 bis 2 Tupfer und 1 Pflasterstreifen oder ein Pflasterstreifen mit Mullfläche

Medikamente aufziehen

Um das **Medikament aufzuziehen**, geht sie wie folgt vor:

Brechampullen öffnet sie, indem sie einen keimarmen Tupfer um das obere Ende der Ampulle legt und diese nach hinten umknickt. Den oberen Teil entsorgt sie mitsamt Tupfer in den Abwurfcontainer.

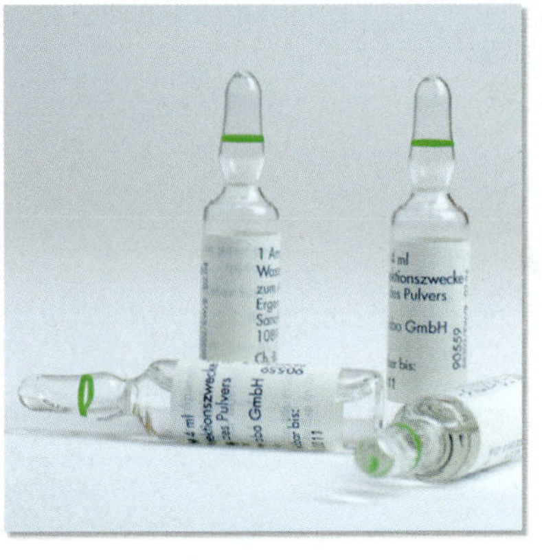

Abb. 1.14: Beispiele für Brechampullen

✔ **Tipp** Brechampullen splittern beim Öffnen nicht. Dennoch ist es ratsam, den unteren Teil der Ampulle auf Glassplitter zu begutachten und sie ggf. zu verwerfen.

Bei **Stechampullen** öffnet die Pflegefachkraft zunächst den Metallverschluss. Die meisten Stechampullen gelten nicht als steril, deshalb besprüht die Pflegefachkraft (3, 4) den Gummistopfen mit einem Hautdesinfektionsmittel auf Alkoholbasis und lässt dieses nach Herstellerangaben einwirken und vollständig trocknen. Anschließend entfernt sie ggf. noch vorhandene Reste mit einem keimarmen Tupfer.

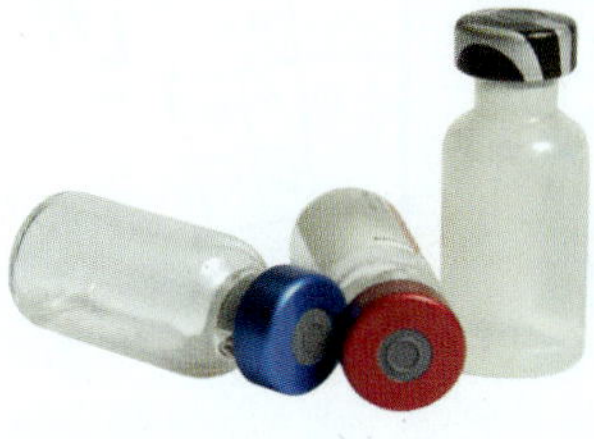

Abb. 1.15: Beispiele für Stechampullen

Entsprechend der **Aufrissvorrichtung** (Peel-off-Technik) entnimmt die Pflegefachkraft die Spritze aus der Verpackung. Anschließend öffnet sie die Verpackung der Kanüle, ohne diese vollständig zu entnehmen. Den Konus der Spritze setzt sie, ohne damit die Kanülenverpackung zu berühren, auf den Ansatzkonus der Kanüle. Mithilfe der Spritze setzt sie die Kanüle auf und führt sie in die Brechampulle ein bzw. sticht sie durch den Gummistopfen. Während sie die gewünschte Menge des Arzneimittels entnimmt, fasst sie den Kolben der Spritze nur an der Stempelplattform an, um eine spätere Kontamination des Zylinders von innen zu vermeiden.

✔ **Tipp** Da Luftblasen in der Spritze die auf der Skala ersichtliche Menge des Arzneimittels verfälschen, zieht die Pflegefachkraft bei Bedarf zunächst etwas zu viel Arzneimittel auf.

Dann überprüft sie, ob die Spritze **Luftblasen** enthält. Diese entfernt sie, indem sie die Spritze mit der Kanüle senkrecht nach oben hält und den Kolben der Spitze langsam so weit nach oben schiebt, bis sämtliche Luft entwichen ist und sich die korrekte Arzneimittelmenge in der Spritze befindet.

Stimmt die Menge des Arzneimittels mit der Verordnung überein, umfasst die Pflegefachkraft den Ansatz der Kanüle, ohne den Spritzenkonus zu berühren. Dann zieht sie die Kanüle ab und entsorgt sie in einen Abwurfcontainer.

Sie öffnet die Verpackung der Injektionskanüle und steckt die Spritze in deren Ansatz. Nachdem sie die Kanüle aus der Verpackung entnommen hat, belässt sie die Schutzhülle auf der Kanüle und legt die Spritze mit der Kanüle hygienisch ab, z. B. auf einem zuvor desinfizierten Spritzentablett. Die Ampulle, aus der sie das Medikament aufgezogen hat, legt sie dazu. Einige Ampullen verfügen über abnehmbare Aufkleber/Etiketten, die statt der Ampulle zur Spritze gelegt werden können.

! Merke Verträgt ein Pflegebedürftiger ein injiziertes Arzneimittel nicht, so tauchen sehr schnell Unverträglichkeitsreaktionen auf, wie Rötung, Brennen bis hin zum anaphylaktischen Schock (► LF 1.3, Kap. 16.1.5, S. 605). In diesem Fall kann die Pflegefachkraft auf die benutzte Ampulle zugreifen und sie im schlimmsten Fall dem Notarzt zeigen.

1.5.2 Subkutane Injektion

➔ **Definition Subkutane Injektion:** Einbringen einer kleinen Menge eines sterilen Arzneimittels mithilfe einer Kanüle in das Unterhautfettgewebe.

Indikationen

Eine **Indikation** für eine subkutane Injektion besteht, wenn ein Medikament nicht oral aufgenommen werden kann, weil es z. B. im Magen-Darm-Trakt zerstört werden würde. Die gängigsten Beispiele für subkutane Injektionen sind die Insulin-Injektion (► LF 1.3, Kap. 15.5.2, S. 584) sowie die Heparin-Injektion zur Thromboseprophylaxe (► LF 1.3, Kap. 1.9.2, S. 270).

Injektionsorte

Der **Injektionsort** einer subkutanen Injektion hängt von der Stärke des Unterhautfettgewebes (►LF 1.3, Kap. 17.1.1, S. 622) ab. Je mehr davon vorhanden ist, desto größer ist die Fläche, in die injiziert werden kann. Als Injektionsstellen kommen infrage:
- vordere Außenseiten der Oberschenkel
- Bauchdecke, um den Bauchnabel herum, mit mindestens 3 cm Abstand (5)

✔ **Tipp** Damit sich die genutzten Körperstellen regelmäßig erholen können, bietet sich ein **Injektionsschema** an. Dies kann z.B. darin bestehen, dass die nutzbaren Flächen der Oberschenkel jeweils in eine obere und untere Hälfte »gedacht« werden oder, dass die Fläche um den Bauchnabel herum in vier Quadranten gedacht wird. Wann oder in welcher Reihenfolge in welches Areal injiziert wird, wird dokumentiert. Mit Einverständnis des Pflegebedürftigen kann das Injektionsschema auch mit einem hautfreundlichen Stift aufgezeichnet werden.

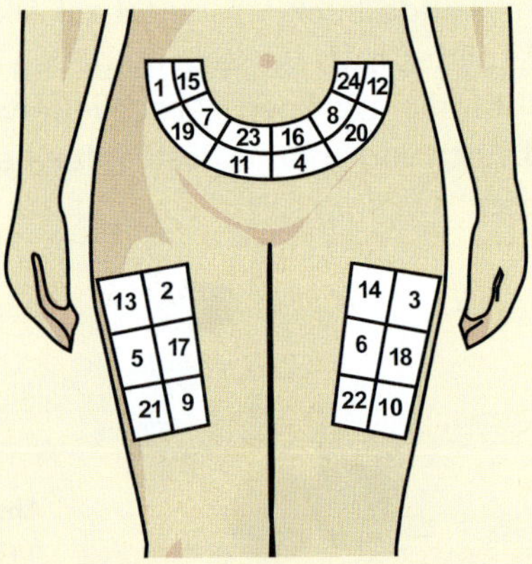

Komplikationen

! Merke **Komplikationen** haben ihre Ursache vor allem in mangelnder Hygiene oder falscher Injektionstechnik.

Prävention	Komplikation	Vorgehen bei Komplikation
hygienische Händedesinfektion hygienische Entnahme von Kanüle und Spritze aus der Verpackung Desinfektion des Einstichstopfens bei Stechampullen fachgerechte Desinfektion der Injektionsstelle berührungsfreier Umgang mit der Kanüle sowie mit dem Konus der Spritze	Entzündung an der Einstichstelle bis hin zum Spritzenabszess	äußerst hygienischer Umgang mit der entzündeten Körperstelle sehr kleine Entzündungen, mit denen der Körper leicht selbst fertig wird: lockeren Pflasterverband mit steriler Mullkompresse anlegen regelmäßige Temperaturkontrolle, um eine systemische Erkrankung frühzeitig zu bemerken bei sehr kleinen, lokal begrenzten Entzündungen: Pflaster und regelmäßige Beobachtung bei stärkeren Entzündungen oder gar Spritzenabszess: Arzt informieren, Wundversorgung nach Anordnung
angehobene Hautfalte, bevor das Arzneimittel injiziert wird, leicht seitlich verschieben. Ist dies nicht möglich: Kanüle entfernen, da die Kanüle vermutlich in der Muskelschicht liegt	versehentliche intramuskuläre Injektion	Wirkung des Arzneimittels beobachten Arzt über die Fehlinjektion informieren
regelmäßiger Wechsel der genutzten Körperstellen, z.B. durch ein Injektionsschema	reduzierte Resorption des Arzneimittels durch Verhärtungen des Gewebes aufgrund häufiger Injektionen	betroffene Körperstelle entlasten und vorerst schonen, im regelmäßigen Wechsel andere Körperstellen nutzen

Tab. 1.3: Prävention von Komplikationen bei der subkutanen Injektion und Vorgehensweise bei Komplikationen.

Durchführung

Nach der fachgerechten Vorbereitung der Injektion (► LF 1.5, Kap. 1.5.1, S. 846) sucht die Pflegefachkraft eine geeignete Injektionsstelle bzw. bestimmt diese nach dem Injektionsschema (► LF 1.5, Kap. 1.5.2, S. 848) und desinfiziert erneut ihre Hände.

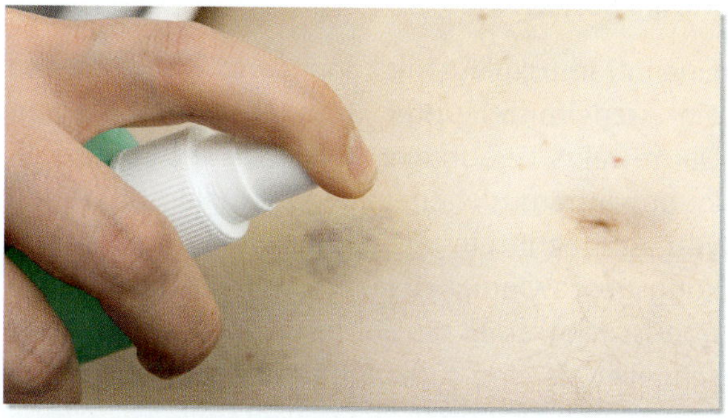

Abb. 1.16: Das auf die spätere Injektionsstelle aufgebrachte Hautdesinfektionsmittel lässt die Pflegefachkraft nach Herstellerangaben einwirken.

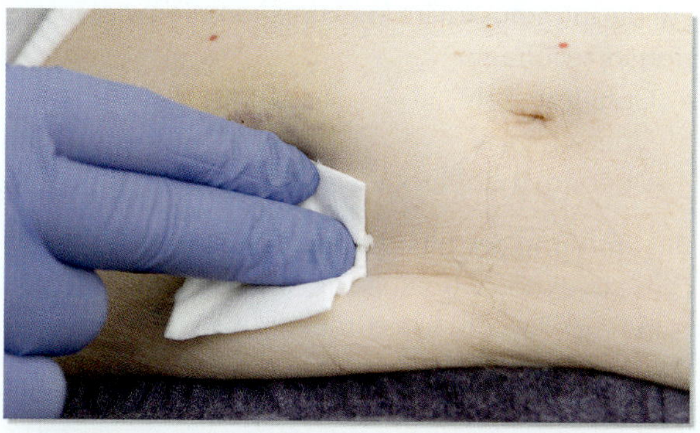

Abb. 1.17: Nun zieht sie Einmalhandschuhe an und entfernt ggf. noch vorhandene Reste des Desinfektionsmittels mit einem keimarmen Tupfer.

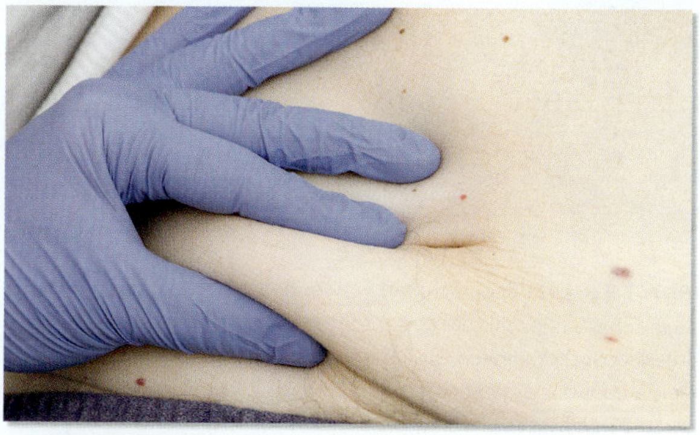

Abb. 1.18: Mit Daumen und Zeigefinger hebt sie eine Hautfalte an.

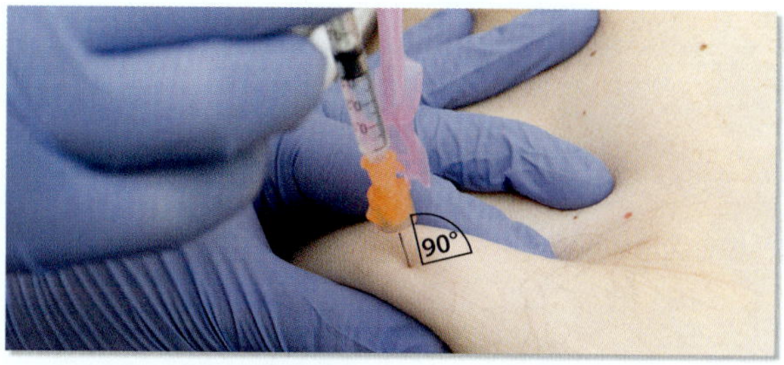

Abb. 1.19: Bei gehobener Hautfalte sticht sie die Kanüle im Winkel von 90° ein. Ist der Pflegebedürftige sehr kachektisch, reduziert sie den Winkel auf 45°.

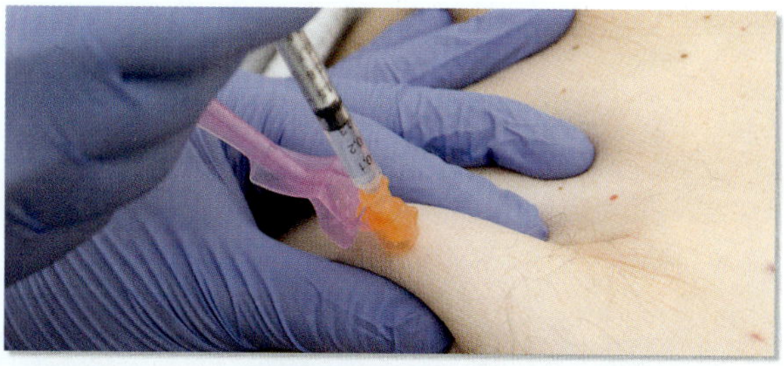

Abb. 1.20: Um festzustellen, ob sie versehentlich einen Muskel getroffen hat, verschiebt die Pflegefachkraft die Hautfalte vorsichtig seitlich. Ist dies nicht möglich, so liegt das Kanülenende im Muskel, die Kanüle muss entfernt werden.

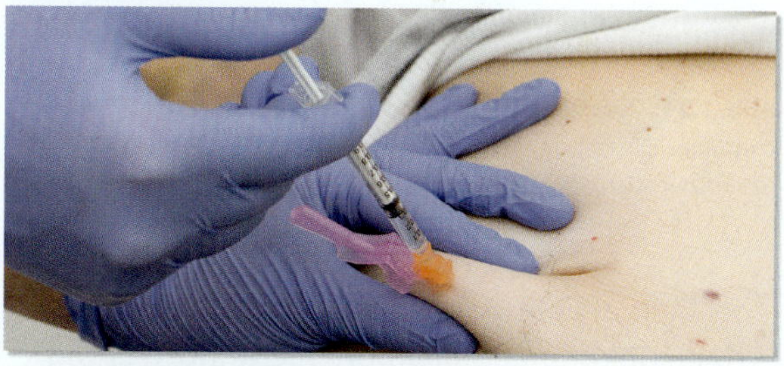

Abb. 1.21: Bei weiterhin angehobener Hautfalte injiziert die Pflegefachkraft langsam das Arzneimittel.

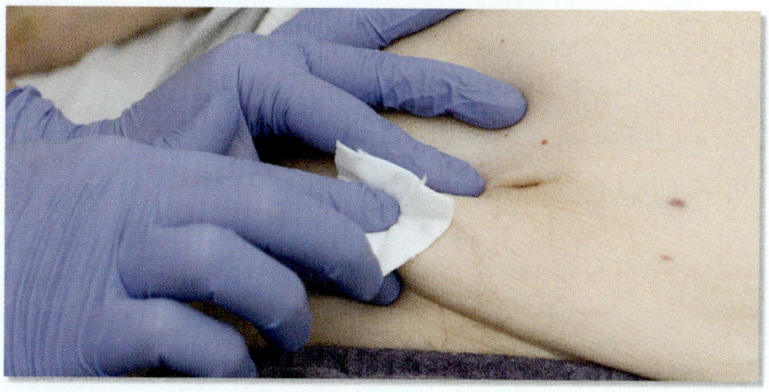

Abb. 1.22: Während sie die Hautfalte noch hält, entfernt sie die Kanüle und legt dann einen Tupfer auf die Einstichstelle.

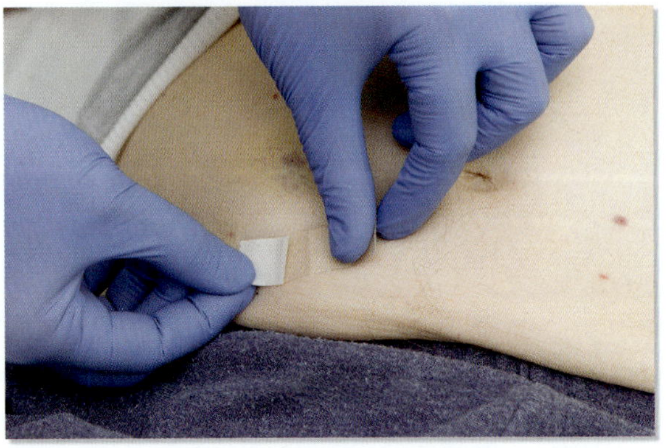

Abb. 1.23: Die Pflegefachkraft versorgt die Injektionsstelle mit einem Pflaster.

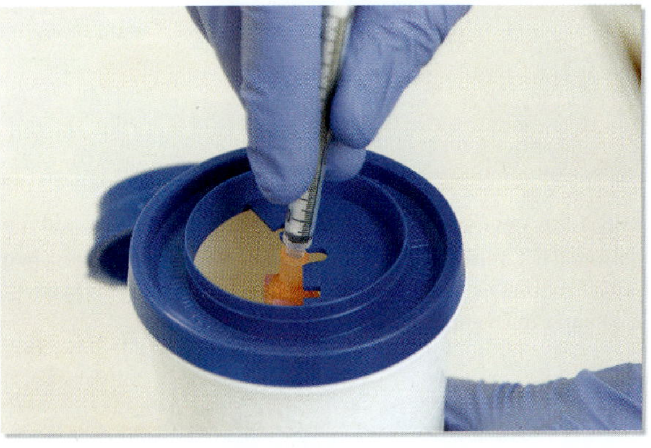

Abb. 1.24: Zum Schluss entsorgt sie die Kanüle in einen Abwurfcontainer. Die übrigen Gegenstände entsorgt sie ebenfalls und desinfiziert sich die Hände.

! Merke Eine **Aspiration** (Abb. 1.32) ist bei der subkutanen Injektion nicht notwendig, da die Blutgefäße unterhalb des Unterhautfettgewebes verlaufen.

Nach der Injektion achtet die Pflegefachkraft auf ggf. vorhandene Komplikationen, z. B. Entzündungszeichen. Diese **Beobachtung** integriert sie in die tägliche Körperpflege.

1.5.3 Intramuskuläre Injektion

Definition **Intramuskuläre Injektion:** Einbringen eines Arzneimittels mithilfe einer Kanüle in den Muskel.

Indikationen

Eine intramuskuläre Injektion ist notwendig, wenn ein Arzneimittel unter Umgehung des Magen-Darm-Trakts verabreicht werden muss. Ebenso erlauben intramuskuläre Injektionen die Applikation von Arzneimitteln mit Depotwirkung. Die Wirkungsgeschwindigkeit einer intramuskulären Injektion ist langsamer als auf intravenösem Weg und schneller als eine subkutane Injektion. Auch Impfungen und einige Schmerzmittel stellen eine **Indikation** zur intramuskulären Injektion dar.

Injektionsorte

Für die intramuskuläre Injektion kommen drei **Injektionsorte** infrage:

- Gesäßmuskel
- Oberschenkel
- Oberarm (nur Mengen ≤ 2 ml, 2)

Bestimmung der Injektionsstelle im Gesäßmuskel
Diese Injektion wird auch als **ventrogluteale Injektion** nach von Hochstetter bezeichnet.

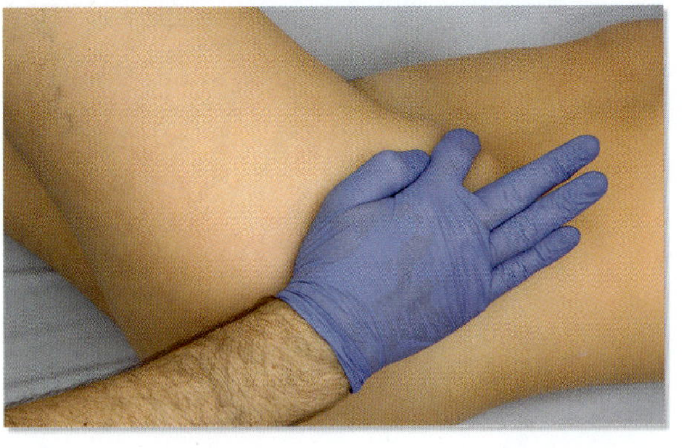

Abb. 1.25: Die Pflegefachkraft verwendet zur Bestimmung des Injektionsorts jeweils die gegenseitige Hand. Im Bild wird der Injektionsort der linken Gesäßhälfte bestimmt. Die Pflegefachkraft verwendet dazu ihre rechte Hand. Zunächst legt die Pflegefachkraft ihren Zeigefinger auf den vorderen Darmbeinstachel des Pflegebedürftigen.

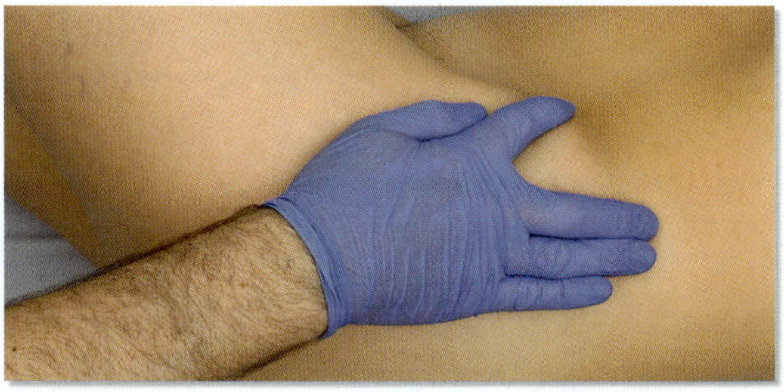

Abb. 1.26: Mit dem Mittelfinger gleitet sie am Darmbeinkamm entlang, bis beide Finger soweit wie möglich gespreizt sind.

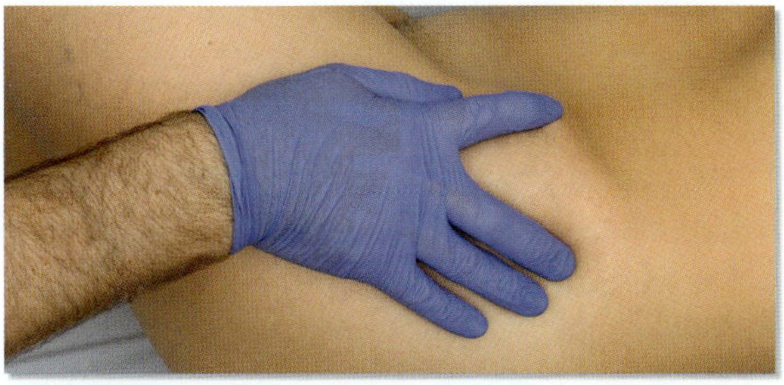

Abb. 1.27: Dann löst sie den Mittelfinger, spreizt ihn jedoch nach wie vor ab. Mit dem Handballen gleitet sie weiter in Richtung Oberschenkelvorderseite. Liegt der Handballen auf dem Trochantermajor, so stoppt sie die Bewegung. Der Injektionsort liegt in der Spitze des Dreiecks zwischen Zeige- und Mittelfinger.

Bestimmung der Injektionsstelle im Oberschenkel

Um die korrekte Injektionsstelle im **Oberschenkel** zu bestimmen, denkt sich die Pflegefachkraft eine Linie zwischen Trochanter major und Kniescheibe. Die Injektionsstelle liegt im mittleren Drittel dieser Linie (M. vastuslateralis).

Bestimmung der Injektionsstelle im Oberarm

Die korrekte Injektionsstelle im Oberarm liegt drei Querfinger unterhalb der Schulterhöhe (M. deltoideus).

Komplikationen

Wie bei der subkutanen Injektion besteht eine wesentliche Ursache für **Komplikationen** in einer mangelnden Hygiene. Die allgemeine Vorbereitung (► LF 1.5, Kap. 1.5.1, S. 846) sowie die Durchführung der Injektion sind daher unbedingt hygienisch durchzuführen.

Prävention	Komplikation	Vorgehen bei Komplikation
zur Hygiene: ► LF 1.5, Kap. 1.5.2, Tab. 1.3, S. 848		
nach Einstich der Nadel zunächst aspirieren: zeigt sich Blut in der Spritze, die Nadel herausziehen, entsorgen und die Injektion an anderer Stelle wiederholen	versehentliche Injektion in ein Blutgefäß	Druckverband anlegen Arzt informieren
während Injektion Abstand zwischen Kanüle und Haut belassen Ansatzkonus der Kanüle festhalten	abgebrochene Kanülennadel	Pflegebedürftigen in der Position belassen Stelle mit einem sterilen Tupfer abdecken Arzt informieren
korrekte Bestimmung der Kanülenlänge	Verletzung des Knochens mit der Kanüle	Kanüle leicht zurückziehen, erst dann injizieren auf anschließende Schmerzäußerungen und Entzündungszeichen achten ggf. Arzt informieren

Tab. 1.4: Prävention von Komplikationen bei der intramuskulären Injektion und Vorgehensweise bei Komplikationen.

Durchführung

Nach der Vorbereitung (► LF 1.5, Kap. 1.5.1, S. 846) und vor der **Durchführung** positioniert die Pflegefachkraft den Pflegebedürftigen in der richtigen Lage bzw. unterstützt ihn, diese einzunehmen.

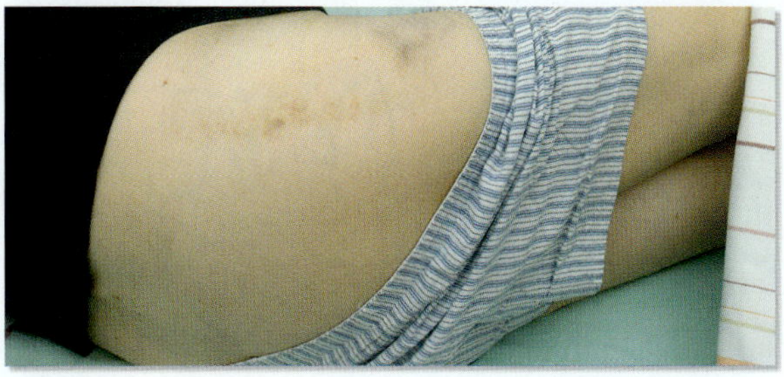

Abb. 1.28: Während der Injektion in den Gesäßmuskel liegt der Pflegebedürftige auf der Seite, in die nicht injiziert werden soll. Das obere Bein ist leicht angewinkelt.

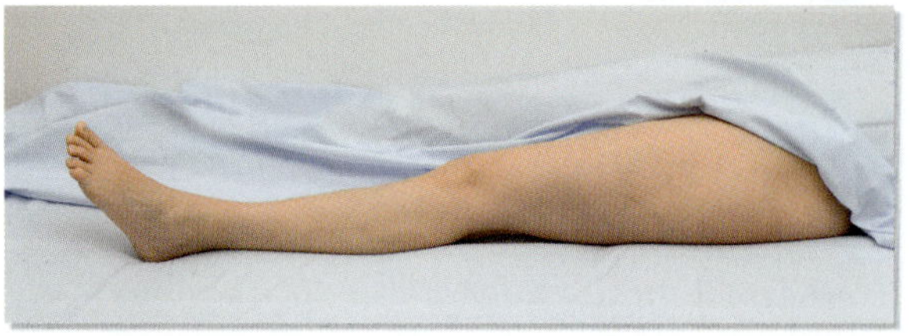

Abb. 1.29: Während der Injektion in den Oberschenkel liegt der Pflegebedürftige auf dem Rücken, das Bein, in das injiziert werden soll, ist leicht nach innen gedreht, damit die Injektionsfläche nach oben zeigt.

LF 1.5

Während der Injektion in den Oberarm liegt der Pflegebedürftige auf dem Rücken oder er sitzt. Sobald er sich in der richtigen Lage befindet, bestimmt die Pflegefachkraft den Injektionsort. Dann desinfiziert sie erneut die Hände. Wie bei der subkutanen Injektion sprüht sie Hautdesinfektionsmittel auf die Injektionsstelle und lässt es nach Herstellerangaben einwirken (Abb. 1.16). Sie zieht Handschuhe an und entfernt eventuell vorhandene Reste des Desinfektionsmittels mit einem sterilen oder keimarmen Tupfer (Abb. 1.17).

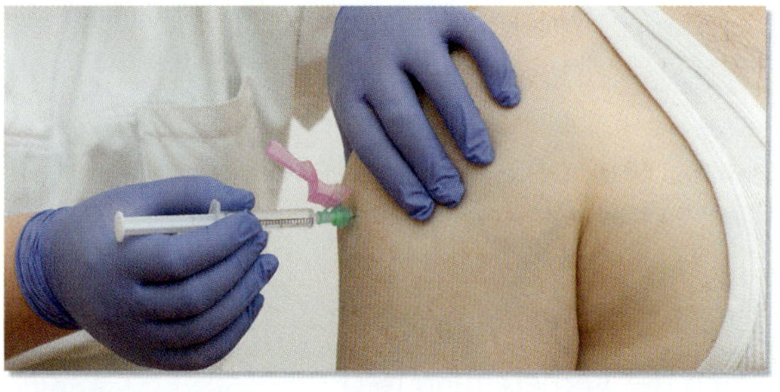

Abb. 1.30: Im 90°-Winkel führt die Pflegefachkraft die Kanüle ein. Sollte diese versehentlich den Knochen berühren, so zieht die Pflegefachkraft die Kanüle etwas zurück.

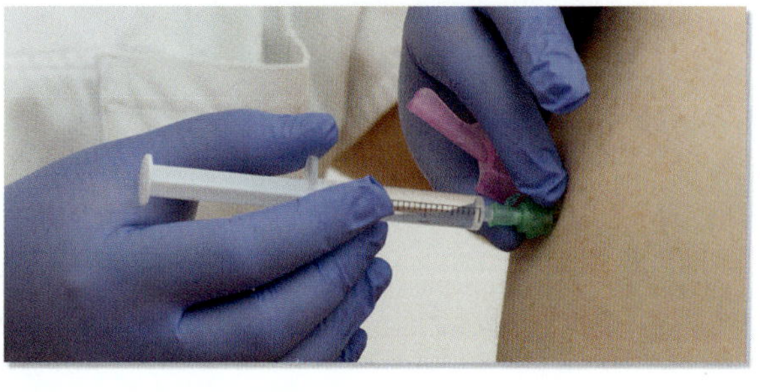

Abb. 1.31: Um den Abbruch der Kanüle zu verhindern, lässt die Pflegefachkraft zwischen Kanüle und Haut einen kleinen Abstand. Während der Injektion hält sie den Kanülenansatzkonus.

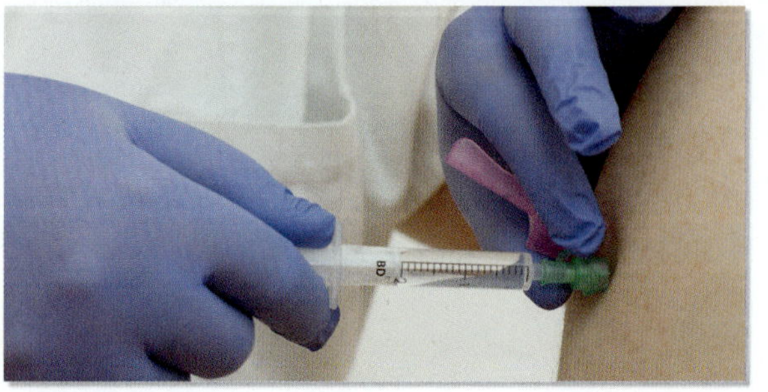

Abb. 1.32: Sie zieht vorsichtig am Kolben der Spritze (Aspiration). Zeigt sich kein Blut, so kann sie das Arzneimittel langsam injizieren. Zeigt sich Blut ist der Spritze, so ist die Kanüle sofort zu entfernen und ein Druckverband anzulegen, da ein Gefäß verletzt wurde.

! Merke Während der Injektion fragt die Pflegefachkraft den Pflegebedürftigen, ob er ausstrahlende Schmerzen verspürt. In diesem Fall wurde möglicherweise ein Nerv getroffen, die Injektion ist abzubrechen.

Nach der Injektion legt sie einen sterilen oder keimarmen Tupfer auf die Injektionsstelle (Abb. 1.22). Die **Nachsorge** erfolgt wie bei der subkutanen Injektion (Abb. 1.23 und 1.24).

! Merke Blutet die Injektionsstelle stark, nachdem die Kanüle entfernt wurde, so wurde möglicherweise ein Blutgefäß verletzt. Die Injektionsstelle ist stark zu komprimieren, der Betroffene zu beobachten und der Arzt zu informieren.

1.6 Infusionen

Definition **Infusion:** lat. hineingießen.

1.6.1 Allgemeine Vorbereitung und Vorgehen

Bei der **Vorbereitung und Durchführung** beachtet die Pflegefachkraft die 6-R-Regel (► LF 1.3, Kap. 7.1.4, S. 377) und trifft folgende Vorbereitungen:

Sie beginnt mit einer hygienischen Händedesinfektion und desinfiziert die Arbeitsfläche.

Material bereitstellen

Folgende **Materialien** stellt sie für die Anlage eines subkutanen oder periphervenösen Zugangs mit anschließender Infusion bereit:

- Händedesinfektionsmittel
- Hautdesinfektionsmittel
- 2 bis 3 keimarme Tupfer
- 1 Mullverband
- 1 Pflasterstreifen zur Fixierung des Infusionsschlauchs
- Infusionslösung
- Infusionssystem
- Infusionsständer
- je 1 Abwurfcontainer und -schale
- 2 Einweghandschuhe
- wasserfester Stift
- zusätzlich für die **subkutane Infusion**:
  - 1 Butterfly-Kanüle entsprechend der vom Arzt angegebenen Größe
  - 1 sterile Schlitzkompresse
- zusätzlich für die **periphere intravenöse Infusion**:
  - 1 Stauschlauch
  - 2 weitere Einweghandschuhe
  - 2 weitere keimarme Tupfer
  - 1 intravenöser Zugang entsprechend der vom Arzt angegebenen Größe
  - 5-ml-Spritze mit sterilem NaCl 0,9 %
  - 1 Schlitzpflaster von ca. 3 x 5 cm und 1 weiterer Pflasterstreifen
  - auf Anweisung des Arztes: Spritzen oder Laborgefäße für eine Blutuntersuchung
  - auf ärztliche Anordnung: lokal anästhesierende Creme mit passendem Pflaster
- zusätzlich bei zugefügtem **Medikament**:
  - 1 Kanüle
  - aufzuziehendes Arzneimittel
  - 1 steriler bzw. keimarmer Tupfer (6)

! Merke Portkatheter und zentralvenöse Katheter (ZVK) werden im Krankenhaus von einem Arzt angelegt.

Da der **ZVK** bereits über einen Ansatz verfügt, an den die Infusion angeschlossen werden kann, werden lediglich folgende Materialien benötigt:

- zusätzlich für den **Wechsel des Infusionssystems**:
  - Händedesinfektionsmittel
  - 1 Paar sterile Handschuhe
  - 1 Plastikklemme
  - vorbereitete Infusionslösung nach Anordnung
  - Infusionspumpe
- zusätzlich beim **Verbandwechsel**:
  - Händedesinfektionsmittel
  - 2 Paar sterile Handschuhe
  - 1 Mundschutz
  - Hautdesinfektionsmittel
  - 3 bis 5 sterile Tupfer
  - 20-ml-Spritze mit sterilem NaCl 0,9 %
  - 1 transparenter Folienverband

Nachbereitung

! Merke Unabhängig davon, welche der folgenden Tätigkeiten die Pflegefachkraft durchgeführt hat, entsorgt sie anschließend alle benötigten Utensilien fachgerecht, desinfiziert die Arbeitsfläche und auch ihre Hände.

Infusion vorbereiten

Unabhängig vom Zugang für die Infusion bereitet die Pflegefachkraft das Infusionsset in **hygienischer Arbeitsweise** vor.

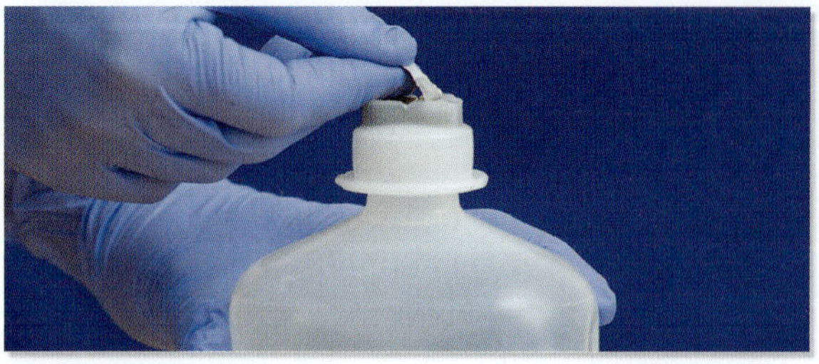

Abb. 1.33: Die Pflegefachkraft öffnet den Verschluss bzw. Deckel über der Einstichfläche der Flasche bzw. des Beutels mit der Infusionslösung.

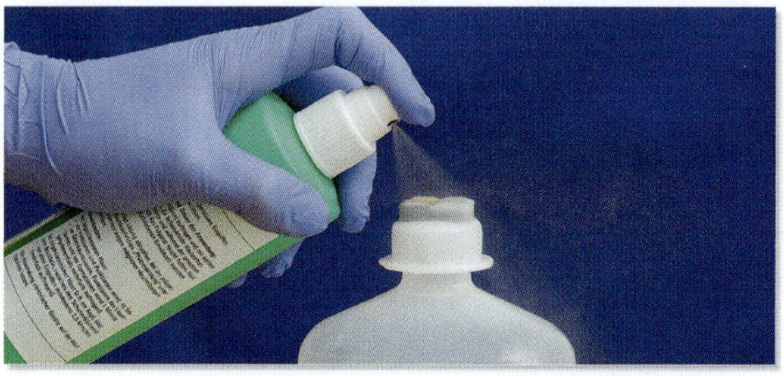

Abb. 1.34: Sie sprüht Hautdesinfektionsmittel auf die Einstichfläche und lässt es nach Herstellerangaben einwirken.

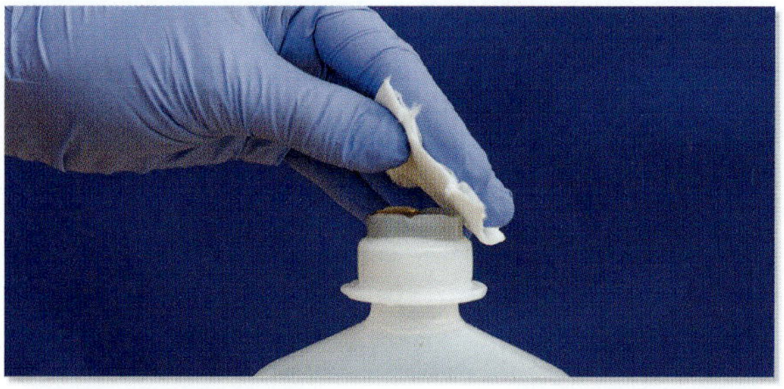

Abb. 1.35: Nach der Einwirkzeit entfernt sie ggf. vorhandene Reste des Desinfektionsmittels mit einem sterilen bzw. keimarmen Tupfer.

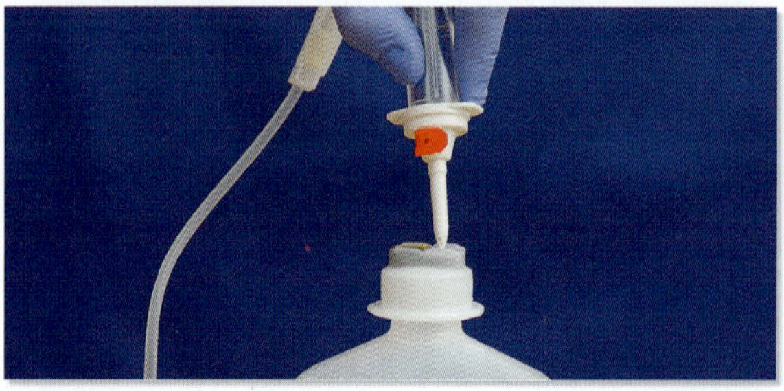

Abb. 1.36: Nun schließt sie die Rollklemme und entfernt die Kappe vom Durchstichdorn des Infusionssystems, ohne den Dorn zu berühren, und steckt diesen in die vorgesehene Fläche des Infusionsbeutels bzw. der Flasche.

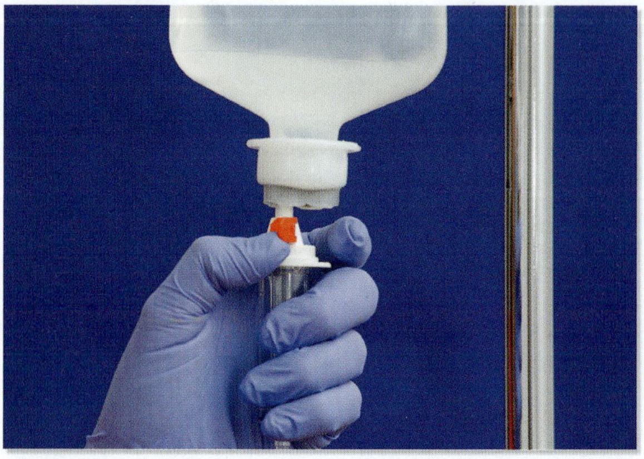

Abb. 1.37: Sie hängt den Beutel bzw. die Flasche mit der Einstichfläche senkrecht nach unten in den Infusionsständer und öffnet das Luftventil zur Tropfkammer.

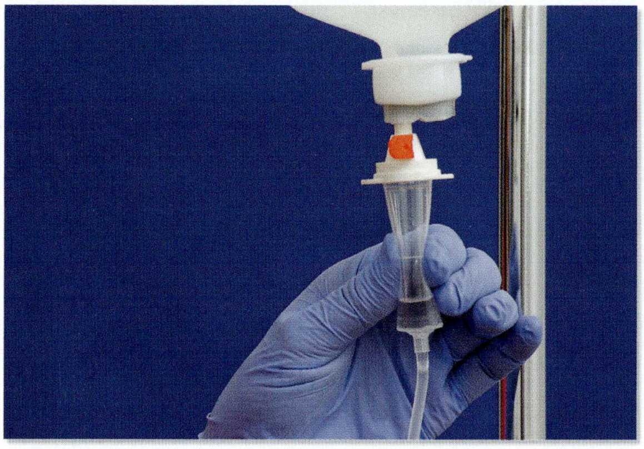

Abb. 1.38: Durch mehrfaches Drücken füllt sie die Tropfkammer bis ca. zur Mitte.

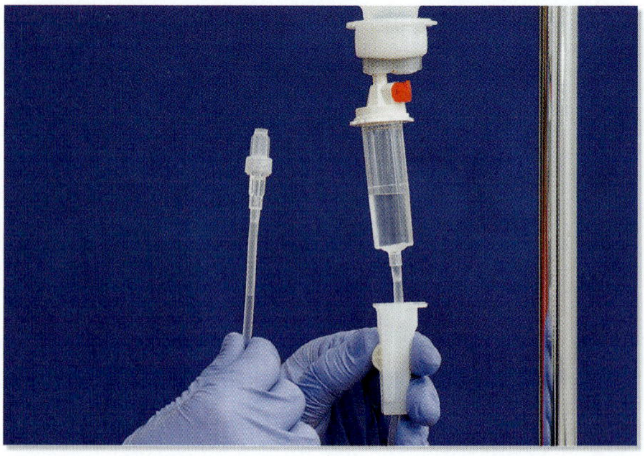

Abb. 1.39: Indem sie das Rädchen der Rollklemme nach oben schiebt, öffnet sie den Weg in den Infusionsschlauch. Durch diesen lässt sie die Infusionslösung laufen, bis der Schlauch komplett durchspült und frei von Luftblasen ist.

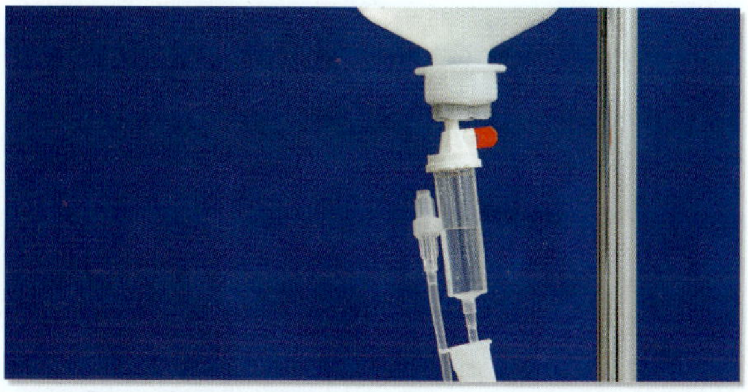

Abb. 1.40: Die Schlauchkappe belässt sie am Schlauch, bis sie die Infusion anschließt. Den Schlauch befestigt sie an der Rollklemme.

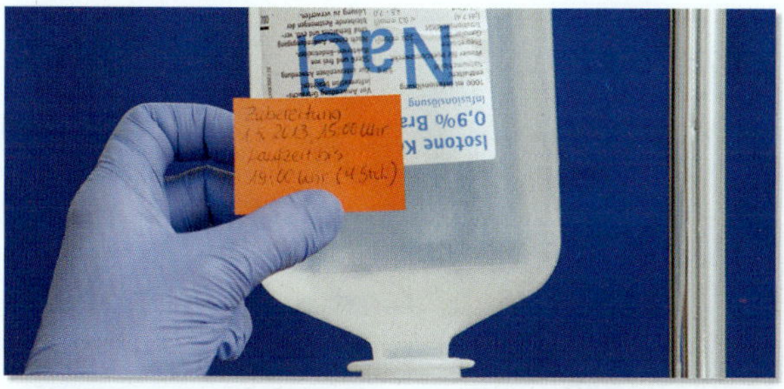

Abb. 1.41: Nach Prüfung der 6-R-Regel (► LF 1.3, Kap. 7.1.4, S. 377) und Information des Pflegebedürftigen schreibt die Pflegefachkraft mit einem wasserfesten Stift den Zeitpunkt der Zubereitung und die geplante Laufzeit auf den Beutel.

Wechsel der Flasche bzw. des Beutels bei weiterverwendetem System

> **! Merke** Manipulationen am Infusionssystem sind auf ein Minimum zu beschränken, um die Infektionsgefahr gering zu halten.

Werden die aus hygienischen Gründen vorgeschriebenen **Wechselintervalle** für Infusionssysteme (► LF 1.5, Kap. 1.6.3, S. 859 f.) eingehalten, spricht nichts dagegen, das Infusionssystem einer entleerten Flasche weiterzuverwenden.

- Die Pflegefachkraft desinfiziert die Einstichfläche der neuen Flasche (Abb. 1.34).
- Dann schließt sie das Ventil der Tropfkammer sowie die Rollklemme und nimmt die alte Flasche vom Infusionsständer.
- Sie zieht den Dorn berührungsfrei nach oben heraus und sticht ihn berührungsfrei in die neue Flasche.

> **! Merke** Bei einem Wechsel der Infusionslösung klärt die Pflegefachkraft im Zweifelsfall mit dem Arzt ab, ob die beiden Lösungen direkt hintereinander durch den Schlauch laufen dürfen oder ob mit unerwünschten Reaktionen zu rechnen und wie vorzugehen ist.

Infusion mit Medikamentenzusatz

Um ein **Medikament** in eine Infusionslösung zu geben, zieht die Pflegefachkraft dieses zunächst auf (► LF 1.5, Kap. 1.5.1, S. 846). Dann spritzt sie das Medikament durch die zuvor desinfizierte Einstichfläche in die Infusionslösung und vermerkt den Medikamentenzusatz auf dem Infusionsbehälter.

Sie schwenkt die Flasche bzw. den Beutel vorsichtig, damit sich das Medikament gleichmäßig verteilt. Mit der Flasche bzw. dem Beutel verfährt sie wie beschrieben weiter (Abb. 1.37 bis Abb. 1.41).

> **! Merke** Unverträglichkeitsreaktionen tauchen bei Infusionen umgehend auf. Die Pflegefachkraft bricht die Infusion sofort ab und informiert den Arzt.

> **✓ Tipp** Berechnung der Infusionsgeschwindigkeit
> - ml Infusionsflüssigkeit pro Stunde = angeordnete Gesamt-ml-Menge/angeordnete Gesamt-Stundenzahl
> - ml Infusionsflüssigkeit pro Minute = angeordnete Gesamt-ml-Menge/angeordnete Gesamt-Minuten
> - 1 ml wässrige Infusionslösung entspricht 20 Tropfen
> - Tropfen pro Stunde = ml/Stunde × 20
> - Tropfen pro Minute = ml/Minute × 20

Subkutane bzw. intravenöse Zugänge entfernen

Um einen Zugang zu **entfernen**, desinfiziert die Pflegefachkraft ihre Hände und trägt Handschuhe.

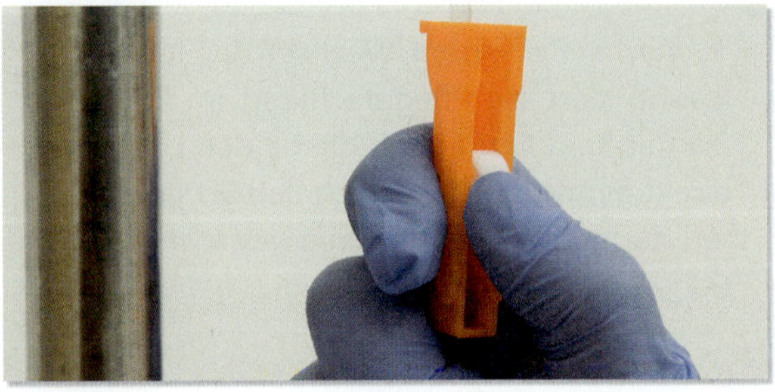

Abb. 1.42: Die Pflegefachkraft dreht die Rollklemme des Infusionssystems zu.

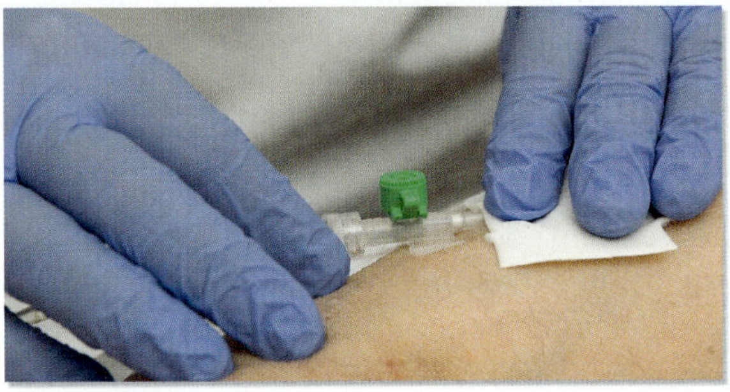

Abb. 1.43: Sie löst das Fixierungspflaster, legt einen keimarmen Tupfer auf die Haut über dem Stichkanal und zieht die Kanüle unter leichtem Druck mit dem Tupfer vorsichtig flach heraus.

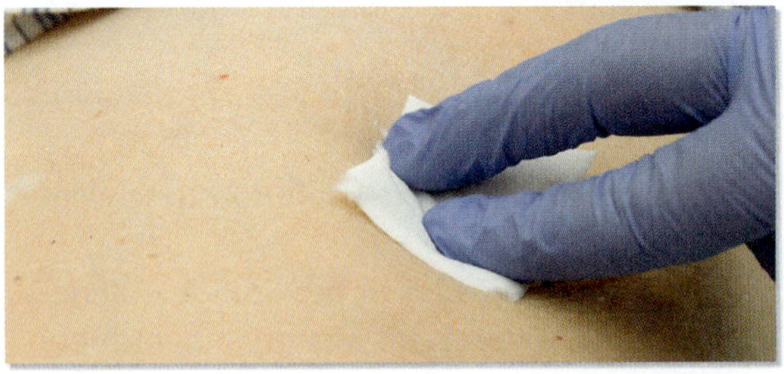

Abb. 1.44: Beim subkutanen Zugang verteilt sie mit leicht kreisenden Bewegungen und leichtem Druck noch den Teil der Infusionslösung, der zuletzt in das Gewebe eingelaufen ist.

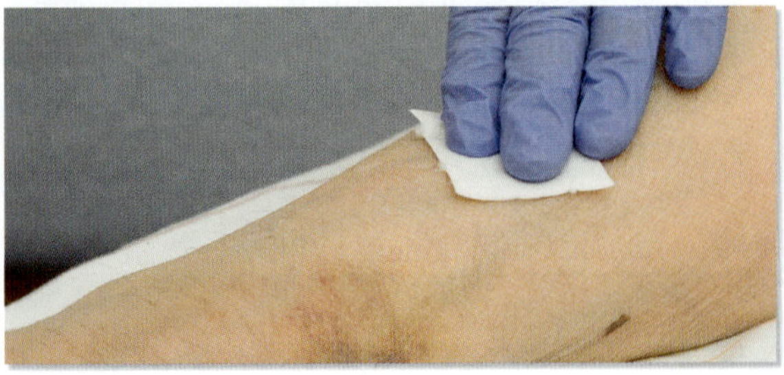

Abb. 1.45: Beim intravenösen Zugang drückt sie mit dem Tupfer ca. zwei Minuten lang auf die Punktionsstelle. Ist der Pflegebedürftige dazu in der Lage, so kann er diese Aufgabe selbst übernehmen.

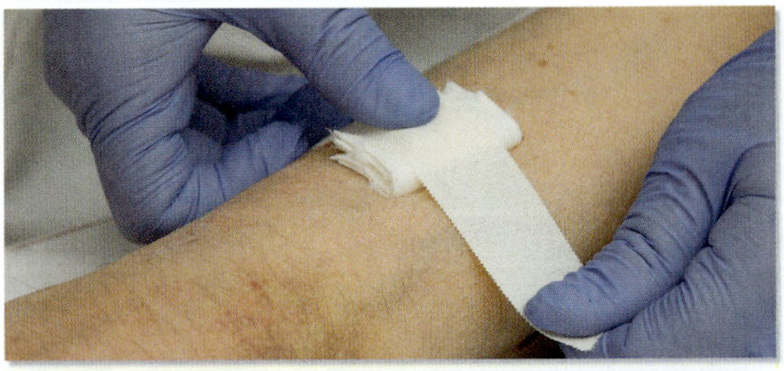

Abb. 1.46: Abschließend klebt sie mit einem Pflasterstreifen einen zweifach gefalteten Tupfer über die Infusionsstelle, um einen leichten Druck auf das Gefäß auszuüben und den Verschluss der Punktionsstelle zu fördern.

1.6.2 Subkutane Infusion

➔ Definition **Subkutane Infusion:** Einbringen von Infusionslösung in das Unterhautfettgewebe.

Indikationen

Eine **Indikation** für eine subkutane Infusion besteht bei Flüssigkeitsbedarf, der auf oralem Weg nicht gedeckt werden kann, wenn kein intravenöser Zugang gelegt werden soll oder kann. In der Altenpflege werden subkutane Infusionen genutzt, da sie – durch Delegation eines Arztes – von Pflegefachkräften selbst und daher zeitnah verabreicht werden können.

Kontraindikationen

Medikamente dürfen nicht über eine subkutane Infusion verabreicht werden. Eine Stoffwechselstörung, die mehr als eine Standard-Infusionslösung benötigt, oder gar ein Schock sind **Kontraindikationen.** Verletzungen im Infusionsgebiet sowie Gerinnungsstörungen stellen ebenfalls Kontraindikationen dar. Benötigt der Pflegebedürftige schnell eine große Flüssigkeitsmenge, ist die – langsam einlaufende – subkutane Infusion kontraindiziert.

! Merke Da sich die Infusionsflüssigkeit im Gewebe sammelt, bevor sie von dort resorbiert wird, dürfen subkutane Infusionen nicht in ödematöses Gewebe verabreicht werden.

Infusionsorte

Die vorderen Außenseiten der Oberschenkel stellen den **Infusionsort** erster Wahl dar. Er wird wie bei der subkutanen Injektion (► LF 1.5, Kap. 1.5.2, S. 847) ermittelt. Ist eine Infusion dort nicht möglich, kann auf die Bauchdecke ausgewichen werden. Dort kann die Infusion um den Bauchnabel herum, mit mindestens 3 cm Abstand, angebracht werden.

Komplikationen

Prävention	Komplikation	Vorgehen bei Komplikation
• hygienische Händedesinfektion • hygienische Entnahme von Kanüle und Infusionssystem aus der Verpackung • Desinfektion des Einstichstopfens bei Stechampullen • fachgerechte Desinfektion der Einstichstelle • berührungsfreier Umgang mit der Kanüle sowie mit dem Ende der Infusionsleitung	Entzündung an der Einstichstelle bis hin zum Abszess	• aseptischer Umgang mit der entzündeten Körperstelle • bei lokal begrenzten Entzündungen: lockeren Pflasterverband mit steriler Mullkompresse anlegen • wenn während der Infusion Entzündungszeichen auftreten: Arzt informieren, Infusion ggf. abbrechen • regelmäßige Temperaturkontrolle, um eine systemische Erkrankung des Körpers frühzeitig zu bemerken • bei stärkeren Entzündungen (im schlimmsten Fall Abszessbildung): Arzt informieren, Wundversorgung nach Anordnung
angehobene Hautfalte, bevor die Infusion begonnen wird, leicht seitlich verschieben. Ist dies nicht möglich: Zugang entfernen, da die Kanüle vermutlich in der Muskelschicht liegt.	versehentliche intramuskuläre Infusion mit nachfolgenden Schmerzen	Infusion abbrechen
regelmäßiger Wechsel der genutzten Körperstellen, z. B. durch ein Infusionsschema	starke Beanspruchung des Gewebes	• betroffene Körperstelle entlasten und vorerst schonen • im regelmäßigen Wechsel andere Körperstellen nutzen
• subkutane Injektionen nur bei ruhigen Pflegebedürftigen anwenden • Oberschenkel als Infusionsort bevorzugen • Infusionsschlauch mit Schleife vor Zug schützen • Zugang mit Mullbinde vor versehentlichem Abreißen schützen • engmaschige Kontrolle der richtigen Lage der Kanüle	• Zugang verrutscht • Zugang sticht versehentlich in andere Körperstelle	• Nadel sofort entfernen • Haut entsprechend der ggf. vorhandenen Verwundung versorgen • bei schwerer Schädigung: Arzt informieren

Tab. 1.5: Prävention von Komplikationen bei subkutanen Infusionen und Vorgehensweise bei Komplikationen.

Durchführung

Nach der allgemeinen Vorbereitung der Infusion (► LF 1.5, Kap. 1.6.1, S. 853) prüft die Pflegefachkraft die geeignete Infusionsstelle. Dann desinfiziert sie sich erneut die Hände und sprüht auf die zu punktierende Stelle ausreichend Hautdesinfektionsmittel, das sie nach Herstellerangaben einwirken lässt (Abb. 1.16). In der Zwischenzeit zieht sie Handschuhe an. Reste des Desinfektionsmittels entfernt sie mit einem sterilen Tupfer (Abb. 1.17).

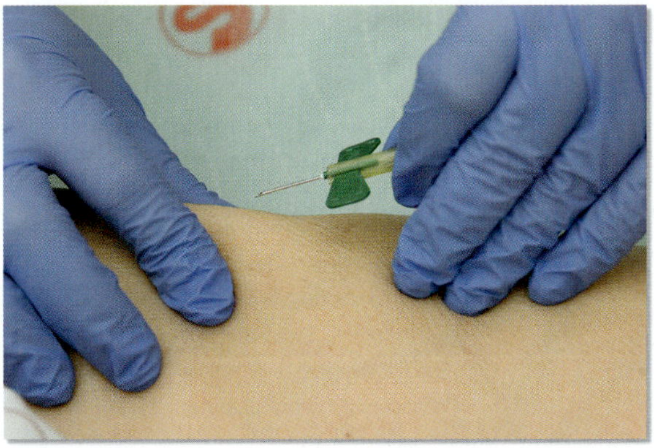

Abb. 1.47: Mit Daumen und Zeigefinger hebt die Pflegefachkraft eine Hautfalte ab und sticht die Kanüle distal, also aus Richtung der Füße, in proximale Richtung, also in Richtung des Kopfes im Winkel von 15°, ein (7).

- Um sicherzugehen, dass die Kanüle nicht im Muskelgewebe liegt, bewegt sie die Hautfalte vorsichtig zur Seite (Abb. 1.20). Ist dies nicht möglich, so entfernt sie den Zugang.

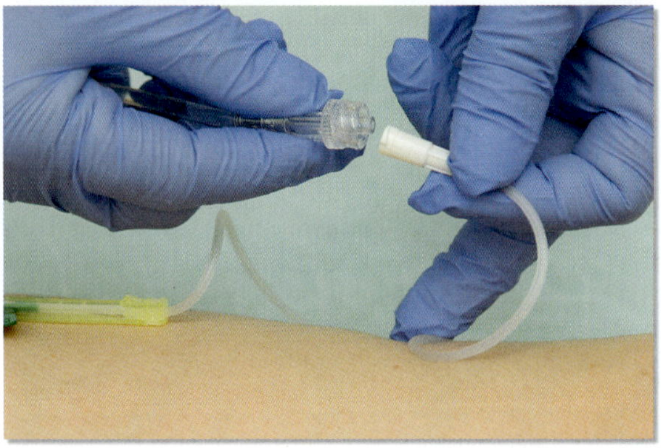

Abb. 1.48: Im nächsten Schritt schließt sie den Infusionsschlauch an und lässt vorab die Hautfalte los.

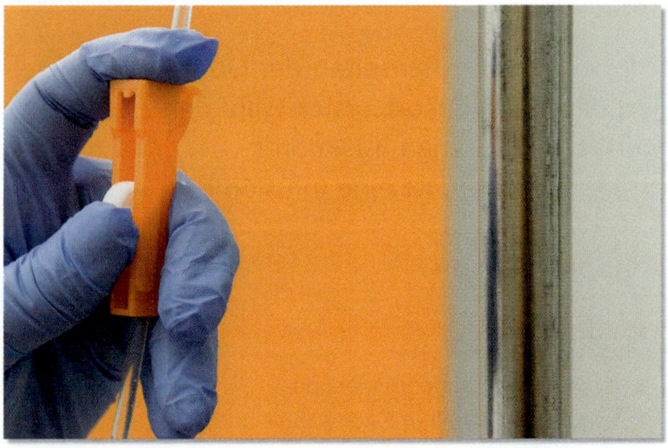

Abb. 1.49: Sie öffnet die Rollklemme und stellt die Infusionsgeschwindigkeit ein.

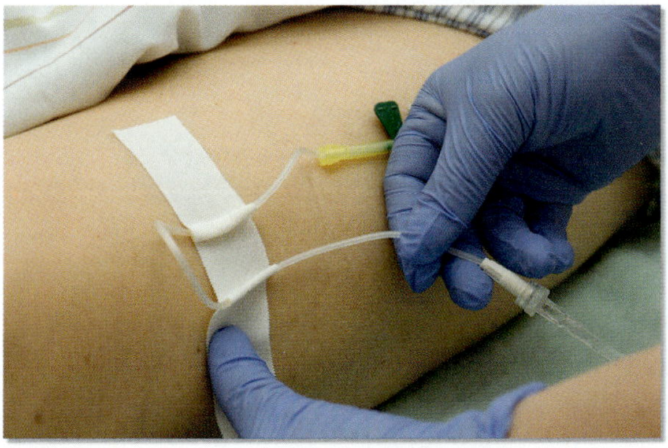

Abb. 1.50: Ca. 5 cm von der Einstichstelle entfernt klebt die Pflegefachkraft mit einem Pflaster eine Schlaufe.

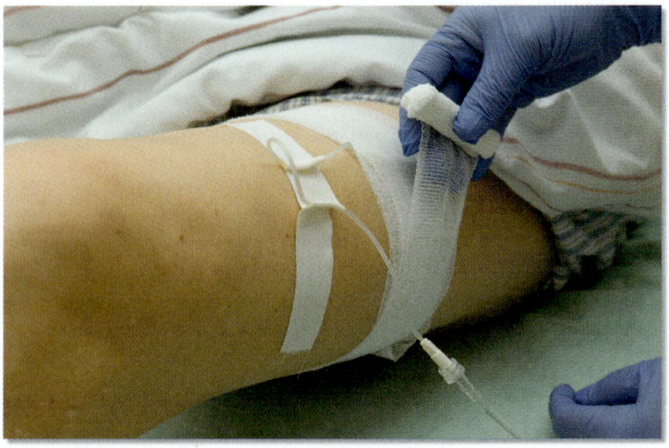

Abb. 1.51: Zum Schluss umwickelt sie Kanüle und Schlaufe mit einer Mullbinde.

1.6.3 Periphere intravenöse Infusion

Definition Periphere intravenöse Infusion: Über einen längeren Zeitraum – in der Regel mindestens 15 Minuten – dauerndes Einbringen von steriler Flüssigkeit mit einer Venenverweilkanüle durch eine periphere Vene in den Blutkreislauf.

Indikationen

Intravenöse Infusionen gelten als Mittel der Wahl, wenn ein Pflegebedürftiger, der kurzfristig einen erhöhten Flüssigkeitsbedarf aufweist, weder oral oder über eine Sonde noch über eine subkutane Infusion ausreichend Flüssigkeit aufnehmen kann. Auch Medikamente, die nicht enteral verabreicht werden können, sind eine **Indikation**. Zudem wirken intravenös verabreichte Arzneimittel maximal schnell. Der intravenöse Zugangsweg eignet sich besonders im Notfall. Es ist möglich einen Pflegebedürftigen über die Vene zu ernähren, wenn der Magen-Darm-Trakt nicht belastet werden darf.

Kontraindikationen

Ein intravenöser Zugang bringt ein erhöhtes Infektionsrisiko mit sich und sollte nur gelegt werden, wenn die enterale Verabreichung des Medikaments bzw. der Flüssigkeit nicht möglich ist. Gleichzeitig ist ein peripherer intravenöser Zugang **kontraindiziert**, wenn absehbar ist, dass der Pflegebedürftige über einen langen Zeitraum intravenöse Infusionen benötigt oder ihm Arzneimittel verabreicht werden müssen, die die Venenwand schädigen. In diesen Fällen liegt die Indikation für einen zentralvenösen Katheter oder Portkatheter (► LF 1.5, Kap. 1.6.6, S. 864) vor.

Infusionsorte

Als **Infusionsorte** kommen alle oberflächlich in der Haut liegenden und gut erreichbaren Venen infrage. Am gängigsten sind die Venen in der Ellenbeuge und am Handrücken. Mitunter ist auch ein Zugang am Fußrücken möglich. Da dieser allerdings die Mobilität einschränkt, ist er zu vermeiden.

Komplikationen

Prävention	Komplikation	Vorgehen bei Komplikation
• zur Hygiene (► LF 1.5, Kap. 1.5.2, Tab. 1.3, S. 848)		
• regelmäßige Begutachtung der Einstichstelle, mind. einmal pro Schicht • Pflegebedürftigennach Schmerzen an der Einstichstelle fragen bzw. ihn auffordern, sich zu melden	paravenöser Zugang	• Zugang entfernen • Arzt informieren
• Zugang auf Höhenniveau unterhalb der Infusionsflasche halten • Abknicken des Schlauchs vermeiden	Infusion fließt nicht oder nur langsam	• vgl. präventive Maßnahmen • Rollklemme kontrollieren und ggf. öffnen • ggf. Dreiwegehahn kontrollieren und öffnen • helfen die o. g. Vorgehensweisen nicht: Arzt informieren und Zugang nach Anordnung entfernen
• 6-R-Regel beachten (► LF 1.3, Kap. 7.1.6, S. 377) • bei Unklarheiten in der Verordnung: Arzt fragen	Verabreichung des falschen Medikaments	• Infusion sofort stoppen • Arzt informieren • Wirkung beobachten • ggf. neue Anordnungen des Arztes ausführen • kompletten Vorgang sorgfältig dokumentieren
• bekannte Arzneimittelallergien dem Arzt melden • bei erster Verabreichung eines Arzneimittels: engmaschige Beobachtung des Pflegebedürftigen	allergische Reaktion auf die Infusionslösung	• Infusion sofort abbrechen • Arzt informieren • bei Bedarf lebensrettende Sofortmaßnahmen einleiten (► LF 1.3, Kap. 24.1, S. 776)

Tab. 1.6: Prävention von Komplikationen bei intravenösen Infusionen und Vorgehensweise bei Komplikationen.

Durchführung

Einen intravenösen Zugang zu legen, ist Aufgabe des Arztes. Die Pflegefachkraft unterstützt bei Bedarf, indem sie

- Materialien richtet,
- den Zugang fixiert,
- den liegenden Zugang beobachtet,
- Infusionslösungen bzw. Medikamente an den Zugang anschließt oder
- den Zugang – auf ärztliche Anordnung oder wenn Gefahren von ihm ausgehen, z. B. eine Entzündung – entfernt.

LF 1.5

Intravenösen Zugang legen und fixieren

In der Regel wird ein neu gelegter Zugang im Anschluss auch genutzt. Deshalb bereitet die Pflegefachkraft nach ärztlicher Anordnung die benötigte Infusionslösung bzw. das Medikament vor.

Bevor Arzt und Pflegefachkraft den **Zugang legen**, desinfizieren sich beide die Hände. Der Arzt legt den Stauschlauch an, um die Vene besser sichtbar zu machen. Ggf. ertastet er die Vene und besprüht dann die entsprechende Hautstelle mit Hautdesinfektionsmittel ein und lässt es nach Herstellerangaben einwirken. In der Zwischenzeit ziehen sich Arzt und Pflegefachkraft Handschuhe an. Der Arzt entfernt ggf. noch überflüssiges Desinfektionsmittel mit dem Tupfer.

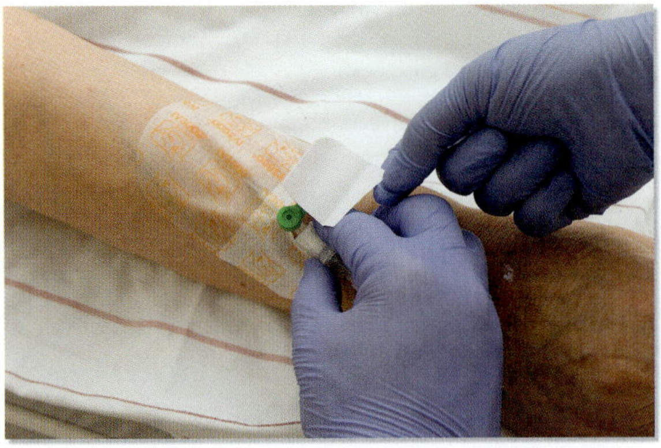

Abb. 1.52: Liegt der Zugang in der Vene, löst der Arzt den Stauschlauch und fixiert den Zugang mit einem sterilen Braunülenpflaster. Befürchtet der Arzt, dass der Zugang nicht korrekt liegen könnte, wird er meist mit der Fixierung warten und erst die Lage des Zugangs überprüfen. Auf diese Weise vermeidet er eine unnötige Schädigung der Haut.

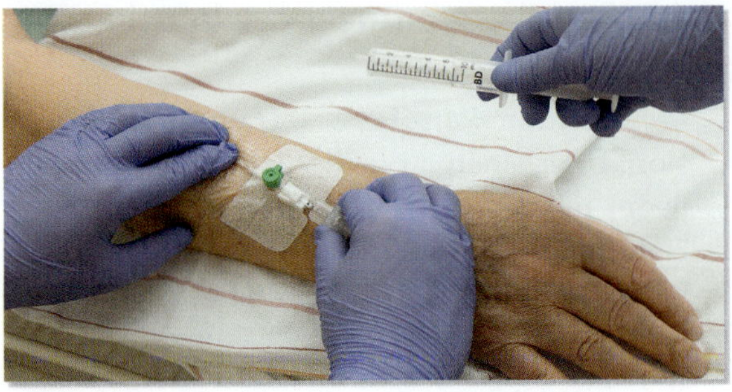

Abb. 1.53: Die Pflegefachkraft reicht ihm die NaCl-Spritze, mit der der Arzt die Lage der Venenverweilkanüle prüft.

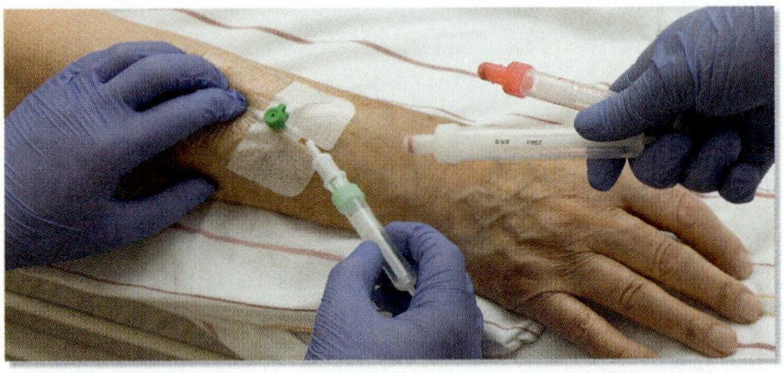

Abb. 1.54: Bei Bedarf reicht die Pflegefachkraft dem Arzt Laborgefäße für Blutuntersuchungen. In diesem Fall darf zuvor kein NaCl 0,9 % injiziert werden.

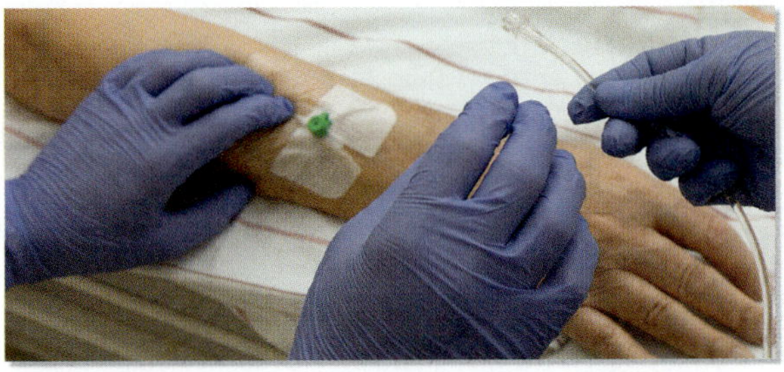

Abb. 1.55: Für die direkte Nutzung des Zugangs reicht sie dem Arzt das Ende des Infusionsschlauchs.

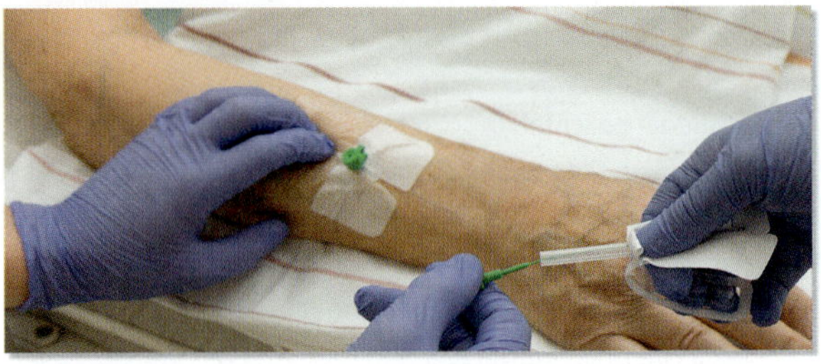

Abb. 1.56: Ist keine sofortige Infusion vorgesehen, reicht sie ihm einen Mandrin berührungsfrei in einer aufgerissenen Verpackung, mit dem er den Zugang verschließt. Venöse Zugänge sollten allerdings nicht »auf Verdacht« gelegt werden, die Indikation, ob der Zugang weiterhin verbleiben soll, ist täglich neu zu prüfen (8).

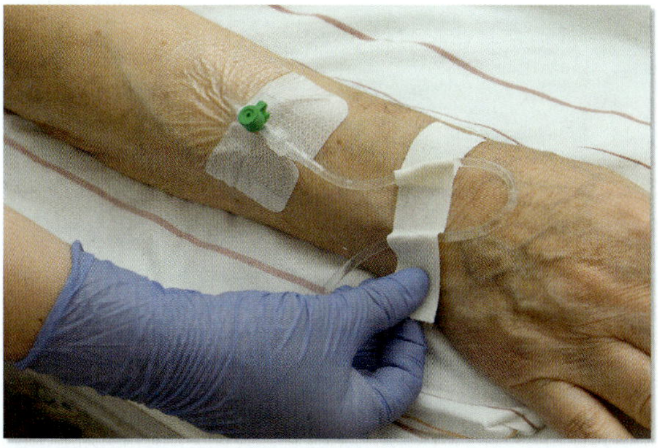

Abb. 1.57: Ein weiteres Pflaster nutzt sie, um eine Schlaufe des Infusionsschlauchs zu legen.

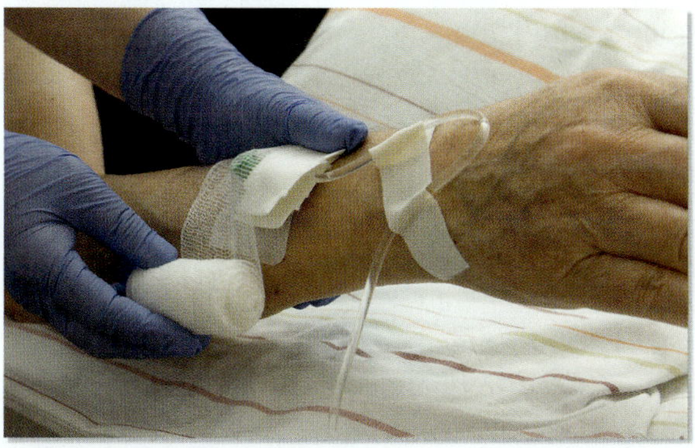

Abb. 1.58: Zum Schluss legt sie einen Tupfer unter den Spritzenaufsatz. Besteht die Gefahr, dass der Pflegebedürftige den Zugang unwissentlich manipuliert, legt die Pflegefachkraft auch noch einen Tupfer über den Zugang und umwickelt ihn mit einer Mullbinde. Zur Beurteilung des Zugangs muss die Binde abgenommen werden.

Intravenösen Zugang beobachten

Ein intravenöser Zugang birgt die Gefahr eines Keimeintritts, daher **achtet** die Pflegefachkraft auf:

- Schmerzäußerungen
- Schwellung
- Rötung
- Überwärmung

! Merke Eine Entzündung ist immer ein Grund, den Zugang zu entfernen. Ist sich die Pflegefachkraft unsicher, so klärt sie den Sachverhalt mit Kollegen oder dem Arzt ab.
Einige Medikamente rufen eine kurzfristige Rötung hervor, die jedoch zeitnah verschwindet.

Infusionslösung an den Zugang anschließen

Nachdem die Infusion vorbereitet (► LF 1.5, Kap. 1.6.1, S. 853) und ein Zugang vorhanden ist, schließt die Pflegefachkraft die Infusion an. Sie desinfiziert zunächst ihre Hände und die Arbeitsfläche. Dann zieht sie eine 5-ml-Spritze mit NaCl 0,9% auf und legt die Materialien bereit.

- Die Pflegefachkraft zieht Handschuhe an.
- Sie wickelt den Mullverband ab und beurteilt den Zugang.
- Zeigt der Zugang keine Auffälligkeiten, entfernt sie den Mandrin und setzt die – komplett von Luft entleerte – NaCl-Spritze auf.
- Zunächst aspiriert sie vorsichtig. Zeigt sich Blut in der Spritze, liegt der Zugang korrekt in der Vene. Bei ruhenden intravenösen Zugängen lässt die fehlende Aspirationsfähigkeit von Blut allerdings noch nicht auf eine fehlerhafte Lage des Zugangs schließen.
- Anschließend spritzt sie ca. 1 ml NaCl 0,9% und beobachtet, ob sich über dem Ende der Venenverweilkanüle eine Schwellung bildet. In diesem Fall liegt der Zugang nicht mehr in der Vene, die Infusion würde ins Gewebe laufen. Die Pflegefachkraft entfernt den Zugang.
- Sie öffnet die Rollklemme und stellt die Infusionsgeschwindigkeit ein (Abb. 1.49).
- Für eine bis zwei Minuten beobachtet sie, ob die Infusion ordnungsgemäß läuft. Ist dies der Fall, legt sie einen Tupfer unter die Verbindungsstelle von Zugang und Infusionsschlauch. Dann klebt sie mit dem Infusionsschlauch eine Schlaufe.

! Merke Infusionssysteme sind nach spätestens 72 Stunden zu wechseln.
Wird die Infusion zwischenzeitlich unterbrochen oder werden Medikamente zugemischt, so ist das System nach spätestens 48 Stunden zu wechseln (9).

Komplikationen mit Infusionen: ►LF 1.5, Kap. 1.6.2, Tab. 1.5, S. 857, Kap. 1.6.3, Tab. 1.6, S. 859

Bei frei tropfenden Infusionen ist es wichtig, dass die Pflegefachkraft rechtzeitig bemerkt, wann sich die Infusionslösung dem Ende zuneigt. Sie schaut in regelmäßigen Abständen, je nach Menge und **Geschwindigkeit der Infusion** sowie nach Durchgängigkeit des Zugangs, jeweils nach 15 bis 60 Minuten nach der Infusion. In Einzelfällen kann eine häufigere Kontrolle sinnvoll sein, z. B. bei unruhigen Pflegebedürftigen.

! Merke Ist die Infusionslösung aufgebraucht, so läuft zwar wegen des Blutdrucks keine Luft in die Vene, allerdings können Zugänge, denen keine Flüssigkeit zugeführt wird und die nicht mit einem Mandrin verschlossen sind, leicht durch Blutkoagel verstopfen. In diesem Fall müsste ein neuer Zugang gelegt werden, was Aufwand und Schmerzen bedeutet, die zu vermeiden sind. Zudem stellen Blutkoagel ein generelles Risiko dar (►LF 1.3, Kap. 11.4.2, S. 462).

1.6.4 Einsatz von Spritzenpumpen

Definition **Spritzenpumpe:** Medizinprodukt zur Verabreichung von Infusionslösungen in das Gefäßsystem, mit deren Hilfe die infundierende Menge über einen bestimmten Zeitraum genau bestimmt werden kann. Als Verbrauchsmaterial sind spezielle Spritzen notwendig, die 50 ml fassen.

! Merke Spritzenpumpen dürfen nur zweckbestimmt und von Personen, die in das jeweilige Gerät eingewiesen wurden, angewendet werden.

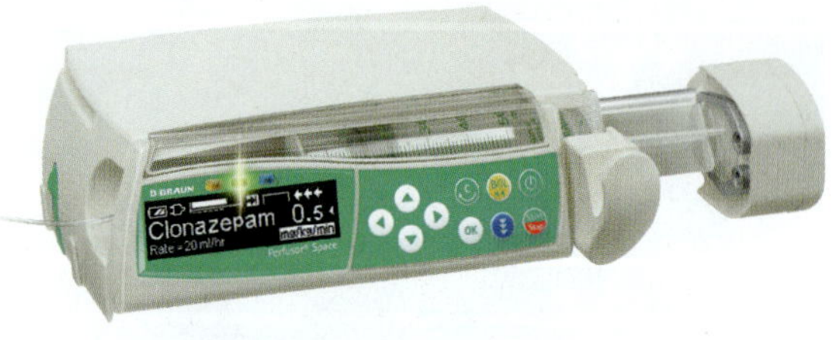

Abb. 1.59: Gängiges Modell einer Spritzenpumpe: der Perfusor® Space

Indikationen

Durch eine Spritzenpumpe kann die Infusionsmenge genau bestimmt und zeitlich nach einem klar festgelegten Schema verabreicht werden. Deswegen werden sie vor allem eingesetzt, um Medikamente und kontinuierlich sehr kleine Flüssigkeitsmengen zu verabreichen, z. B. um einen Zugang offenzuhalten.

Komplikationen

Bei der Verabreichung von Infusionslösungen und Medikamenten mittels Spritzenpumpe können die gleichen Nebenwirkungen auftreten, die das Arzneimittel als frei hängende Tropfinfusion mit sich bringen würde.

Zudem gibt es **Komplikationen**, die mit dem Gerät zusammenhängen (►LF 1.5, Kap. 1.6.2, Tab. 1.5, S. 857). Da jedes Modell eigene Funktionsweisen aufweist, können unterschiedliche Komplikationen entstehen, die sich auf unterschiedliche Weise lösen lassen.

! Merke Die Pflegefachkraft achtet genauestens auf eine luftfreie Spritze sowie ein luftfreies Infusionssystem, da nicht alle Spritzenpumpen einen Alarm geben, wenn sich Luft im System befindet.

Anwendung

Wie eine Spritzenpumpe **angewandt** wird, hängt maßgeblich vom Modell ab.

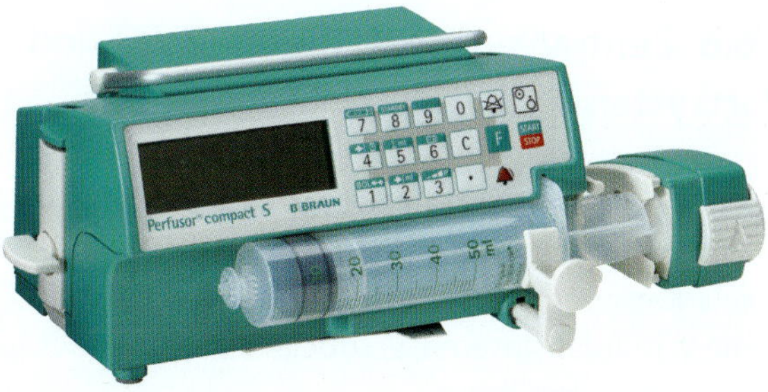

Abb. 1.60: Allen Spritzenpumpen ist gemeinsam, dass sowohl der Kolben als auch der Zylinder fixiert werden müssen.

1.6.5 Einsatz von Infusionspumpen

> **Definition** **Infusionspumpe:** Medizinprodukt zur Verabreichung von Infusionslösungen in das Gefäßsystem, mit dessen Hilfe die infundierende Menge zeitlich genau bestimmt werden kann. An Infusionspumpen können jegliche Flaschen und Beutel mit Infusionslösung angeschlossen werden, notwendig ist ein spezielles, zur jeweiligen Infusionspumpe passendes Infusionssystem.

Indikationen

Eine **Indikation** zur Nutzung einer Infusionspumpe besteht, wenn
- die Infusionslösung sehr gleichmäßig verabreicht werden soll,
- die Infusionsmenge genau bilanziert werden soll,
- der Infusionslösung Medikamente zugemischt sind, die nicht zu langsam und nicht zu schnell verabreicht werden dürfen,
- wenn gleichzeitig aus mehreren Flaschen/Beuteln Infusionslösung zugeführt wird.

Komplikationen

Komplikationen, die bei Spritzenpumpen eintreten können (►LF 1.5, Kap. 1.6.4, S. 862), sind auch bei Infusionspumpen möglich. Folgende weitere Gründe kommen zusätzlich für einen Gerätealarm infrage:
- nicht korrekt in das System eingelegter Schlauch
- Luft im System
- nicht angebrachter Tropfenzähler

Prävention	Komplikation	Vorgehen bei Komplikation
• Akku regelmäßig aufladen • für Stromquelle sorgen	Gerät schaltet sich nicht an	• Stromquelle prüfen • prüfen, ob ggf. der Schalter defekt ist • Gerät zur Reparatur an die Medizintechnik geben
• sorgfältiges Arbeiten • Spritze und Infusionssystem zuverlässig von Luft befreien • vor dem Verlassen des Zimmers prüfen, ob das Gerät ordnungsgemäß läuft	Gerät alarmiert	• prüfen und ggf. korrigieren: • Wurden alle Befehle korrekt und komplett eingegeben? • Sind alle Schalter korrekt eingerastet? • Liegt die Spritze korrekt im System? • Befindet sich Infusionslösung in der Spritze? • Ist der Schlauch abgeknickt? • Ist der Zugangsweg versperrt, z. B. durch Dreiwegehahn? • Ist der Zugang durchgängig? • Ist die Spritze bald leer?
Spritze und Infusionssystem sorgfältig entlüften	Infusion von Luft	• sofortiger Abbruch der Infusion • Arzt informieren

Tab. 1.7: Prävention bei der Verwendung von Spritzenpumpen, mögliche Komplikationen sowie Umgang mit den Komplikationen.

Anwendung

Die **Anwendung** einer Infusionspumpe hängt maßgeblich vom Modell ab.

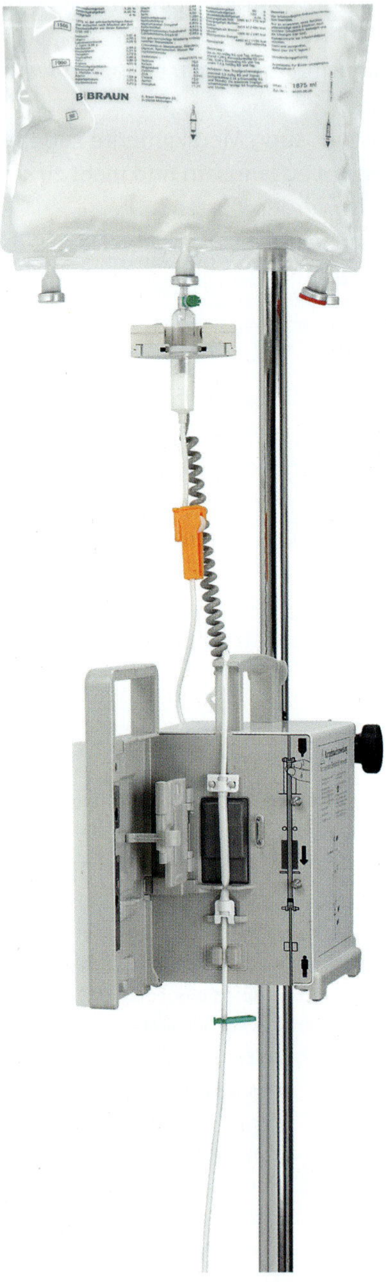

Abb. 1.61: Für Infusionspumpen werden spezielle Infusionssysteme benötigt, die korrekt und nach Herstellerangaben in das System einzulegen sind.

1.6.6 Zentralvenöse Katheter (ZVK) und Portsysteme

➧ **Definition Zentralvenöser Katheter (ZVK):** Herznaher Zugang in das Venensystem mittels Katheter. Bevorzugte Zugangswege sind die V. jugularisinterna, V. subclavia, V. femoralis oder die V. basilica.

➧ **Definition Portsystem:** Unter der Haut liegendes Reservoir aus Kunststoff oder Metall mit einem dort abgehenden Katheter, der – je nach Zweck – in eine Vene, Arterie, den Innenraum des Kopfes oder die Bauchhöhle führen kann. Venöse Portsysteme münden in der Regel in die V. cephalica, V. julgularis oder V. subclavia.

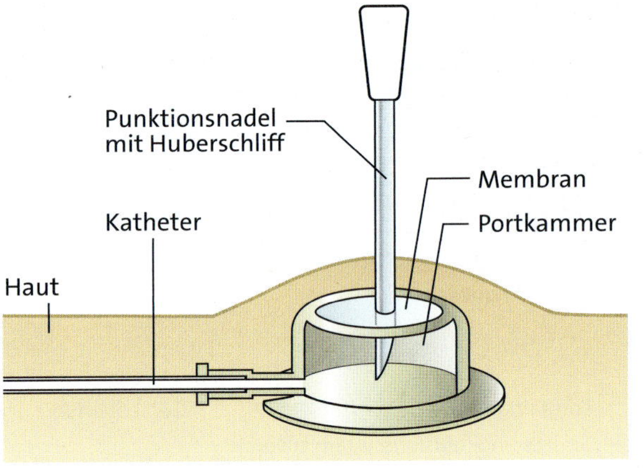

Abb. 1.62: Portkatheter im Querschnitt.

! Merke Die Implantation eines Portkatheters bzw. das Legen eines ZVK ist allein ärztliche Aufgabe. Die Portpunktion und der Wechsel von Infusionslösungen kann vom Arzt schriftlich an qualifizierte Pflegefachkräfte delegiert werden. Dies hängt vom jeweiligen Medikament und von möglichen Risikofaktoren im Einzelfall ab.

Material bereitstellen

Zusätzlich zum allgemeinen Material für Infusionen (► LF 1.5, Kap. 1.6.1, S. 853) wird bei der Infusion mittels Portkatheter benötigt:

- Mundschutz für alle beteiligten Personen
- 1 steriles Tuch als Arbeitsgrundlage
- 1 steriles Lochtuch
- 1 Set mit mindestens 2 sterilen Watteträgern oder Kompressen, Hautdesinfektionsmittel und steriler Schale
- 1 bis 2 sterile Schlitzkompressen
- 2 Paar sterile Handschuhe
- 1 sterile Verbandschere
- 1 bis 2 Spezialnadeln für Ports (»Huber-Nadel«)
- 2 sterile, transparente Pflaster
- 1 Spritze mit NaCl 0,9 % und mindestens 10 ml Volumen

Indikationen

Die Anlage eines zentralvenösen Katheters (ZVK) bzw. eines venösen Portsystems ist indiziert bei:

- Massen- bzw. Druckinfusionen
- aggressiven, gefäßwandreizenden Medikamenten, z. B. im Rahmen einer Chemotherapie
- Dauerschmerztherapie
- hochkalorischer, parenteraler Langzeiternährung
- zentralvenösen Kathetern zur Messung des zentralen Venendrucks (ZVD)
- extrem schlechten peripheren Venenverhältnissen, z. B. bei Chemotherapie oder starker Adipositas

Kontraindikationen

- bestehende Bakteriämie bzw. Sepsis
- massive Gerinnungsstörungen
- verletzte Hautareale, z. B. Verbrennungswunden (Infektionsgefahr)

Die Besonderheiten von ZVK und Port erklären gleichzeitig ihre **Kontraindikation**. Da eine Infektion über den ZVK bzw. Portkatheter besonders schnell zu einer Sepsis (► LF 1.3, Kap. 16.5.3, S. 619) führen kann, werden sie nur nach strenger Indikationsstellung gelegt.

✓ **Tipp** Bevor ein Pflegebedürftiger mit ZVK oder Port in ein Pflegeheim aufgenommen oder von einem häuslichen Pflegedienst übernommen wird, ist sicherzustellen, dass die Pflegefachkräfte sich mit der ZVK- bzw. Port-Versorgung auskennen.

Komplikationen

- Infektion (lokal oder systemisch)
- Luftembolie
- Thrombose
- Abstoßungsreaktion auf das Implantat

! Merke Sämtliche Auffälligkeiten rund um den ZVK bzw. Port meldet die Pflegefachkraft umgehend dem Arzt und klärt mit ihm das weitere Vorgehen.

Anwendung

Für die Pflegefachkraft in der Altenpflege ist nicht die Anlage, sondern die **Anwendung** des ZVK bzw. Ports im Alltag entscheidend. Wegen ihres großen Einflusses auf den Blutkreislauf laufen Infusionen über einen ZVK oder Port stets über eine Infusionspumpe.

Punktion des Ports und Anschließen einer Infusion

Nachdem die Pflegefachkraft die Materialien bereitgelegt hat, fordert sie den Pflegebedürftigen auf, sich hinzulegen. Kleidung, Bettdecke o. Ä. entfernt sie, um eine Kontamination des Punktionsfeldes zu vermeiden. Sie desinfiziert die Arbeitsfläche sowie ihre Hände und legt einen Mundschutz an. Um möglichst steril zu arbeiten, breitet die Pflegefachkraft auf der Arbeitsfläche ein steriles Tuch aus, auf dem sie die benötigten Utensilien abstellt.

Den alten Verband nimmt sie ab und entsorgt ihn in eine Abwurfschale. Sie beobachtet den Port hinsichtlich Entzündungszeichen.

LF 1.5

> **! Merke** Ein infizierter Port darf nicht mehr genutzt werden!

Nach der erneuten Händedesinfektion zieht die Pflegefachkraft sterile Handschuhe an (► LF 1.3, Kap. 5.6, Abb. 5.5 bis 5.8, S. 342).

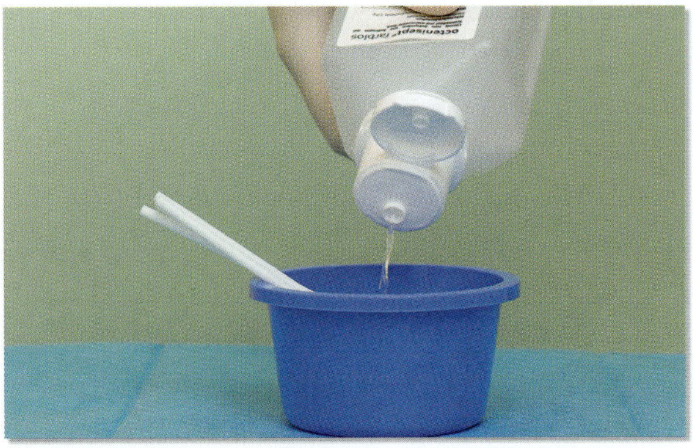

Abb. 1.63: Die Pflegefachkraft öffnet ein Set mit sterilen Watteträgern und Desinfektionsmittel, welches sie in die beiliegende Schale gießt, um die Watteträger darin zu tränken.

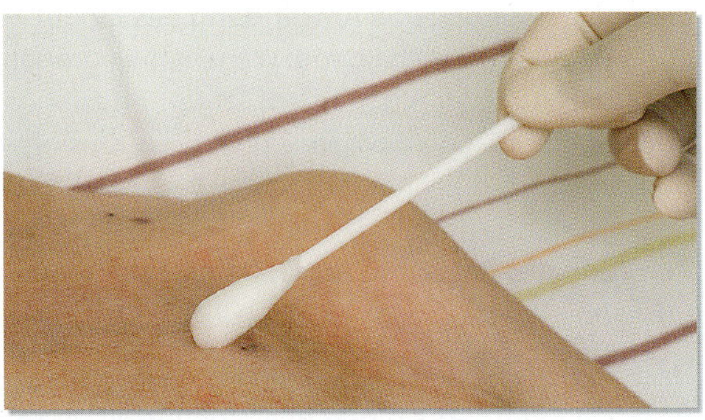

Abb. 1.64: Das Hautdesinfektionsmittel trägt sie – von innen nach außen kreisend – auf die Punktionsstelle auf und lässt es mindestens 60 Sekunden lang einwirken (10). Dieses Vorgehen wiederholt sie über mindestens zwei Minuten (11).

Reste des Desinfektionsmittels entfernt sie anschließend mit einem sterilen Tupfer. Dann entsorgt sie die Handschuhe und desinfiziert erneut ihre Hände. Nachdem sie neue sterile Handschuhe angezogen hat, legt sie ein steriles Lochtuch über den Port, sodass dieser durch das Loch sichtbar ist. Nachdem sie die Portnadel aus der Verpackung genommen hat, entlüftet sie sie, indem sie NaCl 0,9 % in die Nadel spritzt – in der Regel 10 ml.

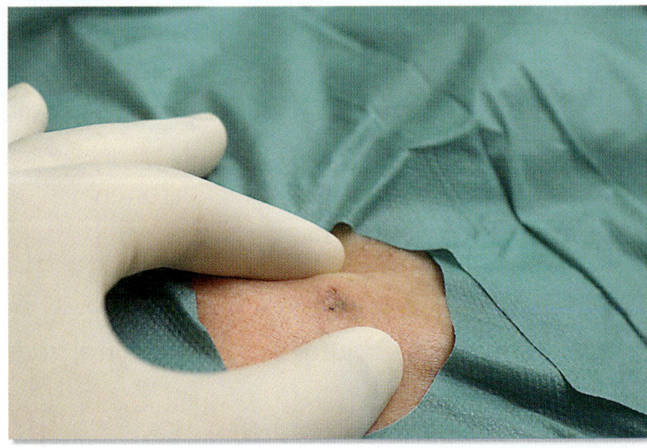

Abb. 1.65: Die Pflegefachkraft spannt die Haut über dem Port, ohne die Punktionsstelle zu berühren.

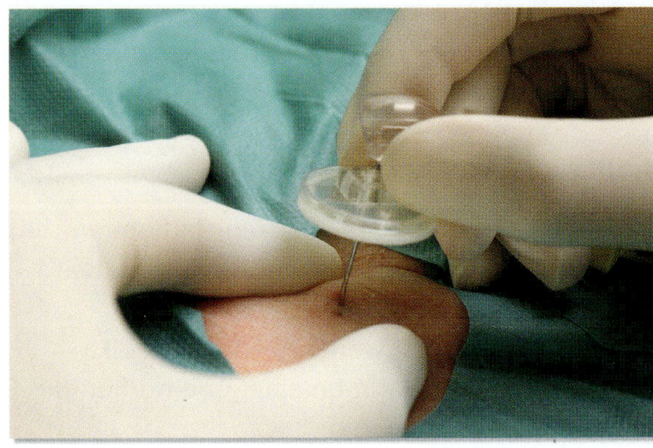

Abb. 1.66: Sie sticht die Portnadel senkrecht in die Portkammer.

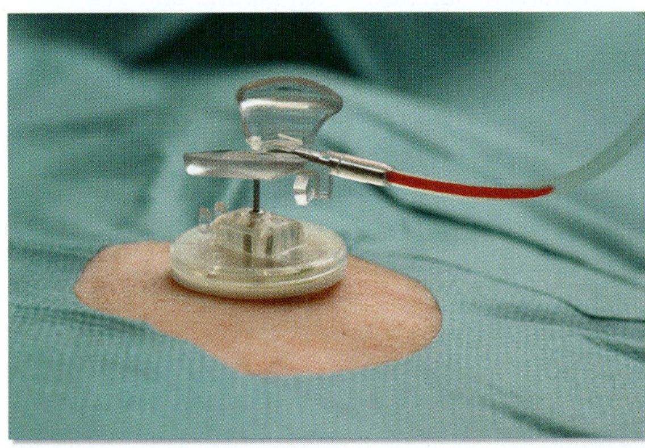

Abb. 1.67: Dann kontrolliert sie die Lage der Portnadel durch kurze Aspiration.

Sie spült die Portkammer zügig, aber vorsichtig mit NaCl 0,9 %.

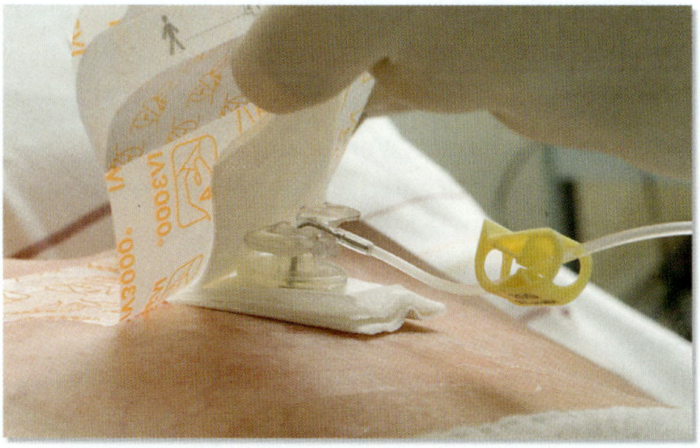

Abb. 1.68: Die Portnadel umpolstert sie mit einer Schlitzkompresse und legt eine weitere sterile Kompresse über die Nadel. Die Kompresse fixiert sie mit einem transparenten Pflaster, auf diese Weise kann sie beobachten, ob die Kompresse ggf. durch ein Verrutschen der Nadel durchnässt.

Dann schließt die Pflegefachkraft das vorbereitete, luftfreie Infusionssystem an die Portnadel an. Den Schlauch fixiert sie ca. 5 cm neben der Einstichstelle mit einer Schlaufe.

Entfernen der Portnadel

Zur **Entfernung der Portnadel** trägt die Pflegefachkraft sterile Handschuhe und Mundschutz. Zunächst entfernt sie das ggf. noch angeschlossene Infusionssystem. Damit nach der Injektion oder Infusion keine Arzneimittelreste in der Portkammer verbleiben, spült sie diese, bevor sie die Portnadel entfernt, mit mindestens 10 ml NaCl 0,9 %. Vorab bespricht sie das Vorgehen mit dem Arzt. Nachdem die Nadel entfernt ist, klebt die Pflegefachkraft ein steriles Pflaster auf die punktierte Stelle.

> **! Merke** Portnadeln werden spätestens nach sieben Tagen bzw. nach Anordnung des Arztes entfernt.

Der Infusionswechsel beim Port verläuft ähnlich wie beim ZVK.

Infusionswechsel beim ZVK

Da der zentrale Venenkatheter an seinem Ende einen Konnektor besitzt, an den Infusionssysteme leicht angeschlossen werden können, verläuft der **Infusionswechsel** ähnlich wie bei Infusionen an peripheren Zugängen.

Um eine Thrombenbildung zu vermeiden, sollte bei einem ZVK kontinuierlich eine Infusion laufen. Zu diesem Zweck kann, beispielsweise zwischen zwei Arzneimittelgaben, eine Standard-Infusionslösung genutzt werden, die der Arzt auf einer niedrigen Menge pro Stunde, man spricht von **Erhaltungsdosis**, anordnet.

Da sterile Flüssigkeiten mit der Zeit verunreinigen, sollte das Behältnis mit der Infusionslösung nie länger als 24 Stunden lang an den ZVK angeschlossen sein, um Infektionen zu vermeiden.

Ist der **Wechsel des Infusionssystems** notwendig, desinfiziert die Pflegefachkraft zunächst ihre Hände und bringt den Pflegebedürftigen in Kopftieflage, um eine Luftembolie zu vermeiden. Sollte von Kleidungsstücken, die der Pflegebedürftige trägt, das Risiko ausgehen, dass sie während des Systemwechsels die Anschlussstelle des ZVK berühren, sind sie vorab zu entfernen.

- Die Pflegefachkraft desinfiziert erneut die Hände.
- Sie stoppt die Infusionspumpe, nimmt das alte System samt Flasche bzw. Beutel aus dem Gerät und legt es hygienisch ab. Dabei darf der Konnektor des ZVK nicht auf dem Boden, auf der Bettdecke, Kleidung o. Ä. aufliegen.
- Sie schließt die neue Infusionslösung samt System an das Gerät an und programmiert es.
- Erneut desinfiziert sie ihre Hände und legt Mundschutz sowie sterile Handschuhe an.
- Das Ende des ZVK fasst sie, ohne den Konnektor zu berühren. Sie klemmt den ZVK unterhalb des Konnektors mit der Plastikklemme ab, um zu vermeiden, dass Luft in das System gerät.
- Nun schraubt sie das alte Infusionssystem ab.
- Vom neuen Infusionssystem nimmt sie die Schlauchkappe ab, ohne den Schlauch zu berühren, verbindet Schlauch und ZVK miteinander und startet schnellstmöglich die Infusionspumpe, um eine Thrombenbildung zu vermeiden.
- Nach dem Systemwechsel achtet die Pflegefachkraft darauf, den Schlauch hygienisch abzulegen.

LF 1.5

Verbandwechsel beim ZVK
Für die Eintrittsstelle des ZVK wird ein **transparentes Pflaster** benutzt, damit die Pflegefachkraft die Einstichstelle beobachten kann. Der Verband sollte spätestens nach sieben Tagen gewechselt werden. Durchnässte Kompressen erschweren die Beurteilung der Kathetereintrittsstelle. In diesem Fall oder bei sonstigen Auffälligkeiten entfernt die Pflegefachkraft den Verband früher.

Zum **Verbandwechsel** entfernt sie Kleidung und Bettdecke, wenn diese mit dem ZVK in Berührung kommen könnten.

Alle beteiligten Personen desinfizieren sich die Hände und tragen Mundschutz sowie sterile Handschuhe. Nachdem die Pflegefachkraft das alte Pflaster vorsichtig entfernt hat,

- wechselt sie die sterilen Handschuhe,
- prüft Lage und Fixierung des ZVK,
- desinfiziert die Einstichstelle,
- reinigt sie bei Bedarf mit sterilem NaCl 0,9 % und
- desinfiziert sie erneut.

Zum Schluss deckt sie die Einstichstelle mit einem sterilen, transparenten Pflaster ab.

✔ **Tipp** Zu häufige Verbandwechsel sind nicht sinnvoll, da während der ZVK freiliegt, Keime in die Wunde getragen werden können.

Beobachtung von ZVK und Portkatheter
Der **Beobachtung** der Punktionsstelle, deren Umgebung sowie des Allgemeinzustands des Pflegebedürftigen kommt eine entscheidende Rolle zu, um Komplikationen frühzeitig zu erkennen. Schmerzäußerungen nimmt die Pflegefachkraft stets ernst. Ebenso beobachtet sie, um eine Sepsis frühzeitig zu erkennen, regelmäßig die Körpertemperatur. Schwillt die Punktionsstelle an, zeigt sie Entzündungszeichen oder Hämatombildung, so gelten auch diese als Alarmzeichen.

! Merke Sobald die Pflegefachkraft eine der oben beschriebenen Auffälligkeiten bemerkt, informiert sie den Arzt!

Aufgaben

- Erläutern Sie die rechtlichen Voraussetzungen der Übernahme ärztlicher Maßnahmen durch Pflegefachkräfte.
- Welche Maßnahmen dürfen an wen delegiert werden?
- Wie sieht eine gute Wunddokumentation aus? Welche Angaben müssen enthalten sein?
- Stellen Sie die Nachteile der trockenen Wundbehandlung den Vorteilen der feuchten Wundbehandlung gegenüber.
- Nennen Sie Verbandstechniken und erläutern Sie ihr Einsatzgebiet.
- Erläutern Sie, wann bei chronischen Wunden eine Kompressionsbehandlung notwendig ist. Wie wird diese durchgeführt?
- Wann werden nasale Sonden zur Ableitung eingesetzt?
- Wozu dienen Drainagen? Nennen und erläutern Sie verschiedene Anwendungsgebiete.
- Wie werden Probenbehälter beschriftet?
- Was ist bei einer Sputumprobe zu beachten?
- Erläutern Sie das Vorgehen bei Entnahme von venösem Blut. Wann ist eine Blutabnahme aus Arterien notwendig?
- Erläutern Sie die Durchführung einer subkutanen Injektion.
- Was können für Komplikationen bei der Verwendung von Spritzenpumpen auftreten?

2 Untersuchungsmethoden in der Altersmedizin

2.1 Nichtapparative Untersuchungsmethoden

Anamnese

➡ Definition **Anamnese** (griech. anamnesis = Erinnerung): systematische, zielgerichtete Befragung

Eine **Anamnese** gehört an den Beginn jeder ärztlichen Handlung. In der Pflege hilft sie bei der Pflegebedarfserhebung (► LF 1.2, Kap. 2.3.1, S. 93). In den übenden Verfahren (► LF 1.5, Kap. 3.2, S. 887) werden ebenfalls Anamnesen erhoben.

Die Anamnese ermöglicht manchmal schon erste Hypothesen über eine Erkrankung, eine Verdachtsdiagnose. Das Ergebnis der Anamnese entscheidet immer über die weiteren diagnostischen Schritte.

Die Anamnese umfasst Angaben zu
- aktuellen Beschwerden,
- eventuellen Erkrankungen in der Vergangenheit, d. h. zur Vorgeschichte,
- bestehenden Gesundheitsproblemen wie Allergien oder Unverträglichkeiten und
- in der Familie gehäuft auftretenden Erkrankungen.

Neben der Sachinformation werden weitere wichtige Informationen über den Patienten gewonnen
- zur Kommunikationsfähigkeit,
- zum kognitiven Leistungsvermögen,
- zur sozialen Interaktion,
- zu seiner Haltung zu Gesundheit, Krankheit,
- zum allgemeinen körperlichen Aspekt.

Sind die Angaben des Betroffenen unzureichend, erfolgt eine Befragung der Angehörigen oder Pflegekräfte, die **Fremdanamnese**.

Die Anamnese ist die erste Kontaktaufnahme zwischen Arzt und Patient und entscheidet mit über die entstehende therapeutische Beziehung.

Erheben eines psychopathologischen Befunds

Im Bereich der Psychiatrie entscheidet neben der allgemeinen Anamnese auch der **psychopathologische Befund** (griech. psyche = Seele, pathos = Leiden) das weitere Vorgehen. Der psychopathologische Befund erfasst die psychischen Funktionen. Das bedeutet, dass die Denkprozesse und das Befinden untersucht werden.

Körperliche Untersuchung

Bei der **körperlichen Untersuchung** wird der Patient nur mithilfe der Sinne und einfacher Hilfsmittel wie Stethoskop, Reflexhammer und Lampe untersucht. Die körperliche Untersuchung besteht aus
- Inspektion (Sehen),
- Palpation (Abtasten),
- Perkussion (Abklopfen),
- Auskultation (Abhorchen).

Hinzu kommen Geruchswahrnehmungen und Funktionsprüfungen.

2.2 Technische Untersuchungsmethoden

Technische Untersuchungen haben bei der Diagnostik ihren eigenen Stellenwert. So ermöglicht Röntgen das Sehen der Knochen, ein EKG macht die elektrische Herzaktion sichtbar. Dabei darf nicht vergessen werden, dass technische Untersuchungen nach wie vor Hilfen sind, deren Ergebnisse bewertet und in die Diagnose eingeordnet werden müssen. Überdies ist in der Altersmedizin immer zu prüfen, ob eine Untersuchung therapeutische Konsequenzen hat. Fehlen diese, kann die Untersuchung unterbleiben.

2.2.1 Ophthalmoskopie

Die **Ophthalmoskopie** (Augenspiegelung) ist erforderlich, um den Augenhintergrund zu beurteilen und Augenerkrankungen (► LF 1.3, Kap. 19.4, S. 678 ff.) abzuklären. Darüber hinaus erlaubt die

Ophthalmoskopie, den Zustand kleiner Gefäße im Auge direkt zu beurteilen und so Veränderungen im Zuge der **Hochdruckkrankheit** oder **Diabetes mellitus** zu überwachen.

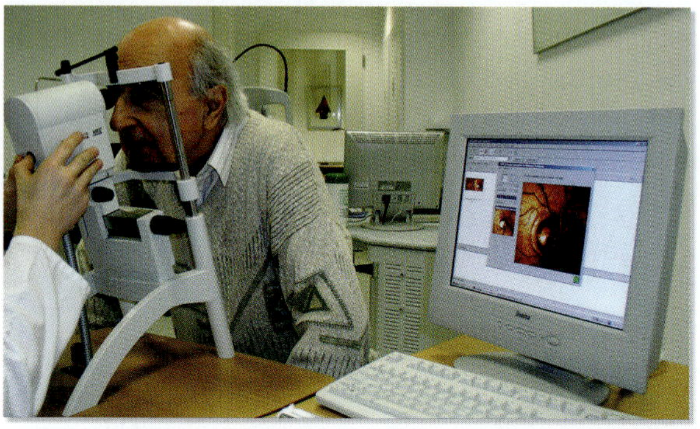

Abb. 2.1: Augenhintergrunduntersuchung

Die Untersuchung ist nicht schmerzhaft, aber wegen des direkten Lichteinfalls unter Umständen unangenehm. Da die Pupillen während der Untersuchung erweitert werden, kommt es zu kurzfristigen Beeinträchtigungen des Sehens.

2.2.2 Tonometrie

Die **Tonometrie** (Augeninnendruckmessung) klärt ab, ob der Druck im Auge krankhaft erhöht ist, z. B. bei Verdacht auf ein Glaukom (grüner Star ► LF 1.3, Kap. 19.4.6, S. 681). Bei einer bestehenden Druckerhöhung im Auge kontrollieren regelmäßig ausgeführte Tonometrien den Verlauf der medikamentösen Behandlung.

Empfehlenswert ist eine Untersuchung alle drei Jahre ab dem 40. Lebensjahr, bei einem erhöhten Risiko häufiger. Zu den **Risikofaktoren** zählen:
- Diabetes mellitus
- grüner Star in der Familie
- dauerhafte Anwendung kortisonhaltiger Augentropfen

2.2.3 Otoskopie

Bei der **Otoskopie** (Ohrspiegelung) werden Gehörgang und Trommelfell inspiziert, um Verlegungen (Cerumen obturans), Verletzungen oder Entzündungen zu erkennen. Die Otoskopie geht weiteren Untersuchungen des Ohres immer voraus.

Der natürlich gekrümmte Gehörgang lässt eine direkte Inspektion nicht zu. Deshalb wird der Gehörgang mit einem Trichter und Hochziehen des Ohrs nach hinten-oben »begradigt«. Bei Entzündungen im Ohr oder Gehörgang kann die Untersuchung schmerzhaft sein. Die Verletzungsgefahr ist äußerst gering.

2.2.4 Audiometrie

Audiometrische (lat. audire = hören) **Untersuchungen** unterschiedlicher Art klären Hörstörungen ab. Bei Patienten mit Hörgerät gehören sie zur regelmäßigen Überprüfung der Behandlung. Gemessen wird das Hörvermögen mit der subjektiven oder objektiven Audiometrie. Bei der **subjektiven Audiometrie** reagiert die Person auf einen Schallreiz, bei der **objektiven Audiometrie** erfolgt die Messung ohne Mitarbeit des Patienten.

> **! Merke** Jede Hörprüfung erfordert saubere, freie Gehörgänge.

2.2.5 Elektrokardiogramm

Das **Elektrokardiogramm** (EKG) zeichnet die elektrischen Vorgänge im Herzen auf. Es wird routinemäßig beim Gesundheitscheck oder bei Verdacht auf eine Herzerkrankung angewendet. Die elektrischen Herzaktionen werden auf einem Monitor oder Papierstreifen in Form einer komplexen Kurve aufgezeichnet. Aus der Kurve lassen sich Herzrhythmusstörungen oder Störungen der Erregungsleitung (► LF 1.3, Kap. 10.4.2, S. 442) ablesen.

Nachdem der Patient seinen Oberkörper frei gemacht hat, werden bei einer normalen Ableitung zehn Elektroden am Körper befestigt. Ein Gel unterstützt den Halt von Saugelektroden oder Klemmelektroden auf der Haut und verbessert die elektrische Leitung. Klebeelektroden haften von selbst.

Ruhe-EKG

Die Ableitung des **EKGs in Ruhe** ist das übliche Verfahren, um Herzerkrankungen zu klären. Extremitäten- und Brustwandableitungen lassen eine differenzierte Beurteilung zu.

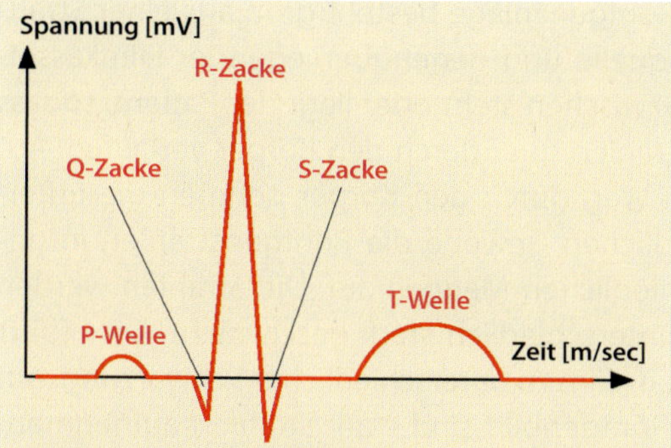

P-Welle: Erregung der Vorhöfe
Q-Zacke: Beginn der Kammererregung
R-Zacke: Kammererregung
S-Zacke: Kammererregung
T-Welle: Erregungsrückbild der Kammern

Nach dem Ende der T-Welle ist eine elektrische Herzaktion beendet. Nach einer bestimmten Pause entsteht dann der nächste Zyklus. Je größer die Herzfrequenz, desto kürzer ist der Abstand.

Abb. 2.2: EKG-Kurve

Langzeit-EKG

Bei Verdacht auf Rhythmusstörungen oder Störungen der Koronardurchblutung, die im Laufe des Tages unter besonderen Bedingungen auftreten, wird ein **Langzeit-EKG** durchgeführt.

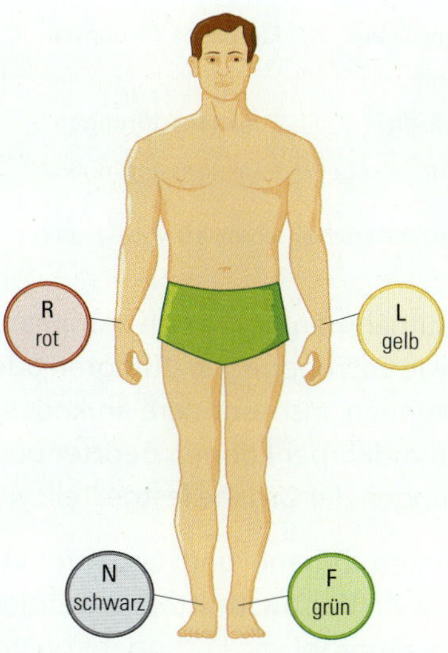

Abb. 2.3: Lage der Elektroden für die Extremitätenableitungen. Klebeelektroden werden am Körper befestigt und ein kleines Aufnahmegerät mitgeführt. Die Aufzeichnung läuft über 24 Stunden.

Belastungs-EKG

Ein EKG wird unter definierter **Belastung** durchgeführt, wenn

- eine Angina pectoris unter Belastung abgeklärt werden soll (► LF 1.3, Kap. 10.4.4, S. 444) oder
- die Leistungsfähigkeit eingeschätzt werden soll, z. B. vor dem Beginn von Fitnessprogrammen.

Das Durchführen eines Belastungs-EKGs (Abb. 2.6) wird **Ergometrie** (griech. ergos = Arbeit) genannt. Der Patient fährt auf einem Fahrradergometer, das auf verschiedene Stufen eingestellt werden kann. Je nach körperlichen Bedingungen erfolgt die Belastung im Sitzen oder Liegen.

LF 1.5

2.2.6 Elektroenzephalografie (EEG)

Die **Elektroenzephalografie** (EEG, griech. encephalon = Gehirn) wird besonders im Rahmen der Epilepsiediagnostik und begleitend zur Epilepsietherapie eingesetzt sowie um Hirntumore zu lokalisieren und den Hirntod festzustellen (Null-Linien-EEG ► LF 1.3, Kap. 23.6.2, S. 772).

Elektroden, die in einer den Kopf umspannenden Kappe regelmäßig angeordnet sind, messen die elektrischen Hirnströme. Spannungsunterschiede zwischen den Elektroden werden als Kurven auf dem Monitor oder dem Papier sichtbar gemacht und dann von Neurologen ausgewertet.

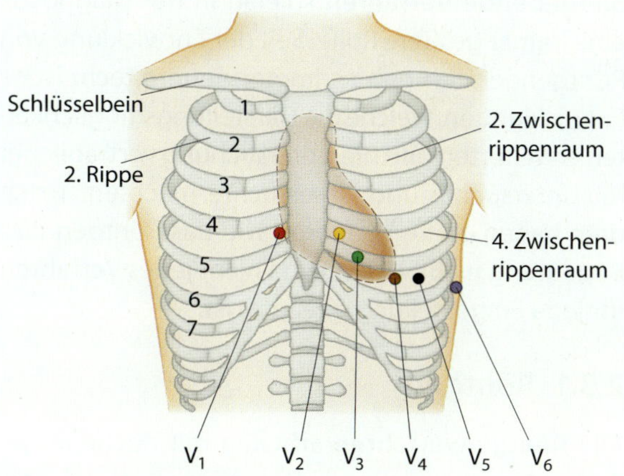

Abb. 2.4: Lage der Elektroden für die Brustwandableitung

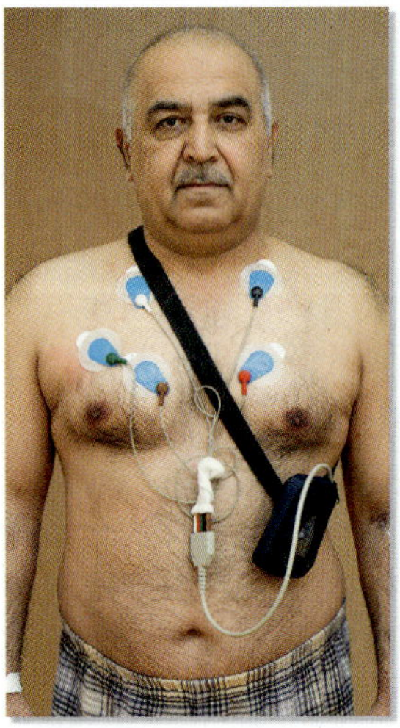

Abb. 2.5: Langzeit-EKG

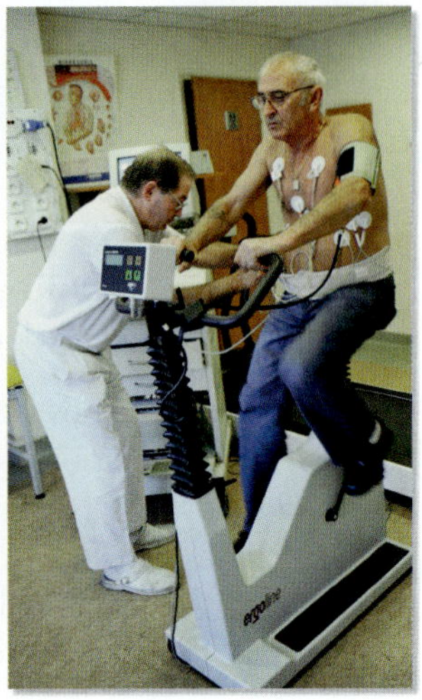

Abb. 2.6: Belastungs-EKG

2.2.7 Elektromyografie

Die **Elektromyografie** (EMG, griech. myos = Muskel) ist eine Methode, um die elektrische Aktivität von Muskeln zu messen. Damit lassen sich auch Aussagen zur Funktion der Nerven machen, die die betroffenen Muskeln steuern. Die Darstellung der Aktivität ermöglicht dem Neurologen, zwischen Muskel- und Nervenerkrankungen zu unterscheiden, Nervenerkrankungen weiter zu differenzieren und Nervenverletzungen festzustellen.

2.3 Bildgebende Verfahren

Bildgebende Verfahren spielen in der Diagnostik eine immer größere Rolle. Seit der Entwicklung von Röntgengeräten gab es immer neuere technische Entwicklungen, welche die Darstellungsmöglichkeiten erweiterten und die Untersuchung verträglicher für Untersucher und Untersuchte machten. Trotzdem haben ältere Verfahren wie das Röntgen ihre Bedeutung nicht verloren, da nicht jedes Verfahren für jede Fragestellung geeignet ist.

2.3.1 Röntgen

Alle **Röntgenverfahren** arbeiten mit hochenergetischer Strahlung, die alle Körperstrukturen durchdringt. In Deutschland tragen diese Strahlen den Namen ihres Entdeckers W. C. Röntgen (1845–1923). Er selbst nannte sie X-Strahlen (X-Ray), eine Bezeichnung, die im englischen Sprachraum üblich ist.

Eine Röntgenanlage besteht grob aus einer Strahlungsquelle und gegenüberliegender Filmkassette. Dazwischen steht oder liegt der Patient, sodass die Strahlen quer durch den Körper verlaufen. Auf ihrem Weg durch den Körper nehmen die unterschiedlichen Gewebe die Röntgenstrahlen in unterschiedlichen Mengen auf. Die Strahlen werden also unterschiedlich stark geschwächt. Dies führt auf dem Film zu unterschiedlicher Schwärzung. Auf dem Röntgenbild sind stark Strahlen aufnehmende Strukturen wie Knochen hell bis weiß und wenig aufnehmende Strukturen wie die luftgefüllte Lunge dunkel bis schwarz dargestellt.

Gewebe	Strahlenwirkung
Embryo	Missbildung
Fetus	Missbildung
Lymphgewebe	Leukämie, Abwehrschwäche
Knochenmark	Gestörte Blutbildung, Anämie, Leukämie
Gonaden (Hoden, Eierstöcke)	Erbgutschäden (genetischer Schaden, der erst in der nächsten Generation wirksam wird)
Dünndarm	Diarrhoe
Haut	Erythem (Rötung)
Augenlinse	Katarakt (Linsentrübung)
Wachsender Knochen	Wachstumsschäden
Niere, Leber, Lunge	Funktionsstörungen
Muskeln	Funktionsstörungen
Bindegewebe	Funktionsstörungen

Tab. 2.1: Abnehmende Strahlensensibilität von Gewebe. (1, S. 172)

Auf Röntgenaufnahmen lassen sich krankhafte Veränderungen wie Entzündungen, Tumoren oder Verletzungen erkennen, insbesondere an knöchernen Strukturen. Fremdkörper können geortet und Größenveränderungen der Organe festgestellt werden.

Auch die inneren Organe und Organfunktionen sind sichtbar, wenn **Kontrastmittel** verwendet wird. Negative Kontrastmittel wie Luft oder Kohlensäure schwächen die Strahlung weniger stark als die umgebenden Gewebe, positive Kontrastmittel wie Jod oder Bariumsulfat schwächen die Strahlung stärker.

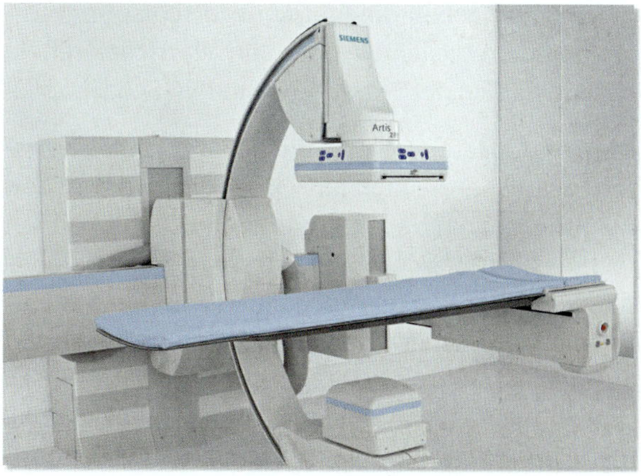

Abb. 2.7: Röntgenanlage

Je nach Fragestellung werden die Kontrastmittel:
- injiziert, z. B. beim Abklären der Ausscheidungsfunktion der Nieren oder der Durchgängigkeit von Gefäßen
- geschluckt zum Röntgen der Magen-Darm-Passage
- als Einlauf verabreicht zur Enddarmdarstellung
- endoskopisch eingebracht, z. B. bei Fisteln

Röntgenstrahlung schädigt lebendes Gewebe, insbesondere Hoden und Eierstöcke, sodass beim Röntgen ein **Schutz** von Patient und Untersucher erforderlich ist. Schutz bieten Bleikapseln oder Bleischürzen.

Die Untersuchung ist schmerzlos, allerdings können das lange Liegen oder das Aufnehmen von Kontrastmitteln Unannehmlichkeiten bereiten. Im Untersuchungsfeld sollte sich kein Schmuck befinden. Allergische Reaktion und Störungen der Schilddrüsenfunktion sind bei injizierten Kontrastmitteln wie Jod möglich.

Mammografie

Die **Mammografie** ist eine Untersuchung der Brust und wird insbesondere zur Früherkennung von Brusttumoren eingesetzt. Die Mammografie zeigt schon sehr kleine Knoten, welche noch nicht ertastet werden können. Die Mammografie wird als Röntgenuntersuchung oder Magnetresonanztomografie (MRT, LF 1.5, Kap. 2.3.5, S. 875) durchgeführt.

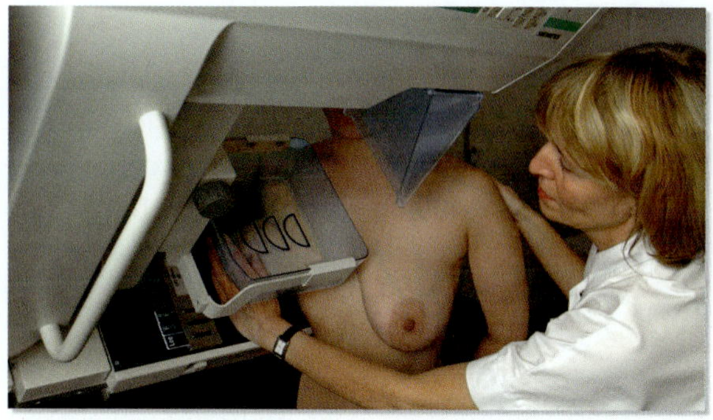

Abb. 2.8: Mammografie

Angiografie

Angiografie (griech. aggeios = Gefäß) ist die röntgenologische Darstellung der Gefäße. Mithilfe eines Kontrastmittels werden Verengungen, Fehlbildungen oder Verschlüsse sichtbar. Durch digitale Bearbeitung ist es möglich, nur die Gefäße darzustellen, was die Interpretation deutlich erleichtert. Angiografien helfen bei der Diagnostik, der Vorbereitung von Gefäßoperationen und der Kontrolle von Therapieerfolgen, z. B. nach Thrombosen.

2.3.2 Computertomografie

Die **Computertomografie** (CT, griech. tome = Schnitt) liefert Schnittbilder des Körpers. Das Verfahren basiert auf der Röntgentechnik. Der Röntgenstrahl trifft senkrecht auf den Körper. Dafür liegt der zu Untersuchende in einer Röhre, in welcher sich die Strahlenquelle um ihn dreht. Gegenüber befinden sich jeweils Detektoren, die die aufgenommene Strahlenintensität als Information an den Rechner weiterleiten, in dem das Bild erstellt wird.

Die CT kommt zum Einsatz bei Verdacht auf:
- Schlaganfall oder Hirntumoren
- Becken- oder Wirbelbrüche, Metastasen in den Knochen oder Bandscheibenvorfällen
- Lungentumoren oder Lungenmetastasen
- Lebertumoren oder Lebermetastasen
- Lymphknotenmetastasen
- Abszessen oder Tumoren im Magen-Darm-Trakt

Aus den Schnittbildern können auch andere Ebenen und 3-D-Bilder berechnet werden.

2.3.3 Sonografie

Bei der **Sonografie** durchdringen Ultraschallwellen das Gewebe. Die Schallwellen breiten sich in den einzelnen Geweben unterschiedlich schnell aus und werden an Grenzflächen reflektiert. Damit lassen sich die Körperstrukturen rechnergestützt als Bild auf einem Monitor darstellen. Ein Schallkopf gibt die Schallwellen ab. Um eine gute Ankopplung des Schallkopfs auf der Haut zu gewährleisten, wird vor Untersuchungsbeginn ein neutrales Gel auf die Haut gegeben, das Kontaktgel.

Dichte Strukturen, wie Knochen und Gallensteine, werfen Schallschatten, was dahinter liegt, sieht man also nicht. Ebenfalls behindert Luft die Sicht massiv.

Ultraschalluntersuchungen dienen der Diagnostik, besonders der inneren Organe, z. B. Gallensteine, aber auch des Bewegungsapparats, z. B. des Schultergelenks. Sie dienen ferner der Kontrolle von Therapieerfolgen und Operationen und der Verlaufsbeobachtung, z. B. einer Schwangerschaft.

2.3.4 Dopplersonografie

Die **Dopplersonografie** arbeitet ebenfalls mit Ultraschall. Sie nutzt bei der Untersuchung von Gefäßen den Dopplereffekt. Dieser führt zu einer Frequenzverschiebung, wenn sich Sender und Empfänger eines Schalls aufeinander zu- oder voneinander wegbewegen, ähnlich wie die Warnpfeife eines vorbeifahrenden Zuges, die beim Näherkommen scheinbar höher und beim Entfernen tiefer wird. Bei der Untersuchung verursachen die sich bewegenden Blutzellen die Frequenzverschiebung. Der Sender ist in diesem Fall die den Ultraschall reflektierende Zelle, der Empfänger sitzt im Schallkopf.

Die verwendeten Geräte und Schallköpfe verarbeiten sowohl den »einfachen« Schall als auch die Informationen durch den Dopplereffekt. Damit können rechnergestützt sowohl die Strukturen des Gefäßes dargestellt werden als auch die Bewegung des Blutes darin. Zusätzlich verdeutlicht die Farbgebung auf dem Monitor die Richtung der Blutströmung: Rote Bereiche bewegen sich auf den Schallkopf zu, blaue vom Schallkopf weg. Damit sind Verengungen, Verwirbelungen, Blutstillstand oder Flussumkehr im Herzen und in den Gefäßen sichtbar. Häufig eingesetzt wird die Dopplersonografie zur Untersuchung der Halsarterien, z. B. bei Arteriosklerose oder einem bestehenden Schlaganfallrisiko.

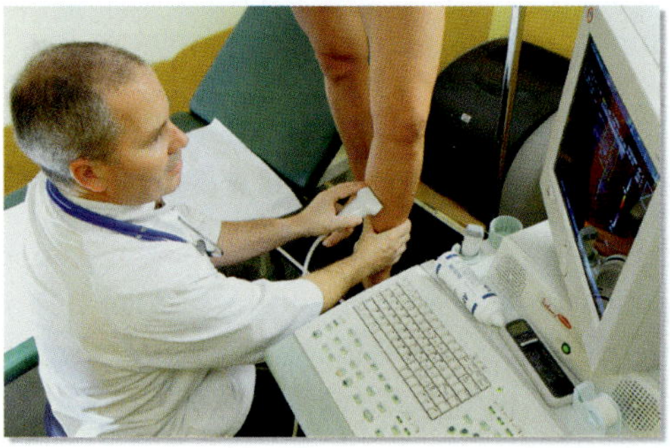

Abb. 2.10: Doppleruntersuchung von Beinarterien.

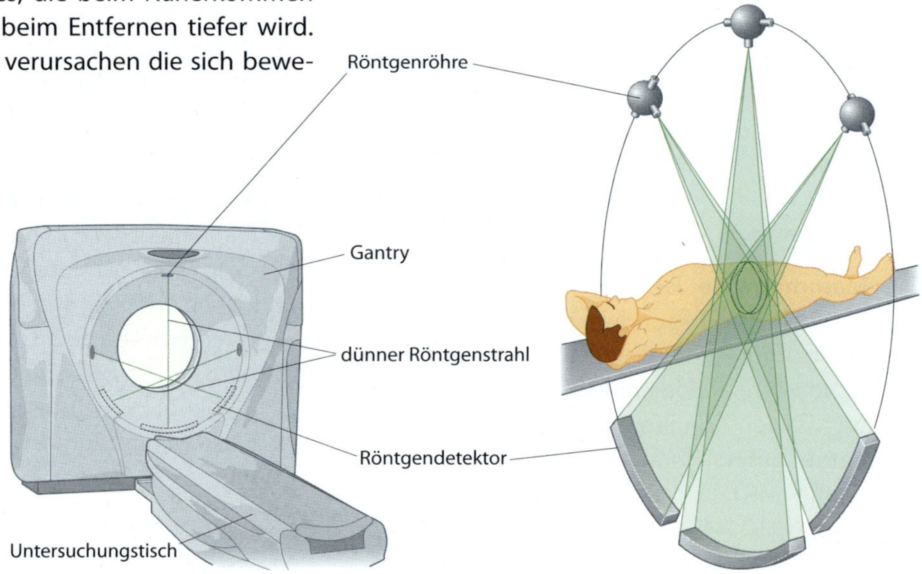

Abb. 2.9: Schematische Darstellung einer CT.

2.3.5 Magnet-Resonanz-Tomografie

Die **Magnet-Resonanz-Tomografie** (MRT) ist ein Verfahren, bei dem ein Magnetfeld den Körper durchdringt, die MRT kommt also ohne radioaktive Strahlen aus. Fließt das Feld, beginnen die Wasserstoffatome im Körper zu schwingen. Bricht das Feld zusammen, stellt sich der ursprüngliche Zustand wieder ein. Ein Computer registriert diese Veränderungen und wandelt sie zu Bildern um.

Die Bewegung von Atomen wird in der Physik als Spin bezeichnet, die Methode deshalb auch **Kernspintomografie** genannt.

Anders als bei der Computertomografie können bei der Magnet-Resonanz-Therapie andere Schnittebenen ohne Wechsel der Position dargestellt werden. Die Kernspintomografie ist darüber hinaus besonders geeignet, um Gewebe mit hohem Wassergehalt abzubilden, z.B. Knorpel, innere Organe und das Gehirn.

! Merke Alle Gegenstände, die auf Magnetfelder reagieren, müssen vor der Untersuchung entfernt werden, z.B. Brillen, Zahnprothesen, Kontaktlinsen, Hörgeräte, Schmuck und Haarspangen. Können Metallteile, z.B. Metallprothesen, Herzklappen, Gefäßklips, Nahtklammern oder Granatsplitter nicht entfernt werden, ist eine Untersuchung nicht möglich. Untersuchungen bei liegendem Herzschrittmacher erfordern eine intensive Überwachung.

2.3.6 Positronen-Emmissions-Tomografie (PET)

Voraussetzung für die **Positronen-Emmissions-Tomografie** ist die Gabe spezieller radioaktiv markierter Moleküle, der Tracer (engl. to trace = verfolgen), welche sich in den zu untersuchenden Organen ansammeln. Tracer setzen bei ihrem Zerfall Energie frei (emittieren, lat. emittere = herauslaufen), die ein Scannerring registriert. Ein Rechner wandelt die Verteilung der Tracer dann in Bilder um.

Die Positronen-Emmissions-Tomografie wird hauptsächlich in der **Tumordiagnostik** eingesetzt. Geeignete Tracer, z.B. ein mit radioaktivem Fluor markiertes Glukosemolekül, werden in Krebszellen gespeichert, da diese einen erhöhten Glukosebedarf haben. Die Verteilung der Tracer gibt dann Aufschluss über das Stadium der Krebsausbreitung und den Therapieerfolg.

Auch andere **Stoffwechselvorgänge** sind registrierbar, z.B. Hirnaktivitäten, was die Möglichkeiten der Hirnforschung erweitert hat und zur Diagnostik bei Demenz genutzt werden kann.

2.3.7 Skelettszintigrafie

Auch die **Szintigrafie** (lat. szintillare = flimmern) arbeitet mit der Anreicherung radioaktiver Substanzen im Gewebe. Es werden Substanzen mit kurzer Halbwertzeit verwendet, die in den Geweben unterschiedlich gespeichert werden oder an Stoffwechselvorgängen beteiligt sind, z.B. Jod in der Schilddrüse oder Phosphat im Knochen. Der Patient trinkt die Substanzen oder bekommt sie injiziert.

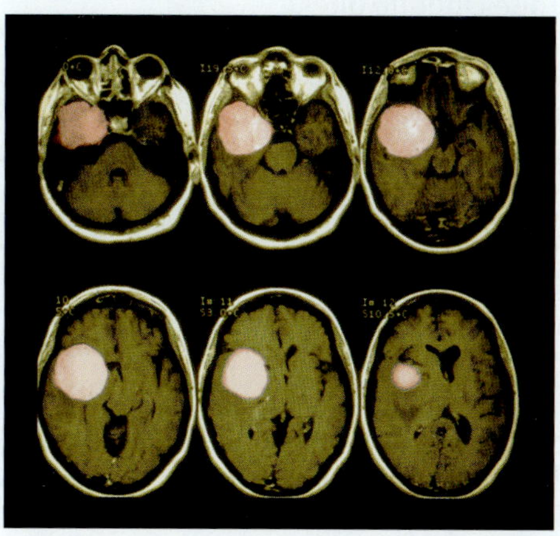

Abb. 2.11: MRT eines Patienten mit Hirntumor.
Obere Reihe: Aufnahmen von oben;
untere Reihe: Aufnahmen von hinten.

LF 1.5

Erkennbar sind auch Krankheiten, die noch keine Strukturveränderungen hervorgerufen haben.

Bei der **Skelettszintigrafie** wird die Anreicherung radioaktiver Substanzen im Knochen zu einem bestimmten Zeitpunkt dargestellt. Die Skelettszintigrafie hilft bei der Suche nach **Entzündungen** oder **Metastasen**. Die Strahlenbelastung ist mit einer Röntgenaufnahme vergleichbar.

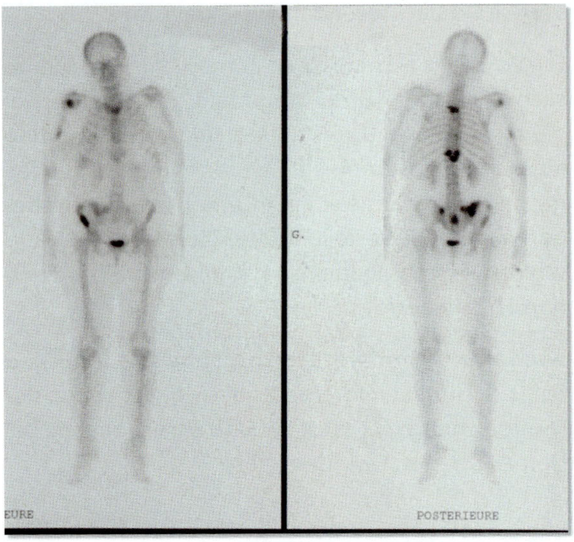

Abb. 2.12: Knochenszintigramm. Befund: metastasierendes Prostatakarzinom

2.4 Endoskopische Untersuchungen

Bei einer **Endoskopie** (griech. endos = innen; scopein = betrachten) können natürliche Gänge, Kanäle und Körperhöhlen ohne große Eingriffe direkt inspiziert werden.

Die benutzten **Endoskope** sind starr oder flexibel (Abb. 2.13), verfügen über eine Lichtquelle und meist eine Lupe zum besseren Erkennen der Strukturen. Einige Endoskope sind mit einer Kamera ausgestattet, die Aufnahmen sind auf einem Monitor zu sehen. Die Aufnahmen können um das Hundertfache vergrößert werden.

Durch die Endoskope können Instrumente vorgeschoben werden, die die Entnahme von Proben (Biopsie, ► LF 1.5, Kap. 1.4.5, S. 842) oder operative Eingriffe ermöglichen. Es besteht die Möglichkeit, das zu untersuchende Gebiet zu spülen, mit Luft zu füllen und Sekrete abzusaugen.

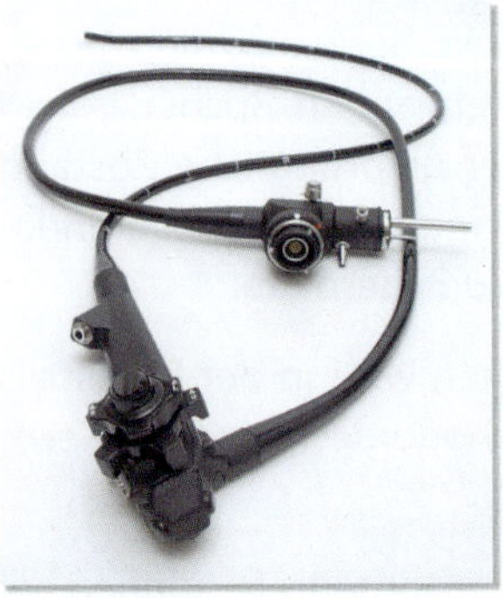

Abb. 2.13: Flexibles Endoskop zur Darmspiegelung

Mittlerweile sind während der Endoskopie therapeutische Eingriffe möglich:
- Verengungen aufdehnen, z. B. in der Speiseröhre
- Röhrchen bei Durchflussstörungen einlegen, z. B. im Gallengang bei Pankreaskopfkarzinom
- Gallensteine entfernen
- Blutstillung
- Darmpolypen entfernen
- Operationen, z. B. Gallenblase entfernen

Die Einführung der Geräte erfolgt unter der Gabe von Beruhigungsmitteln, z. T. auch Schmerzmitteln. Das heißt, dass nach einer Untersuchung meist bis zu 2 Stunden auf Nahrung verzichtet werden sollte und 24 Stunden kein Auto gefahren werden darf. Bei einigen Eingriffen ist eine Vollnarkose erforderlich.

Gastroskopie

Bei der **Gastroskopie** (Magenspiegelung) werden Magenerkrankungen endoskopisch abgeklärt oder Ernährungssonden eingebracht (PEG, ► LF 1.3, Kap. 13.5.6, S. 533). Der Patient ist nüchtern und hat seit mindestens 6 Stunden keine Nahrung und Flüssigkeit zu sich genommen.

Vor Einführen des Schlauches wird der Rachen mit einem Spray unempfindlich gemacht. Dann wird unter kontinuierlichem Schlucken der Schlauch vorgeschoben. Dabei schützt ein zwischen den Zähnen platzierter Beißring das Instrument. Der Untersuchte liegt üblicherweise auf der Seite. Der Patient kann die Bewegungen des Endoskops spüren und die Probenentnahme eventuell als »Zupfen« registrieren.

Koloskopie

Die **Koloskopie** (Darmspiegelung) ist eine endoskopische Untersuchung des gesamten Dickdarms. Sie dient im Wesentlichen der Früherkennung von Darmkrebs.

> ! Merke Anspruch auf Untersuchung zulasten der Krankenkassen besteht ab dem 55. Lebensjahr. Bei unauffälligem Befund wird eine Wiederholung nach 10 Jahren empfohlen.

Die Spiegelung dauert bis zu einer halben Stunde. Der Patient erhält in der Regel ein Beruhigungsmittel und ein Mittel zur Dämpfung der Darmbewegungen. Während der Untersuchung füllt sich der Darm mit Luft. Dies kann Schmerzen verursachen. Schmerzmittel machen die Untersuchung erträglich.

Darmperforationen sind sehr selten. Weitere besondere Risiken bestehen nicht. Nach einer Polypenentfernung brauchen die Betroffenen häusliche Betreuung. Wurde die Untersuchung in Kurznarkose oder unter Beruhigungsmitteln durchgeführt, muss eine Begleitung nach Hause organisiert werden.

> ! Merke Kommt es nach dem Entfernen von Polypen zu Blutungen, Schmerzen oder Fieber, ist sofort der Untersucher zu informieren.

Unangenehm bei der Untersuchung ist für viele die Vorbereitung. Eine gute Sicht hat der Untersucher nur, wenn der Darm frei von Stuhl, Schleim und Flüssigkeit ist. Das notwendige Abführen sowie Nahrungs- und Flüssigkeitskarenz werden im ärztlichen Vorgespräch festgelegt.

Rektoskopie

Die **Rektoskopie** ist eine Untersuchung des letzten Darmabschnitts, des Rektums. Eine Untersuchung des Analbereiches heißt **Proktoskopie** (griech. proktos = After). Der untersuchende Spezialist ist der Proktologe. Die Technik wird eingesetzt zur Suche nach Tumoren und der Abklärung und Therapie von Hämorrhoiden. Das Vorgehen entspricht dem bei der Koloskopie.

Bronchoskopie

Bei der **Bronchoskopie** werden Erkrankungen der unteren Atemwege abgeklärt. Die Bronchoskopie ist eine der wichtigsten Methoden, um die Diagnose bei Verdacht auf ein Bronchialkarzinom zu sichern, z. B. nach einem auffälligen Röntgenbild.

Die Bronchoskopie hat auch therapeutische Nutzen, z. B. beim Entfernen von Fremdkörpern, in der Blutstillung oder beim Absaugen extrem zähen Schleims.

Als schwerere **Komplikationen** sind möglich:

- Spasmus der Bronchien infolge einer Irritation der Wand
- Pneumothorax bei Verletzung der Wand (► LF 1.3, Kap. 9.4.3, S. 418)

2.5 Labordiagnostik

Labordiagnostik bezeichnet die Untersuchung von Körpermaterial. Mithilfe des Labors stellen Ärzte Krankheiten fest oder schließen sie aus, kontrollieren den Therapieverlauf und interpretieren bestimmte Befunde oder Befundkonstellationen. Untersuchte Materialien sind:

- Blut, meist venös
- Stuhl
- Haare
- Urin
- Liquor
- Abstrichmaterial

Das Labor erstellt meist einen standardisierten **Befundbericht**, in dem die Untersuchungsergebnisse aufgelistet sind. Diese Ergebnisse, meist Messwerte, werden zu den Normalwerten in Beziehung gesetzt. Dafür finden sich auf den Befundzetteln die Normwerte als Zahlenwert und grafisch aufgetragen (Abb. 2.16). Meist wird eine Bandbreite angegeben. Der aktuelle Wert wird in das Schema eingefügt, sodass sehr schnell und sicher zu erkennen ist, ob eine krankhafte Abweichung vorliegt. Laborwerte, die sich nicht in Zahlen ausdrücken lassen, werden in Berichtsform übermittelt.

EBM	Untersuchung	Messwert		Einheit	Referenz (M)	Grafik
	HÄMATOLOGIE					
32122	**Großes Blutbild**					
	Leukozyten	**2.9**	-	c/nl	4.0 - 10.0	
	Erythrozyten	4.4		c/pl	4.2 - 5.7	
	Hypochrome Erythrozyten	0.2		%	< 5.0	
	Hämoglobin	14.3		g/dl	13.1 - 17.3	
	Hämatokrit	40.6		Vol%	39.0 - 50.0	
	MCH	32.6		pg	27.0 - 35.0	
	MCHC	35.3		g/dl	32.0 - 37.0	
	MCV	92.6		fl	80.0 - 101.0	
	Thrombozyten	**121**	-	c/nl	142 - 424	
	Differentialblutbild					
	Neutrophile	72.5		%	37.0 - 80.0	
	Neutrophile abs.	2100		c/µl	2000 - 6900	
	Eosinophile	3.2		%	0.0 - 7.0	
	Eosinophile abs.	100		c/µl	0 - 700	

LF 1.5

Abb. 2.14: Auszug aus einem Laborbericht.

Erfordern die Ergebnisse einer Untersuchung sofortiges Handeln, z. B. eine Therapieänderung, Operation oder Isolation, setzt sich der Labormediziner direkt mit dem behandelnden Arzt in Verbindung. Eine direkte Kontaktaufnahme zum behandelnden Arzt erfolgt auch, wenn sich Befunde ergeben, die weiter abgeklärt werden müssen.

! Merke Ein Laborwert steht nie für sich allein, er bedarf der ärztlichen Interpretation auf Grundlage der individuellen Situation des Untersuchten.

Kleinere Untersuchungen, die mit einfachen Mitteln wie Mikroskop oder Teststreifen möglich sind, werden in den Praxen selbst und mittlerweile auch in Apotheken durchgeführt.

Ein **Routinelabor** liefert eine Übersicht über die wichtigsten körperlichen Vorgänge und umfasst die Untersuchung folgender Parameter:

- Blutbild, u. a. Untersuchung und Zählung der Zellen
- Gerinnungsstatus
- Organfunktionen: Leberwerte, Nierenwerte und Schilddrüsenwerte
- Stoffwechsel: u. a. Blutzucker, Fette und Eisen
- Eiweiß
- Entzündungsmarker: z. B. Blutsenkung und CRP
- Elektrolyte, z. B. Kalium und Natrium

2.5.1 Mikrobiologische Untersuchungen

Bei einer **mikrobiologischen Untersuchung** werden Krankheitserreger nachgewiesen:

- im Blut
- in Körperflüssigkeiten
- in Ausscheidungen
- in Gewebeproben
- auf Gegenständen oder Lebensmitteln

Der Nachweis von **Bakterien** erfolgt bei einer **mikroskopischen** Untersuchung. Um eine Differenzierung zu ermöglichen, werden die Proben gefärbt. Die zweite Möglichkeit ist das Anlegen einer **Bakterienkultur**, bei der die Bakterien auf speziellen Nährmedien gezüchtet werden. Anhand einer Bakterienkultur lässt sich beispielsweise die Wirksamkeit von antibiotischen Substanzen überprüfen. Für ein solches **Antibiogramm** werden verschiedene Substanzen auf die Kultur gegeben und beobach-

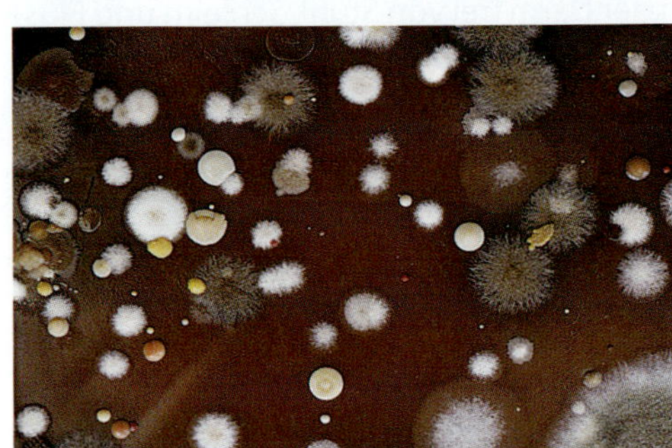

Abb. 2.15: Bakterien und Pilze auf einem Nährmedium.

tet, wie weit diese das Wachstum beeinträchtigen oder die Bakterien abtöten.

Viren können ebenfalls **mikroskopisch** bestimmt werden, allerdings geht dies nur bei großen Viren unter dem Elektronenmikroskop. Kleinere Viren werden auf speziellen **Zellkulturen** von Menschen und Tieren angezüchtet. Alternativ erfolgt eine **serologische** Untersuchung (► LF 1.5, Kap. 2.5.4, S. 880), bei der nach den vom Körper als Reaktion gebildeten Antikörpern gesucht wird.

Pilze werden wie Bakterien auf **Nährböden** angezüchtet und unter anderem nach Farben und Ausbreitung differenziert (Abb. 2.15). Der Nachweis von **Parasiten** erfolgt **mikroskopisch**.

2.5.2 Hämatologische Untersuchungen

Die **hämatologische Untersuchung** (griech. aima = Blut) hat das Blut selbst zum Gegenstand. Das Blut wird für die unterschiedlichen Fragestellungen aufbereitet.

- Vollblut: Alle Blutbestandteile werden für die Untersuchung ungerinnbar gemacht
- Plasma: Vollblut ohne Zellen
- Serum: Vollblut ohne Zellen und ohne Gerinnungsfaktoren

Kleines Blutbild

Als **kleines Blutbild** bezeichnet man die Untersuchung von

- Blutzellen: absolute Zahlen bezogen auf ein bestimmtes Volumen
- Hämoglobin: Gewichtsmenge bezogen auf ein bestimmtes Volumen
- Hämatokrit: Maß für den prozentualen Anteil der Blutzellen am Volumen

Eine erhöhte Zahl an **Erythrozyten** (roten Blutkörperchen) findet sich bei Sauerstoffmangel oder bei Blutdoping, vermindert ist die Zahl bei Blutungen oder ungenügender Bildung, z.B. aufgrund eines Vitamin-B12-Mangels. Bei einer verminderten Anzahl an Erythrozyten spricht man von einer Anämie (► LF 1.3, Kap. 10.4.8, S. 448).

Eine erhöhte Zahl an **Leukozyten** (weißen Blutkörperchen) weist auf bakterielle Infekte hin. Bei Virusinfekten ist die Zahl der Leukozyten häufig erniedrigt. Die Leukozytenzahl verringert sich auch im Rahmen einer Chemotherapie.

Hohe **Thrombozytenwerte** gibt es nach Operationen, niedrige Werte bei einer erhöhten Blutgerinnung.

Verminderte **Hämoglobinwerte** finden sich meist bei Eisenmangel.

Der **Hämatokritwert** ist erhöht bei Flüssigkeitsmangel, erniedrigt bei schweren Blutungen.

Differenzialblutbild

Für das **Differenzialblutbild** werden die Leukozyten weiter differenziert. Ihr Vorhandensein und ihre prozentuale Verteilung erlauben Rückschlüsse auf eine bestehende Erkrankung. Dafür werden die Zellen angefärbt und mikroskopisch betrachtet. Das Verfahren wird **Blutausstrich** genannt.

Eine erhöhte **Granulozytenzahl** weist auf einen akuten Infekt hin oder auf eine Leukämie. Erniedrigt ist die Zahl bei Knochenmarkschädigung und als Medikamentenfolge.

Monozyten finden sich vermehrt bei Erkrankungen wie Tuberkulose und Lymphknotenkrebs, spezifisch beim Pfeiffer-Drüsenfieber. **Lymphozyten** sind vermehrt bei Viruserkrankungen und in der Heilungsphase eines Infekts. Schädigungen des lymphatischen Systems, z.B. bei HIV, vermindern die Lymphozytenzahl.

> **! Merke** Werden kleines und Differenzialblutbild zusammen durchgeführt, nennt man dies ein **großes Blutbild**.

Blutkörperchen-Senkungsgeschwindigkeit (BSG)

Ungerinnbar gemachtes Blut wird bis zu einer Höhe von 200 mm in ein Messröhrchen gegeben und die Strecke gemessen, welche die Blutkörperchen absinken. Abgelesen wird die Grenzlinie zwischen Blutzellen und Plasma am Anfang der Messung und nach einer Stunde. Eine beschleunigte BSG findet sich z.B. bei Infektionskrankheiten, Krebserkrankungen oder Anämie.

LF 1.5

2.5.3 Chemische Untersuchungen

Bei **chemischen Untersuchungen** werden Substanzen, welche sich im Blutplasma befinden, untersucht, z. B.:

- Enzyme
- Elektrolyte wie Natrium oder Kalium
- Zucker
- Fette
- Gallenfarbstoff
- Eisen
- harnpflichtige Substanzen
- Hormone

Die Untersuchung lässt Störungen der Organfunktionen erkennen, z. B.:

- Nierenfunktionsstörung: Anstieg der harnpflichtigen Substanzen bei eingeschränkter Ausscheidung
- Leberfunktion: Anstieg des Gallenfarbstoffs
- Schilddrüse: Verminderung der Schilddrüsenhormone

Die Konzentration der **Elektrolyte** wird im Plasma gemessen, Elektrolyte sind für viele Leistungen des Körpers wichtig, z. B. Nervenleitung und Muskelkontraktion. Störungen der Elektrolytkonzentration führen deshalb zu Funktionsstörungen, z. B. Herzrhythmusstörungen bei Kaliummangel. Bei einem Mangel werden Elektrolyte zugeführt.

2.5.4 Serologische Untersuchungen

Bei einer **serologischen Untersuchung** wird das Blut auf Antikörper (► LF 1.3, Kap. 16.1.4, S. 603) untersucht. Diese Untersuchung ermöglicht Aussagen über den Verlauf einer Krankheit. Bestimmte Antikörper der Klasse **IgM** finden sich bei frischen Infekten, Antikörper der Klasse **IgG** treten erst im Verlauf der Erkrankung auf.

Darüber hinaus können bei einer serologischen Untersuchung auch die Erreger bestimmt werden. Der Nachweis der Menge produzierter Antikörper ist auch geeignet, den Erfolg einer Impfung festzustellen.

2.5.5 Gerinnungsuntersuchungen

Normalerweise befindet sich das Gerinnungssystem (► LF 1.3, Kap. 11.1.3, S. 457) des Körpers in einem Gleichgewicht, was die Entstehung von Gerinnseln und deren Auflösung betrifft. Eingriffe in dieses System, z. B. die Einnahme von Antikoagulanzien (► LF 1.3, Kap. 10.5.5, S. 452), müssen durch Untersuchungen überwacht werden. **Gerinnungsuntersuchungen** klären zudem verschiedene Erkrankungen ab, z. B. Bluterkrankheit und Thromboseneigung.

Blutungszeit

Die Blutungszeit umfasst die Zeitspanne zwischen Blutung und Blutstillung. Bei der **Blutungszeit** nach Duke wird mit einer Lanzette ca. 3 mm tief in das Ohrläppchen gestochen. Alle 15 Sekunden wird der Blutstropfen mit Zellstoff abgesaugt. Dabei den Wundrand nicht berühren. Die Zeit bis zum Versiegen des Blutes wird gemessen. Die Methode überprüft Störungen in der Gerinnung oder in der Funktion der Blutplättchen.

Thromboplastinzeit

Die Messung der **Thromboplastinzeit** ist bekannter unter dem Namen **Quick-Test**. Sie überprüft die Funktion des **extrinsischen Systems** der Blutgerinnung (► LF 1.3, Kap. 11.1.3, S. 457). Patienten, die **Kumarin** zu sich nehmen, um Thrombosen zu verhindern, müssen die Thromboplastinzeit regelmäßig ermitteln lassen.

Für die Messung wird Plasma, welches ungerinnbar gemacht wurde, mit Gerinnungsfaktoren versetzt und die Zeit bis zur Gerinnselbildung gemessen. Der Quick-Wert wird aus dem Vergleich mit normalen Gerinnungszeiten berechnet. Da der Quick-Wert von der Aktivität der zugesetzten Gerinnungsfaktoren abhängt, wird zunehmend die standardisierte **INR** (International Normalized Ratio) genommen. Während der Quickwert bei gehemmter Gerinnung, z. B. durch die Einnahme von Kumarinen, auf über 100 % steigt, sinkt die INR (normal 1) z. B. auf 0,6.

Die Regelmäßigkeit der Quick-Wert-Bestimmungen richtet sich nach der Stabilität der medikamentösen Einstellung. Sie erfolgen meist in einem regelmäßigen 14-tägigen Abstand. Aus dem Quick-Wert berechnet der Arzt oder die Ärztin die Medikamentendosis bis zur nächsten Kontrolle.

Partielle Thromboplastinzeit

Die **partielle Thromboplastinzeit** (PTT) überprüft die Funktion des **intrinsischen Systems** und ist erforderlich zur Therapiekontrolle bei Bluterkrankheit sowie bei der längerfristigen Behandlung mit **Heparin**. Während einer Heparin-Behandlung und bei schweren Leberstörungen mit einer ungenügenden Bildung von Gerinnungsfaktoren ist die **PTT** erhöht.

Aufgaben

- Woraus besteht eine körperliche Untersuchung?
- Erläutern Sie die Notwendigkeit einer Augenspiegelung.
- Mit welchen Techniken können die Herzfunktion und die Gefäßfunktion untersucht werden? Beschreiben Sie die Durchführung. Wann werden diese durchgeführt?
- Erklären Sie, wie Röntgen funktioniert.
- Was lässt sich bei einer Ultraschalluntersuchung erkennen?
- Wann ist eine Computertomografie angezeigt?
- Wofür ist die Kernspintomografie besonders gut geeignet?
- Benennen Sie verschiedene endoskopische Untersuchungen.
- Was bezeichnet man als »Routinelabor«?
- Was ist der Unterschied zwischen einem »kleinen Blutbild« und einem »großen Blutbild«?

3 Therapeutische Maßnahmen

3.1 Physikalische Anwendungen

Physikalische Anwendungen gehören zu den ältesten medizinisch-pflegerischen Maßnahmen. Wie der Name verdeutlicht, beruhen diese Maßnahmen auf dem Einsatz physikalischer Reize. Angewendete Reize sind Kälte, Wärme, Infrarot- und Ultraviolettlicht, Wasser sowie mechanische Reize.

Physikalische Maßnahmen werden fast ausschließlich **symptomatisch** durchgeführt, um gegen Schmerzen, degenerative Erkrankungen und Hauterkrankungen vorzugehen. Zu den ausübenden Berufsgruppen zählen Physiotherapeuten, Masseure und medizinische Bademeister.

Physikalische Maßnahmen können ärztlich verordnet werden. Die Bedingungen regelt die Heilmittel-Richtlinie (HMR). In der Heilmittel-Richtlinie sind auch die durchzuführenden Maßnahmen aufgelistet. Die HMR regelt, welche Heilmittel die gesetzlichen Krankenkassen bei welchen Indikationen bezahlen. Die sogenannten Heilmittelerbringer sind z. B. Physiotherapeuten, Ergotherapeuten, Logopäden und Podologen.

Reiz	Therapieformen
Kälte und Wärme	• Kältetherapie • Wärmetherapie
Massagen	• klassische Massagetherapie • Segmentmassage • Bindegewebsmassage • Periostmassage • Unterwasserdruckstrahlmassage
Bäder	hydroelektrische Bäder
Strom	Elektrotherapie

Tab. 3.1: Physikalische Therapie nach Heilmittelrichtlinien.

LF 1.5

3.1.1 Bäder

Die **Balneotherapie** (lat. balneum = das Bad) ist eine Behandlung in Form von **Bädern**. Sie findet in speziellen Einrichtungen statt, sofern besondere Wannen oder Becken erforderlich sind. Sind keine besonderen Wannen erforderlich, kann die Balneotherapie auch zu Hause durchgeführt werden. Je nach Krankheit erfolgen die Bäder als Vollbad, das den ganzen Körper betrifft, oder als Teilbad, das nur die betroffenen Körperteile betrifft. Die Bäder können als Wannenbad auf den ruhenden Körper einwirken oder im Bewegungsbad eine spezielle Gymnastik ermöglichen.

Bäder wirken:

- mechanisch wegen des Auftriebs und hydrostatischen Drucks
- thermisch über die Temperatur
- chemisch, z. B. bei Zusätzen von Kohlensäure, Schwefel, Mineralien oder chemischen Substanzen, ebenso in Heilquellen
- elektrisch, wenn leichte Gleichströme eingesetzt werden, z. B. im Stangerbad

Bäder wirken damit auf die Haut, das Herz-Kreislauf-System, den Bewegungsapparat und den Stoffwechsel.

Bewegungsbad

Das **Bewegungsbad**, ein etwa 32 °C warmes Bad ohne Zusätze, hilft beim Entspannen und Regenerieren, bei muskulären Fehlbelastungen und bei degenerativen Funktionseinschränkungen des Bewegungsapparats (►LF 1.3, Kap. 12.4, S. 485 ff.). Angewendet werden Bewegungsbäder auch im Rahmen der Rehabilitation nach Operationen am Bewegungsapparat.

Der Auftrieb im Wasser entlastet die Gelenke und lässt Übungen zu, die außerhalb des Wassers nicht möglich sind. Das Bad verbessert zudem die Atmung und die Herz-Kreislauf-Funktion.

Wechselbäder

Das **Wechselbad** ist eine Anwendung warmen und kalten Wassers in Form von Teilbädern. Die Teilbäder betreffen in der Regel Arme und Beine.

Das Wechselbad wirkt kreislaufanregend und durchblutungsfördernd. Es hilft bei Gefäßbeschwerden und beugt Krampfadern vor. Wechselbäder stimulieren darüber hinaus das Immunsystem und schützen so vor Infektionen.

Bäder mit Zusätzen

Bäder mit Zusätzen lindern Schmerzen und wirken entspannend. Sie helfen zudem bei psychischen Belastungen. Gibt man ätherische Öle ins Wasser, eignen sich Bäder auch zur Inhalation. Um die geeigneten Zusätze auszuwählen, muss bekannt sein, wie die Zusätze wirken (Tab. 3.2). Da sie Allergien auslösen können, sollte die individuelle Hautverträglichkeit bekannt sein.

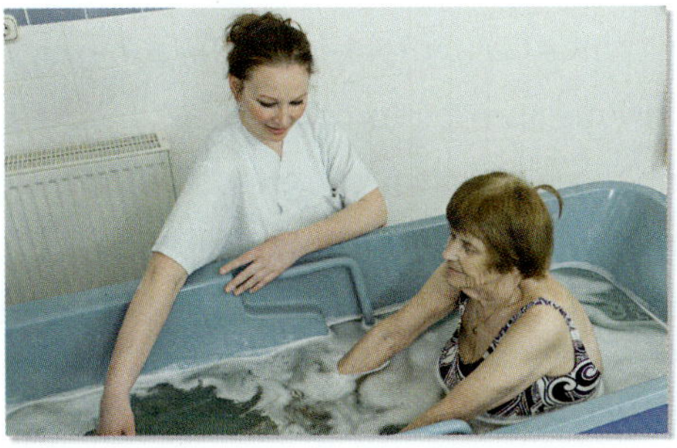

Abb. 3.1: Inhalationsbad

Stangerbad

Beim **Stangerbad** werden schwache Ströme von 300–2000 Milliampere eingesetzt. Der Strom lindert Schmerzen, indem er die Muskeln entspannt. Der Patient registriert nur ein feines Kribbeln auf der Haut. Haupteinsatzgebiet der Stangerbäder sind Wirbelsäulenbeschwerden.

Kontraindiziert sind Stangerbäder bei Menschen mit Herzschrittmacher und Personen, die Metall im Körper tragen, z. B. bei Gelenkersatz.

3.1.2 Einreibungen

Bei **Einreibungen** wirken die Stoffe, die auf die Haut aufgetragen werden. Die Einreibung soll entweder die Aufnahme des Stoffs über die Haut verbessern oder die Freisetzung verbessern, wenn es um flüchtige Stoffe geht. Eine zusätzliche Wirkung von Einreibungen ist der sanfte mechanische Reiz.

Zusätze	Wirkung
Baldrianwurzel, Melisse, Brom	stark beruhigende und schlaffördernde Wirkung
Kohlensäure	wird durch die Haut aufgenommen • kräftigere Durchblutung • blutdrucksenkend • herzentlastend
sprudelnder Sauerstoff	• Mikromassage der Haut • Entspannung der Muskulatur • vegetative Umstimmung
Sole (konzentrierte Salze)	entkrampfend und vegetativ umstimmend
ätherische Öle	kombinieren Beruhigung und Inhalation bei Bronchitis, Asthma bronchiale

Tab. 3.2: Bäder mit Zusätzen.

Schmerzlindernde Einreibungen

Bei **schmerzlindernden Einreibungen** werden u.a. Antirheumatika in Form von Salben, Gels oder Cremes verwendet. Sie helfen bei schmerzhaften stumpfen Verletzungen wie Prellungen oder Verstauchungen. Bei Blutergüssen wirken Präparate, die die Resorption des Blutes verbessern, z.B. Heparin. Die Präparate werden direkt auf die betroffenen Areale gegeben und sanft verteilt.

> **! Merke** Beim Verteilen von Salben etc. Handschuhe tragen und die Präparate nicht auf Schleimhäute, offene Wunden oder entzündlich veränderte Haut bringen.

Überwärmende Einreibungen

Überwärmende Einreibungen wirken bei schmerzhaften Muskelverspannungen. Die eingesetzten Präparate steigern die Durchblutung. Einige Menschen reagieren darauf mit brennenden Schmerzen und überschießender Rötung.

> **! Merke** Vor dem Anwenden Allergien erfragen und unbedingt jeden Kontakt mit Schleimhäuten vermeiden.

Erkältungseinreibungen

Erkältungseinreibungen werden mit Salben durchgeführt, die flüchtige Bestandteile wie ätherische Öle enthalten. Die Hautwärme setzt die Bestandteile frei, sodass sie inhaliert werden können. Da ätherische Öle die Haut reizen können, gelten die gleichen Vorsichtsmaßnahmen wie bei den überwärmenden Einreibungen.

Behandlung von Hautkrankheiten

Je nach **Hautkrankheit** werden verschiedene Substanzen in Form von Lösungen, Cremes, Lotionen oder Salben angewendet. Die Substanzen werden auf die betroffenen Hautareale eingerieben, z.B. bei Schuppenflechte. Ein weiteres Anwendungsgebiet betrifft das Vernichten von Parasiten.

Rhythmische Einreibung

Bei **rhythmischen Einreibungen** steht die mechanische Wirkung im Zentrum der Behandlung. Gleithilfsmittel wie Öle können einen beruhigenden Nebeneffekt haben. Rhythmische Einreibungen erfordern eine ruhige Atmosphäre, eine entspannte Lage und die Möglichkeit einer anschließenden Ruhephase. Sie eignen sich, um

- Wahrnehmung bei Lähmungen zu fördern,
- das Bewegungsempfinden zu fördern,
- Spastiken nach einem Schlaganfall zu hemmen,
- Schmerz zu lindern,
- Kreislauf und Atmung anzuregen und
- Ausscheidung zu unterstützen.

3.1.3 Wickel und Auflagen

Wickel

Wickel vermitteln Wärme oder Kälte. Zusätze speichern die Wärme oder unterstützen den Wärmeentzug. Kräuterzusätze beeinflussen z.T. zusätzlich die Haut. Einige Kräuterzusätze hemmen Entzündungen.

Wickel sind meist dreilagig aufgebaut:

- feuchtes Innentuch aus Leinen oder Baumwolle, eventuell mit Zusätzen
- trockenes Zwischentuch aus Baumwolle zum Schutz und zur Sicherstellung einer guten Abdeckung um den Körper herum

- Außentuch aus Wolle um den Körper herum. Soll der Wickel Wärme abführen, besteht das äußerste Tuch aus Leinen.

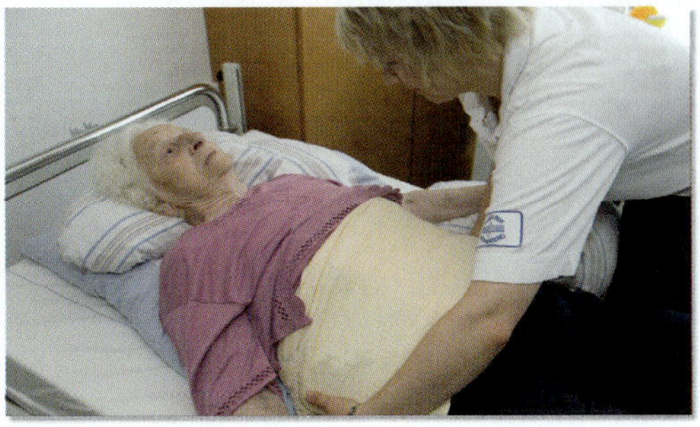

Abb. 3.2: Bauchwickel

Wickel dürfen weder zu fest noch zu locker sitzen, es darf keine Zugluft unter den Wickel gelangen. Die Temperatur des Innentuchs richtet sich nach den zugrundeliegenden Beschwerden.

Man unterscheidet Teilwickel von Ganzkörperwickeln.

> **! Merke** Der Betroffene soll sich mit dem Wickel wohlfühlen.

Auflagen

Bei einer **Auflage** sind die Innentücher der Wickel oder andere Wärme- oder Kälteträger kleinflächig an der betroffenen Körperstelle aufgelegt. Die Auflage wird auch als Umschlag oder Kompresse bezeichnet.

Kataplasmen (griech. kata + plasso = aufgestrichen) sind Auflagen mit breiförmiger Wirksubstanz, die auf dem zu behandelnden Körperareal platziert wird. Die Substanz besteht meist aus Pflanzensamen wie Senf oder aus Arzneimitteln.

Peloide (griech. pelos = Lehm, Schlamm) bestehen aus einer Paste. Eine Fangopackung ist beispielsweise ein Peloid aus Paraffinwachs und fein gemahlenem Lavagestein zur Wärmespeicherung.

Thermische Effekte von Wickeln

Wärmezufuhr schwächt Schmerzen ab und lockert verkrampfte Muskeln des Bewegungsapparats. Um Darmkoliken bei Verdauungsstörungen zu lindern, wird z. B. das Innentuch mit warmem Wasser getränkt. Der Wickel wird beendet oder gewechselt, wenn die Tücher abgekühlt sind.

Für einen **Wärmestau** wird ein kaltes, nicht zu nasses Wickeltuch angelegt und darüber eine Wolldecke. Reflektorisch stellen sich die Gefäße weit und das betroffene Gebiet erwärmt sich. Der Wärmestau wird meist mit Teilwickeln erreicht, z. B. Unterschenkelwickeln, und wirkt schlaffördernd.

Um die **Schweißproduktion** anzuregen, werden meist großflächige Wickel oder Ganzkörperwickel angelegt. Ein kalter Innenwickel staut die Wärme und fördert die Schweißbildung. Lindenblüten- oder Holundertees verstärken den Effekt, da sie ebenfalls die Produktion von Schweiß anregen. Bei kreislaufstabilen Personen unterstützen kalte Wickel das Überwinden einer Erkältung.

Wärmeentzug durch kalte Wickel, z. B. Wadenwickel, senkt Fieber (► LF 1.3, Kap. 1.3.3, S. 153).

Kühlende Wickel lindern Schmerzen, z. B. wirken kalte Halswickel gegen die Schmerzen bei einer Entzündungen des Rachenraums.

3.1.4 Anwendung von Wärme und Kälte

Eingesetzt werden Wasser und breiförmige Zubereitungen (Bäder, Wickel ► LF 1.5, Kap. 3.1.1, S. 881, Kap. 3.1.3, S. 883), elektrische Heizkissen und Heizstrahler, Infrarotlichtlampen, Gebläse, Sprays oder gekühlte Gelkissen bis hin zu Kältekammern. Wärme und Kälte verursachen eine lokale Reaktion der Haut, wirken auf das Herz-Kreislauf-System und beeinflussen das vegetative Nervensystem. Angriffsort von Wärme und Kälte in der Haut sind Temperaturrezeptoren (► LF 1.3, Kap. 17.1.3, S. 625), auch Wärme- oder Kältepunkte genannt.

> **! Merke** Wegen der Gefahr von Erfrierungen oder Verbrennungen dürfen Wärme und Kälte bei bewusstlosen, kooperationsunfähigen Menschen und Personen mit Sensibilitätsstörungen wie Polyneuropathie bei Diabetes mellitus nicht angewendet werden.

Wärmewirkung

Das Empfindungsmaximum der Haut liegt bei 38–43 °C. Die Wärme löst einen Reiz aus, der motorische und vegetative Reaktionen verursacht.

Capsaicin, der Cayenne-Pfeffer, in wärmenden Salben (► LF 1.5, Kap. 3.1.2, S. 882) reizt die Haut chemisch. Die Hautgefäße erweitern sich lokal und die gesteigerte Durchblutung rötet die Haut, der Gewebestoffwechsel steigert sich. Wegen der verbesserten Durchblutung sinkt bei großflächiger Anwendung von Capsaicin der Blutdruck. Die ebenfalls besser durchbluteten Muskeln entspannen sich, was die Schmerzen lindert. Die Atmung verlangsamt sich, ebenso die Darmperistaltik, was Koliken lindert. Wärme wirkt darüber hinaus auf die Psyche, entspannt und beruhigt bis hin zur Schläfrigkeit.

! Merke Wärme darf nicht angewendet werden
- bei Blutergüssen
- in Operationsgebieten
- bei akuten Entzündungen

Kältewirkung

Kältepunkte sind in der Haut zahlreicher vorhanden und haben ein Empfindungsmaximum von 18–34 °C. Methanol ist der wichtigste Bestandteil in kühlenden Gels oder Salben. Die Kälte verengt die Gefäße und die Haut wird blass, lokal verlangsamen sich die Stoffwechselvorgänge. Um Wärme im Körper zu halten, leitet der Körper den Blutfluss um. Dadurch nimmt die Herztätigkeit zu. Der Kältereiz führt zu einer vertieften Atmung.

Lokal angewendet ist Kälte nicht nur schmerzlindernd, sondern sogar anästhesierend. Behandlungen in Kältekammern lindern Schmerzen bei Gelenkerkrankungen, stärken das Immunsystem und bauen Stress ab. Kälte macht wach, leistungsbereit und erfrischt. Kälte hilft bei Gelenksteife, Blutungen, Schwellungen und Ergüssen nach Prellungen, akuten Entzündungen und Fieber.

! Merke Kälte nicht bei Durchblutungsstörungen und in Operationsgebieten anwenden.

3.1.5 Massagen

Mit der Technik der **Massage** (fr. masser = kneten) werden unterschiedliche mechanische Reize auf den Körper ausgeübt, z. B. Dehnung, Druck und Zug. Massagen wirken direkt auf Haut, Bindegewebe und Muskeln. Darüber hinaus bewirken sie über die Reizung der entsprechenden Rezeptoren eine vegetative Umstellung.

Nur ausgebildete Masseure oder Physiotherapeuten führen eine Massage zu Heilzwecken durch. Spezielle Techniken erfordern eine entsprechende Fortbildung.

Allgemeine **Wirkungen** von Massagen:
- lokale Durchblutungssteigerung
- Muskelentspannung
- Abflachung von Narbengewebe
- Unterstützung der Wundheilung, z. B. um ein Ödem zu vermindern
- Schmerzlinderung
- vegetative Umstellung (Wärme)
- psychische Entspannung
- Beeinflussung innerer Organe über die Reizung von Geweberezeptoren

Die Massagetechniken und deren Ansatzort unterscheiden sich. Der klassische Ansatz erfolgt direkt über dem gestörten Areal, die Beeinflussung innerer Organe über Areale, welche das Organ an der Oberfläche repräsentieren.

Direkte Wirkung haben u. a.:
- Teil- und Ganzkörpermassage
- Bürstenmassage
- Lymphdrainage (► LF 1.3, Kap. 11.5.4, S. 474)
- Unterwasserstrahldruckmassage

Zu den **reflektorisch** ansetzenden Massagetechniken gehören u. a.
- Bindegewebsmassage
- Periostmassage (Massagen der Knochenhaut)

Massagen dürfen nicht angewendet werden bei
- fieberhaften Erkrankungen
- akuten Entzündungen
- Gefäßerkrankungen
- akuten Verletzungen
- infektiösen Hauterkrankungen

3.1.6 Elektrotherapie

Bei der **Elektrotherapie** werden Gleichstrom, Impulsstrom und Wechselstrom in unterschiedlicher Intensität angewendet. Den Strom applizieren unterschiedlich große und geformte Elektroden, z. B. TENS (Abb. 3.3), Wasser wie beim Stangerbad (► LF 1.5, Kap. 3.1.1, S. 882) oder Geräte wie bei der Hochfrequenztherapie. Die Elektrotherapie eignet sich besonders bei Schmerzen im Bewegungsapparat, Lähmungen und Durchblutungsstörungen.

> **! Merke** Strom darf nicht bei Menschen mit Metallimplantaten oder Herzschrittmacher angewendet werden.

3.1.7 Lichttherapie

Licht beeinflusst zahlreiche Vorgänge im Körper und regt die Ausschüttung von Melatonin an, einem Hormon, das den Tagesrhythmus steuert. Sonnenlicht wirkt auf die meisten Menschen stimmungsaufhellend. Lichtmangel kann die Stimmung dämpfen, z. B. bei einer Winterdepression.

Bei der **Lichttherapie** sitzt der Patient im Abstand von einem Meter für etwa eine halbe Stunde vor einer Lichtquelle, wobei das Licht auf die Netzhaut fällt. Die Lichtquelle hat ein dem Sonnenlicht entsprechendes Spektrum und eine Stärke von mindestens 10 000 Lux.

Zur Lichttherapie gehören auch die Anwendungen von **Rotlicht** (Wärmeanwendung) und besonderen Spektren des **Ultraviolettlichts**, vor allem UVA und UVB. Beide Behandlungen kommen bei Hauterkrankungen zum Einsatz.

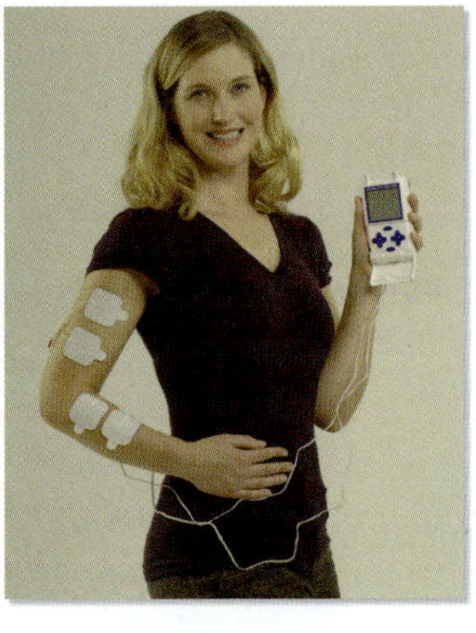

Abb. 3.3: Behandlung mit TENS-Gerät: Die Abkürzung steht für Transcutane elektrische Nervenstimulation. Aufgelegte Elektroden modifizieren die Nervenleitung so, dass die Schmerzweiterleitung unterbrochen wird.

3.1.8 Ultraschalltherapie

Diese Therapieform nutzt Schallwellen weit oberhalb der Hörschwelle, den **Ultraschall**. Ein Schallkopf überträgt die Ultraschallwellen, die von Luft fast völlig reflektiert werden. Um eine gute Übertragung vom Schallkopf zu gewährleisten, wird Gel, Wasser oder Öl auf die Haut gegeben.

Wärmeentwicklung

Der Körper wandelt die in das Gewebe eindringenden Schallwellen in Wärme um. Das Unterhautfettgewebe nimmt relativ wenig Energie auf, sodass die Ultraschallwellen bis in tiefer liegende Gewebe vordringen. Kreisförmige Bewegungen des Schallkopfes gewährleisten eine homogene Verteilung der Schallwellen und verhindern Gewebeschäden.

Mechanische Wirkung

Die Schallwellen versetzen feste Teilchen in Schwingungen, wie bei einer Vibrationsmassage, wenn auch mit kleinen Ausschlägen. Bei zu hoher Intensität drohen Einrisse oder Blutungen im Gewebe. Richtig eingesetzt lösen die Ultraschallwellen Verkalkungen auf, z. B. in Sehnenansätzen der Muskulatur des Schultergelenkes.

Damit ergibt sich ein weites Wirkungsspektrum der Ultraschalltherapie:
- Tiefenerwärmung
- Durchblutungsförderung
- Stoffwechselanregung in Bindegeweben
- Schmerzlinderung
- »Erweichung« von Narbengewebe
- Anregung der Knochenheilung
- Muskelentspannung

> **! Merke** Unterbleiben müssen Anwendungen am Auge, über dem Herzen, über den Geschlechtsorganen, bei Krebserkrankungen, akuten Infekten, Gefäßerkrankungen und Blutgerinnungsstörungen.

3.2 Übende Verfahren

Der Begriff **übende Verfahren** soll verdeutlichen, dass die hier vorgestellten therapeutischen Verfahren nur bei Mitarbeit des Betroffenen erfolgreich sein können. Was nicht ausschließt, dass einzelne Anwendungen – insbesondere bei der physikalischen Therapie – ohne aktive Mitarbeit des Patienten erfolgen.

Es werden **Behandlungspläne** erstellt, die sich an den persönlichen Zielen der Betroffenen orientieren, soweit diese zu einer solchen Entscheidung in der Lage sind, sowie an der ärztlichen Verordnung.

Nach gesetzlichen Vorgaben führen ausgebildete Fachleute der Logopädie, der Ergotherapie und der Physiotherapie die Verfahren mit dem Patienten aus. Alle Verfahren werden in Krankenhäusern, Rehabilitationseinrichtungen und speziellen Praxen durchgeführt. Alle Maßnahmen ohne größeren apparativen Aufwand sind auch für Hausbesuche geeignet.

3.2.1 Logopädie

Logopädie (griech. logos = Wort, pädeuein = erziehen) umfasst die Beratung, Prävention und Rehabilitation von Menschen mit Sprach-, Sprech-, Stimm-, oder Hörstörungen sowie die Diagnostik dieser Leiden. Auch Schluckstörungen gehören zum Arbeitsfeld der Logopäden. Bedeutend ist zudem die Beratung von Angehörigen, Pflegekräften und sonstigen Personen des sozialen Umfelds, da diese für eine gelingende Veränderung oder Anpassung der Kommunikation eine entscheidende Rolle spielen.

Sprech- und Sprachstörungen

Bei **Sprech- und Sprachstörungen** stehen im Alter neurologische Erkrankungen im Vordergrund:

- Aphasie (► LF 1.3, Kap. 18.5.1, S. 661)
- Sprechapraxie, also die Unmöglichkeit, Muskelbewegungen zu planen, die für das Sprechen erforderlich sind
- Dysarthrie, also die Unmöglichkeit, Muskelbewegungen auszuführen, die für das Sprechen erforderlich sind

Dysarthrien sind häufig bei Morbus Parkinson und Multipler Sklerose. Logopäden behandeln auch Sprach- und Sprechstörungen im Rahmen einer Demenz vom Alzheimertyp.

Schluckstörungen

Schluckstörungen treten insbesondere nach Schlaganfällen, bei Morbus Parkinson und Lähmungen der Gesichtsmuskulatur auf. Die Atmung wird geschult, indem die Koordination der Kehlkopftätigkeit verbessert wird. Gleichzeitig werden die betreffenden Muskeln trainiert, um Verschlucken zu vermeiden (► LF 1.3, Kap. 18.5.2, S. 668).

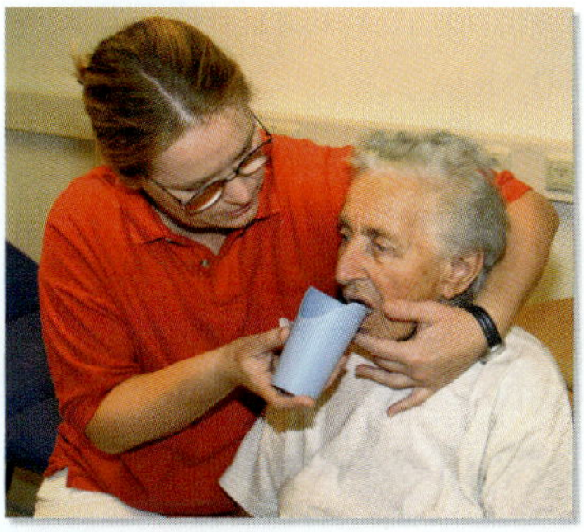

Abb. 3.4: Schlucktraining. Der Logopäde legt fest, welche Konsistenz Nahrung und Flüssigkeiten haben müssen, um gefahrlos geschluckt werden zu können.

3.2.2 Ergotherapie

Der Begriff **Ergotherapie** (griech. ergos = Werk, Arbeit) umfasst sämtliche Maßnahmen der **Beschäftigungs- und Arbeitstherapie**. Zu den Angeboten gehören:

- Wahrnehmungs- und Bewegungsförderung sowie das Erlernen von Mobilisationstechniken, z. B. nach Schlaganfall
- die Schulung von Aktivitäten des täglichen Lebens, z. B. Ankleiden, Körperpflege, komplexere Leistungen wie Haushaltsführung und Verkehrsmittelnutzung
- das Training kognitiver Fähigkeiten wie Aufmerksamkeit, Gedächtnis, Planung und Orientierung

Beim Umsetzen des Erlernten helfen:

- Hilfsmittel (► LF 2.2, Kap. 3.2, S. 982) erproben und anpassen
- häusliche Wiedereingliederung des Patienten vorbereiten, insbesondere Training unter Alltagsbedingungen

- Hausbesuche, um den Wohnraum anzupassen (► LF 2.2, Kap. 3.1, S. 976)
- Angehörige beraten und schulen
- Zusammenarbeit mit Ärzten, Sanitätshäusern und Kostenträgern koordinieren

Allgemeine **Ziele** der Ergotherapie im Alter sind:
- Motorik und Koordination fördern sowie Mobilität erhalten
- Gedächtnis und Konzentration aktivierend ansprechen
- größtmögliche Selbstständigkeit bei den Alltagsaktivitäten erhalten
- die Fähigkeit zur Gestaltung sozialer Beziehungen erhalten, z. B. Kontaktfähigkeit, Kommunikation und Orientierung
- Psyche stabilisieren

3.2.3 Physiotherapie

Physiotherapie (griech. physis = Natur), umgangssprachlich Krankengymnastik genannt, zielt generell darauf ab, physiologische (natürliche) Bewegungsabläufe herzustellen oder wiederzuerlangen. Damit verbunden sind das Wiederherstellen von gestörten Körperfunktionen, das Reduzieren von bewegungsabhängigen Schmerzen sowie das Erhalten oder Fördern der Gesundheit. Physiotherapeuten und Ergotherapeuten arbeiten Hand in Hand. Die Behandlung erfolgt nach Maßgabe einer ärztlichen Verordnung.

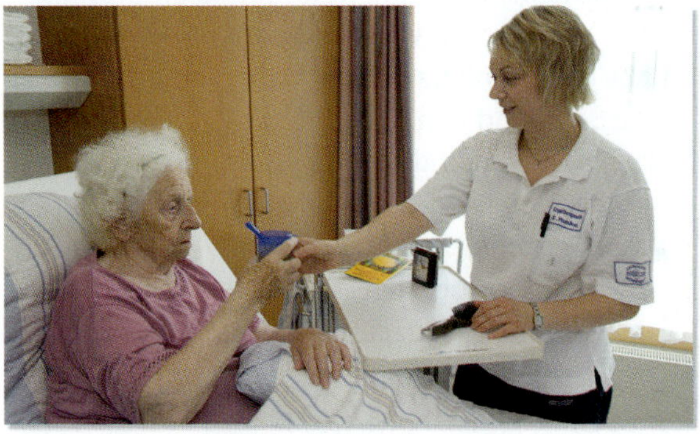

Abb. 3.5: Die Ergotherapie orientiert sich immer an den individuellen körperlichen und psychischen Belastungsgrenzen, sodass Überlastungsschäden meistens nur auftreten, wenn sich der Betroffene bei dem selbstständigen Umsetzen überfordert. Der Therapieerfolg kann sich verzögern oder komplett ausbleiben, wenn der Betroffene nicht die Kraft für die erforderliche Mitarbeit aufbringt.

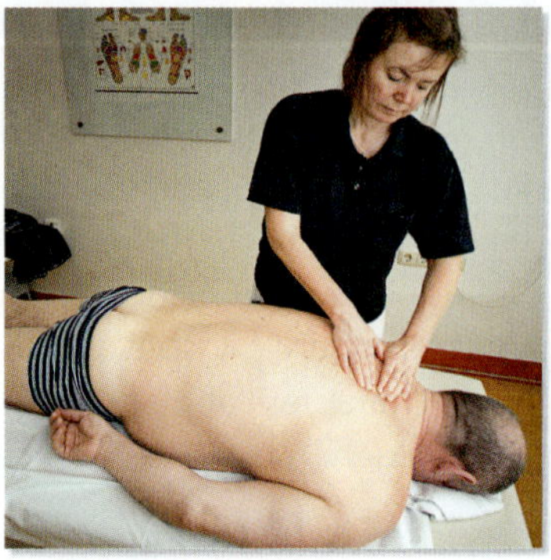

Abb. 3.6: Die Physiotherapie nutzt im Wesentlichen die »Handfertigkeit« des Therapeuten. Um den Patienten auf die Physiotherapie vorzubereiten, werden die Möglichkeiten der physikalischen Therapie genutzt (► LF 1.5, Kap. 3.1, S. 881).

Die Physiotherapie fördert die Wahrnehmung und die Eigenaktivität des Betroffenen, sodass dieser selbst auf krankhafte Bewegungsmuster oder Verhaltensweisen achten kann und in der Lage ist diese zu ändern. Darüber hinaus soll er die erlernten Übungen in geeigneter Weise selbst durchführen. Voraussetzung ist die Mitarbeit des Betroffenen.

Auch alte Menschen profitieren von der Physiotherapie. Dabei sind die **Hauptziele**:
- ältere Menschen mit Mehrfacherkrankungen kräftigen und stabilisieren
- Kraft und Koordination im Rahmen der Sturzprophylaxe verbessern
- den Umgang mit Hilfsmitteln trainieren, z. B. Rollatortraining
- alltägliche Bewegungsanforderungen vorbereiten, wie Treppensteigetraining

3.3 Behandlungsverfahren in der Gerontopsychiatrie

3.3.1 Psychosoziale Betreuung

Neben der reinen Behandlung der psychisch erkrankten alten Menschen sind häufig **psychosoziale Begleitmaßnahmen** erforderlich, die den alten Menschen in seinem sozialen Umfeld halten oder ihn wieder integrieren. Psychische Erkrankungen werden jedoch oft von den Betroffenen nicht wahrgenommen. Viele Betroffene erkennen deshalb nicht, dass therapeutische Angebote ihnen nützen. Nicht selten fehlt es an der nötigen Strukturierung, um z. B. Arzttermine wahrzunehmen oder zustehende Leistungen wie Sozialhilfe oder Pflegeversicherungsleistungen zu beantragen oder durchzusetzen.

Soziotherapie

Der Begriff Therapie ist in diesem Zusammenhang etwas irreführend. Als **Soziotherapie** gelten ambulante **Unterstützung und Handlungsanleitung** von chronisch psychisch Kranken. Die Soziotherapie soll die Betroffenen in die Lage versetzen, mit der Krankheit zusammenhängende soziale Beeinträchtigungen zu überwinden.

Soziotherapie soll über praktische Anleitung dem Betroffenen helfen, Hilfsangebote selbst zu nutzen und weitgehend konfliktfrei in einem sozialen Umfeld zu leben. Es geht im Wesentlichen um die Herstellung eines Bezugs zur Realität und Hilfestellungen bei der Korrektur von Fehlverhalten. Voraussetzung für den Erfolg ist die Mitarbeit des Betroffenen.

Sozialarbeiter, Sozialpädagogen oder Fachpflegekräfte für Psychiatrie üben die Soziotherapie aus.

Angezeigt ist Soziotherapie z. B. bei
- mangelnder Krankheitseinsicht,
- fehlender Einsicht in die Notwendigkeit der Mitarbeit,
- fehlender Kompetenz zur eigenen Lebensgestaltung,
- Antriebsstörungen, fehlender Ausdauer und Belastbarkeit,
- Handlungsblockaden oder
- fehlendem Realitätsbezug.

Maßnahmen können unter anderem sein:
- bei der Wahrnehmung von Arztkontakten und verordneten Therapien motivieren und unterstützen
- bei der medikamentösen Therapie unterstützen, kognitives Training sowie Psychoedukation, d. h. Einblick in die Bedingungen der Krankheit
- Training allgemeiner sozialer Fertigkeiten, Tagesstrukturierung und Übernahme von Verantwortung

3.3.2 Pharmakotherapie

Bei der **Pharmakotherapie** ist die Unterstützung und Kontrolle der regelmäßigen Einnahme wichtig, da oft die Einsicht in die Mitwirkung fehlt oder der Betroffene das Gefühl hat, eine längerfristige Einnahme der Medikamente sei nicht erforderlich. Auch unerwünschte Wirkungen können ohne ärztliche Absprache zum Absetzen der Medikamente führen.

Die **Hilfe bei der Medikamentengabe** wird im Rahmen der häuslichen Krankenpflege ärztlich verordnet. Diese Verordnung muss jedes Quartal erneuert und von der Krankenkasse bewilligt werden.

3.3.3 Psychotherapie

Unter **Psychotherapie** versteht man die Behandlung psychischer und körperlicher Erkrankungen (Psychosomatik, ► LF 1.3, Kap. 20.4.7, S. 705). Die Psychotherapie wirkt auf das Seelenleben ein, meist über die sprachliche Interaktion mit dem Therapeuten, seltener über Körperarbeit.

Zulasten der Krankenkassen sind **verordnungsfähig**:
- Psychoanalyse
- tiefenpsychologisch fundierte Psychotherapie
- Verhaltenstherapie

Die Psychotherapie heilt unterschiedliche psychische Störungen und Erkrankungen, z. B:
- Angststörungen wie allgemeine und spezielle Ängste sowie Phobien
- Zwangsstörungen
- affektive Störungen wie Depression oder Manie
- Suchterkrankungen

Die Psychotherapie soll die Selbstwahrnehmung, Selbstkontrolle und Selbststeuerung verbessern. Die Therapie vermittelt eine Einsicht in die inneren Zusammenhänge der Störung. Eigene Fähigkeiten kommen stärker zum Ausdruck. Der Behandelte soll Probleme wieder selbst lösen und sich in förderlicher und befriedigender Weise in seinem Umfeld bewegen.

Innerhalb der Therapie können »verschüttete« **Konflikte** wiederaufflammen. Auch Konflikte mit dem Therapeuten können auftreten. Es kommt zu Phasen, in denen die Therapie an Dingen rührt, die der Betroffene nicht bearbeiten will. Das Umsetzen der Therapieerkenntnisse in Alltagshandeln bringt neue Konflikte mit sich. Einigen Betroffenen erscheint deshalb ein Abbruch der Therapie als Lösung. Die Fachpflegekraft sollte bei Konflikten eine neutrale Haltung einnehmen und den Patienten zum Fortführen der Therapie ermuntern. Keinesfalls sollten begleitend entlastende Gespräche geführt werden.

Tiefenpsychologisch fundierte Psychotherapie

Die **tiefenpsychologisch fundierte Psychotherapie** sieht aktuelle Erkrankungen und Störungen als Folge kaum zugänglicher unterbewusster Konflikte oder Erfahrungen aus der Kindheit. Die Psychoanalyse bearbeitet umfassend die psychische Struktur des Patienten, während die tiefenpsychologisch fundierte Psychotherapie an aktuellen Konflikten ansetzt.

LF 1.5

Das Durcharbeiten und Deuten von Einfällen, Träumen und Reaktionen auf den Therapeuten und die therapeutischen Bedingungen lässt den Patienten Entwicklungsschritte nachholen und frühe Konflikte verstehbar machen. Der Patient soll frühere Konflikte bewältigen und damit den Auslöser von Störungen unwirksam machen.

Verhaltenstherapie

Verhaltenstherapie sieht die Störungen als Folge eines erworbenen Verhaltens. Sie bezieht die persönliche Lebensgeschichte und Erfahrungen mit Problemlösungsansätzen ein, bezieht sich aber sonst auf klar abgrenzbare Verhaltensweisen, Denk- und Erkenntnismuster sowie Gefühle. Der Therapeut analysiert aktuelle Probleme und leitet daraus konkrete Ziele für Verhaltensänderungen und deren Umsetzung ab. Es kommen **praktische Übungen** zum Einsatz, oft unter Einbeziehung des sozialen Umfelds. So führt der Therapeut beispielsweise bei der systematischen Desensibilisierung den Betroffenen schrittweise an angstauslösende Situationen heran. Belohnungs- und Bestrafungsmethoden werden als positive oder negative Verstärker genutzt. Bei sozialen Veränderungen gibt das Umfeld Rückmeldungen auf das veränderte Verhalten des Betroffenen.

Setting

Der Begriff **Setting** beschreibt die Bedingungen der Therapie. Dies umfasst
- die Gestaltung des Therapieraums,
- die angewendeten Methoden und Techniken,
- Einzel- oder Gruppentherapie,
- Einsatz zusätzlicher Methoden, z. B. Entspannungsmethoden, und
- den Kontakt zum Therapeuten.

Aufgaben
- Welche Wirkungen haben Kälte und Wärme?
  Wann ist ihr Einsatz sinnvoll?
  Welche Kontraindikationen gibt es?
- Welche Ziele hat die Ergotherapie im Alter?
- Wann werden Bewegungsbäder angewendet?
- Nennen Sie verschiedene Zusätze für Bäder und deren Wirkung.
- Erläutern Sie die Wirkung von Wärme und Kälte auf den Körper.
- Wann darf Wärme nicht angewendet werden?
- Benennen Sie die Wirkungen von Massagen. Wann sollten Massagen nicht angewendet werden?
- Welche Wirkung hat die Ultraschalltherapie?
- Was versteht man unter »übenden Verfahren«? Welche übenden Verfahren kennen Sie?
- Welche logopädischen Störungen treten bei alten Menschen vor allem auf?
- Nennen Sie Ziele der Ergotherapie im Alter.
- Wozu dient Soziotherapie und wann ist sie angezeigt?

Lernfeld 2.1

Lebenswelten und soziale Netzwerke alter Menschen beim altenpflegerischen Handeln berücksichtigen

Quellenhinweise, weiterführende Literatur und Internethinweise zu den einzelnen Kapiteln ► S. 1307

1 Altern als Veränderung

Das Alter ► LF 1.1, Kap. 1.1, S. 2 ff.

Altern beginnt im Moment der Geburt. Häufig werden dem Altern ausschließlich negative Merkmale zugeschrieben. Es wird gleichgesetzt mit körperlichen Gebrechen, dem Verlust an geistiger Vitalität, dem Verlust von Freunden, evtl. Vereinsamung und schließlich dem immer näher rückenden Tod.

Menschen sind aber auch im Alter weiterhin in der Lage, sich zu entwickeln. Deshalb kann das Alter auch mit vielen positiven Erfahrungen verbunden sein. Menschen können reifen und eine umfassendere Sicht der Dinge erlangen. Vor dem Hintergrund ihrer Erfahrungen können sie selbstsicherer werden und Entscheidungen schneller und fundierter treffen. Die **Lebensspanne Alter** ist demnach keine Phase, die zwangsläufig durch deprimierende Erfahrungen gekennzeichnet sein muss.

LF 2.1

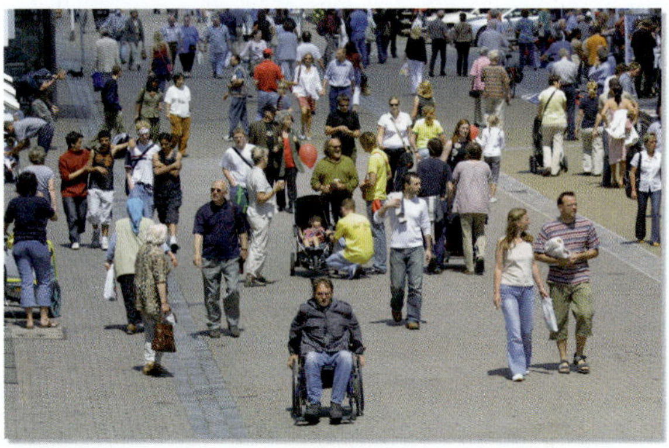

Abb. 1.1: »Alternde« Menschen

Durch verbesserte **medizinische Versorgung, hygienische Bedingungen** und **Arbeitsbedingungen** ist die durchschnittliche Lebenserwartung der Menschen in den westlichen Industrienationen in den letzten Jahrzehnten immer höher geworden. Der Anteil älterer Menschen an der Gesellschaft ist fortwährend gestiegen (► LF 1.1, Kap. 1.1.4, S. 8).

Dabei ist zu beachten, dass die Gruppe der alten Menschen keineswegs homogen ist. Dies wird verständlich, wenn man sich klarmacht, dass das Alter eine Lebensspanne von ca. 30 Jahren umfasst. In offiziellen Statistiken gelten Menschen in der Regel ab 60 oder 65 Jahren als alt. Ab diesem Alter wird nicht mehr nach einzelnen Altersgruppen unterschieden. Das bedeutet, dass eine 60-jährige Frau mit einer 90-jährigen Frau gleichgesetzt wird. In der Realität aber haben beide wahrscheinlich nur sehr wenig gemeinsam, sie gehören nicht einmal derselben Generation an.

Alter ist außerdem immer auch von dem jeweiligen **Umfeld** abhängig, in dem sich Menschen befinden. In manchen Zusammenhängen gelten Menschen im Alter von 40 Jahren schon als alt, in anderen gilt derselbe Mensch als jung.

Piloten von Kampfjets bei der deutschen Luftwaffe beenden offiziell mit 41 Jahren ihren aktiven Dienst, da man befürchtet, dass sie den Anforderungen ihres Berufes nicht mehr gewachsen sind. Viele von ihnen wechseln danach noch in die zivile Luftfahrt und arbeiten dort als Piloten weiter.

Auf der anderen Seite gilt ein Politiker mit 40 Jahren als jung. In Deutschland muss man z. B. mindestens 40 Jahre alt sein, um als Bundespräsident gewählt zu werden.

Neben wohlsituierten Rentnern gibt es alte Menschen mit einem Einkommen am Rande des Existenzminimums. Neben sportlichen und agilen äl-

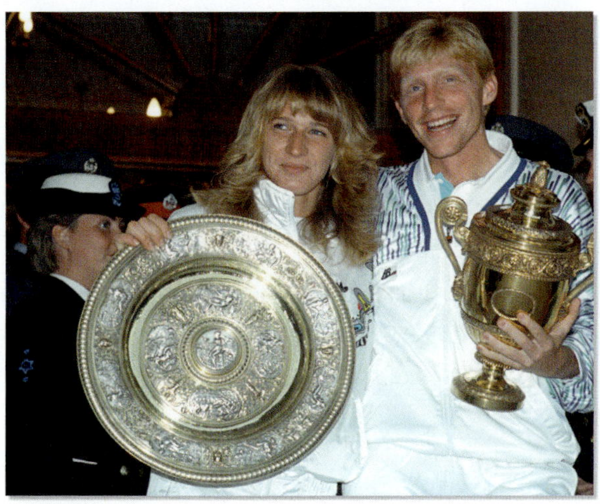

Abb. 1.2: »Junger Ruheständler«

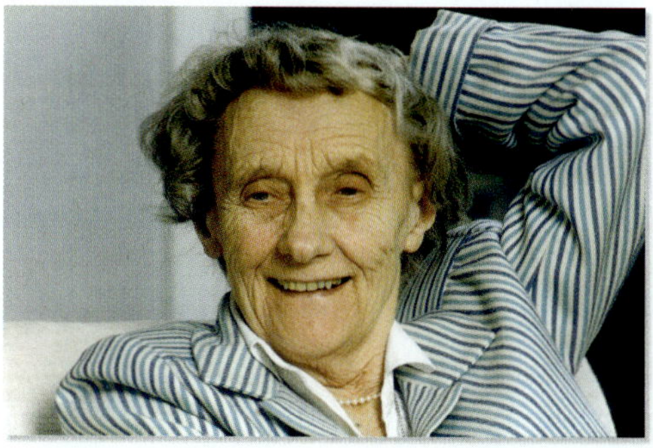

Abb. 1.3: Auch mit über 60 Jahren sind Menschen noch in der Lage, Höchstleistungen zu erbringen. Astrid Lindgren (1907–2002) erhielt mit 87 Jahren den alternativen Nobelpreis. Sie schrieb mit fast 90 Jahren noch Kinderbücher.

teren Menschen gibt es solche mit körperlichen und/oder geistigen Beeinträchtigungen und einem hohen Pflegebedarf. Zunehmend leben alte Menschen aus fremden Kulturkreisen in Deutschland (► LF 2.1, Kap. 4, S. 915) und es treten Menschen mit Behinderungen in das Rentenalter ein (► LF 2.1, Kap. 6, S. 928). Alter hat also viele Facetten und wird nicht allein durch biologische Erscheinungen bestimmt. Zum einen bestimmt jeder Mensch selbst, was Alter und Altern für ihn bedeuten, zum anderen werden Menschen in ihren Ansichten immer auch von der Gesellschaft, in der sie leben, beeinflusst.

Die Grenze zum Altsein wird in Deutschland in der Regel durch den **beruflichen Ruhestand** bestimmt. Dies ist der Zeitpunkt, in dem sich Menschen häufig in der Rückschau auf ihr bisheriges Leben mit dessen Sinn auseinandersetzen. Während sie sich bis zum Renteneintritt neuen beruflichen Anforderungen stellen mussten, um den an sie gestellten Erwartungen gerecht zu werden, fallen diese Anforderungen nun weg. Das bedeutet nicht, dass sich Menschen im Alter keinen neuen Herausforderungen stellen könnten.

! Merke Alter beschreibt keine homogene Gruppe von Menschen. Sie umfasst die agile 60-Jährige genauso wie den gebrechlichen 85-Jährigen.

Entscheidend für die Entwicklung im Alter ist auch die Frage, wie die Jüngeren das Alter bewerten. Ist es für sie negativ besetzt (Krankheit, Abhängigkeit von anderen, Einsamkeit) oder verbinden sie mit ihrem eigenen Altern positive Vorstellungen (Zeit für bisher Vernachlässigtes, Neues lernen, anderen Wissen weitergeben)?

! Merke Um alte Menschen professionell pflegen zu können, sollten sich Pflegefachkräfte in der Altenpflege zunächst mit ihren eigenen Vorstellungen von Alter und Altern auseinandersetzen. Dazu gehört auch die Frage, wie und wodurch die eigenen Vorstellungen vom Alter geprägt wurden.

Ob und wie es Menschen gelingt, sich im Alter weiterzuentwickeln, neue Dinge zu erlernen, bereits bekannte zu vertiefen, hängt nicht nur von ihrer persönlichen Einstellung ab, sondern auch von der »Welt«, in der sie leben. Ist diese Lebenswelt reich an Anregungen, fällt ihnen auch die Entwicklung im Alter leichter.

Die Lebenswelt älterer Menschen wird – genau wie die jüngerer – geprägt von ihren persönlichen **sozialen Netzwerken** (► LF 1.1, Kap. 1.1.3, S. 6.; LF 2.1, Kap. 6.4, S. 934). Sie gewähren ihnen Sicherheit, unterstützen sie bei der Bewältigung praktischer Probleme, geben ihnen in Krisensituationen Kraft, aber auch das Gefühl emotionaler Geborgenheit. Soziale Netzwerke sind in Teilen vergleichbar mit einem Auffangnetz, das unter dem Hochseil eines Zirkusartisten gespannt ist. Es fängt ihn nicht nur auf, sondern gibt ihm schon vorher Sicherheit. Selbst wenn er es nicht bei jedem Auftritt benötigt, weiß er um seine Existenz und kann so seinen Hochseilakt beruhigt durchführen.

Zu einem **persönlichen sozialen Netzwerk (primäres Netzwerk)** gehören neben der Familie auch Freunde, Bekannte, Nachbarn und ehemalige Arbeitskollegen. Daneben gibt es **gesellschaftliche Netzwerke (sekundäres Netzwerk)**. Hierzu zählen u. a. soziale Dienste, öffentliche Einrichtungen oder Verkehrssysteme. Auch diese sind für die Entwicklung im Alter wichtig. Ist der Zugang zu ihnen eingeschränkt, verkleinert sich die Lebenswelt des älteren Menschen. Kann ein älterer Mensch z. B. ein Verkehrssystem, etwa die Bahn, nicht mehr benutzen, weil der Bahnhof oder der

Zug nicht altengerecht gestaltet ist, wird ihm eine Möglichkeit der Mobilität vorenthalten. Seine räumliche Lebenswelt wird beschränkt, ohne dass er aktiv etwas dagegen tun kann.

Der Zugang zu diesen Netzwerken kann allerdings auch dadurch beschränkt sein, dass ältere Menschen sie oder die Möglichkeiten, die sie bieten, nicht kennen. Ist ihnen die Tatsache, dass Leistungen der Pflegeversicherung in Anspruch genommen werden können, nicht bekannt, werden sie das Angebot nicht nutzen, sei es auch noch so gut.

Neben den genannten Netzwerken existieren deshalb auch Netzwerke mit einer **vermittelnden Funktion (tertiäres Netzwerk)**. Zu ihnen zählen z. B. Bürgerinitiativen, Selbsthilfegruppen, aber auch professionelle Dienstleister wie ambulante Pflegedienste.

! Merke Professionell Pflegende haben auch in dieser Hinsicht eine wichtige Funktion: Sie können die älteren Menschen über Möglichkeiten informieren, um am gesellschaftlichen Leben teilzuhaben und von diesen zu profitieren.

LF 2.1

2 Lebens- und Glaubensfragen

2.1 Lebenserfahrungen und Lebensbilanz

Die Frage nach **Leben** und **Tod** hat Menschen schon in allen Zeiten beschäftigt. Menschen nähern sich ihr auf unterschiedliche Weise. In den **Naturwissenschaften** erscheint der Mensch als Organismus, der aus Zellen und Organen aufgebaut ist. Die **Religion** geht davon aus, dass der Mensch eine Seele hat. Während einige Religionen an ein Leben nach dem Tode glauben, gehen andere von der Wiedergeburt des Verstorbenen in anderer Form aus. Eine weitere Betrachtungsweise ist die der **Philosophie**, die sich mit Fragen des menschlichen Geistes auseinandersetzt. Es gibt also keinen einheitlichen Zugang zu Lebensfragen.

Das Alter ist die Lebensspanne, in der Ereignisse wie der berufliche Ruhestand oder der Tod von Freunden dazu führt, dass Menschen auf ihr eigenes Leben zurückblicken. Die Vergangenheit wird für viele zu einem wichtigen Teil ihres Lebens und zum Maßstab der bestehenden Lebenssituation. Das Alter ist aber auch die Zeit, in der dem Menschen die Endlichkeit seines eigenen Lebens deutlicher wird. Sein eigener Tod rückt immer näher und er beginnt, sich bewusst oder unbewusst mit diesem Thema auseinanderzusetzen.

In der Regel ist das Thema **Tod und Sterben** in unserer Gesellschaft **tabuisiert**. Dies bedeutet, dass alte Menschen, auch wenn sie sich mit dem eigenen Tod beschäftigen, nicht unbedingt offen darüber sprechen (► LF 1.3, Kap. 23, S. 756).

Das Erleben des eigenen Alters ist neben den Bildern, die Menschen vom Alter haben, auch immer von den Erfahrungen geprägt, die sie im Leben gesammelt haben. Aus diesen **Lebenserfahrungen** versuchen sie, einen **Lebenssinn** zu konstruieren. Der Sinn des Lebens kann für jeden Menschen etwas anderes bedeuten, dabei müssen Außenstehende nicht immer nachvollziehen können, warum ein Mensch zu einem bestimmten Ergebnis kommt.

2.1.1 Bilder vom Alter

Altersbilder ► LF 1.1, Kap. 1.1.1, S. 2 ff

Ob der Mensch sein Alter erfolgreich gestalten kann, hat immer mit seinem eigenen **Altersbild** zu tun. Wird Altern mit Verlust und körperlichem Verfall gleichgesetzt, besteht die Gefahr, dass die Auseinandersetzung mit dem eigenen Älterwerden verdrängt wird. Tritt diese Lebensphase schließlich ein, besteht das Risiko, dass die Befürchtungen eintreffen, da sich der alte Mensch passiv in sein »Schicksal« fügt. Der Lebensrückblick wird in solchen Situationen häufig verklärt und Menschen ziehen sich in ihr früheres Leben zurück. Sie leben in der Vergangenheit.

Wie alle menschlichen Erinnerungen muss dieser Rückblick nicht immer der Realität entsprechen. Menschen erinnern sich selektiv (►LF 2.1, Kap. 2.1.4, S. 897).

Andererseits kann das Alter auch als **aktive Lebensphase** verstanden werden, in der sich Menschen noch einmal neue Interessengebiete erschließen oder bereits vorhandene vertiefen. Auch hier erfolgt der Rückblick auf das eigene Leben selektiv, allerdings haben diese Menschen viel eher die Möglichkeit, ihre Lebenserfahrungen auch im Alter noch produktiv zu nutzen.

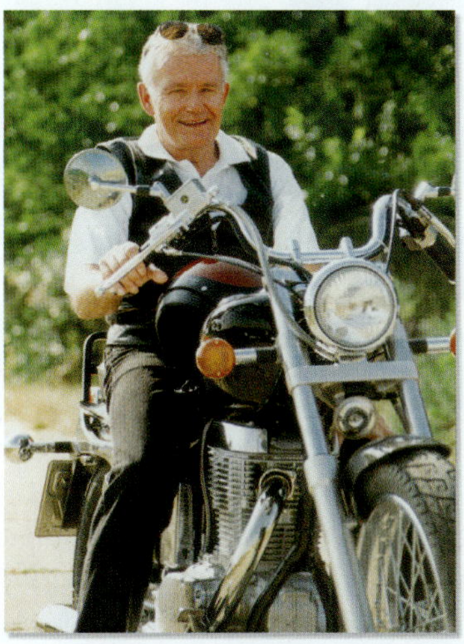

Abb. 2.1: Neue aktive Lebensphase

Das Bild vom Altsein umfasst verschiedene Aspekte, z. B. Vorstellungen von Gesundheit und Krankheit, von Selbst- und Fremdbestimmung, von materieller Sicherheit, von Sterben und Tod. Das Bild, das der Mensch vom Alter, auch von seinem eigenen, hat, wird nicht nur von ihm selbst bestimmt, sondern auch von der Gesellschaft und der Zeit, in der er lebt. Er wird beeinflusst von Medien, Arbeitswelt und der Medizin, die mit ihrem Fortschritt in den letzten Jahrzehnten die Lebenslänge und -qualität verändert hat. Der Mensch wird auch von Vorbildern, wie den eigenen Eltern und Großeltern, beeinflusst. Damit trägt die Generation der Älteren selbst direkt zum Entstehen eines bestimmten Altersbildes bei.

Spezielle Altersbilder

Medizin

Lange galt in der **Medizin** die Vorstellung vom Heilen und vom Besiegen des Todes als höchstes Ziel. Dies führte dazu, dass Situationen, in denen weder das eine, z. B. bei chronischer Erkrankung, noch das andere, z. B. bei Krebs, erreichbar war, als medizinische Niederlage gesehen wurden. Vor diesem Hintergrund war das Alter eine Phase, in der Medizin immer häufiger scheiterte, da sie vermeintlich immer weniger für Menschen tun konnte.

Würde diese Vorstellung ausschließlich vorherrschen, so hätte sie unweigerlich ein negatives Altersbild zur Folge, da mit Alter immer auch medizinisches Scheitern in Verbindung gebracht würde. Mittlerweile kommen in der Medizin aber auch gleichberechtigt andere Leitbilder zum Tragen. Neben der **kurativen (heilenden)** Medizin ist auch die **palliative (lindernde)** Medizin wichtig geworden. Sie führt Maßnahmen durch, die nicht die Wiederherstellung von Körperfunktionen zum Ziel hat, sondern in Anpassung an die krankheitsbedingten Besonderheiten des Patienten eine **Stabilisierung des Zustandes**, ein »Erträglichmachen« (►LF 1.3, Kap. 23.5, S. 765).

Arbeitswelt

Die Vorstellungen über Alter und Jugend variieren in der **Arbeitswelt** zum Teil stark. In der Informationstechnologie (IT-Branche) gelten manche Arbeitnehmer im Alter von 35 Jahren schon als alt. In anderen Bereichen, wie im Gesundheitswesen, gelten Menschen im Alter ab 50 Jahren als besonders erfahren, z. B. ein Oberarzt oder Chefarzt im Krankenhaus. An diesen Beispielen wird noch einmal besonders deutlich, dass Alter ein soziales Konstrukt ist – also etwas, das nicht naturgegeben ist, sondern von der Gesellschaft, in der der Mensch lebt, definiert wird.

! Merke Alter ist immer auch ein soziales Konstrukt. Menschen können in einem Zusammenhang als alt gelten, während sie in anderen Zusammenhängen als jung gelten.

LF 2.1

2.1.2 Ruhestand

Als einer der entscheidenden Zeitpunkte des Übergangs in die Lebensphase »Alter« wird das Ausscheiden aus dem Beruf in den **Ruhestand** gesehen. Dieser Einschnitt hat Veränderungen im Leben eines Menschen zur Folge.

Der Beruf strukturiert das Leben vieler Menschen. In aller Regel legen Menschen ihr Berufsleben auf einen kontinuierlichen Aufstieg an. Bisher Erlerntes wird vertieft und erweitert. Um im Beruf weiterkommen zu können, müssen Herausforderungen angenommen werden. Häufig sind diese Herausforderungen nicht durch den Betroffenen selbst bestimmt. Der enorme technologische Wandel zwingt Menschen immer wieder, auf neue Anforderungen gefasst zu sein, wollen sie nicht »den Anschluss« verlieren. Der Lebensrhythmus der meisten erwerbstätigen Menschen wird vom Rhythmus ihrer Arbeit bestimmt.

1. Woche

Name	Mo	Di	Mi	Do	Fr	Sa	So
Hartmann Pflegekraft	F	F	S	S	—	F	F

2. Woche

Name	Mo	Di	Mi	Do	Fr	Sa	So
Hartmann Pflegekraft	—	N	N	N	—	—	—

F = Frühdienst 06.00 – 14.30 Uhr
S = Spätdienst 13.00 – 21.00 Uhr
N = Nachtdienst 20.45 – 06.45 Uhr

Abb. 2.2: Der Dienstplan

Der Berufsrhythmus wirkt sich nicht nur auf die betroffenen Menschen selbst, sondern auch auf ihr unmittelbares Umfeld aus. Selbst nicht erwerbstätige Familienmitglieder sind davon beeinflusst. Der Tagesrhythmus einer Hausfrau oder eines Hausmanns richtet sich in aller Regel nach dem des erwerbstätigen Partners. Sind beide Partner erwerbstätig oder handelt es sich um alleinerziehende Elternteile, können auch schon kleine Kinder von diesem Lebensrhythmus beeinflusst werden.

Die Ausrichtung des Lebens auf die Erwerbstätigkeit führt zu einer relativen Beschleunigung der Zeit, d. h., viele Menschen haben das Gefühl, neben ihrer Arbeit nicht mehr genug Zeit für sich selbst oder Freunde zu haben. Der Beruf wird zu ihrem bestimmenden Lebensfaktor. Aus diesem Grund freuen sie sich auf ihren Ruhestand. Sie hoffen, dann endlich – wie das Wort es schon sagt – »zur Ruhe« zu kommen und Zeit für sich selbst zu haben.

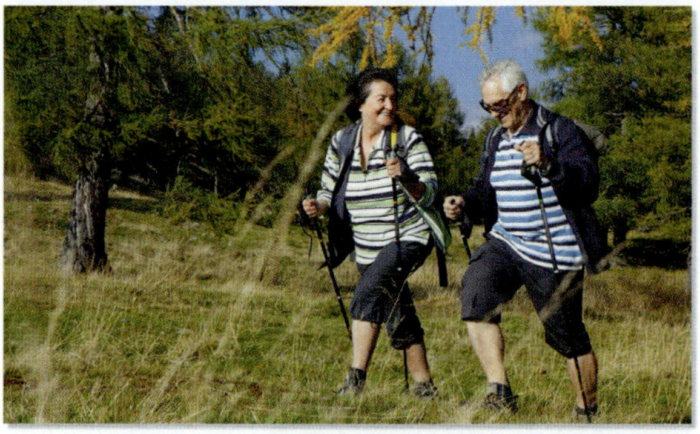

Abb. 2.3: Erfüllter Ruhestand

Häufig lässt sich allerdings beobachten, dass gerade diese Menschen Schwierigkeiten haben, ihre »neue Rolle« für sich sinnvoll zu gestalten.

Tatsächlich kann der Eintritt in das Rentenalter in völlig unterschiedlicher Weise erlebt werden. Während einige Menschen den Tag des Ruhestands kaum erwarten können, fallen andere in ein tiefes Loch. Wie sich diese neue Lebensphase auswirkt, hängt auch davon ab, inwieweit sich der Mensch mit seinem Beruf identifiziert hat. Hat ihm seine Arbeit Spaß gemacht, z. B. wenn sie sozial hoch angesehen war, kann sie in großem Maße Teil seiner Persönlichkeit geworden sein. Solche Menschen können im Ruhestand in ihrem Selbstwertgefühl beeinträchtigt sein. Sie beginnen, sich überflüssig und nutzlos zu fühlen, und sind nicht in der Lage, sich neue Aufgabenfelder zu suchen, die sie befriedigen.

Der Ruhestand kann den alten Menschen in eine Krise stürzen. Er beginnt sich Sinnfragen zu stellen, also zu fragen, wozu er eigentlich von Nutzen ist. Es stellt für einen Menschen einen gewichtigen Unterschied dar, ob er morgens nach dem Weckerklingeln zur Arbeit geht oder ob der Wecker erst gar nicht klingelt und niemand auf ihn wartet. Gerade im Zusammenleben älterer Menschen kann dies ein großes Problem darstellen. Hatten bisher beide Partner ihre festen und eingespielten Rollen, so beginnen sich diese Rollen nun evtl. zu wandeln. Die gemeinsam zur Verfügung stehende Zeit ist größer geworden, die Aufgabenverteilung im Haushalt muss neu durchdacht werden.

> **! Merke** Es gilt deshalb gerade in Altenheimen, alte Menschen in sinnvolle Aufgabenfelder zu integrieren. Je nach individueller Neigung können dies z. B. durch die Ergotherapie organisierte Beschäftigungen sein, aber auch Tätigkeiten, die völlig außerhalb dieses Feldes liegen, z. B. das Engagement im Heimbeirat.

Auf der anderen Seite gibt es auch viele ältere Menschen, die im Ruhestand eine Chance sehen, neue Aufgaben zu übernehmen, z. B. im Ehrenamt oder in einer aktiven Freizeitgestaltung. Ihre Erfahrungen in Altenheimen zu nutzen, hilft nicht nur ihnen selbst, sondern kann auch für andere Bewohner sehr anregend sein (► LF 2.3, Kap. 7, S. 1067).

2.1.3 Lebenserfahrung

Altern bedeutet das kontinuierliche Sammeln von Eindrücken und Erlebnissen und somit den Aufbau eines Erfahrungsschatzes. Jeder Mensch sammelt seine eigenen Erfahrungen und zieht aus diesen seine eigenen Schlüsse. Je länger das Leben eines Menschen dauert, desto größer wird seine **Lebenserfahrung**. Die Grundlage der individuellen Vorstellungswelt, also des Glaubens oder der menschlichen Überzeugungen, wird breiter.

Der Begriff **Erfahrung** hat mehrere Facetten. Zunächst kann man sich ihm von seiner Wortherkunft nähern. Der Mensch fährt durch sein Leben und sammelt dabei Eindrücke. Zum Teil geschieht diese Erfahrungssammlung **passiv**, indem er Ereignissen ausgesetzt ist, die er weder geplant hat noch beeinflussen kann. Zum Teil sammelt er Erfahrungen aber auch **aktiv**, indem er sich bewusst unbekannten Situationen aussetzt und diese entweder seinen Vorhersagen entsprechend meistert oder an ihnen scheitert.

Erfahrungen sind nicht einfach nur Resultat von Sinneswahrnehmungen und Denkleistungen. Sie sind immer auch beeinflusst von Emotionen, von eigenen Plänen und Zielen. Sie sind aber auch von gesellschaftlichen Einflüssen, wie ökonomischen Ressourcen, bestimmt.

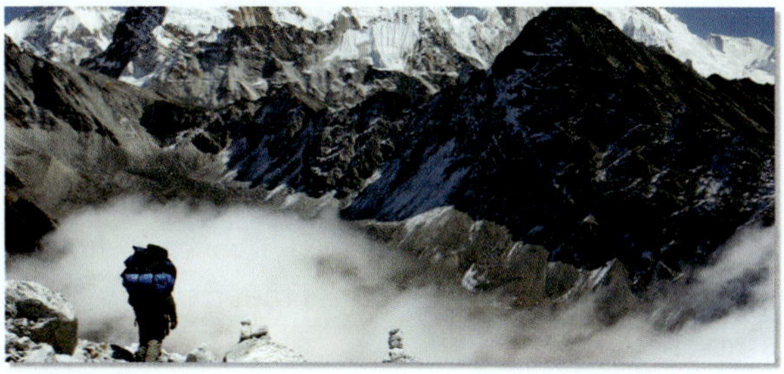

Abb. 2.4: Grenzerfahrung als Lebenserfahrung: Um den Mount Everest zu besteigen und die körperlichen Grenzen auszuloten und zu überschreiten, müssen die Expeditionsteilnehmer im Durchschnitt 100 000 US-Dollar bezahlen. Dies können sich nur wenige Menschen leisten. Viele Menschen würden allerdings einer solchen Erfahrung auch aktiv aus dem Wege gehen, da sie für sich die Gefahr des Scheiterns als zu hoch einschätzen. Frühere Erfahrungen beeinflussen ihre Entscheidung.

Das Beispiel der Mount-Everest-Besteigung zeigt aber noch etwas anderes. Lebenserfahrungen sind immer auch an die historische Epoche und damit an eine Generation gebunden, die sie gemacht hat. Der Mount Everest konnte z. B. vor 100 Jahren noch nicht bestiegen werden. Damit gewinnen Erfahrungen neben einer individuellen auch eine kollektive Bedeutung. Anders ausgedrückt: Jede Generation hat gemeinsame Erfahrungen, die sie prägt, die aber dennoch individuell unterschiedliche Ausprägungen hat. Obwohl prägende Ereignisse, z. B. ein Krieg oder auch die deutsche Wiedervereinigung, eine ganze Generation trifft, ist jedes Individuum an einem unterschiedlichen Zeitpunkt seiner Entwicklung betroffen.

2.1.4 Lebensrückschau

In einer Anfang der 80er-Jahre des vorigen Jahrhunderts unter Altenheimbewohnern durchgeführten Studie konnte gezeigt werden, dass 81 % der Befragten **Lebensrückschau** betrieben haben. In der Kindheit und Jugend wird die Lebenszeit noch als unendlich wahrgenommen. Der Blick ist ausschließlich nach vorne gerichtet. Ab der Lebensmitte gelangen viele Menschen zu der Erkenntnis, dass ihr Leben endlich ist. Sie werden sich darüber klar, dass ein guter Teil ihres Lebens schon hinter ihnen liegt.

Bei Männern wird diese Phase des Lebens häufig mit dem Begriff **Midlife-Crisis** bezeichnet. Man geht davon aus, dass Männer glauben, bis zur Mitte des Lebens einen Lebenssinn finden zu müssen. Viele Männer kommen dabei eher zu einer negativen Bilanz. Obwohl diese These weitverbreitet ist, konnte sie bisher jedoch in keiner Weise belegt werden. Ähnliches gilt für die Annahme, dass der Übergang der eigenen Kinder in die Selbstständigkeit, z. B. das Verlassen des Hauses, Frauen in eine Krise stürzen würde.

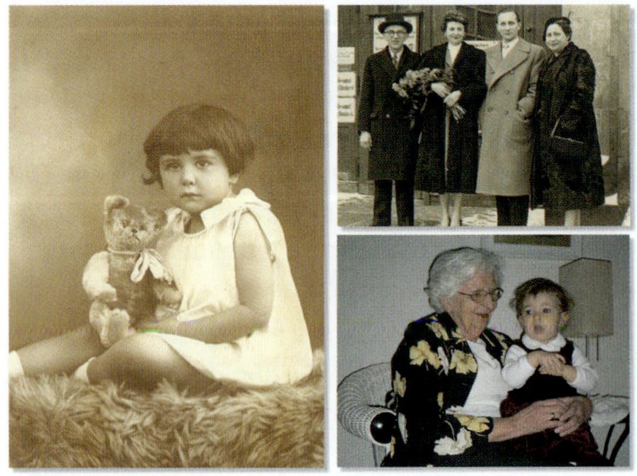

Abb. 2.5: Lebensverlauf einer heute 80-Jährigen.

Das **mittlere Lebensalter** scheint vielmehr die Lebensphase zu sein, in der Menschen sich mit der Frage auseinandersetzen, wie sie ihr restliches Leben sinnvoll gestalten. In der Rückschau auf das eigene Leben können größere Lebenszusammenhänge deutlich werden, zentrale Lebensvorstellungen können sich herauskristallisieren. Die Lebensrückschau kann dabei helfen, das Leben als Ganzes zu akzeptieren. Das Zurückblicken auf das eigene Leben ist allerdings auch immer Teil der persönlichen Weiterentwicklung. Indem das Vergangene betrachtet und bewertet wird, kann die Zukunft aktiv gestaltet und eine Veränderung der Einstellung, Verhaltensweisen und Lebensgestaltung vorgenommen werden. Lebenserinnerungen können somit dazu dienen, noch vorhandene Ressourcen zu aktivieren.

Allerdings erinnern sich Menschen **selektiv**, d. h., nicht alle ihre Erlebnisse sind in ihrem Gedächtnis gleich präsent. Während Menschen sich an manche Dinge sofort erinnern, fallen ihnen andere gar nicht oder erst nach viel Mühe wieder ein.

An Ereignisse, die sich vor dem fünften Lebensjahr ereignet haben, hat der Mensch häufig keine Erinnerung mehr. Dieses Phänomen wird als **Kindheitsamnesie** bezeichnet. Das liegt daran, dass Informationen, die das Gehirn in dieser Zeit aufnimmt, noch nicht so gut verarbeitet werden, wie in späteren Lebensphasen.

Dennoch können sich alte Menschen an weit zurückliegende Ereignisse erinnern. Im Unterschied zu jungen Menschen fällt ihre **Gedächtniskurve** nicht kontinuierlich ab. Sie können zeitlich weiter zurückliegende Ereignisse ebenso gut erinnern wie zeitlich näher liegende. Die Erinnerung an weit zurückliegende Ereignisse ist also nicht nur vom Alter des Ereignisses selbst, sondern auch vom Alter der sich erinnernden Person abhängig.

Besonders gut ist bei älteren Menschen die Erinnerung an die eigene Jugend. Eine Erklärung hierfür könnte sein, dass diese Jahre im Leben eines Menschen besonders prägend sind. In dieser Zeit entwickelt der Mensch sein persönliches Profil. Er konstruiert sein eigenes Weltbild, seine Wertvorstellungen, baut eine Familie auf und etabliert sich im Berufsleben und in der Gesellschaft. All dies sind Ereignisse, die besonders eng mit ihm selbst verknüpft sind. Ereignisse, die den Menschen in seinem Kern betreffen, werden von ihm in der Regel besser gespeichert als alles andere und sind damit auch nach Jahren noch präsent.

Im Umgang mit alten Menschen müssen Pflegende allerdings bedenken, dass negative Erfahrungen häufig auch verdrängt oder positiv umgedeutet werden. In einer Studie aus dem Jahre 1982 fiel auf, dass der Grad an positiven Erinnerungen mit zunehmender Entfernung vom Erinnerungszeitpunkt deutlich abnimmt. Die Kindheitserinnerungen waren am wenigsten positiv, während die Erinnerungen an die noch nicht lange abgelaufene Vergangenheit nur geringe negative Anteile hatten.

Man erklärt sich dieses Verhalten mit der Tatsache, dass Erinnerungen immer vor dem Hintergrund der

Bewertung der eigenen Person gesehen werden. Dabei ist der Zusammenhang zwischen Erinnerungen aus früheren Lebensabschnitten (Kindheit) lockerer als der zwischen späteren Lebensabschnitten. Es fällt leichter, sich von Dingen zu distanzieren, die 50 Jahre entfernt liegen, als von solchen, die erst zwei Jahre zurückliegen. Was früher als negativ empfunden wurde, dient dazu, sich selbst die positive Entwicklung vor Augen zu führen, die man als Mensch durchlaufen hat, und bestätigt das Selbstwertgefühl. **Verdrängung** und **Umdeutung** ist damit eine wichtige **Bewältigungsstrategie**, um das psychische Wohlbefinden aufrechtzuerhalten.

Beim Vergleich von älteren und jüngeren Menschen konnte man feststellen, dass bei Älteren ein höheres Maß an Umdeutung ihrer Vergangenheit vorliegt als bei Jüngeren. Dieser Effekt beruht wahrscheinlich auch auf der Tatsache, dass Erinnerung im Alter eine weitere wichtige Rolle erfüllt: Sie dient dem Ausgleich fehlender äußerer Bestätigung. Diese fehlende persönliche Bestätigung durch Kollegen, Freunde oder das soziale Umfeld können sich alte Menschen so aus gelungenen Situationen ihrer Vergangenheit holen. Einige Forschungsergebnisse zeigen, dass bei alten Menschen im Vergleich mit jungen Menschen eine deutliche Tendenz zum Ausblenden negativer Erinnerungen zu finden ist.

! Merke Verdrängung und Umdeutung hat zur Folge, dass Erinnerungen nicht verlässlich im Sinne von objektiv sein müssen. Man spricht in diesem Zusammenhang auch von Verzerrungseffekten im autobiografischen Erinnern.

Die Erinnerung an das eigene Leben ist für alte Menschen die Grundlage des Selbstgefühls. In der Erinnerung werden »Fakten«, Wesenszüge, Vorstellungen vom Leben und die Erwartungen an das eigene Leben zu bestimmten Zeitpunkten gespeichert.

! Merke Menschen »... reproduzieren ... ihre Erinnerung nicht so, wie sie tatsächlich abgelaufen sind, sondern sie rekonstruieren sie – und zwar so, dass sie mit der augenblicklichen Sichtweise und dem eigenem Selbstbild übereinstimmen.« Rubin; zit.n. Moebius, 1986, S. 30

2.1.5 Lebenssinn

Mit der Rückschau auf das eigene Leben ist häufig auch die Frage nach dem **Lebenssinn** verbunden. Sich diese Frage zu stellen und beantworten zu können, ist eine Fähigkeit, die offenbar nur der Mensch besitzt. Die meisten Menschen stellen sich die Frage nach dem Lebenssinn allerdings nicht in ihrem Alltagsleben. Häufig wird sie erst in Situationen gestellt, in denen Menschen für sie bedeutsame Krisen durchlaufen, oder aber, wenn sie in neue Lebensabschnitte eintreten, die sich von dem bisher vertrauten Leben unterscheiden. Die Folge ist oftmals der Beginn oder die Wiederaufnahme der Reflexion über den Lebenssinn.

Solche krisenhaften Erlebnisse können z. B. der Verlust von Freunden oder Verwandten, aber auch die Nähe des eigenen Lebensendes sein. Allerdings gibt es auch andere einschneidende Ereignisse im Leben eines Menschen, die die Frage nach dem Lebenssinn sowohl in der Vergangenheit wie auch in der Zukunft aufwerfen, z. B. der schon erwähnte Eintritt in den Ruhestand. Gerade im Alter und im Übergang zum Alter versuchen Menschen deshalb, ihre bisherigen Erfahrungen und Handlungen in einen übergeordneten Sinnzusammenhang zu bringen.

Es existiert eine Vielzahl von Antworten auf die Frage nach dem »Sinn des Lebens«. Häufig beruhen diese auf religiösen oder philosophischen Überzeugungen. Die Antwort auf die Sinnfrage kann von Mensch zu Mensch, aber auch im Lauf eines einzelnen Menschenlebens unterschiedlich sein. Es gibt also keine allgemeingültige Antwort auf die Frage, warum Menschen leben.

! Merke Indem sie die Frage nach dem Sinn des Lebens stellen, versuchen Menschen sich zu erklären, woher sie kommen und wohin sie gehen und eine Abwägung zwischen positiven und negativen Erlebnissen zu treffen. Es soll die Frage beantwortet werden, wozu sie leben.

Die Auseinandersetzung mit der Sinnfrage ist immer eine Auseinandersetzung mit sich selbst und hat eine wichtige Funktion in der Lebensbewältigung im Alter. Indem Menschen ihrem Leben einen Sinn geben, kommen sie mit sich ins Reine und können dadurch ihre **Lebenszufriedenheit** steigern. Auch wenn die Beantwortung der Sinnfrage immer sehr individuell geschieht, lassen sich dennoch Bereiche identifizieren, die vielen Menschen gemeinsam sind. Solche möglichen Bereiche können sein:

- der Glaube an eine göttliche Kraft, die alles lenkt,
- der Glaube daran, etwas Besonderes erreicht zu haben, indem man Spuren in der Welt hinterlässt, die über den eigenen Tod hinausgehen,
- die Gründung einer eigenen Familie, deren Mitglieder versorgt und behütet werden.

Es gibt natürlich auch noch andere Möglichkeiten, Lebensübergänge und Krisen zu bewältigen. Man kann sich z. B. Unterstützung von Freunden holen oder die Bedeutung der Probleme herunterspielen oder ganz verdrängen. Die persönliche Auseinandersetzung mit Herausforderungen im Sinne einer Sinnfindung scheint aber immer noch die erfolgreichste Strategie der Menschen zu sein, sich neuen Situationen erfolgreich anzupassen und ein hohes Maß an Wohlbefinden im Leben zu erzielen.

Misslingen die Versuche der Lebenssinnkonstruktion, kann anstelle der positiven, sinnstiftenden Wirkung **Hoffnungslosigkeit** treten.

Dabei ist es für Pflegefachkräfte wichtig zu verstehen, dass auch die Umdeutung von negativen in positive Lebenserfahrungen durchaus einen gelungenen Versuch darstellen kann, den Sinn des eigenen Lebens zufriedenstellend zu deuten. Ein Mensch, der dies getan hat, hat subjektiv die richtige Antwort auf seine Fragen gefunden, auch wenn ein Außenstehender diese Antwort als objektiv falsch erkennt.

> **! Merke** Man sollte nicht versuchen, »Lebenslügen« zu enttarnen und die »Wahrheit« zu finden. Auch wenn manche Antworten sehr weit hergeholt sein mögen, helfen sie dem Menschen doch in diesem Moment, sein Leben zu bewältigen.

2.2 Glaube

Glaube ist nicht unbedingt an eine religiöse Gemeinschaft gebunden, obwohl er ein Grundelement religiösen Lebens ist und in der Gesellschaft häufig mit religiöser Überzeugung gleichgesetzt wird. Glaube ist eine persönliche Einstellung.

Häufig deckt sich Glaube in Teilen mit Wertvorstellungen der großen **Religionsgemeinschaften**. Man kann an Gott glauben, auch wenn man keiner Glaubensgemeinschaft angehört. Obwohl ein Mensch diesen Glauben hat, können sich doch einige seiner grundlegenden Vorstellungen von denen der Kirche unterscheiden. So kann ein Mensch für sich selbst beschlossen haben, an Gott zu glauben, ohne dass er regelmäßig an Gottesdiensten in der Kirche teilnimmt. Im Glauben äußern sich die persönlichen Wert- und Normvorstellungen eines Menschen. Sie bestimmen sein individuelles Handeln. Im Gegensatz zum Wissen ist der Glaube nicht methodisch, z. B. durch wissenschaftliche Erkenntnisse, begründet.

> **! Merke** Im Zusammenhang mit Religion bedeutet Glauben Vertrauen und feste Zuversicht. Er gibt den Menschen Sicherheit, die keines Beweises bedarf.

Religion und Religiosität

In der **Religion** finden Vorstellungen der Menschen über

- die Herkunft des Lebens,
- ein Leben nach dem Tod,
- den Umgang mit den Herausforderungen des Alltags

ihren Ausdruck.

Religionen geben den Menschen aber auch Hinweise und Anweisungen zum Umgang miteinander. In der christlichen Religion finden diese Anweisungen z. B. in den zehn Geboten ihren Ausdruck.

Mithilfe der Religion können Menschen Orientierung und Halt in ihrem Leben finden. Religionen versuchen, Unerklärbares zu deuten und in existenziellen Lebenssituationen Kraft zu geben und Trost zu spenden.

Die beiden größten Glaubensgemeinschaften in Deutschland sind die **katholische** und die **evangelische Kirche**. Daneben gibt es noch viele andere Glaubensgemeinschaften (Abb. 2.7). Deutschland ist ein Land, in das Menschen aus fremden Kulturkreisen eingewandert sind und weiterhin einwandern. Sie bringen nicht nur ihre Kultur, sondern auch ihre Religion mit.

Große Bedeutung haben die **religiösen Vorstellungen angesichts des nahenden Todes.** Für eine Pflegefachkraft ist es wichtig, die verschiedenen Vorstellungen zu kennen, auch wenn sie nicht der Religion des betreffenden Menschen angehört. Manche Riten können für sie zunächst völlig unverständlich sein, für den Betroffenen und dessen Angehörige sind sie aber selbstverständlich. Dies ist umso bedeutender, da Pflegefachkräfte gerade in der letzten Phase des Lebens einen besonders intensiven Kontakt zu Sterbenden haben.

2.3 Der eigene Tod

Das Thema **Sterben und Tod** wird in der Gesellschaft in der Regel ausgeklammert. In Familien findet eine Auseinandersetzung meist erst dann statt, wenn der Tod eines nahen Angehörigen bevorsteht. Dies mag mit der eigenen Angst vor dem Tode begründet sein, hat zu einem großen Teil aber auch mit der Ausrichtung der Gesellschaft zu tun, die Krankheit und Sterben als unproduktiv verdrängt. Im Arbeitsleben haben in erster Linie junge Menschen eine Chance, da sie als belastbarer, weniger krank und damit leistungsfähiger gelten. In dieses Ideal des produktiven jungen Menschen passen die Auseinandersetzung mit Krankheit und Tod nicht.

Für Pflegefachkräfte sind das Sterben des Menschen als letzte Phase seines Lebens sowie der Tod als Abschluss des Lebens wichtige Teile der beruflichen Tätigkeit – besonders im Pflegeheim. Manchmal ist gerade der professionelle Abstand der Pflegefachkraft zu dem von ihr betreuten Menschen für diesen hilfreich und erleichtert es ihm, sich anzuvertrauen. Neben der körperlichen Hilfestellung rückt dann die seelische Begleitung des Sterbenden in den Vordergrund.

Um dieser anspruchsvollen Tätigkeit nachkommen zu können, ist es entscheidend, sich selbst mit dem Tod auseinandergesetzt zu haben und

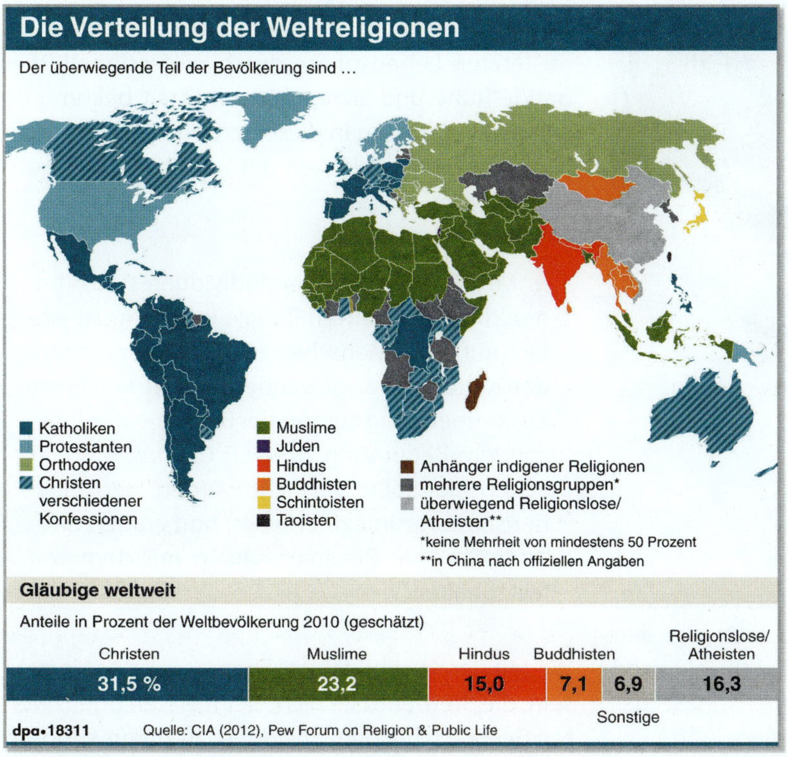

Abb. 2.6: Die Religionen der Welt

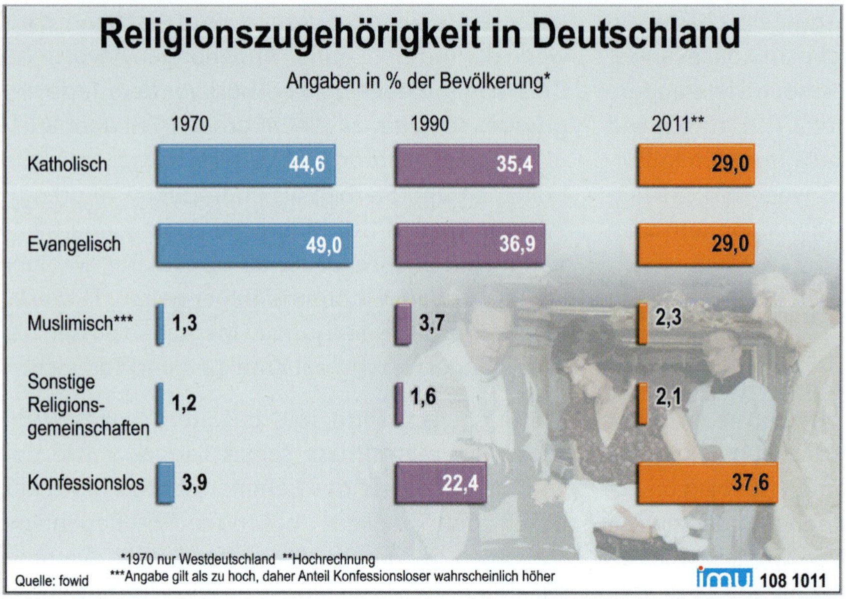

Abb. 2.7: Religionszugehörigkeit in Deutschland

die verschiedenen **Sterbephasen** zu kennen (► LF 1.3, Kap. 23.2.2, S. 761). Nur so kann eine Pflegefachkraft auf den ersten Blick nicht nachvollziehbare Reaktionen, Handlungen oder Äußerungen eines sterbenden Menschen verstehen und entsprechend reagieren.

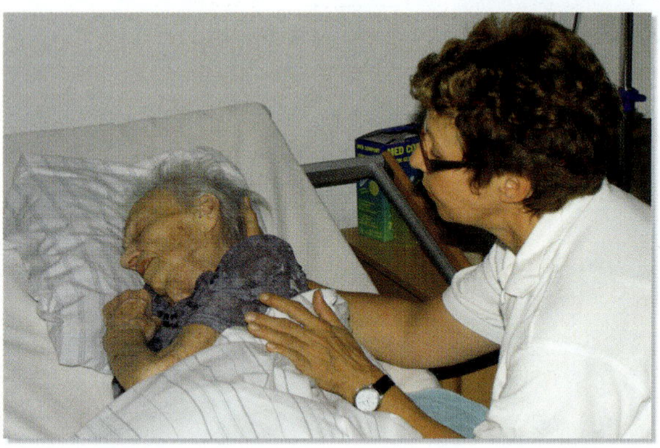

Abb. 2.8: Die letzte Lebensphase

2.3.1 Sterberituale

Deutschland ist zu einer multikulturellen Gesellschaft geworden (►LF 2.1, Kap. 4, S. 915). Um den Menschen aus den verschiedenen Kulturkreisen und Religionen in ihrer letzten Lebensphase gerecht werden zu können, ist es für Pflegekräfte unerlässlich, sich mit **Ritualen beim Sterben und nach dem Tode** auseinanderzusetzen.

Da die verschiedenen Religionen unterschiedliche Sterberituale haben, sollen diejenigen der großen Weltreligionen hier kurz vorgestellt werden. Die Kenntnis solcher Rituale kann nicht erst in der akuten Situation erworben werden, da Menschen in ihrer letzten Lebensphase durch professionell Pflegende Ruhe und Sicherheit vermittelt bekommen sollten. Sie müssen in dieser extremen Lebenssituation auf die Fachlichkeit der Pflegenden vertrauen können.

! Merke Da Menschen Individuen sind, können die aufgeführten Rituale jedoch nicht einfach auf jeden Menschen aus dem entsprechenden Kulturkreis angewendet werden. In diesem Zusammenhang kommt der Biografiearbeit besondere Bedeutung zu (►LF 1.1, Kap. 6, S. 53). Schon hier sollte versucht werden, den Glaubenshintergrund zu erfassen und Fragen nach Wünschen im Zusammenhang mit dem Tod festzuhalten.

Wegen der Sensibilität des Themas kann es sinnvoll sein, die Sterberituale nicht beim ersten oder zweiten Gespräch mit dem Bewohner zu klären, sondern einen separaten Termin zu wählen und zunächst festzustellen, inwieweit sich der Betreffende schon selbst mit seinem Tode auseinandergesetzt hat. Die gewonnen Erkenntnisse müssen **dokumentiert** werden, um dem Pflegeteam zugänglich zu sein.

In so gut wie allen Glaubensrichtungen ist es verbreitet, dass der Mensch nicht allein sterben soll. Es ist deshalb wichtig, Verwandten und Freunden die Möglichkeit zu geben, den Sterbenden zu begleiten. Gerade für Pflegende kann diese Situation schwierig sein. Manchmal müssen Menschen zurückgehalten werden, da der Sterbende sie zu dem entsprechenden Zeitpunkt nicht sehen möchte. In anderen Situationen sind viele Menschen zur selben Zeit anwesend. Obwohl der Pflegende meint, dass dies den Sterbenden überfordert, kann die Anwesenheit vieler Freunde genau dem Wunsch des Sterbenden entsprechen. In wieder anderen Situationen wünscht sich ein sterbender Mensch die Anwesenheit von anderen, die aber nicht da sind. Dann muss der Pflegende die Rolle von Freunden und Familie übernehmen.

Menschen im Sterben zu begleiten, ist für Pflegende belastend. Häufig können sie aber aufgrund von institutionellen Gegebenheiten, z. B. hoher Arbeitsanfall, keine für sie und den Sterbenden befriedigende Sterbebegleitung durchführen. Zudem geht der Tod eines Menschen auch professionell Pflegenden immer nahe.

✔ **Tipp** Um die Erfahrungen im Umgang mit Sterbenden und dem Tod verarbeiten zu können, sollten Sie unbedingt das Gespräch mit Kollegen suchen und mit ihnen über Erfahrungen und Probleme diskutieren. Die Inanspruchnahme von Supervisionen ist in diesem Zusammenhang von großer Hilfe.

Sterberituale im Christentum

Katholische Kirche

In der **katholischen Kirche** gibt es **sieben Sakramente** (lat. = religiöses Geheimnis):

- die Taufe,
- die Firmung (die Vollendung der Taufe),
- die Eucharistie (das Abendmahl),
- die Buße,
- die Krankensalbung (früher letzte Ölung),
- die Weihe (zum Diakon, Priester oder Bischoff)
- und die Ehe.

Für Katholiken sind diese Sakramente besonders wichtig, da sie in ihnen Zeichen der Liebe und Nähe Gottes sehen und erfahren können.

Während der Sonntagsmesse feiern Menschen katholischen Glaubens die **Eucharistie**, das Abendmahl. Bedeutender Teil dieser Feier ist die Kommunion. Sie beinhaltet die Gabe von Wein und das Brechen des Brotes (Brothostie). Der Wein symbolisiert das Blut, das Brot den Leib Christi. Durch das Brechen eines einzigen Brotes soll gezeigt werden, dass alle Gläubigen in Christus vereint sind.

Können kranke Menschen diese Messe nicht mehr besuchen, so ist es möglich, dass ein Priester zu ihnen ans Krankenbett kommt und die Krankenkommunion mit ihnen feiert. Dazu empfiehlt z. B. das Erzbistum München und Freising, einen Tisch mit einem weißen Tuch zu decken und mit Kerze(n), Kreuz und Blumen zu schmücken. Wenn möglich, sollten auch ein Gefäß mit Weihwasser und ein Glas Wasser für den Kranken bereitstehen. Angehörigen und Mitbewohnern sollte es ermöglicht werden, an dieser Feier teilzunehmen und evtl. auch die heilige Kommunion zu empfangen.

Ein weiterer katholischer Ritus ist das Sakrament der **Krankensalbung**. Die Krankensalbung wird durch den zuständigen Ortspfarrer oder einen anderen Priester gespendet. Nach Papst Johannes Paul VI. wird »das Sakrament der Krankensalbung … jenen gespendet, deren Gesundheitszustand bedrohlich angegriffen ist, indem man sie auf der Stirn und auf den Händen mit ordnungsgemäß geweihtem Olivenöl … salbt und dabei einmal folgende Worte spricht: ›Durch diese heilige Salbung helfe dir der Herr in seinem reichen Erbarmen, er stehe dir bei mit der Kraft des Heiligen Geistes. Der Herr, der dich von Sünden befreit, rette dich, in seiner Gnade richte er dich auf‹.« Dies soll den Kranken in besonderer Weise mit Christus verbinden.

Früher war die Krankensalbung als **letzte Ölung** bekannt. Sie wurde meist nur Sterbenden erteilt. Heute wird die Krankensalbung auch Menschen erteilt,

LF 2.1

die nicht unmittelbar vom Tode bedroht sind. Kranke oder auch alte und gebrechliche Menschen sollen durch sie gestärkt werden und wissen, dass sie mit ihren Leiden und Problemen nicht allein gelassen werden. Das Zimmer wird – wenn möglich – wie bei der Krankenkommunion geschmückt. Die Angehörigen und Freunde, vielleicht auch Nachbarn des Kranken, sollten an dieser Feier teilnehmen können.

Bei unmittelbarer Todesgefahr sollen Menschen katholischen Glaubens, nachdem sie ihren Glauben erneuert haben, die **heilige Kommunion** mit Brot und Wein erhalten. Sterbende, die keine feste Nahrung mehr zu sich nehmen können, empfangen diese Sterbekommunion auch nur durch Wein.

LF 2.1

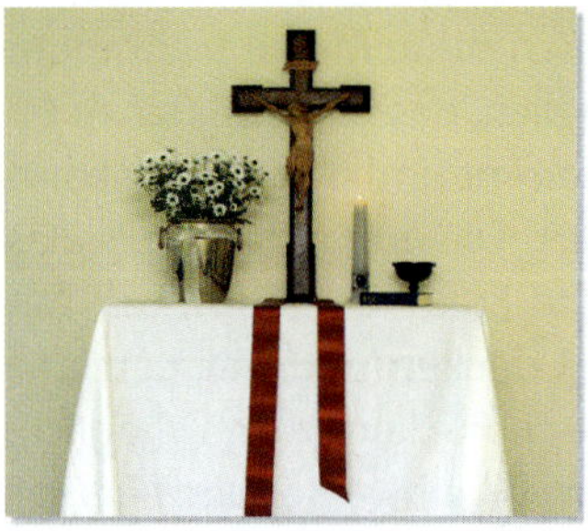

Abb. 2.9: Gestaltung des Zimmers eines sterbenden Christen.

Evangelische Kirche

Steht der Tod bei einem **Protestanten** unmittelbar bevor, so kann auch er das heilige Abendmahl erhalten. Dazu wird ein Pfarrer gerufen, der dann mit dem Gläubigen gemeinsam das **Glaubensbekenntnis** spricht. Hier bekennt der Gläubige seinen Glauben an Gott und Jesus Christus. Im letzten Absatz heißt es: »Ich glaube an den Heiligen Geist, die heilige christliche Kirche, Gemeinschaft der Heiligen, Vergebung der Sünden, Auferstehung der Toten und das ewige Leben. Amen.«
Wie bei Menschen katholischen Glaubens sollte es auch Angehörigen von Protestanten ermöglicht werden, an dieser Feier teilzunehmen. Das Zimmer sollte wie bei Menschen katholischen Glaubens hergerichtet werden.

Sterberituale im Judentum

Im **Judentum** steht das Diesseits, also das Leben, im absoluten Mittelpunkt. Juden glauben daran, dass der Mensch von Gott geschaffen wurde und deswegen alles getan werden muss, um menschliches Leben zu erhalten und zu mehren. Der **Krankenbesuch** (BikurCholim) ist für Angehörige deshalb auch von großer Bedeutung.

Liegt ein Mensch jüdischen Glaubens im Sterben, darf ihm die Wahrheit über seinen Zustand nicht verheimlicht werden. Man würde ihn ansonsten der Möglichkeit berauben, sich auf den Tod vorzubereiten. In dieser Phase wird häufig auch der Beistand eines Rabbiners gewünscht.

Für den Sterbenden ist es wichtig, dass er das **Sündenbekenntnis** spricht bzw. mit Personen, die an seinem Lager beten, mitspricht, und dass er als Letztes das Glaubensbekenntnis (»Höre Israel, der Ewige ist unser Gott, der Ewige ist einzig.« / 5. B. Mosis, 6.4) rezitiert. Dem Sterbenden muss die Möglichkeit gegeben werden, wichtige Angelegenheiten, darunter z. B. die Versöhnung mit einem Mitmenschen, aber auch abschließende Fragen in Zusammenhang mit Testament oder Beerdigung zu regeln.

> **! Merke** Da das Leben für Juden im Mittelpunkt steht, dürfen keine Maßnahmen unternommen werden, die das Leben verkürzen. Für Pflegende ist dabei darauf zu achten, dass der Sterbende nicht umgelagert werden darf, falls dadurch sein Leben verkürzt werden könnte.

Der **Tod** wird im Judentum als das Aufhören des Atmens definiert. Aus diesem Grund stellen die Angehörigen des Verstorbenen den eingetretenen Tod fest, indem sie eine Feder vor Mund oder Nase des Toten halten, um sich zu vergewissern, dass der Verstorbene nicht mehr atmet.

Nach dem Tod werden dem Verstorbenen Augen und Mund geschlossen und er wird auf den Fußboden gelegt. Stehendes Wasser wird ausgegossen, die Spiegel werden verhängt. Das progressive Judentum betrachtet allerdings diese beiden letzten Bräuche als Aberglauben. Demnach soll durch das Ausgießen des Wassers verhindert werden, dass dieses durch einen hindurchziehenden Geist verunreinigt wird. Das Verhängen des Spiegels soll entweder verhindern, dass sich die Seele in einem Spiegel verfängt oder dass sich der Leichnam darin spiegelt und bald ein zweiter Tod im Haus verkündet wird.

Da beide Bräuche vom modernen Judentum als Aberglaube angesehen werden, gelten sie dort nicht mehr als verpflichtend. Der Leichnam eines verstorbenen Juden sollte allerdings niemals allein gelassen werden.

Mit dem Eintritt des Todes beginnt für die Angehörigen die erste Phase der **Trauerzeit**, die die Zeit bis zur Bestattung umfasst. Sie sind während dieser Zeit von religiösen Pflichten befreit und können sich ganz auf ihre Trauer konzentrieren sowie die Beerdigung organisieren.

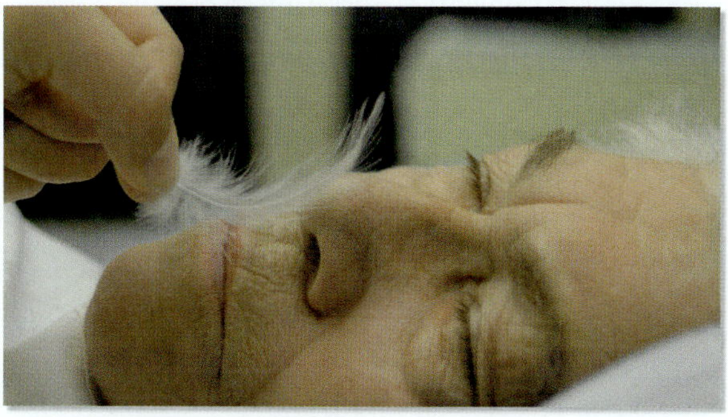

Abb. 2.10: Bestimmung des Todes im Judentum.

Sterberituale im Islam

Der Glaube an ein Leben nach dem Tod ist einer von sechs grundlegenden Glaubensartikeln im **Islam**. Der Tod ist für den Muslim keine Strafe, sondern der Übergang in eine andere Daseinsform. Das Leben wird deshalb von Muslimen als Prüfung verstanden, in der sie sich fortlaufend mit der Begrenztheit ihres Lebens auseinandersetzen. Mit dem Tod ist die Zeit der Prüfungen beendet und der Weg zu Allah beginnt.

Liegt ein Muslim im Sterben, so ist es wichtig, ihm die Möglichkeit zu geben, seine Schulden und Sünden anderen gegenüber zu klären, da nach den Vorstellungen des Islam alle Menschen auch im Jenseits noch auf der Sühne beim Tod vorhandener Schuld bestehen können. Diese Schulden beziehen sich nicht nur auf Geld, sondern auch auf soziale Pflichten, Beleidigungen, Betrug etc.

Ein Muslim darf in den letzten Stunden seines Lebens nicht allein gelassen werden. Es ist die Aufgabe seiner Familie, ihn während dieser Zeit zu begleiten. Die Anwesenheit eines Imams (geistlicher Führer der Muslime) ist dabei nicht notwendig. Dies zeigt die hohe Bedeutung, die der Familie im Islam zugeschrieben wird. Haben schwerkranke Muslime keine Familie, sollten sie die Möglichkeit erhalten, entweder durch Freunde oder aber durch einen Imam religiös begleitet zu werden.

Der **Koran** (heilige Schrift des Islam) schreibt fünf Gebete pro Tag vor. Bettlägerige Menschen dürfen diese Gebete auch sitzend oder liegend durchführen, dazu soll der sterbende Muslim auf den Rücken oder die rechte Seite gedreht und sein Gesicht Richtung **Mekka** gewandt werden. Ist der Sterbende selbst nicht mehr in der Lage zu beten, rezitieren seine Angehörigen leise die **36. Sure des Koran**, die den Sterbenden auf den Tod vorbereiten soll. Ist der Tod direkt absehbar, wird dem Sterbenden das islamische Glaubensbekenntnis vorgesprochen, sodass er es nachsprechen kann und dies seine letzten Worte vor dem Tod sind.

Ist der **Tod** eingetreten, werden dem Toten die Kleider ausgezogen, der Körper mit einem Tuch bedeckt und Augen und Mund geschlossen. Der Tote wird so schnell wie möglich einer **rituellen** Waschung unterzogen. Diese Waschung darf nur von Muslimen gleichen Geschlechts durchgeführt werden. Ausnahmen: Die Ehefrau darf ihren verstorbenen Mann waschen, die Mutter ihren verstorbenen Sohn.

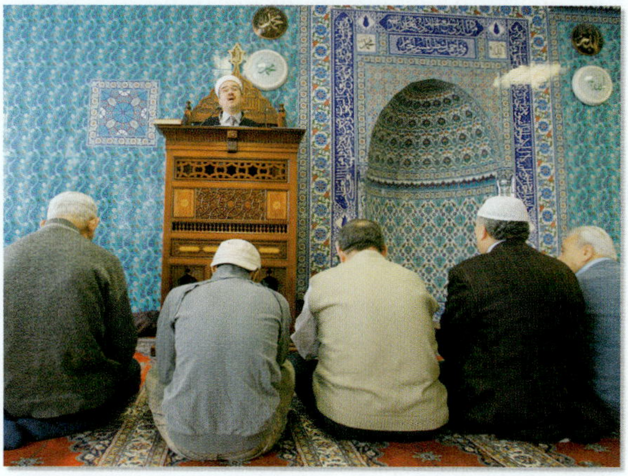

Abb. 2.11: Muslime im Gebetsraum.

LF 2.1

✔ **Tipp** Es ist sinnvoll, durch einen kleinen Klebepfeil, z.B. auf der Fensterbank, schon zu einem früheren Zeitpunkt die Richtung zu bestimmen, in der Mekka liegt.

2.3.2 Sterbekultur

Unabhängig davon, ob sie einer bestimmten Glaubensrichtung angehören oder nicht, haben alle Menschen das Anrecht darauf, dass sie an ihrem Lebensende mit Würde und Respekt behandelt werden.

Im Rahmen des Projektes **Förderung psychosozialer und spiritueller Kompetenz in der Sterbebegleitung** der Universität Heidelberg wurden Maximen einer Sterbekultur aufgestellt:

LF 2.1

- **Der Tod ist Teil des Lebens**

Wird der Tod als Feind bekämpft oder seine Existenz verdrängt, entstehen Berührungsängste, Ablehnung, Zynismus, Vermeidungsrituale, Sterilität und Entfremdung. Leid und Ausgrenzung von Sterbenden werden dadurch unnötig verstärkt. Heilsame Akzeptanz des Todes und Integration der Sterbenden lassen Ängste und Leiden zu, erlauben Hilflosigkeit. Trauer und Tränen ermöglichen die Entwicklung individueller Hilfepläne.

- **Sterbende sind Lebende**

Diese Haltung ist nicht immer selbstverständlich.
  - Sie fördert Würde und Empathie (das Einfühlen in einen anderen Menschen) im Prozess der Sterbebegleitung.
  - Sie verbindet Lebende und Sterbende in ihrer Sorge und in ihrer Spiritualität und Religiosität.
  - Sie führt zu aktiver Mitmenschlichkeit (Hospizarbeit).
  - Sie lässt palliative Bedürfnisse gleichwertig zum kurativen Auftrag gelten (Palliativmedizin).
  - Sie integriert in umfassender Betreuung und Pflege physische, psychosoziale und spirituelle Bedürfnisse (individuelle Symptom- und Schmerzbehandlung, Kommunikation mit Patient und Angehörigen, Team-Supervision, Thematisieren religiöser, spiritueller Fragen).

Aufgaben
- Erläutern Sie die Aussage, dass Alter ein soziales Konstrukt ist.
- Erklären Sie, warum der Eintritt in die Rente einen entscheidenden Zeitpunkt im Leben darstellt und welche Schwierigkeiten damit verbunden sein können.
- An welche Ereignisse erinnern sich alte Menschen besonders gut? Wie lässt sich das erklären?
- Erläutern Sie die Wichtigkeit von Umdeutung und Verdrängung als Bewältigungsstrategien.
- In welchen Situationen stellen Menschen häufig die Sinnfrage?
- Erläutern Sie den Begriff »Glaube«.
- Nennen Sie die wichtigsten Glaubensgemeinschaften in Deutschland.
- Nennen Sie Gründe, warum die Themen Sterben und Tod oft tabuisiert werden.
- Warum ist es für eine Altenpflegekraft wichtig, sich mit diesen Themen auseinanderzusetzen?
- Beschreiben Sie die Sterberituale von Katholiken, Protestanten, Juden und Muslimen.

3 Familienbeziehungen im Alter

3.1 Familienbeziehungen

3.1.1 Familie früher und heute

Schon vor der industriellen Revolution (19. Jahrhundert) hat es eine Vielzahl unterschiedlicher Familientypen gegeben. Die **Familientypen** waren dabei an die Produktionsweise der jeweiligen Bevölkerungsschicht geknüpft.

Am weitesten verbreitet war die **Familie des »ganzen Hauses«**. Dem Hausvorstand unterstanden nicht nur die Familienmitglieder, die mit ihm verwandt waren, sondern auch Bedienstete wie Knechte und Mägde auf Bauernhöfen oder Lehrlinge und Gesellen in den Handwerksbetrieben. Kinder wurden in dieser Zeit häufig als potenzielle Arbeitskräfte angesehen und behandelt. Die Beziehungen zwischen Eltern und Kindern waren häufig relativ gefühlsarm und mit denen zum Gesinde vergleichbar.

Als Folge der industriellen Revolution wurden Arbeitsstätte und Wohnung voneinander getrennt. In der»**bürgerlichen Familie**« wurde dem Mann die Rolle des Ernährers zugeschrieben, während die Frau für die Erziehung der Kinder zuständig war. Obwohl die Lebenssituation von **Arbeiterfamilien** mit der der bürgerlichen Familien nicht vergleichbar war, begannen sich die Familienvorstellungen der Arbeiter denen des Bürgertums anzugleichen. Es dauerte allerdings noch bis Mitte des 20. Jahrhunderts, ehe sich das bürgerliche Familienideal in nahezu allen Schichten der Bevölkerung durchsetzte. Verantwortlich hierfür war das sogenannte »Wirtschaftswunder« der 50er- und 60er-Jahre des letzten Jahrhunderts, das die Lebensverhältnisse in Deutschland deutlich verbesserte.

Der demografische Wandel der Gesellschaft sowie die ökonomischen und politischen Veränderungen der letzten 20 Jahre haben dafür gesorgt, dass neue Familienformen entstanden sind. Die sogenannte **Kernfamilie**, die nur aus Eltern und Kindern besteht, beginnt sich zu wandeln. Eine Vielfalt neuer Lebens- und damit auch Familienformen ist entstanden (Abb. 3.1). Man findet heute u. a.:

- Einzelpersonenhaushalte
- Alleinerziehende
- Lebensgemeinschaften nicht Verheirateter (mit Kindern oder kinderlos)
- Patchworkfamilien (Paare mit Kindern aus verschiedenen Beziehungen)

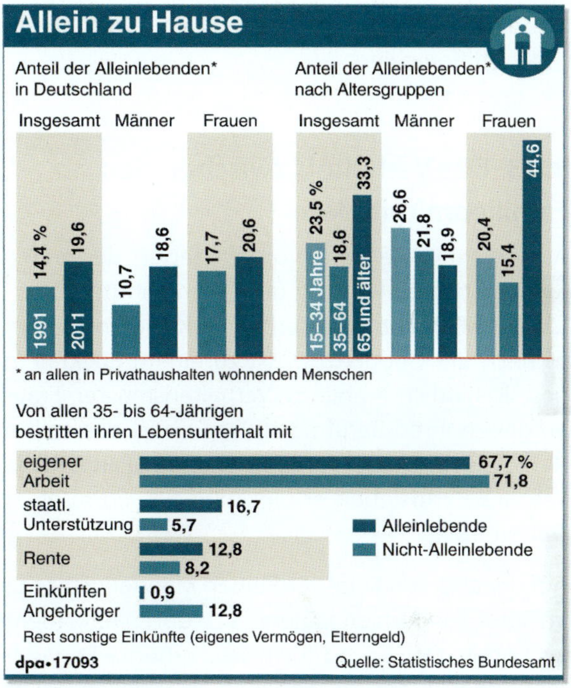

Abb. 3.1: Neue Lebens- und Familienformen

3.1.2 Familienstrukturen

Kennzeichen einer Familie ist die Bereitschaft verschiedener Generationen (Kinder, Eltern, Großeltern) füreinander einzutreten, ohne dafür eine direkte Bezahlung zu erwarten. Neuere Untersuchungen, bei denen man sich der **netzwerktheoretischen Analyse** bedient, haben gezeigt, dass es für die einzelnen Familienmitglieder bei der Frage nach gegenseitiger Unterstützung nicht von ausschlaggebender Bedeutung ist, ob die verschiedenen Generationen im selben Ort wohnen oder gar in einem gemeinsamen Haushalt leben. Entscheidend ist vielmehr der menschliche Zusammenhalt, der über die Familie geschaffen wird – also ein soziales Netzwerk.

LF 2.1

Eine solche Untersuchung, die an ca. 4000 Befragten durchgeführt wurde (Bertram 1996), zeigte, dass nur 18 % der genannten Personen im selben Haushalt mit den Befragten wohnten. Ca. 75 % wurden aber als Familienmitglieder bezeichnet.

! Merke Hauptmerkmale einer Familie sind Solidarität und Fürsorge zwischen den Familienmitgliedern. Dabei wird in der Bevölkerung nicht zwischen Haushalts- und Familienmitgliedern differenziert.

3.1.3 Das Verhältnis zwischen den Familienmitgliedern

LF 2.1

Auch wenn viele Paare vor der Geburt des ersten Kindes noch eine relativ gleichberechtigte Aufteilung von Beruf und Hausarbeit praktizieren, kommt es nach der Geburt zumeist zu einem Rückfall in gesellschaftlich etablierte Verhaltensmuster. Frauen geben ihren Beruf nach der Geburt des ersten Kindes in aller Regel vorübergehend auf. Ihre Rückkehr ins Berufsleben erfolgt häufig in Form einer Teilzeitarbeit.

Auf der anderen Seite verbleiben Männer nicht nur im Beruf, sondern engagieren sich dort häufig mehr als vorher. Der Grund für dieses erhöhte Engagement liegt in den gestiegenen finanziellen Belastungen der Familie.

Umgekehrt widmet sich die Frau nach der Geburt des ersten Kindes vermehrt der Hausarbeit und der Kindererziehung. Studienergebnisse haben gezeigt, dass junge Mütter ihren Anteil an der Betreuung und Erziehung des Kindes auf ca. 75 % schätzen. Junge Väter schätzen ihren Anteil an Erziehung und Betreuung des Kindes auf ca. 30 %.

Schaut man darauf, wer im Falle der Pflegebedürftigkeit eines Elternteils dessen Versorgung übernimmt, so kann man feststellen, dass dies ebenfalls hauptsächlich die Ehefrauen, Töchter oder Schwiegertöchter sind.

! Merke Frauen übernehmen ca. 70 %, Männer ca. 30% der Betreuung der eigenen Kinder.

Eltern können für die Erziehung von Kindern, die nach dem 1. Januar 2007 geboren wurden, ein **einkommensabhängiges Elterngeld** in Anspruch nehmen. Diese staatliche Unterstützung soll es Müttern und Vätern erleichtern, vorübergehend ganz oder auch nur teilweise aus ihrem Beruf zu gehen, um mehr Zeit für die Betreuung ihres Kindes zu haben.

Elterngeld kann nur in Anspruch genommen werden, **wenn ein zuvor berufstätiger Elternteil zu Hause bleibt**. Die Höhe des Elterngeldes richtet sich nach dem durchschnittlichen Nettoeinkommen des erziehenden Elternteils. Es beträgt höchstens 1 800 Euro und mindestens 300 Euro. Bei einem Nettoverdienst zwischen 1 000 und 1 200 Euro ersetzt das Elterngeld das nach der Geburt wegfallende Einkommen z. B. zu 67 Prozent.

Das Elterngeld kann höchstens zwölf Monate bezogen werden. Diese Zeit kann um zwei Monate verlängert werden, wenn auch der zweite Elternteil mindestens zwei Monate Elternzeit nimmt. Durch diesen Anreiz (**Partnermonate**) sollen vor allem auch Väter in die Erziehung ihres Kindes einbezogen werden.

Die Eltern-Kinder-Beziehung innerhalb der Familie

Die zu einer Familie gehörenden Generationen nehmen ihre Familie oft unterschiedlich wahr. Eltern legen in aller Regel viel Wert auf die Gemeinsamkeiten, die sie mit ihren Kindern verbinden. Sie sind auf die Erfolge der Kinder in Privat- und Berufsleben stolz und neigen dazu, unterschiedliche Ansichten auszublenden.

Kinder, auch wenn diese schon längst erwachsen sind, betonen hingegen die Unterschiede zu ihren Eltern, um sich von ihnen abzugrenzen und ihre Eigenständigkeit darzustellen. Damit neigen sie dazu, Konflikte aufzuwerten.

! Merke Kinder, auch wenn sie schon erwachsen sind, bewerten dieselben Situationen häufig anders als ihre Eltern, da sie sich gegenüber ihren Eltern als eigenständige Personen beweisen wollen.

Die Großeltern-Enkelkinder-Beziehung innerhalb der Familie

Mit zunehmendem Lebensalter werden die Enkelkinder immer wichtiger. Über 80 % der Großeltern berichten, dass sie eine enge Beziehung zu ihren Enkelkindern hätten, auch wenn sie nicht mit ihnen zusammen im selben Haushalt leben. Fragt man jedoch die erwachsenen Enkelkinder, so geben nicht einmal 50 % von ihnen an, eine enge Beziehung zu ihren Großeltern zu haben. Auch die Beziehung von Großeltern zu Enkelkindern wird also von beiden Seiten unterschiedlich wahrgenommen.

3.2 Pflegende Angehörige

Im Jahr 2011 waren in Deutschland über zwei Millionen Menschen pflegebedürftig. Von ihnen wurden ca. 1,6 Millionen zu Hause versorgt. Der weitaus größere Teil pflegebedürftiger Menschen lebt demnach weiterhin in der eigenen Häuslichkeit und wird unter anderem von Angehörigen versorgt. Von den 1,67 Millionen Menschen, die in der eigenen Wohnung Pflege erhielten, wurden über eine Million ausschließlich durch pflegende Angehörige versorgt. In Zukunft wird dieser Anteil noch größer werden. Damit wird deutlich, wie wichtig Angehörige in der Lebenswelt alter Menschen sind.

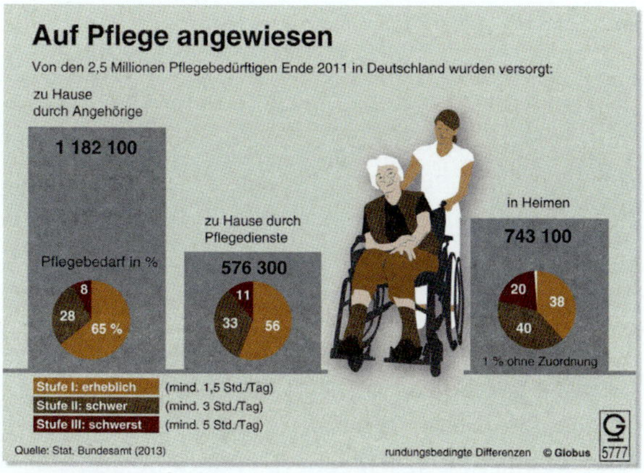

Abb. 3.2: Versorgung von Pflegebedürftigen

3.2.1 Hauptpflegepersonen

Die **Hauptpflegepersonen** sind dabei die engsten Familienangehörigen, wobei bestehende familiäre Verhältnisse in der Regel diese Personen bestimmen.

Ist der Pflegebedürftige verheiratet, so übernimmt in vielen Fällen der Ehepartner die Pflege, bei verwitweten Pflegebedürftigen wird diese Rolle hauptsächlich durch eine Tochter übernommen. 1998 waren 80 % aller Pflegepersonen Frauen. Im Jahr 2010 waren es »nur« noch 72 %. Inzwischen sind mehr Männer in die häusliche Pflege einbezogen, allerdings immer noch deutlich weniger als Frauen.

Die Pflege von Angehörigen stellt nicht nur für den pflegebedürftigen Menschen, sondern auch für dessen Angehörige eine Herausforderung dar. Pflege benötigt Zeit. Die wenigsten Menschen können dafür ihre Arbeitsstelle einfach kündigen. Angehörige pflegen deshalb häufig neben ihrer Berufstätigkeit oder geraten in Gefahr, wenn sie ihren Beruf aufgeben oder einschränken, selbst in soziale Notlagen zu geraten.

Um die Pflege dennoch zu ermöglichen, sind in Deutschland zwei gesetzliche Grundlagen geschaffen worden.

Pflegezeitgesetz

Im Jahre 2008 ist das **Pflegezeitgesetz** in Kraft getreten. Ziel des Gesetzes ist, Beschäftigten die Möglichkeit zu eröffnen, pflegebedürftige nahe Angehörige in häuslicher Umgebung zu pflegen und damit die Vereinbarkeit von Beruf und familiärer Pflege zu verbessern (§1, PflegeZG). Pflegezeit kann für eine Dauer von bis zu höchstens sechs Monaten beansprucht werden. Während dieser Dauer haben pflegende Angehörige einen Anspruch auf unbezahlte sozialversicherte Freistellung von der Arbeit. Bedingung ist, dass sich die Pflege auf einen nahen verwandten Menschen bezieht, bei dem mindestens Pflegestufe I vorliegt und der in häuslicher Umgebung gepflegt wird.

Familienpflegezeitgesetz

Um finanzielle Verluste für Angehörige zu minimieren, ist am 1. Januar 2012 das **Familienpflegezeitgesetz** eingeführt worden.

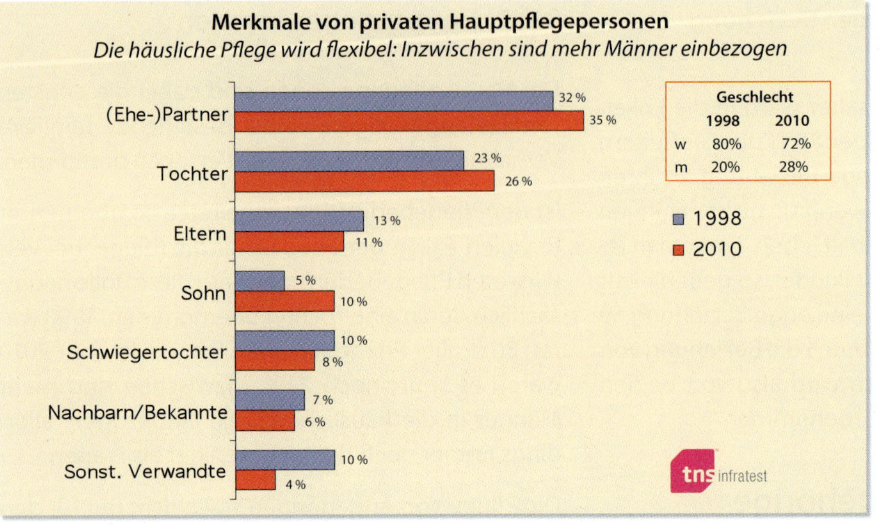

Abb. 3.3: Merkmale von privaten Hauptpflegepersonen.

LF 2.1

Während der Familienpflegezeit können pflegende Angehörige ihre Arbeitszeit über einen Zeitraum von höchstens zwei Jahre auf bis zu 15 Stunden Wochenarbeitszeit reduzieren. Sie erhalten während dieser Zeit 75 % ihres letzten Bruttoeinkommens. Während der Familienpflegezeit besteht ein besonderer Kündigungsschutz. Wenn sie im Anschluss an die Pflegephase wieder voll arbeiten, erhalten sie allerdings auch nur 75 % ihres Gehalts, bis der Gehaltsvorschuss wieder ausgeglichen ist.

3.2.2 Belastungen in Pflegebeziehungen

Auf viele pflegende Angehörige kann sich diese Verantwortung sowohl körperlich wie auch seelisch sehr belastend auswirken. Sie sind deshalb in solchen Situationen auf professionelle Hilfe angewiesen. Hilfe kann in diesen Fällen bedeuten, Belastungssituationen zu erkennen und Unterstützungsangebote zu machen (► LF 1.4, Kap. 1.3.4, S. 808).

Nicht zu unterschätzen ist der immense zeitliche Aufwand für den pflegenden Angehörigen, dem in der Regel – anders als der Pflegefachkraft – die Professionalität fehlt. Auch wenn knapp die Hälfte der Pflegenden bei Beginn der Pflegetätigkeit nicht erwerbstätig war, gaben 2002 von der anderen Hälfte 14 % ihren Beruf vollständig auf und 16 % führten ihn nur in Teilzeit weiter. Nach Angaben der Betroffenen wendeten sie fast 37 Stunden pro Woche für die Pflege auf.

Weitere Belastungen, denen pflegende Angehörige ausgesetzt sind:

- ständige Verfügbarkeit, damit weniger Zeit für sich selbst
- körperliche Belastung
- Defizite in der Hilfsmittelversorgung
- unzureichende Wohnraumgestaltung

Eine spezielle Form der Belastung kann die Tatsache darstellen, den Verlauf der Erkrankung des Angehörigen beobachten zu müssen, aber nicht beeinflussen zu können. Dies ist besonders bei Demenzerkrankungen der Fall. Der Partner oder ein Elternteil entfremdet sich dem Pflegenden langsam, ohne dass dieser es verhindern kann. Die Belastung wird dabei mit steigender geistiger Beeinträchtigung höher und verstärkt sich zudem, wenn daneben noch körperliche Beeinträchtigungen des Pflegebedürftigen einen hohen körperlichen Einsatz der Pflegeperson erfordern.

! Merke **Indikatoren**, die auf eine höhere subjektive Belastung der Pflegeperson bei Demenzerkrankten hinweisen, sind:

- weibliches Geschlecht der Pflegeperson
- fehlende Pflegeerfahrung
- fehlende Unterstützung der Pflegenden durch die Umwelt
- zunehmende körperliche Beeinträchtigung des Pflegebedürftigen

3.2.3 Verändertes Rollenverständnis in der Familie

Die Pflege von Familienangehörigen kann immer Auswirkungen auf gewohnte Familiengefüge haben. Die Rollen der einzelnen Familienmitglieder können sich verändern. Dies kann besonders im Verhältnis von Kindern zu ihren Eltern bedeutsam werden.

Herr M. ist zwar schon seit einiger Zeit chronisch krank, hat bisher sein Leben aber selbst gestalten können und keine Hilfe in Anspruch nehmen müssen. In den letzten Monaten hat sich sein Gesundheitszustand allerdings zunehmend verschlechtert. Jetzt kann er nur noch stundenweise aufstehen und viele für ihn selbstverständliche Arbeiten nicht mehr erledigen. Er ist auf die Hilfe und Pflege seiner 43-jährigen Tochter angewiesen. Da sich mittlerweile einige Rechnungen angesammelt haben, soll das ausstehende Geld überwiesen werden. Herr M. hat seine Bankgeschäfte bisher immer in der Filiale vor Ort erledigt. Seine Tochter möchte dies am Computer tun, da ihr die Zeit fehlt, um in die Filiale zu gehen. Diese Vorgehensweise ist Herrn M. sehr suspekt und er will deshalb zunächst einmal auch nicht zustimmen.

Bisher war es der Vater, der das Wissen zur Problemlösung besaß und dieses an seine Tochter weitergab. Auch wenn mit zunehmendem Alter diese nicht mehr alle seine Ideen teilte oder umsetzte, war doch das Verhältnis zwischen beiden von einer Hierarchie geprägt, in der der Vater Entscheidungen durchsetzten konnte. Dieses Verhältnis beginnt sich nun zu ändern. Der Vater muss lernen, Lösungen mit seiner Tochter auszuhandeln. Das Verhältnis zwischen Vater und Tochter wandelt sich zu einem gleichberechtigten Verhältnis. Vielleicht muss die Tochter im weiteren Verlauf sogar die Rolle des Vaters einnehmen, indem sie für ihn Verantwortung übernimmt.

Dieser Rollentausch ist nicht immer unproblematisch, da der Pflegebedürftige einen Teil seiner bisherigen für ihn gewohnten Macht innerhalb der Familie aufgeben muss (► LF 4.3, Kap. 3.1, S. 1251).

3.2.4 Institutionelle Unterstützung und Beratung pflegender Angehöriger

Um ihre Belastung zu reduzieren, können pflegende Angehörige Rat und Hilfe in Anspruch nehmen.

Kurzzeitpflege

➔ Definition SGB XI § 42 Kurzzeitpflege

»(1) Kann die häusliche Pflege zeitweise nicht, noch nicht oder nicht im erforderlichen Umfang erbracht werden und reicht auch teilstationäre Pflege nicht aus, besteht Anspruch auf Pflege in einer vollstationären Einrichtung. Dies gilt:

- 1. für eine Übergangszeit im Anschluss an eine stationäre Behandlung des Pflegebedürftigen oder
- 2. in sonstigen Krisensituationen, in denen vorübergehend häusliche oder teilstationäre Pflege nicht möglich oder nicht ausreichend ist.

(2) Der Anspruch auf Kurzzeitpflege ist auf vier Wochen pro Kalenderjahr beschränkt. Die Pflegekasse übernimmt die pflegebedingten Aufwendungen, die Aufwendungen der sozialen Betreuung sowie die Aufwendungen für Leistungen der medizinischen Behandlungspflege bis zu dem Gesamtbetrag von 1550 Euro ab 1. Januar 2012 im Kalenderjahr.«

Für einen Zeitraum von max. vier Wochen wird die Finanzierung der Pflege in einer Kurzzeitpflegeeinrichtung durch die Pflegekasse übernommen. Die Kosten für Unterkunft und Verpflegung (sogenannte Hotelkosten) wie auch die Investitionskosten trägt der Betroffene selbst. Je höher die Pflegestufe ist, desto mehr kostet die Kurzzeitpflege. Pflegebedürftige Menschen werden in solchen Einrichtungen wie in vollstationären Einrichtungen betreut. Verbände der freien Wohlfahrtspflege, private Unternehmen oder Kommunen bieten Kurzzeitpflege an. Pflegeheime für die stationäre Pflege halten ebenfalls häufig Kurzzeitpflegeplätze bereit.

Die pflegenden Angehörigen werden für den Zeitraum der Kurzzeitpflege von der Pflege entlastet. Kurzzeitpflege kann aus Sicht pflegender Angehöriger auch »Urlaub von der Pflege« sein.

LF 2.1

Pflege-stufe	Pflege-kosten	Unterkunft/ Verpflegung	Investitions-kosten	Entgelt pro Tag
0	23,55 €	16,94 €	12,55 €	53,04 €
1	42,89 €	16,94 €	12,55 €	72,38 €
2	60,15 €	16,94 €	12,55 €	89,64 €
3	74,68 €	16,94 €	12,55 €	104,17 €

Tab. 3.1: Kosten des Heimaufenthalts/Tag für die Kurzzeitpflege im Johanniterhaus Braunschweig (Stand 2013). Weitere Informationen unter www.johanniterhaus-bs.de

Ein Nachteil der Kurzzeitpflege besteht allerdings darin, dass die »Kurzaufenthalte« in einer fremden Umgebung bei alten Menschen auch zu Verwirrtheitszuständen führen können, da sie Vertrautes vermissen.

Teilstationäre Pflege

LF 2.1

➔ **Definition SGB XI § 41, Abs. 1:** »Pflegebedürftige haben Anspruch auf **teilstationäre Pflege** in Einrichtungen der Tages- oder Nachtpflege, wenn häusliche Pflege nicht in ausreichendem Umfang sichergestellt werden kann oder wenn dies zur Ergänzung oder Stärkung der häuslichen Pflege erforderlich ist. Die teilstationäre Pflege umfasst auch die notwendige Beförderung des Pflegebedürftigen von der Wohnung zur Einrichtung der Tagespflege oder der Nachtpflege und zurück.«

Im Gegensatz zur Kurzzeitpflege ist der Aufenthalt außerhalb der eigenen Häuslichkeit bei dieser Form der Pflege auf einige Stunden am Tag begrenzt. Diese Stunden können für pflegende Angehörige allerdings eine große Entlastung darstellen. Die Pflege wird nicht vollständig aus der Hand gegeben, sondern lediglich für einen überschaubaren Zeitraum unterbrochen.

Teilstationäre Pflegeangebote werden allerdings noch immer wenig in Anspruch genommen. Ein Grund hierfür kann darin liegen, dass die Pflegekassen nur einen Teil der Kosten übernehmen.

Angehörigenschulung und -beratung

SGB XI § 45 verpflichtet die Pflegekassen, für Angehörige unentgeltliche Schulungskurse anzubieten. Diese sollen nicht nur die körperlichen Belastungen vermindern, indem sie pflegerische Techniken vermitteln, sondern auch die seelischen Belastungen reduzieren. Allerdings ist festzustellen, dass diese Angebote hauptsächlich von Angehörigen genutzt werden, die schon Unterstützung von professioneller Seite, z. B. einem ambulanten Pflegedienst, erhalten. Wird die Pflege ausschließlich durch die Familie erbracht, werden solche Beratungsangebote nur selten in Anspruch genommen. Gerade in diesen Fällen aber sind sie sehr wichtig.

Zusätzliche Betreuungsleistungen

Nach **SGB XI § 45a** haben Pflegebedürftige mit
- demenzbedingten Fähigkeitsstörungen,
- geistigen Behinderungen oder
- psychischen Erkrankungen, bei denen der Medizinische Dienst der Krankenversicherung Auswirkungen auf die Aktivitäten des täglichen Lebens festgestellt hat, die dauerhaft zu einer erheblichen Einschränkung der Alltagskompetenz geführt haben,

einen Anspruch auf zusätzliche Betreuungsleistungen. Dies können z. B. Angebote in der Kurzzeit- oder Tagespflege, aber auch Maßnahmen der allgemeinen Anleitung und Betreuung durch einen Pflegedienst sein.

Die Kosten für diese entlastenden Angebote werden von den Pflegekassen ersetzt, höchstens je-

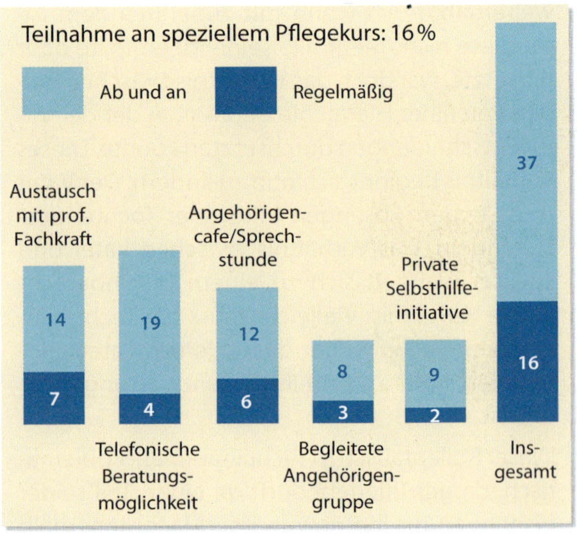

Abb. 3.4: Nutzung von Beratungsangeboten durch pflegende Angehörige.

doch 100 Euro monatlich (Grundbetrag) oder 200 Euro monatlich (erhöhter Betrag).

Professionelle ambulante Pflege

Die meisten Menschen in Deutschland wünschen sich, ihren Lebensabend – auch wenn sie pflegebedürftig werden – in der eigenen Wohnung zu verbringen. Sie wollen dort auch sterben. Je älter ein Mensch wird, desto höher ist allerdings auch die Wahrscheinlichkeit, dass sein Pflegebedarf zunimmt und damit die Pflege durch Angehörige an ihre Grenzen stößt.

Bei steigendem Pflegebedarf wird die Notwendigkeit professioneller Hilfe größer, damit die Selbstständigkeit des Pflegebedürftigen erhalten werden kann. Der Einsatz **ambulanter Pflegedienste** hilft in diesen Fällen aber nicht nur dem Pflegebedürftigen, sondern auch dem pflegenden Angehörigen, da er seine Belastung reduzieren kann.

Die Aufgabe ambulanter Pflegedienste besteht generell darin, Pflegebedürftigkeit zu überwinden, zu mindern oder eine Verschlechterung zu verhindern. Damit wird der ambulanten Pflege grundsätzlich Vorrang vor stationärer Pflege gegeben und dem Wunsch der Menschen entsprochen, trotz Pflegebedürftigkeit in ihrer Häuslichkeit zu verbleiben.

3.2.5 Pflegende Angehörige in die Pflege integrieren

Angehörige sind der entscheidende Schlüssel für den Zugang zu einem pflegebedürftigen Menschen. Sie sind die Experten in Bezug auf das Familiensystem, das soziale Netzwerk. Als Partner, Kind, Enkelkind oder sonstiges Familienmitglied sind sie Teil der Lebenswelt des Pflegebedürftigen. Dieser Welt müssen sich professionell Pflegende erst annähern.

Pflegefachkräfte tun dies über **Anamnese** und **Biografiearbeit** (► LF 1.1, Kap. 6, S. 53 und LF 1.2, Kap. 2.3.1, S. 93). Allerdings werden sie nie einen so authentischen Blick in die Lebenswelt des alten Menschen erhalten wie seine Angehörigen. Diese haben ja schon – bevor professionell Pflegende in die Pflege eingreifen – versucht, die Pflegeprobleme des alten Menschen gemeinsam mit ihm zu lösen. Häufig ist ihnen das über einen längeren Zeitraum auch gut gelungen. Erst wenn die familiären Lösungsversuche nicht mehr ausreichen, werden professionelle Helfer eingeschaltet.

Pflegefachkräfte sollten sich immer der Tatsache bewusst sein, dass die Entscheidung, Hilfe in Anspruch zu nehmen, vielen Angehörigen schwerfällt. Eine Pflege, die die bisherige familiäre Pflege nicht zur Kenntnis nimmt und völlig neue Wege zu beschreiten versucht, nimmt weder den alten Menschen noch seine Angehörigen ernst.

Noch in den 1990er-Jahren wurde die Auffassung vertreten, Angehörige könnten Pflegefachkräfte bei ihrer Arbeit bestenfalls unterstützen. Pflegefachkräfte betrachteten die Fragen und Hinweise von Angehörigen häufig als unqualifiziert und störend. Nicht selten entstanden aus einer solchen Sichtweise Konflikte zwischen Pflegepersonal und Angehörigen (► LF 4.3, Kap. 3.1, S. 1251).

> **! Merke** Deshalb ist es für Pflegefachkräfte wichtig, sowohl im ambulanten wie auch im stationären Bereich nicht nur patientenorientiert, sondern auch angehörigenorientiert zu pflegen. Diese Angehörigenorientierung erfordert bei vielen Pflegefachkräften eine Umorientierung.

Gerade in Institutionen wie Krankenhäusern oder Altenheimen passen die Wünsche von Angehörigen oft nicht in den vorgegebenen Arbeitsablauf.

Angehörige werden oft noch als ein der Institution nachrangiges Pflegesystem betrachtet. Anders ausgedrückt: Die »richtige Pflege« wird von den Pflegefachkräften durchgeführt, die Hilfe, die Angehörige leisten können, ist nachrangig.

Die **Angehörigenorientierung** soll diese Sichtweise verändern. Mit ihr nehmen Pflegefachkräfte den Angehörigen als Partner wahr, der sein Wissen in die Pflege des alten Menschen einbringen kann. Diese Veränderung der Sichtweise beruht auch auf der Tatsache, dass Pflege heute nicht mehr als reines Versorgungs- und Behandlungskonzept gesehen wird. Pflege soll den alten Menschen vielmehr unterstützen und aktivieren – soweit wie möglich –

in seiner vertrauten Lebenswelt. Es ist deshalb notwendig, mit den wichtigsten Partnern dieser Lebenswelt zusammenzuarbeiten. Angehörigenorientierung ist also weniger ein Lernprogramm als vielmehr eine Haltung, die jede Pflegefachkraft selbst einnehmen kann. Dazu kann es sehr hilfreich sein, sich selbst in die Situation eines Angehörigen zu versetzen.

! Merke Ein professioneller Umgang mit der Pflegesituation begreift den Angehörigen als Teil dieser Situation und nimmt ihn ernst. Das heißt:

- Die Kompetenz des Angehörigen anerkennen.
- Angehörige als Partner in der Pflege betrachten.
- Pflege als Unterstützungsangebot für den alten Menschen auffassen.
- Lösungsversuche der Familie ernst nehmen und in die professionelle Pflege integrieren.

Aufgaben

- Welchen Wandel hat die Familie in den vergangenen Jahrhunderten erfahren?
- Erläutern Sie, inwieweit die zu einer Familie gehörenden Generationen ihre Familie oft unterschiedlich wahrnehmen.
- Wer übernimmt im Falle der Pflegebedürftigkeit eines Elternteils meist dessen Versorgung?
- Was regelt das Pflegezeitgesetz?
- Was wird im Familienpflegezeitgesetz geregelt?
- Erläutern Sie, welchen Belastungen pflegende Angehörige ausgesetzt sind.
- Welche Möglichkeiten der Entlastung von pflegenden Angehörigen sieht das SGB XI vor?
- Welche Vor- und Nachteile hat die Kurzzeitpflege?
- Erläutern Sie, warum die Unterstützung der Angehörigen durch ambulante Pflegedienste sinnvoll sein kann.
- Erklären Sie den Begriff »Angehörigenorientiertheit«.

4 Ethniespezifische und interkulturelle Aspekte

Der damalige Bundespräsident Johannes Rau stellte in seiner Berliner Rede am 12. Mai 2000 klar: »Dass Menschen unterschiedlicher Herkunft und Kultur in unserem Land zusammenleben, wird sich nicht mehr ändern.« Der dauerhafte Aufenthalt von Migranten in Deutschland ist ein fester Bestandteil der Gesellschaft.

4.1 Migration und Alter

Migration bedeutet Wanderung. Migranten sind eine sehr heterogene Gruppe, es gibt nicht »die« Migranten, ebenso wenig wie es »die« Deutschen gibt. Viele Migranten sind heute Einheimische und besitzen einen deutschen Pass.

Für diejenigen, die nicht die deutsche Staatsbürgerschaft haben, gilt das Ausländerrecht oder das Asylrecht, wenn sie als Flüchtlinge nach Deutschland gekommen sind. Zu den Migranten zählen auch die Spätaussiedler: Personen deutscher Herkunft, die in den Nachfolgestaaten der GUS, in Polen, Rumänien und Ungarn sowie in der ehemaligen Tschechoslowakei und im ehemaligen Jugoslawien lebten und wieder nach Deutschland zurückgewandert sind.

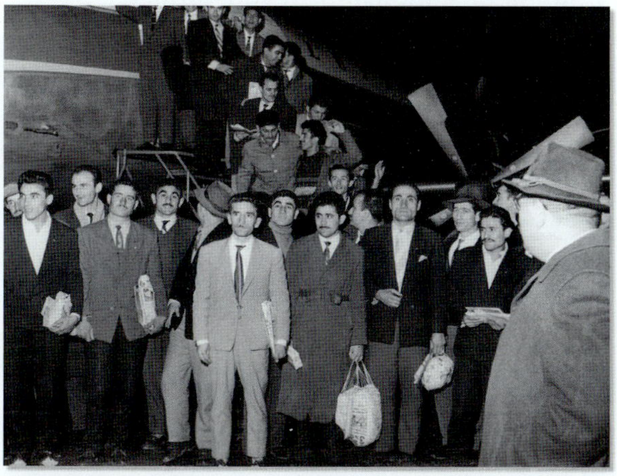

Abb. 4.1: »Gastarbeiter« kommen in Deutschland an.

Viele der heute hier lebenden Migranten kamen als Arbeitsmigranten in den Jahren 1955 bis 1973, als insbesondere aus den Mittelmeerländern Arbeitskräfte als sogenannte Gastarbeiter angeworben wurden, um den deutschen Wirtschaftsaufschwung zu unterstützen.

Daten und Fakten

Ende 2010 lebten rund 6,75 Millionen Ausländer in Deutschland, das sind 8,25 % der Gesamtbevölkerung. Die größte Gruppe stellen die Türken mit 1,63 Millionen. Außerdem leben 1,4 Millionen Spätaussiedler in Deutschland. Man kann davon ausgehen, dass jeder fünfte Einwohner einen Migrationshintergrund hat, wenn man Eingebürgerte hinzunimmt.

Im Durchschnitt leben die ausländischen Mitbürger seit 18,9 Jahren in Deutschland, jeder Dritte sogar seit über 20 Jahren. Von den ausländischen Mitbürgern sind 579 500 über 65 Jahre alt. Es wird erwartet, dass die ältere ausländische Bevölkerung bis zum Jahr 2040 auf 2,3 Millionen anwächst.

Die ausländische Bevölkerung lebt im Vergleich zur deutschen häufiger in Mehrpersonenhaushalten. Während 87,1 % der Migranten in Mehrpersonenhaushalten leben, sind dies bei Deutschen nur 79,5 %. Die durchschnittliche Haushaltsgröße bei Migranten beträgt 2,4 Personen, bei Deutschen 2,0.

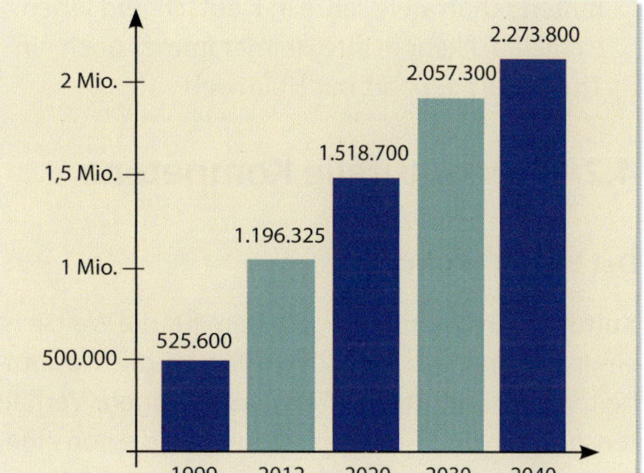

Abb. 4.2: Erwartete Entwicklung der Anzahl von Ausländern über 60 Jahre in Deutschland (nach: Bundesministerium des Inneren, Modellrechnung zur Bevölkerungsentwicklung in der Bundesrepublik Deutschland bis zum Jahr 2040, Juli 2000).

LF 2.1

Die Gesundheit älterer Migranten

Migration an sich macht nicht krank. Gleiche Gesundheitsbedingungen sind jedoch ein wichtiger Bestandteil von **Integration**. Die Krankenquote von Personen mit Migrationshintergrund ist nach der Gesundheitsberichterstattung des Bundes mit 10,3 % niedriger als in der Gesamtbevölkerung mit 12,1 %. Betrachtet man jedoch den Personenkreis über 45 Jahre, so zeigt sich bei den Personen mit Migrationshintergrund eine höhere Krankenquote als bei gleichaltrigen Personen ohne Migrationshintergrund.

Für die höhere Belastung von älteren Migranten sind folgende Faktoren verantwortlich:
- körperlich belastende Arbeitsbedingungen wie Schicht- und Akkordarbeit, körperlich schwere Arbeit
- geringeres Einkommen und dadurch ein höheres Armutsrisiko
- höhere Arbeitslosigkeit (2009 lag die Arbeitslosenquote von Ausländern bei 12,7 % im Vergleich zu 6,3 % bei Deutschen)
- Diskriminierungen und ein Gefühl des »Nichtwillkommen-Seins«, das zu Stress führt
- schlechtere Wohnsituation
- Kommunikationsprobleme bei ärztlichen Behandlungen, die auf schlechte Deutschkenntnisse zurückzuführen sind
- unklare Lebensperspektiven: Auch wenn Migranten schon viele Jahre in Deutschland leben, ist die Rückkehr in ihre Heimat immer noch ein Thema, oft gepaart mit Heimweh

4.2 Interkulturelle Kompetenz

Der Begriff »Kultur«

Kultur ist ein Orientierungssystem für die Weltsicht einer Gruppe von Menschen. Sie ist die Gesamtheit von Grundsätzen, Wertvorstellungen, Verhaltensnormen und Grundeinstellungen, die von einer Gruppe geteilt werden und das Verhalten der Gruppenmitglieder beeinflussen.

Kultur ist nicht an die Grenzen eines Nationalstaats gebunden. Und auch innerhalb einer Nation existieren kulturelle Unterschiede je nach Alter, Geschlecht, sozialer Schicht oder Religion. Zur Kultur zählen z. B. Begrüßungsrituale, Kleidung, Essgewohnheiten, Kommunikation, Sprache, soziale Ordnung, Einstellung zu Familie und Freundschaft, Glauben oder die Rolle von Mann und Frau.

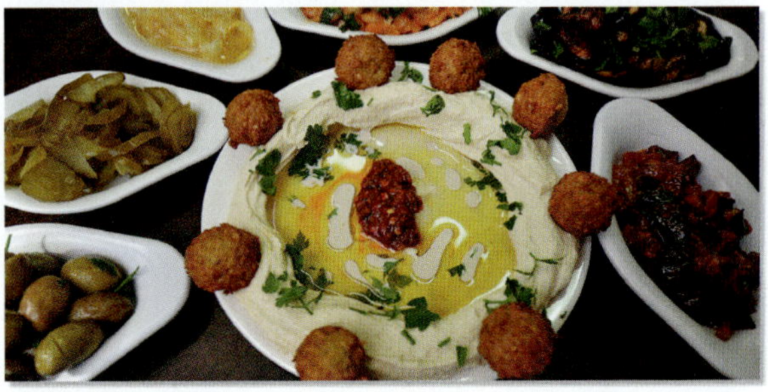

Abb. 4.3. Auch Essen ist ein Bestandteil von Kultur.

Wie interkulturelle Kompetenz erlangt werden kann

Beim Zusammenleben von Menschen aus unterschiedlichen Kulturkreisen kann es zu kulturellen Missverständnissen kommen. Diese können entstehen durch unterschiedliche
- **Wert- und Normvorstellungen**
  In manchen -Kulturen ist z. B. Respekt gegenüber älteren Menschen sehr wichtig, in anderen Kulturen weniger.
- **Kommunikationsregeln und -formen**
  In verschiedenen Kulturen spricht man z. B. unterschiedlich schnell und laut, manche Themen dürfen überhaupt nicht angesprochen werden.
- **Selbst- und Fremdwahrnehmung**
  Man schätzt sich selbst z. B. als zurückhaltend ein, während andere Menschen einen als emotional empfinden.

Auf solche Missverständnisse oder Irritationen kann unterschiedlich reagiert werden:
- durch Konfliktverdrängung oder Flucht,
- durch Protest und Auseinandersetzung,
- durch stillschweigende Anpassung oder
- durch Lernen, das interkulturelle Kompetenz zum Ziel hat.

Interkulturelle Kompetenz ist die Fähigkeit, in Alltags- und Arbeitssituationen mit Menschen aus anderen Kulturkreisen erfolgreich zu kommunizieren, sodass beide Seiten zufriedengestellt sind.

Folgende Fähigkeiten sind Bestandteile interkultureller Kompetenz:

- Offenheit und Unvoreingenommenheit
- Flexibilität
- Selbstsicherheit
- Bewusstsein der eigenen kulturellen Prägung
- Ausdauer und Geduld
- Ertragenkönnen von Widersprüchlichkeiten
- Empathie

✔ **Tipp** So können Sie Ihre Fähigkeiten im Umgang mit Menschen unterschiedlicher kultureller Herkunft weiterentwickeln:

- Berücksichtigen Sie den Einfluss kultureller Werte auf das Verhalten von Menschen.
- Informieren Sie sich über Wertvorstellungen anderer Kulturen.
- Urteilen Sie nicht über Ihnen fremde Wertvorstellungen und Verhaltensweisen.
- Finden Sie heraus, welche Bedeutung kulturelle Werte in einer bestimmten Situation haben.

4.3 Kultursensible Altenpflege

Integration darf nicht als Anpassung an die vorherrschende Kultur verstanden werden, sondern verlangt auch von der Aufnahmegesellschaft die Bereitschaft und **Sensibilität**, die eingewanderten Menschen und ihre Kultur besser zu verstehen und ihnen näherzukommen. Eine **kultursensible Altenpflege** ist deshalb eine Querschnittsaufgabe, die sowohl von Trägern der Altenhilfe als auch von Altenpflegekräften verlangt, die besonderen Bedürfnisse von Migranten zu berücksichtigen.

4.3.1 Das Pflegekonzept von Leininger

Die US-Amerikanerin **Madeleine Leininger** beschäftigte sich seit den 1970er-Jahren mit Fragen der **transkulturellen Pflege**. Nach Leininger ist das Verständnis von Gesundheit, Krankheit und Pflege kulturabhängig. Da Kultur das menschliche Handeln leitet, wird also auch die Pflegehandlung von der Kultur bestimmt.

Für Leininger ist die menschliche Fürsorge (»Care«) der Kern der professionellen Pflege. **Care** ist ein universelles Phänomen, das in allen Gesellschaften anzutreffen ist, so wird z. B. auf der ganzen Welt getröstet, indem man einen anderen Menschen in den Arm nimmt.

Leininger fordert, dass für jeden die jeweils am besten geeignete Form der Fürsorge abhängig von seinem kulturellen Hintergrund gefunden werden sollte. Sie schlägt hierfür drei Pflegemöglichkeiten vor:

- **Erhaltungs- und Bewahrungspflege**
Gewohnte Tätigkeiten des Pflegebedürftigen werden beibehalten, z. B. wird der Pflegeplan an die Gebetszeiten von Bewohnern muslimischen Glaubens angepasst.
- **Anpassungs- und Verständigungspflege**
Die Pflege findet auf Verhandlungsbasis statt, Kultur von Pflegebedürftigen und Pflege werden aufeinander abgestimmt, z. B. lassen sich nach Rücksprache mit dem Geistlichen muslimische Bewohner auch von Pflegefachkräften des anderen Geschlechts pflegen.
- **Umstrukturierungs- und Veränderungspflege**
Sinnvolle neue Pflegehandlungen werden eingeführt, z. B. erhält ein Bewohner persischer Herkunft statt des gewohnten zuckersüßen Gebäcks etwas weniger Süßes zum Nachtisch.

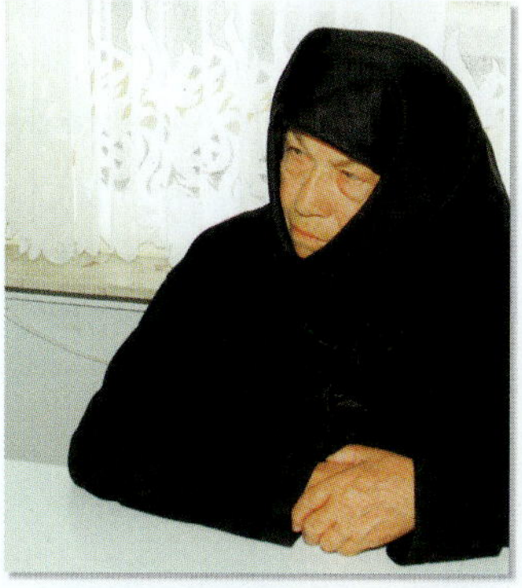

Abb. 4.4: Türkische Seniorin im Pflegeheim.

In den 1980er-Jahren entwickelte Leininger das **»Sunrise-Modell«**, das unterschiedliche Faktoren, die Krankheit und Pflege beeinflussen, zusammenfasst:

- technologische Umstände
- religiöse und philosophische Einflüsse
- verwandtschaftliche und soziale Faktoren

LF 2.1

LF 2.1

- politische und gesetzliche Gegebenheiten
- wirtschaftliche Verhältnisse
- bildungsbedingte Faktoren
- kulturelle Werte
- Lebensweisen

Leiningers Theorien blieben jedoch nicht ohne **Kritik**. Nach Auffassung anderer Pflegewissenschaftler sind ihre Ausführungen zu komplex und deshalb nicht leicht verständlich. Zudem fehle die Reflexion des eigenen Standpunktes und der eigenen Kultur der Pflegefachkräfte, was zu einer Abgrenzung der Kulturen voneinander führen könne.

4.3.2 Transkulturelle Pflegekompetenz nach Zielke-Nadkarni

Die Professorin für Pflegepädagogik an der Fachhochschule Münster, **Andrea Zielke-Nadkarni**, entwickelte Bausteine für eine **transkulturelle Pflegekompetenz:**

- **Wahrnehmung** und **Bewusstmachung** der eigenen kulturellen Norm- und Wertevorstellungen, die pflegerische Ansichten und Handlungen bestimmen.
- **Öffnung** für andere Pflegekonzepte, -erwartungen und -praktiken.
- **Hinterfragen** und **Neugestaltung** bisheriger professioneller Formen des Umgangs mit Patienten und Kollegen, die einen Migrationshintergrund haben.

Kultursensible Aspekte der Lebensaktivitäten

Nimmt man das Pflegemodell von **Monika Krohwinkel** als Grundlage (►LF 1.1, Kap. 2.5, S. 26) und betrachtet dies aus dem Blickwinkel der kultursensiblen Altenpflege, ergeben sich Besonderheiten bei einigen Lebensaktivitäten.

Kommunizieren können

Ältere Migranten haben oft schlechte Deutschkenntnisse. Um eine gemeinsame Kommunikationsbasis zu finden, ist deshalb der Einsatz von Dolmetschern, von bildlichen Darstellungen oder von nonverbaler Kommunikation zu erwägen. Zu beachten ist jedoch, dass Mimik und Gesten in unterschiedlichen Kulturen verschieden sind.

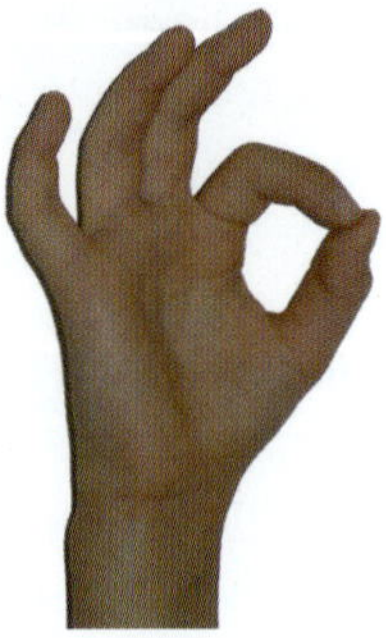

Abb. 4.5: Folgende Geste hat unterschiedliche Bedeutungen: in Nordamerika, in Teilen Europas: »o.k.«, »gut so«; in Frankreich, Belgien: »null«, »wertlos«; in Japan: »Geld«; in Tunesien, Griechenland, der Türkei und in Russland ist dies eine sehr obszöne Geste.

Sich bewegen können

Das Bild von mobilen Senioren, die bis ins hohe Alter sportlich aktiv sind, wird nicht von allen Kulturen geteilt. Dort, wo Alter mit Würde gleichgesetzt wird, können aktivierende Angebote wie Seniorentanz oder -gymnastik auf Unverständnis stoßen. Für strenggläubige Musliminnen ergeben sich bei sportlicher Betätigung auch oft Probleme mit der islamischen Kleiderordnung.

Essen und trinken können

Essen und Trinken zählen zu den augenscheinlichsten Beispielen für kulturelle Unterschiede. Gerade alte Menschen sind wenig bereit, sich anders als bisher zu ernähren, teilweise verbieten religiöse Regeln ihnen sogar bestimmte Nahrungsmittel oder Zubereitungsarten (► LF 2.2, Kap. 1.1.3, S. 941).

Muslime dürfen kein Schweinefleisch essen und keinen Alkohol zu sich nehmen. Es gibt bestimmte Fastenregeln, wie im Ramadan, zwischen Sonnenauf- und -untergang nicht zu essen und zu trinken.

Nach den jüdischen Regeln für koscheres Essen dürfen Fleisch- und Milchprodukte nicht vermischt werden. Ein Rahmschnitzel wäre also nicht koscher.

Ausscheiden können

In diesem Bereich begegnen Pflegefachkräfte häufiger Schamgefühlen bei Migranten. Der Einsatz von Pflegefachkräften des gleichen Geschlechts kann deshalb sinnvoll sein.

Sich kleiden können

Auch an der Kleidung lassen sich oft kulturelle Unterschiede festmachen.

Bei den Sikhs, einer indischen Religionsgemeinschaft, tragen Männer einen Turban und Frauen ein dünnes Kopftuch.

Die eigene Sexualität leben
Das Rollenverständnis von Frauen und Männern ist in anderen Kulturen unterschiedlich geprägt. Dies betrifft auch das Verhältnis von Frau und Mann zueinander.

Muslimische Männer dürfen Frauen, mit denen sie nicht nah verwandt sind, nicht berühren.

Mit existenziellen Erfahrungen umgehen können
Sterben und Trauer sind kulturell und religiös geprägt.
- Nach jüdischen Glaubensregeln werden im Trauerhaus nach der Beerdigung die Spiegel verhängt.
- Serbisch-orthodoxe Christen teilen bei der Trauerfeier Weizenbrot als Zeichen der Auferstehung.
- In Japan und anderen östlichen Kulturen ist Weiß die Farbe der Trauer.
- Steht bei Muslimen der Tod unmittelbar bevor, soll der Sterbende möglichst so gelegt werden, dass das Gesicht nach Mekka schaut.

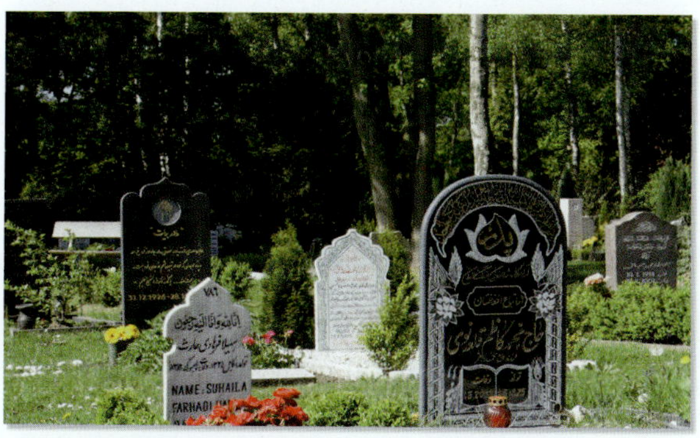

Abb. 4.6: Muslimische Grabsteine

4.3.3 Unerkannt – Opfer des Nationalsozialismus in der Altenhilfe

In der Pflegeliteratur spielen sie kaum eine Rolle, aber auch in der Praxis werden sie meist nicht erkannt: Opfer und Verfolgte des Nationalsozialismus. Nach groben Schätzungen leben weltweit noch etwa 500 000 Menschen, die von den Nationalsozialisten verfolgt wurden. Genaue Zahlen gibt es dazu nicht.

Zu den Opfern und Verfolgten des Nationalsozialismus zählen unterschiedlichste Menschen, vor allem sind dies:
- Juden
- Zeugen Jehovas
- Priester und Nonnen
- politisch Verfolgte, insbesondere Sozialdemokraten und Kommunisten
- Sinti und Roma
- Homosexuelle
- Menschen mit Behinderungen
- Zwangsarbeiter aus im Zweiten Weltkrieg besetzten Gebieten

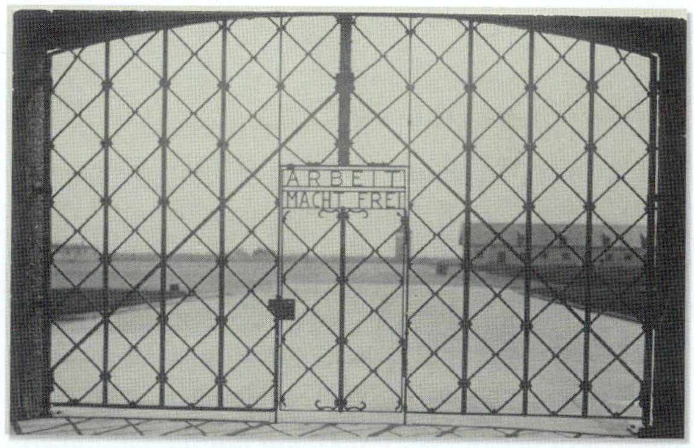

Abb. 4.7: KZ-Gedenkstätte Dachau

Auch das Leid, das diesen Menschen widerfahren ist, ist höchst verschieden. Die Überlebenden haben oft die Trennung von ihren Familien erfahren, wurden in Massentransporten unter unmenschlichen Bedingungen in Konzentrationslager gebracht und mussten dort mit ansehen, wie andere, oft ihre eigenen Verwandten, in den Gaskammern ermordet wurden. Viele von ihnen wurden als Zwangsarbeiter vor allem in der Kriegsindustrie eingesetzt.

In den Konzentrationslagern wurden an vielen Häftlingen medizinische Versuche oder Zwangssterilisationen vorgenommen.

Besondere Problemlagen von pflegebedürftigen NS-Opfern

Die meisten der Überlebenden, die heute die Angebote der Altenhilfe wahrnehmen, haben die Schrecken der Nazidiktatur als Kinder und Jugendliche erfahren, leiden jedoch bis ins hohe Alter unter den Folgen.

LF 2.1

Der Umzug in ein Pflegeheim kann unter Umständen als Rückkehr in ein Lager erlebt werden. Die uniformähnliche Kleidung von Pflegefachkräften, das ausführliche Befragen bei der Pflegeanamnese, Unterbringung in einem Mehrbettzimmer, sterbende Zimmernachbarn können das Trauma der NS-Verfolgung wieder aufleben lassen und insbesondere bei Demenzkranken zu Panik führen.

Oftmals sind diese Menschen auch sehr misstrauisch und sträuben sich beispielsweise dagegen, geduscht zu werden, da sie Angst davor haben, vergast zu werden.

Um nicht in Albträumen die Schrecken der Vergangenheit erneut durchleben zu müssen, meiden viele den Schlaf.

LF 2.1

Nicht zuletzt besteht bei vielen NS-Opfern die Angst, im Pflegeheim einem der Täter zu begegnen und mit ihm Tür an Tür leben zu müssen.

Anforderungen an Pflegeheime

In Deutschland gibt es zurzeit acht jüdische und jüdisch-christliche Altenheime, in denen 600 Menschen leben. Dort wird nicht nur auf die Einhaltung der religiösen Regeln und Traditionen geachtet, sondern man erinnert sich auch gemeinsam an die Opfer des Holocaust. Vonseiten des Pflegepersonals wird zudem auf die besondere Situation der Bewohner eingegangen.

Für andere Gruppen der Verfolgten des Nationalsozialismus gibt es leider noch keine speziellen Einrichtungen. Dies sollten in jedem Fall kleine Häuser mit wenigen Plätzen sein, um bei den Bewohnern keine Assoziationen an ein Lager hervorzurufen.

Anforderungen an Pflegefachkräfte

Zuallererst sollten Pflegefachkräfte besonders sensibel für oben geschilderte Verhaltensweisen sein. Sie sollten erkennen können, welcher Mensch traumatisiert ist, und dann Situationen vermeiden, die zum Wiedererleben der traumatischen Erlebnisse führen können.

Hierfür ist **Zuhörenkönnen** die wichtigste Voraussetzung.

Hilfreich kann es sein, wenn Pflegefachkräfte authentische Berichte und Schilderungen von überlebenden NS-Opfern lesen oder als Film ansehen. Dadurch wird es etwas einfacher, sich in die Situation der Pflegebedürftigen hineinzuversetzen und ihre Verhaltensweisen zu verstehen. Spezielle Fortbildungen gibt es bis jetzt leider nur vereinzelt.

4.4 Interkulturelle Öffnung

Wenige Migranten nutzen Altenpflegeeinrichtungen. Zum einen findet Pflege häufiger im familiären Umfeld statt, zum anderen sind die Vorurteile gegenüber Pflegeheimen groß, ebenso wie die Ängste, dort nicht entsprechend dem jeweiligen kulturellen Hintergrund behandelt zu werden. Eine Öffnung von Pflegeeinrichtungen für verschiedene Kulturen (interkulturelle Öffnung) ist deshalb erforderlich.

Merkmale von interkultureller Öffnung

Konzeption: Die Konzeption der Einrichtung orientiert sich an einer individuellen bzw. kultursensiblen Pflege und berücksichtigt Bedürfnisse von Menschen unterschiedlicher Herkunft.

Erweiterte Angebote: Dies können zum Beispiel sein: ein erweitertes Speisenangebot, ein Gebetsraum für Muslime oder »Schnupperwohnen«.

Personal: Der Einsatz von zwei- oder mehrsprachigem Personal, das in interkultureller Kompetenz geschult ist, wird verstärkt. Das Personal wird regelmäßig in kultursensibler Pflege geschult.

Öffentlichkeitsarbeit: Die interkulturelle Ausrichtung der Einrichtung zeigt sich auch in der Öffentlichkeitsarbeit. Migranten werden direkt, auch durch mehrsprachige Publikationen, angesprochen.

Vernetzung: Die Einrichtung sucht den Kontakt zu Migrantenvereinen und anderen Institutionen, die mit Migranten arbeiten.

Die besondere Bedeutung von Religion

Zusätzlich zum kulturellen Hintergrund eines Menschen ist die **Religion** von besonderer Bedeutung. Ein Teil der in Deutschland lebenden Migranten ist christlichen Glaubens, ein großer Teil sind Muslime. Unter den Migranten aus Russland gibt es viele jüdischen Glaubens. Daneben finden sich fast alle Religionen dieser Welt (►LF 2.1, Kap. 2.2, S. 900).

Aber auch bei nicht eingewanderten Deutschen gibt es immer mehr Menschen, die sich einer nicht christlichen Glaubensgemeinschaft anschließen. Und nicht zuletzt gibt es auch bei den christlichen Glaubensgemeinschaften Unterschiede in Ritualen und Feiertagen.

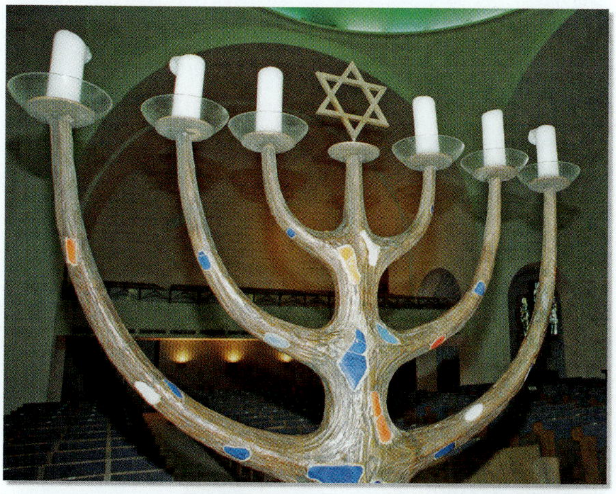

Abb. 4.8: Jüdischer Kerzenleuchter

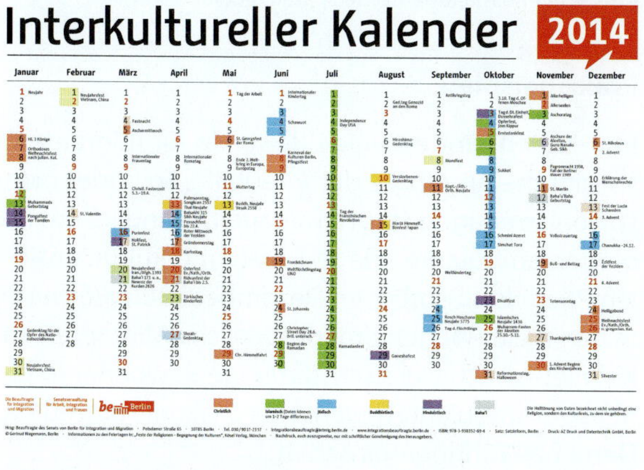

Abb. 4.9: Interkultureller Kalender (Ausschnitt)

> **! Merke** Für Pflegefachkräfte bedeutet dies: Grundkenntnisse über die Religionen der Pflegebedürftigen erleichtern den Umgang und die Berücksichtigung religiöser Bedürfnisse. Der individuell gelebte Glaube wird beachtet, nicht jeder Türke ist ein strenggläubiger Muslim und nicht jede Italienerin eine praktizierende Katholikin. Ein Überblick über die Feiertage anderer Religionen hilft bei der Planung von Festen oder Familienbesuchen.

Die besondere Bedeutung von Sprache

Sprachliche Kommunikation ist ein wichtiges Element in einer individuell ausgerichteten Pflege. Sie ist die Voraussetzung zum Aufbau eines vertrauensvollen Verhältnisses zwischen Pflegefachkraft und Pflegebedürftigem. Dass Pflegefachkräfte sich selbst Sprachkenntnisse aneignen, ist sicherlich eine Möglichkeit, aber angesichts der vielen Sprachen, die es gibt, wird es immer wieder zu Kontakten mit Menschen kommen, deren Sprache man weder versteht noch spricht.

Auch beschränkt sich die Kommunikation in einer anderen als der Muttersprache oft auf Basiselemente, insbesondere für den Ausdruck von Emotionen sind oft tiefer gehende Sprachkenntnisse erforderlich. Speziell für den emotionalen Kontakt benötigen Pflegefachkräfte Fähigkeiten in **nonverbaler Kommunikation** (►LF 1.4, Kap. 1.1.2, S. 796).

Im Klinikum Nürnberg wurden im Projekt KOM-MA Kommunikationsmaterialien zu verschiedenen Bereichen der Pflege in verschiedenen Sprachen und mit Bebilderung entwickelt.

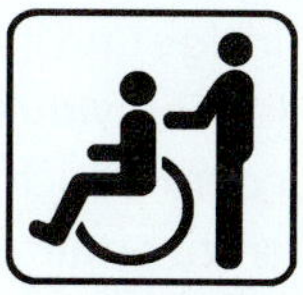

Abb. 4.10: Piktogramm als Ersatz für Sprache.

Dennoch wird es immer wieder Situationen geben, in denen der Einsatz eines **Dolmetschers** sinnvoll sein kann. Bei der Auswahl von Dolmetschern sollte man Folgendes beachten:

- **Laiendolmetscher:** Zuallererst wird man sich bei den Angehörigen und Bekannten des Pflegebedürftigen nach einer geeigneten Person umsehen. Man sollte berücksichtigen, dass Laien oftmals mit der Übersetzung überfordert sind, wenn ihnen fachliches Wissen fehlt. Besonders bei Angehörigen ist darauf zu achten, dass die Kommunikation nicht am Pflegebedürftigen vorbei geführt wird und Entscheidungen über seinen Kopf hinweg getroffen werden.
- **Ehrenamtliche Dolmetscher:** Beratungsstellen, die sich Migrationsfragen widmen, können Adressen von ehrenamtlichen Dolmetschern, die meist in interkultureller Kompetenz geschult sind, nennen.
- **Professionelle Dolmetscher:** Der Einsatz von professionellen Dolmetschern ist oftmals eine Kostenfrage, da diese feste Honorarsätze haben. Zu bedenken ist auch, ob im Einzelfall mit einem professionellen Dolmetscher eine vertrauensvolle Kommunikation möglich ist, insbesondere, wenn es um problematische oder intime Fragen geht.
- **Interne Dolmetscher:** Im Rahmen von interkultureller Öffnung von Altenpflegeeinrichtungen sollten die Sprachkompetenzen der Mitarbeiter ermittelt werden mit dem Ziel, einen internen Dolmetscherpool zu organisieren. Bei Stellenneubesetzungen kann bereits auf sprachliche Kompetenzen geachtet werden. Einrichtungsleitungen sollten ihre Mitarbeiter ermuntern, ihre sprachlichen Fähigkeiten auszubauen und sie bei Fortbildungen hierzu unterstützen.

LF 2.1

Beratung von Migranten

Ziel einer kultursensiblen Beratung in der Altenpflege ist es, Pflegebedürftige und ihre Angehörigen zu unterstützen und den individuellen Pflegebedarf vor allem auch unter dem Gesichtspunkt von kulturellen Besonderheiten zu ermitteln.

Am Beispiel von russlanddeutschen Spätaussiedlern soll verdeutlicht werden, welche Faktoren in die jeweilige Beratung einbezogen werden sollten.

Von sich aus vermeiden es ältere Russlanddeutsche oft, Unterstützung nachzufragen. Angebotene Hilfe nehmen sie jedoch gerne entgegen. Die Familie spielt eine große Rolle. Die Einbeziehung von Angehörigen ist sehr wichtig. Der Wunsch nach Kontakt mit hier geborenen Deutschen ist größer als gemeinhin angenommen. Religion und Kirche spielen ebenfalls eine große Rolle.

Betreuungsangebote und stationäre Einrichtungen werden aufgrund negativer Erfahrungen in der ehemaligen Sowjetunion skeptisch betrachtet. Begleitete Besichtigungen oder Schnupperangebote von Pflegeeinrichtungen können helfen, Vorurteile abzubauen. Auch Kenntnisse über Rechte, Ansprüche und Strukturen sind oftmals nur rudimentär vorhanden. Hier besteht großer Beratungsbedarf.

Obwohl sie die deutsche Staatsangehörigkeit besitzen, sind die Sprachkenntnisse von älteren Russlanddeutschen oftmals nicht ausreichend und von starkem Dialekt geprägt. Aufgrund von Zwangsmaßnahmen und Diskriminierungen in der ehemaligen Sowjetunion sind viele ältere Russlanddeutsche traumatisiert.

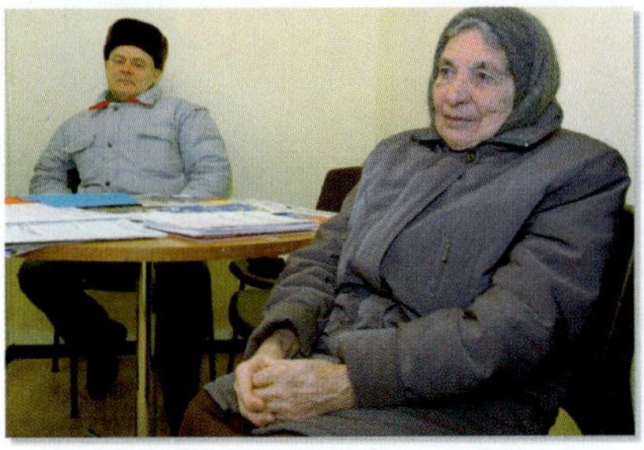

Abb. 4.11: Russlanddeutsche Spätaussiedler

Praxisbeispiele

Inzwischen gibt es einige Beispiele für migrantenspezifische Angebote der Altenhilfe. So findet man sowohl in einigen Städten als auch in ländlichen Regionen ambulante Pflegedienste mit kultursensiblen Pflegekonzepten. Im Dezember 2006 eröffnete in Berlin ein Pflegeheim für türkische Migranten. In Köln leben acht russischstämmige Bewohner in einer vom ambulanten Dienst der Diakonie betreuten Demenz-Wohngemeinschaft.

Bereits 1997 wurde in Duisburg ein multikulturelles Seniorenzentrum des Deutschen Roten Kreuzes, das Haus am Sandberg, eingerichtet. Geplant als Einrichtung für deutsche und türkische Bewohner, wurde schnell deutlich, dass es sinnvoll ist, die Einrichtung auch für andere Migranten zu öffnen. Das Pflegekonzept orientiert sich an aktivierender und individueller Pflege. Das Pflegepersonal setzt sich ebenso aus unterschiedlichen Kulturen zusammen wie der Bewohnerkreis der Einrichtung. Zusätzlich zur üblichen Verpflegung wird türkische Küche angeboten.

An Freizeitaktivitäten gibt es u.a. einmal wöchentlich einen mediterranen Markt mit Obstverkauf und internationale Feste. Neben anderen Serviceangeboten steht ein ehrenamtlicher interkultureller Besuchsdienst zur Verfügung. Zu den Einrichtungen des Hauses gehören Gebetsräume für Christen und Muslime sowie eine internationale Bibliothek.

Aufgaben

- Zählen Sie die Faktoren auf, die für die höhere gesundheitliche Belastung von älteren Migranten verantwortlich sind.
- Erläutern Sie, durch welche Faktoren es zu kulturellen Missverständnissen kommen kann.
- Was versteht man unter »interkultureller Kompetenz«? Aus welchen Fähigkeiten setzt sich diese zusammen?
- Beschreiben Sie das Pflegekonzept der transkulturellen Pflege von Madeleine Leininger.
- Erklären Sie anhand von Beispielen, inwieweit sich kulturelle Besonderheiten auf bestimmte Lebensaktivitäten auswirken.
- Erläutern Sie die besondere Problemlage von pflegebedürftigen Opfern des Nationalsozialismus.
- Welche Anforderungen stellen diese Probleme an die Pflegefachkräfte?
- Was sind die Merkmale von interkultureller Öffnung einer Pflegeeinrichtung?
- Inwieweit hat die Religion der Pflegebedürftigen besondere Bedeutung für die Pflegefachkraft?
- Erklären Sie, was man unter kultursensiblen Pflegekonzepten versteht.

5 Sexualität im Alter

5.1 Sexualität

Sexualität im Alter ist in der Gesellschaft mit vielen **Tabus** belegt. Zum einen sprechen ältere Menschen selbst selten über ihre Sexualität, zum anderen wird dieses Thema aber auch von jungen Menschen häufig aus ihrem Erfahrungshorizont ausgeblendet. Auch in der wissenschaftlichen Forschung hat man sich lange Zeit nicht intensiv damit beschäftigt.

Einen Grund für diese Tabuisierung sieht man in der Tatsache, dass mit älteren Menschen häufig zunächst das Bild von den eigenen Eltern verbunden wird. Das sogenannte **Inzesttabu** bewirkt, dass sich nur wenige Menschen ihre Eltern beim Geschlechtsverkehr vorstellen können und sich deshalb unbewusst nicht mit dem Thema auseinandersetzen. Dabei ist Sexualität ein bedeutender Teil menschlichen Lebens und erfüllt verschiedene Funktionen:

- Sexuelle Erfahrungen helfen Menschen bei der **Bildung ihrer Identität** als Mann oder Frau. Ein Mensch möchte nicht nur als Mensch, sondern speziell als Frau oder Mann begehrt werden und ebenso selber eine Frau oder einen Mann begehren können. Sexualität bestimmt damit auch das Bild vom eigenen Körper und Geist. Von anderen Menschen als Frau oder Mann begehrt zu werden, trägt dazu bei, den eigenen Körper als anziehend zu empfinden oder sich selbst als Mensch interessant zu fühlen.

- Sexualität ermöglicht das Genießen und **Gewähren von Nähe**, die für Menschen als soziale Wesen unerlässlich ist. Diese Nähe lässt sie das Gefühl von Geborgenheit erfahren.
- Sexualität ist **Ausdruck menschlicher Emotionen (Gefühle)**. Sie dient dem Gewinn und der Befriedigung von Lust.
- Schließlich dient Sexualität natürlich auch der menschlichen Fortpflanzung.

! Merke Sexualität ist eine Grunderfahrung und Grundfunktion menschlichen Lebens.

5.2 Sexualität und Alterungsprozess

LF 2.1

Weder Männer noch Frauen müssen ihr Geschlechtsleben aus Altersgründen beenden. Die sexuellen Reaktionen bleiben erhalten, wenn sie sich auch z. T. verlangsamen. Sie müssen sich dieser Tatsache nur bewusst sein (► LF 1.3, Kap. 14.5.5, S. 563).

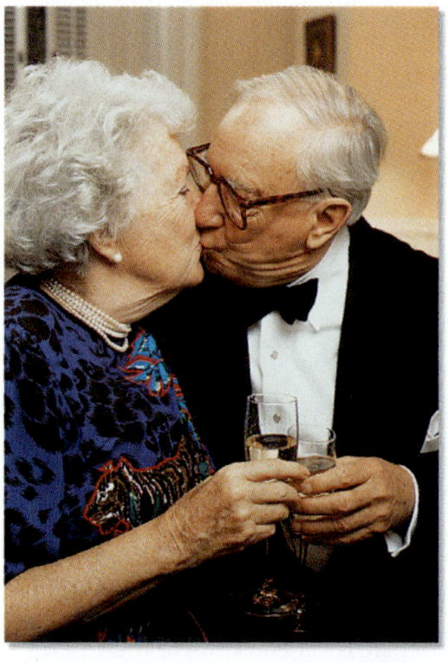

Abb. 5.1: Der Wunsch zu küssen und geküsst zu werden, bleibt bis ins hohe Alter erhalten. In einer Schweizer Studie hatten noch über 90 % der befragten Männer und über 70 % der befragten Frauen über 75 Jahre diesen Wunsch. Bis zum 70. Lebensjahr wünschen sich nahezu 100 % der befragten Menschen den Austausch von Zärtlichkeiten.

Sexualität im Alter ist aber nicht einfach mit Geschlechtsverkehr gleichzusetzen. Sie kann sich in verschiedenen Formen äußern. Sexualität kann als Wunsch nach Zärtlichkeiten auftreten. Der damit verbundene Wunsch nach Streicheln, In-den-Arm-Nehmen oder Küssen bleibt bei der Mehrheit der Menschen bis ins hohe Alter erhalten.

Ein sexuelles Verlangen, das nicht an einen bestimmten Partner gebunden ist, verspüren noch knapp 80 % der über 75-jährigen Männer und ca. 50 % der über 75-jährigen Frauen. Insgesamt nehmen mit zunehmendem Alter das sexuelle Interesse und die sexuelle Aktivität bei Menschen ab, sie erlöschen jedoch nur bei ganz wenigen Menschen vollkommen. Dabei ist zu beobachten, dass Frauen ihr Bedürfnis nach Sexualität mit einem Partner häufiger nicht ausleben können. Dies liegt daran, dass sie keinen geeigneten Partner finden, da sie eine höhere Lebenserwartung haben bzw. viele Männer im Zweiten Weltkrieg gestorben sind und es eine höhere Zahl älterer Frauen gibt. Möglicherweise spielt auch eine Rolle, dass ältere Männer im Falle einer erneuten Heirat meistens deutlich jüngere Frauen wählen. Wahrscheinlich gilt dieses Verhalten auch für außereheliche Partnerschaften.

5.3 Sexualität und Pflege

Bewohner und Bewohnerinnen von Altenheimen leben nicht länger in dem ihnen vertrauten Umfeld. Für sie sind das Altenheim und die dort arbeitenden Pflegefachkräfte zu ihrem Lebensmittelpunkt geworden. Der Anteil von Partnerschaften in Altenheimen ist relativ gering. Nach einer Studie aus dem Jahre 1998 sind 8 % der Altenheimbewohner verheiratet, 67 % verwitwet, 5 % geschieden und 20 % ledig (Schneider 1998). Obwohl nur relativ wenige Bewohner verheiratet sind, hat das Thema Sexualität und Partnerschaft im Altenheim eine große Bedeutung.

5.3.1 Beziehungen unter Bewohnern

Natürlich lernen sich auch in Altenheimen Menschen neu kennen und es können neue Partnerschaften entstehen. Häufig werden diese Partnerschaften vom Umfeld zunächst nicht zur Kenntnis genommen oder es wird versucht, sie zu ignorieren. Dies ist der eingangs geschilderten Tabuisierung des Themas Sexualität geschuldet. Auf der einen Seite spricht das Altenpflegepersonal die neu entstandene Situation nicht an, auf der anderen Seite fällt es auch den Heimbewohnern schwer, sich zu artikulieren. Sie leben in einem Umfeld mit hoher Öffentlichkeitspräsenz, sei es durch die Mitbewohner oder durch die Pflegefachkräfte.

Bedingt durch die Tatsache, dass weder Bewohner noch Mitarbeiter über Partnerschaften im Altenheim sprechen, ergeben sich immer wieder Situationen, in denen Heimbewohner bei sexuellen Handlungen »erwischt« werden. Diese Situationen sind sowohl für die Betroffenen wie auch für das Personal in aller Regel mit Scham und großer Unsicherheit verbunden. Häufig entstehen solche Situationen, weil die Privatsphäre der Bewohner nicht genügend beachtet wird. Z. B. wird vergessen, vor dem Betreten des Bewohnerzimmers anzuklopfen.

Sexualität ist im Alter häufig nicht nur tabuisiert, sondern auch stigmatisiert, d.h., sie wird durch die Öffentlichkeit abwertend betrachtet. Sexualität und Geschlechtsverkehr haben danach im Alter keinen Platz. Da die Erziehung Sexualität früher oft ausklammerte, ist das Thema häufig mit Scham besetzt. Alten Menschen fällt es schwer, z.B. ihren Kindern gegenüber offen mit der Situation umzugehen.

5.3.2 Lesbische und schwule Beziehungen

Die jetzige Generation älterer lesbischer und schwuler Menschen ist in einer Situation aufgewachsen, in der sie starken Diskriminierungen ausgesetzt war. Viele von ihnen konnten ihre Sexualität nicht leben. Sie heirateten und versuchten sich so vor der Gesellschaft zu verstecken.

Nicht selten führten sie ein Doppelleben, das häufig nicht einmal ihrer Familie bekannt war. Homosexuelle Beziehungen wurden als Freundschaften getarnt. Erst mit Beginn der späten 1960er-Jahre begann sich die Situation ausgehend von Entwicklungen in den USA zu verändern. Lesben und Schwule wurden langsam in der Gesellschaft akzeptiert.

Immer noch scheint aber die Meinung verbreitet zu sein, dass vor allem homosexuelle Männer im Alter vereinsamen. Ihnen wird unterstellt, dass schwule Beziehungen sehr kurzlebig seien und gerade ältere Männer keinen neuen Partner mehr finden würden. Dies ist jedoch nicht der Fall. Das britische Künstlerpaar Gilbert und George (beide über sechzig) lebt und arbeitet z.B. seit über 40 Jahren zusammen. Genauso wie viele Heterosexuelle führen auch viele lesbische oder schwule Paare Beziehungen, die

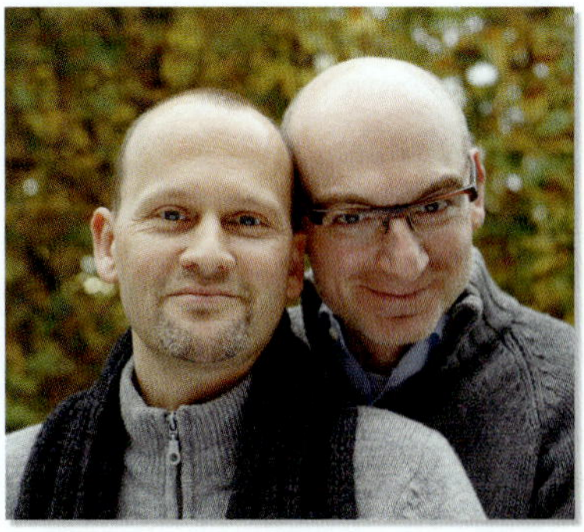

Abb. 5.2: Gleichgeschlechtliche Beziehung

über viele Jahre stabil sein können. Ihre Probleme ähneln denen heterosexueller Paare. Allerdings gibt es immer noch Situationen, in denen sich gesellschaftliches oder individuelles Unverständnis zeigt. So dauert es z.B. in Krankenhäusern häufig länger, ehe einem gleichgeschlechtlichen Partner eine Auskunft über den kritischen Zustand seines Lebensgefährten gegeben wird.

5.3.3 Pflegesituationen und Sexualität

Ein wichtiger Aspekt im Zusammenhang mit Sexualität sind Pflegehandlungen und Intimpflege. Die Pflege von Menschen ist häufig durch eine große körperliche Nähe gekennzeichnet. Schranken, die den Umgang von Menschen untereinander kennzeichnen, fallen in Pflegesituationen häufig weg. Wenn eine Pflegefachkraft einem Bewohner beim morgendlichen Waschen hilft, sieht sie ihn häufig unbekleidet. Selbst wenn er die Intimpflege selbst durchführt, ist dies eine Situation, die oft mit Pflegebedürftigkeit einhergeht.

Wichtig ist es, sich bewusst zu sein, dass dem Bewohner diese Situationen unangenehm sein können. Dies ändert sich auch nicht durch die Tatsache, dass die Pflegesituation in einem Altenpflegeheim stattfindet, wo ein Bewohner damit rechnen muss oder darauf angewiesen ist, dass eine fremde Person ihn z.B. bei der Intimpflege unterstützt.

Durch den Einzug in eine Altenpflegeeinrichtung gibt ein Mensch weder sein Schamgefühl noch seine Würde ab. Er hat also ein Anrecht auf respekt- und würdevollen Umgang. Dies kann bedeuten, dass er, wenn er es wünscht, nur von einer Pflegefachkraft gleichen Geschlechts bei der Intimpflege unterstützt wird. Es bedeutet aber auch, dass er so viele Handlungen wie möglich selbst durchführen darf. Besonders in Zeiten der Zeitknappheit stellt sich die Umsetzung für Pflegefachkräfte manchmal als schwierig dar. Auch wenn es aus arbeitsorganisatorischen Gründen manchmal sinnvoll ist, das Bett frisch herzurichten, während sich der Bewohner »im Hintergrund« wäscht, kann dies für ihn sehr belastend sein.

Häufig sind pflegerische Handlungen aber auch mit Berührungen des Intimbereichs selbst verbunden. Typische Situationen sind Hilfe bei der Körperpflege oder Hilfe bei dem Toilettengang. In solchen Situationen kann es zu unbeabsichtigten sexuellen Erregungen kommen. Dies ist sowohl für die Pflegefachkraft als auch für den Bewohner oder die Bewohnerin eine unangenehme Situation (► LF 4.3, Kap. 3.4, S. 1255).

LF 2.1

Pflegefachkräfte sollten sich immer der Tatsache bewusst sein, dass solche körperlichen Reaktionen nichts Unnormales sind. Sie sind dem Bewohner zumeist peinlich, weshalb von Pflegefachkräften hier eine besondere Sensibilität gefordert wird. Dem Bewohner kann z. B. in dieser Pflegesituation erklärt werden, dass auch andere Menschen solche Reaktionen haben und er sich nicht zu schämen braucht. Entscheidend ist jedoch, dass zu jedem Zeitpunkt die professionelle Distanz zu dem Bewohner aufrechterhalten wird (► LF 4.3, Kap. 3.4, S. 1255).

5.3.4 Wahrung der Intimsphäre

Für einen Menschen stellt der Einzug in eine Altenpflegeeinrichtung einen großen Einschnitt in sein bisheriges Leben dar. Ein großer Teil seines Lebens findet nun »unter Beobachtung« statt. Das Leben in einer Altenpflegeeinrichtung ist zwar nicht mit dem Leben in einem Urlaubshotel zu vergleichen, jedoch gibt es einige Parallelen.

Auch wenn ein Bewohner in »seinem« Einzelzimmer lebt, kann er nie sicher sein, nicht unangekündigt gestört zu werden. Allein die Vorstellung, dass z. B. die Tür nie abgeschlossen ist oder wenn doch, jemand einen Hauptschlüssel hat, mit dem er das Zimmer im Notfall aufschließen kann, kann sich auf Bewohner bedrückend auswirken. Das Leben reduziert sich in vielen Fällen auf das Altenpflegeheim selbst und dort auf den Wohnbereich oder das Zimmer, das häufig mit einer fremden Person geteilt werden muss. In diesem Bereich lebt der alte Mensch auch seine Sexualität. Damit ihm dies möglich ist, sollten bestimmte, verlässliche Regeln aufgestellt werden. Diese Regeln müssen immer das Ziel haben, einen möglichst hohen Grad an Individualität zuzulassen.

Solche **Regeln,** z. T. auch für den Bereich der ambulanten Pflege, können sein:

- Vor dem Betreten des Zimmers/der Wohnung anklopfen und auf das »Ja«, »Herein« warten.
- Einhalten von Zeiten, in denen ein Zimmer gar nicht betreten wird.
- Das Anbringen eines Schildes »Bitte nicht stören« und das Respektieren dieses Wunsches.
- Respektieren von Bewohnerwünschen, auch wenn diese manchmal dem eigenen Verständnis von Pflege nicht entsprechen. So kann z. B. auch auf die tägliche Ganzkörperwäsche verzichtet werden, wenn der Bewohner dies wünscht.
- Die Möglichkeit schaffen, dass zwei Bewohner ein Zimmer beziehen können, auch wenn sie sich erst in der Einrichtung kennengelernt haben.
- Die Möglichkeit eines Rückzugsraumes schaffen.
- Die Möglichkeit bieten, sich von einer Pflegefachkraft gleichen Geschlechts helfen zu lassen. Dies kann im Alltag bedeuten, dass z. B. die Intimwäsche nicht morgens, sondern erst am frühen Nachmittag stattfindet, falls am Morgen keine entsprechende Pflegefachkraft anwesend ist.
- Nach Möglichkeit sollte immer ein und dieselbe Person bei der Intimpflege helfen, da dann ein vertrauensvolles Verhältnis aufgebaut werden kann und der Bewohner nicht den Blicken aller preisgegeben ist.

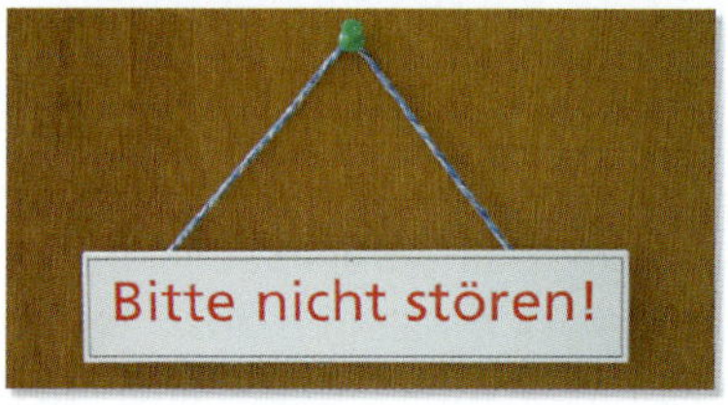

Abb. 5.3: Wahrung der Intimsphäre

Zum vorurteilsfreien Umgang mit alten Menschen in Bezug auf ihre Sexualität gehört auch, dass weder Filme noch Bücher mit erotischem Inhalt verboten werden.

5.3.5 Professionelle Distanz

Die Intimität pflegerischer Handlungen kann zu Missverständnissen führen. Viele dieser Handlungen sind, wie schon erwähnt, mit einem hohen Maß an körperlichem Kontakt verbunden. Dieser körperliche Kontakt gehört zur Pflege und ist für alte Menschen sehr wichtig.

Viele Kontakte haben zunächst mit Sexualität im engeren Sinne gar nichts zu tun. Sie finden häufiger statt als von den meisten Pflegenden wahrgenommen. Typische Situationen sind das Begrüßen und Verabschieden, Hilfe beim Aufstehen und Zubettgehen, Einreibung oder Trost in Form von Streicheln. Während Pflegenden klar ist, dass sie diese Handlungen aus beruflicher Motivation durchführen, vergessen sie manchmal, dass sie in vielen Fällen die Bezugspersonen der älteren Heimbewohner sind.

Diese fühlen sich nach dem Eintritt in das Heim häufig einsam. Sie haben, wie in diesem Kapitel beschrieben, nach wie vor den Wunsch nach Austausch von Zärtlichkeiten und menschlicher Nähe. Es kann deshalb immer wieder zu Situationen kommen, in denen es zu Annährungsversuchen älterer Menschen kommt, die Pflegende überfordern.

Pflegende stehen solchen Annährungsversuchen zunächst überrascht und hilflos gegenüber. Die erste Reaktion besteht dann oft darin, die Situation zu überspielen, wodurch sich das Problem allerdings nicht lösen lässt. Oftmals suchen Pflegende, gerade wenn sie noch nicht über genügend Berufserfahrung verfügen, in solchen Situationen die Schuld bei sich selbst und ziehen sich in sich zurück. Deshalb ist es gerade in diesen Situationen wichtig, dass in der Institution ein offenes Klima herrscht, welches dem Pflegenden ermöglicht, sich selbst mitzuteilen. Dies kann z. B. gegenüber einzelnen Kollegen geschehen, wobei allerdings zu bedenken ist, dass auch diese sich durch die Situation überfordert fühlen können bzw. sie falsch einschätzen.

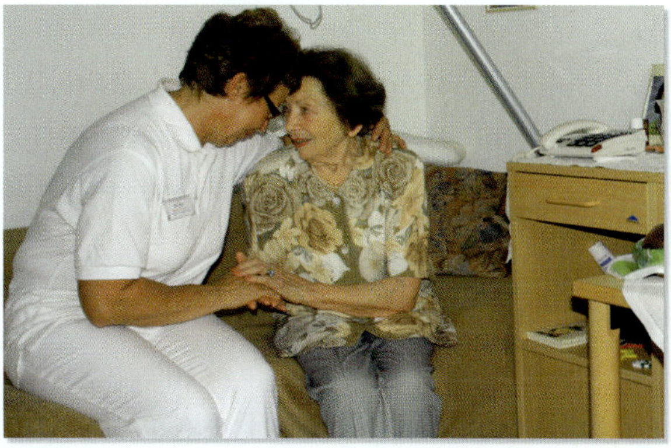

Abb. 5.4: Enge Kontakte haben nicht unbedingt mit Sexualität zu tun.

Eine gute Möglichkeit, dem Problem zu begegnen, wäre z. B. die Einführung einer festen Supervisionsrunde, z. B. einmal im Monat oder nach Bedarf, in der die Pflegenden sich austauschen können (► LF 4.4, Kap. 3.2, S. 1294).

Gerade wenn man einen Bewohner sehr schätzt, weil man z. B. gleiche Hobbys hat oder über den gleichen Humor verfügt, ist es wichtig, die professionelle Distanz zu wahren und sich ihrer bewusst zu sein. Obwohl Pflegefachkräfte die Selbstbestimmung des Bewohners immer achten müssen, hat diese auch Grenzen. Natürlich haben auch Pflegefachkräfte ein Recht auf Selbstbestimmung. Sie sollten von diesem Recht z. B. dann Gebrauch machen, wenn Bewohner anzügliche Witze machen. Schon zu einem frühen Zeitpunkt muss versucht werden, diesen entgegenzutreten. Es wäre hier falsch, aus Höflichkeit mitzulachen, da dies als Aufforderung zu weiteren Annährungsversuchen verstanden werden könnte.

Pflegende sollten in diesen Fällen ihren Widerwillen sofort deutlich kundtun. Dies gilt auch für körperliche »Übergriffe« seitens eines Bewohners. So wie die Pflegefachkraft die Würde des Bewohners zu respektieren hat, gilt dies umgekehrt natürlich auch für den Bewohner. Die Situation sollte sofort mit dem Bewohner geklärt werden. Geschehen die Übergriffe häufiger, müssen sie im Team besprochen werden. Eine mögliche Lösung könnte kurzfristig sein, den Bewohner durch eine andere, z. B. gleichgeschlechtliche Pflegefachkraft betreuen zu lassen.

Aufgaben

- Nennen Sie Gründe, warum auch heute noch das Thema Sexualität mit Tabus belegt ist.
- Erläutern Sie die Bedeutung von Sexualität für alte Menschen.
- Welche besonderen Probleme bestehen für alte Menschen im Pflegeheim, wenn sie sexuelle Wünsche haben?
- Welche Schwierigkeiten ergeben sich oft, wenn Bewohner im Heim eine neue Partnerschaft eingehen?
- Wie sollten Pflegefachkräfte mit dieser Situation umgehen?
- Erläutern Sie, warum es im Zusammenhang mit Pflegehandlungen und Intimpflege zu unangenehmen Situationen kommen kann.
- Wie geht die Pflegefachkraft damit angemessen um?
- Zählen Sie die Regeln zur Wahrung der Intimsphäre auf.
- Warum ist es wichtig, diese Regeln einzuhalten?
- Erläutern Sie, wie man als Pflegekraft auf sexuelle Annäherungsversuche eines Pflegebedürftigen reagieren sollte.

6 Menschen mit Behinderung im Alter

6.1 Historischer Überblick

In den letzten Jahren ist die Lebenserwartung von Menschen mit geistiger Behinderung gestiegen. So hatten z. B. früher Menschen mit einem Down-Syndrom eine stark eingeschränkte Lebenserwartung.

Lange Zeit wurden Menschen mit geistiger Behinderung in der Öffentlichkeit kaum wahrgenommen. Dies mag damit zu tun haben, dass sie dort auch nicht präsent waren. Vielfach lebten sie dauerhaft in großen Anstalten oder psychiatrischen Heimen und nahmen so am öffentlichen Leben überhaupt nicht teil. Sie lebten gewissermaßen vor der Öffentlichkeit versteckt.

Bedingt durch die »Euthanasie«-Morde im Nationalsozialismus sind ganze Jahrgänge von Menschen mit Behinderung, die vor 1945 geboren wurden, getötet worden. Dadurch gab es in Deutschland lange Zeit keine älteren Menschen mit geistiger Behinderung.

Nach dem Zweiten Weltkrieg lag das Hauptaugenmerk der Behindertenpädagogik und -betreuung zunächst auf Kindern und Jugendlichen. In den 1960er-Jahren wurden dafür Sonderklassen bzw. Förderschulen gegründet und im darauffolgenden Jahrzehnt flächendeckend ausgebaut. Aber auch mit diesem Ansatz wurden Menschen mit geistiger Behinderung vom »normalen« gesellschaftlichen Leben ausgegrenzt. Ihnen wurden spezielle Institutionen zugewiesen, die sie vom Rest ihrer gleichaltrigen Mitschüler trennten.

In den 1980er-Jahren versuchte man dann, für Menschen mit geistiger Behinderung Bedingungen zu schaffen, die ihnen eine hohe Lebensqualität ermöglichen (**Normalisierungsprinzip** ►LF 2.1, Kap. 6.2.2, S. 931). Dabei bedeutet Normalisierung in diesem Zusammenhang nicht, dass der Mensch mit geistiger Behinderung sich dem Menschen ohne Behinderung möglichst anpassen muss, um als normal zu gelten. Vielmehr sollten Wohn- und Schulformen geschaffen werden, die denen der Menschen ohne Behinderung gleichen und die Beziehungen zwischen Menschen mit und ohne Behinderung normalisieren.

Das Prinzip der **Integration** strebt die Eingliederung von Menschen mit Behinderungen in die bestehende Gesellschaft und deren Strukturen an. **Inklusion** geht noch einen Schritt weiter – sie will bestehende Strukturen und Auffassungen verändern. Die Unterschiedlichkeit der Menschen wird zur Normalität. Nicht der Mensch passt sich der Gesellschaft an, sondern die Gesellschaft den jeweiligen Besonderheiten des Menschen. Inklusion zielt darauf ab, dass die, die integriert werden sollen, bereits ein integraler Bestandteil der Gesellschaft sind.

6.2 Geistige Behinderung

In Deutschland leben nach Schätzungen der WHO ca. 450 000 Menschen mit **geistiger Behinderung**.

6.2.1 Begriffserklärung

Es existieren viele Definitionen von »geistiger Behinderung«. Der Versuch einer Definition dieses Begriffs ist immer wieder Gegenstand von Diskussionen. Das medizinische Klassifikationssystem ICD 10 geht nicht von geistigen Behinderungen aus, sondern spricht von »Intelligenzminderung«.

Historischer Exkurs

Am 30. Januar 1933 erlangten die Nationalsozialisten unter Adolf Hitler in Deutschland die Macht. Sehr schnell danach begannen sie, gegen Menschen mit geistiger Behinderung vorzugehen. Schon am 14. Juli 1933 wurde das »Gesetz zur Verhütung erbkranken Nachwuchses« erlassen. Dieses Gesetz erlaubt die Sterilisation von Menschen mit:

- »angeborenem Schwachsinn«
- Schizophrenie
- manisch-depressiven Erkrankungen
- Epilepsie
- erblicher Blind- und Taubheit
- schweren erblichen Missbildungen

Über die Sterilisation entschied ein Gericht oder der Betroffene selbst. 1935 erfolgte die »Erweiterung zum Gesetz zur Verhütung erbkranken Nachwuchses«. Nun durften auch Zwangsabtreibungen vorgenommen werden.

Am 1. Juli 1939 gab Hitler den Befehl, »unheilbar Kranken« den »Gnadentod« zu gewähren, der die Tötung »lebensunwerten Lebens« umfasste. Als »lebensunwert« wurden neben oben Genannten auch Alkoholiker und politische Gegner angesehen. Menschen mit geistiger Behinderung, die in dieser Zeit in Anstalten untergebracht waren, mussten gemeldet werden. Nachdem »Gutachten« über sie erstellt worden waren, entschied ein Gremium von Obergutachtern über den Transport in eine Tötungsanstalt. Dort wurden sie von Ärzten, z. T. unter Mithilfe von Pflegepersonal, getötet . Diese Tötungen wurden mit dem Begriff Euthanasie (griech.: leichter Tod) verschleiert.

Auch Kinder mit Behinderung wurden aus Pflegeheimen auf »Kinderfachabteilungen« verlegt, wo sie getötet wurden.

Bei der sogenannten »Aktion T4« wurden Menschen mit geistiger Behinderung aus Pflegeanstalten in Vernichtungsanstalten gebracht und dort in Gaskammern ermordet. Nachdem die Anstaltsmorde 1940 offiziell bekannt und von der katholischen Kirche durch Bischof von Galen gebrandmarkt wurden, wurde die »Aktion T4« durch Hitler eingestellt.

Trotzdem wurden die Ermordungen als sogenannte »wilde Euthanasie« weitergeführt, der bis zum Kriegsende zwischen 120 000 und 130 000 Menschen zum Opfer fielen.

Nur wenige Kinder mit geistiger Behinderung – hauptsächlich diejenigen, die bei ihren Eltern verbleiben konnten – haben diese Zeit überlebt.

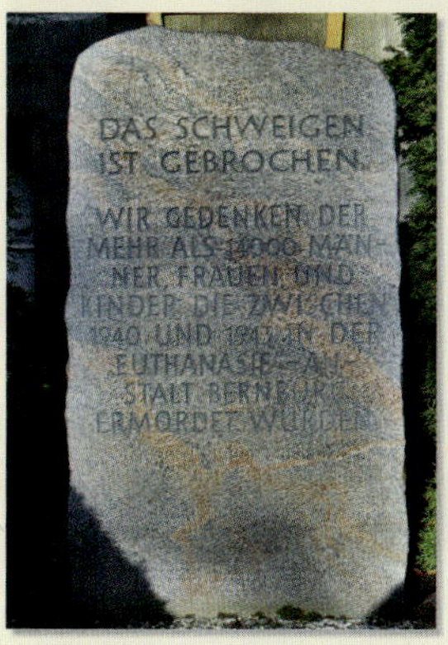

Abb. 6.1: Gedenkstein für Euthanasieopfer.

LF 2.1

Definition **Intelligenzminderung** definiert der ICD-10-Katalog als einen »Zustand von verzögerter oder unvollständiger Entwicklung der geistigen Fähigkeiten; besonders beeinträchtigt sind Fertigkeiten, die sich in der Entwicklungsperiode manifestieren und die zum Intelligenzniveau beitragen, wie Kognition, Sprache, motorische und soziale Fähigkeiten. Eine Intelligenzminderung kann allein oder zusammen mit jeder anderen psychischen oder körperlichen Störung auftreten. (…)

Intellektuelle Fähigkeiten und soziale Anpassung können sich verändern. Sie können sich, wenn auch nur in geringem Maße, durch Übung und Rehabilitation verbessern. Die Diagnose sollte sich immer auf das gegenwärtige Funktionsniveau beziehen.« (Quelle: ICD 10, 10.Revision, WHO-Ausgabe, S. 359)

LF 2.1

Geistige Behinderung kann aber auch als physische Schädigung betrachtet werden, z.B. die Chromosomenanomalie (Down-Syndrom oder Trisomie 21).

Das **Down-Syndrom** wird durch eine Chromosomenstörung hervorgerufen. Es beruht auf der Verdreifachung (Trisomie) des 21. Chromosoms oder von Teilen dieses Chromosoms. Die kognitiven Fähigkeiten von Menschen mit Down-Syndrom sind mehr oder minder stark reduziert. Neben diesen geistigen Beeinträchtigungen gelten einige körperliche Merkmale als typisch. Diese sind u.a.:

- ein rundes Gesicht
- eine schmale Hautfalte senkrecht zwischen dem inneren Augenwinkel und dem Nasenrücken

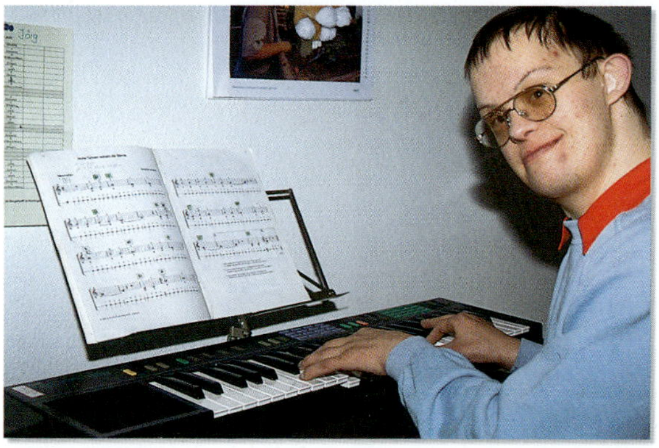

Abb. 6.2: Musische Förderung eines Mannes mit Down-Syndrom.

- breite Hände mit kurzen Fingern
- die Handfläche ist von einer Linie durchzogen (Vierfingerfurche)

Ursachen zur Entwicklung einer geistigen Behinderung können sein:

- genetische Faktoren, z.B. Chromosomenanomalie, Stoffwechselerkrankungen
- Infektionserkrankungen der Mutter während der Schwangerschaft, z.B. Zytomegalie, Röteln, Herpes simplex
- Infektionskrankheiten des Kindes, z.B. Encephalitis
- Frühgeburt
- Unfälle, Stürze, Drogen und Medikamente während der Schwangerschaft
- Umweltgifte, z.B. Blei

Der Versuch, geistige Behinderung an Intelligenz zu koppeln, wurde und wird zunehmend kritisiert. Es wird bemängelt, dass z.T. von unterschiedlichen Grenzwerten ausgegangen wird, die Tests große Messfehler haben und sie nur Ausschnitte der Fähigkeit zur Problemlösung darstellen. Die Unterschiede zwischen verschiedenen Intelligenztests sind, so die Kritiker, zum Teil so groß, dass man die Ergebnisse nicht vergleichen könne. Aus diesem Grund halten sie Intelligenztests für ein ungeeignetes Mittel, geistige Behinderung festzustellen.

In den letzten Jahren hat zudem ein Wechsel im Denken über Menschen mit geistiger Behinderung stattgefunden. Man geht heutzutage nicht mehr davon aus, dass geistige Behinderung ein unveränderbarer, nicht zu beeinflussender Defekt eines Menschen ist, sondern dass geistige Behinderung durch frühzeitige Förderung entscheidend beeinflusst werden kann.

Eine Sichtweise führt die Entstehung der geistigen Behinderung auf soziale Zuschreibungen zurück. Das heißt, die Etikettierung «geistige Behinderung« grenzt diese Menschen aus. Die daraus resultierenden negativen Erfahrungen mit »normalen« Menschen können dann das Gefühl der Behinderung hervorrufen oder verstärken.

Eine weitere Sichtweise besteht in der Anerkennung der Tatsache, dass Menschen mit geistiger Behinderung mit Kompetenzen ausgestattet sind.

Diese Kompetenzen ermöglichen es ihnen, unter den gegebenen Umständen und Bedingungen ihr eigenes Leben selbst zu organisieren und zu gestalten. Dieser Ansatz sieht Menschen mit geistiger Behinderung als aktive Menschen an. Damit tritt der Fürsorgeaspekt in den Hintergrund und die Ausgestaltung der gesellschaftlichen Rahmenbedingungen für Menschen mit geistiger Behinderung wird in den Mittelpunkt gerückt.

Darüber hinaus gibt es das Bestreben, sich von dem Begriff »geistige Behinderung« im Sinne eines menschlichen Defektes zu trennen. Vielfach lehnen Betroffene, Angehörige und Fachleute den Begriff ab. Sie begründen dies mit der Ansicht, dass der Begriff zwar etwas über die Defizite der Betroffenen, nicht aber über deren Fähigkeiten aussage. Zudem würden Betroffene durch den Begriff diskriminiert, da die Umwelt glaube, dass alle ihre Fähigkeiten geschwächt seien.

Eine derart undifferenzierte Betrachtungsweise, die den Menschen als Ganzes behindert sieht, führe leicht dazu, dass ihm aufgrund eines angenommenen hohen Hilfebedarfs die Fähigkeit und das Recht auf Selbstbestimmung abgesprochen wird.

Kritiker des Begriffs »geistige Behinderung« schlagen deshalb die Bezeichnung »**Menschen mit kognitiven Beeinträchtigungen**« vor. Sie erhoffen sich dadurch, dass sich die negative Sichtweise auf die betroffenen Menschen ändert und die Sicht auf individuelle Alltagskompetenzen und Probleme in den Vordergrund rückt.

Auch wenn die Sichtweisen sich z.T. stark unterscheiden, ist ihnen doch folgende Annahme gemein: Die Beschreibung von Eigenschaften, die eine geistige Behinderung charakterisieren, wird immer von »außen«, d.h. aus der Perspektive eines Menschen ohne geistige Behinderung vorgenommen.

Menschen ohne geistige Behinderung setzen damit fest, was in der Gesellschaft unter behindert oder nicht behindert verstanden wird. Dabei machen sie sich häufig nur wenig Gedanken, wie der Mensch mit Behinderung seine Welt wahrnimmt. Ihre Erfahrungen, ihr Versuch der Sinndeutung und der Umsetzung von Erfahrungen finden erst langsam Eingang in die Welt von Menschen ohne Behinderung.

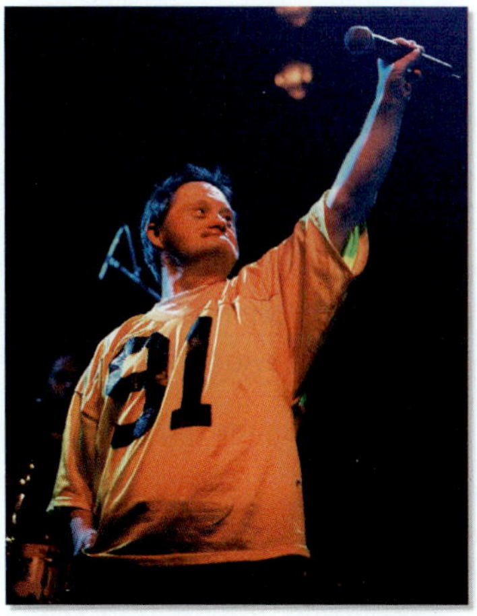

Abb. 6.3: Der Sänger Michael Schlappkohl (Down-Syndrom) bei einem Bühnenauftritt.

Für Altenpflegekräfte ist es deshalb notwendig, sich der Tatsache bewusst zu sein, dass es eine einheitliche, objektiv richtige Definition von »geistiger Behinderung« nicht gibt. Ein Mensch mit geistiger Behinderung muss immer als Mensch respektiert werden, der die Welt aus für ihn sinnhaften Erfahrungen sieht und dementsprechend handelt.

Auch in der Altenpflege steht deshalb weniger der Fürsorgeaspekt im Mittelpunkt pflegerischen Handelns, sondern das Angebot zur Begleitung und zur Unterstützung. Nicht die Behinderung ist der Kern pflegerischen Handelns, sondern das Schaffen von Rahmenbedingungen, die der Mensch mit geistiger Behinderung braucht, um in weitgehender Unabhängigkeit und Selbstständigkeit leben zu können.

! Merke Der Mensch mit geistiger Behinderung sollte als jemand anerkannt werden, der mit einer Vielzahl an Fähigkeiten ausgestattet ist. Die Pflege alter Menschen mit geistiger Behinderung ist also eine normale Pflegebeziehung, in der auch die Pflegefachkraft lernen und wachsen kann.

6.2.2 Das Normalisierungsprinzip

Die **Leitidee des Normalisierungsprinzips** ist die Vorstellung, dass Menschen mit geistiger Behinderung ihr Leben »so normal wie möglich« führen können. Entwickelt wurde es von den Skandinaviern **Nirje** und **Bank-Mikkelsen** sowie von dem Amerikaner **Wolfensberger**.

Der Schwede Nirje formulierte 1994:
»Man handelt richtig, wenn: »man für alle Menschen mit geistigen und anderen Beeinträchtigungen oder Behinderungen Lebensmuster und alltägliche Lebensbedingungen schafft, welche den gewohnten Verhältnissen und Lebensumständen ihrer Gemeinschaft oder ihrer Kultur entsprechen oder ihnen so nahe wie möglich kommen.«

Das Normalisierungsprinzip beinhaltet mehrere Elemente:

- **Das Recht auf einen normalen Tagesrhythmus:** Das bedeutet z. B., dass jeder Mensch unabhängig von Art und Schwere seiner Behinderung morgens aufsteht. Er soll nicht etwa in den frühen Morgenstunden geweckt und gewaschen werden.
- **Das Recht auf einen normalen Wochenrhythmus:** Nach Nirje bedeutet dies, dass ein Mensch an einem Ort wohnt und an einem räumlich davon getrennten Ort arbeitet, zur Schule geht oder eine Ausbildung macht. Nirje geht davon aus, dass der Wechsel zwischen einer anspruchsvollen Tätigkeit, wie der Schule oder der Arbeit, und einer entspannenden Tätigkeit, wie einer Freizeitaktivität, für die Bildung der Persönlichkeit von großer Bedeutung ist. Zudem würden in der Gesellschaft durch die Anwesenheit von Menschen mit Behinderungen, z. B. in öffentlichen Verkehrsmitteln, Vorurteile abgebaut.
- **Das Recht auf einen normalen Jahresrhythmus:** Dazu gehört z. B. die Möglichkeit, im Rahmen der Arbeit/des Ruhestands auch Urlaub zu haben und verreisen zu können.
- **Das Recht auf einen normalen Lebenslauf.**
- **Das Recht auf eine Umgebung, die es dem Menschen mit geistiger Behinderung ermöglicht, selbstständig und so weit wie möglich unabhängig von äußerer Versorgung sein Leben zu gestalten:** Für alt gewordene Menschen gilt, dass sie ihren Bedürfnissen gemäß betreut werden und den Kontakt zu ihrem vertrauten Umfeld behalten sollten. Ebenso wie Menschen ohne Behinderungen haben sie ein Recht darauf, so lange wie möglich in ihrer vertrauten Umgebung, z. B. Wohnung, zu bleiben.
- **Das Recht darauf, dass Bedürfnisse respektiert werden:** Die Gestaltung des eigenen Lebens nach den eigenen Bedürfnissen ist ein Wunsch, den alle Menschen haben. Bedürfnisse von Menschen mit Behinderungen müssen ernst genommen werden.
- **Das Recht auf ein Liebesleben:** Früher wurden in Einrichtungen der Behindertenhilfe getrenntgeschlechtliche Gruppen eingerichtet. Diese Situation entsprach nicht dem »normalen« Zusammenleben von Menschen. Das Recht auf die eigene Sexualität beinhaltet auch das Leben homosexueller Beziehungen.
- **Das Recht auf normale wirtschaftliche Verhältnisse:** Menschen mit geistiger Behinderung sollen die Möglichkeit erhalten, einer Arbeit nachzugehen und für diese entlohnt zu werden. Sie sollen ein bestimmtes frei verfügbares Einkommen erhalten. Auch wenn eine Pflegefachkraft nicht mit den jeweiligen Einkäufen einverstanden ist, hat sie diese dennoch zu respektieren und nicht zu unterbinden.
- **Das Recht auf eine normalisierte Lebenswelt:** Das bedeutet, dass für Menschen mit geistiger Behinderung die gleichen Qualitätsstandards gelten wie für alle anderen. Dies bezieht sich auf pflegerische Versorgung und auch z. B. auf die Zimmereinrichtung, an der sie genauso mitwirken sollen wie Menschen ohne Behinderungen.

Ziel des Normalisierungsprinzips ist die Auflösung stationärer Einrichtungen zugunsten anderer Wohnformen für Menschen mit geistiger Behinderung. Manche Heime haben angefangen, einzelne Wohngruppen räumlich voneinander zu trennen und geben so den einzelnen Wohnbereichen eine größere Autonomie.

Es besteht auch die Möglichkeit, mit anderen Menschen mit Behinderungen in eine Wohngemeinschaft zu ziehen.

Eine ähnliche Form ist das Wohnen im eigenen Wohnraum, allein oder zu zweit. In solchen Wohnformen erfolgt häufig eine, dem individuellen Bedarf des Menschen mit Behinderungen angepasste, ambulante Unterstützung (► LF 2.2, Kap. 3.1, S. 976).

Trotz dieser Bestrebungen wohnen immer noch mehr als die Hälfte der Menschen mit geistiger Behinderung in Wohnheimen, sodass das Ziel der Normalisierung noch nicht erreicht ist.

6.3 Rechte von Menschen mit geistiger Behinderung

So wie es für Menschen ohne Behinderungen wichtig ist, dass sie durch Gesetze geschützt werden, ist dies auch für Menschen mit geistigen Behinderungen wichtig. Deshalb werden – auch vor dem speziellen Hintergrund der deutschen Geschichte – Rahmenbedingungen für die Betroffenen rechtlich festgelegt und geschützt.

6.3.1 Grundgesetz

Das Grundgesetz sichert allen Menschen in Deutschland Menschenwürde zu und verpflichtet den Staat darauf, sie zu achten und zu schützen (► LF 3.1, Kap. 1, S. 1078).

> **Definition** **GG Artikel 3:** Niemand darf wegen seines Geschlechtes, seiner Abstammung, seiner Rasse, seiner Sprache, seiner Heimat und Herkunft, seines Glaubens, seiner religiösen oder politischen Anschauungen benachteiligt oder bevorzugt werden. Niemand darf wegen seiner Behinderung benachteiligt werden.

6.3.2 Sozialgesetzbuch

Das **SGB IX** sichert in § 4 Menschen mit Behinderung eine gleichberechtigte und selbstbestimmte Teilhabe am Leben in der Gesellschaft zu:

(1) Die Leistungen zur Teilhabe umfassen die notwendigen Sozialleistungen, um unabhängig von der Ursache der Behinderung

1. die Behinderung abzuwenden, zu beseitigen, zu mindern, ihre Verschlimmerung zu verhüten oder ihre Folgen zu mildern,
2. Einschränkungen der Erwerbsfähigkeit oder Pflegebedürftigkeit zu vermeiden, zu überwinden, zu mindern oder eine Verschlimmerung zu verhüten sowie den vorzeitigen Bezug anderer Sozialleistungen zu vermeiden oder laufende Sozialleistungen zu mindern,
3. die Teilhabe am Arbeitsleben entsprechend den Neigungen und Fähigkeiten dauerhaft zu sichern oder
4. die persönliche Entwicklung ganzheitlich zu fördern und die Teilhabe am Leben in der Gesellschaft sowie eine möglichst selbstständige und selbstbestimmte Lebensführung zu ermöglichen oder zu erleichtern.

6.3.3 Weitere rechtliche Bestimmungen

Das **Allgemeine Gleichbehandlungsgesetz** hat zum Ziel: Benachteiligungen aus Gründen der Rasse oder wegen der ethnischen Herkunft, des Ge-

LF 2.1

Seniorinnen und Senioren mit geistiger Behinderung haben das Recht, ihren »3. Lebensabschnitt« selbstbestimmt gestalten zu können. Dies gilt für alle Lebensbereiche wie Arbeit, Bildung, Freizeit und Wohnen. Hier müssen, entsprechend der individuell unterschiedlichen Bedürfnisse und Wünsche, Möglichkeiten zur Lebensgestaltung bestehen.

Um den Bedürfnissen älter werdender und alter Menschen mit geistiger Behinderung gerecht zu werden, benötigen haupt- und ehrenamtliche Mitarbeitende der Behindertenhilfe Aus- und Fortbildung. Wissenschaft und Forschung sind ebenfalls gefordert, ihren Beitrag zu leisten.

Das Recht auf Integration und Teilhabe kennt keine Altersgrenze:

Für ältere Menschen mit geistiger Behinderung, die in ihren Familien oder im ambulant betreuten Bereich leben, müssen auf Begleitung und Unterstützung ausgerichtete Angebote entwickelt und finanziell abgesichert werden.

Älter werdende und alte Menschen mit geistiger Behinderung benötigen medizinische Versorgungsstrukturen, die ihren Bedürfnissen entsprechen, besondere Berücksichtigung müssen hierbei demenzielle Erscheinungsformen finden.

Werden sie stärker pflegebedürftig, muss dieser Bedarf vorrangig dort, wo sie leben, befriedigt werden.

Deshalb ist bei der Finanzierung des erhöhten Bedarfs sicherzustellen, dass Leistungen für ältere Menschen weiterhin im Rahmen der Eingliederungshilfe erbracht werden, um bis zu ihrem Tod einen Verbleib in der vertrauten Wohnumgebung zu ermöglichen.

Dafür werden wir uns einsetzen!

Abb. 6.4: Von der »Bundesvereinigung Lebenshilfe für Menschen mit geistiger Behinderung« wurden Forderungen für ein »Altwerden mit geistiger Behinderung« aufgestellt: Marburger Appell, 23. September 2006.

schlechts, der Religion oder Weltanschauung, einer Behinderung, des Alters oder der sexuellen Identität zu verhindern oder zu beseitigen. (§ 1)

Das **Sozialgesetzbuch XII** sieht in seinem sechsten Kapitel Eingliederungshilfen für Menschen mit Behinderungen vor. Dies sind z. B. »Hilfen zu einer angemessenen Schulbildung, insbesondere im Rahmen der allgemeinen Schulpflicht und zum Besuch weiterführender Schulen einschließlich der Vorbereitung hierzu« oder »Hilfe zur Sicherung der Teilhabe der behinderten Menschen am Arbeitsleben.«

Daneben gibt es in den einzelnen Bundesländern noch **Gleichstellungsgesetze**, die die Rechte von Menschen mit Behinderungen stärken.

LF 2.1

6.4 Lebenswelten von Menschen mit Behinderung

6.4.1 Soziale Netzwerke

Ein **soziales Netzwerk** erlaubt es dem Menschen, mit seiner Umwelt zu kommunizieren und in Notsituationen Hilfe und Rat zu bekommen.

Menschen mit geistiger Behinderung verfügen, besonders wenn sie in Heimen wohnen, in der Regel über ein kleineres und zerbrechlicheres soziales Netzwerk als Menschen ohne Behinderung. Zudem besteht bei ihnen die Gefahr, dass ihr Netzwerk mit zunehmendem Alter immer kleiner wird. Das soziale Netzwerk sowie die in ihm bestehenden Beziehungen lassen sich mithilfe einer Netzwerkkarte darstellen (Abb. 6.5). Anhand einer solchen Karte soll im Folgenden erklärt werden, wie das Netzwerk eines Menschen mit geistiger Behinderung ausschaut und weshalb es brüchiger ist als das eines Menschen ohne Behinderung.

Familie

Der Kontakt zur **Familie** ist bei jüngeren Menschen mit geistiger Behinderung normalerweise stark ausgeprägt. In der abgebildeten Karte ist zu erkennen, dass die Mutter dem Befragten am nächsten steht, er von ihr alltagspraktische Hilfen bekommt, sich aber auch mit Problemen und Sorgen an sie wendet. Mit zunehmendem Alter wird diese Rolle durch evtl. vorhandene Geschwister ersetzt, da die Eltern z. T. selbst pflegebedürftig werden oder sterben. Problematisch kann hier sein, dass die Geschwister nicht am gleichen Ort wohnen und deshalb nur selten zu Besuch kommen.

Mitbewohner

Mitbewohner nehmen im sozialen Netzwerk dieser Menschen eine wichtige Position ein. Sie sind diejenigen, mit denen, bedingt durch die räumliche Nähe, ein intensiver Kontakt besteht. Häufig wird der Kontakt als gut beschrieben und die Bewohner helfen sich untereinander.

Allerdings gibt es auch immer wieder Situationen, in denen es zu Spannungen kommt, da die Zusammensetzung einer Wohngruppe in aller Regel nicht auf den Wünschen der Bewohner beruht. Damit unterscheidet sich eine Wohngruppe in einem Heim oder ambulant bedeutend von einer »normalen« Wohngemeinschaft, aus der man im Streitfall einfach ausziehen kann. Andererseits kann auch der Auszug eines Mitbewohners für einen Menschen mit geistiger Behinderung ein großes Problem darstellen, da Besuche, z. B. in einer neuen Wohnung oder Wohngruppe, häufig schwieriger zu realisieren sind als bei Menschen ohne Behinderung.

Mitarbeiter der Einrichtung

In aller Regel spielen auch **Mitarbeiter** eine wichtige Rolle im sozialen Netzwerk des Menschen mit geistiger Behinderung. Häufig sind sie für ihn notwendige Bezugspersonen. Sie unterstützen ihn auf allen Ebenen. Für den einzelnen Betreuenden bedeutet dies eine große Verantwortung, da er den Betroffenen nicht »bemuttern« soll, sondern ihm immer die größtmögliche Teilhabe ermöglichen muss. Für Menschen mit Behinderung beinhaltet diese Fixierung auf einzelne Mitarbeiter immer auch die Gefahr, dass beim Ausscheiden des Mitarbeiters aus dem Dienst die Maschen des Netzes weiter werden.

Freunde und Kollegen

Menschen mit geistiger Behinderung arbeiten häufig in beschützten Werkstätten. Es zeigt sich immer wieder, dass sich die Kontakte zu Menschen außerhalb der Wohngruppe auf diesen Bereich, also auf Arbeitskollegen oder Mitarbeiter der Werkstätten, beschränken. Oft sind diese Kontakte aber wenig intensiv, sodass es nicht zu gegenseitigen Besuchen oder Hilfen kommt.

Die Kontakte von Menschen mit geistiger Behinderung beschränken sich häufig auf oben dargestellte Gruppen. Dieses Netz ist im Vergleich zu einem normalen Netzwerk instabiler, da viele Faktoren, die der Betroffene nicht beeinflussen kann, Auswirkungen haben können. Gerade bei älteren Menschen kann es sich negativ auswirken, wenn die Familie immer kleiner wird, Mitbewohner ausziehen oder versterben oder Mitarbeiter die Stelle wechseln. Dann fällt der Neuaufbau des Netzwerkes sehr schwer.

Dies wird zudem dadurch verstärkt, dass die Beziehungen häufig einseitig sind. Solange eine Person mit Behinderung nicht als Mensch, der ebenfalls helfen kann, wahrgenommen wird, ist sie als Unterstützer weniger interessant.

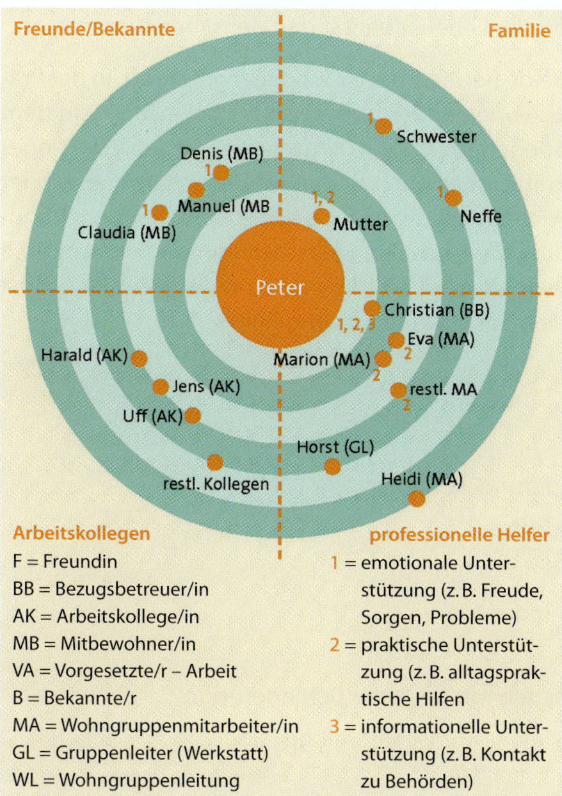

Abb. 6.5: Soziales Netzwerk eines Menschen mit geistiger Behinderung (Beispiel).

6.4.2 Partnerschaft

Zur Entfaltung der Persönlichkeit zählt auch der Wunsch nach Sexualität und **Partnerschaft**. Partnerschaft bedeutet auch, sein Gegenüber körperlich berühren zu dürfen. Durch eine Partnerschaft steigt das Selbstwertgefühl. Einen Partner zu haben, ist für Menschen mit geistiger Behinderung ein Stück Normalität und Akzeptanz als Teil der Gesellschaft.

Die unter Umständen notwendige Unterstützung beim Ausleben der Sexualität alter Menschen mit geistiger Behinderung ist häufig abhängig von den moralischen Einstellungen der Mitarbeiter.

Spezielle Wohnangebote und Dienste für alte Menschen mit Behinderungen (► LF 2.2, Kap. 4.8, S. 996)

! Merke Pflegefachkräfte sollten sich immer der Tatsache bewusst sein, dass ihre eigenen moralischen Einstellungen die Partnerschaft und Sexualität von Menschen mit geistiger Behinderung beschränken und somit ihre Selbstentfaltung behindern können.

6.5 Besonderheiten im Rahmen der Pflege

Nicht alle Menschen mit geistiger Behinderung werden im Alter pflegebedürftig. Allerdings weisen sie ein höheres Risiko für Erkrankungen und damit verbundene Funktionseinschränkungen auf. Damit ist die Gefahr, die Selbstständigkeit zu verlieren, gegenüber Menschen ohne Behinderung deutlich erhöht. Dies liegt z. T. aber daran, dass gerade die jetzt älteren Menschen mit geistiger Behinderung in der Vergangenheit nicht ausreichend gefördert wurden.

Der Versuch zu erklären, worin der Unterschied zwischen einem älter werdenden Menschen mit Behinderung und einem behindert gewordenen alten Menschen besteht, und ob es diese Unterschiede überhaupt gibt, ist überflüssig. Entscheidend ist die Einstellung, mit der Pflegefachkräfte älteren Menschen mit geistiger Behinderung gegenübertreten.

Eine Besonderheit bei der Betreuung von Menschen mit geistiger Behinderung liegt im organisatorischen Bereich. Sie leben häufig in Wohnstätten oder Wohngruppen, wo sie von Mitarbeitern der Behindertenhilfe betreut werden. Wenn ein Mensch mit Behinderung pflegebedürftig wird, wird er in der Regel von den Mitarbeitern weiterbetreut. Den zusätzlichen Pflegeaufwand erledigen diese Mitarbeiter meistens neben ihrer Arbeit. Allerdings sind sie in der Regel nicht auf pflegerischem Gebiet ausgebildet. Will man den älteren Pflegebedürftigen nicht in ein spezielles Heim verlegen und ihn so zusätzlich belasten, ist professionelle Pflege erforderlich – mit allen damit verbundenen Problemen einer besonderen Pflegebeziehung, wie sie auch bei einer Pflege durch Angehörige auftreten kann (► LF 2.1, Kap. 3.2.2, S. 910).

LF 2.1

Lebt ein Mensch mit Behinderung in der eigenen Wohnung oder einer Wohngemeinschaft, erhält er lediglich für die Dinge, die er nicht selbst erledigen kann, Hilfe von Mitarbeitern der Behindertenhilfe. Wird er pflegebedürftig, hat er Anspruch auf Leistungen der Pflegeversicherung. Dies bedeutet, dass er sowohl von Mitarbeitern der Behindertenhilfe als auch von Mitarbeitern eines ambulanten Pflegedienstes versorgt wird. Beiden Berufsgruppen muss es gelingen, ihre Planungen und ihre Handlungsweisen im Sinne des Pflegebedürftigen aufeinander abzustimmen. Dazu ist es notwendig, gemeinsame Konzepte zu entwickeln. Diese müssen vom gegenseitigen Respekt vor den jeweiligen fachlichen Kompetenzen getragen sein.

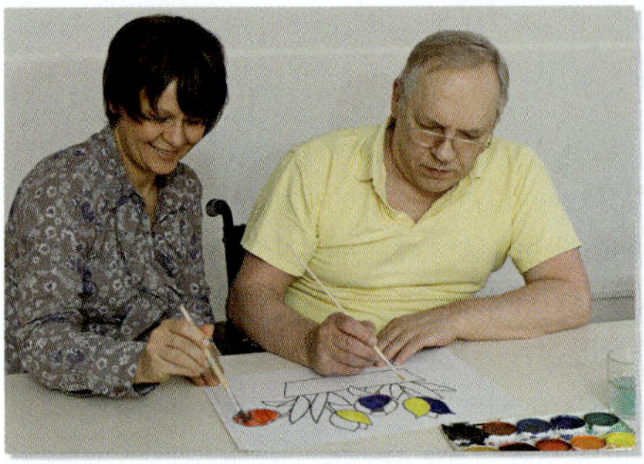

Abb. 6.6: Zuwendung ist besonders wichtig.

Pflegefachkräften fällt es dabei gelegentlich schwer, den Vorstellungen von Selbstbestimmung, wie sie in der Behindertenarbeit gelebt werden, zu folgen. Sie neigen dazu, Menschen mit geistiger Behinderung einzuschränken. Auf der anderen Seite schätzen Mitarbeiter der Behindertenhilfe pflegerische Probleme häufig nicht als diese ein, was zu einer ungewollten Gesundheitsschädigung und Reduktion der Lebensqualität der Menschen führen kann.

Beide Berufsgruppen sind hier gefordert, in der Praxis voneinander und – im Idealfall – auch von dem pflegebedürftigen Menschen zu lernen. Für Pflegekräfte ist es auch in diesem Bereich immer wieder wichtig abzuwägen, ob eine geplante Pflegehandlung das Recht auf Selbstbestimmung nicht evtl. so weit einschränkt, dass sie zu unterlassen ist, selbst wenn man sie für wichtig hält.

Aufgaben

- Was bedeutet der Begriff »Euthanasie«?
- Erläutern Sie, was man unter einer geistigen Behinderung versteht.
- Nennen Sie Ursache und Merkmale des Down-Syndroms.
- Welche Ursachen können zu einer geistigen Behinderung führen?
- Erläutern Sie die Kritik an dem Begriff »geistige Behinderung«.
- Erklären Sie das Normalisierungsprinzip.
- Welche rechtlichen Bestimmungen schützen Menschen mit geistiger Behinderung?
- Welche Besonderheiten weist das soziale Netzwerk eines Menschen mit geistiger Behinderung auf?
- Welche speziellen Wohnangebote und Dienste gibt es für alte Menschen mit Behinderung?
- Erläutern Sie die Besonderheiten von alten Menschen mit Behinderung in Pflegeeinrichtungen.

Lernfeld 2.2

Alte Menschen bei der Wohnraum- und Wohnumfeldgestaltung unterstützen

Quellenhinweise, weiterführende Literatur und Internethinweise zu den einzelnen Kapiteln **►S. 1308**

1 Unterstützung bei der Ernährung und im Haushalt

1.1 Unterstützung bei der Ernährung in der ambulanten Pflege

In der **ambulanten Pflege** unterstützt die Pflegefachkraft den Pflegebedürftigen, je nach Erforderlichkeit, bei seiner **Ernährung** durch:

- Feststellung des Ernährungszustands (Ernährungsanamnese, Screening und im Bedarfsfall Assessment, analog zum Expertenstandard ►LF 1.3, Kap. 6.2, S. 345)
- Kontrolle des Gewichtsverlaufs
- Kontrolle der regelmäßigen Nahrungsaufnahme, d.h. bei »Essen auf Rädern« auch stichprobenhaft, ob die Mahlzeiten wirklich gegessen werden, Kühlschrankinhalt
- Kontrolle der Flüssigkeitsaufnahme, z.B. Zahl der geleerten Wasserflaschen pro Tag oder pro Woche
- Einkaufshilfen, Einkauf erledigen oder zum Einkauf begleiten
- Hilfe bei »Essen auf Rädern«, wie Bestellung, Auswahl, Sicherstellung der korrekten Anlieferung, Öffnen der Verpackung
- Überwachung von besonderen Kostformen
- Verabreichung von Sondenkost oder parenteraler Ernährung (künstliche Ernährung ►LF 1.3, Kap. 6.9, S. 362)
- Hilfe bei der Nahrungszubereitung
- Beratung in Ernährungsfragen
- gemeinsames Aufstellen von Kostplänen
- Beratung bei der Lebensmittellagerung
- Beratung der Angehörigen hinsichtlich der angepassten Versorgung bei Problemen
- im Bedarfsfall Einschaltung von weiteren Experten, z.B. Ernährungsberatung, Ergotherapie in Absprache mit dem Hausarzt

1.1.1 Unterstützung beim Einkauf von Lebensmitteln

Lebensmittelqualität

Lebensmittelqualität lässt sich durch fünf wichtige Teilaspekte erfassen:

- gesetzlich vorgeschriebene Qualität, z.B. gesundheitliche Unbedenklichkeit, Schutz vor Täuschung
- gesundheitlicher Wert, wie Nährstoff- und Energiegehalt, Allergene, Schadstoffe etc.
- Genusswert, z.B. Geschmack, Geruch, Aussehen, Farbe, Beschaffenheit
- Eignungswert, wie küchentechnische Eigenschaften, Lagerfähigkeit
- ideeller Wert, z.B. religiöse, ethische und politische Aspekte, Nachhaltigkeit, Mode/Kultur

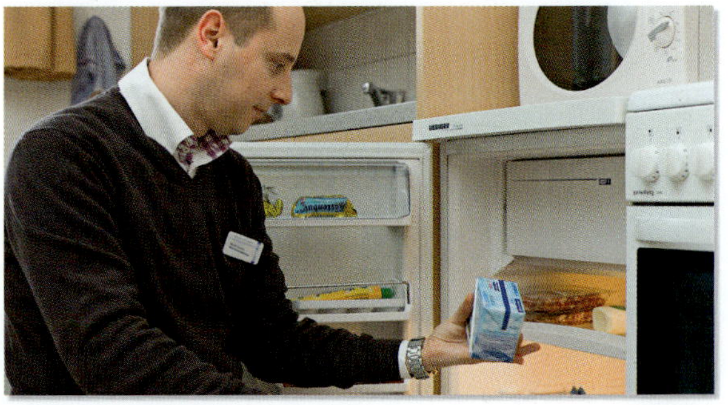

Abb. 1.1: Prüfung des Kühlschrankinhalts, um die Nahrungsaufnahme des Pflegebedürftigen zu kontrollieren.

Bei verpackten Lebensmitteln geben die aufgedruckten Informationen Hinweise auf die Lebensmittelqualität. Für Verpackungen gibt es **Kennzeichnungselemente**, die vorgeschrieben sind. Auf lose angebotenen Waren gibt es weniger Pflichtangaben.

Nährwertkennzeichnung

Nährwertangaben, etwa zum Energiegehalt oder zu Vitaminen und Mineralstoffen, sind freiwillig auf Verpackungen zu kennzeichnen, müssen aber stimmen. Allerdings beziehen sich Werte in »Prozent des Tagesbedarfs« teilweise auf geringere Zufuhrempfehlungen anderer Länder oder auf nicht näher erklärte Altersstufen.

Der Verband der Europäischen Lebensmittelindustrie hat für die **Nährwertkennzeichnung** die **Guideline Daily Amounts** (GDA) vorgeschlagen. GDA bedeutet **Richtwert für die Tageszufuhr**. Bei der

Kennzeichnung »Pro Portion (100 ml) 75 kcal/4 % des Richtwertes für die Tageszufuhr« werden z. B. mit 100 ml 4 % des täglichen Energiebedarfs aufgenommen. Genauso werden auch die vier Nährstoffe Zucker, Fett, gesättigte Fettsäuren und Salz ausgewiesen. Zusätzlich wird eine Nährwerttabelle gezeigt, die den Gehalt an Nährwertstoffen auf 100 g bzw. 100 ml des Lebensmittels ausweist. (1)

Ernährungs-Navigation

Nährwerte	ø/100 g	ø/2 Kekse ca. 40 g	% GDA
Brennwert	2284 kJ/547 kcal	914 kJ/219 kcal	11 %
Eiweiß	4,9 g	2,0 g	4 %
Kohlenhydrate	62,0 g	24,8 g	9 %
davon Zucker	24,0 g	9,6 g	11 %
Fett	31,0 g	12,4 g	18 %
davon gesättigte Fettsäuren	21,0 g	8,4 g	42 %
Ballaststoffe	0,9 g	0,4 g	2 %
Natrium	0,07 g	0,03 g	1 %
GDA = Richtwerte der empfohlenen Tagesmenge			

Allergen-Info: Kann Spuren von Nüssen enthalten.

Abb. 1.2: Nährwertangaben eines Lebensmittels

Zusatzstoffe

Zusatzstoffe, Zutaten die mit E-Nummern gekennzeichnet sind, verbessern bestimmte Eigenschaften von Lebensmitteln:

- die Haltbarkeit
- den Geschmack
- das Aussehen
- die technische Handhabung in der Industrie
- die Aufbereitung zu Hause

Das Gesetz erlaubt nur solche Zusatzstoffe, die unbedenklich für die Gesundheit sind, den Verbraucher nicht täuschen und für die Produktion notwendig sind. E 500 ist z. B. einer der insgesamt 320 zugelassenen Zusatzstoffe: Backpulver. Es lässt Kuchen- und Plätzchenteige aufgehen und gibt ihnen eine lockere Struktur.

Mindesthaltbarkeitsdatum und Verbrauchsdatum

Bei dem Einkauf von Lebensmitteln sowie bei der regelmäßigen Prüfung des Kühlschrankinhaltes muss auf das **Mindesthaltbarkeitsdatum** und das **Verbrauchsdatum** der Lebensmittel geachtet werden.

> ! **Merke** Auf geöffnete Lebensmittel schreibt die Pflegefachkraft das Öffnungsdatum.

> **Definition**
>
> **Mindesthaltbarkeitsdatum:** Das Mindesthaltbarkeitsdatum gibt an, bis zu welchem Zeitpunkt ein Lebensmittel unter angemessenen Aufbewahrungsbedingungen seine spezifischen Eigenschaften behält. Nach Ablauf des Mindesthaltbarkeitsdatums ist die Ware nicht automatisch verdorben.
>
> **Verbrauchsdatum:** Bei sehr leicht verderblichen Lebensmitteln, wie Hackfleisch, Vorzugsmilch (Rohmilch) oder frischem Geflügelfleisch, ist ein Verbrauchsdatum anzugeben (»Verbrauchen bis…«) und eine Beschreibung der einzuhaltenden Aufbewahrungsbedingungen. Solche Lebensmittel dürfen nach Ablauf des Verbrauchsdatums nicht mehr verkauft werden. (2)

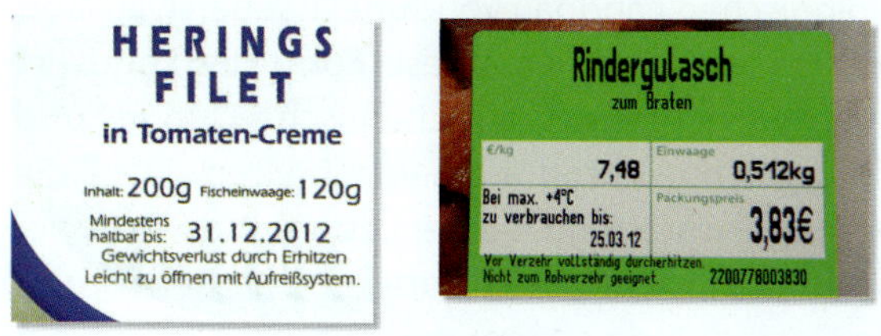
HERINGS FILET
in Tomaten-Creme
Inhalt: 200g Fischeinwaage: 120g
Mindestens haltbar bis: 31.12.2012
Gewichtsverlust durch Erhitzen
Leicht zu öffnen mit Aufreißsystem.
Rindergulasch
zum Braten
€/kg 7,48
Einwaage 0,512kg
Bei max. +4°C zu verbrauchen bis: 25.03.12
Packungspreis 3,83€
Vor Verzehr vollständig durcherhitzen.
Nicht zum Rohverzehr geeignet.
2200778003830

Abb. 1.3: Mindesthaltbarkeitsdatum und Verbrauchsdatum

Allergenkennzeichnung

Ist der Pflegebedürftige ein Lebensmittelallergiker, muss besonders auf die **Allergenkennzeichnung** geachtet werden.

Durch die **Europäische Richtlinie zur Allergenkennzeichnung** müssen die vierzehn Zutaten, die in Europa am häufigsten Lebensmittelallergien, etwa 90 %, auslösen, auf dem Etikett gekennzeichnet werden, auch wenn nur kleinste Mengen davon als Zutat verwendet wurden. Alle Ausnahmen von der Kennzeichnungspflicht wurden abgeschafft. Zu den vierzehn Zutaten gehören:

- glutenhaltiges Getreide, wie Weizen, Gerste, Roggen, Hafer, Dinkel, Kamut oder Hybridstämme davon
- Krebstiere
- Eier
- Fisch
- Erdnüsse

LF 2.2

- Soja
- Milch, einschließlich Laktose
- Schalenfrüchte wie Mandeln, Haselnuss, Walnuss, Kaschunuss, Pecannuss, Paranuss, Pistazie, Macadamianuss, Queenslandnuss
- Sellerie
- Senf
- Sesamsamen
- Schwefeldioxid und Sulfite, ab 10 mg pro kg oder l
- Süßlupinen
- Mollusken, Weichtiere wie Schnecken (3)

Nachhaltig einkaufen

Nachhaltig entscheiden heißt, Verantwortung dafür zu übernehmen, wie Produkte angebaut, verarbeitet und transportiert werden. Der Herstellungsprozess aller Lebensmittel mit dem Zusatz **Bio** oder **Öko** wird nach den EU-Rechtsvorschriften für den ökologischen Landbau von zugelassenen Öko-Kontrollstellen kontrolliert. Diese Form der Landwirtschaft verzichtet z.B. auf chemische Dünge- und Pflanzenschutzmittel, auf Gentechnik sowie auf die meisten Zusatzstoffe bei der Lebensmittelverarbeitung. Zudem achtet sie auf artgerechte Tierhaltung. Die Erträge sind geringer und mit mehr Arbeitseinsatz verbunden, sodass die Preise für Bio-Lebensmittel meist etwas höher liegen.

in Deutschland Bio nach EG-Öko-Verordnung
DE-ÖKO-000 EU-Landwirtschaft
BIOPARK® Ökologischer Landbau
demeter
Bioland
Gäa e.V. Ökologischer Landbau

Abb. 1.4: Staatliches Bio-Siegel, EU-Bio-Logo (Pflichtkennzeichnung für vorverpackte und in der EU hergestellte Biolebensmittel)und eine Auswahl der verschiedenen Verbände des ökologischen Landbaus.

FAIRTRADE ®

Abb. 1.5: Das **Fairtrade-Siegel** gibt die Gewissheit, dass die Lebens- und Arbeitsbedingungen von Bauern und Beschäftigten durch Fairtrade-Preise und -Prämien verbessert werden. Außerdem sind illegale Kinderarbeit und Zwangsarbeit verboten.

Fair gehandelte Produkte garantieren den Bauern in den Erzeugerländern in Afrika, Asien oder Südamerika einen existenzsichernden Verdienst sowie ein Minimum an Arbeitsschutz. Kaffee, Tee und Kakao, aber auch Bananen und Orangensaft sind Produkte, die viele Supermärkte auch aus fairem Handel anbieten.

Regionale Produkte zu kaufen, unterstützt die Landwirtschaft in der unmittelbaren Umgebung. Außerdem schont es die Umwelt umso mehr, je weniger Transportkilometer auf Straße und Schiene notwendig sind.

> **! Merke** Wenn die Pflegekraft für ihre Klienten einkaufen geht, macht sie dies stellvertretend. Sie hat keinen Auftrag ihn zu „missionieren" und kauft nach Möglichkeit bei den Anbietern, welche der Klient gewählt hätte, wenn er selbst dazu in der Lage wäre. Dies gibt Kontinuität in seiner Lebensgeschichte und hat den weiteren Vorteil, dass sie Gesprächsthemen über vertraute Läden etc. mit ihm hat.

1.1.2 Unterstützung bei der Vorratshaltung

Wie viel und was ein Haushalt bevorratet, hängt von den individuellen Vorlieben sowie den Einkaufs- und Lagermöglichkeiten ab. Obst und Gemüse lassen sich selbst haltbar machen, indem man sie einfriert, einkocht oder zu Konfitüre verarbeitet. Kühlen oder Tiefkühlen verzögert den Verderb, weil Mikroorganismen sich langsamer oder nicht mehr vermehren. Erhitzen tötet Verderbs- und Krankheitserreger ab.

Zum **Einfrieren** eignen sich Gemüsesorten, die gegart verzehrt werden, sowie:

- Beerenobst
- Obstpüree
- Steinobst
- alle Arten von Fleisch, Fisch und Geflügel
- Brot, Kuchen und Torten, die kein frisches Obst enthalten

Gemüse wird vor dem Einfrieren blanchiert, also kurz in kochendes Wasser gegeben und anschließend abgekühlt. Für allein lebende Personen kann es sinnvoll sein, Speisen in größerer Menge vorzukochen und portionsweise einzufrieren, z. B. bei aufwendigen Gerichten.

! Merke Was einmal aufgetaut ist, eignet sich nicht mehr zum erneuten Einfrieren.

Zum **Auftauen** bleiben tiefgekühlte Lebensmittel, die sich nicht sofort verarbeiten lassen, wie Gemüse und kleinere Fleisch- und Fischportionen, am besten im Kühlschrank. In den Kühlschrank gehören nur Vorräte, die kälteverträglich (Tab. 1.1) verpackt oder abgedeckt und die vorher abgekühlt sind, z. B. gegarte Lebensmittel und Reste.

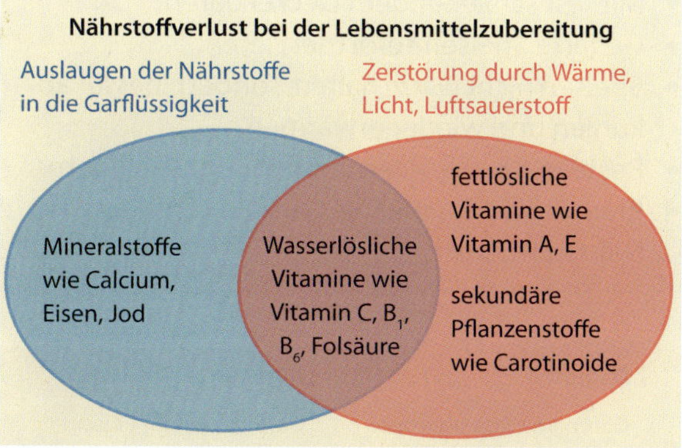

Abb. 1.6: Nährstoffverlust bei der Lebensmittelzubereitung.

Beim Einlagern von Vorräten hat sich das **FIFO-Prinzip (First In – First Out)** bewährt. Frischere Produkte mit längerem Haltbarkeitsdatum werden dabei hinter den älteren eingeordnet. Was zuerst da war, wird automatisch zuerst verbraucht.

1.1.3 Unterstützung bei der Vor- und Zubereitung von Lebensmitteln

Das Zubereiten von Lebensmitteln kann **geschmackliche, gesundheitliche, visuelle** und **hygienische Vorteile** haben. Beim Vorbereiten durch Waschen, Schälen und Putzen werden ungenießbare Bestandteile entfernt. Durch das Garen werden manche Lebensmittel wie Kartoffeln und grüne Bohnen erst verdaulich.

Zudem **sterben Krankheitserreger durch Erhitzen** ab. Je stärker Lebensmittel verarbeitet werden, desto mehr wertvolle Nährstoffe können mit der Garflüssigkeit verloren gehen oder durch Wärme zerstört werden (Abb. 1.7). Beim Kochen sind es z. B. über 30 %. Schon bei der Lebensmittelvorbereitung und in der kalten Küche gibt es zahlreiche Möglichkeiten, die wertvollen Nährstoffe zu erhalten.

LF 2.2

Lagerung	Dauer	Lagerort	Beispiele
kurzfristig	etwa eine Woche	Kühlschrank bei 2 – 8 °C	frische, leicht verderbliche Lebensmittel wie Milchprodukte, Aufschnitt, Obst und Gemüse, außer Exoten und Nachtschattengewächse wie Tomaten
mittelfristig	mehrere Monate	Tiefkühlprodukte bei mindestens *** (–18 °C); Vorratsraum, -keller	Tiefkühlprodukte, Öle, Kartoffeln
langfristig	ein Jahr und länger	Schränke und Regale 15 – 20 °C, geringe Luftfeuchtigkeit, dunkel	lagerfähige und haltbar gemachte Vorräte wie Konserven, Trockenvorräte

Tab. 1.1: Vorratshaltung nach Lagerdauer.

Sterne	Temperatur	Wofür geeignet
ohne	0 °C	eignet sich nur für Eiswürfel
*	–6 °C	eingefrorene Lebensmittel halten sich bis zu einer Woche
**	–12 °C	eingefrorene Lebensmittel halten sich bis zu drei Wochen
***	–18 °C	eingefrorene Lebensmittel halten sich über Monate
****	–18 °C	eignet sich zum Einfrieren von Lebensmitteln und – je nach Lebensmittel – zum Lagern über mehrere Monate

Tab. 1.2: Gefrierfächer – das bedeuten die Sterne.

✔ Tipp Nährstoffe schonen

Lebensmittelverarbeitung und kalte Küche:

- Beim Einkauf auf Frische und Qualität achten.
- Lebensmittel kurz unzerkleinert unter fließendem Wasser waschen, empfindliche Lebensmittel in stehendem Wasser.
- Einweichwasser, z. B. von Hülsenfrüchten, beim Garen mitverwenden.
- Die ungenießbaren Teile von Obst und Gemüse sparsam entfernen, ggf. Sparschäler einsetzen.
- Lebensmittel erst kurz vor der Weiterverarbeitung zerkleinern.
- Rohkostsalate direkt in das Dressing raspeln.

! Merke Bei der Vorbereitung von Geflügel ganz besonders auf Hygiene achten. Brett oder Teller, auf welchem das rohe Fleisch gelegen hat, gut abspülen!

Garen von Lebensmitteln:

- Möglichst wenig Garflüssigkeit verwenden, dünsten.
- Kochstelle richtig einstellen: mit höchster Leistung ankochen, zum Fortgaren zurückschalten.
- Gemüse möglichst kurz bissfest garen.
- Fleisch und Geflügel aus hygienischen Gründen »durch«garen.
- In Dampfdrucktopf, Dampfgarer und Mikrowellengerät Garzeiten exakt einhalten.
- Mit fest schließendem Deckel garen.
- Gegarte Speisen sofort servieren.
- Speisen nicht warm halten, sondern besser abkühlen und wieder erwärmen.
- Reste rasch abkühlen, im Kühlschrank lagern.
- Kräuter und Frisches als Garnitur ergänzen den Nährstoffgehalt.

	Kochen	Garziehen	Dämpfen	Dünsten
Definition	Garen in reichlich siedender Flüssigkeit	Garen in viel Flüssigkeit	Garen im Wasserdampf-Luft-Gemisch	Garen in wenig Flüssigkeit/im eigenen Saft (meist mit geringer Fettzugabe)
	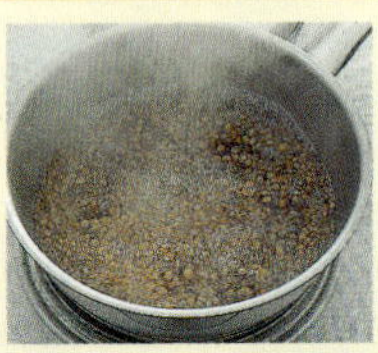	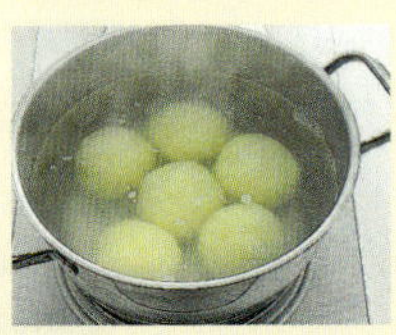	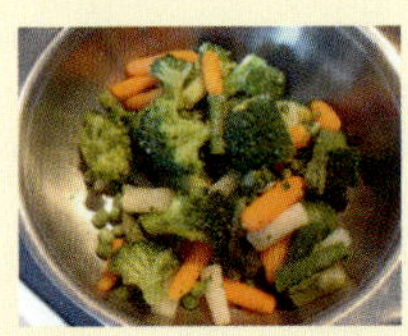	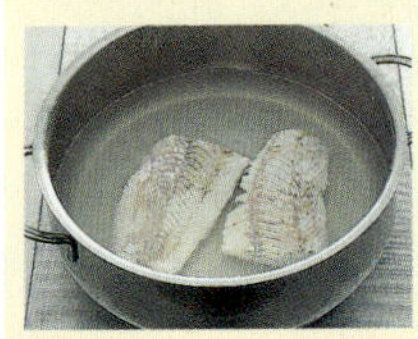
Temperatur	100 °C	80–95 °C	100 °C	100 °C
Gargeschirr	hoher Topf mit fest schließendem Deckel	Topf mit großem Durchmesser und Deckel zum Ankochen	Topf mit Siebeinsatz und fest schließendem Deckel, Dampfgarer	flacher Topf mit fest schließendem Deckel
geeignete Lebensmittel	• Suppen, Eintöpfe, Brühen, Soßen, bei denen ein Auslaugen von Nähr- und Geschmacksstoffen erwünscht ist • Quellen von Getreide, Nudeln, Hülsenfrüchten, die Flüssigkeit aufnehmen sollen	• Fisch • leicht zerfallende Lebensmittel wie Klöße • leicht platzende Lebensmittel wie Würstchen	• Lebensmittel, die ihre Form behalten sollen, z. B. Fisch, Hefeklöße • großstückiges Gemüse wie Blumenkohl • Druckgaren im Dampfdrucktopf bei bis zu 120 °C für Lebensmittel mit langer Garzeit	• zarte, bindegewebsarme Lebensmittel, z. B. kleinstückiges Gemüse, Fisch, zartes Fleisch, Pilze, Obst • Mikrowellengaren für wasserhaltige Lebensmittel/Speisen bis 500 g in metallfreien Gefäßen

Tab. 1.3: Garverfahren in Wasser(-dampf)

	Kurzbraten	Grillen	Schmoren	Frittieren
Definition	Garen unter Bräunung mit oder ohne Fett	Garen unter Bräunung durch Strahlungs- und Kontaktwärme	Kombination aus a) Braten (Anbraten unter Bräunung) und b) Dünsten (Schmorphase mit wenig Flüssigkeit)	Garen unter Bräunung in viel heißem Fett
	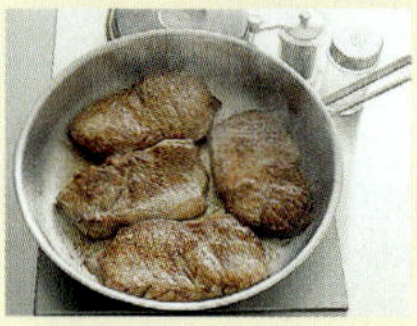	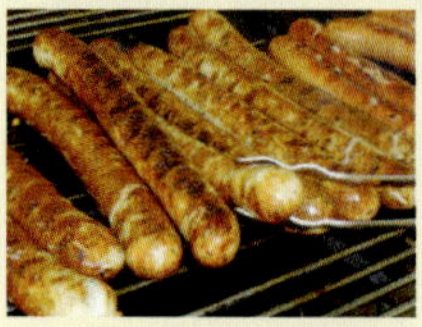	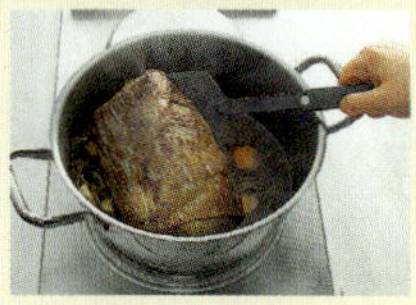	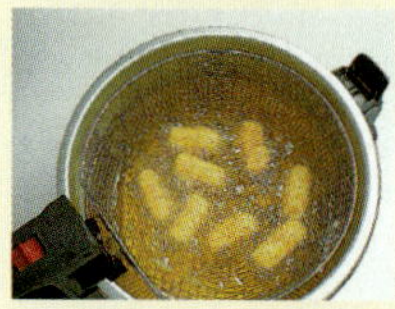
Temperatur	140–200 °C	250 °C	a) 160–200 °C b) 100 °C	140–190 °C
Gargeschirr	Bratpfanne mit und ohne Deckel	Strahlungsgrillen im Backofen oder auf dem (Holzkohle-)Grill oder der Heizfläche eines Kontaktgrills	flacher Bratentopf oder Pfanne mit fest schließendem Deckel	Fritteuse oder Frittiertopf mit Siebeinsatz
geeignete Lebensmittel	bindegewebsarme Fleischscheiben, Würstchen, Fisch, Gemüse, Getreide und Eierspeisen **Langzeitbraten:** bei großen Bratenstücken oder Geflügel im Ganzen, z. B. auch im Backofen	ungepökeltes, bindegewebsarmes Fleisch, Würstchen, Fisch, Obst, Gemüse, Kartoffeln	festes, bindegewebsreiches Fleisch, Schmorgemüse, gefülltes Gemüse	kleinstückige Lebensmittel, z. B. Fisch, Fleisch, Obst, Gemüse, Kartoffeln, Teige

Tab. 1.4: Garverfahren in trockener Hitze.

1.1.4 Rahmenbedingungen für Essen und Trinken

Allein lebende Menschen scheuen oft die Mühe, für sich eine komplette Mahlzeit zu kochen, den Tisch zu decken und in Ruhe zu essen. Sie essen und trinken nur noch, wenn sie es selbst für unbedingt nötig halten. Um den Pflegebedürftigen zum Essen und Trinken anzuregen, ändert die Pflegefachkraft nach seinen Gewohnheiten und Vorlieben die **Rahmenbedingungen** für das Einnehmen der Mahlzeiten:

- Tisch decken mit Tischschmuck, z. B. frische Blumen, und Beigaben, wie Zucker, Sahne etc.
- Nach dem Essen abräumen, um einen deutlichen Kontrast zwischen den Mahlzeiten und dem übrigem Tag mit seinen Aktivitäten zu erzeugen.
- Falls »**Essen auf Rädern**« bezogen wird, auf normales Geschirr umfüllen, auf Esstemperatur bringen, eventuell mit frischen Zutaten, z. B. Zitronenschnitze, Petersilie, appetitlich anrichten.
- Bei Zubereitung von Broten auf Abwechslung und Frische achten, Appetitanreger, wie saure Gurken, Tomaten, Oliven o. Ä., zusätzlich reichen.
- Sonn- und Feiertage durch den Rahmen und das Angebot vom Alltag unterscheiden.
- Falls planbar, gemeinsame Mahlzeiten oder eine gemeinsame Tasse Kaffee oder Tee vorsehen.

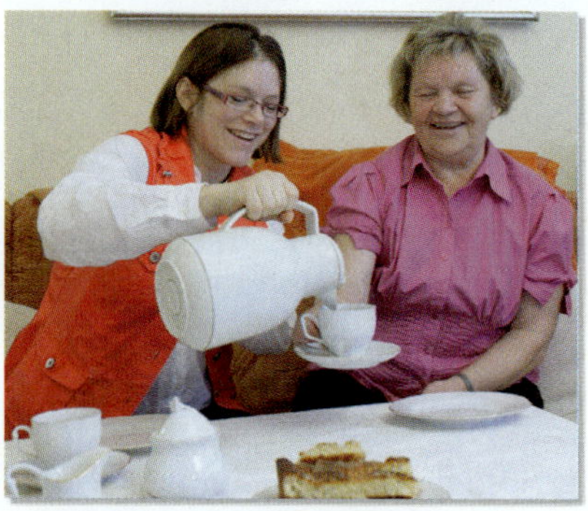

Abb. 1.7: Die Pflegefachkraft genießt mit der Pflegebedürftigen eine gemeinsame Tasse Kaffee.

LF 2.2

1.1.5 Unterstützung bei einer Einschränkung der Sinnesorgane

Nachlassende Sinnesfunktion	Probleme	Lösung
Sehen		
Konturen verschwimmen, Farben verwischen	Muster werden für Essensreste gehalten, Unsicherheit beim Hantieren mit dem Besteck, beim Fassen der Tassen und Gläser	• ausreichendes Licht auf dem Tisch • möglichst starker Kontrast zwischen Gedeck und Unterlage • Information über die Anordnung der Gerätschaften und der Speisen auf dem Teller • Tassen und Gläser nur halb füllen • Kontrolle, wann letzter Arztbesuch war
Zahlen und Buchstaben können nicht ausreichend gelesen werden	Verbraucherinformationen auf Nahrungsmitteln können nicht mehr ausreichend gelesen werden, Qualität von Rohware kann nicht erkannt werden	Einkäufe tätigen oder beim Einkaufen begleiten und Hinweise geben
	Haltbarkeitsdaten werden nicht erkannt	alle Lebensmittel in der Wohnung regelmäßig kontrollieren
Hören		
Geräusche werden nur noch eingeschränkt wahrgenommen	Kochgeräusche (Brodeln, Zischen beim Überkochen) werden nicht wahrgenommen	Pfeifkessel, Porzellanteller am Grunde des Topfes zur Geräuscherzeugung beim Kochen, Anwesenheit in der Küche bei Gasherd sicherstellen
	Knacken beim Öffnen von Vakuumpackungen wird nicht registriert	Packungen öffnen und kontrollieren
		Kontrolle, ob Hitzemelder in der Küche und Rauch- oder Brandmelder in der Wohnung. Sonst: Installation anregen
Geruchsempfinden		
Einschränkung der Geruchs- und Geschmacksempfindung	Essensdüfte werden nicht mehr als appetitweckende Reize wahrgenommen	Training der Wahrnehmung mit Duft von Rose, Gewürznelke, Eukalyptus und Zitrone (zunächst ca. 4 Wochen morgens und abends). Starke Reize setzen, frisch gekochter Kaffee, frische, warme Brötchen
	Das Essen schmeckt nicht mehr	Frische Kräuter, kräftiger würzen
	Verdorbene Nahrungsmittel können nicht identifiziert werden	Kühlschrank regelmäßig kontrollieren, entsprechende Nahrungsmittel entfernen
		Basale Stimulation® ►LF 1.3, Kap. 1.7.2, S. 206
Tastsinn		
Nachlassen des Tastvermögens	Reifegrad von Früchten und Gemüsen wird nicht erkannt	Einkäufe tätigen oder beim Einkaufen begleiten und Hinweise geben

Tab. 1.5: Durch **Einschränkung der Sinnesorgane** können die Auswahl der Nahrungsmittel, die notwendige Hygiene bei der Zubereitung und der Genuss insgesamt leiden. Hier greift die Pflegefachkraft besonders unterstützend ein.

1.2 Unterstützung bei der Ernährung in der stationären Pflege

In Pflegeeinrichtungen kann die Motivation zu essen größer sein als in der eigenen Häuslichkeit, da gemeinsame Mahlzeiten die Gelegenheit zu Kontakten und Gesprächen bieten. Wesentliche Aufgaben der Pflegefachkraft sind hier:

- Feststellung des Ernährungszustands (Screening und im Bedarfsfall Assessment, analog zum Expertenstandard)
- Kontrolle des Gewichtsverlaufs
- Kontrolle der regelmäßigen Nahrungsaufnahme
- Kontrolle der Flüssigkeitsaufnahme
- Überwachung von besonderen Kostformen
- Verabreichung von Sondenkost oder parenteraler Ernährung
- Beratung in Ernährungsfragen, falls vorhanden, Organisation einer Beratung durch eine Diätassistentin
- Erfragen von Wünschen, z. B. miteinbeziehen in die Kostplangestaltung
- Beratung der Angehörigen bei ernährungsbedingten Problemen, z. B. Genussmittel bei Diabetes mellitus
- bei einem ethischen Dilemma, Fallbesprechung anregen

1.2.1 Verpflegungssysteme

Verpflegungssysteme in Gemeinschaftseinrichtungen unterscheiden sich in:

- **temperaturgebundene Verpflegungssysteme:** Cook and Serve (Mischküche) und Cook and Hold (Warmverpflegung)
- **temperaturentkoppelte Verpflegungssysteme:** Cook and Chill (Kühlsystem) und Cook and Freeze (Tiefkühlsystem)

Temperaturgebundene Verpflegungssysteme

Bei dem temperaturgebundenen Verpflegungssystem **Cook and Serve** (Kochen und Servieren) werden die Speisen vor Ort aus frischen Lebensmitteln, aber auch vorgefertigten Convenienceprodukten zubereitet und sofort serviert. Mit diesem System kann eine qualitativ hochwertige Speise zubereitet und sich an Wünsche und Anzahl der Essensteilnehmer flexibel angepasst werden. Die Kosten sind allerdings relativ hoch.

Bei dem System **Cook and Hold** (Kochen und Warmhalten) werden die Speisen extern hergestellt und bis zur Ausgabe warm gehalten. Die Warmhaltezeit sollte nicht länger als zwei bis drei Stunden andauern, da sonst ein zu hoher Verlust an Nährstoffen und sensorischer Qualität droht. Frische Produkte sollten unbedingt zusätzlich angeboten werden.

Temperaturentkoppelte Verpflegungssysteme

Das temperaturentkoppelte Verpflegungssystem **Cook and Chill** (Kochen und Kühlen) kühlt die Speisen nach der Zubereitung auf 3°C. Die Speisen werden vor Ort aufbereitet und können bei ununterbrochener Kühlkette bis zu fünf Tage gelagert werden. Abhängig von den eingesetzten Lebensmitteln, der Mahlzeiten- und Speiseplangestaltung und der Art der Zubereitung kann eine gute ernährungsphysiologische, sensorische und optische Qualität erreicht werden. Frische Produkte sollten unbedingt zusätzlich angeboten werden.

Bei dem Tiefkühlsystem **Cook and Freeze** (Kochen und Einfrieren) werden die Speisen tiefgekühlt angeliefert und vor Ort aufbereitet und erwärmt. Auch hier ist, abhängig von der Mahlzeiten- und Speiseplangestaltung, eine gute ernährungsphysiologische, sensorische und optische Qualität möglich. Das Angebot sollte durch frische Produkte ergänzt werden.

Unterstützung bei der Nahrungsaufnahme
►LF 1.3, Kap. 6, S. 343

1.2.2 Rahmenbedingungen für Essen und Trinken

Pflegebedürftige in der stationären Pflege empfinden die Nahrungsaufnahme oft als etwas besonders Erfreuliches. Nicht immer können Pflegefachkräfte auf die Zubereitung der Mahlzeiten oder die Auswahl Einfluss nehmen und haben häufig nur die Aufgabe der Verteilung. Beeinflussbar sind auch hier die **Rahmenbedingungen**:

- Durch Raumteiler und Dekorationselemente kann eine etwas intimere Atmosphäre für die Mahlzeiten hergestellt werden.
- Ein jahreszeitlicher Wechsel der Raumdekoration regt an und strukturiert.
- Tischdecken, Servietten und Tischschmuck vermeiden den Eindruck einer »Abfütterung«. Ein Wechsel an Sonn- und Feiertagen strukturiert und regt an, das entsprechende Angebot wahrzunehmen.
- persönliche Serviette oder Serviettenring, z. B. mit Namen, symbolisiert: »Hier bin ich richtig«, »Hier bin ich willkommen«.
- Zucker-, Salz- und Pfefferstreuer gestatten ein Nachwürzen.
- Gut zugänglich sollten auch Zitronenspalten, möglichst frische Kräuter sowie Kakao- und Zimtpulver sein, um Speisen eine »individuelle Note« geben zu können.

1.3 Unterstützung bei der Haushaltsführung und -hygiene

Aufgaben der **Haushaltsführung** haben einen direkten Zusammenhang mit anderen pflegerischen Aufgaben. Auch hier sind **Beobachtung**, **Anleitung** und **Hilfestellungen** je nach den vorhandenen Ressourcen mit geeigneten Maßnahmen umzusetzen.

Haushaltsführung bedeutet für den Pflegebedürftigen,

- fähig zu sein, den Alltag selbst zu gestalten,
- unter Anleitung gemeinsam etwas zur Stärkung der sozialen Kompetenz zu tun,
- neues Selbstvertrauen durch das Erreichen selbst gesetzter Ziele zu gewinnen und
- neue Sinneseindrücke aus unterschiedlichsten Bereichen zu erhalten.

Gemeinsames Wirtschaften im Haushalt beinhaltet nicht nur das Erledigen der hauswirtschaftlichen Aufgaben, sondern hilft auch, Vertrauen zu entwickeln und positive Verhaltensweisen zu festigen:

- durch den selbstverständlichen Bezug zur Lebenssituation,
- durch das Erzielen von Ergebnissen als sofort erlebbare sinnliche Erfahrung,
- durch das Erleben einer helfenden Hand ohne Gefühl der Hilflosigkeit oder Abhängigkeit.
- Gemeinsames Arbeiten im Haushalt unterstützt die aktivierende Pflege nach Böhm (► LF 1.3, Kap. 8.2, S. 396)

1.3.1 Haushaltsführung

Folgende Tätigkeiten gehören zur **Haushaltsführung** und fallen in einem Haushalt regelmäßig an:

Wohnung reinigen
- Aufräumen
- Müll entsorgen
- Fußbodenpflege
- Möbelpflege
- Fensterputzen
- Gardinenpflege

Sanitärbereich reinigen
- Bodenreinigung
- Reinigung von Wasch-, Duschbecken und Badewanne
- Toilettenreinigung
- Versorgung mit Artikeln zur Hygiene und Körperpflege

Kleidung und Wäsche pflegen
- Waschen
- Bügeln
- Zusammenlegen und Wegordnen
- Reparaturen ausführen

Nahrung zubereiten (► LF 2.2, Kap. 1.1, S. 938)
- Einkaufen
- Lagerhaltung
- Kochen
- Reinigung von Küche, Geräten, Werkzeugen

Sonstiges:
- Heizen
- Blumenpflege
- Versorgung von Haustieren

Die Vielzahl der notwendigen Tätigkeiten kann leicht dazu führen, dass Teilbereiche aus dem Auge verloren werden. Wie bei der Planung der Pflege sollte auch hier gemeinsam mit dem Betroffenen ein Plan aufgestellt werden, der die einzelnen Verrichtungen aufführt und eine **Dokumentation** der Durchführung ermöglicht.

Aufgeführt werden:
- tägliche Aufgaben, z. B. Reinigung von Küche, Bad, Toilette, Müllbeseitigung
- wöchentliche Aufgaben, z. B. Saugen der Wohnräume, Wäsche waschen und ordnen
- monatliche Aufgaben, z. B. Fenster putzen

Angehörige oder der Pflegedienst können die Hilfestellung bei der Haushaltsführung in vielen Fällen nicht oder nicht vollständig übernehmen. In den Gelben Seiten, in Stadtteilzeitungen oder im Internet sind Angebote zur **Haushaltsunterstützung** auch mit abgestuften Leistungen zu finden, z. B.
- außerhalb: Gartenpflege, Schneeräumdienst, Treppenhausreinigung
- innerhalb: Fensterputzen, Bügeln, Teilreinigung der Wohnung oder Komplettreinigung
- Entrümpelung verwahrloster Wohnungen mit anschließender Grundreinigung

Diese Leistungen müssen allerdings von den Betroffenen in der Regel selbst bezahlt werden (► LF 2.2, Kap. 1.4, S. 960).

Wohnung reinigen

Aufräumen

Ordnung schaffen bedeutet für die Bewohner, einen besseren Überblick zu behalten. Es kann auch notwendig sein, um Unfallgefahren auszuschalten.

Mit fremden Menschen nach deren Vorstellungen und Bedürfnissen aufzuräumen, erfordert viel Einfühlungsvermögen, Fingerspitzengefühl und Geduld. Oftmals ist eine einfache Ordnung durch eine Sichtreinigung herzustellen, z. B.:
- alles Herumliegende sortieren und stapeln,
- benutztes Geschirr einsammeln, evtl. spülen,
- Lebensmittelreste entsorgen,
- Schmutzwäsche in entsprechende Behälter geben,
- verwelkte Blumen entfernen,
- auf den Boden Gefallenes aufheben.

Ergänzend zum Ordnungschaffen ist manchmal **Staubwischen** notwendig. Hierbei ist zuerst genau zu beobachten, an welcher Stelle sich welche Dinge befinden, denn nach dem Staubwischen muss alles wieder am gleichen Platz stehen.

Oftmals helfen Bewohner mit oder schauen zu. Dies ist für sie eine wunderbare Gelegenheit, anhand der aufgestellten Erinnerungsstücke aus dem eigenen Leben zu erzählen.

So wird vorgegangen:
- Zum Staubwischen ein nebelfeuchtes Vliestuch mit der Farbe grün verwenden.
- Für schwer zugängliche Stellen geeignete Düsen des Staubsaugers nehmen.
- In einer geordneten Reihenfolge vorgehen, um nichts zu übersehen.
- Von oben nach unten arbeiten.
- Empfindliche Gegenstände vorsichtig anfassen.

Grundsätzlich gilt es, die Ordnungsgrundsätze der Bewohner zu respektieren. Falls diese es wünschen, kann die Pflegefachkraft eigene Vorschläge für Ordnungssysteme machen, z. B.:
- Kleidung jeweils sortiert nach Hosen, Röcken, Blusen im Schrank aufhängen.
- Bücher im Regal nach dem Nachnamen der Autoren in alphabetischer Reihenfolge einstellen.
- Geschirr nach der Häufigkeit des Gebrauchs in den Schrank einräumen: Was häufig gebraucht wird, steht vorn in günstiger Höhe.
- Utensilien nach abgestimmten Gesichtspunkten sortieren und entsprechend in unterteilte Schubladen oder Schachteln einräumen und diese deutlich beschriften.
- Schriftverkehr alphabetisch nach dem Absender und/oder nach Datum ablegen.

> **! Merke** Nichts ohne die Zustimmung der Pflegebedürftigen wegwerfen!

Fenster reinigen

Als Arbeitsgeräte zur **Fensterreinigung** sind ein kleiner Eimer, Schwammtuch, Fensterwischer mit Einwaschfell und Abzieher sowie ein Vliestuch notwendig. Die Verschmutzungen an Fensterscheiben hängen von den örtlichen Gegebenheiten und der Jahreszeit ab. Im Allgemeinen sind Glasreiniger wirkungsvolle Reinigungsmittel.

Zur Vorbereitung gehört:
- Arbeitsmittel und Glasreiniger bereitstellen.

- Reinigungsmittellösung nach Dosieranweisung herstellen.
- Tritthocker oder Trittleiter bereitstellen.
- Gardinen zur Seite schieben oder abnehmen.
- Fenstersimse freiräumen.

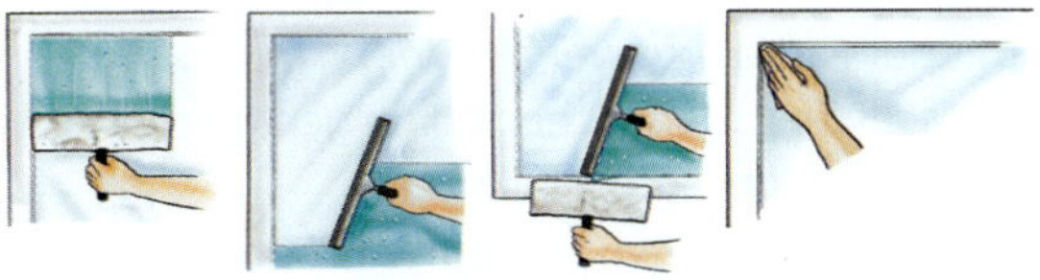

Abb. 1.8: In dieser Reihenfolge reinigt man Fenster.

So werden die Fenster gereinigt:
- Rahmen innen feucht mit Schwammtuch abwischen.
- Scheiben innen mit feuchtem Einwaschfell von oben nach unten abreiben.
- Feuchtigkeit auf der Scheibe mit Abzieher entfernen. Diesen quer führen und dabei leicht nach unten drehen, damit das Wasser abfließen kann:
  - Das Einwaschfell dabei unten am Rahmen halten, um das abfließende Wasser aufzunehmen.
  - Bei Bedarf Scheiben mit feuchtem Vliestuch nachtrocknen.
- Fensterbank innen abwischen.
- Fensterrahmen außen feucht mit Schwammtuch abwischen.
- Fensterscheiben außen einwaschen.
- Feuchtigkeit abziehen.
- Fensterscheiben nachtrocknen.
- Fensterbank außen reinigen.
- Kontrolle Reinigungsergebnis.

Danach wird aufgeräumt:
- Evtl. Gardinen aufhängen.
- Fensterbänke dekorieren.
- Tücher und Einwaschfell auswaschen, trocknen.
- Eimer und Abzieher reinigen.

LF 2.2

Gardinen waschen

Das Waschen von Gardinen stellt für viele Senioren, die in ihrer Privatwohnung leben, ein großes Problem dar. Es ist eine der ersten Tätigkeiten, bei deren Ausführung Unterstützung durch andere benötigt wird. Vor dem Abnehmen und Aufhängen der Gardinen schrecken viele zurück, denn dies setzt Trittsicherheit auf Leitern voraus. Das Waschen der Gardinen erfolgt am besten im Zusammenhang mit dem Reinigen von Fenstern. Die Vorbereitungsarbeiten und das Aufräumen gelten für beide Abläufe.

Gardinen sind meist aus Chemiefasern oder Fasermischungen und haben eine feine oder lockere Struktur. Sie verschmutzen durch Staub und nehmen Gerüche der Raumluft auf.

So wird vorgegangen:
- Gardinen abnehmen, dabei unbedingt eine standfeste Haushaltsleiter verwenden, diese mit geschlossenen Schuhen besteigen.
- Gardinen zum Waschen vorbereiten:
  - Kunststoffröllchen können in den Gardinen bleiben, Metallröllchen und Bleigewichte im Saum entfernen, damit sie keine Rostflecken auf dem Stoff verursachen.
- Gardinen in die Waschmaschine geben. Darauf achten, dass nicht mehr als 12 m^2 Stoff pro Waschgang in die Maschine gegeben werden.
- Sehr staubige Gardinen zuerst mit einem Spülgang vorreinigen, um den Staub zu entfernen.
- Zum Waschen das Programm Feinwäsche wählen und Waschmittel dosieren, für weiße, helle Gardinen Spezialwaschmittel, für farbige Gardinen Colorwaschmittel verwenden.
- Gardinen nur kurz schleudern.
- Nach dem Schleudern sofort aufhängen, bei Bedarf Metallröllchen/Bleigewichte wieder anbringen.

Gardinen trocknen schnell und hängen sich dabei selbst in Form.

> ✔ **Tipp** Oftmals bietet es sich an, Arbeiten zur Pflege von Zimmerpflanzen mit dem Reinigen von Fenstern und dem Waschen von Gardinen zu verbinden.

Sanitärbereich reinigen

Zur Vorbereitung:
- Hautschutzmaßnahmen durchführen.
- Arbeitsmittel bereitstellen:

- Rotes Vliestuch, roter Eimer, gelbes Vliestuch, gelber Padschwamm, gelber Eimer, kleine Folienbeutel.
- Allzweckreiniger und Sanitärreiniger bereitstellen.
- Handschuhe anziehen.
- Reinigungsmittellösung mit Allzweckreiniger herstellen.

Gereinigt wird folgendermaßen:
- Toilettenbecken mit Reinigungsmittel vorbehandeln, einwirken lassen.
- Abfallbehältnisse leeren, neue Folienbeutel einlegen.
- Bereich **Körperpflege** reinigen: Wandfliesen in Sichthöhe, Spiegel, Ablagen, Handtuchhalter, Trennwände, Griffspuren an Türen mit gelbem Vliestuch feucht abwischen.
- Waschbecken, Dusch- oder Badewanne sowie Armaturen innen und außen mit Padschwamm reinigen, mit Vliestuch nachtrocknen.
- Bereich **Toilette** reinigen: Toilettenpapierhalter, Haltegriffe feucht mit rotem Vliestuch abwischen sowie Toilettensitz-Ober- und -Unterseite, Wandfliesen im Spritzbereich.
- Toilettenbecken innen mit Toilettenbürste reinigen.
- Beckenrand und Toilettenbecken außen mit Vliestuch abwischen.
- Bürstenbehälter ausleeren und auswischen.
- Reinigungsergebnis kontrollieren.
- Toilettenpapier auffüllen.

Am Ende aufräumen:
- Reinigungstücher und Schwämme auswaschen.
- Eimer ausspülen und nachtrocknen.
- Reinigungsmittel aufräumen.
- Abschließend Handpflege durchführen.

> **!** **Merke** Im Pflegebereich sind für jede Nasszelle frische Tücher zu verwenden, um Keimverschleppung zu vermeiden.

Kleidung und Wäsche pflegen

Es gibt unterschiedliche Anlässe, mit Kleidung und Wäsche umzugehen. Zum einen kann dies eine Unterstützung zur Umsetzung der **ABEDL »Sich kleiden können«** sein und damit die selbstbestimmte Lebensführung fördern.

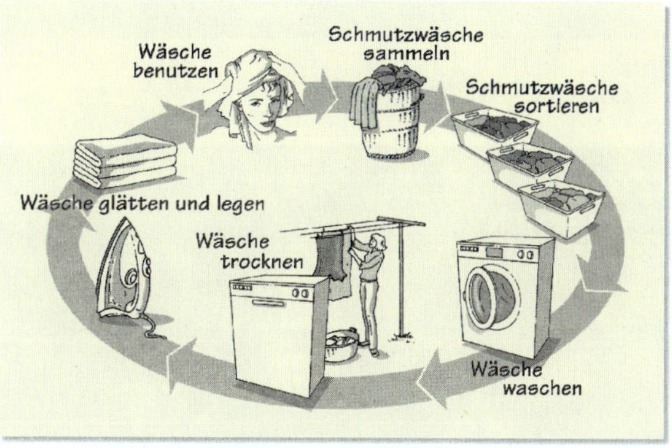

Abb. 1.9: Ablauffolge der Textilpflege.

Bei pflegerischen Tätigkeiten ist der sachgerechte Umgang mit Schmutzwäsche notwendig, weil diese oft **infektiös oder infektionsverdächtig** ist. Auch Textilien benötigen Pflege, damit sie möglichst lange erhalten bleiben. Dazu ist sie sorgfältig zu behandeln, richtig zu waschen und zu bügeln und bei Bedarf auszubessern. Als Kriterium für die Qualität einer Einrichtung kann auch die Behandlung der Privatwäsche der Bewohner dienen.

Die **Pflegekennzeichen** geben wichtige Informationen zur Behandlung der Wäsche. Zu jedem der Symbole gibt es weitere Angaben, z.B. genaue Hinweise zu Waschprogrammen und auf Temperaturen. Richtiges Waschen verhindert Beschädigungen, wie Verfärben, Verfilzen oder unerwünschte Knitter (Abb. 1.11).

Umgang mit Schmutzwäsche

Im privaten Bereich erfolgt die **Aufbewahrung der Schmutzwäsche** in luftdurchlässigen Behältern oder Stoffsäcken. Ist genügend Platz vorhanden, kann die Pflegefachkraft mithilfe von Sammelsystemen schon eine einfache Sortierung vornehmen. Dabei sollten bereits die Taschen geleert sein.

Beim **Sortieren** der Wäsche sind die **Pflegesymbole** unbedingt zu beachten. Es wird nach **Temperatur** und **Farben** sortiert.

LF 2.2

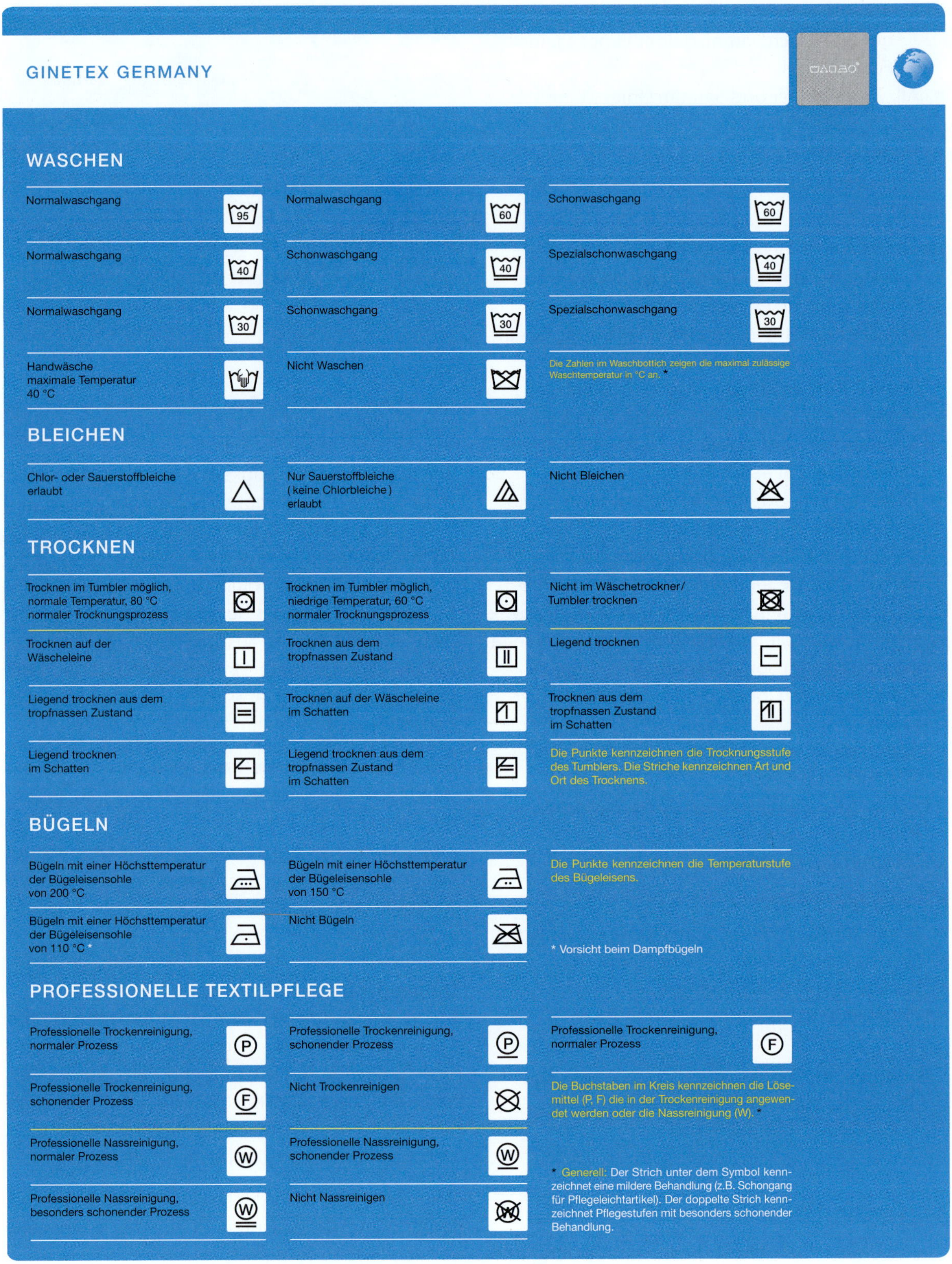

Abb. 1.10: Internationale Textilpflegesymbole. Die Programme der Waschmaschinen sind auf die Pflegekennzeichen abgestimmt.

Gleichzeitig mit dem Sortieren einige vorbereitende Tätigkeiten erledigen:
- Taschen leeren und evtl. ausbürsten.
- Bettwäsche, bedruckte Shirts nach links wenden.
- Reißverschlüsse schließen.
- Stark verschmutzte Stellen, etwa an Kragen oder Ärmelbünden, mit Spezialprodukten vorbehandeln.

Zusätzlich kann nach dem **Verschmutzungsgrad** sortiert werden:
- gering, leicht: Bluse, einen Tag getragen
- normal: Unter-, Bett-, Nachtwäsche
- stark: Tischtücher mit sichtbaren Flecken, Vorbinder zum Essen, Geschirrtücher
- sehr stark: Bettwäsche, durch Kotreste verfärbt

In Pflegeeinrichtungen sind die **Hygienevorschriften** zum Aufbewahren der Schmutzwäsche zu beachten, denn beim Einsammeln und Transportieren entstehen hygienische Risiken. Die Schmutzwäsche wird in einem abgetrennten Raum in speziellen Wäschesammlern gelagert. Dies sind spezielle Stoffwickelsäcke, eingehängt in fahrbare Gestelle. Sie werden auf der Station verschlossen und öffnen sich erst beim Waschen in der Maschine. Die gefüllten Wäschesäcke sind in geschlossenen Behältern zu transportieren.

Waschprogramm	Geeignete Wäsche
Normalprogramm 60 °C-Wäsche	hellfarbige, nicht kochechte Textilien aus Baumwolle, Leinen, Viskose und deren Mischungen, aber auch für leicht verschmutzte kochfeste weiße und farbige Wäsche
40 °C-Wäsche	dunkelfarbige, nicht kochechte Textilien aus Baumwolle, Leinen, Modal und deren Mischungen
Pflegeleichtprogramm 60 °C-Wäsche	weiße und hellfarbige, bügelarme Textilien aus Baumwolle, Leinen, Chemiefasern und Fasermischungen
40 °C-Wäsche	dunkelfarbige, bügelarme Textilien aus Baumwolle, Leinen, Chemiefasern und Fasermischungen
Schonprogramm	farbige Textilien aus Baumwolle, Chemiefasern und Fasermischungen, die empfindlich sind gegen mechanische Beanspruchung
30 °C-Wäsche	waschmaschinenfeste Wolle

Tab. 1.6: Art der Textilien und das zugehörige Waschprogramm

Vor dem Abwerfen der Wäsche unbedingt überprüfen, dass **keine Fremdkörper**, wie Kugelschreiber, Instrumente, Spritzenkanülen, Papiertaschentücher, Armbanduhren usw., darin sind. Grobe Kotreste sind ebenfalls zu entfernen.

In vielen Pflegeeinrichtungen gilt:
- **Infektiöse Wäsche**
  - kommt in Säcke mit roter Kennzeichnung,
  - wird direkt im Bewohnerzimmer in die Wäschesäcke gegeben,
  - Wäschesack wird fest verschlossen und von dort direkt in die Wäscherei transportiert.
- **Infektionsverdächtige Wäsche** wird nach Waschtemperaturen sortiert und im Raum für Schmutzwäsche in die farblich gekennzeichneten Wäschesammler gegeben.

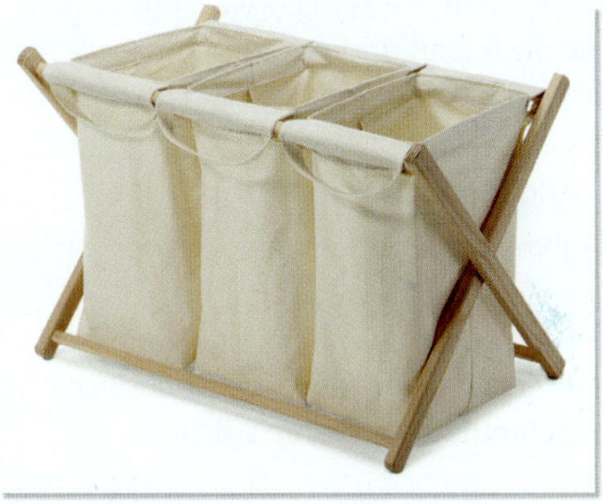

Abb. 1.11: Sammelsystem für Schmutzwäsche im Privathaushalt.

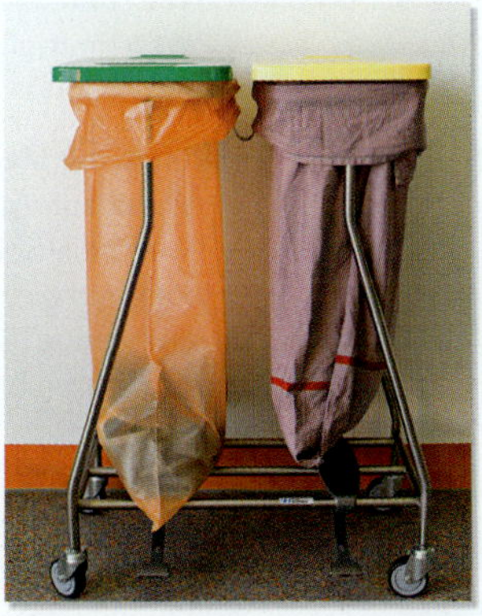

Abb. 1.12: Aufbewahrung von Schmutzwäsche in Pflegeeinrichtungen.

LF 2.2

! Merke Abgeworfene Wäsche darf wegen der damit verbundenen Infektions- und Verletzungsgefahr auch in der Wäscherei nicht mehr von Hand angefasst werden. Daher ist das sorgfältige Entfernen von Fremdkörpern besonders wichtig. Dies verhindert Verletzungen der Mitarbeiter in der Wäscherei sowie Beschädigungen an Wäsche und Waschmaschinen.

Die meisten Waschmaschinen haben vier Grundarten von **Waschprogrammen** zur Auswahl. Die Unterschiede zwischen den Waschprogrammen bestehen neben den Waschtemperaturen in der mechanischen Wirkung:

- Füllmenge an trockener Wäsche zwischen 1 kg und 4,5 kg und davon abhängiger Wasserstand
- unterschiedlich häufige und starke Trommelbewegungen
- Schleuderprogramme zum Entwässern dauern unterschiedlich lang und erfolgen mit verschieden hohen Umdrehungen der Waschtrommel

LF 2.2

✓ Tipp Schonender Waschprozess
geringe Füllmenge – hoher Wasserstand
+ langsame Trommelbewegung
+ sanftes Schleudern
= schonender Waschprozess für empfindliche, gering verschmutzte Kleidungsstücke

Soweit keine hygienischen Vorgaben zu beachten sind, bei möglichst niedrigen Temperaturen unterhalb von 60 Grad waschen und durch Wählen einer Zusatzfunktion die Waschzeit verlängern. Das Aufheizen benötigt sehr viel mehr Energie, als die Bewegung der Waschtrommel.

! Merke Für umweltbewussten Wasser- und Stromverbrauch gilt: Die für ein Waschprogramm empfohlene Füllmenge ausnutzen. Dafür das Gewicht der Wäschestücke abschätzen oder aus einer Tabelle entnehmen und beim Beladen der Waschmaschine mitrechnen. Normal sind 4,5–6,0 kg, bei pflegeleicht 2,5–3,0 kg und bei Feinwäsche 1,0–1,5 kg.

Waschmittel auswählen und dosieren

Das Angebot an Waschmitteln ist sehr vielfältig. Es gibt **Voll-, Color-, Fein- und Spezialwaschmittel**, die sich in ihren Inhaltsstoffen unterscheiden. In allen Waschmitteln sind:

- **Tenside** zur Schmutzentfernung, auch waschaktive Substanzen genannt,
- **Gerüststoffe**, die das Wasser enthärten, Kalkablagerungen an Wäsche und Waschmaschine verhindern und die Waschleistung der Tenside unterstützen.

Je nach Einsatzbereichen sind zusätzlich **Bleichmittel, Enzyme** und **optische Aufheller** enthalten.

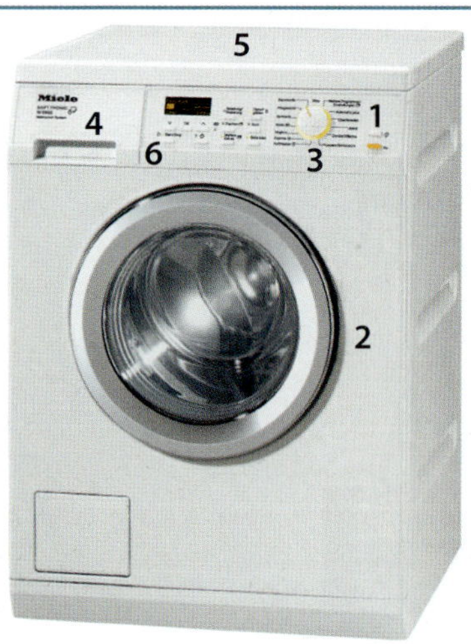

Waschmaschine bedienen

Vorbereitung:
- Wäscheteile vorbereiten
- Waschmittel und Wäschekorb bereitstellen

Befüllen der Maschine
- Waschautomat einschalten (1)
- Wäsche auseinandergefaltet und locker in die Waschmaschine füllen
- Füllmenge für das jeweilige Waschprogramm beachten, Tür schließen (2)
- Programm wählen (3)
- Waschmittel dosieren und einfüllen, evtl. Nachbehandlungsmittel einfüllen (4)
- Wasserzulauf aufdrehen (5)
- Programm starten (6)

Nach Programmablauf:
- Programmwähler auf »Stopp«
- Tür öffnen
- Wäsche in Wäschekorb umfüllen
- Trommel auf verbliebene Wäsche kontrollieren
- Dichtungsring auf Fremdkörper überprüfen
- Waschautomat ausschalten
- Wasserzulauf schließen

Abb. 1.13: In dieser Reihenfolge bedient man die Waschmaschine

Wichtige Gesichtspunkte für die Auswahl des Waschmittels sind die textilen Materialien, das Waschprogramm, die Waschtemperatur und die Verschmutzungsart:

- Hellfarbene Textilien aus Baumwolle oder Fasermischungen benötigen ein Vollwaschmittel mit Bleichmittel.
- Für farbige Kleidungsstücke ist ein Colorwaschmittel ohne Bleichmittel besser geeignet, damit die Farben erhalten bleiben.
- Textilien aus Wolle und Seide benötigen ein Feinwaschmittel ohne Enzyme.
- Weiße Textilien aus Synthetik wie Gardinen benötigen ein Spezialwaschmittel mit hohem Anteil an optischen Aufhellern.

Waschmittel gibt es in ganz unterschiedlichen **Formen**: Pulver, Granulat, flüssig, Tabs, mit oder ohne Duftstoffe. Im Hinblick auf einen sparsamen Waschmittelverbrauch ist es günstig, Mittel zu wählen, die wie Pulver oder Gel abgestimmt auf den Verschmutzungsgrad dosierbar sind.

Wäsche an der Luft trocknen

Nach dem Entnehmen der Wäsche aus der Waschmaschine erfolgt ein kurzer **Sortiergang**. Alle gleichartigen Teile zusammenlegen, damit in allen weiteren Bearbeitungsschritten rationell gearbeitet werden kann. Wäscheleinen im Freien vor der Benutzung abwischen. Alle gleichen Teile nebeneinander aufhängen, ohne dass sie den Boden berühren. Je weniger sich die Wäscheteile beim Trocknen verziehen oder verknittern, desto schneller sind sie gebügelt oder gelegt. An der Wäschespinne innen die kleinen Teile aufhängen und außen die großen:

- Glatte Teile mit Überschlag über die Leine hängen.
- Hosen und Röcke am Bund aufhängen.
- Hemden und Blusen am Saum anklammern, dabei Knopfleisten übereinanderlegen. Kragen hochstellen oder auf Kleiderbügeln aufhängen.
- Sehr elastische Textilien wie handgestrickte Wollpullover zum Trocknen auf einem Wäscheständer flach ausbreiten. Damit die Stangen oder Leinen des Wäscheständers nicht durchdrücken, ein großes Frottiertuch unterlegen.

Ist die Wäsche trocken, die Teile einzeln abnehmen und so in den Wäschekorb legen, dass keine Knitter entstehen.

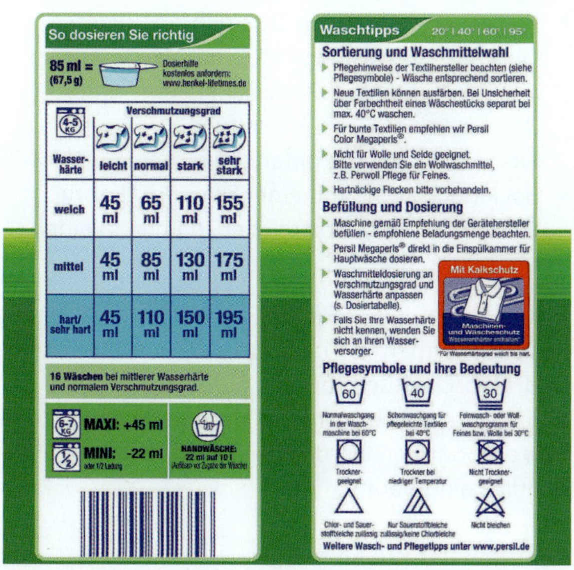

Abb. 1.14: Die Dosierung der Waschmittel richtet sich nach dem Härtegrad des Wassers und der Verschmutzung der Wäsche. Die notwendigen Angaben hierzu stehen auf den Verpackungen der Waschmittel.

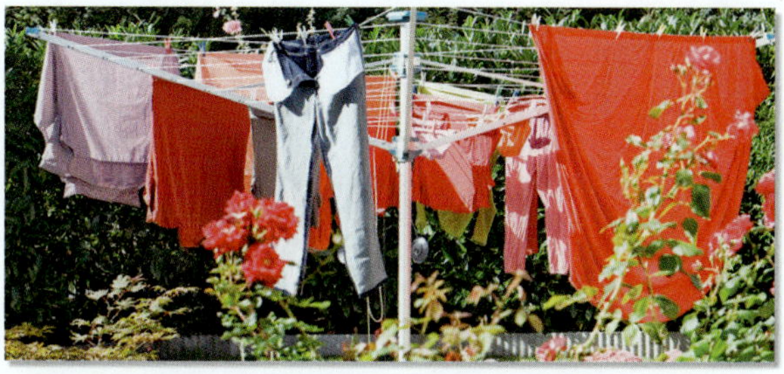

Abb. 1.15: Die Wäsche aufhängen, um sie durch Luft trocknen zu lassen, ist umweltfreundlich und verringert den Stromverbrauch. Jedoch muss die Pflegefachkraft dafür etwas Zeit einplanen und sorgfältig arbeiten, damit die Textilien nicht knittern oder sich verziehen. Außerdem sollte das Wetter bis zum nächsten Besuch stabil sein, damit der immobile Klient beim Regen nicht versucht, die Wäsche draußen abzunehmen, sonst sehr große Sturzgefahr!

Wäsche maschinell trocknen

Mit einem elektrischen **Wäschetrockner** geht das Trocknen wesentlich schneller. Die Geräte verbrauchen jedoch viel Strom. Manche Wäschestücke werden beim maschinellen Trocknen besonders flauschig und erhalten einen weichen Griff. Die Wäsche kann direkt aus der Waschmaschine in den Trockner gegeben werden. Die Programme sind ähnlich eingeteilt wie an den Waschmaschinen.

LF 2.2

Für Textilien, die gebügelt werden, das Trockenprogramm **bügeltrocken** wählen und unmittelbar nach Programmende bügeln. Durch die Restfeuchte im Gewebe lassen sich die Teile leichter bügeln.

Nach dem Trocknen die Wäsche in **Legewäsche** und **Bügelwäsche** sortieren. Fast alle Maschenwaren, also Unterwäsche, Sportkleidung, Jersey-Bettwäsche, Pullover, Socken, Strümpfe und Frottierwaren, können ungebügelt zusammengelegt werden. Polohemden und T-Shirts werden bei Bedarf gebügelt. Oberbekleidung, Tisch- und Bettwäsche aus gewebten Stoffen sind zu bügeln.

Oberbekleidung bügeln

Vor dem Bügeln die Wäsche vorbereiten:

- Säume und Kanten glatt streichen.
- Verzogene Teile in Form ziehen.
- Alle gleichen Teile ordentlich stapeln.
- Bei Bedarf Kleidungsstücke wenden, um diese entweder auf der rechten oder linken Stoffseite zu bügeln.

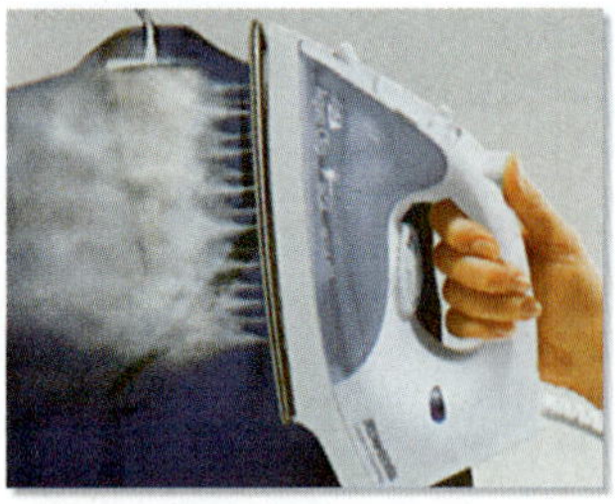

Abb. 1.16: Zum Bügeln ein Dampfbügeleisen verwenden. Der Dampf, der beim Bügeln durch die Sohle des Bügeleisens austritt, lässt Textilien mühelos glatt werden.

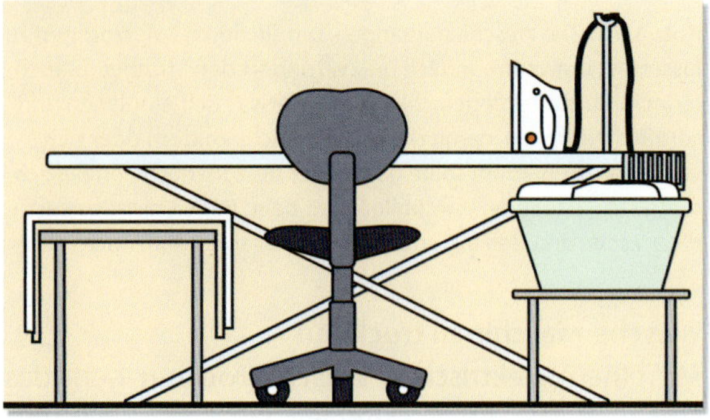

Abb. 1.17: Arbeitsplatz zum Bügeln: 1. Höhenverstellbares Bügelbrett mit einer Abstellfläche für das Bügeleisen an der rechten Seite, der Lichteinfall sollte von vorne oder von links kommen, **2.** Rechts ein Hocker zum Abstellen des Korbes mit der ungebügelten Wäsche, **3.** Links Wäscheständer oder Hemdenständer zum Unterbringen der gebügelten Wäsche, **4.** Wird das Bügeln länger dauern, einen Arbeitsstuhl bereitstellen.

Beim Bügeln von Kleidungsstücken mit Ärmeln und Kragen ist ein überlegtes Vorgehen wichtig, damit bereits gebügelte Teile nicht wieder knittrig werden: bei den Ärmeln beginnen, dann folgen Kragen und Blenden, zuletzt die Vorder- und Rückenteile. Die Arbeitsfläche des Bügelbretts bestmöglich ausnutzen.

> **! Merke** Bügelarbeiten benötigen Geduld und Sorgfalt. Je langsamer die Bügelbewegungen ausgeführt werden, desto wirksamer sind sie. Beim doppelseitigen Bügeln erst auf der linken, dann auf der rechten Seite bügeln.

So wird ein T-Shirt gebügelt:

- T-Shirt in die Mitte des Brettes legen.
- Ärmel rechts und links ausstreifen.
- Ärmel bügeln.
- Vorderteil, soweit es aufliegt, bügeln.
- T-Shirt über das Bügelbrett ziehen.
- Körper rundherum bügeln.

Wäsche legen

Beim Legen werden die Textilien gefaltet und auf eine Größe gebracht, damit sie im Schrank ordentlich und übersichtlich aufeinanderliegen. Die Größe hängt von der Größe der Schrankfächer ab.

- Erst in Längs-, dann in Querrichtung legen.
- Gleichartige Wäschestücke müssen das gleiche Endformat erhalten. Damit keine unnötigen Brüche an der Wäsche entstehen, sollte nur so viel wie notwendig gefaltet werden.
- Bei jeder Faltung mit einer Hand im Umbruch die Stofflagen glatt streichen, damit es keine unerwünschten Falten gibt.

In den Schrank einräumen

Beim Einräumen in Transportwagen oder Schränke die Wäschestücke bündig aufeinanderlegen, die Bruchkanten nach vorne. So können die Stücke einzeln entnommen werden und der Schrank ist übersichtlich eingeräumt.

Reinigen der Küche

Aus hygienischen Gründen ergeben sich regelmäßig anfallende Reinigungsarbeiten, vor allem dort, wo Lebensmittel aufbewahrt und verarbeitet werden.

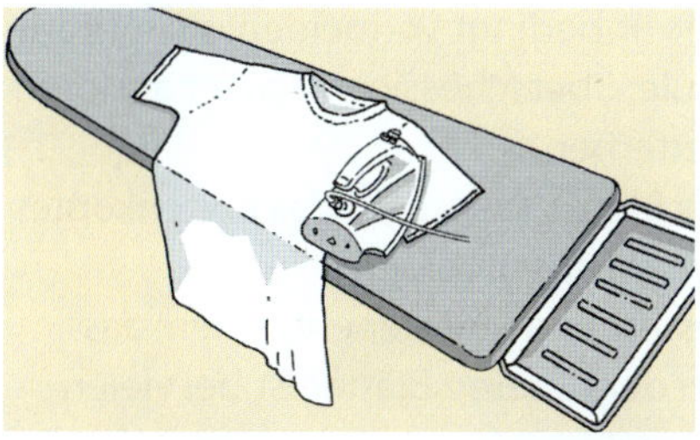

Abb. 1.18: So bügelt man ein T-Shirt.

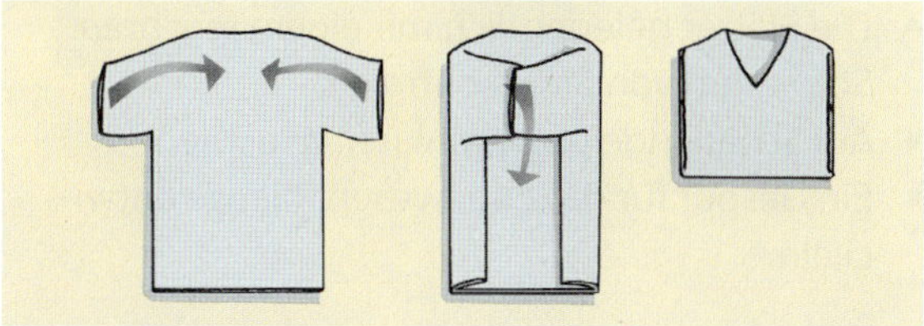

Abb. 1.19: Längsfaltung eines T-Shirts: T-Shirt mit der Vorderseite auf die Arbeitsfläche legen, Vorderseite mit Ärmeln gleichmäßig umschlagen, Ärmel exakt auf Umschlag legen. **Querfaltung**: je nach Größe des Shirts 1–2 x nach oben hin umschlagen.

Sauberes Arbeiten während der Nahrungszubereitung lässt viele Verschmutzungen erst gar nicht entstehen und erspart Reinigungsarbeiten.

- **Arbeitsflächen** nach jeder Benutzung abwischen, ebenso frische Verschmutzungen und Griffspuren an Schranktüren und Schubladen. Hierfür Allzweckreiniger, weiche Padschwämme und Vliestücher in grüner Farbe verwenden.
- **Kochmulden reinigen** und fest haftende Verschmutzungen auf Glaskeramikfeldern mit Glashobel oder Spezialreinigungsmittel entfernen. Herdplatten mit Scheuermilch oder Schwamm mit grüner Padauflage reinigen.
- **Backofen** feucht auswischen, bei Bedarf Innenraum nach Empfehlungen der Hersteller reinigen. Verkrustungen zuerst mit feuchtem Schwamm anweichen, dann entfernen. Fronten und Schalter mit Allzweckreiniger reinigen.

Kühlgeräte einmal wöchentlich reinigen, denn dort werden leicht verderbliche Lebensmittel aufbewahrt. Dieses Vorgehen kann auf die Reinigung von Schränken übertragen werden. Kühlschranktemperatur mind. wöchentlich nachmessen, Kontrolle dokumentieren. Zur Küchenreinigung gehört auch das Wischen des Fußbodens.

Kühlschrank reinigen

So wird vorbereitet:

- Kleinen Eimer, grünes Vliestuch, Allzweckreiniger oder Essigreiniger bereitstellen.
- Reinigungsmittellösung herstellen.
- Teewagen bereitstellen oder Abstellfläche freiräumen.
- Kühlgerät ausschalten.
- Lebensmittel ausräumen, kontrollieren, auf Abstellfläche fächerweise abstellen.

In dieser Reihenfolge wird gereinigt:

- Einlegeböden, Einsätze und Schubladen herausnehmen, reinigen, auf Abstellfläche ablegen.
- Innenraum von oben nach unten feucht auswischen, nachtrocknen.
- Tür und Dichtungsring reinigen.
- Außenflächen reinigen.
- Lüftungsgitter entstauben.
- Reinigungsergebnis kontrollieren.

Zum Schluss wieder aufräumen:

- Einlegeböden, Einsätze und Schubladen einsetzen.
- Lebensmittel einräumen.
- Gerät anschalten, auf höchster Stufe kühlen, bis Temperatur erreicht ist, dann zurückstellen, nach gewisser Zeit Temperatur kontrollieren (4–8 °C).
- Arbeitsfläche oder Teewagen reinigen.

LF 2.2

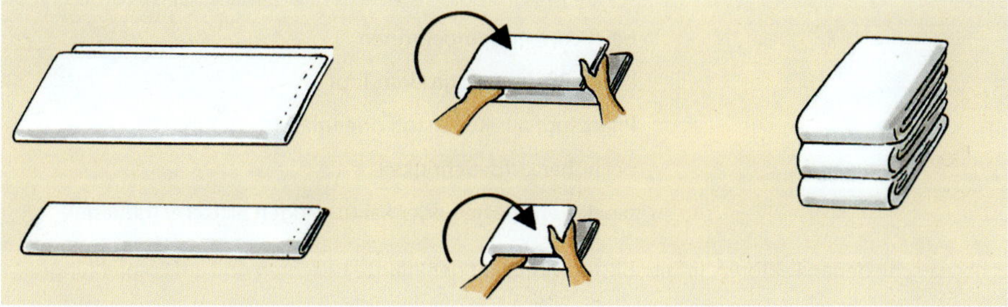

Abb. 1.20: Legen von Wäsche

- Vliestuch auswaschen, trocknen lassen, Eimer auswischen.
- Arbeitsgeräte wegräumen.

Blumenpflege

Zimmerpflanzen, ob grün oder blühend, verschönern jeden Raum. Sie wirken positiv auf die Behaglichkeit, senken die Lärmbelastung und können teilweise sogar Schadstoffe aus der Luft filtern. Pflanzen reduzieren nachweislich Stress beim Menschen. Das setzt allerdings voraus, dass sie selbst gesund sind und gut gedeihen.

An erster Stelle brauchen Pflanzen einen geeigneten **Standort**: Viele von ihnen stammen ursprünglich aus tropischen Ländern und bevorzugen daher **einen hellen Platz mit hoher Luftfeuchtigkeit**. Kalte Zugluft und trockene Heizungsluft mögen sie nicht. Zu vermeiden ist auch die pralle Sonne, denn sie kann die Blätter »verbrennen«. Grundsätzlich brauchen Pflanzen **Licht, Wasser, Luft und Nährstoffe**. Sie nehmen Wasser hauptsächlich aus dem Boden auf und erhalten ihre Nährstoffe aus der Erde bzw. dem Pflanzsubstrat und geeignetem Dünger.

LF 2.2

Pflanzen pflegen

- Gießen, wenn sich die Erdoberfläche trocken anfühlt. Die Pflanze niemals austrocknen lassen, bei großen Töpfen sind Feuchtigkeitsmesser aus dem Fachhandel sinnvoll. Bewohner hier immer mit einbeziehen, um aktivierend zu pflegen.
- Regelmäßig, aber mäßig gießen.
- Bei heißem Wetter und trockener Luft die Pflanze mit Wasser besprühen, wichtig wenn Blätter trocken und gelb werden, sich einrollen.
- »Nasse Füße« unbedingt vermeiden, sie führen zu Wurzelfäule; überschüssiges Wasser aus dem Übertopf entfernen.
- Ausgeblühte Blüten unterhalb des Blütenkopfes mit einer Schere abschneiden.
- Tote und absterbende Blätter entfernen, das Austrocknen der unteren Blätter ist bei vielen Pflanzen normal.
- Die Blätter gelegentlich mit einem feuchten Schwamm von Staub befreien.
- Auf Schädlinge und Krankheiten achten.
- Ein Gespür für das Lebewesen Pflanze entwickeln.

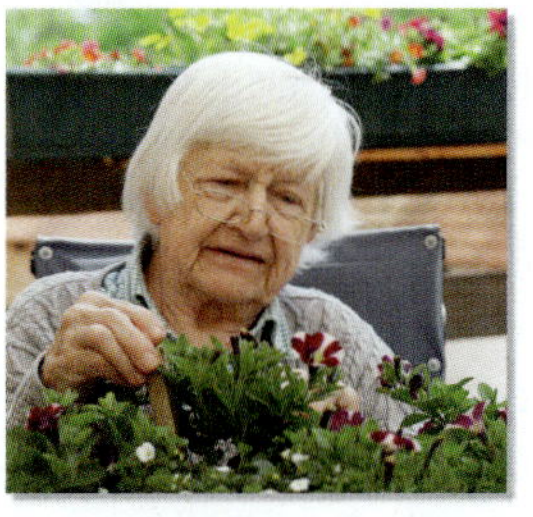

Abb. 1.21: Die Bewohnerin erfreut sich an ihren Balkonpflanzen.

Umtopfen

Von Zeit zu Zeit brauchen Zimmerpflanzen einen größeren Topf. Am besten erfolgt das **Umtopfen**, bevor das neue Wachstum einsetzt, meist im Frühjahr, sonst können junge Wurzeln und Triebe Schaden nehmen. Faustregel für das Umtopfen ist die **Wurzelkontrolle**: Zeigen sich seitlich im Topf bereits zahlreiche Wurzeln in der Erde, braucht die Pflanze meist einen größeren Topf. Pflanztöpfe sollten an der Unterseite Löcher besitzen, sodass überschüssiges Wasser ablaufen kann, und zwar in einen geeigneten Übertopf oder eine untergestellte Schale.

Häufiger gießen	Seltener gießen
in der Wachstumsperiode oder in der Blüte	in der Ruheperiode
bei stark durchwurzeltem Pflanzgefäß	bei nur leicht durchwurzeltem Pflanzgefäß
bei hohen Temperaturen	bei niedrigen Temperaturen
große Pflanzen im kleinen Topf	kleine Pflanzen in großem Topf
Pflanztopf aus unglasiertem Ton	Pflanztopf aus Kunststoff oder glasiertem Ton
bei niedriger Luftfeuchtigkeit	bei hoher Luftfeuchtigkeit
bei dünnen, großen Blättern	bei dicken, kleinen oder kaktusartigen Blättern/Trieben

Tab. 1.7: Häufigkeit des Gießens bei verschiedenen Faktoren. Immer die Individualität der Pflanze beachten und auf Empfehlungen des Beipackschilds achten.

Vor- und Nachteile von **Tontöpfen**:
- bieten einen besseren Schutz vor Staunässe und dem Verfaulen der Wurzeln
- verdunsten Wasser durch den Topf -> besseres Klima
- standfester durch höheres Eigengewicht
- bilden oft eine unansehnliche Kruste aus abgelagerten Mineralien

Vor- und Nachteile von **Kunststofftöpfen**:
- leicht zu säubern
- geringeres Gewicht
- werden mit der Zeit brüchig

Das Umtopfen wird folgendermaßen vorbereitet:
- Alle Arbeitsmittel zusammenstellen.
- Arbeitsplatz sorgfältig wasserdicht abdecken.
- Das neue Pflanzgefäß vorbereiten, Topfdurchmesser sollte etwa ein Zehntel größer sein.
- Tonscherbe oder Kieselsteine auf größere Abzugslöcher legen.

So wird vorgegangen:
- Pflanzenballen vorsichtig vom Blumentopfrand lösen.
- Eine Hand umfasst die Pflanze an der Erde.
- Topf umdrehen, Pflanze aus dem alten Topf nehmen.
- Wurzelballen auflockern.
- Alte Erde ablösen.
- Abgestorbene Wurzeln und verbrauchte Erde aus dem Wurzelballen entfernen.
- Etwas frische, leicht feuchte Erde als Unterlage für den Wurzelballen in das Pflanzgefäß geben.
- Pflanze in einen größeren Topf setzen und mit Blumenerde auffüllen.
- Auf einen Gießrand achten.
- Pflanze und Erde vorsichtig fest andrücken.
- Topf säubern und auf einen Untersetzer stellen.
- Evtl. Wuchshilfen oder Stützen anbringen.
- Am Topfrand entlang großzügig wässern.

Danach noch aufräumen:
- Abfall entsorgen.
- Werkzeuge säubern.
- Arbeitsplatz aufräumen und säubern.
- Hände waschen.

Düngen

Hydrokultur bedeutet, dass die Pflanzen auf Tonkugeln, dem sogenannten Blähton, wachsen. Um sie zu pflegen, braucht man spezielle Töpfe und Düngemittel aus dem Fachhandel.

In frischer Erde sind zunächst genug **Nährstoffe** für das Gedeihen der Pflanze vorhanden. Mit der Zeit müssen diese Stoffe jedoch durch **Dünger** ersetzt werden. Dabei geht es im Wesentlichen um Stickstoff für den Eiweißaufbau und um Mineralstoffe wie Kalium, Magnesium, Schwefel, meist als Kali zusammengefasst, und Phosphor. Im Handel gibt es Dünger unterschiedlicher Zusammensetzung und Anwendung. Die einfachsten Zimmerpflanzendünger lassen sich im Gießwasser auflösen. Die Verdünnung pro Liter Wasser ist auf der Verpackung angegeben. Da dieses Düngen relativ häufig erfolgen muss, nutzen viele Haushalte auch **Langzeitdünger**.

Pflanzen nehmen in der Nacht Sauerstoff auf und atmen Kohlendioxid aus, da das Licht fehlt. Doch der Sauerstoffbedarf von Zimmerpflanzen ist so gering, dass ihr Vorteil für das Raumklima überwiegt. Im Krankenzimmer sind Topfpflanzen wegen der Erde verboten, denn im Erdreich kommen mögliche Krankheitserreger vor.

LF 2.2

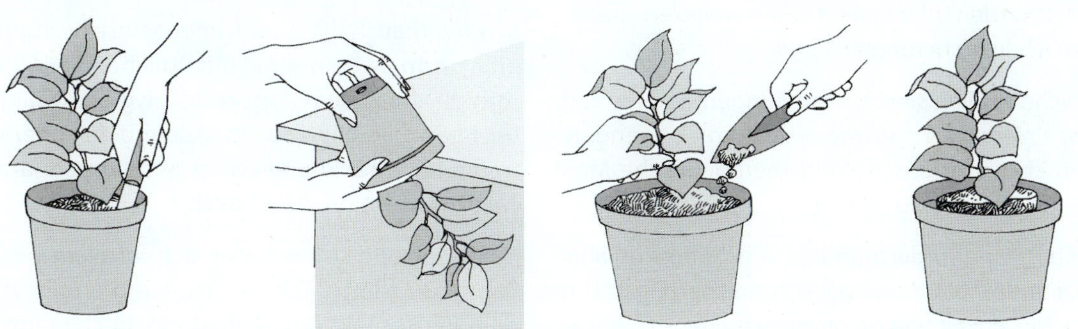

Abb. 1.22: Umtopfen einer Pflanze

Schädlinge

Es ist unansehnlich und das Wachstum leidet, wenn Pflanzen von **Schädlingen** wie Blatt- oder Schildläusen befallen sind. Je früher der Schädlingsbefall erkannt wird, desto leichter lässt er sich entfernen:

- Pflanzen regelmäßig auf Schädlinge kontrollieren, vor allem die zarten Blätter und Triebe sowie die Blattunterseiten.
- Befallene Pflanze von anderen trennen.
- Schädlingsart herausfinden.
- Schädlinge von Hand mit Tuch, Schwamm oder Wattestäbchen entfernen.
- Pflanze ggf. abduschen.
- Sachkundigen Rat im Fachhandel einholen und befolgen, Schädlinge bekämpfen.

! Merke Dünger und Schädlingsbekämpfungsmittel so lagern, dass besonders demenzkranke Menschen, sowie Kinder (Enkel) geschützt sind. Sind Wohnungen von Ungeziefer befallen, sollten professionelle Schädlingsbekämpfungsfirmen eingeschaltet werden.

Verwahrlosung

Eine Unterstützung bei der Haushaltsführung ist notwendig, wenn eine **Verwahrlosung** droht. Von Verwahrlosung kann gesprochen werden, wenn

- der hygienische Zustand einer Wohnung den allgemeinen Auffassungen nicht entspricht,
- Beeinträchtigungen der körperlichen und geistigen Fähigkeiten damit im Zusammenhang stehen,
- der Wille zu einer Änderung der Verhältnisse nicht mehr besteht,
- der Zustand nicht gesehen wird, Hilfen verweigert werden oder Scham einen weiteren sozialen Rückzug bedingt.

In solchen Fällen sind Hilfestellungen unterschiedlicher Professionen erforderlich, um notwendige praktische, pflegerische und therapeutische Maßnahmen einleiten zu können.

Häufig ist eine vordergründige Verwahrlosung aber auf eine Kombination von körperlicher Einschränkung, Einsamkeit und damit einhergehender fehlender sozialer Kontrolle zurückzuführen:

- **Einschränkungen der Sinnesorgane** lassen Schmutz nicht mehr sicher erkennen und spezifische Gerüche nicht mehr ausreichend wahrnehmen.
- Die **Kräfte lassen nach**, sodass nur noch das Nötigste gemacht wird.
- **Alleinstehende** reduzieren leicht ihren Radius auch in der eigenen Wohnung und sorgen sich nur noch um das direkte Umfeld.
- **Soziale Isolierung** führt leicht zu weiterer Vernachlässigung, weil es keine Anreize mehr gibt, einen »Aufwand« für sich selbst zu betreiben.
- **Sammelleidenschaft** oder die Unfähigkeit, sich von Dingen zu trennen, kann zu einem zusätzlichen Problem werden.

! Merke Tierhaltung bedeutet für ältere Menschen Kontakt zu haben und nicht zu vereinsamen. Sie müssen jedoch so gepflegt werden, dass sie nicht zu einem zusätzlichen Gesundheitsrisiko werden. Daher: regelmäßiger Tierarztbesuch.

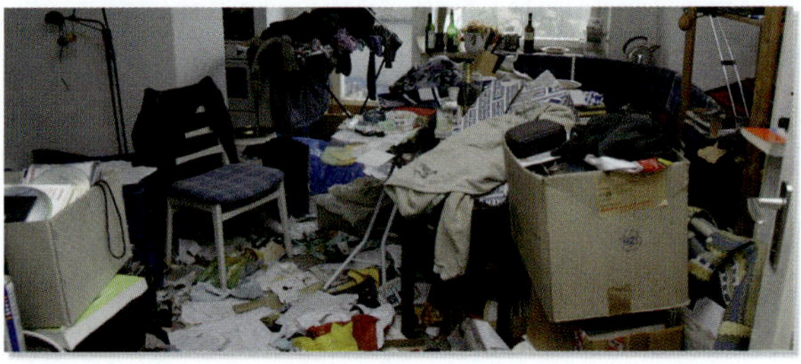

Abb. 1.23: Verwahrlosung kann auch auf eine krankhafte Störung zurückzuführen sein, z. B. Vermüllungssyndrom bzw. Messiesyndrom (► LF1.3, Kap. 20.2, S. 697).

1.3.2 Haushaltshygiene

In Privathaushalten und Pflegeeinrichtungen ist **eine normale Reinigung mit üblichen Reinigungsmitteln** unter dem Aspekt der Hygiene völlig ausreichend. Lediglich bei Ungezieferbefall oder übertragbaren Krankheiten sind Sondermaßnahmen wie **Desinfektion** erforderlich.

Bakterien und **Keime** finden sich vor allem in Küche, Bad und Toilette. Eine Übertragung erfolgt durch direkten Kontakt oder Aufnahme durch Mund und Nase.

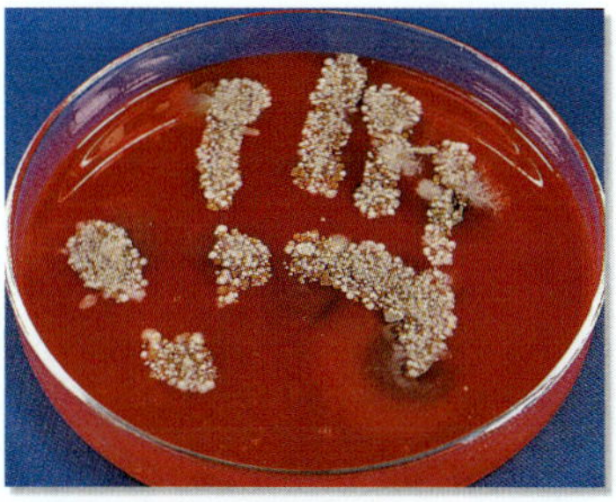

Abb. 1.24: Bakterienwachstum nach Abklatsch einer Hand

! Merke Krankheitserreger werden hauptsächlich durch die Hände übertragen. Die Pflegefachkraft desinfiziert ihre Hände und hat dafür ein kleines Fläschchen Desinfektionsmittel im ambulanten Bereich dabei.

! Merke Sind ansteckende Krankheiten oder Bakterien im Spiel, muss im Haushalt auf ein Flächendesinfektionsmittel zurückgegriffen werden.

✔ Tipp Bad und Toilette:

- Bad und Toilette trocken halten und gründlich reinigen (► LF 2.2, Kap. 1.3.1, S. 948).
- Regelmäßig und ausreichend lüften.
- Handtücher, Waschlappen, Badematten nach Gebrauch zum Trocknen aufhängen und regelmäßig bei 60 °C waschen.

Raum	mögliche Ursachen für Keimbesiedelung
Küche	• verdorbene Lebensmittel: unsachgemäßer Transport, Lagerung • kontaminierte Lebensmittel, z. B. Tiefkühlgeflügel • durch Verarbeitung Verschleppung auf Geräte, Arbeitsflächen möglich
Bad	• Begünstigung durch hohe Luftfeuchtigkeit und hohe Raumtemperatur • Rückstände als Lebensraum: Hautschuppen, Haare
Toilette	• Ausscheidungen

Tab. 1.8: Bakterien im Haushalt

✔ Tipp Küche:

- Fleisch, Wurst, Eier und Milchprodukte kühl aufbewahren, geeignet transportieren, damit die »Kühlkette« nicht unterbrochen wird.
- Geflügel und Fleisch mit gesonderten Geräten verarbeiten.
- Kühlschranktemperatur bei max. 7 °C halten.
- Kühlschrank regelmäßig mit Essiglösung reinigen, überlagerte oder verdorbene Lebensmittel sofort entfernen (► LF 2.2, Kap. 1.3.1, S. 955).
- Essensreste kühl aufbewahren.
- Müll regelmäßig entsorgen.
- Nach dem Kochen alle Geräte und Arbeitsflächen reinigen (Spülmittellauge).
- Handtücher, Wischlappen, Reinigungsschwämme alle 2 bis 3 Tage wechseln und bei 60 °C waschen.

! Merke Bei der Hausarbeit sollten soweit möglich Schutzhandschuhe getragen werden.

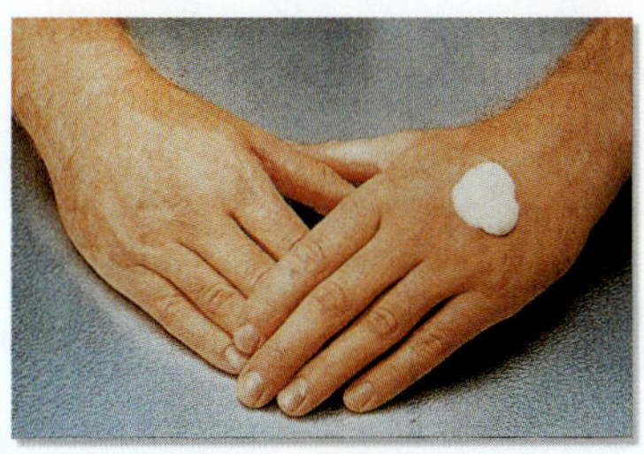

Abb. 1.25: Hände sollten vor und nach der Arbeit eingecremt werden, um die Haut zu pflegen.

Lebensmittelrecht

Um Erkrankungen zu verhindern, ist die Herstellung von Speisen in Alten- und Pflegeheimen rechtlichen Regelungen unterworfen, die im **Lebensmittel- und Futtermittelgesetzbuch** (LFGB) zusammengefasst sind.

➔ Definition § 5 Verbote zum Schutz der Gesundheit
(1) Es ist verboten, Lebensmittel für andere derart herzustellen oder zu behandeln, dass ihr Verzehr gesundheitsschädlich im Sinne des Artikels 14 Abs. 2 Buchstabe a der Verordnung (EG) Nr. 178/2002 ist… Auszug aus LFGB 2011

In der **Heimverpflegung** dürfen deshalb z. B. keine rohen Eier, kein weiches Frühstücksei oder Speisen mit rohen Eiern, z. B. Tiramisu oder Weinschaumsoße, angeboten werden. Spiegeleier müssen durchgebraten sein, Fleisch muss durchgaren (Kerntemperatur 70 °C).

Die lebensmittelrechtlichen Grundsätze gelten nur für die **Gemeinschaftsverpflegung**. Von Angehörigen mitgebrachte Speisen fallen nicht hierunter. Allerdings muss sichergestellt sein, dass diese Lebensmittel nicht Teil der Gemeinschaftsverpflegung werden. Nach Feiern müssen die Essensreste von den Besuchern mitgenommen oder vernichtet werden, wenn die Bewohner nicht über eigene Kühlmöglichkeiten verfügen.

Auch die **Nahrungszubereitung** in der **ambulanten Pflege** ist keine Gemeinschaftsverpflegung. Trotzdem gilt natürlich die Einhaltung allgemeiner **Hygieneregeln** (►LF 1.3, Kap. 5, S. 336).

! Merke Mitarbeiter, die mit der Herstellung von Speisen betraut sind, müssen sowohl im ambulanten als auch im stationären Bereich eine Belehrung nach §§ 42 und 43 Infektionsschutzgesetz erhalten.

1.4 Dienste und Assistenzleistungen

Beeinträchtigungen im Alter sind nicht immer und sofort so gravierend, dass die Hilfe eines Pflegedienstes in Anspruch genommen werden muss. Je nach Komplexität oder nötigem Kraftaufwand gibt es allerdings unterschiedliche Alltagstätigkeiten, bei denen Unterstützung erforderlich sein kann, sei es Gartenarbeit, Haushaltsführung, Einkaufen, Begleitung bei Arztbesuchen oder andere Erledigungen.

Hier kann auf sogenannte **Mobile Soziale Dienste** (MSD) verwiesen werden, die von unterschiedlichen Trägern (Wohlfahrtsverbände, Sozialstationen), aber auch privaten Firmen angeboten werden.

Bei anerkannter Notwendigkeit kann unter bestimmten Umständen eine Finanzierung durch das **Sozialamt** im Rahmen des **SGB XII (Weiterführung des Haushalts)** erfolgen (►LF 3.1, Kap. 5.6, S. 1141). Als Grundlage könnte z. B. ein Pflegegutachten dienen, in dem der Medizinische Dienst zwar noch keine Pflegebedürftigkeit, aber einen Hilfebedarf anerkannt und dokumentiert hat. Durch das Pflegenausrichtungsgesetz haben Menschen mit kognitiven Beeinträchtigungen auch bei Pflegestufe 0 das Recht auf ambulante Unterstützung.

Die Angebote sind vielfältig und decken praktisch alle Belange des täglichen Lebens ab. Durchgeführt werden diese je nach Auftrag durch **Bundesfreiwilligendienstleistende** (Bufdis), Menschen im sozialen Jahr oder Mitarbeiter von Servicefirmen. Auch ehrenamtliche, von Wohlfahrtsverbänden und Pflegediensten fachlich geschulte Helfer stehen zur Verfügung, z. B. zur Begleitung zu Ärzten und Behörden oder Freizeitaktivitäten, aber auch zum Vorlesen oder einfach nur für Gespräche.

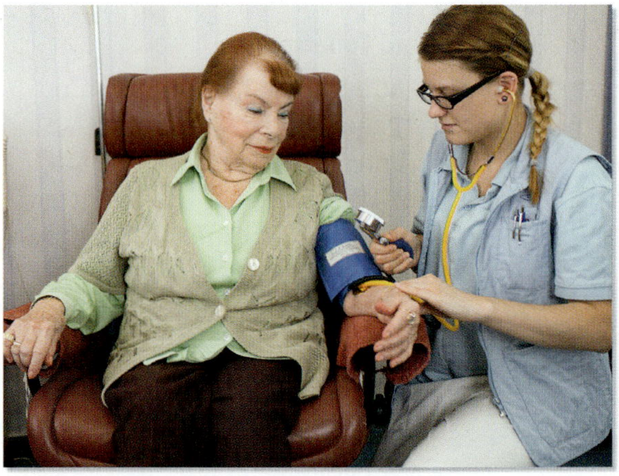

Abb. 1.26: Hilfe durch den Mobilen Sozialen Dienst

✓ TIPP **Informationen** über Angebote geben:

- Sozialämter (Altenhilfe)
- Kommunale Beratungsstellen (Seniorentelefon, Bürgerberatung)
- Städte (www.meine-stadt.de; Suchwort »Senioren«)
- Wohlfahrtsverbände
- Kirchengemeinden
- Kuratorium Deutsche Altershilfe (KDA) (www.hilfe-und-pflege-im-alter.de)

Weitere **Serviceangebote** sind z. B.:

- Lieferservice der Apotheken
- Anlieferung von Einkäufen
- Abhol- und Lieferservice von Wäschereien
- Hausbesuche von Fußpflegerinnen oder Friseurinnen
- Katalogbestellung
- Internetbestellung

Aufgaben

- Beschreiben Sie, was in der ambulanten Pflege zur Unterstützung der Ernährung gehört.
- Auf was ist besonders zu achten, wenn der Pflegebedürftige ein Allergiker ist?
- Was ist der Unterschied zwischen Mindesthaltbarkeitsdatum und Verbrauchsdatum?
- Welche Möglichkeiten der nährstoffschonenden Zubereitung kennen Sie?
- Erläutern Sie die Möglichkeiten, den Pflegebedürftigen zum Essen und Trinken anzuregen.
- Welche Aufgaben kommen der Pflegefachkraft bei den Mahlzeiten in der stationären Pflege zu?
- Was sollte beim Aufräumen der Wohnung des Pflegebedürftigen beachtet werden?
- Was ist bei der Aufbewahrung der Schmutzwäsche in Pflegeeinrichtungen zu beachten?
- Wann spricht man von Verwahrlosung?

2 Unterstützung bei der Schaffung eines förderlichen Wohnraums

Das **Wohnen** ist in jeder Lebensphase für den Menschen ein **Grundbedürfnis**. Der eigene Wohnraum, dabei kann es sich auch um ein Zimmer oder um Teile einer gemeinschaftlich genutzten Wohnung handeln, hat in den einzelnen Phasen des Lebens eine unterschiedliche **Bedeutung** für den Menschen (Tab. 2.1). Im Vordergrund steht immer die Funktion als Ort der

- Identifikation,
- Rückzugsmöglichkeit,
- Entspannung und Regeneration,
- Geborgenheit und Sicherheit,
- Vertrautheit,
- Möglichkeit, selbstständig Entscheidungen zu treffen.

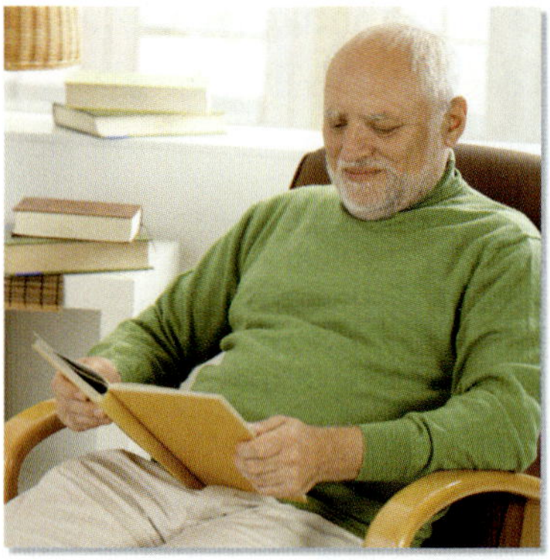

Abb. 2.1: Der eigene Wohnraum als Ort der Regeneration und Entspannung.

Für **Demenzkranke** (► LF 1.3, Kap. 8, S. 391) haben die Aspekte **Sicherheit** und **Vertrautheit** im eigenen Haushalt besondere Bedeutung.

2.1 Wohnatmosphäre

Die Gestaltung des Wohnraums und die sich daraus ergebende **Wohnatmosphäre** sind stets sehr individuell. Über das Wohlbefinden in einer Wohnung entscheidet z. B. die Art

- der **Möbel** und wie sie gestellt sind,
- wie mit **Pflanzen** umgegangen wird,
- ob und welche **Bilder** an den Wänden hängen,
- welche **dekorativen Elemente** eingesetzt werden,
- der **Farb- und Lichtgestaltung**,
- der **Fußbodengestaltung**, wie Fliesen, Kunststoff, Teppichboden, Holzboden,
- welche Gestaltung die **Fenster** durch Gardinen haben, offene oder verdeckte Sicht.

Beim Betreten fremden Wohnraums in der ambulanten Pflege, aber auch im Heim, lassen sich zwei Extreme erkennen:

- Wohnen ohne jede persönliche Atmosphäre in funktional eingerichteten Räumen und
- Wohnen in einer überladenen, fast beengenden, sehr persönlichen Atmosphäre.

Die meisten Wohnungen liegen irgendwo dazwischen.

Lebensphase	Bedeutung
Jugend	• Sicherer Rahmen, von dem aus die Welt erkundet werden kann. • Erlernen des Lebens in einer Gemeinschaft. • Allgemeine kulturelle Prägung. • Übernahme eigener Verantwortung. • Hinführung zur Fähigkeit selbstständiger Haushaltsführung. • Entwicklung einer eigenen Wohnform.
Erwachsenenalter	• Rückzugsmöglichkeit im Alltag. • Ausdruck der Eigenständigkeit, des finanziellen Status. • Möglichkeit der eigenen Gestaltung der Wohnform. • Möglichkeit der Außendarstellung, Prestigeobjekt.
Rentenalter	• Emotional und strukturell sicherer Rahmen. • Möglichkeit der Bewahrung eigener/familiärer Tradition. • Wirkungsstätte (Renovierung, Reparaturen, Haushaltsführung). • Ort von Erinnerungen.

Tab. 2.1: Bedeutung des eigenen Wohnraums in den unterschiedlichen Lebensphasen eines Menschen.

Außer in Sonderfällen, z.B. der Verwahrlosung (► LF 2.2, Kap. 1.3.1, S. 958), finden sich Entsprechungen zwischen den **Charakterstrukturen** der Menschen und der von ihnen gestalteten **Wohnatmosphäre**. Diese kann als Hinweis genutzt werden, um potenzielle Probleme bei der Versorgung zu erkennen.

Die jeweiligen **Bedürfnisse** des Bewohners müssen respektiert werden, denn jeder möchte z.B selbst entscheiden,

- wie und wie oft **gelüftet** wird, z.B. Schlafen bei offenem oder geschlossenem Fenster,
- wie **warm** es in der Wohnung sein soll,
- wie **abgeschlossen** wird, z.B. mehrfache Sicherung,
- ob **Fremde** sofort in die Wohnung gelassen werden oder zunächst an der Tür eine gewisse Vorklärung erfolgt.

! Merke In der Wohnung, aber auch im Zimmer in einer Einrichtung ist die Pflegefachkraft »Gast«.

Die Umsetzung von **Wohnraumanpassungen** (► LF 2.2, Kap. 3, S. 976), die sich aus pflegerischer Sicht anbieten oder sogar notwendig sind, ist nicht nur eine Sache rationaler Überzeugungsarbeit, sondern muss von den Betroffenen auch **emotional verarbeitet** werden können. Dies erfordert jeweils eine professionelle Abklärung des Machbaren und des Notwendigen in Absprache mit dem Pflegebedürftigen.

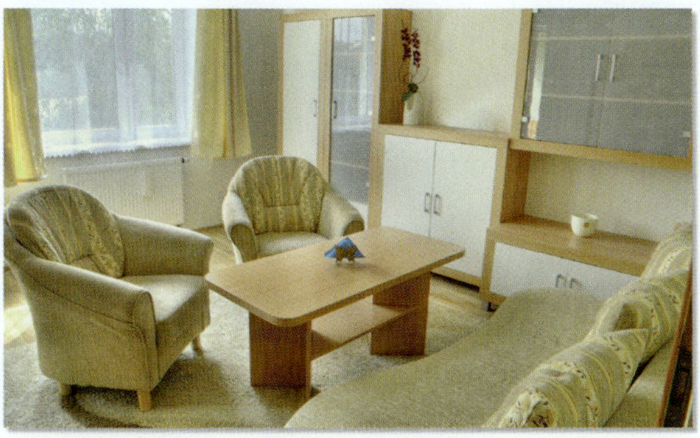

Abb. 2.2: Ein funktional eingerichteter Wohnraum ohne persönliche Atmosphäre.

2.2 Gesundheitsfördernde Gestaltung des Wohnraums

Nicht nur die Atmosphäre in einer Wohnung entscheidet über das Wohlbefinden, sondern auch das **Raumklima**:

- Temperatur
- Luftfeuchtigkeit
- Geräuschpegel
- Beleuchtung

Die meisten Menschen empfinden eine mittlere Raumtemperatur und Luftfeuchtigkeit als angenehm. Der Geräuschpegel sollte so sein, dass während eines Gesprächs in normaler Lautstärke jemand ohne Mühe lesen oder arbeiten kann.

Im Gegensatz zum Klima außerhalb des Wohnraums, lässt sich das Raumklima weitgehend selbst bestimmen. In modernen Wohnungen helfen zur Regulierung z.B. Dimmer, Thermostate, automatisch arbeitende Lüfter, Absaugvorrichtungen sowie Isolierverglasung.

2.2.1 Raumtemperatur

Das **Temperaturempfinden** des Einzelnen ist sehr unterschiedlich und situationsabhängig. Oft verändert es sich im Alter und bei Krankheit, es werden höhere Raumtemperaturen verlangt. Die empfohlenen Temperaturen sind daher **Mittelwerte** (Tab. 2.2).

Raum	°C
Wohnzimmer	20
Küche	20
Bad	21
Schlafzimmer, Tag	18
Schlafzimmer, Nacht	14–16

Tab. 2.2: Empfohlene Temperaturen im Wohnbereich.

2.2.2 Luftfeuchtigkeit und -qualität

Wesentlich für ein angenehmes Raumklima ist die **optimale Luftfeuchtigkeit**. Diese liegt bei etwa **40–60 % relativer Feuchte**. Empfohlen werden im Durchschnitt 45–55 %, über 60 % nur etwa 2 Std. täglich.

Bei **zu hoher Luftfeuchtigkeit** funktioniert die wärmeregulierende Verdunstung über die Haut schlecht. Ist die Lufttemperatur zusätzlich hoch, wird die Luft als schwül empfunden.

Darüber hinaus kann es an kalten Außenwänden zur Schimmelbildung kommen. Durch Abgabe von Sporen kann die Gesundheit beeinträchtigt werden, z. B. durch eine **Schimmelpilzallergie**. Eine relative Luftfeuchtigkeit über 60 % ermöglicht auch die Entwicklung und das Überleben von **Hausstaubmilben**, deren Kot bei vielen Menschen zu **allergischen Erscheinungen** und **Atemwegserkrankungen** führt.

Bei **zu niedriger** Luftfeuchtigkeit kommt es zu **Austrocknungserscheinungen** wie Augenbrennen, Hautreizungen und Hustenreiz. Die erhöhte Beanspruchung der Schleimhäute von Rachen und Atemwegen erhöht die **Anfälligkeit für Erkältungen**.

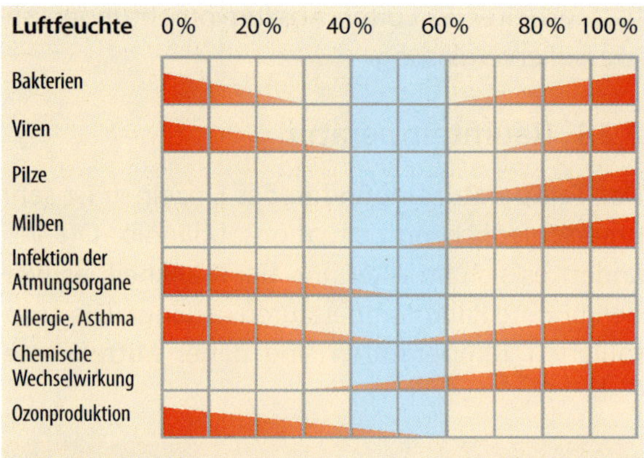

Abb. 2.3: Raumluftfeuchte und Wirkungen

Feuchtigkeit wird in der Wohnung durch verschiedene Quellen produziert, z. B. beim Kochen oder über die Haut und Atmung (Tab. 2.3). In einen 4-Personen-Haushalt kann dies bis zu **15 l täglich** ergeben.

Die Aufnahmefähigkeit der Luft für Wasserdampf sinkt mit der Temperatur, deswegen setzt sich an kalten Flächen das Wasser als Tau ab, z. B. am Spiegel im Bad beim Duschen.

Zur **Regulierung der Luftfeuchtigkeit** kann geheizt und/oder gelüftet werden. Da die Heizungen oft über Thermostate gesteuert werden und den Bedürfnissen bereits angepasst sind, konzentrieren sich die Maßnahmen auf das Lüften. Dies verbessert zusätzlich die **Luftqualität**.

Quelle	Menge
Kochen	ca. 0,6 l pro Mahlzeit
Duschen	ca. 1,5 l pro Person
Wannenbad	ca. 1,0 l pro Person
Geschirrspüler	ca. 0,2 l pro Durchlauf
Waschmaschine	bis zu 0,4 l pro Füllung
Zimmerpflanzen	bis zu 1,0 l pro Tag
Atmung	ca. 0,5 l pro Person / Tag
Schweiß (bei Normaltemperatur)	ca. 0,5 l pro Person / Tag

Tab. 2.3: Wasserabgabe unterschiedlicher Quellen.

Die Raumluftqualität wird durch den aktuellen Sauerstoffgehalt und durch gas- oder staubförmige Verunreinigungen bestimmt. Eine Abnahme der Sauerstoffkonzentration wird z. B. erheblich durch brennende Kerzen oder Petroleumlampen unterstützt und macht sich bemerkbar durch

- Unwohlsein,
- Konzentrationsstörungen,
- Kopfschmerzen oder
- Müdigkeit.

Verunreinigungen der Raumluft entstehen u. a. durch:

- Ausdünstungen von Klebern,
- Zusatzstoffen in Teppichböden, Möbeln oder Tapeten,
- Kochen,
- Benutzung von Reinigungsmitteln und
- Tabakrauch.

Moderne Wohnungen haben viele Vorteile hinsichtlich der Schalldämmung und der Energiebalance. Dies erfordert häufiges und kontrolliertes Lüften.

✔ **Tipp** Küchen, Bäder und Räume, in denen Wäsche gemacht, gebügelt oder geraucht wird, sollten während der Nutzung geschlossen bleiben und dann möglichst sofort nach draußen entlüftet werden.

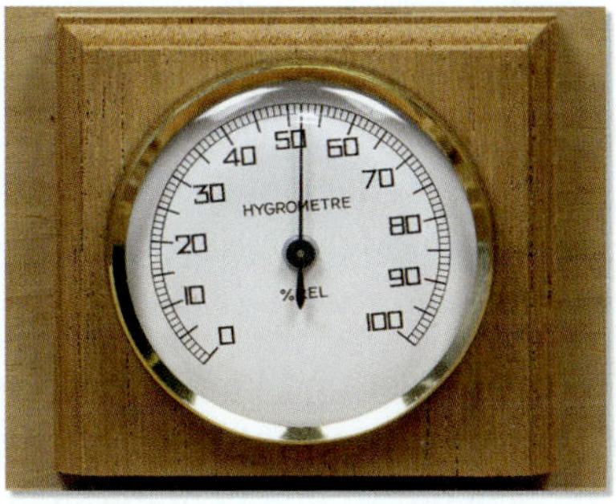
HYGROMETRE

Abb. 2.4: Mithilfe eines **Hygrometers** (Feuchtigkeitsmesser) kann man die Luftfeuchtigkeit in einem Raum bestimmen und kontrolliert lüften.

Richtiges Lüften bedeutet:

- von drinnen nach draußen, d. h. Austausch wärmerer und feuchter Luft gegen kältere und trockenere
- möglichst durch zwei gegenüberliegende Fenster (**Querlüftung**)
- unabhängig vom Wetter, auch bei Regen ist die kalte Außenluft trockener als die warme Zimmerluft
- bei niedriger Zimmertemperatur häufiger
- bei niedrigen Außentemperaturen kürzer
- kurzzeitig, aber intensiv, **Stoßlüftung** mit geöffnetem Fenster reicht auch bei Windstille und geringen Temperaturunterschieden aus
- bei dichten Isolierglasfenstern häufiger
- Bad ohne Fenster mit automatischer Lüftung versehen
- Dunstabzugshaube in der Küche

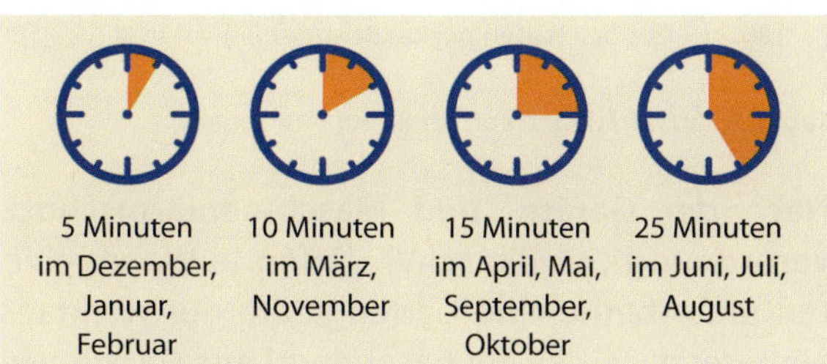
5 Minuten im Dezember, Januar, Februar
10 Minuten im März, November
15 Minuten im April, Mai, September, Oktober
25 Minuten im Juni, Juli, August

Abb. 2.5: Temperaturabhängige Stoßlüftung

Gelüftet werden sollte bei ganztägig bewohnten Wohnungen

- morgens, alle Fenster und Türen öffnen, vollständiger Luftaustausch
- vormittags und nachmittags, nur Zimmer, in denen sich Personen aufhalten
- abends, vollständiger Luftaustausch, auf jeden Fall Schlafzimmer
- Bäder auf dem kürzesten Weg nach draußen lüften
- beim Kochen, Wäschetrocknen, Bügeln: Raum geschlossen halten und möglichst sofort oder öfter nach draußen lüften

! Merke Ungeeignet ist das Lüften mit gekipptem Fenster. Es kostet Heizenergie und hat nur einen geringen Effekt.

2.2.3 Geräuschpegel

Durch die zunehmende Mobilität, Technisierung und das veränderte Freizeitverhalten nehmen die schädigenden Auswirkungen von **Schall** (**Lärm**) zu. **Lärmschäden** können durch zu lautes Musikhören, unsachgemäßen Umgang mit motorisierten Geräten oder Explosionen (**Knalltrauma**) entstehen.

Der **Schallpegel** von Lärmquellen wird in **Dezibel** (**dB**) gemessen, ein logarithmisches Maß, das bedeutet, dass ein Unterschied von 10 dB als Verdoppelung der Lautstärke wahrgenommen wird. Ab **3 dB** sind Unterschiede in der Lautstärke deutlich hörbar (Tab. 2.4).

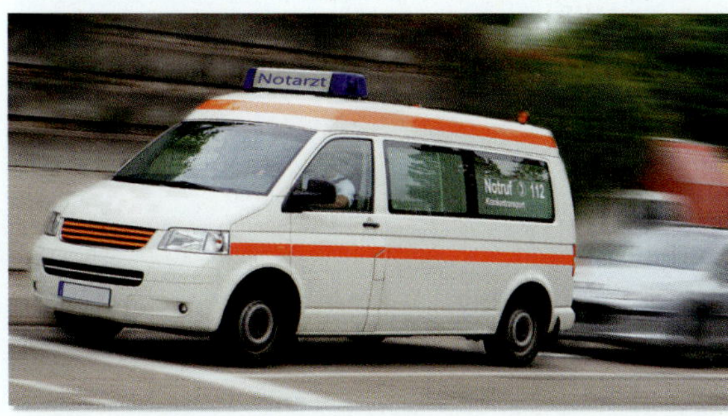
Notarzt
Notruf 112

Abb. 2.6: Die wahrgenommene Lautstärke hängt allerdings nicht nur vom Schallpegel, sondern auch von der Art der Geräuschquelle ab. Einzeltöne und Geräusche mit stark wechselnder Intensität werden deutlich besser wahrgenommen. Dies nutzt man z. B. bei dem Signalhorn von Rettungsfahrzeugen.

Wie weit der Einzelne sich gestört fühlt, hängt sehr von den Umständen und der persönlichen Einstellung ab. So wird Straßenlärm gerade von älteren Menschen häufig besser toleriert als der Lärm spielender Kinder.

LF 2.2

Die **subjektive Wahrnehmung** hat nichts mit den **Schäden** zu tun, die der Schall am Gehör hervorrufen kann. Für Erwachsene gilt eine **Lärmgrenze** von **85 dB**, höhere Schallpegel gefährden das Gehör. Die Schallintensität, die Bandbreite des Schalls, die Einwirkungszeit, Erholungsphasen und eine individuelle Empfindlichkeit spielen dabei eine wichtige Rolle.

Hohe Schallpegel verursachen darüber hinaus **Unwohlsein** ab ca. 120 dB und **Schmerzen** ab ca. 130 dB. Auch dauerhafte Einwirkungen von individuell nicht als auffällig empfundenen Geräuschpegeln können gesundheitliche Schäden hervorrufen.

Unterbrechungen des Schlafes können schon bei Störgeräuschen von nur **35 dB** auftreten. Selbst wenn der Betroffene nicht aufwacht, kann sich die Schlaftiefe verändern und die Erholung mindern. Chronische Ermüdung zeigt sich am Schlafbedürfnis tagsüber, eingeschränkter Leistungsfähigkeit und einer höheren Krankheitsanfälligkeit.

LF 2.2

Neben der **Hörminderung** bzw. **Lärmschwerhörigkeit** (► LF 1.3, Kap. 19.9.4, S. 692) wirkt sich dauerhafter Lärm auch auf andere Organe aus. Vor allem nimmt das Risiko von **Herz-Kreislauf-Erkrankungen** zu, der **Blutdruck** steigt. Es kann zu **psychosomatischen Störungen** kommen (► LF 1.3, Kap. 20.4.7, S. 705).

Geräuschquelle	dB
absolute Ruhe (Hörschwelle)	0
ruhiges Atmen, Rauschen von Blättern	10
ruhiges Zimmer	20–30
Ticken einer Uhr, flüstern	30
Straßenverkehr (Nebenstraße)	40
Vogelgezwitscher, leise Radiomusik, Kühlschrank	50
normale Unterhaltung in 1 m Entfernung	40–60
Fernseher bei Zimmerlautstärke in 1 m Entfernung	60
Staubsauger, Föhn, Rasenmäher	70
einzelner Pkw in 10 m Entfernung	60–80
Hauptverkehrsstraße in 10 m Entfernung	80–90
lebhafte Kinder	90
Disco	100
Walkman®, MP-3 Player	bis 120

Tab. 2.4: Geräuschquellen und deren Schallpegel.

Lärmbelastung hat auch soziale Auswirkungen. Als Gegenmaßnahme wird häufig die Stimme angehoben, um verstanden zu werden bzw. Radio oder Fernseher lauter gestellt. Dadurch fühlen sich Nachbarn oder die Hausgemeinschaft gestört und die Situation kann eskalieren.

Gravierender und im Alter häufiger anzutreffen ist ein **Rückzugsverhalten**:
- Einschränkung der Kommunikation durch verminderte Verständlichkeit
- veränderte Nutzung von Wohnräumen, z. B. Schlafen auf der Couch
- Verzicht auf die Nutzung von Balkon oder Terrasse und Garten
- Unterlassung des Lüftens

Zur Reduzierung der Lärmbelästigung durch den Verkehr gibt es Grenzwerte, die eingehalten werden müssen. So regelt die **Verkehrslärmschutzverordnung** u. a., welche Intensität der Verkehrslärm in der Nähe von Pflegeheimen und in reinen Wohngebieten haben darf.

dB	Auswirkungen
40	Schwelle für beginnende Konzentrationsstörungen
65	Risiko für Herz-Kreislauf-Erkrankungen
85	unangenehm, bei langfristiger Einwirkung Hörschäden
> 120	Gehörschäden bei kurzfristiger Einwirkung

Tab. 2.5: Auswirkungen von Schall auf das Gehirn.

Nach der **Geräte- und Maschinenlärmschutzverordnung** (32. BImSchV) dürfen in Wohngebieten motorbetriebene Gartengeräte nur werktags eingesetzt werden, für besonders laute Geräte, wie Laubbläser, gelten Betriebszeitbeschränkungen.

Empfehlungen für eine Reduzierung der Lärmbelastung in der Wohnung:
- Einhalten der gesetzlichen Ruhezeiten, z. B. Mittagsruhe.
- Ruhephasen, in denen bewusst Fernseher und Radio ausgeschaltet bleiben, z. B. beim Lesen, dienen auch der Konzentrationsverbesserung.
- Bewusstes Hören und Sehen, Verzicht auf dauerhafte Berieselung.

- Bei Einsatz von Geräten wie Kühlschrank, Staubsauger oder Föhn auf geräuscharme Modelle achten.
- In der Wohnung leise gehen.
- Musik nicht zu laut stellen.
- Fernseher auf Zimmerlautstärke, evtl. Einsatz von kabellosen Kopfhörern.
- Türen nicht zuschlagen.
- Telefon- und Türklingeln nicht auf maximale Lautstärke stellen, bei Bedarf Unterstützung durch Lichtsignalanlagen.

DMB

Hausordnung

Die Hausordnung regelt das Zusammenleben aller Mitbewohner des Hauses. Sie enthält Rechte und Pflichten. Sie gilt für alle Bewohner.

Ohne eine gewisse Ordnung ist das Zusammenleben mehrerer Menschen unter einem Dach nicht möglich. Alle werden sich nur dann wohlfühlen, wenn alle Hausbewohner aufeinander Rücksicht nehmen.

Lärm

- Jeder Mieter, jede Mieterin ist dafür verantwortlich, dass vermeidbarer Lärm in der Wohnung, im Haus, im Hof und auf dem Grundstück unterbleibt. Besondere Rücksichtnahme ist in der Zeit von 13.00 bis 15.00 Uhr sowie zwischen 22.00 Uhr und 6.00 Uhr geboten. Radios, Fernsehen, CD-Player und so weiter sind auf Zimmerlautstärke einzustellen.

  Bei Feiern aus besonderem Anlass sollten alle Mitbewohner rechtzeitig informiert werden.
- Das Spielen von Instrumenten ist während der Mittagsruhe (13.00 bis 15.00 Uhr) und zwischen 19.00 Uhr 8.00 Uhr grundsätzlich untersagt. In den anderen Zeiten darf nicht länger als zwei Stunden am Tag musiziert werden.

Abb. 2.7: Für den engeren Wohnbereich schützen **Hausordnungen** (► LF 2.2, Kap. 2.5, S. 917) die Mittagsruhe (häufig 13–15 Uhr). Allgemein verbindlich ist, dass Fernseh- und Rundfunkgeräte von 22–7 Uhr nur in Zimmerlautstärke betrieben werden dürfen, Duschen nach 22 Uhr muss auf 30 min begrenzt werden. Staubsauger sollten in den üblichen Ruhezeiten nicht benutzt werden.

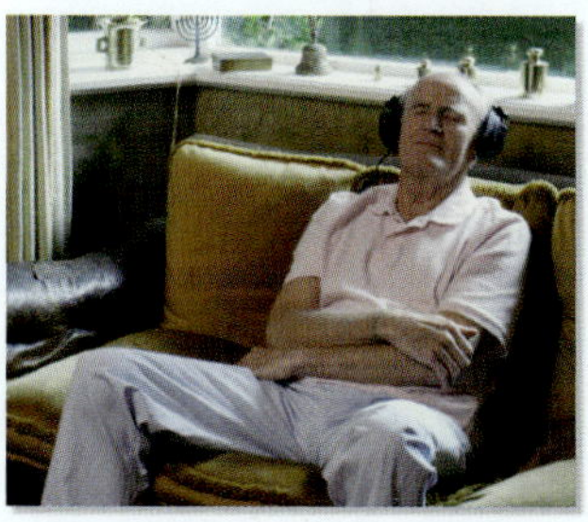

Abb. 2.8: Um Musik bewusst zu hören und Mitbewohner nicht zu stören, können Kopfhörer eingesetzt werden.

2.2.4 Beleuchtung

Licht gehört zu den elementaren Phänomenen der Welt. Es ermöglicht z. B. das Pflanzenwachstum (Fotosynthese), steuert biologische Prozesse, z. B. die Vitamin-D-Produktion in der Haut, kann aber auch, je nach Zusammensetzung und Intensität, schädigen (Hautkrebs).

Licht wird über das Auge aufgenommen und regt im Zwischenhirn hormonelle Regelkreise an, die Körperfunktion, Wachheit, Stimmung und wahrscheinlich auch den Blutkreislauf steuern. Licht ermöglicht das **farbige Sehen** und unterstützt damit die **Orientierung in der Umwelt**.

Ausreichend Licht ermöglicht die sichere Ausübung notwendiger Tätigkeiten. Die Art und Weise der **Beleuchtung** hat Auswirkungen auf das **Wohlbefinden**. Dabei wird durch die große Anpassungsfähigkeit des Auges der Einfluss der **Lichtverhältnisse** auf die Leistungsfähigkeit beim Arbeiten und im Alltag unterschätzt. Zu helle Beleuchtung lässt auf Oberflächen störende Lichtreflexe entstehen, unzureichende Beleuchtung verringert die Kontraste und stört das scharfe Sehen. Die so stattfindende Überbeanspruchung führt zu Konzentrationsproblemen, geminderter Leistungsfähigkeit und rascher Ermüdung. Um notwendige Aktivitäten sicher ausüben zu können, ist eine entsprechende Beleuchtung notwendig.

Die **Beleuchtungsstärke** wird in **Lux** (lx, Lichtstrom pro Fläche) mit **Luxmetern** gemessen. Dies ist ein Maß für die Helligkeit, mit der eine Fläche beleuchtet wird. Entscheidend für das Erkennen von Gegenständen ist, wie viel von dem Licht diese reflektieren und aus welcher Entfernung sie betrachtet werden.

Abb. 2.9: Mit der Entwicklung künstlicher Lichtquellen konnte der Mensch seine Aktivitäten zeitlich und räumlich ausweiten. Die für den Menschen **optimale Lichtquelle** stellt das natürliche Licht der Sonne dar. Künstliche Lichtquellen sind nur Ersatz und müssen an die Bedürfnisse angepasst werden.

LF 2.2

50 lx sind die untere Grenze für optimales Sehen für junge Leute, wenn es sich um helle Gegenstände handelt. Für ältere Menschen müssen die Lichtquellen stärker sein.

Lichtquelle	Helligkeit in Lux
unbedeckte Sonne	100 000
bedeckte Sonne	20 000
Schatten im Sommer	10 000
Operationslampen	10 000
Bürobeleuchtung	500
Flurbeleuchtung	100
Straßenbeleuchtung	20
Kerze in 1 m Entfernung	1
Mondlicht	0,25
Sternenlicht bei klarer Nacht	0,001
bedeckter Nachthimmel	0,0001

Tab. 2.6: Helligkeit unterschiedlicher Lichtquellen.

LF 2.2

Für die einzelnen Wohnbereiche gibt es unterschiedliche Beleuchtungsempfehlungen:

- **Flure** sind Durchgangsräume und werden nur wenig genutzt. Ausreichend ist daher eine Gesamtausleuchtung durch eine Deckenlampe oder einen Wandfluter. Bei Bedarf sollte ein Ankleidespiegel oben und seitlich mit Beleuchtung versehen sein, um den ganzen Körper ausreichend betrachten zu können.
- Im **Wohnzimmer** liegt der Schwerpunkt auf der wohnlichen Atmosphäre, die durch gemütliches, indirektes und nicht zu grelles Licht unterstützt wird. Geeignet sind Deckenfluter, dimmbare Deckenlampen sowie Stehlampen. In Bereichen, in denen gelesen wird, ist eine direkte Beleuchtung vorteilhaft.
- Am **Schreibtisch** sollte ebenfalls eine schwenkbare Lampe eingesetzt werden. Bei Rechtshändern links, um Schatten durch die eigene Hand zu vermeiden. Die Arbeitsfläche sollte möglichst vollständig ausgeleuchtet sein, Auflagen auf der Arbeitsfläche vermeiden eine Blendung.
- Über dem **Esstisch**, der meist auch für andere Aktivitäten genutzt wird, ist eine höhenverstellbare Pendelleuchte mit undurchsichtigem Schirm die ideale Lichtquelle. Sie kann je nach Bedarf höher oder tiefer hängen und verhindert, dass die am Tisch Sitzenden geblendet werden. Empfohlener Abstand zum Tisch: 60 cm.
- Das **Schlafzimmer** sollte neben einer Deckenleuchte über Nachttischlampen verfügen, die einen möglichst begrenzten Bereich ausleuchten, um Störungen zu vermeiden. Diese Lampen sollten gut erreichbar sein und große Schalter haben, um sie im Dunkeln leicht zu finden. Für Schränke gibt es direkt zu montierende oder bereits installierte Leuchten, die den Inhalt gut erkennen lassen.
- Die **Küche** ist eindeutig als Arbeitsbereich zu betrachten, in dem die Sicherheit Vorrang vor der Gemütlichkeit hat. Zunächst ist eine Gesamtausleuchtung mit Decken- oder Leuchtstofflampen erforderlich. Dabei werden für Energiesparlampen 5 / m^2 Watt und für Leuchtstofflampen 10 Watt / m^2 Bodenfläche empfohlen. Zusätzlich sollten Arbeitsflächen gesondert ausgeleuchtet werden. Hierfür gibt es bei Einbauküchen meist direkt unter den Oberschränken befestigte Niedervolt-Halogenlampen, die blendfreies Arbeiten ermöglichen.
- Auch im **Badezimmer** hat die Sicherheit Vorrang und erfordert eine gute Gesamtausleuchtung wie in der Küche. Das Waschbecken und den Spiegel zusätzlich beleuchten.

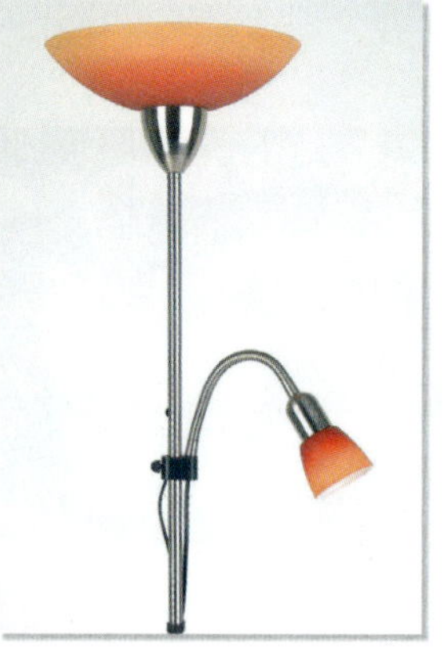

Abb. 2.10: Ein Deckenfluter mit schwenkbarer Leselampe minimiert die Störung anderer Personen.

Das **Tageslicht** hat eine positive Wirkung auf den menschlichen Organismus. Fenster möglichst wenig verhängen, um das Tageslicht in den Wohnraum zu lassen. In Bereichen, in denen Sichtschutz erforderlich ist, z. B. lichtdurchlässige Lichtschutzfolien auf die Scheiben kleben.

2.3 Technische Hilfen in der Wohnung

Schon bevor es zu Funktionsstörungen mit Beeinträchtigung der Alltagsfähigkeit kommt, können **technische Hilfen** ältere Menschen unterstützen. Hier handelt es sich um **Geräte des Alltags**, sogenannte »intelligente Produkte«, die im Hinblick auf die besonderen Bedürfnisse der älteren Menschen entwickelt wurden und das Leben erleichtern sollen (Tab. 2.7).

Ziele sind im Einzelnen:
- persönliche Sicherheit fördern
- Unfall vermeiden
- Komfort verbessern
- eigene Ressourcen erhalten

Bereich	Gerät
Kommunikation	• Handy mit großem Display, großen Tasten, verstellbarer Lautstärke, Notfalltaste, Geräteortung • Anrufsignalgeber für das Telefon
Mediennutzung	• Großtastenfernbedienung für TV • Funkkopfhörer
Küche	• elektrischer Dosenöffner • Deckelöffner für Ringverschlüsse • Flaschenöffner • rutschfeste Unterlagen
Bad	• Stielbürsten mit Aufsätzen zum Eincremen • separate Duschkopfhalterungen • Wanneneinstiegshilfen • weicher Toilettensitz • Duschhocker mit drehbarem Sitz
Schlafzimmer	• Betten in Komforthöhe • verstellbare Rahmen • Venenkissen
Wohnbereich	• Hygrothermometer
Mobilität	• Gehstock mit Licht, Stockschlaufe • Gehstockhalter • kombinierter Schirm-Gehstock • Pkw-Einstiegshilfe • Garagenampel • Einparkhilfe
Medikamenteneinnahme	• Tablettenteiler • Tages/Wochendosett • Tablettenbox mit Erinnerungsfunktion

Tab. 2.7: Beispiele für sinnvolle Alltagsgeräte.

2.4 Sicherheit in der Wohnung

Nach Angaben des Deutschen Kuratoriums für Sicherheit in Heim und Freizeit e.V. betreffen rund 81 % aller tödlichen **Hausunfälle** Menschen über 65 Jahre. Bei Einhaltung einfacher Vorsichtsmaßnahmen, unterstützt durch technische Vorkehrungen, wären viele Unfälle vermeidbar.

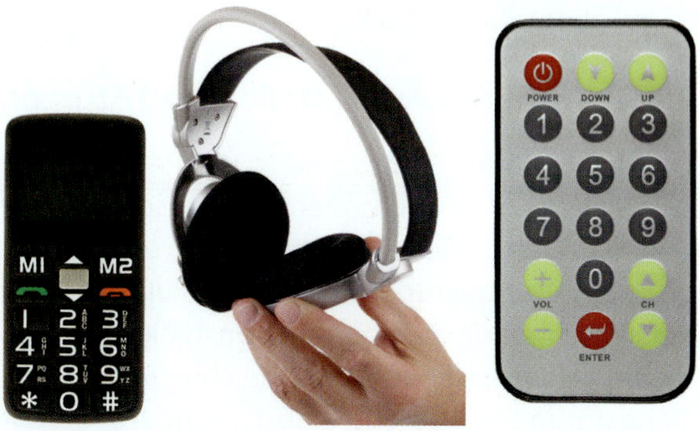

Abb. 2.11: Verschiedene technische Hilfen im Alltag.

2.4.1 Sicherheit von Geräten und Hilfsmitteln

Viele Unfälle geschehen durch **unsachgemäßes Hantieren mit elektrischen Geräten** in Küche und Bad.

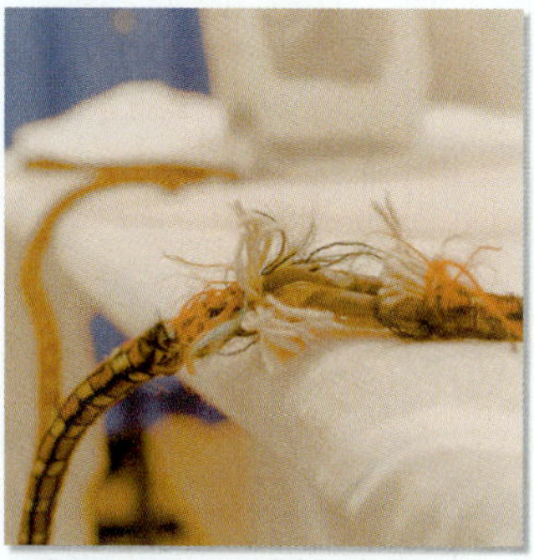

Abb. 2.12: Bei einem defekten Kabel sollte das Gerät nicht mehr benutzt und ausgetauscht werden.

Vorsichtsmaßnahmen
- Elektrogeräte regelmäßig überprüfen.
- Bei Wackelkontakten, beschädigtem Gehäuse oder lockerem oder beschädigtem Kabel Gerät nicht benutzen.
- Bei Geruchsentwicklung Stecker sofort aus der Steckdose ziehen und Gerät vom Fachmann überprüfen lassen.

- Glühlampenwechsel nur bei ausgeschaltetem Gerät.
- Stecker nicht am Kabel aus der Steckdose ziehen.
- Elektrogeräte nie in der Nähe gefüllter Badewannen benutzen.
- Lüftungsschlitze von Fernsehgeräten nicht mit Zierdecken verschließen.
- Bei längerer Abwesenheit Elektrogeräte nicht auf Stand-by-Modus lassen.

2.4.2 Verhüten von Unfällen und Stürzen

Die **Ursachen für Stürze** sind in der Person selbst begründet. Im Erwachsenenalter, besonders bei eher passivem Lebensstil, kommt es zu einem Rückgang der Muskulatur um 20 bis 40 % und zu einer Verschlechterung der Koordinationsfähigkeit. Nach einem Schlaganfall oder bei Gleichgewichts- und Gangstörungen besteht eine besondere Gefährdung. Unsicherheit und Angst vor dem Fallen erhöhen das Risiko (► LF 1.3, Kap. 1.9.3, S. 272).

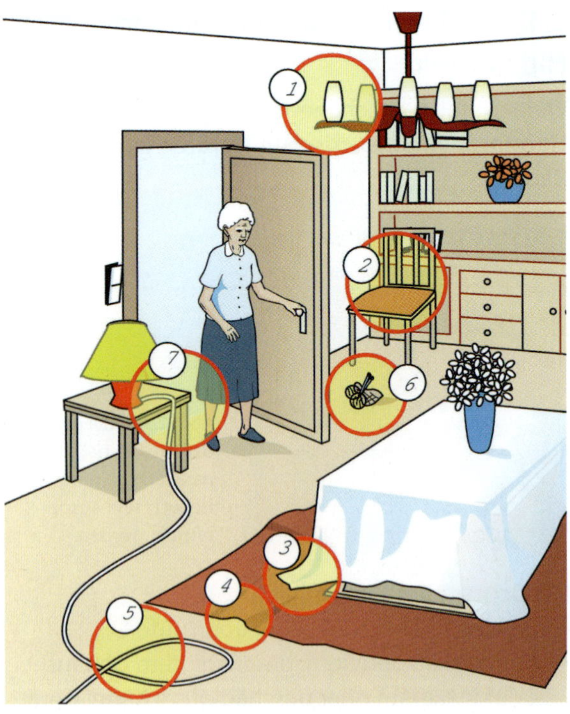

Abb. 2.13: Typische Stolperfallen im Wohnbereich: 1. schlechte Beleuchtung; 2. Stuhl statt Trittschemel oder Leiter; 3. überlange Tischdecke; 4. lose Teppichkanten; 5. loses Kabel; 6. auf dem Boden liegende Gegenstände; 7. hervorstehende Möbelkanten

Häufig bestehen Probleme mit der Brille. **Gleitsicht- oder Mehrfokalbrillen** erleichtern zwar den Alltag, weil die Brille nicht mehr gewechselt werden muss, gleichzeitig sind sie ein Unsicherheitsfaktor. Da beim Treppenabwärtssteigen unwillkürlich der Blick nach unten durch den Leseteil fällt, sind die Stufen nur noch unscharf zu erkennen.

Der Hauptgrund für Stürze liegt allerdings in der **Einrichtung der Wohnung**. Hier gibt es eine Reihe von **Stolperfallen**, die es zu entdecken und entschärfen oder zu beseitigen gilt.

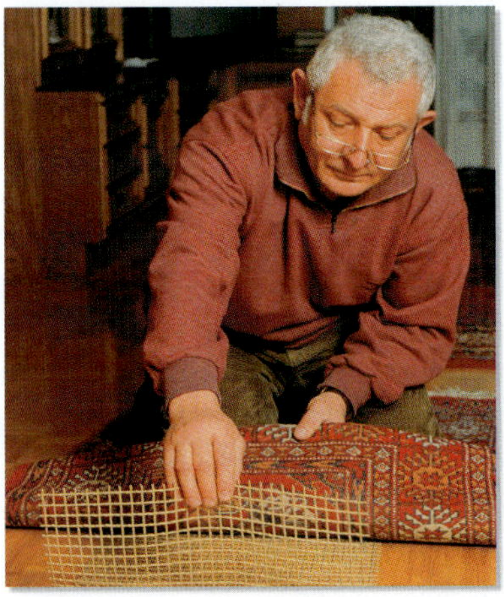

Abb. 2.14: Eine sichere Teppichverlegung kann Stürze verhindern.

Stürze verhüten durch:

- durchgehende, griffsichere **Handläufe** an Treppen
- **trittsichere** Treppenstufen: Oberflächenstruktur, Profilschienen
- gute **Ausleuchtung** der Treppe: blendfrei, hohe Lichtintensität
- ausreichende Beleuchtung in allen Räumen (► LF 2.2, Kap. 2.2.4, S. 967)
- Sicherheitsbeleuchtung neben dem Bett, im Flur, im Bad
- **rutschsichere Teppiche** und Brücken, auf Bettvorleger verzichten
- **rutschhemmende Matten** für Badezimmer und Badewanne
- **Gerätekabel** fixieren: Klebehalterungen, Überlängen aufgerollt hinter dem Gerät verstauen
- sichere **Trittleitern** für Arbeiten über Reichhöhe
- **Griffe** als Einstiegshilfen oder zum Aufstehen für Badewanne und Toilette
- Feuchtigkeit auf Fliesen sofort beseitigen

Ursache	0–15	15–25	25–45	45–65	über 65 Jahre
Vergiftung	2	3	34	52	25
Sturz	16	5	42	486	6007
Feuer	15	10	25	93	156
Ertrinken	14	0	2	15	41
mechanisches Ersticken	20	5	16	50	209
Verbrennen, Verbrühen	0	0	0	2	20
Sonstige Unfälle	11	4	9	74	401
Gesamt	78	27	128	772	6859

Tab. 2.8: Tödliche häusliche Unfälle (Stat. Bundesamt 2011)

2.4.3 Schutz vor Diebstählen und Überfällen

Wohnungseinbrüche sind vor allem in Ballungszentren ein ständiges Problem. Dabei sind nicht nur Einzelhäuser, sondern auch Mietwohnungen betroffen.

Zumeist sind **Wohnungstüren** mit Stemmeisen, Schraubendreher, Draht oder Dietrich schnell zu öffnen. Einlass in ein Haus mit mehreren Partien bekommt der Einbrecher oft problemlos, da auf einfaches Klingeln weitestgehend ohne jede Rückfrage Haustüren geöffnet werden.

Häufig werden ältere Menschen in der eigenen Wohnung Opfer von **Trickbetrügern**. Diese verschaffen sich z.B. durch Haustürgeschäfte, Hilfeersuchen wie die Bitte um ein Glas Wasser oder angebliche Kontrollen von Wasserzählern Zutritt zur Wohnung.

! Merke Es gilt das Hausrecht. Zutritt zur Wohnung haben auch Vertreter von Institutionen, z.B. GEZ, Wasserwerk, E-Werk, Hausverwaltung, Polizei, nur mit Einwilligung

Vorsichtsmaßnahmen
- Beim Klingeln über die Rufanlage nachfragen.
- Selbst bei kurzfristigem Verlassen der Wohnung Tür immer vollständig abschließen.
- Tür durch Kette sichern.
- Keine Unbekannten in die Wohnung lassen.
- Darauf bestehen, dass sich Besucher von Institutionen oder Firmen, z.B. MDK-Gutachter, Kontrolleure, ausweisen.
- Bei voraussehbaren Kontakten, wie Handwerker oder die Altenhilfe, soweit wie möglich Unterstützung von Nachbarn oder Familienangehörigen holen.
- Pflegedienst, falls erforderlich, mit einem Schlüssel ausstatten. Abgabe, Person, Anzahl der Schlüssel dokumentieren lassen und Quittung fordern.
- Klingelzeichen mit Pflegedienst, Nachbarn, »Essen auf Rädern«, Apotheken etc. vereinbaren.
- Bezugspflegepersonen sicherstellen. Vertreter sollen vorgestellt und Änderungen vorher telefonisch mitgeteilt werden.

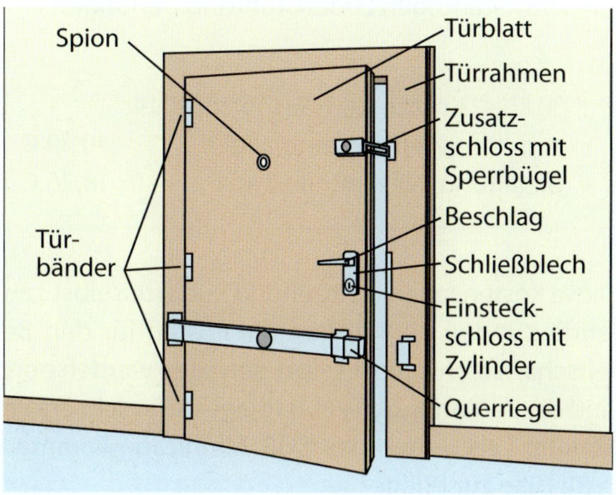

Abb. 2.15: Um die Wohnungstür sicherer zu gestalten, gibt es Hinweise von der Polizei oder von Spezialgeschäften, die auch die notwendigen Installationen übernehmen.

LF 2.2

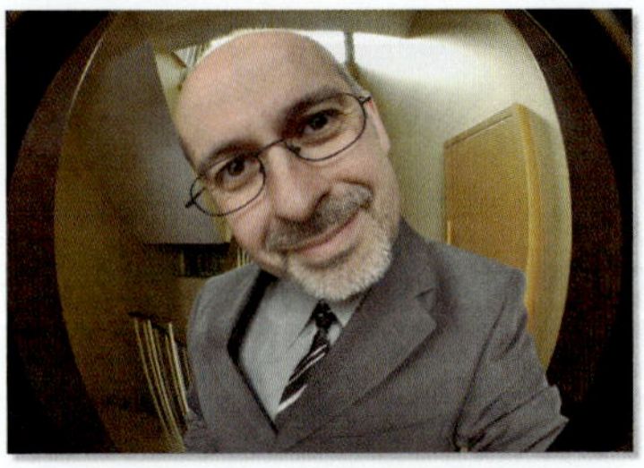

Abb. 2.16: Die Wohnungstür geschlossen halten, bis durch den »Spion« gesehen werden kann, wer vor der Tür steht.

2.4.4 Hausnotrufsysteme

Viele ältere Menschen fühlen sich in ihren Wohnungen generell unsicher. Häufig sind es auch Angehörige, die sicher sein wollen, dass im Falle eines Unfalls, Sturzes oder anderer Probleme Hilfe angefordert werden kann. Hier bieten **Hausnotrufsysteme** eine Lösung an. Sie lassen sich in jeder Wohnung ohne großen Aufwand installieren, wenn dort ein Telefonanschluss vorhanden ist.

Finanzierung

Unter bestimmten Umständen, wie Vorliegen einer Pflegestufe oder Befürwortung durch den MDK, übernimmt die **Pflegeversicherung nach SGB XI §78 Abs. 1** anteilig die Kosten für den Hausnotruf. Anspruch haben Pflegebedürftige, die alleine leben oder am Tage überwiegend auf sich selbst gestellt sind und die Unterstützung durch den Hausnotruf zur selbstständigen Lebensführung benötigen.

! Merke Kosten für Hausnotruf 2014:
- Anschlussgebühr (einmalig) 10,49 €
- Schaltung zur Zentrale (mtl.) 18,36 €

Diese Kosten fallen weitgehend auch für selbst zahlende Kunden an. Können die Kosten für den Bereitschaftsdienst nicht selbst getragen werden oder sind die Bedingungen einer Pflegestufe nicht erfüllt, können Leistungen des **SGB XII** infrage kommen (§ 61; Hilfe zur Pflege).

Installation

Die Einrichtung des Systems im Haushalt erfordert nur einen üblichen Telefonanschluss. An einem zentralen Ort, z. B im Flur, wird die **Basisstation**, die eine Freisprecheinrichtung enthält, ans Telefon angeschlossen.

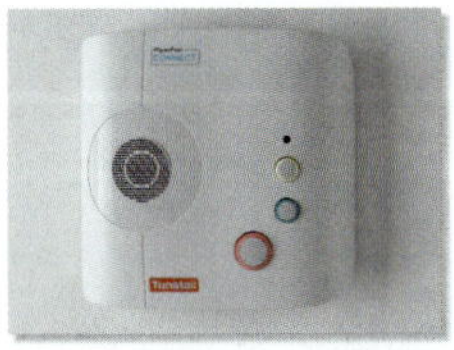

Abb. 2.17: Ein Beispiel für eine Basisstation.

Zur Auslösung des Notrufs wird üblicherweise der **Notrufsender (Funkfinger)** betätigt, der am Körper getragen wird und den Gesprächsverbindungsaufbau auslöst. Aufgrund der Konstruktion ist unbeabsichtigtes Auslösen kaum möglich.

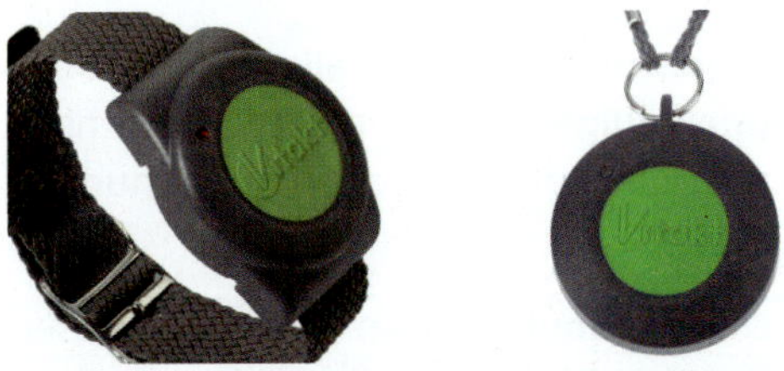

Abb. 2.18: Es gibt den Funkfinger als Anhänger an einer Halskette (Knopfdruck und Zug), als Clip an der Kleidung (Knopfdruck) oder als Armband am Handgelenk (Knopfdruck).

Leistungen

Unabhängig vom Anbieter werden meist folgende **Leistungen** zur Verfügung gestellt:
- Basisgerät und Notrufsender
- Geräteinstallation und -einweisung
- Anschluss an Zentrale mit Rund-um-die-Uhr-Besetzung mit Fachpersonal
- Tägliche Kontrolle durch Tagestaste und Rückfrage
- Vereinbarung, wer im Notfall zu unterrichten ist
- Annahme der Notrufe und Einleitung von erforderlichen Hilfsmaßnahmen
- Automatische Funktionstests, Wartung, Reparatur

Zusätzliche Leistungen können hinzugebucht werden, z. B. eine gesicherte Schlüsselverwahrung oder Noteinsätze durch den Leistungserbringer selbst. Die neuesten Generationen von Hausnotrufgeräten ermöglichen eine Anbindung von zusätzlichen Meldesystemen, z. B. Rauchmelder, Bewegungsmelder, Gasmelder etc.

Für noch außerhalb der Wohnung aktive Personen mit besonderen gesundheitlichen Problemen, z. B. Diabetes mellitus, Herzrhythmusstörungen, Bluter oder Rollstuhlfahrer, gibt es Mobiltelefone, die neben einer Notruftaste auch über ein **Positionssystem** (GPS) verfügen, das den Standort metergenau bestimmen kann.

Verfahren

Durch Auslösen des Notrufsenders wird die Verbindung mit der **Hausnotrufzentrale** hergestellt. Dort erscheinen automatisch die gespeicherten Daten mit Hinweisen zur Person, Krankheiten und Besonderheiten. Nach einer Nachfrage werden die individuell vereinbarten Maßnahmen eingeleitet, z. B. Einsatz von Pflegefachkräften, Benachrichtigung des Rettungsdienstes, Information der Angehörigen.

Hinweise zum Vertragsabschluss

Mittlerweile ist die Möglichkeit zur Sicherheitsunterstützung durch Hausnotruf etabliert und unter vergleichbaren Bedingungen bei vielen Anbietern möglich. Zum Teil unterscheiden sich allerdings die Angebote, Zusatzleistungen und Geräte.

Um eine individuell passende Versorgung sicherzustellen, sollten folgende Schritte beachtet werden:

- Kostenlose Beratung nutzen, im Internet informieren, z. B. unter www.bv-hausnotruf.de.
- Angebote und Leistungen vergleichen.
- Leistungspakete und Geräte auf Bedürfnisse hin überprüfen.
- Kein Abschluss ohne Vertrag.
- Feste Ansprechperson für Rückfragen verlangen.
- System passend zum Trageverhalten des Nutzers wählen.

%	Verhalten
47	tragen das Gerät nicht am Körper
16	tragen das Gerät »eher selten«
7	tragen das Gerät »meistens«
27	tragen das Gerät immer

Tab. 2.9: Trageverhalten von Handsendern (Zahlen: Dr. Hans-Peter Tews, KDA).

2.4.5 Brandschutz

In jedem Haushalt kann es, z. B. durch Überhitzung von Toaster oder Bratfett oder eine nicht ausgeschaltete Herdplatte, zu einem **Brand** kommen. Auch brennende Kerzen können eine Brandquelle darstellen. Daher dürfen Kerzen in Pflegeheimen oft nur im Gemeinschaftsbereich, welcher von Pflegefachkräften beaufsichtigt wird, angezündet werden.

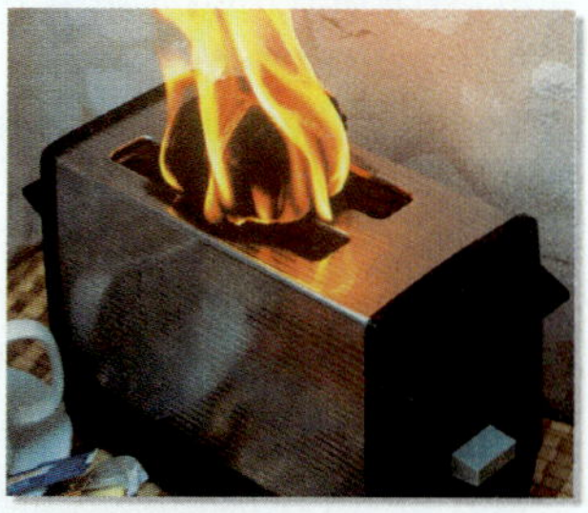

Abb. 2.20: Ein brennender Toaster als Brandquelle.

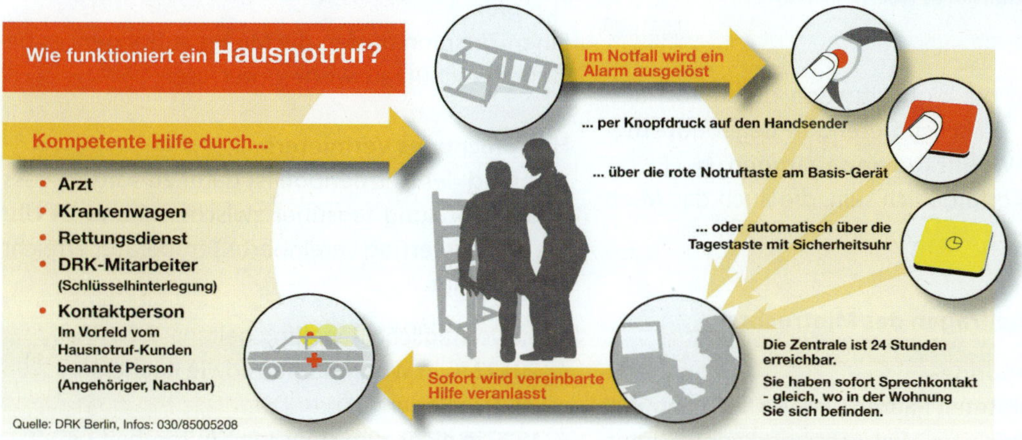

Abb. 2.19: Notrufkette – Wie funktioniert ein Hausnotruf?

Vorsichtsmaßnahmen

- Geräte, die heiß werden, nie unbeaufsichtigt lassen.
- **Herd** abschalten, wenn das Telefon klingelt.
- Keine brennbaren Gegenstände auf dem Herd abstellen.
- Beim **Braten** mit Fett passenden Deckel bereitlegen. Flammen können nur erstickt werden, kein Wasser nehmen.
- **Rauchmelder** installieren.
- Elektronische Herdüberwachung, die bei Überschreiten eingestellter Zeit oder bei zu großer Hitzeentwicklung den Herd abschaltet.
- Brennende **Kerzen** nicht unbeaufsichtigt lassen, alternativ elektrische Beleuchtung verwenden.
- Nicht im Bett **rauchen.**
- **Zigaretten** sicher ausdrücken, sie glimmen durch spezielle Brandmittel 15 min nach.
- **Wärmestau** bei Heizöfen und Leuchten vermeiden.

LF 2.2

2.5 Mietrecht

Das **Mietrecht** regelt die vertraglichen Beziehungen zwischen Mieter und Vermieter und gibt insbesondere älteren Menschen, die das Bedürfnis nach Kontinuität haben, **Sicherheit**.

> ✔ Tipp Vertragsunsicherheiten oder Streit mit dem Vermieter bzw. Nachbarn lassen sich am besten über Mietervereine regeln. Daneben gibt es Informationen über die Wohnungsämter und spezialisierte Rechtsanwälte.

Verändert sich die Wohnsituation durch Tod des Partners oder durch eintretende Pflegebedürftigkeit, können **Wohnraumanpassungen** (► LF 2.2, Kap. 3, S. 976) erforderlich sein, die auch das **Mietrecht** berühren.

Wichtige Einzelfragen des Mietrechts

Familienangehörige
Neben **verheirateten Paaren** werden auch **Lebensgemeinschaften** vom Mietrecht anerkannt. Mieter sind berechtigt, ihre nächsten Familienangehörigen in die Wohnung aufzunehmen. Geschieht dies länger als sechs Wochen, ist der Vermieter schriftlich zu benachrichtigen. Es bedarf keiner Genehmigung.

Besuch
Mieter sind berechtigt, Besuche in beliebiger Zahl und Häufigkeit zu empfangen, allerdings mit begrenzter Verweildauer.

Haustiere
Haustiere sind nicht immer unproblematisch, deshalb gibt es generell vier Möglichkeiten der Regelung:

- Der Mietvertrag enthält keine Regelung, dann gilt der »vertragsgemäße Gebrauch«. Das heißt, Hunde werden eher nicht gestattet, Katzen ja, Meerschweinchen, Hamster etc. sowie Fische bedürfen keiner Genehmigung.
- Der Mietvertrag verbietet die Tierhaltung entweder konkret auf die Art bezogen oder generell. Ausnahmen sind Kleintiere im Käfig.
- Der Mietvertrag verlangt die Zustimmung des Vermieters.
- Der Mietvertrag erlaubt die Tierhaltung, davon ausgenommen sind Kampfhunde und gefährliche oder ungewöhnliche Tiere wie Giftschlangen etc.

Gegensprechanlage
Gegensprechanlagen gehören heute zum Standard. Der Anschluss an eine nicht abhörsichere Anlage muss nicht geduldet werden.

Türspion
Einen Türspion dürfen die Mieter anbringen, es besteht ein schützenswertes Interesse.

Heizpflicht des Vermieters
Während der Heizperiode ist dafür zu sorgen, dass in der Wohnung tagsüber zwischen 6 und 24 Uhr die im Mietvertrag vereinbarte Temperatur erreicht werden kann.

Ohne vertragliche Regelung gelten:

- 20–22 °C in Wohnräumen sowie Küchen
- 23 °C in Bädern
- 18 °C in nicht zum ständigen Aufenthalt bestimmten Räumen, z. B. Schlafzimmer und Flur

- Nachts ist eine Absenkung auf 16 °C möglich.
- Außerhalb der Heizperiode muss geheizt werden, wenn die Außentemperatur drei Tage lang um 21 Uhr unter 12 °C liegt oder alle Mieter dies verlangen.

Hausordnung

Hausordnungen (►LF 2.2, Kap. 2.2.3, S. 967) regeln die Probleme, die sich aus dem Zusammenleben der Mieter ergeben können. Sie werden wirksam durch Vereinbarung und können nicht einseitig geändert werden. Geregelt werden u. a.:

- Ruhezeiten
- Schnee- und Glatteisräumung
- Nutzung von Gemeinschaftsräumen, z. B. Waschküche, Garage
- Abstellen von Kinderwagen, Rollatoren und Fahrrädern
- Treppenhausreinigung

Aufgaben

- Wie verhalten Sie sich, wenn die Pflege durch die Wohnungseinrichtung erschwert wird?
- Aus welchen Faktoren setzt sich das Raumklima zusammen?
- Was ist die optimale Luftfeuchtigkeit in einer Wohnung und warum sollte auf sie geachtet werden?
- Warum müssen Wohnräume gelüftet werden? Wie sieht richtiges Lüften aus?
- Durch was macht sich die Sauerstoffabnahme in einem Raum bemerkbar?
- Welche körperlichen Auswirkungen hat dauerhafter Lärm?
- Was sind die häufigsten Ursachen von Hausunfällen im Alter?
- Nennen Sie Vorsichtsmaßnahmen gegen Hausunfälle.
- Durch welche Maßnahmen können Stürze verhindert werden?
- Nennen Sie Vorsichtsmaßnahmen, um Wohnungsbrand zu vermeiden.

3 Wohnraumanpassung und Hilfsmittel

3.1 Wohnraumanpassung

Die meisten Menschen haben den Wunsch, in ihrer eigenen Wohnung und vertrauten Umgebung zu bleiben (► LF 2.2, Kap. 4.1, S. 989). Das erhöhte Risiko für Einschränkungen, insbesondere der Mobilität, bedingt bei älteren Menschen häufig die **Notwendigkeit einer Anpassung der Wohnverhältnisse** an ihre Fähigkeiten.

Die **Wohnraumanpassung** kann vorausschauend geschehen, wird aber auf jeden Fall notwendig, sobald Beeinträchtigungen oder Pflegebedürftigkeit eintreten. Es ist sinnvoll, eine **Bestandsaufnahme des Wohnraums** (Tab. 3.1) vorzunehmen, um dann zu den einzelnen Bereichen Lösungen zu erarbeiten und diese ggf. mit dem Vermieter abzusprechen (► LF 2.2, Kap. 2.5, S. 974).

Solche Idealbedingungen sind selten anzutreffen, können aber als Richtschnur für eine Optimierung dienen.

➔ **Definition** Merkmale einer **idealen altersgerechten Wohnung** sind:

- guter Zugang, Aufzug, keine Stufen oder Schwellen
- passende Größe, je nach Anzahl der Personen, getrennter Wohn- und Schlafbereich, ausreichend große Küche, Bad mit Bewegungsmöglichkeiten
- ausreichende Bewegungsmöglichkeit auch mit Gehhilfe oder Rollstuhl, Türbreiten mind. 80 cm
- zentrale Beheizung, automatisch oder gut zu regulieren
- ausreichender Tageslichteinfall, Fenster in Sitzhöhe, leicht zu öffnen und zu schließen
- Zugang zu Balkon, Terrasse oder Garten
- ausreichender Lärmschutz Stiftung Warentest

Auch für das **Wohnumfeld** gibt es Faktoren für optimales Wohnen:

- gute Erreichbarkeit mit dem öffentlichen Nahverkehr

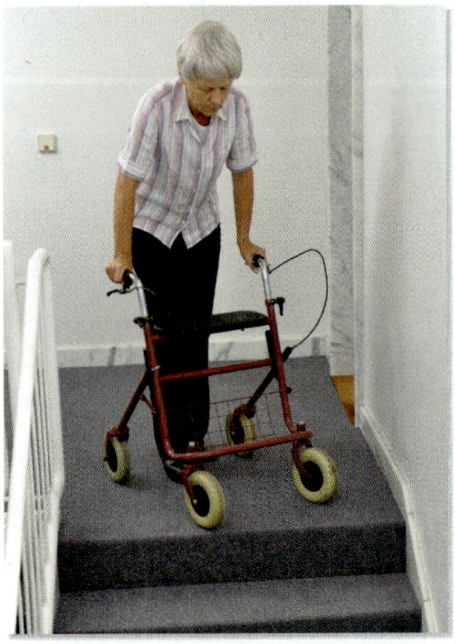

Abb. 3.1: In dieser Wohnung ist eine Anpassung der Wohnverhältnisse notwendig.

- Einkaufsmöglichkeiten für den täglichen Bedarf in der Nähe, Erreichbarkeit zu Fuß
- Arztpraxis in der Nähe
- gute Erreichbarkeit durch ambulante Dienste
- Kinos, Restaurants, Seniorentreffs, Altentagesstätten in erreichbarer Nähe

3.1.1 Barrierefreie Gestaltung des Wohnraums

➔ **Definition** **Barrierefrei** bedeutet, dass Räume, Gegenstände, Einrichtungen sowie Medien so gestaltet werden, dass sie von jedem Menschen unabhängig von einer vorhandenen Behinderung ohne Einschränkungen genutzt werden können.

Bei **Wohnraumanpassung zur barrierefreien Nutzung** z. B. für uneingeschränkte Nutzung mit dem Rollstuhl, gilt die **DIN-Norm 18040** in ihren beiden Teilen:

- **DIN 18040-1** Barrierefreies Bauen 1: öffentlich zugängliche Gebäude
- **DIN 18040-2** Barrierefreies bauen 1: Wohnungen

Die Wohnungen werden so verändert und ausgestattet, dass sie den besonderen Bedürfnissen von Senioren oder Menschen mit Behinderungen an

Komfort und Sicherheit entsprechen. Durch den allgemeinen Alterungsprozess kommt es zum Nachlassen der **Sinnes- und Reaktionsfähigkeit**, was das **Unfallrisiko** auch im eigenen Haushalt erhöht. Im Zuge der **barrierefreien Gestaltung des Wohnraumes** können gleichzeitig entsprechende Unfallverhütungsmaßnahmen getroffen werden. Vor allem, um Stürze zu vermeiden, da diese die Hauptursachen für tödliche Unfälle von älteren Menschen im Haushalt sind.

Zugang zur Wohnung	**Toilette, Bad**
• Beleuchtung im Eingangsbereich: Hausnummer, Namensschilder, Türschloss, Stufen • Zugänglichkeit: Stufen, Rampe, und Platz im Eingangsbereich • Sicherheit der Treppenstufen: Stufenbreite, Steigewinkel, Rutschsicherheit • Geländer: einseitig, beidseitig, Handläufe • Zugang zum Fahrstuhl, Fahrstuhlbedienung, Eintrittsbreite • Beleuchtung im Treppenhaus: Erreichbarkeit der Schalter, Lichtstärke, Zeitintervall • Abstellplatz, -erlaubnis für Rollator, Sitzmöglichkeit auf dem Treppenabsatz	• Rutschsicherheit • Beleuchtung: Helligkeit, Erreichbarkeit • Zugang zur Toilette • Benutzung und Verlassen der Toilette, Handhabung des Papiers, Auslösen der Spülung • Zugang zur Badewanne: Platzierung der Waschmaschine, Höhe der Wanne, Position • Nutzung der Wanne: Ein-, Ausstieg, Größe, Waschmaschineninstallation • Zugang zur Dusche: Höhe der Duschtasse, Durchgangsbreite Spritzschutz, Spritzschutz: Klapp-, Schiebetür, Vorhang • Höhe von Ablagen, Spiegel, Handtuchhalter • Waschbeckennutzung: Unterfahren, Sitzen
Wohnungsflur	**Wohnzimmer**
• Begehbarkeit: lose Gegenstände, Möblierung, Kabel • Beleuchtung (► LF 2.2, Kap. 2.2.4, S. 967) • Türbreiten für Gehhilfen • Türanschlag • Schwellen • Bewegungsmöglichkeiten mit Gehhilfen: Wendekreis Rollator • Abstellmöglichkeiten, z. B für den Rollator • Türspion, Wechselsprechanlage mit Türöffner • Wechselschloss	• Zugang: Türbreite, Türanschlag, Schwellen, Stufen • Bewegungsraum mit Hilfsmitteln • Trittsicherheit des Bodens • Sturzfallen • Höhe der Sitzmöbel • Zugänglichkeit Fernsehen, Radio, CD- oder Plattenspieler, Telefon • Beleuchtung
Küche	**Schlafzimmer**
• Höhe der Arbeitsflächen • Arbeitsflächennutzung im Sitzen • Höhe, Zugänglichkeit der Geschirr- und Vorratsschränke • Beleuchtung • Bewegungsraum für Hilfsmittel: Gehhilfen, Rollator, Standhilfen • Möglichkeiten zur Nahrungsaufnahme • Transportwege für Nahrungsmittel • Kochherd, elektrisch, Gas • sonstige elektrische Geräte • Küchenkleingeräte: Töpfe, Pfannen, Dosenöffner, Flaschenöffner, Messer	• Zugang: Türbreite, Türanschlag, Schwellen, Stufen • Bewegungsraum mit Hilfsmitteln • Beleuchtung: Helligkeit, Erreichbarkeit • Erreichbarkeit des Bettes • Betthöhe • Platz für Nachttisch • Verstellbarkeit der Liegeposition • Trittsicherheit des Bodens • Raum für Hilfsmitteleinsatz: Toilettenstuhl, Rollator • Zugang zum Bett für Hilfeleistungen **Balkon, Terrasse** • Zugang: Schwellen, Stufen • Türöffnung: Breite, Flügel-, Schiebetür • Türöffnung: leicht, kompliziert, schwergängig

Tab. 3.1: Raster zur Bestandsaufnahme für eine Wohnungsanpassung.

Allgemeine Grundsätze
- Alle Räume der Wohnung sind stufenlos.
- Türen mit Durchfahrbreite von 90 cm.
- Türdrücker, Schalter, Haltestangen und -griffe sind in einer Höhe von 85 cm angebracht.
- Mindestbewegungsfläche 1,20 m x 1,20 m oder 1,50 m x 1,50 m für Rollstuhlfahrer vor Möbeln, Waschbecken, Dusche und Toilette.
- Bodenbelag und Teppiche sind rutschfest, Teppichecken sind fixiert.
- Gute Ausleuchtung in allen Räumen.
- Ausreichende Anzahl an Steckdosen, um herumliegende Kabel zu vermeiden.
- Bewegungsfläche und freie Durchgangswege.
- Telefon- oder Rufanlagen in allen Räumen.

Kleine Veränderungen können bereits eine Verbesserung bewirken. Für die individuelle Gestaltung innerhalb von Wohnungen gibt es in den Räumen viele Möglichkeiten:

LF 2.2

Hauseingang, Flur, Diele
- Eingang von innen und außen durch einen Bewegungsmelder ausleuchten.
- Briefkastenentleerung möglichst von innen.
- Zweitonklang der Haustürklingel, da höhere Töne häufig nicht mehr gehört werden.
- Ggf. Gegensprechanlage und Videokamera.
- Rampe für Rollstuhl oder Rollator einbauen bei nicht ebenerdigem Eingangsbereich.
- Abstellmöglichkeit für Rollator/Rollstuhl schaffen.
- Kennzeichnung der Treppenstufen durch Anstrich oder farbiges Klebeband.
- Stuhl im mittleren Etagenbereich zum Ausruhen bereitstellen.

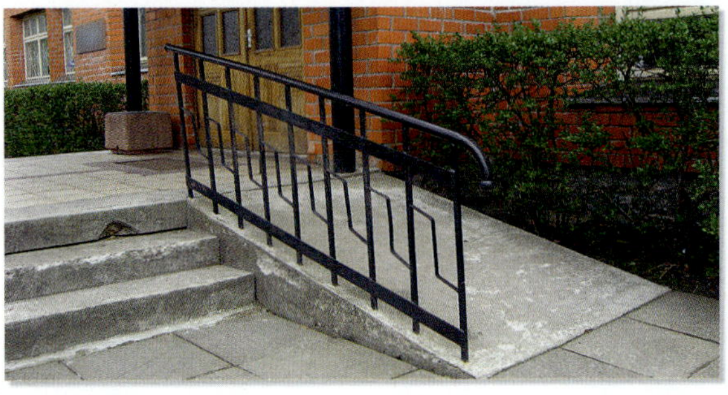

Abb. 3.2: Hier ist ein barrierefreier Zugang zum Hauseingang gewährleistet.

- Handläufe an beiden Seiten der Treppe zum Abstützen und Festhalten.
- Bei Gehbehinderung Treppenlift einbauen.

Küche
- Kochfeld, Spüle und Arbeitsplatte höhenverstellbar, mit ausreichend Beinfreiheit nebeneinander anordnen.
- Kühlschrank und Backofen in Griffhöhe.
- Absenkbare Oberschränke für Rollstuhlfahrer.

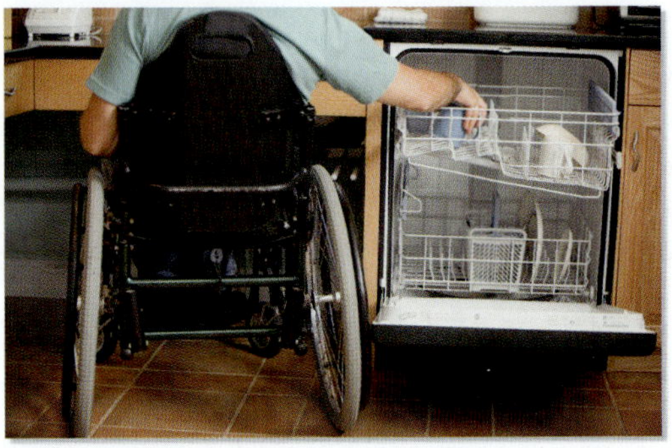

Abb. 3.3: Eine barrierefrei gestaltete Küche

Bad und WC
- Tür öffnet nach außen.
- Duschplatz 1,50 m x 1,50 m breit, stufenlos und befahrbar, mit Duschsitz und bodengleichem Wasserablauf.
- Badewanne mit Seiteneinstieg oder mit Hebelift unterfahrbar.
- Haltegriffe im Toiletten-, Wannen- und Duschbereich.
- Toilettensitzhöhe 48–50 cm.
- Waschtisch flach und unterfahrbar, Höhe nach individuellem Bedarf, Kippspiegel für Rollstuhlfahrer beginnt oberhalb des Waschbeckenrandes.

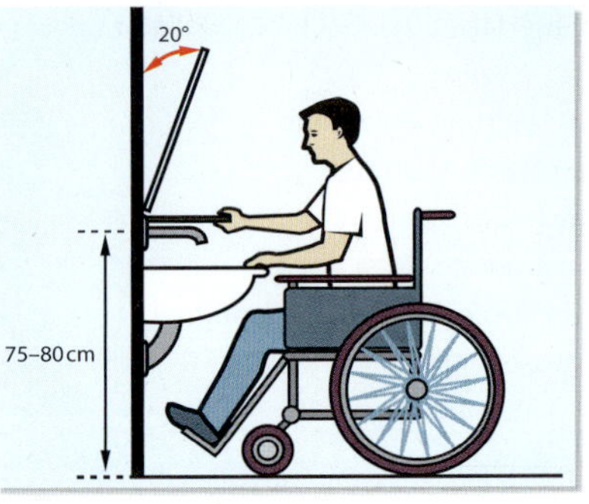

Abb. 3.4: Unterfahrbares Waschbecken und Kippspiegel im Badezimmer.

Wohnzimmer
- Ausreichende Tageslichtquelle durch großes, leicht zu öffnendes Fenster mit Sonnenrollo oder Rollladen.
- Sitzmöbel: Sitzhöhe von 50 cm erleichtert das Hinsetzen und Aufstehen, Rücken- und Armlehne geben Halt und Sicherheit.
- Bewegungsraum und freie Durchgänge schaffen.

Schlafzimmer
- Höhenverstellbares und von drei Seiten zugängliches Bett, Fuß- und Kopfende elektrisch veränderbar.
- Leicht erreichbare Nachttischlampe, zusätzliches Nachtlicht gibt Sicherheit.
- Verdunkelungsmöglichkeit.

3.1.2 Gesetzliche Grundlagen

Grundsätzlich ist der Mensch für die Ausstattung seiner Wohnung oder die Umstände, in denen er wohnt, selbst verantwortlich. Im Falle **körperlicher oder geistiger Beeinträchtigungen** gibt es allerdings durch den **Staat** (Finanzrecht), die **Sozialversicherungsträger** (Pflegeversicherung) oder die **Sozialhilfe** Möglichkeiten einer Kostenentlastung.

Bei **Wohnungseigentum** ist eine Umbaumaßnahme unproblematisch. In einer **Mietwohnung** sind Umbauten von der **Zustimmung des Vermieters** abhängig.

! Merke Bei vorliegender Behinderung oder Pflegebedürftigkeit, kann nach dem gültigen Mietrecht die Zustimmung des Vermieters verlangt werden. Dabei sollte der Antrag mit der Bitte versehen sein, die Änderungen bei einem Auszug nicht rückgängig machen zu müssen.

Der Vermieter kann für eventuelle **Rückbaukosten** eine zusätzliche Sicherheit fordern, die wie eine Mietkaution mit Festlegung auf gesondertem Konto zu behandeln ist.

Kosten für Umbaumaßnahmen können gegenüber dem **Finanzamt** als außergewöhnliche Belastung in der Steuererklärung geltend gemacht werden.

Allerdings wird hier, wie auch bei anderen Förderungen, von einer **einkommensabhängigen Eigenbelastung** ausgegangen. Darüber hinaus darf mit der Maßnahme keine Wertsteigerung des Hauses oder der Wohnung erzielt werden. Sie darf also nur dem Menschen mit Behinderung oder Pflegebedürftigkeit zugutekommen. Ein **Nachweis der Behinderung oder Pflegebedürftigkeit** über ein Attest, ein Pflegegutachten oder einen Schwerbehindertenausweis ist erforderlich.

Sind die eigenen Mittel begrenzt und liegt ein Grad an Behinderung vor, der andere Kostenträger, z. B. Pflegekasse, ausschließt, kann eine Unterstützung im Rahmen der **Sozialhilfe**, wie Hilfe zur Pflege, Hilfe zur Fortführung des Haushalts, Altenhilfe, beantragt werden. Neben dem geeigneten Nachweis der Behinderung werden durch das Sozialamt die eigenen/familiären Möglichkeiten zur Selbsthilfe geprüft (► LF 3.1, Kap. 5.6, S. 1141).

Im Falle der **anerkannten Pflegebedürftigkeit,** mindestens der Stufe I, ist die Finanzierung eindeutig geregelt. Es besteht eine Leistungsmöglichkeit der **Pflegekasse**, falls nicht schon andere Kostenträger eintreten, z. B. nach dem Schwerbehindertengesetz oder aus der Unfallversicherung heraus.

Definition »Die Pflegekassen können subsidiär finanzielle Zuschüsse für Maßnahmen zur Verbesserung des individuellen Wohnumfeldes des Pflegebedürftigen gewähren (…), wenn dadurch im Einzelfall die häusliche Pflege ermöglicht oder erheblich erleichtert oder eine möglichst selbstständige Lebensführung des Pflegebedürftigen wiederhergestellt wird…«

§ 40 (4), SGB XI

Der Hinweis »können« bedeutet, dass die Maßnahme auf ihre Nützlichkeit hin überprüft wird. In der Praxis kommen Ablehnungen kaum vor.

LF 2.2

3.1.3 Zuschussfähige Maßnahmen nach § 40 Absatz 4 SGB XI

Maßnahmen für die Verbesserung des individuellen Wohnraums dienen der Anpassung bereits vorhandenen Wohnraums. In Sonderfällen, wie dem Wohnungswechsel eines Pflegebedürftigen, da der Umbau der eigenen Wohnung nicht ausreichend ist, kann auch im Zusammenhang mit der **Schaffung neuen Wohnraums** gefördert werden.

Die **Umgestaltung** wird dabei als eine Maßnahme betrachtet, d. h., sie umfasst alle für die gegebene Pflegesituation erforderlichen Umbauten. Ändert sich der Hilfebedarf, kann eine neue Maßnahme beantragt werden.

Nach den Empfehlungen der Spitzenverbände der Pflegekassen kommen unter anderem folgende **Maßnahmen** in Betracht:

Zugang zur Wohnung
- Fahrstuhl in eigenem Haus
- Fahrstuhlanpassung an Rollstuhlnutzung, Zugang ebenerdig oder über Rampe, Türbreiten, niedrige Schalterleiste, Handläufe, Klappsitze
- Orientierungshilfen für Sehbehinderte, z. B. tastbare Informationshilfen
- Treppen anpassen, z. B. Stufenmarkierung, Handläufe, Rampen, Überbrückung von Schwellen, Treppenlifte

Flur
- Türverbreiterungen, Abbau von Schwellen, Türen mit Öffnungsautomatik
- Türanschläge verändern
- Handläufe
- Gegensprechanlage

Küche
- Einhandarmaturen
- Fußboden für Rutschsicherheit auswechseln
- unterfahrbare Einrichtung
- absenkbare Schränke

Toilette, Bad
- Bad oder WC einbauen
- Warmwassergeräte installieren, falls diese nicht vorhanden sind
- eine Wanne in eine Duschnische umwandeln
- ebenerdiger Wasserablauf, Duschtasse entfernen
- Einhandarmaturen
- rutschsichere Verfliesung im Duschbereich
- höhenverstellbares Waschbecken
- erhöhtes Toilettenbecken
- Höhenanpassung von Spiegel und Schränken
- Wasser- und Stromanschlüsse verlegen, z. B. Waschmaschine in die Küche

Wohnzimmer
- trittsicherer Bodenbelag
- handhabbare Heizungsarmaturen
- Greifhöhe und den Zugang von Lichtschaltern, Steckdosen, Heizungsventilen anpassen
- Fenstergriffe versetzen

Schlafzimmer
- trittsicherer Bodenbelag
- Lichtschalter und Steckdosen umsetzen

Nicht zuschussfähige Maßnahmen
Allerdings sind nicht alle Maßnahmen, die einem Menschen mit Behinderung die selbstständige Lebensführung ermöglichen, auch Maßnahmen im Sinne des Gesetzes. So werden die **Herstellung von Wohnverhältnissen**, die man als üblich bezeichnen

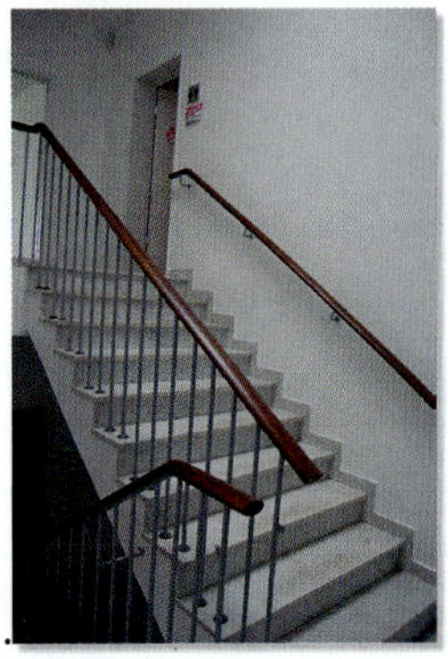

Abb. 3.5: Ein zusätzlicher Handlauf ist eine zuschussfähige Maßnahme.

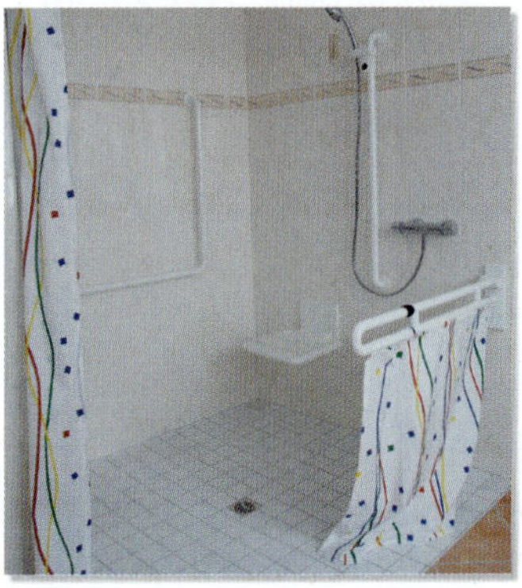

Abb. 3.6: Eine behindertengerechte Dusche: Es gibt einen ebenerdigen Wasserablauf, die Duschtasse wurde entfernt

kann, sowie eine **Verbesserung des allgemeinen Wohnwertes nicht gefördert**.

Nicht gefördert werden:
- Erstausstattung mit Telefon, Kühlschrank, Waschmaschine
- Wärmedämmung und Schallschutz verbessern
- Reparaturmaßnahmen, Feuchtigkeitsschäden beseitigen
- Schönheitsreparaturen, wie Anstreichen, Tapezieren, Fußbodenbelage erneuern
- Treppenhausbeleuchtung erneuern
- Rollstuhlgarage, Sitzplatzüberdachung, Markisenantrieb
- Heizungsanlage erneuern
- Modernisierungsmaßnahmen
- Parkplatzgestaltung, Pflaster im Hauseingangsbereich

! Merke Die Förderung einer wohnraumverbessernden Maßnahme schließt die gleichzeitige Versorgung mit erforderlichen Hilfsmitteln (► LF 2.2, Kap. 3.2, S. 982) nicht aus, z. B. Umbau der Dusche und Versorgung mit einem Duschsitz.

3.1.4 Beantragung und Überprüfung

Wohnraumverbessernde Maßnahmen (► LF 3.1, Kap. 3.4.2, S. 1088) im Falle von Pflegebedürftigkeit werden bei der zuständigen **Pflegekasse** beantragt. Dem Antrag wird ein **Kostenvoranschlag** des durchführenden Handwerksunternehmens beigefügt. Sollen die Maßnahmen im Rahmen familiärer oder nachbarschaftlicher Hilfe durchgeführt werden, ist eine Aufstellung der mutmaßlichen Kosten hilfreich.

Der Antrag kann auch »ohne Zutun« des Versicherten gestellt werden. Nach den Begutachtungsrichtlinien sind die Gutachter des Medizinischen Dienstes verpflichtet, Empfehlungen zur **Versorgung mit Hilfsmitteln** und **baulichen Maßnahmen zur Anpassung des Wohnraums** zu machen. Die Pflegekasse ist dann wiederum verpflichtet, den Versicherten zu informieren. Die gutachterliche Empfehlung gilt als Antrag, sofern der Versicherte nichts Gegenteiliges erklärt.

Berücksichtigungsfähige Kosten bei professioneller Durchführung sind:
- Beratungskosten
- Vorbereitungsarbeiten
- Materialkosten
- Arbeitslöhne
- Gebühren für eventuelle Genehmigungen

Berücksichtigungsfähige Kosten bei privater Durchführung sind:
- Materialkosten
- Fahrkosten
- Verdienstausfall

Auch wenn die Finanzierung durch die Pflegekassen relativ unproblematisch ist, müssen die Pflegebedürftigen und ihre Angehörigen darauf hingewiesen werden, dass es sich lediglich um einen **Zuschuss** handelt. Je nach Maßnahme können erhebliche Kosten entstehen, z. B. bei einem Treppenlift oder einem Umbau des Bades. Die Obergrenze des Zuschusses ist dabei gesetzlich festgelegt.

➔ Definition »Die Höhe der Zuschüsse ist unter Berücksichtigung der Kosten der Maßnahme sowie eines angemessenen Eigenanteils in Abhängigkeit von dem Einkommen des Pflegebedürftigen zu bemessen. Die Zuschüsse dürfen einen Betrag in Höhe von 2557 Euro je Maßnahme nicht übersteigen.« § 40 (4), SGB XI

Die Kosten der Maßnahme minus 10 % Eigenbeteiligung ergeben die **berücksichtigungsfähigen Kosten**. Der davon zu übernehmende **Eigenanteil** beträgt maximal 50 % der monatlichen Bruttoeinnahmen. Die Pflegekasse übernimmt dann den Rest bis zu einer Höhe von € 2557,–.

✔ Tipp Besteht durch die Maßnahmen eine erhebliche Belastung, können bei der eigenen Bank Darlehen im Rahmen des Sozialprogramms der Deutschen Ausgleichsbank (DtA) über die Hausbank beantragt werden.

Der Antrag wird durch die Pflegekasse geprüft. Dabei werden Pflegefachkräfte der Kassen oder

der Medizinische Dienst tätig. Falls erforderlich, können auch Handwerker oder Architekten zurate gezogen werden. Abgeklärt wird, ob die Maßnahme geeignet ist, die Pflege oder die eigenständige Lebensführung zu ermöglichen und ob die bauliche Umsetzung sinnvoll ist. Unter Umständen wird dies durch einen **Hausbesuch mit Begehung** geklärt.

Es ist wenig sinnvoll, eine Badewanne zunächst durch eine Dusche mit hoher Duschtasse zu ersetzen, wenn zu erwarten ist, dass bei zunehmender **Mobilitätseinschränkung** auch hier wieder ein Hilfebedarf entsteht. Sinnvoll wäre bei entsprechenden Möglichkeiten eine befahrbare Lösung mit Abfluss im Boden.

Häufige Maßnahmen

Ohne wesentliche Eingriffe in die Bausubstanz
- Griffe und Handläufe anbringen
- Treppenlifte in bestehende Treppenaufgänge einbauen
- Schwellen entfernen
- kleine Rampen im Wohnbereich anbringen
- erhöhte Toilettenbecken

Mit mittleren Eingriffen in die Bausubstanz
- Strom und Wasser verlegen
- Türöffnungen verbreitern
- Anschlag ändern

Mit großen Eingriffen in die Bausubstanz
- Badumbau mit befahrbarer Dusche. Dieser ist grundsätzlich nur möglich, wenn bei Erdgeschosslage ein Gefälle zur Kanalisation möglich ist oder bei Stockwerklage der Abstand zur Decke der Unterwohnung ausreichend hoch ist.

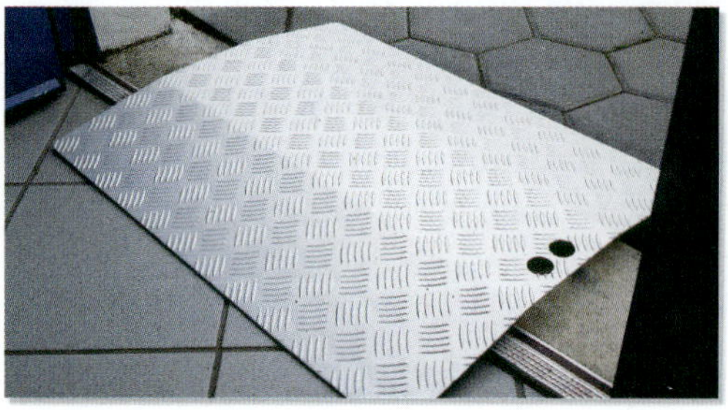

Abb. 3.7: Balkonschwelle, eine Maßnahme ohne wesentlichen Eingriff in die Bausubstanz.

LF 2.2

✔ **Tipp**
- Als Mieter immer vor dem geplanten Umbau die Zustimmung des Vermieters einholen!
- Kein Baubeginn vor Bewilligung und verbindlicher Kostenzusage!
- Nur Unternehmen beauftragen, die über Erfahrung mit behindertengerechten Baumaßnahmen verfügen!

3.2 Hilfsmittel

Bei der **Hilfsmittelversorgung** werden im Wesentlichen zwei Versorgungswege unterschieden:
- Versorgung über die Krankenkasse mit Hilfsmitteln zum Ausgleich einer Behinderung
- Versorgung über die Pflegekasse mit Pflegehilfsmitteln

Die Verpflichtung der gesetzlichen Krankenversicherung zur Versorgung mit Hilfsmitteln leitet sich aus ihrem Auftrag ab. Danach ist es Aufgabe der Krankenkassen, die Gesundheit ihrer Versicherten zu erhalten, wiederherzustellen oder zu bessern. Dies erfordert unter Umständen auch die Versorgung mit Hilfsmitteln.

Die Leistungen der **Pflegeversicherung** sollen den Pflegebedürftigen helfen, trotz ihres Hilfebedarfs ein möglichst selbstständiges und selbstbestimmtes Leben zu führen. Das bedeutet, im Fall von Pflegebedürftigkeit Hilfe zu leisten, falls erforderlich auch über eine Versorgung mit Hilfsmitteln.

Beide Kassenarten setzen bei der Versorgung Gelder ein, die durch die **Solidargemeinschaft,** also alle Versicherten, aufgebracht werden müssen. Es sollte also ein gemeinsames Interesse daran bestehen, die Gelder nur **sachdienlich** zu verwenden.

Bei der Krankenkasse gilt das **Wirtschaftlichkeitsgebot**. Das heißt, die Kasse und die Versicherten haben sicherzustellen, dass Leistungen, also auch Hilfsmittel, wirksam sind, wirtschaftlich erbracht werden und nur im notwendigen Umfang in Anspruch genommen werden (§ 2 (4) SGB V).

Bei der Pflegekasse bedeutet dies, dass nur bei **Pflegebedürftigkeit mindestens der Stufe I** Hilfsmittel zur Verfügung gestellt werden.

Bei **fehlenden Voraussetzungen**, z. B. keine Pflegestufe bei nicht erfüllter Vorversicherungszeit von 5 Jahren, kann die Versorgung mit Hilfsmitteln über den **Sozialhilfeträger** infrage kommen.

3.2.1 Gesetzliche Grundlagen

Hilfsmittel der gesetzlichen Krankenversicherung (§ 33 SGB V)

Definition »Versicherte haben Anspruch auf Versorgung mit (…) Hilfsmitteln, die im Einzelfall erforderlich sind, um den Erfolg der Krankenbehandlung zu sichern, einer drohenden Behinderung vorzubeugen oder eine Behinderung auszugleichen, soweit die Hilfsmittel nicht als allgemeine Gebrauchsgegenstände des täglichen Lebens anzusehen (…) sind.«
§33 (1) SGB V

Dies bedeutet, dass **technische Hilfen**, die im weitesten Sinne geeignet sind, Menschen von Fremdhilfe unabhängig zu machen und ihnen eine weitgehend selbstständige Lebensführung zu ermöglichen, Hilfsmittel sein können und damit in die Kostenpflicht der Krankenkasse fallen. Die Kasse kann dabei Hilfsmittel auch nur **leihweise** zur Verfügung stellen, z. B. Elektrogeräte zur Schmerzbehandlung. Die Versorgung mit Hilfsmitteln umfasst auch die eventuell nötige Ausbildung in deren Gebrauch, z. B. Elektrorollstuhl.

Abgegrenzt werden müssen **Hilfsmittel** gegen **allgemeine Gebrauchsgegenstände**. Dies ist nicht immer ganz einfach. Zur Abgrenzung hat das **Bundessozialgericht** unter anderem ausgeführt, dass es sich bei allgemeinen Gebrauchsgegenständen um Gegenstände handelt, die für jedermann zugänglich und üblicherweise durch eine große Anzahl von Menschen genutzt werden.

Eindeutige Gebrauchsgegenstände sind z. B. elektrische Dosenöffner und Schuhanzieher. **Nicht eindeutige Hilfsmittel** sind z. B. verschiedene Hilfsmittel zur Kommunikation wie Vergrößerungssoftware, Spracherkennung, Bildschirmtastaturen, da sie im Rahmen der technischen Entwicklung häufig schon bei handelsüblichen Rechnern zur Verfügung stehen.

Nach dem Gesetz hat die Bundesregierung das Recht, Hilfsmittel mit geringem therapeutischen Nutzen oder geringem Abgabepreis von der Verordnungsfähigkeit auszuschließen. Hierunter fallen z. B.:

- Applikationshilfen für Wärme und Kälte
- Armtragetücher
- Augenklappen
- Brillenetuis
- Gummihandschuhe
- Handgelenkmanschetten

Hilfsmittel werden ärztlich verordnet. Die Notwendigkeit der Versorgung muss durch eine entsprechende Diagnose begründet sein.

Eine **Versorgung** mit **Inkontinenzhilfsmitteln** ist dann möglich, wenn

- eine entsprechende Krankheit vorliegt, z. B. Harninkontinenz,
- daneben schwere Funktionsstörungen vorliegen mit der Gefahr einer Entwicklung, z. B. eines Dekubitus, falls kein Hilfsmittel zum Einsatz kommt,
- nur durch den Einsatz des Hilfsmittels eine Teilhabe am gesellschaftlichen Leben ermöglicht wird.

Die Kasse prüft die Leistungsvoraussetzungen und zieht in Zweifelsfragen den Medizinischen Dienst hinzu.

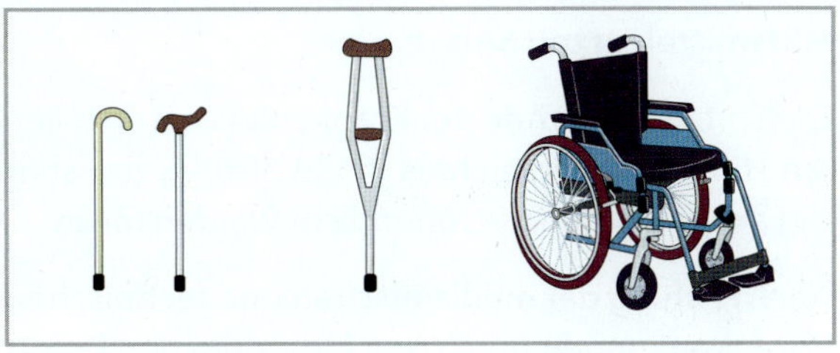

Abb. 3.8: Eindeutige Hilfsmittel sind z. B. Gehstöcke, Rollstühle oder Krankenbetten.

LF 2.2

Pflegehilfsmittel und technische Hilfen (§ 40 SGB XI)

Definition »Pflegebedürftige haben Anspruch auf Versorgung mit Pflegehilfsmitteln, die zur Erleichterung der Pflege oder zur Linderung der Beschwerden des Pflegebedürftigen beitragen oder ihm eine selbstständigere Lebensführung ermöglichen (…). Die Pflegekasse überprüft die Notwendigkeit der Versorgung mit den beantragten Pflegehilfsmitteln unter Beteiligung einer Pflegefachkraft oder des Medizinischen Dienstes.« § 40 (1) SGB XI

Pflegehilfsmittel sollen durch die Pflegekassen vorzugsweise **leihweise** abgegeben werden. Die Bewilligung kann davon abhängig gemacht werden, dass der Pflegebedürftige oder seine Pflegeperson in der Handhabung ausgebildet wird.

LF 2.2

Lehnt ein Pflegebedürftiger die leihweise Überlassung ohne zwingenden Grund ab, muss er die **Kosten** für das Hilfsmittel selbst tragen. Wählt er ein aufwendigeres Hilfsmittel, hat er die Mehrkosten zu tragen.

Pflegehilfsmittel können **formlos beantragt** werden, da immer dann, wenn eine Pflegestufe besteht und das Hilfsmittel im **Hilfsmittelverzeichnis** zu finden ist, die Zuständigkeit besteht.

Die ärztliche Verordnung auf einem Rezept ist folglich nicht erforderlich, wird aber genauso bearbeitet wie die persönliche Antragstellung oder der Antrag durch einen Pflegedienst.

Hilfsmittelverzeichnis

Die **Spitzenverbände der Krankenkassen** erstellen ein **Hilfsmittelverzeichnis** (§ 139 SGB V), das ständig aktualisiert und veröffentlicht werden muss.

Nach **Prüfung der medizinischen und technischen Voraussetzungen** durch den Medizinischen Dienst der Spitzenverbände (MDS) werden Produkte aufgenommen, deren Funktionstauglichkeit, therapeutischer und pflegerischer Nutzen sowie Qualität nachgewiesen ist. Die Aufnahme muss vom Hersteller beantragt werden. Zurzeit enthält das Verzeichnis **39 Produktgruppen** mit etwa **15 000 Produkten**.

Zusätzlich gibt es eine Vereinbarung der Spitzenverbände der Kassen mit den Heimen, in der geregelt wird, welche Hilfsmittel das Heim zur Erfüllung seiner Versorgungsaufgaben zur Verfügung stellen muss. Darin heißt es:

Definition »Vollstationäre Pflegeeinrichtungen haben die im Rahmen des üblichen Pflegebetriebes und oder die zur Erfüllung des Vorsorgeauftrages entsprechend der konzeptionellen Ausrichtung des Pflegeheims notwendigen Hilfsmittel und Pflegehilfsmittel bereitzustellen, weil sie aufgrund des Versorgungsauftrages verpflichtet sind, die Pflegebedürftigen nach dem allgemein anerkannten Stand medizinisch-pflegerischer Erkenntnisse ausreichend und angemessen zu pflegen.« (1)

Die Ausstattung hat sich nach der **Bewohnerstruktur** und dem voraussichtlichen **Versorgungsbedarf** zu richten. Es muss sichergestellt sein, dass **jeder Heimbewohner** die für ihn erforderlichen Hilfsmittel und Pflegehilfsmittel zur Verfügung hat.

Dabei werden individuell angepasste, nur für einen einzelnen Bewohner bestimmte und verwendbare Hilfsmittel ausdrücklich ausgenommen, z. B. Brillen, Hörgeräte, Prothesen. Eine Pflicht zur Kostenübernahme durch die Kasse besteht z. B. bei einem speziell angepassten Rollstuhl zur Teilhabe am Leben auch außerhalb des Heims.

3.2.2 Hilfsmittel zum Ausgleich einer Behinderung/Pflegebedürftigkeit

Im Zusammenhang mit der Pflege alter Menschen kommen neben den üblichen Seh- und Hörhilfen vielfältige Hilfsmittel zum Einsatz, deren Handhabung eventuell eine **Schulung** oder zumindest eine **Einweisung** verlangt.

> **! Merke** Hilfsmittel der gesetzlichen Krankenversicherung dienen im Wesentlichen dem Ausgleich einer Behinderung/Pflegebedürftigkeit und werden überwiegend von dem Betroffenen genutzt.

Installierte Hilfsmittel

- **Treppenlift**, an der Wand befestigte, auf Schienen laufende Sitze zum Transport von Personen zwischen Stockwerken
- **Deckenlifter**, an der Decke oder auf Stützen montierte Schienensysteme zum Transfer von Personen z. B. vom Rollstuhl in eine Wanne
- **Rampensysteme, Hebebühnen**

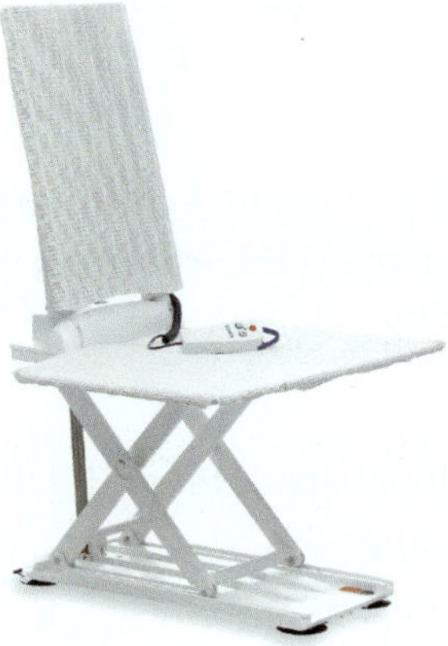

Abb. 3.9: Ein Badewannenlifter ist ein installiertes Hilfsmittel und findet sich im Hilfsmittelverzeichnis in der Gruppe 04.

Mobile Hilfsmittel

Adaptationshilfen (Gruppe 02)
- Anziehhilfen
- Ess-, Trinkhilfen
- Rutschfeste Unterlagen
- Greifhilfen (Helfende Hand)

Badehilfen (Gruppe 04)
- Badewannenlifte
- Badewannensitze
- Duschhilfen
- Badewanneneinsätze
- Sicherheitsgriffe und Aufrichthilfen

Gehhilfen (Gruppe 10)
- Gehwagen
- Gehstöcke
- fahrbare Gehhilfen, z. B. Rollator

Hilfsmittel gegen Dekubitus (Gruppe 11)
- Positionierungshilfen, z. B. Fersenauflagen
- Auflagen aus Weichlagerungsmaterial
- luftgefüllte Auflagen
- Matratzen zur intermittierenden Entlastung, z. B. Wechseldruckmatratzen
- dynamische Systeme zur Stimulation von Mikrobewegungen

Inkontinenzhilfsmittel (Gruppe 15)
- saugende Inkontinenzvorlagen
- Netzhosen zum Halten
- Urinbeinbeutel
- Urinbeutel für geschlossene Systeme
- Stuhlauffangbeutel
- Verweilkatheter
- intravaginale Inkontinenztherapiesysteme, z. B. Pessare zur Aufrichtung des Blasenbodens

Hilfsmittel zur Kompressionstherapie (Gruppe 17)
- Kompressionsstrümpfe

Kranken-, Behindertenfahrzeuge (Gruppe 18)
- Toilettenrollstühle
- Duschrollstühle
- Schieberollstühle
- Treppenfahrzeuge, Scalamobil zum Transport von Rollstühlen
- Adaptivrollstühle, Selbstfahrer
- Elektrorollstühle
- Elektromobile

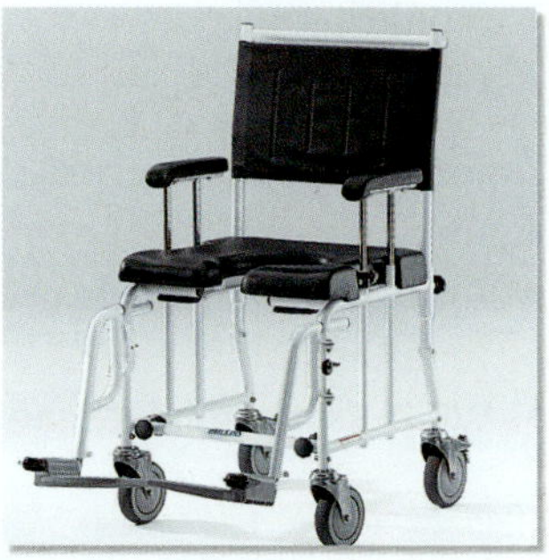

Abb. 3.10: Ein Duschrollstuhl ist ein mobiles Hilfsmittel und findet sich im Hilfsmittelverzeichnis in der Gruppe 18.

Krankenpflegeartikel (Gruppe 19)
- behindertengerechte Betten, manuell oder elektrisch verstellbare Liegeflächen
- Bettenzubehör, Verlängerung, Aufrichthilfen, Seitengitter
- Einlegrahmen, verstellbar

- Steckbecken
- saugende Bettschutzeinlagen, wiederverwendbar

Lagerungshilfen (Gruppe 20)
- Lagerungskeile

Messgeräte für Körperzustände (Gruppe 21)
- Blutdruckmessgeräte
- Blutzuckermessgeräte

Mobilitätshilfen (Gruppe 22)
- Umsetz- und Hebehilfen, z. B. Bettzügel, Rollbretter, Hebekissen
- Aufstehhilfen, z. B. Katapultsitze
- fahrbare Lifter

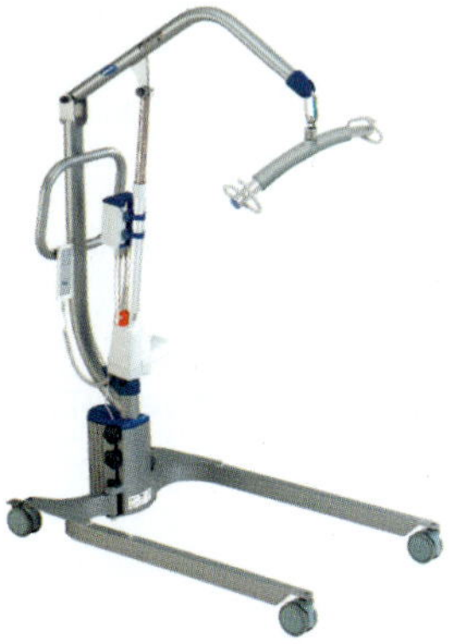

Abb. 3.11: Ein fahrbarer Lifter unterstützt die Mobilität des Bewohners.

Stomaartikel (Gruppe 29)
- Ausstreifbeutel
- Urostomiebeutel
- Basisplatten
- Stomakappen
- Pflegemittel

Toilettenhilfen (Gruppe 33)
- Toilettensitze
- Toilettenstützgestelle
- Toilettenstühle
- WC-Aufsätze mit Wascheinrichtung

! Merke Bei der Versorgung mit Hilfsmitteln sind folgende Fragen positiv zu beantworten:
- Lässt die Ausstattung des Bades, der Wohnung den Einsatz des Hilfsmittels zu?
- Stimmt der Betroffene der Versorgung zu?
- Kann das Hilfsmittel von ihm oder mit ihm gemeinsam genutzt werden?

✓ Tipp Hilfsmittel immer über ein Sanitätshaus bestellen, da dann zwei wesentliche Forderungen erfüllt werden können:
- Hilfsmittel werden in der Wohnung durch den Lieferer aufgestellt!
- Einweisung bei einer Probenutzung erfolgt durch den Lieferer!

3.2.3 Pflegehilfsmittel

Die **Pflegekassen** sind nur für die Versorgung mit **Pflegehilfsmitteln** im **häuslichen Bereich** zuständig. Eine Kostenübernahme für Bewohner von stationären Einrichtungen ist nicht möglich. Dies ist insofern nachvollziehbar, als Pflegeheime eine ihren Zwecken entsprechende Ausstattung vorhalten müssen.

! Merke Pflegehilfsmittel dienen im Wesentlichen der **Erleichterung der Pflege** und werden überwiegend von den Pflegenden eingesetzt.

Pflegehilfsmittel zur Erleichterung der Pflege (Gruppe 50)

- Pflegebetten, manuell oder elektrisch verstellbar
- Pflegebettenzubehör, Aufrichthilfen, Seitengitter
- spezielle Pflegebetttische, z. B. Bettnachtschränke mit schwenkbarer Arbeitsplatte
- Sitzhilfen zur Pflegeerleichterung
- Pflegerollstühle, Mehrfunktionsstühle

Diese Pflegehilfsmittel haben die Aufgabe, die häusliche Pflege zu ermöglichen, den Pflegenden physisch und psychisch zu entlasten und eine menschliche Pflege zu unterstützen. Sie sind indiziert, wenn die Pflege ganz oder teilweise im Bett vorgenommen werden muss, wobei der Aspekt der aktivierenden Pflege berücksichtigt werden sollte.

Das Zubehör soll die Anpassung des Bettes an den Pflegebedürftigen ermöglichen und den Pflegenden entlasten.

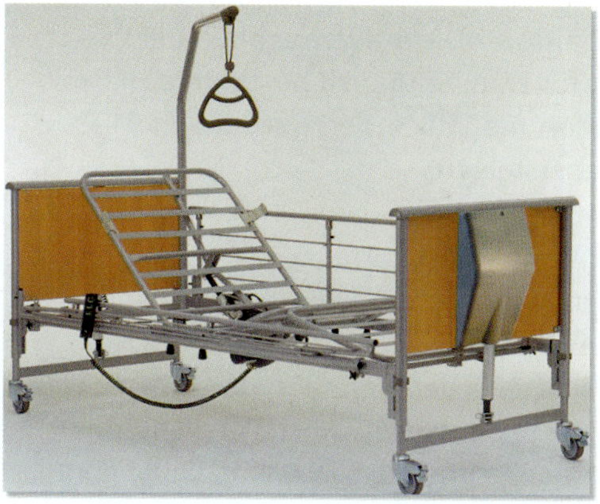

Abb. 3.12: Das Pflegebett mit Aufrichthilfe entlastet den Pflegenden.

Mehrfunktionsstühle machen bei vollständig immobilen Pflegebedürftigen unter Umständen andere Hilfsmittel wie Lifter oder Zimmerrollstühle entbehrlich.

Pflegehilfsmittel zur Körperpflege und Hygiene (Gruppe 51)

- Steckbecken
- Urinflaschen
- Urinschiffchen
- Urinflaschenhalterungen
- saugende Betteinlagen
- Waschsysteme (Kopf, Ganzkörper)
- Duschwagen

Diese Pflegehilfsmittel werden zur Erleichterung der Pflege eingesetzt, ermöglichen teilweise auch eine selbstständigere Lebensführung.

Saugende Bettschutzeinlagen sind geeignet zum Schutz von Matratzen und Bettbezügen, sie sind keine Inkontinenzhilfsmittel (►LF 2.2, Kap. 3.2.2, S. 984 und ►LF 1.3, Kap. 14.5.2, S. 553).

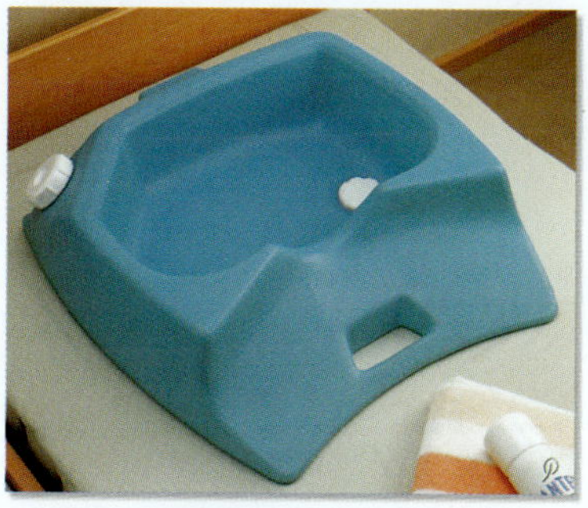

Abb. 3.13: Das Kopfwaschbecken unterstützt bei der Körperpflege und Hygiene des Pflegebedürftigen.

Pflegehilfsmittel zur selbstständigeren Lebensführung (Gruppe 52)

- Hausnotrufsystem
  Es gibt dem Pflegebedürftigen die erforderliche Sicherheit, unterstützt ihn in seiner Selbstständigkeit und der Fähigkeit zur Selbstpflege (►LF 2.2, Kap. 2.4.4, S. 972).

Im Rahmen der Versorgung nach dem SGB XI müssen folgende Voraussetzungen gegeben sein:
- Der Pflegebedürftige muss vollständig oder überwiegend allein leben.
- Er muss außerstande sein, mit einem handelsüblichen Telefon umzugehen, z. B. Mobiltelefon mit der Möglichkeit, wichtige Nummern zu programmieren.
- Es muss krankheitsbedingt die Notwendigkeit sofortiger Hilfeleistung bestehen, z. B. wegen eines Anfallleidens oder einer hochgradigen Sturzgefährdung.
- Der Betroffene muss geistig in der Lage sein, das Gerät zweckentsprechend zu nutzen.

Pflegehilfsmittel zur Linderung von Beschwerden (Gruppe 53)

- Lagerungsrollen.
  Diese Pflegehilfsmittel werden vor allem bei **dauerhafter Immobilität** und damit verbundener **Bettlägerigkeit** angewendet. Sie lindern lagebedingte Verspannungen, dienen der Stabilisierung von Liegepositionen und werden daher insbesondere im Rahmen der **Dekubitusprophylaxe** eingesetzt (►LF 1.3, Kap. 1.9.4., S. 275).

Zum Verbrauch bestimmte Pflegehilfsmittel (Gruppe 54)

- saugende Bettschutzeinlagen zum Einmalgebrauch
- Schutzkleidung, z. B. Fingerlinge, Einmalhandschuhe, Mundschutz, Schutzschürzen
- Desinfektionsmittel (►LF 1.3, Kap. 5.2, S. 337)

Zum Verbrauch bestimmte Pflegehilfsmittel kommen immer dann zum Einsatz, wenn sich aus hygienischen Gründen oder wegen der Besonderheiten des Materials eine Wiederverwendung verbietet. So sind im Falle einer Inkontinenz zunächst waschbare Bettschutzeinlagen vorzusehen.

In diesem Bereich kommt es häufig zu einer **finanziellen Belastung der Pflegebedürftigen**, da der Gesetzgeber den Anspruch eingeschränkt hat.

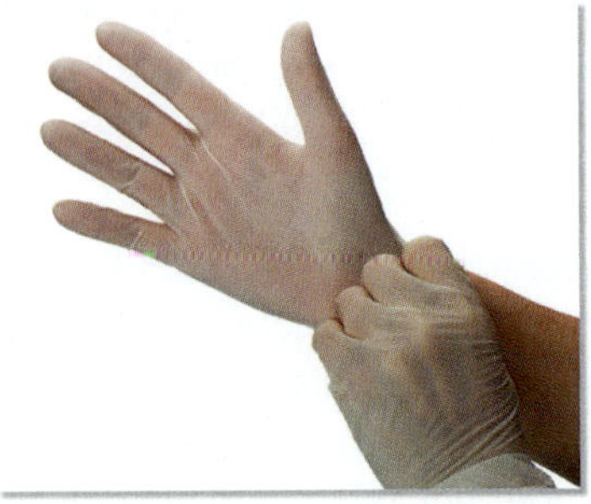

Abb. 3.14: Dem Schutz der Pflegenden vor Übertragung von Krankheiten dienen Fingerlinge und Einmalhandschuhe, z. B. beim Absaugen oder Ausräumen des Enddarms. Gleiches gilt für Mundschutz und Schutzschürzen.

Definition »Die Aufwendungen der Pflegekassen für zum Verbrauch bestimmte Hilfsmittel dürfen monatlich den Betrag von 31 Euro nicht übersteigen.« § 40 (2) SGB XI

Tipp Auch für den Einsatz von Pflegehilfsmitteln gilt:
- Hilfsmittel in der Wohnung durch den Lieferer, das Sanitätshaus, aufstellen lassen!
- Einweisung und Probenutzung verlangen!

Aufgaben
- Zählen Sie Merkmale einer altersgerechten Wohnung und eines optimalen Wohnungsumfelds auf.
- Was versteht man unter »Barrierefreiheit«?
- Welche Punkte der barrierefreien Gestaltung verbessern die Möglichkeiten der selbstständigen Lebensführung?
- Nennen Sie zuschussfähige wohnraumverbessernde Maßnahmen.
- Wie werden diese Maßnahmen beantragt?
- Welche Einschränkungen gibt es bei wohnraumverbessernden Maßnahmen?
- Erläutern Sie die beiden Versorgungswege bei der Hilfsmittelversorgung.
- Was ist der Unterschied zwischen Hilfsmitteln und allgemeinen Gebrauchsgegenständen?
- Unter welchen Voraussetzungen ist eine Versorgung mit Inkontinenzhilfsmitteln möglich?
- Was ist im Hilfsmittelverzeichnis geregelt?

4 Wohnformen im Alter

Die **Wohnform im Alter** ist nicht beliebig, sondern muss soweit wie möglich mit den **Bedürfnissen** des jeweiligen Bewohners übereinstimmen. **Wohnverhältnisse** können für den Bewohner anregend sein und Anforderungen stellen, die die Entwicklung von Fertigkeiten und Fähigkeiten fördern. Sie können aber auch, wenn von ihnen keine Anregungen ausgehen, längerfristig zu einer Abnahme von Fähigkeiten und Fertigkeiten beitragen.

Ob eine **andere Wohnform** angenommen wird, hängt mit der **Wohnraumgestaltung**, dem **Wohnumfeld** und den damit verbundenen **Vorteilen** zusammen, die sie gegenüber der eigenen Wohnung bietet. Eine entscheidende Rolle spielt natürlich auch die **Finanzierbarkeit**.

4.1 Privatwohnungen

Ältere Menschen verbringen bis zu **80 % des Tages in ihrer eigenen Wohnung**, wobei Pflegebedürftigkeit häufig das Verlassen der Wohnung überhaupt nicht mehr zulässt. Dadurch wächst die Verbundenheit mit dem vertrauten Wohnraum und Wohnumfeld. **Wohnort- oder Wohnungswechsel** werden seltener und es ist anzunehmen, dass auch eine Anpassung des Lebensstils, der Interessen und der Alltagskompetenz an die vorhandenen Bedingungen stattfindet.

Ältere Menschen möchten möglichst lange und selbstständig in ihrem eigenen Wohnraum und Wohnumfeld bleiben. Neben Faktoren wie **Geborgenheit** und **Vertrautheit** innerhalb und außerhalb der Wohnung, **Erinnerungen** und **soziale Kontakte** wie Nachbarschaftsbeziehungen spielen auch **finanzielle Gründe** eine Rolle für das Verbleiben im eigenen Haushalt.

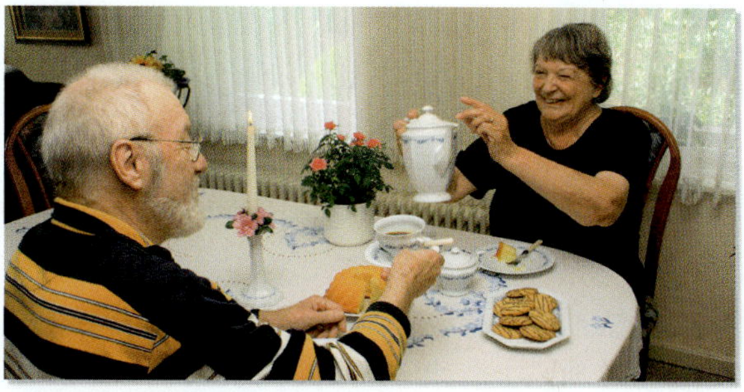

Abb. 4.2: Wohnen in vertrauter Umgebung

Um ein möglichst **selbstständiges** und **selbstbestimmtes** Leben eines älteren Menschen oder eines Menschen mit Behinderung in der eigenen Wohnung zu sichern und um pflegende Angehörige zu entlasten, werden verschiedene Möglichkeiten der Unterstützung angeboten.

Ambulante Pflegedienste sind Einrichtungen, die unter ständiger Verantwortung von examinierten Pflegefachkräften nicht nur ältere Menschen, sondern auch chronisch Kranke oder behinderte Erwachsene und Kinder betreuen. Durch mobile Pflege kann der Hilfebedürftige in seiner gewohnten

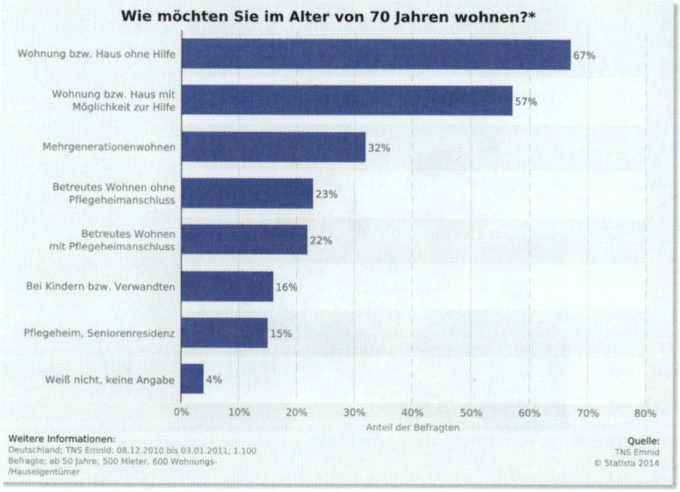

Abb. 4.1: Vorstellbare Wohnformen im Alter

Umgebung leben. Der Betroffene und auch pflegende Angehörige erhalten kompetente Unterstützung bei der Erledigung der Aktivitäten des täglichen Lebens. Die **Leistungen** der ambulanten Pflege umfassen:

- Grundpflege und Behandlungspflege,
- pflegerische Anleitung und Beratung der Patienten und Angehörigen
- 24 Std. Hausnotruf
- Sterbebegleitung
- hauswirtschaftliche Versorgung
- Mahlzeitendienste
- Fahr- und Begleitdienste
- Verleih von Hilfsmitteln, wie Rollstuhl, Krankenbett, Gehhilfen

Träger der ambulanten Pflegedienste und Sozialstationen sind: private oder öffentliche Träger, z.B. Rotes Kreuz, AWO (Arbeiterwohlfahrt), Landkreis, Stadt, Caritas oder Diakonie.

Die **teilstationären Pflegeangebote** ermöglichen dem Betroffenen, so lange wie möglich in seiner vertrauten Umgebung zu leben.

Die **Tagespflege** ist ein Bindeglied zwischen häuslicher oder ambulanter Betreuung und einem teilstationären Aufenthalt in einer Pflegeeinrichtung. Ältere, pflegebedürftige und behinderte Menschen können je nach Wunsch und Bedarf das Betreuungsangebot tagsüber in Anspruch nehmen. Nach der Betreuung in der Tageseinrichtung kehren sie in ihr gewohntes Zuhause zurück.

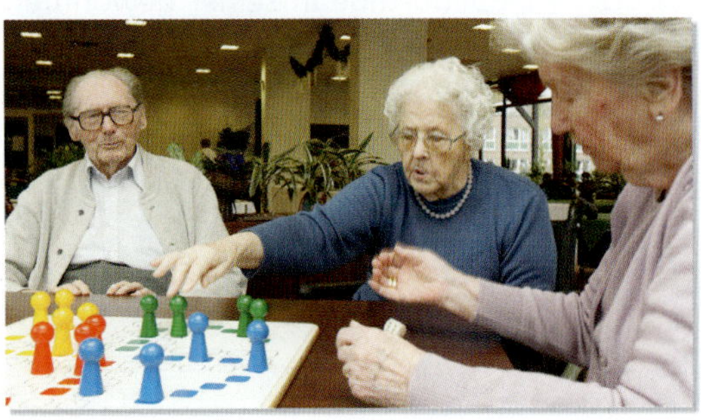

Abb. 4.3: Gemeinsames Spielen in der Tagesbetreuung.

Die **Kurzzeit- oder Verhinderungspflege** dient der Entlastung von pflegenden Angehörigen, die selbst erkrankt sind oder sich erholen müssen, um danach die häusliche Pflege weiter durchzuführen. Der zu pflegende ältere Mensch zieht für wenige Tage bis maximal vier Wochen pro Kalenderjahr in ein Altenpflegeheim. Die Kosten werden von den Pflegekassen übernommen. Die beiden teilstationären Pflegeangebote von Kurzzeit- und Tagespflege tragen dazu bei, dass ältere Menschen oder Menschen mit Behinderung weiterhin zu Hause mit ihrer Betreuungsperson wohnen bleiben können und nur zu bestimmten Zeiten auf die Betreuung von Pflegefachkräften angewiesen sind.

Solange noch **vollständige Selbstständigkeit** vorhanden ist, wird oft nicht über Veränderungen nachgedacht, diese könnten jedoch zu diesem Zeitpunkt noch **selbstbestimmt** eingeleitet und durchgeführt werden. Häufig ist die Ausstattung der Wohnung nicht geeignet, gewisse Formen der Pflege zu ermöglichen. **Hilfsmittel** und **bauliche Veränderungen** (► LF 2.2, Kap. 3, S. 976) verbessern die Lage, können allerdings nicht alle Defizite auffangen.

✓ Tipp **Informationen** für den Verbleib in der eigenen Wohnung stellen Wohnberatungsstellen, Pflegekassen, Wohlfahrtsverbände oder auf kommunaler Ebene Pflegeberatungsstellen bereit.

4.2 Wohnen mit den Kindern

Eine immer seltener anzutreffende Wohnform ist das **gemeinsame Wohnen mit den Kindern.** In ländlichen Gegenden ist diese Wohnform noch häufiger anzutreffen. Voraussetzung dabei ist die Kontinuität der Lebensgrundlage, z.B. führen die Kinder den Hof oder den Betrieb weiter, und ausreichender Wohnraum für alle Beteiligten.

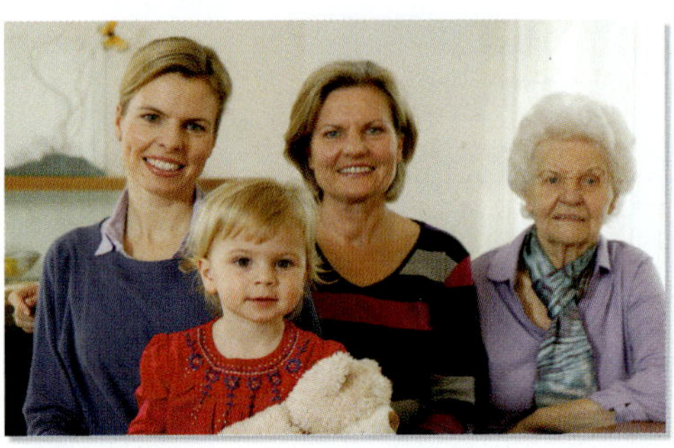

Abb. 4.4: Vier Generationen leben unter einem Dach.

Häufig ist ein Zusammenleben durch verschiedene Lebensentwürfe oder berufliche Mobilität nicht möglich. Viele Familien wollen möglichen Konflikten des Zusammenlebens aus dem Wege gehen und die Eltern den eigenen Kindern nicht zur Last fallen.

4.3 Seniorenwohnanlagen »Service-Wohnen«

Diese Wohnform soll älteren Personen ermöglichen, **selbstständig** in der eigenen Wohnung zu leben und bei Bedarf schnell **Hilfe und Pflege** zu erhalten. Zu einer **Wohnanlage** gehören meistens **mehrere Häuser**, die baulich und in der Ausstattung der Wohnung den Bedürfnissen älterer Menschen angepasst sind. Zusätzlich zum **Mietvertrag** schließen die Bewohner einen **Betreuungsvertrag** ab, der ihnen für eine monatliche Pauschale einen **24-stündigen Hausnotruf** und eine **pflegerische Notfallversorgung** zusichert. Darüber hinaus haben sie die Möglichkeit, gegen Bezahlung weitere Wahlleistungen wie **hauswirtschaftliche Unterstützung** in Anspruch zu nehmen.

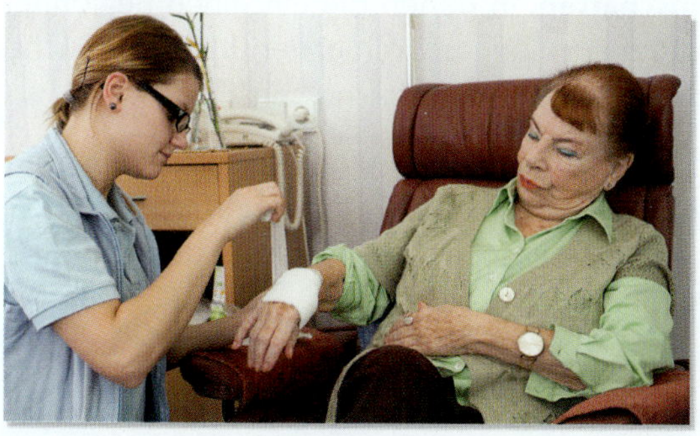

Abb. 4.5: Selbstständiges Wohnen mit Unterstützung bei Bedarf in einer Seniorenwohnanlage.

4.4 Mehr-Generationen-Wohnen

In der Wohnform **Mehr-Generationen-Wohnen** können sich Jung und Alt gegenseitig in ihren Fähigkeiten unterstützen und ergänzen, was den Vorstellungen von einer Großfamilie entspricht. Der Erfolg und das Interesse an dieser »neuen« Form des Lebens und Wohnens sind darauf zurückzuführen, dass die Zusammensetzung der Gruppen **freiwillig** und **selbstbestimmt** ist.

Den **Mehr-Generationen-Ansatz** gibt es als **Wohnform** und als **offenen Tagestreffpunkt**.

Im **Tagestreffpunkt** können sich die unterschiedlichen Generationen selbst einbringen oder Angebote wahrnehmen. In einer Form von **Selbsthilfe** werden Senioren- und Familientreff, Kinder- und Altentagesstätte miteinander verknüpft. Seit 2003 wird diese aus Niedersachsen stammende Idee bundesweit als Aktionsprogramm der **Mehrgenerationenhäuser** umgesetzt.

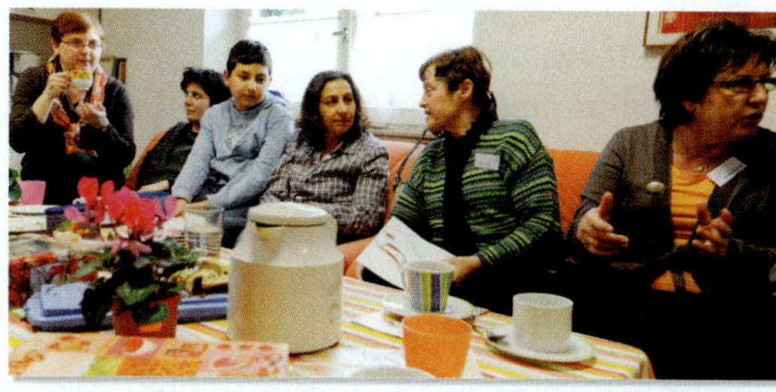

Abb. 4.6: Tagestreffpunkt in Mehrgenerationenhäusern.

Das **Wohnen mehrerer Generationen unter einem Dach** wird mittlerweile von verschiedenen Initiativen geplant bzw. durchgeführt. Dabei finden sich sowohl **Zweckgemeinschaften** als auch **gemeinsam wirtschaftende Personen** zusammen. Es gibt genossenschaftliche Ansätze und die Orientierung an gemeinsamen Auffassungen (Anthroposophie, Ökologie). Allen Projekten gemeinsam ist die gegenseitige Unterstützung und die Realisierung von Wohnstrukturen, die die besondere Lebenssituation unterstützen (barrierefreies Wohnen, kind- und altengerechtes Wohnen, Gemeinschaftsräume und -aktivitäten).

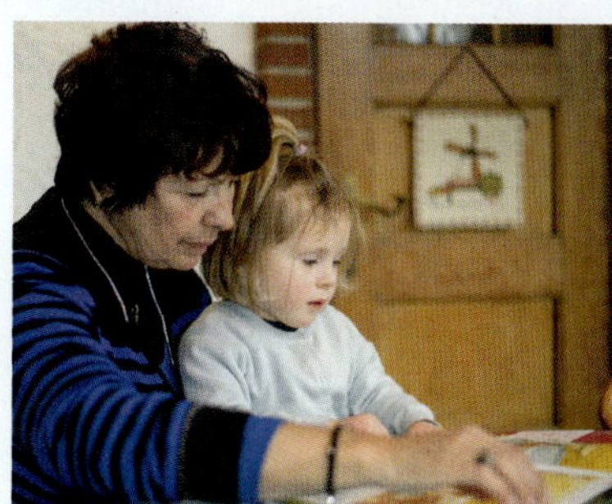

Abb. 4.7: Eine »Leihoma« ist eine große Unterstützung für arbeitende Eltern.

Die direkte Pflege sowohl der Kinder als auch alter Menschen ist in den Konzepten meist nicht vorgesehen, allerdings sind bei einer gemeinsamen Entwicklung Lösungsmöglichkeiten leichter zu finden als allein.

Bei der Umsetzung gemeinschaftlicher Wohnprojekte stellen sich den Initiatoren immer noch Hürden wie lange Planungszeiten, fehlende Unterstützung staatlicher Stellen, Mangel an geeigneten Grundstücken, die eine raschere Ausbreitung verhindern.

Beispiele für bestehende Projekte

Laher Höfe, Hannover-Lahe
- 54 Personen zwischen 2 und 88 Jahren
- 2 Höfe, insgesamt 12 Häuser

Anspruch: Wohnen in der Gemeinschaft, Möglichkeiten für Rückzug, Nachbarschaftshilfe

»Stadthaus statt Haus«, Aachen
- 20 Personen im Alter von 21 bis 81 Jahren
- Gemeinschaftshaus mit Eigentumswohnungen in der Innenstadt
- zusätzlicher Gemeinschaftsraum im Untergeschoss

Anspruch: »Individualität in der Gemeinschaft«

LF 2.2

Karmelkloster, Bonn-Pützchen
- 21 barrierefreie Wohnungen sowie 16 Reihenhäuser und Wohnungen für Jung und Alt
- Gemeinschaftsgarten mit Café, Gruppenraum

Anspruch: Selbstbestimmung, nachbarschaftliche Gemeinschaft mit gegenseitiger Hilfe und gemeinsamer Freizeitgestaltung

Haus Mobile, Köln-Weidenpesch
- Wohneigentum, öffentlich geförderte Sozialwohnungen
- 36 Wohneinheiten. Gemeinschaftsraum, Bewohnertreff
- zurzeit 60 Bewohner unterschiedlichen Alters

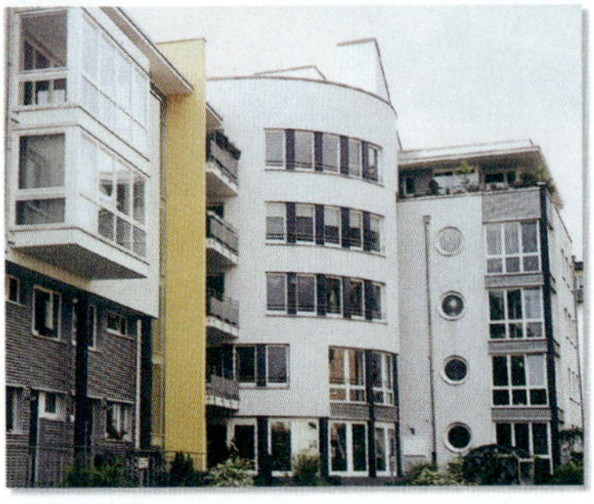

Abb. 4.8: Haus Mobile in Köln. Anspruch: Miteinander, gegenseitige Rücksichtnahme und Hilfe.

4.5 Haus- und Wohngemeinschaften

Gemeinschaftliches Wohnen mit Gleichaltrigen findet auch bei älteren Menschen zunehmend Interesse. Aus der Vielfalt der Ansätze haben sich dabei **Hausgemeinschaften mit einzelnen Wohnungen** durchgesetzt.

In Deutschland gibt es zurzeit ca. 250 solcher Wohnprojekte, der tatsächliche Bedarf ist höher. Offensichtlich bedarf es bestehender Gemeinschaften, um älteren Menschen Mut zu machen, Alternativen ins Auge zu fassen. Denn die Nachfrage ist dort besonders groß, wo ein relativ entwickeltes Angebot besteht, etwa in Hamburg, Nordrhein-Westfalen und München.

Wohnen in Gemeinschaft bedeutet **Geben und Nehmen** und ist daher nur für den geeignet, der in der Lage und bereit ist, auf andere einzugehen, Kompromisse zu schließen und unvermeidliche Konflikte durchzustehen.

Neben Hausgemeinschaften gibt es auch **Wohngemeinschaften**, in denen die einzelnen Bewohner nur über ein eigenes Zimmer verfügen und Küche und Bad gemeinschaftlich nutzen.

Nach Angaben des Forums Gemeinschaftliches Wohnen e.V. wünschen sich immerhin 5 bis 10 % der älteren Menschen, in einer Wohngemeinschaft zu leben.

Gemeinschaftliches Wohnen bietet die Möglichkeit,
- selbstständig zu leben, ohne allein zu sein,
- eigene Unabhängigkeit zu behalten,
- Verantwortung für andere zu übernehmen,
- im Notfall Probleme nicht allein lösen zu müssen,
- das Ausmaß der Hilfestellung selbst bestimmen zu können.

Wichtig ist, dass neben gemeinschaftlich genutzten Räumen auch **Rückzugsmöglichkeiten** für den Einzelnen gegeben sind. Auch dürfen die Mitglieder einer solchen Gemeinschaft sich bei der Hilfe füreinander nicht überfordern, sondern müssen eine Ergänzung durch externe soziale und pflegerische Dienste zulassen können.

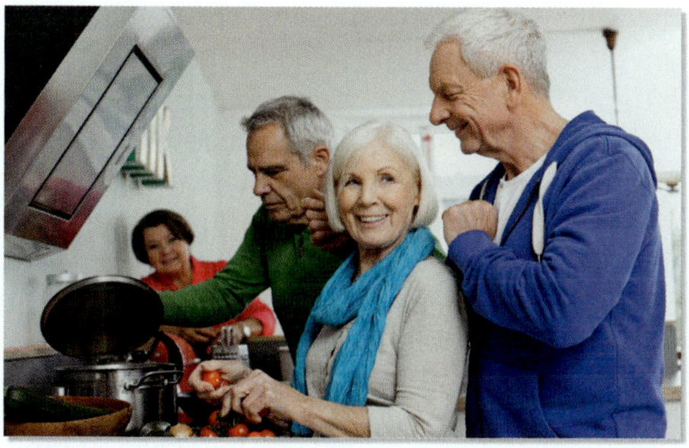

Abb. 4.9: Seniorenwohngemeinschaft

Spezielle Formen von Wohngemeinschaften wurden für die Belange von **Demenzkranken** (►LF 1.3, Kap. 8, S. 391) geschaffen und stellen eine Alternative zur stationären Versorgung dar. Hier leben Menschen in einer Umgebung zusammen, die eine familiäre Atmosphäre schafft, bei gleichzeitiger Möglichkeit einer Betreuung und/oder Pflege rund um die Uhr. Die Versorgung erfolgt über eine Einbindung ambulanter Pflegedienste und Angehöriger. Die Bewohner werden in alle Haushaltstätigkeiten und Abläufe miteinbezogen, um ihre Kompetenzen möglichst lange zu erhalten. Finanziert werden diese Wohngemeinschaften über die Miete der Bewohner, den Einsatz des Pflegegeldes je nach Pflegestufe und eventuell über Leistungen des Sozialamtes.

4.6 Betreutes Wohnen (Servicewohnen)

Betreutes Wohnen soll älteren Menschen durch ergänzende Betreuungsangebote in die Lage versetzen, möglichst lange **selbstbestimmt** zu leben. Das Maß an Privatheit ist größer als in einer Haus- oder Wohngemeinschaft. Für viele ist das betreute Wohnen eine **kostengünstigere Alternative** zum Umzug in ein Altenheim, da die Art und Intensität der Betreuungsleistungen je nach den Erfordernissen abgestuft genutzt werden kann.

Träger von Einrichtungen des betreuten Wohnens sind meist **soziale Verbände**, zunehmend aber auch **privatwirtschaftlich organisierte Gesellschaften** oder **Wohnungsbaugenossenschaften**.

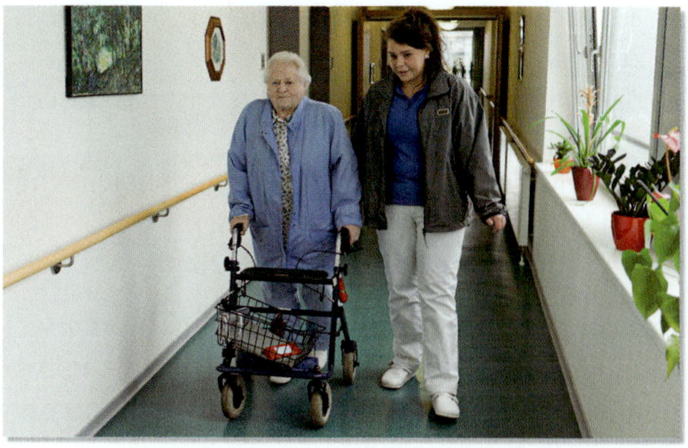

Abb. 4.10: Die Einrichtungen, die betreutes Wohnen anbieten, unterliegen nicht dem Heimgesetz, denn es handelt sich um eigenständige Wohnungen.

Zu den **Betreuungsleistungen** können gehören:
- Reparaturservice
- Hausnotruf mit 24-Std.-Notfallbereitschaft
- regelmäßiger Kontakt zur Betreuungsperson
- Beratung in sozialen Angelegenheiten
- Angebote kultureller und geselliger Art
- Nutzung von Gemeinschaftseinrichtungen
- Fahr- und Bringdienste
- Besuchs- und Begleitangebote
- Mahlzeitenservice
- pflegerische und hauswirtschaftliche Versorgung

Die Leistungen können einzeln oder als Pauschalangebote vereinbart werden. Das Spektrum reicht von einfachstem Service (Hausmeister) bis hin zur pflegerischen Vollversorgung.

Sinnvoll ist ein Umzug in betreutes Wohnen nur dann, wenn auch die Wohnverhältnisse deutlich verbessert werden, z. B. durch einen Aufzug, da viele der Serviceleistungen in jeder Wohnung organisiert werden können.

Qualitätsanforderungen an eine Einrichtung des betreuten Wohnens:
- Nähe zum Zentrum
- verkehrstechnisch gut erschlossen (öffentlicher Nahverkehr)
- nicht mehr als 60 Wohneinheiten (Verteilung auf mehrere Häuser)
- Barrierefreiheit
- Gemeinschaftseinrichtungen
- Freiflächen

- ausreichend große Wohneinheiten, 50 m², zwei Zimmer/Person
- barrierefreie Wohneinheiten, z. B. ist die Dusche ohne Hürde zu erreichen
- müheloses Bewegen in der Wohneinheit auch mit körperlichen Einschränkungen
- Zertifizierung nach DIN-Norm 77800

Das Angebot für diese Wohnform ist mittlerweile kaum zu überschauen und es wird nicht immer den jeweiligen Bedürfnissen der alten Menschen tatsächlich entsprochen.

! Merke Für Menschen mit einem hohen Pflegebedarf ist betreutes Wohnen meist nicht geeignet.

✓ Tipp
- Angebote einholen und vergleichen
- Einrichtungen anschauen
- Gespräch mit Bewohnern über ihre Erfahrungen führen
- Informieren über Verfahrensweise bei dauerhaft notwendiger Pflege

LF 2.2

4.7 Stationäre Einrichtungen

Die meisten Menschen wünschen sich, zu Hause in der eigenen Wohnung gepflegt zu werden. Unter Umständen ist jedoch ein Umzug die bessere Lösung und die **Vollversorgung** in einem Heim entlastet sowohl den Betroffenen als auch etwaige Angehörige.

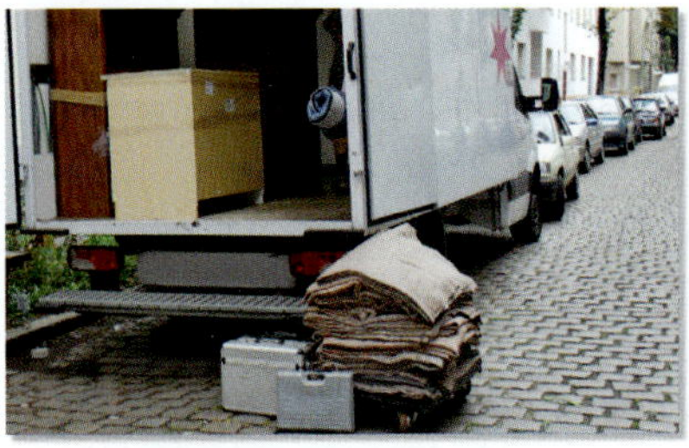

Abb. 4.11: Umzug in eine stationäre Einrichtung.

Das **Heim** bietet ein sicheres Wohnumfeld, ermöglicht Kontakte zu anderen Menschen und verfügt über Angebote zur Freizeitgestaltung. Es sichert die medizinische und pflegerische Versorgung rund um die Uhr. Zusätzliche Angebote, wie das Wohngruppenprinzip in der Pflege oder spezielle Angebote für Menschen mit Demenz, machen Heime zu einer geeigneten Versorgungsalternative. Dies gilt insbesondere dann, wenn keine Angehörigen da oder diese mit der Pflege überfordert sind. Auch dann, wenn die Bedingungen in der eigenen Wohnung eine angemessene Pflege nicht zulassen, sollte ein Pflegeheim gewählt werden.

Das Angebot an Alten- und Pflegeheimen ist groß. Es gibt sie in kommunaler, gemeinnütziger und privater Trägerschaft (► LF 3.1, Kap. 4, S. 1092), wobei diese keine Aussagen über die Güte der Einrichtung oder die Qualität der dort geleisteten Pflege zulässt.

4.7.1 Altenheim

Unter einem **Altenheim** wird eine Einrichtung verstanden, die Menschen versorgt, die in der Haushaltsführung eingeschränkt sind. Sie können meist über ein Zimmer mit Schlafalkoven verfügen und haben ein eigenes Bad. Eine Teeküche oder eine kleine Küchenzeile kann genutzt werden. Allerdings wird die Verpflegung meist über das Heim realisiert, im Speisesaal oder, falls erforderlich, mit Zimmerservice. Das Versorgungsangebot ist generell umfangreicher als beim betreuten Wohnen und nicht wählbar. Der Bewohner schließt einen **Vertrag mit dem Heim** (Heimgesetz ► LF 3.1, Kap. 5.2.1, S. 1109).

4.7.2 Pflegeheim

Mit Einführung der **Pflegeversicherung** 1996 (stationäre Pflege) wurden viele Altenheime in **Pflegeheime** umgewandelt. Dies bedeutet für die Interessenten, dass sie nur mit einer **Pflegestufe** Aufnahme finden können.

In Pflegeheimen werden Menschen betreut, die sich nicht selbst versorgen können und täglich auf **pflegerische Hilfe** angewiesen sind. Die Unterbringung kann auch in Mehrbettzimmern erfolgen, die Versorgung ist umfassend, spezielle Angebote können allerdings Zusatzkosten verursachen, z. B. Betreuung demenzkranker Menschen.

Die vertragliche Situation entspricht der des Altenheims. Das zu entrichtende **Heimentgelt** setzt sich aus Pflegekosten, Hotelkosten und Investitionskosten zusammen und ist von der Pflegestufe abhängig. Trotz Einführung der Pflegeversicherung gibt es vermehrt Menschen, die zur Finanzierung des Heimentgelts auf **Sozialhilfe** angewiesen sind.

Eine Übersiedelung in ein Pflegeheim kann zu einer Verbesserung der persönlichen Situation beitragen. Voraussetzung ist eine bewusste, durch ausreichende Informationen getragene Entscheidung, die neben der Qualität der Pflege auch den menschlichen Umgang im Heim berücksichtigt.

✓ **Tipp** Anspruch auf Kurzzeitpflege zum Probewohnen nutzen (► LF 2.1, Kap. 3.2.4, S. 911).

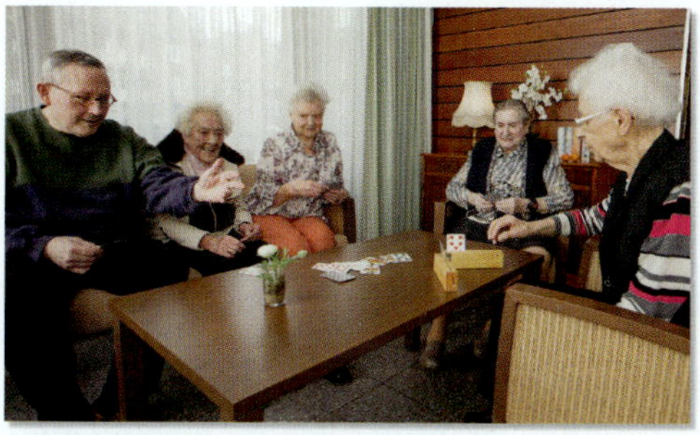

Abb. 4.12: Ein Heim ermöglicht es, neue Kontakte zu knüpfen.

Vorgehen bei der Pflegeheimauswahl

Adressen suchen:
- Internet
- kommunale Verwaltung
- Sozialdienst im Krankenhaus
- Wohlfahrtsverbände

Informationsmaterial besorgen:
- Pflegeleitbild, Preise, Hausordnung
- Pflegenoten
- Mitarbeiter des Pflegedienstes, Gutachter des MDK nach ihren Erfahrungen fragen

Vorgespräch vereinbaren:
- Liste mit interessierenden Fragen erstellen
- Besichtigung des Heims
- direktes Gespräch mit Bewohnern suchen
- Veranstaltungen des Heims besuchen

! Merke Ein Heim, das offen mit allen Fragen umgeht, sich der Öffentlichkeit zuwendet (Tag der offenen Tür), Möglichkeiten zu eigener Informationsbeschaffung zulässt, ist sich der Qualität seiner Versorgung sicher.

Kriterien zur Auswahl eines Pflegeheims
- Lage: stadtteilbezogen, Nähe zu Verwandten
- Träger
- Personalschlüssel, z. B. mindestens Einhaltung der Fachquote, 50 % examinierte Pflegefachkräfte
- Innenausstattung und Architektur, z. B. Einbindung in die Landschaft, Grünflächen, Gartenanlage, Balkons, Terrassen
- Atmosphäre
- Umgang mit den Bewohnern und miteinander
- Wahrung der Individualität
- therapeutische Angebote, z. B. Physiotherapie, Ergotherapie
- ärztliche Versorgung, z. B. Hausarzt, Versorgungsmodelle
- pflegerisches Konzept, z. B. aktivierende Pflege
- rehabilitativer Ansatz
- seelsorgerische Betreuung
- Ernährung, z. B. Speiseplan, Zubereitung
- Esskultur, z. B. Speisesaal, Tischdekoration, Atmosphäre
- Möglichkeiten der Tierhaltung
- zusätzliche Dienstleistungen, z. B. Friseur, Fußpflege, Einkaufsmöglichkeiten
- Medien und Kommunikationsmöglichkeiten
- Freizeitangebote
- Angehörigenarbeit
- Heimbeirat
- Umgang der Heimleitung mit kritischen Fragen

nach: Stiftung Warentest, Leben und Wohnen im Alter

✓ **Tipp** Praxisnahe Hinweise für die Heimwahl, auch unter der Berücksichtigung der Pflegenoten, finden sich im Internet unter www.pflege-shv.de.

4.7.3 Pflegenoten

Im Juli 2008 wurden durch das **Pflege-Weiterentwicklungsgesetz im SGB XI** Präzisierungen zur Durchführung von **Qualitätsprüfungen** vorgenommen (§ 114a SGB XI). Die **Bewertungssystematik** nach §115 folgt den aus der Schule bekannten Noten. Dafür hat sich der Begriff **Pflegenoten** etabliert.

Grundlage der Benotung sind die Ergebnisse der Qualitätsprüfungen durch den Medizinischen Dienst der Krankenversicherungen (MDK). Die dort getroffenen Einzelbewertungen auf einer Skala von 1 bis 10 ergeben eine Note. Mehrere Qualitätsbereiche ergeben dann die Gesamtnote, welche in Beziehung zum Landesdurchschnitt gesetzt wird. Schwerpunkt der Benotung ist der medizinisch-pflegerische Bereich. Die Ergebnisse müssen durch die Krankenkassen über das Internet oder andere Medien kostenfrei veröffentlicht werden.

4.8 Wohnkonzepte für ältere Menschen mit Behinderungen

Immer mehr **Menschen mit geistigen und körperlichen Behinderungen** erreichen durch den medizinischen Fortschritt und die demografische Entwicklung das **Seniorenalter.** Nachdem in Deutschland im 2. Weltkrieg eine ganze Generation an Menschen mit Behinderungen ermordet wurde, erreichen Menschen mit Behinderungen, die nach dieser Zeit geboren wurden, nun das Rentenalter. Die wachsende Zahl der älteren Menschen mit Behinderungen stellt eine **neue Herausforderung** dar. Altersgerechte Wohnformen und Angebote für Menschen mit Behinderungen müssen entwickelt werden.

Dieser Herausforderung möchte z.B. das **Bundesministerium für Familie, Senioren, Frauen und Jugend** begegnen, indem es neue Wohnprojekte und -konzepte fördert, die dazu beitragen sollen, die Lebenssituation z.B. älterer Menschen mit Behinderungen nachhaltig zu verbessern. Sie sind überregional beispielgebend und übertragbar. (1)

Ziele und Grundsätze der Projekte sind:

- die Rahmenbedingungen für ein **selbstständiges Leben von Menschen mit Behinderung** zu verbessern, d.h. eine tatsächliche Selbstbestimmung und keine wohlmeinende Bevormundung
- respektierende Gleichstellung und einbeziehende Teilhabe,
- das **Zusammenleben von älteren und jüngeren Menschen mit Behinderung** zu fördern
- durch das **Verknüpfen modellhafter Wohn– und Betreuungsformen** ein Zuhause mit **hoher Lebensqualität** zu schaffen

Beispiele für bestehende Projekte

Wohnheim Wennerstorf Stiftung Freilichtmuseum am Kiekeberg

Im Wohnheim Wennerstorf leben seit Oktober 2008 13 Menschen mit Behinderungen in zwei familienähnlichen Wohngruppen. Jeweils sechs beziehungsweise sieben Menschen wohnen in einer Gruppe zusammen. Es gibt ein Heimelternpaar; ein Elternteil stellt die Heimleitung. Beide Wohngruppen werden von allen angestellten Betreuern betreut, wobei sich für je eine Gruppe eine Fachkraft (Gruppenverantwortlicher) hauptverantwortlich zeigt. Die Gruppenverantwortlichen setzen die Anweisungen der Heimleitung um und stimmen alle Erfordernisse und Belange ihrer Gruppen ab. Im Bedarfsfall vertreten sie die Heimleitung (Urlaub, Krankheit und andere Abwesenheiten der Hauseltern).

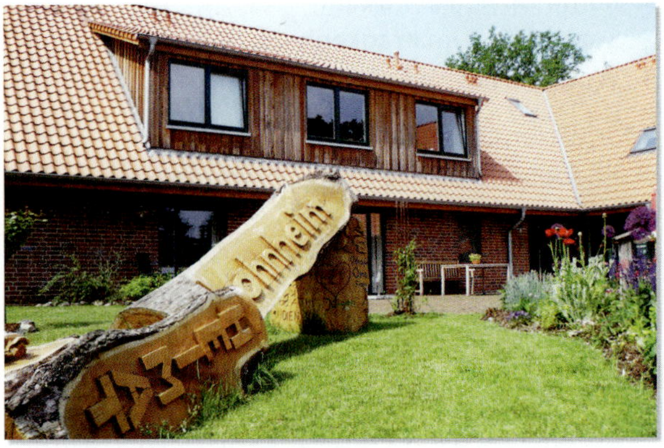

Abb. 4.13: Das Wohnheim Wennersdorf hat insgesamt 13 Plätze, verteilt auf zwei Wohngruppen.

Der Alltag der Bewohner ist abwechslungsreich und erfahrungsoffen gestaltet, strukturiert und hält eine möglichst große Zahl alltagsbezogener Lernmöglichkeiten (Wäsche waschen, Tisch decken, Gartenarbeit etc.) bereit. Die weitgehende Aufhebung der üblichen Trennung von Leben und Arbeiten ist eine Besonderheit. Vor allem für Bewohner, die zugleich im Ort auf dem Museumsbauernhof oder dem benachbarten Freilichtmuseum am Kiekeberg arbeiten, ergibt sich ein ganzheitlicher Lebensraum.

Wohnstätte »Am Anger – Gemeinsames Leben junger und älterer Menschen mit Behinderungen« der Evangelischen Stiftung Christopherushof Anna-Luisen-Stift

Die Modellwohnstätte für **junge und ältere Menschen mit Behinderungen** hat zwei Zielgruppen: Kinder und Jugendliche mit schweren Behinderungen bis zu einem Alter von etwa 25 Jahren und **älter werdende und alt gewordene Menschen mit geistiger Behinderung zwischen 50 und 70**. Zwölf jüngere und zwölf ältere Bewohnerinnen und Bewohner leben in insgesamt vier Wohngruppen unter einem Dach. Um den verschiedenen Bedarfslagen der beiden Zielgruppen gerecht werden zu können, sind die Wohngruppen nach Alter getrennt.

Damit die beiden Altersgruppen durch das gemeinsame Wohnen intensiv voneinander profitieren, haben **gruppenübergreifende Aktivitäten** eine hohe Bedeutung. Für die beiden Zielgruppen wurden unterschiedliche Betreuungskonzepte entwickelt: **Alltagsassistenz für die Senioren**, ein **heilpädagogisches Konzept für die Kinder und Jugendlichen**. Basis ist immer die **ganzheitliche Betrachtung des Menschen mit Behinderung** in jedem Lebensalter. Die »assistierende Lebensbegleitung« bindet die älteren Bewohner aktiv in das tägliche Leben ein. Sie respektiert ihre persönlichen Freiräume und unterstützt gleichzeitig ihre individuelle Lebensentfaltung. Zu den vielfältigen **therapeutischen Angeboten der Wohnstätte** gehören: Physiotherapie, Ergotherapie, musisch-ästhetische Angebote (Musik- und Kunsttherapie), Körper- und Bewegungserfahrung (u.a. Reittherapie, Schwimmtherapie), Soziotherapie, geistig-ethische Begleitung.

Insgesamt gibt es **24 Plätze**, verteilt auf vier Wohngruppen.

Integrative Begegnungsstätte für Menschen mit und ohne Behinderung der Lebenshilfe Westerwald e.V.

Die integrative Begegnungsstätte soll dazu beitragen, die Lebenssituation der betroffenen Menschen und ihrer Familien nachhaltig zu verbessern, indem sie »die Menschen mit Behinderung von Geburt an bis ins hohe Alter, auch bis an das Lebensende, begleitet, betreut und auch entlastet«. Die Begegnungsstätte hält vielfältige Freizeit- und Begegnungsmöglichkeiten für alle Altersgruppen und für Menschen mit und ohne Behinderung bereit. Krabbelgruppe und Elterntreff für die Jüngsten, Freizeit mit Tanz und Disco für Jung und Alt gemeinsam und ein Seniorencafé gehören zum Programm. Gerade für ältere Menschen mit Behinderung, die nicht mehr in Werkstätten oder Tagesförderstätten betreut werden können, mangelte es an geeigneten Begegnungs- und Betreuungsangeboten.

LEQUI – Lebensqualität inklusiv(e): Innovative Konzepte unterstützten Wohnens älter werdender Menschen mit Behinderung

Die Katholische Hochschule NRW hat seit Sommer 2009 in Kooperation mit der LWL (Landschaftsverband Westfalen-Lippe)-Behindertenhilfe Westfalen und gefördert durch das Bundesministerium für Bildung und Forschung das Forschungsprojekt »LEQUI – Lebensqualität inklusiv(e): Innovative Konzepte unterstützten Wohnens älter werdender Menschen mit Behinderung« gestartet.

Der Rahmen des Projekts umfasst:

- eine Vorausschätzung der Altersentwicklung in der Gruppe der Menschen mit geistiger Behinderung im Lebensbereich Wohnen und in den Werkstätten
- eine Analyse der Lebenssituationen älter werdender Menschen mit geistiger Behinderung

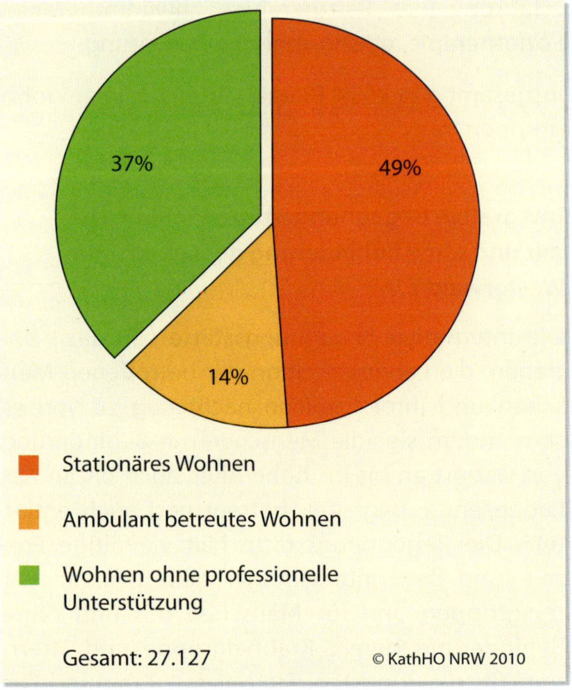

Abb. 4.14: Prozentanteil erwachsener Menschen mit geistiger Behinderung aus Westfalen-Lippe nach Wohnformen im Jahr 2010.

- Ableitung der Anforderungen an Unterstützungsangeboten im Lebensbereich Wohnen, die passgenaue und tragfähige Antworten auf die Herausforderungen des Alterns geben (2)

LF 2.2

Aufgaben

- Welche Möglichkeiten gibt es, um ein möglichst selbstständiges und selbstbestimmtes Leben eines älteren Menschen oder eines Menschen mit Behinderung in der eigenen Wohnung zu sichern?
- Was versteht man unter Tagespflege?
- Was bedeutet Mehr-Generationen-Wohnen?
- Nennen Sie die Vorteile gemeinschaftlichen Wohnens.
- Was unterscheidet Wohngemeinschaften für ältere Menschen von Wohngemeinschaften für an Demenz erkrankte Menschen?
- Was sind die Vorteile von betreutem Wohnen?
- Wann empfiehlt sich der Umzug in ein Heim?
- Wie sollte man bei der Auswahl eines Pflegeheims vorgehen?
- Worauf sollte bei der Auswahl eines Pflegeheims geachtet werden?
- Was versteht man unter »Pflegenoten«?

Lernfeld 2.3

Alte Menschen bei der Tagesgestaltung und bei selbst organisierten Aktivitäten unterstützen

Quellenhinweise, weiterführende Literatur und Internethinweise zu den einzelnen Kapiteln ► S. 1309

1 Tagesstrukturierende Maßnahmen

1.1 Bedeutung von Beschäftigung und Aktivierung

Der **Tagesablauf** eines Menschen ist in der Regel aufgeteilt in Tätigkeiten, die **notwendig und verpflichtend** sind, wie

- die Versorgung der eigenen Person,
- die Versorgung der Familie und des Haushalts,
- Schulausbildung,
- Berufsausbildung oder Beruf,

oder denen **freiwillig** nachgegangen wird, z. B.

- Hobbys,
- Kontakte zu anderen Menschen,
- Urlaub.

Wenn der Mensch aktiv ist, hat er die Möglichkeit, sein **Leben zu gestalten** und **Anerkennung durch die Gesellschaft** zu erlangen.

Ältere Menschen haben die Pflicht, für sich und ihren Haushalt zu sorgen. Ohne Ausübung eines Berufs und weniger in die Aktivitäten der Familie eingebunden, nimmt der Bereich der **Freizeit** für sie zu. Viele haben den Wunsch, ihre Fähigkeiten weiter einzubringen, und übernehmen **ehrenamtliche Tätigkeiten**. Sie nehmen Aufgaben in unterschiedlichsten Bereichen wahr und erhalten auf diese Weise **Anerkennung**.

! Merke Wer gebraucht wird, fühlt sich wohl, wertvoll und ist selbstsicher.

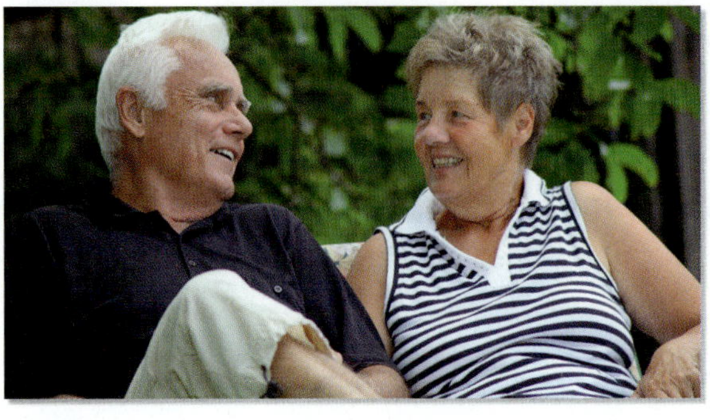

Abb. 1.1: Es gibt auch Menschen, denen es gut geht, wenn sie nur das »Nichtstun« genießen können.

Lassen die geistigen oder körperlichen Fähigkeiten im hohen Alter nach oder ist der ältere Mensch z. B. durch eine Gehbehinderung nicht mehr in der Lage, die Wohnung selbstständig zu verlassen, wird der Bereich, aktiv zu sein und soziale Kontakte zu pflegen, immer häufiger eingeschränkt. Die selbstbestimmte Lebensführung ist gefährdet.

Dies trifft besonders auf Menschen in Alten- und Pflegeheimen zu. Die Tätigkeiten der bisherigen Alltagsgestaltung wie Mahlzeiten zubereiten und die Wohnung reinigen, entfallen durch die überwiegende Versorgung und die eingeschränkten Fähigkeiten. Die Pflichten und die Beteiligung am sozialen Leben nehmen immer mehr ab. Der alte Mensch hat keine Aufgaben mehr, er fühlt sich nutzlos und von niemandem gebraucht. Der Tagesablauf reduziert sich oft auf das Warten auf die nächste Betreuungsmaßnahme.

Langeweile, Mangel an Beschäftigung, Kommunikation und eigener Lebensgestaltung erhöhen das Risiko, körperlich und seelisch krank zu werden. Somit wirken Aufgaben, Beschäftigungsangebote, Anerkennung und soziale Kontakte stabilisierend auf die Lebensqualität und die Gesundheit.

! Merke **Beschäftigungsangebote**

- steigern Selbstwertgefühl, Aufmerksamkeit, Konzentration, Wahrnehmung und Orientierung,
- bauen das Gefühl auf »Ich kann noch etwas«,
- erhalten und fördern Kompetenzen,
- geben Spaß, Freude und Erfolgserlebnisse,
- schützen vor Reizverarmung,
- reduzieren Passivität,
- integrieren in die soziale Gemeinschaft,
- bestärken das gesunde Kommunikationsverhalten,
- wirken Einsamkeit entgegen,
- regen die Sinne an,
- verbessern die Wahrnehmung des Körpers und erhalten die Beweglichkeit.

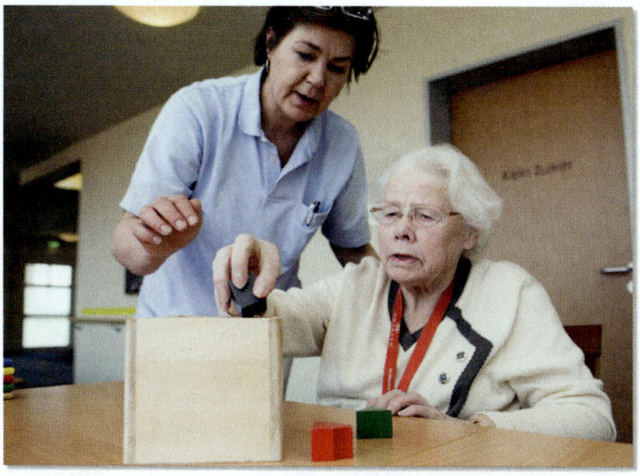

Abb. 1.2: Der alte Mensch wird durch Beschäftigungsangebote psychisch und emotional gestärkt, seine Lebensqualität erhöht.

Beschäftigung und Angebote zur **Aktivierung** können von Fachpflegepersonal oder in Zusammenarbeit mit anderen Berufsgruppen, z.B. Bewegungstherapeuten, Kunst-/Musiktherapeuten, Psychologen, in unterschiedlichen Einrichtungen durchgeführt werden.

1.2 Tagesstruktur

Gerade ältere Menschen haben häufig einen regelmäßigen Tages- und Wochenablauf. Sie teilen sich ihren Tag ein, dabei werden viele Tätigkeiten zu **Ritualen.**

Die Gestaltung des Tagesablaufs in einem Wohn- und Pflegeheim dient der **äußeren Strukturierung** des Tages. Sie gliedert ihn in **Aktivitäts- und Ruhezeiten**. Die **Tagesstruktur** bietet dem alten Menschen einen Rahmen, der die **Orientierung** erleichtert und **Sicherheit** gewährt:

- **Tagesbeginn** mit Aufstehzeiten und Körperpflege
- **Mahlzeiten**, wie Frühstück, Mittag- und Abendessen sowie Zwischenmahlzeiten
- **Angebote und Tätigkeiten**
- **freie Zeit für sich**, z.B. zum Ausruhen
- **Tagesende** mit Körperpflege und Zubettlegen

1.2.1 Tages- und Wochenpläne

In einem **Tages- oder Wochenplan** werden verschiedene Angebote einer Einrichtung aufgeführt (Abb. 1.5). Sie sind an den unterschiedlichen Interessen, Fähigkeiten, Fertigkeiten und Einschränkungen der Bewohner ausgerichtet. Es werden gemeinschaftsorientierte Gruppen- und individuelle Aktivitäten angeboten.

Ein **Tages- oder Wochenplan** muss
- strukturiert und übersichtlich gestaltet,
- in lesbarer großer Schrift und
- gut sichtbar an einem zentralen Ort aufgehängt

sein. Er hilft den Bewohnern, sich zu **orientieren** und zeigt ihnen, welche Angebote sie zu welcher Zeit erwarten können.

Die einzelnen Aktivitäten werden **verlässlich** und **pünktlich** und möglichst immer am **selben Ort** durchgeführt. Unzuverlässigkeit erschwert die Orientierung und kann je nach Einschränkungen des Betroffenen verunsichern und verwirren.

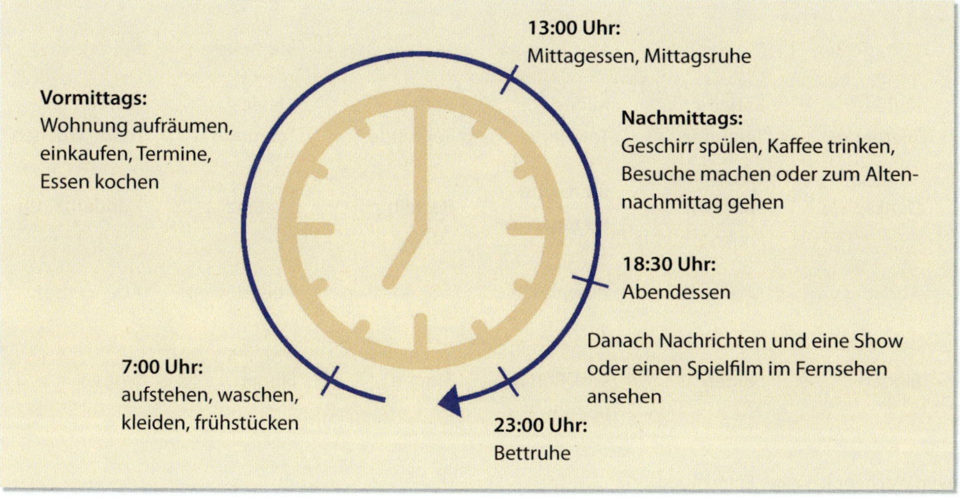
13:00 Uhr:
Mittagessen, Mittagsruhe
Vormittags:
Wohnung aufräumen, einkaufen, Termine, Essen kochen
Nachmittags:
Geschirr spülen, Kaffee trinken, Besuche machen oder zum Altennachmittag gehen
18:30 Uhr:
Abendessen
Danach Nachrichten und eine Show oder einen Spielfilm im Fernsehen ansehen
7:00 Uhr:
aufstehen, waschen, kleiden, frühstücken
23:00 Uhr:
Bettruhe

Abb. 1.3: Der Tagesablauf einer Bewohnerin.

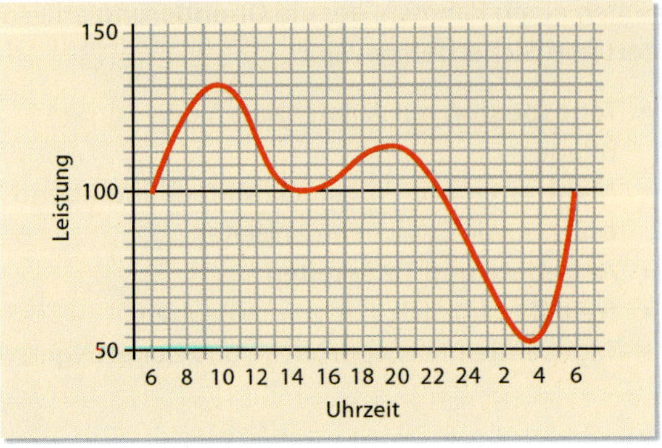

Abb. 1.4: Durchschnittliche Tagesleistungskurve

Aus den Angeboten kann der Tagesablauf **individuell** für einen Bewohner gestaltet werden. Dabei ist zu beachten, wie viel Beschäftigung für den Einzelnen gut ist. Zu viel kann schnell überfordern, zu wenig bringt Langeweile.

1.2.2 Strukturierende Angebote im Tagesverlauf

Tagesbeginn und Vormittag

Der **Tagesbeginn** beginnt mit der individuellen Zeit des **Aufstehens** und der **Körperpflege**. Das **Frühstück** wird in einem Zeitraum von ca. 7:30 und 9:30 Uhr angeboten.

Der **Vormittag** eignet sich gut für Tätigkeiten, die eher zu den **Pflichten** gehören, haushaltsnah sind, aus der Biografie abgeleitet werden und auf die Fähigkeiten des Bewohners ausgerichtet sind, z. B. das eigene Zimmer aufräumen. Aktivitäten, die in Gruppen stattfinden können, wären z. B. Einkaufen für die Kochgruppe, gemeinsames Zubereiten einer Mahlzeit oder Gartenarbeit. Auch Spaziergänge oder Bewegungsgruppen sind nützlich zur körperlichen Anregung. Neben den individuellen Alltagsaufgaben und den angebotenen Gruppen können die Bewohner auch verantwortlich **Aufgaben für die Gemeinschaft** übernehmen, wie Staubwischen

	Montag	Dienstag	Mittwoch	Donnerstag	Freitag	Samstag	Sonntag
7:00 – 7:15	Frühsport für Frühaufsteher	Frühsport für Frühaufsteher	Frühsport für Frühaufsteher	Frühsport für Frühaufsteher	Frühsport für Frühaufsteher	Frühsport für Frühaufsteher	
7:30 – 9:30	Frühstück	Frühstück	Frühstück	Frühstück	Frühstück	Frühstück	Frühstück
10:00 – 11:00	Planung für die Koch- und Backgruppe	Einkaufen für die Koch- und Backgruppe	Kochgruppe	Gymnastik	Spaziergang	Backgruppe	Gottesdienst
11:00 – 12:00	Gartenpflege	Spaziergang	Gartenpflege	Spaziergang	Gartenpflege	Kosmetikstudio	Spaziergang zum Friedhof
12:00 – 13:00	Mittagessen	Mittagessen	Mittagessen	Mittagessen	Mittagessen	Mittagessen	Mittagessen
15:00 – 15:45	Kaffee-/Teerunde	Kaffee-/Teerunde	Kaffee-/Teerunde	Kaffee-/Teerunde	Kaffee-/Teerunde	Kaffee-/Teerunde	Kaffee-/Teerunde, Kuchen
16:15 – 17:00	Zeitungslesegruppe	Denkspiele	Bewegungsspiele im Freien	Brett- und Kartenspiele	Basteln	Sitztanz	Handarbeiten
18:00 – 19:00	Abendessen	Abendessen	Abendessen	Abendessen	Abendessen	Abendessen	Abendessen
19:30 – 19:45	Singen (einschl. Skatabend)	Singen	Singen	Singen (einschl. Rommé-abend)	Singen	Singen	Singen

Abb. 1.5: Aktivitäten in einem Wochenplan einer Einrichtung.

im Aufenthaltsraum, Englischunterricht für Interessierte oder die Blumenversorgung.

Die Bewohner erleben sich durch ihre Aktivitäten als **wichtig für die Gemeinschaft**. Sie erledigen eine sinnvolle Aufgabe und fühlen sich dadurch wohl. Zwischendurch werden den Bewohnern **Getränke** gereicht und jeder legt Pausen ein, wenn er es wünscht. Der Vormittag endet mit dem **Mittagessen** zwischen 12 und 13 Uhr.

Der Nachmittag

Nach dem Mittagessen sollte eine **Ruhepause** eingelegt werden. Danach treffen sich die Bewohner zur **Freizeitgestaltung**. Das können Angebote sein, wie ein gemeinsames Kaffeetrinken, Spielen, Singen, Gedächtnisübungen oder Basteln, Bewegungsspiele, Sitztanz, Stadtbummel oder die Beschäftigung mit den eigenen Interessen und Hobbys.

Auch hier werden den Bewohnern zwischendurch **Getränke** gereicht und sie entscheiden, was und wie viel sie machen wollen. Der Nachmittag endet mit dem **Abendessen** zwischen 18 und 19 Uhr.

Der Abend

Nach dem Abendessen beginnt die **individuelle Pflege** und **Versorgung der Bewohner** und Angebote für die **Gestaltung des Abends** können genutzt werden. Mögliche abendliche Aktivitäten sind eine Singgruppe, gemeinsames Fernsehen, Kartenspielen oder eine Leserunde. Die Aktivitäten sollten bis ca. 22 Uhr angeboten werden.

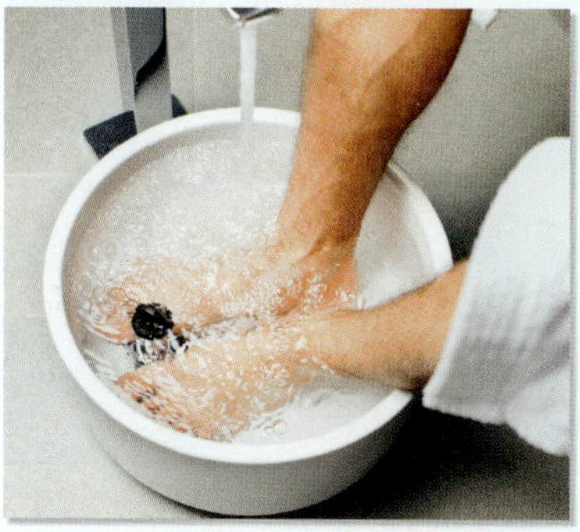

Abb. 1.6: Vor dem Schlafengehen helfen dem Bewohner individuelle Gewohnheiten, einen ruhigen Schlaf zu finden. Dazu eignen sich z. B. ein gemeinsames Gebet oder Lied, ein Fußbad, ein Glas warme Milch oder das geöffnete Fenster.

Eine **Spätmahlzeit** schützt vor Unterzuckerung und Blutdruckabfall in der Nacht.

1.2.3 Angebote für bettlägerige Bewohner

Die **Aktivierung von Bettlägerigen** ist noch notwendiger als die Beschäftigung mit mobilen älteren Menschen. Bettlägerige brauchen Anregungen ihrer Sinne, geistige Aktivierung und körperliche Bewegung.

Zur Anregung der Sinne wird die Umgebung des Bettes nach den Prinzipien der **Basalen Stimulation®** (► LF 1.3, Kap. 1.7.2, S. 206) gestaltet, der Blick aus dem Fenster muss möglich sein. Der Bettlägerige wird, so oft es geht, aus dem Zimmer in Gemeinschaftsräume geschoben, die Zimmertür bleibt hin und wieder geöffnet, damit die Außenwelt wahrgenommen werden kann. Mitbewohner können motiviert werden, Bettlägerige zu besuchen, mit ihnen zu sprechen, zu spielen oder ihnen etwas vorzulesen.

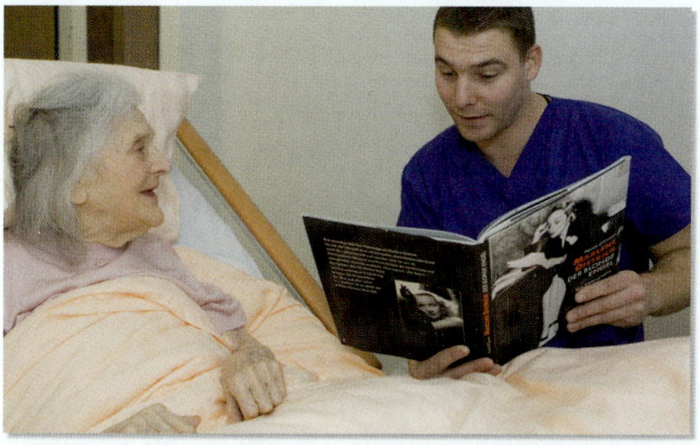

Abb. 1.7: Geistige Aktivierung durch Vorlesen eines Buches.

Viele der üblichen Beschäftigungsangebote eignen sich auch für Bettlägerige. Es sollte täglich eine **Einzelaktivierung** angeboten werden. Es eignen sich: Brett- und Kartenspiele, Gedächtnisspiele, gemeinsam Fotos anschauen und besprechen, etwas vorlesen oder gemeinsam singen.

Auch wenn sich der Bettlägerige nicht mehr äußern oder aktiv teilnehmen kann, bieten Erzählen, Vorsingen oder Vorlesen noch Anregung. Gezielte Rundfunk- oder Fernsehsendungen an den Interessen orientiert, können auch eingesetzt werden. Kreative Ideen zur Anregung sind gefragt.

1.3 Ungeplante und spontane Aktivitäten

So wichtig es ist, einen durchstrukturierten Tag mit geplanten Aktivitäten und Ruhezeiten zu haben, so unentbehrlich ist es, dass auch einmal etwas **Unvorhergesehenes** geschieht. Kurze Aktivierungen können spontan durchgeführt werden, um Langeweile und Reizverarmung entgegenzuwirken, etwas Positives zu erleben und zu lachen. Hierzu ist es meist notwendig, auf die Bewohner zuzugehen oder sie anzuregen, indem die Pflegefachkraft eine Beschäftigung beginnt.

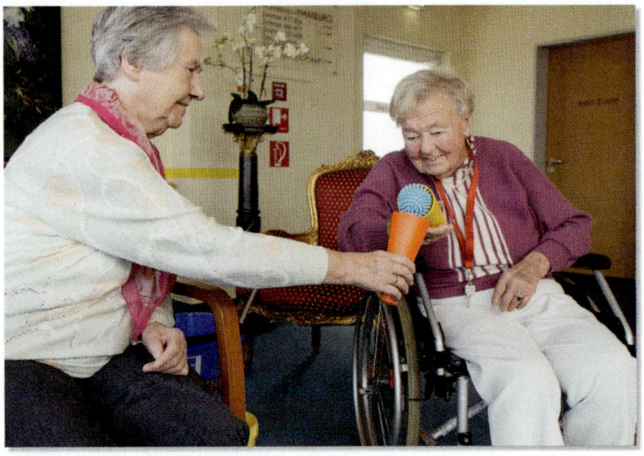

Abb. 1.8: Bei spontanen Aktivitäten ist die Fantasie der Pflegefachkraft gefragt.

LF 2.3

Für **spontane Aktivitäten** bieten sich viele Möglichkeiten an:

- Einen Luftballon in den Aufenthaltsraum werfen und die Bewohner auffordern, ihn weiterzuwerfen.
- Sich mit Strickzeug zu einer allein sitzenden Bewohnerin setzen und fragen, ob sie erklären kann, wie ein Strumpf gestrickt wird.
- Sich 10 Minuten zu Bewohnern setzen und gemeinsam »Stadt, Land, Fluss« spielen.
- Die Bewohner dazu anregen, über ein aktuelles Ereignis zu sprechen, dazu einen Zeitungsartikel vorlesen. Vorhandene Spiele auspacken und fragen, wer mitspielt.
- Spontan abends mit Bewohnern Kartoffeln braten oder im Sommer nachmittags einen Eiskaffee zubereiten.
- Lieder im Alltag auf der Station singen.

1.4 Einbeziehen von Angehörigen in die Tagesstrukturierung

Angehörige sind oft verunsichert und wissen nicht, was sie mit ihren Verwandten bei Besuchen reden oder unternehmen sollen. Pflegefachkräfte sollten Angehörige zu Besuchen ermutigen und beratend zur Seite stehen, da diese eine große **Ressource** darstellen. Sie kennen die Bewohner, wissen um ihre Vorlieben, Interessen und Biografie und können den Pflegefachkräften wichtige Informationen geben.

Die **Einbeziehung der Angehörigen** in die Beschäftigung und Tagesstruktur hat mehrere Vorteile:

- Bewohner erfahren Anregung und Beschäftigung,
- Angehörige fühlen sich entlastet, wenn sie aktiv werden können,
- das Pflegepersonal wird in seiner Arbeit unterstützt.

Für alle Beteiligten bieten die ergänzenden Aktivitäten eine Bereicherung. Aufgaben, die Angehörige übernehmen können, sind individuell ausgeprägt. Sie können mit den Bewohnern z. B.

- Spaziergänge machen,
- spielen,
- alte Fotos anschauen,
- sie zum Friseur begleiten.

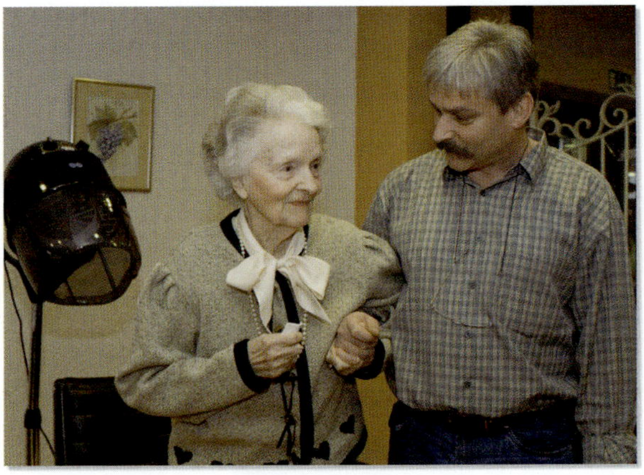

Abb. 1.9: Angehöriger übernimmt individuell geprägte Aufgabe, z. B. Begleitung zum Heimfriseur.

1.5 Aufgaben der Pflege bei der Tagesstrukturierung

1.5.1 Erkennen von Interessen, Bedürfnissen und Ressourcen

Die **Voraussetzung für die Planung** einer angemessenen Beschäftigung und einer individuellen Pflege eines Bewohners ist, ihn kennenzulernen, Informationen zu sammeln und seine Fähigkeiten, Fertigkeiten und Einschränkungen, Interessen und Bedürfnisse zu erkunden. Dies geschieht **biografieorientiert** im Rahmen des **Pflegeprozesses.**

Folgende Überlegungen sollten in die **Informationssammlung** (► LF 1.2, Kap. 2.3.1, S. 93) einbezogen werden:

- Welche Fähigkeiten können unterstützt und gefördert werden, welche Ressourcen genutzt werden?
- Welche Bedürfnisse können befriedigt werden?
- Womit hat sich der Bewohner früher beschäftigt? Hatte er Hobbys? Welche Interessen hatte er, können sie wieder geweckt werden?
- Wie ist seine Lebensgeschichte? An welche Erfahrungen kann angeknüpft werden?

Oft kann die Pflegefachkraft die Fähigkeiten eines Bewohners nicht direkt erkennen. Sie lassen sich häufig erst durch Ausprobieren einschätzen.

> ✔ **Tipp** Die Haltung »Ich habe noch nichts entdeckt« ist in solchen Situationen hilfreicher, als vorschnell aufzugeben.

Problem:

Frau Amberg sitzt im Rollstuhl, sie neigt dazu, sich in ihr Zimmer zurückzuziehen, hat wenig Kontakte zu ihren Mitbewohnerinnen.

Fähigkeiten / Ressourcen

Fähigkeit aus der Biografie: Frau Amberg hat ihr Leben lang gerne gestrickt, sie kennt viele Strickmuster.

Fähigkeit: Frau Amberg ist körperlich und geistig in der Lage zu stricken.

Ressource: Im Wohnheim wird wöchentlich eine Handarbeitsgruppe angeboten.

Ziele

Frau Amberg nimmt an der Handarbeitsgruppe teil.

Frau Amberg hat soziale Kontakte.

Die Lebensqualität von Frau Amberg verbessert sich.

Maßnahmen

Frau Amberg zur Teilnahme an der Handarbeitsgruppe motivieren.

Frau Amberg zur nächsten Gruppe einladen und abholen.

Frau Amberg in die Gruppe einbeziehen.

Abb. 1.10: So könnte eine Pflegeplanung für eine Bewohnerin in den Lebensaktivitäten »Soziale Kontakte und Beziehungen aufrechterhalten können« sowie »Sich beschäftigen, lernen und entwickeln können« aussehen.

1.5.2 Motivieren zu tagesstrukturierenden Maßnahmen

Wenn ausreichende Informationen zu den Fähigkeiten und Bedürfnissen eines Bewohners vorliegen, kann er angesprochen und auf Angebote hingewiesen werden. Er wird zur **Aktivität eingeladen.**

> ✔ **Tipp** Zu Aktivitäten, die der Pflegefachkraft selbst Freude bereiten oder sie interessieren, kann sie überzeugender motivieren.

Bei der **Motivation** sind die grundsätzliche Haltung des Bewohners, seine Situation, seine Fähigkeiten und seine Lebensgeschichte zu berücksichtigen. Die Pflegefachkraft geht auf den Bewohner ein. Er soll das Gefühl bekommen, dass sich die Anstrengungen, die mit der Beschäftigung einhergehen, für ihn lohnen. Vielleicht kann er motiviert werden, etwas Neues auszuprobieren, eine neue Fähigkeit zu entdecken. Um Bewohner neugierig zu machen und Interesse zu wecken, kann eine Aktivität auch bei offener Tür stattfinden.

Es ist nicht damit getan, die Bewohner einmalig zu einer Aktivität zu motivieren. Die Motivierung muss **beständig** fortgeführt werden. Die Pflegefachkraft zeigt Interesse, wenn sie die Bewohner anregt, über ihre Gruppe zu sprechen: »Was basteln Sie denn gerade? Bereitet die Tätigkeit Freude? Sind in der Gruppe nette Leute?«

✔ **Tipp** Bei Einzelaktivitäten für die Gemeinschaft werden die Bewohner für ihre Bemühungen kontinuierlich gelobt, anerkannt und wertgeschätzt. Die Wichtigkeit wird bestätigt und die Anstrengungen werden unterstützt und begleitet.

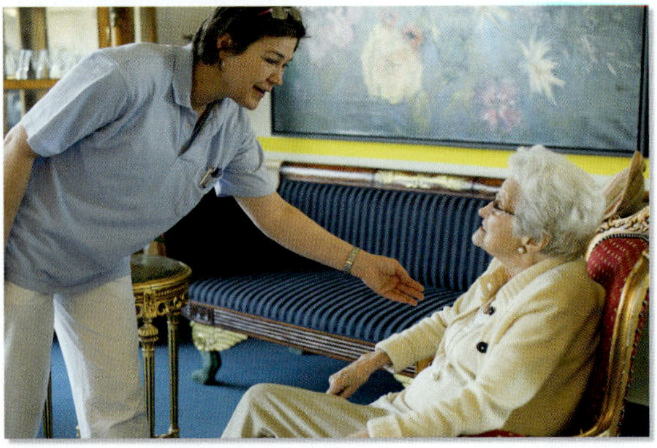

Abb. 1.11: Kurz vor Beginn der Aktivität wird jeder Teilnehmer noch einmal persönlich angesprochen und eingeladen. Und wenn jemand einmal keine Lust verspürt, wird das akzeptiert.

Zeitfaktor

Beschäftigungsangebote erfordern **Zeit**. Der Bewohner erhält Zuwendung und Aufmerksamkeit, er wird in seiner ganzen Person wahrgenommen. Dadurch wird er zufriedener und nimmt das Pflegepersonal weniger in Anspruch.

! Merke Die Zeit für Aktivierung lässt sich durch Aktivierung gewinnen.

1.6 Gruppenaktivitäten

Damit eine **Gruppenaktivität** erfolgreich wird, sollten folgende Schritte erfolgen:

- **Planung:** Welche Ziele hat die Gruppe? Welche Zielgruppe soll erreicht werden? Was muss organisiert werden?
- **Vorbereitung:** Information und Motivation der Teilnehmer, Herrichten des Raums
- **Durchführung:** Ablauf der Gruppenaktivität, Aufgaben der Gruppenleitung
- **Nachbereitung und Auswertung:** Dokumentation, Auswertung der Ergebnisse

LF 2.3

Mögliche Motivationsschritte	Beispiel
Bezug auf die Fähigkeiten des Bewohners nehmen, an Erfahrungen anknüpfen.	Frau Amberg, Sie haben doch Ihr Leben lang gestrickt.
Zur Teilnahme ermuntern.	Haben Sie nicht Lust, einmal wieder zu stricken?
Informationen geben.	Bei uns steht jeden Freitag eine Handarbeitsgruppe auf dem Freizeitprogramm.
Gruppe und Atmosphäre beschreiben.	Es nehmen sechs Frauen an der Gruppe teil. Meistens stricken sie etwas für ihre Enkelkinder oder auch für sich selbst. Oder sie stellen etwas für den Basar zu Weihnachten her. Sie zeigen sich Tricks und helfen sich untereinander; die Finger sind ja auch nicht mehr so beweglich wie früher. Natürlich unterhalten sie sich auch und haben viel Spaß miteinander.
Vorzeigen des Produkts.	Hier, sehen Sie, das haben wir schon alles für den Weihnachtsbasar hergestellt.
Anknüpfen an Bekanntes.	Frau Maler kennen Sie doch. Die kommt auch jedes Mal.
Dem Bewohner die Möglichkeit der Wahl lassen.	Sie können sich die Gruppe Freitag einmal anschauen. Und wenn es Ihnen gefällt, können Sie nächsten Freitag wiederkommen.
Motivationshilfen einsetzen.	Ach übrigens, ich hatte ganz vergessen, dass es natürlich auch einen guten Kaffee gibt.
Noch einmal Teilnahme erfragen.	Möchten Sie am Freitag mitmachen?
Angebot zur Begleitung.	Ich hole Sie gerne ab.

Tab. 1.1: Motivationsschritte zu Teilnahme an einer Aktivität.

1.6.1 Planung

Ziele

Eine Gruppe kann unterschiedliche **Ziele** haben:
- Freude vermitteln und die Lebensqualität erhöhen
- soziale Kontakte fördern und einer Isolation entgegenwirken
- vom Alltag ablenken
- an Fähigkeiten anknüpfen und Erfolge ermöglichen
- Aufgaben erhalten und sich nützlich fühlen
- etwas Neues ausprobieren
- Alltagsfähigkeiten erhalten oder verbessern

Voraussetzungen der Teilnehmer

Zunächst überlegt die Pflegefachkraft, **welche Fähigkeiten und Fertigkeiten** ein Teilnehmer für die einzelnen Gruppen mitbringen muss:
- Wie beweglich sollte er sein, welche motorischen Fähigkeiten müssen vorhanden sein?
- Kann er im Rollstuhl sitzen?
- Wie viel muss er verstehen können, welche geistigen Fähigkeiten werden erwartet?
- Welche Biografien bringt er mit?
- Aus welchem Kulturkreis kommt er?
- Welche Interessen hat er?

Kann die Gruppe flexibel gestaltet werden, um sich auf die unterschiedlichen Fähigkeiten einzustellen? Wie viel Unterstützung ist möglich?

Voraussetzungen im Team

Voraussetzungen im Team, um erfolgreich Gruppen anbieten zu können, sind neben der Professionalität auch Interesse und Fähigkeiten der Pflegeteammitglieder sowie eine ausreichende personelle Ausstattung. Fragen hierzu sind: Welche Vorlieben gibt es im Team? Wer backt oder singt gerne, wer treibt gerne Sport, wer kann gut basteln? Wenn die Aktivitäten von einzelnen Teammitgliedern gerne ausgeführt werden, ist die Bereitschaft größer, sie auch in schwierigen Situationen, z. B. in personellen Engpässen, durchzusetzen. Die Gruppenaktivitäten werden im Dienstplan berücksichtigt.

Gruppenzusammensetzung

Wenn die Ziele einer Gruppe und die Voraussetzungen der Teilnehmer klar sind, wird überlegt, für welchen Bewohner die Aktivität von Nutzen sein könnte. Im Pflegeteam findet eine Vorauswahl statt: Wer eignet sich für welche Gruppe? Die Bewohner können nach gleichen Fähigkeiten oder nach unterschiedlichen Fähigkeiten eingeteilt werden. Stimmen die Fähigkeiten in etwa überein, können das Tempo und der Schwierigkeitsgrad einer Aktivität besser bestimmt werden. Keiner ist über- oder unterfordert, z. B. beim Gedächtnistraining.

> **! Merke** Keine Vorauswahl findet in der Regel bei Freizeitaktivitäten statt, bei denen jeder Interessierte teilnehmen kann, z. B. ein bunter Nachmittag.

Sind die Fähigkeiten unterschiedlich, kann die Beziehung untereinander gefördert werden. Bewohner mit Erfahrungen können Ungeübte unterstützen. Es wird Kontakt untereinander aufgenommen, z. B. in einer Bastelgruppe.

Organisationsform

Gruppen können **offen** oder **geschlossen** organisiert werden.

Bei **offenen Gruppen** kann jeder Interessierte teilnehmen. Die Bewohner haben die Möglichkeit, die Gruppen auszuprobieren, um zu sehen, ob ihnen die Gruppe gefällt. Auch können sie die Gruppe nur ab und zu besuchen, z. B. bei der Morgengymnastik.

Bei **geschlossenen Gruppen** ist die Teilnahme verbindlich. Teilnehmerzahl, Beginn und Ende sind festgelegt. In der Regel sind dies eher therapeutische Gruppen, z. B. Musiktherapie.

Gruppengröße

Die **Gruppengröße** ist abhängig davon, welche Ziele erreicht werden sollen.

Brauchen Bewohner viel Unterstützung und Begleitung, können höchstens vier Teilnehmer von einer Pflegefachkraft betreut werden. In einer kleinen

Gruppe werden die Bewohner ihren Fähigkeiten entsprechend gefördert, sie verlieren nicht die Orientierung und lernen sich untereinander kennen, z. B. eine Kochgruppe mit Demenzkranken.

Bei den regelmäßig stattfindenden Gruppen, wie Singgruppe, Lesegruppe oder Gymnastikgruppe, ist eine Gruppengröße von ca. acht bis zwölf Teilnehmern ideal. Die Gruppenleiterin behält den Überblick und kann alle einbeziehen. Die Teilnehmer kommen untereinander ins Gespräch und lernen sich kennen, die Gruppe bietet Sicherheit.

Wenn das Ziel der Gruppe die Abwechslung vom Alltag ist, kann die Gruppe auch größer sein. Es ist dann nicht möglich, jeden anzusprechen und einzubeziehen. Einzelne nehmen vielleicht nicht am Geschehen teil oder schlafen ein. Doch alle erleben das Gefühl, Teil einer Gemeinschaft zu sein.

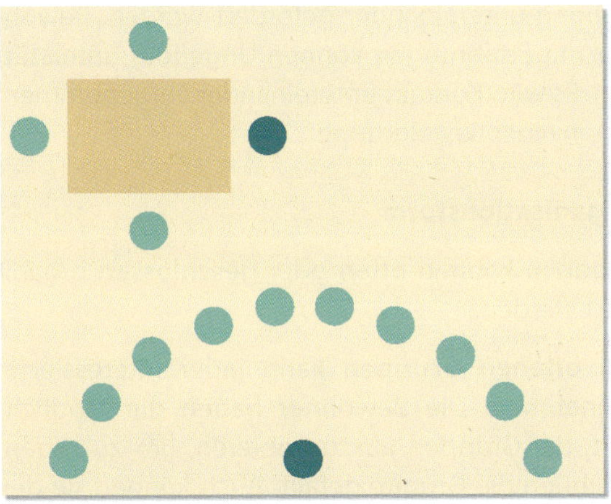

Abb. 1.12: Unterschiedliche Gruppengrößen

LF 2.3

Zeitplanung

Die **Zeitplanung** einer Gruppenaktivität muss mit anderen Angeboten des Hauses abgestimmt werden, damit keine Überschneidungen stattfinden. Die Aktivität wird in den Wochenplan eingetragen.

Um die Orientierung zu erleichtern, trifft sich die Gruppe immer zur **selben Zeit** am **gleichen Wochentag** und möglichst **jede Woche**. Die Gruppenaktivität soll regelmäßig und verlässlich durchgeführt werden. Deshalb ist es wichtig, auch die personellen Ressourcen zu beachten.

Dauer

Die **Dauer** einer Gruppenbeschäftigung richtet sich nach der Konzentrationsfähigkeit der Teilnehmer und auch nach der Notwendigkeit. Bei Demenzkranken mit niedriger Konzentrationsfähigkeit reichen zehn Minuten für eine Kurzzeitaktivierung. Die Durchschnittsdauer liegt bei 45 bis 60 Minuten.

Raum

Der **Raum** sollte geschlossen werden können, sodass sich die Gruppe ungestört fühlt. Er braucht Fenster, eine Heizung und ausreichend Stühle und Tische. Die Größe muss zur Gruppe passen. Wenn der Raum zu klein ist, wirkt er beengend und die Luft wird schnell verbraucht. In einem zu großen Raum wirkt die Gruppe eher verloren. Der Raum sollte freundlich gestaltet sein, mit Rollstuhl oder Rollator erreichbar sein und sich in der Nähe einer Toilette befinden. Für einige Gruppen ist es günstig, wenn der Bodenbelag gut zu reinigen ist. Der Raum sollte an jedem geplanten Tag zur Verfügung stehen, sodass die Gruppenaktivität immer am selben Ort stattfinden kann.

Thema und Inhalt

Zu den **inhaltlichen Vorüberlegungen** gehören:

- Mit welchem Thema, welchem Inhalt soll sich die Gruppe beschäftigen?
- Welche Bedürfnisse, Wünsche und Interessen haben die Bewohner, welche Aktivitäten würden gut für sie sein?
- Wie kann die Pflegefachkraft die Teilnehmer einbeziehen? Gibt es biografische Anknüpfungspunkte zur Beteiligung an Gruppen? Gibt es Fähigkeiten von Bewohnern, die in der Gruppe gefördert werden können? Gibt es Abhängigkeiten eines Bewohners, die in einer Gruppe reduziert werden können?

✔ **Tipp** Beschäftigung bietet sich auch außerhalb der Gruppe als Gesprächsthema an. Die Teilnehmer können über Erlebtes sprechen und nicht nur über ihre Vergangenheit.

Es können z.B. folgende Aktivitäten angeboten werden:

In der **Alltagsgestaltung**:
- Koch- und Backgruppen
- Gartenarbeit
- gemeinsamer Hausputz
- Kosmetikgruppe

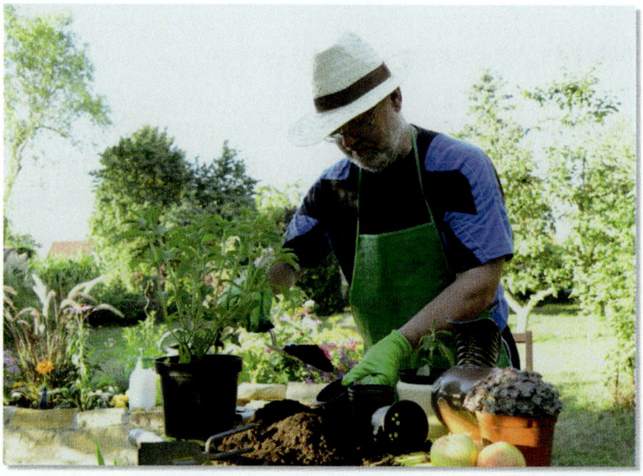

Abb. 1.13: Gartenarbeit

In der **Freizeitgestaltung**:
- Musik: gemeinsames Singen, Tanzen, selbst musizieren, gemeinsam Musik hören
- Spiele: Brett- und Kartenspiele, Wahrnehmungs- und Gedächtnisspiele
- Kultur und Medien: gemeinsam Zeitung lesen, Geschichten oder Gedichte vorlesen, gemeinsam Fernsehsendungen anschauen, ins Theater gehen oder zu einer Dichterlesung
- Sport und Bewegung: Seniorengymnastik, Sitztanz, Spaziergang, Bewegungsspiele im Freien, Sportsendungen anschauen, gemeinsam zu Sportveranstaltungen gehen
- Kreativ sein: fotografieren, basteln, werken, handarbeiten

Zur **Durchbrechung des Alltags**:
- außerhalb der Einrichtung zum Kaffeetrinken gehen
- einen Stadtbummel machen
- sich gemeinsam etwas Interessantes anschauen
- Feste zu kirchlichen, gesellschaftlichen oder persönlichen Anlässen feiern

Material

Für jede Gruppe werden unterschiedliche **Materialien** benötigt, wie Liederbücher oder Backzutaten, Gymnastikbälle oder Gartengeräte. Zu den Vorüberlegungen gehören somit die Fragen:
- Welches Material ist für die Gruppe notwendig?
- Welche finanziellen Mittel stehen zur Verfügung?
- Was muss organisiert werden?

Singgruppe	Vorüberlegungen und Organisation
Ziele	Spaß haben soziale Kontakte Förderung der Wahrnehmung und Aufmerksamkeit Belebung und Ausdruck von Gefühlen Entspannung durch tiefere Atmung
Vorraussetzungen der Teilnehmer	für jeden Bewohner geeignet Bewohner, die das Liedgut nicht kennen, profitieren von der Atmosphäre.
Vorraussetzungen im Team	Frau Mangold (Pflegefachkraft) singt gerne und gut, spielt Gitarre …
Gruppenzusammensetzung	alle einladen Frau Kluge, Frau Sommer und Frau Tränkle besonders motivieren (wegen Sozialkontakten und Biografieorientierung) Herrn Kurt nicht einladen; er reagiert gereizt auf Volkslieder …
Organisationsform	offene Gruppe
Gruppengröße	optimal 6 bis 8 Teilnehmer, es können aber auch 4 bis 12 sein …
Zeitplanung und Dauer	jeden Mittwoch von 19:00 bis 19:45 Uhr
Raum	Gemeinschaftsraum im 1. OG
Material	Liederhefte auswählen und bestellen, Tamburin, Triangel, Klanghölzer, Rasseln besorgen; laut Absprache Abrechnung mit der Pflegedienstleitung. Einladungsplakat entwerfen

Tab. 1.2: Checklisten zu Vorüberlegungen und Organisation einer Singgruppe.

LF 2.3

1.6.2 Vorbereitung

Zur **Vorbereitung** der Gruppenaktivität werden im Verlauf der Woche Bewohner **gezielt motiviert.** Kurz vor Beginn der Aktivität werden sie noch einmal persönlich angesprochen und eingeladen. Auch Angehörige können dazu gebeten werden. Es wird überlegt, wer vom Personal zusätzlich teilnimmt, um Bewohner z. B. zu unterstützen oder zur Toilette zu begleiten.

Der **Raum** wird im Vorfeld hergerichtet. Dazu wird er durchgelüftet und die Temperatur geprüft. Tische und Stühle werden nach den Erfordernissen aufgestellt und Platz für Rollstühle gelassen. Eventuell wird der Raum noch dekoriert, damit eine freundliche und ansprechende Atmosphäre entsteht.

Nun wird das **Material** bereitgelegt und geprüft, ob es in ausreichender Zahl vorhanden ist, z. B. genügend Liederbücher für die Anzahl der Teilnehmer, oder ob es vollständig ist, z. B. alle Zutaten für eine Backgruppe. Technische Geräte werden angeschlossen und überprüft.

Singgruppe	Vorbereitung
Information und Motivation der Teilnehmer	Die Singgruppe steht im Wochenplan. Ein Hinweisplakat zum Start der neuen Gruppe hängt im Eingang, am Sonntag wurden die Bewohner informiert. Frau Kluge, Frau Sommer und Frau Tränkle wurden im Laufe der Woche zur Singgruppe motiviert, sie möchten auch teilnehmen. Während des Abendessens werden alle Bewohner (mit Ausnahme von Herrn Kurt) persönlich eingeladen.
Vorbereitung des Gemeinschaftsraums im 1. OG	Um 18:00 Uhr wird der Raum noch einmal gelüftet, die Temperatur überprüft. Die Tische werden in der Mitte zu einem Quadrat zusammengestellt, die Stühle herum angeordnet. Die Liederhefte und Rhythmusinstrumente werden auf den Tischen verteilt. Getränke stehen bereit.
Personal zur Betreuung	Eine Angehörige und ein Praktikant nehmen zur Unterstützung und Betreuung an der Gruppe teil.
Gruppengröße	Es werden 10 Bewohner teilnehmen.

Tab. 1.3: Checkliste zur Vorbereitung einer Singgruppe.

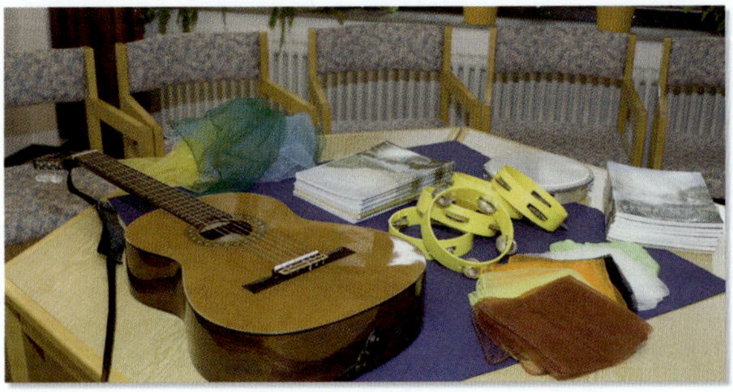

Abb. 1.14: Vorbereitung für eine Singgruppe.

Die Pflegefachkraft geht noch einmal ihre Ablaufplanung durch, überlegt, ob diese gut durchdacht ist und sich an den Fähigkeiten der Bewohner orientiert. Welche unvorhergesehenen Schwierigkeiten könnten auftreten? Welche Vorbereitungen sind dafür getroffen?

! Merke Ist die Gruppenaktivität gut durchdacht und geplant, so ist ein reibungsloser Ablauf in der Regel gewährleistet und das geplante Ziel kann erreicht werden.

1.6.3 Durchführung

Die **Gruppenleitung** ist mit dem Inhalt der Beschäftigung vertraut, das entsprechende Material ist vorhanden. Sie hat eine zusätzliche Aufgabe vorbereitet, die zum Thema passt, denn es kann sein, dass einige Teilnehmer schneller fertig werden oder auch etwas nicht akzeptieren. Sie kennt die Teilnehmer und ihre Fähigkeiten, die Aktivität ist an das Leistungsvermögen angepasst. Allerdings weiß sie auch, dass sie ihr Programm nicht auf Biegen und Brechen durchziehen kann, sondern den Ablauf flexibel verändert, wenn es notwendig ist.

Die **Sitzordnung** richtet sich nach den Einschränkungen der Teilnehmer. Hört jemand z. B. schwer, sollte er neben der Leitung sitzen, damit er alles versteht. Ein anderer findet seinen Platz neben einem zusätzlichen Betreuer, der ihn bei Bedarf unterstützen kann. Einige Bewohner kennen sich gut und möchten nebeneinander sitzen, andere haben vielleicht gerade eine Meinungsverschiedenheit und nehmen lieber Abstand voneinander.

Damit die Bewohner nicht verunsichert werden, ist es wichtig, dass die Gruppe **pünktlich beginnt** und auch **pünktlich endet**.

Wenn alle sitzen und Ruhe eingekehrt ist, werden die Gäste mit Namen begrüßt, die Gruppenleitung stellt sich vor und bedankt sich, dass alle gekommen sind.

In der Regel benötigen die Teilnehmer eine gewisse Zeit zum »Ankommen«. Mit einem Lied kann sich z. B. auf die Gruppensituation eingestimmt werden. Damit sich die Teilnehmer orientieren können, gibt die Leitung einen **Überblick** über den geplanten Ablauf der Aktivität. Das Material, das auf dem Tisch aufgebaut wurde, weckt zusätzlich die Neugier.

Die Vorschläge der Teilnehmer aus der letzten Gruppenaktivität werden einbezogen und es wird nach neuen Wünschen gefragt.

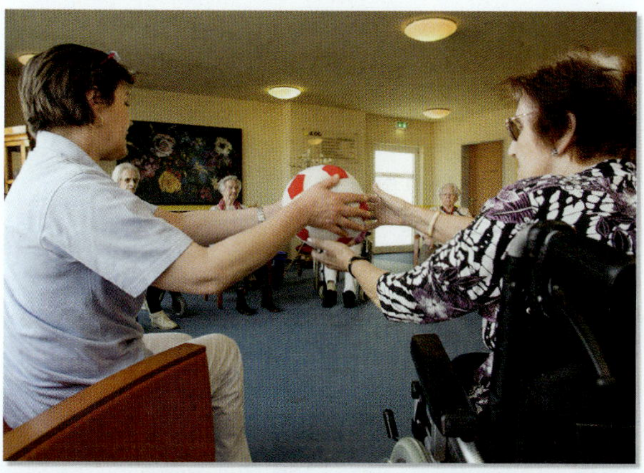

Abb. 1.15: Die **Einstiegsphase** in einer Gruppe sollte mit einem Ritual beginnen bzw. immer nach dem gleichen Ablauf. Das beruhigt die Teilnehmer und gibt ihnen Sicherheit.

Kommen noch Nachzügler, werden sie begrüßt, einbezogen und über den Stand der Dinge informiert.

Zu **Beginn der Aktivitätsphase** ist es wichtig, etwas Bekanntes mit den Teilnehmern zu machen, damit keine Ängste entstehen. Anschließend wird etwas Neues ausprobiert.

Während der Aktivität brauchen die Bewohner ausreichend Zeit und Pausen, um nach ihrem eigenen Tempo arbeiten zu können. Bei Phasen der Konzentrationsschwäche hilft es, ein Lied zu singen, den Raum durchzulüften oder eine kleine körperliche Übung einzusetzen. Eine ruhige, von Akzeptanz begleitete **Atmosphäre** unterstützt die Freude an der Aktivität. Sie ist ausschlaggebend und nicht die perfekte Gestaltung.

Das **Ende der Aktivität** wird vorher angekündigt, damit sich die Teilnehmer darauf einstellen können. Zum Ausklang eignet sich wieder ein Lied. Dann haben die Teilnehmer die Möglichkeit, über ihre Erfahrungen in der Gruppe zu sprechen und Vorschläge für das nächste Mal zu machen. Auch die Leitung gibt Rückmeldung, wie sie die Gruppe erlebt hat, spricht Anerkennung aus und bedankt sich für die Teilnahme.

Auch die **Beendigungsphase** in einer Gruppe wird ritualisiert. Der Wiedererkennungswert schafft Sicherheit und gibt Orientierung.

Jeder Gast wird verabschiedet und zur nächsten Gruppenaktivität eingeladen. Beim anschließenden gemeinsamen Aufräumen können Teilnehmer einbezogen werden. Bei Bedarf werden die Bewohner in ihre Wohngruppe begleitet.

LF 2.3

> **! Merke** Eine erfolgreiche Aktivierung wirkt noch lange nach. Sie fördert ganzheitlich Körper, Geist und Seele.

Aufgaben der Gruppenleitung

Die **Leitung einer Gruppe** erfordert Engagement, Einfühlungsvermögen, Humor, Fantasie und Erfahrung. Sie hat die Aufgaben,

- die Atmosphäre zu gestalten,
- mit den Teilnehmern zu kommunizieren,
- das Interesse der Teilnehmer zu wecken und zu erhalten,
- die Teilnehmer während der Aktivität zu begleiten und zu unterstützen,
- das individuelle Verhalten der Teilnehmer zu beobachten.

Gestaltung der Atmosphäre

Die **Atmosphäre** ist ausschlaggebend für die Freude am Tun und die Teilnahme an weiteren Aktivitäten. Die Gruppenleitung ist für die Stimmung verantwortlich. Die Teilnehmer orientieren sich an ihr, wie sie z. B.

- Lebensfreude und Spaß vermittelt; durch gemeinsames Lachen entspannen sich die Bewohner, ihre Atmung wird tiefer und die Stimmung hellt sich auf,
- einen partnerschaftlichen Umgang ermöglicht, sodass sich jeder etwas zutraut,
- mit der Sprache angepasst und für alle verständlich umgeht, sodass die Bewohner sich angenommen fühlen,
- allen Gruppenmitgliedern gegenüber eine gleichmäßige Freundlichkeit entgegenbringt und Vertrauen schafft,
- mit unterschiedlichen Meinungen und Auseinandersetzungen umgeht.

Kommunikation

In jeder Gruppe gibt es Teilnehmer, die sich in den Vordergrund stellen, und solche, die teilnahmslos oder auch ängstlich wirken. Die Leitung hält den **Gruppenprozess** aufrecht, indem sie Fragen stellt und Anregungen gibt. Sie fördert die **Kommunikation** untereinander, indem sie

- die Bewohner direkt anspricht,
- sie an Gesprächen beteiligt und sie einbezieht,
- ängstliche Bewohner durch Anblicken und Zulächeln ermutigt,
- besonders ruhige, zurückgezogene Bewohner wiederholt anspricht,
- Teilnehmer mit großem Mitteilungsbedürfnis geschickt dazu bringt, andere auch zu Wort kommen zu lassen.

LF 2.3

Interesse an der Gruppe aufrechterhalten

Neben der Atmosphäre spielt auch die **Anerkennung der Leistung** eine große Rolle. Das Interesse an der Gruppe wird dadurch aufrechterhalten. Die Gruppenleitung sollte

- selbst von der Maßnahme überzeugt sein und Spaß daran haben,
- jedem Teilnehmer Interesse entgegenbringen,
- den Bewohnern etwas zutrauen, sie ernst nehmen und das selbstständige Handeln unterstützen,
- realistische Anforderungen an die Bewohner stellen, denn bei Unterforderung langweilen sie sich und bei Überforderung verlieren sie schnell den Mut,
- die Leistungen angemessen anerkennen, sie loben und Freude über das Gelingen zeigen.

Begleiten und unterstützen

Die Leitung hat die Möglichkeit, Aktivitäten zu erklären, sie zu zeigen oder von erfahrenen Teilnehmern vorführen zu lassen.

Während die Bewohner die Handlung durchführen,

- werden sie angeleitet oder unterstützt,
- wird die Selbstständigkeit gefördert,
- werden ihre Möglichkeiten und Grenzen erkannt und beachtet,
- werden sie eingegrenzt, wenn sie zu viel auf einmal machen wollen und sich überfordern,
- werden sie ermutigt, etwas Neues auszuprobieren,
- nimmt sich die Leitung Zeit, um auf den Einzelnen und auf die Gruppe einzugehen,
- erhält jeder die Zuwendung, die er braucht,
- geht die Aktivität von den momentanen Fähigkeiten aus und erfolgt in kleinen Schritten,
- wird die Aktivität wiederholt durchgeführt,
- nimmt sich die Leitung zurück.

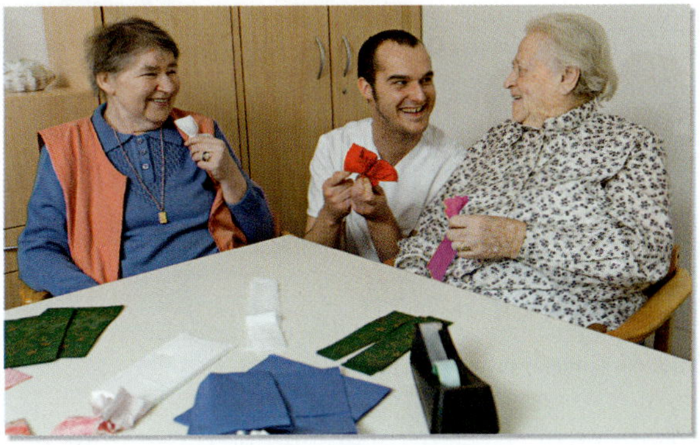

Abb. 1.16: Auf den Einzelnen eingehen.

Beobachten

Die Leitung **beobachtet** den einzelnen Teilnehmer genau und geht auf ihn ein:

- Wie geht es dem Bewohner, wie ist sein Befinden?
- Wie verhält er sich in der Gruppe?
- Wie sind seine Fähigkeiten und Fertigkeiten?

Wichtig ist, dass die Leitung den
- Überblick behält,
- Schwierigkeiten erkennt,
- Misserfolge verhindert.

1.6.4 Dokumentation und Auswertung

Nach einer Gruppenaktivität werden wichtige Informationen und Auffälligkeiten sofort mündlich weitergegeben.

Die Beobachtungen bei den einzelnen Bewohnern werden **dokumentiert**:
- Wie hat er sich in der Gruppe verhalten?
- Wie ging es ihm, gab es Auffälligkeiten?
- Wie war seine körperliche Verfassung?
- Hat er von der Gruppe profitiert?

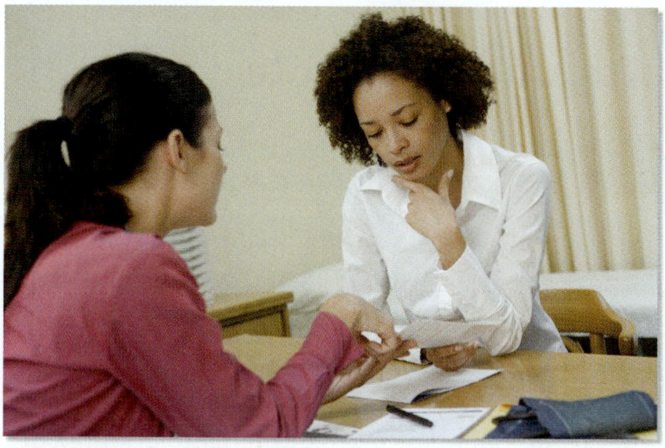

Abb. 1.17: Die Auswertung der Gruppe (Tab. 1.4) findet, wenn möglich, mit dem begleitenden Kollegen statt.

Anfangs kann es mühsam sein, die einzelnen Schritte zur Durchführung einer Gruppenaktivität einzuhalten. Mit der Zeit gewinnt die Pflegefachkraft jedoch an Sicherheit und durch die bewusste Vorgehensweise ist eine gewisse **Qualität** gewährleistet.

Wenn Gruppenaktivitäten
- festgelegt im Wochenplan angeboten werden,
- verbindlich sind,
- regelmäßig stattfinden, da ausreichend Personal eingeplant ist,
- feste Rahmenbedingungen haben
- nicht nur nach Intuition stattfinden,

dann weisen sie in der Regel einen **professionellen Charakter** auf.

Mögliche Kategorien	Mögliche Fragen
Fragen zur Organisation:	Wie war die Organisation im Vorfeld? Waren die Bewohner ausreichend informiert und motiviert? Waren die Ziele der Gruppe auf die Wünsche und Fähigkeiten der Bewohner ausgerichtet? War die Zeit günstig für die Aktivität? War der Raum gut vorbereitet? War das Material ausreichend?
Fragen zur Durchführung:	Wurden die Ziele erreicht? Konnte der geplante Ablauf durchgeführt werden? Gab es Störungen? Was war besonders gut? Was sollte das nächste Mal anders laufen? Wurden die Bewohner entsprechend ihren Fähigkeiten einbezogen?
Fragen zu den Teilnehmern:	Waren die Teilnehmer motiviert? Waren alle beteiligt, haben alle mitgearbeitet? Haben sich die Bewohner wohlgefühlt? Gab es Anzeichen von Über- oder Unterforderung? Wie war die Kommunikation der Bewohner untereinander? Gab es schwierige Situationen im Miteinander?
Fragen zur Leitung:	War die Leitung motiviert? War sie gut vorbereitet? War sie auf eventuelle Störungen vorbereitet? War sie sicher im Umgang mit den Teilnehmern? Wie hat sich die Gruppenleitung gefühlt?

Tab. 1.4: Fragen zur Auswertung einer Gruppenaktivität.

> **! Merke** Findet die Gruppenarbeit bewusst und reflektiert statt, ist das ein Qualitätsmerkmal für professionelle Arbeit.

Aufgaben

- Welche Bedeutung hat eine feste Tagesstruktur?
- Wie sollte ein Tages- oder Wochenplan gestaltet sein?
- Nennen Sie Möglichkeiten, Bettlägerige zu aktivieren.
- Welche Vorteile hat es, die Angehörigen von Bewohnern in die Beschäftigung und Tagesstruktur einzubeziehen?
- Was sollte der Planung einer angemessenen Beschäftigung eines Bewohners vorausgehen?
- Wie geht die Pflegefachkraft vor, um Bewohner zu einer Aktivität zu motivieren? Zählen Sie die einzelnen Schritte auf.
- Was ist bei den Vorüberlegungen zu einer Gruppenaktivität zu bedenken?
- Wonach richtet sich die Gruppenzusammensetzung und -größe?
- Beschreiben Sie den Ablauf einer Gruppenaktivität. Aus welchen Phasen setzt sie sich zusammen?
- Welche Aufgaben kommen der Gruppenleitung zu?

2 Gesundheitsfördernde Beschäftigungsangebote

LF 2.3

! Merke Ziele von gesundheitsfördernden Beschäftigungsangeboten sind

- Stärkung der Ausdauer und Kraft,
- Aktivieren des Geistes,
- Stärkung des Selbstvertrauens,
- Förderung des sozialen Miteinanders.

2.1 Grundlagen

Der Drang nach **Bewegung** ist im Menschen angelegt und ein zentrales Bedürfnis. Je beweglicher ein Mensch ist, desto lebendiger fühlt er sich. Bewegung ist ein wichtiger Beitrag zur **Gesundheitsförderung** und gehört zur Pflege des Körpers. Durch Bewegungsfähigkeit erfährt der Mensch mehr **Lebensqualität**.

Muskeln, die nicht arbeiten, werden schlaff, die Dehnungsfähigkeit der Sehnen nimmt ab und Gelenke, die sich nicht bewegen, werden steif. Das führt zu **Bewegungseinschränkungen** und **Bewegungsunsicherheiten**. Bewegung ist die Grundlage der allgemeinen Handlungsfähigkeit. Einschränkungen beeinträchtigen die Bewältigung der alltäglichen Aufgaben, vermindern Mobilität und wirken sich negativ auf das Selbstvertrauen aus.

2.1.1 Stärkung von Ausdauer und Kraft

Die Menge der Sauerstoffaufnahme bestimmt die Fitness eines Menschen. Sie sinkt bei untrainierten Menschen vom 30. Lebensjahr an ständig ab. **Ausdauersportarten**, wie Laufen, Radfahren oder Schwimmen, erhöhen den Herzschlag und aktivieren die Sauerstoffaufnahme. Die Funktion des Herzens und der Lunge wird gesteigert. Das Herz arbeitet wirtschaftlicher, die Durchblutung wird gefördert und die Atmung tiefer.

Sportmediziner haben ausgerechnet, dass sich bei einem durchschnittlichen Menschen, der in einem Industriestaat lebt, bis zu seinem 70. Lebensjahr ein Drittel seiner Muskelmasse zurückgebildet hat. Sie stellten fest, dass dies keine unabänderliche Begleiterscheinung des Alters ist, sondern der bewegungsarme Lebensstil dafür verantwortlich ist. Muskeln stützen und halten das Skelett, ein Mangel an Muskeln verursacht häufig Arthrose und Rückenschmerzen. Im hohen Alter macht Muskelschwäche das Treppensteigen und Tragen von Lasten oder das Aufstehen, Stehen und Gehen beschwerlich und sie erhöht das Sturzrisiko.

Deshalb ist es wichtig, Ausdauertraining mit **gesundheitsorientiertem Krafttraining** zu ergän-

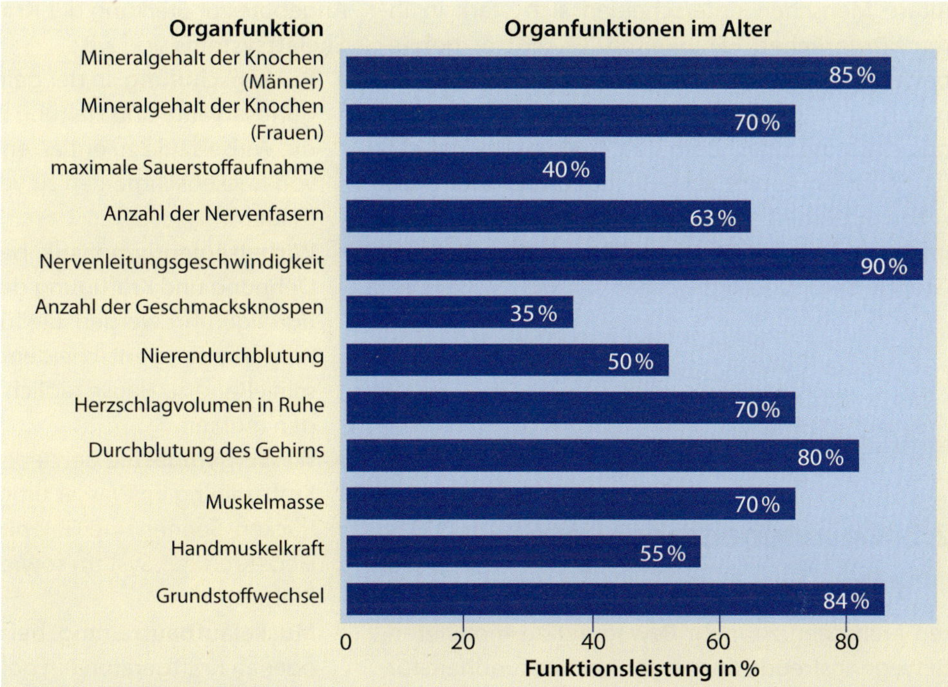
Organfunktion
Organfunktionen im Alter
Mineralgehalt der Knochen (Männer)
85 %
Mineralgehalt der Knochen (Frauen)
70 %
maximale Sauerstoffaufnahme
40 %
Anzahl der Nervenfasern
63 %
Nervenleitungsgeschwindigkeit
90 %
Anzahl der Geschmacksknospen
35 %
Nierendurchblutung
50 %
Herzschlagvolumen in Ruhe
70 %
Durchblutung des Gehirns
80 %
Muskelmasse
70 %
Handmuskelkraft
55 %
Grundstoffwechsel
84 %
0
20
40
60
80
Funktionsleistung in %

Abb. 2.1: Durchschnittliche Organleistung eines 75- bis 80-Jährigen. 100 % entsprechen der Organfunktion eines 30-Jährigen.

zen. Bei Hochaltrigen kann dadurch die Mobilität erhöht werden. Durch regelmäßiges Krafttraining baut sich die Muskulatur wieder auf.

! **Merke** Durch Bewegungsmangel lassen körperliche, seelische, geistige und soziale Fähigkeiten nach und der Alterungsprozess verstärkt sich. Durch gezielte Förderung der Bewegung kann diese bis ins hohe Alter erhalten oder verbessert werden.

2.1.2 Aktivieren des Geistes

Körperliche Bewegung und **geistige Leistungsfähigkeit** hängen zusammen. Durch das Training wird das Gehirn besser durchblutet, der Geist wird angeregt und die **Gedächtnis- und Konzentrationsfähigkeit** gesteigert.

2.1.3 Stärkung des Selbstvertrauens

Aktivitäten stärken das **Selbstvertrauen**, denn der alte Mensch erlebt seine Leistungsfähigkeit und bemerkt, dass Bewegung auch Freude bereiten kann. Nach einer Übungseinheit gibt es oft ein Hochgefühl, der Körper ist wohltuend müde, der Kopf entlastet. Die Stimmung hellt sich auf, da beim Ausdauertraining neuronale Botenstoffe vermehrt ausgeschüttet werden, die antidepressiv wirken.

2.1.4 Förderung des sozialen Miteinanders

Das **soziale Miteinander wird gefördert**, wenn die Bewegungsübungen in einer **Gruppe** stattfinden. Gemeinsam werden Stärken und Schwächen erlebt, sich ausgetauscht und miteinander gelacht. Der **Isolation** wird entgegengewirkt.

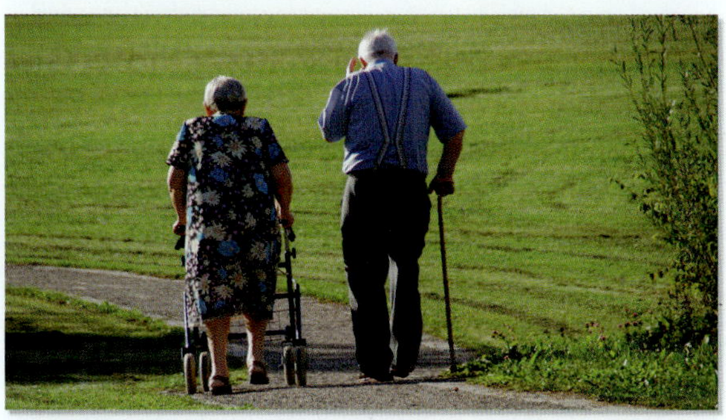

Abb. 2.2: Schon ein gemütlicher Spaziergang erhöht den Blutfluss in einigen Gehirnregionen. Tests bei älteren Menschen haben bewiesen, dass Bewegungsfreudige besser bei Denksportaufgaben abschnitten. Kurzzeitgedächtnis und Reaktionsvermögen steigern sich schon nach regelmäßigem Spazierengehen und Wandern.

LF 2.3

Ältere Menschen unterscheiden sich stark in ihren **körperlichen Fähigkeiten**. Es gibt fit gebliebene, leistungsstarke Senioren, die gerne an Gymnastik- und Sportgruppen teilnehmen, solche, die neu einsteigen, nachdem sie z. B. einen Herzinfarkt überstanden haben, und Hochbetagte oder Menschen mit Behinderung, für die Bewegung nur noch im Sitzen möglich ist. Dies sollte in der jeweiligen Gruppe berücksichtigt werden.

! Merke Bewegungsübungen sind bis ins hohe Alter möglich: im Gehen, im Stehen, im Sitzen.

2.2 Gesundheitsangebote

Zur Aufgabe der Pflegefachkräfte gehört es, den alten Menschen zu mehr Bewegung zu motivieren, Bewegungsfreude anzuregen und gesundheitsfördernde Gruppenangebote zu leiten.

Einige Gruppenangebote werden in der Regel von Krankengymnasten oder Sporttherapeuten geleitet.

LF 2.3

Zur Stärkung der **Ausdauer und Verbesserung der Herz- Kreislauf- und Atemleistung** eignen sich z. B. folgende Angebote:

- **Herz-Kreislauf-Gymnastik**, bei der spezielle Ausdauer- und Bewegungsübungen durchgeführt werden, die das Herz-Kreislauf-System stärken.
- **Nordic Walking**, eine Lauftechnik mit Stöcken und einem diagonalen Bewegungsablauf, bei welcher der Bewegungsapparat entlastet wird, Muskelverspannungen gelöst werden, die Herz-Kreislauf-Leistung verbessert und die Sauerstoffversorgung gesteigert wird.

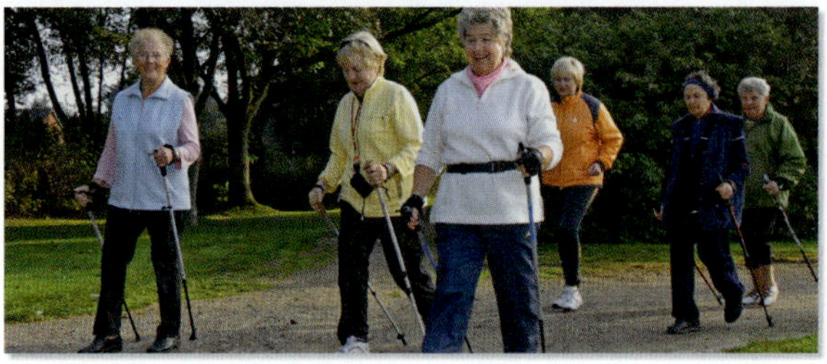

Abb. 2.3: Nordic Walking stärkt die Ausdauer und verbessert die Herz-Kreislauf- und Atemleistung.

Angebote zur Stärkung der **Kraft, des Muskel- und Skelettsystems** sind z. B.:

- **Rückenschulung**, in der gelernt wird, Bewegungsabläufe und Haltung zu verändern, um die Wirbelsäule zu entlasten und das Auftreten von Rückenschmerzen zu vermeiden oder zu mildern.
- **Wirbelsäulengymnastik**, bei der Übungen zur Dehnung und Kräftigung der Muskelgruppen durchgeführt werden, die für eine gesunde Körperhaltung entscheidend sind, und die anschließend zu Hause täglich durchgeführt werden müssen.
- **Wassergymnastik**, bei der ein Konditions- und Krafttraining im Wasser umgesetzt wird, das Rücken, Sehnen und Gelenke schont und das Herz-Kreislauf-System sowie die Muskulatur kräftigt.
- **Muskelaufbautraining**, bei dem mit Hanteln oder an Kraftgeräten ein gelenkschonender und gesundheitsorientierter Muskelaufbau unter Anleitung stattfindet.

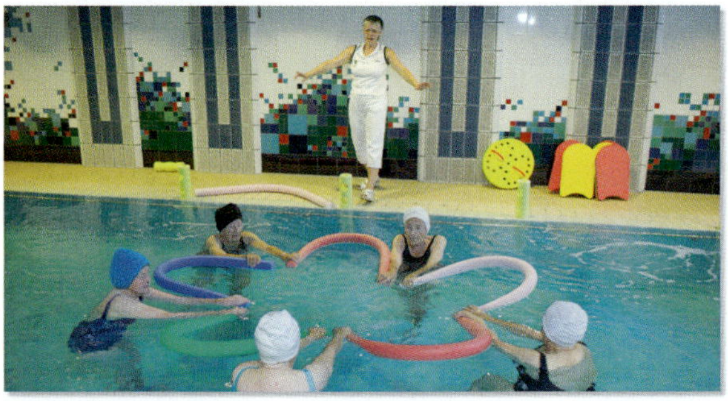

Abb. 2.4: Bei der Aquagymnastik wird ein Konditions- und Krafttraining im Wasser umgesetzt.

Zur **Stressbewältigung und Entspannung** (► LF 4.4, Kap. 2, S. 1281) eignen sich z. B.

- **Atemgymnastik**: Durch das Training mit einer speziellen Atemtechnik werden Stress abgebaut oder Muskelverspannungen gelöst.
- **Progressive Muskelentspannung nach Jakobsen:** Hier wird durch Anspannen und Loslassen der einzelnen Muskelgruppen eine Muskelentspannung erreicht.
- **Autogenes Training:** Der Teilnehmer lernt, sich in verschiedenen Schritten durch Autosuggestion zu entspannen.

- **Yoga:** Atempraktiken und Körperübungen dienen dem Stressabbau. Yoga harmonisiert Körper, Geist und Seele, stärkt besonders den Bewegungsapparat und verbessert Vitalität und Konzentration.
- **Tai-Chi (»Schattenboxen in Zeitlupe«):** Langsame, ineinander übergehende Bewegungen, verbunden mit einer fließenden Atmung sollen zum Abbau von Spannungen verhelfen und für innere Ausgeglichenheit sorgen. Gleichzeitig werden Muskeln und Gelenke trainiert, die Körperhaltung wird verbessert.
- **Qigong:** Atem- und Energieübungen lösen Blockaden und Verspannungen. Durch sanftes Dehnen des Körpers und langsame harmonische Bewegungen wird der Energiefluss angeregt und eine positive Wirkung auf die Körperhaltung und das Immunsystem erreicht.

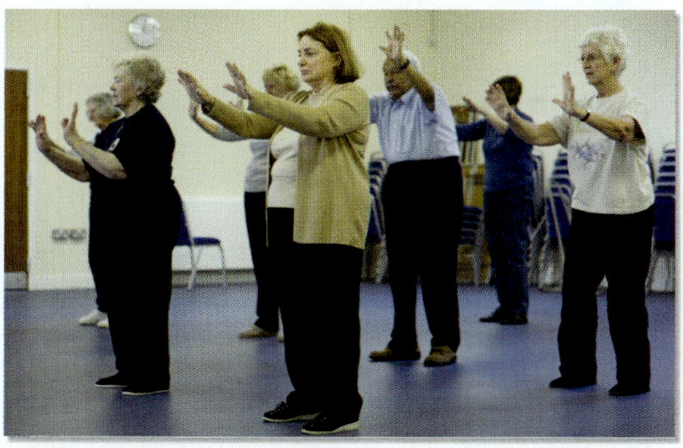

Abb. 2.5: Tai-Chi dient der Bewältigung von Stress und der Entspannung.

2.3 Seniorengymnastik

Die **Seniorengymnastik** ist ein gesundheitsförderndes Beschäftigungsangebot für hochbetagte oder beeinträchtigte Menschen. Sie wird im Sitzen durchgeführt und versucht, die Beweglichkeit und die Bewegungsabläufe, die für das Alltagsleben und die Selbstständigkeit notwendig sind, so lange wie möglich zu erhalten.

! Merke Die Seniorengymnastik ist kein Ersatz für Krankengymnastik, die vom Arzt verordnet wird. Ausgebildete Physiotherapeuten behandeln hier gezielt Einschränkungen und Krankheiten des Bewegungsapparates.

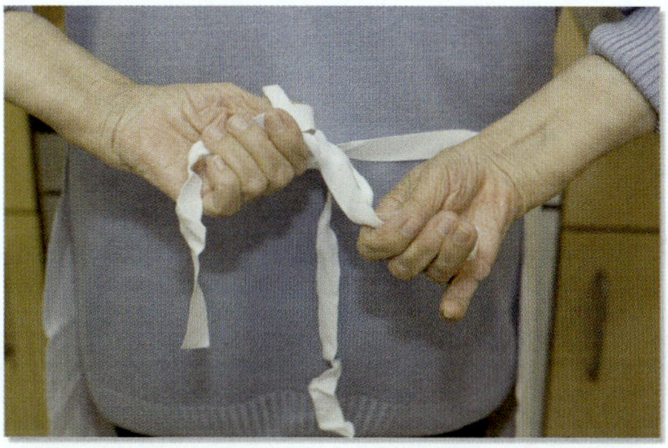

Abb. 2.6: Alltagsbewegungen ausführen: Um die Schürze zuzubinden, müssen die Arme nach hinten geführt werden können und die Hände beweglich sein. Um einen Pullover auszuziehen, müssen die Arme über den Kopf gebracht werden. Um etwas vom Boden aufzuheben, muss sich gebückt werden können. Knöpfe und Reißverschlüsse zu schließen oder Schuhe zuzubinden, erfordert feinmotorische Fähigkeiten.

LF 2.3

2.3.1 Allgemeine Anforderungen

Die Gruppenübungen finden im **Sitzen** statt; ein **Kreis** wird gebildet, sodass jeder jeden sieht. Die Stühle haben keine Armlehnen, die daran hindern könnten, Bewegungsabläufe durchzuführen. Die Übungen orientieren sich an den Bewegungen, die ein Mensch braucht, um in seinem Alltag zurechtzukommen. Sie können allein, mit Partner oder in Gruppen durchgeführt werden. Um den ganzen Körper zu aktivieren, werden alle Körperregionen berücksichtigt und die Übungen den physiologischen Altersveränderungen angepasst.

Ruckartige Bewegungen, Erschütterungen, starkes Rückfedern, Hüpfen oder Stampfen werden vermieden. Starkes Ausschütteln der Hände und Beine, Kopfkreisen oder tiefes Beugen sind ebenfalls zu unterlassen. Alle Übungen werden nach individuellem Leistungsvermögen und Belastbarkeit abgestimmt. Nach Bedarf werden Pausen eingelegt, die Gelegenheit zum Gespräch und zum Spaß miteinander geben.

2.3.2 Übungsmöglichkeiten

Um das Bewegungsangebot **ganzheitlich** zu gestalten, müssen

- die Bereiche des Bewegungsapparates und der Motorik,
- der kognitive Bereich (Denken und Wissen),
- das emotionale Erleben,
- das zwischenmenschliche Geschehen

angesprochen werden.

Zur Aktivierung des **gesamten Bewegungsapparates und der Motorik**, werden Übungen für Kopf, Schultern, Arme, Rücken, Bauch, Becken, Beine und Füße durchgeführt. Die Ausübung kann sich an Alltagsbewegungen orientieren, wie Füße auf- und abwippen, als wenn an einer Tretnähmaschine gearbeitet wird.

Eine Steigerung der Fähigkeiten im **kognitiven Bereich** wird durch das Erlernen von Bewegungsabläufen, Koordinations- und Konzentrationsübungen und durch Gehirngymnastik erreicht.

Das **emotionale Erleben** und das **zwischenmenschliche Geschehen** werden besonders durch das Gruppengeschehen angesprochen. Die Teilnehmer freuen sich über die eigene Leistung und lachen miteinander.

Übungen zur Aktivierung des Bewegungsapparates

Übungen für die Bewegungsfähigkeit des Kopfes:

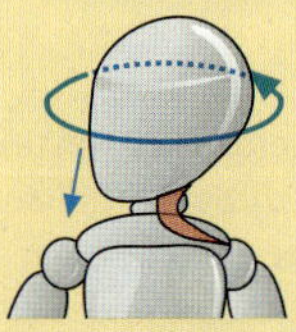

- Kopf langsam nach rechts und nach links drehen.
- Kopf nach unten senken, abwechselnd zur linken und rechten Schulter schauen.
- Ohr abwechselnd auf die linke und die rechte Schulter legen.

Übungen für die Schultergelenke:

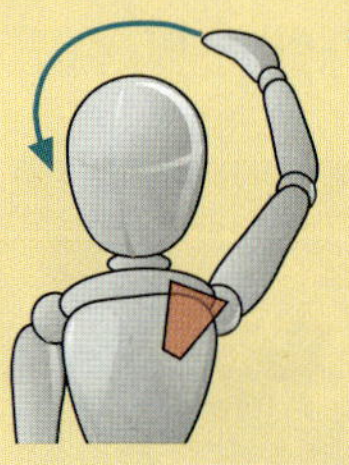

- Rechten Arm über den Kopf zum linken Ohr führen, umgekehrt Brustschwimmübungen nachmachen. Linke Hand auf die rechte Hüfte legen, vorne am Körper vorbei, wechseln.

Übungen für die Arme, Hände und Finger:

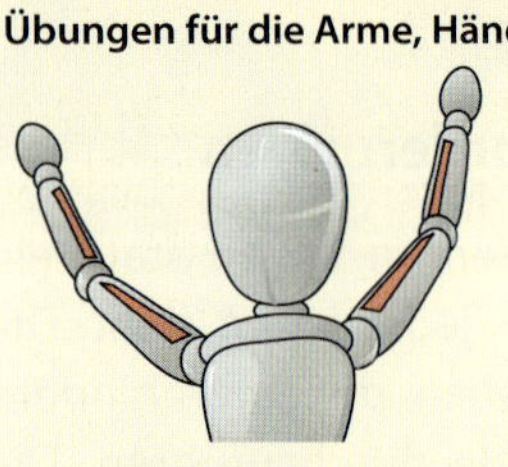

- Finger spielen in der Luft Klavier.
- Eine Hand flach auf den Oberschenkel legen und die Finger nacheinander anheben und auf den Oberschenkel klopfen.
- Finger spreizen und zur Faust schließen.
- Unterarme umeinander kreisen.
- Arme vorstrecken, Hände abwechselnd nach oben anwinkeln und senken.

Übungen zur Aufrichtung des Rückens:

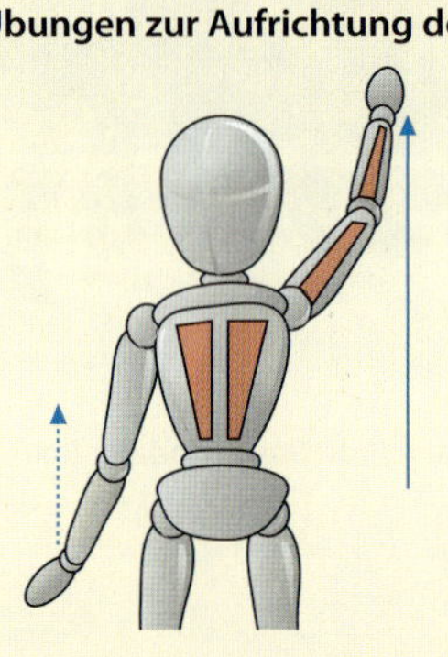

- Hände zur Faust ballen und langsam zur Decke strecken, den Kopf dabei gerade halten und geradeaus schauen.
- Handflächen nach oben abknicken, abwechselnd rechten und linken Arm nach oben drücken, als ob etwas weggedrückt wird.

Übungen für Bauch und Becken:

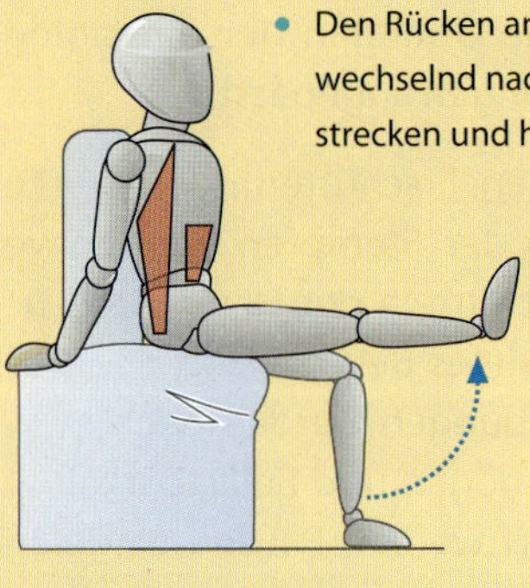

- Den Rücken anlehnen, dann die Beine abwechselnd nach vorn so hoch wie möglich strecken und halten.
- Den Rücken anlehnen, beide Beine nach vorne strecken, öffnen und wieder schließen.
- Knie fest zusammendrücken und mit den Händen versuchen zu öffnen.

Übungen für die Beine und Füße:

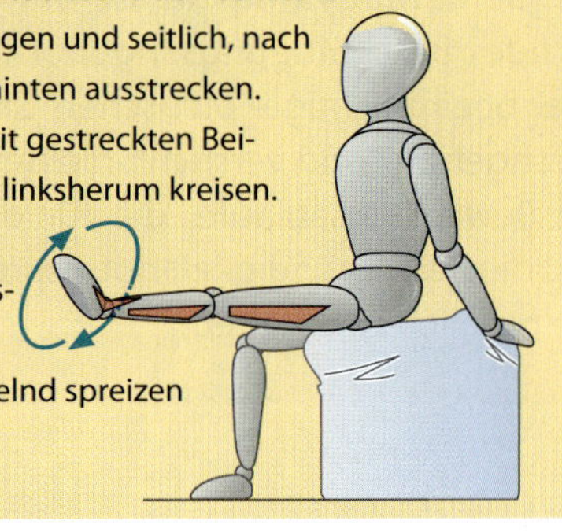

- Auf der Stuhlkante sitzend abwechselnd die Beine anbeugen und seitlich, nach vorn und nach hinten ausstrecken.
- Abwechselnd mit gestreckten Beinen rechts- und linksherum kreisen.
- Fußgelenke rechts- und linksherum kreisen.
- Zehen abwechselnd spreizen und krallen.

Abb. 2.7: Übungen zur Aktivierung des Bewegungsapparates und der Motorik.

Unterstützung und **Abwechslung** bieten verschiedene Handgeräte, wie Seidentücher, Ringe, Schaumstoffbälle, Sandsäckchen oder Therapiebänder, sowie Alltagsmaterialien, wie Zeitungen, Luftballons, Wäscheklammern oder Bierdeckel.

Da die Fähigkeiten der Hochbetagten sehr unterschiedlich sind, ist es wichtig, sich individuell auf die Gruppe einzustellen. In manchen Gruppen sind die Fähigkeiten so eingeschränkt, dass es eine Leistung ist, einen Ball in der Gruppe weiterzureichen. Es ist nicht immer möglich, dass sich in der Gruppe durch das Bewegen und Spielen automatisch eine positive Stimmung einstellt.

Steigerung der Fähigkeiten im kognitiven Bereich

Übungen zur Konzentration

- Die Leitung der Gruppe führt eine Bewegung vor und die Teilnehmer machen das Gegenteil. Beispiele: Die Leitung lässt die Arme hängen, die Teilnehmer strecken die Arme hoch; die Leitung nickt mit dem Kopf (Ja), die Teilnehmer schütteln den Kopf (Nein); die Leitung streckt das rechte Bein, die Teilnehmer nehmen das linke. Die gegenteiligen Bewegungen werden im Vorfeld festgelegt.
- Im Kreis jemandem einen Ball zuwerfen und dabei z. B. eine Kuchensorte, eine Stadt in Deutschland oder Sprichwörter zurufen.
- Ein roter und ein blauer Luftballon dürfen nicht auf den Boden fallen, müssen immer wieder hochgeschlagen werden. Dabei darf der blaue Luftballon nur mit der rechten Hand geschlagen werden und der rote nur mit der linken.

Übungen zur Koordination

> **Definition** **Koordination:** das sinnvolle Zusammenspiel mehrerer Muskeln, um eine komplexe Bewegung ausführen zu können

- Im Wechsel in die Hände und auf den Oberschenkel klatschen.
- Im Wechsel in die Hände und über Kreuz auf den Oberschenkel klatschen.
- Beide Arme zuerst nach vorn, dann den rechten Arm nach oben strecken und den linken zur Seite, beide Arme wieder nach vorne, dann den rechten Arm zur Seite und den linken nach oben.
- Mit den Händen gleichzeitig zweimal auf die Oberschenkel klatschen, dann mit der rechten Hand an die Nase greifen und mit der linken Hand außen herum ans rechte Ohrläppchen greifen, wieder zweimal auf die Oberschenkel klatschen und mit der linken Hand an die Nase greifen und mit der rechten Hand außen herum ans linke Ohrläppchen fassen, wiederholen.

Brain Gym® (Gehirngymnastik)

Das Gehirn besteht aus zwei Hälften: Bewegt der Mensch sich mit der rechten Körperseite, wird die linke Hirnhälfte aktiviert, bewegt er sich mit der linken Körperseite, so wird die rechte Hirnhälfte aktiviert. In der **Gehirngymnastik** wird versucht, durch Übungen das ganze Hirn anzuregen.

- Den rechten Arm zusammen mit dem linken Bein anheben, dann wechseln und den linken Arm und das rechte Bein gleichzeitig anheben.
- Mit einem Seidentuch liegende Achten schwingen.
- Beide Arme nach vorne strecken, die Hände zusammenfalten und eine liegende Acht in der Luft beschreiben.
- Die rechte Hand zeigt nach vorn, nun zeichnet der rechte Arm eine liegende Acht und die Augen verfolgen die Acht.

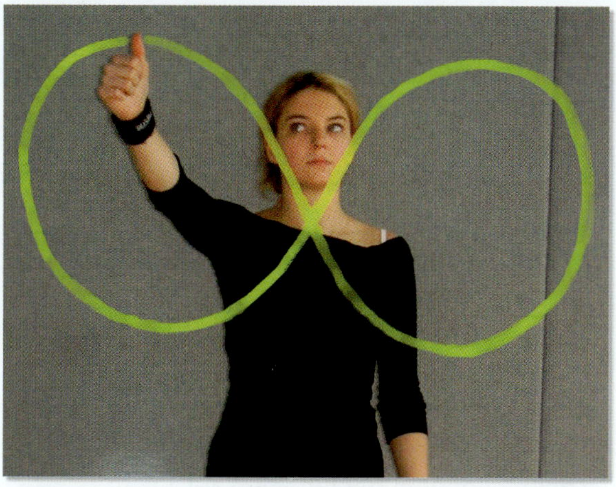

Abb. 2.8: Liegende Acht, Übung zur Überquerung der Körpermittellinie.

LF 2.3

2.4 Bewegungsspiele im Sitzen

Bewegungsspiele fördern das **emotionale Erleben** und das **zwischenmenschliche Geschehen**. Die Stimmung ist gelöster und das Spiel bereitet in der Regel Freude. Die Teilnehmer kommen miteinander in Kontakt und lachen gemeinsam. Sie können abschalten und überschüssige Energien oder Aggressionen loswerden.

Die einzelnen Bewegungsübungen gelingen in Bewegungsspielen oft leichter. Fängt der Teilnehmer einen Ball, streckt er sich vielleicht doch ein Stückchen höher, als wenn er in einer normalen Bewegungsübung die Arme hochstrecken soll.

Je nach Fähigkeiten der Teilnehmer können unterschiedliche Spiele flexibel angeboten werden. **Musik** kann das Tempo und den Rhythmus vorgeben, anregen und unterstützen. Allerdings muss Musik bewusst eingesetzt werden, da sie als Hintergrundmusik stört.

2.4.1 Spielvorschläge

LF 2.3

Einen Ball oder Luftballon weitergeben, auffangen, jemandem zuwerfen oder zielgerichtet werfen:

- Jemandem einen Ball zuwerfen, der andere fängt ihn auf.
- Ein Ball wird von einem Teilnehmer zum anderen rechtsherum weitergereicht. Wenn die Leitung in die Hände klatscht, wird der Ball linksherum weitergereicht.

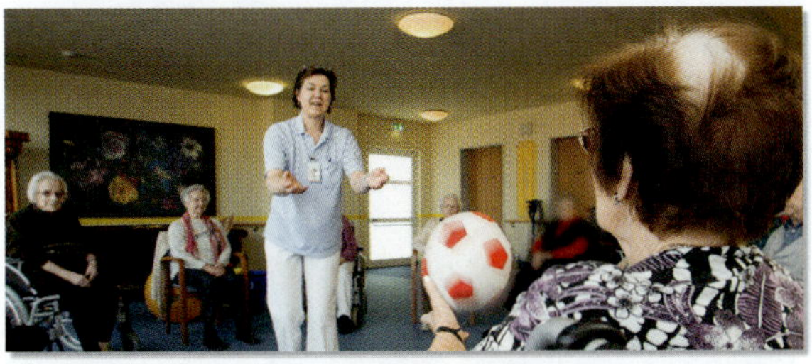

Abb. 2.9: Jemandem einen Ball zuwerfen und seinen Namen nennen. Derjenige, der den Ball fängt, sagt, von wem er ihn bekommen hat.

- Einen Ball fest auf den Boden prellen, der Teilnehmer gegenüber fängt ihn auf.
- Hockey spielen: Jeder bekommt eine Zeitung, die er aufrollt und als Schläger benutzt. Mit dem Schläger wird nun versucht, einen kleinen Ball in ein Tor zu schießen. Variante: Zwei Stuhlreihen treten gegeneinander an.
- Mit einem Softball versuchen die Teilnehmer eine Person, die in der Mitte des Kreises steht, zu treffen.
- In einer Vierergruppe zwei Sandsäckchen dem Gegenüber zuwerfen, ohne dass die Sandsäckchen sich treffen.
- Eine Gruppe hält zusammen ein Schwungtuch. Ein darauf liegender Ball darf nicht herunterfallen.
- Flaschendrehen: Die Leiterin der Gruppe dreht eine Flasche. Derjenige, auf den die Flasche zeigt, muss eine Bewegungsübung durchführen.
- Würfeln: Ein großer Schaumstoffwürfel wird in den Kreis geworfen. Für die gewürfelte Zahl wird eine bestimmte, vorher festgelegte Übung durchgeführt, z. B. 1 = rechter Arm hoch, 2 = linker Arm hoch etc. Oder bei geraden Zahlen klatschen alle in die Hände, bei ungeraden trippeln alle mit den Füßen.
- Zielwerfen: Gegenstände, wie kleine Bälle, Sandsäckchen, geknülltes Papier, Wäscheklammern oder Bierdeckel, werden in die Mitte des Kreises in einen Papierkorb geworfen.
- In der Mitte des Kreises werden Kegel aufgestellt. Jeder Teilnehmer versucht, mit einem Ball die Kegel umzustoßen.

2.4.2 Durchführung und Ablauf einer Übungsstunde

Eine **Übungsstunde** dauert ca. 45 Minuten. An ihr sollten max. 12 bis 15 Personen teilnehmen. Die Stühle werden zu einem Kreis zusammengestellt, Handgeräte und Musik vorbereitet. Der Ablauf und die Übungen sind geplant und den Fähigkeiten der Teilnehmer angepasst.

Begrüßung

Jeder Teilnehmer wird **persönlich begrüßt**. Die Leitung bedankt sich, dass alle gekommen sind. Sie stellt sich mit Namen vor. Auch die Teilnehmer stellen sich reihum mit ihrem Namen vor oder werden von der Leitung vorgestellt. Dann erklärt die Leiterin den Ablauf der Gruppenstunde. Zur Einstimmung kann ein Lied gesungen werden.

Vor Beginn der Aktivitäten achtet die Leitung auf die Haltung der Teilnehmer: Nach den individuellen Möglichkeiten stehen die Füße schulterbreit fest nebeneinander auf dem Boden, die Hände liegen auf den Oberschenkeln, der Rücken ist gerade und die Schultern sind nicht hochgezogen.

Aufwärmen

Das leichte **Aufwärmen** dauert etwa 10 Minuten.

- Zunächst behutsames Dehnen und Strecken zu ruhiger Musik, wie morgens beim Aufstehen.
- Zu etwas schnellerer Musik auf der Stelle marschieren,
- Zu etwas schnellerer Musik in die Hände klatschen.
- Den ganzen Körper von oben nach unten abklopfen (wach klopfen).
- Die Arme seitlich schwingen lassen.
- Arme angewinkelt nach außen und innen bewegen, wie eine Scherenbewegung.
- Kleine Spiele, wie Ball zuwerfen und auffangen.

Aktivieren

Nun werden unterschiedliche Übungen aus dem Programm von Kopf bis Fuß durchgeführt, der **ganze Körper** wird bewegt. Dabei wird jede Übung vorgeführt, laut erklärt und möglichst mit einer Alltagsbewegung verknüpft. Auch ist es günstig, wenn erklärt wird, was die Übungen bewirken.

Um die Teilnehmer zu motivieren, sollten die Stunden abwechslungsreich gestaltet werden. Der Einsatz von Handgeräten bringt zusätzliche Anregungen. Mit Musik werden die Übungen oft leichter und beschwingter durchgeführt.

Wenn jemand eine Übung falsch durchführt, wird die Übung noch einmal demonstriert, Fortschritte werden bemerkt und alle werden für ihre Bemühungen gelobt.

Nach einer kurzen Pause können im zweiten Teil der Aktivierung weitere Bewegungsspiele eingesetzt werden.

Ausklang

Einfache Spiele, z. B. die Leitung steht in der Mitte, wirft einem Teilnehmer einen Ball zu und bekommt ihn zurück, oder ein gemeinsames Lied runden die Übungsstunden ab.

Anschließend erfolgt die Verabschiedung, die Leiterin bedankt sich für die Mitarbeit und lädt alle zur nächsten Stunde wieder ein.

2.5 Seniorentanz

Die Tanzpädagogin **Ilse Tutt** erkannte die körperlich und geistig aktivierende Wirkung des Tanzes, als sie in einem Altenwohnheim mit Senioren tanzte. Sie gründete 1977 den **Bundesverband Seniorentanz e.V.** und entwickelte den **Seniorentanz** als eine eigenständige Tanzdisziplin. Er hat sich im Laufe der Jahre etabliert, fast in jeder Ortschaft gibt es einen Seniorentanzkreis.

Seniorentanz ist eine alternative Tanzform zum Gesellschaftstanz. Er wird in der Gruppe getanzt, sodass kein fester Tanzpartner notwendig ist. Alle können in der Runde mittanzen. Dies ist besonders wichtig, da es in der Gesellschaft viele alleinstehende ältere Frauen gibt, die ohne festen Tanzpartner sind. Beim Seniorentanz wechseln innerhalb eines Tanzes mehrmals die Partner, sodass alle miteinander in Kontakt kommen. Das gemeinsame Tanzen schenkt Lebensfreude und wirkt Isolation und Einsamkeit entgegen.

LF 2.3

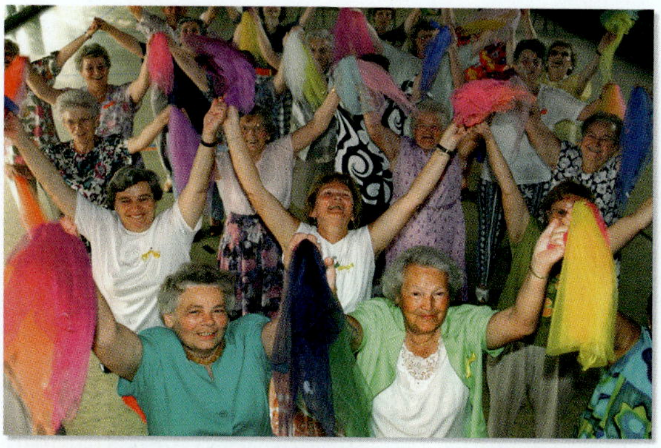

Abb. 2.10: Im Seniorentanz werden viele Stilrichtungen aufgenommen, eine bunte Mischung aus Volkstanz, Kreistanz, Tanzspielen, Squaredance, Tänzen aus aller Welt, Formen aus Gesellschafts- und Modetanz. Die Tanzformen sind vielfältig und abwechslungsreich.

Die **Bewegungsabläufe** sind speziell auf ältere Menschen zugeschnitten. Bewegungen, die nicht gesund für Bänder und Gelenke sind, wurden bei der Zusammenstellung herausgenommen, wie schnelle Drehungen, Sprünge oder Stampfen.

Der **Seniorentanz**
- ist ein Angebot zur Gesundheitsvorsorge,
- ist ein Beitrag zur sinnvollen Lebensgestaltung und zur Aktivierung der Eigenkräfte,
- trainiert durch das Erlernen der Schritte und Figuren die geistige und körperliche Beweglichkeit,
- löst körperliche und seelische Spannungen,
- schult Ausdauer, Gedächtnis, Konzentration, Koordination, Gleichgewicht und Orientierungssinn,
- stärkt das Herz-Kreislauf-System,
- vertieft die Atmung,
- beugt Osteoporose vor und
- stärkt das Selbstvertrauen und bereitet Freude.

! Merke Tanzen ist eine wirkungsvolle Kombination von Bewegung, Gedächtnistraining und Geselligkeit. Körper, Geist und Seele bleiben in Schwung.

LF 2.3

2.5.1 Sitztanz

Der Sitztanz ist eine Form des Seniorentanzes für Menschen mit körperlichen Einschränkungen. Er hat eine große Bedeutung in der Aktivierung und ist seit vielen Jahren Teil der Arbeit mit alten Menschen. Beim Tanzen im Sitzen werden Elemente des Tanzes und rhythmische Körperbewegungen zusammengeführt. Musik und Bewegungen ergänzen sich: Die Musik spricht das Gefühl an, während die Bewegungen den Körper aktivieren.

Wirkung

Wenn ein Mensch sitzen kann, ist er häufig in der Lage, rhythmische Bewegungen auszuführen. Zum Tanzen werden nicht unbedingt die Beine gebraucht. Hochaltrige, Menschen mit Behinderungen, mit Rheuma, Arthrosen oder einer Halbseitenlähmung werden aktiv und bewegen sich zur Musik. Sie bringen ihre individuellen Fähigkeiten ein, haben soziale Kontakte, lachen miteinander und erleben Gemeinschaft. Die Beweglichkeit von Muskeln und Gelenken wird erhalten, der Kreislauf angeregt und die Koordinationsfähigkeit verbessert. Die Gesundheit wird somit gestärkt und der Mensch ganzheitlich angesprochen.

Bewegungsformen

Es gibt viele Möglichkeiten, Körperbewegungen rhythmisch durchzuführen. Die Musik stimuliert dazu, sich zu bewegen. Hauptsächlich werden die Arme und Hände aktiv, aber auch die Füße und der Körper. Die Bewegungen sollen zum Lied passen.

Tanzmöglichkeiten im Sitzen
Tanzen mit dem Kopf • Den Kopf vorsichtig und langsam nach rechts, zur Mitte, nach links drehen.
Tanzen mit den Schultern • Schultern einzeln oder zusammen hochziehen und wieder fallen lassen. • Schultern abwechselnd vor und zurück bewegen.
Tanzen mit dem Oberkörper • Den Oberkörper nach rechts oder links bewegen, wie beim »Schunkeln«. • Sich nach vorn beugen, »etwas Schweres« aufheben, wieder aufrichten und das »schwere Gewicht« nach oben stemmen.
Tanzen mit den Armen • Arme zur Seite strecken. • Arme umeinander rollen, »Wolle aufwickeln«. • Arme abwechselnd nach vorn strecken. • Arme angewinkelt parallel nach rechts und links bewegen, »Scheibenwischer«.
Tanzen mit Händen und Fingern • Hände auf die Schulter legen, gleichzeitig beide oder abwechselnd. • Handflächen nach außen, kreisende Bewegungen machen, »Fenster putzen«. • Mit den Fingern schnipsen, in die Hände klatschen.
Tanzen mit den Beinen • Auf der Stelle treten. • Mit Hacke und Spitze auf den Boden tippen. • Die Beine abwechselnd nach vorn kicken. • Oberschenkel, Knie, Unterschenkel, Füße abklatschen, »Schuhplattler«.

Tab. 2.2: Tanzmöglichkeiten im Sitzen

Bewegungsfolgen

Aus den einzelnen Bewegungsformen werden **Bewegungsfolgen** passend zur Musik zusammengestellt.

- Bei schnellem Tempo und deutlicher Lautstärke schnell mit kräftigen Bewegungen bewegen.
- Ist die Musik eher langsam und leise, dementsprechend langsam und ruhig bewegen.
- Verläuft die Melodie aufwärts, drückt sie Freude aus. Die Arme werden z. B. hochgestreckt.
- Verläuft die Melodie absteigend, drückt sie eher Trauer aus. Die Arme werden z. B. gesenkt.

Die Bewegungsfolgen können einen unterschiedlichen **Schwierigkeitsgrad** haben. Je öfter eine Bewegungsform wechselt, umso höher werden die Anforderungen an Konzentration und Koordinationsfähigkeit.

Musik

Der **Rhythmus des Musikstückes** sollte deutlich erkennbar (Walzer, Marsch), eingängig und gut strukturiert sein.

Die **Auswahl der Musikstücke** richtet sich nach folgenden Kriterien:

- Alter und Musikgeschmack der Teilnehmer
- Welche Fähigkeiten haben die Teilnehmer in Bezug auf Beweglichkeit, Koordination und Konzentration?
- Soll die Musik beruhigen oder anregen?
- Soll die Musik lustig oder schwungvoll sein und zum Mitsingen motivieren?

Durchführung und Ablauf eines Sitztanzes

Die **Dauer** beträgt 45 bis 60 Minuten, je nach Konzentrationsfähigkeit der Besucher. Damit es nicht zu anstrengend wird, sollten Pausen eingelegt werden, die mit Gesprächen über die aufkommenden Erinnerungen oder mit Singen ausgefüllt werden können.

Der **Ablauf** in einer Sitztanzgruppe sollte immer festgelegt sein:

- Zu **Beginn** eignen sich einfache, anregende Tänze.

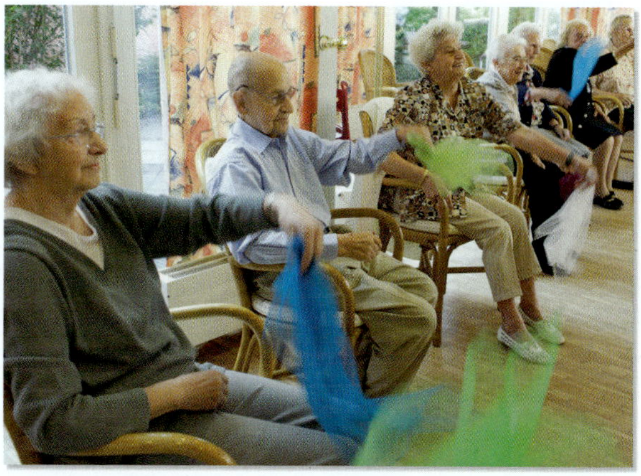

Abb. 2.11: Tanzen im Sitzen: Die Tänzer sitzen im Kreis, sodass alle sich sehen können.

- Im **Hauptteil** kann der Schwierigkeitsgrad der Tänze gesteigert werden, können Wünsche von Teilnehmern erfüllt oder neue Tänze eingeübt werden.
- Zum **Schluss** der Gruppe sollten die Tänze ruhiger werden, damit sich die Teilnehmer auf das Ende einstellen können.

Während der Gruppenstunde sollte eine entspannte **Atmosphäre** ohne Leistungsdruck vorherrschen. Die Freude an der Bewegung steht im Vordergrund und nicht der perfekte Bewegungsablauf eines Tanzes. Fehler dürfen gemacht und gemeinsam über sie gelacht werden. Keiner wird über- oder unterfordert und es wird Rücksicht auf die Schwächsten genommen.

Die Teilnehmer können ihre **Musikwünsche** äußern, sie werden an der Musik- und Tanzauswahl beteiligt. Durch bekannte Lieder werden oft Erinnerungen wach. Die Zeit, um darüber zu reden, sollte schon in der Planung berücksichtigt werden.

Die **Einübung der Tänze** benötigt eine intensive Vorbereitung. Die **Leitung der Gruppe** muss sich mit den Liedern vertraut machen, den Takt zählen können, den Rhythmus kennen und sich die Wechsel im Rhythmus genau merken. Sie benötigt Sicherheit im Umgang mit dem Liedgut, denn sie hat die Aufgabe, gleichzeitig zu tanzen, rhythmisch zu sprechen und die Gruppe zu beobachten.

- In der Gruppe wird zunächst das neue Lied vorgestellt: Wer kennt das Lied und welchen Rhythmus hat es?
- Dann wird das Lied noch einmal gehört, die Teilnehmer machen sich mit ihm vertraut und bewegen sich frei danach.
- Die Leitung erklärt nun die neuen Tanzbewegungen und Bewegungsabfolgen und führt sie vor. Dabei geht sie in kleinen Schritten vor: Sie demonstriert die Bewegungen, die Teilnehmer ahmen die Bewegungen nach. Erst dann erfolgt die Übung mit Musik.
- So wird zunächst ein einzelner Abschnitt eines Tanzes erlernt, z. B. am Refrain.
- Das Lied kann nun gespielt werden, die Teilnehmer tanzen den Refrain nach den gelernten Bewegungen und führen zwischen den Refrains einfache Bewegungen aus, z. B. in die Hände klatschen.
- Wenn ein Abschnitt beherrscht wird, kann der nächste eingeübt werden.
- Die Leitung macht die Ansagen, zählt den Takt, sagt Wechsel frühzeitig an.

Das Lied „Hoch auf dem gelben Wagen"

- „Hoch auf dem gelben Wagen, sitz' ich beim Schwager vorn": Aufrecht sitzen, beide Hände halten die Zügel, die Arme schlagen leicht auf und ab.
- „Vorwärts die Rosse traben, lustig schmettert das Horn": Hände klatschen auf die Oberschenkel.
- „Felder, Wiesen und Auen, leuchtendes Ährengold, ich möchte so gerne noch schauen": rechte Hand beschirmt die Augen, nach beiden Richtungen umdrehen.
- „aber der Wagen, der rollt": Beide Hände kreisen umeinander.

Abb. 2.12: Sitztanz (1, S. 74)

LF 2.3

Aufgaben

- Erläutern Sie die Bedeutung von Bewegung und Bewegungsfähigkeit für die Lebensqualität.
- Nennen Sie jeweils Beispiele für Angebote zur Stärkung der Ausdauer, für die Stärkung der Kraft, des Muskel- und Skelettsystems und zur Stressbewältigung und Entspannung.
- Was sind die Ziele der Seniorengymnastik?
- Beschreiben Sie verschiedene Koordinationsübungen.
- Was wird unter Brain Gym ® verstanden?
- Welche Bewegungsspiele können im Sitzen durchgeführt werden?
- Aus welchen Phasen sollte eine Übungsstunde bestehen?
- Was ist das Besondere am Seniorentanz?
- Beschreiben Sie Tanzmöglichkeiten im Sitzen.
- Wie wird ein Sitztanz durchgeführt? Welche Musik ist dafür geeignet?

3 Individuelle und Gruppenangebote

3.1 Musizieren und Singen

Musik ist ein wichtiger Bestandteil des Lebens und begleitet den Menschen in den unterschiedlichsten Situationen, sie

- hat Bedeutung bei religiösen Anlässen und traditionellen Festen,
- kommt in allen Kulturen vor,
- unterstreicht Veranstaltungen, wie Hochzeiten, aber auch Totenmessen oder Kriege,
- untermalt Filme,
- hebt die Stimmung bei Sportveranstaltungen,
- gibt die Möglichkeit, sich ganz persönlich auszudrücken und
- ist mit vielen Erinnerungen verknüpft.

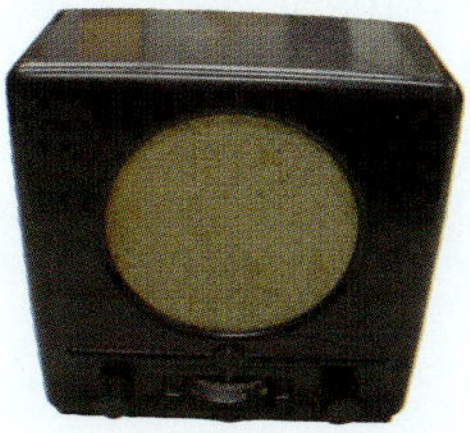

Abb. 3.1: Volksempfänger 1933: Musik zieht sich durch das Leben eines Menschen, nahezu jeder hört gerne Musik.

Früher sangen die Menschen zu allen Gelegenheiten: zu Hause, in Schulen, Jugendverbänden, in der Kirche, bei Feiern und Festen. Viele alte Menschen haben Freude am Singen, selbst musizieren können allerdings nur wenige.

3.1.1 Wirkung der Musik

Die **Musik wirkt** durch ihre Zusammensetzung von

- **Klang**, durch den der Hörer die verschiedenen Töne unterscheiden kann. Ein Ton kann hoch oder tief, kurz oder lang sein. Kürzere, abgehackte Töne lösen oft bedrohlichere Gefühle aus als lange und weiche.
- **Harmonie**, welche die Ordnung der Klänge zueinander bezeichnet. Klänge in Dur wirken fröhlich, in Moll eher traurig.
- **Rhythmus**, welcher den Hörer unwillkürlich zu Bewegungen anregt, seinem Takt kann dieser sich kaum entziehen. Beim 3/4-Takt eines Walzers schwingt er leicht mit, der 4/4-Takt regt ihn zum Marschieren an.
- **Dynamik**, welche das Tempo der Musik anzeigt.
- **Melodie,** welche lange im Gedächtnis bleibt. Der Hörer erkennt sie wieder, hört etwas Vertrautes.

Viele alte Menschen erinnern sich an die Musik aus vergangenen Tagen. Sie haben ihre persönlichen Erfahrungen mit ihr gemacht und verbinden sie häufig mit positiven Erlebnissen, Gedanken und Gefühlen, aber auch mit schwierigen Lebenssituationen. Positive oder negative Erinnerungen sind mit der Melodie und dem Liedtext verknüpft und wecken alte Gefühle.

Wirkung auf die Seele

Wissenschaftler haben herausgefunden, dass Musik **positive Gefühle** fördern und Menschen glücklicher machen kann. Durch Musikhören oder Singen fühlen sich Menschen weniger gestresst, fröhlicher, lockerer, sicherer, entspannter und besserer Stimmung. Musik befreit und lenkt von Alltag und Krankheit ab. Musik, die gefällt, stimuliert das körpereigene Belohnungssystem mit einer Ausschüttung von Botenstoffen. Unangenehme Emotionen, wie Angst oder Furcht, werden vermindert.

Musik beeinflusst die Stimmung und ergreift emotional. Durch unterschiedliche Musikstücke kann sie Erleben bestimmen: beruhigen oder antreiben, fröhlich oder traurig machen, aufmuntern oder Aggressivität erzeugen, romantisch oder eher besinnlich wirken.

Ist bei einem Menschen ein Gespräch kaum möglich und seine Stimmung gedrückt, ermöglicht das **Singen** einen Zugang. Durch das Singen können Gefühle freigesetzt werden und die Erstarrung kann sich lösen.

> **! Merke** Hörer können unterschiedlich auf die Musik reagieren, abhängig von ihren jeweiligen Erinnerungen, Interessen, ihrem kulturellen Hintergrund und ihrer Persönlichkeit.

Wirkung auf den Körper

Musik leistet einen Beitrag zum **körperlichen Wohlbefinden.** Beim Singen wird die Atmung geschult, es wird automatisch tiefer ein- und langsamer ausgeatmet. Der Körper entspannt sich, Herz und Kreislauf werden positiv beeinflusst und das Immunsystem wird gestärkt.

Durch Musik wird der Körper angesprochen und zu Bewegungen, wie Klatschen oder Schunkeln, animiert. Rhythmus und Takt können bewirken, dass der Hörer tanzt, wandert oder marschiert und ihm die Arbeit leichter von der Hand geht.

Wirkung auf den Geist

Musik spricht auch das **geistige Wohlbefinden** an. Sie aktiviert Strukturen im Gehirn, die für Wachheit und Aufmerksamkeit wichtig sind. Der Mensch ist weniger gelangweilt und interessierter, er beteiligt sich mehr, lebt eher in der Gegenwart, wirkt wacher und energievoller.

LF 2.3

Gedächtnisprozesse werden durch die Musik angesprochen, das Gedächtnis wird trainiert (► LF 2.3, Kap. 3.3, S. 1034). Hat das Kurzzeitgedächtnis nachgelassen, können dennoch Liedertexte aus dem Langzeitgedächtnis abgerufen werden. Musik ist ein Teil der Erinnerung und der Biografie. Kennt ein alter Mensch noch die alten Lieder und ist er in der Lage mitzusingen, wird sein Selbstwertgefühl gesteigert.

Beim Singen wird die Konzentrationsfähigkeit gesteigert und die Lern- und Merkfähigkeit gefördert. Zudem beflügelt die Musik die Fantasie, der Mensch kann träumen und sich schöne Dinge vorstellen.

> ! **Merke** Lieder haben einen hohen Erkennungswert, der Text ist an eine Melodie gebunden, die besser als Worte im Gedächtnis gespeichert wird.

Soziale Wirkung

Musik in einer Gruppe zu erleben oder zusammen zu singen, macht ein Gemeinschaftserlebnis möglich. Neue Gelegenheiten, sich auszutauschen und miteinander zu sprechen, bieten sich an, Kontakte werden hergestellt und der sozialen Isolierung wird entgegengewirkt. Das Sozialverhalten wird gefördert, denn das Lied klingt nur gut, wenn aufeinander geachtet wird, z. B. bei einem Kanon.

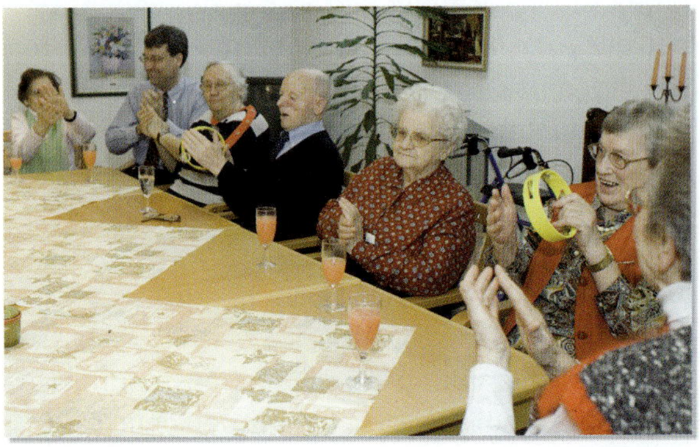

Abb. 3.2: Musik verbindet die Menschen.

In einer Gruppe löst das Singen meist Freude aus, wirkt belebend und befreiend, die Stimmung wird unbeschwert. Somit wirkt Musik **ganzheitlich.** Sie zeigt positive Wirkungen auf Seele, Geist und Körper.

> ! **Merke** Musizieren und Singen sind Aktivierungsangebote. Musiktherapie hingegen ist ein ärztlich verordnetes Therapieverfahren, das von Musiktherapeuten durchgeführt wird. Durch die Wirkung der Musik besteht die Möglichkeit, sich nonverbal auszudrücken, Emotionen zu erfahren, menschliche Prozesse und Ereignisse zu verarbeiten und auf Störungen einzuwirken.

3.1.2 Einsatzmöglichkeiten von Musik

Musik kann durch ihr **breites Wirkungsspektrum** unterschiedlich eingesetzt werden:
- zur Geselligkeit,
- zum Erleben von Spaß und Freude,
- zur Ablenkung vom Alltag,
- als Erinnerungsarbeit,
- zu Gedächtnisübungen,
- zur Hilfe im Alltag bei pflegerischen Verrichtungen,
- zur Kommunikation.

Musik hören, **Musizieren** und **Singen** können im Einzelkontakt und in der Gruppe stattfinden, spontan oder geplant sein.

Musik hören

Musik bewusst zu hören, kann z. B. als Gruppenveranstaltung angeboten werden. In der Gruppe werden je nach Musikgeschmack **inhaltliche Akzente** gesetzt:
- klassische Konzerte
- Opern
- Kirchenmusik
- Operetten
- Musik aus alten Filmen
- alte Schlager
- volkstümliche Musik

Zu Beginn der **Gruppenveranstaltung** sprechen die Teilnehmer über den Komponisten oder Sänger, ob sie die Musik kennen und wo sie die Musik schon einmal gehört haben. Dann wird die Musik gemeinsam gehört. Anschließend besteht die Möglichkeit, über die Musik zu reden, welche Erinnerungen damit verbunden sind und welche Gefühle geweckt wurden.

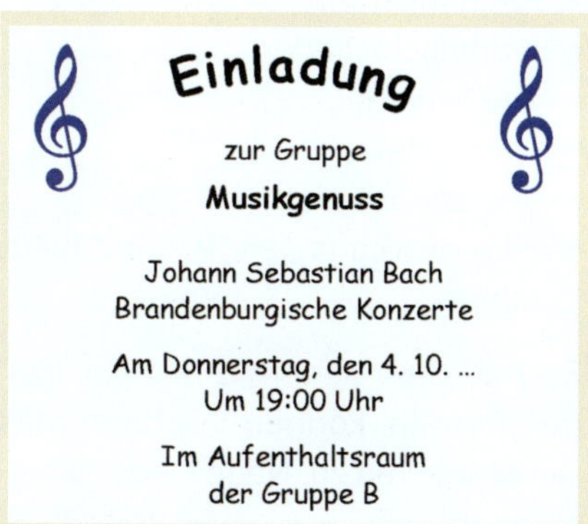
Einladung
zur Gruppe
Musikgenuss
Johann Sebastian Bach
Brandenburgische Konzerte
Am Donnerstag, den 4. 10. ...
Um 19:00 Uhr
Im Aufenthaltsraum
der Gruppe B

Abb. 3.3: Einladung zum bewussten Musikhören.

Konzertbesuche außerhalb oder **Musikveranstaltungen** innerhalb einer Einrichtung, z. B. Besuch von einem Knabenchor, Seemannschor oder Kinderchor zu Weihnachten, ergänzen das Angebot.

Musik darf nicht als **Dauerberieselung im Hintergrund** ablaufen. Nicht jeder Bewohner hat den gleichen Musikgeschmack. So kommt es vor, dass die Musik dem einen Freude und Entspannung bringt, den anderen aber stört oder aggressiv macht.

Viele ältere Menschen haben Einschränkungen in ihrer Hörfähigkeit, z. B. können sie hohe Töne nicht mehr hören, der Musik fehlt dann die Brillanz.

Bei **Bettlägerigen** kann die Musik wohltuend wirken. Auch hier muss die Pflegefachkraft auf die Individualität achten. Die Vorliebe für eine Musikart oder einen Radiosender muss erfragt oder aus der Biografie abgeleitet werden.

Die Musik wird zeitlich begrenzt eingesetzt. Bei Menschen mit Schwerhörigkeit ist z. B. das Richtungshören oder die Abgrenzung zu Nebengeräuschen nur eingeschränkt möglich. Deshalb sollte die Musik bei Pflegehandlungen und bei Besuch ausgeschaltet werden.

Denksportaufgaben können mit Liedern als **Musikquiz** verbunden werden, z. B.:
- Liederanfänge spielen, der Titel wird erraten.
- Liederanfänge spielen, der Text wird ergänzt.
- Schlager aus Filmen spielen, der Filmtitel wird dazu genannt.

Musizieren

Einige ältere Menschen sind in der Lage, aktiv zu **musizieren**. Sie zu motivieren, ihr Instrument zu spielen, ist eine Bereicherung für sie persönlich und für die Atmosphäre in der Einrichtung. Sie können situativ spielen, Singgruppen begleiten oder mit anderen ein »Heimorchester« gründen.

LF 2.3

Eine andere Möglichkeit, selbst zu musizieren, ist die Begleitung von Liedern mit Rhythmusinstrumenten, z. B. selbst hergestellt mit einer mit Erbsen gefüllten Papprolle, und Klanghölzern.

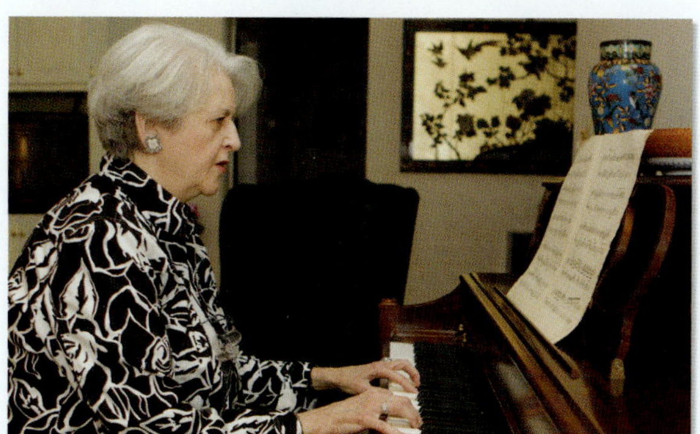

Abb. 3.4: Musizieren ist eine Bereicherung für den Musiker, aber auch für die Zuhörer.

Singen

Für das **Singen** in einer Gruppe bieten sich unterschiedliche Gelegenheiten:

- Singgruppe, die als festes Angebot im Wochenplan steht und in der Volks- und Wanderlieder, alte Schlager usw. gesungen werden
- abendliche Singgruppe zum Ausklang des Tages
- Singgruppe zu verschiedenen Anlässen wie Geburtstage oder zu jahreszeitlichen Festen
- spontane Singgruppe im Alltag

Im Einzelkontakt bietet sich das Liedersingen als **Kommunikationshilfe** an. Oft können Demenzkranke (► LF1.3, Kap. 8, S. 391) nicht mehr sprechen, aber noch singen. Hier kann man über Lieder miteinander kommunizieren, z. B. als Einschlafhilfe ein Abendlied oder zur zeitlichen Orientierung ein Herbstlied. Bei Menschen, die bettlägerig sind, nicht mehr sprechen und kaum einen Ausdruck zeigen, sieht man nicht selten eine Reaktion auf die Musik aus ihrer Jugendzeit.

✔ **Tipp** Es ist immer möglich, spontan ein Lied zu singen. Das verbessert die eigene Stimmung und die Atmosphäre insgesamt.

3.1.3 Durchführung einer Singgruppe

Eine regelmäßig stattfindende **Singgruppe** muss gut geplant und vorbereitet sein. Sie verlangt in der **Durchführung** Erfahrung und ein Eingehen auf die Teilnehmer.

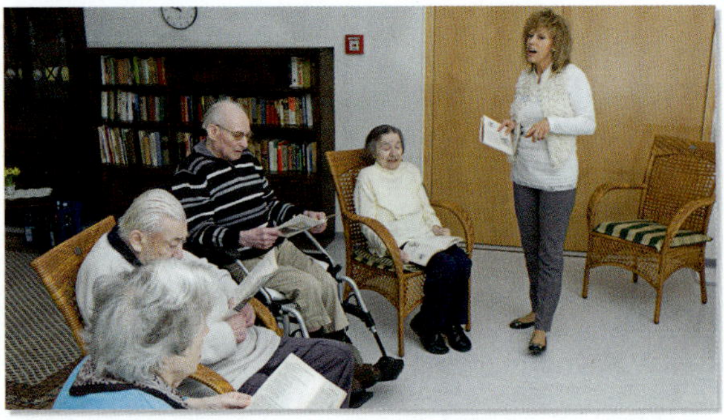

Abb. 3.5: Bei den Zielen der Singgruppe steht das gesellige Beisammensein mit Freude und Spaß im Vordergrund. Die Gruppe soll Abwechslung in den Alltag bringen und von Sorgen ablenken.

Die Pflegefachkraft sollte deutsches Liedgut kennen. Ist sie unsicher, kann sie erfahrene Teilnehmer um Hilfe bitten. Um das Singen zu erleichtern und den Ton zu halten, kann zur Begleitung ein Instrument gespielt werden. Es gibt auch CDs mit Hintergrundmusik, zu denen gesungen werden kann.

Liedauswahl

Um die passende **Liedauswahl** für die Singgruppe zu finden, kann eine **Liederwunschliste** zusammengestellt werden. Gängige Liederbücher, die unterschiedlich ausgerichtet sind, helfen, das passende Lied zu finden. Günstig sind Bücher im Großdruck.

Die Lieder sollten einfach zu singen, allgemein bekannt und vertraut sein (Tab. 3.1). Dann werden die Lieder schnell wiedererkannt und können von allen gemeinsam gesungen werden. Die Lieder müssen zur Stimmung in der Gruppe, zum Anlass und zur Tages- und Jahreszeit passen. Das Singen orientiert sich an den Fähigkeiten der Teilnehmer und entspricht ihren Wünschen.

Die meisten Teilnehmer kennen:

- Volkslieder,
- Wanderlieder,
- Kirchenlieder,
- Weihnachtslieder,
- alte Schlager,
- Trinklieder,
- Seemannslieder,
- Filmmusik aus den 1930er-/1940er-/1950er-Jahren.

Bei manchen Liedern kennen einige Teilnehmer nur den **Refrain**, können ihn dann mitsingen und hören ansonsten zu. Neue Lieder werden auf Wunsch eingeübt.

Es gibt Lieder, die

- eine lebendige und fröhliche Stimmung bewirken, z. B. »Heißa, Kathreinerle«,
- eine beruhigende Wirkung haben, z. B. »Nun ruhen alle Wälder«,
- ein rhythmisches Muster haben, heiter und fröhlich sind und zu Bewegungen anregen, z. B. »Einmal am Rhein«,
- die das Gemeinschaftsgefühl stärken, z. B. »Freut Euch des Lebens«.

Lieder zu verschiedenen Anlässen	
Frühlingslieder • Der Winter ist vergangen • Alle Vögel sind schon da • Der Mai ist gekommen	**Sommerlieder** • Geh aus mein Herz und suche Freud • He, ho, spann den Wagen an • Suse, liebe Suse, was raschelt im Stroh
Herbstlieder • Bunt sind schon die Wälder • Das Laub fällt von den Bäumen	**Winterlieder** • Schneeflöckchen, Weißröckchen • Schneewalzer
Weihnachtslieder • Alle Jahre wieder • Am Weihnachtsbaume die Lichter brennen • Süßer die Glocken nie klingen	**Kirchliche Lieder** • Macht hoch die Tür • Es ist ein Ros entsprungen • Es kommt ein Schiff, geladen
Lieder aus Filmen • Ein Freund, ein guter Freund • Im weißen Rössl am Wolfgangsee • Auf der Reeperbahn nachts um halb eins • Das kann doch einen Seemann nicht erschüttern	**Heimatlieder** • Ik heff mol en Hamburger Veermaster sehn • Auf der Schwäbsche Eisebahne • Als wir jüngst in Regensburg waren • Bolle reiste jüngst zu Pfingsten • Ein Jäger aus Kurpfalz • Köln am Rhein
Abendlieder • Abend wird es wieder • Abendstille überall • Der Mond ist aufgegangen • Oh, wie wohl ist mir am Abend (Kanon)	**Beschwingte Lieder** • Mein Vater war ein Wandersmann • Hoch auf dem gelben Wagen • Im Frühtau zu Berge
Heitere Lieder • Ein Vogel wollte Hochzeit machen • Auf einem Baum ein Kuckuck saß • Froh zu sein bedarf es wenig (Kanon)	**Besinnliche Lieder** • Kein schöner Land • Schön ist die Jugend

Tab. 3.1: Lieder zu unterschiedlichen Anlässen

Der **Einstieg** wird erleichtert, wenn zu Beginn bekannte Lieder aus der Jugend der Teilnehmer gesungen werden. Gewohnte Lieder vermitteln Sicherheit. Die Lieder sollten der Stimmung angepasst sein.

Wenn die Teilnehmer wenig Antrieb zeigen und die Stimmung eher gedrückt ist, steigt die Pflegefachkraft behutsam ein, z. B. mit »Nun wollen wir das Abendlied singen«. Sind die Teilnehmer freudig und erwartungsfroh, kann die Pflegefachkraft mit einem fröhlichen Lied beginnen, z. B. mit » Freut Euch des Lebens«.

Im **Verlauf** sollte das Angebot abwechslungsreich sein und eine bunte Mischung von unterschiedlichen Liedern enthalten. Zwischendurch kann zur Anregung auch einmal ein Kanon gesungen werden.

Besonders traurige, besinnliche oder gefühlsstarke Lieder sollten nicht zu häufig gesungen werden. Wenn die Stimmung dadurch traurig wird, lockert sie anschließend ein beschwingtes Lied wieder auf.

Zum **Abschluss** eignet sich ein ruhiges, aber nicht trauriges Lied.

LF 2.3

✓ **Tipp** Während der Gruppenstunde muss immer genug Zeit vorhanden sein, um sich über Erinnerungen austauschen zu können.

3.2 Spielen

Spielen ist eine freiwillige Beschäftigung, bei der Geselligkeit und Freude im Vordergrund stehen. Allerdings muss sich jeder Spieler auf Regeln einstellen, die den Spielablauf bestimmen und die eingehalten werden müssen. Die Handlungsmöglichkeiten werden dadurch eingeschränkt.

Spielen ist an kein Alter gebunden. Es gibt Menschen, die richtige Spielernaturen sind und ihr Leben lang gespielt haben, und solche, die nicht zu einem Spiel zu motivieren sind.

In der Jugend und jungen Erwachsenenzeit der betagten Menschen wurde in den Familien abends oft gespielt.

Beliebt waren

- **Würfelspiele**, wie »Mensch ärgere dich nicht«,
- **Brettspiele**, wie »Halma«, »Mühle« und »Dame«,
- **Kartenspiele**, wie »Mau-Mau«,
- **Geschicklichkeitsspiele**, wie »Spitz pass auf« und »Mikado«,
- **Legespiele**, wie »Domino« und »Scrabble«,
- **Wahrnehmungsspiele**, wie »Ich sehe was, was du nicht siehst«.

3.2.1 Wirkung des Spielens

Das Spielen hat eine **belebende Wirkung** auf **Seele, Geist, Körper** und **Sozialverhalten**. Ein Spiel ist nicht die Realität. Das Handeln und Verhalten der einzelnen Teilnehmer im Spiel haben nicht die Auswirkungen, die das gleiche Handeln und Verhalten in der Wirklichkeit hätten. Der Spieler kann z. B. lauthals seinen Ärger kundtun, schadenfroh sein, sich gegen jemanden verbünden, Ehrgeiz entwickeln, siegen zu wollen, herzlich und schallend lachen und großzügig sein.

LF 2.3

Wirkung auf die Seele

Spielen bedeutet Ablenkung vom Alltag, der Eintönigkeit und der Langeweile. Im Spiel werden Gefühle angesprochen. Der Spieler kann sich freuen oder ärgern, Spannung und Überraschungen erleben, Begeisterung verspüren und auch erfahren, nicht verlieren zu können. Emotionen können ausgelebt werden.

Wirkung auf den Körper

Spielen regt Herz und Kreislauf an, die Muskulatur und das Gehirn werden besser durchblutet. Die Koordination von Hand- und Fingerbewegungen und die Geschicklichkeit werden geübt, die Reaktionsfähigkeit wird erhöht.

Wirkung auf den Geist

Das Spielen fordert zum Mitdenken auf, die Spielregeln müssen begriffen und angewendet werden. Konzentration und Gedächtnisleistung werden angeregt, der Spieler muss darauf achten, wann er am Zug ist, aufpassen, dass er keine Fehler macht, den nächsten Schritt planen und Entscheidungen treffen. Er muss das Spiel der anderen beobachten, um z. B. Strategien für das eigene Spiel zu entwickeln.

Soziale Wirkung

Das gemeinsame Spielen fördert die Beziehung der Spieler untereinander. Beim Spielen wird miteinander gesprochen und Kontakt zu den Mitspielern aufgenommen. Das Spielmaterial, z. B. der Würfel, wird weitergereicht. Bei einigen Spielen wird als Gruppe zusammengearbeitet. Die Spieler können miteinander lachen oder auch ihrem Ärger über andere Spieler Luft machen.

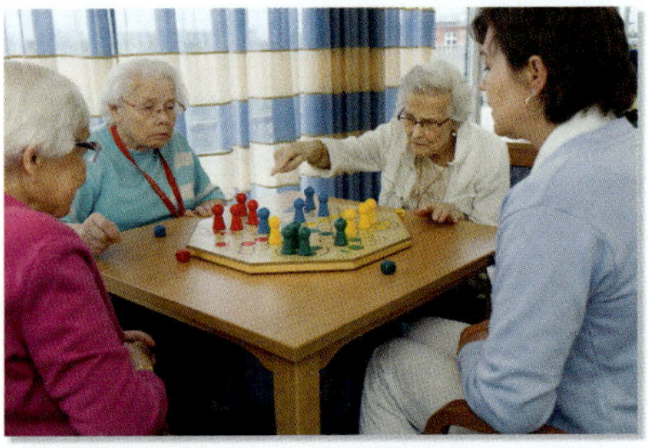

Abb. 3.6: Seniorengerechtes Spielen

Somit zeigt auch das Spielen eine **ganzheitliche Wirkung** auf Seele, Geist und Körper.

3.2.2 Besonderheiten beim Spielen mit älteren Menschen

Viele ältere Menschen haben Einschränkungen beim Sehen oder in der Feinmotorik. Das Spielen wird dadurch behindert. Im Handel sind für die gängigen Gesellschaftsspiele wie »Mensch ärgere dich nicht« oder »Halma« besonders große Spielfiguren erhältlich. Es gibt auch Würfel, Mikadostäbchen oder Spielkarten in übergroßer Form. Kartenständer oder Kartenhalter erleichtern das Kartenspielen. Für das Spiel im Bett sind Magnetspiele besonders geeignet. Hier ist das Spielbrett aus Stahl, die Spielfiguren haben einen Magnetkern, um nicht zu verrutschen.

> ✔ **Tipp** Da auch das Kontrastsehen im Alter nachlassen kann, müssen sich die Spielbretter vom Untergrund unterscheiden: keine bunten Spielbretter auf bunten Tischdecken.

3.2.3 Einsatzmöglichkeiten von Spielen

Spiele bieten Geselligkeit, Spaß, Freude und Ablenkung vom Alltag. Ihre **Einsatzmöglichkeiten** sind vielfältig. Sie können als fester Punkt im Wochenablauf aufgeführt sein, als Gruppenaktivität spontan im Alltag stattfinden, mit Motivation eigenständig im betreuten Wohnen organisiert und auch mit Bettlägerigen durchgeführt werden.

✔ **Tipp** Pflegefachkräfte können
- eine Skatrunde initiieren,
- Mitbewohner suchen, die mit Bettlägerigen spielen,
- ruhige Augenblicke nutzen, um ein kleines Spiel durchzuführen.

3.2.4 Durchführung eines Spiels

Der **Spielleiter** sollte selbst Freude am Spielen haben und gerne spielen. So kann er Bewohner besser motivieren und die Freude am Spiel weitergeben. Er muss die einzelnen Spiele und ihre Regeln kennen und wissen, ob sie für die jeweiligen Teilnehmer geeignet sind. Im Allgemeinen werden Spiele gespielt, die den Teilnehmern aus ihrer Biografie vertraut sind. Neuere Spiele sind oft unbekannt, können aber, je nach Interessen, eingeübt werden.

Die Spiele müssen auf die Fähigkeiten der Teilnehmer abgestimmt sein, die Spielregeln sollen deutlich und einfach sein. Es werden nur solche Spiele gespielt, denen alle Spieler gewachsen sind.

Die Spielregeln können dem Leistungsvermögen der Teilnehmer angepasst und ggf. abgeändert werden.

Bevor nicht alle die Spielregeln erfasst haben, sollte das Spiel nicht beginnen. Die Regeln werden in der Gruppe besprochen. Um sie zu begreifen, kann mit einem Probespiel begonnen werden.

✔ **Tipp** Für viele Spiele gibt es zahllose Varianten, jede Familie hat ihre eigene Art zu spielen. Deshalb ist es wichtig, die unterschiedlichen Auslegungsmöglichkeiten der Spielregeln im Vorfeld zu besprechen und sich auf eine Variante zu einigen.

Einzelne Spieler dürfen den anderen nicht zu sehr überlegen sein. Das schwächt das Selbstwertgefühl der weniger starken Teilnehmer. Wenn das Spiel erlahmt, müssen Pausen eingelegt werden.

Das Gelingen einer Gruppenveranstaltung kann folgenden Störungen unterliegen:
- Das vorgeschlagene Spiel gefällt nicht.
- Das Spiel überfordert einen Spieler.
- Das vorgeschlagene Spiel ist unbekannt.
- Ein Spieler fühlt sich in der Gruppe nicht wohl.

! Merke Ein Spiel darf nie so lange gespielt werden, bis es langweilig wird.

Teppich-Curling

Teppich-Curling wurde in den 1970er-Jahren in Schweden erfunden. Das Spiel ist in Schweden und Dänemark ein sehr beliebtes Seniorenspiel und findet auch in Deutschland immer mehr Anhänger.

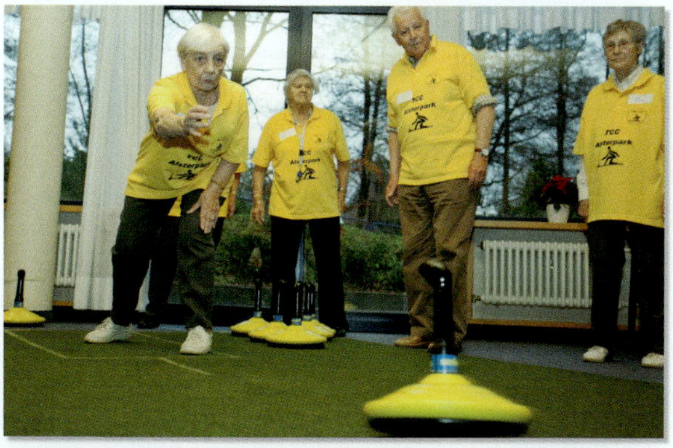

Abb. 3.7: Die bis zu 4,2 Kilogramm schweren Curls gleiten mit etwas Übung sanft über den Teppich.

Teppich-Curling ist wie Eisstockschießen, jedoch wird nicht auf dem Eis, sondern auf einem Spezialteppich gespielt. Statt körperlicher Kraft werden Geschick, Taktik und Teamgeist benötigt, um mit seiner Mannschaft zu gewinnen. Daher ist Teppich-Curling ideal geeignet für **Senioren** oder **Menschen mit körperlichen Einschränkungen**. Sogar im Rollstuhl kann Teppich-Curling gespielt werden. Die Regeln sind einfach und verständlich. Das Spiel ist sehr kommunikativ und fördert die Gemeinschaft.

Spiele	Idee und Ziele des Spiels	Wirkung
Würfelspiele		
Mensch ärgere dich nicht	Für 2–4 (6) Spieler. Jeder Spieler erhält 4 Figuren, die er durch Würfeln rings um den Spielplan in sein Zielfeld schickt. Der Gegner kann die Figuren rauswerfen. Sieger ist, wer alle 4 Figuren zuerst in seinem Zielfeld hat.	Ein einfaches Spiel, das jeder kennt. Geübt wird, den Überblick zu behalten, Gefühle auszuleben und sich zu behaupten.
Brettspiele		
Halma	Für 2–3 Spieler. In der Ausgangsposition stehen die Spielsteine einer Partei je in einem »Haus«. Ziel ist es, sämtliche eigenen 15 Spielfiguren in das gegenüberliegende »Haus« zu bringen. Sieger ist, wem dies zuerst gelingt.	Ein einfaches Spiel, es fördert Konzentration und strategisches Denken.
Mühle	Für 2 Spieler. 3 Steine einer Farbe müssen in eine Reihe gebracht werden. Dann darf der Spieler vom Gegner einen Stein vom Brett nehmen. Gewinner ist derjenige, der es zuerst schafft, dass der Gegner nur noch 2 Steine besitzt.	Ein Strategiespiel, es fördert Konzentration und logisches Denken.
Dame	Für 2 Spieler. Jeder Spieler versucht nach bestimmten Regeln, die gegnerischen Steine zu schlagen oder zu blockieren.	Das Strategiespiel fördert Konzentration und Selbstbehauptung.
Schach	Für 2 Spieler. Auf dem Schachbrett befinden sich 16 Schachfiguren, die untereinander einen unterschiedlichen Wert haben und unterschiedlich zu bewegen sind. Die Figuren können sich gegenseitig schützen und untereinander schlagen. Ziel ist es, den gegnerischen König matt zu setzen.	Anspruchsvoll. Konzentration, Strategie, Selbstbehauptung und räumliches Vorstellungsvermögen werden gefördert.
Backgammon	Für 2 Spieler. Das Spiel ist besonders den türkischen und griechischen Migranten bekannt. Die Anzahl der gewürfelten Punkte wird geschickt genutzt, um 15 Spielsteine ins letzte Spielbrettviertel zu bringen und sie dann herauszuwürfeln.	Eines der ältesten Spiele überhaupt, es fördert Konzentration und logisches Denken.
Kartenspiele		
Mau-Mau	Für 2–6 Spieler. Jeder Spieler erhält 7 unterschiedliche Karten. Die Karten müssen reihum abgelegt werden, nur gleiche Farben, Bilder oder Zahlen dürfen aufeinandergelegt werden. Unterschiedliche Regeln erschweren den Abwurf. Sieger ist, wer als Erster alle Karten abgelegt hat und Mau-Mau ruft.	Ein bekanntes Spiel mit leichten Regeln, fördert Konzentration und Aufmerksamkeit.
Rommé	Für 2–6 Spieler. Ein Kombinations- und Anlegespiel mit 2 x 52 Karten und 6 Jokern. Es gibt zahllose Varianten. Sieger ist, wer zuerst seine Karten aus- und angelegt hat.	Einfach. Aufmerksamkeit, Kombinationsgabe und logisches Denkvermögen werden geübt.
Geschicklichkeitsspiele		
Spitz pass auf	Für 2–6 Spieler. An Schnüre gebundene Kegel liegen in der Tischmitte eng zusammen. 1 Spieler erhält als Fänger Becher und Würfel. Würfelt er eine 1 oder 6, ziehen die Spieler schnell an den Schnüren, der Fänger versucht sie mit dem Becher einzufangen. Je mehr Kegel er fängt, desto größer ist seine Punktzahl.	Ein einfaches Spiel, Geschicklichkeit, Motorik, Schnelligkeit und Konzentration werden geübt.
Mikado	Für beliebig viele Spieler. 41 Stäbchen werden auf einen Tisch fallen gelassen. Anschließend werden die Stäbchen reihum mit den Fingern oder bestimmten Stäbchen wieder aufgenommen. Dabei darf sich kein anderes Stäbchen bewegen. Die Stäbchen haben eine unterschiedliche Wertigkeit. Wer am Ende die meisten Punkte hat, ist der Sieger.	Ein einfaches Spiel, es fördert die Geschicklichkeit und Feinmotorik, Geduld und Konzentration.
Legespiele		
Domino	Für bis zu 6 Spieler. Eine unterschiedliche Anzahl von Punkten, auch Zahlen, Bilder auf den Spielsteinen müssen zueinander passend aneinandergereiht werden, bis alle Spielsteine verbaut sind.	Ein einfaches Spiel, es fördert Aufmerksamkeit und Konzentration.

LF 2.3

Spiele	Idee und Ziele des Spiels	Wirkung
Scrabble	Für 2–4 Spieler. Wie beim Kreuzworträtsel werden aus Buchstaben Wörter auf den Spielplan gelegt. Jeder Buchstabe wird mit Punkten bewertet. Wer die meisten Punkte hat, gewinnt.	Einfaches Spiel, fördert Konzentration und Kombinationsfähigkeit, schult den Wortschatz.
Bingo	Der Spielleiter hat die Karten 1 bis 25. Jeder Spieler erhält eine Zahlenkarte und 20 Abdeckkarten. Der Spielleiter ruft eine Zahl auf, die Zahlen müssen auf der Bingo-Karte gefunden und abgedeckt werden. Wer eine Reihe waagerecht oder senkrecht voll hat, ruft Bingo und erhält dann einen Bonus oder Gewinn.	Ein einfaches und beliebtes Spiel, Aufmerksamkeit, Konzentration und Merkfähigkeit werden geschult.
Wahrnehmungsspiele		
»Ich sehe was, was du nicht siehst"	Ein Spieler sucht sich, nur mit den Augen, einen Gegenstand im Zimmer aus, der auch für alle anderen sichtbar ist, z. B. eine gelbe Blume. Als Hinweis für die Mitspieler sagt er: »Ich sehe was, was du nicht siehst, und das ist gelb.« Wer etwas Gelbes entdeckt, fragt: »Ist es die Sonne auf dem Bild?« Wer den Gegenstand erraten hat, sucht sich einen neuen Gegenstand aus.	Ein einfaches Spiel, schult die Wahrnehmung und Aufmerksamkeit, fördert das Miteinander.
Kim-Spiele	Seh-Kim, z. B.: Ein Spieler schaut sich zwei Mitspieler genau an: Welche Kleidung tragen sie, welche Haltung haben sie? Er geht hinaus und die beiden verändern etwas, wie Jacke aufknöpfen, Beine übereinanderschlagen. Der Spieler kommt wieder herein und muss herausfinden, was sich geändert hat. Hör-Kim, z. B.: Es werden unterschiedliche Geräusche aufgenommen, die Teilnehmer müssen erraten, welche Geräusche es sind, z. B. das Zerknüllen einer Zeitung.	Die Wahrnehmung der unterschiedlichen Sinne wird geübt, das Erleben steht im Vordergrund. Durch die Wahrnehmung von z. B. Gerüchen können Erinnerungen ausgelöst werden.
	Riech-Kim, z. B.: Verschiedene Kräuter, Kaffee u. Ä. werden in kleine Dosen gefüllt. Die Spieler müssen herausfinden, um welche Gerüche es sich handelt. Tast-Kim, z. B.: In Säckchen befinden sich unterschiedliche Gegenstände, wie Kastanien, Wäscheklammern, Weinkorken. Die Spieler müssen durch Abtasten herausfinden, was es ist. Schmeck-Kim, z. B.: Mit verbundenen Augen werden Früchte, wie Apfelsine, Pampelmuse, Birne oder Apfel, am Geschmack erkannt.	Die Wahrnehmung der unterschiedlichen Sinne wird geübt, das Erleben steht im Vordergrund. Durch die Wahrnehmung von z. B. Gerüchen können Erinnerungen ausgelöst werden.
Gedächtnisspiele		
Memory	Für 2–8 Spieler. Gemischte Bildkartenpaare liegen verdeckt auf dem Tisch. Nacheinander werden die Karten aufgedeckt und wieder umgedreht, um die passenden Pärchen aufzuspüren. Wer die meisten Paare entdeckt, ist Sieger. Das Spiel kann mit einer unterschiedlichen Zahl von Karten gespielt werden und somit individuell auf die Fähigkeiten der Spieler ausgerichtet werden. Die Kartenpaare können reduziert und somit individuell auf die Fähigkeiten der Spieler ausgerichtet werden.	Ein einfaches Spiel, es schult Gedächtnis und Aufmerksamkeit. Erfolge sind sofort sichtbar.
Rate Fix/ Denkfix	Für 2–10 Spieler. Durch eine Drehscheibe wird ein Buchstabe ermittelt. Nun muss zu einem vorher festgelegten Bereich, z. B. Tierwelt, Musik, Kunst, Pflanzenreich, ein Begriff genannt werden. Die Fragen können gemeinsam in der Gruppe oder auch einzeln gegeneinander gespielt werden.	Es fördert die Zusammenarbeit in der Gruppe, Schulung von Gedächtnis und Aufmerksamkeit.
Erzählspiel		
Vertellekes	Die Spieler sitzen beieinander und erzählen (plattdeutsch: vertellen) sich etwas. Es werden Fragen aus unterschiedlichen Themenbereichen gestellt, z. B. Was ist Ihr Lieblingsfoto? Was ist an dem Gedicht / Liedtext falsch? Stellen Sie … pantomimisch dar. Rätsel werden gestellt, Lieder gesungen und gemeinsam gelacht. Ziele sind: Biografiearbeit, soziale Gruppenarbeit und Gedächtnistraining. Es gibt keine Gewinner oder Verlierer, auch für Demenzkranke.	Vertellekes gibt Impulse zum Erinnern, Formulieren, Nachdenken, Schmunzeln, Konzentrieren und Singen. Die fördernde Wirkung entfaltet sich allerdings nur bei regelmäßigem Einsatz.

Tab. 3.2: Verschiedene Spiele: Spielidee, Ziele und Wirkung.

3.3 Gedächtnistraining

3.3.1 Grundlagen

Ein funktionierendes **Gedächtnis** ist die Grundlage zur Bewältigung des Alltags, zur Kommunikation mit der Umwelt und zur eigenständigen Gestaltung des Lebens.

Im Gedächtnis werden Informationen gespeichert. Alles, was der Mensch durch Sehen, Hören, Riechen oder Schmecken wahrnimmt, gelangt zunächst als Reiz in das **sensorische Gedächtnis**. Hier werden die Reize innerhalb von Sekunden gefiltert, denn nicht alles, was der Mensch aufnimmt, ist interessant oder wichtig genug, um gespeichert zu werden. Die Eindrücke gelangen nun in das **Kurzzeitgedächtnis**. Die Speicherdauer dort beträgt Minuten bis Stunden. Was für gut befunden und häufig genug wiederholt wird, gelangt ins **Langzeitgedächtnis**. Hier werden die Gedächtnisinhalte für Tage, Jahre oder für immer gespeichert (Abb. 3.8).

LF 2.3

Im Alter laufen die Stoffwechselvorgänge im Gehirn langsamer ab, das Kurzzeitgedächtnis benötigt mehr Zeit, um die Informationen zu verarbeiten und ans Langzeitgedächtnis weiterzuleiten. Haben ältere Menschen ausreichend Zeit, können auch sie neue Informationen verarbeiten bzw. lernen und ihr Erfahrungsschatz hilft ihnen, weniger Fehler zu machen.

Wird das Gehirn nicht trainiert, lässt die Lernfähigkeit nach (► LF 4.2, Kap. 1, S. 1214). Andere bedeutende Faktoren zur geistigen Fitness sind:
- genügend Bewegung,

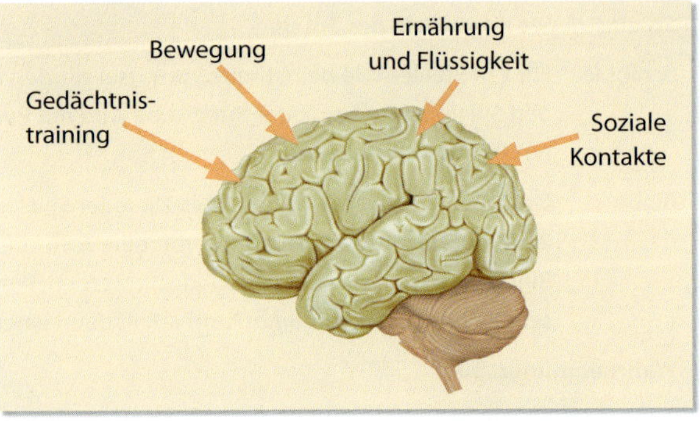

Abb. 3.9: Faktoren zur Förderung der Gedächtnisleistung.

- eine vitamin- und mineralstoffreiche Ernährung,
- eine ausreichende Zufuhr von Flüssigkeit.

Körperliche, seelische und soziale Einschränkungen können die Hirnleistung negativ beeinflussen.

Viele ältere Menschen lassen, wenn sie z. B. aus dem Berufsleben ausscheiden, ihre geistigen, körperlichen und sozialen Fähigkeiten verkümmern. Geistige Defizite, wie Merkschwäche, zunehmende Vergesslichkeit, Wortfindungsstörungen oder nachlassende Konzentrationsfähigkeit, können bei gesunden Senioren auf mangelndes Training zurückzuführen sein. Als Folge sind sie immer weniger in der Lage, ihr Leben aktiv zu gestalten.

Das Training der geistigen Fähigkeiten ist somit in zunehmendem Alter genauso wichtig wie das Training der körperlichen Fähigkeiten.

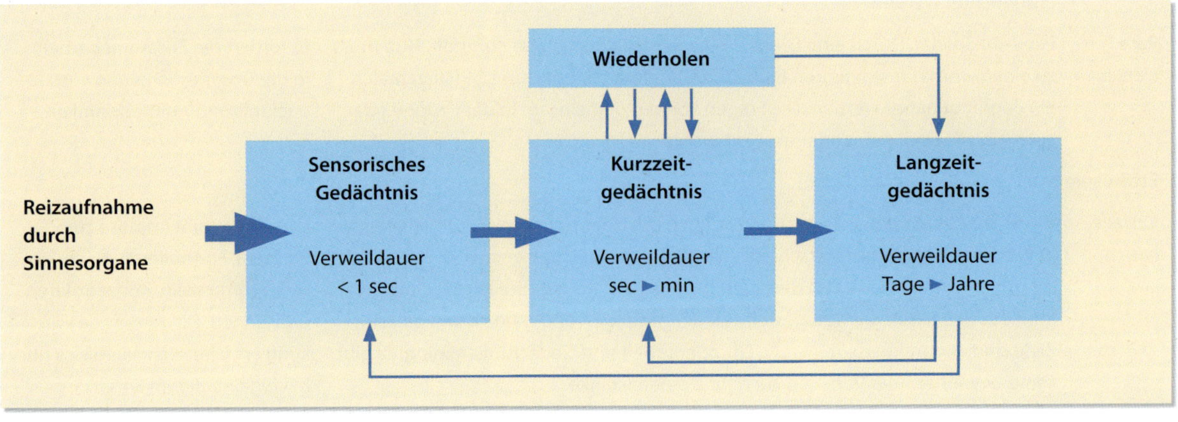

Abb. 3.8: Ablauf der Speicherung von Informationen im Gedächtnis.

! Merke Ein tägliches Gedächtnistraining von 10 bis 15 Minuten aktiviert das Gedächtnis. Betätigt der Mensch sich im Urlaub nicht geistig und liegt den ganzen Tag über am Strand, ist bereits ein deutlicher Abbau von geistigen Fähigkeiten nachweisbar. Bei älteren Menschen reicht schon ein Klinikaufenthalt, um zu einem deutlichen Nachlassen von Konzentration und Gedächtnis zu führen.

Seelische Befindlichkeiten, wie gute oder schlechte Stimmungen, Interessen oder Langeweile, Selbstvertrauen oder Versagensgefühle, beeinflussen die geistigen Fähigkeiten positiv oder negativ.

! Merke Eine komplette Versorgung in der Pflegeeinrichtung nimmt den Bewohnern die Möglichkeit zur Aktivität, wenn zudem die Umgebung reizarm und anregungslos ist. Die Bewohner langweilen sich, die Stimmung ist eher gedämpft. Die Passivität wiederum verstärkt die Unlust oder das Desinteresse.

Der Verlust der geistigen Fähigkeiten kann auch eine Folge von körperlichen und sozialen Einschränkungen sein.

Durch Gedächtnistraining können die fehlenden Anregungen im Lebensumfeld und die mangelnden Anforderungen an die Hirnleistung teilweise ausgeglichen werden.

3.3.2 Wirkung des Gedächtnistrainings

Gedächtnistraining ist ein Gesundheitsvorsorgeprogramm zur allgemeinen geistigen Anregung. Durch eine Vielzahl von unterschiedlichen Übungen wird die Gehirntätigkeit angeregt, das seelische Befinden verbessert und der soziale Austausch gefördert:

- Kognitive Fähigkeiten wie erinnern und konzentrieren, lernen, behalten und wiedergeben, wahrnehmen, vorstellen und denken können, werden weiterentwickelt, zurückgewonnen oder erhalten.
- Fantasie, Gefühle, Erfahrungen und Erwartungen werden angesprochen.
- Selbstbewusstsein wird gefördert.
- Sozialer Austausch und Kommunikation werden in der Gruppe begünstigt.

Dabei stehen Spaß und Freude im Mittelpunkt.

3.3.3 Einsatzmöglichkeiten von Gedächtnistraining

! Merke Das Gedächtnistraining kann im Einzelkontakt oder in der Gruppe, geplant oder situativ stattfinden.

Menschen mit schweren Seh- oder Hörstörungen, hochbetagte, schwer pflegebedürftige oder bettlägerige Bewohner können oft nicht an einer Gruppenaktivität teilnehmen. Ihre Wahrnehmung ist eingeschränkt und ihnen fehlt die Anregung durch die Umwelt. Gerade sie brauchen im besonderen Maße die Förderung durch ein Gedächtnistraining.

Im **Einzelkontakt** bietet sich die Möglichkeit, ihre geistigen Fähigkeiten gezielt anzuregen. Aus dem Programm des Gedächtnistrainings können Übungen ausgesucht werden, die in der individuellen Situation passend sind. Durch die Eins-zu-eins-Situation besteht die Gefahr, dass während des Trainings aus den Übungen ein Frage-Antwort-Spiel wird. Der Pflegebedürftige braucht jedoch das Gespräch und einen Ersatz für die fehlenden geistigen Anregungen.

Für den **sozialen Austausch** und die **Kommunikation** ist das Gedächtnistraining in einer **Gruppe** am förderlichsten. Die Gruppe sollte fest im Wochenplan stehen. Findet sie nicht jeden Tag statt, benötigen die Teilnehmer Hausaufgaben, um 10 Minuten täglich üben zu können.

Eine Möglichkeit, das Gedächtnis situativ zu trainieren, bietet sich während der Pflegeverrichtungen an. Eine andere Situation wäre, spontan eine Gruppe von Bewohnern anzusprechen.

✔ Tipp Jeden Tag nach dem Frühstück die »Gedächtnistrainingsaufgabe des Tages« stellen. Die Aufgabe regt zum Denken und zur Kommunikation an. Zum Abendessen wird die Aufgabe gelöst.

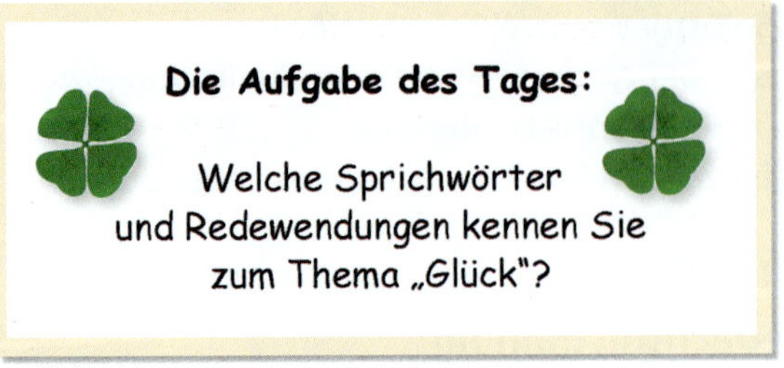

Abb. 3.10: Plakat zur Gedächtnistrainingsaufgabe des Tages.

3.3.4 Durchführung eines Gedächtnistrainings

Da die geistige Leistungsfähigkeit individuell sehr unterschiedlich sein kann, muss im Vorfeld die Frage geklärt sein, welche geistigen Fähigkeiten die Bewohner haben. So kann die Planung den Ressourcen angepasst erfolgen. Findet das Training in einer Gruppe statt, sollte das Niveau der Teilnehmer ähnlich sein, damit von niemandem zu viel oder zu wenig abverlangt wird. Die Teilnehmer können gefordert, aber nicht überfordert werden, keiner sollte sich blamieren, aber sich bei Unterforderung auch nicht langweilen.

LF 2.3

! Merke Das Fördern der Schwachen und ein leichtes Bremsen der Starken gehören zur Kunst der Trainingsleitung.

Zur **Motivation** werden die Bewohner konkret zur Teilnahme am Gedächtnistraining eingeladen. Es wird vermittelt, dass Vergesslichkeit im Alter nicht automatisch normal ist und dass das Gehirn trainiert werden kann. Der spielerische Aspekt wird in den Vordergrund gestellt, mit der Freude am Spiel, dem Spaß in der Gruppe und der Ablenkung vom Alltag und seinen Problemen.

Ein unterhaltsames Gedächtnistraining darf nicht anstrengend sein und die Teilnehmer nicht unter Zeit- oder Leistungsdruck setzen. Druck kann zu Denkblockaden führen. Das Tempo muss angepasst sein, Pausen müssen zwischengeschaltet werden. Eine heitere Atmosphäre wirkt gegen Stress und begünstigt das Lernen. Erfolge motivieren.

Die Themen und Inhalte brauchen einen Bezug zum alltäglichen Leben und bauen auf dem Wissens- und Erfahrungsschatz alter Menschen auf.

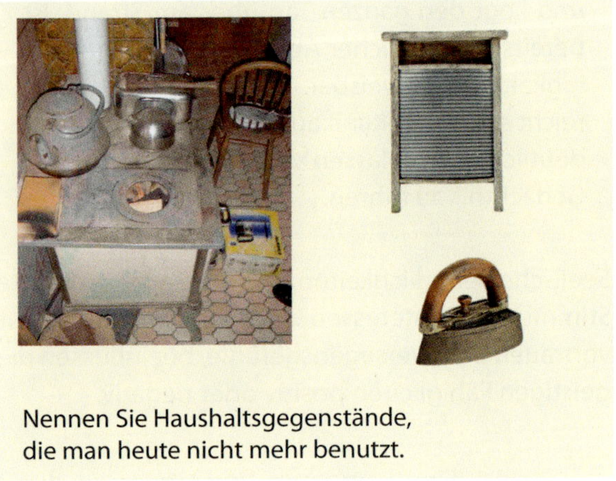

Abb. 3.11: Frage aus dem Wissensschatz von Seniorinnen.

Aufgaben der Leitung

- Möglichkeiten geben, sich untereinander kennenzulernen, die Kommunikation untereinander fördern und ein lebendiges Miteinander anregen.
- Die Selbstständigkeit der Teilnehmer unterstützen, Anregungen geben und sich ansonsten zurückhalten.
- Erfolgserlebnisse vermitteln, auf jeden Einzelnen mit seinen Fähigkeiten eingehen, auf das Können hinweisen, Mut machen, das Selbstbewusstsein stärken.
- Die Zusammenarbeit der Bewohner untereinander anregen, sodass sie sich bei der Lösung von Aufgaben gegenseitig helfen und ein partnerschaftliches Miteinander entsteht.
- Die Eigeninitiative fördern.
- Ermuntern, zu sprechen, zu erzählen, die eigene Meinung zu sagen, zu hinterfragen, miteinander zu diskutieren, sich zu erinnern und zu fantasieren.
- Das Gedächtnistraining so abwechslungsreich gestalten, dass die unterschiedlichen Hirnleistungen angesprochen werden.

Wissensabfragen, bei denen schnell die Antwort gefunden werden soll, sind eher zu vermeiden. Das Training sollte hauptsächlich gesprächsorientiert sein und nicht lösungsorientiert.

Thema Herbst	
Anschauungsmaterial	z. B. bunte Blätter, Kastanien, Drachen, Laterne, Getreide, Buch über Pilze
Einstieg	Welche Erinnerungen verbinden Sie mit dem Herbst? Die Teilnehmer berichten spontan, was ihnen zum Herbst einfällt.
Gespräch Aus dem Einstieg können sich unterschiedliche Themen entwickeln	Erfahrungsbeiträge und Erinnerungen, z. B. zu den Themen: Kartoffellese, Erntedankfest, Martinsumzug, Weinlese, Einkellern, Pilze sammeln, Drachen steigen lassen
Welche Herbstlieder kennen Sie? Gemeinsames Singen	z. B. »Bunt sind schon die Wälder« von Gaudenz von Salis-Seewis »Der Herbst« von Hoffmann von Fallersleben / Musik Mathias Brettschneider, »Herbstlied« von Ludwig Tieck / Musik Carl Maria von Weber
Außenseiter – Wortspiel	Welche Bäume verlieren im Herbst die Blätter? Ahorn, Buche, Eiche, Kiefer, Kastanie, Birke Welche Obstsorten werden im Herbst geerntet? Apfel, Birne, Kirsche, Erdbeere, Pflaume
Ratespiel Eine Zahl wird vorgegeben, z. B. 7	Welche 7 Vögel ziehen im Herbst gen Süden? Nennen Sie 7 Städte oder Länder in denen jetzt Frühling ist.
Gespräch Kennen Sie spezielle Herbstgerichte?	Martinsgans, Zwiebelkuchen und neuer Wein, Erinnerungen austauschen, evtl. über Rezepte sprechen
Gedichte oder Sprichwörter zum Herbst	sammeln, miteinander aufsagen, vorlesen »Herbsttag« von Rainer Maria Rilke »Herbstbild« von Friedrich Hebbel »Verklärter Herbst« von Georg Trakl
Ausstieg	gemeinsames Singen Eine Herbstgeschichte vorlesen (mit positivem Ausgang).

Tab. 3.3: Gestaltung einer Gedächtnistrainingsstunde.

Wenn eine Aufgabe nicht in einer gewissen Zeit gelöst werden kann oder Gedankensperren vorliegen, wird die Aufgabe sofort zurückgestellt und eine leichte, bekannte Aufgabe vorgezogen.

Auch das Gehirn muss warmlaufen. Deshalb beginnt das Gedächtnistraining mit **leichten Übungen**, wie mit dem Raten von Liedern (Tab. 3.3).

Eine Gedächtnistrainingsstunde kann unter einem **Motto** stehen. Themen können sein:

- Jahreszeiten
- Sprichwörter: »Eigener Herd ist Goldes wert«
- Alltag: »Waschtag«, »Garten«
- Freizeit: »Unser erster Urlaub«, »Tanz in den Mai«

! Merke Wichtig ist, dass die Gruppe unterhaltsam ist und das Ende positiv gestaltet wird. So bleibt die Stimmung gut und die Teilnehmer sind motiviert, auch das nächste Mal zu kommen.

Wörter suchen	
Brückenwörter: Finden Sie ein Brückenwort, mit dem das erste Wort endet und das zweite Wort beginnt.	Feuer .... Spiel Hefe .... Spange
Wortpaare: Ergänzen Sie den zweiten Teil des Wortpaares.	Mit Rat .... Durch dick ....
Nennen Sie jeweils den Gegensatz von:	schwer .... bunt ....

Buchstabenspiele

Welche Städte sind in diesem Buchstabensalat versteckt?

K	D	S	B	V	L	M	J
B	D	R	E	S	D	E	N
Ü	B	A	R	C	F	U	I
S	P	W	L	I	N	Z	G
P	A	R	I	S	Q	P	V
L	L	O	N	D	O	N	E
H	M	M	A	D	R	I	D
H	A	M	B	U	R	G	A

LF 2.3

Rätsel	
Wen suchen wir?	Zehn Quadratmeter Ohren. Sechs Generationen an Zähnen. Zweiundzwanzig Monate schwanger. Er trompetet. Die Nasenlöcher sind meterweit vom Körper entfernt.
Was ist es?	Jeder will es werden, keiner will es sein.

Ergänzungen	
Ergänzen Sie die Lieder.	… in dieser lieben Sommerzeit … Am Brunnen vor dem Tore … … den schickt er in die weite Welt …
Ergänzen Sie die Sprichwörter.	Eigener Herd … … nicht weit vom Stamm Morgenstund …

Erinnern	
Wie lauten die Sprichwörter und Redensarten richtig?	Viele Köche verderben den Braten. Schweigen ist Silber, reden ist Gold.
Ein Gespräch führen.	Bei dem Wort Sommer denke ich an …

Konzentrieren	
Welche Namen sind in diesen Wörtern versteckt?	Durchbringen, Tanne, Fernamt
Welche Wörter sind Außenseiter?	Tanne, Linde, Buche, Ahorn Pflaume, Apfel, Apfelsine, Pfirsich

Einordnen	
Schreiben Sie die Buchstaben von »Marmelade« untereinander. Welche Obstsorten beginnen mit den Buchstaben?	M … A … R …
Nennen Sie die Oberbegriffe.	Hund, Katze, Pferd. Rom, Paris, London, Prag, Madrid, Berlin.

Tab. 3.4: Beispiele für Gedächtnistraining

3.3.5 Erinnerungsarbeit

Erinnerungsarbeit steht dann im Vordergrund, wenn die Gedächtnisleistung eines älteren Menschen aufgrund einer Erkrankung, wie fortgeschrittene Demenz (► LF 1.3, Kap. 8, S. 377), nachlässt, da ihn ein Gedächtnistraining überfordert und nur sein Nichtkönnen aufzeigt.

> **! Merke** Wenn Teile des Gehirns nicht mehr funktionsfähig sind, können sie auch nicht mehr trainiert werden.

Bei diesen Menschen ist das **Sichern der vorhandenen Fähigkeiten** und die **Erhaltung der Erinnerung** zu fördern. Eine tägliche **10-Minuten-Aktivierung** (LF 2.3, Kap. 3.5, S. 1042) eignet sich zur Einzel- oder Gruppenarbeit. Die Übungen setzen Impulse, die den Zugang zu persönlichen Erinnerungen aus dem Langzeitgedächtnis erleichtern. Wenn sich der Mensch erinnern kann, dann ist er jemand, er weiß etwas und wird in seinem Selbstwertgefühl bestärkt.

3.4 Gestalten und Werken

Gestalten und Werken fördert Kreativität, Erfahrungen und Fähigkeiten, die in jedem Menschen verborgen sind. Es gibt Bewohner, die schon immer gerne gestrickt, gemalt, gebastelt oder gewerkelt haben, und solche, die eher verunsichert sind und sich nichts zutrauen. Anhand der manuellen Beschäftigung können Fähigkeiten aus der Vergangenheit wiederentdeckt und Fantasie und Kreativität gefördert werden, das Selbstbewusstsein wird gestärkt: Der Bewohner hat etwas zu tun, freut sich über das eigene Schaffen und stellt etwas her.

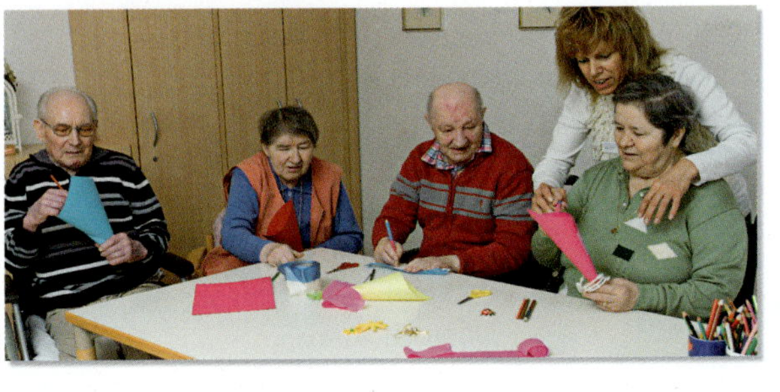

Abb. 3.12: Kreativ tätig sein

! Merke Basteln, Handarbeiten, Malen und Werken sind Aktivierungsangebote. Ergotherapie hingegen ist ein ärztlich verordnetes Therapieverfahren, das von ausgebildeten Ergotherapeuten durchgeführt wird. Durch das handlungsorientierte Verfahren trainiert Ergotherapie gezielt, z.B., wie mit arthritisch verformten Händen ein Brot bestrichen wird. Auch hilft die Ergotherapie durch unterschiedliche Materialien und Techniken, sich auszudrücken und einen Zugang zu seinen Gefühlen und seelischen Prozessen zu bekommen.

3.4.1 Wirkung von Gestalten und Werken

Die handwerklichen Tätigkeiten bieten eine Tagesstruktur, Ablenkung von der Langeweile und der alltäglichen Routine. Die Bewohner lernen, sich mit unterschiedlichen Materialien zu beschäftigen.

Bei der Ausübung der Tätigkeiten werden
- geistige und körperliche Beweglichkeit erhalten,
- motorische und sensorische Fähigkeit geschult,
- Freude am Tun entwickelt und Spaß erlebt,
- Kontakte in der Gruppe hergestellt,
- Erinnerungen und Erfahrungen ausgetauscht,
- sich untereinander geholfen und
- bei Erfolg der Selbstwert bestätigt, da der Bewohner auf das hergestellte Produkt stolz ist.

3.4.2 Einsatzmöglichkeiten

! Merke Der Einsatz beim Basteln, Malen, Handarbeiten und Werken muss für die Teilnehmer sinnvoll sein und das Produkt verwertbar.

Gemeinsam basteln, z.B. **Dekorationen**, wie
- für Wohnbereiche entsprechend den Jahreszeiten,
- zu Festen, wie Fasching, Frühling, Ostern, Sommer, Herbst, Advent, Weihnachten oder Sylvester,
- zu Ereignissen, wie Fußballbundesliga, Weltmeisterschaften oder Olympiaden.

Für die **Allgemeinheit**, wie
- Schals, Mützen und Handschuhe für einen Basar,
- ein Vogelhäuschen für den Garten,
- ein Bild für den Essraum.

Zum **Verschenken**, wie:
- Socken für die Enkelkinder,
- Grußkarten,
- Schlüsselbrett in Laubsägearbeit.

Für den Bewohner zum **persönlichen Gebrauch**, wie
- Mandalas ausmalen,
- ein Tuch in Seidenmalerei fertigen,
- ein Kästchen für Krimskrams herstellen.

Bastel- oder Handarbeitsgruppen, Mal- oder Werkgruppen können regelmäßige Angebote im Wochenplan sein oder zu bestimmten Anlässen, aber auch spontan stattfinden. Die Aktivierung ist im Einzelkontakt mit Bettlägerigen möglich.

3.4.3 Durchführung einer Gruppenaktivität

In einer »Bastelstube« oder »Werkstatt« müssen Material und Arbeitsgerät für alle Techniken in ausreichender Menge vorhanden sein, eine Werkbank ist wünschenswert. Die Mittel, mit denen gearbeitet wird, sind z.B. Papier, Pappe, Farben, Wolle, Stoffe, Knetmasse, Peddigrohr, Holz sowie Naturmaterialien, wie Blätter, Kastanien, Trockenblumen, Getreide, Steine, Muscheln.

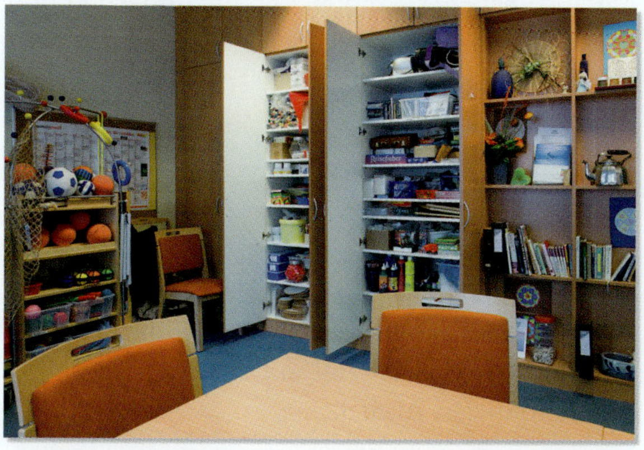

Abb. 3.13: In der Bastelstube sollte eine Grundausstattung von Mal- und Bastelmaterial vorhanden sein, um dies ohne große Vorplanung spontan Gruppen anbieten zu können.

LF 2.3

Offenes Angebot

In einer **offenen Bastelstube** hat jeder die Möglichkeit, für sich zu arbeiten, mit unterschiedlichen Materialien und individueller Zielsetzung. Jeder Bewohner ist selbstständig und hat seinen eigenen Handlungs- und Entscheidungsspielraum. Die Gruppenleitung hält sich eher beratend im Hintergrund. Die Teilnehmer haben untereinander die Möglichkeit, Kontakte zu knüpfen sowie Gelegenheiten, sich gegenseitig Anregungen, Hilfen und Anerkennung zu geben.

Festes Gruppenangebot

Um Ideen für einzelne **feste Gruppen** zu bekommen, gibt es viele Anregungen im Internet und in den unterschiedlichsten Büchern. Die Techniken sind modischen Trends unterworfen. Gab es früher eher Peddigrohr- und Makrameearbeiten, sind es heute Filzarbeiten, Serviettentechnik und Mandalas. Aus den unterschiedlichen Angeboten können die ausgesucht werden, die den Anforderungen älterer Menschen gerecht werden, Anleitungen und Zeichnungen können vergrößert werden.

LF 2.3

Zur **Durchführung einer Gruppenaktivität** gehört eine gute **Vorbereitung**. Die Gruppenleitung muss die Technik vorher ausprobiert haben und sie beherrschen, die Arbeitsvorgänge sollten nicht zu kompliziert sein. Welches Material und welche Technik gewählt wird, hängt vom Anlass der Gruppe und von den Fähigkeiten und Wünschen der Teilnehmer ab. Material und Technik sollen die Bewohner ansprechen, sie motivieren mitzumachen und Erfolgserlebnisse ermöglichen.

> **! Merke** Auf Sicherheit am Arbeitsplatz achten!

In der **Anfangsphase** werden die einzelnen Arbeitsschritte gemeinsam besprochen. Der Ablauf wird leicht verständlich erklärt und vorgeführt. Ein fertiges Produkt zeigt das Ziel, auf das alle hinarbeiten, und es motiviert zusätzlich.

Bei einem gemeinsamen Projekt werden die jeweiligen Aufgaben unter den Teilnehmern verteilt, jeder kann sich nach seinen Fähigkeiten einbringen.

In der **Arbeitsphase** begleitet die Leitung die Arbeiten und berät die Teilnehmer. Wenn es notwendig ist, leitet sie noch einmal an oder hilft in schwierigen Situationen. Sie belässt aber die Selbstständigkeit und motiviert zur gegenseitigen Hilfestellung. Sie gibt Lob und Anerkennung und regt während der Arbeit zum Gespräch oder, je nach Situation, zu Pausen an.

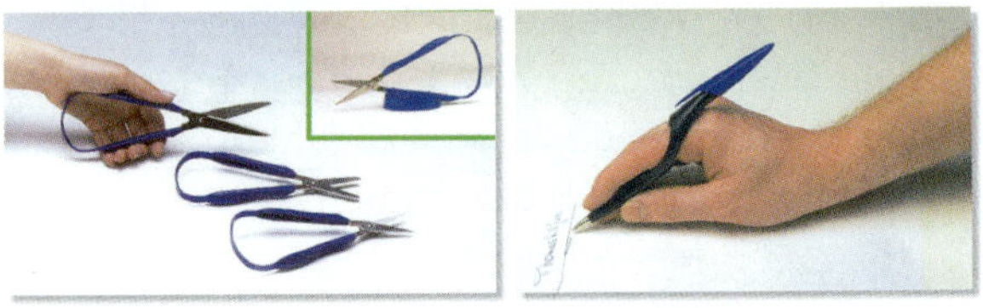

Abb. 3.14: Für Menschen mit Einschränkungen beim Sehen, Greifen oder Festhalten gibt es im Fachhandel verschiedene Hilfsmittel wie Greifhilfen, Griffverlängerungen oder Sehhilfen.

In der **Abschlussphase** begutachten alle gemeinsam das Ergebnis. Es wird angemessen gelobt und auch bemerkt, wenn etwas nicht ganz so toll gelungen ist. Ist das Werk eine Gruppenarbeit und für die Gemeinschaft bestimmt, wird es von allen an seinen Bestimmungsort gebracht und gemeinschaftlich in Augenschein genommen.

> ✔ **Tipp** Um zu wirken, gehören Bilder in einen Rahmen. Sie werden nicht mit einem Klebestreifen an der Wand befestigt.

Angebote im Alltag

Bewohner können auch selbstständig im **Alltag** etwas tun. Meist müssen sie nur ein wenig dazu angeregt werden. Ein Bewohner kann gefragt werden, ob er der Pflegefachkraft zeigen kann, wie Papierflugzeuge gebaut werden. Ein Korb mit Strick-, Häkelnadeln und Wollresten im Aufenthaltsraum kann Bewohner dazu anregen, kleine Quadrate zu stricken oder zu häkeln, die dann zu einer Patchworkdecke zusammengearbeitet werden. Aus alten Zeitschriften können Collagen zu einem bestimmten Thema erstellt werden oder die Bewohner setzen sich zu einer Flick- und Stopfrunde zusammen, trinken miteinander Kaffee und unterhalten sich dabei.

Anlass	Möglichkeiten	Technik
Fasching 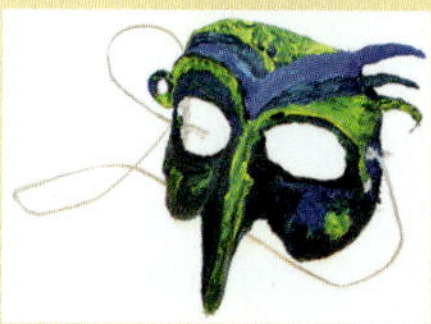	• Masken basteln • Dekoration aus Luftschlangen und Luftballons • Fensterbilder anfertigen	**Fensterbilder** Der Teilnehmer benötigt: eine Malvorlage, Window-Colors, Konturenfarbe und eine Prospekthülle. Die Malvorlage, z. B. eine Maske, wird in eine Prospekthülle geschoben, mit der Konturenfarbe werden nun die Konturen des Bildes ohne Lücken nachgemalt. Die Flaschenspitze darf dabei nicht direkt auf der Prospekthülle malen, sondern sie muss ca. 5 mm darüber gehalten werden. Die Konturen trocknen lassen und anschließend die freien Flächen kreisend mit der Window-Color ausmalen. Das Bild muss 24 Stunden trocknen. Dann wird es vorsichtig von der Prospekthülle gelöst und am Fenster angebracht.
Ostern 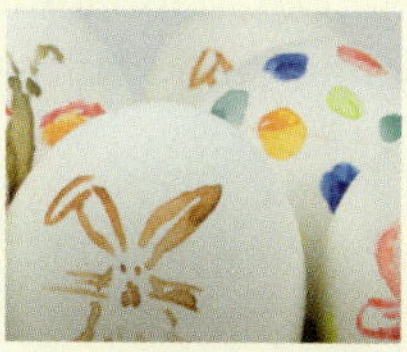	• Eier färben • Eierbecher und Osternester basteln • Tischdekoration: Narzissen im Blumentopf, der mit Osterhasen in Serviettentechnik beklebt ist	**Serviettentechnik** Es werden Pinsel, Grundierfarbe, Spezialkackkleber, Servietten mit dem gewünschten Motiv, hier Osterhasen, und ein Gegenstand, hier Blumentopf, auf dem das Motiv aufgetragen werden soll, benötigt. Da der Blumentopf zu dunkel für das Osterhasenmotiv ist, muss er zunächst mit einer hellen Grundierfarbe gestrichen werden. Trocknen lassen. Dann wird von der Serviette die oberste Lage mit den Osterhasen ausgerissen, auf den trockenen Blumentopf gelegt und mit dem Speziallackkleber von der Mitte nach außen mit einem weichen Pinsel bestrichen. Die Ränder können mit Farbe angestrichen und angepasst werden. Wenn die Serviette nach ca. 1/2 Stunde getrocknet ist, wird der Speziallackkleber ein zweites Mal aufgetragen.
Advent/Weihnachten 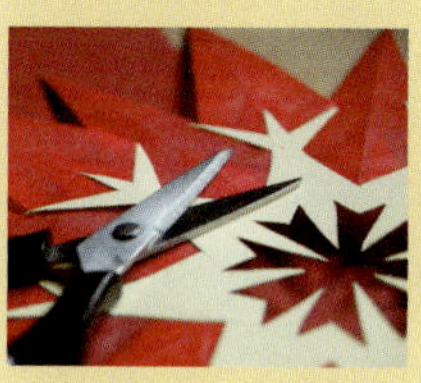	• Baumschmuck und Tischdekoration basteln • Adventskalender herstellen • Weihnachtskarten mit Kartoffeldruck selbst anfertigen	**Kartoffeldruck** Es werden ein paar große Kartoffeln, ein spitzes Messer, ein Bleistift, Küchenkrepp und Wasserfarbe benötigt. Zum Herstellen des Kartoffelstempels wird die Kartoffel quer durchgeschnitten. Mit einem Bleistift wird die gewünschte Form, z. B. ein Stern oder Weihnachtsbaum, auf die Schnittfläche gezeichnet und mit dem Messer ringsherum ausgeschnitten, sodass die Form ca. einen halben cm stehen bleibt. Oder eine Ausstechform in die Kartoffel drücken und mit dem Küchenmesser außen herum den Rand abschneiden. Nun den entstandenen Stempel abtrocknen und die Farbe auftragen. Zuerst den Stempel auf gebrauchtem Papier testen, dann die »Weihnachtskarten« mit dem Stern oder Weihnachtsbaum bedrucken.
Eigenbedarf 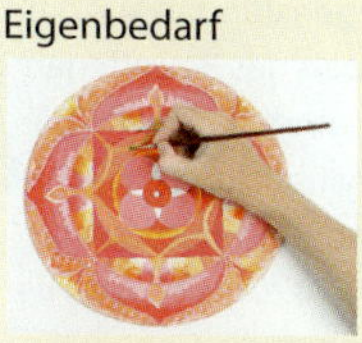	• Zur Konzentration und Entspannung Mandalas ausmalen	**Mandalas** Mandala bedeutet soviel wie Kreis. Ein Mandala ist eine Konturenzeichnung mit einem ruhenden Mittelpunkt, der von Formen und Mustern umgeben ist. Es gibt einfache und differenzierte Muster. Es werden ein Mandala und Buntstifte benötigt. In Ruhe oder mit leichter Hintergrundmusik wird das Mandala nach den eigenen Vorstellungen mit Buntstiften ausgemalt.
Eigenbedarf	• Ein Bild in Seidenmalerei zur Verschönerung des eigenen Zimmers gestalten	**Seidenmalerei** Es wird ein Seidentuch, eine Vorlage, Klebeband, ein Bleistift oder ein Seidentuch, auf dem das Motiv bereits aufgedruckt ist, ein Spannrahmen, Konturenfarbe und Seidenmalfarbe benötigt. Zunächst wird das Seidentuch über der Vorlage mit einem Klebeband befestigt. Mit Bleistift die Konturen der Vorlage auf das Seidentuch zeichnen. Danach das Tuch auf einen Rahmen spannen und die Linien mit Konturenfarbe nachziehen. Nachdem die Konturenfarbe angetrocknet ist, wird das Bild mit Seidenmalfarbe ausgemalt.

Tab. 3.5: Beispiele für Gestalten und Werken

LF 2.3

3.5 Die 10-Minuten-Aktivierung

Die **10-Minuten-Aktivierung** wurde in den 1990er-Jahren von **Ute Schmidt-Hackenberg** entwickelt. Sie ist als Werklehrerin, Maltherapeutin und Dozentin tätig. Die 10-Minuten-Aktivierung ist eine Methode, die speziell **demenziell erkrankte Menschen** (► LF 1.3, Kap. 8, S. 391) anspricht und sie aktiviert, jedoch auch bei **Bettlägerigen** und **unruhigen Bewohnern** angewendet werden kann. Die Vorgehensweise stützt sich auf die Erkenntnis, dass demenziell Erkrankte durch Gegenstände aus ihrer Lebensgeschichte, angeregt werden, sich zu erinnern und darüber zu sprechen. Die Dauer der Aktivierung ist zeitlich begrenzt, da die Konzentrationsfähigkeit dieser Personen nach 10 Minuten aufgebraucht ist.

! Merke Demenziell Erkrankten wird in der 10-Minuten-Aktivierung der passende Schlüssel gereicht, damit sie die Schatztruhe ihrer Erinnerungen öffnen können.

3.5.1 Wirkung der Aktivierung

Die **Biografiearbeit** ist Basis der Aktivierung. Wenn die Lebensgewohnheiten und Hobbys eines Bewohners bekannt sind, können die passenden Gegenstände aus seiner Vergangenheit für die Aktivierung ausgesucht werden. Die Objekte werden gezielt als Erinnerungsimpulse eingesetzt und regen das Langzeitgedächtnis an.

Die vertrauten Alltagsgegenstände werden vom Bewohner angeschaut und befühlt, berochen und die Funktionalität wird überprüft. Die Sinnesreize werden dadurch stimuliert, Erinnerungen und verschüttete Gefühle werden erweckt. Eine alte Geschichte wird hervorgeholt, die Hände bewegen sich beim Erzählen. Die Kommunikation wird auf diese Weise gefördert. Demenzkranke erinnern sich an ihre Fähigkeiten, das Selbstvertrauen nimmt zu. Sie befinden sich für kurze Zeit in der Gegenwart. Die Pflegefachkraft erfährt etwas aus dem Leben der Bewohner und kann sie so besser verstehen.

3.5.2 Einsatzmöglichkeiten

Die **Kurzaktivierung** ist flexibel anwendbar. Da die Erinnerungsreise sich auf Gegenstände und Handlungen bezieht, ist sie für **Demenzkranke** geeignet, die durch andere Gruppenangebote überfordert oder über Sprache nicht mehr erreichbar sind. Die Methode eignet sich für **Bettlägerige** und kann auch nachts bei **unruhigen Bewohnern** durchgeführt werden. Sie kann im Einzelkontakt oder in Gruppen stattfinden.

Damit die 10-Minuten-Aktivierung auch wirkt, sollte sie **täglich** umgesetzt werden. Die Maßnahme ist einfach und ohne großen Zeitaufwand zu realisieren.

3.5.3 Materialien

Bevor die Pflegefachkraft beginnt, ist eine einmalige Vorbereitung notwendig. Sie stellt einfache, vertraute Gegenstände zu themenspezifischen Sammlungen zusammen. Sie werden in Plastikbeuteln oder Kartons geordnet und in einem »Erinnerungsschrank« aufbewahrt. Die Gegenstände können auf Flohmärkten, bei Haushaltsauflösungen oder Spendenaufrufen gesammelt werden. Eine individuelle Sammlung eignet sich für Einzelaktivierungen, besonders bei Bettlägerigen.

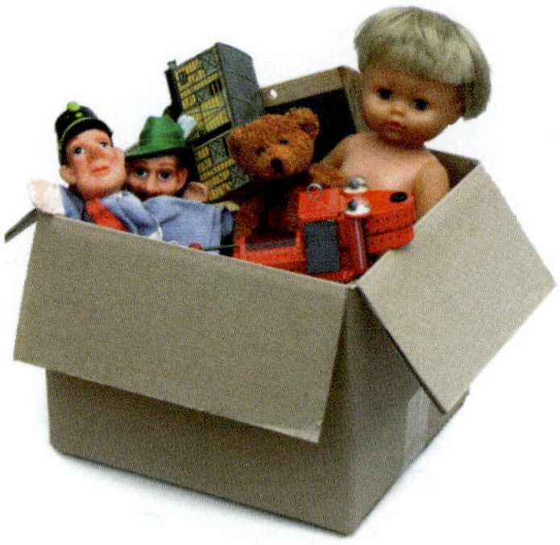

Abb. 3.15:. Bei Einzelaktivierungen wird eine Schachtel mit Gegenständen aus dem Leben des Betroffenen zusammengestellt. Die persönliche Geschichte, Beruf und Hobbys werden berücksichtigt. Hier können die Gegenstände aus dem persönlichen Besitz stammen und von Angehörigen mitgebracht werden.

3.5.4 Durchführung einer 10-Minuten-Aktivierung

Die Teilnehmer der Gruppe sollten ähnliche Interessen haben. Eine günstige Zeit ist kurz vor dem Mittagessen oder nach dem Nachmittagskaffee, wenn alle Bewohner vor Ort sind und nicht extra geholt werden müssen.

Die Pflegefachkraft begrüßt alle Teilnehmer mit Namen und zeigt die Schachtel mit Gegenständen zum ausgewählten Thema, um die Neugier zu wecken. Jeder darf sich etwas herausnehmen. Die Pflegefachkraft ergreift einen Gegenstand, befühlt ihn, riecht an ihm usw., veranschaulicht somit die Handlungen.

Der Gegenstand wird nun von allen genau angesehen und befühlt, z.B. Stoff. Je nach Gegenstand kann der Teilnehmer an ihm riechen, z.B. Leder, oder hören, z.B. Puppe mit Stimme. Nun versucht die Pflegefachkraft, ein Gespräch zu beginnen und die Erinnerungen wachzurufen. Dazu stellt sie einfache Fragen, die z.B. die Sinne ansprechen oder aus der Lebensgeschichte abgeleitet werden:

Thema der Sammlung	Materialien
Kochen und Haushalt	Geräte wie Kochlöffel, Quirl, Fleischklopfer, Spätzleschaber, Schneebesen, Fleischwolf, Kaffeemühle, Einmachgläser, Wäscheklammern, Waschbrett und Kernseife
Schule	alte Schulbücher, Schiefertafel, Griffel, Griffelkasten, Schwamm, Kreide, Federhalter, Tinte, Füller, Bleistift, Anspitzer, Lineal, Schreibheft und Lesezeichen
Heimwerker	Werkzeug wie Handbohrer, Schraubenzieher, Hammer, Zange, Hobel, Zollstock, große Schrauben und Nägel
Handarbeiten	unterschiedliche Stoffe und Wolle, große Knöpfe, Stopfgarn, Nähgarn, Nähseide, Twist, Fingerhut, Nadelkissen, Knöpfe, Einfädler (keine Nadeln, keine zu kleinen Knöpfe)
Kindheit	altes Spielzeug, Puppenhaus, Puppen, Teddys, Stofftiere, Puppenherd mit Zubehör, Modelleisenbahn
Gürtel oder Handtaschen	unterschiedliche Gürtel, verschiedene Materialien und Größen, z.B. schmaler goldener für ein Abendkleid, Ledergürtel für eine Herrenhose, unterschiedliche Handtaschen, wie Samttäschchen für den Theaterbesuch, weiße Ledertaschen, passend zum Sommerkleid
Weihnachten	Tannenbaumschmuck, Weihnachtsbackwerk, Krippe, Zimt

Tab. 3.6: Mögliche Sammlungen zu unterschiedlichen Themen.

- Was ist das für ein Gegenstand?
- Aus welchem Material ist er? Wie fühlt er sich an?
- Wie riecht er? Wie hört er sich an?
- Welche Farbe hat er? Wie ist er gearbeitet?
- Wozu wird dieser Gegenstand verwendet?
- Zu welchen Gelegenheiten wird er benutzt?
- Welche Erinnerungen werden damit verbunden?

Die Pflegefachkraft greift das Gesagte auf, geht auf jeden ein und unterstreicht die positiven Aspekte, sie schafft eine Atmosphäre zum Wohlfühlen. Die Teilnehmer werden nicht korrigiert. Es werden z.B. Geschichten aus der Schulzeit oder Sitten und regionale Besonderheiten geschildert.

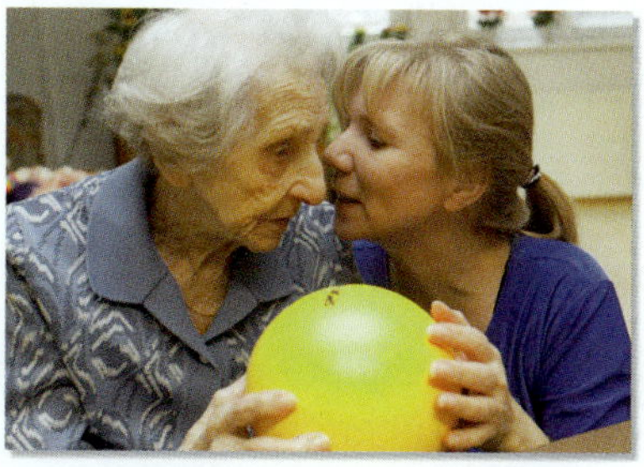

Abb. 3.16: Interessierte Bewohnerin während einer 10-Minuten-Aktivierung.

Mit den Alltagsgegenständen können auch **Bewegungsübungen** durchgeführt werden: Tücher über dem Kopf kreisen, mit Schraubenziehern die typischen Drehbewegungen durchführen, Kaffeemühlen regen zu Mahlbewegungen an, Taschentücher ordentlich zusammenfalten und Kreisel in Bewegung setzen.

Nach der Aktivierung wird ausgewertet und neu gewonnenes Wissen in die **Biografiebögen** eingetragen. Gegenstände, die kein Interesse gefunden haben, werden aussortiert.

3.6 Snoezelen

> ➜ **Definition** **Snoezelen**: die Auslösung von Wohlbefinden in einer entsprechend gestalteten Umgebung durch steuerbare multisensorische Reize

Die Methode des »**Snoezelens**« wurde in Holland in den 1970er-Jahren für den Umgang mit geistig

LF 2.3

schwerstbehinderten Menschen entwickelt. Der Begriff »Snoezelen« setzt sich aus den Worten doezelen (dösen, entspannen) und snuffelen (schnuppern, schnüffeln) zusammen. Seit den 1990er-Jahren wird Snoezelen in Deutschland in der Altenarbeit und besonders mit Demenzkranken durchgeführt.

Snoezelen ist in erster Linie ein freies **Entspannungs- und Erholungsangebot** für Menschen mit körperlichen oder geistigen Behinderungen, für Desorientierte und für alle, die Entspannung suchen. Es wird aber auch speziell in der Sonderpädagogik und zu Therapiezwecken angewendet.

> **!** Merke Snoezelen fördert keine intellektuellen und verbalen Fähigkeiten. Es dient dem **Wohlbefinden** und ist frei von Leistungsdruck und Angst vor Misserfolgen.

3.6.1 Wirkung des Snoezelens

Snoezelen eignet sich für Menschen, die von **Umweltreizen** überfordert sind, wenn sie z. B. aufgrund einer Demenz die Reize nicht mehr verarbeiten können, oder für solche, die kaum Anregungen erfahren, weil sie z. B. pflegebedürftig und bettlägerig sind. Sie sind gestresst und können dies durch folgende Symptome äußern: Verwirrtheit, Unruhe, Teilnahmslosigkeit, Weinerlichkeit, wiederholte gleichförmige Bewegungen, wenig Interesse für sich und die Umwelt.

LF 2.3

In einem **Snoezelen-Raum** werden die äußeren Reize ausgeschaltet und die Konzentration auf wenige Reize wird gefördert. Die Nutzer erleben **einzelne Sinneserfahrungen**, anstatt einer Überflutung von Reizen. Die Wahrnehmung wird gezielt angeregt. Sie entspannen und erholen sich, fühlen sich wohl und können die Atmosphäre genießen.

Snoezelen hat eine positiv stimulierende Wirkung auf die Seele. Es werden Gefühle ausgelöst wie Zufriedenheit und Wohlbehagen. Die Reize helfen dem Menschen, zur Ruhe zu kommen, seine Aufmerksamkeit zu zentrieren und somit wieder eine innere Ordnung zu finden. Jeder kann die Sinnesreize auswählen, die für ihn eine angenehme Atmosphäre schaffen.

3.6.2 Der Snoezelen-Raum

Snoezelen erfolgt meist in speziell ausgestatteten, von **Außenreizen abgeschirmten Räumen**. Es können aber auch **Snoezelen-Ecken** auf Stationen und in Wohngruppen eingerichtet werden. Außerdem gibt es **mobile Snoezelen-Einheiten**, die besonders bei Bettlägerigen zum Einsatz kommen. Der **Snoezelen-Raum** (Abb. 3.17) hat
- die Grundfarbe weiß,
- eine Größe von ca. 25 m^2,
- die Raumtemperatur von 22 bis 24 °C,
- einen gefahrlos zu begehenden und leicht zu reinigenden Boden, z. B. aus Hartgummi,
- Gestaltungselemente ohne scharfe Ecken und Kanten,
- unterschiedliche Sitz- und Liegemöglichkeiten,
- eine ausreichende Anzahl von Kissen und Decken, die zum Kuscheln und Wohlfühlen einladen,
- eine Raumdecke, die mit Seidentüchern, Fallschirmseide und Lichtelementen gestaltet ist,
- einen weißen Schrank mit Kleingeräten wie Tüchern, Bällen und Massageroller und
- ist gut zu lüften.

3.6.3 Vorgehensweise

Der Snoezelen-Raum wird als **Ruhe-, Erholungs- und Entspannungsraum** genutzt. Die Pflegefachkraft hat die Aufgabe, sich im Vorfeld über Vorlieben und Abneigungen, auch aus der Biografie des Betroffenen, zu informieren. Sie begleitet den älteren Menschen zur Snoezelen-Einheit. Er trägt bequeme Kleidung und sucht sich eine Sitz- oder Liegemöglichkeit aus. Es können unterschiedliche Reize angeboten werden, um eine angenehme Atmosphäre zu schaffen: die passenden Lichtelemente einschalten, die gewünschte Musik auswählen, den entsprechenden Duft einsetzen oder ein Tastelement anbieten.

> **!** Merke Es dürfen nicht alle Reize gleichzeitig zum Einsatz kommen!

Die Pflegefachkraft gestaltet ein Klima zum **Wohlfühlen** und pflegt einen vertrauensvollen Kontakt zum Betroffenen. Er muss spüren, dass er verstanden wird.

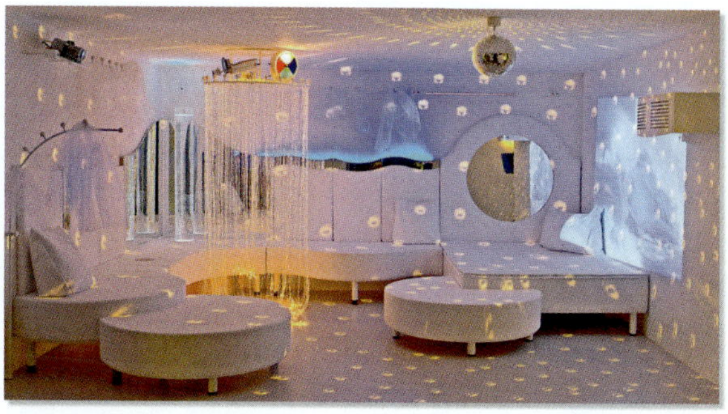

Abb. 3.17: Beispiel für einen Snoezelen-Raum.

Die Reaktion des älteren Menschen auf die Reize wird beobachtet. Ist er

- aktiv oder inaktiv?
- ruhig, entspannt oder unruhig, aufgedreht?
- zufrieden, ausgeglichen oder unzufrieden, gereizt?

Die Pflegefachkraft fühlt sich in die Situation ein. Entspannt sich jemand bei einem bestimmten Geruch oder einer bestimmten Musik, können die Erfahrungen im **Pflegeprozess** Anwendung finden. Zeigt der Bewohner nicht die gewünschten Verhaltensweisen, z. B. wird er unruhig, reagiert die Pflegefachkraft durch Veränderung des Reizes.

! Merke Jede Snoezelen-Einheit wird systematisch beobachtet, analysiert und ausgewertet.

Snoezelen kann auch offen angeboten werden, Senioren mit Erfahrungen können den Snoezelen-Raum oder die Kuschelecken alleine nutzen. Bei der Arbeit mit Kleingruppen ist es wichtig, dass die Teilnehmer ein positives Verhältnis zueinander haben, damit die Atmosphäre entspannt ist.

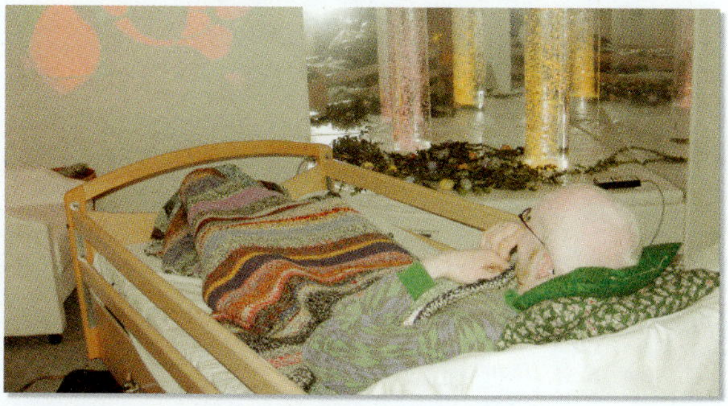

Abb. 3.18: Wassersäulen bieten Reize durch Sehen und Hören.

Hat eine Pflegefachkraft eine Zusatzqualifikation im Snoezelen erworben, kann sie Snoezelen-Einheiten auch mit unterschiedlichen Zielen anbieten, z. B. »Sich konzentrieren«, »Sich erinnern«, »Fantasie entwickeln« oder »Berührt werden«.

Wahrnehmung	Medium
Hören	Auswahl unterschiedlicher Musik, Geräusche und Klänge wie Entspannungs- oder meditative Musik, bekannte Musikstücke, Herztöne, Vogelstimmen, Wassergeräusche, Klangwerkzeuge
Sehen	unterschiedliche Beleuchtungsmöglichkeiten, die getrennt geschaltet und gedimmt werden können, Leuchtschnüre, Flüssigkeitsprojektor, Lichtspot mit Farbrad und Spiegelkugel, Wassersäulen, bunte Tücher, Luftballons, Seifenblasen, Spiegel, Bilder
Riechen und Schmecken	Aromalampen und Duftverbreiter mit vertrauten Gerüchen, angenehmen Duftstoffen und entspannenden Duftölen, z. B.: Bergamotte, Lavendel, Johanniskraut, Rose, Ylang-Ylang. Für Geruch und Geschmack eigenen sich Zitrusfrüchte, Apfelsinen- oder Zitronenkuchen
Berühren	Gegenstände mit unterschiedlichen Oberflächen, z. B. Felle, Stoffe, Kieselsteine, Plüschtiere, Sand, Tastbretter, Igelbälle, Massageroller
Gleichgewicht halten, Körper wahrnehmen	unterschiedliche Lagerungsmöglichkeiten, z. B. Wasserbett, ältere Menschen vertragen die unstabile Position nicht immer, Sitzsack, bequeme Sitz- und Liegemöglichkeiten

Tab. 3.7: Ansprache der Sinne durch unterschiedliche Medien.

3.7 MAKS-Aktiv® – motorische, alltagspraktische, kognitive und spirituelle Aktivierungstherapie

➔ Definition MAKS-Aktiv®: ein evidenzbasiertes nichtmedikamentöses Therapieprogramm, das die alltagspraktischen und geistigen Fähigkeiten von Menschen mit Demenz über einen längeren Zeitraum stabilisiert

MAKS-Aktiv® wurde von 2008 bis 2010 als Projekt des Universitätsklinikums Erlangen und der Diako-

LF 2.3

nie Neuendettelsau im Auftrag des Bundesgesundheitsministeriums erforscht und ist für Menschen, die von einer leichten oder mittleren Demenz (► LF 1.3, Kap. 8, S. 394) betroffen sind.

Das Aktivierungsprogramm wird aus einer Vielzahl von Übungen der folgenden Bereiche kombiniert:
- Bewegung
- Alltag
- Gedächtnis
- Spiritualität

Es hat somit einen **ganzheitlichen Ansatz**. Die Übungen liegen in 2 bis 3 Schweregraden vor und können so den individuellen Fähigkeiten und Bedürfnisse der Betroffenen angepasst werden. Dabei steht die Vermittlung von Erfolgserlebnissen im Vordergrund, nicht das Leistungsprinzip.

Das Aktivierungstraining wird nach einem **einheitlichen Konzept** durchgeführt. Es dauert zwei Stunden und findet sechsmal die Woche vormittags statt. Es beginnt mit einer **spirituellen Einheit** von ca. 10 Minuten. Themen sind z. B. »Wofür ich dankbar bin«, »Was mir Freude macht«. Dann folgt eine 30-minütige **Bewegungseinheit** mit Übungen wie Tischkickern, Schwungtuch, Sitztanz. Nach einer 10-minütigen Pause schließen sich **kognitive Übungen** an, die über den Einsatz von Papier und Bleistift bis zum PC reichen können, z. B. Symbolpaare anstreichen oder Zählübungen. Den Abschluss von ca. 40 Minuten bildet das **Alltagstraining**.

Die Forschung ergab, dass bei den teilnehmenden Demenzkranken während der Studien das Niveau der alltagspraktischen und kognitiven Fähigkeiten gehalten werden konnte, während es bei den Teilnehmern, die nicht am Programm teilnahmen, weiter abnahm. In den Heimen wurden die teilnehmenden Bewohner als wacher und besser gelaunt beschrieben. Sie hatten bessere soziale Kontakte und zeigten sich häufiger eigeninitiativ.

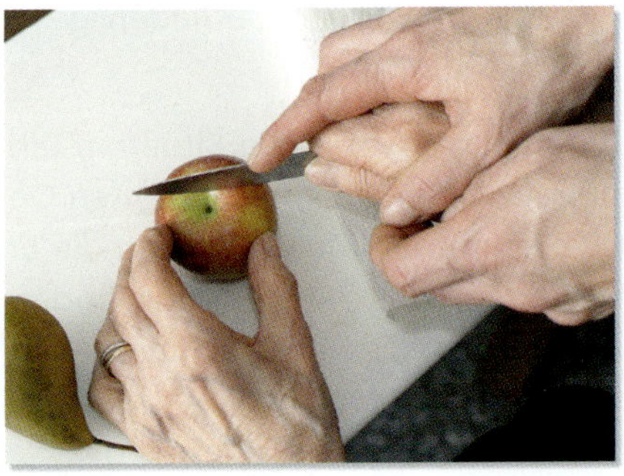

Abb. 3.19: Bei dem Alltagstraining kann z. B. ein Obstsalat hergestellt oder ein Vogelhaus gebastelt werden.

LF 2.3

Aufgaben
- Erläutern Sie die ganzheitliche Wirkung von Musik und Spiel.
- Beschreiben Sie die Einsatzmöglichkeiten von Musik für Gruppenveranstaltungen.
- Was sollte bei der Durchführung einer Singgruppe beachtet werden?
- Worauf sollte bei der Auswahl eines Spiels geachtet werden?
- Nennen Sie jeweils ein Beispiel für ein Spiel, das die Aufmerksamkeit und Konzentration fördert, das die Geschicklichkeit fördert und das die Geselligkeit in den Vordergrund stellt.
- Warum ist es gerade im Alter wichtig, das Gedächtnis zu trainieren?
- Nennen Sie Beispiele, wie ein Gedächtnistraining gestaltet werden kann.
- Was wird unter einer 10-Minuten-Aktivierung verstanden? Erläutern Sie die Durchführung einer 10-Minuten-Aktivierung.
- Beschreiben Sie die Methode des Snoezelens. Wie sieht ein Snoezelen-Raum aus?
- Wofür steht die Abkürzung MAKS-Aktiv® und welche Art von Aktivierungsprogramm steckt dahinter?

4 Tiere halten und betreuen

4.1 Einführung

Ältere Menschen sehen in der **Tierhaltung** eine sinnvolle Aufgabe. Tiere zu betreuen, stellt geistige und körperliche Anforderungen an die Senioren, sie übernehmen Verantwortung und erfüllen Pflichten. Die Bewegungsabläufe zur Versorgung des Tieres wirken sich auf den ganzen Organismus positiv aus.

Tiere

- fördern das körperliche und seelische Wohlbefinden des Menschen, er fühlt sich gesünder, geht weniger zum Arzt und hat einen geringeren Medikamentenverbrauch,
- sind aufmerksam und geben Zuwendung, gleichgültig, welchen sozialen Status der Mensch hat, oder ob er alt oder jung, krank oder gesund ist,
- steigern das Selbstwertgefühl des Menschen,
- fördern neue soziale Kontakte, da Menschen mit Tieren sympathisch wirken,
- bieten Gesprächsstoff und Anknüpfungspunkte,
- helfen durch ihre Nähe und Wärme, innere Spannungen und Bluthochdruck abzubauen.

Um mit Tieren in der häuslichen Pflege oder in Pflegeeinrichtungen zu leben, gibt es unterschiedliche Möglichkeiten, die sogenannten »**tiergestützten Aktivitäten**«:

- Tierhaltung und Betreuung in der eigenen Häuslichkeit oder
- in Senioreneinrichtungen oder
- für alle in einer Senioreneinrichtung sowie
- Tierbesuchsdienste

4.2 Wirkung von Tieren

4.2.1 Kommunikation

Alte Menschen leben oft alleine und fühlen sich einsam. Beziehungen zu anderen Menschen nehmen ab und das Tier wird zum **Kommunikationspartner**. Haustiere sind unvoreingenommen, sie stellen keine Bedingungen und nehmen unbekümmert Kontakt auf. Es ist leichter, sich einem Tier anzuvertrauen als einem Menschen. Der Mnesch kann mit ihm unbefangen sprechen und ihm seine Ängste und Sorgen erzählen. Das Verhalten und die Mimik des Tieres werden als Antwort gedeutet, das Tier wird als mitfühlend und verständnisvoll erlebt. Es scheint kein Nachteil zu sein, dass Tiere nicht sprechen können, so äußern sie auch keine verletzende Kritik. Sie akzeptieren ihren Besitzer so, wie er ist.

Leistungseinschränkungen der Sinnesorgane machen in der Kommunikation im zwischenmenschlichen Bereich oft Schwierigkeiten. In der Interaktion mit Tieren treten diese Probleme nicht auf. Auch bei Menschen mit Seh- und Hörschäden ist die nonverbale Kommunikation einfach, erfolgreich und bereitet Freude.

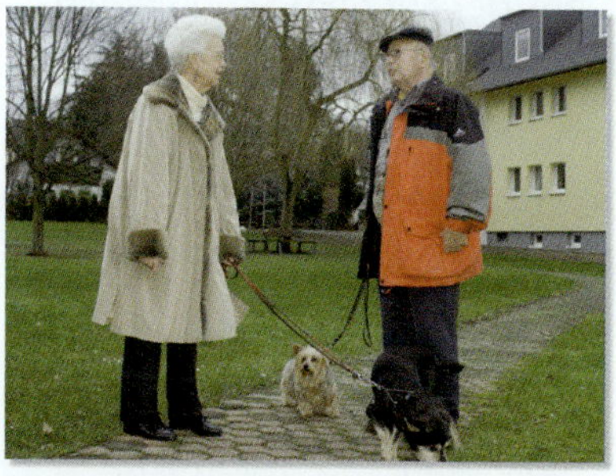

Abb. 4.1: Kontaktförderung beim Ausführen des Hundes. Beim Spaziergang mit einem Hund kommt der Mensch leicht mit anderen ins Gespräch, wobei der Hund häufig einen willkommenen Gesprächsstoff liefert.

4.2.2 Zuwendung

Der Mangel an **Zuwendung**, wie Nähe und Berührungen, unter dem alte Menschen häufig leiden, kann durch die Wärme und das Streicheln eines Tieres ausgeglichen werden. Die Tiere genießen das Streicheln und fühlen sich wohl, die Senioren geben dem Tier somit Zuwendung und Geborgenheit, erleben sich auch als Gebende. Die Tiere sind dankbar und halten dem Menschen die Treue. Das stärkt das Selbstwertgefühl und das Selbstbewusstsein. Folglich werden Tiere zu den besten Freunden.

4.2.3 Aufgaben

Wenn der alte Mensch das Gefühl hat, nicht mehr gebraucht zu werden, kann er durch die Sorge für ein Tier eine sinnvolle **Aufgabe** finden. Die Beschäftigung mit einem Tier bringt Arbeit und verlangt Kompetenzen. Das Tier muss z.B. regelmäßig gefüttert und evtl. regelmäßig geimpft werden, die Katzentoilette, das Aquarium oder der Vogelkäfig müssen gereinigt werden. Die Versorgung der Tiere trägt zur Tagesstrukturierung bei. So bleiben Geist und Körper aktiv.

4.2.4 Wirkung bei Demenzkranken

Tiere können Menschen mit Demenz (► LF 1.3, Kap. 8, S. 391) in ihrer Welt erreichen. Es gelingt ihnen, dass Demenzkranke auf sie reagieren, indem die Kranken unvermittelt lächeln und ihre Freude zeigen. Sie sehen das Tier an, bewegen sich gezielt zum Tier hin und streicheln es. Sie sprechen mit dem Tier und sind länger als sonst konzentriert bei der Sache. Mit einem Tier auf dem Schoß entspannen sich unruhige Menschen schnell.

Tiere wirken als Türöffner zu längst verloren gedachten Gefühlen. Im Langzeitgedächtnis vergrabene Erinnerungen an eigene Tiere werden wach.

> **! Merke** Durch ein Tier gewinnt der Mensch an Lebenszufriedenheit, es bringt Spaß und Lebensfreude zurück, stärkt das Selbstvertrauen und Selbstbewusstsein. Der alte Mensch gewinnt an Lebensqualität.

4.3 Einsatzmöglichkeiten von Tieren

4.3.1 Tierhaltung zu Hause

Wird der ältere Mensch krank oder zunehmend hilfsbedürftig, ist die Sorge um das Tier zusätzlich eine große Belastung für ihn. Oft muss die Pflegefachkraft im **ambulanten Bereich** das Tier mit in die Pflege einbeziehen. Wichtig ist in diesem Fall eine Zukunftsplanung für das Tier. Sie sollte mit dem Betroffenen besprochen werden.

> **✓ Tipp** Beim »Freundeskreis betagter Tierhalter« ist eine »Vorsorgevollmacht für mein Tier« erhältlich.

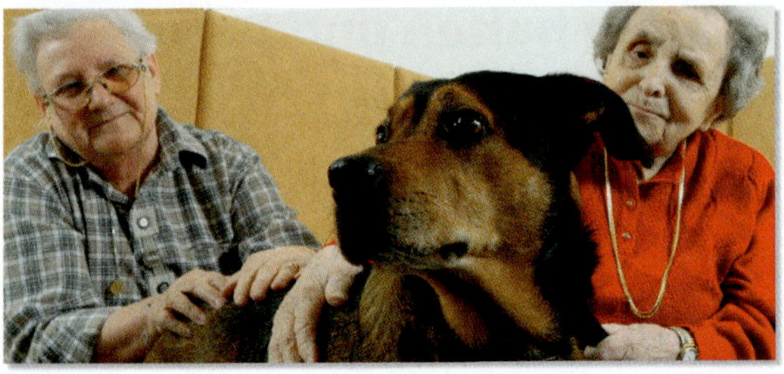

Abb. 4.2: Viele ältere Menschen leben mit einem Hund, einer Katze, Fischen oder Vögeln in ihrem Haushalt. Im Laufe der Zeit haben sie eine enge Beziehung zu ihren Haustieren aufgebaut. Das Tier wird als Teil der Familie oder als bester Freund gesehen.

Problematisch wird es auch, wenn der Tierhalter überfordert ist, z.B., wenn sein Hund beim Spaziergang zu stark an der Leine zieht, der alte Mensch nicht mehr mit der Schnelligkeit mithalten kann und vielleicht stürzt. Wird das Tier krank oder stirbt es, kann es zu schweren Trauerreaktionen kommen und der Betroffene braucht Unterstützung, um den Verlust zu verarbeiten.

Steht ein Umzug in eine Senioreneinrichtung bevor, stellt sich die Frage, was mit dem Tier geschieht. Da die Bindung an das Tier in der Regel sehr eng ist, kann es zu starken Trennungsschmerzen und sogar Depressionen kommen, wenn sich der alte Mensch von seinem Tier trennen muss. Die Eingewöhnungsphase in die neue Einrichtung wird dadurch noch schwerer.

> **✓ Tipp** Es gibt Senioreneinrichtungen, die der Tierhaltung positiv gegenüberstehen. Aktuelle Listen gibt es beim Bundesverband Tierschutz.

4.3.2 Bewohner betreuen ihre eigenen Tiere in einer Einrichtung

In **Pflegeeinrichtungen** wird stärker darauf geachtet, den Bewohnern ein Leben zu ermöglichen, das ihrem gewohnten Alltag entspricht. Bringt der neue Bewohner sein Tier mit in eine Senioreneinrichtung, fällt die Eingewöhnung leichter. Durch das Tier gelingt die Kontaktaufnahme zwischen neuen und alten Bewohnern schneller.

Für das gute Miteinander müssen einige **Regeln** beachtet werden:

- Pflegepersonal und Mitbewohner müssen mit dem neuen Hausgenossen einverstanden sein.
- Das Tier darf die Mitbewohner nicht stören.
- Das Tier muss vom Besitzer versorgt werden können.
- Falls der Tierhalter krank wird oder nicht mehr in der Lage ist, das Tier zu betreuen, muss eine Adresse angegeben werden, bei der die Versorgung des Tieres gewährleistet ist.
- Hunde benötigen einen Versicherungsschutz.
- Das Tier muss regelmäßig tierärztlich überwacht werden, seine Impfungen, Wurmkuren erhalten und gegen Flöhe und Zecken geschützt werden.
- Hygieneregeln müssen eingehalten werden.

4.3.3 Tierhaltung im Heim

Viele Bewohner sind tierlieb und hätten gerne ein Tier um sich. Wenn sie nicht mehr die Fähigkeiten besitzen, ein Tier zu versorgen, besteht die Möglichkeit, sich ein **Heimtier** für alle anzuschaffen.

Auch in der »**Tierhaltung für alle**« müssen die Bedingungen und Regeln klar sein. Tierhaltung ist generell nicht verboten, jede Einrichtung kann sich dafür entscheiden. Die Pflegenden brauchen eine grundsätzliche Bereitschaft zur Haltung und Betreuung eines Tieres. Das Tier muss für die Bedingungen in einer Senioreneinrichtung geeignet sein. Es soll sich der Situation angepasst verhalten können, z. B. darf ein Hund nicht ständig bellen.

> **! Merke** Nicht jeder Bewohner mag Tiere. Er muss die Möglichkeit haben, dem Tier aus dem Weg gehen zu können und sich nicht belästigt fühlen. Nur wer in seinem früheren Leben schon tierlieb war, ist es auch im Alter. Durch das Alter wird der Mensch nicht automatisch zu einem Tierfreund.

Durch das Tier darf es nicht zu Gefährdungen der Bewohner kommen, wie Infektionen, allergische Reaktionen oder Stürze. Es müssen **prophylaktische Maßnahmen** und die **Grundregeln der Hygiene** eingehalten werden. So sollten z. B. Allergiker möglichst keinen Kontakt zu den Tieren haben, auf die sie allergisch reagieren.

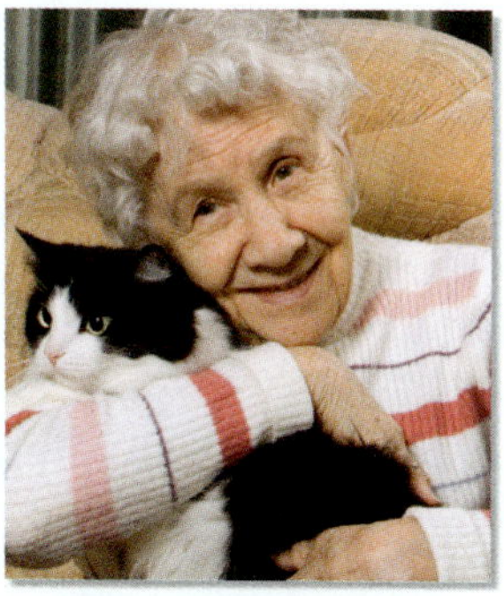

Abb. 4.3: Das Heimtier kann eine selbstständige Stationskatze sein oder Fische, die die Bewohner beobachten können. Vögel sorgen mit ihrem Gezwitscher für eine lebendige Atmosphäre und Kaninchen eignen sich besonders gut zum Streicheln. Ein Hund sucht gerne die Nähe zu Menschen und braucht viel Zuwendung.

Die Tiere werden vom Pflegepersonal und der Einrichtung versorgt. Das bedeutet Mehrarbeit für das Pflegepersonal. Die Betreuung muss in die Arbeitsabläufe der Wohngruppe passen:

- Wer übernimmt welche Aufgaben in der Versorgung?
- Wo steht der Hundekorb, die Katzentoilette, die Voliere oder das Aquarium?
- Wie wird die Nahrung besorgt und finanziert?
- Welcher Tierarzt übernimmt die Kontrollen und Impfungen? Wie wird er finanziert?

Wenn das Personal in seine neue Aufgabe hineingewachsen ist, wird es merken, dass Tiere auch die Arbeit erleichtern, denn die meisten Bewohner werden durch die Tiere zufriedener und aktiver.

LF 2.3

4.3.4 Mensch-Tier-Begegnungshäuser

Mensch-Tier-Begegnungshäuser gibt es durch den Verein »**Leben mit Tieren e. V.**« bereits in einigen Einrichtungen. In einem Tiergehege werden Esel, Kaninchen, Schafe, Ziegen, Gänse und Schweine gehalten. Der Stall wird nur durch einen niedrigen Holzzaun vom Aufenthaltsraum für die Menschen abgetrennt und ermöglicht so die Nähe zu den Tieren.

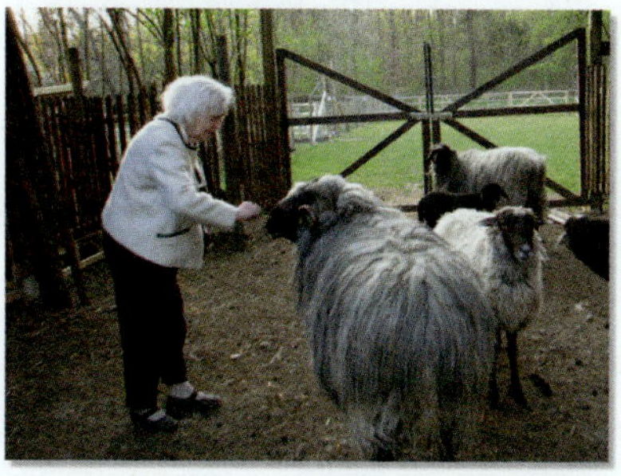

Abb. 4.4: Mensch-Tier-Begegnungshäuser

Der Streichelzoo motiviert, in den Garten zu gehen, und regt zur körperlichen Bewegung an. Die Tiere können gestreichelt und gefüttert werden. Da auch junge Leute von außerhalb das Tiergehege besuchen, wird es zum Treffpunkt für junge und alte Menschen.

4.3.5 Tierbesuchsdienste in Pflegeeinrichtungen

Die **Tierbesuchsdienste** werden vom Verein »Leben mit Tieren e. V.« organisiert. Die Tiere, in der Regel Hunde, leben normalerweise in privaten Haushalten. Sie besuchen stundenweise mit ihrem Halter Menschen in Senioreneinrichtungen, regelmäßig ein- bis zweimal in der Woche. Der ehrenamtliche Besuchsdienst ermöglicht den Bewohnern, Umgang mit einem Tier zu haben, wenn sie selbst nicht mehr in der Lage sind, für ein Tier zu sorgen. Die Einrichtung braucht keine Verantwortung für die Haltung der Tiere zu übernehmen. Der Besuch kann einer einzelnen Person oder einer Gruppe gelten.

Der Tierbesuchsdienst bedarf einer sorgfältigen **Vorbereitung**. Im Vorfeld wird ein Gespräch über Motivation und Vorstellungen des Hundebesitzers geführt und was er in einer Senioreneinrichtung erwarten kann. Die Hunde werden regelmäßig tierärztlich kontrolliert. Sie sind geschult, gehorchen, sind einfühlsam und geduldig. Und sie müssen einen **Eignungstest** bestehen. Dann erhalten sie eine Plakette, die sie als »**Therapiehund**« auszeichnet.

LF 2.3

Hunde dürfen
- niemanden erschrecken oder anspringen,
- nicht aggressiv reagieren,
- in großen Menschengruppen nicht irritiert sein oder unruhig werden, auch nicht, wenn sie provoziert werden.
- Sie sollten mit Gegenständen wie Rollstühlen, Gehstöcken und Gehhilfen vertraut sein.

Dann erfolgt zunächst eine **Hospitation** in Begleitung von erfahrenen Mitarbeitern des Besuchsdienstes. Während der Besuchsstunde hilft die Anwesenheit des Hundes, ein Gespräch zu entwickeln. Die Tiere werden gestreichelt und die Bewohner erleben Wärme und körperliche Nähe. Die Bereitschaft sich zu öffnen, nimmt in Gegenwart von Tieren zu. Die Bewohner erinnern sich an eigene Tiere, erzählen Geschichten von Erlebnissen mit Tieren aus ihrer Kindheit. Der Besitzer hat in der Regel ein Leckerchen dabei, damit die Bewohner den Hund füttern können.

Der Tierbesuchsdienst wird durch die Regelmäßigkeit zum strukturierenden Ereignis und soll Abwechslung in das Leben der Bewohner bringen. Als Ansprechpartner für den Hundebesuchsdienst steht eine Pflegefachkraft zur Verfügung.

Eine Studie über das Verhalten von Bewohnern bei regelmäßigem Tierbesuch zeigte:
- Die meisten Bewohner machten einen glücklicheren Eindruck.
- Sie zogen sich weniger zurück und wirkten geistig beweglicher.
- Sie kommunizierten häufiger miteinander, pflegten lebhaftere soziale Interaktion.
- Sie wurden körperlich und sozial aktiver, übernahmen mehr Verantwortung und zeigten mehr Selbstbewusstsein.

Aufgaben
- Beschreiben Sie, welchen Einfluss Haustiere auf das körperliche und seelische Wohlbefinden alter Menschen haben.
- Welche Wirkung haben Tiere auf Demenzkranke?
- Zählen Sie Probleme auf, die auftreten können, wenn alte Menschen Tiere halten.
- Welche Grundregeln gelten bei einem Umzug mit einem Haustier in eine Senioreneinrichtung?
- Welche Fragen müssen im Vorfeld geklärt sein, wenn ein Tier für das gesamte Heim angeschafft wird?
- Nennen Sie die Vorteile von Mensch-Tier-Begegnungshäusern.
- Erläutern Sie die Idee des Tierbesuchsdienstes.

5 Feste und Veranstaltungsangebote

5.1 Bedeutung von Festen

Überall auf der Welt werden Feste begangen, die mit dem Jahresablauf in der Natur oder den religiösen und individuellen Bräuchen eines Volkes in Verbindung stehen. Die Feste gliedern das Jahr und geben eine Struktur. Menschen feiern gerne Feste. Sie sorgen für eine willkommene Abwechslung vom Alltag und bereichern das Leben. Der Mensch trifft mit anderen zusammen, ist vergnügt und wird angeregt. Bei besinnlichen Festen hat er die Gelegenheit, in Ruhe sein Leben zu betrachten und sich vergangene Feste ins Gedächtnis zurückzurufen.

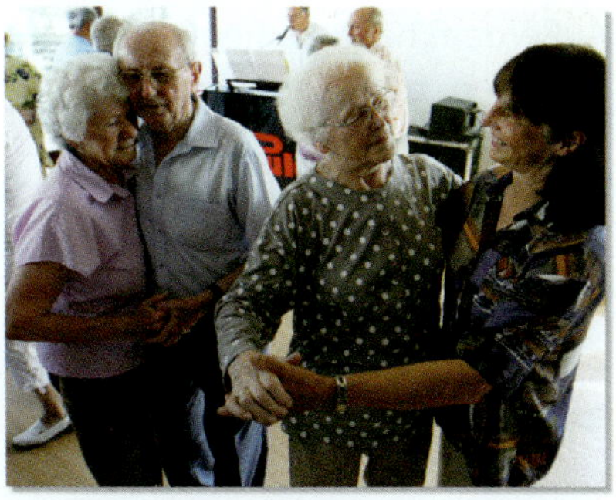

Abb. 5.1: Feste wirken auf die Seele, den Körper und den Geist des Menschen und fördern den Austausch mit anderen Menschen.

! Merke Ein Fest gibt den traditionellen Anlässen einen Rahmen. Die Teilnehmer

- erleben Geselligkeit und haben soziale Kontakte,
- erfahren eine Abwechslung vom Alltag,
- haben Spaß und Freude,
- erinnern sich an andere Feste,
- besinnen sich,
- erhalten eine Orientierungshilfe im Jahresverlauf.

5.1.1 Wirkung von Festen

Wirkung auf die Seele

Ein **Fest** bringt Ablenkung, Spaß und Freude in den Alltag. Außerdem kann der Teilnehmer sich eine Mußestunde gönnen und seinen Gefühlen nachgehen. Erinnerungen an unvergessene Familienfeste werden wach – mit Gefühlen wie Geborgenheit, Rührung, aber auch Trauer.

Wirkung auf den Körper

Durch die Teilnahme an den Aktivitäten eines Festes denkt der Mensch nicht mehr an seine körperlichen Beschwerden. Er bewegt sich spontan, Herz und Kreislauf werden angeregt. Die Durchblutung wird gefördert und die Atmung entspannt sich.

Wirkung auf den Geist

Durch die unterschiedlichen Angebote eines Festes, z. B. Essen, gemeinsames Singen und Bewegen, Ratespiele und die gesellschaftlichen Kontakte, werden viele Reize geboten und die Sinne aktiviert. Der Mensch wird angeregt.

Soziale Wirkung

Ein Fest ermöglicht ein geselliges Beisammensein. Es erleichtert die Begegnungen mit anderen Menschen auch dann, wenn der Mensch eine eher zurückhaltende Persönlichkeit hat. Feste wirken einer Isolation entgegen. Der Mensch erlebt sich im Kreise anderer, erfährt etwas gemeinsam mit ihnen und kann sich darüber austauschen. Ein Fest vermittelt ein Wir-Gefühl, der Mensch ist angenommen und nicht allein.

5.1.2 Anlässe, Feste zu feiern

Im Verlauf des Jahres bieten sich immer wieder Gelegenheiten, Feste zu feiern. Die meisten Feiern kommen aus der **christlichen Tradition**. Es sind die Stationen im Leben Jesu Christi, z. B. Weihnachten oder Pfingsten.

Feste mit persönlichem Hintergrund haben eine wichtige Bedeutung für den Einzelnen. Sie sind mit individuellen Erinnerungen verbunden, wie Taufe oder Hochzeiten

Gesellschaftliche Veranstaltungen finden z. B. zum Karneval, Fasching oder Muttertag statt.

Feste, die sich an den **Jahreszeiten** orientieren, sind Frühlings-, Sommer- oder Herbstfeste.

Außerdem hat jede Region ihre eigenen Feste wie Schützen- oder Weinfeste (Tab. 5.1).

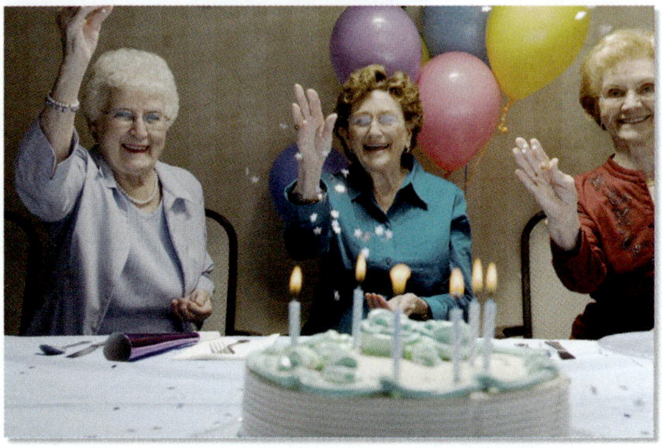

Abb. 5.2: Es gibt viele Anlässe ein Fest zu feiern, z. B. einen Geburtstag.

5.1.3 Gestaltung eines Festes

LF 2.3

Ein Fest bietet die Möglichkeit, Senioren zu aktivieren. Sie werden in die Organisation einbezogen und erhalten die Gelegenheit, das Fest tatkräftig mitzugestalten. In diesem Sinne wird das Fest nicht für die Bewohner veranstaltet, sondern mit ihnen. Die Vorfreude wird für die Senioren umso größer, je mehr sie sich an den Festvorbereitungen beteiligen.

Ein Fest bietet vielfältige Möglichkeiten mitzuwirken: Die Ideen werden gemeinsam gesammelt, geplant und in den stattfindenden Beschäftigungsangeboten umgesetzt.

Die Bastelgruppe stellt die Dekoration her, die Sitztanzgruppe übt eine Tanzeinlage ein, die Lesegruppe hält nach passenden Gedichten oder Geschichten Ausschau, die Singgruppe sucht Lieder aus und probt sie. Gemeinsam werden Plätzchen oder Kuchen gebacken.

Angehörige werden persönlich zur Vorbereitung und Teilnahme eingeladen. Sie sind bei der Planung und Organisation eines Festes herzlich willkommen und können sich beteiligen. Sie übernehmen häufig gerne Betreuungsaufgaben während des Festes und können so mit ihren Angehörigen beisammen sein und feiern.

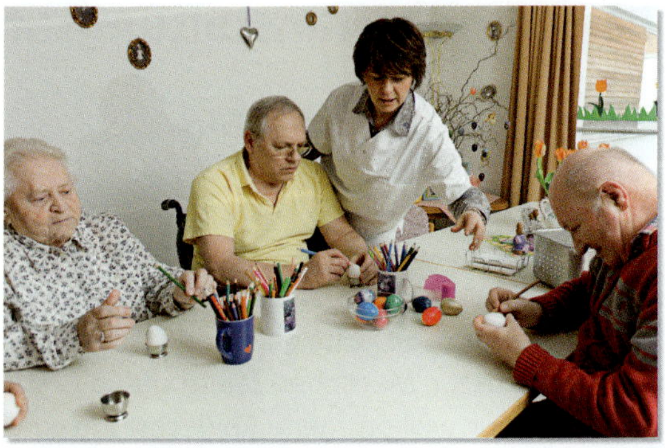

Abb. 5.3: Herstellen der Dekoration für ein Osterfest.

Zur Organisation eines Festes wird eine Arbeitsgruppe zusammengestellt, die aus Mitgliedern des Pflegeteams, der Hauswirtschaft, interessierten Senioren und Angehörigen besteht. Die Arbeitsgruppe hat den Auftrag, das Fest zu organisieren. Die Erstellung einer **Checkliste** zu den Rahmenbedingungen, zur inhaltlichen Gestaltung und zur Organisation hilft, den Überblick zu behalten.

Rahmenbedingungen

- Wann und in welcher Zeit soll das Fest stattfinden?
- Wo soll das Fest stattfinden?
- Wer nimmt an dem Fest teil?

Oft gibt die Festlichkeit den zeitlichen Rahmen vor. Eine Weihnachtsfeier kann in der Adventszeit stattfinden oder auch am Heiligen Abend. Der Geburtstag wird am persönlichen Ehrentag gefeiert oder als gemeinsames Fest aller in einem Monat Geborenen. Beginn und Dauer richten sich nach der Art des Festes.

Bei einem kirchlichen Anlass kann das Fest z. B. morgens mit einem Gottesdienst beginnen und mit einem anschließenden gemütlichen Beisammensein enden. Bei einem Jahreszeitenfest kann die Zeit vom Kaffeetrinken bis einschließlich der Abendbrotzeit genutzt werden.

Feste werden je nach Jahreszeit im Haus oder im Freien abgehalten, wobei Alternativen für schlechtes Wetter zur Verfügung stehen sollten. Der Raum muss groß genug sein, ausreichend Tische und Stühle sowie evtl. eine Bühne und eine Musikanlage müssen vorhanden sein.

Die Bedeutung der Festtage	Aktivierungsmöglichkeiten
Neujahr Das neue Jahr wird begrüßt.	Gottesdienst, Neujahrsspaziergang
Karneval / Fasching / Fastnacht Die Narrentage bieten den Christen die Möglichkeit, sich vor der Fastenzeit noch einmal auszuleben. In einigen Regionen wird der Winter mit viel Lärm ausgetrieben.	Faschingsdekorationen basteln und den Wohnbereich schmücken, Faschingskrapfen zubereiten, sich verkleiden oder grell schminken, zum Umzug gehen, Faschingsfest organisieren mit Musik, Gesang, Polonaise und Gruppenspielen.
Ostern Kirchliches Fest: Gründonnerstag: das letzte Abendessen Christi im Kreise seiner Jünger Karfreitag: Kreuzigung Christi Ostersonntag: Auferstehung Christi Die Kirche hat alte Bräuche in das christliche Fest einbezogen, wie Eier als Symbol der Fruchtbarkeit zu verschenken.	Im Vorfeld: Gemeinsam die Osterdekorationen basteln, Eier bemalen, Osterlamm backen. Gründonnerstag: Abendmahl Karfreitag: Trauertag, Kirchgang Karsamstag: Eier färben, Osterfeuer Ostersonntag: Gottesdienst, Eier suchen, Osterspaziergang Ostermontag: gemeinsam fernsehen oder Spielnachmittag, etwas vorlesen, gemütliches Kaffeetrinken
Tanz in den Mai Der Frühling wird mit einem Tanz unter dem Maibaum begrüßt.	Frühlingsdekoration basteln, Maiglöckchen und Waldmeister pflücken (einkaufen), ein Tanzfest organisieren, Maibowle herstellen.
1. Mai Seit 1889 feiern die Gewerkschaften den 1. Mai als Tag der Arbeit.	Interessierte zur Maikundgebung begleiten. Kundgebungen im Fernsehen anschauen.
Muttertag (2. Sonntag im Mai) Seit 1922 in Deutschland Ehrentag und Anerkennung für alle Mütter.	Ein besonderes Kaffeetrinken mit Angehörigen organisieren, mit Gedichten und kleinen Aufmerksamkeiten für die Mütter.
Pfingsten 50. Tag nach Ostern, Ausgießung des heiligen Geistes, Jesus gab seinen Jüngern den Auftrag, seine Lehre in der ganzen Welt zu verbreiten.	Gottesdienst, gemeinsamer Pfingstausflug in die erwachende Natur.
Sommerfest In vielen Einrichtungen wird ein Sommerfest gefeiert.	Gemeinsame Vorbereitung und Dekoration des Gartens, Salate zubereiten, Grillen, Musik, Tanz und Spiele im Freien, Verwandte, Freunde und die Nachbarschaft oder eine andere Einrichtung einladen.
Erntedankfest / Herbstfest Nach dem Einbringen der Ernte wird ein Fest gefeiert und für den Ertrag gedankt.	Erntedankgottesdienst besuchen, eine herbstliche Dekoration für die Einrichtung basteln, Zwiebel-, Apfelkuchen backen oder eine Kürbissuppe kochen, Most und Trauben bereitstellen, Erntedanklieder singen, Ratespiele (z. B. Getreide-, Apfelsorten raten), Gedichte und Geschichten vorlesen, an Feste (Ernte- und Weinfeste, Oktoberfest) und Bräuche erinnern (Ährenlese, Bucheckern sammeln, Kartoffeln lesen).
Advent Im Advent bereitet der Mensch sich auf die Geburt Christi vor, der Beginn des Kirchenjahres.	Im Vorfeld einen Adventskalender herstellen, Adventskränze aufhängen, Dekoration für die Wohngruppe basteln, Weihnachtskarten bedrucken und schreiben, Geschenke anfertigen, Plätzchen backen, Bratäpfel zubereiten, abends einen Glühwein trinken, Adventskaffeetrinken, Liederrunde, Besuch des Weihnachtsmarktes.

LF 2.3

Die Bedeutung der Festtage	Aktivierungsmöglichkeiten
Heiligabend Am Heiligabend wird die Geburt Christi gefeiert. Weihnachten kann für einige Bewohner eine besonders schwierige Zeit sein. Sie werden an frühere Familienfeste erinnert, als der Ehepartner noch lebte, und dass sie jetzt alleine sind. Der Weihnachtsabend sollte möglichst in Gruppen gefeiert und Angehörige einbezogen werden.	Gemeinsam den Tannenbaum und die Wohngruppe schmücken, Krippe aufbauen, gemeinsam Kaffee trinken, Abendessen gemeinsam vorbereiten, Gottesdienstbesuch, Bescherung mit kleinen Geschenken, Weihnachtslieder singen, Weihnachtsgeschichte vorlesen, an frühere Weihnachten erinnern, Geschichten erzählen, evtl. noch einen schönen Film im Fernsehen ansehen.
Weihnachtstage	Die Weihnachtstage sollten gut geplant werden, Gewohnheiten der Bewohner einbezogen werden, mit Weihnachtsfrühstück und Gottesdienst, evtl. einem Spaziergang, Angehörigenbesuche, gemeinsames Fernsehen (Sissi-Filme), Singgruppen oder Spielen.
Silvester Das alte Jahr wird mit Lärm verabschiedet, das neue begrüßt. Die Menschen wünschen sich untereinander Glück. Symbole, wie Kleeblatt, Schornsteinfeger oder Glücksschwein, sollen das Glück beeinflussen. Sylvester denkt der Mensch über das vergangene Jahr nach und überlegt, was das neue bringen wird.	Gemeinsam eine fröhliche Dekoration herstellen und die Wohneinheit schmücken, evtl. gemeinsam etwas Besonderes zum Abendessen kochen, Getränke und Knabbereien richten, gemütlich beisammensitzen, »Dinner for one« im TV ansehen, Ratespiel (z. B. Welche Glückssymbole kennen Sie?), Gesellschaftsspiele, Bleigießen, Musik und Tanz, um Mitternacht Tischfeuerwerk und mit Sekt anstoßen, Wünsche und Hoffnungen fürs neue Jahr benennen.
Geburtstage Der Geburtstag soll ein »Ehrentag« sein, an dem das Geburtstagskind im Mittelpunkt des Interesses steht. Auch wenn alle Geburtstage eines Monats in einer Senioreneinrichtung gemeinsam gefeiert werden, kann der einzelne Jubilar an seinem Tag eine individuelle Wertschätzung erhalten.	Ein morgendliches Geburtstagsständchen, den Frühstückstisch mit Blumen schmücken. Die Geburtstagsfeier mit dem Bewohner gemeinsam planen, Einladungen verschicken, Kuchen aussuchen, Musik- und Liederwünsche erfragen, Angehörige einbeziehen, Geburtstagskaffee vorbereiten, »Ehrenplatz«, Gedicht oder eine Geburtstagsgeschichte vorlesen, Musik nach Wunsch.

Tab. 5.1: Gesellschaftliche und kirchliche Feste im Jahresverlauf: Bedeutung und Aktivierungsmöglichkeiten.

LF 2.3

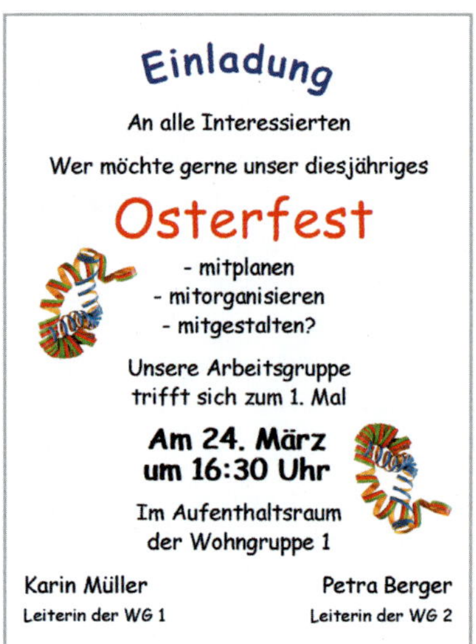
Einladung
An alle Interessierten
Wer möchte gerne unser diesjähriges
Osterfest
- mitplanen
- mitorganisieren
- mitgestalten?
Unsere Arbeitsgruppe trifft sich zum 1. Mal
Am 24. März um 16:30 Uhr
Im Aufenthaltsraum der Wohngruppe 1
Karin Müller
Leiterin der WG 1
Petra Berger
Leiterin der WG 2

Abb. 5.4: Einladung zur 1. Sitzung der Arbeitsgruppe »Osterfest«.

Am Fest nehmen meistens nur die Bewohner und deren Angehörige teil. Eine Gelegenheit zur Außenorientierung bietet sich, wenn auch die Nachbarschaft oder eine andere Senioreneinrichtung eingeladen wird. Die Bewohner und Gäste erhalten eine persönliche Einladung. Zusätzlich werden Einladungsplakate hergestellt.

Inhaltliche Ausgestaltung

- Welchen Anlass hat das Fest oder welches Thema?
- Welche Programminhalte sind vorgesehen?
- Wie ist der Programmablauf?
- Was gibt es zu essen und zu trinken?
- Wie soll die Dekoration aussehen?

Für die **inhaltliche Ausgestaltung** eines Festes ist es von Bedeutung, welchen Anlass das Fest hat,

z. B. ein fröhliches Sommerfest, ein 100. Geburtstag oder eher ein besinnliches Weihnachtsfest. Es werden zunächst passende Ideen für das Programmangebot gesammelt.

Zu jedem Fest gehören Essen und Trinken, Musik und Gesang, Bewegung und Tanz, Spiele, wie Sketche, Gedächtnisspiele, Sprichwörter, Redensarten, jeweils zum Thema passend, und Programmeinlagen.

Abb. 5.5: Programmelement bei einem Faschingsfest.

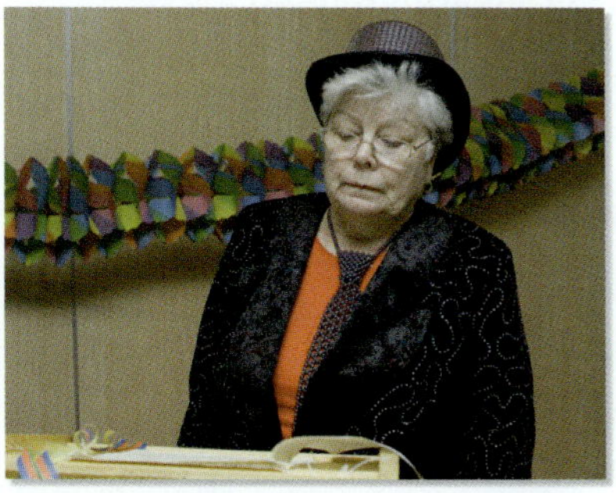

Das **Programm** wird aus den Wünschen, der Biografie und dem Kulturkreis der Gäste bunt zusammengestellt. Es nimmt Rücksicht auf die unterschiedlichen Fähigkeiten und Einschränkungen der Teilnehmer, wie Konzentrationsschwierigkeiten oder Behinderungen. Die Gäste werden weder über- noch unterfordert.

Abb. 5.6: Der leibliche Genuss spielt eine wesentliche Rolle bei der Gestaltung eines Festes.

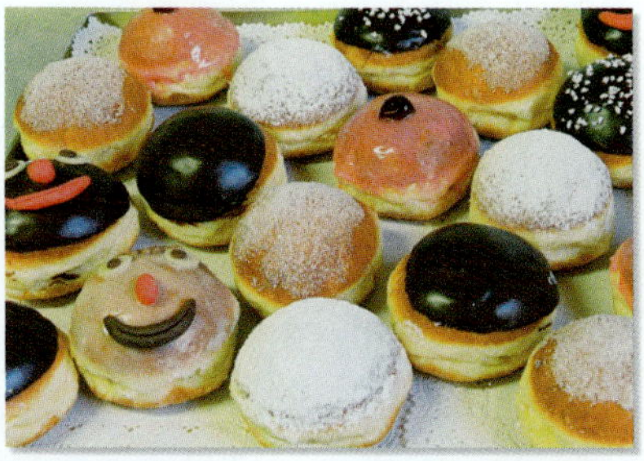

Die Arbeitsgruppe stellt das Programm sowie den ungefähren **zeitlichen Ablauf** zusammen. Das Programm wird zur Orientierung in schriftlicher Form an alle Besucher verteilt.

Das Fest muss **moderiert** werden. Jemand begrüßt die Gäste, führt angemessen und gut gelaunt durch das Fest und verabschiedet zum Ende hin alle.

Essen und Trinken sorgen für den leiblichen Genuss. Die Art der Speisen und Getränke orientiert sich an der Feier, z. B. gehört zum Geburtstagskaffee eine Torte und bei einem Faschingsfest sind Krapfen geeignet.

! Merke Ein Fest wird gelingen mit:
- einem heiteren Einstieg, z. B. ein gemeinsames Lied oder Spiel,
- einem abwechslungsreichen Programm, z. B. abwechselnd ruhigere und bewegungsfreudige Elemente,
- ausreichend Pausen,
- der Einbeziehung aller durch gemeinsame Aktivitäten,
- einem Höhepunkt im Verlauf des Festes und
- zum Ende etwas Verbindendes, z. B. ein gemeinsames Lied.

Die **Dekoration** bildet einen optischen Reiz. Sie richtet sich nach dem jeweiligen Anlass und Thema des Festes und kann von Bewohnern angefertigt werden.

Organisation
- Wer übernimmt welche Aufgaben?
- Wie wird das Fest finanziert?
- In welcher Form wird eingeladen?
- Sind genügend Personal und Hilfskräfte vorhanden?

Die gesamten **organisatorischen Aufgaben** werden unter den einzelnen Gruppenmitgliedern verteilt. Jeder erhält nach seinen Fähigkeiten und Möglichkeiten Aufgaben, für die er verantwortlich ist.

Wichtig ist die Frage der **Finanzierung** des Festes. In einigen Häusern gibt es ein Budget für Veranstaltungen, in anderen muss das Material über die laufenden Kosten finanziert werden. Es kann auch für eine Tombola in den umliegenden Geschäften Sachspenden gesammelt und Lose verkauft oder durch einen Basar Geld eingenommen werden.

Damit genügend **Betreuungspersonal** anwesend ist, muss die Anzahl der Gäste, die besondere Hilfe brauchen, wie Demenzkranke oder Bettlägerige, bekannt sein.

Nach dem Fest setzt sich die Arbeitsgruppe noch einmal zusammen und reflektiert, inwieweit das Fest gelungen ist.

5.2 Veranstaltungsangebote

Bei einer Veranstaltung wird den Senioren ein **kultureller Genuss** geboten. Sie werden zu Zuhörern und Zuschauern. Musikdarbietungen, Theaterstücke, Lesungen, Filmvorführungen oder Diavorträge bieten Anregungen, schöne Erlebnisse und Gesprächsstoff.

Durch **kulturelle Veranstaltungen** innerhalb oder außerhalb einer Senioreneinrichtung bleiben die Bewohner mit der Außenwelt in Verbindung. Die Veranstaltungen sollten auf einen großen Kreis der Senioren zugeschnitten sein, damit es nicht nur einem ausgesuchten, »gesünderen« Teilnehmerkreis möglich ist, sie zu besuchen. Die Angebote müssen thematisch breit gestreut und auf unterschiedliche Zielgruppen ausgerichtet sein.

Die Angebote sollten neugierig machen, Anregungen und positive Erlebnisse ermöglichen. Es soll sich lohnen, an der Veranstaltung teilzunehmen.

Biografische Kenntnisse sind zur Motivation notwendig. Um das Interesse für Veranstaltungen zu wecken, sollte die Pflegefachkraft mit den Senioren Gespräche über ihr früheres Freizeitverhalten führen und ihre kulturellen Bedürfnisse und Wünsche erforschen, um planen zu können, welche davon realisierbar sind.

LF 2.3

5.2.1 Veranstaltungen innerhalb der Einrichtung

Veranstaltungen innerhalb einer Einrichtung finden in einem geschützten Rahmen statt und die Anforderungen an die Bewohner sind weniger hoch: Es können Pausen geplant und zwischendurch zur Toilette gegangen oder der Raum verlassen werden, wenn es dem Bewohner zu anstrengend wird.

Die Veranstaltungen sollten überschaubar sein. Hier einige Beispiele für ein abwechslungsreiches Programm:

Filme
- Natur- oder Tierfilme bis 45 Minuten Dauer
- Ufa-Filme, mit einer Pause nach 45 Minuten oder auf zwei Tage verteilt.
- neuere Filme, die zum Reden anregen, wie »Das Wunder von Bern« oder »Luther«.

Diavorträge
- Vorstellung von Städten: z. B. Paris
- Vorstellung von Gegenden in Deutschland: z. B. Schwarzwald
- Vorstellung von anderen Ländern: z. B. Italien

Lesungen
- in Mundart aus der Region
- Vorlesen aus Büchern oder von Gedichten

Musikdarbietungen
- Schulchor singt Volkslieder
- Chöre aus der Region, z. B. Shantychor oder Knappenchor
- Kirchenchor der Gemeinde
- Konzerte der örtlichen Musikschule, z. B. Schülerorchester, Klavierstücke

Theatervorführungen
- Seniorenkabarett
- Stegreifspiele der Altenpflegeschule

Tanzvorführungen
- Seniorentanzgruppe
- Trachtengruppen

Die Veranstaltung muss gut geplant und organisiert werden. Günstige Zeiten sind zwischen dem Kaffeetrinken und Abendbrot oder eine Abendveranstaltung direkt nach dem Abendessen. Die Stühle werden in Blickrichtung zur Bühne im Halbkreis aufgestellt, Tische werden weggelassen. In der Pause wird ein Getränk gereicht. Während der Durchführung muss eine individuelle Betreuung gewährleistet sein.

Seniorentheatergruppen

In Deutschland gibt es bereits einige **Seniorentheatergruppen**, die zum Teil auch in Einrichtungen ihre Stücke präsentieren. Der **Bundesarbeitskreis (BAK) Seniorentheater** wurde 1996 im **Bund Deutscher**

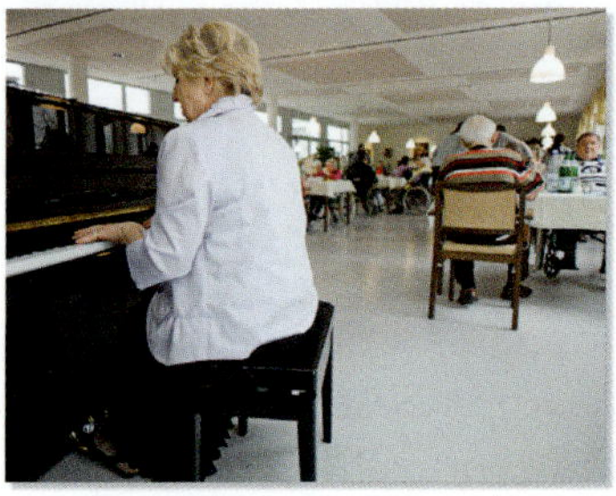

Abb. 5.7: Eine Veranstaltung innerhalb einer Einrichtung.

Amateur Theater (BDAT) gegründet. Sein Ziel ist es, das Seniorentheater in Deutschland in seiner kulturellen wie sozialen Bedeutung herauszustellen, es zu fördern und überregional zu stärken.

Für Theatervorführungen innerhalb der Einrichtung kann auch eine Theatergruppe mit interessierten Bewohnern gegründet werden, welche den Bewohnern und Angehörigen in der Einrichtung eigene Stücke, Kabarett, Erinnerungstheater etc. vorführt. In der Theatergruppe können die Teilnehmer in den unterschiedlichsten Rollen ihre Lebenserfahrung und Persönlichkeit einbringen.

Durch das **Theaterspielen** können Senioren
- Freude und Spaß erleben,
- die Welt aus und durch andere Augen sehen,
- sich mit ihren Erinnerungen beschäftigen,
- Koordination und Wahrnehmung trainieren,
- Flexibilität und Kreativität ausleben,
- ihre geistige und körperliche Bewegung erhalten und fördern,
- soziales Miteinander erleben,
- Erfolgserlebnisse und Wertschätzung erleben.

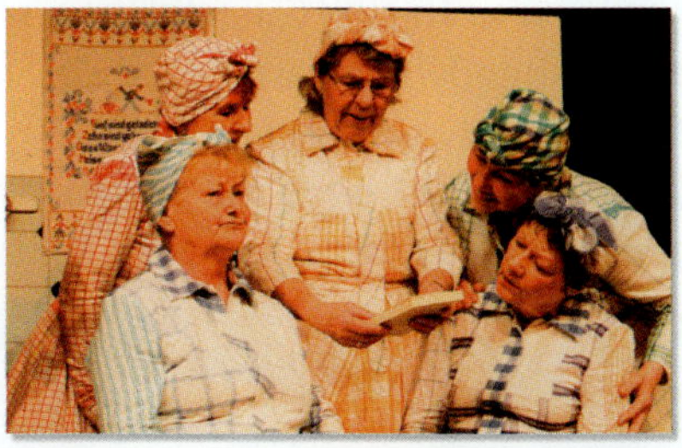

Abb. 5.8: Der BDAT bietet seit 2010 mit Unterstützung durch das Bundesfamilienministerium ein bundesweites »Qualifizierungsprogramm Seniorentheater« an. In diesem Rahmen treffen sich Senioren und Fachkräfte, die im Bereich Seniorentheater tätig sind oder aktiv werden möchten.

Besuch im Zoo	
Ziele	Gesellige Unterhaltung, Ablenken vom Alltag, Freude erleben, Tierliebe wiederentdecken und fördern, Kontakte untereinander fördern
Organisation im Vorfeld:	Informationen zu Öffnungszeiten, Eintrittspreisen, der behindertengerechten Ausstattung einholen. Zudem wird ein Transportmittel gesucht. Die Gruppe sollte nicht zu groß sein, max. 30 Teilnehmer, damit die Betreuer den Überblick behalten und die Teilnehmer sich nicht verlieren. Es stehen 5 Begleitpersonen zur Verfügung. Bewohner im Rollstuhl können von zusätzlich 3 ehrenamtlichen Helfern betreut werden. Möchten mehr Rollstuhlfahrer mit, müssen noch Angehörige gefragt werden. Der Ablauf des Zoobesuchs wird festgelegt: Abfahrt 14:00 Uhr, Ankunft am Zoo 14:30 Uhr, Spaziergang im Zoo und Cafébesuch in Gruppen zu 6 Personen, jeweils mit einer Begleitperson, Rückfahrt 17:30 Uhr. Die Eintrittskarten und der Bus werden durch den Heimleiter besorgt. Die Organisationsgruppe erstellt ein Informations- und Werbeplakat. Die Gruppenleitungen laden die Bewohner noch persönlich ein.
Organisation am Veranstaltungstag:	Beim Treffpunkt Begrüßung der Teilnehmer. Noch einmal kurze Besprechung des Ablaufs. Darauf achten, dass die Kleidung der Witterung entspricht. Hat jeder etwas Geld für den Cafébesuch dabei? Absprache der Betreuer, wer sich um welche Bewohner kümmert.
Durchführung:	Rundgang durch den Zoo, auch zum Streichelzoo. Fähigkeiten bestärken: Besitzt ein Bewohner besonderes Wissen über die Tiere? Erinnerungen wach werden lassen. Alltagsgespräche führen, eine Atmosphäre schaffen, in der Spaß, Freude, Interesse, Kommunikation im Vordergrund stehen. Genügend Pausen einlegen. Zum Abschluss ein Cafébesuch mit Reflexion des Ausflugs.

Tab. 5.2: Ein Ausflug am Beispiel eines Zoobesuchs.

5.2.2 Veranstaltungen und Ausflüge außerhalb einer Einrichtung

Veranstaltungen und Ausflüge außerhalb einer Einrichtung ermöglichen dem Bewohner, an der Welt draußen teilzunehmen, andere Menschen zu sehen, die Umgebung und die Natur wahrzunehmen und neue Eindrücke zu sammeln. Die Angebote sollten ansprechend sein, den Betagten etwas erleben lassen und ihm Freude bereiten. Eine Veranstaltung sollte immer etwas Besonderes sein und die Langeweile des Alltags unterbrechen. Ausflüge können allen Bewohnern ermöglicht und **stundenweise** veranstaltet werden oder den **ganzen Tag** dauern:
- Kino- und Zirkusbesuche
- Sportveranstaltungen

LF 2.3

- Besichtigungen von Sehenswürdigkeiten
- Museumsbesuche
- Konzert, Operette, Oper, evtl. mit Vortreffen und Vorbesprechung
- Theatervorstellungen
- Gottesdienste
- gemeinsamer Spaziergang im Umkreis
- Besuch einer anderen Senioreneinrichtung
- Cafébesuch
- Einkaufsbummel
- Marktbesuch / Weihnachtsmarkt
- Zoobesuch
- Stadtfeste besuchen
- Nachbarorte besuchen

Beim Besuch einer **kulturellen Veranstaltung** steigen die Anforderungen an die Aufnahmefähigkeit, Konzentration und Ausdauer. Es gibt kaum die Möglichkeit, den Besuch abzubrechen, Pausen sind nicht immer möglich und Toilettengänge mitunter schwierig.

Organisation

Der Besuch einer Veranstaltung außerhalb der Einrichtung erfordert eine **intensive Vorbereitung**. Fragen, die die Pflegefachkraft sich stellen muss, sind z. B.:

LF 2.3

- Wer kommt mit? Worauf muss bei dem einzelnen Bewohner geachtet werden? Liste erstellen.
- Wie kommt die Gruppe an den Zielort? Geeignetes Transportmittel organisieren.
- Was benötigen die Einzelnen? Material mitnehmen, z. B. Medikamente, Einlagen, Getränke für unterwegs.
- Wie groß ist der Zeitaufwand? Wie lange dauert es, bis die Gruppe am Zielort ist?
- Was kostet die Veranstaltung?
- Sind Teilnehmer und Betreuer versichert?
- Nehmen nur so viel Bewohner an der Veranstaltung teil, dass die Pflegefachkraft den Überblick über die Gruppe behält?
- Gibt es genügend Begleitpersonen?

Der Zielort sollte vorher besichtigt werden.

- Ist der Zielort behindertengerecht?
- Muss sich für den anschließenden Cafébesuch angemeldet werden?

Vor der Fahrt achtet die Pflegefachkraft darauf, dass

- die Bewohner angemessen angezogen sind,
- sie Brille, Hörgerät oder Gehhilfen dabei haben,
- sie ausreichend Geld mitgenommen haben.

Ein Cafébesuch am Ende einer Veranstaltung oder eines Ausflugs ist sehr wichtig und gibt Gelegenheit, über das Erlebte zu sprechen.

! Merke Konzerte und Theatervorstellungen sind in der Regel Abendveranstaltungen, die besonders arbeitsintensiv sind. Hier sollte die Pflegefachkraft auch Angehörige zur Begleitung motivieren.

Aufgaben

- Beschreiben Sie die Wirkung von Festen auf Körper, Geist und Seele sowie ihre soziale Wirkung.
- Welche Schritte müssen bei der Vorplanung und Organisation eines Festes beachtet werden?
- Wie können Sie hierbei Senioren und Angehörige einbeziehen?
- Welche Aktivitäten lassen sich zu folgenden Festen planen und umsetzen: Ostern, Tanz in den Mai, Heiligabend, Silvester, Geburtstag?
- Nennen Sie Beispiele für kulturelle Veranstaltungen, die in einer Einrichtung stattfinden können.
- Welche Vor- und Nachteile haben diese Veranstaltungen gegenüber solchen außerhalb der Einrichtung?
- Was sollte die Pflegefachkraft bei der Planung bedenken?
- Nennen Sie mögliche Veranstaltungen, die außerhalb einer Einrichtung besucht werden können.
- Welche Fragen müssen vor dem Besuch einer Veranstaltung geklärt werden?
- Welche Ziele bieten sich für Ausflüge und Tagesausflüge an?

6 Medienangebote

6.1 Klassische Medien

Klassische Medien werden von älteren Menschen intensiv genutzt:

- Fernsehen
- Radio
- Kino
- Zeitung und Zeitschriften
- Bücher

Gerade wenn die Mobilität nachlässt, geben Medien älteren Menschen eine **Orientierung**, verbinden mit dem Geschehen draußen und lassen sie Anteil daran haben.

Besonders wenn ältere Menschen alleine leben, können die Medien den Tag begleiten und ihnen ein Programm gegen die Einsamkeit bieten. Die Medien bringen Abwechslung und Zerstreuung, der Gebrauch ist oft fest im Alltag verankert. Er organisiert den zeitlichen Ablauf des Tages, hilft, den Alltag zu bewältigen und dient der Freizeitgestaltung.

Mit dem Ausscheiden aus dem Berufsleben steht mehr freie Zeit zur Verfügung. Je mehr Zeit jemand zu Hause verbringt, umso häufiger gebraucht er die Medien.

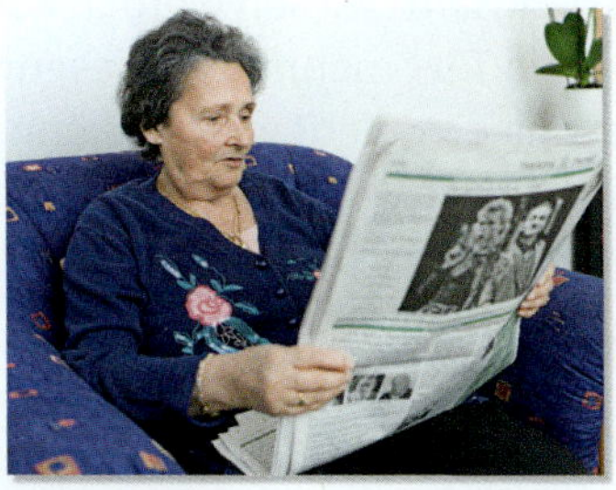

Abb. 6.1: In Ruhe die Zeitung zu lesen und sich über das Weltgeschehen zu informieren, ist für viele Senioren ein fester Bestandteil ihres Tages.

Möglichkeiten und Anlässe	Organisation und Durchführung
Zur Wochenstrukturierung, z. B. Familienserien. Sind einfach zu verfolgen, langsam in der Bildfolge und gehen meist positiv aus. Wird eine Folge verpasst, verliert die Person trotzdem nicht den Anschluss.	Fest in den Wochenplan einfügen, gemeinsam über die Handlung und die Personen sprechen.
Zur Wochenstrukturierung: Samstag 18 Uhr: Sportschau Anknüpfen an die Biografie, Identifikation mit einer Mannschaft, gemeinsames Erleben von Freude und Leid, Diskussion über das Spiel.	Fest in den Wochenplan einfügen, gemeinsam die Ergebnisse verfolgen, Bundesliga-Stecktabelle führen.
Gesellschaftliche Ereignisse gemeinsam ansehen, z. B. Hochzeiten in Königshäusern.	Fernsehtermine aushängen, Hinweisplakat, gemeinsam gerührt sein, über die Kleidung sprechen oder über den Gesellschaftsklatsch.
Sportveranstaltung gemeinsam erleben, z. B. Weltmeisterschaften, Olympiaden.	Im Vorfeld informieren und besprechen, Wandzeitung mit Fernsehterminen aushängen, Medaillenspiegel oder Spielausgänge aushängen, Dekoration der Station, gemeinsam Wetten abschließen.
Gegen Langeweile an Wochenenden, Feiertagen oder Sonntagnachmittagen im November, z. B. alte Spielfilme (Komödien, Romanzen mit positivem Ausgang), Kurzfilme über Tiere, Natur oder Reisen ansehen.	Gemeinsam mit der Wohngruppe gemütlich fernsehen und sich über das Gesehene unterhalten, Erinnerungen austauschen.

Tab. 6.1: Möglichkeiten und Anlässe zum gemeinsamen Fernsehen.

6.1.1 Fernsehen

Fernsehsendungen bieten

- Informationen zu Politik, Gesellschaft, Sport und Kultur,
- Unterhaltung und Ablenkung,
- eine Beschäftigung.

Neben dem **individuellen Fernsehkonsum** kann das Medium als eine Form von **sozialer Interaktion** genutzt werden. In Senioreneinrichtungen können Sendungen gemeinsam angesehen und Freude, Spaß und Erlebtes miteinander geteilt werden. Dadurch wird das Interesse an der Umwelt angeregt und der Austausch untereinander gefördert.

LF 2.3

6.1.2 Radio

In den 1950er-Jahren war das **Radiohören** oft etwas Besonderes, so waren z. B. die Hörspiele aus dem Radio oft ein Gesprächsthema am nächsten Tag. Heute erfüllt das Radio zwei Funktionen:

- Begleitung nebenbei über den Tag
- gezieltes Hören von Radiosendungen wie Nachrichten, aktuelle Informationen, kulturelle und politische Beiträge, Hörspiele und Musik

Die Radiosender bieten eine große Vielfalt von unterschiedlicher Musik, Reportagen, Gesprächen und Weltnachrichten an. Verschiedene Sender sprechen mit speziellen Sendungen ein älteres Zielpublikum an: Musik wird mit anderen Programmbestandteilen kombiniert, wie Beiträgen zu Gesundheits- und Rentenfragen, Interviews, Lebenserinnerungen von älteren Menschen und Unterhaltung.

Bei einigen Sendungen für Ältere im privaten und öffentlich-rechtlichen Rundfunk können Senioren Programmbeiträge selbst gestalten und auch selbst produzieren.

Radiohören als Begleitung

LF 2.3

Besonders Ältere, die alleine leben, haben oft tagsüber ihren Lieblingssender eingeschaltet. Sie werden unterhalten, bekommen Anregungen und fühlen sich weniger alleine. Auch für bettlägerige Menschen in Senioreneinrichtungen kann der bevorzugte Sender durch den Tag begleiten. Dabei müssen Senderauswahl und Zeitdauer den individuellen Bedürfnissen entsprechen.

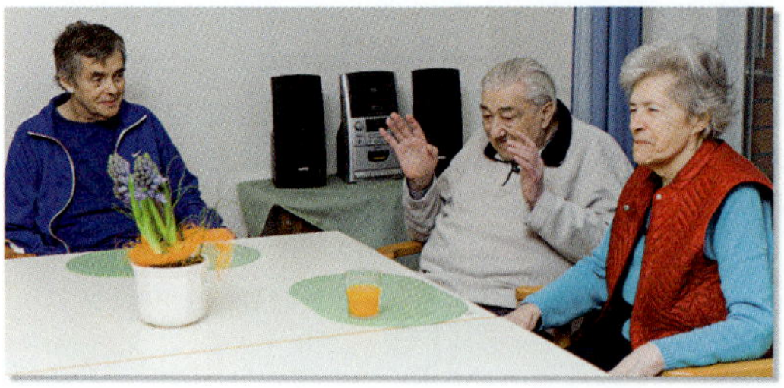

Abb. 6.2: Gemeinsames Radiohören bringt Freude und regt den Austausch untereinander an.

Gezieltes Radiohören

Die Bewohner können in einer Runde gemeinsam Radio hören und an die Biografie anknüpfen, z. B. einem Konzert oder einem Hörspiel lauschen oder am Samstag die Konferenzschaltung der Bundesliga hören. Besonders eignet sich das Radiohören für Menschen mit Seheinschränkungen.

6.1.3 Lesen

Lesen ist eine Form der Beschäftigung, bei der der Leser sich informieren, anregen, entspannen und unterhalten kann oder auch in eine andere Welt eintaucht. Es gibt Menschen, die schon immer gerne gelesen haben und das auch im Alter tun, und solche, die nie großen Wert auf das Lesen gelegt haben, aber vielleicht dazu motiviert werden können.

Einige Senioren

- haben Einschränkungen im Sehen,
- haben nicht mehr die Kraft, ein Buch zu halten,
- können sich nicht mehr lange konzentrieren,
- sind geistig nicht mehr in der Lage, zu lesen und den Inhalt zu verstehen.

Die Leseangebote können jedoch an den unterschiedlichen Bedürfnissen, Fähigkeiten und Einschränkungen der älteren Menschen ausgerichtet werden und stellen eine wertvolle Beschäftigungsmöglichkeit auch für Hochbetagte dar. Zeitungen, Zeitschriften und Bücher haben gegenüber dem Fernsehen und dem Radio die Vorteile, dass

- sie langsam gelesen werden können,
- das ein Text mehrmals gelesen werden kann,
- Pausen eingelegt werden können und
- die Zeit zur Verarbeitung den Fähigkeiten des älteren Menschen angepasst werden kann.

Die Wirkung des Lesens

Wirkung auf den Geist

Beim Lesen muss sich auf den Inhalt des Textes konzentriert werden. Somit wird die Konzentrationsfähigkeit gefördert. Durch Lesen von Zeitungen und Zeitschriften kann Interesse an gesellschaftlichen, kulturellen und politischen Themen geweckt oder aufrechterhalten werden. Der Leser wird informiert und nimmt die Umwelt und das öffentliche Geschehen wahr. Liest er nicht allein, sondern in einer Lesegruppe, kann er seine Meinung kundtun und darüber mit anderen diskutieren. Die Ausdrucksfähigkeit wird gefördert.

Wirkung auf die Seele

Durch das Lesen von Erzählungen können Empfindungen wie Freude, Trauer, Hoffnung und Enttäuschung erlebt und Erinnerungen wach werden. In einer Lesegruppe können die Teilnehmer am Geschehen der Erzählung Anteil nehmen und mit den handelnden Personen fühlen. Sie erfahren Ablenkung und Unterhaltung.

Soziale Wirkung

Das Gelesene liefert Gesprächsstoff und fördert die Kommunikation untereinander. Der Betroffene hat etwas zu berichten und kann sich über Gelesenes austauschen. Lesen verringert die Langeweile.

Einsatzmöglichkeiten von Lesen

Zeitungen und Zeitschriften können z.B. in Wohngruppen ausgelegt werden. Beliebt sind besonders regionale Zeitungen mit vielen lokalen Nachrichten und Berichten sowie Zeitschriften und Illustrierte mit Kreuzworträtseln, Sudoku und Geschichten über Menschen und Tiere. Die Inhalte bieten Gesprächsstoff und die Bewohner können sich situativ unterhalten.

Lesen kann zur Tagesgestaltung von Bettlägerigen genutzt werden. Wenn sie noch die Fähigkeiten besitzen, können sie selbstständig lesen und z.B. bei pflegerischen Verrichtungen über das Gelesene sprechen. Sind sie nicht mehr in der Lage, selbstständig zu lesen, kann ein Mitbewohner dazu motiviert werden, etwas vorzulesen.

Zeitungen können in einer Gruppe, als fester Punkt im Wochenplan, gemeinsam gelesen werden. In einem Lesekreis können je nach Situation der Senioren Bücher, Kurzgeschichten oder Märchen gemeinsam gelesen oder vorgelesen werden.

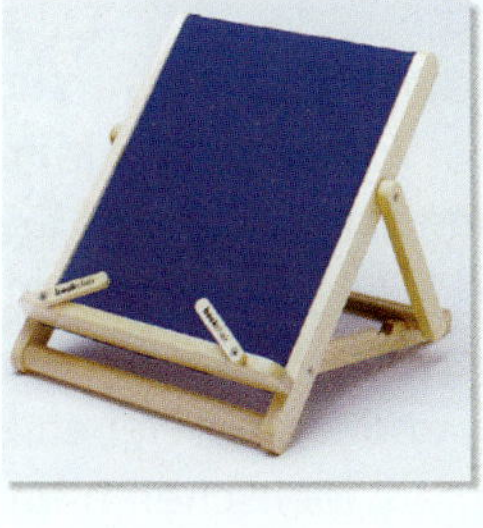
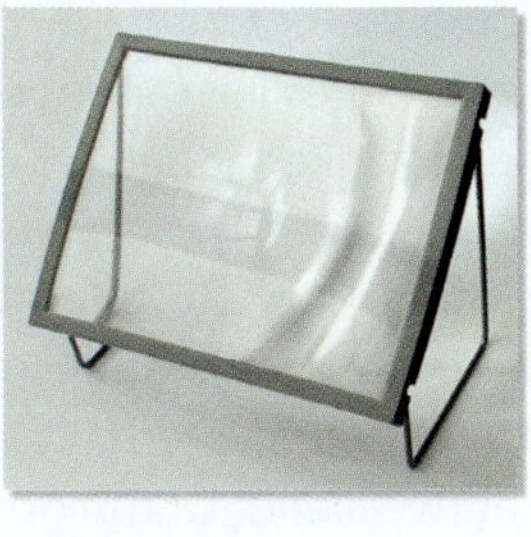

Abb. 6.3: Leseunterstützungen für Bettlägerige

Die Zeitungslesegruppe

Für das gemeinsame Lesen der Tageszeitung in einer **Zeitungslesegruppe** sollten die Teilnehmer sich für eine gewisse Zeit konzentrieren können. Die Pflegefachkraft benötigt für die Lesegruppe die örtliche Tageszeitung, einen ruhigen Raum, einen Tisch, an dem die Bewohner gemütlich sitzen und die Zeitung ablegen können.

Im Vorfeld verschafft sich die Pflegefachkraft einen Überblick über das Tagesgeschehen. Für den Fall, dass die Teilnehmer nicht selbst in der Lage sind, etwas auszuwählen, sucht sie für die Gruppe Artikel aus. Diese Aufgabe kann auch ein Bewohner übernehmen.

Je nach den Fähigkeiten der Teilnehmer kann die Gruppe unterschiedlich gestaltet werden:

- Die Bewohner teilen sich die Zeitung nach ihren bevorzugten Rubriken auf, wie Politik, Sport, Kultur, Tagesgeschehen im Ort, Klatschspalten, Todesanzeigen. Jeder sucht nach interessanten Beiträgen.
- Die Pflegefachkraft beginnt und motiviert die Bewohner, indem sie einen Artikel vorliest.
- Ein Bewohner, der gut lesen kann, liest die gewünschten Artikel vor.
- Jeder liest seinen Artikel vor.

Anschließend ergibt sich häufig ein Gespräch zum Thema. Falls sich kein Gespräch ergibt, sollte die Pflegefachkraft beginnen und zur Diskussion anregen. Als Alternative können auch die gelesenen Zeitungsartikel ausgeschnitten und auf ein Plakat geklebt werden. Es wird als Informationsblatt für die anderen Bewohner aufgehängt.

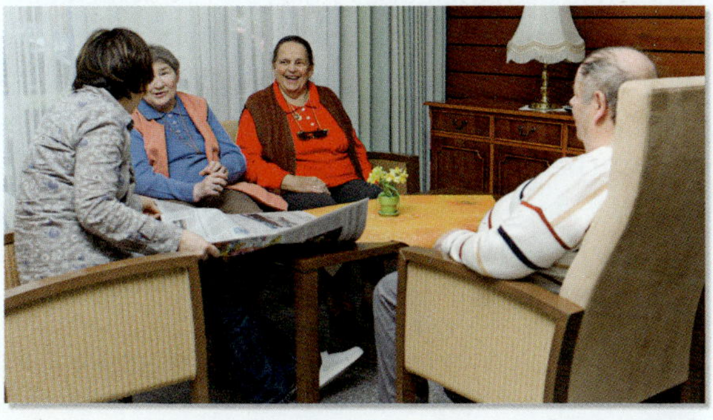

Abb. 6.4: Eine Zeitungslesegruppe, in der die Zeitung vorgelesen wird, tauscht sich über das Tagesgeschehen aus.

LF 2.3

✔ **Tipp** Manche Bewohner können nur schlecht lesen oder trauen sich nicht, etwas vorzulesen. Aussagen wie »Ich habe meine Brille vergessen«, deuten oft daraufhin. Mit diesen Aussagen sollte rücksichtsvoll umgegangen und niemand kompromittiert werden. Aus den gleichen Gründen darf auch niemand zum Vorlesen aufgefordert werden.

Nach dem gemeinsamen Aufräumen und dem Verabschieden der Gruppe werden Beobachtungen zu Verhalten und Konzentrationsfähigkeit der Teilnehmer sowie Besonderheiten **dokumentiert**.

Der Lesekreis

In einem **Lesekreis** werden Kurzgeschichten, Auszüge aus Büchern, Gedichte, wissenschaftliche Berichte oder Märchen gelesen oder vorgelesen. Es sollten möglichst Schriftstücke gewählt werden, die eine positive Stimmung wecken.

Der Text kann an der Biografie der Teilnehmer oder an der Jahreszeit orientiert und eine »Gutenachtgeschichte«, ein Reisebericht oder ein aktueller Artikel sein, für dessen Inhalt sich die Bewohner interessieren.

LF 2.3

Für einen Lesekreis sollten die Teilnehmer in der Lage sein, den Geschichten zu folgen. Der Lesekreis eignet sich gut für die frühen Abendstunden. Es wird ein ruhiger, freundlicher Raum benötigt, der mit einem bequemen Stuhlkreis eingerichtet ist oder der die Möglichkeit bietet, um einen Tisch zu sitzen.

Im Vorfeld des Lesekreises wählt die Pflegefachkraft die passende Literatur aus. Thema und Inhalt, Länge und Verständlichkeit müssen auf die individuellen Fähigkeiten der Gäste ausgerichtet sein. Im Idealfall suchen sich die Teilnehmer die Literatur selbst aus. Um auch einen optischen Anreiz zu bieten, können Materialien, die zu der Geschichte passen, zur Dekoration auf den Tisch gelegt werden.

Bei der Sitzordnung muss darauf geachtet werden, dass Hörgeschädigte in der Nähe des Vorlesenden sitzen. Nach der Begrüßung der Gruppe und Erklärung des Ablaufs wird kurz in die Geschichte eingeführt: Vorstellung des Autors, des Ortes der Handlung und der Situation, in der die Geschichte stattfindet.

Der Text sollte für alle Teilnehmer vorliegen, damit sie mitlesen können. Die Geschichte kann von einem oder abwechselnd von mehreren Teilnehmern vorgelesen werden. Sind keine freiwilligen Vorleser da, liest die Pflegefachkraft vor.

Nachdem der Text zu Ende gelesen ist, werden die Bewohner angeregt, darüber zu sprechen. Fragen wären z. B.,

- welche Stelle ihnen besonders gefallen hat,
- welche Stelle ihnen nicht gefallen hat,
- welche ähnliche Situationen sie aus ihrem Leben kennen.

✔ **Tipp** Um erfolgreich vorlesen zu können, sollte die Pflegefachkraft die Geschichte im Vorfeld mehrmals laut lesen. Das Gleiche wird auch den vorlesenden Teilnehmern empfohlen. Der Vorlesende muss den Text kennen, damit er die richtige Betonung findet und auch Blickkontakte zu den Zuhörern herstellen kann. Die Aussprache sollte ausreichend laut und deutlich sein.

Einzelne Aspekte aus dem Text können aufgegriffen werden. Wenn die Bewohner wenig Rückmeldung geben, kann die Pflegefachkraft den Anstoß geben, z. B.: »Also, ich fand die Stelle … besonders schön.«

Auch hier werden, nach dem gemeinsamen Aufräumen und dem Verabschieden der Gruppe, Beobachtungen zu Verhalten und Konzentrationsfähigkeit der Teilnehmer sowie Besonderheiten **dokumentiert**.

Märchen vorlesen

Ein besonderes Leseangebot, das sich auch gut für Demenzkranke eignet, ist das **Vorlesen von Märchen**. Viele alte Menschen erinnern sich an die Märchen ihrer Kindheit. Beim Vorlesen von Märchen werden alle Sinne angesprochen. Es bietet Abwechslung und Unterhaltung und wirkt belebend und aufweckend. Unruhige ältere Menschen beruhigen sich.

Das Zuhören beim Vorlesen von Märchen fördert die Konzentration und weckt geistige Fähigkeiten. Märchen lassen Erinnerungen wach werden. Sie regen dazu an, mit anderen Menschen zu reden und sich auszutauschen. Die Kommunikation untereinander wird gefördert und der Aufbau von Beziehungen erleichtert.

Märchen sprechen die **Gefühlsebene** im Menschen an. Sie vermitteln **ethische Werte** und haben die Botschaft, dass ein Mensch Lebensprobleme haben kann, die er annimmt, durchsteht und überleben kann. Da auch die Senioren Lebensprobleme haben, z. B. Einsamkeit, Krankheit, Angst vor dem Sterben, Verlust von Angehörigen, können sie sich mit der Märchenfigur identifizieren, ihre Lebenssituation wird angesprochen. So kann ein Märchen helfen, über die eigenen Probleme nachzudenken und sich darüber auszutauschen.

6.2 Neue Medien

Seit Mitte der 1990er-Jahre werden alle Medien, die eine Computertechnologie zur Grundlage haben, auf Daten in digitaler Form zugreifen können und die interaktiv zu nutzen sind, als »**Neue Medien**« bezeichnet. Dazu gehören z. B. das World Wide Web, E-Mail, Handys, DVD oder CD-ROM. Durch die Digitalisierung ist es möglich, u. a. Sprache und Text, Audio- und Videotechnik sowie Telekommunikation miteinander zu verbinden, oft wird dafür auch der Begriff »Multimedia« verwendet.

PC und Internet

Ältere Menschen sind bisher nicht daran gewöhnt, im **Internet** zu surfen. Sie sind in der Regel mit den klassischen Medienangeboten zufrieden und sehen auch keine Vorteile im Nutzen des Internets. Für viele ist die Handhabung zu kompliziert. 2011 waren 47 % der Menschen über 50 Jahre Internetnutzer. Der Anteil wird sich in den nächsten Jahren jedoch erhöhen, denn es treten Menschen in den Ruhestand, die es gewöhnt sind, z. B. am Arbeitsplatz mit dem PC und dem Internet zu arbeiten. Sie werden auch nach dem Ausscheiden aus dem Berufsleben die Vorteile nutzen und online bleiben.

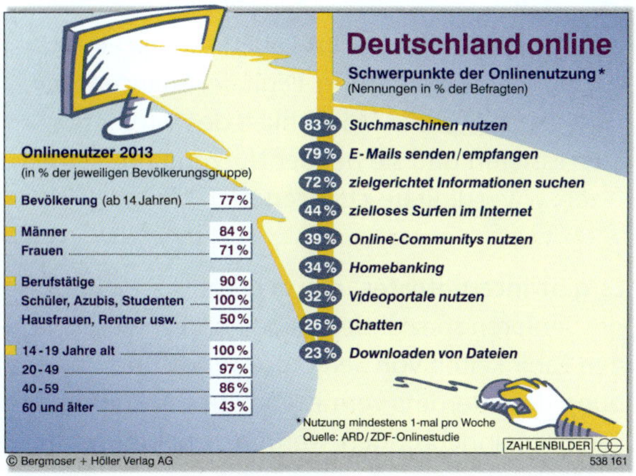

Abb. 6.5: Internetnutzung

Senioren werden in naher Zukunft immer mehr von Internetangeboten profitieren. Das Internet kann zur **Kommunikation** und für **Serviceleistungen** genutzt werden. Besonders bei eingeschränkter Mobilität ermöglicht das Internet eine längere individuelle Selbstständigkeit und eine gesellschaftliche Teilhabe.

Das Internet hat im Gegensatz zu Fernsehen und Radio den Vorteil, dass eine dialogische Kommunikation und Interaktion stattfinden kann, z. B. in den sozialen Netzwerken oder beim »Chatten«.

Beispiele für Anwendungsmöglichkeiten:

- E-Mails schreiben und erhalten
- Einkaufen im Internet
- Bestellen von Essenslieferung

Informationen erhalten über:

- Freizeitgestaltung
- Therapien bei Krankheiten
- Reisen
- Kultur und Geschichte

Ältere Menschen brauchen meist Hilfe, um sich mit dem Internet vertraut zu machen und sich dem neuen Medium anzunähern. Das Interesse kann geweckt werden, indem der Nutzen und die Möglichkeiten aufgezeigt werden.

In vielen Projekten bieten Einrichtungen der Altenhilfe Senioren die Gelegenheit, die neuen Informations- und Kommunikationstechniken zielgruppenspezifisch kennenzulernen und eine Medienkompetenz zu erwerben.

LF 2.3

> ✓ **Tipp** »Mittendrin im Leben – ganz einfach Internet«. Die Stiftung Digitale Chancen will Menschen für die Möglichkeit des Internets interessieren und sie bei der Nutzung unterstützen: www.digitale-chancen.de

Es gibt **Internetcafés**, die sich auf die Zielgruppe der Senioren spezialisiert haben und entsprechend den Fähigkeiten von Senioren Wissen und Handhabung des Internets vermitteln. Auch in stationären Senioreneinrichtungen werden zunehmend Internetcafés eingerichtet.

Im Internet gibt es unterschiedliche Angebote, die speziell auf die Bedürfnisse von Senioren ausgerichtet sind.

- In Seniorenportalen wie www.ahano.de werden Informationen zu unterschiedlichen Themen behandelt, z. B: Gesundheit, Reisen, Ernährung, Beschäftigungsmöglichkeiten für Ältere und auch Pflege im Alter.
- Zum Erwerb der Medienkompetenz gibt es Seniorennetze, z. B. das Bayerische SeniorenNetz-Forum, www.bsnf.de. Es ist ein Zusammenschluss von Initiativen, die ältere Bürgerinnen und Bürger beim Zugang zu den neuen Medien unterstützen, sowie eine Plattform für gegenseitigen Austausch, Anregungen und Unterstützung.
- Das Lernportal www.senioren-lernen-online.de hat das Ziel, Lernen unabhängig vom Wohnort zu ermöglichen.
- Zudem gibt es Online-Magazine für Senioren, z. B. das www.forum-fuer-senioren.de, mit Artikeln zu aktuellem Tagesgeschehen und Politik, Kultur, Reisen, mit Kochrezepten, Bücher- und Einkaufstipps.

6.3 Medienangebote für Menschen mit beeinträchtigten Funktionen der Sinnesorgane

6.3.1 Medienangebote für Hörgeschädigte

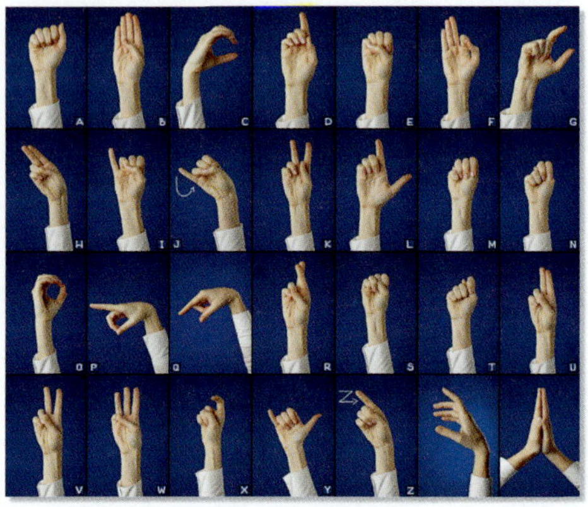

Abb. 6.6: Fingeralphabet: Buchstaben werden durch bestimmte Fingerstellungen dargestellt.

Gebärdensprache

Die **Gebärdensprache** ist ein Kommunikationsmittel für Gehörlose. Durch Gebärden, also Gestik und Mimik, werden Wörter und Begriffe dargestellt. In einer Gebärde können bis zu neun Informationen stecken, die gleichzeitig erfasst werden müssen, z. B.:

- unterschiedliche Handbewegungen,
- der Raum, den die Handbewegungen einnehmen,
- die Mimik von Mund, Augen, Augenbrauen und Stirn.

Wörter, die nicht durch eine Gebärde ausgedrückt werden können, z. B. Namen, werden mithilfe des **Fingeralphabets** (Abb. 6.6) buchstabiert.

Film und Fernsehen

Das **Fernsehen** ist ein **audiovisuelles Medium**. Gehörlose können die Bilder im Fernsehen wahrnehmen, sie hören allerdings nicht den entsprechenden Text dazu. Damit Hörgeschädigte auch einen Zugang zum Fernsehen haben, werden mit unterschiedlichen Mitteln die akustischen Informationen visualisiert:

- Die Nachrichten auf ARTE und Phönix werden zusätzlich von Gebärdensprachdolmetschern übersetzt.
- Filme werden mit Untertiteln versehen, die der Benutzer durch die Tafel 150 einblenden kann.
- Nachrichten und Informationen können jederzeit über Videotext abgerufen werden.
- Der Bayerische Rundfunk produziert ein Wochenmagazin für Hörgeschädigte: »Sehen statt Hören«. Es werden Filme und Berichte gezeigt, die mit Gebärdensprache und Untertiteln in allen dritten Programmen gesendet werden.

Der Anteil der Sendungen mit Untertiteln oder mit einer Übersetzung in die Gebärdensprache ist sehr gering. Die öffentlich-rechtlichen Sender untertiteln einen Teil ihrer Sendungen, die privaten Sender, mit Ausnahme von ProSieben, überhaupt nicht.

✔ **Tipp** Auch einige Kinos zeigen Filme mit Untertiteln für Hörgeschädigte. Unter www.schwerhoerigen-netz.de findet sich eine Liste dieser Kinos.

Telefon

Ein **Schreibtelefon** ist ein Telekommunikationsgerät, das anstelle von akustischen Informationen, Text übermittelt und empfängt. Die Geräte haben LCD-Bildschirme, auf denen der geschriebene und der empfangene Text erscheinen. Anrufer und Empfänger legen dazu den Telefonhörer auf den Akustikkoppler ihres Schreibtelefons, dann werden die einzelnen Buchstaben per Tastendruck gesendet. Diese schriftliche Kommunikation ist allerdings sehr langsam und wurde durch die Möglichkeit der Sendung einer SMS über ein Handy abgelöst.

PC und Internet

Durch **PC und Internet** haben sich für Hörgeschädigte neue Wege zur Kommunikation erschlossen. Durch eine E-Mail oder einen Chat sind sie in der Lage, mit anderen Internetnutzern schriftlich Informationen auszutauschen.

6.3.2 Medienangebote für Sehbehinderte

Lesen von Großdruckbüchern

Ältere Menschen haben vermehrt Einschränkungen im Sehen, wie Alterssichtigkeit oder grauer Star. Bei den herkömmlichen Büchern ist häufig die Schrift zu klein. Durch eine größere Schrift und einen größeren Abstand zwischen den Zeilen wird der Text gut lesbar. Viele Büchereien und Buchverlage bieten im Internet Listen der sogenannten **Großdruckbücher** an.

Vorlesegerät

Mit einem **Vorlesegerät** kann der Benutzer sich Gedrucktes anhören. Ein Buch wird auf die Glasplatte eines Vorlesegeräts gelegt und eine Stimme liest den gewünschten Text vor.

Hör-CDs / Hörbücher

Eine Alternative zum Lesen sind **Hörbücher.** Die gängige Literatur wird in großer Auswahl angeboten.

Die **Deutsche Blinden-Hörbücherei (DBB)** in der Deutschen Blindenstudienanstalt bietet seit 1954 schwerpunktmäßig wissenschaftliche Literatur zum Hören an. Die gesprochene Literatur wird auf Audiokassetten und CDs aufgezeichnet. Als neues digitales Medium wurde das sogenannte DAISY–System entwickelt. Es hat eine erhöhte Speicherkapazität und es passen bis zu 40 Stunden Aufnahmen auf eine CD-ROM. Außerdem wird auf ihr wie in einem Buch geblättert.

✔ **Tipp** Eine Liste der Hörbücher kann bei der Geschäftsstelle des DVBS (Deutscher Verein der Blinden und Sehbehinderten in Studium und Beruf e. V.) bestellt werden.

Film und Fernsehen

Film und Fernsehen ist auch für Sehbehinderte ein zentrales Unterhaltungsmedium. Sehbehinderte oder Blinde nehmen das Fernsehen zwar akustisch wahr, sehen jedoch kaum etwas oder gar nichts. Sie brauchen eine Beschreibung. Ein Film wird zu einem blindengerechten Hörfilm, indem er akustisch

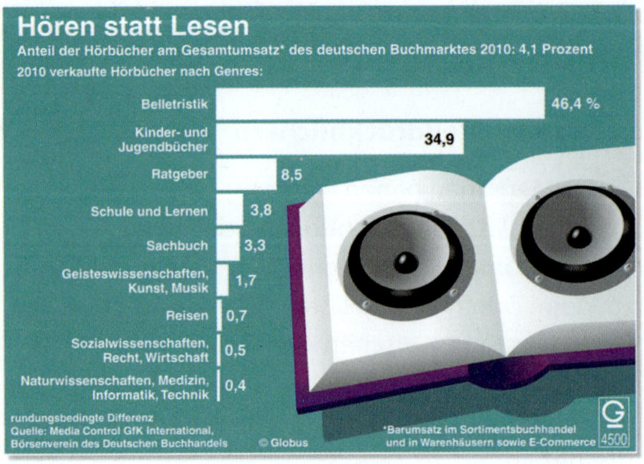

Abb. 6.7: Hörbücher werden immer beliebter.

erläutert wird. Handlung, Gesten, Mimik und Ansicht werden dazu in den Sprechpausen beschrieben. Ein Hörfilm ermöglicht so auch Sehbehinderten eine kulturelle Teilhabe.

✔ **Tipp** Bei der Deutschen Hörfilm gGmbH (DHG) www.hoerfilm.de sind Fernsehprogramme, Filme, Videos und DVDs aufgelistet, die mit dieser Audiodeskription ausgestattet sind.

LF 2.3

Blindenschrift (Brailleschrift)

1825 entwickelte **Louis Braille** aus einem Raster von sechs tastbaren Punkten eine **Blindenschrift**. Die sogenannte **Brailleschrift** ist weltweit verbreitet und z. B. auf Geldscheinen oder auf Medikamentenpackungen zu ertasten.

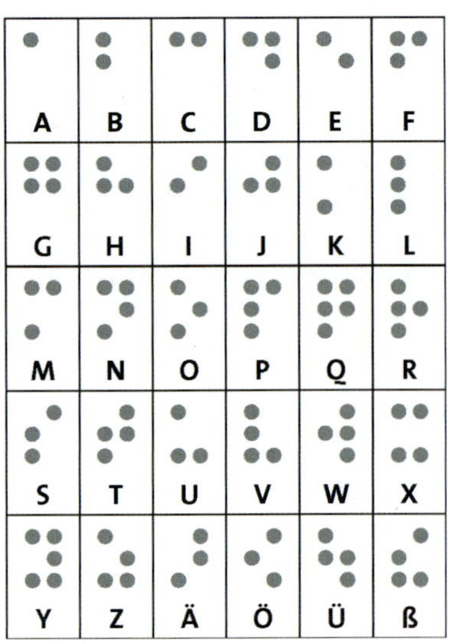

Abb. 6.8: Die deutsche Blindenschrift.

Die Blindenschrift benötigt viel Platz. Aus diesem Grund sind **Bücher in Blindenschrift** sehr groß, umfangreich und schwer. Außerdem sind sie wesentlich teurer als Bücher in normaler Druckform. Bücher in Taschenbuchform oder regelmäßig erscheinende Tageszeitungen oder Magazine sind demzufolge nicht auf dem Markt zu finden.

! Merke Für einen Menschen, der im Alter erblindet, ist es schwierig, die neue Schrift zu erlernen oder die schweren Bücher zu halten.

✔ **Tipp** In der Deutschen Blindenbücherei (www.blindenbuecherei.de) oder der Deutschen Blindenstudienanstalt (www.blista.de) können Bücher in Blindenschrift kostenlos ausgeliehen werden. Hauptsächlich werden wissenschaftliche Bücher, Zeitschriften, Landkarten oder Musiknoten angeboten.

PC und Internet

Auch Menschen mit einer Sehbehinderung oder einer Erblindung können die vielfältigen Möglichkeiten eines PCs nutzen. Durch besondere technische Systeme lässt sich der Inhalt des Bildschirms lesen. Ein **Screenreader** ist eine Brücke zwischen den Windows-Programmen und speziellen Ausgabemedien. Er setzt den Bildschirminhalt in Text um und gibt ihn wieder durch

- ein Vergrößerungssystem. Es vergrößert wie eine Lupe Zeichen und Grafiken, ein Ausschnitt des Gesamtbildes wird sichtbar.
- eine Braillezeile. Text und Buchstaben werden schrittweise über ein Display in Blindenschrift wiedergegeben.
- eine Sprachausgabe. Text wird über Kopfhörer oder Lautsprecher wiedergegeben. Mit der Sprachausgabe ist schnelles Lesen möglich.

Durch diese Ausgabemedien kann auch das Internet von Sehbehinderten und Blinden genutzt werden.

Aufgaben

- Wie lässt sich das Fernsehen als Medium sozialer Kommunikation nutzen?
- Nennen Sie Beispiele für Sendungen, die sich anbieten, um gemeinsam fernzusehen.
- Erläutern Sie die beiden Funktionen, die das Radio heute erfüllt.
- Welche Wirkung hat das Lesen auf Geist und Seele? Welche Fähigkeiten werden gefördert?
- Nennen Sie Beispiele für die Aktivitäten in einer Zeitunglesegruppe.
- Was sind die Vorteile eines Lesekreises?
- Was sollte bei der Planung eines Lesekreises bedacht werden? Welche Art von Texten eignen sich?
- Erläutern Sie, welche Wirkung Märchen auf ältere Menschen und Demenzkranke haben.
- Welche Möglichkeiten bietet das Internet für ältere Menschen?
- Welche Medienangebote gibt es für Hörgeschädigte und Sehbehinderte?

7 Bürgerschaftliches Engagement älterer Menschen

7.1 Bedeutung des bürgerschaftlichen Engagements

Durch **bürgerschaftliches Engagement** haben ältere Menschen die Möglichkeit, sich sinnvoll zu betätigen, mitverantwortlich zu sein und eine soziale Isolation zu vermeiden. Ein Drittel der Menschen im Alter zwischen 55 und 65 Jahren und 20 % der über 70-Jährigen engagieren sich in unterschiedlichen sozialen, sportlichen, kulturellen und politischen Bereichen. In Einrichtungen, Vereinen, Institutionen, Kirchengemeinden, Verbänden oder Kommunen gibt es vielfältige Möglichkeiten, sich zu engagieren. Die Freiwilligen werden hier durch Fachleute angeleitet, unterstützt und begleitet.

! Merke Folgende Bedingungen sind an ein bürgerschaftliches Engagement geknüpft:
- Freiwilligkeit
- kein materieller Gewinn
- Orientierung am Gemeinwohl
- Öffentlichkeit

Kommunen sind zunehmend überfordert, alle sozialen Leistungen zu erbringen. Ältere Menschen können hier Mitverantwortung für die Gesellschaft übernehmen und somit einen Beitrag zum neuen Altersbild leisten. Sie können eine Stütze der Gesellschaft werden und ihre Fähigkeiten, Fertigkeiten, Erfahrungen und ihr Wissen für die Gemeinschaft einsetzen. Die Alterung der Gesellschaft kann so als Chance gesehen werden und nicht nur als eine Bedrohung und Belastung für die sozialen Sicherungssysteme. Ein bürgerschaftliches Engagement kommt auch der nachfolgenden Generation zugute.

Die **Motivation** zum bürgerschaftlichen Engagement von Älteren hat unterschiedliche Hintergründe:
- religiöse oder humanitäre Verpflichtung
- Solidarität
- Mitleid
- Einflussnahme
- Wunsch nach aktiver Beteiligung an der Gestaltung der Gesellschaft
- Einbringen von Erfahrungen
- Erwerb von neuen Fähigkeiten
- Knüpfen von neuen Kontakten
- Spaß an der Sache

Das bürgerschaftliche Engagement unterscheidet die **drei Gebiete**

- **freiwilliges Engagement** mit ehrenamtlicher Arbeit und Laienhilfe,
- **Selbsthilfe** in Selbsthilfegruppen, Selbsthilfeprojekten und Selbsthilfeorganisationen sowie
- **Seniorenvertretungen** und **Seniorenbeiräte**.

7.2 Freiwilliges Engagement

Die Formen des **freiwilligen Engagements** sind zahlreich. Sie reichen von der persönlichen Hilfe von Mensch zu Mensch, z. B. beim bundesweiten Aktionsprogramm »Mehrgenerationenhäuser« (► LF 2.2, Kap. 4.4, S. 991), bis zur Mitarbeit in Initiativen, Projekten und Organisationen.

Ein **freiwilliger Helfer** muss verlässlich sein und darf sich nicht überfordern. Er wird für seine Aufgabe in der Regel geschult und durch Fachleute unterstützt und begleitet. Seine Kosten, z. B. Fahrtkosten, bekommt er erstattet und ist haftungsrechtlich abgesichert.

Sozialer und kirchlicher Bereich

Durch freiwilliges Engagement im **sozialen und kirchlichen Bereich** erhalten Menschen wertvolle **Unterstützung**, die bei den knappen personellen und finanziellen Ressourcen von sozialen Einrichtungen sonst nicht mehr geleistet werden könnte.

LF 2.3

Eine **soziale Betreuung** kann in unterschiedlichen Formen stattfinden (Abb. 7.2), z. B.

- im Wohnheim einen Kaffeetreff oder eine Handarbeitsgruppe ausrichten,
- in Altentagesstätten die Aktivierungsgruppen unterstützen,
- im Jugendtreff eine Spielstunde auf die Beine stellen,
- Telefonseelsorge,
- als Ersatzgroßeltern junge Mütter und Väter entlasten und deren Kinder betreuen,
- in der kirchlichen Seniorenarbeit den Frauentreff arrangieren, Kuchen für Feste backen oder für Basare handarbeiten.

Bundesfreiwilligendienst

Eine neue Möglichkeit des sozialen Engagements ist der **Bundesfreiwilligendienst**. Nach dem Wegfall des Zivildienstes hat das Bundesfamilienministerium seit Juli 2011 diesen Dienst für Frauen und Männer jeden Alters eingerichtet. Sogenannte **Bufdis** können in sozialen, kulturellen, sportlichen, ökologischen Tätigkeitsfeldern und neu auch im Zivil- und Katastrophenschutz und in der Integration, Menschen, die Unterstützung brauchen, helfen.

Freiwillige verpflichten sich, für ein Jahr in Voll- oder Teilzeit zu arbeiten. Sie erhalten eine fachliche Anleitung und Begleitung und nehmen an Seminaren teil. Solange sie noch keine Vollrente erhalten, sind sie sozialversichert. Je nach Tätigkeit und Träger,

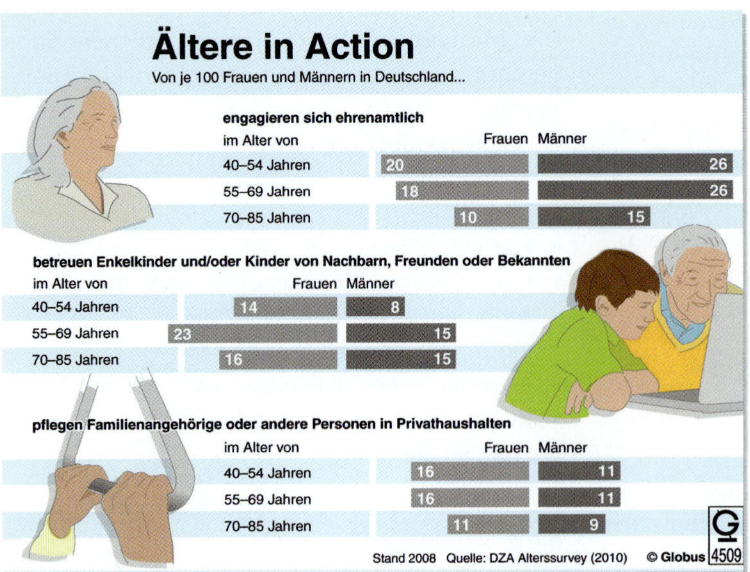

Abb. 7.1:
Die Formen des freiwilligen Engagements sind vielfältig.

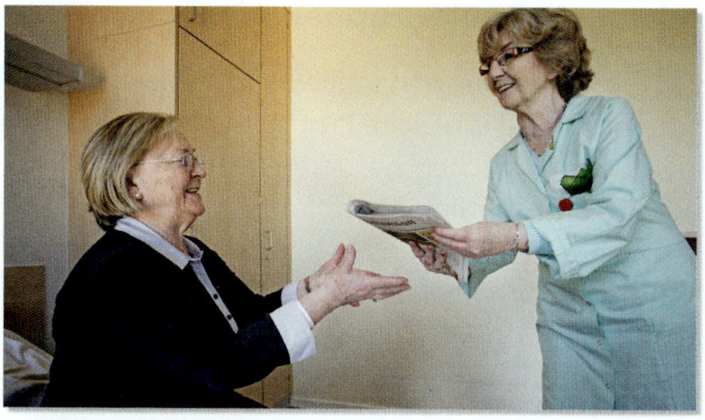

Abb. 7.2: Besuchsdienste suchen regelmäßig ältere Menschen auf. Sie reden mit ihnen, lesen etwas vor, gehen zusammen spazieren und lindern so die Einsamkeit. Der Besuch kann in den eigenen vier Wänden, aber auch in Pflegeeinrichtungen oder im Krankenhaus stattfinden.

wird ein Taschengeld gezahlt, Unterkunft, Verpflegung und Dienstkleidung übernommen.

✔ **Tipp** Informationen zu Einsatzstellen sind im Internet in einer Platzbörse, beim Regionalbetreuer oder in unterschiedlichen Einrichtungen zu finden.

Kulturbereich

Das Engagement im **Kulturbereich** kann sehr vielfältig sein. Möglichkeiten sind z. B.

- die Organisation und Mitgestaltung von Tagungen und Festivals oder
- das Initiieren und Leiten von Gruppen, wie
  - Theater und Tanz,
  - Musik und Gesang,
- Erzählen, Vorlesen und Schreiben.

Bereich Sport und Gesundheit

Bei einem Engagement in Vereinen, Zentren oder Schulen sind in fast jedem Ort die Möglichkeiten im Bereich **Sport und Gesundheit** breit gefächert:

- Betreuung von Sportgruppen und -treffs, z. B. einer Nordic-Walking-Gruppe
- Training der Sportgruppen
- Unterstützung in der Organisation und Verwaltung
- Ausrichten von Sportfesten
- Vorträge und Aktionen zu Gesundheitsthemen vorbereiten und ausführen

Bereich Bildung und Wissen

Senioren geben ihr im Leben erworbenes Wissen und ihre Kenntnisse und Erfahrungen an Jüngere weiter. Aber auch sie erweitern ihren Horizont, indem sie Menschen in ihrem sozialen Umfeld kennenlernen. Sie begleiten lernschwache Kinder, helfen Migranten, die deutsche Sprache zu erlernen, berichten als Zeitzeugen in Schulen. Sie trainieren in Senioreneinrichtungen den Gebrauch von Computer und Internet oder begleiten Berufsanfänger im neuen Lebensabschnitt.

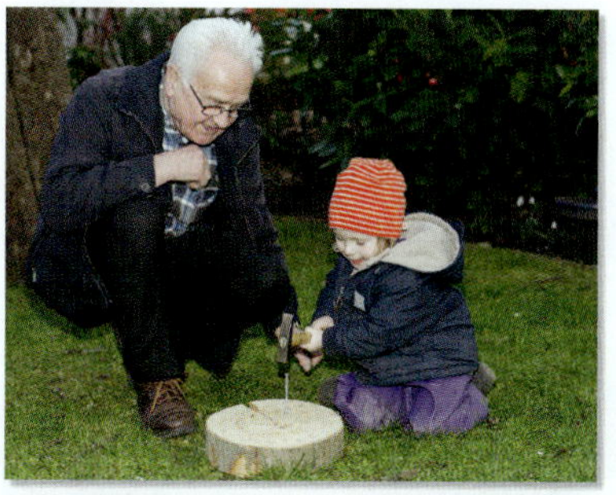

Abb. 7.3: Ältere Menschen helfen den Jüngeren, indem sie ihr Wissen an sie weitergeben.

Bei **Alt hilft Jung** erleichtern Paten jungen Menschen den Einstieg ins Berufsleben. Die Paten sind bereits im Ruhestand und engagieren sich ehrenamtlich dafür, jungen Menschen den Übergang von der Schule in den Beruf zu erleichtern. Sie stehen denen zur Seite, die aus schwierigen Familienverhältnissen kommen, deren Berufschancen schlecht sind und die ohne Hilfe den Berufseinstieg nicht schaffen würden. Sie machen ihnen Mut, den eigenen Weg zu finden.

Im **Senioren Experten Service (SES)** bringen sich ebenfalls Menschen ein, die bereits im Ruhestand sind. Der SES vermittelt Ältere ins In- und Ausland. Seniorenexperten fördern die Aus- und Weiterbildung von Fach- und Führungskräften oder helfen bei der Hilfe zur Selbsthilfe, z. B. Solartechnik in Kenia einzuführen oder neue Brotsorten in Vietnam zu backen. Alle Beteiligten profitieren von diesem Vorgehen. Die Senioren Experten sind für unterschiedliche Organisationen tätig, z. B. für den Deutschen Entwicklungsdienst oder die Gesellschaft für Technische Zusammenarbeit. Sie arbeiten aber auch in Unternehmen oder für die Europäische Union.

LF 2.3

Zum **Seniortrainer** gibt es eine spezielle Ausbildung. Das Erfahrungswissen älterer Menschen wird für ein bürgerschaftliches Engagement genutzt. Im Sozialwesen, in Kirche, Bildung, Kultur, Politik, im Umweltschutz, in Freizeit, Sport oder Geselligkeit haben Seniortrainer die Aufgabe, Vereine und lokale Initiativen zu beraten und zu begleiten. Sie bringen neue Projekte an den Start oder engagieren sich im Gemeinwesen.

Seniorenbüros

In **Seniorenbüros** laufen die Fäden zusammen. Sie sind u. a. Informations-, Beratungs- und Vermittlungsstellen für freiwilliges Engagement in der Lebensphase nach Beruf und Familie. Sie richten sich an Menschen, die im Alter aktiv bleiben möchten und sinnvolle Aufgaben suchen. Sie machen Angebote zur Fort- und Weiterbildung, initiieren, beraten und unterstützen Projekte und begleiten die Freiwilligen. Sie kooperieren und vernetzen die Angebote innerhalb der Kommune und sind die Ansprechpartner für Seniorengruppen und Initiativen sowie für gemeinnützige Träger, die freiwillige Mitarbeiter suchen.

✔ **Tipp** Weitere Informationen unter www.seniorenbueros.org

7.3 Selbsthilfe

Bei der **Selbsthilfe** versuchen Menschen mit unterschiedlichen krankheitsbedingten, seelischen oder sozialen Einschränkungen durch ein selbstbestimmtes und eigenverantwortliches Handeln, ihre Probleme zu bewältigen und an ihrer Situation etwas zu verändern.

! Merke Durch die Selbsthilfe kommt der Mensch aus der Passivität heraus.

Die Selbsthilfe trägt einen wichtigen Anteil zur Gesunderhaltung und Bewältigung von Problemsituationen in der Gesellschaft bei. Die Krankenkassen erkennen das an und fördern Selbsthilfe in freiwilliger Leistung. Die Selbsthilfe ist zu einer Säule im Gesundheitssystem geworden.

7.3.1 Selbsthilfegruppen

In **Selbsthilfegruppen** schließen sich Menschen zusammen, die das gleiche Problem verbindet. Sie leiden unter ähnlichen gesundheitlichen, seelischen, sozialen Einschränkungen oder schwierigen Lebenslagen und suchen einen Weg aus ihrer Isolation. Sie möchten Verständnis finden, Hilfe erhalten und geben.

! Merke Der Grundgedanke von Selbsthilfegruppen ist die wechselseitige Hilfe auf der Basis gleicher Betroffenheit.

In Deutschland gibt es ca. 100 000 Selbsthilfegruppen. Sie haben unterschiedliche gesellschaftliche, soziale und gesundheitliche Themenbereiche und wenden sich an Betroffene oder Angehörige. Die Treffen finden regelmäßig statt. Die Mitglieder organisieren sich selbst, arbeiten eigenverantwortlich und werden nicht von Fachleuten geleitet. Von jedem Teilnehmer wird erwartet, dass er kontinuierlich und aktiv mitarbeitet.

Themenschwerpunkte

In den meisten Selbsthilfegruppen ist der Grund des Zusammentreffens eine chronische Erkrankung. Hier stehen das Erleben der Krankheit, der Umgang mit ihr sowie das Wissen über das Krankheitsbild und seine Behandlung im Vordergrund, z. B. Selbsthilfegruppen bei Parkinson- oder Alkoholkrankheit.

Eine Selbsthilfegruppe nach einer Brustkrebsoperation unterstützt und hilft z. B. bei der seelischen Verarbeitung der Krankheit. Trauergruppen helfen, mit dem Verlust eines Nahestehenden umzugehen und neue Wege zu finden. Selbsthilfegruppen für Angehörige von Demenz- oder Suchtkranken zeigen Möglichkeiten zur Bewältigung der Situation.

Die Wirkung der Selbsthilfegruppen

Der Erfahrungsaustausch steht im Mittelpunkt der Gruppensitzung. Gemeinsam können seelische Belastungen leichter bewältigt werden. Wenn ein Mitglied über seine Situation redet, weiß jeder, worüber gesprochen wird, und kann vieles nachempfinden. Die Mitglieder sehen, dass sie mit ihren Problemen nicht alleine sind, erfahren Entlastung und die notwendige seelische Unterstützung durch die anderen.

Durch den **Erfahrungs- und Informationsaustausch** über Krankheitsbilder, Behandlungsmöglichkeiten oder gesetzliche Regelungen werden neue Kenntnisse erworben. Schwierigkeiten werden erkannt und Möglichkeiten aufgezeigt, die Erkrankung besser zu bewältigen. So können andere Umgangsformen mit Problemen, neue Perspektiven oder Lebensinhalte entwickelt werden. Die neu erworbene Sicherheit hilft beim Umgang mit Fachleuten und dabei, Rechte einzufordern.

In vielen Selbsthilfegruppen unternehmen die Mitglieder auch gemeinsame Aktivitäten oder helfen sich gegenseitig im Alltag.

Die Grenzen der Selbsthilfegruppen

Selbsthilfegruppen sind nicht für Menschen geeignet, die sich in akuten Problemsituationen befinden. Krisen überfordern die Gruppen. Die Teilnahme an Selbsthilfegruppen ist eine Ergänzung zur medizinischen oder therapeutischen Behandlung. Sie kann nicht Fachleute wie Ärzte oder Therapeuten ersetzen. Um eine positive Wirkung zu erzielen, ist eine regelmäßige Teilnahme an den Sitzungen notwendig. Auch ein wechselseitiges Geben und Nehmen sind wichtige Voraussetzungen.

Organisation einer Selbsthilfegruppe

Mit Eigeninitiative kann jeder eine Selbsthilfegruppe gründen. Es gibt keine gesetzlichen Vorschriften, solange es sich um einen reinen Interessenverbund handelt. Die einzige Voraussetzung ist, Zeit zu haben. Hinzu kommt die Bereitschaft, sich fremden Menschen zu öffnen. Die Selbsthilfekontaktstellen in den Kommunen bieten Hilfe zur Selbsthilfe an. Mitarbeiter informieren über die Gründung von Selbsthilfegruppen, beraten zu unterschiedlichen Themen und vermitteln Räumlichkeiten, z. B. in Krankenhäusern oder Wohlfahrtsverbänden. Außerdem geben sie Auskunft über die Förderung von Selbsthilfegruppen. Die Förderung ist nicht gesetzlich vorgeschrieben und wird deshalb in den einzelnen Bundesländern unterschiedlich gehandhabt.

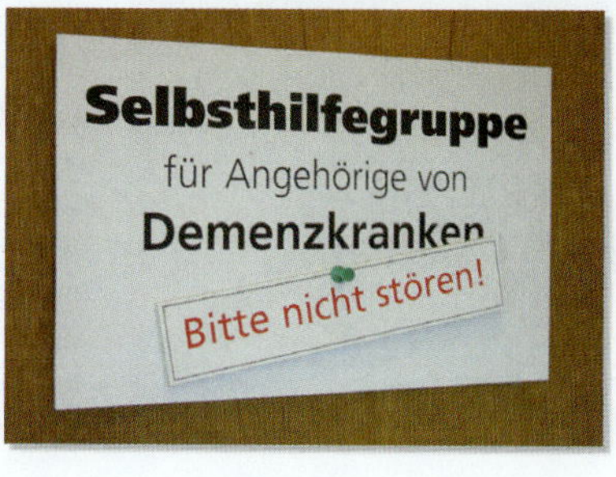

Abb. 7.4: Sitzung einer Selbsthilfegruppe

7.3.2 Selbsthilfeprojekte

In **Selbsthilfeprojekten und Initiativen** werden die Gruppenerfahrungen auch anderen Betroffenen zur Verfügung gestellt. Selbsthilfeprojekte arbeiten öffentlich und geben Informationen, Beratung und Hilfen an Betroffene und Angehörige weiter. Sie setzen sich für bessere Bedingungen in der gesundheitlichen und sozialen Versorgung ein. Beispielsweise gibt es ein Selbsthilfeprojekt, das sich engagiert, um die Forschung und Behandlung von Brustkrebs voranzubringen.

7.3.3 Selbsthilfeorganisationen

Selbsthilfeorganisationen sind Zusammenschlüsse auf Landes- und Bundesebene. Die Selbsthilfeorganisationen bestehen aus Betroffenen und Fördermitgliedern. Hauptamtliche Mitarbeiter verwalten und führen die Organisationen. Die Interessen werden durch eine starke Öffentlichkeitsarbeit vertreten und sie fungieren als Lobby bei der Gesetzgebung.

Je nach Problemstellung gibt es unterschiedliche Organisationen, z. B.:

- **Bundesarbeitsgemeinschaft der Seniorenbüros e. V. (BAS)**, die sich mit Seniorenbüros, freiwilligem Engagement älterer Menschen und aktivem Ruhestand befassen.
- **Bund deutscher Kriegsopfer, Körperbehinderter und Sozialrentner e. V. (BDKK)**, er übernimmt Aufgaben im Bereich Sozialrecht, Renten und Kriegsopferbetreuung.
- **Bundesarbeitsgemeinschaft Wissensbörse e. V. (BAG-WB)** und **Europäisches Netzwerk Gilde-Wissensbörsen**, sie befassen sich mit

LF 2.3

Wissensbörsen für ältere Arbeitnehmerinnen und Arbeitnehmer.

- **Forum gemeinschaftliches Wohnen e. V. -Bundesvereinigung** mit der Aufgabenstellung: gemeinschaftliches Wohnen, selbstverwaltete Wohnprojekte, generationsübergreifende Gruppenwohnprojekte.
- **Senioren-Schutz-Bund »Graue Panther«**, er tritt für die Verbesserung der Lebensbedingungen der älteren Menschen ein.

Im Bundesnetzwerk »**Bürgerschaftliches Engagement**« laufen alle Fäden zusammen. Es hat zum Ziel, das bürgerschaftliche Engagement in allen Gesellschafts- und Politikbereichen zu fördern. Die inhaltliche Arbeit, z. B. »demografischer Wandel«, findet in Arbeitsgruppen statt.

Die **Bundesarbeitsgemeinschaft der Senioren Organisationen (BAGSO)** versteht sich als Lobby der Älteren und Interessenvertretung für Politik, Gesellschaft und Wirtschaft in Deutschland. Sie setzt sich dafür ein, dass jedem ein selbstbestimmtes Leben im Alter möglich ist und dass dafür die notwendigen Rahmenbedingungen geschaffen werden. Sie engagiert sich dafür, dass auch alte Menschen die Chance haben, sich aktiv am gesellschaftlichen Leben zu beteiligen. Die Arbeit der BAGSO besteht darin, die Interessen und Aktivitäten der angeschlossenen Verbände zu koordinieren und im Rahmen der Seniorenpolitik auf nationaler und internationaler Ebene zu vertreten. Aus den Mitgliedern der unterschiedlichen Organisationen werden Fachkommissionen zusammengestellt, die dann unterschiedliche Themen bearbeiten, z. B.

- **Fachkommission »Pflege«:** Initiative zur Entwicklung des BAGSO-Qualitätssiegels »Seniorengerechtes Leben und Wohnen«
- **Fachkommission »Ehrenamt«:** »Leitfaden zur Arbeit mit Freiwilligen«
- **Fachkommission »Aktuelle Fragen zur Seniorenpolitik«:** »Solidarität mit älteren Ausländern«

Die BAGSO gibt regelmäßig die BAGSO-Nachrichten heraus. Themen in dieser Fachzeitschrift sind z. B. »Hören und Sehen«, »Wohn(t)räume«, »Lernen mal anders« oder »Internet macht's möglich«. Außerdem entwickelt sie Positionspapiere, z. B. »Das Alter als Chance im Arbeitsleben«, und gibt Stellungnahmen heraus, z. B. zum 5. Altenbericht.

Unter dem Dach der BAGSO sind über 90 Mitgliedsorganisationen zusammengeschlossen, z. B.

- Seniorenarbeitsgemeinschaften der Parteien
- Greenpeace e. V. 50 plus
- Frauengemeinschaften der Kirchen
- Deutsche Alzheimergesellschaft
- Deutsche Turnerbund 50 plus e. V.
- Deutsche Blinden- und Sehbehindertenverband
- Bundesarbeitsgemeinschaften Seniorentanz und Gedächtnistraining

LF 2.3

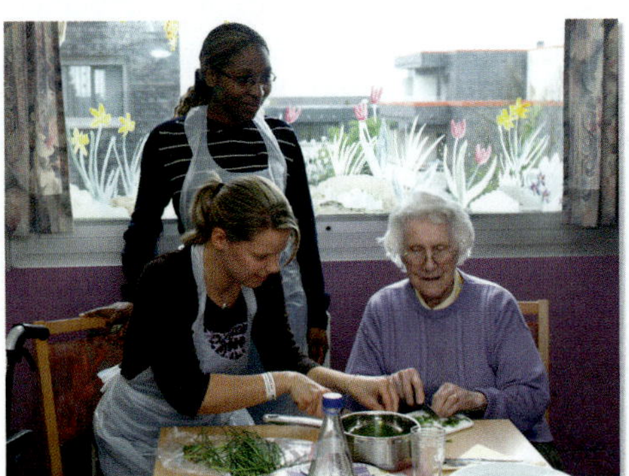

Abb. 7.5: »Wohnen für Hilfe« ist ein **Selbsthilfeprojekt** in Saarbrücken. Dabei stellen Senioren Wohnraum für Studierende zur Verfügung, diese stehen dem Vermieter dafür in Dingen des täglichen Lebens zur Seite. Studierenden soll dadurch bei der Lösung finanzieller Probleme und bei der Wohnungssuche geholfen werden. Die hilfsbedürftigen Menschen können länger in der eigenen Wohnung und in gewohnter Umgebung bleiben.

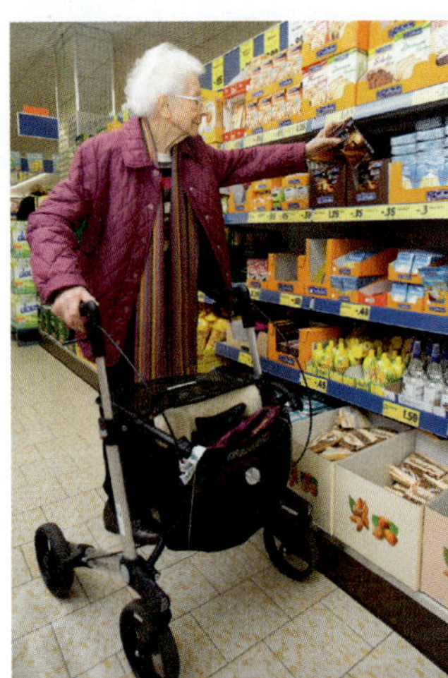

Abb. 7.6: Die BAGSO und die Verbraucherzentralen arbeiten gemeinsam an dem Projekt »Alles super im Supermarkt?«. Es gibt eine Umfrage zu den Bedürfnissen von Senioren beim Einkauf. Z. B.: Können die Preisschilder gelesen werden? Gibt es Möglichkeiten, sich auszuruhen? Kommen die Einkäufer mit dem Rollator durch die Gänge?

7.4 Seniorenvertretungen und Seniorenbeiräte

Seniorenvertretungen setzen sich auf kommunaler Ebene gegenüber Politik und Verwaltung für die Belange älterer Menschen ein. Senioren haben so die Möglichkeit, sich politisch zu engagieren, sich zu Wort zu melden, Einfluss zu nehmen und an der Gestaltung ihrer Gemeinde teilzuhaben. Ausschlaggebend ist der Gedanke, dass auf die lebenslangen Erfahrungen und Kenntnisse der älteren Menschen nicht verzichtet werden kann und im Hinblick auf die Zunahme des Anteils älterer Menschen an der Gesamtbevölkerung eine **zukunftsorientierte Seniorenpolitik** immer wichtiger wird.

Das oberste Ziel dieser Politik ist es, die Selbstständigkeit älterer Menschen zu erhalten, ihre gesellschaftliche Beteiligung zu ermöglichen und sie auch einzufordern. Auf diese Weise werden ihre Interessen nicht von Verwaltungsangestellten oder Vertretern der Politik repräsentiert, sondern durch sie selbst.

Die Politik hat die Aufgabe, die Rahmenbedingungen und die Lebensräume so zu gestalten, dass ältere Menschen eigenverantwortlich und möglichst lange selbstständig leben können, auch wenn sie einen hohen Bedarf an Unterstützung und Pflege benötigen.

7.4.1 Gestaltungsmöglichkeiten und Formen der Seniorenvertretungen

In Deutschland gibt es bis auf wenige Ausnahmen, z. B. das Berliner Seniorenmitwirkungsgesetz, keine gesetzliche Verpflichtung, eine Seniorenvertretung einzurichten. Jede Kommune entscheidet eigenständig darüber, ob eine Seniorenvertretung zugelassen wird und welche Form der Mitwirkung ihr zusteht. Deshalb sind Organisationsformen, Zusammensetzung, Aufgaben und Mitwirkungsmöglichkeiten der Seniorenvertretungen unterschiedlich. Es wird verschieden gehandhabt, was Seniorenvertretungen dürfen, ob sie z. B. Rederecht, Vorschlagsrecht oder Stimmrecht haben.

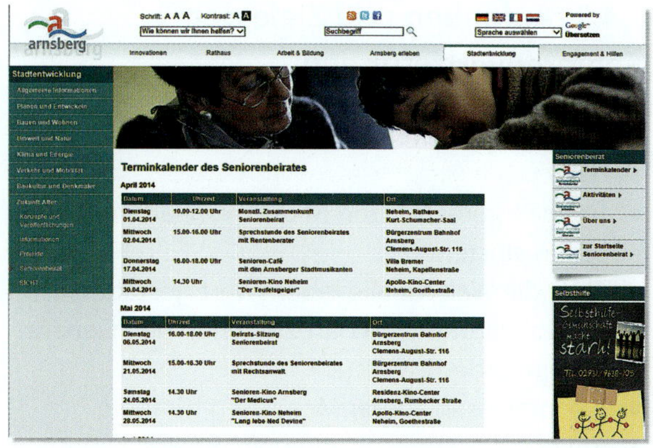

Abb. 7.7: Aufgaben und Angebote eines Seniorenbeirats.

In den meisten Kommunen erfüllen Delegiertenversammlung und Seniorenbeiräte Aufgaben der Seniorenvertretung. Die **Delegiertenversammlung** repräsentiert alle Verbände und Gruppen, die aktive Seniorenarbeit betreiben. **Seniorenbeiräte** sind die Interessenvertretung der älteren Generation und beraten die politischen Gremien und die Verwaltung sowie andere Einrichtungen und Institutionen in grundsätzlichen Fragen der Seniorenarbeit.

Die Wahl des Seniorenbeirats gestalten die Kommunen unterschiedlich: Mitglieder eines Seniorenbeirats werden aus der Delegiertenversammlung gewählt oder aus ihren Reihen vom Bürgermeister berufen; außerdem können sie von Bürgern, die über 60 Jahre alt sind, in direkter Wahl bestimmt werden.

Der **Seniorenbeirat** setzt sich aus den gewählten Mitgliedern sowie aus Vertretern der Fraktionen und Altenhilfeeinrichtungen zusammen. Er hält mehrere Sitzungen im Jahr ab. Die Amtszeit eines Seniorenbeirats liegt zwischen drei und fünf Jahren. Er wird vor einer Entscheidung des Gemeinderats gehört, wenn es um Belange älterer Menschen geht.

Seniorenvertretungen sind
- konfessionell ungebunden,
- verbandsunabhängig,
- parteipolitisch neutral und
- arbeiten ehrenamtlich.

7.4.2 Aufgaben und Ziele der Seniorenvertretungen

Aufgaben und Ziele der Seniorenvertretungen sind:

- für die Interessen und Bedürfnisse älterer Menschen einstehen,
- aktiv die Welt für alle lebenswert gestalten,
- die Solidargemeinschaft zwischen den Generationen fördern,
- die Interessen älterer Menschen bündeln,
- Anliegen älterer Menschen an die Politik herantragen und an einer Weiterentwicklung der Seniorenpolitik mitwirken,
- die Seniorenorganisationen koordinieren,
- Alten- und Pflegeheime, Sozialstationen und ambulante Dienste besuchen und ihre Träger beraten und unterstützen,
- Ansprechpartner für Heimbeiräte (► LF 3.1, Kap. 5.2.2, S. 1110),
- die Angebote der Seniorenarbeit vernetzen,
- in Arbeitskreisen der offenen Altenhilfe mitwirken,
- älteren Menschen eine Stimme gegenüber Verbänden und Einrichtungen der Altenarbeit geben,
- Kontakt zum Seniorenbüro halten,
- Informations- und Beratungsstelle für alle Mitbürger über 60 sein,
- Hilfestellung in allen Anliegen geben und Bürgersprechstunden abhalten,
- zur öffentlichen Meinungsbildung beitragen,
- Informationsveranstaltungen zu aktuellen Themen durchführen und Seniorenratgeber und Seniorenwegweiser erstellen,
- in Arbeits- und Projektgruppen und themenspezifischen Fachausschüssen und Kommissionen mitwirken, sich mit z. B. »Betreutes Wohnen«, »Wohnen mit Service«, »Rehabilitation vor Pflege«, »Zusammenleben mit Ausländern«, »Eingliederung von Spätaussiedlern« oder »Sucht im Alter« befassen.

In Politik und Verwaltung beteiligen Seniorenvertretungen sich im vorparlamentarischen Raum. Sie mischen sich ein, beziehen Stellung, machen auf Probleme aufmerksam und reden mit, wenn Politik für ältere Menschen gemacht wird. Das bedeutet, dass sie den Vertretern von Politik und Verwaltung Anregungen geben, sie beraten und ihnen zuarbeiten. Sie nehmen kommunale Problemstellungen auf, bereiten die Themen vor, leiten Empfehlungen weiter und versuchen, gemeinsame Lösungswege zu finden.

Die Themen beziehen sich z. B. auf:

- **Sicherheit und Verkehr:**

Installation akustischer Signale an von Senioren besonders frequentierten Übergängen für Fußgänger, verlängerte Ampelphasen, damit auch gehbehinderte Menschen die Straße in Ruhe überqueren können, Niederflurbusse und -straßenbahnen, Einstiegsplattformen, Seniorentickets

- **Wohnen im Alter:**

Unterstützung von Modellprojekten für altersgemäßes Wohnen, Erhalt öffentlicher Toiletten, die Aufstellung von Ruhebänken im Stadtgebiet

- **Bildung und Kultur:**

Einsatz für Kulturangebote am Nachmittag oder Computerschulungen für Senioren, Angebote von Freizeitaktivitäten

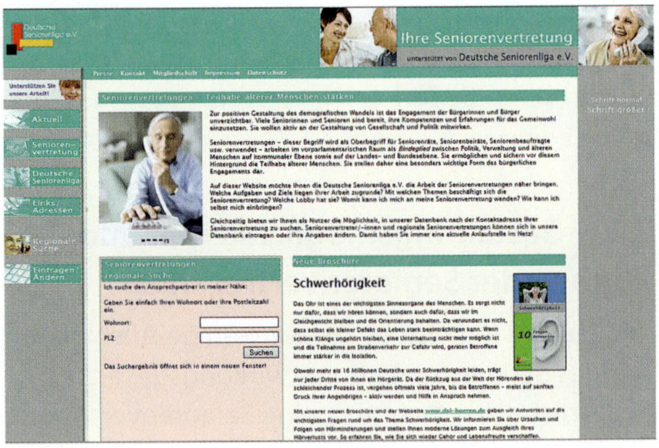

Abb. 7.8: Auf der Internetseite www.ihre-seniorenvertretung.de können Senioren den regionalen Ansprechpartner ihrer Seniorenvertretung finden.

7.4.3 Landes- und Bundesvertretungen

Die Seniorenvertretungen sind auch auf Landes- und Bundesebene etabliert. Der **Landesseniorenrat** ist ein freiwilliger Zusammenschluss der einzelnen kommunalen Seniorenvertretungen im Land. Er vertritt die Interessen der älteren Generation gegenüber Landesregierung, Parlament, gesellschaftlichen Institutionen und der Öffentlichkeit.

Die **Landesseniorenvertretung** unterstützt die kommunalen Seniorenvertretungen und vertritt sie auf landespolitischer Ebene. Sie

- leistet Überzeugungsarbeit bei den Entscheidungsträgern,
- beteiligt sich in Gremien, Instituten oder Projekten,
- arbeitet mit den Vertretern der Altenpolitik zusammen,
- informiert die Öffentlichkeit.

Somit hat der Landesseniorenrat die Möglichkeiten, im Vorfeld auf geplante Gesetzesvorhaben, besonders in der Sozialpolitik, einzuwirken.

Beispiele der Forderungen auf Landesebene sind

- eine gesetzliche Regelung gegen Altersdiskriminierung,
- ein ordentlicher Lehrstuhl für Geriatrie,
- Barrierefreiheit und Sicherheit im öffentlichen Raum,
- Altenprojekte.

Die Landesseniorenvertretung NRW e. V.

will … die aktive Teilnahme älterer Menschen an der Gesellschaft und deren Gestaltung.

Deshalb

- wendet sie sich gegen alle Formen der Ausgrenzung oder Abwertung älterer Menschen,
- fördert sie Initiativen und Aktivitäten Älterer durch »Hilfe zur Selbsthilfe«,
- unterstützt sie aktives Zusammenleben, Dialog und Solidarität zwischen den Generationen,
- fordert sie die Einbindung der Seniorenvertretungen in die Gemeindeordnung als Pflichtaufgabe der Kommunen,
- organisiert sie Fortbildung der Seniorenvertretungen durch Seminare,
- bietet sie konkrete Unterstützung für den Aufbau von Seniorenvertretungen an Orten, wo diese noch nicht existieren.

Abb. 7.9: Aufgaben und Zielsetzung einer Landesseniorenvertretung

Nach der Auflösung der Bundesseniorenvertretung (BSV) wurde 2004 die **Bundesarbeitsgemeinschaft der Landesseniorenvertretungen (BAG LSV)** gegründet. Sie ist die politische Interessenvertretung älterer Menschen im Bund, mit dem Ziel, als Partner von staatlichen Institutionen, politischen Parteien und Öffentlichkeit wahrgenommen zu werden, um so die politische Teilhabe zu stärken und zu sichern. Sie wird in Form von Stellungsnahmen und Anhörungen in die Gesetzgebung einbezogen. Ihre Themen sind: Gesundheit, Pflege, Altersversorgung, Altersdiskriminierung, Umsetzung des EU-Rechts auf nationaler Ebene.

Die BAG LSV sieht für sich folgende Aufgaben:

- **Bündlungsfunktion:** Bündeln der Interessen und Forderungen älterer Menschen
- **Mittlerfunktion:** Vermitteln zwischen Politik, Verwaltung und Senioren
- **Beobachterfunktion:** Beobachten der Einhaltung von Rechten und des Umgangs mit der Würde des alten Menschen
- **Beraterfunktion:** Beraten von Politik und Verwaltung aus der Sicht der Lebenswelt alter Menschen (1)

Das Netzwerk »Bund der älteren Generationen Europas«, EURAG, Sektion Deutschland fördert auf europäischer Ebene den Erfahrungsaustausch zwischen den Ländern.

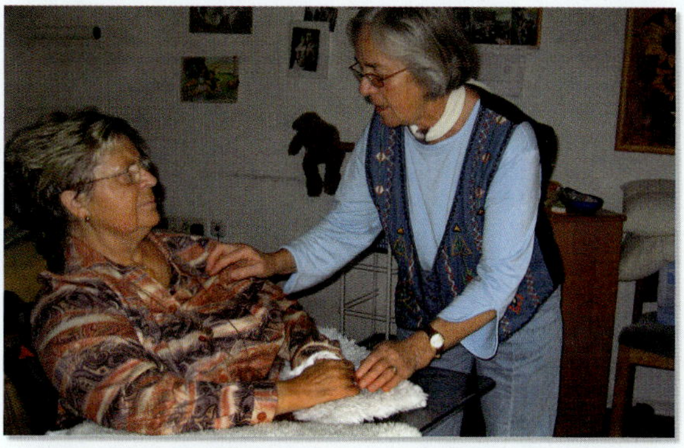

Abb. 7.10: »Langlebigkeit verpflichtet« ist ein Projekt des Sozialministeriums und Landesseniorenrats.Dort werden Seniorenbeiräte und Interessierte in Baden-Württemberg dazu qualifiziert, ältere Mitbürger davon zu überzeugen, mehr Mitverantwortung zu übernehmen und den demografischen Wandel im bürgerschaftlichen Engagement aktiv mitzugestalten.

LF 2.3

Aufgaben

- Was versteht man unter bürgerschaftlichem Engagement?
- Welche drei Gebiete bürgerschaftlichen Engagements werden unterschieden?
- Nennen Sie Beispiele für die Möglichkeiten freiwilligen Engagements.
- Was ist der Bundesfreiwilligendienst?
- »Das Schicksal selbst in die Hand nehmen« – Erläutern Sie das Motto der Selbsthilfe.
- Was sind Selbsthilfegruppen und wie sind sie organsiert?
- Welchen Effekt hat die Teilnahme an einer Selbsthilfegruppe?
- Was ist die Bundesarbeitsgemeinschaft der Senioren-Organisationen (BAGSO) und wofür setzt sie sich ein?
- Was sind Seniorenbeiräte?
- Nennen Sie Aufgaben und Ziele von Seniorenvertretungen.

Lernfeld 3.1

Institutionelle und rechtliche Rahmenbedingungen beim altenpflegerischen Handeln berücksichtigen

Quellenhinweise, weiterführende Literatur und Internethinweise zu den einzelnen Kapiteln ► S. 1310

1 Die Grundrechte

In Artikel 1 bis 19 des Grundgesetzes stehen die wichtigsten Grundrechte. Die **Grundrechte sind das Fundament des Grundgesetzes** und allen staatlichen Handelns; sie binden Gesetzgebung, Rechtsprechung und die Verwaltung. Alle Bürger in Deutschland können sich auf die Grundrechte berufen und beim Bundesverfassungsgericht die Einhaltung einklagen.

Handelt es sich um **Menschenrechte** (Abb. 1.2), können sich auch Menschen, die nicht Bürger der Bundesrepublik Deutschland sind, sondern z. B. Emigranten, Asylsuchende, Reisende auf die Menschenrechte berufen.

> **! Merke** Grundrechte gelten grundsätzlich nur zwischen Staat und Bürger.
> Der Staat gibt dem Bürger die Garantie, dass er
> - ihn vor Übergriffen durch die staatliche Gewalt schützt,
> - ein gedeihliches gesellschaftliches Zusammenleben schafft,
> - sich zum Schutz der Menschen verpflichtet.

Wer Rechte hat, der hat auch Pflichten. So schränken gewisse Grundrechtspflichten die Grundrechte ein. Da der Mensch kein Einzelwesen ist, sondern ein Glied in einer Gemeinschaft, trägt er für ein gutes Zusammenleben auch Verantwortung. Wichtige Grundpflichten sind:

- die Grundrechte anderer zu respektieren
- sich sozial zu verhalten
- staatsbürgerliche Pflichten zu erfüllen (z. B. moralische Pflicht zu wählen, Steuerpflicht)

1.1 Die Grundrechte in der Übersicht

> **! Merke** **Artikel 1 Grundgesetz:** Die Würde des Menschen ist unantastbar.

Über allen Grundrechten steht der Artikel 1 Grundgesetz (GG). Der Staat schützt den Menschen in seinem Sein als eigenverantwortliche Persönlichkeit, mit den jeweiligen geistigen und körperlichen Fähigkeiten und einer ureigenen Lebensgeschichte.

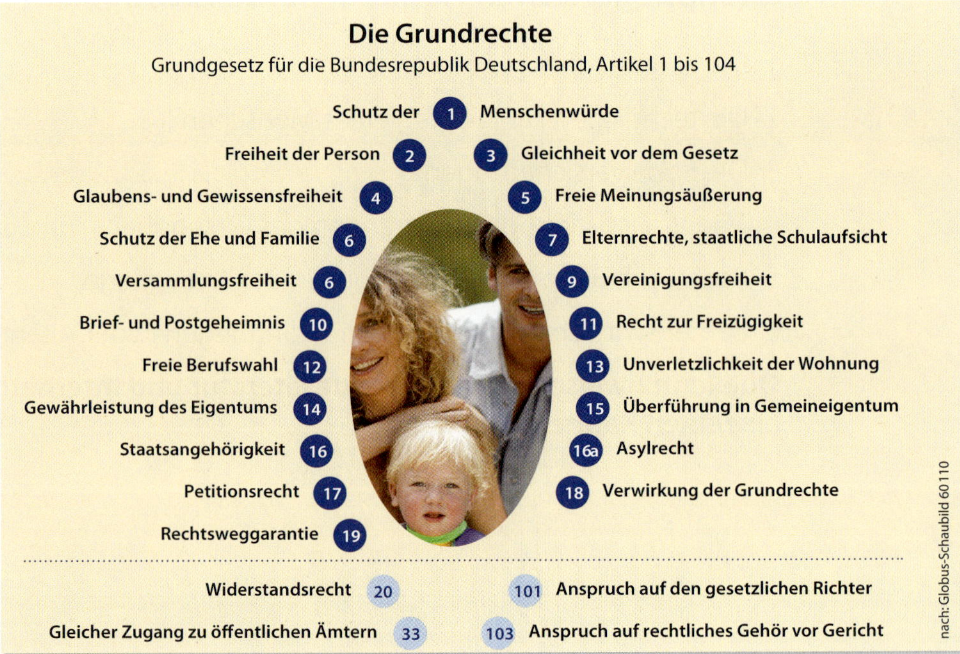
Die Grundrechte
Grundgesetz für die Bundesrepublik Deutschland, Artikel 1 bis 104
Schutz der 1 Menschenwürde
Freiheit der Person 2
3 Gleichheit vor dem Gesetz
Glaubens- und Gewissensfreiheit 4
5 Freie Meinungsäußerung
Schutz der Ehe und Familie 6
7 Elternrechte, staatliche Schulaufsicht
Versammlungsfreiheit 6
9 Vereinigungsfreiheit
Brief- und Postgeheimnis 10
11 Recht zur Freizügigkeit
Freie Berufswahl 12
13 Unverletzlichkeit der Wohnung
Gewährleistung des Eigentums 14
15 Überführung in Gemeineigentum
Staatsangehörigkeit 16
16a Asylrecht
Petitionsrecht 17
18 Verwirkung der Grundrechte
Rechtsweggarantie 19
Widerstandsrecht 20
101 Anspruch auf den gesetzlichen Richter
Gleicher Zugang zu öffentlichen Ämtern 33
103 Anspruch auf rechtliches Gehör vor Gericht
nach: Globus-Schaubild 60 110

Abb. 1.1:
Die Grundrechte

Die **Würde** ist der Kern seiner Persönlichkeit, sie ist mit allen Mitteln stets zu wahren. Diese Verpflichtung hat in der Pflege höchste Priorität. Wird die Intimsphäre nicht beachtet, so stellt dieses eine Verletzung der Menschenwürde dar.

Neben den Grundrechten in den Artikeln 1 bis 19 gibt es im Grundgesetz noch weitere Rechte. Diese garantieren insbesondere die Verfahrensrechte, z.B. unabhängige Gerichtsverfahren, und schützen bestimmte Institutionen, z.B. freie Presse.

1.2 Wichtige Grundrechte für die Altenpflege

Einige Grundrechte spielen in der Arbeit des Altenpflegers eine besondere Rolle.

! Merke Der Artikel 2 des Grundgesetzes besteht aus vier Teilen:
- freie Entfaltung der Persönlichkeit
- Recht auf Leben
- Recht auf körperliche Unversehrtheit
- Freiheit der Person im Sinne von körperlicher Bewegungsfreiheit

Recht auf freie Entfaltung der Persönlichkeit (Art. 2 Abs. 1 GG)

Jeder kann sein Leben so gestalten, wie es ihm gefällt, solange er nicht die Rechte anderer verletzt und er die verfassungsmäßige Ordnung bzw. die Sittengesetze beachtet. Der Art. 2 GG ist die Grundlage aller Freiheitsrechte. Wenn kein spezielles Grundrecht für eine gerichtliche Entscheidung vorliegt, kommt der Art. 2. GG zur Anwendung.

Recht auf Leben und körperliche Unversehrtheit sowie Freiheit (Art. 2 Abs. 2 GG)

Der Staat garantiert die Freiheit, es sei denn, ein Gesetz erlaubt die Freiheitsbeschränkung durch einen Richter. Die Bewegungsfreiheit einer Person darf gegen ihren Willen nicht ohne richterliche Genehmigung eingeschränkt werden. Auch Eingriffe, die das Leben gefährden oder den Körper »beschädigen«, sind ohne Einwilligung der Person unzulässig. Falls die Person nicht mehr zustimmen kann, muss ein Betreuer eingesetzt werden.

Grundsatz der Gleichbehandlung (Art. 3 GG)

Vor dem Gesetz sind alle Menschen gleich. Der Gleichheitsgrundsatz verbietet, wesentlich Gleiches willkürlich ungleich zu behandeln. Wegen seines Geschlechts, seiner Abstammung, seiner Rasse, seiner Sprache, seiner Heimat und Herkunft, seines Glaubens, seiner religiösen oder politischen Anschauung (Art. 3 Abs. 3 GG) darf niemand benachteiligt oder bevorzugt behandelt werden. Um die tatsächliche Gleichberechtigung von Männern und Frauen oder Menschen mit Behinderung zu erreichen, können Letztere durch besondere Förderung oder Bevorzugung, z.B. bei der Vergabe eines Arbeitsplatzes, begünstigt werden. Man spricht auch von einem Diskriminierungsverbot.

Menschenrechte
angeborene, unveräußerliche Rechte und Grundfreiheiten (allgemeine Erklärung der Menschenrechte – UN 1948)

Bürgerrechte
Rechte nur für alle Deutschen

Beispiele:
Art. 8 GG – »Demonstrationsrecht«
Art. 9 GG – »Koalitionsrecht«
Art. 12 GG – »Arbeitsplatzwahl«

Grundrechte
Rechte für jedermann
(Deutsche, Ausländer, Staatenlose)

Art. 2 Abs. 1 GG – »jeder«
Art. 3 Abs. 1 GG – »alle Menschen«
Art. 3 Abs. 3 GG – »niemand darf«

Abb. 1.2: Menschenrechte – Grundrechte – Bürgerrechte

Die Freiheit des Glaubens und Gewissens (Art. 4 GG)

Der Staat darf dem Menschen keine Religion vorschreiben. Die Freiheit des Glaubens, des Gewissens sowie des religiösen und weltanschaulichen Bekenntnisses ist unverletzlich. Bei Kindern haben die Erziehungsberechtigten zunächst die Möglichkeit, über eine Religionsausübung zu bestimmen. Doch ab dem Alter von 14 Jahren kann das Kind nach eigener Urteilsfindung seine Zugehörigkeit zu einer Religion selbst bestimmen. Der Art. 4 GG gewährleistet eine ungestörte und freie Religionsausübung und bedeutet, dass kein Zwang zu einer bestimmten Religion ausgeübt werden darf.

Freiheit, Vereinigungen oder Koalitionen zu gründen (Art. 9 GG)

Alle Deutschen haben das Recht, Vereine oder andere Vereinigungen zu gründen und ihnen beizutreten. Hier sei besonders der Zusammenschluss von Arbeitnehmern in Gewerkschaften zu erwähnen. Es darf niemand gezwungen werden, einer Vereinigung beizutreten (negative Koalitionsfreiheit).

Brief-, Post- und Fernmeldegeheimnis (Art. 10 GG)

LF 3.1

Jede Mitteilung oder Nachricht, ob schriftlich, fernmündlich oder durch E-Mail, unterliegt dem Brief- und Fernmeldegeheimnis. Keiner hat das Recht, Briefe anderer zu öffnen oder bei einem Anruf zu lauschen oder sogar diesen abzuhören. Bei Telefonaten, die öffentlich geführt werden, z. B. mit einem Mobiltelefon, wird das Mithören akzeptiert und stellt keine Grundrechtsverletzung dar.

- Kein Lesen von Ansichtskarten durch Pflegende.
- Kein Belauschen von Telefonaten.

Unverletzlichkeit der Wohnung (Art. 13 GG)

Keiner darf ohne Einwilligung die Wohnung eines anderen betreten. Der Begriff »Wohnung« ist hier weit auszulegen, so ist z. B. das Hotelzimmer, eine Mietwohnung und auch das Zimmer des Heimbewohners in diesem Sinne eine Wohnung. Das Grundrecht garantiert jedem Menschen, in seinen »vier Wänden« ungestört das zu tun oder zu lassen, was ihm behagt.

- Betreten der Räume im Notfall erlaubt.
- Betreten von Zimmern durch die Heimaufsicht nur mit Zustimmung.

1.3 Verwirklichung der Grundrechtsgarantie

Der Staat als Garant der Grundrechte muss Sorge tragen, dass diese eingehalten werden und dass es nicht zu Verstößen kommt. Gesetze mit Strafandrohungen ermöglichen es staatlichen Stellen, z. B. Polizei, Heimaufsicht, Gerichte, Maßnahmen zum Schutz der Grundrechte zu ergreifen. Da Grundrechte nicht zwischen Bürger und Bürger gelten, können die staatlichen Organe dem Bürger Grundrechtsschutz nur über Gesetze bieten.

Eine Pflegefachkraft fixiert eine Bewohnerin gegen ihren Willen und ohne richterliche Anordnung. Eine Klage gegen sie wegen einer Grundrechtsverletzung nach Art. 2 GG ist nicht möglich, da sie keine staatliche Macht ausübt. Sehr wohl kann sie aber wegen Freiheitsbeschränkung oder -beraubung angeklagt und bestraft werden.

In gemeinnützigen oder gewerblich betriebenen Seniorenheimen haben die Grundrechte keine unmittelbare (nur mittelbare) Geltung. Trotzdem hat der Staat die Verpflichtung, über Gesetze (z. B. das HeimG), zum Schutz der Senioren tätig zu werden. Gibt es eine Heimordnung, so ist diese gemäß § 9 HeimG der Heimaufsicht vorzulegen, damit u. a. überprüft werden kann, ob Grundrechtsverstöße enthalten sind.

Bei staatlichen Heimen, z. B. Städtisches Seniorenheim, ist es anders: Hier wirken die Grundrechte unmittelbar gegen die staatliche Gewalt, nämlich die Stadt als Träger des Heimes. Werden Grundrechte durch staatliche Stellen missbraucht oder entsprechende Beschwerden nicht ernst genommen, so können unabhängige Gerichte angerufen werden. Sind Klagemöglichkeiten vor den ordentlichen Gerichten ausgeschöpft, so kann das höchste deutsche Gericht, das **Bundesverfassungsgericht (BVerfG)** in Karlsruhe, angerufen werden. Wird die Klage eines Bürgers vom Bundesverfassungsgericht abgelehnt, so kann er ein Verfahren vor dem Europäischen Gerichtshof anstrengen. Deutschland hat die Europäische Menschenrechtskonvention unterzeichnet und damit die Zuständigkeit der Europäischen Union anerkannt.

2 Die rechtlichen Fähigkeiten eines Menschen

2.1 Bedeutung für die pflegerische Praxis

Für das Handeln in der Altenpflege sind Kenntnisse über die **rechtlichen Fähigkeiten eines Menschen von besonderer Bedeutung**. Wichtig ist, dass die unterschiedlichen Fachbegriffe beachtet werden, denn nur so ist eine Verständigung möglich. Können Pflegebedürftige ihre rechtlichen Fähigkeiten nicht mehr selbst nutzen, so muss unter Umständen der Altenpfleger tätig werden (z. B. durch Anregen einer Betreuung), damit dem Betroffenen zu seinem Recht verholfen wird.

Wichtig ist es beim Abschluss von Verträgen, auf die **Geschäftsfähigkeit** des Senioren zu achten. So können Heimverträge oder Verträge mit ambulanten Diensten unwirksam sein, wenn die Person geschäftsunfähig ist.

Der Altenpfleger muss auch beim Umfang seiner Betreuungspflicht die rechtlichen Fähigkeiten des Bewohners berücksichtigen.

2.2 Rechtsfähigkeit

Jeder Mensch wird mit Vollendung seiner Geburt Träger von Rechten und Pflichten (rechtsfähig). So hat er z. B. einen Rechtsanspruch auf einen Namen, auf Sozialhilfe und ein Erbe. Er muss aber auch Pflichten übernehmen, z. B. Steuern zahlen. Die **Rechtsfähigkeit** endet mit dem Tod. Jeder lebende Mensch ist rechtsfähig, dabei spielt es keine Rolle, ob er geistig gesund oder krank ist. Auch Menschen in einem bewusstlosen Zustand sind rechtsfähig (§ 104 Bürgerliches Gesetzbuch, BGB).

2.3 Geschäftsfähigkeit

Das Gesetz unterscheidet mehrere Stufen der **Geschäftsfähigkeit**:

- volle Geschäftsfähigkeit
- beschränkte Geschäftsfähigkeit Minderjähriger
- Geschäftsunfähigkeit

Die mit der Vollendung des 18. Lebensjahres erreichte **volle Geschäftsfähigkeit** beinhaltet, dass diese Person alle Rechtsangelegenheiten uneingeschränkt selbst erledigen kann. Dieses kann z. B. der Abschluss von Verträgen jeglicher Art (Kaufverträge, Arbeitsverträge, Mietverträge u. v. m.) sein.

Personen, die das 7. Lebensjahr, aber das 18. Lebensjahr noch nicht vollendet haben, sind **beschränkt geschäftsfähig**. Will ein beschränkt Geschäftsfähiger einen Vertrag abschließen, so muss dessen gesetzlicher Vertreter zustimmen. Dieses kann auch nachträglich erfolgen. Mit dieser gesetzlichen Regelung soll der Jugendliche geschützt werden (§ 108 BGB). Verweigert der gesetzliche Vertreter die Genehmigung, ist der Vertrag von Anfang an nichtig. Verträge, die der Jugendliche aus eigenen Mitteln, z. B. von seinem Taschengeld, bewirken kann, gelten auch ohne Genehmigung des gesetzlichen Vertreters von Anfang an als wirksam. Da die eigenen Mittel in der Regel Taschengeld sind, spricht man vom § 110 BGB als »**Taschengeldparagraf**«. Verträge mit fortlaufenden Verpflichtungen (Ratenverträge, Zeitungsabonnements u. ä) fallen nicht unter § 110 BGB, ebenfalls nicht Waren mit höheren Preisen, die durch das Ansparen von Taschengeld gekauft werden.

LF 3.1

Geschäftsunfähig sind Personen, die das 7. Lebensjahr noch nicht vollendet haben oder die sich in einem die freie Willensbestimmung ausschließenden Zustand krankhafter Störung der Geistestätigkeit befinden. Eine Willenserklärung eines Geschäftsunfähigen ist nichtig (§ 105 BGB). Für ihn muss der gesetzliche Vertreter (Eltern, Betreuer) die entsprechende Willenserklärung abgeben. Für geschäftsunfähige Volljährige, die ein Rechtsgeschäft des täglichen Lebens, z. B. Kauf von Süßigkeiten, mit geringen Mitteln vornehmen, gilt nach § 105a BGB dieses Geschäft als wirksam.

2.4 Deliktsfähigkeit

Richtet jemand durch eine unerlaubte Handlung (Delikt) einen Schaden an, so kann er dafür schadensersatzpflichtig gemacht werden, wenn er **deliktsfähig** ist.

Fehlt bei einem Minderjährigen ab dem 7. Lebensjahr die erforderliche Einsicht zur Erkenntnis der schädigenden Handlung, so ist diese Person **nicht deliktsfähig**. Es muss in jedem Einzelfall geprüft werden, ob eine Schadensersatzpflicht besteht; er ist nur **bedingt deliktsfähig**. Dieses betrifft Minderjährige von 7 (bzw. 10) bis 18 Jahren.

Übersicht über die rechtl [illegible]

	Rechtsfähigke[illegible]	[illegible]	[illegible]fähigkeit	Schuldfähigkeit / Strafmündigkeit
Beginn/ Ende	Beginn: mit Geb[illegible] Ende: durch Tod	[illegible]	[illegible] mit Vollendung des [illegible] Jahrs [illegible] durch Tod	Beginn: mit Vollendung des 14. Lebensjahrs Ende: durch Tod
Rechtsgrundlage	§ 1 BGB	[illegible] §§ 104 ff. BGB	§§ 823 ff. BGB	§§ 19 ff. StGB (Strafgesetzbuch)
Wirkung	Fähigkeit, Träger von Rechten und Pflichten zu sein	Rechtsgeschäfte selbstständig vornehmen können	Fähigkeit, für sein Handeln verantwortlich zu sein Anwendung im Zivilrecht Verpflichtung, angerichteten Schaden zu ersetzen	Fähigkeit, das Unrecht einer Tat einzusehen Anwendung im Strafrecht Voraussetzung zur Bestrafung bei einer rechtswidrigen Handlung
Ausnahmen	§ 1923 Abs. 2 BGB Erbfähigkeit: Erbe wird, wer noch nicht lebt, aber schon gezeugt wurde	Geschäftsunfähig: • Kinder unter 7 Jahren • Personen mit dauerhaften Störungen der Geistestätigkeit Beschränkt geschäftsfähig: • Minderjährige ab 7. Lebensjahr • »Taschengeld« § 110 BGB	Deliktsunfähig: • Kinder unter 7 Jahren § 828 BGB • Bewusstlose und Geisteskranke § 827 BGB • Kinder unter 10 Jahren bei Verkehrsunfällen § 828 Abs. 2 BGB Bedingt deliktsfähig: vom 7. bis 18. Lebensjahr nach § 828 BGB Jeweils im Einzelfall fest zustellen	Schuldunfähig: • Kinder bis zum14. Lebensjahr § 19 StGB • Personen mit seelischen Störungen § 20 StGB Bedingt schuldfähig: • Jugendliche von 14 bis 18 Jahre (nach Jugendgerichtsgesetz: § 1 und 3 JGG) Jeweils im Einzelfall festzustellen
	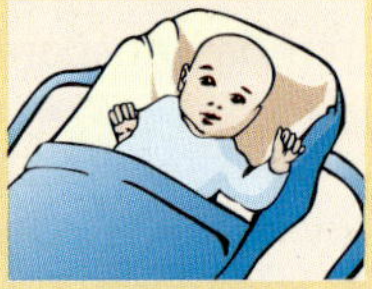	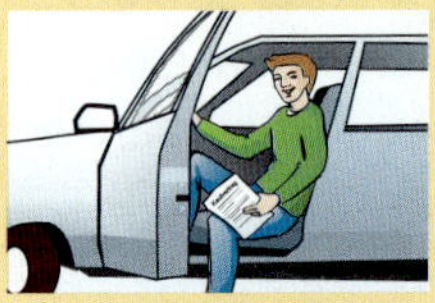	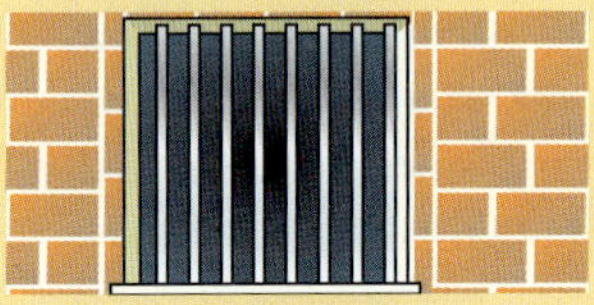	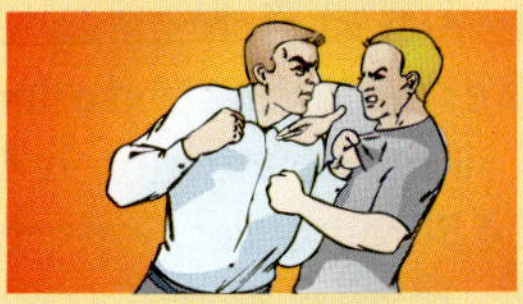

Tab. 2.1: Die rechtlichen Fähigkeiten des Menschen.

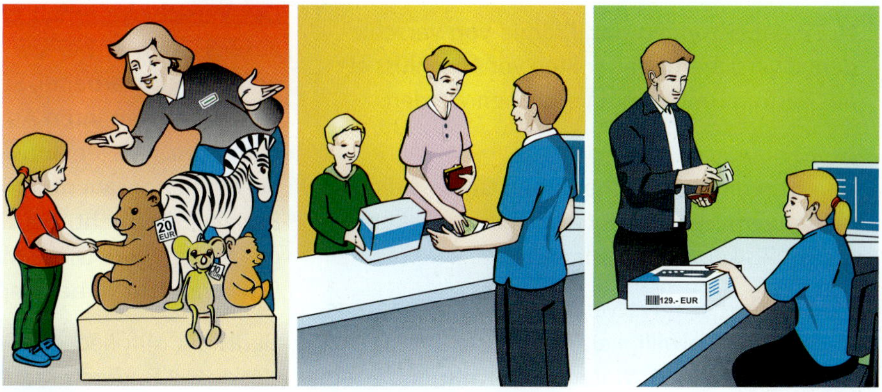

Abb. 2.1: Die Stufen der Geschäftsfähigkeit.

Deliktsunfähig ist ein Minderjähriger, der das 7. Lebensjahr noch nicht vollendet hat (§ 828 Abs. 1 BGB). Ebenso deliktsunfähig sind Personen, die sich im Zustand der Bewusstlosigkeit befinden, oder solche, die durch eine krankhafte Störung der Geistestätigkeit ihren Willen nicht frei bestimmen können. Sie können für einen Schaden, den sie anderen zufügen, nicht verantwortlich gemacht werden. Ebenfalls können Kinder zwischen dem 7. und 10. Lebensjahr für einen Schaden bei einem Verkehrsunfall im weitesten Sinne nicht verantwortlich gemacht werden (§ 828 Abs. 2 BGB).

2.5 Schuldfähigkeit / Strafmündigkeit

Bevor jemand bestraft wird, prüft das Gericht in jedem Einzelfall, ob Schuldausschließungsgründe vorliegen. Kinder bis zum 14. Lebensjahr sind **schuldunfähig** und damit **strafunmündig**; sie können auch für eine sehr schlimme Straftat nicht verurteilt werden (§ 19, StGB). Es können hier aber Erziehungsmaßnahmen vom Gericht angeordnet werden, z. B. Einweisung in ein Heim, psychiatrische Behandlung.

Bedingte Schuldfähigkeit liegt bei Jugendlichen nach § 3 des Jugendgerichtsgesetzes vor. Sie sind bedingt strafmündig, d. h., die Strafmündigkeit hängt von ihrer Reife und Entwicklung ab.

Leidet jemand bei der Begehung einer Straftat an einer krankhaften seelischen Störung, einer Bewusstseinsstörung, einer geistigen Unterentwicklung oder einer schweren seelischen Abartigkeit und kann dadurch das Unrecht der Tat nicht einsehen und danach handeln, so liegt verminderte Schuldfähigkeit oder Schuldunfähigkeit vor.

Wegen erheblicher Bewusstseinsstörung und damit einhergehender Schuldunfähigkeit kann ein Volltrunkener für eine begangene Straftat nicht bestraft werden – er wird aber dafür bestraft, dass er sich durch alkoholische Getränke in einen Zustand brachte, der ihn eine rechtswidrige Tat begehen ließ.

3 Die Sozialversicherungen

3.1 Allgemeine Aspekte zur Sozialversicherung

Jeder Mensch ist in seinem Leben von Gefahren bedroht. Existenzielle Bedrohungen oder ein Abrutschen in eine Notlage bedeuten eine erhebliche Gefahr. Um solche Risiken klein zu halten, kann jeder Mensch Versicherungen abschließen. Die Möglichkeiten, sich zu versichern, sind vielfältig. Unterschieden werden Privat- und Sozialversicherungen.

Die **Privatversicherungen** werden durch einen Versicherungsvertrag zwischen einem Versicherungsnehmer und einem Versicherer abgeschlossen. Der Versicherungsnehmer kann bestimmen, was er in welchem Umfang versichern möchte; aber er muss wissen, dass sich die zu zahlende Versicherungsprämie nach der Höhe des Risikos bemisst.

✔ **Tipp** Leistungen und Prämie von verschiedenen Versicherungen sollten vor Abschluss eines Vertrags unbedingt verglichen werden.

Das Prinzip dieser Versicherungen ist, dass die Versichertengemeinschaft durch die gesammelten Beiträge die Risiken des Einzelnen trägt.

Während bei der Privatversicherung der Vertragsabschluss auf Freiwilligkeit beruht, so ist eine Versicherung in der **Sozialversicherung** stets ein »Zwang«. Jeder Arbeitnehmer wird Pflichtmitglied, so ist fast die gesamte Bevölkerung in Deutschland sozialversichert. Der Arbeitgeber meldet den Arbeitnehmer bei der Krankenkasse an, die ihrerseits die Anmeldung bei den weiteren Sozialversicherungsträgern vornimmt und Beiträge über den Arbeitgeber einzieht. Die Höhe der Beiträge richtet sich nach dem Einkommen. Sie fließen in den sogenannten **Gesundheitsfonds**. Hier werden die Beiträge und Steuerzuschüsse gesammelt und an die Krankenkassen entsprechend der Anzahl ihrer Versicherten ausgezahlt.

Der Versicherte erhält einen Sozialversicherungsausweis, den er bei seinem Arbeitgeber hinterlegen muss. Bauarbeiter, Schausteller und Gebäudereiniger müssen ihren Ausweis während der Arbeit mitführen. Falls jemand arbeitslos wird, muss er ihn bei der Bundesagentur für Arbeit oder, falls er noch Sozialhilfe bezieht, bei dem entsprechenden Träger hinterlegen. Diese Maßnahme erfolgt, um die Schwarzarbeit zu bekämpfen.

Gerät ein Mitglied der Sozialversicherung in eine Notlage, z. B. durch Krankheit, Erwerbsunfähigkeit oder Unfall, so springt die Versicherung mit Hilfen ein. Wäre eine »Zwangsversicherung« nicht vorhanden, so müsste der Sozialstaat aufgrund seiner verfassungsrechtlichen Verpflichtung den Hilfebedarf für den Hilfesuchenden und seine Familie aus Steuergeldern (über die Sozialhilfe) decken.

Auch hier gilt, dass die Beiträge aller (Solidargemeinschaft) die Risiken des Einzelnen abdecken. Allerdings gibt es keine Prämienabstufung nach Risikoprofil, sondern festgelegte Beiträge.

	Krankenversicherung	**Rentenversicherung**	**Pflegeversicherung**	**Unfallversicherung**	**Arbeitslosenversicherung**
Embleme					
Gesetzlich geregelt seit	1883	1889	1994	1884	1927
Beiträge (2014)	AG 7,3 % AN 8,2 % 15,5 % Zusatzbeitrag möglich	AG 50 % des Betrags AN 50 % des Betrags (Satz: 18,9 %)	AG 50 % AN 50 % des Betrags (Satz: 2,05 %, für Kinderlose 2,3 %)	AG 100 % des Betrags	AG 50 % AN 50 % des Betrags (Satz: 3 %)
Träger	Krankenkassen z. B. AOK, BEK, DAK, BKK, IKK	Deutsche Rentenversicherung Bund	Pflegekassen bei den Krankenkassen	Berufsgenossenschaften	Bundesagentur für Arbeit
Versicherte Risiken	Krankheit und daraus resultierende Arbeitsunfähigkeit	Erwerbsunfähigkeit Alterssicherung Hinterbliebenenversorgung	Erhebliche Pflegebedürftigkeit	Arbeitsunfälle Wegeunfälle Berufskrankheiten	Arbeitslosigkeitoder Verminderung der Arbeit (z. B. Kurzarbeit)

Tab. 3.1: Sozialversicherungen

AG = Arbeitgeber; AN = Arbeitnehmer

Die Sozialversicherungen sind Selbstverwaltungskörperschaften. Jeder Versicherte kann durch Wahlen die Gremien (Vorstände, Aufsichtsräte) seiner Versicherung mitbestimmen.

3.2 Die Krankenversicherung

Versicherte und Leistungen

In der **gesetzlichen Krankenversicherung** sind versichert:

- Arbeiter und Angestellte bis zu einem bestimmten monatlichen Einkommen
- ein großer Teil der Rentner
- Bezieher von Arbeitslosengeld, Studenten, Praktikanten und Auszubildende

Kinder und Ehepartner ohne Einkommen sind über das beschäftigte Familienmitglied mitversichert.

Von der Versicherungspflicht befreit sind Besserverdienende, Beamte, geringfügig Beschäftigte und Selbstständige.

Die Krankenversicherung leistet für ein Mitglied immer dann, wenn eine Krankheit vorliegt. Es gehört aber auch zu ihren Aufgaben, Krankheiten durch Vorsorgeuntersuchungen möglichst früh zu erkennen oder Maßnahmen der Gesundheitsförderung anzubieten und durchzuführen, z. B. Kurse für richtige Ernährung, Gymnastik, Vorsorge- und Rehabilitationsmaßnahmen.

! Merke Krankheit ist ein regelwidriger, körperlicher und geistiger Zustand, dessen Eintritt Behandlungsbedürftigkeit und/oder Arbeitsunfähigkeit zur Folge hat und eine Beeinträchtigung der Körperfunktionen sowie einen Leidensdruck darstellt. (nach: WHO)

Zahnärztliche und kieferorthopädische Versorgung

Für Zahnersatz muss der Arbeitnehmer seit dem 1. Juli 2005 einen Sonderbeitrag leisten. Bei größeren therapeutischen Maßnahmen des Zahnarztes ist der Krankenversicherung ein Heil- und Kostenplan zur Genehmigung vorzulegen. Dabei wird nur die notwendige Versorgung berücksichtigt.

Das Bonussystem bleibt erhalten, dabei werden die Patienten begünstigt, die ihr Gebiss regelmäßig zahnärztlich untersuchen lassen. Durch die Einführung fester Zuschüsse sind die eigenen Zuzahlungen zum Zahnersatz stark gestiegen, deshalb kann sich u. U. eine private Zusatzversicherung für den Zahnersatz lohnen.

! Merke Die genannten Leistungen sind Regelleistungen. Weitere Leistungen kann jede Krankenkasse in ihrer Satzung festlegen.

3.3 Die Rentenversicherung

Versicherte und Leistungen

Alle Arbeitnehmer, die gegen Entgelt beschäftigt sind, müssen in der **Rentenversicherung** versichert sein. Geringverdiener (bis 400 € monatlich) sind von der Versicherungspflicht befreit. Eine freiwillige Versicherung für Selbstständige, Handwerker und sonstige Personen ist möglich.

Als Voraussetzung für den Bezug von Leistungen aus der Rentenversicherung muss eine bestimmte Wartezeit nachgewiesen werden. In der Regel muss der Versicherte für 60 Kalendermonate Beiträge entrichtet haben, z. B. für das Altersruhegeld mit Vollendung des 65. Lebensjahres. Für das vorgezogene Altersruhegeld, z. B. ab dem 60. Lebensjahr, ist eine Wartezeit von 35 Jahren erforderlich.

Anspruch auf eine **Rente wegen Erwerbsminderung** hat, wer

- teilweise oder voll erwerbsgemindert ist und
- die allgemeine Wartezeit von fünf Jahren erfüllt.

Erwerbsgemindert bedeutet, dass der Versicherte überhaupt keiner regelmäßigen Erwerbstätigkeit mehr nachgehen kann. Der Grad der Erwerbsminderung wird durch ärztliche Gutachter festgestellt. Die Erwerbsminderungsrente wird nur als Zeitrente gezahlt. Eine Überprüfung des Grades der Erwerbsminderung wird vorgenommen; dabei kann festgestellt werden, dass der Rentner in seinem Beruf aus gesundheitlichen Gründen nicht mehr arbeiten kann und einen weniger qualifizierten Beruf ausüben muss.

	Beispiele	Anmerkungen für die altenpflegerische Praxis
Ärztliche Leistungen	Körperliche Untersuchung Endoskopie Blutabnahme	Beim Arztbesuch ist eine Praxisgebühr von 10 € im Quartal zu entrichten. Wird ein anderer Arzt (Facharzt) konsultiert, ist eine Überweisung erforderlich oder eine erneute Zahlung von 10 €. Ausnahme: Vorsorgeuntersuchungen
Arznei-, Heil-, Hilfsmittel	Medikamente Ergotherapie Physiotherapie Krankenfahrstühle Pflegebetten, Gehhilfen	Zuzahlung erforderlich Häufig werden Hilfsmittel leihweise zur Verfügung gestellt.
Fahrkosten	Rettungsfahrten Fahrten zur stationären Behandlung	Fahrkosten übernehmen die Krankenkassen nur, wenn sie aus medizinischen Gründen notwendig sind. Bei ambulanter Behandlung ist stets eine vorherige Genehmigung erforderlich. Zuzahlung = 10 % der Fahrkosten, Kosten: mindestens 5 €, höchstens 10 €.
Häusliche Krankenpflege	Grundpflege Behandlungspflege Versorgung	Voraussetzungen: Krankenhausbehandlung muss vermieden oder verkürzt werden. Behandlungsziel muss gesichert werden. Arzt muss verordnen und die Krankenkasse genehmigen.
Haushaltshilfe	Versorgung der Kinder Versorgung des Haushalts Organisation: Nachbarschaftshilfe oder Ersatzkraft	Voraussetzungen: ein Elternteil akut krank. Kein Angehöriger kann die Arbeit übernehmen. Ein Kind unter 12 Jahren oder ein Kind mit Behinderung im Haushalt.
Krankengeld	Arbeitsunfähigkeit	Nach Ende der Lohnfortzahlung vom Arbeitgeber; 78 Wochen für ein und dieselbe Krankheit innerhalb von 3 Jahren; 90 % vom Nettolohn
Krankengeld für Kinderpflege	Betreuung bei Krankheit eines Kindes Kinderpflege-Krankengeld	Berufstätiger Elternteil übernimmt Betreuung.10 Arbeitstage im Kalenderjahr für einen Berufstätigen. 90 % des Nettolohns.
Krankenhausbehandlung	—	Für jeden Tag ist ein Eigenanteil zu entrichten.
Vorsorge und Rehabilitation	—	—
Schwangerschaft und Mutterschaft	—	—

Tab. 3.2: Leistungen der Krankenversicherung

LF 3.1

3.4 Die Pflegeversicherung

► LF 1.1, Kap. 1.5.2 und 1.5.3, S. 15 f.

Voraussetzungen und Leistungen

In die Versicherungspflicht sind grundsätzlich alle versicherungspflichtigen und freiwillig versicherten Mitglieder der gesetzlichen Krankenversicherung einbezogen.

Wer privat krankenversichert ist, muss eine private Pflegeversicherung abschließen.

Leistungen der **Pflegeversicherung** werden unabhängig von Einkommen und Vermögen gewährt. Beantragen kann diese Leistungen jeder. Anträge müssen bei der Pflegekasse gestellt werden.

Die Stufen der Pflegebedürftigkeit nach dem Pflegeversicherungsgesetz

Pflegestufe I – Erhebliche Pflegebedürftigkeit

Personen, die bei der Körperpflege, der Ernährung oder der Mobilität für wenigstens zwei Verrichtungen aus einem oder mehreren Bereichen mindestens einmal täglich der Hilfe bedürfen und zusätzlich mehrfach in der Woche Hilfen bei der hauswirtschaftlichen Versorgung benötigen, sind erheblich pflegebedürftig.

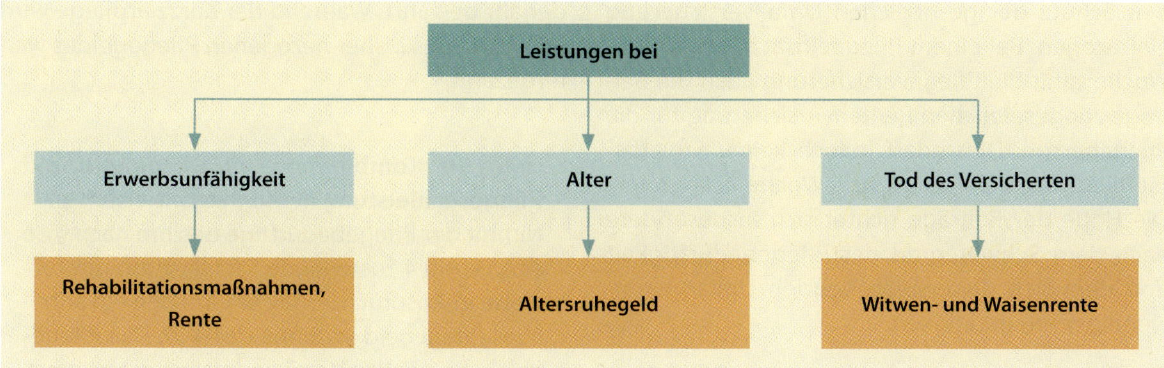

Abb. 3.1: Leistungen der Rentenversicherung

Pflegestufe II – Schwerpflegebedürftigkeit

Personen, die bei der Körperpflege, Ernährung oder Mobilität mindestens dreimal täglich zu verschiedenen Tageszeiten der Hilfe bedürfen und zusätzlich mehrfach in der Woche Hilfe bei der hauswirtschaftlichen Versorgung benötigen, sind schwer pflegebedürftig.

Pflegestufe III – Schwerstpflegebedürftigkeit

Personen, die bei der Körperpflege, Ernährung oder Mobilität täglich rund um die Uhr, auch nachts, der Hilfe und zusätzlich mehrfach in der Woche Hilfe bei der hauswirtschaftlichen Versorgung benötigen, sind schwerstpflegebedürftig.

Nach dem **Pflegeneuausrichtungsgesetz** (seit 01.01.2013) besteht für Menschen mit erheblich **eingeschränkter Alltagskompetenz** zusätzlich ein Anspruch im Rahmen der jeweiligen Pflegestufe. Dabei gibt es nur für diesen Personenkreis die sogenannte **Pflegestufe 0**, also Leistungen, auch wenn die Kriterien der erheblichen Pflegebedürftigkeit nicht erfüllt sind (Tab. 3.3).

3.4.1 Leistungen

Für Menschen mit **erheblich eingeschränkter Alltagskompetenz** gibt es auch ohne Pflegestufe Leistungen (§ 45 SGB XI). Je nach Schweregrad der Einschränkung sind dies € 100,- (Grundbetrag) oder € 200,- (erhöhter Betrag). Ein Gutachter des MDK erfasst die Auffälligkeiten durch ausführliche Einschätzung der Alltagsfähigkeiten, z. B. Orientierung, Wahrnehmung und Denken, Kommunikation und Sprache, Antrieb und Beschäftigung. Daraus ergeben sich Alltagseinschränkungen in **erheblichem** (Grundbetrag) oder **erhöhtem Maße** (erhöhter Betrag). Ursachen für Fähigkeitsstörungen können eine Demenz, eine geistige Behinderung oder eine psychische Erkrankung sein, die regelmäßig und dauerhaft vorliegt. **Leistungen** können z. B. tagesstrukturierende Angebote, Orientierung gebende Maßnahmen oder Begleitung bei Freizeitaktivitäten sein. Medizinisch-pflegerische Tätigkeiten sind davon ausgeschlossen. Geldbeträge können angehäuft, müssen aber bis Mitte des Folgejahres aufgebraucht werden.

Für alle **Leistungen** gibt es Höchstbeträge. Soll die Pflege ambulant von Pflegediensten durch Fachleute durchgeführt werden, so erhält der Pflegebedürftige **Sachleistungen zur Pflege**. Der Pflegeaufwand wird abgerechnet; reicht die entsprechende Pflegepauschale zur Bezahlung nicht aus, so muss der Betroffene die Differenz aus seinem Einkommen bezahlen bzw. Leistungen nach dem SGB XII beantragen (► LF 3.1, Kap. 5.6, S. 1141).

Das **Pflegegeld** erhält der Pflegebedürftige, um Leistungen von Angehörigen, Nachbarn oder anderen Pflegenden zu begleichen.

In der **stationären Pflege** zahlen die Pflegekassen die pflegebedingten Aufwendungen, die Aufwendungen für die medizinische Behandlungspflege und die soziale Betreuung im Heim.

Wird jemand von Angehörigen oder Nachbarn (Pflegepersonen) gepflegt, so werden diese in den Schutz der gesetzlichen Unfallversicherung einbezogen. Bei einem Pflegeeinsatz von 14 Std./ Woche zahlt die Pflegeversicherung auch die Beiträge zur gesetzlichen Rentenversicherung für die Pflegeperson. Diese darf jedoch keiner Erwerbstätigkeit von mehr als 30 Std./Woche nachgehen. Die Höhe der Beiträge richtet sich insbesondere nach dem Schweregrad der Pflegebedürftigkeit und dem sich daraus ergebenden Umfang notwendiger Pflegetätigkeit.

Für Pflegepersonen werden kostenlose **Pflegekurse** von den Pflegekassen finanziert und von verschiedenen Institutionen durchgeführt.

Ab 1.1.2012 können Arbeitnehmer für maximal zwei Jahre ihre Arbeitszeit bis zu 15 Std./Woche reduzieren. Der Arbeitgeber muss zustimmen. Einkommenseinbußen können durch eine Lohnaufstockung abgefedert werden. Der Vorschuss muss bei Rückkehr in die Vollzeittätigkeit abgearbeitet werden.

LF 3.1

Verhinderungspflege

Ist die pflegende Person durch Krankheit, Urlaub oder aus anderen Gründen verhindert, die Pflege durchzuführen, so werden die Kosten für eine Vertretung bis zu 28 Tagen im Jahr (1 550,– €) übernommen. Die Höhe der Kosten ist pro Tag begrenzt. Die Vertretung kann die Pflege stunden-, tage- oder wochenweise übernehmen. Voraussetzung ist allerdings, dass der Pflegebedürftige mindestens 6 Monate in häuslicher Umgebung gepflegt wurde (§ 39 SGB XI). Andere genehmigte Sachleistungen bleiben davon unberührt. Machen Angehörige Gebrauch von der Verhinderungspflege, erhalten Sie für jeweils bis zu vier Wochen je Kalenderjahr weiterhin die Hälfte des bisher bezogenen Pflegegeldes.

Kurzzeitpflege

In Fällen, in denen vorübergehend weder eine häusliche noch eine teilstationäre Pflege (z. B. Aufenthalt während des Tages in einer Tagespflegeeinrichtung) möglich ist, kann **stationäre Kurzzeitpflege** in Anspruch genommen werden. Eine Kostenübernahme (1.550,– €) wird bis zu vier Wochen im Kalenderjahr gewährt. Während der Kurzzeitpflege wird die Hälfte des bisher bezogenen Pflegegeldes weitergezahlt.

> **!** Merke **Kombination von Pflegegeld und Pflegesachleistung** (Kombinationsleistung)
> Nimmt der Pflegebedürftige die ihm nach § 36 Abs. 3 und 4 zustehende Sachleistung nur teilweise in Anspruch, erhält er daneben ein anteiliges Pflegegeld im Sinne des § 37. Das Pflegegeld wird um den Vomhundertsatz vermindert, in dem der Pflegebedürftige Sachleistungen in Anspruch genommen hat. An die Entscheidung, in welchem Verhältnis er Geld- und Sachleistung in Anspruch nehmen will, ist der Pflegebedürftige für die Dauer von sechs Monaten gebunden. Anteiliges Pflegegeld wird während einer Kurzzeitpflege nach § 42 und einer Verhinderungspflege nach § 39 jeweils für bis zu vier Wochen je Kalenderjahr in Höhe der Hälfte der vor Beginn der Kurzzeit- oder Verhinderungspflege geleisteten Höhe fortgewährt. Pflegebedürftige in vollstationären Einrichtungen der Hilfe für behinderte Menschen (§ 43a) haben Anspruch auf ungekürztes Pflegegeld anteilig für die Tage, an denen sie sich in häuslicher Pflege befinden. (§ 38, SGB XI)

3.4.2 Weitere Hilfen

Pflegehilfsmittel

Beim Besuch des Medizinischen Dienstes der Krankenversicherungen (MDK) wird auch über die notwendige Versorgung der Antragsteller mit Pflegehilfsmitteln gesprochen. Dies sind Geräte oder Arbeitsmittel, mit deren Hilfe die Pflege erleichtert oder auch ermöglicht wird. Sie werden auf Antrag des betreuenden Arztes oder nach Maßgabe des Gutachters von der Pflegekasse zur Verfügung gestellt (► LF 2.2, Kap. 3.2, S. 982).

Möglich ist auch eine Übernahme eines Teils der Kosten zur **Wohnraumanpassung** (► LF 2.2, Kap. 3, S. 976). Hiermit sind Umbaumaßnahmen gemeint, die ermöglichen, dass ein Pflegebedürftiger zu Hause versorgt wird.

Pflegebedarf	Sachleistungen zur Pflege / mtl.	Pflegegeld	Bei stationärer Pflege / mtl.
Pflegestufe 0 Mindestens 90 Min. täglich, davon Grundpflege 45 Min.	225 €	120 €	
Pflegestufe 1 Mindestens 90 Min. täglich, davon Grundpflege 45 Min.	450 € 665 €[1]	235 € 305 €[1]	1.023 €
Pflegestufe 2 Mindestens 3 Std. täglich, davon Grundpflege 2 Std.	1.100 € 1.250 €[1]	440 € 525 €[1]	1.279 €
Pflegestufe 3 Mindestens 5 Std. täglich, davon Grundpflege 4 Std. Zur Vermeidung von Härten	 1.550 € 1.918 €	700 €	1.550 € 1.918 €

Tab. 3.3: Leistungen der Pflegeversicherung (1 = Pflegestufe sowie Vorliegen einer dauerhalften erheblichen Einschränkung der Alltagskompetenz

Einstufungsverfahren

Die Pflegekasse leistet nur auf Antrag, deshalb ist der erste Schritt des Betroffenen immer, einen Antrag bei der Pflegekasse zu stellen. Es erfolgt eine Begutachtung des Pflegebedürftigen durch den MDK, in der Regel in der häuslichen Umgebung. Die von der Pflegekasse beauftragten Gutachter (Pflegefachkräfte, Ärzte) machen eine Einordnung in eine Pflegestufe (Pflegeversicherungsgutachten). Die Pflegekasse setzt dann die Pflegestufe in einem Bescheid mit Rechtsmittelbelehrung fest. In diesem wird darauf hingewiesen, dass gegen den Bescheid innerhalb eines Monats ein Widerspruch möglich ist.

Sollte der Antragsteller Zweifel an der richtigen Einordnung in eine entsprechende Pflegestufe haben, kann er Widerspruch bei der Pflegekasse einlegen. Es erfolgt eine Widerspruchsbegutachtung durch Besuch oder nach Aktenlage. Weist die Pflegekasse den Widerspruch als unbegründet ab, so ist eine Klage vor dem Sozialgericht möglich.

Der MDK wird nicht nur den Pflegebedürftigen untersuchen bzw. mit ihm ein Gespräch führen, sondern sich nach Möglichkeit auch mit den pflegenden Personen unterhalten. Altenpfleger sind deshalb häufig Ansprechpartner und können, wenn der Pflegebedürftige einverstanden ist, dem MDK wichtige Hinweise geben. Der Altenpfleger sollte, insbesondere bei der ersten Einstufung, den pflegenden Angehörigen raten, ein **Pflegetagebuch** zu führen, in dem sämtliche Pflegeaktivitäten zeitlich genau erfasst sind.

Die Beiträge richten sich nach den beitragspflichtigen Einnahmen (z. B. Lohn, Gehalt, Rente) der Mitglieder. Arbeitnehmer und Arbeitgeber zahlen die Beiträge je zur Hälfte.

Die **Pflegeversicherung ist Pflicht für alle krankenversicherten Bürger.**

- Beitragsbemessungsgrenze: 4.050,00 Euro
- Versicherungspflichtgrenze: 4.462,50 Euro

Beitragssatz (ab 2014): 2,05 % vom Arbeitsentgelt, davon tragen Arbeitnehmer und Arbeitgeber jeweils die Hälfte. Beitragszuschlag für Kinderlose: 0,25 %, trägt allein der Arbeitnehmer

Vom Zuschlag ausgenommen:

- Rentner, geboren vor dem 1.1.1940
- Jugendliche bis 23 Jahre
- Empfänger von Arbeitslosengeld II

Pflegestützpunkte

Nach dem **Pflege-Weiterentwicklungsgesetz (PFWG)** von 2008 sollen bundesweit **Pflegestützpunkte** mit Pflegeberatung eingerichtet werden. Die Bundesländer können diese beantragen. Ein einheitliches Konzept gibt es nicht, denn in den Ländern existieren bereits Pflegestützpunkte unterschiedlichster Art; die Organisation und die Finanzierung sind auch noch nicht klar geregelt. Für Ratsuchende gibt es einen Rechtsanspruch auf kostenfrei individuelle Pflegeberatung.

LF 3.1

3.5 Die Unfallversicherung

Jeder Arbeitgeber muss seinen Betrieb bei der Berufsgenossenschaft anmelden. Dieses gilt bereits, wenn in einem Privathaushalt eine Raumpflegerin beschäftigt wird. Je nach Größe des Betriebs und je nach Branche wird in einem Umlageverfahren ein Beitrag zur Unfallversicherung gezahlt. Im Betrieb muss auf die Zugehörigkeit zu der entsprechenden Berufsgenossenschaft durch einen Aushang hingewiesen werden.

> **! Merke** Pflegedienste und Seniorenheime gehören in der Regel zur »Berufsgenossenschaft für Gesundheitsdienst und Wohlfahrtspflege« (BGW).

Unfallverhütung

Die Berufsgenossenschaft für Gesundheitsdienst und Wohlfahrtspflege schreibt in ihrem Jahresbericht: »Die Prävention, die Verhütung von Arbeitsunfällen, Berufskrankheiten und arbeitsbedingten Erkrankungen ist die vorrangige Aufgabe jeder Berufsgenossenschaft.«

Dies geschieht durch vielfältige Maßnahmen, z. B.
- Betriebe durch Fachleute beraten,
- Sicherheitsbeauftragte schulen,
- Arbeitsmedizin und Forschung fördern,
- Schriften und Plakate ausgeben,
- Unfallverhütungsvorschriften erstellen und die Einhaltung überwachen.

3.6 Die Arbeitslosenversicherung

Voraussetzungen und Leistungen

Die **Arbeitslosenversicherung** deckt das Risiko der Arbeitslosigkeit für einen Betroffenen und seine Familie ab, indem er in diesem Fall **Arbeitslosengeld I (ALG I)** beziehen kann. Der Bezug ist an bestimmte Bedingungen geknüpft:
- Der Versicherte muss beschäftigungslos sein. Eine sofortige Meldung seiner Arbeitslosigkeit und ein Antrag auf Arbeitslosengeld sind dringend erforderlich, da sonst erhebliche Nachteile bei der Zahlung des Arbeitslosengelds entstehen.
- Er muss für eine Vermittlung in eine Arbeit zur Verfügung stehen.
- Es muss eine Anwartschaft erfüllt sein: Innerhalb von zwei Jahren muss der Versicherte mindestens ein Jahr versicherungspflichtig in der Arbeitslosenversicherung gewesen sein.

Das Arbeitslosengeld I wird nur befristet gewährt. Jeder Arbeitslose wird durch die Vermittlung der Bundesagentur für Arbeit oder von Personalserviceagenturen über freie Arbeitsstellen oder über Weiterbildungs- und Umschulungsmaßnahmen informiert und beraten.

> **Arbeitslosmeldung und Antragstellung**
>
> Arbeitslosengeld können Sie nur erhalten, wenn Sie der Arbeitsagentur Ihre Arbeitslosigkeit persönlich gemeldet und die entsprechende Leistung beantragt haben.
>
> Die Leistungen werden frühestens vom Tag der Arbeitslosmeldung und Antragstellung an gewährt. Es ist deshalb wichtig, dass Sie spätestens bei Eintritt der Arbeitslosigkeit sofort das Arbeitsamt aufsuchen.
>
> Sie haben auch die Möglichkeit, sich schon bis zu zwei Monate vor Eintritt der Arbeitslosigkeit arbeitslos zu melden und die Leistungen zu beantragen. Merkblatt Arbeitsagentur

Das Arbeitslosengeld II

Läuft die Gewährung von Arbeitslosengeld I aus, so wird **Arbeitslosengeld II** (ALG II) gezahlt. Mit dem 4. Gesetz für moderne Dienstleistungen am Arbeitsmarkt (Hartz IV) wurde die Zusammenführung der Arbeitslosen- und Sozialhilfe beschlossen.

Seit der Zusammenlegung zum 1. Januar 2005 werden alle arbeitsfähigen Sozialhilfeempfänger der Arbeitslosenversicherung zugeordnet und be-

Leistungen bei

Arbeitsunfällen	Wegeunfällen	Berufskrankheiten
z. B. Unfälle im Betrieb oder bei dienstlichen Tätigkeiten	z. B. Weg zur Arbeit und zurück; muss i. d. R. ohne Umwege und Unterbrechung zurückgelegt werden, mehrfach tägl. möglich (z. B. Pausen)	z. B. Desinfektionsallergie. Es gilt das Prinzip der Kausalität. Die Ursache einer Erkrankung muss im Zusammenhang mit der Tätigkeit stehen. Nur Krankheiten, die in der BerufskrankheitenVO aufgeführt sind

Geleistet werden:

- Heilbehandlung
- Verletztengeld
- Rehabilitationsmaßnahmen
- Verletztenrente
- Pflegegeld und Pflegeleistungen
- Hinterbliebenenrente (bei tödlichem Unfall)
- Übergangsgeld zur Wiedereingliederung

Abb. 3.2: Leistungen der Unfallversicherung

ziehen ebenfalls Arbeitslosengeld II. Als arbeitsfähig gelten Personen, die täglich drei Stunden Arbeit verrichten können.

Sparvermögen, Grundstücke und andere Einnahmen müssen unter Anrechnung von Freigrenzen zur Sicherung der eigenen Existenz eingesetzt werden.

LF 3.1

Aufgaben

- Welche Grundrechte spielen für die Altenpflege eine besondere Rolle?
- Was versteht man unter Geschäftsfähigkeit?
- Nennen Sie Unterschiede zwischen Privat- und Sozialversicherungen.
- Zählen Sie die Zweige der Sozialversicherung auf und geben Sie deren Träger an.
- Welche Leistungen werden von der Krankenkasse übernommen?
- Welches sind die Voraussetzungen zum Bezug von Altersruhegeld?
- Nennen Sie die Stufen der Pflegebedürftigkeit nach dem Pflegeversicherungsgesetz.
- Wann kann Verhinderungs- und Kurzzeitpflege in Anspruch genommen werden?
- Worin unterscheiden sich Sachleistungen zur Pflege, Pflegegeld und Aufwendungen in der stationären Pflege?
- Wer nimmt die Einordnung in eine Pflegestufe vor?

4 Träger, Dienste und Einrichtungen des Gesundheits- und Sozialwesens

4.1 Unterschiede zwischen öffentlichen und freien Trägern

Die vielfältigen Aufgaben im Gesundheits- und Sozialwesen werden von staatlichen oder nicht staatlichen Organisationen wahrgenommen. Die staatlichen Institutionen sind unter dem Begriff **öffentliche Träger** bekannt, sie gehören zur öffentlichen Verwaltung, deren Tätigkeit sich im Rahmen der Gesetze vollzieht. Öffentliche Träger gehören zur ausführenden Gewalt (Exekutive) im Rahmen der Gewaltenteilung, wie sie im Grundgesetz festgeschrieben ist. Sie erhalten durch Gesetze der gesetzgebenden Gewalt (Legislative) ihre Aufgaben und werden durch die richterliche Gewalt (Judikative) kontrolliert und korrigiert.

Wenn Aufgaben von **freien Trägern** wahrgenommen werden, so erfolgt dieses als eigene, selbstständige Entscheidung und nicht als Verpflichtung durch ein Gesetz oder aufgrund eines staatlichen Auftrags. Freie Träger nehmen deshalb stets selbst gewählte, eigene Aufgaben wahr.

LF 3.1

Damit die Aufgaben der öffentlichen und freien Träger aufeinander abgestimmt und die finanziellen Mittel optimal genutzt werden können, ist eine Zusammenarbeit auf allen Ebenen des Staates notwendig. Im Sozial- und Gesundheitswesen sind deshalb auf Bundes-, Landes- und Kommunalebene Ausschüsse eingerichtet, die die Aufgaben koordinieren. Die Zusammenarbeit zwischen den öffentlichen und freien Trägern wird auch durch das Prinzip des Nachrangs bestimmt, wobei den freien Trägern möglichst der Vorrang eingeräumt werden soll. Diese können in der Regel Einrichtungen kostengünstiger betreiben.

4.2 Öffentliche Träger

4.2.1 Kommunale Ebene

Als **Kommunen** bezeichnet man Städte, Kreise und Gemeinden. Altenpfleger finden auf dieser Verwaltungsebene häufig Ansprechpartner für dienstliche Probleme.

Das **Gesundheitsamt** ist zuständig bei Schwierigkeiten mit psychisch Kranken, Problemen von Menschen mit Behinderung, aber auch bei Infektionskrankheiten. Die Amtsärzte der Gesundheitsämter werden vom Vormundschaftsgericht als Gutachter in Betreuungs- und Unterbringungsverfahren bestellt.

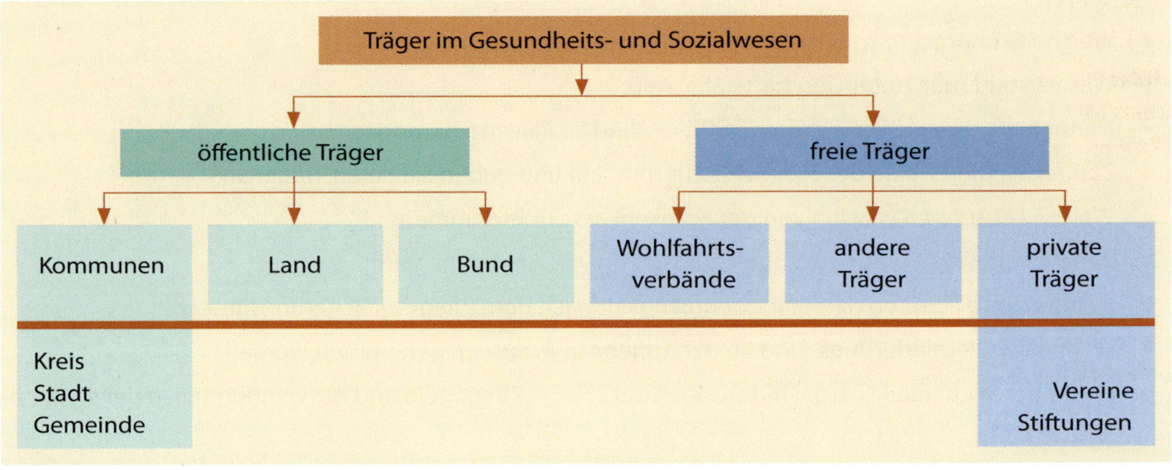

Abb. 4.1: Träger im Gesundheits- und Sozialwesen

Die Kreise und kreisfreien Städte sind örtliche Sozialhilfeträger, sie haben Sozialämter eingerichtet; aber auch jede Gemeinde hat Sozialabteilungen, die sich der Hilfsbedürftigen annehmen. Sind keine freien Träger in der Lage oder bereit, notwendige Altenhilfeeinrichtungen zu betreiben oder zu organisieren, können öffentliche Träger gem. § 75 SGB XII diese schaffen. So gibt es z. B. städtische Alten- und Pflegeheime oder Kreisseniorenheime. Bei kommunalen Entscheidungen in Angelegenheiten für Senioren der Gemeinde-, Stadt- oder Kreisparlamente wird häufig ein gewählter Seniorenbeirat (► LF 2.3, Kap. 7.4, S. 1073) um Empfehlungen gebeten. Die Kommunen erstellen Pläne, in denen alle Altenhilfeeinrichtungen verzeichnet sind und der zukünftige Bedarf beziffert wird. So ist es möglich, rechtzeitig entsprechende Maßnahmen durchzuführen. Altenhilfepläne werden in den Ämtern zur Einsichtnahme durch die Bürger ausgelegt.

4.2.2 Landesebene

In den 16 Bundesländern der Bundesrepublik Deutschland werden die Probleme des Gesundheits- und Sozialwesens von den Sozialministerien verwaltet. Die Länder sind im Rahmen des Föderalismus (Art. 83 GG) weitestgehend selbstständig; so obliegt den Ländern die Gesetzgebungskompetenz durch die Landtage, z. B. für das Ausbildungs- und Krankenhauswesen. Landesaltenpläne werden ebenfalls erstellt, um längerfristige Veränderungen im Altenhilfebereich zu erkennen und diesen rechtzeitig zu begegnen. Mit Inkrafttreten der Föderalismusreform 2006 wurde die Gesetzgebungszuständigkeit des Bundes für den öffentlich-rechtlichen Teil des Heimrechts auf die Bundesländer übertragen. Der zivilrechtliche Teil (Vertragsrecht) wird weiterhin vom Bund im Rahmen des Wohn- und Betreuungsvertragsgesetz (WBVG) geregelt.

4.2.3 Bundesebene

Auf **Bundesebene** erfolgt die Verwaltung des Gesundheits- und Sozialwesen durch ein oder mehrere Bundesministerien. Bei Regierungsneubildung können Zuständigkeiten geändert werden.

Diakonie Deutschland
Gegründet wurde die Diakonie 1848 von Johann Hinrich Wichern in Hamburg. 2012 fusionierte das Diakonische Werk der Evangelischen Kirche in Deutschland mit dem Evangelischen Entwicklungsdienst zum Evangelischen Werk für Diakonie und Entwicklung. Die neue Dachorganisation besteht aus den zwei Werken „Diakonie Deutschland – Evangelischer Bundesverband" und „Brot für die Welt – Evangelischer Entwicklungsdienst". Motive/Einstellungen: Die Diakonie ist die soziale Arbeit der evangelischen Kirchen. Der Glaube an Jesus Christus und praktizierte Nächstenliebe gehören zusammen. Daher leisten die 453 000 hauptberuflich Mitarbeitenden der Diakonie gemeinsam mit 700 000 freiwillig Engagierten vielfältige Dienste am Menschen in bundesweit 27 100 diakonischen Einrichtungen. Sie helfen Menschen in Not und in sozial ungerechten Verhältnissen. Sie vermitteln gesellschaftliche Teilhabe, Zuwendung, Bildung und Befähigung. Sie tragen dazu bei, die Ursachen von Notlagen zu beheben.

Deutsches Rotes Kreuz
1864 gründete Henry Dunant das Internationale Rote Kreuz. In Deutschland entstand 1921 das Deutsche Rote Kreuz.
Motive / Einstellungen: Das Motiv des Gründers Henry Dunant war: Durch Menschlichkeit zum Frieden. Weltanschaulich ungebunden. Internationale Hilfe bei der Linderung von Kriegsfolgen und Naturkatastrophen.

Deutscher Caritasverband
Das Gründungsjahr ist 1897. Bekannt ist der Verband durch den Sozialdienst Katholischer Männer und Frauen, den Malteser Hilfsdienst und das Raphaelswerk. Motive/Einstellungen: an die Lehre der katholischen Kirche gebunden. Soziale und karitative Hilfe leisten. Der Name bedeutet »tätige Nächstenliebe«.

Zentralwohlfahrtsstelle der Juden in Deutschland
Die ZWST wurde 1917 gegründet.
Motive / Einstellungen: Hilfe für verfolgte Juden, insbesondere während der NS-Zeit. Psychologische und psychische Beratung und Betreuung. Heute: Jugend- und Sozialarbeit.

Arbeiterwohlfahrt
Durch Parteibeschluss der Sozialdemokratischen Partei Deutschlands (SPD) wurde dieser Verband 1919 ins Leben gerufen.
Motive/Einstellungen: Ziel ist ein demokratischer Sozialismus, d. h. Recht für jeden Menschen, sein Leben in eigener Verantwortung zu führen (Solidarität, Freiheit, Gerechtigkeit). Beachtung der freiheitlich-demokratischen Grundordnung. Der Staat soll entlastet werden durch die Eigenverantwortung des Bürgers.

Deutscher Paritätischer Wohlfahrtsverband
1924 schlossen sich zahlreiche kleinere Verbände zusammen, die Wert auf religiöse und politische Unabhängigkeit legten.
Motive / Einstellungen: Vereinigung von freien gemeinnützigen Einrichtungen. Pluralistische Vielfalt.

Tab. 4.1: Die sechs größten Verbände der freien Wohlfahrtspflege.

Ziele	Erläuterung	Beispiele
1. Aufklärung und Information	Die Bürger sollen über ihre sozialen Rechte aufgeklärt und informiert werden.	Bericht über Armut Information über Sozialleistungen
2. Beratung und Betreuung	Probleme sollen insbesondere im Einzelfall geklärt werden. Im Pflegebereich soll dem Bedürftigen die Eigenverantwortlichkeit bleiben.	Hilfen bei Antragstellungen
3. Anwaltsfunktion	Hilfesuchende benötigen Fürsprecher und Unterstützer bei der Durchsetzung ihrer Rechte auch gegenüber staatlichen Stellen.	Durchsetzung von Sozialhilfeansprüchen
4. Mitgestaltung von Sozialpolitik	Fachkenntnisse und Erfahrungen werden in politische Prozesse eingebracht.	Anhörung in Sozialgesetzgebungsverfahren
5. Finanzbeschaffung	Damit sozial Benachteiligten geholfen werden kann, müssen die erforderlichen Gelder beschafft werden.	Spenden Erbeinsetzungen staatliche Zuschüsse

Tab. 4.3: Ziele der Wohlfahrtsverbände

Aufgabenbereiche sind insbesondere:

- Sozialhilfe
- Sozialversicherung
- Arbeitsschutz/Arbeitsrecht

Dazu werden Vorlagen für neue Gesetze zur Behandlung im Bundestag vom Ministerium vorbereitet und nach Beschlussfassung durch den Bundestag / Bundesrat durchgeführt. Bei der Durchführung geht es auch um die Bereitstellung der entsprechenden Finanzmittel.

LF 3.1

4.3 Freie Träger

4.3.1 Die Wohlfahrtsverbände

Neben der öffentlichen Sozialhilfe ergänzt die »freie Wohlfahrtspflege« viele wichtige Aufgaben der Sozialhilfe. Als freie Wohlfahrtspflege werden alle Institutionen bezeichnet, die gemeinnützige, soziale Hilfen und Unterstützung zur Selbsthilfe in organisierter Form auf freiwilliger Basis leisten.

! Merke Gemeinsames Ziel der Verbände ist, sich humanitär dem Menschen zuzuwenden. Die Zielsetzung und das Erscheinungsbild der verschiedenen Verbände hängen eng mit ihren religiösen und weltanschaulichen Grundlagen und ihren Entstehungssituationen zusammen.

Kommunale Ebene	Orts- und Kreisverbände Beispiel: DRK Ortsgruppe
Landesebene	Landesverbände Beispiel: DRK Landesverband NRW
Bundesebene	Bundesverbände Beispiel: Bundesverband des DRK

Tab. 4. 2: Organisationsstruktur. Um die Ziele durchsetzen zu können, sind die Wohlfahrtsverbände auf allen Ebenen organisiert.

Auf Bundes- und Landesebene gibt es Zusammenschlüsse der Spitzenverbände, z.B. die Bundesarbeitsgemeinschaft e.V. der Wohlfahrtsverbände.

Bei der Gesetzgebung in den Ländern oder im Bund ist ihre Fachkompetenz sehr gefragt. Sie stellen bei der Durchsetzung sozialpolitischer Rechte einen fachkompetenten Ansprechpartner dar.

4.3.2 Private Träger

Der Anteil **privater Träger** in der Altenhilfe nimmt immer mehr zu. Gründe hierfür sind der zunehmende Bedarf an Altenhilfeeinrichtungen. Öffentliche Träger, z.B. Städte, Kreise, überlassen ihre Einrichtungen privaten Anbietern, weil sie wegen leerer Kassen den Betrieb nicht mehr fortführen können. Ein anderer Grund für die Zunahme privater Anbieter ist die hohe Nachfrage durch die immer älter werdende Bevölkerung. Private Träger sind sowohl Privatpersonen als auch Wirtschaftsunternehmen in den verschiedensten Organisationsformen.

Den privaten Trägern ist gemeinsam, dass sie ihr Kapital auf eigenes Risiko einsetzen, um damit einen Gewinn zu erzielen. Hingegen müssen Wohlfahrtsverbände und andere gemeinnützig arbeitende Träger einen Teil ihrer erzielten Gewinne für mildtätige Zwecke investieren. Nur ein bestimmter Teil des Gewinns dient als Rücklage, um größere Investitionen tätigen zu können.

4.3.3 Andere Träger

Vereine

Eine Selbsthilfeeinrichtung mit Gruppen in allen Bundesländern ist die Deutsche Parkinson Vereinigung e. V.

Der Träger dieser Gruppierung ist ein **Verein**, denn e. V. bedeutet »eingetragener Verein«. Bei der Gründung eines Vereins sind wichtige Regeln zu beachten. Nach §§ 21 ff BGB müssen dem Amtsgericht die Satzung und das Gründungsprotokoll eingereicht werden, damit der Verein in das Vereinsregister eingetragen werden kann. Dieses ist aus haftungsrechtlichen Gründen und zur Anerkennung der Gemeinnützigkeit geboten. Die Mitglieder bestimmen den Zweck des Vereins und wählen den Vorstand, der die Mitgliederversammlung vertritt. Die Deutsche Parkinson Vereinigung e. V. ist nur ein Beispiel. Andere Vereine, die sich in der Altenhilfe betätigen, sind z. B. die Alzheimer Gesellschaft und die Multiple Sklerose Gesellschaft.

Stiftungen

Eine andere Art Träger ist die **Stiftung.** Stifter stellen ihr Vermögen oder Teile ihres Vermögens zur »Erfüllung eines vorgegebenen Zweckes« (§ 80 BGB) zur Verfügung – beispielsweise für die Errichtung einer Altenpflegeeinrichtung. Das gestiftete Vermögen wird eine rechtsfähige Person, d. h., das Vermögen (die Stiftung) wird Träger von Rechten und Pflichten. Es darf nur dem Stiftungszweck entsprechend verwendet werden. Das Vermögen und die vom Vermögen erzielte Rendite werden durch einen in der Stiftungsurkunde benannten Vorstand verwaltet. Eine Stiftung muss grundsätzlich vom Staat genehmigt werden, weil der Stiftungszweck mit den Bestimmungen des Grundgesetzes vereinbar sein muss und das Gemeinwohl nicht gefährden darf (§ 80 BGB).

Abb. 4.2: Die Ernst und Claere Jung Stiftung ist eine stationäre Altenpflegeeinrichtung, in der 127 Bewohner in unterschiedlichen Wohn- und Pflegebereichen leben.

Aufgaben

- Benennen Sie die Unterschiede zwischen öffentlichen und freien Trägern.
- Wie wird die Zusammenarbeit zwischen öffentlichen und freien Trägern geregelt?
- Welche Institutionen verbergen sich hinter dem Begriff »Wohlfahrtsverbände«?
- Nennen und erläutern Sie die Ziele der Wohlfahrtsverbände.
- Weshalb nimmt die Tätigkeit privater Träger stets zu?
- Nennen Sie Beispiele für Vereine, die sich in der Altenpflege betätigen.
- Wodurch kommt eine Stiftung zustande?

5 Rechtliche Rahmenbedingungen in der Altenpflege

5.1 Arbeitsrechtliche Grundlagen

Das **Arbeitsrecht** ist das »Sonderrecht« der Arbeitnehmer. Das Arbeitsrecht gilt nicht für Selbstständige, Beamte, Richter und Soldaten. Es wird in das Individualarbeitsrecht und das Kollektivarbeitsrecht eingeteilt. Das **Individualarbeitsrecht** regelt die Rechtsbeziehungen zwischen einzelnen Arbeitnehmern und Arbeitgebern im Arbeitsvertrags- und Arbeitsschutzrecht.

Das **Kollektivarbeitsrecht** regelt die Verhältnisse zwischen Gruppen von Arbeitnehmern und Arbeitgebern und beinhaltet vor allem das Tarifvertragsrecht und das Mitbestimmungsrecht.

Die Rechtsquellen

Ein Arbeitsgesetzbuch wie in anderen Ländern gibt es in Deutschland nicht.

Stattdessen sind die arbeitsrechtlichen Regelungen in vielen verschiedenen **Rechtsquellen** zu finden.

Daneben kommt dem Richterrecht, also den Urteilen einzelner Gerichte, im Arbeitsrecht eine große Bedeutung zu, da in manchen Bereichen gesetzliche Regelungen fehlen.

LF 3.1

Die Rechtsquellen unterliegen untereinander einer Rangfolge von oben nach unten, das heißt, Regelungen in einer niedrigeren Rechtsquelle dürfen nicht Regelungen aus einer höheren Rechtsquelle widersprechen.

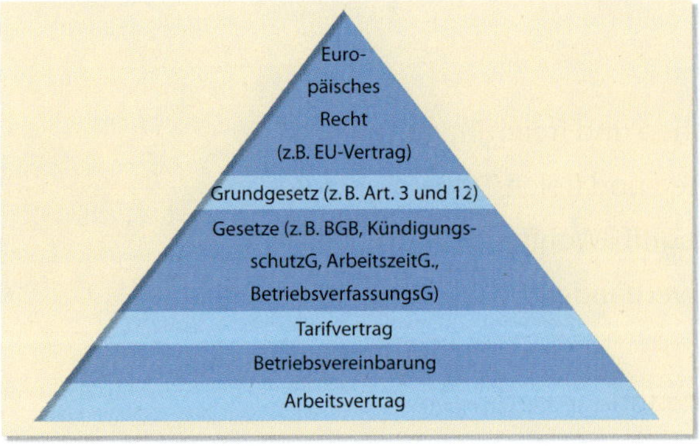
Europäisches Recht (z.B. EU-Vertrag)
Grundgesetz (z. B. Art. 3 und 12)
Gesetze (z. B. BGB, Kündigungsschutz G, ArbeitszeitG., BetriebsverfassungsG)
Tarifvertrag
Betriebsvereinbarung
Arbeitsvertrag

Abb. 5.1: Rechtsquellen

Von dieser Regel darf nur nach dem Günstigkeitsprinzip abgewichen werden. Ist eine in der Rangfolge niedrigere Regelung günstiger für den Arbeitnehmer, so gilt diese.

5.1.1 Das Arbeitsverhältnis

Bevor ein Arbeitsvertrag zustande kommt, müssen Arbeitgeber und Arbeitnehmer erst einmal in Kontakt treten. Oft inseriert ein Arbeitgeber in geeigneten Publikationen und ein Arbeitsuchender bewirbt sich auf die Anzeige.

Eine Stellenanzeige ist noch kein Angebot des Arbeitgebers zum Abschluss eines Arbeitsvertrags, sondern nur eine Aufforderung an Arbeitsuchende, sich zu bewerben.

Der Bewerber hat einen Anspruch auf Rücksendung seiner Unterlagen. Dies gilt nicht für Blind- oder Initiativbewerbungen, bei denen eine Bewerbung ohne Stellenanzeige oder sonstige Aufforderung abgeschickt wurde.

Das Vorstellungsgespräch

In der Regel findet vor dem Abschluss eines Arbeitsvertrags ein Vorstellungsgespräch statt. Der Bewerber hat einen Anspruch auf Ersatz der Reisekosten, wenn er vom Arbeitgeber zu dem Gespräch eingeladen wurde. Nicht ersetzt werden die Reisekosten, wenn der Arbeitgeber dies vorher ausdrücklich ausgeschlossen hat.

Auf den Ersatz von Verdienstausfall besteht kein Anspruch. Jedoch kann man von seinem bisherigen Arbeitgeber bezahlten Urlaub für das Vorstellungsgespräch verlangen, wenn dieser gekündigt hat.

In einem Vorstellungsgespräch dürfen vom Arbeitgeber nur Fragen gestellt werden, die für das zukünftige Arbeitsverhältnis von Bedeutung sind (Tab. 5.2).

Tendenzbetriebe sind Betriebe oder Unternehmen, die unmittelbar politischen, konfessionellen oder karitativen Zwecken dienen. Ausnahmsweise ist bei unzulässigen Fragen eine Lüge erlaubt, ohne dass dies Folgen für den Arbeitnehmer hat.

Die Inhalte des Arbeitsvertrags

Grundsätzlich gilt für den Abschluss des **Arbeitsvertrags** Vertragsfreiheit, d. h., die Vertragsparteien können vereinbaren, was sie möchten. Der Arbeitnehmer darf jedoch nicht schlechter gestellt werden als gesetzlich geregelt.

Zwingend sind im Arbeitsvertrag festzuhalten:
- die Vertragspartner
- Beginn des Arbeitsverhältnisses
- Art der auszuübenden Tätigkeit

Sinnvoll ist zu regeln:
- Ort der Tätigkeit
- Länge der Probezeit
- Höhe des Lohns
- Arbeitszeit

Oftmals wird jedoch hier auf bestehende **Tarifverträge** (►LF 3.1, Kap. 5.1.4, S. 1105) Bezug genommen. Fehlt eine Regelung im Arbeitsvertrag und im Tarifvertrag, so greift die gesetzliche Regelung.

Der Abschluss des Arbeitsvertrags ist **formfrei** möglich, also auch mündlich. Der Arbeitgeber ist jedoch verpflichtet, einen Monat nach Beginn des Arbeitsverhältnisses die wesentlichen Inhalte **schriftlich niederzulegen**.

Arbeitgeber	Arbeitnehmer
Lohnzahlung inkl. Sozialabgaben	Leistung der vereinbarten Arbeit
Fürsorgepflicht	Treuepflicht
Beschäftigungspflicht	Leistung von Überstunden
Gleichbehandlungspflicht	Mitteilung drohender Schäden
	Verschwiegenheit

Tab. 5.1: Der Arbeitsvertrag verpflichtet zu verschiedenen Leistungen und Verhaltensweisen.

Das Weisungsrecht des Arbeitgebers

Der Arbeitgeber kann dem Arbeitnehmer Weisungen erteilen, in denen er Art, Zeit und Ort der Arbeitsleistung konkretisiert und das Verhalten des Arbeitnehmers im Betrieb reglementiert.

Unzulässige Weisungen müssen von den Arbeitnehmern jedoch nicht beachtet werden, insbesondere in folgenden Fällen:
- **Die Anweisung verstößt gegen ein Gesetz.** Altenpflegerin Frieda wird angewiesen, eine Bewohnerin zu fixieren, obwohl diese sich weigert. Es liegen keine richterliche Anordnung und auch kein Notfall vor.
- **Die Anweisung verstößt gegen den Arbeitsvertrag.** Altenpflegerin Paula wird nicht zur Pflege eingesetzt, sondern als Reinigungskraft.
- **Die Anweisung ist für den Arbeitnehmer unmöglich und unzumutbar.** Altenpfleger Ingmar

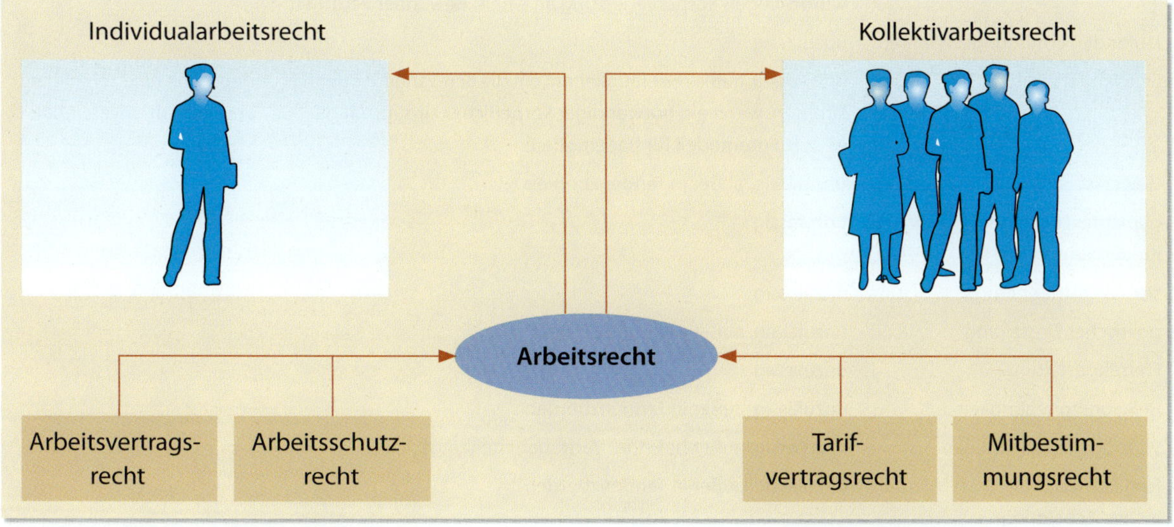

Abb. 5.2: Einteilung des Arbeitsrechts

soll intramuskuläre Injektionen vornehmen, obwohl er sich dieser Aufgabe nicht gewachsen fühlt.
- **Die Anweisung verstößt gegen die Beteiligungsrechte des Betriebs- oder Personalrats.** Altenpfleger Viktor soll in ein anderes Pflegeheim des Trägers versetzt werden.

Der Arbeitnehmer sollte in solchen Fällen zunächst das Gespräch mit dem Arbeitgeber suchen, um eventuelle Missverständnisse auszuräumen. Sinnvoll ist es auch, sich durch Betriebsrat, Gewerkschaft oder Berufsverband beraten zu lassen.

Folgen von Pflichtverletzungen

Verletzt der Arbeitnehmer seine Pflichten z. B. dadurch, dass er unentschuldigt nicht zur Arbeit erscheint, seine Arbeit nicht ordentlich erledigt oder dem Arbeitgeber oder einem Dritten einen Schaden zufügt, so kann der Arbeitgeber eine Abmahnung oder **Kündigung** (► LF 3.1, Kap. 5.1.2, S. 1102) aussprechen oder vom Arbeitnehmer **Schadensersatz** fordern.

Schadensersatzansprüche ► LF 3.1, Kap. 5.5.1, S. 1134

Da sich arbeitsbedingte Schäden nie ganz ausschließen lassen und auch dem sorgfältigsten Arbeitnehmer Fehler unterlaufen können, hat die Rechtsprechung eigene Regeln für die Haftung innerhalb eines Arbeitsverhältnisses entwickelt. Dadurch soll vermieden werden, dass Arbeitnehmer für kleinste Fehler, die jedem passieren können, in voller Höhe haften.

Die **Haftung für Schäden** wird wie folgt geregelt:
- Arbeitnehmer handelt mit **leichtester Fahrlässigkeit:** Arbeitgeber haftet in voller Höhe.
- Arbeitnehmer handelt mit **normaler Fahrlässigkeit:** Schaden wird nach den Umständen des Einzelfalls zwischen dem Arbeitgeber und dem Arbeitnehmer aufgeteilt. Zu berücksichtigen sind folgende Umstände: Risiko des Scha-

Fragen zu …	
beruflichem Werdegang	zulässig
Gründen für die Bewerbung	zulässig
chronischen Krankheiten	wenn Arbeitnehmer dadurch in seiner Arbeitsfähigkeit beeinträchtigt ist, zulässig, z. B. schwere Bandscheibenerkrankung in der Altenpflege
Behinderung von 50 % und mehr	zulässig
Vorstrafen	nur zulässig, wenn die Verurteilung mit dem Beruf in Verbindung steht, z. B. Altenpfleger wurde wegen Körperverletzung an einem Bewohner verurteilt
laufenden Ermittlungsverfahren	unzulässig
Schwangerschaft	unzulässig, außer: bei Tätigkeiten, die die Schwangere oder das ungeborene Kind schädigen könnten, wenn ein notwendiger körperlicher Einsatz mit der Schwangerschaft unvereinbar ist (z. B. Fotomodell für Bademoden)
Gewerkschaftszugehörigkeit	unzulässig, außer in Tendenzbetrieb
geplanter Heirat oder Kinderwunsch	unzulässig
sexueller Orientierung	unzulässig
politischer Einstellung	unzulässig, außer in Tendenzbetrieb
Freizeitgestaltung	unzulässig
Religionszugehörigkeit	unzulässig, außer in Tendenzbetrieb
Vermögensverhältnissen	unzulässig, außer bei einer Vertrauensstelllung
Familienstand, insbes. Scheidung	unzulässig, außer in Tendenzbetrieb

Tab. 5.2: Fragen im Vorstellungsgespräch

denseintritts, Vorhersehbarkeit des Schadens, Lebensalter und Berufserfahrung des Arbeitnehmers, Verhalten des Arbeitnehmers in der Vergangenheit, Höhe des Gehalts und des Schadens.
- Arbeitnehmer handelt **grob fahrlässig** oder vorsätzlich: Arbeitnehmer selbst haftet in voller Höhe.

Trifft den Arbeitgeber ein Mitverschulden an der Entstehung des Schadens, ist die Haftung entsprechend aufzuteilen.

Um Schadensersatzansprüchen des Arbeitgebers vorzubeugen, ist eine **Überlastungsanzeige** sinnvoll, wenn z. B. zu wenig Personal auf einer Station eingesetzt ist. Die Überlastungsanzeige kann schriftlich oder mündlich erfolgen. Aus Beweisgründen ist die schriftliche Form vorzuziehen. Sie wird direkt an die Heimleitung gerichtet. Inhaltlich muss die Überlastungsanzeige konkret die Situation am Arbeitsplatz schildern, z. B. wie viel Personal vorhanden ist und wie viel Bewohner auf welche Weise zu versorgen sind. Weiterhin sollte kurz geschildert werden, was die verantwortliche Pflegefachkraft beziehungsweise die Stationsleitung bereits unternommen hat, um die Situation zu verbessern. Mögliche Risiken für die Bewohner sollten aufgezeigt werden, z. B.: »Aufgrund des fehlenden Personals können pflegerische Aufgaben nur unzureichend wahrgenommen werden; Mängel in der Pflege der Bewohner sind nicht auszuschließen.«

! Merke Eine Überlastungsanzeige berechtigt allerdings nie zu pflichtwidrigem Handeln des Arbeitnehmers. Sie entbindet ihn nicht von seiner Pflicht zur sorgfältigen Arbeitsleistung.

Der befristete Arbeitsvertrag

Grundsätzlich sind Arbeitsverträge zeitlich unbefristet. Heutzutage sind **befristete Arbeitsverhältnisse**, die nur für eine bestimmte Zeit abgeschlossen werden, jedoch keine Seltenheit mehr. Die Zulässigkeit befristeter Arbeitsverträge ist im **Teilzeit- und Befristungsgesetz (TzBfG)** geregelt.

Befristete Arbeitsverträge müssen immer **schriftlich** geschlossen und können als Endzeitpunkt einen Kalendertag oder auch ein bestimmtes Ereignis, z. B. Rückkehr eines erkrankten Arbeitnehmers, haben.

Die Befristung eines Arbeitsverhältnisses ist nur zulässig, wenn ein sachlicher Grund vorliegt, z. B. Vertretung aufgrund von Elternzeit oder Krankheit eines Arbeitnehmers oder wenn der betriebliche Bedarf nur vorübergehend ist, z. B. Saisonarbeitskräfte.

Ausnahmsweise können befristete Arbeitsverträge auch ohne sachlichen Grund geschlossen werden:
- Bei Neueinstellungen (d. h. Arbeitnehmer darf nie zuvor beim Arbeitgeber beschäftigt gewesen sein) ist eine Befristung bis zu zwei Jahren möglich.
- Bei Einstellung von Arbeitnehmern über 52 Jahren, die vorher mindestens vier Monate arbeitslos waren, ist eine Befristung bis zu fünf Jahren zulässig.
- In den ersten vier Jahren nach der Gründung eines Unternehmens.

Diese Ausnahmen sollen Arbeitgeber dazu motivieren, mehr Arbeitsverträge abzuschließen und insbesondere auch ältere Arbeitnehmer einzustellen.

Teilzeitarbeit

Durch die Einführung des **Teilzeit- und Befristungsgesetzes (TzBfG)** seit dem 1. Januar 2001 haben Arbeitnehmer einen Anspruch auf **Teilzeitarbeit**, d. h. darauf, weniger als die übliche regelmäßige Arbeitszeit zu arbeiten. Dieser Anspruch besteht jedoch nur, wenn keine betrieblichen Belange entgegenstehen. Das können z. B. Beeinträchtigungen von Arbeitsabläufen oder das Entstehen von unverhältnismäßigen Kosten durch die Arbeitszeitverringerung sein.

Teilzeitbeschäftigte Arbeitnehmer dürfen nicht schlechter behandelt werden als vollzeitbeschäftigte Arbeitnehmer. Arbeitgeber müssen Teilzeitbeschäftigten das Arbeitsentgelt und andere Leistungen, wie Urlaubsgeld, anteilig entsprechend ihrer verringerten Arbeitszeit bezahlen.

Arbeitszeit

Das **Arbeitszeitgesetz (ArbZG)** soll Sicherheit für die Arbeitnehmer gewährleisten und ihre Gesundheit schützen. Von einigen Vorschriften kann jedoch in **Tarifverträgen** (► LF 3.1, Kap. 5.1.4, S. 1105) abgewichen werden.

Arbeitszeit ist die Zeit vom Beginn bis zum Ende der Arbeit ohne Ruhepausen. Die Arbeitszeit darf grundsätzlich 8 Stunden pro Werktag nicht überschreiten. Sie kann allerdings auf bis zu 10 Stunden verlängert werden. Dann darf aber, auf einen Zeitraum von 6 Monaten gerechnet, die tägliche Arbeitszeit von 8 Stunden nicht überschritten werden. Der Arbeitnehmer muss also einen Ausgleich für die mehr geleistete Arbeitszeit erhalten und entsprechend an anderen Tagen weniger oder gar nicht arbeiten.

Als Werktage gelten die Tage von Montag bis Samstag außer den Feiertagen.

Jeder Arbeitnehmer hat Anspruch auf **Ruhepausen**:
- bei einer Arbeitszeit von mehr als 6 bis zu 9 Stunden: insgesamt 30 Minuten
- bei einer Arbeitszeit über 9 Stunden: insgesamt 45 Minuten

Die Ruhepausen stehen dem Arbeitnehmer zur freien Verfügung und dürfen als einzelne Pause nicht kürzer als 15 Minuten sein. Sie müssen im Voraus festgelegt werden, also nicht nach Bedarf. Länger als 6 Stunden hintereinander ohne Ruhepausen dürfen Arbeitnehmer nicht beschäftigt werden.

LF 3.1

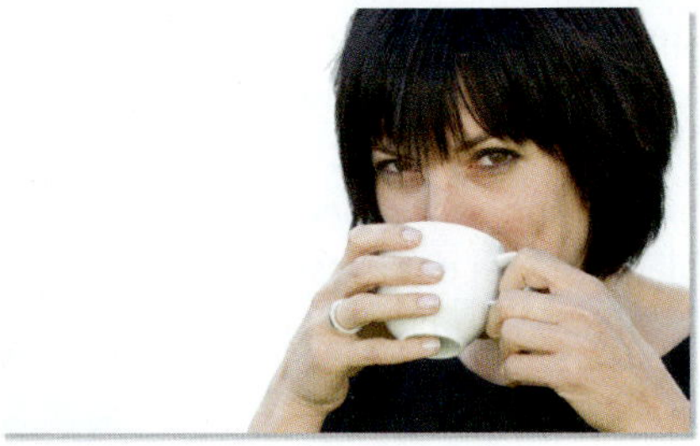

Abb. 5.3: Pause vor der Arbeit

Als **Ruhezeit** bezeichnet man die Freizeit zwischen Beendigung der Arbeit und Wiederaufnahme am nächsten Tag. Die ununterbrochene Ruhezeit muss mindestens 11 Stunden betragen. Eine Verkürzung auf 10 Stunden ist bei einem Ausgleich innerhalb von vier Wochen in Pflegeeinrichtungen ausnahmsweise zulässig.

Nachtarbeit ist die Arbeit, die länger als zwei Stunden in der Zeit von 23–6 Uhr erbracht wird. Nachtarbeitnehmer, die regelmäßig in Wechselschicht oder an mindestens 48 Tagen im Kalenderjahr Nachtarbeit leisten, haben Anspruch auf eine regelmäßige medizinische Untersuchung vor Beginn der Beschäftigung und danach jeweils in Zeitabständen von mindestens drei Jahren und nach Vollendung des 50. Lebensjahres jedes Jahr. Die Kosten für diese Untersuchung trägt der Arbeitgeber. Außerdem ist für die Nachtarbeit ein angemessener Ausgleich in Form von freien Tagen oder eines finanziellen Zuschlags zu gewähren.

Grundsätzlich dürfen Arbeitnehmer an **Sonntagen und gesetzlichen Feiertagen** nicht beschäftigt werden. Ausnahmsweise erlaubt ist dies unter anderem in Pflegeeinrichtungen. Mindestens 15 Sonntage pro Jahr müssen für jeden Arbeitnehmer frei bleiben. Für Sonn- und Feiertagsarbeit ist jeweils ein Ersatzruhetag an einem Werktag zu gewähren, innerhalb von 2 Wochen bei Sonntagsarbeit und innerhalb von 8 Wochen bei Feiertagsarbeit.

Beim **Bereitschaftsdienst** ist der Arbeitnehmer verpflichtet, sich an einem vom Arbeitgeber vorgegebenen Ort aufzuhalten, um nach Aufforderung die Arbeit unverzüglich aufnehmen zu können. Bereitschaftsdienst ist normale Arbeitszeit und bei der Berechnung der Höchstarbeitszeit mit einzubeziehen.

Bei der **Rufbereitschaft** kann der Arbeitnehmer seinen Aufenthaltsort frei wählen, er muss jedoch für den Arbeitgeber jederzeit erreichbar und in der Lage sein, die Arbeit unverzüglich aufzunehmen. Rufbereitschaft zählt nicht als Arbeitszeit, hier wird nur der tatsächliche Einsatz gezählt.

Urlaub

Jedem Arbeitnehmer stehen nach dem Bundesurlaubsgesetz mindestens 24 Werktage Erholungsurlaub zu. Auf den **Urlaub** kann nicht verzichtet werden. Weder kann in Tarif- oder Arbeitsverträgen weniger Urlaub geregelt werden, noch kann der Arbeitnehmer sich seinen Urlaub ausbezahlen lassen.

Der Urlaub dient zur Erholung und zur Erhaltung oder Wiederherstellung der Arbeitskraft. Deshalb ist der Urlaub zusammenhängend zu gewähren, wenn dem nicht betriebliche Belange entgegenstehen. In jedem Fall hat der Arbeitnehmer Anspruch auf mindestens 2 Wochen Urlaub am Stück pro Jahr. Während des Urlaubs ist jede dem Erholungszweck zuwiderlaufende Erwerbstätigkeit verboten.

Nebentätigkeiten, die der Arbeitnehmer auch sonst zulässigerweise neben seinem Arbeitsverhältnis ausübt, sind hiervon jedoch nicht betroffen. Ebenso erlaubt sind sogenannte »Ausgleichstätigkeiten«, bei denen man sich erholen kann, wie bei der Weinlese helfen. Ebenso kann der Arbeitgeber nicht verbieten, im Urlaub gemeinnützige, ehrenamtliche Tätigkeiten oder Hilfstätigkeiten in der Familie oder der Nachbarschaft auszuüben, selbst wenn man hierfür einen kleinen Obolus erhält.

Anspruch auf Urlaub hat der Arbeitnehmer erstmals nach 6 Monaten seit Beginn des Arbeitsverhältnisses. Der Urlaub soll nach den Wünschen des Arbeitnehmers gewährt werden. Allerdings sind auch betriebliche Belange (z. B. Hochsaison) und Urlaubswünsche von Kollegen bei der Planung zu berücksichtigen.

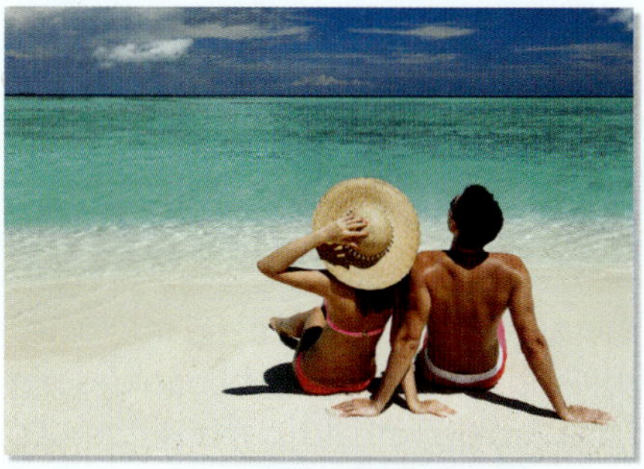

Abb. 5.4: Erholung im Urlaub

Wird ein Arbeitnehmer im Urlaub krank, so werden die Tage, die er durch ärztliches Attest belegen kann, nicht als Urlaubstage gerechnet. An den einmal genehmigten Urlaub muss sich der Arbeitgeber auch halten. Er kann den Arbeitnehmer nicht aus dem Urlaub zurückrufen.

Grundsätzlich muss der Urlaub im laufenden Kalenderjahr genommen werden. Ausnahmsweise kann der Urlaub aus dringenden Gründen auf das nächste Jahr übertragen werden und muss dann in den ersten drei Monaten angetreten werden.

In den meisten Bundesländern wird Arbeitnehmern zusätzlich **Bildungsurlaub** gewährt. In dieser Zeit können Weiterbildungsangebote von anerkannten Trägern im politischen, beruflichen oder kulturellen Bereich besucht werden. Die Einzelheiten sind in den jeweiligen Landesgesetzen geregelt.

Mutterschutz

Während der Schwangerschaft und nach der Geburt genießen werdende und stillende Mütter einen besonderen Schutz, der im **Mutterschutzgesetz** (MuSchG) geregelt ist. Das Mutterschutzgesetz gilt für alle schwangeren Frauen, die in einem Arbeitsverhältnis stehen, auch wenn es sich um ein Probe-, ein befristetes Arbeitsverhältnis oder eine Berufsausbildung handelt.

Die Schwangere sollte ihren Arbeitgeber sobald wie möglich in Kenntnis setzen und den voraussichtlichen Tag der Entbindung mitteilen. Es besteht zwar keine Pflicht, eine Schwangerschaft zu melden, dies liegt jedoch im Interesse der Schwangeren und des Kindes. Der Arbeitgeber kann ohne Kenntnis der Schwangerschaft keine Schutzvorschriften beachten. Die Informationen sind vom Arbeitgeber vertraulich zu behandeln.

Der Arbeitgeber ist verpflichtet, die zuständige Aufsichtsbehörde unverzüglich nach Kenntnisnahme über die Schwangerschaft zu informieren, damit diese die Einhaltung der mutterschutzrechtlichen Vorschriften überwachen kann. Aufsichtsbehörden sind je nach Bundesland die Staatlichen Ämter für Arbeitsschutz oder die Gewerbeaufsichtsämter. An diese Ämter können sich auch schwangere Frauen mit allen Fragen, die den Mutterschutz betreffen, wenden.

Sechs Wochen vor dem errechneten Geburtstermin beginnt die Schutzfrist, während der werdende Mütter nicht mehr beschäftigt werden dürfen, es sei denn, sie erklären sich ausdrücklich zur Arbeit bereit. Diese Erklärung kann jederzeit widerrufen werden.

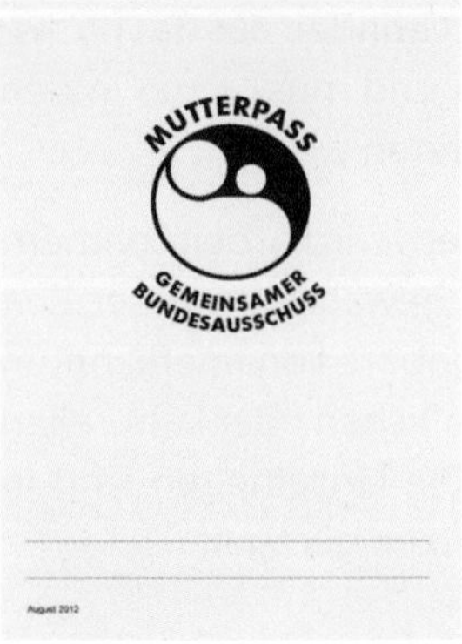

Abb. 5.5:
Mutterpass

Nach der Geburt beträgt die Schutzfrist 8 Wochen, bei Früh- oder Mehrlingsgeburten verlängert sie sich auf 12 Wochen. In dieser Zeit besteht ein absolutes **Beschäftigungsverbot**!

Bei einer vorzeitigen Entbindung verlängert sich die Mutterschutzfrist nach der Geburt um die Tage, die vor der Entbindung nicht in Anspruch genommen werden konnten. So haben alle Arbeitnehmerinnen Anspruch auf einen Zeitraum von mindestens 14 Wochen.

Ab Bekanntgabe der Schwangerschaft ist der Arbeitgeber verpflichtet, die Arbeit der werdenden oder stillenden Mutter so zu gestalten, dass sie vor Gefahren für ihre Gesundheit geschützt ist. In der Pflege bedeutet dies insbesondere:

LF 3.1

Für werdende Mütter:
- **Verbot von schwerer körperlicher Arbeit**, wie z. B. regelmäßiges Tragen und Heben von Lasten mit mehr als 5 kg Gewicht oder gelegentlich von mehr als 10 kg Gewicht ohne mechanische Hilfsmittel, wie beim Lagern oder Umbetten von Patienten
- **Verbot von Tätigkeiten mit erhöhter Unfallgefahr**, z. B. Injektionen und der Umgang mit potenziell aggressiven Bewohnern
- **Verbot des Umgangs mit Gefahrstoffen**, wie sie z. B. in Desinfektions- oder Reinigungsmitteln enthalten sind

Für werdende und stillende Mütter: Verbot von Nachtarbeit zwischen 20 und 6 Uhr, von Mehrarbeit (nicht länger als 8,5 Stunden pro Tag oder 90 Stunden pro Doppelwoche) und von Sonntags- und Feiertagsarbeit.

Für stillende Mütter: Stillpausen während der Arbeitszeit von mindestens zweimal täglich 30 Minuten oder einmal täglich einer Stunde.

Von Beginn der Schwangerschaft bis zum Ablauf von 4 Monaten nach der Entbindung ist die **Kündigung** des Arbeitsverhältnisses durch den Arbeitgeber grundsätzlich unzulässig. Ausnahmsweise ist eine Kündigung mit Zustimmung der Aufsichtsbehörde bei Vorliegen besonderer Gründe möglich. Ein solcher besonderer Grund kann beispielsweise die Schließung eines Betriebes sein.

Die Frau selbst kann während der Schwangerschaft und der Schutzfrist zum Ende dieser Frist kündigen. Sie muss dabei die arbeits- oder tarifvertraglichen Kündigungsfristen nicht einhalten.

5.1.2 Beendigung des Arbeitsverhältnisses

Arbeitsverhältnisse können auf verschiedene Weisen beendet werden:

Zeitablauf

Bei **befristeten Arbeitsverhältnissen** endet das Arbeitsverhältnis automatisch mit Ablauf der im Arbeitsvertrag genannten Zeit. Eine Kündigung muss nicht mehr ausgesprochen werden. Dies gilt auch bei Verträgen, deren Endzeitpunkt durch ein Ereignis bestimmt ist, wie Rückkehr einer vertretenen Kollegin aus dem Mutterschutz.

Tod

Mit dem **Tod** des Arbeitnehmers endet das Arbeitsverhältnis. Stirbt jedoch der Arbeitgeber, so besteht grundsätzlich das Arbeitsverhältnis mit dessen Erben fort. Eine Ausnahme hiervon liegt z. B. dann vor, wenn ein Altenpfleger direkt mit einem alten Menschen einen Vertrag zur häuslichen Pflege geschlossen hat. Stirbt dieser Mensch, so ist das Arbeitsverhältnis beendet.

Aufhebungsvertrag

Unter einem **Aufhebungsvertrag** versteht man die schriftliche einvernehmliche Auflösung eines Arbeitsverhältnisses.

Arbeitgeber und Arbeitnehmer sind sich darüber einig, dass das Arbeitsverhältnis ohne Einhaltung von Kündigungsfristen zu einem bestimmten Zeitpunkt endet. Oftmals wird eine Abfindung für den Arbeitnehmer vereinbart. Vorsicht ist jedoch geboten, wenn der Arbeitnehmer Anspruch auf Arbeitslosengeld hat. Hier kann eine Sperre von bis zu 12 Wochen verhängt werden.

Ordentliche Kündigung

Der Arbeitnehmer kann ohne Angabe von Gründen schriftlich innerhalb von 4 Wochen zum nächsten 15. oder Letzten eines Monats kündigen.

Für den Arbeitgeber verlängert sich diese Frist je nach Betriebszugehörigkeit des Arbeitnehmers auf bis zu 7 Monate zum Ende eines Kalendermonats.

Innerhalb der vereinbarten Probezeit kann das Arbeitsverhältnis von beiden Seiten mit einer Frist von 2 Wochen gekündigt werden.

Zu beachten ist, dass in Arbeits- oder Tarifverträgen andere Kündigungsfristen vereinbart sein können.

Kündigungsschutz

Das **Kündigungsschutzgesetz** regelt, in welchen Fällen das ordentliche Kündigungsrecht des Arbeitgebers eingeschränkt ist. Zur Anwendung kommt es jedoch nur, wenn das Arbeitsverhältnis mindestens 6 Monate bestanden hat und wenn der Betrieb mehr als 10 Arbeitnehmer beschäftigt. Nicht mitgezählt werden hierbei Auszubildende. Teilzeitkräfte zählen entsprechend ihres Anteils an einer vollen Stelle.

Ist das Kündigungsschutzgesetz anwendbar, so kann der Arbeitgeber eine Kündigung nur aussprechen, wenn wichtige Gründe vorliegen.

Dies können sein:

- **Betriebsbedingte Gründe**, z. B. intern Rationalisierung und Umstrukturierung oder extern Auftragsrückgang. Wenn der Arbeitnehmer darauf verzichtet, eine Kündigungsschutzklage vor dem Arbeitsgericht zu erheben, dann steht ihm im Fall der betriebsbedingten Kündigung eine Abfindung in Höhe eines halben Monatsverdienstes für jedes Jahr der Betriebszugehörigkeit zu.
- **Verhaltensbedingte Gründe**, z. B. wenn der Arbeitnehmer seine Pflichten in grober Weise verletzt, z. B. durch dauerhaft schlechte Arbeitsleistung, strafbare Handlungen während der Arbeit, Mobbing von Kollegen, wiederholt grob fahrlässige Verursachung von Schäden, ständige Verstöße gegen die Pünktlichkeit. In diesen Fällen muss vor Ausspruch der Kündigung eine **Abmahnung** erfolgen. Die Abmahnung muss sich auf ein Verhalten beziehen, das der Arbeitnehmer beeinflussen kann. Sie muss auf nachprüfbaren Tatsachen beruhen und klar formuliert sein. Sie darf nicht unverhältnismäßig sein, z. B. das einmalige fünfminütige Zuspätkommen in 10 Jahren rügen. Erst wenn es zeitnah zu weiteren gleichartigen Verstößen kommt, kann der Arbeitgeber die Kündigung aussprechen. Die Abmahnung verliert mit der Zeit ihre Wirkung und ist spätestens nach 2–3 Jahren vom Arbeitgeber aus der Personalakte zu entfernen und zu vernichten.
- **Personenbedingte Gründe**, insbesondere Krankheit oder Arbeitsunfähigkeit. Eine Kündigung kann nur ausgesprochen werden, wenn eine negative Prognose für die Zukunft vorliegt, nicht aber, weil jemand in der Vergangenheit krank war. Je länger ein Arbeitnehmer in einem Betrieb beschäftigt ist, desto längere Krankheitszeiten sind dem Arbeitgeber zumutbar.

Für bestimmte Gruppen von Arbeitnehmern gibt es darüber hinaus spezielle Kündigungsschutzregeln. Dazu gehören unter anderem Schwangere, Schwerbehinderte, Personal- und Betriebsratsmitglieder, Initiatoren von Betriebsratswahlen sowie Angestellte im öffentlichen Dienst im Alter von über 40 Jahren mit mehr als 15-jähriger Dienstzeit.

In kleineren Betrieben, in denen das Kündigungsschutzgesetz nicht anwendbar ist, kann eine fristgerechte Kündigung ohne Gründe ausgesprochen werden. Auch hier sind Arbeitnehmer aber nicht völlig schutzlos. Das Bundesverfassungsgericht verlangt ein Mindestmaß an sozialer Rücksichtnahme. Die Kündigung eines erheblich schutzwürdigen Arbeitnehmers (aufgrund der Betriebszugehörigkeit, des Alters oder von Unterhaltsverpflichtungen) vor der eines weniger schutzwürdigen Arbeitnehmers ist ohne ein berechtigtes Interesse des Arbeitgebers nicht zulässig.

Ebenso ist auch in Kleinbetrieben eine willkürliche Kündigung, die den Arbeitnehmer aufgrund seines Geschlechts, seiner Herkunft oder seiner Religion diskriminiert, nicht erlaubt.

Die außerordentliche Kündigung

Ohne Einhaltung einer Frist können Arbeitnehmer und Arbeitgeber kündigen, wenn wichtige Gründe vorliegen, die die Fortsetzung des Arbeitsverhältnisses bis zum Ende der Kündigungsfrist unzumutbar machen. Auch diese Kündigung muss in schriftlicher Form erfolgen.

- Wichtige Gründe für den **Arbeitnehmer** können sein: Beleidigung oder Misshandlung durch den Arbeitgeber, Nichtzahlen des Lohns, Mobbing und Diskriminierung durch den Arbeitgeber.
- Den **Arbeitgeber** berechtigen unter anderem folgende Gründe zu einer fristlosen Kündigung: unentschuldigtes längeres Fernbleiben von der Arbeit, ausländerfeindliche Äußerungen gegenüber Kollegen, sexuelle Belästigung von Kollegen, Misshandlung von Bewohnern, grobe Verletzung der Verschwiegenheitspflicht, starke Trunkenheit während der Arbeit.

LF 3.1

Beteiligung des Betriebsrats

Kündigungen durch den Arbeitgeber sind nur dann wirksam, wenn der **Betriebsrat** (► LF 3.1, Kap. 5.1.5, S. 1106) vorher angehört wurde. Der Arbeitgeber muss dem Betriebsrat die Gründe für die Kündigung mitteilen. Der Betriebsrat kann einer ordentlichen Kündigung widersprechen, wenn z. B. soziale Gesichtspunkte nicht berücksichtigt wurden oder der Arbeitnehmer in einem anderen Teil des Betriebs hätte weiterbeschäftigt werden können.

Hat der Arbeitnehmer Kündigungsschutzklage beim Arbeitsgericht erhoben, so hat der Widerspruch des Betriebsrats zur Folge, dass der Arbeitgeber den Arbeitnehmer auf Wunsch bis zum Ende des Kündigungsschutzprozesses weiterbeschäftigen muss, auch wenn dies nach der Kündigungsfrist liegt.

Das Arbeitszeugnis

Der Arbeitnehmer hat nach Beendigung des Arbeitsverhältnisses einen Anspruch auf Erteilung eines **Arbeitszeugnisses.**

Er kann zwischen zwei Formen wählen:

- Das **einfache Zeugnis** enthält nur Angaben über die Dauer und die Art der Beschäftigung ohne eine Bewertung.
- Das **qualifizierte Zeugnis** hat darüber hinaus Aussagen über Leistung und Verhalten des Arbeitnehmers zum Inhalt.

Das Zeugnis muss der Wahrheit entsprechen, es soll einem künftigen Arbeitgeber konkrete Vorstellungen über die Persönlichkeit und die Einsatzmöglichkeiten des Arbeitgebers vermitteln. Es darf keine unwahren Behauptungen, Unterstellungen oder Vermutungen enthalten. Gleichzeitig soll der Arbeitgeber das Zeugnis wohlwollend verfassen, damit der Arbeitnehmer in seinem Fortkommen nicht durch ein schlechtes Zeugnis behindert wird.

Im Lauf der Zeit hat sich allerdings eine »Geheimsprache« unter Arbeitgebern entwickelt.

»Er war sehr tüchtig und wusste sich gut zu verkaufen« kann bedeuten: »Er ist ein Wichtigtuer, dem es an Kooperationsbereitschaft mangelt.«

Oder »Sie trug zur Verbesserung des Betriebsklimas bei« kann gedeutet werden als »Sie trank häufig Alkohol im Dienst«.

Auch für die Beurteilung der Leistung gibt es häufig genutzte Wendungen:

- sehr gut = stets zu unserer vollsten Zufriedenheit; stets außerordentlich zufrieden
- gut = zu unserer vollsten Zufriedenheit; stets zu unserer vollen Zufriedenheit
- befriedigend = zu unserer vollen Zufriedenheit
- ausreichend = stets zu unserer Zufriedenheit
- mangelhaft = insgesamt zu unserer Zufriedenheit; war bemüht, den Anforderungen zu entsprechen

Ebenso der letzte Satz in einem Zeugnis kann ein versteckter Hinweis sein. Aus dem Satz » Wir wünschen ihm, dass er seine Leistungsfähigkeit an einer neuen Arbeitsstelle voll entfalten kann« kann man leicht herauslesen, dass der Arbeitnehmer an seiner alten Stelle nicht besonders leistungsfähig war.

Nicht immer steckt jedoch böse Absicht hinter solchen Formulierungen. Da der Arbeitnehmer Anspruch auf ein wahrheitsgemäßes Zeugnis ohne Geheimsprache hat, sollte er dieses im Zweifel vom Arbeitgeber einfordern und notfalls auf dem Klageweg vor dem Arbeitsgericht geltend machen.

5.1.3 Das Ausbildungsverhältnis

Der **Ausbildungsvertrag** für Altenpfleger richtet sich nach dem Altenpflegegesetz. § 13 regelt, dass ein schriftlicher Ausbildungsvertrag mit dem Träger der praktischen Ausbildung abzuschließen ist. Dieser muss entweder eine Altenpflegeschule betreiben oder mit dieser einen Vertrag haben.

Mindestinhalt des Ausbildungsvertrags sind Angaben zu:

- Berufsziel der Ausbildung
- Beginn und Dauer der Ausbildung
- inhaltliche und zeitliche Gliederung der praktischen Ausbildung
- Dauer der regelmäßigen täglichen oder wöchentlichen praktischen Ausbildungszeit
- Höhe der monatlichen Ausbildungsvergütung
- Dauer der Probezeit (6 Monate)
- Dauer des Urlaubs
- Voraussetzungen, unter denen der Ausbildungsvertrag gekündigt werden kann
- Hinweis auf Tarifverträge, Betriebs- oder Dienstvereinbarungen, die auf das Ausbildungsverhältnis anwendbar sind

Der **Träger der praktischen Ausbildung** hat dafür zu sorgen, dass das Ausbildungsziel in der vorgesehenen Zeit erreicht werden kann. Die Gesamtverantwortung für die Ausbildung trägt die Altenpflegeschule (§ 4). Den Auszubildenden dürfen nur Aufgaben übertragen werden, die dem Ausbildungszweck dienen und dem Ausbildungsstand und den persönlichen Fähigkeiten angemessen sind.

Die **Auszubildenden** haben sich zu bemühen, die Kenntnisse zu erwerben, die erforderlich sind, um das Ausbildungsziel zu erreichen. Sie sind insbesondere verpflichtet, die vorgeschriebenen Ausbildungsveranstaltungen zu besuchen und die ihnen im Rahmen der Ausbildung übertragenen Aufgaben sorgfältig auszuführen.

Besteht ein Auszubildender die Prüfung nicht, so verlängert sich das Ausbildungsverhältnis auf schriftliches Verlangen bis zur nächsten Wiederholungsmöglichkeit, längstens um ein Jahr.

5.1.4 Tarifrecht

Das **Tarifrecht** ist ein Teil des kollektiven Arbeitsrechts. Das Recht zum Abschluss von Tarifverträgen folgt aus Art. 9 Abs. 3 des Grundgesetzes. Ein **Tarifvertrag** ist ein schriftlicher Vertrag, der zwischen einem Arbeitgeberverband oder einzelnen Arbeitgebern auf der einen Seite und Gewerkschaften auf der anderen Seite geschlossen wird.

Abb. 5.6: Beschäftigte in der Altenpflege können Mitglied in der Gewerkschaft ver.di (Vereinte Dienstleistungsgewerkschaft, www.verdi.de) werden.

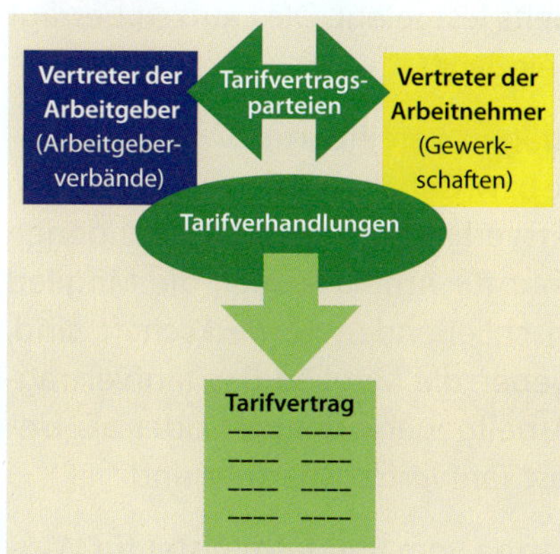

Abb. 5.7: Tarifvertragsparteien

Nach Art. 9 GG dürfen einem Arbeitnehmer keine Nachteile entstehen, wenn er Gewerkschaftsmitglied ist. Aber genauso kann niemand gezwungen werden, sich einer Gewerkschaft anzuschließen.

Für einzelne Fragen der Berufstätigkeit gibt es daneben eine Reihe von **Berufsverbänden**, z. B.

- den Deutschen Berufsverband für Altenpflege e.V. (DBVA, www.dbva.de),

- den Deutschen Berufsverband für Pflegeberufe (DBfK, www.dbfk.de) und
- den Deutschen Pflegeverband (DPV, www.dpv-online.de).

Die Berufsverbände führen jedoch keine Tarifverhandlungen.

In **Rahmen- oder Manteltarifverträgen** werden Mindeststandards der Arbeitsbedingungen wie Länge der Wochenarbeitszeit und des Urlaubs, Fortbildungsmaßnahmen, Kündigungsfristen oder Zuschläge für Mehr-, Nacht- und Schichtarbeit geregelt. Die Laufzeit beträgt üblicherweise drei Jahre.

In **Lohn- und Gehaltsrahmentarifverträgen** werden die verschiedenen Lohn- und Gehaltsgruppen, die für die Tätigkeiten der Arbeitnehmer gelten, festgesetzt. Sie enthalten die Beschreibung von Tätigkeits- und Qualifikationsmerkmalen für die einzelnen Lohn- und Gehaltsstufen und die Kriterien der jeweiligen Einstufung. Diese Tarifverträge werden in der Regel für eine Zeit von drei Jahren geschlossen.

In **Lohn- und Gehaltstarifverträgen** wird die Höhe des Arbeitsentgelts festgelegt. Die Laufzeit beträgt typischerweise ein Jahr.

Die in Tarifverträgen vereinbarten Arbeitsbedingung und Löhne bzw. Gehälter gelten grundsätzlich nur für die Arbeitsverhältnisse der tarifgebundenen Gruppen, also nur für Arbeitnehmer, die Mitglied der tarifvertragschließenden Gewerkschaft sind, und für Arbeitgeber, die Mitglied des tarifvertragschließenden Arbeitgeberverbandes oder als Unternehmen selbst Tarifvertragspartner sind.

Ein Tarifvertrag kann vom Bundesminister für Wirtschaft und Arbeit oder von der jeweiligen obersten Landesbehörde eines Bundeslands für allgemein verbindlich erklärt werden. Dann gilt der Tarifvertrag für alle Arbeitnehmer und Arbeitgeber, die im Geltungsbereich des dem Tarifvertrag unterfallenden Wirtschaftszweigs tätig sind – unabhängig davon, ob sie Mitglied des Verbandes sind, der den Tarifvertrag geschlossen hat.

In einzelnen Arbeitsverträgen kann Bezug auf einen gültigen Tarifvertrag genommen werden. Der Inhalt des Einzelvertrags entspricht dann dem Tarifvertrag. Vom Tarifvertrag abweichende Regelungen sind nur zulässig, wenn der Tarifvertrag selbst eine Abweichung zu Ungunsten des Arbeitnehmers erlaubt oder wenn die abweichende Regelung zu Gunsten des Arbeitnehmers ausfällt.

Für Altenpfleger, die in staatlichen und kommunalen Einrichtungen tätig sind, gilt seit dem 1. Oktober 2005 der **TVöD (Tarifvertrag öffentlicher Dienst)**, der den BAT (Bundesangestelltentarifvertrag) abgelöst hat. In Einrichtungen von Kirchen, Caritas und Diakonie, aber auch von Mitgliedern des Paritätischen Wohlfahrtsverbandes gelten meist eigene Regelungen, sogenannte **Arbeitsvertragsrichtlinien (AVR)**.

Abb. 5.8: Tarifvertrag öffentlicher Dienst

5.1.5 Mitwirkung und Mitbestimmung

In allen Betrieben sollen die Arbeitnehmer an Entscheidungen beteiligt werden. Dies geschieht durch die **Belegschaftsvertretungen**.

Im Folgenden soll vor allem auf die Regelungen des Betriebsverfassungsgesetzes (BetrVG) eingegangen werden. In sogenannten Tendenzbetrieben, wie den Einrichtungen der freien Wohlfahrtspflege, gilt das BetrVG allerdings nur eingeschränkt.

Die Personalvertretungsgesetze der Länder sowie die Mitarbeitervertretungsordnungen (MAVO) der kirchlichen Einrichtungen entsprechen in den Grundzügen dem BetrVG. Allerdings sind in den MAVOs einige Mitwirkungsrechte ausgeschlossen.

Betriebe der Privatwirtschaft	Öffentlicher Dienst	Kirchliche Einrichtungen
Betriebsrat	Personalrat	Mitarbeitervertretung
Betriebsverfassungsgesetz (BetrVG)	Personalvertretungsgesetze der Länder (PersVG)	Mitarbeitervertretungsordnungen (MAVO)

Tab. 5.3: Mitbestimmung von Arbeitnehmern

Die Wahl des Betriebsrats

Betriebsräte können gewählt werden in Betrieben mit mindestens 5 ständig beschäftigten, wahlberechtigten Arbeitnehmern, von denen mindestens 3 wählbar sind. Wahlberechtigt sind alle Arbeitnehmer, die mindestens 18 Jahre alt sind. Wählbar sind alle Wahlberechtigten, die länger als 6 Monate im Betrieb beschäftigt sind. Leitende Angestellte zählen nicht dazu.

In Betrieben, in denen ein Betriebsrat gewählt wurde und in denen mindestens 5 Jugendliche unter 18 Jahren beschäftigt sind, kann darüber hinaus eine **Jugend- und Auszubildendenvertretung** (JAV) gebildet werden.

Die **Betriebsratswahl** darf vom Arbeitgeber nicht behindert oder verboten werden. Die Anzahl der zu wählenden Betriebsräte richtet sich nach der Anzahl der Beschäftigten.

Die Aufgaben des Betriebsrats

Der Betriebsrat hat die **Aufgabe**, die Beschäftigten
- bei Einstellungen,
- in Gehaltsfragen,
- bei Kündigungen

sowie in vielen anderen Bereichen vor der Willkür des Arbeitgebers zu schützen. Er unterstützt die Arbeitnehmer bei Beschwerden, Anliegen oder Konflikten mit dem Arbeitgeber.

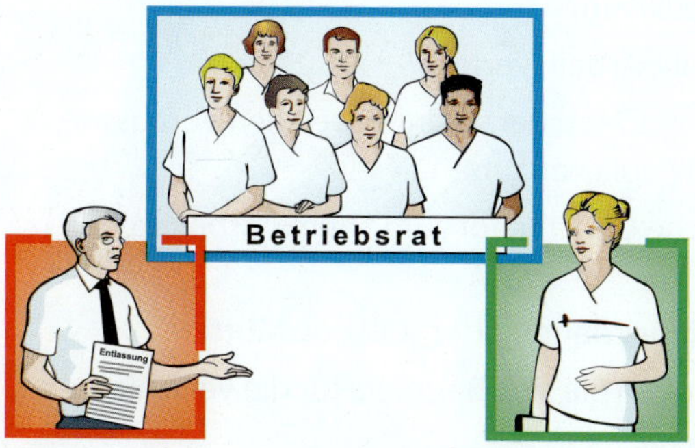

Abb. 5.9: Betriebsratsanhörung

Der Betriebsrat wirkt bei der Gestaltung der Arbeitsbedingungen so mit, dass sie den gesetzlichen und tariflichen Vorgaben entsprechen. Er wacht darüber, dass Gesetze, Verordnungen, Unfallverhütungsvorschriften, Tarifverträge und Betriebsvereinbarungen eingehalten werden. Im Besonderen vertritt er die Belange von schwerbehinderten, jugendlichen, älteren und ausländischen Arbeitnehmern.

Die Rechte des Betriebsrats

Um die Interessen der Arbeitnehmer vertreten zu können, hat der Betriebsrat folgende **Rechte**:
- **Mitwirkungs- und Mitbestimmungsrechte**
  - Beteiligung bei Stellenausschreibungen und Einstellungen; hier hat der Betriebsrat auch die Durchsetzung der tatsächlichen Gleichstellung von Mann und Frau zu fördern
  - in Unternehmen mit mehr als 20 Arbeitnehmern hat der Arbeitgeber die Zustimmung des Betriebsrats bei allen Einstellungen, Versetzungen oder Umgruppierungen einzuholen
  - Anhörung bei Kündigungen sowie ein Einspruchsrecht
- Recht, die **Einigungsstelle** oder das **Arbeitsgericht** anzurufen, wenn es zwischen Arbeitgeber und Betriebsrat keine Einigung gibt oder wenn die Beteiligungsrechte des Betriebsrats verletzt oder missachtet werden
- Recht auf Abschluss von **Betriebsvereinbarungen** in Bezug auf
  - Leistungsprämien
  - Zulagen
  - Arbeitszeit
  - Überstunden
  - berufliche Bildung
  - Verhinderung von Berufskrankheiten und Arbeitsunfällen
  - Urlaubsgrundsätze

Der Arbeitgeber ist verpflichtet, den Betriebsrat über alle Angelegenheiten, die die Interessen der Arbeitnehmer in irgendeiner Weise berühren, rechtzeitig und umfassend zu informieren. Er muss auch die laufenden Kosten des Betriebsrats übernehmen (Büromaterial, Telefon, Sitzungsraum usw.).

5.1.6 Das Arbeitsgerichtsverfahren

Arbeitsgerichte sind zuständig für Streitigkeiten zwischen

- Arbeitgebern und Arbeitnehmern,
- Tarifvertragsparteien.

Örtlich zuständig ist das Arbeitsgericht, in dessen Bezirk der Betrieb des Arbeitgebers liegt. Vor dem Arbeitsgericht (1. Instanz) können die Parteien den Rechtsstreit selbst führen oder sich von einem Anwalt vertreten lassen. Ebenfalls möglich ist die Vertretung des Arbeitnehmers durch einen Vertreter der Gewerkschaft.

Bei den Arbeitsgerichten befindet sich eine Rechtsantragstelle, wo man Unterstützung durch einen Rechtspfleger bei der Formulierung einer Klage erhält. Der Rechtspfleger darf jedoch keine inhaltliche Beratung erteilen.

In der 2. und 3. Instanz (Landes- bzw. Bundesarbeitsgericht) ist eine Vertretung durch einen Rechtsanwalt vorgeschrieben, seine Stelle kann in der 2. Instanz ein Gewerkschaftsvertreter einnehmen.

Auf Antrag können bedürftige Parteien Prozesskostenhilfe erhalten. Gewerkschaftsmitglieder erhalten von dieser Institution umfassenden Rechtsschutz - von der Beratung bis hin zur Vertretung vor dem Arbeitsgericht.

✔ **Tipp** Gegen anfallende Kosten in einem Arbeitsgerichtsverfahren kann man sich auch durch eine Berufsrechtschutzversicherung absichern.

LF 3.1

Aufgaben

- In welchen Rechtsquellen finden sich arbeitsrechtliche Regelungen?
- Welche Fragen sind in einem Vorstellungsgespräch unzulässig?
- Wozu verpflichten sich Arbeitgeber und Arbeitnehmer im Arbeitsvertrag?
- Altenpflegerin Paula zerstört aus Unachtsamkeit ein teures Messgerät. Unter welchen Voraussetzungen kann ihr Arbeitgeber den Ersatz des Geräts von Paula verlangen?
- Welches für die Pflege wichtige Urteil hat der Europäische Gerichtshof zum Thema Arbeitszeiten gefällt?
- Welche Regelungen enthält das Mutterschutzgesetz für werdende oder stillende Mütter?
- Wie kann ein Arbeitsverhältnis beendet werden? Überlegen Sie sich Beispiele für die verschiedenen Möglichkeiten.
- Zwischen welchen Zeugnisarten kann ein Arbeitnehmer wählen?
- Was sollte mindestens in einem Ausbildungsvertrag geregelt sein?
- Welche Arten von Tarifverträgen kennen Sie?
- Welche Belegschaftsvertretungen gibt es?
- Welche Aufgaben hat der Betriebsrat und mit welchen Rechten kann er sie ausführen?

5.2 Heimrecht

5.2.1 Das Heimgesetz

Für alte Menschen sowie pflegebedürftige oder Volljährige mit Behinderungen, die nicht nur vorübergehend ihr Leben in Heimen verbringen, regeln das **Heimgesetz** (HeimG) und die dazu ergangenen Rechtsverordnungen wesentliche Angelegenheiten ihres Lebens.

Im Heimgesetz werden die Rechte und der Schutz für die Heimbewohner sowie die Qualität von Betreuung und Pflege geregelt. Die Länder erhielten durch die Förderalismusreform 2006 die öffentlich-rechtlichen Teile des Heimrechts. Der Bund ist zuständig für den zivilrechtlichen Teil (Vertragsrecht) und hat diesen durch das **Wohn- und Betreuungsvertragsgesetz (WBVG)** geregelt. Das Bundesrecht (HeimG und VO) ist die Grundlage für Ländergesetze. 13 Bundesländer haben eigene Gesetze verabschiedet. Hessen und Sachsen befinden sich in der Beratung ihrer Entwürfe. In Thüringen gilt weiter das HeimG. Ein Entwurf für ein entsprechendes Gesetz liegt aber vor. Eine Übersicht findet sich unter www.biva.de.

Die Ländergesetze und das HeimG können voneinander abweichen, deshalb sollte die Pflegefachkraft mit der Rechtsvorschrift vertraut sein, die im Bundesland seiner Arbeitsstelle gilt. Der erste Gesetzentwurf zum Heimgesetz wurde am 31. August 1971 vom Land Hessen im Bundesrat eingebracht. Am 1. Januar 1975 trat das Gesetz in Kraft. Eine Neuregelung wurde 2002 verabschiedet.

Unter das Heimgesetz fallen nicht:
- Altenwohnungen
- Krankenhäuser
- Kurheime
- Altentagesstätten

Wohngemeinschaften und betreutes Wohnen können in den Anwendungsbereich des Heimgesetzes fallen, wenn eine heimähnliche Versorgung und Betreuung erfolgt. Wird eine Einrichtung als Heim im Sinne des Heimgesetzes betrieben, so gelten die Vorschriften des Gesetzes und der Rechtsverordnungen zu diesem Gesetz.

5.2.2 Die Rechtsverordnungen zum Heimgesetz

In **Rechtsverordnungen (VO)** werden Einzelheiten zu einem Gesetz geregelt. Ein Gesetz mit vielen Details würde dieses unübersichtlich machen und es wäre kaum lesbar.

Sachverhalte in einem Gesetz können sich schnell ändern, deshalb muss man Möglichkeiten haben, Regelungen aktuell und zeitnah anzupassen. Diesem Zweck dienen die Rechtsverordnungen. Es werden im Gesetz ein oder mehrere Minister ermächtigt, Tatbestände zu regeln, die im Gesetz genau umschrieben sind. Das lange dauernde Gesetzgebungsverfahren kann so vermieden werden.

Bis zum Jahr 1993 war nicht geregelt, wer ein Seniorenheim leiten oder wer die Pflege übernehmen darf. Erst die **Heimpersonalverordnung** ordnete an, welche Qualifikation ein Leiter oder eine Leiterin vorweisen muss und wer als Fachkraft gilt.

Die Heimmitwirkungsverordnung

Die Mitwirkung der Bewohner in Angelegenheiten des Heimbetriebs wird in § 10 HeimG und in der **HeimmitwirkungsVO** geregelt. Sie erfolgt durch ei-

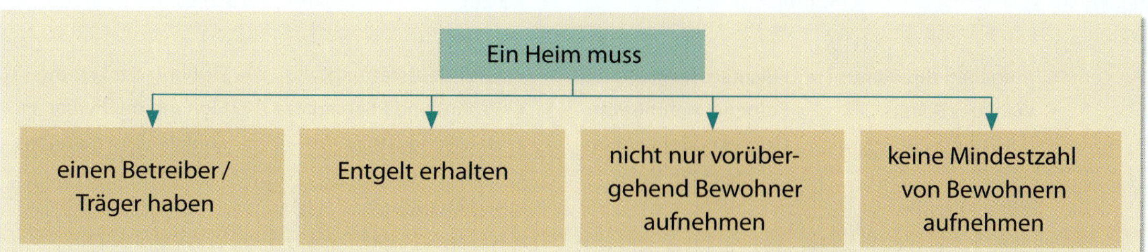

Abb. 5.10: Heim im Sinne des Heimgesetzes

nen gewählten Heimbeirat. Die Länder haben in ihren Rechtsvorschriften Einzelheiten z. B. zur Wahl, Aufgaben oder zur Arbeit des Beirats geregelt.

An der Durchführungsverordnung zum Gesetz über das Wohnen mit Assistenz und Pflege in Einrichtungen (Wohn- und Teilhabegesetz WTG in Nordrhein Westfalen) soll die Mitwirkung und Mitbestimmung exemplarisch dargestellt werden. Wahlberechtigt für den Beirat sind alle Personen, die am Wahltag im Heim wohnen. Wählbar sind Bewohner, deren Angehörige oder Vertrauenspersonen der Bewohner sowie Vertreter von Seniorenvertretungen oder Behindertenorganisationen (§ 3 Abs. 2 HeimmitwirkungsVO).

Aufgaben des Beirats (§ 20 WTG)

- bewohnerdienliche Maßnahmen des Betriebs beantragen
- Beschwerden und Anregungen weitergeben und verhandeln
- Integration von neuen Bewohnern
- Bewohnerversammlungen durchführen
- Wahlausschuss bei Ablauf der Amtszeit bilden und Wahl vorbereiten
- **Mitwirkung** bei (§ 22 WTG)
  - Musterverträgen (► LF 3.1, Kap. 5.2.6, S. 1116)
  - Maßnahmen zur Verhütung von Unfällen
  - Unterkunft und Betreuung
  - Änderung der Kostensätze
  - Veränderung des Betriebes oder Zusammenschluss
  - Umfassende Baumaßnahmen und Instandsetzung
  - Maßnahmen einer angemessenen Qualität der Betreuung
  - Maßnahmen der sozialen Betreuung und Teilhabe am Leben der Gemeinschaft
- **Mitbestimmung** bei (§ 21 WTG)
  - Aufstellung der Grundsätze der Verpflegungsplanung
  - Planung und Durchführung von Veranstaltungen zur Freizeitgestaltung
  - Aufstellung und Änderung der Hausordnung

! Merke Mitwirkung bedeutet nicht Mitbestimmung. Der Heimträger hat nur die Pflicht zur Erörterung der anstehenden Entscheidungen. Wünsche sollen berücksichtigt werden. Bei der Mitbestimmung hat der Beirat jedoch direkten Einfluss auf Entscheidungen.

Aus unterschiedlichen Gründen kann in der Praxis nicht in allen Einrichtungen ein Beirat gebildet werden, z. B. aus Desinteresse der Bewohner oder weil es sich um an Demenz erkrankte Bewohner handelt, die den Sinn eines Beirats nicht verstehen bzw. nicht in der Lage sind zu wählen.

Kann kein Beirat gebildet werden, so muss der Betreiber dies der Aufsichtsbehörde melden. Die Aufsicht hat zu überprüfen, ob gemäß § 4 WTG ein **Vertretungsgremium** aus Angehörigen oder Be-

LF 3.1

	Mitwirkung der Bewohner	Annahme von geldwerten Leistungen	bauliche Ausstattung	Personal
Regelung durch / mit:	Heimmitwirkungsverordnung (HeimMitwVO)	Heimsicherungsverordnung (HeimSichVO)	Heimmindestbauverordnung (HeimMinBauVO)	Heimpersonalverordnung (HeimPersVO)
Erlassen:	2002	1978	1978, novelliert 1983	1993
Ermächtigung im HeimG:	§ 5	§ 14	§ 3 Ziff. 1	§ 3 Ziff. 2
Regelt:	• Aufgaben des Beirats • Wahl des Beirats	• Pflichten der Träger bei Entgegennahme von Geld vor oder bei Aufnahme in ein Heim	• Grundausstattung • Wohn- und Pflegeplätze • Belegung der Räume • Flure / Treppen • Beleuchtung • sanitäre Einrichtungen	• Eignung der Leitung • Eignung des Personals • Zahl der Beschäftigten

Tab. 5.4: Rechtsverordnungen zum Heimgesetz

treuern gebildet werden soll. Dieses hat so viele Mitglieder und Rechte und Pflichten wie der Beirat.

Wird ein Beirat später gebildet, so erlischt die Arbeit des Vertretungsgremiums. Kann kein **Vertretungsgremium** gebildet werden, so bestellt die zuständige Behörde (Aufsicht) eine Vertrauensperson.

Die Heimpersonalverordnung

Bis 1993 gab es für die fachliche Qualifikation von Heimleitungen, Pflegedienstleitungen und Fachkräften keine rechtlich verbindlichen Standards. Erst die **Heimpersonalverordnung (HeimPersVO)** vom 19. Juli 1993 definierte die Mindestanforderungen an das Personal eines Heimes.

§ 5 HeimPersVO legt über den Einsatz von Beschäftigten für betreuende Tätigkeiten fest:
- Betreuende Tätigkeiten dürfen nur durch Fachkräfte oder unter deren angemessener Beteiligung erfolgen.
- Bei mehr als 20 nicht pflegebedürftigen oder 4 pflegebedürftigen Bewohnern muss mindestens jeder zweite Beschäftigte eine Fachkraft sein.
- Als Nachtwache muss pro Einheit (Station) eine ausgebildete Pflegefachkraft zur Verfügung stehen.
- Für alle Mitarbeiter besteht eine Pflicht zur Fort- und Weiterbildung.

Die Heimmindestbauverordnung

In der **Heimmindestbauverordnung (HeimMinBauVO)** werden Aussagen zur Grundausstattung eines Heims gemacht. Jeder An-, Um- oder Neubau eines Seniorenheimes muss der HeimMinBauVO entsprechen und wird durch die Heimaufsicht begutachtet (Abb 5.15).

Die Heimsicherungsverordnung

Werden einem Heimträger Gelder oder geldwerte Leistungen zum Bau, Erwerb oder Betrieb seiner Einrichtung sowie zur Instandsetzung und Ausstattung über die monatlichen Unterbringungskosten hinaus überlassen, so unterliegen diese

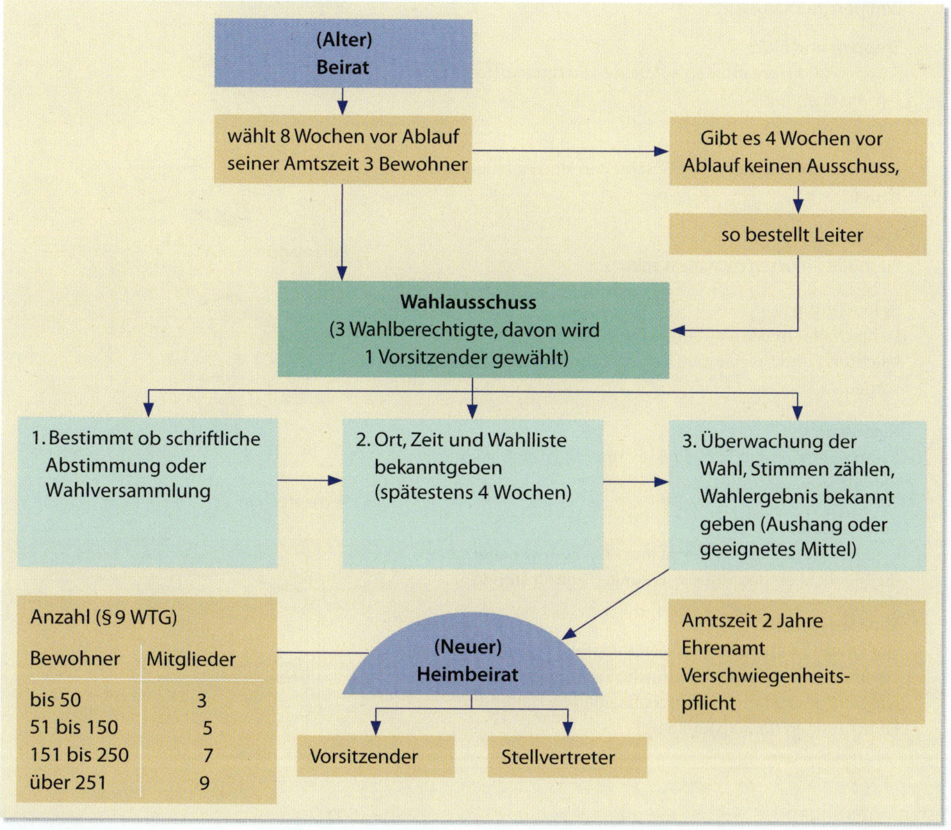

Abb. 5.11: Wahlverfahren des Beirats (§ 11 WTG)

Personelle Mindestanforderungen		
Heimleitung § 2	**Pflegedienstleitung § 4**	**Fachkräfte § 5 und 6**
Persönliche und fachliche Eignung, 2 Jahre Berufserfahrung Fachkraft für • Gesundheits- oder Sozialwesen oder • kaufmännische Berufe oder • qualifizierte Heimleiterausbildung (u. a.) Ungeeignete Personen: • aufgrund von Verbrechen Verurteilte • Verstöße nach § 21 HeimG (z. B. wer trotz Verbot ein Heim leitet)	• Ausbildung zum Beruf im Gesundheits- oder Sozialwesen • 2 Jahre hauptberufliche Tätigkeit im Heim oder qualifizierte Zusatzausbildung Ungeeignete Personen: siehe Heimleitung	• Abgeschlossene Ausbildung in Alten- oder Gesundheits- und Krankenpflege • Kenntnisse und Fähigkeiten zur eigenverantwortlichen Wahrnehmung der ausgeübten Funktionen und Tätigkeiten • Nachtwache pro Einheit (Station) eine ausgebildete Fachkraft. Es gilt das Verhältnis 50:50 Als Fachkräfte zählen z. B. • Ergotherapeuten • Sozialdienst (Sozialpädagogen) (Ausgebildete Altenpflegehelfer sind keine Fachkräfte.)
Verpflichtung zur Fort- und Weiterbildung	Verpflichtung zur Fort- und Weiterbildung	Verpflichtung zur Fort- und Weiterbildung

Tab. 5.5: Personelle Mindestanforderungen

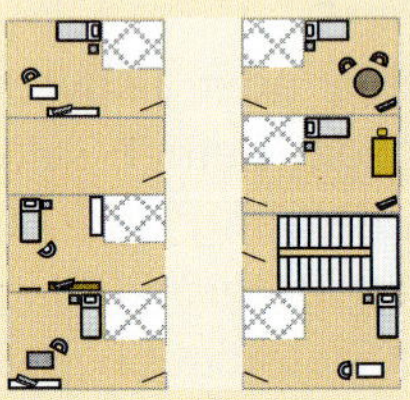
Zimmer (Wohnplätze)

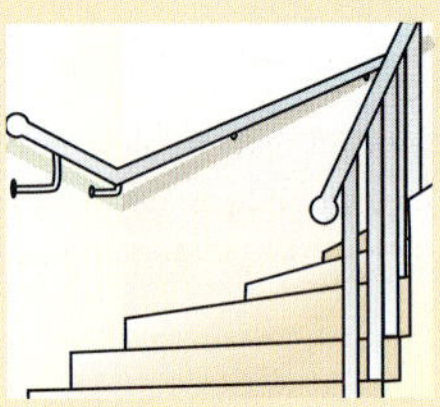
Treppen und Flure

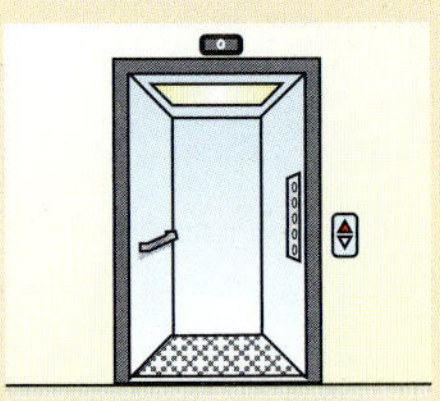
Aufzüge

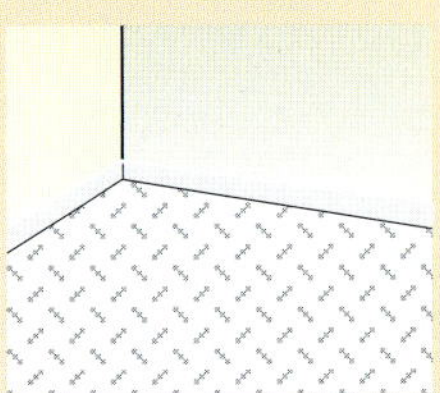
Fußböden

Lage und Größe der Zimmer
Der Zugang zu den Zimmern muss unmittelbar von einem Flur erfolgen. Durchgänge durch andere Zimmer sind nicht erlaubt.
Mindestgröße
- für eine Person nicht kleiner als 12 m^2,
- für zwei Personen mindestens 18 m^2.

Grundsätzlich sollten nicht mehr als zwei Personen in einem Zimmer untergebracht werden.

Treppen und Flure
Treppen und Flure müssen auf beiden Seiten mit Handläufen versehen sein.

Aufzüge
In Gebäuden mit mehreren Geschossen sind Aufzüge einzubauen.

Fußböden
Fußböden müssen rutschfest sein.

Beleuchtung
Lichtschalter müssen gut erreichbar sein. Für eine Nachtbeleuchtung und Leselampen in den Wohnräumen ist zu sorgen.

Rufanlage
Räume für pflegebedürftige Bewohner müssen mit einer Rufanlage ausgestattet sein.

Fernsprecher
In jedem Gebäude des Heims muss ein Fernsprecher ohne die Möglichkeit des Mithörens zur Verfügung stehen.

Sanitäre Anlagen
Geeignete Sanitäreinrichtungen müssen installiert sein. Darüber hinaus sind umfangreiche Einzelheiten geregelt wie Sichtschutz bei Gemeinschaftsanlagen, Haltegriffe, Einrichtungen für Rollstuhlfahrer.

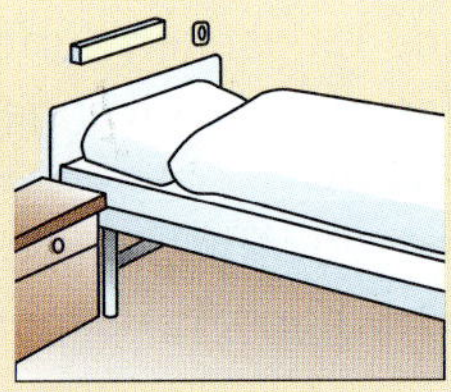
Beleuchtung

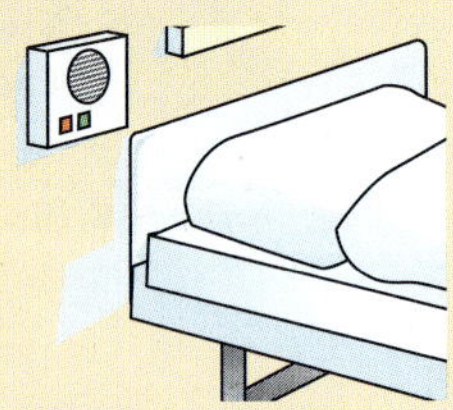
Rufanlage

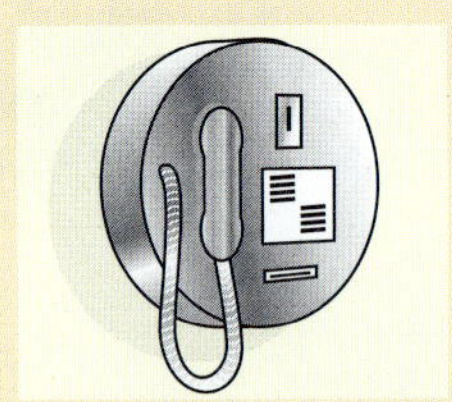
Fernsprecher

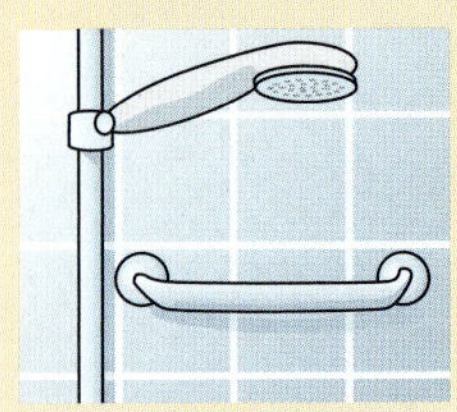
Sanitäre Anlagen

Abb. 5.12: Bauliche Mindestanforderungen

LF 3.1

Mittel den besonderen Bestimmungen der **HeimSichVO**.

Für diese Gelder sind getrennte Konten zu führen. Die Mittel müssen abgesichert werden, z. B. durch die Eintragung im Grundbuch als Grundschuld. Die Gelder nebst Zinsen müssen mit den monatlichen Unterbringungskosten des Bewohners verrechnet werden. Bei der Beendigung des Heimvertrags sind die noch nicht verrechneten Mittel zurückzuzahlen.

5.2.3 Belohnungen und Geschenke

Das Recht der Bewohner, dem Träger oder den Beschäftigten **Belohnungen und Geschenke** zukommen zu lassen, wird durch § 14 HeimG erheblich eingeschränkt und dieses aus guten Gründen.

Diese Vorschrift gilt nicht für ambulante Dienste. Aber auch hier kann die Annahme von Belohnungen und Geschenken durch arbeitsvertragliche oder tarifrechtliche Bestimmung geregelt sein.

Nach § 14 HeimG gilt das Verbot der Annahme von Geld oder von geldwerten Leistungen, z. B. Sachgeschenke, Überlassung von Rechten, zinslose Darlehen oder Darlehen mit einem unter den banküblichen Zinssatz, Ersparnisse. Ähnliche Rechtsvorschriften findet man in den Ländergesetzen, z. B. in § 10 WTG (NRW).

! Merke Die Vorschriften dienen dazu,
- die Bewohner »vor finanzieller Ausnutzung oder Benachteiligung in offener oder versteckter Form zu schützen«,
- »den sozialen Frieden im Heim zu wahren durch eine möglichst gleiche Betreuung, die unabhängig von den finanziellen Verhältnissen der Bewohner bzw. deren Freigebigkeit geleistet wird«.

Goberg, Kommentar zum Heimgesetz

Im Übrigen dürfen auch keine Zuwendungen durch Dritte (Bekannte, Freunde, Verwandte des Bewohners) erfolgen oder versprochen werden. Angehörige der Beschäftigten dürfen zu deren Gunsten

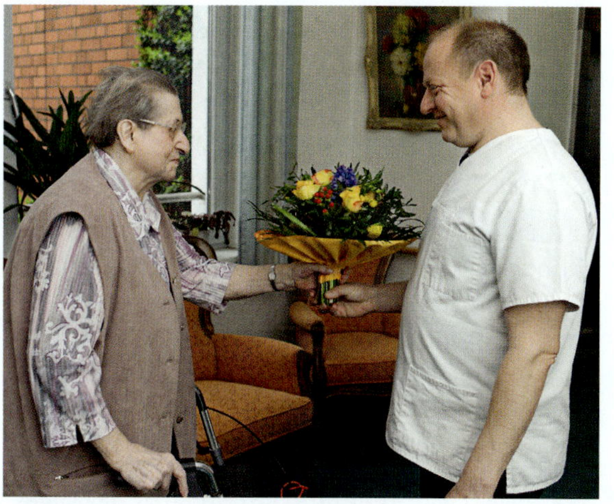

Abb. 5.13: Geringfügige Aufmerksamkeit: Werden Süßigkeiten, Zigaretten oder ein Blumenstrauß verschenkt, ist unschwer zu erkennen, dass es sich um eine geringfügige Aufmerksamkeit handelt. Eine tägliche oder wöchentliche Zuwendung von Aufmerksamkeiten kann schon problematisch sein.

ebenfalls keine Belohnungen und Geschenke von Bewohnern annehmen.

Spenden an den Träger sind nach Genehmigung durch die Heimaufsicht möglich. Spenden von geringer Höhe müssen in Listen erfasst und der Heimaufsicht jährlich vorgelegt werden. Werden größere Geldbeträge oder geldwerte Leistungen dem Heimbetreiber als »Heimaufnahmegebühr« oder Kaution überlassen, so gelten hier die besonderen Vorschriften der Heimsicherungsverordnung.

Eine weitere Ausnahme gilt, wenn geringfügige Aufmerksamkeiten versprochen oder gewährt werden. Diese Gesten sind Ausdruck von Höflichkeit, Dankbarkeit und Verbundenheit. Die Grenze zwischen geringfügigen Aufmerksamkeiten und Vermögensvorteilen ist im Einzelfall sehr schwer zu ziehen.

In Dienstanweisungen oder Empfehlungen wird bei Geldgeschenken ein Betrag von bis zu 25 Euro jährlich angegeben.

! Merke Manche Arbeitgeber haben durch eine Dienstanweisung die Annahme von Belohnungen und Geschenken durch ihre Beschäftigten komplett ausgeschlossen.

LF 3.1

> ✔ **Tipp** Richten Sie eine Stationskasse ein. Informieren Sie Ihre Bewohner, dass alle Geschenke und Belohnungen zugunsten aller Mitarbeiter verwendet werden.

Wird einem Altenpfleger nach dem Tod des Bewohners von Angehörigen aus Dankbarkeit ein Geschenk gemacht, ohne dass er zu Lebzeiten des Bewohners davon wusste, so fällt dieses nicht mehr unter das HeimG, weil der Heimvertrag mit dem Tod endet.

Eine Erbschaft von einem Heimbewohner annehmen dürfen der Altenpfleger und auch der Heimbetreiber nur, wenn sie zu Lebzeiten des Erblassers von der Erbeinsetzung oder dem Vermächtnis nichts wussten.

Die Annahme einer Erbschaft durch einen Altenpfleger ist abhängig von der Genehmigung des Arbeitgebers. Durch eine Dienstanweisung bzw. den Arbeitsvertrag kann eine Annahme ausdrücklich verboten sein. Kritiker sehen in § 14 HeimG eine Grundrechtsverletzung (Art. 14 GG), weil der Erblasser über sein Eigentum nicht frei verfügen könne. Die Testierfreiheit sei hier eklatant verletzt. Das Bundesverfassungsgericht hat aber die Verfassungsmäßigkeit dieser Vorschrift in mehreren Urteilen bejaht.

5.2.4 Die Heimaufsicht

Die Durchführung der **Heimaufsicht** obliegt einer Behörde, die ihren Sitz bei den Kreisen, kreisfreien Städten oder beim Land hat. Jedes Bundesland bestimmt selbst, wo die Heimaufsicht eingerichtet werden soll.

Die Überwachung der Heime soll durch eine jährliche Besichtigung erfolgen. Zu diesen Besichtigun-

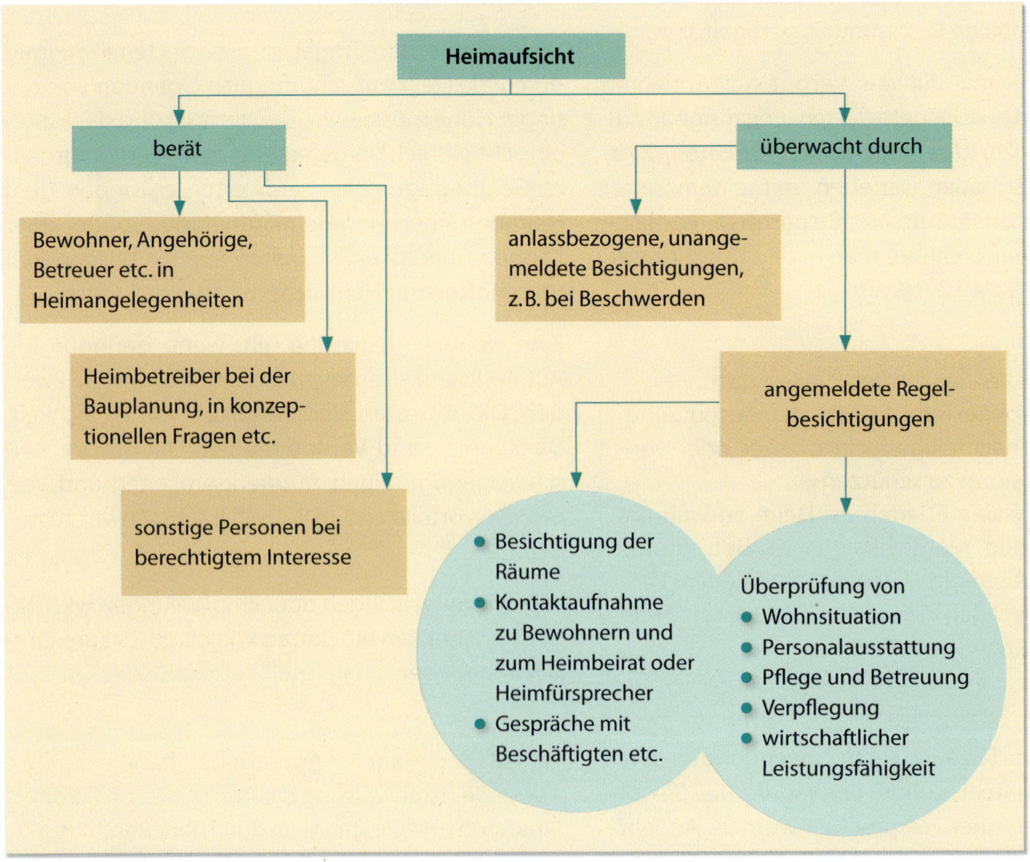

Abb. 5.14: Aufgaben der Heimaufsicht

LF 3.1

gen werden meist andere Behörden hinzugezogen, z. B. das Gesundheitsamt zur Feststellung von Gesundheits- und Pflegezustand, das Bauamt zur Begutachtung von Bausubstanz und insbesondere von Fluchtwegen und Brandschutz. Auch der Medizinische Dienst der Krankenkassen (MDK) kann auf Einladung der Heimaufsicht an der Besichtigung teilnehmen.

Treten Mängel auf, so kann die Heimaufsicht Auflagen machen, Bußgelder verhängen, die Erlaubnis zur Führung des Heims versagen oder zurücknehmen. Für eine Schließung eines Heims durch die Heimaufsicht müssen allerdings massive Gründe vorliegen, z. B. angemahnte Brandschutzeinrichtungen fehlen; unzureichende Pflege und Verpflegung. Aber nicht nur der Heimbetreiber muss mit Sanktionen rechnen, auch der Altenpfleger kann betroffen sein.

Der Heimaufsicht wird gemeldet, dass ein Bewohner von einem Altenpfleger bei der morgendlichen Grundpflege im Affekt mehrfach mit dem Waschlappen ins Gesicht geschlagen wurde. Die Heimaufsicht wird aktiv. Nach § 13 HeimG kann die Heimaufsicht dem Träger untersagen, den Altenpfleger zu beschäftigen. Dem Altenpfleger muss gekündigt werden, falls die Heimaufsicht das Beschäftigungsverbot nicht auf bestimmte Funktionen beschränkt. Der Pfleger kann z. B. in einer anderen Abteilung eingesetzt werden oder eine andere Tätigkeit im Heim bekommen.

Verbraucher
Bei Geschäftsunfähigkeit erfolgt Vertretung durch Bevollmächtigten oder Betreuer

Vertrag
übereinstimmende Willenserklärung

Mögliche Inhalte

Unternehmer
In der Regel vertreten durch Heimleitung oder Beauftragten oder Geschäftsführer

Entgelt

- Aufschlüsselung der Kosten (z. B. nach Raummiete, Verpflegung, Investitionszulage).
- Kostenerhöhung nach § 8 WBVG, wenn sich die bisherige Berechnungsgrundlage verändert. Die Zustimmung zur Erhöhung durch den Bewohner ist erforderlich.
- Minderung des Entgelts unter bestimmten Bedingungen: Abwesenheit, Verabreichung von Sondennahrung.

Leistungen

Räumlichkeiten:
- Geregelt werden Größe und Bettenzahl sowie Lage und Ausstattung.
- Die Nutzung von Nebenräumen kann im Vertrag aufgenommen werden.

Reinigung und Instandsetzung:
- Wechsel von Bettwäsche und Handtüchern. Die Reinigung von persönlicher Wäsche, evtl. gegen gesonderte Bezahlung, kann geregelt werden.
- Der Heimträger sichert die Hygiene zu.

Pflege und Betreuung:
- Art und Umfang von Betreuung und Pflege werden im Vertrag festgelegt.

Verpflegung:
- Der Heimträger sichert eine altersgerechte Ernährung zu.
- Der Umfang der Verpflegung ist zu vereinbaren (z. B. Vollverpflegung, Schonkost oder Diät zu eventuellen Aufpreisen).

Vertrag

Vertragsbeginn
- Der Aufnahmetag ist exakt festzulegen. Dieses ist wichtig für den zukünftigen Bewohner, der evtl. seine Wohnung fristgerecht kündigen muss. Auch der Heimträger erhält dadurch für seine Planung Rechtssicherheit.

Vertragsdauer
- Die Dauer des Vertrags ist unbefristet, sofern nichts anderes vereinbart wird. Das Vertragsverhältnis endet mit dem Tod.

Kündigung
- Kündigung durch den Unternehmer (§ 12 WBVG) ist nur aus wichtigem Grund möglich, z. B.
  a) Der Betrieb wird eingestellt, eingeschränkt oder die Art wird verändert (z. B. Seniorenheim wird Wohnheim für Menschen mit Behinderung).
  b) Eine erhebliche Veränderung des Gesundheitszustands des Bewohners, sodass eine fachgerechte Betreuung im Heim nicht mehr möglich ist. (Kündigt der Träger aus diesen Gründen, so hat er dem Bewohner eine andere angemessene Unterkunft nachzuweisen und im Falle von a) die Kosten des Umzugs zu tragen.)
  c) Der Bewohner verletzt seine vertraglichen Pflichten schuldhaft gröblich, dieses muss aber schon sehr massiv sein.
  d) Der Bewohner entrichtet sein Entgelt nicht fristgerecht.
- Kündigung durch den Bewohner spätestens am dritten Werktag eines Kalendermonats für den Ablauf desselben Monats.
- Ist es dem Bewohner aus wichtigen Gründen (z. B. unzureichende Pflege, ungeeignete Räume) nicht zumutbar, im Heim zu verbleiben, kann ohne Einhaltung einer Frist gekündigt werden.

Abb. 5.15: Regelungen eines Wohn- und Betreuungsvertrags

Ein **Beschäftigungsverbot** ist nicht zu verwechseln mit einem **Berufsverbot**, das in einem Urteil von einem Gericht in einem Strafverfahren ausgesprochen wird.

5.2.5 Wohn- und Betreuungsvertragsgesetz (WBVG)

Zwischen dem Unternehmer und dem künftigen Verbraucher ist nach § 6 WBVG ein **Vertrag** abzuschließen.

In der Regel werden Verträge in Schriftform abgeschlossen. Die verwendeten Formulare sind der Aufsicht zur Genehmigung vorzulegen. Die Unternehmer haben zukünftigen Verbrauchern vor Abschluss über den Vertragsinhalt zu informieren. Dieses geschieht häufig durch die Überreichung von Musterverträgen und sonstigen Informationen.

Mit dem WBVG (Bundesgesetz) wird eine Besserstellung der Verbraucher angestrebt. Wichtige Inhalte:
- Für die verschiedenen Leistungen müssen die Entgelte gesondert angegeben werden.
- Sollen Entgelte erhöht werden, muss dies vier Wochen vor dem Wirksamwerden mitgeteilt und begründet werden.
- Die Zahlungspflicht des Entgelts endet mit dem Tod des Bewohners.

5.2.6 Die Heimordnung

Die **Heimordnung** ist in der Regel ein Bestandteil des Vertrags. Der Unternehmer muss dem zukünftigen Bewohner die Heimordnung vor Vertragsabschluss aushändigen. Unterlässt der Heimträger die Aushändigung, so muss der Senior sich nicht an die Heimordnung halten.

Die Heimordnung muss dem Schutzzweck des HeimG entsprechen. Verstoßen Regelungen gegen Grundrechte, so sind diese nichtig. Die Überprüfung nimmt die Heimaufsicht vor – wird die Vorlage unterlassen, so kann eine Geldbuße verhängt werden.

Tab. 5.6 gibt beispielhaft an, was durch eine Heimordnung geregelt sein kann. In einer Einleitung stellen manche Unternehmer ihr Leitbild voran, d. h., sie beschreiben, in welchem Sinne ihre Einrichtung geführt ist, z. B. geleitet von christlicher oder humanitärer Weltanschauung.

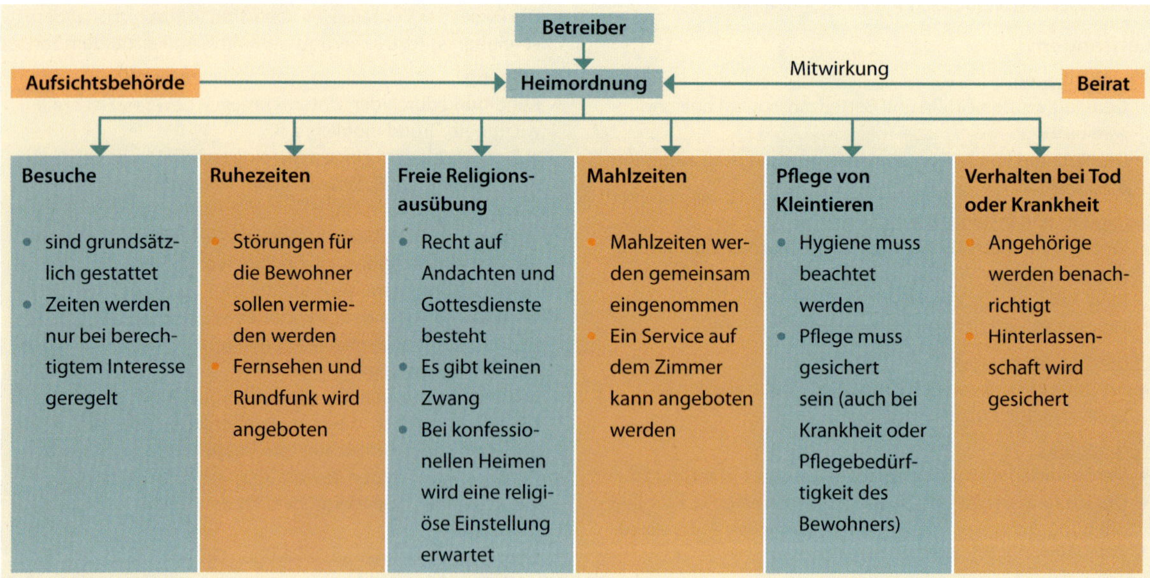

Besuche	Ruhezeiten	Freie Religionsausübung	Mahlzeiten	Pflege von Kleintieren	Verhalten bei Tod oder Krankheit
• sind grundsätzlich gestattet • Zeiten werden nur bei berechtigtem Interesse geregelt	• Störungen für die Bewohner sollen vermieden werden • Fernsehen und Rundfunk wird angeboten	• Recht auf Andachten und Gottesdienste besteht • Es gibt keinen Zwang • Bei konfessionellen Heimen wird eine religiöse Einstellung erwartet	• Mahlzeiten werden gemeinsam eingenommen • Ein Service auf dem Zimmer kann angeboten werden	• Hygiene muss beachtet werden • Pflege muss gesichert sein (auch bei Krankheit oder Pflegebedürftigkeit des Bewohners)	• Angehörige werden benachrichtigt • Hinterlassenschaft wird gesichert

Tab. 5.6: Heimordnung

- Ein neues eigenhändiges Testament wird geschrieben, es gilt dann das aktuelle. Deswegen ist es wichtig, das eigenhändige Testament mit einem Datum zu versehen;
- durch Zerstörung,
- durch Veränderung, z. B. Durchstreichen,
- durch Rücknahme aus der amtlichen Verwahrung (beim notariellen Testament).

Beim gemeinschaftlichen Testament ist ein alleiniger Widerruf durch einen Ehegatten/Lebenspartner nur möglich, wenn dieser Widerruf in einer notariell beurkundeten Erklärung erfolgt. Nach dem Tod eines der Ehegatten/Lebenspartner ist gar kein Widerruf mehr möglich.

Der Pflichtteil

Wird ein gesetzlicher Erbe durch ein Testament enterbt oder nicht bedacht, kann er einen **Pflichtteil** von den Erben verlangen.

Pflichtteilsberechtigt sind jedoch nur:
- Abkömmlinge
- Ehegatten
- Eltern, wenn keine Abkömmlinge vorhanden sind

Der Pflichtteil ist ein Anspruch auf eine Geldzahlung in Höhe der Hälfte des gesetzlichen Erbteils.

Auch der Ausschluss vom Pflichtteil ist in ganz engen Grenzen möglich, wenn der Erbe erbunwürdig ist, z. B. weil er versuchte, den Erblasser zu töten oder ihn misshandelt hat.

Der Erbvertrag

Ein **Erbvertrag** ist ein Vertrag zwischen zwei oder mehreren Personen, in dem Verfügungen über das Erbe getroffen werden. Entscheidender Unterschied zum Testament ist, dass zumindest ein Vertragspartner eine letztwillige Verfügung trifft, die von ihm nicht einseitig wieder geändert werden kann, also für ihn bindend ist.

Erbverträge können zwischen beliebigen Personen geschlossen werden, sie müssen weder verheiratet noch verwandt sein. Die Vertragspartner müssen voll geschäftsfähig sein.

Der Erbvertrag wird vor dem Notar geschlossen. Alle Vertragsparteien müssen anwesend sein. Im Erbvertrag können eine Erbeinsetzung, Vermächtnisse und Auflagen vereinbart werden.

Ist ein Erbvertrag geschlossen, so hat dies zur Wirkung, dass der Erblasser sein Recht verliert, in einer späteren Verfügung etwas anderes zu bestimmen. Errichtet er beispielsweise später ein Testament, das dem Erbvertrag widerspricht, ist dieses Testament unwirksam. Der Erblasser kann jedoch zu Lebzeiten mit seinem Vermögen machen, was er möchte.

5.3.3 Die Ausschlagung des Erbes

Sowohl der gesetzliche als auch der durch Testament bestimmte Erbe können die Erbschaft ausschlagen. Er muss dies innerhalb von 6 Wochen ab Kenntnis der Erbschaft dem Nachlassgericht gegenüber erklären. Wird die Erbschaft angenommen (durch ausdrückliche Erklärung oder durch Verstreichenlassen der Ausschlagungsfrist), tritt der Erbe in alle Rechte und Pflichten des Erblassers ein und haftet auch mit seinem persönlichen Vermögen für eventuelle Schulden des Erblassers.

Stellt sich erst nach Ablauf dieser 6 Wochen heraus, dass der Verstorbene nur Schulden hinterlassen hat, hat der Erbe noch die Möglichkeit, binnen weiterer 6 Wochen die Erbschaft anzufechten. Grund für die **Anfechtung** ist, dass der Erbe sich über eine wesentliche Eigenschaft des Erbes – nämlich der Überschuldung des Nachlasses – geirrt hat. Die Frist der Anfechtung beginnt in dem Moment, in dem der Erbe von der Überschuldung erfährt.

Hat der Erbe beide Fristen versäumt, bleibt noch ein Antrag auf **Nachlassinsolvenz**. Sie kann beim Insolvenzgericht beantragt werden, wenn die Schulden das positive Vermögen des Verstorbenen bei Weitem übersteigen. Ein Insolvenzverwalter prüft, wie groß das Erbe ist und bezahlt hieraus die Gläubiger. Das Vermögen des Erben bleibt unangetastet.

5.3.4 Der Erbschein

Wird die Erbschaft angenommen, so benötigt der Erbe oft einen Nachweis über sein Erbrecht. Wenn zum Nachlass beispielsweise ein Konto gehört, verlangt die Bank diesen Nachweis, bevor sie Geld ausbezahlt. Gehört ein Grundstück zum Nachlass, so ist der **Erbschein** für die Änderung im Grundbuch zwingend erforderlich.

Der Nachweis wird erbracht durch einen Erbschein, der vom Nachlassgericht auf Antrag ausgestellt wird. Zuständig ist das Nachlassgericht am letzten Wohnsitz des Erblassers.

Für die Erteilung des Erbscheins wird eine Gebühr verlangt, die sich nach der Höhe des Nachlasses richtet.

Nachlasswert in Euro	Gebühr
5000	45
10 000	75
110 000	273
500 000	935

Tab. 5.8: Auszug aus der Gebührentabelle

5.3.5 Die Erbschaftsteuer

Ob und wie viel **Erbschaftsteuer** gezahlt werden muss, richtet sich nach dem Wert des Nachlasses und dem Verhältnis des Erben zum Erblasser.

LF 3.1

Kosten für Beerdigung und Grabpflege sowie für die Erbscheinserteilung bleiben bei der Ermittlung des Nachlasswertes unberücksichtigt.

Die Erbschaftsteuer richtet sich nach 3 Steuerklassen:

- **Klasse I** – Ehegatten, eingetragene gleichgeschlechtliche Lebenspartner, Kinder und weitere Abkömmlinge, Stiefkinder, Eltern und Großeltern des Erblassers
- **Klasse II** – Geschwister, Nichten und Neffen, Stiefeltern, Schwiegereltern und -kinder und der geschiedene Ehegatte des Erblassers
- **Klasse III** – alle übrigen Erben

Jedem Erben steht ein Freibetrag zu, bis zu dessen Höhe keine Erbschaftsteuer fällig wird:

Ehegatte, Lebenspartner	500 000 €
Kind, Enkel bei vorverstorbenen Eltern	400 000 €
Enkel	200 000 €
Eltern, Großeltern	100 000 €
Personen der Klasse II und III	20 000 €

Tab. 5.9: Freibeträge bei der Erbschaftssteuer

Selbst genutztes Wohneigentum bleibt für Ehegatten, eingetragene Lebenspartner und Kinder steuerfrei. Darüber hinaus bleibt für Personen der Klasse I Hausrat bis zu 41 000 Euro steuerfrei, für alle anderen bis zu 12 000 Euro.

Nach Abzug des Freibetrags gelten folgende Steuersätze:

Wert in Euro	Prozentsatz (je nach Steuerklasse)		
	I	II	III
Bis 75 000	7	15	30
Bis 300.000	11	20	30
Bis 600.000	15	25	30
Bis 6 Millionen	19	30	30
Bis 13 Millionen	23	35	50
Bis 26 Millionen	27	40	50
Über 26 Millionen	30	43	50

Tab. 5.10: Erbschaftssteuer

Aufgaben

- Nach welchen Regeln bestimmt sich die gesetzliche Erbfolge?
- Welche Formen von Testamenten kennen Sie?
- Wer kann einen Pflichtteil verlangen und wie groß ist dieser?
- Was ist bei einem »Drei-Zeugen-Testament« zu beachten?

5.3.6 Erbfall im Heim

Stirbt der Bewohner eines Alten- oder Pflegeheims, sind bezüglich des Nachlasses einige Dinge zu beachten.

Verhalten des Pflegepersonals nach einem Sterbefall

- Nachlasssicherung, d. h. Aufnahme aller im Heim befindlichen Nachlassgegenstände in ein Nachlassverzeichnis; dies sollte gemeinsam mit einem Angehörigen oder einem Kollegen geschehen.
- Wertgegenstände im Tresor einschließen.
- Zimmer oder Lagerraum verschließen.
- Ablieferung von Testamenten beim Nachlassgericht.
- Auf keinen Fall dürfen Gegenstände an andere Personen als die festgestellten Erben herausgegeben werden; zum Nachweis dient der Erbschein; auch die Verteilung von Vermächtnissen ist einzig und allein das Recht der Erben. Auch an den Betreuer darf nichts herausgegeben werden, da die Betreuung mit dem Tod des Betreuten endet.

5.4 Die rechtliche Betreuung und Vorsorgeverfügungen

Es gab bis zum 31. Dezember 1991 für Personen, die ihre eigenen Angelegenheiten nicht mehr erledigen konnten, lediglich die beiden Möglichkeiten, eine **Gebrechlichkeitspflegschaft** einzurichten oder eine **Entmündigung** durchzuführen. Das **Gesetz zur Reform der Vormundschaft und Pflegschaft für Volljährige (Betreuungsgesetz BtG)** führte seither eine Lösung herbei, die in die Persönlichkeitsrechte des Betroffenen weniger eingreift: die **rechtliche Betreuung**. Im Vergleich dazu hatte die Entmündigung den Betroffenen weitestgehend entrechtet.

Nach den alten Rechtsvorschriften stand die Verwaltung des Vermögens im Vordergrund und die Sorge um die Person wurde größtenteils vernachlässigt. Insbesondere Fragen zur Gesundheit waren nicht immer Gegenstand einer Vormundschaft oder Pflegschaft.

Das neue Recht geht davon aus, dass zwischen der betreuten Person und dem rechtlichen Betreuer eine zwischenmenschliche Beziehung besteht oder entstehen wird, deshalb kommt der Auswahl des Betreuers eine besondere Bedeutung zu (► LF 3.1, Kap. 5.4.4, S. 1126).

Der Betreuer wird zum Berater für den Betroffenen und die Entscheidung darüber, wer die Betreuung übernimmt, sollte so weit als möglich der zu betreuenden Personen überlassen bleiben. Wünsche sollen berücksichtigt werden. Rechte, die dem Betreuten nach alter Rechtssprechung vorenthalten waren, dürfen jetzt von ihm wahrgenommen werden; z. B.

- ein Testament errichten,
- die Ehe ohne Genehmigung des Betreuers schließen oder
- Geschäfte von geringem Umfang abschließen.

Viele unter Betreuung Stehende sind alte Menschen. So schätzt man, dass diese Zahl noch wesentlich steigt, wenn man bedenkt, dass im Jahr 2030 jeder Dritte älter als 60 Jahre sein wird und viele in der letzten Phase ihres Lebens auf Hilfe anderer angewiesen sind.

5.4.1 Voraussetzungen für die Einrichtung einer Betreuung

Bei der **Einrichtung einer Betreuung** muss das Betreuungsgericht – eine Abteilung des Amtsgerichts – die Voraussetzungen prüfen.

Im Einzelnen sind dies:

- Volljährigkeit des Betreuten
- Eine psychische Krankheit oder eine körperliche, geistige oder seelische Behinderung des Betreuten
- Unfähigkeit, eigene Angelegenheiten aufgrund von Krankheit oder Behinderung ganz oder teilweise selbst zu besorgen

Zunächst wird geprüft, ob andere Lösungsmöglichkeiten bestehen. Sind solche vorhanden und erfüllen diese denselben Zweck wie eine Betreuung, so wird kein Betreuer eingesetzt.

! Merke Im Betreuungsrecht gilt der Grundsatz der Erforderlichkeit.
Dieses bedeutet, dass nur für solche Aufgaben ein Betreuer eingesetzt werden darf, die der Betroffene, ein Bevollmächtigter oder andere Helfer nicht lösen können.

5.4.2 Verfahren zur Einrichtung einer Betreuung

Der Antrag auf Einrichtung einer Betreuung kann nur von dem Betroffenen selbst gestellt werden. Er ist für alle Angelegenheiten, die das Betreuungsverfahren betreffen, **verfahrensfähig** ohne Rücksicht auf seine Geschäftsfähigkeit (§ 275 FamFG).

Das Betreuungsgericht hat ebenfalls von Amts wegen zu ermitteln, wenn ihm ein Fall bekannt wird. Schreibt die Heimleitung an das Gericht mit dem Hinweis auf eine Betreuung, so hat das Gericht Ermittlungen einzuleiten (Amtsermittlungspflicht nach § 26 FamFG). Dies kann eine Anfrage beim Betreuungsamt, die Einschaltung des Gesundheitsamts oder die Anforderung eines Berichts vom Pflegedienst oder vom Heimträger sein.

Eine Ausnahme liegt bei Menschen mit körperlicher Behinderung vor: Sie erhalten nur auf Antrag einen Betreuer, es sei denn, der Mensch ist nicht in der Lage, seinen Willen kundzutun.

Kann ein Betroffener seine Interessen vor Gericht nicht optimal wahrnehmen, so kann das Gericht eine **Verfahrenspflegschaft** anordnen. Der Verfahrenspfleger ist eine Person, die dem Betroffenen hilft und die einzelnen Verfahrensschritte erläutert. Dies kann ein Rechtsanwalt, Sozialarbeiter oder eine andere Person sein.

Zur Prüfung der Voraussetzungen hat das Gericht den Betroffenen zunächst persönlich anzuhören. Diese persönliche Anhörung hat den Zweck, dass sich der Richter einen unmittelbaren Eindruck von dem Betroffenen verschafft. Die Anhörung sollte

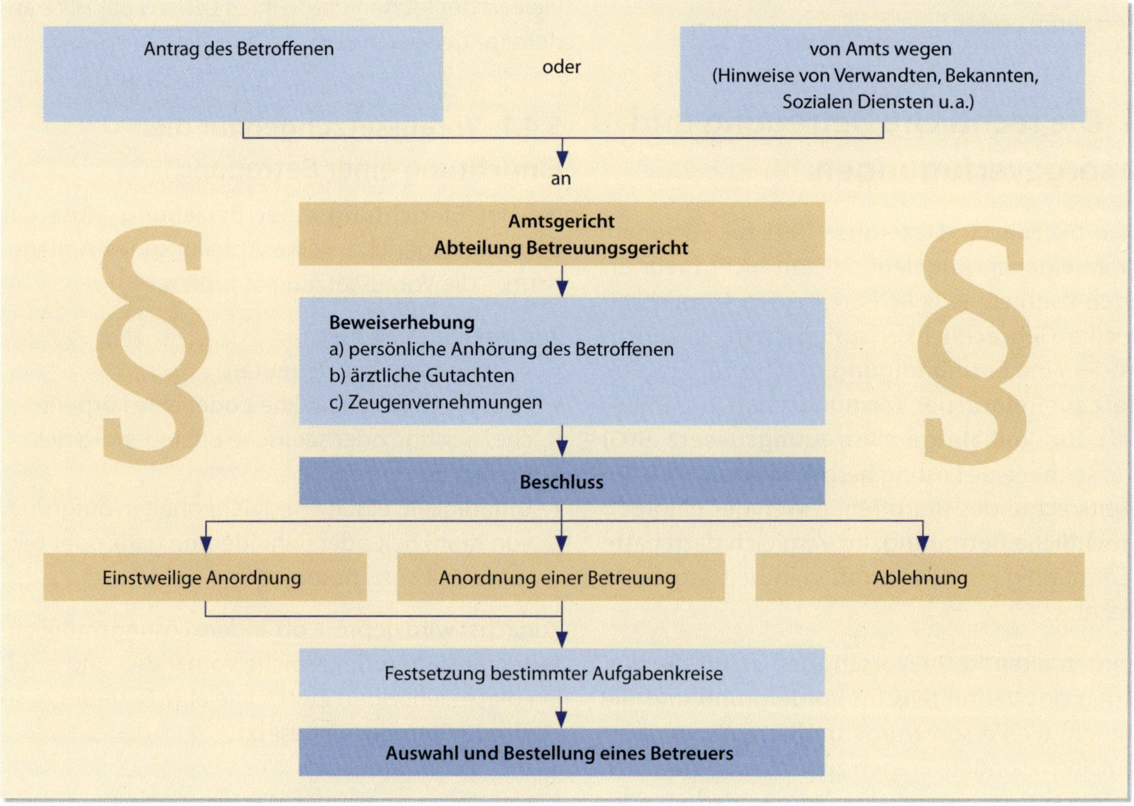

Abb. 5.19: Verfahren zur Auswahl und Bestellung eines Betreuers.

LF 3.1

möglichst in der üblichen Umgebung und durch jenen Richter erfolgen, der später die Entscheidung über die Einrichtung der Betreuung trifft. In manchen Fällen können diese Anhörungen nicht mehr in der häuslichen Umgebung des Betroffenen durchgeführt werden, weil sich der Betroffene bedingt durch Krankheit oder Pflegebedürftigkeit im Krankenhaus oder in einem Seniorenheim befindet. Altenpfleger können hier mithelfen, den Senioren die Angst vor dem Richterbesuch zu nehmen.

Von einer persönlichen Anhörung kann abgesehen werden, wenn

- hierdurch laut eines ärztlichen Gutachtens erhebliche Nachteile für die Gesundheit des Betroffenen entstehen könnten,
- der Betroffene nach dem unmittelbaren Eindruck des Gerichts (bei einem Besuch als auch nach den Akten) nicht in der Lage ist, seinen eigenen Willen kundzutun.

Die Anhörung kann auch im Beisein eines vom Gericht bestellten Gutachters (z. B. Amtsarzt des Gesundheitsamts) und/oder in Anwesenheit eines Vertrauten erfolgen. In den meisten Fällen ist zur Einrichtung einer Betreuung ein ärztliches Gutach-

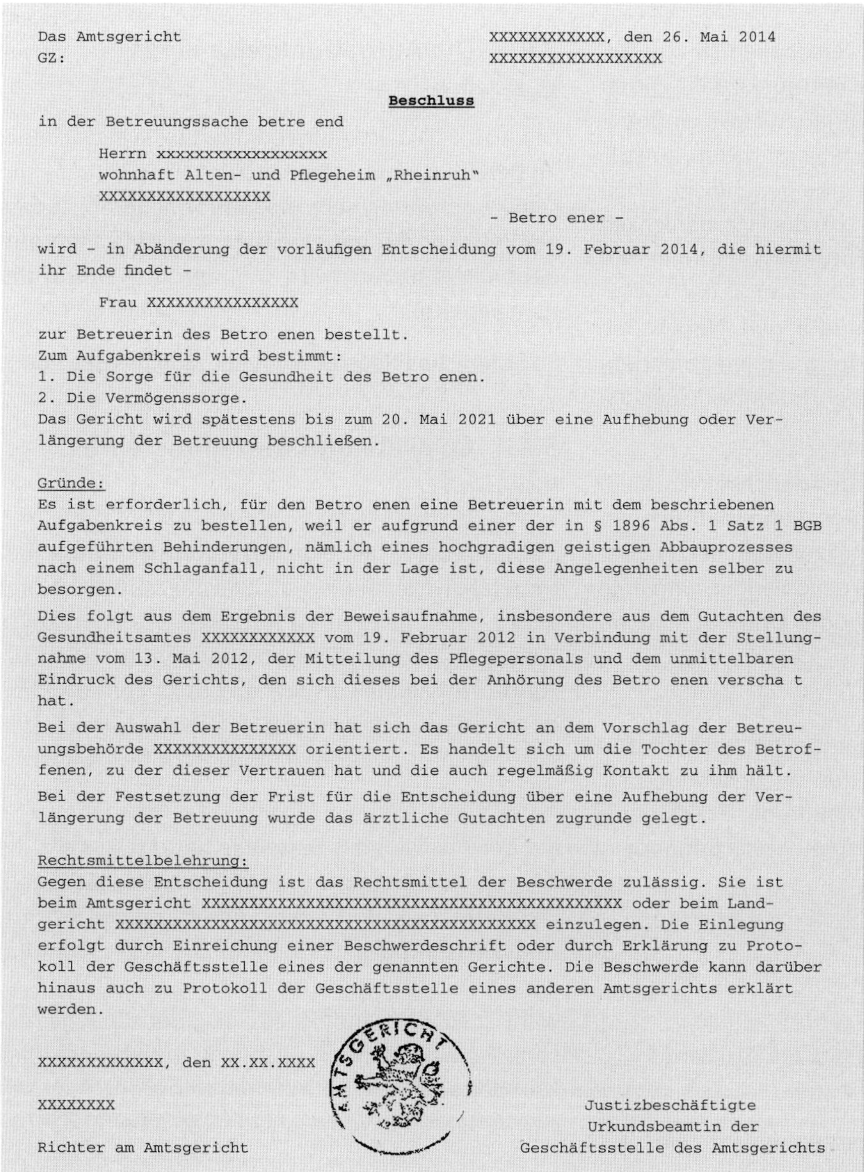

Das Amtsgericht XXXXXXXXXXXX, den 26. Mai 2014
GZ: XXXXXXXXXXXXXXXXXX

Beschluss

in der Betreuungssache betre end

Herrn XXXXXXXXXXXXXXXXXX
wohnhaft Alten- und Pflegeheim „Rheinruh"
XXXXXXXXXXXXXXXXXX

- Betro ener -

wird - in Abänderung der vorläufigen Entscheidung vom 19. Februar 2014, die hiermit ihr Ende findet -

Frau XXXXXXXXXXXXXXXX

zur Betreuerin des Betro enen bestellt.
Zum Aufgabenkreis wird bestimmt:
1. Die Sorge für die Gesundheit des Betro enen.
2. Die Vermögenssorge.
Das Gericht wird spätestens bis zum 20. Mai 2021 über eine Aufhebung oder Verlängerung der Betreuung beschließen.

Gründe:
Es ist erforderlich, für den Betro enen eine Betreuerin mit dem beschriebenen Aufgabenkreis zu bestellen, weil er aufgrund einer der in § 1896 Abs. 1 Satz 1 BGB aufgeführten Behinderungen, nämlich eines hochgradigen geistigen Abbauprozesses nach einem Schlaganfall, nicht in der Lage ist, diese Angelegenheiten selber zu besorgen.

Dies folgt aus dem Ergebnis der Beweisaufnahme, insbesondere aus dem Gutachten des Gesundheitsamtes XXXXXXXXXXX vom 19. Februar 2012 in Verbindung mit der Stellungnahme vom 13. Mai 2012, der Mitteilung des Pflegepersonals und dem unmittelbaren Eindruck des Gerichts, den sich dieses bei der Anhörung des Betro enen verscha t hat.

Bei der Auswahl der Betreuerin hat sich das Gericht an dem Vorschlag der Betreuungsbehörde XXXXXXXXXXXXXXX orientiert. Es handelt sich um die Tochter des Betroffenen, zu der dieser Vertrauen hat und die auch regelmäßig Kontakt zu ihm hält.

Bei der Festsetzung der Frist für die Entscheidung über eine Aufhebung der Verlängerung der Betreuung wurde das ärztliche Gutachten zugrunde gelegt.

Rechtsmittelbelehrung:
Gegen diese Entscheidung ist das Rechtsmittel der Beschwerde zulässig. Sie ist beim Amtsgericht XXXXXXXXXXXXXXXXXXXXXXXXXXXXXXXXXXXXXXXXXXXX oder beim Landgericht XXXXXXXXXXXXXXXXXXXXXXXXXXXXXXXXXXXXXXXXXXXX einzulegen. Die Einlegung erfolgt durch Einreichung einer Beschwerdeschrift oder durch Erklärung zu Protokoll der Geschäftsstelle eines der genannten Gerichte. Die Beschwerde kann darüber hinaus auch zu Protokoll der Geschäftsstelle eines anderen Amtsgerichts erklärt werden.

XXXXXXXXXXXXX, den XX.XX.XXXX

XXXXXXXX — Justizbeschäftigte Urkundsbeamtin der
Richter am Amtsgericht — Geschäftsstelle des Amtsgerichts

Abb. 5.20: Beschluss des Amtsgerichts

LF 3.1

ten einzuholen. Fachärzte vom zuständigen Gesundheitsamt (Amtsarzt) oder von Fachkrankenhäusern werden in der Regel mit dieser Aufgabe betraut. Es ist auch möglich, zur Begutachtung eine stationäre Unterbringung in einer Fachklinik anzuordnen.

Zur weiteren Erhellung der Umstände kann das Gericht Zeugen vernehmen oder anhören, z. B. Verwandte, Bekannte, Nachbarn, aber auch Pflegefachkräfte sozialer Einrichtungen. Häufig wird das Betreuungsamt (►LF 3.1, Kap. 5.4.5, S. 1128) gebeten, einen Bericht über die Lebensverhältnisse des Betroffenen zu erstellen.

Im **Beschluss** werden die Personalien des zu Betreuenden, der Name des Betreuers (falls dieser schon feststeht) und die Aufgabenkreise eingetragen. Es ist im Beschluss auch festgehalten, zu spätestens welchem Zeitpunkt eine gerichtliche Überprüfung erfolgen muss und ob die Erforderlichkeit noch gegeben ist. Der Überprüfungszeitpunkt darf höchstens sieben Jahre (§ 295 FamFG) nach Wirksamwerden der Entscheidung liegen. Neben den Gründen, die zur Entscheidung des entsprechenden Beschlusses geführt haben, erfolgt eine Rechtsmittelbelehrung.

Gegen alle behördlichen oder gerichtlichen Maßnahmen, die getroffen werden, kann man sich generell mit einem Rechtsmittel zur Wehr setzen. Damit der Betroffene Kenntnis davon erhält, wird er in einem Bescheid, Beschluss oder Urteil über seine Rechte belehrt.

! Merke Bei der Einlegung von Rechtsmitteln sind bestimmte Fristen zu beachten; in der Regel ist dies ein Monat. In der Praxis der Altenpflege könnten beispielsweise folgende Rechtsmittel vorkommen:

- Beschwerde gegen Beschluss des Betreuungsgerichts
- Widerspruch gegen Bescheid der Pflegekasse
- Einspruch gegen Bescheid des Sozialamts

Die Überprüfung der Voraussetzungen für eine Betreuung benötigt viel Zeit. Häufig muss sofort eine Betreuung angeordnet werden, damit Hilflosen und Personen mit Demenz geholfen werden kann.

Ist zum Wohle eines Betroffenen sofortiges Handeln erforderlich, so kann das Gericht von Amts wegen im Rahmen einer einstweiligen Anordnung einen vorläufigen Betreuer bestellen (§ 300 FamFG). Voraussetzungen sind, dass ein ärztliches Zeugnis vorliegt, dringende Gründe für die Annahme bestehen, dass die Voraussetzungen für eine Betreuung bestehen und der Aufschub eine Gefahr darstellt. Die einstweilige Anordnung darf die Dauer von sechs Monaten nicht überschreiten.

5.4.3 Die Aufgabenkreise eines Betreuers

Die Abb. 5.21 zeigt Aufgabenkreise, die in der Regel im Beschluss angeordnet werden. Der Richter kann seine Anordnung sehr präzise formulieren, sodass ein Betreuer nur mit einem ganz spezifischen Aufgabenkreis betraut wird, z. B. der Verwaltung der Wertpapiere.

Erforderliche Pflege ist nicht Aufgabe des Betreuers.

5.4.4 Auswahl und Bestellung eines Betreuers

Der Betreuer erhält eine **Bestellungsurkunde** (Betreuerausweis), die ihn als Betreuer ausweist und die er auf Verlangen als Nachweis vorlegen kann, z. B. bei Sparkassen, Banken oder Behörden. Die Urkunde enthält die Personalien des zu Betreuenden, des Betreuers, die Aufgabenkreise sowie das Siegel des Amtsgerichts und die Unterschrift des Rechtspflegers.

Bei der Auswahl des Betreuers hat das Gericht die Wünsche der betreuten Person zu berücksichtigen. Der Betreute kann bereits vorher in einer **Betreuungsverfügung** (►LF 3.1, Kap. 5.4.9, S. 1130) eine Person seines Vertrauens vorschlagen. Bei der Auswahl ist auf verwandtschaftliche oder sonstige persönliche Beziehungen Rücksicht zu nehmen. Wird kein Betreuer vom Betroffenen selbst oder von seinen Verwandten vorgeschlagen, so schaltet das Betreuungsgericht das Betreuungsamt ein und bittet um die Benennung einer geeigneten Person.

Wird eine natürliche Person vorgeschlagen, so muss diese, falls sie als Betreuer geeignet ist, das Ehrenamt übernehmen. Eine natürliche Person ist jeder Mensch – im Gegensatz zur juristischen Person, z. B. einem Verein. Bei der Benennung müssen allerdings familiäre, berufliche und sonstige Verhältnisse des Betreuers Berücksichtigung finden (Alter, Gesundheit, Pflege von Angehörigen).

Weigert sich der Ausgewählte grundlos, so kann ein Zwangsgeld festgesetzt werden. Da jedoch eine persönliche Betreuung angestrebt wird, ist es wenig sinnvoll, jemanden zu einer Betreuung zu zwingen.

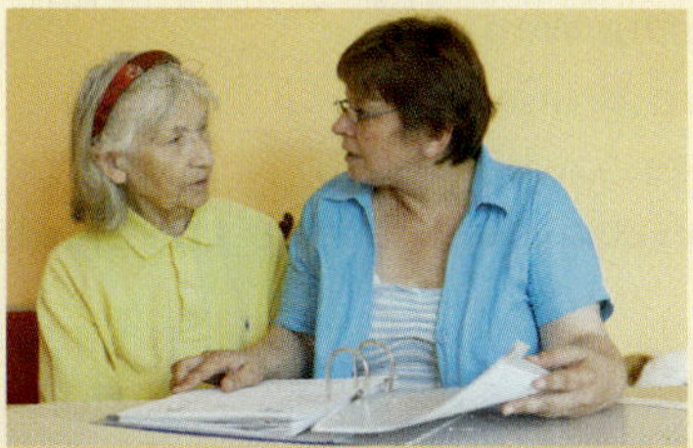

Aufgabenkreise eines Betreuers

Wohnung	Vermögenssorge	Aufenthaltsbestimmung	Gesundheitsfürsorge	Organisation der Pflege	Briefverkehr
• Erhaltung • Auflösung	Verwaltung von • Renten • Grundstücken • Sparguthaben • Wertpapieren Abschluss von Verträgen	Bestimmung des Aufenthalts, z. B. Umzug in ein Seniorenheim	• Einwilligung zur Heilbehandlung • Medikamenteneinnahme • Vorsorgemaßnahmen • Rehabilitation	• Pflegedienst • Hauswirtschaftshilfe • Angehörigenhilfe …	Kontrolle (Öffnen und Lesen der Post)

Maßnahmen müssen
- dem Wohl des Betreuten entsprechen,
- mit dem Betreuten besprochen werden.

Die Wünsche des Betreuten sollen, soweit es möglich ist, berücksichtigt werden. Ebenso soll der bisherige Lebensstil des Betreuten beachtet werden.

Abb. 5.21: Aufgabenkreise eines Betreuers

Betreuer

Natürliche Person	Vereinsbetreuer	Behördenbetreuer	Berufsbetreuer
Jede geeignete, geschäftsfähige Person, z. B. Angehörige, Freunde	Genehmigter Verein mit seinen Mitgliedern	Hauptamtliche Angestellte / Beamte im Betreuungsamt	Freiberufliche Personen, z. B. Sozialarbeiter, Rechtsanwälte

Abb. 5.22: Betreuer

LF 3.1

Personen, die in einem Abhängigkeitsverhältnis oder in einer anderen engen Beziehung zu dem Heim bzw. der Einrichtung stehen, in welchem die zu betreuende Person untergebracht ist, dürfen nicht als Betreuer gemäß § 1897 Abs. 3 BGB bestellt werden. Hierdurch sollen Interessenkollisionen ausgeschlossen werden.

Sollten bestimmte Bereiche Fachwissen erfordern, so kann das Gericht einen weiteren Betreuer einsetzen (§ 1899 BGB), z. B. einen Kaufmann für Wohnungswirtschaft für die Verwaltung von großen Hausgrundstücken. Wird keine geeignete natürliche Person als Betreuer gefunden, so kann auch ein Betreuungsverein eingesetzt werden.

Dieser Verein muss
- eine ausreichende Zahl geeigneter Mitarbeiter haben,
- ehrenamtliche Mitarbeiter gewinnen, einführen, fortbilden und beraten,
- planmäßig über Vorsorgevollmachten und Betreuungsverfügungen informieren,
- zwischen den Mitarbeitern einen Erfahrungsaustausch herbeiführen.

In den letzten Jahren haben sich Sozialarbeiter oder andere geeignete Personen als Betreuer freiberuflich selbstständig gemacht (Berufsbetreuer). Diese werden dann eingesetzt, wenn es keine freien Kapazitäten bei Vereinen oder bei der Behörde gibt. Vereine und Berufsbetreuer erhalten für die Tätigkeit Aufwandsentschädigungen.

5.4.5 Das Betreuungsamt

Vor der gesetzlichen Verankerung der Betreuung wurden die Beratung und Auswahl der Betreuer aus alter Tradition von den Jugend- oder Sozialämtern wahrgenommen. Durch ein neues Gesetz wurde den Kommunen die Einrichtung eines **Betreuungsamtes** vorgeschrieben.

Nach Landesrecht kann bestimmt werden, bei welcher Behörde diese Aufgaben angesiedelt werden. In der Regel haben alle Kreise und kreisfreien Städte ein Betreuungsamt als Abteilung des Sozialamts eingerichtet.

Das **Betreuungsbehördengesetz** (BtBG) hat für diese Behörde folgende Aufgaben festgelegt:
- Einführung und Fortbildung von Betreuern
- Gewinnung von Personen und Organisationen für eine Betreuung
- Unterstützung des Betreuungsgerichts durch Berichte, Mitteilungen
- Beratung der Bürger in Betreuungsangelegenheiten
- Unterstützung der Arbeit des Betreuungsgerichts

5.4.6 Die Rechtsfolgen der Betreuung

Eine Betreuung hat keine Auswirkungen auf die Geschäftsfähigkeit des Betreuten. So ist eine geschäftsunfähige Person für das gerichtliche Verfahren der Betreuung **verfahrensfähig** und nur zu seiner Unterstützung wird ihm ggf. ein sogenannter Verfahrenspfleger zur Seite gestellt, der ihn berät und Einzelheiten erläutert.

Die Wünsche des Geschäftsunfähigen sind so weit wie möglich zu erfüllen. Dabei muss der Betreuer immer das Wohl des Betroffenen im Auge haben. Zum Wohle von Betreuten, die durch unvernünftige Rechtsgeschäfte ihr Vermögen mindern, wird der Betreuer dem Betreuungsgericht den Sachverhalt berichten und einen **Einwilligungsvorbehalt** vorschlagen. Dies dient dem Schutz des Betreuten. Der Einwilligungsvorbehalt wirkt wie die beschränkte Geschäftsfähigkeit.

Ordnet das Gericht nichts anderes an, so gilt der Einwilligungsvorbehalt nicht für den Kauf von geringfügigen Angelegenheiten des täglichen Lebens (z. B. Alkohol, Tabakwaren) oder geringwertige Gegenstände (z. B. Buch, CD).

5.4.7 Betreuungsgerichtliche Genehmigungen und die Beaufsichtigung

Häufig muss der Betreuer schwerwiegende Entscheidungen für den Betreuten treffen, die gravierende Konsequenzen haben können. Der Gesetzgeber hat deshalb im Gesetz (§ 1904 ff. BGB) festgelegt, dass Sachverhalte mit hohem Risiko zu ihrer Wirksamkeit der Genehmigung durch das Betreuungsgericht bedürfen. Der Altenpfleger sollte die für seine Arbeit wichtigen Sachverhalte kennen, damit er oder die Heimleitung den Betreuer verständigt, der in einem solchen Fall die Genehmigung einholt.

Eine Genehmigung durch das Gericht kann unterbleiben, wenn mit dem Aufschub eine Gefahr verbunden ist (§ 1904 BGB).

Das Betreuungsgericht hat die Tätigkeit des Betreuers zu beaufsichtigen und muss bei pflichtwidrigem Verhalten einschreiten. Es kann dafür durch das Betreuungsamt Fehlverhalten von Betreuern recherchieren lassen.

Der Betreuer hat jährlich über die Verhältnisse des Betreuten zu berichten. Dazu gehört die Angabe, wo sich der Betreute aufhält, wie sein Gesundheitszustand ist und wie sich die Führung der Betreuung gestaltet. Die Rechnungslegung gehört ebenfalls zum jährlichen Bericht. Es wird dabei überprüft, ob die Rechnung sachlich und rechnerisch richtig ist. Verwandte sind von einer Rechnungslegung entbunden. Ist ein Betreuer zur Verwaltung von Vermögen verpflichtet, so muss bei Übernahme der Betreuung ein exaktes Vermögensverzeichnis auf einem Formblatt des Gerichts erstellt und dem Gericht vorgelegt werden.

Das Betreuungsgericht muss genehmigen:

- ärztliche Maßnahmen (§ 1904 BGB)

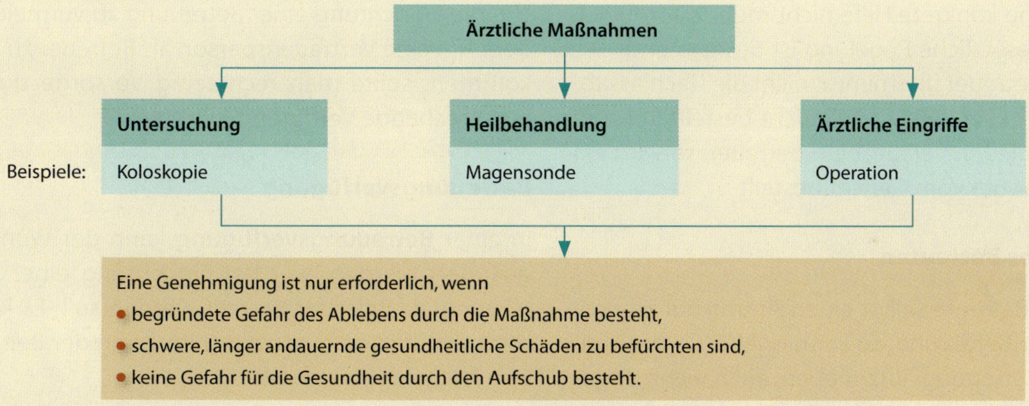

- Zwangsbehandlung, z. B.:
  - freiheitsentziehende- und freiheitsbeschränkende Maßnahmen
  - Behandlung mit Psychopharmaka oder Schlafmittel gegen den Willen des zu Behandelnden

  Im Rahmen der Betreuung sind oft schwerwiegende Entscheidungen vom Betreuer und Betreuungsgericht zu treffen, die erheblich in die Persönlichkeitsrechte eingreifen, deshalb sind an die Genehmigung durch das Gericht hohe Anforderungen gestellt, z. B.:
  - Der Betreute kann die Notwendigkeit einer Maßnahme nicht erkennen aufgrund psychischer Krankheit oder Behinderung.
  - Es fehlt die Einsicht des Betreuten nach der Maßnahme zu handeln.
  - Nur durch Zwangsmaßnahmen kann ein Schaden abgewendet werden.

  (Gesetz zur Regelung der betreuungsrechtlichen Einwilligung in eine ärztliche Zwangsmaßnahme 18.02.2013)
- die Auflösung einer Mietwohnung
- bestimmte Rechtsgeschäfte im Vermögensbereich, wie bestimmte Geldanlagen, Verfügungen über Grundstücke, Ausschlagung einer Erbschaft, Kreditaufnahme

Abb. 5.23: Genehmigung durch das Betreuungsgericht.

LF 3.1

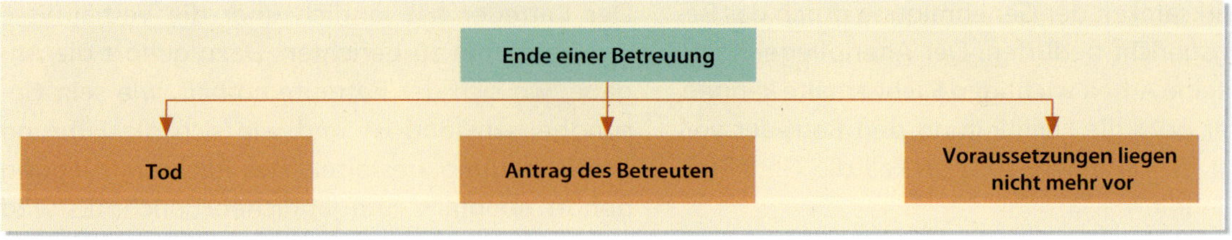

Abb. 5.24: Ende einer Betreuung

Sollte ein Betreuer nicht mehr geeignet sein, seiner Verpflichtung als Betreuer nachzukommen, z. B. nach einer strafbaren Handlung, so hat das Gericht eine Entlassung von Amts wegen vorzunehmen.

5.4.8 Beendigung einer Betreuung

Tod

Verstirbt der Betreute, so ist die Betreuung beendet, da eine konkrete Hilfe nicht mehr erforderlich ist. Eine gesetzliche Regelung ist deshalb entbehrlich. Der Betreuer übernimmt nicht die Nachlassabwicklung, es sei denn, das Gericht bestellt ihn zum Nachlasspfleger. Verstirbt ein Betreuer, so wird ein neuer Betreuer vom Gericht bestellt.

Antrag des Betreuten

LF 3.1

Stellt der Betreute selbst einen Antrag auf Einrichtung einer Betreuung, so kann er ebenso beantragen, die Betreuung aufzuheben, auch wenn er geschäftsunfähig ist. Falls eine Aufhebung nicht zum Wohl des Betreuten ist, so muss das Gericht gemäß § 1908d BGB prüfen, ob diese bestehen bleibt oder mit verändertem Aufgabenkreis angeordnet wird.

Voraussetzungen liegen nicht mehr vor

Ist der Betreute in der Lage, z. B. nach einer Krankheit, seine Angelegenheiten wieder selbst zu regeln, so ist das Erfordernis einer Betreuung nicht mehr vorhanden und diese ist aufzuheben. Der Betreuer hat dem Gericht darüber zu berichten. Wurde z. B. wegen einer Geisteskrankheit eine Betreuung angeordnet und diese konnte durch eine Behandlung behoben werden, so wird geprüft, ob die Betreuung noch erforderlich ist.

5.4.9 Vorsorgeverfügungen

Um die Einrichtung einer Betreuung zu vermeiden oder um eine Vertrauensperson als Betreuer zu bekommen, sollte man rechtzeitig Vorsorge durch entsprechende Verfügungen treffen.

Betreuungsverfügung

In einer **Betreuungsverfügung** kann der Wunsch geäußert werden, wer bei Einrichtung einer Betreuung als Betreuer bestellt werden soll. Es können auch Anweisungen zur Gestaltung der Betreuung festgelegt werden (Abb. 5.26).

Vorsorgevollmacht

In diesem Dokument wird einer oder mehreren Vertrauenspersonen umfassende Vollmacht für die eigene Gesundheitsfürsorge und Vermögensverwaltung gegeben. Auch hier können für den Fall einer Betreuung entsprechende Anordnungen getroffen werden.

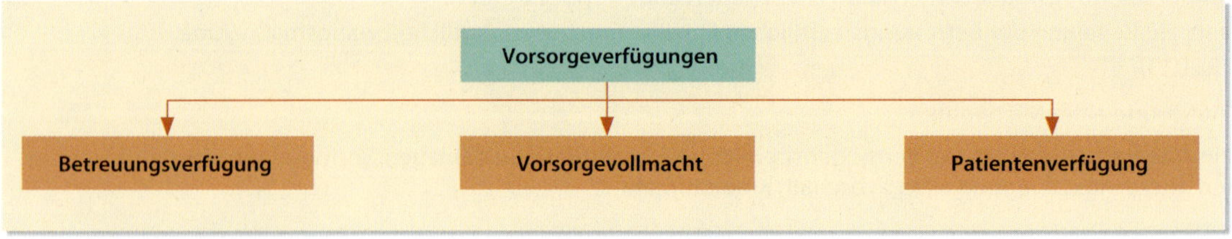

Abb. 5.25: Vorsorgeverfügung

Patientenverfügung

Mit einer **Patientenverfügung** (§ 190 1a, BGB) werden Fragen der medizinischen Versorgung geregelt für den Fall, dass der Betroffene sich in einer Behandlungssituation nicht mehr äußern kann, also zum Beispiel im Fall eines Komas oder einer Demenz (Abb. 5.27). Der Betroffene kann Vorgaben machen zu Art und Umfang der Behandlung, er kann Behandlungsformen ausschließen oder regeln, dass lebenserhaltende Technik wie Beatmung, Dialyse ausgeschaltet wird, unabhängig von Art oder Stadium einer Erkrankung. Das Herbeiführen des Todes kann vom Arzt nicht verlangt werden.

Seit dem 01.09.2009 ist durch Änderung des Betreuungsrechts die Patientenverfügung bindend für ärztliche Entscheidungen und Entscheidungen im Rahmen einer Betreuung (§ 1901 a/b BGB). Dies wird noch einmal gestützt durch ein Urteil des Bundesgerichtshofes vom 25. Juni 2010:

„Die… geprüfte Einwilligung der Patientin rechtfertigte nicht nur den Behandlungsabbruch durch bloßes Unterlassen weiterer Ernährung, sondern auch aktives Tun, das der Beendigung oder Verhinderung einer von ihr nicht oder nicht mehr gewollten Behandlung dient" (Mitteilung der Pressestelle Nr. 129/2010)

Eine Patientenverfügung muss schriftlich verfasst sein und kann jederzeit formlos widerrufen werden.

BETREUUNGSVERFÜGUNG

Sollte für mich die Einrichtung einer Betreuung notwendig werden, soll mein Neffe .... (Name und Anschrift) ..... zum Betreuer bestellt werden. Es ist mein Wunsch, möglichst in meiner jetzigen Wohnung zu bleiben und darin, ggf. mithilfe der sozialen Dienste, versorgt zu werden. Sollte eine Heimunterbringung zwingend notwendig sein, möchte ich möglichst in einem Einzelzimmer oder einer eigenen kleinen Wohneinheit untergebracht werden.

Das vorhandene Vermögen soll vollständig für meine Versorgung eingesetzt werden. Dieses Vermögen wurde für „die alten Tage" angesammelt und soll für eine gute Versorgung auch ausgegeben werden. Die Erhaltung des Vermögens (zur Vererbung) soll nicht im Vordergrund stehen.

Ort, Datum und Unterschrift;
ggf. notarielle Beurkundung

Abb. 5.26: Betreuungsverfügung

Ich ....

(Name, Vorname, geboren am, wohnhaft in)

bestimme hiermit für den Fall, dass ich meinen Willen nicht mehr bilden oder verständlich äußern kann.

Wenn

- ich mich aller Wahrscheinlichkeit nach unabwendbar im unmittelbaren Sterbeprozess befinde,
- ich mich im Endstadium einer unheilbaren, tödlich verlaufenden Krankheit befinde, selbst wenn der Todeszeitpunkt noch nicht absehbar ist,
- infolge einer Gehirnschädigung meine Fähigkeit, Einsichten zu gewinnen, Entscheidungen zu treffen und mit anderen Menschen in Kontakt zu treten, nach Einschätzung zweier erfahrener Ärztinnen oder Ärzte (können namentlich benannt werden) aller Wahrscheinlichkeit nach unwiederbringlich erloschen ist, selbst wenn der Todeszeitpunkt noch nicht absehbar ist. Dies gilt für direkte Gehirnschädigung z. B. durch Unfall, Schlaganfall oder Entzündung ebenso wie für indirekte Gehirnschädigung z. B. nach Wiederbelebung, Schock oder Lungenversagen. Es ist mir bewusst, dass in solchen Situationen die Fähigkeit zu Empfindungen erhalten sein kann und dass ein Aufwachen aus diesem Zustand nicht ganz sicher auszuschließen, aber unwahrscheinlich ist.

(Auszug aus einer Vorlage des Bundesministeriums der Justiz)

(Weitere Informationen unter www.bmj.bund.de, www.patientenverfuegung.de, www.ekd.de u.a.)

Aufgabe

Laden Sie sich unterschiedliche Muster einer Patientenverfügung aus dem Internet herunter und finden Sie heraus, welche Ihrer jetzigen Auffassung zu freien Entscheidung im Sterbefall entspricht.

Abb. 5.27: Patientenverfügung (Beispiel)

LF 3.1

Einwilligungsfähigkeit und Volljährigkeit sind Voraussetzung.

Die Pflegefachkraft dokumentiert den Willen des Betroffenen, wenn dieser selbst nicht mehr befragt werden kann. Wegen der Vielfalt der zu berücksichtigenden medizinischen Fragen ist eine fachliche Beratung bei der Erstellung der Verfügung in den meisten Fällen anzuraten.

5.5 Grundlagen des Haftungsrechts

Das Haftungsrecht teilt sich in zwei große Bereiche: die **zivilrechtliche Haftung**, die Schäden zwischen Privatpersonen regelt, und die **strafrechtliche Haftung**, mit der der Staat Fehlverhalten ahndet.

Aus einer einzelnen Handlung können sich Folgen in beiden Bereichen ergeben, diese sind rechtlich jedoch streng voneinander getrennt zu betrachten.

5.5.1 Die zivilrechtliche Haftung

Eine **Haftung im Zivilrecht** kann aufgrund verschiedener Anspruchsgrundlagen (Vertrag oder Gesetz) bestehen.

LF 3.1

Die Haftung aus Vertrag

Ein **Vertrag** besteht aus übereinstimmenden Willenserklärungen der Vertragspartner. Ein Vertrag kann auch durch Vertreter geschlossen werden, bei minderjährigen oder betreuten Personen kann dies sogar zwingend erforderlich sein. Eine bestimmte Form ist für die meisten Verträge nicht vorgeschrieben, ein gültiger Vertragsschluss kann auch mündlich oder sogar durch schlüssiges Tun erfolgen, z. B. schließt jeder, der in eine Straßenbahn einsteigt, einen Beförderungsvertrag ab.

Wird der Vertrag nicht oder nicht ordentlich erfüllt und hat ein Vertragspartner dies zu verantworten, so muss er entweder den Vertrag nachträglich erfüllen oder Schadensersatz leisten.

Es ist dabei unerheblich, ob die Pflichtverletzung
- **vorsätzlich** (= Wissen und Wollen) oder
- **fahrlässig** (= Außerachtlassen der gebotenen Sorgfalt)

geschah.

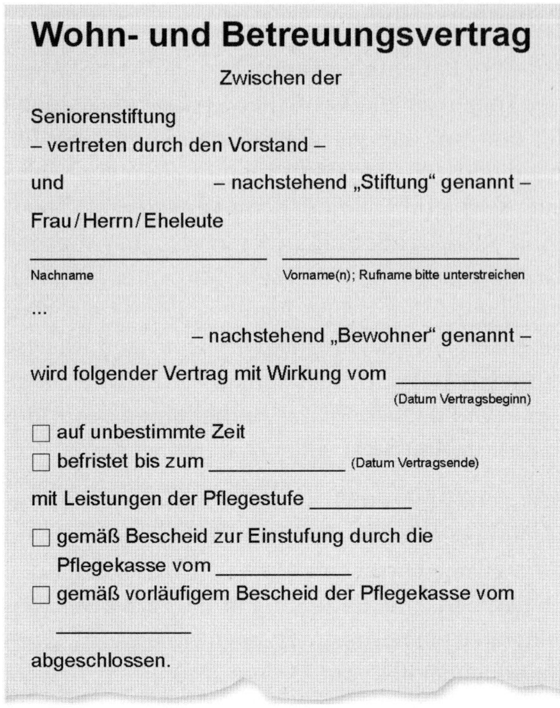

Wohn- und Betreuungsvertrag

Zwischen der

Seniorenstiftung
– vertreten durch den Vorstand –

und – nachstehend „Stiftung" genannt –

Frau / Herrn / Eheleute

___________________ ___________________

Nachname Vorname(n); Rufname bitte unterstreichen

...

– nachstehend „Bewohner" genannt –

wird folgender Vertrag mit Wirkung vom ___________ (Datum Vertragsbeginn)

☐ auf unbestimmte Zeit
☐ befristet bis zum ___________ (Datum Vertragsende)

mit Leistungen der Pflegestufe ________

☐ gemäß Bescheid zur Einstufung durch die Pflegekasse vom ___________
☐ gemäß vorläufigem Bescheid der Pflegekasse vom

____

abgeschlossen.

Abb. 5.28: Wohn- und Betreuungsvertrag

Der Vertragspartner haftet auch für das Verschulden seiner **Erfüllungsgehilfen**, das sind die Personen, die ihm helfen, seinen Vertrag zu erfüllen. So sind z. B. Pflegefachkräfte Erfüllungsgehilfen des Trägers bei der Erfüllung des Heimvertrags. Zwischen Pflegefachkräften und Bewohnern besteht kein Vertrag.

Zu den vertraglichen Pflichten gehört auch die **Betreuungspflicht** bei Bewohnern, die wegen eines erhöhten Betreuungsbedarfs (aufgrund von psychischen oder demenziellen Störungen) in einem Heim leben. Hier hat das Heim sicherzustellen, dass die Bewohner sich selbst oder anderen keinen Schaden zufügen. Das bedeutet für das Pflegepersonal, dass psychisch kranke und an Demenz erkrankte Bewohner über mögliche Gefahren aufzuklären und im Rahmen der Gesetze zu schützen sind. Eine Verletzung der vertraglichen Betreuungspflicht führt zur Haftung des Heimträgers.

Die Haftung aus unerlaubter Handlung (Delikt)

Für diese Form der Haftung sind keine vertraglichen Beziehungen erforderlich. In vielen Lebensbereichen, z. B. im Straßenverkehr, haften Verursacher von Schäden, weil sie eine **unerlaubte Handlung** (= **ein Delikt**) begangen haben. Hier gelten die §§ 823 ff. BGB.

Unerlaubte Handlungen sind Verletzungen eines Rechtsguts (Leben, Gesundheit, Freiheit, Eigentum u. a.). Es ist unerheblich, ob der Schaden fahrlässig oder vorsätzlich verursacht wurde.

Eine gesetzliche **Aufsichtspflicht**, deren Verletzung eine Haftung nach sich zieht, gibt es für erwachsene Menschen nicht – auch nicht, wenn sie unter Betreuung stehen. Dies wurde in mehreren höchstrichterlichen Urteilen des Bundesgerichtshofs bestätigt (z. B. Urteile III ZR 399/04 und III ZR 391/04 aus dem Jahr 2005). Es besteht lediglich eine gesetzliche »Verkehrssicherungspflicht«, dies bedeutet, dass Gefahrenquellen abzusichern sind.

Aufgrund unerlaubter Handlung kann zum einen die Pflegefachkraft, zum anderen aber auch der Träger für eigenes Handeln haften.

Für eine **Haftung des Trägers** kann es verschiedene Gründe geben:

- **Organisationsverschulden:** Der Träger stellt schlechtes Material zur Verfügung oder beschäftigt zu wenig Personal.
- **Auswahlverschulden:** Der Träger begeht bei der Auswahl des Personals Fehler.
- **Anleitungs- und Überwachungsverschulden:** Der Träger leitet das Personal nicht korrekt an und überwacht nicht (zumindest stichprobenweise), ob sorgfältig gearbeitet wird.

Die Haftung mehrerer Personen

Haften mehrere Verursacher eines Schadens gleichzeitig, so nennt man diese **Gesamtschuldner**. Der Geschädigte kann wahlweise von dem einen oder dem anderen der Gesamtschuldner die gesamte Höhe des Schadensersatzes verlangen – natürlich nur einmal.

Die Gesamtschuldner müssen unter sich klären, wer welchen Anteil trägt.

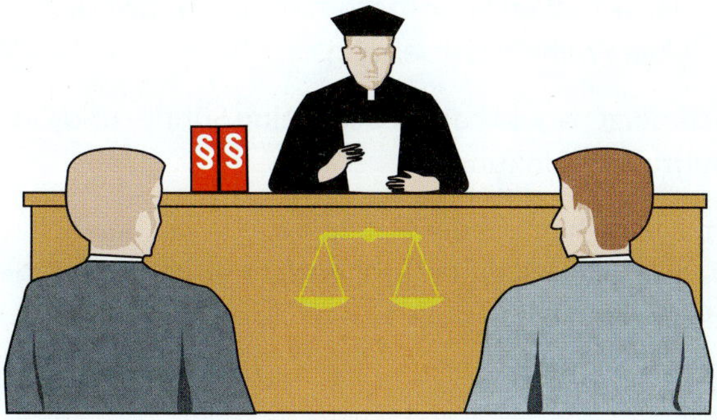

Abb. 5.30: Parteien vor Gericht

LF 3.1

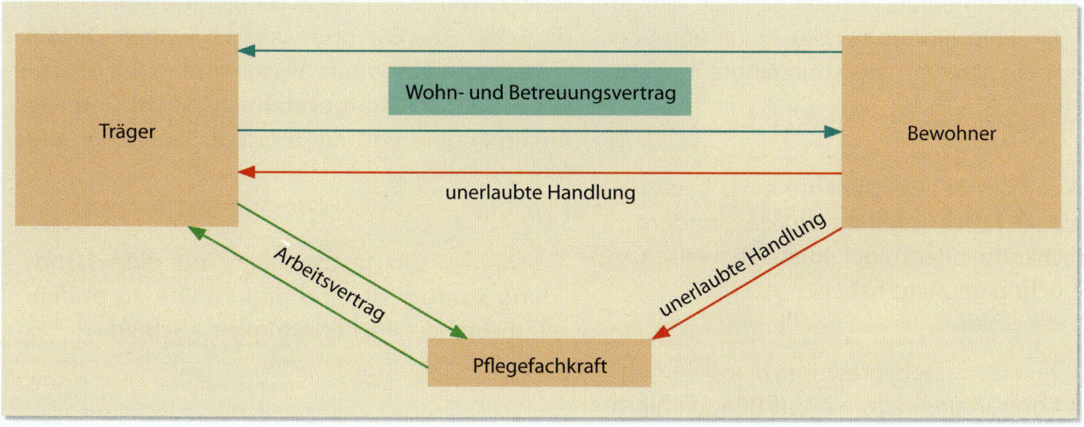

Abb. 5.29: Anspruchsgrundlagen für die Haftung

Schadensersatz

Der **Schadensersatz** soll den ursprünglichen Zustand wiederherstellen und wird meist in Geld geleistet. Er umfasst:

- Reparaturkosten
- Kosten für eine Neubeschaffung
- Behandlungskosten
- Kosten für einen Krankenhausaufenthalt oder Rehabilitation
- Medikamente und Hilfsmittel
- Lohnausfall
- eventuell sogar eine lebenslange Rente

Der Geschädigte kann außerdem Schmerzensgeld verlangen wegen einer Verletzung

- des Körpers,
- der Gesundheit,
- des Persönlichkeitsrechts,
- der sexuellen Selbstbestimmung oder wegen
- einer Freiheitsentziehung.

Schmerzensgeld hat vor allem eine Sühne- und Genugtuungsfunktion.

Im Zivilrecht muss der Geschädigte selbst den Schadensersatz verlangen und notfalls vor Gericht einklagen.

Beweisregeln

Grundsätzlich gilt: Der Geschädigte muss beweisen, dass das Handeln des Schädigers ursächlich für den Schaden war. Dieser Beweis ist für Heimbewohner oft schwer zu erbringen, während die Pflegefachkraft oder der Träger durch die Vorlage einer lückenlosen Dokumentation in der Lage ist, sich zu entlasten. Deshalb gibt es bei der Abklärung von vermuteten Pflegefehlern die sogenannte **Beweislastumkehr**.

> **! Merke** Nicht der Geschädigte muss beweisen, dass er falsch gepflegt wurde, sondern Pflegefachkräfte oder Träger müssen beweisen, dass sie richtig gepflegt haben.

Vor allem Dekubitus, Dehydratation, Mangelernährung und Kontrakturen können auf Pflegefehlern beruhen.

Haftpflichtversicherung

Gegen die zivilrechtliche Haftung kann man sich versichern.

Eine **Privathaftplichtversicherung** reguliert Schäden, die sich im privaten Umfeld ereignet haben. Sie tritt nicht für berufliche Schäden ein.

Die **Berufshaftpflichtversicherung** kann von Berufstätigen abgeschlossen werden für alle Schäden, die in Ausübung einer beruflichen Tätigkeit entstehen.

Insbesondere für Mitarbeiter von ambulanten Pflegediensten oder von Heimen, in denen teure Schließanlagen installiert sind, kann es sinnvoll sein, eine **Schlüsselversicherung** abzuschließen, die das Risiko eines Schlüsselverlustes absichert.

Die **Betriebshaftpflichtversicherung** kann von Unternehmen oder Trägern abgeschlossen werden, um Schäden abzusichern, die im Betrieb entstehen oder durch Betriebsangehörige verursacht werden.

> **! Merke** Die Versicherungen regulieren nur zivilrechtliche Schäden, wenn diese nicht vorsätzlich verursacht werden. Vor strafrechtlicher Verantwortung schützen sie nicht!

5.5.2 Die strafrechtliche Haftung

Das Strafrecht gehört zum öffentlichen Recht und schützt Werte wie die körperliche Unversehrtheit, das Leben, das Eigentum und die Freiheit. Der Staat sieht dabei bestimmte Verhaltensweisen als strafwürdig an. Im **Strafgesetzbuch (StGB)** sind allgemeine Regeln und die meisten Straftaten aufgeführt.

> **! Merke** Um festzustellen, ob eine Handlung strafbar ist, sind drei Punkte zu prüfen: Tatbestand – Rechtswidrigkeit – Schuld

Der Tatbestand

Der **objektive Tatbestand** beschreibt, was tatsächlich objektiv nachprüfbar geschehen ist.

Der objektive Tatbestand des § 212 StGB (Totschlag) lautet: »Wer einen Menschen tötet« – d.h., ein Mensch ist tot, ein anderer Mensch hat seinen Tod verursacht.

Unter **subjektivem Tatbestand** versteht man das »Innenleben« des Täters.

Der Täter kann **vorsätzlich** handeln. Er weiß, was er tut und welche Folgen sein Handeln hat, und er will dies auch. Vorsätzlich handelt auch, wer bestimmte Folgen seines Handelns billigend in Kauf nimmt, auch wenn er den Eintritt der Folge nicht wünscht (»Es wird schon nichts passieren ...«).

Fahrlässiges Handeln (= Außerachtlassen der gebotenen Sorgfalt) ist nur strafbar, wenn dies im Gesetz ausdrücklich geregelt ist, z.B. »fahrlässige Körperverletzung« in § 229 StGB.

Die Rechtswidrigkeit

Tatbestandsmäßiges Handeln wird nur bestraft, wenn die Tat auch rechtswidrig ist. Eine Tat ist nicht rechtswidrig, wenn ein **Rechtfertigungsgrund** vorliegt. **Rechtfertigungsgründe** sind vor allem:
- **Notwehr:** Abwehr eines rechtswidrigen und schuldhaften Angriffs von sich selbst.
- **Nothilfe:** Wehrt man einen Angriff auf einen anderen ab, so spricht man von Nothilfe.
- **Rechtfertigender Notstand:** Abwehr einer gegenwärtigen Gefahr von sich oder anderen.
- **Einwilligung:** Die Zustimmung des Opfers lässt die Rechtswidrigkeit ebenso entfallen.
- **Pflichtenkollision:** Wenn den Täter gleichzeitig mehrere Handlungspflichten treffen, er aber nur eine dieser Pflichten auf Kosten der anderen erfüllen kann. Er muss also zwingend eine der Pflichten verletzen.

Die Schuld

Nur **schuldhaftes Handeln** ist strafbar. Nicht schuldhaft handeln können schuldunfähige Personen, das sind
- Kinder unter 14 Jahren,
- Personen, bei denen die Einsichtsfähigkeit in das Unrecht der Tat aufgrund krankhafter seelischer Störungen oder schweren Alkohol- oder Drogenrausches fehlt.

Eine verminderte Schuldfähigkeit, z.B. wegen geringerer Alkoholisierung, führt unter Umständen zu einer Strafminderung.

Der Versuch

Auch der **Versuch** einer Straftat kann strafbar sein. Eine versuchte Straftat liegt dann vor, wenn der Täter sich entschlossen hat, die Straftat zu begehen und bereits mit der Verwirklichung begonnen hat. Die Straftat wurde jedoch nicht vollendet, entweder weil der Täter nicht alles Notwendige dazu getan hat oder weil äußere Umstände die Vollendung verhinderten.

Beispiel 1: Eine arbeitslose Pflegefachkraft beschließt eine Bank auszurauben. Sie beschafft sich eine Gaspistole und eine Gesichtsmaske, um nicht erkannt zu werden. Nachdem sie die Bank betreten hat und bereits die Bankangestellte mit vorgehaltener Waffe aufgefordert hat, ihr alles vorhandene Bargeld auszuhändigen, packt sie die Reue und sie rennt ohne das Geld aus der Bank.

Beispiel 2: Eine Pflegefachkraft will eine Bewohnerin vergiften. Sie gibt ihr Tropfen in den Tee, von denen sie glaubt, dass diese zum Tode führen. Die Bewohnerin erleidet jedoch lediglich eine schwere Magenverstimmung.

In Beispiel 1 wurde der Tatbestand des Raubes nicht vollendet, weil die Pflegefachkraft von der Tat zurückgetreten ist, in Beispiel 2 bleibt es beim ver-

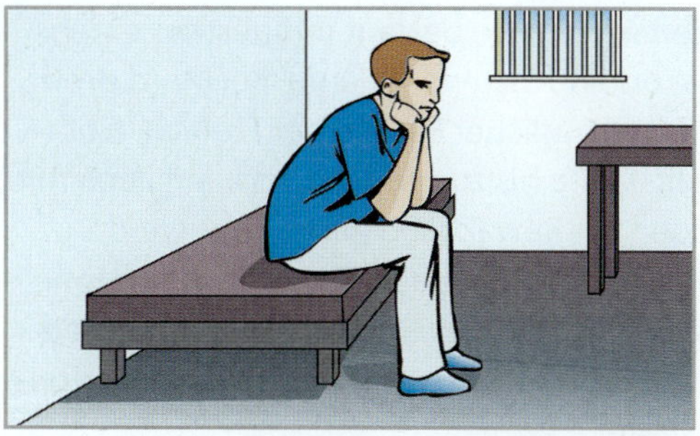

Abb. 5.31: Haft, eine mögliche Folge einer Straftat

LF 3.1

suchten Mord, weil das Tatmittel nicht zur Vollendung der Straftat geeignet war.

Der Versuch einer Straftat wird jedoch nicht immer bestraft, sondern nur wenn eine der folgenden Voraussetzungen vorliegt:

- Es handelt sich um den Versuch eines Verbrechens. Ein Verbrechen ist eine Tat, deren Begehung mit einer Mindeststrafe von einem Jahr Freiheitsentzug bedroht ist; dazu gehören beispielsweise Raub, Körperverletzung mit Todesfolge und Mord.
- Die Strafbarkeit des Versuchs ist im Gesetz festgelegt, z.B. beim Diebstahl in § 242 II StGB. Dagegen ist ein versuchter Hausfriedensbruch nicht strafbar.

Der Irrtum

»Irrtum schützt vor Strafe nicht!« Auch wer sich z. B. darüber irrt, dass eine Handlung strafbar ist, wird bestraft.

Täterschaft und Teilnahme

Straftaten können nicht nur von einer Person allein begangen werden, sondern es gibt auch Konstellationen, bei denen mehrere beteiligt sind. Hier sind zu unterscheiden:

LF 3.1

- **Mittäter:** Mehrere Personen begehen eine Tat gemeinsam. Sie fassen den Entschluss gemeinsam und leisten einen gleichwertigen Beitrag zur Tat.
- **Anstiftung:** Jemand stiftet einen anderen zu einer Straftat an.
- **Beihilfe:** Jemand hilft dem Täter bei der Ausführung einer Straftat.

Die Rechtsfolgen einer Straftat

- **Freiheitsstrafe:** Sie beträgt mindestens einen Monat und höchstens 15 Jahre. Bei Mord droht ein lebenslänglicher Entzug der Freiheit. Eine Freiheitsstrafe bis zu zwei Jahren kann auch mit Auflagen zur Bewährung ausgesetzt werden.
- **Geldstrafe:** Sie wird nach Tagessätzen in Höhe eines Dreißigstels des Monatseinkommens berechnet. Bei Nichtzahlung droht eine Ersatzfreiheitsstrafe.
- **Nebenstrafen:** Sie können neben der eigentlichen Strafe verhängt werden. Insbesondere zählt hierzu das Fahrverbot von ein bis drei Monaten.
- **Maßregeln der Sicherung und Besserung:** Sie kann das Gericht in besonderen Fällen im Urteil neben der eigentlichen Strafe aussprechen.

5.5.3 Ausgewählte Straftatbestände

Verletzung von Privatgeheimnissen (§203 StGB)

Geschützt sind **Geheimnisse** von Bewohnern, die den Pflegefachkräften von diesen anvertraut wurden oder ihnen auf andere Weise bekannt geworden sind.

Geheimnisse sind vor allem biografische Daten, Krankheiten, Einkommensverhältnisse, persönliche Eigenarten, eben alle Dinge, von denen man nicht möchte, dass sie öffentlich gemacht werden.

Schweigepflichtig sind nur Angehörige bestimmter Berufsgruppen, wie Rechtsanwälte, Psychologen, Sozialarbeiter und vor allem Ärzte. Die Schweigepflicht von Altenpflegern leitet sich von der ärztlichen Schweigepflicht ab. Sie gilt auch für in Ausbildung befindliche Personen. Die Schweigepflicht wird verletzt, wenn ein Geheimnis unbefugt offenbart wird.

Verletzung der Schweigepflicht:

- Weitergabe von Daten, Krankheitsbildern u. a. von Bewohnern im Familien- oder Bekanntenkreis
- Mitteilen des Gesundheitszustands an Angehörige ohne Einwilligung des Bewohners
- Offenes Liegenlassen von Dokumentationen im Heim
- Aufhängen einer Tafel mit den Geburtstagen aller Bewohner

Erlaubt ist das Weitergeben von Daten dann, wenn

- der Bewohner einwilligt. Von einer mutmaßlichen Einwilligung geht man aus, wenn das Pflegepersonal für die Behandlung wichtige Informationen an den Arzt weitergibt,
- ein rechtfertigender Notstand vorliegt,
- die Weitergabe von Daten gesetzlich vorgeschrieben ist,

- die Daten anonymisiert sind, z. B. zu statistischen Zwecken.

! Merke Das Infektionsschutzgesetz schreibt die namentliche Meldung einer Infektion mit Salmonellen vor.

Die Schweigepflicht besteht auch über den Tod des Betroffenen hinaus. Die Verletzung von Privatgeheimnissen wird allerdings nur auf Antrag des Betroffenen strafrechtlich verfolgt.

! Merke Nicht zu verwechseln ist die Schweigepflicht mit der **Verschwiegenheitspflicht**. Hierbei handelt es sich um eine arbeitsvertragliche Regelung. Alle Arbeitnehmer sind verpflichtet, über betriebsinterne Dinge Stillschweigen zu bewahren. Bei Verletzung drohen arbeitsrechtliche Folgen wie Abmahnung, Versetzung oder Kündigung.

Verletzung des Briefgeheimnisses (§202 StGB)

Strafbar ist das Öffnen und Lesen von verschlossenen Briefen oder anderen Schriftstücken, die an eine andere Person gerichtet sind. Ebenso ist das Lesen von Schriftstücken, die sich in einem besonders gesicherten Behältnis (Kassette, geschlossene Schublade u. a.) befinden, nicht erlaubt.

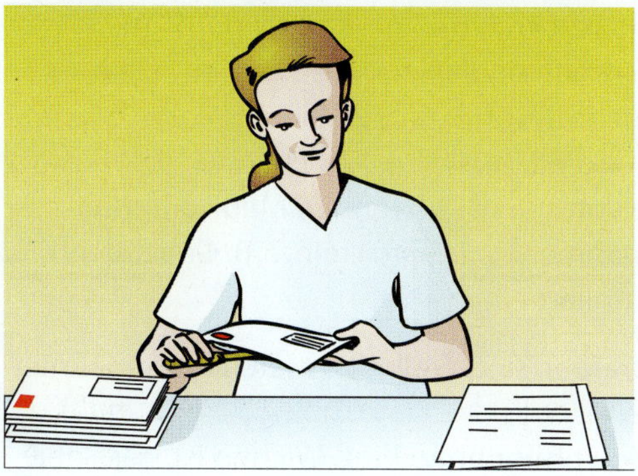

Abb. 5.32: Auch die Verletzung des Briefgeheimnisses wird nur auf Antrag des Betroffenen strafrechtlich verfolgt.

Körperverletzung (§§223ff. StGB)

Voraussetzung ist eine körperliche Misshandlung oder eine Gesundheitsbeschädigung. Das bedeutet, dass der Körper des Betroffenen nach der Verletzung in seiner Beschaffenheit anders ist als vorher. Das körperliche Wohlbefinden muss erheblich beeinträchtigt sein. Eine Schmerzzufügung ist jedoch nicht erforderlich. Deshalb stellt auch das Abschneiden von Haaren gegen den Willen des Betroffenen eine Körperverletzung dar.

Tatbestandlich stellen alle ärztlichen Eingriffe und Maßnahmen eine Körperverletzung dar. Sie sind jedoch in den meisten Fällen durch die **Einwilligung** des Betroffenen gerechtfertigt.

Eine wirksame Einwilligung liegt vor, wenn
- der Betroffene in der Lage ist einzuwilligen. Bei an Demenz erkrankten Bewohnern kann es deshalb erforderlich sein, einen Betreuer für den Bereich »ärztliche Versorgung« zu bestellen.
- der Betroffene vor der Maßnahme aufgeklärt wurde, sodass er sich bewusst entscheiden konnte. Dazu gehört, dass vor allem über Risiken, Behandlungsalternativen und finanzielle Folgen, z. B. Übernahme durch die Krankenkasse, mit dem Betroffenen gesprochen wird. Die Aufklärung sollte möglichst schonend erfolgen. Sie ist eine ärztliche Aufgabe, kann in einfachen Fällen jedoch auch an das Pflegepersonal delegiert werden. Die erfolgte Aufklärung muss durch Unterschrift bestätigt werden.
- Die Einwilligung kann auch stillschweigend erteilt werden.
- Die Einwilligung kann jederzeit widerrufen werden.

Mit höheren Strafen bedroht sind:
- **Gefährliche Körperverletzung (§ 224 StGB):** Diese liegt unter anderem vor, wenn jemandem Gift verabreicht wird oder wenn die Körperverletzung mit einer Waffe oder einem anderen gefährlichen Gegenstand, z. B. einer Flasche, einem Stein oder auch einer brennenden Zigarette, begangen wird.
- **Schwere Körperverletzung (§ 226 StGB):** Diese liegt vor, wenn als Folge der Körperverletzung

LF 3.1

- das Sehvermögen, das Gehör, das Sprechvermögen oder die Fortpflanzungsfähigkeit verloren gehen,
- ein wichtiges Körperglied verloren geht oder dauerhaft nicht mehr gebraucht werden kann,
- die verletzte Person dauerhaft entstellt, gelähmt oder behindert ist.

Misshandlung von Schutzbefohlenen (§225 StGB)

Pflegerin soll alten Mann misshandelt haben

Mannheim (dpa/lsw). Eine 57 Jahre alte Pflegerin aus Mannheim soll einen 91-jährigen pflegebedürftigen Mann misshandelt haben. Die Staatsanwaltschaft erhob Anklage wegen Misshandlung eines Schutzbefohlenen gegen die Frau. Sie soll den Mann geschlagen, beschimpft und ihn gewaltsam gefüttert haben.

Ihr Vorgehen wurde laut Staatsanwaltschaft aufgedeckt, weil sie den Mann mit einer Videokamera überwachte. Die Aufnahmen seien zufällig mitgeschnitten worden, dann wurde die Polizei informiert.

Die Frau hatte den Rentner im Sommer 2001 zur Pflege in ihren Haushalt aufgenommen. Zwei Jahre später hatte sich sein körperlicher und geistiger Zustand stark verschlechtert.

(aus: Badische Neueste Nachrichten, 31. März 2005)

Geschützt sind unter anderem alte Menschen, die aufgrund ihrer Gebrechlichkeit wehrlos und abhängig von der Fürsorge anderer sind. Zwischen dem Täter und der misshandelten Person muss eine rechtliche Beziehung bestehen. Zum möglichen Täterkreis zählen deshalb Pflegepersonen sowohl in der ambulanten als auch in der stationären Pflege. Die Tat wird begangen durch Quälen, rohes Misshandeln oder durch böswillige Vernachlässigung der Fürsorgepflicht, was zu einer Gesundheitsbeschädigung führt.

Aussetzung (§221 StGB)

Wer einen Menschen in eine hilflose Lage versetzt oder in einer hilflosen Lage im Stich lässt, obwohl er verpflichtet ist, diesem beizustehen, und wer diesen Menschen dadurch einer Todesgefahr oder schweren Gesundheitsgefährdung aussetzt, macht sich strafbar.

Altenpfleger haben eine Obhutspflicht für von ihnen betreute alte Menschen, die aufgrund ihrer Gebrechlichkeit oft hilflos sind, und gehören deshalb zum möglichen Täterkreis.

Im Unterschied zu anderen Unterlassungsdelikten ist es nicht erforderlich, dass eine tatsächliche Gesundheitsbeschädigung oder der Tod als Folge der Aussetzung eintritt. Es genügt die konkrete Gefahr.

Totschlag (§212 StGB)

Hierunter versteht man die vorsätzliche Tötung eines anderen Menschen.

Mord (§211 StGB)

Mörder ist, wer vorsätzlich einen Menschen tötet und dabei unter anderem heimtückisch, besonders grausam, aus Habgier oder um eine andere Straftat zu verdecken handelt. Mörder werden mit lebenslanger Freiheitsstrafe bestraft.

Fahrlässige Tötung (§222 StGB)

Auch wer durch Fahrlässigkeit, also sorgfaltswidriges Handeln, den Tod eines Menschen verursacht, macht sich strafbar.

Freiheitsberaubung (§239 StGB)

Geschützt ist die potenzielle persönliche Bewegungsfreiheit. Es kommt nicht darauf an, ob sich jemand bewegen will, sondern ob er sich bewegen könnte, wenn er wollte.

In der Altenpflege sind viele **Formen der Freiheitsberaubung** denkbar:

- Einsperren im Zimmer oder auf der Station
- alle Formen der Fixierung
- Wegnahme von Straßenkleidung und -schuhen
- Drohung oder psychischer Druck
- Gabe von stark sedierenden Medikamenten
- Wegnahme von Hilfsmitteln, z. B. Gehstützen oder Rollator

Nicht strafbar sind freiheitsentziehende Maßnahmen, wenn

- **der Bewohner einwilligt.** Wichtig ist, dass der Bewohner in der Lage ist einzuwilligen. Diese Einwilligung kann nicht pauschal erteilt werden, sondern muss sich auf die konkrete Situation beziehen. Sie kann jederzeit widerrufen werden.

LF 3.1

- **ein rechtfertigender Notstand,** also eine akute erhebliche Gefahr für Leib und Leben, vorliegt. Die Notsituation darf nur eine vorübergehende sein, für längere oder sich wiederholende Fixierungen ist der Notstand als Rechtfertigung nicht geeignet.
- **eine Notwehrsituation vorliegt**, also der Bewohner einen Mitbewohner oder eine Pflegefachkraft angreift. Der Freiheitsentzug darf auch hier nur kurzzeitig angewendet werden und er muss das mildeste Mittel zur Abwehr sein.
- **eine richterliche Genehmigung vorliegt.** Diese ist dann erforderlich, wenn der Bewohner nicht in der Lage ist, seine Einwilligung zu geben. Zuständig ist das Betreuungsgericht. Auch wenn der Bewohner einen Betreuer hat, muss dieser eine richterliche Genehmigung beantragen.

✓ Tipp Auf der Internetseite der **Initiative zur Vermeidung freiheitseinschränkender Maßnahmen in der beruflichen Altenpflege** (www.leitlinie-fem.de) kann unter »Materialien« die **evidenzbasierte Praxisleitlinie »Vermeidung von freiheitseinschränkender Maßnahmen in der Altenpflege«** heruntergeladen werden. Außerdem bietet die Internetseite Informationen und Inhalte zum **Werdenfelser Weg**. Dieser hat das Ziel, »freiheitsentziehende Maßnahmen (FEM) auf ein Minimum zu reduzieren, indem pflege(-wissenschaftlich) geschulte Verfahrenspfleger in das Genehmigungsverfahren einbezogen werden. Diese erstellen eine fachliche Einschätzung zur Notwendigkeit und möglichen Alternativen zu FEM für den Amtsrichter, stehen für die Pflegeeinrichtungen und Betreuer als Ansprechpartner zu Verfügung und fühlen sich den Rechten und Bedürfnissen der Bewohner verpflichtet. Auf dieser Grundlage sollen alle Beteiligten in den Prozess einbezogen werden und eine gemeinsame Übernahme von Verantwortung aller am Verfahren Beteiligter erreicht werden.« (1)

Wichtig ist eine lückenlose **Dokumentation**, aus der Grund, Beginn, Unterbrechungen, Ende, Art und Umfang der Maßnahme und die Namen aller beteiligten Personen hervorgehen und die Angaben über die Einwilligungsfähigkeit des Bewohners enthält. Die dazugehörige Patientenbeobachtung sollte ebenfalls immer mit Angabe von Person und Uhrzeit dokumentiert werden.

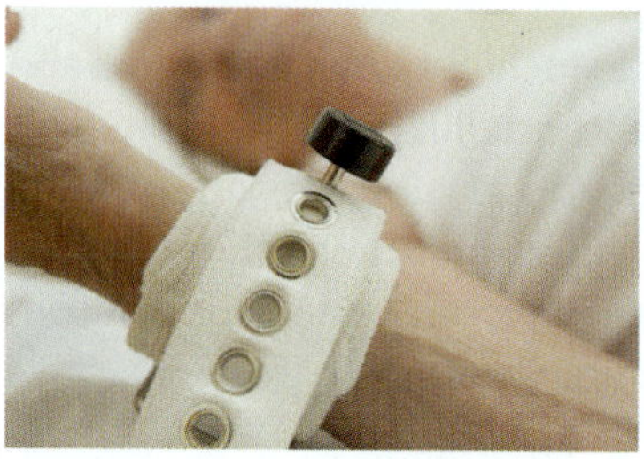

Abb. 5.33: Fixierung

Hausfriedensbruch (§123 StGB)

Geschützt ist die Wohnung, hierzu zählen auch einzelne Zimmer, z. B. ein Wohnheim- oder Pflegezimmer. Das Betreten eines Zimmers gegen den Willen eines einsichtsfähigen Bewohners sowie das Verweilen in einem Bewohnerzimmer, obwohl man zum Verlassen aufgefordert wurde, stellt deshalb einen Hausfriedensbruch dar.

Diese Straftat wird nur auf Antrag des Betroffenen strafrechtlich verfolgt.

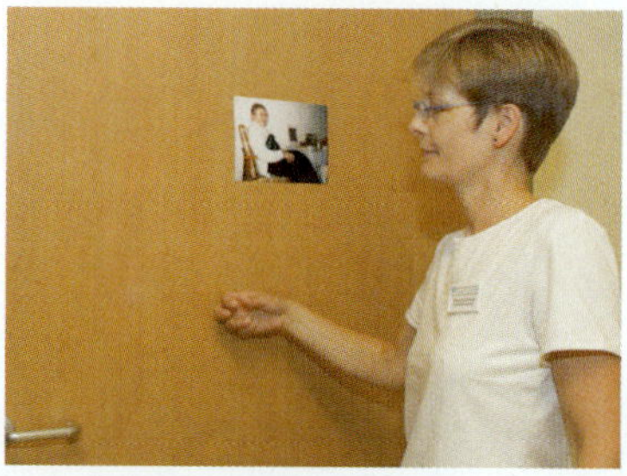

Abb. 5.34: Bitte anklopfen!

Unterlassene Hilfeleistung (§323c StGB)

Wer in Unglücksfällen oder anderen Gefahren für Leib und Leben keine Hilfe leistet, obwohl es ihm zuzumuten wäre, macht sich strafbar. Niemand muss sich jedoch hierbei selbst in Gefahr bringen.

Diese Pflicht zur Hilfeleistung gilt für Alle.

Weit wichtiger für Altenpfleger sind jedoch die sogenannten »**unechten Unterlassungsdelikte**«. Sie sind im Gegensatz zu den »echten Unterlassungsdelikten« nicht ausdrücklich im Gesetz geregelt.

»**Unechte**« **Unterlassungsdelikte** liegen vor, wenn der Täter aus seiner besonderen Stellung einen Un-

LF 3.1

glücksfall durch Handlung hätte abwenden müssen. Sie werden rechtlich dem »Tun« gleichgestellt. Jede Straftat kann damit grundsätzlich auch durch Unterlassen begangen werden, soweit zusätzliche Voraussetzungen vorliegen.

Das »Nichtstun« ist jedoch nur dann strafbar, wenn der Täter eine Garantenstellung für das Opfer hat. Neben Familienangehörigen und Ehegatten haben auch Altenpfleger eine **Garantenstellung** für die von ihnen betreuten Bewohner, da sie eine besondere Obhutspflicht übernommen haben.

Deshalb können sich Altenpfleger z. B. der Körperverletzung oder Tötung durch Unterlassen strafbar machen, was zur Folge hat, dass sie härter bestraft werden, als dies bei der unterlassenen Hilfeleistung der Fall wäre.

Urkundenfälschung (§267 StGB)
Inhaltliche Änderungen, Streichungen und nachträgliche Ergänzungen in Pflegedokumentationen werden als strafbare Urkundenfälschung gewertet. Dies gilt auch für EDV-gestützte Dokumentationen.

! Merke Nachträgliche Ergänzungen und Eintragungen in Dokumentationen sind immer als solche zu kennzeichnen und mit Datum zu versehen!

Diebstahl (§242 StGB)
Wer einem anderen eine fremde Sache wegnimmt, um diese für sich oder einen Dritten zu behalten, macht sich strafbar. Der **Unterschlagung (§ 246 StGB)** macht man sich strafbar, wenn man etwas unerlaubt behält, ohne es einem anderen gegen seinen Willen weggenommen zu haben.

Aufgaben

- Nennen Sie Beispiele für die Verletzung von Privatgeheimnissen im Pflegealltag.
- Worin besteht der Unterschied zwischen der Schweigepflicht und der Verschwiegenheitspflicht?
- Wann ist die Verletzung von Privatgeheimnissen erlaubt?
- Was wird durch das Briefgeheimnis geschützt?
- Welche Formen der Körperverletzung können im Pflegealltag vorkommen?
- In welchen Fällen kann sich eine Pflegefachkraft der Aussetzung strafbar machen?
- Welche Formen der Freiheitsberaubung können im Pflegealltag vorkommen?
- Wann sind Freiheitsberaubungen gerechtfertigt?
- Worin besteht der Unterschied zwischen unterlassener Hilfeleistung und den unechten Unterlassungsdelikten?

5.6 Hilfe nach dem Sozialgesetzbuch XII – Sozialhilfe

5.6.1 Grundsätze der Sozialhilfe

Aufgaben

In Deutschland stehen Bürgern in Notlagen vielfältige Hilfen zur Verfügung: Versicherungen, Kindergeld, Wohngeld, Altersversorgung u.v.a. Diese Hilfen sorgen dafür, dass fast jeder Mensch in Deutschland abgesichert ist, wenn er in Notlagen gerät. Man spricht von der Absicherung durch das »soziale Netz«.

Doch trotz »engmaschiger« Absicherung gibt es eine große Zahl von Menschen, die aus verschiedenen Gründen, z.B. Arbeitslosigkeit, Scheidung, Krankheit, »durch die Maschen fallen«. Um Armut, Elend oder Obdachlosigkeit zu vermeiden, gibt es Leistungen des **Sozialgesetzbuchs XII (SGB XII).** Der Sozialstaat ist nach Artikel 20 des Grundgesetzes verpflichtet, jedem Hilfsbedürftigen ein menschenwürdiges Leben zu sichern. Diese Grundsicherung übernimmt die **Sozialhilfe**. Notwendige Maßnahmen werden als Hilfe zum Lebensunterhalt oder als Hilfe in besonderen Lebenslagen bereitgehalten.

Leistungsformen

Das Sozialamt muss den Einzelfall bei jeder Hilfeleistung sehr sorgfältig prüfen. Sozialhilfe kann nur für den geleistet werden, der sich nicht selbst helfen kann. Angemessene Wünsche des Hilfesuchenden sind zu berücksichtigen, wenn dadurch keine unvertretbaren Mehrkosten entstehen.

Möchte ein Senior wegen des Todes seiner Ehefrau in einem Heim stationär aufgenommen werden, obwohl er seine täglichen Angelegenheiten durchaus selbst ausreichend erledigen kann, so wäre der Wunsch des Seniors, auf Kosten der Sozialhilfe in einem Heim aufgenommen zu werden, abzulehnen.

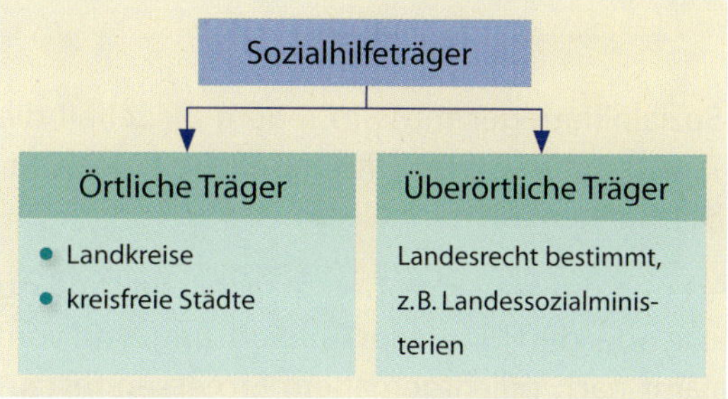

Abb. 5.36: Sozialhilfeträger

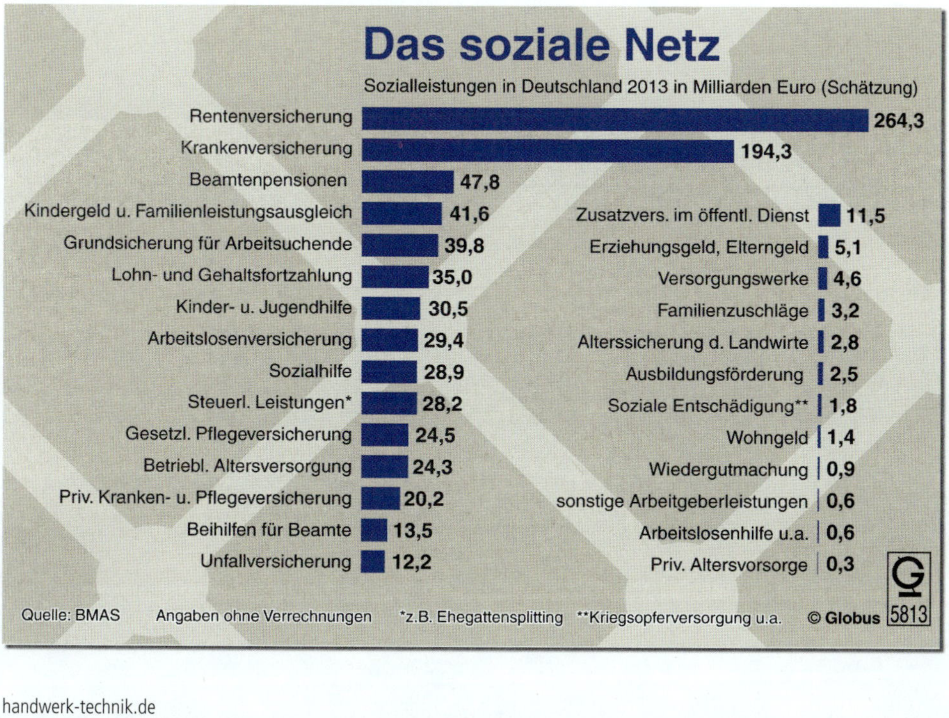
Das soziale Netz
Sozialleistungen in Deutschland 2013 in Milliarden Euro (Schätzung)
Rentenversicherung 264,3
Krankenversicherung 194,3
Beamtenpensionen 47,8
Kindergeld u. Familienleistungsausgleich 41,6
Grundsicherung für Arbeitsuchende 39,8
Lohn- und Gehaltsfortzahlung 35,0
Kinder- u. Jugendhilfe 30,5
Arbeitslosenversicherung 29,4
Sozialhilfe 28,9
Steuerl. Leistungen* 28,2
Gesetzl. Pflegeversicherung 24,5
Betriebl. Altersversorgung 24,3
Priv. Kranken- u. Pflegeversicherung 20,2
Beihilfen für Beamte 13,5
Unfallversicherung 12,2
Zusatzvers. im öffentl. Dienst 11,5
Erziehungsgeld, Elterngeld 5,1
Versorgungswerke 4,6
Familienzuschläge 3,2
Alterssicherung d. Landwirte 2,8
Ausbildungsförderung 2,5
Soziale Entschädigung** 1,8
Wohngeld 1,4
Wiedergutmachung 0,9
sonstige Arbeitgeberleistungen 0,6
Arbeitslosenhilfe u.a. 0,6
Priv. Altersvorsorge 0,3
Quelle: BMAS
Angaben ohne Verrechnungen
*z.B. Ehegattensplitting
**Kriegsopferversorgung u.a.
© Globus 5813

Abb. 5.35: Das soziale Netz

LF 3.1

> **! Merke** Im Einzelfall sind zu beachten:
> - **die Art des Bedarfs:** Hilfe zum Lebensunterhalt oder Hilfe in besonderen Lebenslagen.
> - **die örtlichen Verhältnisse:** Hier sollen die vom Wohnort abhängigen Kosten Berücksichtigung finden, z. B. hat ein Großstädter höhere Nahverkehrskosten bei einer Arbeitssuche als ein Kleinstädter.
> - **die eigenen Kräfte und Mittel:** Nicht nur die wirtschaftlichen Verhältnisse, sondern auch die Fähigkeiten und Fertigkeiten des Hilfeempfängers sollen bedacht werden.
> - **der Haushalt** (nur bei Hilfe zum Lebensunterhalt): Für die Form der Hilfe kann die Größe und die Ausstattung des Haushalts von Bedeutung sein.

Der Sozialhilfeträger muss in jedem Einzelfall die wirksamste Hilfe wählen und mögliche Folgen für den Hilfesuchenden minimieren.

Die Art und das Maß, d. h. der tatsächliche Umfang der Hilfe oder die Höhe einer Geldleistung, sind vom Sozialamt nach pflichtgemäßem Ermessen festzusetzen. Wird das Ermessen nicht entsprechend genutzt, kann gegen den Bescheid Widerspruch eingelegt oder vor dem Sozialgericht geklagt werden.

Beantragung von Sozialhilfe

Wird Sozialhilfe erforderlich, so kann sich der Hilfesuchende an sein örtliches **Sozialamt** wenden. Sozialämter gibt es in jeder Gemeinde-, Stadt- und Kreisverwaltung. Nicht jedes Sozialamt ist auch ein Sozialhilfeträger. Das SGB XII unterscheidet zwischen dem örtlichen und überörtlichen Träger der Sozialhilfe.

Viele Hilfen, wie Wohngeld, Kindergeld, Ausbildungshilfe, werden erst gewährt, wenn ein Antrag vorliegt.

> **! Merke** Sozialhilfe setzt ein, sobald dem Träger der Sozialhilfe oder den von ihm beauftragten Stellen bekannt wird, dass die Voraussetzungen für die Leistung vorliegen.

Dem Sozialamt wird telefonisch gemeldet, dass eine alleinstehende Seniorin in ihrer Wohnung zu verhungern droht, weil ihre Rente zu gering ist.

Das Sozialamt muss nun von Amts wegen handeln und z. B. bei einem Hausbesuch durch eine Fachkraft (Sozialarbeiter) den Sachverhalt klären lassen. Der Sozialarbeiter macht dann Vorschläge, welche Hilfen in diesem Fall infrage kommen. In der Regel werden vor der Festlegung der Hilfen die persön-

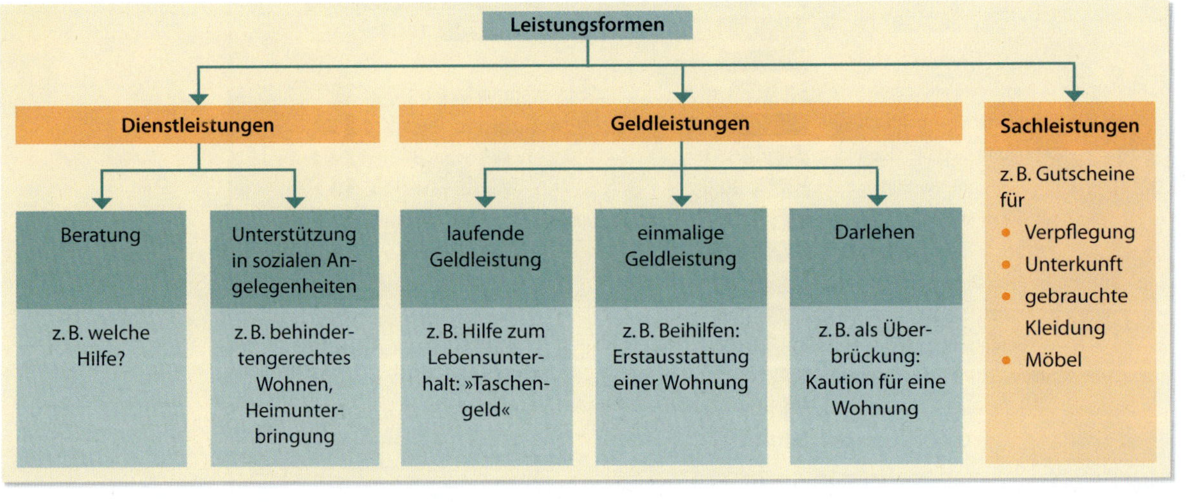

Abb. 5.37: Leistungsformen

lichen und wirtschaftlichen Verhältnisse des Hilfesuchenden erfragt und in einem Formular erfasst. Dabei kommt es im Wesentlichen darauf an, ob der Hilfesuchende seinen notwendigen Lebensunterhalt nicht aus eigenen Kräften, z.B. durch Arbeit, oder mit eigenen Mitteln, z.B. durch vorhandenes Einkommen und Vermögen, bestreiten kann.

! Merke Die Sozialhilfe setzt stets nachrangig ein, d.h. nur dann, wenn keine Verpflichtung eines anderen Kostenträgers, der Kinder oder des Betroffenen selbst (Zumutbarkeit) besteht.

Hat die im vorgenannten Fall erwähnte Seniorin ein beträchtliches Sparguthaben und ist nur zu geizig, es zu verbrauchen, so muss sie erst dieses zur Deckung des notwendigen Lebensunterhalts bis auf ein sogenanntes **Schonvermögen** (ca. 2.000 A; § 90 SGB XII) verwenden.

! Merke Bei der Gewährung von Sozialhilfe gilt immer der Grundsatz der Hilfe zur Selbsthilfe. Hilfe zur Selbsthilfe heißt, alle Leistungen sollen so weit wie möglich befähigen, unabhängig von ihnen zu leben. Die Hilfeempfänger sind verpflichtet, nach ihren Kräften mitzuwirken, um dieses Ziel zu erreichen (§ 2 SGB XII).

5.6.2 Die Hilfe zum Lebensunterhalt

Der notwendige Lebensunterhalt

Der **notwendige Lebensunterhalt** wird in der Regel als monatlich laufende Hilfe gezahlt. Durch die Zahlung sind insbesondere abgedeckt:

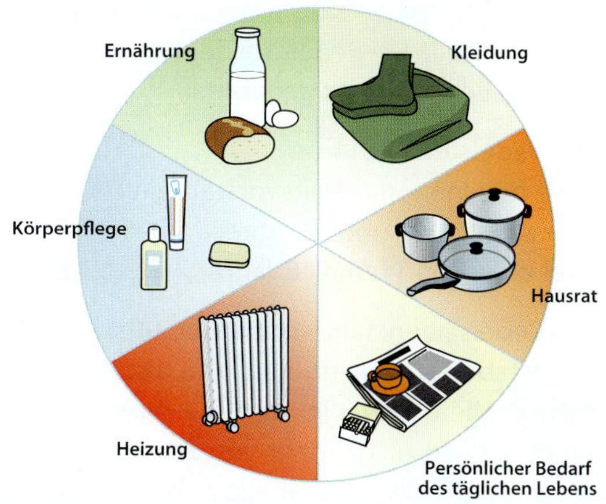

Abb. 5.39: Regelbedarf

Diese Leistungen werden als **Regelbedarf** bezeichnet. Es ist nicht möglich, jeden Monat für den entsprechenden Einzelfall den Bedarf zu erfassen, deshalb erfolgt die Berechnung über bestimmte **Regelsätze**. Diese werden jährlich im Juli auf der Grundlage statistisch ermittelter Verbrauchsausgaben von Haushalten in unteren Einkommensgruppen berechnet.

	Beispiele
Ermessensleistungen anderer aufgrund von Rechtsvorschriften	Kuren durch Renten- und Krankenversicherung
Hilfeleistungen anderer aufgrund von gesetzlichen Verpflichtungen	Unterhaltspflichtige nach dem Bürgerlichen Gesetzbuch Andere Leistungen: • Wohngeld • Krankengeld • Rente • Leistungen der Unfallversicherung • Pflegeversicherungsleistungen
• Tatsächliche Hilfeleistungen anderer • Zuwendungen von Wohlfahrtsverbänden	• Unterhalt durch Verwandte • Bekleidung • Möbel
Selbsthilfe	• Eigenes Einkommen • Arbeitskraft • Verwertung von Vermögen (soweit es nach dem SGB XII zumutbar ist)
Grundbedürfnisse	

Abb. 5.38: Das Prinzip des Nachrangs oder das Subsidiaritätsprinzip

LF 3.1

Festgesetzt wird der Regelsatz für einen **Haushaltsvorstand**. In dessen Regelsatz sind die »Generalunkosten« eines Haushalts, z. B. Stromkosten, Tageszeitung usw., enthalten; deshalb weist er den höchsten Betrag auf. Haushaltsvorstand ist immer der, der die »Generalunkosten« trägt.

Die übrigen Regelsätze sind prozentual im Gesetz festgelegte Anteile am Regelsatz des Haushaltsvorstands, auch **Eckregelsatz** genannt.

Beispiel Regelsätze 2014:

Regelsatz für einen Haushaltsvorstand 100 %	391 €
a) Kinder zwischen 7 und 14 Jahre:	261 €
b) Kinder zwischen 15 und 18 Jahre:	296 €

Zu den Regelsätzen wird noch der tatsächliche **Unterkunftsbedarf** hinzugerechnet, also die entsprechende Miete bzw. die Hauslasten für Hauseigentümer, jedoch nicht mehr, als dem Hilfeempfänger nach der Wohngeldtabelle zusteht (► LF 3.1, Kap. 5.7, S. 1148).

Es gibt bestimmte Personengruppen, denen man nicht gerecht würde, wenn ihr Bedarf ausschließlich durch die Berechnung nach Regelsätzen gedeckt wird, deshalb sieht das SGB XII für regelmäßig vorhandene besondere Lebensumstände einen **Mehrbedarf** vor. Der Hilfesuchende, der zu diesem Personenkreis gehört, erhält zusätzlich zu seinem Regelsatz eine prozentuale Erhöhung.

LF 3.1

! Merke Folgenden Mehrbedarf erhalten:
- Personen, die das 65. Lebensjahr vollendet haben: 17 %
- Personen unter 65. Jahren, die erwerbsgemindert sind: 17 %
- Kranke, Genesende, Menschen mit Behinderung: in angemessener Höhe, jedoch nicht mehr als der Regelsatz (Beispiel Magenoperierte, Tuberkulosepatienten: 20 %)

Für größere notwendige Anschaffungen werden auf Antrag einmalige Hilfen gewährt (§ 31 SGB XII).

Die Liste möglicher einmaliger Bedarfe ist lang. Immer wieder werden die Gerichte bemüht, da die Spannbreite des Ermessens in diesen Fällen sehr groß ist.

Es werden nur noch bestimmte einmalige Hilfen gewährt, ein Teil des Bedarfs wird mit Regelsätzen abgedeckt.

Hilfe zum Lebensunterhalt in Heimen

Für Senioren mit stationärer Unterbringung in Heimen zahlt das Sozialamt den tatsächlichen Lebensunterhalt. In den meisten Fällen wird an die Heimträger nur der Differenzbetrag überwiesen, der sich ergibt, wenn Einkünfte (z. B. Renten) und die zumutbare Verwertung von Vermögen sowie die Leistungen nach dem Pflegeversicherungsgesetz (SGB XI) zur Deckung der Kosten nicht ausreichen.

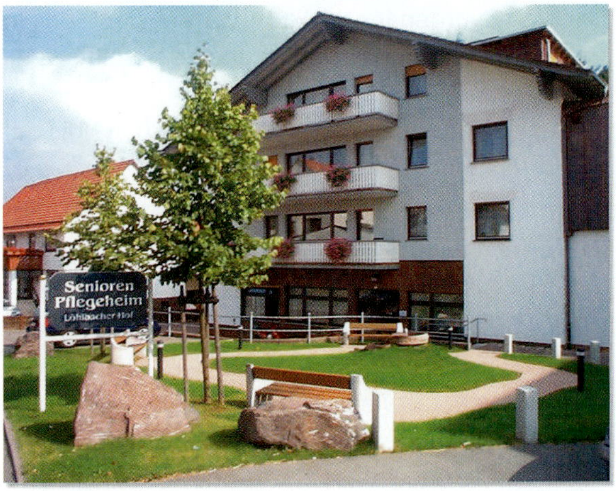

Abb. 5.40: Seniorenanlage

Im Rahmen der Hilfe zum Lebensunterhalt wird Senioren ein **Barbetrag zur persönlichen Verfügung (»Taschengeld«)** gewährt. Dieser Betrag muss vom Heimträger an die Senioren ausgezahlt werden. Er darf dem Bewohner nicht vorenthalten oder eingeteilt werden, es sei denn, der Bewohner oder sein Betreuer wünschen es.

Die Bewohnerin des Seniorenheims erhält einen Teil ihrer Heimkosten vom Sozialamt. Ihre monatlichen Einkünfte werden voll für die Heimkosten verwendet. Vermögen ist nicht vorhanden. Als Liebhaberin klassischer Musik möchte sie gerne ein Konzert in der Stadt besuchen, doch die Eintrittskarte kostet trotz eines Nachlasses für Senioren 60 €.

Die Konzertkarte könnte die Seniorin von ihrem **Barbetrag zur persönlichen Verfügung** erwerben. Nach § 31 Abs. 2 SGB XII steht den Sozialhilfeempfängern in Heimen ein Barbetrag von 26 % des Eckregelsatzes zu.

Eckregelsatz 391 €, davon 26% = 101,66 € = gerundet 102,00 € Barbetrag

! Merke Der Barbetrag wird immer vom Eckregelsatz ermittelt, auch bei Eheleuten, die im Seniorenheim gemeinsam in einem Zimmer leben.

Beispiele für seine Verwendung:
- Körperpflegemittel
- kleine Hausratsgegenstände
- Zeitungen
- Friseur
- Freizeitgestaltung
- Nahverkehrsmittel
- Genussmittel

5.6.3 Hilfen in besonderen Lebenslagen

Hilfe zur Pflege

Die Pflegekasse kann für Herrn T. keine Leistungen erbringen, weil er nicht Mitglied ist. Das Sozialamt leistet nun – wie das Pflegeversicherungsgesetz – Hilfe zur Pflege.

Die Voraussetzungen zur Gewährung der Hilfe zur Pflege sind:
- Krankheit, Behinderung
- erhebliche Pflegebedürftigkeit

Häufig werden diese Leistungen als Ergänzung zu denen aus der Sozialversicherung gewährt. Dies kommt vielfach bei Schwerstpflegefällen vor, wenn die Sachleistungen zur Pflege oder stationären Pflege zur Finanzierung nicht ausreichen und der Betroffene aus eigenen Mitteln nichts beisteuern kann. Das Sozialamt ist dabei an die Entscheidungen der Pflegekasse über das Ausmaß der Pflegebedürftigkeit gebunden. Hat die Pflegekasse z. B. eine Pflegestufe II festgelegt, so hat das Sozialamt diese Feststellung bei seiner Entscheidung zugrunde zu legen.

Hilfe zur Weiterführung des Haushalts

Frau Z. muss ihren Ehemann (65 J.) schon seit 10 Jahren versorgen. Nun muss sich Frau Z. einer dringenden Hüftgelenksoperation unterziehen und anschließend für einige Wochen in eine Reha-Einrichtung. Da keine Angehörigen oder eine andere Person den Haushalt weiterführen können, findet Frau Z. beim DRK eine Familienhelferin. Die Kosten übersteigen die Möglichkeiten des Ehepaars.

Die Zeit, in der Frau Z. nicht in der Lage ist, die Führung des Haushalts zu übernehmen, ist absehbar. So kann das Sozialamt die Kosten für eine geeignete Fachkraft zur Weiterführung des Haushalt und der Pflege für die Familie übernehmen. Vor Bewilligung der Hilfe wird überprüft, ob der Hilfesuchende einen eigenen Haushalt führt.

Die eingesetzte Fachkraft hat neben der Pflege auch die hauswirtschaftlichen Tätigkeiten, wie einkaufen, Mahlzeiten zubereiten, Wohnung reinigen, Wäsche waschen usw. zu verrichten. Die Hilfe sollte nur vorübergehend erbracht werden. In der Praxis wird in der Regel ein Zeitraum von 6 Monaten bewilligt. Sollte in außergewöhnlichen Fällen ein längerer Zeitraum erforderlich sein, so kann dieser Zeitraum nach Überprüfung verlängert werden.

Altenhilfe

Neben den sonstigen Sozialhilfeleistungen soll alten Menschen sogenannte **Altenhilfe** gewährt werden. Die Maßnahmen sind vielfältig und werden nicht nur für Personen ab einem bestimmten Alter (z. B. ab 60 Jahre) geleistet, sondern auch für Personen zur Vorbereitung auf das Leben im Alter. Im Alter entstehen häufig Schwierigkeiten, die von alten Menschen nicht mehr aus eigenen Kräften bewältigt werden können.

Die Hilfe soll bei Beratung und Unterstützung ohne Rücksicht auf vorhandenes Einkommen und Vermögen geleistet werden. In der Regel wird auf zwei Wegen versucht, das Ziel der Altenhilfe zu erreichen. Die Sozialhilfeträger planen Alteneinrichtungen (z. B. Seniorentreff, Seniorencafé) und betreiben sie selbst oder fördern finanziell freie Träger.

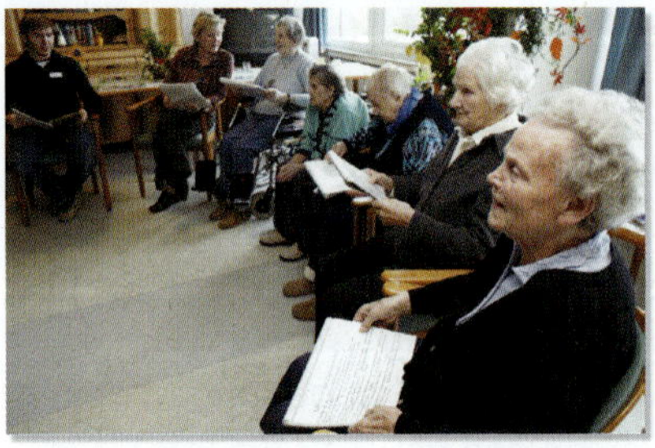

Abb. 5.41: Seniorentreff

Öffentliche Träger sollen den freien Trägern den Vorrang lassen, wenn diese finanziell und personell ausreichend ausgestattet sind und über die erforderliche Erfahrung verfügen. Der Einsatz ehrenamtlicher Helfer und Spenden machen es möglich, dass freie Träger häufig eine Alteneinrichtung kostengünstiger errichten und betreiben können als Städte und Gemeinden.

Leistungen der Altenhilfe

- Hilfe zur Betätigung und Beteiligung am gesellschaftlichen Leben (Fahrdienste, Seniorenwerkstätten)
- Beschaffung und Erhaltung einer altersgerechten Wohnung
- Beratung und Unterstützung vor Aufnahme in einem Seniorenheim und bei der Platzbeschaffung
- Beratung und Unterstützung bei Vermittlung von Hilfsdiensten für Senioren
- Hilfe beim Besuch von Veranstaltungen oder Einrichtungen zur Geselligkeit, Bildung oder Kultur
- Hilfe beim Besuch von nahestehenden Personen

Der Katalog der Hilfen ist im Gesetz nur beispielhaft angegeben. Es können auch andere Möglichkeiten, sofern sie die gleichen Zwecke verfolgen, infrage kommen. Insbesondere der technische Fortschritt eröffnet Wege, um alte Menschen vor der Vereinsamung zu bewahren, z. B. Kontakt über Fernseher und Video. Es werden auch Modelle gefördert, in denen beispielsweise Senioren für Senioren tätig werden, z. B. beim Renovieren, oder in denen Genossenschaftsmitglieder einander helfen.

Blindenhilfe

Blinden Menschen wird für ihre Mehraufwendungen durch die Blindheit eine **Blindenhilfe** gemäß § 72 SGB XII gezahlt. Bei einer stationären Unterbringung, die ganz oder teilweise aus öffentlichen Mitteln finanziert wird, verringert sich die Blindenhilfe. Leistungen der Pflegeversicherung werden gegengerechnet.

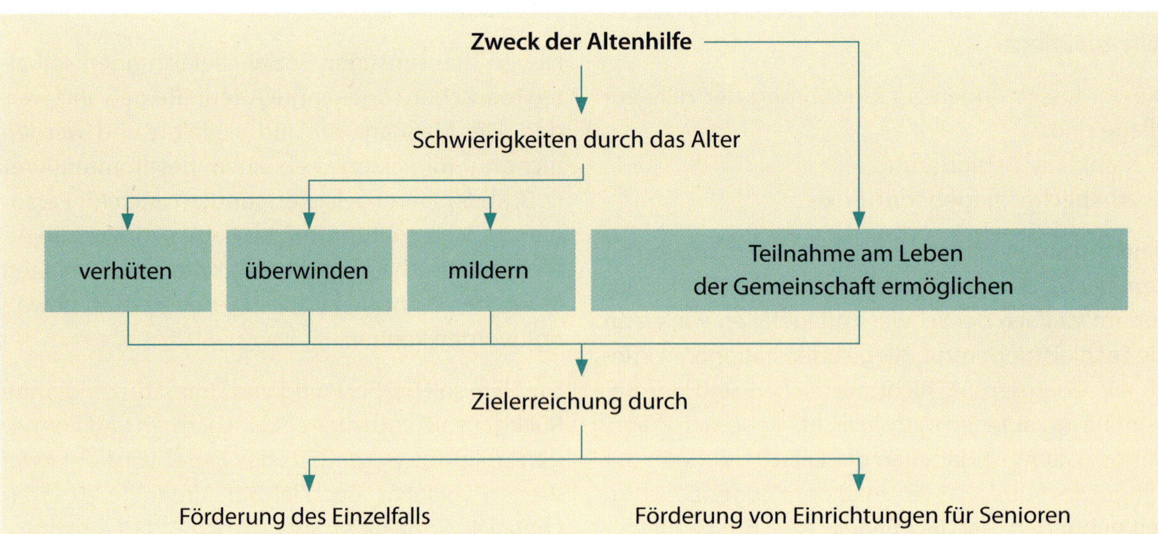

Abb. 5.42: Altenhilfe

Bestattungskosten

Für Personen, die keine Mittel zur Begleichung ihrer Bestattungskosten hinterlassen, werden diese vom Sozialhilfeträger übernommen, es sei denn, andere Verpflichtete, z. B. Unterhaltsverpflichtete nach dem BGB, müssen die Bezahlung übernehmen.

5.6.4 Einsatz von Einkommen und Vermögen

Die Gewährung von Hilfe zum Lebensunterhalt ist abhängig von der Bedürftigkeit des Hilfesuchenden. Die Grenze, wann eine Person bedürftig ist, wird mithilfe der Regelsätze des Mehrbedarfs und des Unterkunftsbedarfs ermittelt (► LF 3.1, Kap. 5.6.2, S. 1143).

Hat der Hilfesuchende Einkünfte, so wird ihm ergänzende Hilfe zum Lebensunterhalt gewährt, d. h. er bekommt die Differenz zwischen dem ermittelten Bedarf nach Regelsätzen und seinen Einkünften.

Bei der Hilfe in besonderen Lebenslagen gelten andere Maßstäbe. Für die verschiedensten Hilfearten gelten zwei Einkommensgrenzen (allgemeine und besondere). Das Sozialamt ermittelt das Einkommen, das vom Hilfesuchenden nicht eingesetzt werden muss. Auch das Vermögen des Hilfesuchenden muss zur Existenzsicherung eingesetzt werden. Vermögen sind u. a. Ersparnisse, Grundstücke, Wertpapiere, Schmuckstücke. Allerdings darf dem Hilfesuchenden nicht zugemutet werden, jeden Vermögensteil zu verwerten. Frei bleibt das sogenannte Schonvermögen. Ein Katalog möglichen Schonvermögens ist in § 90 SGB XII aufgeführt.

Eine Familie bewohnt ein Einfamilienhaus. Würde verlangt werden, dieses zu veräußern, wäre die Familie obdachlos. Ein solches Handeln wäre nicht im Sinne des SGB XII.

Der gleiche Sachverhalt würde sich aber bei einem alleinstehenden Senior anders auswirken. Sollte er einen Platz in einem Seniorenheim annehmen und seine notwendigen Heimkosten nicht selbst aufbringen können, so muss auch das Haus verwertet werden.

Verschont von der Verwertung bleiben u. a.:

- angemessene Haushaltseinrichtungen

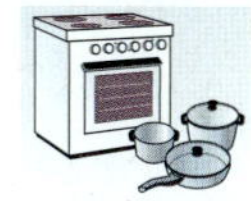

- Gegenstände für eine Berufsausbildung oder Erwerbstätigkeit

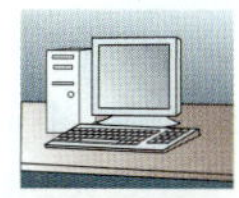

- Familienerbstücke

- Gegenstände, die geistigen, wissenschaftlichen oder künstlerischen Bedürfnissen dienen.

Wenn Sozialhilfe beantragt werden muss, sind es in der Regel zwei Fragen, die Hilfesuchende an Altenpfleger richten:
- Werden meine Kinder/Angehörigen vom Sozialamt zur Finanzierung herangezogen?
- Muss ich die Sozialhilfe zurückzahlen?

Häufig verzichten alte Menschen auf die ihnen -zustehende Hilfe. Fachleute der Sozialarbeit sprechen dann von den »verschämten Armen«. Altenpfleger können in diesen Fällen wertvolle Ratschläge geben. Notfalls sollte die Vermittlung des Hilfesuchenden an einen Fachmann des Sozialamts erfolgen.

Die Erben sind zum Kostenersatz verpflichtet, dieses aber nur für einen Zeitraum des Empfangs von Sozialhilfe, der nicht länger als 10 Jahre zurückliegt, und dann auch nur bis zur Höhe des Nachlasses.

> **! Merke** Das Sozialamt überprüft nur bei Verwandten 1. Grades (z. B. Kinder), ob das Nettoeinkommen bestimmte Grenzen überschreitet. Auf jeden Fall darf durch die Heranziehung niemals die Existenz der Verwandten gefährdet werden. Zumeist sind es nur Teilbeträge, die monatlich z. B. zu den Heimkosten beigesteuert werden müssen.
>
> Sozialhilfe muss grundsätzlich nicht zurückgezahlt werden. Es sei denn, der Hilfesuchende hat die Sozialhilfe erschlichen oder sie durch schuldhaftes Verhalten herbeigeführt.

Aufgaben

- Unterscheiden Sie die Hilfe zum Lebensunterhalt und die Hilfe in besonderen Lebenslagen.
- Wann setzt Sozialhilfe ein? Ist ein schriftlicher Antrag zu stellen?
- Erläutern Sie Hilfsangebote der Altenhilfe nach dem SGB XII.
- Eine Familienhelferin wird im Rahmen der Hilfe zur Weiterführung des Haushalts bei einem Seniorenehepaar eingesetzt. Welche Aufgaben übernimmt sie?
- Was versteht man unter dem Prinzip des Nachrangs (Subsidiaritätsprinzip) in der Sozialhilfe?

5.7 Leistungen nach dem Wohngeldgesetz

Bewohnern von Alten- und Pflegeheimen wird ein Wohngeld von bis zu 20 % der Heimkosten gezahlt. Altenwohnungen und Altenwohnheimplätze fallen ebenfalls unter das **Wohngeldgesetz**. Sozialhilfeempfängern wird ein pauschaliertes Wohngeld mit der Sozialhilfe gezahlt; sie brauchen keinen Extraantrag auf Wohngeld zu stellen.

! Merke Wohngeld ist kein Almosen und keine Sozialhilfe. Unterhaltspflichtige haben keine Inanspruchnahme oder Rückzahlung zu befürchten.

5.7.1 Antragstellung

Wohngeld wird nur auf **Antrag** gewährt, deshalb ist der erste Schritt, bei einer Wohngeldstelle vorstellig zu werden, um sich die erforderlichen Formulare abzuholen. Wohngeldstellen sind bei den Gemeinde-, Stadt-, Amts- oder Kreisverwaltungen eingerichtet. Je nach Bundesland muss man die Zuständigkeit erkunden. In den Stadtstaaten Hamburg und Berlin sind die Bezirksämter zuständig. Die ausgefüllten Formulare mit den erforderlichen Nachweisen sind in der Wohngeldstelle abzugeben oder per Post an diese zu schicken. Das Eingangsdatum ist sehr wichtig, weil nur von diesem Zeitpunkt an das Wohngeld gewährt werden kann.

5.7.2 Wohngeldermittlung

Bei **Ermittlung des Wohngelds** werden Einkünfte aller Art nach dem Steuerrecht berücksichtigt. Maßgebend ist das Einkommen aller im Haushalt lebender Familienangehörigen.

Nachweis durch:
- Steuerbescheid
- Rentenbescheid
- Einkunftsbelege

Davon werden
- eine Pauschale für Werbungskosten (z. B. Kontoführungskosten) abgezogen,
- vom Jahreseinkommen pauschalierte Abzüge vorgenommen. Dabei wird auch die Anzahl der Familienmitglieder in einer Wohnung berücksichtigt.

Das Resultat nach Abzug der Freibeträge ist das monatliche Gesamteinkommen. Dieses ist maßgebend zur Festsetzung des Wohngelds.

Grundlagen:
- Bruttokaltmiete (bestehend aus Miete und Nebenkosten). Die Heizkosten werden nicht eingerechnet.
- Statt der Miete geben Hauseigentümer ihre Belastung für das Haus an, z. B. Zinsen, Tilgung, Grundsteuer, Versicherung.

Nachweis: Belege über Zinszahlung, Tilgung, Grundsteuerbescheid

Mietvertrag

Mietkostenbescheinigung

Je nach Wohnungsgröße, Anzahl der Familienmitglieder, Baujahr und Bezugsfertigkeit der Wohnung und der Mietstufe der jeweiligen Stadt wird aus einer Tabelle die zumutbare Miete / Eigenbelastung, die mit Wohngeld bezuschusst werden kann, abgelesen.

Mietet jemand eine größere Wohnung mit einer höheren Miete, so wird trotzdem nur die in der Tabelle angegebene Miete/Eigenbelastung berücksichtigt.

Das Wohngeld (der Mietzuschuss) wird in einem Bescheid, der in der Regel für ein Jahr gilt, dem Bürger mitgeteilt. Gegen diesen Bescheid kann Widerspruch eingelegt, notfalls vor dem Verwaltungsgericht geklagt werden.

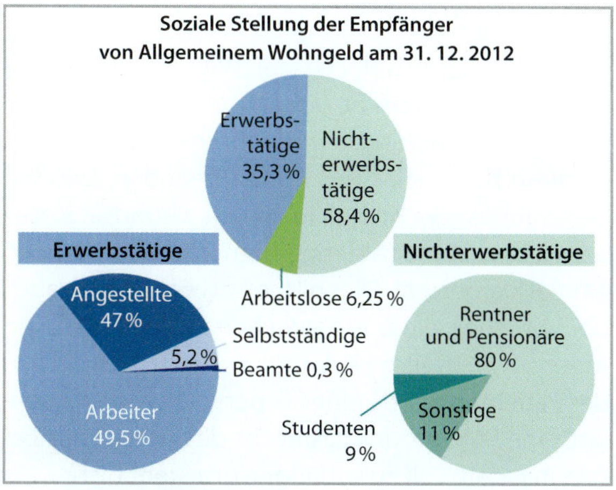

Abb. 5.43: Übersicht Wohngeldempfänger

5.8 Sterbehilfe

Sterbehilfeproblematik (► LF 1.3, Kap. 23.1.3, S. 759 f.)

Bei der Betrachtung der **Sterbehilfe** gibt es ein Spannungsfeld zwischen

- dem Grundrecht auf Menschenwürde (keine Lebenserhaltung gegen den Willen des Patienten, Recht auf menschenwürdigen Tod) und
- dem Grundrecht auf Leben (keine gezielte Lebensverkürzung gegen den Willen des Menschen).

Im Folgenden wird nur die Strafbarkeit der Sterbehilfe beleuchtet, eine moralische oder ethische Bewertung findet nicht statt (► LF 1.1, Kap. 7.3, S. 67 und LF 1.3, Kap. 23.1.3, S. 759).

5.8.1 Sterbebegleitung

Sterbebegleitung bedeutet, dem Sterbenden einen leichten Tod zu ermöglichen. Pflegekräfte und Ärzte sind verpflichtet, dem Sterbenden mit allen Möglichkeiten der **Palliativpflege** und **-medizin** beizustehen.

Alle Maßnahmen, die einer Erleichterung des Sterbens dienen, ohne dass eine Lebensverkürzung bezweckt wird, sind rechtlich geboten. Die Verabreichung von Schmerzmitteln im Rahmen der Palliativmedizin, die als unerwünschte Nebenwirkung das Leben verkürzen, ist dabei nicht strafbar (► LF 1.3, Kap. 23.1.3, S. 759).

5.8.2 Hilfe zum Sterben

Hilfe zum Sterben bedeutet, einem Kranken zu helfen, sein Leben zu beenden.

Hilfe bei der Selbsttötung

> Ein Bewohner, der geistig völlig klar ist, aber Krebs im Endstadium mit starken Schmerzen hat, bittet die Pflegefachkraft, ihm starke Schlaftabletten und Alkohol zu besorgen. Der Bewohner nimmt sich damit das Leben.

Hier handelt es sich um eine straflose Beihilfe zur Selbsttötung. Der Suizid ist im deutschen Recht nicht strafbar, somit kann auch die Beihilfe dazu nicht strafbar sein.

Wichtig ist, dass derjenige, der sich töten will, das Geschehen beherrscht und sich auch jederzeit noch für das Leben entscheiden kann. Die letzte Entscheidung muss also in der Hand des Menschen liegen, der sich sein Leben nehmen will. Keine straflose Beihilfe läge deshalb vor, wenn die Pflegefachkraft den Bewohner auf dessen Wunsch vom Balkon eines hohen Hauses stoßen würde.

> Die Pflegefachkraft findet einen Bewohner bewusstlos im Zimmer auf, nachdem er Alkohol und Schlaftabletten eingenommen hat. In einem Abschiedsbrief hat er noch einmal bekräftigt, dass er aus freien Stücken aus dem Leben scheidet.

Pflegefachkräfte haben gegenüber Bewohnern eine sogenannte Garantenstellung, können also bei Unterlassen einer Hilfeleistung bestraft werden. Das würde in diesem Fall zu dem Ergebnis führen, dass im obigen Fall

- die Pflegefachkraft dem Bewohner straflos Mittel für den Suizid besorgen dürfte,
- wenn diese eingenommen wurden und der Bewohner bewusstlos geworden ist, sie diesen nun retten müsste, um sich nicht strafbar zu machen.

Die herrschende Rechtslehre hält das Nichteingreifen für straflos, da der Wille des Menschen, der sein Leben nehmen will, zu respektieren ist. Die Rechtsprechung dagegen nimmt eine Rettungspflicht an und hält das Geschehenlassen eines Suizids für strafbar.

Leider gibt es bis jetzt keine klare gesetzliche Regelung für diese widersprüchliche Situation. Viele Ärzte und Pflegefachkräfte retten deshalb bewusstlose Suizidenten, um einer möglichen Strafbarkeit zu entgehen.

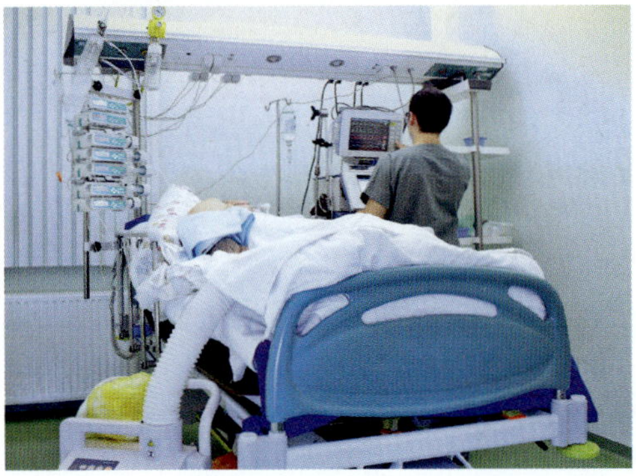

Abb. 5.44: Am Ende eines langen Lebens.

Pflegefachkräfte sind nur bei Personen, die infolge einer psychischen Störung Suizidtendenzen zeigen, verpflichtet, eine Selbsttötung zu verhindern. Bei Gesunden verstößt die Kontrolle des Nachttisches gegen die rechtlich geschützte Handlungsfreiheit.

In der Praxis sind diese Unterscheidungen wohl eher theoretischer Natur. Pflegefachkräfte sollten sicherheitshalber immer einen Arzt zurate ziehen, wenn sie bei einem Bewohner Selbsttötungstendenzen feststellen.

LF 3.1

Sterbenlassen

Sterbenlassen bedeutet das Unterlassen oder Abbrechen lebensverlängernder Maßnahmen, wenn die Krankheit eines Patienten einen tödlichen Verlauf angenommen hat.

Lebensverlängernde Maßnahmen sind z. B.

- Wiederbelebung,
- künstliche Ernährung,
- Beatmung.

Hierbei ist grundsätzlich der Wille des Patienten maßgebend: Wünscht er nach eingehender Beratung und Aufklärung keine weitere Behandlung, so ist diese zu unterlassen oder zu beenden. Dies hat der Bundesgerichtshof in einem Grundsatzurteil vom 25. Juni 2010 (Aktenzeichen 2 Stk 454/09) noch einmal klargestellt. Dies gilt selbstverständlich auch bei Vorliegen einer entsprechenden Patientenverfügung. Eine weitere Behandlung gegen den Willen des Patienten würde eine Körperverletzung darstellen. Eine Pflicht oder das Recht des Arztes, das Leben in jedem Fall zu verlängern, besteht nicht.

Bei Bewusstlosigkeit oder geistiger Störung des Patienten liegt die Entscheidung beim Arzt. Er hat sich hierbei am mutmaßlichen Willen des Patienten zu orientieren. Liegt keine Patientenverfügung vor, müssen bei der Ermittlung dieses Willens z. B. Aussagen Angehöriger oder auch des Pflegepersonals herangezogen werden. Deshalb ist es wichtig, Äußerungen von Bewohnern zu lebensverlängernden Maßnahmen in der Pflegedokumentation festzuhalten.

Eventuell kann die Bestellung eines Betreuers erforderlich werden, der für den Patienten entscheidet. Liegen weder Betreuungsverfügung noch Patientenverfügung vor, ist das **Betreuungsgericht** anzurufen.

Tötung auf Verlangen

Tötung auf Verlangen ist eine Handlung im Sinne von § 216 Strafgesetzbuch (StGB).

Jemand wünscht sich ausdrücklich und ernsthaft den Tod, kann oder will sich aber nicht selbst töten und bittet deshalb einen anderen, ihn zu töten.

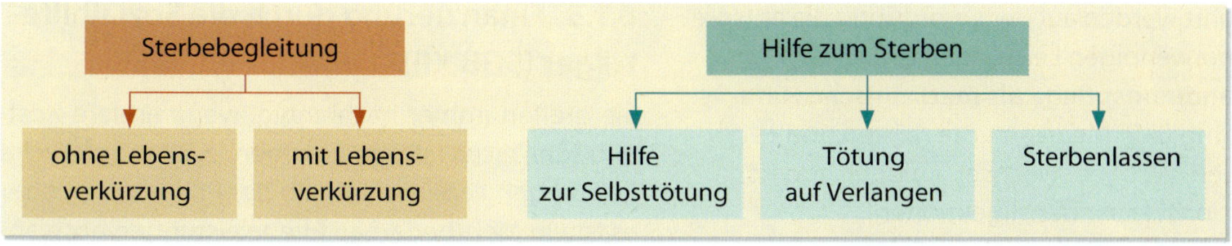

Abb. 5.45: Sterbebegleitung/Hilfe zum Sterben

Ein von Kopf bis Fuß gelähmter Bewohner will nicht mehr leben. Sich selbst umzubringen ist aufgrund seiner Lähmung schwierig. Er bittet deshalb seinen Arzt eindringlich, ihm eine tödliche Spritze zu verabreichen.

Der Unterschied zwischen strafloser Beihilfe zur Selbsttötung und dieser Situation ist hauchdünn. Würde im obigen Fall der Arzt dem Bewohner ein tödliches Getränk mit einem Trinkhalm reichen, wäre dies nicht strafbar, da die entscheidende Handlung – das Saugen am Trinkhalm – vom Bewohner und nicht vom Arzt gesteuert wird.

Tötung »aus Mitleid«

Die eigenmächtige Tötung von schwer kranken Menschen ist immer strafbar als Totschlag oder je nach den Beweggründen sogar als Mord.

Aufgaben

- Was bedeutet Hilfe beim Sterben?
- Erklären Sie den Unterschied zwischen Tötung auf Verlangen und Sterbenlassen.
- Müssen Pflegefachkräfte den Suizid eines Bewohners verhindern?

6 Betriebswirtschaftliche Rahmenbedingungen in der Altenpflege

6.1 Finanzierung von Leistungen zur Pflege

Krankheits- und Pflegeleistungen und deren Finanzierung sind durch das **Sozialgesetzbuch (SGB)** geregelt:

- Krankenversicherungsgesetz (SGB V, Krankenkassen)
- Pflegeversicherungsgesetz (SGB XI, Pflegekassen)
- Nur nachrangig greift die Sozialhilfe (SGB XII).

6.1.1 Finanzierung durch die Krankenkassen (SGB V) im ambulanten Bereich

Der behandelnde Arzt stellt eine Verordnung über häusliche Krankenpflege aus, die der Unterstützung und Sicherung der ärztlichen Behandlung (§37 Abs. 2 SGB V) oder zur Vermeidung eines Krankenhausaufenthaltes (§ 37 Abs. 1 SGB V) dient.

Aufgeführt werden auf der Verordnung die entsprechend notwendigen Leistungen, z. B.
- **Behandlungspflege als medizinische Hilfeleistung** (z. B. Medikamente richten und verabreichen, Verbandswechsel, Anlegen von Kompressionsverbänden, Injektionen),
- **Grundpflege** (Körperpflege, Ernährung),
- **hauswirtschaftliche Leistungen**.

Diese Leistungen werden (in der Regel) nur bei Krankenhausvermeidungspflege, in Einzelfällen und für maximal 4 Wochen übernommen. Ferner können Maßnahmen der **Haushaltshilfe** beantragt werden.

Der Pflegedienst reicht die vom Arzt erhaltenen und ausgefüllten Verordnungen mit der Unterschrift des Pflegebedürftigen bei der jeweiligen Krankenkasse ein. Diese müssen von der Kasse geprüft und genehmigt werden und sind nur möglich, sofern kein Angehöriger diese Leistungen übernehmen kann bzw. möchte.

Die Entgeltleistungen sind über verbindliche Preislisten und Rahmenverträge zwischen den ambulanten Einrichtungen und den Krankenkassen geregelt. Die Pflegedienste rechnen mit den verschiedenen Kostenträgern i. d. R. direkt ab.

6.1.2 Finanzierung durch die Pflegekassen (SGB XI)

LF 3.1

Finanzierung durch die Pflegekassen bei:
- Sachleistungen (► LF 3.1, Kap. 3.4.1, S. 1087 f.)
- Pflegegeld (► LF 3.1, Kap. 3.4.1, S. 1087 f.)
- stationärer Pflege (► LF 3.1, Kap. 3.4.1, S. 1087 f.)
- Verhinderungspflege (► LF 3.1, Kap. 3.4.1, S. 1088 f.)
- Kurzzeitpflege (► LF 3.1, Kap. 3.4.1, S. 1088 f.)

Nach Begutachtung durch den Medizinischen Dienst der Krankenversicherung (MDK) in der Häuslichkeit des Pflegebedürftigen und erfolgter Einstufung (§ 18 SGB XI) in eine Pflegestufe (O, I, II, III), sind Pflegeleistungen abrechenbar. Die Pflegeleistungen werden je nach Bundesland unterschiedlich erfasst und abgerechnet. In Baden-Württemberg gibt es für die Leistungskomplexe bspw. Preis-Modullisten, während in Hessen Punktwerte festgesetzt werden.

6.1.3 Finanzierung durch die Sozialhilfeträger (SGB XII)

Sie greifen immer nachrangig, wenn andere Kostenträger nicht infrage kommen, z. B. erforderliche Leistungen liegen unterhalb der Pflegestufe I oder es ist ein Mehrbedarf an Pflegeleistungen notwendig bei vorhandener Pflegestufe.

Die Gewährung richtet sich nach dem Einkommen des Pflegebedürftigen und ggf. von dessen Kindern. Maßgebend ist dabei der gesetzlich festgelegte Mindesteinkommenssatz des Antragstellers.

Nach eingereichtem Antrag beim zuständigen Sozialamt und erfolgter Begutachtung beim Pflegebedürftigen zu Hause (durch eine vom Sozialamt beauftragte Pflegefachkraft) werden Leistungen nach den Modulen der Pflegestufen über das SGB XII dem tatsächlichen Bedarf entsprechend genehmigt.

- **Betreuungsleistungen**

Dies sind Leistungen für Menschen mit eingeschränkter Alltagskompetenz in Form von qualitätsgesicherten Angeboten nach § 45b SGB XI.

6.2 Personalkosten und Sachkosten in der Altenpflege

6.2.1 Personalkosten

! Merke Die Personalkosten in den sozialen Einrichtungen liegen in der Regel bei ca. 80 % der Gesamtkosten.

Eine eingehende Betrachtung der hohen Personalkosten ist aus zwei Gründen notwendig:
- Sie machen in der Regel mehr als 80 % der gesamten Kosten eines Betriebs aus.
- Sie haben zunehmend den Charakter von fixen (= zunächst unveränderlichen) Kosten angenommen, bedingt durch die Vielfalt der gesetzlichen und tariflichen Vorschriften. Das hat zur Folge, dass diese Art der Kosten kurzfristig kaum zu beeinflussen ist.

Struktur der Personalkosten

Löhne (Zeitlohn, Stücklohn, Prämienlohn)

Lohnbestandteile (Grundlohn, Prämie)

Gehälter
- nach Tarifgruppen, übertariflich, außertariflich
- mit fixen oder variablen Bestandteilen

Gesetzliche Sozialkosten (der Arbeitgeberanteil an den Sozialversicherungen)
- Rentenversicherung
- Kranken- und Pflegeversicherung
- Arbeitslosenversicherung
- Unfallversicherung
- Versorgungsrückstellungen nach gesetzlichen Regelungen
- Lohnfortzahlung, Urlaubsgeld, Weihnachtsgeld und Abfindungen

Freiwillige Sozialkosten
- Gesundheitsvorsorge
- Betriebskindergärten
- Prämien, z. B. bei Verbesserungsvorschlägen
- Vergabe von verbilligten Krediten an Mitarbeiter
- Geburtstags- und Hochzeitsgaben
- Betriebsfeiern, Berufskleidung
- Entgeltfortzahlungen, Vermögensbildung

Sonstige Personalkosten
- Stellenanzeigen, Kosten für Auswahlverfahren
- Ausbildung, Weiterbildung und Fortbildung

Personalkostensteuerung und Personaleinsatzplanung

Durch den extrem hohen Anteil der Personalkosten an den Gesamtkosten eines Sozialbetriebs ist hier auch das höchste Rationalisierungspotenzial enthalten. Damit wird der enge Zusammenhang zwischen

Nr.	Leistungskomplex	Vergütung (in €)			
		Fachkraft	Ergänzende Hilfe	Zivildienstleistende	Hauswirtschaftliche Fachkräfte
1	Große Toilette	22,52	15,44 €	7,96	19,30
2	Kleine Toilette	15,03	10,32 €	5,28	12,90
3	Transfer / An-/Auskleiden	8,13	5,57 €	2,85	6,96

Abb. 6.1: Leistungskomplexe nach SGB XI mit Preisen in Baden-Württemberg, Ausschnitt (2009).

Nr.	Leistungskomplex	Punktzahl	Preis (in €)
	Körperpflege		
1	Kleine Körperpflege inkl. Mund- u. Zahnpflege	260	12,27
	– Aufsuchen / Verlassen des Bettes	40	1,89
	– Kämmen und/oder Rasieren	50	2,36
	– Unterstützung bei Aussscheidungen	50	2,36
	Gesamtpunktzahl des Leistungskomplexes 1	400	18,88
2	Große Körperpflege m. Ganzkörperwäsche/Dusche inkl. Mund- u. Zahnpflege	370	17,46
	– Aufsuchen / Verlassen des Bettes	40	1,89
	– Kämmen und/oder Rasieren	50	2,36
	– Unterstützung bei Aussscheidungen	50	2,36
	Gesamtpunktzahl des Leistungskomplexes 2	510	24,07
3	Große erweiterte Körperpflege inkl. Mund- u. Zahnpflege	470	22,18 €
	– Aufsuchen / Verlassen des Bettes	40	1,89
	– Kämmen und/oder Rasieren	50	2,36
	– Unterstützung bei Ausscheidungen	50	2,36

Abb. 6.2: Leistungskomplexe nach SGB XI mit Punktwerten. Wert in Hessen 2009: 0,047 Euro. (Ausschnitt)

LF 3.1

Personalplanung und Personalkosten einerseits und dem wirtschaftlichen Erreichen der Unternehmensziele auf der anderen Seite ganz deutlich.

Statt »wegzurationalisieren«, ist es meist sinnvoller, »umzugestalten« oder »neu zu gestalten«. Um Personalkosten sinnvoll zu steuern bzw. zu beeinflussen, sollten deshalb folgende Fragen überdacht, bewertet und beantwortet werden:

- Richtet sich die Personaleinsatzplanung nach dem tatsächlichen Arbeitsaufkommen? (Auslastungsgrad der Mitarbeiter)
- Befindet sich der richtige Mitarbeiter am richtigen Platz? (Fachlichkeit, Qualifikation und soziale Fähigkeiten)
- Ist es sinnvoll und möglich, die Motivation der Mitarbeiter durch leistungsabhängige Vergütung anzuregen?
- Wie hoch ist die Fluktuationsquote? (durchschnittlich ca. 10 % im Jahr)
- Wie hoch sind die Krankenstände? (ca. 10 % im Jahr)
- Wie hoch ist die Mitarbeiterzufriedenheit? (Mitarbeiterumfrage)
- Wie hoch ist die Kundenzufriedenheit? (Kunden/Patientenumfrage)
- Gibt es Möglichkeiten der Milieugestaltung? (Arbeitsplatzgestaltung, Teamaktivitäten, Umgangskultur)
- Sind Einarbeitung und Mitarbeiterentwicklung mithilfe von Fort- und Weiterbildung möglich?
- Wie ist der Führungsstil? (situativ geprägt, autoritär, lässig)

Durch die Beantwortung der vorangestellten Fragen und die Auseinandersetzung damit wird deutlich, welches Potenzial vorhanden ist, mit Personalkosten sinnvoll umzugehen.

6.2.2 Sachkosten

> **! Merke** Die Sachkosten in einer sozialen Einrichtung liegen in der Regel bei ca. 20 % der Gesamtkosten.

Wird in einem Betrieb beispielsweise mit den Verbrauchsmaterialien nicht wirtschaftlich umgegangen, bedeutet das, dass diese Kosten in die Höhe gehen, also wird nicht rentabel gewirtschaftet.

Sachkosten sind:

- Mieten und Leasingraten
- Versicherungen
- Kosten für Steuern und Beiträge
- Verbrauchsmaterialien im Heim (Verbandstoffe, Inkontinenzartikel). Im ambulanten Bereich müssen lediglich kleinere Mengen für Notfälle vorgehalten werden.
- fremdbezogene Dienstleistungen (Rechts- u. Beratungsgebühren, Kosten für Strom, Gas, Telefon usw.)

6.3 Wirtschaftliches Handeln in der Altenpflege

6.3.1 Grundlagen betrieblicher Personalwirtschaft

Ziel ist es, den pflegebedürftigen Menschen zu helfen. Dazu sind die richtigen Mitarbeiter am richtigen Platz erforderlich. Die **Personalwirtschaft** gewinnt zunehmend an Bedeutung in Sozialbetrieben. Das Personal ist der wichtigste Faktor zur Erfüllung des Arbeitsauftrags, und die damit verbundenen hohen Personalkosten entscheiden über den wirtschaftlichen Erfolg und Misserfolg von sozialen Einrichtungen.

6.3.2 Personaleinsatzplanung in der Alten- und Krankenpflege

> **! Merke** Grundlage der Personaleinsatzplanung sind Art, Anzahl und Umfang der geplanten Leistungserstellung einer Einrichtung.

Im Pflegebereich erfolgt die Einsatzplanung üblicherweise in Form von Schichtplanung bzw. von Tourenplanung im ambulanten Bereich. Diese ist abhängig von der Anzahl der Bewohner bzw. der Pflegebedürftigen, die versorgt werden.

In einem Heim ist dies relativ einfach: Die Obergrenze der Belegung liegt fest, die Fluktuation (= Wechsel durch Auszug oder Tod) lässt sich abschätzen. Im ambulanten Bereich gibt es diese relative Planungssicherheit nicht.

In der ambulanten Pflege kann ermittelt werden, wie viele Pflegestunden pro Tag, Woche und Jahr voraussichtlich abgedeckt werden müssen. Außerdem lässt sich ermitteln, wie viel Personal mit welcher Qualifikation dafür vorgehalten werden muss.

Je nach Arbeitszeitmodell sowie Anzahl und personeller Besetzung der täglichen notwendigen Schichten/Touren lässt sich die Anzahl der Mitarbeiter (nach entsprechender Qualifikation) ermitteln, die täglich im Einsatz sein müssen.

Wichtige Kennzahl hierbei sind die **Nettojahresarbeitsstunden** pro Stelle bzw. die tatsächlich der Einrichtung zur Verfügung stehende Arbeitszeit.

Die Nettoarbeitzeit wird ermittelt durch:

- Das Feststellen der Bruttoarbeitstage pro Mitarbeiter. Dabei wird je nach Einrichtung von einer Fünf-, Sechs- oder Siebentagewoche ausgegangen (i. d .R. Fünftagewoche).
- Von den Jahresarbeitstagen werden Fehlzeiten (Urlaubstage, Fort - und Weiterbildungen, durchschnittliche Krankheitstage, Feiertage) abgezogen.
- Danach werden die errechneten Anwesenheitstage mit der vereinbarten täglichen Arbeitszeit in Stunden multipliziert.

Das Ergebnis sind die Jahresarbeitsstunden, die pro Mitarbeiter voraussichtlich zur Verfügung stehen.

Die der Einrichtung tatsächlich zur Verfügung stehende Nettoarbeitszeit der Mitarbeiter im produktiven Bereich, z. B. Pflege, Hauswirtschaft, ist **direkte Arbeitszeit** und direkt mit den Kostenträgern abzurechnen.

Das bedeutet, dass Arbeiten, die zur notwendigen Vor- und Nachbereitungszeit einer Schicht oder Tour gehören, wie Fahr-/Wegezeiten, Planungszeit, Übergabezeit, Dauer von Besprechungen den Kostenträgern nur indirekt – über Vergütungssätze – in Rechnung gestellt werden können.

Die für die Erbringung der Prozess- und Ergebnisqualität erforderlichen Nichtpflegezeiten (**indirekte Arbeitszeit**) werden damit pauschal abgegolten.

Personaleinsatz in der stationären Pflege

Zuerst ist der Bedarf an Mitarbeitern mit den unterschiedlichen Ausbildungen und Fähigkeiten zu ermitteln. Dabei ist zu beachten, für welche Tätigkeiten welche Qualifikationen benötigt werden.

Dabei sollten bestimmte Fragen geklärt und einige Fakten berücksichtigt werden:

- Zu beachten sind die Stoßzeiten mit viel Arbeitsanfall und die Leerzeiten mit wenig Arbeitsanfall. Ist es daher nicht sinnvoll, dass die Mitarbeiter ihren Dienst zu unterschiedlichen Zeiten beginnen und beenden?
- Ist es möglicherweise patientenbezogener (= kundenorientierter), zu unterschiedlichen Zeiten Pausen zu machen und einen sogenannten »Inseldienst« (mit Ansprechpartner für die Patienten) einzurichten? Die anderen Kollegen haben so eine Pause ohne Störung.
- Ist es wirklich notwendig, dass alle Mitarbeiter an ausgedehnten Schichtübergaben teilnehmen, oder wäre es nicht wichtiger, die Führung der Dokumentation zu optimieren (Pflegebericht/Schichtbericht)?

Personaleinsatzplanung in der ambulanten Pflege

In der ambulanten Versorgung müssen je nach Angebotsspektrum der Einrichtungen Mitarbeiter mit sehr unterschiedlichen Qualifikationen so eingesetzt werden, dass eine konstante, ausreichende und zweckmäßige Pflege und Versorgung sichergestellt wird. Dies muss geschehen

- unter Berücksichtigung der individuellen Wünsche der Pflegebedürftigen und von deren tatsächlichem Pflegebedarf sowie
- unter Vorgabe einer wirtschaftlichen Leistungserstellung.

Erschwerend kommt hinzu, dass sich nicht wie in einer stationären Einrichtung mehrere Patienten an einem Ort (Station, Einheit, Gruppe) befinden, sondern vielmehr jeder Pflegebedürftige in seiner Häuslichkeit und bei unterschiedlichen Adressen einzeln besucht bzw. »angefahren« werden muss. Die Wege können demnach mitunter ziemlich weit sein und viel Arbeitszeit kosten.

In der ambulanten Pflege ist es von größter Bedeutung, die Fahrzeiten so kurz wie möglich zu planen, um diese ausgeprägten nicht produktiven Arbeitszeiten so gering wie möglich zu halten. Die **Tourenplanung** (► LF 3.1, Kap. 6.4, S. 1157) hat also massiven Einfluss auf die Wirtschaftlichkeit der Einrichtung.

! Merke Der sinnvolle und effiziente Personaleinsatz gerade in sozialen Einrichtungen ist maßgebend für den wirtschaftlichen Erfolg. In der ambulanten Pflege gilt das »Prinzip der kurzen Wege«.

6.3.3 Ökonomische Nutzung von Materialien, Geräten und Energien

! Merke In Zeiten knapper Mittel wird Kosteneffektivität pflegerischer oder medizinischer Leistungen zum Gebot der Stunde.

Umgang mit Materialien

Beispiel für Sachkosten in Pflegeeinrichtungen:

Produkt Einmalartikel	Menge	Preis in Euro (ca.)
Inkontinenzhosen	1 Stück	1,30
Inkontinenzvorlagen	1 Stück	0,60
Netz-Fixierhöschen	1 Stück	0,70
Hygieneunterlagen	1 Stück	0,80

Tab. 6.1: Inkontinenzartikel und deren Handelspreise.

Schon bei der obigen Betrachtung der wenigen aufgeführten Artikel und Preise fällt es nicht schwer, die damit verbundenen Einsparpotenziale (z. B. bei den Verbrauchsmaterialien) zu erkennen. Es macht also durchaus Sinn, sich zu überlegen, welches Produkt notwendig und ausreichend oder welcher Artikel überflüssig bzw. verschwenderisch sind.

Ein pfleglicher Umgang mit Geräten, um die Haltbarkeit und Zuverlässigkeit zu verlängern, sollte selbstverständlich sein, ebenso, dass elektrische Geräte auszuschalten und nicht in Dauerbetrieb oder Bereitschaft zu lassen sind.

Kurze Fahrtwege in der ambulanten Pflege senken den Benzinverbrauch.

! Merke Ein ständiges Abwägen von Kosten gegenüber dem Nutzen ist in der täglichen Arbeit unerlässlich.

Ethische Dimensionen des Wirtschaftlichkeitsgebots

Gerade in der Alten- und Krankenpflege unter dem zunehmenden Druck, »wirtschaftlich« arbeiten zu müssen, befindet man sich in einem ständigen Balanceakt zwischen ethischem und betriebswirtschaftlichem Handeln (► LF 1.1, Kap. 7.3, S. 67).

Früher gab es zum Beispiel die Ordensfrauen, die ohne Gehalt Tag und Nacht gedient und Personen gepflegt haben. Mit dem Wandel der Gesellschaft, aber auch durch Veränderung des Berufsbildes Alten- und Krankenpflege durch gezielte Aus- und Weiterbildung, durch die verwendete Technologie und Forschung stiegen die Preise für medizinische Behandlung und Pflege immens. Die Zahl der älteren Menschen wird in Zukunft steigen, auch ihre Wünsche und Ansprüche sind im Wandel der Zeit klarer und ausgeprägter geworden.

Mit wesentlich weniger Zeit für den Pflegebedürftigen müssen die Pflegenden ein Höchstmaß an Qualität liefern. Der persönliche Bezug zum Pflegebedürftigen, die Beziehungsgestaltung, soll möglichst darunter nicht leiden. Gleichzeitig steht für Gesundheits- und Pflegeleistungen immer weniger Geld zur Verfügung.

Der Pflegeberuf fordert heute hohe Flexibilität, ausgeprägtes Engagement, viel Geduld und Gelassenheit, ständige Reflexion des Denkens und Handelns und darüber hinaus noch einen Sinn für kaufmännisches Handeln.

6.4 Organisationsformen in der Pflege (Beispiele)

Das Bezirkssystem in der ambulanten Pflege

Das **Bezirkssystem** ist wohl das älteste Pflegesystem in der ambulanten Pflege. Es ist nach dem früheren Prinzip der »Gemeindeschwester« aufgebaut. Bei dieser Organisationsform ist eine Pflegefachkraft für die Pflegebedürftigen/Kunden in einem Gemeindebezirk, z. B. Kirchengemeinde, zuständig.

Durch die räumliche Zuordnung ist ein sparsamer Umgang mit Zeit (kurze Wege) und Energie (Benzin) möglich, was betriebswirtschaftlich und ökologisch von Vorteil ist.

Das Tourensystem in der ambulanten Pflege

Im **Tourensystem** stellt in der Regel die Pflegedienstleitung die »Touren« für die einzelnen Pflegefachkräfte zusammen. Dies kann nach verschiedenen Kriterien erfolgen, z. B:

- gerechte Verteilung der Klienten nach Schwere der Pflegebedürftigkeit,
- Berücksichtigung der Fahrzeiten der einzelnen Pflegefachkräfte zu den Einsatzgebieten.

Es handelt sich hierbei um ein ausgeprägt mitarbeiterorientiertes Pflegesystem, da der Wechsel, aber auch die Zuteilung der Einsatzgebiete sehr individuell auf die Wünsche und Bedürfnisse der Pflegefachkraft ausgerichtet werden kann.

Eine Monotonie sowie der »Tunnelblick« bei der Arbeit können vermieden und außerdem kann eine gerechte Belastungsverteilung innerhalb der einzelnen Touren erreicht werden.

Bezugspflege

Kennzeichnend für die **Bezugspflege** ist, dass eine Pflegeperson konstant und über einen längeren Zeitraum die Pflege mehrerer Patienten übernimmt. Sie trägt die gesamte Verantwortung, auch für die administrativen Aufgaben der Pflege sowie für die ihr zugeteilten Pflegeschüler und ungelernten Pflegemitarbeiter.

Eine Pflegefachkraft ist für alle Handlungen zuständig bei einer kleinen Gruppe von Patienten, die nach verschiedenen Kriterien eingeteilt werden, z. B. Zimmer, Bereich, Pflegebedürftigkeitsgrad, Erkrankung. Dieses Pflegesystem orientiert sich stark an den Bedürfnissen des Pflegebedürftigen.

Funktionspflege

Der Begriff **Funktionspflege** beschreibt ein standardisiertes Vorgehen, wie das durchgehende Bettenmachen oder Blutdruckmessen. Funktionspflege verläuft tätigkeitsorientiert anstatt prozessorientiert. Die ordnungsgemäße Erfüllung pflegerischer Funktionen hat einen höheren Stellenwert als die Bedürfnisse der Patienten.

Primary Nursing in der ambulanten und stationären Pflege

»**Primary Nursing** ist die Durchführung von umfassender, kontinuierlicher, koordinierter und individualisierter Pflege durch die Primary Nurse, die über Autonomie, Rechenschaftspflicht und die Autorität verfügt, als verantwortliche Pflegeperson für ihre Patienten zu handeln.«(Zitat Marram, 1976)

Anfang der 1970er-Jahre fand Primary Nursing in den USA Einzug in die Krankenpflege. Hintergrund war eine zunehmende Unzufriedenheit des Pflegepersonals über den Mangel an individueller, patientenzentrierter Pflege. Zu Beginn der 1980er-Jahre gewann diese Krankenpflegemethode auch in Großbritannien an Popularität.

Seit wenigen Jahren wird in der deutschsprachigen Literatur über diese Organisationsform berichtet. Erste Anwendungen in Krankenhäusern sowie Fortbildungen von Pflegefachkräften zur Umsetzung des Konzepts finden statt.

Bei dieser Form der Pflegeorganisation stehen

- das Streben nach Pflegequalität,
- die Kontinuität der Pflege und
- die klare Zuständigkeit für den einzelnen zu Pflegenden vom Beginn bis zum Ende der Pflege

im Vordergrund.

Sowohl in der stationären wie in der ambulanten Pflege bekommt jeder Pflegebedürftige eine Pflegefachkraft als Primary Nurse (PN) zugeordnet.

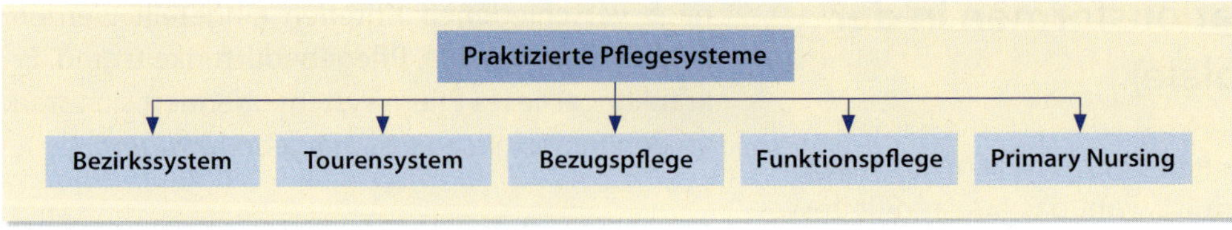

Abb. 6.3: Darstellung praktizierter Pflegesysteme

Die **Primary Nurse**, auch Primärpflegefachkraft genannt (primär = erste; zumeist Altenpflegefachkraft oder Gesundheits- und Krankenpflegefachkraft), plant und organisiert für eine bestimmte Patientengruppe in vollem Umfang die gesamte pflegerische Versorgung.

Die **Associate Nurse** (AN) oder Begleitpflegefachkraft ist ihr zugeordnet. Sie erhält Vorgaben zur Pflege der Patienten von der PN. Hierbei geht es nur um qualifizierte pflegerische Tätigkeiten. Sie ist also keine Pflegende zweiter Klasse, sondern mit ihren fachlichen Fähigkeiten durchaus gefordert, z. B. in der kritischen Auseinandersetzung mit der Pflegeplanung. Sie kann entsprechend selbst für andere Pflegebedürftige die Aufgaben der Primärpflegefachkraft übernehmen. Umgekehrt kann die Primärpflegefachkraft genauso die Aufgaben der Begleitpflegefachkraft für eine andere Patientengruppe durchführen.

Darüber hinaus kann die Primärpflegefachkraft Aufgaben an andere, z. B. Pflegeschüler und Hilfskräfte, die nicht direkt mit der Pflege beauftragt sind, delegieren (Vor- und Nachbereitung von Material, Aufbereitung von Betten, administrative Tätigkeiten u. v. m.).

Die **ganzheitliche Ausführung** der täglichen Arbeit wird als sinnerfüllend empfunden und stärkt die Mitarbeiterzufriedenheit. Dies wirkt sich wiederum positiv und fördernd auf die Gesundheit und Persönlichkeitsentfaltung der Mitarbeiter aus.

Mit der Einführung dieses Pflegesystems kommt es in ambulanten Pflegediensten zu großen Veränderungen auch in der Hierarchie. Die Pflegedienstleitung ist nicht mehr erste Ansprechpartnerin für Mitarbeiter, Patienten und angrenzende Berufsgruppen. Diese Aufgabe übernimmt im Primary Nursing die jeweilige Primärpflegefachkraft.

Die Aufgaben der Pflegedienstleitung im ambulanten Bereich und die der Stationsleitung in stationären Einrichtungen verändern sich mit diesem Pflegesystem und müssen neu definiert werden. Sie unterstützen die Mitarbeiter im Veränderungsprozess, treffen klare Vorgaben und Regeln. Sie haben die Verantwortung für die Mitarbeiterführung, Organisation der Station oder Einrichtung und für die Qualitätsentwicklung und Qualitätssicherung.

Ob mit Primary Nursing Kosten eingespart werden können, ist fraglich. Erst mit gesteigerter Qualität, geringerer Personalfluktuation und verminderten Reibungsverlusten lassen sich betriebswirtschaftlich positive Auswirkungen erwarten.

In der Praxis werden meist sowohl in stationären als auch in ambulanten Einrichtungen Mischformen der vorgestellten Pflegesysteme angetroffen.

6.5 Die Planung arbeitsorganisatorischer Abläufe

Die Ablauforganisation in Pflegeeinrichtungen

Die **Ablauforganisation** oder Prozessstrukturierung zeigt den Betrieb oder die Einrichtung in Aktion. Sie regelt alle Arbeits- und Ablaufprozesse sowie den Informationsfluss (funktional, räumlich und zeitlich). Als Hilfsmittel dienen detaillierte Pläne und Beschreibungen.

Das **Pflegekonzept** oder **Stationshandbuch** gilt als optimales Handlungssystem und praktischer Handlungsleitfaden für die Aufbau- und Ablaufstrukturen.

Es hat in der Regel zwei bis drei Jahre Bestand, bei gravierenden Veränderungen entsprechend kürzer. Daher muss es regelmäßig überarbeitet und ergänzt werden.

Das Pflegekonzept/Stationshandbuch enthält

Die Aufbauorganisation:
- ein Organigramm
- das Unternehmensleitbild
- ein Pflegeleitbild
- das angewandte Pflegemodell
- die Geschichte und Entwicklung der Einrichtung
- Sitz und Einzugsgebiet der Einrichtung
- vorhandene Kooperationsstrukturen
- Hinweise zur Infrastruktur sozialer Einrichtungen
- die angesprochenen Patientenprofile
- die Personalstruktur (Anzahl der Mitarbeiter, Stellenbeschreibungen, Qualifikationen, Verantwortungsverteilung, Management, Qualifikation der leitenden Mitarbeiter, Entscheidungsbefugnisse, Ämterverteilung)
- die bestehenden Führungsgrundsätze bzw. den Führungsstil

Die Ablauforganisation:
- die Kommunikationsstrukturen und die Art des Informationsaustausches
- die betriebswirtschaftlichen Grundsätze und Verfahren sowie das Abrechnungswesen
- das Dokumentationssystem
- Standards und Handlungsabläufe
- die Patientenverwaltung mit Ablage und Archiv
- die Organisation der Pflegetouren
- alle Hilfsmittel und Ressourcen
- Information über die Tages- und Wochenarbeitszeit, den Schichtdienst, die Wochenendregelung, den Bereitschaftsdienst und die Vertretungs- und Urlaubsregelung
- Maßnahmen der Qualitätsentwicklung und Qualitätssicherung
- Vorgaben über die Einarbeitung, Fort- und Weiterbildung der Mitarbeiter

Grundsätze und Methoden der Arbeitsorganisation

Notwendige Regelungen und Vorgaben zur Arbeitsorganisation:
- die Bildung überschaubarer Teams zur Herstellung von Kontinuität (Leitungsteams, Betreuungsteams)
- eine Pflegefachkraft mit entsprechender Leitungsqualifikation (gemäß gesetzlicher Vorgaben)
- die Verteilung von Dienst- und Fachaufsicht
- klare Regelung der Stellvertretungen
- die Festschreibung von Verantwortungsbereichen und Weisungsbefugnissen (Stellenbeschreibungen)
- die Kommunikationsstrukturen und der Informationsaustausch (schriftlich, mündlich bzw. formell, informell)
- die Trennung der verschiedenen Bereiche (Pflege, Hauswirtschaft u. a.)

6.6 Stellenbeschreibungen und Anforderungsprofile

Das Stellenanforderungsprofil

Aus der Analyse eines Arbeitsplatzes ergibt sich das **Anforderungsprofil**. Dabei werden die einzelnen Aufgaben innerhalb einer Stelle mit ihren Merkmalen beschrieben.

Sind die Aufgaben der zu besetzenden Stelle bekannt, ist es möglich, ein exaktes Anforderungsprofil mit den Wünschen und Erwartungen an den Bewerber oder Stelleninhaber zu entwickeln.

Die **Hauptpunkte** des Anforderungsprofils sind:
- notwendige Voraussetzungen
- erwünschte Voraussetzungen
- Kenntnisse und Fähigkeiten
- Persönlichkeitsmerkmale

Die Stellenbeschreibung

> **! Merke** Hauptzweck der **Stellenbeschreibung** ist die formale Regelung von Zuständigkeiten innerhalb einer Organisation. Die Arbeitsabläufe und die Zusammenarbeit werden durch sie erleichtert.

Besteht Klarheit über die Aufgaben eines Arbeitsplatzes, sind die verschiedenen Stellen zu beschreiben.

LF 3.1

Jede Stelle (Pflegefachkraft, ergänzende Hilfe, Hauswirtschaftsfachkraft, Bürofachkraft, Raumpfleger, Pflegedienstleitung u.a.) erhält eine Stellenbeschreibung, mitunter auch mehrere Stellenbeschreibungen, wenn z.B. die Pflegedienstleitung (PDL) auch in der Pflege tätig ist, die Person also verschiedene Stellen ausfüllt. Grundsätzlich gibt es keine Namensbenennung, sondern nur die Angabe der Funktion (z.B. Vorgesetzter = PDL).

Die Stellenbeschreibung regelt in grober Ausführung die Verantwortlichkeit und Zuständigkeit des Stelleninhabers. Sie vermeidet damit Kompetenzunklarheiten oder gar Kompetenzüberschreitungen. Arbeitsabläufe und Zusammenarbeit werden durch sie erleichtert.

Stellenbeschreibungen gelten als Teil des Arbeitsvertrags. Sie sind für beide Vertragspartner verbindlich.

Die wesentlichen Bestandteile der Stellenbeschreibung sind:
- die Bezeichnung der Stelle und der Funktion
- Angaben zu Einzelaufgaben der Stelle und Anforderungen an den Stelleninhaber
- klare Regelung der Kompetenzen
- Angaben zum Rang des Stelleninhabers, Benennung der unmittelbaren Vorgesetzten und der direkt unterstellten Mitarbeiter
- Information über die Stellvertretung
- ggf. Regelung der Zusammenarbeit mit anderen Stellen und Benennung von Mitarbeitern in Gremien

LF 3.1

Die Stellenbeschreibung stellt demnach ein Instanzen-, Aufgaben- und Leistungsbild dar.

Das Erstellen von dynamischen Stellenbeschreibungen

In der Regel werden Stellenbeschreibungen von der Leitungsebene (direkte/indirekte Vorgesetzte, Personalabteilung) erstellt. Diese definiert die aktuellen Aufgaben, Funktionen und Abläufe.

Neben der Leitungsebene sollten jedoch auch die Mitarbeiter, z.B. durch Fragebögen oder Vorschläge, selbst an der Entwicklung der Stellenbeschreibungen, aber vorrangig an der Weiterentwicklung beteiligt werden.

Zur Abgrenzung von Aufgabengebieten – gerade in Pflegeteams – ist es sinnvoll, die unmittelbaren Beteiligten mit einzubeziehen.

Die sich daraus ergebenden dynamischen Stellenbeschreibungen enthalten die bekannten Anforderungen einer Stelle. Sie werden darüber hinaus aber durch regelmäßige Überarbeitung, z.B. ein jährliches Mitarbeitergespräch, in Form von
- Eigenanalysen des Stelleninhabers und
- Fremdanalysen des Vorgesetzten

ständig den sich wandelnden Anforderungen und Aufgaben angepasst.

Aus arbeitsrechtlichen Gründen muss in diesem Fall der Hinweis aufgenommen werden, dass zukünftig auch neue oder veränderte Aufgaben und Anforderungen hinzukommen können. Das erleichtert die aktuelle Anpassung, ohne die Grundvereinbarung unwirksam werden zu lassen.

6.7 Die Dienstplangestaltung

Der Personaleinsatz

Die Kostenstruktur der ambulanten und stationären Pflegeeinrichtungen beinhaltet einen hohen Anteil an fixen und beschäftigungsunabhängigen Personalkosten. Deshalb gilt es, den Einsatz des vorhandenen Personals durch eine rationelle **Dienstplangestaltung** zu optimieren.

Das Erstellen des Dienstplans ist eine besonders schwierige und zeitintensive Tätigkeit. Dabei müssen zunächst die arbeitsrechtlichen, tarifvertraglichen, pflegekonzeptionellen und natürlich auch wirtschaftlichen Belange Beachtung finden. Genauso sollten die persönlichen Wünsche und Bedürfnisse der Mitarbeiter berücksichtigt werden. Die Erfahrung zeigt, dass es kein Patentrezept zur Dienstplanerstellung gibt. Er muss in der jeweiligen Einrichtung gemäß den Rahmenbedingungen und der Personalausstattung individuell angepasst werden.

Zunächst muss bekannt sein, wie viele Mitarbeiter in welchem zeitlichen Umfang Pflegeleistungen zu erbringen haben.

Anschließend muss der Pflegebedarf über 24 Stunden ermittelt werden. Nun ist es möglich festzustellen, wie viel Mitarbeiter zu einem bestimmten Zeitpunkt benötigt werden.

Engpässe wie Krankmeldungen oder Urlaub sollten die Dienstplanung (bzw. das Vorhalten von Personal) nicht beeinflussen. Es muss aber auch vermieden werden, zu viel Personal zur Verfügung zu haben. Ausschließlich der Leistungsbedarf (Pflegebedarf) bestimmt die Anzahl der notwendigen Mitarbeiter zu den verschiedenen Zeiten.

Natürlich erfordert dies eine hohe Flexibilität und wirtschaftliches Denken der einzelnen Mitarbeiter. Es bedeutet Mehrarbeit bei Engpässen und Freizeitausgleich oder das Nehmen von Urlaub in personaldichten Zeiten.

Zu bedenken ist, dass die Pflegebedürftigen in Urlaubszeiten und während einer Grippewelle gleichwohl gepflegt werden müssen. Sie haben auch häufig aufgrund ihrer eigenen ungewollten Bedürftigkeit wenig Verständnis und Interesse für Kapazitätsprobleme, Arbeitszeiten und Tarif- oder Arbeitsrecht.

Sie erwarten eine kontinuierliche, kompetente und zuverlässige Erfüllung ihrer Bedürfnisse und eine würdige Lebensgestaltung.

✔ Tipps, um Unruhe vorzubeugen:

- Rechtzeitig zu Beginn des Jahres sollte die Urlaubszeit für alle Mitarbeiter zu mindestens 80% festgelegt sein.
- Springerdienste sind zu empfehlen (ist nur in großen Einrichtungen möglich).
- Freizeitausgleich nur, wenn der Pflegebedarf es zulässt.

Bei zu viel Personal:

- Sofort Freizeitausgleich einplanen.
- Ggf. Minusstunden bei Teilzeitkräften in Kauf nehmen.
- Resturlaub abbauen.
- Notwendige ungeliebte Tätigkeiten einplanen, für die sonst keine oder wenig Zeit ist.

Gesetzliche Rahmenbedingungen der Dienstplanerstellung

Die nachfolgenden arbeitsrechtlichen Regelungen müssen bei der Dienstplangestaltung eingehalten werden:

- Pausenzeitregelung
- tägliche Höchstarbeitszeit
- Ruhezeiten
- Regelungen zur Nachtarbeit

Die Dienstplanerstellung

Der Dienstplan (in der Regel für einen Monat aufgestellt) regelt verbindlich für alle Mitarbeiter, wann (Datum, Tag) und wo (Station, Tour) der Mitarbeiter zu arbeiten hat. Die verantwortliche Pflegefachkraft erstellt den Dienstplan unter Einhaltung der gesetzlichen, tariflichen und betrieblichen Vorgaben.

Der Name des Mitarbeiters, die Qualifikation und die monatlich vereinbarte Stundenarbeitszeit müs-sen ausgewiesen sein. Der Dienstplan muss rechtzeitig, mindestens 6 Wochen im Voraus, fertigge-stellt sein.

Die vereinbarten Wochen- und Monatsarbeitszeiten müssen beachtet werden, ebenso die Anzahl der Arbeitstage, die ohne Unterbrechung gearbeitet werden dürfen. Der Dienstplan stellt die tägliche vorgegebene und bedarfsgerechte Besetzung sicher.

Die vorgeschriebenen Pausenzeiten werden ermöglicht. Freizeitausgleich und Urlaubsanspruch werden zuverlässig geplant. Ebenso finden die Wünsche der Mitarbeiter in der Dienstplangestaltung Berücksichtigung.

Veranstaltungen wie Teambesprechung, Supervision, Fortbildung, Qualitätszirkel sind in den Dienstplan mit Kürzel einzutragen.

Eine Legende für die Bezeichnungen, z. B. Frühdienst = F, muss integriert sein. Mit ihrer Unterschrift (Handzeichen) und dem Datum der Fertigstellung gibt die verantwortliche Pflegefachkraft den Dienstplan zur **Genehmigung** an die Pflegedienstleitung weiter. Diese bestätigt den korrekten Dienstplan durch ihre Unterschrift bzw. ihr Handzeichen. Der Originaldienstplan (mit Legende) ist jedem Mitarbeiter rechtzeitig auszuhändigen oder für alle jederzeit erreichbar und sichtbar auszuhängen bzw. auszulegen.

Pläne mit Korrekturen oder Streichungen sind nach Fertigstellung nicht zulässig. **Änderungswünsche** müssen direkt mit einem Kollegen oder mit der verantwortlichen Pflegefachkraft besprochen und vereinbart werden und dann auf dem Dienstplan eindeutig und nachvollziehbar vermerkt werden. Die Aufbewahrungspflicht der Dienstpläne beträgt sechs Jahre.

! Merke Dienstpläne sind Dokumente, auf denen keine Bleistifteintragungen gemacht werden dürfen.

Mittlerweile ist die Dienstplanerstellung oft EDV-unterstützt. Aber erst wenn alle Mitarbeiter zum Rechner Zugang haben und die erforderlichen theoretischen und praktischen Computerkenntnisse besitzen, kann die bisherige Methode abgelöst werden.

Besonderheiten der Dienstplangestaltung in der ambulanten Pflege

Neben dem monatlichen Dienstplan gibt es den sogenannten **Tourenplan**. Dieser Tourenplan ist der tagesaktuelle Einsatzplan in der ambulanten Pflege und ebenfalls für jeden Mitarbeiter verbindlich. Darauf sind in der Regel der Name des Pflegebedürftigen, die Anschrift und Telefonnummer, Zeitangaben, die zu erbringende Leistung vor Ort, Schlüsselmitnahme, Besorgungen und Ähnliches vermerkt.

Mehr noch als in stationären Einrichtungen ist hier der reibungslose Ablauf von der zuverlässig und pünktlich erscheinenden Anzahl der Mitarbeiter zu Dienstbeginn abhängig. Pro Tour ist gewöhnlich nur eine Pflegefachkraft eingeteilt, was ein sehr hohes Maß an Selbstständigkeit und Eigenverantwortung voraussetzt.

Die ambulant versorgten Patienten sind sehr auf die Einsatjzzeiten fixiert. Oft sind die Hausbesuche die einzigen Kontakte am Tag. Häufig muss zusätzlich die Tagesplanung einschließlich der Planung von Arztbesuchen oder Hilfen durch Angehörige o. a. mit den Pflegeeinsätzen koordiniert werden.

Die Dienstplangestaltung fordert noch deutlicher die Beachtung der Mitarbeiterqualifikationen, da die Besetzung einer Tour bei Engpässen nicht durch Einsatz von zusätzlichem Hilfspersonal ausgeglichen werden kann.

LF 3.1

Aufgaben

- Erläutern Sie, wie die Finanzierung der Pflegeleistungen im ambulanten Bereich durch die Sozialgesetzbücher geregelt ist.
- Erläutern Sie, was wirtschaftliches Handeln in der Altenpflege bedeutet.
- Wie setzen sich die Personalkosten zusammen?
- Wie ermittelt man die Nettoarbeitszeit?
- Erklären Sie die Personaleinsatzplanung in der ambulanten und der stationären Pflege.
- Welche Bedeutung hat der Tourenplan in der ambulanten Pflege?
- Nennen Sie die drei wesentlichen Merkmale der Primary-Nursing-Organisationsform.
- Was versteht man unter einem Pflegekonzept/Stationshandbuch?
- Was sollte in einer Stellenbeschreibung enthalten sein?
- Zählen Sie wichtige Punkte auf, die bei einer Dienstplanerstellung unbedingt zu beachten sind.

Lernfeld 3.2

An qualitätssichernden Maßnahmen in der Altenpflege mitwirken

Quellenhinweise, weiterführende Literatur und Internethinweise zu den einzelnen Kapiteln ► S. 1311

1 Konzepte und Methoden der Qualitätssicherung

Wer die Qualität eines Produktes oder einer Dienstleistung sicherstellen möchte, benötigt zunächst eine klare Vorstellung, was mit Qualität gemeint ist.

1.1 Qualität

»Qualität liegt im Auge des Betrachters.« Der Satz ist nicht unwahr: Was der eine Mensch z. B. als gute pflegerische Qualität empfindet, muss für den anderen noch lange nicht gut sein. Qualität ist also von der individuellen Sicht abhängig. Ob etwas als gute oder schlechte Qualität bewertet wird, entscheiden die meisten Menschen subjektiv.

Die Deutsche Gesellschaft für Qualität (DGQ) definiert **Qualität** als **»Grad, in dem ein Satz inhärenter Merkmale Forderungen erfüllt.«** (1)

Betrachtet man diese auf den ersten Blick etwas sperrige Definition genauer, so wird deutlich, dass es nicht nur die zwei Zustände »Qualität gut« und »Qualität schlecht« gibt. Der Begriff **Grad** sagt aus, dass es auch Zwischenstadien gibt, z. B. »geringe« oder »mittlere« Qualität.

Der Begriff **Satz** ist im Sinne von Set gemeint und bezieht sich auf mehrere Merkmale, die ein Produkt oder eine Dienstleistung hat. Dies bedeutet, dass sich Qualität nicht nur an einem einzigen, sondern an mehreren Merkmalen festmacht. Übertragen auf die Pflege bedeutet dies z. B., dass die Pflegequalität nicht nur von der korrekten Durchführung der Pflegetätigkeiten abhängt. Um von einer guten Pflegequalität sprechen zu können, müssen weitere Merkmale erfüllt sein, z. B. dass Pflegemaßnahmen in Absprache mit dem alten Menschen stattfinden.

LF 3.2

Das Wort **inhärent** meint, dass die Merkmale aus dem Produkt oder der Dienstleistung selbst kommen. Geht es z. B. um die Qualität von Speiseeis, so wird diese an Merkmalen wie Geschmack, Konsistenz und Temperatur festgemacht. Ob der Eisverkäufer freundlich ist, ist kein Merkmal, das mit dem Eis selbst zu tun hat – damit sagt die Freundlichkeit des Eisverkäufers auch nichts über die Qualität des Eis aus.

Schließlich ist der Begriff **Forderung** ein Teil der Definition von Qualität. An diesem Punkt spiegelt sich die Aussage wider, dass Qualität im Auge des Betrachters liegt. Ersetzen könnte man den Begriff Forderung auch mit »Anspruch«. Um beim Beispiel des Speiseeis zu bleiben: Während eine Person an Vanilleeis die Anforderungen stellt, dass es cremig auf der Zunge zergehen und süß sein muss, stellt eine andere Person andere Ansprüche und fordert z. B. echte Bourbon-Vanille mit einem leicht herben Geschmack.

➔ **Definition** Übertragen auf die **Pflege** ließe sich **Qualität** also wie folgt definieren: Das Ausmaß, in dem verschiedene Merkmale der Pflege die Anforderungen des Pflegebedürftigen erfüllen.

Gleich im Anschluss an diese Definition stellen sich die Fragen in Tab. 1.1.

! Merke Mit dem **Qualitätsniveau**, das ein Pflegeheim oder ein Pflegedienst an sich stellt, findet eine **Positionierung** im Vergleich zu **Mitbewerbern** statt. Entscheidend, um das Qualitätsniveau zu erreichen, ist die Mitarbeit jeder einzelnen Pflegefachkraft.

Wie die Definition zeigt, wird Qualität zunächst nicht mit **Kosten** in Verbindung gebracht. Aber nirgendwo kann dauerhaft eine hohe Qualität gehalten werden, wenn die dafür notwendigen Kosten die Einnahmen übersteigen. Aus diesem Grund spielen auch Kosten eine entscheidende Rolle, wenn es um Qualität geht.

1.2 Ebenen der Qualität

Um die Qualität der Pflege zu bewerten, werden typischerweise die drei in Tab. 1.2 beschriebenen **Ebenen der Qualität** unterschieden.

Fragen zur Definition von Pflegequalität	Antworten
Warum ist Qualität in der Pflege ein Dauerthema, wenn sie sowieso von Mensch zu Mensch unterschiedlich empfunden wird?	Die Ansicht über Qualität unterscheidet sich zwar von Mensch zu Mensch, in den seltensten Fällen jedoch würde ein Mensch die gleiche pflegerische Versorgung als quasi qualitätslos beurteilen, während ein anderer Mensch sie als qualitativ hochwertig empfindet. D.h. die Richtung der Qualitätsbeurteilung ist bei unterschiedlichen Menschen in der Regel gleich.
Warum muss die Pflegequalität gesichert werden, wenn jeder Mensch sie unterschiedlich bewertet?	In der Pflege geht es um Dienstleistungen, die an Menschen verrichtet werden. Auch wenn sich diese Aussage sehr maschinell anhört, so ist doch zu bedenken, dass durch eine qualitativ schlechte pflegerische Versorgung im schlimmsten Fall das Leben und die Gesundheit eines Menschen gefährdet werden. Zudem geht es in der Pflege um Menschen, die unterstützungsbedürftig oder gar komplett hilflos sind. Diese Menschen auf einem qualitativ hohen pflegerischen Niveau zu versorgen, ist ein moralischer Anspruch, den jede Pflegefachkraft an sich stellen sollte.
Kann Pflegequalität nur von pflegebedürftigen Menschen selbst bewertet werden?	Nein, Pflegequalität kann auch von Angehörigen, Pflegefachkräften, Experten und anderen Personen bewertet werden. Allerdings bewertet auch hier jeder Mensch die Qualität der Pflege aus seinem jeweiligen Blickwinkel. Und was für die eine Person eine sehr wichtige und gut erfüllte Anforderung ist, kann von einer anderen Person ganz anders bewertet werden.

Tab. 1.1: Fragen zur Qualität, Qualitätssicherung und -bewertung in der Pflege.

! Merke Die **Struktur-, Prozess- und Ergebnisqualität** können nicht jeweils allein für sich betrachtet werden, sondern sie wirken sich aufeinander aus. Stimmen z.B. die räumlichen Voraussetzungen nicht (Struktur), weil sie zu eng sind, so ist dies in den Pflegeabläufen zu berücksichtigen (Prozess).

Auch kann bei Mängeln in der Struktur und/oder in den Prozessen selten mit einer guten Ergebnisqualität gerechnet werden.

Je nach Autor und Sichtweise wird von **Qualitätsmanagement** oder **Qualitätssicherung** gesprochen. Eine einheitliche und allgemein gültige Unterscheidung zwischen diesen beiden Begriffen gibt es nicht. Meistens wird das Qualitätsmanagement als umfassender angesehen als die reine Qualitätssicherung. Letztendlich ist jedoch entscheidend, dass die Qualität aus Sicht der beteiligten Personen stimmt. Im für die Pflegeversicherung zuständigen Gesetz, dem SGB XI (► LF 3.2, Kap. 2.1, S. 1169) wird tendenziell eher von Qualitätssicherung als von Qualitätsmanagement gesprochen.

1.3 Interne Qualitätssicherung

Oftmals wird mit **Qualitätssicherung** eine Aufgabe verbunden, für die Beratungsfirmen in das Pflegeheim oder den Pflegedienst kommen. Verbreitet ist auch die Meinung, dass für die Qualität ein kleiner Kreis an Mitarbeitern zuständig ist.

! Merke Für die Qualität der Pflege und Betreuung ist **jeder Mitarbeiter** und damit auch jede Pflegefachkraft zuständig und verantwortlich.

Aus diesem Grund wird in § 113, des 11. Sozialgesetzbuches (SGB XI) ein **einrichtungsinternes Qualitätsmanagement** gesetzlich vorgeschrieben. Gelingen kann dies nur, wenn alle Beteiligten auf einem aktuellen Informationsstand und bereit sind, an den qualitätssichernden Maßnahmen mitzuarbeiten.

Gerade einige Bereiche der Qualitätsebene Struktur können von Pflegefachkräften nicht oder nur wenig beeinflusst werden. Hält eine Einrichtung z.B. nur sehr enge Doppelzimmer vor, so kann die Pflegefachkraft diesen Zustand nicht ändern. Ihre Aufgabe besteht darin, die von ihr beeinflussbaren Bereiche bestmöglich zu optimieren. Auf Bereiche mit geringer Qualität, die sie selbst nicht ändern kann, macht sie aufmerksam.

In den meisten Einrichtungen wird zum Ziel des internen Qualitätsmanagements eine **Arbeitsgruppe** gegründet. Im Idealfall ist jede Abteilung bzw. Berufsgruppe in dieser Arbeitsgruppe vertreten. Auf diese Weise können Informationen aus der Gruppe in die Abteilungen bzw. Berufsgruppen getragen werden. Man spricht vom sogenannten **Multiplikatoren-Effekt**.

Die Arbeitsgruppe wird durch einen **Qualitätsbeauftragten** oder **Qualitätsmanager** geleitet. Dessen Aufgabe besteht u. a. darin

- zu besprechende Themen und Ziele der Arbeitsgruppe mit der Einrichtungsleitung abzustimmen,
- Arbeitsgruppensitzungen vor- und nachzubereiten,
- die Arbeit der Gruppe zu koordinieren,
- die Umsetzung qualitätssichernder Maßnahmen zu beobachten und bei Bedarf zu unterstützen sowie
- die Ergebnisqualität zu prüfen.

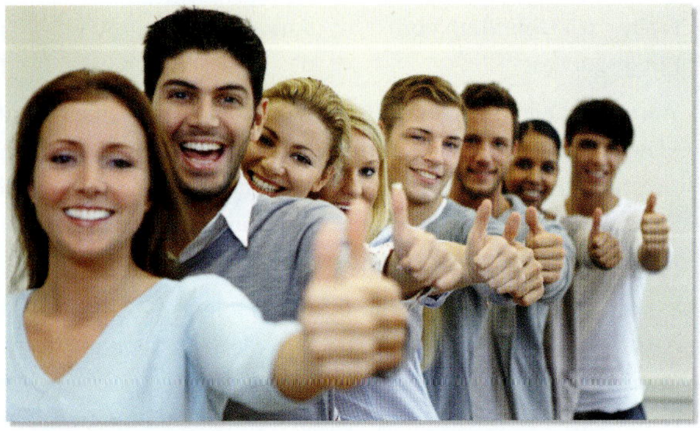

Abb. 1.1: Für eine gute Qualität sind nicht nur Einzelpersonen zuständig, es kommt auf die Mitarbeit des gesamten Teams an.

Der Qualitätsbeauftragte bzw. Qualitätsmanager durchläuft zuvor eine fachliche **Weiterbildung**. Sinnvoll ist, dass auch die Mitglieder der Arbeitsgruppe im Bereich Qualitätsmanagement **fortgebildet** werden. Denn ein wichtiger Teil des Qualitätsmanagements besteht darin, eingefahrene Verhaltensweisen und Abläufe zu bemerken, aufzubrechen und neu zu gestalten.

Um **Optimierungsmöglichkeiten** bei lange gewohnten Zuständen und Abläufen zu entdecken, benötigen die Mitglieder der Arbeitsgruppe

Ebene der Qualität	Erklärung nach § 114 SGB XI und Beispiele für die Qualitätsebene
Strukturqualität	Die Strukturqualität richtet sich nach den Rahmenbedingungen, unter denen Pflegeleistungen erbracht werden. Oft wird in diesem Zusammenhang von **Aufbauorganisation** gesprochen. Die Strukturqualität wird u. a. durch Antworten auf die folgenden Fragen festgelegt: • Wie sieht die Anzahl und Qualifikation der Mitarbeiter aus? • Liegt ein Pflegekonzept vor? • Liegt ein Pflegedokumentationssystem vor?
Prozessqualität	Die Prozessqualität betrachtet den Ablauf, die Durchführung und die Überprüfung der erbrachten Leistungen. In diesem Zusammenhang wird oft auch von **Ablauforganisation** gesprochen. Die Prozessqualität wird u. a. durch Antworten auf die folgenden Fragen festgelegt: • Werden die Expertenstandards in der täglichen Praxis berücksichtigt? • Wird auf eine hohe Versorgungskontinuität geachtet? • Finden regelmäßig Dienstbesprechungen mit einem fachlichen Austausch statt? • Wird die Pflegedokumentation fachgerecht geführt?
Ergebnisqualität	Die Ergebnisqualität beschreibt den Pflegezustand und die Wirksamkeit der Pflegemaßnahmen. Die Ergebnisqualität wird u. a. durch Antworten auf die folgenden Fragen festgelegt: • Erhält jeder alte Mensch seine Medikamente nach der 6-R-Regel (► LF 1.3, Kap. 7.1.4, S. 367)? • Sind Sturzereignisse dokumentiert? • Sind die alten Menschen mit ihrer Versorgung zufrieden?

Tab. 1.2: Ebenen der Qualität und jeweilige Beispiele

- ein geschultes Auge für Verbesserungsmöglichkeiten,
- Wissen, wie gewohnte Abläufe im laufenden Betrieb neu gestaltet werden können, und
- Kenntnisse, wie alle von der Veränderung betroffenen Mitarbeiter einbezogen werden können.

> ✓ **Tipp** Die Ansprüche bzw. Forderungen alter Menschen und ihrer Angehörigen ändern sich. Damit ändert sich auch die Bewertung der pflegerischen Qualität. Nicht zuletzt ändern sich wissenschaftliche Erkenntnisse, welche die Qualität der Pflege mitbestimmen. Daher ist die Einrichtung einer Arbeitsgruppe für das interne Qualitätsmanagement eine **dauerhafte Aufgabe** und kein Projekt, das nach wenigen Monaten abgeschlossen wird. Für eine gute Zusammenarbeit empfiehlt es sich, dass die Mitglieder der Arbeitsgruppe über einen längeren Zeitraum zusammenarbeiten.

1.3.1 Initiative zur internen Qualitätssicherung

Zwar ist die Durchführung der internen Qualitätssicherung gesetzlich vorgeschrieben (► LF 3.2, Kap. 2.1, S. 1169). Die schwerpunktmäßige **Initiative** innerhalb der Einrichtung kann jedoch aus zwei verschiedenen Richtungen kommen:

- Ist es vor allem die Einrichtungs- bzw. Pflegedienstleitung, welche die Initiative zur Qualitätssicherung in die Hand nimmt, so spricht man von einem **Top-down-Ansatz**. In diesem Fall gibt die Leitungsebene vor, was zu tun ist.
  - Der **Vorteil** dieses Vorgehens ist, dass die Einrichtungsleitung die Kostenseite sehr gut kennt und diese in ihre Überlegungen einbeziehen kann.
  - Der **Nachteil** dieses Ansatzes besteht darin, dass die Einrichtungsleitung nicht so wie die Mitarbeiter die »Basis« im Blick hat und damit Prozessdetails, die optimiert werden könnten, weniger gut kennt.
- Im umgekehrten Fall spricht man vom **Bottom-up-Ansatz**.
  - Der **Vorteil** dieses Vorgehens besteht darin, dass die Mitglieder der Arbeitsgruppe eigene Ideen aus ihrem Arbeitsbereich einbringen, da sie meist genau wissen »wo der Schuh drückt«.
  - **Voraussetzung** für diesen Ansatz ist ein motiviertes Team, das bereit ist, die gängige Praxis von sich aus zu ändern und zu optimieren.

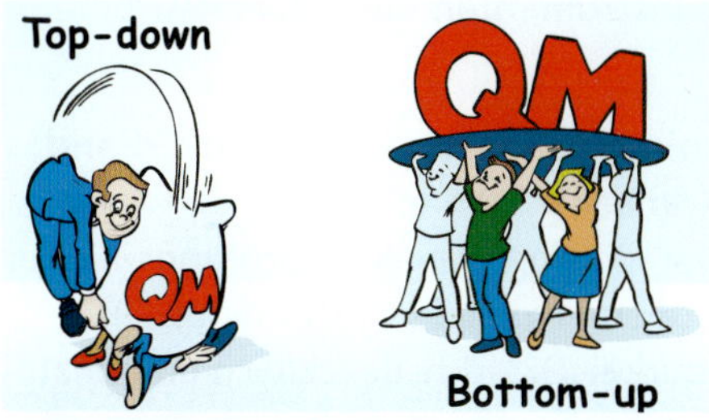

Abb. 1.2: Top-down- und Bottom-up-Ansatz

1.3.2 Methoden und Instrumente der internen Qualitätssicherung

Methoden

Eine grundsätzliche **Methode** der Qualitätssicherung ist ein strukturierter Handlungskreislauf. Man spricht vom sogenannten **PDCA-Zyklus**. Dieser teilt sich auf in die folgenden vier Schritte:

P – Plan	=	planen
D – Do	=	umsetzen
C – Check	=	überprüfen
A – Act	=	handeln

Abb. 1.3: Der PDCA-Zyklus ermöglicht systematisch Schwachstellen zu identifizieren und sie kontinuierlich zu optimieren.

> **! Merke** Ebenso wie im Pflegeprozess geht die Pflegefachkraft auch bei der Qualitätssicherung geplant vor. Anschließend überprüft sie das erreichte Ziel. Ist dieses nicht zufriedenstellend, so passt sie ihre Maßnahme an, um das gewünschte Ziel zu erreichen. Die gewonnenen Erkenntnisse lässt sie bei der nächsten entsprechenden Situation einfließen.

Instrumente

Auch wenn die Pflegefachkraft durch den PDCA-Zyklus neue Erfahrungen in spätere Tätigkeiten einbezieht, so geht sie nicht grundsätzlich nach dem Motto »Versuch und Irrtum« vor. Um ihr bereits vorhandenes Wissen einzubeziehen, wählt sie aus verschiedenen **Instrumenten** zur Qualitätssicherung aus.

Der **Medizinische Dienst des Spitzenverbandes Bund der Krankenkassen e.V.** (►LF 3.2, Kap. 2.1.2, S. 1170) nennt in seinen **Qualitätsprüfungs-Richtlinien** unter anderem folgende Instrumente (2):

- **Qualitätszirkel** (QZ), d.h. der zeitlich begrenzte Einsatz von Arbeitsgruppen, die sich einem vorgegebenen Thema aus dem Bereich der Qualität widmen. An den Qualitätszirkeln beteiligt werden Vertreter aller Berufsgruppen und Abteilungen, welche mit dem gewählten Thema in ihrer Arbeit beschäftigt sind.
- die Verwendung von **Pflegestandards** (►LF 1.2, Kap. 2.3.4, S. 103)
- die Durchführung von **Pflegevisiten** (►LF 1.2, Kap. 2.4, S. 107)
- **Fallbesprechungen**, d.h. die Besprechung der Situation des alten Menschen im Pflegeteam und – im Idealfall – mit weiteren beteiligten Berufsgruppen, z.B. Arzt, Physiotherapeutin
- Aufbau eines **Qualitätsmanagementhandbuchs**, d.h. die schriftliche Fixierung von Zielen, Maßnahmen und Vorgehensweisen zur Sicherung der Qualität sowie die Nutzung dieser Dokumentation
- Die systematische Nutzung und Auswertung von **Fachliteratur** sowie von Informationen aus **Fortbildungen**, einschließlich der Umsetzung der neuen Erkenntnisse in die Pflegepraxis.

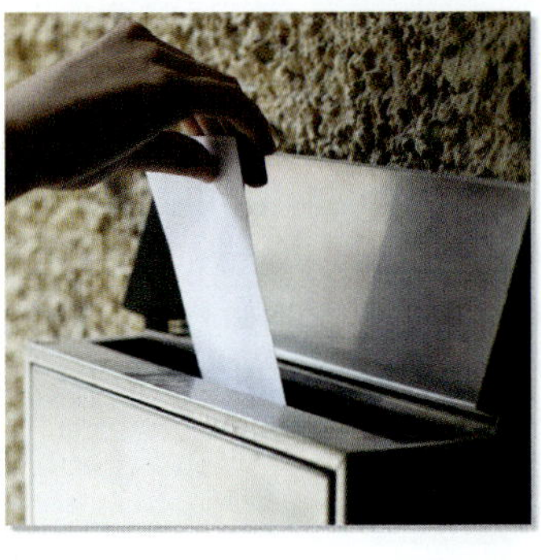

Abb. 1.4: In einem Beschwerdebriefkasten können die Beschwerden anonym abgegeben werden.

Auch ein systematisches **Beschwerdemanagement** bietet eine Möglichkeit zur Qualitätsverbesserung. Entscheidend dabei ist, dass

- der Beschwerdeführer keine negativen Folgen zu fürchten hat,
- die Möglichkeit besteht, Beschwerden anonym abzugeben,
- die Beschwerden ernst genommen und zeitnah mit den betroffenen Personen bzw. Abteilungen besprochen werden,
- nach der Prüfung einer Beschwerde zeitnah Maßnahmen ergriffen werden, um die Ursachen der Beschwerden zu beheben.

1.4 Externe Qualitätssicherung und Zertifizierung

Immer häufiger fällt im Zusammenhang mit Qualitätssicherung und -management der Begriff **Zertifizierung**. Gemeint ist hiermit die **externe Qualitätssicherung**. Diese wird von Personen durchgeführt, die nicht in der jeweiligen Einrichtung angestellt sind.

Gründe, ein externes Unternehmen für die Bewertung der Qualität zu beauftragen, können sein:

- Ein Blick von außen, um Schwachstellen sichtbar zu machen.
- Vergleichsmöglichkeit mit Mitbewerbern.
- Fehlendes Wissen um interne Möglichkeiten zum Qualitätsmanagement.

Die externe Qualitätssicherung ist nicht gesetzlich vorgeschrieben, d.h. Einrichtungen, die z.B. ein Zertifikat aufweisen, haben sich **freiwillig** für die Zertifizierung entschieden, um ihre Qualität zu verbessern.

Nicht jedes Qualitätssiegel ist jedoch gleich gut und nicht jedes Qualitätssiegel passt zu jeder Einrichtung. Beispiele für Zertifizierungssiegel sind DIN EN ISO 9001:2000 sowie KTQ – Kooperation für Transparenz und Qualität im Gesundheitswesen.

Aufgaben

- Vergleichen Sie verschiedene Definitionen von Qualität.
- Was versteht man unter dem Begriff »gute Qualität«?
- Durch wen werden externe Qualitätsüberprüfungen durchgeführt?
- Was wird dabei überprüft?
- Was ist der PDCA-Zyklus?
- Welche Folgen können festgestellte Qualitätsmängel haben?
- Erläutern Sie, welche Form die Ergebnisse der Qualitätsprüfungen haben und wo sie veröffentlicht werden.
- Beschreiben Sie die Voraussetzungen für die Einführung eines QM-Systems.
- Was ist der Unterschied zwischen einem Bottom-up- und einem Top-down-Verfahren?
- Schildern Sie das mögliche Vorgehen eines QM-Teams.
- Was versteht man unter einem Q-Zirkel?
- Welche Aufgaben können einer leitenden Pflegefachkraft im internen QM-System zukommen?
- Nennen Sie die drei Ebenen, aus denen sich die Gesamtqualität zusammensetzt.
- Nennen Sie Beispiele für die drei Ebenen für den stationären Bereich.
- Nennen Sie Beispiele für die drei Ebenen für den ambulanten Bereich.

2 Gesetzliche Grundlagen der Qualitätssicherung

Die **Qualitätssicherung** in der Altenpflege beruht aus gesetzlicher Sicht auf drei Säulen:

- Elftes Sozialgesetzbuch (SGB XI) zur Sozialen Pflegeversicherung
- Fünftes Sozialgesetzbuch (SGB V) zur Gesetzlichen Krankenversicherung
- Heimgesetz (HeimG)

2.1 Soziale Pflegeversicherung – Elftes Sozialgesetzbuch (SGB XI)

Das **Elfte Sozialgesetzbuch** (SGB XI) regelt die Soziale Pflegeversicherung. Es widmet dem Thema »Qualitätssicherung, Sonstige Regelungen zum Schutz des Pflegebedürftigen« ein eigenes Kapitel. Dieses umfasst die §§ 112 bis 120 und wird auch als **Pflegequalitätssicherungsgesetz** (PQsG) bezeichnet.

In § 112, Abs. 2 heißt es »Pflegeeinrichtungen sind verpflichtet, **Maßnahmen der Qualitätssicherung** sowie ein Qualitätsmanagement [...] durchzuführen«. Weiterhin wird erklärt, dass Pflegeeinrichtungen verpflichtet sind, **Expertenstandards** (► LF 1.1, Kap. 3.4.2, S. 41; ► LF 1.2, Kap. 2.3.4, S. 103) anzuwenden.

In Bezug auf die stationäre Pflege wird festgelegt, dass sich die Maßnahmen der Qualitätssicherung nicht allein auf die pflegerische Versorgung beziehen, sondern dass z. B. auch die Qualität der Unterkunft sicherzustellen ist.

2.1.1 Maßstäbe und Grundsätze für die Qualität

Der Kernbereich zum Thema Qualität liegt im § 113 des SGB XI. Er besteht darin, dass verschiedene Gremien und Verbände, darunter u.a. der Spitzenverband Bund der Pflegekassen sowie die Vereinigung der Träger der Pflegeeinrichtungen, sogenannte »**Maßstäbe und Grundsätze für die Qualität und die Qualitätssicherung**« festlegen.

Zwar handelt es sich bei diesen Maßstäben und Grundsätzen nicht selbst um ein Gesetz. In § 113 ist jedoch geregelt, dass ihre Anwendung **verpflichtend** ist. Die wesentlichen Inhalte der Maßstäbe und Grundsätze sind:

- Die **Ziele** der Pflege und Betreuung, z.B. der aktivierende Charakter der Pflege, die Ermöglichung einer selbstbestimmten Lebensgestaltung sowie die fachlich anerkannte und am aktuellen Wissensstand ausgerichtete Pflege.
- Die **Verpflichtung** zu einem einrichtungsinternen **Qualitätsmanagement** (► LF 3.2, Kap. 1.3, S. 1165).
- Anforderungen an die **Personalstruktur**, z.B. hinsichtlich der **Aus-, Fort und Weiterbildung**.
- Vorgaben an die **Ablauforganisation** der Pflege, z.B. ein vorhandenes Pflegekonzept sowie die Anwendung der Pflegeplanung und -dokumentation.
- **Betreuungsangebote**, z.B. Gruppenangebote, spezielle Angebote für Demenzkranke.

2.1.2 Qualitätsprüfungen durch den MDK

Um zu verstehen, warum der Gesetzgeber ein Interesse hat, die Qualität von Pflegeeinrichtungen zu kontrollieren, macht es Sinn, die Aufgaben des **Medizinischen Dienstes der Krankenversicherung** (MDK) näher zu betrachten.

Medizinischer Dienst der Krankenversicherung

1995 wurde in Deutschland die **Pflegeversicherung** eingeführt. Seitdem gibt es neben den bekannteren Krankenkassen auch **Pflegekassen**. Die Aufgaben der Pflegekassen werden jedoch von den Krankenkassen wahrgenommen. Die Pflegekassen befinden sich damit quasi jeweils unter dem Dach einer Krankenkasse – und jede Krankenkasse hat ihre eigene Pflegekasse. Auch deshalb wird oft nur von Krankenkasse gesprochen, auch wenn die Pflegekasse gemeint ist.

Unterschieden wird zwischen der **Gesetzlichen Krankenversicherung** (GKV) sowie der **Privaten Krankenversicherung** (PKV). Während jeder Mensch in der GKV versichert sein kann, ist es nur selbstständigen Personen und Personen, die eine gewisse Einkommensgrenze überschreiten, möglich, Mitglied einer PKV zu sein.

In Deutschland gibt es viele verschiedene gesetzliche Krankenkassen. Für die Fälle, in denen die gesetzlichen Krankenkassen mit »einer Stimme« sprechen möchten oder müssen, gibt es den **GKV-Spitzenverband**. Dieser vertritt die Interessen aller deutschen gesetzlichen Kranken- und Pflegekassen.

Rechtsgrundlagen			
Gesetz	Sozialgesetzbuch V (Krankenversicherung)	Sozialgesetzbuch XI (Pflegeversicherung)	Heimgesetz (Heimrecht)
Regelungen für …	häusliche Krankenpflege	stationäre und ambulante Pflegeeinrichtungen	Heime für Volljährige

Abb. 2.1: Rechtsgrundlagen für die Qualitätssicherung in der Altenpflege.

Geht es um Fragen rund um die medizinische oder pflegerische Versorgung von kranken und alten Menschen, so berät der **MDS** den GKV-Spitzenverband. MDS steht für **Medizinischer Dienst des Spitzenverbandes Bund der Krankenkassen e.V.** Er »koordiniert und fördert [...] die Durchführung der Aufgaben und die Zusammenarbeit der Medizinischen Dienste der Krankenversicherung (MDK)« (1).

Nahezu jedes Bundesland hat einen eigenen **MDK**. Berlin und Brandenburg haben einen gemeinsamen MDK. Hamburg und Schleswig-Holstein sind unter dem Dach des MDK Nord zusammengefasst. Nordrhein-Westfalen hat als bevölkerungsstärkstes Bundesland zwei MDK: MDK Nordrhein und MDK Westfalen-Lippe.

Die **Aufgaben** des MDK hängen davon ab, ob er für den Bereich der Kranken- oder Pflegeversicherung tätig wird. Beispiele für seine Aufgaben sind:

- Aufgaben für die Krankenversicherung:
  - Prüfung der Notwendigkeit und Dauer eines Krankenhausaufenthaltes
  - Prüfung der Notwendigkeit der sogenannten Behandlungspflege im Rahmen der häuslichen Pflege
- Aufgaben für die Pflegeversicherung:
  - Begutachtung der Pflegebedürftigkeit und Vergabe von Pflegestufen (► LF 1.1, Kap. 1.5.2, S. 15)
  - Qualitätsprüfung von Pflegeeinrichtungen

Notwendigkeit des MDK

In einer typischen Einkaufssituation **bewertet** die Person, die das Geld gegen die Ware tauscht, die **Qualität** der Ware. In der Pflege ist dies nur begrenzt möglich. Die meisten Menschen können zwar beurteilen, ob die Pflegefachkraft freundlich ist, ihren Wünschen nachkommt und ob das Essen schmeckt. Die wenigsten Menschen können jedoch beurteilen, ob z.B. eine Dekubitusprophylaxe fachgerecht durchgeführt wird. Der MDK prüft die **Pflegequalität.**

Gleichzeitig spricht man bei der Finanzierung der Pflege durch die gesetzliche Pflegeversicherung von einem **dreiseitigen Verhältnis.** Der alte Mensch gibt das Geld, mit dem die Pflege bezahlt wird, nicht direkt an die Einrichtung. Sondern die Einrichtung erhält das Budget von der Pflegekasse, bei der der alte Mensch versichert ist. Da die Pflegekasse nicht jeden alten Menschen befragen kann, ob die Qualität seiner pflegerischen Versorgung gut ist, beauftragt sie den MDK. Der MDK prüft die Einrichtungen ganz allgemein hinsichtlich ihrer Qualität. Damit achtet er einerseits auf die Einhaltung gesetzlicher Richtlinien. Auf der anderen Seite ist es sein Ziel, für das Wohl der versicherten Personen zu sorgen.

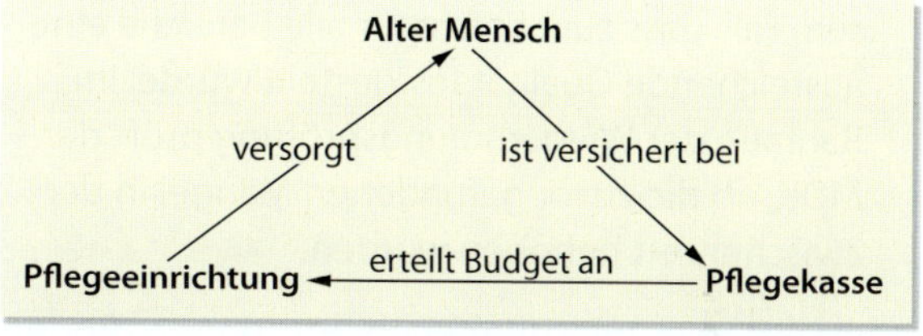

Abb. 2.2: Dreiseitiges Verhältnis zwischen altem Menschen, Pflegekasse und Pflegeeinrichtung.

> **! Merke** Manche Einrichtungen und Pflegefachkräfte sehen dem Besuch des MDK mit Schrecken entgegen. Es entsteht das Gefühl, dass jemand von außen kommt, sich in die Arbeit einmischt und diese bewerten möchte. Sinn macht es, die Prüfung durch den MDK als »Blick von außen« und Chance, Verbesserungsmöglichkeiten zu entdecken, zu sehen.

Rechtliche Grundlagen für die Qualitätsprüfung durch den MDK

Die **gesetzliche Vorschrift** zur Qualitätsprüfung durch den MDK findet sich in § 114 SGB XI. Danach kann der MDK aus zwei verschiedenen Gründen eine Prüfung ansetzen:

- **Regelprüfung**: Diese findet mindestens einmal im Jahr in jeder Pflegeeinrichtung statt. Geprüft werden die Struktur, Prozesse und Ergebnisse zu folgenden Bereichen:
  - allgemeine Pflegeleistungen (»Grundpflege«)
  - spezielle Pflegeleistungen (»Behandlungspflege«)
  - soziale Betreuung und Aktivierung
  - Unterkunft und Verpflegung
  - Hygiene und Infektionsprophylaxe

- **Anlassprüfung**: Diese findet statt, wenn es einen konkreten Anlass, z.B. eine Beschwerde über die Versorgungsqualität, gibt. Zwar wird bei dieser Prüfung das dem Anlass zugrunde liegende Thema besonders beachtet. Aber die Prüfung wird nicht darauf begrenzt. Wie bei einer Regelprüfung so wird auch hier der gesamte Schwerpunkt der Ergebnisqualität unter die Lupe genommen.
- **Wiederholungsprüfung**: Auch hierbei handelt es sich um eine Anlassprüfung. Anlass ist in diesem Fall, dass zuvor nicht für alle Bereiche eine ausreichende Qualität festgestellt wurde. Im Rahmen der Wiederholungsprüfung prüft der MDK, ob die zuvor gefundenen Mängel in der Zwischenzeit behoben wurden.

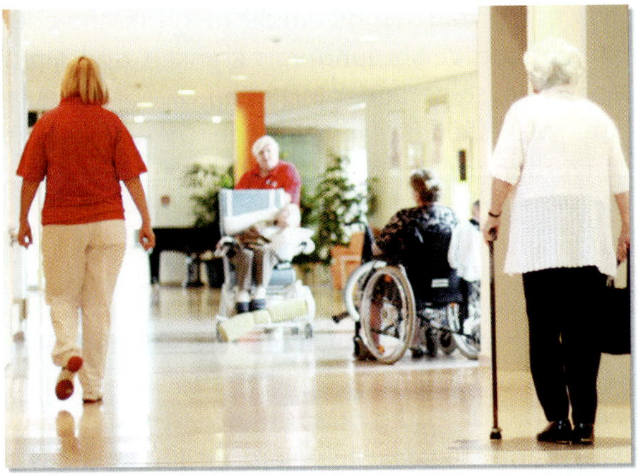

Abb. 2.3: Der MDK nimmt nicht nur die rein pflegerische Versorgung unter die Lupe, vielmehr handelt es sich um einen Rundumblick in die Einrichtung.

Während der beschriebenen Prüfungen finden auch **Inaugenscheinnahmen** statt. Dabei macht sich der MDK-Mitarbeiter persönlich stichprobenhaft ein Bild von dem Pflegezustand der alten Menschen. Der alte Mensch kann die **Teilnahme** an dieser Inaugenscheinnahme verweigern, der Heim- bzw. Pflegedienstleitung ist es nicht gestattet, bestimmte Menschen von dieser Prüfung auszuschließen.

! Merke Die Qualitätsprüfung durch den MDK findet ohne vorherige Anmeldung statt. Die Pflegeeinrichtungen sind dafür zuständig, dass die Prüfung durch den MDK möglich ist. Den Zutritt zu bestimmten Räumen oder das Gespräch mit Mitarbeitern bzw. pflegebedürftigen Menschen darf die Heim- bzw. Pflegedienstleitung dem MDK nicht verweigern.

LF 3.2

Die MDK-Mitarbeiter verwenden für die Qualitätsprüfungen eine **Prüfanleitung**. Diese wird auch als **Qualitätsprüfungs-Richtlinie** (QPR) bezeichnet. Auf diese Weise stellen sie sicher, dass alle Prüfungen ähnlich ablaufen. Für die stationäre sowie häusliche Pflege gibt es jeweils eine separate Prüfanleitung. Die jeweils aktuellste Version hält der MDS auf seiner Homepage vor: www.mds-ev.de.

Durch das Vorgehen nach einer festen Prüfanleitung ist es möglich, die Prüfergebnisse unterschiedlicher Einrichtungen zu **vergleichen**. Die Prüfungen des MDK sind auch wichtig, um Menschen, die auf der Suche nach einer pflegerischen Versorgung sind, zu informieren. Daher besteht eine gesetzliche Pflicht, die Ergebnisse der MDK-Prüfung in einem sogenannten **Transparenzbericht** zu veröffentlichen.

Auf der Website www.pflegelotse.de findet sich zu jeder Pflegeeinrichtung, die von der gesetzlichen Pflegeversicherung zugelassen ist, eine **Pflegenote**. Gleichzeitig ist eine Liste mit standardisierten Fragen und den jeweiligen Antworten aus den Einrichtungen zu sehen.

- Der Liste für den stationären Bereich umfasst 82 Fragen aus den folgenden Bereichen:
  - Pflege und medizinische Versorgung
  - Umgang mit demenzkranken Bewohnern
  - soziale Betreuung und Alltagsgestaltung
  - Wohnen, Verpflegung, Hauswirtschaft und Hygiene
  - Befragung der Bewohner (10 % der Bewohner, die entsprechend der Verteilung auf die Pflegestufen zufällig ausgewählt werden)
- Die Liste für die häusliche Pflege umfasst 49 Fragen aus den folgenden Bereichen:
  - pflegerische Leistungen
  - ärztlich verordnete pflegerische Leistungen
  - Dienstleistung und Organisation
  - Befragung der Kunden

Folgen bei Qualitätsmängeln

Das SGB XI gibt den Pflegekassen die Möglichkeit, auf **Qualitätsmängel** zu reagieren. Stellt der MDK bei seiner Prüfung Mängel fest, so erhält der Betreiber der Einrichtung die Möglichkeit, innerhalb einer **angemessenen Frist** die Mängel zu beheben. Weitere Möglichkeiten, auf Qualitätsmängel zu reagieren, sind:

- **Kürzung der Vergütung**: Die Pflegeeinrichtung erhält weniger Geld von den Pflegekassen.
- **alternative Pflegeeinrichtung**: Der alte Mensch wird in ein anderes Pflegeheim verlegt, dieses erhält fortan die Vergütung für die Versorgung des Menschen.
- **Untersagung** der häuslichen Betreuung: Die zuständige Pflegekasse kann dem Pflegedienst auf Empfehlung des MDK die weitere Betreuung vorläufig verbieten.

Da sowohl die **Heimaufsichtsbehörden** als auch der MDK stationäre Pflegeeinrichtungen prüfen, ist es wichtig, doppelten Aufwand zu vermeiden. Aus diesem Grund legt § 117 SGB XI fest, wie der MDK und die Heimaufsichtsbehörde zusammenarbeiten. Besonders hervorgehoben werden dabei

- die gegenseitige Information und Beratung,
- Terminabsprachen bzgl. der Prüfung von Pflegeeinrichtungen und die
- Verständigung über Maßnahmen im Einzelfall.

Ist die Heimaufsicht bei einer der von den Pflegekassen angeordneten Überprüfungen nicht anwesend, so hat die Pflegekasse der Heimaufsicht eine Kopie von dem **Prüfergebnis** zuzuleiten (§ 114 SGB XI).

2.2 Gesetzliche Krankenversicherung Fünftes Sozialgesetzbuch (SGB V)

Das **Fünfte Sozialgesetzbuch** (SGB V) regelt die **Gesetzliche Krankenversicherung** (GKV). Damit ist es vor allem für die Diagnostik und Therapie von Erkrankungen, aber auch für deren Prävention (► LF 1.1, Kap. 4.2, S. 46) zuständig. Ein Großteil der in diesem Gesetzbuch geregelten Leistungen betrifft damit die Aufgaben von Ärzten.

Die **Behandlungspflege** von kranken Menschen im Bereich der **häuslichen Pflege** wird in § 37 im SGB V geregelt. Eine konkrete Aussage zur Qualität gibt es hier nicht, wohl aber wird festgestellt, dass die Krankenpflege dazu beitragen soll, das Ziel der ärztlichen Behandlung zu erreichen.

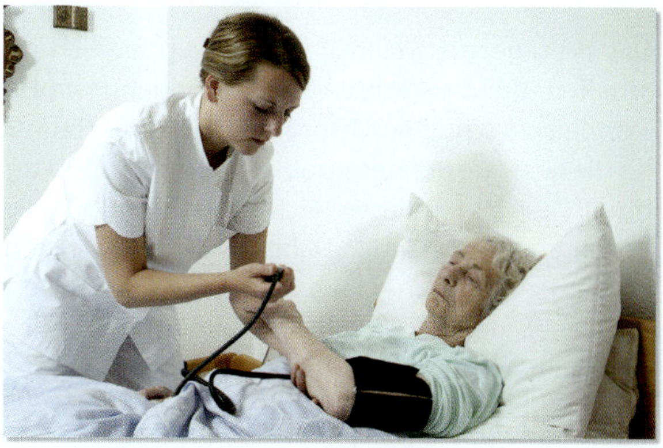

Abb. 2.4: Die Gesetzliche Krankenversicherung regelt die Qualität der Behandlungspflege im Rahmen der häuslichen Pflege.

Auch regelt § 37, dass Leistungen der häuslichen Krankenpflege nur durch die Krankenkasse finanziert werden, wenn es im Haushalt des kranken Menschen keine **Angehörigen** gibt, welche die häusliche Pflege übernehmen könnte. Damit wird eine Aussage zur Qualität getroffen: Je nach dem eigenen Zutrauen der Angehörigen, kann es vorkommen, dass sie Aufgaben übernehmen, für die sie keine formale Qualifikation im Sinne einer dreijährigen Ausbildung besitzen. Beispielsweise die Verabreichung von subkutanen Injektionen (► LF 1.5, Kap. 1.1.2, S. 847), z. B. zur Thromboseprophylaxe, durch pflegende Angehörige ist in der häuslichen Pflege keine Seltenheit.

Zur **Qualität** der erbrachten Leistungen heißt es in § 135a SGB V: »Die Leistungserbringer sind zur Sicherung und Weiterentwicklung der Qualität der von ihnen erbrachten Leistungen verpflichtet. Die Leistungen müssen dem jeweiligen Stand der wissenschaftlichen Erkenntnisse entsprechen und in der fachlich gebotenen Qualität erbracht werden.« Unter den Begriff Leistungserbringer fallen alle Berufsgruppen, die Leistungen erbringen, welche von der gesetzlichen Krankenversicherung erbracht werden. Damit sind auch Pflegefachkräfte in der häuslichen Pflege verpflichtet, eine qualitativ hochwertige Pflege nach den aktuellsten Erkenntnissen zu erbringen.

2.3 Heimgesetz (HeimG)

Heimgesetz ► LF 3.1, Kap. 5.2.1, S. 1109

Das **Heimgesetz** (HeimG) wurde ursprünglich geschaffen, um die Rechte von volljährigen Heimbewohnern zu schützen. Ursprünglich war das **HeimG** für die gesamte Bundesrepublik Deutschland gültig. Inzwischen ist für diesen Rechtsbereich jedoch die Länderebene zuständig. Daher haben die meisten Bundesländer eigene Heimgesetze mit zum Teil unterschiedlichen Regelungen. Das ehemals bundesweit gültige HeimG wird heute noch von Bundesländern genutzt, welche bislang noch keine eigene gesetzliche Regelung getroffen haben.

§ 2 des HeimG bezieht sich auf den Zweck des Gesetzes. Als ein Zweck wird benannt, dass eine »dem allgemein anerkannten Stand der fachlichen Erkenntnisse entsprechende Qualität des Wohnens und der Betreuung« gesichert werden soll. Auch gelten die **Qualität** der Versorgung in allen Bereichen und ein vorhandenes Qualitätsmanagement laut § 11 als Voraussetzung, um ein Heim überhaupt betreiben zu dürfen.

Da es in der internen Qualitätssicherung (► LF 3.2, Kap. 1.3, S. 1165) sinnvoll ist, alle Beteiligten einzubeziehen, sieht das HeimG in § 10 die **Mitwirkung der Bewohner** durch einen **Beirat** vor.

Aufgaben
- Was ist im Sozialgesetzbuch V § 37 Abs. 1 und 2 festgelegt?
- Erklären Sie den Begriff »Kosten-Nutzen-Faktor«.
- Welches sind die wichtigsten Rechtsgrundlagen der Qualitätssicherung in stationären und ambulanten Pflegeeinrichtungen?
- Wie sehen diese aus?
- Was regelt das Pflege-Weiterentwicklungsgesetz?
- Was besagt § 113 SGB XI bezüglich Qualitätssicherung und Qualitätsmanagement?
- Für was sind die Träger einer Pflegeeinrichtung verantwortlich?
- Was ist in der »MDK-Anleitung zur Prüfung der Qualität nach §§ 112, 114 SGB XI« festgehalten?
- Was sind die Voraussetzungen für einen Versorgevertrag nach §72 SGB XI?

Lernfeld 4.1

Berufliches Selbstverständnis entwickeln

Quellenhinweise, weiterführende Literatur und Internethinweise zu den einzelnen Kapiteln **► S. 1311**

1 Geschichte der Pflegeberufe

Die Pflege von Menschen ist wahrscheinlich so alt wie die Menschheit selbst. Zunächst ging es um notwendige Hilfen nach Verletzungen, häufig hervorgerufen durch kriegerische Auseinandersetzungen. Dann, mit der Entwicklung des christlichen Glaubens, wurden im Sinne der Nächstenliebe Menschen versorgt, die sich nicht selber helfen konnten. Immer wieder waren es gesellschaftliche Probleme, die zu einer Weiterentwicklung der Pflege führten. Dabei standen auch in der jüngeren Geschichte die Folgen kriegerischer Auseinandersetzungen häufig im Mittelpunkt.

Pflege wurde und wird immer vor dem Hintergrund der jeweiligen Gesellschaftsordnung und dem damit verbundenen Menschenbild durchgeführt. Auch die christlich motivierte Pflege konnte sich dem nicht entziehen. Dies zeigt die Zeit des Nationalsozialismus in Deutschland, aber auch die heutige Entwicklung. So wird die Notwendigkeit einer Professionalisierung der Altenpflege nicht aus einer Verpflichtung gegenüber dem alten Menschen heraus begründet, sondern aus der Notwendigkeit, den Problemen, die sich aus der Überalterung unserer Gesellschaft ergeben, zu begegnen.

Die Kenntnis der geschichtlichen Entwicklung der Altenpflege und ihrer notwendigen Einbettung in die jeweilige Gesellschaft ist notwendig zur Entwicklung eines beruflichen Selbstverständnisses. Aus diesem heraus kann dann eine Weiterentwicklung der Pflege sowie die notwendige kritische Auseinandersetzung mit ihren Bedingungen erfolgen.

LF 4.1

1.1 Von der Nächstenliebe zum Beruf

Altenpflege als Beruf selbst hat noch keine lange Geschichte. Sie entwickelte sich erst seit dem Ende des 20. Jahrhunderts in Abgrenzung von der Krankenpflege. Die Pflege von Menschen durch Menschen hat allerdings eine lange Historie, die eng verknüpft ist mit der Entwicklung der Menschheit und sozialer Strukturen.

1.1.1 Pflege in der Vor- und Frühzeit

Belege für medizinisch-pflegerische Handlungen an Menschen finden sich schon in steinzeitlichen Funden. Schriftliche Aufzeichnungen existieren aus den sogenannten Hochkulturen. So sind den ägyptischen Papyri (Schriftrollen) aus Ägypten (3000 bis 332 v. Chr.) Hinweise zur Kinderpflege zu entnehmen.

Die erste direkte Erwähnung von Pflegekräften findet sich in Schriften aus Indien (2000 bis 800 v. Chr.). »Der Pflegende sei voller Hingabe an den Kranken, unterrichtet und geschickt in seiner Arbeit.«

In Griechenland (600 v. Chr.) entwickelte sich nicht nur die Medizin (u. a. Hippokrates von Kos; 460 bis 377 v. Chr.), sondern es gab auch speziell ausgebildete Kräfte für die Krankenbehandlung in den Asklepiostempeln.

1.1.2 Christlich motivierte Pflege

Benedikt von Nursia (480–547) gründete den Benediktinerorden. Von seinem Namen leitet sich die englische Bezeichnung »nurse« für Krankenschwester ab. In den Ordensregeln wurden Festlegungen für den Umgang und die Pflege von Kranken getroffen, die als der Beginn einer langen Bindung der Pflege an die christliche Tradition und den Vorrang der Nächstenliebe gelten können.

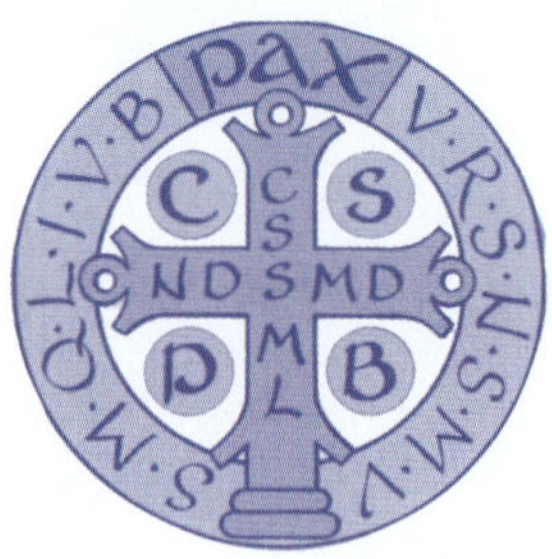

Abb. 1.1: Benediktuskreuz

Hildegard von Bingen (11. Jahrhundert), Äbtissin des Ordens, verfasste die erste europäische Systematik zur Krankheitslehre. Zu dieser Zeit waren Pflege und Medizin in Europa nicht getrennt.

Allerdings gab es in Jerusalem (Kreuzzüge 1096 bis 1278) wegen der Notwendigkeit der Behandlung von Kampffolgen ein erstes Hospital zur Aufnahme von Pflegebedürftigen unter Leitung des Johanniterordens.

Im 12. bis 13. Jahrhundert wurden dann neben Krankenstuben in den Klöstern auch spezielle Häuser für die Krankenpflege gegründet.

Erst im 14. und 15. Jahrhundert kam es zur beruflichen Spezialisierung von Medizinern. Die Pflege blieb weiterhin Aufgabe der Klöster und der Frauen in den Familien.

1.1.3 Pflege im Zeitalter des Humanismus und der Aufklärung

Das erste deutsche Lehrbuch der Krankenpflege wurde 1574 von dem Arzt **Jacob Oethausen** herausgegeben. Es gibt Hinweise sowohl auf die häusliche Krankenpflege als auch die Pflege in Einrichtungen (Spitäler).

Im 18. Jahrhundert ließen sich mit der Entwicklung der Medizin auch Bürger und Handelsleute in Krankenhäusern behandeln. Damit reichte die Versorgung durch Orden und Familie nicht mehr aus. 1782 kam es durch **Franz Anton Mai** (1742–1814; Prof. für Geburtshilfe) daher zur Gründung der ersten »Krankenwärterschule« – eine gleiche Einrichtung für Frauen wurde interessanterweise erst 1801 eröffnet. Etwa zur gleichen Zeit wurde in Wien ein Siechenhaus dem allgemeinen Krankenhaus angegliedert.

Die Choleraepidemie (1831/1832) führte in Hamburg zur Gründung des Vereins »Weiblicher Verein für Armen- und Krankenpflege« durch **Amalie Sieveking** (1794–1858).

1.2 Entwicklung der beruflichen Pflege

1.2.1 Pflege im 19. Jahrhundert

Die Grundlage eines Berufs, der sich ausschließlich der Pflege widmet, legte der protestantische Pastor **Theodor Fliedner** (1800–1864). Auslöser waren die zunehmenden sozialen und gesundheitlichen Probleme im Gefolge der Industrialisierung. Er gründete die **erste Krankenpflegeschule**. Verlangt wurde, dass Pflegerinnen (Diakonissen) eine sowohl theoretische als auch praktische Ausbildung im Krankenhaus erhielten und ihre Ausbildung mit einem Examen abschlossen. Historisch interessant ist, dass auch Florence Nightingale in dieser Einrichtung ein Examen ablegte.

Wichtig ist in dem Zusammenhang, dass diese Entwicklung nicht die Versorgung psychisch Kranker betraf. Diese wurden weiterhin in »Irrenhäusern« von meist männlichen sogenannten Krankenwärtern ohne Ausbildung »versorgt«.

Florence Nightingale (► LF 1.1, Kap. 2.1, S. 18) entwickelte ihre Vorstellungen von Pflege an der Versorgung verletzter Soldaten im Krimkrieg (1854). Hier war sie als Leiterin des Pflegedienstes der britischen Hospitäler in der Türkei durch das Kriegsministerium eingesetzt.

Die Gründung des **Roten Kreuzes** in Genf im Jahre 1863, angeregt durch **Henry Dunant** (1828–1910), geht ebenfalls auf die Folgen kriegerischer Ereignisse zurück (Schlacht bei Solferino/Italien, 1856). Die Organisation widmete sich zunächst der Ausbildung von Frauen und Männern zur pflegerischen Hilfe im Kriegsfalle. In der Folge kam es auch in Deutschland zur Gründung von Schwesternschaften.

> **! Merke** Die professionelle Pflege im 19. Jahrhundert war somit weitgehend religiös oder politisch gebunden.

1.2.2 Pflege im beginnenden 20. Jahrhundert

Agnes Karll (1868–1927) gründete die »Berufsorganisation der Krankenpflegerinnen Deutschlands sowie der Säuglings- und Wohlfahrtspflegerinnen (BOKD)« , die später in **Agnes-Karll-Verband** umbenannt wurde. Dieser widmete sich neben Fragen der Ausbildung auch der Vermittlung von Arbeitsplätzen und dem Schutz seiner Mitglieder durch eine Versicherung. Schon damals wurde die Forderung nach einer staatlich geregelten, einheitlich dreijährigen Ausbildung aufgestellt. Eigene Pflegeschulen wurden gegründet. Dies vor dem Hintergrund beruflicher Überforderung, unzureichender Bezahlung und fehlender Zukunftsversorgung der damaligen Pflegekräfte.

Damit war die Entwicklung der pflegerischen Struktur abgeschlossen. Auch heute gibt es die Ordenspflege (katholisch), die Pflege durch die Diakonie (evangelisch), die Pflege im Rahmen von sogenannten Mutterhäusern (weltlich, z. B. Rotes Kreuz) und die freiberufliche Pflege.

Pflege war im Wesentlichen weiblich und es wurde davon ausgegangen, dass die Krankenschwester voll und ganz in der Pflege aufging. Selbst Agnes Karll war zutiefst von den Werten des Dienens und der Selbstlosigkeit als beruflicher Haltung überzeugt. Nur so ist zu verstehen, dass im Zuge der Anerkennung von Gewerkschaften und allgemeiner Rechte im Arbeitsleben der 8-Stunden-Tag für den Bereich der Pflege abgelehnt wurde, aus der Befürchtung heraus, in dieser Zeit nicht ausreichend für die Pflege zur Verfügung zu stehen.

In der 1924 vom Reichsarbeitsministerium erlassenen **Verordnung über die Arbeitszeit** wurde daher eine Arbeitszeit von 10 Stunden täglich und 60 Stunden wöchentlich festgelegt. Nach einem ersten Tarifvertrag (zwischen 1919 und 1920) erhielten trotz des Überwiegens weiblicher Pflegekräfte (ca. 80 %) die männlichen Arbeitskollegen bei gleicher Ausbildung ca. 30 % mehr Lohn.

1.2.3 Pflege im Nationalsozialismus

LF 4.1

Schon kurz nach der Machtergreifung wurde begonnen, die Krankenpflege in den Dienst der politischen Ziele zu stellen. Diese waren der Einsatz für die Volksgesundheit, die geplante Unterwerfung der östlichen Nachbarn sowie die Umsetzung der nationalsozialistischen Rassen- und Bevölkerungspolitik.

Diese fand einmal in der Begrifflichkeit des »unwerten Lebens« und der Tötung von 70 000 Menschen im Rahmen von sogenannten Euthanasieprogrammen (1939–1941) ihren schrecklichen Ausdruck. An der Tötung von Menschen mit Behinderung und mit Erbkrankheiten waren Ärzte und Pflegekräfte beteiligt.

Zum Zweiten gipfelte die mit dem »Gesetz zum Schutze des deutschen Blutes und der deutschen Ehre vom 15. September 1935« begonnene Politik (Nürnberger Judengesetze) in der systematischen Verfolgung und Tötung von 6 Mio. Juden in Konzentrationslagern. Auch an den begleitenden Menschenversuchen waren Pflegekräfte beteiligt.

Zur Umsetzung wurde eine Vereinheitlichung der verschiedenen Berufsverbände unter Verdrängung der kirchlichen Verbände angestrebt, da von diesen Widerstand gegen die Politik erwartet wurde.

Im 1936 gegründeten **Fachausschuss für Schwesternwesen** fanden sich folgende Verbände:

- NS-Schwesternschaft (wegen der Tracht »braune« Schwestern genannt)
- Reichsbund freier Schwestern und Pflegerinnen (»blaue« Schwestern«)
- Schwesternschaft des Deutschen Roten Kreuzes
- Diakoniegemeinschaft
- Caritasverband

Die Integration der Verbände wurde weitgehend unterstützt, wie das folgende Zitat zeigt: Die besondere Verbundenheit mit Führer und Reich bekräftigen die führenden und die für den Einsatz bestimmten Männer und Frauen des Deutschen Roten Kreuzes mit folgendem Eid: »Ich schwöre Treue dem Führer des Deutschen Reiches und Volkes, Adolf Hitler. Ich gelobe Gehorsam und Pflichterfüllung in der Arbeit des Deutschen Roten Kreuzes nach den Befehlen meiner Vorgesetzten. So wahr mir Gott helfe.« (aus der Satzung des Deutschen Roten Kreuzes vom 24. Dezember 1937)

Im **Krankenpflegegesetz** vom 28. September 1938 wurde eine 2-jährige Ausbildung für Krankenschwestern festgelegt, welche später wegen Mangels an Pflegefachkräften auf eineinhalb Jahre verkürzt wurde. Wesentliche Inhalte der Ausbildung waren – den nationalsozialistischen Zielen folgend – Erb- und Rassenlehre, Rassenpflege, Bevölkerungspolitik und weltanschauliche Schulung. Die Berufsbezeichnungen »Krankenschwester« und »Krankenpfleger« wurden geschützt.

Die erforderlichen Aufgaben wurden auf die Verbände verteilt. Eingesetzt wurden: »DRK-Schwestern als Wehrmachtsschwestern mit der Verpflichtung zum Einsatz in den mobilen Formationen des Kriegssanitätsdienstes, die NS-Schwestern als Träger einer politisch-pflegerischen Aufgabe an der Volksgemeinschaft in der Gemeindepflege in Stadt und Land, die Reichsbundschwestern als Hauptkontingent der Pflegekräfte in öffentlichen Kranken- und Pflegeanstalten« (aus: Das Deutsche Rote Kreuz, 1939).

Die neugegründete NS-Schwesternschaft sollte zum größten Verband werden und wurde deswegen 1942 mit dem Reichsbund zusammengelegt. Viele Pflegekräfte unterstützten diese Veränderungen in der Erwartung einer Verbesserung der Arbeitssituation – eine fatale Hoffnung, die wie viele Hoffnungen im »totalen« Krieg ihr Ende fand.

1.2.4 Pflege nach 1945

Der »Neubeginn« nach dem 2. Weltkrieg war gekennzeichnet durch den Prozess der Entnazifizierung (Austausch der Führungskräfte, Verhinderung der Tätigkeit von überzeugten Nationalsozialisten) in der NS-Schwesternschaft und der Neuordnung der Verbände. Der Wiederaufbau des Agnes-Karll-Verbands geschah durch **Helen Blunk**.

Das Krankenpflegegesetz von 1938 behielt seine Gültigkeit und wurde erst 1957 ersetzt. Es wurde mit seiner Fortschreibung der 2-jährigen Ausbildung von vielen für unzureichend gehalten. Erst unter dem Druck der Entwicklung von Medizin und Pflege, insbesondere der Intensivmedizin, die gut ausgebildete Pflegefachkräfte erforderte, erfolgte 1965 die erste Novellierung des Gesetzes mit der Festschreibung einer 3-jährigen Ausbildung, wie sie schon Agnes Karll 1903 gefordert hatte.

Ab 1960 begannen erste Bemühungen zur Entwicklung der Altenpflege und damit einer Trennung von der Krankenpflege. Weitere Novellierungen des Krankenpflegegesetzes folgten 1969 und 1972 ohne wesentliche grundsätzliche Änderungen.

In der Gesetzesnovelle von 1985 wurde der Theorieteil mit 1.600 Std. festgelegt, was einer Vervierfachung seit 1957 entsprach und die steigenden Anforderungen an den Beruf illustriert. Erstmals wurden Ausbildungsziele benannt.

Die Wiedervereinigung führte zu einer Integration der Pflegefachkräfte aus den neuen Bundesländern in das bestehende System der Bundesrepublik.

Pflege in der DDR

In der damaligen sowjetischen Besatzungszone und späteren DDR wurde die sehr konsequente Entnazifizierung verbunden mit einem Aufbau sozialistischer Strukturen. Ein zentralistischer Staatsaufbau mit ideologischen Vorgaben und kontrollierter Regulation wirtschaftlicher Abläufe wirkte sich auch auf die Organisation der Pflege aus. Dies zeigte sich an einer Beibehaltung der gegebenen zentralistischen Strukturen. Entscheidende Führungspositionen wurden jedoch mit ausgewiesenen Antifaschisten besetzt.

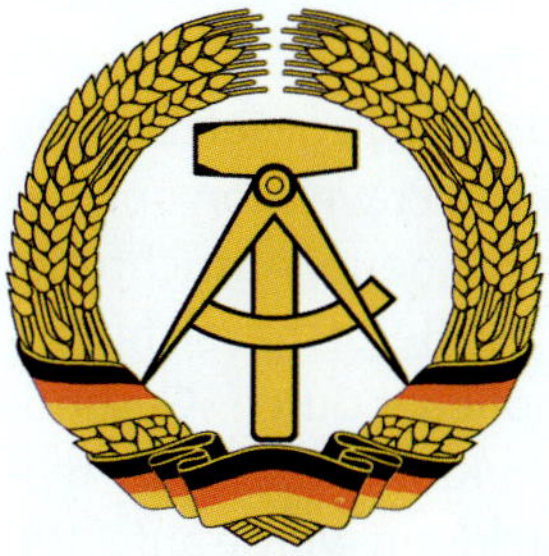

Abb. 1.2: Staatswappen der DDR.

Ab 1951 erfolgte eine Orientierung an den Erfahrungen der Besetzungsmacht (Sowjetunion) mit einer staatlichen Ausbildung in Schulen der mittleren Stufe, die zwischen normaler Berufsausbildung und Hochschulqualifikation angesiedelt waren. Die Berufsbezeichnung lautete »Facharbeiter/Facharbeiterin für Krankenpflege und Sozialdienst«. Die Identifizierung mit den politischen Idealen des sozialistischen Staates gehörte zum beruflichem Selbstverständnis. Das hohe theoretische Niveau der Ausbildung lag deutlich über dem der bisherigen Berufsausbildung, verfestigte allerdings die Bindung der Pflege an die Medizin, was sich auch an einer als unzureichend empfundenen praktischen Ausbildung zeigte.

Ab 1961 wurde dies korrigiert und die politischen Bemühungen um eine internationale Anerkennung führte zu einer Orientierung an internationalen Bestrebungen zur Professionalisierung des Pflegeberufs.

LF 4.1

So war ab 1982 ein Hochschulstudium im Fach »Diplom-Krankenpflege« möglich. 1985 wurde die »Gesellschaft für Krankenpflege in der DDR« gegründet, die sich der Weiterbildung, der Förderung der Pflegeforschung und insbesondere der Beziehungen zur Weltgesundheitsorganisation (WHO) widmete.

Neben der staatlich organisierten Pflege gab es die Diakonie, in deren Rahmen, wenn auch unter Schwierigkeiten, ebenso eine Ausbildung möglich war. 1964 wurde der Erhalt evangelischer Krankenpflegeschulen und damit die Ausbildung des Nachwuchses für die evangelischen Schwesternschaften und Krankenhäusern zwischen Staat und Kirche vereinbart.

1.2.5 Pflege zu Beginn des 21. Jahrhunderts

Seit dem 1. Januar 2004 ist die Pflege gesetzlich neu geregelt. Die Einbeziehung von Prävention und Rehabilitation verdeutlicht eine neue Ausrichtung, die sich in der Ablösung der Berufsbezeichnung Krankenschwester/Krankenpfleger durch »Gesundheits- und Krankenpflegerin/Krankenpfleger« manifestiert. Die 3-jährige Ausbildung wurde auf 2.100 Theoriestunden und 2.500 Stunden in der Praxis erweitert.

1.3 Geschichte der Versorgung alter Menschen

LF 4.1

1.3.1 Von der Armenpflege zur staatlichen Sozialpolitik

Parallel zur geschichtlichen Entwicklung der Pflege entwickelte sich die Fürsorge für alte und pflegebedürftige Menschen.

Etwa ab dem Jahr 200 entstanden erste christliche Klöster, in denen alte Menschen gepflegt wurden. Aus dem arabischen Sprachraum, dem auch besondere Impulse für die Medizin zu verdanken sind, wurde die Versorgung in Hospitälern übernommen. In Rom kam es zur Gründung von Versorgungsheimen, unter denen sich auch Heime für alte Menschen befanden (Gerokomeion).

Im Zuge der **Kreuzzüge** kam es ab dem 11. Jahrhundert zur Gründung von Hospizen zur Versorgung von Kranken und Verletzten, diese Idee nahmen die Städte auf und es entstanden ab dem 12. Jahrhundert von Bürgern oder Stiftungen getragene Spitäler, die sich der Versorgung insbesondere armer, alter und gebrechlicher Menschen annahmen. So finden sich z. B. in Hamburg das »Hospital zum Heiligen Geist« und das »Gast- und Krankenhaus« als Wohn- und Pflegeheime, welche auf diese Zeit zurückgehen.

Die Versorgung der Alten und Kranken war im Wesentlichen Aufgabe der Familien, die vorhandenen Strukturen reichten also aus. Auch war das Alter bei einer Lebenserwartung von 36–39 Jahren bis ins 19. Jahrhundert kein wirkliches Problem. Dies änderte sich mit der Zunahme der medizinischen Möglichkeiten, die insbesondere die frühe Sterblichkeit und die Sterblichkeit an Infektionskrankheiten deutlich reduzierte.

Mit der **Industrialisierung** im 19. Jahrhundert waren Änderungen der Familienstruktur und der Lebensbedingungen verbunden, die den Staat vor große soziale Probleme stellten. Als Reaktion fanden sich die Einführung der Kranken-, Unfall- und Rentenversicherung in den Jahren 1883–1889 sowie die Gründung von sogenannten Wohlfahrtsverbänden (► LF 3.1, Kap. 4.3.1, S. 1094). Damit übernahmen der Staat und die Öffentlichkeit zunehmend Verantwortung für die Fürsorge. 1917 wurde ein »Deutscher Verein für öffentliche und private Fürsorge« gegründet. Seit 1927 gibt es die Arbeitslosenversicherung.

Mit der Entwicklung von Medizin und Pflege wuchs gleichzeitig die Notwendigkeit spezialisierter Versorgungseinrichtungen für Kranke und Pflegebedürftige. So entstanden die ersten Altenpflegeeinrichtungen zum Ende des 19. Jahrhunderts. In der Verfassung, die den Neuanfang nach der Zeit des Nationalsozialismus verdeutlichte, erklärte sich die damalige Bundesrepublik zum Sozialstaat.

> **Definition** »Die Bundesrepublik Deutschland ist ein demokratischer und sozialer Bundesstaat.« Art. 20 Grundgesetz

Damit wird das Bestreben ausgedrückt, soziale Unterschiede soweit als möglich auszugleichen und die Lebensbedingungen im Sinne sozialer Gerechtigkeit am Gemeinwohl zu orientieren. Dazu gehört insbesondere die Hilfe in der Not, die in den Sozialgesetzbüchern ihren Niederschlag findet.

Das Gesundheits- und Sozialwesen unterliegt seither staatlicher Kontrolle. Die Durchführung der verschiedenen Leistungen wird an Wohlfahrtsverbände, öffentliche oder private Träger sowie Körperschaften des öffentlichen Rechts übertragen.

Neben Altenheimen wurden ab 1960 erste Pflegedienste meist im Rahmen von Sozialstationen zur pflegerischen Versorgung im Hause gegründet. Dies ist der Beginn der ambulanten Pflege.

1995 mit Einführung der Pflegeversicherung wurde nun auch die Absicherung der Pflegebedürftigkeit in den Aufgabenbereich des Sozialstaats übernommen. Im Hinblick auf die Zunahme alter und pflegebedürftiger Menschen (demografische Entwicklung) und die absehbaren Probleme mit einer rein stationären Versorgung, wurde der Grundsatz »ambulant vor stationär« festgelegt:

➔ **Definition** »Die Pflegeversicherung soll mit ihren Leistungen vorrangig die häusliche Pflege und die Pflegebereitschaft der Angehörigen und Nachbarn unterstützen, damit die Pflegebedürftigen möglichst lange in ihrer häuslichen Umgebung bleiben können. Leistungen der teilstationären Pflege und der Kurzzeitpflege gehen den Leistungen der vollstationären Pflege vor.« § 3 SGB XI

Im beginnenden **21. Jahrhundert** werden zunehmend Aspekte der Qualität der Pflege wichtig. Dies sicherlich einmal zur Verbesserung der Situation der Pflegebedürftigen, zum zweiten aber wegen der Erkenntnis, dass unzureichende Pflege und auch medizinische Versorgung im Ergebnis einer Verschwendung immer knapper werdender finanzieller Ressourcen gleich kommt.

Der Sozialstaat nimmt seine Aufgabe weiter wahr, gleichzeitig wird aber vermehrt über die Kosten der Versorgung diskutiert. Andere Modelle der Finanzierung von Behandlung und Pflege werden gesetzlich vorbereitet. Neue Versorgungsformen werden erst nach Modellversuchen eingeführt, bei denen der Kostenaspekt z. T. eine so große Rolle spielt, dass ihre Einführung unterbleibt (z. B. im Rahmen der Palliativpflege).

Zunehmend wird der Aspekt der Eigenverantwortung für Krankheit und Pflegebedürftigkeit ins Auge gefasst, gleichzeitig soll durch Stärkung der Rehabilitation eine Pflegebedürftigkeit so lange wie möglich vermieden werden.

Vermehrt ist ehrenamtliches Engagement gefragt und auch notwendig, um Versorgungslücken zu schließen – dies ist besonders deutlich in der Hospizpflege. Hier hat das Ehrenamt sogar einen Platz im Gesetz gefunden:

! Merke »Die Krankenkasse hat ambulante Hospizdienste zu fördern, die für Versicherte, die keiner Krankenhausbehandlung und keiner stationären oder teilstationären Versorgung in einem Hospiz bedürfen, qualifizierte ehrenamtliche Sterbebegleitung in deren Haushalt oder Familie erbringen.« § 39a SGB V XE »SGB V: Hospizpflege«

Auch die Förderung von Selbsthilfegruppen ist vorgesehen:

➔ **Definition** »Die Krankenkasse soll Selbsthilfegruppen, -organisationen und -kontaktstellen fördern, die sich die Prävention oder die Rehabilitation von Versicherten (...) zum Ziel gesetzt haben.« § 20 SGB V

Als Reaktion auf eine Unterversorgung alter Menschen besonders in ländlichen Gebieten wurde das nicht nur in der DDR bekannte Modell der Gemeindeschwester neu belebt. Diesmal unter dem Namen »AgnES« (Arztentlastende, gemeindenahe, E-Health-gestützte, systemische Intervention). Seit Frühjahr 2009 ist es bundesweit eingeführt.

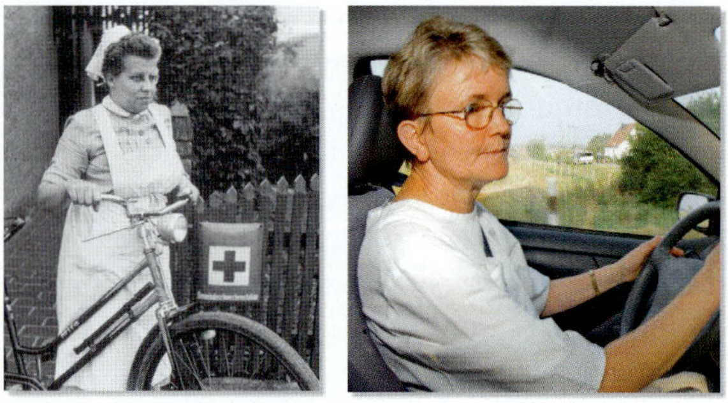

Abb. 1.3: Gemeindeschwester damals und heute.

1.3.2 Historische Aspekte der Bevölkerungsentwicklung

Das Alter und damit verbundene Probleme hat es schon immer gegeben, allerdings wegen fehlender Behandlungsmöglichkeiten und daraus resultierender geringer Lebenserwartung nicht im heutigen Ausmaß.

Seit dem 19. Jahrhundert, mit Einführung von Standesämtern und Volkszählungen, ist es möglich, verlässliche Zahlen zur Bevölkerungsentwicklung vorzulegen. Die Wissenschaft, die das ermöglicht, heißt **Demografie** (griech. demos = Volk; graphein = schreiben). Wesentlicher Antrieb für die Entwicklung der Altenpflege ist eine Entwicklung (sog. demografischer Wandel), die gekennzeichnet ist durch eine zunehmende Lebenserwartung mit dem Problem der Pflegebedürftigkeit. Dies verschärft sich durch eine Abnahme potenzieller Pflegepersonen in Familien aufgrund sinkender Geburtenraten und der Zunahme von sogenannten Single-Haushalten – und damit Menschen, welche im Alter auf professionelle Hilfe angewiesen sein werden (► LF 1.1, Kap. 1.1.4, S. 8 ff).

LF 4.1

> **! Merke** Bis 2020 soll die Zahl der über 80-Jährigen von rund 3,5 Mio. auf 4,9 Mio. und die Zahl der Pflegefälle von 2,1 Mio. auf 2,5 Mio. steigen.

1.3.3 Entwicklung der Altenpflege

Die Pflege alter und kranker Menschen war über Jahrhunderte hinweg selbstverständliche Aufgabe der Familie, die als verlässlicher Schutz- und Versorgungsrahmen insbesondere in der vorindustriellen Zeit funktionierte. Hier fand jeder seinen Platz, wurde gebraucht und bis ans Lebensende falls nötig gepflegt. Sofern verlässliche familiäre Strukturen vorhanden sind, hat sich dies bis heute fortgesetzt, wenn man betrachtet, dass nach Angaben des Statistischen Bundesamts 49,1 % aller Pflegebedürftigen im Rahmen von Geldleistungen durch Angehörige oder andere Privatpersonen versorgt wurden (2001).

Stationäre Pflege

In den Städten mit wenigen Großfamilien gab es Armen- oder Siechenhäuser, in denen alte Menschen aber nur in Ausnahmefällen lebten. Zunächst wurden sie mit Kranken zusammen versorgt.

Erste Ansätze einer **stationären Altenbetreuung** gehen auf das 13. Jahrhundert zurück, wo es möglich war, in einem Spital oder in Einrichtungen von Klöstern und Orden den Lebensabend zu verbringen. Gebunden war dies an eine Annahme der dort herrschenden geistlichen Regeln und die Aufgabe des Privatbesitzes zugunsten der Institution. Eine Möglichkeit, die damit wesentlich nur besitzenden Frauen des Bürgertums offen stand.

Ende des 19. Jahrhunderts wurden erste Alten- und Pflegeheime errichtet. Nach dem 2. Weltkrieg nahm deren Zahl deutlich zu.

> **! Merke** Nach Angaben des Statistischen Bundesamtes wurden 2009 717 000 Menschen in 11 600 Pflegeheimen betreut. Schätzungen gehen von einem Bedarf für über 800 000 Bewohner bis zum Jahr 2020 aus.

Ambulante Pflege

Die Zahlen zur stationären Versorgung verstellen leicht den Blick dafür, was die Entwicklung für die ambulante Pflege bedeutet. Bei einem Anteil von etwas über 5 % und einer Versorgung in Altenwohnungen für ca. 2 % heißt dies, das ca. 93 % aller über 65-Jährigen in eigenen Wohnungen leben und im Falle von Pflegebedürftigkeit versorgt werden müssen. Dies war im Jahr 2010 bei ca. 1,67 Mio. Menschen der Fall.

Die Entwicklung der ambulanten Pflege geht auf **Theodor Fliedner** zurück. Die Kaiserswerther Diakonissen versorgten Kranke auch in der Häuslichkeit. 1843 wurden von ihnen erste Gemeindepflegestationen im Rheinland und in Westfalen gegründet, was zur Etablierung der sogenannten **Gemeindeschwestern** führte, die bis in die 1960er-Jahre die Altenpflege mitdurchführten.

Ab 1970 kam es wegen der zunehmenden Aufgaben zur Gründung von **Sozialstationen**, an denen sich auch freie Träger beteiligten. In diesen war der Einsatz nicht-konfessionell oder nicht trägergebundener Mitarbeiter möglich. Neben diesen etablierten sich erste **ambulante Pflegedienste** – meist von Pflegefachkräften geleitet und gegründet, die eine eigenverantwortliche berufliche Tätigkeit neben den traditionellen Aufgabenfeldern suchten.

Mit Einführung der Pflegeversicherung nahm die Zahl dieser Einrichtungen zu, was sicher auch mit der nun sichereren Finanzierung zusammen hing.

! Merke Das Statistische Bundesamt gab die Zahl der ambulanten Pflegedienste für 2011 mit 12 300 Institutionen an.

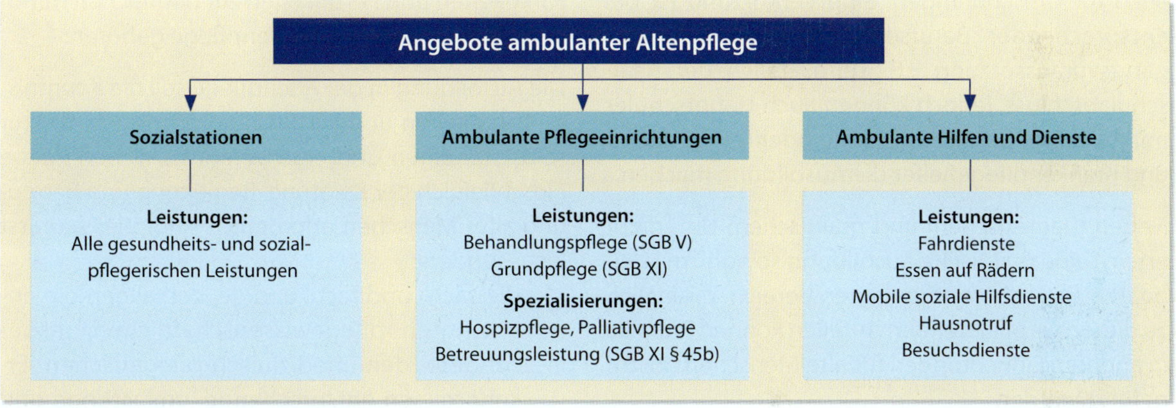

Abb. 1.4: Struktur der ambulanten Altenpflege.

Aufgaben

- Wie entwickelte sich die berufliche Pflege bis zum Anfang des 20. Jahrhunderts?
- Wann und in welchem Zusammenhang wurde das Rote Kreuz gegründet?
- Welche Konsequenzen hatte der Nationalsozialismus für die berufliche Pflege?
- Welche Entwicklung nahm die Pflege nach dem zweiten Weltkrieg?
- Ab wann kann man von einer Trennung zwischen Kranken- und Altenpflege sprechen?
- Welche Entwicklungen sind für die zunehmende Professionalisierung der Altenpflege verantwortlich?
- Welche Neuerungen der Gesellschaftsstruktur zog die Industrialisierung nach sich und welche Konsequenzen hatte dies für die Pflege alter Menschen?
- Erklären Sie den Grundsatz »ambulant vor stationär«.
- Beschreiben Sie die Situation der Pflege zu Beginn des 21. Jahrhunderts.
- Welche Entwicklung sagt der demografische Wandel voraus und welche Auswirkungen hat er auf die Altenpflege?

2 Berufsgesetze

2.1 Altenpflegegesetz (AltPflG)

Seit dem 1. August 2003 wird die Ausbildung in der Altenpflege durch ein Bundesgesetz geregelt.

Zusätzlich zu den Fähigkeiten und Fertigkeiten, die zur eigenverantwortlichen und selbstständigen Pflege alter Menschen erforderlich sind, sollen Altenpfleger auch in der Lage sein, alles zur Beratung und Betreuung Notwendige leisten oder einleiten zu können.

Die Ausbildung dauert drei Jahre – diese Zeit gilt auch für Umschulungen. Eine Verkürzung ist bei entsprechender Berufserfahrung möglich. Eingangsvoraussetzung ist grundsätzlich der Realschulabschluss, jedoch können auch Hauptschüler mit 2-jähriger Berufsausbildung oder fertige Alten- und Krankenpflegehelfer die Ausbildung machen.

Neben theoretischem und praktischem Unterricht erfolgt eine praktische Ausbildung sowohl im stationären als auch im ambulanten Bereich. Zusätzlich zu diesen verpflichtenden Anteilen können Praktika in anderen Einrichtungen für alte Menschen durchgeführt werden.

Die Gesamtverantwortung für die Ausbildung, d. h. die Durchführung des Unterrichts und Praxisbegleitung, liegen bei der Altenpflegeschule.

Urkunde

über die Erlaubnis zur Führung
der Berufsbezeichnung

Altenpfleger

____
Name; Vorname

____
geboren am

erhält auf Grund des Altenpflegegesetzes vom
1. August 2003 mit Wirkung vom heutigen Tage die
Erlaubnis, die Berufsbezeichnung

Altenpfleger

zu führen.

Abb. 2.1: Aus der Ausbildungsverordnung.

Träger der praktischen Ausbildung kann sowohl eine stationäre Pflegeeinrichtung als auch ein ambulanter Pflegedienst sein. Mit diesem Träger wird der **Ausbildungsvertrag** geschlossen, er muss allerdings einen Kooperationsvertrag mit der Altenpflegeschule haben oder selbst eine Altenpflegeschule leiten.

Die Berufsbezeichnungen »Altenpflegerin« und »Altenpfleger« sind nach dem neuen Gesetz geschützt.

Der § 3 des Altenpflegegesetzes legt fest, welche Fähigkeiten und Fertigkeiten zur beruflichen Handlungskompetenz in der Altenpflege gehören:

Die Ausbildung in der Altenpflege soll die Kenntnisse, Fähigkeiten und Fertigkeiten vermitteln, die zur selbstständigen und eigenverantwortlichen Pflege einschließlich der Beratung, Begleitung und Betreuung alter Menschen erforderlich sind. Dies umfasst insbesondere:

1. die sach- und fachkundige, den allgemein anerkannten pflegewissenschaftlichen, insbesondere den medizinisch-pflegerischen Erkenntnissen entsprechende, umfassende und geplante Pflege,
2. die Mitwirkung bei der Behandlung kranker alter Menschen einschließlich der Ausführung ärztlicher Verordnungen,
3. die Erhaltung und Wiederherstellung individueller Fähigkeiten im Rahmen geriatrischer und gerontopsychiatrischer Rehabilitationskonzepte,
4. die Mitwirkung an qualitätssichernden Maßnahmen in der Pflege, der Betreuung und der Behandlung,
5. die Gesundheitsvorsorge einschließlich der Ernährungsberatung,
6. die umfassende Begleitung Sterbender,
7. die Anleitung, Beratung und Unterstützung von Pflegekräften, die nicht Pflegefachkräfte sind,
8. die Betreuung und Beratung alter Menschen in ihren persönlichen und sozialen Angelegenheiten,

9. die Hilfe zur Erhaltung und Aktivierung der eigenständigen Lebensführung einschließlich der Förderung sozialer Kontakte und
10. die Anregung und Begleitung von Familien- und Nachbarschaftshilfe und die Beratung pflegender Angehöriger.

Darüber hinaus soll die Ausbildung dazu befähigen, mit anderen in der Altenpflege tätigen Personen zusammenzuarbeiten und diejenigen Verwaltungsarbeiten zu erledigen, die in unmittelbarem Zusammenhang mit den Aufgaben in der Altenpflege stehen. (AltPfl G, 2003)

Die Vermittlung soll in Form eines handlungs- und problemorientierten Unterrichts erfolgen und orientiert sich damit an den berufspädagogischen Konzepten anderer Berufe. Dies bedeutet auch eine Abkehr von der Aufteilung in Fächer zugunsten von Lernfeldern. Die Entwicklung konkreter Unterrichtspläne ist nicht einfach und noch nicht abgeschlossen, was sich an Unterschieden in den Bundesländern und den Altenpflegeschulen zeigt.

2.2 Ausbildungs- und Prüfungsverordnung

Neben dem Gesetz regelt die **Altenpflege-Ausbildungs- und Prüfungsverordnung (AltPflAPrV)** vom 26. Nov. 2002 die Ausbildung. Auf ihrer Grundlage werden von den Ländern Rahmenlehrpläne entwickelt. Die Verordnung macht Vorgaben sowohl für die Inhalte der 2100 Stunden theoretischen und praktischen Unterrichts, als auch für die 2.500 Stunden Praxis.

Für den Unterricht werden die Lernbereiche und Lernfelder inhaltlich beschrieben und der jeweilige Anteil an Unterrichtsstunden festgelegt. Hinsichtlich der praktischen Ausbildung werden Schwerpunkte gesetzt, die den Rahmen verdeutlichen, in dem sich Altenpflege bewegt. Es wird herausgestellt, dass neben der Fähigkeit zu selbstständig geplanter und reflektierter Pflege im engeren Sinne auch die Beratung, Betreuung und Begleitung in den unterschiedlichen Lebensfeldern alter Menschen zu den

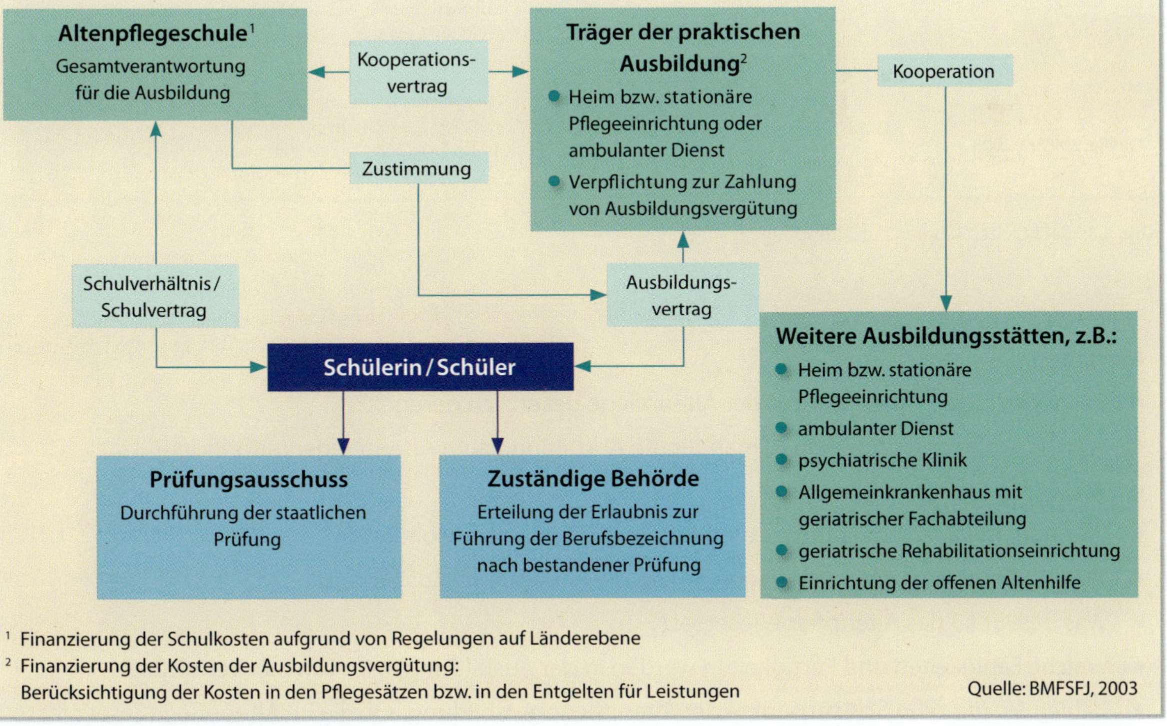

[1] Finanzierung der Schulkosten aufgrund von Regelungen auf Länderebene
[2] Finanzierung der Kosten der Ausbildungsvergütung: Berücksichtigung der Kosten in den Pflegesätzen bzw. in den Entgelten für Leistungen

Quelle: BMFSFJ, 2003

Abb. 2.2: Struktur der Ausbildung nach dem Altenpflegegesetz.

LF 4.1

Aufgaben der Altenpflege gehören, bis hin zur Einbeziehung des sozialen Umfelds und Gestaltung der Umgebung nach den Wünschen des alten Menschen. Damit hat der Gesetzgeber einen Kompromiss gefunden zwischen

- dem unzweifelhaft sozial-pflegerischen Charakter der Altenpflege, der sich bei der Unterstützung alter Menschen in unterschiedlichen Lebenslagen, die nicht allein bewältigt werden können, zeigt, und
- der steigenden medizinisch-pflegerischen Anforderung, die die Versorgung zunehmend kranker alter Menschen (sowohl ambulant als auch stationär) mit sich bringt.

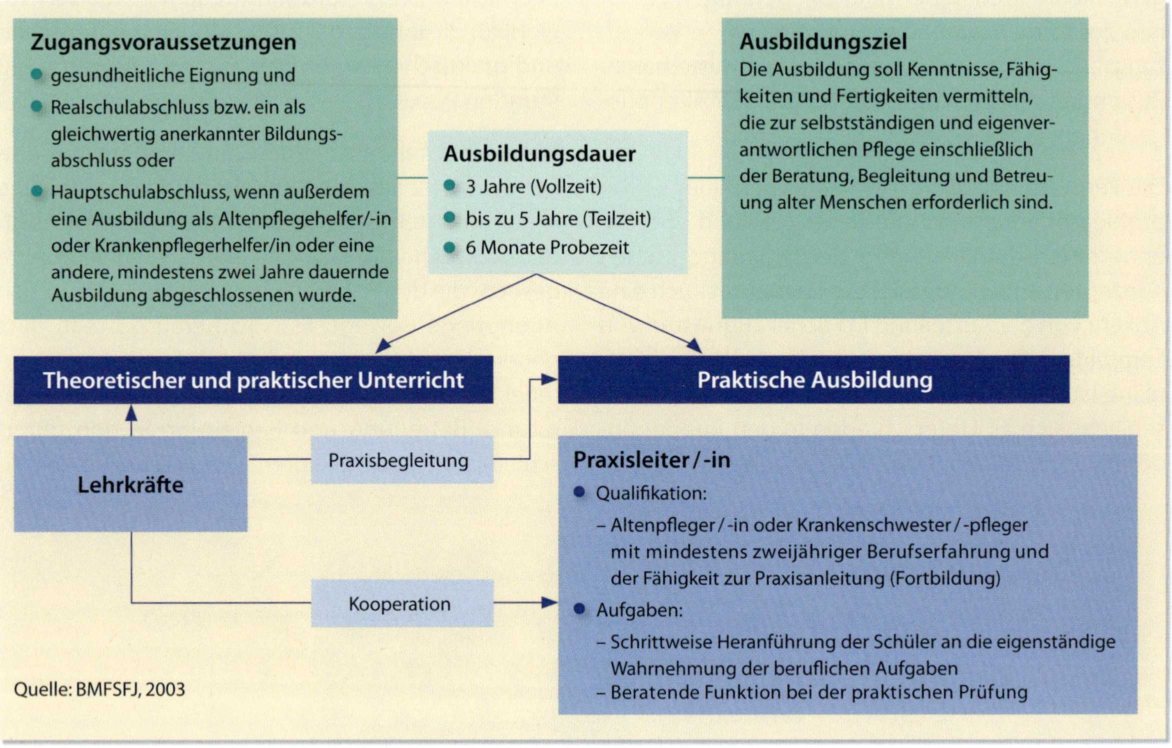

Abb. 2.3: Rechtlicher Rahmen der Altenpflegeausbildung.

LF 4.1

Aufgaben

- Seit wann ist die Ausbildung in der Altenpflege gesetzlich geregelt?
- Welche Voraussetzungen muss man für die Ausbildung zum Altenpfleger mitbringen?
- Wie ist die Ausbildung aufgebaut?
- Wer trägt die Gesamtverantwortung für die Altenpflege-Ausbildung?
- Welche Gesetze und Verordnungen regeln die Altenpflege-Ausbildung?
- Was besagt §3 des Altenpflegegesetzes?
- Welche Fähigkeiten und Fertigkeiten werden in der Ausbildung insbesondere vermittelt?
- Zählen Sie die zehn Schwerpunkte der Altenpflege-Ausbildung auf, die im Altenpflegegesetz festgelegt sind.
- Was wird in der Altenpflege-Ausbildungs- und -Prüfungsverordnung geregelt?

3 Professionalisierung der Altenpflege: Berufsfeld und Arbeitsfelder

3.1 Beruf

Unter einem **Beruf** versteht man generell eine Tätigkeit, die zum Zweck des Lebensunterhalts ausgeübt wird. Allerdings sind weitere Bedingungen daran geknüpft: Es muss eine Tätigkeit sein, die in einem bestimmten Rahmen stattfindet, z. B. Produktion, Dienstleistung, und die zu ihrer Ausübung einer Ausbildung bedarf.

Zur Beschreibung der Entwicklung des Berufs zu einem klaren Profil hat sich der Begriff der **Professionalisierung** durchgesetzt. Heute wird die Altenpflegeausbildung staatlich geregelt und deren Inhalte und Vorbedingungen sind definiert.

> **➔ Definition** »Voraussetzung für den Zugang zur Ausbildung ist, dass die Bewerberin oder der Bewerber nicht in gesundheitlicher Hinsicht zur Ausübung des Berufs ungeeignet ist.«
>
> § 6 AltPflG

Nicht alle ausgeübten Tätigkeiten sind also Berufe. In der Altenpflege kann man erst seit 1960 von einem Beruf sprechen, den Beruf der Kosmetikerin gibt es erst seit 2003. Neben dieser formalen Beschreibung gibt es aber auch historisch gewachsene Merkmale, die einen Beruf kennzeichnen. Ein Beruf unterscheidet sich von einem anderen durch

- eine berufsspezifische Sprache,
- ein spezielles Wissen,
- eine bestimmte Kompetenz,
- die Bedingungen der Ausübung,
- eine Berufsethik,
- spezifische Fehlermöglichkeiten.

3.1.1 Pflegesprache

Jeder Beruf hat seine eigene Sprache, die dazu geeignet ist, die Kommunikation innerhalb der Gruppe eindeutig zu gestalten und langwierige Erläuterungen zu umgehen. Diese wird in der Ausbildung vermittelt und wird mit zunehmender Komplexität des Berufsgegenstands ebenfalls komplexer.

Die eigene Sprache führt aber auch zur Entwicklung eines Wir-Gefühls und von Sprachformen, die sie von anderen Berufsgruppen abgrenzen und die für Außenstehende nicht immer zu verstehen sind.

Dies ist dann kontraproduktiv, wenn die Mitglieder der Berufsgruppe nicht mehr in der Lage sind, sich jenen gegenüber verständlich zu machen, an die sie sich richten. Gleiches gilt für die Aufnahme von Slang in den offiziellen Sprachgebrauch.

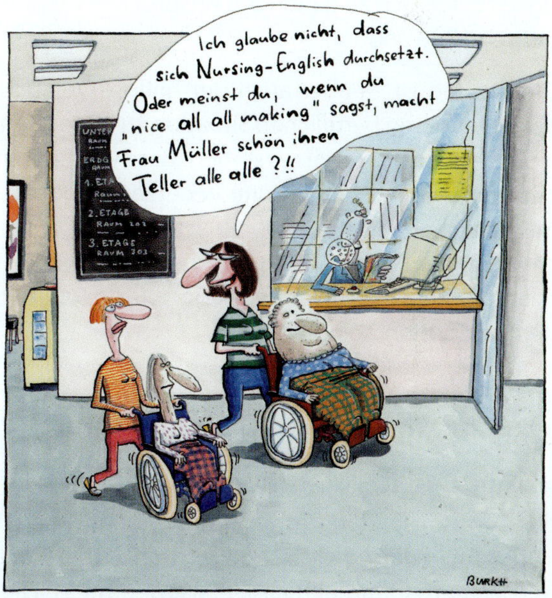
Ich glaube nicht, dass sich Nursing-English durchsetzt. Oder meinst du, wenn du „nice all all making" sagst, macht Frau Müller schön ihren Teller alle alle ?!!
2. ETAGE
3. ETAGE
BURKH

Abb. 3.1: Anglizismen in der Pflegesprache.

Abstrakte Pflegesprache

Hierunter kann man den Teil der Pflegesprache verstehen, der sich aus medizinischer Bezeichnung, Diagnosen, Bezeichnungen für Instrumente und Geräte zusammensetzt. Er beinhaltet auch speziell auf die Pflege bezogene Begriffe, z. B. die sprachlichen Vereinbarungen, die den Pflegediagnosen zugrunde liegen oder die in Pflegestandards gebraucht werden.

LF 4.1

Konkrete Pflegesprache

Konkrete Pflegesprache ist die Sprache, welche konkret im Umgang miteinander bzw. mit den betreuten alten Menschen genutzt wird. Sie enthält interne »Codes«, die sich einschleifen, von Umfeld zu Umfeld unterschiedlich sein können, aber selten reflektiert werden.

Pflegewissenschaftler von der Universität Witten-Herdecke sind der Meinung, es gäbe noch keine eigene Pflegesprache, was sie aus der Ableitung des Pflegeberufs von der Medizin begründen. Aus diesem Grunde erschöpfe sich die Sprache in Mediziner-Latein und Verwaltungsdeutsch.

Nur so seien Begriffe wie »Verhinderungspflege«, »Patientengut« oder »Überalterung« zu verstehen, die das Umfeld beschreiben. Die sprachliche Hilflosigkeit zeige sich an fehlenden Ausdrücken für pflegerische Zuwendung.

Gleichzeitig ist es aber auch der hilflose Versuch, der besonderen beruflichen Situation zu begegnen, wobei es wichtig ist zu verstehen, dass viele der in der Praxis benutzten Begriffe verletzend und entmenschlichend sind. Ihr Gebrauch kann auch Anzeichen von beruflicher Überforderung sein und sollte immer Anlass zu einer Reflexion, z. B. im Rahmen der Supervision, sein.

3.1.2 Berufliches Wissen

LF 4.1

Berufliches Wissen ist zum einen das im Rahmen der Berufsausbildung erworbene Wissen, welches in der Anwendung verfestigt wird und über Fort- und Weiterbildung aktualisiert werden muss. Dieses Wissen bezeichnet man auch als **hartes Wissen**, da es wesentlich auf Fakten beruht und häufig sehr langlebig ist.

Ohne stetige Aktualisierung und Hinterfragung kann es sich leicht in ein »das haben wir immer so gemacht« verfestigen, was eine Weiterentwicklung der Pflege erschwert.

Daneben gibt es auch das sogenannte **weiche Wissen**, dem sich zunehmend das Interesse zuwendet. Man versteht hierunter das Erfahrungswissen – also die spezifischen, für jeden unterschiedlichen Wissensinhalte, die Handlungen und Entscheidungen unausgesprochen beeinflussen. Dieses Wissen wird aus unterschiedlichsten Bereichen mitgebracht und entscheidet unter Umständen über

- die Gestaltung der pflegerischen Beziehung,
- die inhaltliche Ausrichtung eines Pflegedienstes oder
- das Klima auf einer Pflegestation.

Insbesondere bei strukturellen Veränderungen im Arbeitsbereich kann der nicht wertende Austausch des Erfahrungswissens hilfreich sein, um Fehler zu vermeiden.

3.1.3 Berufliche Kompetenz

Unter **Kompetenz** wird allgemein die Fähigkeit zu selbstständigem Handeln verstanden, aber auch die Möglichkeit, bestimmte Dinge tun zu dürfen oder vorhandene Kompetenzen zu überschreiten. Zunehmend wird der Begriff im Sinne von »qualifiziert sein« verwendet.

Im beruflichen Zusammenhang geht es um die Fähigkeit, Probleme selbstständig zu erkennen und sachgerecht zu lösen. Hierfür sind neben Wissen auch persönliche Fähigkeiten erforderlich, die sich als berufliche Kompetenz zeigen.

Berufliche Kompetenz lässt sich in drei Kernkompetenzen aufteilen,
- fachliche Kompetenz,
- persönliche Kompetenz,
- soziale Kompetenz,

von denen sich wiederum andere Kompetenzen ableiten: z. B. kommunikative Kompetenz als Teilkompetenz sozialer Kompetenz.

Bader/Müller verstehen unter

- **Fachkompetenz:** die Fähigkeit und Bereitschaft, Aufgabenstellungen selbstständig, fachlich richtig und methodengeleitet zu bearbeiten und das Ergebnis zu beurteilen.
- **Selbstkompetenz** (persönliche): die Fähigkeit und Bereitschaft des Menschen, als Individuum die Entwicklungschancen, Anforderungen und Einschränkungen in Beruf, Familie und öffentlichem Leben zu klären, zu durchdenken und zu beurteilen, eigene Begabungen zu entfal-

ten sowie Lebenspläne zu fassen und fortzuentwickeln.

- **Sozialkompetenz:** die Fähigkeit und Bereitschaft, soziale Beziehungen und Interessenlagen, Zuwendungen und Spannungen zu erfassen und zu verstehen sowie sich mit anderen rational und verantwortungsbewusst auseinanderzusetzen und zu verständigen.

Der Begriff der Kompetenz weist über das »Fachwissen« deutlich hinaus. Es geht nicht nur um den Erwerb von Wissen und Fähigkeiten beim Lernen, sondern auch um die Fähigkeit zu deren Anwendung. Daher wird als Ziel der beruflichen Bildung die **Handlungskompetenz** gesehen.

Handlungskompetenz ist demnach die Fähigkeit und Bereitschaft, in beruflichen, privaten und -gesellschaftlichen Situationen, sach- und fachgerecht persönlich durchdacht und in gesellschaftlicher Verantwortung zu handeln. D.h. anstehende Probleme zielorientiert auf der Basis von Wissen und Erfahrungen sowie durch eigene Ideen selbstständig zu lösen, die gefundenen Lösungen zu bewerten und die eigene Handlungsfähigkeit weiterzuentwickeln.

Der Rahmen der beruflichen Kompetenz wird in der Altenpflege abgesteckt durch die Maßgaben der Altenpflege-Ausbildungs- und Prüfungsverordnung. Hierin ist der Mindestrahmen gegeben. Dies bedeutet aber nicht nur, dass der Altenpfleger die Anforderungen erfüllen muss, sondern verdeutlicht, was ein Pflegebedürftiger erwarten kann, d.h., es setzt

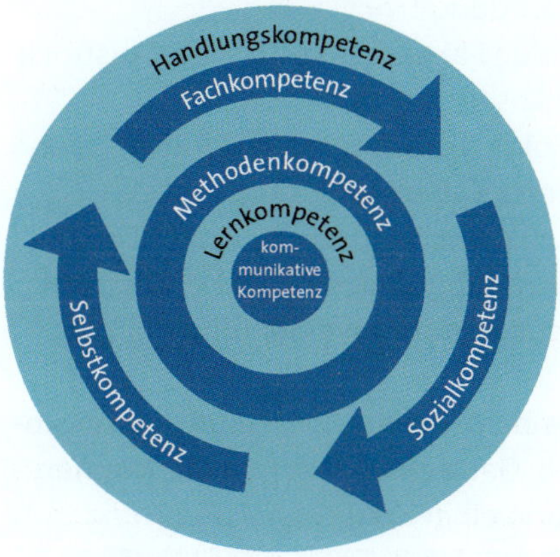

Abb. 3.2: Handlungskompetenz (nach: Müller / Seidel)

auch den Rahmen für **haftungsrechtliche Auseinandersetzungen** (► LF 3.1, Kap. 5.5, S. 1132).

3.1.4 Besonderheiten des Altenpflegeberufs

Altenpflege unterscheidet sich als Beruf, der den direkten (auch körperlichen) Kontakt zu anderen Menschen hat, deutlich von anderen Dienstleistungsberufen, aber auch von Sozialberufen, die eher beratend tätig sind. Von anderen Pflegeberufen unterscheidet sich die Altenpflege einmal durch die Altersgruppe, die beruflich betreut wird, aber auch durch den Ort, an dem die Pflege stattfindet. Immer handelt es sich um den Ort, an dem die alten Menschen leben, sei es nun die eigene Wohnung, ein Einzelzimmer in einer Wohneinrichtung oder einem Heim oder ein Mehrpersonenzimmer. Das heißt, der Altenpfleger ist immer »zu Gast« und muss sich auf unterschiedliche Wohn- und Lebensformen einstellen.

Altenpflege ist gekennzeichnet durch eine Vielzahl von Tätigkeiten, von der Hauswirtschaft über Grund- und Behandlungspflege bis zu sozialer Beratung und zur Begleitung in Krisen und am Lebensende.

Altenpfleger sind häufig nicht nur kompetente, sondern auch einzige Gesprächspartner der von ihnen Gepflegten. Der Alltag ist gekennzeichnet durch den ständigen Konflikt zwischen den eigenen und strukturellen Möglichkeit der Altenpflege und den Bedürfnissen der alten Menschen nach Zuwendung.

Die Vielfältigkeit der Aufgaben und die Bedingungen, unter denen sie erbracht werden müssen, führen dazu, dass Altenpflege selten »nach Plan« abläuft, allen bei professioneller Pflege unverzichtbaren Planungen zum Trotz. Dies erfordert ein hohes Maß an Frustrationstoleranz und beruflicher Flexibilität.

Mehr als in vielen anderen Berufen ist der Altenpfleger in die Anleitung eingebunden, von
- Schülern des eigenen Berufs,
- Angehörigen, um diese zu befähigen, ihren Anteil an der Pflege zu leisten,
- Pflegebedürftigen selbst, zur Verbesserung der Selbstständigkeit.

3.1.5 Berufsethik

Ethik ist das Nachdenken über Werte und Normen. Dies wird nicht nur als Wissenschaft betrieben, sondern begleitet auch den beruflichen Alltag.

In der Altenpflege findet eine ständige Konfrontation mit unterschiedlichen **Werten und Normen** der zu Pflegenden statt (►LF 1.1, Kap. 6.1.3, S. 56), die eine eigene Stellung dazu fordern. Das Erleben unterschiedlicher Probleme, die nicht eindeutig zu lösen sind, z. B. das Anlegen einer Ernährungssonde oder die Anwendung einschränkender Maßnahmen, fordert die Auseinandersetzung und das Nachdenken. Häufig ist es dabei notwendig, neben dem alten Menschen auch Angehörige oder Kollegen einzubeziehen. Aber auch die gesellschaftliche Bewertung des alten Menschen, die Überbetonung des Machbaren oder der Ökonomie machen eine spezielle Ausrichtung der eigenen Tätigkeit notwendig.

Jede Gesellschaft hat Werte, denen sie sich verpflichtet fühlt, formuliert z. B. als Grundrechte im Grundgesetz. Werte müssen aber auch umgesetzt werden können, es muss die Möglichkeit zur Wahrnehmung der Rechte geben. So findet das Sozialstaatsprinzip seine Umsetzung unter anderem im Pflegeversicherungsgesetz:

> **Definition** »Die Pflegeversicherung hat die Aufgabe, Pflegebedürftigen Hilfe zu leisten, die wegen der Schwere der Pflegebedürftigkeit auf solidarische Unterstützung angewiesen sind.«
>
> § 1 SGB V

LF 4.1

Zur Verwirklichung dieses gesellschaftlichen Ziels ist die Tätigkeit bestimmter Berufe, in diesem Fall der Altenpflege, erforderlich.

Altenpflege muss also auf eine Art und Weise durchgeführt werden, die den gesellschaftlichen Normen und Werten entspricht. Dies garantieren die Berufsverbände, die Ausbildungsverordnungen und die einzelnen Altenpfleger.

Aus der Auseinandersetzung mit den Werten und Normen und der Entscheidung, sie umzusetzen oder sich ihnen zu verweigern, wenn dies erforderlich ist, entsteht eine **Berufsethik**.

3.1.6 Fehlerquellen pflegerischen Handelns

Keine menschliche Tätigkeit ist frei von Fehlern. Die meisten Menschen sind nicht mehr bereit, etwas als schicksalhaft zu akzeptieren, suchen für Verläufe, die nicht den eigenen Vorstellungen entsprechen, einen Schuldigen haftbar zu machen. Oft auch unter Verneinung der eigenen Verantwortung.

Pflege bewegt sich in einem Konfliktfeld: Auf der einen Seite muss der Pflegebedürftige darauf vertrauen können, nach dem jeweils gültigen Erkenntnisstand gepflegt zu werden.

> **Definition** Er hat ein Recht auf »... sach- und fachkundige, den allgemein anerkannten pflege-wissenschaftlichen, insbesondere den medizinisch-pflegerischen Erkenntnissen entsprechende, umfassende und geplante Pflege«.
>
> § 3 AltPflG

Auf der anderen Seite umfasst Pflege neben der fachlich korrekt durchzuführenden Grundpflege auch Behandlungspflege, bei der Fehler oder Unterlassungen gravierende Auswirkungen haben können.

Beispiele für spezifische Pflegefehler bei der Grundpflege:

- unzureichende Lagerung bei ersichtlicher Dekubitusgefährdung
- unzureichende Flüssigkeitszufuhr mit Austrocknung (Exsikkose)
- Stürze als Folge unsachgemäßer Unterstützung bei Transfers (z. B. Bett/Toilettenstuhl)
- fehlende Benachrichtigung des Arztes bei Zustandsveränderungen des Pflegebedürftigen (Krankenbeobachtung) bei der Behandlungspflege
- unzureichende Durchführung ärztlicher Anordnungen (z. B. Gabe eines falschen Medikaments)
- Durchführung einer ärztlichen Anordnung trotz fachlicher Zweifel (z. B. Gabe eines Medikaments bei offenkundigen Nebenwirkungen)

- Fehler bei der Durchführung, z. B. einer Injektion
- Übernahme einer Tätigkeit, die die eigenen Fähigkeiten übersteigt
- fehlerhafte Bedienung und Kontrolle medizinisch-technischer Geräte bei der Hygiene
- Missachtung der Asepsis bei der Wundversorgung
- unzureichende persönliche Hygiene und Verschleppung von Keimen
- Arbeiten mit unsterilen Instrumenten

Auch Folgen unzureichender Organisation der Pflege können Schäden verursachen.

3.2 Akademisierung der Pflege

3.2.1 Entwicklung der Altenpflegeausbildung

Trotz vorhandener Strukturen in der Pflege alter Menschen gab es zunächst keine Altenpflege als eigenständige Profession. Bis 1958 war die Pflege Aufgabe von Krankenschwestern.

In der DDR blieb dies bis zur Wiedervereinigung so. Es gab staatliche und kirchliche Altersheime und Pflegeheime. Dort arbeiteten ausgebildete Krankenschwestern und angelerntes Hilfspersonal. »Freie« Einrichtungen gab es nicht. Die Einrichtungen der Diakonie wurden geduldet, weil ohne sie die anstehenden Aufgaben nicht hätten bewältigt werden können. Auch war die Altenpflege ein eher unbeachteter, ungeliebter Bereich, galt doch das Augenmerk des Staats mehr den produktiven »Werktätigen«.

In der ambulanten Altenbetreuung spielte die Diakonie nur eine untergeordnete Rolle, der größte Anteil an Versorgung und Betreuung wurde durch die sogenannte »Volkssolidarität« abgedeckt. Für die neben den Krankenschwestern (meist in leitender Position) eingesetzten unausgebildeten Pflegefachkräfte gab es lediglich einen Erste-Hilfe-Kurs und Rechtsbelehrungen. Problemen musste durch kollegialen Austausch begegnet werden. Dies galt auch für den Einsatz in der ambulanten Betreuung, die eigentlich Aufgabe der »Bezirksschwester« war, die allerdings mit zunehmender Zahl von alten Menschen Unterstützung benötigte.

Erste Impulse zu einer Professionalisierung der Altenpflege kamen in der DDR wieder von der Diakonie. Im Rahmen der »Vereinbarung über die Ausbildung von mittleren medizinischen Fachkräften für eine Tätigkeit in evangelischen Gesundheits- und Sozialeinrichtungen« aus dem Jahr 1975 wurde mit der Vorbereitung einer Fachausbildung begonnen, die zum Berufsabschluss »Diakonische(r) Geriatrie-Pfleger/-in« führte. Er wurde nur innerhalb der Diakonie anerkannt und konnte ab 1978 erworben werden. Der Unterricht orientierte sich weitgehend an den Lehrplänen der mittlerweile in der Bundesrepublik Deutschland bestehenden Altenpflegefachschulen.

Auch in der Bundesrepublik wurde die Notwendigkeit einer eigenen Fachausbildung nicht von Anfang an gesehen.

Ab 1958 gab es erste Ausbildungsmöglichkeiten, meist im Rahmen freier oder kirchlicher Träger. Die politische Diskussion um die Altenpflege und deren Notwendigkeit führte jedoch zunächst nicht zu einer Regelung der Ausbildung.

Erst 1969 wurde im Land Nordrhein-Westfalen die erste Altenpflegeausbildung mit staatlich anerkanntem Abschluss begonnen. Nach und nach folgten die anderen Bundesländer. 1974 wurde der **Deutsche Berufsverband für Altenpflege e.V. (DBVA)** gegründet.

Die Ausbildungen in den einzelnen Bundesländern unterschieden sich sowohl in den Inhalten als auch in der Verteilung von Theorie und Praxis, bis hin zur Dauer. Immerhin begann 1980 die Arbeit an einer Vereinheitlichung der Altenpflege, allerdings waren die Auffassungen der Länder so unterschiedlich, dass nach der Wiedervereinigung die neuen Bundesländer zunächst ebenfalls mit spezifischen Ausbildungen beginnen mussten.

Es dauerte weitere zehn Jahre, bis am 17. Nov. 2000 der schon lange vorliegende Gesetzesentwurf beschlossen wurde. Wegen erneuten Widerspruchs des Lands Bayern musste allerdings das Bundesverfassungsgericht noch die Streitfrage klären, ob es sich bei der Altenpflege um einen sozialpflegerischen oder einen medizinisch-pflegerischen Beruf handelt. Die Entscheidung, die Altenpflege den sogenannten **Heilberufen** zuzuordnen, ermöglichte zum einen eine bundeseinheitliche Regelung der Ausbildung und stellte zum anderen damit die Altenpflege auch auf eine Stufe mit der Krankenpflege, was einer lange fälligen Aufwertung entspricht.

3.2.2 Perspektiven einer gemeinsamen Pflegeausbildung

Im Altenpflegegesetz und im Krankenpflegegesetz wird die Möglichkeit gegeben, neue Ausbildungswege zu erproben:

Definition »Zur zeitlich befristeten Erprobung von Ausbildungsangeboten, die der Weiterentwicklung der Pflegeberufe unter Berücksichtigung der berufsfeldspezifischen Anforderungen dienen sollen, können die Länder (...) von der Ausbildungs- und Prüfungsverordnung abweichen.« §4 AltPflG

Hiermit verbunden wäre eine Vereinheitlichung der Pflegeausbildung unterschiedlicher Berufe (Altenpflege, Krankenpflege, Kinderkrankenpflege), die sogenannte generalistische Pflegeausbildung, die eine europaweite Anerkennung erleichtern würde. Die Öffnung zum Hochschulbereich würde damit vereinfacht werden.

LF 4.1

Erste Modellversuche sind bereits gelaufen (Caritasverband Bistum Essen, mit einer 3-jährigen Ausbildung; Modellschule für integrative Pflegeausbildung am Robert-Bosch-Krankenhaus; Schule der Albertinen-Gruppe in Hamburg als »Generalisierte Pflegeausbildung – Hamburger Modell«). Hier erfolgt eine 3 1/2-jährige Ausbildung, in der je nach Schwerpunkt z. B. 50 % der praktischen Ausbildung in der Altenpflege und jeweils 25 % in der Kinderkrankenpflege und in der Krankenpflege abgeleistet werden. Nach drei Jahren wird die staatliche Prüfung abgelegt, der dann eine weitere spezifische Vertiefung über ein halbes Jahr folgt.

Im Koalitionsvertrag „Deutschlands Zukunft gestalten" der Bundesregierung heißt es:
„Der Wechsel zwischen den Berufen in der Pflege muss erleichtert werden. Wir wollen die Pflegeausbildung reformieren, indem wir mit einem Pflegeberufegesetz ein einheitliches Berufsbild mit einer gemeinsamen Grundausbildung und einer darauf aufbauenden Spezialisierung für die Alten-, Kranken- und Kinderkrankenpflege etablieren. Wir wollen die Ausbildungsangebote an staatlichen Berufsfachschulen stärken und die Ausbildung gerecht, einheitlich und gemeinsam finanzieren. Ziel sollte ein transparentes und durchlässiges Aus- und Weiterbildungssystem sein." (1, S. 60)

Bereits 2010 wurde eine Bund-Länder-Arbeitsgruppe „Weiterentwicklung der Pflegeberufe" eingesetzt, die ein **Eckpunktepapier zur Vorbereitung des Entwurfs eines neuen Pflegeberufegesetzes** erarbeitet hat (www.bmfsfj.de).

3.2.3 Pflege als akademischer Beruf

Mit der Übereinkunft von Bologna im Jahr 1999 wurde beschlossen, in Europa vergleichbare Ausbildungs- und Studiengänge zu etablieren. Dies führte zur Einrichtung von Studiengängen zum Bachelor (engl.: Junggeselle) und zum Master (engl.: Meister) mit anschließender Möglichkeit zum Erwerb des Doktorgrads (Promotion). Mit Ausnahme der Studiengänge Medizin, Pharmazie und Jura wurde das deutsche System den europäischen Forderungen angepasst.

Ein Bachelor-Studiengang kann zwischen 6 und 8 Semester (also 3–4 Jahre) dauern und entspricht etwa dem Abschluss eines Fachhochschulstudiums. Im Anschluss ist die Möglichkeit eines Masterstudiengangs an einer Universität im gleichen Fach gegeben.

Hiermit besteht die Möglichkeit, die Pflege (wie z. B. in England) zu einem akademischen Beruf fortzuentwickeln. Außerdem eröffnet dies eine Perspektive, mit deutlich geringerem Zeitaufwand Pflegewissenschaften zu studieren. Voraussetzung für einen Abschluss als »Bachelor of Arts«, wie der offizielle Titel lautet, ist die Fachhochschulreife oder allgemeine Hochschulreife.

Seit Oktober 2004 gibt es einen ersten Studiengang an der Evangelischen Fachhochschule Berlin, in dem zunächst der Abschluss »Gesundheits- und Krankenpfleger/-in« nach 6 Semestern mit einer staatlichen Prüfung erworben wird, um dann nach weiteren 2 Semestern und einer Bachelor-Thesis (vergleichbar einer Diplomarbeit) abgeschlossen zu werden.

2007 begann in Hamburg ein Studiengang, der die generalisierte Ausbildung mit dem Studium zu einem dualen Studiengang »Pflege« verbindet und nach 8 Semestern zum Abschluss führt. Der Abschluss qualifiziert zu professioneller Pflege in gehobenen Positionen in allen pflegerischen Bereichen.

Die Hochschule Neubrandenburg bietet einen dualen Studiengang »Gesundheits- und Krankenpflege und Pflegewissenschaft/Pflegemanagement« mit dem Abschluss »Bachelor of Nursing and Administration und Gesundheits- und Krankenpfleger/-in« an.

Um den z.T. noch bestehenden Unsicherheiten zu begegnen, wurde von den Kultusministern mit Einführung des neuen Systems eine Anerkennung der Ausbildungsgänge (Akkreditierung) vereinbart. Dies dient als Maßnahme der Qualitätssicherung, um Studierenden und Arbeitgebern eine verlässliche Orientierung zu geben und um die Studiengänge international vergleichbar zu machen – im Hinblick auf die Durchlässigkeit des Arbeitsmarkts in Europa. In der Pflege wird die Akkreditierung erteilt durch die Akkreditierungsagentur für Studiengänge im Bereich der Heilpädagogik, Pflege, Gesundheit und Soziale Arbeit e. V. (AHPGS).

Im Bereich Pflege sind mittlerweile folgende Studiengänge möglich:

- Angewandte Gesundheitswissenschaften
- Pflegemanagement

3.3 Fort- und Weiterbildung

Die Ausbildung befähigt zur Ausübung des Berufs. Trotz eines hohen Anteils an praktischem Unterricht stellt aber jeder Berufsanfänger fest, dass erst im beruflichen Alltag eine Festigung des Erlernten und Erübten stattfindet, die letztendlich zum angestrebten kompetenten Handeln führt.

Hohe fachliche Anforderungen und die ständige Weiterentwicklung der Pflege sowie neue Erkenntnisse insbesondere in der Geriatrie, aber auch die Entwicklung neuer Versorgungsstrukturen und Betreuungsangebote machen es erforderlich, das eigene Wissen zu aktualisieren oder sich innerhalb des Berufs zu spezialisieren.

Kontinuierliche Fort- und Weiterbildung ist z.B. in der Medizin mittlerweile verpflichtend. Ihre Notwendigkeit in der Altenpflege ergibt sich aus dem Altenpflegegesetz (► LF 4.1, Kap. 2.1, S. 1184), den Anforderungen zur Qualitätssicherung (§ 80 SGB XI) und dem Berufsbildungsgesetz (BBiG).

➔ **Definition** »Die berufliche Fortbildung soll es ermöglichen, die berufliche Handlungsfähigkeit zu erhalten und anzupassen oder zu erweitern und beruflich aufzusteigen.«
§ 1 Berufsbildungsgesetz 2005

Die Begriffe Fortbildung und Weiterbildung werden oft gleichwertig benutzt. Man kann sie aber unterscheiden:

➔ **Definition**
➔ **Fortbildung:** Kompetenzfestigung und Anpassung an den Stand der Pflegewissenschaft
➔ **Weiterbildung:** Erwerb zusätzlicher Qualifikationen

Fortbildung kann sowohl in den Einrichtungen selbst als auch außerhalb stattfinden. Die Formen der Fort- und Weiterbildung reichen von punktuellen Angeboten, z.B. Fachvorträge, über sogenannte Workshops auf Kongressen bis zu mehrwöchigen Kursen mit Abschlüssen und einer Zertifizierung, z.B. Palliativ Care, Gerontopsychiatrie für Pflegende, Praxisanleitung u.a. Auch Fernlehrgänge sind möglich.

Teilweise wird die Qualität der Angebote sichergestellt durch Verordnungen, z.B. die Weiterbildungsverordnungen Onkologie, Psychiatrie, Stationsleitung oder Hygienefachkraft des Sozialministeriums Baden-Württemberg oder die Gerontopsychiatrische-Fachkraft-Weiterbildungsverordnung des Landes Brandenburg.

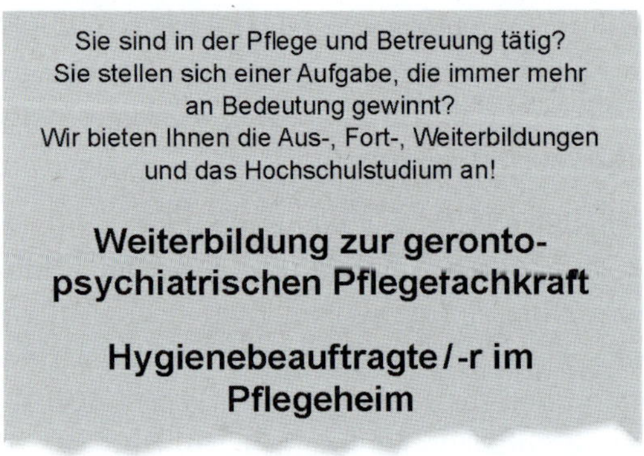

Abb. 3.3: Anzeigenbeispiel

3.4 Berufsbild

Ein **Berufsbild** dient der Abgrenzung von anderen Tätigkeiten oder anderen Berufen. Hierzu werden die dem Beruf eigenen Merkmale beschrieben, dem Beruf wird ein spezielles Profil gegeben, der es einerseits Menschen ermöglicht, zu entscheiden, ob sie in diesem Beruf arbeiten wollen, andererseits verdeutlicht, was diese Profession zu leisten in der Lage ist.

Dies ist gerade in der Altenpflege erforderlich, die bis in das Jahr 2002 formal den Heilhilfsberufen zugeordnet wurde und in der öffentlichen Wahrnehmung als Tätigkeit galt bzw. gilt, welche eigentlich jeder (jede Frau) durchführen kann. Diese Sicht wurde, wenn auch nicht unbedingt gewollt, durch die Einführung der Pflegeversicherung unterstützt, die die Pflege auch Schwerstpflegebedürftiger durch Laien (Angehörige) für durchführbar hält und finanziell unterstützt.

In der fachlichen Diskussion wurde von der Altenpflege als sozial-pflegerischem Beruf gesprochen, was den viel weiter gehenden Inhalt von Pflege nur verkürzt einbezieht. Dies führte zu der absurden Situation, dass der Freistaat Bayern gegen das unter vielen Mühen beschlossene Altenpflegegesetz (AltPflG) vor dem Verfassungsgericht klagte, da seiner Meinung nach der Bund nicht berechtigt sei, über die Ausbildung von Heilhilfsberufen zu entscheiden. Das Bundesverfassungsgericht folgte dieser Argumentation nicht, sondern stellte den Altenpflegeberuf gleich mit anderen im Grundgesetz genannten Heilberufen (Art. 74 Abs. 1 Nr. 19 GG). In einer Presseerklärung wurden die Beweggründe ausgeführt:

»Das Berufsbild der Altenpflege hat sich in den fachlichen Anforderungen und den praktischen Voraussetzungen inzwischen so weit denjenigen der Heilberufe angenähert, dass der Gesetzgeber diese Entwicklung mit einfachgesetzlichen Vorgaben weiterführen durfte, indem er dem Berufsbild der Altenpflege einen klaren heilkundlichen Schwerpunkt verleiht. Damit geht der sozial-pflegerische Anteil zwar nicht verloren, er wird kompetenzrechtlich aber vom heilkundlichen Teil ‚mitgezogen', der das ganzheitliche Konzept des Bundesgesetzgebers prägt.«

Im § 3 des Altenpflegegesetzes wird das Berufsbild präzisiert. Danach soll der Beruf zur selbstständigen und eigenverantwortlichen Pflege einschließlich der Beratung, Begleitung und Betreuung alter Menschen befähigen. Hieraus ergeben sich in der Praxis sehr unterschiedliche Arbeitsfelder, in denen Altenpfleger tätig werden können.

3.5 Arbeitsfelder

Altenpfleger kommen überall dort zum Einsatz, wo professionelle Betreuung, Beratung und Pflege alter Menschen gefordert sind. Neben den klassischen Tätigkeiten in der ambulanten und stationären Pflege bieten sich eine Vielzahl von Tätigkeiten:

Innerhalb dieser Einrichtungen und Bereiche sind Tätigkeiten auf verschiedenen Ebenen möglich. Über eine berufliche Zusatzqualifizierung sind u .a. Möglichkeiten gegeben als

- Fachpfleger für Gerontopsychiatrie,
- Fachpfleger für geriatrische Rehabilitation,
- Praxisanleiter,
- Stationsleitung,
- verantwortliche Pflegefachkraft,
- Heimleitung und Leitung ambulanter Pflegedienste,
- Lehrkraft für Altenpflege,
- unabhängiger Pflegesachverständiger (Infos z. B. unter Bundesverband BvPP, www.bvpp.org).

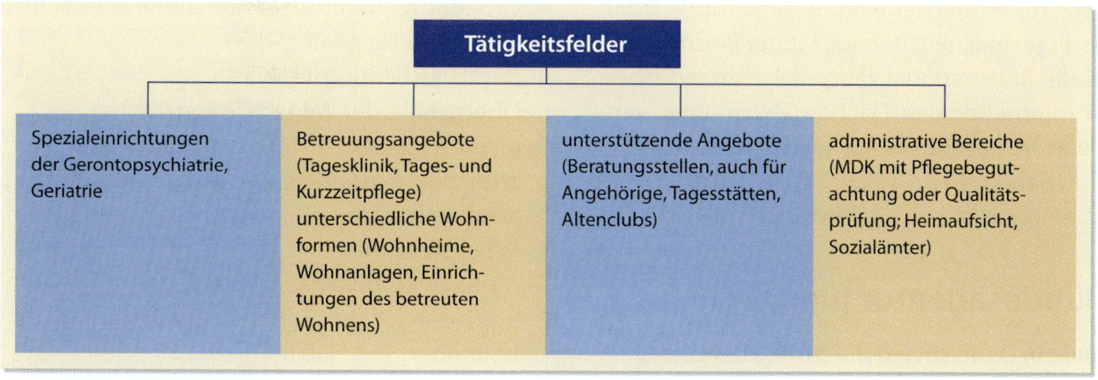

Abb. 3.4: Weitere Arbeitsfelder

Nach dreijähriger Berufspraxis und einer Zugangsprüfung oder bei vorhandener Hochschul- oder Fachhochschulreife kann z. B. ein Studium zum Diplompflegewirt oder in den Pflegewissenschaften angeschlossen werden.

Aufgaben

- Was versteht man unter »abstrakter« und »konkreter« Pflegesprache?
- Erklären Sie den Unterschied zwischen »hartem« und »weichem« Wissen.
- Was versteht man unter beruflicher Kompetenz?
- Nennen und erläutern Sie die drei Kernkompetenzen, aus denen sich berufliche Kompetenz zusammensetzt.
- Erläutern Sie den Unterschied zwischen Fachwissen und beruflicher Kompetenz.
- Nennen Sie die Besonderheiten des Altenpflegeberufes.
- Zählen Sie Beispiele für Pflegefehler bei der Grund- und Behandlungspflege auf.
- In welchem Konfliktfeld bewegt sich die Pflege?
- Stellen Sie die Entwicklung in der Altenpflegeausbildung dar. Welche Möglichkeiten des akademischen Studiums gibt es?

4 Berufsverbände und Organisationen in der Altenpflege

Als Mitglied eines Berufsstandes ist der Altenpfleger auch Teil einer Gruppe mit eigenen Interessen. Es geht z. B. um Abgrenzung zu ähnlichen Berufsgruppen oder geregelte Zusammenarbeit mit anderen in der Versorgung alter Menschen tätigen Berufsgruppen. Auch um eine angemessene, vergleichbare Entlohnung, um gesellschaftliche Achtung oder vertretbare Arbeitsbedingungen.

Die Durchsetzung dieser Interessen ist allein nicht möglich, zumal die Gruppen, zu denen Berührungen bestehen oder von denen die Arbeitsbedingungen abhängig sind (z. B. Arbeitgeber), in Verbänden organisiert sind. Auch Einflüsse auf politische Entscheidungen, z. B. im Rahmen der Gesetzgebung, sind dem Einzelnen nicht möglich. Zur Vertretung der unterschiedlichen Belange gibt es daher Organisationen für Mitglieder einer Berufsgruppe oder verschiedener in einem Bereich tätiger Berufsgruppen. Diese sind national tätig, zunehmend aber auch in internationalen Dachorganisationen vertreten, was insbesondere auf europäischer Ebene bei der allmählichen Angleichung der Lebens- und Arbeitsbedingungen eine große Rolle spielt.

4.1 Bundesagentur für Arbeit

Arbeit wird in Deutschland durch eine Behörde verwaltet und gefördert. Diese hat zum einen die Aufgabe, eine Berufsausbildung, Beschäftigung oder Berufsausübung für jeden zu ermöglichen, der seine Schulbildung beendet hat, arbeitsfähig und nicht berentet ist. Insbesondere soll die Entstehung von Arbeitslosigkeit vermieden bzw. deren Dauer verkürzt werden. Zum zweiten soll die Arbeitsverwaltung immer dann tätig werden, wenn die Arbeitsfähigkeit bedroht ist, z. B. durch Umschulung, Rehabilitation.

Träger dieser Aufgaben ist die **Bundesagentur für Arbeit (BA)** mit Hauptsitz in Nürnberg und regionalen Büros. Sie ist sozusagen die »Interessenvertretung« aller abhängig Beschäftigten.

Abb. 4.1: Bundesagentur für Arbeit (BA)

Eine wesentliche Aufgabe ist die Angleichung der Qualifikation von arbeitslosen Arbeitnehmern an die Anforderungen des Arbeitsmarktes. Im Bereich der Altenpflege erhielten z. B. im Jahr 2005 17 600 Menschen Maßnahmen zur Förderung der beruflichen Weiterbildung. Von diesen konnten 66,7 % wieder in den Beruf eingegliedert werden.

Für Altenpfleger sind folgende Leistungen der Bundesagentur für Arbeit wichtig:

1. Berufsberatung sowie Ausbildungs- und Arbeitsvermittlung
2. Maßnahmen der Eignungsfeststellung, Trainingsmaßnahmen zur Verbesserung der Eingliederungsaussichten
3. Mobilitätshilfen zur Aufnahme einer Beschäftigung
4. Gründungszuschuss zur Aufnahme einer selbstständigen Tätigkeit
5. Berufsausbildungsbeihilfe
6. Übernahme der Weiterbildungskosten
7. allgemeine und als Mensch mit Behinderung zusätzlich besondere Leistungen zur Teilhabe am Arbeitsleben
8. Arbeitslosengeld
9. Kurzarbeitergeld bei Arbeitsausfall
10. Insolvenzgeld bei Zahlungsunfähigkeit des Arbeitgebers (§ 3 SGB III)

4.2 Konfessionelle Berufsorganisationen

Für die Ordenspflege (katholisch), die Pflege durch die Diakonie (evangelisch) und die Pflege im Rahmen von sogenannten Mutterhäusern (weltlich, z. B. Rotes Kreuz) gibt es ebenfalls eine Vertretung beruflicher Verlange nach innen und außen. Anders als im freiberuflichen Bereich gibt es hier eine Dachorganisation, der **Arbeitsgemeinschaft Deutscher Schwesternverbände und Pflegeorganisationen e. V. (ADS)**; (www.ads-pflege.de) mit Sitz in Göttingen.

Die ADS setzt sich nach eigenen Aussagen ein für

- eine ganzheitliche Sorge um den Menschen in allen Lebenslagen,
- die Erhaltung und Verbesserung der Qualität, der Arbeit innerhalb des Gesundheits- und Sozialwesens,
- die Qualifizierung der Mitarbeiter in den pflegerischen Berufen,
- die Weiterentwicklung der Pflege als wissenschaftliche Fachdisziplin und
- die Professionalisierung der Pflegeberufe.

4.3 Nationale und internationale Berufsverbände

Zur Vertretung der eigenen beruflichen Interessen können sich Berufstätige in Verbänden zusammenschließen:

> **Definition** »Berufsverbände sind Vereinigungen von natürlichen Personen (...), die allgemeine, aus der beruflichen (...) Tätigkeit erwachsende ideelle und wirtschaftliche Interessen des Berufsstands (...) wahrnehmen. Es müssen die allgemeinen wirtschaftlichen Belange aller Angehörigen eines Berufs, nicht nur die besonderen wirtschaftlichen Belange einzelner Angehöriger eines bestimmten Geschäftszweigs wahrgenommen werden.«
> Deutsches Verbändeforum

Berufsverbände verbessern nach außen die Möglichkeiten der Durchsetzung gegenüber Vertragspartnern, z.B. Arbeitgebern, Gesetzgebern, Kostenträgern. So waren Pflegeverbände an der Gestaltung des Altenpflegegesetzes beteiligt.

Nach innen widmen sie sich der Weiterentwicklung der beruflichen Tätigkeit durch Informationen und Möglichkeiten der Fort- und Weiterbildung sowie die fachliche Auseinandersetzung, z.B. durch die Veranstaltung von oder Teilnahme an Kongressen und Fachtagungen.

Der erste Berufsverband in der Pflege geht auf **Agnes Karll** (1868–1927) zurück. Selbst als Rotkreuzschwester tätig, erkannte sie früh die Notwendigkeit einer Vertretung der Rechte der freiberuflich arbeitenden Schwestern. Sie gründete 1903 die »Berufsorganisation der Krankenpflegerinnen Deutschlands«. Diese bot einen Versicherungsschutz, half bei der Arbeitsplatzvermittlung und setzte sich für eine Ausbildung mit staatlicher Anerkennung ein. Agnes Karlls Wirken wurde auch international anerkannt mit ihrer Wahl zur Präsidentin des **ICN (International Council of Nurses)** im Jahr 1909.

Mittlerweile ist die Mitgliedschaft in unterschiedlichen Verbänden möglich. Diese sind z.T. bundesweit tätig, mit Landes- und Regionalstrukturen, z.T. auch nur regional, und kooperieren mit anderen Verbänden sowohl national als auch international. Einen Verband zur Vertretung aller in der Pflege Tätigen gibt es in Deutschland nicht.

Die bekanntesten Verbände sind:

ICN (International Council of Nurses; www.icn.ch) mit Sitz in Genf. Vertreten werden Pflegende aus 134 Mitgliedsländern. Der ICN hat unter anderem einen Ethik-Kodex für Pflegende erarbeitet (►LF 1.1, Kap. 7.2, S. 64).

DBfK (Deutscher Berufsverband für Pflegeberufe e. V.; www.dbfk.de) mit Sitz in Berlin. Ist in Regionalverbänden organisiert. Nachfolger des von Agnes Karll gegründeten Verbands mit Öffnung auch für Altenpfleger seit 1993.

DPR (Deutscher Pflegerat e. V.; Bundesarbeitsgemeinschaft Pflege- und Hebammenwesen; www.deutscher-pflegerat.de) mit Sitz in Berlin. Dachverband für zzt. 15 Verbände wie DBfK und ADS.

DPV (Deutscher Pflegeverband e. V.; www.dpv-online.de) mit Sitz in Neuwied.

DBVA (Deutscher Berufsverband für Altenpflege e. V., www.dbva.de) mit Sitz in Duisburg. Gegründet 1974, vertritt ausschließlich die Altenpflege.

4.4 Gewerkschaften

Aus dem in der Phase der Industrialisierung stattfindenden Zusammenschluss von Arbeitern zu Schutzvereinen, mit dem Ziel der Verbesserung der Arbeitsbedingungen, entstanden im Beginn des 19. Jahrhunderts die **Gewerkschaften**. Sie vertreten die sozialen und wirtschaftlichen Interessen der abhängig Beschäftigten unabhängig von Staat, Kirche und Parteien. Es finden sich drei unterschiedliche Organisationsformen:

- **Berufsverbandsprinzip**, d.h. Zusammenschluss von Arbeitnehmern einer Berufsgruppe, z.B. Gewerkschaft der Polizei.
- **Industrieverbandsprinzip**, d.h. Zusammenschluss von Arbeitnehmern einer Branche, z.B. Gewerkschaft für Beschäftigte im Gesundheitswesen, (BIG, www.gewerkschaft-big.de). Mittlerweile auch Zusammenschlüsse in Sektoren wie z.B. dem Dienstleistungssektor, dem auch die Gesundheitsberufe zugeordnet sind wie bei der Vereinten Dienstleistungsgewerkschaft ver.di (www.verdi.de).
- **Richtungsgewerkschaften**, z.B. mit christlicher Ausrichtung wie die Gewerkschaft Kirche und Diakonie e. V. (GKD) in Berlin.

Zu den **Leistungen** der Gewerkschaften zählen unter anderem:

- Vertretung der Mitglieder gegenüber allen berufs- und gesellschaftspolitischen Gremien
- Führung von Tarifverhandlungen
- Fort- und Weiterbildung zu berufsspezifischen/allgemeinen Themen (Bildungsurlaub)
- Rechtschutz
- regelmäßige Informationen durch Mitgliederzeitschriften
- Unterstützung in Notfällen
- Unterstützung bei Streik/Aussperrung

LF 4.1

4.5 Entwicklungsperspektive Pflegekammer

Eine weitere Form der Vertretung beruflicher Interessen sind **Kammern**. Es handelt sind dabei um Organisationen der Selbstverwaltung, d.h. der eigenständigen Verwaltung beruflicher Belange. Sie übernehmen in Form einer sogenannten Körperschaft des öffentlichen Rechts staatliche Aufgaben hinsichtlich der Berufsausübung und unterliegen einer gesetzlich geregelten Aufsicht durch den Staat. Die Mitgliedschaft in einer Kammer ist für die Angehörigen der in Kammern organisierten Berufe bindend und besteht mit dem ersten Tag der Berufsausübung. Die Finanzierung der Kammern erfolgt durch verpflichtende Beiträge.

Die Einrichtung von Kammern begann im späten 19. Jahrhundert und wurde in der Mitte des 20. Jahrhunderts gesetzlich in der jetzigen Form geregelt. Sie sind für Bereiche zuständig, z.B. die Industrie- und Handelskammern, oder für einzelne Berufe, z.B. Bundesarchitektenkammer.

Im Bereich der Heilberufe bildeten sich in Deutschland mit Beginn des 20. Jahrhunderts Kammern zunächst für Apotheker, Tierärzte und Zahnärzte. Die erste Ärztekammer mit dem Status einer Körperschaft öffentlichen Rechts entstand in Preußen am 30. Dez. 1926.

Kammern für Pflegekräfte gibt es in Deutschland nicht. Seit 2011 gibt es in Bayern und Niedersachsen konkrete Bestrebungen eine Pflegekammer einzurichten. Pflegekammern entstanden 1919 in England und sind auch in anderen europäischen Ländern bekannt, z.B. in Schweden, Frankreich, Italien und Polen.

Allerdings gibt es in Deutschland seit 1994 verschiedene **Initiativen zur »Verkammerung«** der Pflege.

Die **Aufgaben einer Pflegekammer** werden dabei z.B. wie folgt beschrieben:

- Registrierung sämtlicher Angehöriger der Pflegeberufe
- Möglichkeit der Unterbindung der Ausübung des Berufs durch Aberkennung der Berufsbezeichnung
- Kontrolle der Hilfskräfte bei der Ausübung in der Alten-, Kinderkrankenpflege und Gesundheits- und Krankenpflege
- Überwachung der Qualität der Pflege und der ethischen Normen
- Schlichten von Streitigkeiten, die sich aus der Berufsausübung ergeben
- Behörden und Gerichte durch Gutachten, Stellungnahmen und Vorschläge unterstützen
- bei der Regelung des Sachverständigenwesens mitwirken
- fachliche Vorbereitung für gesetzliche Vorlagen

- Kontakt mit Pflegekammern des In- und Auslands, Bildung von Arbeitsgemeinschaften
- Überwachung der Einhaltung von nationalen Richtlinien für Pflegeberufe auf Landesebene
- Wahrnehmung pflegerischer Interessen bei gemeinsam berührenden Belangen aller Gesundheitsberufe. (nach: Förderverein zur Gründung einer Pflegekammer in Bayern e. V., 2005)

! Merke Die Einrichtung einer Pflegekammer wird von den Befürwortern als ein weiterer Schritt zur Professionalisierung gesehen, mit dem Ziel einer sachgerechten Pflege entsprechend aktueller pflegewissenschaftlicher Erkenntnisse – letztlich also eine Umsetzung der im Altenpflegegesetz vorgegebenen Anforderungen. Diese Initiativen werden allerdings nicht von allen Berufsverbänden unterstützt und sind auch politisch nicht unumstritten. Weiterführende Informationen unter: www.pflegekammer-jetzt.de

Argumente pro Pflegekammer:	Argumente kontra Pflegekammer:
Die bestehenden unterschiedlichen Interessen können in einer Körperschaft öffentlichen Rechts (Selbstverwaltung) vertreten werden.	Pflegekammern verhindern den Prozess der Entbürokratisierung im Gesundheitswesen und in der Pflege.
Die Pflege und die Arbeit der Pflegeberufe werden durch Pflegekammern aufgewertet, die gesellschaftliche Anerkennung der Pflegeberufe dadurch angehoben.	Sie überschneiden sich mit der Arbeit der Gewerkschaften und der Berufsverbände.
Die Pflege erhält mehr Gewicht gegenüber Politik und Verbänden.	Kammern sind eine überholte Organisationsform und passen nicht in die heutige Zeit.
Kammern für Pflegeberufe können die Sicherstellung von Kranken- und Pflegeleistungen nach einheitlichem Qualitätsstandard gewährleisten – vergleichbar dem Sicherstellungsauftrag im ärztlichen/zahnärztlichen Bereich.	Kammern vertreten einseitig Interessen, eine berufsständische Eigenkontrolle muss verhindert werden.
Pflegekammern haben die Pflicht, die Qualität der Leistungen zu sichern, zu kontrollieren und für eine kompetente Aus-, Weiter- und Fortbildung zu sorgen, dies unterstützt die Professionalisierung.	Pflegekammern können nur für die Berufsangehörigen der Kranken-, Kinderkranken- und Altenpflege zuständig sein. Alle anderen in der Pflege Tätigen wie Angehörige, Nachbarn oder sonstige Laien werden nicht erfasst (Tätigkeit im Rahmen der Grundpflege nach SGB XI).
Pflegekammern können einen Gegenpol zu den gesetzlichen Pflegekassen bilden, die sich in ihrer Arbeit nach häufiger Auffassung inhaltlich auf organisatorische und finanzielle Aspekte beschränken.	Im Gesundheitswesen müssen die Kontrolle und Aufsicht durch staatliche Organe sowie die öffentliche Gerichtsbarkeit unter Beteiligung der Versicherten gewährleistet bleiben.
Durch Berufsordnung und Kammeraufsicht können Verstöße gegen die Pflichtaufgaben zu Konsequenzen führen (bis hin zu Kammerausschluss und Berufsverbot).	Zwangsmitgliedschaft verstößt gegen das Recht der negativen Koalitionsfreiheit (► LF 3.1, Kap. 1.2, S. 1022).

Tab. 4.1: Pro- und Kontra-Argumente zur Einrichtung von Pflegekammern.

4.6 Freiwillige Registrierung

Neben der Diskussion um Pflegekammern wird vom Deutschen Pflegerat eine weitere Initiative zur Professionalisierung der Pflegeberufe durchgeführt. Orientiert an anderen europäischen Ländern wird eine Registrierung ermöglicht, welche sowohl dem Ziel dient, die Struktur der Pflege in Deutschland zu erfassen, als auch auf freiwilliger Ebene Qualitätsmaßstäbe zu erfüllen. Dies gilt sowohl gegenüber den zu Pflegenden als auch gegenüber potenziellen Arbeitgebern.

Mit der **freiwilligen Registrierung** werden folgende Ziele angestrebt:
- Erfassung der Anzahl der in der Berufsgruppe Tätigen
- Erfassung der Art der Berufstätigkeit und der Einsatzorte
- Erfassung der Qualifikation der Mitglieder der Berufsgruppe
- Überwachung/Zertifizierung des Qualifikationsstands Fortbildungskontrolle
- Grundlage für Arbeitgeber zur Personaleinstellung/-haltung
- Berufliche Qualitätssicherungsmaßnahme
- Informationsübermittlung zur Stärkung der Berufsgruppe
- Verbraucherschutz (Qualitätssicherung für die Bevölkerung)

Aufgaben
- Welche Arten von Berufsverbänden und Organisationen gibt es in der Altenpflege?
- Welche Rolle spielen diese?
- Zählen Sie die Leistungen der Bundesagentur für Arbeit auf, die für Altenpfleger wichtig sind.
- Nennen Sie die konfessionellen Berufsverbände.
- Wie heißt deren Dachorganisation und für was setzt sich diese ein?
- Erläutern Sie die Bedeutung von Berufsverbänden.
- Was sind die bekanntesten Verbände?
- Welche Aufgaben haben Gewerkschaften?
- Erklären Sie, was man unter einer Kammer versteht, und erläutern Sie Pro und Kontra der Einrichtung einer Pflegekammer.
- Welche Ziele hat die freiwillige Registrierung?

5 Reflexion der beruflichen Rolle und des eigenen Handelns

5.1 Berufswahl und Motivation zum Beruf

Die Wahl des Berufs ist von **Rollenvorstellungen**, und von dem **Berufsbild** abhängig (► LF 4.1, Kap. 3.4, S. 1194), das offiziell vermittelt und auch durch Medien, Gespräche im Freundeskreis oder eigene Erlebnisse wahrgenommen wird. Aus diesen »Informationen« heraus entwickelt sich das Motiv zur Berufswahl.

➔ Definition

➔ Motiv: (lat. moveo = ich bewege mich) Beweggrund für das eigene Handeln. Mischung aus gefühlsmäßigen und rationalen Komponenten. Ein Motiv entwickelt sich aus der Verarbeitung innerer und äußerer Einflüsse.

➔ Motivation: (lat. motus = die Bewegung) aktuelle Handlungsbereitschaft. Nicht an ein bestimmtes Ziel gebunden. Heute weitgehend auf den beruflichen Bereich bezogen.

Die Berufswahl ist meist eine Mischung aus selbst bestimmter Entscheidung und äußeren Einflüssen in unterschiedlicher Ausprägung.

Eigene Motive für Auszubildende in der Pflege, z. B.:
- helfen wollen
- Empathie für das Leid anderer
- persönliche Erfahrungen sowohl der Pflege als auch des Gepflegtwerdens
- Erfahrungen in einem Berufspraktikum
- berufliches Vorbild in der Familie

Äußere Einflüsse, z. B.:
- Anregung durch das Internet
- Berufsberatung (www.was-werden.de)
- Umschulungsmaßnahmen bei erforderlichem Berufswechsel

In einer Untersuchung unter Altenpflegeschülern der Diakonie im Jahr 2005 nannten diese überwiegend jene Motive, die den Dimensionen »ideelle Überzeugung« und »praktischer Nutzen« zugeordnet werden können. Es wurden 17 Motive zur Auswahl gestellt. Höchsten Stellenwert erreichten dabei die Überzeugungen, in der Reihenfolge der Häufigkeit waren dies:
1. Weil ich mit Mensch arbeiten möchte.
2. Weil ich Menschen helfen möchte.
3. Weil ich eine sinnvolle Tätigkeit ausüben will.
4. Weil ich glaube, dass dieser Beruf mir Spaß machen wird.
5. Weil der Beruf meinen Fähigkeiten entspricht.
6. Wegen der guten Zukunftsaussichten (berufliche Sicherheit).

Weniger häufig wurde diesen Motiven zugestimmt:
7. Weil ich Verantwortung im Beruf tragen will.
8. Weil ich in diesem Beruf bereits gearbeitet habe.
9. Wegen der beruflichen Perspektive (Aufstiegsmöglichkeiten, Weiterbildung).

Die Dimensionen »äußere Einflüsse« und »äußere Zwänge« spielten in den Ergebnissen eine untergeordnete Rolle. Sie sind auch von persönlichen Bedingungen abhängig, z. B.:
10. Weil ich in meinem Umfeld bereits Erfahrungen gesammelt habe.
14. Weil eine mir bekannte Person den Beruf ausübt.
15. Weil mir dazu geraten wurde.
16. Weil ich keinen anderen Ausbildungsplatz bekommen habe.

Das Motiv »Weil der Beruf hohes Ansehen genießt« stand dabei an 12. Stelle.

5.2 Berufliche Rolle und Rollenerwartung

Die Entscheidungen zur Berufswahl sind in der Altenpflege offenkundig in hohem Maße abhängig von der eigenen Definition der Geschlechtsrolle. Dies zeigt sich an dem Verhältnis von Frauen und Männern schon in der Ausbildung. Der Begriff des »Coolseins«, den Jungen für sich in Anspruch nehmen, verbunden mit dem Image des »Machers«, scheint so gar nicht zur Pflege zu passen.

In einer vom Bundesministerium für Familie, Senioren, Frauen und Jugend unterstützten Aktion wird versucht, **Rollenklischees** aufzuweichen und Jungen an Berufe heranzuführen, die den sich allmählich entwickelnden Partnerschaftsmodellen in Familie, Bildung und Gesellschaft entsprechen.

In den Sozialwissenschaften wird unter einer **Rolle** die Erwartung verstanden, die das jeweilige Umfeld an eine Person, deren Verhalten und Handlungen hat. Mit der Rolle wird darüber hinaus eine soziale Position verbunden, die ein bestimmtes Maß an Anerkennung erfährt. Damit wird auch deutlich, dass jeder Mensch unterschiedliche Rollen hat, je nachdem, in welchem Bezugsfeld er sich bewegt.

Der Begriff der **sozialen Rolle** umfasst die unterschiedlichen Rollen, die im gesellschaftlichen, familiären oder beruflichen Zusammenhang »ge-

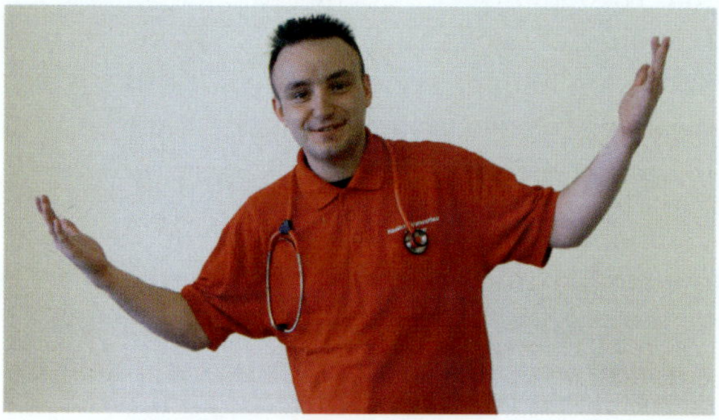

Abb. 5.1: Aufhebung eines Rollenklischees.

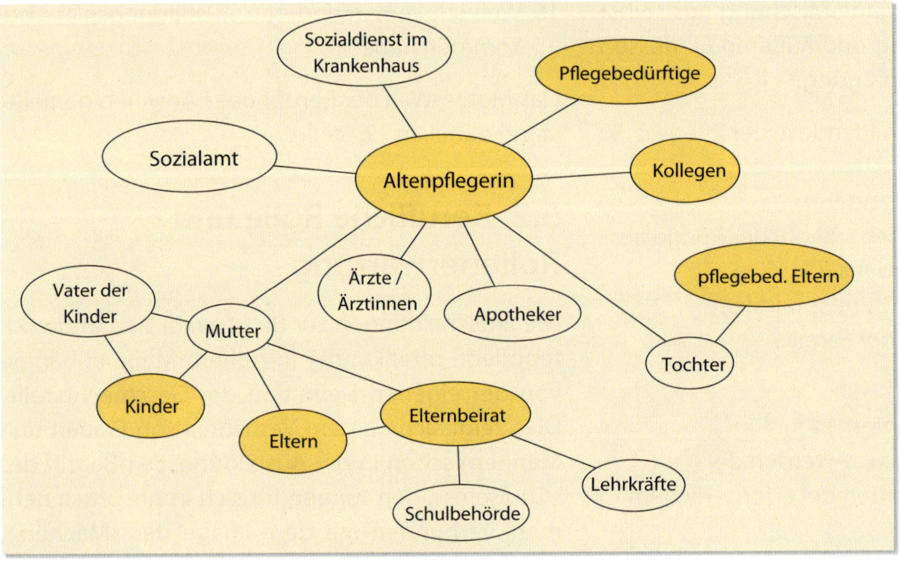

Abb. 5.2: Unterschiedliche soziale Rollen und Beziehungen

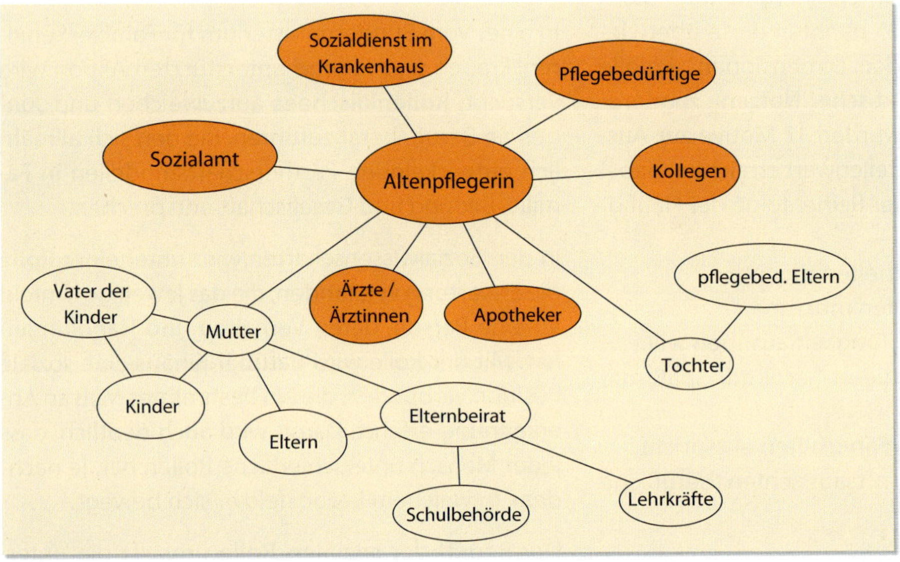

Abb. 5.3: Beziehungen in der beruflichen Rolle

LF 4.1

spielt« werden müssen. Verbunden mit den Rollen sind wiederum verschiedene Beziehungen, die zur Festigung der Rolle, zu Anerkennung, aber auch zu Konflikten führen können. Zusätzlich können sich die unterschiedlichen Rollen ergänzen, jedoch auch in Konflikt zueinander stehen.

Es ergeben sich aus der Konstellation unterschiedliche Konfliktfelder, besonders dort, wo unterschiedliche Personen vergleichbare Erwartungen haben, z. B. nach

- Zeit,
- Zuwendung,
- Hilfe,
- Verlässlichkeit.

Solche Konflikte werden als **Inter-Rollen-Konflikte** bezeichnet (► LF 4.1, Kap. 5.3, S. 1203). Von einer **Rollenumkehr** wird gesprochen, wenn z. B. die typische Rollenerwartung des Versorgens in einer Pflegesituation von der Tochter gegenüber der Mutter wahrgenommen werden muss. Die Rolle als Altenpfleger ist nur eine der Rollen, die im Schaubild auftauchen, allerdings eine sehr wichtige, wenn man bedenkt, welchen Anteil der Beruf am Leben insgesamt hat. Er dient nicht nur dem Broterwerb, sondern strukturiert den Alltag, vermittelt Kontakte zu Menschen und gibt Anerkennung.

Darüber hinaus steht der Altenpfleger in seiner beruflichen Rolle in Beziehung zu unterschiedlichen anderen Berufen und zu den Pflegenden.

Diese Vielfalt der Beziehungen, auch verbunden mit den jeweils möglichen Konflikten, verdeutlicht, dass der Altenpfleger unterschiedlichsten sogenannten **Rollenerwartungen** ausgesetzt ist, denen die Pflegefachkraft jeweils die eigenen Erwartungen entgegensetzt.

Diese Rollenerwartungen werden geprägt von der sozialen Stellung der jeweiligen Person und von gesellschaftlichen Zuschreibungen, die auch als **Rollenklischee** bezeichnet werden können. Hierunter sind Vorstellungen zu verstehen, welche sich unverändert halten und stark an Vorurteile geknüpft sind.

Innerhalb des Berufs sind die Rollenerwartungen abhängig von der jeweiligen beruflichen Position und der Rolle, die jemand innerhalb des Arbeitsbereichs spielt.

Fachliche Rolle: Von der Pflegedienstleitung wird z. B. erwartet, dass sie fachkompetent, durchsetzungsstark gegenüber dem Arbeitgeber, gerecht bei der Verteilung der Arbeitsbelastungen, ausgleichend freundlich zu allen Mitarbeitern ist.

»Gespielte« Rolle: Von einer Kollegin wird erwartet, dass sie lustig ist und die Stimmung des Teams positiv beeinflusst. Von einem Kollegen wird erwartet, dass er in Notsituationen einspringt.

5.3 Rollenkonflikte

Die berufliche Rolle ist nicht eindimensional, sondern wird mitbestimmt durch die anderen Rollen und die unterschiedlichen Erwartungen innerhalb der Beziehungen. **Rollenkonflikte** können von daher zwischen den einzelnen Rollen als Inter-Rollen-Konflikt als auch den verschiedenen Erwartungen an eine Rolle als Intra-Rollen-Konflikt auftreten.

Inter-Rollen-Konflikt: Frau A. arbeitet als Pflegefachkraft in der ambulanten Pflege. Als alleinerziehende Mutter muss sie ihre Tochter in einem Kindergarten betreuen lassen. Der Zuschuss des Sozialamts wird für exakt vier Stunden gezahlt. Da Frau A. ihre Tochter pünktlich abholen muss, kommt es zu Konflikten bei der Dienstplangestaltung und bei der konkreten Arbeit, wenn die Bedürfnisse der zu Pflegenden nicht in ein festes Zeitschema gepresst werden können.

Eine Lösung über eine realitätsbezogene Unterstützung von Müttern in pflegenden Berufen ist zunächst nicht in Sicht. Erforderlich sind also Lösungen innerhalb des Teams (► LF 4.4, Kap. 3.1, S. 1292).

Intra-Rollen-Konflikt: Frau Z. arbeitet als Pflegefachkraft in der stationären Altenpflege. Nach entsprechender Fortbildung wird sie verantwortliche Pflegefachkraft auf ihrer Station. Sehr schnell stellen sich Probleme ein, da die fachlichen Erwartungen an diese Position gegenüber Kolleginnen durchgesetzt werden müssen, die es schwer haben, den Rollenwechsel zu verarbeiten.

Eine Lösung muss mit dem Team erarbeitet werden, da sonst ein Wechsel des Arbeitsplatzes oder die Aufgabe der Position als einzige Alternativen bleiben.

Rollenkonflikte gehören zum Berufsleben, sie sind aber nicht unausweichlich. Wie bei allen absehbaren Problemen gibt es auch hier die Möglichkeit der Vorbeugung. Zum einen durch eine Reflexion über die Rolle zur Entwicklung einer **Rollendistanz**, zum anderen durch **Ambiguitätstoleranz** (lat. ambiguos = zweideutig). Mit diesem aus der Soziologie kommenden Begriff wird die Fähigkeit beschrieben, unklare, mehrdeutige Situationen oder notwendige Entscheidungen, die nicht mit dem eigenen Bild übereinstimmen, aushalten zu können, ohne handlungsunfähig zu werden.

Gerade in der ambulanten Pflege werden Pflegefachkräfte häufig mit völlig anderen Lebensentwürfen und Vorstellungen, z. B. von Sauberkeit, konfrontiert, als sie für sich vorstellbar halten oder professionell umsetzen würden. Trotzdem muss die Pflege durchgeführt werden.

5.4 Rollenidentifikation und Rollendistanz

Es gibt sehr unterschiedliche Ausprägungen der **Identifikation**, d.h. der Bindung an die berufliche Rolle. Je nach Motiv der Berufswahl wird diese Bindung stärker oder schwächer ausgeprägt sein, wobei es auch ein »Hineinwachsen« in die berufliche Rolle gibt.

Eine zu starke Identifikation mit der beruflichen Rolle kann dazu führen, dass die anderen Rollen weniger gut oder gar nicht ausgefüllt werden können. Bei ständigen Konflikten kann es zu einem **Burn-out-Syndrom** kommen (► LF 4.3, Kap. 5.2, S. 1264).

Eine zu schwache Identifikation kann zu Unzufriedenheit mit der Berufswahl führen. Die berufliche Wirklichkeit wird nicht mehr gestaltet. »Dienst nach Vorschrift« wird zum Motto – auch gegenüber Kolleg und Pflegebedürftigen.

Beide Ausformungen zeigen sich auch im Umgang mit Arbeitskollegen, da die eigene Haltung zum Beruf sich in den Erwartungen an die anderen widerspiegelt, in einem »die tut zu wenig« oder »die tut zu viel«, was häufig zu Konflikten führt.

Erforderlich ist also eine gewisse Rollendistanz. In beruflichem Zusammenhang beschreibt dies die Fähigkeit, sich über die Rolle zu stellen. Das heißt, die eigene Rolle zu reflektieren und sich die Möglichkeit zu erarbeiten, unterschiedlichen Rollenerwartungen offen zu begegnen.

Aufgaben

- Erläutern Sie die Unterschiede männlicher und weiblicher Schulabgänger bei der Berufswahl.
- Aus was setzt sich das Motiv zur Berufswahl zusammen?
- Nennen Sie häufig genannte Motive zur Wahl des Altenpflegeberufes.
- Erläutern Sie anhand eines Beispiels den Begriff der »sozialen Rolle«?
- Was versteht man unter einer Rollenumkehr?
- Wie hängen das berufliche Rollenbild und Rollenerwartungen miteinander zusammen?
- Welche Konflikte können daraus entstehen?
- Nennen Sie Beispiele für unterschiedliche Rollenerwartungen, die einem Altenpfleger begegnen können.
- Woraus entsteht ein Inter-Rollen-Konflikt? Erklären Sie den Unterschied zwischen Inter- und Intra-Rollenkonflikten.
- Welche Rolle spielt die Ambiguitätstoleranz in der Altenpflege?

6 Teamarbeit und Zusammenarbeit mit anderen Berufsgruppen

Der Begriff **Team** kommt, wie viele »neue« Begriffe in der Arbeitswelt, aus dem Englischen. Im Internetwörterbuch »LEO« finden sich als Übersetzung die Begriffe Arbeitsgruppe und Arbeitskollektiv.

Es herrscht Uneinigkeit darüber, ob der Begriff Team inhaltlich über den Begriff »Arbeitsgruppe« hinausgeht. Unübersehbar ist aber, dass der Gedanke der Teamarbeit in alle Arbeitsbereiche Eingang gefunden hat. Dies zeigt sich an Stellenanzeigen in denen Begriffe wie Teamgeist, Teamfähigkeit, Bereitschaft zur Teamarbeit gefordert werden, und an einer großen Zahl von unterschiedlichen Fortbildungsangeboten, mit denen die Teamarbeit verbessert werden soll.

Teamarbeit ist nicht automatisch Garant für erfolgreiches Handeln, sondern erfordert bestimmte Strukturen und einen entsprechenden Umgang der Teammitglieder miteinander.

6.1 Das Team

Anders als in der Wirtschaft sind Teams in der Altenpflege i.d.R. keine nur zu einem bestimmten Thema zusammengesetzten fach- und abteilungsübergreifenden Arbeitseinheiten. Teamarbeit in der Altenpflege findet häufig in einem bestimmten Rahmen statt, z. B. mit

- Mitarbeitern einer Station,
- Mitarbeitern eines kleinen Pflegedienstes,
- Mitarbeitern einer besonderen Einheit in einem Pflegedienst (z. B. Palliativpflegeteam).

Das bedeutet aber auch, dass die Zusammensetzung nicht auf freiwilliger Entscheidung beruht, sondern Teil der Einrichtungsstruktur ist.

6.1.1 Was ist ein Team?

Einige allgemein zugeschriebenen Kennzeichen gelten auch für Teams in der Altenpflege:

- Das Team ist eine kleine Gruppe, in der alle Mitglieder unmittelbaren Kontakt zueinander haben.
- Es handelt sich um eine Gruppe mit bekanntem Arbeitsauftrag, d. h., es wird zielorientiert gearbeitet.
- Es herrscht ein kooperativer Arbeitsstil.
- Die Verantwortung für die Zielerreichung wird von allen getragen.
- Es gibt ein Zusammengehörigkeitsgefühl (Teamgeist).
- Es entsteht ein Zusammenhalt der Teammitglieder (Gruppenkohäsion).

6.1.2 Teambildung

Bei der **Bildung eines Teams** lassen sich mehrere Phasen beobachten:

- Eine **Orientierungsphase**, in der das Kennenlernen stattfindet. Die einzelnen Mitglieder verhalten sich meist vorsichtig abwartend, die einzelnen Rollen müssen noch gefunden werden.
- Es folgt die **Konfrontationsphase**, in der die Rollen entwickelt werden. Durch den offenen Austausch von Gefühlen und Meinungen kommt es zu Konflikten, deren gelungene Bewältigung über die Arbeitsfähigkeit des Teams entscheidet.
- In der **Kooperationsphase** entwickelt sich durch offenen Austausch das Zusammengehörigkeitsgefühl als Grundlage gemeinsamer Arbeit.
- In der nun folgenden **Wachstumsphase** widmet sich das gesamte Team mit allen vorhandenen Fähigkeiten der Lösung anstehender Aufgaben und der Erreichung gesetzter Ziele.

In dieser Klarheit sind die Phasen in der Praxis kaum je zu erleben, da die Teams, in die man als Berufsanfänger oder als Praktikant kommt, bereits bestehen. Allerdings läuft die Integration in ein bestehendes Team in ähnlicher Weise ab und es ist von den sozialen Fähigkeiten des Einzelnen und der Bereitschaft das Teams abhängig, ob diese befriedigend gelingt. Eine deutliche Änderung der Aufgaben und der Zielsetzung erfordern einen Anpassungsprozess, in dem diese Phasen ebenfalls neu beobachtet werden können.

6.1.3 Teamrollen

Eine wesentliche Aufgabe bei der Teambildung ist das Finden der einzelnen **Rollen innerhalb des Teams**. Nur wenn dieser Prozess gelingt und die jeweiligen Rollenselbstbilder und Erwartungen in Einklang gebracht werden können, ist das Team arbeitsfähig und kann die Erwartungen gegenüber einer Einzelarbeit erfüllen.

Es gibt sehr differenzierte Beschreibungen der unterschiedlichen Rollen in Teams, bis hin zu der Forderung, Teams durch gezielte Besetzung der jeweiligen Rollen zu optimieren. Dies ist aber bei der gegebenen Situation in der Altenpflege ohnehin nicht möglich – daher beschränkt sich nachfolgend die Darstellung auf deutlich voneinander unterschiedene Rollen, die i.d.R. in allen Teams oder Gruppen anzutreffen sind.

- **Koordinator**: Ist selbstsicher, kommunikativ, setzt Ziele und Anforderungen, verteilt Aufgaben nach den Fähigkeiten der einzelnen Teammitglieder, sorgt für die Erledigung der übernommenen Aufgaben.
- **Umsetzer**: Erfüllt Aufgaben verlässlich, arbeitet methodisch und überlegt.
- **Teammitglied**: Kommunikativ, ruhig, diplomatisch, stellt den Ausgleich bei Konflikten her, stabilisiert das Team.
- **Perfektionist**: Genau bis penibel, überaus pünktlich und zuverlässig.
- **Spezialist**: Nach innen gekehrt, auf die Aufgaben bezogen, verfügt über Spezialwissen und Hintergrundinformationen.

! Merke Es gilt der Grundsatz: Keine der einzelnen Rollen ist wichtiger oder weniger wichtig für das Gelingen des Teams, sondern das Zusammenspiel und das Engagement der Rolleninhaber entscheidet.

6.1.4 Vorteile von Teamarbeit

Die Einführung der Teamarbeit in das Arbeitsleben ist die Folge von zunehmend komplexeren Aufgabenstellungen. Hier kann ein Einzelner leicht überfordert sein, sodass Teamarbeit sowohl den Einzelnen stützt, als auch zu besseren Ergebnissen führt. **Vorteile** sind demnach:

LF 4.1

- Die Teammitglieder ergänzen sich mit ihren unterschiedlichen Kenntnissen und Fähigkeiten.
- Im Team gibt es das gemeinsame Bemühen um ein optimales Ergebnis, dies steigert die Arbeitsmotivation.
- Die Auseinandersetzung um optimale Lösungen in einem Team führt zur Akzeptanz durch alle Teammitglieder.
- Das Gruppenklima fördert ein Einbringen aller Mitglieder, hierdurch wächst deren Selbstvertrauen und Leistungsbereitschaft.
- Teams entwickeln eine größere Selbstständigkeit als Einzelne und erleichtern damit die Führung eines Unternehmens.
- Teams lassen trotz ihrer Zielorientiertheit Emotionen zu. Gefühle, die durch Aufgaben oder durch die Gruppendynamik ausgelöst werden, können gezeigt und gemeinsam bearbeitet werden.
- Teams sorgen dafür, dass Arbeitsaufgaben und Ziele klar, eindeutig und unter Berücksichtigung der Durchführbarkeit und Erreichbarkeit formuliert werden.

In dieser Darstellung wird aber auch deutlich, dass der Teamarbeit in einem Heim oder Pflegedienst die Möglichkeit/der Raum gegeben werden muss, sich zu entwickeln.

6.2 Kommunikation im Team

Kommunikation ist ein wesentliches Handwerkszeug der Altenpflege (►LF 1.4, Kap. 1, S. 794 ff.). Auch für das Gelingen von Teamarbeit ist sie unabdingbar. Ist die Kommunikation zwischen den Mitgliedern gestört, kann dies durch andere Fähigkeiten nicht ausgeglichen werden.

6.2.1 Kommunikationsprobleme

Kommunikationsprobleme können sowohl auf die Strukturen zurückgeführt werden, in die das Team eingebettet ist, als auch auf Schwierigkeiten der Teammitglieder miteinander. Häufig sind dies:

- **Fehleinschätzungen**: Informationen werden nicht weitergeleitet.
- **Lange Wege**: Informationen erreichen den Adressaten nicht rechtzeitig.
- **Unklare Strukturen**: Informationen werden fehlgeleitet.
- **Schlechtes Teamklima**: Informationen werden bewusst verzögert oder verändert.
- **Überinformation**: Wichtige und unwichtige Informationen werden ungefiltert weitergeleitet.
- **Überforderung**: Anspruch, dass jeder im Team über alle Informationen verfügen soll.

Bestehen alle diese Probleme gleichzeitig, kann von Teamarbeit sicher nicht mehr gesprochen werden. Lösungen müssen sowohl bei den Betriebsabläufen als auch im Team selbst gesucht werden.

6.2.2 Erfolgreiche Kommunikation im Team

Für die Kommunikation in einem Team gelten **Regeln**, die sich auch in anderen Gesprächssituationen als nützlich erweisen:

- Der Arbeitsauftrag und das Ziel des Teams sind eindeutig formuliert, z. B. unterstützt durch ein Leitbild.
- Sitzungen finden pünktlich und nur im vorvereinbarten Zeitrahmen statt, um die Wahrnehmung anderer Termine zu ermöglichen.
- Allen Teammitgliedern wird aufmerksam zugehört.
- Die Teammitglieder sind offen für unterschiedliche Meinungen und tolerieren Meinungsunterschiede.
- Abweichende Meinungen werden nicht nachgetragen oder außerhalb des Teams kommentiert.
- Alle, auch ungewöhnliche Vorschläge, werden zunächst ohne Bewertung angehört.
- Meinungsdifferenzen werden klar aber konstruktiv behandelt, jeder vergewissert sich, ob er den Vorredner richtig verstanden hat.
- Jedes Teammitglied fasst sich so kurz wie möglich, um allen die Beteiligung zu ermöglichen.
- Jeder Gesprächsbeitrag wird hinsichtlich seines Betrags zur Lösung der Probleme betrachtet.
- Jede Sitzung endet mit einem Ergebnis oder der Verabredung, wann ungelöste Probleme erneut besprochen werden.
- Mit jedem Ergebnis wird ein Maßnahmenkatalog verbunden (Wer, Was, Wann).
- Eine Sitzung ist erst dann beendet, wenn eine verbindliche Terminabsprache vorliegt.
- Teambesprechungen finden immer unter einer (rotierenden) Moderation statt.

6.3 Berufe der Altenhilfe und des Gesundheitswesens

Die Fürsorge für alte Menschen in der Gesellschaft ist eine Aufgabe, die sich auf zahlreiche Berufsgruppen und Institutionen stützt. Damit ist die Altenpflege eingebunden in ein Netzwerk von Hilfen, die dem alten Menschen ermöglichen, seinen Alltag zu bewältigen.

Der Begriff der **Altenhilfe** wird einmal spezifisch gefasst als Leistung der Sozialhilfe, andererseits beschreibt er das Tätigwerden des sozialen Gefüges, in dem der alte Mensch sich bewegt, die Arbeit von Institutionen innerhalb der Kommunen der Länder und des Staates, der Wohlfahrtsverbände und von Vereinen wie dem Kuratorium Deutsche Altershilfe (KDA), das sich seit über 40 Jahren der Fragen des Alterns annimmt.

Altenhilfe nach dem Sozialgesetzbuch XII selbst beschreibt Aufgaben, die nur in der Zusammenarbeit unterschiedlicher Berufsgruppen bewältigt werden können.

> **Definition** »Alten Menschen soll außer den Leistungen nach den übrigen Bestimmungen dieses Buches Altenhilfe gewährt werden. Die Altenhilfe soll dazu beitragen, Schwierigkeiten, die durch das Alter entstehen, zu verhüten, zu überwinden oder zu mildern und alten Menschen die Möglichkeit zu erhalten, am Leben in der Gemeinschaft teilzunehmen.« § 71 SGB XII

Die Vielfalt der Angebote und Möglichkeiten macht es für alte Menschen sehr schwer, sich zurecht zu finden und im Wortsinn zu ihrem Recht zu kommen. Für den Altenpfleger sind zu vielen dieser Berufsgruppen, Einrichtungen und Institutionen direkte Kontakte gegeben, von einigen erfährt er erst in der Betreuungssituation. Aber auch im Bereich der Gesunderhaltung oder der Versorgung im Krankheitsfall ergeben sich Kontakte zu unterschiedlichen Berufsgruppen, mit denen sich teilweise eine direkte Berührung oder sogar Überschneidung der Aufgaben ergibt.

LF 4.1

Solange es noch keine institutionalisierte Hilfe in Form eines **Case-Managements** gibt (► LF 1.2, Kap. 4.2, S. 122), fällt dem Altenpfleger häufig die Aufgabe zu, den Einsatz der einzelnen Berufsgruppen zu verknüpfen, notwendige Kontakte herzustellen oder bei Anträgen zu helfen. Es ist von daher wichtig, sich über deren Arbeitsfelder Klarheit zu verschaffen.

6.3.1 Medizinische Berufe

Die Zusammenarbeit mit Ärzten ergibt sich sowohl im Krankenhaus als auch in der Praxis, den beiden Hauptfeldern ärztlicher Berufsausübung. Zusätzlich zu ihrer Grundausbildung spezialisieren sich Ärzte für besondere Gebiete der Medizin, in denen sie als sogenannte Fachärzte tätig sind, z. B. Facharzt für Inneres, Allgemeinmedizin, Chirurgie, Onkologie. Darüber hinaus haben Ärzte häufig eine Zusatzweiterbildung (Geriatrie, Palliativmedizin, Schmerztherapie etc.).

Ärzte im Krankenhaus werden z. B. bei einer Aufnahme informiert bzw. geben bei Entlassungen wichtige Informationen zu medizinischen Aspekten der Versorgung weiter. Sowohl in der stationären als auch der ambulanten Pflege ist es im Wesentlichen der Hausarzt, der die medizinische Betreuung übernimmt. Hausärzte sind meist Fachärzte für Allgemeinmedizin oder auch Fachärzte für Innere Medizin, die sich für eine hausärztliche Tätigkeit entschieden haben. Dies kann man dem Praxisschild entnehmen.

Bei unterschiedlichen Organerkrankungen übernehmen entsprechende Fachärzte die Versorgung. Insbesondere bei krebskranken Menschen wird die Versorgung häufig durch mehrere Fachdisziplinen sowohl in Praxen als auch Krankhäusern durchgeführt. Auch hier sind Informationen über den Zustand und dessen Entwicklung, Krankheitszeichen oder z. B. Nebenwirkungen von Medikamenten wichtige Informationen. Häufig müssen ärztliche Anordnungen dem alten Menschen noch einmal erläutert (Zeit, Sprache) und ihre Umsetzung begleitet werden.

Bei der Feststellung der Pflegebedürftigkeit ist ebenfalls teilweise eine Zusammenarbeit mit Ärzten gegeben.

6.3.2 Pflegerische Berufe

Die Zusammenarbeit mit Pflegefachkräften sowohl aus der Altenpflege als auch der Krankenpflege ergibt sich häufig schon im eigenen Arbeitsbereich, spätestens aber, wenn alte Menschen wegen akuter Erkrankungen oder Zustandsverschlechterungen im Krankenhaus versorgt werden müssen. Hier ist es gemeinsame Aufgabe aller Pflegenden, die Überleitung sowohl in die Klinik als auch zurück in

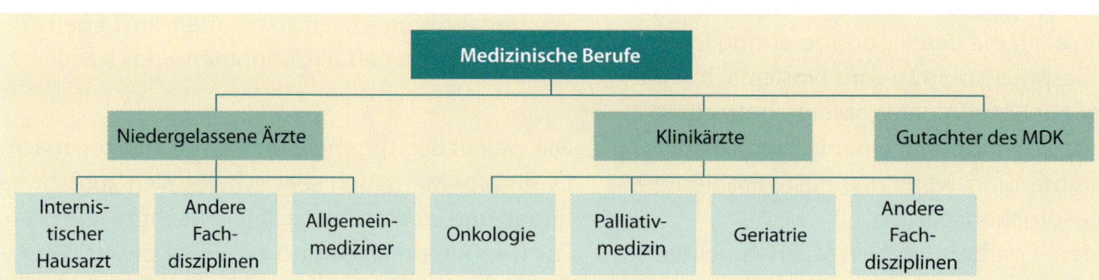

Abb. 6.1: Medizinische Berufe

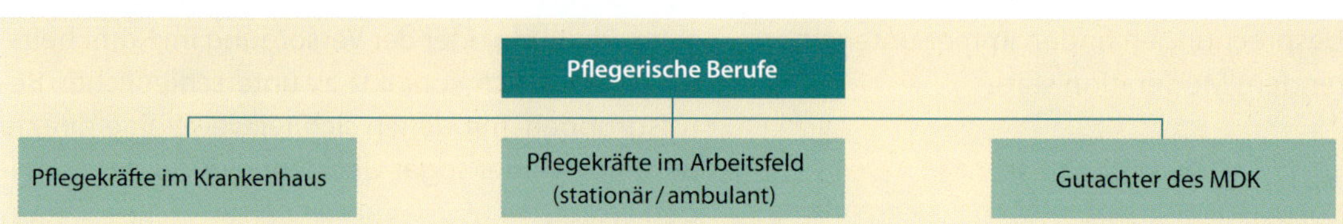

Abb. 6.2: Pflegerische Berufe

das Heim oder die Wohnung durch fachliche Übergaben zu gestalten (► LF 1.2, Kap. 4.1, S. 118).

Bei der Feststellung der Pflegebedürftigkeit werden zunehmend Pflegefachkräfte Gesprächspartner sein.

Betreuungskraft nach § 87b SGB XI

Durch das Pflegeweiterentwicklungsgesetz (PfWG) von 2008 wurde eine Stelle neu geschaffen, die **Betreuungskraft nach § 87b SGB XI**. Menschen mit demenzbedingten Fähigkeitsstörungen oder sonstigen psychischen Beeinträchtigungen haben einen erhöhten Beaufsichtigungs-, und Betreuungsbedarf. Um die Versorgungssituation und Lebensqualität dieser Menschen zu verbessern, erhalten die Einrichtungen eine zusätzliche Vergütungspauschale, die es ihnen ermöglicht, zusätzliche Betreuungskräfte einzustellen. Die zusätzlichen Betreuungskräfte sollen, in enger Absprache mit den Pflegefachkräften, die betroffenen Bewohner zu Alltagsaktivitäten motivieren und diese dabei betreuen, z. B. Vorlesen, Kochen und Backen, Gartenarbeit.

6.3.3 Therapeutische Berufe

Physiotherapeuten

Als **Physiotherapie** wird jede Form der Behandlung mit physikalischen, mechanischen oder chemischen Reizen verstanden. Ziel ist es, Funktionsstörung zu verbessern oder rückgängig zu machen. Aus diesem Grund wurde die alte Bezeichnung »Krankengymnastik« geändert, weil sie nur einen Teilaspekt der Tätigkeit beschreibt.

Physiotherapeuten kommen bei alten Menschen insbesondere im Bereich der Behandlung nach einem Schlaganfall (► LF 1.3, Kap. 18.4.8, S. 655) zum Einsatz. Außerhalb von Krankenhaus oder Rehabilitationseinrichtungen ist dafür eine Verordnung des betreuenden Arztes im Rahmen einer Heilmittelverordnung erforderlich. Größere Heime verfügen häufig über eigene Physiotherapeuten.

In der Zusammenarbeit geht es besonders darum, die durch Anwendungen erreichten Fähigkeiten in die Pflege einzubeziehen.

Logopäden

Logopädie umfasst die Behandlung von Störungen der Sprache, der Stimme und des Schluckvorgangs (► LF 1.3, Kap. 18.5.2, S. 667). Logopäden sind in diesen Bereichen auch diagnostisch tätig. Besonders bei den nach einem Schlaganfall häufig auftretenden Sprachstörungen versuchen sie die Kommunikationsfähigkeit zu verbessern. Bei Schluckstörungen erfolgt ein entsprechendes Training sowie eine Anpassung der Lebensmittel an die erhaltenen Fähigkeiten, z.B. Andicken von Flüssigkeiten. Für den Einsatz ist ebenfalls eine Heilmittelverordnung erforderlich. Die Zusammenarbeit besteht in der Information über die Entwicklung der Störungen im Alltag sowie in der Integration des Erarbeiteten in die tägliche Pflege.

Ergotherapeuten

Ergotherapie soll Menschen durch gezielte Aktivitäten, direkte Förderung und Anpassung der Umwelt wieder in die Lage versetzen, mit Beeinträchtigungen am Leben teilzuhaben. Sie nutzt dabei fallweise auch Techniken der Physiotherapie, hat aber als

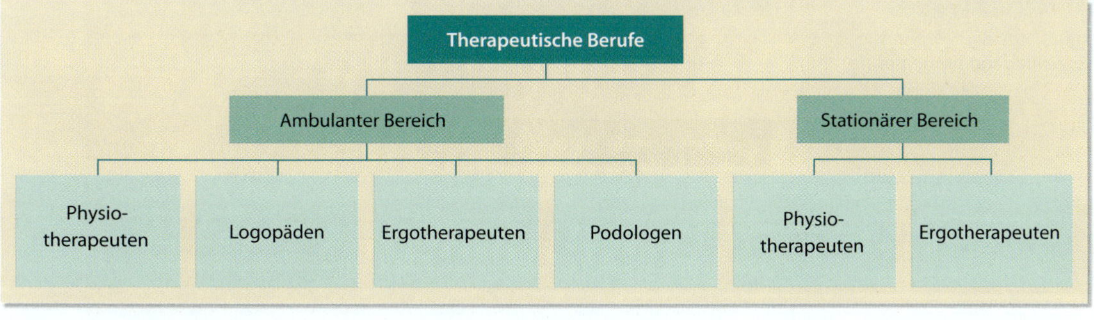

Abb. 6.3: Therapeutische Berufe

Ziel immer die Einbindung einer wiedergewonnenen Fähigkeit in den Alltag. Die Berufsbezeichnung »Beschäftigungstherapeut« wurde mit dem Ergotherapeutengesetz vom 1. Jan. 1977 aufgehoben. Der Einsatz erfolgt auf Verordnung. In Heimen arbeiten z. T. Ergotherapeuten, die auch Aufgaben der Beschäftigungstherapie übernehmen.

Besonders im Bereich der Ergotherapie ist für die Wiedererlangung von Alltagskompetenz eine enge Zusammenarbeit notwendig.

Podologen

Fußpflege wurde mit Gesetz vom 4. Dez. 2001 zu einem anerkannten Gesundheitsberuf. Die Bezeichnung »medizinische Fußpflege« ist seitdem an eine geregelte Ausbildung gebunden und geschützt. Aufgabe der **Podologie** (griech. podos = Fuß) ist es, allgemeine und spezielle Fußpflege durchzuführen, Fußerkrankungen zu erkennen und auf ärztliche Anordnung medizinisch notwendige Behandlungen durchzuführen. Podologen arbeiten in speziellen Einrichtungen (Fußambulanzen) oder in eigenen Praxen. Dabei haben sie teilweise Verträge mit den Krankenkassen. Eine Zusammenarbeit ergibt sich bei Besonderheiten der Grundpflege und insbesondere bei der Versorgung von alten Menschen mit **Diabetes mellitus** (► LF 1.3, Kap. 15.4.2, S. 576). In diesem Fall ist eine Verordnung durch den betreuenden Arzt möglich.

6.3.4 Sozialpädagogische Berufe

Sozialpädagogik ist eine Sozialwissenschaft, die die Bereiche Erziehung, Bildung und den Bereich staatlicher Fürsorge berührt. Dabei ist das Ziel meist, gesellschaftliche Benachteiligung abzubauen – beim alten Menschen häufig aufgrund unterschiedlicher Beeinträchtigungen. Die Unterscheidung in Sozialpädagogen und -arbeiter ist in den neuen Ausbildungsgängen weggefallen, damit auch eine Aufteilung in unterschiedliche Handlungsfelder.

Sozialpädogogen arbeiten in ihren Arbeitsgebieten mit der Methode der Einzelarbeit, der Gruppenarbeit (meist zur Verbesserung der sozialen Kompetenz) oder der Gemeinwesenarbeit, in der sie z. B. als Leiter einer Altentagestätte tätig sind.

Häufige Berührungspunkte ergeben sich mit Sozialarbeitern in der behördlichen Altenhilfe, z. B. bei der Klärung von Hilfen, oder mit dem Sozialdienst im Krankenhaus bei der Überleitung in das Heim oder die Wohnung.

6.3.5 Handwerkliche Berufe

Ein Kontakt zu handwerklichen Berufen besteht immer dann, wenn z. B. Hilfsmittel oder Prothesen angepasst oder angebracht werden, oder wenn Fragen zum Umbau einer Wohnung zwecks Ermöglichung der Pflege (► LF 2.2, Kap. 3, S. 976) akut werden. Häufig kann der Altenpfleger dort seine Beobachtungen und Erfahrungen aus der konkreten Pflegesituation einbringen.

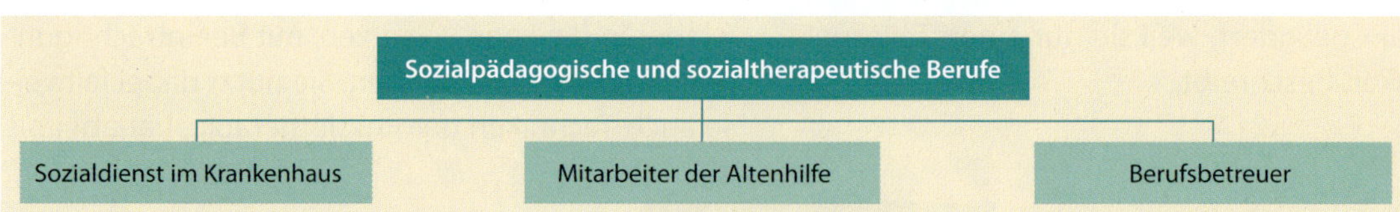

Abb. 6.4: Sozialpädagogische Berufe

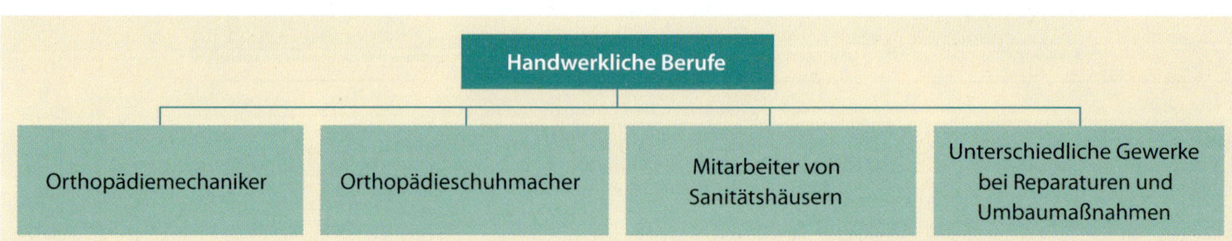
Handwerkliche Berufe
Orthopädiemechaniker
Orthopädieschuhmacher
Mitarbeiter von Sanitätshäusern
Unterschiedliche Gewerke bei Reparaturen und Umbaumaßnahmen

Abb. 6.5: Handwerkliche Berufe

6.3.6 Hauswirtschaftliche Berufe

Hauswirtschafter sind zuständig für alle Fragen den Haushalt betreffend, sowohl in privaten Haushalten als auch in Heimen. Je nach Größe des Betriebs sind dann auch hauswirtschaftliche Leiter erforderlich, die Aufgaben planen und koordinieren.

Daneben gibt es für den wichtigen Bereich der Ernährung häufig eigene Küchen mit Köchen und Diätassistenten, die für spezielle Ernährungsformen, z. B. kalorienreduzierte Kost oder die Ernährung bei Diabetes mellitus, zuständig sind. Mittlerweile lassen auch schon größere Einrichtungen die Mahlzeiten zentral zubereiten und verfügen nicht mehr über eine eigene Küche. Im Bereich der ambulanten Pflege übernehmen diese Aufgabe Dienste, die »Essen auf Rädern« liefern.

Teilweise werden solche Aufgaben von Altenpflegern selbst vorgenommen, häufig sind auch Entscheidungshilfen bei der Auswahl erforderlich. Durch die »Zuständigkeit« der Altenpflege auch für angemessene Kleidung, Hygiene und ausreichende Ernährung ergeben sich in der Praxis vielfältige Berührungspunkte (► LF 2.2 Kap. 1, S. 938 ff.).

6.3.7 Verwaltungsberufe

Mit der Erfüllung verwaltungsrechtlicher Pflichten haben nicht nur alte Menschen ihre Probleme, sie bedürfen aber der besonderen Unterstützung, wenn es z. B. um die Verlängerung eines Personalausweises, die Beantragung einer Grundsicherung oder von Sozialhilfeleistungen (► LF 3.1, Kap. 5.6, S. 1141) geht.

Häufigen Kontakt haben Altenpfleger in der ambulanten Pflege mit den Sachbearbeitern der Pflegekasse bei Beantragung einer Pflegestufe und der Hilfsmittelversorgung. Regelmäßigen Kontakt gibt es im Rahmen der Behandlungspflege zu den Sachbearbeitern der Krankenkassen, da diese Leistungen vierteljährlich neu verordnet werden müssen und sich aus der Anwendung der Richtlinien für die häusliche Krankenpflege nicht selten Konflikte ergeben (► LF 3.1, Kap. 6.1, S. 1151).

6.3.8 Andere Berufe

Im Heimbereich, aber auch in der ambulanten Pflege ist eine gesetzliche Betreuung häufig oder muss eingerichtet werden (► LF 3.1, Kap. 5.4, S. 1123). In diesen Fällen kann es nötig sein, bei einer richterlichen Anhörung zu begleiten. Pflegerische Maßnahmen (besonders deren Abrechnung in der ambulanten Pflege) und Entscheidungen müssen dann mit dem Betreuer besprochen und von diesem geprüft werden.

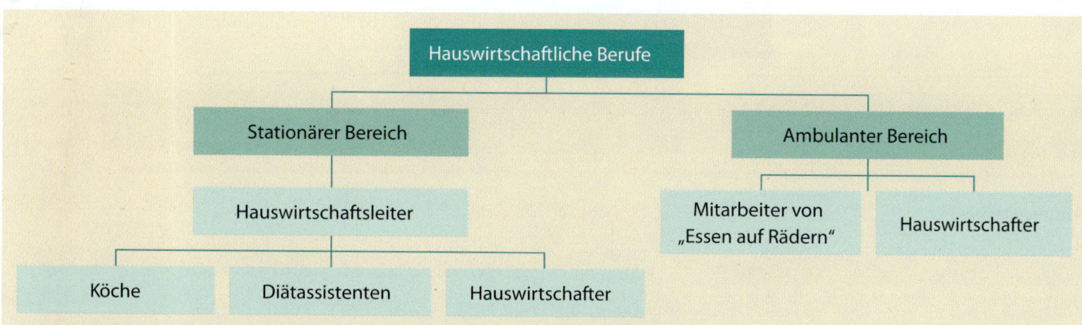

Abb. 6.6: Hauswirtschaftliche Berufe

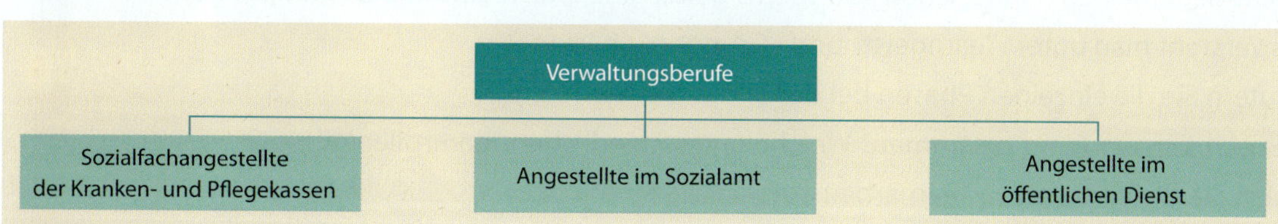

Abb. 6.7: Verwaltungsberufe

Im Rahmen der Pflege am Lebensende ist häufig ein Kontakt zu Ehrenamtlichen gegeben, die z. T. in Pflegediensten selbst auf ihre Arbeit vorbereitet werden und deren Nutzen sich nur in einer engen Zusammenarbeit entfalten kann.

6.4 Vernetzung, Kooperation und Koordination

Die Vielzahl der an der Versorgung alter Menschen beteiligten Berufsgruppen bringt selbstverständlich Probleme mit sich. Die unterschiedlichen Sichtweisen und Positionen der einzelnen Gruppen müssen zwangsläufig zu Reibungsverlusten und Konflikten führen. Alle Probleme, die in Teams auftreten können, sind wahrscheinlicher, wenn die Zusammenarbeit unterschiedlicher Gruppen erforderlich wird. Auf verschiedener Ebene wird daher versucht, dieses Problem zu lösen und die Versorgung zu verbessern.

Rehabilitationsteam

Eine – allerdings auf Krankenhäuser und Rehabilitationseinrichtungen beschränkte – institutionalisierte Zusammenarbeit unterschiedlicher Berufsgruppen gibt es bisher nur in Form des Rehabilitationsteams (► LF 1.1, Kap. 5.2.2, S. 50). So muss zum Beispiel eine Klinik die Arbeit dieses Teams nachweisen, um Maßnahmen der Frührehabilitation, z. B. nach einem Schlaganfall, abrechnen zu können.

Im Bereich der ambulanten Pflege soll die Koordination der einzelnen therapeutischen und pflegerischen Gruppen idealerweise durch den Hausarzt erfolgen.

Integrierte Verträge

Nach dem Sozialgesetzbuch können die Krankenkassen zur Verbesserung der Versorgung ihrer Versicherten Verträge mit den Leistungsanbietern schließen. Hierbei wird meist versucht, die Zusammenarbeit von Hausärzten und Krankenhäusern zu verbessern. In Modellversuchen wird allerdings darüber hinausgegangen und eine Zusammenarbeit auch mit Pflegediensten und Heimen erprobt, um unnötige Fehlentscheidungen und Versorgungssackgassen zu vermeiden.

Case-Management

Diese Aufgabe, auch als Fallsteuerung bezeichnet, dient ebenfalls der Abstimmung der einzelnen in der Versorgung Tätigen – mit ähnlichen Zielen wie bei der integrierten Versorgung. Da hier ökonomische Vorteile gesehen werden, wird Case-Management z. T. schon von Krankenkassen durch geschulte Mitarbeiter geleistet (► LF 1.2, Kap. 4.2, S. 122).

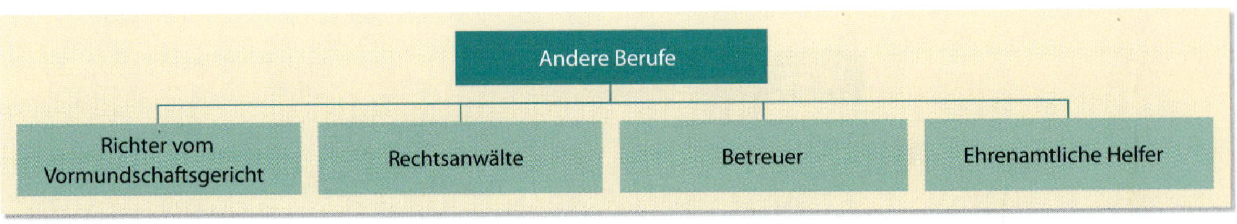

Abb. 6.8: Andere Berufe

Aufgaben

- Erklären Sie die Begriffe »Team« und »Teamarbeit« im Zusammenhang mit der Altenpflege.
- Welche allgemeinen Kennzeichen von Teams gelten auch für Teams in der Altenpflege?
- Was versteht man unter »Teamgeist« und »Gruppenkohäsion«?
- Erläutern Sie die einzelnen Phasen bei der Bildung eines Teams.
- Wie setzt sich ein Team zusammen? Welche unterschiedlichen Teamrollen gibt es?
- Zählen Sie die Vorteile von Teamarbeit auf.
- Nennen und erläutern Sie häufige Kommunikationsprobleme im Team.

Lernfeld 4.2

Lernen lernen

Quellenhinweise, weiterführende Literatur und Internethinweise zu den einzelnen Kapiteln ► S. 1312

1 Lernprozesse und Theorien

Es lohnt sich, sich Gedanken über eigene bisherige **Lernerfahrungen** zu machen und sich intensiver mit dem Thema Lernen auseinanderzusetzen. Das Lernen begleitet den Menschen nicht nur während Schule und Ausbildung, auch im Berufsleben muss wegen des ständigen technischen Fortschritts, neuen wissenschaftlichen Erkenntnissen oder gesellschaftlichen Veränderungen ständig weitergelernt werden. Dem Begriff des »lebenslangen Lernens« kommt große Aufmerksamkeit zu, u.a., da durch den demografischen Wandel der Anteil der älteren Menschen in der Gesellschaft zunimmt, und durch den Anstieg des Rentenalters die Menschen sich länger flexibel auf die Bedingungen des Arbeitsmarktes einstellen müssen.

✔ **Tipp** Eigene Lernerfahrungen prüfen:

- Wann macht das Lernen Spaß, wann nicht?
- Wann war das Lernen besonders erfolgreich?

In zwei Spalten die positiven und negativen Aspekte notieren und ruhig auch an Details, z.B. Thema, Lehrer, Tageszeit, Lernort, die Art, wie der Stoff vermittelt wurde, oder ob allein oder in einer Gruppe gelernt wurde, denken. Vielleicht wurde schon die Erfahrung gemacht, dass ein Thema, das eigentlich gar nicht interessierte, unter den richtigen Bedingungen durchaus interessant war?

Hat der Mensch gelernt, sich Neues richtig anzueignen, fällt das künftige Lernen leichter und er spart Zeit. Dazu ist es hilfreich, die Prozesse anzusehen, die beim Lernen im Gehirn vor sich gehen und sich über die Bedeutung von Motivation, Lernzielen und der Organisation des Lernens Gedanken zu machen. Einige einfache Lern- und Lesetechniken können außerdem das Lernen erleichtern und helfen, erfolgreicher und zeitsparender zu arbeiten.

1.1 Das menschliche Gehirn

Das zentrale Organ für die Verarbeitung von Sinneseindrücken und Informationen ist das **Gehirn**. Schon bei der Geburt ist im Gehirn die Menge der Nervenzellen (Neuronen) vorhanden, die auch ein Erwachsener besitzt, sie sind allerdings noch nicht miteinander verbunden. Diese Vernetzungen entstehen erst durch das Sammeln von Erfahrungen und Eindrücken: Neue Verbindungen (Synapsen) werden gebildet, sodass ein komplexes Netz entsteht.

! Merke Es wird geschätzt, dass das menschliche Gehirn ca. 100 Milliarden Nervenzellen enthält.

Es gibt vier große Bereiche des Gehirns:

- Großhirn
- Kleinhirn
- Zwischenhirn
- Hirnstamm

Das **Großhirn** ist in zwei Hälften (Hemisphären) aufgeteilt, die durch den sogenannten »Balken« (Cor-

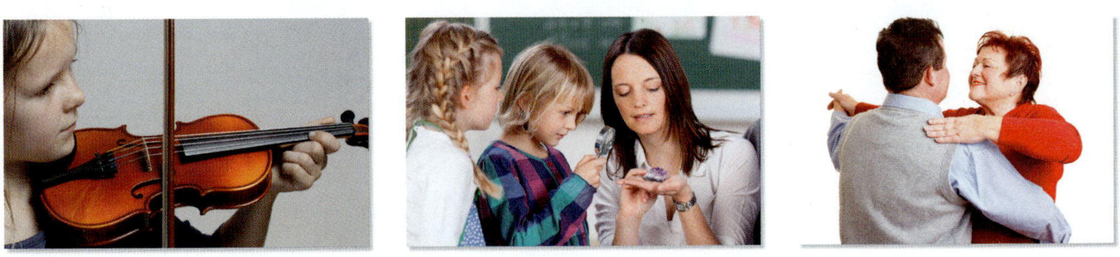

Abb. 1.1.: Im Laufe des Lebens macht der Mensch vielfältige Lernerfahrungen: Kinder lernen das Sprechen und Laufen, in der Schule werden Fächer wie Mathematik, Englisch und Biologie unterrichtet, in der Freizeit wird ein Sprachkurs an der Volkshochschule gemacht, Salsa tanzen oder asiatisch kochen gelernt, nur das Lernen selbst lernt der Mensch eigentlich nie.

pus callosum) verbunden sind. Der Balken stellt die Informationsleitung zwischen den beiden Hemisphären dar. Den beiden Gehirnhälften kommen unterschiedliche Schwerpunkte und Aufgaben zu, sie arbeiten jedoch eng zusammen:

- Die **rechte Hälfte** des Großhirns liefert Ideen und kreative Impulse, denkt in Bildern und sorgt für den Überblick, wobei sie allem Erlebten seinen spezifischen Gefühlswert zuordnet.
- Die **linke Hälfte** ist zuständig für Analyse, Logik, Fakten und das Erfassen von Details. Das Gedächtnis für Sprache und Texte befindet sich bei den meisten Menschen in der linken Gehirnhälfte.

Das **limbische System** (limbus, lat. Saum) umgibt den Hirnstamm und ist unter anderem für die Verarbeitung von Emotionen verantwortlich. Hier sitzen elementare Gefühle wie Angst, Liebe und Lust. Außerdem ist hier der Ursprung von Spiel- und Nachahmungstrieb. Bei Lernprozessen kommt ihm eine bedeutende Filterfunktion zu, weil hier Eindrücke bewertet und mit früheren Erfahrungen verglichen werden und als Ausgangspunkt der Motivation.

Der **Hippocampus**, der zu den ältesten Strukturen des Gehirns zählt, entspricht einer zentralen Schaltstelle. Er spielt eine wichtige Rolle bei der Verarbeitung und Zwischenspeicherung von Informationen. Hier fließen alle durch Sinneseindrücke gesammelten Informationen zusammen und werden vom Kurzzeit- ins Langzeitgedächtnis weitergeleitet.

1.2 Das Gedächtnis

Das **Gedächtnis** ist die Fähigkeit des Gehirns, einmal aufgenommene Informationen zu speichern und zu einem späteren Zeitpunkt wieder abzurufen.

Je nachdem, wie lange das Gelernte gespeichert wird, unterscheidet man

- das **sensorische Gedächtnis**, Speicherdauer: Millisekunden bis Sekunden,
- das **Kurzzeitgedächtnis**, Speicherdauer: unter einer Minute,
- das **Langzeitgedächtnis**, Speicherdauer: Jahre, teilweise lebenslang.

Nach diesem Mehrspeichermodell werden die Informationen, die über die Sinnesorgane aufgenommen werden, im **sensorischen Gedächtnis** innerhalb von Sekundenbruchteilen ausgewertet. Informationen, die nicht relevant erscheinen, werden sofort gelöscht; die potenziell wertvollen Informationen werden ins Kurzzeitgedächtnis weitergeleitet.

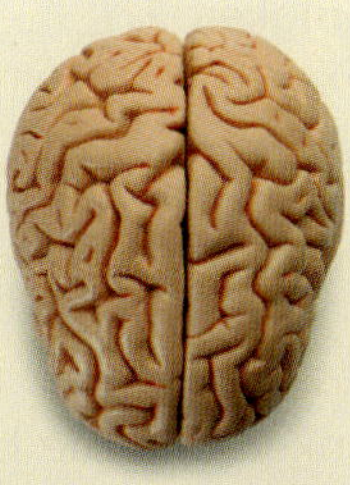

Rechte Hemisphäre

analoges Denken
visuelles Denken
Körpersprache
Rhythmus/Tanz
ganzheitliche Erfahrungen
Emotionen
Musikalität
Synthese
Gedächtnis für Personen, Sachen und Erlebnisse

Linke Hemisphäre

digitales Denken
Sprache
Organisation
logisches Denken
Mathematik
Planung
Analyse
verbale Kommunikation
Gedächtnis für Wörter und Sprache

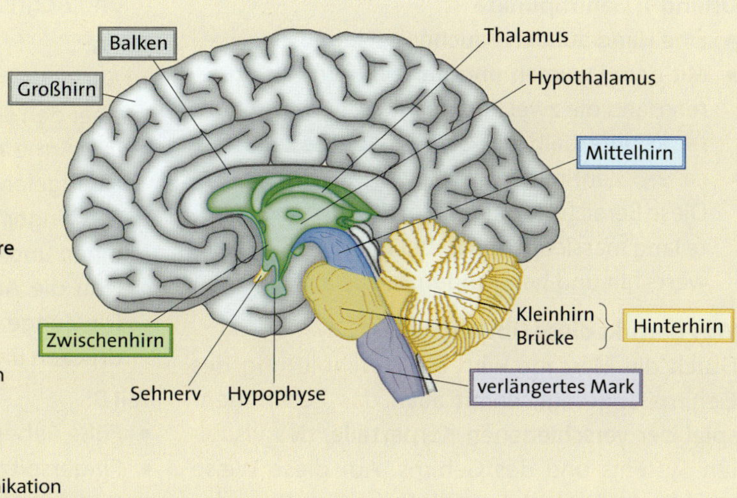

Abb. 1.2: Rechte und linke Gehirnhälfte und die Gehirnabschnitte.

Das **Kurzzeitgedächtnis** stellt einen weiteren Filter dar, der die Eindrücke nach Relevanz auswertet. Die hier zwischengespeicherten Informationen sind aktiv abrufbar; erhalten sie jedoch keine Aufmerksamkeit und werden nicht zeitnah in das Langzeitgedächtnis weitergeleitet, werden sie wiederum gelöscht bzw. durch neue Informationen überschrieben.

Im **Langzeitgedächtnis**, dem dauerhaften Speicher des Gehirns, werden neue Informationen abgelegt (enkodiert), mit bereits vorhandenem Wissen verknüpft, verfügbar gehalten und bei Bedarf abgerufen. Diese einzelnen Informationen werden auch als Gedächtnisspuren (Engramme) bezeichnet. Nicht benötigte oder verwendete Informationen werden gelöscht.

Will der Mensch verhindern, dass das einmal Gelernte gelöscht wird, muss er es aktiv halten: durch wiederholtes Abrufen und die Verknüpfung mit neuen Informationen. Das Gehirn liebt die Vielseitigkeit. Wenn Informationen über mehrere Sinne, wie Sehen, Riechen, Fühlen Schmecken und Hören, gleichzeitig aufgenommen werden, erhöht sich die Merkfähigkeit.

! Merke Im Gegensatz zum Kurzzeitgedächtnis kann das Langzeitgedächtnis riesige Mengen von Informationen speichern. Seine Kapazität ist praktisch unbegrenzt.

✓ Tipp Durch gezielte Bewegungsübungen lassen sich die linke und rechte Hemisphäre positiv beeinflussen, und es kommt zu einem besseren und koordinierteren Informationsfluss zwischen ihnen. Die folgenden Übungen sind leicht nachzumachen und können z. B. in Lernpausen angewandt werden. Sie stammen aus dem Bereich der Kinesiologie und dem Brain Gym® (Gehirnturnen nach Paul Dennison).

Übung 1: Gehirnpunkte

- Eine Hand auf den Bauchnabel legen.
- Mit dem Daumen und den Fingern der anderen Hand die zwei Punkte im Rippenzwischenraum unterhalb der Schlüsselbeine ertasten, ca. 2–3 Zentimeter beiderseits des Brustbeins. Diese Bereiche kräftig eine halbe bis eine Minute lang massieren und dabei mit dem Blick seitwärts hin und her wandern.

Was bewirkt diese Übung?

Durch die Massage wird die Durchblutung des Gehirns angeregt, damit auch das Zusammenspiel der verschiedenen Körperteile, des visuellen Systems und des Gehirns. Auf diese Weise wird auch der Überkreuz-Informationsfluss des Gehirns verbessert. Dies ist eine Grundbedingung für Lesen, Schreiben, Sprechen und für das Befolgen von Richtungsangaben.

Übung 2: Zentrierungsübung

Diese Übung besteht aus zwei Teilen und kann im Sitzen oder Stehen ausgeführt werden.

- **Teil A** aktiviert die Konzentration, dient der Entspannung und der Verbesserung des Blutflusses.
- **Teil B** balanciert und verbindet die beiden Gehirnhälften. Störfaktoren wie Computer, Fernseher, Radio u. a. sollten bei dieser Übung ausgeschaltet sein. Diese Übung steigert die allgemeine Vitalität, die Selbstwahrnehmung und Abgrenzungsfähigkeit.

Teil A:

- Auf einen Stuhl setzen und den rechten Fuß über den linken legen.
- Die Arme nach vorn strecken und das rechte Handgelenk über das linke legen.
- Die Finger verschränken und die Hände nach innen und oben – bis vor die Brust drehen.
- Nun die Augen schließen und tief einatmen. Die Zunge beim Einatmen gegen den Gaumen drücken und beim Ausatmen wieder lösen.

Teil B:

- Füße nebeneinander auf den Boden stellen.
- Fingerspitzen beider Hände zusammenführen.
- Für eine weitere Minute atmen und entspannen und damit fortfahren, die Zunge beim Einatmen hochzudrücken und beim Ausatmen zu senken.

LF 4.2

1.3 Lerntypen

Menschen haben beim Lernen ganz unterschiedliche Gewohnheiten und Vorlieben: Der eine liest am liebsten Texte in einem Buch und betrachtet die dazugehörenden Abbildungen, ein anderer hört lieber konzentriert ein Vortrag, ein Dritter prägt sich Zusammenhänge am besten durch Anfassen eines Gegenstands oder durch Ausprobieren ein.

Auch wenn oft mehrere Sinne bei der Aufnahme des Lernstoffs beteiligt sind, wird meist ein Sinneskanal bevorzugt. Je nachdem, welcher Kanal das ist, unterscheidet man folgende Lerntypen:

- visuell
- akustisch
- motorisch-haptisch

! Merke Das Herausfinden des persönlichen Lerntyps erleichtert das Lernen.

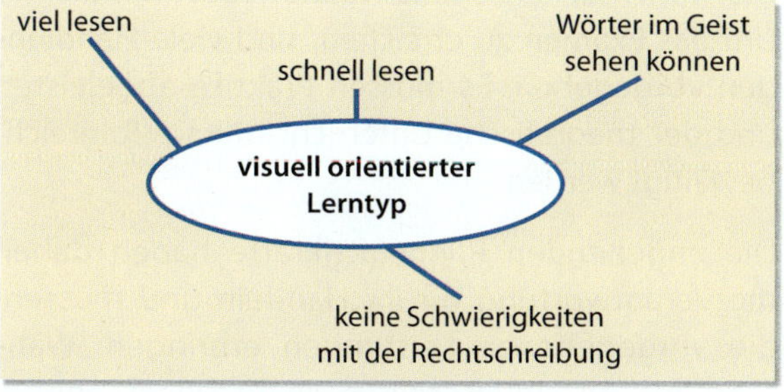

Abb. 1.3: Der visuell orientierte Lerntyp

✓ Tipp Als visuell orientierter Lerntyp

- den Lernstoff aufschreiben und dabei mit verschiedenen Farben arbeiten,
- beim Lesen wichtige Textstellen mit Textmarker hervorheben,
- Zeichnungen Schaubilder und Mind-Maps (► LF 4.2, Kap. 2.3.2 S. 1226) nutzen, um Informationen übersichtlich darzustellen,
- mit Lernpostern arbeiten,
- zum Thema passende Filme, Animationen oder digitale Lernprogramme zum Lernen nutzen.

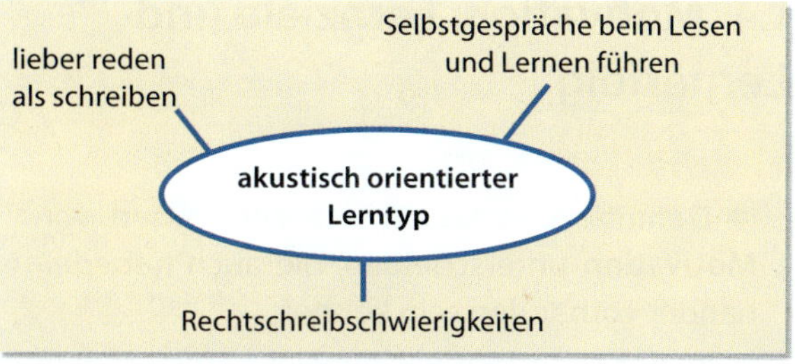

Abb. 1.4: Der akustisch orientierte Lerntyp

✓ Tipp Als akustisch orientierter Lerntyp

- im Unterricht auf den Vortrag und weniger auf das Mitschreiben konzentrieren, um möglichst viele Informationen zu speichern,
- sich einer Lern- oder Arbeitsgruppe anschließen, um über den Lernstoff zu sprechen,
- den Lernstoff auf einen MP3-Player oder ein Mobiltelefon aufnehmen und z. B. beim Spazierengehen oder beim Sport anhören.

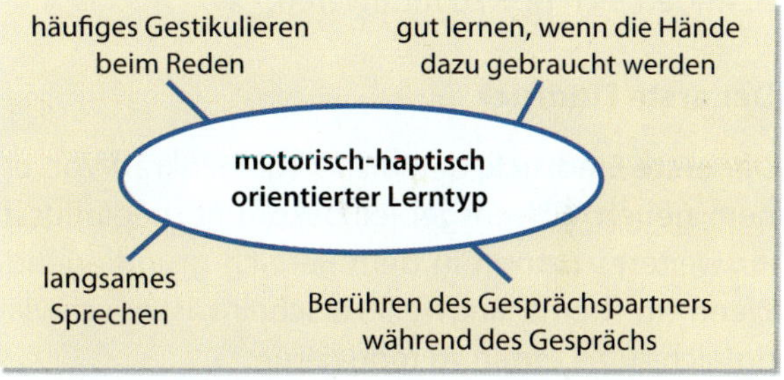
häufiges Gestikulieren beim Reden
gut lernen, wenn die Hände dazu gebraucht werden
motorisch-haptisch orientierter Lerntyp
langsames Sprechen
Berühren des Gesprächspartners während des Gesprächs

Abb. 1.5: Der motorisch-haptisch orientierte Lerntyp

✓ Tipp Als motorisch-haptischer Lerntyp

- den Lernstoff »in die Hand« nehmen, z. B. anatomisches Lehrmaterial und Übungspuppen nutzen,
- beim Lernen im Zimmer herumgehen,
- »learning by doing«: Wenn möglich, Handlungen oder Vorgehensweisen nicht nur erklären lassen, sondern gleich praktisch ausprobieren,
- Material, das für Arbeitsabläufe benötigt wird, in der Reihenfolge der Arbeitsschritte hinlegen.

1.4 Motivation, Lernziele und Lernerfolg

Definition Es lassen sich zwei Arten von **Motivation** unterscheiden, die auch nebeneinander vorhanden sein können:

- **intrinsische Motivation:** Der Lernstoff wird um seiner selbst willen gelernt, z. B. aus Neugier, aus Interesse oder aus Spaß.
- **extrinsische Motivation:** Das Lernen erfolgt wegen äußerer Anreize, z. B. weil der Lernende eine Prüfung bestehen möchte (Belohnung) oder weil er eine schlechte Note vermeiden möchte (Bestrafung).

1.4.1 Sich selbst motivieren

Wenn es an Motivation mangelt, geht es beim Lernen nicht voran. Es ist daher wichtig, die persönliche Lernmotivation aufrechtzuerhalten oder Wege zu finden, sich neu zu motivieren.

Der erste Eindruck

Der **erste Eindruck**, den die Pflegefachkraft von einem neuen Wissensgebiet bekommt, beeinflusst ihr weiteres Lernen in dem Bereich grundlegend. Wenn ein Thema langweilig erscheint, ist es schwierig, sich zum Lernen zu motivieren.

Um den Einstieg in ein Thema zu erleichtern, kann die Pflegefachkraft

- ihr Vorwissen aktivieren: Hat sie bereits etwas über das Thema gelesen oder gehört oder vielleicht schon praktisch etwas damit zu tun gehabt?
- sich selbst neugierig durch Filme, Bücher oder Gespräche mit Kollegen machen,
- im Internet recherchieren: Gibt es aktuelle Artikel, Medienberichte oder Interviews?
- über den Tellerrand schauen: Vielleicht gibt es Anknüpfungspunkte zu anderen interessanten Gebieten.

Realistische Ziele setzen

Es ist hilfreich, sich klare und konkret formulierte **Ziele** zu setzen, die beim Lernen erreicht werden sollen, und sich diese in Erinnerung zu rufen, wenn die Motivation nachzulassen droht.

Bezogen auf die Ausbildung in der Altenpflege lautet das Ziel, das Examen zu bestehen. Die Ausgangslage sind die Rahmenbedingungen, die durch Schule, Ausbildungs- und Prüfungsordnung und die individuelle Lebenssituation bestimmt sind. Um das Examen zu erreichen, sind viele Handlungen vorgegeben. Es müssen Praktika abgeleistet und der theoretische Unterricht muss erfolgreich bewältigt werden.

Die angehenden Pflegefachkräfte haben dabei die Verantwortung für ihr Handeln und müssen die vorgegebenen Leistungen erbringen. Während der Ausbildung sollten sie ihr Ziel, Altenpfleger zu werden, immer wieder überprüfen. Ist das Ziel realistisch gesteckt oder überfordert/unter-

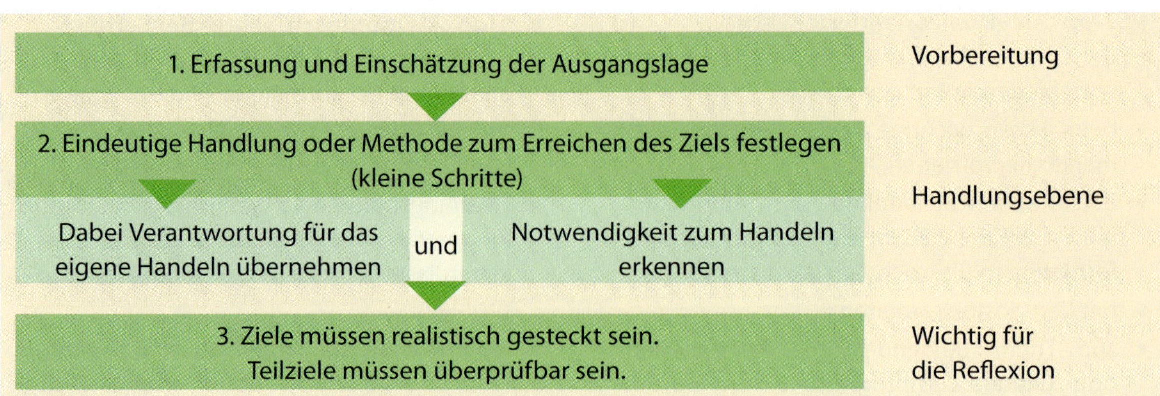

Abb. 1.6: Strukturiertes Handeln um ein Ziel zu erreichen.

LF 4.2

fordert die Ausbildung? Auch die grundsätzliche Frage, ob dies der richtige Beruf ist, darf gestellt werden.

Ein Ziel kann das Bestehen einer Prüfung sein, das Durcharbeiten eines Buchkapitels oder die Aneignung eines Arbeitsablaufs. Wichtig ist, dass es realistisch gesetzt ist. Nicht zu viel zumuten, sonst ist die Gefahr der Frustration groß. Liegt das Ziel, vom zeitlichen Abstand oder vom Schwierigkeitsgrad noch in zu großer Ferne, sollte das Ziel lieber in erreichbare **Etappenziele** herunter gebrochen werden. Ist z. B. noch zehn Tage für die Prüfungsvorbereitung Zeit, lieber das Durcharbeiten eines einzelnen Themenbereichs pro Tag als Teilziel vornehmen, als immer nur an die gesamte unübersichtliche Stoffmenge zu denken.

Ist das gesetzte Lernziel erreicht, sich Zeit nehmen, zurückzublicken und sich über das Erreichte zu freuen und eventuell mit z. B. einem Kinobesuch belohnen. Es kann auch sehr motivierend sein, sich eine Liste von Teilzielen anzulegen, und diese jeweils beim Erreichen eines Ziels mit einem deutlichen Haken zu versehen.

✓ **Tipp** Die Lernziele im Auge behalten und feiern, wenn sie erreicht wurden.

Das Hauptziel der Ausbildung ist es, erfolgreich in der Altenpflege tätig zu sein. Bei der Altenpflegeausbildung geht es zum größten Teil um die Vernetzung von gelerntem Theoriewissen mit der Praxis in der Pflege. Das Gelernte gehört mehr oder weniger unmittelbar zum Arbeitsalltag.

Erfolg und Misserfolg

Das Erreichen von Lernzielen, das angemessene Verhalten im Arbeitsalltag, das Bestehen von Prüfungen – gerade in der Ausbildung erfolgt die Bewertung zumeist in den Kategorien von **Erfolg** und **Misserfolg**.

Wichtig ist, den Misserfolg richtig zu bewerten, um zu vermeiden, dass er zu einer Beeinträchtigung der Lernmotivation führt:

- Habe ich den Misserfolg erwartet, oder hat er mich überrascht?
- Kenne ich die Gründe für den Misserfolg? Habe ich zu wenig oder das Falsche gelernt?
- Wie ist das Verhältnis zwischen Lernaufwand und Ergebnis?
- Was kann ich künftig verändern, um Misserfolge zu vermeiden?

✓ **Tipp** Misserfolge sind zwar nicht schön, sie bergen aber auch ein großes Lernpotenzial. Die Erfahrungen nutzen, um es beim nächsten Mal besser zu machen. Fehler, über die man sich richtig geärgert hat, werden kein zweites Mal gemacht. Entscheidend ist, sich von Misserfolgen nicht den Mut und die Motivation nehmen zu lassen.

1.5 Soziales Lernen

Eine Lernform, die nicht mit Auswendiglernen von Fakten oder systematisches Aneignen von Wissen verbunden ist, ist das **soziale Lernen**. Gerade in pflegerischen Berufen ist soziale und emotionale Kompetenz notwendige Voraussetzung professionellen Handelns. Die Entwicklung solcher Kompetenzen ist das Ziel von sozialem Lernen.

Soziales Lernen ist ein lebenslanger Lernprozess, der sich in der Auseinandersetzung mit anderen Menschen vollzieht. Durch die bewusste Erfahrung in der Gruppe und das Lernen im Austausch mit anderen werden Wahrnehmungsfähigkeit und Empathie gefördert.

Ziele des sozialen Lernens sind u. a.:
- Entwicklung von Kontakt- und Kommunikationsfähigkeit
- Toleranz und Akzeptanz gegenüber anderen
- gewaltfreies Lösen von Konflikten
- soziale Verantwortung für das eigene Tun
- Aufbau eines Wertekanons

! Merke
- Soziales Lernen fördert wichtige Schlüsselkompetenzen, die für das Zusammenleben mit anderen notwendig sind.
- Soziales Lernen ist ein lebenslanger Prozess.

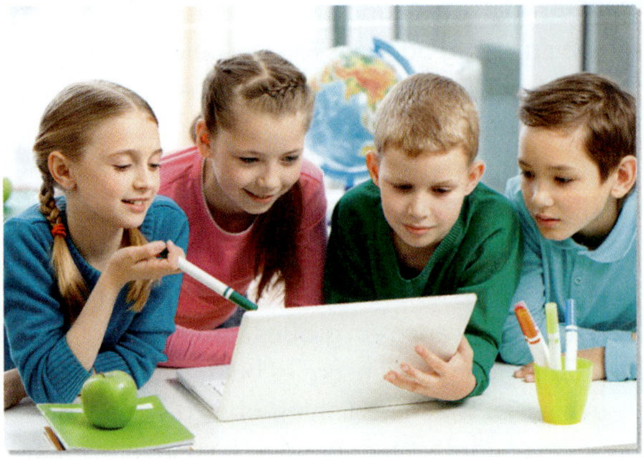
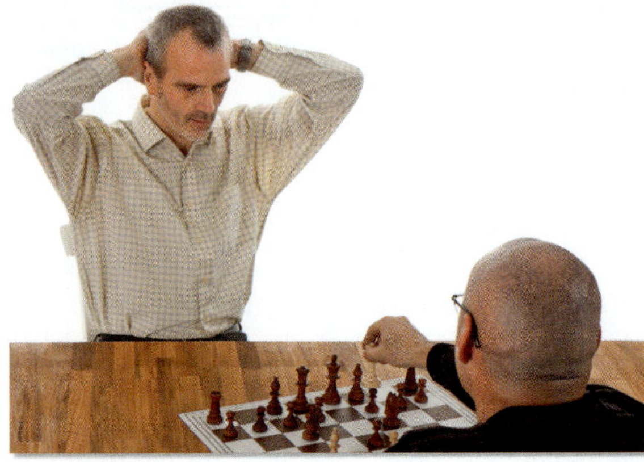

Abb. 1.7: Lernen in jeder Altersstufe.

Im Alltag eines Erwachsenen ist soziales Lernen die praktische Umsetzung von

- Sachkompetenz (Anwendung von Wissen in der praktischen Arbeit
- Personalkompetenz (Teamfähigkeit, demokratischer Umgang mit anderen
- Sozialkompetenz (respektvoller Umgang mit anderen Menschen)

Abb. 1.8: Soziales Lernen im Alltag eines Erwachsenen.

Aufgaben

- Erklären Sie die neurophysiologischen Grundlagen des Lernens.
- Beschreiben Sie den Aufbau des Gehirns.
- Wofür sind rechte und linke Gehirnhälfte zuständig?
- Was versteht man unter Gedächtnisspuren?
- Wie können Sie beim Lernen möglichst viele Sinne einsetzen?
- Welche verschiedenen Lerntypen gibt es? Nennen Sie für jeden Lerntyp geeignete Lernstrategien.
- Welchen Einfluss hat die Motivation auf das Lernen?
- Wie können Sie einen guten Einstieg in ein neues Lernthema schaffen?
- Nennen Sie fünf Strategien, um sich theoretisches Wissen anzueignen.
- Erläutern Sie, wie ein guter Umgang mit Misserfolgen aussieht.

2 Lerntechniken und Arbeitsmethoden

2.1 Organisation der eigenen Arbeit

2.1.1 Der Arbeitsplatz

Während der Ausbildung verbringt die angehende Pflegefachkraft viel Zeit an ihrem Schreibtisch. Um sich das Lernen nicht unnötig zu erschweren, sorgt sie dafür, dass sie sich an diesem Platz wohlfühlt und er optimal eingerichtet ist.

Zu einem **funktionsgerechten Arbeitsplatz** gehören:
- ein Schreibtisch oder Arbeitstisch
- ein auf dessen Höhe abgestimmter Stuhl
- Arbeitsmaterial wie Stifte, Papier, Bücher, PC
- das richtige Licht: bei Rechtshändern von links, bei Linkshändern von rechts einfallend

Beim Lernen darauf achten, dass
- der Arbeitsplatz aufgeräumt ist, dies sorgt für bessere Konzentration,
- keine Ablenkung und Störung stattfindet: Mobiltelefon, PC, sofern er nicht zum Arbeiten benötigt wird, Fernseher und Radio ausstellen, Bescheid geben, dass gelernt wird,
- der Raum gut gelüftet ist, damit das Gehirn ausreichend mit Sauerstoff versorgt wird.

> ✔ **Tipp** Durch einen fest eingerichteten Arbeitsplatz ist schon viel Zeit gewonnen, die sinnvoll zum Lernen genutzt werden kann.

2.1.2 Umgang mit Zeit – Zeitmanagement

Zeit und **Zeitwahrnehmung** sind stark subjektiv geprägt. Der Umgang mit Zeit, sinnvolle Zeitplanung und das Setzen von Prioritäten müssen im Lauf des Lebens erst entwickelt werden.

Zwar sind in der Ausbildung bereits viele zeitliche Rahmenbedingungen wie die Dauer der Ausbildung, Prüfungstermine oder Zeit für Praktika gegeben, die zeitliche Organisation des Lernens und der Prüfungsvorbereitung bleibt aber weitgehend dem Einzelnen überlassen.

Zeitplanung

Um erfolgreich zu lernen und die Lernziele umzusetzen, ist eine gut durchdachte **Zeitplanung** eine unumgängliche Voraussetzung.

Dazu sollte die Pflegefachkraft sich
- vergegenwärtigen, an welchem Punkt sie sich beim Lernen gerade befinden,
- einen Überblick über den Lernstoff verschaffen,
- klar machen, welche/s Lernziel/e sie erreichen möchten,
- überlegen, welche Termine zu berücksichtigen sind.

Erstellung eines Lernplans

Bei der Vorbereitung auf ein konkretes Ziel, z. B. eine größere Prüfung, wird am besten ein **Lernplan** erstellt. So lässt sich der Lernstoff sinnvoll verteilen, es wird nichts vergessen, und die Pflegefachkraft hat zusätzlich immer eine Orientierung, wo sie sich gerade befindet und wie viel noch zu erledigen ist.

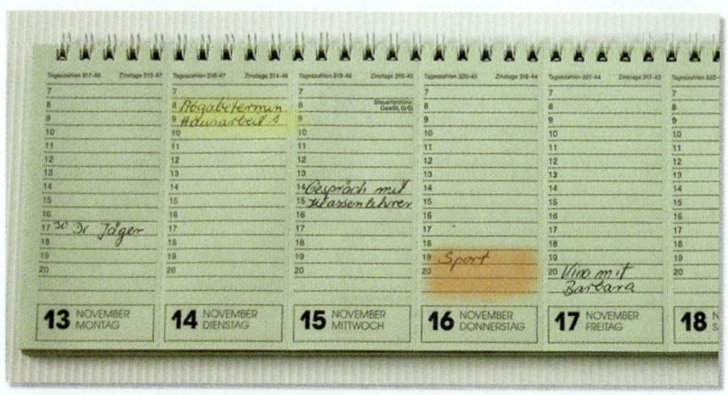

Abb. 2.1: Um einen persönlichen Lernplan zu erstellen, am besten einen übersichtlichen Kalender zur Hand nehmen.

Vorgehen bei der Erstellung eines Lernplans:
- Zeitpunkt eintragen, an dem das Lernziel erreicht sein soll, z. B. den Prüfungstermin.
- Einen Überblick verschaffen, wie viel Zeit noch bleibt.
- Die Tage markieren, an denen bereits andere Termine stattfinden und daher nicht oder nur eingeschränkt zum Lernen genutzt werden können.
- Nicht vergessen, Freizeit, private Termine und Verpflichtungen zu berücksichtigen. Diese erst

nachträglich einzutragen, kann die gesamte Planung durcheinanderbringen.

- Lernstoff auf die verbleibende Zeit verteilen. Dabei beachten:
  - Realistisch planen, was an einem Tag zu schaffen ist.
  - Den Lernstoff in übersichtliche Themenpakete einteilen, die sich leichter verteilen lassen.
  - Prioritäten setzen und zuerst die wichtigsten Lerninhalte verteilen. Weniger wichtige Inhalte auf einen späteren Zeitpunkt legen, sodass diese bei Zeitmangel weggelassen werden können.
  - Nicht vergessen, Zeit für die Wiederholung einzuplanen.
  - Nicht zu knapp kalkulieren, sondern, wenn möglich, einen Zeitpuffer lassen.
- Den Lernfortschritt dokumentieren, indem die Themen, die durchgearbeitet wurden, am Ende eines Tages abgehakt oder durchgestrichen werden, und immer wieder einen Überblick verschaffen, was noch zu tun ist.

✔ **Tipp** Nicht vergessen: Ein Plan ist auch nur ein Plan, und auch das Erstellen von Zeitplänen will geübt sein. Nichterfüllung ist kein Versagen, sondern sollte Anlass sein, eine realistische Bewertung vorzunehmen. War die Planung machbar? In Ruhe die gesteckten Ziele überdenken und den Plan entsprechend anpassen.

2.1.3 Gestaltung von Pausen

Pausen beim Lernen einzulegen, ist wichtig: Auch wenn der Lernende zunächst den Eindruck haben mag, dass sich die Lernzeit dadurch verkürzt, lernt er mit Pausen effektiver und nützt die Lernzeit besser. Eine kleine Lernpause mit frischer Luft und einem kleinen Imbiss steigert die Aufmerksamkeit für das nachfolgende Lernpensum enorm.

LF 4.2

Dazu kommt, dass Pausen dabei helfen können, das Lernen zu strukturieren. Sinnvoll ist es z. B., sich ein Ziel zu setzen, z. B. das Durcharbeiten eines Buchkapitels, und sich dafür dann mit einer Pause zu belohnen.

1. Woche	2. Woche	3. Woche
Mo. Nachmittag Referat für Freitag ausarbeiten		
Di Neues Lernfeld: Herz-Kreislauf-System		
Mi Infomaterial zum Thema „Lagerung nach Bobath" sammeln	Fachpraktischer Unterricht: Lagerung nach Bobath, Infomaterial mitbringen	
Do		Lerngruppe für die Klausur am Freitag
Fr Referat halten: „Pflege von Schlaganfallpatienten nach dem ATL-Konzept"		Klausur zum Thema: „Apoplex und Pflege von Schlaganfallpatienten nach dem ATL-Konzept"
Sa lernfrei	Lerngruppe für die Klausur am Freitag	lernfrei
So lernfrei		lernfrei

Abb. 2.2: Lernziel- und Zeitplanung für einen 3-wöchigen Blockunterricht.

Wichtig ist, dass in der Pause nicht einfach am Schreibtisch sitzen geblieben und nichts getan wird. Besser ist es, aufzustehen und etwas ganz anderes zu machen, um danach wieder mit neuer Energie und mehr Konzentration bei der Sache zu sein:

- in ein anderes Zimmer gehen,
- Lockerungsübungen machen,
- aus dem Fenster sehen,
- Musik hören oder
- an etwas anderes als den Lernstoff denken.

Entspannungsübungen helfen ebenfalls, eine Lernüberforderung zu vermeiden und kurzfristig Abstand zum Thema zu bekommen (► LF 4.4, Kap. 2.2, S. 1284 ff.).

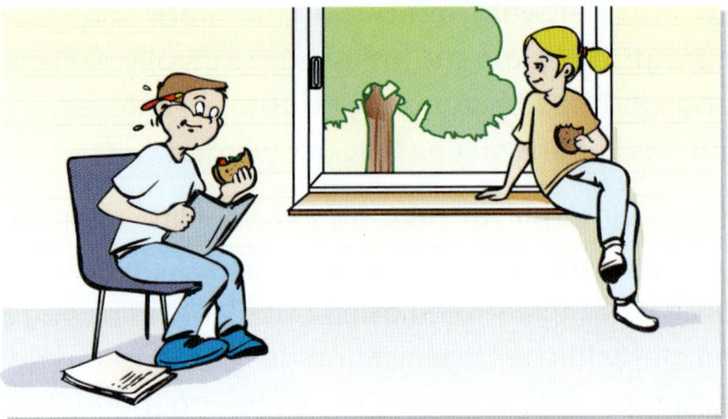

Abb. 2.3: Wer von den Beiden lernt wohl besser?

Das Prinzip der **Meditation** ist, dass die Person sich auf etwas konzentriert, das keinen erkennbaren Sinn hat, oder etwas spricht, das nach ständiger Wiederholung seinen Sinn verliert. Im Idealfall wird damit der ständige innere Dialog unterbrochen und Ängste, Wünsche und Befürchtungen werden vergessen. Die Gedanken sollen fließen, sie sollen im Zustand der Meditation nicht festgehalten werden. Gelingt dies, verspürt die Person eine tiefe Entspannung und große Ruhe.

Eine einfache Art zu meditieren ist die **Atemmeditation**. Sie ist überall durchzuführen und benötigt keine Hilfsmittel:

- Die Augen schließen und ruhig und gleichmäßig atmen.
- Zu zählen beginnen: jedes Ausatmen geht einher mit einer Zahl.
- Bei zehn angekommen, wieder mit eins beginnen.
- Sechs Wiederholungen.

Es ist nicht wichtig, ob die Person beim Meditieren liegt, sitzt oder steht, sondern dass die Körperhaltung bequem und entspannt ist.

✔ **Tipp** Wenn einmal keine Zeit für eine längere Pause ist, wenigstens das Fenster öffnen und ein paarmal tief durchatmen – auch das entspannt schon.

Einfache körperliche Bewegung, z. B. Spazierengehen oder Gymnastik, bieten ebenfalls eine gute Möglichkeit, sich zu lockern und zu entspannen. Die Bewegung sollte aber im Freien ausgeführt werden.

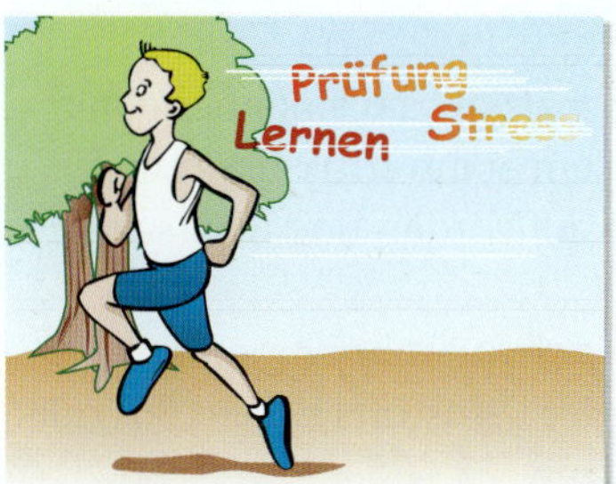

Abb. 2.4: Der Kopf wird frei für neue Gedanken und neues Wissen. Belastungen und Probleme können aus einer anderen Perspektive betrachtet werden.

2.2 Lerntechniken

Lernen ist eine **aktive Tätigkeit**, die keine technischen Lösungen oder Geräte übernehmen.

Trotzdem gibt es Möglichkeiten, um das Lernen einfacher zu machen und dem Gedächtnis auf die Sprünge zu helfen, sogenannte **Merk- oder Memotechniken** (von griech. Mnémē: Gedächtnis, Erinnerung). Teilweise waren diese Techniken schon in der Antike bekannt, und sie werden auch von bekannten Gedächtniskünstlern und Rednern verwendet.

2.2.1 Eselsbrücken

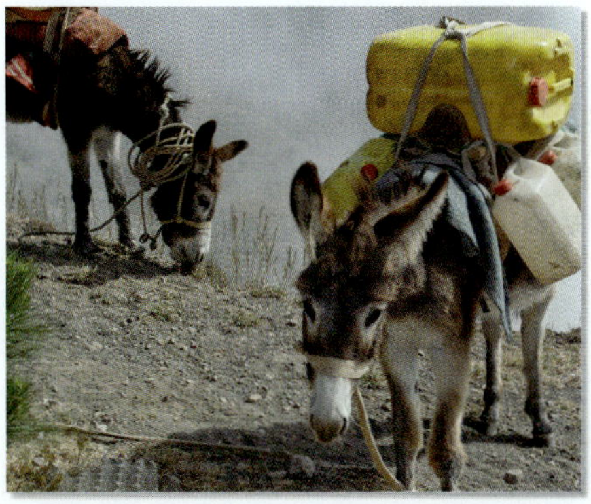

Abb. 2.5: Esel weigern sich meist standhaft, durch Wasser zu gehen. Sie müssen über eine Brücke geführt werden oder im Zweifelsfall einen kleinen Umweg machen, um das andere Ufer zu erreichen.

Eine **Eselsbrücke** ist eine persönliche Merkhilfe, um sich z. B. Begriffe oder Sachverhalte einzuprägen. Der Betroffene überlegt sich einen gedanklichen Umweg, um sich an das Gelernte zu erinnern. Wie dieser Umweg aussieht, bleibt dabei jedem selbst überlassen; oft sind gerade die Eselsbrücken besonders effektiv, die mit persönlichen Erfahrungen zu tun haben oder die man lustig oder kurios findet.

! Merke Lernstoff gekoppelt mit vorhandenen Erfahrungen oder Emotionen bleibt im Gehirn besser und leichter haften.

Tipp Eselsbrücken bauen:
- Aus den Anfangsbuchstaben einer Anzahl von Begriffen eine Eselsbrücke bauen, um sich die Begriffe in einer bestimmten Reihenfolge zu merken.
- Einen lateinischen Fachbegriff merken anhand von ähnlich klingenden deutschen Wörtern.
- Effektiv kann es auch sein, aus sich reimenden Begriffen einen Merkvers zu bilden.

2.2.2 Geschichtentechnik

Die **Geschichtentechnik** basiert auf der Tatsache, dass sich Fakten oder Zusammenhänge leichter einprägen lassen, wenn sie durch eine Geschichte miteinander verbunden sind.

Der Lernende denkt sich eine Geschichte aus, in der die Begriffe in der richtigen Reihenfolge vorkommen. Auch hier gilt: Gerade ungewöhnliche Zusammenhänge oder persönliche Bezüge verankern die Geschichte besonders gut im Gehirn. Wenn das Gelernte abgerufen werden soll, einfach wieder die Geschichte erzählen.

2.2.3 Loci-Methode

Eine weit verbreitete und bereits sehr alte Merktechnik ist die **Loci-Methode**; sie wurde bereits von griechischen und römischen Rednern genutzt. Der Begriff geht auf das lateinische Wort »locus« zurück, das »Ort« oder »Stelle« bedeutet. Das hat den Hintergrund, dass bei dieser Methode die Begriffe, die der Lernende sich merken möchte, mit Orten bzw. mit einer Route verknüpft werden und sich so in der richtigen Reihenfolge im Gehirn verankern.

LF 4.2

Um die Loci-Methode anzuwenden, geht der Lernende folgendermaßen vor:
- Der Lernende unterteilt den Lernstoff, den er sich einprägen möchte, in einzelne Elemente, z. B. einzelne Begriffe oder Arbeitsschritte.
- Der Lernende stellt sich einen Ort vor, den er gut kennt, z. B. die eigene Küche oder einen Weg, den er oft geht.
- Dann legt der Lernende an diesem Ort markante Punkte fest und setzt sie zu einer Route zusammen. Wichtig ist, dass diese Route eine feste Abfolge hat, z. B. von der Bushaltestelle zum Eingang des Parks, dann zur ersten Bank, dann zum Spielplatz.
- Nun ordnet der Lernende jedem dieser Punkte eins der vorher festgelegten »Lernelemente« zu, natürlich in der richtigen Reihenfolge. Indem er die Route immer wieder in Gedanken abgeht, kann er sich so den Lernstoff einprägen.
- Um den Stoff z. B. in einer Prüfungssituation wieder abzurufen, geht der Lernende einfach wieder in Gedanken die entsprechende Route ab.

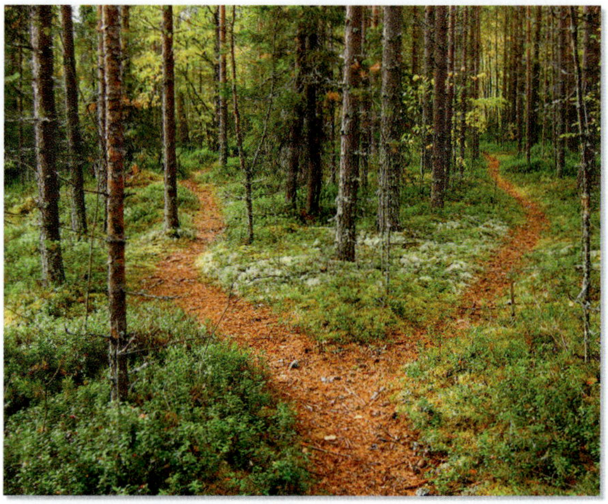

Abb. 2.6: Der motorisch-haptische Lerntyp probiert am besten die Loci-Methode einmal in der Realität aus, indem er die vorgestellte Route wirklich abgeht.

2.2.4 Karteikarten

Karteikarten zum Lernen einzusetzen, hat viele Vorteile:

- Der Lernende beschäftigt sich eingehend mit dem Lernstoff, indem er ihn strukturiert, verkürzt und sinnvoll auf Vorder- und Rückseite der Karte verteilt.
- Lernkarten lassen sich gut mitnehmen und für das Wiederholen des Lernstoffs z. B. im Bus oder in der Bahn einsetzen.
- Der Lernstoff wird greif- und portionierbar.
- Lernkarten eignen sich auch gut, um sich gegenseitig abzufragen.

✓ Tipps für den Umgang mit Karteikarten:

- Karteikarten in unterschiedlichen Farben einsetzen und auch bei den Texten auf den Karten mit verschiedenen Farben und Markierungen arbeiten.
- Auf die Vorderseite der Karte eine Frage oder den zu lernenden Begriff schreiben und auf die Rückseite die Antwort bzw. die Definition.
- Das Lernen nicht mit zu großen Kartenstapeln beginnen, sondern erst einmal kleine Lernportionen vornehmen, die sich schneller einprägen.
- Nicht vergessen, die Karteikarten zwischendurch zu mischen, damit sich nicht nur die Reihenfolge der Antworten einprägen.
- Sobald die Karten beherrscht werden, diese aussortieren und neue Karten hinzu fügen. Zur Wiederholung sollten die bereits gelernten Karten aber immer wieder hinzugefügt werden.

Mittlerweile gibt es auch **Computerprogramme** und **Apps** für mobile Geräte, mit denen der Lernende Karteikarten mit eigenen Inhalten im digitalen Format anlegen kann. Diese Programme nehmen die Verwaltung der Karten ab und bieten meist auch eine automatische Wiedervorlage der Karten nach bestimmten Zeitabständen, sodass sich die Inhalte optimal einprägen.

2.3 Texte lesen und bearbeiten

2.3.1 Literaturrecherche

Die Fähigkeit zur gezielten **Suche (Recherche)** nach Literatur zu fachlichen Fragestellungen ist eine Grundvoraussetzung für die Ausbildung. Es wird erwartet, dass sich die angehende Pflegefachkraft zu einer Hausarbeit, einem Referat oder einer Fachfragestellung relevantes Material beschaffen und sich Theoriewissen selbst erarbeiten kann.

Der erste Schritt, um sich ein Thema zu erarbeiten, bildet immer die Literaturrecherche. Erster Anlaufpunkt hierfür bietet meist die Bibliothek. In vielen Städten und Gemeinden gibt es öffentliche Bibliotheken, die kostenlos oder gegen eine geringe Gebühr genutzt werden können. In Schulen und Universitäten stehen in der Regel Fach- oder Universitätsbibliotheken zur Verfügung. Die Bücher sind dort nach bestimmten Ordnungssystemen eingegliedert.

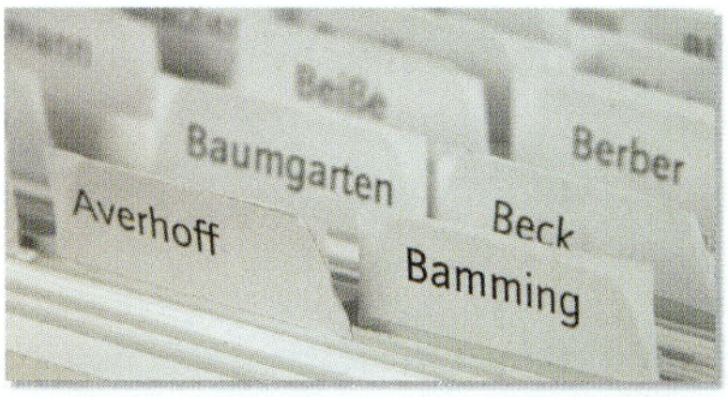

Abb. 2.7: Im **Autorenkatalog** sind alle vorhandenen Werke nach Autorennamen alphabetisch geordnet.

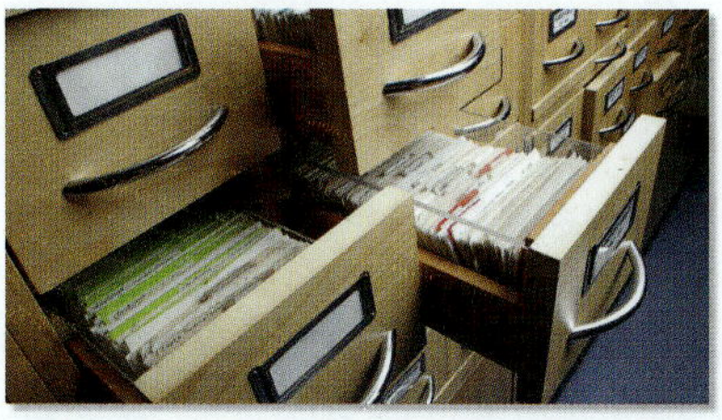

Abb. 2.8: Im **Schlagwortkatalog** sind die Bücher nach Themengebieten geordnet.

Die meisten Bibliotheken sind mittlerweile mit einem **computergestützten Katalogsystem** ausgestattet. Dieses bietet den Vorteil, dass relevante Literatur nach unterschiedlichen Schlagworten, z. B. Autor, Verlag, Themengebiet, gesucht werden kann. Außerdem sind viele dieser Kataloge online erreichbar. Die Literaturrecherche kann über das Internet von zu Hause aus durchgeführt werden.

Bei der **Literaturrecherche** sind folgende Schritte zu beachten

- Zunächst sichten, welches Material es zu dem Thema gibt. Dabei verschiedene Quellen wie Fachbücher, Fachzeitschriften oder Internetquellen berücksichtigen.
- Dann eine Bewertung der Literatur nach Relevanz durchführen:
  - Sind die gesuchten Informationen enthalten?
  - Aktualität: Aus welchem Jahr ist das Buch? Ist es auf dem neuesten Stand der Forschung?
  - Zielgruppe: Ist das Material für Auszubildende geeignet, oder richtet es sich eher an fertige Pflegefachkräfte?
  - Umfang und Benutzerfreundlichkeit
  - Glaubwürdigkeit: Sind die Informationen seriös? Ist der Name des Autors bekannt?

LF 4.2

- Unbedingt auch Literaturempfehlungen des Lehrers berücksichtigen.
- Eine Vorauswahl treffen und dann anhand des Inhaltsverzeichnisses und beim Durchblättern überprüfen, ob die Titel wirklich geeignet sind.
- Sich für eine übersichtliche Anzahl von Büchern entscheiden, die geeignet sind.

✔ **Tipp** Bei der Literaturrecherche sorgfältig vorgehen, so kann später beim Bearbeiten und Lernen viel Zeit gespart werden.

Relevante Informationen finden sich natürlich auch im Internet. Für viele Menschen stellen Online-Lexika wie Wikipedia den ersten Anlaufpunkt bei Fragen oder Recherchen dar.

Das erfordert allerdings auch, Selektion zu betreiben und Strategien zu entwickeln, mit denen unwesentliche Informationen herausgefiltert werden können. Es ist wichtig, immer zu bedenken, dass die Informationen im Internet keiner Qualitätskontrolle unterliegen. Daher:

- Immer den Eigentümer der Internetseite und den Autor des Textes auf Glaubwürdigkeit überprüfen.
- Die Informationen mit anderen Quellen vergleichen.
- Sich grundsätzlich notieren, auf welcher Internetseite die Informationen gefunden wurden, die verwenden werden sollen.

2.3.2 Texte effektiv lesen

Vor dem Lesen eines Textes, zunächst darüber nachdenken, welches Ziel beim Lesen verfolgt werden soll.

- Wird eine einzelne konkrete Information gesucht?
- Sollen sich Inhalte für eine Prüfung angeeignet werden?
- Werden Informationen oder Belege für eine Arbeit gesucht, die gerade geschrieben wird?

Je nachdem, welches Ziel verfolgt wird, unterscheidet sich auch das Vorgehen beim Lesen. Wenn nur eine Antwort auf eine einzelne Frage gesucht wird, muss der Text natürlich nicht so intensiv gelesen werden, wie zu einer Prüfungsvorbereitung.

Texte nach Information scannen

Um die Antwort auf eine einzelne Frage in einem Text zu suchen, reicht es aus, die Seiten grob zu scannen, bis die relevante Information gefunden wurde. Um schnell die richtige Stelle zu finden, helfen zur Orientierung

- Inhaltsverzeichnis
- Überschriften
- Abbildungen
- Glossar

Texte aktiv lesen

Um den Inhalt eines Texts für eine Prüfung oder ein Referat zu erarbeiten:

- Inhaltsverzeichnis, Vorwort oder fettgedruckte Abschnitte im Text ansehen, um einen Überblick über das Thema zu bekommen.
- Den Text ein erstes Mal im Zusammenhang lesen. **Aktiv Lesen**, d. h. sich Mühe geben, das Geschriebene nachzuvollziehen. Um sich aktiv mit den Inhalten auseinanderzusetzen, an den Text Fragen stellen, die während des Lesens beantwortet werden. Unbekannte Begriffe nachschlagen und Stellen markieren, die besonders wichtig oder schwierig erscheinen.
- Den Text dann ein zweites Mal lesen. Nun die Kernaussagen des Texts farbig markieren und Vermerke und Kommentare am Rand machen, um den Text zu gliedern. Evtl. ein eigenes Farb- und Markierungssystem entwickeln, mit dem wichtige Textstellen oder offene Fragen schnell wiedergefunden werden (Abb. 2.9)

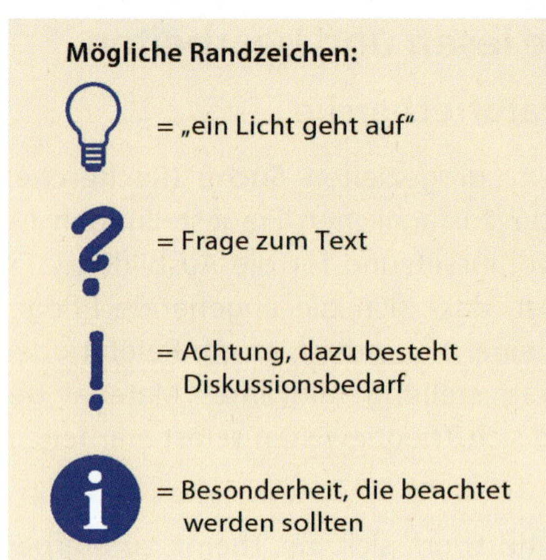

Abb. 2.9: Anregung zu eigenen Randzeichen.

- Die einzelnen Abschnitte in eigenen Worten zusammenfassen, um das Textverständnis zu überprüfen. Dies kann mündlich geschehen, indem sich selbst oder einer anderen Person das Gelesene erzählt wird. Besser ist jedoch eine schriftliche Zusammenfassung oder eine Mindmap (Abb. 2.10), um die Zusammenhänge darzustellen.
- Falls Teile des Textes nicht verstanden werden oder Fragen entstehen, diese so notieren, dass sie nicht vergessen werden.

Mind-Maps

Der Begriff **Mind-Map** kommt aus dem Englischen und bedeutet wörtlich übersetzt »Gedanken-Landkarte«. Er bezeichnet eine Methode, mit der sich Ideen und Zusammenhänge strukturiert darstellen, und sich so auch besonders gut merken lassen, da die Darstellung der komplexen Verknüpfungen untereinander der Arbeitsweise des Gehirns entspricht. Das Prinzip, auf dem eine Mind-Map beruht, ist das der **Assoziation**.

- Auf einem leeren Blatt Papier wird in die Mitte das Hauptthema geschrieben.
- Alle Ideen hierzu, Informationen und wichtige Aspekte werden nun einzeln gesammelt.
- Im nächsten Schritt werden diese Einzelbeiträge geordnet und an Äste, die vom Hauptthema ausgehen, geschrieben. An diese können wiederum neue Themen und Äste angeknüpft werden. Es ist sinnvoll, für jede dieser Ebenen eine andere Farbe zu verwenden.
- Wie viele Verzweigungen und Ebenen eine Mind-Map hat, ist praktisch unbegrenzt.

✔ **Tipp** Es sind Computerprogramme erhältlich, die diese Arbeitsmethode am PC ermöglichen. Auf diese Weise lassen sich auch Informationen aus dem Internet an die Äste anknüpfen.

2.3.3 Textarbeit in Gruppen

Manchmal ist es notwendig, Texte nicht allein, sondern in einer Gruppe zu bearbeiten, z.B. in einer Lerngruppe oder in einer Arbeitsgruppe in der Schule oder bei Fortbildungen. Um eine unabhängige, ergebnisorientierte Arbeit zu ermöglichen, sind bestimmte **Rahmenbedingungen** und Methoden zu empfehlen:

- Die Gruppe sollte nicht mehr als 5 Mitglieder umfassen.
- Die Aufgabenstellung bzw. der Arbeitsauftrag muss allen klar sein.
- Der Zeitrahmen und der Umfang der zu erbringenden Arbeit werden festgelegt.
- Termine werden verbindlich abgesprochen.
- Es müssen geeignete Räumlichkeiten in der Schule oder, bei Hausarbeiten, Privaträume zur Verfügung stehen.
- Bei einer Aufgabenteilung muss jedem Mitglied klar sein, welchen Anteil es zu erbringen hat.

Hilfreich bei der Gruppenarbeit ist ein **Flipchart** oder eine Tafel, um Arbeitsergebnisse zu visualisieren. Ein großer Bogen Papier auf dem Arbeitstisch kann in der häuslichen Arbeitssituation die Tafel ersetzen.

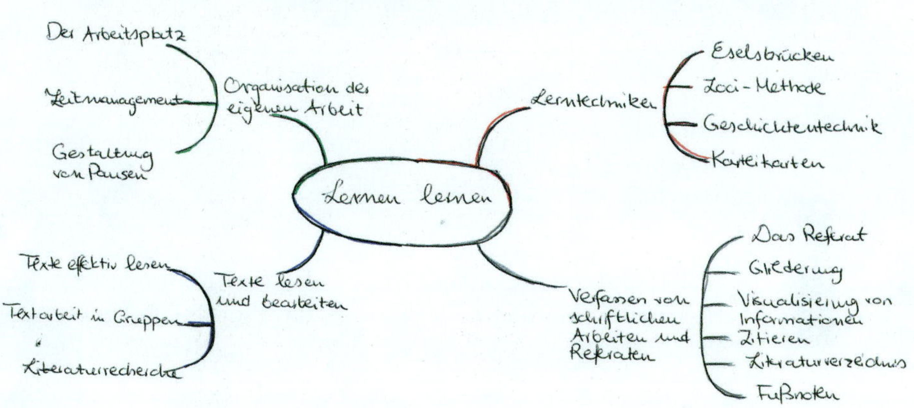

Abb. 2.10: Eine Mind-Map über das Thema »Lernen lernen«.

Zur **Strukturierung** des inhaltlichen Diskussionsprozesses können folgende Methoden und Arbeitstechniken angewendet werden:

- **Moderation** dient der Gestaltung und Lenkung eines Gesprächs ohne inhaltliche Festlegungen. Dazu ist Voraussetzung, einen **Moderator** zu bestimmen und **Gesprächsregeln** zu vereinbaren, deren Einhaltung durch diesen zu gewährleisten ist. Der Moderator ist dafür verantwortlich, dass die Gruppe beim Thema bleibt und nicht abschweift. Der Moderator bestimmt, wer das Wort hat, sammelt Diskussionsbeiträge in Stichwortform, z. B. an einem Flipchart, und formuliert zwischendurch Zusammenfassungen der Diskussionsbeiträge.
- **Brainstorming** ist eine erste mündliche Ideensammlung zu einem Thema. Dabei wird ohne Filter gesammelt, was den Teilnehmern spontan zu einem Thema einfällt. Diese Methode kann mit kleinen wie auch größeren Gruppen durchgeführt werden. Wichtig ist, dass die Beiträge nicht gewertet werden, um die Teilnehmer nicht durch negative Kommentare zu hemmen. Nach einer vorher festgelegten Zeit, in der die Ideen gesammelt und notiert wurden, werden sie dann nach Themen und Schwerpunkten sortiert und ausgewertet. Diesen Vorgang nennt man »**Clustern**« (von engl. cluster: Gruppe, Bündel). Zur Darstellung des Ergebnisses eines Brainstormings eignet sich auch eine Mind-Map.

2.4 Verfassen von schriftlichen Arbeiten und Referaten

Umfangreiche schriftliche Arbeiten wie Hausarbeiten, Projektarbeiten oder Referate müssen sorgfältig vorbereitet und ausgearbeitet werden.

Es empfehlen sich folgende **Arbeitsschritte**:

- Materialsammlung und – sichtung
- Erstellung einer Gliederung
- Ausarbeitung der Inhalte
- Erstellung eines Quellenverzeichnisses
- ggf. Vortrag

2.4.1 Gliederung

Alle relevanten Gesichtspunkte zur Aufgabenstellung der Textarbeit müssen gesammelt werden. Es empfiehlt sich, dabei nach der Mind-Map-Methode vorzugehen. Nach Sammlung der verschiedenen Aspekte wird eine Reihenfolge festgelegt. Die einzelnen Themenbereiche bauen aufeinander auf und folgen einer logischen Struktur.

Eine schriftliche Arbeit besteht aus drei Teilen:

- In der **Einleitung**
  - werden das Thema und die Fragestellung vorgestellt,
  - wird das Vorgehen in der Arbeit erläutert,
  - sollen Interesse und Neugier auf das Thema geweckt werden.

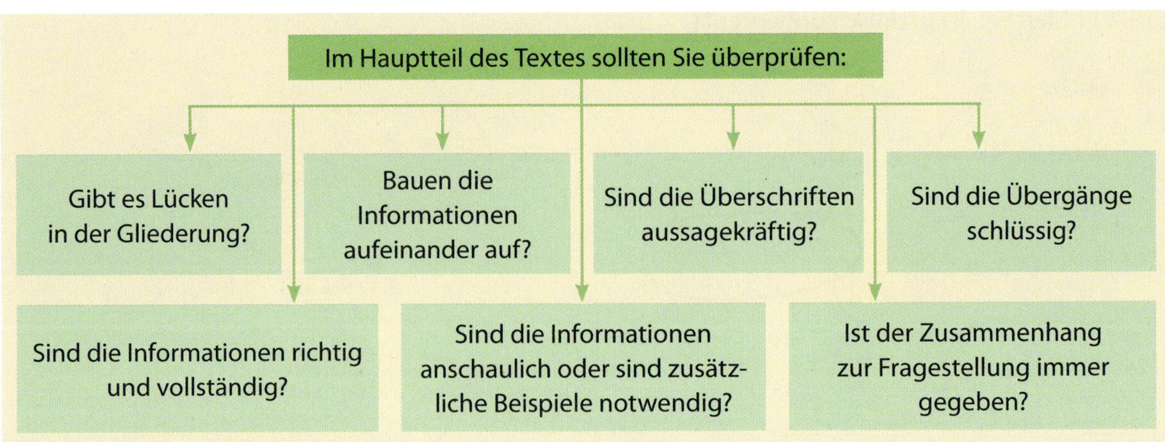

Abb. 2.11: Aspekte des Inhalts im Hauptteil.

LF 4.2

- Im **Hauptteil**
  - wird das Thema in logisch aufeinander aufbauenden Abschnitten behandelt,
  - werden die Ergebnisse der Recherche präsentiert.
- Im **Schlussteil**
  - werden die Kernaussagen und Ergebnisse zusammengefasst,
  - werden die Fragen beantwortet, die in der Einleitung gestellt wurden,
  - wird ein Fazit gezogen.

2.4.2 Visualisierung von Informationen

Ein Text kann durch verschiedene Gestaltungselemente anregender und spannender gestaltet werden. Tabellen, Diagramme und Schaubilder erhöhen den Informationsgehalt und die Verständlichkeit und machen den Text lebendiger und leichter fassbar.

- **Tabellen** schaffen eine gute Übersicht über gegenüberzustellende Aspekte eines Themas, z. B. Pro- und Kontraargumente.
- **Diagramme** stellen statistische Ergebnisse anschaulich dar. Es werden u. a. Säulen-, Kreis- und Tortendiagramme unterschieden (Abb. 2.13). Tabellenkalkulationsprogramme, z. B. Excel, erstellen auf einfache Weise Diagramme auf der Basis von Zahlenreihen.

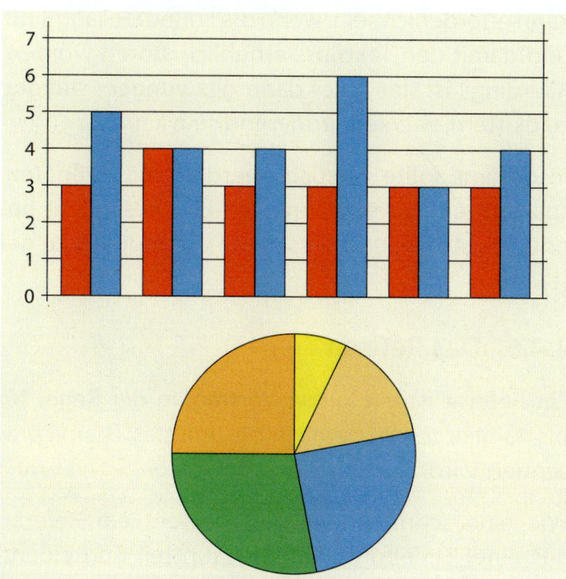

Abb. 2.12: Verschiedene Diagrammarten.

- **Schaubilder** und Ablauf- oder Flussdiagramme vernetzen die Inhalte logisch. So kann ein ausführlicher Überblick über die wichtigsten Inhalte gegeben werden. Hier bietet sich die Arbeit mit verschiedenen Schriftgrößen, Farben und Pfeilen an.

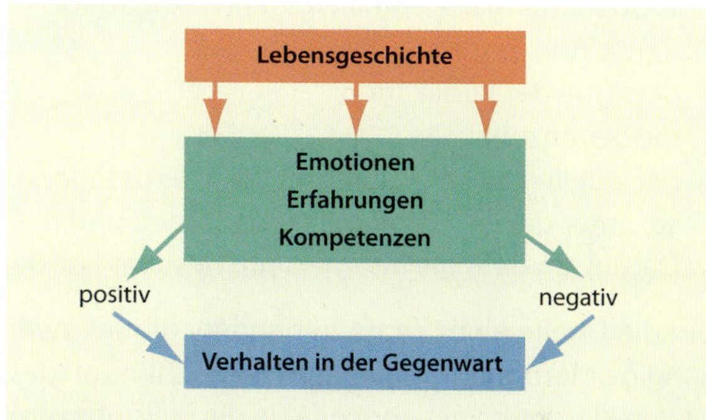

Abb. 2.13: Beispiel für ein Schaubild.

2.4.3 Zitieren

Beim Verfassen eines Referats oder einer Hausarbeit ist es notwendig, Aussagen durch **Zitate** aus der Fachliteratur zu belegen. Dabei werden Textteile aus den Texten anderer in die eigene Arbeit integriert. Idealerweise wurden bereits beim Durcharbeiten eines Textes wichtige Aussagen markiert, die sich für ein Zitat eignen. Die übernommenen Textabschnitte sollten so knapp wie möglich gewählt werden, da der Sinn einer schriftlichen Arbeit ist, Sachverhalte mit eigenen Worten zu formulieren.

! Merke Bei Zitaten sollte die Aussage immer kritisch hinterfragt werden, bevor diese in die eigene Arbeit übernommen wird.

Wichtig ist, dass gekennzeichnet ist, welche Gedanken und Textteile von anderen stammen:

- **Wörtliche Zitate** werden stets unverändert wiedergegeben und in Anführungszeichen gesetzt.
- Urheber und die Quelle müssen stets genannt werden.

! Merke Das Übernehmen fremder Ideen und Aussagen, ohne diese als solche zu kennzeichnen, nennt man **Plagiat**.

LF 4.2

Neben wörtlichen Zitaten gibt es auch die Möglichkeit des **indirekten Zitats**: Hier werden Ideen oder Aussagen eines anderen wiedergegeben, ohne dass diese wortwörtlich übernommen wird. Auch hier gilt: Der Urheber der Aussagen muss auf jeden Fall genannt werden.

Eine **Quellenangabe** enthält folgende Angaben:
- den Autor,
- den Titel der Publikation,
- die Seitenzahl,
- bei Quellen aus dem Internet die Internetadresse, unter der sich die Publikation findet, und das Datum, an dem die Internetseite besucht wurde.

Um die Quelle eines Zitats zu nennen, gibt es zwei gängige Methoden: Sie werden im Anschluss an das Zitat in Klammern genannt oder in die Fußnoten am Ende der Seite eingefügt.

! Merke Innerhalb eines Textes muss die ausgesuchte Methode beibehalten werden.

Quellen im laufenden Text
Hier wird die einzelne Quelle in Klammern direkt im Anschluss an das Zitat im Text benannt.

Beispiel: »Die Körpertemperatur des Menschen entsteht aus der Abwärme bei der Energiegewinnung in den Körperzellen« (Zenneck, Ungerer, Liedtke: Altenpflege Geriatrie, Hamburg 2002, S. 137).

Quellen in der Fußnote
Bei dieser Form wird die einzelne Quelle unten auf der Seite angegeben, auf der zitiert wird. Das Zitat und die zugehörige Quelle werden dabei zur Kennzeichnung der Zusammengehörigkeit jeweils mit einer fortlaufenden Zahl gekennzeichnet. In Textverarbeitungsprogrammen lassen sich Fußnoten komfortabel einfügen.

Beispiel: »Die Körpertemperatur des Menschen entsteht aus der Abwärme bei der Energiegewinnung in den Körperzellen.«[1]

Unten auf der Seite: [1] Zenneck, Ungerer, Liedtke: Altenpflege Geriatrie, Hamburg 2002, S. 137

2.4.4 Literaturverzeichnis

Das **Literaturverzeichnis** steht am Ende einer Hausarbeit. Hier werden alle verwendeten Bücher und Artikel aufgelistet, auch wenn nicht aus ihnen zitiert wurde. In alphabetischer Reihenfolge werden die Autoren mit den dazugehörigen Titeln, evtl. Untertiteln, evtl. Auflage, Verlag, Verlagsort und Jahreszahl genannt.

Beispiel: Verwendete Literatur: Brombach, Christine: Altenpflege Ernährung, 2. Auflage, Verlag Dr. Felix Büchner / Handwerk und Technik, Hamburg 2002

2.4.5 Fußnoten

In Fußnoten findet man neben Quellenangaben weiterführende Erklärungen oder Anmerkungen. Da Klammereinfügungen den Lesefluss leicht stören, wenn sie zahlreich erscheinen, kann man diese Ergänzungen unterhalb des Textes auf der gleichen Seite platzieren.

Text und Fußnoten werden in der Regel durch eine Leerzeile und eine Linie (Grundstrich) voneinander getrennt. Fußnoten werden innerhalb einer Arbeit mit arabischen Zahlen durchnummeriert. In Textverarbeitungsprogrammen lassen sich Fußnoten leicht einfügen. Diese bieten auch die Option, Endnoten zu verwenden, d.h. die Anmerkungen am Ende des Kapitels oder Buches aufzuführen. Dies kann erforderlich sein, wenn die Fußnoten lang sind und damit den Textfluss erheblich stören würden. Allerdings ist der Leser dann gezwungen, ständig zu blättern, was sehr irritierend sein kann.

Insgesamt sollte versucht werden, mit Fußnoten sparsam umzugehen, um den Lesefluss nicht unnötig zu stören, und sie so kurz wie möglich zu gestalten.

2.4.6 Das Referat

Ein **Referat** ist ein kurzer Vortrag, in der Regel 10 bis 40 Minuten, in dem ein bestimmtes Thema präsentiert wird.

Wie eine schriftliche Arbeit besteht ein Referat aus einer Einleitung, einem Hauptteil und einem Schluss.

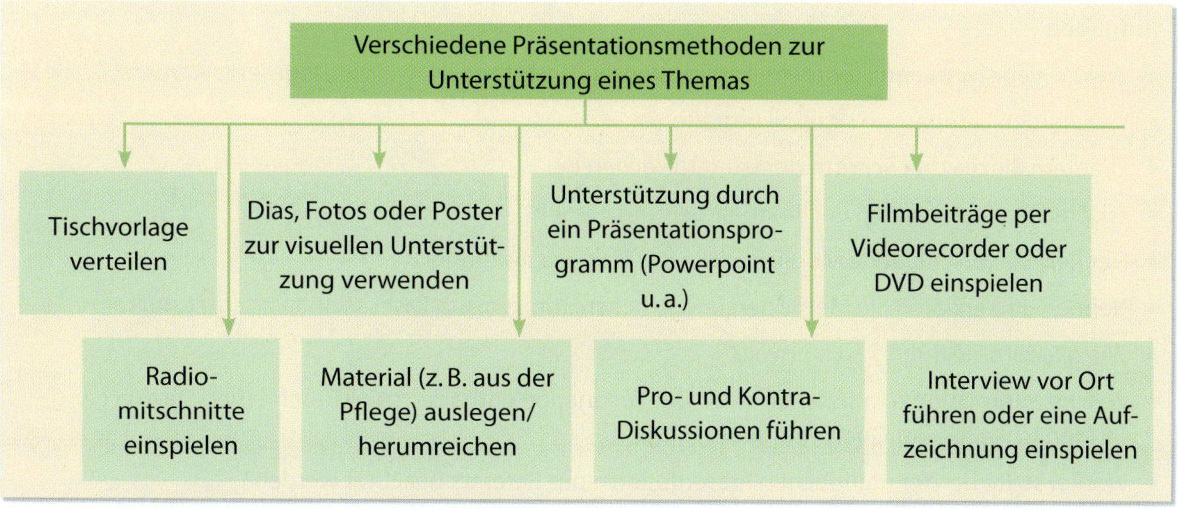

Abb. 2.14: Präsentationsmethoden

Der mündliche Vortrag wird oft durch **visuelle Hilfsmittel**, z.B. einen Tafelanschrieb oder eine am PC erstellte Präsentation, die mit einem Beamer an die Wand geworfen wird, unterstützt. Viele Schulen und Institutionen sind mittlerweile gut ausgestattet, sodass es möglich ist, inhaltliche Ergebnisse mit Unterstützung von Videofilmen, Tonaufnahmen oder PowerPoint-Präsentationen darzustellen.

Zusätzlich können den Zuhörern die Gliederung des Referats und die zentralen Thesen als Kopien ausgeteilt werden.

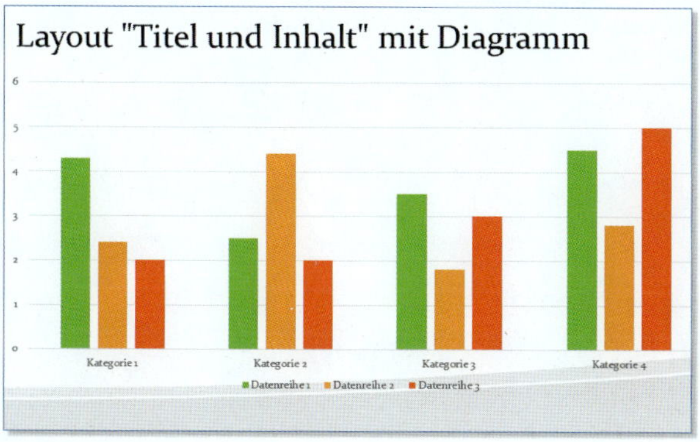

Abb. 2.15: PowerPoint-Präsentation

Beim **Vortrag des Referats** ist zu beachten:

- Die Zuhörer zu Anfang begrüßen und einen kurzen Überblick über den Ablauf des Referats geben.
- Den eigenen Platz so wählen, dass alle Zuhörer den Sprecher sehen können.
- Auch wenn das Referat schriftlich ausformuliert wurde, sollten nicht abgelesen, sondern möglichst frei vorgetragen werden.
- Laut, deutlich und langsam sprechen und Pausen zwischen den einzelnen Textabschnitten machen.
- Als Merkhilfe für wichtige Punkte eignen sich Karteikarten.
- Den Zuhörern zum Schluss Gelegenheit für Fragen geben.

Aufgaben

- Welche verschiedenen Lerntechniken kennen Sie? Erläutern Sie, wie sie eingesetzt werden.
- Wie werden Lernpausen sinnvoll gestalten?
- Erläutern Sie die drei Schritte der Literaturrecherche.
- Erklären Sie, wie man bei der Textbearbeitung vorgeht.
- Nennen Sie verschiedene Möglichkeiten der Textvisualisierung.
- Nennen und erklären Sie Methoden und Arbeitstechniken, um Diskussionen zu strukturieren.
- Wie gliedern Sie Ihren Text sinnvoll?
- Welche Informationen müssen in einer Quellenangabe enthalten sein? Beschreiben Sie drei gängige Möglichkeiten der Quellenangabe.
- Worauf sollte bei der mündlichen Präsentation eines Referats geachtet werden?
- Welche Bedingungen werden an einen Computerarbeitsplatz gestellt?
- Worauf müssen Sie achten, wenn Sie Informationen aus dem Internet verwenden?
- Wie geben Sie in schriftlichen Arbeiten eine Internetquelle an?
- Wie müssen Ziele während der Ausbildung gesetzt werden und welche Bedeutung haben sie?
- Was sind die Voraussetzungen für das Erreichen eines gesetzten Ziels?
- Erläutern Sie die Bedeutung von Nah- und Fernzielen.
- Mit welchem Hilfsmittel können Sie sich Klarheit über Lernziele und Lernplanung machen?
- Was versteht man unter Zeitmanagement?
- Welche Aspekte sollten für eine sinnvolle Zeiteinteilung berücksichtigt werden?
- Was sollten Sie bei der Zeitplanung für Ihre Ausbildung bedenken?

Lernfeld 4.3

Mit Krisen und schwierigen sozialen Situationen umgehen

Quellenhinweise, weiterführende Literatur und Internethinweise zu den einzelnen Kapiteln ► S. 1312

1 Krisen und Krisenintervention

Definition

Krise:
- Zustand psychischer Belastung, der sich deutlich vom Normalzustand einschließlich seiner Schwankungen abhebt, als kaum mehr erträglich empfunden wird und zu emotionaler Destabilisierung führt.
- Die widerfahrenen Ereignisse stellen bisherige Lebensumstände und Gewohnheiten massiv in Frage bzw. verunmöglichen diese.
- Die Situation verlangt nach Lösungen, die mit bisherigen Möglichkeiten der Problemlösung oder Formen der Anpassung nicht geleistet werden können. Dross, 2001 (1)

In einer **Krise** geht es darum, die Situation des Menschen zu erfassen und ihn zu unterstützen, d.h. eine **Krisenintervention** durchzuführen. Eine Krise ist nicht plötzlich da, sondern baut sich auf. Vor einer Krise steht ein **Konflikt**, sodass durch Prävention eine solche Entwicklung häufig vermieden werden kann.

! Merke

Die 7 Schritte der Krisenintervention:
1. Krise erkennen.
2. Akute Krise entschärfen.
3. Die betroffenen Menschen aus der Situation herausholen.
4. Reden, Gesprächsangebote schaffen.
5. Die Betroffenen zusammenführen.
6. Lösungen erörtern und die Situation verändern; Regeln oder Gegebenheiten verändern.
7. Nach einer abgesprochenen »Probezeit« die Lösung überprüfen.

Schritte	Vorgehen
1. Schritt	Die Handgreiflichkeiten müssen sofort gestoppt werden. Wenn das Pflegepersonal nicht in der Lage ist, diese zu unterbinden, ist Unterstützung durch die Polizei anzufordern.
2. Schritt	Die Streitenden müssen getrennt werden. Diese Trennung sollte auch räumlich stattfinden. Beide sollten getrennt voneinander in Begleitung einer Bezugsperson, das kann eine Pflegefachkraft oder ein Angehöriger sein, in einen Raum geführt werden.
3.Schritt	In der akuten Situation ist es wichtig, über das Geschehene zu reden.
4. Schritt	Wenn es der Zustand der beiden Streitenden erlaubt, kann ein Gespräch miteinander geführt werden. Die Bezugspersonen bleiben beide dabei. Gerade für Herrn V. ist es aufgrund seiner Erkrankung wichtig, dass eine andere Person seine Interessen vertritt.
5. Schritt	Im nächsten Schritt können im Gespräch Lösungen erörtert oder Lösungswünsche geäußert werden. Es sollte zu einer Veränderung der Situation kommen. In diesem Fall kann ein Zimmertausch oder der Umzug von Herrn M. auf eine andere Station des Hauses die Lösung sein.
6. Schritt	Nach einem festzulegenden Zeitabstand sollte ein Gespräch über das Geschehene, die Lösung und den weiteren Umgang mit der Lösung stattfinden.
7. Schritt	Eine später gelegene Überprüfung der Absprachen sollte mit allen Beteiligten erfolgen. Dabei kann sich u. U. herausstellen, dass die praktizierte Lösung nicht die richtige ist. In diesem Fall sollte wieder mit dem 4. Schritt begonnen werden.

Tab. 1.1: Die 7 Schritte der Krisenintervention: Herr V. lebt seit längerem in einer Pflegeeinrichtung. Er ist örtlich und zeitlich nicht vollständig orientiert und legt großen Wert darauf, dass alles immer an seinem Ort liegt. Er teilt sein Zimmer seit einigen Tagen mit Herrn M. Dieser findet sich in der neuen Situation noch nicht richtig zurecht. Er hat in den letzten Tagen oft die Schränke von Herrn V. durchwühlt und die Dinge wahllos im Zimmer verteilt. Herr V. ist zunehmend irritiert über das Verhalten. Als nun auch noch die Fernbedienung des TV-Geräts von Herrn V. verschwunden ist, kommt es zu einer tätlichen Auseinandersetzung, die nur mit Unterstützung von drei Pflegefachkräften beendet werden kann.

2 Konflikte und deren Bewältigung

2.1 Konfliktarten

Um einen **Konflikt** (lat. »confligere« bzw. »conflictus« = »kämpfen« bzw. »aneinandergeraten«) zu bearbeiten, sollte klar sein, um welche **Art von Konflikt** es sich handelt. So können schon im ersten Schritt Missverständnisse ausgeräumt und Erwartungen und Wünsche formuliert werden, um den Konflikt mit angemessenen Mitteln zu lösen.

Erforderlich sind mindestens zwei Parteien, welche auch in einer Person liegen können. Diese müssen sich in einem gemeinsamen Rahmen befinden (Konfliktfeld) und die Absicht haben, die jeweilige Position durchzusetzen. Hinzu kommt ein gefühlsmäßiger Antrieb, meist aus Angst oder Wut gespeist, der den Konflikt nährt und zur Lösung drängt. Dies unterscheidet Konflikte von **Problemen**, welche gerade dadurch gelöst werden, dass unterschiedliche Parteien zusammen arbeiten.

Interpersonelle Konflikte

Interpersonelle Konflikte, d.h., soziale Konflikte sind alle Konflikte, an denen mehrere Personen beteiligt sind:

- Konflikte zwischen zwei Personen, z.B. Paarkonflikte, Konflikte in der Pflegebeziehung
- Konflikte zwischen 3 Personen, z.B. Dreieckskonflikte mit unterschiedlichen Zusammenschlüssen
- Konflikte zwischen einer Person und einer Gruppe, z.B. zwischen Pflegedienstleitung und Pflegeteam
- Konflikte zwischen Gruppen, z.B. zwischen Pflegeteam und Hauswirtschaftsteam

wobei wenigstens eine Person eine Differenz bzw. Unvereinbarkeiten

- im Wahrnehmen
- im Denken bzw. Vorstellen
- im Fühlen
- im Wollen

mit einer anderen Person in der Art erlebt, dass beim Verwirklichen dessen, was sie denkt, fühlt oder will, eine Beeinträchtigung durch die andere Person erfolgt. (1)

Intrapersonelle Konflikte

Intrapersonelle Konflikte, d.h. innere Konflikte, entstehen meist

- aufgrund unterschiedlicher Rollen einer Person, die schwer oder nicht miteinander vereinbar sind, z.B. Pflegefachkraft benötigt viel Zeit für die Pflege alter Menschen und ist gleichzeitig alleinerziehende Mutter, die das Kind pünktlich aus dem Kindergarten abholen muss,
- in Situationen, welche eine Entscheidung verlangen, z.B. Entscheidung für ein höheres Gehalt, aber nur bei schlechteren Arbeitsbedingungen.

Wertekonflikte: Entstehen bei Uneinigkeit zwischen den persönlichen Vorstellungen und Werten und den anderer Personen, z.B. persönliche Vorstellung von Hygiene und der unhygienischen Lebensweise eines Pflegebedürftigen.

Bedürfniskonflikte: Entstehen bei unterschiedlichen Wünschen, welche sich untereinander entgegen stehen, z.B. der Wunsch nach frühem Feierabend einer Pflegefachkraft wegen einer Verabredung und den Versorgungswünschen der zu betreuenden alten Dame.

Heiße Konflikte: Sie werden offen ausgetragen. Den Betroffenen sind ihre Positionen sehr wichtig und sie sind von ihnen überzeugt. Sie versuchen direkt und häufig emotional den anderen zu überzeugen. Die eigene Wahrnehmung wird dabei häufig nicht mehr überprüft und der Betroffene ist kaum zugänglich für die Argumentaton der anderen Partei. Heiße Konflikte sind leicht zu erkennen und daher leichter zu lösen.

Kalte Konflikte: Sie werden unsichtbar und mit subtilen Mitteln, z.B. Sabotieren oder Blockieren der anderen Partei, ausgetragen und meiden die direkte Konfrontation. Es geht oft primär darum, die andere Partei zu schädigen. Kalte Konflikte entstehen häufig durch nicht gelöste heiße Konflikte.

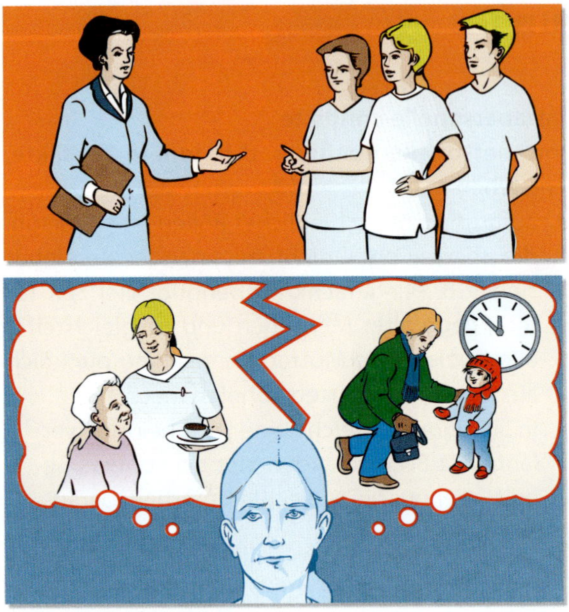

Abb. 2.1: Interpersoneller Konflikt – Intrapersoneller Konflikt

Wahrnehmung von Konflikten

Konflikte sind unterschiedlich **wahrnehmbar**:

- Sie können unter der Oberfläche bleiben und sich nur durch eine gedrückte Stimmung oder eingeschränkte Kommunikation der Beteiligten bemerkbar machen, häufig bei familiären Konflikten, z. B. zwischen Schwiegermutter und Schwiegertochter.
- Sie können offen, meist lautstark, ausgetragen werden, was zur Eskalation führen kann, aber auch die Möglichkeit einer Intervention bietet, häufig im beruflichen Zusammenhang.
- Sie können spontan auftreten und gelöst oder ungelöst vorübergehen, z. B. Autofahrer im Straßenverkehr.

Unterbleibt eine Lösung des Konflikts oder ist sie unakzeptabel, führt dies bei einem **interpersonellen Konflikt** zu »Unterlegenen,« die Rachegedanken hegen, z. B. gewaltsame »Lösung« von Ehekonflikten, Gewalt in der Pflege (► LF 4.3, Kap. 4, S. 1258).

Bei einem **intrapersonellen Konflikt** kann es zu neurotischen Verhaltensmustern oder psychosomatischen Erkrankungen kommen (► LF 1.3, Kap. 20.4.7, S. 705).

2.2 Konfliktentstehung

Um die **Entstehung eines Konflikts** zu klären, muss herausgefunden werden, welche **persönlichen Motive**, **Positionen** und **Verhaltensweisen** der Betroffenen dahinterstehen. Unbedingt ist ein Gespräch mit allen Beteiligten zu führen, in dem geklärt wird, was hinter dem Verhalten des Einzelnen steckt und wo die Gründe für den Konflikt liegen. Die Pflegefachkraft sollte bei Konfliktsituationen, die z. B. Pflegebedürftige betreffen, diese auch im Pflegeteam thematisieren um die Erfahrungen und Ansichten der anderen Kollegen mit ein zu beziehen.

Häufig machen sich Konflikte durch **wahrnehmbare Verhaltensänderungen** der Konfliktpartner vorher bemerkbar:

- auffällige Zurückhaltung
- beginnende Unfreundlichkeit, z. B. offene verbale »Angriffe«
- Rückzug
- Vorenthaltung von Informationen
- Handeln hinter dem Rücken
- übertriebene Freundlichkeit

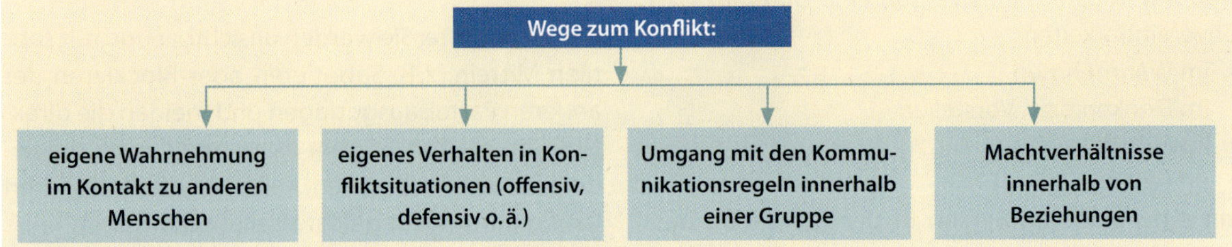

Abb. 2.2: Einem Konflikt liegen immer persönliche Motive, Positionen und Verhaltensweise zugrunde. Sobald eine Beziehung zu anderen Menschen entsteht, besteht das Risiko eines Konflikts. Auch derjenige, der eine Lösung finden will, aber selbst nicht am Konflikt beteiligt ist, hat ein Motiv dafür.

In der Reaktion auf diese Verhaltensänderungen ist es ausschlaggebend, welche Verhaltensmöglichkeiten einem Menschen zur Verfügung stehen. Es wird entweder **offensiv und aggressiv** oder mit **Rückzug und abwartend** auf Konflikte reagiert.

2.3 Konfliktanalyse

Der Kern der Methode der **Konfliktanalyse** ist, nach dem Modell von **Hermann Giesecke**, die Aufschließung eines aktuellen Konfliktes mithilfe von **Kategorien**:

- **Konkretheit:** Worum geht es in dem Konflikt?
- **Geschichtlichkeit:** Wie ist der Konflikt entstanden?
- **Interessen:** Welche Interessen spielen eine Rolle?
- **Ideologien:** Welche Ideologien beeinflussen den Konflikt?
- **Macht:** Wie sind die Machtverhältnisse?
- **Mitbestimmung:** Welche Mitbestimmungsmöglichkeiten gibt es?
- **Zusammenhang:** In welchem Funktionszusammenhang steht der Konflikt? (allgemeiner Zusammenhang, Wirkungen und Folgen, Zukunftsperspektiven)
- **Lösungsmöglichkeiten:** Welche rechtlichen Möglichkeiten gibt es?
- **Solidarität:** Welches Maß an Loyalität zwischen Menschen, Gruppen, Gesellschaften ist vorhanden und notwendig?
- **Grundrechte:** Wie ist der Konflikt unter dem Gesichtspunkt der Menschenwürde zu beurteilen? (2)

Zur Analyse der Situation wird zuerst verdeutlicht, wer an dem Konflikt beteiligt ist und worum es geht. Hinter jedem Konflikt stehen **persönliche Motive**. Es geht bei der Lösung von Konflikten daher um das Erkennen und analysieren von **Interessen statt Positionen**.

Definition

Positionen: Haltungen, die ein Ziel anstreben. Das Ziel soll »um jeden Preis« erreicht werden. Aussagen von anderen Beteiligten werden nicht hinterfragt. Es wird mit »aller Macht« versucht, sich durchzusetzen. Im Konfliktgespräch verhärten die Fronten dabei schnell, da es nur um das Durchsetzen eigener Ziele geht.

Interessen: Erwartungen, Wünsche, Vorstellungen und Vorhaben, die man aus unterschiedlichen Beweggründen verfolgt. Diese offenzulegen führt zum Gespräch mit anderen Menschen. Die Gedanken, die hinter Positionen stehen, werden dadurch offen gelegt und ein konstruktiver Umgang miteinander ist möglich.

Beim Austausch von **Interessen** ist es einfacher, aufeinander zuzugehen, als beim Austausch von Positionen, die lediglich sich wiederholende Forderungen darstellen. In der Konfliktanalyse muss »**hinter den Konflikt**« geschaut werden, um das Ziel, das Interesse der Menschen zu verstehen und in die Lösungssuche zu integrieren. Im Gespräch kann Verständnis für die Haltung des anderen aufgebaut und eine von beiden Parteien tragfähige Lösung gefunden werden.

Die **Machtverhältnisse** sind in der Arbeitswelt aufgrund von meist klaren Hierarchien relativ durchschaubar. In offenen Gruppen sind die Machtverhältnisse etwas schwieriger zu analysieren, aber es gibt auch in nicht hierarchisch gegliederten Gruppen unterschiedlich starke und Einfluss nehmende Personen. Diese Strukturen gilt es zu erkennen.

2.3.1 Eigenes Konfliktverhalten

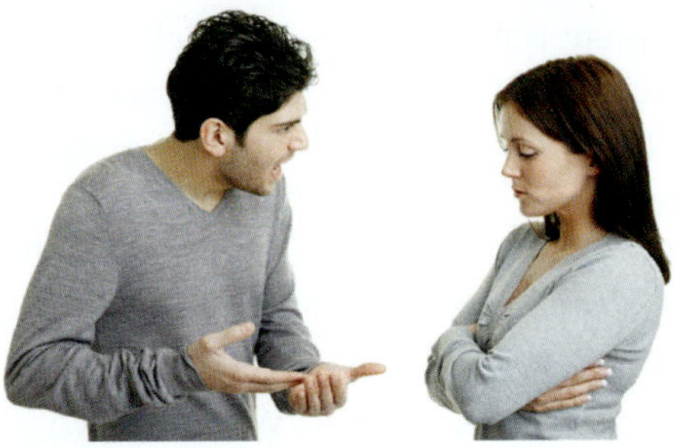

Abb. 2.3: Hilfreich bei der Konfliktanalyse ist es, das eigene Konfliktverhalten zu erkennen und zuordnen zu können.

Der **Ausweicher** geht dem Konflikt aus dem Weg:
- wenig Selbstbewusstsein
- Schweiger, eröffnet keine Konfliktgespräche
- geht die Arbeit nicht wirklich an

Der **Nachgeber** oder **Anpasser** gibt dem Gegenüber nach, um einen Konflikt zu beheben:
- wenig Selbstbewusstsein
- schweigt oder stimmt in Diskussionen zu
- vertritt keine eigene Meinung
- hat wenig eigene Ideen

Der **Angreifer** interessiert sich nicht für die andere Konfliktpartei und deren Interessen:
- selbstsicher
- redet viel, laut
- greift Konflikte gern auf
- arbeitet zielorientiert

Der **Kompromissbereite** diskutiert offen und teilt gerecht auf:
- möchte immer eine schnelle Lösung
- möchte allen gerecht werden
- fragt nicht differenziert nach
- redet oberflächlich
- ist sach-, lösungs- und handlungsorientiert

Der **Kooperative** versucht sinnvolle Lösungen zu finden, die beide Parteien möglichst zufriedenstellen:
- engagiert
- kreativ
- spricht Probleme offen und direkt an
- hinterfragt die Beiträge anderer Gesprächsteilnehmer
- ist kritikfähig
- hat viele eigene Interessen

LF 4.3

Ein Konflikt ist nicht immer negativ zu sehen. Konflikte weisen häufig auf strukturelle oder prozessuale Schwachstellen hin. In einem Konflikt setzt man sich mit den Standpunkten eines anderen Menschen auseinander. Wie diese Auseinandersetzung geführt wird, ist davon abhängig, welche Methoden den Konfliktparteien zur Verfügung stehen, z. B. das direkte Gespräch, Gewalt, Ausweichen mit Verzicht auf eine Lösung.

In der Pflege ist die Fachkraft oft in der Situation, Streitigkeiten zu erleben. Die eigene Rolle ist dabei mitentscheidend für die Klärung des Streits. Daher ist es wichtig zu wissen, wie man selbst in Konfliktsituationen reagiert.

Typ I: Ausweicher	**Typ II: kompromissbereit kooperativ**	**Typ III: Angreifer**
Vermeidend	Problemlösungsorientiert	konfrontativ
Entziehend	offen und zuversichtlich	dominierend
Passiv	Aktiv	verletzend

Tab. 2.1: Es können drei Typen mit bestimmten Verhaltensweisen unterschieden werden (dies ist eine Verallgemeinerung und sollte nicht zu kategorisch bewertet werden).

2.4 Konfliktlösungsstrategien

Für die **Lösung eines Konflikts** gibt es keine generelle oder ideale Regelung. Es gibt aber Modelle, die bei der Behebung helfen können.

Eine Konfliktregelung sucht immer nach einer Beendigung des Konflikts. Dabei ergeben sich verschiedene Möglichkeiten:
- Durchsetzung der eigenen Interessen (Machtkampf)
- Problemlösung in Kooperation mit den Konfliktparteien
- Anpassung (Nachgeben) und zum Teil Verzicht auf die eigenen Interessen
- totaler Verzicht auf die Durchsetzung eigener Vorstellungen (Rückzug)

Um einen Konflikt lösen zu können, muss eingeschätzt werden, um welche Art von Konflikt es sich handelt und wer daran beteiligt ist. Ob ein Konflikt gelöst werden kann, hängt immer auch von der Schwere der Auseinandersetzung ab.

Eine **klare Regelung** im Umgang miteinander kann für die Bewältigung von Konflikten eine große Unterstützung sein.

Zu einem guten Umgang miteinander gehören feste Regeln bei der Konfliktbewältigung, wie.
- Zuhören
- Einfühlungsvermögen (Empathie)
- den anderen akzeptieren
- Ehrlichkeit in der Auseinandersetzung
- Absprachen/Verträge einhalten

Körpersprache

Konflikte können mittels **Körpersprache**, also mit Bewegung, Gesten und Blicken, vermieden oder entschärft werden. Eine **nonverbale Kommunikation** erreicht oft mehr als die Kunst des Argumentierens.

Konfliktbewältigung durch	Erscheinungsform
Flucht: Die Konfliktsituation kann nur kurzfristig bewältigt werden, oft tritt der Konflikt in anderer Form, oder in einer anderen Situation wieder auf.	Konflikt wird verdrängt, verleugnet oder aufgeschoben.
Vernichtung: Das Verhalten der Konfliktparteien wird aggressiv.	Ausgrenzung, Mobbing, Kündigung
Unterwerfung bzw. Unterordnung: Die Konfliktpartei mit weniger Ressourcen oder Macht bekommt durch ein Nachgeben oder Unterordnen Vorteile.	Hierarchie, Verzicht, Resignation, Drohung, Erpressung
Delegation an Dritte: Eine unbeteiligte dritte Person entscheidet zwischen den Konfliktparteien.	Mediation, Schiedsgericht, Kommissionen
Kompromiss: Die Konfliktparteien erzielen in bestimmten Bereichen des Konflikt eine Teileinigung.	
Konsens: Die Konfliktparteien erzielen in allen Konfliktpunkten und Teilaspekten eine Einigung. Der Konflikt ist vollständig bewältigt.	Fusionen, Integrationen

Tab. 2.2: Beim Umgang mit Konflikten und deren Bewältigung lassen sich nach Schwarz (1997) sechs immer wiederkehrende Grundmuster erkennen.

Imponiergehabe entsteht zum Beispiel, wenn man in Angriffshaltung breitbeinig steht, die Hände in die Hüften stützt und Kopf und Kinn vorreckt. Verhaltensbiologen sprechen von »Machtdemonstration« zur Abschreckung des Gegners, die allen Primaten wie Halbaffen, Affen und Menschen eigen ist. Das Gleiche gilt für eine Sitzhaltung, bei der die Arme locker vor der Brust verschränkt und die Beine weit gespreizt sind.

Das Gegenmodell dazu ist eine anmutig schüchterne Körperhaltung mit eng am Körper gehaltenen Armen und Beinen. Der Kopf ist leicht geneigt, der Blick schräg aufwärts. Die Stimme ist leise und freundlich, begleitet von häufigem Lächeln. Verhaltensforscher sprechen von einer Opferhaltung und damit einem signalisierten sozialen Tiefstatus.

Bei Konflikten greifen Menschen auf zwei **Verhaltensmuster** zurück. Das »weibliche« Muster setzt auf die Opfer- und Mitleidsrolle, das »männliche« auf Einschüchterung. Eine elegante Konfliktbewältigung besteht darin, zu erkennen, welches Muster der Kontrahent gewählt hat, um auf keinen Fall in das gleiche Muster zu verfallen, sondern eine neutrale Position zu wahren.

Ein Konfliktverlauf wird auch durch den Umgang mit dem Raum und durch die Art und Weise von **Blickkontakten** bestimmt. Ein normaler Blickkontakt, dauert knapp zwei Sekunden. Jeder länger dauernde Blickkontakt wird als Aufforderung, Interesse oder als Aggression empfunden.

Wie beeinflussen Nähe und Distanz den Konfliktverlauf? Jeder Mensch wahrt einen individuellen »Sicherheitsabstand«, der auch je nach Kulturen unterschiedlich ist. Wird dieser unterschritten, entsteht das Gefühl von Bedrohung. Für Nordeuropäer be-

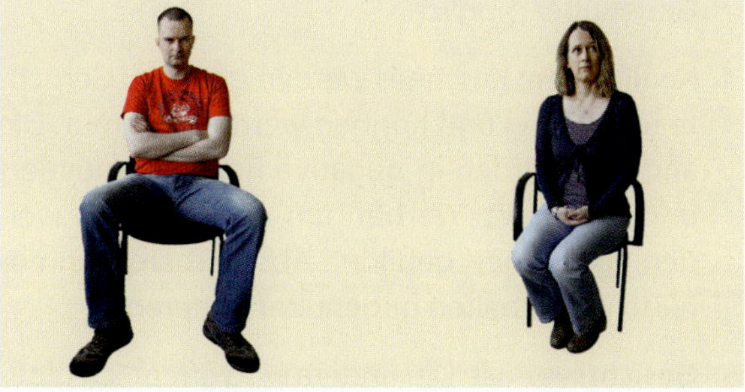

Abb. 2.4: Aussagekräftige Körperhaltungen

LF 4.3

trägt dieser Abstand etwas mehr als eine Armlänge. Wird die übliche Distanz eingehalten, so signalisiert dies, dass noch Raum genug vorhanden ist, um zu einer gemeinsamen Lösung zu kommen.

2.4.1 Konflikteinschätzung nach Friedrich Glasl

Grundsätzlich ist es sinnvoll, den zu lösenden Konflikt zuerst einmal auf seine Lösbarkeit hin zu prüfen. Ein praktisch anwendbares Modell ist in diesem Fall die **Einschätzung der neun Eskalationsstufen nach Friedrich Glasl**.

✔ **Tipp** Dieses Modell hat sich in der Praxis vielfach bewährt und ist einfach umzusetzen.

Die neun Eskalationsstufen nach Friedrich Glasl (vereinfacht)

1. **Verhärtung:** Standpunkte verhärten sich, prallen aufeinander, Verkrampfungen im Umgang miteinander, Es besteht die Überzeugung, dass Spannungen durch Gespräche lösbar sind. Noch keine Gruppen zu verschiedenen Standpunkten (Lagerbildung),noch keine starren Parteien.
2. **Debatte:** Schwarz-Weiß-Denken, Taktieren und verbale Gewalt. Durch Reden über Dritte wird versucht, Verbündete zu gewinnen. Es entstehen Gruppen zu verschiedenen Standpunkten (Lagerbildung).
3. **Taten:** Es wird nicht mehr geredet, sondern gehandelt. Tatsachen werden geschaffen. Durch Reden und Nichtreden gegenseitige Verunsicherung, Fehlinterpretationen führen zu Fehlverhalten, Misstrauen entsteht. Kein Einfühlen in das Gegenüber möglich.
4. **Koalitionen:** Klischees werden genährt, Gerüchte um Wissen und Können werden gestreut. Die anderen werden in negative Rollen manövriert und bekämpft. Werben um Anhänger, es werden Koalitionen gebildet. Abstreitbares, unmoralisches Verhalten gegenüber anderen.
5. **Gesichtsverlust:** Der andere wird öffentlich bloßgestellt und geplant öffentlich verbal angegriffen. Rückwirkend: Andere Vorkommnisse werden umgedeutet (Enttäuschung). Ausstoßen, verbannen, Isolation entsteht: sozialer Autismus.
6. **Drohstrategien:** Drohung und Gegendrohung. Forderungen werden aufgestellt: Strafe bei Nichterfüllung – Drohgebärde durch Darstellung der Strafmöglichkeiten. Stress, durch Verkrampfung aus den vorigen fünf Phasen entsteht eigenes Fehlverhalten.
7. **Begrenzte Vernichtungsschläge:** Werte und Normen des Miteinanders sind verschoben. Keine menschliche Qualität im Umgang miteinander. Begrenzte Vernichtungsschläge als »passende Antwort«.
8. **Zersplitterung:** Der andere wird in seinem Handeln blockiert, lahmgelegt und von Team oder Gruppe isoliert. Gut funktionierende Faktoren des anderen werden zerstört, dadurch verliert das Gegenüber seine Steuerfähigkeit.
9. **Gemeinsam in den Abgrund:** Kein Weg mehr zurück. Totale Konfrontation, Vernichtung bis zum Preis der Selbstvernichtung. Solange der Feind zugrunde geht, ist jedes Mittel recht.

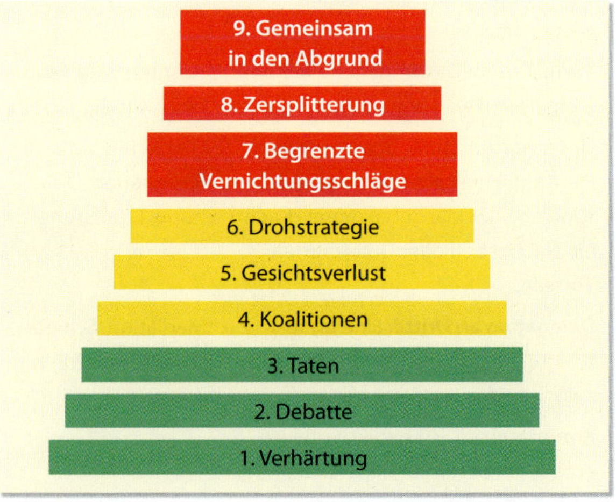

Abb. 2.5: Die verschiedenen Eskalationsstufen können mit verschiedenen Interventionen gelöst werden. Konflikte in den Eskalationsstufen 1, 2, 3 können von den Beteiligten selbst gelöst werden (grün).Konflikte in den Eskalationsstufen 4, 5, 6 benötigen Moderation oder Mediation von außen (gelb) und Konflikte der Eskalationsstufen 7, 8, 9 sollten durch eine anerkannte Machtinstitution, z. B. Vorgesetzten oder Richterentscheid, entschieden werden (rot).

LF 4.3

2.4.2 Das Konfliktgespräch

Ein **Konfliktgespräch** hat das Ziel, durch Kommunikation den Konflikt konstruktiv zu verarbeiten und einen Kompromiss oder Konsens für die Konfliktbeteiligten zu finden. Es kann nur stattfinden, wenn die Betroffenen zu einem klärenden Gespräch bereit sind.

Für das Konfliktgespräch sollten die Rahmenbedingungen wie
- Ort,
- Zeit,
- Teilnehmer und
- Moderation

klar, akzeptiert und vorbereitet sein.

In Konfliktgesprächen wird professionell reagiert, wenn:
- Grundlagen der Gesprächsführung (► LF 1.4, Kap. 1.2, S. 798) eingehalten,
- Rückfragen gestellt,
- klärend zusammengefasst,
- unterschiedliche Interessen nebeneinandergestellt,
- durch Metaphern und Beispiele veranschaulicht,
- Denkanstöße angeboten,
- offene Fragen deutlich herausgearbeitet und
- Lösungsansätze zunächst festgehalten, aber erst diskutiert und auf ihre Durchführbarkeit hin bewertet werden, wenn beide Konfliktparteien für Lösungen offen sind und die Situation des anderen verstanden haben.

Kommunikationstechnik	
Ich-Botschaften	Bringen Wünsche, Ansichten und Gefühle des Sprechers zum Ausdruck. Positive und negative Gefühle werden direkt angesprochen und beziehen sich auf ein konkretes Verhalten des anderen und nicht auf die Person als Ganzes.
Spiegeln/Paraphrasieren.	In eigenen Worten gibt der Sprecher kurz wieder, was der andere gesagt hat.
Aktives Zuhören (► LF 1.4, Kap. 1.2.3, S. 800)	Sich einlassen und konzentrieren auf den anderen, um herauszufinden was er denkt und fühlt. Dies auch durch die Körperhaltung ausdrücken. Dem anderen wird eine Rückmeldung gegeben, wie man ihn verstanden hat.

Tab. 2.3: Unterschiedliche Kommunikationstechniken können in einem Konfliktgespräch helfen.

Konfliktgespräche helfen bei der Klärung:
- was den Konflikt ausgelöst hat,
- um welches Thema es im Konflikt geht und
- wie der Konflikt gelöst werden kann.

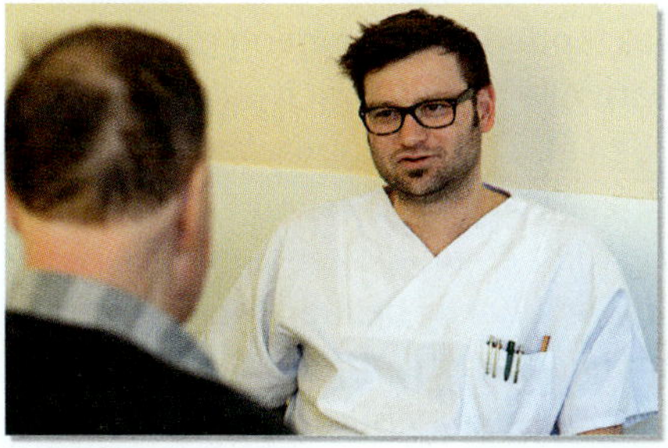

Abb. 2.6: Es ist wichtig, die persönliche Rolle in einem Konfliktgespräch zu definieren, ist z. B. die Pflegefachkraft als Konfliktpartei beteiligt oder tritt sie als Vermittler zwischen den Konfliktbeteiligten auf.

2.4.3 Kooperation

Die Lösung von Konflikten wird erleichtert, wenn die Konfliktparteien miteinander kooperieren. Kooperieren heißt mitwirken, also mitwirken am Lösungsprozess. **Kooperationsbereitschaft** ist immer ein Hinweis darauf, dass die Parteien eine Lösung noch für möglich halten und diese auch anstreben.

Voraussetzung ist eine Haltung, bei der jeder Beteiligte nach außen gerichtet ist und nicht den Anspruch hat, sich alleine durchzusetzen. Die Sache und ein gemeinsames Ziel stehen im Vordergrund und nicht die Interessen Einzelner.

In einem ersten Schritt werden die unterschiedlichen Standpunkte ohne eine Bewertung verdeutlicht. Um zu einem Ergebnis zu gelangen, wird abgewogen, welche Entscheidungen zu einer Lösung beitragen können. Voraussetzung ist dabei, dass alle Konfliktbeteiligten miteinander reden und dem Inhalt dieser Gespräche auch folgen können. Wenn diese Voraussetzungen erfüllt sind, kann an der Klärung eines Konflikts gearbeitet werden.

LF 4.3

! Merke Für eine gelungene Konfliktlösung ist es besonders wichtig, über kommunikative Fähigkeiten zu verfügen, d.h., mit anderen Menschen reden zu können und offen im Umgang zu sein.

Voraussetzungen für die kooperative Methode der Konfliktklärung und -lösung sind:
- Gespräche werden moderiert.
- Es wird ein akzeptierender Umgang miteinander vereinbart. Alle befinden sich auf »einer Höhe«, werden also als gleichberechtigte Gesprächspartner akzeptiert.
- In Hierarchien gibt es einen demokratischen Führungsstil. Der Chef ist bei der Konfliktlösung als ein gleichberechtigter Partner beteiligt und nicht in seiner Rolle als weisungsbefugter Vorgesetzter.
- Die Kompetenzen einzelner Mitarbeiter werden anerkannt.

✓ Tipp Stärken der einzelnen Teilnehmer können für die Lösung wichtig sein und sollten genutzt werden. Konkurrenz und Missgunst führen nicht zur Klärung.

Die **Moderation** kann entweder ein Mitarbeiter übernehmen oder ein Moderator von außen. Der Vorteil eines externen Moderators ist, dass er nicht am aktuellen Geschehen beteiligt ist und ohne eigene Interessen an der Sache das Gespräch führen kann.

Um die Diskussion interessant und vielseitig zu gestalten und möglichst alle Gesprächsteilnehmer aktiv einzubinden, sollten verschiedene **Moderationsmethoden** eingesetzt werden, z.B.

- **Brainstorming:** eine Sammlung von spontanen Ideen zu einem Thema, einer Fragestellung oder einer These. Diese werden auf Karten, dem Flipchart oder der Tafel schriftlich festgehalten und gesammelt. In der anschließenden Diskussion stellt dann jeder Teilnehmer seine schriftlich fixierten Ideen der Gruppe vor.
  Die Methode ist geeignet für Gruppen bis zu 20 Teilnehmern.
- **Mind-Map:** Ideen zu einem vorgegebenen Thema werden gesammelt wie bei einem Brainstorming. Bei dieser Methode werden die vorgeschlagenen Ideen zu einem Thema vom Moderator in eine Struktur gebracht. Dazu werden alle Einzelbeiträge auf Karten geschrieben und so sortiert, dass ähnliche Themen zu Themensträngen werden, die ein gemeinsames Oberthema erhalten. Es entstehen so verschiedene Themenstränge, die von den Teilnehmern nach Wertigkeit geordnet werden können.
  Als Medium sind Karten, Tafelbilder oder auch der Einsatz von spezieller Software, z.B. OpenMind von Matchware©, geeignet. Da es sich um eine Sammlung und Strukturierung von Ideen und Gedanken zu einem Thema handelt, dürfen die Teilnehmer zwischen den einzelnen Themenblöcken springen. Ein Themenstrang muss nicht komplett zu Ende gedacht werden, eine ausführliche Bearbeitung erfolgt später. Diese Methode eignet sich für Gruppen bis zu 15 Teilnehmern.

2.4.4 Mediation

Die **Mediation** ist ein Verfahren der Konfliktlösung, welches an der Harvard Universität (USA) entwickelt wurde. Bestimmte Techniken, z.B. Fragetechniken, können dabei herausgelöst aus dem Gesamtzusammenhang der Mediationsmethode zur Konfliktvorklärung angewendet werden.

! Merke Die Mediation selbst ist ein in sich geschlossener Vorgang, dessen einzelne Phasen inhaltlich aufeinander aufbauen und nicht aus dem Zusammenhang gerissen werden können.

Folgende **Grundprinzipien** liegen der Mediation zugrunde:
- **Freiwilligkeit:** Jede Konfliktpartei muss freiwillig an dem Mediationsverfahren teilnehmen. Die Streitenden sollen aus eigenem Wunsch

und ohne Zwang ein Stück der eigenen Position aufgeben und lösungsorientiert handeln.

- **Allparteilichkeit:** Der Mediator nimmt die Interessenlagen aller Konfliktparteien gleichermaßen wahr.
- **Neutralität:** Der Mediator nimmt keine Wertungen vor, zeigt weder Sympathie noch Antipathie.
- **Vertraulichkeit:** Die Mediation ist vertraulich. Der Grundsatz der Vertraulichkeit gilt dabei sowohl für den Mediator als auch für die Parteien.
- **Eigenverantwortung:** Die Konfliktparteien sind selbst verantwortlich für den Inhalt des Verfahrens und für das zu suchende Ergebnis.
- **Lösungsorientiertheit/Erkenntnisoffenheit:** Ziel der Mediation ist die Lösung des Konfliktes, kein Schuldspruch. Der Ausgang des Verfahrens ist völlig offen.
- **Informiertheit:** Die Konfliktparteien sollen das Mediationsverfahren mit der größtmöglichsten Offenheit führen.
- **Wertschätzung:** Der Mediator bringt allen Konfliktparteien den gleichen Respekt entgegen.

Der **unabhängige Mediator** befragt alle Konfliktparteien ausführlich zu ihren Sichtweisen und Interessen. Es wird jeweils eine Partei befragt, die andere Partei hört dabei nur zu. Dann wird die andere Partei befragt. Bei der Befragung einer Partei durch den Mediator ist die zuhörende Partei somit gezwungen, den Zusammenhang der Sichtweise des anderen ausführlich und ohne Unterbrechungen zur Kenntnis zu nehmen.

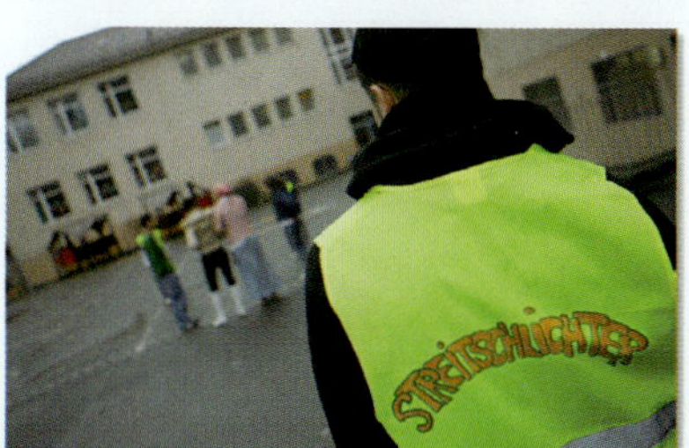

Abb. 2.7: In den vergangenen Jahren haben Schulen, Kindertagesstätten und Ausbildungseinrichtungen sogenannte Streitschlichter oder Streitlotsen ausgebildet. Die Ausbildung der Schüler oder Auszubildenden ist eine verkürzte Mediatorenausbildung. Aspekte wie gewaltfreie, zukunftsorientierte und praktische Methoden der Konfliktlösungen stehen dabei im Vordergrund.

Das Besondere an der Mediation ist, dass alle Bemühungen der Lösungsfindung **nach vorn gerichtet**, also in die Zukunft weisend sind. Es geht im Mediationsprozess darum, eine gute und akzeptable Lösung für alle Konfliktparteien zu finden.

Um dieses Ziel zu erreichen, gliedert sich der **Mediationsprozess in sieben Phasen:**

1. Phase: Vorphase

Zunächst wird geklärt, ob eine Mediation in dem vorliegenden Konfliktfall die geeignete Methode ist. Folgende Voraussetzungen sollten gegeben sein:

- Die Konfliktpartner sind grundsätzlich bereit, an einer Lösung mitzuarbeiten.
- Sämtliche Konfliktparteien sind vertreten.
- Es steht genügend Zeit zur Konfliktlösung zur Verfügung.
- Die bereits versuchte Konfliktaustragung befindet sich in einer Sackgasse.
- Der Konflikt kann nicht oder nur schlecht in direkten Gesprächen gelöst werden.

2. Phase: Einführung in den Mediationsprozess

In dieser Phase wird das Ziel der Mediation verdeutlicht und die Gesprächsregeln werden verbindlich abgesprochen. Die Regeln werden klar und unmissverständlich schriftlich formuliert vorgegeben und sind für die Zeit der Mediation für alle Gesprächsteilnehmer verbindlich. Zum besseren Verständnis der Teilnehmer werden die Regeln vom Mediator für alle sichtbar gemacht.

Verbindliche **Gesprächsregeln** für die Mediation sind z. B.:

- Jeder lässt den anderen ausreden.
- Jeder Teilnehmer nimmt freiwillig am Gespräch teil.
- Jeder Teilnehmer nimmt seine eigenen Interessen wahr.
- Jeder Teilnehmer legt sämtliche für die Mediation relevanten Tatsachen offen.
- Jeder Teilnehmer ist zur Verschwiegenheit gegenüber Dritten verpflichtet.
- Der Mediator verpflichtet sich zur Allparteilichkeit.
- Der Mediator setzt sich für alle Parteien gleichermaßen ein.

3. Phase: Themenbereiche entwickeln

Die zu behandelnden Themen werden herausgearbeitet und die Reihenfolge der Behandlung wird festgelegt. Das Gespräch findet jeweils nur zwischen dem Mediator und der einen Konfliktpartei und später zwischen dem Mediator und der anderen Konfliktpartei statt.

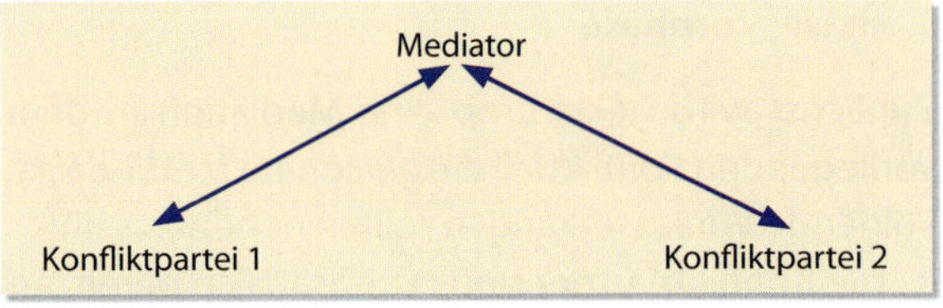

Abb. 2.8: Die beiden Konfliktparteien reden in dieser Phase nicht miteinander.

4. Phase: Bearbeiten des Konflikts

In dieser Phase werden durch eine bestimmte Fragemethode des Mediators die Interessen der Konfliktparteien herausgearbeitet. Hierzu ist es wichtig, dass beide Parteien in der Lage sind, ihre Interessen zu vertreten.

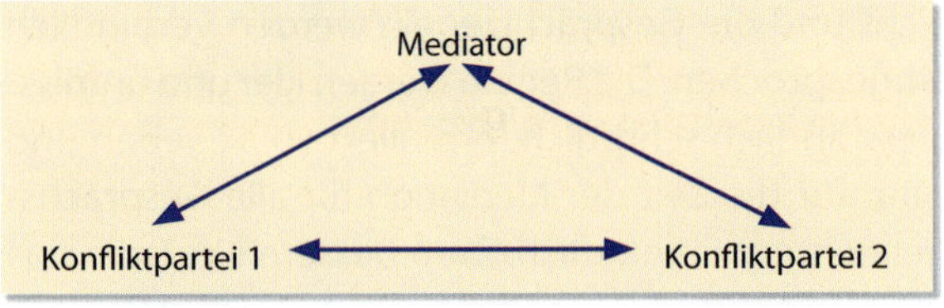

Abb. 2.9: Schrittweise kann in dieser Phase das Gespräch zwischen den Konfliktparteien hergestellt werden, allerdings unter Berücksichtigung der oben erwähnten Gesprächsregeln.

5. Phase: Einigung / Vereinbarung erzielen

Jetzt können Problemlösungen erarbeitet, diskutiert und bewertet werden. Der Mediator hat dabei nicht die Aufgabe, Lösungen vorzuschlagen, sondern den Prozess der Lösungsfindung zu unterstützen und zu moderieren. Alle Lösungsvorschläge **müssen** von den Konfliktparteien in die Verhandlungen eingebracht und bearbeitet werden, um eine stärkere Akzeptanz der Vereinbarung zu gewährleisten.

LF 4.3

6. Phase: Abschluss des Mediationsprozesses

Das Ergebnis der Mediation wird dann vom Mediator als Vereinbarung schriftlich niedergelegt und von den Konfliktparteien unterzeichnet. Hierdurch soll ein hohes Maß an Verbindlichkeit der Absprachen hergestellt werden. Außerdem erleichtert dieses Dokument den Parteien die Einhaltung der Vereinbarungen.

7. Phase: Umsetzung und Nachbereitung

Nach einer vereinbarten Zeit werden Vertrag und Absprachen auf ihre Durchführbarkeit und Einhaltung durch die Parteien überprüft. Dies kann zu Nachbesserungen, Verbesserungen und neuen Gesprächen führen.

Bei juristischen Fragen und Verträgen sollten die in der Mediation festgelegten Ergebnisse von einem Rechtsanwalt auf ihre rechtliche Verbindlichkeit hin überprüft und ggf. bei einer folgenden Sitzung nachgebessert werden.

VERTRAG

An der Mediation am __________ haben folgende Personen teilgenommen:

____

____

(Namen der Teilnehmer und des Mediators einfügen)

Folgende Lösungen und Absprachen wurden getroffen:

____

____

____

____

(Lösungen und Absprachen einfügen)

O Die nächste Sitzung findet statt am __________.
oder
O Ein Nachbereitungstreffen zur Überprüfung der hier festgehaltenen Absprachen findet am __________ statt.
oder
O Es wird keine weitere Sitzung vereinbart.

____

Unterschriften der Teilnehmer

Abb. 2.10: Entwurf eines Mediationsvertrags.

2.4.5 Konfliktlösungsmodell nach Gordon

Dr. Thomas Gordon (1918–2002) war Psychologe in den USA. Er arbeitete sowohl wissenschaftlich als auch praktisch an Konfliktlösungsmodellen und konzentrierte sich zuerst auf die Lösung von Konflikten innerhalb der Familie. Später hat er die Grundprinzipien der Konfliktlösung in verschiedene andere Bereiche transportiert.

Die Methode der Konfliktlösung nach Gordon geht davon aus, dass es keinen Sieger oder Verlierer bei der Konfliktlösung geben sollte. Es geht um **aktives Zuhören** (► LF 1.4, Kap. 1.2.3, S. 800) und **Überzeugen ohne Machteinsatz**. Demnach ist wichtig, in Konflikten keine Machtkämpfe auszutragen. Übertragen in den Pflegealltag bedeutet dies, dass es keine Machtkämpfe zwischen Pflegenden und Pflegebedürftigen geben darf. Es geht nicht um Gewinnen oder Verlieren, sondern um tragbare Lösungen, die gemeinsam erarbeitet werden.

Alle Beteiligten an einem Konflikt kommen zusammen. Um eine Lösung ohne Niederlagen zu finden, bietet Gordon ein **6-Stufen-Modell der Problemlösung** an.

Auffallend ist, dass sich die Methode der Mediation und die niederlagenlose Methode nach Gordon der gleichen bzw. ähnlicher Verhaltensmuster und Gesprächsmethoden bedient. Die Methoden besitzen allerdings **drei große Unterschiede**:

- Mediation ist nach vorn gerichtet, es wird bei der Lösung von Konflikten nicht die Vergangenheit betrachtet. Bei Gordon wird das Problem aus der Vergangenheit heraus erarbeitet.
- Vor der Lösungsfindung werden bei der Mediation ausführlich die Interessen jedes Einzelnen im Konflikt betrachtet. Bei Gordon wird im Anschluss an die Problemdefinition gleich nach möglichen Lösungen gesucht.
- In der Mediation gibt es einen Mediator, der nicht parteiisch ist. Gordon geht nicht zwangsläufig von einem Moderator aus.

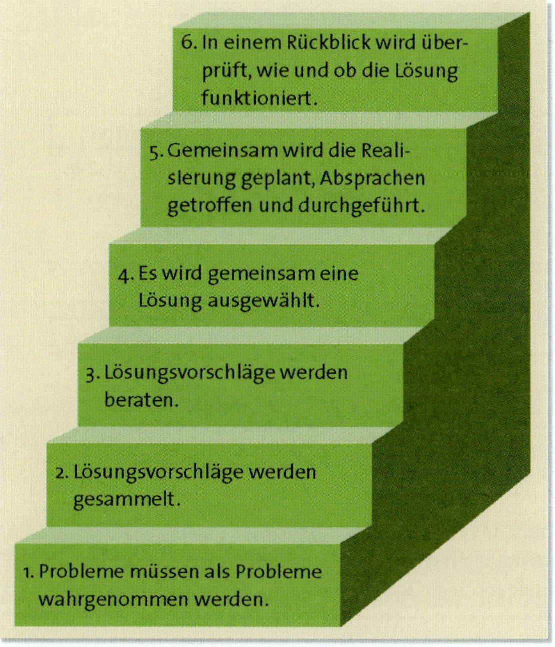

Abb. 2.11: 6-Stufen-Modell nach Gordon.

> **! Merke** Gleichgültig, nach welcher Methode ein Konflikt gelöst werden soll, immer ist eine angemessene Umgebung zu schaffen. Die äußeren Rahmenbedingungen, wie Raum, Zeit, materielle Ausstattung, sollten berücksichtigt werden, denn sie tragen maßgeblich zu einer erfolgreichen Lösung bei.

2.4.6 KUGA® – Kontrollierter Umgang mit Gewalt und Aggression

Nicht jede Konfrontation mit körperlicher Gewalt lässt sich verhindern. Pflegefachkräfte müssen in angespannten Situationen handlungsfähig bleiben. Sie müssen kontrolliert reagieren können, um die therapeutische Beziehung nicht zu gefährden. Das **KUGA®-Prinzip** orientiert sich stets an der Achtung der Würde der betreuten Personen. Prävention und Deeskalation haben immer Vorrang, das Verhindern von Gewalt ist oberstes Ziel.

Prävention

Prävention beginnt im KUGA®-Konzept, bevor das Gegenüber aggressives oder gewalttätiges Verhalten zeigt. Prävention ist dabei eher ein sich selbstständig verbessernder Prozess, der sich mit dem ständigen Aufspüren von Stör- und Gefahrenquellen sowie Gewaltpotenzialen befasst.

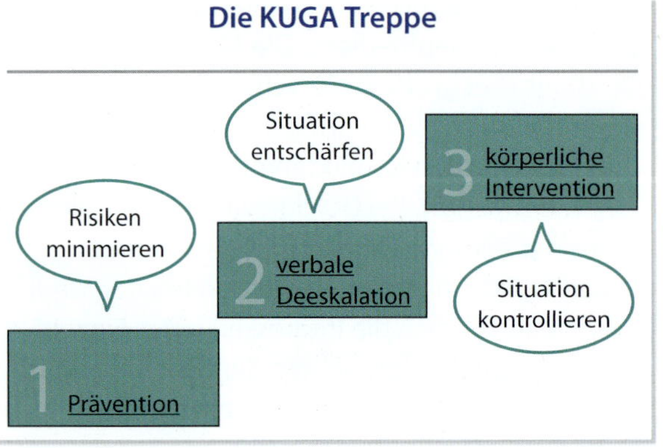

Abb. 2.12: Gewalt muss als Gewalt erst einmal erkannt werden. Der Gewaltrahmen muss klar festgelegt sein. Regeln, Grenzen und Konsequenzen müssen deutlich kommuniziert sein und von allen umgesetzt werden können. Das schafft Transparenz und Eindeutigkeit für alle Beteiligten. Dies berücksichtigt KUGA® im **Stufenplan bei aggressivem Verhalten.**

Im Umgang mit Aggression agieren professionelles Pflegefachkräfte nicht zufällig, sondern diszipliniert und reflektiert. Das Handeln zeichnet sich durch ein planvolles und geübtes Vorgehen aus. Dazu gehört eine klare Grundhaltung und ein gezieltes Training.

Machtkämpfe werden unter allen Umständen vermieden, um keine Abwehrreaktionen oder Gegenschläge auszulösen. Es werden niederlagelose Konfliktlösungen angestrebt. Langfristig schafft das ein aggressionsminderndes Milieu.

Die Prävention von Aggression und Gewalt hat daher verschiedene Handlungsebenen:

- einzelne Mitarbeiter
- einzelne Teams
- die Einrichtung als Ganzes

Beim Mitarbeiter gehört zum kontrollierten Umgang mit Gewalt und Aggressionen:

- Selbstreflexion über die eigene Wahrnehmung von Gewalt und Aggressionen
- Wertfreie Verhaltensbeobachtung
- Differenzierung zwischen Umgang mit Gewalt und Aggressionen im persönlichen Umfeld und im professionellen Umfeld
- Reflexion über die zu Betreuenden (Verständnis für die Ursachen und Beweggründe von Gewalt und Aggressionen)
- Entwicklung eines persönlichen Verhaltensrepertoires zur Bewältigung von Stress und zur Wiedererlangung der Selbstkontrolle

Teams sollten folgende Planungsschritte erarbeiten:

- Gewaltrahmen festlegen
- Regeln, Grenzen und Konsequenzen formulieren
- Verbindliches Handeln als Team

Auf der Ebene des Systems /der Institution ist es unerlässlich, dass ein klarer Gewaltrahmen definiert wird, der den Mitarbeitern Sicherheit bei der Anwendung der Methoden und Prinzipien bildet.

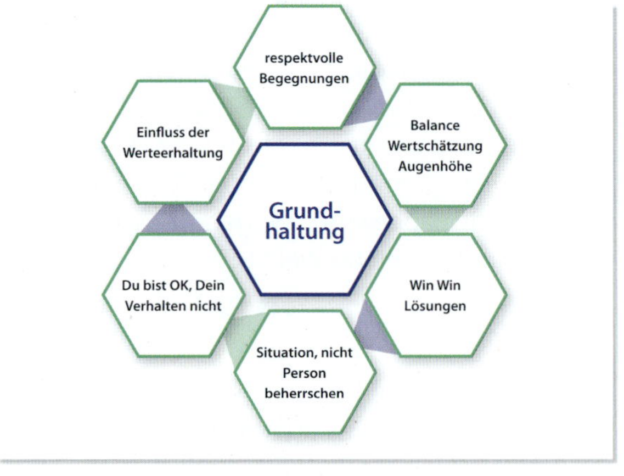
respektvolle Begegnungen
Einfluss der Werteerhaltung
Balance Wertschätzung Augenhöhe
Grund-haltung
Du bist OK, Dein Verhalten nicht
Win Win Lösungen
Situation, nicht Person beherrschen

Abb. 2.13: Ein besonderes Augenmerk wird daher auf den Erwerb einer **konstruktiven Grundhaltung** gelegt. Darüber hinaus wird den Aspekten wohlwollender Abgrenzung und Selbstermutigung besondere Aufmerksamkeit geschenkt, welche auch in den institutionellen und systemischen Rahmen passen.

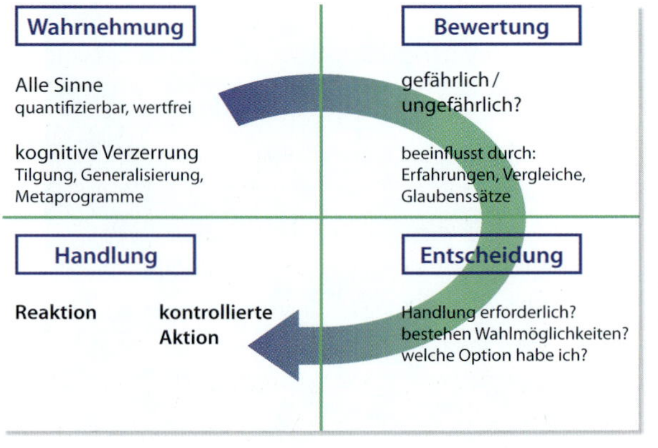

Abb. 2.14: Ein weiterer zentraler Baustein ist die **Reflexion der individuellen Wahrnehmungs- und Bewertungsprozesse.** Die Abbildung zeigt den (Um) Weg der Deeskalation, der zu einer reflektierten bewussten Aktion führt und somit kontrolliertes Handeln ermöglicht.

LF 4.3

(Verbale) Deeskalation

In Stufe 2 des KUGA®-Konzepts werden **verbale und nonverbale Kommunikationsmethoden** unterrichtet, die einen beginnenden Konflikt oder eine bevorstehende Gewalttätigkeit kontrollieren und entspannen helfen. Hierzu gehört die Schulung im gezielten Einsatz von Körpersprache ebenso, wie deeskalierende bzw. gewaltfreie Gesprächsführung.

Auf dieser Grundlage werden auch Gründe und Bedürfnisse, die hinter dem gezeigten Verhalten stehen erarbeitet. Wissen über diejenigen Verhaltens- und Umgebungsfaktoren die zu aggressivem Verhalten führen und bewährte Deeskalationsstrategien werden vorgestellt.

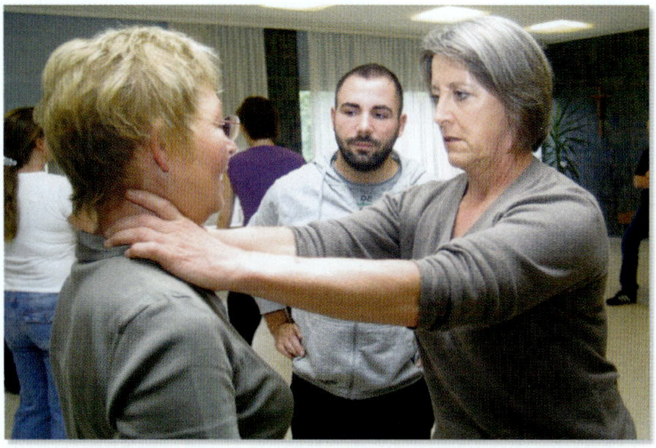

Abb. 2.15: Das Lösen aus Würgeangriffen gehört mit zur KUGA® Basisschulung. Diese positive Erfahrung, wie man sich durch effektive Techniken aus lebensbedrohlichen Übergriffen befreit, bewirkt ein aufbauendes Gefühl von Sicherheit. Das Gefühl dem Aggressor ausgeliefert zu sein, keine Chance zu haben, wird durch eine neue Handlungsfähigkeit ersetzt und erlebt.

Körperliche Intervention

Gelegentlich versagt auch die sorgfältigste Prävention und konstruktivste (verbale) Deeskalation und es müssen körperliche An- und Übergriffe abgewehrt werden.

Aus berufsethischen und rechtlichen Gründen werden nur **körperliche Interventionstechniken** gelehrt, die das Gegenüber nicht schädigen.

Die KUGA®-Techniken sind einfach zu handhaben, und provozieren keine Abwehrreaktionen oder Gegenwehr. Es geht um schmerzfreie Softtechniken zur Befreiung, Begleitung und Fixierung. Diese beruhen nicht auf Kraft, sondern überzeugen durch leichte Anwendbarkeit und wertschätzende Konfliktlösung.

Im Einzelnen werden den Mitarbeitern systematisch spezielle Hinweise und Techniken an die Hand gegeben, mit denen es möglich ist, Konfliktsituationen sanft zu begegnen, ohne der betreuten Person aktiv Schmerz zuzufügen. Diese Techniken sind universell und einfach erlernbar. Aufgrund der nachvollziehbaren, anatomisch logischen Bewegungsabläufe funktionieren sie unabhängig von der körperlichen Kraft oder Größe der Mitarbeiter oder der betreuten Personen.

Ein wichtiger Bestandteil des KUGA®-Konzepts sind die KUGA®-Multiplikatoren. Hierbei handelt es sich um Mitarbeiter verschiedenster Einrichtungen, die von KUGA® zum Multiplikator für die körperlichen Interventionstechniken ausgebildet werden.

Diese Multiplikatoren stellen sicher, dass die Mitarbeiter in den von KUGA® geschulten Einrichtungen durch regelmäßige Auffrischungskurse auch langfristig Zugriff auf die in den Basisseminaren vermittelten Techniken haben. Die Multiplikatoren stehen im ständigen Kontakt zu KUGA® und werden laufen fortgebildet. So leistet KUGA® einen Beitrag zu selbstlernenden Organisationen.

2.5 Konflikte am Arbeitsplatz

! Merke Bei der Konfliktbewältigung in der Pflege
- steht immer **das Wohl der Pflegebedürftigen** im Mittelpunkt. Dies wird verständlich, wenn klar ist, dass z. B. Konflikte des Pflegepersonals untereinander die Situation für die Pflegebedürftigen verschlechtern. Eine Klärung dieses Konflikts kann also zu ihrem Wohle notwendig sein.
- steht der gemeinsame Auftrag, **professionelle Pflege** zu leisten, vor den Einzelinteressen der Konfliktbeteiligten.

Konflikte im Berufsalltag der Pflegefachkraft sind unumgänglich und gehören zum Zusammenleben und -arbeiten dazu. Es kann dabei um **soziale Konflikte** oder **intrapersonelle Konflikte** (► LF 4.3, Kap. 2.1, S. 1235) gehen.

2.5.1 Konflikte durch unterschiedliche Erwartungen

Bei der Arbeit im sozialen und pflegerischen Bereich steht die Pflegefachkraft vielfältigen Situationen gegenüber und arbeitet mit unterschiedlichen Menschen und Berufsgruppen zusammen. Dazu gehören die Pflegebedürftigen, ihre Angehörigen und Bekannten sowie auch Kollegen, Vorgesetzte und Fachleute, wie Therapeuten, Ärzte, Anwälte, rechtliche Betreuer und Richter.

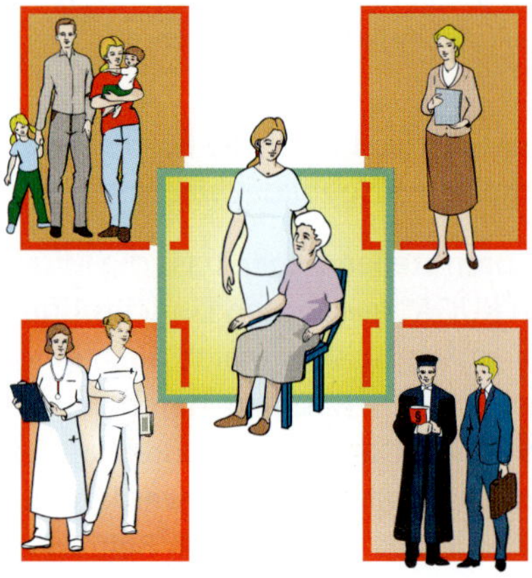

Abb. 2.16: Von der Pflegefachkraft wird in ihrem Umfeld am Arbeitsplatz ein fachliches und menschliches Reagieren erwartet.

Konflikte entstehen oft aufgrund unterschiedlicher **Erwartungen** an den anderen und, besonders in der häuslichen Pflege, aufgrund unterschiedlicher Bindungen an den Pflegebedürftigen. So sind pflegende Angehörige emotional sehr viel stärker eingebunden als eine ausgebildete Fachkraft, die nur bestimmte Tätigkeiten verrichtet.

Die unterschiedlichen Erwartungen an die Pflegefachkraft in ihrem beruflichen Umfeld kann diese nicht immer erfüllen. Außerdem ist der Arbeitsalltag einer Pflegefachkraft durch körperliche und psychische Belastungen, z.B. der unregelmäßige Schlafrhythmus aufgrund des Schichtdienstes (► LF 1.3, Kap. 1.8.1, S. 246) geprägt. Da kommt es leicht zu Situationen, in denen **Überforderung**, **Ärger** und **Zweifel** auftreten können.

Pflegefachkräfte erleben häufig ältere Menschen, die deutlich machen, dass sie mit der geleisteten Arbeit nicht zufrieden sind. Diese erwarten, oftmals in Unkenntnis der begrenzten Leistungen der Pflegversicherung, Zuwendung über das zur Verfügung stehende Maß oder Dienstleistungen und Extraarbeiten außerhalb der vertraglich beschriebenen Tätigkeiten. Oft wird dabei mangelndes Engagement angemahnt. Dies bringt die Pflegefachkräfte in eine Situation, in der sie sich fragen, ob sie wirklich kein Engagement zeigen oder »abgestumpft« sind. Unter Umständen entwickelt sich dabei ein schlechtes Gewissen gegenüber den Pflegebedürftigen.

Es entsteht für die Pflegefachkraft ein **innerer Konflikt**:

- zwischen dem eigenen beruflichen Anspruch und den ungenügenden Möglichkeiten, diesen umzusetzen,
- zwischen den als nachvollziehbar empfundenen Forderungen der Pflegebedürftigen und den Vorgaben des Dienstplans.

Es gilt, Grenzen deutlich zu machen und trotzdem den eigenen Arbeitsauftrag zu erfüllen. Die Pflegefachkraft ist in einer Situation, in der diese Erwartung klärend angesprochen werden muss.

2.5.2 Konflikte durch die Arbeit im Team

In der Pflege wird die Arbeit meist in einem **Team** durchgeführt. Ein Team setzt sich zusammen aus mehreren Mitarbeitern, die ein gemeinsames Ziel oder einen gemeinsamen Auftrag haben. Auch unterschiedliche Berufsgruppen, wie Pflegefachkräfte, Pflegehelfer sowie Krankengymnasten und Ergotherapeuten, können ein Team bilden.

Die Einrichtung, in die ein Team eingebunden ist, ist in der Regel hierarchisch strukturiert. Das heißt, es gibt einen Träger, einen Einrichtungsleiter, eine Pflegedienstleitung und das pflegende Personal, das sich noch einmal untergliedert in ausgebildete Pflegefachkräfte, Pflegehelfer, Praktikanten und »Bufdis«, die den Bundesfreiwilligendienst leisten.

Wenn Konflikte innerhalb eines Mitarbeiterkreises entstehen, ist die **Hierarchie** der Einrichtung für die Lösungsfindung von Bedeutung. Konflikte einer hohen Eskalationsstufe können dann durch die Betei-

LF 4.3

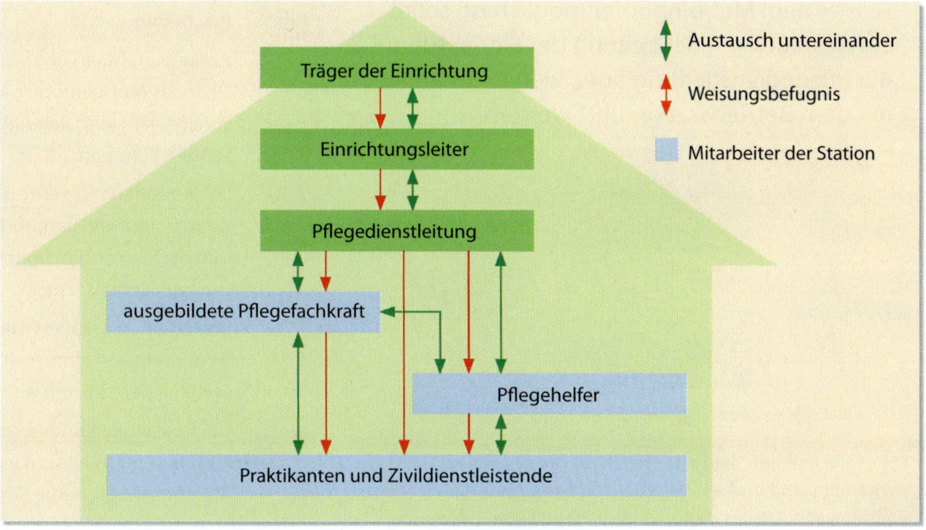

Abb. 2.17: Hierarchie einer Einrichtung. Im Schaubild wird deutlich, wie die Hierarchie in einer Einrichtung aufgebaut sein kann. Auch ist dargestellt, wer in welcher Position anderen Mitarbeitern gegenüber weisungsbefugt ist (rote Pfeile).

ligung des Vorgesetzten, wie Pflegedienstleitung, Heimleitung, geklärt werden. Es empfiehlt sich die frühzeitige Einbeziehung von beiderseits akzeptierten Außenstehenden, z. B. Mitarbeiter der Altenhilfe, Vertreter der Gemeinde o. a.

Der Austausch der Mitarbeiter untereinander und der Informationsfluss innerhalb eines Teams und zwischen Team und Vorgesetzten haben große Auswirkungen auf die Qualität der Arbeit einer Einrichtung und beugen Konflikten vor.

Es gibt dazu verschiedene Arten von Besprechungen, die in einer gut geführten Einrichtung regelmäßig stattfinden, um einen reibungsarmen Ablauf für die Mitarbeiter und somit auch für die Pflegebedürftigen zu gewährleisten:

- Übergabebesprechungen
- Fallbesprechungen
- Dienstbesprechungen
- Pflegevisiten
- Fortbildungsveranstaltungen u. a.

Um gute Arbeit leisten zu können und Konflikten vorzubeugen, sind zwei Grundvoraussetzungen notwendig:

- Ein Team, in dem offen über alle Anliegen gesprochen und fair miteinander umgegangen wird.
- Vorgesetzte, die einen kooperativen Führungsstil haben und fachlich wie auch menschlich in der Lage sind zu leiten.

2.5.3 Mobbing

Definition **Mobbing** (engl. to mob = anpöbeln, angreifen):

- Die Problematik der psychischen Gewalt innerhalb eines Teams oder zwischen Mitarbeiter und Vorgesetzten.
- Planmäßige, feindselige, intrigante Handlung über einen längeren Zeitraum, meist mit dem Ziel, das Opfer aus seiner Position zu vertreiben.

Mobbing kann entstehen, wenn Arbeitsbelastungen aufgrund von Rahmenbedingungen wie Arbeitszeiten, Räumlichkeiten, unprofessionelle Leitung einer Einrichtung und Konkurrenz untereinander vorhanden sind.

Zu dem **Umgang mit Mobbing** hat sich folgendes Vorgehen bewährt:

- Die Anfertigung eines Schaubilds zur Situation des Mobbingopfers soll klären, wer die Mobber sind. Ist es eine bestimmte Kollegin, Vorgesetzter oder eine Gruppe?
- Nachdem klar geworden ist, wer die Handelnden sind, sollte das Mobbingopfer für sich klären, wie gemobbt wird. Welche Verhaltensweisen lösen das Gefühl aus, planmäßig, feindselig und intrigant behandelt zu werden? Möglicherweise bedarf es der Hilfe von Fachleuten, um diese Gefühle zuzulassen und zu klären.

LF 4.3

- Falls es dem Mobbingopfer möglich ist, sollte ein Gespräch mit der Leitung der Einrichtung, der Pflegedienstleitung oder, wenn vorhanden, mit dem **Betriebsrat** geführt werden.

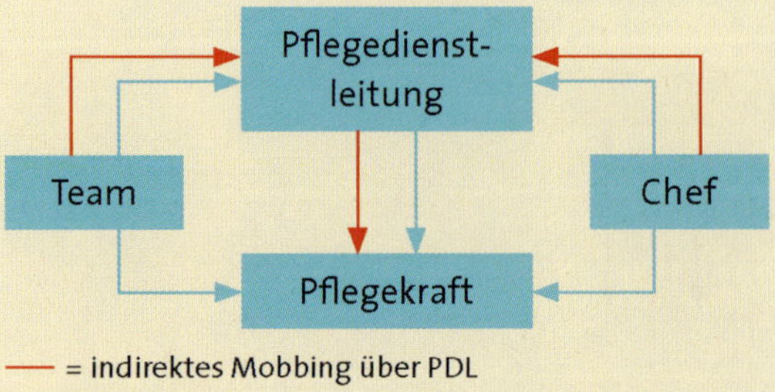

Die Pfeile machen deutlich, welche beruflichen Kontakte vorhanden sind und aus welcher Richtung gemobbt werden kann. Die rot dargestellten Pfeile signalisieren ein indirektes Mobbing durch das Team oder den Chef über die Pflegedienstleitung. Dieses Schaubild eignet sich auch für andere Hierarchieebenen.

Abb. 2.18: Berufliche Beziehungen und Mobbing.

Phase	Erscheinungsbild
1.	Anfangs steht ein ungelöster Konflikt im Raum. Über das Mobbingopfer wird gelästert, es kann zu vereinzelten verbalen Angriffen und Schuldzuweisungen kommen.
2.	Der Betroffene ist verunsichert und wird z. B. ausgegrenzt, stark kritisiert, verbal angegriffen und von Informationen abgeschnitten. Der eigentliche Konflikt wird zur Nebensache.
3.	Die Situation eskaliert. Das Mobbingopfer kann sich nicht mehr konzentrieren und macht Fehler. Der Chef reagiert z. B. mit Abmahnung.
4.	Der Betroffene kündigt selbst oder akzeptiert die Kündigung. Oft kommt es zu posttraumatischen Belastungsstörungen

Tab. 2.4: Das Mobbing verläuft in vier Phasen.

Beim **offensiven Herangehen** an das Problem Mobbing besteht die Chance einer Klärung. Das Öffentlich machen von Mobbing kann diesem den Boden entziehen, allerdings auch zu einer Verschärfung der Situation beitragen, denn Mobbing ist der Versuch, jemandem Schaden zuzufügen ohne Bereitschaft zur Lösung des zugrunde liegenden Konflikts.

Eine solche Situation allein zu bewältigen ist in den meisten Fällen eine Überforderung. Wichtig ist daher eine Unterstützung durch vertraute Personen oder professionelle Hilfe. In einigen größeren Unternehmen gibt es sogenannte **Mobbingbeauftragte**. Es finden sich auch mittlerweile viele Institutionen und Initiativen, welche Mobbingopfer unterstützen.

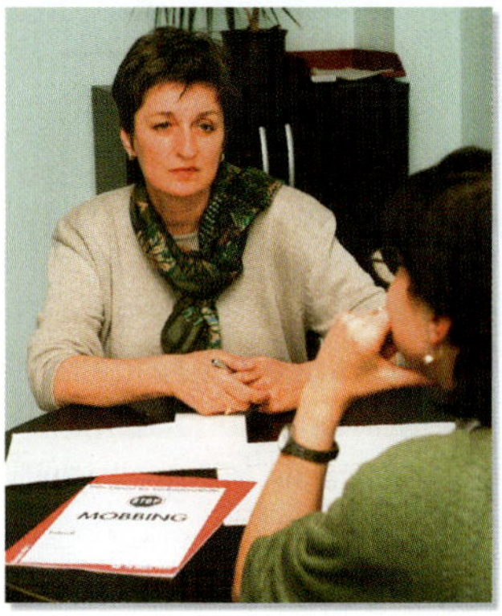

Abb. 2.19: Das Mobbingopfer sollte sich bei Fachleuten oder im Betriebsrat Hilfen und Beistand holen.

Aufgaben

- Erläutern Sie die sieben Schritte der Krisenintervention.
- Wie unterscheiden sich interpersonelle und intrapersonelle Konflikte?
- Welche Konflikttypen gibt es und wie verhalten sie sich?
- Welche Strategien zur Lösung eines Konflikts kennen Sie?
- Beschreiben Sie die neuen Eskalationsstufen nach Friedrich Glasl.
- Erläutern Sie die Grundprinzipien der Mediation. Aus welchen sieben Phasen besteht der Mediationsprozess?
- Welche Maßnahmen sollten Betroffene ergreifen, um sich gegen Mobbing zu wehren und um sich vor weiteren Übergriffen zu schützen?

LF 4.3

3 Spannungen in der Pflegebeziehung

3.1 Die Pflegebeziehung

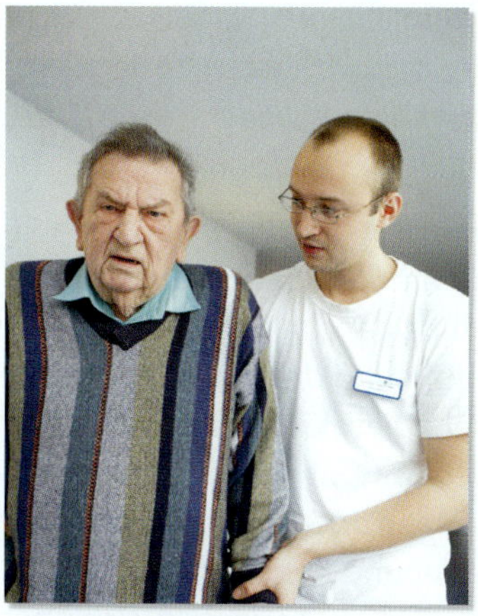

Abb. 3.1: Unter Pflegebeziehung wird das Miteinander zwischen dem Pflegenden und dem Pflegebedürftigen verstanden. Diese Beziehung kann von unterschiedlichen Personen und unterschiedlichen Voraussetzungen gestaltet sein und unter unterschiedlichen Bedingungen bestehen.

Es gibt **drei unterschiedliche Rahmenbedingungen** für die **Pflegebeziehung:**

- In einer **stationären Einrichtung** wird die Pflege von professionell ausgebildeten Kräften durchgeführt. Es entsteht eine Beziehung zwischen dem Pflegebedürftigen und der Pflegefachkraft. Angehörige sind in der Regel in die tägliche Pflege nicht eingebunden.

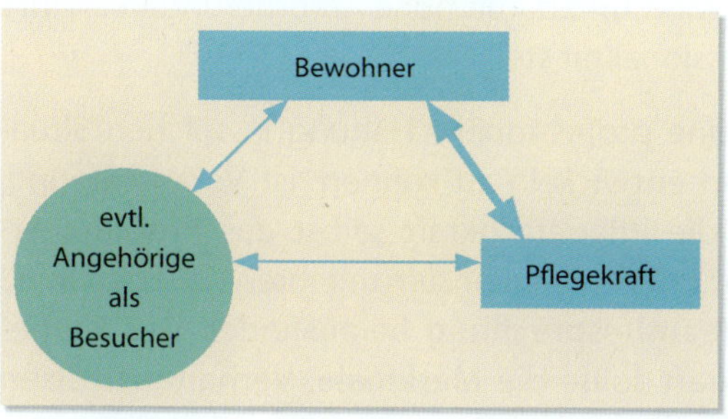

Abb. 3.2: Rahmenbedingungen in der stationäre Einrichtung.

- Bei der Pflege **im eigenen Wohnraum** durch einen oder mehrere **Angehörige** entsteht ebenfalls eine Pflegebeziehung. Sie besteht vor dem Hintergrund der familiären Beziehung durch die gemeinsame Biografie. Sowohl positive als auch negative Aspekte können sich dabei in der Pflege widerspiegeln, z. B. kann es zu Problemen im Umgang mit Nähe und Distanz kommen oder alte Konflikte innerhalb einer Familie können aufbrechen. Da das Kräfteverhältnis in der Pflege durch die Gebrechlichkeit oder mentale Verfassung des alten Menschen auf den Kopf gestellt wird, besteht die Gefahr, dass alte Konflikte, die die Beziehung zwischen Familienmitgliedern belasten, »abgerechnet« werden.

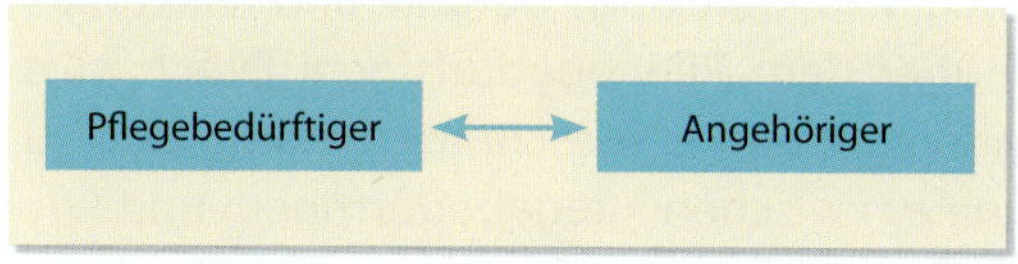

Abb. 3.3: Pflege durch Angehörige im eigenen Wohnraum.

- Wird die Pflege im eigenen Wohnraum des Pflegebedürftigen von einem **ambulanten Pflegedienst,** u. U. mit Unterstützung durch einen Angehörigen, erbracht, sind mehrere Menschen mit unterschiedlicher Motivation und Ausbildung an der Pflege beteiligt. Die jeweiligen Wünsche, Erwartungen und Ansprüche an den anderen müssen klar dargelegt werden, um das Verhältnis nicht durch Missverständnisse oder Konkurrenzverhalten zu stören. Es ist wichtig, dass alle Beteiligten miteinander Absprachen bezüglich der Pflege und Versorgung des Pflegebedürftigen treffen.

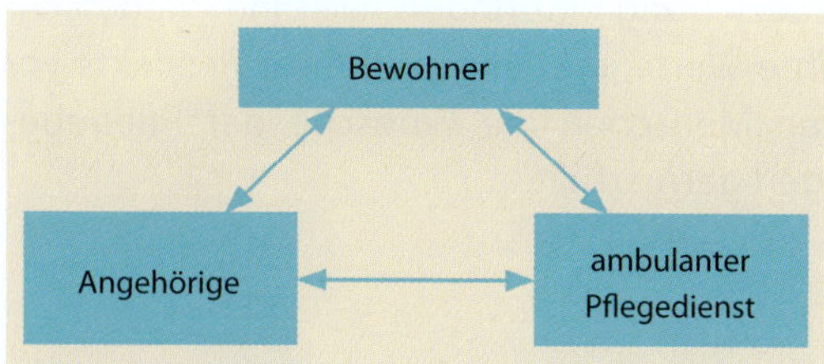

Abb. 3.4: Pflege durch einen Pflegedienst mit Unterstützung durch Angehörige.

Durch die **Werte und Normen** der Pflegefachkraft wird die Pflegebeziehung maßgeblich mitgestaltet. Der Umgang mit dem Pflegebedürftigen sollte geprägt sein von Respekt. Das Streben nach Selbstständigkeit und Selbstbestimmtheit des Pflegebedürftigen sollte anerkannt und gefördert werden.

Um diese Ziele zu erreichen, ist eine **professionelle Haltung** der Pflegefachkraft maßgeblich. Neben einer technisch einwandfreien körperbezogenen Pflege sind der Respekt und freundliche Umgang mit dem Pflegebedürftigen eine Voraussetzung für gute Pflege. Wenn es trotzdem zu Problemen kommt, können die Ursachen sowohl beim Pflegebedürftigen als auch bei der Pflegefachkraft liegen.

Die Pflegefachkraft zeigt Gefühle und Reaktionen gegenüber dem Pflegebedürftigen. Durch Missverständnisse und eingeschränkte **Kommunikation** kann es zwischen Pflegebedürftigem und Pflegefachkraft zu Spannungen kommen. Die Folge können Probleme im Umgang miteinander sein. Aber auch die Verhaltensweisen eines Pflegebedürftigen können Gefühle und Reaktionen bei der Pflegefachkraft auslösen, die zu Schwierigkeiten im Umgang miteinander führen (Abb. 3.5).

Die Sozialisation und Einstellung der Pflegefachkraft ist ausschlaggebend für ihr berufliches Handeln. In der Praxis der Pflege wird deutlich, welches **Menschenbild** eine Pflegefachkraft hat. Der Umgang mit der Abhängigkeit des Pflegebedürftigen, eine helfende Rolle und auch die geschlechtsspezifische Einstellung sind Aspekte der eigenen Einstellung zu anderen Menschen. Eine Pflegefachkraft, die es genießt, Macht über andere Menschen zu haben, wird dies ebenso in die Pflegebeziehung einbringen wie eine Pflegefachkraft ihre Werte, die aufgrund ihres Respekts vor anderen Menschen die Wünsche der Pflegebedürftigen gern erfüllt.

3.2 Sympathie und Antipathie

Definition

Sympathie: Zuneigung durch z. B. ein hohes Maß an Übereinstimmung in der Art des Denkens, Erlebens und Fühlens.

Antipathie: Abneigung, Widerwille; der Gegensatz zu Sympathie.

In der Pflegebeziehung bestehen Beziehungen zwischen Menschen, die an der Pflege beteiligt sind und dem Pflegebedürftigen. In einer Beziehung kommt es zur Wahrnehmung der eigenen Gefühle im Bezug zum anderen. Diese Gefühle entscheiden über **Sympathie** oder **Antipathie.** Menschen, die ähnlich denken und fühlen oder ähnlich leben, stellen schneller eine Beziehung her als im umgekehrten Fall. Gerade in der Pflege ist es wichtig, sich über die Bedeutung und Auswirkungen von Sympathien und Antipathien klar zu werden.

Wenn eine Pflegefachkraft in ein ihr völlig fremdes Milieu zur Pflege eines Pflegebedürftigen geht, kann durch Neugier und Offenheit auf beiden Seiten eine sympathische, gute Zusammenarbeit entstehen. Es besteht aber auch die Gefahr, dass die fremde Art zu leben irritierend auf die Pflegefachkraft wirkt und damit hohe Anforderungen an ihre Professionalität stellt.

Um eine professionelle Haltung in solchen Situationen entwickeln zu können, ist Voraussetzung, dass die Pflegefachkraft selbst das **Problem erkennt** oder es gemeinsam mit ihren Kollegen in einer **Teambesprechung** herausfindet. Die Pflegefachkraft sollte die **Merkmale**, **Verhaltensweisen**

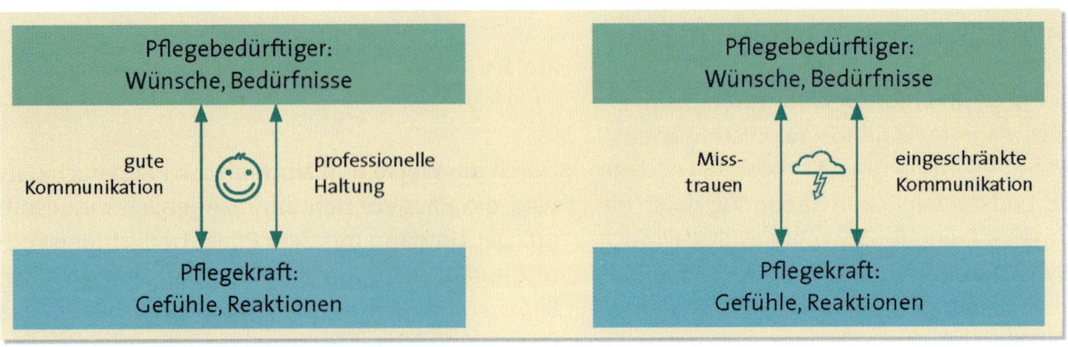

Abb. 3.5: Kommunikation Pflegebedürftiger–Pflegefachkraft.

LF 4.3

oder **Situationen** beschreiben, die Antipathie oder Irritationen bei ihr hervorrufen und der Frage nachgehen, was den zu Pflegenden bewegt, so zu leben, oder welche Vorteile ihm sein Verhalten bringen.

Nach der Abwägung der verschiedenen Informationen und Sichtweisen aller Beteiligten muss überprüft werden, ob eine professionelle, freundliche Haltung dem zu Pflegenden gegenüber eingenommen werden kann. Wenn dies nicht möglich scheint, ist die Frage zu stellen, was die Pflegefachkraft benötigt, um ihre Antipathie zu überwinden oder einen **professionellen Zugang** zu entwickeln. Hierzu könnte es nützlich sein, Vereinbarungen zu treffen, welche die Pflegesituation erleichtern.

! Merke Es ist nicht notwendig und auch nicht Ziel in der professionellen Pflege, jeden Pflegebedürftigen sympathisch zu finden, jedoch muss ein Bezug aufgebaut werden können. Wenn dies nicht möglich erscheint, sollte über einen Tausch der Zuständigkeit nachgedacht werden.

3.3 Ekel und Scham

➔ Definition

➔ Ekel: Gefühle der Abneigung und des Widerwillens. Brockhaus

Ekel ruft psychischen Widerstand und Abscheu hervor, auch schon bei der Vorstellung der Situation oder des »ekligen« Gegenstands.

➔ Scham: selbstbewertende, unlustbetonte Gefühlsreaktion, die von vegetativen Erscheinungen, wie Erröten oder Herzklopfen, und bestimmten Verhaltensreaktionen, z. B. Blickvermeidung, Abwenden des Gesichts, begleitet sein kann und durch einen sozialen Kontext bedingt ist: zum einen durch das Eindringen anderer in die eigene Intimsphäre, zum anderen durch die Einsicht in ein tatsächliches oder vermeintliches Versagen gegenüber sozialen Erwartungen und Normen. Meyers Großes Taschenlexikon

In der täglichen Arbeit sind Pflegefachkräfte oft mit Situationen konfrontiert, die Ekel oder/und Scham auslösen und damit ein individuelles Erleben von negativen Gefühlen. In der täglichen Arbeit werden diese Gefühle selten thematisiert, weder von der Pflegefachkraft gegenüber den Pflegebedürftigen noch von diesen gegenüber der Pflegefachkraft. Negative Gefühle anzusprechen ist noch weitestgehend ein Tabu.

! Merke Ekel und Scham werden von jedem Menschen anders empfunden. Jeder hat andere Grenzen bezüglich dessen, was er als eklig empfindet.

In der Pflege sind Tätigkeiten, welche gesellschaftlich als ekelerregend angesehen werden, an der Tagesordnung. Schon die Hilfe bei der normalen Körperhygiene wird anders als bei der Säuglingsversorgung bewertet. Von dieser Bewertung sind Pflegende nicht automatisch frei. Trotzdem wird im Berufsalltag wenig über ekelerregende Situationen gesprochen, aus Zeitmangel, aber auch aus Angst, von den Kollegen nicht verstanden zu werden.

Eine Möglichkeit damit umzugehen, liegt in einer schnellen Erledigung, sozusagen in dem Versuch, die Situation schnell hinter sich zu bringen, da es erledigt werden muss und zum Beruf gehört. Diese Einstellung scheint zunächst sehr pragmatisch, löst das Problem aber nicht.

Die Situationen, die bei der Pflegefachkraft Ekel auslösen, empfindet der Pflegebedürftige aus der **anderen Perspektive**. Er erlebt eine Pflegefachkraft, die ihre Arbeit rational und funktional erledigt. Das Ekelgefühl wird nicht offen angesprochen, der Pflegebedürftige bemerkt aber am Verhalten der Pflegefachkraft, dass Grenzen überschritten werden.

Von der Pflegefachkraft wird neben **beruflicher Professionalität**, viel **Verständnis** und hoher **Sensibilität** verlangt, auch in schwierigen Situationen den **Menschen zu sehen**, z. B. wenn eine mit Kot verschmierte Pflegebedürftige zu säubern ist und diese sich in Verkennung der Handlung wehrt und laut schimpft. In solchen Situationen besteht die

Gefahr, dass der alte Mensch vom Pflegenden auf das Ekelerregende reduziert wird.

Es ist aber gerade hier notwendig, den Menschen hinter dem Problem wahrzunehmen.

- Wie fühlt sich ein Mensch, der völlig exponiert daliegt und keine Gewalt über seine Ausscheidungen mehr hat?
- Wie mag es einem Menschen damit gehen, dass seine Prothese gepflegt und diese in seinen Mund eingesetzt werden muss?

Gerade in der professionellen Pflege kommt häufig hinzu, dass die Pflegebedürftigen erst dann eine Beziehung zu der Pflegefachkraft aufbauen, wenn sie schon hilfsbedürftig sind. Die Pflege beginnt also in einer Situation der **Fremdheit**. Diese Situation kann durch die plötzliche Nähe und das zwangsläufige Eindringen in die Intimsphäre, welches mit Pflegehandlungen verbunden ist, Ekel und Scham auslösen. Es können schnell **Schamgrenzen** überschritten werden, wenn in einem Pflegeheim im Mehrbettzimmer der Intimbereich eines Pflegebedürftigen gewaschen wird und er sich von einer ihm relativ fremden Person berühren lassen muss.

Diese Gefühle, die sowohl beim Pflegepersonal wie auch beim Pflegebedürftigen auftreten, sollten thematisiert werden. Dabei sollte z.B. berücksichtigt werden, dass

- nicht jeder Mensch sich vor den gleichen Dingen ekelt,
- jeder Mensch eine andere Intimsphäre hat,
- erhebliche kulturelle Unterschiede hinsichtlich der Intimsphäre bestehen.

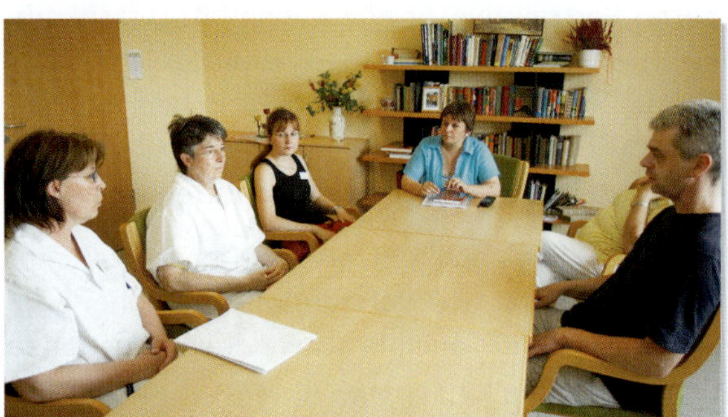

Abb. 3.6: Sich Unterstützung im Team holen: Für die Pflegefachkräfte sollte die Möglichkeit bestehen, in Teambesprechungen das Thema Ekel anzusprechen.

Für den Pflegebedürftigen kann die Situation erträglicher werden, wenn die Pflegefachkraft

- ehrlich das eigene Empfinden anspricht und gemeinsam mit dem Pflegebedürftigen über Lösungen nachdenkt,
- nach der schmerzhaften, unangenehmen oder belastenden Versorgung etwas positiv Besetztes mit ihm durchführt,
- kulturelle Besonderheiten schon im Vorfeld klärt,
- die Betroffenen so weit wie möglich unterstützt, problematische Handlungen selbst durchzuführen.

Nicht zu unterschätzen ist die **negative Interaktion**, die bei Ekel oder Schamgefühlen stattfinden kann. Wenn eine Situation bei einer Pflegefachkraft Ekelgefühle auslöst und der Pflegebedürftige dies spürt, kann ein Kreislauf zwischen Ekel und Scham entstehen. Da der Pflegebedürftige sich für seinen Zustand schämt, wird die Interaktion zwischen den beiden beteiligten Personen unerträglich. In der Folge versuchen beide, möglichst schnell aus der Situation herauszukommen und den anderen möglichst wenig wahrzunehmen.

Um diese negative Interaktion zu durchbrechen oder von vornherein zu vermeiden, bieten sich folgende Lösungen an:

- Die eigenen Gefühle reflektieren.
- Das Problem ansprechen.
- Den Grund oder Auslöser für die Reaktionen des Pflegebedürftigen herausfinden.
- Sich Unterstützung im Team holen.
- Die Situation verändern durch technische Hilfen.

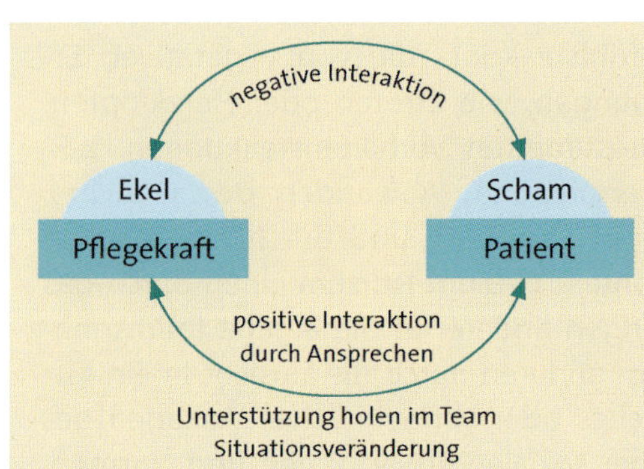

Abb. 3.7: Kreislauf von Ekel und Scham.

Professionelles Handeln in der Pflege bedeutet, die notwendige Diskussion um Ekel und Scham zu führen, denn die Tabuisierung dieses Themas führt zur Verdrängung von Empfindungen. Längerfristig würde dies zu Frustration und Überforderung aufseiten der Pflegenden und zu einer gestörten Pflegebeziehung führen, in der eine an den Wünschen des Bedürftigen orientierte Pflege nicht mehr möglich ist.

3.4 Nähe und Distanz

➔ Definition

➔ Distanz: räumlicher, sprachlicher und körperlicher Abstand zwischen zwei Polen, Menschen oder Dingen. Distanz ist kulturell geprägt und individuell.

➔ Nähe: Unterschreitung der vereinbarten, üblichen Distanz. Sie setzt Vertrauen voraus und wird somit in der Regel nur bestimmten Personen, z. B. Ehepartnern, Familienmitgliedern, gestattet.

Distanzprobleme sind ein typisches Merkmal der Pflege. Die Pflegebeziehung kann, je nach den vorhandenen Problemen, beide Seiten zwingen, individuelle Distanzen unterschreiten zu müssen oder ihre Unterschreitung zuzulassen. Auch können Bedürfnisse nach Nähe geäußert oder vermittelt werden, die der jeweils andere nicht zulassen will. Um diesen Anforderungen begegnen zu können, ist es zunächst einmal nützlich, Verhalten zu betrachten, welches in der professionellen Beziehung zu **Distanz** oder **Nähe** führt.

Distanz schaffen, durch:
- klare Absprachen
- Einhalten der Absprachen
- Anrede in der Sie-Form
- transparente Umgangsregeln
- Einhalten von Umgangsregeln
- Selbstkontrolle
- geschlossene Körperhaltungen
- themenorientierte Gespräche

Nähe schaffen, durch:
- Gemeinsamkeiten
- Anrede in der Du-Form
- Verlässlichkeit
- aktives Zuhören
- offene, ehrliche und emotionale Antworten
- freiwilliges Zusammensein
- offene Körperhaltungen

In der Pflegepraxis kommt es aufgrund der Einschränkungen der Pflegebedürftigen zu einer Verschiebung des üblichen Verhältnisses von Distanz und Nähe. Zur Arbeit einer Pflegefachkraft gehören überwiegend pflegerische Aufgaben, bei denen eine Unterstützung bei zum Teil sehr intimen Verrichtungen wie Körperpflege geleistet wird. Ob der Betreute dabei den **Verlust der Intimsphäre** empfindet, hängt von der Gestaltung der Pflege ab. Ständige, nicht akzeptierte Übertretungen der sozialen Distanz verursachen erheblichen **psychischen Stress** mit allen negativen Folgen (► LF 4.3, Kap. 5, S. 1263 ff.).

Allerdings liegt die Lösung hier nicht in einer Überbetonung der Distanz, da bewusst distanziertes Verhalten häufig als Kränkung empfunden wird. Es sollte hingegen Ziel sein, die Pflegebeziehung so zu gestalten, dass sowohl der Hilfesuchende wie auch die Pflegefachkraft **Entscheidungsspielraum** und **Mitgestaltungsmöglichkeiten** haben.

Das Gespür für die richtige Distanz wird über **soziales Lernen** (► LF 4.2, Kap. 1.5, S. 1219) in der Gesellschaft vermittelt. Nicht immer gelingt dies, und kann dann zu auffällig distanzlosem Verhalten und Aufdringlichkeit als Persönlichkeitsmerkmal führen.

Das richtige Verhältnis von **Nähe** und **Distanz** zwischen zwei Personen stellt sich meist als Ergebnis eines eher spontanen Prozesses ein und gründet sich auf **Sympathie** und **Antipathie.** Dabei besteht allerdings die Gefahr, das Maß an professioneller Distanz zu verlieren, welches
- erforderlich ist, um Dinge zu tun, die schmerzhaft, aber notwendig sind, z. B. Spritzen setzen, und
- eine notwendige Abgrenzung gegen unangemessene Ansprüche ermöglicht.

Ein möglicher Versuch, ein Näheangebot zum persönlichen Vorteil auszunutzen, sollte, in Fällen der

Unsicherheit, im Team oder bei erfahrenen Kollegen besprochen werden. Danach bringt ein klärendes Gespräch mit der betreffenden Person das gegenseitige Verhältnis meist wieder auf eine akzeptable Ebene.

Jede **Distanz** lässt sich überbrücken. Im Falle der **sozialen Distanz** stellt jede Überbrückung gegen den Willen des Betroffenen einen **Übergriff** dar. Übergriffe werden nicht nur körperlich empfunden, sondern können auch sprachlicher Natur sein, insbesondere wenn es sich um sexuelle oder die Persönlichkeit betreffende herabsetzende Aussagen und Anspielungen handelt.

Ob eine Handlung als Übergriff empfunden wird, liegt ausschließlich in der Person des Betroffenen. Sie bestimmt, wie weit sie **soziale Nähe** zulassen will, nicht der Handelnde. Ein Übergriff kann schon das ungefragte Übernehmen von Handlungen sein, die der Pflegebedürftige selbst machen möchte, auch wenn er dabei Unterstützung braucht.

Die Pflegesituation macht den Pflegebedürftigen abhängig, bringt aber auch die Pflegenden in eine Situation, die zu Übergriffen führen kann. Die Arbeit und die Zugewandtheit werden vom Betreuten missverstanden und ausgenutzt. In solchen Situationen ist es wichtig, sofort zum Ausdruck zu bringen, dass entsprechende Äußerungen oder Berührungen unerwünscht sind, und sich diesem Kontakt zu entziehen. Derartiges Verhalten muss weder geduldet noch ausgehalten werden.

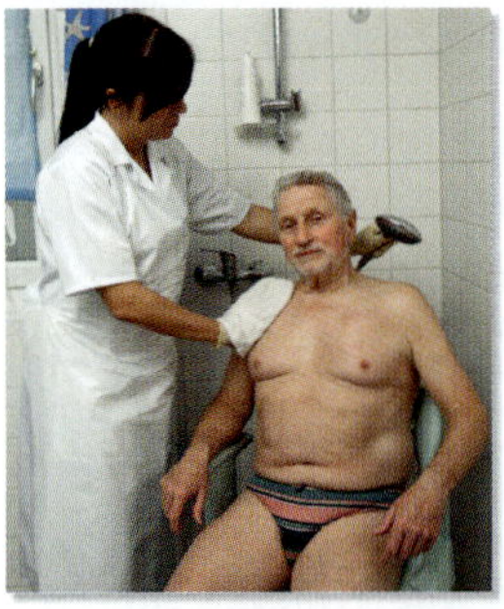

Abb. 3.8: Die Körperpflege sollte so gestaltet werden, dass der Pflegebedürftige keinen Verlust der Intimsphäre empfindet.

LF 4.3

3.5 Macht und Ohnmacht

Macht und **Ohnmacht** sind gesellschaftliche Tatsachen und Gefühle; denen man sich selten stellt. Machtausübung ist zumindest in der Pflege ein negativ belegtes Verhalten, Machtgefühle lösen daher meist Scham aus. Ohnmacht ist eng mit **Hilflosigkeit** verknüpft, was dem Selbstbild von Pflegenden nicht entspricht. Auch Ohnmachtsgefühle können Scham auslösen, wenn man sich nicht wehrt.

Strukturell muss allerdings festgehalten werden, dass jede Pflegebeziehung auf einer Ebene immer auch eine Beziehung von Macht und Ohnmacht ist, bei der die Verteilung der Rollen relativ klar ist.

Situationen, in denen man auf andere Menschen angewiesen ist, vermitteln das Gefühl der Ohnmacht. Jeder Auszubildende in der Pflege sollte sich über einige Stunden in ein Pflegebett auf einer Pflegestation legen und sich ganz bewusst in diese hilflose Situation bringen. Diese Betrachtung reflektiert die Sicht des Pflegebedürftigen und seine **körperliche Unterlegenheit**.

Der Pflegebedürftige hat jedoch auch Möglichkeiten, in der Pflegebeziehung Macht auszuüben. Dabei geht es in der Regel nicht um körperliche, sondern um **psychische Macht,** wie ein Unter-Druck-Setzen des anderen durch Erpressung oder das Einsetzen von Wissen über das Gegenüber. Konkret laufen diese Mechanismen in Form von **Drohungen** ab, z. B. wird der angestellte Pfleger mit Aussagen wie »Wenn sie diese Arbeiten nicht erledigen, sage ich ihrem Chef, dass sie ihre Arbeit hier nicht machen ...« erpresst.

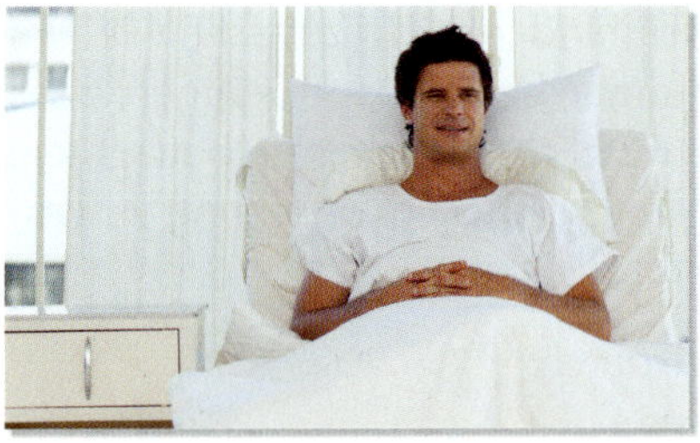

Abb. 3.9: Die Perspektive wechseln.

! Merke Macht und Ohnmacht können sowohl vom Pflegenden als auch vom Pflegebedürftigen erlebt werden. Der Mächtige in einer Beziehung verfügt über Wissen und Möglichkeiten, die ihn in eine Machtposition bringen. Der Ohnmächtige zeigt häufig ein Verhalten, welches es dem Mächtigen möglich macht, seine Macht auszuspielen. Meyers Großes Lexikon

In **Macht-Ohnmacht-Beziehungen** spielen unterschiedliche **Faktoren** eine Rolle:
- unterschiedlicher Wissensstand
- Persönlichkeitsstruktur
- emotionale Abhängigkeit
- finanzielle Abhängigkeit
- körperliche Abhängigkeit
- Umfeldstrukturen
- Hierarchien
- Geschlechtszugehörigkeit
- soziale Schicht
- Gruppenzugehörigkeit

An Bedingungen und Strukturen, die zu einem Machtgefälle in der Pflege führen, lässt sich häufig wenig ändern. Professionelles Handeln reflektiert diese und verhindert das Ausleben. Eine selbstbewusste, an den Bedürfnissen des Pflegebedürftigen orientierte Pflege ist eine gute Gewähr dafür.

3.6 Grenzsituationen

Definition »**Grenzsituation** ist ein zentraler Begriff in der Philosophie K. Jaspers: Erfahrungen, in denen der Mensch die Grenzen seines Erkennens, Wollens und Handelns erfährt, z. B. Leiden, Schuld, Sterben, und die im Bewusstsein des Scheiterns zur Selbstwerdung des Menschen führen können.«

Meyers Großes Lexikon

Grenzsituationen gehören zum menschlichen Leben. In der Altenpflege kommt es zwingenderweise zu Situationen, in denen die Pflegefachkraft an ihre Grenzen gerät. Anders als in weiten Bereichen der Krankenpflege geht es hier um begleitende Pflege bis ans Ende der Existenz der zu Pflegenden. Themen wie **Leid** und **Sterben** gehören zum Berufsalltag. Der Umgang und die Auseinandersetzung mit leidenden und sterbenden Menschen erfordern viel Kraft vom Pflegepersonal. Alle Beteiligten sind mit **Grenzerfahrungen** konfrontiert.

! Merke Um Grenzerfahrungen emotional bewältigen zu können, ist eine Auseinandersetzung mit dem jeweiligen Thema unerlässlich. Die Bewältigung einer Grenzsituation macht stärker und regt an über die wirklich wichtigen Dinge des Lebens nachzudenken.

Die intensivste und belastendste Grenzerfahrung in der Altenpflege ist das **Erleben des Todes**. In den seltensten Fällen ist der Tod plötzlich. Häufig ist der Altenpfleger mit der Situation konfrontiert, dass dem Tod ein langes Sterben, oft verbunden mit Schmerzen, vorausgeht. Sich in dieser Zeit des Übergangs zwischen Leben und Tod angemessen zu verhalten und dem sterbenden Menschen ein Beistand zu sein, ist eine schwierige Aufgabe (► LF 1.3, Kap. 23, S. 756 ff.). Von den Pflegenden wird häufig erwartet, dass sie neben der notwendigen Pflege auch Beistand für den Sterbenden und seine Angehörigen leisten.

Aufgaben
- Erläutern Sie die verschiedenen Rahmenbedingungen für eine Pflegebeziehung.
- Inwieweit haben die Werte und Normen einer Pflegekraft Einfluss auf die Pflegebeziehung?
- Inwieweit spielen Sympathie und Antipathie eine Rolle?
- Beschreiben Sie Möglichkeiten, mit den Gefühlen Ekel und Scham umzugehen. Wie kann der Kreislauf von Ekel und Scham unterbrochen werden?
- Erläutern Sie Verhaltensweisen, die Nähe oder Distanz zwischen den Beteiligten schaffen.
- Welche Bedeutung haben Nähe und Distanz und Macht und Ohnmacht in einer Pflegebeziehung?
- Was versteht man unter Grenzsituationen?

4 Gewalt in der Pflege

Definition Gewalt: Handeln, welches menschliches Leben unmittelbar verletzt, bedroht oder mittelbar gefährdet. Die Gewaltmittel werden dabei zur Durchsetzung bestimmter Zwecke in vorbedachter und vorsätzlicher Weise eingesetzt.
»Es wird immer dann von Gewalt gesprochen, wenn eine Person zum Opfer wird, d.h. vorübergehend oder dauernd daran gehindert wird, ihrem Wunsch oder ihren Bedürfnissen entsprechend zu leben. Gewalt heißt also, dass ein ausgesprochenes oder unausgesprochenes Bedürfnis des Opfers missachtet wird. Dieses Vereiteln einer Lebensmöglichkeit kann durch eine Person verursacht sein (personale Gewalt) oder von institutionellen oder gesellschaftlichen Strukturen ausgehen (strukturelle Gewalt). Bei der personalen Gewalt erscheint darüber hinaus die Unterscheidung zwischen aktiver Gewaltanwendung im Sinne der Misshandlung und passiver Gewaltanwendung im Sinne der Vernachlässigung.« (1)

4.1 Formen der Gewalt in der Pflege

Es gibt unterschiedliche **Formen der Gewalt** gegenüber anderen Menschen:

- **Physische Gewalt** ist sichtbar für andere Menschen und wird durch körperliche Gewalt, Schlagen und Misshandeln eines anderen Menschen ausgedrückt.
- **Psychische Gewalt** drückt sich in verbalen Attacken, Bedrohung und Vernachlässigung aus.
- **Strukturelle Gewalt** hindert einen Menschen durch andere an seiner Entfaltung. Beispiel: Die Organisationsformen in einer Einrichtung können dazu genutzt werden, einen Mitarbeiter bei der Dienstplangestaltung ungerecht zu behandeln.

Alle drei Formen von Gewalt sind in der professionellen Beziehung möglich. Die Opfer- und Täterrollen können dabei wechselnd »besetzt« sein.

LF 4.3

! Merke Sowohl der Pflegebedürftige wie auch die Pflegefachkraft können Gewalt ausüben oder das Opfer des anderen sein.

Auch Gewalt innerhalb der Gruppe der Mitarbeiter oder in der Gruppe der Betreuten ist möglich. Von Menschen kann bei schwierigen und scheinbar unlösbaren Konflikten **körperliche und psychische Gewalt** ausgehen.

Situationen, in denen Gewalt entsteht, können sehr verschieden sein. So kann Gewalt

- **im persönlichen Bereich**, im Bezug zu anderen Menschen,
- in einer Institution im Bezug auf **Arbeitsbedingungen** und **räumliche Gegebenheiten** und
- als **gesellschaftliche und staatliche Gewalt**, die durch die Rahmenbedingungen und Gegebenheiten die Gewaltbereitschaft begünstigen, auftreten.

Strukturelle Gewalt:

- ist eine Form der **indirekten Gewalt**. Sie wird gefördert durch äußere Bedingungen, die vom Einzelnen scheinbar nicht zu verändern sind. Die ungleiche Verteilung von struktureller Macht schafft in sozialen Berufen häufig ein Klima, das Gewalt fördert.
- zeigt sich in der Pflege, z.B. in knappen Zeitvorgaben für die Verrichtungen in der Pflege, die in

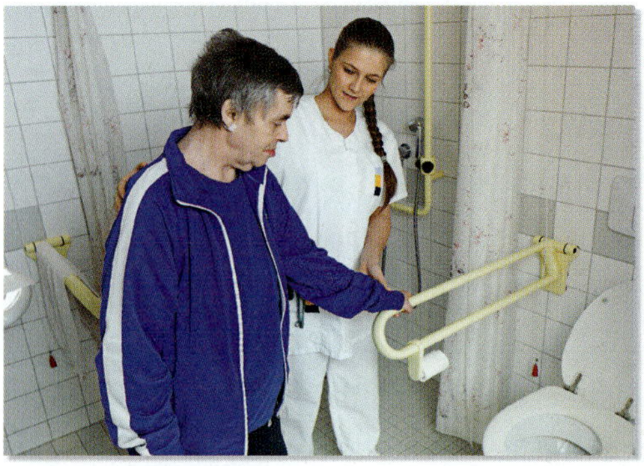

Abb. 4.1: Pflegefachkräfte geraten bei den Verrichtungen in der Pflege durch knappe Zeitvorgaben oft unter Zeitdruck, z.B. bei dem Toilettengang mit einem Pflegebedürftigen.

der Folge auf die Pflegebedürftige übertragen wird, oder aber die Pflegefachkräfte werden in eine Zwangslage gebracht, wenn sie z. B. hilfsbedürftige Menschen auf der Toilette sitzen lassen, weil so viel anderes zu erledigen ist.
- kann innerhalb des Pflegeteams durch Koalitionen und/oder unklare Hierarchien entstehen.

Erscheinungsformen von Gewalt in der Pflege sind z. B.
- Aggressionen im Pflegeteam, z. B. **Mobbing** (► LF 4.3, Kap. 2.5.3, S. 1249)
- Freiheitsentziehende Maßnahmen bei dem Pflegebedürftigen, wie **Fixierungen** (► LF 3.1, Kap. 5.5.3, S. 1139)
- **Sexuelle Belästigungen**, auch durch Pflegebedürftige

Gewalt und Misshandlungen können in der Pflege in verschiedenen Situationen vorkommen und auch durch die **Nichtbeachtung oder Zuwiederhandlung der ABEDL** bei Pflegebedürftigen entstehen, z. B.
- Sprechverbot oder Verweigerung eines Hörgerätes
- Unangemessen langes Lüften
- Körperpflege zu einer unangebrachten Zeit
- Verweigerung von Eß- und Trinkhilfen
- Ungewünschte Kleidung anziehen
- Verabreichung von Schlafmitteln
- Aktivierungen aufzwingen
- Bedürfnisse nach Zuwendung und Sexualität ignorieren
- Klingel ignorieren oder nicht zur Verfügung stellen
- Missachtung der Religiosität

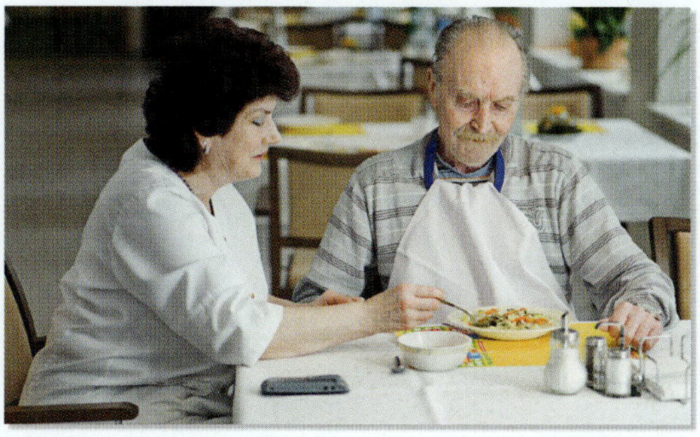

Abb. 4.2: Beim Essen sollte ausreichend Nahrung angeboten und diese nicht zu schnell angereicht werden.

4.1.1 Sexuelle Belästigung

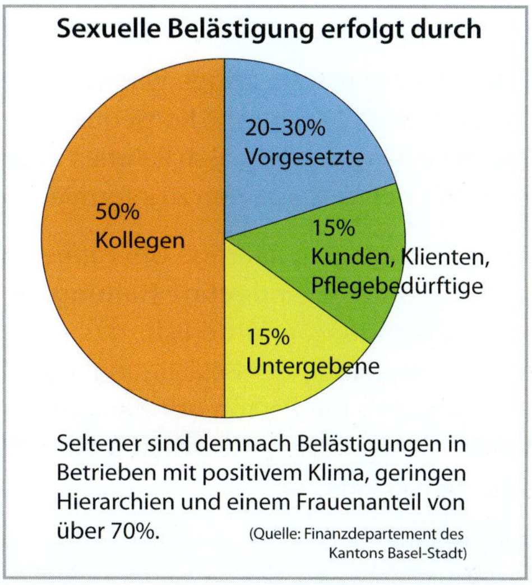

Abb. 4.3: Unter dem Eindruck der Frauenbewegung wurde im Jahre 1994 ein Gesetz zum Schutze der Beschäftigten vor sexueller Belästigung am Arbeitsplatz (BSchG) verabschiedet. In diesem Gesetz wird der Betroffene geschützt, indem rechtlich geregelt wird, dass der Arbeitgeber Maßnahmen zum Schutz der Betroffenen ergreifen muss.

Sexuelle Belästigung im Sinne des Gesetzes ist jedes vorsätzliche sexuell bestimmte Verhalten, das die Würde von Beschäftigten am Arbeitsplatz verletzt. Dazu gehören:
- das Anbringen pornografischer Bilder/Kalender am Arbeitsplatz
- Verhalten wie Anstarren
- Witze, Pfeifen und Bemerkungen mit sexuellem Hintergrund
- exhibitionistische Handlungen
- das Ausnutzen von beruflichen Abhängigkeiten mit sexueller Erwartungshaltung

Sexuelle Belästigungen haben nicht Sexualität oder Erotik zum Inhalt, sondern sind Ausdruck ausgelebter Macht und Gefühle von Überlegenheit. Demzufolge können sie auch in **Mobbing** eingebunden sein.

Betroffene haben nach dem Gesetz das Recht, sich bei den zuständigen Stellen im Betrieb zu beschweren. Die Beschwerde muss geprüft werden und muss angemessene arbeitsrechtliche Maßnahmen nach sich ziehen.

Diese reichen von einer Abmahnung über eine Umsetzung bis zu Versetzung und Kündigung (§ 4 BSchG).

Jeder Rechtsschutz muss allerdings wahrgenommen werden, was auch persönliche Konsequenz erfordert. Häufig besteht im kollegialen Rahmen auch eine Scheu, sofort den Vorgesetzten zu informieren.

Um sich erfolgreich gegen derartige Übergriffe zu wehren, ist zunächst eine **eindeutige Haltung** gegenüber der Belästigung erforderlich, das heißt eine **klare Zurückweisung** der Belästigung. Dabei kann es nützlich sein, die Person vor Zeugen zur Rede zu stellen, weitere Übergriffe zu verbieten und weitere Schritten anzudrohen.

Wird die Betroffene
- nicht ernst genommen,
- lächerlich gemacht gegenüber Kollegen oder
- mit einer Klage wegen übler Nachrede bedroht,

sollte zügig **rechtliche Unterstützung** in Anspruch genommen werden. Darüber hinaus besteht die Möglichkeit der Ausübung des sogenannten **Zurückbehaltungsrechts.** Das heißt konkret, dass bei Ausbleiben geeigneter Maßnahmen durch Arbeitgeber oder Dienstvorgesetzte die belästigte Person berechtigt ist, ihre Tätigkeit am betreffenden Arbeitsplatz ohne Verlust des Arbeitsentgelts einzustellen, soweit es zu ihrem Schutz erforderlich ist (§ 4 BSchG).

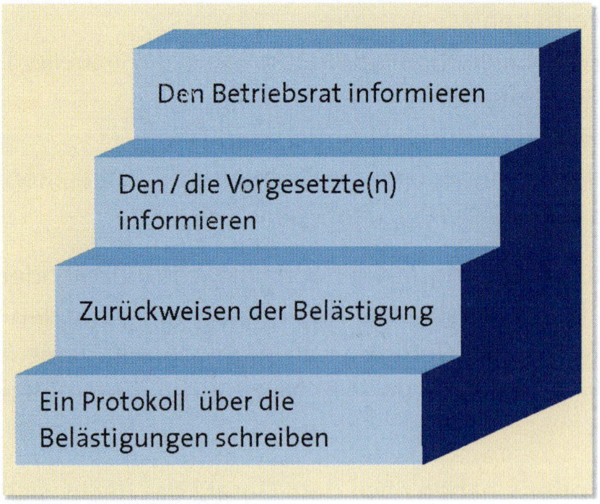
Den Betriebsrat informieren
Den / die Vorgesetzte(n) informieren
Zurückweisen der Belästigung
Ein Protokoll über die Belästigungen schreiben

Abb. 4.4: Vorgehen bei sexuellen Übergriffen

In der Pflege kann es zu verbalen oder körperlichen **sexuellen Übergriffen durch die zu Pflegenden** kommen. Menschen haben bis ins hohe Alter den Wunsch nach Nähe, Liebe, Zärtlichkeit und Sexualität, unabhängig von ihrer körperlichen Leistungsfähigkeit (► LF 2.1, Kap. 5.1, S. 923). In vielen Einrichtungen fehlt es an Rückzugsmöglichkeiten und gerade für die alleinstehenden Pflegebedürftigen ist Selbstbefriedigung die einzige Möglichkeit ihre Sexualität auszuleben. Es ist auch zu beachten, ob der Pflegebedürftige durch eine **Erkrankung** oder **Medikamenteneinnahme** ein **verändertes Sexualverhalten** besitzt. Dann könnte es helfen, mit dem behandelnden Arzt über ein **Alternativmedikament** zu sprechen

Die betroffene Pflegefachkraft sollte
- freundlich aber bestimmt die sexuelle Belästigung verbieten und die Situation mit dem Pflegebedürftigen klären,
- den Vorfall ihrem Pflegeteam mitteilen und eine Lösung besprechen,
- Pflegeverrichtungen nicht alleine durchführen und diese vorher ankündigen,
- Vorkommnisse dokumentieren,
- evtl. die Betreuung durch eine andere z. B. gleichgeschlechtliche Pflegefachkraft übernehmen lassen.

Bei sexuellen Übergriffen durch einen zu Pflegenden in der **ambulanten Pflege** sollte die Pflegefachkraft unverzüglich Hilfe holen oder die Wohnung verlassen.

4.2 Gründe für Gewalt in der Pflege

Gewalttheorie	Aussagen
Triebtheorie von Sigmund Freud	Menschen werden von den entgegengesetzten Trieben Lebenstrieb und Todestrieb gesteuert und müssen in Balance bleiben. Aggressionen und daraus entstehende Gewalttaten leiten sich aus dem Todestrieb ab, die den Menschen von der Selbstzerstörung abhalten.
Instinkttheorie von Konrad Lorenz	Tiere besitzen einen überlebenswichtigen Aggressionsinstinkt um ihre Art zu erhalten. Aggressionen sind angeboren um das Leben und die Art zu erhalten.
Frustrations-Aggressions-Theorie von Dollard und Miller	Frustrationen führen immer zu Aggressionen, z. B. wenn Menschen sich bei einer Handlung gestört oder unterbrochen fühlen.
Frustrations-Antriebs-Theorie von Albert Bandura	Frustrationen steigern den Antrieb des Körpers, dieser gesteigerte Antrieb kann zu Agressionen führen.

Tab. 4.1: Gewalttheorien

Geht in der Pflegebeziehung **Gewalt von der Pflegefachkraft** aus, kann dies mehrere Gründe haben, z. B.

- Überforderung, Probleme oder Angstgefühle im privaten Bereich oder in der Arbeit,
- Minderwertigkeitsgefühle, z. B. durch unzureichende Qualifikation, die ausgelebt werden, indem Macht ausgeübt wird.

Die Gründe für **gewalttätiges Verhalten eines Pflegebedürftigen** können ebenfalls vielfältig sein, z. B.

- verändertes Verhalten durch eine psychische Erkrankung,
- unkontrollierte körperliche Kraft,
- eine Überforderung mit Situationen im täglichen Leben.

4.3 Gewaltfördernde Faktoren

Gewalt kann entstehen, wenn ein Mensch aufgrund seiner **Biografie** und **Erziehung** einen gewaltfreien Umgang mit anderen Menschen nicht gelernt hat. Das nötige Wissen und Erfahrungen mit Konfliktlösungen ohne Gewalt stehen dann nicht zur Verfügung. Wenn Eltern ihre Kinder ohne Gewalt erziehen, ist die Grundlage gelegt, dass ihre Kinder diesen Umgang mit Konflikten übernehmen.

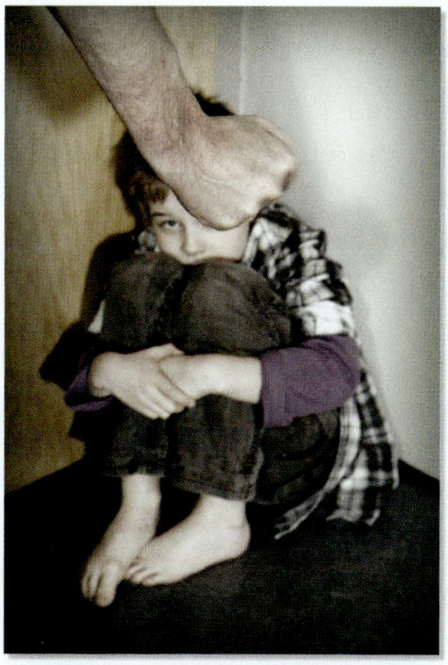

Abb. 4.5: Bei Menschen, die als Kinder Gewalt erfahren haben, gehört ein großes Maß an Selbstreflexion und spätem Lernen dazu, diese Anteile aus der Erziehung nicht in das Handeln als Erwachsener zu übernehmen.

Auch die **Persönlichkeit eines Menschen** spielt eine Rolle im Umgang mit Gewalt. Die Auseinandersetzung mit den **Werten und Normen** des Umgangs mit anderen Menschen ist Grundlage für eine Gewissensbildung und damit für den gewaltfreien Umgang miteinander.

Gewaltfördernde **Arbeitsbedingungen** in der Pflege zeigen sich in der räumlichen Umgebung und der Arbeitsorganisation. Eine enge und baulich schlechte Umgebung fördert die Bereitschaft, aggressiv zu reagieren. Auch schlechte Dienstplangestaltung und Pausenregelungen und die daraus entstehenden Arbeitszeiten und der Zeitdruck sind Faktoren, die in einer Einrichtung zu Gewalt führen können.

LF 4.3

Gesetze und Vorgaben können, sofern sie die Arbeit in der Pflege betreffen, ebenfalls als gesellschaftliche und strukturelle Gewalt bedeutsam werden. Gleiches gilt für die **Art der Anerkennung** oder **Wertschätzung** der Pflege.

4.4 Lösungsstrategien für Gewalt in der Pflege

Die Pflegefachkraft muss, ob in der Täter-, Opfer- oder Beobachterrolle, Gewalt erkennen und ein Handlungskonzept entwickeln können.

Merkmale für Gewalt müssen im beruflichen Umfeld **wahrgenommen** werden. Mögliche **Anzeichen bei Opfern** von Gewalt:
- Vernachlässigung der Selbstpflege
- Rückzug aus Freundschaften oder Beziehungen
- körperlichen Zeichen für Gewaltanwendung (blaue Flecken, Kratzer)
- plötzlicher Verhaltenswechsel
- Stimmungsschwankungen
- psychosomatischen Erkrankungen als Folge chronischer Gewalterfahrung

Strategien zur Auflösung von Gewalt:
- Täter und Opfer benennen.
- Die Situation im Gespräch mit den Beteiligten, mit Kollegen und der Leitung der Einrichtung offenlegen.
- Gemeinsam einen Rahmen entwickeln, in dem das Opfer geschützt und angstfrei sein kann.
- Ein Gespräch mit Täter und Opfer führen.
- Falls der Täter zugänglich ist: gemeinsam Ursachen für das Verhalten suchen.
- Andere, gewaltfreie Wege der Auseinandersetzung vermitteln und vereinbaren.
- Positives Verhalten bestärken und Mut machen.

Um Lösungen zu finden und das Opfer von Gewalt zu schützen, bedarf es neben einer guten Beobachtung und eigener Kompetenz auch der Kenntnis von **Hilfsangeboten**, z. B. Opferorganisationen wie »Weißer Ring«, Beratungsstellen oder professionelle psychologische Beratungsangebote.

Ist die Pflegefachkraft selbst Opfer der Gewalt durch einen Pflegebedürftigen, ist es angezeigt, dies mit den Vorgesetzten zu besprechen. Auch in dieser Situation muss zunächst Ursachenforschung betrieben werden, um eine Lösung erarbeiten zu können.

Es muss klar werden,
- wie es zu dieser Situation kommen konnte,
- welches Verhalten oder welche Unterlassung der Pflegefachkraft eventuell dazu geführt hat, Opfer zu werden,
- welches eigene oder fremde Verhalten oder welche Situation den Täter dazu gebracht hat, Gewalt gegenüber der Pflegefachkraft auszuüben.

Zusätzlich muss eine Klärung am Arbeitsplatz erfolgen. Maßnahmen wie **Supervision** (► LF 4.4, Kap. 3.2, S. 1294) oder **Mediation** (► LF 4.3, Kap. 2.4.4, S. 1242) sollten genutzt werden. Ist die Pflegefachkraft in ihrer Arbeitsfähigkeit bedroht, empfiehlt sich eine **psychotherapeutische Behandlung**.

Auch hier gilt, dass Gesprächsbereitschaft, eine professionelle Distanz sowie klare Regeln des Miteinanders gewaltverhütend wirken.

✓ **Tipp** Das **PflegeNotTelefon** (www.pflege-not-telefon.de oder 01802-494847) ist die zentrale Anlaufstelle in Notsituationen für pflegebedürftige alte Menschen, ihre Angehörigen, rechtliche Betreuer, Bekannte, Nachbarn, Pflegekräfte und andere an der Pflege interessierte Menschen. Auf der Homepage finden sich weitere Informationen und Lösungsstrategien z. B. zum Thema Gewalt in der Pflege.

LF 4.3

Aufgaben
- Nennen Sie verschiedene Formen von Gewalt. Fallen Ihnen Situationen ein, wann diese in der Beziehung zwischen Pflegebedürftigem und Pflegefachkraft auftreten können?
- Was ist strukturelle Gewalt?
- Nennen Sie Strategien zur Auflösung von Gewalt.

5 Gesundheitliche Auswirkungen von Konflikten und Krisen

5.1 Helfersyndrom

Menschen, die helfen möchten, findet man häufig in sozialen Arbeitsfeldern, da sie dort auf Bedürftige treffen, von denen sie Dankbarkeit für ihren Einsatz erwarten können. Sie sind Zuhörer bei Problemen und kümmern sich um Lösungen. Oft gehen sie bis an ihre **Belastungsgrenzen** oder darüber hinaus. Sie arbeiten in der Pflege weit über das vertraglich festgesetzte Maß hinaus und machen sich für die Bedürftigen und die Kollegen unabkömmlich.

Von einem **Helfersyndrom** spricht man erst dann, wenn z. B.
- das »Helfen« von anderen sozialen Aktivitäten abhält,
- bis zur Selbstaufgabe geholfen wird,
- auch gegen den Willen der Pflegebedürftigen gehandelt wird,
- das Helfen der Stabilisierung des eigenen Selbstvertrauens dient,
- Hilfe von außen nicht mehr angenommen werden kann.

Bei der Wahl eines Berufsfelds wie der Pflege spielen mehrere **Faktoren** eine Rolle, z. B.:
- Ich möchte mit Menschen zu tun haben.
- Kranken-/Altenpflege interessiert mich.
- Ich will helfen bzw. habe schon Erfahrungen in der Pflege gemacht.

Die Faktoren, die zur Entscheidung über eine Tätigkeit in einem sozialen Berufsfeld führen, sind vordergründig gut und sozial anerkannt. Dahinter können jedoch vielfältige **individuelle Gründe** für die Berufswahl stehen.

Um dies zu veranschaulichen, wird mithilfe des Bilds »**Eisberg**« gearbeitet. Ein Eisberg zeigt über der Wasseroberfläche nur einen kleinen Teil seiner ganzen Größe.

Über der »Wasseroberfläche« sind die **anerkannten Faktoren** zur Berufswahl sichtbar wie:
- fachliches Interesse,
- Mitleid,
- helfen wollen, die Situation Hilfebedürftiger zu verbessern,
- Nächstenliebe,
- Übernahme sozialer Verantwortung für Schwächere.

Unter der Oberfläche zeigen sich die **Vorteile, die Interessen**, die aus der Arbeit gezogen werden können. Nicht selten sind diese Interessen eher unbewusst, aber dennoch wirksam. Das Interesse der Pflegefachkraft kann sein:
- Anerkennung von anderen Menschen erhalten.
- Selbstgefühl stärken durch Bestimmen über andere.
- Wunsch nach Macht über Schwächere.
- Eingehen einer Ersatzbeziehung aus Angst vor gleichberechtigten Beziehungen.
- Schaffen von Abhängigkeiten anderer.

Es kann dabei ein **Kreislauf** entstehen, der von Pflegefachkraft und Pflegebedürftigem aufrechterhalten wird, wenn beide für sich aus dem Umgang miteinander Vorteile ziehen.

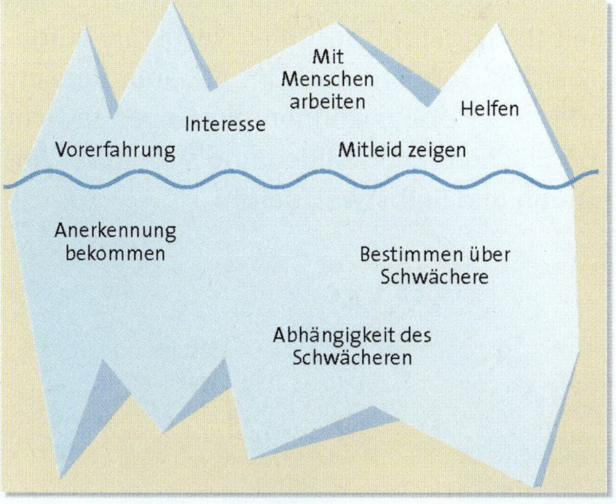

Abb. 5.1: Bei einem Eisberg gibt es zwei Ebenen: Eine Ebene über und eine unter dem Wasser.

Grundsätzlich besteht in allen sozialen Arbeitsfeldern die **Gefährdung**, ein Helfersyndrom zu entwickeln. Der Berufsalltag ist mit vielen verschiedenen Arbeiten und Anforderungen gefüllt und es bleibt zum Teil wenig Zeit, die eigene Rolle oder

LF 4.3

das eigene Handeln zu reflektieren. Deshalb ist es wichtig, einige Mechanismen oder Gefährdungen im Berufsalltag zu erkennen und zu überprüfen.

Die nachfolgenden Schritte bieten eine Möglichkeit zur **Selbsterkennung eines Helfersyndroms**:
- Faktoren der Berufswahl überprüfen.
- Vorteile oder Motivation für die Arbeit klar benennen.
- Die dahinter liegenden Interessen formulieren.

Folgen des Helfersyndroms können u.a.
- Depressionen,
- psychosomatische Erkrankungen,
- Genuss- und Erholungsunfähigkeit und in schweren Fällen
- das Burn-out-Syndrom sein.

! Merke Das Erkennen und Zulassen der eigenen Bedürfnisse ist unabdingbare Voraussetzung für eine Abwehr des Helfersyndroms. Um die eigene Kraft immer wieder zu erneuern, muss die Pflegefachkraft sich selbst Möglichkeiten und Beziehungen schaffen, in denen sie Bestätigung und Anerkennung erlangt.

Nicht nur im Bezug zum Pflegebedürftigen kann das Selbstwertgefühl der Pflegefachkraft aufgebaut werden, sondern auch im privaten Bereich. Freunde und Hobbys können ein Gegengewicht zum beruflichen Alltag bilden und vermitteln **Anerkennung** und **Selbstwertgefühl**.

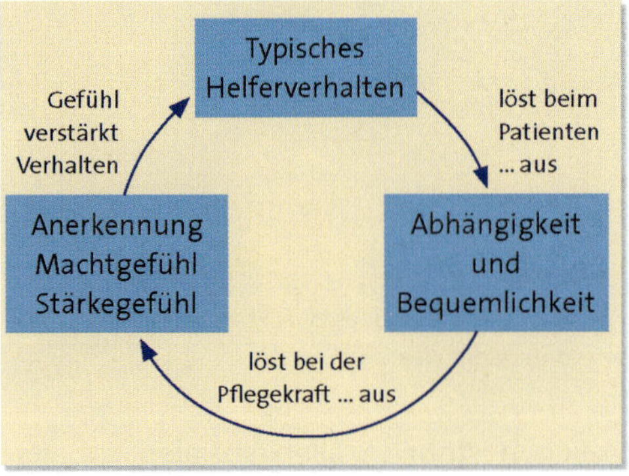

Abb. 5.2: Typisches Helferverhalten als Kreislauf.

5.2 Burn-out-Syndrom

Stadium	Ablauf
1. Begeisterung und Überforderung	Überforderung durch sehr hohes Engagement.
2. Stagnation	Ausbleiben von persönlicher Anerkennung, dadurch Unzufriedenheit.
3. Frustration	Frustration und aggressives Verhalten durch die Unzufriedenheit.
4. Rückzug	Rückzug aus dem Alltag durch innere Leere.
5. Gleichgültigkeit und Apathie	Apathie durch zunehmende Vereinsamung.

Tab. 5.1: Herbert Freudenberger, Psychoanalytiker, beschreibt das Burn-out-Syndrom als einen, schleichend in fünf Stadien ablaufenden, Prozess.

Eine Pflegefachkraft strahlt Stärke, Sicherheit und Souveränität gegenüber den Pflegebedürftigen aus. Sie kann das Geschehen lenken und bekommt dafür viel Anerkennung und Dankbarkeit von Pflegebedürftigen und Angehörigen. Wenn sie allerdings oft über ihre **Belastungsgrenzen** geht, um allen Erwartungen gerecht zu werden und die selbst gesteckten Ziele zu erreichen, kann sie sich **überanstrengt** und **einsam** fühlen. Einsam deshalb, da sie immer das Bild des Starken abgegeben hat und sich die Umwelt meist nicht vorstellen kann, dass dieser Mensch auch Hilfe und Zuwendung benötigt. Die daraus resultierende Enttäuschung gegenüber der Umwelt kann sich über einen längeren Zeitraum aufbauen und schließlich zu der Überzeugung führen, nicht verstanden zu werden.

Darauf gibt es unterschiedliche **Reaktionen**, z.B.
- Krankheit,
- Flucht in ein Suchtverhalten,
- Schuldverschiebung auf andere Menschen,
- Vermeidung mitfühlenden Verhaltens oder
- emotionale Kälte,

welche als untaugliche Schutzmechanismen verstanden werden können.

Durch den Zusammenhang mit der zunächst sehr motiviert begonnenen Arbeit wird dies als **Burn-out-Syndrom** (engl. to burn out = ausbrennen) bezeichnet. Die Pflegefachkraft wird damit selbst zum Bedürftigen und zum »Opfer seiner Taten«.

LF 4.3

Ein **Burn-out-Syndrom** kann die Folge eines **Helfersyndroms** sein, da das Helferverhalten dazu führen kann, dass der Pflegende seine Kraftreserven bei der Pflege mithilfebedürftigen Menschen verbraucht und unfähig ist, neu »aufzutanken«.

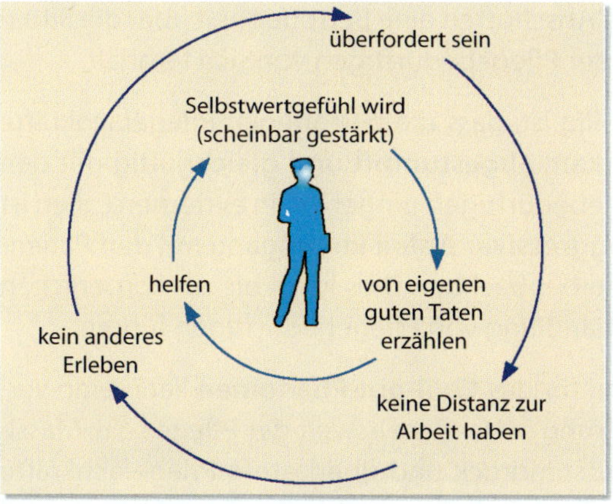

Abb. 5.3: Die Pflegefachkraft im Kreislauf

Folgende **Merkmale** können mögliche **Anzeichen für ein Burn-out-Syndrom** sein. Es muss jedoch die Situation insgesamt betrachtet werden:
- Der Spaß an der Arbeit schwindet.
- Freizeitaktivitäten unterbleiben.
- Es werden Erschöpfungszustände erlebt.
- Ein Gefühl der Kraftlosigkeit ist vorhanden.
- Die Arbeitsqualität lässt nach.
- Man ist innerlich unzufrieden.
- Depressionen treten auf.

Selbstpflege kann diesen Zuständen vorbeugen und Stress ausgleichen, z. B.
- Entspannungsübungen durchführen (► LF 4.4, Kap. 2.2, S. 1284 ff.),
- Sport betreiben,
- Freizeitkontakte und soziale Bindungen pflegen.

Ziel ist, Veränderungen im Rahmen der als negativ empfundenen Belastungen zu schaffen. Das kann im beruflichen Alltag wie auch im privaten Umfeld geschehen. Im beruflichen Alltag sollten das eigene Verhalten und die beruflichen Bedingungen überprüft werden.

Wichtige Fragen sind dabei:
- Welches Verhalten führt zu Überforderung?
- Welches Verhalten der Pflegebedürftigen löst ein Gefühl der Erschöpfung aus?
- Findet ein kollegialer Austausch statt?
- Kann eine Beratung durch Vorgesetzte stattfinden?

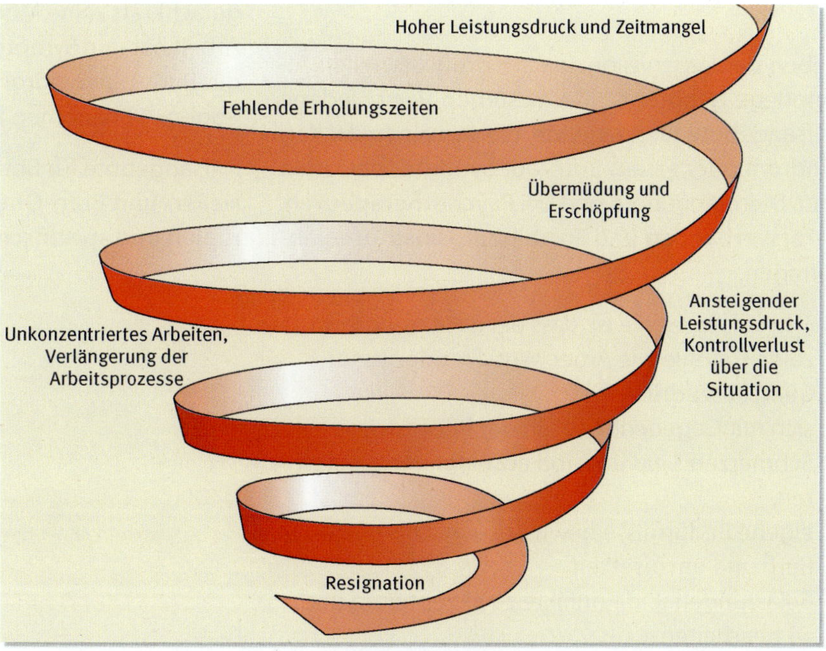

Abb. 5.4: Phasen des Burn-out-Syndroms.

Um dem Burn-out-Syndrom frühzeitig entgegenzuwirken, ist es notwendig, in regelmäßigen Arbeits- oder Dienstbesprechungen die Einsätze aller Mitarbeiter zu besprechen und Probleme zu erkennen und zu lösen. Dazu gehört eine kompetente Leitung bzw. eine gute Moderation der Besprechungen.

> **!** **Merke** Oft reichen schon kleine Veränderungen wie Gespräche mit Kollegen oder veränderte Dienstpläne aus, um die Situation zu verbessern.

Auch die **Supervision** ist eine Möglichkeit der fachlichen Beratung und Bearbeitung von Problemen. Besonders bei der Arbeit mit Menschen ist es notwendig, auf Mittel der Konfliktbewältigung zurückgreifen zu können. Es ist ein Qualitätsmerkmal in der Mitarbeiterfürsorge, wenn die Möglichkeit der Supervision angeboten wird. Dabei werden die problematischen Anteile der Praxis reflektiert. Besonders der Umgang, das Verhalten und die Emotionen, die in schwierigen Situationen beim einzelnen Mitarbeiter auftreten, stehen im Mittelpunkt. Supervision wird von einem ausgebildeten **Supervisor** geleitet. Die Teilnehmer können ein Team, aber auch einzelne Mitarbeiter sein (► LF 4.4, Kap. 3.2, S. 1294).

Neben der Supervision, die zur professionellen Altenpflege gehören sollte, bestehen verschiedene Hilfsangebote für Pflegende, die von einem Helfersyndrom oder einem Burn-out-Syndrom betroffen sind. Diese Angebote sind bei **Psychotherapeuten**, **Berufsverbänden** und **Fortbildungsinstituten** abzufragen.

Ziel dieser Angebote ist, dass der Betroffene lernt,

- seine Gefühle wie Ärger, Wut, Freude, Zuneigung auszudrücken,
- sich mit Gegebenheiten in der Pflege wie Schmerzen, Leid und Tod auseinander zusetzten,
- eigene Bedürfnisse bewusst zu machen, zu äußern und umzusetzen,
- Belastungen und Konflikte zu akzeptieren und zu bearbeiten.

5.3 Cool-out-Phänomen

Wie der Begriff »**Cool-out**« andeutet, geht es hierbei um Kälte. Bezogen auf die Pflege bedeutet dieser Begriff, dass eine Pflegefachkraft **gefühlskalt** auf die Pflegebedürftigen reagiert und durch emotionales Abschotten eine Betroffenheit über die Situation der Pflegebedürftigen von sich fernhält.

Auffällig ist, dass die betroffenen Pflegefachkräfte **sehr kalt, abgestumpft und gleichgültig** mit den Pflegebedürftigen umgehen. In extremen Fällen ist ein **aggressiver Anteil** im Umgang mit den Patienten zu beobachten. Dies kann bis zur körperlichen Misshandlung von Pflegebedürftigen führen.

Grund für das **Cool-out-Phänomen** kann eine Veränderung in der Arbeitswelt der Pflege sein: Massiver Kostendruck und überlastete Pflegefachkräfte sind die Ursache dafür, dass in vielen Heimen und bei ambulanten Pflegediensten fallweise nur noch das Notwendigste an Pflege erledigt werden kann. Diese Bedingungen erschweren es der Pflegefachkraft, **Empathie** für den Pflegebedürftigen aufzubauen und seine Pflege unter individuellen Gesichtspunkten zu gestalten.

Die beschriebenen für Pflegeberufe berufstypischen Syndrome und Phänomene stehen in ihrer Dynamik in engem Zusammenhang. Wenn die Pflegefachkraft keine Möglichkeiten zur Reflexion ihrer Arbeit hat und Symptome des Helfersyndroms oder des Burn-out-Syndroms zeigt, ist sie gefährdet, vom Cool-out-Phänomen betroffen zu werden.

Hilfsangebote für Betroffene sind hier, wie bei dem Helfer- und Burn-Out-Syndrom, **Supervision**, **Therapien** und **spezifische Fortbildungen**.

Lernfeld 4.4

Die eigene Gesundheit erhalten und fördern

Quellenhinweise, weiterführende Literatur und Internethinweise zu den einzelnen Kapiteln ► S. 1312

1 Persönliche Gesundheitsförderung im Beruf der Altenpflege

Definition Gesundheitsförderung: Vorbeugende (präventive) – Maßnahmen, die gesundheitsschädigende Auswirkungen der Berufsbelastungen verringern oder vermeiden. Die Gesundheitsförderung soll die Lebensqualität des Einzelnen positiv beeinflussen und nicht nur Schutz vor Risikofaktoren und Krankheiten, sondern auch die Erhaltung der Gesundheit und nach Möglichkeit sogar eine Verbesserung und Steigerung der individuellen Gesundheit bedeuten.

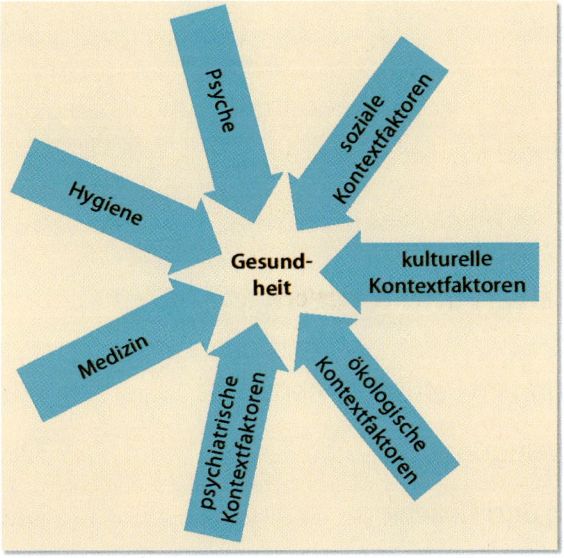

Abb. 1.1: Viele Faktoren beeinflussen die Gesundheit.

Ziele der Gesundheitsförderung:

- gesundes Leben gestalten
- Risiken bewältigen
- mit Beeinträchtigungen leben lernen

Bestandteile und Voraussetzungen für die Gesundheitsvorsorge:

- Vitalstoffreiche Ernährung
- ausgleichende Bewegung
- Entspannung
- menschenwürdige Wohnverhältnisse
- eine gute medizinische und pflegerische Versorgung
- zufriedenstellendes soziales Umfeld.

Erst in dem komplizierten Wechselspiel zwischen somatischen, geistigen und sozialen Komponenten entsteht das, was der Mensch als »Es geht mir gut – ich bin gesund« bezeichnet. Oft erfolgt jedoch nur eine Konzentration auf den Körper. Die gefühlsmäßigen und sozialen Anteile des körperlichen Wohlbefindens werden missachtet.

1.1 Persönliche Strategien zur eigenen Gesundheitsförderung

1.1.1 Management des Alltags

Prioritäten setzen

Um **Prioritäten zu setzen**, müssen bestimmte Gewohnheiten und Verhaltensweisen überdacht und ggf. geändert werden. Oft mutet der Mensch sich zu viel zu und »verzettelt sich« in Bezug auf Aufgaben und Verantwortlichkeiten. Er verliert den Überblick und sollte überprüfen, welche Aufgaben wichtig sind und sofort erledigt werden müssen.

Manchmal füllt der Mensch zu viele Rollen und Funktionen im privaten und beruflichen Leben gleichzeitig aus und hetzt dadurch von einer Verpflichtung zur nächsten. Dies kann leicht zu einer **Überforderung** und einem Kräfteverlust führen. Dann sollte überprüft werden, welche Aktivitätenes reduziert und auf welche ganz verzichtet werden kann.

Viele Menschen nehmen immer wieder Aufgaben an, die sehr zeit- und arbeitsintensiv sind oder von Kollegen nicht alleine geschafft werden. Immer wieder lassen diese Menschen sich überreden, etwas zu unternehmen, obwohl sie sich lieber ausruhen möchten. Hat der Mensch Prioritäten gesetzt, fällt es ihm leichter »Nein« zu sagen.

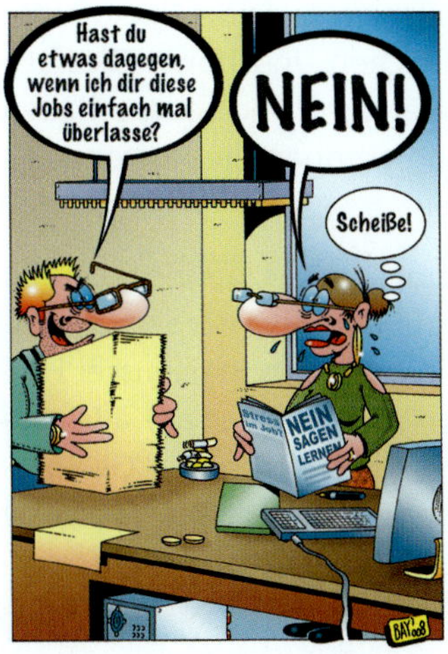
Hast du etwas dagegen, wenn ich dir diese Jobs einfach mal überlasse?
NEIN!
Scheiße!
NEIN SAGEN LERNEN

Abb. 1.2: Lernen, »Nein« zu sagen, um für ein besseres Wohlbefinden zu sorgen.

Zeitmanagement und Arbeitsorganisation

Zeitmangel wird allgemein als einer der größten Stressfaktoren gesehen. Mit der Methode des **Zeitmanagements** kann der Mensch seine Zeit effektiv einteilen und nutzen. Die Aufgaben im täglichen Leben lassen sich so sinnvoll planen und organisieren. Umständliche Arbeitsabläufe lassen sich vereinfachen und es wird Zeit und Kraft gespart (► LF 4.2, Kap. 2.1, S. 1221).

Durch vielfältige Maßnahmen kann der Mensch sein Leben vereinfachen (engl.: »Simplify your life«). Dadurch ist es möglich, sich auf Dinge zu konzentrieren, die wirklich wichtig sind und Spaß und Freude bereiten.

✔ **Tipp** Die Internetseite www.simplify.de zeigt eine Pyramide mit acht Simplify-Stufen. Durch Anklicken der Stufen erhält man verschiedene Ratschläge zur »Vereinfachung des Lebens«.

8 Simplify-Stufen zur Vereinfachung (Auszug)

Stufe 1
- Vereinfachen Sie Ihre Sachen.
- Entwirren Sie Ihren Arbeitsplatz.
- Entstapeln Sie Ihr Büro.
- Entrümpeln Sie Ihre Umgebung.
- Entmachten Sie die Vergesslichkeit.

1.1.2 Bewegung

Bewegung ist eine Art Lebensausdruck: Babys strampeln vor Lust, Kinder hüpfen vor Freude, Sportfreunde reißen die Arme hoch oder klatschen, wenn die eigene Mannschaft gute Leistungen zeigt. Bewegungen können aber auch gehemmt sein, z. B. durch seelische Unzufriedenheit. Wenn der persönliche Gemütszustand nicht mehr in der Mimik ausgedrückt werden kann, wirkt der Mensch wie versteinert.

! Merke Bewegung ist mehr, als sich fortzubewegen. Sie ist ein Kennzeichen für Leben und Lebendigkeit von Körper, Geist und Seele.

Durch die berufsspezifischen Aufgaben in der Pflege sind **Rücken- und Nackenschmerzen** in all ihren verschiedenen Ausprägungen Ursache für Beschwerden. Hauptsächlich werden sie durch Heben und Tragen verursacht, aber auch durch mangelnde Fürsorge für die eigene Bewegungsfähigkeit.

Auswirkungen von Bewegung:
- Kräftigung von Muskeln, Sehnen und Bändern
- Förderung des Kreislaufs
- Aktivierung des Stoffwechsels
- Verbesserung der Koordination von Muskeln und Nerven
- Verbesserung der Leistungsfähigkeit
- Lösung von Verspannungen
- Ausgleich von Fehlhaltungen

Die Altenpflege ist im Vergleich zu vielen anderen Berufen ein relativ **bewegungsintensiver Beruf**. Der Einsatz körperlicher Energie ist unverzichtbar. Besonders stark ist die **Wirbelsäule** betroffen. So sind Arbeitsverrichtungen wie Betten machen, Patienten waschen und pflegen oder Bettlägerige auf die Bettkante setzen besonders belastend für den Rücken.

Die Diskussion von **Arbeitsverhältnissen** und **Arbeitsplatzgestaltung** kann Lösungen bringen, z. B. bauliche Veränderung der Station oder des Zimmers sowie andere bauliche Anpassungen des Wohnraums (► LF 2.2, Kap. 3.1, S. 976). Auch technische Hilfsmittel wie höhenverstellbare Betten können zu einer Verminderung der persönlichen Belastung beitragen. Immer sollte auch der Rat von **Fachkräften für Arbeitssicherheit** und **Betriebsärzten** eingeholt werden. Letztere sind gesetzlich verpflichtet, bei arbeitsphysiologischen, arbeitspsychologischen und sonstigen Fragen, die den Arbeitsplatz betreffen, zu beraten.

> **! Merke** Arbeitsbedingte Fehlhaltungen können durch eine **regelmäßige, gesunde Bewegung** ausgeglichen werden.

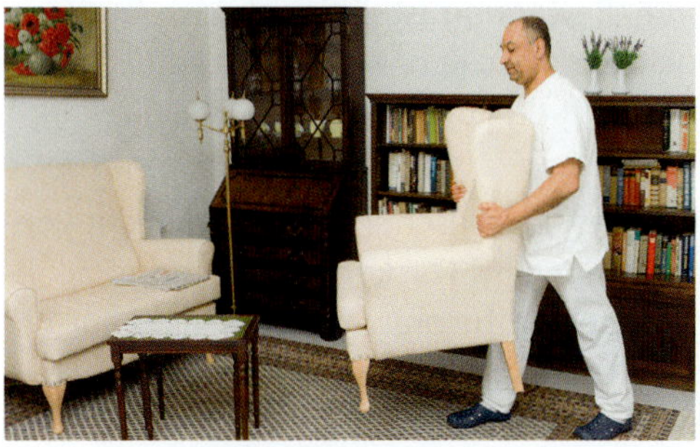

Abb. 1.3: Auch Tätigkeiten wie das Tragen schwerer Geräte, z. B. Fernsehgeräte oder Möbel der Bewohner, sind belastend für den Rücken.

Fitness und der Wunsch, schlank zu sein, beeinflussen stark das Bewegungsverhalten der Bevölkerung. Durch gezieltes **körperliches Training** werden Leistungsfähigkeit, Jugendlichkeit und Schönheit angestrebt und unter dem Mantel der Gesundheit vermarktet. Der grundsätzlich positive Ansatz wird dadurch problematisch, besonders wenn er mit einer Tabuisierung von Alterungsprozessen und Verschleißerscheinungen verknüpft wird. Hier gilt es, eventuell unterstützt durch fachliche Beratung, die richtigen Maßnahmen auszuwählen.

> **! Merke** Bewegung soll Spaß und Freude bereiten.

Gesundheitliche Auswirkungen von Bewegungsmangel

Körperliche Inaktivität ist ein Risikofaktor für die Gesundheit des Menschen, insbesondere im Hinblick auf Herz-Kreislauf-Erkrankungen. Allerdings hat sie nicht den gleichen Stellenwert wie die Risikofaktoren Bluthochdruck, Rauchen und hoher Blutfettspiegel. Körperliche Betätigung und Sport erhalten den Körper gesund und erhöhen die Abwehrkraft gegenüber Krankheiten.

Körperliches Training durch harte körperliche Arbeit oder auch durch Sport und andere körperliche Betätigungen kann den Organismus in gewisser Hinsicht vor Erkrankungen der Herzkranzgefäße und damit vor dem Herzinfarkt schützen. Der Glucose- und der Fettstoffwechsel werden ebenfalls positiv beeinflusst.

Durch körperliches Training nimmt die Aktivität fettabbauender Enzyme aufgrund einer erhöhten Insulin-Sensibilität zu. Dadurch verringern sich die gefährlichen Triglyceride und das infarktverursachende LDL-Cholesterin im Blut. Gleichzeitig erhöht sich die Konzentration des HDL-Cholesterins, das eine Schutzwirkung gegen Arteriosklerose besitzt (► LF 1.3, Kap 11.4.1, S. 460). Ein Herzinfarkt tritt bei Untrainierten doppelt so häufig auf wie bei Trainierten.

Dynamisches und statisches Körpertraining

Jeder Mensch sollte eine Sportart nach seinem Geschmack betreiben, die ihm Spaß und Freude bereitet. Für sportliche Betätigung ist niemand zu alt, auch wenn viele Jahre kein Sport getrieben wurde. Bei der Sportart sollte ein **dynamisches Körpertraining** dem **statischen Körpertraining** vorgezogen werden.

Statisches Körpertraining

Statisches Körpertraining ist z. B. Gewichtheben, Kugelstoßen, Wasserski fahren oder Abfahrtslauf. Bei diesen Sportarten kommt es oft zu einseitigen Belastungen und Anspannungen einzelner Muskeln. Insbesondere ist die Pressatmung, die durch eine überhöhte Anspannung der Bauchmuskulatur hervorgerufen wird, sehr ungesund.

Dynamisches Körpertraining

Dynamisches Körpertraining mit einer gesundheitsfördernden Wirkung ist vor allem Dauerlauf und Jogging, Nordic Walking, Schwimmen, Radfahren, Bergwandern, Skilanglauf, Gymnastik und Tanzsport.

Bei diesen Sportarten werden sehr viele Muskelgruppen des Körpers bewegt. Das Training sollte täglich ununterbrochen mindestens 5–10 Minuten dauern. Alternativ genügen ebenalls 30 Minuten Training an 3 Tagen in der Woche , um einen positiven Trainingseffekt zu erreichen. Die Muskeln müssen ständig in Bewegung sein. Die Leistung sollte mindestens 50 % der Maximalbelastung betragen. D. h., die erreichte Pulsfrequenz sollte dabei als genereller Anhaltspunkt möglichst nicht höher als 180 Schläge minus das Lebensalter sein.

Regelmäßige körperliche Belastung ab dem 50. Lebensjahr oder bei Vorliegen einer Herz-Kreislauf-Erkrankung sollte allerdings erst nach einer vorangegangenen ärztlichen Untersuchung aufgenommen werden.

! Merke **Dynamische Sportarten** trainieren gleichzeitig viele Muskelgruppen und fördern so aktiv die Gesundheit

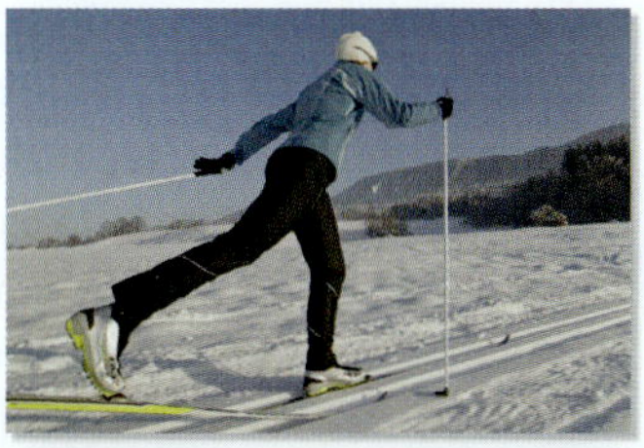

Abb. 1.4: Skilanglauf und Skiwandern sind sehr gesunde Sportarten. Die dynamische Fortbewegung in der Bergluft trainiert die gesamte Körpermuskulatur.

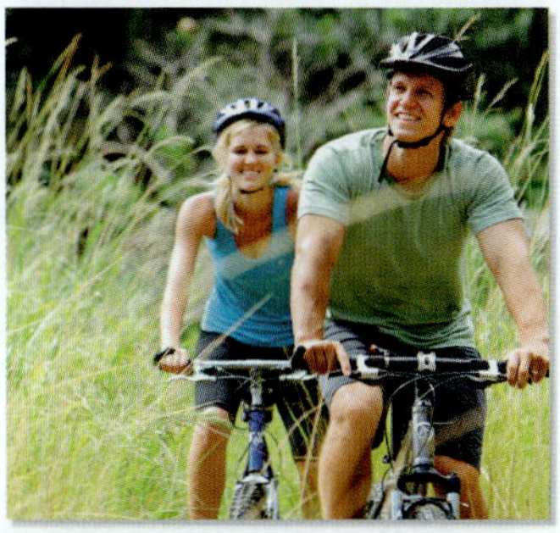

Abb. 1.5: Radfahren ist gesund! Durch die rhythmischen Bewegungen wird der gesamte Körper trainiert. Lediglich lange Bergstrecken belasten die Beinmuskeln übermäßig und führen auch leicht zu einer (statischen) Pressatmung.

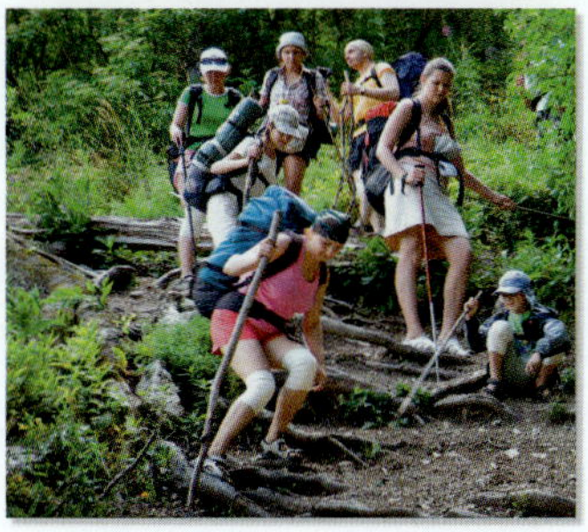

Abb. 1.6: Die Bewegung an der frischen Luft stärkt den Körper, entspannt und baut Stress ab. Beim Wandern in Höhen über 1000 m übt die Sauerstoffminderung der Luft einen besonderen Reiz auf Kreislauf und Stoffwechsel aus.

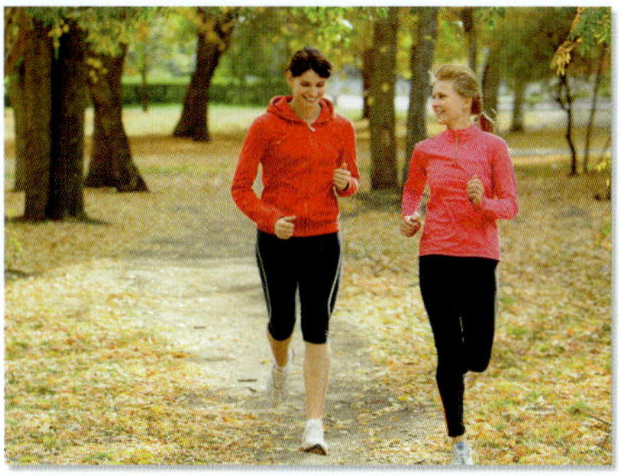

Abb. 1.7: Dauerlauf (Jogging) bietet für jeden ein ideales Ausdauertraining. Wichtig dabei ist ein gutes Schuhwerk mit passender Dämpfung zur Abfederung der Wirbelsäule. Der Aufenthalt an der frischen Luft wirkt darüber hinaus anreizend auf den Kreislauf. Nordic Walking erfordert ähnliche Voraussetzungen und bietet ähnliche Effekte. Bei korrekter Durchführung wird zusätzlich der Schultergürtel trainiert.

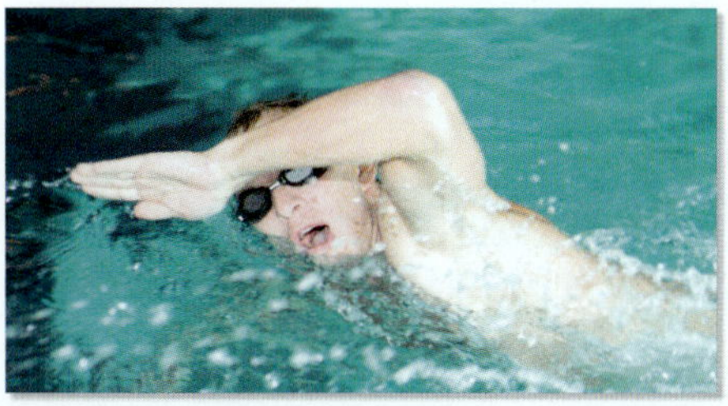

Abb. 1.8: Schwimmen ist eine Sportart, die praktisch ganzjährig betrieben werden kann. Durch den Auftrieb des Wassers fällt die statische Beanspruchung der Muskeln weitgehend weg. Die Gelenke werden entlastet. Schwimmen ist daher eine besonders geeignete Ausdauersportart.

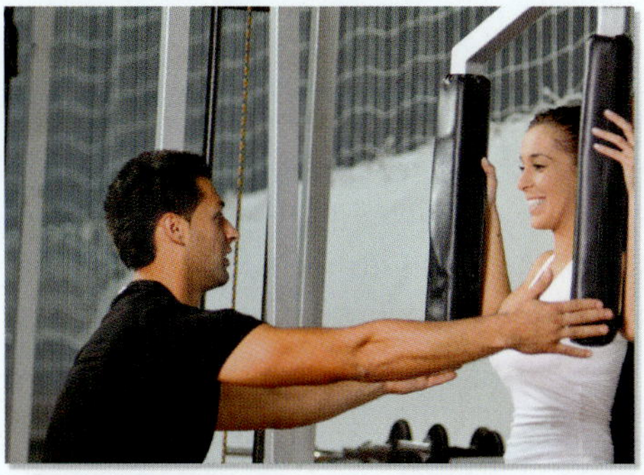

Abb. 1.9: Krafttraining fördert die Beweglichkeit des Körpers. Geschicklichkeit und Koordinationsfähigkeit werden verbessert. Insbesondere werden die Skelettmuskeln so trainiert, dass der gesamte Stützapparat des Körpers gekräftigt wird. Die Körperhaltung wird dadurch verbessert.

LF 4.4

Konditionstest nach Ruffier

- Nach 1 Minute im Liegen (Sitzen) wird die Pulsfrequenz / Minute bestimmt = P.
- Dann 30 Kniebeugen in 45 Sekunden.
- Sofort anschließend Pulsfrequenz / Minute im Liegen (Sitzen) = P 1.
- Pulsfrequenz nach 1 Minute = P 2
- Index berechnen. Index: (P + P 1 + P 2 – 200)/10
- Leistungsstand:
  - Index: 0 – 2 sehr gut
  - Index 3 – 5 gut
  - Index: 5 – 10 ausreichend
  - Index 10 – 15 unzureichend
- Der Ruhepuls sollte nach spätestens 2 Minuten wieder erreicht sein. Ist dies nach 3 Minuten nicht der Fall, ist eine ärztliche Untersuchung dringend anzuraten.

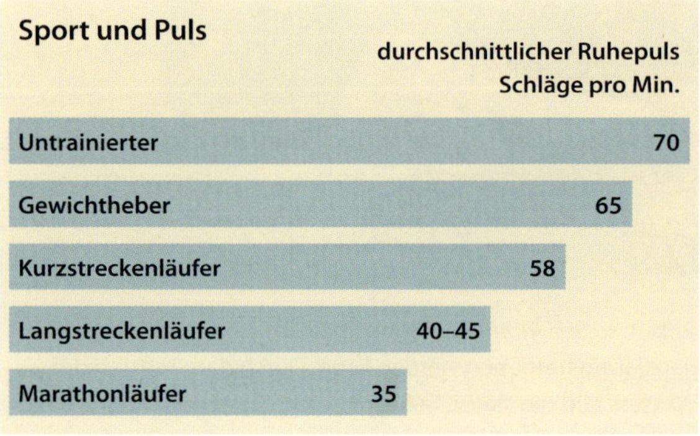

Abb. 1.10: Sport und Puls

Entspannung

Entspannung bedeutet im körperlichen Sinne das Loslassenkönnen von Verspannungen. Beim Gehen kann der Mensch den dynamischen Wechsel zwischen Anspannung und Entspannung empfinden, wobei sich Spannung und Entspannung rhythmisch ablösen.

Jede Anspannung eines Muskels (Agonist) erfordert auch eine Entspannung des entsprechenden antagonistischen Muskels (► LF 1.3, Kap. 12.1.3, S. 481). Auch die Herztätigkeit oder die Atmung findet in einem Wechsel von Spannung und Entspannung statt.

Nicht immer sind Spannung – Entspannung gleichzusetzen mit Bewegung – Ruhe:

- Ein liegender Mensch kann, muss aber nicht entspannt sein.
- Ein Lächeln, verursacht durch Anspannung verschiedener Gesichtsmuskeln, ist eine Bewegung, die entspannt. Hier handelt es sich um eine seelische Entspannung.

1.2 Arbeitsschutz

1.2.1 Arbeitsschutz und Unfallverhütungsmaßnahmen

Für die **Unfallverhütung** und für den **Arbeitsschutz** existieren gesetzliche Regelungen der verschiedenen **Berufsgenossenschaften**. Für Altenheime und ambulante Pflegebetriebe ist die Berufsgenossenschaft für **Gesundheitsdienst und Wohlfahrtspflege** (BGW) zuständig.

Eine Hauptaufgabe der Berufsgenossenschaften ist es, die Zahl der **Arbeitsunfälle** und **berufsbedingten Erkrankungen** so niedrig wie möglich zu halten und ihnen vorzubeugen (§§ 14 bis 25 SGB VII). Ebenso gewährt die Berufsgenossenschaft Versicherungsschutz auf dem Weg von und zur Arbeit sowie bei allen Tätigkeiten, die mit dem Betrieb in Zusammenhang stehen. Bei Erkrankungen oder Verletzungen ist eine entsprechende Heilbehandlung bzw. eine Rehabilitation gewährleistet. Eventuelle Unfallfolgen werden durch Geld entschädigt.

Arbeitsunfälle können reduziert werden, wenn Maßnahmen zur Vermeidung von Stolper- und Sturzunfällen getroffen wurden. Schäden der Lendenwirbelsäule können mit einer gezielten **Rückenschule** vorgebeugt werden (► LF 4.4 Kap. 1.2.3, S. 1274).

> ✔ **Tipp** Prävention und Rehabilitation durch die BGW sind vielfältig: Es gibt Beratungsgespräche und verschiedene Seminare, z. B. zu Stressmanagement oder Betriebsklima. Außerdem ist ein Verzeichnis »Schriften für Sicherheit und Gesundheit bei der Arbeit« erhältlich.

Verschiedene Vorschriften bestimmen die Maßnahmen näher, die der Unternehmer zur Erfüllung der gesetzlichen Pflichten zu treffen hat. So regelt die **Unfallverhütungsvorschrift** der BGW (BGV A2, Oktober 2005) die Bestellung von Betriebsärzten und Fachkräften für Arbeitssicherheit zur Wahrnehmung der im **Arbeitssicherheitsgesetz** bezeichneten **Aufgaben**. Je nach Betriebsgröße kann die Aufgabe von angestellten oder vertraglich gebundenen Ärzten für Arbeitsmedizin und Fachkräften für Arbeitssicherheit übernommen werden.

Es handelt sich im Wesentlichen um:

- Organisation der Ersten Hilfe
- Aufdeckung betrieblicher Gesundheitsbelastungen durch Betriebsbegehungen
- Beratung hinsichtlich gesundheitlicher Vorsorge
- Aufzeigen von Gefährdungen durch Arbeitsstoffe und Suchtstoffe
- Beratung bei Einführung neuer Arbeitsabläufe und -verfahren
- Gestaltung von Arbeitsplätzen
- gegebenenfalls arbeitsmedizinische Vorsorgeuntersuchungen (§ 15 Biostoffverordnung)

Ein besonderes Problem im Bereich der Pflege ist die **Verletzungsgefahr durch Nadelstiche** und die dadurch entstehenden Wunden und einer möglichen Infektion mit Krankheitserregern, insbesondere Hepatitis- und HI-Viren.

Geeignete Vorkehrungen sind aufgrund der Vorschriften der BG und auch im eigenen Interesse notwendig.

Unfallauslösende Faktoren	Absolut	Prozent
Wege Fußböden Türen Treppen	468	41,9
aggressive oder verwirrte Heimbewohner	285	24,6
Betten Rollcontainer	116	10,4
Scheren Messer Geschirr	45	4,0
Spritzen Kanülen		0,3

Tab 1.1: Unfallauslösende Faktoren bei Altenpflegekräften in stationären Einrichtungen (Quelle: BGW).

! Merke Häufigster Verletzungsmechanismus ist die **Fingerverletzung** bei dem Versuch, die Injektionsnadel wieder mit der Schutzkappe zu versehen, um sie zu entsorgen. Neben der eigenen Person gefährdet dies auch jene Mitarbeiter, die mit der Entsorgung des Mülls befasst sind. Trotz des Vorhandenseins geeigneter sicherer Entsorgungsbehälter sind Nadelstichverletzungen die häufigsten Arbeitsunfälle im Bereich der Pflege.

Als Ausdruck der Bedeutung des Problems ist die Neufassung der **Technischen Regeln für biologische Arbeitsstoffe (TRBA 250)** zu sehen, welche in besonders gefährdeten Bereichen, z. B. Notaufnahmen, die Nutzung von sicheren Kanülensystemen zur Pflicht macht. Bei diesen wird die Injektionskanüle automatisch in den Spritzenkörper zurückgezogen.

Ist es zu einer Verletzung gekommen, muss zur weiteren Entscheidung ein bei den Berufsgenossenschaften zugelassener Arzt, der **D-Arzt**, meist Unfallchirurgen, aufgesucht werden. Es muss ein Protokoll über den Unfallhergang erstellt und eine

	Absolut	Prozent
Arbeitsunfall	17.046	72,6
Wegeunfall	5.038	21,4
Berufskrankheit	1.401	6,0
Gesamt	23.503	100,0

Tab. 1.2: Versicherungsfälle von allen Beschäftigten in Einrichtungen der stationären Altenpflege im Jahr 2003 (Quelle: BGW).

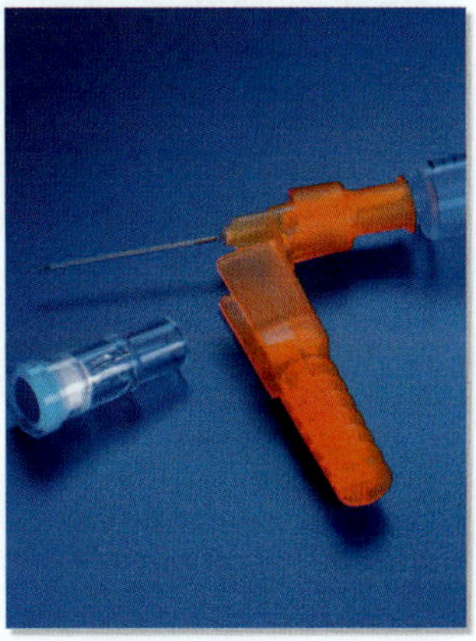

Abb. 1.11: Es ist zu erwarten, dass sichere Kanülensysteme auch in anderen Bereichen der Pflege zum Einsatz kommen.

LF 4.4

Meldung an die zuständige Berufsgenossenschaft (BG) erfolgen, um einen Haftungsanspruch zu begründen. Der Arzt leitet dann weitere Maßnahmen, z. B. eine Blutuntersuchung, ein.

1.2.2 Hautschutz und Hygiene

Hände sind das Arbeits- und Kommunikationsmittel in der Pflege. Über die Hände vermittelt die Pflegefachkraft Zuneigung, Mitgefühl und Vertrauen. Hände halten und pflegen die Pflegebedürftigen. Dabei wird die **Haut,** insbesondere durch den Umgang mit unterschiedlichen pflegenden und desinfizierenden Substanzen, stark beansprucht.

Die Haut erfüllt vielerlei **Funktionen**:
- Regulierung des Wärmehaushalts über Blutgefäße und Schweißdrüsen
- Wahrnehmung von Druck, Wärme, Kälte und Schmerz
- Bildung einer Barriere für Bakterien mit dem Säureschutzmantel
- Schutz des Körpers vor schädlichen Umweltstoffen

! Merke Erkrankungen der Haut sind mit 44,2 % die häufigsten gemeldeten Berufskrankheiten in der stationären Altenpflege.

Schädlich für die Haut ist vor allem der häufige Kontakt mit Wasser und bestimmten Chemikalien wie Wasch-, Reinigungs- und Desinfektionsmitteln, sowie mit allergieauslösenden Stoffen wie Latex, Duft- und Farbstoffen.

Erste Alarmsignale für eine **Hautschädigung** sind gerötete, eingerissene, geschwollene oder auch juckende Hautstellen. Die Gefahr eines **Ekzems** besteht. Eine frühzeitige Behandlung kann die Schädigung stoppen und heilen.

Menschen pflegen heißt mit ihnen »in Verbindung treten«. Kontakte mit den Händen oder über die Kleidung sind dabei unvermeidlich. Eine Pflege in einer sterilen Umgebung durch steriles Pflegepersonal ist besonders in der häuslichen Pflege schlichtweg unmöglich. Jeder Mensch ist mit zahlreichen **Mikroorganismen** behaftet. Darunter können durchaus auch mögliche Krankheitserreger sein. Diese müssen nicht unbedingt vom Pflegepersonal stammen, sondern können von Heimbewohnern, anderen Pflegebedürftigen oder aus der Welt außerhalb des Heims aufgenommen worden sein.

! Merke **Persönliche Hygiene** (Abb. 1.13) vermindert die Gefahr einer Erregerübertragung auf andere Menschen und einer eigenen Ansteckung mit Erregern (► LF 1.3, Kap. 5, S. 336).

1.2.3 Rückengerechtes Arbeiten

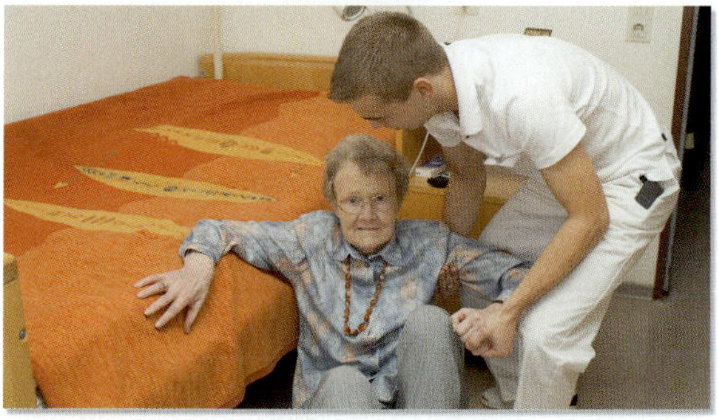

Abb. 1.12: Zahlreiche Situationen in der Altenpflege beanspruchen den Rücken.

Die **Wirbelsäule** mit ihrem gegliederten Aufbau (► LF 1.3, Kap. 12.1.1, S. 478) ermöglicht das aufrechte Gehen und ist an allen Dreh- und Beugebewegungen beteiligt. Die knöchernen Wirbelkörper werden über Zwischenwirbelscheiben (Bandscheiben) miteinander verbunden. Durch Muskelzug wird daraus eine flexible, hoch beanspruchbare »Säule«, der allerdings Grenzen gesetzt sind, sowohl vom Bewegungsausmaß als auch von der Belastung her.

Die **Bandscheibe** ist der verletzlichste Teil der Wirbelsäule, der besonders auf Fehlbelastungen reagiert. Sie besteht aus einem zentral gelegenen weichen, wasserhaltigen Gallertkern und einem zwiebelschalenartigen harten Knorpelfaserring. Die Bandscheiben haben die Funktion eines Stoßdämpfers in der Wirbelsäule. In Ruhestellung beim Liegen sind sie entlastet. In aufrechter Stellung der Wirbelsäule verteilen sie den Druck gleichmäßig.

Wichtig – unsere Tipps

Hautschutz 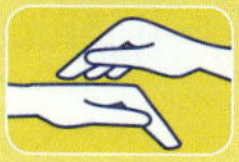	**Benutzen Sie vorbeugend Hautschutzcremes vor hautbelastenden Tätigkeiten.** Diese Produkte unterstützen die Barrierefunktion Ihrer Haut.	**Wählen Sie Produkte ohne Duft- und möglichst ohne Konservierungsstoffe.** Diese Zusatzstoffe können Ihre Haut reizen und Allergien hervorrufen.
Handschuhe 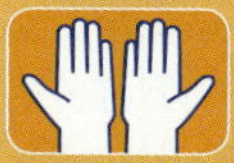	**Tragen Sie Handschuhe** bei möglichem Kontakt mit Blut, Sekreten oder Ausscheidungen, beim Umgang mit Schmutzwäsche oder keimbehafteten Materialien. Sie schützen sich damit vor Infektionserregern. **Tragen Sie Handschuhe auch bei Anwendung wirkstoffhaltiger Produkte** (z.B. Aktivgel, Rheumasalbe, Cortisonpräparate). Diese Produkte können bei Ihnen zu Hautirritationen und Allergien führen. **Benutzen Sie ungepuderte Handschuhe,** sie sind generell hautverträglicher. Gepuderte Latexhandschuhe sind wegen der hohen Allergiegefahr verboten. **Ziehen Sie die Handschuhe immer auf vollständig trockene Hände.** Durch alkoholfeuchte Haut erhöht sich das Perforationsrisiko der Handschuhe.	**Wechseln Sie bei längeren Tragezeiten die Handschuhe.** Feuchtigkeit im Handschuh lässt die Hornschicht aufquellen und die Hautbarriere wird durchlässiger für das Eindringen schädigender Substanzen. **Tragen Sie möglichst Baumwollhandschuhe unter den Handschuhen,** wenn längere Tragezeiten absehbar sind. Damit können Sie dem Feuchtigkeitsstau entgegenwirken. **Tragen Sie chemikalienbeständige Haushaltshandschuhe bei Feuchtreinigungs- und Desinfektionsarbeiten.** Die dazu verwendeten Mittel können die Haut reizen und zu Allergien führen. Einmalhandschuhe bieten hier höchstens einen sehr kurzzeitigen Schutz. Chemikalienbeständige Haushaltshandschuhe erkennen Sie an der Kennzeichnung mit Becherglas oder Erlenmeyerkolben.
Hände desinfizieren 	**Desinfizieren Sie die Hände mit einem geprüften und als wirksam befundenem alkoholischen Händedesinfektionsmittel der VAH-Liste** (VAH = Verbund für Angewandte Hygiene). Die hygienische Händedesinfektion ist wirksam gegen Krankheitserreger und dabei hautschonender als Hände waschen. **Wenden Sie das Händedesinfektionsmittel auf trockenen Händen an.** Eine wirksame Desinfektion erreichen Sie nur, wenn Sie eine ausreichende Menge (eine hohle Hand voll) über sämtliche Bereiche der trockenen Hände einreiben und diese für die Dauer der vorgeschriebenen Einwirkzeit damit feucht halten.	**Achten Sie bei der Händedesinfektion auf vollständige Benetzung aller Hautareale,** wie Fingerzwischenräume, Fingerseitenkanten, Nagelfalze, Fingerkuppen, Daumen und Handgelenke. **Desinfizieren Sie nach dem Ablegen von Einmalhandschuhen die Hände, wenn Kontakt mit Krankheitserregern möglich war.** Durch unerkannte Leckagen oder Kontakt beim Abstreifen der Handschuhe können Ihre Hände mit Krankheitserregern kontaminiert werden. **Tragen Sie während der Arbeit keinen Schmuck an Händen und Unterarmen.** Der Desinfektionserfolg ist sonst beeinträchtigt, und durch den Feuchtigkeitsstau können Hauterkrankungen entstehen.
Hände waschen 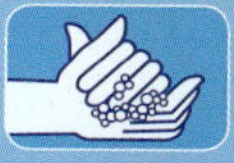	**Waschen Sie die Hände nur bei Arbeitsbeginn und bei sichtbarer Verschmutzung.** Auch nach Toilettenbesuch ist eine Händedesinfektion die wirksamere Hygienemaßnahme und ein zusätzliches Waschen ist nur nach Stuhlgang notwendig. Häufiges Waschen lässt die Hornschicht aufquellen, dadurch gehen Hautfette und Feuchthaltefaktoren verloren, die Haut trocknet aus. **Nach Kontakt mit Patienten mit nachgewiesener CDAD (Clostridium difficile assoziierte Diarrhoe) ist es nötig, die Hände zusätzlich zur hygienischen Desinfektion zu waschen.** Clostridien bilden eine	Ausnahme – alle anderen relevanten Keime werden durch die alleinige hygienische Händedesinfektion ausreichend eliminiert. **Verwenden Sie zum Waschen eine pH-hautneutrale Waschlotion (pH 5,5).** Sie erhält den natürlichen pH-Wert der Haut. Die gemeinschaftliche Verwendung von Stückseife ist aus hygienischen Gründen nicht erlaubt. **Trocknen Sie Ihre Hände nach dem Waschen sorgfältig mit weichen Einmalhandtüchern ab.** Achten Sie besonders auf gutes Trocknen der Fingerzwischenräume.
Hände pflegen 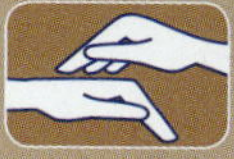	**Verwenden Sie Hautpflegecremes nach dem Händewaschen, in Pausen, nach Arbeitsende und in der Freizeit.** Dadurch helfen Sie Ihrer Haut sich zu regenerieren.	**Wählen Sie Produkte ohne Duft- und möglichst ohne Konservierungsstoffe.** Diese Zusatzstoffe können Ihre Haut reizen und Allergien hervorrufen.

BGW · Pappelallee 33/35/37 · 22089 Hamburg

BGW

Abb. 1.13: Der wichtigste Übertragungsweg für Keime führt über die Hände. Diese müssen also sowohl sauber gehalten als auch gepflegt werden. Information der BGW (Weitere Informationen stehen als Downloads unter www.bgw-online.de zur Verfügung.)

Unterschiedliche Bewegungen setzen den Bandscheiben unterschiedlichen Belastungen aus. Werden diese Bewegungen mit ausreichender Muskelkraft und unter Beachtung bestimmter Regeln ausgeführt, halten die körperlichen Strukturen dies aus. Bei fehlerhafter Durchführung und ungenügend entwickelter Muskulatur entstehen Schäden (Bandscheibenvorfall ►LF 1.3, Kap. 12.4.6, S. 492).

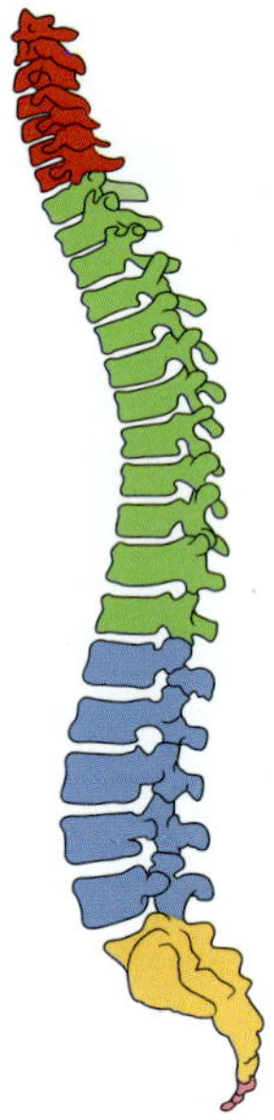

Abb. 1.14: Die menschliche Wirbelsäule hat eine Doppel-S-Form, dadurch wird deren Elastizität erhöht.

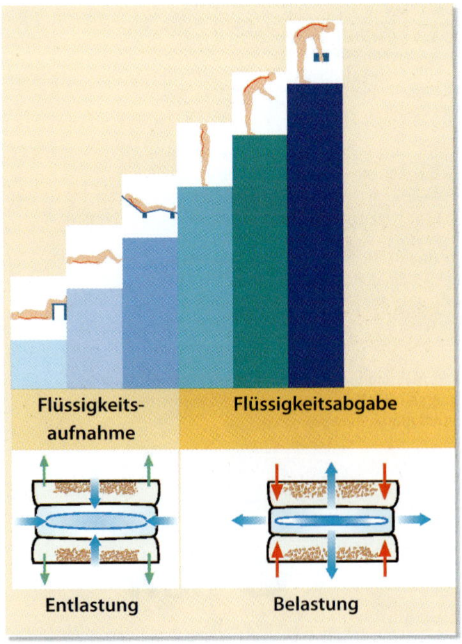

Abb. 1.15: Belastung und Verhalten der Bandscheibe

Rückenschule

Die **Rückenschule** soll zu einer rückenschonenden Arbeits- und Verhaltensweise anleiten. Durch gezielte Übungen werden Muskelkraft und rückengerechte Bewegungsabläufe trainiert.

- **Heben**: Ein gekrümmter Rücken ist zu vermeiden, um die Bandscheiben nicht zu strapazieren. Nur bei regelmäßigem Training werden die Muskeln kräftig genug:
- **Schritt 1:** Aufrechte Körperhaltung, Beine hüftbreit stellen, Fußspitzen zeigen leicht nach außen.
- **Schritt 2:** Knie und Hüfte beugen, Oberschenkel bei gerade gestreckter Wirbelsäule nach vorn neigen. Beine gehen in die Hocke, Arme gelangen Richtung Boden.
- **Schritt 3:** Gegenstand vom Boden aufheben.
- **Schritt 4:** Der Gegenstand wird möglichst körpernah gehalten. Die Wirbelsäule bleibt beim Erheben gestreckt. Ganz allmählich das Gewicht steigern.
- **Tragen**: Lasten sollten gleichmäßig auf beide Körperseiten verteilt getragen werden, da die Wirbelseite sonst einseitig belastet wird.

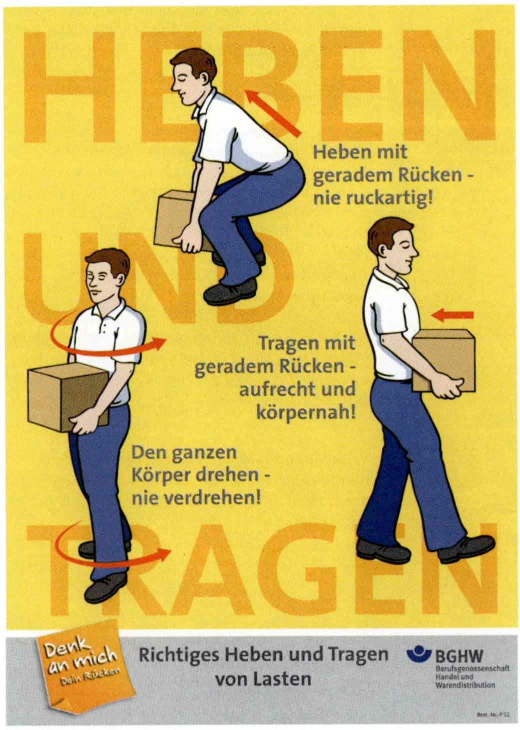
HEBEN
UND
TRAGEN
Heben mit geradem Rücken - nie ruckartig!
Tragen mit geradem Rücken - aufrecht und körpernah!
Den ganzen Körper drehen - nie verdrehen!
Denk an mich Dein Rücken
Richtiges Heben und Tragen von Lasten
BGHW
Berufsgenossenschaft Handel und Warendistribution

Abb. 1.16: Richtiges Heben und Tragen von Lasten

LF 4.4

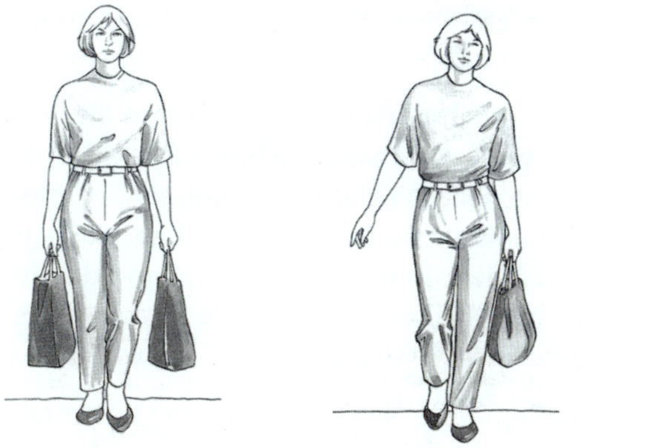

Abb. 1.17: Zwei kleinere Taschen sind besser zu tragen, als eine große. Eine große Tasche belastet einseitig die Wirbelsäule.

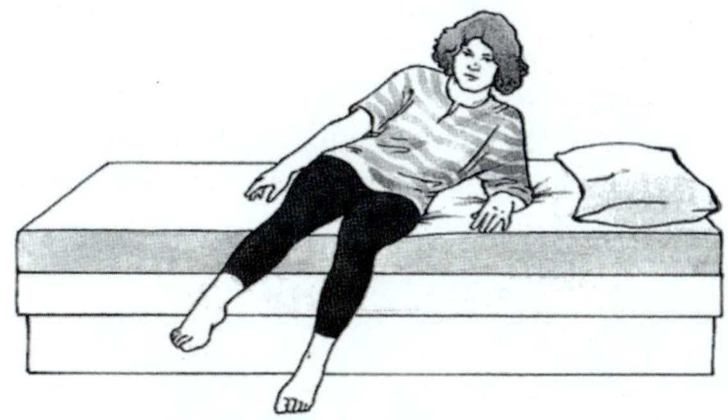

Abb. 1.20: Zuerst auf die Seite rollen, dann Beine nach unten und mit gestrecktem Oberkörper nach oben in den Sitz kommen.

- Beispiele für **rückengerechtes Verhalten:**

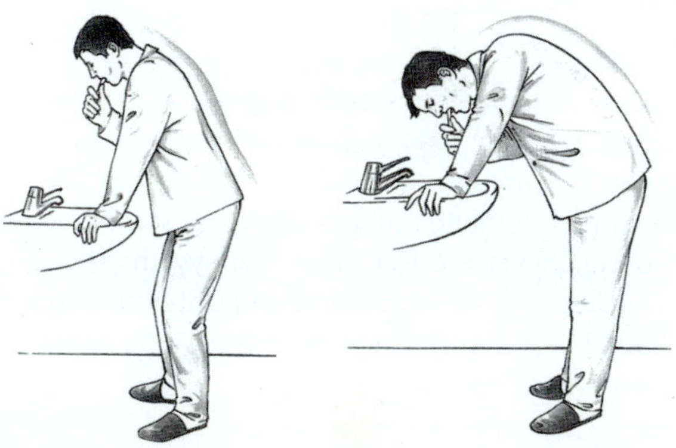

Abb. 1.18: Rückengerechte Haltung beim Zähneputzen

Diese Haltung schadet dem Rücken.

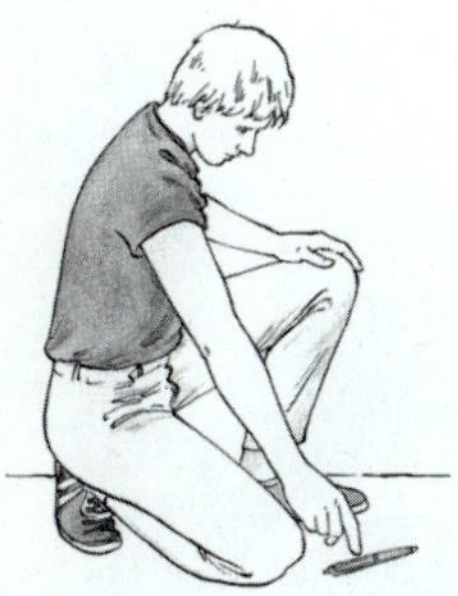

Abb. 1.19: So werden leichte Gegenstände richtig aufgehoben.

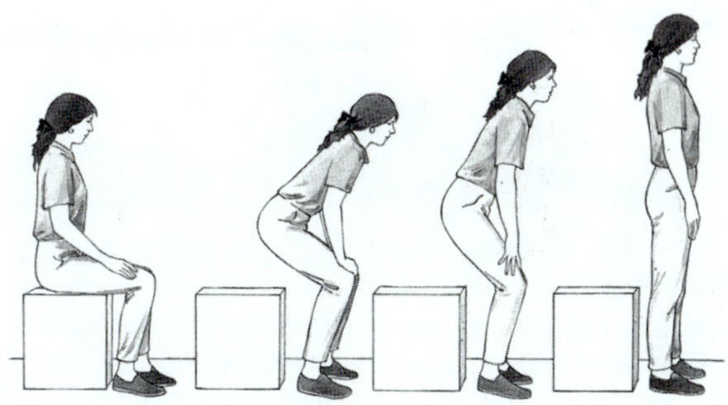

Abb. 1.21: Das Aufstehen erfolgt immer mit gerade gestreckter Wirbelsäule.

1.3 Ergonomie am Arbeitsplatz

Ergonomie ist die Wissenschaft von der Anpassung der Technik an den Menschen zur Erleichterung der Arbeit. Ziel ist es, die Belastung des arbeitenden Menschen so gering wie möglich zu halten. Tätigkeiten wie Umbetten und Umlagern bedeuten eine verstärkte körperliche Belastung. Durch den Einsatz von Hilfsmitteln zur Unterstützung dieser Bewegungen kann diese Belastung reduziert werden.

Der **Einsatz von Hilfsmitteln** (▶ LF 2.2, Kap. 3.2, S. 982) unterstützt das rückengerechte Arbeiten. Dazu zählen nicht nur technische Hilfsmittel wie verstellbare Pflegebetten und Patientenlifte, sondern auch kleinere Hilfsmittel wie Rutschmatten, Gleitkissen und Transfergürtel.

In einer Studie konnte nachgewiesen werden, dass bei Pflegefachkräften, die bei mehr als einem Viertel aller Transfertätigkeiten ein Hilfsmittel benutzten, ein niedrigeres relatives Risiko für Rückenerkrankungen bestand. Der Unterschied war noch deutlicher, wenn auf der Station ein praktisches Training an den Geräten erfolgte. Allerdings zeigte die Studie auch, dass der Einsatz von Hilfsmitteln nicht nur von der Verfügbarkeit der Geräte abhängt, sondern vielmehr davon, dass die Hilfsmittel auch tatsächlich in der Praxis Verwendung finden.

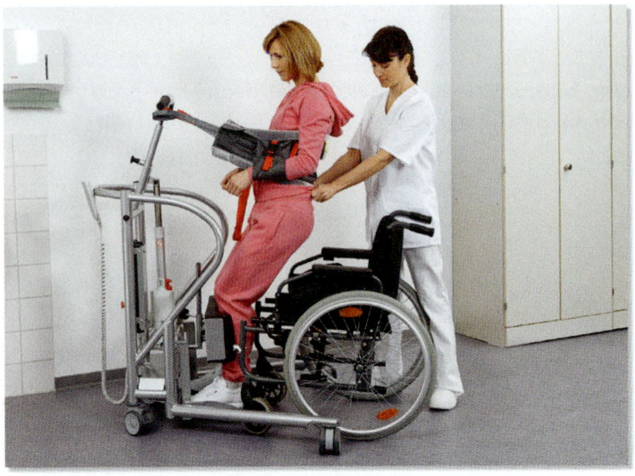

Abb. 1.22: Umsetzhilfen (auch Aufrichthilfen) werden eingesetzt, um sitzfähige Pflegebedürftige von der Bettkante oder von der Toilette in den Rollstuhl zu setzen.

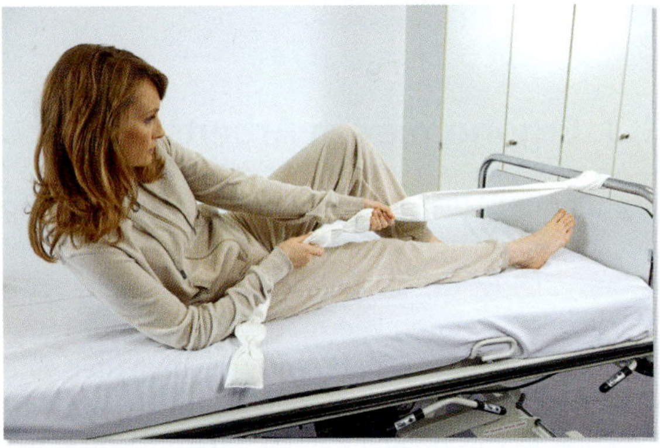

Abb. 1.23: Der Bettzügel ist eine Aufrichthilfe, die im Sinne des physiologischen Bewegungsmusters beim Aufrichten des Oberkörpers bis hin zum aufrechten Sitz unterstützt. Sie setzt ausreichende Kraft beim Betroffenen voraus.

Eine sogenannte »Hebekommission« kann zudem einen konstanten und problemlösungsorientierten Einsatz von Hilfsmitteln erhöhen. Es ist deshalb wichtig, dass Pflegeeinrichtungen oder das häusliche Umfeld nicht nur mit diesen Gerätschaften ausgestattet sind, sondern dass das Pflegepersonal oder Angehörige auch im Umgang damit geschult sind.

Manche Einrichtungen haben eine **»zero lift policy«** (engl. etwa »Überhaupt-nicht-Heben-Konzept«) eingeführt. Vielfach haben Einrichtungen Toiletten und Duschräume nach ergonomischen Maßnahmen modifiziert, in der Häuslichkeit kann dies im Rahmen von Maßnahmen zur Wohnraumanpassung geschehen (► LF 2.2, Kap. 3.1 S. 976).

Als Gründe für die Nichtnutzung von Hilfsmitteln werden häufig angeführt: »Es geht ohne Hilfsmittel schneller« oder »die Bewohner lehnen das Hilfsmittel ab«. Auch schwierige Bedienung, Unsicherheit im Umgang und die Notwendigkeit des Verrückens von Möbeln sind Gründe für die Nichtverwendung der Geräte.

! Merke Zur Vermeidung von körperlichen Beschwerden sind neben der Bereitstellung von Hilfsmitteln die Ausbildung und das Training im Umgang mit den Mitteln ausschlaggebend. Dies ist möglich durch eine systematische betriebliche Weiterbildung und Unterstützung durch das Einrichtungs- oder Pflegedienstmanagement.

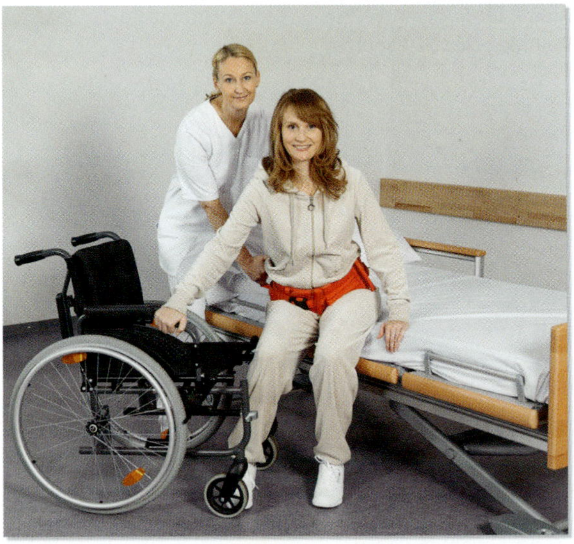

Abb. 1.24: Der Haltegürtel wird um das Becken gebunden. Er hat vier Haltegriffe und ermöglicht so eine Unterstützung des Pflegebedürftigen beim Umsetzen in einen Rollstuhl oder beim Gehen.

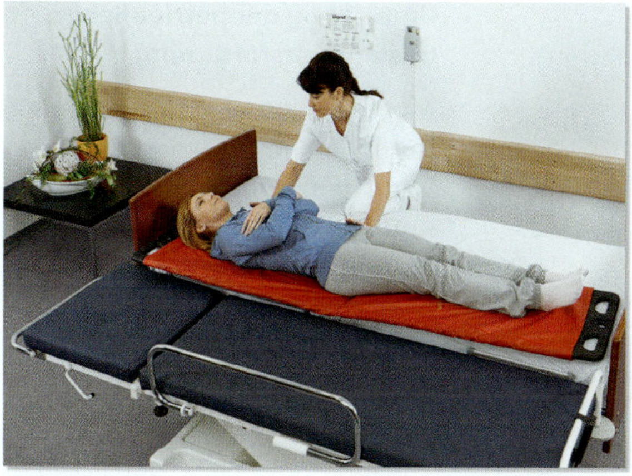

Abb. 1.25: Das Rollbrett ist gepolstert und mit einem Endlosschlauch überzogen. Mithilfe eines Lakens (im Foto rot) wird der Pflegebedürftige über das Rollbrett bewegt. Er kann so schonend umgebettet werden oder z. B. auf einen Duschwagen, eine Trage oder auf ein anderes Bett gebracht werden.

1.4 Betriebliche Gesundheitsförderung

Die Ziele **betrieblicher Gesundheitsförderung** sind klar definiert:

- Verringerung von Arbeitsbelastung
- Verringerung arbeitsbedingter Beschwerden
- Absenkung des Krankenstands
- Verbesserung von Arbeitszufriedenheit und Wohlbefinden am Arbeitsplatz
- Erhöhung der Arbeitsleistung

Fehlzeiten bei der Arbeit sind nur teilweise auf medizinische oder psychologische Ursachen zurückzuführen. Eine ebenso große Rolle dürften auch die **Einstellung** und die **Motivation** zur Arbeit spielen. Wer sich an seinem Arbeitsplatz wohlfühlt, wer den Eindruck hat, gebraucht zu werden oder eine entsprechende Verantwortung trägt, ist auch bereit, bei geringen Befindlichkeitsstörungen, wie Kopfschmerzen oder leichte Erkältung, zur Arbeit zu gehen, während andere sich unter gleichen Bedingungen krank melden.

Die individuellen Arbeitsbedingungen spielen eine nicht unerhebliche Rolle für die Gesundheit der einzelnen Mitarbeiter. Solche Bedingungen sind z. B. Stress durch Über- oder Unterforderung, Betriebsklima, Art der Tätigkeiten, Zeitstruktur der Arbeit (Schichtarbeit, Feiertagsarbeit) und das Führungsverhalten der Vorgesetzten. Arbeitsabläufe sollten gestaltbar, beeinflussbar und vor allem verstehbar sein. Dies erhöht die Motivation für die Arbeit, die Arbeitsbereitschaft steigt, Fehlzeiten sinken, Konflikte innerhalb der Einrichtung, des Betriebs oder des Teams werden abgebaut.

	Auf Organisationsstrukturen gerichtet	Direkt an die Mitarbeiter gerichtet
Verbesserung der Gesundheitssituation der Mitarbeiter	• Einführung eines Arbeitskreises Gesundheit • Erhöhung der Transparenz betrieblicher Entscheidungen • Erweiterung von Handlungsspielräumen • partizipatorische Arbeits- und Organisationsgestaltung • Einführung von Gruppenarbeit • mitarbeiterorientierte Arbeitszeitregelungen	• Kommunikationstraining • Schulung der Führungskräfte • Qualifizierung für Gruppenarbeit • Stressbewältigungsprogramme • Schulung für Zeitmanagement • Gesundheitsberatung • Sportangebote
Vermeidung von Gesundheitsrisiken	• Abbau von Über- oder Unterforderung durch Umorganisation von Abläufen • an Belastungen angepasste Pausenzeitenregelungen • Arbeits- und Unfallschutz • gesundheitsverträgliche Schichtsysteme • Vermeidung physikalischer und chemischer Gefährdungen	• Rückenschulen mit kombiniertem Arbeitsplatzprogramm • Schonarbeitsplätze • Bereitstellung bedarfsgerechter Arbeitsmittel • Schutz vor gesundheitlichen Gefährdungen • Aufklärung über Gefährdungen am Arbeitsplatz • Suchtpräventionsprogramme • Ernährungsprogramme

Tab.1.3: Gesundheitsförderung, Beispiele für Arbeitsergebnisse eines Gesundheitszirkels (1).

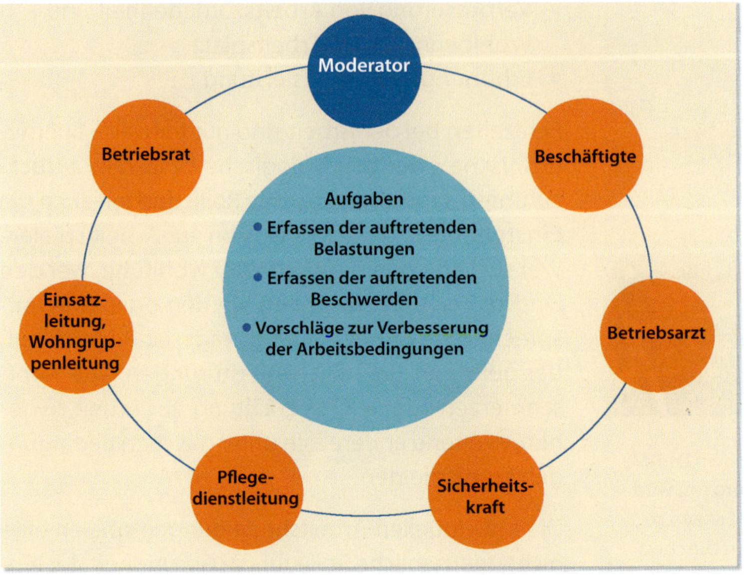

Abb. 1.26: Zusammensetzung und Aufgaben eines Gesundheitszirkels (nach K. Hurrelmann: Gesundheitssoziologie, München 2000).

Neben diesen mehr auf den einzelnen Arbeitnehmer bezogenen Anforderungen muss aber auch der betriebliche Rahmen stimmen. Dazu gehören eine gute Unternehmenskultur und Organisationsqualität sowie ein guter Führungs- und Kommunikationsstil.

Umsetzung der betrieblichen Gesundheitsförderung

Als besonders wirkungsvoll für die Einführung und Umsetzung von Maßnahmen zur betrieblichen Gesundheitsförderung haben sich sogenannte **Gesundheitszirkel** erwiesen. Unter Leitung eines Moderators treffen sich Mitarbeiter, Vorgesetzte, der Betriebsrat und externe Experten für Arbeitsschutz in einem Arbeitskreis. Anstehende Probleme werden von den Betroffenen dargestellt und mit den anderen Gruppen und den externen Fachleuten diskutiert.

In die Zirkelarbeit einer Einrichtung muss die gesamte Organisation einbezogen werden. Sie wird entweder an der Verbesserung der Gesundheitssituation der Beschäftigten oder an der Vermeidung von Gesundheitsrisiken orientiert. Durchsetzbar sind Interventionen aber nur dann, wenn Vorteile sowohl für die Betreiber der Einrichtung als auch für die Beschäftigten entstehen.

Aufgaben

- Welche Strategien zur persönlichen Gesundheitsförderung kennen Sie?
- Welche Hauptaufgaben hat die Berufsgenossenschaft für Gesundheitsdienst und Wohlfahrtspflege?
- Nennen Sie typische Belastungen in der Altenpflege.
- Was verstehen Sie unter Rückenschule?
- Was können Altenpfleger tun, um bei der täglichen Arbeit Ihren Rücken zu schonen?
- Welche ergonomischen Hilfsmittel erleichtern die Arbeit in der Altenpflege?
- Was sind die Ziele betrieblicher Gesundheitsförderung?

2 Stressprävention und Stressbewältigung

2.1 Stress und Stressreaktionen

Definition **Stress** (engl. »Druck«, »Beanspruchung«):

- Unspezifische Reaktion des Körpers auf Anforderungen unterschiedlichster Art.
- Zwang zur Anspannung aller Kräfte, der allmählich zu Überbeanspruchung führt und damit auch Gesundheitsschädigungen verursachen kann.
- Reaktion des Körpers auf Stressfaktoren oder Stressoren.

Stress ist keine Erscheinung der modernen Zeit, sondern ein Bestandteil des Lebens. In gewisser Hinsicht ist Stress sogar lebensnotwendig, denn in Gefahrensituationen werden dadurch alle verfügbaren Kraftreserven mobilisiert. Durch eine kurzfristige Überbeanspruchung der Körperkräfte können gefährliche Situationen gemeistert werden.

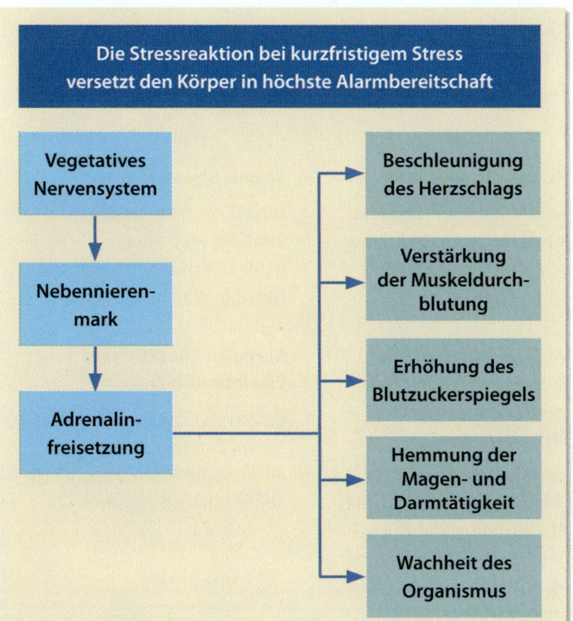

Abb. 2.1: Die Stressreaktion bei kurzfristigem Stress versetzt den Körper in höchste Alarmbereitschaft.

! Merke Einmaliger Stress erhöht die Leistungsbereitschaft und ist damit erforderlich zur Bewältigung größerer Aufgaben, z. B. einer Prüfung. Allerdings ist danach auch eine Phase der Erholung erforderlich.

Hält die Belastung dagegen längere Zeit an, so muss der Organismus eine ständige Höchstleistung erbringen. Alle Organsysteme laufen auf Hochtouren. Der Organismus ist in der Lage, sich über Wochen, je nach individueller Verfassung manchmal sogar über Monate hinweg dem Stress anzupassen. Man spricht dabei von einer allgemeinen Anpassungsreaktion. Bei Fortdauer der Stressoren tritt schließlich jedoch ein körperliches und seelisches Erschöpfungsstadium ein: Die Widerstandsfähigkeit des Körpers bricht zusammen. Die Infektionsanfälligkeit wird erhöht, es kommt zu Organschäden.

! Merke Fehlen dem Körper auf Dauer Erholungsphasen, so kommt es zu Erschöpfungszuständen und es können körperliche und seelische Gesundheitsschäden entstehen.

Stress ist also unter gegebenen Umständen für den Körper nützlich (= **Eustress**) oder schädlich (= **Disstress**). Ein angemessenes Training führt z. B. zu einer echten Leistungssteigerung des Körpers. Wenn dieses körperliche Training aber eine ständige Überanstrengung bedeutet, so können mit der Zeit körperliche und seelische Erkrankungen auftreten.

Wird von Stress geredet, so ist meist **Disstress** gemeint. In der zivilisierten menschlichen Gesellschaft gibt es viele **Stressoren**, die einen solchen Disstress auslösen. Berufliche Überanstrengung und Leistungsdruck, Überbeanspruchung im Straßenverkehr, Lärm, Angst und Hetze erzeugen ständige **Stressreaktionen**.

Aber auch das mitmenschliche Zusammenleben kann **Stressoren** beinhalten. So ist bekannt, dass eingeengte Wohnverhältnisse, wie z. B. in »Hochhaussilos«, bei den Bewohnern leicht zu Aggressionen gegenüber dem Wohnungsnachbarn führen können. Können diese nicht sinnvoll abgebaut werden, z. B. durch Nachbarschaftstreffen, Hausflurgespräche, führen sie zu **Stressreaktionen** (Tab. 2.1).

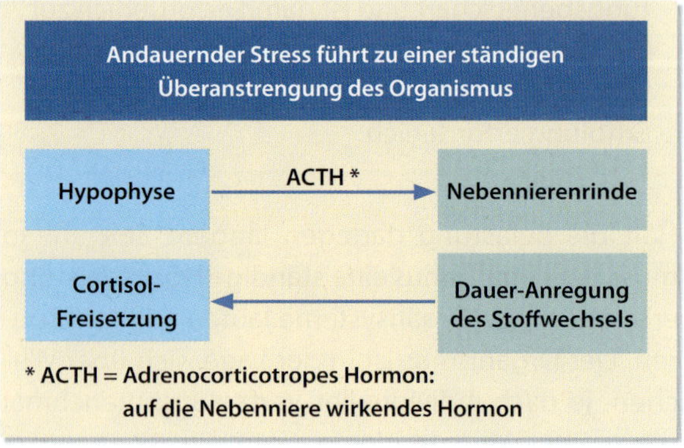

Abb. 2.2: Andauernder Stress, also die chronische Stressreaktion, führt zu einer ständigen Überanstrengung des Organismus.

2.1.1 Stressfaktoren

In der Biografie jedes Menschen finden sich Ereignisse, welche eine besondere Bedeutung für ihn haben. Die **Holmes-Rahe-Stress-Skala** wertet solche Ereignisse als **Stressfaktoren/Stressoren** und misst ihnen einen Zahlenwert bis 100 zu. Wenn man im Laufe eines Jahres auf eine Punktzahl zwischen 150 und 199 kommt, besteht danach eine 37% Wahrscheinlichkeit, dass man in den nächsten zwei Jahren krank wird. Bei einer Punktzahl von 200–299 liegt die Wahrscheinlichkeit bei 51 %, bei mehr als 300 Punkten sogar bei 79 %.

Ereignis	Punktezahl
Tod des Ehepartners	100
Scheidung	73
Trennung vom Partner	65
Tod eines nahen Familienangehörigen	63
Eigene schwere Erkrankung/Verletzung	53
Heirat	50
Kündigung durch Arbeitgeber	47
Veränderter Gesundheitszustand eines Familienmitglieds	44
Geburt eines Kindes	39
Veränderung der finanziellen Lage	38
Tod eines nahen Freundes	37
Auseinandersetzung mit dem Partner	35
Hypothek über mehr als 20.000 Euro	31
Veränderung in der Arbeit hinsichtlich Verantwortung	29
Ärger mit Verwandten	29
Überragende persönliche Leistungen	28
Wohnortwechsel	20
Veränderung der Essgewohnheiten	15
Urlaub	13
Weihnachten	12

Tab. 2.2: Holmes-Rahe-Stress-Skala (Auszug)

Stressoren	**Physikalisch-chemische Stressoren** Lärm; Hitze; Kälte; körperliche Erschöpfung; Riechstoffe, Drogen	**Mentale Stressoren** geistige Überforderung; geistige Unterforderung; fehlende Eignung und Kompetenz	**Psychische Stressoren** Konflikte mit Mitmenschen; Konkurrenz; Angst; Enttäuschungen; fehlende Unterstützungen	**Soziale Stressoren** schlechtes Betriebsklima; familiäre Probleme; häufig wechselnde Mitarbeiter; beengte Wohnverhältnisse
Stressreaktionen	**Kognitive Reaktionen (geistig-gedankliche Vorgänge)** Einschränkung der Wahrnehmung; Leere im Kopf (Blackout); Konzentrationsmangel; Denkblockaden	**Emotionale Reaktionen (Gefühle und Befindlichkeiten)** Nervosität; Panik; Verunsicherung; Gefühlsstau; Wut; Ärger; Gereiztheit	**Vegetativ-hormonelle Reaktionen (vegetatives Nervensystem und Stresshormone)** Herzklopfen/Herzstiche; Blässe; Schwitzen; schnelles Atmen; hoher Blutdruck; Tränen; weiche Knie; trockener Mund; flaues Gefühl in der Magengegend	**Muskuläre Reaktionen (Skelettmuskeln)** verzerrtes Gesicht; Zähneknirschen; Zittern; Zuckungen; Rückenschmerzen; Spannungskopfschmerz; Stottern

Tab. 2.1: Stressoren und Stressreaktionen

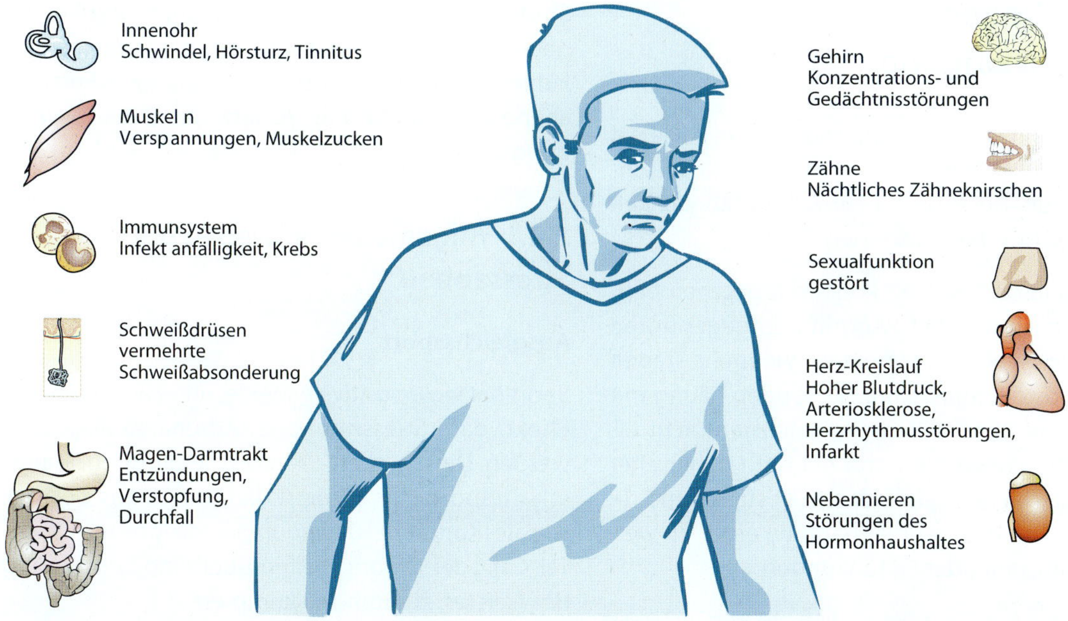

Abb. 2.3: Dauerstress schädigt die Funktionen der Organe.

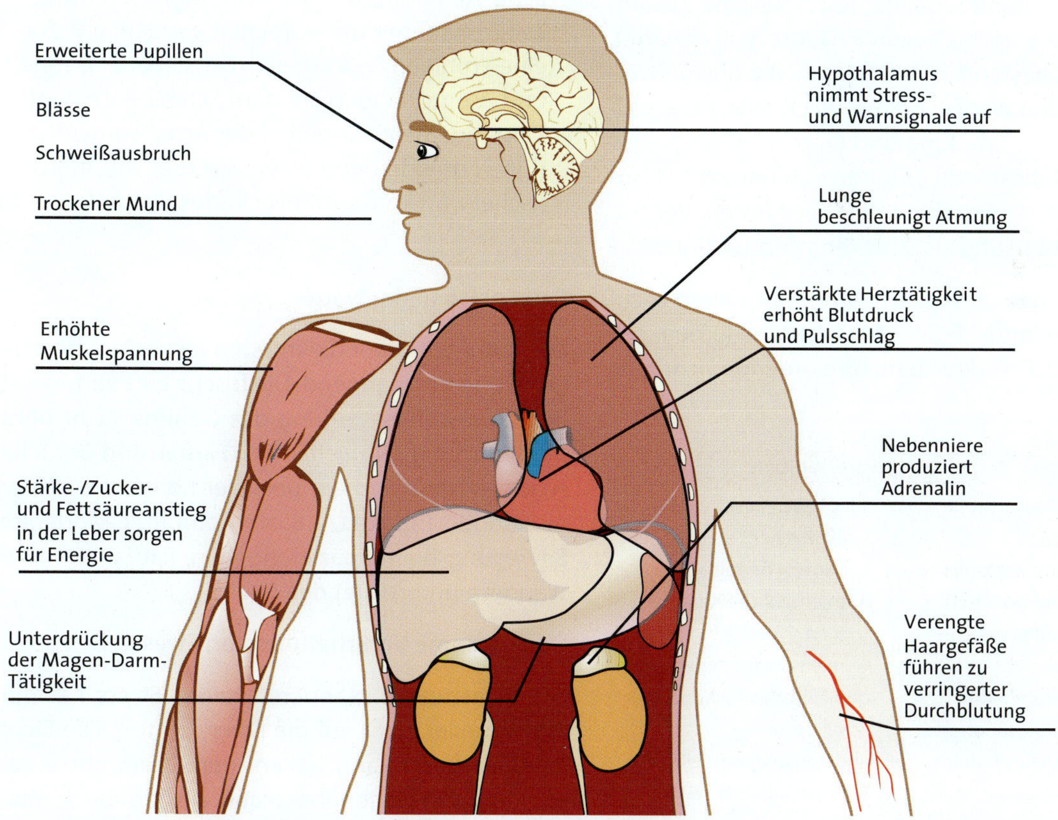

Abb. 2.4: Körperreaktionen bei Stress

LF 4.4

2.2 Methoden der Stressbewältigung

Die Anpassung der Reaktionen auf äußere Reize hat mit der schnellen Veränderung der Umwelt, besonders den zunehmenden technischen Möglichkeiten, nicht Schritt halten können.

Anders als in der Frühzeit können Menschen heute Stressoren nicht mit »Angriff« entgegentreten oder durch »Flucht« vermeiden. Vielmehr stauen sich ungelöste Konflikte an. Sie können häufig mit Rücksicht auf übliche Verhaltensnormen nicht offen ausgetragen werden und belasten daher eher unbewusst. Der Mensch fühlt sich gestresst und reagiert, falls keine Gegenmaßnahmen ergriffen werden, mit Ängsten oder Erkrankungen.

Zu viel Stress kann krank machen, zu wenig Stress ebenfalls. So hat man bei Pensionären und Rentnern beobachtet, dass diese oft kurze Zeit nach Eintritt in den Ruhestand regelrechte körperliche Zusammenbrüche erleiden. Eigentlich hätte man erwartet, dass der Ruhestand ihrer Gesundheit wohl tun würde. Durch den Wegfall des beruflichen Stresses sollte ihnen mehr Erholung und Freizeit möglich sein. Doch die Ruheständler fühlten sich unnütz, z.T. sogar überflüssig. Es fehlt ihnen der Antrieb, der früher im Beruf häufig als Stress empfunden wurde.

Es kommt darauf an, dass Stress im Leben nicht überhand nimmt. Jeder Mensch muss lernen, seine persönlich verkraftbare Stressmenge richtig zu dosieren.

Disstressabbau	Eustressaufbau
• Lärm und Schadstoffe vermeiden • Ärger sofort abreagieren, z.B. auf den Tisch hauen, Hände zusammenballen • Gefühle ausleben • Entspannungsübungen, z.B. autogenes Training, Muskelentspannung, Atementspannung oder Yoga	• Tätigkeiten ausüben, die Spaß machen • ein Hobby betreiben • mitmenschliche Kontakte suchen • Gemeinschaft pflegen, z.B. gemeinsame Ausflüge oder Familienspiele • anderen und sich selbst ein Erfolgserlebnis bereiten, z.B. kleine Geschenke oder anerkennende Worte

Tab. 2.3: Beispiele für die Stressbewältigung

Stress zeigt sich sowohl körperlich, muskulär, vegetativ, hormonell, als auch geistig im Denken und Fühlen und in sozialen Zusammenhängen. Entsprechend vielfältig sind die Ansätze zur Stressbewältigung.

2.2.1 Allgemeine Hinweise zum Stressabbau

Ausgleichssport

Sport hat viele positive Aspekte, unter anderem den Effekt, dass Stresshormone (Adrenalin) abgebaut werden. Dies mindert die Stressgefährdung. Mannschaftssportarten fördern darüber hinaus positive soziale Kontakte. Bewegungskonzepte wie Yoga, Tai-Chi oder Qigong helfen über eine Zentrierung des Geistes, zur Ruhe zu kommen.

> ✔ **Tipp** Fehlt die Zeit für regelmäßige sportliche Aktivitäten, sollten die täglichen Tätigkeiten häufiger unterbrochen werden, z.B. für einen ruhigen Blick aus dem Fenster oder Dehn- und Atemübungen auf dem Schreibtischstuhl. Einseitige Belastungen in der Arbeitsorganisation vermeiden und einen Wechsel von motorischer und konzentrativer Tätigkeit einplanen.

Bewegung in der Natur

Die Natur wirkt auf die meisten Menschen beruhigend und entspannend. Die frische Luft verbessert die Sauerstoffversorgung des Gehirns. Licht hebt die Stimmung. Die vielfältigen Farben und Gerüche regen an und sind ein positiver Kontrast zu einer einseitigen Tätigkeit, z.B. am Computer. Moderate Bewegung beim Spazierengehen, Radfahren oder Wandern unterstützt den Effekt.

Gemeinsame Verarbeitung von Stress

Die Belastung mit anderen teilen. Stress hat mit individueller Sicht auf die Dinge zu tun. Die Sicht eines anderen kann helfen, den Stress abzubauen. Fehlt ein Gegenüber, kann ein Tagebuch eine Möglichkeit sein, den Stress »öffentlich« und damit bearbeitbar zu machen.

2.2.2 Progressive Muskelentspannung nach Jacobson

Progressive Muskelentspannung entstand Ende der 1930er-Jahre. **Edmund Jacobson** stellte fest, dass Stress, Angst und innere Unruhe häufig mit einer Verspannung der Muskulatur verbunden sind. In der Folge entstand ein Übungsprogramm, bei dem verschiedene Muskelgruppen systematisch angespannt und wieder entspannt werden, bis keinerlei Anspannung bzw. Verspannung in den Muskeln vorhanden ist. Für jede Muskelgruppe sollte die Phase der Anspannung etwa 5 Sekunden dauern, die Phase der Entspannung etwa 20 Sekunden.

Wichtig ist die Konzentration auf die unterschiedlichen Empfindungen während der Spannung und der Entspannung: Die Herabsetzung der Spannung in der Muskulatur bewirkt auch eine psychische Entspannung und belegt so die enge Wechselbeziehung zwischen Psyche und Körper. Bei dieser Übung müssen nicht immer alle Muskelgruppen angesprochen werden. Es genügt meist, sich auf die spürbar verspannten Muskeln zu beschränken. Die Methode ist unter Anleitung relativ rasch zu erlernen und kann dann sowohl im Liegen als auch im Sitzen durchgeführt werden (Abb. 2.5).

Die Rücknahme nach der progressiven Muskelentspannung:

- Ruhig weiteratmen und Augen noch geschlossenhalten.
- Hände und Füße leicht bewegen. Die Füße von sich strecken und mehr und mehr recken.
- Langsam drehen und räkeln.
- Arme und Beine mehr und mehr bewegen.
- Hin und her drehen bis das Gefühl entsteht, wieder ganz klar und wach zu sein.
- Augen öffnen.
- Langsam aufstehen.
- Noch einmal richtig ausstrecken und tief durchatmen.

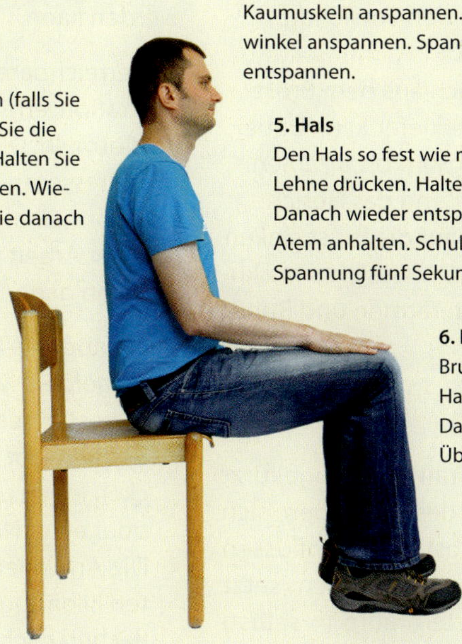
3. Stirn
Versuchen Sie die Stirn so fest wie möglich zu runzeln. Halten Sie die Spannung fünf Sekunden. Danach entspannen.
4. Nase
Ziehen Sie die Augenbrauen hoch und rümpfen Sie die Nase. Fünf Sekunden halten, dann entspannen. Nun Wangen und Kaumuskeln anspannen. Zähne zusammenbeißen und Mundwinkel anspannen. Spannung fünf Sekunden halten, danach entspannen.
2. Oberarm
Drücken Sie ihren Oberarm gegen den Boden (falls Sie liegen) oder die Lehne Ihres Stuhls. Spannen Sie die Oberarmmuskulatur so fest wie möglich an. Halten Sie die Spannung fünf Sekunden. Jetzt entspannen. Wiederholen Sie die Übung fünfmal. Führen Sie sie danach mit dem linken Arm durch.
5. Hals
Den Hals so fest wie möglich gegen den Boden oder die Lehne drücken. Halten Sie die Spannung fünf Sekunden. Danach wieder entspannen. Atmen Sie ganz tief durch. Atem anhalten. Schulterblätter fest anlegen. Halten Sie die Spannung fünf Sekunden und entspannen Sie sich danach.
1. Hand
Spannen Sie die Muskeln der rechten Hand so fest wie möglich an. Ballen Sie die Hand zur Faust. Halten Sie die Spannung fünf Sekunden. Jetzt entspannen. Wiederholen Sie die Übung fünfmal. Wechseln Sie dann zur linken Hand.
6. Körper
Brust raus, Bauch rein – so fest es geht. Halten Sie die Spannung fünf Sekunden. Dann entspannen. Wiederholen Sie die Übung fünfmal.
7. Beine
Die rechte Ferse auf den Boden pressen, Spannung fünf Sekunden lang halten und danach entspannen. Übung fünfmal wiederholen. Wechseln Sie dann zur linken Ferse. Spannen Sie in der nächsten Übung die rechte Wade an. Spüren Sie die Spannung fünf Sekunden. Jetzt entspannen. Wiederholen Sie die Übung fünfmal und wechseln Sie danach zur linken Wade.

Abb. 2.5: Progressive Muskelentspannung nach Jacobson.

LF 4.4

2.2.3 Atemübungen

Durch die entsprechende **Atmentechnik** und **Atemübungen** kann Stress abgebaut und entspannt werden.

»Schlange«:
- Langsam und tief einatmen.
- Beim Ausatmen durch den Mund bleiben die Zähne geschlossen. Auf den Zischlaut konzentrieren, der entsteht, wenn langsam die Luft durch die Zähne gepresst wird.
- Den Zischlaut möglichst gleichmäßig gestalten und alle Luft ausatmen.
- 4 Wiederholungen und dann eine Pause.

»Die 4-6-8-Methode«:
- Tief durch die Nase einatmen, zuerst in den Bauch. Der Bauch wölbt sich nach außen.
- Vorstellen, dass sich der Bauch wie ein Luftballon mit Luft füllt. Dann in den Brustraum einatmen. Die Brust hebt sich. Beim Einatmen langsam bis 4 zählen.
- Den Atem anhalten und dabei von 1 bis 6 zählen.
- Durch den offenen Mund ausatmen. Zuerst die Luft aus dem Bauchraum herauslassen. Dazu die Bauchdecke mit den Händen vorsichtig nach innen drücken.
- Dann die Luft vollständig auch aus dem Brustraum herauslassen. Der Unterkiefer kann dabei locker herunterhängen. Langsam bis 8 zählen.
- 4 Wiederholungen, anschließend das Gesicht entspannen. Dazu den Kopf auf die Brust sinken lassen und dabei ausatmen. Die Gesichtsmuskulatur ganz locker lassen, weiteratmen und Ruhe finden.

2.2.4 Autogenes Training

Die Übungen des **autogenen Trainings** (abgekürzt AT) beruhen auf der Fähigkeit des Menschen, sich selbst zu entspannen und selbst zu beeinflussen (Autosuggestion). Die Bezeichnung »autogen« setzt sich aus den griechischen Wörtern auto (= selbst) und genesis (= Entstehung) zusammen.

Das autogene Training ähnelt der **Hypnose**, die schon in vorchristlicher Zeit von Ärzten und Priestern angewandt wurde. Im hypnotischen Zustand (Trance), den der Hypnotiseur je nach Einzelfall durch unterschiedliche Techniken herbeiführt, wird das Bewusstsein so stark eingeengt, dass der Patient fast nur noch die Suggestion des Therapeuten wahrnimmt. Deshalb können die heilsamen Suggestionen auch viel tiefer im Unterbewusstsein verankert werden und im Alltag nachwirken als im Wachzustand. Hypnose sollte allerdings immer von einem Therapeuten durchgeführt werden.

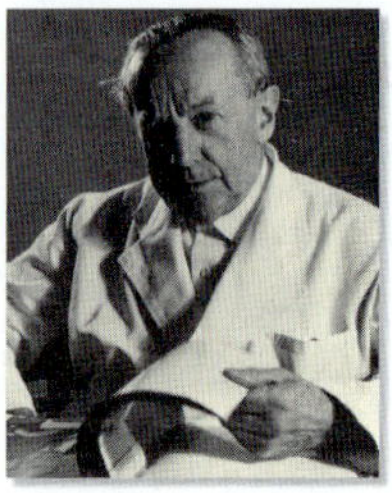

Abb. 2.6: Das autogene Training wurde in den Jahren 1908–1912 von Johannes Heinrich Schultz entwickelt.

Schultz entwickelte das zur Selbstbeeinflussung geeignete AT. Er ging von der Beobachtung aus, dass seine Patienten in Hypnose regelmäßig zwei Gefühle hatten: Schwere und Wärme. Daraus folgerte er, dass man sich durch konzentrierte Vorstellung dieser beiden Zustände auch selbst in einen hypnoseähnlichen Zustand versetzen kann, in dem die Suggestion besser als im Wachzustand aufgenommen werden kann.

Die erreichbare Entspannung, bei erhaltener Konzentration, ermöglicht die Aufnahme autosuggestiver Formeln. Diese wirken im Alltag fort und helfen, mit Stressoren besser umgehen zu können. Solch eine formelhafte Vorsatzbildung kann z. B. lauten: »Bei der Arbeit ruhig und gelassen«, »Ich schaffe es, ich kann ganz sicher sein«.

Das autogene Training kann im Liegen oder Sitzen durchgeführt werden. Für Anfänger ist die Liegehaltung besser geeignet.
- Bequem auf eine warme Unterlage auf den Rücken legen und Kopf und Knie mit einem Kissen oder einer Nackenrolle unterstützen.
- Die Arme liegen ganz gelöst mit leicht gebeugten Ellenbogen neben dem Körper, die Handflächen nach unten.
- Entspannt die Beine ausstrecken, sodass die Fußspitzen nach außen fallen.
- Die Augen schließen und mit der Übung beginnen.

Das Üben erfolgt per gedankliches Vorsprechen von Formeln in einer festen Reihenfolge (Tab. 2.4). Durch die Kraft der Gedanken und der Vorstellung werden unwillkürliche Körperreaktionen so beeinflusst, dass insgesamt das parasympathische Nervensystem aktiviert wird. Die Aktivitäten des Sympathikus werden dagegen gebremst.

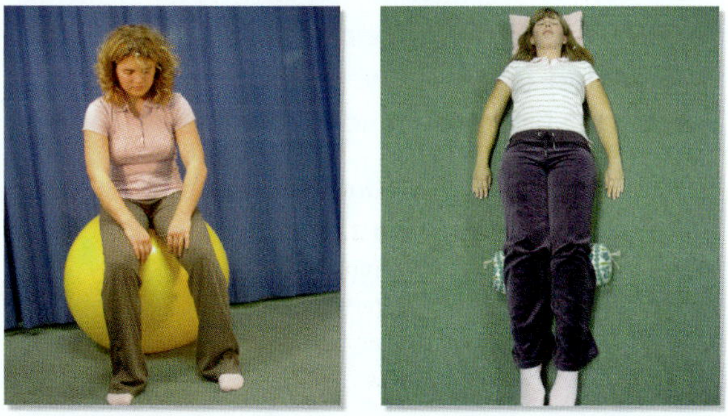

Abb. 2.7: Typische Haltungen beim autogenen Training.

Die Rücknahme läuft wie folgt ab:
- Hände zur Faust ballen
- Arme fest anwinkeln
- tief ein- und ausatmen
- Augen aufschlagen
- sich sofort aufrichten

Diese »Formel« wird in Gedanken gesprochen und gleichzeitig ausgeführt.

! Merke Das autogene Training versetzt den Körper in einen hypnoseartigen Zustand, zu vergleichen mit einem Zustand zwischen Wachsein und Schlafen. Deshalb ist es wichtig, am Schluss der Übung eine Rücknahme vorzunehmen, um wieder hellwach zu sein.
Einzige Ausnahme von dieser Regel ist das Üben vor dem Schlafengehen zur Unterstützung bei Schlafstörungen: Dann bedarf es keiner Rücknahme. Allerdings darf dann die Kühleformel ebenfalls nicht angewendet werden.

Das autogene Training zählt heute zu den am weitesten verbreiteten Entspannungsmethoden. Man lernt es am besten in einer Lerngruppe bei einer Fachkraft. Regelmäßiges Üben ist Voraussetzung. Insgesamt sind etwa 3–4 Monate Übungszeit nötig, um die Methode in den Anfängen zu beherrschen.

Formel	**Auswirkungen**
»Ich bin ganz ruhig«	Der Organismus schaltet von Anspannung um auf Entspannung. Alle Gedanken sind auf Ruhe eingestellt.
»Rechter (linker) Arm ist schwer«	Die Muskelspannung wird als Gliederschwere empfunden.
»Rechter (linker) Arm ist warm«	Die Entspannung der unwillkürlichen Blutgefäßmuskulatur führt zu einer Weiterstellung der Gefäße und damit zur Erwärmung der Körperoberfläche (ca. 0,2 – 1 °C). Es erfolgt eine Generalisierung von Schwere und Wärme im gesamten Körper.
»Es atmet mich«	Die Atmung, die zwar willkürlich zu einem bestimmten Maße beeinflussbar ist, aber ansonsten unwillkürlich, d. h. selbstständig abläuft, wird in ihrem natürlichen Atemrhythmus wahrgenommen.
»Herz schlägt ganz ruhig«	Durch das Hinwenden der Aufmerksamkeit zum Herzen wird der Rhythmus des Herzschlags bewusst erlebt.
»Sonnengeflecht strömt warm«	Das Sonnengeflecht, der Teil des sympathischen Nervensystems, der die Bauchorgane versorgt, wird durch die Wärmevorstellung entspannt. Es erfolgt die Wahrnehmung von Wärme im gesamten Bauchraum. So erfolgt ein vegetatives Umschalten auf Erholung und Entspannung.
»Stirn ist angenehm kühl«	Durch diese Konzentration wird der Kopf als das geistig steuernde Zentrum aus dem übrigen Körperbereich herausgenommen. Es entsteht ein besonders angenehmes subjektives Empfinden von Wachheit, als streiche ein leichter kühler Hauch über die Stirn (»Geisterhauch« – Originalzitat J. H. Schultz)

Tab. 2.4: Vorsatzformeln des AT und ihre Auswirkungen auf die Selbstbeeinflussung der Körperfunktionen.

2.2.5 Feldenkrais-Methode

Die **Feldenkrais-Methode** setzt an den alltäglichen Bewegungsmustern an, die für jeden Menschen charakteristisch sind und im Wesentlichen unbewusst ablaufen. Über eine vertiefte Wahrnehmung soll das Bewusstsein für die Bewegungen verbessert und eine erweiterte physische Kompetenz erreicht werden. Ungünstige Bewegungsmuster sollen überwunden und Alternativen erfahren werden.

Das bewusste Tun soll zu einer besseren körperlichen und geistigen Beweglichkeit führen.

Die Methode hat sich besonders im Rahmen der medizinischen Rehabilitation bei eingeschränkter Mobilität und in der Behandlung von Fehlhaltungsbeschwerden bewährt. Sie eignet sich vor allem, um chronische Verspannungen und Schmerzen des Bewegungsapparates zu behandeln. Gesunde können bis ins hohe Alter von einer im weitesten Sinne verbesserten Beweglichkeit profitieren.

Moshé Feldenkrais betrachtete Bewegung als wesentlichen Teil menschlichen Handelns, eng verknüpft mit den geistigen Fähigkeiten und Aktivitäten. Die Bewegung schien dabei ein geeigneter Ansatzpunkt zur »Arbeit« am ganzen Menschen. Bei der Bewegung kann man sich kaum verstellen und Erfahrungen lassen sich nicht interpretieren oder hinwegreden. Verbunden wurde dies mit einem Bild vom Menschen als einem zum Lernen und zur »Selbsterziehung« befähigten Wesen.

Es werden leichte und einfache Übungen durchgeführt, die über die damit verbundene Erfahrung in den Alltag integriert werden können. Die Hinweise der Lehrer können sowohl verbal erfolgen als auch durch leichte Berührungen unterstützt werden.

2.2.6 Qigong und Tai Chi

In den alten Kulturen Asiens gibt es eine lange Tradition der Auseinandersetzung und Beeinflussung der eigenen Gesundheit, welche sich meist aus Kampfkünsten herleitet. Ihr Ziel ist, durch Bewegungen und spezielle Haltungen sowie meditative Konzentration Körper und Geist zu schulen.

Hinter diesen Techniken steht das Prinzip des **Yin und Yang**, welches auch in der **Traditionellen Chinesischen Medizin (TCM)** eine Rolle spielt.

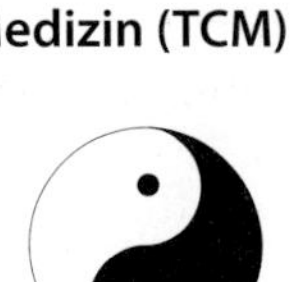

Abb. 2.8:
Yin und Yang

Ursprünglich auf die Geografie bezogen, Yin die nördliche und Yang die südliche Seite eines Berges, stehen in der chinesischen Philosophie **Yin und Yang für alle Polaritäten.** Das Yang steht für das schöpferische, aktive, lichte Prinzip – das Yin für das empfangende, passive, verhüllende. Aber auch Himmel und Erde, leicht und schwer, oben und unten etc. werden erfasst. Damit ist keinerlei Wertung verbunden. Wichtig ist der Gedanke, dass eine Polarität des Lebens ohne die andere Polarität nicht existieren kann. Auch finden sich weder Yin noch Yang in Reinform. Nur beide zusammen bilden ein Ganzes und die Ausgewogenheit zwischen Yang und Yin bestimmt letztendlich die Gesundheit.

Sowohl Anspannung als auch Entspannung sind nötig, um das Leben zu gestalten. Anspannung wird ohne Entspannung zum Stress. Entspannung allein führt zur Unbeweglichkeit und macht auf Dauer krank.

Qigong (sprich »tschigong«)

Qigong kann als die Fähigkeit zum Umgang mit der eigenen Lebenskraft bezeichnet werden. **Qi** steht im chinesischen Verständnis für die Vitalität, die Lebenskraft. **Gong** bedeutet so viel wie Fähigkeit oder Können.

Qigong besteht aus Atemübungen, Bewegungsübungen, eventuell verbunden mit Eigenmassage und Konzentrationsübungen. Immer müssen mehrere Komponenten einbezogen werden. Dies unterscheidet die Methode z. B. von einer reinen Gymnastik. Übungen des Qigong werden sowohl zur allgemeinen Gesunderhaltung als auch bezogen auf einzelne Krankheiten durchgeführt. Die unterschiedlichen Richtungen sind kaum zu überschauen, häufig werden die Übungen zu Gruppen zusammengefasst, wie Ba-duan-jin mit 8 oder Shi-er-duan-jin mit 12 Übungen. Sie sprechen durch eine Kombination aus Bewegung, Selbstmassage und Atmung verbunden, mit einer Anregung der Sinne, den ganzen Menschen an.

Taijiquan (sprich »tei-tschi-tschuan«)

Dieses zu den Kampfkünsten gehörende Übungssystem, verkürzt auch als **Tai Chi** bezeichnet, stammt ebenfalls aus China. Die Ausführung in Deutschland stellt einen ritualisierten Kampf ohne Waffen dar. Dies führte wohl zu dem Begriff **Schattenboxen.**

LF 4.4

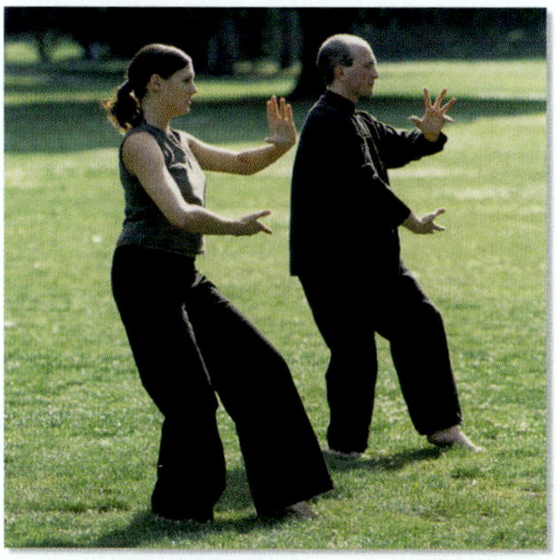

Abb. 2.9: Tai Chi

Die Übungen des Tai Chi bestehen aus einer festgelegten Abfolge von Einzelbewegungen in Form von »Angriff« und »Verteidigung«. Sie werden meist langsam und geschmeidig ausgeführt und trainieren durch das »Halten« komplizierter Figuren nicht nur die Muskulatur, sondern auch Gleichgewicht und Koordination. Die Konzentration auf einen bestimmten Bewegungsablauf und dessen Wiederholungen führt darüber hinaus zu einer inneren Beruhigung.

Tai Chi kann in Sportschulen, Vereinen oder von privaten Lehrern erlernt werden. Gleiches gilt für Qigong.

Wegen der förderlichen Wirkung unterstützen einige Krankenkassen die Ausübung im Rahmen der Gesundheitsvorsorge durch organisierte Angebote oder Anerkennung im Rahmen von Bonusprogrammen.

2.2.7 Yoga

Yoga ist ein aus Indien stammendes philosophisches Denk- und Handlungssystem. Es besteht aus verschiedenen geistigen und körperlichen Übungen und Haltungen, z. B. Askese, und war seinem Ursprung nach zunächst auf spirituelle Erleuchtung durch Meditation gerichtet, dem die verschiedenen Übungen untergeordnet waren.

Im Laufe der Entwicklung entstand ein System spezieller Übungen, welche durch positive Auswirkung auf den Körper zur Bildung eigener Systeme führten. Es entstand unter anderem das Hatha-Yoga. Diese Form des Yoga ist meist gemeint, wenn im Westen von Yoga gesprochen wird.

Hatha-Yoga vereint bestimmte Körperstellungen (Asanas) und eine gelenkte Atmung (Pranayama). Hinzu kommt eine geistige Komponente in Form einer Hinwendung zu einem Leben im Yoga, in dem der Mensch sich seiner Verantwortung gegenüber dem Leben bewusst wird. Dies ist eigentlich nicht zu trennen. Allerdings wird Yoga wie vieles, was aus anderen Kulturkreisen stammt, auf bestimmte Aspekte reduziert.

Im Yoga werden Krankheiten als Folge körperlicher Sünden betrachtet, eine Sichtweise, welche auch sprachlich nicht ganz fremd ist. Die Mitverantwortung für eine gute Gesundheit wird zunehmend diskutiert und durch die Aufforderung zur Prävention verdeutlicht.

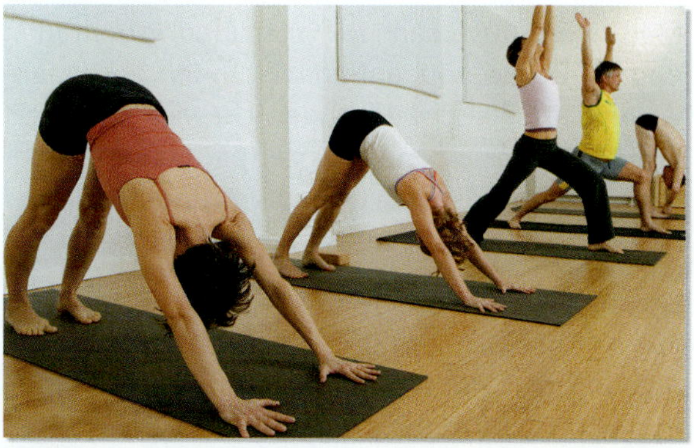

Abb. 2.10: Yoga-Asana

Die Übungen des Yoga sind geeignet, die Gesundheit insgesamt zu bessern. Die Körperstellungen führen zu einer Verbesserung der Beweglichkeit und Flexibilität der Wirbelsäule, Entspannung der Muskulatur, Verbesserung der Organdurchblutung und zur allgemeinen Beruhigung. Das bewusste und gelenkte Atmen verbessert die Sauerstoffversorgung der Gewebe.

Yogalehrer leiten das Üben von ausgewählten Körperstellungen und Atemübungen an, vermitteln das Erlebnis der Tiefenentspannung verbunden mit Meditationsübungen. Ziel ist eine Verbesserung des Lebensgefühls durch körperliche Leistungsfähigkeit und innere Gelassenheit. Die Kurse finden in Volkshochschulen oder speziellen Yogaschulen statt.

2.2.8 Rituale als Entspannungsmöglichkeiten

Entspannung durch meditative Musik

Meditation bedeutet eine tiefe Versenkung in sich selbst, um neue Kräfte aufzubauen.

Meditation gibt es in der christlichen Religion, z.B. das Perlendrehen des Rosenkranzes, aber auch in den buddhistischen und islamischen Religionen. Bei der **Transzendentalen Meditation** wird ein sogenanntes **Mantra**, z.B. ein Gedicht, eine Bildvorstellung oder bestimmte Laute, endlos wiederholt. Oft wird dabei die Wirkung durch monotone Musik oder monotone Geräusche, z.B. Wasserrauschen, verstärkt.

Meditative Musik kann zur Entspannung beitragen und Angst- und Spannungszuständen entgegenwirken. Das seelische Gleichgewicht wird stabilisiert und bewusste und unbewusste Spannungen abgebaut. Oft wird sie auch als Hintergrundmusik oder bei anderen Entspannungsmethoden eingesetzt.

Wirkungsweise:
In einem entspannten Zustand, etwa morgens nach tiefem Schlaf, hat der Mensch in der Regel einen Puls von 60 Schlägen pro Minute. Deshalb haben auch Schlaflieder für Kinder dieses Tempo. Im Laufe des Tages erreichen wir ein Tempo von ca. 80 Schlägen und empfinden dies als ruhig. Bei einer Grundbereitschaft zur Entspannung werden durch meditative Musik vegetativ gesteuerte Prozesse des Körpers, u.a. die Herz- und Atemfrequenz, beruhigt oder im umgekehrten Fall auch wieder angeregt.

Meditative Musik regt sowohl die linke Hirnhälfte, zuständig für Logik, Verstand und Sprache, als auch die rechte, zuständig für Intuition, Gefühl und Körperbewusstsein, an. Das Gleichgewicht wird wiederhergestellt, was sich vermutlich harmonisierend und ausgleichend auf den gesamten Organismus auswirkt.

Die Musikstücke beginnen bei etwa 80 Schlägen pro Minute, reduzieren das Tempo nach wenigen Minuten auf ca. 60 Schläge und kommen danach wieder auf 70–80 Schläge zurück, damit man entspannt und aktiv den weiteren Tag erleben kann.

Kennzeichen meditativer Musik
- langsamer, aber kraftvoller Rhythmus
- Tempo von meist 60 Schlägen pro Minute
- schwebende Harmonien
- beruhigende Basstöne
- sphärische Klangformationen
- helle Flötentöne
- Glockenklänge
- Elemente aus der Natur, z.B. Meeresrauschen
- leise Klänge

Entspannung durch Düfte

Duftende Stoffe geben ständig winzige Mengen an Duftmolekülen in die Luft ab. Im Riechepithel der Nase lösen diese einen Sinnesreiz aus, dessen Information über den Riechnerv zum Gehirn weitergeleitet wird. Duftstoffe sind in ätherischen (griechisch, »Äther enthaltend, angenehm riechend«) Ölen enthalten. **Ätherische Öle** sind pflanzlichen Ursprungs und werden z.B. in Parfüms, aber auch zum Aromatisieren eingesetzt.

Ätherische Öle	Wirkung	Anwendung
Lavendel	beruhigend, entspannend	Schlafstörungen, Migräne
Orange	sinnlich anregend	Nervosität
Pfefferminze	kühlend, erfrischend	Kopfschmerzen, Husten, Schnupfen
Zitrone	erfrischend, kühlend	Konzentrationsschwäche, Müdigkeit

Tab. 2.5: Ätherische Öle in ihrer Wirkungsweise und Anwendung.

Neben der Duftinformation selbst haben Düfte unterschiedliche Wirkungen auf den Menschen und sind eng verbunden mit dem Gedächtnis. **Vertraute Düfte** lösen Assoziationen und Erinnerungen aus und versetzen in unterschiedliche Stimmungen. Darüber hinaus können sie anregen oder entspannen. Dies macht man sich durch den gezielten Einsatz von Düften zunutze. Dabei steht nicht immer das Wohlgefühl im Vordergrund, sondern z.B. auch die Absicht zur Verkaufsförderung, beispielsweise durch einen »Neuwagenduft« oder den Duft von Tomaten.

Abb. 2.11: Duftlampe. In der Schale befinden sich Wasser und etwa 5-10 Tropfen ätherisches Öl. Die Kerze verdampft das Wasser/Öl-Gemisch und setzt die Duftmoleküle frei.

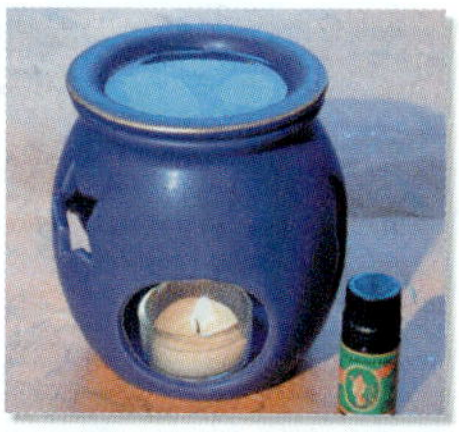

Die Anwendung erfolgt durch Duftschalen, Tongefäße oder mit einer Duftlampe. Auch Inhalationen sind möglich, z. B. auf ein Taschentuch 3 – 4 Tropfen ätherisches Öl geben und daran riechen.

Entspannung durch Lachen

»Lachen ist gesund« sagt schon der Volksmund. Aber die Akzeptanz dieser Erkenntnis im Bereich der Medizin besteht noch nicht sehr lange. **Lachen** ist eine ererbte Verhaltensweise, die besonders im sozialen Zusammenhang von Bedeutung ist. Aristoteles sah die Gründe in der Selbstironie, aber auch im Verspotten von Gegnern. Nach Konrad Lorenz ist Lachen eine Drohgebärde ohne aggressive Komponente und dient damit der Spannungslösung. Erst seit den 1970er-Jahren wird Lachen systematisch erforscht. Der amerikanische Psychiater W. F. Fry begründete die **Gelotologie**, die Lehre von der Physiologie des Humors.

Mittlerweile gibt es Fachgesellschaften, die sich damit beschäftigen. Es gibt das System der **Clown-Doktoren** für Kinder im Krankenhaus. Eine Übertragung auf die Arbeit mit Menschen, die an Demenz leiden, findet im Rahmen des Pflegemodells nach **E. Böhm** statt.

Für den Bereich der allgemeinen Gesundheitsförderung wurde in Indien das **Lach-Yoga** entwickelt, welches sich auch hier zunehmender Aufmerksamkeit erfreut.

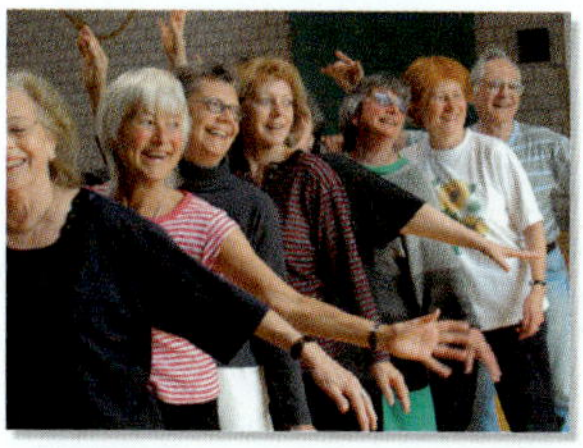

Abb. 2.12: Ausgehend von der Aussage »Wer lacht, denkt nicht, und wer denkt, lacht nicht« wird das Lachen zu einer Form spontaner Meditation.

Beim Lachen werden vielfältige Muskelgruppen angesprochen. Besonders die Bewegungen des Zwerchfells wirken sich wie eine Massage auf die inneren Organe aus. Während des Lachens wird vermehrt Sauerstoff aufgenommen. Schmerzen werden reduziert, und das Immunsystem wird positiv beeinflusst. In einer englischen Untersuchung (Heart, 92, 2006, 261) wird von einer Verbesserung des Blutflusses berichtet, die dem Effekt von 20 Minuten Aerobic entspricht.

Auch wenn der Mechanismus noch nicht geklärt ist, wird empfohlen, 15 Minuten am Tag zu lachen. Für Kinder ist das kein Problem. Sie lachen, im Gegensatz zu Erwachsenen, viel häufiger, etwa 400-mal am Tag. Erwachsene hingegen kommen nur auf 15-20-mal am Tag.

Lachen führt zu einer Verbesserung der Grundstimmung mit einer Abschwächung stressbedingter Belastungen. Es fördert das Klima sowohl im Arbeitszusammenhang als auch in der Pflegebeziehung.

Aufgaben

- Erklären Sie, was unter Stress verstanden wird. Welche verschiedenen Arten von Stress gibt es?
- Wie erfolgt der physiologische Ablauf einer Stressreaktion?
- Welche Symptome treten unmittelbar bei Stress auf?
- Welche Symptome können bei Dauerstress auftreten?
- Wie kann Disstress abgebaut werden? Wie kann Eustress aufgebaut werden?
- Nennen Sie Möglichkeiten, wie Stress abgebaut werden kann.
- Was versteht man unter »progressiver Muskelentspannung«?
- Was bedeutet »autogenes Training«?
- Was bedeuten Yin und Yang in der traditionellen chinesischen Medizin?
- Nennen Sie die Kennzeichen meditativer Musik.

3 Kollegiale Beratung, Supervision und Coaching

Die einfachste Form der Unterstützung bei Entscheidungen ist die **Beratung,** z. B. durch fachlich erfahrene Kollegen oder zuständige Vorgesetzte wie Pflegedienstleitungen. Diese Form der Unterstützung hat allerdings den Nachteil, dass der Ratsuchende gezwungen ist, seine Probleme offenzulegen. Dies setzt ein gutes Arbeitsklima mit gegenseitigem Vertrauen voraus.

Beratung kann Entscheidungen erleichtern oder vorbereiten. Es gibt sie auch im institutionellen Rahmen von der Berufsberatung über Eheberatung bis zur Schuldnerberatung. Besondere Qualifikationen, außer fachlichen, sind nicht erforderlich. Für einige Bereiche gelten besondere Regeln, so dürfen bisher nur Juristen Rechtsberatungen durchführen.

3.1 Kollegiale Beratung

Definition Als **kollegiale Beratung** (oder Intervision) wird bezeichnet:

- regelmäßige Beratungsgespräche in einer Gruppe von sechs bis neun Kollegen,
- in denen jeweils ein Kollege zu einem aktuellen beruflichen Praxisfall von der Gruppe beraten wird,
- in denen ein Gruppenmitglied den Beratungsprozess moderiert (statt eines externen Beraters),
- in denen die Gruppe sich an einem festen und strukturierten Beratungsablauf orientiert und
- bei denen die Rollen (Beratener, Moderator, Beratende) bei jedem Beratungsgespräch wechseln.

Kollegiale Beratung ist eine besondere Methodik zur **Fallbesprechung**, die in Pflegeteams zunehmend praktiziert wird und sich dort bewährt hat (Vollmer, 2012; Zegelin, 2012). Praxisfälle, die in kollegialer Beratung eingebracht werden, können von aktuellen schwierigen Gesprächssituationen handeln, die der Beratene z. B. mit Klienten und/oder deren Angehörigen erlebt.

Ziele von kollegialer Beratung sind, den Fall in der Gruppe gemeinsam zu reflektieren und verschiedene Lösungsmöglichkeiten zu entwerfen, wie der Beratene mit dem vorgestellten Praxisfall besser umgehen kann. So können konkrete Problemsituationen aus dem Pflegealltag zieldienlich bearbeitet werden.

Von dem **systematischen Austausch** an Erfahrungen und Handlungsideen, der bei kollegialer Beratung stattfindet, können alle Beteiligten für ihre eigene berufliche Praxis lernen. Mithilfe einer geeigneten **Methodik** werden das Wissen, die Kompetenzen und Erfahrungen der Gruppenmitglieder zur Problemlösung aktiviert. Mit kollegialer Beratung lassen sich schwierige Situationen leichter bewältigen, Beanspruchungen vermindern und berufliche Kompetenzen stärken (Tietze, 2010). Kollegiale Beratung ähnelt Supervision (► LF 4.4, Kap. 3.2, S. 1294), nur dass eine Gruppe die Praxisfallberatung ohne Supervisor eigenständig gestaltet.

Damit kollegiale Beratung gelingen kann, muss innerhalb der Gruppe eine **Atmosphäre** von Vertrauen, Offenheit, Hilfsbereitschaft und Wertschätzung bestehen. Der **strukturierte, mehrphasige Ablauf** und die verschiedenen **Beratungsrollen** gewährleisten, dass die Gruppe bei ihrer Aufgabe bleibt, eine kollegiale Beratung im Zeitrahmen von etwa **einer Stunde** zu realisieren. Um kollegiale Beratung kompetent, sorgfältig und wirksam durchführen zu können, brauchen die Gruppenmitglieder die notwendigen Methodenkompetenzen sowie Übung. Beim Erlernen der Methodik hilft ein Beratungsexperte, bis die Gruppe selbständig weiterarbeiten kann.

Der **Ablauf** für kollegiale Beratung nach Dr. Kim-Oliver Tietze (Tietze, 2012) umfasst **sechs Phasen:**

- **Casting:** Am Anfang geht es darum, die verschiedenen Rollen für die folgende kollegiale Beratung zu besetzen. Die Gruppenmitglieder verständigen sich darüber, wessen Praxisfall beraten wird und wer den folgenden Beratungsprozess moderiert. **Fallerzähler** (Beratener) kann jeder werden, der von seinen Kollegen neue Perspektiven oder Lösungsideen für einen aktuellen Praxisfall erhalten möchte. Der **Moderator** führt die Gruppe durch die weiteren Phasen. Die übrigen Teilnehmer werden zu **kollegialen Beratern.** Einer der Berater wird zum **Sekretär** für die spätere Beratungsphase. Indem er die Ideen und Vorschläge der Berater mitnotiert, unterstützt er den Fallerzähler dabei, aufmerksam zuhören zu können.

- **Spontanerzählung**: Der Moderator bittet den Fallerzähler, der Gruppe von seinem Praxisfall zu berichten. Für seine Erzählung hat der Fallerzähler etwa zehn Minuten Zeit. Ziel ist es, das die Berater sich ein Bild vom Fallgeschehen, vom Verhalten der daran Beteiligten sowie von den Gedanken und von den bisherigen Lösungsversuchen des Fallerzählers machen können. Der Moderator unterstützt den Fallerzähler bei seinen Schilderungen durch klärendes und fokussierendes Fragen. Die kollegialen Berater halten sich in dieser Phase zunächst zurück. Am Ende der Zeit lässt der Moderator noch fünf Minuten lang Verständnisfragen der Berater zu.
- **Schlüsselfrage**: Der Moderator bittet den Fallerzähler, eine Schlüsselfrage zu seinem geschilderten Praxisfall zu benennen. Die Schlüsselfrage ist eine offene Frage des Fallerzählers an die Berater, die am besten mit »Wie kann ich ...?« beginnt. Sie beinhaltet das Beratungsziel des Fallerzählers und gibt der nachfolgenden Beratung den Fokus. Der Fallerzähler formuliert seine Schlüsselfrage, wobei er vom Moderator und von den Beratern unterstützt werden kann.
- **Methodenwahl**: Der Moderator leitet die Auswahl einer Beratungsmethode an, mit der die Berater in der nachfolgenden Beratungsphase Ideen, Gedanken und Vorschläge mit Blick auf die Schlüsselfrage zusammentragen. Die Auswahl einer Beratungsmethode erfolgt durch den Fallerzähler im Anschluss an gemeinsames Überlegen in der Gruppe: Was genau könnte für den Fallerzähler hilfreich sein, um dessen Schlüsselfrage zu beantworten?
- **Beratung**: Zu Beginn erläutert der Moderator die gewählte Beratungsmethode kurz. Anschließend äußern die Berater ihre Vorschläge, Anregungen, Sichtweisen und Reaktionen zum Fall, mit Blick auf die Schlüsselfrage und in Einklang mit der gewählten Beratungsmethode. Dabei sollten sie ihre Redebeiträge kurz und prägnant, aber auch wertschätzend und annehmbar formulieren. Der Fallerzähler hört den Beratern in dieser Phase einfach zu, ohne deren Beiträge zu kommentieren. Der anfangs benannte Sekretär notiert die Beiträge der Berater mit, damit sich der Fallerzähler ganz auf die Inhalte konzentrieren kann. Der Moderator achtet auf die Aufnahmefähigkeit des Fallerzählers und auf den Zeitrahmen für die Beratung von etwa 10 Minuten.
- **Abschluss**: Der Moderator wendet sich dem Fallerzähler zu und fragt ihn nach einem Resümee zu den gehörten Beiträgen der Berater: Welche Ideen findet er bedenkenswert, hilfreich und weiterführend? Der Sekretär übergibt seine Notizen. Abschließend bedankt sich der Fallerzähler für die Unterstützung durch die Gruppe. Die Berater können ihrerseits kommentieren, welche Erkenntnisse sie selber aus dieser kollegialen Beratung für sich und ihre eigene Praxis ziehen. Diese Phase endet mit einer kurzen Reflexion zur Qualität des Beratungsprozesses sowie zum Verhalten des Moderators. Das nächste Treffen zur kollegialen Beratung beginnt mit einem Rückblick auf die Entwicklungen bei den Fällen von der vorigen Sitzung.

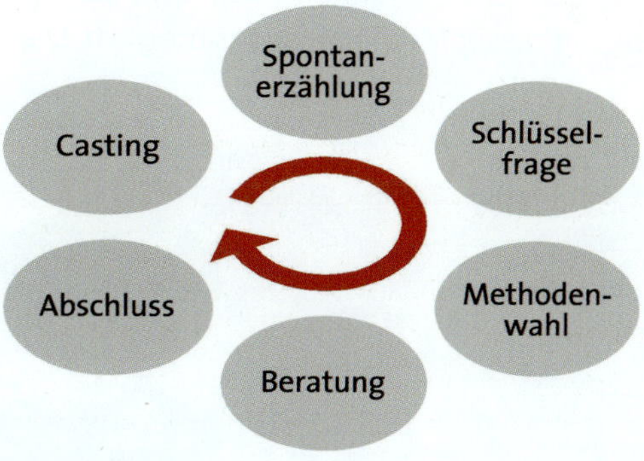

Abb. 3.1: Der feste und strukturierte Ablauf der 6 Phasen der kollegialen Beratung nach Dr. Kim-Oliver Tietze.

Einige **Beratungsmethoden** für die kollegiale Beratung, von denen der Fallerzähler eine in der Phase ›**Methodenwahl**‹ auswählt (weitere Beratungsmethoden und ausführlichere Beschreibungen bei Tietze, 2012):

LF 4.4

- **Identifikation:** Mitunter lassen sich Gedanken und Motive von am Fall beteiligten Personen kaum erschließen oder erfragen. Es kann hilfreich sein, wenn die Berater sich in die Interaktionspartner des Fallerzählers hineinversetzen und Vermutungen über deren Gedanken und Gefühle anstellen. Diese Sichtweisen ermöglichen dem Fallerzähler oft neue Einsichten. Die Berater nehmen also die Rollen von am Fallgeschehen beteiligten Personen ein und spekulieren in der Ich-Form, was diese Beteiligten zum Fallgeschehen denken mögen.
- **Kopfstandbrainstorming:** Bei scheinbar festgefahrenen Fallsituationen mit bisher wenig befriedigenden Lösungsversuchen seitens des Fallerzählers kann es Bewegung bringen, wenn die beteiligten Personen paradox denken. Hierfür wird die Schlüsselfrage des Fallerzählers umformuliert und in ihr inhaltliches Gegenteil verkehrt, etwa: »Was könnte der Fallerzähler tun, um die Fallsituation zu verschlimmern?«. Die Berater sammeln also Ideen dazu, wie der Fallerzähler das Gegenteil dessen erreichen könnte, was er eigentlich beabsichtigt. Hierbei ergeben sich für ihn häufig neue Einsichten darüber, was er vielleicht vermeiden sollte.
- **Gute Ratschläge:** Bei manchen Schlüsselfragen liegt es nahe, den Fallerzähler auf dessen Wunsch hin mit guten Empfehlungen oder Tipps zu versorgen. Mit dieser Methode ist das möglich. Die Berater geben direkte Ratschläge, Tipps und Empfehlungen zur Schlüsselfrage des Fallerzählers. Dabei leiten sie ihre Gedanken stets ein mit »Ich gebe Ihnen den guten Ratschlag,...«. Allerdings sollten die Vorschläge nicht weiter erklärt werden, damit die Berater es vermeiden, ihre »eigene Geschichte« zu erzählen.
- **Resonanzrunde:** Fälle und die Art, wie Fallerzähler sie darstellen, rufen bei Zuhörern unweigerlich innere Reaktionen hervor, wie Gefühle, Bilder oder Assoziationen. Indem die Berater dem Fallerzähler diese (ihre) eigenen Resonanzen widerspiegeln, helfen sie ihm, das Fallgeschehen, die eigene Rolle und das eigene Verhalten besser einordnen zu können. Oftmals erfährt der Fallerzähler dabei auch Anteilnahme und Verständnis, und das stärkt ihm den Rücken.

✔ **Tipp** Weiterführende Informationen:
www.dg-pflegewissenschaft.de:
Kollegiale Beratung in der Pflege – Ein praktischer Leitfaden zur Einführung und Implementierung

3.2 Supervision

In vielen Pflegediensten und Einrichtungen ist Supervision verpflichtender Bestandteil des Arbeitsprozesses und wird als Arbeitszeit anerkannt.

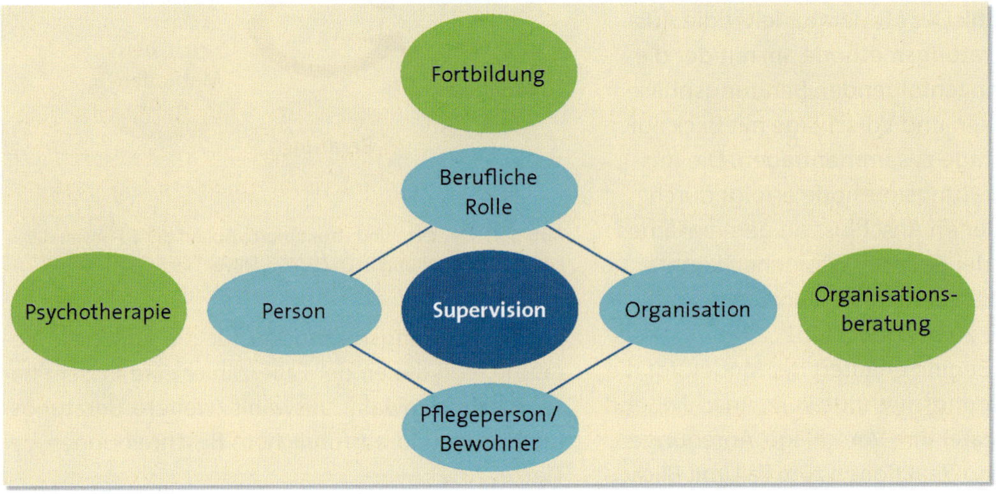

Abb. 3.2: Supervison nach Wolfgang Weigand, 1987.

LF 4.4

Definition Supervision (»von oben gesehen« bzw. »von oben betrachtet«):
- Ursprünglich Kontrolle und Beaufsichtigung.
- Berufsbezogene Selbstreflexion mithilfe eines Außenstehenden, eines sogenannten Supervisors. Das Verfahren erhöht die Qualität der Arbeitsprozesse, verbessert und stärkt die Kommunikationsfähigkeit und die soziale Kompetenz der Mitarbeiter.

3.2.1 Durchführung der Supervision

Zu **Beginn der Supervision** wird durch die Teilnehmer gemeinsam festgelegt, auf welche Weise die Ergebnisse erreicht werden sollen. Ferner werden die Dauer, Frequenz und äußeren Bedingungen formuliert. In der Pflege wird meist eine **Gruppensupervision** durchgeführt.

Die Supervision kann dazu dienen,
- Fälle zu bearbeiten (Fallsupervision),
- die Teamentwicklung zu fördern oder
- Arbeitsabläufe zu optimieren.

Der **Supervisor** ist unter anderem dafür verantwortlich, dass diese Abmachungen eingehalten werden.

Es findet ein Gespräch statt, in dem die Teilnehmer zur Reflexion ihres Tuns angehalten und bei der Erarbeitung von Strategien zur Lösung ihrer Probleme unterstützt werden. Der Supervisor hat sich dabei jeder Kritik am beruflichen Handeln der Teilnehmer zu enthalten. Er schlägt nie von sich aus Lösungen vor. Je nach Ausbildung setzt er auch Übungen wie Rollenspiele ein.

In der **Fallsupervision**, der häufigsten Form in der Altenpflege, werden das eigene Rollenverständnis und die Handlungen vor dem Hintergrund der beruflichen Anforderungen und der Pflegebeziehung betrachtet. Durch das Vorgehen (Setting) wird die Fähigkeit gefördert, konstruktiv zu streiten, Mobbing wird vermieden, Burn-out wird vorgebeugt und die Stressbearbeitung gefördert.

Die Supervisoren sind zur **Verschwiegenheit** verpflichtet. Damit wird eine Situation geschaffen, in der die Teilnehmer ohne Angst vor Sanktionen oder Bewertung durch Vorgesetzte an ihrer Weiterentwicklung arbeiten können.

Supervision verbindet die vier Perspektiven
- Person,
- berufliche Rolle,
- Organisation,
- Pflegeperson/Bewohner.

und ist damit zu unterscheiden von Psychotherapie, Fortbildung und Organisationsberatung.

Die Angebote von Institutionen und Einzelanbietern sind schlecht einzuordnen. Eine qualitätsgesicherte Arbeit ist von Supervisoren zu erwarten, die eine von der **Deutschen Gesellschaft für Supervision e.V. (DGSv)** zertifizierte Ausbildung haben.

3.2.2 Arbeit in einer Balint-Gruppe

1957 veröffentlichte Michael Balint (1896–1970) das Buch »The Doctor, his Patient and the Illness« (Der Arzt, ein Patient und die Krankheit), das auch heute noch als Standardwerk für Beziehungsdiagnostik gilt. Balint wörtlich: »Unser Hauptziel war die möglichst gründliche Untersuchung der ständig wechselnden Arzt-Patient-Beziehung.«

Eine besondere Form der Supervision ist die Arbeit in einer **Balint-Gruppe. Michael Balint**, ein Arzt und Psychoanalytiker ungarischer Herkunft, entwickelte diese Gruppenmethode zum Erkennen und Verändern von Problemen mit Patienten.

Balint hielt seine Methode nur für Allgemeinärzte geeignet, mittlerweile ist sie aber auch für andere Berufsgruppen, bei denen die Beziehung im Vordergrund steht, anerkannt.

Balint-Gruppen sind Arbeitsgruppen von ca. 8 bis 10 Personen aus unterschiedlichen Zusammenhängen, aber mit gleichem beruflichem Hintergrund, z.B. Ärzte, Altenpfleger. Sie treffen sich unter Leitung eines in der Methode erfahrenen und in Psychotherapie ausgebildeten Arztes oder Psychologen. Über mindestens ein Jahr, häufig auch mehrere Jahre, finden in 14-tägigem Abstand Sitzungen von anderthalb Stunden Dauer statt.

Ein Teilnehmer stellt einen Fall oder ein Problem aus der beruflichen Praxis vor. Die anderen lassen dies auf sich wirken und formulieren ihre Gedanken dazu (Assoziationen). Dies geschieht ohne jede Wertung und ermöglicht den Teilnehmern, ihre Wahrnehmung mit denen der anderen zu vergleichen und daraus zu lernen, Beziehungsangebote von zu Pflegenden besser zu erkennen und eigene Angebote zu machen.

Aufgabe der Leitung ist, den Prozess durch Einhaltung des formalen Rahmens zu ermöglichen. Gegebenenfalls unterstützt sie den Lernprozess mit Deutungen.

Ziele der Balint-Gruppenarbeit

- Zuhören, Verständnis und Einfühlung lernen
- Verbesserung der »emotionalen Intelligenz«
- Überwindung von Vorurteilen
- Verbesserung der Fremd- und Selbstwahrnehmung
- Erkennen lernen von Übertragungs- und Gegenübertragungserscheinungen
- Erkennen der seelischen Hintergründe von Erkrankungen und auffälligen Verhaltensweisen
- Verbesserung der Diagnosefähigkeit
- Verständnis erlangen für das unbewusste Geschehen in der Beziehung zwischen Helfer und Hilfesuchenden
- Befähigung zur Abgrenzung, aber auch zum angstfreien, echten Sich-Einlassen
- Wirksame und befriedigende Gestaltung der eigenen beruflichen Arbeit
- Vermeintlich Altbekanntes in neuem Licht sehen und oftmals überraschend neuartige Lösungen erkennen
- Entwicklung, evtl. Veränderung der eigenen Person

Durch regelmäßige Arbeit in der Balint-Gruppe wird die Fähigkeit trainiert, sich selbst in unterschiedlichen Beziehungen wahrzunehmen. Das Erkennen der Beziehungsangebote hinter präsentierten Problemen wird verbessert und die Möglichkeit, angemessene Lösungen innerhalb der Pflegebeziehung zu finden, geschult.

Die Arbeit in Balint-Gruppen fördert sowohl die **soziale Kompetenz** als auch die **Selbstkompetenz** der Gruppenmitglieder. Dies erleichtert den alltäglichen Umgang untereinander und mit den Pflegebedürftigen.

Diese Gruppenmethode ist sozusagen auf ein Thema (die Beziehung) fest- und längerfristig angelegt.

3.3 Coaching

➔ **Definition** **Coaching:** Der Coachee, also die Person die gecoacht wird, bekommt Beratung durch einen Coach. Dieser regt den Coachee zum Nachdenken an und hilft ihm, oft durch kreative Methoden, bei persönlichen und beruflichen Entscheidungen und bei der Optimierung seiner Tätigkeiten.

Die Methode des Coaching besteht immer in einer **persönlichen Begleitung**. Die Angebote reichen vom persönlichen Fitnesscoach bis zum Coaching auf der Führungsebene großer Unternehmen.

Das Coaching ist **ergebnisoffen**. Im Beratungsprozess werden alle Denkrichtungen, Einsichten oder Lösungen zugelassen und keine möglichen Erkenntnisse oder Konsequenzen im Vorhinein ausgeschlossen. Oft sind kurzfristig zu erreichende Ziele Anlass für ein Coaching, welches jedoch immer eine **nachhaltige Wirkung** bei dem Coachee erzielen möchte.

Der Coach und der Coachee verpflichten sich zur **Vertraulichkeit**, d.h., beide kommunizieren offen, mit vorher festgelegten Umgangsregeln, in einem »geschützten Raum«. Informationen und Gesprächsinhalte dringen nicht nach Außen. So kann der Coachee offen über seine Probleme, Gefühle und Gedanken sprechen.

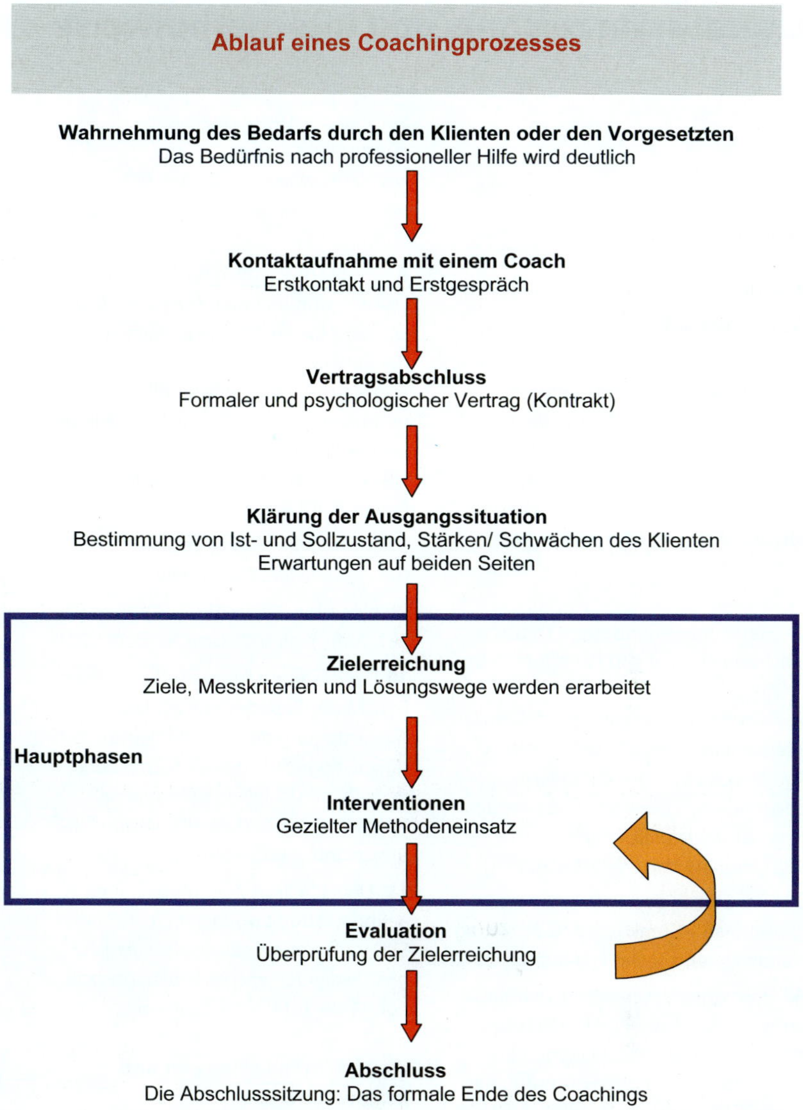

Abb. 3.3: Ablauf eines Coaching-Prozesses.

Aufgaben

- Welche Möglichkeiten kennen Sie, um bei beruflichen Belastungen Unterstützung zu suchen?
- Welche Arten von Beratung gibt es?
- Worin besteht der Unterschied zwischen kollegialer Beratung und Coaching?
- Was bedeutet Supervision?
- Erläutern Sie, wie eine Supervision abläuft.
- Worin besteht die Rolle des Supervisors?
- Welche Form der Supervision wird in der Altenpflege am häufigsten eingesetzt?
- Was bewirkt der Einsatz von Supervision?
- Wie läuft die Arbeit in einer Balint-Gruppe ab?
- Was sind die Ziele der Balint-Gruppenarbeit?

Literaturverzeichnis und Internethinweise

Lernfeld 1.1 Theoretische Grundlagen in das altenpflegerische Handeln einbeziehen

Kapitel 1:

Quellenverweise

1 Sechster Bericht zur Lage der älteren Generation in der Bundesrepublik Deutschland. Altersbilder in der Gesellschaft. *www.bmfsfj.de/RedaktionBMFSFJ/Abteilung3/Pdf-Anlagen/bt-drucksache-sechster-altenbericht,property=pdf,bereich=bmfsfj,sprache=de,rwb=true.pdf* (2.3.2012)

2 Statistisches Bundesamt Deutschland: Berechnung von Periodensterbetafeln. *www.destatis.de/jetspeed/portal/cms/Sites/destatis/Internet/DE/Content/Publikationen/Fachveroeffentlichungen/Bevoelkerung/Bevoelkerungsbewegung/PeriodensterbetafelErlaeuterungPDF__5126203,property=file.pdf* (3.3.2012)

3 Höll-Stüber, Eva; Baltes, Sabine: Gesundheit – Krankheit. 8. Aufl., Verlag Handwerk und Technik, Hamburg 2012.

4 Deutsches Netzwerk für Qualitätsentwicklung in der Pflege: Expertenstandard „Ernährungsmanagement zur Sicherstellung und Förderung der oralen Ernährung in der Pflege". DNQP, Osnabrück 2010.

5 Statistisches Bundesamt Deutschland: Bevölkerung nach Altersgruppen. *www.destatis.de/jetspeed/portal/cms/Sites/destatis/Internet/DE/Content/*Statistiken*/Zeitreihen/LangeReihen/Bevoelkerung/Content100/lrbev01ga,templateld=renderPrint.psml* (3.3.2012)

6 Statistisches Bundesamt Deutschland: Geburtenentwicklung. *www.destatis.de/jetspeed/portal/cms/Sites/destatis/Internet/DE/Content/Statistiken/Bevoelkerung/AktuellGeburtenentwicklung,templateId=renderPrint.psml#Geburtenziffer* (4 .3. 2012)

7 Weltgesundheitsorganisation, Regionalbüro für Europa: Die neue europäische Gesundheitsepolitik »Gesundheit 2020« *www.euro.who.int/__data/assets/pdf_file/0006/148065/RC61_gdoc09.pdf* (5.3.2012)

8 Deutsches Institut für Medizinische Dokumentation und Information (DIMDI): ICF – Internationale Klassifikation der Funktionsfähigkeit, Behinderung und Gesundheit. Mit freundlicher Genehmigung der WHO. Alle Rechte liegen bei der WHO. *www.dimdi.de/static/de/klassi/icf/index.htm* (6.8.2012)

9 Hurrelmann, Klaus: Sozialisation und Gesundheit. Beltz, Weinheim 1994.

Pschyrembel: Klinisches Wörterbuch. 263. Aufl., Walter de Gruyter, Berlin 2011.

10 Bundesministerium für Gesundheit, Bericht des Expertenrats zur konkreten Ausgestaltung des neuen Pflegebedürftigkeitsbegriffs *http://www.bmg.bund.de/fileadmin/dateien/Publikationen/Pflege/Berichte/Bericht_Pflegebegriff_RZ_Ansicht.pdf* (14.05.2014)

11 Deutschlands Zukunft gestalten, Koalitionsvertrag zwischen CDU, CSU und SPD, *https://www.cdu.de/sites/default/files/media/dokumente/koalitionsvertrag.pdf* (14.05.2014)

Weiterführende Literatur und Internethinweise

Brecht, B.: Die unwürdige Greisin und andere Geschichten, Suhrkamp, Frankfurt am Main 1990.

Kaiser, H.J.: Der ältere Mensch – wie er denkt und handelt, Verlag Hans Huber, Bern 1992.

Roloff, J.: Demographischer Faktor, Europäische Verlagsanstalt, Hamburg 2003.

www.bzga.de (Bundeszentrale für gesundheitliche Aufklärung)

www.dbfk.de (Deutscher Bundesverband für Pflegeberufe)

www.dza.de (Deutsches Zentrum für Altersfragen)

www.kda.de/downloads.html (Kuratorium Deutsche Altershilfe)

www.wido.de (Wissenschaftliches Institut der AOK, gute Verlinkung zu Institutionen)
www.bmfsfj.de (Bundesministerium für Familie, Senioren, Frauen und Jugend, Dokumentationen und Forschungsberichte zum Alter)

Kapitel 2:

Quellenverweise

1 Schaeffer, Doris u.a.: Pflegetheorien. Verlag Hans Huber, Bern 1997.

2 Fawcett, Jacqueline: Pflegemodelle im Überblick. Verlag Hans Huber, Bern 1996.

3 Bartholomeyczik, Sabine u.a.: Lexikon der Pflegeforschung. Elsevier, München 2008.

4 Käppeli, Silvia (Hrsg.): Pflegekonzepte Band 1. Verlag Hans Huber, Bern 2002.

5 Meleis, Afaf: Pflegetheorie. Verlag Hans Huber, Bern 1999.

6 Stemmer, Renate: »Pflegetheorien und Pflegeklassifikationen« aus Pflege & Gesellschaft, 2, Juventa, Weinheim 2003, S. 51–58.

7 Gordon, Majory; Bartholomeyczik, Sabine: Pflegediagnosen. Urban & Fischer, München 2001.

8 Krohwinkel, Monika: Rehabilitierende Prozesspflege am Beispiel von Apoplexiekranken. 3. Aufl., Verlag Hans Huber, Bern 2008.

9 Deutsches Netzwerk für Qualitätsentwicklung in der Pflege (Hrsg.): Expertenstandard Entlassungsmanagement in der Pflege. 1. Aktualisierung, Osnabrück 2009.

Weiterführende Literatur und Internethinweise

Böhm, E.: Psychobiographisches Pflegemodell nach Böhm, Band 1: Grundlagen, Maudrich, Wien 2009.

Böhm, E.: Psychobiographisches Pflegemodell nach Böhm, Band 2: Arbeitsbuch, Maudrich, Wien 2009.

Dennis, C. M., Orem, D.: Selbstpflege- und Selbstpflegedefizit-Theorie, Verlag Hans Huber, Bern 2001.

Krohwinkel, M.: Rehabilitierende Prozesspflege am Beispiel von Appoplexiekranken. Fördernde Prozesspflege als System, Verlag Hans Huber, Bern 2008.

Roper, N., Logan, W. W., Tierney, A., J.: Elemente der Krankenpflege, Recom, Bad Emstal 1993.

Roper, N., Logan, W. W., Tierney, A., J.: Das Roper-Logan-Tierney-Modell, Huber, Bern 2009.

www.dip.de (Datenbank für wissenschaftliche Schriften in der Pflege des Deutschen Instituts für angewandte Pflegeforschung)

www.godo-systems.de (Fragen und Antworten zur fördernden Prozesspflege nach Monika Krohwinkel, autorisiert von M. Krohwinkel)

Kapitel 3:

Quellenverweise

1 Deutsches Netzwerk für Qualitätsentwicklung in der Pflege (Hrsg.): Expertenstandard Dekubitusprophylaxe in der Pflege. 1. Aktualisierung, Osnabrück 2010.

2 Burns, Nancy; Grove, Susan K. (Hrsg.): Pflegeforschung verstehen und anwenden. Elsevier, München 2005.

3 Bosch, Corry F. M.: Vertrautheit. Ullstein Medical, Wiesbaden 1998.

4 Bartholomeyczik, Sabine u. a.: Lexikon der Pflegeforschung. Elsevier, München 2008.

5 Deutsches Netzwerk für Qualitätsentwicklung in der Pflege (Hrsg.): Expertenstandard Sturzprophylaxe in der Pflege. Osnabrück 2006.

6 Friedrichs, Jürgen: Methoden empirischer Sozialforschung. 14. Aufl., Westdeutscher Verlag, Opladen 1990.

7 Wikipedia: »Nürnberger Kodex«. *de.wikipedia.org/wiki/N%C3%BCrnberger_Kodex* (15. 3. 2012).

8 Holloway, Immy; Wheeler, Stephanie: Qualitative Pflegeforschung. Ullstein Medical, Wiesbaden 1998.

9 Behrens, Johann; Langer, Gero: Evidence-based Nursing. Verlag Hans Huber, Bern 2004.

10 Deutsches Netzwerk für Qualitätsentwicklung in der Pflege. *www.dnqp.de* (16. 3. 2012).

11 Liehr, Patricia R.; Marcus, Marianne Taft: »Qualitative Forschungsansätze« aus: LoBiondo, Geri; Haber, Judith (Hrsg.): Pflegeforschung, Ullstein Mosby, Berlin 1996, S. 285–321.

Weiterführende Literatur und Internethinweise

Mayer, H.: Pflegeforschung kennenlernen, Elemente und Basiswissen für die Grundausbildung, Facultas.wuv, Wien 2011.

Mazzini, C. et al: Evidenzbasierte Pflege von enteral ernährten Patienten, in: Pflegezeitschrift 6/2004, S. 396 ff.

Notter, L. E., Hott, J. R.: Grundlagen der Pflegeforschung, Huber, Bern 1997.

Verbraucherzentrale Bundesverband e. V.: Gute Pflege im Heim und zu Hause Pflegequalität erkennen und einfordern, Versandservice des VZBV, Olsberg 2012.

Wittneben, K. (Hrsg.): Forschungsansätze für das Berufsfeld Pflege, Thieme, Stuttgart 1998.

www.dg-pflegewissenschaft.de (Deutsche Gesellschaft für Pflegewissenschaften)

www.dip.de (Deutsches Institut für angewandte Pflegeforschung e. V.)

www.dnqp.de (Deutsches Netzwerk für Qualitätsentwicklung in der Pflege)

www.evidence.de/leitlinien/leitlinien (Evidenzbasierte Leitlinien des Wissensnetzwerkes „evidence.de" der Universität Witten/Herdecke)

Kapitel 4:

Quellenverweise

1 Wustmann, C.: Resilienz. Widerstandsfähigkeit von Kindern in Tageseinrichtungen fördern, Cornelsen, Berlin 2008

Weiterführende Literatur und Internethinweise

Brieskorn-Zinke, M.: Gesundheitsförderung in der Pflege, Kohlhammer, Stuttgart 2006

Lauber, A., Schmalstieg, P. (Hrsg.): Verstehen & Pflegen, Bd. 4, Prävention und Rehabilitation, Thieme, Stuttgart 2012.

www.bzga.de (Bundeszentrale für gesundheitliche Aufklärung: Was hält den Menschen gesund? Antonowskys Modell der Salutogenese)

www.bmgs.bund.de (Bundesministerium für Gesundheit: Gesund altern)

Anhang

Kapitel 5:

Quellenverweise

1 World Health Organization: Rehabilitation. *www.who.int/topics/rehabilitation/en/* (6. 4. 2012).

2 Medizinischer Dienst des Spitzenverbandes Bund der Krankenkassen e. V.: Rahmenempfehlungen zur mobilen geriatrischen Rehabilitation. *www.mds-ev.org/media/pdf/RE_MoGeRe_070501%281%29.pdf* (8. 4. 2012)

3 Medizinischer Dienst des Spitzenverbandes Bund der Krankenkassen e. V.: Anlage zur Rahmenempfehlung mobile geriatrischen Rehabilitation. *www.mds-ev.de/media/pdf/RE_MoGeRE_Auszug_aus_BGA_Vorsorge_und_Reha_2005.pdf* (8. 4. 2012)

4 Medizinischer Dienst des Spitzenverbandes Bund der Krankenkassen e. V.: Gemeinsame Rahmenempfehlung für ambulante und stationäre Vorsorge- und Rehabilitationsleistungen auf der Grundlage des § 111a SGB V. *www.mds-ev.de/media/pdf/RahmenE_Reha_111a.pdf* (8. 4. 2012)

Weiterführende Literatur und Internethinweise

Lauber, A., Schmalstieg, P. (Hrsg.): Verstehen & Pflegen, Bd. 4, Prävention und Rehabilitation, Thieme, Stuttgart 2012.

McAllister, M., Lowe, J. (Hrsg.): Resilienz und Resilienzförderung bei Pflegenden, Verlag Hans Huber, Bern 2013.

Runge, M., Rehfeld, G.: Geriatrische Rehabilitation im Therapeutischen Team, Thieme, Stuttgart 2001.

www.bar-frankfurt.de (Bundesarbeitsgemeinschaft für Rehabilitation)

Kapitel 6:

Weiterführende Literatur und Internethinweise

Blimlinger, E., Ertl, A., Koch-Straube, U. u.a.: Lebensgeschichten. Biographiearbeit mit alten Menschen, Vincentz, Hannover 1994.

Bode, S.: Die vergessene Generation – die Kriegskinder brechen ihr Schweigen, Klett-Cotta, Stuttgart 2014.

Grass, G.: Mein Jahrhundert, DTV, München 2009.

Heuft, G., Kruse, A., Radebold H.: Lehrbuch der Gerontopsychosomatik und Alterspsychotherapie, UTB, Basel 2006.

Lorenz, H.: Kriegskinder – das Schicksal einer Generation, List, München 2005.

Radebold, H.: Die dunklen Schatten unserer Vergangenheit. Hilfen für Kriegskinder im Alter, Klett-Cotta, Stuttgart 2014.

Schmid, U.: lebensbilder, Schlütersche, Hannover 2013.

Kapitel 7:

Weiterführende Literatur und Internethinweise

Arbeitsgruppe »Pflege und Ethik« der Akademie für Ethik in der Medizin: »Für alle Fälle …« Arbeit mit Fallgeschichten, Schlütersche, Hannover 2005.

Arend, Arie J.D. van der: Pflegeethik, Ullstein Medical, Wiesbaden 1998.

Bergius, M.: Schwere Defizite bei der Sterbebetreuung, in: Frankfurter Rundschau, 29. Juni 2005, Nr. 148.

Borker, S.: Nahrungsverweigerung in der Pflege, Verlag Hans Huber, Bern 2002.

Großklaus-Seidel, M.: Ethik im Pflegealltag. Wie Pflegende ihr Handeln reflektieren und begründen können, Kohlhammer, Stuttgart 2002.

Grundsätze der Bundesärztekammer zur ärztlichen Sterbebegleitung, in: Deutsches Ärzteblatt, Heft 19, Mai 2004, S. 1–2

Hasseler, M.: Ethisch handeln heißt auch evidenzbasiert handeln, in: Pflegezeitschrift 4/2004, S. 244ff.

Höffe, O.: Das Lexikon der Ethik, CH. Beck, München 2008.

Kohlen, H.: Hospizbewegung. Alternative Praxis zur Sterbebegleitung und Gegenkurs zu »Euthanasie-Debatte«, in: Braun, K: (Hrsg.): »Life is a battle field«, Hannover 1999.

Kohlen, H.: Therapieabbruch. Pflege im ethischen Konflikt, in: Heilberufe. Das Pflegemagazin, Heft 4, 2003, S. 14–16

Körtner, U.H.J.: Grundkurs Pflegeethik, Facultas.wuv, Wien 2011.

Lay, R.: Ethik in der Pflege. Ein Lehrbuch für die Aus-, Fort- und Weiterbildung, Schlütersche, Hannover 2012.

Norberg, A.; Hirschfeld, M.J.: Ethische Entscheidungen im Zusammenhang mit der Ernährung schwer dementer Patienten – Ein Vergleich zwischen Israel und Schweden, in: Pflege Bd. 8, Heft 1, 1995, S. 5–13

Rabe, M.: Von selbstloser Aufopferung zur Berufsethik. Wertorientierung der Krankenpflege in ihrer historischen Entwicklung und in ihren Ethik-Kodizes, in: Engelhardt, D. von, Loewenich, V. (Hrsg.): Die Heilberufe auf der Suche nach ihrer Identität. Jahrestagung der Akademie für Ethik in der Medizin e.V., Frankfurt 2000.

Steppe, H. (Hrsg.): Krankenpflege im Nationalsozialismus, Mabuse, Frankfurt 2013.

Tschudin, V.: Ethics in Nursing, Butterworth Heinemann, Oxford 2003.

www.dbfk.de (ICN Ethik Kodex)

Lernfeld 1.2
Pflege alter Menschen planen, durchführen, dokumentieren und evaluieren

Kapitel 1:

Quellenverweise

1 Bartholomeyczik, Sabine u.a.: Lexikon der Pflegeforschung. Elsevier, München 2008.

2 Wilker, Friedrich-Wilhelm; Bischoff, Claus; Novak, Peter: Medizinische Psychologie und Medizinische Soziologie. Urban & Schwarzenberg, München 1994.

Weiterführende Literatur und Internethinweise

Lauber, A., Schmalstieg, P. (Hrsg.): Verstehen & Pflegen, Bd. 2, Wahrnehmen und Beobachten, Thieme, Stuttgart 2012.

Kapitel 2:

Quellenverweise

1 Deutsches Netzwerk für Qualitätsentwicklung in der Pflege (Hrsg.): Expertenstandard Sturzprophylaxe in der Pflege. Osnabrück 2006.

2 NANDA International: Defining the Knowledge of Nursing. *www.nanda.org/DiagnosisDevelopment.aspx* (26.03.2012).

3 Bulechek, Gloria M.; Butcher, Howard K.; McCloskey Dochterman, Joanne: Nursing Intervention Classification (NIC). 5. Aufl., Mosby, St. Louis 2008.

Weiterführende Literatur und Internethinweise

Doenges, M.E., Moorhouse, M.F., Geissler-Murr, A.: Pflegediagnosen und Maßnahmen, Verlag Hans Huber, Bern 2002.

Ehmann, M.,Völkel, I.: Pflegediagnosen in der Altenpflege, Elsevier, München 2009.

Ehmann, M.: Pflegevisite in der ambulanten und stationären Altenpflege, Elsevier, München 2005.

Garms-Homolová, V., Gilgen, R. (Hrsg.): Resident-Assessment Instrument (RAI 2.0), Verlag Hans Huber, Bern 1999.

Heering, C. (Hrsg.): Das Pflegevisiten-Buch, Verlag Hans Huber, Bern 2012

Messer, B.: 100 Tipps für die ambulante Pflegeplanung, Brigitte Kunz Verlag, Hannover 2013.

Völkel, I., Ehmann, M.: Spezielle Pflegeplanung in der Altenpflege; in stationären und ambulanten Einrichtungen, Elsevier, München 2013.

Weigert, J.: Pflegestandards Altenpflege: Für Mitarbeiter der ambulanten, teil- und vollstationären Altenpflege, Schlütersche, Hannover 2004.

Wieteck, P. (Hrsg.): ENP® – European Nursing care Pathways, Recom, Bad Emstal 2005.

Wieteck, P. (Hrsg.): Planen, Formulieren, Dokumentieren, Pflegediagnosen für die Altenpflege auf Grundlage der ENP®, Recom, Bad Emstal 2008.

www.dnqp.de/Veröffentlichungen/Expertenstandards (Deutsches Netzwerk für Qualitätsentwicklung in der Pflege)

Kapitel 3:

Weiterführende Literatur und Internethinweise

Rösen, E.-E.: Dokumentation in der Altenpflege, Elsevier, München 2007.

www.mds-ev.org. (Grundsatzstellungnahme Pflegeprozess und Pflegedokumentation vom Medizinischen Dienst der Spitzenverbände)

Kapitel 4:

Quellenverweise

1 Deutsches Netzwerk für Qualitätsentwicklung in der Pflege (Hrsg.): Expertenstandard Entlassungsmanagement in der Pflege. 1. Aktualisierung, Osnabrück 2009.

Weiterführende Literatur und Internethinweise

Deutsches Netzwerk für Qualitätsentwicklung in der Pflege (Hrsg.): Expertenstandard Entlassungsmanagement in der Pflege.
Osnabrück 2009. (*www.dnqp.de*)

Dörpinghaus, S. et al.: Überleitung und Casemanagement in der Pflege, Schlütersche, Hannover 2008.

www.modernealtenpflege.de/Pflegestandards

Lernfeld 1.3
Alte Menschen personen- und situationsbezogen pflegen

Kapitel 1:

Quellenverweise

1 Physioklin: Detailfragen Sauerstoff. *www.physioklin.de/index.php?option=com_content&task=view&id=83&Itemid=31* (11.4.2012).

2 Deutsche Gesellschaft für Allgemeinmedizin und Familienmedizin:
DEGAM Leitlinie Chronischer Husten. *leitlinien.degam.de/uploads/media/Kurzversion_Chronischer_Husten_ZD_01.pdf* (12.4.2012).

3 Pharmazeutische Zeitung online: Oft Lebensgefahr für ältere Menschen. *www.pharmazeutische-zeitung.de/index.php?id=7082* (12.4.2012).

4 Gesundheitsberichterstattung des Bundes: Sterbefälle für die häufigsten Todesursachen.
www.gbe-bund.de/oowa921-install/servlet/oowa/aw92/dboowasys921.xwdevkit/xwd_init?gbe.isgbetol/xs_start_neu/&p_aid=i&p_aid=66453290&nummer=517&p_sprache=D&p_indsp=-&p_aid=14839119 (20.5.2012).

5 Kraus, Sebastian: Hintergründe kennen – Risiko gezielt einschätzen.
https://www.station24.de/praxisrelevante-studien/-/content/detail/590378 (19.5.2012).

6 De Gruyter: Pschyrembel Klinisches Wörterbuch 2014. 265. Aufl., Verlag Walter de Gruyter, Berlin 2013.

7 Deutsche Hochdruckliga e. V.: Hochdruck wirksam bekämpfen.
www.hochdruckliga.de/bluthochdruck.html (14.4.2012).

8 Wikipedia: Ludwig Feuerbach.
de.wikipedia.org/wiki/Ludwig_Feuerbach (7.5.2012).

9 Wikipedia: Paracelsus.
de.wikiquote.org/wiki/Paracelsus (7.5.2012).

10 Deutsche Gesellschaft für Ernährung e. V.: Ist Kaffee ein »Flüssigkeitsräuber«? *www.dge.de/modules.php?name=News&file=article&sid=463* (8.5.2012).

11 Deutsche Gesellschaft für Ernährungsmedizin: Leitlinie Enterale Ernährung der DGEM und DGG.
www.dgem.de/leitlinien/01ernstat100804.pdf (8.5.2012).

12 Deutsches Netzwerk für Qualitätsentwicklung in der Pflege (Hrsg.): Expertenstandard Ernährungsmanagement zur Sicherstellung und Förderung der oralen Ernährung in der Pflege.
Osnabrück 2010.

13 Wilker, Friedrich-Wilhelm; Bischoff, Claus; Novak, Peter: Medizinische Psychologie Medizinische Soziologie. 2. Aufl., Urban & Schwarzenberg, München 1994.

14 Paracelsus: Harnschau.
www.paracelsus-magazin.de/alle-ausgaben/56-heft-062011/763-harnschau.html (01.05.2012).

15 Deutsches Netzwerk für Qualitätsentwicklung in der Pflege (Hrsg.): Expertenstandard Förderung der Harnkontinenz in der Pflege.
Osnabrück 2007.

16 Basale Stimulation Internationaler Förderverein: Wie das Konzept entstand. *www.basale-stimulation.de/konzept/entstehung/* (19.4.2012).

17 Neon: Der Durchschnittsdeutsche.
www.neon.de/artikel/sehen/gesellschaft/der-durchschnittsdeutsche/684239 (19.4.2012).

18 Deutsche Gesellschaft für Schlafforschung und Schlafmedizin: Schlaf im Alter. *www.charite.de/dgsm/dgsm/downloads/dgsm/arbeitsgruppen/ratgeber/neu-Nov2011/Alter_A4.pdf* (14.5.2012).

19 Deutsche Gesellschaft für Schlafforschung und Schlafmedizin: Schlafprotokoll. *www.charite.de/dgsm/rat/a_m_prot.pdf* (14.5.2012).

20 Robert Koch Institut: Schlafstörungen.
www.charite.de/dgsm/dgsm/downloads/fachinformationen/rki-bericht/schlafstoerung.pdf (14.5.2012).

21 Deutsche Gesellschaft für Schlafforschung und Schlafmedizin: Schlafhygiene. *www.charite.de/dgsm/rat/hygiene.html* (14.5.2012).

22 Zegelin, Angelika: Prävention von Bettlägerigkeit.
https://www.station24.de/web/guest/pflege-allgemein/-/content/detail/IMPORT_4920 (14.5.2012).

23 Deutsches Netzwerk für Qualitätsentwicklung in der Pflege (Hrsg.): Entwurf des Expertenstandards Erhaltung und Förderung der Mobilität,
Osnabrück 2014.

24 Huhn, Siegfried: Kontrakturprophylaxe – kritisch hinterfragt.
https://www.station24.de/web/guest/pflege-alter-menschen/-/content/detail/527911 (18.5.2012).

25 Hübsch bewegt: Kinaesthetics Konzepte. *www.huebsch-bewegt.de/kinaestheticskonzepte.html* (17.5.2012).

26 Zegelin, Angelika: Mobil im Pflegeheim. *https://www.station24.de/pflege-alter-menschen/-/content/detail/365597* (21.5.2012).

27 Deutsches Netzwerk für Qualitätsentwicklung in der Pflege (Hrsg.): Expertenstandard Dekubitusprophylaxe in der Pflege. 1. Aktualisierung. Osnabrück 2010.

28 Deutsches Netzwerk für Qualitätsentwicklung in der Pflege (Hrsg.): Expertenstandard Sturzprophylaxe in der Pflege. 1. Aktualisierung 2013, Osnabrück 2013.

29 Medizinischer Dienst des Spitzenverbandes Bund der Krankenkassen e.V.: Grundlagen der MDK-Qualitätsprüfungen in der stationären Pflege. *www.mds-ev.de/media/pdf/2010-02-16-MDK-Anleitung_stationaer%281%29.pdf* (20.5.2012).

30 Huhn, Siegfried: Ess- und Trinkhilfen: Mit Becher und Spezialbesteck. *https://www.station24.de/pflege-alter-menschen/-/content/detail/IMPORT_17637* (9.5.2012).

Weiterführende Literatur und Internethinweise

Amman, A.: Rückengerechtes Arbeiten in der Pflege – Leitfaden für gesundheitsfördernde Transfertechniken, Schlütersche, Hannover 2013.

Bienstein, Ch., Fröhlich, A.: Basale Stimulation in der Pflege, Verlag Hans Huber, Bern 2012.

Borasio, G.D., Hund-Wissner, E., Husemeyer, I.M.: Ernährung bei Schluckstörungen Eine Sammlung von Rezepten, die das Schlucken erleichtern, Kohlhammer, Stuttgart 2011.

Buchholz, T., Schürenberg, A.: Basale Stimulation in der Pflege alter Menschen, Verlag Hans Huber, Bern 2013.

Deutsches Netzwerk für Qualitätsentwicklung in der Pflege (Hrsg.): Expertenstandard Förderung der Harnkontinenz in der Pflege.
Osnabrück 2014. (*www.dnqp.de*)

Deutsches Netzwerk für Qualitätsentwicklung in der Pflege (Hrsg.): Expertenstandard Dekubitusprophylaxe in der Pflege.
Osnabrück 2010. (*www.dnqp.de*)

Deutsches Netzwerk für Qualitätsentwicklung in der Pflege (Hrsg.): Expertenstandard Sturzprophylaxe in der Pflege. Osnabrück 2013. (*www.dnqp.de*)

Huhn, S. Praxisheft Kontrakturprophylaxe, DBfK Nordost e.V.,Potsdam 2012. (*www.dbfk.de*)

Kirschnik, O.: Pflegetechniken von A–Z, Thieme, Stuttgart 2010.

Zegelin, A.: Festgenagelt sein, Verlag Hans Huber, Bern 2013.

www.basale-stimulation.de

www.charite.de

www.dge.de

www.dgem.de

www.evidence.de/leitlinien/leitlinien (Dekubitusprävention, Evidenzbasierte Leitlinie des Wissensnetzwerkes „evidence.de" der Universität Witten/Herdecke)

www.flexikon.doccheck.com (Lexika)

www.gesundheit.de (Lexika)

www.kinaestethics.de

www.patientenleitlinien.de (gut verständliche, medizinische Informationen zu Krankheiten, Untersuchungs- und Behandlungsmethoden, Universität Witten/Herdecke)

www.pflegen-online.de/pflegebrief (Online-Magazin für Pflege)

www.medinfo.de (Webkatalog für Medizin und Gesundheit)

www.menschen-pflegen.de (Informationen zur Pflege allgemein, Dokumentation, Qualität, Arbeitsbedingungen etc. Rheinland-Pfalz)

Kapitel 3:

Weiterführende Literatur und Internethinweise

Netter, F.H.: Atlas der Anatomie, Urban & Fischer bei Elsevier, München 2011.

Thews, G., Mutschler, E., Vaupel, P.: Anatomie, Physiologie, Pathophysiologie des Menschen, Wissenschaftliche Verlagsgesellschaft mbH, Stuttgart 2007.

Speckmann, E.J., Wittkowski, W.: Praxishandbuch Anatomie – Bau und Funktion des menschlichen Körpers, 7 Hill publishing 2012.

Menche, N. (Hrsg.): Biologie, Anatomie, Physiologie. Urban & Fischer bei Elsevier, München 2012.

Kapitel 4:

Quellenverweise

1 Arbeitsgruppe der Deutschen Gesellschaft für Geriatrie, der Deutschen Gesellschaft für Gerontologie und Geriatrie, der Bundesarbeitsgemeinschaft der klinisch-geriatrischen Einrichtungen: *www.ekwende.de/media/fach*abteilungen*/geriatrie* (14.06.2012)

Weiterführende Literatur und Internethinweise

Bundesverband Geriatrie e.V. (Hrsg.): Weißbuch Geriatrie, Kohlhammer, Stuttgart 2010.

www.bv-geriatrie.de

http://geriatrie.charite.de

www.geroweb.de (Geriatrie, Altenpflege)

www.dggeriatrie.de (Deutsche Gesellschaft für Geriatrie e. V.)

www.kcgeriatrie.de (Info-Service: Assessmentinstrumente in der Geriatrie)

www.pathologie.de (Bundesverband Deutscher Pathologen e. V.)

Kapitel 5:

Weiterführende Literatur und Internethinweise

Sitzmann, F.: Hygiene kompakt, Verlag Hans Huber, Bern 2012.

Weigert, J.: 100 Fehler bei der Umsetzung der Hygiene in Pflegeeinrichtungen und was Sie dagegen tun können, Schlütersche, Hannover 2014.

www.bbraun.de (Informationen zu Desinfektion und Hygiene)

www.bgw-online.de (Haut-Berufskrankheiten, Hygiene)

Kapitel 6:

Weiterführende Literatur und Internethinweise

Burmeister, S. Expertenstandard Ernährungsmanagement, Vicentz Network, Hannover 2013.

Elmadfa, I., Aigen, W., Fritzsche, D., Muskat, E.: Die große GU-Nährwert-Kalorien-Tabelle 2014/15, Gräfe und Unzer, München 2014.

Heseker, B., Heseker, H.: Die Nährwerttabelle, Umschau Buchverlag, 2014.

Suter, Paolo M.: Checkliste Ernährung, Thieme, Stuttgart 2008.

Menebröcker, C., Smoliner, C.: Ernährung in der Altenpflege, Elsevier, München 2013.

Deutsches Netzwerk für Qualitätsentwicklung in der Pflege (Hrsg.): Expertenstandard Ernährungsmanagement zur Sicherstellung und Förderung der oralen Ernährung in der Pflege. Osnabrück 2010. (*www.dnqp.de*)

www.dge.de (Deutsche Gesellschaft für Ernährung)

Kapitel 7:

Weiterführende Literatur und Internethinweise

Jellinek, A.: Arzneimittellehre für Pflegeberufe, Elsevier, München 2013.

Lüllmann, H., Mohr, K., Hein L.: Pocket Atlas of Pharmacology, Thieme, Stuttgart 2010.

Ruß, A.: Arzneimittel pocket 2014, Börm Bruckmeier Verlag, Grünwald 2013.

Schneider, D. (Hrsg.), Richling, F.: Checkliste Arzneimittel A–Z, Thieme, Stuttgart 2013.

Kapitel 8:

Quellenverweise

1 De Gruyter: Pschyrembel Klinisches Wörterbuch 2014. 265. Aufl., Verlag Walter de Gruyter, Berlin 2013.

2 Deutsche Alzheimer Gesellschaft: Selbsthilfe Demenz. Das Wichtigste – Die Epidemiologie der Demenz. *www.deutsche-alzheimer.de/fileadmin/alz/pdf/factsheets/FactSheet01.pdf* (24.5.2012).

3 evidence.de: Demenz-Leitlinie Haupttext. *www.evidence.de/Leitlinien/leitlinien-intern/Demenz_Start/DemenzReferenzen/demenzredemenzreferenzen58.html* (24.5.2012).

4 Beyreuther, Konrad u.a.: Demenzen. Thieme Verlag, Stuttgart 2002.

5 Wallesch, Claus-Werner, Förstl, Hans (Hrsg): Demenzen. Thieme, 2005.

6 Ärztezeitung.de: Cholinesterase-Hemmer bremst auch schwere Alzheimer-Demenz. *www.aerztezeitung.de/medizin/krankheiten/demenz/article/465344/cholinesterase-hemmer-bremst-schwere-alzheimer-demenz.html* (24.5.2012).

7 Deutsche Alzheimer Gesellschaft: Das Wichtigste über die Alzheimer-Krankheit. *www.deutsche-alzheimer.de/index.php?id=13* (24.5.2012)

8 Medizinischer Dienst des Spitzenverbandes Bund der Krankenkassen e. V.: Grundsatzstellungnahme Pflege und Betreuung von Menschen mit Demenz in stationären Einrichtungen. Essen 2009.

9 Kitwood, Tom: Demenz, Hans Huber Verlag, 2004.

10 Becker, Stefanie, Kasper, Roman, Kruse, Andreas: H.I.L.DE. Verlag Hans Huber Bern, 2011.

11 Kirchhoff-Rode, Elke: Wohlbefinden und Lebensqualität bei Demenzbetroffenen. Brigitte Kunz Verlag, 2013.

Weiterführende Literatur und Internethinweise

Bartholomeyczik, S., Holle, D., Halek, M.: Herausforderndes Verhalten bei Menschen mit Demenz verstehen, Beltz Juventa, Weinheim2013.

Becker, S., Kasper, R., Kruse, A.: H.I.L.DE., Verlag Hans Huber, Bern 2011.

Braam, S.: Ich habe Alzheimer. Wie die Krankheit sich anfühlt, Beltz, Weinheim 2011.

Bruhns, A., Lakotta, B., Pieper, D. (Hrsg.): Demenz. Was wir darüber wissen, wie wir damit leben, DVA, München 2010.

Bundesgesundheitsministerium (Hrsg.): Rahmenempfehlungen zum Umgang mit herausforderndem Verhalten bei Menschen mit Demenz in der stationären Altenhilfe, Berlin 2006 (*www.bundesgesundheitsministerium.de*)

Dittmar, S.: Mit allen Sinnen – Snoezelen für Menschen mit Demenz, Verlag Sport Thieme GmbH, Stuttgart 2005.

Innes, A.: Demenzforschung, Verlag Hans Huber, Bern 2014.

Kasten, E., Utecht, C., Waselewski, M.: Den Alltag demenzerkrankter Menschen neu gestalten, Schlütersche, Hannover 2004.

Kastner, U.: Handbuch Demenz, Verlag Urban und Fischer bei Elsevier, 2010.

Kirchhoff-Rode, E.: Wohlbefinden und Lebensqualität bei Demenzbetroffenen, Brigitte Kunz Verlag, Hannover, 2013.

Kitwood, T.: Demenz, Verlag Hans Huber, Bern 2013.

Lehrvideo Brücken bauen in die Welt des demenziell Erkrankten Integrative Validation, Vincentz-Verlag, Hannover

Lind, S.: Demenzkranke Menschen pflegen, Huber, Bern 2007.

Riesner, C. Dementia Care Mapping (DCM), Verlag Hans Huber, Bern 2014.

Snyder, L.: Wie sich Alzheimer anfühlt, Verlag Hans Huber, Bern 2011.

Taylor, R.: Alzheimer und Ich. Leben mit Dr. Alzheimer im Kopf, Verlag Hans Huber, Bern 2011.

Wallesch, C.-W., Förstl, H. (Hrsg.): Demenzen, Thieme, Stuttgart 2005.

White, E.: Sexualität bei Menschen mit Demenz, Verlag Hans Huber, Bern 2013.

Wojnar, J.: Die Welt der Demenzkranken: Leben im Augenblick, Vincentz Network, Hannover 2007.

www.aktion-demenz.de

www.allianz-fuer-demenz.de

www.demenz-ded.de (Deutsche Expertengruppe Demenzbetreuung e.V.)

www.demenz-leitlinie.de

www.demenz-service-nrw.de/veroeffentlichungen.html

www.demenz-support.de (Demenz Support Stuttgart gGmbH Zentrum für Informationstransfer)

www.deutsche-alzheimer.de (Deutsche Alzheimer Gesellschaft e.V.)

www.dggg-online.de (Deutsche Gesellschaft für Gerontologie und Geriatrie)

www.dgn.de (Deutsche Gesellschaft für Neurologie)

www.dgppn.de (Deutsche Gesellschaft für Psychiatrie und Psychotherapie, Psychosomatik und Nervenheilkunde)

http://dzd.blog.uni-wh.de/ (Dialog- und Transferzentrum Demenz, Private Universität Witten/Herdecke gGmbH)

www.enpp-boehm.com (ENPP – Europäisches Netzwerk für psychobiographische Pflegeforschung)

www.evidence.de/leitlinien/leitlinien (Demenz, Evidenzbasierte Leitlinie des Wissensnetzwerkes „evidence.de" der Universität Witten/Herdecke)

www.facebook.com/Dialogzentrum Demenz

www.kda.de (Kuratorium Deutsche Altershilfe)

www.kompetenznetz-demenzen.de

www.wegweiser-demenz.de (Bundesministerium für Familie, Senioren, Frauen und Jugend)

Kapitel 9:

Weiterführende Literatur und Internethinweise

Baltsch, J.: 100 Fragen zum Thema COPD, chronische Bronchitis und Lungenemphysem: Ein Ratgeber für Patienten und Angehörige, Dustri-Verlag, Oberhaching-München 2013.

Jakob, M., Ruß, A.: Pneumonie XXS pocket 2010-2011, Börm Bruckmeier Verlag, Grünwald 2010.

Lübben, T.-O.: Beratung bei Dyspnoe aufgrund chronisch obstruktiver Lungenerkrankung im Kontext pflegerischen Handelns, Grin Verlag, 2013.

www.atemwegsliga.de (Deutsche Atemwegsliga e. V.)

www.copd-deutschland.de

http://flexikon.doccheck.com/de/Akute_Bronchitis

Kapitel 10:

Weiterführende Literatur und Internethinweise

Bauriedel, G., Skowasch, D., Lüderitz, B.: Die Chronische Herzinsuffizienz, Deutsches Ärzteblatt, Jg 102, Heft 9, S. A592-A601, 2005.

Erdmann, E.: Herzinsuffizienz: Ursachen, Pathophysiologie und Therapie, Wissenschaftliche Verlagsgesellschaft Stuttgart, 2011

Lewalter. T. (Hrsg.); Lüderitz, B. (Hrsg.): Herzrhythmusstörungen: Diagnostik und Therapie, Springer, Berlin 2010.

Mathes, P.: Ratgeber Herzinfarkt: Vorbeugung, Früherkennung, Behandlung, Nachsorge, Rehabilitation; Springer, Berlin 2012.

www.priscus.net (PRISCUS-Liste potenziell inadäquater Medikation für ältere Menschen)

www.deutsche-gefaessliga.de

www.evidence.de/leitlinien/leitlinien (Herzinsuffizienz, Evidenzbasierte Leitlinie des Wissensnetzwerkes „evidence.de" der Universität Witten/Herdecke)

www.hochdruckliga.de/

www.herzstiftung.de

Kapitel 11:

Weiterführende Literatur und Internethinweise

Giesler, T., Haas, S., Jauß, M., Ruß, A., Schaefer, C., Seidel, G.: Thrombose/Embolie XXS pocket, Börm Bruckmeier, 2013.

Hübner, K. (Hrsg.), Breu, F.-X. (Hrsg.): Praktische Sklerotherapie: Anleitung zur Sklerosierung der Varikose und anderer Indikationen: Anleitung zur Sklerosierungsbehandlung der Varikose und anderer Indikationen, Viavital, 2013.

Diehm, C. (Hrsg.), Noppeney, T. (Hrsg.), Nüllen, H. (Hrsg.): VTE – Venöse Thromboembolien, Springer, Berlin 2014.

www.gth-online.org (Gesellschaft für Thrombose- und Hämostaseforschung e. V.)

Kapitel 12:

Weiterführende Literatur und Internethinweise

Rech, J., Waltering, I.: Rheumatoide Arthritis: Fortbildung kompakt, Govi, 2013.

www.arthrose-experte.de

www.osteoporose.de

Kapitel 13:

Weiterführende Literatur und Internethinweise

Bartolome, G. (Hrsg.), Schröter-Morasch, H. (Hrsg.): Schluckstörungen: Diagnostik und Rehabilitation Urban & Fischer Verlag/Elsevier GmbH, München 2013.

FET e. V.: Fachkompendium – Akute und chronische Pankreatitis, Grin Verlag, 2013.

Kapitel 14:

Quellenverweise

1 Deutsches Netzwerk für Qualitätsentwicklung in der Pflege (Hrsg.): Expertenstandard Förderung der Harninkontinenz in der Pflege, Osnabrück 2007.

Weiterführende Literatur und Internethinweise

Deutsches Netzwerk für Qualitätsentwicklung in der Pflege (Hrsg.): Expertenstandard Förderung der Harnkontinenz in der Pflege.
Osnabrück 2014. (*www.dnqp.de*)

Hayder, D., Kuno, E., Müller, M.: Kontinenz – Inkontinenz – Kontinenzförderung: Praxishandbuch für Pflegende, Verlag Hans Huber, Bern 2012.

www.harninkontinenz-info.de

www.rki.de

www.ugb.de (Niereninsuffizienz)

Kapitel 15:

Quellenverweise

1 DiabetesDE: Deutscher Gesundheitsbericht Diabetes 2012. *profi.diabetesde.org/fileadmin/useres/Patientenseite/PDFs_und_Texte/Infomaterial/GEsundheitsbericht_2012.pdf* (2. 7. 2012)

Weiterführende Literatur und Internethinweise

DDG, Diabetes mellitus im Alter, Update 2013, Pocket Guideline 6/6, Börm Bruckmeier Verlag, Grünwald 2013.

Hinneburg, I.: Schilddrüsenerkrankungen: Struma, Hypo-/Hyperthyreose, Hashimoto-Thyreoiditis, Morbus Basedow, Ernährung, Deutscher Apotheker Verlag, 2011.

Sailer, D.: Diabetes mellitus: verstehen – beraten – betreuen, Wissenschaftliche Verlagsgesellschaft Stuttgart, 2010.

www.deutsche-diabetes-gesellschaft.de

www.diabetes-deutschland.de

Kapitel 16:

Quellenverweise

1 Robert Koch Institut: Impfkalender. *www.rki.de/DE/Content/*Kommissionen/*STIKO/Empfehlungen/Aktuelles/*Impfkalender_Deutsch.*html* (4. 7. 2012)

Weiterführende Literatur und Internethinweise

Fischer, M.: Neue und alte Infektionskrankheiten, Springer, Berlin 2014.

Mehlhorn, H.: Die Parasiten des Menschen: Erkrankungen erkennen, bekämpfen und vorbeugen, Springer, 2012.

http://dgk.de/gesundheit/impfen-infektionskrankheiten.html

www.infektionsschutz.de

www.rki.de

Kapitel 17:

Weiterführende Literatur und Internethinweise

Deutsches Netzwerk für Qualitätsentwicklung in der Pflege (Hrsg.): Expertenstandard Dekubitusprophylaxe in der Pflege.
Osnabrück 2010. (*www.dnqp.de*)

Hellmann, S., Rößlein, R.: Pflegepraktischer Umgang mit Dekubitus: Basiswissen zur Wundheilung und -versorgung. Tipps zum Umgang mit den Expertenstandards. Mit den Transparentkriterien des MDK. Praktisch – Mit 30 Farbfotos, Schlütersche, Hannover 2013.

Krause, T., Anders, J., Heinemann, A.: UrsachenZusammenhänge der Dekubitusentstehung, Kohlhammer, Stuttgart 2004.

Schröder, G., Kottner, J. u. a.: Dekubitus und Dekubitusprophylaxe, Verlag Hans Huber, Bern 2012.

www.dekubitus.de (Umfangreiche Informationen zu Dekubitus)

www.dermis.net (umfangreiche Sammlung dermatologischer Bilder)

Kapitel 18:

Weiterführende Literatur und Internethinweise

Beckmann, M.: Die Pflege von Schlaganfallbetroffenen, Schlütersche, Hannover 2000.

Ebersbach, G. (Hrsg.): Pflege von Menschen mit Parkinson, Kohlhammer, Stuttgart 2014.

Friedhoff M., Schieberle, D.: Bobath-Konzept in der Praxis, Thieme, Stuttgart 2014.

Krohwinkel, M.: Der Pflegeprozeß am Beispiel von Apoplexiekranken, Nomos, Baden-Baden 1993. In: Schriftenreihe des Bundesministeriums für Gesundheit

Krohwinkel, M.: Rehabilitative Prozesspflege am Beispiel von Apoplexiekranken, Verlag Hans Huber, Bern, 2008.

www.bobath-konzept-deutschland.de

www.epilepsie-informationen.de

*www.dgfe.info (*Deutsche Gesellschaft für Epileptologie)

*www.dmsg.de (*Deutsche Multiple Sklerose Gesellschaft, Bundesverband e. V.)

www.schlaganfall-hilfe.de

www.schlaganfall-info.de

www.neurologen-und-psychiater-im-netz.de (Informationen zur Epilepsie im Alter)

www.parkinson-vereinigung.de

Kapitel 20:

Quellenverweise

1 Deutsche Hauptstellen für Suchtfragen: Alkohol im Alter. *www.Aktionswoche.Alkohol.de/fileadmin/user_upload/presse/dhs_alkohol_im_alter.pdf* (23. 06. 2012)

2 Glaeseke, Gerd: Medikamente – Psychotrope und Arzneimittel mit Missbrauchs- und Abhängigkeitspotential. Aus Deutsche Hauptstelle für Suchtfragen (Hrsg.): Jahrbuch Sucht 2012, Pabst Science Publishers, Lengerich 2012, S. 90–111.

3 Pharmazeutische Zeitung online: Gefahrenabwehr durch Apotheker. *www.Pharmazeutische-zeitung.de/index.php?id=29014* (23. 06. 2012)

4 Deutsche Hauptstelle für Suchtfragen: Psychotrope Medikamente. *www.dhs.de/datenfakten/medikamente.html* (23. 06. 2012)

5 World Health Organization: Mental Health. *www.who.int/mental_health/prevention/suicide/suicide_rates_chart/en/index.html* (24. 06. 2012)

6 Deutsche Gesellschaft für Suizidprävention: Suizidversuche und Suizidalität. *www.suizidprophylaxe.de/Medien empfehlung%20DGS.pdf* (24. 06. 2012)

Weiterführende Literatur und Internethinweise

Höwler, E.: Gerontopsychiatrische Pflege, Schlütersche, 2012.

Niekrens, S.: Sucht im Alter, Centaurus, Herbolzheim 2012.

Perrar, K. M.: Gerontopsychiatrie für Pflegeberufe, Lehrvideo

Trebert, M.: Psychiatrische Altenpflege, Psychologie, Verlags Union, Beltz 2008.

www.anonyme-alkoholiker.de

www.bapk.de (Bundesverband der Angehörigen psychisch Kranker)

www.bgv-info-gesundheit.de (Depression erkennen und behandeln. Informationsbroschüre für Patienten und Angehörige. Herausgegeben vom Bundesverband für Gesundheitsinformation und Verbraucherschutz)

www.blaues-kreuz.de (Wege aus der Sucht)

www.bmg.bund.de (Drogen und Suchtbericht)

www.buendnis-depression.de

www.depressionsliga.de

www.deutsche-depressionshilfe.de (Stiftung Deutsche Depressionshilfe, Depression erforschen – Betroffenen helfen – Wissen weitergeben)

www.DGPPN.de (Expertenservice zum Thema Depression, Deutsche Gesellschaft für Psychiatrie, Psychotherapie und Nervenheilkunde)

www.icd-code.de

www.iqwig.de (Institut für Qualität und Wirtschaftlichkeit im Gesundheitswesen: Leitliniensynopse zum Thema „Depression")

www.unabhaengig-im-alter.de (Unabhängig im Alter – Suchtprobleme sind lösbar)

Kapitel 21:

Quellenverweise

1 Deutsches Netzwerk für Qualitätsentwicklung in der Pflege (Hrsg.): Expertenstandard Schmerzmanagement in der Pflege bei akuten Schmerzen, 1. Aktualisierung, Osnabrück 2011.

Weiterführende Literatur und Internethinweise

Carr, E.C.J., Mann, E.M.: Schmerz und Schmerzmanagement, Verlag Hans Huber, Bern 2014.

Deutsches Netzwerk für Qualitätsentwicklung in der Pflege (Hrsg.): Expertenstandard Schmerzmanagement in der Pflege bei chronischen Schmerzen. Osnabrück 2014. (*www.dnqp.de*)

Deutsches Netzwerk für Qualitätsentwicklung in der Pflege (Hrsg.): Expertenstandard Schmerzmanagement in der Pflege bei akuten Schmerzen. Osnabrück 2011. (*www.dnqp.de*)

Kapitel 22:

Weiterführende Literatur und Internethinweise

Fies, B.: Mutter hat Krebs, Knesebeck, München 2006.

LeShan, L.: Diagnose Krebs, Wendepunkt und Neubeginn, Klett-Cotta, Stuttgart 2013.

www.krebshilfe.de (Deutsche Krebshilfe e.V.)

www.krebsinformationsdienst.de

www.krebs-kompass.de

www.habichtswaldklinik.de (umfassende Informationen zu Krebserkrankungen)

Kapitel 23:

Weiterführende Literatur und Internethinweise

Aulbert, E., Nauck, F., Radbruch, L. (Hrsg.): Lehrbuch der Palliativmedizin, Schattauer, Stuttgart 2012.

Bausewein, C., Roller, S., Voltz, R. (Hrsg.): Leitfaden Palliative Care, Urban & Fischer bei Elsevier, München 2010.

Becker-Ebel, J.: Palliative Care in Pflegeheimen, Schlütersche, Hannover 2012.

Borasio, G.D.: Über das Sterben, DTV, München 2013.

Broschüren des Christophorus Hospiz Vereins e.V. (CHV), Effnerstraße 93, 81925 München, Tel. 089/130787-0, E-Mail: info@chv.org
Themen: Gastrointestinale Probleme, Konzept der Schmerzbehandlung, Atemnot bei Schwerkranken und Sterbenden, Ernährung um jeden Preis?

Davy, J., Ellis, S.: Palliativ pflegen, Verlag Hans Huber, Bern 2010.

Kostrzewa, S., Kutzner, M.: Was wir noch tun können! – Basale Stimulation in der Sterbebegleitung, Verlag Hans Huber, Bern 2013.

Nagele, S., Feichtner, A.: Lehrbuch der Palliativpflege, Facultas, Wien 2009.

Verbraucherzentrale Bundesverband e.V.: »Was tun, wenn jemand stirbt?«, Berlin 2005.

www.dgpalliativmedizin.de (Deutsche Gesellschaft für Palliativmedizin)

www.dhpv.de (Bundesarbeitsgemeinschaft Hospiz)

www.ppm-online.org (Newsletter: Palliativpflege aktuell)

Kapitel 24:

Weiterführende Literatur und Internethinweise

Malteser Hilfsdienst (Hrsg.): Erste-Hilfe-Handbuch, Dorling Kindersley, München 2012.

Keggenhoff, F.: Erste Hilfe – Das offizielle Handbuch, Südwest Verlag 2012.

www.drk.de

Lernfeld 1.4 Anleiten, beraten und Gespräche führen

Kapitel 1:

Weiterführende Literatur und Internethinweise

Langfeldt-Nagel, M.: Gesprächsführung in der Altenpflege, Reinhardt, München 2011.

Sachweh, S.: Noch ein Löffelchen? Effektive Kommunikation in der Altenpflege, Verlag Hans Huber, Bern 2012.

Schulz von Thun, F.: Miteinander reden, Band 1–3, Rowohlt, Reinbek 2011.

Kapitel 2:

Weiterführende Literatur und Internethinweise

Klug-Redmann, B.: Patientenedukation, Kurzlehrbuch für Pflege- und Gesundheitsberufe, Verlag Hans Huber, Bern 2009.

London, F.: Informieren, Schulen, Beraten Praxishandbuch zur Patientenedukation, Verlag Hans Huber, Bern 2010.

Quernheim, G.: Spielend anleiten und beraten, Urban & Fischer, München 2013.

Steimel, R.: Individuelle Angehörigenschulung, Schlütersche, Hannover 2004

Lernfeld 1.5 Bei der medizinischen Diagnostik und Therapie mitwirken

Kapitel 1:

1 Deutsches Netzwerk für Qualitätsentwicklung in der Pflege (Hrsg.): Expertenstandard Pflege von Menschen mit chronischen Wunden. Osnabrück 2009.

2 Deschka, M.: Injektionstechniken. In: Die Schwester Der Pfleger 5/2003.

3 Dolan, S. A. et al.: APIC position paper: safe injection, infusion, and medication vial practices in health care. In: American Journal of Infection Control 3/2010.

4 Robert Koch-Institut (RKI): Anforderungen an die Hygiene bei Punktionen und Injektionen. In: Bundesgesundheitsblatt 9–10/2011.

5 Feucht, I.: Insulin sicher injizieren. In: Die Schwester Der Pfleger 5/2012.

6 Trautmann, M.: Neue Publikationen, Empfehlungen und Medizinprodukte zur Infusionstherapie, zu Injektionen und Punktionen, *www.station24.de*, 2011.

7 Riemann, T.: Subcutane Infusionen – Welches Vorgehen ist richtig? In: Die Schwester Der Pfleger 10/2003.

8 Robert Koch-Institut (RKI): Prävention Gefäßkatheter-assoziierter Infektionen. In: Bundesgesundheitsblatt 11/2002.

9 Riemann, T.: Wechsel von Infusionsbehältnissen. In: Die Schwester Der Pfleger 1/2004.

10 Schonath, M.: Portkatheter richtig versorgen. In: Die Schwester Der Pfleger 10/2012.

11 Schmidt, M.: Intravenöse Langzeitsysteme: Richtiger Umgang mit dem Port. In: Die Schwester Der Pfleger 2/2009.

Weiterführende Literatur und Internethinweise

Blank, I.: Wundversorgung und Verbandwechsel, Kohlhammer, Stuttgart 2007.

Münter, K. C. (Hrsg.): Fortschritte in der modernen Wundversorgung, UNI-MED, Bremen 2010.

Protz, K.: Moderne Wundversorgung, Urban & Fischer bei Elsevier, München 2014.

Schulungs-CD zur Nadelstichprävention *www.bvmed.de,* Suchwort: Nadelstich-Prävention

Vasel-Biergans, A., Probst, W.: Wundversorgung für die Pflege – Ein Praxisbuch, Wissenschaftliche Verlagsgesellschaft mbH, Stuttgart 2011.

Vasel-Biergans, A.: Wundauflagen für die Kitteltasche, Wissenschaftliche Verlagsgesellschaft mbH, Stuttgart 2010.

Zykla-Menhorn, V.: Blutwerte verstehen, Govi, Eschborn 2006.

www.die-wunde-verbindet.de (Informationen zur Wundversorgung)

www.wundzentrum-hamburg.de

Lernfeld 2.1 Lebenswelten und soziale Netzwerke alter Menschen beim altenpflegerischen Handeln berücksichtigen

Kapitel 2:

Weiterführende Literatur und Internethinweise

Moebius, M.: Wir sind die Autoren unserer eigenen Geschichte. Psychologie Heute, 13(2), S. 29 – 33, Beltz, Weinheim 1986.

www.alt.dbk.de/katechismus/index.php (Katholische Bischofskonferenz: Glaubensbekenntnis der Kirche)

www.ekd.de/einsteiger/sterben.html (Evangelische Kirche in Deutschland: Fragen zu Sterben und Tod)

www.islam.de/1640.php#tod (Zentralrat der Muslime in Deutschland: Tod und Bestattung im Islam)

www.katholisch.de (Katholische Kirche in Deutschland: Glauben und Kirche)

www.klinikum.uni-heidelberg.de/ Maximen-einer-Sterbekultur.5399.0.html (Maximen zur Sterbekultur)

www.zentralratdjuden.de (Zentralrat der Juden in Deutschland: Lebensende, Bestattung und Trauer)

Kapitel 3:

Weiterführende Literatur und Internethinweise

Arnold, K.: Angehörige pflegebedürftiger alter Menschen – Experten im System häuslicher Pflege. Eine Arbeitsmappe: VSTP Verlag Soziale Theorie & Praxis, Gelsenkirchen 2000.

Bundesministerium für Familie, Senioren, Frauen und Jugend: Infratest Sozialforschung. Hilfe- und Pflegebedürftige in Privathaushalten 2002.

Bunzendahl, I.; Hagen, B. P. (Hrsg.): Soziale Netzwerke für die ambulante Pflege. Grundlagen, Praxisbeispiele und Arbeitshilfen, Juventa, Weinheim 2004.

Sozialgesetzbuch I bis XII. Download: *www.sozialgesetzbuch-bundessozialhilfegesetz.de*

Wellman, B., Berkowitz, S. D. (Hrsg.): Social Structures: A Network Approach. Cambridge University Press, Cambridge 1997.

Kapitel 4:

Weiterführende Literatur und Internethinweise

Bundesministerium für Familie, Senioren, Frauen und Jugend (Hrsg.): Handbuch für eine kultursensible Altenpflegeausbildung, Berlin 2006.

Doser, S.: 30-Minuten für interkulturelle Kompetenz, Gabal Verlag GmbH, Offenbach 2012.

Fooken, I.: … Genau auf sechseinhalb blieb meine Lebensuhr da stehen – Zu den Traumata der Verfolgten des NS-Regiemes im Kontext des zweiten Weltkriegs. Download. *www.ns-beratung.de/download/Siegen_ProfFooken_Trauma.pdf*, Siegen, 2007.

Jana-Tröller, M.: Auf dem Weg zu einer interkulturellen Altenpflege, Deutsches Institut für Erwachsenenbildung, Bonn 2004.

Anhang

Klein, H.: Leiningers Theorie der Transkulturellen Pflege, in: Heilberufe 8/2000, S. 48 f.

Schnepp, W.: Vergessene Menschen. In: Altenpflege, Vincentz, Hannover, Heft 5/2005.

Uzarewicz, C.: Sensibilisierung für die Bedeutung von Kultur und Migration in der Altenpflege, Deutsches Institut für Erwachsenenbildung, Bonn 2002.

Uzarewicz, Ch / Dibelius O.: Pflege von Menschen höherer Lebensalter, Kohlhammer Verlag, Stuttgart 2006.

Uzarewicz, Ch.: Die Weite suchen. Einführung in eine phänomenologische Anthropologie für Pflege, Lucius & Lucius, Stuttgart 2005.

Zielke-Nadkarni, A.: An Seele und Leib versorgt werden – Zu den Pflegebedürfnissen von NS-Verfolgten. Download. *www.ns-beratung.de/download/* Vortrag_*ZielkeNadkarni.pdf*

www.kultursensible-altenhilfe.de (verschiedene Informationen zum Thema)

www.drk-haus-am-sandberg.de (multikulturelles Seniorenzentrum)

www.bakimevi.de (türkisches Pflegeheim in Berlin-Kreuzberg)

Kapitel 5:

Weiterführende Literatur und Internethinweise

Berberich, H.: Sexualität und Partnerschaft in der zweiten Lebenshälfte. Psychosozial Verlag (Reihe Beiträge zur Sexualforschung, Teil 79), Gießen 2001.

Butler, R. N.; Lewis, M. I., Erckenbrecht, I.: Alte Liebe rostet nicht. Über den Umgang mit Sexualität im Alter, Huber, Bern 1996.

Daimler, R.: Verschwiegene Lust. Frauen über 60 erzählen von Liebe und Sexualität, Piper, München 2004.

Frieling-Sonnenberg, W.: Pflegebeziehungen. Zur Frage der gelebten und nicht gelebten Sexualität der Pflegenden und alten Menschen in Heimen, in: »Pflege«, Band 7/1994 / Heft 4, S. 302.

Schneider, S.: Ältere Bundesbürger in Privathaushalten und Heimen. Lebenssituation und Heimeintrittsgründe. In: Sozialer Fortschritt 2, 30–37, Köln 1998.

Sydow, K. von: Die Lust auf Liebe bei älteren Menschen. Reinhardt (Reihe Reinhardts gerontologische Reihe, Teil 5), München 1994.

Van der Vight-Klußmann, R.: (K)ein Sex im Altenheim? Körperlichkeit und Sexualität in der Altenpflegehilfe, Schlütersche, Kannover 2014.

Kapitel 6:

Weiterführende Literatur und Internethinweise

Krueger, F., Degen, J.: Das Alter behinderter Menschen, Lambertus, Freiburg 2006.

Nirje, B.: Das Normalisierungsprinzip – 25 Jahre danach, in: Vierteljahresschrift für Heilpädagogik und ihre Nachbargebiete 1/1994, S. 12 – 32.

Thimm, W., Bank-Mikkelsen, N. E.: Das Normalisierungsprinzip. Ein Lesebuch zu Geschichte und Gegenwart eines Reformkonzepts; Sachbuch der Bundesvereinigung Lebenshilfe für Menschen mit geistiger Behinderung e. V., Lebenshilfe-Verlag, Marburg 2008.

Versorgung und Förderung älterer Menschen mit geistiger Behinderung, Reihe Expertisen zum dritten Altenbericht der Bundesregierung / Deutsches Zentrum für Altersfragen (Hrsg.), Teil-Bd. 5, 2001.

Wolfensberger, W.: Der neue Genozid an den Benachteiligten, Alten und Behinderten, Verlag Jakob van Hoddis im Förderkreis Wohnen Arbeit Freizeit, Gütersloh 1996.

Wolfensberger, W.: Die Entwicklung des Normalisierungsgedankens in den USA und in Kanada, in: Bundesvereinigung Lebenshilfe für geistig Behinderte e. V. (Hrsg.): Normalisierung – eine Chance für -Menschen mit geistiger Behinderung, Marburg 1986.

www.diegesellschafter.de (Behinderung und unsere Gesellschaft)

www.lebenshilfe.de (Bundesvereinigung Lebenshilfe für Menschen mit geistiger Behinderung)

www.lebenshilfe-angesagt.de (Barrierefreie Seite für Menschen mit geistiger Behinderung)

Lernfeld 2.2 Alte Menschen bei der Wohnraum- und Wohnumfeldgestaltung unterstützen

Kapitel 1:

Quellenverweise

1 *www.aid.de/downloads/gda_kennzeichnung.pdf* (15. 03. 2012)

2 *www.verbraucherportal-bw.de/servlet/PB/menu/1329374_l1/index.html*, (15. 03. 2012)

3 *www.was-wir-essen.de/infosfuer/allergie_eu_richtlinie.php* (15. 03. 2012)

Weiterführende Literatur und Internethinweise

Elmadfa, I., Aigen, W., Fritzsche, D., Muskat, E.: Die große GU-Nährwert-Kalorien-Tabelle 2014/15, Gräfe und Unzer, München 2014.

Heinis u. a.: Hauswirtschaft Ernährung Pflege Basiskompetenzen, Verlag Handwerk und Technik, Hamburg 2012.

Schlett, S.: Die 100 wichtigsten Lebensmittel, Holland und Josenhans, Stuttgart 2006.

Schlieper, C.: Ernährung heute, Verlag Handwerk und Technik, Hamburg 2011.

Simpfendörfer, D., Klug, S.: Haushaltsführung als Dienstleistung, Verlag Handwerk und Technik, Hamburg 2010.

www.aid.de

www.dge.de (Deutsche Gesellschaft für Ernährung)

www.dgem.de/leitlinien/l.C.pdf (Leitlinien zur enteralen Ernährung, ethische Gesichtspunkte)

www.ekir.de/ekir/dokumente/Handbuch_Religionen-2Auflage-web.pdf (Regeln unterschiedlicher Religionen)

www.gesetze-xxl.de/gesetze/ifsg/ifsg.htm (Infektionsschutzgesetz)

www.nestlehealthscience.de (Enterale Ernährung)

www.ugb.de

www.uni-hohenheim.de/wwwin140/info/interaktives/bmi.htm (Berechnung des BMI) *www.rechtliches.de/Gesetze_37.html* (Lebensmittelrecht, Übersicht)

Kapitel 2:

Weiterführende Literatur und Internethinweise

www.bmgev.de (Mietrecht)

www.das-sichere-haus.de (Sturzvermeidung)

www.initiative-hausnotruf.de (Hausnotruf)

www.neurologen-und-psychiater-im-netz.de (suche: Im Alter _Sturzgefahr; Stolperfallen)

www.nur-sicherheit.de (Sicherheit vor Diebstahl)

Kapitel 3:

Quellenverweise

1 Abgrenzungskatalog der Spitzenverbände der Krankenkassen zur Hilfsmittelversorgung in stationären Pflegeeinrichtungen (Pflegeheime), 14. März 2007

Weiterführende Literatur und Internethinweise

Stolarz, H.: Wohnungsanpassung – Kleine Maßnahmen mit großer Wirkung, Kuratorium Deutsche Altershilfe, Köln 1998.

www.barrierefrei-leben.de (u.a. Handwerksbetriebe mit Erfahrung mit barrierefreien Umbauten)

db1.rehadat.de/gkv2/Gkv.KHS (Hilfsmittelverzeichnis nach § 128 SGB V)

www.rehadat.de/rehadat (Hilfsmittelverzeichnisse)

www.wohnungsanpassung.de (Wohnraumanpassung)

Kapitel 4:

Quellenverweise

1 *www.baumodelle-bmfsfj.de/Modell reihen_Behinderte.html* (13.03.2012)

2 *www.lwl.org/spur-download/pdf/broschuere_alter_behind.pdf* (14.03.2012)

Weiterführende Literatur und Internethinweise

Keller, S,: Leben und Wohnen im Alter, Stiftung Warentest, Berlin 2011.

www.altenheim-adressen.de (Heimauswahl, VinzentzNetwork)

www.amaryllis-bonn.de (Mehrgenerationenwohnen, Bonn)

www.fgwa.de (Gemeinschaftliches Wohnen, Bundesvereinigung)

www.immonet.de (Betreutes Wohnen, Angebote und Adressen)

www.immobilienscout24.de (Betreutes Wohnen)

www.mehrgenerationenhaeuser.de

www.nwia.de (Wohnen im Alter)

www.pflegenoten.de/Home.gkvnet

www.pflege-shv.de (Pflegeselbsthilfeverband, Initiative für menschenwürdige Pflege)

www.wohnbund-beratung-nrw.de (Wohngruppenprojekte, Wohnen im Alter)

www.wohnrewir.de (Mehrgenerationenwohnen, Dortmund)

Lernfeld 2.3 Alte Menschen bei der Tagesgestaltung und bei selbst organisierten Aktivitäten unterstützen

Kapitel 2:

Quellenverweise

1 Marianna Eisenburger, „Aktivieren und Bewegen", Meyer & Meyer Verlag, Aachen

Weiterführende Literatur und Internethinweise

Dennison, P.E.: Brain-Gym – mein Weg, VAK Verlags GmbH, Freiburg 2010.

Eisenburger, M.: Aktivieren und Bewegen von älteren Menschen, Meyer & Meyer, Aachen 2012.

Tänze am Stuhl, Bundesverband Seniorentanz e.V.

www.seniorentanz.de (Informationen zum Bundesverband Seniorentanz)

Kapitel 3:

Weiterführende Literatur und Internethinweise

Bausteine der Altenarbeit, Bergmoser + Höller Verlag AG, Hefte erscheinen vierteljährlich

Bücken, H.: Kimspiele, Verlag Irisiana, München 1996.

Das neue Familienbastelbuch, Frech Verlag, Stuttgart 2008.

Eichenseer, B. Gräßel, E.: Aktivierungstherapie für Menschen mit Demenz, Verlag Urban & Fischer, Elsevier 2011.

Harms, H., Dreischulte, G.: Musik erleben und gestalten mit alten Menschen, Urban & Fischer bei Elsevier, 2010.

Löding, C.: Snoezelen – Altenpflege professionell, Urban & Fischer bei Elsevier, München 2004.

Mertens K.: Snoezelen, Eine Einführung in die Praxis, vml (verlag modernes lernen), Dortmund 2014.

Schmidt, G.: Gedächtnistraining für Senioren, Don Bosco Verlag, München 2008.

Schmidt-Hackenberg, U.: Wahrnehmen und motivieren. Die 10-Minuten-Aktivierung für die Begleitung Hochbetagter, Vincentz, Hannover 2010.

Schöps A., Strube F.: Kein schöner Land, Liederbuch im Großdruck, Strube Verlag, München 2002.

Stengel, F./Ladner-Merz, S.: Heitere Gedächtnisspiele, Band 1–7, Memo Verlag, Stuttgart 2010.

Stöhr, U.: Das Seniorenspielbuch, Beltz Verlag, Weinheim 2012.

Radenbach, J.: Aktiv trotz Demenz – Handbuch für die Aktivierung von Demenzkranken, Verlag Schlütersche, 2011.

www.Bastel-tipps.de (Beschreibungen zu unterschiedlichen Bastel- und Dekoideen in verschiedenen Techniken)

www.singenundspielen.de (Ideen, Anregungen zum Singen in der Altenhilfe)

Anhang

Kapitel 4:

Weiterführende Literatur und Internethinweise

www.bv-tierschutz.de (Freundeskreis betagter Tierhalter und eine Vorsorgevollmacht für mein Tier; Liste von Seniorenheimen, die Tierhaltung erlaubt)

www.kda.de (Informationen zur Fortbildung »Tiere öffnen Welten«; Download: »Ein Plädoyer für die Tierhaltung in Alten- und Pflegeheimen«)

www.lebenmittieren.de (Informationen zu den Tierbesuchsdiensten; Informationen zu den Mensch-Tier-Begegnungsstätten)

Kapitel 5:

Weiterführende Literatur und Internethinweise

Lindner, E: Aktivierung in der Altenpflege mit CD-ROM, Urban und Fischer Verlag, München, Jena 2013.

Lindner, E; Feste feiern – Arbeitsmaterialien für die Seniorenarbeit, Verlag Elsevier, München 2007.

Kapitel 6:

Weiterführende Literatur und Internethinweise

Lange, U.(Hrsg.): Musik & Märchen. Kreativ-therapeutische Beiträge zur Begleitung von Menschen mit Demenz; Kuratorium Deutsche Altershilfe (KDA), Köln 2010.

Walther R.(Hrsg.), Klose, H.-U.: Lesen im Dritten Lebensalter – Wege zum Buch, Reihe »Forum Demographie und Politik« spezial, Bonn 1998.

www.ahano.de (Seniorenportal mit Informationen zu unterschiedlichen Themen wie Gesundheit, Reisen, Ernährung, Beschäftigungsmöglichkeiten für Ältere und auch Pflege im Alter)

www.bsnf.de (das bayerische SeniorenNetzForum. Zusammenschluss von Initiativen, die Ältere beim Zugang zu den neuen Medien unterstützen sowie eine Plattform für den gegenseitigen Austausch)

www.forum-fuer-senioren.de (Online Magazin für Senioren mit Artikeln zu aktuellen Tagesgeschehen und Politik, Kultur, Reisen, Kochrezepte, Bücher- und Einkaufstipps u.a.)

www.senioren-lernen-online.de (Lernportal für Senioren, mit dem Ziel, Lernen unabhängig vom Wohnort zu ermöglichen)

Kapitel 7:

Quellenverweise

1 *www.bagso.de/bag.html*

Weiterführende Literatur und Internethinweise

www.bundesfreiwilligendienst.de

www.mehrgenerationenhaeuser.de

Lernfeld 3.1 Institutionelle und rechtliche Rahmenbedingungen beim altenpflegerischen Handeln berücksichtigen

Kapitel 1:

Weiterführende Literatur und Internethinweise

http://www.bundestag.de/bundestag/aufgaben/rechtsgrundlagen/grundgesetz/gg_01.html

www.institut-fuer-menschenrechte.de

Kapitel 3:

Weiterführende Literatur und Internethinweise

Schulin, B. (Hrsg.): SGB XI Soziale Pflegeversicherung. Beck-Texte im dtv, München 2013.

http://www.deutsche-sozialversicherung.de/

http://www.sozialversicherungsbeitraege.sozialversicherung-online24.de/

Kapitel 4:

Weiterführende Literatur und Internethinweise

www.awo.de

www.caritas.de

www.der-paritaetische.de

www.diakonie.de

www.drk.de

www.stiftungen.org

www.zwst.org

Kapitel 5:

Quellenverweise

1 *http://www.leitlinie-fem.de/werden felser-weg/* (28.04.2014)

Weiterführende Literatur und Internethinweise

Backhaus, B.; von Münch, E.: Vererben & Erben, Stiftung Warentest, 2005.

Behr, R., Sowinski, C.: Bundeseinheitliche Altenpflegeausbildung, Materialien für die Umsetzung der Stundentafel, Kuratorium Deutsche Altershilfe, Köln 2003.

Bieritz-Harder, Conradis, Thie (Hrsg.): Sozialgesetzbuch XII, Sozialhilfe, Lehr- und Praxiskommentar, Nomos Verlagsgesellschaft, Sinzheim 2012.

Breuckmann, A.; Würth, N.: ZDF WISO Ratgeber – Meine Rechte im Job, Campus, Frankfurt/Main 2006.

Brox, H.: Erbrecht, Carl Heymanns, Köln 2012.

Büker, H.-J.: Altenpflege als Beruf, Vincentz, Hannover 1995.

Bundesministerium der Justiz, *www.bmj.bund.de*: Erben und Vererben, 2014 Betreuungsrecht, 2014 Patientenverfügung, 2014

Bundesministerium für Arbeit und Soziales, *www.bmas.de:* Sozialhilfe und Grundsicherung, 2010 Mitbestimmung – eine gute Sache, 2012 Kündigungsschutz, 2013 Arbeitsrecht, 2013
Das Arbeitszeitgesetz, 2013

Bundesministerium für Familie, Senioren, Frauen und Jugend: Ihre Rechte als Heimbewohnerinnen und Heimbewohner, *www.bagso.de*, 2008.

Bundesministerium für Familie, Senioren, Frauen und Jugend: Mutterschutzgesetz – Leitfaden zum Mutterschutz, *www.bmfsfj.de*, 2013.

Dreher, E.; Tröndle, H.: Strafgesetzbuch und Nebengesetze, C.-H. Beck, München 2013.

Goberg, O. et. al: Heimgesetz, Taschenkommentar, Vincentz, Hannover 2002. S. 154.

Harder, M.; Kroppenberg, I.: Grundzüge des Erbrechts, Hermann Luchterhand, Neuwied 2002.

Hell, W.: Alles Wissenswerte über Staat, Bürger, Recht; Thieme, Stuttgart 2013.

Höfert, R., Meißner, T.: Von Fall zu Fall – Ambulante Pflege im Recht, Springer Medizin Verlag, Heidelberg 2008

Joecks, W.: Studienkommentar StGB, C.-H. Beck, München 2012.

Kämpfer, H.-D.: Recht und Verwaltung in der sozialpädagogischen Theorie und Praxis, Stam, Köln 2011.

Klie, Th.: Heimrecht, Rechtssprechungssammlung zum Heimgesetz samt Nebengebieten, Vincentz, Hannover 1997.

Klie, Th.: Rechtskunde – Das Recht der Pflege alter Menschen, Vincentz, Hannover 2013.

Kropholler, J.: Bürgerliches Gesetzbuch: Studienkommentar, C. H.-Beck, München 2013.

Lackner, K.: Strafgesetzbuch mit Erläuterungen, C.-H. Beck, München 2007.

Sozialhilfe SGB XII – Textausgabe mit Verordnungen, Richard Boorberg Verlag, Stuttgart 2013.

Wessels, J.: Strafrecht – Allgemeiner Teil; Strafrecht – Besonderer Teil 1 und 2; C. F. Müller Jur. Verlag, Heidelberg 2013.

Wörlen, R.; Kokemoor, A.: Arbeitsrecht, Carl Heymanns Verlag, Köln 2013.
www.sozialgesetzbuch-sgb.de

Lernfeld 3.2 An qualitätssichernden Maßnahmen in der Altenpflege mitwirken

Kapitel 1:

Quellenverweise

1 Deutsche Gesellschaft für Qualität: Basiswissen: Begriff. *www.dgq.de/wissen/begriffe_qualitaet.htm* (28. 3. 2012).

2 Medizinischer Dienst des Spitzenverbandes Bund der Krankenkassen e. V.: Qualitätsprüfungs-Richtlinien MDK-Anleitung Transparenzvereinbarung. *www.mds-ev.de/media/pdf/2010-02-16-MDK-Anleitung_stationaer%281%29.pdf* (29. 3. 2012).

Weiterführende Literatur und Internethinweise

Bundesärztekammer: Leitfaden Qualitätsmanagement im deutschen Krankenhaus, Zuckschwerdt, Germering / München 2001.

Bartholomeyczik, S.: Anforderungen an die Qualität von Pflege und an die Qualität von Pflegenden. In: Bundesministerium für Familie, Senioren, Frauen und Jugend (Hrsg.): Selbstbestimmung in Einrichtungen. Qualitätsentwicklung und Dienstleistung in der Altenpflege, 1999.

Bundesministerium für Familie, Senioren, Frauen und Jugend: Qualitätsmanagement in der ambulanten Pflege; und: Care-Management in der ambulanten Pflege, *www.bmfsfj.de*, Stuttgart 1999.

Gebert, A., Kneubühler, H.-U.: Qualitätsbeurteilung und Evaluation der Qualitätssicherung in Pflegeheimen, Verlag Hans Huber, Bern 2003.

Göbel, D.: Qualitätsmanagement im Krankenhaus, Springer Verlag, Berlin 1999.

Görres, S., Luckey, K., Stappenbeck, J.: Qualitätszirkel in der Alten- und Krankenpflege, Verlag Hans Huber, Bern 1997.

MDS (Medizinischer Dienst der Spitzen-Verbände der Krankenkasse e. V.), Essen, *www.mds-ev.de*

Viethen, G.: Wegweiser Qualitätsmanagement im Krankenhaus, Urban & Fischer bei Elsevier, Stuttgart 1998.

Vitt, G.: Pflegequalität ist messbar, Schlütersche, Hannover 2002.

Walther, M.; Walther A.: Qualitätszirkel im Krankenhaus: Gestalten – organisieren – moderieren, Urban & Fischer bei Elsevier, Stuttgart 1998.

Kapitel 2:

Quellenverweise

1 Medizinischer Dienst des Spitzenverbandes Bund der Krankenkassen e. V.: MDS mit neuem Träger. *www.mds-ev.de/Ueber_uns_Uebersicht.htm* (29. 3. 2012).

Weiterführende Literatur und Internethinweise

Grundlagen der MDK-Qualitätsprüfung in der ambulanten Pflege, Grundlagen der MDK-Qualitätsprüfung in der stationären Pflege, vom MDS Medizinischer Dienst der Spitzenverbände der Krankenkassen e.V., Essen, *www.mds-ev.de*

TÜV Rheinland, *www.de.tuv.com*

www.betreuungsrecht.org (Übersicht über Gesetze und Verordnungen in der Altenpflege)

Lernfeld 4.1 Berufliches Selbstverständnis entwickeln

Kapitel 1:

Weiterführende Literatur und Internethinweise

Grüneisen, F.: Das Deutsche Rote Kreuz in Vergangenheit und Gegenwart, S. 222, Junker und Dünnhaupt, Berlin 1939.

Oehme, J.; Schmoeger, R.: Geschichte der Krankenpflege, Alete Wissenschaftlicher Dienst, München 1992.

Steppe, H. (Hrsg.): Obrawalde-Prozess, in: Krankenpflege im Nationalsozialismus, S. 158, Mabuse, Frankfurt 2013.

Kapitel 2:

Weiterführende Literatur und Internethinweise

Ausbildungs- und Prüfungsverordnung für den Beruf der Altenpflegerin und des Altenpflegers (Altenpflege-Ausbildungs- und Prüfungsverordnung – AltPflAPrV) vom 26. November 2002

Auszubildende in sozialen Berufen, Motive und soziodemographische Informationen von Auszubildenden in der Altenpflege und Krankenpflege; Statistische Informationen 3/205, Stuttgart 2005.

Gesetz über die Berufe in der Altenpflege (Altenpflegegesetz – AltPflG) in der Fassung der Bekanntmachung vom

Anhang

25. August 2003, zuletzt geändert am 28. Mai 2008

www.altenpflegeschueler.de (Forum für Altenpflegeschüler)
www.bmfsfj.de/bmfsfj/generator (Altenpflegegesetz)

www.kda.de (Downloads Pflege, Ausbildungsordnung u.a.m.)

Kapitel 3:

Quellenverweise

1 Deutschlands Zukunft gestalten, Koalitionsvertrag zwischen CDU, CSU und SPD, *https://www.cdu.de/sites/default/files/media/dokumente/koalitionsvertrag.pdf* (14.05.2014)

Weiterführende Literatur und Internethinweise

Bader, R.; Müller, M.: Handlungskompetenz, in: Die berufsbildende Schule (BbSch), S. 6 u. 176–182, Ausgabe 54/2002.

Kapitel 4:

Weiterführende Literatur und Internethinweise

www.dbfk.de (Deutscher Berufsverband für Pflege)

www.dbva.de

www.deutscher-pflegerat.de (Deutscher Pflegerat e.V.)

www.dpv-online.de

www.icn.ch (International Council of Nurses)

Lernfeld 4.2 Lernen lernen

Kapitel 2:

Weiterführende Literatur und Internethinweise

Dennison, P.: Brain Gym® Lernen durch Bewegung, VAK Verlags GmbH, Kirchzarten 2002.

Skill Autorenteam: Kreativ lehren und lernen, Gabal, Offenbach 2000.

Steiner, V.: Lernen als Abenteuer. Eichborn, Frankfurt am Main 2002.

Winter, A., Winter, R.: Brain workout, MVG-Verlag, Landsberg am Lech 2001.

Lernfeld 4.3 Mit Krisen und schwierigen sozialen Situationen umgehen

Kapitel 1:

Quellenverweise

1 *www.uni-leipzig.de/~psycho/pphome/documents/Krisenintervention.pdf*

Kapitel 2:

Quellenverweise

1 *www.deeskalation-jetzt.de/theorie-deeskalationstraining/5-1-definition-konflikt.html* Glasl, F.: Konfliktmanagement. Ein Handbuch für Führungskräfte, Beraterinnen und Berater. 8. aktualisierte und ergänzte Auflage. Bern, Stuttgart, Wien: Haupt Verlag 2004, S. 17

2 *www.sn.schule.de/~sud/methodenkompendium/module/3/5_1.htm*

Weiterführende Literatur und Internethinweise

Initiative gegen Gewalt im Alter e.V. »Handeln statt Misshandeln« (HsM), Bonn, *www.hsm-bonn.de*

www.kuga.de

www.mobbing.net/

www.verdi-bub.de/p_tipps/archiv/belaestigung

www.weisser-ring.de

Kapitel 4:

Quellenverweise

1 U. Ruthemann: Aggression und Gewalt im Altenheim, 1993

Weiterführende Literatur und Internethinweise

Gesetz zum Schutz der Beschäftigten vor sexueller Belästigung am Arbeitsplatz vom 24. Juni 1994

Gößling-Brunken, A., Rüther, B., Waldhausen, B.: Methoden und Themen. Bausteine für die berufliche Praxis in Erziehung und Heilerziehung, Handwerk und Technik, Hamburg 2009.

Kienzle, T., Paul-Ettlinger, B.: Aggression in der Pflege, Kohlhammer, Stuttgart 2013.

Knobling, C.: Konfliktsituationen im Altenheim, Lambertus, Freiburg 1999.

Maringer, E., Steinweg, R.: Konstruktive Haltungen und Verhaltensweisen, Berghof Forschungszentrum für konstruktive Konfliktbearbeitung, Berlin o.J.

Schmidbauer, W.: Die hilflosen Helfer, Rowohlt, Reinbek bei Hamburg 1977.

Schulz von Thun, F.: Miteinander reden, Band 1–3, Rowohlt, Reinbek bei Hamburg 2008.

Sexuelle Belästigung am Arbeitsplatz, Finanzdepartement des Kantons Basel-Stadt, Zentraler Personaldienst; 4. Juni 2004.

Kapitel 5:

Weiterführende Literatur und Internethinweise

Burisch, M.: Das Burnout-Syndrom, Springer, Berlin 2013.

Messer, B.: Helfersyndrom?, Schlütersche, Hannover 2014.

Meyer, F.: Burnout, Gräfe & Unzer, 2013.

Schmidtbauer, W.: Helfersyndrom und Burnoutgefahr, Elsevier, München 2002.

Lernfeld 4.4 Die eigene Gesundheit erhalten und fördern

Kapitel 1:

Quellenverweise

1 K. Hurrelmann, Gesundheitssoziologie, nach Badura, Ritter und Münch, 1997

Weiterführende Literatur und Internethinweise

Berufsgenossenschaft für Gesundheitsdienst und Wohlfahrtspflege (BGW) *www.bgw-online.de*

Haak, K.: Die neue Rückenschule, Goldmann, München 2005.

Heilmann, J.-H.: Der Rücken stark und gesund, Gräfe & Unzer, München 2005.

Hoffmann, B.: Handbuch Autogenes Training, dtv, München 2000.

Langen, D.: Autogenes Training, Gräfe & Unzer, München 2012.

Schmauderer, A.: Wirbelsäulengymnastik, Gräfe & Unzer, München 2011.

Schultz, J. H.: Das Autogene Training (Konzentrative Selbstentspannung), Thieme, Stuttgart 1982.

Thomas, D.: Praxis des Autogenen Trainings – Selbsthypnose nach J. H. Schultz, Thieme, Stuttgart 2006.

Wilk, D.: Autogenes Training, Verlag Hans Huber, Bern 2012.

Kapitel 2:

Weiterführende Literatur und Internethinweise

Hatzelmann, E.: Keine Macht dem Stress!, Humboldt, München 1997.

Juli, D., Schulz, A.: Stressverhalten ändern lernen, Rowohlt, Reinbek bei Hamburg 1998.

Klein, U.: Stressmanagement, Moderne Verlagsgesellschaft, Landsberg / L. 2000.

Knoblauch, J.: Berufsstress ade!, Brockhaus, Wuppertal 2001.

Kristel, H.-H.: Gesund Pflegen. Stressbewältigung und Selbstpflege, Urban & Fischer, München / Jena 1998.

Ohm, D.: Stressfrei durch Progressive Relaxation, Thieme, Stuttgart 2011.

Stollreiter, M., Völgyfy, J., Jencius, T.: Stressmanagement, Beltz, Weinheim 2000.

Kapitel 3:

Weiterführende Literatur und Internethinweise

Bensch-Venner, I., Hofmann, B.: Pflegethema: Supervision – Chancen und Wege, Thieme, Stuttgart 1998.

Hirsch, R. D.: Supervision, Teamberatung, Balintgruppe. Professionalisierung in der Altenpflege, Ernst Reinhardt, München 2002.

Tietze, K.-O.: Wirkprozesse und personenbezogene Wirkungen von kollegialer Beratung. Theoretische Entwürfe und empirische Forschung, VS-Verlag, Wiesbaden 2010.

Tietze, K.-O.: Kollegiale Beratung – Problemlösungen gemeinsam entwickeln, Rowohlt, Reinbek 2012.

Vollmer, S.: Kollegen als Berater einbeziehen – Fallbesprechungen im Team. Die Schwester Der Pfleger plus 51 (4), 49-51, 2012.

Zegelin, A.: Von Kollege zu Kollegin – Kollegiale Beratung in der Pflege. Die Schwester Der Pfleger 51 (1), S. 22–25, 2012.

www.balint-stoffel.de

www.michael-balint-institut.de

Sachwortverzeichnis

Anhang

Anhang

Anhang

D

E

Anhang

Anhang

Anhang

L

Anhang

Anhang

Anhang

Anhang

Anhang

Anhang

T

U

Anhang

Bildquellenverzeichnis

123RF Germany, Nidderau: S. 3 (Kzenon); 896/2

Abott GmbH & Co.KG, Wiesbaden: S. 838

akg-images GmbH, Berlin: S. 5; 57/1; 704 (The Munch Museum/The Munch Ellingsen Group/VG Bild-Kunst, Bonn, 2014)

AKO-med GbR, Sprockhövel: S. 472

AKTION Saubere Hände, Institut für Hygiene und Umweltmedizin, Charité Universitätsmedizin, Berlin: S. 341/1

Alan Mason Chesney Medical Archives of the Johns Hopkins Medical Institutions, Baltimore, Maryland, USA (Lynne Nickle): S. 25

Alter hat Zukunft, Hettstedt: S. 980/2

Andreas Fahl Medizintechnik-Vertrieb GmbH, Köln: S. 427

AOK Bundesverband, Berlin: S. 1084/1, 5

ArjoHuntleight GmbH, Mainz-Kastel: S. 276/1

Arbeitsgemeinschaft Dermatologische Prävention (ADP) e.V., Hamburg: S. 636/2

as-illustration, Alexander Schmitt, Rimpar: S. 43/2; 462/3; 520; 549; 577/1, 2; 602/1; 781/2; 790/1

Attends GmbH, Schwalbach: S. 557

AWO Bundesverband, Berlin: S. 1093/5

B.Braun Melsungen AG, Melsungen: S. 862; 863; 864/1

Barrierefrei Leben e.V., Hamburg: S. 215; 216

Bergmoser + Höller Verlag AG, Aachen: S. 1063

Berufsgenossenschaft für Gesundheitsdienst und Wohlfahrtspflege (BGW), Hamburg: S. 337/1, 2; 1084/8; 1275; 1278; 1279

Berufsgenossenschaft Handel und Warendistribution (BGHW), Bonn: S. 1276/3

Beurer GmbH, Ulm: S. 151/2; 152

Beyer, Stefan, Lübeck: S. 1269

Bibliomed Medizinische Verlagsgesellschaft mbH, Melsungen: S. 487

Bienstein/Klein/Schröder (Hg.), „atmen". Georg Thieme Verlag, Stuttgart 2000: S. 131

Bioland e.V., Esslingen: S. 940/5

BIOPARK e.V., Güstrow: S. 940/3

Bisanz Medizinische Polster GmbH, Gau-Algesheim bisanz: S. 271/2

BKK Dachverband e.V., Berlin: S. 1084/3, 7

Bode Chemie, Hamburg: S. 339; 340/2

Brilliant AG, Gnarrenburg: S. 968

Bund deutscher Amateurtheater e.V., Linden: S. 1057 (Katrin Kellermann)

Bundesagentur für Arbeit, Kiel: S. 1084/9; 1090; 1196

Bundesanstalt für Landwirtschaft und Ernährung, Bonn: S. 940/1, 2

BURKH - Burkhard Fritsche, Köln: S. 1187

BVMed-Bilderpool, Berlin: S. 1273

Caritas, Freiburg: S. 1093/3

Cimbal, Walter, Hamburg: S. 942/1, 2, 4; 943/1, 3, 4

Clasen, Annette, Ellerbek: S. 843/2

Covidien Deutschland GmbH, Neustadt an der Donau: S. 562

DAK Gesundheit - Unternehmen Leben, Hamburg: S. 1084/2, 6

Das sichere Haus e.V., Hamburg: S. 969/4; 970/2; 973/2

DAVITA ® Medizinische Produkte GmbH & Co. KG, Kleve: S. 878/1; 886

Demeter e.V., Darmstadt: S. 940/4

Dennison, Paul und Gail, A Variation of Lazy 8s, from Brain Gym: S. Teachers edition, 2010 by Paul E. and Gail E. Dennison, USA: S. 1019

Deutsche Gesellschaft für Ernährung e.V. (DGE), Bonn: S. 357/3

Deutsche Rentenversicherung, Berlin: S. 1084/4

Deutsche Seniorenliga e.V., Bonn: S. 1074

Deutscher Ärzte-Verlag GmbH, Köln: S. 470

Deutscher Berufsverband für Altenpflege e.V.: S. 1197/5

Deutscher Berufsverband für Pflegeberufe – Bundesverband e.V., Berlin: S. 1197/2

Deutscher Mieterbund e.V., Berlin: S. 967/1

Deutscher Paritätischer Wohlfahrtsverband – Gesamtverband e. V., Berlin: S. 1093/6

Deutscher Pflegerat e.V. (DPR), Berlin: S. 1197/3

Deutscher Pflegeverband (DPV) e.V., Neuwied: S. 1197/4

Deutsches Rotes Kreuz – Landesverband Berliner Rotes Kreuz e.V., Berlin: S. 820/2; 973/1; 1093/2

Deutsches Rotes Kreuz, Generalsekretariat, Berlin: 777/2; 778/2; 779/1, 2; 780/1, 2

Diakonie Deutschland – Evangelischer Bundesverband, Evangelisches Werk für Diakonie und Entwicklung e.V., Berlin: S. 1093/1

DocCheck Medical Services GmbH, Köln: S. 681/1 (Rakesh Ahuja, MD, pictures. doccheck.com/de/photos/12475/katarakt, CC-BY-SA)

doc-Stock GmbH, Frankfurt: S. 324/1 (Photocase); 822 (BSIP); 874/2

dpa-infografik GmbH, Hamburg: S. 10/2; 579; 581; 742; 743; 901; 907; 909; 1068; 1141/1

dpa-Picture-Alliance GmbH, Frankfurt a.M.: S. 6/3 (Andreas Lander); 13 (Bildagentur-online/G.Fischer); 18/1; 31/2 (dpa-Report); 47/1; 53/1,2,3; 54/1 (Jörg Schmitt); 54/2 (Klaus Rose); 54/3 (Pressefoto Baumann); 54/5 (akg-images); 54/6 (akg-images); 55/1 (akg-images); 55/4; 59 (Agentur Voller Ernst); 287/2; 443; 628/10 (Okapia); 761 (Louis Bernstein); 872/2; 873/2; 890/1, 2; 893; 905/2; 915/1; 922; 958; 991/2; 1021 (Arne Dedert); 1051; 1066/1; 1075; 1078; 1182/1; 1243; 1250/2 (ZB-Fotoreport)

Dr. Ausbüttel & Co GmbH, Witten-Annen: S. 632

Dr. Peter, Klaus D., Gummersbach: S. 628/7

Dubin, Dr., Pavel, Qyriat Tivon, Israel: S. 633/1

Dziadosz, Barbara, Hamburg: S. 1227

Eisenburger, Marianne, „Aktivieren und Bewegen", Meyer & Meyer Verlag, Aachen, S. 73: S. 1022

EndoChoice Europe GmbH, Halstenbek: S. 876/2

Enpp-Böhm Bildung- und Forschungsgesellschaft mbH, Bochum: S. 396/2

ERNST UND CLAERE JUNG STIFTUNG STADE: S. 1095/1

Evangelisches Lukas-Krankenhaus gGmbH, Gronau: S. 335

F1online digitale Bildagentur GmbH, Frankfurt a. M.: S. 993/1(Westend61); 1225/2 (pixtal); 1289/2 (imagebroker/jochen rolfes)

Fahlbusch, Heidi, Dessau: S. 1201

Forum für Stimmbandfehlfunktionen e.V., VCD-Selbsthilfe/Selbsthilfe Recurrensparese, Bürgstadt: S. 766

Fotolia Deutschland, Berlin, © www.fotolia.de: S. 6/1 (Peter Atkins); 20/1 (senoldo); 20/2 (Rene de Bruan); 20/3 (Mapoli-Photo); 22/1 (Melany Dieterle); 28 (press – master); 30/1 (Photo – Sg); 32 (Koray Ersin); 35 (well-photo); 37/1 (wavebreakMediaMicro); 37/2 (Robert Kneschke); 40 (Rücker); 43/1 (pictonaut); 44/2 (Ebel); 48 (iceteastock); 49/1 (Meuro); 49/2 (Robert Kneschke); 50 (Robert Kneschke); 55/6 (Pavel Sazonov); 55/8; 56/1, 2; 56/4 (Sergey Nivens); 74/2 (Sindy); 76 (arpad); 77 (Ramona Hein); 78 (Gina Sanders); 93/1 (iceteastock); 96 (Peter Attkins); 97/1 (OlegD); 100 (peppi18); 102/1 (kap-vision); 102/2 (Peter Maszien); 104 (Gina Sanders); 105 (visionär); 108 (Alexander Raths); 110 (CHW); 117 (sashkin); 124 (Alexander Raths); 126 (contrastwerkstatt); 130/1 (sbarnes); 130/2 (Tobilander); 143 (Peggy Blume); 145/1 (Sport Moments); 145/2 (Doris Heinrichs); 156 (libzia); 157 (britta60); 158 (Felix Abraham); 160/2 (Swetlana Wall); 161/1

(JPC-PROD); 161/2 (Monkey Business); 162 (Herby (Herbert) Me); 163 (unverdorben); 164/1 (photocrew); 164/2 (Otto Durst); 165/1 (alephnull); 165/2 (Markus Mainka); 166/ (Marem); 168 (Comugnero Silvana); 170 (Galina); 171 (Wissmann Design); 172/1 (Peggy Blume); 172/2 (St-fotograf); 175/1 (moeyan); 175/2 (Team 5); 176/1 (kab-vision); 176/2 (Cobrid); 177/1 (kristina rütten); 179/1 (Gina Sanders); 179/2 (Miriam Dörr); 180 (ExQuisine); 181 (rainbow33); 185 (Jürgen Fälchle); 192 (modul_a); 200 (openlens); 201 (Brigitte Bohnhorst); 202 (Jürgen Fälchle); 204 (Tomy); 205 (volkerladwig); 207/2 (Gina Sanders); 208/1 (Andrey Khrobostov); 221 (Janet Layher); 222/2 (Michael Tieck); 224 (Schlierner); 227 (wildworx); 230 (ocskaymark); 231 (Johanna Mühlbauer); 236 (Gina Sanders); 237/1 (Otto Durst); 237/2 (Peter Maszlen); 241/1 (Wissmann Design); 241/2 (luna); 241/3 (Gina Sanders); 242 (Don Race); 243/1 (Sergio Martinez); 243/2 (Wolfgang Kruck); 245 (Andrea Arnold); 246 (Amy Walters); 249/1 (Peter Atkins); 249/2 (Wissmann Design); 252 (Gina Sanders); 253 (Köpenicker); 254 (Herby (Herbert) Me); 255/1 (Robert Kneschke); 255/2 (CHW); 262/2 (Peter Maszlen); 264 (Gina Sanders); 269 (Stefan Balk); 276/2 (Peter Atkins); 278 (Yantra); 281 (Andrea Arnold); 295 (openlens); 337/3 (Viola F. Ording); 355 (mahey); 359/1 (Quade); 359/2 (Ideenkoch); 359/3 (manulito); 359/4 (vertmedia Martin R.); 364/1 (silencefoto); 364/2 (Schlierner); 376/1; 392 (thingamajiggs); 393/2 (GordonGrand); 394 (Franz Pfluegl); 396/1 (Peter Maszlen); 400/2 (Osterland); 400/3 (Gabriele Rohde); 401/(Wissmann Design); 402/(GordonGrand); 403/1 (Peter Maszlen); 403/2 (Lisa F. Young); 404 (Peter Maszlen); 426/1 (helche); 426/2 (Produnis); 490/1 (butorÉtoilÉ); 589/1 (Anette Romanenko); 628/2, 3 (zamphotography), 8 (GordonGrand); 634/1 (toscana); 636/1 (grafikplusfoto); 781/1 (Gabriele Fontana); 846 (Tobilander); 847 (shim11); 914 (Rafael ben-Ari); 943 (Bernd Keller); 953/2 (Irina Fischer); 954 (Otto Durst); 962 (NYUL); 963/1 (Lucky Dragon), 3 (ssogras); 967/3 (Nat Ulrich); 969/2 (klickerminth), 3 (dispicture); 972/1 (Dan Race); 994 (flashpics); 1000 (Sven Vietense); 1009 (K.-U. Häßler); 1015/2 (Thierry Hoarau); 1036/3 (luna); 1041/1 (Kai Krüger), 2 (Michael Tieck), 3 (thingamajiggs); 1042 (Brad Pict); 1049/1 (Vladimir Voronin); 1101 (haveseen); 1150 (sudok1); 1166 (Robert Kneschke); 1168; 1172 (Peter Atkins); 1173 (CHW); 1214/1 (Simon Gruber), 2 (contrastwerkstatt), 3 (Robert Kneschke); 1220/1 (pressmaster), 2 (Krawt); 1224 (bastan); 1238 (Robert Kneschke); 1256/1 (Gina Sanders), 2 (WaveBreakMedia); 1261 (FirmaV); 1271/1 (Alexander Rochau), 2 (Warren Goldswain), 3 (Anton Gwozdikow), 4 (press-master), 5 (Stefanie B), 6 (shock); 1288

Fresenius Kabi Deutschland GmbH, Bad Homburg: S. 534/1, 2; 535

Gäa e.V. - Vereinigung ökologischer Landbau: S. 940/6

Gemeinsamer Bundesausschuss (G-BA), juristische Person des öffentlichen Rechts, Berlin: S. 1102/2

Getty Images Deutschland, München: S. 628/6 (Jodi Jacobson); 875; 967/2 (Karan Kapoor); 990/2; 1052/1

GINETEX Germany, germanFashion, Modeverband Deutschland e.V., Köln: S. 950

Goldhahn, Martin, Kaiserslautern: S. 1016/1

Goldmann Verlag, München: S. 1277

Grafische Produktionen Neumann, Rimpar: S. 136; 285/1, 2; 316; 411/2; 414/1, 3; 418; 419/2; 420/1, 2; 428; 429/1; 430/1, 2; 431; 435/1, 2; 456/1, 2; 457/1; 459/3; 467/1; 477/2, 3; 478/2; 480/1; 481/2; 484/1, 2; 492; 503/1, 2; 504; 508/2, 3; 514; 541/2; 547; 548; 561/1, 2; 578; 598/1, 2; 599/1; 600; 606/1; 607-609; 623; 625-627; 628/1; 642/2; 646/1; 656; 780/3; 836; 837/1, 2; 843/1; 845; 871/2, 3; 874/1

Greiner Bio-One, Kremsmuenster: S. 844/2, 3

Groupe SEB Deutschland GmbH, Offenbach/Main: S. 954/1

Guntau, Dr. Joachim, Albertinen-Krankenhaus, Hamburg: S. 463

Gunther von Hagens, Institut für Plastination, Heidelberg, www.koerperwelten.de: S. 321

Hamburger Friedhöfe – AöR –, Hamburg: S. 919/1

Hanuschik, Wolfgang, Dr. med. Augenarztpraxis, Berlin: S. 870

Hautklinik der Johannes-Gutenberg-Universität, Mainz: S. 203/2-10

Henkel AG & Co. KGaA, Düsseldorf: S. 953/1

Hexal AG, Holzkirchen: S. 365/2

Hilfswerksiedlung GmbH, Berlin: S. 1031

Hogrefe Verlag GmbH & Co. KG; aus: Coaching. Innovative Konzepte im Vergleich von Christopher Rauen aus der Reihe Innovatives Management: S. 1297

Hollister Incorporated, Niederlassung Deutschland, München: S. 532/1, 2; 558/3; 834

Hospiz im Rhein-Erft-Kreis GmbH, Erftstadt: S. 763

imu-Infografik, Duisburg: S. 902/1

Initiative Zukunft Heimtier, Bremen: S. 1048

International Council of Nurses, Schweiz: S. 1197/1

Invacare GmbH, Isny: S. 197; 985/1; 986; 987/1

iStockphoto, Berlin: S. 6/2 (Robert Kneschke); 8/1 (Catherine Yeulet); 18/2; 22/2 (Danny Warren); 54/4 (ARSELA); 56/3 (James Boulette); 97/2 (BanksPhotos); 207/1 (elkor); 318/1 (franciscodiazpagador); 334 (Alexander Raths); 425/2; 635 (JodiJacobson); 792 (Izabela Habur); 963 (abbessess); 969/1 (chrisma); 988 (ra3rn); 1041/4 (shooarts); 1100 (Kemter); 1215/1 (DNY); 1223/2 (Frank Bach Jensen)

Kallmünzer, Tanja, Eschenbach: S. 949; 954/2; 955; 957

Kamphuis, Andrea, Köln: S. 651

Käppner, Barbara, Berlin: S. 684/3

Kawatec, Adolf Walker, Willstätt-Sand: S. 368

Keystone Pressedienst GmbH & Co. KG, Hamburg: S. 55/3

Klinik und Praxisbedarf Freddy Wellhöner, Bielefeld: S. 138

Kramer, Angelika, Grafikdesign, Stuttgart: S. 282; 283; 287/1; 289; 290-293; 296/3; 297/1, 2; 302/1, 2; 303/3; 304; 308-310; 320; 322/2; 328; 357/2; 540/1, 2; 541/1; 542-544; 550/1, 2; 551; 558/2; 784; 785; 786; 789/1, 2; 790/2; 791/1, 2; 1018

Krausen, Scott, Mönchengladbach: S. 7; 31/1; 33; 75; 79; 80; 89; 93/2; 132; 133; 135; 146; 147; 154; 187; 219; 259; 265; 266; 272; 275; 307; 372/1, 2; 373; 377; 393/1; 408; 409; 410/1, 2, 3; 412; 413; 414/2; 419/1; 429/2; 432; 434/1, 2; 435/3; 438; 439; 440/1, 2; 441; 444; 445/1, 2; 458; 459/1, 2; 461; 462/1, 2; 465; 466; 467/2; 477/1; 478/1; 479; 480/2; 481/1; 482; 483; 485; 486/1, 2; 489; 496; 502/1, 2, 3; 505/1, 2; 506; 507; 508/1; 509; 521; 522; 523/1, 2; 560; 563; 568; 569/1, 2; 570; 571/1, 2; 572; 583; 594; 597; 599/2, 4; 602/2; 604; 605; 606/2; 641; 642/1; 643/1, 2; 644/1, 2, 3; 645; 646/2; 647/1, 2; 648; 649; 653; 655; 657/1, 2; 660/2, 3; 663/1; 674/1, 2, 3; 676/1, 2; 679/1, 2; 687/1, 2; 688/1, 2; 689; 690/1, 2, 3; 691; 727; 736; 737; 740; 744; 795/1, 2, 3; 796/1; 797/2; 798/1; 807; 816; 817; 848; 864/2; 948; 970/1; 971; 978/3; 983; 1034/2; 1082; 1083; 1107; 1112; 1133/2; 1135; 1137; 1143; 1147; 1167/1; 1215/2; 1222/2; 1223/1; 1236/1; 1248; 1276/1, 2; 1283

Krüper, Werner, Fotografie, Steinhagen: S. 45/1, 2; 46/1; 47/2; 206; 225; 251/1, 2; 256; 262/1; 271/1; 417; 493; 495; 652; 662; 663/2; 664/1, 2; 665; 666/1, 2; 667/1, 2; 668; 698; 709; 714; 715; 716; 717; 741; 771; 791/3; 794; 797/1; 801/1; 802/2; 804/1, 2; 806/1, 2; 809; 810; 811; 812/3, 4; 819/1, 2; 820/1; 824/2; 825/1, 2; 823/2; 826; 884; 888/1; 989/2; 990/1; 1003/2; 1004/2; 1010; 1016/2; 1017/2; 1023; 1026; 1043; 1047; 1055/1; 1127/1; 1139/1, 2; 1146/2; 1182/2; 1251/1; 1254/1; 1274

Kunstaugen-Institut Jürgen Leipold, Essen: S. 683; 684/1

KZ-Gedenkstätte Dachau, Dachau: S. 919/2

Labes, Andreas, Berlin: S. 844/1

Laerdal Medical GmbH, Purchheim: S. 141

Landvogt Backspezialitäten, München: S. 1055/2

Lange, Andrea, Hamburg: S. 898

Lohmann & Rauscher GmbH & Co.KG, Rengsdorf: S. 471

Maitta-Hatch Inc., USA/www.kinaesthetics.com: S. 257

Mauritius GmbH, Mittenwald: S. 976 (Prisma); 1017/1 (United Archives); 1289/1 (Chris Hermann)

Maximex GmbH & Co. KG, Nordhorn: S. 1061/2

Med. SSE Systeme GmbH, Fürth: S. 530

MedicoConsult GmbH, Berlin: S. 526/1

Medsorg GmbH, Mülheim an der Ruhr: S. 274

Megro GmbH und Co.KG, Wesel: S. 148/1

Menschen brauchen Tiere e.V., Grünwald: S. 1049/2

Mertens, Prof. Dr. Krista, Institut für Rehabilitationswissenschaften der Humboldt-Universität zu Berlin: S. 1045/2

MEYRA-ORTOPEDIA Vertriebsgesellschaft mbH, Kalletal-Kalldorf: S. 982; 985/2; 987/2

Microsoft Corporation und/oder ihre Lieferanten, One Microsoft Way, Redmond, WA 98052, USA: S. 1231/2

Miele & Cie KG, Gütersloh: S. 952

Neese, Anika, Fotodesign, Berlin: S. 174; 222/3; 226; 232; 235; 247; 250; 306; 452; 475; 529; 588/2; 589/2; 590; 694/1, 2; 699; 902/2; 904; 905/1; 917; 927; 939/2

Nestlé Deutschland AG; Frankfurt/Main: S. 346

Neues Wohnen im Alter e.V., Köln: S. 992

Nutricia GmbH, Erlangen: S. 362/2; 536

ÖJAB Österreichische Jugendarbeiterbewegung, Aigen: S. 681/2; 682

OKAPIA KG Michael Grzimek & Co., Frankfurt a.M. : S. 300/1, 2, 3; 469/(JUZO); 511; 599/3 (NAS/CDC); 628/11 (Dr.Heinz Orbach); 636/3 (Neufried)

Oö. Gesundheits- und Spitals-AG (gespag), Linz/Österreich: S. 887

Otto Bock HealthCare GmbH, Duderstadt: S. 497-499

OxyCare GmbH, Sauerstoff- und Beatmungstechnik, Bremen: S. 424

PARI GmbH, Starnberg: S. 137

PAUL HARTMANN AG, Heidenheim: S. 473; 630

Pflege-Zeit Dokumentationssysteme GmbH, Gettorf: S. 112-115

Photo- und Presseagentur FOCUS, Hamburg: S. 457/2 (eye of science)

Reeg, Andreas, Otzberg: S. 931

Rieber GmbH & Co.KG, Reutlingen: S. 361/1, 2

Roche Pharma AG, Grenzach: S. 453; 490/2; 526/2

Rothert, Bernd, »Eigene Darstellung«/08.2011: S. 229

Ruhr-Universität, Bochum: S. 833

Ruth Müller-Welt GmbH, Institut für künstliche Augen, Stuttgart: S. 684/2

Schröpfer, Stefan, Dr. med., Glückstadt: S. 633/2

Seca GmbH & co. kg, Hamburg: S. 169

Seniorenheim Löhlbacher Hof GmbH, Löhlbach-Haina: S. 1144

ServoClean U.H.S. GbR, Sengenthal: S. 196; 198

Shutterstock Images LLC, New York, USA: S. 57/2 (racorn); 203/1 (Axel Bueckert); 628/4 (Nathalie Speliers Ufermann); 677 (Fleming Pmielehotography); 678 (lekcej); 897; 925 (Jasmin Awad); 978/1 (GrandPa); 1003/1 (Kzenon); 1013 (monkey business); 1027/2 (Steven Frame); 1064 (Vlevi)

Siemens AG, Erlangen: S. 873/1

Springborn, Dirk-Sönke, Holzwickede: S. 464

Stadt Arnsberg, Fachstelle Zukunft Alter, Arnsberg, www.arnsberg.de/seniorenbeirat: S. 1073

Standard Systeme GmbH, Hamburg (Urheberechtlich geschützt – Nachdruck verboten, Bestell-Nr. 80.897): S. 121/2

Stiftung Gedenkstätten Sachsen-Anhalt, Bernburg: S. 929

Stiftung Freilichtmuseum, Rosengarten: S. 996

St. Cyriak Wohnen und Pflegen, Furtwangen: S. 60

Studio M. Grundmeyer, Wiesbaden: S. 55/5

Synagoge zu Köln, Köln: S. 921/1

Techniker Krankenkasse, Hamburg: S. 788

Thinkstock, München: S. 347 (Digital Vision); 978/2 (Jupiter Images)

Thomas Hilfen für Behinderte GmbH & Co. Medico KG, Bremervörde: S. 173/1, 2; 1040

Tietze, Kim-Oliver, Hamburg: S. 1293

TransFair e.V., Köln: S. 940/7

TSV Bernau 1921 e.V., Bernau: S. 58/2

Tunstall GmbH, Telgte: S. 972/2

Ullstein Bild, Berlin: S. 18/3 (DRK); 1286 (Fritz Eschen)

Unfallkasse Nordrhein-Westfalen, Düsseldorf (aus: Risiko Übergriff, Konfliktmanagement im Gesundheitsdienst, Fotograf: Plonsker media GmbH, Landau, 2010): S. 1247

Ungerer, O., Prof. Dr. Kirchheim: S. 340/1; 878/2; 930; 959/1; 1287

Unkel, Rainer, Bonn: S. 63

Universität Zürich, Schweiz: S. 1291/2

ver.di-Bundesverwaltung, Berlin: S. 1105/1; 1106

Verlag Handwerk und Technik, Hamburg: S. 55/2; 61; 378; 494; 559; 841; 842; 895; 918; 924; 926; 939/1; 942/3; 943/2; 959/2; 1071; 1221; 1225/1; 1239 (Ute Ewers-Basbay); 1285 (Ute Ewers-Basbay); 1291/1

Vitakt-Hausnotruf GmbH, Rheine: S. 972/3

V I T I L I T Y, RK Gilze, Niederlande: S. 173/3

Völker GmbH, Witten: S. 248

Wagemann, Gertud, Herausgeber: Beauftragte des Senats von Berlin für Integration und Migration, Berlin www.integrationsbeauftragte.berlin.de: S. 921/2

Walle, Andreas, Hamburg: S. 4/1, 2; 30/2; 39; 44/1; 46/2; 55/7; 69; 121/1; 128; 129; 148/2; 159; 160/1; 178; 208/2; 209; 212; 213; 238; 239; 240; 260; 261; 270; 332; 342; 365/1,3; 366/1, 2; 400/1; 405; 425/1; 524; 587; 588/1; 660/1; 670; 710; 712; 719; 795/4; 801/2; 802/1; 805; 808/1, 2; 812/1, 2; 839; 849-861; 866; 867; 872/1; 882; 888/2; 936; 938; 951/2; 960; 991/1, 3; 993/2; 995; 1001/1; 1004/1; 1006; 1011; 1012; 1020; 1028; 1030; 1036/4; 1038; 1039; 1046; 1052/2; 1056; 1059; 1060; 1061/3; 1069/1, 2; 1072/2; 1113; 1241; 1258; 1259/1; 1270

Wehrfritz GmbH, Bad Rodach: S. 1045/1

WGP – Wolfgang Gross Produktdesign, Ellerau: S. 177/2

Wiegand AG, Bülach, Schweiz: S. 376/2

Wiegleb, Frank, Dipl.-Med., Facharzt für Allgemeinmedizin, Stadt Mansfeld: S. 634/2

Willy Behrend GmbH & Co.KG, Isernhagen: S. 195; 558/1

Wittig, Florian, Dr. med., München: S. 325/1, 2

Wohnen für Hilfe, www.wohnen-hilfe.de, Saarbrücken: S. 1072/1

Woodendesign, Hamburg: S: 980/1

Your Photo Today, Taufkirchen: S. 628/9 (BSIP); 637 (BSIP); 876/1 (Phanie)

Zentralwohlfahrtsstelle der Juden, Frankfurt: S. 1093/4

www.bookchair.net: S. 1061/1

www.eifelkommune.de: S. 1036/2

www.manufactum.de: S. 951/1

www.oldradioworld.de: S. 1025

www.pflegewiki.de: S. 762 (Produnis)

Wir danken den Bewohnern und Mitarbeitern des Heinrich-Sengelmann-Hauses in Hamburg für ihre freundliche Unterstützung bei der Erstellung der Fotos durch Herrn Walle.

Weitere passende Titel ...

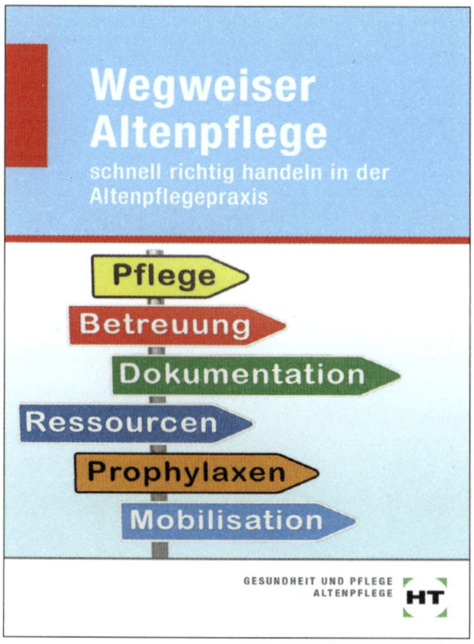

Wegweiser
Altenpflege
schnell richtig handeln in der
Altenpflegepraxis
Unter Mitarbeit von:
K. Binczyk, C. Dietrich, S. Hornburg, M. Kiesel, Dr. med. M. Kneußel, Dr. med. M, Kulejewski, Dr. med. D. C. Patzer, A. Schubert, G. Schröder, P. Störtzel, Dr. med. K. Waldmann, D. Wiederhold
978-3-582-0**4610**-9

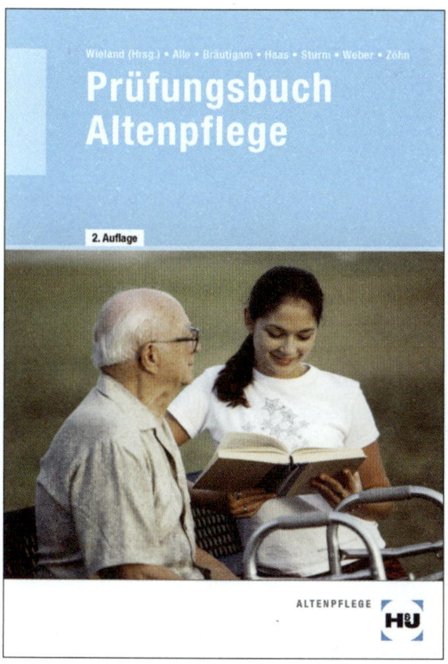

Prüfungsbuch
Altenpflege
Hrsg.: F. Wieland
von J. Alle, K. Bräutigam, D. Haas, T. Sturm, B. Weber, A. Zöhn
978-3-7782-**5880**-4

Weitere Informationen zu unseren Titeln finden Sie unter handwerk-technik.de oder direkt hier: